2010 年国家中医药管理局公共卫生专项资金项目

国家中医药管理局民族医药文献整理丛书

中国民族药辞典

DICTIONARY OF CHINESE ETHNIC MEDICINE

主编　贾敏如　张　艺

中国医药科技出版社

图书在版编目（CIP）数据

中国民族药辞典/贾敏如，张艺主编 . —北京：中国医药科技出版社，2016.6
ISBN 978 - 7 - 5067 - 8296 - 8

Ⅰ.①中⋯　Ⅱ.①贾⋯　②张⋯　Ⅲ.①民族医学 - 药物学 - 中国 - 词典
Ⅳ.①R29 - 61

中国版本图书馆 CIP 数据核字（2016）第 044759 号

责任编辑　赵燕宜　宋成贵
美术编辑　陈君杞
版式设计　郭小平

出版　中国医药科技出版社
地址　北京市海淀区文慧园北路甲 22 号
邮编　100082
电话　发行：010 - 62227427　邮购：010 - 62236938
网址　www. cmstp. com
规格　710 × 1000mm $^1/_{16}$
印张　80 $^1/_4$
字数　1937 千字
版次　2016 年 6 月第 1 版
印次　2017 年 2 月第 2 次印刷
印刷　三河市万龙印装有限公司
经销　全国各地新华书店
书号　ISBN 978 - 7 - 5067 - 8296 - 8
定价　**298.00 元**

内 容 提 要

　　本书是国家中医药管理局组织编写的民族医药文献整理的实用性工具类图书之一。本书内容特点是：①首次公布近年来文献研究、整理分析的结果，确认当前全国少数民族使用药物总数为 7736 种，其中植物药 7022 种，动物药 551 种，矿物药 163 种。涉及使用的有 53 个少数民族（附录一）。②能快速有效地进行相关民族、药用品种和功效三者间的比较。③全面介绍了各少数民族所用矿物药的种类，并与汉族所用相类似者做了比较（附录三）。④全面介绍了各民族所需进口药物（药材）的种类和在有关民族中使用概况（附录四）。⑤增加了大量民族医常用名词术语注释（正文内）和增补了 17 个少数民族医常用名词术语简释，约 1600 余条（附录五）。⑥全书共收录了有关现代各民族医药图书，并已公开出版者 180 部，近 30 多年来有关民族医药期刊文献 1118 篇。千余篇现代文献的引用，一方面扩大了人口较少又无文字的民族所用药物；另一方面拓展了民族药的多种研究范围，如资源、药材、成分、药理、临床等领域。⑦查找方便迅速。

　　本书适用于与民族医药工作相关的科研、教学、生产、品质检验和管理人员参考。同时，对从事生物、地质、进出口贸易和天然药物工作者的学习交流和资源开发亦有帮助。

Introduction

This dictionary is one of practical reference books of Chinese Ethnic Medical Science and Literature. It is funded by the State Administration of Traditional Chinese Medicine of the People's Republic of China.

Features of this book ① For the first time, this book represents our four year review of studies on minority medical books and literature. In this book we've confirmed the total count of 7736 kinds drugs currently used by the 53 ethnic minorities, including 7022 herbal drugs, 551 animal drugs and 163 mineral drugs in appendix 1; ② Easy to compare medicinal species, actions and usages in different minority groups; ③ We've introduced many mineral drugs used by minority groups, and also compared drug efficacies and their species with similar drugs used by the Han people as described in appendix 3; ④ We've also comprehensively listed those drug (or medical material) types which should be imported and their usages in minority groups in appendix 4; ⑤ We've added extensive definitions and notes for normally used medical terms by minority groups in the main body, and newly introduced nearly 1600 brief-definitions for high profile medical terms of 17 minority groups in appendix 5; ⑥ This book provides a comprehensive review of contemporary ethnic minority medical books and literature to ensure accuracy and consistency. We've reviewed over 180 publications and 1118 periodical minority medical literature from the past 30 years. Approximately 1000 references are cited in this book, having expanded and updated our coverage of drugs used by less populated and preliterate minorities as well as the scope of minority medicine studies, such as medical resources, materials, compositions, pharmacology and clinical usage, etc. ⑦ Easy to find entries.

This dictionary serves ethnic medicine-related professionals as the most comprehensive, authoritative, and up-to-date reference book available, in particular to students of minority medicine, researchers, scientists, educators, pharmaceutical manufactures, medical quality control and management personnel. The practical features and completeness in this book will be a useful tool in the field of biology, geology, international medical trade and natural medicine.

2010 年国家中医药管理局公共卫生专项资金项目
国家中医药管理局民族医药文献整理丛书

国家中医药管理局
丛书编纂指导委员会和专家委员会名单

一、编纂指导委员会

主任委员	王国强				
副主任委员	李大宁	于文明	王志勇		
委　员	苏钢强	曹洪欣	李昱	武东	刘保延
	黄晖	莫用元	杨殿兴	帕尔哈提·克力木	
	乌兰	邱德亮	甘霖	郑进	田丰年
	姚云	邵湘宁	巴桑	江华	杨德昌
秘　书	王思成	刘群峰	王振宇	侯凤飞	陈榕虎

二、编纂专家委员会

顾　问	马继兴	苏荣扎布	巴克·玉素甫	诸国本	
主任委员	孙塑伦				
副主任委员	柳长华	莫用元			
委　员	黄汉儒	黄福开	田华咏	吉格木德	南征
	布仁达来	伊河山·伊明		袁德培	高如宏
	崔松男	林艳芳	益西央宗	达娃	王振国
	王旭东	和中浚	多杰		
秘　书	甄艳	胡颖翀	付珊		

《中国民族药辞典》
编纂委员会和审定委员会名单

一、编纂委员会

主任委员	田兴军	杨殿兴		
副主任委员	张大鸣	余曙光	张 毅	桑郎泽仁
	王树云	罗剑平		
委　　员	（以姓氏笔画为序）			
	王战国	王修塔(藏)	邓 都(藏)	尹 莉
	旦 科(藏)	尕尔科(藏)	包希福	华尔江(藏)
	江吉村(藏)	杨宝寿(藏)	杨福寿(羌)	沙学忠(彝)
	张 艺	贾敏如	雄 呷(藏)	
秘　　书	赖先荣	邢 军		

二、审定委员会

主任委员	斯朗旺姆(藏)			
副主任委员	尹 莉	余曙光	张 毅	何云华
	庞 林	黄格拉	白玛卓嘎(藏)	
	扎西东智(藏)	朱 林		
委　　员	（以姓氏笔画为序）			
	土登彭措(藏)	万 果(藏)	王 章(藏)	王家葵
	吕群英	刘继林	阿子阿越(彝)	吴纯洁
	张 艺	罗德英	降拥四郎(藏)	和中浚
	哈 姆(藏)	徐登明	黄 峰	曹小玉
秘　　书	赖先荣			

《中国民族药辞典》编委会

主　　编　贾敏如　张　艺

副 主 编　严铸云　张　浩　哈木拉提·吾甫尔（维吾尔族）

色仁那木吉拉（蒙古族）　崔正植（朝鲜族）　马逾英

林艳芳（傣族）　嘎　务（藏族）　杜　江　戴　斌（瑶族）

饶高雄　王正坤（白族）

编　　委　（按姓氏笔画为序）

万定荣	马逾英	王正坤（白族）	王光志
王　张	王璐瑶	方志先	尹鸿翔
古　锐	卢晓琳	田华咏（土家族）	丘翠嫦
包纳日斯（蒙古族）		邝婷婷	台海川
伊河山·伊明（维吾尔族）		全勇男（朝鲜族）	
色仁那木吉拉（蒙古族）		刘文先	刘明生
刘　圆	刘海华	孙炯范（朝鲜族）	严铸云
杜　江	李耕冬	李　涛	李湘兰（朝鲜族）
杨宝寿（藏族）		杨福寿（羌族）	张　艺
张永勳	张兴乾	张　浩	张　静
陈　靖	努尔买买提·艾买提（维吾尔族）		林艳芳（傣族）
泽翁拥忠（藏族）		郝应芬（彝族）	胡成刚
哈木拉提·吾甫尔（维吾尔族）		饶高雄	贾敏如
海　英（蒙古族）		崔正植（朝鲜族）	蒋桂华
强文社（藏族）	赖先荣	嘎　务（藏族）	德　洛（藏族）
潘韬文	戴水平	戴　斌（瑶族）	

学术秘书　王　张（兼）　卢晓琳（兼）

协助本书编写工作的人员

王　宇	李艳丹	谭　尔	兰志琼
张福卓	杨　莹	聂　佳	宗　露
丁　珏	马　羚	王　蒙	伍燕华
穆向荣	李文婕	杨　洋	张海伟
郜　丹	高　燕	杨芝芳	张彩虹
黄　宇	高谭荣	袁茂华	刘永恒
丁　玲	杨　莎	俞　佳	兰　群
赵芙蓉	于宗强	文飞燕	王　珏
黄　秦	李青丹	李亚真	任鹏志
葛志乐	曹　丹	伍　龙	李红梅

民族医药文献整理项目丛书序

  民族医药是我国各少数民族传统医药的统称，是由多个民族的传统医学体系和医药经验汇合而成。它与各民族的历史文化密不可分，与各民族的思维方式、生活方式紧密相关，不仅为各民族的繁衍发展作出了重要贡献，至今仍在为维护人民健康发挥重要作用。

  民族医药古籍文献是民族医药的重要载体，是各民族医学发展的真实记录。民族医药典籍浩繁，内容博大精深，不仅具有重要的历史文化意义，更有科学与经济上的巨大潜在价值，是一个有待开发的宝藏。

  为了全面整理、抢救和保存珍贵的民族医药古籍，弘扬和发展民族传统文化，国家设立专项经费，对民族医药文献进行了大规模的保护和整理工作。本次民族医药文献整理工作由经验丰富的民族医药文献专家和相关专家共同参与，得到了有关地方的积极配合和大力支持，取得了丰硕成果。在丛书出版之际，我谨代表国家中医药管理局对参与项目的各位专家表示衷心的感谢。衷心希望丛书的出版能够为促进民族医药学术进步、推动民族医药发展发挥积极作用。

王国强

2013 年 10 月 25 日

前 言

本书是在 2010 年国家中医药管理局公共卫生专项资金项目"民族医药文献整理丛书"资助下历时六年完成的。

《中国民族药辞典》是属于民族医药科技方面的一部实用性工具书,引用并收载现代有关图书 180 部,近 30 多年来有关期刊 1118 篇,所收录辞条(以药物物种基原立条目)的总数为 7736 条,即相当于全国少数民族现今使用药物(药材)的总数,(其中植物药 7022 种,动物药 551 种,矿物药 163 种)。上述品种中与《中国药典》(2010 年版,一部)收载的品种相同者占 656 种。

我们勤劳勇敢的祖先们,经过数千年的繁衍、发展和壮大,最后构建了一个泱泱大国的多民族大家庭——中华民族。中华民族是现在全国各民族的总称,包括了 56 个民族,其中汉族人口最多,其他 55 个少数民族人口相对较少,占全国总人口的 8.35%(2010 年中国大陆人口普查数据),习惯上被称为"少数民族"。幅员辽阔的伟大祖国与周边许多国家陆上毗邻、隔海相望,有 30 个民族与境外同一民族相邻而居,如朝鲜族、京族、藏族、傣族、拉祜族等;有的同一民族分布于周边多个国家,如哈萨克族分布于中国、哈萨克斯坦、乌兹别克斯坦、俄罗斯等;仅俄罗斯族就分布在 17 个国家。纵观古今历史,各民族传统医药体系都是在相互学习、借鉴和发展中成长壮大的。本书的出版将提供多领域民族医药信息,具有很大的互补性和竞争性,将会有助和促进国内、国际上民族药的学习研究和发展。

本书的最大特点是:①查找药物品种迅速。凡具拉丁文或英文基础的读者,能迅速找出药物基原;不具有拉丁文或英文基础的读者,可通过药物别名查询。②有利于各民族医对药物的比较。如同一药物在全国有哪些民族在使用,主治病症和使用方法有何异同等。③分类科学。由于是按生物进化系统分类排序,近缘种间的药物功效、主治和用药部分有一定的相似性,有助于举一反三地学习、掌握。④尊重原著。在主治病名的描述上,原则上尊重原始文献,只对个别有错、缺乏科学依据、迷信鬼神之处进行适当修改,尽量保持其原始古朴、适用的本民族特色。

据 2005 年国务院新闻办发布的《中国民族区域自治》白皮书记载,到 2003 年底,中国有 22 个少数民族使用了 28 种本民族文字。为了反映民族文字的特色,本书尽量收录有民族文字的药名,其他无文字的民族暂用汉语拼音。药物名称来源于民族聚居区的药物产地,是该民族能长期识别和习惯使用的物种,有的还吸收了现代其他民族的知识,这是十分宝贵的非物质财富。

为了保证本书的科学性和质量,①对生物、矿物的物种基原要求严谨,对没有规范准确学名的物种不予收载，有些品种的分类和药学文献有争论，或是裸名，我们暂以小星号"☆"标示在学名后，特别是有些矿物药，矿物及药物名称来源和主成分报道不同，分开和归并都有困难，本书暂保留原文献的内容。②对药用部位采用全书统一规范名称，如根茎不是块茎；心材不同于木材，也不同于含树脂的木材，种仁不是种子等科学的基本概念。③对主治项的名词或病名简释力求符合该民族的客观实际。值得指出，当前对同一病名各民族间能解释一致较为困难。如"心口痛"一词，全书有51处出现，6个民族使用，土家族医是指"胃脘痛"；彝族医是指"胃部疾病及胆囊感染"，或是指"胃炎、胃溃疡等"，虽较类似，但难规范；又如喉蛾（急性扁桃体炎）一词出现41处，有9个民族使用，但土家族又称长蛾子出现22处。本书除总结已有文献报道外，还邀请有关专家增补了常用民族医名词术语简释，如羌族、彝族、瑶族、壮族等，同时对有的民族在这方面还增加了新内容，如土家族、朝鲜族、傣族和蒙古族等。

本书提供的台湾少数民族（原住民）用药，不少品种是台湾特产，或仅在台湾有药用。

本书的新颖之处是：①首次提出我国现今少数民族使用民族药的总数和动、植、矿三大类各占的品种数量，特别指出有53个民族各自使用民族药的品种数量（限本书所录文献）（附录一）；②能迅速有效进行相关民族、药用品种和效用间的比较；③全面介绍了各少数民族所用矿物药的种类，并与汉族所用相类似者做了比较（附录三）；④全面介绍了各少数民族所需进口药物（药材）的种类和在有关民族中使用概况（附录四）；⑤除收载大量民族医的术语注释（正文）外，还增补了当前我国17个民族医名词术语简释约1600余条的内容（附录五）。

本书编写时间紧迫，文献收集困难，编者民族医药知识水平有限，错漏之处一定难免，望读者多提意见，批评指正。

《中国民族药辞典》编委会

2015.9.10

Preface

This dictionary is one of *The Collections of the Literature on Ethnic Medicine* of the Public Health Project, sponsored and funded by the State Administration of Traditional Chinese Medicine in 2010, which took six years to complete.

It is a pragmatic reference book for the ethnic medical science and technology, in which 180 contemporary books, 1118 papers of the periodicals of the last 30 years are cited. The total entries are 7736 (based on the species origins), equal to the total number of drugs used by the minority nationalities at present, among which are 7022 herbal drugs, 551 animal drugs and 163 mineral drugs. In above drugs, 656 monographs are the same as collected in China's Pharmacopeia (2010-edition, Section I).

Our hardworking and brave ancestors structured a great multi-ethnic Chinese Nation in thousands of years' reproduction, advance and growth. The Chinese Nation is the general-term for all nationalities, including 56 ethnic groups, amongwhich the Han nationality is the biggest in population, whilst the rest is relatively small in number, accounting for 8. 35 percent of the total (data from the 2010Chinapopulation census), so, habitually called ethnic nationalities. Our vast country neighbors many countries in land and faces others across the sea. There are 30 ethnic nationalities living side by side with the same ethnic nationalities of other countries, such as Korean, Gin, Tibetan, Dai, Lahu, etc. ; the same ethnic group may distribute in several neighboring countries, e. g. Kazak people live in China, Kazakhstan, Uzbekistan and Russia, etc. ; Russian people distribute in 17 countries. Looking back in the ancient and modern history, traditional medicine systems have developed into well-defined systems and benefited from the integrating with and offering knowledge to one another. This book provides our readers multidisciplinary medicine information. We hope it will help facilitate national and international researches on ethnic medicine.

The most important features of this book are: ① It is convenient to find out drug entries. Not only readers with a Latin or English background can quickly find the drug species origin, but non-Latin or non-English readers can find them by using drug alias listed in this book; ② It is easy to have comparison between actions and usages of traditional medicaments in different ethnic background, e. g. how many minority groups are using the same drug? What are the similarities and differences used by them for various indications? ③ Scientific classification. Biological evolution sorting systems for the classification are used. The efficacy, action and usage of sibling species in different ethnic groups may have a certain similarity, which enables readers learn by analogy analysis. ④ Consistent with the original works. The same definition for indication terms as described in publications and reference books are used, and only necessary modifications for those odd or obsolete terms which are short of scientific evidences, are made.

According to the 2005 White-Cover Book entitled "Regional Autonomy for Ethnic Minorities in China" issued by the State Council Information Office of PRC, by the end of 2003, 22 ethnic minorities used 28 written languages. To reserve the original ethnic languages, culture and ethnicity, this book retains most drug entries in their languages, and uses Pinyin of the Chinese language for those entries of minorities who do not have their own languages. Minority medicine terms were named by people of original ethnic communities and those species have been used for long. Other ethnic and modern knowledge has been ushered in, which forms precious material richness.

To ensure the dictionary's science and quality feature, ① The origins of biological and mineral species have been investigated, and those without accurate and standardized scientific name in Latin, removed. And those with the disputes of the classification in literature, original literature source, or the Nomen nudum, have been marked by asterisk label "☆". In some mineral drugs, minerals and their drug names' origin are not consistent with their literature record, causing a knot to which entry to go properly, so the original literature form is reserved. ② Standardized medical terms for officinal parts are used, e. g. the rhizome differentiates from the tuber; the heartwood differentiates from the wood and resinous wood; the kernel differentiates from seed, etc. ③ Disease definitions or indications entries meet the objective reality of the ethnic group. It has to be pointed out that it is hard to have the same interpretation for the same disease in various ethnic groups at present, e. g. "chest pain" used by 6 ethnic minorities presents in 51 places, Tujia ethnic group refers it to "stomachache"; Yi ethnic group," stomach illnesses and gallbladder infection" or "gastritis, stomach ulcer". Although relatively similar, those terms cannot be standardized or placed in the same entry; "hou' e" (acute tonsillitis) are mentioned in 41 places and used by 9 ethnic groups. Tujia Ethnic refers it as "zhang e zi" which is used 22 times in the dictionary. In addition to the extensive review on publications and medical literature, the ethnic specialists are invited from Qiang Ethnic, Yi, Yao and Zhuang, etc. to annotate new high-profile medical terms. Also, some new terms are added in entries of Tujia Ethnic, Korean, Dai, Mongolian, and so on so forth.

This dictionary covers Taiwan Ethnic (aboriginal) drugs, and some are only produced in Taiwan and used by Taiwanese.

The freshness and original of this dictionary: ① The total number of the ethnic drugs is presented for the first time, including the animal, herbal and mineral drugs respectively. Specially pointed out are the assortments and number used respectively by the 53 ethnic nationalities (recorded in this dictionary only, appendix I); ② It will not take much time to have comparison between ethnics, medicinal sorts and their actions; ③ Mineral drugs are overall presented and compared with the similar drugs used by the Han people (appendix 3); ④ Drugs to be imported and their usage in the ethnic groups are all presented (appendix 4); ⑤ Besides the medical notes collection (the dictionary body), added are present 1600 medical term notes of 17 ethnic groups (appendix 5).

There might be errors due to short time and difficulties in literature data collection. Any corrections and suggestions from readers are warmly welcome.

The Editorial Committee of *the Dictionary of Chinese Ethnic Medicine*
2015 – 9 – 10

凡 例

1. 本书所称民族药系指全国除汉族以外的少数民族使用的传统药。

2. 各辞条内具体少数民族排列先后是按照各民族汉语拼音字母（见附录一）顺序：阿昌族、白族、保安族、布朗族、布依族、朝鲜族、达斡尔族、傣族、德昂族、东乡族、侗族、独龙族、鄂伦春族、俄罗斯族、鄂温克族、高山族、仡佬族、哈尼族、哈萨克族、赫哲族、回族、景颇族、京族、基诺族、柯尔克孜族、拉祜族、傈僳族、黎族、珞巴族、满族、毛南族、门巴族、蒙古族、苗族、仫佬族、纳西族、怒族、普米族、羌族、撒拉族、畲族、水族、塔吉克族、塔塔尔族、土家族、土族、佤族、维吾尔族、乌孜别克族、锡伯族、瑶族、彝族、裕固族、藏族、壮族。

本书按国家有关规定，已将过去药学文献上称的"崩龙族"归入"德昂族"，"苦聪人"归入"拉祜族"。根据国家民委的意见，台湾的少数民族统称"台湾少数民族"，本书简称为"台少族"，暂放于各少数民族的最后。

3. 本书每个物种辞条收载的原则是要求符合 5 个条件：①具有正确的生物拉丁学名，矿物的英文名或拉丁名；②具有本民族使用的药物名称；③具有确切的药用部位；④具有明确的功能主治和用法；⑤具有公开出版或刊登的文献（仅个别例外，如国家部颁标准和民族地区药检所、科研机构组织人员编著的未能公开出版的书籍）。

4. 各辞条的排列按药物的基原字母为序，生物以拉丁学名；矿物以拉丁名或英文名，少数加工品采用汉语拼音。

（1）生物种的拉丁学名所依分类系统：蕨类植物采用秦仁昌（1978）分类系统；裸子植物采用郑万钧（1978）分类系统；被子植物采用恩格勒（1964）分类系统。药用动物采用约翰逊（1977）分类系统。药用矿物采用矿物药材拉丁名或英文名。个别矿物药的英文名或拉丁名相同，虽所含主成分较一致，但另含少量或微量元素的种类和数量不同，显示出不同的性状、色泽和效用，仍暂保持各自独立。

（2）各物种的科名、拉丁学名的主要参考依据：植物主要参考《中国植物志》《Flora of China》《中国高等植物》和邱园植物名录数据库；菌类主要参考《中国真菌志》和全球真菌数据库；动物主要参考《中国动物志》，同时参考中国生物物种名录（2011）和台湾生物物种数据库；矿物主要参考《中国中药资源志要》《中华本草》（第一册）等。

（3）决定基原的正、异名：考虑本书使用范围主要在医药学领域，故首先以《中国药典》现行版收载基原为正名；次以《中国植物志》《中国高等植物》

为正名；再次是前两项都未见者，以当前主要药学著作所收载物种基原为正名，其余者为异名（每种异名控制在 1~2 个），并置正名后的方括号内斜排。

本辞典因无拉丁学名目录，对不同属的异名，列于正文相关学名之后，占一行，斜排，同时指出"参见"某正名，写出其拉丁学名，可不写命名人；对同属的异名，因位置较近，一般不影响查找，故不再列出。

5. 各辞条拉丁学名后的中文名是物种基原名，要求只一个；"《药典》"二字是以《中国药典》2010 年版一部正文收载品种为准；当前藏族、蒙古族、维吾尔族有部颁药品标准，亦在此标明，分别简称《部藏标》《部蒙标》《部维标》。

6. 辞条内民族药名与前基原种名相同者不再重复，一个民族用同一药物的别名要求不多于 3 个，并注明主要文献来源，对音译很近的别名尽量去掉，考虑到一书有多个别名可查，故引用文献可相对减少。

7. 药用部位要求真实、准确。尽量注明用法，若个别药无药用部位一项，说明原书缺此项内容，建议参考同民族同药物同药用部位的主治内容，个别民族要求特殊加工的药用部位给予保留，如藏族习用"纸遮蔽晾干或晒干的花瓣"。

8. 本书统一收载药物主治，不收载功能。文献上若无主治，暂用功能代替；全书统一用"治"或"用于"作为动词。凡指出"效用同××者"，即指其药用部位和主治均类同。收载的原则是：尊重较权威的大型民族药专著所用病名术语和专家写的病名简释。应注意有的民族因地域辽阔，语言差异，对别名或病名的注音和解释可能不尽统一。

9. 考虑到本书的性质和要求，未标注所收载药物的毒性及毒性分级等情况；也不再提示濒危的动植物物种及等级，请读者在使用时注意！为了有助于民族古籍文献整理，处方分析和功能比较，本书特保留了如虎、犀、象等已不准药用的物种，特此说明！

10. 本书引用书籍止于 2011 年 12 月（仅图书《141》除外），其中除少数已被前人引用的内部资料外，均为公开出版物。目前个别图书已难找到，若查找时建议读者查本辞典引用的图书《9》即可。

为了反映人口较少或无本民族文字的少数民族医药发展情况，特别全面收集了近 30 多年来公开发表的民族药各方面的研究论文 1100 余篇，引用期刊止于 2011 年 12 月（仅文献 [1118] 一篇除外）。

11. 本书的引用文献格式：图书类用书名号"《》"，内为阿拉伯数字编号；期刊类用单方括号"[ ]"，内为阿拉伯数字编号。

目 录

A

Abelia chinensis R. Br. 糯米条(忍冬科)。【土家药】鸡骨头：根、叶治跌打损伤[124]。【瑶药】毛蜡叶子树：茎、叶治暑热泄泻，小儿口疮，小儿疳积，热毒斑疹，痄腮，刀伤出血[133]。

Abelmoschus crinitus Wall. 长毛黄葵(锦葵科)。【哈尼药】查拉啊麻罢哈[145]，野棉花根[13]：根治黄疸型肝炎；种子治血淋[13,145]。

Abelmoschus manihot(L.) Medic. 黄蜀葵(锦葵科)《药典》《部藏标》。【白药】华福菜：全株治疮疖[13]。【朝药】딱풀(dàkpùr，哒克脯儿)：花用于催生，小便淋漓，外敷治诸恶疮，脓水久不瘥[86]。【傣药】文波(西傣)，烘董(德傣)[14]，郭波(西傣)[13]：根外敷治无名肿毒，乳腺炎[14]；根皮外治疮疖[13]；种子用于退热[6,14]。【侗药】后蓉蔓[15]，奴仑亚[137]：根皮治痢疾[15]；花治耿来(腰痛水肿)，涸冷(水肿病)[137]。【哈尼药】碧约[14]，Almilsaqlaq laqssaq(阿迷撒拉拉然)，大号花[143]：根治风湿痛，蛔虫症，痛疮，无名肿毒，烫火伤[143]；根、叶外敷治疮疖脓肿[14]。【基诺药】补拍勒：根治痢疾，外用治疮疖；叶、花外用治烧伤[163]。【景颇药】棘脚，半检播[14]，暮当坡[13,18]：根治疮痈[13,18]；根、叶、全株外敷治疮疖脓肿。【拉祜药】胚差初[6,13]，野棉花[10]：根、叶治疮疖[6,13]；全草治化脓性炎肿疾患，肿毒，恶疮[10]。【傈僳药】质腊西[166]，nifsair yot[14]：种子治大便秘结，尿路结石；根、叶治疗疮，腮腺炎，骨折[14,166]。【苗药】莴信欧[96]，朝天木麻[14]，棉花葵[94]：全草治吐血，咯血，跌打损伤[94]；根、茎、花及叶治泌尿系感染，慢性结肠炎[96]；根外敷生肌拔脓[14]；根、茎、叶用于滑肠，通乳[211]。【仫佬药】门加，野棉花：根皮治痢疾[6,15]，奶疮[6]。【畲药】野芙蓉，三胶破：根、叶、花、果治肺热咳嗽，痛疽发背，表虚自汗，脾虚泄泻，风湿疼痛，劳倦伤脾，黄肿，大便秘结，小便不利[147]。【土家药】秋葵花：根治癫痫，头晕，产褥热；根、花治大便秘结；花治崩漏，带下[124]。【佤药】捱甲丁：根、种子治疮疖脓肿[14]。【瑶药】水芙蓉[15,130]，步蓉[6]：根、茎皮治便秘，白浊，白带，感冒[6,15]，痈疮肿毒[6]；根、茎皮外敷治疮疖肿毒[15]；根、叶治高热不退，肺热咳嗽，乳汁不通，尿路结石，白浊，烧烫伤[130]。【彝药】野棉花：根或花治毒蛇咬伤[6]；根皮外敷治疱疮[14]，疮疖[13]。【藏药】索玛拉扎[21]，索玛惹扎[24]：种子治黄水病，皮肤病，虫病[2,6,13,21,24,27][1]，止痒[24,27]，消肿[27]，麻风病[21]；叶、花治黄水病，皮肤病，虫病[2,24]。【壮药】鬼棉花，棵歪放：根或根皮酒水各半煎服治产后发冷发热；外敷治疮疖脓肿[6,15]。

Abelmoschus sagittifolius (Kurz) Merr. 箭叶秋葵(锦葵科)。【白药】撒拉果子[14]，火炮草[13]：全草治头晕，神经衰弱[13,14]。【毛南药】黄葵：根治飞疔[155]。

Abies balsamea(L.) Mill. 香脂冷杉(松科)。【维药】海拜比勒撒[10,80]，海布比里撒[10]：种子治斑秃和脱皮，癫痫，头痛，肠痛，痰质和黑胆质病，肺炎，胸痛，水肿[10,80]，胯骨痛，毒虫蜇伤，水煎后坐浴治子宫炎[10]。

Abies delavayi Franch. 苍山冷杉(松科)。【藏药】唐哲[24]，唐则[10,13]，唐茶合[23]：种子治小肠疝气[10,13,24]，脘腹胀满，小腹冷痛，膀胱疝气[10,24]，发痧气痛，胸腹冷痛[13]；球果治咽喉疾病，肺部疾病[23]；球果熬膏治关节积黄水，疮疡流脓[10,24]；杉节木治风寒湿痹，关节积黄水，龙病，培根病，寒性水肿病，虫病[23]；树脂治肾炎，淋病[13,24]，风寒湿痹，疮疖溃烂，久溃不愈，关节积黄水，筋络扭伤[23]，人兽中毒疾病及毒侵入肠所致腹泻[27]；树脂用于破溃脓疮，消肿，黄水病[27]，肾炎，淋病[10]。

Abies recurvata Mast. var. ernestii (Rehd.) Rush. 黄果冷杉(松科)。【藏药】唐嚓：松脂治肾炎，湿毒，止痢，淋病[40]。

Abies spectabilis (D. Don) Spach. 西藏冷杉(松科)。【藏药】松兴[29]：效用同苍山冷杉 A. delavayi[23,24]。

Abies squamata Mast. 鳞皮冷杉(松科)。【藏药】唐哲[24]，唐茶合[23]，唐则[10]：种子治脘腹胀满，小腹冷痛，小肠疝气，膀胱疝气[10,24]；球果熬膏治关节积黄水，疮疡流脓[10,24]，咽喉疾病，肺部疾病[23]；杉节木治风寒湿痹，关节积黄水，龙病，培根病，寒性水肿病，虫病[23]；树脂治风寒湿痹，疮疖溃烂，久溃不愈，关节积黄水，筋络扭伤[23]，肾炎，淋病[10,24]。

Abrus cantoniensis Hance 广州相思子(豆科)《药典》。【黎药】维维高[154]，麦术族，母鸡草[153]：全株治骨折，跌打损伤[154]，小儿疳积[153]；根、茎、叶治跌打瘀肿[212]。【壮药】rumndokgaeq，鸡骨草[121]，gogukgaeq(棵共给)[180]：全株治能蚌(黄疸)，肝硬化，北嘻(乳腺炎)，火眼(急性结膜炎)[180]，黄疸型肝炎[15,121]，胃痛，风湿骨痛，跌打损伤，乳痛，毒蛇咬伤[121]。

Abrus mollis Hance 毛相思子(豆科)。【侗药】黄牛香，过山香：根治胃病，胃肠气痛，跌打损伤[136]。【黎药】白萨丁：全草治急性肝炎[154]。【毛南药】ruon² ra² təp⁷(松医腊得)，铁骨草：全草治急慢性肝炎，肝硬化，胃痛，风湿骨痛，毒蛇咬伤，外感风热，跌打损伤[156]。【壮药】gondokgaeq(棵骼给)，毛鸡骨草：全草治急慢性肝炎，水盅(肝硬化腹水)，风湿骨痛，林得叮相(跌打损伤)，额哈(毒蛇咬伤)，北嘻(乳腺炎)，心头痛(胃痛)[117]。

Abrus precatorius L. 相思子(豆科)。【德昂药】Yugere(玉格热)：根、藤、叶治咽喉肿痛，肝炎[8,18]。【景颇药】Myitbun nuq：效用同德昂药[18]。【蒙药】ᠠᠯᠠᠭ ᠪᠣᠷᠴᠢᠭ (Aleg borqig，阿拉格 - 宝日其格)[45,46]，哈日 - 乌兰 - 宝日其格[47,56]：种子治血瘀，"希日"痞，子宫痞，闭经，难产，胎衣滞留[45,46,56]。【维药】چه شمى خۇرۇس (Cheshme xurus，且西密胡如斯)[75]，恰西木乎鲁斯[78]：种子治寒性阳痿，精液不足，湿性健忘，水肿，白癜风，肌腐不愈，视力下降[75]，精神不振，思绪烦躁，气虚阳痿[78]。【彝药】ꃨꑙ (xiesysyr，写似泗)[8]，义莫聂能色[13]：根治高热烦躁，昏迷不醒，大便秘结[8]；果实治便秘腹胀[109]；种子治便秘，久治不愈的尿道感染[13]。【藏药】ཨ་དང་ ཟྷུ (达据)[21]：种子治妇科病，难产[21,24,27]，经脉阻滞，肝痞瘤，六腑痞瘤，

胎衣不下[24,27]，月经不调，痞块[13]，胆腑痞块[23]，胆囊痞瘤，六腑虫病[27]。

Abutilon hirtum (Lamk.) Sweet 恶味苘麻(锦葵科)。【哈尼药】扒额药玻璃：根、种子治饮食积滞，脾虚水肿[13,145]。

Abutilon indicum (L.) Sweet 磨盘草(锦葵科)。【傣药】玛喝堵夕，马何赌夕(德傣)：全草治头晕，神经衰弱[13]。【哈尼药】扒额药玻，团叶子草树：根、籽治饮食积，脾虚水肿[145]。【基诺药】生写写勒：全草用于避孕，堕胎，淋病，痈肿[163]。【黎药】杆乒乓，牛牯仔麻，响铃草：根治大小便不通；籽炒后研细粉，治赤白痢；全草、猪瘦肉炖服治荨麻疹，过敏性皮炎[153]。【毛南药】gaŋ³³ buan²⁴ mɛŋ³⁵(刚报蛮)[155]，ruon² ŋaŋ³ luiŋ⁵(松昂滤)，磨盘根[156]：全草治过敏性荨麻疹[155]，感冒发热，慢性支气管炎，流行性腮腺炎，耳鸣，耳聋，肺结核，小便不利，遗精，盗汗，痔疮[156]。【维药】كېۋەز ئانىسى (Kewez anisi，克外孜阿尼斯)：全草治热性尿血，咳血，血液质性痔疮，淋病，扁桃体炎，咽喉疼痛[75]。【壮药】rummuhbuenz[120]，gomakmuh(裸芒牧)[180]：全草治发得(发热)，勒爷埃病(小儿咳嗽)，笨浮(水肿)[180]，贫痧(感冒)，航靠谋(疖腮)，耳鸣，耳聋，肺痨，肉扭(淋证)[120]；根或全草治肺结核，子宫脱垂，尿路感染[15]。【台少药】Takeututon (Bunun，族群)：叶治腹痛[169]。

Abutilon theophrasti Medic. 苘麻(锦葵科)《药典》。【侗药】青麻，葵子：种子用于利湿，解毒，退翳[136]。【哈尼药】磨盘草，Paqhheq yobol，苘麻：全草治痈疮肿毒，痢疾，中耳炎，耳鸣，耳聋，关节酸痛[143]。【蒙药】ᠬᠢᠮᠠᠨ ᠸᠤᠷ (Himan wur，黑蔓 - 乌热)[10,41]，苏麻染萨[51]，西麻菌 - 乌日[47]：种子治"协日沃素"病，"吾亚曼"病，"巴木"病，白脉病[41,2]，黄水疮[10,41,56,2]，疥癣[41,51,56,2]，秃疮[41,51]，皮肤病，痛风，游痛症[10,47,51,2]，麻风病[10,51,56]，淋巴腺肿大[51,56]，浊热[10]，脓疱疮，"青腿病"，风湿性关节炎，创伤[51]，痢疾，痈肿，目翳，小便涩痛[47]，痹病，痘疮，皮肤瘙痒，白癜风[56]，皮肤病，痛风，游痛症[10]。【苗药】冬葵子[98]，Reib bul gheub(锐不多)，det nix Wet(豆里乌)[95]：种子治小便不利，水肿，痢疾[98]；全草用于清热止泻[95]。【土家

药]冬葵子：种子、根治小便不利，淋漓涩痛，水肿，乳汁不通，角膜云翳，痢疾[123]。

Acacia caesia (L.) Willd. ［**A. intsia (L.) Willd.**］尖叶相思(豆科)。【傣药】法帕拉，臭菜，哈帕拉，嫩芽、嫩叶、嫩梢治游走性风湿痛，脑膜炎[65]。

Acacia catechu(L. f.) Willd. 儿茶(豆科)《药典》。【傣药】ᥓᥣᥰᥝᥳ ᥙᥨᥐ᥈ ᥒᥣ᥵ᥓ(guoxixie, 锅西泻)[8,67,68]，染牙树[9,71]：皮、枝条、树脂、儿茶膏治刀枪伤，外伤出血，湿疹，痢疾，腹泻[9,62,64,65,71]，烫烧伤，皮肤溃烂[9,13,65,71]，皮肤溃烂疮疖[63,64][213]，皮肤瘙痒，斑疹、疥癣、肺结核、疮疡久不收口[62]；枝煎熬成的膏块治刀枪伤，口腔炎，外伤出血，烫烧伤，皮肤溃烂，湿疹[9,74]，心材煎液浓缩的干膏治刀枪伤，外伤出血，烫烧伤，皮肤溃烂，湿疹，痢疾，腹泻[8]；枝干治痰热咳嗽，消渴，吐血、衄血、尿血、血痢、血崩，小儿消化不良，牙疳，口疮，喉痹，湿疮，宫颈炎[67,68]。【德昂药】Maigan' a(买冈阿)[8,18]，儿茶[689]：心材煎液浓缩的干膏治咳嗽，腹泻，小儿消化不良，疮疡久不收口[8,18]；枝干煎液浓缩膏治湿热型或血液质性疾病，肠道生虫，湿性腹泻，热性牙周炎，牙龈出血，口腔疼痛，麻风黄疸，滑精，遗精，小便赤烧[689]。【蒙药】效用同德昂药[689]。【维药】ﮐﺎﺗﮭﻨﺪﻯ(Kat hindi, 卡提印地)：带叶嫩枝的干燥煎膏治肠道生虫，湿性腹泻，热性牙周炎，牙龈出血，口腔疼痛，麻风，黄疸，滑精，遗精，小便赤烧[75][689]，黄疸，麻风，坏血病，遗精早泄，胃肠痈疡，小便短赤，多涎口臭[78]；外用治疮疖肿毒[78]，溃疡不敛，湿疹，跌打伤痛，外伤出血[77]。【彝药】ꊢꀨꑊ(lupchasyr, 绿叉史)：心材煎液浓缩的干膏治黄疸，麻风，坏血病，遗精早泄，胃肠痈疡，小便短赤，多涎口臭；外用治疮疖肿毒[8]。【藏药】སེང་ལྡེང(堆甲)[21]，多甲[24]，桑当加保[23]：浸膏治痰热，咳嗽，口渴[23][1]，骨节病，麻风病，下疳，痔肿，牙痛[24]，急性扁桃体炎，痢疾，肺结核咳血，跌打损伤，外伤出血，烧烫伤，水肿，宫颈糜烂，溃疡不敛[590]；心材煎膏治肺热咳嗽，痰喘，消渴[24][590]，关节炎[13,23]，湿疹[13,21][590]，热病，口疮，搽面防皱[13][590]，"黄水病"，骨节病[23]，麻风病，梅毒病，黄水病，口疮，痔疮，外伤出血[21]；心材煎膏外用治牙

痛，下疳，痔肿[13,24][590]，湿疮，口疮[13][590]。

Acacia delavayi Franch. 光叶金合欢(豆科)。【傣药】嫩叶治妊娠反应；根治乳腺炎；鲜果解箭(弩)毒[9,73]。

Acacia farnesiana(L.) Willd. 金合欢(豆科)。【傈僳药】曲者胜，鸭皂树：全草治肺结核，脓肿，风湿性关节炎[166]。【壮药】闹钩：藤茎治肝炎，肝硬化[15]。

Acacia glauca (L.) Moench. 灰金合欢(豆科)。【基诺药】格部：叶煎水治漆树过敏症[3]。

Acacia pennata (L.) Willd. 羽叶金合欢(豆科)。【傣药】宋拜[62-64]，pala(蛇藤)[214]：根治风湿关节疼痛，肢体关节酸痛[62-64][214]，各种皮肤毒疮，疥癣，不思饮食[214]；根、叶及果实治腮腺炎，颌下淋巴结炎，乳痈，疔疮，疱疹，屈伸不利[62-64]；茎皮、茎治手脚酸痛，疲乏无力，安胎保产，高热抽搐[9,65,71]，外伤，风湿关节炎[9,13,71]；茎、果、叶治乳腺炎[65]；树皮治男子阴部肿痛[214]。【傈僳药】曲者我：茎、藤外用治急性过敏性皮炎[166]。【苗药】百瘤扣：全株水煎液治痢疾，腹泻[15]。【壮药】扣克：藤茎、全株水煎液洗患处治风湿病，但切片垫睡能引起流产[15]。

Acacia senegal (L.) Willd. 阿拉伯胶树(豆科)。【傣药】根治扁桃体炎，外感发热；果实治单纯性腹泻；茎叶治顽固性皮癣[9,73]。【维药】ﻋﻪﺭﻩﺏ ﻳﻪﻟﯩﻤﻰ(Areb yelimi, 艾热比依力蜜)[75,77]，ﺋﺎﻗﺎﻗﯩﻴﺎ(Aqaqiya, 阿卡克亚)[75]，阿拉伯伊米力[78]：树胶用于咳嗽胸痛，痰中带血，声音嘶哑，肠胃虚弱，腹泻痢疾[75,77]，大便秘结，胃肠道不良津液，肠疡痈疽[78]；果实研末调糊敷眼治眼球发红，消热性炎症，夏季皮肤皲裂[80]。

Acacia sinuata (Lour.) Merr. 藤金合欢(豆科)。【傣药】Song Bai, 肉果金合欢：根、叶及果实治腮腺炎，颌下淋巴结炎，乳痈，疔疮，疱疹，风湿关节疼痛[214]。【壮药】gonamhga, 蛇藤：地上部分治急性过敏性渗出性皮炎，皮肤溃疡，湿疹，难产[119]。

Acalypha australis L. 铁苋菜(大戟科)。【侗药】血见愁，海蚌含珠，Mal bongh kgal[136,137]：全草治朗鸟啰给(小儿腹泻)，吓谬恰给盘(便血)，朗马索信(小儿疳积)[10,136,137]，肠炎，痢疾，吐

血[136,137]。【苗药】Det nix wet（豆里乌），Det nie vud（豆你乌，贵州黔东南），铁苋：全草治痢疾[91,92,94,98]，腹泻[92,94,98]，吐血，小儿疳积[91,94,96,98]，泄泻，衄血，尿血，红白痢，崩漏，痈疔疮疡，皮肤湿疹[91]。【畲药】山落麻，野落麻：全草治痢疾[146]，糖尿病，伤寒痰嗽[10,147]，腹泻，腹痛，痄疾[148]。【土家药】灯盏窝，海蚌含珠[124]，蚌壳草[128]：全草治痢疾[10,124,126]，吐血，外伤出血，衄血，便血，尿血[124,125]，肠炎[124,125]，火痢症，起风坨，毒蛇咬伤[128]，痔疮出血，青水疮，皮肤痒疹[10,126]，皮肤瘙痒[126]；外用治皮炎，湿疹[124]。【瑶药】耳仔茶[4]，nyiemh zou miev（含州咪），叶里藏珠[130]：全草治肠炎，泻泄，菌痢，血淋[130][4]，各种血症及痈疮肿毒[130]，小儿疳积，肝炎，痄疾，湿疹，皮炎，毒蛇咬伤[133]。【藏药】5月（甲肖）：根或根茎用于杀虫；外用治疮疖肿瘤，湿疹[25]；全草治肠炎，细菌性痢疾，小儿疳积，肝炎，痄疾，吐血，子宫出血；全草外用治痈疔疮疡，外伤出血，湿疹，皮炎，毒蛇咬伤[32]。【壮药】rumhamzcaw，铁苋菜[120]，海蚌含珠[10,15]：地上部分治白冻（泄泻），阿意咪（痢疾），陆裂（吐血），阿意囊（便血），肉裂（尿血），兵淋勒（崩漏），啼痄（疳积），埃病（咳嗽），麦蛮（风疹）[120,180]；外用治呗农（痈疮），能啥能累（湿疹）[120,180]，渗裂（创伤出血），额哈（蛇虫咬伤）[180]；全草研粉与瘦猪肉蒸服治小儿疳积[10,15]。【台少药】Hansowa（Bunun，族高山）：叶贴于头部治头痛[169]。

Acalypha wilkesiana Müll. Arg. 红桑（大戟科）。【黎药】雅布隆：叶用于杀菌[154]。

Acanthopanax evodiaefolius Franch. 吴茱萸五加（五加科）。【瑶药】补锅莲，五爪风：叶治皮肤病[133]。

Acanthopanax evodiaefolius var. ferrugineus W. W. Smith 绣毛吴茱萸五加（五加科）。【藏药】给驯巴：根皮治风湿性关节病，小儿筋骨痿软，跌打损伤[22]。

Acanthopanax giraldii Harms 红毛五加（五加科）。【侗药】把讲勒：根皮治风湿痛，腰痛，阳痿[135]。【苗药】刺五加，花加皮[95,98]，多布叉[96]：根皮治风湿疼痛，腰腿痛，跌打损伤，腰酸背痛，年老体虚[95,97,98]；根治腰痛，内伤[96]。【羌药】Cmaxugorebi（刺玛须博热毕），赤甲[167]，白花

丹[654,934,959]：茎皮用于祛风湿，壮筋骨，利关节[654,934,959]，治痿痹，风寒湿痹，阳痿，阴囊湿[167]。【土家药】刺五加：茎皮治风寒湿痹，筋脉拘急，关节不利，风湿瘙痒，腰膝酸软[123]。【藏药】红毛五加[654,736,959]：茎皮用于祛风除湿，强筋壮骨[763]，利关节[654,959]。

Acanthopanax gracilistylus W. W. Smith [*Eleutherococcus nodiflorus* (Dunn) S. Y. Hu] 细柱五加（五加科）《药典》。【阿昌药】五加风[13,14]，久郎帮[18]：根、茎、叶治风湿病，水肿，皮肤瘙痒[13,14]；根治风湿性关节痛，腰腿酸痛，半身不遂[18]。【布依药】槐告娘：根皮外敷患处用于接骨[159]。【傣药】五加风（德傣）：茎皮治风湿病，跌打损伤[13,14]。【德昂药】昂桑曼：根治风湿病，水肿，皮肤瘙痒[9,19]，风湿关节痛，腰腿酸痛，半身不遂[18]。【侗药】Meix wux jac piic，Ems wux jac piic（翁五加皮），刺五加（Sunl wux jac）[15,137]：根皮治耿胧耿幽（腰腿痛），降吮（内伤）[137]；根、根皮、茎治风湿关节炎，跌打损伤，腰痛，肚痛[15]。【仡佬药】业木勾：根皮泡酒治风湿麻木[162]。【哈尼药】戈[14]，戈哈[13]：根皮用于祛风湿，强筋骨[14]，风湿病，跌打损伤，风湿水肿[13]；根皮、茎皮治风湿麻木，关节疼痛，半身不遂，肺出血[143]；叶治感冒（无汗）[143]。【拉祜药】五加皮，豹节：根皮治阳痿，筋骨痛，疝气，腹痛；根及叶治风湿关节痛，腰腿酸痛，半身不遂，跌打损伤，水肿[10]。【毛南药】五加皮，mba³ tshian² lau⁴（麻七严佬）：根皮治风湿性关节炎，跌打损伤，肾虚或旧伤腰痛，阳痿，脚气，四肢疼痛，鹤膝风[156]。【苗药】Dol bub chad（多布叉，贵州松桃），Vol bel diangd（窝步当，贵州黔东南），Zab nex nad beel aok（喳努弯败凹，贵州黔南）：根皮、茎皮治风寒湿痹，腰膝疼痛，筋骨痿软，小儿行迟，体虚羸弱，跌打损伤，骨折，水肿，脚气，阴下湿痒[91]。【畲药】根、根皮、茎皮治风寒湿痹，腰膝酸痛，跌打损伤，脚气，阳痿不长，阴囊湿疹[147]。【土家药】五加皮，刺五加：根皮治风湿痹痛，跌打损伤[126,128]，筋骨痿软，小儿行迟，体虚乏力，急性腰扭伤，骨折[123]，腰酸痛，寒气病，水肿病[128]；根皮或茎皮治关节痛，腰痛，全身痛[10,126]，跌扑损伤[10]。【佤药】得坚：嫩尖治心悸，高血压，食欲不振[77]。【彝药】鹅帕起，五加皮：根皮和叶治跌打损伤，骨折，头痛，心

mba^3 $tshian^2$ lau^4

口痛(胃脘痛)，风湿痛，经痛，刀伤出血[101,104]；叶捣烂外敷治刀伤出血[101]。【壮药】裁卡皮，勾当蒸，棵五加：根、根皮、茎治风湿性关节炎，跌打损伤[15]。

Acanthopanax henryi(Oliv.) Harms 糙叶五加(五加科)。【苗药】效用同红毛五加 A. giraldii[97]。【羌药】Werguoborebi(瓦葛博热毕，叶别赤甲，刺五加：根皮治风寒湿痹，筋脉拘急，腰痛；叶治水肿，疮疖肿毒[167]。【土家药】三杆风：根皮或茎皮治风湿性关节痛，全身痛，腰痛，跌打损伤，湿疹，痛疽，流痰[10]。

Acanthopanax lasiogyne Harms 康定五加(五加科)。【苗药】Dol bub chad(多布叉)，Vob bel diangd(窝布当)，Zabnx nab bella ok(喳努弯败凹)[92,95]：根皮治冷经、慢经引起的风湿疼痛，腰酸背疼，年老体虚[92,95]。【佤药】得坚：嫩尖泡饮治咽干口燥，头晕[5]。【瑶药】五加皮：根皮治风湿痹痛，肾虚腰痛，阳痿[4]。【藏药】甲赛日：根皮治风湿性关节炎，小儿筋骨痿软，跌打损伤[13,22,24]。

Acanthopanax leucorrhizus (Oliv.) Harms 藤五加(五加科)。【壮药】五爪风：根、枝、叶治风湿骨痛，腰肌劳损[15]。

Acanthopanax senticosus (Rupr. et Maxim.) Harms 刺五加(五加科)《药典》。【朝药】가시오갈피나무(gā xī ao gār pī nǎmù，嘎细奥嘎儿丕那木)：带叶嫩芽治风湿性关节炎，阳痿，气虚，乳尿，水肿[9,89]。【侗药】翁五加皮[137]，焦娥瓦，我加皮孙[15]：根皮治耿胧耿幽(腰腿痛)，降吠(内伤)[137]；根、根皮、茎治风湿关节炎，跌打损伤，腰痛，肚痛[15]。【蒙药】刺拐棒：根、茎、根皮及茎、叶治风湿痹痛，腰膝酸软，气虚无力，神疲体倦，食欲不振，神经衰弱，冠心病，糖尿病，水肿，小便不利，寒湿脚气[51]。【纳西药】五加皮：根、根茎或茎、叶治风湿关节痛，半身不遂，跌打损伤，水肿，疟疾，骨折，疮毒，疝气，拘挛，小儿脚软[164]。

Acanthopanax sessiliflorus (Rupr. et Maxim.) Seem. 无梗五加(五加科)。【朝药】딱총나무(dàk cāong nǎ mù，哒克操鞯那木)[9,89]，오갈피나무껍질(aogalpinamugebjil，奥嘎尔皮拿木戈不荠尔)[83,84]：茎皮治风湿性关节炎，腰腿痛，小儿麻痹性疾病，小儿软骨难行症，脚气，阳痿[9,89]；茎皮及根皮

治太阳人表征，两脚痛痹，骨节挛急，瘘癖[83,84]。【哈尼药】Gaohaq(gaoha，高哈)：根皮治风寒湿痹，筋骨挛急，跌打损伤，阳痿，脚软，腰膝作痛，小儿行迟，水肿[8]。【蒙药】根皮治风湿痹痛，四肢拘挛，腰膝酸软，体虚乏力，神经衰弱，冠心病，小儿行迟，水肿[51]。

Acanthopanax simonii Simon – Louis ex Schneid. 刚毛五加(五加科)。【彝药】斯尔果[105]，赊兴诗，飞天蜈蚣[104]：根皮、茎皮或嫩叶治跌打损伤，头痛，痛经，心口痛(胃脘痛)，风湿痛，骨折，刀伤流血，脚手敲断[10,105]；嫩叶外敷治刀伤流血[10]；全株治毒蛇咬伤，乳腺炎牙痛，跌打损伤，扭伤肿痛，狗咬伤[104]。

Acanthopanax trifoliatus(L.) Merr. 白簕(五加科)。【布朗药】当介里：全株治喉炎，腮腺炎[8]。【傣药】当该[64]，扁[63]，哈扁(西傣)[14]：根或全株治腮腺炎[215][62-66]，咽喉肿痛，化脓，颌下淋巴结炎，周身肌肉麻木，酸软乏力[215][62-64]，喉炎[14,65,66]，风湿麻木，跌打损伤[14]；全株用于祛风湿，壮筋骨，活血祛瘀[65]，治肺气肿，高热，感冒咳嗽，高血压，高血脂[63]。【侗药】美钻八[135,137]，专帕[10]：全株治劳伤风湿，跌打损伤，咳嗽及哮喘[135,137]；根茎或全株治吓故醋猛(蝎虎痧)，挫缝刀任(伤筋)[10,135,137]。【哈尼药】珠朵：根及根茎治肝炎[144]。【基诺药】阿脚鸡柯：根及全株治风湿性关节炎，腰腿痛；外敷治跌打损伤，骨折[163]。【傈僳药】曲低我普，刺三加：根皮、叶、嫩枝尖治黄疸，肠炎，风湿性关节炎，劳损性腰腿疼痛，跌打损伤，尿路结石，感冒高热，咳痰带血，疖疮肿脓疡[166]。【毛南药】骂七胀[15]，折勒花[156]：根、叶治月经不调，眼痛[15]；根治黄疸，肠炎，胃痛，风湿性关节炎，腰腿痛，坐骨神经痛，咳嗽，胸痛，尿路结石；叶外用治跌打损伤，疮疖肿毒，湿疹[156]。【苗药】Dol bub chad(多布叉，贵州松桃)，Vob bel diangd(窝布当，贵州黔东南)，刺三加：根、茎治伤筋，小儿发痧[96]；根或根皮治感冒发热，咽疼，头痛[91,94]，咳嗽胸痛，黄疸，石淋，带下，风湿性关节炎，筋骨拘挛麻木，跌打损伤，骨折，疟腮，乳痈[91]；根皮治风湿痹痛，外伤肿痛[97,98]。【仫佬药】马密肥：根、叶治月经不调，感冒咳嗽[15]。【怒药】九娃，刺三加：根皮治黄疸，肠炎，骨折，

疮毒[165]。【土家药】三杆风[10,126]，三加皮[123]：根、根皮、茎皮治湿气关节痛，全身痛[10,126]，跌打损伤[10,126,128]；根皮或茎皮治痈疽，流痰[10,126]；根、根皮治感冒发热，咳嗽，骨折，肺痈[123]；根治风气病，尿石症，心口冷痛[128]。【佤药】五加皮，刺五加：茎治风湿性关节炎，跌打损伤，慢性腰腿疼痛，脚气病，水肿[10,168]。【瑶药】三加皮，三角刺[15]，九季风[6]：根、叶治月经不调，百日咳[15][6]，风湿腰痛，关节痛[15]，肾虚咳嗽[6]。【彝药】其络赛[111]，包其络赛[13]：根或根皮治感冒发热，咳痰带血，风湿关节痛[111]，小儿麻痹后遗症，风湿瘫痪[13]。【壮药】芙蓉箭，扣南新[15]，九季风[10]：根、叶治月经不调，风湿腰痛，关节痛，骨折，黄蜂伤[15]；全株治风湿痹痛，坐骨神经痛，跌打损伤，骨折，痈疽肿毒，湿疹，感冒发热，咳嗽胸痛，哮喘，百日咳，胃痛，肠炎[10]。

Acanthopanax verticillatus G. Hoo 轮伞五加（五加科）。【仡佬药】nie¹³ mu⁵³ kəu³³（业木勾），me³¹ kʒ⁵³ xe⁵⁵（麦改海），qe⁵⁵ xai³⁵ xe³⁵（改害蟹）：根皮治风湿麻木[162]。【苗药】效用同红毛五加 A. giraldii[97,98]。【藏药】五加星给驯巴：根皮治风湿性关节病，小儿筋骨萎软，跌打损伤[22,24]。

Acanthus leucostachyus Wall. ex Nees 刺苞老鼠簕（爵床科）。【傣药】帕夯喃（西傣）：全草治六淋证（血尿，尿血，沙尿，石尿，脓尿，白尿）出现的尿急，尿频，尿痛，尿中杂有沙石，水肿病[59]。

Accipiter gentilis (Linnaeus) [A. gentilis khamensis (Bianchi)] 苍鹰（鹰科）。【侗药】hyoul（妞），岩鹰爪：爪治鹰爪风[216]。【裕固药】鹰翅骨：髀骨研细冲服治胃寒痛；骨骼研细冲服治偏头痛[10]。【基诺药】嘴愍：爪骨治风湿疼痛，鱼刺卡喉[10,163]。【彝药】鸢：肉治筋骨虚软，行走乏力；胆治体虚乏力[107]。【藏药】骨治损伤，骨折，筋骨疼痛；爪治五痔；头治痔瘘，头目眩晕；眼用于明目，退翳障[30]。

Accipiter nisus(Linnaeus) 雀鹰（鹰科）。【藏药】齐吾岔：肉用于滋补[24,27,34]。

Acer davidii Franch. 青榨槭（槭树科）。【纳西药】青槭：根、树皮治风湿痹痛，肢体麻木，关节不利，跌打瘀痛，泄泻，痢疾，小儿消化不良[164]。【彝药】柏药资[14]，五龙皮[103]，耶期浪[102]：茎皮治跌打损伤，骨折[14]；根治风湿骨折[13]，风湿骨痛，跌打损伤[103]；根外敷治跌打损伤，骨折；根研末加白酒引服治风湿痛，坐骨神经痛，风湿麻木[101,102]。

Acer fabri Hance 罗浮槭（槭树科）。【侗药】美通天：根治扁桃腺炎[15]。【苗药】都嫁：根、叶治咳嗽[15]。【仫佬药】尼哟街把：叶治毒蛇咬伤[15]。

Acer franchetii Pax 房县槭（槭树科）。【土家药】接骨丹：叶和根皮用于骨伤接骨[124]。

Acer ginnala Maxim. 茶条槭（槭树科）。【蒙药】茶条：嫩叶及芽治肝热目赤，昏花，风热头胀[51]。

Acer oliverianum Pax 五裂槭（槭树科）。【土家药】五角枫：根皮治风湿麻木，荨麻疹[127]。

Acer truncatum Bunge 元宝槭（槭树科）。【蒙药】东北五角槭：根皮治腰背痛[51]。

Acetum 醋。【朝药】초（cào，草）：治痈肿，邪毒，散水气，流感[86]。

Achasma yunnanense T. L. Wu et Senjen 茴香砂仁（姜科）。【傣药】麻亮不[9]，哥哈龙[9,13,65,71]：根茎治不思饮食[9,13,62,63,65,71]，胸腹疼痛，暑食夹杂，周身麻木，行动困难[9,13,65,71]，小便热涩疼痛，胃脘胀痛，恶心呕吐，腹泻，中暑[62,63]，腹胀腹痛，消化不良，全身酸痛，手足麻木，行动困难，防暑消食[9]。【基诺药】咩布咩奶[10,163]，蔻部[3]：根茎或果实治胃寒疼痛，腹冷痛[10,163][3]。

Achates 玛瑙（三方晶系硅酸盐类矿石，主含二氧化硅）。【蒙药】ᠮᠠᠨᠣᠬᠣ（Manohu，玛瑙胡）：治白脉病，萨病，"吾亚曼"病，刺痛症，"额特格德病"，癫痫病[43]。【维药】ﺗﻪ ﻓﻴﻖ（Efiq，艾刻克）[75]，嘿刻克[79]：治神经衰弱，跌打损伤，疮疖肿痛[79]，热性心虚，心悸心慌，血热出血，肝脾生阻，结石，迎风流泪，视物模糊，牙齿松动，疮疡糜烂[75]。【藏药】ᨠᨦ᠂ᨷᨦ᠂ᨷ[25]，曲娘[27]，斯尼[31]：治癫痫[10,23,24,27,34]，中风[10,34]，防治"凶曜"病，防护烧伤[34]，疼痛病症，脑病，白脉病[27]，眼病[23,24,27]，脑刺痛，血痛[23]，防治"凶"病[24]，辟邪[11]，星曜魔症及邪魔病[27][11]，肝中毒病[27]，寒喘，疟疾，萎黄[31]，秽恶中人，熨目赤烂，目生翳障[26]，精神分裂症[10]；外用治痔漏，顽癣，赘瘤[31]。

Achillea acuminata(Ledeb.) Sch. – Bip. 齿叶蓍(菊科)。【蒙药】效用同蓍 A. alpina[51]。

Achillea alpina L. [*A. sibirica* Ledeb.] 蓍(菊科)《药典》。【侗药】梅伞痎：全草治胃痛，蜈蚣咬伤[138][10]。【回药】长虫草：全草治经闭腹痛，毒蛇咬伤；外敷治跌打损伤，无名肿毒；熏洗治痔疮出血[7]。【蒙药】图勒格其－额布苏[51]，图勒格其－乌木斯[724]：全草治内外"奇哈"症，骨折，损伤，关节肿胀，疥痈[51]；地上部分用于破痈消肿，止痛[1011]，风湿疼痛，痛经，毒蛇咬伤，外伤止血[724]。【苗药】飞天蜈蚣，一支蒿：全草治跌打损伤，软组织红肿疼痛，胃寒痛，风湿性关节痛[97]。【土家药】一支蒿(yizhi huo)：全草治头痛头风，身痛，跌打损伤，发热咳喘，毒蛇咬伤[10,126]。【瑶药】飞天蜈蚣，蜈蚣草：全草治腹中痞块，经闭腹痛，扁桃腺炎，痢疾，阑尾炎，风湿疼痛；外用治毒蛇咬伤[133]。【藏药】东琼嘎惹：全草治跌打瘀痛，阴寒，癥瘕包块；外用治牙痛，疮疖痈肿[22]。

Achillea asiatica Serg. 亚洲蓍(菊科)。【哈萨克药】全草治无名肿毒，跌打损伤，风湿疼痛，痔疮出血，痛经，外伤出血[141]。【蒙药】效用同蓍 A. alpina[51]。

Achillea millefolium L. 千叶蓍(菊科)。【鄂伦春药】早拉母，一枝蒿，锯草：全草用于外科感染，痛经，疖疮肿毒，蛇咬伤，风湿痛[161]。【蒙药】ᠣᠷᠬᠢᠨ ᠲᠤᠩᠭᠢ (Tulgeqi ebes，图勒格其－额布斯)[43]，Gurbelin sul[217]：全草治内外"奇哈"，疮疡，外伤，关节肿痛[43]；地上部分治腹泻[217]。【土家药】ke⁴xi¹nei¹zi³(克西那直)，蜈蚣草：全草治跌打损伤，毒蛇咬伤，肚肠出血，风气病[128]。【瑶药】白蜈蚣，飞天蜈蚣：全草治肺结核，风湿疼痛，牙痛，经闭腹痛，痢疾；外用治毒蛇咬伤，痈疖肿痛，跌打损伤，外伤出血[133]。

Achillea ptarmicoides Maxim. 短瓣蓍(菊科)。【蒙药】效用同蓍 A. alpina[51]。

Achillea wilsoniana Heimerl ex Hand. – Mazz. 云南蓍(菊科)。【白药】泌坟[14]，蔽玉[13]：全草治牙痛，胃痛，阑尾炎，肠炎，痢疾[13,14]，毒蛇咬伤，痛经[14]。【傣药】全草治跌打损伤，骨折，风湿痹痛，肺痨咳血，支气管炎，扁桃腺炎，吐血，闭经，痛经，腹中痞块，外伤出血，蛇咬

伤[9,74]。【侗药】飞天蜈蚣，一枝蒿[15]：叶、全草有小毒，治胃痛[15,135]，牙痛[15]，跌打损伤[135]。【仡佬药】se³³ma¹³nie³¹(色骂捏)，tsr⁵³mu⁵³ŋe⁵³(只木矮)，ŋe³⁵loŋ³¹(艾龙)：全草治蜈蚣咬伤[162]。【哈尼药】一支蒿：全草治月经不调，疮疖肿痛[14]。【拉祜药】阿坡骂那比，鹇鸡尾：根及全株用于通经堕胎，牙痛；外用治毒蛇咬伤，风湿疼痛，外伤出血[10]。【傈僳药】挂布义狂，一枝蒿：全草治风湿疼痛，牙痛，经闭腹痛，胃痛，肠炎，痢疾，毒蛇咬伤，肿毒，跌打损伤，肿毒，跌打损伤，外伤出血[166]。【毛南药】ma²²bɛn²²ɤo⁵³(骂笨鹅)：全草用于赶风消肿，赶毒清热，活血止痛[219]，磨浆外敷治乳疮[155]。【苗药】Jab dliub cot(加新错，贵州黔东南)，Wab hvid beel(蛙洗变，贵州黔东南)，土一枝蒿[15,91,94,95][218]：全草治跌打损伤[91,95][218]，红肿瘀痛，牙痛[91,95]，风湿疼痛[91,94][218]，头风痛，胃痛[91,94]，经闭腹痛[91][218]，痈肿疮毒，蛇虫咬伤[91]，无名肿毒，乳腺炎，癣，痈疮肿毒[15]。【羌药】dalemder(达勒木德尔)，泽石拉哈，土一枝蒿：全草鲜用外敷治疗疮肿毒[167]。【土家药】一支蒿，蜈蚣蒿[123,127][220]：地上部分治跌打损伤，毒蛇咬伤[127][220]，风湿痹痛，肠炎，痢疾，胃痛，牙痛，经闭腹痛，急性乳腺炎，痈肿疱毒，创伤出血[123,127]，头痛，痛经，肺炎[220]。【瑶药】sapc miev(刹咪)，飞天蜈蚣，蜈蚣草：全草治牙痛，胃腹痛，月经病，跌打损伤，毒蛇或蜈蚣咬伤[130]。【彝药】赊兴诗：全草治毒蛇咬伤，乳腺炎，牙痛，跌打损伤，狗咬伤[101]。【藏药】东琼嘎惹：全草治跌打瘀痛，阴寒[24,34]，癥瘕包块[34]；外用治牙痛，疮疖痈肿[22,24]。【壮药】go'mbawsip，一枝蒿：全草有毒，治胃痛，牙痛，乳腺炎，经闭腹痛，风湿骨痛，毒蛇咬伤，疔疮肿痛[119]。

Achnatherum inebrians(Hance) Keng ex Tzvelev 醉马草(禾本科)。【蒙药】醉针草：治化脓肿毒(未溃)，腮腺炎，关节痛[51]。

Achnatherum splendens(Trin) Nevski 芨芨草(禾本科)。【蒙药】枳机草：茎治小便不利，淋病，尿闭；花治尿血[51]。

Achyditum 白长石(主要成分为 $CaSO_4$)。【藏药】嘎布切特：矿石用于托引黄水，固骨脂[11]。

Achyranthes aspera L. 土牛膝(苋科)。【白

药】才挂脂，苛且，才麻庆姑：根、叶治风湿关节炎，跌打损伤，筋骨拘挛，淋症，无名肿毒，血瘀腹痛，过敏性荨麻疹[17]。【傣药】怀咙（西傣），怀哦龙[9,62,63,71]，克让让[18]：根及种子治月经不调，难产，体弱盗汗[9,71]；全草用于活血祛瘀，清热除湿，利尿[65]，治感冒发热，风湿性关节炎，泌尿系结石[18]；根、嫩叶治腹泻，痛肿，淋病，尿血，瘀血，闭经，难产，胎盘不下，喉痹，跌打损伤，腰膝骨痛[66]；根治体弱多病、自汗、心悸乏力，肢体酸软无力，水肿病，咽喉红肿疼痛，肢体关节酸痛重着，屈伸不利[62,64]，水食难下[62-64]，风寒湿痹症，产后肢体麻木[62]，少尿，月经不调，白带量多、腥臭[63]。【侗药】骂狗伞，马拉耶拔：根治蛾喉，跌打，风湿[15]。【仡佬药】nai^{53} taŋ^{55} ku^{35}（乃打古），kaŋ^{31} tu^{55} ku^{55} li^{33}（刚堵古里），ko^{55} tai^{35} qe^{55}（郭代街）[15,162]：全草治阴虚[162]，鱼骨鲠喉[15]；根治痢疾[15]。【哈尼药】棉梭梭呢：全草治吐血，咳血，跌打损伤，脚气肿胀，肝硬化水肿，疮疖肿痛[14]。【基诺药】生嬢怕撒：根或全草治疟疾[163]。【拉祜药】牛膝：根治脚气，关节炎，腹痛[10]。【傈僳药】莫诺罗然，倒扣草：全草治感冒发热，扁桃体炎，白喉，风湿关节炎，尿道结石[166]。【黎药】夹刀：根治感冒[154]。【苗药】Jex sangx ghut ghut ngeil niub（酒嗓咯咯额牛）[91]，Jiox sangx ghut ghut ngeil niub（酒桑咯咯列里）[92]，锐比交[94]：全草或根治闭经，跌打损伤，风湿性关节痛，痢疾，白喉，咽喉肿痛，淋证，尿血，疮痈[91]；根用于凉血止血，化瘀止痛[92]，治白喉，痛经[97,98]；全草及补肝肾，强筋骨，通经散瘀[211]，治闭经，跌打损伤，风湿关节痛[94,97,98]。【纳西药】土牛夕：全草治风湿痛，跌打损伤，白喉，感冒发热，小儿高热，百日咳，流行性腮腺炎，淋病[164]。【羌药】BurusuoEbahesibe（布如索俄尔巴斯杯），舍思柏：全草外用治骨折，跌打损伤[167]。【畲药】红牛膝，鸡骨草，粘身草：全草治骨节疼痛，腰膝痹痛，痢疾，尿道炎，经闭白带，跌打损伤，痛疽肿毒[10,147]，癫痫，肝炎，水湿风痛，肌肉劳损[146]；根治风寒感冒，咽喉肿痛，关节炎，蛇伤[148]。【土家药】niu ke xi（牛髂膝）：根或全草治腰腿痛，风湿关节痛[10,123,125,126]，蛾子（扁桃休炎），感冒发热，咽喉肿痛，跌打损伤，闭经[126]。【瑶药】牛膝风（ngungh cietv buerng，翁切崩），倒钩草，白牛膝：全株治

肾炎水肿[132][127]，尿路结石，风湿关节痛，腰膝酸痛，跌打损伤，月经不调，经闭，癥瘕，痈疮肿毒[132]，石淋，下肢关节肿痛[127]；根、叶治感冒发热，痢疾，疟疾，喉痛，脚气，淋病，水肿，小儿肺炎[133]。【彝药】rib ngong jag（日拱甲），尼那节栽[111]，念尼静[101]：根治风湿性关节炎[14]，淋病，妇女月经不调[111]，经来腹痛，白浊湿淋，胎盘滞留[109]，效用同牛膝 A. bidentata[101]。【壮药】godazdauq（棵达刀）[15,118]，牛膝风[15,118]，棵嘎刀：根治骨卡咽喉，胎盘不下[10]；全草治贫痧（感冒），货烟妈（咽喉肿痛），心头痛（胃痛），丹毒，口舌生疮，阿意咪（痢疾），瘴毒，发旺（风湿骨痛），林得叮相（跌打损伤），牙龈肿痛，脚气，产后腹痛，京瑟（闭经），笨浮（肾炎水肿），肉扭（淋证）[118]，水肿，白浊，风湿性关节炎[10,15]，咽喉肿痛，高血压，月经不调，闭经，风湿痹痛，腰膝酸痛，跌打损伤，尿路结石，肾炎，扁桃腺炎，急性尿路感染，慢性活动性肝炎[10]；孕妇忌服[10]。

Achyranthes aspera var. indica L. 钝叶土牛膝（苋科）。【彝药】念尼静[101,104]，红牛膝[104]：根及根茎治外伤肿痛，胎儿不下，胎衣不下，月经不通，咽喉肿痛，疮肿，风湿[101,104]，竹木刺入肉，无头疮[104]。【台少药】Yu-pongaru（Bunun，族高山）：叶治腹痛[169]。

Achyranthes aspera var. rubrofusca（Wight）Hook. f. 褐叶土牛膝（苋科）。【哈尼药】棉梭梭呢：根治咳血，鼻衄，尿血，尿路感染，跌打损伤，风湿痛[14]。【台少药】Raurun（Bunun，族施武群）：叶治疟疾[169]。

Achyranthes bidentata Bl. 牛膝（苋科）《药典》。【阿昌药】罗危科西头：根治咽喉肿痛，高血压，胎衣不下[18]。【白药】牛牛女：根治肺结核，风湿性关节炎[14]。【朝药】참쇠무릎풀（cām xuē mǔ rī pùr，擦母穴木日脯儿）：根治伤中，少气，男子阴消，老人失溺，脑中痛及腰脊痛，妇人月水不通，血结，发白[86]。【傣药】怀哦囡，牙怀哦（德傣）[62,64]，坏累，怪俄囡（西傣）[13]：根治风湿关节炎[13]；根、皮、叶治尿血，淋病，腰膝酸软，四肢痉挛抽搐，闭经，中风不语，半身不遂[62-64]。【哈尼药】牛膝：根治感冒[875]。【景颇药】Nijvoq nozo：效用同阿昌药[18]。【毛南药】ma^{22}

wei³³ gou²⁴ ɤou⁵³（骂威够欧）：根治跌打损伤[155]。
【蒙药】乌赫仁－西勒比：根治腰膝酸痛，下肢拘挛，经闭，高血压[47]。【羌药】SuoEbahesibea（索俄尔巴核斯杯），白牛膝：根治淋病，血尿，难产[167]。【畲药】白鸡骨草，牛膝：根治脱力[146]。
【土家药】怀牛膝：根、全草治血滞经闭，痛经，产后瘀血腹痛，跌打损伤肿痛，腰膝骨痛，四肢拘挛，痿痹[123]。【彝药】勒补，阿列色色[105]，念尼静[101]：根、根茎及全草治无头疮，风湿，外伤肿痛，劳伤腰痛，咽喉肿痛，胎儿不下，胎衣不下，疮肿，月经不通，竹木刺入肉[10,101,105]，风湿性关节炎，肺结核[13]。【藏药】索路曲孜：根治风湿性筋骨痛，跌打损伤，吐血，衄血，热淋，痛经[24]。【壮药】魄何刀，拍脱：根、全草治痧病，四肢发冷，白带，白浊，白痢，小儿疳积汗闭，催产[15]。

Achyranthes longifolia（Makino）Makino 柳叶牛膝（苋科）。【侗药】Mal aov doc（骂告夺），Piudt yak（球亚），Piudt（球倒）[10,136,138]：根茎及根治闭经[10,137,138][12]；根茎治尿血，脚气，闭穷（闭经）[10,137,138]；根治风湿性关节炎，跌打损伤，骨折，内伤瘀血作痛，肾炎，闭经，关节痛[14,136]。
【毛南药】干哥岩：根治跌打损伤，骨折，内伤瘀血作痛，肾炎；全草治产后腹痛[14]。【苗药】酒桑咯咯额牛，锐比昇[14,96]，乌沟[14]：根茎治泌尿系感染，淋症，跌打损伤，骨折[14,96]；全草治小儿感冒，肺炎，尿道炎[14,96]，小便不利，关节痛[14]；根治跌打损伤，骨折，内伤瘀血作痛[14]。
【仫佬药】妈军：根治跌打损伤，骨折，内伤瘀血作痛，鸡骨鲠，风湿性关节炎[14]。【畲药】白鸡脚橙，白牛膝：根治咽喉肿痛[146]。【土家药】niu² ke⁴xi¹（牛克西），红牛膝[123]，透血红[128]：根治淋病，血尿，妇女经闭，月经不调，风湿关节痛，关节冷痛，脚气，水肿，痢疾，跌打损伤，白喉，堕胎[123]；全草治跌打损伤，长蛾子（又名喉蛾，即急性扁桃体炎），水火烫伤，搭手[128]。【瑶药】洁得闹密射，红牛膝[133]，神经草[14]：根治跌打损伤[14,133][4]，风湿关节痛[14,133]，妇女经闭[133][4]，淋病，尿血，脚气，水肿，痢疾，疟疾，白喉，痈肿[133]，骨折，内伤瘀血作痛，引产，病后虚弱；叶治小儿高热，小便不利，竹刺入肉不出[14,133]，腰膝酸痛[14]。【彝药】念尼静，土牛膝：根及根茎治外伤肿痛，胎儿不下，胎衣不下，月

经不通，咽喉肿痛，疮肿，风湿[101,104]，竹木刺入肉，无头疮[104]。【壮药】踏冬，弯合刀令，牛格七：根治跌打损伤，骨折，内伤瘀血作痛，月经不调，经漏；全草治骨鲠喉，咳嗽，贫血[14]。

Achyranthes longifolia（Makino）Makino f. rubra Ho 红柳叶牛膝（苋科）。【畲药】狗骨草，红牛膝，红鸡骨草：根治风湿，跌打损伤，腰扭伤[146]。

Achyrophorus ciliatus（Thunb.）Sch. – Bip. 猫儿菊（菊科）。【蒙药】根治水肿，肿胀[51]。

Acomastylis elata（Wall. ex G. Don）F. Bolle 羽叶花（蔷薇科）。【藏药】ར་མཆན་གི 热衮巴：根及地上部分治各种"血"病，热症和"察龙"病，热血[25]。

Aconitum acutiusculum H. R. Fletcher et Lauener 尖萼乌头（毛茛科）。【藏药】榜那：块根治流感，炭疽病，风湿疼痛，食物中毒；叶、花治发热性疼痛，头痛，牙痛[22]。

Aconitum acutiusculum var. aureopilosum W. T. Wang 展毛尖萼乌头（毛茛科）。【藏药】榜那：块根治流感，炭疽病，风湿疼痛，食物中毒[10]；叶、花治发热性疼痛、头痛、牙痛[10]；效用同尖萼乌头 A. acutiusculum[13,24]。

Aconitum alboviolaceum Kom. 两色乌头（毛茛科）。【朝药】줄바꽃（zūr bā gùot，迅儿吧高气）：块根治高血压，关节疼痛[9,90]。

Aconitum apetalum（Huth）B. Fedtsch. 空茎乌头（毛茛科）。【朝药】민속우두：全草及块根治痔疮，类风湿病，神经病[9,90]。

Aconitum brachypodum Diels 短柄乌头（毛茛科）。【傣药】相球（德傣）：块根治跌打损伤，风湿骨痛，骨折，扭伤[18]。【景颇药】Laimyochi：效用同傣药[18]。【纳西药】雪上一枝蒿：块根治内伤出血，外伤出血，跌打损伤[164]。【土家药】雪上一枝蒿：块根治风湿痹痛，跌打损伤，骨折，牙痛，疮疡肿毒，毒蛇咬伤[12]。【藏药】曼钦[24,36]，榜那[13]，崩射[39]：根和幼苗治风湿性关节炎，关节疼痛，跌打损伤，流行性感冒，瘟病时疫，毒热痈疖肿毒[10,24]；根治跌打损伤，牙痛[36,39]，内伤出血，风湿痹痛，无名肿毒，骨折，扭挫伤[36]，风湿骨痛[39]；根外用治骨折，扭伤，疮疡肿毒[39]；效用同尖萼乌头 A. acutiusculum[13]。【壮药】雪上一枝蒿：效用同土家药[12]。

Aconitum bracteolosum W. T. Wang 显苞乌头

（毛莨科）。【藏药】榜那：块根治流感，炭疽病，风湿疼痛，食物中毒；叶、花治发热性疼痛，头痛，牙痛[10]；效用同尖萼乌头 A. acutiusculum[24]。

Aconitum brevicalcaratum（Finet et Gagnep.）Diels 弯短距乌头（毛莨科）。【藏药】卡普得洛曼巴[24]，卡普的洛[13]：全株治肺疫热症及肺热咳嗽，感冒咳嗽[13,22,24]。

Aconitum brunneum Hand. – Mazz. 褐紫乌头（毛莨科）。【藏药】庞玛[10,24]：块根治肉食中毒[10,24,29]，咽喉痛，咽喉炎，劳损发烧，乌头中毒[10,24]。

Aconitum cannabifolium Franch. ex Finet et Gagnep. [*A. henryi* E. Pritz. var. *villosum* W. T. Wang] 大麻叶乌头（毛莨科）。【土家药】藤乌：效用同瓜叶乌头 A. hemsleyanum[17]。

Aconitum carmichaeli Debx. 乌头（毛莨科）《药典》。【阿昌药】啊爬咱：块根治虚脱，汗出，四肢厥冷，胃腹冷痛[18]。【布依药】乌豆[159]：块根生品治风寒湿痹，疼痛，跌扑损伤，骨折[14]；外擦患处治各种皮肤病[159][223]。【朝药】附子：子根用于驱逐脾胃元虚弱而不能遇外冷，冷气梅脾周围凌侵于胃之四周[10]。【德昂药】格相当：效用同阿昌药[18]。【侗药】大麻药[15]，娘麻药[135,136]：块根治风湿骨痛[15,135,136]，跌打损伤，牙痛，风湿痛，半身不遂[135,136]；作麻醉药用于拔牙[15]。【仡佬药】ni³¹ la³⁵ ka³³（尼拉卡），mi¹³ ta³¹ kon⁵⁵（迷搭攻），wu⁵⁵ tə55（午的）：块根煎水外洗治阴道滴虫[162][223]。【景颇药】Myinoq .bvun：效用同阿昌药[18]。【傈僳药】夺：块根治亡阳虚脱，四肢厥冷，出汗脉微，畏寒肢冷，阳痿尿频，虚寒泄泻，风寒湿痹[166]。【毛南药】taŋ³³ gou²⁴ ʔno²⁴（汤够诺）：块根外用治会阴部包块剧痛和淋巴结核[155]。【蒙药】乌兰－泵阿，乌兰－蔓钦：母根治风寒湿痹，偏头痛，关节冷痛，坐骨神经痛，腹中寒痛，跌扑剧痛；子根治亡阳虚脱，四肢厥冷，汗出脉微，虚寒泄泻，脘腹冷痛，阳虚水肿，心力衰竭，慢性肾炎水肿[47]。【苗药】Bod jab nangl hlieb（包家利幼，贵州黔东南），Ghob gind（嘎金），Vuab kaobnerl（弯考喽，贵州黔南）：块根治跌打损伤，无名肿痛[92,94,95][223]，风寒湿痹，关节疼痛，肢体麻木[91,94-96]，肌肉肿痛，大腿疼痛，咳嗽[94-96]，半身不遂，头风头痛，心腹冷痛，寒疝腹痛，跌

打瘀痛，阴疽肿毒，麻醉止痛[91]，乌鸦筋[95]，筋骨疼痛，咳嗽[92]；子根治虚脱汗出，四肢厥冷，胃腹冷痛，风寒湿痹[97,98]。【纳西药】川乌，天雄：块根治风湿性关节炎，大骨节病，畏寒肢冷，阳痿尿频，风寒湿痹，胃腹冷痛，跌打肿痛[164]。【水药】姑挪[10,158]，草乌[223]：块根煎水外用治丝虫病[10,158][223]。【土家药】五毒，附片，蒿乌：子根治虚脱，汗出，四肢厥冷，胃腹冷痛，呕吐泄泻，风寒湿痹，肾虚水肿；母根治风寒湿痹，关节疼痛，心腹冷痛，寒疝作痛，手足癣，劳伤；生品外用治疮疖[123]；块根治跌打损伤，疮疖[125,128]，寒气病，久换口疮[128]，湿气骨节痛，半身不遂，麻木，心腹冷痛[10,126]；捣烂或磨水涂患部治冷气流痰，各种疼痛[10,126]。【维药】جه‌ده‌وار چىنى （Jed-war chini，节肯瓦尔其尼）[75]，怕勒怕[79]：子根治阳痿，手足肿，体弱身冷[79]，湿寒偏盛，全身虚弱，性欲降低，肌肉松弛，小儿抽风，脑虚，心虚，肝虚，食欲不振[75]。【瑶药】乌头崽，草乌：块根治风寒湿痹，中风瘫痪，破伤风，脘腹冷痛，喉痹，痈疽；子根治阴盛格阳，大汗亡阳，心腹冷痛，脾泄泻痢，小儿慢惊风[133]。

Aconitum changianum W. T. Wang 察瓦龙乌头（毛莨科）。【普米药】延刺九救：块根用于风湿疼痛，跌打损伤，外伤疼痛[15]。

Aconitum coreanum（H. Lév.）Raipaics 黄花乌头（毛莨科）。【朝药】白附子[83]，백부자（bāik bū zà，白脯扎）[9,90]：块根治胸痛，中风，寒症，祛雀斑，脸痕，口眼歪邪，破伤风，头痛，牙痛，眩晕症[83]，关节炎，神经痛，阴黄[9,90]，亡阳证，里寒证[84]。【哈萨克药】سارى گۆلدى ۆقورعاسىن：块根治风湿性关节炎，跌打损伤[140]。【蒙药】ᠱᠢᠷ᠎ᠠ ᠪᠣᠩ ᠠ（Xier bong A，沙日－泵阿）[44]，沙日－蔓钦[47]：块根治偏正头痛，寒湿痹痛，口眼歪斜，冻疮[47]；块根（浸泡诃子汤用）治黏疫，肠刺痛，流行性感冒，痈疽，腮肿，结喉，头痛[44]。

Aconitum dolichorhynchum W. T. Wang 长柱乌头（毛莨科）。【白药】车得：块根治跌打，风湿痹痛，手足阙冷[14][16]。【藏药】效用同尖萼乌头 A. acutiusculum[24]。

Aconitum duclouxii H. Lév. 宾川乌头（毛莨科）。【白药】稗德：根治风湿骨痛，骨折，类风湿关节炎，跌打损伤，瘀肿疼痛；根外搽止痛[17]。【彝

药】堵婆：效用同白药[17]。

Aconitum episcopale H. Lév. 西南乌头（毛茛科）。【白药】嘿德：块根治类风湿关节炎，风寒湿痹，陈旧性骨折疼痛，顽癣，黄癣，跌打损伤隐痛，寒湿阻滞经络，筋骨关节慢性疼痛[17]。【傈僳药】垛箭：效用同白药[17]。【纳西药】堵那，摸荷堵[17]，堵拉[164]：块根治类风湿关节炎，跌打损伤隐痛，风湿病，跌打损伤，骨痛[17,164]，风寒湿痹，陈旧性骨折疼痛，顽癣，黄癣，寒湿阻滞经络，筋骨关节慢性疼痛[17]，外伤出血，日照性皮炎，大骨节炎，解酒醉[164]。【彝药】都拉：根解乌头毒、鸦片毒、酒醉，治风湿病，跌打骨痛；根外用治外伤出血[10,105]。

Aconitum excelsum Reichb. 紫花高乌头（毛茛科）。【蒙药】ᠣᠷᠠ ᠪᠣᠩ ᠠ（Bor bonga，宝日－泵阿）[49]：块根治风湿性关节炎，慢性气管炎[224]；全草治流感，肺感，肺热，瘟疫[49]，支气管炎[1104]。

Aconitum falciforme Hand. – Mazz. 镰形乌头（毛茛科）。【羌药】vhashgennba（哈含根巴），都勒杭果博，若得巴：块根治风寒湿痹，肢体疼痛，麻木，外用治恶疮头痛[167]。

Aconitum flavum Hand. – Mazz. 伏毛铁棒锤（毛茛科）《部藏标》。【回药】铁棒锤，一枝蒿：块根治神经痛，风湿性关节炎，妇女痛经，跌打损伤，疮痈，牙痛，胃痛《民族药志》。【羌药】Kesifuniaezue（科斯尔福尼阿祖），虎巴三转半，雪上一枝蒿：块根用于止痛，消肿散瘀[950]，治跌打损伤，风湿痛，腰腿痛[167][919]，恶疮痈肿，毒蛇咬伤[167]。【藏药】 བོང་ང་དཀར་པོ་[21]，曼钦[24]，增巴[2]：块根用于止痛，消肿散瘀[950]，治风湿性关节炎，跌打损伤[39][632]，疫疠，虫病，黄水，麻风，癫狂[23]，腰腿痛，淋巴结结核（未破），痈疮肿毒[39]，毒蛇咬伤[632]；块根和幼苗治流行性感冒，毒热痈疖肿[6,24,29]，风湿性关节炎，关节疼痛，跌打损伤[24]，瘟病时疫毒[24]；幼苗治流感，瘟疫，热毒，疮疖[2,13,35]。

Aconitum forrestii Diels 丽江乌头（毛茛科）。【藏药】效用同尖萼乌头 A. acutiusculum[13,24]。

Aconitum geniculatum H. R. Fletcher et Lauener 膝瓣乌头（毛茛科）。【彝药】万剁[101,104]，大草乌[104]：块根治骨痛，骨折肿痛，风湿痛，关节肿胀，外伤出血，干疮，脓疱疮，癞疮[101,104]，刀枪伤肿，瘫痪[104]。【藏药】效用同尖萼乌头 A. acutiusculum[13]。

Aconitum gezaense W. T. Wang et L. Q. Li 格咱乌头（毛茛科）。【藏药】效用同尖萼乌头 A. acutiusculum[24]。

Aconitum gymnandrum Maxim. 露蕊乌头（毛茛科）。【藏药】争巴达车[6,24]，丝拉那保曼巴[29,33,39]，嘎吾得洛[23]：全草治"赤巴"病，肝病，淋病，感冒，流感发烧，风湿麻木[6,24]，胃病[24]，麻风[6]，肺热病，瘟病时疫[23]；根治肢体关节疼痛，痹病，疬病，白喉病，炭疽[27]；碾粉外用治疥癣[6,24,33]；种子治肝病，淋病，胃病[29,33,39]，风湿麻木[29]；花治麻风[39]；叶捣敷治疥癣，灭蛆[39]。

Aconitum hemsleyanum E. Pritz. 瓜叶乌头（毛茛科）。【苗药】羊角七，蒿乌：块根治风湿性关节肿痛，跌打损伤，腰背疼痛[97,98]。【土家药】藤乌[17]，xin⁴gai¹ka³bu¹ye⁴la¹（信介卡普玉那），羊角七[123,124]：块根治风湿疼痛[17]，腰背疼痛，跌打损伤[123,124,128][7]，风湿麻木，四肢冷痛，劳伤身痛，牙痛[7]，风湿性关节肿痛，疔疮肿痛发热[123,124]，寒气病，坐骨风症，疱疮肿痛[128]；块根外用治疮疖，无名肿毒[17]。

Aconitum henryi E. Pritz. 川鄂乌头（毛茛科）。【土家药】藤乌：效用同瓜叶乌头 A. hemsleyanum[17]。

Aconitum heterophyllum Wall. ex Royle 异叶乌头（毛茛科）。【藏药】全草治便秘，腹泻引起的发热，肠炎剧烈疼痛，解蛇毒、蝎毒[28]。

Aconitum karakolicum Rapaics 多根乌头（毛茛科）。【哈萨克药】تامىرلى ۋ قورعاسمىن：块根治风湿性关节炎，类风湿性关节炎，半身不遂，手足拘挛，坐骨神经痛，牙痛[142]。

Aconitum kirinense Nakai 吉林乌头（毛茛科）。【朝药】길림바꽃（gīr līm bā gùot，给儿哩母吧高气）：块根治高血压，狂犬咬伤[9,90]。

Aconitum kongboense Lauener 工布乌头（毛茛科）。【藏药】榜那[24]，榜阿那保[23]：块根治疫疠，虫病，黄水病，麻风，癫狂[23]，肢体关节疼痛，痹病，疬病，白喉病，炭疽[27]；效用同尖萼乌头 A. acutiusculum[24]。

Aconitum kongboense var. villosum W. T. Wang

伤肿，瘫痪[104]。【藏药】效用同尖萼乌头 A. acutiusculum[13]。

展毛工布乌头（毛茛科）。【藏药】榜阿那保：块根治疫疠，虫病，黄水，麻风，癫狂[23]。

Aconitum kusnezoffii Reichb. 北乌头（毛茛科）《药典》《部蒙标》。【鄂伦春药】巴呀阿拉嘎道：块根治蛇咬伤，牙痛[20]。【蒙药】ᠬᠠᠷᠠ ᠪᠤᠩ ᠠ (Har bong A, 哈日－泵阿)（根），ᠪᠤᠩ ᠠ ᠶᠢᠨ ᠰᠤᠶᠠ (Bong A yin soya, 泵阿因－扫要)（嫩芽)[43]，ᠪᠤᠩ ᠠ ᠶᠢᠨ ᠨᠠᠪᠴᠢ (Beng A yin nabqi, 泵阿因－那布其)（叶)[44]，ᠪᠤᠩ ᠠ ᠶᠢᠨ ᠴᠡᠴᠡᠭ (Bong A yin qiqig, 泵阿因－其其格)（花)[3]：块根（诃子汤或童便浸泡用）治流感[43,47,56]，"粘奇哈"，"协日沃素"病，心"赫依"病，游痛症[43,47][222,735,1051]，肠刺痛，粘刺痛，白喉，炭疽，脖颈僵直，痛疖，丹毒，淋巴腺肿，痛风，关节疼痛，"萨病"，牙疼[43]，瘟疫[47,56][222,735,1051]，天花，疠疮，腺肿，胆扩散于脉，角弓反张，肋肿，肺热上冲于喉，腰腿疼痛，痛风，痹病，黄水病，白脉病，中风[56]，风寒湿痹，关节冷痛[47][898]，类风湿，大骨节病，半身不遂，手足拘挛，坐骨神经痛，跌打肿痛，胃腹冷痛，毒热，白喉，病毒[47]，结喉，疹症，风湿病，牙痛[222,735,1051]；嫩芽（草乌芽）治流感，瘟疫，肠刺痛，结喉，发症，丹毒，头痛，喉感，淋巴腺肿，肺感[43]，幼苗杀菌，消炎，清热，止痛[936]；叶清热解毒，止痛，抗炎[786]，治黏性刺痛，肠刺痛[44][18,19]，瘟疫，麻疹，"亚玛"病，结喉，发症，泄泻腹痛[44]，温病发烧，菌痢，肠炎，偏头痛，牙痛[5]，流感，痘疫，结喉，头痛，淋巴腺肿[18,19]，流行性感冒[56][771,1078]，泄泻，腹痛，头痛，牙痛，淋巴腺肿大[771,1078]，疑难杂症[1106]，咽喉肿痛[56]；花治黏热，头痛，牙疼，肠刺痛，阵刺痛，结喉，发症，丹毒，喉感，肺感，"希日"疫，麻疹[3]，发烧，菌痢，肠炎，偏头痛，牙痛[221]。【苗药】竹节乌头，草乌：块根治风湿性关节炎，胃腹冷痛，神经性皮炎[98]。

Aconitum leucostomum Voroschilov. 白喉乌头（毛茛科）。【哈萨克药】ﺍﻕ ﻣﺰﻭ ﺑﺎﺭﻳﻰ：块根治风湿性关节炎，半身不遂，肠胃虚寒，牙痛；块根外敷有麻醉作用[140]。【羌药】MugupishiGebazhi（姆古皮石革巴智），诺革巴智：块根治风寒湿痹，肢体疼痛，冷酸胀痛，麻木不忍；块根外用治恶疮头痛，皮癣[167]。

Aconitum liangshanicum W. T. Wang 凉山乌头（毛茛科）。【彝药】哈都，都什：块根治风湿痛，骨折，手指骨折[10,105]，瘫痪，疮毒，肿痛，刀枪流血，枪伤[105]，"觉"病；块根外敷治骨头痛，关节肿胀如结节，手指骨折断；块根熬水洗患处治全身麻木，干疮，肿痛，牛、马、羊创口生蛆[10]。

Aconitum longipedicellatum Lauener 长梗乌头（毛茛科）。【藏药】榜玛：块根治咽喉痛，咽喉炎，劳损发烧，肉食中毒，乌头中毒[22]。

Aconitum monticola Steinberg. 山地乌头（毛茛科）。【哈萨克药】ﺗﺎﻭﻟﻰ ﻭﻗﻮﺭﻣﺎﺳﻦ：效用同白喉乌头 A. leucostomum[140]。

Aconitum nagarum Stapf 保山乌头（毛茛科）。【怒药】堵，草乌：块根治跌打损伤[165]。

Aconitum nagarum var. heterotrichum H. R. Fletcher et Lauener 小白撑（毛茛科）。【德昂药】小黑牛：块根治跌打损伤，风湿，手足厥冷[160]。【纳西药】块根治风湿性关节痛，头痛，腰肌劳损，头风，脘腹冷痛，软组织挫伤，关节扭伤[164]。

Aconitum naviculare (Brühl) Stapf 船形乌头（毛茛科）《部藏标》。【蒙药】ᠴᠠᠭᠠᠨ ᠪᠤᠩ ᠠ (Chagan Bong A, 查干－泵阿)，ᠪᠤᠩᠭᠠᠷ (Bonggar, 泵嘎日)[44]：全草治发热，头痛，口渴，黄疸，肝区疼痛，肠刺痛，胃肠热，咽喉热，"希日"疫，毒热[44,56]，咽喉肿痛、声音嘶哑等"希日"病症，粘邪侵胃而口苦、吐黄水，粘邪侵肠而刺痛泻下以及头痛、身热、尿、目、皮肤呈黄色，汗发臭味、神志不清、烦渴等"希日"性热病[56]。【藏药】ᠪᠣᠩ ᠨᠠᠭ (榜嘎)[2,21]，榜阿嘎保[23]，旺尕[33]：全草治传染病发热，肝胆热病[2,24,33,35][21,685]，血症，胃热，疮疡，蛇蝎咬伤，黄水病[2,35]，胆囊炎[29]，肝炎[29]，肺热，胆囊炎，肝炎[29,39]，肺热[33,39][21][24,29]，食物中毒[24,29][21,685]，肠热，流行性感冒[29,33,39][685]，肺炎，胃肠炎[20]，瘟病时疫，赤巴之热[23]，胆病发热，高烧[39]；全草外用洗涤蛇、蝎咬伤[23]；全草及块根治瘟疫发热，肝胆热症，血症，胃热，疮疡，食物中毒，蛇蝎咬伤，黄水病[21]。

Aconitum ouvrardianum Hand. – Mazz. [*A. benzilanense* T. L. Ming; *A. ouvrardianum* var. *pilopes* W. T. Wang] 德钦乌头（毛茛科）。【藏药】榜那：块根治流感，炭疽病，风湿疼痛[22,34]，食物中毒[22]；叶、花或带花蕾的苗治发热性疼痛，头

痛，牙痛[22,34]。

Aconitum pendulum Busch [*A. szechenyianum J. Gay.*] 铁棒锤(毛茛科)《部藏标》。【羌药】fubasannzhuannbann(虎巴三转半)，雪上一枝蒿，科斯尔福尼阿祖：块根用于跌打止痛，消肿散瘀[950]，治跌打损伤，风湿痛，腰腿痛[167][919]，恶疮痈肿，毒蛇咬伤[167]。【藏药】 བོང་ང་དཀར་པོ། (榜阿那保)[21,23]，བོང་ནག (榜那)[2]：块根治黄水病，麻风，癫狂[2,21,23,35]，龙病，寒病[2,21,35]，疫疠，虫病[23]，跌打损伤，风湿病[13][632]，时疫感冒，各种瘟疫[21]，止痛，消肿散瘀[950]；根和幼苗治流行性感冒，瘟病时疫，毒热痈疖肿毒[24,29]，风湿性关节炎，关节疼痛，跌打损伤，瘟病时疫[24]，毒蛇咬伤[632]；幼苗治流感，瘟疫，热毒，疔疮[35]。

Aconitum polyschistum Hand. – Mazz. [*A. brachypodum* Diels var. *laxiflorum* Fletcher et Lauener*] 多裂乌头(毛茛科)。【布朗药】块根治骨折，扭伤，跌打损伤[13]。【藏药】曼钦：块根治风湿性关节炎，关节疼痛，跌打瘀痛，流行性感冒，瘟病时疫，毒热痈疖肿毒；幼苗与块根效用相同，毒性稍小，疗效稍次[22]。

Aconitum pulchellum Hand. – Mazz. [*A. pulchellum* var *racemosum* W. T. Wang；*A. pulchellum* var. *hispidum* Lauener] 美丽乌头(毛茛科)。【藏药】བོང་ང་དམར་པོ། (榜阿玛保)[21]，榜玛[13]：块根治咽喉痛，咽喉炎，劳损发烧，肉食中毒，乌头中毒[24]，食肉中毒，药物中毒等各种中毒症，虚热劳损引起的热证，胆热，喉病[21]。

Aconitum refractum (Finet et Gagnep.) Hand. – Mazz . [*A. kongboense* Lauener var. *polycarpum* W. T. Wang；*A. polyanthum* Hand. – Mazz. var. *puberulum* W. T. Wang] . 狭裂乌头(毛茛科)。【藏药】榜那[13,27,34]：块根治流感炭疽病，风湿痛[13,34]，肢体关节疼痛，痹病，疠病，白喉病，炭疽[27]；叶治发热性疼痛，头痛，牙痛，花或用带花蕾的苗效用相同[13,34]；效用同尖萼乌头 A. acutiusculum[22]。

Aconitum richardsonianum Lauener 直序乌头(毛茛科)。【藏药】榜阿那保：块根治疫疠，虫病，黄水病，麻风，癫狂[23]。

Aconitum richardsonianum var. pseudosessili-

florum(Lauener)W. T. Wang [*A. richardsonianum* Lauenervar. *crispulum* W. T. Wang] 伏毛直序乌头(毛茛科)。【藏药】榜阿赛保[22]：块根治肢体关节疼痛，痹病，疠病，白喉病，炭疽[27]，肝胆热病，肝炎，瘟病时疫，食物中毒；外用治毒疮，蛇蝎咬伤[22]。

Aconitum scaposum Franch. [*A. scaposum* var. *hupehanum* Rapaics；*A. scaposum* var. *vaginatum* Rapaics] 花葶乌头(毛茛科)。【苗药】效用同乌头 A. carmichaeli[97]。【土家药】三变脸，碎骨还阳：根治跌打损伤[123][17]，风湿关节疼痛，胃痛[17]，劳伤腰痛[123]。

Aconitum sinchiangense W. T. Wang 新疆乌头(毛茛科)。【蒙药】新疆乌头，Har hursun：根治虫牙，牙痛[217]。

Aconitum sinomontanum Nakai 高乌头(毛茛科)。【苗药】Maf bud daid(麻布袋，贵州黔东南)，麻布七，穿心莲：块根治风湿痹痛，关节肿痛，跌打损伤，胃痛，胸腹胀满，瘰疬，疮疖[91]，跌打损伤，风湿疼痛，胃痛，腹泻[97,98]。【土家药】麻布七[126]，口袋七[7]：块根治跌打损伤[10,126,128][7]，劳伤[10,126]，四肢浮肿，腹泻痢疾[124,127][7,17]，风湿麻木，关节疼痛[124,127][7,225]，心胃气痛，四肢浮肿[7]，肚腹胀痛[10,124,127,128][225]，骨折，体质虚弱，食积腹痛，蛇虫咬伤[124,127]，寒气病，长疡子[10,128]。

Aconitum soongaricum(Regel)Stapf 准噶尔乌头(毛茛科)。【哈萨克药】جوڭعار ۇقورعاسىننى：块根用于止痛，除湿，祛风寒[712]，治风湿性关节炎，半身不遂，肠胃虚寒痛，牙痛；外敷有麻醉作用[140]。【蒙药】准噶尔乌头，Har hursun：块根治虫牙，牙痛[217]。【维药】草乌：块根治风湿关节炎[22]。

Aconitum spicatum Stapf 亚东乌头(毛茛科)。【藏药】榜阿那保：块根治疫疠，虫病，黄水，麻风，癫狂[23]。

Aconitum stapfianumHand. – Mazz. 玉龙乌头(毛茛科)。【白药】嘿德：块根治类风湿性关节炎，风寒湿痹，陈旧性骨折疼痛，顽癣，黄癣，跌打损伤隐痛，寒湿阻滞经络，筋骨关节慢性疼痛[17]。【傈僳药】垛箭：效用同白药[17]。【纳西药】黑心解，堵拉：块根治风湿病，跌打骨痛，解酒醉，外伤出血，日照性皮炎，风湿性关节炎，类风湿性关节炎，大骨节炎[164]。【彝药】摸荷堵：效用同白药[17]。

Aconitum stramineiflorum Chang et W. T. Wang 草黄乌头(毛茛科)。【藏药】榜那：块根治流感，风湿疼痛[13,22,34],炭疽病[13,22,34],食物中毒[13,22,34,36]；叶、花治发热性疼痛，头痛，牙痛[13,22,34,36]。

Aconitum stylosum Stapf 显柱乌头(毛茛科)。【纳西药】块根治风湿性关节痛，头痛，腰肌劳损，头风，脘腹冷痛，软组织挫伤，关节扭伤[164]。【藏药】榜那：块根治流感，炭疽病，风湿疼痛，食物中毒；叶、花治发热性疼痛，头痛，牙痛[22]。

Aconitum sungpanense Hand.–Mazz. 松潘乌头(毛茛科)。【藏药】赞哈[24],门青[29]：块根治四肢拘挛，半身不遂；块根外用治风湿关节疼痛，跌打损伤，痈疖肿毒、虫蛇咬伤[24]；幼苗及块根治流行性感冒，疮疖痈疽[29]。

Aconitum tanguticum (Maxim.) Stapf [*A. tanguticum* var. *trichocarpum* Hand.–Mazz.] 甘青乌头(毛茛科)《部藏标》。【蒙药】ᠴᠠᠭᠠᠨ ᠪᠣᠩ ᠠ (Chagan Bong A, 查干–泵阿), ᠪᠣᠩᠭᠠᠷ (Bonggar, 泵嘎日)：效用同船盔乌头 A. naviculare[44,56]。【羌药】kvueadeaxxisibea(扩得义思柏), 榜嘎：块根治肺热咳嗽，流行性感冒[167]。【藏药】ᠪᠣᠩ ᠳᠺᠠᠷ (榜嘎)[21,29],邦嘎尔[29]：全草治传染病引起的发热，肝胆热病[2,22,24,35][685],肝炎[22,29,39],胆囊炎[29,39],肺热，肠热[20,24,39][685],胃热，血症，疮疡，蛇蝎咬伤，黄水病[2,35],食物中毒[20,22,24,29,39][685],流感[20,24,29,39][685],瘟病时疫[22,23],赤巴之热[22,23],胃炎，特别是胆热病和宿热病疗效佳[22],肉食中毒，传染性疾病，胆病，发热[39]；全草外用洗涤治蛇、蝎咬伤[22,23,27]；全草及块根治瘟疫发热，肝胆热症，血症，胃热，疮疡，食物中毒，蛇蝎咬伤，黄水病[21]；根治瘟热，邪热，胆热，肠热，毒蛇咬伤[27]。

Aconitum tenuicaule W. T. Wang 细茎乌头(毛茛科)。【藏药】榜那：块根治流感，炭疽病，风湿疼痛[13,22,34],食物中毒[22]；叶、花或带花蕾的地上部分治发热性疼痛，头痛，牙痛[13,34]。

Aconitum tongolense Ulbr. 新都桥乌头(毛茛科)。【藏药】榜那：效用同细茎乌头 A. tenuicaule[13,22,34]。

Aconitum transsectum Diels 直缘乌头(毛茛科)。【纳西药】效用同显柱乌头 A. stylosum[164]。

Aconitum umbrosum (Korsh.) Kom. 草地乌头(毛茛科)。【朝药】길림바꽃(gīr līm bā gàot, 给儿哩母吧高气)：块根治风湿病，黄疸[9,90]。

Aconitum vaginatum Pritz. 鞘柄乌头(毛茛科)。【苗药】血三七，一口血，三变脸[97,98]：根治风湿痹痛，风湿性关节炎，胃脘疼痛[97,98]。

Aconitum vilmorinianum Kom. 黄草乌(毛茛科)。【布朗药】草乌：块根治骨折，跌打，风湿[13]。【哈尼药】Cavni ziilyoq(扎尼兹哟), 大草乌：块根治风湿[875],风湿性关节炎，跌打损伤，胃痛，无名肿毒，癣[143]。【彝药】喏毒[13],万刹,大草乌[104]：块根用于祛风除湿，舒筋活血，止血消肿，接骨定痛，敛疮杀虫[739],骨折肿痛[13,101],关节肿胀，外伤出血，风湿痛，干疮，脓疱疮，癞疮[101,104],刀枪伤肿，瘫痪[104],骨头痛[101]。

Aconitum volubile Pallas ex Koelle 蔓乌头(毛茛科)。【朝药】가는줄돌쩌귀(gā nūn zūr dāor zhē guì, 嘎嫩诅儿几刀儿喷归)：全草治皮炎[9,90]。【藏药】赞哈：块根治四肢拘挛，半身不遂；外用治风湿关节疼痛，跌打损伤，痈疖肿毒，虫蛇咬伤[24]。

Aconitum wardii H. R. Fletcher et Lauener 滇川乌头(毛茛科)。【藏药】卡普得洛曼巴[24],卡普的洛[13]：地上部分治肺疫热症，肺热咳嗽，感冒咳嗽[24]；全株治感冒，肺热咳嗽[13]。

Aconitum yangii W. T. Wang et L. Q. Li 竞生乌头(毛茛科)。【藏药】榜那：效用同细茎乌头 A. tenuicaule[13,22,34]。

Aconitum yangii var. villosulum W. T. Wang et L. Q. Li 展毛竞生乌头(毛茛科)。【藏药】榜那：效用同细茎乌头 A. tenuicaule[13,22,34]。

Aconogonon rumicifolium (Royle ex Bab.) H. Hara* 酸膜叶蓼(蓼科)。【藏药】根用于缓解产后腰、肾、下腹疼痛[28]。

Acorus calamus L. 藏菖蒲(天南星科)《药典》《部藏标》。【阿昌药】菖蒲：根茎治感冒头痛，肠胃炎，月经不调[7,14,18]。【布朗药】图考：根茎及叶治肚痛，头痛[7,14]。【布依药】唱别：根茎治阑尾炎[159][223]。【朝药】白菖草[83],苍泡[7]：全草治慢性胃炎，神经衰弱，健忘症，腹胀腹痛，淋巴结核，湿疹，中耳炎[83]；根茎治呕吐，泻痢，中耳炎，水癣，湿疹[7]。【傣药】沙布南，含毫（西傣），沙布蒲（德傣）：根茎治肚腹胀痛，感冒，咳嗽，胃痛[7,14]。【德昂药】菖蒲柏[13]，菖蒲弄[160]：根茎预防感冒头痛[13]，治肠胃炎[9,19]，肠炎腹痛，虫疾[13,160]，痰涎壅闭，神志不清，慢性气管炎，痢疾，食欲不振，风寒湿痹，化脓性角膜炎[160]。【侗药】信觉[135,136]，Gangp hue naemx（酱朴龙）[25]：根茎治风寒头痛[135,136,138][25]，神志恍惚，腹泻，痢疾，风湿疼痛，癫痫，胸腹胀闷[135,136,138]。【独龙药】菖蒲：根茎治癫痫，惊悸健忘，神志不清，湿滞痞胀，泄泻痢疾，风湿疼痛，痈肿疥疮，牙痛，牙龈出血，小儿疝气，偏坠[599]。【高山药】根擦拭或煎煮服用，用于开窍，豁痰，理气，活血，散风，祛湿[11]。【哈尼药】朗虾：根茎治慢性气管炎，肠炎，食欲不振[144]。【哈萨克药】斯阿斯阔哈：根茎治风湿病关节炎，腰酸腿痛，妇科疾病[24]。【景颇药】受布[18]，三木补[7,13,14]：根茎治神智不清，慢性气管炎[18]，胃痛，腹痛[7,13,14]。【基诺药】阿拍乔禾鲁玛古克[14]，戳补补[10,163]：根茎治腹痛，风湿骨痛[10,14,163]，消化不良，腹胀，高热；外用治痈疽疥癣，跌打损伤[10,163]。【拉祜药】乌克儿：根茎治惊风，腹胀，急性胃炎，消化不良，叶治头晕及关节炎[7,14]。【傈僳药】阿介苏：根茎治感冒，腹泻，水肿[7,14]。【毛南药】ba：ŋ³³ sjɛm²⁴ rəm⁴²（帮西那）：根茎治痢疾[155]。【蒙药】ᠴᠠᠭᠠᠨ ᠤᠪᠤᠮᠬᠢ ᠵᠢᠭᠡᠰ（Chagan wumhi jeges，查干－乌莫黑－哲格斯），ᠴᠠᠭᠠᠨ ᠳᠠᠯᠢ（Chagan dali，查干－达里）[7,41,51]：根茎治不消化症[7,41,51,56]，发症，结喉，"协日乌素"病，关节炎[7,41,51]，"赫依"病[7,41,56]，痰涎壅闭，神识不清，慢性支气管炎，痢疾，肠炎，腹胀腹痛，食欲不振，风寒湿痹[47]，胃寒，食积，麻风病[51]。白喉，粘病，皮肤病，黄水病[56]。【苗药】水菖蒲[91]，拔踏[7,13,41]，山江污[15]，Ghob xangb wub（阿尚务）[95]：根茎治耳聋，胸腹胀闷，噤口下痢，痰湿内阻[7,13,14,95,97,98]，痢疾，心胃气痛[7,13,14,95,97,98][223]，蛇风症[95][223]，中风不语，跌打损伤[15]，痰厥昏迷，中风，癫痫，食积腹痛[91]；全草用于止痛，止痢[226]。【仫佬药】kaŋ⁵⁵ wu³⁵ mo³³（岗误莫）[162]，ȝ⁵³ tɕ³¹ poŋ⁵¹ iɛ⁵⁵（埃及崩也）[223]：根茎治水疾（冷水激后造成皮肤黄，眼肿，月经不调）[223][162]；花序治刀伤出血[15]。

【怒药】菖蒲，歹十古：效用同普米药[7]。【普米药】客底咪，略底：根茎治腹痛，胸腹闷胀[7,13,41][15]，胃痛，癫痫，神经衰弱，风湿疼痛[7,13,41]，呕吐酸水，泄泻，痢疾[15]。【羌药】nyimao（泥冒），水菖蒲：根茎或全草治癫痫，神志不清，湿滞痞胀[167]。【畲药】菖蒲：根茎治中暑，急性肠炎，气滞腹痛[148]。【土家药】dai¹ chang² pong¹（大昌彭）[123]，水菖蒲，家菖蒲[123]：根茎治风湿痹痛，痈肿，关节肿胀，癫痫，惊悸健忘，神志不清[123]，肚腹胀满，痛经，风气病，驱邪防病[128]；全草治腹痛，心口痛（胃脘痛），风火牙痛[10,126]。【佤药】夕白肿[7,14]，菖蒲[168]：根茎治神经性头痛[7,14]，痰涎壅闭，慢性气管炎，痢疾，肠炎，食欲不振，消化不良疼痛[168]。【维药】ﺋﻴﮕﻴﺮ（Eger）衣格尔[75]，伊根儿[7,78]：根茎治瘫痪[7,75,78]，面瘫，肌肉松弛症，关节炎，精神衰弱，心烦不安，健忘，癔病，盛湿视弱，飞蚊症，白内障[75]，四肢麻木，口舌生疮，咳嗽气喘，气管挛紧，小便短赤，尿路结石疼痛，胃腹湿寒疼痛，高血压[7,78]，肠炎痢疾，咽喉肿痛，疮疖肿毒，湿疹[24]。【瑶药】逞包乍，清包：根茎治失眠，遗精，腹泻[15]，中风，气管炎，消化不良[4]。【彝药】木吉[10]，彝菖蒲[7,13,14]，矣普诗[101]：根茎治腹胀，腹痛，虫蛇疫气，关节疼痛[10]，慢性气管炎，化脓性角膜炎，菌痢，肠炎[103,105]，小儿腹胀，胃腹痛，牙痛，关节疼痛，跌打损伤，睾丸肿痛[101,104]；外用治外伤出血，牙痛，水肿，耳痛，跌打损伤[10]；泡酒治腹冷痛，食隔[7,13,14]。【藏药】ཤུ་དག་ནག་པོ།（许达那保）[2,21,23]，需达纳保[40]：根茎治胃寒[2,13,23,40]，胃炎[2,13,23]，消化不良[7,21,23,40]，胃寒性腹痛，腹胀[2,7,24]，关节炎[7,13,14]，炭疽[2,23,24]，食物积滞，白喉[2,21,23]，乳蛾[7,24]，溃疡，健忘[7]，蛔虫引起的腹部剧痛[7,20]，风寒湿痹，瘟疫时热，喉炎[24]，炭疽[21]，腹痛，关节炎，乳蛾，溃疡，健忘[40]；根茎外用治疮疖肿毒，皮肤疥癣[24]；根治龙病，白喉，炭疽，腹泻，黄水病，疠热[27]。【壮药】积隘喃，水蜡烛，土方便：根茎治白浊，白带，脾脏肿大，浮肿，全草治脾脏发炎[15]，咽喉炎，外伤出血[23]。【台少药】Ri－ran（Tayal，族屈尺，溪头，北势），Ri-ran（Tayal，族前山 Marikowan），Ra－ran（Tayal，族屈尺，北势，上坪前山）：根茎治头痛，腹痛，感冒，外伤，毒蛇咬伤，传染病；地上部分治头痛[169]。

Acorus calamus var. verus L. 细根菖蒲（天南星科）。【傣药】罕好喃：根茎治腹痛腹泻，胀满不适，恶心呕吐，头昏头痛，失眠多梦，哮喘[63,64]。

Acorus gramineus Soland. 金钱蒲（天南星科）。【阿昌药】受毛：根茎治湿疾蒙窍，神志不清，健忘多梦[18]。【傣药】沙木补帕，外三补[14]，含毫[65]：全草治皮肤瘙痒[14]；根茎治水泻，哮喘，脱肛，腹痛[65]。【德昂药】小菖蒲[18]，菖蒲柏[13]：根茎治湿疾蒙窍，神志不清，健忘多梦[18,160]，大便不通引起的胸闷，腹胀痛，胃溃疡，胃炎引起的腹部扭痛[13]，癫痫，耳聋，胸腹胀闷，痛疖[160]。【哈尼药】鲁骂古克[13]，Haqluv lolsal（哈卢罗沙），水剑草[143]：全株治心口痛（胃脘痛），膈食，风湿关节炎[13]，热病神昏，耳聋，健忘，食滞呕吐[143]。【基诺药】罗布布：根茎治消化不良，胃胀[3]。【景颇药】外三捕：根茎治肚腹鼓胀，水肿[14]。【拉祜药】香蒲：根茎治湿痰蒙窍，神志不清，健忘，多梦，癫痫，耳聋，胸腹胀闷；外用治痛疮[10]。【傈僳药】卡匋墨及：根茎治感冒，腹胀[13]。【黎药】肝豆：全草治乙肝[154]。【毛南药】野菜，ruoŋ² jɛŋ³ vu²（松羊符）：根茎治癫痫，惊厥，痰结昏迷，耳聋，胸腹胀闷疼痛[156]。【蒙药】哈日－熟达格，乌莫黑哲格索：根茎治痰浊蒙蔽，昏厥舌强，胸腹胀闷，食欲不振[47]。【苗药】随手香：根茎治风湿感冒，寒性腹痛，风湿关节疼痛[97]。【纳西药】菖蒲：根茎治癫痫，痰厥，胃痛，风寒湿痹，中暑腹痛，赤白带下，阴干湿痒，痈疽肿毒，跌打损伤；叶治疥疮[164]。【土家药】shui ne zu（水蜡烛）[126]，水菖蒲[125]，小菖蒲[128]：根茎治湿气骨节痛，跌打损伤，腹痛，腹胀[10,126]，胸腹胀闷，噤口下痢，痰湿内阻，神昏颠倒，健忘耳聋，跌打损伤[123]，心气痛，头痛，蛇虫咬伤，耳聋气闭[125]，轻风癫，耳叫耳聋，老鼠钻心症，风气病[128]。【佤药】山菖蒲：根茎治神志不清，健忘，多梦，耳聋，胸腹胀闷，胃脘疼痛；外用治痛疖[168]。【维药】塔西伊根儿：根茎治心悸烦闷，热病神昏，健忘，半身不遂，小便不利，四肢湿痹，痢疾腹痛；外用治疮疖肿毒[78]。【彝药】木吉[9,105]，施查蒲[13]：根茎治慢性气管炎，化脓性角膜炎，菌痢，肠炎[105]，胸脘闷胀，不思饮食，痰湿蒙闭，神识昏迷，癫狂，

痴呆，耳鸣，耳聋，健忘[9,102]，跌打损伤，气滞血凝，风寒湿痹，气闭耳聋，痰厥失语，胸胁烦闷，久咳久喘，腹胀气痛[109]，心口痛（胃脘痛），隔食，风湿关节炎[13]。【藏药】ཤུ་དག་དཀར་པོ།（许达噶保）[21]，西斗尕保[14,23]，希豆朵宝[20]：根茎治胸腹胀闷，下痢噤口[13,14,23]，瘴气湿浊，痰热昏厥[14,23]，虚损，消瘦，痛症[20,23]，消化不良[40,21]，小儿发育不全，精神分裂症，癫痫[21]，胃寒，神衰，疮口不敛[40]；根治龙病，白喉，炭疽，腹泻，黄水病，疠热[27]。【台少药】Raran（Tayal，族北势），Rahuran（Tayal，族北势），Ra－ran（Tayal，族北势，鹿场）：根治头痛，齿痛，腹痛，感冒，疟疾，肿疡，外伤；叶治头痛[169]。

Acorus tatarinowii Schott 石菖蒲（天南星科）《药典》。【布依药】唱别劳：根茎治风湿[159][223]。【朝药】석창포（sèkcāngpào，塞克仓泡）：根茎治太阴人因卒中风，牙关禁闭，眼合及手足挛症[83]，食后痞满，消化不良[84]。【傣药】格密亲，含毫（西傣）[9,13,14,71]，罕好帕[62]：根茎治水泻，哮喘，脱肛，腹痛，气胀[9,13,14,71]，脘腹胀痛，不思饮食，婴儿腹泻，呕吐，失眠多梦，头痛头昏，头痛，哮喘[62]。【侗药】Xingp jox bial, Sangp puc naemx（菖蒲冷）[137]，细骨山[15]：根茎治泥鳅症，呃翁（睡不着）[137]，胃痛，遗精，感冒[15]；全草治腹痛，中风不语[15]，热病，气闭耳聋，心胸烦闷[15,136]。【仡佬药】tao¹³ noŋ¹³ pe⁵³（到农摆），sə⁵³ pɔ⁵³ naŋ⁵⁵ taŋ³¹（色白囊当），ie⁵³（叶）[162]：根茎治不孕[162][223]，胃痛，胃炎，遗精，感冒；全草治腹痛[15]。【哈尼药】鲁马骨机[14]，捋虾[144]：全草治肺结核，胃痛，跌打损伤，风湿骨痛[14]；鲜叶治风湿关节痛[13]；根茎治湿痰蒙窍，健忘，癫痫，胸腹胀闷[144]。【基诺药】鲁玛古克[13,14]，萝懋歌旗[163]：叶治风湿关节痛[13,14]；根茎治胸腹胀闷；外用治跌打损伤，骨折[163]。【黎药】忠把南，山菖蒲，药菖蒲：全草治肾炎，发烧，妇女白带多，肾、胆结石[153]。【毛南药】香福独，烟福暖：根茎治胃痛，遗精，感冒，癫痫；全草治腹痛，骨鲠喉，中风不语[15]。【蒙药】ᠬᠠᠷ ᠳᠠᠯᠢ（Har dali，哈日－达里），（Har wumhei zheges，哈日－乌莫黑－哲格斯）：根茎治不消化症，结喉，发症，"协日沃素"病，黏虫，呃逆[44]。【苗药】Ghaob xangb kheab（阿尚兴，贵州铜仁）[91]，加保耶[223]，朝勿[226]：

根茎用于健脾[223]，消积，开窍散寒[95][223,226]，治热病神昏，痰厥，健忘[15,91,94,96,98]，失眠，心悸，胃痛，癫痫[15,94,96,98]，耳鸣，脘腹胀痛，噤口痢，风湿痹痛，跌打损伤，痈疽疮癣[91]，痢疾，心胃气痛[26]；全草治腹痛，中风不语，跌打肿痛[15,94,96,98]。【纳西药】效用同金钱蒲 A. gramine-us[164]。【畲药】石菖蒲：叶预防产后风；根茎治蛇伤；全草治水肿[148]。【水药】尼善福：根茎治腹泻[158]，腹胀[223]。【土家药】石菖蒲：根茎用于痰湿内阻，耳聋，腹胀气满[129]。【佤药】司摆伦，西博来格：根茎治神经分裂症[13,14]。【瑶药】旱包万，清煲端，石菖蒲：根茎治癫狂，健忘多梦，神经衰弱，胸腹胀闷，风湿痹痛[130]，胃痛[15]，胃炎，遗精，感冒，小儿惊风[15]，跌打损伤，水肿，气管炎[4]；全草治中风不语[15,4]，腹痛，腹泻，骨鲠喉[15]。【彝药】骨首：根茎治腹痛，腹泻，化脓性炎症，类风湿关节炎[13,14]。【藏药】续达嘎博：根茎治寒性胃腹胀痛，消化不良[22,24,34]，神衰，疮口不收[34]，风寒湿疼，瘟病时疫，炭疽病，乳蛾，咽喉肿痛；外用治疮疖肿痛，皮肤疥癣[22,24]；全草治耳鸣，耳聋，健忘，胃痛，消化不良，风湿关节痛，关节扭伤[36]。【壮药】gosipraemx，山菖蒲[118]，棵并补[15]，gosipraemx（棵息忍）[180]：根茎治癫痫，健忘，耳鸣，耳聋，腹痛，中风，风湿痹痛，阴痒，疥癣[118]，阿意咪（痢疾），笨浮（水肿），发旺（痹病）[180]，胃痛，遗精，感冒；全草治腹痛，骨鲠喉，风湿病[15]。

Acrida cineria(Thunberg) 中华剑蝗（剑角蝗科）。【藏药】干燥或新鲜成体治小儿急慢惊风，百日咳，破伤风，支气管哮喘，隐疹不出，冻疮[30]。

Acridotheres cristatellus (Linnaeus) 八哥（椋鸟科）。【藏药】其木恰[24]：肉（干粉）能强壮，健步轻身[26,34]，治体虚乏力，浑身酸困[24]。

Acrocephalus hispidus(L.) Nicolson et Sivad. [A. indicus(Burm. f.) Kuntze] 尖药花（唇形科）。【哈尼药】啊疟啊之：全草治风寒感冒，营养不良性水肿，口腔糜烂[13,145]。

Acronema nervosum H. Wolff 羽轴丝瓣芹（伞形科）。【藏药】ॐ्अ加瓦琼瓦：全草和根治黄水病，肾痛，腰痛，肿痛，培根病，木布病，龙病，感冒，胃病，消化不良，腹寒[25]。

Acronychia oligophlebia Merr. 贡甲（芸香

科）。【壮药】美兰棵：果实治多汗病[15]。

Acronychia pedunculata(L.) Miq. 山油柑（芸香科）。【傣药】难晚囡（西傣）：根、心材、叶用于行气活血，健脾，止咳[65]，治风湿性腰腿痛，跌打肿痛，支气管炎，胃痛，疝气痛；果实治消化不良[13]。

Acroptilon repens (L.) DC. 顶羽菊（菊科）。【哈萨克药】م كەكىرە：地上部分治关节炎，痈肿疮疖[140]。【蒙药】亚干－图如古：地上部分治痈疽疮疡肿，无名肿毒，关节疼痛[51]。【维药】开刻力乌拉盖[79]，开克日欧如合，苦蒿子[77]：果实治咳嗽，咽喉肿痛，感冒发烧[79]，关节红肿热痛，疮疡疔痈[77]。

Actaea asiatica H. Hara 类叶升麻（毛茛科）。【蒙药】绿升麻：根茎治伤风感冒，肿毒[18]。【土家药】米升麻，铁糙：根茎、叶、全草治感冒头痛，百日咳，咽喉肿痛，中气下陷，久泻脱肛，子宫下垂[123]；根茎治风湿疼痛，风疹块，麻疹不透，犬咬伤[884]。

Actaea erythrocarpa Fisch. 红果类叶升麻（毛茛科）。【朝药】붉은노루삼（būr gūn nāo rū sàm，晡眼孙人仨母）：全草治胃炎，胃癌，肠炎，十二指肠溃疡[9,90]。

Actinidia arguta (Sieb. et Zucc.) Planch. ex Miq. 软枣猕猴桃（猕猴桃科）。【朝药】다래나무（dā rāi nā mù，哒来那木）[10,82,83]，软枣子[83]：果实治太阳人里热证，热寒反胃，呕逆[10,83]；根皮治胃癌，食道癌，风寒湿痹证，湿热引起的小便不利，黄疸[82]；根汁液治食道癌，胃癌，肠癌[87,88]。

Actinidia callosa Lindl. 硬齿猕猴桃（猕猴桃科）。【苗药】比猛：根、果实治风湿骨痛[95]。【彝药】阿扭史士，困母年年，母猪藤：根、根皮或树皮治骨折，外伤流血，肝病肝硬化，咽喉肿块，风湿，狗咬伤，刀枪伤[106]。

Actinidia callosa var. henryi Maxim. 京梨猕猴桃（猕猴桃科）。【苗药】Bid mongs（比猛），Uab mongsdongf（蛙魔董），Zid nzhal maob（枳咱毛）：根、果治胃痛，风湿关节痛[95]。【土家药】洋桃子：根、果实治肝炎，消化不良，癌肿，风湿性关节炎[129]。

Actinidia chinensis Planch. 中华猕猴桃（猕猴桃科）。【侗药】冬因，羊桃，登已挂：果实治吐血，肝炎[135]；根用于补气，健胃[15]；根、叶治水肿，消化不良，胎盘滞留[25]。【苗药】Bid mongs（比猛，贵州铜仁），Uab mongs dongf（蛙蒙董，贵州黔南）[91,94]，Ghab jiongx zangd git gheib（嘎龚姜格给）[92]：根用于补虚，祛风止痛，除湿[92]；果实及根治烦热，湿热黄疸[91,94]，消渴，肺热干咳，消化不良，石淋，痔疮[91]，干咳[94]。【畲药】胡毛党，白毛桃，犬蛋袋：根、叶治偏坠，脱肛，遗精，白浊，黄疸，痢疾[147]。【土家药】洋桃根：根或根皮治肝炎，水肿，跌打损伤，风湿关节痛，乳汁不足，淋浊，带下，疮疖，瘰疬[124][203]。【瑶药】藤梨果，毛花杨桃：果实治烦热，消渴，黄疸，消化不良，食欲不振；根及根皮治风湿关节痛，跌打损伤，肝炎，痈疮肿毒，癌症[133]。【壮药】dauzlingz，羊奶子[119]，冬耐[15]：全株治高血压，偏瘫，疮疖；果治腰痛，咽喉肿痛，乳痈，痔疮，毒蛇咬伤[119]；根用于补气，健胃[15]。

Actinidia chinensis var. deliciosa（A. Chev.）A. Chev. 美味猕猴桃（猕猴桃科）。【土家药】（pu⁴ li⁴ xi⁴ gai⁴，布利细介），山羊桃，藤立果[125,128]：根治肝炎，疱疮，瘰疬，乳汁不下，黄瘟病；果实治消化不良，食欲减少，腰痛[125,128]；效用同中华猕猴桃 A. chinensis[203]。

Actinidia eriantha Benth. 毛花猕猴桃（猕猴桃科）。【侗药】Buc dongl（布冬）[137]，猕猴梨，金梨[136]：根治宾夷偻蛮（黄疸），宾秉（水蛊病），摆红（尿血）[137]；果实治烦热，消渴，黄疸[136]。【苗药】洼魔董，比猛：根治黄疸，水臌病[96]。【畲药】白山毛桃：根治胃癌，肝癌，肝硬化伴腹水，白血病，脱肛，疝气，子宫脱垂[146]，胃痛，风湿关节痛，肩周炎，扭伤，脱臼，跌打损伤[148]。【水药】浪暖：根或茎炖肉吃，催乳[10,158]。

Actinidia glaucophylla F. Chun 华南猕猴桃（猕猴桃科）。【苗药】牛奶子：根、茎治尿路结石[15]。

Actinidia kolomikta（Rupr. et Maxim.）Maxim. 狗枣猕猴桃（猕猴桃科）。【朝药】猕猴桃：效用同软枣猕猴桃 A. arguta[10]。

Actinidia latifolia（Gardner et Champ.）Merr. 阔叶猕猴桃（猕猴桃科）。【侗药】教冬：根、根皮治淋巴结核[15]。【苗药】孟嘴姑筛：根、根皮治疮疖[15]；茎、叶清热解毒，止痛，消肿[226]。【瑶药】猫追拖，猫管藤：根治风湿关节痛，疮疖痈

肿；茎叶治咽喉痛，泄泻，痈疮肿毒；果实治久病虚弱，肺结核[133]。

Actinidia melliana Hand. – Mazz. 美丽猕猴桃（猕猴桃科）。【瑶药】毛虫药[15]，mongh zuic siv（蒙随使），红网藤[130]：全株治骨髓炎[15,130]，烦热干渴，黄疸，石淋，消化不良，高血压，跌打损伤，毒蛇咬伤，痈疮，皮肤瘙痒[130]。

Actinidia polygama（Sieb. et Zucc.）Maxim. 葛枣猕猴桃（猕猴桃科）。【朝药】效用同软枣猕猴桃 A. arguta[10]。【土家药】Puf lix kar mongr kor（布利卡葛可）[126,128]，钻地风[128]，米洋桃[123]：全株或果实治腹部冷痛，虚痨，皮风；果实治白带多，月经不调[10,126]；藤茎治风气病，偏瘫症，跌打损伤，气包卵症（小肠疝气）[128]；枝叶和果实治痢疾，白癜风，腰痛，疝痛[123]。

Actinocarya tibetica Benth. ［A. kansuensis（W. T. Wang）W. T. Wang］锚刺果（紫草科）。【藏药】油络纳麻：全草治刀伤，枪伤，跌打损伤[40]。

Actinodaphne obovata（Ness）Blume 倒卵叶黄肉楠（樟科）。【德昂药】许嘎街：树皮治骨折[18]。

Actinodaphne pilosa（Lour.）Merr. 毛黄肉楠（樟科）。【壮药】十字塔：根治胃痛，坐骨神经痛[15]。

Actinolitum 阳起石［硅酸盐类矿物阳起石，主含 $Ca_2(Mg,Fe^{2+})_5(Si_4O_{11})_2(OH)_2$］。【鄂温克药】研末外用治外伤[799]。【蒙药】ᠬᠢᠷᠪᠠᠰᠤ ᠴᠤᠬᠤᠯᠤ（Xirbsun chuolu，细日布顺－朝鲁）：治筋脉损伤，关节麻木拘挛，腰腿疼痛[41]。【藏药】ᠪᠷ多居[23,25,26]，俄斯[24]：原矿物利筋病[24,25,27]，治肾气虚寒，阳痿早泄，腰膝寒痹，子宫虚寒[31]，筋病[23]，骨痛[26,34]，骨病，能恢复骨病引起的变色[27]，益筋脉[11]。

Adenanthera microsperma Teijsm. et Binn. ［A. pavonina L. var. microsperma（Teijsm. et Binn.）Niels.］海红豆（豆科）。【傣药】糯埋蓬蝶（西傣）[13]，麻亮，罗埋朋蝶（西傣）[64]：种子治过敏性皮炎[13,65]，麻疹[65]；根用于催吐，泻下[13,65]；叶用于收敛[13]；种子、根、树皮及叶治麻疹不透，过敏性皮炎，疮疡肿痛，疥癣，食物中毒，大便秘结[63,64,66]。【哈尼药】田内：种子治花癣，头面游风，痢疾[144]。【基诺药】特生：种子治各种精神病，胃痛，腹痛，祛胃里包[10,163]。

Adenia cardiophylla（Mast.）Engl. 三开瓢（西

番莲科）。【傣药】嘿蒿婻（西傣）[60]，daex ngai si ndou（德叉西斗）[14]，daex ngai si ndou（侍艾昔斗）[27]：藤茎治疮脓肿，湿疹，风疹，疱疹，疥癣[60]；全株治急性结膜炎砂眼，白内障早期[14]，急性结膜炎，白内障[27]。

Adenia heterophylla (Blume) Koord. [*A. parviflora* (Blanco) Cusset.] 异叶蒴莲（西番莲科）。【傣药】效用同三开瓢 A. cardiophylla[60]。

Adenocaulon himalaicum Edgew. 和尚菜（菊科）。【蒙药】葫芦叶：全草治咳嗽痰喘，产后瘀血腹痛，水肿，小便不利；外用治骨折[51]。【土家药】白葫芦，葫芦七，活血莲：全草治肺热咳嗽，风湿麻木，毒蛇咬伤，咳嗽多痰，淋浊，白带症[123,127]。【藏药】嘎贝折吾：根茎治咳嗽气喘，水肿，产后瘀血腹痛，外用治骨折[32]。

Adenophora aurita Franch. [*A. watsonii* W. W. Sm.] 川西沙参（桔梗科）。【侗药】Saov nyox siik bav：根治各种吓谬（出血症），沽穿腒（虚弱病）[137]。【土家药】Nai Jiang Sen（奶浆参）：根和全草治久咳，痨病，虚热咳嗽[126]。

Adenophora borealis D. Y. Hong et Y. Z. Zhao 北方沙参（桔梗科）。【蒙药】效用同轮叶沙参 A. tetraphylla[51]。

Adenophora capillaria Hemsl. subsp. paniculata (Nannf.) D. Y. Hong et S. Ge [*A. paniculata* Nannf.] 细叶沙参（桔梗科）。【蒙药】效用同轮叶沙参 A. tetraphylla[51]。

Adenophora capillaris Hemsl. 丝裂沙参（桔梗科）。【羌药】quguobishibize（曲古毕什毕则），泡参：根治肺热咳嗽，阴虚潮热，久咳肺痿[167]。

Adenophora coelestis Diels 天蓝沙参（桔梗科）。【彝药】俄喜特补，鸡棒腿：根治病后体虚，肺痨，咳嗽，咽肿声哑，肝痛，腰膝酸软[106]；全株用于养阴，清肺热[13]。【藏药】胃堆吉曼巴[22]，南沙参[34]：根治疫疠，脑溢血，神经痛，风湿关节炎，湿疹[22]；全草效用同土党参 Campanumoea javanica[34]。

Adenophora divaricata Franch. et Sav. 展枝沙参（桔梗科）。【蒙药】效用同轮叶沙参 A. tetraphylla[51]。

Adenophora gmelinii (Biehler) Fisch. 狭叶沙参（桔梗科）。【蒙药】效用同轮叶沙参 A. tetraphyl-la[51]。

Adenophora jasionifolia Franch. 甘孜沙参（桔梗科）。【藏药】南沙参[34]，胃堆吉曼巴[22]，漏都多吉印[40]：全草治疫疠，脑溢血，神经痛，风湿性关节炎，湿疹[22]；根治肺热咳嗽，热症伤阴，口燥咽干[40]；效用同土党参 Campanumoea javanica[34]。

Adenophora khasiana (Hook. f et Thom.) Oliv. ex Collett et Hemsl. [*A. bulleyana* Diels] 西南沙参（桔梗科）。【傈僳药】唯打起：根治支气管炎，百日咳，肺热咳嗽，咯痰黄稠[166]。【纳西药】云南沙参，泡参：根治肺热咳嗽，咯痰黄稠，气管炎，百日咳，咽干，赤白带下，皆因七情内伤，或下元虚冷，产后无乳，虚火牙痛，贫血[164]。【彝药】盆色，泡参：根治贫血，肺虚久咳，阴虚咽干，声音嘶哑[101,104]。【藏药】胃堆吉曼巴[22]，南沙参[36]：根治疫疠，脑溢血，神经痛，风湿关节炎，湿疹[22]，肺热咳嗽，虚劳久咳，阴伤咽干喉痛，心烦燥渴，气虚带下，虚火牙痛[36]；效用同甘孜沙参 A. jasionifolia[36]。

Adenophora lamarckii Fisch. 天山沙参（桔梗科）。【哈萨克药】جوعـمـار شـاعمرتسكـنى：根治慢性气管炎，咯血，百日咳，肺热咳嗽，咯痰黄稠[140]。

Adenophora liliifolia (L.) Bess. 新疆沙参（桔梗科）。【哈萨克药】根治慢性气管炎，咯血，百日咳，肺热咳嗽，咳痰黄稠[141]。

Adenophora liliifolioides Pax et K. Hoffm. [*A. gracilis* Nannf.] 川藏沙参（桔梗科）。【藏药】勒多道吉曼巴[29,39]，鲁堆多吉曼巴[24]：全草治风湿性关节炎，神经痛[24,29,39]，疫疠，脑溢血，湿疹[24]。

Adenophora micrantha D. Y. Hong [*A. suolunensis* P. F. Tu et X. F. Zhao.] 小花沙参（桔梗科）。【蒙药】效用同轮叶沙参 A. tetraphylla[51]。

Adenophora ningxianica D. Y. Hong ex S. Ge et D. Y. Hong 宁夏沙参（桔梗科）。【蒙药】效用同轮叶沙参 A. tetraphylla[51]。

Adenophora pereskiifolia (Fisch. ex Roem. et Schult.) G. Don 长白沙参（桔梗科）。【朝药】더덕（根）(de dèk，得得克)：根治肺热阴虚而引起的燥咳，劳咳，重病后调理[83]，干咳，烦渴[84]。【蒙药】效用同轮叶沙参 A. tetraphylla[51]。

Adenophora petiolata Pax et Hoffm. subsp. hunanensis(Nannf.) D. Y. Hong et S. Ge [A. hunanensis Nannf.] 杏叶沙参(桔梗科)。【蒙药】ᠬᠣᠩᠬᠣ ᠴᠡᠴᠡᠭ(Hongh qiqig, 洪胡 – 其其格),ᠯᠤᠳᠤᠳᠳᠤᠷᠵᠢ ᠱᠠᠪᠠ(Lududdorji xanba;鲁都德 – 道尔吉 – 善巴):根效用同沙参 A. stricta[45,46]。【羌药】quguobishikshaba(曲古毕什科沙巴),泡参:根治肺热咳嗽,阴虚潮热,久咳肺痿[167]。

Adenophora polyantha Nakai 石沙参(桔梗科)。【蒙药】效用同轮叶沙参 A. tetraphylla[51]。

Adenophora stenanthina(Ledeb.) Kitag. 长柱沙参(桔梗科)。【蒙药】洪胡来,鲁都德 – 道尔吉善巴,鲁敦达日雅干[56]:根治麻风,皮肤皲裂,面呈青色,眉发脱落,皮肤瘙痒[56];效用同轮叶沙参 A. tetraphylla[51]。【藏药】勒多道吉曼巴[32],漏都多吉印[40]:根治气管炎,百日咳,肺热咳嗽,咯痰黄稠[32],肺虚咳嗽,热症伤阴,口燥咽干[40]。

Adenophora stenophylla Hemsl. 扫帚沙参(桔梗科)。【蒙药】效用同轮叶沙参 A. tetraphylla[51]。

Adenophora stricta Miq. 沙参(桔梗科)《药典》。【朝药】더덕(根)(de dèk, 得得克):根治肺热阴虚而引起的燥咳,劳咳,重病后调理[83],干咳,烦渴[84]。【侗药】照四罢[137],照虐四把[135]:全株治各种吓谬(出血症),沽穷腿(虚弱病)[137];根治咽干喉痛[135],肺热燥咳,阴虚咳嗽,干咳嗽[136]。【蒙药】ᠬᠣᠩᠬᠣ ᠴᠡᠴᠡᠭ(Hongh qiqig, 洪胡 – 其其格),ᠯᠤᠳᠤᠳᠳᠤᠷᠵᠢ ᠱᠠᠪᠠ(Lududdorji xanba, 鲁都德 – 道尔吉 – 善巴)[44,56]:根治"巴木"病,痛风,游痛症,关节"协日沃素"病,黏性肿疮,牛皮癣[44],热病阴伤,口干舌燥,肺热咳嗽,劳嗽咳血[47],麻风,皮肤皲裂,面呈青色,眉发脱落,皮肤瘙痒[56]。【苗药】仰抵嘎,姣昵日:根治干血痨,咳血,烦热伤津,咽干口渴,乳汁不足[96,98]。【土家药】奶浆参,泡参:根治百日咳[124,125,127],燥热伤津,咽干口渴,慢性喉炎,声音嘶哑,支气管炎,肺热咳嗽[124,127],气少咯血,肺火咯痰[125],肺虚燥咳,产后缺奶,鸬鹚咯(百日咳),摆白病(又名崩白,泛指带下过多)[128];全草治久咳,痨病,易患感冒,虚热咳喘[10]。【彝药】俄补撒列:根治烦渴,久病体虚,咳嗽,癫痫[106]。

Adenophora tetraphylla(Thunb.) Fisch. 轮叶沙参(桔梗科)《药典》。【阿昌药】白几腿:根治气管炎,肺热咳嗽,咯痰黄稠[18]。【布依药】槐袍,泡参:根治头昏,头痛[159][223]。【朝药】더덕(根)(de dèk, 得得克)[83],산잔대(sān zān dài, 三咱呆)[82]:根治肺热阴虚而引起的燥咳,劳咳,重病后调理[83],干咳,烦渴[84],有痰咳嗽,气管炎,肺结核咳嗽,发热口渴,药物中毒,食物中毒,被蛇咬,蜂蜇[82]。【侗药】照虐四芭:根治毒蕈中毒[139]。【鄂伦春药】依克欣,铃儿草,羊婆奶:根茎治肺热咳嗽,咯痰黄稠,虚劳久咳,气管炎,百日咳,伤感头痛,口燥咽干[161]。【仡佬药】lan⁵³ tse⁵⁵ sa³³(浪则撒),pao⁵³ poŋ¹³ nia⁵⁵(包崩压):放适量在仔鸡腹内,蒸到出汁后连鸡吃,治子宫下垂[162,162][223]。【景颇药】Myihaq bvun:效用同阿昌药[18]。【毛南药】mua²⁴ tɕiɔ⁴² g ʔai²⁴(麻脚盖):根治麻疹出后的并发症[155]。【蒙药】鲁都德 – 道尔吉善巴,鲁敦达日雅干[56]:效用同沙参 A. stricta[44,47,51,56]。【苗药】Ngix gheib ghod(野鸡果,贵州黔东南),Jongx wub mangb(龚务骂,松桃),Gent gong(梗弓,毕节):根养阴清热,润肺化痰,益胃生津[94],治阴虚久咳,痨嗽痰血,燥咳痰少,虚热喉痹,津伤口渴[91],病后虚弱,产后无乳汁[95][223]。【瑶药】老买棒官,南沙参:根治感冒发热,肺热咳嗽,气喘,口燥咽干,痛疮,疥癣[133]。【彝药】根治癫狂,癔病[109]。

Adenophora tricuspidata(Fisch. ex Schult.) A. DC. 锯齿沙参(桔梗科)。【蒙药】效用同轮叶沙参 A. tetraphylla[51]。

Adenophora wawreana Zahlbr. 多歧沙参(桔梗科)。【蒙药】效用同轮叶沙参 A. tetraphylla[51]。

Adenosma glutinosum(L.) Druce 毛麝香(玄参科)。【瑶药】bei nderh maauh(背得毛),兰花草:全草治感冒发热头痛,咳嗽哮喘,腹胀泄泻,风湿痛,小儿麻痹后遗症,跌打损伤,骨折,湿疹,虫蛇咬伤,痈疮[130]。【壮药】黑头茶:全草治发旺(风湿骨痛),胴尹(腹痛),能啥能累(湿疹),呗叮(疔疮),皮肤瘙痒,林得叮相(跌打损伤)[120]。

Adenosma indianum(Lour.) Merr. 球花毛麝香(玄参科)。【壮药】大头陈[15,117],拍给西[15],yeyangjdoq(野样夺)[117]:全草治感冒,流感[15],贫痧(感冒),呗叮(疮疗),货烟妈(咽喉肿痛),

嗉痞(痞积)，白冻(泄泻)《117》。

Adenostemma lavenia(L.) Kuntze 下田菊(菊科)。【傣药】牙桑西哈(西傣)，牙米戈(德傣)《14》：全草治感冒发热，黄疸型肝炎，肺炎，支气管炎，咽喉炎，扁桃体炎；根茎治胃炎《9,13,14,63,74》。【哈尼药】Hhavqma maqbol(阿玛纳波)，老母猪耳朵：全草治间日疟，恶性疟，感冒，腮腺炎，无名肿毒，跌打肿痛，骨折，风湿疼痛《143》。【拉祜药】wo huo la ci《152》，木卡贡《14》：地上部分配紫茎泽兰治牙龈肿痛；叶研烂外包治腮腺炎《152》；全草治感冒发热，肝炎，肺炎，气管炎，扁桃炎，胃炎，痛疖水毒《14》。【畲药】下田菊：全草治蛇伤，无名肿毒，疗疮《148》。【土家药】洞苋菜，麝香草《124》，肿见消(zhong jian xiao)《10,126》：全草治痈疽疱毒，毒蛇咬伤《10,124,126》，风湿关节痛，外感《124》，感冒发热《10,126》《875》。【佤药】红脸大汉，白龙须，风气草：全草治黄疸型肝炎，支气管炎，咽喉炎，扁桃体炎，疮疡，毒蛇咬伤《168》。【瑶药】秧温，水苦菜：全草治感冒，风湿，咽喉炎，黄疸型肝炎，脚气病，跌打损伤；外用治痈疮肿毒，毒蛇咬伤《133》。【彝药】齐纪那纪诺：全草治脚、手关节痛，关节肿大《14》，风湿性关节肿痛《13》。【壮药】闭林，牛疗草：全草治牛疗疮，毒疮《15》。

Adhatoda vasica Nees. 参见 Justicia adhatoda。

Adiantum bonatianum Brause 毛足铁线蕨(铁线蕨科)。【土家药】毛脚铁线蕨，猪鬃草：全草治痢疾，尿路感染，白浊，乳腺炎《229》。

Adiantum capillus – junonis Rupr. 团羽铁线蕨(铁线蕨科)。【苗药】猪鬃草，Reib bib nbeat(锐被摆)(松桃)，Shib jat lut(柿加绿)：全草治肺热咳嗽，小便热痛《11》《210》。【土家药】猪鬃七：全草或根茎治小便不利，血淋，痢疾，咳嗽，瘰疬，乳痛，毒蛇咬伤，烫火伤《229》。

Adiantum capillus – veneris L. 铁线蕨(铁线蕨科)。【傣药】顾哈：全草用于清热，祛风，利尿，风湿《65》。【德昂药】瓦邦巴：全草治感冒发烧，肝炎，肠炎，急性肾炎《18》。【侗药】䔖嫩：根茎治尿结石《135》。【哈尼药】铁线蕨：全草治尿结石《875》。【景颇药】Waqmvang delam：效用同德昂药《18》。【苗药】Reib ngel not jind(锐被摆，贵州松桃)，Shib jat lut(柿加绿，贵州毕节)《91,94,95》，岩

脑芹《230》：全草治感冒发热，肺热咳嗽，肺热咯血，尿道结石，湿热泄泻，痢疾，淋浊，带下，乳痛，瘰疬，疗毒，烫伤，毒蛇咬伤《91》；全草或根茎治肺热咳嗽《94,95》《230》，肺热咯血《94,95》，小便热痛，脑震荡，肾炎，肠炎，风湿痹痛《95》《230》。【纳西药】猪鬃草：全草治热淋，肺热吐血，小儿尿结，尿淋血淋，乳腺炎，乳汁不通《164》。【土家药】猪毛七《124》，猪鬃七，铁线草《29》：全草治蛇咬伤，肺热咳嗽，流行感冒《124》《229》，肝炎，痢疾，风湿痹痛，乳肿，烧伤，跌打损伤，小儿高热惊风，结石尿血，外伤出血《124》《29》，湿热泄泻，痢疾，淋浊，带下，乳痛，瘰疬，疗毒，烫伤《229》；根茎及叶柄治小儿高热惊风，流感，痢疾，结石尿血，风湿疼痛，跌打损伤，外伤出血《29》。【维药】پەرسياۋشان(Pirsiyawshan，皮尔斯药山)：全草治感冒，咳嗽气喘，尿闭，经闭，经水不畅，毛发脱落《75》。【瑶药】肥芬密，铁丝草：全草治小便不利，淋浊带下，风湿痹痛，风痒湿疹，乳肿，瘰疬，跌打损伤《133》。【彝药】洛玛乌列，猪毛七，万金诗：全草治无名肿毒，烧伤烫伤，咯血，吐血，瘰疬，咳喘，胃痛，疟疾，猝死《106》，痰阴呛咳，胃肠湿热，肾石淋浊，崩漏带下，乳泌不畅，乳房胀痛《109》，哮喘，产后乳汁不通，热淋，尿痛，尿急，睾丸炎《101》。【藏药】傲玛夏：俄玛夏《40》：全草治食物中毒，淋病，疮疖痈肿，外伤，创伤《22》，疮疖，外伤疼痛《40》。【壮药】gvuntndaemz，铜丝草：全草治小便不利，淋症，血尿，痢疾，月经不调，崩漏，风湿痹痛，牙痛《119》。【台少药】Rabutubutu(Paiwan，族傀偏)：叶烤热后捶碎，敷于患部治毒蛇咬伤《169》。

Adiantum caudatum L. 鞭叶铁线蕨(铁线蕨科)。【傈僳药】打俄箭勒：全草治乳痛，黄水疮，水肿《166》。【纳西药】效用同铁线蕨 A. capillus – veneris《164》。【怒药】朗：全草通小便《165》。【土家药】岩虱子，旱猪鬃草：全草治痢疾，水肿，小便淋涩，乳痛，烧烫伤，毒蛇咬伤，口腔溃疡《229》。

Adiantum davidii Franch. 白背铁线蕨(铁线蕨科)。【土家药】铁线蕨，猪鬃草：全草治痢疾，尿路感染，血淋，乳糜尿，睾丸炎，乳腺炎《229》。【彝药】万金诗《101》：效用同铁线蕨 A. capillus – veneris《101,106》。【藏药】傲玛夏《22》，俄玛夏《40》：全草治咳嗽吐血，风湿痹痛，淋浊带下，痢疾湿疹，

风疹[36]，食物中毒，淋病，疮疖痈肿，外伤，创伤[22]；全草外用治疮疖与外伤[13,34,40]。

Adiantum edentulum Christ f. refractum (Christ) Y. X. Lin [*A. refractum* Christ] 蜀铁线蕨（铁线蕨科）。【土家药】蜀铁线蕨：全草治肺热咳嗽，小便淋痛，乳痈肿痛[229]。

Adiantum edgeworthii Hook. 普通铁线蕨（铁线蕨科）。【土家药】猪鬃草，小猪鬃草：全草治热淋，血淋，刀伤出血[229]。

Adiantum erythrochlamys Diels 肾盖铁线蕨（铁线蕨科）。【土家药】团盖铁线蕨，红盖铁线蕨：全草治小便淋沥涩痛，瘰疬，溃疡[229]。

Adiantum flabellulatum L. 扇叶铁线蕨（铁线蕨科）。【傣药】牙呼话（西傣）：全草治湿疹瘙痒，疥疮，痢疾，发烧[9,14,65,71]，火烧[65]，高热不退，疔疮肿毒[62,64]。【侗药】Kaok naeml（靠弄）：全草治拌丑瘟碰（尿脬结石）[137]。【黎药】铁线草，杆给族，铁线蕨：全草加红糖治传染性肝炎；全草酒水煎服，渣贴患处，治盲肠炎；全草与猪肉，或全草用银器煮水内服，治砂淋；根炒干研末，白酒、红糖水煎服，或全草浸酒服，治跌打损伤[153]。【苗药】Reib bib nbeat（锐被摆）猪鬃草，Shib jat lut（柿加绿）：全草治膀胱结石[96]，肺热咳嗽，小便热痛[210]。【畲药】过坛龙，乌脚栓：全草治肝炎，痢疾，肠炎，尿道炎，急性乳腺炎[10,147]。【土家药】过坛龙：全草、根茎治湿热黄疸，痢疾，尿路感染，跌打损伤，痈疮，蛇虫咬伤[123][229]，烧烫伤，肺热咳嗽[123]，流感发热瘰疬[229]。【瑶药】nyaaih giev（涯结），哈列咧[15]，黑脚蕨[130]：全草治肺结核，蛇咬伤[15,130]，刀伤[15]，黄疸型肝炎，肠炎，痢疾，尿路结石，小儿高热惊风，外伤出血，烧烫伤[130]。【壮药】gutndaemz，铁线草，黑脚蕨：全草治肉扭（淋证），肝炎，阿意咪（痢疾），贫痧（感冒），白冻（泄泻），发旺（风湿骨痛），阿肉甜（糖尿病）[120]。

Adiantum gravesii Hance 白垩铁线蕨（铁线蕨科）。【土家药】白垩铁线蕨，猪鬃草：全草治热淋，血淋，水肿，乳糜尿，乳痈，睾丸炎[229]。

Adiantum malesianum J. Ghatak 假鞭叶铁线蕨（铁线蕨科）。【土家药】马来铁线蕨：全草治淋证，水肿，乳痈，疮毒[229]。

Adiantum monochlamys Eaton 单盖铁线蕨（铁线蕨科）。【土家药】单盖铁线蕨，丹草，长生

草：全草治肺热咳嗽，感冒发热，痈肿疔毒[229]。

Adiantum myriosorum Baker 灰背铁线蕨（铁线蕨科）。【傣药】雅呼花：全草治烫火伤，跌打损伤，小便癃闭，凉疮[13]。【土家药】铁杆猪毛七，过坛龙：全草治小便服癃闭，跌打损伤，烫伤，冻疮[229]；效用同铁线蕨 A. capillus - veneris[29]。

Adiantum pedatum L. 掌叶铁线蕨（铁线蕨科）。【朝药】공작고사리（gāong zāk gāo sā lì，高鞯扎克高仨哩）：全草治流行性感冒，慢性气管炎[9,90]。【藏药】傲玛夏：全草治食物中毒，淋病，疮疖痈肿，外伤，疮伤[24]。

Adiantum philippense L. 半月形铁线蕨（铁线蕨科）。【傣药】牙呼话（德傣）：全草用于利尿[13,14]。【哈尼药】Haqdal dalnav（哈达达纳），铁线草，菲草铁线蕨：全草治黄疸型肝炎，尿路感染，尿路结石，肾炎水肿，烫火伤[143]。【景颇药】得滥做：全草治乳汁不通，乳腺炎，膀胱炎[9,13,14,18,19]。【傈僳药】打俄门勒：全草治乳汁不通，乳腺炎，咳嗽，膀胱炎，尿道炎[166]。【土家药】半月形铁线蕨：全草治肺热咳嗽，小便淋痛，乳痈肿痛，乳汁不下[229]。【佤药】Guax siah lung mgong（光下奴棋）：效用同景颇药[13]。【维药】皮尔斯买维仙，黑斯拉克，谢洁然吐勒吉巴勒：全草疏通胃肠道胆质津液，黑胆质津液，痰质性津液并清肺胸，利呼吸，治肝病，除尿道结石，通经，催下胎盘；全草煎液滴鼻治感冒洗头爽脑；全草捣糊调油外敷治斑秃，淋巴结核，痤疮，睾丸炎肿；全草研末调牛骨髓外敷治头痛，止脱发，催生头发并治头疮[80]。【彝药】洛玛乌列，猪毛七，猪鬃草：全草治无名肿毒，烧伤烫伤，咯血，吐血，瘰疬，咳喘，胃痛，疟疾，猝死[106]。

Adiantum venustum Don 细叶铁线蕨（铁线蕨科）。【维药】Prisyaoshan（皮尔斯药仙）：全草治胸肺乃孜来性，感冒咳嗽，气喘，尿闭，经闭，毛发脱落[76]。

Adina pilulifera (Lam.) Franch. ex Drake 水团花（茜草科）。【瑶药】黑杨梅，水杨梅：根治感冒发热，肺热咳嗽，小儿惊风，腮腺炎，咽喉肿痛，风湿疼痛，跌打损伤，疖肿，下肢溃疡；果实治痢疾，阴道滴虫[133]。【壮药】goyangzmeizraemx，水杨梅：全草治风热感冒，肺热咳嗽，肝炎，肠炎，痢疾，湿热浮肿，风火牙痛，痈疮肿毒，

A

湿疹及外伤出血[121]。

Adina rubella Hance 细叶水团花(茜草科)。
【侗药】Yangc muic naenx(杨梅冷)[137]，美张[15]，
假杨梅[136]：茎叶及花治朗鸟啰给(小儿腹泻)，
宾毒冷(水毒病)[137]；根皮、叶治跌打损伤，外
伤出血；全株治肝炎、咳嗽、痢疾、肠炎、难产、
皮肤病[15]；根茎治伤风感冒、风湿性关节炎、痢
疾[136]。【毛南药】全株治胃肠炎、咳嗽、痢疾、
肠炎、难产、跌打、骨折[15]。【苗药】珍藜欧：茎
叶及花治水臌病、小儿吐泻[96]。【仫佬药】美死
漏：叶治腹泻、风火牙痛[15]。【土家药】la¹ qiu¹
suo²(那丘索)，假杨梅，水杨梅：根、茎、叶、
花、果治扁痢、漆症、疮疖[125]；全株治水泻症、
热伤风症、漆疮[128]。【瑶药】womh wiangh muih
dorn(温良梅端)，水杨梅[130]，温张美[15]：全株
治肝炎、咳嗽、痢疾、肠炎、难产、跌打损伤、
骨折、毒蛇咬伤[15]；根、茎及叶治肠炎、痢疾、
小儿癫痫、阴道滴虫、皮肤瘙痒、脚癣[130]。【壮
药】yiengzmeizraemx(小叶水团花)：根、茎、叶和
花序治肺热咳嗽、咽喉肿痛、风湿骨痛[121]。

**Adinandra glischroloma Hand. – Mazz. var.
macrosepala(F. P. Metcalf) Kobuski** 大萼杨桐(山
茶科)。【瑶药】节短莲，红花倒水莲：根治跌打
损伤、风湿关节痛[133]。

**Adinandra millettii(Hook. et Arnott) Benth. et
Hook. f ex Hance** 杨桐(山茶科)。【畲药】黄瑞木：
根治吐血、小便不利；全株治脚水肿；叶治毒蜂
螯伤[148]。

Adinandra nitida Merr. ex H. L. Li 亮叶杨桐
(山茶科)。【壮药】gazmbawrongh(茶盟熔)，石崖
茶：叶治货烟妈(咽炎)、肝炎、阿意咪(痢疾)、
血压桑(高血压)、高脂血症[180]。

Adonis amurensis Regel et Radde 侧金盏花
(毛茛科)。【朝药】측금전화：带根全草治心悸、
水肿、癫痫[9,90]。

Adonis brevistyla Franch. 短柱侧金盏花(毛
茛科)。【傈僳药】俄质俄：全草治黄疸、咳嗽、
哮喘[166]。【藏药】贾子豆洛[24]，加孜[23]：全草外
用治疮疥和牛皮癣、伤口、肉瘤[24]、癣、疖疮、
麻风病、消肿瘤[23]。

Adonis chrysocyathus Hook. f. et Thomson 金
黄侧金盏花(毛茛科)。【哈萨克药】جانارگۇل ساري：

全草治心衰、心悸、气喘胸闷、下肢水肿[142]；
根、全草治心悸、癫痫[140]。

Adonis coerulea Maxim. [*A. coerulea* Max-
im. f. *puberula* W. T. Wang] 蓝侧金盏花(毛茛
科)。【藏药】ཐུ་ཙི་བ(甲子瓦)[21]，贾子豆
罗[24,39]，加孜[23]：全草治疮疡、疔痈、疱疹、疥癣、
牛皮癣[21]；全草外用治疗疮和牛皮癣[23,24,29,39]、伤
口、肉瘤[24]、麻风病、消肿瘤[23]、同酥油合用治
麻风病[39]；枝叶、花、果、全草外用治疮疡、疱
疹瘙痒等皮肤病症及痞瘤[27]。

Adonis sibirica Patrin ex Ledeb. 北侧金盏花
(毛茛科)。【哈萨克药】جاناركۆل：全草治心
悸[141,142]、心衰、气喘胸闷、下肢水肿[142]、癫痫[141]。

Aeginetia indica L. 野菰(列当科)。【畲药】
野菰：全草治风寒感冒、咳嗽、血热鼻衄[148]。
【土家药】guo ten jun(各停菌)：全草治热淋、咽
痛、头眩晕[10,126]。【佤药】Rib mgao beid(月蒿
别)：全草治脑膜炎、精神病、骨髓炎、尿路感
染[13,14]。【瑶药】jiouh caengx(求称)，黄寄生，烟
斗花：全草治咽喉炎、扁桃体炎、尿路感染、骨
髓炎、虫蛇咬伤、痈疮肿毒[130]。

Aegle marmelos (L.) Corrêa 木橘(芸香科)
《部藏标》。【傣药】麻比草[14]，麻比罕[9,13,71]：果
实治痢疾腹泻、腹痛、咽喉肿痛[9,71]；幼果治痢
疾、腹泻、咽喉肿痛[13,14,62]、腹痛[13]、口舌生疮、
体弱多病[62]。【藏药】 བིལ་ཝ毕哇：未成熟
或成熟果肉治慢性腹泻[2,13,23][1]、热痢、大小脉热
泻[2,23]、呕吐[2,13]、痢疾、肠炎[1]。

Aegopodium alpestre Ledeb. 东北羊角芹(伞
形科)。【蒙药】高山羊角芹，Kerin qin cai：嫩茎
治高血压[217]。

Aegypius monachus (Linnaeus) 秃鹫(鹰科)。
【傣药】lu hong：骨治风湿性关节炎[31]。【蒙药】
ᠲᠠᠰ ᠤᠨ ᠬᠣᠷᠭᠣᠯ(Tas yin horgol, 塔斯因－浩日古
勒)[41]，ᠲᠠᠰ ᠤᠨ ᠮᠠᠬᠠ(Tas yin maha, 塔斯因－麻
哈)，ᠲᠠᠰ ᠤᠨ ᠬᠣᠯᠢᠶᠡ(Tas yin holie, 塔斯因－浩
列)[57]：粪微炒治食痞、"铁垢巴达干"、不消化
症、胃寒[41]、消化不良、胃腹痞块、胃腹疼
痛[5]；肉治胃寒胃痛、"额特格病"(癥病)；胃
治胃寒、胃痞块、消化不良[5]；喉和胃治食积、
"噎膈巴达干"、吞咽困难[57]、消化不良、胃溃
疡[5]；喉治咽喉疾病、咽食哽塞[5]；心脏治智力

A

低下；骨治闭尿⁽⁵⁴⁾；胆汁治肺热症，肺热咳嗽，肝胆疾病，眼视物昏暗⁽⁵⁾。【土药】日果古杰，谷茝胃：胃治肉食便秘消化不良，慢性胃炎，反胃呕吐⁽¹⁰⁾。【彝药】觉罗什^[32]，叠莫⁽¹⁰²⁾：肉治眼昏花，目眩^[32]，眼睛昏花目眩，反胃呕吐，甲状腺肿大，精神病；胆治眼疾；眼治眼生翳障，视物不清⁽¹⁰²⁾。【藏药】ㄅㄓㄋ恰果^(5,24)，夏果^(23,29)：肉治胃溃疡，胃痛，消化不良，甲状腺肿大^{(5,21,22,24,25,29,30)[30]}，疮疖^(22,25)；骨治小便闭塞^(5,21,23-25)，涩痛^(5,23)，消化不良⁽³⁰⁾，肝腹水^(22,25,30)；眼治视力减退，目生翳障^(21,23,24,26,34)，利肺痨病^(21,23)；眼敷在眼上明目，外涂翳障利翳障，并治肺痨病⁽²²⁾；喉头治消化不良^{(5,21,24,25,29,30)[30]}，吞咽困难⁽²³⁾，肉食积滞，咽喉炎^(5,24)，咽喉疾病⁽⁵⁾；心脏治神经衰弱，记忆力衰退^{(5,21-23,25,29,30)[30]}，神志不清^{(21,22,24,30)[30]}，心悸健忘⁽⁵⁾；胃治胃瘤瘤^{(5,22-25,29)[30]}，消化不良^(22,23)，咽喉炎⁽²²⁾；胆汁治肺病^{(5,22-25,29)[30]}，目疾肺病^{(5,22,24,29)[30]}，疮疡（外敷、内服并用）^(23,29)，疮疖^(5,24,25)，肝胆病，烧伤创伤^(5,24)，外用治疮伤^{(29)[30]}、烧伤和烫伤⁽²²⁾；脂肪配伍治眼疾和"龙"病^(22,24)；爪治癫痫⁽²²⁾；尿治精神病⁽²³⁾；粪便治寒性食积，胃肠功能减弱^(5,24)，消化不良，痞瘤病^(5,23,24)，铁垢痰，疮疡疖痈⁽²³⁾，胃肿瘤^{(22,25,29,30)[30]}；粪炭治喉症，去死肉，剑突肿瘤，铁垢病。

Aeluropus sinensis(Debx.) Tzvel. 獐毛（禾本科）。【蒙药】全草治急、慢性黄疸型肝炎，胆囊炎，肝硬化腹水⁽⁵¹⁾。

Aerodramus fuciphaga (Thunb.) 参见 Collocalia inexpectata。

Aerva sanguinolenta(L.) Bl. 白花苋（苋科）。【傣药】全草治风湿骨痛，脚趾趾间溃烂，奇痒^(9,73)。【彝药】根治湿热黄疸，风热咳嗽，赤白痢疾，月事不和，跌打损伤，风湿痹痛⁽¹⁰⁹⁾。【壮药】caekhumhhauj，白花苋：根和花治老年咳嗽，痢疾，黄疸，结膜炎，角膜生翳，月经不调，崩漏，风湿骨痛，跌打损伤⁽¹¹⁹⁾。

Aeschna melanictera Selys 参见 Polycanthagyna melanictera。

Aeschynanthus acuminatus Wall. ex A. DC. 芒毛苣苔（苦苣苔科）。【阿昌药】挪闹桑尽：全草治神经衰弱，慢性肝炎⁽¹⁸⁾。【景颇药】Luqgok wung-

nau：效用同阿昌药⁽¹⁸⁾。【拉祜药】全草治胃痛，腰腿痛，肾炎，跌打损伤⁽¹⁵¹⁾。【瑶药】白背叶，贼佬亚巴⁽¹⁵⁾，小白背风⁽¹³¹⁾：叶治跌打，刀伤，骨折⁽¹⁵⁾；全草治风湿骨痛，慢性肝炎^(15,131)，身体虚弱，咳嗽⁽¹⁵⁾，肺虚咳嗽，水肿，癫痫，坐骨神经痛，产后腹痛，跌打损伤，咽喉炎，扁桃体炎，尿路感染，骨髓炎，虫蛇咬伤，痈疮肿毒⁽¹³¹⁾。【壮药】岩译兰：叶治跌打，刀伤；全草治咳嗽，身体虚弱，风湿骨痛，咳嗽⁽¹⁵⁾。

Aeschynanthus poilanei Pellegr. 药用芒毛苣苔（苦苣苔科）。【拉祜药】叶研烂，烧热后治关节，骨伤⁽¹⁵²⁾。

Aeschynomene indica L. 合萌（豆科）。【土家药】zhao¹ ga¹ si¹ ti²（罩嘎时提）⁽¹²⁸⁾，田边豆⁽¹²⁶⁾，水皂角⁽¹²³⁾：全草治腹泻，小便不利，目赤肿痛，夜盲症，外伤出血⁽¹²³⁾，疳积症，胆痛症，热泻症，脱肛症⁽¹²⁸⁾，热淋，火眼痈疮^(10,126)。

Aesculus assamica Griff. 长柄七叶树（七叶树科）。【傣药】果实治男子疝气，女子宫脱，睾丸炎，肾性水肿，心慌心悸，瘌痢头^(9,73)。【哈尼药】水茄子，衰，Aqkeil balbei（阿克帮杯）：果实治小儿疝气^(13,143,145)。【拉祜药】水茄子：果实、花、叶、树皮治慢性胃痛，腹痛，睾丸炎，经前腹痛，乳房胀痛⁽¹⁰⁾。【蒙药】效用同七叶树 A. chinensis⁽⁴⁷⁾。【藏药】索恰：成熟果治虫病，胃痛，痢疾⁽²⁴⁾。

Aesculus chinensis Bge. 七叶树（七叶树科）《药典》。【蒙药】ᠣᠳᠣᠯᠤᠨ ᠬᠠᠪᠲᠠᠭ᠎ᠠ ᠲᠠᠢ ᠥᠷ（Dolon nabqitu yin wur，道伦－那布其图因－乌热），ᠪᠣᠰᠤᠴᠠ（Bo-sucha，宝苏查）⁽⁴⁴⁾，苏罗子⁽⁴⁷⁾：果实（娑罗子）治"巴达干赫依"合并症⁽⁴⁴⁾；种子治胸脘胀痛，疳积，痢疾⁽⁴⁷⁾。【苗药】娑罗子，梭罗果：果实治胃寒作痛，疟疾，痢疾⁽⁹⁸⁾。【土家药】梭罗果：种子治胃寒作痛，脘腹胀满，疳积虫痛，疟疾，痢疾，胸脘胀痛^(124,127)。【彝药】丕邹：树皮治急慢性胃炎，胃寒疼痛^(103,111)，脘腹胀痛，疳积，痢疾，疟疾，牙痛，水煎液滤液加酒数滴治胃病急性发作⁽¹⁰²⁾。【藏药】索札：果实治胃痛，痢疾，虫病⁽²²⁾。

Aesculus wilsonii Rehd. [*A. chinensis* var. *wilsonii*(Rehd.) Turland et N. H. Xia] 天师栗（七叶树科）《药典》。【土家药】七叶莲，梭罗果：种子治胃寒作痛，脘腹胀满，疳积虫痛，痢疾，胸

脘胀痛，疟疾[127]。【佤药】果实治胃炎，腹痛[11]。【藏药】索恰：果实治虫病，胃痛，痢疾[24]。

Afzelia xylocarpa(Kurz) Craib 缅茄(豆科)。【傣药】麻嘎喝罕（西傣），magahuohan（吗嘎褐汉）：种子、树皮治咽喉红肿，乳腺炎，食物中毒[13,66]；树皮、果荚、种子治乳腺炎肿痛，牙周炎，眼角膜炎，食物中毒[33]；种子、种皮治咽喉肿痛，食物中毒，乳房胀痛[62]，乳腺肿痛[215]。

Agama himalayana Steindaehner 参见 Laudakia himalayana。

Aganosma siamensis Craib [*A. kwangsiensis* Tsiang] 广西香花藤(夹竹桃科)。【傈僳药】不兰尾爪：全草治水肿[166]。

Agapetes burmanica W. E. Evans 缅甸树萝卜(杜鹃花科)。【傣药】帕白爬[13,65,66]，贺比罕（西傣）[60]：块根治咳嗽，肺结核[13,65,66]，内出血[13,66]，肺痨咳嗽，咯血，月经不调，痛经，闭经，产后气血不足，体弱多病，胆汁病(白胆病、黄胆病、黑胆病)[60]，产后体弱多病、乏力，风寒湿痹证，肢体关节酸痛，屈伸不利，跌打损伤，无名肿痛，黄疸[62]。

Agapetes hosseana Diels 红花树萝卜(杜鹃花科)。【彝药】灭阿败：根治风湿骨痛，肾炎，胃肠炎[13,14]。

Agapetes lacei Craib 灯笼花（杜鹃花科)。【彝药】法罗喜[13,102,103]，法罗喜者[14]：根治跌打损伤[9,103,111]，红肿热痛[34][13,103,111]，风湿骨痛[9,14,111]，胃痛，肝炎，无名肿毒[9,111]，水肿，疝气[111]；根研末加酒调敷患处治骨折，跌打损伤，风湿骨痛，胃痛，肝炎，无名肿毒[102]。

Agapetes mannii Hemsl. [*A. yunnanensis* Franch.] 白花树萝卜(杜鹃花科)。【傣药】块根治黄疸型肝炎，月经不调，风湿骨痛，腰膝痹痛，小儿惊风，麻风，骨折，跌打伤肿，无名肿毒[9,74]。【哈尼药】Albol hhoqpul（阿波俄普），树萝卜，猴子板凳：根治胃疼，外伤出血，病后体虚，水肿，肝炎[143]。

Agapetes neriifolia(King et Prain) Airy Shaw 夹竹桃叶树萝卜(杜鹃花科)。【哈尼药】阿波我脯：茎治跌打损伤，水肿[144]。【傈僳药】四松起：块根治风湿[166]。【彝药】锡傲猛，叶上花：根治黄疸型肝炎，水肿，跌打损伤[101,104]。

Agaricus arvensis Schaeff. 野蘑菇(伞菌科)。

Agaricus campestris L. 四孢蘑菇(伞菌科)。【藏药】夏蒙哇：子实体治"赤巴"病，"龙"病，肉食中毒，疮疖肿毒[22]。

【藏药】夏蒙哇：子实体治"赤巴"病，"龙"病，肉食中毒，疮疖肿毒[24]。

Agastache rugosa(Fisch. et Mey.)O. Ktze. 藿香(唇形科)。【侗药】Naos dangl nugs ebl，闹荡奴吾[10,137]，大叶薄荷[135,136]：地上部分治痧证[10,137]；全草治胸闷不适，腹痛吐泻，中暑，感冒，寒热，头痛[135,136]。【傈僳药】莫松：全草治中暑发热，头痛胸闷，食欲不振，恶心，呕吐，泄泻，手、足癣[166]。【蒙药】乌奴日根讷，棍都桑布：地上部分治感冒，发烧，中暑，血热头痛，头昏眼花[51]。【苗药】Reib nggab nzhod nggab xad（锐嘎多嘎沙）[95,96]，土藿香[98]：全草止呕吐，清暑醒脾，止痛[95]；地上部分治感冒暑湿，寒热头痛，胸脘痞闷[98]；茎、叶治呕吐，痧症[96]。【纳西药】地上部分治暑湿感冒，风湿骨痛，寒热头痛，小儿牙疳溃烂出脓血，口臭，嘴肿，胸脘满闷，腹痛纳呆，呕吐泄泻，感冒夹暑痢疾，慢性鼻炎，湿疹，皮肤瘙痒[164]。【畲药】藿香：叶治感冒鼻塞，风火牙痛，大便秘结，虚火上炎；全草治扁桃体炎[148]。【土家药】土藿香：地上部分治感冒暑湿，寒热头痛，胸脘痞闷，呕吐泻泄，疟疾，口臭，胎动不安[124]。【维药】پىننە（Pinne，品乃）：地上部分治寒性胃虚，食欲不振，恶心呕吐，腹泻痢疾，痰中带血，头痛，耳痛，牙痛，心区疼痛，痔疮，睾丸炎肿[75]。【瑶药】白薄荷：叶治蛇咬伤[15]。【藏药】ཟ་འབྲས་ (萨齐阿亚)[21]，萨协阿亚[32]：全草治中暑发热，头痛胸闷，食欲不振，呕吐，泄泻；外用治手足癣[32]，恶性水肿及各种疮伤[21]。

Agave americana L 龙舌兰(石蒜科)。【侗药】金边莲：叶治虚劳咳嗽，吐血，哮喘[136]。

Agave sisalana Perrine ex Engelm. 剑麻(石蒜科)。【傣药】些零掌：叶治风湿热痹证，肢体关节，肌肉红肿热痛，骨质增生[63,64]。【哈尼药】鸦吗把滇：叶治痈肿，疮疡[144]。

Agelena labyrinthica(Clerck) 迷宫漏斗蛛(漏斗网蛛科)。【布依药】铐色：全体治疝气[159]。

Ageratum conyzoides L. 藿香蓟(菊科)。【傣药】牙货[9,13,71]，牙闷喊[18]：根治急性肠胃

炎[9,13,14,18,71]，上呼吸道感染，扁桃体炎，肾、膀胱结石[18]；全草治咽喉肿痛，恶心呕吐，腹部胀痛，双上肢酸痛肿胀，痈疖肿毒，外伤出血[63,64]。【德昂药】牙闷喊：全草或叶及嫩茎治上呼吸道感染，扁桃体炎，急性胃肠炎，胃痛，腹痛，崩漏，肾结石，膀胱结石，湿疹，鹅口疮，痈疮肿毒，蜂窝组织炎，下肢溃疡，中耳炎，外伤出血[160]；全草治疟疾，痈疮肿毒，烂疮，风湿疼痛，骨折[13]。【侗药】全草治流感，疮疔，感冒发热[15]。【哈尼药】血封草：嫩叶尖治痛经[14]。【基诺药】描奶：全草治感冒发热，头痛[163]。【景颇药】Noshin nvammo：效用同傣药[18]。【京药】棵花登：全草治感冒发热[15]。【拉祜药】si fu za：根治感冒；叶研烂外敷治刀伤，止血[152]。【傈僳药】莫腻本，藿香蓟：全草治上呼吸道感染，扁桃体炎，咽喉炎，急性胃肠炎，胃痛，腹痛，崩漏，肾结石，膀胱结石[166]。【毛南药】芮英：全草治上吐下泻[15]。【畲药】藿香蓟：根治赤痢；叶治蛇伤，烂脚丫[148]。【瑶药】飞蹦草，竹林草[133]，美京瑞[15]：全草治咽喉肿痛，白喉，腹痛，崩漏，肾结石，膀胱结石[133]，中耳炎[15]；全草外用治疗疮，湿疹，口疮，肿毒，下肢溃疡，外伤出血，皮肤瘙痒，烧烫伤[133]。【彝药】个黑诺起，特值帕：全草治风热感冒，咳嗽，疮疡红肿，鹅口疮，皮肤瘙痒，胆道感染，崩漏[14,101,104]。【壮药】美蒿，猪屎草：全草治木薯中毒，外伤出血，疮疡，胃痛，蜈蚣咬伤，感冒发热[15]。

Agkistrodon acutus(Güenther) [*Deinagkistrodon acutus*(Güenther)] 五步蛇(蝰科)《药典》。【侗药】隋王侯，Suic wangc houp：全体治风湿痛，中风瘫痪，四肢麻木，口眼歪斜，筋脉拘挛，皮癣[135,138]。【水药】飞呆：全体泡酒，治风湿关节炎[10,158]。【土家药】wo¹ qi³ pai¹ ong¹ long¹(窝起摆翁龙)，五步蛇，蕲蛇：全体治四肢麻木，风湿性关节痛，皮肤瘙痒[129]，手脚抽筋，风气病，偏瘫症，坐骨风症[128]。【瑶药】五步蛇，蚂蛇：全体治风湿，瘫痪，麻风，疥癣，惊风，抽搐，破伤风[133]。

Agkistrodon halys Pallas [*Gloydius brevicaudus*(Stejneger)] 蝮蛇(蝰科)。【朝药】(sār mǎo sà，仁儿毛)：胆及肉酿作酒，治癫疾，诸瘘，心腹痛，下结气，除蛊毒[86]。【鄂伦春药】库林西勒：胆囊治肺热咳嗽，痰喘，百日咳，惊厥，发狂，肝热目赤肿痛，视物昏糊，心脾积热之舌肿

胀，皮肤热毒，痱子痒痛，痔疮红肿疼痛[161]。【水药】虽呆：全体泡酒治风湿关节炎[10]。【维药】چوك يـلان(Chong yilan，充衣郎)：全体治良性和恶性肿瘤，淋巴结结核，顽固性皮肤病，恶疮，湿疹，白癜风，麻风病，风湿性关节炎，手足麻木[75]。【瑶药】草上彪：全体治风湿痹痛，麻风病，淋巴结结核，疮疖，病后虚弱多汗，乳汁不足[133]。【藏药】全体治风湿痹痛，淋巴结结核，疮疖，顽痹，痔疮及乳汁不足[30]。

Agkistrodon intermedius(Strauch) [*Gloydius intermedius*(Strauch)] 中介蝮(蝰科)。【维药】欧克依郎：全体治关节骨痛，肩痛背痛，手足麻木，偏瘫痉挛，口眼歪斜[77]。

Agkistrodon strauchi Bedriaga [*Gloydius strauchii*(Bedriaga)] 高原蝮(蝰科)。【藏药】全体治风湿痹痛，淋巴结结核，疮疖，顽痹，痔疮及乳汁不足等[30]。

Aglaonema modestum Schott ex Engl. 广东万年青(天南星科)。【仫佬药】大成年青：根茎及叶治疯狗咬伤[15]。【瑶药】曼让青：效用同仫佬药[15]。【壮药】万年青：全草治肺病引起的心脏病[15]。

Aglaonema simplex(Blume)Blume 越南万年青(天南星科)。【傣药】哦囡[9,13,14,71]，吴囡，芽朋满(勐海)[62]：叶治风湿腰痛[9,13,14,71]；茎、叶治风湿热痹证，肢体关节红肿热痛，屈伸不利[62]。

Agrimonia pilosa Ledeb. 龙芽草(蔷薇科)《药典》。【阿昌药】随的咪：鲜全草治咯血，尿血，功能性子宫出血；冬芽治绦虫病[18]。【布依药】那大音：地上部分治母猪疯[159]。【德昂药】仙鹤草：全草治呕血，咯血，衄血，尿血，便血，功能性子宫出血，胃肠炎，痢疾，胃寒痛，阴道滴虫，痈疖疔疮；冬芽治绦虫病[160]。【侗药】骂磋盘[15,136]，骂杜盼[135]，Demh Meix Sais(登美筛)[12]：根治胃出血，牙痛，急性肠胃炎，黄蜂蜇伤；叶治刀伤出血[15,136][12]；根芽治毒蛇咬伤[12]；全草治尿便血，吐血[15,135-137,139][231]，产后流血不止[15,136,139]，感冒，痢疾，腹泻，黄疸型肝炎，小儿盗汗，月经过多，贫血，阿米巴痢疾，胃出血，痧病，跌打内伤，外伤出血，脓疱疮[15,136,137]，崩漏，头晕，目眩[231]。【鄂伦春药】挨母出哈，地

仙草，老牛筋：全草治呕血，咯血，衄血，尿血，功能性子宫出血，胃肠炎，痢疾，阴道滴虫，劳伤无力，闪挫腰疼，肺结核咳血，赤痢便血，贫血衰弱，脱力劳伤[161]。【哈尼药】仙鹤草，Joqto ciqdeil（角拖齐德），黄龙尾：全草治吐血，咯血，便血，肠炎腹泻，胃炎，消化不良[143]。【基诺药】帕的且柯：全草治月经不调[10][232]，胃肠出血，尿血[10,163]。【拉祜药】仙鹤草：全草治呕血，咯血，衄血，尿血，便血，功能性子宫出血，胃肠炎，痢疾，阴道滴虫；外用治痈疖疮疗，阴道滴虫，冬芽治绦虫病[10]；地上部分治风湿病[152]。【傈僳药】龙芽草，仙鹤草：全草治肺结核咯血，胃肠炎，痢疾，绦虫病，阴道滴虫，痈疖疔疮，炎性外痔[166]。【毛南药】ruon² hiu¹ cia³（松齨㛊）：全草治吐血，咯血，衄血，尿血，便血，功能性子宫出血，胃肠炎，痢疾，阴道滴虫[156]。【苗药】Reib npad（锐巴，贵州松桃）[91,95]，都药今[15]，Jab ghad jil gherb（加嘎吉给）[91,94,96,98]：根或全草治牙痛，急性肠胃炎，尿血[15]；全草治咯血，吐血[91,94,96,98][231]，衄血，尿血[91,94,96,98]，便血，腹泻，痢疾，滴虫性阴道炎[91]，咳血，发烧，蚊虫叮咬[94,96,98]，腹泻[95][231]，外伤出血[231]，肺痨吐血，消瘦[95]。【仫佬药】pie³¹ lo³¹ kaŋ⁵⁵（比洛岗，黔中方言），koŋ⁵⁵ lin⁵⁴ pe⁵⁵（攻林比，黔中方言）：全草治鼻出血[162]。【纳西药】地上部分治胃肠炎，痢疾，疟疾，内外伤出血，肺结核咯血，绦虫病，阴道滴虫病，崩漏白带，妇人赤带，痈疮，中暑，跌伤红肿作痛[164]。【羌药】juea（厥），大毛药，仙鹤草：全草治咯血，吐血，便血，赤白痢疾；全草外用治阴道滴虫[167]。【畲药】牙骨草，脱力草：全草治痢疾，感冒[146]，中暑，肠炎，化脓性皮炎；叶治角膜炎，脚底骨膜损伤；根治伤风感冒，咳嗽，食欲不振，痢疾，腹泻，竹叶青蛇咬伤[148]。【土家药】la¹ qiu¹ wang² ga¹ la¹（那丘黄嘎那），蛇疙瘩[124]，路边黄[126,128]：地上部分治吐血，咳血，咯血，尿血，便血，崩漏下血，外伤出血，绦虫病[124]；全草治出血症，泻痢症，虫牙症[128]，咯血，衄血，痨病，水泻[10,126]，肺痨咯血，屙痢下血，夏热肚痛，妇女闭经[125]。【佤药】仙鹤草：全草治胃肠出血，咯血，尿血，子宫出血，眩晕病[168]。【维药】غاپهس（Ghapes，哈排斯）[75]，嘎帕斯[79]：全草治肠炎痢疾，尿血，

炎症引起的发烧[79]；地上部分治慢性肝炎，陈旧性伤寒，全身水肿，小便不利，湿疹，皮肤瘙痒，斑秃，创伤[75]。【瑶药】勾弯归[15]，finh hopc miev（心合咪），仙鹤草[130]：全草治诸血症，胃肠炎，产后腹痛，贫血，盗汗及痈疮肿毒[130]。【彝药】厄什呷玛[111]，阿皮毛拉突和[13]，赊鲁猫[101]：全草治腹泻[10,13,101,104]，腹痛，膈食[10,101,104]，皮肤瘙痒，疮痒[10,104]，草乌中毒，风湿关节痛，水肿病[101,104]，吐血[101,104]，小儿腹泻，消化不良[10]，痢疾，月经不止，难产后汗多，颈部生疮[104]，难产[101]，各种出血症[111]。【藏药】冬布察决[24]，折玛[39]：根或全草用于止血[24]，呕血，咯血等各种出血症，胃肠炎，痢疾[29]，阑尾炎，虫牙，蛔虫病，蛲虫病，咽喉发炎，黄疸型肝炎，抗癌[39]。【壮药】nyacaujma，仙鹤草[118]，棵央康[15]：全草治渗裂（血证），蛊病（肝硬化腹水），白冻（泄泻），阿意囊（痢疾）[118,180]，瘰病，乒白呆（带下病），渗裆相（烧伤），呗（无名肿毒），呗农（痈疮）[180]，疟疾，阴痒，崩漏[118]，效用同侗药[15]。

Agrimonia pilosa var. nepalensis (D. Don) Nakai 黄龙尾(蔷薇科)。【纳西药】地上部分治胃肠炎，痢疾，疟疾，内外伤出血，肺结核咯血，绦虫病，阴道滴虫病，崩漏白带，妇人赤带，痈疮，中暑，跌伤红肿作痛[164]。【佤药】brang breg diex（然伦地）：全草止血[14]。

Agriocybe chaxingu Huang 茶薪菇(粪锈伞科)。【畲药】茶薪菇：子实体治小儿疳积，产后体弱[148]。

Agriolimax agrestis Linnaeus 野蛞蝓(蛞蝓科)。【藏药】全体治中风喎僻，筋脉曲张，癥瘕经闭，咽肿喉痹，热疮肿痛，蜈蚣咬伤，支气管炎，哮喘，脱肛[30]。

Agriophyllum squarrosum (L.) Moquin – Tandon 沙蓬(藜科)。【蒙药】ᠴᠤᠯᠬᠢᠷ(Chulher，楚力赫日)[49]，沙蓬[881]：全草治瘟疫，头痛，目赤，黄疸，肾热，尿道灼痛，胃"赫依"，口舌生疮，齿龈溃烂[49][881]；种子治感冒发烧，肾炎[586]；【裕固药】沙米：果实与羊肉同煮的"沙米粥"，治感冒发烧，水肿，麻疹不透[11][53]。

Ailanthus altissima (Mill.) Swingle 臭椿(苦木科)《药典》。【侗药】椿根皮，椿树皮：树皮治妇

女白带过多，腹泻，便血[136]。【苗药】樗白皮，椿皮：根皮与干皮治久痢，久泻，肠风[98]。【纳西药】根皮或干皮治久痢，便血，湿热白带，里急后重，久赤白痢不止，功能性子宫出血，肠出血，大便秘结，妇人阴痒，滴虫性阴道炎，胃及十二指肠溃疡，痈疽，漆疮；果实外治阴道滴虫[164]。【土家药】凤眼草：根皮治久痢，久泻，肠风，崩漏，带下，遗精，白浊，蛔虫；果实治胃痛，尿血，内痔出血，阴道滴虫[124]。【瑶药】黑多嗨，沙虫药[133]，棵筛[15]：根皮或树皮治久泻久痢，肠风便血，赤白带下，子宫颈癌，膀胱炎，尿道炎，阴道炎，疥癣，梦遗滑精[133]；翅果治高血压[133]；叶治疮疡溃烂[15]。【彝药】贝弄傲，苦椿皮：根皮、树干皮治便血赤白带有湿热者，肠风下血不止，滴虫性阴道炎[101,104]。【壮药】椿皮：根皮治阿意咪（痢疾），白冻（泄泻），阿意勒（便血），兵淋嘞（崩漏），隆白呆（带下），歇啥（阴痒）[120]。

Ailanthus vilmoriniana Dode. 刺臭椿（苦木科）。【藏药】库贵嘎布[22]，樗胶[13]，白色库库[34]：树脂治肝病，疫疠，麻风，炭疽病[13,22,34]，"龙"病[22,34]，"凶曜"病[34]，头痛[22,13]，创伤[22,34]，发炎，疼痛[34]。

Ailuropoda melanoleuca David 大熊猫（熊科）。【彝药】ꊧꀕꑌ 熊猫肉：肉治久治不愈的夏季腹泻[107]。

Ainsliaea bonatii Beauverd 心叶兔儿风（菊科）。【仡佬药】mie[35] ie[13] woŋ[53]（灭叶翁，黔中方言），ka[33] nin[55]（嘎尼，黔中北方言），ka[37] laŋ[31] we[31] ni[33]（嘎郎外尼，黔西南多洛方言）：全草治感冒咳嗽[162]。【毛南药】ma[22] ka[22] zai[24]（骂卡赛）：全草治风咳，痒而喘[155]。【苗药】Reib zhongx mloub lad（锐头庙拉，贵州铜仁），Wab zend ghail（蛙整盖，贵州黔南），Ghab nzhenx lat（嘎振拉，贵州毕节）：全草治风湿痹痛，跌打损伤，胃脘疼痛，肢体麻木[91][218]，咳嗽[95]。【藏药】根治腰、膝关节痛[751]。

Ainsliaea fragrans Champ. ex Benth. 杏香兔儿风（菊科）。【侗药】ongh boc（翁驳）：全草治妇女月家，昏迷[208][139]。【畲药】叶下红，一支香，铁交杯：全草治喉蛾（急性扁桃体炎），鹅口疮[146]，对口痛，无名肿毒，青竹蛇咬伤[148]；根

治急性结膜炎[148]。【土家药】chuan[1] de[1] wu[1] gong[1]（串地蜈蚣），花边草[123]，一柱香[128]：全草治跌打损伤，毒蛇咬伤[123,128]，口腔炎，中耳炎，感冒，小儿疳积，消化不良，瘰疬[123]，肺痨咯血，疳积症[128]。【瑶药】反背红[15]，naauh muih normh miev（闹梅腩咪），天青地红[130]：全草治跌打损伤[15,133]，小儿疝气，妇女阴痒[15]，咽喉肿痛，咳血，哮喘，消化不良，小儿疳积，肺脓疡，骨髓炎，外阴瘙痒，毒虫、毒蛇咬伤[130]，黄疸，乳腺炎[133]；外用治中耳炎、肿毒、刀伤、鼻疳鼻病[133]。

Ainsliaea glabra Hemsl. 光叶兔儿风（菊科）。【土家药】血筋草：全草治跌打损伤[123,127]，口腔炎，中耳炎，感冒，小儿疳积，消化不良，瘰疬，毒蛇咬伤[127]，肺痨咳嗽，吐血，月经不调[123]。

Ainsliaea grossedentata Franch. 粗齿兔儿风（菊科）。【土家药】灯盏七，灯盏发：全草治风寒头痛，胃寒疼痛，毒蛇咬伤，痈肿疮毒[123]。

Ainsliaea latifolia (D. Don) Sch. Bip. 宽叶兔儿风（菊科）。【布依药】那莽浩：全草治腹胀[159]。【傈僳药】托拉哪波莫，倒赤伞：全草治风寒咳嗽，肠炎，痢疾[166]。【怒药】勒公朗，倒赤伞：全草治风寒咳嗽，肠炎，痢疾[165]。【土家药】三花兔耳风，刀口药：叶治刀伤出血，眼炎，腹痛[127]。

Ainsliaea macroclinidioides Hayata 阿里山兔儿风（菊科）。【土家药】灯台草：全草治鹅口疮，腰痛，咳嗽[123]。

Ainsliaea pertyoides Franch. 腋花兔儿风（菊科）。【纳西药】全草或根治半身不遂，产后腹痛，跌打损伤，风湿疼痛，骨折，淋巴结炎，闭经，过敏性皮炎，外伤出血[164]。【普米药】叶下花：全草治闭经，附件炎[12]。

Ainsliaea pertyoides var. albotomentosa Beauverd 白背兔耳风（菊科）。【阿昌药】叶下花：根治风湿关节痛，跌打损伤，淋巴结炎；根外用治骨折[18]。【傣药】根治骨折，跌打损伤，淋巴结结核，淋巴结炎，风湿骨痛[9,74]。【德昂药】拉昆菠：根治跌打损伤[69]，效用同阿昌药[18]。【拉祜药】根治淋巴结结核，淋巴结炎，风湿骨痛[151]。【傈僳药】四正果尼思文尾：全草治风湿关节疼痛，跌打损伤，骨折[14]。【纳西药】全草或根治半身不遂，产后腹痛，跌打损伤，风湿疼痛，骨折，淋巴结炎，闭经，过敏性皮炎，外伤出血[164]。【彝

药】斯配文卡里⟨14⟩，帕陶唯⟨101⟩：全草治跌打损伤，骨折⟨14,109⟩，风湿关节疼⟨14⟩⟨35⟩，闭经，过敏性皮炎⟨14⟩，关节肿痛，风寒湿痹⟨109⟩，跌扑损伤⟨35⟩；根、全草治妇女月经不调，跌打损伤，中风后遗症，产后腹痛，外伤红肿，不孕症，肾虚腰痛⟨101⟩。

Ainsliaea spicata Vant. 细穗兔耳风（菊科）。【傣药】带根全草治急慢性肾炎，肾盂肾炎，尿路感染，膀胱炎⟨9,67,68,74⟩。【哈尼药】此哈：全草治流感，牙痛，肾炎，疟疾⟨14⟩。【拉祜药】全草治肾盂肾炎，急慢性肾炎，尿路感染，神经痛，寒痛⟨151⟩。【傈僳药】托哪扪莫：全草治急、慢性胃炎，肾盂肾炎，尿路感染⟨166⟩。【彝药】丕不罗⟨14⟩，陀诺色，地朝阳⟨104⟩：全草治气管炎，肺结核咯血，咳嗽，产后腹痛⟨13,103,104⟩，急性肾炎，肾盂肾炎，膀胱炎，尿路感染，疮疡肿毒⟨9⟩；根治产后腹痛⟨14,111⟩，小儿高热，呕吐⟨111⟩。

Ainsliaea spicata var. obovata (Franch.) C. Y. Wu 倒卵叶兔耳风（菊科）。【彝药】陀诺色⟨101⟩，苤不罗⟨102⟩：全草治急慢性支气管炎，肺结核咯血，咳嗽⟨101,102⟩，咽喉痛，产后腹痛⟨101⟩，急性肾炎，肾盂肾炎，膀胱炎，尿路感染，疮疡肿毒⟨102⟩；根泡酒治产后腹痛⟨102⟩。

Ainsliaea yunnanensis Franch. 云南兔儿风（菊科）。【白药】挡优脂⟨17⟩，打优紫⟨13⟩：根治胃痛⟨13,17⟩，食积腹胀，泄泻，骨鲠咽喉，脉管炎，风湿病，虫毒，蛇咬伤⟨17⟩，风湿性关节炎⟨13⟩。【纳西药】铜脚威灵：全草治跌打损伤，风湿筋骨痛，骨折，关节肿痛，劳伤腰伤，胃痛，小儿疳积，蛔虫病⟨164⟩。【彝药】若路娃⟨101,103,111⟩，瓢儿细辛⟨106⟩：全草治肺热咳嗽，痢疾，腹痛，风湿，跌打损伤，骨折，疮疡肿⟨101,102,103⟩，关节肿痛，劳伤腰痛，胃痛⟨34⟩⟨13,101,103,111⟩，急性支气管炎⟨13⟩；全草或根治骨折，咳嗽有痰，外伤出血，月经不调，风湿关节痛，伤风感冒⟨106⟩。

Aix galericulata(Linnaeus) 鸳鸯（鸭科）。【朝药】원앙（wuen ang，乌嗯昂）：肉治诸瘘疥，癣病⟨86⟩。【彝药】𜸀𜸁𜸂𜸃𜸄鸳鸯：肉治骨折损伤疼痛；胆治高处坠下，跌伤筋骨⟨107⟩。

Ajania fruticulosa (Ledeb.) Poljak 灌木亚菊（菊科）。【藏药】普芒嘎布：地上部分治虫病，咽喉病，溃疡病，炭疽病；地上部分煎膏效用相

同⟨22⟩。

Ajania khartensis (Dunn) C. Shih 铺散亚菊（菊科）。【藏药】普芒嘎布：全草治肠寄生虫病，咽喉肿痛，溃疡久不愈合⟨36⟩；地上部分治虫病，咽喉病，炭疽，溃疡病；煎膏效用相同⟨34⟩；效用同灌木亚菊 A. fruticulosa⟨22⟩。

Ajania tenuifolia(Jacq.) Tzvel. 细叶亚菊（菊科）。【藏药】坎巴嘎保⟨23⟩，普芒嘎布⟨24⟩：茎枝治痈疖，肾病，肺病⟨23⟩；地上部分治虫病，咽喉病，溃疡病，炭疽病⟨13,24⟩。

Ajuga bracteosa Wall. ex Benth. 九味一枝蒿（唇形科）。【彝药】米苦卓杰：全草治感冒，支气管炎，扁桃体炎，腮腺炎，菌痢，外伤出血⟨14⟩。

Ajuga campylantha Diels 弯花筋骨草（唇形科）。【傈僳药】莫节胜：全草治痢疾⟨166⟩。

Ajuga ciliata Bunge 筋骨草（唇形科）。【藏药】森蒂⟨22⟩，胜底⟨39⟩：全草治高血压，中毒性肝损伤，肝胃并发症，咽喉炎，气管炎，热性病，脑膜炎，癫痫，炭疽病，尿路结石，淋病，痈疖肿毒，跌打损伤⟨22⟩；地上部分治流行性感冒，中毒性肝脏损害，肝胃并发症，血症，胆病，痢疾，一切热症，脑膜炎，咽喉炎⟨39⟩。

Ajuga decumbens Thunb. 金疮小草（唇形科）。【布依药】那莹破：全草治肺痨咳嗽⟨159⟩。【侗药】骂卡罗绒白，Mal kap laol nungc bagx，Nyangt hak sot nungc bagx（娘下作浓巴）：全草治挡朗（骨折），命刀（扭伤），朗鸟焜形（小儿发烧）⟨10,135,137⟩，急性结膜炎，骨折⟨15⟩，气管炎，痢疾，咽喉肿痛⟨10,135⟩。【苗药】佳兴松，佳洛比学：全草治扭伤，无名肿毒，咽喉肿痛，吐血，外伤出血⟨96,98⟩；茎、叶清热解毒，消肿止痛⟨226⟩。【畲药】筋骨草，白花夏枯草⟨146⟩，散血丹⟨147⟩：全草治高血压，发热，小儿口腔炎，咽喉肿痛，肝火旺，头晕口苦，外伤发炎，无名肿毒⟨148⟩，腮腺炎，扁桃腺炎⟨146⟩，痈肿疼痛，咽喉肿痛，吐血咯血，跌打损伤，蛇虫咬伤，脚底肿痛，手掌刺伤⟨147⟩。【土家药】ku³jin⁴zhang¹（苦尽忠），白毛夏枯草，筋骨草：全草治咽喉肿痛，气管炎，肺热咳嗽，咯血，衄血，痢疾，痈肿疮毒，跌打损伤⟨123⟩，热咯症，血热出血症，热尿积（尿路感染）⟨128⟩，伤风咳嗽，发热，痰多喘气；外敷治流痰，疡子（泛指急慢性淋巴结肿大）⟨10,126⟩，小儿结

A

核，天蛇头[129]。【瑶药】guh daamhx miev（骨胆咪），金疮小草[130]，根别勉[133]：全草治扁桃体炎，咽喉肿痛，肺脓疡，胸膜炎，胃肠炎，乳腺炎，蛇虫咬伤，白癜风[130]；气管炎，吐血，衄血，慢性肝炎，肾炎，疔疮，痈肿，跌打损伤[133]；叶治白癜风[15]。【彝药】屋波诺[103,111]，阿陀太得诺齐[101,102]：全草治痈疡溃破，外伤性肌肉筋骨受损，溃烂疼痛[103]，咽喉肿痛，疔疮，痈肿，吐血，衄血，赤痢，淋病，跌打损伤[9,101,102]，耳部感染，疯狗咬伤，肺痿，痈疡溃破[111]。【壮药】nywjlamzvaiz，金疮小草[118]，地姆狼[15]：全草治外伤出血[15,118]，咽痛，肺痈，火眼，痢疾，痈疮，毒蛇咬伤，跌打损伤[118]。

Ajuga forrestii Diels 痢止蒿（唇形科）。【白药】德拔库[13]，厚德拨枯[7]：全草治发烧诸症，痢疾，乳腺炎[13]；根治痢疾，蛔虫，尿路结石，乳腺炎，脉管炎，跌打损伤，痈痛[7]。【纳西药】全草治痢疾，肾炎，喉咙肿痛，肺热咳嗽[164]。【藏药】森蒂曼巴：鲜草外敷治乳腺炎，疮疖痈肿[22]，夏秋采全草治发烧的多种炎症，痢疾，外敷治乳腺炎、疮疖[13,24,34]；全草治痢疾，蛔虫症[36]。

Ajuga lupulina Maxim. 白苞筋骨草（唇形科）《部藏标》。【藏药】ཞུ་ཏིག 森蒂[2,21]，森斗合[23]，胜底[39]：全草治炭疽，癫痫[21,23,34,35]，虫病[2,23,35]，疔疮[2,35]，咽喉炎[6,20]，脑膜炎[20]，流行性感冒，中毒性肝脏损害及肝胃并发症[29,33,39]，痈疖肿毒[6,23]，高血压[6][26]，咽喉肿痛，咳嗽，跌打损伤[26]，气管炎，外感风寒，尿路结石，淋病[6]，痢疾[36,39]，疮痈肿毒[36]，热性病，脑炎，疔疮痈疽[34]，血症，胆病，一切热症，脑膜炎，咽喉炎[39]。

Ajuga lupulina var. major Diels 齿苞筋骨草（唇形科）。【藏药】ཞུ་ཏིག（森蒂）：全草治炭疽[22]，高血压，中毒性肝损伤，肝胃并发症，咽喉炎，气管炎，热性病，脑膜炎，癫痫，尿路结石，淋病，痈疖肿毒，跌打损伤[22,24]，热性病，癫痫，脑炎，炭疽，疔疮痈疽[13,34]；花、叶、茎、果、全草治炭疽，疬病，中风，虫病[27]。

Ajuga macrosperma Wall. ex Benth. 大籽筋骨草（唇形科）。【傣药】牙音龙（西傣）：全草治风湿性关节炎，腰腿痛，过敏性皮炎，刀伤[9,13,71]，

根、叶治风湿热痹证，肢体关节红肿热痛，屈伸不利，风寒湿痹证，肢体关节酸痛，屈伸不利[62]。【傈僳药】莫妮喝：全草治跌打损伤[166]。

Ajuga multiflora Bunge 多花筋骨草（唇形科）。【蒙药】全草治肺热咳嗽，咯血，痈疮肿毒[51]。

Ajuga nipponensis Makino 紫背金盘（唇形科）。【毛南药】苦地胆，退血草，ruon[2] do[6] muoi[3]（松殂嵝）：全草治刀伤出血后发热红肿，牙痛，眼赤肿痛，水火烫伤，痨伤咯血[156]。【畲药】白地蜂蓬，白花夏枯草，大叶地汤蒲：全草治腮腺炎，无名肿毒，扁桃腺炎[146]。【土家药】破血丹[123,127]，ong[1] si[3] sha[1]（恶死洒），青鱼胆[128]：全草治外感风热，扁桃体炎，咽喉炎，支气管炎，肺炎，阑尾炎，痈疖肿毒，跌打损伤，外伤出血，烧烫伤，毒蛇咬伤，骨折[123,127]，小儿高热惊风，腹泻，吐血，便血，尿血，暴火眼（火把眼）[127]，热咯症，肺痨病，水火烫伤[128]。【彝药】屋波诺：全草治疮疡溃破，外伤性肌肉筋骨受损溃烂疼痛[13]，痈疮肿毒，跌打损伤[13]。

Ajuga ovalifolia Bureau et Franch. var. calantha (Diels) C. Y. Wu et C. Chen 美花筋骨草（唇形科）。【藏药】དབའ་ཟི་བ (达巴巴)[25]，打把巴[39]：全草治关节积黄水，骨折，扭伤，筋骨疼痛[39,22,25,32]，头伤，骨髓炎，跌打瘀痛[22,25,32]，风湿关节痛[25,32]，浮肿后流黄水，骨松质发炎[32,39]，引导和排除骨关节软骨中的脓汁，积水和黄水[39]。

Ajuga pantantha Hand. – Mazz. 散瘀草（唇形科）。【彝药】全株治慢性肝炎，尿路感染，口腔炎，疮疡肿毒，黄水疮[13]。

Akebia quinata (Thunb.) Decne. 木通（木通科）《药典》。【朝药】으름덩굴（ē rīm děng gùr，呃日母登咕儿）：藤茎治脾疽，常欲眠，心烦，哕出音声，耳聋，散痈肿，诸结不消，金疮，恶疮，鼠瘘，踒折，鼻齆，息肉，堕胎，去三虫[86]。【侗药】白木桶，八月炸，野香蕉[136]：藤茎治水肿，小便不利，淋病结石[136]；果实治脘肋胀痛，经闭，痛经[136]。【蒙药】毕力格图－乌日：果实治小便不利，难产；外用治蛇虫咬伤，肿毒[47]。【苗药】Bid ghand nzhead（比干它），Jab dongx bat（基董罢）[95]，八月瓜[98]：根或果实治关节炎，骨髓炎[95]；根治风湿骨痛[97,98]；果实治小便不

利[97,98]，湿热，淋病[98]；根或藤茎治风湿骨痛[97]。【土家药】八月瓜：根、茎治风湿骨痛，腰痛[7]；果实治风热咳嗽[7]，风湿性腰腿痛，乳汁不下，小便赤涩，腰杆酸痛，脱茄胎症（又名吊茄子，即子宫下垂），蟫虫病[128]；果皮、种子止渴生津，益肾退肿[123]。

Akebia trifoliata (Thunb.) Koidz. 三叶木通（木通科）《药典》。【朝药】세잎으름덩굴（sī e yìp ē rīm děng gùr，协邑丕呃日母登咕儿）：效用同木通 A. quinata[86]。【侗药】Gueel nyanl bads，Gueel bads ngwox（国八晚）：果实、根治耿曼高（偏头痛），宾癸脖（大气脬）[137]。【苗药】Bid ghand nzhead（比干炸，贵州松桃），八月瓜，Jab dongx bat（加董罢）：果实或根治脘腹、胁肋胀痛，阴缩，疝气疼痛，经闭痛经，瘿瘤瘰疬[91]。【土家药】八月瓜[128][84]，ruo⁴ba¹ma³pa⁴（若巴马爬）[128]：茎、根治风湿骨痛，腰痛，果实治风热咳嗽[84]，腰酸痛，脱茄胎症（又名吊茄子，即子宫下垂），蟫虫病[128]。【瑶药】牛腰子，狗巴[133]：效用同三叶木通 A. trifoliata[132]；茎叶、根治风湿关节肿痛，疟疾，乳痈，腰痛[133]。【彝药】海诺铺牛：木质茎治风湿病，头痛，疝气痛，白带过多[101]。

Akebia trifoliata var. australis (Diels) Rehd. 白木通（木通科）《药典》。【朝药】흰으름덩굴（hēn ē rīm děng gùr，和音呃日母登咕儿）：效用同木通 A. quinata[86]。【德昂药】波冷变：果实治胃痛，遗精，子宫脱垂[18]。【侗药】国八晚：果实、根治耿曼高（偏头痛），宾癸脖（大气脬）[137]；藤茎治咽喉肿痛，乳汁不通等[135]。【基诺药】唉摆：果实治胃痛，腰痛[10,163]。【黎药】雅苏步，八月炸，三叶拿绳：根茎治感冒咳嗽，淋巴结肿痛，叶捣烂敷患处，治皮肤疱疮[153]。【蒙药】ᠪᠠᠯᠠᠭᠠ（Balega，巴勒嘎）[44,56]，毕力格图－乌日[47]：果实治小便不利，难产，外用治蛇虫咬伤、肿毒[47]；藤茎治肝热，肺热，腑热，肠刺痛，热泻[44]，肺热咳嗽，咯黄色痰，气喘，血"希日"热，麻疹热[56]。【苗药】佳懂罢，珍冬马：果实、根治骨节疼痛，偏头痛，脘腹痛，胁肋胀痛，阴缩[94,96]。【土家药】ba yue gua（八月瓜）[10,126]，八月炸[124]：藤茎、根治湿气关节痛，腰腿痛[7]；果实治中暑，腹泻，食积，疳积[10,126]，风热咳嗽，风湿性腰腿痛[124,125,128]，乳汁不下，小便赤涩[124]，屙痢，黄

肿病[125]，脱茄胎症（又名吊茄子，即子宫下垂），蟫虫病[128]。【瑶药】蓝九牛（mbuov juov ngungh，播坐翁），甜果木通，预知子：根、茎治营养不良下肢浮肿，疝气痛[132][6]，淋浊，乳汁缺乏；果实治胃脘胸肋胀痛，睾丸胀痛，腰痛，遗精，白带[132]，肝气，小便不利，风湿痛[6]。【彝药】茎、根治胃寒疼痛，肠鸣腹泻[109]。

Alangium chinense (Lour.) Harms. 八角枫（八角枫科）《药典》。【白药】八边叶：根、叶治风湿麻木疼痛，内折，跌打损伤，疟疾[14]。【傣药】ᨡᩣᨾᩱᨷᩮᩣ（hamaibo，哈埋波），ᨾᩱᩃᩮᩢ(mailaleng，买拉冷，德傣)[8,18]，咯巴蒿（西傣）[13]：根治跌打损伤，精神分裂症[8,14,65]；根、叶治精神病[13,18]；根、根皮、叶治风湿病[233]。【德昂药】救来给朵：根治风湿关节痛，精神分裂症[9,18,19]，跌打损伤，男人体无力[69]。【侗药】美饱八[15]，Meix xap ha-ic，美干孩[137]：根、根皮、须根有毒[8]；根或须根治便秘，风湿骨痛，瘫痪，腹水，风湿[15]，宾耿腌老（骨节肿大），闷高瘟扁（头昏晕倒），宾奇卵（猫鬼病）[8,137]，风湿性关节炎，类风湿性关节炎，跌打损伤，精神分裂症，牙痛[198]，风湿痹痛，半身麻木，胃痛，麻木瘫痪，心力衰竭，劳伤腰痛，跌打损伤[135,136]；叶治腹泻，凤梨中毒腹痛，疮疖，小儿腹泻，肚胀，毒蛇咬伤[15]，跌打损伤，乳房胀痛，刀伤出血[138]；花治头风痛，胸腹胀满[138]。【哈尼药】Toqla aqzoq（托拉阿着），白龙须，白金条：根、根皮、须根治风湿疼痛，麻木瘫痪，腰腿痛，跌打损伤，腰肌劳损[8,143]。【京药】Jizuojia（计做架）：根治瘫痪；叶治腹泻[15]。【傈僳药】阿姑塔地，白龙须：根治跌打损伤[8]。【毛南药】八角枫，mei⁴da²（妹搭）：皮、须根治风湿性关节炎，心力衰竭，腰肌劳损，跌打损伤，哮喘，外伤出血[156]。【苗药】Ghab jongx dues diek naob dub（嘎龚倒丢劳读）[91]，白京条[97,98]，嘎炯豆丢劳[96]：根治风湿麻木，跌打损伤，鹤膝风，外伤出血；叶治外伤出血[97,98]；根、须根、根皮治风湿痹痛，四肢麻木，跌打损伤[91,94]，腰腿疼痛，骨关节炎[96]。【仫佬药】Meiya（美丫）：根皮水煎服治瘫痪；适量酒浸服兼外搽患处治风湿骨痛[8]；根治便秘，风湿骨痛，瘫痪，腹水，风湿，痔疮；叶治腹泻，凤梨中毒腹痛，疮疖，小儿腹泻，肚胀，毒蛇咬伤[15]。【纳西药】白龙须：根、

须根及树皮治风湿性关节痛，风湿麻木瘫痪，精神分裂症，劳伤腰痛，半身不遂，跌打损伤，鼻出血[164]。【怒药】怪阿旭：根治风湿痹痛，四肢麻木，跌打损伤；花治头风痛，胸腹胀满[165]。【土家药】yue⁴ ta¹ nie¹ ti²（月他业替），白筋条，八两枫：根有毒，治跌打损伤[123,128]，风寒湿痹，关节疼痛，四肢麻木，劳伤腰痛，外伤出血[123,127]，寒气病，癫狂病，肚腹胀满[128]；细须根治瘫痪，跌打损伤，风湿痹痛[129][7]，胃痛，阴疽[129]，风湿麻木，急惊风，白带，胃痛，鹤膝风[7]；嫩枝、叶治关节伸屈不便（熏洗），荨麻疹，毒蛇咬伤，外伤出血[129][7]；根皮，须根治肺痨，压痨，身痛，关节痛，腰腿痛[8,10,126]。【瑶药】八角风（betc gorqv buerng，毕各崩），八角王，白龙须：根、茎及叶治风湿痹痛，癫痫，狂犬咬伤[132][6]，四肢麻木，跌打损伤，精神分裂症，毒蛇咬伤[132]。【彝药】ㄧㄚ Φ 坐（syrquvie，使取外）[8,109]，八角枫[104]：根治肝胆湿热，全身黄染，肝区疼痛，腹痛难产[8,109]；根及根皮治风湿麻木，腰腿疼痛，瘫痪，跌打损伤，骨折，胁痛，产后腹痛，精神病[104]；海起帕[101]：根、须根、根皮治风湿麻木，瘫痪，鹤膝风，劳伤腰痛，半身不遂[101]。【壮药】Gogingz（棵景），八角王，白金条：根及须根治发旺（风湿骨痛），麻抹（肢体麻木），邦巴尹（肩周炎），活邀尹（颈椎病），林得叮相（跌打损伤），腰痛[117]；根治便秘，风湿骨痛，瘫痪，腹水，风湿，痔疮[15]；叶治腹泻，凤梨中毒腹痛，疮疖，小儿腹泻，肚胀，毒蛇咬伤[15]。

Alangium chinense（Lour.）Harms. ssp. strigosum W. P. Fang 伏毛八角枫（八角枫科）。【土家药】九胡子，白龙须，白金条：细须根治风寒性疼痛，瘫痪，胃痛，阴疽，跌打损伤；嫩枝及叶有毒，治关节伸屈不便（熏洗），荨麻疹，毒蛇咬伤，外伤出血[129][7]。【彝药】斯曲屋，白花树，白龙须：根皮治跌打损伤，风湿病，疝气[106]。

Alangium kurzii Graib. 毛八角枫（八角枫科）。【基诺药】奢得：根止咳，治小儿气管炎；叶外治刀伤出血[10,163]。

Alangium platanifolium（S. et Z.）Harms. 瓜木（八角枫科）。【白药】按告：根治风湿关节痛，跌打损伤，精神分裂症[14]。【布依药】雅槐江，白龙须：根外敷或洗浴治小儿麻痹[159]。【水药】梅暗：根煎水外洗治风湿[10,158]。【土家药】八两枫，白筋条[127]，白龙须（细须根）[129]：根治风寒湿痹，关节疼痛，四脚麻木，跌打损伤，劳伤腰痛，外伤出血[127]；细须根治风寒性疼痛，瘫痪，胃痛，阴疽，跌打损伤；嫩枝、叶治关节伸屈不便（熏洗），荨麻疹，毒蛇咬伤，外伤出血，有毒[7][129]。【瑶药】样白：根治风湿骨痛，麻木瘫痪，跌打损伤，精神分裂症[14]。【壮药】妹合乎：根效用同瑶药[14]。

Alauda arvensis Hume 云雀（百灵科）。【藏药】焦给子哇[22,30]，焦嘎[24]：喉治喑哑声嘶[22,24]，活动性瘿瘤[30]；脑治喑哑[22,24,30]；肉滋体强身[24]，治久病体虚，浑身乏力[22,24]，肺痈，赤痢，胎毒，遗尿[30]；蛋治食物中毒[22,24,30]。

Alauda gulgula Franklin 小云雀（百灵科）。【藏药】ꢰꢳꢰ 焦嘎[25,30]，焦给子哇[22]：肉治久病体虚，浑身乏力[22,23,29]，肺痈，赤痢，胎毒，遗尿[30]；蛋治食物中毒[22,23,25,26,29,30,34]，脉管粥化病[23,29]；喉治喑哑声嘶，使发音清脆[22,23,29,30]，活动性瘿瘤[30]；脑治喑哑[22,23,25,26,29,30,34]。

Albizia julibrissin Durazz. 合欢（豆科）《药典》。【朝药】자귀나무（zǎ gūi nǎ mù，扎归那木）：皮安五脏，和心志，令人欢乐无忧，久服轻身，明目[86]。【傣药】根治风湿性关节炎，跌打损伤，腰肌劳损，创伤出血，疮疡癣疥[9,74]。【苗药】Ndut bid mleax（都比灭，贵州松桃），yangx zid nblenx（羊痴炳，贵州毕节）：皮治心神不安，忧郁，不眠，内外痈疡，跌打损伤[91]；根、花及皮治夜梦，失眠[95]；树皮治心烦失眠，肺脓疡，痈肿[98]。【纳西药】树皮治心烦失眠，咳有微热，烦满，胸心甲错，肺痈久不敛口，跌打伤损筋骨，夜盲，蜘蛛咬伤[164]。【畲药】芙蓉树，夜合树，夜合花：树皮治心神不安，失眠，肺脓疡，咯脓痰，筋骨损伤，痈疔肿痛[10,147]。【水药】梅抗：树皮治骨折[158]。【土家药】da ye guan men（大夜关门）：花、叶治月经不调，肾虚，人心不安，妇女不育症[10,126]；皮治心烦失眠，肺脓疡，痈肿，筋骨折伤[123]。【维药】سه رمس（Seres，赛热斯）：树皮治热性炎肿，牙龈红肿，化脓性疮疡，瘫痪，面瘫，湿疹，皮肤瘙痒，关节疼痛[75]。【瑶药】夜合木，夜关门：树皮、花治心神不安，忧郁失眠，筋骨损伤，痈疔肿毒，蜘蛛咬伤，小儿撮口[133]。

【彝药】则西尾六：花治眼目昏花，视物不清〈14〉。

Albizia kalkora (Roxb.) Prain 山槐（豆科）。
【傈僳药】者保子：树皮治心神不安，失眠，肺脓疡，咯脓痰，筋骨损伤，痈疖肿痛〈166〉。【彝药】敲塞米鹿，阿可唯：花及树皮治老年视物昏花，劳伤，心神不安，痈肿，蛇咬伤〈104〉；花治眼目昏花，视物不清〈14,111〉，骨折和关节脱位，感冒，咳嗽，咽喉肿痛，肺炎，支气管炎，肺结核，哮喘，胃炎，肝炎，牙痛，跌打损伤，外伤出血〈9〉；树皮治心神不安，失眠，痈肿，蛇咬伤〈101〉。

Albizia lebbeck(L.) Benth. 阔荚合欢（豆科）。
【哈尼药】麻沙玻：根皮治心悸失眠，蛲虫病〈13,145〉。

Albizia mollis (Wall.) Boiv. 毛叶合欢（豆科）。【水药】梅抗：花、皮配糯米藤等治骨折〈10〉。
【彝药】敲寨李六：花治夜盲，眼目昏花〈13,14〉。

Alcea rosea L. [*Althaea rosea* (L.) Cav.] 蜀葵（锦葵科）《部藏标》。【白药】白该毕喝，该逼厚：花治月经不调，白带过多〈14〉；根治尿路感染，宫颈炎〈5,14〉，白带过多〈5〉；种子治水肿，肾炎〈5〉；叶治痈肿疮疡〈5〉。【布依药】勒淮：种子治胆结石〈159〉。【朝药】접시꽃（zēp xī gǎoq），喷丕西高气）：根及茎治客热，叶烧为末治傅金疮热毒，下痢及大人丹痢，捣汁服，亦可恐腹痛，则暖饮之〈86〉。【侗药】Nugs laemp yav：根、茎、花、叶治耿来(腰痛水肿)，涸冷（水肿病）〈137〉。【哈萨克药】قۇلانعۇىرىسق：根、叶、花、种子治大便秘结，尿路结石，小便不通〈142〉。【傈僳药】维巴质：根治肠炎，尿路感染，白带过多；花治大小便不利，梅核气〈166〉。【蒙药】ᠠᠷ ᠵᠠᠮᠪᠠ（Er zhamba，额日－占巴）〈41,51〉，哈鲁－其其格〈47,56〉，占巴〈209〉：花治尿闭，肾热，滑精〈5,41,51〉，膀胱热，水肿，月经过多〈41,51〉，膀胱炎，红白带下〈5〉，月经淋漓，遗精，尿频，全身水肿，膀胱脉伤〈56〉，大小便不畅〈236〉；果实治水肿，肾热，膀胱热，尿涩，尿闭，消渴，脓疮〈209〉；种子治泌尿系结石，尿闭，淋病，泻泄，消渴，疮疡〈47〉。【纳西药】固自赞巴：根治崩漏，胎动不安；花治白带，月经不调，角膜云翳；种子治老人便秘〈5,14〉。【土家药】棋盘花，端阳花〈124〉，一丈红〈10,126〉：花治二便不利，痢疾，崩漏，白带，痈肿疮毒，烫火伤〈124〉，月经不调，经闭，月家痨〈10,126〉。【佤药】歹毕：根治崩漏，胎动不安〈14〉，疮疖〈5〉；花治白带，月经不调，

角膜云翳；种子治老人便秘〈14〉。【维药】گاق لەيلى（Aq ley li，阿克来里），گاق لەيلى گۈلى（Aq leyli Guli，阿克来里古丽），گاق لەي لى يەلىتزى（Aq ley li Yelitizi，阿克来里依力提孜）：全草、花治脑部烧热，头脑不清，头热疼痛，热性坐骨神经痛，关节痛，肠道溃疡，膀胱结石；根、根皮治孜来感冒，干咳胸痛，颈淋巴结核，腮腺炎肿，关节疼痛，小便烧痛，腹泻痢疾，肠绞痛〈75〉；花、果、根治失眠健忘，痰咳不出，小儿麻疹〈79〉；果实治干热或胆液质疾病，头痛脑热，干热引起的咳嗽，肠道溃疡，膀胱及肾结石〈76〉；花治脑部烧热，头脑不清，头热疼痛，热性坐骨神经痛，关节痛，肠道溃疡，膀胱结石〈77〉。【藏药】བཙོག་ཤིག（多丹）〈21〉，江巴〈2,35〉，哈洛美多〈23〉：花治遗精〈5,21,24,34,35〉，月经过多，鼻衄不止〈24,29,39〉，子宫炎，白带过多〈5,24,34〉，肾病，淋浊〈34〉；种子治小便不利，腹泻，肾炎，水肿〈24〉；根治肾衰，食欲不振〈24,34〉；果实治干脓血〈27〉，小便不通，口渴〈2,21,29,35,39〉，腹泻〈27,29〉，淋病，水肿，肾热，膀胱热〈2,21〉，尿闭〈21,35〉；花、种子及根治肾衰，遗精，热性尿闭〈23〉。

Alcedo atthis(Linnaeus) 普通翠鸟（翠鸟科）。
【哈尼药】Naqcaqbacaq aljil（拿查巴查阿鸡），鱼狗，鱼翠：全体治咳喘，蛋治癫痫〈143〉。

Alcedo atthis bengalensis Gmelin 翠鸟（翠鸟科）。【朝药】물촉새（mūl càok sài，母儿草克赛）：全体或肉治鲠及鱼骨入肉不可出，痛甚者〈86〉。

Alchornea davidii Franch. 山麻杆（大戟科）。
【土家药】红荷叶：茎皮、叶治风湿性关节炎，狂犬咬伤，蛇伤，驱蛔虫〈123〉。

Alchornea trewioides (Benth.) Müll. Arg. 红背山麻杆（大戟科）。【侗药】美包：根、茎、叶、全株治痢疾，腹泻，肝炎，白带过多〈15〉。【黎药】赛屯饶：枝叶治风疹〈154〉。【瑶药】狗尾粟，星猫丁〈15〉，红背叶〈130〉：全株治皮肤搔痒〈15〉；根及叶治肠炎腹泻，痢疾，黄疸肝炎，尿路感染，结石，肾炎，血尿，血崩，湿疹，痈疮肿毒〈130〉。【壮药】美达谢那坡，美烷：茎、叶治急性肾炎，外伤出血，叶治褥疮，疮疡久不收口〈15〉，荨麻疹，湿疹，痈疮肿毒〈23〉。

Alcohol 酒。【朝药】술（súr，酥儿）：行药势，杀百邪，恶毒气〈86〉。【傣药】老：治风湿关节痛，跌打损伤〈66〉。

Aletris pauciflora (Klotzsch) Hand. – Mazz. var. khasiana(Hook. f)F. T. Wang et Tang 穗花粉条儿菜(百合科)。【拉祜药】露水草：根治风湿关节炎[10]。【藏药】肺筋草：全草治跌打损伤，筋骨劳伤，肾虚腰膝酸软，刀伤出血，水肿，头晕耳鸣，小儿营养不良，月经不调，胃痛，小儿腹泻[36]。

Aletris spicata (Thunb.) Franch. 粉条儿菜(百合科)。【侗药】娘满近[135]，骂满岑[137]：全草治咳嗽吐血，百日咳，气喘[135]，烈昆菲(走羊胎)[137]。【哈尼药】Beilcao guqqil(卑操谷期)，山韭菜，鸡心草：全草治产后出血，水肿，蛔虫症，高热，小儿腹泻[143]。【苗药】Gab mangl vud(打茂窝，贵州黔东南)[91]，莴达茂[96]，嘎鸡都[94]：全草治语言错乱[96]，久年咳嗽，驱蛔虫，跌打损伤[95]，烈昆菲(走羊胎)[137]；全草或根治咳嗽，百日咳[91,94,95]，吐血[94,95]，蛔虫病，肺痈，乳痈[91,95]，咯血，喘息，腮腺炎，闭经，缺乳，风火牙痛[91]，小儿疳积[91,15]，气喘，肠风便血，乳少[95]，肺结核咳嗽，哮喘，骨髓炎[15]。【土家药】dou^{4}bi^{31}a^{1}pai^1(斗笔拉拍)，一窝蛆，金线吊白米：全草治疳积，蛔虫病[10,123,126,128]，风火牙痛[125,128]，咳嗽咯血，百日咳，气喘，肺痈，小儿乳腺炎[123]，小儿走胎，咯痨止血[125]，蟯虫病，热咯症[128]，水泻，食滞，蛔虫病，鹅口疮，慢性咳嗽[10,126]，带状疱疹，乳腺炎[945]；根治疳积，外用治蚊子咬伤[945]。【瑶药】宝绞勉，金线吊白米：根或全草治咳嗽吐血，百日咳，气喘，小儿疳积，乳少，牙痛[133]。

Aletris stenoloba Franch. 狭瓣粉条儿菜(百合科)。【土家药】肺经草，蛆儿草，一窝蛆：根治疳积，外用治蚊子咬伤；全草治带状疱疹，小儿蛔虫，乳腺炎，牙痛[945]。

Aleuritopteris argentea (S. G. Gmel.) Fée 银粉背蕨(中国蕨科)《部蒙标》。【朝药】등은분고사리[9,90]，通庚嘈[5]，通经草[83]：全草治月经不调，经闭腹痛，肺结核咳嗽，吐血[5,83]，肝炎[9,90]。【侗药】靠堆：全草治痢疾，肠炎[135,138]。【蒙药】ᠮᠣᠩᠭᠣᠯ (Jis ebes, 吉斯 – 额布斯)[3]，哲斯，额加泊斯[5]：全草治骨折，肺痨咳嗽，目赤，视力减退，胸伤，吐血[3,5][234]，疮伤，脉筋损伤，脓症，月经不调，闭经，腹痛[5]。【纳西药】全草治月经不调，经闭腹痛，赤白带下，肺

痨咳嗽吐血，百日咳，小儿腹泻，尿路感染，风湿性关节炎，暴发火眼[164]。【畲药】全草治月经不调，闭经，肺结核咳嗽，咯血[10,147]。【土家药】银耳还阳，卷白还阳，通经草：全草治月经不调，经闭腹痛，赤白带下，咳嗽，咯血[29][124,127]，月经不涸，崩红[10,126]，小儿惊风，烧烫伤，淋带，房事过多，外伤出血[29]。【藏药】增毛热惹[24]，知加哈保[29]，知合加哈窝[23]：全草治腹泻[24,29]，感冒，发烧[13]，月经不调[24,36]，热性病，目赤红肿，经络损伤，经络疼痛，痛经[24]，食物中毒[13,23]，肾病，热痢，疮疡[23]，咳嗽，赤带白下，小儿惊风[36]，食物及药物中毒，感冒发烧[40]。

Aleuritopteris farinosa(Forsk.) Fée 参见 Cheilanthes farinosa。

Aleuritopteris pseudofarinosa Ching et S. K. Wu 假粉背蕨(中国蕨科)。【哈尼药】粉背蕨：全草治气管炎[875]。

Aleuritopteris rufa (D. Don) Ching 棕毛粉背蕨(中国蕨科)。【哈尼药】墨章章哈：全草治脱肛，脱宫，小儿疳积，咽喉肿痛[145]。

Alhagi camelorum Fisch. [A. sparsifolia Shap. ; A. pseudoalhagi Desv.] 骆驼刺(豆科)。【蒙药】其格莱音巴力：分泌物治肠炎痢疾，腹痛泄泻，身体虚弱，头晕目眩[6]。【维药】يانتاق شپكرى(Yantaq shekiri，洋塔克西克日)[75,77]，Yavasaka[590]：全株治感冒发烧，胃肠湿热，肠炎，胃痛，腹痛，痔疮，月经不调，痛经[590,38]；分泌液凝结而成的糖粒治血痢，泄泻，腹痛[78][590]，肠炎痢疾，体虚头晕[78]，头痛，骨蒸烦渴[590]，内热便秘，咳嗽顽痰，精液稀少，阳痿不举，身瘦体弱[75,77]，消化不良[78]；花治感冒发烧，叶治寒性关节肿痛，种子治热痢和牙痛[38]；刺糖、花及种子治痢疾，腹泻，腹胀痛[51]。【裕固药】骆驼刺籽：种子治龋齿牙痛[10]。

Alisma canaliculatum A. Braun et C. D. Bouché 窄叶泽泻(泽泻科)。【土家药】大箭：全草治皮肤疮疹，小便不通，水肿，蛇咬伤，跌打损伤[123]。

Alisma orientale (Sam.) Juzep. 泽泻(泽泻科)《药典》。【德昂药】刀萨若：块茎治肾炎水肿，肾盂肾炎[18]。【哈萨克药】جۇزەك جاپىراق ：块茎治肾盂肾炎，肾炎水肿，肠炎腹泻，小便不利[140]。

【苗药】Vob genf lix（窝革里，贵州黔东南）[91,92]，如意菜[94,96,98]：块茎治小便不利，热淋涩痛，水肿胀满[91,92,94-96,98]，尿路感染，热咳痰多，急性肠炎，腹泻，腹痛痰饮[92,94-96,98]，泄泻，痰饮眩晕，遗精[91]，水泻[92]。【壮药】gocwzse（棵泽泻）：块茎治肉扭（淋证），笨浮（水肿），白冻（泄泻），肉卡（癃闭），隆白呆（带下），兰嗓（眩晕），高脂血症[180]。

Alisma plantago – aquatica L. 欧泽泻（泽泻科）。【布依药】槐谱：块茎治跌打损伤中伤口未破患者[159]。【傈僳药】莫质汉：块茎治肾炎水肿，肾盂肾炎，肠炎泄泻，小便不利[166]。【蒙药】纳莫克 – 毕德巴拉：块茎治小便不利，尿路感染，水肿，痰饮，眩晕[47]，淋浊，泄泻，白带，脚气[51]。【苗药】Vob gif lix（窝革里）：块茎治腹泻，腹痛[95]。【佤药】得爬难：块茎治湿热小便不利，水肿胀满，泻痢，痰饮眩晕，热淋涩痛，高脂血症[13]。

Allantodia viridissima（H. Christ）Ching 深绿短凹盖蕨（蹄盖蕨科）。【傈僳药】打俄很西：根茎治黄疸型肝炎，流行性感冒[166]。

Alligator sinensis Fauvel 扬子鳄（鼍科）。【藏药】曲升得日毛：爪清骨热[22]。【彝药】鳄鱼：肉或胆治晕船[107]。

Allium altaicum Pall. 阿尔泰葱（百合科）。【哈萨克药】阿尔泰葱：鳞茎或全草治风寒感冒，头痛发热，腹部冷痛，消化不良，失眠，跌打损伤，风疹瘙痒，漆疮[141]。

Allium ascalonicum L. 火葱（百合科）。【朝药】쪽파（zāok pà，早克帕）：鳞茎用于杀虫[86]。【傣药】喝欢娘（西傣）：鳞茎治湿疹[14,69]。【回药】温速里，胡葱：鳞茎治杀虫，久食发病[170,177]。

Allium atrosanguineum Schrenk 蓝苞葱（百合科）。【藏药】夏郭：全草治妇女病，虫病[24]；花、果、叶、根、全草治寒病，龙培综合症[27]。

Allium beesianum W. W. Sm. 蓝花韭（百合科）。【藏药】细努果：全草用于杀虫，消食，开胃[40]。

Allium carolinianum Redouté. 镰叶韭（百合科）。【藏药】ར་སྒོག（加估）[25]，札郭[22,26]：全草治寒性胃痛，消化不良，胃肠寄生虫病[22,26]，胃病，培根寒热病[25,32]；根、叶、花、果、全草治

培龙综合症，脚气病，凶曜病[27]。

Allium cepa L. 洋葱（百合科）。【维药】باش پیاز（Bash piyaz，巴西皮牙孜），پیاز ئوروغی（Piyaz uruqi，皮牙孜欧如合）[75]，皮牙孜[80]：鳞茎、种子治寒性阳痿，肿块，痔疮肿胀，心病昏迷，湿盛纳差，流行性腹泻，小便不利，经水不畅，湿性筋肌虚弱，脱发斑秃，白癜风，湿疹[75]；鳞茎用于利尿，通经，除尿路结石，通便，脾炎，肝炎，消化不良，痰质引起的昏迷，单食除臭，解毒，治白内障，疥疮，增视力，耳鸣，耳聋，耳疮，止血润肤，预防呼吸道传染病，白癜风，疣，黑痣，脓疮，肛门瘙痒，炎肿，抽筋，肛裂，痔疮，痢疾性腹痛[80]；种子能壮阳，增食欲，开窍[80]。【藏药】宗：全草治胃寒，黄水病[22,24,34]，培根与龙合并症，消化不良，脚气病[22]。

Allium chinense G. Don［A. bakeri Regel］ 薤头（百合科）。【傣药】喝顶（西傣）：籽、鳞茎豁定咽[14]。【瑶药】薤白：根治蜈蚣咬伤[15]。【台少药】Raorii（Paiwan，族傀偏）：叶揉碎后敷于患部治外伤[169]。

Allium changduense J. M. Xu. 昌都韭（百合科）。【藏药】架果：种子治阳痿梦遗，小便频数，遗尿，腰膝酸软冷痛，泻痢，带下，淋浊；根治胸痹，食积腹胀，赤白带下，吐血，衄血，癣疮，跌打损伤；全草治胸痹，噎膈，反胃，吐血，衄血，尿血，痢疾，消渴，痔漏，脱肛，跌打损伤，虫蝎蛰伤[40]。

Allium chrysanthum Regel. 野葱（百合科）。【藏药】ཟངས་སྒོག（宗果）[25]，日郭[22]：全草治赤巴病，胃寒，食欲不振，消化不良，寒性腹泻，心悸失眠，感冒[22]，脚气病，黄水病，失眠，消化不良[25]。

Allium condensatum Turcz. 黄花韭（百合科）。【藏药】宗果：全草治失眠，消化不良，脚气病，黄水病[32]。

Allium cyaneum Regel. 天蓝韭（百合科）。【藏药】齐乌郭：全草治胃寒积食不化，寒性泄泻，心悸失眠，胸闷气短，胃肠寄生虫病[22,26]。

Allium cyathophorum Bur. et Franch. 杯花韭（百合科）。【藏药】札郭[22]，架果[40]：全草治寒性胃痛，消化不良，胃肠寄生虫病[22]，胸痹，噎膈，反胃，吐血，衄血，尿血，痢疾，消渴，痔

A

漏，脱肛，跌打损伤，虫蝎蛰伤[40]；种子治阳痿梦遗，小便频数，遗尿，腰膝酸软冷痛，泻痢，带下，淋浊；根治胸痹，食积腹胀，赤白带下，吐血，衄血，癣疮，跌打损伤[40]。

Allium fasciculatum Rendle 粗根韭（百合科）。【藏药】ཚེ་སྒོག（隆估给子）[25]，日郭[22]，夏果[40]：全草治赤巴病，胃寒，食欲不振，消化不良，寒性腹泻，心悸失眠，感冒[22]，胃病及培根寒热病[25]，妇女病，虫病[40]；花、叶、根、果、全草治寒病，龙培综合征[27]。

Allium fistulosum L. 葱（百合科）。【布依药】工母：全草同未烤的酒糟混匀热敷患处，治小儿阴茎红肿[159]。【傣药】喝帕格波累（西傣）[14]，帕波（西傣）[13,66]，怕磨（德傣）[62-64]：鳞茎治久病不愈，鼻出血[13,66]；叶用于祛风发汗，解毒消肿[65]；全草治风寒感冒咳嗽，婴儿鼻阻不能吸乳，乳房胀痛，乳汁不通，小便热涩疼痛，跌打损伤，鼻出血，皮肤瘙痒，斑疹，疥癣，湿疹[62-64]。【侗药】葱子：种子治肾虚，阳痿，头晕目眩[136]。【东乡药】葱茎：鳞茎及须根治感冒[10]。【鄂温克药】葱：叶鞘治"茂尼遥常哈"症[235]。【仡佬药】pai⁵⁵ wuŋ⁵³（摆翁），tsə⁵⁵ wu⁵⁵（则午），sei⁵⁵ taŋ³³（色当）：全草研细如泥，捏成指头大，左边痛塞右鼻孔，右边痛塞左鼻孔，治乳腺炎[162]。【哈尼药】Seilbaoq（色包），事草，火葱：全草治伤寒头痛，鼻塞，阴寒腹痛，乳腺炎，虫积内阴，绕虫病[143]。【基诺药】姑拖：鳞茎或全草治感冒，鼻塞，牙痛[10,163]。【毛南药】soŋ³ xien³ nien²（松千年）：全草治伤风感冒，风湿头痛，四肢不适，调肝理气[156]。【蒙药】松根讷－乌热[47]，松根[51]：种子治肾虚，阳痿，目眩[47]；鳞茎治不思饮食，感冒，气短，失眠，"希日沃素"病，"赫依"盛症，"青腿"病，麻风病[51]。【羌药】rrudcha（如都措），如查[10,167]，如都查[167]：鳞茎或全草治小儿痢疾，小便不利[10,167]，葱和鸡蛋调匀蒸治风寒感冒，头痛，心腹冷痛，鳞茎或全草外用治小儿小便癃闭[167]。【土家药】火葱头，四季葱[123]，克尺[10,126]：鳞茎治感冒头痛，鼻塞，阴寒腹痛，痈肿，痢疾，小便不利[123]；鳞茎或全株治伤风感冒，发热身痛，皮肤痒疹[10,126]。【佤药】德铆[14]，大葱，四季葱[168]：全株治感冒风寒，头痛，跌打损伤，骨折[168]。【彝药】葱白：

鳞茎治肝胆湿热，全身黄染，风寒头重，气寒腹痛，疮疡肿毒，骨折瘀血，鼻血不止，梅毒淋病[109]。【藏药】宗郭合[23]，种[40]：鳞茎治黄水病[23,40]，不消化症，妇女病，培根与龙合并症[23]，胃寒疼痛[40]；全草治"培、龙"胃寒疼痛，"黄水"病[34,40]。

Allium forrestii Diels 梭沙韭（百合科）。【藏药】日郭[34]，茹果[40]：全草治赤巴病[26,34,36,40]，胃寒，食欲不振[26,34,36]，寒性腹泻[22,40]，消化不良，心悸失眠，感冒[22]，感冒风寒[13,26,36]，跌打损伤，瘀血肿痛[36]；根、叶、花、果、全草治"龙培"综合征，脚气病，凶曜病[27]。

Allium globosum M. Bieb. ex Redoute 长喙韭（百合科）。【哈萨克药】鳞茎或全草治风寒感冒，头痛发热，腹部冷痛，消化不良，失眠，跌打损伤，风疹瘙痒，漆疮[141]。

Allium hookeri Thwaites 宽叶韭（百合科）。【羌药】Shibuyuxu（什布玉须），西加：全草治寒凝气滞，心腹疼痛[10,167]，胃寒腹胀，食欲无味[167]。【彝药】罗窝莫，山韭菜，野韭菜：全草治蛔痛，腹痛，百日咳，感冒，跌打损伤，刀枪伤，痔疮，尿塞[106]。【藏药】日郭：全草治赤巴病，胃寒，食欲不振，消化不良，寒性腹泻，心悸失眠，感冒[22]。

Allium macranthum Baker 大花韭（百合科）。【藏药】日郭[22]，扎果[40]：全草治赤巴病，胃寒，食欲不振，消化不良，寒性腹泻，心悸失眠，感冒[22]，祛寒，杀虫[40]。

Allium macrostemon Bge. 小根蒜（百合科）《药典》。【朝药】小根蒜：籽助消化，温中和胃，除邪痹毒，治霍乱[83]。【回药】乌速胡而的荣：鳞茎治胸痹心痛，胸脘痞闷，咳喘痰多，脘腹疼痛[170]。【蒙药】陶格道苏，鳞茎治虫积，胃寒，宿食[51]。【纳西药】小根蒜：鳞茎治慢性支气管炎，胸痹，不得卧，心痛彻背者，赤痢，妊娠胎动，腹内冷痛，胸闷刺痛，泻痢后重，胁肋刺痛，脘痞不舒，慢性胃炎，痢疾，干呕，疥疮[164]。【怒药】无汝，薤白：块茎治胸痹心痛彻背，胸脘痞闷，咳喘痰多，腹脘疼痛，泻痢后重，白带，疮疖，痈肿[165]。【水药】梭打：球茎治胸痹[158]。【土家药】野蒜，野韭菜：鳞茎治胸痹疼痛，痰饮咳嗽，泄痢后重，干呕，疮疖[124]，寒凝腰痛，久痢^{《125》}。【瑶药】四季葱，马尾葱，野藠头：鳞茎、叶治胸痹心痛，脘痞不适，干呕，泻痢后重，疥疮，疮疖^{《133》}。【藏药】龙郭：鳞茎治积食腹胀，风寒湿痹，痈疖疔毒，皮肤炭疽^{《23》}。

Allium mairei H. Lév. 滇韭（百合科）。【哈尼药】尼哈姑雌：叶、籽治风疹瘙痒，肾虚阳痿^{《145》}；种子治肾虚阳痿；叶治风疹瘙痒^{《13》}。

Allium neriniflorum (Herb) Barker 长梗合被韭（百合科）。【蒙药】长梗葱：鳞茎治胸胁刺痛，心绞痛，咳喘痰多，痢疾，解河豚鱼中毒^{《51》}。

Allium ovalifolium Hand. – Mazz. 卵叶山葱（百合科）。【土家药】天蒜，岩葱，天葱：鳞茎治胃气痛，疝气，跌打损伤，劳伤，食欲不振，痢疾腹泻，痈疽疮毒^[945]。

Allium polyrhizum Turcz. ex Regel 碱韭（百合科）。【藏药】龙郭给孜：种子治积食腹胀，消化不良，风寒湿痹，痈疮疔毒，皮肤炭疽^{《23》}。

Allium prattii C. H. Wright ex Forb. et Hemsl. 太白山葱（百合科）。【维药】亚瓦皮亚孜：鳞茎治神经痛，关节痛，坐骨神经痛，小便不利，月经不调，脾脏肿大，子宫颈炎，斑秃，各种疮疡^{《77》}。【藏药】ꍯ·ꍯꍯ（日喝估）^{《25》}，谷巴柔巴^{《29,39》}，日郭^{《24》}：全草治失眠^{《24,29,34,39,40》}，感冒，消化不良，寒性腹泻^{《24,34,36,40》}，"赤巴"病，胃病，食欲不振^{《24,25》}，风寒感冒，发热头痛，脘腹冷痛，骨折^{《36》}，培理寒热病^{《25》}，"木布"病^{《40》}；全草外用蜂蜜捣敷接骨^{《39》}；花、叶、根、果、全草治寒病，龙培综合征^{《27》}。

Allium przewalskianum Regel 青甘韭（百合科）。【藏药】札郭^{《22》}，ꍯ·ꍯꍯ（曾那）^{《25》}，ꍯꍯ·ꍯ·ꍯꍯꍯ·ꍯꍯ（果巴籽木纳）^{《21》}：全草治头虫症，妇科病^{《21》}，寒性胃痛，消化不良，胃肠寄生虫病^{《22,24》}，胃病，培根寒热病^{《25,32》}，龙病^{《21》}；花、叶、根、果、全草治寒病，龙培综合征^{《27》}。

Allium ramosum L. 野韭（百合科）。【哈萨克药】全草治肾虚阳痿，里寒腹痛，噎膈反胃，胸痹疼痛，气喘，衄血，吐血，尿血，痢疾，痔疮，乳痈，痈疮肿毒，疥疮，漆疮，跌打损伤^{《141》}。【藏药】札郭^{《22》}，ꍯ·ꍯꍯ（日估）^{《25》}，查估^{《32》}：全草治寒性胃痛，消化不良，胃肠寄生虫病^{《22》}，胃病，培根寒热病^{《25,32》}。

Allium rude J. M. Xu. 野黄韭（百合科）。【藏药】夏果^{《40》}：效用同蓝苞葱 A. atrosanguineum^{《24》}；全草治妇女病，虫病^{《40》}。

Allium sativum L. [*A. scorodoprasum L. var. viviparum* Regel] 大蒜（百合科）《药典》。【布依药】最：鳞茎治流行性感冒^{《159》}。【傣药】喝荒^{《9,14,65,71》}，帕颠（西傣）^{《14》}：全草消瘀积，解毒草，杀虫^{《65》}，治头晕头痛^{《9,65,71》}，头痛^{《13,14》}，痢疾^{《14,63》}，腹胀腹痛，腹泻稀水样便，胃脘部疼痛，牙痛^{《63》}。【德昂药】普弱：鳞茎治肺结核，菌痢，肠炎，钩虫病，预防流感^{《18》}。【侗药】大蒜头：鳞茎治感冒，肠炎，饮食积滞^{《136》}。【东乡药】大蒜：鳞茎治饮食积滞，脘腹冷痛，水肿胀满，泄泻，百日咳，痈疽肿毒^{《10》}。【鄂温克药】蒜：鳞茎治"茂尼遥常哈"症^[235]。【仡佬药】k'ao⁵⁵（改），su³³ku⁵⁵（书古），ke³¹sei³⁵taŋ³³（格色档）：鳞茎适量研细，每次一匙，以阴阳水吞服，治呕血^{《162》}；加食盐少许捣烂，于发病前半小时包于内关处，烧止则去大蒜，治小儿定时发烧^[37]。【哈尼药】Xaqseil（哈色），胡蒜，独蒜：鳞茎治心腹冷痛，水肿，疟疾，鼻衄，尿血，肿毒，皮炎^{《143》}。【基诺药】姑扑勒：鳞茎治毒蛇咬伤，感冒，肺结核，咳嗽，小儿消化不良^{《10,163》}。【景颇药】Lason：效用同德昂药^{《18》}。【毛南药】zuo⁵³（若）^{《155》}，koŋ¹do²（拱多）^{《156》}：鳞茎预防流行性感冒，流行性脑脊髓膜炎^{《156》}，治百日咳^{《155,156》}，肺结核，食欲不振，消化不良，细菌性痢疾，阿米巴痢疾，肠炎，蛲虫病；外用治阴道滴虫，急性阑尾炎^{《156》}。【蒙药】ꍯꍯꍯꍯꍯꍯ（Sarimseg，赛日木斯格），赛日木萨嘎^{《51》}：鳞茎（独头蒜）治"赫依"热，"山川间热"，主脉"赫依"病，"赫依"痞，支气管炎，喘息，蛲虫^{《45,46,51》}，蛇咬伤，狂犬病^{《45,46,51》}，滴虫，配制毒素^{《45,46》}，外感风寒，白癜风，菌痢，肠炎，阿米巴痢疾，肺结核，百日咳，食欲不振，消化不良，钩虫病，中毒症，慢性铅中毒^{《51》}，急性阑尾炎，痈肿疮疡^{《47》}，感冒^[236]；外用治阴道滴虫^{《47,51》}。【羌药】jixi（鸡西）：鳞茎治细菌性痢疾，阿米巴痢疾，痈肿疮肠^{《10》}。【畲药】大蒜：鳞茎治冻疮，铁钉刺伤^{《148》}。【水药】杠夺：鳞茎治外感风寒^{《158》}。【土家药】xi¹suo³（席妥），独蒜^{《123》}，蒜子^{《128》}：鳞茎治饮食积滞，泄泻痢疾，痈疽肿毒，白秃癣疮，阴痒，阴道滴虫，预防流脑，流感《123》，呕吐泻肚，头晕，头痛《125》，热泻症，阴蛇症，雷火症《128》。【佤药】德西禾《14》，辣蒜《168》：鳞茎治头晕，头痛，痢疾《14》，疟疾。【维药】سامساق(Samsaq，萨木萨克)：鳞茎抗菌，抗毒，消肿，清血，利尿养胃，助消化，燥湿[608]，治皮肤脓疮，疮伤不愈，腹胀腹痛，肠胃虚弱，痢疾腹泻，肺炎，哮喘，肺结核，百日咳，瘫痪，面瘫，关节痛，坐骨神经痛，腰痛，阳痿，虫病，毛发脱落《75》，杀灭阴道滴虫，抗菌《79》。【彝药】呷丝《105》，栽《101》：鳞茎治脑炎，咳喘，疮肿，肺病，预防流脑，流感，用于时疫，瘟毒，泻痢，疗肺，脑疾病，愈疮肿冻伤《105》，预防疟疾，牛羊瘟毒，腹泻，生疮，咳喘《101,105》。【藏药】སྒོག་སྐྱ(果夹)《21》，郭加《23》，各巴《40》：鳞茎治菌痢及阿米巴痢疾，肠炎，感冒，痈肿疮疡《20》，“龙”病，龙和培根合并症，胃寒腹痛，腹泻，白癜风，麻风病，秃发，瘟病时疫，痈疖肿毒《23》，“龙”病，肉斑，麻风，痈疖肿毒，痔疮，感冒，尿潴留《21》，一切风病，“培根”、“龙”合病，“黄水”病，瘤块，尿潴留，呃逆，痰喘，肺痨，胃寒，腹胀，泻痢，痔疮，痈疡，阴道滴虫《24,34,40》；蒜炭(密封煅)治风瘟昏迷《24,34,40》，龙病，黄水病，麻风病，肉斑病，痞瘤病，痔疮，小便不利，呼吸困难，肉食未化，中毒，急腹症，寒热腹泻，血性腹泻，小肠刺痛(痢疾)；根治“龙”病，培根与龙合并症，麻风病，呃逆，各种虫病，肠炎，感冒，黄水病，解毒，尿淋和肛痔《27》。【台少药】Soana(Paiwan，族太麻里)：鳞茎生食治腹痛《169》。

Allium senescens L. 山韭(百合科)。【回药】亦思吉里，亦西黑黎：鳞茎消食，行气，杀虫，治久食发病《170,177》。

Allium sikkimense Baker 高山韭(百合科)。【藏药】སྒོག་པ་འཇོམ་ནག(果巴籽木纳)《21》，龙郭给孜《23,24,27》，谷巴柔巴《39》：种子治积食腹胀，消化不良，风寒湿痹，痈疮疔毒，皮肤炭疽《23》；花、叶、根、果、全草治寒病，龙培综合症《27》；全草治胃寒，积食不化，寒性泄泻，心悸失眠，胸闷气短，胃肠寄生虫病《24》，头虫病，妇女病及“龙”病《21》，失眠；全草外用蜂蜜捣敷接骨《39》。

Allium strictum Schrader 辉韭(百合科)。【藏药】龙郭给孜：种子治积食腹胀，消化不良，风寒湿痹，痈疮疔毒，皮肤炭疽《23》。

Allium tanguticum Regel 唐古薤(百合科)。【藏药】夏郭：全草治妇女病，虫病《24》；效用同蓝苞葱 A. atrosanguineum《24》。

Allium thunbergii G. Don 球序薤(百合科)。【台少药】Kutuai(Paiwan 族恒春上)，Ku－tuai(Paiwan，族太麻里)：与金钱蒲及台湾石松共同捣碎后混合蜂蜜服用治腹痛《169》。

Allium tuberosum Rottl. ex Spreng. 韭菜(百合科)《药典》。【阿昌药】昂呢昂麦：种子治阳痿遗精；全草治小儿疝气，蛇咬伤《18》。【布依药】岜举：鳞茎及根水煎，趁热洗患处，睡时将药渣敷肛门，治脱肛《159》。【朝药】부추(bu chu，不粗)：根治盗汗；叶治风寒湿痹，关节活动障碍，有痰咳嗽，预防动脉硬化《82》。【傣药】啪扁(西傣)：鲜根治眼疾《13》。【德昂药】帕扁：效用同阿昌药《18》。【侗药】海《136》，Mal Gaeml(马翁)[205]：根治跌打肿痛《15》；种子治遗尿，小便频数，腰膝酸软，阳痿，遗精《136》；根及鳞茎捣烂，兑童便治吐血[205]。【仡佬药】puo^{55} loŋ^{53} tse^{55}(波浪则)，si^{53} pe^{53} ɕi^{55} i^{55}(丝比喜一)，波郎则：根及鳞茎泡酒服，治阳痿《162》。【哈尼药】晒基：根治气管炎《144》。【基诺药】姑旗：鳞茎捣敷治跌打损伤，瘀血肿痛；叶汁涂治睑上生疮《10,163》。【景颇药】Huzvaibvun：效用同阿昌药《18》。【毛南药】mba^{3} hon^{5}(麻根)：鳞茎治蚊虫咬伤，痔疮，虫牙痛，跌打损伤《156》。【蒙药】高告德因－乌热：种子治阳痿遗精，遗尿尿频，白带过多《47》，食积，不思饮食，失眠，“希日沃素”病，“青腿”病《51》。【苗药】Ghab jongx vob nix(嘎龚俄里)，韭菜根：根治里寒腹痛，食积腹胀，胸痹疼痛《91,94》，赤白带下，衄血，吐血，漆疮，疮癣，跌打损伤《91》；全草治呕吐《15》。【纳西药】韭菜子：种子治阳痿，遗精，小便频数，腰膝酸软，噎嗝反胃，跌打损伤，瘀血肿痛，或外伤出血，阴虚盗汗，虚劳尿精，小腹胀满，赤白带下《164》。【羌药】xijiwu(西吉武)，罗尔九：鳞茎及根外用治牛皮癣《167》。【畲药】韭菜：叶治牙痛，断奶《148》。【土家药】韭菜子：种子治阳痿遗精，腰膝酸痛，遗尿，尿频，泻痢，白浊带下；根治胸痹，食积腹胀，赤白带下，吐血，衄血，癣疮，跌打损伤《124》。【佤药】全株治跌打损伤，骨折伤筋，痢疾，吐血，尿血，脱肛《168》。【维药】كۇدە ئۇرۇغى(Kude uruqi,

欧如合)《75,77》，库代乌拉盖《79》：种子治寒性阳痿，肝脏阻滞，痔疮肿痛，陈旧血痢《75》，阳痿遗精，腰膝酸痛，遗尿，尿频，白浊带下《77》；成熟果实治肾虚阳痿，腰脚无力，脾胃虚寒《79》。【彝药】窃莫《106》，慈阿白《9,13,103》，醋达《102》：全草、根或种子治痢痢头，瘙痒，漆疮，胃痛，牙疼，遗精，遗尿，吐血，便血《106》；根治自汗盗汗，噎膈反胃《9》，眼疾《13,103》；根、子、叶治胸痹，食积腹胀，赤白带下，吐衄血，癣疮，跌打损伤《111》；叶治腹泻，红痢，脱肛，痔瘘，消渴《109》；根治眼疾，哮喘；种子治胃痛，阳痿，遗精，遗尿，尿频，白带过多；叶捣烂外敷治跌打损伤，刀枪伤；全草治跌打损伤，瘀血肿痛，外伤出血；叶鲜用揉擦漆疹治漆过敏《101,102》。【藏药】龙郭给孜：种子治积食腹胀，消化不良，风寒湿痹，痈疮疔毒，皮肤炭疽《23》。【壮药】Coenggep（从决）《180》，菜葱结《15》：全草治委约（阳痿），漏精（遗精），东郎（食滞），优平（汗症），乒白呆（月经过多），林得叮相（跌打损伤），邦印（痛症），渗裂（血症）《180》，遗精早泄《15》；菜葱结：叶治高血压，骨髓炎，烂疮，跌打肿痛《15》。

Allium victorialis L. 茖葱（百合科）。【蒙药】叶治跌打损伤，瘀血肿痛，衄血，咳嗽痰多，高血压《51》。

Allium wallichii Kunth 多星韭（百合科）。【哈尼药】野韭菜，Guqciv（古资衣），山韭菜：鲜品治金属物食入腹内，刀枪伤，异物入肉，皮癣；种子治阳痿《143》。【纳西药】全草治跌打损伤，刀枪伤，牛皮癣，漆疮《164》。

Allium xichuanense J. M. Xu 川西韭（百合科）。【藏药】夏果：全草治妇女病，虫病《40》。

Allium yuanum Wang et Tang 齿被韭（百合科）。【藏药】细努果：全草用于消食，杀虫，开胃《40》。

Allolobophora caliginosa (Ant. Duges) 背暗异唇蚓（正蚓科）。【朝药】地龙《83》，참지렁이（cām jī rēng yì），擦母几扔邑《83,84》：全体补益，止咳，消炎，抗癌《9,89》，治惊痫抽搐，痰喘，风湿痹痛，流行感冒，支气管喘息，高血压，黄疸，妇女出血，小儿惊风，淋巴结结核《83,84》，烫伤，中耳炎，蛇咬伤《9,83,84,89》，丹毒，呕吐。【傣药】leng（地龙）：全体治关节痛，喘息，鼻衄[31]。【东乡药】

地龙：活鲜个体治破伤风，癫痫《10》。【哈萨克药】جاۋۇنقوزت：全体治风湿引起的关节红肿热痛，屈伸不利，高热惊风，尿路感染，尿闭不通，咳嗽痰喘《142》。【满药】波屯：全体水煎服治腿抽筋症，炒鸡蛋降血压；活体捣汁治小便不通；研细末冲服治支气管喘息[39]。【土药】地龙：全体治慢性气管炎并有大便干燥者《10》。【土家药】蚰蟮：全体治惊痫抽搐，关节痹痛，肢体麻木，半身不遂，肺热咳喘，尿少水肿，高血压症，湿疹，丹毒，烧烫伤，骨折《124》。【藏药】卜玛尔：全体治热病惊狂，小儿惊风，咳喘，头痛目赤，咽喉肿痛，小便不利，风湿关节痛《24》，高热神昏，惊痫抽搐，关节痹痛，肢体麻木，半身不遂，肺热痰咳，尿少水肿及高血压《30》。

Allophylus cobbe (L.) Raeusch. var. velutinus Corner 滇南异木患（无患子科）。【壮药】根治肝硬化腹水《15》。

Allophylus longipes Radlk. 长柄异木患（无患子科）。【傣药】叫沙短：根治外热内冷，痢疾腹泻，尿道炎，产后虚弱，恶露不净，跌打损伤《9,14,71》；根或叶治咽喉红肿疼痛，咳嗽，月经不调，少腹坠胀疼痛，产后体质虚弱，乳汁不下，头昏头痛，失眠多梦，心烦口渴，口干舌燥，中暑《63,64》。

Allophylus viridis Radlk. 异木患（无患子科）。【傣药】根治外热内冷，痢疾腹泻《65》。

Alniphyllum fortunei(Hemsl.) Makino 赤杨叶（安息香科）。【彝药】依果白：枝叶治水肿《13》。

Alnus cremastogyne Burk. 桤木（桦木科）。【羌药】luoguaim（罗拐母），依吉福：嫩叶、树皮治鼻衄崩疯，风火目赤《167》。

Alnus japonica(Thunb.) Steud. 日本桤木（桦木科）。【朝药】오리나무（aō lǐ nǎ mù，奥哩那木）：果实及雄花序治泄泻，肺炎《9,90》。

Alnus nepalensis D. Don 尼泊尔桤木（桦木科）。【傣药】埋外《64》，埋歪《9,62,65,71》：树皮治细菌性痢疾，腹泻《9,14,74》，风湿骨痛，跌打骨折《9,74》，麻疹，刀伤出血，毒疮初起，感冒，头痛，风湿关节痛《9,13,65,71》；茎皮治腹泻，痢疾，骨折，跌打损伤《66》；叶、树皮和根茎治黄疸病，风湿关节疼痛，跌打损伤，鼻出血，外伤出血，骨折，腹痛腹泻，下痢红白《64》；树皮、根或树上寄生治黄水疮，腹痛腹泻，产后体弱多病，外伤出血，黄疸[62]。【德昂药】哥伦吕：树皮用于消炎，止泻[18]。【哈尼药】蛤哪[144]，Heiqnyuq albol（赫聂阿波），冬瓜树[143]：树皮治细菌性痢疾，腹泻，风湿骨痛，跌打骨折[144]，胃、十二指肠溃疡，消化不良，红白痢疾；叶治外伤出血[143]。【基诺药】割懋[10,163]，Humzhang[18]：树皮消炎，止泻[18]，治急性黄疸型肝炎[10,163]，感冒，头痛，风湿关节痛，麻疹，毒疮初起，刀伤出血[13]。【景颇药】Humzhang[172]，料赶[13]：树皮用于消炎，止泻[172]，治感冒，头痛，风湿关节痛，麻疹，毒疮初起，刀伤出血[13]。【拉祜药】罗斯：树内皮、叶治腹泻，痢疾，风湿疼痛，跌打骨折[14]。【傈僳药】急：树皮治麻疹，刀伤出血，毒疮初起，感冒，头痛，风湿关节痛[14]。【苗药】烂起瓜虐[14]，滥取瓜牛[13]：树内皮治痢疾，胃肠炎，腹痛，腰痛[14]，感冒，头痛，风湿关节痛，麻疹，毒疮初起，刀伤出血[13]。【纳西药】旱冬瓜：树皮治痢疾，腹泻，解草乌、附子中毒，水肿，外伤出血，跌打损伤，骨折肿痛，风湿骨痛，细菌性痢疾[164]。【佤药】旱冬瓜，冬瓜树：树皮治黄疸型肝炎，骨折，腹泻，痢疾[10,168]。【彝药】叶治疮疡痈疖，肌肉内异物[109]。

Alnus sibirica Fisch. ex Turcz. ［*A. hirsuta* Turcz. ex Rupr.］ 辽东桤木（桦木科）。【朝药】동북종목：皮治气管炎[9,90]。【鄂伦春药】朱地林，水冬瓜，辽东毛赤杨：果实、树皮治腹泻，外伤出血；外用治疮肿疼痛[161]。

Alnus trabeculosa Hand. – Mazz. 江南桤木（桦木科）。【瑶药】凉撩莲：茎叶、果穗治伤风感冒，痢疾，腹泻，湿疹，荨麻疹，无名肿毒[133]。

Alocasia cucullata（Lour.）G. Don 尖尾芋（天南星科）。【傣药】汪别：根茎治肺结核，支气管炎[64-66]，风寒湿痹，关节疼痛[63,64]，毒蛇咬伤，毒蜂螫伤，蜈蚣咬伤，蜂窝组织炎[63,64,67,68]，各种癣症[65-68]。【侗药】博聋，虎耳草：根茎治无名肿毒，恶疮，烧烫伤，毒蛇咬伤[15]。【仫佬药】卡牡：根茎治老年咳嗽痰多[15]。【瑶药】陡补喉，喝荄，芮高：根茎治瘰疬病，感冒头痛，无名肿毒，恶疮，烧烫伤，中耳炎[15]。【壮药】gobiekbya，卜芥[121]，防谷[15]：根茎治钩端螺旋体病，肺结核[15,121]，肠伤寒，支气管炎[121]，瘰疬病，感冒头痛，产后盗汗，蜂螫伤，甲状腺机能亢进，无名

肿毒，恶疮，烧烫伤[15]；外用治蜂窝组织炎，毒蛇咬伤，毒蜂螫伤[121]。【台少药】Buga – yao（Tayal族Gaogan，Sagayo – Tayal族Gaogan）：叶贴于患部治肿疡，外伤[169]。

Alocasia macrorrhiza（L.）Schott 热亚海芋（天南星科）。【傣药】坡郎（西傣），满喃（德傣）：根茎治风湿痹痛，肾虚腰腿疼痛，感冒发热，咳嗽咯痰，肺痨喘咳，疔疮痈疖，疥疮，蜈蚣，毒蛇咬伤[60]。【德昂药】英当：根茎治感冒，肺结核，肠伤寒[18]。【侗药】卜弄：根茎治感冒，钩端螺旋体病，痈疮，淋巴腺炎[138]。【基诺药】得秧：根茎治皮肤瘙痒，风湿性关节炎[10,163]。【景颇药】Wuigvang mu：根茎治感冒肺结核，肠伤寒[18]。【黎药】哈牙洪，广东狼毒，山芋：根茎捣烂敷患处，治恶疮，脓疮[153]。【畲药】海芋：叶治化脓性乳腺炎；根茎治竹木刺入肉；汁液可发生瘙痒，眼接触引致失明，误食根茎叶可引起舌喉发痒，肿胀等中毒症状[148]。【佤药】海芋，野芋，大叶野芋：茎杆治风湿疼痛，关节肿痛，神经性皮炎，恶疮肿毒，疥疮，蜈蚣咬伤[168]。【瑶药】怕[15]，hieh houc（叶喉），野芋[130]：根茎治感冒，钩端螺旋体病，痈疮[15]，感冒发热，痧症，肺结核，肠伤寒，风湿性关节炎，蛇虫咬伤，疮疖肿毒[130]。【壮药】Guanglangdu（棵法亮），广狼毒，老虎芋：根茎治贫痧（感冒），发得（发热），瘴毒，能蚌（黄疸），肺痨，呗叮（疔疮）[117]，感冒，钩端螺旋体病，痈疮，颈部淋巴结核[15]。【台少药】Buga – yao（Tayal，族南澳），Aigoai（Paiwan，族傀儡，太麻里），Kaigowai（Paiwan族Subon，恒春上，太麻里）：叶治肿疡；茎治皮肤病，外伤，火伤[169]。

Alocasia odora（Roxb.）C. Koch 海芋（天南星科）。【傣药】效用同热亚海芋 A. macrorrhizos[60]。【哈尼药】Byuqziiv ziivnav（白兹兹那），麻芋头，野芋头：根茎治无名肿毒，蛇虫咬伤，疮疖，乳腺炎，腮腺炎，风湿疼痛，跌打肿痛，烫伤，烧伤[143]。【瑶药】hai yu mi：根及茎治感冒，肺结核，肠伤寒，虫蛇咬伤，疮疡肿毒[237]。

Aloe barbadensis Miller 库拉索芦荟（百合科）《药典》。【朝药】베라알로에（biē lā ār lǎo yè，别垃啊儿老耶）：叶汁液浓缩干燥物治小儿虫积，口舌疮，疳疾[83]，瘟疫邪祟，积聚，食滞痞满，恶疮[81]。【维药】赛比热：叶汁浓缩干燥物治小儿疳

积，便秘，惊风；外用治湿癣《77》。

Aloe ferox Mill. 好望角芦荟（百合科）。【维药】沙布勒：叶汁浓缩干燥物治热结便秘，疳热虫积，小儿惊厥，腹胃湿热，心胸郁结，烦燥失眠，皮肤瘙痒，疮疖肿毒，跌打损伤《78》。

Aloe vera (L.) N. L. Burman [*A. vera* L. var. *chinensis* (Haw) Berger] 芦荟（百合科）。【傣药】雅郎，黑药草《9,13,65,71》：叶治水火烫伤《62-64》[213]，毒虫咬伤，冷风引起胃肠绞痛《62-64》；叶汁浓缩干燥物治小儿疳积，小儿惊痫，消化不良，便秘，龋齿痛，烫烧伤《9,74》；全草治胃痛，烧伤，烫伤《9,13,14,65,66,71》。【德昂药】旦芽兰《18》，牙脑《160》：叶汁浓缩干燥物治肝经实热，头晕头痛，便秘，疳积；叶治龋齿，烧烫伤，湿癣《18》；叶、花治小儿发烧《13》，肝经实热头晕，头痛，耳鸣，烦躁，便秘，小儿惊厥，发热，疳积《160》；叶治龋齿，疔痈肿毒，烧、烫伤，湿癣《160》；花治咳血，吐血，尿血《160》。【哈尼药】Yaqhaqfeil（会哈菲奴会），劳伟《143》，弥唧把搏《144》：全草解毒《875》；鲜叶、汁治烧伤烫伤，防晒，美容（脸上长有疔，疮，痘等），便秘，小儿惊风，痈疮疔肿，牙痛《143》；叶、花治肝经实热，便秘，烧烫伤，湿癣《144》。【哈萨克药】الوی：叶治高热引起的便秘，口舌生疮，口臭《142》。【景颇药】Myinye chi：效用同德昂药《18》。【纳西药】芦荟叶：叶汁浓缩干燥物治热结便秘，肝火头痛，目赤惊风，虫积腹痛，疥癣《164》。【维药】سه بری（Sebre，赛比热）：叶汁浓缩干燥物治肠胃虚弱，大便秘结，疮疡，关节疼痛，夜盲视弱，月经不调，小便不利，肠寄生虫《75》；效用同好望角芦荟 Aloe ferox《78》。【瑶药】榨龙：叶、全草治烧烫伤《15》。【彝药】叶汁治水火烫伤《109》。【壮药】棵油棕：叶、全草治烧烫伤《15》。

Alopecurus aequalis Sobol. 看麦娘（禾本科）。【蒙药】道旁谷：全草治水肿，水痘；外用治小儿腹泻，消化不良《51》。

Alpinia blepharocalyx K. Schum. 云南草蔻（姜科）。【傣药】哥嘎：根茎治腹胀，腹痛，头晕；叶外用治湿疹瘙痒《9》。【傈僳药】莫巴神：种子治寒湿胃痛《166》。

Alpinia chinensis (Retz.) Rosc. 华山姜（姜科）。【苗药】Nas hab vud（那哈坳）：华良姜：根茎治胃寒冷痛，噎膈吐逆，腹痛泄泻，消化不良，

风湿性关节冷痛，跌打损伤，风寒咳喘《91》。【瑶药】罗锅崩，见杆风：根茎治风寒咳喘，胃气痛，风湿关节痛，噎嗝吐逆，腹痛泄泻，跌打瘀肿，月经不调，无名肿毒《132,133》，心气痛，劳伤吐血，月经不调，营养性浮肿，产后浮肿《132》。

Alpinia conchigera Griff. 节鞭山姜（姜科）。【傣药】喝蛤囡（西傣）：根茎治胸腹胀满，消化不良，腹痛《14,62-66》。

Alpinia coriandriodora D. Fang 香姜（姜科）。【壮药】庆巴，琼巴《15》，香姜《1065》：全草治胃寒痛，伤口溃疡久不收口《15》；根茎治宿食不消，哮喘，小儿高烧惊风《1065》。

Alpinia galanga Willd. 大高良姜（姜科）《药典》。【阿昌药】大良姜：果实治胃寒疼痛，呕吐，消化不良，腹胀痛《18》。【傣药】哥哈：根茎治关节麻木，皮肤瘙痒，蛇、虫、蝎咬伤，发冷发热《9,13,14,71》；根茎、果实治关节麻木，皮肤瘙痒，蛇虫蜇伤，腹部冷痛《65》[9,213]，发冷发烧《65》，风寒湿痹证，肢体关节酸痛，屈伸不利，脘腹胀痛，消化不良，毒虫咬伤，皮肤瘙痒，斑疹，疥癣，湿疹《62-64》。【德昂药】种子治风湿痛《69》。【侗药】红豆，良美子：果实治上腹胀痛，食积胀腹，四肢关节冷痛《136》。【哈尼药】Aoqmeil melicil（奥麦麦其），山姜，红豆蔻：根茎治风寒感冒，胃腹冷痛，十二指肠溃疡，泄泻，痛经，骨折《143》。【基诺药】咡匹：根茎治腹胀消化不良，反胃呕吐《163》；果实和根茎治腹胀消化不良，反胃呕吐《10》。【景颇药】Hkuing hka：效用同阿昌药《18》。【蒙药】乌兰嘎云－乌日：果实治胃寒疼痛，呕吐，泄泻，消化不良，腹部胀痛《47》。【维药】克孜力卡刻勒：果实治胃腹疼痛，呕吐，食欲不振《79》。【藏药】苏麦《23》，嘎玛尔《24》：果实治肾病，胃病《23》；根茎治脘腹冷痛，胃寒积食不化，肾虚腰痛，肺脓肿《24》。【壮药】ginghndoeng，红蔻，良姜芋：根茎治腹胀，胃痛，食积，恶心，呕吐，泄泻《118》。

Alpinia hainanensis K. Schum. 海南山姜（姜科）。【壮药】makga（芒卡）：种子治鹿（呕吐），腹胀，腊胴尹（腹痛），东郎（食滞）《180》。

Alpinia japonica (Thunb.) Miq. 山姜（姜科）。【傣药】ဃအုၚ（hehanan，喝哈囡）：根茎治胸腹胀满，消化不良，腹痛《8》。【德昂药】受红：根茎治风湿关节痛，跌打损伤，胃痛《18》。【侗药】Xin jin

（性金）：根茎治胃寒痛，风寒感冒[8,15,139]。【苗药】佳金闷：根茎治腹痛，跌打损伤，风湿性关节炎[96]。【畲药】山姜：根茎治胃痛，风湿关节痛[148]。【土家药】xi² long¹ yu²（席聋玉），小杆子，胡椒七：根茎治脘腹寒性疼痛，消化不良，胃寒气痛，风湿痹痛，风寒咳嗽[123][239]，咯痨，着寒肚痛，风湿筋骨痛，倒肚，经期不定[125]，心口冷痛，寒咯症，风气病，跌打损伤[128]；根茎或全草治痨病，心口痛（胃脘痛），腹冷痛，食积[8,10,126]，风湿痹痛，跌打损伤[8]。【瑶药】Laih gorqv nzaanx（来角散），土砂仁，箭杆风：根茎或全株治风寒感冒，胃腹寒痛，心气痛，劳伤吐血，月经不调，营养性浮肿，产后浮肿及跌打损伤[132][6]。【壮药】小山姜：根茎治心气痛[15]。

Alpinia katsumadai Hayata 草豆蔻（姜科）《药典》。【阿昌药】且治你：种子治胃寒胀痛，反胃吐酸，食欲不振[18]。【傣药】喝咖（西傣）[13,66]，喝蛤囡[65]：根茎治风湿引起的各种酸痛[13,66]；种子消食，治风湿酸痛[65]；种子团及根茎治脘腹胀痛，恶心呕吐，消化不良，腹泻，风寒湿痹证，肢体关节酸痛，屈伸不利[62]；果实及根茎治胃脘胀闷，消化不良，恶心呕吐，腹泻，全身酸痛，麻木，屈伸不利[64]。【基诺药】咩都：种子团、根茎治消化不良，胃痛[10,163]。【景颇药】Wuimo chang：种子治胃寒胀痛，反胃吐酸，食欲不振[18]。【黎药】解延[154]，意坤[153]：果实治风湿痹痛[154]；种子用于燥湿祛寒，除痰截疟，健脾暖胃[153]。【蒙药】ᠡᠪᠰᠦᠨ ᠰᠤᠭᠮᠡᠯ（Ebsen sugmel，额布森－苏格木勒）[44]：种子治肾"赫依"病，肾痼疾，腰痛，颈及脊柱僵直，肾结石，膀胱结石，尿血，尿闭，尿频，肺"赫依"病，阵咳，咳痰不利，气喘，气短，失眠[44]；种子团治胃腹冷痛，反胃吐酸，食欲不振，寒湿吐泻[47]。【维药】قاقوزل（Qaqule，卡克乐）：种子团治寒性胃虚，湿性呕吐，腹泻，关节酸痛，痰多咳嗽[75]。【藏药】果拉曼巴：种子治脾病，胃病[23]。

Alpinia kwangsiensis T. L. Wu et S. J. Chen 长柄山姜（姜科）。【傣药】贺嘎（西傣）[59,63]：果实治胃脘胀闷，消化不良，恶心呕吐，腹泻，冷风引起的全身酸痛，麻木，屈伸不利[63]；根茎治脘腹胀痛，呃逆呕吐，饮食积滞，风湿病肢体关节肿痛，跌打损伤[59]。

Alpinia officinarum Hance 高良姜（姜科）《药典》。【朝药】고량강（gāo liāng gàng，高粱刚）：根茎治暖胃止痛，宜燥[10]，小便不利，湿病，水积，气滞，气痛，胸痛，腹痛[83]，脾虚里寒证[84]。【傣药】贺哈：根治汗斑，胃寒痛，呕吐，食积腹胀[9,74]。【东乡药】高良姜：根茎治妇科病[10]。【拉祜药】根茎治汗斑，胃寒痛，呕吐，食积腹胀[151]。【黎药】局派，小良姜，风姜：根茎用于暖胃，散寒，消食止痛[153]。【毛南药】星屙马：根茎治胃痛[15]。【蒙药】ᠤᠯᠠᠭᠠᠨ ᠭᠠ（Wulan ga，乌兰－嘎）[44,47]，嘎玛日[47]：根茎治胃火衰败，消化不良，阳痿，体虚[44,56]，泄泻，咳痰不利[44]，脘腹冷痛，胃寒呕吐[47]，肺脓疡，肾寒，腰腿疼痛，"巴达干""赫依"性巴木病，胃寒性痞[56]。【纳西药】良姜：根茎治寒气滞作痛，胸胁胀痛，心脾痛，诸寒疟疾，霍乱呕吐不止，汗斑[164]。【维药】خولنجان（Xolinjan，胡林江）：根茎治胃脘虚弱，腹脘酸痛，腰腿寒痛，肠道梗阻，精少阳痿[75,79]。【瑶药】见骨风：根茎治胃腹冷痛，急性肠胃炎，胸胁胀痛，食滞，瘴疟；外用治汗斑[133]。【藏药】嘎玛儿[20]，曼嘎[27]：根茎治脘腹冷痛，中寒吐泻，口淡胃呆[20]。

Alpinia oxyphylla Miq. 益智（姜科）《药典》。【朝药】익지（yik ji，邑克儿）：果实治胸痛，腹痛，小便不利，湿病，水积，气滞，气痛[10,83]，脾胃虚弱引起的食欲不振，消化不良，胸腹痛，小便不利[84]。【黎药】给泰[154]，丁介[153]：果实治胃痛[154]，冷气腹痛，遗精，夜间多尿，尿有余滴，多唾液，神经性心悸[153]；根治胃痛，腰腿痛，哮喘[153]。【蒙药】ᠪᠣᠷ ᠰᠤᠭᠮᠡᠯ（Bor sugmel，宝日－苏格木勒）[42]，宝如－苏格莫勒[47,56]：果实治尿频[42,47]，肾"赫依"病[42,56]，膀胱"赫依"病，慢性肾病，"赫依"郁滞，失眠，不消化症，游痛症，肾寒腰痛[42]，腹痛，泄泻，多唾，遗精，尿频[47]，肾痼疾，肾"达日干"，脊柱僵直，肾结石，膀胱结石，尿血，尿闭，尿频，消化不良，胃火衰弱，失眠等症，肾心"赫依"病[56]。【维药】火伦江米乌思：果实治腹胃寒痛，胸闷气短，心脏病[79]。【藏药】苏麦曼巴[23]，苏买那布[24]：果实治肾病，胃病[23]，寒性胃腹疼痛，消化不良，肾寒[24]。

Alpinia pumila Hook. f. 花叶山姜（姜科）。

【侗药】信近：根茎治风湿疼痛，胃痛，跌打损伤[135]。【苗药】Naf hab vud（那哈坳，贵州黔东南），箭杆风，山姜：根茎治风湿痹痛，腹泻胃痛，跌打损伤[91]。

Alpinia tonkinensis Gagnep. 滑叶山姜（姜科）。【仫佬药】勒厢巴：根茎治消化不良[15]。【壮药】凉姜：种子治胃痛[15]。

Alpinia zerumbet（Persoon）B. L. Burtt et R. M. Smith [*A. speciosa*（Wendl.）K. Schum.] 艳山姜（姜科）。【基诺药】赖幼歌：种子治胃脘胀满痛[3]。【水药】骂信两：根茎治胃炎[158]。【台少药】Busyau（Tayal 族 Taroko），Siro（Bunun 族施武群），Kituposa（Tsaou 族 Tatupan Imutu Tohuya Tebufa Rohuto）：根治热病，肿疡，外伤[169]。

Alsophila spinulosa（Wall. ex Hook.）R. M. Tryon 桫椤（桫椤科）。【傣药】国鼓拉：茎干治小儿疳积[13]。【苗药】冷落庶：茎干治小儿疳积，佝偻病，慢惊风[13]。【瑶药】龙骨风，Luerngh mbungv buerng（龙进崩），树蕨：茎干治风湿骨痛，肾炎水肿，牙痛[132][6]，感冒发热，慢性支气管炎，肺炎，哮喘，胆囊炎，胃气痛，肾虚腰痛，骨哽喉[132]，偏瘫，胃脘痛[6]。【壮药】gutde（谷地）：茎干治风湿骨痛[23]。

Alstonia mairei H. Lév. 羊角棉（夹竹桃科）。【彝药】岩黄：根、叶治疮疖肿痛[14]。

Alstonia rostrata C. E. C. Fischer [*A. pachycarpa* Merr. et Chun] 盆架树（夹竹桃科）。【傣药】埋丁盖：茎皮、根和叶治荨麻疹[64][213]，咳嗽，哮喘，斑疹瘙痒，外伤出血[64]；叶、树皮、汁液治急、慢性气管、支气管炎，哮喘，百日咳，食滞腹泻，胃痛[9,63,74]。【哈尼药】小叶灯台：全株治气管炎[875]。

Alstonia scholaris（L.）R. Brown 糖胶树（夹竹桃科）。【傣药】埋丁别（西傣）[9,14,71]，荡钉别喊（德傣）[14]：全株治百日咳，气管炎，哮喘，疮疡，疖肿[9,14,71]；树皮、叶治妇女产后病，虚弱，咳嗽，喉痛[14]；叶治百日咳，气管炎，哮喘，疮疡疖肿[13,66~68]，伤风咳嗽，小儿肺炎[6,9,67,68,74]，遗尿[9,69,74]；枝治妇女产后病，虚弱，咳嗽，喉痛[6]，镇定解毒，散瘀，消肿[65]；叶、嫩枝和树皮治腮腺炎、颌下淋巴结肿痛，乳痈，咳嗽痰多，疔疮痈疖脓肿[62,64]；茎术治风盛所致的头目昏痛，风湿病肢体关节肿胀疼痛，孕期体弱多病，妊娠

呕吐，月子病（产后病）出现面色苍白，心悸，胸闷，气短，头昏，头晕，形瘦体弱，咳嗽喘息，失眠多梦，感冒咳嗽痰多，咽喉肿痛，孕期保健[59]，疮痈脓肿[213]；叶、树心治颌下淋巴结肿大，乳腺炎，乳腺肿痛，腮腺肿大，肺热咳嗽痰多，疮疡疖肿[63]；叶治肺热，咳嗽，痰多[971]。【德昂药】许翁动：树皮、叶治气管炎，百日咳，胃痛，腹泻；外用治跌打损伤[18]。【哈尼药】哧嚷嚷吗[6,13]，干吉[144]：树皮、叶治急慢性气管炎，百日咳，胃痛，跌打损伤[14,144]，支气管哮喘，咳嗽，风湿关节痛[14]，疟疾[144]；叶治急慢性气管炎，支气管哮喘，百日咳[6,13]；树皮治咳嗽，风湿，跌打，胃痛[6,13]。【基诺药】戈教[6,13,14]，结交[163]：茎皮、叶治骨折，咳嗽[6,13,14]；叶、嫩枝、树皮治慢性支气管炎，支气管哮喘，百日咳[163]。【景颇药】盆倒倒[9,19]，Myibum bvun[18]：树皮、叶治支气管炎[9,13,18,19]，戒烟[9,19]，百日咳，胃痛，腹泻；外用治跌打损伤[9,13,18,19]；树皮用于接骨消肿，治咳嗽，哮喘[14]。【拉祜药】大树溪[14]，大树洽稀[6,13]：茎皮、叶治"倒病"（小儿呕吐，发烧），咳嗽，支气管炎，风湿疼痛[6,13,14]。【黎药】灯台树：根皮治外伤出血，骨折[154]。【佤药】盆架树，鸭脚树[10,168]，考江贝[13]：树皮、叶治支气管炎咳嗽，百日咳，哮喘咳嗽[10,168]；根治消化不良，身体虚弱[13]；叶或嫩枝治支气管炎咳嗽，百日咳，哮喘咳嗽[240]。【壮药】Maexdwnz 面条树叶（美屯）[180]，象皮木，灯台树：叶治疗墨病（哮喘），埃病（咳嗽）[180]；根皮、树皮及叶治感冒，肺炎，水肿，百日咳，痧气胃痛，泄泻，急性肝炎，妊娠呕吐，溃疡出血[121]；叶及树皮治肝炎[6,15]。

Alstonia yunnanensis Diels 鸡骨常山（夹竹桃科）。【纳西药】三台高：根或枝皮治疟疾，肝炎，头痛发烧，内伤出血，口腔炎症，外治跌打损伤；叶外敷治骨折，外伤出血[164]。【壮药】ragmanhndoi，红辣树根，细骨常山：根治疟疾，风热咳嗽，口腔炎，骨折，跌打损伤[121]。

Alterana parkeri Stejneger [*Nanorana parkeri*（Stejneger）] 高山蛙（蛙科）《部藏标》。【藏药】སྦལ་པ།（白巴）[2]，སྦལ་བའི་གྲི་ར།（贝哇贡阿）[21,25,35]：全体治精力耗损，神经衰弱[2,21,35]，泻痢，肠胃炎，消化不良[25]，肾脏病[2]，疔毒症，喉蛾（急性扁桃体炎），中毒症，舌肿，麻

风病[21]。

Alternanthera philoxeroides (Mart.) Griseb. 喜旱莲子草(苋科)。【侗药】水花生，空心苋：全草治早期流行性乙型脑炎，初期流行性出血热，麻疹[136]。【傈僳药】莫拉打：根、茎、叶治乙脑，肺结核咯血，湿疹，带状疱疹，蛇咬伤[166]。【黎药】千万南，水花生，空心莲子草：全草用于消炎利尿，消肿[153]。【苗药】蟛蜞菊，空心苋：全草治病毒性感染，乙型脑炎，流行性出血热[98]。【土家药】螃蜞菊：全草治流行性感冒，麻疹，乙型脑炎，流行性出血热，病毒性肝炎，肺热咳嗽[124]。

Alternanthera pungens Kunth 刺花莲子草(苋科)。【白药】府熏优：全草治小儿腹泻，湿热带下[14]。【傣药】全草治皮癣[9,73]。

Alternanthera sessilis(L.) R. Brown ex Cand. 莲子草(苋科)。【傣药】帕嫩(西傣)：全草治痢疾，腹泻[9,13,14,65,66,71]。【傈僳药】莫拉求，节节花：全草治痢疾，血衄，咯血，便血，尿道炎，小便不利，疮疖肿毒，湿疹，皮炎，体癣[166]。

Althaea nudiflora Lindl. 白花蜀葵(锦葵科)。【哈萨克药】白花蜀葵：根、花、种子治便秘，解河豚毒，利尿，痢疾；根、花、种子外用治疮疡，烫伤[141]。

Althaea officinalis L. 药葵(锦葵科)。【哈萨克药】药蜀葵：根、花、种子治风寒感冒，咳嗽音哑，大便干燥，小便短赤，膀胱结石，疮疖肿毒[141]。【维药】都拉鲁克来力古力：根治风寒感冒，咳嗽音哑，小便短赤；外敷治疮疖痈肿[78]。

Althaea rosea(L.) Cav. 参见 Alcea rosea。

Altingia chingii. Metc. 参见 Semiliquidambar chingii。

Alumen 白矾〔硫酸盐类矿物，主含含水硫酸铝钾 $KAl(SO_4)_2 \cdot 12H_2O$〕《药典》。【朝药】枯白矾：治疮疡，口舌生疮，胃溃疡[83]。【傣药】亨宋[63,64]，锌宋[65]：矿物用于消痰，燥湿，止泻，止血，杀虫[65]，治湿疹[62-64]，口腔溃疡，舌炎，疔疮斑疹[63,64]，口舌生疮，皮肤瘙痒，斑疹，疥癣[62]。【鄂温克药】明矾：治小儿流涎[241]。【侗药】刿：用于催乳，治跌打损伤[135]。【蒙药】ᠴᠠᠭᠠᠨ ᠪᠣᠪᠠᠩ(Chagan Baibang, 查干-白邦)：白矾(结晶烘制用)治口舌生疮，咽喉肿痛，呕血，

"希日"疫，痢疾，疮疡，眼疾[41]。【维药】زەمچە (Zemche, 再米切)：治寒性牙龈炎肿，牙齿松动，疮疡，咽炎，口腔炎，湿性腋下出汗，手足汗多，鼻衄，尿血，淋病[75]。【彝药】枯矾，煅明矾：治疮疡红肿，淋病，霍乱，内外痔疮，顽癣，臁疮，割耳疮，疸疮，脚气，中耳炎，耳聋，耳内流脓，风水疔疮眼[10]。【裕固药】白矾：治痉挛性胃痛，化脓性中耳炎[10]。【藏药】ར་ཚ(达措尔)[25]，达策[27]，嘎醋[34]：治口臭和骨病[27,34]，疮腐烂及疮伤热症[27]，癫痫，喉痹，痰涎壅盛，肝炎，黄疸，胃、十二指肠溃疡，子宫脱垂，白带，泻痢，衄血，口舌生疮，疮痔疥癣，水、火、虫伤[31]；提炼后的结晶物与原矿物治口臭，骨病[23-25][11]。

Alysicarpus rugosus(Willd.) DC. 皱缩链荚豆(豆科)。【傣药】芽卖乃[70]，芽林币[62]：全草治黄疸型肝炎[70]，小便热涩疼痛，黄疸[62]。

Alysicarpus vaginalis (L.) Cand. 链荚豆(豆科)。【傣药】哨片草[9,71]，芽卖乃(德傣)，牙林比(西傣)[13]：全草治黄疸身热，小便不利[9,13,71]，黄疸型肝炎[13]。

Amalocalyx microlobus Pierre〔*A. yunnanensis* Tsiang.〕毛车藤(夹竹桃科)。【傣药】嘛辛哈(西傣)：根治产妇缺乳[13]。

Amaranthus blitum L.〔*A. lividus* L.〕凹头苋(苋科)。【羌药】xxiueamu(约母)，红马齿苋，野苋菜：带根全草治赤白痢疾[167]。

Amaranthus cruentus L.〔*A. paniculatus* L.〕老鸦谷(苋科)。【朝药】까치곡：种子治跌打损伤，骨折[9,90]。

Amaranthus hypochondriacus L. 千穗谷(苋科)。【彝药】撒地，野苑菜，仙米菜：全草治风疹，伤食，腹泻，疥疮[106]。

Amaranthus retroflexus L. 反枝苋(苋科)。【朝药】틸비름(tēr bī rùm，特儿逼入母)：全草治甲状腺肿，痔疮，月经过多[9,90]。【哈萨克药】全草治泄泻，痢疾，痔疮肿痛出血，小便不利，尿痛；外用治毒蛇咬伤[141]。【蒙药】阿日白-诺高：叶清热明目，通利二便，收敛消肿，解毒治痢，抗炎止血[586]。

Amaranthus spinosus L. 刺苋(苋科)。【傣药】刺秋米(德傣)[69]，帕轰波[18]：根治肠炎[65]，

淋巴结肿大[18,69]，痢疾[18]。【景颇药】Nvomo byvoq：根治痢疾，淋巴结肿大[15,18]。【京药】幼苋：根治痢疾，痔疮；叶治痢疾[15]。【傈僳药】莫哪曲，刺苋：全草治痢疾，肠炎，胃、十二指肠溃疡出血，痔疮便血[166]。【畲药】野苋菜，刺苋菜：全草治尿血[146]，痢疾，牙龈糜烂，臁疮出血，痈疽疗疗，赤白带，经期、孕期禁服[10]。【瑶药】laij linh nqimv（来林紧），假苋菜：全草治痢疾，肠炎，便血，白带，胆石症，痔疮，湿疹，蛇骨刺伤[130]；全草或根治细菌性痢疾，急性肠胃炎，溃疡疾合并出血，痔疮出血，外用肿痛、喉痛、皮肤湿疹、疖肿、蛇咬伤[237]。【壮药】byaek-wgen，野苋菜：全草或根治便血，胃出血，痔疮，胆囊炎，胆石症，痢疾，淋症，咽痛，痈疮，蛇虫咬伤[118]；根治痢疾，痔疮[15]；全草治痢疾，痔疮，脱肛，子宫脱垂[15]。

Amaranthus tricolor L. 苋（苋科）。【鄂伦春药】挨母出哈，苋，色苋：全草治角膜云翳，目赤肿痛，细菌性痢疾，肠炎，红崩白带，痔疮[161]。【侗药】骂哽：全草和种子治痢疾，漆疮[135]。【苗药】Vob gis xok（窝根学，贵州黔东南），Reib ghans nqent（锐砍清，贵州松桃），红苋菜：茎叶治痢疾，二便不通，蛇虫螫伤，疮毒[91]；全草治赤痢[95]。【纳西药】红苋：茎叶治产后赤白痢，小儿紧唇，马汗入疮，漆疮瘙痒，脑漏，对口疮，黄水疮，痔疮，走蛇[164]。【畲药】苋：鲜叶捣烂外敷治蜂螫伤；根治竹刺入肉[148]。【土家药】苋菜：种子治青盲翳障，目雾不清，乳糜血尿；全草治赤白痢疾，二便不通[123]。【彝药】根治跌打损伤，瘀血肿痛，湿热下注，崩漏带下，阴肿痔瘘，皮肤奇痒[109]。【壮药】老来红，少年红：根、叶治贫血，身体虚弱，产后体衰[15]。

Amaranthus viridis L. 绿苋（苋科）。【阿昌药】恩昂：全草治淋巴肿大[18]。【傣药】帕贺秀：效用同阿昌药[18]。【景颇药】Nvomozo：效用同阿昌药[18]。

Amber 琥珀（古代松科松属植物的树脂化石）。【傣药】秧麻更[65]：全体用于镇静安神，散瘀止血，利水通淋[65]，惊风癫痫，惊悸失眠，血淋血尿，小便不通，妇女闭经，产后停瘀腹痛，痈疽疮毒，跌打损伤[67]。【满药】巴什里：以灯芯草汤冲服治小便尿血症[39]。【蒙药】全体治闭尿，

目赤，云翳，久疮不愈[44]。【维药】كەھرەبا（Kahr-iba，开合日巴）[75]，凯克力瓦[79]：全体治内外出血，痢疾带血，心虚心烦，创伤，胃肾两虚，小便不畅[75]；树脂治心脏病，神经衰弱，头痛头晕[79]。【藏药】སྤོས་ཤེལ（波炼）[21]，倍嘎，密蜡[27]：全体治惊风癫痫，惊悸失眠，小便不利，血淋血尿，妇女闭经，产后瘀滞腹痛[31]，黄水病，龙病，睾丸下坠及肿胀病[27]，眼花，视力模糊[34,27]，中毒症，痛厥症[27]，视力模糊，角膜溃疡，白翳，中毒[21]，用于明目，除翳障[25]。

Amblytropis diversifolia (Maxim.) C. Y. Wu 参见 Tibetia himalaica。

Amentotaxus argotaenia (Hance) Pilger 穗花杉（红豆杉科）。【瑶药】小杉松：种子治虫积腹痛，外伤，脚气水肿，噎嗝[133]。

Amitostigma gracile (Blume) Schlechter 无柱兰（兰科）。【土家药】独叶一枝花：全草治无名肿毒，毒蛇咬伤，跌打损伤，吐血[124]。

Ammopiptanthus mongolicus (Maxim.) S. H. Cheng 沙冬青（豆科）。【蒙药】沙冬青，蒙古沙冬青[242]：茎叶祛风除湿，活血散瘀[242]，治冻伤[51][40,867]，慢性关节痛[51][867]；叶治肺病，咳嗽，咳痰，腹痛[867]。

Amomum compactum Soland ex Maton 爪哇白豆蔻（姜科）《药典》。【朝药】백두구（bùik dū gù，掰克嘟咕）：果实治食伤，痰滞，吞酸嘈杂，果菜积，食胀和脾虚引起的不思饮食，消化不良，食后倒饱证[83]，脾虚气滞引起的病证[84]。【蒙药】ᠴᠠᠭᠠᠨ ᠰᠦᠭᠡᠮᠡᠯ（Chagan sugmel，查干－苏格木勒）：果实效用同白豆蔻 A. kravanh[41]。【维药】啊克刻勒[79]，拉亲达那其尼[77]：果实治食欲不振，精神不振，健忘[79]，湿浊中阻，不思饮食，湿温初起，胸闷不饥，寒湿呕逆，胸腹胀痛，食积不消[77]。【藏药】叟买[20]，苏麦[23]：果实治胃寒腹痛，吐逆反胃，气滞腹胀，宿食不消，酒醉不醒[20]，肾病，胃病[23]，胃寒胃痛[13]，肾病，一切寒病[27]。

Amomum kravanh Pierre ex Gagnep. 白豆蔻（姜科）《药典》。【蒙药】ᠴᠠᠭᠠᠨ ᠰᠦᠭᠡᠮᠡᠯ（Chagan sug-mel，查干－苏格木勒）[41]，苏格莫勒[47]，西塔德苏格莫勒[56]：果实治肾"赫依"，慢性肾病，肾"达日干"，气郁宫中，"赫依"郁滞，失眠，不

消化症，尿闭，游痛症，肾虚腰痛[41]；种子治肾寒，肾虚，腰痛，胸腹满闷，反胃呕吐，宿食不消[47]。【维药】啊克刻勒：效用同爪哇白豆蔻 A. compactum[77,79]。【藏药】ཅ་ན་ག་ལུག་སྙེ།（加那素门）[21]：果实治肾病，胃病[23]，胃寒胃痛[13,24]，心病，肾寒病[24]，寒性胃病，肾寒引起的腰腿酸痛，尿频或尿闭，肾功能衰竭[21]。

Amomum longiligulare T. L. Wu 海南砂仁（姜科）《药典》。【朝药】사인（sā yìn，仁吟）：果实治食伤，痰滞，食胀[83]，中气病，小儿慢惊风，脾胃虚寒，消化不良[84]；效用同阳春砂 A. villosum[10]。【黎药】桑英万：果实治消化不良[154]。【蒙药】ᠬᠣᠯᠣ ᠰᠤᠭᠮᠡᠯ（Wulan Sugmel，乌兰 - 苏格木勒）：果实或种子治肾寒，胃寒，下寒，腰痛，胃痛，尿频，遗精，肌肉拘痛[42]。【维药】曲卡力克卡克勒：果实治胸闷气短，精神不振，食欲不佳[79]。【壮药】Gocahyinz（棵砂仁），砂仁：果实治东郎（食滞），鹿病（呕吐），白冻（泄泻），咪裆噜（胎动不安）[180]。

Amomum maximum Roxb. 九翅豆蔻（姜科）。【傣药】姑[65]，郭姑（西傣）[13]：根、根茎、全草治腹胀，腹痛，消化不良[9,13,65,71]；根茎治不思饮食，头晕，身重，疲泛无力[9]，脘腹胀痛，呃逆，饮食积滞，风湿病肢体关节肿痛[59]；果实或根茎治腹部胀痛，呃逆，消化不良，风寒湿痹证，四肢关节酸痛重着，屈伸不利[62-64]。【基诺药】咪且：根茎治消化不良，胃病[163]。

Amomum muricarpum Elm. 疣果豆蔻（姜科）。【傣药】麻亮娘聋：果实治暑食夹杂，头晕，胸腹痛闷[9]。【壮药】大砂仁，土砂仁：花蕾治肺结核；种子治胃寒痛，胃酸过多，妊娠腹痛，胎动不安[15]。

Amomum neoaurantiacum T. L. Wu et al. [*A. aurantium* H. T. Tsai et S. W. Zhao] 红壳砂仁（姜科）。【傣药】麻亮娘（西傣）：干燥果实治腹痛，腹胀，消化不良，恶心呕吐[13,65,66]；根茎治腹胀，不思饮食[9]；果实、根治脘腹胀痛，不思饮食，小便热涩疼痛[62]。

Amomum repoense Pierre ex Gagnep. 柊叶豆蔻（姜科）。【傣药】麻呼勒英：果实、根茎治腹胀，腹痛，腹泻[9]。

Amomum sericeum Roxb. 银叶砂仁（姜科）。

【傣药】麻呼蒿：根茎治关节冷痛[9]。

Amomum subulatum Roxb. 香豆蔻（姜科）。

【傣药】波丢蒙[62]，窝丢勐（思茅）：根茎用于开胃理气，止呕，胸闷胀[9,71]，治脘腹胀痛，消化不良，恶心欲呕，不思饮食，风寒感冒，鼻塞流涕，头昏头痛，周身酸痛，中暑，食积腹痛，嗳腐吞酸[62]。【基诺药】咩奶：根茎治喉痛，肺结核，消化不良[163]。【藏药】果拉莫保：果实治脾病，胃病[23]。

Amomum tsaoko Crevost et Lemaire 草果（姜科）《药典》。【傣药】草果（德傣）[14]，麻号[9]：果实治腹胀[14][9]，小儿便结[14]，胸闷，发冷发热[9]。【哈尼药】果实治疟疾，脘腹冷痛，泻积，食积[144]；全草治胃病[875]。【傈僳药】草果：果实治痰饮痞满，腕腹冷痛，反胃，呕吐，泻痢，疟疾，食积[166]。【蒙药】ᠭᠠᠭᠤᠯᠠ（Gagula，嘎古拉）[43,47,56]，德鲁内塞音[56]：果实治脾"巴达干"，胃"赫依"，脾寒腹胀，不消化症，呕吐下泻，赫依性头痛[43]，脘腹胀满冷痛，痰饮胸满，反胃呕吐，脾虚泄泻，脾胃不和[47]，各种脾病，消化不良，寒性泄泻，"赫依"性头痛病[56]，寒性泄泻[243]。【纳西药】果实治脾胃虚寒，反胃呕吐，疟疾，寒痰凝结，不易开解，胃痛胀痛，痰饮痞满，脘腹冷痛，泻痢，食积[164]。【佤药】果实治脘腹胀满冷痛，反胃呕吐，痰饮，疟疾等[168]。【维药】چوك قاقۇله（Chong qaqule，充卡克乐）[75]，卡克勒[79]：果实治胃寒食滞，食欲不振，腹胀欲吐，湿性腹泻，大便溏薄[75]，脘腹冷痛，失眠，神经衰弱，健忘[79]。【彝药】德黑[10,105]，诗猛[101]：果实治头晕头痛，心口痛（胃脘痛），酒醉伤胃[10,13,101,105]，下身生疮，骨节咬痛，不思饮食[10,101]，耳朵附近出现疤结，体弱身黄，身弱[10]，体虚，杨梅疮，风湿骨痛，瘰疬诸症[105]，寒湿内结，脘腹胀痛，呕吐泻痢，水肿肤痒，小儿疳积，蛇虫咬伤[109]，膈食[13]，不孕症，药物中毒，脾胃虚弱，血痢，头晕心慌，发烧[101]。【藏药】ཀ་ཀོ་ལ（嘎果拉）[21,27]，果拉莫保[23]：果实治脾胃寒性疾病，未消化之腹泻，呕吐，胃肠胀气，肠内鸣响[27]，食具不消，呕吐，泻泄[20,21,24]，心腹冷痛，痰饮痞满，反胃，疟疾[20]，脾病，胃病[23]，胃寒[21,24]，培根病，消化不良[21]。【壮药】Makhaeuq（芒侯），草果，棵后：果实治瘰病（疟疾），腹胀腹痛，东郎（食滞），麂（呕吐），痧病[180]，油腻食滞[15]。

Amomum villosum Lour. 阳春砂（姜科）《药典》。【朝药】사인（sā yìn，仁吟）[83,84]，砂仁[10]：果实治食伤，痰滞，食胀[10,83]，中气病，小儿慢惊风，脾胃虚寒，消化不良[84]。【傣药】砂仁[9,13,18,19]，麻亮[65][9]：果实治胃腹胀痛，食欲不振，恶心呕吐，肠炎，胎动不安[9,13,18,19]；根、果实治腹胀，腹部扭痛，消化不良，食积腹泻[65]；果实、根茎治腹胀，腹痛，不思饮食，周身无力，心慌，心跳，咳嗽[9]。【德昂药】萨菌：果实治胃腹胀痛，食欲不振，恶心呕吐，肠炎，胎动不安[18]。【哈尼药】麦码：根治食用菌中毒[144]。【景颇药】Shar-in：效用同德昂药[18]。【蒙药】ᠣᠯᠠᠭᠠᠨ ᠰᠤᠭᠮᠡᠯ（Wulan Sugmel，乌兰－苏格木勒）[42]，格玛日[47]：果实治脾胃气滞，胃腹胀痛，食欲不振，宿食不消，噎膈呕吐，寒泻冷痢，胎动不安[47]；效用同海南砂仁 A. longiligulare[42]。【维药】曲卡力克卡克勒：效用同海南砂仁 A. longiligulare[79]。【瑶药】砂姜灭：果实治胃寒痛，消化不良，食欲不振，腹胀呕吐[15]。【藏药】苏麦曼巴：果实治肾病，胃病[23]。【壮药】楝宁，麻研：效用同瑶药[15]；效用同海南砂仁 A. longiligulare[180]。

Amomum villosum var. xanthioides T. L. Wu et Senjen 绿壳砂（姜科）《药典》。【朝药】들바람꽃（sā yìn，仁吟）：果实治食伤，痰滞，食胀[83]，中气病，小儿慢惊风，脾胃虚寒，消化不良[84]。【傣药】麻娘（西傣）[9,13,14,71]，麻亮顿[9]：根、果治腹胀，腹部扭痛，消化不良，食积腹泻；茎基部治消化不良，胃积食胀满，腹部疼痛[9,13,14,71]；果实、根茎治腹胀，腹痛[62-64][9]，不思饮食，周身无力，心慌，心跳，咳嗽[9]，消化不良，腹泻，食欲不振，恶心呕吐，中暑[62-64]；种子治胃痛，腹胀，消化不良，气逆反胃，呕吐，痢疾，胎动不安[9,74]。【回药】哈咱而扯珊：果实治胸腹胀痛，消化不良，胎动不安等[170,175]。【基诺药】咩咪[10,163]，蔑西[3]：成熟果实、种子团及根茎治胃痛，腹胀[10]；茎基部治消化不良，胃积食胀满，腹部疼痛[3]；果实或根茎治胃痛，肚子胀[163]。【蒙药】ᠣᠯᠠᠭᠠᠨ ᠰᠤᠭᠮᠡᠯ（Wulan Sugmel，乌兰－苏格木勒）：果实或种子效用同阳春砂 A. villosum[42]。【维药】曲卡力克卡克勒：效用同海南砂仁 A. lon-

giligulare[79]。【壮药】效用同海南砂仁 A. longiligulare[180]。

Amorphophallus konjac K. Koch ［*A. rivieri* Durieu.］魔芋（天南星科）。【阿昌药】当莓：块茎治肿瘤，颈淋巴结结核，痈疮肿毒[17]。【白药】雍施：块茎治痰湿郁结，痈肿，湿郁胃肠的急、慢性胃及十二指肠溃疡，胃痛，疟疾；花、茎治慢性支气管炎，湿痰阻滞久咳不止[17]。【布依药】罗怀勒：块茎治九子疡（颈淋巴结结核）[159]。【傣药】喝咽（德傣）：全草治身痒，无名肿毒[14]。【侗药】鬼芋：块茎治痰咳，痈肿丹毒，跌打肿痛[136]。【哈尼药】魔芋：块茎治胃病[875]。【基诺药】瓦灶阿乌：块茎外治跌打损伤，无名肿毒[163]。【景颇药】Haqzvai guimyau：效用同阿昌药[17]。【傈僳药】拖严：块茎治跌打损伤，风寒关节痛[17]。【苗药】加囊，黑芋头：块茎治跌打损伤，疔疮，毒蛇咬伤[94]。【纳西药】波勒：块茎治跌打损伤，风寒关节痛[17]，咳嗽痰多，咳吐脓血，痈肿流注，扭伤疼痛，久疟不愈，肿瘤，淋巴结结核，蛇咬伤，跌打扭伤肿痛；花、果实用于咳嗽[164]。【怒药】扛保老：块茎治积滞，疟疾，跌打损伤，痈肿，疔疮，丹毒，烫火伤[165]。【土家药】she bao gu（蛇包谷）[10,126]，麻脚杆[124]：花序治白带多，子宫颈糜烂，腹痛[10,126]；块茎治毒蛇咬伤，各种肿瘤，淋巴结结核[124,203]，疟疾，癫痫，烫伤，骨髓炎，丹毒，痈疖肿毒[203]，痈疽疱毒，膝关节疼痛，风痰咳嗽，跌打损伤[124]。【彝药】嗳爸[17]，木芋[13]：块茎治跌打损伤[17,13,109]，瘀血肿痛[109]，风寒关节痛[17]，痰嗽积滞，疟疾，痈肿，疔毒，烫火伤[13]，痰湿积滞，久咳久喘[109]。

Amorphophallus virosus N. E. Brown 疣柄磨芋（天南星科）。【仫佬药】豆福性：块茎治肺结核，肾为[15]。【毛南药】牙克龙：块茎治肺结核，中风痰涎，痈疮，无名肿毒[15]。【瑶药】楝倍结：块茎治肺结核，痈疮，无名肿毒[15]。【壮药】龙样档：块茎治肺结核，小儿惊风，痈疮，无名肿毒[15]。

Ampelopsis aconitifolia Bunge 乌头叶蛇葡萄（葡萄科）。【白药】秋里昂：根治跌打损伤，骨折，软组织损伤，外伤出血[14]。【侗药】九子羊[15]，jiaol enl mags（叫硬麻）[208]，Sangl Domh Naenl（散登弄）[205]：根治胃痛，淋巴结结核，无名肿毒，腮腺炎，痈疮[15]；根皮治白花盖顶，堆乱泄泻[205]，冷骨风[208]。【蒙药】根皮治跌扑损伤，骨折，疮疖肿痛，风湿痹痛[51]。【瑶药】多仔婆：效用同侗药[15]。

Ampelopsis cantoniensis（Hook. et Arn.）K. Koch 广东蛇葡萄（葡萄科）。【傣药】腊康歇（西傣）：地上部分治水肿，六淋证（尿黄，尿血，血尿，脓尿，石尿，白尿），乳痈，疔疮痈疖，湿疹，附骨疽，食菌中毒[60]。【侗药】谷雨藤：茎治腰痛，风湿痛[15]。【拉祜药】辣卡柏，茶藤子，藤尖：叶治热盛引起的咽喉痛，口腔溃疡[13,150]，肝炎，肾炎，尿赤涩痛[13]，口苦咽干，农药中毒[150]。【土家药】霉茶：嫩枝和叶治高血压，鲜品外用治痈肿[244]。【瑶药】僵枕背，钻骨风[133]，三早风[15]：全株治风湿关节痛，疮疖肿毒，皮肤癣癫[133]；茎治腰痛，风湿痛[15]。

Ampelopsis delavayana Planch. ex Franch. 三裂叶蛇葡萄（葡萄科）。【布依药】雨破胡：根治眼翳[159]。【傣药】嘿宗海魏（西傣）：根治外伤出血，骨折，跌打损伤，关节炎，风湿性腰腿痛[9,14,63,74]。【侗药】教唉隋：茎叶治慢性肾炎，肝炎，荨麻疹[135,138]，尿痛，疮毒[138]。【哈尼药】野葡萄，Miqcyuqma alsiq（米脆玛阿席）：根治腹痛，痔疮，瘀血肿痛，月经不调[143]；藤用于消肿[875]。【拉祜药】尼吾呆：根治外伤出血，风湿性关节炎，骨折[13,150][245]，腰腿痛，外伤出血[13]。【苗药】Ghab jiongx zend gheid dlub（嘎龚正给收，贵州黔东南）[91,92]，野葡萄[91]，孟安巴[15]：根、茎用于接骨，消肿，止痛[92]；根治风湿痹痛，跌打瘀肿，创伤出血[91,94]，烫伤，疮痈[91]，咽喉炎，痈疮肿毒[15]。【土家药】jian zhang xia（见肿消）[123,126]，玉葡萄，赤木通[203]：根或茎治尿路感染，流痰，变毒，痈疖[10,126]；根治风湿关节痛，腰腿痛，乳汁不足，慢性骨髓炎，脓肿疔毒，疮疖，水火烫伤，外伤出血[203]；根、根皮治跌打损伤，骨折，风湿性关节炎，风湿性腰腿痛[123]；根皮和叶治风湿痹痛，跌打损伤，骨折，疮疹疼痛，水火烫伤，刀伤[244]。【佤药】五爪金：效用同拉祜药[246]。【瑶药】白扣子根[15]，弄当儿[133]：根治咽喉炎，痈疮肿毒[15]；根、茎治风湿关节痛，跌打损伤，水火烫伤[133]。【彝药】乌血藤，腰女卑[9]，万初牛[101]：根治乳痈，疮疡肿痛，小便短赤，淋

病[9]，骨折[13,14,103,109,111]，骨折瘀痛[109]，痈疽疮疡，无名肿毒[103,111]，跌打损伤[14,109,111]，风湿性关节痛[111]；茎藤、根治风湿病，劳伤[101]。

Ampelopsis grossedentata（Hand. – Mazz.）W. T. Wang 显齿蛇葡萄（葡萄科）。【侗药】藤茶：全株治疮疡[15]。【畲药】嫩叶治咽喉肿痛，小儿发热，小儿马牙，疮疖，皮肤溃疡，香港脚[148]。【土家药】zho¹ gu³ ta¹ xi¹（坐骨他西），灵芝草，长寿藤：带叶的茎藤治心慌心跳，长蛾子（又名喉蛾，即急性扁桃体炎），疱肿疮毒，大便干结[128]；叶制成的茶清热解毒，抗菌消炎，降脂保肝，解酒[249]。【瑶药】龙须茶[132]，藤茶叶[4]，甜婆茶[41]：叶治感冒发热，黄疸，咽肿痛，疮痒[4]；嫩茎叶治感冒发热[41,248]，中暑，头晕心烦[41]，咽喉肿痛，黄疸型肝炎[42,248]，疮疖[248]，急性结膜炎[828]；嫩枝叶特殊加工治感冒，肝炎，烧烫伤及疮疖[247]；嫩枝叶或全株治黄疸型肝炎，感冒发热，咽喉肿痛，皮肤过敏，疥疮，疮疡肿毒[132]。【壮药】cazvan（茶完），甜茶藤：地上部分治能蚌（黄疸），贫痧（感冒发热），货烟妈（咽喉肿痛），火眼，呗农（痈肿），狠尹（疖子）[117]。

Ampelopsis hetorophylla（Thunb.）Sieb. et Zucc. 异叶蛇葡萄（葡萄科）。【傣药】白葡萄（德傣）：藤、根治关节疼痛[18]。【拉祜药】阿背[150]，山背[13]：根皮、藤治眼睛红肿疼痛，无名肿毒，大疮，水痘[150]；鲜藤茎、根皮治痢疾，水痘，风湿瘫痪；外用治眼睛红肿，跌打损伤，骨折，无名肿毒[13]。【苗药】五毒猪，罗低档：全株治小便不利，疮疡[15]。【畲药】野葡萄，假葡萄[147]，jian zhang xia（见肿消）[126]：根、皮治风湿性关节炎，跌打损伤，子宫脱垂[147]；根或茎治尿路感染，流痰，便毒，痈疖；藤茎治湿气身痛（风湿性关节炎），摆红（俗名崩红，类似功能性子宫出血），摆白[126]；皮治跌扑损伤，青紫肿痛，骨折，外伤出血，风湿性关节炎，瘰疬结核，肺痈咳吐脓血，无名肿毒，过敏性皮炎，疔疮[42]。【瑶药】罗低挡，五毒猪：根治风湿性关节炎，跌打损伤，疮疡肿毒，烧汤伤；茎叶治慢性肾炎[133]。【彝药】尼木诺及嘎：根治风湿，跌打[14]。

Ampelopsis heterophylla var. brevipedunculata（Regel）C. L. Li ［*A. brevipedunculata*（Maxim.）Trautv.］ 东北蛇葡萄（葡萄科）。【傣药】根治跌打损伤，骨折，外伤出血，痈疮疖肿，风湿骨痛，

妇女白带过多[9,74]。【土家药】ze⁴ pan¹ xi¹（泽潘西），独正岗，野葡萄：根、叶治跌打损伤，骨折，青紫肿痛，淋巴肿大，丹毒疼痛，无名肿毒[124]；根、茎治跌打扭伤肿痛，脚气水肿，风气骨节痛[125]；根、根皮治巴骨流痰，跌打肿痛，风气病[128]；藤茎治湿气身痛，红崩，白带多[10]。【台少药】Katuasanau（Saisiat，族上坪前山），Karibatabaru（Bunun，族峦）：茎汁涂患部治眼病；根煎服，并以煎汁涂于患部治外伤[169]。

Ampelopsis heterophylla var. hancei Planch. [*A. sinica* (Miq.) **W. T. Wang var.** *hancei* (Pl.) **W. T. Wang**] 光叶蛇葡萄（葡萄科）。【畲药】根治关节红肿酸痛，骨折[148]。【土家药】独正岗，野葡萄，山葡萄：根治跌打肿痛，骨折，淋巴肿大或溃后不收口，丹毒疼痛，无名肿毒，湿热黄疸，肠炎，痢疾[244]。

Ampelopsis heterophylla var. vestita Rehder [*A. sinica* (Miq.) **W. T. Wang**] 锈毛蛇葡萄（葡萄科）。【苗药】山葡萄，独正岗：茎叶及根皮治跌打肿痛，无名肿毒，淋症，外伤出血[98]；茎藤治淋症，风湿性关节炎；叶治外伤出血[97]。

Ampelopsis humulifolia Bunge 葎叶蛇葡萄（葡萄科）。【蒙药】效用同乌头叶蛇葡萄 A. aconitifolia[51]。

Ampelopsis japonica (Thunb.) Mak. 白蔹（葡萄科）《药典》。【侗药】Maenc bagx，Meix kgerv bieenl geiv（某介并癸）：块根治宾罢米担汕（蛾子），逗亮（着寒，感冒）[10,137]。【蒙药】嘎西贡－乌珠玛：块根治痈肿疮疡，淋巴结核，支气管炎，赤白带下，痔漏[47]。【苗药】常常象：块根治痛蛾子，风寒感冒[96]，痈肿疮疡，瘰疬，烫伤[98]。【畲药】白蒲姜，五爪藤，五爪龙：块根治赤白带下，痔疮肛漏，跌打损伤，烧烫伤[147]。【土家药】百蛇七[129]，隔山消[124]：块根治痈疽疮毒初起，扭挫伤[124,129]，面生粉刺[129]，瘰疬，烫伤，痈疔，蜂窝组织炎，淋巴结结核[124]。【瑶药】多仔婆[15]，金暸母，九子莲[133]：块根治跌打损伤，无名肿毒[15]；块根、全株治痔漏，肠风，疮疖肿毒，淋巴结结核，跌打损伤，烧烫伤[133]。【彝药】依么扣，白蔹，母鸡抱蛋：块根治跌打损伤，疮疡，九子疡（颈淋巴结结核）[101,104]。

Ampelopsis megalophylla Diels et Gilg 大叶蛇葡萄（葡萄科）。【苗药】藤茶，霉茶：枝叶治高血压，头昏目眩[98]。【土家药】霉茶，大叶山葡萄：枝叶治高血压，头昏目胀，痈肿[124]。

Amphicarpaea edgeworthii Benth. 两型豆（豆科）。【苗药】必朗朵抱：根茎治哮喘，支气管炎[14]。

Amyda sinensis **Weigmann** 参见 Trionyx sinensis。

Amydrium hainanense (Ting et Wu) H. Li 穿心藤（天南星科）。【瑶药】陈扁美，九十九孔，藤万年青[15,132][6]：茎、全草治骨髓炎，骨结核，疮疖，脉管炎，疣[15]；胃炎，胃溃疡，骨髓炎，脉管炎，疮疖[6]；全株治胃炎，胃溃疡，漏底风（脚板底溃疡），胆囊炎，肝炎，脉管炎，骨髓炎，骨结核，风湿痹痛，跌打损伤，疥疮，疣[132]。

Amydrium sinense (Engl.) H. Li [*Epipremnopsis sinensis* (Engl.) **H. Li**] 雷公连（天南星科）。【傣药】全草用于胃寒疼痛，跌打损伤，骨折（复位后）[9,73]。【侗药】叫罢门，叫恩妈：治风湿骨痛，骨折[47]。【土家药】青竹标，雷公莲，石南藤：茎叶治骨折，跌打损伤，心绞痛[124,127]。

Amygdalus communis **L.** 参见 Prunus amygdalus。

Amygdalus communis var. dulcis Schneid. 甜巴旦杏（蔷薇科）。【维药】بادام تاتلق（Tatliq badam，塔提力克巴达木）[75]，巴达木[7,78]，塔特勒克巴旦木[80]：种子治干性肺虚咳嗽，身瘦体弱，记忆减退，大便不通，寒性腰膝酸软，面色苍白，阳痿不举，视力下降，精液稀少，早泄遗精[75]，心悸喘咳，肾气不足，腰膝酸软，阳萎尿涉[78]，身体虚弱，健忘，脾胃不和，便秘[7]；果实用于健脑，清内脏，增视力，通便，润肺，镇咳，除喉涩，气喘，内脏出血和胸膜炎，护牙固牙，肠和膀胱溃疡，胃湿性腹泻，生精，早泄，尿频，腹胀，肠绞痛[80]。

Amygdalus davidiana (Carr.) C. de Vos ex Henry [*Prunus davidiana* (Carr.) **Franch.**] 山桃（蔷薇科）《药典》。【侗药】美蒂榜：种子治经闭，便秘；叶用于卫生杀虫[135]。【拉祜药】a wa jie：叶治疗，疮[152]。【蒙药】效用同桃 P. persica[47]。【羌药】Chalaseini（权拉思眛））：种子及叶治阴部生疮，外阴瘙痒[10,167]。【维药】沙皮托力麦核子：种仁治闭经，痛经，癥瘕痞块，跌打损伤，肠燥便

秘《77》。【彝药】撒纹帕，桃树叶：叶治隔日疟，疮
疡，水肿，蛔虫病，疖子疮，干疮，牙痛，风疹
发痒《104》；种子治咳嗽气喘，大便秘积；树皮治哑
瘴《13》。【藏药】日卡木《32》，惹侃《27》，康里《40》：种
子治便秘，脱发病，"黄水"病，瘀血散结，闭
经，带下，止咳，消坚《32》，通喉，解毒，感染不
洁之气《40》；效用同桃 P. persica《20,24》；果核治便
秘；果核涂擦其榨取油治头发，眉毛，胡子等脱
落并使之生长；果核烧成灰治疮疡，"黄水"
病《27》。

Amygdalus kansuensis(Rehd.) Skeels. 甘肃桃
（蔷薇科）。【藏药】日康木：果实和种仁治跌打损
伤，闭经，血瘀疼痛，高血压，慢性阑尾炎，大
便燥结《32》。

Amygdalus mira (Koehne) Ricker 参见 Prunus
mira。

Amygdalus persica L. 参见 Prunus persica。

Amygdalus triloba(Lindl.) Ricker 参见 Prunus
triloba。

Amynthas asiaticus Michaelsen [*Pheretima
asiatica* Michaelsen] 亚洲环毛蚓（钜蚓科）。【侗
药】省牢：全体治小儿高烧，下肢慢性溃疡《139》。
【苗药】岗郎炯，给粪：全体治半身不遂，口眼㖞
斜，烧伤《96》。【水药】恒：全体治高热抽搐《10》。
【维药】سازانمگ（Sazanmg，萨脏）：全体治寒性阳
痿，腮腺炎肿，瘫痪，四肢疼痛，湿疹创伤，血
压偏高《75》，大便秘结，消化器官炎症《78》；全体外
用治烧伤疼痛《78》。

Amynthas aspergillum Perrier. 参见 Pheretima
aspergillum。

Amynthas hupeiensis (Michaelsen) [*Phereti-
ma hupeiensis* (Michaelsen)] 湖北环毛蚓（钜蚓
科）。【侗药】坎，神：全体治小儿急慢性肠胃炎，
小儿高热抽搐，小儿哮喘，甲沟炎《15》。【仡佬药】
lia³¹ŋa³⁵ lo⁵³（拉饿罗），tu⁵³ lu⁵³ mu⁵³ tsə³ 1ke⁵⁵（都鹿
木则街），kə³³ə³¹ tɕi⁵⁵（饿会几）：鲜全体治小儿急
惊《162》。【哈尼药】Buqdeil（布德），地龙，曲鳝：
全体治高热狂躁，关节疼痛，小便不通，黄疸，
高血压《143》。【满药】波屯：活蚯蚓一条配少许胡
黄连，水煎服治腿抽筋症；炒鸡蛋用于降血压；
捣汁服治小便不通症；研细末冲服治支气管喘
息《39》。【毛南药】zn3³³ tian³³（追天）：全体洗净焙

干成末，加菜油调和滴入耳内，治烂耳心《155》。
【苗药】Bad giongb doub（巴供豆，贵州铜仁）：全
体治热病发热狂躁，惊痫抽搐，肝阳头痛，中风
偏瘫，风湿痹痛，肺热喘咳，小便不通《91》，中耳
炎《95》。【水药】含：全体加白糖适量研匀，外敷治
蜈蚣咬伤《157,158》。【土家药】土虫：全体治小儿急
惊风，大骨节病，吼咯病，月经闭止，猴儿疱（流
行性腮腺炎），奶痈初起《125》。【佤药】蚯蟮：全体
治烧烫伤，小便不通，慢性肾炎，热结尿闭，半
身不遂，小儿惊风，高血压《168》。【彝药】蚯蟮：
全体治九子疡（颈淋巴结结核），尿胞痛，全身肌
肉发热，疼痛，没有血色，瘦弱，哮喘，烧伤，
脖子肿，小儿高热神昏，头昏晕，眼花，打摆子
（疟疾）《107》。【壮药】糖勒，突论：全体治小儿高
热不退，中风后遗症，高烧，烧烫伤《15》。

Amynthas pectiniferus(Michaelsen) [*Phereti-
ma pectinifera* Michaelsen] 栉盲环毛蚓（钜蚓科）。
【壮药】效用同参环毛蚓 Pherelima aepergillum《180》。

Anabarilius andersoni (Regan) 小白鱼（鲤
科）。【彝药】荣节鱼肉：鱼肉治麻疹，头痛头晕，
生疮，疮无头，杨梅疮，斑疹，女人乳头生疮，
乳房化脓尚未出头，腹泻；胆治咳嗽，心口痛（胃
脘痛），蚂蝗入鼻，腹中有虫疼痛《107》。

Anabarilius grahami (Regan) 鱇浪白鱼（鲤
科）。【彝药】效用同小白鱼 A. andersoni《107》。

Anacardium occidentale L. 腰果（漆树科）。
【维药】بالادور（Baladur，巴拉都尔）《75,80》，巴拉
都《78》：果实治半身不遂，瘫痪，痉挛《75,78》，筋肌
虚弱，癣，疣，白癜风，麻风病《75》，精神不安，
身体虚弱《78》，神经病，皮炎，壮阳，瘫痪，面麻
痹，抽搐，赘瘤，尿床，脑和筋骨弱，固牙，除
皮炎瘢痕，头发变黑；配它药成糊状治寒性
炎肿《80》。

Anacyclus pyrethrum(L.) DC. 南欧派利吞草
（菊科）。【维药】کاقرقه رها（Aqer qerha，阿克尔开
尔哈），阿纳其根《75,77》，阿卡勒卡勒哈《79》：根治
瘫痪，面瘫，肌肉松弛，麻痹，颤动，癫病，性
欲减退，精液不固，经闭不畅，头痛牙痛，多痰
咳嗽，神经衰弱《75,77》，湿寒性或黏液质性疾病，
舌重久咳《77》，风湿痛，关节炎，疮疖溃烂《79》。

Anamirta cocculus Wight et Arnott 印度防己
（防己科）。【维药】马依扎热吉：果实治皮肤湿

疹，风湿痛，精神不振[77,79]。

Ananas comosus(L.) Merr. 凤梨（凤梨科）。
【傣药】麻哈念[62-64]，麻罕娘（德傣），麻康娘（西傣）[14]：果实、叶和根治高热惊厥，咳喘多痰，胸闷，咳嗽[62-64]；果皮治贫血[67,68]；果治腹泻[14]，发烧痉挛[14]；叶治咳嗽，支气管炎，发烧[65,66]。【黎药】菠萝：心叶治蛇咬伤[212]。【台少药】Paguraru（Paiwan，族太麻里）：新芽捣碎后敷于患部治肿疡[169]。

Anaphalis bicolor (Franch.) Diels 二色香青（菊科）。【藏药】甘达巴扎嘎保：花序治痞瘤，培根病[23]。

Anaphalis bulleyana(Jeffr.) C. C. Chang 粘毛香青（菊科）。【白药】兄哭脂[17]，芎树子[14]：全草治痢疾，肠炎，胃气痛，腹痛便痢，咳嗽，肝炎，肝脾肿大，疮痈不溃[17]，感冒，扁桃体炎，急性肠胃炎，尿道炎，小儿疳积[13,14]，百日咳，气管炎，膀胱炎，疟疾[14]。【彝药】我削诗，午香草：全草治急性肠胃炎，尿道炎，尿痛尿频，感冒头痛，咽炎咳嗽[101,104]。【藏药】甘达八渣：地上部分治培根病，痞瘤肿块，风湿病，流行性感冒，灰色水肿[22]。

Anaphalis contorta (D. Don) Hook. f. 旋叶香青（菊科）。【哈尼药】地杂扎然：全草治肝阳头痛，风火眼痛，外伤出血[13,145]。【羌药】kshabona-la（科沙布纳拉），热柏，白头蒿：叶治风湿性关节炎[167]；叶外敷治各种出血[10,167]。

Anaphalis flavescens Hand. – Mazz. 淡黄香青（菊科）。【藏药】扎托巴曼巴：全草治流行性感冒，时疫，矿物药中毒，砒毒，疮疔，肉瘤，出血[40]。

Anaphalis hancockii Maxim. [*Gnaphalium bodinieri*(Franch.) Franch.] 铃铃香青（菊科）《部蒙标》。【蒙药】 ᠴᠠᠭᠠᠨ ᠬᠤᠵᠢᠯᠡ （Chagan hujile，查干-呼吉乐）：花序治感冒，咳嗽，毒热[3]。【藏药】甘达八渣[22]，扎用[32]，枫得机梗打罢撒[40]：全草治子宫颈炎，阴道滴虫，各种出血，中毒症，浮肿[32]，瘟病，解配合毒，止血，消肿，消肉核[27]，高血压，热症[40]。

Anaphalis lactea Maxim. 乳白香青（菊科）《部藏标》。【藏药】 ᠨᠡᠭᠷᠡᠢ （甘旦巴扎）[2,35]，甘达巴扎嘎保[23]，登珠浆打[40]：花序治培根病，痞瘤[2,23,35]，风湿病，水肿[2,35]；全草治热性疾病，

高血压头昏，头痛[40]。

Anaphalis margaritacea (L.) Benth. et Hook. f. 珠光香青（菊科）。【侗药】煮牙八：全草治感冒，痢疾，刀伤[135]。【拉祜药】美错妈戛闷，清明草：全草治肝炎，痢疾，月经不调[13,150]，急性胃肠炎，咳嗽痰多，气喘，风寒感冒，蚕豆病，筋骨疼痛，白带，痈疖[150]，感冒发烧[13]。【傈僳药】欠急早：地上部分治感冒，牙痛，痢疾，风湿性关节炎，蛔虫病，刀伤，跌打损伤，颈淋巴结结核[166]。

Anaphalis margaritacea var. cinnamomea(DC.) Herd. ex Maxim. 黄褐香青（菊科）。【拉祜药】美错妈戛闷，寡妇婆：全草治感冒发烧，肝炎[150]，急性胃肠炎[150]，痢疾，月经不调[13]。

Anaphalis nepalensis (Spreng.) Hand. – Mazz. 尼泊尔香青（菊科）。【傈僳药】清明草，打火草：全草治感冒咳嗽，急、慢性气管炎，风湿性腿痛，高血压[166]。【藏药】甘达八渣：地上部分治培根病，痞瘤肿块，风湿病，流行性感冒[22]；全草治感冒，咳嗽，气管炎，风湿疼痛[13]。

Anaphalis sinica Hance 香青（菊科）。【回药】毛香：全草治胃寒[7]。【纳西药】全草治感冒头痛，急性胃肠炎，气管炎，扁桃体炎，百日咳，膀胱炎，尿路感染，小儿疳积，疟疾[164]。【畲药】白百里风，四干毛张老：全草治水肿[146]。【土家药】打火草：全草治外感咳嗽，急慢性支气管炎，肠炎，痢疾[123]。

Anaphalis szechuanensis Y. Ling et Y. L. Chen 四川香青（菊科）。【藏药】地上部分治"培根"病，痞块，风湿病，流感[24,34]；效用同铃铃香青 A. hancockii[22]。

Anaphalis tibetica Kitam. 西藏香青（菊科）。【藏药】扎哇：地上部分治"培根"病，痞块，风湿病，流行性感冒，灰色水肿[40]。

Anas crecca (Linnaeus) 绿翅鸭（鸭科）。【藏药】俄日尺：胆治腿肚转筋，调净水点眼治雪盲；肉治腓肠肌痉挛，炭疽病[22]，脾胃虚弱，中气不足之脱肛、子宫脱垂[30]。

Anas domestica Linnaeus [*A. platyrhynchos domestica*(Linnaeus)] 家鸭（鸭科）。【布依药】独比：卵治偏头风[159]。【傣药】别：血、肉、脂、胆及蛋治肺结核引起的骨蒸，咳嗽，吐血，肾炎水肿，胃脘热痛，急性咽喉引起的咽喉肿痛，齿痛，

泻痢，痢疾，急性结膜炎引起的目赤肿痛初起[63]。【侗药】嫩咕鸭：唾涎治鱼刺或谷芒等刺喉；鸭脚治小儿破伤风[135]。【毛南药】鸭血，ep⁷（鸥）：鸭内金治胸腹食饱闷，食积不消，嗳气肠鸣，反复呕吐，泻痢[156]。【仡佬药】taŋ⁵⁵ pə³¹（档邦），ən⁵³ kai⁵³ moŋ⁵³ ti⁵⁵（恩该蒙底），pə³³ wer³¹（不耶儿）：卵治鼻出血[162]。

Anas platyrhynchos Linnaeus 绿头鸭（鸭科）。【佤药】鸭子：肉治久病体虚，气力不足[168]。【傈僳药】夜二，绿头鸭：羽毛治烧、烫伤[166]。【怒药】儿：羽毛治烧烫伤[165]。【彝药】衣耶节：胆治久咳不止[107][32]。【藏药】俄日尺：胆治腿肚转筋，调净水点眼治雪盲；肉治腓肠肌痉挛，炭疽病[22]。

Anas poecilorhyncha（Forster）斑嘴鸭（鸭科）。【藏药】肉治脾胃虚弱，脱肛，子宫下垂等[30]。

Anax parthenope Selys 大蜻蜓（蜓科）。【藏药】干燥全体治肾虚遗精，阳痿，咽喉肿痛，百日咳[30]。

Anchusa italica Retz.［*A. azurea* Mill.］牛舌草（紫草科）。【维药】كاوزبان（Gawziban，高孜万），كاوزبان كولى（Gawziban Guli，高孜班古丽）：地上部分治心脑血管疾病[734]，心悸，失眠，神志不安，头痛，反应迟钝，大便秘结[77]；花蕾治忧郁症，脑虚，心虚，心悸，胸膜炎，肺炎，肺结核，感冒，咳嗽气喘[75]；全草治咳嗽痰喘，脾胃不适，食欲不振，肝气火燥，头晕头痛，高血压[78]。

Anchusa officinalis L. 药用牛舌草（紫草科）。【维药】效用同牛舌草 A. italica[78]。

Anchusa ovata Lehm.［*A. orientalis*（L.）Reich.］狼紫草（紫草科）。【哈萨克药】牛舌草：全草治心悸，抑郁症[141]。【蒙药】叶治疮疡肿毒，跌扑损伤[51]。

Ancistrocladus tectorius（Lour.）Merr. 钩枝藤（钩枝藤科）。【黎药】千雅办：叶治腹泻[154]。

Ancylostemon saxatilis（Hemsl.）Craib 直瓣苣苔（苦苣苔科）。【土家药】还阳草，岩兰花：全草治瘀血肿痛，头晕心悸，咳嗽，咯吐血痰[123,127]。

Andrographis paniculata（Burm. f.）Nees 穿心莲（爵床科）《药典》。【阿昌药】翁得肚呢：全草治扁桃体炎，咽喉炎，流行性腮腺炎，肠伤寒，急

性口腔炎[18]。【傣药】全草治急性菌痢，急性胃肠炎，肺结核，结核性胸膜炎，颈淋巴结核，结核发性脑膜炎，百日咳，流行性腮腺炎，麻疹，上呼吸道感染，急性扁桃腺炎，支气管肺炎，急、慢性泌尿系感染[9,74]。【侗药】一见苦：全草治腹泻，感冒发热，咽喉肿痛[136]。【仡佬药】se³⁵ ku³⁵ sa³³（晒古撒），sai³³ lu⁵³ pi⁵⁵（晒鹿比）：全草治上吐下泻[162]。【景颇药】Singjvi mvan：效用同阿昌药[18]。【黎药】汶凯[154]，杆号，斩蛇剑[153]：全草治急性痢疾，胃肠炎等各种急性炎症[154]，细菌性痢疾，阿米巴痢疾，支气管炎，肺炎[153]；全草煎汁涂或研磨调敷患处治痈疖疔疮，烫火伤[154]；全草咀嚼，治咽喉炎[153]。【瑶药】榄核莲：全草治感冒，流行性脑膜炎，气管炎，百日咳，肺结核，急性菌痢，腮腺炎，中毒性消化不良，肠伤寒，咽喉肿痛，疮疖肿毒，伤口感染，毒蛇咬伤，水火烫伤[133]。【壮药】nyafaenzlenz（牙粉敛），四方莲：地上部分治贫痧（感冒），鼻衄，货烟妈（咽痛），埃病（咳嗽），能蚌（黄疸），肺痨，胃肠炎，阿意咪（痢疾），肉扭（淋病），呗农（痈疮），钩端螺旋体病，隆白呆（带下），渗裆相（水火烫伤），额哈（毒蛇咬伤）[117]。

Andropogon chinensis（Nees）Merr. 华须芒草（禾本科）。【黎药】茅高枯：全草治毒蛇咬伤[154]。

Androsace brachystegia Hand. – Mazz. 玉门点地梅（报春花科）。【藏药】嘎得那保，嘎地：花治炭疽，黄水病[23]；全草治热性水肿[39]。

Androsace bulleyana Forrest 景天点地梅（报春花科）。【藏药】嘎蒂[23]，嘎地木保[40]：全草治热性水肿，心脏病水肿，黄水病，溃疡，炭疽病[22,40]，肺脓，疮疖，收敛已扩散毒邪[40]；花治炭疽，黄水病[23]。

Androsace dissecta Franch. 裂叶点地梅（报春花科）。【藏药】嘎得那保：全草治热性水肿[39]。

Androsace erecta Maxim. 直立点地梅（报春花科）。【藏药】嘎蒂[22]，夏扎确[40]：全草治热性水肿，心脏病水肿，黄水病，溃疡，炭疽病[22,24]，心悸，神衰，失眠[34,40]，感冒[40]。

Androsace filiformis Retz. 东北点地梅（报春花科）。【藏药】效用同西藏点地梅 A. mariae[51]。

Androsace hisulca Bur. et Franch. 昌都点地梅（报春花科）。【藏药】嘎蒂莫保：全草治热性水

肿，心脏病水肿，黄水病，溃疡，炭疽病[22]。

Androsace integra (Maxim.) Hand. – Mazz. 石莲叶点地梅（报春花科）《部藏标》。【藏药】 སྣ་ཙིག་ནག་པོ།（嘎蒂木布）[2]，嘎得那保[23,39]：花治炭疽，黄水病[2,22,23,35]，热性水肿，心脏病水肿[2,22,35]；全草治热性水肿，黄水疮，溃疡[39]。

Androsace mariae Kanitz〔A. mariae Kanitz var. tibetica(Maxim.) Hand. – Mazz.〕 西藏点地梅（报春花科）。【蒙药】唐古特－达邻－套布其：全草治浮肿，水肿，肾热，骨蒸痨热，发症，关节疼痛[51]。【藏药】嘎蒂莫保[22]，嘎地那保[27,39]：花治黄水病，炭疽病[22,23]，热性水肿，心脏病水肿，溃疡[22]；根治水臌，小便不利，炭疽[27]；全草治热性水肿[39]，心脏病水肿，"黄水"病，溃疡，炭疽[40]。

Androsace maxima L. 大苞点地梅（报春花科）。【哈萨克药】全草治热性水肿，风火赤眼，急慢性咽喉肿痛，扁桃体炎，咽喉炎，口舌生疮，目赤肿痛，偏正头痛，口腔炎，急性结膜炎，跌打损伤[141]。

Androsace sarmentosa Wall. 蔓茎点地梅（报春花科）。【藏药】 སྣ་ཙིག་ནག་པོ།（嘎蒂木布）[21]，嘎滴莫保[23,29]：全草治热性水肿[29]；花治炭疽，黄水病[23]；带根全草治热性水肿，肾虚，疔疮，炭疽，黄水病[21]。

Androsace septentrionalis L. 北点地梅（报春花科）。【哈萨克药】北方点地梅：全草治风火赤眼，急慢性咽喉肿痛，扁桃体炎，咽喉炎，口舌生疮，目赤肿痛，偏、正头痛，口腔炎，急性结膜炎，跌打损伤[141]。【蒙药】（Dalen tobqi，达楞－陶布其）：全草治创伤，骨热，关节"协日沃素"病，营养不良[43]。

Androsace spinulifera (Franch.) R. Knuth 刺叶点地梅（报春花科）。【藏药】嘎得那保，嘎地[40]：花治炭疽，黄水病[23]；全草治热性水肿[29]，心脏病水肿，"黄水"病，溃疡，炭疽[40]。

Androsace stenophylla (Petitm.) Hand. – Mazz. 狭叶点地梅（报春花科）。【藏药】ས་ཙིག་ནག་པོ།（嘎蒂那保）[21,25]，嘎蒂莫保[22]：全草治热性水肿[21,22,25]，心脏性水肿，炭疽病[21,22]，黄水病，溃疡[22]，肾虚，疔疮，炭疽[25]，肾型水肿[21]。

Androsace strigillosa Franch. 糙伏毛点地梅

（报春花科）。【藏药】ས་ཙིག་ནག་པོ།（嘎蒂木布）[21]，嘎得那保[29]：全草治热性水肿[23]；花治炭疽，黄水病[29]；带根全草治热性水肿，肾虚，疔疮，炭疽，黄水病[21]。

Androsace sublanata Hand. – Mazz. 棉毛点地梅（报春花科）。【藏药】嘎蒂慕波：全草治热性水肿，"黄水病"发烧[7]。

Androsace tapete Maxim. 垫状点地梅（报春花科）。【藏药】蓬梅：全草治心脏病水肿，热性水肿，"黄水"病，溃疡，炭疽[27,36]。

Androsace umbellata (Lour.) Merr. 点地梅（报春花科）。【哈萨克药】تاشـشـڭـوُل：全草治扁桃体炎，咽喉炎，口腔炎[142]。【土家药】xi² ce³ luo¹ ti²（席泽洛替），喉咙草，爬地麻：全草治跌打损伤[124,125,128]，急性扁桃体炎，咽炎，口腔炎，百日咳，偏正头痛，牙痛[124,125]，长蛾子（又名喉蛾，即急性扁桃体炎），牙龈肿痛，口疮[128]。【藏药】嘎得那保：花治炭疽，黄水病[23]。

Anemarrhena asphodeloides Bge. 知母（百合科）《药典》。【德昂药】阿更带：根茎治肺热，咳嗽，糖尿病[18]。【景颇药】Mose mvan：效用同德昂药[18]。【蒙药】陶来音－芒给日：根茎治热性病高烧，烦热口渴，肺热燥咳，消渴，午后潮热，大便干燥[47]，外感热病，高热烦渴，肺热咳嗽，痰稠不爽，骨蒸潮热，盗汗，消渴，肠燥便秘[51]。

Anemone altaica Fisch. 阿尔泰银莲花（毛茛科）。【蒙药】熟达格，阿拉泰－孟根花－其其格：根茎治热病昏迷，痰浊蒙窍，癫痫，神经官能症，耳鸣耳聋，胸闷腹胀，食欲不振；外用治痈疽疮癣[47]。【藏药】根治龙病，白喉，炭疽，腹泻，黄水病，疠热[27]。

Anemone amurensis (Korsch.) Kom. 黑水银莲花（毛茛科）。【朝药】들바람꽃（dr-bā rām gùot，得儿吧垃母高气）：根茎治麻痹，月经不调，胃痛，百日咳[9,90]。

Anemone davidii Franch. 西南银莲花（毛茛科）。【土家药】血零子[7]，蚤子七[17]：根茎治风湿疼痛，跌打损伤[124,127][7,17]，肋间神经痛，吐血，便血等各种出血[124][7]，虚劳内伤，口疮[124,127]。

Anemone demissa Hook. f. et Thoms. 展毛银莲花（毛茛科）。【傈僳药】泥迪起：根治疟疾，恶疮[166]。【藏药】素嘎盎保[24]，素嘎[23,29]，素嘎

A

罢[40]：全草治消化不良，痢疾、淋病、风寒湿痹、关节积黄水[24]；果实治各种寒症，痞块结疬；外用治虫蛇咬伤[24]；种子治淋病，关节积黄水[23,40]、蛇毒[23,27]、胃虫，刺痛，寒性肿瘤[23]、疮伤，痞块，增胃火，吸黄水[27]、各种淋病，病后体温不足，各种寒症痞结，催吐胃酸[40]，外用治蛇伤[40]；叶治淋病，关节积黄水，病后体温不足，催吐胃酸[29]，各种寒症痞结[40]；叶外用治蛇伤[40]；根、种子治胃寒疼痛，牙痛，消化不良，痢疾，蛇伤[36]。

Anemone demissa var. major W. T. Wang 宽叶展毛银莲花（毛茛科）。【藏药】效用同展毛银莲花 A. demissa[23,24]。

Anemone demissa var. villosissima Bruhl 密毛银莲花（毛茛科）。【藏药】效用同展毛银莲花 A. demissa[23,24]。

Anemone demissa var. yunnanensis Franch. 云南银莲花（毛茛科）。【藏药】全草治疟疾，骨折，疮痈肿毒[36]。

Anemone dichotoma L. 二歧银莲花（毛茛科）。【鄂伦春药】挨母出哈，草玉梅：全草治疮疖痈毒，跌打损伤[161]。【蒙药】ᠪᠣᠭᠣᠨ ᠴᠠᠭᠠᠨ ᠬᠢᠬᠢᠭ（Bogon chagan qiqig, 宝根查干－其其格），ᠰᠤᠷᠤᠪᠠᠭᠠ（Surubaga, 苏如巴嘎）：全草治心口疮，食痞，虫痞，不消化症，白癜风，蛇咬伤[49]。

Anemone flaccida Fr. Schmidt. 鹅掌草（毛茛科）。【土家药】地乌，九年糙[123]，蜈蚣三七[127]：根茎治风湿疼痛，跌打损伤[123,127]。

Anemone flaccida var. hirtella W. T. Wang 展毛鹅掌草（毛茛科）。【土家药】地乌：根茎治风湿疼痛[7,17]，跌打肿痛，疮疡肿毒[7]，跌扑损伤[17]。

Anemone flaccida var. hofengensis（W. T. Wang）Ziman et B. E. Dutt. 鹤峰银莲花（毛茛科）。【土家药】水乌头：根、根茎治风湿性关节炎，腰腿疼痛，四肢麻木不温[123]。

Anemone geum H. Lév. subsp. ovalifolia（Brühl）R. P. Chaud. [A. obtusiloba subsp. ovalifolia Brühl.] 疏齿银莲花（毛茛科）。【藏药】全草治病后体温偏低[36]。

Anemone griffithii Hook. f. et Thoms. 三出银莲花（毛茛科）。【藏药】素嘎：种子治胃虫，刺痛，蛇毒和寒性肿瘤，淋病，关节积黄水[23]。

Anemone hupehensis Lem：[A. hupehensis f. alba W. T. wang] 打破碗花花（毛茛科）。【布依药】歪破：根治风湿[159]。【侗药】奴民野，Nugs miinc yeec, Miinc yeex（美陵）：根治脚转筋，手脚开裂[137]；全草治顽癣，颓疮，痈肿疮[136]，苟任（脚转筋），手脚开裂[137]。【哈尼药】野棉花：根治风湿[875]。【毛南药】ma²⁴ min³³ yɛ³³（骂敏耶）：根或全草治胆道蛔虫[155]。【苗药】Minx fab ghueub（米化棍，贵州松桃）[91,95]，野棉花[91]，榜都蒂[96]：根治疟疾，跌打损伤[95,96]，手足开裂，妇人外阴痒[95,96]；根及全草治痢疾，泄泻，疟疾[91,94]，蛔虫病，疮疖痈肿，瘰病，跌打损伤，急性黄疸型肝炎[91]。【畲药】打破碗花花：茎、叶治癣，蜂蜇伤[10,147]。【土家药】mei⁴ ku³ za¹（灭苦咱），秋苟药，野棉花：根茎、叶治各种顽癣，秃疮，疖疮痈肿，疟疾，痢疾，跌打损伤，肺结核，牙痛[124]；全草治癫狂症，肚腹冷痛，毒蜂蛰伤，疮疡不溃[128]；根茎治风湿疼痛，急性腹泻呕吐[17]。【瑶药】野棉花：根治秃疮，疟疾，小儿疳积，痢疾，痈疖疮肿，瘰病，体癣，脚癣[133]。【彝药】阿觉沙补[105]，唯噜开巴拉[101]：根、叶或嫩尖治打伤有死血，肝病，长期腹泻，小儿腹泻，食积不化，腹中虫作痛，打胎[105]；外用治干疮，毒疮，漆疮；茎上的瘤状结节治打伤，腹有死血；花絮捣烂外敷治冻疮[10]。根、全草捣烂外敷治毒疮，漆疮，冻疮，干疮，肠疮，打伤，外伤流血[101]。【壮药】Gobaidoq（棵柏夺）：全草用于杀灭虫蛆，痂（癣）[180]。

Anemone imbricata Maxim. 迭裂银莲花（毛茛科）。【藏药】草玉梅：效用同展毛银莲花 A. demissa[23,29]。

Anemone narcissiflora L. var. protracta Ulbr. 伏毛银莲花（毛茛科）。【哈萨克药】花治耳鸣耳聋，胸腹闷胀[141]。

Anemone obtusiloba D. Don 钝裂银莲花（毛茛科）。【藏药】素嘎[20,23]，素尕哇[29,39]：果实治胃寒，痞块，蛇咬伤[24]；地上部分、根、果实治病后体弱，体温不足，咽喉肿痛，慢性支气管炎，扁桃体炎，肝炎，胃病，痢疾，淋病，风湿疼痛，跌打瘀痛以及末梢神经麻痹[20]；地上部分、根、果实外用治虫蛇咬伤，皮肤顽癣，黄水疮，关节积黄水[20]；叶、花、果、根治病后体温不足，淋病、关节积黄水、黄水疮[29]；叶、花、果、根外敷治黄水疮或提出关节中黄水、慢性气管炎、末梢神经麻痹、催吐胃酸[29]；种子治胃虫、刺痛、蛇毒和寒性肿瘤、淋病、关节积黄水[23]；果实治疮伤、痞块、蛇毒[27]；花、根治病后体温不足、淋病、关节积黄水、黄水疮、慢性气管炎、末梢神经麻痹、催吐胃酸、寒性肿瘤、陈旧性疾病、伤口久烂不敛、毒蛇咬伤、胃寒、痞块[39]；花、根外敷治黄水疮或提出关节中黄水[39]。

Anemone raddeana Regel 多被银莲花（毛茛科）《药典》。【蒙药】乌兰 - 孟根花 - 其其格：根茎治风湿性关节炎、腰膝疼痛[47]。

Anemone rivularis Buch. – Ham. ex DC. 草玉梅（毛茛科）《部藏标》。【白药】匡构皱[17]，夸工菜，匡告菜[14]：全株治风湿痛、跌打损伤、痰湿郁结、喘咳、中焦湿热、牙痛、胃痛、湿热带下、产后腹痛、肾炎水肿、食积不化、皮癣、疮痈、虫毒、蛇伤[17]；根、叶治喉炎、牙龈炎、胆囊炎、痢疾、偏头痛、闭经、血尿、淋症、蛇咬伤、草乌中毒[14]。【傣药】根治急慢性肝炎、风火牙痛、胃痛、咽喉炎、胆囊炎、膀胱炎、腮腺炎、疟疾、痢疾、风湿性关节炎、肿瘤、疮癣[9,74]。【德昂药】麻务拎[160]，工岗所[18]：根治咽喉肿痛、扁桃体炎、喉炎、牙痛、胃痛、急慢性肝炎、风湿疼痛、跌打损伤、消肿止痛、拔毒生肌[160]。【侗药】民近：茎叶治鼻炎、副鼻窦炎、目翳[135]。【哈尼药】罗达望[14]，白花虎掌草（Daoltav eelseil，刀当吾色）[143]：根治月经不调[14]、气管炎[875]；根、全草治风湿痛、跌打痛、牙痛、蛇虫咬伤、疟疾[143]。【景颇药】Jvilvobyap：根治咽喉肿痛、牙痛、胃痛、急性肝炎、跌打损伤[18]。【拉祜药】古波阿丕[13,150]，wo gen[152]：根治急慢性肝炎、胃痛、胆囊炎、腮腺炎[151]；全草治胃痛、牙痛、扁平疣、胃、十二指肠溃疡[13,150]、痢疾、喉蛾（急性扁桃体炎）、疟腮、瘰疬结核、痈疽肿毒、疟疾、风湿骨痛、跌打损伤、淋病、关节内积黄水、黄水疮、末梢神经炎[150]；新鲜地上部分治皮肤瘙痒[152]。【傈僳药】腊来莫，虎掌草：根治喉病、瘰疬结核、腮腺炎、风湿疼痛、胃痛、跌打损伤、疟疾、慢性肝炎及肝硬化[166]。【苗药】Zend liulnangb dlub（真溜朗收，贵州黔东南）[91,94]，盘羊鼓[14]：根或全草治咽喉肿痛、疟腮、胃痛[91,94]、瘰疬结核、痈疽肿毒、疟疾、咳嗽痰多、淋巴结炎、湿热黄疸、风湿疼痛、牙痛、跌打损伤[91]；根治咽喉肿痛、咳嗽痰多、瘰疬痢疾[14]。【普米药】麻加耙执：根治胃痛、跌打损伤[14,15]、喉蛾（急性扁桃体炎）、疟腮、瘰疬、结核、痈疽肿毒、风湿疼痛[14]、咽喉疼痛、咳嗽痰多、牙痛、疟疾、胸膜炎、痢疾[15]。【佤药】日西番介[14]，虎掌草[168]：根治牙痛、胃痛[10,14,168]、咽喉肿痛、扁桃体炎[14]、急慢性肝炎[10,168]、咽喉炎、腮腺炎、胆囊炎、疟疾、风湿性关节炎[10,168]。【彝药】日恶补此[106]，牓利矢[17]，唉母列施[111]：根、叶或全草治牙痛、头痛、鼻炎、风湿痛、断指、骨疮、无名肿痛、疟疾、伤食[106]；全草治妇女缺少乳汁、心慌头昏、纳差、消瘦[102]、寒热不调、四季感冒、胃中湿热留滞、疟疾[17]、肠胃不和、腹胀气撑、喉蛾（急性扁桃体炎）、疟腮、痈疽疮疡[109]；根、全草治疟疾、胃痛、无名肿毒、蛾子[111]。【藏药】ཆུ་གང།（苏嘎）[21,24,29,39]：果实治胃虫引起的刺痛、寒性肿瘤、关节积黄水[2,21,23,35]、蛇咬伤[2,14,20,21,23,35]、淋病[2,23,35]、胃寒[14,20]、痞块[14,20,27]、消化不良[21,27]；地上部分、根、果实治病后体弱、体温不足、咽喉肿痛、慢性支气管炎、扁桃体炎、肝炎、胃病、痢疾、淋病、风湿疼痛、跌打瘀痛、末梢神经麻痹；外治虫蛇咬伤、皮肤顽癣、黄水疮、关节积黄水[24]；叶、花、果、根治病后体温不足、淋病、关节积黄水、黄水疮，外敷可治黄水疮或提出关节中黄水、慢性气管炎、末梢神经麻痹、催吐胃酸[29,39]；根治咽喉肿痛[36]。【壮药】白虎狼[14]，gobaidoq，打破碗花花[119]：根治咽喉肿痛、扁桃体炎、牙痛、胃痛[14]；全草治结核、痢疾、喉哦、疟腮、瘰疬、胃痛、风湿疼痛、跌打损伤、痈疽肿毒[119]。

Anemone rivularis var. flore – minore Maxim. 小花草玉梅（毛茛科）。【蒙药】ᠴᠠᠭᠠᠨ ᠴᠡᠴᠡᠭ（Bogon chagan qiqig，宝根 - 查干 - 其其格），ᠰᠦᠷᠦᠭ᠍ᠪᠠ（Surubga，苏如波嘎）：全草治心口痞、食痞、虫痞、不消化症、白癜风、蛇咬伤[49]。【土家药】老虎爪[123]，阴蜈蚣，九牛糙[127]：根、茎、叶治扁桃体炎、喉炎、牙痛、胃痛、急慢性肝炎、痢疾、白带、跌打损伤、风湿疼痛[123,127]。【彝药】罗浪诗，草玉梅：根治腹痛腹泻、药物中毒、胃痛、腮腺炎、乳蛾、风湿痛、牙痛、肝炎、胆囊炎[104]。

Anemone rupicola Camb. 岩生银莲花(毛茛科)。【藏药】素嘎:种子治胃虫,刺痛,蛇毒和寒性肿瘤,淋病,关节积黄水[23]。

Anemone sylvestris L. 大花银莲花(毛茛科)。【哈萨克药】ۆلكەن گۇلدى جەمزبوزارى: 全草治热病昏迷,癫痫,神经官能症,耳鸣耳聋[140]。

Anemone tetrasepala Royle 复伞银莲花(毛茛科)。【藏药】效用同岩生银莲花 A. rupicola[23]。

Anemone tibetica W. T. Wang 西藏银莲花(毛茛科)。【藏药】效用同岩生银莲花 A. rupicola[23]。

Anemone tomentosa (Maxim.) Péi. 大火草(毛茛科)。【纳西药】根治痨伤咳嗽,秃疥,疮疖痈肿,无名肿痛,湿热下痢,跌打损伤,小儿疳积,疟疾,顽癣[164]。【羌药】MoburedewsHangW(莫布热德吾斯杭),野棉草:全草治饮食积滞,消化不良,胃脘胀痛;叶治蛔虫病,蛲虫病,钩虫病;根治劳伤咳喘,跌打损伤,小儿疳积,疟疾,疮疖痈肿,顽癣[167]。

Anemone trullifolia Hook. f. et Thoms. 匙叶银莲花(毛茛科)。【藏药】布尔青:根和花治慢性支气管炎,末梢神经麻痹,神经痛,筋络痛[24]。

Anemone trullifolia var. linearis (Brühl) Ziman et B. E. Dutt. 条叶银莲花(毛茛科)。【藏药】然苏:根治慢性气管炎,末梢神经麻痹[40]。

Anemone vitifolia Buch. – Ham. 野棉花(毛茛科)。【阿昌药】整儿阿铺:茎叶治跌打损伤,风湿关节痛,痢疾,蛔虫病,钩虫病[18]。【白药】荣麻乌[17],白叶叶[14]:根和全草治菌痢,淋病,胃痛,食积,风湿性关节炎,难产,死胎,瘙痒症,疮疡[17];根治跌打损伤,风湿关节炎,肠炎,痢疾,蛔虫,急性肠炎[14]。【侗药】民近:茎叶治鼻炎,副鼻窦炎,目翳等[138]。【景颇药】Haqmui bvun:效用同阿昌药[18]。【纳西药】茎叶治小儿蛔虫病,钩虫病,淋病,胃痛,腹胀,腹泻,疟疾,急性肠炎[164]。【怒药】尼打无阿:根治胃痛,急慢性胃炎,消化不良,胃出血[165]。【羌药】Bbuddavha(布达哈):叶治蛔虫病,蛲虫病,钩虫病[10]。【彝药】阿堵沙波[17],阿觉阿补[105]:根治风湿骨痛,胃肠出血,肛肠脱垂,产后腹痛,蛔阙作痛[109],胃痛,食积,跌打损伤[17];效用同打破碗花花 A. hupehensis[10,105]。

Anethum graveolens L. 莳萝(伞形科)。【回药】可落牙:种子治膈气,消食,温胃,善滋食味[170,175]。【维药】سېرىق چىچەك(Sereq chechik,色日克其且克),سېرىق چىچەك كۆرۈغى(Sereq chechik uruqi,色日合其切欧如合):全草、种子治小便不通,肝痛腹痛,经水不下,关节肿痛[75];果实治肠腹胀满,胃寒疼痛,脾胃湿热[77,79],尿路和膀胱结石[7],关节肿痛,经水不下,小便不利[77]。

Angelica acutiloba (Sieb. et Zucc.) Kitag. [*Ligusticum acutilobum* Sieb. et Zucc.] 东当归(伞形科)。【朝药】동당귀(dāong dāng gùi, 刀鞯当归)[5],刀党贵[5,9,83,89]:根治气虚血亏,月经不调,崩漏经痛,大便燥结[5,9,83,89],少阴人所有血气内伤[84]。【藏药】当滚:根治月经不调,经痛,心腹诸痛,大便燥结,痈疽疮疡,跌打损伤[40]。

Angelica amurensis Schischk. 黑水当归(伞形科)。【朝药】黑水当归:根治头痛,齿痛,偏头痛,经痛,颜面神经麻痹[9,89]。

Angelica anomala Avé – Lallem [*A. jaluana Nakai.*] 狭叶当归(伞形科)。【东乡药】白芷:根治鼻窦炎[10]。【苗药】效用同白芷 A. dahurica[97,98]。

Angelica apaensis Shan et Yuan [*Heracleum apaense*(Shan et Yuan)Shan et T. S. Wang] 阿坝当归(伞形科)。【藏药】当更:根治陈热病,心热病,中毒症,培根与龙的合并症[23],胃脘胀痛,风寒头痛,咳嗽痰多,哮喘[36]。

Angelica citriodora Hance 参见 Ostericum citriodorum。

Angelica dahurica(Fisch. ex Hoffm.)Benth. et Hook. f. 白芷(伞形科)《药典》。【朝药】구릿대(gūlī dài, 咕哩呆):效用同杭白芷 A. dahurica var. formosana[82,83,84]。【侗药】妈辛:根治胸口胀痛,感冒头痛,白带,外伤出血[15]。【东乡药】根治鼻窦炎[10]。【鄂伦春药】挨母出哈,大活,走马芹:根治感冒头痛,眉棱骨痛,鼻塞,鼻渊,牙痛,白带,疮疡肿痛,疮疖肿毒,毒蛇咬伤[161]。【拉祜药】山白芷:根治风寒感冒,前额头痛,鼻窦炎,牙痛,痔漏便血,白带,痈疖肿毒,烧伤[10]。【蒙药】ᠴᠠᠭᠠᠨ ᠱᠤᠭᠪᠠ(Chagan Shugba,查干－苏格巴),ᠭᠦᠨᠳᠦ ᠰᠠᠩᠪᠤ(Gundu sangbu,棍都桑布):地上部分治头痛,牙痛,鼻炎,鼻窦炎,耳聋,痈肿,疮疡[41];根用于开窍,排脓,止痛[51],治

感冒头痛, 鼻塞, 眉棱骨痛, 鼻炎, 鼻窦炎, 牙痛, 白带, 痈肿疮疡[47]。【苗药】芳香: 根发表祛风, 消肿止痛, 止白带[211], 治外伤出血, 鼻渊头痛, 风湿疼痛[98]; 叶治外伤出血, 蛇咬伤[97]。【仫佬药】根治胸口胀痛, 感冒头痛, 白带, 盗汗[15]。【纳西药】根治感冒, 鼻窦炎及副鼻窦炎引起的头痛及目痛, 诸风眩晕, 半边头痛, 鼻渊, 风湿痹痛, 妇女赤白带下, 肠风, 大便风秘[164]。【瑶药】根治风寒感冒, 头痛, 眉棱骨痛, 牙痛, 鼻渊, 寒湿腹痛, 肠风痔漏, 赤白带下, 腰痛, 骨折, 痛经, 蛇咬伤, 痈疖肿毒, 烧烫伤[133]。【壮药】指心草: 根治胸口胀痛, 感冒头痛, 白带, 痛经[15]。

Angelica dahurica var. formosana (Boiss.) Shan et Yuan 杭白芷 (伞形科)《药典》。【朝药】항주백지 (hāng zū bàik jǐ), 吭诅豩克几), 백지 (bàik jǐ, 豩克几): 根治太阴人阳明头痛, 阳毒面赤, 咽喉痛, 鼻渊[83], 湿证, 蛊气证[84], 乳病, 蛇咬伤, 神经痛, 腰痛[82]。【藏药】朱嘎巧[24]: 根治炎症[22,24,34], 溃疡[22,24], 疮疖, 外伤流血[34], 风湿疼痛[22]; 叶或果实能止血, 创伤止血, 撒粉即止[34]。

Angelica decursiva (Miq.) Franch. et Sav. [*Peucedanum decursivum* (Miq.) Maxim.] 紫花前胡 (伞形科)。【畲药】山当归, 陌生草, 大香头: 根或全草治肾炎水肿, 跌打损伤[146]。【土家药】土当归 (bai¹ dang¹ gui¹, 白当归), 野当归[128], 鸭脚当归[129]: 全草治感冒咳嗽, 支气管哮喘, 胸胀, 肿毒, 劳伤, 胃病, 骨折, 病后体弱[129]; 根治热咯症, 伤风头痛, 风气病, 婴儿不易存活[128]。【瑶药】玻拉手, 老虎手: 根治上呼吸道感染, 咳喘, 呕逆, 胸膈满闷, 小儿疳积, 无名肿毒[133], 劳伤, 跌打青肿, 骨折, 痛经, 胃痛, 病后体弱[250]。

Angelica gigas Nakai 朝鲜当归 (伞形科)。【朝药】土当归[83], 朝鲜当归[9,89]: 根治血气内伤证和妇人因思虑伤脾所致的咽干, 舌燥, 隐隐头痛证[83], 贫血, 月经不调, 经痛, 子宫出血, 便秘, 跌打损伤[9,89]。

Angelica grosseserrata **Maxim.** 参见 Ostericum grosseserratum。

Angelica laxifoliata Diels 疏叶独活 (伞形科)。【蒙药】布如嘎日: 根治风寒湿痹, 腰膝酸痛, 风

湿性关节痛, 风寒头痛[47]。【苗药】娄郭: 根治水肿, 腹水[14]。【土家药】石防风, 西大活, 山独活: 根治风湿痹痛, 风湿性关节炎, 感冒头痛, 跌打损伤[127]。

Angelica megaphylla Diels 大叶独活 (伞形科)。【土家药】盐溪独活: 带嫩苗的根治风寒感冒咳嗽, 风湿腰腿痛[124]。

Angelica nitida H. Wolff [*A. chinghaiensis* R. H. Shan ex K. T. Fu] 青海当归 (伞形科)。【藏药】效用同阿坝当归 A. apaensis[23]。

Angelica oncosepala Hand–Mazz. 隆尊当归 (伞形科)【哈尼药】Moqhhoq (莫俄): 根治贫血, 虚弱, 肺结核, 月经不调, 痛经, 风湿骨痛, 跌打损伤[143]。

Angelica paeoniifolia Shan et Yuan 牡丹叶当归 (伞形科)。【藏药】ཇ་ཀྭ (加哇): 全草和根治黄水病, 肾病, 腰痛, 肿痛, 培根病, 木布病, 龙病, 感冒, 胃病, 消化不良, 腹寒[25]。

Angelica polymorpha Maxim. 拐芹 (伞形科)。【土家药】毛羌活[250], 紫金砂[250,652,825,830,985], 拐芹[250,652,830]: 根治风寒感冒, 风湿疼痛, 寒性胃腹气痛, 胸肋痛[7,250,985], 跌打损伤, 毒蛇咬伤[652,825,830,985]。

Angelica pubescens Maxim. f. var. biserrata Shan et Yuan [*A. biserrata* (Shan et Yuan) Yuan et Shan] 重齿毛当归 (伞形科)《药典》。【蒙药】ᠴᠠᠭᠠᠨ ᠪᠠᠯᠴᠢᠷᠭᠠᠨ (Chagan balqirgen, 查干–巴拉其根), 查干–巴拉其日嘎纳[56]: 根、根茎治肿痛, 发症, 黏疫, 结喉, 各种出血, 麻风病[44,56]。【苗药】香独活, 独活: 根治风寒湿痹, 腰膝疼痛, 齿痛[97,98]。【土家药】香独活[124], ce du huo (泽都活)《10,126》: 根治风寒湿痹, 腰膝疼痛, 少阴伏风头痛, 齿痛[124]; 根治风寒感冒, 头痛发烧《10,126》[250,7], 关节痛, 腰腿痛《10,126》, 腰膝冷痛, 四肢疼痛麻木, 手足无力, 屈伸不利[7,250]。

Angelica scaberula **Franch.** 参见 Ostericum scaberulum。

Angelica sinensis (Oliv.) Diels 当归 (伞形科)《药典》。【阿昌药】风当归: 根治月经不调, 功能性子宫出血, 慢性盆腔炎, 血虚头痛[18]。【布依药】勒不又: 根治月经逆行[159]。【侗药】当归: 根治月经不调, 血虚乏力, 头痛眩晕, 眩晕心悸,

跌打损伤[135,136]。【东乡药】当归：根治妇科病[10]。【景颇药】Gong gang gaba：效用同阿昌药[18]。【傈僳药】七归：根治月经不调，功能性子宫出血，血虚闭经，痛经，慢性盆腔炎，贫血，血虚性头痛，脱发，便秘[166]。【蒙药】ᠳᠠᠩᡤᠤᠨ（Danggun，当棍）[44]，当贡[47,56]：根治闭经[44,47]，心热炽盛刺痛，气血相搏胸肋作痛，气喘，失眠，神志模糊，烦躁不安，食欲不振[44,56]，主脉赫依，心慌不安[44]，头晕，心跳，腰胯酸痛，体虚等赫依疾病[44,56]，贫血，月经不调，痛经，崩漏，产后腹痛，血虚便秘，跌扑损伤，痈疽疮疡[47]。【纳西药】马古归，当归头：根治月经不调，慢性盆腔炎，附件炎，胎位异常，脱发，手足厥冷，脉细欲绝者，痛经，贫血，血虚闭经，崩漏，功能性子宫出血，产后腹痛[164]。【羌药】jiugugve（菊戈给），甲垮格：根治瘟症寒热洗在皮肤中，妇人漏下绝子，诸恶疮疡金疮[10,167]，月经不调，经闭腹痛，血虚头痛[167]。【土家药】窑归：根治月经不调，经闭痛经，血虚头痛，脱发，风湿痹痛，跌打损伤，痢疾，久泄不止，烫火伤[123]。【彝药】得那[13]，芹归[109]：根治月经不调[13,109]，经行腹痛，头痛眩晕，血虚风痛，子宫痈垂，肠燥便秘[109]。【藏药】 དང་གུན་དག་པོ（当庚那保）[21]，当更[20,23]，当滚[40]：根治月经不调，经痛，心腹诸痛，大便燥结，痈疽疮疡，跌打损伤[20,40]，陈热病，心热病，中毒症，培根与龙的合并症[23]，培根和龙的并发症，西藏地区用此药治妇女"龙察"病[21]，腰肾疾病及寒性病症，胃病[27]。

Angelica sylvestris L. 林当归（伞形科）。【哈萨克药】根治血虚萎黄，眩晕心悸，月经不调，经闭痛经，虚寒腹痛，肠燥便秘，风湿痹痛，跌打损伤，痈疽疮疡[141]。

Angiopteris caudatiformis Hieron. 披针叶观音座莲（观音座莲科）。【傣药】大莲座蕨，季马（西傣）：根茎及叶柄残基治泄泻，痢疾，水肿，风湿痹痛，腰膝疼痛[60]；根茎治肠炎，痢疾，食滞腹胀，肾炎，水肿，肺结核咳血，血崩，风湿骨痛，跌打损伤，经闭[13]。【哈尼药】披针叶莲座蕨：全草治肠炎[875]。【拉祜药】根茎治肠炎，痢疾，肾炎水肿，肺结核，咳血[151]。【土家药】guan² yin³ lian²（观音莲）：根茎治产后腹痛，月经不调，经来腹痛，崩漏不止，咳嗽无痰[123,127]，肺

热咳嗽，心烦不安，毒蛇咬伤，恶毒疔疮，无名肿毒，外伤出血，赤白带下，白浊[29]。

Angiopteris esculerta Ching 食用观音座莲（观音座莲科）。【傈僳药】答格勒：根治腮腺炎，痈疖，瘰疬，蛇伤，骨折[166]。【怒药】美匡，马蹄莲：根茎治腮腺炎，痈疖，瘰疬，蛇伤，骨折[165]。【土家药】观音莲，地莲花，马蹄树：根茎治内伤，心烦不安，蛇咬伤[125]，蒙心症，热咯症，跌打内伤，螃蟹戏珠[128]，各种痨病，跌打损伤[10]。

Angiopteris fokiensis Hieron. 福建莲座蕨（观音座莲科）。【傣药】古急马[5,135,136]，靠登马，Kaok dind max[137]：根茎治腮腺炎，乳腺炎，风湿性关节炎[15]。【侗药】靠登马，梅登麻：根茎治风湿性心脏病[5,15,135,136][10]，心脏扩大[5,15,135,136]，跌打损伤，胃痛，重舌[5,15,135,136]；全株治跌打损伤，耿甚（疖肿）[137]。【拉祜药】打卧：根茎治急性关节炎[15]。【苗药】Kaok denb max（靠登马），马蹄蕨，观音坐莲：根茎治外伤肿痛、出血，崩漏，乳痈，疖腮，痈肿疔疮，风湿痹痛，心烦失眠，毒蛇咬伤[91]，淋巴结结核，跌打损伤，胃痛，心气痛，绦虫病[5,11,15][210]。【仫佬药】马难马：根茎治风湿性关节炎[15]。【土家药】guan yin lian（观音莲）：根茎治各种痨病，跌打损伤[126]，乳腺炎，产后腹痛，神志不安，乳房红肿疼痛，神经分裂症[5]。【瑶药】马蹄蕨（mah deih nyaaix，麻蹄涯），观音座莲，观音台：根茎治淋巴结肿大[15,132]，肠炎，风热咳嗽，月经过多，功能性子宫出血，风湿骨痛，毒蛇咬伤，痈疮肿毒[132]，预防流感[15]。【壮药】gogutdaezmax（谷蹄马），马蹄蕨，地莲花：根茎治风热咳嗽，功能性子宫出血[121][23]，肺炎咳嗽[15]，腮腺炎[15]，疮毒，蛇咬伤[121]。

Angiopteris latemarginata Ching 宽边观音座莲（观音座莲科）。【拉祜药】马蹄根：根茎治肠炎，痢疾，胃、十二指肠溃疡，肾炎水肿，肺结核，咯血，崩漏，跌打肿痛[10]。

Angiopteris magna Ching 大观音座莲（观音座莲科）。【傣药】故季马：根茎治胃脘灼热疼痛，腹痛，下痢脓血，水肿病，吐血，便血，尿血，外伤出血，肢体关节酸痛重着，屈伸不利，月经不调，闭经，蛔虫症[62-64]，肠炎，痢疾，血崩[9,66,74]，妇女月经不调，闭经[66]，食滞腹胀，肾炎水肿，肺结核，咳血，跌打风湿，胃及十二

指肠溃疡[9,74]；全株清热解毒，止血，祛湿，利尿[65]，治肠炎，痢疾，食滞肠胀，妇女月经不调，闭经[9,14,71]。【哈尼药】故季麻：根茎治横结肠肿瘤[14]。【基诺药】得懋：根茎治胃痛，痢疾，肠炎[163]。

Anguilla japonica Temminck et Schlegel 鳗鲡（鳗鲡科）。【朝药】뱀장어（bāi zaūng ě，掰母脏呃）：全体或肉治五痔，疮瘘，杀诸虫[86]。

Anisodus acutangulus C. Y. Wu et C. Chen 三分三（茄科）。【傈僳药】三邓夺兰，山野烟：根、茎、叶、种子治骨折，跌打损伤，关节疼痛，胃疼、胆、肾、肠绞痛[166]。【纳西药】山莨菪：根或叶治跌打损伤，外伤出血，风湿关节疼痛，胃痛，痛经，淋证，骨折整复麻醉止痛，胃、十二指肠溃疡，胆、肾绞痛，内脏炭疽病，炭疽败血症，脑膜炎，肠痉挛，震颤麻痹，风湿痹痛[164]。【彝药】骚芳骚，野旱烟：根、叶和种子治肿痛，跌打损伤，风湿疼痛，胆绞痛，胃疼[104]，效用同铃铛子 A. luridus[101]。【藏药】唐冲那保：根和种子治虫病，疗疮，皮肤炭疽病，癫狂等症[23]。

Anisodus carniolicoides(C. Y. Wu et C. Chen) D´Arcy et Z. Y. Zhang [*Scopolia carniolicoides C. Y. Wu et C. Chen*] 赛莨菪（茄科）。【傈僳药】伞邓木哭夺：根治跌打损伤，风湿痛[166]。【彝药】散血参：全草治跌打损伤[14]。【藏药】三分三[36]：根、茎、叶和种子治骨折肿痛，跌打损伤，风湿关节疼痛，震颤麻痹[36]；效用同三分三 A. acutangulus[23]。

Anisodus luridus Link 铃铛子（茄科）。【布朗药】三分三：根、叶治骨折，跌打损伤[8,13]。【纳西药】效用同三分三 A. acutangulus[164]。【彝药】勒觉采[111]，骚芳骚，三分三[104]：根、叶治胃疼[111]；根、叶和种子治肿痛，跌打损伤，风湿疼痛，胆绞痛[104]，胃疼，跌打伤，风湿疼痛[101]。【藏药】唐冲那保：根治胃肠炎，急性腹痛，炭疽病，胆道蛔虫，胆石症[20]，胃痛[29]，胃病，疗疮、皮肤病，炭疽病[13]；种子治牙痛，炭疽[24,29]；根和种子抗痉挛，止痛[14]，治虫病，疗疮，皮肤炭疽病，癫狂[23]；根及根茎治热性传染病，白喉，痉挛性腹痛，胃腹疼痛，炭疽病，狂躁病；根及根茎外用治皮肤病，痈疖肿痛[24]。

Anisodus tanguticus(Maxim.) Pascher 山莨菪（茄科）。【傈僳药】戛拉夺：根、种子治溃疡病，

急、慢性胃肠炎，胃肠神经官能症，胆道蛔虫症，胆石症，跌打损伤，骨折，外伤出血[166]。【蒙药】ᠬᠠᠷᠠ ᠲᠠᠩᠫᠤᠷᠤᠮ（Har tang purum，哈日-唐普荣）：根（东莨菪）（奶制用）治胃痛，霍乱，各种毒性肿块，疮痈发症，黏疫，脑刺痛，各种虫疾[44]。【土药】藏茄：根外用治痔疮[10]。【藏药】唐冲那保：根用于麻醉镇痛[14,29,39]，治病毒恶疮[29,39]，急性腹痛，炭疽病[20][44]，胃肠炎，胆道蛔虫，胆石症[20]，肠梗阻，热性传染病，白喉，乳蛾，胃肠道寄生虫病[44]，无名肿毒，疮疖[45]；种子碾细塞牙中止牙痛[5,29,33,39]，胃肠炎，急性腹痛，炭疽病，胆道蛔虫病，胆石症[39]；根和种子治虫病，疗疮，皮肤炭疽病，癫狂[23]；全草治疠病，白喉病，黄水病，白脑虫病，黑脑虫病，胃和肠道的虫病[27]，气滞血瘀，心区作痛，心跳气短，心神不安[33]；根及根茎治胃肠炎，急性腹痛，炭疽病，胆道蛔虫病，胆石症[5]，外用治溃疡恶疮及红肿疔毒[5]。

Anisomeles indica (L.) Kuntz. 广防风（唇形科）。【台少药】Pasibakesi（Bunun，族峦），Poatukaru（Bunun，族群），Zyariboribo（Paiwan 族 Subon）：叶治头痛，疟疾，外伤[169]。

Anisopappus chinensis Hook. et Arnott 山黄菊（菊科）。【土家药】花序治感冒头痛，慢性气管炎，蜜制后增强化痰作用，治支气管炎，咳嗽[12]。【瑶药】heih ngoie（叶艾），山黄菊，金花菊：全草治头晕目眩，咳嗽痰多，哮喘，嗳气吞酸，胸胁闷痛，黄疸型肝炎，风湿骨痛，毒蛇咬伤[130][317]。

Anna ophiorrhizoides (Hemsl.) B. L. Burtt et R. Davidson 白花大苞苣苔（苦苣苔科）。【佤药】气菜别：全草治跌打损伤，骨折，风湿性关节炎[14]。

Anneslea fragrans Wall. 茶梨（山茶科）。【傣药】树皮、叶治消化不良，肠炎，肝炎[9,74]。【基诺药】玛早摘噘：皮治感冒，高热；皮外敷治跌打损伤[10,163]。

Anodendron formicinum (Tsiang et P. T. Li) D. J. Middleton 平脉藤（夹竹桃科）。【傣药】解龙勐腊（西傣）：藤茎治月子病（产后病）出现赤白带下，痛经，月经不调，疗疮脓肿，食物中毒，动物咬伤[59]。

Anodonta woodiana Lea 背角无齿蚌（蚌科）。

A

【朝药】칠조개(qīr zǎo gài，气儿早该)：全体治反胃痰饮，止痢，呕逆[86]。【傣药】尼乃嘀图：蚌壳治咽喉肿痛，肾结石，胆结石，头目眩晕，头痛失眠，烫烧伤，疔疮疖肿[63]。【蒙药】(Sobud，扫布德)，沐迪格[56]：珍珠治中毒症，白脉病，疮疡[44][46]，脑髓病，中风，痛风，游痛症[44]，头晕，昏迷，神志不清，口眼歪斜，四肢拘急，半身不遂风湿，外伤[56][46]，诸中毒症，疮疡[56]。【苗药】Peat gheab blanl (泮构边)，Gib mil (给密)，Gongbgib duaf (公鸡夺)：全体治口舌生疮，白带，湿疮，烦热，消渴，血崩，带下，痔漏，目赤，湿疹[95]。【藏药】木斗[20]，墨斗[23]：珍珠治脑外伤，神经系统疾病，小儿惊痫，烦躁不安[20,23]，中毒症[23]，脑漏，食物中毒[22,27]；蚌壳治癫狂惊痫，头目眩晕，心悸耳鸣，吐血，衄血，崩漏，翳障；研末用清油适量调匀外敷治烫伤，加入适量猪油合匀治冻疮[47]；鲜肉治慢性支气管炎[47]。

Anoectochilus formosanus Hayata 台湾银线兰(兰科)。【苗药】金线虎头椒，金线屈腰，金线莲：全草治风气作痛，腰膝痹痛，小儿抽风[13]。【台少药】Iyomatanaya (Tayal，族汶水)，Yupatasi (Bunun，族施武群，峦)，Iyopatasi (Bunun，族高山，峦，丹)：叶治胸痛，腹痛，热病，肿疡，外伤，毒蛇咬伤[169]。

Anoectochilus roxburghii (Wall.) Lindl. 金线兰(兰科)。【基诺药】别且描：全草治膀胱结石，肾结石，胆结石，风湿疼痛[10,163]。【畲药】金线莲：全草治体虚，肝炎，发热咳嗽，小儿高热，去胎毒[148]。

Anoplophora chinensis Forster 星天牛(天牛科)。【傣药】绵应外：全虫治疟疾[65][48]，寒热，惊风[65]。【土家药】灵虫：寄生于云实 Caesalpinia sepiaria(豆科)茎中的幼虫治小儿疳积，麻疹透发不快，婴儿白口疮[123]。

Anotis ingrata (Wall.) **Hook. f.** 参见 Neanotis ingrata。

Anredera cordifolia (Ten.) Steenis [*Boussingaultia gracilis* var. *pseudobaselloides* (Hauman) Bailey] 落葵薯(落葵科)。【傣药】藤上块茎治腰膝痹痛，病后体弱，跌打损伤，骨折[9,74]。【佤药】藤子三七，藤叶：根茎治腰膝痹痛，病后体弱，骨折，跌打损伤，风湿关节炎[168]。

Anser albifrons Scopoli 白额雁(鸭科)。【朝药】쇠기러기(xuē gǐ re gì，穴给叻给)：脂肪治风虚，寒热[86]。

Anser cygnoides(Linnaeus) 鸿雁(鸭科)。【藏药】昂巴固赤：胆治喉炎，喉痛，胸痛等[24]。

Anser cygnoides domestica Brisson 鹅(鸭科)。【朝药】고위(gě yù，戈于)：膏治耳卒聋；毛治射工，水毒；肉治利五脏[86]。【布依药】独汗：胆治老年气喘[159]。【侗药】bads nganh (盘安)，鹅血，舒雁：血治风湿痛，肿瘤[135]，噎嗝反胃，解毒，原发性高血压；唾液治小儿鹅口疮[216]。【毛南药】家雁，nŋab6 (岩)：沙囊内壁效用同鸡内金；卵补中益气；毛治痈肿疮毒；油热解毒，气管炎[156]。【水药】果案：鹅管治乳娥[10]；用鹅气管吹患者咽喉部，每天吹三次至四次，治乳蛾[158]。【彝药】鹅油ЮXˋ[107]，熬[102]：鹅油治烧烫伤，冻裂伤，扭伤，风湿关节疼痛[102,107]，瘰疬，黄水疮，癣疥[102]，疮伤，蛇咬伤，偏瘫，外涂治蛇咬伤；鹅蛋治膈食，水痘[107]。

Anser indicus(Latham) 斑头雁(鸭科)。【藏药】昂巴：肉治食积不消，呕吐泻痢；毛治痈肿疮毒，疥癣，噎膈，瘰疬，小儿痫惊；油治痈肿疮毒，手足皲裂；血治噎膈反胃，解药毒，胆解热毒及疥疮初起；涎治小儿鹅口疮及误吞稻刺塞喉；喉管治喉痹，哮喘，赤白带下；肉、脂肪治风瘫，骨痿软，手足拘挛，发脱不长；脂治中风偏枯，手足拘挛，心胸热结，痞塞呕逆，疮痈，脱发不长；外敷保护皮肤[30]。

Antennaria dioica (L.) Gaertn 蝶须(菊科)。【蒙药】兴安蝶须：全草治肺热咳嗽，创伤肿痛[51]。

Antenoron filiforme (Thunb.) Rob. et Vaut. 金线草(蓼科)。【侗药】老，仰内呀：根茎、全草治胃痛，痢疾，肠炎腹泻，毒蛇咬伤，跌打肿痛[138]。【畲药】大蓼，大叶蓼，一串红：全草治中暑发痧，跌打损伤，风湿痹痛，痈肿[10,147]，痢疾[10]；带根全草治喉蛾(急性扁桃体炎)[146]。【土家药】铜锣头，赶山鞭[124][49]：根茎、全草治胃痛，腹泻痢疾，膝关节疼痛，跌打损伤，骨折，痛经，烧烫伤[124][49]，肺结核咳血，咯血，月经不调，白带，毒蛇咬伤[124]，腹痛[49]。【瑶药】慢惊风(manc ging buerng，慢惊崩)，人字草，红七：

全草治风湿骨痛，肺脓疡，痢疾，腹泻，神经性腰痛，外感痧症，肺结核咯血，子宫出血，痛经，月经不调，白带，血崩，淋巴结结核，跌打损伤，骨折，毒蛇咬伤[132]；全草、根茎治痢疾，肠炎腹泻[14,15]，关节炎[14]，胃痛，腰痛，毒蛇咬伤[15]，外感痧症，肺脓疡，肺结核，胃痛[6]。【壮药】Goseqmanh(棵社慢)，九龙盘：全草治埃病(咳嗽)，阿意咪(痢疾)，白冻(泄泻)，陆裂(咳血)，渗裂(吐血、衄血)，兵淋勒(崩漏)，月经不调，京尹(痛经)，呗奴(瘰病)，呗农(痈疮)，呗(无名肿毒)，渗裆相(烫伤)，额哈(毒蛇咬伤)，发旺(痹病)，林得叮相(跌打损伤)[180]，咯血[15]。

Antenoron filiforme var. neofiliforme (Nakai) A. J. Li [A. neofoliforme (Nakai) Hara] 短毛金线草(蓼科)。【畲药】效用同金线草 A. filiforme[146]。【土家药】转心七：根茎及全草治胃痛，腹痛，腹泻痢疾，膝关节痛，跌扑损伤，骨折，痛经，烧烫伤[49]。【瑶药】栋纳留(山辣蓼)：全草治风湿骨痛，胃痛，吐血，咯血，便血，经期腹痛，产后瘀血腹痛，跌打损伤；根治痢疾，骨折[134]。

***Anthocephalus chinensis* (Lamk) Rich. et Walp.** 参见 Neolamarckia cadamba。

Anthriscus nemorosa(M. Bieb.) Spreng. [*A. sylvestris* subsp. *nemorosa* (Bieb.) Trautv.] 刺果峨参(伞形科)。【藏药】ཤི་ (加哇)，嘎尔罢[22,25,27,39]：全草和根治肾炎，腰痛，黄水病[22,25,27]，培根病，消化不良，木布，龙病[22,25]，虫蛇咬伤[22]，感冒，胃病，肿痛，腹寒[25]；根治黄水病，腰痛，肾病[27,39]，寒性病[27]，消化不良，水肿，龙病，培根木布病，胃病[39]。

Anthriscus sylvestris(L.) Hoffm. 峨参(伞形科)。【蒙药】胡萝卜缨子：根治脾虚腹胀，四肢无力，肺虚咳嗽，老人尿频，跌打损伤，水肿[51]。【土家药】土田七，萝卜七[123,127][250]：根治头痛，风湿疼痛，跌打损伤，肺虚喘咳，老人夜尿频数，水肿[123,127][250]，脾虚腹胀，倦怠无力，腰肌劳伤[123,127]，腰痛，胃腹痛，百日咳[250]。【藏药】加哇：根治跌打损伤，腰痛，肺虚咳喘，咳嗽咯血，脾虚腹胀，四肢无力，老人尿频，水肿；叶外用治创伤[13]，培根寒症，各种胃病，寒症，黄水病，腰肾寒症，气痛，解蛇毒；熏治肿痛[40]。

Antiaris toxicaria Lesch. 见血封喉(箭毒木)(桑科)。【傣药】埋广[11,64]，戈丢(西傣)[13,65]，见血封喉[66]：乳汁有大毒，强心催吐，升压，止痛麻痹[11]，作毒箭药[9,13,65,66,71]，麻醉剂[14]；树皮、叶治恶心呕吐，不思饮食，疮痈疔脓肿[62-64]。

Antidesma bunius(L.) Spreng. 五月茶(大戟科)。【傣药】根、叶治咳嗽，口渴，跌打损伤，疮毒[65]。

Antidesma ghaesembilla Gaertn. 方叶五月茶(大戟科)。【黎药】内念：叶治毒蛇咬伤[154]。

Antidesma montanum Bl. 山地五月茶(大戟科)。【傣药】根治肝胆湿热，黄疸；叶治疔疮肿毒[9,73]。【黎药】赛抖抖：叶治风湿痹痛[154]。

Antimony Nigrum 锑(锑矿石加工制成)。【维药】سۇرمە (Surme，苏日买)：治热性目糊，视力下降，目赤眼痛，湿性迎风流泪，眼角生肉，眼疾性偏头痛，烧伤[75]。

Antiotrema dunnianum(Diels) Hand－Mazz. 长蕊斑种草(紫草科)。【傈僳药】克拉九莫：根治虚劳发热，头晕，热淋，痈肿，口疮，牙疳[166]。【彝药】怒喜景[101,104]，土玄参[104]：根治淋巴结肿大，疮疡肿毒，虚劳发热，淋浊[101,104]，发昏，口腔炎症[104]。

Antrophyum henryi Hieron. 车前蕨(车前蕨科)。【苗药】亨利车前蕨，水知母，台湾车前蕨：全草治咳嗽[252]。

Antrophyum obovatum Bak. 长柄车前蕨(车前蕨科)。【苗药】金线标：全草治咽喉肿痛，乳蛾，乳痈，关节肿痛[252]。

Aphanamixis polystachya (Wall.) R. Parker [*A. grandifolia* Bl.] 山楝(楝科)。【傣药】埋番汉(西傣)：根、叶治风湿筋骨疼痛[13]。【哈尼药】叶好娇：根、叶治风湿筋骨疼痛[13,14]。

Apios carnea(Wall.) Benth. ex Baker 肉色土圞儿(豆科)。【瑶药】夲拉軯：块根治肾虚腰痛[133][50]。

Apios delavayi Franch. 云南土圞儿(豆科)。【纳西药】菊架豆：块根治感冒咳嗽，百日咳，咽喉肿痛，痈肿，瘰病，黄水疮[14]。

Apios fortunei Maxim. 土圞儿(豆科)。【侗药】Maenc liagc yeex，Sangp nugs yangc suis(尚奴阳虽)：块根治兜隋啃(蛇咬伤)，呃泅形(停

经)[10,137]，急性乳腺炎[51]。【苗药】Reib deid ghunb（锐德棍，贵州铜仁），Nox lit（耶利，贵州黔东南），Uab bangf vied（蛙棒烂有，贵州黔南）：块根或全草治无名肿毒[91,95]，感冒咳嗽，咽喉肿痛[91,96]；块根或全草外用治毒蛇咬伤，疮疡肿毒[91]。【土家药】野地瓜[124]，土鸡蛋[125]：块根治颈淋巴结结核，肺热咳嗽，小儿百日咳，咽喉肿痛，乳痛，痈肿疔疮，白带，白浊，头晕头昏，体弱[124]；全草治着凉咳嗽，毒蛇咬伤，喉咙肿痛，疮疱红肿[125]。

Apis cerana Fabricius 中华蜜蜂（蜜蜂科）《药典》。【阿昌药】着仁：蜂蜜治肺燥干咳，咽干音哑，乌头中毒[18]。【布依药】顶累：蜂糖、蜂巢治小儿百日咳[159][223]。【朝药】중국꿀벌（zōng gùl bēl，纵咕克波儿）[9,86,89]，밀랍（mīl lùb，蜜儿蜡逼），蜂胶봉교（bōong giao，报鞲高要）[82]：蜂蜜（꿀 gùl，雇儿）治心腹邪气，诸惊痫，安五脏，益气，补中，止痛，解毒，养脾气，除心烦食饮不下，止肠澼，肌中疼痛，口疮，明耳目，久服强壮，轻身，不饥，不老，延年[86]，跌打损伤，烫火伤[9,89]，痢疾，创伤，十二指肠溃疡[7,82]；蜂蜡治烫伤，孕妇腹痛伴有子宫出血[82]，痢疾，鸡眼[7]；蜂胶治各种体癣，鸡眼，溃疡不敛[7]。【傣药】我票（德傣）[18]，南盆[65]，狼盆比[66]：蜂蜜润燥，止痛，解毒[65]，治肺燥干咳，咽干音哑，乌头中毒[18]，消化不良，腹泻[66]。【侗药】medc lugx（门鲁），糖阖每：蜂蜜治咳嗽，便秘，胃痛，烫伤[135][216]。【鄂温克药】蜜蜂：蜂巢治蜂窝组织炎[241]。【仡佬药】wu⁵³ wu³⁵ woŋ⁵³（午午翁，黔中方言），əŋ³¹ i³¹（恩一，黔中北方言），ŋ³¹ sə⁵³ ze³¹（二细叶，黔西南多洛方言）：蜜治吐血[162][128]，小儿胆道蛔虫，加葱白外敷痔疮[128]；蜂巢治吐血（咳血）[223]。【哈萨克药】ﻝ：蜂蜜治慢性支气管炎，肺虚咳嗽喘息，便秘，胃炎，胃溃疡，肠炎腹泻，体弱多病[142]。【景颇药】baavui shin mo：效用同阿昌药[18]。【毛南药】daŋ³³ ʔnɔ³³（当罗）[155]，发汤鲁[7,15]：蜂蜜治感冒咳嗽[155]；蜂房治急、慢性鼻炎[7,15]。【蒙药】ᠵᠦᠭᠡᠢ ᠶᠢᠨ ᠪᠠᠯ（zugei yin bal，朱给因–巴勒）[41]，巴勒图朱给[7]：蜂蜜治"巴达干"病，"协日沃素"，脉管病，咳嗽，痢疾，烧伤，烫伤，创伤疼痛，草乌中毒[41]，肠燥便秘，寒性腹痛[7]。【苗药】Ngoux lent ri（勾棱日，

贵州毕节）[91]，董岗哇，蜂蜜：工蜂尾部螫刺腺体中排除的毒汁治风湿性关节炎，腰肌酸痛，神经痛，高血压，荨麻疹，哮喘[91]；蜂巢用于补脾，润肠[223]；蜂蜜治咽干，声音嘶哑，损伤咳嗽，干咳，便秘，脾胃虚弱，肠燥便秘，腹痛，痈疽，虫蛇咬伤，金创肿毒，高血压，心血管机能不全，慢性肝炎[91,96]。【水药】糖绿，蜂蜜：蜂蜜、蜂巢治咳嗽[10,157,158][223]。【土家药】蜂糖：蜂乳治白血病，淋巴肿瘤，乳腺癌，干咳，便秘，解乌头毒；外用治烧伤[52]；蜂蜜治肺燥咳嗽，咽干，肺结核，支气管炎，津枯便秘，高血压，消化不良，乌头中毒[124,125]。【佤药】蜜蜂，中蜂：蜂蜜治肺结核，肺燥咳嗽；蜂毒、王浆、蜂蜡治疮疡溃破处不收口，烧烫伤，痢疾，蜂房治痈疮肿毒，湿疹，咽喉炎；蜂胶治鸡眼，疣子，足癣[168]。【维药】ھەسەل（Hesel，艾赛里）[77]，ئاق مۇم（Aq mom，阿克木密）[75]：蜂蜜治大便秘结，咳嗽嗓干，创伤烧伤[77,79]，瘫痪面瘫，全身虚弱，心虚，肺虚，胃虚，肝虚，性欲减退，咳嗽气喘，肠梗阻，白癜风[75]；蜂蜡治脓疮，溃疡不敛，陈旧性腹泻，炎肿疼痛[75]；外用治溃疡不敛，臁疮糜烂，创伤，烧、烫伤[77]。【彝药】蜜蜂[107]，多衣[101]：成虫全体治牙齿痛并有疡子（泛指急慢性淋巴结肿大），小儿吐奶；蜂刺（尾刺及其毒液）治牙齿痛伴有颈部疡子（泛指急慢性淋巴结肿大）；蜂蜡治胃虚，消瘦，呕逆以及毒蛇咬伤的辅助治疗；蜂糖治肺、胃、肝、心诸部疾患，以及眼鼻疮、疡等皮肤和外伤，各种咳嗽，止血，止痛，敛疮生肌，明目，止痒，截疟[107]，咳嗽，胸痛，哮喘，胃寒，金子中毒，酒醉，草乌中毒，癫痫，间日疟，骨折，巴骨疮，脚生疮，蛔虫，血痢，烧烫伤[101]。【裕固药】蜂蜜：蜂蜜治气管炎[10]。【藏药】ཐང་ཤིང（章玛）[25]，章孜[21,22]：蜂蜜治肠燥便秘，干咳[20,21,25,30]，受寒引起的腹痛[7,22,24,25,29,34]，脘腹虚痛，神经衰弱，疮疡不敛，水火烫伤[27,30]，培根病，黄水病[22,24,34]，肥胖[7,23,34]，解乌头毒[20,22,24]；外用治口疮，疮疡[20,21,22,24]，中毒症[21]，火烫伤[20,22,24]；蜂蜡外敷治腺肿（淋巴腺炎），皮肤病[22,23]，淋巴结发炎及各种皮肤病[34]。【壮药】Dangzrwi（糖来），蜂蜜：蜂蜜治呗叮（疔疮），邦印（痛症），埃病（咳嗽），阿意囊（大便困难）[180]。

Apis mellifera Linnaeus 意大利蜂（蜜蜂科）《药典》。【布依药】顶累，蜂蜜：蜂巢治小儿百日咳[159][223]。【朝药】서양꿀벌(sě yāng gùl bēl，塞央咕儿波儿)[9,89]，蜂蜡(밀랍 mīl làb，蜜儿蜡逼)，蜂胶봉교(bāong gìao，报鞬高要)[7]：蜜治跌打损伤，烫火伤[9,89]，蜂蜡、蜂胶效用同中华蜜蜂 A. cerana[7]。【仡佬药】wu⁵³ wu³⁵ woŋ⁵³（午午翁），əŋ³¹i³¹（恩一），ɔ³¹sə⁵³ze³¹（二细叶）：效用同中华蜜蜂 A. cerana[162][128][223]。【毛南药】daŋ³³ʔnɔ³³（当罗）：效用同中华蜜蜂 A. cerana[155]。【蒙药】ᠵᠤᠭᠡᠢ ᠢᠨ ᠪᠠᠯ(zugei yin bal，朱给因-巴勒)：蜂蜜效用同中华蜜蜂 A. cerana[41,56]。【苗药】Rid mod（日摩，贵州毕节）[91]，Jab gangb niongx（加岗农），Jabgerblieb（家官溜）：蜜糖治脘腹虚痛，肺燥咳嗽，肠燥便秘，目赤，口疮，溃疡不敛，风疹瘙痒，水火烫伤，手足皲裂[91]；蜂毒治风湿性关节炎，关节疼痛[95]；蜂巢补脾，润肠[223]。【水药】糖绿，蜂蜜：蜂巢治咳嗽[158][223]。【维药】ﻫﻪ ﺳﻪﻝ(Hesel，艾赛里)，艾热依力蜜：效用同 A. cerana[75,77,79]；分泌物（夏季从蜂箱中收集）治高脂血症和辅助治糖尿病[77]。【彝药】多衣，蜂蜜：蜜治咳嗽，胸痛，久咳不愈，哮喘，胃寒疼痛，解酒，金子中毒，草乌中毒，癫痫，间日疟，骨折，巴骨疮，大疮，蛔虫病，血痢，烧烫伤[104]，效用同中华蜜蜂[101]。【藏药】蜂蜜[34]，丈仃酿[20]，中国蜂[30]：蜜治肠燥便秘[20,30,34]，润养脏腑，干咳无痰[20,34]，解乌头毒[20]，"培根"病，"黄水"病，肥胖，受寒腹痛[34]，脘腹虚痛，肺燥干咳，神经衰弱，疮疡不敛，水火烫伤[30]；蜜外用治口疮，疮疡，火烫伤[20]；蜂蜡治溃疡不敛，疖肿，疮毒破溃，创伤，烫火伤[30]；蜂蜡外用擦淋巴结发炎及各种皮肤病[34]；蜂房治痈肿疮毒，湿疹，疥癣，风湿痛，扁桃体炎，咽炎，鼻炎，乳腺炎，鼻窦炎，气管炎；蜜蜂子（幼虫）治体虚面黄，腹痛，带下，小儿疳积；蜂乳（咽腺分泌的乳白色胶状物和蜂蜜配制而成）治神经官能症，高血压，心血管机能不全，慢性肝炎；蜂胶治鸡眼，手足胼胝，蹠疣，寻常疣[30]。【壮药】效用同中华蜜蜂 Apis cerana[180]。

Apium graveolens L. ［*A. integrilobum* Hayata.］旱芹（伞形科）。【傈僳药】等里俄，旱芹：根、茎治头晕脑胀，高血压，尿血，崩中带下[166]。【水药】骂瑞嘎：全草煎水服，降血压[158]。【土家药】芹菜，香芹[123]，药芹[10]：全草治高血压，头晕脑胀，面红目赤，小便热涩不利，尿血，崩中带下，丝虫病，痈疖[123]，咳嗽，咯血，高血压[10,126]。【维药】ﻛﻪﺭﻩﭘﺸﻪ(Kerepshe，开热非谢)，ﻛﻪﺭﻩﻓﺸﻰ ﻳﯩﻠﺘﯩﺰ ﭘﻮﺳﺘﻰ(Kerepshe yeltiz posti，开热非谢依力提孜破斯提)，ﭼﯩﯕﺴﺎﻱ ﺋﯘﺭﯗﻗﻰ(Chingsai uruqi，青菜欧如合)：全草、根皮、果实治寒性头痛，湿寒性腹痛，气结性肋痛，腹痛，哮喘，恶心呕吐，肠胃虚弱，消化不良，胃纳不佳，经水不调，小便不利，肾脏结石，膀胱结石，炎肿，中毒，高血压，体内异常体液增多[75]；果实治头痛头晕[7,79]，心神不安，恶心呕吐[79]，寒湿性腹痛，肋痛，消化不良，胃纳不佳，经水不调[77]，高血压[7][22]，关节炎，类风湿关节炎，气滞性子宫炎，腹水[812,823,1015,1044]，四肢麻木，风湿病，清胃中浊液[7]；根及根茎治湿寒性或黏液性疾病，寒性小便不利，湿寒性各种疼痛，体内异常体液增多等症[76]；叶治高血压，头晕，神经衰弱，肝虚腹水[7,75,79]，头痛，心悸，肝炎[75]。【彝药】是哪代母：全草治湿热，头风[111]，眼疾[13,103]。【藏药】西斗：果实治培根病[22,23]，木保病，肠绞痛，胃腹胀满，胃疼痛，食欲不振[22]。

Apocynum venetum L. 罗布麻（夹竹桃科）《药典》。【哈萨克药】ﻟﻮﭘﻨﯘﺭ ﻛﻪﻧﺪﯨﺮﻯ：全草治高血压引起的头痛，头晕，烦躁头晕，小便不利，水肿[142]，头晕，高血压，心悸，失眠，肝硬化，神经衰弱，感冒[141]。【蒙药】罗布-奥鲁苏，茶叶花，红麻：叶或全草治头晕，高血压，心悸，失眠，惊痫抽搐，肾炎水肿[51]。【维药】ﻟﻮﭘﻨﯘﺭ ﻛﻪﻧﺪﯨﺮﻯ(Lopnur kendiri，罗布奴尔坎得日)[75,77]，罗布奴尔坎得利[79]：叶治高血压，头痛，头晕，心悸，神经衰弱，肝虚腹水，肝炎[75,77,79]。【裕固药】野麻：叶泡茶喝，治头痛；全草煎水洗身治风湿，黏性汁液治去赘肉[11][53]。

Apodemus latronum Thomas 大耳姬鼠（鼠科）。【藏药】ᢋᠠ：皮（新剥，敷患处）治疮疡，脓水浸淫；胆（鲜或干）治疮疡，创伤；眼（干粉）能苏醒昏睡[34]。

Apodemus peninsulae Thomas 大林姬鼠（鼠科）。【藏药】西维木：目治昏睡；胆治疮疡，创伤；肉解食物中毒；皮外敷治疮疡，脓水浸淫；

血治酒皶鼻[22]。

Aporosa villosa (Lindl.) Baill. 毛银柴（大戟科）。【蒙药】全草治高血压，面红目赤，头昏目眩，小便淋涩不利，尿血，崩中带下，痈肿[51]。

Aquamarinum 海蓝宝石［六方晶系结构的铍铝硅酸盐矿物，主含 $Be_3Al_2(SiO_3)_6$。]【藏药】穷久：治中毒，肝病，麻风病[27,34]。

Aquila chrysaetos (Linnaeus) 金雕（鹰科）。【藏药】勒黑[23]，拉合夏[22]，加卜拉[30]：肉治精神病[22,23]，失眠，惊痫[23]；骨治跌扑损伤，骨折[30]。

Aquila hemilasius **Temminck** 参见 Buteo hemilasius。

Aquila rapax (Temminck) 茶色雕（鹰科）。【藏药】勒黑：肉治精神病[22,23]，失眠，惊痫[23]。

Aquilaria malaccensis Lam. [*A. agallocha* Roxb.] 沉香（瑞香科）。【蒙药】ᠬᠠᠷ ᠠᠭᠠᠷᠤ（Har Agaru，哈日－阿嘎如）：阿日纳克[56]：含树脂的木材治心热，心悸，气喘[45,46]，心"赫依"，心刺痛，主脉"赫依"病[45,46,56]。【维药】奥迪印地：木材用于脾胃虚寒，胸闷气短，四肢麻木[79]。【藏药】艾尔那：树干治心脏及命脉热症，龙病[27]。

Aquilaria sinensis (Lour.) Spreng. 白木香（瑞香科）《药典》。【阿昌药】土沉香：含树脂的木材治胸腹胀痛，气逆喘促[9,19]。【傣药】含树脂心材治气逆喘急，心腹痛，积痞，胃寒呕吐，痢疾里急后重[9,74]。【德昂药】白木香：效用同阿昌药[9,19]。【哈尼药】瞒粘：含树脂心材治胸腹胀痛，呃逆，呕吐[144]。【回药】兀的八刺珊：含树脂的木材治心腹痛，霍乱，中恶，清神，并宜酒煮服之；诸疮肿宜入膏用[170,175]。【黎药】采分[154]，千吨，土沉香[153]：布袋包裹后佩带，起保健作用[154]；含树脂的心材治神经性呕吐，腹痛，胃痛，胸痛[153]。【蒙药】ᠠᠭᠠᠷ（Agar；阿嘎如）[45,46]：含有树脂的木材治心热，心"赫依"，心悸，气喘，主脉"赫依"[45,46]，命脉"赫依"病、精神失常、"赫依"性山滩界热[56]。【维药】هندى ياغچى（Hindi yaghichi，印地亚合其）：含树脂的木材治湿性脑虚，寒性心虚，胃虚纳差，关节疼痛，口臭牙松，咳嗽气喘，寒药中毒[75]，胸腹胀闷疼痛，胃寒呕吐呃逆，肾虚气逆喘急[77]，脾胃虚寒，胸闷气短，四肢麻木[78]，神经衰弱，脑心疾病，食欲不振，咳嗽及气管

炎[54]。【彝药】理娃资娃：树皮治胸腹胀痛[9,103,111]，呕吐呃逆，气逆喘促[9,111]，胃炎[9]；含树脂的木材治胸腹胀痛，呕吐呃逆，气逆喘促，胃炎[102]。【藏药】ཨར་ནག（阿尔那）[21,23,24]：含树脂的木材治心热病，妇科诸病[20,23]，心脏病[13,23]，脉热病，气逆喘急，吐泻，呃逆，心腹疼痛，腰膝虚冷，大便虚秘[23]；心材治"索龙"及"宁龙"引起的心神不定，神志错乱，疯病[21]；树干治心脏及命脉热症，龙病[27]。【壮药】Cinzyangjdoq（陈样夺），白木香：含树脂的木材用于鹿（呕吐），食滞[180]。

Aquilegia glandulosa Fisch. ex Link. 大花耧斗菜（毛茛科）。【哈萨克药】ولكەن گۇلدى فاراقوعمر：根、全草治月经不调，腹痛，功能性子宫出血[140]。

Aquilegia oxysepala Trauv. et C. A. Mey. 尖萼耧斗菜（毛茛科）。【朝药】매발톱꽃：全草治失眠，头痛，黄疸，肺炎[9,90]。【土家药】亮壳草，石胆七：根茎治感冒，劳伤身痛[17]。

Aquilegia oxysepala var. kansuensis Brühl 甘肃耧斗菜（毛茛科）。【土家药】石蚕七，亮壳草：根治跌打损伤，劳伤疼痛，感冒，疔疮[123]。

Aquilegia sibirica Lam. 西伯利亚耧斗菜（毛茛科）。【哈萨克药】根及全草治月经不调，腹痛，功能性子宫出血[141]。

Aquilegia viridiflora Pall. 耧斗菜（毛茛科）。【蒙药】乌热勒其额不斯[6]，ᠤᠷᠠᠯᠵᠢ ᠡᠪᠡᠰᠦ（Wurelqiebes，乌热乐其－额布斯）[45,46]：全草治月经不调，阴道流血，胎盘滞留[6,45,46][253]，子宫疾病，死胎，脓液黄水[6]，崩漏，痢疾，腹痛，金伤[45,46][253]。

Aquilegia yabeana Kitag. 华北耧斗菜（毛茛科）。【土家药】紫花地榆[124]，亮壳草，石胆七[17]：根治咯血，吐血，尿血，痔疮出血，白带，痢疾[124]；根茎治感冒，劳伤身痛[17]。

Aquramarine 海蓝宝石（透明的绿柱石晶体，主含 SiO_2）。【藏药】海蓝宝石：治诸病，辟邪[11]。

Arabidopeie himalaica **(Edgew.) O. E. Scehulz** 参见 Clucihimalaya himalaica.

Arabis paniculata Franch. 圆锥南芥（十字花科）。【藏药】达玿甘：地上部分和种子治头骨破裂，坚固软骨[22]；种子治高热无汗，胃脘胀痛，痰多咳嗽，喘息，感冒身痛[36]。

Arabis pendula L. 垂果南芥（十字花科）。

【藏药】达牙甘，文珠尔－赫其，葛赛[24]：地上部分和种子治头骨破裂，坚固软骨，疮痈肿痛[24]。

Arachis hypogaea L. 落花生（豆科）。**【朝药】**땅콩（dāng kōong，当考翰）：种皮治各种出血证[82]。**【傣药】**吐拎（西傣）：种子治腹内冷痛，水泻，肺痨；种皮治血友病，类血友病，原发性及继发性血小板减少性紫癜，肝病出血症，术后出血，术内出血，内出血；枝叶外用治跌打损伤，痛疮[13]。**【哈尼药】**花生，Milcaq alsiq（米察阿习），地松米：种子治燥咳，反胃，乳妇奶少，血小板减少症，口腔蒜味，异味，便秘[143]。**【黎药】**花生皮，老青，花生的红外皮：种皮治内、外各种出血症[153]。**【蒙药】**花生：种子治肺热燥咳，反胃，脚气，乳汁少；种皮治各种出血症[51]。**【畲药】**落花生：种子治咳嗽，胃溃疡；根治少年发育不良[148]；带衣花生仁炖猪肚治胃溃疡[55]。**【台少药】**Bonao（Tayal族 Gaogao）：种子研成粉末，溶于约四倍的水中后，涂于患部治外伤；种子与食盐混合捣碎后敷于患部，并用布包扎治火伤[169]。

Arachniodes simplicior (Makino) Ohwi 异羽复叶耳蕨（鳞毛蕨科）。**【土家药】**黄连蕨：根茎预防感冒，治外伤出血，痢疾[124]。

Aragonite 文石（碳酸盐斜方晶系矿物，主含 $CaCO_3$）。**【藏药】**东泽嘎尔保：治骨折，脑外伤，黄水病，视力减退[23]；时行热病烦渴，水肿，尿闭，丹毒，烫伤[31]。

Aralia apioides Hand. – Mazz. 芹叶龙眼独活（五加科）。**【纳西药】**黑羌活，肉五加：根治风湿疼痛，跌打损伤，骨折，胃痛，淋巴腺炎，腰痛[164]。**【藏药】**朱那：根治虫病，溃疡，疮疖[22,34]，风湿性腰腿痛，腰肌劳损[22]，鼻窦炎，太阳穴头痛，风湿痛[34]；熏鼻可防传染病[34]；叶与种子可撒粉止血[34]。

Aralia armata (Wall.) Seem. 虎刺楤木（五加科）。**【傣药】**当介（西傣）[9,14,65,71]，档盖[62]：根、茎治咽喉肿痛，咳嗽，黄疸，腹中热盛，恶心呕吐，不思饮食[62]；根治全身发黄，眼黄，小便黄，痢疾，跌打[9,14,65,71]，呕吐，镇咳，祛痰[14]。**【哈尼药】**美登道[15]：根治黄疸性无黄疸型肝炎[14]，痢疾，高血压头痛，神经衰弱头痛[15]；全株治跌打损伤，坐骨神经痛[15]。**【瑶药】**鸟不站[15]，鸟不企（yinh dorngh nqimv，仁党紧），红鹰不朴[132]：根治急性传染性肝炎，急性肾炎，头痛，神经痛，高血压，神经衰弱，哮喘，痢疾，风湿痹痛，跌打损伤及疮疡肿毒[132]。**【彝药】**效用同哈尼药[14]。**【壮药】**caemnaujgaeb，鹰不扑，雷公木：全株治跌打损伤，风湿痹痛，黄疸，鼻渊，水肿，痢疾，头痛，咽痛，乳痈，无名肿毒，瘰疬[118]；根治风湿病，跌打损伤，急性哮喘，小儿疗疮[15]。

Aralia atropurpurea Franch. 浓紫龙眼独活（五加科）。**【藏药】**效用同芹叶龙眼独活 A. apioides[22]。

Aralia caesia Hand. – Mazz. 圆叶羽叶参（五加科）。**【傈僳药】**里果里俄，刺老包：根皮、茎皮治肝炎，淋巴结肿大，肾炎水肿，糖尿病，风湿性关节炎，慢性腰腿疼痛，跌打损伤，妇女白带过多[166]。**【怒药】**司雅，刺老包：根皮、茎皮治骨折，肺炎，水肿[165]。

Aralia chinensis L. 楤木（五加科）。**【白药】**荣脂保：嫩叶、芽苞治肝胆湿热黄疸，目赤肿痛，湿痰壅塞，痢疾，乳腺炎，肠炎；根治风湿痹痛，肾炎水肿，妇人黄白带下，乳娥疮[17]；根皮治跌打损伤，骨折，骨髓炎，深部脓疡[14]。**【侗药】**Meix gaos jugx yak，Sangp jugx（尚九）[137]，刺老色[136]：根皮治耿达伦（风眼），刹宁乜（犯女人）[10,137]；树皮治风湿性关节炎，跌打损伤，软组织搓伤[136]。**【苗药】**Ndut zhangs（都当，贵州松桃），Ghab jongx linl det vob hmuk mol（嘎龚令豆窝朴莫，贵州黔东南），刺老包：根治风湿性关节炎，跌打损伤，腰膝酸痛，骨折，痔疮[91,94,95]，天地经[94,95]，肾虚水肿[91]；根皮用于祛寒，止痛[92]，治风眼，糖尿病[96]。**【纳西药】**余卓布[14]，雀不站[164]：根皮治骨折，风湿病，脉管炎[14]；茎皮或茎治胃溃疡，骨折，肾盂肾炎，膀胱炎，痛风，风湿性关节痛，急性胆道感染，疟疾，肝炎，肾炎水肿，淋巴结肿大，糖尿病，白带，跌打损伤，无名肿毒[164]。**【羌药】**xijuloguobo（西菊律哥博），子龙宝：根皮治风湿筋骨痛，水肿；根皮外用治疮毒，扭伤，接骨续筋[10,167]。**【畲药】**楤木[148]，白刺椿[147]，白百鸟不宿[146]：根治风湿腰痛，小儿厌食，消瘦，骨折，脱臼，扭伤，跌打损伤，预防产后风[148]；根、茎、皮治腰痛，骨蒸，遗精，水肿，胃痛，跌打损伤；根皮治风痛，骨折，骨折后肿胀，无名肿毒[147]。【土家药】刺老苞[124,127]，剌椿树，白刺老苞[7]：皮治风湿痹痛，关节痛，跌打损伤，骨折，肺痨咳嗽痰中带血，胃气痛；顶芽治眩晕及心悸失眠[7]；根皮、根、茎皮、叶治风湿性腰腿痛，关节痛，口腔炎，胃痛，胃溃疡，痔疮出血，急慢性肝炎，肝硬化腹水，肾炎水肿，跌打损伤，骨折，心悸失眠，风湿关节痛，肺痨咳嗽，痰中带血，痈疽疔毒；顶芽治眩晕[124,127]；根治风气病，跌打骨折，水肿病，摆白病（又名崩白，泛指带下过多）[128]。【彝药】吾机[17,109]，阿普俄惹[106]，争扭傲[101]：根治风湿痛，跌打损伤，骨折[17]，气滞胃痛，肾虚水肿，白浊湿淋，瘀血肿痛，疟疾瘴疡[109]；根或根皮、茎皮治骨折，跌打损伤，风湿，痔疮，肝痛肝硬，红崩[106]；根皮治跌打损伤，骨折，胃痛，骨髓炎[35]；茎皮、根治痛风，风湿性关节炎，胁痛，梅毒[101]。

Aralia continentalis Kitag. 东北土当归（五加科）。【朝药】독활（dāok huar，刀可画儿）[5,84]，独活[83]：根祛湿，散风寒，通经活络，祛痰止痛[56]，治风寒湿痹，腰膝疼痛，头痛，齿痛，跌打损伤，痈肿[83]；根及根茎治风寒湿痹，腰膝酸痛，头痛，齿痛，跌打损伤，痈肿[5,9,89]，肾受风而引起的疾病和因秽浊滞留肾脏而引起的所有疾病[84]。

Aralia cordata Thunb. 食用土当归（香独活）（五加科）。【土家药】九眼独活[123]：根茎治风寒湿痹，腰膝酸痛，头痛目眩，手足挛痛[123]。

Aralia dasyphylla Miq. 头序楤木（五加科）。【瑶药】伞坝菜：根治干咳[15]。

Aralia decaisneana Hance 黄毛楤木（五加科）。【侗药】美冬竹：根、嫩叶治风湿关节痛，痢疾，头昏，乳汁不足[15]。【基诺药】苔薄拍拉：根治肝炎，肾炎，风湿病[163]。【黎药】鲁拉嘎：根、叶治不孕症[154]。【仫佬药】磨可毒：效用同侗药[15]。【土家药】ci bao tou（刺包头）：根皮治关节痛，跌打损伤；嫩叶治感冒发热，水肿[10,126]。【瑶药】大鸟不站：效用同虎刺楤木 A. armata[132]，效用同侗药[15]。【壮药】Doengjha（动哈）[180]，鸟不企，棵费给银[15]：根治林得叮相（跌打损伤），发旺（痹病），能蚌（黄疸），肉扭（淋证），笨浮（水肿），阿意咪（痢疾），隆白呆（带下），胴尹（胃痛），货烟妈（咽炎），呗农（痈疮），呗（无名

肿毒），呗奴（瘰疬）[180]，风湿性关节痛，白带[150]；嫩叶治头晕[15]。

Aralia echinocaulis Hand. – Mazz. 棘茎楤木（五加科）。【羌药】xijulo（西菊律），子龙宝，楤木：嫩叶治咳嗽，水肿；嫩叶外用治疮毒[167]。【畲药】红老虎吊，红百鸟不歇，红百鸟不宿：根皮、根、茎治关节痛，风湿性关节炎，糖尿病，胃痛[146]。【土家药】红飞天蜈蚣，鸟不踏[124,127]，红刺老苞[7]：皮治风湿痹痛，关节痛，跌打损伤，骨折，肺痨咳嗽痰中带血，胃气痛；顶芽治眩晕及心悸失眠[7]；根皮、根、茎皮、叶治风湿性腰痛，关节痛，口腔炎，胃痛，胃溃疡，痔疮出血，急慢性肝炎，肝硬化腹水，肾炎水肿，跌打损伤，骨折[124,127]。【瑶药】鸟不落，飞天蜈蚣：根皮治毒蛇咬伤[15]。

Aralia echinocaulis var. nuda Nakai 白背叶楤木（五加科）。【土家药】刺老苞：根皮或茎皮治风湿痹痛，跌打损伤，骨折[254]。

Aralia elata (Miq.) Seem. 楤木（五加科）。【朝药】龙牙楤木[83]：芽治胃痉挛，痢疾，水肿[9,83,89]。

Aralia elegans C. N. Ho 秀丽楤木（五加科）。【瑶药】红总管，拉总管：全株治胃气痛，肠炎腹痛，毒蛇咬伤，热毒疮疡，妇女月风，关节疼痛[133]。

Aralia hupenensis Hoo 湖北楤木（五加科）。【土家药】白刺老苞：皮治风湿痹痛，关节痛，跌打损伤，骨折，肺痨咳嗽痰中带血，胃气痛；顶芽治眩晕及心悸失眠[7]。

Aralia octophylla Lour. 参见 Schefflera octophylla。

Aralia undulata Hand. – Mazz. 波缘楤木（五加科）。【毛南药】刺老包，mei[33] ŋun[35]（美轮）：根与猪肉炖后吃肉及汤，治咳喘[155]。【瑶药】董睡，紫红卒：根治跌打损伤，妇女痛经，闭经[133]。

Araneus ventricosus(L. Koch) 大腹圆蛛（圆蛛科）。【布依药】独告：全体治飞疔[159]。【朝药】蜘蛛：全体治痔疮，骨结核[9,89]。【傣药】供高呆千[66]，哈共蒿[65]，忍蒙膏（德傣）[62]：全体外壳治疥疮，牙痛[66]，虫牙，牙疳[65]，淋巴结结核，疔疮，蜂蝎蛰伤及毒蛇咬伤[63]，肿毒，疥疮，疔疮[62][31]，高热不退，牙痛，癣，刀伤，蜈蚣咬

伤^{⟨62⟩}。【东乡药】蜘蛛：活蛛 1 只，置被蛇咬伤处，吸去含蛇毒的血液，治蛇咬伤^{⟨10⟩}。【哈尼药】Byuqzu aqma（别朱阿玛），网工，网虫：全虫治痔瘘，乳肿硬疼痛，毒虫咬伤，恶疮^{⟨143⟩}。【苗药】Gangb ruas（岗绕，贵州毕节），Baot goub（包构）：全体治狐疝偏坠，中风口㖞，小儿慢惊，口噤，疳积，喉风肿闭，牙疳，亭耳，痈肿疔毒^{⟨91⟩}，咽喉肿痛^{⟨95⟩}。【水药】夺个：全体适量，用黄泥包好烧成灰，研末涂擦患处，治狐臭^{⟨158⟩}；加轻粉适量，用黄泥包好烧成灰，研末涂擦患处治狐臭^{⟨10,157⟩}。【土家药】蜘蛛汁：将蜘蛛去头，挤出体内浆汁外涂治神经性皮炎^{⟨47⟩}。【佤药】小蜘蛛：退壳治牙痛，疥疮^{⟨168⟩}。【瑶药】博师：全体治疔疮，蜂蝎蛰伤，淋巴结结核，狐臭^{⟨133⟩}。【彝药】蜘蛛：全体治瘰疬^{⟨107⟩}。【藏药】东木：全体治中风，狐疝偏坠，小儿慢惊，疳积，痔疮，瘰疬，及蜈蚣、蜂、蝎蛰伤^{⟨30⟩}；蜘蛛网治疮疡不收，肉疣，小儿脱肛^{⟨24⟩}。

Arca granosa Linnaeus 泥蚶（蚶科）《药典》。【傣药】效用同毛蚶 Arca subcrenata^{⟨18⟩}。【壮药】gyapluengqngvax（甲隆瓦），瓦楞子：贝壳治笨埃（瘿瘤），呗奴（瘰疬），癥瘕痞块，心头痛（胃痛），创伤出血，胺劳北（冻伤），渗裆相（烧烫伤）^{⟨117⟩}。

Arca inflata Reeve 魁蚶（蚶科）《药典》。【傣药】瓦爹（德傣）：效用同景颇药^{⟨18⟩}。【景颇药】Wuiguing gvop：贝壳治胃十二指肠溃疡，胃酸过多，瘀血积块^{⟨18⟩}。

Arca subcrenata Lischke 毛蚶（蚶科）《药典》。【傣药】夺剥：贝壳治急、慢性扁桃体炎，慢性胃炎，胃、十二指肠溃疡引起的胃脘疼痛，反胃吞酸，腹腔包块^{⟨63⟩}。

Arcangelisia gusanlung H. S. Lo 古山龙（防己科）。【傣药】嘿涛罕^{⟨63⟩[251]}：藤茎及根治小便热涩疼痛，风热感冒，牙痛^{⟨62-64⟩}，黄疸^{⟨62,64⟩}，疔疮痈疖脓肿^{⟨62⟩}，急性黄疸型肝炎^{⟨63,64⟩[251]}，各种皮肤痒疹，疔疮疮痈^{⟨63,64⟩}，发热头痛，咳嗽咽痛，尿血^{⟨63,64⟩}。【哈尼药】Cavni nisiil（扎尼尼斯），Qilsiil（斯朗），大黄藤：藤茎治妇科炎症，外科感染，口腔炎，咽喉炎，扁桃体炎，菌痢，肠炎，呼吸道感染，泌尿道感染，结膜炎，刀枪伤，外伤出血，慢性溃疡，乳腺炎，烧伤，黄水疮，痈疖，

湿疹^{⟨143⟩}。【黎药】黄丁课^{⟨5⟩}，黄连藤，麦藤^{⟨153⟩}：根或藤茎治肺结核，结膜炎^{⟨5⟩}，急性胃肠炎，菌痢，扁桃腺炎，支气管炎，阴道炎^{⟨10⟩}；藤茎水煎服或适量洗身，治黄疸型肝炎，无名腹痛，肠炎，食物中毒，各种皮肤病，急慢性支气管炎，哮喘，肺炎^{⟨153⟩}。【畲药】乌筷藤，黄连藤：藤、根治急性胃肠炎，菌痢，扁桃腺炎，支气管炎，阴道炎^{⟨147⟩}。【瑶药】问更梅：根或藤茎治结膜炎，菌痢，湿疹，阴道炎，脓疮^{⟨5⟩}。【壮药】钩影：根或藤茎治结膜炎，菌痢，湿疹，阴道炎，脓疮^{⟨5⟩}。

Arceuthobium pini Hawksw. et Wiens 高山松寄生（桑寄生科）。【藏药】线丹，插^{⟨24⟩}：茎枝治风湿关节痛，筋骨疼痛，腹泻，外伤出血^{⟨24⟩}；全株用于止泻，止吐^{⟨13⟩}。

Archangelica brevicaulis (Rupr.) Rchb. [*Angelica brevicaulis* (Rupr.) B. Fedtsch.] 短茎古当归（伞形科）。【哈萨克药】قوي بالدـرمان^{⟨142⟩}：根治风湿病，风湿性关节炎，腰膝疼痛，贫血，脱发，血虚闭经，便秘，气管炎，头痛，眩晕^{⟨142⟩}。

Arctia caja Linnaeus 豹灯蛾（灯蛾科）。【藏药】全体治漏管^{⟨30⟩}。

Arctium lappa L. 牛蒡（菊科）《药典》。【白药】野机瓜筛：根治风热咳嗽，咽喉肿痛，乳汁不通，肾炎水肿，疮痈^{⟨17⟩}。【布依药】那怕应：果实治淋巴结肿大^{⟨159⟩}。【朝药】우웡（wū wèng，乌翁）^{⟨7,83⟩}：根治伤寒，寒热往来，汗出，中风，面肿，消渴，热证^{⟨83⟩}，十二指肠溃疡，糖尿病，癌，小儿麻疹不透，风疹，皮肤瘙痒，感冒咳嗽，急性咽炎，咽喉肿痛，腰腿疼痛，老人拘挛，骨痛；果实治风热感冒，麻疹，腮腺炎^{⟨7⟩}；根及叶治风证，诸肿毒^{⟨83⟩}，痈疽，痘疹，咽喉肿痛^{⟨84⟩}；鲜根、叶当菜常吃，或用茎叶酿酒喝，能健身防老；捣碎取汁擦身可治风证；捣碎敷患处治诸肿毒^{⟨83⟩}。【侗药】Mal kap gueec，骂卡国：根、叶及果实治兜亮燔哕（感冒发烧）^{⟨137⟩}。【鄂伦春药】挨母出哈，鼠黏草，老母猪耳朵：果实治风热感冒，头痛，咽喉痛，痄腮，疹出不透，痈疖疮疡，风齲牙痛；根治风热感冒，咳嗽，咽喉痛，疮疥肿痛，脚癣，湿疹^{⟨161⟩}。【哈尼药】根治跌打损伤^{⟨7⟩}。【哈萨克药】وشاعان：果实、根治风热感冒，咽喉肿痛，咳嗽，麻疹，荨麻疹，腮腺炎，痈肿疮毒，头面浮肿，乳腺炎^{⟨140⟩}。【拉祜药】根用于催乳^{⟨7⟩}，

治风热感冒，咳嗽，咽喉肿痛，疮疖肿毒，脚癣，湿疹；果实治风热感冒，头痛，咽喉肿痛，流行性腮腺炎，疹出小透，痈疖疮疡[10]。【傈僳药】莫若罗，大力子：果实治风热感冒，头痛，咽喉肿痛，流行性腮腺炎，疹出不透，痈疖疮疡；根治风热感冒，咳嗽，咽喉肿痛，疮疖肿毒，脚癣，湿疹[166]，小腹疼痛，肾炎，膀胱炎，体弱[7]。【满药】阿巴呼查达：鲜茎叶捣烂外敷治头痛，红眼病；根茎叶晒干切段后，水煎服治胃肿瘤[11][39]。【毛南药】ma:[22] ka:[22] wei[33]（马卡威）：果实赶风赶毒，清热透疹[219]，治小儿发烧咳嗽[155]。【蒙药】ᠰᠢᠪᠡ ᠡᠪᠡᠰ（Xibe ebes，希勃－额布斯）[43,56]，高哈－吉木斯[47]，西伯格额布苏[7]：果实治膀胱石痞，尿闭，脉伤，脉痞[7,43,47,51,56]，死胎不下[43,47,56]，风热感冒，咽喉肿痛，咳嗽，麻疹，腮腺炎，痈肿疮毒[47]，结石；叶治乳腺炎；根外敷治烫伤[7]。【苗药】Vob dliangb dliek（窝相学，贵州黔东南），Traob aot（眦懊，贵州毕节）[91,95]，恶实[94,98]：果实退烧，止咳，润肠通便[92]，治风热感冒[91,94,98][218]，咽喉肿痛[91,94,98]，麻疹初起[94,98]，斑疹不透，疮疡肿毒[91][218]，头痛，流行性腮腺炎[91]，小儿发烧咳嗽，便秘[95]；根、叶及果实治麻疹，疥疮[96]；根治老人体虚，小儿瘦弱[7]。【纳西药】大力子[164]，疝阿拉坝，乌拉坝[7]：成熟果实治喉痹，风热感冒，咳嗽，风热闭塞咽喉，遍身浮肿，流行性腮腺炎，麻疹，湿疹，痈肿疮毒[164]，尿路感染，乳腺炎；叶治脱肛[7]；根治老人肺虚久咳，风湿水肿[7]。【怒药】洛瓦洛包，大力子：果实治风湿感冒，头痛，咽喉肿痛，流行性腮腺炎，疹出不透，痈疖疮疡；根治风热感冒，咳嗽，咽喉肿痛，疮疖肿毒，脚癣，湿疹[165]。【羌药】Ediboguru（俄迪布古茹），茹同它什，罗朵巴：叶外用治心腹冷痛，痈疮肿痛；果实治胃癌；果实泡酒治胃痛，胸闷[10,167]。【土家药】恶实子，鼠粘子[124][220]：果实治风热感冒，咽喉肿痛，麻疹初起[124][220]，腮腺炎，痈疖疮疡[124]，风疹块，风热[220]。【佤药】玖到：果实治风热感冒，头痛，咽喉肿痛，流行性腮腺炎，疹出不透，痈疖疮疡[7]。【维药】克热克孜乌拉盖[7,77,79]：果实治感冒咽痛，咳嗽肺热，炎症[7,79]，麻疹，风疹，痄腮丹毒，痈肿疮毒[77]。【彝药】阿什勒底，巴补列[106]，寒念猛[101]：根或

叶治胃病，疥疮，感冒，百日咳，痔疮，麻疹，咽喉肿痛[106]；根治疮疡肿毒，产后无乳汁；果实治麻疹[101]。【藏药】ᠴᠧ ᠴᠢᠭ 1（齐嵩）[21]，齐松[7]，息绒[39]：果实治风热感冒，麻疹，咽痛，痈肿疮毒[20,39]，石淋症[23]，脉病，结石病[27]；根治妇科炎症[7,29,39]，神经病[7,24,29]，妇科病，结石症，痞瘤肿块[24]；根外用治神经痛[39]；叶捣烂外敷治未化脓的乳腺炎[24]；果实、根治脉病，结石病，隆热感冒，麻疹，肺热，龙热症，咽痛，胎宫痞瘤，痈肿疖毒[21]，风热咳嗽，咽喉肿痛，斑疹不透，风疹作痒，面肿，消渴[36]。【壮药】咩咧尚：根及果实治感冒咳嗽，劳伤咳嗽，阳痿，肾虚耳聋，产后无乳[7]。

Arctium tomentosum Mill. 毛头牛蒡（菊科）。【哈萨克药】果实和根治风热感冒，咽喉肿痛，咳嗽，麻疹，荨麻疹，腮腺炎，痈肿疮毒，头面浮肿，乳腺炎，甲状腺肿瘤[141]。

Arctonyx collaris albogularis(Blyth) 猪獾华南亚种（鼬科）。【藏药】獾：肠治痢疾；肉治风湿关节痛，腰痛，腿痛；油脂治寒性风湿，腿部肌肉肿痛[34]。

Arctonyx collaris F. Cuvier 猪獾（鼬科）。【蒙药】ᠮᠠᠩᠭᠢᠰᠤᠨ ᠲᠣᠰᠤ（Manggisen tos，牤给森－涛苏），ᠮᠠᠩᠭᠢᠰᠤᠨ ᠮᠠᠬ᠎ᠠ（Manggisen maha，牤给森－麻哈），ᠮᠠᠩᠭᠢᠰᠤᠨ ᠴᠢᠰᠤ（Manggisen chuos，牤给森－绰斯）[57]：獾油治烧伤，烫伤，冻疮；肉治"协日沃素"病，风湿病，关节炎，"额特格德"病；血治痛风，游痛症，关节"协日沃素"病[56,57]。【怒药】窝陪：獾油治烫伤，痔及胃溃疡[165]。【羌药】Rres（热思），毕禾（獾油）：脂肪外敷治风湿性关节炎，筋骨疼痛[10,167]。【土家药】獾子：脂肪治烧、烫伤，子宫脱垂[129]。【彝药】土猪油：脂肪治杨梅疮[107]。【藏药】帕仲：肉、脂、骨治风湿筋骨疼痛，皮肤湿热发痒[30]；肉治便秘；脂肪治龙病，寒病，皮肤病，肛痔；肠治痢疾，腹泻[27]。

Ardea cinerea Linnaeus [*A. cinerea rectiros-tris* Gould] 苍鹭（鹭科）。【苗药】老鹳嘴㵂，Njud ghund rud（鲁归汝），Ghab khub lot ak（嘎沽罗阿）：嘴裸煅黄研末治游子翻[95]。

Ardisia affinis Hensl. 罗伞树（紫金牛科）。【瑶药】小矮地茶：根或全株治跌打损伤，蛾喉，咳嗽，胃寒痛，扁桃体炎[133]。

Ardisia brevicaulis Diels 九管血（紫金牛科）。【侗药】Wul sugc diil yak（务素得亚），八爪金龙[8]：全株治胆道蛔虫[8,15]，肝炎，肝硬化，月经不调，咽喉痛[15]。【苗药】Reib hleat hlot（锐拉老），Jab bik lik jib（加比利吉）：根治咽喉肿痛，风湿骨痛，跌打损伤[8]；叶治喉痛，咳嗽[14]。【土家药】Kaihoujian（开喉箭），八爪金龙：根治风湿关节痛，跌打损伤，劳伤身痛，半身不遂，咽喉肿痛，口腔溃疡，风火牙痛[8][7]。【瑶药】定心莲（dingh fim linh，顶心林），金边罗伞：根或全株治月经不调，胆囊炎[132,58]，痛经，闭经，肝炎，肝硬化，胃痛，咽喉肿痛，劳伤咳嗽，胆道蛔虫，血管瘤，跌打损伤，风湿骨痛[132]，贫血，风湿痹痛[58]；叶治肺炎[14]；根治月经不调，产后贫血，风湿骨痛，跌扑损伤，胃痛，胆道结石，咽炎，痈疮肿毒[57]。【壮药】Gosanlwed（棵散勒），血党：全株治货烟妈（咽炎），诺嚎哒（牙周炎，牙髓炎），额哈（毒蛇咬伤），勒内（贫血）[180]。

Ardisia brunnescens E. Walker 凹脉紫金牛（紫金牛科）。【瑶药】黑凉伞：根或全株治扁桃腺炎[15]。

Ardisia caudata Hemsl. 尾叶紫金牛（紫金牛科）。【瑶药】点抵改房，高脚凉伞，两逊：根治胃痛，牙痛，风湿，跌打损伤，骨折，淋巴结肿大[15]。【壮药】根治胃痛，牙痛，咽喉炎，风湿，跌打损伤，骨折[15]。

Ardisia chinensis Benth. 小紫金牛（紫金牛科）。【瑶药】吓地光[15]，小金牛（hah deic gua，哈地瓜），爬地凉伞[132]：全株治肺结核[15,132][58]，老人体虚咳嗽[15,132]，跌打损伤[132][58]，月经不调，产后痛风，风湿疼痛，咽喉痛[132]，闭经，小儿疳积[58]。

Ardisia corymbifera Mez 伞形紫金牛（紫金牛科）。【傣药】毛高：根治肾炎，扁桃腺炎[14]。【景颇药】冒高脸：效用同傣药[14]。【拉祜药】天清地红：全株治风湿性关节炎，跌打损伤，月经不调[10]。

Ardisia crenata Sims 朱砂根（紫金牛科）《药典》。【阿昌药】罗其啊：根治跌打损伤，咽喉炎，结肠炎，疝痛，月经不调，白带，风湿骨痛[14,18]。【傣药】马萨端（德傣）：根治跌打损伤[14,18]，风湿，刀枪伤，支气管炎，肺炎，风火牙痛[14]，咽

喉炎，结肠炎，胃痛，风湿骨痛[18]，风湿性关节炎，跌打肿痛，骨折[9,74]。【德昂药】根治跌打损伤，咽喉炎，结肠炎，胃痛，疝痛，月经不调，白带，风湿骨痛[9,19]。【侗药】尚岁腾：全株治牙痛，风湿筋骨痛，跌打损伤，无名肿毒[135,138]，胃病[15,136]；根治风湿疼痛，跌打肿痛，黄疸型肝炎[15,136]，咽喉炎，扁桃体炎，肠炎，骨折[15,136][10]，痢疾[139]；根及叶治扁桃体炎，跌打内伤[15]。【哈尼药】红马拦惹[144,875]，Siqnillavqyov daoqqil（席尼拉约刀期），山豆根[143]：根、叶治上呼吸道感染，咽喉肿痛，支气管炎，风湿性关节炎，跌打损伤，外伤肿痛，骨折，肾炎[144]；全株治风湿病[875]，咽峡炎，扁桃体炎，支气管炎，跌打肿痛，风湿骨痛，骨折[143]。【基诺药】浆朴浆牙帕迷：全株治心痛，胃痛；外用治跌打损伤，风湿疼痛[10,163]。【景颇药】毛高栽：根治刀枪伤，跌打损伤，支气管炎，风火牙痛[14]。【京药】挑又营：叶治跌打肿痛[15]。【拉祜药】杂此呢[13,245]，帕洒介[13]：全株治小儿麻疹不透，高热，咳喘，风湿病，跌打损伤[13,150,150]，感冒，月经不调，痛经[13,150]，风湿病[245]，风湿骨痛，跌打损伤[13,150]，咽喉肿痛，口腔炎，不孕症，产后风痛，瘫痪，贫血，肺结核，肝炎，皮肤瘙痒，漆疮[150]；根治风湿[13]。【傈僳药】整神：根治上呼吸道感染，咽喉肿痛，扁桃体炎，气管炎[166]。【黎药】大罗伞[212]，千圣局，散血丹[153]：根和叶去瘀，消肿，止痛[212]；根治上呼吸道感染，扁桃体炎，白喉，淋巴结炎[153]；根水煎或冲酒服，治跌打损伤，关节痛风[153]。【毛南药】ba^{53} za：o^{24} tɕhin^{33}（八爪金龙）：根口嚼吞服，治咽炎[155]。【苗药】Jab bik lik jib（加比利吉，贵州黔东南），Reib hleat hlot（锐拉老，贵州松桃）[91,95]，赤色木[94,97,98]：根治咽喉肿痛，跌打损伤[91,92,94,95,97,98]，扁桃体炎，心胃气痛[91,94,97,98]，无名肿毒[94,97,98]，劳伤吐血，风湿骨痛[91]，肾炎[14]，风湿疼痛，咽喉炎[95]，跌打肿痛，骨折，尿路感染，胃痛，咽喉炎[15]；根及叶治扁桃体炎[15]；叶治风火牙痛[15]；根、叶、果治咽喉肿痛，肾炎[13,14]；全株治胃痛[15]；根治咽喉肿痛，扁桃体炎，心胃气痛，劳伤吐血，风湿骨痛[692]；全株或根治跌打损伤，咽喉痛，胃痛[9]。【仫佬药】wao^{53} kue^{33} iao^{53}（奥拐腰，黔中方言），zao^{31} mo^{55}koŋ^{53}ni^{55}（腰莫公尼，黔中北方言）：根治乙型

A

肝炎[162]，风湿疼痛，跌打肿痛[15]。【畲药】朱砂根：根治老人全身虚肿，口干，风湿关节痛，跌打损伤，骨折，无名肿毒，疔疮疖肿；全株用于堕胎[148]。【土家药】suo¹pai¹wo²（梭柏我），八爪金龙[123]，三两银[128,10,126]：根、根茎治咽喉肿痛，风湿痹痛，无名肿毒，蛇伤，"冷骨风"（风湿性关节炎），跌打损伤，劳伤身痛，半身不遂，咽喉肿痛，口腔溃疡，风火牙痛[123]；根治跌打损伤[128][7,256]，长蛾子（又名喉蛾，即急性扁桃体炎），肚腹胀痛，毒蛇咬伤[128]，咽喉肿痛，关节疼痛，风火牙痛[7,256]，半身不遂，肺痛，头痛[7]，扁桃体炎，腰背痛，蜂窝组织炎[256]；根或全株治咽喉肿痛，身痛，骨痛，跌打损伤[10,126]；根治风湿关节痛，半身不遂，咽喉肿痛，风火牙痛，跌打损伤，肺痛，头痛[7]。【佤药】考罗[14]，小催药[10]：根治月经不调，产后腹痛，风湿性关节炎，跌打损伤[10,168]，淋巴结结核，喉症[14]；全株治风湿病[246]。【瑶药】珍珠盖凉伞[4]，红叶马胎[58]，红凉伞[15]，小解药（ndieh jaiv dorn，烈改端）[132]：根治咽喉痛[4,58]，胃痛，风湿痛，月经不调[4]，避孕[50]，跌打损伤，骨折[15,132]，咽喉肿痛[132][58]，牙痛，小腹冷痛，月经不调，淋巴节炎，风湿痹痛，扁桃腺脓肿，毒蛇咬伤[132]，风湿疼痛，跌打肿痛[15][58]，跌打瘀血，腹痛，扁桃体炎，牙痛，闭经，肿毒[58]；叶治妇人产后虚弱，胃痛，腹痛，咽喉痛，牙痛[15]；全株治胃痛，牙痛[15]，跌打损伤[15]，上呼吸道感染，白喉，支气管炎，丹毒，麻疹，消化不良，劳伤吐血，心胃气痛[133]；根、全株治胃痛，牙痛，骨折，跌打损伤[13]。【彝药】义彩斗斛[13]，朱砂根[104]：根治淋巴结结核，喉症[14]，咽喉肿痛，气管炎咳嗽，热感冒；小儿惊风，胃痛，牙痛[104]；全株、根治胃痛，牙痛，骨折，跌打损伤[13]。【壮药】maexcaekgaen，小罗伞：根治咽痛，痛经，风湿痹痛，黄疸，痢疾，吐血，乳痈，睾丸炎[118]，风湿疼痛，跌打肿痛[15]，消化不良，咳嗽，风湿骨痛，跌打损伤[13]；叶驱蛔虫，治外伤出血[15]。【台少药】Papagon（Tayal，族大湖），Sankirin（Bunun，族施武群），Rankuran（Bunun，族施岁群）：用葛叶汁洗涤伤处后，再用新芽揉碎敷于其上并用布包扎治外伤；叶与苍耳，虎婆刺共同擂碎后敷于患部用布包扎治神经痛，倭麻质斯[169]。

Ardisia crenata var. bicolor (Walker) C. Y.

Wu et C. Chen 二色朱砂根（紫金牛科）。【苗药】Jab bik lik jib（加比利吉，贵州黔东南），Reib hleat hlot（锐拉老，贵州松桃），八爪金龙：根治咽喉肿痛，扁桃体炎，心胃气痛，劳伤吐血，跌打损伤，风湿骨痛[91]。【彝药】海达鲁：效用同朱砂根A. crenata[101]。

Ardisia crenata f. hortensis (Migo) W. Z. Fang

红凉伞（紫金牛科）。【土家药】红凉伞，红八爪：根治肺结核，黄疸型肝炎，慢性支气管炎，妇女月经不调[633]。【彝药】海达鲁：根治咽喉肿痛，气管炎咳嗽，热感冒，小儿惊风[101]。

Ardisia crispa (Thunb.) A. de Candolle ［A. crispa var. amplifolia E. Walker ］ 百两金（紫金牛科）。【侗药】Wul sugc diil yak，百爪龙，Begs xeeus liongc（务素得亚）：根治累魂非（走猴胎），麻榜登谷（蝴蝶巴喉）[10,137]，咽喉肿痛，肺炎，咯痰不畅，肾炎水肿[135]；根、叶治骨折，跌打损伤[139]。【黎药】小罗伞，珍珠伞：根和叶用于消肿，止痛，去瘀[212]。【苗药】寡踩[14]，开喉箭[97,98]，董斗乌[15]：叶治喉痛，扁桃体炎[14]；根治跌打损伤[96,97,98]，咽喉肿痛，痢疾[97,98]，厌食，偏食，蝴蝶巴喉[96]，蛾喉[15]。【羌药】shegwvha（什姑哈），八爪金龙，欸克鲁布戈：根治感冒咳嗽，头痛身痛，腹泻[167]。【土家药】san lia jin（三两金）[10,126,128]，开喉箭[125]：根治咽喉肿痛，跌打损伤[125,128][7]，乳蛾肿痛，无名肿痛，目肿云翳[125,128]，风湿关节痛，半身不遂，风火牙痛，肺痛，头痛[7]；根或全株治咽喉肿痛，蛾子，口腔溃疡，跌打损伤，痨伤[10,126]；根治咽喉肿痛，跌打损伤，风火牙痛，痈疽肿毒，虫蛇咬伤[123]。【瑶药】竹叶风（hlauh normh buerng，老挪崩），竹叶马胎[132]：根治心胃气痛，跌打内伤[15]，咽喉肿痛，闭经，跌打损伤[132][58]，肾炎水肿，肺结核咳嗽，内伤瘀积，扁桃腺炎，风湿痹痛，产后瘀滞腹痛，毒蛇咬伤，疥癣[132]，蛾喉[15]，蛇伤，风湿痛[58]；根、叶治咳痰不畅，湿热黄疸，痢疾，白浊，睾丸肿痛，骨结核，痨伤咳血，目赤生翳，无名肿毒和产前保胎[133]，咽喉炎，肺结核，产后腹痛，闭经[6]。【彝药】母努咪能则：根、叶治心口痛（胃脘痛），膈食[13]；全株治咽喉肿痛，痨伤咳血，骨折肿痛，骨伤麻木，腰酸腿软，肾病水肿，白浊湿淋，痈疽疔疮，毒蛇咬伤[109]。

Ardisia densilepidotula Merr. 密鳞紫金牛（紫

金牛科)。【黎药】仙人血，补丹千，罗芒树：叶煮饭，治血虚气弱之全身乏力，骨节酸痛，产后虚弱[153]。

Ardisia faberi Hemsl. [*A. castaneifolia* H. Lév.] 月月红(紫金牛科)。【傣药】马萨端(德傣)：根治风湿，跌打，咽喉炎[13]。【景颇药】毛高栽：根治支气管炎，肺炎，风火牙痛，刀枪伤，跌打损伤[13]。【苗药】根、叶治感冒咳嗽，喉蛾(急性扁桃体炎)；全株治跌打损伤[14]。【土家药】根、全株治感冒咳嗽，寒湿腰痛，跌打损伤，脾虚腹胀，腹泻痢疾，风湿疼痛，崩漏，白带，结核病，支气管炎，咳嗽，跌打损伤[123]。

Ardisia fordii Hemsl. 灰色紫金牛(紫金牛科)。【瑶药】小马胎(fiuv ma tei，小麻堆)，小叶不出林：全株治肺结核，跌扑损伤[132][58]，咯血，呕血，便血，黄疸，尿路感染，睾丸炎，闭经，痹症及跌打损伤[132]。

Ardisia gigantifolia Stapf 走马胎(紫金牛科)。【侗药】假枇杷，走马台：根治痛经，骨折[15,136]，风湿性关节炎，骨质增生，跌打损伤[15,136]。【毛南药】走马藤，ruoŋ² loŋ² mia⁴(松龙马)：根治风湿性关节炎，腰腿痛，跌打肿痛，中风瘫痪，半身不遂；叶治扭伤，痈疮肿毒，慢性溃疡[156]。【苗药】全株治风湿骨痛，风湿性关节炎，半身不遂，难产，瘫痪[15]。【瑶药】血风(nziaamh buerng，藏崩)，走马胎：根治风湿筋骨疼痛，跌打损伤，半身不遂，产后风瘫，贫血性闭经，痛经，产后体弱头晕[132][58]，风湿痹痛，跌打内伤[15]，腹痛，头晕，风湿性关节炎[58]；叶治跌打损伤，风湿骨痛[15][4]；全株治风湿骨痛，风湿性关节炎[15]，产后腹痛[4]。【壮药】gofunghlwed(棵封勒)，大发药：根和根茎治发旺(风湿骨痛)，麻邦(半身不遂)，林得叮相(跌打损伤)，呗衣(痈疮)，勒爷顽瓦(小儿麻痹后遗症)，月经不调，下肢溃疡，兵淋勒(崩漏)[117]；根治四肢无力，风湿痹痛，叶治崩漏；全株治产后腹痛，跌打肿痛，骨折[15]。

Ardisia humilis Vahl. [*A. hainanensis* Mez] 矮紫金牛(紫金牛科)。【黎药】窝高扭：根治热证[154]。

Ardisia japonica (Thunb.) Blume 紫金牛(紫金牛科)《药典》。【傣药】芽冷三(德傣)：全株治支气管炎，大叶性肺炎，小儿肺炎，肝炎，漆

疮[18]。【侗药】美辣斜：全株治咽喉痛，白喉[15]，肺结核，小儿哮喘，肝炎[5,15]。【景颇药】Myiseng shi：效用同傣药[18]。【拉祜药】平地木：全株治支气管炎，大叶性肺炎，小儿肺炎，肺结核，肝炎，痢疾，急性肾炎，尿路感染，痛经，跌打损伤，风湿筋骨酸痛；外用治皮肤瘙痒，漆疮[10]。【黎药】雅甘歌，矮地茶，叶下红：根水煎服或叶捣烂敷患处，治骨折，跌打损伤[153]。【毛南药】wa³³ tçiɛm²⁴ wei⁴²(洼姐伟)：全株治黄疸型肝炎[155]。【苗药】Jab bib lik jib(加比利吉)[91]，蒙中[5,15]，杨出[5,13]：全株治咽喉痛，肺结核[5,13,15]，肝炎[5,94,96,98]，跌打损伤[5,13,91]，肺炎，痛经[5,13]，风湿性关节炎[94,96,98]，新久咳嗽，痰中带血，慢性支气管炎[91,94,96,98]，皮肤瘙痒[94,96,98]，湿热黄疸[91]，白喉，小儿哮喘[15]，风湿筋骨酸痛，皮肤瘙痒，漆疮[5]；根祛风解毒，活血止痛[211]。【畲药】矮茶，矮地茹，平地木：全株治肝炎，风湿，疝气，产后腹痛[146]。【土家药】矮地茶[124,128]，nu er gong(女儿红)[5,126,129]：全株治跌打损伤[124,128,129]，筋骨疼痛，黄疸型肝炎，支气管炎，咳血，漆疮，肺结核，泛力，肾炎水肿，脱肛，痢疾，皮肤瘙痒，风湿性腰痛，月经不调，痛经，咽喉肿痛[124]，小儿走胎，胞衣不下[125]，伤寒，咳嗽气喘，肺痨[10,126]，支气管炎[5,129][7]，咳嗽[5,128]，肺结核，肾炎，痛经，风湿骨痛[129]，胞衣不下，牛癫风[128]。【瑶药】不出林，马台剪[5,15]，矮地茶[247]：全株治肺痨咳嗽，淋巴结核[5,15,132]，慢性气管炎[132][4,58]，咯血，风湿筋骨痛，闭经，痛经，跌打扭伤[132][58]，咽喉痛，白喉[15]，肺结核[4,58]，咳嗽[4]，肝炎，痢疾，急性肾炎，尿路感染，皮肤瘙痒[133]；根治慢性支气管炎，肺痨咳嗽[247]。【壮药】憋干筛[5]，gazdeih(茶堆)[180]，goswjginhniuz，矮地茶[118,120]：全株治埃病(咳嗽)，能蚌(黄疸)，林得叮相(跌打损伤)[5,118,120,180][690]，京瑟(闭经)[180][690]，比耐来(咳痰)，发旺(痹病)[180]，肺痨咯血[5,118,120][690]风湿性关节炎，痛经，月经不调[5]，慢性支气管炎[690]。

Ardisia lindleyana D. Dietr. [*A. punctata* Lindl.] 山血丹(紫金牛科)。【阿昌药】八爪金龙：根治胃痛，疝气痛，腰痛，遗精，月经不调，白带，子宫脱垂，跌打损伤，咽喉炎，结肠炎，风湿疼

A

痛[6]。【傣药】南婉[65]，马萨端[6]：根用于消炎、止痛、燥湿止痒[65]，治风湿病，跌打损伤，咽喉炎[6]。【侗药】刊巴良，美凉伞，细羊巴：根治细菌性痢疾，阿米巴痢疾，黄疸型肝炎；叶、全株治扁桃腺炎，胃病[6,139]；全株治跌打损伤[139]。【景颇药】毛高栽：根治刀枪伤，跌打损伤，支气管炎，肺炎，风火牙痛[6]。【京药】挑又营：根、叶治跌打肿痛[6]。【拉祜药】咪兜秸，朱砂根，帕洒介：根治跌打损伤，骨折，风湿病[6]。【苗药】野青煞：根、叶、果治肾炎，蛇咬伤，跌打损伤，骨折，风湿病，乳蛾，咽喉肿痛，咽喉炎，淋巴结炎，牙龈肿痛，风火牙痛，消化不良[6]。【仫佬药】妹确：根治风湿疼痛，跌打肿痛[6]。【畲药】真珠凉伞，大罗伞[147]，珍珠凉伞[6]：根治喉蛾（急性扁桃体炎），喉风，咽喉炎，扁桃体炎，支气管炎，齿痛，风湿性关节炎腰腿痛，跌打损伤，痈疽积块[147]，急性喉炎，神经性头痛，妇女闭经，乳腺炎未溃[6]。【瑶药】哈裂喜[15]，铁凉伞，[6]，血党（nduqc luerngh aiv，独龙矮）[132]：根、全株治跌打损伤[6,15,132]，月经不调，肝炎，肝硬化，风湿痹痛，胃腹疼痛[15,132]，贫血，痛经，闭经，瘫痪，产后风，肾结石，血管瘤[132]，咽喉肿痛，胆囊炎，血管瘤[15]，骨折，胃痛，牙痛[6]；根治月经不调，产后贫血，胃痛，胆道结石[57,58]，风湿骨痛，跌扑损伤，咽炎，痈疮肿毒[57]，支气管炎，尿路结石，骨折，劳累过度[58]；根治经闭，痛经，风湿痹痛，跌打损伤[904]。【彝药】义彩倒蟹：根治淋巴结结核，喉症[6]。【壮药】肥丁公，苛粟西，骂穴笼奶：根治咳嗽，咽喉痛，牙龈肿痛，消化不良，风湿疼痛，跌打损伤[6]。

Ardisia maclurei Merr. [*A. sciophila* T. Suzuki] 心叶紫金牛（紫金牛科）。【傣药】nl'eldegu（masanduan，麻散端）：根治咽喉肿痛[8]。【傈僳药】及你妈嘎：全株治胃溃疡，急性肠炎，风湿，跌打，骨折[8]。【瑶药】达祥劳，小叶马胎，猪红草，走马风（yangh maz buerug，养马崩）[132]：全株治肺结核咳血，月经不调[15,132][58,59,4]，风湿骨痛，跌打损伤，产后体虚[15,132][59]，肝炎[15,132]，支气管炎[132][58,59]，不孕症[132]，崩漏[58,59]，产后保健[58]，产后恶露不尽[59]。【壮药】猪红草：全株治肺结核，风湿骨痛，跌打瘀肿，月经不调，

肝炎[15]。

Ardisia maculosa Mez 珍珠伞（紫金牛科）。【德昂药】八爪金龙：根治咽喉肿痛[69]。【傈僳药】及你妈戛：全株治骨折，跌打，风湿，胃溃疡，急性肠炎，白喉[166]。

Ardisia mamillata Hance 虎舌红（紫金牛科）。【侗药】拉移西：全株或根治口腔炎，喉炎[10][139]。【瑶药】哈烈使：全株治肺结核咯血，燥热咳嗽，支气管炎，慢性肠炎，月经不调[58]，黄疸，疳积，崩漏[4]。【壮药】leicinj（雷针）：全株或根治小儿疳积，肝炎，外伤出血[23]。

Ardisia primulifolia Gardn. et Champ. 莲座紫金牛（紫金牛科）。【侗药】株牙亚：根或全株治小儿遗尿[10]。【瑶药】domh lanh couh siv（铜兰楼使），白毛毡：全株治肺结核咳血，劳伤咳嗽，咯血，便血，血崩，月经不调，痛经，痢疾，风湿骨痛，跌打损伤[130]。

Ardisia pseudocrispa Pit. [*A. corymbifera* Mez **var. tuberifera** C. Chen] 块根紫金牛（紫金牛科）。【瑶药】大叶凉伞：根治风湿痛，跌打损伤，骨折[15]。【壮药】土生地：块根治货烟妈（咽痛），心头痛（胃痛），月经不调，勒内（贫血），夺扼（骨折），林得叮相（跌打损伤），发旺（风湿骨痛）[120]。

Ardisia pusilla A. DC. 九节龙（紫金牛科）。【侗药】全草治咳嗽[15]。【苗药】孟中书：全草治月经不调，产后恶露过多，跌打损伤[15]。【仫佬药】苦屙妹：全草治肺结核，气喘[15]。【瑶药】guh lanh louc（骨兰楼），五托莲[130]，毛叶矮地茶[15]：全草治咳嗽气喘[15,130]，肺结核，黄疸型肝炎，肝硬化，痛经，产后恶露过多，风湿性关节炎，跌打损伤[130]，月经不调[15,134]，支气管炎[134]，产后恶露过多，子宫脱垂[15]。

Ardisia sieboldii Miq. 多枝紫金牛（紫金牛科）。【台少药】Marirazu（Bunun，族高山），Mararazu（Bunun，族高山）：叶烤热后贴于患部治外伤[169]。

Ardisia solanacea Roxb. 酸苔菜（紫金牛科）。【基诺药】浆朴浆牙帕懋：叶外治骨质增生[163]。

Ardisia thyrsiflora D. Don [*A. yunnanensis* Mez] 滇紫金牛（紫金牛科）。【彝药】冲真：叶治跌打损伤，骨折[9,13,102]；枝尖治外感风寒，肺燥咳嗽，四肢骨折[109]。

Ardisia villosa Roxb. [*A. dumetosa* Tutcher]

雪下红(紫金牛科)。【傣药】医药师(西傣):全株消肿,活血散瘀,治风湿骨痛,跌打内伤,吐血,红白痢疾,疮疥[14]。【瑶药】难丁铺虽:根治肺结核[15]。

Ardisia virens Kurz [*A. flaviflora* **C. Chen et D. Fang**] 纽子果(紫金牛科)。【白药】巴之叶根:根治咽喉肿痛,急性扁桃体炎[14],急性咽喉炎,风湿骨痛[16]。【傣药】沙批呼(西傣):根治腹泻,痢疾[65],风寒湿痹,跌打损伤;根皮治呕吐,泄泻[13]。【哈尼药】偷尼尼麻:根治跌打劳伤,风寒湿痹,呕吐,泄泻[13,145];根皮治呕吐,泄泻[13]。

Areca catechu L. 槟榔(棕榈科)《药典》。【阿昌药】槟楠:果实治腹痛胀满,腹水,绦虫病,胆道蛔虫病,青光眼[18]。【傣药】戈吗(西傣)[9,74],卖岗(德傣)[14,65]:果实治泄泻,痢疾,食滞腹痛[9,14,65,74],姜片虫,蛲虫,条虫,消化不良[9,74];叶治脚气水肿,疟疾,脘腹胀痛,小便不利[9,14,65,74];种子治虫积,食滞,脘腹胀痛,泻痢后重,疟疾,水肿,脚气,痰癖[67,68]。【高山药】福建高山族人喜嚼蒌叶和槟榔,用以固齿和健胃[11]。【哈尼药】么佬习:种子驱绦虫、蛔虫[144]。【基诺药】麦勒:果皮治小儿气管炎;果实治消化不良,泄泻,痢疾,食积腹痛[10,163]。【景颇药】Qangzan byap:效用同阿昌药[18]。【黎药】给龙[154],意隆[153]:果实治胃病[154];种子或果皮治绦虫病;种子或果皮水煎液,制成滴眼药水,治青光眼[153]。【蒙药】ᠭᠣᠤ(Gaoyou,高优)[44,47],高由[56]:种子治蛔虫病,绦虫病[44,47],睾丸坠痛,腰膝关节酸痛,肾寒,肾"赫依",慢性肾病[44],食积腹胀,里急后重,疟疾,水肿[47],腰胯部坠痛,腰及下肢关节酸痛,肌肉痛,浮肿,肝病腹水,牙虫病[56]。【维药】فوفل(Fofal,福非力):种子治绦虫、蛔虫、姜片虫病[75,77,78],虫积腹痛,积滞泻痢,里急后重,水肿脚气,疟疾[77],湿性腹泻,湿热性牙周炎,牙齿出血,白带过多,早泄遗精[75],小便不利,经脉不通,出血,健忘[78]。【彝药】果实治食积不化,胃脘胀痛,泄泻赤痢,直肠下血,肠虫积聚[109]。【藏药】ᠪ ᠱ(果玉)[13,21,23,27]:种子治肾脏疾病[13,20,23],牙痛[13,24],食积腹胀,驱绦虫,痢疾,疟疾[20,23],果实杀肠道病虫[27],治肾病[21,23,27],肾寒[1],洁齿[20,23],牙痛,寄生虫病[21]。【壮药】

makbinghlangz(芒兵郎),白槟榔:成熟种子除瘴毒,通谷道,驱虫,治胴究西咪暖(肠道寄生虫病),阿意咪(痢疾),积聚,瘴气(疟疾)[117]。【台少药】Suneke(Paiwan,族下三社):未成熟果实压碎,用其汁滴眼治眼病[169]。

Arenaria barbata Franch. var. hirsutissima W. W. Smith 硬毛无心菜(石竹科)。【藏药】七姊妹:根治肾虚腰痛,腰膝酸软,阳痿遗精[36]。

Arenaria bryophylla Fernald [*A. musciformis* **Wall. ex Edgew. et Hook. f.**] 藓状雪灵芝(石竹科)。【藏药】阿仲嘎保:全草治肺病,肺热咳嗽,支气管炎,淋巴结结核,淋病,子宫病[22]。

Arenaria densissima Wall. ex Edgew. et Hook. f. 密生福禄草(石竹科)。【藏药】效用同藓状雪灵芝 A. bryophylla。[22]

Arenaria festucoides Benth. ex Royle 狐茅状雪灵芝(石竹科)。【藏药】ꡂꡳ杂阿仲[25,28]:根用于清肺中之热,止咳,降血压,滋补,肺炎,淋病,淋巴结结核,子宫病[25];全草用于祛痰,治肺病[28]。

Arenaria haityeshansis Y. W. Tsui ex L. H. Zhou 海子山雪灵芝(石竹科)。【藏药】(石竹科)。【藏药】阿仲嘎保[22,39]:带根全草治肺炎,淋病,淋巴结结核,高血压,子宫病[39];效用同藓状雪灵芝 A. bryophylla[22]。

Arenaria juncea M. Bieb. 老牛筋(石竹科)。【朝药】로우근:根治肺结核,淋巴结结核[9,90]。【蒙药】Sorgolo,灯心草蚤缀:根治咳嗽[236],凉血,清虚热[591]。

Arenaria kansuensis Maxim. [*A. kansuensis* **Maxim. var. acropetala Y. W. Tsui et L. H. Zhou**] 甘肃雪灵芝(石竹科)《部藏标》。【羌药】Sedebanbe(斯德本杯),嘎尔波,别司嘎木那什:全草治黄疸,流行性感冒,肺炎[167]。【藏药】ꡂꡳꡤ杂阿仲[2],阿仲嘎布[24],阿仲嘎保[39]:全草治肺炎[2,5,23,35][587],淋病[24][257,784,877],支气管炎,高血压,子宫病[24],淋巴结结核[24][784],筋骨疼痛[23][784,877],感冒,黄疸[257][784,877],风湿,肾结石[257],胃肠溃疡,膨胀,癌症,瘰疬,肺燥咳嗽,咳血,血虚,风痹,肾虚眩晕,肺炎[784,877];根治肺炎,高血压,淋巴结结核,淋病,子宫病[29],高血压,筋骨疼痛[23][784],胃肠溃疡[784,587],

膨胀，癌症，瘰疬[784]，肺燥咳嗽，咳血，血虚，风痹，肾虚眩晕，感冒，黄疸[784]，流感，风湿，肾结石[587]；花、茎、叶、果、全草治肺热，喉热[27]；带根全草治肺炎，淋病，淋巴结结核，高血压，子宫病[39]。

Arenaria lancangensis L. H. Zhou 澜沧雪灵芝（石竹科）。【藏药】阿仲嘎布：全草治感冒发热[36]，肺热，外敷治外部肿块[27]；效用同藓状雪灵芝 A. bryophylla[24]。

Arenaria melanandra（Maxim.）Mattf. ex Hand. – Mazz. 黑蕊无心菜（石竹科）。【藏药】札阿仲：全草治湿痹水肿，炎症，腹水[24]。

Arenaria napuligera Franch. 滇藏无心菜（石竹科）。【藏药】象扯：全草用于解毒，消食，治消化不良，肉食中毒[22,34]。

Arenaria oreophila Hook. f. [A. lichiangensis W. W. Smith] 西藏雪灵芝（石竹科）。【藏药】阿仲嘎保：效用同藓状雪灵芝 A. bryophylla[22,24]。

Arenaria przewalskii Maxim. 福禄草（石竹科）《部藏标》。【藏药】གངས་ལེན་རྒྱག་སོ།（相林木布）[2]，都仔冈夏[24]：全草治肺病[23]，肺炎，肺结核，肺热咳喘[2,24,29,35]，肺痨咳嗽，尿路结石，膀胱炎[24]。

Arenaria pulvinata Edgew. [A. perlevis（F. N. Williams）Hand. – Mazz.] 垫状雪灵芝（石竹科）。【藏药】阿仲嘎保：效用同藓状雪灵芝 A. bryophylla[22]。

Arenaria rhodantha Pax et Hoffm. 红花无心菜（石竹科）。【藏药】细乌拉普扣巴：全草解食肉中毒[40]。

Arenaria roborowskii Maxim. 青藏雪灵芝（石竹科）。【藏药】阿仲嘎保：效用同藓状雪灵芝 A. bryophylla[22]。

Arenaria roseiflora Sprague 粉心无心菜（石竹科）。【藏药】细乌拉普扣巴：全草解食肉中毒[40]。

Arenaria serpyllifolia L. [A. leptoclados Gussone] 无心菜（石竹科）。【土家药】xi¹ong²gu³（席翁谷），铃铃草，鹅不食草：全草治肺痨，肺结核[124,128,129]，骨折，风湿性关节炎，耳鸣耳聋，肾虚[129]，长蛾子（又名喉蛾，即急性扁桃体炎），毒蛇咬伤[128]，急性结膜炎，麦粒肿，咽喉痛，肝炎[124]，眼生星翳[125,128]。【藏药】都仔冈夏：全草

治肺结核，肺炎，肺热咳嗽，肺痨咳嗽，尿路结石，膀胱炎[24]。

Arenaria tapanshanensis Tsui 大坂山蚤缀（石竹科）。【藏药】象来莫布[24]，贝治牙扎[29]：全草治风湿性关节炎所致的发烧，关节红肿，疮疖红肿，腹腔积黄水，破伤风[6,24]，腹水[29]，肺结核，肺炎，肺热咳嗽，肺痨咳嗽，尿路结石，膀胱炎[24]。

Arenaria yulongshanensis L. H. Zhou ex C. Y. Wu 狭叶无心菜（石竹科）。【藏药】ཉི་ཤིང་དཀར་པོ།（齐相嘎毛）：全草治肺炎；熬膏外用治疮疖[25]。

Arenaria yunnanensis Franch. 云南无心菜（石竹科）。【藏药】抓阿仲：全草治月经不调，痛经，闭经，风湿痹痛，关节肿痛[36]。

Arenga caudata（Lour.）H. E. Moore 双籽棕（棕榈科）。【傣药】中航：树心、根、茎治心悸，心慌，失眠多梦，月经不调，白带过多，产后体质虚弱，避孕，尿频，尿急，小便热涩疼痛[63,64]。

Arenga engleri Beccari 山棕（棕榈科）。【台少药】Suguhutu（Tsaou 族 Tatupan，Imutu，Tebura，Takubuyan），Sugutu（Tsaou 族 Tatupan，Imutu，Tebura，Takubuyan）：嫩叶生食治腹痛，疟疾；叶治疟疾[169]。

Arenga pinnata（Wurmb.）Merr. 砂糖椰子（棕榈科）。【藏药】མ།（玛）[21]：树干髓部治寒热诸痢[21,25]。

Argentum 银（金属元素）。【蒙药】ᠮᠦᠩᠭᠦᠨ ᠭᠡᠭᠡᠨ（Nismel mengge，尼苏木勒－孟格），银箔：薄片与硫黄、硼砂闷煅用，治"协日沃素"病，水肿，痈疽，瘰疬[44]。【维药】库米西西瓦克[79]，库木西[75]，瓦热克[75]：银箔治神经衰弱，癫痫，心悸心烦[79]，热性心虚、心悸，情绪低落，湿性胃虚，视力下降，早泄，精滑，湿疹，皮肤瘙痒[75]。【藏药】དངུལ།（欧勒）[21,25]，偶：治矿物瘰疬及肉核破溃[23,24]，"黄水"病[24,27,34][11]，疮疡脓血，宝石中毒，排脓血[34]，肉核瘤，水鼓，去损伤及坏死组织，解毒[27]；银箔治惊痫癫狂，心悸恍惚，夜卧不安[31]，黄水，胸腔脓血，伤口溃烂，痞瘤，关节炎，水肿[21]；经治炼的含银的多元素金属治黄水病，其他效用同金 Aurum[25]；煅制物治黄水，胸腔脓血，伤口腐烂，痞瘤，关节炎，水肿[21]。

Argiope bruennichi（Scopoli）横纹金蛛（金蛛

科)。【彝药】阿乌嘎，花蜘蛛：全体治小儿惊风，小儿黄瘦[101,104]，解毒消肿，痔疮肿痛[104]，睾丸痛，痔疮[101]；蛛丝治外伤出血[101,104]。

Argyreia acuta Lour. [*Argyreia festiva* Wallich] 白鹤藤(旋花科)。【阿昌药】无多奴：效用同景颇药[18]。【傣药】爬哩闷：效用同景颇药[18]；全草配伍治夜盲症[69]。【哈尼药】阿铺区妮：全草治脱肛，热咳，子宫脱垂[144]。【基诺药】河懋坐噜：全草治风湿疼痛，肾炎，吐血，慢性支气管炎，乳腺炎，脓疮，湿疹[163]。【景颇药】Haqzum nui：全草治夜盲症[18]。【瑶药】白背绸[15,132]，一匹绸(yietc beih siouh，一北晓)[132]：根、茎治月经不调，月经过多；叶治白带，跌打损伤，昏迷不醒[15]；藤茎及枝叶治内伤咯血，崩漏，月经不调，白带，跌打损伤，跌伤休克及筋络不通[132]。【壮药】Gaeudahau(勾答豪)，一匹绸[180]，棵干蒿[15]：根、茎治笨浮(水肿)，水蛊(鼓胀)，埃病(咳嗽)，比耐来(咯痰)，隆白吊(带下)，兵淋勒(崩漏)，渗裂(血症)，发旺(痹病)，林得叮相(跌打损伤)，呗嘻(乳痈)，呗叮(疔疮)，能啥能累(湿疹)[180]，月经过多，疮毒，胃痛，感冒，血崩；叶治内伤，吐血[15]。

Argyreia lineariloba C. Y. Wu 线叶银背藤(旋花科)。【彝药】母阿泽：根治跌打损伤，跌扑闪挫，骨折[9,13,102]，风湿痹痛，关节红肿不利，疮疡肿毒[9,102]；全株治腹胀气撑，腹中雷鸣，泄泻呕吐，不思饮食[109]。

Argyreia obtusifolia Lour. 银背藤(旋花科)。【傣药】根、叶治子宫脱垂，脱肛，热咳，喘咳[9,74]；藤、叶、根治子宫脱垂，脱肛，热咳，哮喘[67,68]。

Argyreia osyrensis (Roth) Choisy var. cinerea Hand. – Mazz. 灰毛白鹤藤(旋花科)。【布朗药】打伯溜：根治月经过多，乳腺炎，子宫脱垂，脱肛[14]。

Argyreia seguinii (H. Lév.) Vant. ex H. Lév. 白花银背藤(旋花科)。【布朗药】打白溜：根效用同灰毛白鹤藤 A. osyrensis (Roth) Choisy var. cinerea[14]。【佤药】合包藤：根、叶治肾炎水肿，肺热咳嗽，子宫下垂，气管炎咳嗽[168]；全草、根、藤及叶治气管炎咳嗽，肺热咳嗽[240]。【瑶药】效用同白鹤藤 A. acuta[132]。【壮药】venzhozcu，跌打王，藤续断：根和茎治勒内(血虚)，兰奔(眩晕)，埃

病(咳嗽)，夺扼(骨折)，内伤出血[120]。

Argyreia wallichii Choisy. 大叶银背藤(旋花科)。【傣药】雅消莽，雅消满(西傣)：根治乳腺炎[13,65]。

Arisaema amurense Maxim. 东北南星(天南星科)。【朝药】块茎治中风不语[83]。【蒙药】ᠣᠨ᠊ᠣᠨ᠊ᠣᠨ(Barsen tabeg，巴日森－塔布格)[44,56]，毛盖－土木苏[56]：块茎治秃疮，疥疮，蛲虫病[44,51,56]，蛀牙[44,51]，疮疡，胃寒，胃胀[51,56]，痛疽，白喉，"协日沃素"病，"亚玛"病[44]，湿疹，"奇哈"病，痈肿，结喉，骨结核[51]，疔痛，除去坏死骨，由"巴达干"引起的胃火衰败，嗳气，肠鸣，干呕，胃寒症[56]，中风，口眼歪斜，半身不遂，癫痫，破伤风[47]；生品外用治痈肿[47]。【土家药】pao¹ku¹o³(包姑恶)，蛇苞谷，窝包谷[127,128]：块茎治寒咯症，羊癫疯，癫狂症，毒蛇咬伤[127,128]，面神经麻痹，半身不遂，小儿惊风，破伤风，癫痫，疔疮肿毒[127]。【藏药】达唯：块茎治中风痰壅，口眼歪斜，半身不遂，癫痫，破伤风；外用消痈肿[20]。

Arisaema aridum H. Li 旱生南星(天南星科)。【藏药】天南星[13]，达唯扎哇[23]：块茎治胃痛，惊风，鼻息肉，骨刺，骨瘤，疮疖[13]，虫病，疖疮，去骨瘤[23]。

Arisaema bathycoleum Hand. – Mazz. 银南星(天南星科)。【纳西药】虎掌南星：块茎治神经性皮炎，身面疣子，中风麻痹，癫痫，小儿惊痫，顽痰咳嗽，哮喘，瘰疬，急性炎症；外用治痈肿，皮肤疮疡，疥癣，蛇虫咬伤[164]。

Arisaema calcareum H. Li. [*A. jinshajiangense* H. Li.] 金江南星(天南星科)。【阿昌药】皮郎啊夹：块茎治痈疮肿毒，乳腺炎，腮腺炎，毒蛇咬伤[18]。【景颇药】Guimyau gva：效用同阿昌药[18]。【苗药】红根：块茎治腮腺炎，乳腺炎和无名肿毒等[60]。

Arisaema condidissimum W. W. Smith 白苞天南星(天南星科)。【纳西药】效用同银南星 A. bathycoleum[164]。

Arisaema costatum (Wall.) Mart. 多脉南星(天南星科)。【哈尼药】Haoltav haolcil(蒿达蒿期)，天南星，一把伞：块茎治咳嗽痰多，破伤风，口噤强直，中风，小儿惊风，蛇咬伤，无名

肿毒，癣疮[143]。【藏药】大羔：块茎治鼻息肉，鼻肿瘤[22,29]，鼻炎，瘰疬疮疖[22]。

Arisaema decipiens Schott 雪里见（天南星科）。【傈僳药】尼夺起：根茎消炎解毒[166]。

Arisaema elephas Buchet 象南星（天南星科）。【傈僳药】尼欠补此：块茎治腹痛[166]。【羌药】 Zeerelerbure（姿尔勒尔不热），勒俄依麻：块茎治小儿惊风，癫痫[10,167]，慢性气管炎，支气管炎，破伤风[167]，外用治无名肿毒[10,167]。【藏药】塔哇：块茎治胃痛，小儿惊风，慢性气管炎，支气管扩张，破伤风[22]。

Arisaema erubescens（Wall.）Schott [*A. consanguineum* Schott] 一把伞南星（天南星科）。【阿昌药】毛儿羊点：块茎治面神经麻痹，半身不遂，小儿惊风，癫痫[18]。【白药】科用，科玉盂：块茎治肺痛咳嗽，气喘，风痰抽搐[14]，风湿麻木，跌打损伤，隐伤痛无定处，坐骨神经痛，面神经炎，痰壅阻塞，疮痛肿毒，疥癞，癣疥[17]。【布依药】哦卢独厄：块茎治乳房有包块[159][223]。【德昂药】目波热：效用同阿昌药[18]。【侗药】Oux xul suic，Moc yil suic（魔芋蜥），Meix jus suic（美九蜥）：块茎治兜隋喑（毒蛇咬伤），宾揩悟（歪嘴风）[137]，半身不遂，惊风，破伤风，咳嗽痰黏，中风痰壅，风痰眩晕，喉痹，蛇虫咬伤[135,136,138]。【仡佬药】nao⁵³ti³³to⁵⁵（脑的朵，黔中方言），i³¹lə⁵³lu⁵³（一列鹿，黔中北方言），i³³mi⁵³nə¹³（一米脑，黔西南多洛方言）：块茎治会阴部包块，淋巴结结核[162][223]。【拉祜药】蛇笭包：块茎治面神经麻痹，半身不遂，小儿惊风，破伤风，癫痫；外用治疮疖肿毒，毒蛇咬伤，灭蝇蛆，急性炎症[10]。【傈僳药】泥欠补：块茎治中风痰壅，口眼歪斜，半身不遂，癫痫，惊风，破伤风，风痰眩晕，喉痹，瘰疬，痈肿，跌扑损伤，蛇虫咬伤[166]。【毛南药】ma⁵³gəp⁴²tai³³（骂格坦）：块茎捣烂外敷，治毒蛇咬伤[155]。【蒙药】ᠪᠠᠷᠰᠤᠨ ᠲᠠᠪᠠᠭ（Barsen tabeg，巴日森 - 塔布格）[44,47,52]，毛盖 - 土木苏[56]）：块茎治蛀牙，蛲虫病，"奇哈"病，秃疮，结喉，黄水疮，"亚玛"病[52]；效用同东北天南星[44,47,56]。【苗药】Kuad bed vud（垮败有，贵州黔南），Dab hot doub ghunb（达好豆棍，贵州松桃），Kod tud vud（科抖欧，贵州）：块茎治中风痰壅，口眼口㖞斜，半身不遂，癫痫，惊风[91,94~98][223]，毒蛇咬伤[91,92,94~98][223]，

无名肿毒，膝关节疼痛[92,94~98][223]，风湿疼痛[95][223]，面神经麻痹，风湿疼痛[94~98]，手足麻痹，风痰眩晕，咳嗽，痈肿，瘰疬，跌打损伤[91]。【纳西药】史哈：效用同白药[17]。【怒药】文雅牙，一把伞南星：块茎治中风痰壅，口眼㖞斜，半身不遂，癫痫，惊风，破伤风，风痰眩晕，喉痹，瘰疬，痈肿，跌打损伤，蛇虫咬伤[165]。【畲药】老蛇杖：块茎治面神经麻痹，半身不遂，小儿惊风，破伤风，癫痫，疔疮肿毒，毒蛇咬伤[147]。【水药】块茎治咳嗽，痈疽[10,157,158][223]。【土家药】蛇苞谷[124]，绿南星[127]：块茎治面神经麻痹，半身不遂，小儿惊风，破伤风，癫痫，疔痔肿毒，毒蛇咬伤[124,127]，百日咳，流痰，无名肿痛[125]，寒咯症，羊癫疯，癫狂症[128]。【佤药】天南星，蛇芋，麻靶板：块茎治疮痈肿，疮疡肿毒，毒蛇咬伤，神经性皮炎，慢性面神经麻痹[168]；果实治胃酸过多，疼痛[14]。【瑶药】独脚莲，蛇芋头：块茎治小儿惊风，癫痫，百日咳，风痰眩晕，疔疮肿毒，瘰疬，毒蛇咬伤，跌打损伤[133]。【彝药】拉蛇渣：块茎治胃痛，跌打劳伤，蛇毒，犬伤[17]，骨折损伤，风湿疼痛，毒蛇咬伤，心口痛（胃脘痛），猪瘟初起以及熬制弩药[105]，中风痰壅，口眼歪斜，半身不遂，癫痫惊风，风痰眩晕，喉痹痈肿，跌打损伤，蛇虫咬伤，产后血崩[109]。【藏药】达唯扎哇[23]，塔哇[24]，夺哇[39]：块茎治中风痰壅，口眼歪斜，半身不遂，癫痫，破伤风[20,39]，疮疖，骨瘤[23,24]，虫病[23]，胃痛，小儿惊风，慢性气管炎，支气管扩张，破伤风，口噤强直，癫痫，骨刺[24]，鼻息肉，鼻肿瘤，骨质增生[39]，痰咳难咯，中风痰多，小儿惊风，灭蝇蛆，风湿痹痛，跌打损伤[36]，外用消痈肿[20,39]；花序治肺病，下胎[24]。【台少药】Takarairi（Paiwan，族傀偏）：块茎治腹痛；叶烤热后贴于患部治肿疡[169]。

Arisaema fargesii Buchet 螃蟹七（天南星科）。【土家药】狗爪南星，螃蟹七，红南星：块茎治跌打损伤，风湿性关节炎，肢体麻木，肾虚头晕，痈疮肿毒，毒蛇咬伤[124,127]。

Arisaema flavum（Forsk.）Schott 黄苞南星（天南星科）。【藏药】ས་ལྡེ（踏贵）[21]，达唯扎哇[23]：块茎治虫病，骨瘤[23,27]，疖疮[23]，胃龙病，消肿，痈病[27]，慢性支气管炎，支气管扩

张、破伤风，口噤强直，小儿惊风，癫痫[14]；块茎、花序及果实治蛲虫、蛔虫、骨质增生，骨肿瘤，中毒症[21]；果实治病毒引起的喉阻[27]；花序治子宫病，并能打开子宫[27]。

Arisaema franchetianum Engl. 象头花（天南星科）。【德昂药】块根配伍治皮肤瘙痒[69]。【佤药】母猪半夏，象头花，山半夏：块茎治乳腺炎，无名肿毒，淋巴结结核，蛇毒咬伤[168]。【藏药】效用同黄苞南星 A. flavum[13]。

Arisaema heterophyllum Bl. 异叶天南星（天南星科）《药典》。【毛南药】jɛk⁷ khω⁶ dɔŋ²（洋克枕）：块茎干品治神经性皮炎，腮腺炎，咳嗽顽痰，面部神经麻痹，解毒消肿，腹部胀痛，跌打损伤，毒蛇咬伤，急性炎症，高血压，哮喘[156]。【蒙药】ᠣᠷᠤᠭ ᠣᠪ ᠣᠷᠣᠪᠤᠷᠢ（Barsen tabeg，巴日森-塔布格）：块茎治蛀牙，蛲虫病，秃疮，"亚玛"病[44,52]，痈疽，白喉，"协日沃素"病，疥疮[44]，"奇哈"病，结喉，黄水疮[52]。【土家药】包姑恶，蛇苞谷，一把伞：效用同天南星 A. erubescens[124]；块茎治寒咯症，羊癫疯，癫狂症，毒蛇咬伤[128]。【藏药】达哇：块茎治中风痰壅，口眼歪斜，半身不遂，癫痫，破伤风，外用消痈肿[20]。

Arisaema intermedium Bl. 高原南星（天南星科）。【傈僳药】泥寡兰：块茎治胃炎，胃溃疡呕吐，咳嗽痰多，孕期呕吐[166]。【彝药】告毕，山半夏：块茎治阴疽乳癌，顽癣，痈疽化脓不出头，风疹，癫症，耳鸣，刀枪伤，骨折[101,104]。

Arisaema jacquemontii Blume 藏蓝绿天南星（天南星科）。【藏药】花刺激月经；果治药物窒息；块茎能有效的控制骨折后新生骨组织异常生长[28]。

Arisaema lobatum Engl. [**Arisaema lobatum var. latisectum Engler**] 花南星（天南星科）。【瑶药】大叶半夏，大叶天南星：块茎治痰咳，积滞，疟疾；块茎外用治痈疖肿痛，丹毒，烫火伤[133]。

Arisaema rhizomatum C. E. C. Fisch. [**A. phallospadix C. Y. Wu**] 雪里见（天南星科）。【侗药】定隋类：根茎治风湿痛，风湿麻木，无名肿毒，劳伤疼痛[135,138]。【仡佬药】se³³ mon⁵⁵ zon³¹（细猛用，黔中方言），tao⁵³ tie³⁵ zon¹³ □i¹³（刀跌用泥，黔中北方言）：根茎治会阴部包块，淋巴结结核[162]。【毛南药】kɤou²⁴ ŋau³⁵（扣疔）：根茎泡酒外用治会阴部包块剧痛和淋巴结结核[155]。【苗药】半截烂，麻脚狼毒：根茎治风寒感冒，风寒湿痹，经闭腹痛，跌打损伤，风湿疼痛，结核性溃疡，痈疽疔毒初期[97,98]。【土家药】kan¹ ku¹ mo¹ ong¹（看苦墨翁），半截烂，避蛇参：根茎治跌打损伤[123,128][7,61,258]，风湿疼痛，咳嗽脓痰，痈疽疔疮[123]，劳伤腰痛，无名肿痛，风气麻木[125]，心口冷痛，寒气病，毒蛇咬伤[128]，一切腹痛，心口痛（胃脘痛），绞肠痧[10,126]，风湿疼痛麻木[7,258]，半身不遂，咳嗽痰多，肺痨咳血[7]，五劳七伤，胃痛，咯吼病，无名肿毒，昏厥[61]，结核性溃疡，痈疽疔毒初期[258]。

Arisaema saxatile Buchet 岩生南星（天南星科）。【彝药】布什都扎，刀口药，蛇包谷：块茎治骨折损伤，风湿疼痛，毒蛇咬伤，心口痛（胃脘痛）等症，以及猪瘟初起，熬制弩箭药[105]；外用治骨折，蚊虫叮咬，毒蛇咬伤，风湿痛，猪瘟初起，熬制弩箭药[10]。

Arisaema sikokianum Franch. et Sav. 全缘灯台莲（天南星科）。【瑶药】大叶半夏：块茎治痰咳，积滞，疟疾；外用治毒蛇咬伤，无名肿毒，跌打损伤[133]。

Arisaema sinii Krause 瑶山南星（天南星科）。【侗药】定隋币：块茎治口眼歪斜，半身不遂，破伤风[135]。

Arisaema souliei Buchet 东俄洛天南星（天南星科）。【藏药】塔哇：块茎治胃痛，小儿惊风，慢性气管炎，支气管扩张，破伤风[22]。

Arisaema yunnanense Buchet 山珠南星（天南星科）。【白药】三筛枯启雍：块茎治风湿痹痛，跌打损伤，关节炎，骨折，疮痈，痰饮，呕吐，胸隔胀满，中风痰厥[17]。【傈僳药】泥欠补兰，滇南星：块茎治面神经麻痹，半身不遂，小儿惊风，破伤风，癫痫[8,166]。【纳西药】块茎治咳嗽，呕吐，神经性呕吐，湿痰，咳嗽脉缓，面黄，肢体沉重嗜卧不收，腹胀，妊娠呕吐不止，老年便秘，急性乳腺炎，舌重木舌，外伤出血，蛇咬伤[164]。【彝药】ꑤꉌꀒꐰ（yomukali，哟拇卡李，四川），ꑌꄜꁌ（dephleprruo，得勒弱，云南）：块茎或花果治跌打损伤，外伤出血，蛇伤，无名肿毒，风疹，痰咳，痔疮[8,106]，咳喘呕吐，中风痰厥[8]；块茎治肾虚耳鸣，脾胃不和，胸膈胀满，咳喘呕吐，中风痰厥，血虚风痒[109]。【藏药】达羔：块茎治鼻炎，鼻息肉，鼻肿瘤[22,24,34]，瘰疬疮疖[22]。

Aristichthys nobilis (Richardson) 鳙（鲤科）。【藏药】肉治脾胃虚寒，风寒痰喘，头痛眩晕，腰酸膝痛及高血压症；胆汁治眼疾[30]。

Aristolochia calcicola C. Y. Wu 地檀香（马兜铃科）。【彝药】含糯那瓷[111]，尼削牛[101]：根治风湿关节炎，胃痛，高血压[9,102,111]，哑瘴，跌打损伤，下痢，风寒感冒，毒蛇咬伤[111]，急慢性胃肠炎，胃溃疡[9,102][35]，胃病[103]，腹胀，风湿痛，干疮[101]。

Aristolochia championii Merr. et Chun 长叶马兜铃（马兜铃科）。【佤药】地当丁：块根治急性肠炎，腹泻，菌痢[14]。【瑶药】方已弄[15]，lieh daamv baec（烈胆别），白金古榄[130]：块根治风温，水肿，肝炎[15]，小儿发热抽搐，各型脑炎，胃痛，痢疾，瘰疬，疔疮，无名肿毒，毒蛇咬伤[130]。

Aristolochia chuii C. Y. Wu 云南土木香（马兜铃科）。【傣药】嘿毫空：根治胃痛，急性肠胃炎[9,14,74]，食物中毒[9,74][259]，风湿痛，跌打伤痛[9,74]。【拉祜药】方格努嘛：根治胃肠痛，风湿痛，跌打伤痛，消化不良，扁桃体炎[14]。

Aristolochia contorta Bge. 北马兜铃（马兜铃科）《药典》。【朝药】쥐방울（jū bǎng wùl，居吧央乌儿）：果实治太阴人咳嗽[83]，痰壅气促[81]。

Aristolochia cucurbitifolia Hayata 瓜叶马兜铃（马兜铃科）。【台少药】Mayumu（Tsaou 族 Tatupan，Tohuya），Raukau（Tsaou 族 Tatupan，Tohuya）：叶治眼病，腹痛，外伤[169]。

Aristolochia debilis Seib. et Zucc. 马兜铃（马兜铃科）《药典》。【布依药】告高翁，青香藤：根治眼翳[159][223]。【朝药】쥐방울（jū bǎng wùl，居吧央乌儿）：效用同北马兜铃 A. contorta[81,83]。【德昂药】格伦阿列：果实治慢性气管炎，肺热咳喘[18]；根配伍治浅表淋巴结肿大[69]。【侗药】Jaol sul dangl，Sangc denl haix（尚定海）[137]，定海根[15]：根、叶治咳嗽，胃痛，肚痛，毒蛇咬伤，急性肠胃炎，内伤，哮喘，跌打损伤；磨酒涂患处治痈疖肿；叶水煎洗患处治癣；捣烂敷伤口治竹叶青蛇咬伤[15]；根茎治兜蜥唷（毒蛇蛟伤），宾罢米上滩（急性胃炎）[137]；根治上吐下泻，毒蛇咬伤[5]，小儿口腔流涎[10]；果实治肺热咳嗽，痰中

带血，蛇虫咬伤[136]。【仡佬药】si⁵⁵ tai⁵⁵ qaŋ³⁵（细则代，黔中方言），k'ia⁵⁵ tiaŋ³³（卡当，黔中北方言），io³¹ zaŋ⁵³ ker⁵⁵（一羊街儿，黔西南多洛方言）：根治胃痛[162][223]，哮喘，内伤[5]；叶治竹叶青咬伤[5]。【蒙药】呼格讷－玛奴：根治头痛，头晕，高血压，咽喉肿痛，感冒发热，流行性腮腺炎，风湿性关节炎[47]。【苗药】Hleat xenb mlob（那信庙，贵州铜仁）[91]，Jab mongb qub（加蒙秋），青香藤：根治腹胀，白痢[5,91,92,94,95]，哮喘，扭伤，胃气痛，消化不良，白痢，痰多，咳喘[5,92,94,95]，鼾病[5]；果实治肺热咳嗽，气喘，痔疮[98]。【纳西药】果实治肺热咳嗽，百日咳[164]。【畲药】白一条鞭，哈蟆藤：根、藤、叶、果治中暑腹痛，风湿痹痛，咳嗽，气管炎[147]；根治痧气腹痛[146]，中暑腹痛[10,148]，蛇伤，预防小儿夏季疮疖[148]；茎藤治风湿痹痛；花、果治咳嗽，气管炎[10]。【土家药】wan¹ zha¹ nang²（万扎弄），青木香：根治胸腹胀痛，肚腹胀痛，疝气，高血压，瘰疬，痈肿疔毒，绞肠痧，跌打损伤，毒蛇咬伤[128]，发痧，水泻，呕吐[126]；果实治肺热咳嗽，气喘，痔疮[124]；全株治肚胀痛，急性肚痛，肺热咯吼[125]。【瑶药】mah diuh lengh（麻丢铃），天仙藤（藤），青木香（根）：根有小毒，治风湿性关节炎，跌打损伤，蛇虫咬伤[132]，眩晕头痛，胸腹胀痛，肺热咳嗽，痈肿疔疮[132]，寒性咳嗽，胃痛，痈疮疔肿[5]；果实治肺热喘咳，痰中带血，痔疮肿痛[132]。【藏药】哇力嘎：地上部分治血热病，肺热病，肝热病，腑热病，培根病，瘟疫病[23]。【壮药】棵缴档，猜古登，蕊苗吾：根治风湿性关节炎，痈疮疖肿；叶治癣[5]。

Aristolochia fangchi C. Y. Wu ex L. D. Chow 广防己（马兜铃科）。【毛南药】土防己，ruoŋ² dak⁸ loŋ²（松龙骨）：根治风湿性关节炎，肋间神经痛，急性肾炎，尿路感染，高血压，风湿性心脏病，水肿[156]。【蒙药】呼和娜－乌素胡尔都：根治关节红肿热痛，下肢浮肿，小便不利，高血压[47]。【瑶药】黄己：根治肝炎；根研粉敷患处治外伤肿痛[15]。

Aristolochia fordiana Hemsl. 通城虎（马兜铃科）。【瑶药】顶心咪（dingh fim miev，定心草），白老虎须，五虎通城：根或全株治胃气痛，风湿骨痛，咽喉肿痛，小儿惊风，跌打损伤，毒蛇咬

伤[132]。【壮药】奇巧：根或全草治咽喉炎，风湿关节痛，腹痛，捣烂外敷伤口周围治虫蛇咬伤，跌打损伤[15]。【台少药】Boatuhe（Tayal，族鹿场），Iohabitute（Bunun，族施武群），Yohariro（Bunun，族施武群）：根治腹痛，毒蛇咬伤[169]。

Aristolochia gentilis Franch. 优贵马兜铃（马兜铃科）。【藏药】罜勒嘎：茎或根茎治血病，时疫，清热，培根病，血热，肝热，肺热，六腑热，以及由此引起的疼痛[40]。

Aristolochia griffithii Hook. f. et Thoms ex Duch. 西藏马兜铃（马兜铃科）。【傣药】根治风湿骨痛，腰膝痹软，胃痛，阴道滴虫[9,74]。【哈尼药】Neivqssaq wuqhuv（能然吴乎），小楠木香化肉丹，云南马兜铃：根茎治胃炎，腹胀，消化不良，胃痛，乳汁不下，风湿疼痛，跌打损伤[143]。【拉祜药】此卡妈那此：根治胃痛，痢疾，药物中毒，风湿疼痛，跌打损伤，蛇咬伤[13,150]，痧症，肠炎，高血压，疝气，痈肿，疗疮，皮肤瘙痒，诸毒热肿，湿烂[150]。【佤药】拱哩可：根治急性肠胃炎，高血压，跌打肿痛，疟疾，中暑腹泻，伤暑低热无汗，灭蚊[14]。【彝药】罗马格：根治胸腹痞满，肠胃不和，呃逆反酸，腹痛泄泻[109]；效用同佤药[14]。【藏药】ཨ་བ་ཀ（帕勒嘎）[22,25,34]，瓦垒噶[27]：茎、根治肺热，腑热，肝热，血热，肾炎水肿，尿道炎，失眠，乳闭，高血压，胃痛，培根病，血病[22]，肝脾痛引起的心背刺痛[34]；地上部分治肺肝腑热，血病，时疫，止痛，"培根"病[25]；枝叶、花、果、全草治肺、肝及大小肠等脏腑热症，血紊乱，瘟疫，热病[27]。

Aristolochia kaempferi Willd. [*A. heterophylla* Hemsl.] 异叶马兜铃（马兜铃科）。【白药】阿尼资米：根治胃痛，腹痛，腹胀，消化不良，胆绞痛[14][16]，胃炎[16]。【土家药】大汗，避蛇参：根茎、根治脘腹疼痛，疝气；根治风湿疼痛[127]。【藏药】帕勒嘎：茎和根茎、果实治肺热，腑热，肝热，血热，肾炎水肿，尿道炎，失眠，高血压，胃痛，乳闭，培根病，血病[22]。

Aristolochia kwangsiensis Chun et How ex C. F. Liang. [*A. shukangii* Chun et How] 广西马兜铃（马兜铃科）。【傣药】瓦瑶当（德傣）：根治急性胃肠炎，胃、十二指肠溃疡，跌打损伤[18]。【景颇药】Maujumyvuq：效用同傣药[18]。【毛南药】

woŋ³ vək⁸（磺孵）：根治流行性腮腺炎，淋巴结炎，外伤红肿，无名肿毒，毒蛇咬伤，胃痛，腹泻，痢疾，各种内出血，神经性皮炎，痈疽疔疮，咽喉肿痛[156]。【仫佬药】马练令：效用同瑶药[15]。【土家药】南瓜广木香：块根治胃痛，风湿性关节炎，睾丸炎，骨结核，慢性骨髓炎[124]。【瑶药】嚼铎[15]，金银袋，大叶马兜铃[132]：块根治肾炎水肿，感冒发热，胃痛，胃溃疡出血，外伤出血[15,132]，肺气肿，咽喉肿痛，胃肠炎，毒蛇咬伤，疮疥[132]，腹痛，风湿[15]。【壮药】大总管[15]：块根治肾炎水肿，感冒发热咳嗽，胃痛，腹痛，胃溃疡出血，风湿；研粉敷患处治外伤出血[15]，咽喉炎，毒蛇咬伤[23]。

Aristolochia longgangensis C. F. Liang. 弄岗通城虎（马兜铃科）。【瑶药】通城虎：效用同通城虎 A. fordiana[132]。

Aristolochia manshuriensis Kom. 关木通（马兜铃科）。【朝药】关木通[9,83,89]，등칡（děng qìk，登弃克）[9,90]：藤茎治浮肿，缺乳[9,89]，心脏病水肿，膀胱炎水肿[9,90]，尿道炎，膀胱炎，少乳，口疮，结膜炎，热痹症[83]，肾虚引起的少阳人小便不利，浮肿，淋证，结胸，寒热往来，痢疾[84]，口疮[9,83,89]。【藏药】帕勒嘎：茎、根茎和果实治肺热，腑热，肝热，血热，肾炎水肿，尿道炎，失眠，高血压，胃痛，乳闭，培根病，血病[22]。

Aristolochia mollissima Hance 寻骨风（马兜铃科）。【土家药】bian¹ tian¹ niu²（变天牛），竹叶木香，清骨风：全草治风热喉咙痛，筋骨痛，风气身痛[125]，风气病，跌打损伤，长蛾子（又名喉蛾，即急性扁桃体炎），肚腹胀痛[128]。

Aristolochia moupinensis Franch. 淮通（马兜铃科）。【白药】防己：根治水肿，淋沥，风湿[6,13]。【傈僳药】阿恰子[6,13]：根茎治腰膝疼痛，急性肠胃炎[6,13]，叶治乳腺炎，鲜茎叶治小儿惊风[6]，根治水肿，小便不利，脚气湿肿，风湿性关节疼痛；藤茎治小便不利，水肿，尿路感染，阴道滴虫，风湿性关节疼痛[166]；全株治颈部淋巴结结核[14]。【纳西药】防己[6,13]，木香马兜铃[164]：根茎治风湿病，跌打损伤，胃痛[13]，风湿疼痛[6]；茎藤或根治急性肠胃炎，泻痢腹痛，湿热身肿，经闭乳少，肾炎水肿，尿道炎，热淋涩痛，痈肿恶疮[164]。【普米药】防己：根治风湿病，跌打损伤⟨6,13⟩，胃痛⟨13⟩。【佤药】车路下：全株治颈部淋巴结结核⟨14⟩。【彝药】布什都扎，大羌活，大地檀香：根和茎治心口痛(胃脘痛)，冷气病，腹胀，风湿病，干疮⟨105⟩。【藏药】བ་ཕེ་ཀ།(帕勒嘎)⟨20,23,24⟩，甲瓦垒⟨27⟩，罢勒嘎⟨40⟩：茎及根茎治血热，肺热，肝热，六腑热⟨6,13,20,40⟩，及由此引起的疼痛⟨24,34,40⟩，胃痛，高血压⟨24,34⟩，心背刺痛，肾炎水肿，尿道炎，失眠，乳闭⟨13,34⟩，血病，时疫，清热，培根病⟨40⟩；地上部分治血热病，肺热病，肝热病，腑热病，培根病，瘟疫病⟨23⟩；根、茎藤治水肿，小便不利，心背刺痛，胃寒疼痛，牙痛，风湿骨痛，湿疹⟨36⟩，血热，肺热，肝热，六腑热⟨14⟩；茎枝治血热，肝热，肺热和六腑热症，胃痛，"培根"病，瘟疫病⟨21⟩；枝叶、花、果、全草治肺、肝及大小肠等脏腑热症，血紊乱，瘟疫，热病⟨27⟩。【壮药】漫葱：全株治颈部淋巴结核⟨6,14⟩。

Aristolochia rotunga L. 圆根马兜铃(马兜铃科)。【维药】زراوَن(Zirawen，孜热万地)：根茎治湿性脑虚，癫痫，癔病，神经病，胃虚，寒性偏头痛，坐骨神经痛，小关节痛，瘫痪，抽搐⟨75⟩。

Aristolochia saccata Wall. 管兰香(马兜铃科)。【拉祜药】Ya Kie Lu Ma(牙格努嘛)：根治腹胀痛，消化不良，胃肠炎，扁桃体炎，喉炎，上呼吸道感染⟨62⟩。

Aristolochia serpentaria L. 北美马兜铃(马兜铃科)。【维药】孜拉万带，木代合然吉：根治寒性头痛，偏头痛，癫痫，疯疮，哮喘，久咳，呃逆，胆质性和痰质性黄疸病⟨80⟩。

Aristolochia tagala Champ. [*A. roxburghiana* Klotzsch.] 耳叶马兜铃(马兜铃科)。【傣药】喊拜南：根治风湿关节痛⟨18⟩。【德昂药】防已：根治类风湿性关节痛⟨9,19⟩。黑防已：根治泌尿道感染，水肿，风湿关节疼痛，胃溃疡，腰痛，风湿痛，周身痛，跌打损伤，刀口伤⟨160⟩。【景颇药】南海欧楼目起：根治风湿病，跌打损伤，胃痛，腹胀⟨14⟩，风湿关节痛⟨18⟩。【拉祜药】牙决鲁妈：根治胃痛，上吐下泻，吃药中毒，风湿病，跌打损伤，肠炎下痢，高血压，疝气，毒蛇咬伤，痈肿，疔疮，皮肤瘙痒，湿烂，牙痛⟨150⟩。

Aristolochia transsecta (Chatterjee) C. Y. Wu ex S. M. Hwang 粉花马兜铃(马兜铃科)。【傣药】

根治消化不良，胃痛气胀，风湿骨痛⟨9,74⟩。【哈尼药】鸡脚暗消，Hucavq siqhuvq(乎扎席胡)，葫芦暗消：根治消化不良，胃痛，腹胀，风湿性骨痛，高血压⟨143⟩。【彝药】布什都黑此，天仙藤，地苦胆：根、茎、叶治毒蛇咬伤，疯狗咬伤，风湿痛，心口痛(胃脘痛)，腹痛，咳喘诸症，跌打损伤⟨105⟩。

Aristolochia tuberosa C. F. Liang et S. M. Hwang [*A. cinnabaria* C. Y. Cheng.] 背蛇生(马兜铃科)。【傣药】芽闷来(德傣)：块根治甲沟炎⟨18⟩。【苗药】小散，小蛇参，朱砂莲：根或全株治中暑，腹泻，咳嗽，风湿痹痛，毒蛇咬伤，胃脘疼痛，祛风开窍，肠炎，痢疾，关节炎，疮疡疖肿⟨6,91,94,98⟩；茎治赤白痢疾，胸腹喉痛，毒蛇咬伤⟨98⟩。【土家药】背蛇生⟨123⟩，yi dian xei(一点血)⟨126⟩，朱砂莲⟨127⟩：根茎治红白痢疾⟨123,127⟩，胸腹疼痛，喉痛，毒蛇咬伤，痈疔肿毒，小儿消化不良，高血压⟨123⟩；全株治腹痛，绞肠痧，水泻，腹胀⟨126⟩；根治跌打损伤，毒蛇咬伤，胸腹疼痛，肠炎痢疾，呕吐腹泻，关节痛，月经不调，外伤出血⟨6⟩，脘腹胀痛，十二指肠溃疡，风湿性痹痛，腰腿麻木，指头疔，疮痈肿毒，蛇虫咬伤，毒蜂刺伤，皮肤湿疹⟨63⟩。【瑶药】天然草，万太龙，一点血：全株治蛇咬伤⟨6,15⟩。【壮药】朱砂莲：块根治阿意咪(痢疾)，胴尹(腹痛)，货烟妈(咽痛)，胸痛，额哈(毒蛇咬伤)，心头痛(胃痛)；外用磨汁可治呗奴(瘰疬)，航靠谋(痄腮)⟨120⟩，胃肠积热，红白痢疾，跌打损伤⟨14⟩。

Aristolochia tubiflora Dunn 管花马兜铃(马兜铃科)。【苗药】Xaod sand(削散，湖南湘西)，辟蛇雷，白朱砂莲：根或全株治疮疡疖肿，毒蛇咬伤，胃脘疼痛，肠炎，痢疾，风湿性关节疼痛，痛经，跌打损伤⟨91⟩。【土家药】mie¹ de⁴ nei¹(灭大那)，小蛇参，急解索：根、全草治胃腹痛，腹泻，关节炎，毒蛇蛟伤，蜂螫伤，痈肿疮毒，十二指肠溃疡，风湿痹痛，腰腿麻木⟨123,127⟩；根治绞肠痧，心口痛(胃脘痛)，痛经，蛇咬伤⟨128⟩。【瑶药】天然草(tinh yanh miev，廷奄咪)，五虎通城：根治喘咳，胸腹疼痛，小儿惊风，尿路感染，急性肾炎，风湿痹痛，跌打损伤及毒蛇咬伤⟨132⟩。

Armadillidium vulgare (Latreille) 平甲虫(平甲虫科)。【仡佬药】地虱子：全体研细粉外治白内障⟨128⟩。【藏药】案板虫：全体治癥瘕经闭，小便不通，惊风撮口，口齿疼痛，疟疾寒热[30]。

Armeniaca mandshurica (Maxim.) Skv. 参见 Prunus mandshurica。

Armeniaca mume Siebold 参见 Prunus mume。

Armeniaca sibirica (L.) Lam. 参见 Prunus sibirica。

Armeniaca vulgaris Lam. 参见 Prunus armeniaca。

Armeniaca vulgaris Lam. var. *ansu* (Maxim.) T. T. Yu et L. T. Lu 参见 Prunus armeniaca var. ansu。

Armillaria mellea (Vahl) P. Kumm 蜜环菌（小皮伞科）。【朝药】gai am bo ses；盖 阿姆 波 瑟斯：子实体治佝偻病，腰腿痛[87,88]。【哈萨克药】جاپا ساڭـــــراؤقزلاق：子实体治风湿性关节炎，腰腿疼痛，伸屈不利，胃胀痛，癫痫病[142]。

Arnebia decumbens (Vent) Coss. et Kral. 硬萼软紫草（紫草科）。【哈萨克药】全草治麻疹不透，急性肝炎，便秘；外治烧烫伤，下肢溃疡，冻伤痈肿[141]。

Arnebia euchroma (Royle) Johnst. 新疆紫草（紫草科）《药典》。【朝药】자 초（zacuo，咋脞），지치（zici，孜此）：根治温热病发斑疹，预防麻疹，通大小便，膀胱炎，尿道炎，痢疾[8]。【蒙药】ᠪᠢᠷᠮᠦᠭ（Biermug，别日木格）[56]：根治肺热咳嗽，咯血，肺脓肿，咯痰不利，肾热，血尿，口渴，尿频，各种出血症[43]，发斑发疹，麻疹不透，急、慢性肝炎，痈肿，腰部酸痛，尿道灼痛，外伤出血，鼻衄，月经淋漓不止[56]；外治冻伤，湿疹，烧、烫伤[47]，创伤[217]。【维药】安里克欧提：根治血热毒盛，斑疹紫黑，麻疹不透，疮疡，湿疹，水火烫伤[77]。

Arnebia guttata Bunge 黄花软紫草（紫草科）。【哈萨克药】根治麻疹不透，急性肝炎，绒毛膜上皮癌，便秘；外治烧烫伤，下肢溃疡，冻伤痈肿，玫瑰糠疹，湿疹[141]。【蒙药】希日－毕日莫格[5,51]：根治肾热，肺热咳嗽，肺脓肿，膀胱热，淋病，尿血，腰痛，鼻出血，月经过多，创伤出血，预防麻疹[51]；根和根茎治肺热，咳血痰，肺脓，麻疹，各种出血，肾热引起的血尿，遗尿，口渴，小儿麻疹不透，肿胀[5]。【维药】安里克欧提：效用同新疆紫草 A. euchroma[77]。

Arnebia saxatilis Benth. et Hook. 参见 Stenosolenium saxatile。

Arnebia szechenyi Kanitz. 疏花假紫草（紫草科）。【蒙药】效用同黄花软紫草 Arnebia guttata[51]。

Arsenicum 砒石（氧化物类矿物砷华，主含 As_2O_3）。【维药】سه ڭـيا（Sangiya，散格亚）[75]，桑结牙[78]：治漏症湿疮，皮肤瘙痒，恶疮肌腐，皮肤病，创伤，肝肾寒虚性水肿，寒性筋肌虚弱，坐骨神经痛，偏头痛，哮喘[75]，疮疖，疟疾，关节炎[78]。【藏药】导枷：治痢疾[11]，内服治寒喘，疟疾，萎黄诸症；外用可治痔漏，顽癣，赘瘤诸病[31]。

Arsenopyritum 礜石（复硫化物类矿物毒砂，主含 FeAsS）。【藏药】治疟疾引起的冷热，风冷湿痹，脚气，恶疮，顽癣，瘜肉，瘰疬[31]。

Artemisia absinthium L. 中亚苦蒿（菊科）。【维药】كاچچق ەمەن（Achchiq emen，阿其克艾曼）：花、枝、叶治湿寒性胃虚纳少，咽喉炎，扁桃体炎，乃孜乐性感冒，伤寒，肝炎，脾脏炎肿，心包炎，关节疼痛，疔疮，湿疹[75,77]；枝叶、茎治胃浊湿热，食欲不振；外用治疮疖红肿[79]。

Artemisia adamsii Bess. 东北丝裂蒿（菊科）《部藏标》。【藏药】གནམ་བ་ལེ་ཀར（堪巴色保）：地上部分治肺炎，胃炎，喉炎，扁桃体炎，结膜炎[2,20]。

Artemisia annua L. 黄花蒿（菊科）《药典》。【阿昌药】尊：全草治结核潮热，疟疾[18]。【白药】肝汗子：全草治肺结核潮热，疟疾，中暑，腹泻[13,14]，伤暑低热无汗[14]。【布依药】哪加又：全草治泄泻[159][223]。【傣药】牙咩闷（德傣）：全草治外伤[13]。【侗药】Yaemt sup[137]，马仁素[139]：全草治大蛮（黄病），胎蛮（胎黄）[137]，鼻衄[51][139]。【独龙药】谈不热：全草治外伤[6,13]。【仡佬药】$ku^{35}ma^{13}tsao^{31}$（固骂糟，黔中方言），$mu^{53}lin^{33}kon^{55}$（木林攻，黔中北方言），$ne^{53}lon^{31}$（艾龙黔，西南多洛方言）：全草治小儿发烧[162][223]，疟疾，骨蒸潮热，腹泻[15]。【哈萨克药】جو-سان جەلدەق ئابر：全草治痒疹，皮肤瘙痒，荨麻疹，胃脘不适，肠胃不和，腹胀疼痛[142]。【景颇药】差芒，穷布[6,13]：全草治疟疾，发热身痛[6,13]，结核潮热[18]。【傈僳药】雨夸奈[13,14,166]：全草、枝叶治疟

疾，腰背痛[13,14]；全草治结核病潮热，疟疾，伤暑，低热无汗，灭蚊[166]。【黎药】艾族，青蒿，苦蒿：全草治疟疾，中暑[153]。【毛南药】沃硬[15]，ruoŋ² ŋŋai⁶ min³（松艾忍）[156]：枝、叶、全草治感冒，疟疾，骨蒸潮热，腹泻[15]，头痛，吐泻[6]，结核病潮热，疟疾，感冒发热，盗汗，消化不良，疥癣，皮肤瘙痒[156]。【蒙药】ᠬᠣᠷᠣᠬᠠᠢ ᠢᠳᠡᠯᠵᠢ（Maoren Xiralji，毛仁-沙日拉吉）[41]，矛仁-希日-勒吉[51]：全草治发热引起的音哑，咽喉肿痛[6,41,51]，齿龈肿胀[41,51]，结喉，肺热，喉热[41]，感冒咳嗽，白喉，扁桃体炎[6]，肺热，瘿瘤[51]。【苗药】Reib sheg mongl（锐赊蒙）[91,95]臭蒿，青蒿[98]：地上部分治暑邪外感，发热，阴虚发热[98]；全草治暑热，暑湿，湿温，黄疸[91,94,96,136]，慢性黄疸型肝炎，胎黄，感冒，发热[94,96,136]，疥疮[6,15]，虚劳[95][223]，疟疾[91][230]，阴虚发热[91]，泻痢，结核病潮热，疥疮[230]；茎叶对冷热病有退热作用，对虚痨发热出汗有退热，止汗作用[92]。【纳西药】拍卡，玻卡：全草治疟疾，感冒[6,13]，肺结核潮热，中暑，皮肤瘙痒，荨麻疹，脂溢性、神经性皮炎，温病，骨蒸痨热，痢疾，疮疡，慢性气管炎，高热症，流感，鼻衄，内痔出血，红斑狼疮[164]。【怒江药】梳模：全草治感冒发烧，口干，中暑[13]；地上部分治感冒发烧，口干，中暑[6]。【畲药】青蒿：地上部分治呃逆，感冒高热或低热不退[6]；全草治感冒发热，暑热，胸闷，消化不良，腹胀腹闷[148]。【土家药】bao⁴ qi³ ke⁴ shi¹（抱起克时），苦蒿子，青蒿：全草治暑邪外感发热，阴虚发热，劳热骨蒸，湿热黄疸，疟疾，小儿高烧[124]，黄疸症，三分症（疟疾），毒蛇咬伤，鼻血[128]，疮疡肿毒，青水疮，脓疱疮，痈疽，夏日受凉久不愈[126]。【瑶药】麻挨旺[13]，马尿羞[6,15]：全草治皮肤瘙痒，疮疥，蛇咬伤口溃烂[6,13,15]，感冒发热，肠炎腹泻[6,13,130]，疟疾，骨蒸潮热[15][247]，中暑，肺结核潮热盗汗，消化不良，急性肠胃炎，小儿惊风，脂溢性皮炎，湿疹[130]，疟疾，黄疸，乳腺炎，疮毒[133]。【维药】夏木牙格其[79]，西瓦克[77]：地上部分治心慌气短，结核病，喘咳[79][606]，暑邪发热，刃虚发热，夜热早凉，骨蒸潮热，疟疾寒热，湿热黄疸[77]，感冒发热，呕吐腹痛，低热潮汗，小儿消化不良，腹泻[6]，食欲不振，尿路涩闭[606]。【彝药】巾桔：

全草治痢疾，发热头痛，痧症[15]；地上部分治疟疾，痧病[6]；效用同青蒿 A. apiacea[101]。【藏药】坎巴[24]，堪那[23]：地上部分治疮疡[23,24]，疟疾[23,24,36]，感冒发烧，炭疽病[23,24]，温病，暑热，骨蒸劳热，湿热黄疸，皮肤瘙痒，胃热口臭，鼻衄，头发早白，脱发[36]。【壮药】Ngaihsaeq（埃虽）[180]，Gocinghhauh，臭青蒿[118]，爱白虽[6,15]：地上部分治疟疾[6,13,15,18]，骨蒸潮热，痧病发热头痛[6,13,15]，发得（发热），能蚌（黄疸）[118,180]，瘴病，痧病，白冻（泄泻）[180]，中暑[118]，感冒，急性肠胃炎，痢疾，腹泻，毒蛇咬伤[15]；外用治身痒[6]；叶治毒蛇咬伤[6]。

Artemisia anomala S. Moore 奇蒿（菊科）。【畲药】奇蒿[148]，刘青奴，六月雪[147]：全草治蛇伤，烂脚疔疮疖肿，外伤出血[148]，胸腹胀痛，月经不调，产后瘀阻，金疮出血[147]。【瑶药】feih baec biangh miev（非别旁咪），六月白：全草治消化不良[15,130]，感冒头痛，肠炎，痢疾，经闭腹痛，风湿痛，产后腹痛，乳腺炎，跌打损伤，烧烫伤[130]，中暑，暑热腹胀，淋证，创伤出血，痈疮肿毒[133]，肝炎，月经不调，感冒[62]。【壮药】ngaihdinit，埃丁聘，刘寄奴，白花尾：地上部分治产后腹痛，约京乱（月经不调），京瑟（闭经），林得叮相（跌打损伤），东郎（食滞），腹胀，盆腔炎，痈疮肿毒，白冻（泄泻），阿意咪（痢疾）[118,120]。

Artemisia argyi H. Lév. et Vant. 艾（菊科）《药典》。【阿昌药】咪：根、叶治功能性子宫出血，先兆流产，痛经，月经不调，湿疹[69]；叶配伍治月经过多[18]。【布依药】艾劳：叶治月家病[159]。【朝药】황새쑥（huāng sāi sùk，黄塞酥克）：叶治寒性痢疾，月经痛，慢性气管炎；外用治湿疹[82]。【达斡尔药】qigaan suaig：治痲疹，风湿疼痛[64]。【傣药】芽敏，艾较（德傣）[62,63,64]，哈牙敏[66]：根和叶治小腹扭痛，尿中夹杂有砂粒[66]，脘腹胀痛，腹泻，嗳气，恶心呕吐，痛经，产后体弱多病[62,63,64]。【侗药】大艾叶，香艾[136]，本虽[15]：叶治小腹冷痛，月经不调，吐血[136]，便秘[25]。【东乡药】艾叶：叶治风湿病，风湿性关节炎，心腹冷痛等[10]。【鄂伦春药】库木闭，艾叶，灸草：全草治功能性子宫出血，先兆流产，痛经，月经不调，湿疹，皮肤瘙痒，关节酸痛，腹中冷

痛，疥癣，产后出血，全身瘙痒起红点，寻常疣[161]。【鄂温克药】艾蒿：全草治慢性肝炎[235]。【哈尼药】阿哈节朵：叶治肾绞痛[144]；全草治妇科病[875]。【基诺药】敌低：嫩茎、叶治肚子热结疼痛；外用治湿疹，皮肤瘙痒[10,163]。【景颇药】春布[14]，Qunbu zvai[69]：全草治月经不调，痛经[14,69]，功能性子宫出血，先兆流产，湿疹[69]。【京药】艾叶：效用同瑶药[15]。【毛南药】发埃：效用同瑶药[15]。【蒙药】ᠰᠤᠢᠬᠠ（Suiha，穗依哈）[44]，菱哈[51]：叶止血祛寒，调经，安胎[586]，治各种出血，肉痛[44,51]，内"奇哈"，皮肤瘙痒[51]。【苗药】艾叶，艾蒿[97,98]，芮社勿[226]：叶治小儿咳嗽，哮喘，宫冷不孕[97,98]；地上部分理气血，逐寒湿[226]。【纳西药】艾蒿：叶治功能性子宫出血，腹痛，先兆流产，卒心痛，脾胃冷痛，气痢腹痛，睡卧不安，吐血，衄血，崩漏，粪后下血，妇人白带淋漓[164]。【羌药】BreshiBei（别布什侬），rreb-bu（热布）：全草、叶治心腹冷痛，泄泻转筋，月经不调，胎动不安[167]。【畲药】艾：全草治风寒感冒，头痛[148]。【水药】尼艾：叶治崩漏，月经不调[157]。【土家药】ke¹ xi² a¹ shi¹（克西阿十），艾叶[123,128]，打火草[10]：叶治小儿咳嗽，哮喘，支气管炎，皮肤瘙痒[123,128][220]；少腹冷痛，月经不调，宫冷不孕，吐血衄血，崩漏经多，妊娠下血，湿疹[123,128]，养儿肠出血，血热吐血，鼻出血[125]；茎或叶治心腹冷气痛，腹胀[10,126]；外用制绒供灸用[126]。【佤药】艾蒿，青胎子：根治急性尿道炎，膀胱炎，心腹热痛，扁桃体炎[168]。【维药】كەمەن（Amen，艾满）：叶治关节疼痛，气喘胸痛，小便不利，水肿，闭经难产，腹泻胃虚，肠内外生虫[75]。【瑶药】楳卡艾[15]，ba hlax ngoic（巴拉艾）[130]，端午艾[4]：全草治胎动不安，崩漏[15,4]，闭经，惊风，胃寒痛，痈疮，淋巴结核，胃寒痛，关节扭伤[15]，痛经，痢疾[4]；叶治胸腹冷痛，肠炎腹泻，各种血症，带下，月经不调，胎动不安，小儿疳积，痈疮，瘰疬[130]。【彝药】黑可尼，蒿子：根治跌打损伤腹有死血，慢性肝炎，肺结核喘息症，慢性气管炎，急性菌痢，间日疟，妇女白带，寻常疣[106]。【藏药】坎惹：全草治月经疼痛，肾寒肾虚，胎动不安，子宫出血[22]。【壮药】Mbawngaih（盟埃）[180]，艾叶，五月艾[120]：叶治渗裂（血症），兵淋勒（崩漏），京尹

（痛经），卟很裆（不孕症）[180]，少腹冷痛，经寒不调，宫冷不孕，吐血，衄血，感冒，崩漏，妊娠下血，皮肤瘙痒[120]。

Artemisia argyi var. gracilis Pamp. 朝鲜艾（菊科）。【蒙药】效用同艾 A. argyi[51]；茎用于消肿[591]。

Artemisia austroyunnanensis (Pamp.) Ling et Y. R. Ling [*A. dubia* var. *longeracemulosa* Pamp.] 滇南艾（菊科）。【彝药】黑蒿根：根治骨蒸痨热，烦热肤痒，吐血，衄血[109]。

Artemisia brachyloba Franch. 山蒿（菊科）。【蒙药】哈丹－西巴嘎：全草能杀虫，止痛，燥脓"希日沃素"，解痉，消肿，治脑刺痛，痧症，痘疹，虫牙，"发症"，结喉，皮肤瘙痒[51]；根皮治关节炎，肌肉痛[236]。

Artemisia campbellii Hook. f. et Thoms. 绒毛蒿（菊科）。【藏药】坎巴玛保：地上部分治痈疖，寒性肿瘤[23]。

Artemisia capillaris Thunb. 茵陈蒿（菊科）《药典》。【阿昌药】春爱且：效用同景颇药[18]。【朝药】사쳘쑥（sā cēr sùk，仁侧儿酥克）：地上部分治阴黄，冷汗不止[83,84]。【傣药】茵陈蒿，茵陈：地上部分清热利湿，利胆退黄，镇静消炎[260]。【德昂药】格相汪：效用同景颇药[18]。【侗药】仁野，Yaemt yit：幼苗茎枝治大蛮（黄疸），宾奇卯（结核病）[10,137]；茎和叶治黄疸，胃胀，皮肤瘙痒[135]。【景颇药】Qunbu zvai：全草治黄疸型肝炎，胆囊炎[18]。【毛南药】ma²² ʔai⁴²（骂挨）：地上部分赶火赶湿，清热退黄[219]，肝炎[155]。【蒙药】ᠠᠷᠣᠩ（Arong，阿荣）[44,56]，阿格荣[56]：全草治肺热，气喘，肺刺痛，肺脓肿，感冒，咳嗽，痰积，喉感，黄疸[44]；去根幼苗治肺热咳嗽，黄疸型肝炎[56]。【苗药】Vob haid 窝鼾[92]：幼嫩茎枝治黄疸，神志昏迷，高烧不退[92,96,98]，快经，热经，哑经高热，尿路结石[92]，黄疸型肝炎，胆结石，小便不利[92,96,98]。【土家药】shi⁴ shi⁴ ce⁴ ku³ ke⁴ xi¹（实时泽苦克西），细叶蒿[124]，绵茵陈[125]：幼苗治湿热黄疸，小便不利，肝炎，胆囊炎，风痒疮疥[124]；全草治水肿，疥疮身痒[125]；地上部分治黄疸症[128][220]，水臌胀（类似肝硬化腹水），三分症（疟疾），外伤出血[128]，小便不利，胆囊炎，风疹[220]。【维药】شۋاق（Shiwaq，西瓦合）：嫩苗、

地上部分治慢性肝脏病，肝脏有阻，肝脏硬化，子宫炎肿，慢性炎肿，经水不下[75]。【瑶药】安尼：效用同壮药[15]。【彝药】叶治肝胆湿热，全身黄染，午后潮热，湿疹瘙痒[109]。【藏药】ষ্ন্ স্রী（摇媄）[21]，察翁[13]：幼苗治热肿，喉症，肺病，根治气管炎，肺病[13]；幼嫩茎叶治久治不愈的疮伤，痰疽，痈疮，幼嫩茎叶烧灰治陈旧性的恶疮[21]。【壮药】裸蒿：嫩枝、叶治感冒发热，惊风，黄疸型肝炎[15]。【台少药】Raowazu（Bunun 族高山），Honowazu（Bunun 族高山），Konohogaru（Bunun 族峦，群）：根治头痛，腹痛；叶治热病，疟疾，外伤[169]。

Artemisia carvifolia Buch. – Ham. ex Roxb. [*A. apiacea* Hance] 青蒿（菊科）。【布朗药】凉片：全草治风痫疾（热痢）[8]。【纳西药】效用同黄花蒿 *A. annua*[164]。【畲药】香蒿：全草治骨蒸劳热，疟疾寒热，风毒恶疮[147]。【土家药】抱起克时：全草治疮疡肿毒，青水疮，脓疱疮，痈疽，夏日受凉久不愈[10]。【彝药】施伍白[9,103,111]，黑可史，黑可阿莫[106]：全草治肾炎，胃肠炎[14,102,103,111]，肺痨潮热，低热无汗，疟疾，中暑[9,111,102]，风热感冒[111]，肝胆湿热，骨蒸虚劳，高烧昏迷，疟疾瘴疠[109]，抽风，畏寒腹痛，腰部疼痛，红白痢，跌打瘀血内停，外伤出血[102]；根或全草治肝痛，皮肤瘙痒，半夜腹泻，中暑[106]。【藏药】坎巴：全草治骨蒸虚痨，暑热中暑[22,36]，肺病，便血，衄血[22]，鼻衄，温病，湿热黄疸，疟疾，皮肤瘙痒，胃热口臭，头发早白，脱发[36]。

Artemisia cina Berg. 参见 Seriphidium cinum。

Artemisia conaensis Y. Ling et Y. R. Ling 错那蒿（菊科）。【藏药】ཚར་བོང་（察尔榜）[25]，阿中[22]：幼苗治热性水肿，肺病，咽喉疾病；根治气管炎，肺病[22]；根或全草治气管炎，肺病及痈疡[25]。

Artemisia demissa Krasch. 纤杆蒿（菊科）。【藏药】察尔旺木保：全草治咽喉、肺、肝热病及胆病[23]。

Artemisia desertorum Spreng 沙蒿（菊科）。【藏药】要毛那保[23]，垦擦尔崩[39]：全草治疮疖，干脓液，痈疖肿痛[23]；叶、茎、花、果、全草治喉热，肺病，热肿[27]；地上部分治气管炎，肺病[39]。

Artemisia dracunculus L. 龙蒿（菊科）。【哈萨克药】بوزمرمسن：全草治风寒咳嗽，下肢水肿，食欲差，消化不良[142]。【维药】库力兰艾曼：地上部分治受寒感冒，肠胃寒痛，风湿性关节炎[79,606]。【锡伯药】椒蒿，布尔哈雪克：其特殊的类似花椒的辛香味能改善食欲，伊犁河畔的锡伯族人常用嫩茎叶来炖鱼或拌入菜中，能去羊肉膻味而作为羊肉饺子馅的佐料[176]。【藏药】全草治喉炎，各种肺病[28]。

Artemisia dubia Wall. ex Bess. [*A. subdigitata* Mattf. var. *thomsonii* (C. B. Clarke ex Pamp.) S. Y. Hu] 牛尾蒿（菊科）。【藏药】普尔芒纳保：全草治虫病，咽喉病，炭疽；粉末外用收敛脓水治疮疡[23]。

Artemisia dubia var. subdigitata (Matt.) Y. R. Ling [*A. subdigitata* Mattf.] 无毛牛尾蒿（菊科）《部藏标》。【蒙药】苏古乐力格－希日乐吉：地上部分治"虫痧"，"希日沃素"病，"发症"，痈肿[51]。【藏药】བུར་མོང་ནག་པོ（普尔芒那保）[2,23,35]，普芒那布[22]：地上部分用于虫病，疫疽，皮肤病[2,23,35]，咽喉疾病[2]，肺热咳嗽，咽喉肿痛，气管炎[20,35]，瘟疫热症，肺气肿，炭疽病[5,13,22,24]，肺部疾病[20]，粉末外用收敛脓水治疮疡[23]。

Artemisia edgeworthii N. P. Balakr 直茎蒿（菊科）。【藏药】察尔旺嘎保[24]，察尔翁那博[23]：全草治咽喉，肺，肝热病，胆[24]；幼苗治热性水肿，肺病，咽喉疾病；根治气管炎，肺病[23]。

Artemisia eriopoda Bge. 南牡蒿（菊科）。【瑶药】鸡肉菜：全草治感冒身热，高血压，小儿疳积，疟疾，口疮，喉蛾（急性扁桃体炎），创伤出血，疔疮肿毒，湿疹[133]。【藏药】察尔旺那保：全草治咽喉、肺、肝热病，胆[23]。

Artemisia finita Kitag 参见 Seriphidium finitum。

Artemisia frigida Willd. 冷蒿（菊科）《部藏标》。【鄂温克药】冷蒿，Agi[261]，小白蒿[235,799]：地上部分治肺热[261]；全草治关节炎，预防蚊虫叮咬，清洁空气[235]，肝病，肺病和气管炎[799]。【哈萨克药】全草治黄疸型肝炎，慢性肝炎，胆囊炎，胆结石[141]。【蒙药】ᠠᠭᠢ（Agi，阿给）[49]，阿格[6,51]：地上部分清热燥湿，利胆退黄，杀虫[586]，治吐血，鼻出血等各种出血，月经不调，肾热[6,49,51,56][77,742,861,893,973]，关节肿胀，疮痛[49][861,973]，痈疽[861,973]，外伤出血，疮疡，"奇哈"症[51][624,711]，肺热咳血，肝热，各种肿块，关节肿痛[6]，内出血，创伤出血，陈久性疮疡，肾脉损伤，关节强直，痈疖[56]；带花全草治鼻出血，月经过多，肾热尿血，肺热咳血[221,576]；茎、叶用于止血，消肿[591]。【藏药】ᠪᠠᠳᠠᠷᠠᠠᠵᠠᠠ（坎甲）[2,35]，坎巴嘎保[23]，堪加嘎布[24]：地上部分治四肢关节肿胀，痈疖，肉瘤，肺病，肾病，咯血，衄血[2,35]，血热病，肝热，肺热咳血，炭疽病[24]，外用治痈疖肿毒[24]；茎枝治痈疖，肾病，肺病[23]。

Artemisia giraldii Pamp. [*A. glauca* Pall.] 华北米蒿（菊科）。【藏药】察尔江[29]，察尔翁[24]：根治气管炎，肺病[24,29]；幼苗治热性水肿，肺病，咽喉疾病[24]。

Artemisia gmelinii Web. ex Stechm. 细裂叶莲蒿（菊科）。【蒙药】ᠬᠠᠷ ᠱᠠᠪᠠᠭ（Har shabag, 哈日-沙巴嘎）[44,51]，普日纳克[56]：地上部分治脑刺痛，粘性痞症[44,51,56][262]，虫牙，皮肤瘙痒[44,51][262]，炭疽[44,56][262]，痘疹，"发症"，结喉，疥[51]，白喉，疖疮，痘疹[44][262]，亚玛头虫病，皮肤黄水病，未消化病，汗后受寒，胃口疼痛，呕吐，化脓性创伤及疮疡，咽喉肿痛[56]。【仫佬药】蚊烟草：叶治刀伤，阴道生疮[15]。【藏药】坎巴那保：全草治炭疽病，脉病[23]。

Artemisia halodendron Turcz. ex Besser 盐蒿（菊科）。【蒙药】普勒罕达：嫩枝叶止咳祛痰平喘，解表祛湿[586]；效用同细裂叶莲蒿 A. gmelinii[51]。【藏药】坎阿中：地上部分治流行性感冒，肺炎，发烧[22]。

Artemisia hedinii Ostenf. 臭蒿（菊科）《部藏标》。【蒙药】乌木黑-希日乐吉：地上部分治黄疸，肝胆热[51]。【藏药】ᠪᠠᠷᠠᠰ ᠵᠠᠠᠠᠵᠠ（桑子那波）[2,21,35]，桑孜纳保[40]：地上部分治胆囊炎，赤巴病[2,21,24,33,35]，急性黄疸型肝炎[2,21,33,35,40]，胆病目黄[23,27]，毒蛇咬伤，恶疮痒疹[33]，黄疸型肝炎[39]，胆病，中暑[40]；叶、茎、花、果、全草治疠病，虫病，头痛，脑虫病，破伤风[27]。

Artemisia indica Willd. 五月艾（菊科）。【黎药】艾龙，鸡脚艾，艾叶：新艾叶蕊（茎稍）七个，置瓦上炒黑研末，用米酒适量，水炖温水冲服，治妇女崩漏；生艾叶捣烂榨汁，纯正蜂蜜炖服，治小儿血痢；生艾叶捣烂取汁，食盐少许拌匀，

外敷，治脚底硬；生艾叶、猪鬃肉，捣烂敷患处，治碎石伤眼[153]。【瑶药】很拉艾：茎叶或全草治胃寒痛，痛经，月经不调，感冒头痛[15]。【壮药】牙艾：效用同瑶药[15]。【台少药】Roba（Tayal 族 Taroko），Kansihabu（Bunun 族高山），Syatupa（Paiwan 族恒春上）：叶治头痛，眼病[169]。

Artemisia integrifolia L. 柳叶蒿（菊科）。【达斡尔药】kummi：地上部分治高血脂症，胃出血，解酒[64]。【鄂温克药】柳叶蒿：地上部分治顽固性腹泻，感冒，皮肤瘙痒，疥疮[235]。【蒙药】全草治痈疽疮肿[51]。【藏药】普芒那波：地上部分治咽喉肿痛，瘟疫热症，肺热咳嗽，肺气肿，气管炎，炭疽病[22]。

Artemisia japonica Thunb. 牡蒿（菊科）。【拉祜药】布莱子：全草治感冒发热，中暑，疟疾，肺结核潮热，五痨七伤，高血压；外用治刨伤出血，疔疖肿毒[10]。【傈僳药】义狂乃，齐头蒿，野塘蒿：全草治感冒发热，中暑，疟疾，肺结核潮热，高血压；外用治创伤出血，疔疮肿毒[166]。【畲药】马仁菜，火烧菜[146]，齐头蒿[147]：全草治乳腺炎[146]，风火头痛，骨蒸劳热，风疹瘙痒，疟疾[147]。【土家药】Chi tuo hao（齐头蒿）：全草治伤风，中暑，畏寒发热，咳嗽痰多[10,126]；地上部分治暑热感冒，牙痛，鼻血，中暑，风湿骨痛，疟疾，便血，外伤出血，狗咬伤，疔疖肿痛，疥疮[123]。【瑶药】laih zueix miev（来追咪），土柴胡：叶治感冒发热，肺结核潮热，风湿骨痛，小儿疳积，跌打损伤，外伤出血，疮疡肿毒，湿疹[130]。【彝药】二可依卡[111]，黑可阿曲，黑可[106]：全草治黄疸型肝炎[13,103,111]，感冒发热，中暑，疟疾，肺结核潮热[101,111]，山岚瘴气，肝痛，疫疠，小儿腹痛，风湿，风疹瘙痒，咽喉肿痛，肺痨咯血，小儿食积[106]，风寒身热，痨伤咳嗽，痈疽疮疡，疟疾，疥癣[109]，高热后黄疸，红斑疮，胆囊炎，黄疸型肝炎[101]。【藏药】察尔旺那保：全草治咽喉，肺、肝热病，胆病[23]。

Artemisia kanashiroi Kitam. 狭裂白蒿（菊科）。【藏药】普日芒嘎保：全草治虫病，收敛皮肤湿疹外渗之黄水[7,23]，烧灰治诸脉症，肺病[7]。

Artemisia lactiflora Wall. ex DC. 白苞蒿（菊科）。【侗药】Mal Saol（马少）：花治内痔[12]。【苗药】刘寄奴：根、嫩叶、全草治血崩，筋断，牛皮癣，产后流血，四肢浮肿，产后恶露未尽，月经

不调，不孕，跌打肿痛[15]。【仫佬药】妈丁介：效用同苗药[15]。【纳西药】刘寄奴：全草或根治月经不调，闭经，慢性肝炎，肝硬化，肾炎水肿，白带，荨麻疹，腹胀，疝气，外用治跌打损伤，外伤出血，烧、烫伤，疮痒，湿疹[164]。【畲药】白苞蒿[148]，假蕈菜，四季菜[146]：全草治腰痛，急性淋巴结炎[148]，皮肤瘙痒，胃癌，腰扭伤，白带[146]；叶治心烦胸闷，咽喉肿痛，皮肤瘙痒，驱蛔；根治风火牙痛，风疹[148]。【土家药】大叶蒿：全草治肺虚咳嗽，咯血，盗汗，跌打损伤，外伤出血[123]。【瑶药】laih nquh（来姑），刘寄奴：全草治肾炎水肿，脚气浮肿，肝硬化，月经不调，血崩，不孕症，产后腹痛，湿症，跌打损伤，烧烫伤[130]。【壮药】刘寄奴，法策：效用同苗药[15]。

Artemisia lagocephala (Fisch. ex Bess.) DC. 白山蒿（菊科）。【鄂温克药】Palin：全草、根治咳嗽，肺炎[261]；全草治咳嗽，咽喉炎[519]。

Artemisia lancea Van. 矮蒿（菊科）。【纳西药】全草治跌打损伤，痛肿，毒虫咬伤，风热感冒，肝炎，疟疾，骨蒸痨热[164]。

Artemisia lavandulifolia DC. 野艾蒿（菊科）。【傣药】牙敏（德傣）：根、叶治皮肤瘙痒，斑疹，疥癣，湿疹，小便热涩疼痛，尿路结石，脘腹胀痛，不思饮食，癫狂病[62]。【哈萨克药】全草治关节疼痛，功能性子宫出血，虚寒腹痛，月经不调，肠炎痢疾；外用治疥癣湿疹，肾、膀胱结石，消肿，杀虫[141]。【蒙药】效用同艾 A. argyi[51]。【畲药】野艾[148]，茶水蓬，青蓬[146]：根治风寒感冒，咳嗽，头晕，风湿痛；全草治脾胃虚寒，皮肤瘙痒[148]，感冒发热，胃溃疡，呃逆[146]。【维药】野艾蒿，阿里云：全草治风寒感冒，肠道寄生虫，小便不利，尿路结石，月经不调，腹胀寒痛，气管炎，关节炎[606]。【藏药】普尔芒那保：地上部分治虫病，炭疽，瘟疫炭疽，皮肤病[23]。

Artemisia macrocephala Jacq. ex Bess. 大花蒿（菊科）。【藏药】坎加：全草治四肢关节肿胀，痈疖，肉瘤，"龙"病[23]。

Artemisia manshurica (Kom.) Kom. 东北牡蒿（菊科）。【蒙药】全草治感冒发烧，中暑，骨蒸潮热，小儿疳热，疟疾，高血压；全草外用治疥癣，湿疹，疔疖肿毒，创伤出血[51]。

Artemisia mattfeldii Pamp. 粘毛蒿（菊科）。【藏药】普日芒木保：全草治疫病，炭疽，皮肤病，虫病[23]。

Artemisia mattfeldii Pamp. var. etomentosa Hand. – Mazz. 无绒粘毛蒿（菊科）。【藏药】普芒那布：地上部分治咽喉肿痛，瘟疫热症，肺热咳嗽，肺气肿，气管炎，炭疽病[22]。

Artemisia minor Jacq. ex Bess. 垫型蒿（菊科）。【藏药】ཨཁན་པ་མ་ཉུང་|（坎巴阿仲）：叶和新生茎枝治肺炎，疮疖，利肾[21]。

Artemisia mongolica (Fisch. ex Bess.) Nakai 蒙古蒿（菊科）。【藏药】普日芒木保[23]，普尔蒙慕波[7]：全草治疫病，炭疽病，皮肤病，虫病[23]；花蕾期全草治瘟疫病，疫疠病，中毒症，皮肤病，虫病，胃病及急性腹绞痛[7]。

Artemisia moorcroftiana Wall. ex DC. 小球花蒿（菊科）。【藏药】坎巴玛保[23]，肯绞[40]：地上部分治痈疖，寒性肿瘤[23]，肺病，疮疡，外伤[40]。

Artemisia myriantha Wall. ex Bess. 多花蒿（菊科）。【傈僳药】伊夸：治外伤出血[65]。

Artemisia nestita Wall. 结血蒿（菊科）。【藏药】普芒那波：地上部分治咽喉肿痛，瘟疫热症，肺热咳嗽，肺气肿，气管炎，炭疽病[22]。

Artemisia ordosica Krasch. 黑沙蒿（菊科）。【藏药】察尔旺那保：根及幼苗治咽喉肿痛，瘟疫热症，肺热咳嗽，肺气肿，气管炎，炭疽病[22]。

Artemisia parviflora Buch. – Ham. ex Roxb. 小花牡蒿（菊科）。【藏药】择隆哇：地上部分治血热病，肝病，肺结核，肺虚咳喘[22]；叶、茎、花、果、全草治喉热，肺病，热肿[27]。

Artemisia pectinata Pall. 参见 Neopallasia pectinata。

Artemisia persica Boiss. 伊朗蒿（菊科）。【藏药】坎巴那波：全草治炭疽病，脉病[23]。

Artemisia pewzowi C. Winkl. 纤梗蒿（菊科）。【藏药】察尔旺木保：全草治咽喉、肺、肝热病及胆病[23]。

Artemisia phaeolepis Krasch. 褐苞蒿（菊科）。【藏药】坎加：全草治四肢关节肿胀，痈疖，肉瘤，"龙"病[23]。

Artemisia robusta (Pamp.) Y. Ling et Y. R. Ling 粗茎蒿（菊科）。【傈僳药】伊夸：全草治外伤出血[65]。

Artemisia roxburghiana Bess. 灰苞蒿（菊科）。

【哈尼药】额哈哈拍：叶、嫩尖治脘腹胀满，崩漏，吐血，衄血，外伤出血[145]。【藏药】普日芒木保：全草治疫病，炭疽病，皮肤病，虫病[23]。

Artemisia rupestris L. 岩蒿（菊科）。【哈萨克药】一孜乎，企叶里，艾儿们：全草活血，解毒，抗肿瘤，抗过敏[67]，治毒蛇咬伤[5,141][24,729]，食欲不振，肉食腹胀[5][24]，胃病[67]，肝炎，风湿疼痛，痞块，痈肿[141]，荨麻疹，消化不良，跌打损伤，感冒发热，咽喉肿痛[141][729]。【蒙药】吐鲁格其乌布生：全草治毒蛇咬伤，胃腹胀痛，疮疖肿毒，风湿性关节炎及肾炎[5]。【维药】يزيخو ئه مىنى (Yezixo emini，孜秋艾密尼)：全草用于抗炎、抗肿瘤，抗过敏，活血，保肝，解蛇毒[905]，治热性感冒，发烧，头痛，胃痛，腹胀，毒虫咬伤[5,75,77,78][22,729]，肝炎，荨麻疹[75,77,78][24,66]，消化不良[5,78]，跌打损伤，咽喉肿痛[729]，咽炎，扁桃体炎，眼炎[753]；地上部分治消化不良，腹胃胀痛，肝炎，荨麻疹，蛇咬伤，感冒发烧[263,617]，发热，头痛，胃痛[668,699,745]，咽炎，扁桃体炎[617]。

Artemisia sacrorum Ledeb. 白莲蒿（菊科）。【朝药】생당쑥（sengdangsuge，僧当俗格），만년효（mannianhao，蔓粘蒿）：全草治黄疸腹水，女人寒症[8,83]，慢性胃炎，胃痉挛，小便不利，肝炎，婴儿发烧抽风，大骨节病[8,9,89]。【鄂伦春药】挨母出哈，白莲蒿，铁杆蒿：全草治黄疸型肝炎，尿少色黄，阑尾炎，小儿惊风，阴虚潮热，创伤出血，疥疮，解蜂毒，风湿性关节炎[161]。【蒙药】ᠬᠠᠷ᠎ᠠ ᠱᠠᠪᠠᠭ（Har shabag，哈日－沙巴嘎）：地上部分治脑刺痛，"亚玛"病，黏疹，虫牙，发症，结喉，疖疮，皮肤瘙痒，痘疹，黄水疮[45,46]。【仫佬药】蚊烟草：叶研粉撒布患处治刀枪伤；煅烧存性后研粉调茶油，涂敷患处治阴道生疮[8]。

Artemisia scoparia Waldst. et Kit. 滨蒿（菊科）《药典》。【朝药】배쑥（bāi sùk，掰酥克）：地上部分（인진 yīn jin，吟堇）治阴黄，冷汗不止[83,84]。【蒙药】ᠠᠷᠤᠩ（Arong，阿荣）[44]，阿荣，伊麻干－希日乐吉[51]：全草治肺热，气喘，肺刺痛，肺脓肿，感冒，咳嗽，痰积，黄疸[44]；幼苗或嫩茎叶治肺热咳嗽，喘证，肺脓肿，感冒咳嗽，"搏热"，咽喉肿痛[51]。【藏药】ᡂᠷ ᠷᠣᠩ (擦尔榜)[21]，察尔江[29]，察尔旺嘎保[23]：根治气管炎，肺病[29]；全草治咽喉、肺、肝热病[7,23]，胆

病[23]，痈疡，黄疸型肝炎[7]；带根全草治喉热，肺热，热病引起的肿胀[21]。

Artemisia sieversiana Ehrh. ex Willd. 大籽蒿（菊科）《部藏标》。【白药】马登白蒿：茎叶治头痛发热，发汗[14]。【拉祜药】阿卡拍妈，白蒿枝[13,150]：全草治风热感冒，痢疾，肠炎，疟疾，骨折[13,150]，软组织扭伤，瘟病，暑热，肝炎，黄疸，胃痛，酒痔便血，牙根肿痛，蜂毒螫伤[150]。【蒙药】额日木[51,586]，Yermen[217]：全草治恶疮，痈疖[51]；地上部位退烧，治食滞，痔疮，尿闭[217]；花蕾消炎止痛[586]。【藏药】ཁམ་རྒྱ（堪加）[5,23,24,35]，侃吧[27]，ཁབ་པ་དཀར་པོ（坎巴嘎布）[21]：地上部分治四肢关节肿胀[2,21,23,27,29,35]，痈疖，肉瘤，肾病[2,29,35]，肺部疾病[2,5,24,35]，痈疖肿毒[5,24]，痈疖[21,23]，肉瘤[23]，各种疾病引起的出血，外伤[21]，咯血[2,35]，咽喉疾病，衄血[2]，气管炎[5,24]，风湿痹痛[24]，刀伤[29]，龙病[23,27]寒性痞瘤，特别是白色对疮疡和肾病有特效，红色对寒性痞瘤有特效，黑色制药浴对寒性病有很好疗效[27]。

Artemisia smithii Mattf. 球花蒿（菊科）。【藏药】坎加：全草治四肢关节肿胀，痈疖，肉瘤，"龙"病[23]。

Artemisia sphaerocephala Krasch. 圆头蒿（菊科）。【蒙药】ᠴᠠᠭᠠᠨ ᠱᠠᠪᠠᠭ（Chagan shabeg，查干－沙巴嘎）：茎枝治"奇哈"，痔痛，皮损害，寒性肿疡[49]。

Artemisia stricta Edgew. 直茎蒿（菊科）。【藏药】察尔江：根治气管炎，肺病[29]。

Artemisia tainingensis Hand. – Mazz. 川藏蒿（菊科）。【藏药】坎加：全草治四肢关节肿胀，痈疖，肉瘤，"龙"病[23]。

Artemisia vestita Wallich ex Bess. 毛莲蒿（菊科）。【藏药】ཕུར་ནག（普尔那）[21]，坎巴玛保[23]，桑孜哇[24]：地上部分治炭疽病[21,22,24]，风湿性关节炎，"黄水"病[22,24]，虫病，疫疽，皮肤病，咽喉病[21][264]，痈疖，寒性肿瘤[23]，疮疡之红肿疼痛[39]。

Artemisia viscidissima Ling et Y. R. Ling 蜜腺毛蒿（菊科）。【藏药】其相：花序治气管炎，肺结核咳喘[40]。

Artemisia vulgaris L. 北艾（菊科）。【傣药】

牙敏：根、叶治消化不良，胃炎，腹胀痛，排石《9,14,65,66,71》。【德昂药】牙命：全草治功能性子宫出血，腹痛，先兆流产，痛经，月经不调，湿疹，皮肤瘙痒，喉痛《160》。【畲药】艾棉：全草或叶治功能性子宫出血，先兆性流产，痛经，月经不调，湿疹，皮肤瘙痒，外伤出血《147》。【维药】阿里云（全草）《79》，吐合米艾里运，艾里运乌鲁俄（果实）《80》：全草治风寒感冒，肠道寄生虫，小便不利《79》；果实利肝脾，肾和膀胱结石，小便不利，健身壮阳通经，平牙痛《80》。

Artemisia waltonii J. R. Drumm. ex Pamp. 藏龙蒿（菊科）。【藏药】普尔芒那保：地上部分治虫病，炭疽，疫疱，皮肤病《23》。

Arthraxon hispidus (Thunb.) Makino [*A. hispidus* var. *cryptatherus* (Hack.) Honda.] 荩草（禾本科）。【蒙药】全草治久咳气喘，咽喉肿痛，口腔溃疡，鼻炎，淋巴腺炎，乳痈；全草外用治疥癣，皮肤瘙痒《51》。

Arthromeris lehmanni (Mett.) Ching 节肢蕨（水龙骨科）。【阿昌药】小过山龙：根茎治肾炎，便秘《13》。【彝药】都边金：根茎治食积，腹胀，大便不通《14》。

Arthromeris mairei (Brause) Ching 多羽节肢蕨（水龙骨科）。【阿昌药】小过山龙：根茎治肾炎，便秘《13,14》。【哈尼药】搜山虎，Haqdal dalleiv（哈达达勒），毛消：根茎治食积，腹胀，便秘，目赤痛，牙痛，风湿筋骨疼痛，骨折，脾肿大，头痛，坐骨神经痛《143》。【土家药】蚂蟥莲，凤尾搜山虎，滚龙草：根茎治风寒感冒，风湿痹痛，胃痛，目痛，牙痛，头痛《127》。【彝药】本硕罗，搜山虎：根茎治肠路有火《104》，大便干结，腹胀腹痛，习惯性便秘，跌打损伤，肿痛《101,104》。

Arthromeris wallichiana (Spreng.) Ching 单行节肢蕨（水龙骨科）。【阿昌药】单行节肢蕨《9,18,19》，小过山龙《14》：根治肾炎，便秘《9,14,18,19》。【德昂药】瓦布苦：效用同阿昌药《18》。【景颇药】Lamdve mo：效用同阿昌药《18》。

Artocarpus heterophyllus Lam. 波罗蜜（桑科）。【傣药】麻蜂《66》，麻蜜（西傣）《62,64,65》：幼果治产妇无乳汁《9,13,65,66,71》；树汁及叶消肿解毒，治骨折《13,65,66,71》；乳汁、幼果、叶治产后乳汁不下，缺乳，视物不清，疗疮痈疖脓肿，跌打损

伤《62-64》。【哈尼药】Aoqlyullyulma savqbaoq（奥吕吕玛撒泡），菠萝蜜，牛肚子果：果实、皮和叶治肺热咳嗽，口干舌燥，疮疖红肿，外伤出血，胃、十二指肠溃疡《143》。【傈僳药】尼七堕神，木波罗：果实治食欲不振，渴饮，饮酒过度《166》。

Artocarpus styracifolius Pierre 二色波罗蜜（桑科）。【壮药】枫荷桂：根治发旺（风湿骨痛），腰肌劳损，慢性腰腿痛，麻邦（偏瘫），林得叮相（跌打损伤），胸痛，风湿性心脏病《120》。

Aruncus sylvester Kostel. ex Maxim. 假升麻（蔷薇科）。【傈僳药】质四者，升麻草：根治损伤或劳伤筋骨疼痛《166》。

Arundina graminifolia (D. Don) Hochr. [*A. chinensis* Bl.] 竹叶兰（兰科）。【布朗药】夕那格郎：全草治腹胀痛《14》。【傣药】文尚海（西傣），文尚嗨（德傣）《59,62,64,70,71》[265,778,792,1032]：全草治食物、药物及各种中毒引起的恶心呕吐，腹痛腹泻，头昏目眩《9,59,74》，产后气血两虚所致的头昏头痛，周身酸软无力，形体消瘦，癫痫发作后头昏头痛，胆汁病出现的黄疸，感冒，六淋证出现的尿频、尿急、尿痛、脓尿、血尿、尿血，水肿病《59》，风湿性腰腿痛，胃痛，尿路感染，脚气水肿《9,74》；球茎治毒菌、木薯等食物中毒，风湿疼痛，尿路感染《9,14,70,71》；根茎、全草治产后气血不足，头痛头昏，无力，食物中毒引起的恶心呕吐，腹痛腹泻，头昏目眩《62-64》，体弱多病，四肢抽搐，口吐白沫，不省人事，头痛头昏，黄疸《62》，癫痫发作后头昏头痛，湿热黄疸《63,64》；根茎治食、药物中毒《13》；根茎和茎叶治黄疸，热淋，脚气水肿，疝气腹痛，风湿痹痛，胃痛，尿路感染，毒蛇咬伤，疮痈肿毒，跌打损伤《265,778,792,1032》。【拉祜药】全草治气管炎，肺炎《14》。【傈僳药】西帮普兰：全草治肝炎，跌打损伤，风湿疼痛，膀胱炎，毒蛇咬伤《166》。【畲药】珍珠莲：球茎治泄泻不止，肝炎，跌打损伤，风湿骨痛，膀胱炎，毒蛇咬伤《147》。【佤药】西剥罗：全草治肺结核，支气管炎《14》，肝炎，食物中毒，胃痛《151》。【瑶药】朴黄芦笛：全草治浮肿，洗身治小儿疳积《15》。

Arundo donax L. 芦竹（禾本科）。【傣药】哥哦：根茎用于清热利水，除烦止呕《65》。【德昂药】格罗喋：效用同景颇药《18》。【基诺药】乌劳：鲜嫩苗治肝炎《163》。【景颇药】Kum ba maknu：根茎治热

病风火牙痛，小便不利[18]。【傈僳药】西把扑：根茎、嫩笋芽治热病烦渴，风火牙痛，小便不利[166]。【怒药】且铺：效用同傈僳药[165]。【畲药】芦竹笋，芦竹：根茎及嫩笋治热病烦渴，风火牙痛，小便不利[147]。【土家药】根茎治热病烦渴，骨蒸劳热，淋病，小便不利，风火牙痛，风湿麻木[123]。【彝药】全草治肺痨骨蒸，阴虚火旺[109]。

Asarum caudigerellum C. Y. Cheng et C. S. Yang 短尾细辛（马兜铃科）。【水药】骂补虽：全草治外感；根治风湿病[10]。

Asarum caudigerum Hance 尾花细辛（马兜铃科）。【侗药】桑私拢：叶捣烂敷患处治大腿骨髓炎，胃寒痛，毒蛇咬伤，牙痛，牙周炎；加少许盐共捣烂敷患处治毒疮[15]。【苗药】付仙药：全草治胃痛，肺炎，百日咳，疟疾，牙痛[14]。【仫佬药】闹垂：效用同壮药[15]。【畲药】土细辛[10]，马蹄香，马蹄菇[147]：带根全草治胃痛[146]，风寒头痛，牙痛，跌打损伤[10,147]，风湿关节疼痛，喘咳[10]；外用治毒蛇咬伤，无名肿毒[10,147]；根治风湿疼痛，跌打损伤，关节炎，过量服用会引起呼吸中枢麻痹死亡[148]。【土家药】suo³ ti² sa³（所提撒），乌金七[126,128]：全草治跌打损伤[10,126,128]，绞肠痧，寒气病，风寒头痛[128]，咳嗽，痨病，身痛，腰腿痛[10,126]。【瑶药】bienh wax bei（扁化背），土细辛[130]，胡椒七[133]：全草有小毒，治风湿痹痛，跌打损伤，乳腺炎，毒蛇咬伤[130]，痧症腹痛，咳嗽，头痛，牙痛[133]。【壮药】小麻药：叶捣烂敷患处治大腿骨髓痛；全草治胃寒痛，毒蛇咬伤，牙痛，牙周炎；加少许盐共捣烂敷患处治毒疮[15]。

Asarum caulescens Maxim. 双叶细辛（马兜铃科）。【苗药】傲芒抓：全草治感冒，发烧，头痛，白喉，咽喉痛[14]。【土家药】wu¹ jin¹ qi²（乌金七），乌金草，土细辛：全草治跌打损伤[123,128]，中暑头晕，胃腹痛，急性胃肠炎，风湿疼痛，痨伤疼痛，睾丸肿痛[123]，绞肠痧，寒咯症，寒气病[128]。

Asarum chinense Franch. 川北细辛（马兜铃科）。【苗药】马笔香：根水煎当茶饮治白喉，咽喉炎[15]。【土家药】tion sheng han（透身寒）：全草治心口冷痛，吼病（哮喘），头痛，跌打损伤[10,126]。

Asarum forbesii Maxim. 杜衡（马兜铃科）。【侗药】马蹄香，南细辛，马辛：全草治风寒头痛，

风湿痹痛，痰饮咳喘[136]。【土家药】shao² ye¹ xiang¹（苕叶香），花脸细辛，辣椒七[123,125,127,128]：全草治跌打损伤，腹痛，风寒头痛[123,125,127,128]，肺寒咳喘，中暑，风湿痹痛，毒蛇咬伤[123,127]，牙痛[125,128]，劳伤咳喘，腹痛发痧[10,126]。【瑶药】细辛：全草治风寒感冒，痰饮喘咳，头痛，痧气腹痛，小儿疳积，水肿，跌打损伤；全草外敷治腮腺炎[133]。

Asarum geophilum Hemsl. 地花细辛（马兜铃科）。【瑶药】三百草：全草捣烂与鸡蛋煎服可避孕[15]。

Asarum glabrum Merr. 光叶细辛（马兜铃科）。【苗药】付癣药：全草治胃痛，肺炎，百日咳，疟疾，牙痛[14]。

Asarum heterotropoides Fr. Schmidt var. mandshuricum(Maxim.) Kitag. 北细辛（马兜铃科）《药典》。【朝药】동북세신（dōng bùk xiē xin，刀鞯晡克协辛）：根及根茎治感冒头痛，齿痛，中风不省人事[9,90]；全草止痛，治感冒，中风不省人事，支气管炎，喘息[83]，阳气不足，风痹，头风，喉痹，齿痛[6]，头面诸风证[84]。【景颇药】Muizhang byvoq：全草治风寒头痛，咳嗽，风湿性关节痛，牙痛[18]。【满药】那勒赛浑：鲜全草捣烂外敷治寒腿疼症；全草晒干研末漱口，治牙痛症，以干药粉少许吹入鼻中治感冒鼻塞不通气[11][39]。【蒙药】ᠸᠣᠨᠣᠭᠠᠨ ᠢᠵᠠᠭᠤᠷ（Wonegen xiir，莴讷根－希依日），ᠬᠠᠷ ᠮᠢᠩᠵᠠᠨ（Har mingjan，哈日－明占）[42,47]：全草治黏症，发症，肿痛，瘟热，结喉，脑刺痛，阵刺痛，腮腺肿，乳腺肿[42]，头痛，咽喉肿痛，胸肋作痛，"粘热"，肿毒及风湿关节痛，瘰疬，风寒头疼，肺寒咳喘，乳腺肿痛，关节痛[6]；外用治牙痛[6,47]。【苗药】金盆草，苕叶细辛：全草治风寒感冒，鼻渊，风寒湿痹[98]。【维药】ﮐﺎﺳﺎﺭﻭﻥ（Asarun，阿萨荣）：全草治手足拘紧，风湿痹痛，瘫痪[75,78]，四肢麻痹，肝肿大，全身水肿，黄疸，癫痫，面瘫，闭尿，闭经，关节痛，胃脘虚弱[75]，风冷头痛，肝气结滞，皮肤湿痒，补胃健肠，牙痛[78]。

Asarum himalaicum Hook. f. et Thom. ex Klotz. 苕叶细辛（马兜铃科）。【羌药】ximennvha（细门哈），资毕资西基葳：全草治风寒头痛；全草外用治牙痛[167]。【土家药】效用同双叶细辛 A. caulescens[123]。【藏药】达弥[24,34]，打莫[40]：全草治感冒头痛，风湿关节痛，牙痛[24,34,40]，气管炎[24,34]。

Asarum ichangense C. Y. Cheng et C. S. Yang
小叶马蹄香（马兜铃科）。【畲药】红马蹄香，马蹄香：带根全草治感冒，口舌生疮[146]。

Asarum insigne Diels 金耳环（马兜铃科）。
【侗药】丘尽[15]：全草治胃痛，腹痛，腹泻，牙痛；捣烂敷患处治骨折，跌打肿痛；研粉敷患处治刀伤出血[15]，风寒感冒，头痛，蛇伤[4]。【毛南药】土细辛，ruoŋ² ndeŋ⁵ kha³（松能卡耳）：全草治风寒头痛，牙痛，咳嗽，支气管哮喘，痢疾，急性胃肠炎[156]。【瑶药】扁化[15]，金耳环（jiemh muh normh wanh，仅母挪晚），一块瓦[132]：全草治牙痛[15,132]，胃腹寒痛，风寒咳嗽，头痛，支气管哮喘，小儿惊风，风湿痹痛，跌打损伤，毒蛇咬伤[132]，胃痛，腹痛，腹泻；捣烂敷患处治骨折跌打肿痛；研粉敷患处治刀伤出血[15]。【壮药】Sisinhdoj（细辛拓）[180]，金耳环[120]：全草治贫痧（感冒），埃病（咳嗽），胴尹（胃痛），牙痛，林得叮相（跌打），额哈（毒蛇咬伤）[120,180]。

Asarum longerhizomatosum C. F. Liang et C. S. Yang 长茎金耳环（马兜铃科）。【壮药】效用同金耳环 A. insigne[120]。

Asarum maximum Hemsl. 大叶马蹄香（马兜铃科）。【土家药】马蹄细辛[123]：带根全草治风寒感冒，头痛鼻塞，齿痛，风寒湿痹[123]。

Asarum pulchellum Hemsl. 长毛细辛（马兜铃科）。【土家药】毛乌金（mao wu jin）[126]：全草治跌打损伤，骨关节痛，咳嗽[10,126]。【瑶药】清背龙，湘细辛：全草治风寒头痛，牙痛，喘咳，风湿关节痛，跌打损伤；全草外用治毒蛇咬伤[133]。

Asarum sagittarioides C. F. Liang 慈姑叶细辛（马兜铃科）。【侗药】大本丘尽：全草治胃痛[15]。【壮药】gimjsoiqndengx，广山慈菇：全草治发旺（风湿骨痛），林得叮相（跌打损伤），贫痧（感冒），心头痛（胃痛），额哈（毒蛇咬伤）[120]。

Asarum sieboldii Miq. var. seoulense Nakai 汉城细辛（马兜铃科）《药典》。【朝药】족두리풀（zōok dū lǐ pùr；早克嘟哩曝儿）：根及根茎治感冒头痛，牙痛，中风不省人事[9,90]。【回药】阿吉儿哈而哈：全草治风寒感冒，鼻塞头痛，风寒湿痹，气逆痰多，喘咳和牙痛[171]。【蒙药】ᠣᠩᡍᡝᠨ ᠬᠠᠷᠠ（Wonegen

xiir，莴讷根 – 希依日）， ᠬᠠᠷ ᠮᡳᠩᠵᠠᠨ（Har mingjan，哈日 – 明占）：全草效用同北细辛 A. heterotropoides var. mandshuricum.[42]。【苗药】西南苕叶七，金盆草：全草治风寒感冒，鼻渊，风寒湿痹[97,98]。【纳西药】带根全草治风寒头痛，牙痛[164]。【土家药】shao¹ yie¹ qi¹（苕叶七），金盆草，苕叶细辛[124,125,128][61]：全草治牙痛[10,125,126][61]，风寒感冒，风寒湿痹[124][61]，头痛鼻塞，痰饮咳喘，鼻渊[124]，跌打损伤[10,126,128][61]，咯痰[125][61]，心口冷痛，寒伤风症，寒气病[128]，腹痛[10,126][61]，劳伤，痧症，咳喘[10,126]。【维药】گاساروڭ（Asarun，阿萨荣）[75]，阿沙龙[78]：效用同北细辛 A. heterotropoides var. mandshuricum.[75]；全草治风冷头痛，手足拘紧，风湿痹痛，四肢麻木，半身不遂，瘫痪，肝气结滞，皮肤湿痒，补胃健肠，牙痛[78]。

Asarum wulingense C. F. Liang 五岭细辛（马兜铃科）。【布依药】莽特：根茎或全草治胎衣不下[159]。【侗药】Bav maenc dinl max dangl bagx，巴门登马荡白，Samp begs sangp bagx（三百尚帕）：全草治逗亮（着寒），宾吓夜（肺气肿）[10,137]。【苗药】Jongx reib shob（龚税苕，贵州松桃）[91,92]，麻药乌[15]，Jab nix khaid（加里凯）[92]：根捣烂调酒敷患处或浸酒搽患处治骨折，跌打损伤[15,94,95]；全草治风寒咳嗽[91,92,94,95]，胃气冷痛[92,94,95]，头痛，风湿痹痛[91,94,95]，肺虚热，腰腿关节肿痛[94,95]，牙痛，痰饮咳喘，疮疡肿毒[91]，各种疼痛[95]。【瑶药】马蹄细辛：全草治头痛，牙痛，痹痛，外感风寒表症，咳嗽气喘，痰多清稀，鼻塞流涕[133]。

Asbestos 石棉（蛇纹石类，硅酸盐类矿物）。【藏药】多基[27]， ཨ་རྒྱ་བ་དཀར་མ།（多局掐拍马）[21]：治筋病及韧带、肌腱损伤[27,34]，四肢僵缩症[21]，肺热咳嗽，咽喉肿痛，烦热阳厥，小便不利诸症[31][11]，筋热病[27]。

Asbestos 石棉（角闪石类，硅酸盐类矿物）。【藏药】唐吉， ཨ་རྒྱ་བ་དཀར་མ།（多局掐拍马）[21]：矿物治筋脉病[23]，筋病及韧带、肌腱损伤[34]，四肢僵缩症[21]。

Asclepias curassavica L. 马利筋（萝藦科）。【傣药】芽金补爹：全草治痛经，月经不调，咳嗽，咯血，胸闷腹痛，骨折，跌打损伤，小便热涩疼痛，尿路结石，蛔虫病，恶疮[62]，妇女月经不调，崩漏带下，扁桃腺炎，肺炎，支气管炎，膀胱炎，尿道炎，蛔虫症[9,74]。【德昂药】牙贺巴南：全草治小儿疳积，小儿肝炎[13,160]，乳腺炎，痢疾，痛经，骨折，刀伤，湿疹，顽癣[160]。【拉祜药】全株治妇女月经不调，扁桃腺炎，肺炎，肺结核[151]。【黎药】雅给通龙，莲生桂子：根、茎水煎服，或叶捣烂敷患处，治皮肤无名肿毒[153]。【壮药】caxmakbed（茶芒编）：全草治咽痛，淋症，月经不调，崩漏，乳腺炎，湿疹，外伤出血[118]，小儿疳积，湿疹[23]。

Asio otus（Linnaeus）长耳鸮（鸱鸮科）。【藏药】ཨུག་པ།（森夏）[23,29]，渗泻夏[22]：脑治慢性气管炎，久咳，止血[22]，瘰疬，小儿肚脐发炎[30]；肉治精神病[23,29]，淋巴结结核，噎食，癫痫[30]，翎治邪病[23,30]，水肿，肺脓疡[23]；肉和翎毛治精神病[22,25]。

Asparagus adscendens Roxb. 芦笋（百合科）。【藏药】根治皮肤病[28]。

Asparagus brachyphyllus Turcz. [*A. trichophyllus* Bunge var. *trachyphyllus* Kunth.] 攀援天门冬（百合科）。【藏药】聂象[23,29]：块根用于滋补，敛黄水[23]，治风湿性腰背关节痛，局部性浮肿，瘙痒性渗出性皮肤病[29]。

Asparagus cochinchinensis（Lour.）Merr. 天冬（百合科）《药典》。【布依药】豪卡野，天门冬，多儿母：块根治心脏病[159][223]。【朝药】천문동（cēn mūn dòng），岑木嗯刀鞯）：块根治肺热燥痰，目痛鼻干，增寒壮热，头痛等证[83]，消渴病[84]。【德昂药】格绕菠：块根治肺结核，支气管炎，糖尿病[18]。【侗药】Samp begs sangp laox，Samp begs naenl（三百嫩）[137]，三百棒[10,135,137]：块根治宁乜架信播邓（孕娠水肿），涸冷（水肿病）[135,136,137]，感冒发热咳嗽，气管炎，跌打损伤，肺结核，肺炎，肚痛，吐酸水，贫血，产后风，小儿消瘦，不孕症[15]，肺热干咳，胃痛，咽干口渴，咳血，便秘[10,135,136,137]；根及全草治菌痢，里急后重[208]。【哈尼药】阿噜哒飘：块根治肺结核，支气管炎，口燥咽干[144]。【基诺药】乌特嘎洒：块根治肺结核，咳嗽[163]。【景颇药】胜矢池：块根治支气管炎，水肿，神经衰弱[14]。【拉祜药】狮子草：块根治肺结核，支气管炎，百日咳，口咽干，热病口渴，糖尿病，大便燥结；外用治疮疡肿毒，蛇咬伤[10]。【黎药】雅否，丝冬，猫茨：块根治阴虚内热，津枯口渴，肺热燥咳痰稠，咳血，气逆；鲜块根治湿热下注之渐黄；鲜块根外敷治各种疼痛初起，红肿疼痛[153]。【毛南药】biɛ²² vɛ²⁴ ma³³（便发拉）[155]，lak⁵ mən² tuŋ¹（勒冈冬）[156]：块根治出疹后喉痛[155]，肺结核，慢性支气管炎引起的咳嗽，性病恢复期，便秘，糖尿病[156]。【蒙药】ᠬᠡᠷᠡᠨ ᠨᠢᠳᠦ（Heren nidu，赫热－尼都），ᠨᠢᠬᠢᠩ（Nixing，尼兴）[41]：块根治咽干口渴，燥咳痰黏，咯血，百日咳，白喉，支气管炎，干性鼻炎[47]，肾寒，遗精，阳痿，身体虚弱，头晕，"协日沃素"病，隐热，陈热[41]，营养缺乏，年老体弱，骨骼酸痛，关节麻木，视物不清，黄水疮，瘙痒症[56]。【苗药】Zend jab ngol huk（正加欧确，贵州黔东南）[91,95]，加播姑碑[15]，uad gherb deib gheif（蛙官堆贵）[95]：块根治阴虚发热，咳嗽吐血，肺痿，肺痈，咽喉肿痛，消渴，便秘[91]，睾丸炎，发烧[14,91,94,96,98]，胸膜炎[14]，跌打损伤，肺痨咳嗽[95][223]，肺燥干咳，心烦失眠，白喉，咽喉痛，咳血，鼻出血，不孕[91,94,96,98]。【仫佬药】wei⁵⁵ e⁵⁵ wei³¹（卫也卫，黔中方言），tɕia⁵⁵ tiuo¹³ i³¹（加掉一，黔中北方言），mi⁵⁵ ŋaŋ³³（米坳黔，西南多洛方言）：块根适量，炖鸡吃，治气管炎[162]。【纳西药】块根治肺结核咳嗽，百日咳，早期乳癌，妇人喘，手足烦热，骨蒸浸汗，口干引饮，面目浮肿，吐血咯血，老人便秘[164]。【畲药】山番薯好，奶薯，天冬：块根治肺结核，支气管炎，白喉，百日咳，口燥咽干，热病口渴，糖尿病，大便燥结，疮疡肿毒[147]。【水药】项八动，多儿母：块根治早、晚期百日咳[157,158][223]。【土家药】百儿莲（bai er lian）[123,126]，儿多母苦，小三百棒[125]：块根治肺痨，咳嗽，妇女不育症[10,126]，肺燥干咳，虚劳咳嗽，咳嗽吐血，津伤口渴，肠燥便秘，疮疡肿毒[123]，虚劳咯，肺热咯血，心烦口渴[125,128]，不孕症，大便干结[128]。【维药】木尔秋巴：块根治关节炎疼痛，脾胃虚弱，肺虚咳嗽，阴虚发热，小便短赤，尿闭，大便燥结[79]。【瑶药】金银母[15]，jiemh nyaangh mouz（十涯磨），天门冬[130]：块根治感冒发热咳嗽，肺炎，支气管炎，肺结核，肺脓疡，心脏病水肿，产后贫血，不孕症[130]，白喉，百日咳，大便燥结，虚劳咳嗽[133]。【彝药】块根治脾虚胃寒，胃脘隐痛，气滞痞满，腹胀腹

痛《109》。【藏药】ཉེ་ཤིང་།（尼兴）《21》，聂象《23》：块根治"龙"病、寒性黄水病，剑突病《21》，滋补体力，益寿命，敛黄水《23》，阴虚发热，咳嗽吐血，肺痿，肺痈，咽喉肿痛，消渴，便秘《36》。【壮药】棵于姜：效用同侗药《15》。【台少药】Baro（Bunun，族峦），Iyoutan（Bunun，族高山），Ioutan（Bunun，族施武群）：块根治腹痛，肿疡，外伤，毒蛇咬伤，果实治腹痛；叶治外伤《169》。

Asparagus filicinus Buch. – Ham. ex D. Don. 羊齿天冬（百合科）。【傣药】ᩉᩮ᩠ᩔᩫ᩠ᨦᨿ᩠（几龙累）《62-64》，ᨿ᩠ᨦᨿ᩠ᨶᩣ（hesanxi，喝三夕）（德傣）《8,14》，几龙乃（西傣）《9,13,65,71》：块根治咳嗽痰多，咽喉肿痛，小便热涩疼痛，头昏目眩《62-64》，支气管炎，咳嗽《8,9,13,65,71》《68,69,872》，肺炎《68,872》，乳水不足《14》。【侗药】病烈打：块根治久咳不止，疥癣《135,138》。【纳西药】羊齿天门冬：块茎治乳腺炎，风寒咳嗽，百日咳，支气管炎，哮喘，肺结核久咳，肺脓痈，咯痰带血，骨蒸潮热，疥癣《164》。【普米药】Cina（刺纳）：块根治风湿病，跌打损伤《8》。【土家药】小百部（Xiaobaibu）《8》，儿多母苦，一窝蛆《123》：块根治小儿疳积，肺痨，食积腹胀，胃气痛，咳嗽，捞伤身痛，跌打损伤，肾虚腰痛，毒蛇咬伤《8》《945》，肺痨咳啾，咯痰带血，支气管哮喘，跌打青肿《123》。【彝药】ꁈꑘ（mopbu，莫补），ꃀꇂ（xienbuva，小本娃），夺娃《34》：全草、枝尖治跌打损伤，风火虫牙，痈疮，蛇伤《8》；块根治慢性支气管炎，肺炎《8,14》《69,34》，心悸不安，劳累，百日咳，咳嗽，胸痛，无名肿毒，肺痨，腹痛，跌打损伤，风湿《101,106》；效用同傣药《665,872》。【藏药】聂象《23》，测麦德兴《40》：块根治"黄水"病，"龙"病，隐热病，黏液病《27》，滋补体力，益寿命，敛黄水《23》，肺痨久咳，骨蒸潮热《36,40》，疥癣《36》，杀虫灭疥《40》。

Asparagus gobicus N. A. Ivanova ex Grubov 戈壁天门冬（百合科）。【蒙药】戈壁因－赫热－尼都：全草治风湿痹痛，关节肿胀，外用治神经性皮炎，牛皮癣，瘟疹，皮肤瘙痒，疮疖痈肿《51》。

Asparagus kansuensis Wang et Tang 甘肃天门冬（百合科）。【藏药】兴业：块根治"龙"病，虚弱，"黄水"病，淋病，瘙痒，渗出性皮肤病《40》。

Asparagus longiflorus Fanch. 长花天门冬（百合科）。【藏药】ཉེ་ཤིང་།（泥兴）《25》，聂象《22》：块根治"龙"病，"黄水"病，身体虚弱，淋病，皮肤瘙痒，渗出性皮肤病《22》，"风"病，寒性黄水，剑突病《25》。

Asparagus lycopodineus(Baker) F. T. Wang et T. Tang 短梗天门冬（百合科）。【哈尼药】打术学台：块根润肺，杀虫《14》。【傈僳药】打俄门刷，山百部：块根治咳嗽痰多气逆，热病口渴，糖尿病，大便燥结《166》。【彝药】莫补，称本娃，赊罗姐：块根治心悸不安，劳累，百日咳，咳嗽，胸痛，无名肿毒，肺痨，腹痛，跌打损伤，风湿《106》。

Asparagus meioclados H. Lév. 密齿天门冬（百合科）。【哈尼药】Milcavhaqdal alsiq（迷扎哈达阿席），连枝草，小茎叶天冬：块根治肺燥咳嗽，慢性支气管炎，肺结核久咳，热痰伤阴症，感冒咳嗽，便秘，咽喉肿痛，无名肿毒，毒蛇咬伤《143》。【彝药】莫补：效用同短梗天门冬 A. lycopodineus《106》。

Asparagus myriacanthus F. T. Wang et S. C. Chen 多刺天门冬（百合科）。【藏药】聂象：块根滋补体力，益寿命，敛黄水《23》，祛风，干"黄水"，治渗出性皮肤病，淋病，瘙痒《13,24,34》，"龙"病，虚弱《34》，体虚《13》。

Asparagus neglectus Kar. et Kir. 新疆天门冬（百合科）。【哈萨克药】块根治肺结核，支气管炎，白喉，百日咳，口燥咽干，热病口渴，糖尿病，大便燥结，外用治疮疡肿毒，蛇咬伤《141》。【藏药】兴业：块根治"龙"病，虚弱，"黄水"病，淋病，瘙痒，渗出性皮肤病《40》。

Asparagus officinalis L. 石刁柏（百合科）。【维药】ھەليۇن كۆزۇۋغى（Helyun uruqi，艾里云欧如合）：种子治小便不利，膀胱结石，肾脏结石，肝阻黄疸，经水不通，精液减少，性欲降低《75》。

Asparagus racemosus Willd. 长刺天门冬（百合科）。【藏药】聂象：块根用于滋补，敛黄水《23》。

Asparagus schoberioides Kunth 龙须菜（百合科）。【鄂伦春药】挨母出哈，雉隐天冬：根及根茎治肺实喘满，咳嗽多痰，胃脘疼痛，黄水疮《161》，小便不利，淋沥涩痛，尿血，支气管炎，咳血《51》。

Asparagus subscandens F. T. Wang et S. C. Chen 滇南天门冬（百合科）。【傣药】几龙累（西傣）：块根治水塔不足所致的咳嗽咯血，胸闷气短，水肿病，六淋证出现的尿频，尿急，尿痛[59][266]。【拉祜药】天冬：块根治痛风及心脏水肿[10]。

Asparagus trichoclados(F. T. Wang et T. Tang) F. T. Wang et S. C. Chen 细枝天门冬(百合科)。【哈尼药】背当哈嗦麻：块根治久病血虚，体弱无力，肺热咳嗽[13,145]。

Asperugo procumbens L. 糙草(紫草科)。【哈萨克药】糙草：全草治感冒发烧，咳嗽胸痛，对冠心病有特效[141]。【维药】乎吐尔欧提：全草治感冒发烧，咳嗽，高血压[79]。

Aspidistra altostamina S. Z. Huang★高雄蕊蜘蛛抱蛋(百合科)。【瑶药】地蜈蚣，过岭蜈蚣，土知母：根茎治咳嗽，肺炎[15]。

Aspidistra elatior Blume 蜘蛛抱蛋(百合科)。【侗药】Xuc biagl jenc，修八岑：根茎治挡朗(骨折)[137]；根、茎、叶治腰痛，跌打肿痛，筋骨腰痛[15]；根治胃痛，肠炎，牙痛[135]，挡朗(骨折)[137]。【苗药】盘龙七，赶山鞭，蓼叶伸筋：根茎治风湿疼痛，跌打损伤，食积[97,98]。【土家药】gan shan bian(赶山鞭)[124,126,128]，九龙盘[128]：根茎治跌打损伤[10,124,126,128]，腰肌劳损，脊骨劳伤[10,126]，腰痛[124,128]，风湿筋骨疼痛，经闭腹痛，食积腹胀[124]，砂淋[125]，风气病，无子症[128]。【瑶药】竹根七，见赶风[15]，入地蜈蚣[130]：根、茎及叶治腰痛，跌打肿痛，筋骨腰痛[15]；根茎治筋骨疼痛，经闭腹痛，肺虚咳嗽，头痛，咯血，砂淋，跌打损伤[130]，腰膝痹痛，半身不遂[133]。【彝药】赊罗姐[9,101]，米赊兴[101,102]：全草治风湿关节痛，腰痛，腹疼腹泻，咳嗽痰多[9,101,102]，风湿关节炎，骨折，跌打损伤[101,102,103]。【壮药】弄囊：效用同瑶药[15]。

Aspidistra lurida Ker – Gawl. 九龙盘(百合科)。【侗药】蜈蚣草，九龙盘：根茎治腰脊劳伤，风湿关节疼痛，跌打损伤，腰痛，骨折[135,136]。【哈尼药】花棕叶，Hoqniaoq pavqtov alpavq(合鸟巴多阿巴)，蛇退：全草治小儿消化不良，胃、十二指肠溃疡，骨折，刀枪伤，风湿骨痛，跌打损伤[143]。【苗药】Reib giad sob(锐加扫，贵州松桃)[91,95]，Uab ger bosgieet(蛙观鸦波盖)[95]：根茎治跌打损伤，腰痛，风湿痛[91,95]，湿邪痛痹[91,96]；全草治小便困难[96]。【土家药】赶山

鞭[128][7]，盘龙七，蜘蛛抱蛋[945]：根茎治风湿性关节痛，跌打损伤，经闭，肝气犯胃，心胃气痛，食积腹胀[128][945,8]，"走气"(浑身痛无定处)，风气病，腰杆酸痛，无子症[128]；根治小儿消化不良，胃、十二指肠溃疡，腰痛，跌打损伤，骨折[123]。【瑶药】蜈蚣伸筋，铁马鞭草[133]，过山蜈蚣[4]：根茎治风湿痛，跌打损伤，骨折[133][4]，蛇伤[4]，小儿消化不良，刀枪伤[133]。

Aspidistra tayaoshanensis S. Z. Huang★大瑶山蜘蛛抱蛋(百合科)。【瑶药】小叶过岭蜈蚣(富川)，小叶地蜈蚣(金秀)：根茎或全草治感冒咳嗽，肺结核；捣烂外敷治跌打扭伤[15]。

Aspidistra typica Baill. 卵叶蜘蛛抱蛋(百合科)。【傣药】保歪溜(西傣)：根治痢疾，疟疾，风湿痹痛，肾虚腰腿痛，跌打扭伤，蛇咬伤[14,63,65,74]。【哈尼药】棕巴叶：全草治肾病[875]。【拉祜药】来爬蛾：根茎治消化不良，跌打损伤，腰腿疼痛[13,150]，枪伤，无名肿毒，急性肾盂肾炎，肾炎水肿，膀胱炎，肾结石，尿路感染，高血压，风湿性关节炎[150]。【佤药】拉东京七：根治肾结核，支气管炎，小儿高烧，跌打[14]。【彝药】余罗姐：根治跌打损伤，风湿肋骨痛，腰痛[14]。

Aspidocarya uvifera Hook. f. et Thoms. 球果藤(防己科)。【藏药】萨摘切哇：果实治肾寒淋浊[23]。

Aspidopterys obcordata Hemsl. 倒心盾翅藤(金虎尾科)。【傣药】嘿街广[65]，嘿盖贯[65]：藤茎治膀胱炎，尿路感染，泌尿系结石[9,67,68,74][1104]，急慢性肾炎，肾盂炎，前列腺炎等引起的水肿，小便热涩疼痛[62-64][1104]，六淋证(脓尿、血尿、尿血、沙尿、石尿、白尿)出现的尿频，尿急，尿痛，尿中夹有沙石，水肿病，产后恶露不尽[59]，风湿骨痛，产后体虚，食欲不振[9,67,68,74]；根、茎治腹部扭痛，膀胱炎，尿急尿痛，尿路感染[65]，胃痛，产后消瘦，恶露淋漓[14]。【基诺药】能拍怕勒：藤茎和根治尿道结石，尿路感染[163]。【拉祜药】藤茎治泌尿系统结石，风湿骨痛，产后体虚[151]。【佤药】盾翅藤，倒心盾叶藤：根、茎治内热小便黄，尿道感染，膀胱炎[168]。

Asplenium ensiforme Wall. ex Hook. et Grev. f. stenophyllum(Bedd.) Ching 线叶铁角蕨(铁角蕨科)。【傈僳药】打俄减青：全草治跌打损伤和

腰痛[166]。

Asplenium incisum Thunb. 虎尾铁角蕨（铁角蕨科）。【畲药】鹅口药，墙春草：全草治肾炎[146]。

Asplenium indicum Sledge [A. planicaule Wall.] 胎生铁角蕨（铁角蕨科）。【藏药】热惹：根茎或全草治食物中毒，跌打瘀痛，肾虚耳鸣，胎衣不下[22]。

Asplenium nidus L. 参见 Neottopteris nidus。

Asplenium normale D. Don 倒挂铁角蕨（铁角蕨科）。【苗药】铁角蕨，Von xat jat（窝下甲）：全草治胃脘痛，小儿惊风，痢疾[210]。

Asplenium pekinense Hance 北京铁角蕨（铁角蕨科）。【土家药】鸡尾还阳：全草治外感咳嗽，肺结核，外伤出血，扭伤[127]。

Asplenium prolongatum Hook. 长叶铁角蕨（铁角蕨科）。【侗药】Mal sanc xih（骂散希），Xenc sinp ov juc（神贤阿究），Xenc sinp jal jiuc（行寸架条）[137]：全草治拌忸瘟碰（尿脬结石）[137]；根茎治疮，疖痈[135,138]。【哈尼药】地柏枝，Daoqmi haqdal（刀米哈达）：全草治乳汁不通，膀胱炎，尿道炎，吐血，产后瘀血，血崩，肠炎腹泻，痢疾，风湿疼痛[143]。【苗药】金鸡尾，长生不老：全草治风湿疼痛，肠炎，尿路感染，跌打损伤，犬咬伤[230]。【土家药】倒生莲，地板枝，树灵芝：全草治肝炎，肺痨，痢疾，跌打损伤，风湿疼痛，咳嗽痰多，烫火伤[127]。【瑶药】石上风（ziqc zaangc buerng，石上崩），盘龙莲：全草治外感头痛，吐血，筋骨疼痛[132][6]，衄血，跌打损伤，产后风[132]。【壮药】godaujsenglienz，倒生莲：全草治肠炎，痢疾，尿路感染，吐血，衄血，崩漏，外伤出血，风湿疼痛，跌打瘀肿，水火烫伤[121]。

Asplenium trichomanes L. 铁角蕨（铁角蕨科）。【苗药】Von xat jat（窝下甲）：全草治胃脘痛，小儿惊风，痢疾[210]；效用同团羽铁线蕨 Adiantum capillus – junonis[11]。【纳西药】全草治感冒发热，腹泻，白痢，急性黄疸型肝炎，吐血，便血，尿血，腹痛，打伤青肿，水火烫伤，农药引起的接触性皮炎，皮肤红肿[164]。【畲药】墙串，吓草，墙边柏：全草治吐血，外伤出血，肾炎[146]。【土家药】tuo¹ ga¹ xie³（拉嘎写），地蜈蚣，石蜈蚣：全草治烫伤[123,125,127]，小儿高烧，淋病，白带，月经不调，疮疖疔毒，跌打损伤，口腔

炎[123,127]，疬痢，疱疮[125]，热泻症，小儿惊风，尿血症[128]。【维药】欧里奇其：全草治胆道、尿路感染，高血压，妇女月经不调，感冒发烧；烧灰制成糊涂头部防止脱发，涂口疮消炎生肌[78]。【瑶药】赶山鞭：全草治痢疾，淋病，月经不调，白带过多，疮疖肿毒，跌打腰痛[134]。

Asplenium varians Wall. ex Hook. et Grev. 变异铁角蕨（铁角蕨科）。【苗药】Wetjub（乌纠）[11,91][210]：全草治刀伤，烧烫伤，胃肠出血，疮疡溃烂[91]，胃肠道出血，挫伤血肿，疮疡[11][210]。【瑶药】铁扫把：全草治骨折，刀伤，小儿疳积，小儿高热惊风，疮疡溃烂，烫伤[133]。【藏药】敦布热惹：根茎治食物中毒，斑疹毒，子宫出血，衄血，便血，外伤出血[24]。

Aspongopus chinensis Dallas 九香虫（蝽科）《药典》。【阿昌药】郎儿豹：全体治胸腹胀满，胃痛，腰膝酸痛，神经衰弱[18]。【布依药】苓琼：全体治飞疗[159]。【傣药】绵岗：全体用于理气止痛，补火塔，阳痿[65]，泡酒治风湿病[48]。【德昂药】凹玄攀：全体治胸腹胀满，胃痛，腰膝酸痛，神经衰弱[18]。【哈萨克药】شوپ قوگمز：全体治气虚腰痛，腰膝酸软，肾虚阳痿[142]。【苗药】Ginb jeut jad（菌走爪，贵州松桃），Gangb cangt ghad（岗冲干，贵州黔东南），Gerb dlos qhud（格度嘎，贵州黔南）：全体治腰膝酸痛[91,95,96]，腹胀，胸膈血滞，脾肾亏损，脘痛痞闷[95,96]，胸脘胀闷疼痛，阳痿，遗尿[91]，胸隔胀满[95]。【土家药】屁巴虫：全体治肝胃气痛，胃痛，小儿疳积[125]。【彝药】治昏迷不醒[109]。【藏药】赛窝：全体治胃肠绞痛，炒后治化脓性扁桃体炎[23]。

Aster ageratoides Turcz. var. scaberulus (Miq.) Ling 微糙紫菀（菊科）。【畲药】三脉紫菀：根治小儿厌食，蛇咬伤；叶治刀伤出血[148]。

Aster albescens (DC.) Hand. – Mazz. 小舌紫菀（菊科）。【藏药】漏琼，陆眉[39]：花治瘟病时疫，"培根"病，脉热[23]，头痛，眼痛[39]。

Aster albescens var. salignus Hand. – Mazz. 柳叶小舌紫菀（菊科）。【藏药】普尔模：地上部分治炭疽，咽喉疾病，干脓水，虫病，"黄水"病[40]。

Aster alpinus L. 高山紫菀（菊科）。【哈萨克药】استرا：全草治阴虚咳嗽，慢性气管炎[140]。【蒙药】塔格音－敖登－其其格：花治瘟疫，流感，头

痛，"发症"，疔疮，毒热，猩红热，麻疹不透[51]。

Aster asteroides (Candolle) Kuntze 星舌紫菀
（菊科）。【藏药】美多漏梅[20]，漏庆[29]：花序治
支气管炎，咳嗽气喘，咳吐脓血，小便短赤等
症[20]，流行性感冒，发烧，食物中毒[29]，癣症，
清瘟病时疫热，解痉挛[23]。

Aster auriculatus Franch. 耳叶紫菀（菊科）。
【傈僳药】狂能莫：全草治感冒，哮喘，肺结核咳
嗽，慢性支气管炎[166]。

Aster batangensis Bur. et Franch. 巴塘紫菀
（菊科）。【藏药】明润那布曼巴：花序治疠病，瘟
病[24]，炭疽病，疔疮，肿毒，各种疼痛[22,24]；全
草治疠病，瘟病，凶曜病[27]。

Aster diplostephioides (DC.) C. B. Clarke 重
冠紫菀（菊科）。【藏药】罗米[29]，麦多漏莫[23]，
陆眉[39]：花序治头痛，眼痛[29]，癣症，清瘟病时
疫热，解痉挛[23]，流行性感冒，发烧，食物中
毒，疮疖[34]，头痛，眼痛[39]。

Aster fabri Franch. 参见 Miyamayomena angus-
tifolia。

Aster farreri W. W. Smith et Jeffrey 狭苞紫
菀（菊科）。【藏药】漏庆，陆穷[40]：花序治流行性
感冒，发烧[29,40]，食物中毒[29]，瘟病时疫，"木
保"病，脉热[40]。

Aster fiaccidus Bunge 柔软紫菀（菊科）。【哈
萨克药】全草用于阴虚咳嗽，慢性支气管炎[141]。
【藏药】美多漏梅[20]，漏庆[29]，陆眉[39]：花序治
支气管炎，咳嗽气喘，咳吐脓血，小便短赤[20,39]，
流行性感冒，发烧，食物中毒[29,39]，清瘟病时疫
热，解痉挛，癣症[23]，疱疹，瘟热，肢体僵直，
拘挛，疮口脓血[27]。

**Aster flaccidus Bunge f. griseo - barbatus Gri-
ers.** 灰毛柔软紫菀（菊科）。【藏药】美多露米：花
序治木保病，札察病，瘟疫热病，头痛，眼痛[22]，
瘟疫病，邪热，痉挛，中毒，癣，疮[13,34]，支气管
炎，咳嗽气喘，咳吐脓血，小便短赤[20]，流行性
感冒，发烧，食物中毒[29]，癣症，清瘟病时疫
热，解痉挛[23]。

Aster fulgidulus Griers. 辉叶紫菀（菊科）。
【藏药】漏琼：花序治瘟病时疫，"培根"病，脉
热[23]。

Aster fuscescens Bur. et Franch. 褐毛紫菀（菊
科）。【藏药】麦多漏莫：花序治癣症，清瘟病时

疫热，解痉挛[23]。

Aster handelii Onno 红冠紫菀（菊科）。【藏
药】陆眉：花序治疮痛，头痛，支气管炎，咳嗽气
喘，咳吐脓血，小便短赤，瘟疫病，痉挛，癣，
疮[40]。

Aster himalaicus C. B. Clarke 须弥紫菀（菊
科）。【藏药】曲得哇：花序治瘟病时疫[22,24,34]，疱
疹，瘟热，肢体僵直，拘挛，疮口脓血[27]，肺热
咳嗽，咳喘痰黄，流感发热[36]。

Aster hypoleucus Hand. – Mazz. 白背紫菀
（菊科）。【藏药】漏琼：花序治瘟病时疫，"培根"
病，脉热[23]。

Aster jeffreyanus Diels 滇西北紫菀（菊科）。
【藏药】美多露米：花序治木保病，札察病，瘟疫
热病，头痛，眼痛[22]，瘟疫病，邪热，痉挛，中
毒，癣，疮[13,34]。

Aster likiangensis Franch. 丽江紫菀（菊科）。
【藏药】麦多漏莫：花序治癣症，清瘟病时疫热，
解痉挛[23]。

Aster megalathus Ling 大花紫菀（菊科）。【藏
药】花序治疱疹，瘟热，肢体僵直，拘挛，疮口
脓血[27]。

Aster neoelegans Griers. 新雅紫菀（菊科）。
【藏药】麦多漏莫：花序治癣症，清瘟病时疫热，
解痉挛[23]。

Aster oreophilus Franch. [*A. tricapitatus* Vani-
ot] 石生紫菀（菊科）。【哈尼药】兹萨：全草治感
冒，发热，腰痛，甲状腺炎[14]。【彝药】阿俞娃：
全草治牙痛，喉痛，眼痛，口腔炎[14]。

Aster pinnatifidus Makino. 参见 Kalimeris inci-
sa。

Aster poliothamnus Diels 灰枝紫菀（菊科）《部
藏标》。【藏药】ལུག་ཆུང་[2]，ལུག་ཆུང་[陆穷][23,25,29]：
花序治瘟病时疫，培根病，脉热[2,23,35]，流行性感
冒，发烧，食物中毒[29]；花序或全草治流行性感
冒，发烧，食物中毒[25]。

Aster prainii (Drumm.) Y. L. Chen 厚棉紫菀
（菊科）。【藏药】ཆོས་པ་ལུའི་མེ་ཏོག[21]，江松
美多[29]：全草治各种炎症[29]；花或全草治"年
忍"病[24]。

Aster salwinensis Onne 怒江紫菀（菊科）。
【藏药】露穷：花序治木保病，脉热，瘟病时疫，

流行性感冒发烧[13,22,24,34]，食物中毒[22,24]。

Aster scaber Thunb. ［*A. komarovii* Levl.］东风菜（菊科）。【土家药】盘龙草：全草治竹叶青蛇咬伤，跌打损伤[125]。

Aster senecioides Franch. 狗舌紫菀（菊科）。【彝药】母勒芨：全草或根治头晕头昏，久病体虚，风湿，"海拉"病（胃病），"扯依尾"病（感冒），"勒扯"病（月经不调），疮疡溃肿[105]；根治"海拉"病，病后体虚，老人头晕，风湿；全草治"扯依尾"病，"勒扯"病；外敷治生疮日久溃烂[10]。

Aster smithianus Hand. – Mazz. 甘川紫菀（菊科）。【藏药】带花枝叶用于接骨，愈伤[34]，肝胆诸热[13]；花、果、叶、茎、全草治皮肤病[27]。

Aster souliei Franch. 缘毛紫菀（菊科）《部藏标》。【维药】优鲁吐孜，古丽，哟普马利克：根温肺润肺，止咳化痰，降气平喘，利尿[6]。【藏药】बེ་རྡོག་ཁྲག་མེད（美朵路梅[6,29,36]），陆眉[39]：花序治支气管炎，咳嗽气喘，咳吐脓血[2,20,21,39]，瘟疫，中毒症[2,21]，小便短赤[20,39]，头痛，眼痛[6,29,39]，癣症，清瘟病时疫热，解痉挛[13,23]，"木簸"，"扎察"[6]；根治风寒咳嗽气喘，虚劳咳吐脓血，喉痹，小便不利[36]；花、根茎治瘟疫病，中毒症，支气管炎，咳嗽气喘，咳吐脓血[854]。

Aster tataricus L. f. 紫菀（菊科）《药典》。【阿昌药】尼儿哈咱：效用同傣药[18]。【傣药】梦林：根治支气管炎，咳喘，肺结核咯血[18]。【德昂药】梦林：根治支气管炎，咳嗽，肺结核，咯血，痢疾[160]。【鄂伦春药】挨母出哈，青菀，青牛舌头花：根茎治支气管炎，咳喘，肺结核，咯血，咳嗽，痰中带血，吐血[161]。【景颇药】Waqhu bvun：效用同傣药[18]。【蒙药】敖登 – 其其格，ᠣᠳᠣᠨ ᠬᠢᠷᠦᠭ ᠴᠡᠴᠡᠭ（Honin nidun qiqig，浩宁 – 尼敦 – 其其格）（花）[51]：根治新久咳嗽，咯痰不爽，痰中带血[47]；花序治瘟疫，流感，头痛，"发症"，疗疮，毒热，猩红热，麻疹不透[51]，疫热，天花，猩红热[49]。【苗药】根茎治百日咳，咳嗽气喘，支气管炎[98]。【彝药】配波萝：根治肺结核[14]。【藏药】露米[24]，麦多漏莫[23]：花序治瘟病时疫，流行性感冒，邪热，发烧，痉挛，食物中毒[24]，癣症，清瘟病时疫热，解痉挛[23]。

Aster techinensis Y. Ling 德钦紫菀（菊科）。

【藏药】美多露米：花序治木保病，札察病，瘟疫热病，头痛，眼痛[22,24]，瘟疫病，邪热，痉挛，中毒病，癣，疮[13]。

Aster thomsonii C. B. Clarke 多裂叶紫菀（菊科）。【藏药】花序解毒[28]。

Aster tongolensis Franch. ［*A. subulatus* Michx.］东俄洛紫菀（菊科）。【瑶药】西宜草：全草治湿疹，肿毒，蛇咬伤[133]。【藏药】麦多漏莫，陆眉[40]：花序治癣症，清瘟病时疫热，解痉挛[23]，头痛，眼痛，支气管炎，咳嗽气喘，咳吐脓血，小便短赤，瘟疫病，痉挛，癣，疮[40]。

Aster trinervius Roxburgh ex D. Don 三基脉紫菀（菊科）。【苗药】根、全草治肺炎，肝炎，跌打损伤，翻筋，挫伤[14]。【藏药】麦多漏莫：花序治癣症，清瘟病时疫热，解痉挛[23]。

Aster trinervius subsp. ageratoides (Turcz.) Grierson ［*A. ageratoides* Turcz.］三脉紫菀（菊科）。【傈僳药】果喜里：全草治上呼吸道感染，支气管炎，扁桃体炎，腮腺炎，肝炎，泌尿系统感染；外用治疮疖肿毒，外伤出血[166]。【蒙药】鸡儿肠：全草治风热感冒，头痛，咽喉肿痛，咳嗽，胸痛，疗疮肿毒；外用治虫蛇咬伤，烫火伤[51]。【土家药】岩柴胡，岩升麻：全草治风热感冒，扁桃体炎，慢性支气管炎，疗疮肿毒，外伤出血，黄疸，乳腺炎[124]。【瑶药】表姐菜：全草治急性肠炎[15]。

Aster tsarungensis(Griers.) Y. Ling 察瓦龙紫菀（菊科）。【藏药】美多露米：花序治瘟疫病，邪热，痉挛，中毒病，癣，疮[13,34]，木保病，札察病，瘟疫热病，头痛，眼痛[22]。

Aster turbinatus S. Moore 陀螺紫菀（菊科）。【畲药】草鞋芎草，毛舌，老虎舌：全草治水湿风痛，肾炎[146]。

Aster yunnanensis Franch. 云南紫菀（菊科）。【藏药】麦多漏莫：花序治癣症，清瘟病时疫热，解痉挛[23]，流行性感冒，发烧，食物中毒，疮疖[13,34]；全草治疠病，瘟病，凶曜病，消肿，止痛，清热解毒[27]。

Asteropyrum cavaleriei (H. Lév. et Vant.) J. R. Drumm. et Hutch. 裂叶星果草（毛茛科）。【土家药】金钱黄连，五角黄连：根和全草治黄疸型肝炎，里急后重，眼红肿，小便频数[123][17]，跌打

损伤；鲜品捣烂外敷治疗疮肿毒[123]。

Asteropyrum peltatum(Franch.) J. R. Drumm. et Hutch. 星果草(毛茛科)。【土家药】效用同裂叶星果草 A. cavaleriei[17]。

Astilbe chinensis(Maxim.) Franch. et Savatier [*A. davidii*(Franch.) Henry] 落新妇(虎耳草科)。【阿昌药】整儿摘花：效用同景颇药[18]。【朝药】ㄴ르뿔(nāo rū pùr)，孬入曝尔)：根及根茎治胃肠溃疡[9,90]。【景颇药】Bum chang mo：全草治跌打损伤，手术后疼痛，风湿关节痛[18]。【苗药】Reib sead hlot(锐沙老，贵州松桃)[91,95]，红升麻[97,98]：根茎治跌打损伤，胃痛，肠炎[98,97]；全草治风热感冒，跌打损伤，风湿性关节痛，筋骨痛[91]，盗汗，吐血，肺痨咳血[95]。【纳西药】全草治风寒感冒，胃痛，头痛，肺痨咯血，盗汗，风湿关节炎，跌打损伤，毒蛇咬伤[164]。【土家药】红升麻：效用同大落新妇 A. grandis[7,84]，根茎治跌打损伤，风湿性关节炎，胃痛，肠炎[123]。【瑶药】毛钻山狗，血三七：根、茎治咯血，无名肿毒，跌打损伤，手术后疼痛[133]。【彝药】吉尼补，火烧药：根或全草治跌打损伤，腹泻，腹痛，烧、烫伤，感冒，风湿[106]。

Astilbe grandis Stapf ex Wils. [*A. austrosinensis* Hand. – Mazz.] 大落新妇(虎耳草科)。【苗药】毛三七：根茎治支气管炎，肠炎痢疾，跌打损伤[5]。【土家药】li¹ ce³ ku³ (利泽苦)，红升麻[123]，大疙瘩七[128]：根茎治跌打损伤[123,128][7]，风湿性关节炎，胃痛，肠炎[5,123]，寒气病，寒咯症，头昏头痛[128]，风湿骨痛，劳伤疼痛，小儿惊风，胃痛，腹泻[7]；根茎或全草治牙痛，关节痛，跌扑损伤，头晕[10,126]。

Astilbe longicarpa(Hayata) Hayata 长果落新妇(虎耳草科)。【台少药】He – rao(Tayal 族 Taroko)：果实治感冒[169]。

Astilbe rivularis Buch. – Ham. ex D. Don var. myriantha(Diels) J. T. Pan 多花落新妇(虎耳草科)。【阿昌药】淫羊藿：根茎治风湿，疝气[9,13,14,18,19]。【德昂药】山高粱：根茎治跌打损伤，风湿疼痛，慢性胃炎，胃炎寒疼，黄水疮流脓[160]。【哈尼药】十日晒[13]，野高粱，Neivqha seillaoq(能哈色劳)[143]：根茎治风湿性心脏病，外伤出血；根治风湿，疝气[13]，肺结核，肝炎，

红白痢疾[143]。【傈僳药】泥勒笔：根茎、全草治跌打损伤，手术后疼痛，慢性胃炎[166]。【羌药】chenndibo(橙的波)，山花七，野高粱：根茎治偏头痛，伤风感冒头痛[167]。【佤药】恭弟：效用同哈尼药[13]。【彝药】资豪能：根治不孕症[13]；根茎治跌打损伤，瘀血肿痛，子宫脱垂，久婚不孕[109]。【藏药】甲姿独洛玛保：根茎治风湿痹痛，感冒头痛，慢性胃炎，跌打损伤[22]。

Astraeus hygrometricum Pers. 硬皮地星(地星科)。【阿昌药】米克：效用同景颇药《德民录》。【白药】憨欺优，灰呼爸，谢尸：子实体、孢子粉治肺炎，湿疹，咽喉炎，鼻衄，口疮，外伤出血[17]。【德昂药】地泡：效用同景颇药[172]。【景颇药】地蜘蛛，Myishi：治气管炎，肺炎，咽痛音哑[172]。【纳西药】卡坡坡：效用同彝药[17]。【彝药】味尼：子实体、孢子粉治火烫伤，皮肤溃疡，湿疹[17]。

Astragalus acaulis Baker. [*A. litangensis* Bure. et Franch.] 无茎黄芪(豆科)。【藏药】塞嘎：花、果治腹水，体虚水肿，"培根"病，脾热，肺热，腹痛[13,22,34]，脾食积，肺炎[70]。

Astragalus adsurgens Pall. 斜茎黄芪(豆科)。【哈萨克药】ساسفقۇراي：根用于托疮生肌，利尿消肿[140]。【蒙药】效用同中国黄芪 A. chinensis[51]。

Astragalus altaicus Bge. 参见 Oxytropis altaica。

Astragalus balfourianus N. D. Simpson 长小苞黄芪(豆科)。【白药】根治体弱，贫血，子宫脱垂，脱肛，自汗[70]。【纳西药】根治久病气虚，体弱多汗，小儿疳积[164]。

Astragalus bhotanensis Baker 地八角(豆科)。【白药】全草治扁桃体炎，浮肿，牙疼，口鼻出血，麻疹[70]。【傈僳药】勒麦妞鲁刺，球花紫云英：效用同白药[166][70]。【藏药】ষর্ণশ(萨那台)：全草或花治各种水肿和排除各种毒病[25][70]。

Astragalus chinensis L. 中国黄芪(豆科)。【蒙药】华黄芪：种子治头昏眼花，腰膝酸软，遗精，早泄，尿频，遗尿[51]。

Astragalus chrysopterus Bunge [*A. chrysopterus var. wutaicus* Hand. – Mazz.] 金翼黄芪(豆科)。【藏药】塞赛尔[29]，塞色[24]：全草利尿，愈合血管[29]，治"木呆"病，血管破裂，痢疾[24]，鲜草外用治疮疖肿毒，疮伤[24,29]。

Astragalus complanatus R. Br 扁茎黄芪（豆科）《药典》。【蒙药】哈布塔盖－浩恩其尔：种子治头昏目眩，腰膝酸软，遗精，早泄，尿频，遗尿，带下[47,51]。【藏药】ཀ༔ (赛玛)[25,32]：全草、果实和种子治肾炎，尿闭，营养不良性水肿，风湿性关节炎，淋病[25]；种子治头晕眼花，肾炎，营养不良型水肿，风湿关节炎，腰膝酸软，遗精，早泄，尿频，遗尿，淋病[32]。

Astragalus degensis Ulbrich [*A. degensis* var. *rockianus* E. Peter] 窄翼黄芪（豆科）。【藏药】塞木：花治热病，水肿，烦闷，疮痈[13][70]；效用同多枝黄芪 A. polycladus[24]。

Astragalus ernestii Comber 梭果黄芪（豆科）。【藏药】塞色：花治木保病疼痛，血痢，创伤；鲜全株治疮痈[13]；效用同金翼黄芪 A. chrysopterus[24]。

Astragalus floridus Benth. ex Bunge 多花黄芪（豆科）。【藏药】 སྲད་ ཝེར། (萨赛尔)[21]：效用同金翼黄芪 A. chrysopterus[24,29]；根治虚弱自汗，盗汗，气虚浮肿，溃疡久不收口[29,36]；根外用治创伤；全草取汁涂疮[70]；全草治脉热，疮热，失血，浮肿，呼吸困难[21]；花、叶、根、果、全草治水臌，水肿，肺热，痢疾，脾病，便秘[27]。

Astragalus galactites Pall. 乳白花黄芪（豆科）。【藏药】སྲད་དཀར། (萨嘎尔)：全草或花治腹水，止肠痛；根治久病衰弱，慢性肾炎浮肿，痈肿疮疖，贫血[25]。

Astragalus gummifer Labill. 西黄芪胶树（豆科）。【维药】坎替拉[78]，كەترا (Ketira，开提拉)[75]：树胶治胃肠道秽浊，肠炎痢疾，肠痈肿，肾及尿道疾病[78]，肺燥干咳，咽喉干燥，声音嘶哑，肠道溃疡，尿道疮疡，小便灼热[75]。

Astragalus henryi Oliv. 秦岭黄芪（豆科）。【土家药】岩黄芪：根治体虚血少，自汗，盗汗[124]。

Astragalus hoantchy Franch. [*A. hedinii* Ulbrich.] 乌拉特黄芪（豆科）。【蒙药】乌日得音－好恩其日：根治创伤，内伤，脉热，跌扑肿痛[51]。

Astragalus josephii E. Peter 沙基黄芪（豆科）。【藏药】塞那：全草治腹水，体虚浮肿，疮疖[24]。

Astragalus kialensis N. D. Simpson [*A. forrestii* N. D. Simpson var. *minor* H. T. Tsai et T. T. Yu.] 苦黄芪（豆科）。【藏药】塞那：花、全草治腹水，体虚浮肿，疮疖[13,24][70]。

Astragalus licentianus Hand. – Mazz. 甘肃黄芪（豆科）。【藏药】塞益：全草治溃疡，胃痉挛，水肿，诸疮；外用熬膏治创伤[24]。

Astragalus mahoschanicus Hand. – Mazz. 马衔山黄芪（豆科）。【藏药】塞赛尔：全草用于利尿，愈合血管；外用治创伤[29]。

Astragalus melilotoides Pall. 草木樨状黄芪（豆科）。【藏药】苏巴达息：全草治咳嗽，耳聋[24,29]。【蒙药】扫帚苗：全草治风湿痹痛，四肢麻木[51]。

Astragalus membranaceus (Fisch.) Bge. 膜荚黄芪（豆科）《药典》。【朝药】황기(huāng gī，黄给)：全草治高血压，心脏病[9,90]；根治少阴人表热症，亡阳症，发热，恶寒，有汗证[83]，脾虚引起的所有病症[84]。【白药】根治体弱自汗，久泻，脱肛，子宫脱垂，慢性肾炎，体虚浮肿，疮口久不愈合[70]。【东乡药】黄芪：根治癫痫[10]。【哈萨克药】، الـتاى سار مياسى ：根治体虚自汗，肾炎，蛋白尿，水肿，贫血，体弱无力，腰膝酸软，皮肤瘙痒症，疮疖痈肿[142]。【满药】苏杜兰：根水煎当茶喝或放入鸡膛内煮食，吃鸡肉喝汤能补中益气，增强体力[11,39]。【蒙药】ᠬᠣᠨᠴᠢᠷ (Honqir，混其日)，ᠰᠢᠶᠠᠷ ᠰᠠᠷᠮᠠ (Xiar sardma，沙日－萨日德玛)[44,47]：根治金伤，内伤，子宫脱垂，跌打损伤，脉热症[44]，气短心悸，虚脱，自汗，体虚浮肿，慢性肾炎，久泻，脱肛，痈疽难溃，疮口久不愈合[47]，脏腑内伤，跌扑损伤，创痛，脉热[56]。【羌药】Rdege（氘德格），面七：根治自汗，血痹，浮肿，脾虚泄泻，气虚血脱[167]。【彝药】根治湿疹，乳汁缺乏，产后泻泄，痢疾[70]。【藏药】齐三冈卜涧[24]，塞晚[39]：根治久病衰弱，慢性肾炎浮肿，消化不良，贫血，自汗，盗汗，糖尿病，痈肿疮疖，痢疾，月经不调及带下[24]，创伤，狂犬病，小便不通[70]；根或全草治溃疡病，胃痉挛，水肿[39]；根或全草熬膏外用治创伤[39]。

Astragalus monadelphus Bunge [*A. luteus* Ulbrich.] 单蕊黄芪（豆科）。【藏药】塞晚[39]，龟卡[70]：根治溃疡病，胃痉挛，水肿[39]，创伤，狂犬病，小便不通[70]；根熬膏外用治创伤[39]。

Astragalus mongholicus(Fisch.) Bge. var. mongholicus(Bge.) Hsiao 蒙古黄芪（豆科）《药典》。

【朝药】根也作黄芪使用[10]。【鄂伦春药】挨母出哈：根治体虚自汗，肠风便血，气血双亏，慢性肾炎[161]。【蒙药】ᠬᠣᠩᠬᠢᠷ (Honqir，蒙古乐－混其日)，ᠱᠠᠷᠠ ᠰᠠᠷᠮᠠ (Xiar sardma，沙日－萨日德玛)：根治内伤，脉热，金创，跌扑肿痛[51]，效用同膜荚黄芪 A. membranaceus[44,56]。

Astragalus pastorius H. T. Tsai et T. T. Yü 牧场黄芪(豆科)。【藏药】花、叶、根、果、全草治水臌，水肿，便秘[27]。

Astragalus polycladus Bure. et Franch. 多枝黄芪(豆科)。【藏药】塞莫[29]，塞木[24]：花治热病，水肿，烦闷，疮热[24]，外用消炎[29]。

Astragalus pratii Simps. 小苞黄芪(豆科)。【藏药】塞色：治身疼，血痢，创伤，全草敷疮[70]；效用同金翼黄芪 A. chrysopterus[24]。

Astragalus sabuletorum Ldb. 流沙黄芪(豆科)。【哈萨克药】根用于体虚多病，慢性肾炎，自汗，盗汗[141]。

Astragalus sarcocolla Dym. 甜胶黄芪(豆科)《部维标》。【维药】ﻥﺰﻭﺭﻭﺕ (Enzrut，安则如提)[75]，安祖乳提[79]：树胶治关节疼痛，坐骨神经痛，迎风流泪，耳痛，耳道流脓[75]，气管炎，感冒咳嗽，大便秘结[79]。

Astragalus sinicus L. 紫云英(豆科)。【白药】全草治风痰咳嗽，喉痛，火眼，疔疮，带状疱疹，外伤出血[70]。【土家药】老鸦爪：全草治疔疮，喉痛，肝炎，营养性水肿，带状疱疹，外伤出血[123]。

Astragalus skythropos Bunge 肾形子黄芪(豆科)。【藏药】塞盎：治水肿，诸疮[70]；效用同甘肃黄芪 A. licentianus[24]。

Astragalus sungpanensis E. Peter 松潘黄芪(豆科)。【藏药】效用同多枝黄芪 A. polycladus[24]。

Astragalus tanguticus Batal. 甘青黄芪(豆科)。【藏药】塞完[29]，塞恩[40]：全草治溃疡病，胃痉挛，水肿，熬膏外用治创伤[29]，效用同甘肃黄芪 A. licentianus[24]；根及根茎治虚性水肿，下引腹腔积水[40]。

Astragalus tibetanus Benth. ex Bunge 藏新黄芪(豆科)。【藏药】齐三嘎保：根治表虚自汗，气虚血脱，消化不良，痈疽不溃及溃不收敛，水肿[24]。

Astragalus tongolensis Ulbr. 东俄洛黄芪(豆科)。【藏药】大牙甘[29]，赛窝达尔亚干[23]，搭牙甘[24]：全草治关节痛[29,32]，"黄水"病，胸腔瘀血，骨折，骨伤[22,24]，体虚自汗，久泄，脱肛，子宫脱垂，慢性肾炎，体虚浮肿，慢性溃疡，疮口久不愈合[32]；外用消肿止痒[29,32]，治痈肿疔毒，皮肤瘙痒[24]；叶、茎、花、果治头部骨折，骨松质，创伤[27]；根治脓胸，胸腔黄水病，关节痛，头部骨伤，骨折[6,22,23]；根及根茎治虚性水肿，下引腹腔积水[40]。

Astragalus tongolensis var. glaber Pet. – Stib. 光东俄洛黄芪(豆科)。【藏药】塞恩：根及根茎治虚性水肿，下引腹腔积水[40]。

Astragalus uliginosus L. [*A. nertschinskensis Freyn*] 湿地黄芪(豆科)。【朝药】개황기(gāi huāng gì，该黄给)：全草治浮肿，脾、胃疾病[9,90]。

Astragalus yunnanensis Franch. [*A. tatsienensis Bur. et Franch.*] 云南黄芪(豆科)。【藏药】塞嘎花(果实)[13]，塞完(全草)[29]，塞恩[40]：果治"培根"病，腹水，虚性水肿，腹痛[13,22,34]，脾热，肺热[22,34]；全草治溃疡病，胃痉挛，水肿；熬膏外用治创伤[29]，痰涎病，腹水，虚性水肿，脾热，肺热，腹痛[70]；花治"培根"病，腹水，虚性水肿，脾热，肺热，腹痛[34]；花、叶、根、果、全草治水臌，水肿，便秘[27]；根及根茎治虚性水肿，下引腹腔积水[40]。

Asyneuma chinense D. Y. Hong 球果牧根草(桔梗科)。【阿昌药】要洽：根治肺结核，糖尿病腹水[18]。【德昂药】刀布芦：效用同阿昌药[18]。【哈尼药】拖当哈沙：根治肺虚咳嗽，肺热咳嗽，小儿赢瘦[13]。【彝药】俄补史古，泡参：根治体弱，肺咳有血，产后无乳[106]。

Asyneuma fulgens (Wall.) Briq. 长果牧根草(桔梗科)。【哈尼药】拖当哈沙：根治肺虚咳嗽，肺热咳嗽，小儿赢瘦[145]。

Asystasia gangetica (L.) T. Ander. 宽叶十万错(爵床科)。【壮药】伤药，贼杰：茎叶治跌打瘀肿，子宫脱垂，脱肛[15]。

Atacamitum 绿盐 [卤化物类氯铜矿族矿物氯铜，主含碱式氯化铜 $2Cu_2(OH)_3Cl$]。【藏药】治眼目生翳，赤色昏暗，泪多脓多[31]。

Atalantia buxifolia(Poir.) Oliv. 酒饼簕(芸香科)。【黎药】东风桔，千政，狗桔刺：根或水煎加蜜糖治痢疾；狗桔痛(枝干因虫寄生膨大如痈)、冰糖治咳嗽；根治疟疾[153]。

Athene noctus (Scopoli) 纵纹腹小鸮（鸱鸮科）。【藏药】欧贝[22]，生夏[29]：肉、羽治精神病；脑治慢性支气管炎，久咳，止血[29]。

Athyrium wardii(Hook.) Makino 华中蹄盖蕨（蹄盖蕨科）。【畲药】鸡尾巴，墙春山鸡尾：带根茎全草治无名肿毒，毒蛇咬伤[146]。

Atractylodes lancea(Thunb.) DC. 茅苍术（菊科）《药典》。【朝药】土白术[9,89]，叩百克怵，토백출(tāo baik cùr, 涛掰白粗儿)[7]：根茎治太阳人表里证，治干呕噎，五噎烦闷[10]，胃肠病，风湿症，浮肿，食欲不振，胎动不安[7,9,89]，脾胃虚寒，胆湿内盛引起的各种疾病[84]，脘腹胀满，泄泻，水肿，脚气病，风湿痹痛，风寒感冒，夜盲症[268]。【鄂伦春药】挨母出哈，京苍术，茅山苍术：根治脘腹胀痛，寒湿吐泻，水肿，风湿痹痛，脚气痿躄，风湿感冒，雀目[161]。【蒙药】呼和 – 胡吉：根茎治食欲不振，泄泻，脚气，风湿痹痛，风寒感冒[51]，脘腹胀满，吐泻，水肿，痰饮，肢体与关节酸痛，夜盲症[47]。【维药】苍术：根茎治脘腹腹胀，食欲不振，风寒湿痹疼痛，呕吐，泄泻，痢疾，疟疾，胸闷气短，气管炎咳嗽，湿症水肿，风寒感冒[78]。

Atractylodes macrocephala Koidz. 白术（菊科）《药典》。【布依药】雅浩槐：根茎治上吐下泻[159]。【朝药】白术：根茎治不思饮食，消化不良，食后倒饱证和浮肿，食胀，黄疸，滞泄等证[10]。【仡佬药】zu³³ ŋao³³（又熬，黔中方言），wu⁵³xao⁵³（巫蒿，黔中北方言），pe³¹pe³¹ə³⁵p'e³⁵（边边央姣，黔西南多洛方言）：根茎研粉，温开水吞服，治胃痛[162]。【蒙药】查干 – 胡吉：根茎治脾虚食少，腹胀，腹泻，痰饮眩晕，水肿，自汗，胎动不安[47]。【苗药】于术，生晒术：根茎治脾虚食少，消化不良，痰饮水肿[98]。【纳西药】根茎治慢性腹泻，小儿久泻久痢，脾虚不进饮食，米谷不化，胎动不安，脾虚食少，倦怠少气，虚胀泄泻，痰饮水肿，黄疸，湿痹，小便不利，胎动不安，头晕，自汗，盗汗[164]。【土家药】茅菊参，白术[220]：根茎治脾虚食少，消化不良，慢性腹泻，痰饮水肿，表虚自汗，胎动不安[123]，脾胃虚弱，小儿单纯性消化不良，白带清稀[220]。【维药】白术：根茎治脾胃虚弱，不思饮食，腹内冷痛，呕泻温痢，水肿黄疸，风眩头痛，目泪风眼，

水肿胀满[78]。【瑶药】嘿短，白术：根茎治脾虚食少，倦怠，腹胀，水肿，消化不良，自汗[133]。

Atramentum Aromaticum 香墨（松烟、胶汁，冰片与香料等加工制成的墨块）。【蒙药】ᠪᠧ (Beh，铂和)[49]，（Beh）铂和，伯赫[56]：加工品治胃热，鼻衄，月经过多，创伤出血，脱发，黏热[49]，黄水病，经血淋漓[56]。

Atriplex sibirica L. 西伯利亚滨藜（藜科）。【藏药】喔萘：全草治疮伤[23]。

Atropa belladonna L. 颠茄（茄科）。【侗药】毛茄，刺茄：全草治胃十二指肠溃疡，胃肠炎，肾及胆绞痛[136]。【黎药】初托哼，野山茄：根治产后中风；根、红糖治眼角膜长息肉；小果治乙型肝炎[153]。

Atylotus miser (Szilady) [*A. bivittateinus Takahashi*] 双斑黄虻（虻科）。【藏药】夏章：雌虫全体消肿，通经；配伍则滋补，壮阳[24]。

Aucklandia lappa Decne. [*Saussurea costus (Falc.) Lipsch.*] 木香（菊科）《药典》。【阿昌药】握手南儿：根治胸腹胀痛，呕吐，泄泻，痢疾[18]。【布依药】槐桡：根粉末撒伤处治刀伤[159]。【朝药】木香：根治脾虚所致的不思饮食，消化不良，食后倒饱，气痰，中气，上气，气逆，气痛[10]。【傣药】板荒，板木（西傣）[9,62,64,71]：根治脘腹胀痛，便秘难下，头昏头痛，跌打瘀肿疼痛[9,62,63,64,71]，不思饮食[62,63,64]。【德昂药】南更骚[18,24]：根治胸腹胀痛，呕吐泄泻，痢疾[18,20]，白喉，龙病[20,24]，中寒，气滞，血病，肺炎，疮口不敛[20]，"培根"聚滞，疫疠，烦热，风性神经错乱(似癫痫)[24]。【景颇药】yonamnui：效用同阿昌药[18]。【傈僳药】木香，广木香：根治胸腹胀痛，呕吐，泻泄，痢疾，里急后重[166]。【蒙药】ᠷᠤᠳᠠ (Ruda，如达)[41,47]，沙波如达[47,56]：根治"希日"痞，血痞，"赫依"血相讧，肺脓肿，咳痰，"包如"病，胃痛，嗳气，呕吐，胃痧[41,56]，气喘，耳流脓，结喉[41]，胸腹胀痛，呕吐，腹泻，痢疾里急后重，气血不调，瘀滞积聚[47]，偏头痛，中耳炎流脓及黄水发热，喉肿音哑，吞咽困难[56]。【苗药】广木香，云木香：根治胃痛，腹痛，痢疾[98]。【纳西药】根治胃痛，一切气不和，走游痛，胸腹胀痛，呕吐，腹泻，痢疾，里急后重，食积不消，不思饮食[164]。【土家药】云木香：根治脘腹胀痛，胃痛，

腹痛，肠鸣泻泄，痢疾，里急后重[123]。【维药】قوستی（Qusti，库斯台）[75]，库斯他[79]：根治关节疼痛、瘫痪、面瘫，筋肌虚弱，脑虚健忘，胃寒纳差，气滞腹胀，气喘咳嗽，身虚阳痿，黑斑雀斑，肠虫[75]，腹胃寒痛，呕吐，关节炎[79]。【裕固药】云木香：根治痉挛性胃痛[10]。【藏药】ﾟ ﾟ（如达）[21,24]：根治龙病，白喉[21,24,27]，中寒，气滞，胸腹胀痛，呕吐泄泻[20,36]，血病，肺炎，疮口不敛[20,21]，"培根"聚滞[21,24]，疫疬，烦热，风性神经错乱[24]，寒疝[36]，温病，血病，破瘤，消肿，清热[27]，胃胀痛，热泻[21]。

Aucuba chinensis Benth. 桃叶珊瑚（山茱萸科）。【土家药】珍珠草，止血草：叶治高血压，烫伤，痔疮肿痛，果治骨折，跌打损伤[124]。

Aurichalcum 黄铜。【藏药】然干[27][11]：解毒，解水银毒，烟熏治眼病[27][11]，污垢涂抹治疱疹等皮肤病[27]，癣及疖疮[11]；黄铜表面黑渣治眼病[34]。

Auricularia auricula（L. ex Hook.）Underw. 木耳（木耳科）。【阿昌药】毛滚：子实体治气虚血亏，四肢抽搐，咯血，高血压，便秘[18]。【鄂伦春药】木沟[20]：治抽筋[20]。【哈尼药】Daoqma naqbol（刀玛那波），云耳，耳子：子实体治牙痛，血痢，鼻出血[143]。【景颇药】Maujon no：效用同阿昌药[18]。【土家药】黑木耳：子实体治肠炎，痢疾，肺虚咳嗽，肠风，痔疮，出血，血崩[124]，气虚血亏，咳嗽咳血，惊风症，崩血症（便血，痔血，子宫出血），五劳七伤，老年生疮久不收口，癌症[269]。【彝药】姆讷[101]：子实体治气虚血亏，体寒肢冷，肺虚咳嗽，咯血吐血，鼻衄崩漏，痔疮出血[109]，哮喘病，清洗肠胃，发热恶寒，肠风下血[101]。【藏药】莫若那布：子实体治肺虚咳嗽，脾虚泄泻[24]。

Auricularia delicata（Franch.）P. Henn. 参见 Laschia delicata。

Auricularia polytricha（Mont.）Sacc. 毛木耳（木耳科）。【瑶药】硬木耳：子实体治高血压，肺结核，久病体虚，噎膈，痔疮出血[133]。【彝药】姆讷，云耳：子实体治哮喘病，清洗肠胃，肠风下血[104]。

Aurum 金（有色金属金）。【蒙药】ᠠᠯᠲᠠᠨ（Nismel alt，尼苏木勒—阿拉塔），金箔：薄片与硫黄、硼砂闷煅用治年迈虚劳，体弱，珍宝中毒[44]。【维药】阿勒通，再海甫[79,80]：治心、脑、胆、胃、肝、脾、肾、膀胱等处虚症，壮阳，幻觉孤癖，忧愁多虑，头晕昏迷，各种痔疮，麻风病，血菌痢，腹泻，眼部疾病，止牙痛，口臭，坏疽性溃疡，瘫痪，炎症，脱发，脱皮，跨部疼痛及身体黑白斑[80]，神经衰弱，心脏病，吐血[79]。【彝药】生金[10]，姆讷[101]：治黄疸型肝炎，痨病，走胆，风疹，肝炎[10]；效用同木耳[101]。【藏药】གསེར（赛尔）[21,25]，色尔[23,34][11]：用于长寿缓老[34]，延年益寿[21]，其毒性可导致不育[25,27]，治各种宝石中毒[21,25,34]，惊痫、癫狂、心悸、火毒诸证[31]，体虚，增强"坐台"、"常觉"等贵重药的疗效，也是珍宝药不可缺少的毒八金属之一[21]；烧红淬入水中，饮水治小儿惊风[24,34]，老年体虚，珍宝中毒[23][11]。

Avena chinensis（Fisch. ex Roem. et Schult.）Metzger 莜麦（禾本科）。【蒙药】种子治腹脘胀满，体倦乏力，大便溏泻[51]。

Avena fatua L. 野燕麦（禾本科）。【蒙药】乌麦：全草治虚汗，崩漏，吐血，便血；种子治虚汗不止[51]。【畲药】鬼麦：根、果实治盗汗，多尿，白带，糖尿病[147]。【瑶药】黑勉，浮小麦：全草及种子治吐血，便血，盗汗，小儿消化不良，牙痛[133]。【彝药】祝阿拉[105]，雀麦[104]，厦诗[101]：全草、种子治哈都（乌头）中毒，农药中毒，风湿腰痛，中暑，肺结核，体虚弱，红崩[105]；全草治身体虚弱，肺痨体瘦，咯血，出汗多，风湿痛[101,104]，妇女崩漏，腰扭伤，草乌中毒[101]。【藏药】达干[22,24]：果实治喉头病，皮肤病[22]，清热，止痒[24]。

Avena sativa L 燕麦（禾本科）。【蒙药】达干：种子治体虚多汗，心烦失眠[51]。【彝药】祝阿拉：全草、种子治都拉中毒，农药中毒，风湿腰痛，中暑，肺结核，体虚弱，红崩诸症[105]。【藏药】ད་ཀན་达干[22]：果实治喉头病，皮肤病[22,25]；全草治吐血，血崩，白带，便血，自汗，盗汗[32]。

Averrhoa carambola L. 杨桃（酢浆草科）。【瑶药】栎浆：果实治消化不良[15]。【壮药】raggofiengz（壤棵纺），酸五棱：根治哱疬（疬积），心头痛（胃痛），贫痧（感冒），隆白呆（带下），发旺（风湿骨痛），遗精[120]。

A

Azolla pinnata R. Br. subsp. asiatica R. M. K. Saund. et K. Fowler [*A. imbricata* (Roxb.) Nakai] 满江红(满江红科)。【侗药】雷哑：全草治麻疹，风湿疼痛，烧伤[135,138]。【畲药】红苹，仙女散花：全草治热感冒[146]。

Azurite 蓝铜矿 [碳酸盐类矿物蓝铜矿，主含 $Cu_3(CO_3)_2(OH)_2$]。【藏药】听俄[24]：治肾炎[24,34,34][11]，尿频，肠病[34][11]，肾脏疾病，排尿困难，筋骨损伤和僵直[24,27]，拘挛，催吐[27]，痰痛，折跌肿痛，目痛，目翳，金疮不瘳[31]，黄水引起的麻风病，皮肤瘙痒[23]。

B

Baccaurea ramiflora Lour. 木奶果（大戟科）。
【**傣药**】嘛吷（西傣）[13]、编少阔[65]、麻飞果[9,14,71]：
茎皮、果止咳，止喘，解菌毒，治产后消瘦，恶
露不净，食欲不振，稻田皮炎[9,13,14,65,71]；树皮、
果实、树叶治小儿高热抽搐，脚癣，脚气，过敏
性皮肤炎，皮肤瘙痒，腹痛，腹泻，泻下红白，
食物中毒，薹子中毒[63,64]。【**基诺药**】生齿：根治
痢疾[163]，瘀症[3]；树皮或根解菌类中毒[259]。
【**黎药**】初香，蒜瓣香，算盘果：根水煎服，果捣
烂敷患处，治黄疸型肝炎，肠炎，皮肤脓疮[153]。

Baeckea frutescens L. 岗松（桃金娘科）。【**瑶
药**】puotc ndau zongh（朴捞总）[132]，扫地松[132]，nya-
saujbaet（牙皂笨）[117,118]：根及枝叶治瘀症（感冒发
热），风心病，腹痛，肠炎腹泻，小便不利，食
滞，风湿骨痛，避孕；枝叶外用治皮肤湿疹，皮
炎，脚癣，虫蛇咬伤，滴虫性阴道炎[132]；带花果
的叶和枝叶治发旺（风湿骨痛），头痛，火眼，林
得叮相（跌打损伤），泄泻，肝硬化，额哈（蛇
伤），肉扭（淋证），贫痧（感冒），能含能累（湿
疹），隆白呆（带下）[117,118]；挥发油（Youzsauj -
baet，有皂笨）治贫痧（感冒），能含能累（湿疹），
额哈（蛇伤）[117]。

Baihuahui 百花灰。【**朝药**】백화재（bāi huā
zài，掰花在）：治金疮，止血，生肌[86]。

Balanophora harlandii Hook. f. ［ *B. henryi*
Hemsl.］葛菌（蛇菰科）。【**苗药**】Ngoub xud（购俗，
贵州松桃），葛麻菌[91]，给济[14,94]：全草治咳嗽
咯血，血崩，肠风下血[91,94]，痔疮肿毒，梅毒，
疔疮，小儿阴茎肿，风热斑疹[91]，阴茎感染，跌
打损伤，风湿性关节炎，子宫脱垂，痒疮，小儿
麻痹[14]。

Balanophora indica (Arnott) Griffith ［ *B. fun-
gosa* subsp. *indica* (Arn.) Hansen］印度蛇菰（蛇菰
科）。【**傣药**】马郎拎[62]，比邻（西傣）[63]，鹿仙
草[271]：全草治阳痿，遗精，早泄，崩漏，痔
疮[60,62,63][1095]，周身乏力，性欲冷淡，腰膝冷痛，
咳嗽，咯血，疔疮，头昏失眠，烦躁易怒[62]，痛

经[60,63][1095]，肾虚腰痛，小便不利，头目昏晕，
肺热咳嗽，虚劳久咳，咳吐脓血，胆汁病，胃脘疼
痛，呕血吐血，饮酒中毒，疔疮[60][1095]，癥疹[60]，
肝炎[62,63]，肝硬化腹水[62,63][271]，消化道出血，闭
经，堕胎，肺癌，皮肤病[63]。【**拉祜药**】蛇菰，葛
薹，树薹子：全草治肝炎[150][72]，肝硬化腹水，
消化道出血，阳痿，痛经，头昏晕，风热癥疹，
肺热咳嗽，吐血，血崩，痔疮，指生蛇头疔疮，
小儿阴茎肿，肠风下血[150]。

Balanophora involucrata Hook. f. 筒鞘蛇菰
（蛇菰科）。【**白药**】九子不离母[17]，木山子（剑川
白）[14]，红缎子（云龙白）[14]：全草治阳痿，神经官
能症，慢性肝炎，消化道出血，月经过多[14,17]，
胃痛，跌打损伤，风湿性水肿[17]，外伤出血[14]。
【**傈僳药**】菜斧美其：全草治胃气痛，黄疸病，痔
疮[166]。【**纳西药**】芪菖[14]，万圣菌[164]：全草治月
经不调，肾虚腰痛，百日咳，白内障，滑
精[14,164]，神经衰弱，慢性支气管炎，内外出血，
肿痛，扁桃体炎，疝气[14]，妇女不孕[164]。【**羌
药**】bbenyeawo（不列哦），寄生黄：全草治胃气痛，
黄疸，痔疮；全草外用治刀伤出血[167]。【**土家
药**】xi[1]ke[1]ba[2]de[1]（席科巴地），文王一支笔，借母
怀胎：全草治咳嗽咯血，血崩，痔疮肿痛，头晕
胃痛[123,127]，咳咯，肚腹胀痛，摆红病（俗名崩
红，类似功能性子宫出血），跑马症（遗精）[128]。
【**彝药**】菜斧美其[166]，漆西诗，寄生黄[104]：全草
治胃气痛，黄疸病，痔疮[166]，阳痿，遗精，肾虚
腰痛，月经不调，不孕症，便血，尿血[101,104]，感
冒，痢疾，食物中毒[17,101]。

Balanophora japonica Makino. 日本蛇菰（蛇
菰科）。【**苗药**】Ngoub xud（购俗）：全草治黄疸，
痔疮，阳痿[95]。【**土家药**】鸡心七，文王一支笔，
借母怀胎：全草止血，生肌，镇痛[270]，治肝炎，
肝阳上亢，头痛，胃痛，心绞痛，肾虚腰痛，痔
疮，慢性支气管炎，胃及十二指肠溃疡，外伤出
血，又可解酒毒[127]。【**瑶药**】naangh jiou（囊交）：
全草治风热斑疹，肺热咳嗽，吐血，便血，血崩，

痔疮，肿瘤，蛇头疮，小儿阴茎肿痛⟨130⟩。

Baliospermum calycinum Müll. Arg. [*B. effusum* Pax et Hoffm.] 云南斑籽木（大戟科）。【傣药】保冬爹，保冬典（西傣）：根、树皮、叶治跌打损伤，骨折，蛔虫病，黄疸型肝炎⟨9,13,14,64,65,67,68,74⟩，风湿骨痛，肢体麻木⟨63,64⟩，黄疸病⟨64⟩，胃脘胀满，胁肋作痛⟨63⟩。【拉祜药】根、叶治蛔虫症，黄疸型肝炎，杀水稻虫，玉米虫⟨151⟩。

Bambusa bluneana J. A. et J. H. Schult. f. 箣竹（禾本科）。【黎药】东现，郁竹，大勒竹：根治坐月中风⟨153⟩。

Bambusa emeiensis L. C. Chia et H. L. Fung. [*Sinocalamus affinis*(Rendle) Meglure] 慈竹（禾本科）。【藏药】律嗯测哇：竹液治胸腔疮热，妇科病旧热，肾气不固⟨40⟩。

Bambusa pervariabilis McClure 撑篙竹（禾本科）。【壮药】竹心：卷而未放的幼叶调龙路，通水道，清热毒，治口渴，口糜舌疮，心悸，肉扭（淋证），狠风（惊风），鹿裂（吐血），衄血，埃病（咳嗽），呃逆⟨120⟩。

Bambusa textilis McClure 青皮竹（禾本科）《药典》。【蒙药】ᠬᠣᠯᠤᠰᠤᠨ ᠵᠤᠭᠠᠩ（Huolsen zhugang, 霍鲁森—竹岗）：分泌物（天竺黄）治肺热，肝热，肺刺痛，肺痨，气短，咳嗽，胸闷，气喘，肺脓疡，感冒，黄疸，骨折，伤热⟨43⟩。【维药】تاباشر（Tabasher, 塔巴西尔）：茎秆内的流液自然干燥后凝结而成的块状物治湿热性腹泻，痢疾，遗精，早泄，白带增多，热性心虚，心悸，肝虚，恶心呕吐，糖尿病，口渴，发热，血液质性痔疮⟨75⟩。【藏药】牛吉冈：被寄生的竹黄蜂咬洞后的伤流液凝结的块状物，治疮伤炎症，热毒附骨，疫疠⟨23⟩。

Bambusa tuldoides Munro 青秆竹（禾本科）《药典》。【朝药】오죽（āo zùk, 奥诅克）：茎秆的中间层治太阴人肺热咳嗽，咳痰黄稠，咽喉病⟨83⟩，太阴人大热痰证，胃热呕吐⟨84⟩。【侗药】竹衣，竹絮：茎治痰热咳嗽，胆火挟痰，烦热呕吐⟨136⟩。

Bambusa vulgaris Schrad. ex J. C. Wendl. [*B. vulgaris* Schrad. var. *striata* Gamble.] 龙头竹（禾本科）。【傣药】埋闪罕：茎治黄疸，眩昏，小便热涩疼痛⟨62-64⟩。

Bambusicola thoracica (Temminck) 灰胸竹鸡

（雉科）。【维药】ﻚﻴﻠﻛ ﻯ（Keklik, 开克里克）：肉治脑虚，心虚，肝虚，瘫痪，面瘫，身瘦体弱，性欲减退⟨75⟩。

Baphicacanthus cusia (Nees) Bremek. [*Strobilanthes cusia*(Nees) O. Kuntze.] 马蓝（爵床科）《药典》。【白药】纳⟨14⟩，蓝靛叶，马蓝⟨17⟩：根、叶治扁桃腺炎，痈肿疔毒，淋巴节炎，喉炎，菌痢，胆囊炎，腮腺炎，口腔炎，头晕，头痛，发热，咳嗽，跌打，疮疖，疼痛⟨14⟩；叶治流行性乙型脑炎，流行性感冒，肺炎，急性肝炎，热病发斑，疔疮肿毒，蛇咬伤⟨17⟩。【布朗药】列：治腮腺炎，扁桃体炎，口腔炎，痢疾⟨8⟩。【朝药】판람（pān lām, 潘啦母）：叶中的干燥色素（青黛）解诸药毒，治小儿诸热，惊痫发热，天行头痛寒热，热疮，恶肿，金疮，下血，蛇犬等毒⟨86⟩。【傣药】皇曼，哈唤（德傣）⟨63,64⟩，皇慢（西傣）⟨65⟩：全株治高热不退，腮腺、颌下淋巴结肿痛，痔疮肿痛出血⟨62-64⟩[1090]，头晕头痛，发热、咳嗽⟨9,71⟩，热风毒邪所致的咽喉肿痛，水食不下⟨63,64⟩[1090]，咯血⟨62⟩；根、叶用于消炎杀虫⟨65⟩，防治流脑，乙脑，流感，治高热，腮腺炎，扁桃腺炎，口腔炎，痢疾，血吸虫病，蛇咬伤⟨9,74⟩，遗尿症⟨69⟩；根治头晕头痛，发热咳嗽⟨9,13,72⟩；根和根茎治急性黄疸型肝炎，传染性肝炎，流行性腮腺炎，流行性乙型脑炎，肺炎[271]。【侗药】马兰：全草治流感，流脑，麻疹，口腔炎，疮毒，脑膜炎，肺炎，感冒发烧，咽喉炎，妇女产后腰痛，腮腺炎，跌打损伤⟨15⟩。【哈尼药】马蓝：全草治感冒[875]。【基诺药】迷帕帕迷：根及根茎治骨质增生口腔炎，腮腺炎，扁桃体炎，感冒发热⟨10⟩；叶捣烂外敷治骨质增生，煎服治口腔炎，腮腺炎，扁桃体炎[163][3]，感冒发热⟨163⟩。【傈僳药】马兰，很莫：根及根茎治流感，流脑，乙脑，肺炎，丹毒，热毒发斑，神昏吐衄，咽肿，痄腮，火眼，疮疹、疮毒⟨166⟩。【毛南药】ta³³ lu²²（它路）：根治外感风寒⟨155⟩。【苗药】Reib max lanx dand（锐马兰单），Jab eb nix（加欧你）：根、叶治热毒引起的脓肿，腮腺炎⟨92,95⟩，热经、快经、哑经引起的发烧，大汗⟨92⟩。【土家药】蓝靛根：根治腮腺炎，咽喉肿痛，热毒发斑⟨124,125⟩。【佤药】尼纳：根、叶防治流脑，乙脑，流感，腮腺炎，扁桃腺炎，扁桃体炎，口腔炎，痢疾，蛇咬伤⟨168⟩。【瑶药】domh gemh（铜钳），马

兰，南板蓝根：根及叶治流脑，乙型脑炎，高热斑疹，咽痛，肺炎，气管炎，急性传染性肝炎，吐血，衄血，牙龈出血，口腔炎，腮腺炎，丹毒，毒蛇咬伤[130]。【壮药】长生藤，棵松[15]，Gohungh（棵烘）[117]：全草治丹毒，贫痧（流感，上呼吸道感染），流脑，航靠谋（疟腮），货烟妈（咽喉炎，口腔炎，扁桃体炎），能蚌（肝炎），红眼病，血热身痒[117]。

Barite 重晶石。【藏药】用作胃肠伦琴射线的检查，诊断胃肠的一些疾病[31]。

Barleria cristata L. 假杜鹃（爵床科）。【白药】地狗胆：全株清肺化痰，止血，截疟[17]。【傈僳药】念毕古莫：全株治蛇伤，关节痛[166]。【壮药】棵怀蒿：根治小便淋痛[15]。

Barleria lupulina Lindl. 花叶假牡鹃（爵床科）。【傣药】比朵南（西傣）：全株治跌打瘀肿[14,65]，鸡眼[13,14]，跌打损伤，痛肿，外伤出血，毒蛇咬伤，犬咬伤；叶治跌打瘀肿[9,13,71]，续筋接骨[9,71,72]；根、叶或全株治体弱多病，不思饮食，跌打损伤，骨折，风寒湿痹证，肢体关节酸痛，屈伸不利，鸡眼[62]。

Barleria prionitis L. 黄花假杜鹃（爵床科）。【傣药】比朵郎（西傣）：叶治跌打瘀肿，拔刺，续筋接骨[9,14,62,65,72]，黄疸，风寒湿痹证，肢体关节酸痛，屈伸不利[62]；鲜叶消肿散瘀，续筋接骨，治跌打瘀肿，骨折，拔刺；根治咳嗽，牙痛；外用治痔疮[13]；全株治跌打瘀肿，续筋接骨，拔刺[9,71]。

Basella alba L. [**B. rubra L.**] 落葵（落葵科）。【白药】藤七，落葵，藤菜：全草治痢疾，阑尾炎，大便秘结，膀胱炎，豆疹，肿毒，乳头破裂；外用治骨折，跌打损伤，外伤出血，烧、烫伤[17]。【傣药】帕邦（西傣）[13]，土三七（德傣）[62]：根治腹痛腹泻，痢疾[9,13,14,63,64,65,71,72]，腮腺炎，身体逐渐消瘦[9,13,14,65,71,72]；食欲不振，体弱多病[63,64]；果治跌打损伤[69]；全草治跌打伤，骨折，风湿性关节痛，大便秘结，膀胱炎[9,74]。【哈尼药】仨脐期妮：珠芽治久病体弱，头晕，骨折，跌打瘀伤，疖肿[145]。【纳西药】藤三七：叶或全草治跌打损伤，骨折，大便秘结，多年下血，多发性脓肿，咳嗽，小便短涩，痢疾，便血，斑疹，疔疮，手脚关节风湿，阑尾炎，外伤出血[164]。

【瑶药】片象，一品红：全草治血山崩[15]。【彝药】藤及珠芽治食积气滞，胃寒疼痛，腹胀气臌，便溏腹泻[109]。【壮药】旦锋，勒奔，麻便：茎、叶治跌打肿痛；全草治小儿麻痹后遗症，慢性咽喉炎，慢性肠炎，急性阑尾炎；捣烂敷患处治跌打肿痛，下肢溃疡；外用治烧伤[15]。

Bassia dasyphylla (Fischer et C. A. Meyer) Kuntze 雾冰藜（藜科）。【蒙药】乌斯特－哈姆哈格：全草治头皮屑[586]。

Batrachuperus pinchonii David 山溪鲵（小鲵科）《部藏标》。【阿昌药】张朵：全体治肝胃气痛，跌打损伤，骨折[13,18]。【德昂药】麻阿绞：效用同阿昌药[13,18]。【景颇药】Sumgvu：效用同阿昌药[13,18]。【蒙药】ᠭᠣᠷᠬᠢᠨ᠎ᠠ ᠰᠡᠭᠦᠯᠮᠡᠬᠢ（Gorhennie segulme-hi，高日很乜－色古勒么黑），ᠳᠠᠵᠢᠳ（Dajid，达吉德）：全体（去掉头泡黄酒后炒黄用）治遗精，阳痿，早泄，肾寒，腰腿酸痛，尿频[45,46]。【纳西药】捉习：全体治肠胃不适，饱胀多嗝，消食化积，肝胃气痛，跌打损伤[14]。【羌药】Zizhong（资忠），恩格日，活活鱼：全体治心腹气痛，胸肋痛，骨折，跌打损伤，肝胃气痛，脾弱血虚[167]。【彝药】羌活鱼，秉氏鱼[107]，苏黑[101]：全体治上腹痛，肚子痛，下腹气痛，风湿疼痛；胆治上腹心、胆、胃痛[101,102,107]，疝气痛，风湿痛，久病体虚[101,102]，心口痛（胃脘痛）[32]；鱼肉泡酒治上腹痛，研末冲服治下腹气痛[101,102]。【藏药】ᒋ᠋ᠡᠡ᠋ᠡᠡᠡᠡ（岗白）[21]，龙藏[2]，刚白[24]：去内脏全体治血虚脾弱[2,24,27,34]，肾寒阳痿[2,21]，跌打损伤，骨折，肝胃气痛[2]，产后体弱，小儿慢性腹泻，疳积，虚劳喘咳[24,27,34]。

Batrachuperus tibetanus Schmidt 西藏山溪鲵（小鲵科）《部藏标》。【藏药】ᒋᠡᠡ᠋ᠡᠡᠡᠡᠡ[2]，ᒋᠡᠡᠡᠡᠡᠡᠡ（龙藏），gangbai（刚白）[30]：去内脏的全体治跌打损伤，骨折，肝胃气痛，血虚脾弱及肾寒阳痿，尤其对胃病有较好的疗效[2,25,30]；肉治跌打损伤，骨折，肝胃痿气痛，血虚脾弱，肾寒，阳痿，产后体虚，小儿慢性腹泻，疳积，虚劳喘咳[22]，久病虚损肾脏[23]；脑、胆汁外用治头疮[23]。

Bauhinia aurea H. Lév. 火索藤（豆科）。【布依药】重牙傲课：根或茎治中风，口鼻歪斜[159]。【哈尼药】红毛藤，Nisav（尼沙），羊蹄甲：根皮治肾炎，黄疸型肝炎；鲜品、花治吐血，尿血，泌尿道感染[143]。

Bauhinia brachycarpa Wall. ex Benth. ［*B. faberi* Oliver.］鞍叶羊蹄甲（豆科）。【白药】夜关门，蝴蝶风，鞍叶：根治腹泻，神经官能症，筋骨疼痛；外用治颈淋巴结结核；叶、幼枝治天泡疮，顽癣，皮肤湿疹，疮痈溃烂，烧烫伤[17]。【侗药】交贝，马鞍叶：根治小儿疳积，遗尿[15]；叶治肾虚脱肛，子宫脱垂，头晕等[135]。【哈尼药】Laqbi biqssaq（拉比比然），马鞍花，马鞍叶：花、根、茎治风湿痛，跌打损伤，胃痛，头晕，目眩，耳鸣，小儿疝气[143]。【纳西药】干燥嫩枝治筋骨疼痛，疝气腹痛，百日咳，盗汗，遗精，夜尿多，心悸失眠，跌打损伤[164]。【彝药】丕米里[13]，姆鹅唯[101]：根、叶治癫狂症，心慌心悸，烦乱，语无伦次[13,101,103]，痢疾，崩漏[101]；花治目昏，目眩，耳鸣，小儿疝气[13]，神经官能症，风湿疼痛，跌打损伤[111]，癫狂症，心悸，烦躁[34]。

Bauhinia championii（Benth.）Benth. 龙须藤（豆科）。【侗药】交呀[15]，Nyaenl dinl liees（尼登林）[137]：根或老茎治胃痛，痢疾，番抖（跌伤），挡朗（骨折），挫缝刀任（伤筋）[15,137]；藤茎治番抖（跌伤），挡朗（骨折），挫缝刀任（伤筋）[137]，防治骨折愈合后麻木[7,25]。【毛南药】bjeu³ in⁵（苗舣）：治风湿性关节炎，腰腿痛，跌打损伤，胃痛，小儿疳积，病后虚弱[156]。【苗药】嘎芭萨勇：藤茎治骨折，黄疸[96]。【仫佬药】秒音：根或老茎治胃痛，老人病后虚弱[15]。【畲药】龙须藤：茎、藤、根治风湿性关节炎，腰腿痛，痢疾，胃痛，跌打损伤[10,147]。【土家药】列巴地，羊甲木，九龙藤：根、茎藤治寒气病，跌打损伤，肚腹胀痛，疳积症[128]。【瑶药】不言对，埔痕梅，九龙藤：根或老茎治月经不调，吐血，肝痛，胃及十二指肠溃疡，老人病后虚弱，风湿关节痛，腰痛，跌打损伤；根捣烂搽患处治毒蛇咬伤[15]，慢性肾炎，月经不调，产后虚弱[6]；藤茎属风打相兼药，治心胃气痛，慢性胃炎，胃及十二指肠溃疡，月经不调，吐血，肝痛，毒蛇咬伤，风湿痹痛，跌打肿痛，病后虚弱[132]。【壮药】棵狗烟，扣收烈，燕子尾：根或老茎治胃痛，风湿关节痛，腰痛，跌打损伤，神经衰弱，瘫痪[15]；藤茎治发旺（风

湿骨痛），夺扼（骨折），心头痛（胃痛）[117]。

Bauhinia delavayi Fr. 薄荚羊蹄甲（豆科）。【傣药】茎藤治风湿性心脏病，风湿性关节炎，小儿惊风[9,73]。

Bauhinia glauca（Wall. ex Benth.）Benth. 粉叶羊蹄甲（豆科）。【苗药】都巴保，蛙梦盖能罗：根或茎叶治咳嗽咯血，吐血，遗尿[94]。【瑶药】过江龙[15]，羊蹄风，夜关门[133]：枝叶或全株捣烂冲洗米水洗患处或水煎洗患处治皮肤湿疹[15]；茎、根治咳嗽吐血，风湿痛，癫痫，大肠下血，子宫脱垂，遗尿，白带，红崩[133]。

Bauhinia glauca（Wall. ex Benth.）Benth. subsp. tenuiflora（Watt. ex C. B. Clarke）K. Larsen et S. S. Larsen 薄叶羊蹄甲（豆科）。【阿昌药】羊蹄薄：效用同德昂药[18]。【布依药】凹柏害，夜关门：根及叶治遗尿[159][223]。【德昂药】提列：治睾丸肿痛，阴囊湿疹[18]。【仫佬药】çi⁵³ taŋ⁵⁵ e⁵⁵（希挡也，黔中方言），le³¹ fe⁵⁵ tu³¹ la⁵⁵ me¹³（列弗都拉米，黔中北方言），mie³¹ ke⁵⁵ tu³¹ xə³⁵（米改都扁害，黔西南多洛方言）：根及叶适量，煎水服，治小儿夜尿[162][223]。【景颇药】Myangqi haqbvun：效用同德昂药[18]。【苗药】Ndut bad beus（都巴保，贵州铜仁），Uab mongb ghait nend liob（蛙梦盖能罗，贵州黔南），Deut chik jax（斗吃甲，贵州毕节）：根或茎叶治咳嗽咯血，吐血，遗尿，尿频，白带，子宫脱垂，痢疾，痹痛，疝气，睾丸肿痛，湿疹，疮疖肿痛[91]；根及叶排风定惊，补虚，治遗尿[95][223]，腰痛，痢疾，风湿痹痛[97,98]。【纳西药】根或根茎治细菌性痢疾，咳嗽咯血，大肠下血，崩漏，白带，遗尿或夜间尿多，子宫脱垂，风湿痹痛，痢疾疝气腹痛，睾丸肿痛，癫痫，阴囊湿疹[164]。【土家药】lie³ba¹de¹（列巴地）[128]，双肾藤[129]：根、叶治腰痛，痢疾，血崩，睾丸肿痛，遗尿，小儿疳积，咳嗽，肝炎，白带[129]；根、藤茎治遗尿症，便血，风气病[128]；根、全草治疝气，睾丸肿痛，阴囊湿疹，风湿痛，跌打损伤，劳伤腰痛，痢疾，咳嗽，吐血，咯血，衄血，崩漏[123]；叶和荚果治肾虚，月经不调，不孕症[10]。【瑶药】龟藤：根治痢疾，疝气，阴囊湿痒，睾丸肿痛，劳伤腰痛，疮疖肿痛[133]。

Bauhinia japonica Maxim. ［*B. kwangtungensis* Merr.］日本羊蹄甲（豆科）。【黎药】维趋琅：

B

枝叶止痒止血《154》。【土家药】huo bao yei（合包叶）：荚果、叶治肾虚，月经不调，不孕症《126》。

Bauhinia ornata Kurz. var. kerrii (Gagnep.) K. Larsen et S. S. Larsen 褐毛羊蹄甲（豆科）。【傣药】嘿赛仗（西傣）：藤茎治皮癣，疗疮脓肿，湿疹，风疹，麻疹，水痘，麻风病《59》。

Bauhinia pyrrhoclada Drake 红毛羊蹄甲（豆科）。【壮药】虎合，大叶夜关门：根治胃痛；叶治伤口溃疡《15》。

Bauhinia variegata L. 洋紫荆（豆科）。【白药】羊蹄甲，老白花：根治咯血，消化不良《17》；树皮治消化不良，急性肠胃炎《17》《590》；叶治咳嗽，便秘；花治肝炎，肺炎，支气管炎《17》。【傣药】埃朽《65》，扭丝树（西傣）《9,13,14,71,72》：根、皮、叶治湿疹溃烂，溃烂，刀伤，生肌，愈口《9,13,14,65,71,72》，消化不良性腹泻，肠炎痢疾《9,13,14,71,72》；树皮治皮肤瘙痒，斑疹，疥癣，湿疹，疔疮痛疖脓肿，毒虫咬伤，咳嗽，咯血，腹痛腹泻，赤白下痢，消化不良，腹泻，外伤出血《62》《590》；树皮、花治消化不良，急性胃肠炎，肝炎，肺炎，气管、支气管炎，肺热咳嗽《9,63,74》。【哈尼药】夜合花，Yilhe alyel（依合阿也），老白花：根治消化不良；叶治肺热咳嗽，便秘；花治胃热，头昏失眠《143》。【傈僳药】羊蹄甲，老白花，败花：根、树皮及花治咯血，消化不良，咳嗽，肺炎，肝炎《166》《590》。【佤药】老白花，白花羊蹄甲：树皮、花治消化不良，急性胃肠炎《168》；效用同白族药《590》。

Bauhinia variegata var. candida (Roxb.) Voigt. 白花洋紫荆（豆科）。【傣药】楠秀（西傣）：树皮治风疹，湿疹瘙痒，疮疡肿毒，麻风病皮肤溃烂，风火咳嗽咯血，紫癜，冷热泄泻，腹痛下痢，外伤出血《59》。

Beaumontia grandiflora Wall. 清明花（夹竹桃科）。【傣药】沙保龙囡《65》，刹抱龙（西傣）《14》：根、叶用于祛风湿，散瘀，活血，接骨《65》，治骨折，跌打损伤，风湿性腰腿痛，腰肌劳损，风湿性关节炎《9,13,14,63,74》；藤茎治风湿痹痛，颈项强痛，腰膝疼痛，跌打损伤，骨折，疔疮脓肿，皮肤瘙痒《60》。

Beaumontia murtonii Craib 思茅清明花（夹竹桃科）。【傣药】嘿下保聋龙：根、叶治风湿，跌打损伤《65》。

Beauveria bassiana (Bals. – Criv.) Vuill. 白僵菌（丛梗孢科）。【苗药】岗阿大：感染蚕幼虫致死的干燥体用于口眼歪斜，惊风抽搐，偏正头痛，喉咙肿痛《91》。

Beesia calthifolia (Maxim. ex Oliver) Ulbrich 铁破锣（毛茛科）。【白药】滇豆根，山豆根：根茎治风热感冒，风湿骨痛，目赤肿痛，咽喉痛；外用治疮疖《17》。【傈僳药】单叶升麻，阿甲俄：根茎治风寒感冒，风湿关节痛，跌打损伤，红白痢疾及咽喉肿痛《166》。【纳西药】铁破锣：全草治扁桃体炎，咽喉肿痛，慢性气管炎，关节炎，牙痛，关节疼痛《164》。【土家药】岩蜂子，拐枣七，落地还阳：根茎治心气痛，风湿疼痛《17》，目赤肿痛，咽喉红肿，痢疾，关节疼痛《124》；外用治痈疽《17》。

Begonia acetosella Craib 无翅秋海棠（秋海棠科）。【白药】酸味秋海棠：全草治妇科疾病《13》，妇女内窍不通《17》。

Begonia algaia L. B. Smith [*B. calophylla* **Irmsch.**] 美丽秋海棠（秋海棠科）。【白药】泼血龙：根茎治产后恶露不尽，血瘀痛经，跌打损伤，浮肿，蛇咬伤《14》。【水药】骂瓮劳：根茎止痛《10》。【土家药】血蜈蚣，一口血：根茎治痛经，跌打损伤，外伤出血，咳嗽出血《127》。

Begonia cathayana Hemsl. 花叶秋海棠（秋海棠科）。【傣药】宋丁仗《65》，花酸苔《13》：全草清热利湿，治跌打瘀痛《9,65,74》，慢性支气管炎，肺热咳嗽，咯血，外感高热，百日咳，风湿，骨折《13》，水火烫伤，痈疮疖肿《9,74》。【拉祜药】山海棠：全草治水火烫伤，痈疮，疖肿，火牙酸痛《151》，骨折《152》。

Begonia cavaleriei H. Lév. 昌感秋海棠（秋海棠科）。【仫佬药】沤巴，沤古乐：全草治肺结核，咳嗽，半边风（偏头痛）《15》。

Begonia circumlobata Hance 周裂秋海棠（秋海棠科）。【土家药】蜈蚣七，血蜈蚣，一口血：根茎用于痛经，跌打损伤，外伤出血，咳嗽吐血《124,127》，避孕节育，损伤腰痛，痢疾《125》。【瑶药】大半边莲：效用同掌裂叶秋海棠 B. pedatifida《132》。【壮药】gomomjsoem，大叶半边莲：全草治咯血，吐血，痢疾，腹痛，咽喉肿痛，月经不调，痈疮肿毒，跌打损伤，毒蛇咬伤，疥癣《119》。

Begonia digyna Irmsch. 槭叶秋海棠（秋海棠科）。【瑶药】温崽觅，水八角莲：全草治胃痛，虫积腹痛，蛇伤，跌打损伤[133]。

Begonia fimbristipula Hance 紫背天葵（秋海棠科）。【佤药】紫背天葵，西枯下[14]，希骷夏[13]：块茎治急性肝炎，肝脾肿大，膀胱炎[14]；全草、块茎治中暑发烧，肺热咳嗽，咯血，淋巴结结核，瘀血腹痛，骨折，扭挫伤，烧烫伤[13]。【瑶药】红天葵[15]，散血子[132]：全草治肺结核咯血，淋巴肿大[15]；根茎或全草治肺结核，支气管炎，肺炎，咳嗽，咯血，衄血，淋巴结肿大，咽喉肿痛，风湿骨痛，跌打损伤，骨折，烧、烫伤[132]。

Begonia formosana (Hayata) Masamune 水鸭脚（秋海棠科）。【阿昌药】裂叶秋海棠：效用同德昂药[18]。【德昂药】菠味极[18]，岩红[13]：全草治急性气管炎，风湿关节痛，肝脾肿大[13,18]，跌打损伤，瘀血[18]，感冒，闭经，毒蛇咬伤[13]。【景颇药】Zhvintung hui：效用同德昂药[18]。【傈僳药】亚给九：全草治感冒，气管炎，风湿，跌打损伤，肝脾肿大[166]。【苗药】乌星：全草治跌打损伤[15]。【瑶药】手叉药，红莲，石壁酸：根茎治胃痛，咽喉炎，手指缝生疮[15]。【壮药】水八角莲：根茎治肝炎，肺炎[15]。

Begonia grandis Dry. [*B. euansiana* Andr.]秋海棠（秋海棠科）。【白药】珠芽秋海棠：块茎治血崩，赤白带下，吐血，跌打损伤，出血[17]。【德昂药】波还：块茎治哮喘，气管炎[18]。【佤药】一拨盼：全草治跌打损伤，咯血，月经不调[135]。【景颇药】Wuingi mang：效用同德昂药[18]。【拉祜药】ha ji li kao：地上部分研烂包于树叶中烧热，治骨折[152]。【傈僳药】亚纠俄：果实治吐血，衄血，咳血，白带，月经不调，跌打损伤[166]。【土家药】nie¹ long¹ mian² jie³（捏龙免姐），红白二丸：块茎治吐血，咳血，红白痢疾，月经不调，崩漏，跌打损伤，劳伤腰痛，疝气痛，胃痛，风湿痹痛[123]；全草治损伤头痛，吐血，蛇咬伤，扁痢[125]；块茎、全草治热泻症，心口痛（胃脘痛），跌打损伤，血热出血[128]；块茎治跌打损伤，吐血，咯血，痢疾，崩漏，带下，淋浊，喉痛，童便制后治月家病[12]。【瑶药】孔赔[15]，双七[133]：全草治疮毒[15]；块茎、全草治吐衄，咯血，崩漏，白带，月经不调，痢疾，跌打肿痛，咽喉肿痛，痈疡；花治疥癣[133]。【壮药】那本岩：全草治胃痛[15]。

Begonia grandis subsp. sinensis (A. DC.) Irm- sch [*B. sinensis* A. DC.] 中华秋海棠（秋海棠科）。【苗药】秋海棠，一口血：全草治崩漏，月经不调，胃痛[94]。【土家药】yao wan zi（岩丸子）[10,123,126,127]：块茎治痨病，咳血，便血，痢疾，跌打损伤[126]；根茎治跌打损伤，红崩白带，外伤出血，吐血，衄血，痢疾，劳伤身痛[123,127]；块根治跌打损伤，痨病，咳血，便血，痢疾[10]。

Begonia hemsleyana Hook. f. 掌叶秋海棠（秋海棠科）。【拉祜药】ra lu la ga：地上部分治疮；根治肾结石[152]。【瑶药】大半边莲：效用同掌裂叶秋海棠 B. pedatifida[132]。

Begonia henryi Hemsl. [*B. delavayi* Gagnep.]独牛（秋海棠科）。【白药】岩丸子，独牛，石鼓子：块茎治跌打损伤，狂犬咬伤，红崩白带；外用治骨折[17]。【哈尼药】谷查那雌：全草治骨折，月经不调[13,145]。【纳西药】独牛：块茎治小儿疝气，白尿，膀胱炎，腰痛，闭经，睾丸肿痛，胃痛，关节肿痛，腹泻，红崩白带，跌打损伤，狂犬咬伤[164]。【彝药】绒毛秋海棠：全草治月经不调，骨折[14]。

Begonia labordei H. Lév. [*B. polyantha* H. Lév.] 心叶秋海棠（秋海棠科）。【白药】根茎治支气管炎，哮喘，肺心病引起的浮肿[17]。

Begonia lipingensis Irmsch. 黎平秋海棠。（秋海棠科）。【瑶药】大半边莲：效用同掌裂叶秋海棠 Begonia pedatifida[132]。

Begonia longifolia Blume [*B. crassirostris* Irmsch.] 粗喙秋海棠（秋海棠科）。【哈尼药】野海棠，Luvma qeiltaoq（卢玛且淘），红酸杆：根茎治肺热咳嗽，跌打损伤，瘀血肿痛[143]；全草治感冒[875]。【仫佬药】讽曼法：全草治半边风（偏头痛）[15]。【瑶药】肉半边莲：效用同掌裂叶秋海棠 B. pedatifida[132]。【壮药】Golienzrin（楝莲因），大半边莲[180]，楝算鸾英[15]：根茎治货咽妈（咽痛），发旺（痹病），林得叮相（跌打损伤），渗裆相（烧烫伤），额哈（毒蛇咬伤）[180]；全草治肝大，肝硬化，支气管炎，过敏性皮炎，跌打肿痛，痈症肿毒，痈疮肿毒[15]。

Begonia maculata Raddi. 竹节秋海棠（秋海棠科）。【仫佬药】明剪虾：全草治半身麻痹[15]。【瑶药】半边莲，平面仑，品曼林：全草治半身麻痹，毒蛇咬伤，水肿，小便不利，咽喉痛，疮疥[15]。

Begonia modestiflora Kurz. [*B. yunnanensis*

H. Lév.〕云南秋海棠(秋海棠科)。【白药】水八角,金蝉脱壳,酸苹果:根治更年期月经紊乱,吐血,骨折,小儿吐泻,果实治小儿血尿,疝气[17]。【佤药】本西姑:全草治大肠下血,便后出血[13]。【彝药】白楷黑唐:全草治月经不调,痛经,白带过多,妊娠浮肿,胃痛,小儿吐泻,跌打损伤[111],大肠下血,便后出血[13,14]。

Begonia palmata D. Don〔B. laciniata Roxb.〕裂叶秋海棠(秋海棠科)。【布依药】凹勒订:全草治骨质增生[159]。【哈尼药】红孩子,Luvxindol(鲁兴多):全草治慢性支气管炎,肺热咳喘,外感风寒,扁桃体炎,百日咳,痈疮红肿,无名肿毒,跌打损伤[143]。【怒药】一贾买,血蜈蚣:全草治皮肤过敏,支气管炎,感冒,食欲不振[165]。【土家药】血蜈蚣:全草治肝脾肿大,咳嗽吐血,跌打损伤[129]。【瑶药】大半边莲:效用同掌裂叶秋海棠 B. pedatifida[132]。【壮药】效用同粗喙秋海棠 B. longifolia[180]。

Begonia pedatifida H. Lév. 掌裂叶秋海棠(秋海棠科)。【侗药】各八嫩:嫩根茎治急性关节炎,风湿关节疼痛,水肿[135,138],尿血,跌打,蛇伤[138]。【土家药】long¹ bi³ lie¹ a¹ fu¹ a¹ xi¹(聋巴劣阿风阿西),一口血,血蜈蚣:根茎治吐呕积滞,崩漏,内伤,劳伤[129],避孕不育,痛经,肺痨咯血,毒蛇咬伤[128],咳血,便血,虚热,摆红(俗名崩红,类似功能性子宫出血),摆白(又名崩白,泛指带下过多)[10,126]。【瑶药】大半边莲(domh bienh maengx linh,懂边明林),红半边莲:根茎治咽喉肿痛,腹痛,急性支气管炎,淋巴结结核,肝硬化腹水,风湿性关节炎,闭经,肝脾肿大,毒蛇咬伤,跌打损伤,骨折,痈疮肿毒,烧烫伤[132]。【彝药】巴也吉日,红毛七:全草或根茎治胃痛,风湿,小儿疳痛,风疹,外伤出血[106]。【壮药】效用同粗喙秋海棠 B. longifolia[180]。

Begonia rex Putz.〔B. longiciliata C. Y. Wu.〕大王秋海棠(秋海棠科)。【仫佬药】眠发马:根茎治疮疖[15]。【瑶药】孔尾念:全草治麻痹症,半身麻痹,脑膜炎后遗症[15]。

Begonia smithiana T. T. Yu 长柄秋海棠(秋海棠科)。【土家药】一口血,一点血:根茎治吐血,咯血,衄血,外伤出血,红崩白带,跌打损伤[127]。

Begonia wilsonii Gagn. 一点血(秋海棠科)。

【侗药】里尽盼:全草补虚,治风湿疼痛,跌打损伤[135]。【土家药】效用同长柄秋海棠 B. smithiana[127]。

Belamcanda chinensis(L.)DC. 射干(鸢尾科)。【白药】扁竹,野萱花,黄射干:根茎有小毒,治咽喉肿痛,扁桃体炎,支气管炎,咳嗽多痰,闭经,乳腺炎[17]。【布依药】那哪讲:根茎治胆、肾、膀胱结石[159][223]。【朝药】범부채(bēm bū cài,波母不菜):根茎治久痢引起的脾大,闭经,口臭,癣[82]。【傣药】摆芽竹毫(西傣)[59],贺满谢(德傣)[62]:叶治六淋证出现的尿频、尿急、尿痛、尿血、尿中夹有沙石,月经不调,崩漏,胆汁病出现的黄疸,消渴病,肺痨咳血[59];根茎治黄疸型肝炎,妇女血崩[63,64][251],月经过多[9,13,14,62,71,72],产后体弱多病[62,69],黄疸[62],咽喉肿痛[63],肝炎,尿道结石,肠炎,痞块[9,13,14,71,72]。【侗药】射干[15],美东者,扁竹[135,136]:根茎有小毒,治便秘[15],咽喉炎,干咳,咽喉肿痛,痈肿疮毒,支气管炎[135,136]。【鄂伦春药】挨母出哈,乌扇,扁竹:根治咽喉肿痛,水田皮炎,肝昏迷,腮腺炎[161]。【仡佬药】naŋ¹³ noŋ⁵⁵ pe⁵⁵(囊农摆,黔中方言),ta⁵⁵ poŋ⁵⁵ moŋ⁵³ mo⁵³(打崩猛猫,黔中北方言),ie³¹ laŋ⁵⁵ qe³³(叶郎改,黔西南阿欧方言):根在瓦片上用水磨,鸡毛沾汁擦患处,治刀伤出血[162];根茎有小毒,治咽喉肿痛[15],刀伤出血[223]。【拉祜药】射干:根茎治咳嗽气逆,咽喉痛,扁桃体炎,肝脾肿胀,水肿,腹痛,女人闭经[10]。【毛南药】mei³³ van⁴² biɛn²⁴(每晚变):根治咽喉肿痛[155]。【蒙药】ᠰᠢᠷ᠎ᠠ ᠬᠢᠬ ᠡᠪᠡᠰ(Xier hieq ebes,沙日-海其-额布斯)[41],沙日-查黑勒德格[56]:根茎治咽喉肿痛,扁桃体炎,腮腺炎,支气管炎,咳嗽痰多,肝脾肿大,经闭,乳腺炎[47],恶心,呕吐,"巴达干"热,"包如"扩散症,胃痛[41,56]。【苗药】Vob dak dlangd bad(窝达赊巴),扁竹,老君扇[91,94,95,96,98]:根茎治痰壅咳喘,瘰疬结核[91,94,95,96,98],喉炎,产后身痛,热毒痰火郁结[94,95,96,98],咽喉疼痛,牙根肿痛[95][223],咽喉肿痛,疟母癥瘕,痈肿疮毒[91]。【纳西药】剪刀草:根茎治喉痹,咽喉肿痛,腮腺炎,乳痈初肿,痰咳气喘,痰涎壅盛,瘰疬结核,疟母,妇女闭经,痈疽疮毒[164]。【羌药】Lvwuxika(理吾西卡),依居哈布:根茎治咽喉肿痛,气管炎,咳嗽痰多[10,167]。

【畲药】蝴蝶花根，金咬剪，风翼：根茎治咽喉炎[146,147]，扁桃体炎，腮腺炎，乳腺炎，睾丸炎，咳喘气逆，闭经，水田皮炎，跌打损伤[147]，小儿疳积[146,148]，咽喉肿痛，音哑，风火牙痛，蛇伤[148]。【水药】上山虎：根治咽喉肿痛[10,157,158][223]。【土家药】ku³za¹li¹lo¹li¹（苦咟利糯里）[124]，老君扇，上山虎[125]：根茎治热毒痰火郁结，咽喉肿痛，痰涎壅盛，咳逆上气，瘰疬，扁桃体炎，腮腺炎，乳腺炎，经闭，痈肿疮毒[124]，大便不通，跌打损伤，喉蛾（急性扁桃体炎）[125]，热咯症[128]。【瑶药】剪刀草[133]：根茎有小毒，治胎盘不下[15]；全草治喉痹咽痛，腮腺炎，痄腮，痈疮肿毒，皮炎，驱蛔虫[133]。【彝药】木赫什几[105]，扁竹根[104]，摸达景[101,102]：根茎治胃病，肺热咳痰（相当于肺炎）[10,101,102,104,105]，胃痛，咽喉痛，痄腮[101,102,104]。【藏药】巴多拉，罢夺拉[40]：根茎治虫病[23]；种子治"培根"病，"木保"病，黄疸病，食物中毒，蛔虫，蛲虫病，虫牙痛，痢疾；根茎治风湿性关节炎，风湿痹痛，腰痛，咳嗽痰喘[24]；全草治虫病，食欲不振[40]。【壮药】Goceganh（棵射干），射干：根茎治咽妈（咽痛），埃痛（咳嗽），墨病（哮喘）[180]，鸡骨鲠喉[15]。

Bellamya pruificata (Heude) 梨形环棱螺（田螺科）。【藏药】布玫东札：田螺壳炭用于干脓；田螺肉治眼病；田螺厣清热解毒，续筋[22]。

Bellamya quadrata (Benson) 方形环棱螺（田螺科）。【侗药】lowv yav（蒌亚），螺蛳，螺蠃：全体治痔疮，肩疽[216]。【藏药】ངར་རྟགས[21]，布玫东札[22]：全体治黄疸，水肿，淋浊，消渴，痢疾，目赤翳障，痔疮，肿毒[30]，止脑漏[24]；螺壳治热痰咳嗽，反胃，胃痛，吐酸，瘰疬，溃疡，烫火伤[30]；田螺肉治眼病；田螺厣清热解毒，续筋[22]。

Benincasa hispida (Thunb.) Cogn. 冬瓜（葫芦科）《药典》。【阿昌药】缅瓜啊铺：果实表面白粉治刀枪伤[18]。【白药】冬瓜[17]：果实治水肿胀满，脚气，淋病，痰吼，泻痢；种仁治痰热咳嗽，肺痈，淋病，水肿，脚气[17]。【傣药】巴阿烘（西傣）[59]，麻巴们[65,66]：成熟果实治水肿病，脘腹胀痛，纳呆食少，形瘦体弱，气短乏力，死胎不下[59,63,64]，风火气血失调所致的心悸，胸闷，头目胀痛，咳喘，咽喉肿痛，咳嗽痰多，六淋证出

现的尿频，尿急，尿痛，牛皮癣，风疹，麻疹，湿疹，瘢疹，豆疹，麻风病，破伤风[59][568]，脚气，淋病，咳喘，消渴，暑热烦闷，泻痢，痈肿并解鱼毒、酒毒[67]，疣子[65,66]，感冒发烧，喉炎，咳嗽咯血，胸腹胀痛，虚劳心悸，月经不调，产后流血[9,13,14,71]；叶、果实、果皮治水肿，腹痛腹胀，不思饮食，体弱多病[62]；根补气补血[14]，治刀枪伤[18]。【德昂药】巴闷：果实表面白粉治刀枪伤[18]。【侗药】白瓜皮：果皮治心性、肾性水肿，肝硬化腹水[136]。【哈尼药】则糟：全草治上呼吸道感染，咽喉肿痛，急性阑尾炎，胃肠炎，跌打损伤；瓢用于消炎，消肿，无名肿痛[145]。【景颇药】Humzhang gvuq：果实表面白粉治刀枪伤[18]。【蒙药】冬瓜茵-乌日，冬瓜茵-哈力素：种子治痰热咳嗽，肺脓疡，阑尾炎，白带[47]。【土家药】冬瓜皮：果皮治水肿，小便不利[123,129]，肾炎，肝硬化腹水，淋症，泌尿系结石，跌打损伤，口渴[123]；种子治肺热咳嗽，肺痈，肠痈[129]，肺热毒症[125]。【佤药】毕娘，必酿：种子治水肿胀满，痰吼咳喘，暑热烦闷，消渴，泻痢痈肿，痔漏，解鱼、酒毒；果皮治痰热咳嗽，消渴，烦满，肺痈，肠痈[13]。【维药】冬瓜皮：外层果皮治水肿胀满，小便不利，暑热口渴，小便短赤[77]。

Berberis aemulans Schneid. 峨眉小檗（小檗科）。【藏药】泻哇：小檗膏治一切寒病[40]。

Berberis aggregata Schneid. 堆花小檗（小檗科）。【土药】三颗针：根与茎皮治小儿口疮，风火目痛[10]。

Berberis amurensis Rupr. 黄芦木（小檗科）《部蒙标》。【朝药】황로목，매발톱나무[9,90]：根皮治急性胃炎，肠炎痢疾，肝炎，黄疸，支气管炎，丹毒，口疮[9,83,89]，口腔炎，咽喉炎，结膜炎，疔疮，火伤[83]，疟疾，痈疮[9,89]，高血压，胆囊炎[9,90]。【蒙药】ᠪᠦᠷᠭᠡᠰᠦᠲᠦ ᠰᠢᠷ᠎ᠠ ᠮᠣᠳᠣ（Wurgestu xiar mod，乌日格斯图-沙日-毛都）[3]：根及根皮治痢疾，肠炎，伤寒，黄疸，肝硬化腹水，泌尿系感染，急性肾炎，扁桃体炎，口腔炎，支气管肺炎；外用治中耳炎，目赤肿痛，湿疹疮疖，丹毒，烫火伤，外伤感染[47]；根治风湿，游痛症，秃疮，癣，疥，"吾亚曼"病，毒热，鼻衄，吐血，月经过多，便血，火眼，眼白斑，肾热，遗精[3]。

Berberis approximata Sprague [*B. stiebritzi-*

ana Schneid. 〕西南小檗（小檗科）。【藏药】吉尔哇：效用同无粉刺红珠 B. dictyophylla var. epruinosa[22]。

Berberis bergmanniae Schneid. 汉源小檗（小檗科）。【土家药】三颗针：根、茎治眼结膜炎，菌痢，胃肠炎，黄疸，副伤寒，口腔炎，中耳炎，扁桃体炎，痈肿疮毒，伤口感染[123]。【瑶药】三颗针：根、茎、叶治肝硬化腹水，咽喉炎[133]。

Berberis brachypoda Maxim. 短柄小檗（小檗科）。【藏药】吉尔哇：根、茎（枝）、皮治痢疾，胃肠炎，咽炎，口腔炎，肝炎黄疸，肾炎，尿路感染，肺炎，口疮，咽炎，疮疖疔毒；外用治耳炎，湿疹，外伤感染[31]。

Berberis chingii S. S. Cheng 华东小檗（小檗科）。【维药】霍祖孜亨地，茹素特亨地：鲜根汁治内脏炎肿，腹泻，肝炎，黄疸，痢疾，痔疮，肾热，尿道溃疡，干渴，疯狗咬伤，可敛湿，收汗，止血，眼部和耳部疾病[80]。

Berberis dasystachya Maxim. 〔*B. dolichobotrys* Fedde〕直穗小檗（小檗科）。【羌药】Hzhaha（禾札哈），蛇哈，咯尔驯：根、茎治湿热黄疸，口疮，目赤肿痛[167]。【藏药】给尔驯[20]，吉尕尔[29]：茎和根的内皮治痢疾，尿路感染，肾炎及疮疖，结膜炎[20]，消化不良，腹痛，腹泻，淋浊，遗精，白带，陈旧热病，"黄水"病，眼疾，全身疼痛，关节痛[24]；茎干、枝烧灰治鼻疳[24]；花、果、枝杆皮治消化不良，腹泻，眼痛，关节痛，淋病，遗精，白带[29]；花治腹泻，血症；鲜花汁滴耳、眼治中耳炎，眼疾；果实治腹痛，消化不良，腹胀，痢疾[24]。

Berberis diaphana Maxim. 〔*B. diaphana* var. *uniflora* Ahrendt.〕鲜黄小檗（小檗科）。【羌药】Shaha（蛇哈），禾札哈禾杰毕，咯尔驯[10,167]：根治痢疾，胃肠炎，扁桃体炎[10]；根、茎治湿热黄疸，口疮，目赤肿痛[167]。【土药】三颗针：根与茎皮治小儿口疮，风火目痛[10]。【藏药】吉尔哇，吉尔尔[39]：花、果、枝内皮治消化不良，腹泻，眼痛，关节痛，淋病，遗精，白带，解毒，黄水病，痢疾，尿路感染，肾炎，疮疖，结膜炎[39]；效用同直穗小檗 B. dasystachya[24]。

Berberis dictyophylla Franch. 刺红珠（小檗科）。【藏药】ཤེར་སྐྱི（杰巴）[21]，杰唯哇兴[23]：皮治疫病，陈热病，黄水病[23]，消化不良，腹泻痢疾，淋病[13]；花治各种出血症[23]，腹泻[13]；全株治湿热腹泻，痢疾，火眼[36]；根治痢疾，火眼，刀伤[13]；干枝治收敛疮口，调和身心[13]；果实治腹泻，痢疾[13]；根、茎的中皮或根治食物中毒，痢疾，结膜炎，黄水病和皮肤病[21]。

Berberis dictyophylla var. epruinosa C. K. Schneid. 〔*B. ambrozyana* Schneid.〕无粉刺红珠（小檗科）。【藏药】吉尔哇：皮（去栓皮）治消化不良，腹痛，腹泻，淋浊，遗精，白带，陈旧热病，黄水病，眼疾，全身疼痛，关节痛；茎枝收敛疮疡，调和身心；烧灰治鼻疳；花治腹泻，血症；鲜花汁滴耳、眼，治中耳炎，眼疾；果实治腹痛，消化不良，腹胀，痢疾；膏（枝杆、果熬膏）治消化不良，腹泻，痢疾，眼结膜炎[22]。

Berberis dielsiana Fedde. 首阳小檗（小檗科）。【藏药】杰尔哇：花治腹泻，各种出血；果治腹泻，消化不良，食物中毒[32]。

Berberis dubia C. K. Schneid. 置疑小檗（小檗科）。【藏药】吉尔哇：效用同无粉刺红珠 B. dictyophylla var. epruinosa[22]。

Berberis ferdinandi – coburgii C. K. Schneid. 大叶小檗（小檗科）。【藏药】杰唯哇兴[23]，鸡脚刺，土黄连[13]：皮治疫病，陈热病，黄水病；花治各种出血症[23]；根治痢疾，肠炎，黄疸，目赤肿痛，肺炎，肾炎，口腔炎，扁桃体炎[13]。

Berberis gagnepainii C. K. Schneid. 〔*B. gagnepainii* Schneid. var. *lanceifolia* Ahrendt〕湖北小檗（小檗科）。【瑶药】三颗针：根、茎、叶治腹泻，赤痢，小便涩痛，齿龈肿痛，咽喉炎，口舌生疮[133]。【藏药】泻哇：小檗膏治一切寒病[40]。

Berberis heteropoda Schrenk. 异果小檗（小檗科）。【哈萨克药】کوکویاڭ：全株治支气管炎，黄疸，肝硬化腹水，消化不良，肠炎，细菌性痢疾，痢疾；果实治消化不良，痢疾，口舌生疮及维生素 C 缺乏症[140]。【维药】روسۇت（Rusut，如苏提），زىرق（Ziriq，孜日克）：果实、枝叶煎液浓缩后的凝固体治发热发烧，炎肿，腹泻痢疾，创伤，痔疮，耳道流脓，尿道疾患，黄疸，牙齿松动，湿热性胃肠炎，消化不良，口渴，口舌生疮，维生素 C 缺乏症，咽炎，唇裂[75]；果实治肠胃炎，痢疾，消化不良[79]；根治急性胃肠炎，消化不良，

B

痢疾，黄疸，肝硬化腹水，泌尿系统感染，急性肾炎，扁桃体炎，口腔炎，支气管肺炎，结膜炎，痈肿疮疖[76]。

Berberis iliensis Popov [*B. nummularia* Bge.] 伊犁小檗(小檗科)。【蒙药】Xiar modun：果汁治眼睛发红[217]。【维药】孜日克：果实治湿热性胃肠炎，消化不良，痢疾泻下，口渴，口疮，咽炎[77]，痔疮[22]。

Berberis jamesiana Forrest et W. W. Smith [*B. integerrima* Franch.] 川滇小檗(小檗科)。【藏药】杰唯哇兴，吉尕尔[39]：茎皮、根皮治疫病，陈热病，黄水病[23]，消化不良，淋病[13]；根治痢疾，火眼，刀伤[23]；茎、皮和根治痢疾[13,36]，目赤肿痛，小儿疳积，咽喉肿痛[36]；茎枝治疮疡已破[23]；花治各种出血症[23]；果实治腹泻，痢疾[13]；花、果实、枝内皮治眼结膜炎，血性痢疾[27,39]，疮疡，寒症[27]，消化不良，腹泻，眼痛，关节痛，淋病，遗精，白带，解毒，黄水病，尿路感染，肾炎，疮疖[39]。

Berberis julianae Schneid. 豪猪刺(小檗科)。【布依药】占先近：根或茎治梅毒[159][223]。【侗药】Samp muic qump[137]，散梅尽[155]：根、茎治宾吓夜(蛤蟆证)，给冻亚(红痢)[137]。【仡佬药】tao^35 piз^53 piз^53(盗撒撒，黔中北方言)，ta^31 kə^31 nie^55(大改业，黔西南方言)，two^31 lei^53 le^31(多勒勒，黔西方言)：根适量水煎服，治小儿中毒性消化不良[162][223]；根配伍后治乙肝[37]。【毛南药】ta：ŋm^24 mɛn^33 sem^33(烫扣舍)：根煎水洗患处，治毒疮[155]。【苗药】Nbox qeub zhent(薄秋正)[95]，Det bix hek hab qangb(豆比吼哈枪)[92]，土黄连[98]：根治肠炎痢疾，腹泻[95][223]，肺结核，视力减退，腹水[92]；根、茎治发烧，咽喉痛，痢疾，肠炎，黄疸[94,96]；根茎治结膜炎，菌痢，胃肠炎[98]。【土家药】三颗针：茎和根治眼结膜炎，菌痢，胃肠炎，黄疸，副伤寒，口腔炎，中耳炎，扁桃体炎，痈肿疮毒，伤口感染[123]，早期奶痈[125]。【彝药】昂达则，三颗针：根及茎治高热昏迷，眼睛红肿疼痛，疟疾，月经淋漓不尽，口鼻溃烂疼痛，腹痛，各种热性病，痢疾，腹泻，生疮，痈肿丹毒，风火牙痛，刀伤疼痛[101,104]。【壮药】三颗针：根通谷道，清热毒，除湿毒，治阿意咪(痢疾)，白冻(泄泻)，能蚌(黄疸)，贫痧(感

冒)[120]。

Berberis kansuensis C. K. Schneid. 甘肃小檗(小檗科)。【藏药】杰唯哇兴：皮治疫病，陈热病，黄水病；花治各种出血症[23]。

Berberis kunmingensis C. Y. Wu ex S. Y. Bao 昆明小檗(小檗科)。【哈尼药】刺黄连：根用于解毒[875]。

Berberis nullinervis T. S. Ying 无脉小檗(小檗科)。【藏药】ﾁ·ﾄﾝﾝ(吉尔哇)：效用同无粉刺红珠 B. dictyophylla var. epruinosa[22]；干燥内皮和花治消化不良，腹泻，眼病，关节痛，淋病，遗精，白带[25]。

Berberis platyphylla (Ahrendt) Ahrendt [*B. yunnanensis* Franch. var. *platyphylla* Ahrendt] 阔叶小檗(小檗科)。【藏药】吉尔哇：效用同无粉刺红珠 B. dictyophylla var. epruinosa[22]。

Berberis poiretii Schneid. 细叶小檗(小檗科)《药典》《部蒙标》。【蒙药】ﾚﾝﾝﾝﾝﾝﾝﾝ(Wurgestu xiar mod，乌日格斯图－沙日－毛都)：根效用同黄芦木 B. amurensis[3,47]。【壮药】效用同豪猪刺 B. julianae[120]。

Berberis polyantha Hemsl. 刺黄花(小檗科)。【土家药】全株效用同阔叶十大功劳 Mahonia bealei 使用[10]。【藏药】吉尔哇：效用同无粉刺红珠 B. dictyophylla var. epruinosa[22]。

Berberis pruinosa Franch. 粉叶小檗(小檗科)。【阿昌药】嗯宋邦：根治痢疾，肠炎，肺炎，急性结膜炎，急性黄疸型肝炎，疮疖[18]。【白药】勿班起：根治肠炎痢疾，肺炎[13,14]，流行性感冒，火烧伤[14]，黄疸，急性肾炎，口腔炎[13,17]，扁桃体炎[13]，菌痢，胃肠炎，副伤寒，消化不良，肝硬化腹水，泌尿系统感染，扁桃腺炎，支气管炎，外用治中耳炎，目赤肿痛，外伤感染[17]；花治腹泻，茎皮、根皮治消化不良，腹泻痢疾，淋病，枝治疮疡已破；果实治腹泻，痢疾[13]。【德昂药】阿莫外：效用同阿昌药[18]。【景颇药】Woqqi hanglen：效用同阿昌药[18]。【傈僳药】三杆曲此：根、根皮、茎及茎皮治菌痢，腮腺炎，上呼吸道炎症，乳腺炎，急性黄疸型肝炎，疮疖；外用研粉调敷[166]。【纳西药】鸡脚刺：根或根茎治痢疾，细菌性痢疾，肺炎，慢性气管炎，流感，预防流脑，火眼，胃肠炎，黄疸，结膜炎，口腔炎，外

用治中耳炎，外伤感染[164]。【怒药】索考奥：根、根皮、茎、茎皮治结膜炎，痢疾，腹泻[165]。【佤药】考不土下，考布吐夏：效用同白药[13]。【藏药】小檗：效用同白药[13]；皮治疫疬，陈热病，黄水病；花治各种出血症[23]。

Berberis sibirica Pall. 西北利亚小檗（小檗科）。【鄂温克药】沙尔玛墩：根泡酒治食欲不佳时，增进食欲，帮助消化；外擦疮疖及褥疮[7]；根水浸泡后水洗患处，治外伤，褥疮[73]。【蒙药】霞日毛都：治口疮[193]。【维药】鲁素特印地：根治柔软肝脏硬度，尿闭，呕吐，恶心，胃肠道疮疡和腹泻，肝热，瘀血[7]。

Berberis soulieana Schneid. 拟豪猪刺（小檗科）《药典》。【苗药】Nbox queb zhent（薄秋正，贵州毕节）[91]，三颗针[91][267]：根治痢疾，肠炎，黄疸，结合膜炎，急性中耳炎[91]，用于清热，解毒[267]。

Berberis trichiata T. S. Ying 毛序小檗（小檗科）。【藏药】吉尔哇：效用同无粉刺红珠 B. dictyophylla var. epruinosa[22]。

Berberis tsarica Ahrendt 隐脉小檗（小檗科）。【藏药】皆那额：花、果实、中皮治血性痢疾，眼结膜炎，疮疡，寒症[27]。

Berberis veitchii Schneid 巴东小檗（小檗科）。【土家药】a¹ne²zhei⁴suo²（安额这梭），鸡脚刺，铜针刺：根治黄疸症，热泻症，肺痨症，水火烫伤[128]。

Berberis vernae Schneid. 匙叶小檗（小檗科）《部蒙标》。【蒙药】ᠣᠷᠭᠣᠰᠲᠤ ᠰᠢᠷ᠎ᠠ ᠮᠣᠳᠣ（Wurgestu xiar mod，乌日格斯图－沙日－毛都）：效用同黄芦木 B. amurensis[3]。【维药】孜拉克：效用同西北利亚小檗 B. sibirica[7]。【藏药】吉尕尔[29]，吉尔哇[24]：花果、枝杆皮治消化不良，腹泻，眼痛，关节痛，淋病，遗精，白带[29]；皮治疫疬，陈热病，黄水病[23,24]，消化不良，腹痛，腹泻，淋浊，遗精，白带，眼疾，全身疼痛，关节痛[24]；茎干、枝烧灰治鼻疽[24]；花治各种出血症[23,24]，腹泻，血症；鲜花汁滴耳、眼治中耳炎，眼疾[24]；果实治腹痛，消化不良，腹胀，痢疾[23,24]。【裕固药】黄柏刺棵子：茎皮或根皮治气管炎[10]。【壮药】效用同豪猪刺 B. julianae[120]。

Berberis virgetorum Schneid. 庐山小檗（小檗

科）。【畲药】土黄连，木黄连，刺黄柏：茎及根治骨髓炎[146]。【土家药】黄疸树，刺黄连：茎、根治肝炎，胆囊炎，肠炎，菌痢，咽喉炎，结膜炎，尿道炎，疮疡肿毒[124]。【瑶药】旺李莨：根、茎、全株治肠炎，痢疾，胃热痛，黄疸型肝炎，肺结核；水煎洗患眼治急性角膜炎[15]；根及茎治肠炎，痢疾，上呼吸道感染，肾炎，胃热痛，肺结核，眼结膜炎，疮疡溃烂[130]。【壮药】土黄连，往连：根、茎、全株治咽喉炎，肠炎，痢疾[15]。

Berberis vulgaris L. 小檗（刺檗）（小檗科）。【维药】霍祖孜卖开，茹素特卖开：液汁（从叶或半子中挤虫）治内脏炎症，腹痛腹泻，肝炎，黄疸，痢疾，痔疮，肾热，尿道溃疡，干渴，疯狗咬伤，可敛湿，收汗，止血，液汁稀释后滴即可止耳流清液，漱口可固牙龈，治喉炎[80]。【藏药】给尔驯[20]，吉尕尔[29]：茎和根的内皮治痢疾，尿路感染，肾炎及疮疖，结膜炎[20]；花、果、枝杆皮治消化不良，腹泻，眼痛，关节痛，淋病，遗精，白带等症[29]。

Berberis wilsoniae Hemsl. 小黄连刺（小檗科）《药典》。【白药】三颗针，刺黄柏：根治菌痢，胃肠炎，副伤寒，消化不良，黄疸，肝硬化腹水，泌尿系统感染，急性肾炎，扁桃腺炎，口腔炎，支气管炎；外用治中耳炎，目赤肿痛，外伤感染[17]。【傈僳药】三曲马此：根治吐血劳伤，跌打损伤，疮疡肿毒，咽喉肿痛，扁桃腺炎，结膜炎[14,166]。【苗药】根治尿道炎[95]。【纳西药】效用同粉叶小檗 B. pruinosa[164]。【羌药】labashvhacima（兰巴蛇哈剌麻），老鼠刺，小三颗针：根治牙痛，咽喉肿痛，目赤肿痛[167]。【彝药】路塞幕：根治痢疾，急性肠炎，扁桃腺炎，疮肿痛，小儿白口疮，结膜炎[13]，目赤肿痛，迎风流泪，口蛾舌疮，牙龈肿痛，疟疾，痢疾，乳痈肺痈[109]。【壮药】效用同豪猪刺 B. julianae[120]。

Berchemia floribunda(Wallich)Brongn. 多花勾儿茶（鼠李科）。【布依药】槐达底：茎、叶或根治肺结核[159]。【傣药】根茎治风湿关节炎痛，腰腿痛，痛经，淋巴结核，肾炎水肿[9,74]。【拉祜药】根茎治风湿性关节炎，腰腿痛，通经络[151]。【畲药】画眉杠[146]，老鼠屎藤[147]，勾儿茶[148]：根治急性传染性肝炎，肾虚，肾炎，乏力，食欲不振，营养不良性水肿，小儿疳积，驱蛔[148]，风湿性关节痛[13,147]，内伤寒热，肤痛，胃痛，头痛，腰膝无力，淋浊带下，黄疸水肿，慢性骨髓炎，肝硬化[147]，腰腿痛，痛经，淋巴结核，肾炎水肿[13]；叶治刀伤出血[148]；根、茎治风湿性关节炎，腰肌劳伤[146]。【瑶药】月子风[4]，黄骨风[132][275]：根或全株治风湿痹痛，经前腹痛[132]，湿热黄疸型肝炎，肝硬化腹水，月经不调[132][4,275]，肺结核，胃痛，腰腿痛，胆道蛔虫症，乳痈，跌打损伤，毒蛇咬伤[132][275]，产后头痛，产后风[4]。【彝药】德尔玛玛，鸭骨藤：根、茎、叶或全草治骨折，蛇咬伤，风湿，跌打伤，胃病，肝病，肺咳有血[106]。

Berchemia kulingensis Schneid. 牯岭勾儿茶（鼠李科）。【土家药】铁包金：根治风湿痹痛，肺结核，肝炎，疳积，骨髓炎，湿疹，毒蛇咬伤[124]。

Berchemia lineata (L.) DC. 铁包金（鼠李科）。【苗药】小叶铁包金：根、叶治消化不良，跌打损伤，蛇伤，腹痛[91]。【仫佬药】庙乎当：根治小儿出生后两年还不能走路[15]。【土家药】xie³ ko³ pi¹（写可拍），勾儿茶：根、叶治烫火伤，肺痨，跌打损伤[125]；根治肺痨干咯，梅山癫，跌打损伤[128]。【瑶药】小叶铁包金：根治跌打损伤，风湿疼痛，痈肿，荨麻疹[133]。【壮药】Gaeuhouznou（勾吼耨）[180]，古也[15]，gohouznouh，铁包金[118]：根或全株能蚌（黄疸），林得叮相（跌打损伤）[15,118,180]，渗裂（咳血，衄血，胃出血），唢痄（疳积），钵农（肺结核），额哈（蛇虫咬伤）[118,180]，胴尹（胃痛），巧尹（头痛），腊胴尹（腹痛），啊肉甜（消渴症），笨浮（水肿），发旺（痹病），呗农（痈疮），呗叮（疔疮）[180]，风湿痹痛[118]；根或全株治黄疸型肝炎，跌打损伤[15,118]，咳血，鼻衄，胃出血，肺结核，疳积，风湿痹痛，毒蛇咬伤[118]；根治肺结核咯血，消化道出血，黄疸型肝炎，风湿骨痛，腹痛，头痛，痈疔疮疖，荨麻疹，颈淋巴结肿大，精神分裂，妇女经痛，牙痛，睾丸肿痛，痔疮，跌打损伤[989]。

Berchemia polyphylla Walli. ex Laws. 多叶勾儿茶（鼠李科）。【侗药】教那定奢：全草治肺结核，跌打损伤[135,138]。【水药】梅宋帅：根治肺结核[10]。

Berchemia polyphylla var. leioclada (Hand. – Mazz.) Hand. – Mazz. 光枝勾儿茶（鼠李科）。

【傣药】麻海光（德傣）[5,14]，铁包金[5,13]：根治腹胀，催吐[5,14]；全株治急慢性支气管炎，精神分裂症[5,13]。【苗药】铁包金，比莱芒：全株治急性黄疸型肝炎，蜈蚣咬伤[5]；根、茎、叶清热利湿，止咳[638]。【仫佬药】庙乎当：根治小儿生后两年仍未能走路[5]。【土家药】猫奶奶，乌饭藤：全株治支气管炎，肺结核，跌打损伤[5]；茎叶治咳嗽咯痰，疳积症，水火烫伤[128]。【壮药】勾屎鸟，棵毫山，叩针张[15]：根治肺结核[5,15]，肝炎，月经不调，阴疳[15]，风湿骨痛，颈淋巴肿大，溃疡出血，慢性及黄疸型肝炎，偏头痛，食滞腹痛，疳疮肿痛，毒蛇咬伤，老鼠咬伤，烫伤，跌打损伤[5]；全株治黄疸型肝炎，小儿消化不良[15]。

Berchemia yunnanensis Franch. 云南勾儿茶（鼠李科）。【白药】马兒藤：全株治风湿关节痛，麻木，骨结核，肺结核，肾性水肿，痛经[17]；根治黄疸，肾水肿，痢疾，红崩，白带，风湿骨痛，骨折，跌打损伤[13]。【苗药】Det nis（豆拟，贵州黔东南），比莱芒：根和叶治热淋，黄疸，痢疾，带下，崩漏，跌打损伤，风湿疼痛，痈肿疮毒[91]，鱼鳅症发烧不退[92,95]，病后虚或干血痨[95]，黄疸[92]；根治高烧，热淋，黄疸[94]。

Bergenia crassifolia (L.) Fritsch 厚叶岩白菜（虎耳草科）。【哈萨克药】كەرجولان：根茎治肺结核，支气管炎，哮喘，痰喘[140]。

Bergenia pacumbis (Buch. – Ham.) C. Y. Wu et J. T. Pan [*B. ciliata (Haw.) Sternb. f. ligulata Yeo*] 舌岩白菜（虎耳草科）。【拉祜药】红岩区：根茎治红白痢疾，胃出血，月经流血过多，肺结核[13,150]，劳伤咳嗽，吐血，咯血，淋浊，白带，肿毒，内伤吐血，气喘，无名肿毒[150]。【佤药】最补[14]，臬捕[13]：根茎治产后体虚，肺结核咯血[14]，红、白痢疾，胃出血，月经不调，经期流血过多[13]。【藏药】喀图儿：根茎治肺炎，肺结核，咳嗽，腹泻，菌痢久治不愈[24]。

Bergenia purpurascens (Hook. f. et Thom.) Engler [*B. purpurascens f. delavayi (Franch.) Hand. – Mazz.*] 岩白菜（虎耳草科）。【白药】石白菜，岩七：根茎及全草治肺结核咳嗽，咯血，吐血，衄血，便血，肠炎，痢疾，功能性子宫出血，白带，月经不调；外用治黄水疮[17]。【傣药】岩菖蒲，岩七，观音莲：根茎治月经不调，痛经，闭经、产后大流血、红崩、痢疾、大肠下血、肺结核、咳血、吐血、胃及十二指肠溃疡、衄血[9,74]。

【侗药】骂白菜悟坝：根茎治气喘、支气管炎、咳嗽咯血、阴虚咳嗽气喘、红崩、发烧、白带[135,138]；米泔水煎服治发烧[205]；根茎及全草治慢性支气管炎、哮喘、肺结核咳嗽[136]。【傈僳药】果俄普：根茎及全草治虚弱头晕、劳伤咳嗽、吐血、咯血、淋浊、白带、肿毒[166]。【蒙药】利-嘎都尔：根茎或全草治气管炎咳嗽、肺结核咳嗽、咯血、吐血、衄血、便血、肠炎、痢疾、腹泻、功能性子宫出血、白带、月经不调、风湿疼痛、跌扑损伤[47]。【苗药】米嘿着：全草或根治止咳、体虚、哮喘[5,13,14]、发烧不退[14]。【纳西药】郭酥莫[14]、岩白菜[164]：根治头痛、胃痛、痢疾、风湿疼痛、跌打扭伤、外伤出血[14]；根茎治头痛、胃痛、痢疾、风湿疼痛、跌打损伤、肾炎水肿、外伤出血[5,13]；全草治肺结核咳嗽、吐血、虚痨咳嗽[164]。【普米药】矮菖蒲：全株治胃痛、风湿、咳嗽[5,13]。【佤药】月被兜、爬木然、最补：根治产后体虚、久病体虚[14]。【瑶药】哈懂：全草治肺结核咳嗽、咯血、吐血、衄血、便血、肠炎、痢疾、功能性子宫出血、白带、月经不调、黄水疮[5,13]。【彝药】达果、大红袍、爬岩七：根茎或全草治腹痛、腹泻、便血、外伤出血、跌打骨折、胃病、虚弱、咳喘、吐血、细菌性痢疾、非菌痢性肠道感染、急性菌痢、慢性气管炎、肺结核[106]。【藏药】ཤིང་ཀུ་དུར་འཁོག（嘎都尔窍）[21]、喀图儿[24]：根茎治肺炎、肺结核、咳嗽、腹泻、菌痢久治不愈[5,24]；全草、根茎治瘟病时疫、脉热[23,27]、肝热、肺热、痢疾[23]、肺病、感冒、四肢肿胀[27]；全草治咳喘痰多、消化不良、腹泻、大便下血、胃痛、头痛、胸痛、痛经、跌打损伤、风湿痹痛[36]；根及根茎治瘟病、肺热、中毒、四肢肿胀[21]。【壮药】月白[13]、又月白[5]：全株治咳嗽、内出血、腹泻、痢疾、月经不调、黄水疮[5,13]、各种出血、带下[5]。

Berneuxia thibetica Decne. 岩匙（岩梅科）。【傈僳药】岩筋菜、阿纸莫：全草治风寒感冒、咳嗽、哮喘、跌打损伤[166]。

Beryllus roseus 玫瑰绿宝石［硅酸盐类矿物绿柱石的一种、主含 $Be_3Al(Si_6O_{18})$］。【藏药】勒：治外加毒物中毒及肝病[24,34]、毒热症、肝病[27]。

Beta vulgaris (L.) var. cicla L. 莙荙菜（藜科）。【白药】牛皮菜、君达菜：根、种子治风热、吐血、麻疹不透[17]；全草治淋浊、麻疹不透、吐血[13]。【彝药】全草治腰背扭伤、湿热下痢、经闭浊淋、痈疽疮疖[109]。

Betula albosinensis Burkill 红桦（桦木科）。【白药】红皮桦：芽治胃病[17]。

Betula alnoides Buch. – Ham. ex D. Don 西桦（桦木科）。【基诺药】车酒：茎皮治急性肠胃炎、疼痛[10,163]。【佤药】桦桃树：树皮治感冒、胃脘疼痛、风湿骨痛、消化不良、腹泻[168]。

Betula dahurica Pall. 黑桦（桦木科）。【朝药】물박달나무（mūr bāk dār nǎ mù，木儿吧克哒儿那木）：芽治胆囊炎、肾炎[9,90]。【鄂温克药】桦树皮：树皮烧成炭之后用开水冲服治痢疾、腹泻[73]。

Betula delavayi Franch. 高山桦（桦木科）。【藏药】绰巴[13,24]、约磨[40]：茎内皮治肺炎、黄疸病、扁桃腺炎、乳痈、尿路感染[13,24]；树皮煅炭治腹泻[13,24,40]；树皮泡油治中耳炎、耳聋[13,24,40]；叶清诸热、利疮[40]；果实治关节病[40]。

Betula luminifera H. Winkl. ［*B. alnoides* Buch. – Ham. ex D. Don var. *pyrifolia* Franch.］亮叶桦（桦木科）。【傣药】树皮治感冒、胃腹痛、风湿骨痛[9,74]。【哈尼药】桦桃树：皮治胃病[875]。【拉祜药】套古此、苦涩树：树皮治小儿风疹瘙痒、风湿感冒[13,150]、胃腹痛、急性肠胃炎、风湿骨痛[150]。【瑶药】樱桃木：根、叶治小便不利、水肿；叶外用治疮疖；树皮治食积停滞、毒疮、小便短赤、黄疸、风疹[133]。

Betula pendula Roth. 垂枝桦（桦木科）。【哈萨克药】قايىڭ سۇيەلدى：树皮、叶治尿路感染、慢性气管炎、急性扁桃体炎、牙周炎、急性乳腺炎、疖肿、痒疹、烫伤[140]。

Betula platyphylla Suk. 白桦（桦木科）。【阿昌药】桦树皮：皮治急性扁桃体炎、支气管炎、肺炎、肠炎、肝炎[18]。【白药】桦木、粉桦：树皮治急性扁桃腺炎、支气管炎、肺炎、痢疾、急性乳腺炎；外用治烧烫伤[17]。【达斡尔药】qaalbaan koltus(树皮)、qaalbaan tos(油)：树皮烧灰治菌痢、腹泻、胃溃疡出血、桦树油治下肢溃烂[64]。【德昂药】许买满：效用同阿昌药[18]。【鄂温克药】宅路，粉桦[161]：树皮治泻痢、黄疸、淋病、咳喘、肾炎、急性乳腺炎、扁桃体炎、肺炎、疖肿、痒疹、烫伤、小便赤涩、痢疾、乳痈[161]；树皮烧成炭之后用水冲服治痢疾、腹泻[73,261]；舒勒图（树汁渗出后于树干上凝结成的黑色块状物）治糖尿病[519]。【景颇药】Wunpyu gvuq：效用同阿昌药[18]。【蒙药】ᠴᠠᠭᠠᠨ ᠬᠤᠰᠤ（Chagan hos，查干－胡斯）：干燥树皮治肺热咳嗽、耳脓、牙疼、疖痈、烫伤[49]。【藏药】绰巴：茎内皮治肺炎、黄疸病、扁桃腺炎、乳痈、尿路感染；树皮煅炭治腹泻；树皮泡油治中耳炎、耳聋[24]。

Betula utilis D. Don 糙皮桦（桦木科）。【藏药】启比巴：茎内皮治肺炎、黄疸病、扁桃腺炎、乳痈、尿路感染；树皮煅炭股，治腹泻；树皮泡油治中耳炎、耳聋[22,24][590]。

Bidens bipinnata L. [**B. pilosa L. var. bipinnata**(L.) **Hook. f.**] 婆婆针（菊科）。【阿昌药】桃啊萨：全草治上呼吸道感染、咽喉肿痛、急性黄疸型肝炎[18]。【傣药】牙金布，雅夯：效用同壮药[74]。【德昂药】热南：效用同阿昌药[18]。【鄂伦春药】挨母出哈，婆婆针，金盏银盘：全草治咽喉痛、急性阑尾炎、传染性肝炎、吐泻、消化不良、风湿关节痛、疟疾、胃痛、噎膈、疮疖、跌打肿痛、蛇咬伤、急性肾炎[161]。【哈尼药】习蓬：根、树皮、叶治风湿骨痛、痈疽、疮疡[145]。【景颇药】翁启可，野猫脚迹：全草治月经不调、闭经[19,13]、上呼吸道感染、咽喉肿痛、急性黄疸型肝炎[18][74]、感冒、胃肠炎、痢疾、风湿关节炎、疟疾；外用治疗疮、蛇伤、跌打肿痛[74]。【傈僳药】庙族衣嘎[13]，谬喉依嘎[14]：根、树皮、叶治风湿骨痛、痈疽、疮疡[14]。【黎药】杆奈茴：全草治毒蛇咬伤[154]。【蒙药】鬼钗草，刺针草[51]：全草治感冒发烧、咽喉肿痛、疟疾、急性黄疸型肝炎、急性肾炎、泄泻、痢疾、肠痈、跌打损伤、风湿关节痛、蛇虫咬伤[51]。【苗药】一包针，婆婆针：全草治咽喉肿痛、阑尾炎、偏头痛、痢疾、肠炎、小儿消化不良[95,97,98]。【畲药】咸丰草，鬼针草，盲肠草：全草治肠痈、淋浊、疟疾、黄疸、小便不利、跌打损伤[147]。【水药】斗店：全草治小儿腹泻[157]。【土家药】laf pex anx ngaiv（那安蓑柏）[126]，婆婆针，一包针[10,124]：全草治痢疾[10,126][203]、痈疮疖肿、蛇扳疮、羊胡子疮[10,126]、

咽喉肿痛、跌打损伤[124][203]、疟疾、腹泻、肝炎、急性肾炎、胃痛、肠痛、蛇虫咬伤[203]、阑尾炎、偏头痛、小儿腹泻、毒蛇咬伤、痔疮、风湿骨痛、腰痛、湿疹[124]、长蛾子（又名喉蛾，即急性扁桃体炎）、头昏病、跳山症、热泻症[128]。【佤药】达架娘，娘夹：效用同壮药[74]。【瑶药】鬼针草，饿蚂蟥：全草治咽喉肿痛、胃肠炎、消化不良、跌打损伤、疳积、疮疖肿毒、毒蛇咬伤、缠腰丹[133]。【彝药】嫩施[111]，祖杰，祖杰俄[105]：全草治蛇虫咬伤、腹泻[10,105,111]、疟疾、痢疾、肝炎、急性肾炎、胃痛、噎膈、疡痈、咽喉肿痛、鼻窦炎、跌打损伤[111]、疮肿、风湿[105]、风湿痛、中暑腹痛吐泻、乳腺炎、风疹块、虫咬红斑[101]；外敷治背疮、虫咬红斑、风疹块[10]。【藏药】切才曼巴：全草治感冒、咽炎、扁桃体炎、肝炎、肠炎、肾炎、痢疾、跌打瘀痛[22]。【壮药】发茂：全草治呼吸道感染、咽喉肿痛、感冒、急性阑尾炎、黄疸型肝炎、胃肠炎、痢疾、风湿性关节炎、疟疾；外用治疗疮、蛇伤、跌打肿痛[74]。

Bidens biternata(Lour.) Merr. et Sherff 金盏银盘（菊科）。【傣药】牙金布，雅夯：效用同壮药[74]。【景颇药】翁起可，蒙启勒烟：效用同壮药[74]。【土家药】效用同鬼针草 B. bipinnata[203]。【佤药】达架娘，娘夹：效用同壮药[74]。【瑶药】麻送：效用同壮药[74]。【壮药】发茂：全草治呼吸道感染、咽喉肿痛、感冒、急性阑尾炎、黄疸型肝炎、胃肠炎、痢疾、风湿性关节炎、疟疾；外用治疗疮、蛇伤、跌打肿痛[74]。

Bidens cernua L. 柳叶鬼针草（菊科）。【藏药】切才曼巴，切泽曼巴[39]：全草治肾炎[39]，效用同鬼针草 B. bipinnata[22]。

Bidens frondosa L. 大狼杷草（菊科）。【傣药】牙金布，雅夯：效用同壮药[74]。【景颇药】翁起可，蒙启勒烟：效用同壮药[74]。【佤药】达架娘，娘夹：效用同壮药[74]。【瑶药】麻送：效用同壮药[74]。【壮药】发茂：全草治呼吸道感染、咽喉肿痛、感冒、急性阑尾炎、黄疸型肝炎、胃肠炎、痢疾、风湿关节炎、疟疾；外用治疗疮、蛇伤、跌打肿痛[74]。

Bidens parviflora Willd. 小花鬼针草（菊科）。【朝药】锅叉草：全草治感冒咳嗽、咽喉炎、肠炎泄泻、痢疾、盲肠炎、疟疾、跌打损伤、冻伤、疗疮、蛇毒、风湿性关节炎、类风湿性关节炎、

腰痛，黄疸型肝炎，黄疸，高血压[83]。【傣药】牙金布，雅夸：效用同壮药[74]。【景颇药】翁起可，蒙启勒烟：效用同壮药[74]。【蒙药】一包针：全草治感冒发热，咽喉肿痛，泄泻，肠痈，痔疮，跌打损伤，冻疮，毒蛇咬伤，痈疽疔肿[51]。【佤药】达架娘，娘夹：效用同壮药[74]。【瑶药】麻送：效用同壮药[74]。【藏药】切才曼巴：效用同鬼针草 B. bipinnata[22]。【壮药】发茂：全草治呼吸道感染，咽喉肿痛，感冒，急性阑尾炎，黄疸型肝炎，胃肠炎，痢疾，风湿性关节炎，疟疾；外用治疗疮，蛇伤，跌打肿痛[74]。

Bidens pilosa L. [**B. pilosa var. radiata (Schult.) Schmidt.**] 鬼针草（菊科）。【白药】刺针草，三叶鬼针草：全草治上呼吸道感染，咽喉肿痛，急性阑尾炎，胃肠炎，消化不良，风湿关节痛，毒蛇咬伤[17]。【布依药】哪加胡：全草治肾炎[159][223]。【傣药】牙景布，雅挎（西傣）[65]，牙研供（德傣）[62]：全草治痢疾，肠炎，阑尾炎[9,65,67,68,74][74]，上吐下泻[9,13,14,72]，黄疸型肝炎[9,67,68,74][74]，呼吸道感染，咽喉肿痛，感冒，风湿性关节炎，疟疾，外用治疗疮，蛇伤，跌打肿痛[74]，荨麻疹，腹痛腹泻，恶心呕吐，异物刺入肌肤[62-64]，皮肤痒疹，皮下出血[9,65,67,68,74]；叶、全草治骨鲠喉，腰痛，腹泻，痢疾，感冒发热，阑尾炎，疮疖[15]。【侗药】鬼针草：全草治肠炎，腹泻，阑尾炎[136]。【仡佬药】mjr53 nie31 kaŋ55（米捏岗，黔中方言），mie31 pie53 pe55（米边比，黔中北方言），ma35 iə31 mə31（骂央默黔西南多洛方言）：全草煎水洗脚，病轻者只需浸到脚板，病重者药水要淹没脚背，治腹泻[162][37][223]。【哈尼药】Ceilcov（策作），金盏银盘，一包针：全草治感冒发热，咽喉炎，扁桃体炎，湿疹，皮肤瘙痒，红肿热痛[143]。【基诺药】生娘白搓：全草治上呼吸道感染，咽喉肿痛，消化不良，肠胃炎疼痛；外治毒蛇咬伤，跌打损伤[163]。【景颇药】翁启可，蒙起勒烟：全草治上呼吸道感染，咽喉肿痛，急慢性肝炎，胃肠炎，风湿关节痛，疟疾，闭经，月经不调；外用治疮疖，毒蛇咬伤，跌打肿痛[14]。【拉祜药】权权草：全草治感冒，黄疸型肝炎，皮下出血[151]。【傈僳药】莫本：全草治上呼吸道感染，咽喉肿痛，急性阑尾炎，急性黄疸型肝炎，胃肠炎，消化不良，风湿关节疼痛，疟疾；外用治疮疖，毒蛇咬伤

跌打肿痛[166]。【黎药】杆海保，三叶鬼针草，虾钳草：全草治慢性阑尾炎，胃肠炎，中暑腹痛[153]。【毛南药】ya:22 sɛŋ24 wa：ŋ35（亚胜网）[155]，虾钳草，wok7 cut7 na5（蕻救那）[156]：全草补肾元，强筋骨，赶气，活血，止痛[219]，蛇咬伤，阑尾炎，湿热黄疸，风湿骨痛，体虚无力，肾虚腰痛，跌打损伤，小儿发热，细菌性痢疾，咽喉肿痛[156]；与鸡蛋炒熟吃，治肾炎[155]。【苗药】Nangx jub（仰纠，贵州黔东南），Reib qab reib gand（锐叉锐干，贵州松桃），Uab nes jeb（蛙怒鸠，贵州黔南）：全草治时行感冒，咽喉肿痛，黄疸型肝炎[91,94]，肠炎，小儿疳积[91,92,95][223]，暑湿吐泻，痢疾，肠痛，血虚黄肿，痔疮，蛇虫咬伤[91]。【怒药】挨本：全草治麻疹[165]。【水药】斗店：全草煎水，双脚浸入药水，药水不过脚背，治小儿腹泻[158][223]，阑尾炎，肠炎[10]。【土家药】一包针：全草治跌打损伤，骨折，瘀血作痛[129][220]。【佤药】月出鬼逃跑[168]，达架娘，最刷[14]：全草治感冒，流感[14,168]，扁桃腺炎，阑尾炎[10,168]，毒蛇、毒虫咬伤[14]。【瑶药】nah satv（乃撒），虾钳草，金盏银盘：全草治感冒发热，流感[14,130]，乙脑，咽喉肿痛，肠炎痢疾，黄疸肝炎，阑尾炎，小儿高热惊风[130]，毒蛇，毒虫咬伤[14,130]。【彝药】作"祖杰"入药，效用同 B. bipinnata[105]。【藏药】切才曼巴：效用同婆婆针 B. bipinnata[22]。【壮药】Nyagemzbuh（牙钳布）[180]，nyagcaeknoux，鬼针草：全草治贫痧（感冒），乙脑，货烟妈（咽痛），白冻（泄泻），阿意咪（痢疾），能蚌（黄疸），兵西弓（肠痛），呗农（痈疮），仲嘿喯尹（痔疮），林得叮相（跌打损伤）[120,180]，巧尹（头痛）[120]，流感，毒蛇、毒虫咬伤[14]。【台少药】Ra-gotupumaita（Tayal 族北势），Sasoroku（Bunun 族群）：叶治外伤[169]。

Bidens radiata Thuill. 大羽鬼针草（菊科）【哈萨克药】全草治感冒发热，咽喉肿痛，泄泻，肠痛，痔疮，跌打损伤，冻疮，毒蛇咬伤[141]。

Bidens tripartita L. [**B. repens D. Don**] 狼杷草（菊科）。【白药】狼杷草，豆渣菜，郎耶菜：全草治感冒，扁桃腺炎，咽喉炎，肠炎，痢疾，肝炎，肺结核盗汗，闭经[17]。【朝药】狼把草：全草治虚弱盗汗，疳积，白带病，月经不调[9,89]。【傣药】牙研拱，花子三丫（德傣）：全草治感冒[19,13][74]，呼吸道感染，咽喉肿痛，急性阑尾炎，黄疸型肝

炎，胃肠炎，痢疾，风湿关节炎，疟疾[74]，高血压，肝炎，毒蛇咬伤[13,19]；外用治疗疮，蛇伤，跌打肿痛[74]。【哈萨克药】ﻮﺵ ﻥﺍﺭﻣﺎﻕ ﻣﻳﺕ ﻭﺷﻟﻣﺎﻥ[142]：全草治咽炎，扁桃体炎，上呼吸道感染，肺结核，血痢[142]。【景颇药】翁起可，蒙启勒烟：效用同傣药[74]。【傈僳药】莫渣质：全草治感冒，扁桃体炎，咽喉炎，肠炎，痢疾，肝炎，泌尿系统感染，肺结核盗汗，闭经；鲜品捣烂敷患处治疖肿，湿疹[166]。【蒙药】全草治感冒，咽喉肿痛，气管炎，肝炎，痢疾，丹毒，淋病，肺结核盗汗；外用治湿疹，皮癣，疮疡[51]。【纳西药】金盏银盘：全草治气管炎，肺结核，白喉，扁桃体炎，咽喉炎，咽喉疼痛，感冒，肠炎，肝炎，赤白久痢，小儿腹满，泌尿系统感染，盗汗，闭经[164]。【土家药】大旱莲草：全草治扁桃体炎，咽喉炎，肠炎，痢疾，尿路感染[123]。【佤药】狼把草，娘爽[14]：效用同傣药[74]。【瑶药】黑姜端：全草治感冒，头痛，咽喉肿痛，痢疾，风湿关节痛；外用治对口疮，手丫生疮，皮癣，丹毒[133]。【彝药】作"祖杰"入药，效用同鬼针草 B. bipinnata[105]。【藏药】切才曼巴：全草治肾炎[24,29]，肠炎，痢疾[24]。【壮药】发茂：效用同傣药[74]。

Biebersteinia heterostemon Maxim. 薰倒牛（牻牛儿苗科）。【藏药】芒润那保：花序和果序治炭疽，痈疽疔疮[23]；全草治热性病，感冒发烧，小儿高烧惊厥，抽搐[5]，痈疖，丹毒，喉痛，胃痛，全身水肿和中风[75,272]，各种炎症，结核症，疟疾虫蛇咬伤[272]。

Biebersteinia odora Steph. 高山薰倒牛（牻牛儿苗科）。【藏药】年土巴：全草治疣，皮肤病[23]。

Biondia henryi (Warb. ex Schlecht. et Diels) Tsiang et P. T. Li 青龙藤（萝藦科）。【土家药】杜仲藤：带根全草治跌打损伤，下肢冷痛，麻木，手足风湿麻木，胃痛，牙痛[124]。

Biondia insignis Tsiang 黑水藤（萝藦科）。【瑶药】罗公闩背：治毒蛇咬伤[50]。

Biophytum sensitivum(L.) Cand. 感应草（酢浆草科）。【傣药】段乎林（德傣）：全草治脱肛，子宫脱垂[14]。【佤药】日希当米：全草治小儿疳积，水肿，黄水疮，疔疮，带状疱疹[13]，心脏病，子宫脱出，小儿脱肛[27]。【彝药】陆恶考：全草治堕胎[14]。

Biophytum umbraculum Welwitsch [B. sessile (Buch. – Ham.) Kunth] 无柄感应草（酢浆草科）。【佤药】日改下：全草治心脏病，神经衰弱，子宫脱垂[14]。

Biotite 黑云母 [硅酸盐矿石云母族矿物，主含 K(Mg，Fe)$_3$(AlSi$_3$)O$_{10}$(OH，F)$_2$]。【藏药】ཞུན་ཚེར(朗才尔)[21,25,27]，浪采那保[23]：治疮疖，脑病[23,25,27][11]，顽痰癖积，宿食痞瘕，癫狂惊痫，咳嗽喘急，痰涎上壅[31]，制水银[11]，疮伤，中毒症[21]，外科疮疖，头脑疾病[34]。

Biotite plagiogneiss 黑云母斜长片麻岩（斜长石、黑云母和石英的矿物组合）。【藏药】རག་རྫི 拉合多：除翳障[25]。

Bischofia javanica Blume 秋枫（大戟科）。【白药】秋桐，茄冬，秋风子：根、树皮、叶行气活血，消肿解毒；根及树皮治风湿骨痛；叶治食道癌，胃癌，传染性肝炎；果肉可醒酒[17]。【傣药】埋偬[66]，埋法（西傣）[13]，埋爬（德傣）[62,63]：叶治疮痒肿疖[62,63,65,66]，斑疹，无名肿痛[62-64]，皮肤瘙痒，疥癣，湿疹[62,63]；鲜叶治疮疡肿疖[13]。【哈尼药】我洒喇吗哟和节：全株治痛经，跌打扭伤，感冒，皮肤瘙痒[145]，胃病[875]。【基诺药】生破[163]，基思波[3]：根治吐血；外敷治跌打损伤，骨折，瘀血肿痛[163]；叶治传染性肝炎，肺炎，咽喉炎；外敷治疮疡脓肿[3]。【佤药】重阳木，井秋枫：根及树皮治风湿骨痛；叶治肝炎，小儿疳积，肺炎，咽喉炎[168]。【台少药】Abahuuehen（Tayal 族溪头），Tuou（Paiwan 族傀偪）：叶治腹痛，漆过敏，外伤；皮治腹痛[169]。

Bischofia polycarpa(H. Lév.) Airy Shaw [B. racemosa Cheng et C. D. Chu] 重阳木（大戟科）。【壮药】美碰：树皮治痢疾；叶捣烂开水冲汁服治痢疾；叶水煎洗身治身痒；植株寄生治贫血[15]。

Bismuthinite 辉铋矿（正交（斜方）晶系的硫化物矿物，主含 Bi$_2$S$_3$）。【藏药】治湿疹，消化不良引起之腹泻，胃肠溃疡，妇女哺乳期乳头溃裂，婴儿肚脐潮湿并微有溃烂等症[31]。

Bixa orellana L. 红木（红木科）。【傣药】哥麻线：根治尿血[13,63,64,66]，肝炎[13,66]，胆囊炎，贫血[9,72]，红白下痢，各种黄疸病[63,64]。

Blaps rynchopetera Faimlaire 喙尾琵琶甲（拟步甲科）。【傣药】咪多领：全虫治小儿高热惊风，无名中毒，腮腺炎、颌下淋巴结肿痛，湿疹，各种痒症，乳房肿瘤，腮腺癌，鼻咽癌，直肠腺癌，淋巴肉瘤，胃脘疼痛[62]。【彝药】寒斋[104]，臭壳虫[708]，臭壳子[273,693]：全体治高烧抽搐，小儿虫积腹胀腹痛，疳积，外感风寒，全身疼痛，膈食，腹胀痛，疮疖红肿热痛，癫痫，风邪染疾，不省人事，胃寒，跌打损伤，小儿麻痹[104]，发烧，咳嗽，胃炎，疔疮，肿瘤[273,693,701]，止痛[708]。

Blastus cochinchinensis Lour. 柏拉木（野牡丹科）。【壮药】假桂木：根、叶治口疮，疮疡久不收口；全株治跌打瘀肿[15]。

Blatta orientalis **Sulzer** 参见 Periplaneta americana。

Blechnum orientale L. 乌毛蕨（乌毛蕨科）。【傣药】牙桂（德傣）[13]，大马蹄（德傣）[69]：根茎治麻疹，流脑，流感，痢疾，鼻衄，虫疾，血崩，疮疖肿痛[13]；根治男人体虚无力[69]。【哈尼药】贯众：全草治流感[875]。【苗药】乌毛蕨，贯众，黑狗脊：根茎治感冒，头痛，腮腺炎，痈肿，跌打损伤，鼻衄，吐血，血崩，带下，肠道寄生虫[252]。【仫佬药】昂：根茎治感冒[15]。【瑶药】格呆宰，贯众，红蕨：根茎治流感流脑，驱蛔虫[15]，流感，感冒，流脑，乙脑，眩晕，产后子宫恢复不良，崩漏，便血，尿血，衄血，带下[130]；叶外用治蜈蚣咬伤[15]。【台少药】Karungire（Tayal 族屈尺），Hoaigiri（Tayal 族 Gaogan），Tata-ru（Tayal 族上坪后山）：新芽治头痛，腹痛，肿疡；根治外伤[169]。

Bletilla formosana（Hayata）Schlech. [*B. yunnanensis* **Schltr. ex Limpr.**] 小白及（兰科）。【白药】白鸡儿，羊角七：块茎治吐血，衄血，肺痨咯血，胃溃疡呕血；外敷金疮肿胀[17]。【独龙药】白及：根茎治咯血吐血，外伤出血，疮疡肿毒，皮肤皲裂，肺结核咯血，溃疡病出血[599]。【傈僳药】害必丘：块茎治肺痨咳血，衄血，金疮出血，痈疽肿毒，汤火灼伤，手足皲裂[166]。【纳西药】效用同白及 B. striata。【怒药】美，台湾白及：块茎治支气管炎，肺结核[165]。【水药】雅报：块茎用水磨后滴入眼内，治麦粒肿[10]。【瑶药】白芨：块茎治肺结核咳血，支气管扩张咯血；外用治跌打损伤，外伤出血[133]。【彝药】耶若资然若[13,108]，阿图罗波[105]：块茎治骨折[13]，冻伤，烧伤，烫伤，跌打伤出血，肺、胆、胃疾患，咳嗽，小儿

尿床[105]，肺痨咯血，跌打损伤[109]，"此奠拉"病，"海拉"病，"吉拉"病，咳嗽[10]；外敷治手脚冻伤裂口，烫伤，烧伤，外伤，跌打伤出血[10]。

Bletilla ochracea Schlech. 黄花白及（兰科）。【白药】白鸡儿，羊角七：效用同小白及 B. formosana[17]。【蒙药】莫赫儿-查干，尼兴：块茎治肺结核咯血，溃疡病出血，外伤出血，手足皲裂[47]。【藏药】块茎治虫病[27]。

Bletilla striata（Thunb.）Reich. f. 白及（兰科）《药典》。【阿昌药】白芨：效用同德昂药[18]。【白药】效用同小白及 B. formosana，治支气管扩张咯血，便血，皮肤开裂[14]。【布依药】豪雅皆：块茎治肺结核[159,274]。【朝药】자주란（zā zū ràn，扎诅冉）：块茎治肺痨咳嗽，咯血，吐血，外伤出血[83]，各种出血证[84]，痈肿，恶疮，败疽，伤阴，死肌，胃中邪气，贼风，鬼击，痹缓不收，白癣，疥虫[86]。【傣药】牙合介（德傣）：块茎治肺结核[18,19]，气管炎，跌打损伤，消肿[19]，咳血，胃溃疡出血，烧烫伤[18]；块茎治肺结核，气管炎，跌打损伤[13]。【德昂药】巴格绕：块茎治肺结核，咳血，胃溃疡出血，烧烫伤[18]。【侗药】Sac jas，Sac juot（杀却）：块茎治吓谬恰盘（呕血），宾奇卯（结核）[137]，吐血，咯血[136,51]，肺结核咳血，外伤出血[136]，溃疡，烫伤[10,135]。【仡佬药】kai55mie31zu33（改灭又，黔中方言），kai55wu33（改牛，黔中北方言），kai55pao31ao55（改包奥，黔西南多洛方言）：块茎适量，捣烂，加酒熬，外敷治淋巴结肿大[162][274]；块茎治跌打内、外伤[15]。【哈尼药】Milcaq haqseil（米查哈塞），白鸡，地螺丝：块茎治肺结核，吐血咯血，尿血，便血，痈疮肿毒[143]。【景颇药】Lahoiban：效用同德昂药，治支气管扩张咯血，胃溃疡，吐血，尿血，便血，外伤出血，阳痿[14]。【毛南药】gai33zɛ24mɛ24（该惹篓）[155]，猴狼，koŋ1nat7（拱纳）[156]：块茎治肺结核[155]；干品治刀斧损伤，肌肉出血，肺结核，水火烫伤，胃及十二指肠出血，支气管扩张咯血，乳糜尿，痈疮[156]。【蒙药】ᠬᠣᠯᠣᠰᠣᠨ ᠴᠡᠷᠮᠠ（holsen qieherma，霍鲁森-查赫日玛），ᠷᠠᠨᠢ（Rani，日阿尼）：效用同黄花白及 B. ochracea，治身体虚弱，胃寒，腰腿痛，不消化症，"巴达干"病，滑精，阳痿[41]。【苗药】Bid nggoub（比狗，贵州铜仁）[91,95,98]，Wet jut（乌旧，贵州黔东南）[91,92]：块

B

茎治外伤出血，吐血[91,98]，肺虚久咳，便血，痈疮肿毒，烫灼伤，肛裂，皮肤燥裂[91]，胃溃疡吐血[98]，肺结核[92,94,96,274]，呕血[92,94,96]。【纳西药】白及：块茎治肺虚久咳，肺病咳嗽，支气管炎，肺痈，肺结核，外伤出血，烫伤，痈肿溃疡，手足皲裂[164]。【水药】白鸡，猪蹄叉，雅报：块茎磨水滴入眼内治麦粒肿[157,158,274]。【土家药】ruo¹ke³ye⁴（若克页）[123]，地螺丝[125]，白鸡儿[128]：块茎治肺痨咳血，皮肤皲裂[10,123,125,126,128]，疮疡肿毒[123,125]，便血[10,126]，外伤出血胃溃疡吐血，骨折，水火烫伤[128]。【佤药】小白鸡：块茎治肺结核咳血，肠胃出血，烫伤，烧伤[10,168]。【瑶药】别给怠[15]，baec geiv ndoih（别己台），白芨[130]：块茎治肺结核，咳嗽，咯血[15,130]，胃溃疡吐血；肺痈，胃出血，衄血，便血，咯血，跌打内伤，外伤，手足皲裂，疮疡痈肿，烧烫伤[130]。【彝药】大白及[13,108,109]，阿图罗波[101,102]：块茎治金创出血，烫伤灼伤，手脚皲裂，肺痨咯血[109]，肺结核，百日咳，支气管扩张，矽肺，胃及十二指肠溃疡急性穿孔，结核性瘘管，烧伤及外科创伤，肛裂[105]，手脚骨折[13]；根、块茎水煎液治冻伤，胆部炎，咳嗽，小儿尿床，胃炎，胃溃疡，烧烫伤，跌打伤，肺炎，肺结核，研末外敷伤口治外伤出血[101,102]。【藏药】 པདྨ་ (巴多拉)[21]：全草、块茎治虫病[21,25,27]，时疫感冒，热病，消化不良，胆病，赤巴病[21]，肺结核咳血，支气管扩张咯血，胃溃疡吐血，尿血，便血；外用治外伤出血，烧烫伤[32]。【壮药】makgaeuznog（芒苟奴）[23]，gobwzgiz（棵白及），白及[180]：块茎治陆裂（咳血），林得叮相（跌打损伤），呗叮（疗疮）[180]，胃痛，咯血[23]。

Blinkworthia convolvuloides Prain 苞叶藤（旋花科）。【哈尼药】喝笔着科，楼板皂角：根治惊悸怔忡，子宫脱垂[145]。

Blue clay 蓝色黏土。【藏药】རཝསི (染木)：治烧伤，邪病[25]。

Blumea aromatica (Wall.) DC. 馥芳艾纳香（菊科）。【彝药】罕苦娜，些着诺次[13,14,108,113]：全株治上呼吸道感染，胸膜炎，气管炎[13,14,113]，淋巴节炎，扁桃体炎，肺炎，麻疹合并感染，疮毒所致炎症[14]，湿疹，皮肤瘙痒，外伤出血，止咳，结核性腹膜炎，结核性淋巴腺炎，水肿，疮

毒[13,102]。【壮药】gongaixrang（棵矮瓢），山风：全株治发旺（风湿骨痛），能含能累（湿疹），外伤出血[117]，风湿性关节炎[886]。【台少药】Kahamamahanoku（Tayal 族北势），Iyomabahesi（Bunun 族高山）：叶治头痛[169]。

Blumea axillaris (Lam.) Cand. [**B. mollis (D. Don) Merr.**] 柔毛艾纳香（菊科）。【白药】红头小仙，紫背倒提壶：全草治风热咳喘，头痛，鼻渊，胸膜炎，乳腺炎[17]。【哈尼药】我杀拉玛：全草治不孕[14]。【傈僳药】母碧莫：全草治高热，扁桃体炎，小儿肺炎，流行性腮腺炎，口腔炎，牙龈脓肿，皮肤瘙痒[13,166]。【瑶药】全草治产后流血不止，骨折[15]。【彝药】姜瓦：全草治不孕[14]。

Blumea balsamifera (L.) DC. 艾纳香（菊科）《药典》。【阿昌药】来追：效用同德昂药[18]。【布依药】槐艾：鲜叶经蒸馏、冷却所得的结晶治风火牙痛[159]。【朝药】룡뇌수（liaong nue su，聊鞽疟酥）：叶的升化物经加工劈削而成艾片治卒中风，不省人事，痰涎壅塞，精神昏愦，言语干涩，手足不遂[83]，胸腹痛[84]。【傣药】艾纳香，娜聋（西傣）[13,14]，埋科默朗（德傣）[62]：根或叶治消化不良，腹胀，全身皮疹[9,13,14,71,72]；叶、嫩枝和根治皮肤瘙痒，疔疮癍疹，感冒，脘腹胀痛[9,62,63,64,74]，热痱子，奶疹[63,64]，疥癣，湿疹，痈疖脓肿[62]；干根散瘀消肿，调经活血[65]，治感冒，流感，风湿痛，跌打瘀肿，产后风痛，痛经，腹泻[9,74]；带根全草治感冒，流感，风湿痛，跌打瘀肿，产后风痛，痛经，腹痛，腹泻，痈肿，皮肤瘙痒[67,68]。【德昂药】冰片：治热病神昏，急性扁桃体炎，烧伤[18]。【哈尼药】牙吗拿把：全草治腹泻，跌打损伤，皮肤瘙痒，湿疹[145]。【基诺药】补死：根叶治火牙疼痛，肝炎[163]。【景颇药】jolong：效用同德昂药[18]。【拉祜药】全株治感冒，风湿痛，痛经，产后腹痛，皮肤瘙痒[151]。【毛南药】大风艾，冰片艾，ruoŋ²nŋai⁶lau⁴（松艾佬）：全株治感冒，风湿性关节炎，产后风痛，痛经，跌打瘀肿；外用治跌打损伤，疮疖肿痛，湿疹，皮炎[156]。【苗药】Diangx vob hvid（档窝凯，贵州黔东南），Bind planb（冰片），艾片：地上部分治风寒感冒，头风痛，风湿痹痛[91,94,95,275]，寒湿泻痢[91,275]，跌打伤痛[91]。【水药】冰片：鲜叶蒸馏冷却得结晶，治口舌生疮[10,157,158]；外擦治神经性皮炎[157,158]。【佤药】冰片草，艾纳香：全草治感冒，风湿痛，跌打

瘀肿，产后风痛，痛经，腹痛，腹泻[10,168]。【彝药】赊者诗，冰片叶：全草及叶治风湿性腰痛，梅毒，肝硬化水肿，感冒[101,104]。【藏药】ﾒﾌﾗﾞ（嘎布尔）[25]，当思嘎苦[22]，"嘎苦"[34]：叶治热性病[13,22]；植物的分泌物治高烧，热盛，血赤，风热[25]；新鲜叶经提取加工制成的结晶（艾片）治热病[34]，增盛热、陈旧热病侵入骨病，止热性疼痛[27]。【壮药】大风艾：全草治感冒发热，风湿痛，经期腹痛，湿疹，皮肤瘙痒[15]，风湿骨痛，月经不调[23]；叶、嫩枝及根治寒湿泻痢，腹痛肠鸣，跌打刀伤，高血压[824]。【台少药】Sirowakuako（Saisiat 族南庄），Tamakowazu（Bunun 族高山），Bagaro（Paiwan 族傀儡，Zubon）：叶治头痛，腹痛，感冒，热病，疟疾，梅毒，外伤；根治头痛，感冒[169]。

Blumea densiflora DC. 密花艾纳香（菊科）。【傣药】歪那：效用同佤药[13]。【基诺药】而他不死：全草治高血压，肝炎，疟疾，肠胃炎，感冒发热；外用治小儿风疹，瘙痒[163]。【佤药】考西打堵[14]，希别拜钉[13]：全株治感冒发热，疟疾，肠炎，高血压[13]。

Blumea hieraciifolia (Spreng.) Cand. [*B. chinensis* **Walp.**] 毛毡草（菊科）。【白药】臭草，臭毛毡草：全草治肠炎腹泻，毒蛇咬伤[17]。

Blumea lanceolaria (Roxb.) Druce 千头艾纳香（菊科）。【侗药】绷：全草治肺结核咯血[10][139]。【基诺药】勒懋说咪：叶治跌打损伤，骨折，避孕[10,163]。【仫佬药】妹良单：根治跌打内伤[15]。【壮药】走马风：叶治刀伤出血[15]。【台少药】Ramutatanan（Paiwan 族傀儡）：叶与千茅（白茅），毛地胆草，孔雀菊共同煎服，并用煎汁洗涤身体治疟疾[169]。

Blumea martiniana Vaniot [*B. henryi* **Dunn.**] 裂苞艾纳香（菊科）。【傣药】胖婆娘（德傣）：叶用于止血[69]。【哈尼药】我杀拉玛：根治咳嗽[13,14]。【拉祜药】叶烧热后放于头顶治抽筋[152]。【彝药】那突西[108]：全株治风湿骨痛；根治抽风[13]，蛔虫水盅，食积腹痛[109]。

Blumea megacephala (Randeria) C. C. Chang et Y. Q. Tseng [*B. riparia* **Cand. var.** *megacephala* **Rand.**] 东风草（菊科）。【瑶药】lieh zongh louc baec（烈从楼别），白花九里明：全草治风湿骨痛，月经

不调，产后流血不止，跌打损伤，骨折肿痛[130]。【壮药】生刀药[15]，白花九里明[625][1008]：全草治产后流血不止，骨折[15]，产后流血过多[625]，风湿骨痛，跌打肿痛，产后血崩，月经不调[1008]。【台少药】Babokon（Tayal 族汶水），Mahansomu（Bunun 族峦）：叶治头痛，肿疡；根治腹痛[169]。

Blumea riparia Cand. 假东风草（菊科）。【壮药】gonzya（管牙）：全草治笨浮（水肿），卟艮裆（不孕症），发旺（风湿骨痛），林得叮相（跌打肿痛），兵淋勒（崩漏），月经不调，狠尹（疮疖）[117,120]，经期提前，产后血崩，产后浮肿，不孕症，阴疮[754]。

Blumea sinuata (Loureiro) Merrill [*B. laciniata* **Candolle**] 六耳铃（菊科）。【台少药】Iziyokamagun（Tayal 族粃崁前山）：根捣碎后用汁涂于患部并服用治毒蛇咬伤[169]。

Boea clarkeana Hemsl. 大花旋蒴苣苔（苦苣苔科）。【布依药】散血草：全草治跌扑损伤，外伤出血[14]。【土家药】岩白菜，岩青菜：全草治虚弱头晕，劳伤咳嗽，吐血，咯血，跌打损伤，淋浊，白带，肿毒[124]。

Boea hygrometrica (Bunge) R. Brown 旋蒴苣苔（苦苣苔科）。【土家药】da bu shi（打不死）[10,126,128]，ha[1] se[4] la[1] tai[1]（哈射那太）[124]，棉花还阳[124]：全草治跌打损伤[10,124,126,128]，肿痛，咳喘[10,126]，中耳炎，肠炎[124]，大便下血，咳嗽咯痰[128]。

Boea rufescens **Franch.** 参见 Paraboea rufescens。

Boehmeria clidemioides Miq. 白面苎麻（荨麻科）。【苗药】揉搭挞：根治百日咳[13,14]。

Boehmeria clidemioides var. diffusa (Wedd.) Hand. – Mazz. 序叶苎麻（荨麻科）。【苗药】揉搭挞：根治百日咳[13,14]。

Boehmeria densiflora Hook. et Arn. 密花苎麻（荨麻科）。【台少药】Sanbukun（Bunun 族施武群）：叶与细叶下鳞蕨共同捣碎后敷于患部治外伤[169]。

Boehmeria japonica (Linn. f.) Miq. [*B. longispica* **Steud Yahara**] 野线麻（荨麻科）。【毛南药】mba[3] ŋan[3]（麻咸）：根治胎动不安，小便不利，尿血，跌打扭伤，麻疹发热，狂躁，阴性肿毒，关节扭伤，刀伤出血，肠风下血，习惯性流产，急性淋浊，脱肛，骨折，痔疮出血[156]。【水

B

药】项干：根治淋巴结肿大，疖肿[10]。

Boehmeria macrophylla Horn. 水苎麻（荨麻科）。【白药】全草、茎尖治头风，发热；根治骨折，感冒，风湿性关节炎[17]。【傣药】茎皮治产后胎盘不下，习惯性流产[9,73]。【藏药】萨齐阿亚：全株治恶性腹水肿胀，风湿性关节酸痛；外用治疮疖肿毒，疮疡久溃不敛，外伤出血[22]。【壮药】凡草[15]，米顶心[13]：全草治小儿疳积[15]；茎叶治感冒发烧，头风痛；根治风湿性关节炎，骨折，感冒[13]。

Boehmeria macrophylla var. canescens（Wedd）D. G. Long [*B. platyphylla* **var.** *canescens*（Wedd.）Wedd.] 灰绿水苎麻（荨麻科）。【壮药】美挡难：根、叶治跌打内伤[15]。

Boehmeria nivea（L.）Gaud. – Beaup. 苎麻（荨麻科）。【阿昌药】白麻：效用同德昂药[18]。【白药】白麻，圆麻：根治发热，麻疹高烧，尿路感染，肾炎水肿，孕妇腹痛，胎动不安，先兆性流产；根外用治跌打损伤，骨折，疮疡肿毒；叶止血，解毒；叶外用治创伤出血，蛇毒咬伤[17]。【布依药】来：根治月家病[159]。【朝药】모시풀（mao xi pur，毛西脯儿）：根治小儿赤丹，疗渴[86]。【傣药】磅满（德傣）[19]，野麻（西傣）[9,14,71,72]：根、叶治阿米巴痢疾[19]，全身酸疼[69]，口舌生疮，腰痛，尿血，便血，脾肿大，蛇咬伤，产后气血虚[62]；全草治脾脏肿大，蛇虫咬伤[9,14,71,72]；根治高血压，头晕，头痛[14]，小便混浊，止吐[69]；外用治蛇虫咬伤[13]；嫩尖用于小儿驱虫[14]；鲜叶外用治脾脏肿大[13]；鲜根、叶治阿米巴痢疾，外用于拔刺[13]；根、叶治蛇虫咬伤，脾肿大，肢体风湿麻木，僵硬[65]。【德昂药】荟：根治感冒发热，麻疹高热，尿路感染，肾炎水肿，孕妇胎动不安，先兆流产[18]。【侗药】谙[135]，青麻根，白麻根[136]：叶和根治跌打损伤，外伤出血[135]；根治跌打损伤，陈旧性骨折，胎动不安[136]。【仡佬药】la³¹（拉，黔中方言），kuo⁵⁵nie⁵³（果捏，黔中北方言），ŋi³⁵wai³³（额外，黔西南多洛方言）：根皮或叶麻扎中揩治鼻出血，左鼻出血扎右手，右鼻出血扎左手[162]；根治习惯性流产，小产，早产，胎动不安，痈疮；叶治腹泻，痢疾；花治小儿麻疹；全草治腹泻，痢疾，伤口溃疡[15]。【哈尼药】Loqhei heiqma（罗黑黑玛），元麻，白麻：根、叶治骨折，急性关节扭伤，风湿性关节炎，子宫脱

垂，脱肛，胎动不安，尿路结石，血尿，疗肿，丹毒[143]。【景颇药】Lachyit：效用同德昂药[18]。【拉祜药】鸡妈白：根治眼疾[150]。【傈僳药】阿皮赛：根治热病大渴，大狂，血淋，癃闭，吐血，下血，赤白带下，丹毒痈肿，跌打损伤，蛇虫咬伤[166]。【毛南药】ʔan³³（安）：根皮、叶用于安胎[155]。【苗药】麻，家麻：全草治各种出血，湿疹，月经过多[94]。【纳西药】白麻，元麻：根治感冒发热，麻疹高烧，痰哮咳嗽，安胎，习惯性流产，妇女子宫脱垂，久泻不止或赤白痢，肛脱不收，外治骨折，痈肿初起；叶治月经过多症，鼻衄，痔疮，外用治外伤出血，虫蛇咬伤[164]。【怒药】儿：根治热病大渴，大狂，血淋，癃闭，吐血，下血，赤白带下，丹毒，痈肿，跌打损伤，蛇虫咬伤[165]。【畲药】青麻，纸麻：根、叶治小便出血，蜈蚣咬伤[146]，小儿丹毒，火丹疖毒，蛊胀，哮喘，疝气，白浊滑精，痢疾，血淋，疗疮肿毒，胎动不安，蜂蛇咬伤[147]；根皮治鱼骨鲠喉，无名肿毒，疗疮疖肿；茎皮治跌打损伤；叶捣烂外敷治癣[148]。【土家药】野麻，线麻：根治尿路感染，肾炎水肿，赤白带下，习惯性流产，胎动不安，跌打损伤[124]。【佤药】白麻，圆麻：根治胎动不安，子宫脱出，疖肿，骨折，风湿性骨痛[10,168]。【瑶药】nduc（六），苎麻根：根及茎叶治感冒发热，燥热烦渴，尿路感染，急性膀胱炎，肾炎水肿，月经不调，胎动不安，肠炎腹泻，骨鲠喉，痈疮肿毒[130]；根治痈疮；叶治小儿消化不良腹泻[15]。【彝药】鸡妈白：根续筋接骨，补虚安胎[103]，治先兆流产[13,111]，感冒发热，麻疹高热，尿路感染，肾炎水肿，孕妇腹痛[111]，久病体虚，胎动不安，跌打损伤，骨折，眼外伤，目翳，视力减退[102]；外用治跌打损伤，骨折，疮疡肿毒[111]，眼结膜炎，外伤性眼炎[13]；枝叶治风湿初犯，排尿困难，经血过多，胎动不安，习惯流产，鼻衄血尿，痔瘘出血[109]。【壮药】gobanh（棵斑），苎麻根：根治呔偻（胎漏），鹿勒（吐血），肉裂（尿血），奔寸（子宫脱垂），笃麻（小儿麻疹），狠尹（疮疖），夺扼（骨折），隆白呆（带下）[117]；根治胎动不安，咽喉痛，产后流血，痈疮；茎皮治四肢无力；叶治腹泻，痢疾，外伤出血[15]。

Boehmeria nivea var. tenacissima（Gaud. – Beaup.）Miq. 青叶苎麻（荨麻科）。【台少药】

Kuriyurongai(Tayal 族 Taroko)，Kugii(Tayal 族大崧崁前山)，Kigii(Tayal 族大崧崁前山)：叶治疟疾，肿疡，外伤[169]。

Boehmeria siamensis Craib [*B. chiangmaiensis Yahara*] 八棱麻(荨麻科)。【傣药】暹罗苎麻，牙呼老(西傣)：全草治泄泻，荨麻疹，皮肤瘙痒，湿疹，痘疹[9,13,14,63,74]，腹痛[14]，肠痛，经闭腹痛，风湿痛[13]。【哈尼药】牙吗拿把：全草治腹泻，跌打损伤，皮肤瘙痒，湿疹[145]，风湿疼痛[76]。【基诺药】瓦懋纳柯：根和叶治急性膀胱炎，子宫脱出，尿血；外治风湿疼痛[163]。【拉祜药】八楞麻：全株治腹痛，皮肤瘙痒，痘疮[151]。【佤药】八楞麻：全草治腹泻，泄泻，荨麻疹，皮肤瘙痒，湿疹，痘疮[168]。【彝药】八楞马根：根治疟疾[13,109]，腹部痞块，泄泻痢疾，闭经痛经，直肠脱垂，斑疹瘙痒[109]。

Boehmeria spicata(Thunb.) Thunb. [*B. gracills C. H. wright*] 小赤麻(荨麻科)。【苗药】拔力麻，豌豆独活：全草治跌打损伤，风湿痹痛，腰痛，头痛，牙痛[97,98]。

Boehmeria tricuspis(Hance) Makino [*B. platanifolia Franch. et Sav.*] 八角麻(荨麻科)。【畲药】野麻，青麻：叶治跌打损伤[146]。【土家药】追风骨，大火麻，红活麻：全草治水肿，痈疽，疖肿疼痛[123,127]。【瑶药】鹤独：全株治荨麻疹，痔疮，肿毒疖肿，妊娠漏血[133]。

Boenninghausenia albiflora(Hook.) Reich. 臭节草(芸香科)。【白药】荣自翁[6,13,14]，白虎草[17]：全草治上呼吸道感染[6,14]，跌打损伤[6,13,17]，咽喉痛，肺炎，泌尿道感染，肝炎[6,13]，扁桃腺炎，腮腺炎，支气管炎，胃痛腹胀，血栓闭塞性脉管炎，腰痛[17]，疟疾，感冒发热；外用治外伤出血，痈疽疮疡[17]。【傣药】旧哈(西傣)[65]，别反(德傣)[14]：全草清热解毒，散瘀，消肿[65]，治疟疾，感冒发热，支气管炎[9,71,74]，咳嗽，尿路感染，皮炎[6,13]，跌打损伤，胃腹痛，痈疽疮疡，外伤出血[9,71]，疳积，夜喘[14]，头痛，咽喉炎，扁桃腺炎，肺炎[9,74]。【哈尼药】白虎草，罗卓：全草治风寒感冒，咽喉炎，支气管炎，疟疾[145]，风湿，跌打损伤，荨麻疹，预防流感，中耳炎[6,13,14]。【拉祜药】石椒草，铜脚一枝蒿，肋阿哈给吃：全草治感冒，腹胀[6,14,150]，发烧，头痛，

咽喉炎，扁桃腺炎，疟疾，消化不良[14,150]，婴儿腹泻，便带绿色，胃溃疡，肺炎，气管炎，风湿病，跌打损伤，胸膈气痛，冷寒攻心，胃气疼痛，疮毒，腮腺炎，痢疾，血栓性脉管炎[150]，疳积[14]。【傈僳药】阿歪哲搐，莫打就：全草治疟疾发热，支气管炎，咽喉肿痛[166]，流感，瘀肿，胃胀痛；外洗治干疮，皮肤过敏[6,14]。【苗药】松风草，岩椒草：全草治急性肠炎，疟疾，跌打损伤，跌打肿痛，疮毒，疟疾，风寒眼痛[98]，感冒，咽喉炎，肝炎，咯血，衄血[6,13]，皮下瘀血[6]。【纳西药】亚布次抄，千里光：全草治上呼吸道感染，大叶性肺炎，睾丸炎，腮腺炎引起睾丸鞘膜积液，肾炎，痈肿疮毒[6,14]。【普米药】嘎生，羊不吃，石胡椒：全草治上呼吸道感染，尿路感染，痈肿疮毒[6,14]，风湿筋骨痛[6]，跌打损伤，皮肤瘙痒[14]。【土家药】水黄连，岩椒草，土麻黄：全草治急性肠炎，疟疾，跌打损伤；外用治烫伤[124,127]。【佤药】白虎草，Si ndah pi brai，猫脚迹：全草治气管炎，头痛[168,618]，感冒发热，疟疾，风湿病，跌打损伤[168]，上呼吸道感染，痈肿疮毒，大叶性肺炎，睾丸炎，胰腺炎引起的睾丸鞘膜积液，肾炎[14]。【瑶药】野芫荽：全草治疟疾，感冒发热，支气管炎，咽喉炎，跌打损伤，全草外用治外伤出血，疮毒[133]。【彝药】俄巴则玛，木热略乌，牙补此：根或全草治感冒发烧，腹胀，跌打损伤，疮疡溃脓[106]；全草治伤风感冒及感冒引起的咳嗽[6]，咽喉肿痛，痰湿阻滞，血管栓塞，胃脘疼痛，肾虚腰痛，痢疾肠痛，疮痈肿毒[109]，疟疾[13]。

Boenninghausenia sessilicarpa Lévl. 石椒草(芸香科)。【纳西药】全草治风寒感冒，脘腹胀痛，风寒湿痹，水肿，跌打损伤，淫疮，皮肤瘙痒，风疹块，预防感冒，流感，腮腺炎，跌打损伤，疮毒[164]。【彝药】迟马宗：全草治湿疹肤痒，红斑疮，疟疾，癫痫，胆囊炎[101]。

Boerhavia coccinea Miller 红细心(紫茉莉科)。【白药】黄寿丹，黄细心：根治筋骨疼痛，腰腿痛，月经不调，白带，胃纳不佳，脾肾虚浮肿[17]。

Boerhavia diffusa L. 黄细心(紫茉莉科)。【纳西药】黄细心：根治扭伤腰痛，外伤出血，跌打损伤，筋骨疼痛，腰腿痛，月经不调，白带，

胃纳不佳，脾肾虚浮肿，虚咳[164]。

Bolboschoenus planiculmis (Fr. Schmidt) T. V. Egorova [*Scirpus planiculmis* Fr. Schmidt] 扁杆蔗草(莎草科)。【蒙药】全草治慢性气管炎，癥瘕积聚，产后瘀血，腹痛，闭经，消化不良，胸腹胁痛[51]。

Bolboschoenus yagara (Ohwi) Y. C. Yang et M. Zhan [*Scirpus yagara* Ohwi] 荆三棱(莎草科)。【哈萨克药】 ﻮﺵ ﻗﺴﺮﻟﻰ ﻭﻟـﺍﻓﻞ：块茎治瘀血闭经，产后腹痛，食滞腹胀[142]。【蒙药】西日－古日布勒吉－额布斯，丹布嘎日：块茎治血瘀经闭[47,51]，腹中胀痛，腹部肿块，肝脾肿大[47]，癥瘕积聚，食积气滞，脘腹胀痛[51]。

Bolbostemma paniculatum(Maxim.) Franquet 土贝母(葫芦科)《药典》。【苗药】藤贝：块茎治乳痛，乳癌，瘰疬[98]。【土家药】藤贝母，土贝母：块茎治乳痛，瘰疬，疮疡，肿毒，骨核结，蛇虫咬伤[124]。

Boletus edulis Bull. 美味牛肝菌(牛肝菌科)。【哈萨克药】ﺗﺎﺗﻤـﺪﻯ ﻗـﻮﺯﻗﯘﻳﺮﻳﻖ：子实体治感冒咳嗽，食积腹胀，妇女带下[142]，腰腿疼痛，手足麻木，四肢抽搐，妇女白带异常[141]。

Boletus speciosus Forst. 小美牛肝菌(牛肝菌科)。【白药】粉盖牛肝菌，见手青：子实体治消化不良，腹胀[17]，腰腿疼痛，手足麻木[13]。

Bombax ceiba **L.** 参见 Gossampinus malabarica。

Bombax malabarica **DC.** 参见 Gossampinus malabarica。

Bombina orientalis Boulenger 东方铃蟾(盘舌蟾科)。【朝药】방울개구리(bangwulgaiguli，帮乌尔盖古利)，고치매구리(gaoqimeguli，高奇美古利)，무당개구리(mudanggaiguli，木当盖古利)：口中分泌物或去皮后的鲜体治内外痔疮[8,9,89]。

Bombyx mori L. 家蚕(蚕蛾科)《药典》。【阿昌药】抱科(蛹)，蚕呢啊空(蚕)：效用同德昂药[18]。【白药】僵虫，白僵蚕：全体治急、慢惊风，痉挛抽搐，头痛，咽喉炎，扁桃腺炎，失音，丹毒[17]。【朝药】누에(nú yè，奴页)：感染白僵菌而僵死的干燥幼虫治中风[10,83]，少阴人中风，痰症[84]，丹毒，牙痛，疮疖[9,89]，小儿惊痫，夜啼，去三虫，灭黑痣，令人面色好，男子阴疡病，女

子崩中亦白，产后腹痛，灭诸疮瘢痕；蚕蛾治益精气，强阴道，交接不倦，止精；蚕屎(蚕沙)治肠鸣，热中，消渴，风痹，瘾疹；蚕蜕治血风病，益妇人[86]。【德昂药】妈倒：蛹治消渴，尿无度；蚕茧治疮肿无头，血淋疼痛，妇人血崩，血友病，牙龈出血，紫斑[18]。【景颇药】Lai gasha(蛹)，Seqing Sut(蚕)：效用同德昂药[18]。【苗药】Gangb ad das(岗阿大，贵州黔东南)：感染白僵菌而僵死的全虫治口眼㖞斜[91,96]，小儿夜哭，小儿风疹，失音，惊痫，中风，头风，齿痛，丹毒，瘙痒，结核[91,96]，惊痫抽搐，偏正头痛，咽喉肿痛，瘰疬，疖腮，风疹，疮毒[91]。【维药】ﭘﻠﻪ ﻏﻮﺯﻳﺴﻰ(Pile ghozisi，皮来胡孜斯)：蚕茧治神经衰弱[75,77,79][22]，寒性心虚，心悸心慌，心烦不安，湿性脑虚，咳嗽哮喘，眼疮流泪[75,77]，心脏病，肺病[79]；蚕丝用于止鼻血，强心，开窍，兴奋，眼疱疮，流泪，眼部发痒[80]；感染白僵菌后的病蚕治惊风抽搐，咽喉肿痛，皮肤瘙痒，颌下淋巴结炎，面神经麻痹[77]。【藏药】参外勒(蚕丝)[22]，达尔森[27,30]：蚕丝外敷可拔弹片，退弹镞[22,24,34]；幼虫感染白僵菌而僵化的全虫治惊风抽搐，咽喉肿痛，颌下淋巴结炎，面神经麻痹，皮肤瘙痒[27]。

Borago officinales L. 琉璃苣(紫草科)。【维药】ﮔﺎﭬﺰﺑﺎﻥ(Gawziban，高孜万)，ﮔﺎﭬﺰﺑﺎﻥ ﮔﻮﻟﻰ(Gawziban Guli，高孜班古丽)：效用同牛舌草 Anchusa italica[75]；地上部分治心脑血管疾病[734]。

Borassus flabellifer L. [*B. flabelliformus* **Murr.**] 糖棕(棕榈科)。【傣药】哥丹，郭丹(西傣)[13]：根治肝炎[13,64,66]，产后乳汁不下，阳痿遗精，性欲冷淡，腰膝酸软[62-64]，乳汁清稀[63,64]，腰膝冷痛，周身乏力，早泄，黄疸[62]。【维药】塔尔塔尔：果实可解渴，壮阳，除胆质津液，益血，跌打损伤，利尿[80]。

Borax 硼砂(硼酸盐类矿物，主含四硼酸钠 $Na_2B_4O_7 \cdot 10H_2O$)《部藏标》。【傣药】三转：结晶体治口舌生疮，牙龈肿痛，腰痛，睾丸肿痛[62]。【蒙药】ﺑﺍﺮﺗﯟﺍﺍ(Tongsa，佟萨)：结晶(烘制用)治血瘀症，闭经，血痞，"包如"痞，疮疡，"协日乌素"病[41]。【维药】ﺗﻪ ﻧﻜﺎﺭ(Tenkar，谈卡尔)：治大便干结，中耳炎肿，口腔炎肿，痔疮，气阻腹胀，积食纳差，胃脘胀痛，经水不下[75,77]。【藏药】ﯟ ﯕﯟﺍ(察拉)[2,21,27]：结晶治疮伤热；嘴含服

治动脉硬化，月经闭塞[24,34,35]，咽喉肿痛[23,31,35]，便秘、"黄水"病，疮疡[24,34]，肺热咳嗽，口舌生疮，目赤翳障，骨鲠，噎膈反胃及皮肤创伤[31]，口病[27]，瘀血不化及溃疡，脓肿[21,23,35][11]；外用冲洗溃疡，脓肿[23]，各种疮疡[21]。

Bos frontalis Lambert［*B. gaurus* H. Smith；*B. gaurus readei* Lydekker］野牛（牛科）。【哈尼药】野牛，馁牛（nei niu）：胆和角治急性热病[276]。【基诺药】儿踏波纳[10]，白袜子[163]：胆囊和胆结石治肝炎，肺炎，肾炎，胆囊炎，高热不退，小儿热惊厥[10,163]。【佤药】野牛：胆治扁桃体炎，咽喉炎，黄疸型肝炎[168]。【藏药】效用同牦牛 B. grunniens[22]。

Bos grunniens Linnaeus 牦牛（牛科）。【基诺药】小踏波纳：胆囊和胆结石治肝炎，肺炎，肾炎，胆囊炎，高热不退，腮腺炎，小儿热惊厥[163]。【蒙药】ᠰᠠᠷᠯᠤᠭ ᠦᠨ ᠡᠪᠡᠷ（Sarlog yin eber，萨日鲁格因－额布日），ᠪᠤᠬᠠ ᠭᠦᠷᠦᠭᠡᠰᠦ ᠵᠢᠷᠤᠬ（Boh gurosen jiruh，宝哈－古热森－吉如和）：角（烧炭用）治腹肿瘤，胃功能减退，肝炎，头骨损伤，食物中毒[30]；心治心"赫依"，心慌，心刺痛，心颤，心律不齐[41]。【土药】阿斯木哈：牛肉（瓦上或铁锅内焙黄）研末冲服治牛肉食积不消[10]。【维药】دېڭگىزىيا（Dengiziya，定孜亚），سېرىق ماي（Seriq may，色日克麻依），كالا سۈتى（Ka la su ti，卡拉苏提）：胆囊、胆管及肝管的结石治痈肿疔毒，疮疡不愈，尿闭，经闭，肾脏结石，膀胱结石，小儿黄疸，白内障，白癜风，斑秃[75,79]，热病神昏，中风痰迷，惊痫抽搐，癫痫发狂，咽喉肿痛，口舌生疮[77]；乳汁治体弱身瘦，精液不足，血虚面脆，大便不畅，炎肿，中毒；乳汁表面油脂的加工品治肺燥干咳，体虚身瘦，咽干音哑，胃虚肠燥，皮肤创伤，牛皮癣，头癣[75]；奶制品治胃热口渴，脑燥失眠，肠热腹泻，肠干便秘，肾热阳痿，小便不利[75]；脾脏治疮疡腐烂，创伤出血，脾虚血少，疫病流行[75]；鞭治肾虚阳痿，性欲减退，气陷疝气，胃脘寒痛[75]，早泄遗精，小便频数，阳痿，体虚[79]；酥油治形瘦体差，胸燥干咳，炎肿，筋肌抽紧，皮肤干燥，皮肤病，创口不合，大便干燥，腹泻痢疾，误服毒药；胆治湿疮，疮疡，脓疮，肝虚，胆虚，眼疾视弱，咽喉炎肿，痔疮肛疾[75,77]；角治头痛头晕，高血压，痔疮出血[79]。【裕固药】酥

油：乳汁加工而成的油脂和肉主治慢性气管炎，身体虚弱[10]。【藏药】ᠭᠠ ᠰᠠ（亚规）[21]：公牦牛角治疮疖，胃病[22,23]，肿瘤，脓肿及胃部疾病[27]，腹肿瘤[29]；角治脐肿瘤，疮疖，角烧焦治培根病，颈瘿[21]；公牦牛舌配硇砂治培根寒症[22,23,34]，寒性培根疾病[27]；舌用于健胃，祛寒[21]；喉头治瘿瘤[23]，甲状腺肿大[21]；公牦牛喉和扁桃腺与治瘿瘤的药物相配，增大剂量内服，治甲状腺肿大[22,29]；心治心绞痛[21,27,29,33]，失眠[27]，心龙病，疯癫，情志不爽，记忆模糊[27]，心律不齐，背痛，"龙"病引起的心烦、失眠[33]，昏厥癫狂[21,23]，风入心脏、命根引起的神经错乱，心刺痛[23]，神经衰弱[29]，心悸[21]；带血干燥心脏治心律不齐，心绞痛，背痛和龙病引起的心烦，失眠[20]；胆收缩血管，止血[27]，与锐药相配，洗身外敷，涩胸腔脉，治胆病，内脏出血，提升胃温[22]，止胸腔脉管出血[34]；胆汁治内脏出血[23,29]；胆和胆汁治内脏出血[21]；种牦牛睾丸治肾病，小便不利，小便失禁[22,23]，少年老人躬腰弯背病，肾性机能衰弱症[22]，腰痛，腰曲[23,29]；公牦牛肉治久泻[22,27]，腔血能利疮，治"培根"病，瘿瘤，出血[22]心风癔病，气血枯槁[23]，慢性肠胃炎，久泻，酒癖[29]；血治疮疖，慢性肠胃炎，久泻，酒癖[21]；牦牛肉祛风[34]，治肾病，肝寒性病，肾和腰痛[22]，龙病[23,27]，干腹水[21,27]，黄水病[27]，祛风，对热病有害无益[21]；皮带和皮绳治鼻血；牦牛奶对培根、赤巴合并症有害；牦牛酥油祛风，提升胃温；胆囊或肝胆管中的结石能清肝脏及其他脏腑内热邪[22,23]；骨升体温[27]，胃温[23]，治风寒湿痹，筋骨疼痛，腰膝软弱[906]，用于祛寒，增热量，升胃火[21]；骨髓治疮疖，驱皮下虫[21,29]，牲畜抵伤[21]；骨髓外敷治疮伤[23]；睾丸治腰痛[21]。

Bos grunniens mutus Przewalski 野牦牛（牛科）。【蒙药】ᠪᠤᠬᠠ ᠭᠦᠷᠦᠭᠡᠰᠦ ᠵᠢᠷᠤᠬ（Boh gurosen jiruh；宝哈－古热森－吉如和）[41]：牛心主治心"赫依"，心慌，心刺痛，心颤[41]，心律不齐[41,56]，心神不定，胸满，失眠，心绞痛，癫狂，神志恍惚，心慌失去知觉，癫痫病[56]。【藏药】冈又惹：牛角治培根，项瘿[21,22]，腹肿瘤，疮疖[21]；喉和气管治活动瘿瘤[22]；扁桃腺和喉与瘿瘤药物相配，增大剂量，内服，治瘿瘤[21,22,34]；舌健胃，祛寒[21]，

B

寒性培根病[27]；心治昏厥癫狂[22,34]，心绞痛[21,27,34]，中邪，心痛病，"三邪"病[34]，心悸，神经衰弱，昏厥癫狂[21,27]，心龙病，疯癫，情志不爽，记忆模糊，失眠[27]，胆提升胃温，止胸腔脉管出血[34]，内脏出血，增热量[21]；胆汁与锐药相配，洗身外敷，涩胸腔脉，止血，提升胃温[22]，内脏出血，增热量[21]；胆结石治高热神志昏迷，谵语，中风痰迷，惊痫抽搐，癫痫发狂，咽喉肿痛，舌中生疮，痈肿疔疮[30]；腹中宝解毒[22]；骨祛寒，增热量，生胃火[21]；升体温[27]；骨髓治疮疖，皮下虫病，牲畜抵伤[21]；外敷治疮伤[22]，痈肿疮疖[34]；公牛血可止泻[22]，治"培根"病，瘿瘤，出血[34]，疮疖，慢性肠胃炎，久泻，酒癖[21]；血止泻[27]；肉和筋祛风，干腹水[22]；肾脏治腰病，寒性病，膀胱病，尿道病[22]；脂肪治风心病，红色斑疹及疖痈[22]；肉治胃病，肝寒性病，肾和腰痛，黄水病[22]，干腹水，祛风，对热病有害无益[21]，龙病，胆囊收缩血管，止血；角生温，破肿瘤，脓肿及胃部疾病[27]。

Bos taurus domesticus Gmelin[*B. taurus* Linnaeus]牛（牛科）《药典》。【阿昌药】罗喝：胆结石治高热神昏谵语，小儿高热，惊厥[18]。【朝药】仝（sōo，骚）[9,89]，仝뿔（saobul，扫不尔），仝삐（saobie，扫别）[8]：角治久泻，痢疾，带下，肛门出血[8,9,83,89]，温热病高热，疮毒，血崩，衄血，吐血[83]；外用时取适量烧炭敷患处；胆治癫痫，中耳炎[8]，坠崖跌伤，腰部伤痛[9,89]；齿治小儿牛痫[86]；胆汁治黄疸，便秘，消化不良，痈肿，痔疮，小儿惊风，癫痫，中耳炎[9,89]；胆结石治破伤风，肝炎[8,9,89]，温热病高热，疮毒，血崩，衄血，吐血，止泻，止久痢，带下，肛门出血，肝炎，消化不良，大便秘结，高血压，高热昏迷，癫狂，小儿惊风，咽喉肿痛，痈疮中毒[83]；骨治湿疹，黄疸，一切失血[8,9,89]，骨髓安五脏，平三焦，温骨髓，补中，续绝伤，益气力，止泄痢，去消渴[86]，小儿头疮发秃[9,89]；补肾气，益精[86]；膀胱治夜盲症，遗尿症[8,9,89]；肉治冷寒疼痛，虚瘦乏力，跌打损伤[9,89]，消渴，止吐泄，安中，益气，养脾胃[86]；蹄治心病[9,89]；肚治胃部疼痛[9,89]；肝治湿疹，皮炎，脓疮等多种皮肤疾患[9,89]；心治虚忘；肝治明目[86]；乳汁治补虚羸，止渴[86]；酥油补五脏，利大肠，治口疮，酪

治热毒，止渴，解散发利，除胸中虚热，身面上热疮，肌疮[86]，醍醐治风邪，痹气，通润骨髓[86]；角鳃治下闭血，瘀血疼痛，女人带下血[86]；屎治水肿，恶气，鼠瘘，恶疮[86]。【傣药】ᦵᦙ ᦀ（meidiu，梅丢）：肝脏治肝胆湿热，皮肤黄染，皮肤溃疡，背部痈肿[66]。【德昂药】牛黄：胆结石治高热神昏谵语，小儿高热，惊厥[18]；骨治吐血，崩中，带下，肠风，泻血，水泻，邪疟，鼻中生疮，痄疮蚀入口鼻，半边瘫痪[160]。【侗药】肯独[15]，报辰[135]，牛石[136]：心切片蘸百草霜（草木灰）烤熟治小儿营养不良引起的眼角膜软化，预防小儿疳积；胆汁浸石膏粉，明矾粉，雄黄粉，硫黄粉各30克，密封100天以上治各种皮肤病[15]，与石灰粉拌匀晒干治烫伤[15]；角治小儿惊风，刮痧[135]；皮治热病神昏，惊痫抽搐，癫痫[136]；心、胆汁治眼角膜软化症，小儿疳积[8]。【鄂温克药】牛尾：尾肉治产后缺乳[277]。【仡佬药】牛胆加草乌凉干，白酒服治外伤导致大小便不通[128]。【哈萨克药】سيمەر سارىسى：胆结石治高热昏迷，抽搐，中风，癫痫病发作[142]。【景颇药】Nosha：效用同阿昌药[18]。【蒙药】ᠭᠢᠸᠠᠩ（Giwang，给旺）（胆结石）[44]，ᠦᠬᠡᠷ ᠦᠨ ᠵᠢᠷᠦᠬᠡ（Wuherin jiruh，乌赫仁-吉如和）（心）[49]，ᠦᠬᠡᠷ ᠦᠨ ᠪᠣᠷᠠᠭ（Wuherin borq，乌赫仁-包日查）（风干牛肉）[57]：胆结石（牛黄）治瘟疫，毒热，肝热，胆热，高烧抽搐，昏迷，神志不清，狂犬病，癫狂病[44]；胆粉治"希日"病，视力减退，外伤，配毒症[49]；胆汁平息协日，愈伤，解毒，明目[1011]，心治心"赫依"，心律不齐，心绞痛，心颤[49]；风干牛肉治黏病，"赫依"病[57]。【苗药】牛[15]，Nieax yul（严疫），Ngix liod（厄料黔东南）[91,95]：胆汁与石灰粉拌匀晒干，以鸡蛋白调匀治烧烫伤[15]；肉治脾胃虚弱，气血不足，虚劳赢瘦，腰膝酸软，消渴，吐泻，痞积，水肿[91]，肋下有包块，食欲差，面色黄，冷病作寒，呕吐[95]。【纳西药】胆囊，胆管，胆管中的胆结石治热病神昏，癫痫发狂，小儿惊风抽搐，牙疳，喉肿，口舌生疮，痈疽，疔毒。【羌药】suo buode（思握博德），索俄哈别：胆结石治高热引起的脑神经症状，神志昏迷，烦躁狂乱[8,10,167]，高热神志昏迷，谵语，小儿惊风抽搐；外用治咽喉肿痛，口疮，痈肿[167]。【土药】效用同牦牛 Bos grunniens[10]。【土家药】牛黄

治高热神昏谵语，狂燥，小儿惊风抽搐，痰涎壅盛，痈肿疔疮和各种癌症[52]。【佤药】菜牛，牛：胆结石治高热神昏，癫狂，小儿惊风，抽搐，咽喉肿痛及痈疮肿毒；角治高热昏眩，吐衄，血崩，疮毒；胆汁能清热解毒，助消化[168]。【维药】定伊孜牙：胆囊、胆管或肝管中结石治热病高烧，烦燥不安，小儿惊痫，咽喉肿痛；合用它药治心脏病[78]，效用同牦牛 Bos grunniens[75]。【瑶药】翁胆(ngungh daamv，牛胆)，牛黄：胆汁及胆结石治黄疸，风热眼疾，便秘，小儿惊风，慢性胃炎，消化不良，痔疮，痫痛；牛黄治热病神昏，谵语，癫痫，小儿惊风，牙疳，喉痛，口舌生疮，痈疮肿毒[130]。【彝药】𣧢(le，勒)：牛黄治高热神昏，各种发热、出血的急性传染病[107]，"拉什"(伤寒病)，姑拉(传染病)，急性肺炎[8]；肉治瘦病，寒冷疼痛，跌伤；肝治皮疹，湿疹，脓疱疹，黄水疮[8]；瘦肉腌制过的干品治脾弱不运，消化不良、热病伤阴，消渴羸弱，痞积水肿，燥咳便秘[109]；胆治坠崖跌伤，腰部伤痛，骨髓治小儿癞痢壳(头部秃疮)[8]。【裕固药】酥油：乳汁加工而成的油脂和肉主治慢性气管炎，身体虚弱[10]。

【藏药】𝕟𝕣(给瓦木)[21]，格旺[23]，帕朗[24]：角配伍治疹病头肿症；黑色黄牛角治麻风病；种黄牛角治头伤[22,23,24]；焦角与五灵脂相配，清肝热[24]，中毒病[34]；血敛扩散毒[22,34]，治创伤[34]，便血，血痢，经闭，血虚羸瘦[27]，热毒扩散[23]；黄色母牛血治毒病散播；红色黄牛犊血治毒病入脉[24]；肉清胆热[22]，治虚损羸瘦，消渴，痞积水肿，腰膝酸软[23,27]，脾胃失运[27]，混合赤巴病[24]；胆治眼中毒[22]，眼病，药物中毒，食物中毒[24,34]；黄色黄牛胆治癫狂症[24]；胆汁治配制毒时所致的眼病，癫狂症[21,23]；胆囊或肝胆管中的结石清肝脏及其他腑脏内热邪[23]，治高热神志昏迷[21,24,27]，谵语，咽喉口舌生疮[24,27]，癫痫发狂[20,24,27]，中风痰迷，惊痫抽搐，痈肿疔疮[27]，小儿惊风抽搐[20,21,24]，热性水肿[21,24]，疫热症，病毒引起的各种疾病[21]，痈疽，疔毒，内脏炎症，传染病高烧，咽喉肿溃，痈毒疮疡，黄疸，肝炎，肝包虫[24]；草结治呕吐，晕车[27]；肝治血虚痿黄，虚劳羸瘦，青盲雀盲[27]；脾解毒，益目[22,23,24,34]，治疮疡，中毒症[21,23,24]；肚治气血不足，消渴，风眩[27]；肾清肾热[22,34]，治肾热病[21,23]，

睾丸治肾亏腰痛，腰曲，肾脏病[23,24]，小便不利或失禁[24]；奶治瘟病日久，尿频症，头昏旋[22,23]，血、赤巴并发症，气不顺，痰不利，疲乏无力，并能养荣增力，下奶[22]，强壮益精，安神，养肺，生津止渴[34]，肺痨，疫症陈旧热，阳痿[21]，血、胆并发症，喘逆，多痰，困倦，癫狂[23]；酥油为各种酥油种的上品，处处适用[22]，治龙病，赤巴病，血症，痔疮，妇女子宫等病症；陈酥油治癫痫与昏厥，除耳、眼和脑部疾病[24]；牙配伍治慢性骨髓炎[22,24]；脂肪治疮疖肿大[22,24]；骨治急、慢性胃肠炎[22,24]；酸奶治赤巴病，龙病水肿等[22,24]；尿炮制汞时洗汞毒[23,24,34]，止痒[23,24]；母黄牛尿治黄水，泻久热[24]；粪治食物变质引起中毒[23]，四肢痛，痉挛，解热用凉水调敷，祛寒用酒调服；小黄牛粪治黄水病，癣疹；乳治肺病，血病，胆病，陈旧瘟病，尿频，喘逆，多痰，饥渴，困倦，头晕及癫狂[24]。

Boschniakia himalaica Hook. f. et Thoms. [*Xylanche himalaica*(Hook. f. et Thoms.) G. Beck] 丁座草(列当科)。【白药】寄母怀胎，一支腊，丁座草：块茎治胃痛，腹痛，跌打损伤，风湿关节痛[17]。【哈尼药】效用同佤药[110]。【傈僳药】莫夺比，千斤坠：块茎治胃痛，腹胀，跌打损伤，风湿关节疼痛，月经不调，血吸虫病，草乌中毒，腮腺炎[166,166]。【纳西药】蒙茯苓：块茎治跌打损伤，风湿痛，胃脘痛，月经不调，淋病，小儿虫疾，肾盂肾炎，淋病[164]。【普米药】可白柳：全草治风湿关节痛，月经不调，血吸虫病，草乌中毒[13,14][15]，腮腺炎[14]，胃痛，腹胀，跌打损伤，风湿疼痛[15]；块茎治胃痛，腹胀，跌打损伤[13]。【羌药】dieajvha(的几哈)，千斤重，枇杷芋：块茎治胃癌，腹胀，疝气，血吸虫病[167]。【佤药】日嘎呀：全草治外伤出血，强壮[110]。【彝药】结角头麻[110]，塔巴输，千斤坠[104]：全株治外伤出血，强壮[110]；块茎治跌打损伤，风湿疼痛，月经不调，草乌中毒，腮腺炎[101,104]。【藏药】𝕟𝕣(梢恰)，达麦永朵[24]，达玛娘铎[40]：全草有催吐作用[25]，治阳痿，腰酸腿痛[24,36,40]，胃痛，腹胀，跌打损伤，风湿痹痛，月经不调，草乌中毒[36]，咽喉痛，淋巴结结核，食物中毒[24]，中毒病[40]。

Boschniakia rossica (Chem. et Schlecht.) Fedtsch. 草苁蓉(列当科)。【朝药】不老草[83]：全草

治肾虚阳痿，腰膝冷痛，崩漏带下，膀胱炎及尿路出血，津枯便秘，小便遗沥，妇人不孕[9,83,89]，遗精，早泄，老年便秘[83]。【蒙药】Bor goyo（宝日–高要）：全草治泛酸，胃胀，"协日"性头痛，阳痿，遗精，早泄，赤白带下，腰腿痛[49,51]。【鄂伦春药】挨母出哈，不老草：全草治肾虚阳痿，腰膝冷痛，肠燥便秘，习惯性便秘，不孕症[161]。【藏药】达麦容朵：效用同丁座草 B. himalaica[22]。

Boswellia carterii Birdw. 乳香树（橄榄科）《药典》。【阿昌药】乳香：树脂治心腹诸痛，跌打损伤[18]。【回药】乳头香：胶树脂紫赤如樱桃者治妇人血，能发粉酒[175]。【景颇药】Cuji sik：效用同阿昌药[18]。【蒙药】ᠳᠠᠬᠢᠯ（Daxil，达希勒）：树脂治"协日沃素"病，痛风，游痛症，浊热，"巴木"病，金伤，发症，白癜风，黄水疮，疥癣，秃疮，瘙痒症，丹毒，疮疡，"奇哈"，痛经[42]。【维药】كوندۇر（Kundur，困都尔）[75]，马斯替克[78]：油胶树脂治湿性脑虚，记忆下降，寒性气喘，短咳，支气管扩胀，疮疡，胃寒呕吐，消化不良，精液不固，尿频失禁[75]，跌打损伤，瘀血疼痛，气血凝滞[77,78]，心腹疼痛，痈疮肿毒，痛经[77]，妇女经闭，泻痢，诸疮[78]。【藏药】སྤོས་དཀར（贝嘎）[21]：树脂治黄水病，龙病[23]；树皮切伤后渗出的油胶树脂治黄水病，龙病，皮肤病，阴囊肿胀[21]。

Boswellia serrata Roxb. 锯叶乳香（橄榄科）。【藏药】白嘎：效用同乳香树 B. carterii[22]。

Botrychium daucifolium Wall. ex Hook. et Grev. [*Sceptridium daucifolium*（**Wall.**）**Lyon**] 薄叶阴地蕨（阴地蕨科）。【哈尼药】阴地蕨：全草用于解毒[875]。【土家药】西南阴地蕨，一朵云：全草或根茎治肺热咳嗽，痄腮，乳痈，跌打肿痛，狂犬咬伤[229]。【台少药】Iei（Tsaou 族 Tatupan）：叶打碎后，用汁洗眼治眼病[169]。

Botrychium japonicum（Prantl）Underw. [*Sceptridium japonicum*（**Prantl**）**Lyon**] 华东阴地蕨（阴地蕨科）。【土家药】华东阴地蕨，红细补药，日本阴地蕨：全草或根茎治目赤肿痛，小儿高热抽搐，咳嗽，吐血，痈肿[229]。

Botrychium lanuginosum Wall. ex Hook. et Grev. 绒毛阴地蕨（阴地蕨科）。【白药】肺心草，蕨叶一枝蒿：全草治毒蛇咬伤[17][78]，感冒，小儿

高热，百日咳，小儿支气管炎，肺炎，哮喘，肺结核咯血，淋巴结结核[17]，肺热喘咳[78]。【傣药】根治产后体虚，肝肾虚弱，疮毒，淋巴结肿，目中生翳[9,74]。【德昂药】的哇帽：效用同景颇药[18]。【哈尼药】独蕨蕨，Alzeiv haqdal（阿责哈达）：全草治毒蛇咬伤，痈疮，小儿疳积，肺结核，支气管炎[143]。【景颇药】Dilam qop[18]，文站[14]：全草治毒蛇咬伤，痈疮，小儿疳积，肺结核，支气管炎[18]；根茎治失眠，神经衰弱[14]。【拉祜药】达地拔：根、茎治产后体虚，肝肾虚弱，风毒，淋巴结肿[14,151]，疮毒，目中生翳[14]。【傈僳药】米打俄乃：全草治毒蛇咬伤，乳腺炎，咽喉炎，咳嗽，肺结核，淋巴结结核产后体虚，肝肾虚弱，疮毒，百日咳[166]。【纳西药】全草或根治毒蛇咬伤，疔疮肿毒，乳痈，乳腺炎，肺热咳嗽，百日咳[164]。【怒药】打蜡，绒毛蕨萁：全草治咳嗽，哮喘，支气管炎，咽峡炎[165]。【土家药】绒毛蕨萁，蕨苗一支蒿：全草或根治毒蛇咬伤，乳痈，疔疮肿毒，咽喉炎，肺热咳嗽[229]。【佤药】蕨箕参：根治产后体虚，肝肾虚弱，疮毒，淋巴结肿[10,168]。【瑶药】磨节勉，毛藤鸡爪参：根治产后体虚，肝肾虚弱，疮毒，风毒，淋巴结肿，目中生翳[133]。【彝药】多塔虫，一朵云：全草治疮疡肿毒，虫蛇咬伤[104,109]，虚痨咳嗽，病后声哑[109]，蜂蜜中毒，肺结核，小儿惊风，气血虚弱[104]。【藏药】佳恰阿玛：全草治肺热喘咳[13,22,24]，毒蛇咬伤[13]，小儿惊风，咳喘，神经痛，淋巴结结核，乳腺炎[22,24]。【台少药】Eie（Tsaou 族 Tatupan，Tohuya），Eiei（Tsaou 族 Tatupan，Takubuyan）：叶揉汁洗眼治眼病；根与瓜叶马兜铃、芋叶细辛共同煎服治腹痛，外伤[169]。

Botrychium lunaria（L.）Sw. 扇羽阴地蕨（阴地蕨科）。【藏药】佳恰阿玛：效用同绒毛阴地蕨 B. lanuginosum[22]。

Botrychium modestum Ching 钝齿阴地蕨（阴地蕨科）。【藏药】佳恰阿玛：效用同绒毛阴地蕨 B. lanuginosum[22,34]。

Botrychium officinale Ching [*Sceptridium officinale*（**Ching**）**Ching**] 药用阴地蕨（阴地蕨科）。【土家药】独脚鸡：全草治肺虚咳嗽，小儿惊风，瘰疬，体虚头晕等症[29]，疮毒肿毒，肺热咳嗽[229]。【藏药】佳恰阿玛：效用同绒毛阴地蕨 B. lanuginosum[22]。

Botrychium robustum（Rupr. ex Milde）Un-
derw. ［*Sceptridium robustrum*（Rupr）Ching］粗
壮阴地蕨（阴地蕨科）。【德昂药】全株效用同傈僳
药[166]，治小儿疳积[13]。【傈僳药】蕨叶一枝
蒿[166][286]，一朵云[286]，米叶俄[166]：全草治毒蛇
咬伤[166][286]，乳腺炎、咽喉炎、咳嗽、肺结核、
淋巴结结核、产后体虚、肝肾虚弱、疮毒、百
日咳[166]。

Botrychium ternatum（Thunb.）Sw. ［*Scep-*
teridium ternatum（Thunb.）Lyon.］阴地蕨（阴地
蕨科）。【阿昌药】夹兰啊麦：全草治小儿疳积[18]。
【白药】独蕨蕨，肺心草：全草治毒蛇咬伤[6,17,70][78]、
感冒、小儿高热、百日咳、小儿支气管炎、肺炎、
哮喘、肺结核咯血、淋巴结结核、毒蛇咬伤[17]、
肺热喘咳[78][70]、小儿肺炎[6]；根茎治感冒、小儿
高烧、百日咳、小儿支气管炎、哮喘、肺结核、
咯血、淋巴结结核、角膜云翳、心悸、毒蛇、狂
犬咬伤[14]。【布依药】鳖蒙波，一朵云：全草治虚
劳咳嗽、咳嗽[6]。【朝药】고사리삼（gao sa li sam，
高萨利撒姆）：全草治带下、吐血、肿毒、高血
压[85]。【德昂药】的哇帽：全草治小儿疳积[6,18,19]、
头晕体虚[14]。【侗药】岸仅[6]，Kaok dogc，Dinl
aiv dogc（顶介朵）[137]：全草治小儿疳积、肺结核
咳嗽、病后体虚、外伤出血[6]、办乜崩榜（妇男摆
白证）、宾吓夜（咳嗽、浮肿）[137]、膀胱炎、泌尿
道感染、咳嗽[135]。【仡佬药】se33 tao13 we53（细到
外，黔中方言）、si53 tu53 na55（四都纳，黔中北方
言）、mo55 ko55（卯果，黔西南阿欧方言）：全草治
干烧病[162]。【哈尼药】肤枇搭兜：全草治头晕体
虚[6,14]。【景颇药】滥袋：全草沪咳嗽、妇女小腹
痛、疝肿[14]、神经衰弱、失眠[6]、小儿疳积[18]。
【拉祜药】堵姐[6,14]，打梯[6]：根治肺心病、咳
喘[6]：全草治淋巴结结核、腮腺炎[6,14]。【傈僳
药】达喔玛[14]，搭乌吗嘎[6]：全草治咳嗽、妇女
小腹痛、疝肿[6,14]、毒蛇咬伤[6]。【毛南药】
do33 gʔom24 da：ŋ42（朵果党）：根治咳嗽[155]。【苗
药】Vob jux bix yut（窝久碧幼），Shob ghueab（绍
怪），Bloux shab ndraf（补撒大）[91,95]：全草治肺热
咳嗽、百日咳[91,94]、止咳化痰、补虚止咳[95]、咳
血[91]、虚劳咳嗽[6]、声哑[94]、咳嗽多痰、肺虚咳
嗽[210]、妇男摆白、肝虚目疾[11,91,96,98]。【纳西药】
嗯蒂、憨底、借叶义支蒿：全草治咳嗽、哮喘、

咯血、心悸；根治牙痛[6]。【畲药】蛇不见，小春
花，莨枝草：全草治伤风感冒、咳嗽、心烦口渴、
惊痫[10,147]；带根全草治小儿高热惊风、疮痛[146]。
【土家药】ji zhao lian（鸡爪莲）[10,126]，一朵云[123]：
全草治头晕、摆白（又名崩白，泛指带下过多）、
痨病[10,126]、肺虚咳嗽、小儿惊风、瘰疬、体虚头
晕[29]、头晕[10,123]、肺热咳嗽、瘰疬、妇女体弱、
白带[123]、小儿高热惊搐、肺热咳嗽、百日咳、癫
狂、痢疾、疮肿痈毒、毒蛇咬伤、目赤火热、目
生翳障[229]。【佤药】寡底农[6]，刮拱、刮毫得
拱[77]：全草治癫痫[6]、气虚泛力、产后宫缩无
力、出血、肺虚咳血、虫蛇咬伤[77]。【瑶药】根、
全草治肺结核、小儿疳积[15]。【彝药】科基、都噢
介：全草治咽炎、扁桃体炎[6]。【藏药】全草治风
热感冒、咽喉肿痛、阴虚咳嗽、肺热咳血、羊痫
风、小儿惊风、疮痈肿毒、目中云翳、火眼肿
痒[36]。

Botrychium virginianum（L.）Sw. 蕨萁（阴地
蕨科）。【苗药】耍爪：全草治子宫脱垂[14]。【土家
药】春不见，一朵云[124]，独脚鸡[29]：全草治体虚
头晕[124][29]、肺虚咳嗽、小儿惊风、疮疡[29]、肺
痈、眼结膜炎、咳嗽、瘰疬、跌打损伤、蛇咬
伤[124]；全草或根治肺痈、疮毒、蛇咬伤、小儿急
惊风、风湿麻痹、跌打损伤[229]。

Botrychium yunnanense Ching 云南阴地蕨
（阴地蕨科）。【苗药】耍爪：全株治肺脓疡、眼结
膜炎、跌打损伤、蛇咬伤、子宫脱垂[13]。【彝药】
多舍：全草治扁桃腺炎、咽喉炎[14]。

Botrypus lanuginosus（Wall.）Holub 绒毛假阴
地蕨（阴地蕨科）。【彝药】多塔虫：全草治毒蛇咬
伤、疮疡肿毒、蜂蜜中毒、肺结核、小儿惊风、
气血虚弱[101]。

Boussingaultia gracilis* var. *pseudobaselloides
（Hauman）Bailey 参见 Anredera cordifolia。

Brachystemma calycinum D. Don 短瓣花（石
竹科）。【白药】生烟叶，松筋藤：根治白喉、风
湿痹痛、跌打损伤、月经不调、病后体虚；茎叶
外用治手足痉挛、骨折[17]。【德昂药】土牛膝：根
治白喉、风湿痹痛、跌打损伤、月经不调、病后
虚弱；茎、叶治手足痉挛、骨折、风湿痹痛、跌
打损伤、月经不调[160]。【瑶药】抽筋草（ciou jan
miev，秋沾咪），土牛膝：根或全草治风湿痹痛、
跌打损伤、接骨、肾炎水肿、骨髓炎、疮疡疖肿、

淋巴结结核[132]。【壮药】伸筋草：全草治跌打伤筋[15]。

Bradybaena similaria Ferussae［*Eulota similaris* Ferussae］同型巴蜗牛（巴蜗牛科）。【阿昌药】天螺蛳：全体治痈肿疔毒，痔漏，小便不通[18]。【朝药】蜗牛：全体治消渴，高血压，淋巴结结核，百日咳[9,83,89]，疔疮，脱肛，痔疮，心脏病，小便不利[83]。【傣药】怀法：壳或全体治泌尿系感染引起的小便热涩疼痛，痔疮，肾炎引起的浮肿，脱肛[63]。【德昂药】阿列：效用同阿昌药[18]。【侗药】活体治蜈蚣咬伤[71]。【景颇药】Nvj bap：效用同阿昌药[18]。【蒙药】ᠪᠦᠷᠡ ᠥᠬᠡᠷᠠᠢ（Bure horhai，布热－浩如海）[45,46,56][46]，布朱各[7]，布昭格[56]：壳治水肿，肾热，膀胱热，尿闭，尿路结石，黄水疮，肠虫病[44,45,46]，"协日"疫[44]，肾脏热，腰腿疼痛，小肚疼痛，尿频尿急，尿血带脓，膀胱结石[7]，肾伏热，黄疸，恶寒[56]；蜗牛壳尿制治腰腹坠痛，肾状热腰痛，颜面浮肿，小便不利，尿道灼痛，尿频尿血，膀胱热病[46]。【土药】蜗牛：全体治小儿口疮[10]。【维药】枯鲁勒：全体治热痢下血，惊痫易惊，脱肛[79]。【藏药】布觉：全体有辅助斑蝥开通水道的作用[24]，风湿惊痫，喉痹疖腮，瘰疬痈肿，痔疮脱肛，蜈蚣咬伤[27,30]；蜗牛壳治小儿疳疾[27,30]，肾型水肿，腹水[26,34]，泻黄水，虫病[22,24]；蜗牛壳外用治大肠脱肛及牙虫[27,30]；全体和壳治风湿惊痫，喉痹疖腮，瘰疬痈肿，痔疮脱肛，蜈蚣咬伤[30]。【壮药】Shanluosi（山螺蛳，凤山语）：肉研粉调茶油涂患处治脱肛[15]。

Brainea insignis(Hook.) J. Sm. 苏铁蕨（乌毛蕨科）。【苗药】苏铁蕨，贯众：根茎治烧、烫伤，外伤出血，感冒，蛔虫病[252]。【壮药】贯众：根茎治瘴病（疟疾），贫瘀（感冒），鹿勒（吐血），衄血，阿意勒（便血），阿意咪（痢疾），兵淋勒（血崩），隆白呆（带下）[120]。

Brandisia hancei Hook. f.［*B. laetevirens* Rehder.］来江藤（玄参科）。【白药】咪托呼[13,14]，蜂糖罐，蜂糖花[17]：全株治急慢性骨髓炎，风湿痛[14]，慢性肝炎[14]；全株治骨髓炎，骨膜炎，黄疸型肝炎，跌打损伤，风湿筋骨痛，治风湿病，肝炎[69]；外用治疮疖[17]；花治感冒发热[13,14]。【傣药】根、叶治骨髓炎，缩筋，静脉曲张，急、慢性

肝炎，气管炎[9,74]。【哈尼药】窝车八甫：根、叶治肝炎，小便不利，尿血，肠出血，脱肛，子宫炎，赤白带下[7,13,14]，痈疮丹毒，肛门肿痛[7,14]；叶治外伤出血[7,13,41]；根治先兆流产[7,14]；全株治风湿病，肝炎，骨髓炎[69]。【拉祜药】表依图鲁诺[150]，蜜桶花[7]：根治骨髓炎，脉管炎，静脉曲张，肝炎，气管炎[151]；全株治消化不良，腹痛，腹胀[150]，骨髓炎，骨膜炎[7]。【土家药】来江藤，蜂糖花：根治风湿关节痛，阴疽，痢疾，黄疸，心悸，吐血[7]。【彝药】八喜勒屋六西[14]，表依图乌鲁诺[13]，阿闷唯[101]：全株治急慢性骨髓炎[7,13,14][69]，慢性肝炎[7,14][69]，消化不良的腹痛，腹胀[13,103]，黄疸型肝炎，跌打损伤，风湿骨痛[13]，骨膜炎[7]，血崩[103]，风湿病[69]。全株、寄生治多骨疽，妇人血崩，肺痨咳嗽咯血，跌打损伤，风湿肿痛，消化不良，腹胀腹痛[101]。

Brasenia schreberi J. F. Gmelin 莼菜（睡莲科）。【朝药】순재（sŭn cài，孙菜）：全草治消渴热痹[86]。【苗药】露葵：幼嫩茎叶治高血压，泻痢，胃炎[98]。【土家药】茎叶治高血压，泻痢，胃炎，胃溃疡，疮疖肿毒[124]。

Brassaiopsis ciliata Dunn 纤齿罗伞（五加科）。【傣药】心材治肾性水肿，水火烫伤[9,73]。

Brassaiopsis glomerulata (Blume) Regel 罗伞（五加科）。【白药】掌叶木，七加皮，柏脚参：根、树皮、叶治风湿骨痛，跌打扭伤，腰肌劳损[17]。【瑶药】有刺鸭脚[15]，aapc zanx nqimv ndiangx（鸭灶紧亮），刺鸭脚木[130]：根或树皮治感冒发热，中暑；全株治跌打损伤，风湿病[15]，感冒发热，咳嗽，肾炎，白带，高热引起皮下出血，风湿痹痛，腰肌劳损，跌打损伤[130]。

Brassaiopsis tripteris (H. Lévl.) Rehder［*B. phanerophlebia*(Merr. et Chun) C. N. Hô］显脉罗伞（五加科）。【瑶药】半边风，pienh maengx buerng（偏忙崩）：全株治风湿骨痛，手足麻木，半身不遂，产后风瘫，跌打损伤[131]。

Brassica juncea (L.) Czern. et Coss. 芥（十字花科）《药典》。【阿昌药】昂崩：种子治妇人乳结红痛，闭经[18]。【白药】冲菜，辣菜：种子平肝明目，止血[17]。【朝药】갓（gāt，嘎西）：种子治咳嗽[9,90]。【傣药】苦菜，帆怕干，啪赶（西傣）：种子清热解毒，祛风镇痛[65]，治高热抽搐，妄

语[9,13,14,71]，妇人乳结红痛，闭经[18]，饮食停滞，脘腹胀满，大便秘结[61]，高热惊厥，抽搐，谵语，脾肿大[62,64]，胃寒吐食，心腹疼痛，肺寒咳嗽，痛痹，喉痹，流痰，阴疽，跌打损伤[67,68]；种子、叶治高热惊厥，抽搐，谵语，脾肿大，疮疡肿痛，腹痛腹胀，头昏头痛，结肠炎[63]。【德昂药】帕戛：效用同阿昌药[18]。【景颇药】Angnoq：效用同阿昌药[18]。【蒙药】ᠴᠠᠭᠠᠨ ᠭᠡᠵᠢ (Chagan geqi，查干－格其)，ᠶᠣᠩᠭᠠᠷ (Yonggar，永嘎日)[41]：种子治胸肋胀满，咳嗽气喘，寒痰凝结不化，阴疽，痰核；醋调外敷治肿毒，关节痛[47]，身体虚弱，中毒症，"协日沃素"病，黏病[41]。【彝药】茎叶治高热抽风，肺热咳嗽，宿食内积，小便短赤，子宫脱垂，酒醉狂燥[109]。【裕固药】芥末：种子治高血压[10]。【藏药】运那：种子治胃寒吐食，心腹疼痛，腰痛肾冷，痈肿，瘀血[24]；果实治寒病，龙病，便秘，骨痛，疮伤，脉病[27]。

Brassica nigra(L.) W. D. J. Koch 黑芥(十字花科)。【维药】卡拉可查：种子治湿热感冒，头痛头胀，关节痛，疥疮痛疽[77]。

Brassica oleracea L. var. capitata L. ［*B. capitata*(L.) H. Lévl.］甘蓝(十字花科)。【傣药】拍赶姆(西傣)：叶治胃脘痛，胃及十二指肠溃疡[13]。【纳西药】叶治上腹胀气隐痛，胃及十二指肠溃疡，甲状腺肿大，甲亢，关节不利[164]。

Brassica rapa L. 蔓菁(十字花科)。【普米药】备嘿：块根行气，解毒，消食，解暑[170]。【维药】چامغور تۇرۇغى (Chamghur，查木古尔)，چامغور ئۇرۇقى (Chamghur uruqi，查米古尔欧如合)，چامغور گۈلى (Chamghur guli，查木古尔古丽)：块根、种子治体虚阳痿，颜面黑斑，便秘尿闭，视力降低[75,77]，营养不良，身瘦体弱，肺燥咳嗽，食欲不振，精液稀少，性欲减退[77]；花治肺结核，肺燥咳嗽，胸腹胀满，肾脏寒虚，食欲不振[75]；块根治腹胃胀痛，食欲不振，疮疖肿毒[79][619]。【藏药】གུང་སྨན(妞玛)[21]，熊麻[40]：块根治"龙"病[24,27,40]，"培根"病，虚弱[24,40]，增培赤[27]，各种中毒症，龙病，身体虚弱[21]；种子治各种食物中毒[21,24,40]，配合毒[27]；根叶熬膏(蔓菁膏)治食物中毒，肝中毒[40]。

Brassica rapa var. glabra Regel 白菜(十字花科)。【傣药】帕赶蒿(西傣)：块根用于舒筋活络，利小便[13]。

Brassica rapa var. oleifera DC. ［*B. asperifolia* Lam.］芸苔(十字花科)。【白药】芸苔，芸苔子，台菜：嫩茎叶治劳伤吐血，血痢，丹毒[13,17]，热毒疮，乳痈[17]；种子治血瘀腹痛，肿毒，痔漏[13]。【朝药】유채(yǒu cài，呦菜)：全草治疯游丹肿，乳痈[86]。【傣药】油治肠梗阻，汤火灼伤，湿疹[67,68]。【土家药】油菜子：种子治四肢肿痛，避孕，难产，产后腹痛，产后恶露不下，外伤出血，无名肿毒，痈肿丹毒[124]。

Brassica rapavar. chinensis(L.) Kit. ［*B. chinensis* L.］青菜(十字花科)。【白药】菘菜，青菜：幼株治肺热咳嗽，便秘，丹毒，漆疮[17]。【布依药】把尤：种子油治眼痛[159]。【傣药】青菜(德傣)：种子治全身疼痛[69]。【佤药】答厚：种子治痰喘，酒醉不醒[13,14]。

Bredia quadrangularis Cogn. ［*B. amoena* Diels］过路惊(野牡丹科)。【土家药】背篓七：全草治风湿性关节炎，月经不调，白带，跌打损伤，腰背酸痛，毒蛇咬伤[124]。

Bredia sinensi(Diels) H. L. Li 鸭脚茶(野牡丹科)。【畲药】根治气虚，风湿性关节痛[148]。【瑶药】迷尼，散血丹：全草治跌打损伤[133]。

Breynia fruticosa(L.) Hook. f. 黑面神(大戟科)。【傣药】帕弯顿(西傣)[9,71]，帕婉藤[65,66]：全株治妇女产后体虚，疔疮[9,71]，体弱消瘦[66]，叶、根治妇女产后体虚[9,14,62,63,64,72]，颜面浮肿，高热不退，疮疡肿毒[62-64]，急性肠胃炎，痢疾，腹痛泄泻，湿疹，疱疖[14]，疔疮[9,72]，痨伤[65]；根治妇女产后体虚[6,13]，产后腹痛，水血不足，月经不调，痛经，闭经，感冒发热，咽喉肿痛，咳嗽，痄腮，腹痛下利，痢疾，风湿痹痛，疔毒疮疖，斑疹，跌打损伤，瘀血肿痛[60]；鲜叶治疮疖[6,13]。【哈尼药】根、树皮、叶治胃病[875]。【基诺药】帕黑帕特：根治胃肠炎[163][3]，妇女血崩，痢疾，腹痛泄泻[3]，扁桃体炎，气管炎，风湿性关节炎[163]；全株治肾炎，尿道炎，血崩[163]。【拉祜药】依习呢：叶、根治急性胃肠炎，扁桃体炎[13,14]，痢疾，感冒发烧，腹痛泄泻，咽喉炎，外伤出血，疮疡湿疹[14]；根治支气管炎，尿路结石，产后子宫收缩疼痛，风湿性关节炎；叶治烧烫伤，湿疹，过敏性皮炎，皮肤瘙痒，阴道炎[13]

【黎药】晒白英，[6]，卜啦[154]，雅级通[153]：叶治骨折，刀伤出血，肾炎水肿，结膜炎，白内障，脱肛，毒蛇咬伤[6]；枝条治骨折，跌打损伤[154]；鲜全株捣烂取汁外涂或水煎外洗患部，治黄疸，呕吐腹痛，双单鹅喉，膀胱结石，疔疮，阴疽，蛇咬伤，白浊，跌打损伤，骨折[153]。【仫佬药】美参：根治腮腺炎，扁桃体炎，关节痛[6,15]；叶外用治跌打肿痛，外伤出血；全株治阿米巴痢疾，感冒，腹泻；水煎洗治湿疹，疮疥痕痒[15]。【佤药】阿萝砍：根、叶治老鼠咬伤，各种外伤出血[14]。【瑶药】cingh bienh ndiangx（成盘亮），黑面神：根、叶治感冒，气管炎，咽喉肿痛，扁桃体炎，急性肠胃炎，尿路结石，风湿骨痛，湿疹，疔疮及蛇、虫咬伤[130]。【壮药】美必宁，么杯骂鹅，肥心宁：叶治跌打肿痛，外伤出血；叶或全株治阿米巴痢疾，感冒，腹泻，疮疖，皮肤过敏[6,15]；全株治胃痛，泄泻，咽痛，风湿痹痛，崩漏，痈疮，跌打损伤，外伤出血[118]。

Breynia retusa(Denn.) Alston [*B. patens* (Roxb.) **Rolf.**] 钝叶黑面神（大戟科）。【白药】跳八丈：根治妇科疾病；叶捣汁擦湿疹皮炎[17]。【傣药】牙万卖，牙丁卖（西傣）：根治急性胃肠炎，痢疾，腹痛泄泻，感冒发热，咽喉炎，扁桃腺炎，外伤出血，疮疡湿疹[9,14,63,74]，口腔炎，膀胱炎[14]。【哈尼药】阿节仁爬：根治月经过多，崩漏，痛经，痢疾，白带，腹泻，黄疸；鲜叶治湿疹，皮炎，皮肤瘙痒，烧伤[13]。【拉祜药】根治急性胃炎，肠炎，痢疾，感冒发热，腹痛，咽喉炎[151]。【仫佬药】巩粉妹：叶或全株捣烂涂患处或研粉调茶油敷患处，治小儿肝区痛[15]。【佤药】黑石叶，地石榴[168]：叶、根治感冒发热，扁桃体炎，月经过多，崩漏，尿道感染[10,168]，其余效用同哈尼药[13]。【壮药】小鬼俑符，小叶四季青，叶叶一枝花：根捣烂调醋（金、银环蛇咬伤）或酒（其它蛇咬伤）蒸热内服，治毒蛇咬伤[15]。

Breynia rostrata Merr. 喙果黑面神（大戟科）。【傣药】牙万卖（西傣）：效用同哈尼药[13]。【哈尼药】阿接接爬：根治膀胱炎，扁桃体炎，喉炎，高血压[14]，痢疾，腹泻，月经过多，白带，痛经，砂淋[13]。

Bridelia stipularis(L.) Bl. 土密藤（大戟科）。【白药】大串连果：果催吐，解毒；根消炎止泻，

治腹泻，脱肛[17]。【傣药】哈姆丹沙（西傣）：果实解草乌、曼陀罗和雪上一支蒿中毒；叶能益气，收敛，治脱肛，腹泻[13]。

Bridelia tomentosa Blume 土密树（大戟科）。【壮药】美泡：根治精神分裂症[15]。

Briggsia mihieri(Franch.) Craib. 革叶粗筒苣苔（苦苣苔科）。【土家药】小岩青菜，青菜还阳：全草治跌打损伤，疔疮肿毒，蛇咬伤[123]。

Bronze 青铜（铜和锡的合金）。【藏药】卡瓦［青铜 Cu:Sn(7:1)][34]，勒［响铜 Cu:Sn(6:1)]：炮制后治眼病[27,34,34][11]，癣，疔疮[11]，中毒疾病，可防治水银中毒症[27]。

Broussonetia kaempferi Sieb. var. australis Suzuki 藤构（桑科）。【畲药】大料谷皮树，黄皮绳：全株治跌打损伤，肝炎[146]；根治青竹蛇咬伤，风湿痛，骨折[148]，骨髓炎[79]；叶治疗疮[148]。

Broussonetia kazinoki Sieb. et Zucc. 楮（桑科）。【侗药】教萨：根治肾炎水肿，黄疸型肝炎[15]。【黎药】莫交付：叶治消化不良[154]。【仫佬药】美归苦：叶治刀伤出血[15]。【羌药】Jvwurebi（姬吾尔热比），次玛思福，鸡骨皮：根、根皮治咳嗽吐血，血崩，跌打损伤[167]。【畲药】谷皮柴，构皮树：叶治体癣，疥疮[146]。【土家药】pi ta（皮踏）[126]，皮叶树，纸叶树[128]：全株治肾虚，关节痛，亏血[10,126]，水肿气满，腰痛，痢疾，蛇虫犬咬伤[125]；根治水肿病，腰腿酸痛[128]；嫩枝叶、根皮治痢疾，急性肠炎，黄疸型肝炎，水肿，疥癣，皮炎[124]。【瑶药】公界藤，姑沙美，沙纸藤：根治腹泻，黄疸型肝炎，毒蛇咬伤；叶治尿道炎[15]；根及藤枝治黄疸肝炎，肠胃炎，尿路感染及小儿铜锁症；外用治外伤出血及毒蛇咬伤[80]；全株治跌打损伤[130,133]，痢疾，水肿，腰痛，风湿痹痛，皮疹，疥癣，蛇虫犬咬[133]，感冒发热，头痛，黄疸型肝炎，尿路感染，肾炎水肿，尿路结石，毒蛇咬伤，顽癣，疮疖，神经性皮炎[130]；根皮和叶治跌打损伤，皮炎，顽癣[134]；果实治慢性支气管炎，百日咳，淋巴结炎，腮腺炎[134]。

Broussonetia papyrifera (L.) Vent. 构树（桑科）《药典》。【白药】楮实：叶治吐血，鼻衄，血崩，外伤出血，水肿，疝气，痢疾，癣疮；种子治肾虚，目昏，目翳，水气浮肿[17]。【朝药】꾸지나무（gu ji nǎ mù，咕儿那木）：果实（楮实）治阴痿，水肿；叶治小儿身热，食不生肌，恶疮生

肉；树皮治逐水，利小便；茎治瘾疹痒；皮间白汁治癣[86]。【傣药】哥砂：根能祛风，活血，利尿[65]；根或果实治久病内热，咳嗽[9,13,14,71]；根、果实、树汁治久病内热，咳嗽，皮炎[9,72]；根治咽喉肿痛，咳嗽痰黄，恶心呕吐，不思饮食[62-64][278]。【侗药】比啥猛，Buil sap mogc：茎、叶及乳汁治窦瘫（手脚开裂），铜钱癣[137]。【哈尼药】吗仨：根、树皮治水肿，筋骨酸痛，感冒发热[145]。【傈僳药】你共子，构树：果实、叶、根皮、树皮、种子、乳液治虚劳，目昏，目翳，水气浮肿[166]。【拉祜药】答浆树：果实治腰膝酸软，肾虚目昏，阳痿，水肿，叶治鼻衄，肠炎，痢疾；皮治水肿，筋骨酸痛；外用割伤树皮取鲜浆汁外擦治神经性皮炎[10]。【黎药】雅意温，楮桃，谷桑：枝叶用于凉血，止痒[153]。【毛南药】纱纸树，杏沙木，mei⁴ sa³（妹沙）：根治伤风感冒，咳嗽气喘[156]。【蒙药】乌苏图-陶日嘎纳：果实治腰膝酸软，水肿腹胀，血虚目眩[47]。【苗药】Giot guat（绞寡，贵州松桃），Det xit hsenb（豆细生），jenb nox（紧略）：果实治目昏，目翳，阳痿，水肿[91,94,95]，腰膝酸软[94,95]，肾虚腰膝酸软，尿少，产后乳少[91]；茎、叶及乳汁治水肿，目赤咽干[96]。【仫佬药】沙纸树：根治肺虚咳嗽[15]。【怒药】你阿：果实治虚劳，目昏，目翳，水气浮肿[165]。【畲药】楮树，棉藤，谷浆树：叶、果实治腰膝酸痛，鼻衄，痈肿，瘘管[147]。【土家药】qi³pi²ta¹（起皮踏），大构叶：叶治鼻衄，顽癣，湿疹，茎皮、叶治吐血，衄血，崩漏，跌打损伤；捣汁外擦治顽癣，蜈蚣及蛇咬伤，外伤出血；果实治肾炎水肿，失眠[123]，腰杆酸痛，大便干结，水臌胀（类似肝硬化腹水）[128]；全株治阴虚，脾为湿困，贫血[10]，脾虚，食不化，腹胀，腰痛[126]。【佤药】构皮树：幼枝乳汁治牛皮癣，神经性皮炎[10,168]。【瑶药】楪第[15]，gub sa ndiangx（谷沙亮）[80]：根治疬病[15]；根皮治肾炎水肿，黄疸性肝炎，慢性气管炎及癌症[80]；果实治虚劳，目昏，目翳，浮肿；乳汁治蛇、虫、犬咬伤，湿疹，疥疮[133]。【彝药】略古[106]：茎枝经压榨得汁治寒热往来，骨酸体困，胃寒疼痛，元阳虚损[109]；浆汁治白癣[106]。【壮药】raggosa（壤棵沙）[180]，美沙：根治埃病（咳嗽），笨浮（水肿），渗裂（吐血），兵淋勒（崩漏），林得叮相（跌打损伤）[180]，急性肠胃炎[15]。

Brucea javanica(L.) Merr. 鸦胆子（苦木科）

《药典》。【阿昌药】特哪夹乌，岩节：果实治阿米巴痢疾，疣鸡眼[18]。【傣药】皮反龙[65]，苦参子[13]：果实治久泻，痢疾，鸡眼；叶治脾肿大，湿疹，毒虫咬伤[13]；根、叶治贫血，皮肤瘙痒[9,65,72]。【德昂药】桑毕：效用同阿昌药[18]。【东乡药】鸦蛋子：果实治寻常疣[10]。【基诺药】生鼠柯：果实治疟疾；种仁外治鸡眼，肉疣[10,163]。【景颇药】Woqmyoqzhishi：效用同阿昌药[18]。【黎药】意枝浩[154]，雅支輦[153]：果实治痢疾[154]；种仁制成胶囊治阿米巴痢疾；种仁捣敷患处包扎，治鸡眼；种仁布包水煎，冲洗，治滴虫性阴道炎[153]。【蒙药】黑润-苏斯力格-乌日：果实治阿米巴痢疾，疟疾；外治赘疣，鸡眼[47]。【维药】鸦胆子：果实治久泻，菌痢和阿米巴痢疾，疔疮疖肿，赘疣，鸡眼和肠道寄生虫[78]。【壮药】果实治阿米巴痢疾[15]。

Brugmansia arborea(L.) Steud. 木本曼陀罗（茄科）。【傣药】麻黑罢（西傣）：鲜叶治乳腺炎；果治顽癣，烂脚，香港脚[13]。【藏药】大独惹：种子治牙痛，喘咳[13]。

Bryophyllum pinnatum(L. f.) Oken 落地生根（景天科）。【白药】打不死，接骨草：全草或根治吐血，刀伤出血，胃痛，关节痛，咽喉肿痛，乳痛，疔疮，溃疡，烫伤[17]。【傣药】亮胡埃，脘菲（西傣）：叶、根治痢疾，腹泻，腰扭痛，便血，烧烫伤[9,14,72]；全草治腹痛腹泻，赤白下痢，跌打损伤，关节红肿热痛[62,63,64,66]，乳痛，中耳炎，疔疮，外伤出血[66]，水火烫伤，骨折[62-64][213]，风湿热痹证，肢体屈伸不利，疗疮痈疖脓肿[62]，疮疡肿毒[63,64][213]；鲜根治腹泻，痢疾[13]；叶治吐血，胃痛，关节痛，咽喉肿痛，乳痛，刀伤出血，疔疮，溃疡，烫伤[67,68]。【德昂药】打不死[13,19]，南多[18]：效用同傣药[13]和景颇族[18]；全草治水火烫伤，跌打损伤，疮疡肿毒[19]。【哈尼药】打不死，Pavqcul（巴粗），齐得：全草治疮毒红肿，乳腺炎，跌打损伤吐血，烧烫伤，外伤筋断[143]。【基诺药】侧革拉剥夺：全草外用治腮腺炎，乳腺炎，烧伤，烫伤，骨折[163]；全草治胰腺炎，乳腺炎，烧伤，烫伤，骨折[10]。【景颇药】Mi nye chi：全草或根治痈，疮，乳腺炎，跌打损伤，骨折，烧烫伤[18]。【拉祜药】pa die na die：新鲜全草外敷治虫蛇咬伤[152]。【傈僳药】登麻喜[166]：鲜叶、根治吐血，刀伤出血，胃痛，关节痛，咽喉肿痛，乳痛，疔疮，溃疡，烫伤[166]，其余效用同傣药[13]。【黎药】克壳[154]，雅娥[153]：全草治骨折，跌打损伤[154]；全草水煎服或外用治刀伤，火烫伤，各种痈疮，肿毒[153]。【毛南药】叶生根，ruoŋ² ra² pu³（松腊埔）：鲜叶治跌打损伤，外伤出血，痈疮肿毒，水火烫伤[156]。【佤药】打不死，生根草：全株治腮腺炎，乳腺炎，痈肿疮疖，骨折[10,168]。【台少药】Arunobu（Paiwan族傀儡），Tepopo（Paiwan族下三社），Karunubu（Paiwan族太麻里）：叶治头痛，肿疡，外伤[169]。

Bryozoatum 海石花（胞科动物脊突苔虫或瘤苔虫的干燥骨骼）。【藏药】佳推斗哇：治"培根"病[11]。

Bryum argenteum Hedw. 真藓（真藓科）。【朝药】이끼（yǐ gèi，邑给），垣衣：植物体治黄疸，心烦，欬逆，血气，暴热在肠胃，金疮内塞[86]。

Bubalus bubalis Linnaeus 水牛（牛科）《药典》。【阿昌药】挪除考：角止血，治高热惊厥，谵语，血小板减少，紫癜，精神分裂病[18]。【布朗药】水牛，qie er（切儿）：角和蹄治神经[279]。【傣药】篙怀[11]，咪怀[62]：角治高热惊厥，神昏，吐血[11,62,63]，疗疮[11,66]，谵语，血小板减少性紫癜，神经分裂症[11]，鼻出血[62,63,66]，斑疹，紫癜，突然昏扑，四肢抽搐，口吐白沫，不省人事，头昏头痛[62,63]，热病头痛，壮热神昏，斑疹，小儿惊风，喉痹咽痛[67,68]；外治疗疮，疔疮[31]；胆或胆汁治小儿高热惊厥，黄疸，水肿，风湿热痹证，肢体关节红肿热痛，屈伸不利，骨折，目赤肿痛，便秘，痔疮肿痛，静脉曲张[62,66]，疮疡肿毒[31]，白水牛胆治利关节，消肿痛[65]；胆汁治肝炎[65,66]。【德昂药】效用同牛 Bos taurus domesticus。【侗药】报珪：牛角尖治水痘，出血，用于刮痧[135]。【仡佬药】wu³⁵ ŋa³⁵ nai⁵³（误压乃，黔中方言），kao⁵⁵⁵ nian³¹ əŋ（搞年恩，黔中北方言），mo³¹ ko³¹ ni³¹（莫郭你，黔西南多洛方言）：角尖煅烧存性治血淋[162][128]；牛胆加草乌，白酒服，治外伤导致大小便不通[128]。【哈尼药】馁牛[145]，Niuqpeel niuqkyul（牛普牛亏），丑角[143]：干燥胆汁治肝炎，黄疸型肝炎[145]；角治高热昏迷，风热头痛，吐血衄血[143]。【基诺药】波拿：角治高热不退，惊厥[10,163]。【景颇药】Noqu：效用同阿昌

药[18]。【毛南药】bau³³ vei³³（保威）：角治月经过多[155]。【蒙药】ᠣᠰᠤᠨ ᠦᠬᠡᠷᠡᠨ ᠡᠪᠡᠷ（Osen wuheren eber，沃森－乌赫仁－额布热）：水牛角治肺脓肿，水肿，肝热[44]。【水药】板规：角治高热神昏[10,157]。【佤药】耕牛：牛角尖、牛胆治温热病，高热神昏，头痛，斑疹，吐衄，小儿惊风，咽喉肿痛，目赤，尿热，胆治扁桃体炎，咽喉炎，黄疸型肝炎[168]。【维药】定伊孜牙：胆囊、胆管或肝管中结石治热病高烧，烦躁不安，小儿惊痫，咽喉肿痛，合用它药治心脏病[78]，其余效用同牦牛 Bos grunniens[75]。【瑶药】水牛角（zeih ngungh kokv，摘翁光）：牛角治热病神昏头痛，斑疹，吐血，衄血，小儿惊风，喉痹咽痛[131]。【藏药】格旺[23]，玛黑[24]：胆囊或肝胆管中的结石能清肝脏及其他腑脏内热邪[23]；角治水肿[24,34]，头发脱落症[21]，腹水疾病以及陈旧热粘附于骨骼的疾病[27]；牛黄效用同黄牛黄[24]；肉滋养强壮[21,22,24,27,34]，清赤龙热[27]；乳助消化，利失眠症[21,22,24,34]；酥油治"龙"病及失眠症[21]。

Bubo bubo Linnaeus [*B. bubo hemachalana Hume*] 雕鸮（鸱鸮科）【基诺药】剋补：全体肉治风湿疼痛；骨炭化治小儿惊风，噎食，头痛，抽筋，鸡骨卡喉；骨泡酒治老人风湿多发[163]。【佤药】夜猫，大猫王，猫头鹰：骨、肉治小儿头痛，抽搐，头风痛，风湿痛[168]。【藏药】ᠣᠪᠠ 欧巴[23,25][30]，欧瓜[29]，吾瓜[24]：全体配伍治骨折愈合[24]；肉治寒性疮疡发肿，疮伤红肿[23,24,25,29][30]，"凶曜"病[22,24]，精神病[22]；翎毛治利尿，排脓，肾型水肿，肺脓肿[24,25,29]，水肿，肺脓疡[23]，肺水肿[29][30]，腹水[30]；粪（烟熏）治精神病，疯癫[23,24]。

Bubo bubo tibetanus Bianchi 西藏雕鸮（鸮科）。【藏药】欧爪[30]：肉（干粉）治"凶曜"病[34]，疮毒红肿，胃癌，食道癌[30]；羽毛能利尿，排脓，治肾性水肿，肺脓疡[34]。

Buceros bicornis Linnaeus 双角犀鸟（犀鸟科）。【傣药】诺过罕：啄及巢治小腿肿痛、抽风[13,65,66]。【基诺药】无奢无瓜：嘴、骨、心、肝治小儿支气管炎，咳嗽[163]。【佤药】大嘴雀：喙及脚治小腿疼痛，高热惊风[168]。

Buchnera cruciata Buch. – Ham. ex D. Don 黑草（玄参科）。【白药】鬼羽箭，黑骨草：全草治流

行性感冒，中暑腹痛，蛛网膜下腔出血，荨麻疹[17]。

Buddleja albiflora Hemsl. 巴东醉鱼草（马钱科）。【土家药】吊扬尘：根、嫩枝治风湿性麻木，跌打损伤，风寒感冒，皮肤痒，湿疹，烧烫伤[7]，效用同大叶醉鱼草。

Buddleja alternifolia Maxim. 互叶醉鱼草（马钱科）。【羌药】GrreavXigdaresha（革热西革大日斯哈），革热革巴迪厄旭日斯哈（鱼昏草）：花、叶治哮喘，风湿性关节痛；花、叶外用治刀伤，创伤出血[167]。

Buddleja asiatica Lour. 驳骨丹（马钱科）。【白药】白背枫，醉鱼草，狭叶醉鱼草：根、叶治关节炎，跌打，无名肿毒[17]。【傣药】梦换夯妈（西傣）：全株治感冒，牙痛，膀胱炎，尿道炎，尿闭，风湿；叶治跌打瘀血，外伤出血；花治百日咳，肺结核，肝炎；果实治小儿蛔疳，咳嗽[13]。【侗药】血脯：有毒，根治咳嗽[15]。【基诺药】喝咪：根治小儿脐风，惊风[10,163]。【傈僳药】白背枫，戛烂此：全株治产后头风痛，胃寒作痛，风湿性关节痛[166]。【畲药】白背枫，白鱼尾，白鱼鱼可：根、茎、叶、果治风寒发热，头身疼痛，胃腹虫痛，头晕眩呕，蛔虫疳积[147]。【彝药】里娄[14]，七里香[13]，次莫主鲁薄日[102]：寄生全株治外伤肿痛，出血[102]；根治胎位不正，胎动不安[14]；效用同傣药[13]。【壮药】可茶买：全株治湿疹，疮疥[15]。【台少药】Tatupasunobai（TayaI族大料崁前山），Pagaro（Paiwan族Paiwan）：芽打碎后敷于患部，用布包扎治外伤；叶煮热后贴于腹部治妇女生产，产后取叶一把，用煎汁洗涤患部[169]。

Buddleja crispa Benth. 皱叶醉鱼草（马钱科）。【藏药】花、叶、果、全草治肺热，喉热，干脓液[27]。

Buddleja davidii Franch. 大叶醉鱼草（马钱科）。【傈僳药】戛拉者：根、皮、叶治风湿关节痛，跌打损伤，骨折[166]。【纳西药】酒药花，白背叶：枝叶、根皮治咳嗽，麻风，妇女阴痒，感冒风寒咳嗽，疳积，风湿性关节疼痛，跌打损伤，骨折[164]。【土家药】狗尾巴，吊扬尘：根、嫩枝治风湿性麻木，跌打损伤，风寒感冒，皮肤瘙痒，湿疹，烧烫伤[7]；根治黄疸性肝炎，跌打损伤，风湿麻木，劳伤，产后瘀血腹痛；根皮外用治骨

折，跌打青肿；枝叶、根皮治蜂窝组织炎，疮痛，跌打损伤，脚癣，妇女阴痒，风湿性关节痛；叶外用治痈肿；花序研末外用治疮疱溃烂久不收口[124]。

Buddleja lindleyana Fort. 醉鱼草（马钱科）。【布依药】那苓岜：叶和根治哮喘[159]。【侗药】血脯：有毒，根治跌打损伤，烧烫伤[15]。【畲药】红鹅蒿，红鱼波[147]，柴花树[146]：全草治支气管炎，咳嗽，哮喘，风湿性关节炎，蛔虫病，跌打损伤；外用治创伤出血，烧烫伤，并作杀蛆灭子用[147]；根治小儿疳积[146,148]，骨折[146]；叶治甲沟炎，接触性皮炎[148]。【土家药】白雌花：全株治跌打伤，骨痛，身痛，劳伤，咳嗽[10,126]；茎叶治跌打损伤，产后腹痛，酒色劳[128]。【瑶药】羊尾花：全草治哮喘，风湿关节痛，跌打损伤，外伤出血；外用治癣；全草捣烂用于杀虫、蝇[133]。

Buddleja madagascariensis Lamk. 浆果醉鱼草（马钱科）。【侗药】蛙醋：全株治疮疖[15]。【毛南药】棍咯虽：叶治外伤出血[15]。【苗药】加秀：花治黄疸型肝炎[15]。【壮药】花买布，美潘巴：根、皮治虫牙痛；叶治外伤出血；花治秃头[15]。

Buddleja officinalis Maxim. 密蒙花（马钱科）《药典》。【阿昌药】缅儿收：花蕾、根、叶治黄疸型肝炎[18]。【白药】羊耳朵：花治目赤肿痛，火眼，多眵羞明，多泪羞水，目翳；根治黄疸，水肿；叶兽用治牛红白痢[17]。【布朗药】考吊塞公：花、枝叶治咳嗽，火眼，目翳，羞明，哮喘[14]。【侗药】花够曼，花寿：花治黄疸型肝炎[15]。【傣药】蚌毫冷，染饭花：效用同德昂药[18]，花治老年血虚风燥所致瘙痒[81]。【德昂药】莫豪冷：花蕾、根、叶治黄疸型肝炎[13,18]；花序治目赤肿痛，多泪，多眵，目翳，黄疸型肝炎[160]。【哈尼药】吗仨[145]，Aolkov hoqsiil（奥果），染饭花[143]：根、树皮治水肿，筋骨酸痛，感冒发热[145]；根、叶、花治黄疸型肝炎，百日咳，哮喘，火眼，角膜云翳，夜盲，目赤肿痛，小儿腹泻、腹胀，外伤出血，牙痛[143]。【景颇药】着梅：花蕾、全株治黄疸型肝炎[19]；花治传染性肝炎[13,14,18]，目赤肿痛，泪多目翳[14]。【傈僳药】跟戛拉：花蕾治目赤肿痛，多泪，多眵，目翳[166]。【毛南药】黄饭花，wa³ kuŋ³ ruo²（花弓索）：花、根治目赤肿痛，多泪，目翳，肝炎[156]。【苗药】Det ghad niangx（豆嘎仰，贵州黔东南），Ndut nbeit benx（都背本，贵州

B

松桃）：花蕾及花序、根、叶治目赤肿痛，羞明多眵多泪，翳障遮目，眼目昏暗，视物不清，头昏[91]；花蕾治头晕[92,95]；花蕾及花序治目赤肿痛，多泪羞明，青盲翳障，头晕[92,95,98]。【纳西药】糯米花，染饭花：花蕾及花序治肝热目疾，疳气攻眼生翳，目赤肿痛，多泪，百日咳，疮疡，夜盲[164]。【土家药】蒙花：花蕾治目赤肿痛，多泪羞明，青盲翳障，风眩烂眼[124]。【彝药】诺迟诺扭，糯米花[101]，维中则[111]：根、叶、花治目赤肿痛，多泪，多眵，目翳，百日咳，咳嗽，哮喘，肝炎[111]；根治毒蛇咬伤[13]；全草治生漆过敏[109]；花蕾、花序治火眼红赤，疼痛多眵，毒蛇咬伤，刀伤[101]。【壮药】Vamai（花埋）[15,118,180]黄花饭，落盘[15,118]，花蕾及花序治火眼，眼生翳膜（白内障）[118,180]，视物昏花[180]，肝炎[15,118]。

Budorcas taxicolor Hodgson. 羚牛（牛科）。【藏药】宗格娘[20]：角治传染病引起的发烧；肺治经月不调引起的小腹疼痛，睾丸治肾病，腰痛[13]；带血干燥心脏治心律不齐，心绞痛，背痛和龙病引起的心烦，失眠[20]。

Bufo bufo gargarizans Cantor 中华大蟾蜍（蟾蜍科）《药典》。【阿昌药】蟾酥：效用同景颇药[18]。【德昂药】呀坎心：效用同景颇药[18]。【仡佬药】癞蛤蟆：全体装入瓦罐，腐烂长出蛆，烘干打粉治支气管炎，咳嗽[128]。【景颇药】shu chyit：全体治痈肿疔疮，骨关节结核，慢性骨髓炎，喉肿痛，白血球减少症[18]。【满药】蛙克山：活体摘掉腹中内脏后，装入黑胡椒和生姜，以慢火烧焦，研成细末外敷治毒疮和臁疮腿[39]。【蒙药】ᠣᠮᠰ ᠢᠨ ᠱᠥᠰ（Baha yin shus，巴哈因-舒斯）：干燥分泌物(蟾酥)治发症，结喉，疖，蛇癣，丹毒，淋巴结肿大[41]。【土家药】癞疙宝：去头、皮及内脏后洗净炖熟后吃汤，治小儿疳积，恶疮等；皮贴敷治腹股沟淋巴结炎，恶疮[47]；蟾酥治心力衰竭，中风昏迷，皮肤癌，肺癌，乳腺癌，消化道癌，白血病[52]。【瑶药】癞皮麻拐：蟾酥治小儿疳积，心力衰竭，疔疮，无名肿毒，咽喉肿痛，龋齿痛；干蟾治痈肿疮毒，小儿疳积；胆治气管炎[133]。【彝药】蛤蟆：全体治九子疡（颈淋巴结结核），背上生大疮，未溃，麻风癫病，无名肿块，哮喘病，疮毒溃疡；蟾酥治疔疮疖肿，多发性毛囊炎，慢性支气管炎，咽喉肿痛，小便不利，水

肿[107]。【藏药】白哇那博，挽勒夏：头治小儿疳积[30]；肉治炭疽，其肉汤治舌肿[22,24,30]；肝治食物中毒，胆和鹦鹉胆治食物中毒[22,24]，慢性气管炎[30]；蟾酥治痈疮肿毒，咽喉疼痛，小儿疳积，心力衰竭，中寒腹痛，牙痛，牙龈出血[22,30]，风虫牙痛，慢性骨髓炎[30]；全体治瘰疬癣积，水肿，小儿疳积，阴疽瘰疬，恶疮疔毒，慢性气管炎[30]。【壮药】Naenggoepsou（能喷酬）：蟾蜍皮治癌症，唪疳（疳积），货烟妈（咽炎），呗农（痈疮），笨浮（水肿）[180]。

Bufo melanostictus Schneider 黑眶蟾蜍（蟾蜍科）《药典》。【布依药】独可：全体治哮喘[159]。【仡佬药】癞蛤蟆：全体装入瓦罐，腐烂长出的蛆，烘干打粉治支气管炎，咳嗽[128]。【哈尼药】Paqbieivaqma（帕别阿玛），癞蛤蟆，癞疙包：全体治小儿疳积；全体干粉治恶疮，疔毒，顽癣[143]。【傈僳药】窝巴腊儿：耳后腺分泌浆液有毒，治痈疮肿毒，咽喉肿痛，中寒腹痛，牙疼，牙龈出血，小儿疳积[166]。【蒙药】ᠣᠮᠰ ᠢᠨ ᠱᠥᠰ（Baha yin shus，巴哈因-舒斯）：分泌物(蟾酥)效用同中华大蟾蜍 B. bufo gargarizans[41]。【苗药】Ghangd bok vangl（贵州黔东南），Ghaodlet（槁路，贵州都匀）：全体及分泌物治痈疽，疔疮，发背，瘰疬，恶疮，水肿，小儿疳积，破伤风，慢性咳喘[91]；全体治消肿，止痛，解毒，咽喉痛，巴骨癀[95,96]，强心，慢经[95]。【纳西药】全体治肿毒，瘰疬，一切恶疮，痈疽疔疮，咽喉肿痛，中暑神昏，腹痛吐泻[164]。【怒药】巴：全体治痈疮肿毒，咽喉肿痛，中寒腹痛，牙痛，牙龈出血，小儿疳积，心力衰竭[165]。【土家药】癞格宝：全体及分泌物治小儿惊风，虫牙痛[129]。【佤药】癞蛤蚂：肉治支气管炎，哮喘[168]。【彝药】蛤蟆，ꈎꉜꑍ：全体治泄泻，红痢[107]。【藏药】挽勒夏：效用同中华大蟾蜍 B. bufo gargarizans[22]。【壮药】效用同中华大蟾蜍 Bufo bufo gargarizans[180]。

Bufo raddei Strauch. 花背蟾蜍（蟾蜍科）。【藏药】巴那合[23]：干燥体或分泌浆液的加工品治瘰疬癣积，水肿，小儿疳积，阴疽瘰疬，恶疮疔毒，慢性气管炎[30]；肉治炭疽，舌肿；肝治配合毒；胆治食物中毒[23]。

Bufo tibetanus Zarevski 西藏蟾蜍（蟾蜍科）。【藏药】效用同花背蟾蜍 B. raddei[23,30]。

Bulbophyllum andersonii(Hook. f.) J. J. Smith [*B. henryi*(*Rolf.*)Smith] 梳帽卷瓣兰(兰科)【苗药】块茎或全草治风热咳嗽,肺燥咳嗽,肺痨咳嗽,百日咳,肾亏体虚,小儿食积,风湿痹痛,跌打损伤[851]。【土家药】梳帽卷瓣兰:效用同苗药[851]。

Bulbophyllum griffithii (Lindley) H. G. Reichb. [*Sarcopodium griffithii* Lindley] 短齿石豆兰(兰科)。【彝药】全草治咽喉肿痛,肺痈咳血,四肢骨折,疮疡肿毒《109》。

Bulbophyllum inconspicuum Maxim. 麦斛(兰科)。【畲药】石枣,珍珠双花:全草治肺热咳嗽,心烦口渴,大小便不利,扁桃体炎,眩晕,疔疮《147》。【土家药】dan zi shang xei(单子上叶)《126》,石仙桃《123》:全草养肺止咳《270》,治咳嗽咯血,肺虚,气虚,不孕症《10,126》,肺热咳嗽,胸胁疼痛,风湿关节痛,肝炎,食欲不振,月经不调,疔疮《123》,跌打损伤《123,125,128》,肺痨咯血,小儿惊风《125,128》。【瑶药】小扣子兰:全草治肺痨,咳嗽,热病烦渴,小儿惊痫,疔疮《133》。

Bulbophyllum kwangtungense Schltr. [*B. radiatum* Lindl.] 广东石豆兰(兰科)。【苗药】乌都能:全草治百日咳,肺结核,支气管炎《15》。【畲药】石豆,岩豆,坛豆:全草治乳腺炎,小儿惊风《146》。【土家药】xiao zi shang xei(小子上叶):全草治咯血,阴虚,不孕症《10,126》。

Bulbophyllum odoratissimum (Smith) Lindl. 密花石豆兰(兰科)。【白药】全草治肺结核咯血,慢性喉炎,跌打挫伤,风湿筋骨疼痛《17》。【德昂药】阿更朵:全草消炎,治跌打损伤《18》。【侗药】Naenl dongl bav,Naenl wul bav(仑务巴):全草治喉老(哮喘)《10,137》。【景颇药】包果:全草消炎,治跌打损伤《18,19》,骨折,刀伤,肺结核,咯血,慢性气管炎《18》。【苗药】佳珍嘎佬苑:全草治咳嗽,小儿慢惊风《96》。【彝药】王野娃叶:全草治跌打痨伤,扭伤,闪挫所致的肿痛,骨折《14》,蜈蚣咬伤《109》;假鳞茎治肺结核咯血,慢性支气管炎,慢性咽炎;外治风湿骨痛,骨折,跌打挫伤,刀伤《13》。

Bulbophyllum orientale Seidenf. [*B. careyanum*(Hook.)Spreng] 麦穗石豆兰(兰科)。【彝药】扎劳鲁什若:全草治急性扁桃体炎,咽炎,肺炎,咳嗽;全草外治乳腺炎,骨折,扭伤,疮疖,脓肿《13》。

Bulbophyllum pectinatum Finet 长足石豆兰(兰科)。【景颇药】包果:全草消炎,接骨;外治跌打损伤《13》。【瑶药】石仙桃:全草治肺痨咳嗽《133》《50》,支气管哮喘《133》。

Bulbophyllum reptans(Lindl.) Lindl. 伏生石豆兰(兰科)。【哈尼药】Laqmasiilsoq soqssaq(拉玛施索索然),小绿芨,石链子:全草治支气管炎,咳嗽,肺结核咳嗽,咯血,跌打损伤,骨折,咽喉炎《143》。【彝药】小陆肌:假鳞茎治骨折,咳嗽《14》;全草治支气管炎,咳嗽,肺结核咯血,慢性咽炎,胃炎,食欲不振;鲜假鳞茎治咳嗽;外治骨折,扭伤《13》《34》。

Bulbophyllum shweliense W. W. Smith [*B. craibianum* Kerr.] 伞花石豆兰(兰科)。【布依药】马槐:全草治高血压《159》。【毛南药】va^{42} rou^{24} lon^{33}(发揉聋):全草治风热咳嗽《155》。【仡佬药】mi^{31} ni^{55} tai^{55}(米尼代,黔中方言),tan^{31} ti^{31}(歹的,黔中北方言),li^{31} je^{31} tsai^{33} ma^{55}(立叶则马,黔西南多洛方言):全草煎水服,治慢性支气管炎咳嗽《162》。【水药】浪务瓦:全草治肺结核,咳嗽《10,157,158》。

Bulleyia yunnanensis Schltr. 云南蜂腰兰(兰科)。【白药】格角米:根治风湿关节炎,气管炎,哮喘《14》《78》。

Bungarus fasciatus (Schneider) 金环蛇(眼镜蛇科)。【瑶药】jemh beu hlieqv naang(金环囊),金蛇:除去内脏的全体治风湿顽痹,肢体麻木,筋脉挛急疼痛,脑出血后遗症(中风偏瘫,口眼歪斜,半身不遂),麻风,恶疮,顽癣《131》。【壮药】ngwzgimbaudiet,金蛇:除去内脏的全体治风湿顽痹,肢体麻木,筋脉挛急疼痛,中风偏瘫,口眼歪斜,半身不遂《121》。

Bungarus multicinctus Blyth 银环蛇(眼镜蛇科)《药典》。【阿昌药】那郎耐皮郎:全体治风湿关节痛,半身不遂,筋脉拘急《18》。【德昂药】环来:效用同阿昌药《18》。【景颇药】hitcnelvg ang mui:效用同阿昌药《18》。【蒙药】ᠮᠣᠩᠭᠣᠯ ᠨᠡᠷ᠎ᠡ (Chagan eriyen maogai,查干 - 额日艳 - 毛盖):幼蛇干燥全体(金钱白花蛇黄酒里浸泡)治视力模糊,血痞,白脉病《48》《280》,闭经,骨关节疼痛《48》。【土家药】wo^1 qi^3 suo^3 meng^4 a^1 Shi^1(窝起妥蒙阿十),金钱白花蛇:去内脏的干体治风湿性关节疼痛,筋脉拘急，半身不遂，口眼歪斜，破伤风，小儿惊风抽搐，皮癣，恶疮，麻风，疥癞，杨梅疮[124]，手脚抽筋，风气病，偏瘫症[128]。【维药】چار يسلان（Char yilan，查尔衣朗）[75]，恰儿伊拉尼[78]，艾非－克其克[77]：干燥体治良性和恶性肿瘤，淋巴结结核，顽固性皮肤病，恶疮，湿疹，风湿性关节炎，手足麻木[75]，麻风，白癜风[75,78]，破伤风，癣疥[77,78]，风湿痹痪，四肢痹痛，小儿惊风搐搦，疮疖瘰疬，浮风瘾疹[78]，风湿顽痹，麻木拘挛，中风口渴，半身不遂，抽搐痉挛，恶疮[77]。【瑶药】四十八段，白花蛇：除去内脏的幼体治半身不遂，四肢麻木，抽搐痉挛，破伤风，关节酸痛，风湿关节痛，麻风[133]。【藏药】ཐུང་ (塔珠)[25,27]，塔知夏[22]：幼蛇干制全体及成蛇肉（带骨）治风湿痹痪，小儿惊风抽搐，破伤风，疥癣，梅毒及眼伤[22,25,27]。

Bupleurum aureum Fischer ex Hoffm. 金黄柴胡（伞形科）。【哈萨克药】واراما جاپىراقتى بۇپىلەۇرۇر ساری بۇيلەر：根治感冒发热，寒热往来，痢疾，胸肋胀痛，口苦耳聋，头晕目眩，子宫脱垂，脱肛，黄疸型肝炎，胆囊炎，神经性头痛，消化道溃疡，乳腺增生，月经不调[140,142]。

Bupleurum bicaule Helm 锥叶柴胡（伞形科）。【蒙药】根效用同柴胡 B. chinense[51]。

Bupleurum candollei Wall. ex DC. 川滇柴胡（伞形科）。【白药】窄叶飘带草：全草消炎解毒，祛风止痒[17]。

Bupleurum chinense DC. 柴胡（伞形科）《药典》。【朝药】북시호（bù xī hāo，哺克细好），根治少阳人伤寒腹痛，暑泄或大便三日不通，少阳人寒热往来，汗出短气，谵语，咽干，目眩[83]，牙痛，疟疾[84]。【傣药】柴胡（德傣）：全草退热[69]。【鄂伦春药】莪弟阿如特，北柴胡，蚂蚱腿：根治感冒发热，寒热往来，疟疾，胸肋胀痛，月经不调，子宫脱垂，脱肛，胸闷喘促[161]。【蒙药】希日－子拉（宝日查－额布斯）[51]，哲格仁－西日[47]：根治肺热咳嗽，慢性气管炎[51]，感冒发热，寒热往来，胸胁胀痛，疟疾，肝炎，胆道感染，胆囊炎，月经不调，脱肛，子宫脱垂[47]。【苗药】竹叶柴胡：全草治寒热往来，疟疾，月经不调[98]。【纳西药】根治中风，寒热往来，胸胁苦满，不欲食，心烦喜呕，小便不利，口干烦渴，黄疸，肝

黄，面色青，四肢拘挛，肝郁，耳聋，口糜，口疮[164]。【畲药】硬柴胡：根治感冒，疟疾，肋痛，月经不调[147]。【土药】柴胡：根和全草治感冒，上呼吸道感染，胸满胁痛，口苦耳聋，胃癌[10]。【瑶药】土柴胡：根治寒热头痛，上呼吸道感染，肝炎，胆囊炎，胁满腹痛[133]。【藏药】司日阿赛尔宝[32]，丝拉色保[40]：根治肺热，感冒，上呼吸道感染，疟疾，寒热往来，肋痛，肝炎，胆道感染，胆囊炎，月经不调，脱肛[32]，胃寒，食滞，"龙"病[40]；果实清热，健胃[1]。

Bupleurum dalhousieanum (C. B. Clarke) Koso－Poljansky [*B. longicaule* DC. var. *dalhousieanum* C. B. Clarke] 匍枝柴胡（伞形科）。【藏药】柴胡子[13]，司日色波[22]：果实治胃寒，食滞，龙病[13,22,27,34]；全草、根治胆囊炎，头痛，中毒性疼痛[40]。

Bupleurum densiflorum Rupr. 密花柴胡（伞形科）。【藏药】司日色波：效用同匍枝柴胡 B. dalhousieanum[22]。

Bupleurum exaltatum Marsch. Bieb. 新疆柴胡（伞形科）。【哈萨克药】根治感冒发热，寒热往来，胸肋胀痛，月经不调，子宫脱垂，脱肛[141]。

Bupleurum hamiltonii Balakr. [*B. tenue* Buch.－Ham. ex D. Don] 小柴胡（伞形科）。【彝药】西舍施勃：全草治感冒，扁桃体炎[13,14,113][35]，头痛[13]。【藏药】俄嘎：全草、果实、根治胆囊炎，头痛，中毒性疼痛[40]。

Bupleurum krylovianum Schisch. ex Kry. 阿尔泰柴胡（伞形科）。【哈萨克药】بۇيلەرى الناي：根治感冒发热，寒热往来，胸肋胀痛，月经不调，子宫脱垂，脱肛[140]。

Bupleurum longicaule DC. 长茎柴胡（伞形科）《药典》。【怒药】马打子，柴胡：全草治风湿，慢性肝炎[165]。【土药】根和全草效用同柴胡 B. chinense[10]。【彝药】全草治风热感冒，肋神经痛，胁痛，疮疹，月经不调，咳嗽，肝火旺，尿黄，烦渴，易怒[104]。【藏药】俄嘎：全草治胆囊炎，头痛，感冒，发烧[39]。

Bupleurum longicaule var. amplexicaule C. Y. Wu ex R. H. Shan et Yin Li 抱茎柴胡（伞形科）。【藏药】司惹色波：果实治胃寒，食滞，消化不良，"龙"病[22,24,34]。

Bupleurum longicaule var. franchetii de Boiss.
空心柴胡(伞形科)。【白药】神荞，紫柴胡，竹叶防风：全草治感冒，上呼吸道感染，胆囊炎，月经不调，脱肛[17]。【傈僳药】柴胡，马打莫：全草治感冒，寒热往来，上呼吸道感染，肋间痛，肝炎，胆囊炎，月经不调，脱肛[166]。【羌药】Beisigeximimel(毕斯格西米没勒)，热很，什布热：带根全草治胁痛，胸胁痞满，寒热往来[167]。【彝药】阿日：全草治外感风寒，发热恶寒，头疼身痛，疟疾，腹胀，黄疸，痨黄，四肢无力，骨节烦疼[101]。【藏药】柴胡子：果实治胃寒，食滞，龙病[13]。

Bupleurum longiradiatum Turcz. 大叶柴胡(伞形科)。【蒙药】根治感冒头痛，四肢关节疼痛，胁肋胀痛，痛经[51]。

Bupleurum malconense R. H. Shan et Yin Li 马尔康柴胡(伞形科)。【羌药】BoalekangBeisige(巴勒康毕斯格)，什布热，热很：带根全草治胁痛，胸胁痞满，寒热往来[167]。

Bupleurum marginatum Wall. ex DC. 竹叶柴胡(伞形科)。【白药】神荞，紫柴胡，竹叶防风：全草治感冒，上呼吸道感染，胆囊炎，月经不调，脱肛[17]。【羌药】ShibukshabogesBeisige(什布科萨布戈斯毕斯格)：带根全草治胁痛，胸胁痞满，寒热往来[167]。【土家药】竹叶柴胡：全草治寒热往来，疟疾，肝炎，胆囊炎，胸胁疼痛，月经不调，脱肛[123]。【瑶药】dangh zouc(堂愁)，南柴胡：全草治感冒发热，肝炎，胸满胁痛，眩晕，痢疾，久痢脱肛，子宫脱垂，胆囊炎[130]。【彝药】阿日[10]，西舍斯勃扒儿[13,113]：全草发汗，治风热感冒[10,13,104,109,113]，肝火旺，有热[10]，腮腺炎，扁桃体炎[13,14,104,113]，肋神经痛，疮疹，月经不调，咳嗽，尿黄，烦渴，易怒[13,104,113]，头痛目眩，肝气郁结，胸胁胀痛，食积不化，气鼓气胀，脱宫脱肛，月经不调[109]；根或全草治普通感冒，流行性感冒，疟疾，肺炎[105]，口苦咽干，尿黄烦渴，目眵多，性急易怒[101,102]。【藏药】司日色波[22]，司拉嘎保[32]，俄嘎[39]：果实治胃寒，食滞，消化不良，"龙"病[13,22,34]；根治感冒，上呼吸道感染，疟疾，寒热往来，肋痛，肝炎，胆道感染，胆囊炎，月经不调，脱肛[32]；全草治胆囊炎，头痛，感冒，发烧[39]。

Bupleurum microcephalum Diels 马尾柴胡(伞

形科)。【羌药】柴胡，shburr(什布热)，热很：带根全草治胁痛，胸胁痞满，寒热往来[167]。【彝药】西舍斯勃扒儿：全草治感冒，扁桃体炎[13]。【藏药】柴胡子，丝拉色保[40]：果实治胃寒，食滞，"龙"病[34]；根治胃寒，食滞，"龙"病[40]。

Bupleurum multinerve DC. 多脉柴胡(伞形科)。【藏药】司日色波：果实治胃寒，食滞，消化不良，"龙"病[22]。

Bupleurum nimutense Shan. 宁木特柴胡(伞形科)。【藏药】司日色波：效用同多脉柴胡 B. multinerve[22]。

Bupleurum onchense Shan. 昂欠柴胡(伞形科)。【藏药】司日色波：效用同多脉柴胡 B. multinerve[22]。

Bupleurum petiolulatum Franch. 有柄柴胡(伞形科)。【白药】神荞，紫柴胡，竹叶防风：全草治感冒上呼吸道感染，胆囊炎，月经不调，脱肛[17]。【藏药】俄嘎：全草、果实、根治胆囊炎，头痛，中毒性疼痛[40]。

Bupleurum rockii Wolff 丽江柴胡(柴胡)(伞形科)。【白药】紫柴胡，竹叶防风：全草治感冒上呼吸道感染，胆囊炎，月经不调，脱肛[17]。【藏药】司日色波[22]，柴胡子[13]：效用同多脉柴胡 B. multinerve[13,22,34]。

Bupleurum scorzonerifolium Willd. 狭叶柴胡(伞形科)《药典》。【朝药】북시호(bù xī hāo，晡克细好)：根效用同柴胡 B. chinense[83,84]。【蒙药】效用同柴胡 B. chinense[47,51]。【纳西药】效用同柴胡 B. chinense。【土药】根和全草效用同柴胡 B. chinense[10]。【藏药】司日色波：效用同多脉柴胡 B. multinerve[22]。

Bupleurum sibiricum Vest ex Sprengel 兴安柴胡(伞形科)。【蒙药】效用同柴胡 B. chinense[51]。

Bupleurum smithii Wolff 黑柴胡(伞形科)。【藏药】丝拉色保：根治胃寒，食滞，"龙"病[40]。

Bupleurum yunnanense Franch. 云南柴胡(伞形科)。【藏药】司日色波[22]，柴胡子[13]：效用同多脉柴胡 B. multinerve[13,22,34]。

Burmannia disticha L. 水玉簪(水玉簪科)。【白药】苍山贝母：根、全草治气管炎[13]。

Burretiodendron hsienmu **Chun et F. C. How** 参见 Excentrodendron tonkinense。

Butea monosperma (Lam.) Taubert 紫铆(豆

科)《部藏标》。【傣药】迈掀（德傣）：种子驱虫，止痒，治黄水疮[14]，皮肤病[5,13]。【基诺药】能糯：根治腹泻，贫血，月经不调，闭经[163]。【蒙药】ᠢᠷᠠᠭᠤ (Maruze，玛如泽)，莎仁宝玛日勒巴[56]：种子治胃肠黏痧，"亚玛"病，蛲虫，肠道虫疾，蛀牙，皮肤瘙痒等皮肤虫疾，咳痰，咳血[43,56]。【藏药】ᠠ᠂ᠷ᠂ᠵᡠ (麻茹泽)[21]，ᠠᠷᡠᠵᡠ (麻如子)[2]：种子治黄水疮[14][1]，黄水病，皮肤瘙痒，虫病[5,21,23,24]，肠寄生虫病，湿疹，疮疹[13]；果实治体外部虫病引起的皮肤病，皮肤瘙痒症，体内大小肠部位的虫病，能增盛胃火[27]。

Butea suberecta(Dunn)Blatter 参见 Spatholobus suberectus。

Buteo buteo(Linnaeus) [*B. burmanicus* Hume] 普通鵟(鹰科)。【藏药】鵟[13]：羽治妇女脸肿，贫血，小腹痛；粪可促疮化脓；蛋治肾病致阴茎红肿脓[13,34]。

Buteo hemilasius Temminck et Schlegel [*Aquila hemilasius* Temminck] 大鵟(鹰科)。【藏药】叉夏[22]，岔[30]：肉治精神病[22,25][30]，久病体虚，面部浮肿，周身乏力[23,24,29,30]，遗精，心脏病[23]；羽治妇女病引起的面部浮肿，贫血，小腹痛和臀上部痛[22,23,24,25,29,30]；外用可止血[23]；尾翎治妇女病[22,24,25,30]；蛋治男子肾脏病引起的阴茎红肿，流白色脓液(有时带血)[22,25,30]；粪外敷促疮疖化脓[23,24][30]。

Buteo rufinus(Cretzschmar) 棕尾鵟(鹰科)。【藏药】叉夏：效用同大鵟 B. hemilasius[22]。

Buthus martensii Karsch. 东亚钳蝎(钳蝎科)《药典》。【傣药】绵蚌：全体能祛风，止痛，解毒，通络[65]，治半身不遂[13]；全虫泡酒治风湿关节痛[48]。【德昂药】阿吉当：全体治惊痫所搐，中风，半身不遂，口眼歪斜[18]。【哈萨克药】شايان：全虫治风湿性关节炎，头痛，面神经麻痹，中风半身不遂，风湿性疼痛[142]。【景颇药】M–gogok：治惊痫所搐，中风，半身不遂，口眼歪斜[18]。【满药】黑夜涉：鲜薄荷叶包裹蝎子，以文火将薄荷炙焦，同研细末，治小儿惊风，止痛[39]。【蒙药】ᠬᠢᠯᠢᠩᠴᠢ ᠬᠠᠷᠬᠠᠢ (Hilenqit haorhai,

赫林其图-浩如海)：全体(全蝎盐水里煮用)治视力减退，癫痫，肌肉痉挛[42]。【土家药】全蝎治惊风抽搐，中风，半身不遂，口眼歪斜，风湿痹痛，破伤风，脑肿瘤，肝癌，肺癌，食道癌[52]。【维药】چايان (Chayan，查洋)[75]，恰巴尼[78]：全虫治足膝酸痛，手足痿软，半身不遂[75,78]，心悸气短，视力模糊，舌麻，腹胀，脱肛，口噤，面部麻木，瘫痪[78]，湿性瘫痪，面瘫，肾结石，膀胱结石，白癜风，皮肤白斑，耳重耳聋，阳痿，热性蝎蜇中毒[75]。【藏药】ᠳᡳᡍ᠂ᠫᠠ᠂ᠨᠠᡍ᠂ᠫᠣ (迪巴那保)[21]，底巴月扎[22,24]，斗巴[23]：全体治血管病，精神病，胃肠瘀血，炭疽病[22,24]，眼病[21,23,34]，小儿惊风，抽搐痉挛，半身不遂，破伤风，风湿顽痹，偏正头痛，疮疡瘰疬[27,30]，抽筋，龙病，癫痫，小儿麻痹[21]，脑溢血(中风)，半身麻木，惊痫抽搐，疮疡肿毒[23]。

Buxus bodinieri H. Lév. 雀舌黄杨(黄杨科)。【土家药】大黄杨木：根、叶、花治目赤肿痛，咳嗽，痢疾，痈疮肿毒[123]。【瑶药】千年矮：全株治劳伤咳嗽，痈疮肿毒[15]。

Buxus harlandii Hance 匙叶黄杨(黄杨科)。【哈尼药】黄杨木，Daoqpuqma alssaol(朵普巴阿绕)，杨木：叶治肝炎，尿路感染，肾炎，镇惊除黄[143]。【苗药】千年矮，万年青，黄杨木：鲜叶治狂犬咬伤[82]。

Buxus rugulosa Hatusima 皱叶黄杨(黄杨科)。【白药】黄杨，瓜子黄杨，千年矮：根、叶治风湿痛，痢疾，胃痛，疝痛，腹胀，牙痛，跌打损伤，疮疡肿痛[17]。

Buxus sinica(Rehd. et Wils.)M. Cheng 黄杨(黄杨科)。【侗药】美千年啥：茎枝、叶治风湿关节痛，痢疾，胃痛[135]。【仫佬药】晴灭阴：根治身体虚弱[15]。【羌药】hashna(哈什纳)[167]，灰斯[10]：枝、叶治黄疸型肝炎，痢疾，胃痛，疮疡肿毒[10,167]。【土家药】神木：茎枝、叶治风湿痹痛，胸腹气胀，疝气疼痛，跌打损伤[129]。【瑶药】千年矮，沾沾旦：枝叶治肝炎，湿疹，疮疥；全株治跌打损伤，皮肤瘙痒[15]。【彝药】茎枝治胃脘冷痛，腹胀气撑，跌打损伤，疝气寒痛[109]。

C

Cacalia hastata L. 山尖子（菊科）。【蒙药】山尖菜：全草治痈肿疮疡，创伤出血，小便不利，水肿，鼓胀，大便秘结[51]。

Cacalia latipes（**Franch.**）**Hand. – Mazz.** 参见 Parasenecio roborowskiio。

Cacalia palmatisecta（**Jeffr.**）**Hand. – Mazz.** 参见 Parasenecio palmatisectus。

Cacalia roborowskii（**Maxim.**）**Ling.** 参见 Parasenecio roborowskiio。

Cacalia tangutica（**Franch.**）**Hand. – Mazz.** 参见 Sinacalia tangutica。

Caesalpinia bonduc（**L.**）**Roxb.** 刺果苏木（豆科）。【藏药】江斋：种子治胃寒，肾寒[5]。

Caesalpinia crista L. 大托叶云实（豆科）《部藏标》。【蒙药】 (Zhuolen wur，卓椤—乌热)[43,45,46]，乌由温都格[56]：种子治肾寒，尿频，尿闭，遗精，石痞[43,45,46]，肾虚，腰腿痛，白带多，不消化而腹泻[43]，胃寒，游痛症，腰腿痛，肌肉拘痛，陈旧性腹泻[45,46]，膀胱石痞，肾热，肾脉震伤，肾型布鲁氏菌病，妇女下寒，白带淋漓[56]。【藏药】 (甲木哲)[2,21,27,35]：种子治胃寒[2,21][590]，胃疼[14][590]，肾寒病[20,23,24][590]，肾虚[21]；果实治肾病[27]，肾寒病[35]，胃寒[35]。

Caesalpinia decapetala（**Roth**）**Alston** ［*C. sepiaria* **Roxb.** ］云实（豆科）。【阿昌药】乌德败利：种仁治痢疾，蛔虫；根治风湿痛，蛇伤[172]。【布依药】戈万年，闫王刺：根或根皮治伤风感冒[5]；云实驻虫治小儿麻疹内陷危症[5]；种子治痢疾[5]。【傣药】也得（西傣）：全株治梅毒，下焦湿热，跌打损伤[14]。【德昂药】兰喋：效用同阿昌药[172]。【侗药】Meis sal haic（美榨垣）[135,137]，Sunl nyanc wangc（刺阎王）[135,137]，多索也[5]：根或根皮治鲁逗冷（水痘），朗鸟索信（小儿疳瘦）[137]；根治夜盲症[5]，头痛[208]；种子治痢疾，小儿疳积[135]。【仡佬药】me55 nion13 mix53（买尼迷，黔中方言），tɕia55mu55kao53（加木高，黔中北方言），kaŋ33 li53

sɤ31 li31（港立色立，黔西南多洛方言）：根、种子治头痛[162]。【回药】云实：根治冷风湿[5]。【景颇药】Danzujvin：效用同阿昌药[172]。【毛南药】ʔŋən33 ʔniao24（轮尿）：根、种子用于避孕[155]。【苗药】Ghab longx bel jab feib（嘎龚布加非，贵州黔东南）[91,92,95]，粘皮勒[95]，牛王刺[97]：果治梅毒[95]；根治感冒，风湿痛，牙痛[97]，过敏性皮炎，痢疾[5]；根或根皮治感冒咳嗽，支气管炎，身痛[91,94,95]，水痘，小儿厌食偏食[94,96]，腰痛，喉痛，跌打损伤，风湿疼痛，蛇咬伤[91]；根或种子治冷经引起的作凉感冒，头痛咳嗽，身寒肢冷[92,95]，行经小腹疼痛[92]；蛀虫治小儿麻疹内陷[5]，小儿口腔溃烂，脓性指头炎[98]。【土家药】xiao pa wang（小霸王），wu3 ta1 se4（戊他色），牛头刺：根治跌打损伤，风气病，热伤风症，火牙痛[128]，胃痛[5]；果实治小儿疳积，痢疾，腰腿痛[10,126]；叶治痢疾[5]；根、茎、果实治喉痛，牙痛，感冒，腮腺炎，风湿痛，乳腺炎[123]。【佤药】洗沽：种子治心慌心跳[5,13]。【瑶药】mbuh lomh tietv nqimv（木龙要紧）[130]，猫爪刺[130]，迷酱[133]：根治痧症，眩晕，腰腿痛，劳伤咳嗽，跌打损伤[130]；叶治牙痛，小儿口疮，产后恶露不尽[130]；种子治痢疾，闭经，小儿疳积，蛔虫病，乳腺炎[130]；种子、根、茎治骨髓炎，骨鲠咽喉痛[133]；果治痈疽丹毒，风湿骨痛，麻疹不透内陷，梅毒脚气，产后恶露不尽，小儿疳积[133]。【彝药】年汪辞：根皮治小儿麻疹内陷[5]；蛀虫治鼻炎[5]。【壮药】温草[13]，啷温曹[5]，云实根[120]：根治腰痛，小儿疳积[5,13]，咳嗽[5]；根皮治毒蛇咬伤，阴痒，皮肤感染；根和茎治发旺（风湿骨痛），贫疹（感冒），埃病（咳嗽），邦印（痛症），货烟妈（咽痛），牙痛，林得叮相（跌打损伤），鱼口便毒（腹股沟溃疡）[120]。

Caesalpinia mimosoides Lam. 含羞云实（豆科）。【傣药】牙呆涛（西傣）[62-64]，冟乎龙（德傣）[14]：根治肾虚腰痛，体虚无力，性欲减退，感冒，腹痛下利，痢疾，水肿，疔疮痈肿，斑疹，睾丸肿痛，跌打损伤，蛇咬伤[60]；叶、根治风热感冒，腹痛，腹泻，泻下红白，水肿病，荨麻疹，疔疮肿痛，蛇咬伤[62-64]，体虚无力，跌打损伤[13]，全身突然水肿[65,66]；根治腰痛[14]。

Caesalpinia minax Hance 喙荚云实（豆科）《部蒙标》。【傣药】麻嘎啷（西傣）[9,64,65,71]，苦石莲（德傣）[19,172]：种子治痈疔溃烂，妇女乳肿[63,64,71]，蜈蚣咬伤[9,14,65,72][284]，疔疮痈疖脓肿[13,62][284]，便血，倒经，鼻血[14]，肺热初咳，退热止痛，拔蛇毒[83]，乳痈[13][284]，咽喉炎[9,13,19,172]；果实治腹胀[69]。【德昂药】麻缩裂，麻锁裂：根、茎、叶治感冒发热，风湿性关节炎，跌打损伤，骨折，疮疡肿毒，皮肤瘙痒，毒蛇咬伤；种仁治急性胃肠炎，痢疾，膀胱炎，扁桃体炎，乳腺炎，毒蛇咬伤[160]；种子治咽喉炎[172]。【基诺药】鸭鸡：根或果仁治绦虫，血吸虫，感冒，风湿性关节炎；根、叶、种子治跌打损伤，骨折，疮疡肿毒，皮肤瘙痒[10,163]。【景颇药】木拈牟谢[14]，麻来谢[14]，足金实[13]：种子治疮疖溃烂，乳痈，蜈蚣咬伤，咽喉炎[13]，止吐[14]。【傈僳药】阿乃窝各落[166][65,83]，南蛇力[166]，释力罗－乃窝格罗[83]：种子治感冒发热，风湿关节炎，痢疾，膀胱炎[166]，创伤及毒蛇咬伤[65]；种子治喉火，牙痛，疮痈[83]。【蒙药】 ᠱᠢᠮᠡᠯᠳᠦᠷ ᠪᠣᠷ（Chololig wur，朝鲁力格－乌热），石连子：种子治肾阳不足，遗精，淋病，游痛症[3]。【瑶药】南蛇风[132][6]，必哥玻[15]：根、嫩茎、叶、种子治风湿，跌打损伤，痧病，肚痛，急性胃肠炎[15]；根、种子治痧症，胃肠炎，睾丸炎，骨鲠喉，脱肛[6]；根、藤茎及种子治外感风热，膀胱炎，热淋，血尿，急性肠胃炎，痢疾，斑麻痧症，伤寒夹色，跌打损伤，诸骨鲠喉，睾丸炎[132]。【彝药】老鸦枕头：种子治腹泻[83]。【藏药】降哲：种子治体弱，肤色萎黄，丹毒，皮炎，果实治脾虚泄泻，遗精，滑精，阳痿[22]。【壮药】Gaeuoenmeuz（勾温秒）[180]棵文秒白，嘎默：效用同瑶药[15]；种子治阿意咪（痢疾），肉扭（淋证），慢性肝炎，心头痛（胃痛），呃逆，林得叮相（跌打损伤）[120]；茎治痧病，发旺（痹病），林得叮相（跌打损伤），夺扼（骨折），呗农（痈疮），麦蛮（风疹），额哈（毒蛇咬伤）[180]。

Caesalpinia sappan L. 苏木（豆科）《药典》。【阿昌药】心材治跌打损伤，外伤出血，闭经[172]；

【傣药】戈方，戈梅芳（西傣），迈方（德傣）：心材治痛经，闭经[5,14]，慢性肠炎，痢疾，跌打损伤[9,13,71,72]，瘀肿[5,14]，风湿病，跌打损伤，妇科病[14]，心慌心跳[13]；心材或叶治月经不调，痛经，闭经，跌打损伤，全身酸痛重着，早衰，性功能低下[62-64][283]，风寒湿痹证，肢体关节酸痛，屈伸不利，腰膝冷痛，周身乏力，阳痿，遗精，早泄[62]；老干、根治痛经，闭经，慢性肠炎，痢疾，跌打损伤，瘀肿[9,74]。【德昂药】买冈，放：心材治跌打损伤[5]，心慌，心跳[13,160,172]，经闭腹痛，外伤出血[160,172]，慢性肠炎，痢疾[13]。【侗药】俊莫，美江单：心材治内伤瘀血[5,15]；心材和种子治全身瘙痒，肺结核[15]。【哈尼药】枯朴噢漆[13]，苏枋木[13]：心材治跌打损伤[13,143]，产后瘀阻，腹痛，经闭腹痛，痈肿，尿路感染，尿闭，吐血[143]，心慌心跳，慢性肠炎，痢疾[13]。【基诺药】唉姐，苏木：心材治妇人血气心腹痛[5,163]，跌打损伤[5,13]，闭经，产后瘀血腹痛，流血过多[163]，风湿，贫血[5]，慢性肠炎，痢疾，心慌心跳[13]。【景颇药】Sikzujvin：效用同阿昌药[172]。【傈僳药】贼果我：心材治经闭腹痛，跌打损伤[166]。【毛南药】mei⁴ sam³ mok⁸（妹三模），红苏木：心材治产后瘀血腹痛，闭经，跌打瘀肿，风湿骨痛[156]。【蒙药】ᠲᠣᠯᠣᠭ ᠪᠣᠷ（Somen maod，苏门－毛都）[43]，苏门毛道[5]：心材治血热性头痛，目赤，肝瘀血，脉热，产褥热，闭经，痛经，血瘀症，血痼[43,56]，妇女血瘀，闭经，血热病[5]。【纳西药】心材治瘀血腹刺痛，痛经，产后血晕，虚劳血癖，气雍滞，产后恶露不安，跌打损伤，中风，风湿性关节炎[164]。【维药】欧的印地：心材治心腹疼痛，中风瘫痪，妇女产后腹部胀痛，经闭，跌打损伤，痢疾[78]。【瑶药】松模：心材治跌打损伤[14]。【彝药】苏木：心材治闭经痛经，胎盘滞留，产后瘀血，瘀阻胸痛[109]。【藏药】佐摸兴：茎、心材、叶、花治血热病，多血症，高血压，血瘀，闭经[23]；心材治多血证，高血压，月经不调[5,24]，肾虚腰痛，胯关节痛，月经不调[24]。【壮药】Gosoqmoey（棵苏木）[180]，soqmoeg，红苏木[118]，肥搜莫[5,15]：心材治林得叮相（跌打损伤）[14,118,180]，腊胴尹（腹痛），核尹（腰痛），京瑟（闭经），京尹（痛经），发旺（风湿），呗农（痈肿）[118,180]，兵吟（筋病），白癜风，阿意咪（痢疾），破伤风，痂（足癣）[180]；种子治肺结核[5,15]。

Cajanus cajan(L.) Millsp. ［*C. flavus* DC. ］木豆（豆科）。【**阿昌药**】夏齐藤：根治黄疸型肝炎，风湿关节痛，跌打损伤，瘀血肿痛[172]。【**傣药**】陀些[65]，吐也（西傣）[13]，拖业[63,64]：根用于清热解毒，补中益气，利水消食，排痈肿，止血止痢[13,65]，产后恶露淋漓不尽，无奶，消瘦，恶心呕吐[9,14,71,72]；根、叶治小儿高热惊厥，产后消瘦，体虚无奶汁，荨麻疹，疔疮脓肿[63,64]。【**德昂药**】玉角：效用同阿昌药[172]。【**哈尼药**】野黄豆，Albol neesiq（阿波能席），三叶豆：根治黄疸型肝炎，风湿性关节炎，外伤瘀血肿痛[143]。【**景颇药**】Seyo nuq：效用同阿昌药[172]。

Caladium bicolor(Ait.) Vent 五彩芋（天南星科）。【**哈尼药**】红半夏，石芋头：块茎治风湿疼痛，跌打肿痛，胃痛，无名肿毒，腮腺炎，痈，疮，疖，狗、蛇虫咬伤，癣，湿疹，全身痛痒，牙痛，刀枪伤，电击伤[143]。【**黎药**】啪不丢：块茎治骨折[154]。

Calamagrostis lapponica (Wahlenb.) Kunth 参见 Deyeuxia lapponica。

Calamina 炉甘石（碳酸盐类矿物方解石族菱锌矿，主含 $ZnCO_3$)《药典》。【**蒙药**】ᠴᠠᠭᠠᠨ ᠳᠤᠤᠰᠤᠯ ᠴᠣᠯᠤᠤ（Chasen duosel chuolu, 查森－多斯勒－朝鲁）：炉甘石（矿石明煅水飞用）治肝热，肝"包如"，血热，"希日"引起眼病，"协日沃素"病，跌打损伤，骨折[50]。【**维药**】卡拉明：治湿疹痒痛，溃疡不敛[79]。【**彝药**】甘石：治割耳疮，产后水泻不止，黄水疮[10]。【**藏药**】གངས་ཐིག（坑替）[21]，多赤[23]，岗梯[24]：治肝热，骨折[21,24,34]，眼病[34]，痘疹[21][11]，黄水[11]，溃疡不敛[21,27,31]，皮肤瘙痒，目赤肿痛，湿疹[21]，眼翳[24]，目赤翳障，皮肤湿疮，烂眩风眼，外伤诸症[27,31]；低铁的碳酸盐矿清热解毒[23]。

Calamintha chinensis Bonth. 参见 Clinopodium chinense。

Calamintha gracilis Benlh. 参见 Clinopodium gracile.

Calamus gracilis Roxb. 小省藤（棕榈科）。【**拉祜药**】国：根、嫩尖治感冒高热，咽喉疼痛，口舌生疮[13,150]。

Calamus platyacanthus Warb. ex Becc. ［*C.*

platyacanthoides Merr. ］省藤（棕榈科）。【**基诺药**】叶、藤茎治感冒，中暑，头痛[163]；叶、藤茎外用治生疮，肿毒[163]。

Calamus tetradactylus Hance 白藤（棕榈科）。【**瑶药**】山甘蔗：根治胃炎，黄疸型肝炎，绝育，跌打肿痛，骨折[15]；全株治湿疹[15]。【**壮药**】勾歪，扣外鸡：效用同瑶药[15]。

Calanthe alismaefolia Lindl. 泽泻虾脊兰（兰科）。【**土家药**】铁筢子，铁钉钯：根茎治跌打损伤，腰痛[124]。

Calanthe brevicornu Lindl. ［*C. lamellosa* Rolfe. ］肾唇虾脊兰（兰科）。【**苗药**】细抓：假鳞茎、根治胎盘、死胎不下，气滞绞痛[14]。

Calanthe clavata Lindl. 棒距虾脊兰（兰科）。【**拉祜药**】wo ma pie bao jie：叶治骨折[152]。

Calanthe davidii Franch. 剑叶虾脊兰（兰科）。【**土家药**】毛牛角七，九子莲，铁梳子：假鳞茎治胃溃疡，慢性肝炎，腰痛，腹痛，牙痛，慢性咽炎，劳伤，跌打损伤[127]。

Calanthe discolor Lindl. 虾脊兰（兰科）。【**侗药**】旧腊娘贯：全草治结核，痔疮，跌打损伤[135]。【**苗药**】九子莲：全草治瘰病[14]。【**土家药**】九子连环草，jiu zi lian（九子莲）：全草治瘰病，跌打损伤，头风[10,126]，劳伤[10]；根茎治瘰疬，痈疮肿痛，跌打损伤，腰胁疼痛[123]。

Calanthe fimbriata Franch. 流苏虾脊兰（兰科）。【**土家药**】马牙七，毛牛角七，九子莲：假鳞茎治胃溃疡，慢性肝炎，腰痛，腹痛，牙痛，慢性咽炎，劳伤，跌打损伤[123,127]。

Calanthe puberula Lindl. 镰萼虾脊兰（兰科）。【**傈僳药**】拔我兰：全草或根茎治瘰病，扁桃体炎，痔疮，跌打损伤[166]。【**瑶药**】九子莲：全草治跌打损伤，腰胁痛，毒蛇咬伤，肺结核，瘰病，痔疮[133]，急、慢性气管炎[133][50]，淋巴结核[50]。

Calanthe tricarinata Lindl. 三棱虾脊兰（兰科）。【**傣药**】根治风湿性关节炎，腰肌劳损，类风湿性关节炎，跌打损伤，胃痛[9,74]。【**拉祜药**】根治腰肌劳损，胃痛，风湿性关节炎[151]。【**傈僳药**】拔我兰：全草或根茎治瘰病，扁桃体炎，痔疮，跌打损伤[166]。

Calathodes oxycarpa Sprague 鸡爪草（毛茛

科)。【侗药】meix dinl aiv(梅等解):全草治呃逆[139][208]。【土家药】米糙,水五爪红:全草治风湿性关节炎及小儿麻痹症[7],风湿麻木,鸡爪风,瘰疬[123]。

Calciosinti 石灰华(碳酸钙类矿物石灰华,主含 $CaCO_3$ 及少量硅酸盐)《部藏标》。【蒙药】ᠱᠣᠷᠣ ᠶᠢᠨ ᠵᠤᠭᠠᠩ(Xiaoro yin zhugang;梢绕因-朱岗):矿物治肺热咳喘,慢性气管炎,咳血,肺脓肿,伤热,骨折,黄疸[41]。【藏药】ཅུ་གང་(居岗)[2,21,35],萨吉冈[23]:矿物治疮伤炎症,热毒附骨,疫病[2,23,35],眼黄病[2,27,34,35][11],肺炎[21,27,34][11],各种疮肿,止痛[27,34],各种肺热病[2,6,35],小儿肺炎,各类肺病,外伤[21]。

Calcitum 方解石(碳酸盐类矿物方解石族方解石,主含 $CaCO_3$)。【蒙药】ᠡᠷ ᠵᠤᠩᠰᠢ(Er zhongxi,额日-壮西)[41],额热-仲西[56]:矿石(根据病情热制,奶制,寒制,闷煅用)治"巴达干"热,嗳气泛酸,不消化症,呃逆,腹泻,胃脘"巴达干"病,"包如"痞,身体营养缺乏,骨折外伤[41,56],吐酸水及胆汁、肝区及胃痛,毒热症[56]。【藏药】ཅོང་ཞི(君西)[25,31],泡君[23]:原矿物治热性病及骨髓热[25,31],补脑,排"黄水"[27,34][11],脑部疾病,脑部骨裂,"黄水"病,骨髓空洞症,疮疖痈疽[24],培根木保病[23],胃陈热病,骨髓炎,体衰[23][631],消化不良引起的各类胃病及胃溃疡,痞瘤,浮肿,腹泻[630,631],胃酸[631]。

Calcium crude 矿泉舍利(主含碳酸钙 $CaCO_3$)。【藏药】曲参让瑟:治邪魔病,骨折及有坚固骨松质和滋补作用[27]。

Calcrete tubercular 钙质结核(碳酸盐类矿物,主含 $CaCO_3$)。【藏药】刚特:矿石治天花黄水,清肝热[11]。

Caldesia parnassifolia(Bassi ex L.) Parl. 泽苔草(泽泻科)。【瑶药】呼令,水玉丹花:根治肺热咳嗽;根外用治湿疹[133]。

Calendula officinalis L. 金盏菊(菊科)。【朝药】金盏:花用于消炎,杀菌[9,89]。【俄罗斯药】Ciweiteke(次维特刻诺高特扣夫):花用于止血,胆囊炎,创伤,胃病[15]。【蒙药】大金盏花:根治癥瘕,疝气,胃寒痛,小便不利;花序治肠风便血[51]。【土家药】金菊花,向阳花:根治疝气,胃寒疼痛[124];

花治肠风便血[124]。【维药】هەمشە باخەر(Hem she Ba xer,艾密射巴哈尔)[75],提尔那克古力[79]:花治热性咳嗽,气喘咳血,头痛,眼痛,耳痛,肝病,胃病,湿性腹泻,炎肿,暗疮湿疮[75],疮疖肿毒,视物昏花,高血压[79]。【藏药】རྒྱ་མེན(甲门)[25],各贡麦朵[40]:花序治上体痛,血瘀疼痛[25],风寒感冒,咳嗽,小便不利,上体疼痛,血瘀肿痛[27,32],肝病,肺病,口渴[40]。【壮药】govagutgimcanj:根和花序治胃寒痛,红白痢疾,肠风便血,月经不调,疝气,癥瘕[121]。

Calla palustris L. 水芋(天南星科)。【蒙药】宝日高朝图-其口格水葫芦,水浮莲:根茎治疗疮肿毒,瘰疬,骨髓炎,蛇虫咬伤,水肿,风湿痹痛[51]。

Callianthemum angustifolium Witak. 薄叶美花草(毛茛科)。【哈萨克药】全草治小儿肺炎[141]。

Callianthemum pimpinelloides(D. Don) Hook. f. et Thoms. 美花草(毛茛科)。【藏药】 རེག་པ་འཇོམས་ཙྩེལ(饶保骏介):全草治肺热咳嗽,疮痈肿毒,妇女月经不调;全草外敷治骨折[25]。

Calliaspidia guttata (Brandegee) Bremek. 虾衣草(爵床科)。【土家药】龙虾草:全草治疔疮,羊胡子疮[123]。

Callicarpa arborea Roxb. 木紫珠(马鞭草科)。【傣药】埋怕破,梅发破(西傣):根、叶治外伤出血,蚂蟥咬伤出血不止,吐血[9,14,71,72];叶治外伤出血,消化道出血,衄血,妇女崩漏[9,63,74]。【哈尼药】大树紫珠:树皮用于妇科病[875]。【傈僳药】腻本子:根、叶治外伤出血,鼻衄,消化道出血及妇女崩漏[166]。【怒药】董秋:根、叶治出血[165]。【佤药】紫珠树:根、叶治外伤出血,消化道出血,妇女崩漏[168]。【瑶药】冬瓜渡,刀瓜渡:根、叶治鼻衄,消化道出血,崩漏外伤出血[13,14]。

Callicarpa bodinieri Lévl. 紫珠(马鞭草科)。【侗药】止血草,老蟹眼:叶治血热所致的各种出血,咽喉肿痛,目赤肿痛[136]。【基诺药】旗诺描积:根或枝叶治血崩,月经不调,崩漏带下,产后瘀血腹痛[10,163]。【苗药】Reib jid dous nqind(锐的斗青),Det ghab diod(豆嘎先):根、枝、叶消化道出血,止血,创伤性出血[95];叶治吐血,便血,跌打损伤[94]。【土家药】bian¹ zhi¹ ka³ meng²

（鞭子卡蒙），炮竹树，白蜡树：茎叶治出血症，跌打肿痛，疱疮肿毒《128》。【彝药】我佚，小紫珠：根、茎、叶治外伤出血，尿血，小儿口疮，乳糜尿《101,104》，风湿疼痛《104》。

Callicarpa cathayana H. T. Chang 华紫珠（马鞭草科）。【土家药】效用同白棠子树 C. dichotoma《124》。

Callicarpa dichotoma (Lour.) K. Koch 白棠子树（马鞭草科）。【侗药】登高筒亚，美够边：根治小儿秃疮《15》；枝、叶治结膜炎，鸟枪打伤，刀伤出血《15》；全株治小儿疔疮《15》。【苗药】摄该怒，杜嘴该《15》，紫珠《98》：效用同侗药《15》；叶或根治上呼吸道感染，扁桃体炎，支气管炎《98》。【土家药】紫珠：叶、根治上呼吸道感染，扁桃腺炎，支气管炎，肺炎，衄血，咯血，胃肠出血，子宫出血，颈淋巴结结核，烧伤，外伤出血，疮疖，喉痹《124》。【瑶药】盐妹杠《15》，罗塔崩《133》，乌仔米[4]：效用同侗药《15》；根或叶治偏头风，肠道出血，鼻衄，功能性子宫出血，外伤出血，肿痛《133》；根治胃脘痛，内外伤出血，湿疹[4]。

Callicarpa formosana Rolfe 杜虹花（马鞭草科）。【畲药】紫珠草：根治咳嗽，风湿关节痛，鼻衄《148》；鲜叶治外伤出血《148》。【壮药】美他爸：叶治外伤出血《15》。【台少药】Purasu（Tayal 族大嵙崁前山，Gaogan），Totupasunobae（Tayal 族马武督），Yayarisabu（Bunun 族施武群）：叶治腹痛，毒虫咬伤，外伤；根治疟疾；新芽治肿疡，外伤《169》。

Callicarpa giraldii Hesse. ex Rehd. [*C. giraldiana* Hesse.] 老鸦糊（马鞭草科）。【傣药】牙介勐远：全株治风湿关节痛，跌打损伤，外伤出血，尿血《65》。【拉祜药】阿托确那此：全株治小儿口腔溃疡，小儿麻疹不透，风疹，咯血，吐血，痈疽，皮肤瘙痒《13,150》，刀枪伤，各种内伤出血，便血，崩漏，喉痹，肿毒，下痿，狂犬毒，杀虫《150》。【土家药】老鸦糊：根治小儿蛔虫，咯血，吐血，便血《123》；鲜叶外擦治无名肿毒，烧烫伤《123》；叶研末外用治外伤出血，衄血《123》；果捣烂以菜油浸泡，取汁治带状疱疹，“蜘蛛疹”《123》。【佤药】考来宁定：全株治各种内外出血《14》。【彝药】施多诺起《14》，耶莫苏布薄《13》：全株治各种内外出血《14》，跌打损伤，瘀血肿痛，小便短涩，砂石浊淋《109》；根治男性脓血尿《13》。

Callicarpa integerrima Champ. 全缘叶紫珠（马鞭草科）。【瑶药】风密呀，五爪风：根、果实治外感头痛，风湿痛《133》。

Callicarpa kochiana Makino [*C. loureiri* Hook. et Arn.] 枇杷叶紫珠（马鞭草科）。【羌药】yafuseimikshabaZi（牙福涩米科沙巴子），勒俄思布《10,167》：叶、花治妇女红崩，白带，咳嗽《10,167》，健胃除湿《10》。

Callicarpa kwangtungensis Chun 广东紫珠（马鞭草科）《药典》。【土家药】止血珠：茎、叶治偏头风痛，吐血，跌打损伤，外伤出血《129》。【瑶药】猪血莲：茎叶或全株治吐血，胸痛，偏头风，外伤出血，麻疹，疥疮《133》。

Callicarpa longifolia Lamk. 长叶紫珠（马鞭草科）。【傣药】哪哺哩来（西傣）：根、茎皮治鹅口疮，梅毒《13》。

Callicarpa longissima (Hemsl.) Merr. 尖尾枫（马鞭草科）。【瑶药】粘手风[6]，naenx buoz buerng（粘博崩）《132》：根及枝叶治风湿骨痛，偏瘫，产后风，皮肤瘙痒，创伤出血《132》[6]，跌打损伤，风寒咳嗽，腹痛，肝炎，瘫痪，小儿麻痹后遗症，毒蛇咬伤《132》。【台少药】Kodeti（Paiwan 族傀儡）：叶烤软后贴于患部治外伤《169》。

Callicarpa loureiri Hook. et Arn. 野枇杷（马鞭草科）。【羌药】Leroabe（勒俄思部）：叶、花治妇女红崩，白带，咳嗽《10》。

Callicarpa macrophylla Vahl. 大叶紫珠（马鞭草科）《药典》。【傣药】埋爬波：根治外伤出血，蚂蝗咬，止血，散瘀消肿，跌打损伤，风湿《65》。【侗药】闹秀，Naos soup：叶及根治宾奇卯（结核），奇酉任（紫癜）《137》；根治风湿骨痛，咯血，跌打损伤《135》。【哈尼药】哦比阿帕《14》，俄必阿怕《13》，Keeqju' luljul julma（克局鲁局局玛）《143》：根治各种炎症，跌打痨伤，外伤出血《14》；根、叶治偏头痛，风湿骨痛《13,143》，胃肠出血，咯血，衄血，跌打损伤，外伤出血，黄水疮，皮肤瘙痒《13》，痢疾《143》。【基诺药】luo bu biao（罗补标）《10,163》[232]，大风叶[232]：树皮和根治月经不调，闭经，痛经《10,163》；根治妇女白崩漏[232]。【黎药】大叶紫珠[212]，初雅该族《153》：叶研粉撒患处，治外伤出血；鲜叶捣烂外敷，治扭伤肿痛《153》；根、叶止血，止痛，散瘀消肿[212]。【毛南药】va：42 ba：ŋ33 tɕiao24 lou33（发邦教篓）[155]，紫珠草[156]，ruoŋ2 lak8 phau5（松勒炮）[156]：根、叶治吐血，便血[155,156]，咯血、衄血[156]；外用治外伤出血，风湿骨痛[156]。【苗药】豆嘎先，锐的斗青：叶及根治紫癜，结核[96]。【畲药】紫珠花，止血草：枝叶治吐血，衄血，便血，恶寒发热[147]。【瑶药】孔洗[15]，cunx mbungv buerng（存进崩）[132]，穿骨风[6]：叶或带叶嫩枝治各种血症，泄泻，痢疾，抽搐，跌打损伤，风湿骨痛[118]；叶治乳疮，刀伤出血[15]；根及枝叶治斑痧，内外伤出血，小儿疳积[6][132]，跌打肿痛，风湿骨痛，月经不调，白带，蛇虫及狂犬咬伤[132]。【彝药】根治衄血，咯血，吐血，便血，牙龈出血，外伤出血，跌打肿痛，风湿骨痛，经血淋漓，经期腹痛[109]。【壮药】大叶白花草，godayezswjcuh：根治白带，月经不调，内出血，跌打损伤[118]；效用同瑶药[15]；全株治白带，砂淋[15]。

Callicarpa nudiflora Hook. et Arn. 裸花紫珠（马鞭草科）。【黎药】雅介龙，紫珠草，止血草：根、枝水煎服，或叶捣烂敷患处或洗澡，治枪伤肌肉内留弹，各种创伤流血，妇女月经过多，坐月恶露，崩漏，腰骨痛，皮肤疥疮，胃出血，肺咯血[153]。【土家药】bai na ka meng（白腊卡蒙）：全株（不用叶）治便血，呕血，跌打损伤，百口咳[10,126]。

Callicarpa pilosissima Maxim. 长毛紫珠（马鞭草科）。【哈尼药】康坡：叶治水火烫伤[145]；根治月经过多，鼻衄[145]。

Callicarpa rubella Lindl. 红紫珠（马鞭草科）。【布依药】隆野：叶及嫩枝治麻痹[159]。【傣药】扎毕扎摆（德傣）[14]，菱左杆[9,19]：叶治牙痛[14]；根治月经过多，鼻出血[9,19]，利尿[14]；根、叶治尿道炎[69]。【德昂药】攘布来：根治月经过多，鼻出血[172]。【哈尼药】斑鸠站，Keeqjul luljul（克局鲁局），小叶紫珠：全株治胃出血，便血[143]；根治产后腹痛，小儿麻疹，阳痿[143]；鲜叶治黄水疮，荨麻疹[143]。【景颇药】塞碎只不哧[14]，Wuiz Gam[9,19,172]：根治月经过多，鼻出血[9,19,172]，止血[14]。【傈僳药】腻本马子：全株治跌打，接骨，疔疮，吐血，尿血，外伤出血[166]。【苗药】菜子罗[14]，都真结[15]：根、叶治便血，胃出血，月经过多，产后腹痛，外伤出血，毒蛇咬伤，小儿麻

疹，荨麻疹[14]；全株治跌打损伤[15]。【瑶药】紫珠草：叶治偏头痛，风湿关节痛，跌打肿痛，癣痒[133]；全株治蛔虫，疔疮，接骨[133]。

Callicarpa rubella f. angustata P'ei 狭叶红紫珠（马鞭草科）。【景颇药】为作时杆：根治发热退热，消肿截疟[14]，月经过多，鼻出血[13]。【拉祜药】cao la chi：根治流行性感冒[152]。

Callicarpa rubella f. crenata P'ei 钝齿红紫珠（马鞭草科）。【德昂药】楠布来喋：根治月经过多，鼻出血[172]。【景颇药】wuizo gam[172]，为作时杆[14]：效用同德昂药[172]；根用于退热，消肿，截疟[14]。【瑶药】阿取：枝、叶、根用于发汗退热，消肿，截疟[14]。

Calligonum mongolicum Turcz. 沙拐枣（蓼科）。【哈萨克药】جوزگــن：根、带果嫩枝治前列腺炎，小便混浊，高血压，高血脂[142]。

Calligonum rubicundum Bge. 红果沙拐枣（蓼科）。【哈萨克药】根或带果全草治热淋尿浊，疮疖疔毒，皮肤皲裂[141]。

Callipteris esculenta (Retz) J. Sm. 菜蕨（蹄盖蕨科）。【彝药】全草治肝胆湿热，皮肤黄染，皮下出血，胸胁胀痛[109]。

Callistephus chinensis (L.) Nees 翠菊（菊科）。【蒙药】茉日严－乌达巴拉：花治瘟疫，流感，头痛，"发症"，疔疮，毒热，猩红热，麻疹不透[51]。

Callorhimus ursinus Linnaeus 海狗（海狗科）。【朝药】물개（mūl gǎi，木儿该）：雄性外生殖器（膃肭脐）治心腹痛，中恶，邪气，宿血结块，痃癖，羸瘦[86]。【回药】黑则米阳，别答西塔而，哈即米羊：雄性外生殖器治五劳七伤，阴痿，少力，肾气衰弱虚损，背膊劳闷，面黑精冷，入药前先于银器中酒煎后，方混合各诸药[175]；膃肭脐酒治肾虚弱，壮腰膝，大补益人[170,177]。【维药】丁戈孜艾伊克曲依斯：阴茎与睾丸治阳痿精衰，精神倦怠，健忘和腰膝酸软[78]。

Calomelas 轻粉（氯化物类化合物，主要成分为Hg_2Cl_2）《药典》。【朝药】경분（giēng bùn，给辚不嗯）：治少阳人闭证，破伤风，挫闪痛，历节风，疥癣[83,84]。【蒙药】（Chagan xiongh，查干－雄胡）：轻粉（结晶微炒用）治疥疮，顽癣，梅毒，骨折，伤口不愈，疮痒，湿疹[44]。【维药】که پرس（Kepres，开皮斯热）：治梅毒，疥癣，痤

疮，脓疮，头癣，淋巴结结核，滑精，阳痿，膀胱与尿道慢性脓疮，膀胱结石，尿道结石[75]。【彝药】汞粉，银粉：治臁疮，割耳疮，秃疮[10]。【藏药】擦嘎：用于杀菌，生肌，止痒[11]。

Calonyction muricatum (L.) G. Don 丁香茄（旋花科）。【壮药】丁香茄子，华佗豆：种子治笨浮（水肿），癃闭，林得叮相（跌打损伤），额哈（毒蛇咬伤），有毒[120]。

Calophanoides chinensis (Champ.) C. Y. Wu. et H. S. Lo 杜根藤（爵床科）。【土家药】广椒七：全草治跌打损伤，吐血，衄血[123]。

Calophyllum membranaceum Gardn. et Champ. 薄叶红厚壳（藤黄科）。【瑶药】独脚风，nduqc zaux buerng（独凿崩），横经席：全株治黄疸型肝炎，风湿痛，月经不调，产后风[6][132]，小儿惊风，脑血栓，贫血，肾虚腰痛，痛经，闭经，跌打损伤，骨折，破伤风[132]。【壮药】Makmanxbyaj（芒满邑）[117]，万年梢[15]：根治骨折[15]；全草治林得叮相（跌打损伤），发旺（风湿骨痛），腰痛，勒爷狠风（小儿惊风），能蚌（黄疸），京伊（痛经），月经不调[117]。

Calotes versicolor (Daudin) 变色树蜥（鬣蜥科）。【土家药】去内脏全体治小儿疳积，腰腿痛，体弱，血虚；酒浸制后治风湿骨痛及滋补健身[12]。【瑶药】naangh sih gornx（滞角能），马鬃蛇：全体治小儿疳积[131]。

Calotropis gigantea (L.) Dryand. ex Ait. f. 牛角爪（萝藦科）。【壮药】goniuzozgvah，牛角爪叶：叶治咳喘，痰多，百日咳[118]。

Calotropis procera(Aiton) W. T. Aiton 白花牛角爪（萝藦科）。【傣药】郭呼拉（西傣）[13]，埋榛敏[65]，Arka[590]：叶治哮喘[13][590]，皮癣，梅毒[65][590]。

Caltha palustris L. 驴蹄草（毛茛科）。【哈萨克药】باتپاق قالتاگۇل ， قالتاگۇل ：全草治咽喉痛，扁桃体炎，上呼吸道感染，风湿性关节炎，关节屈伸不利，筋骨疼痛[140,141]。【傈僳药】敏狂俄：全草治头目昏眩，周身疼痛[166]。【藏药】达弥切哇：全草治筋骨疼痛，头晕目眩[24]，外感风寒，周身疼痛，头晕目眩，痈疮肿毒[36]；花治化脓性创伤及外伤感染化脓[24]。

Caltha palustris var. membranacea Turcz.

[*C. membranacea* (Turcz.) Schipcz.] 膜叶驴蹄草（毛茛科）。【鄂伦春药】挨母出哈，甸花：全草或根治头风疼痛，风湿性关节疼痛，中暑，发痧，头昏目眩，尿路感染，热病或瘰疬[161]。

Caltha palustris var. sibirica Regel 三角叶驴蹄草（毛茛科）。【朝药】눈동의나물：全草治子宫癌，肾炎[9,90]。

Caltha scaposa Hook. f. et Thoms. 花葶驴蹄草（毛茛科）。【藏药】达弥切哇（毛茛科）。【藏药】达弥切哇[24]，麦朵色清[40]：全草治筋骨疼痛，头晕目眩[24]，脓疮，清上半身热[40]；花治化脓性创伤及外伤感染化脓[24]。

Calvatia fenzlii(Reich.) Kawam. [*Lasiosphaera fenzlii* Reich.] 脱皮马勃（灰包科）《药典》。【鄂伦春药】克苦它不困：治外伤出血[20]。【哈尼药】Meilpuq（们卜），马屁勃，灰包菌：子实体治小儿久咳，咽喉肿痛，妊娠吐衄不止，痈疽[143]。【蒙药】ᠳᠦᠯᠢ ᠮᠥᠭᠦ（Duli mogu，都力 - 蘑菇）：子实体（马勃）治鼻衄，吐血，外伤出血，尿血，便血，月经淋漓，蛇咬伤，烧伤[44,56]。【苗药】Nggoub xid doub（勾西斗，贵州铜仁）[91]，窜耳风[94,95]：子实体治咽喉肿痛，咳嗽失音，吐血，衄血[91,94,95]，冻疮，溃疡疮疖[94,95]，诸疮不敛[91]。【羌药】Riyu（日语）：子实体外用治刀伤，外伤出血[10]。【畲药】动动烟，牛尿柏：子实体治疔疮，咽喉肿痛[146]。【土家药】灰包：子实体治乳蛾（扁桃体炎），鼻血，外伤出血[125]。【藏药】zhexiamang（折夏芒）[23]，ཞེ་བ་དཀར་དཀར（帕瓦郭郭）[21]：子实体治内外出血，烧、烫伤，蛇咬中毒[21,23]，急性扁桃体炎，咽炎，咳嗽失音，喉痹[21]。

Calvatia fenzlii (Reich.) Kawam. 参见 Lasiosphaera fenzlii。

Calvatia gigantea (Batsch ex Pers.) Lloyd 大马勃（灰包科）《药典》。【鄂温克药】大马勃：子实体治外伤[235]。【哈萨克药】بورىلداق ساگىراۋفۇزلاق：子实体治扁桃体炎，喉炎，风热郁肺，外伤出血，鼻出血[140]。【傈僳药】密罗母：子实体治外伤出血，喉炎，感冒后咳嗽[166]。【蒙药】ᠳᠦᠯᠢ ᠮᠥᠭᠦ（Toyug Duli mogu，陶如格 - 都力 - 蘑菇）[44]，乌力 - 莫古[56]：子实体治鼻衄，吐血，外伤出血，尿血，便血，月经淋漓，蛇咬伤，烧伤[44,56]。【怒药】趁莫，灰包：子实体治外伤出血，喉炎，感冒后咳嗽[165]。【藏药】པ་བ་དགུ་དགུ（帕瓦郭郭）[21,24]，折夏芒[23]，帕哇各各[40]：子实体治急性扁桃体炎，咽喉炎，吐血，衄血[24,40]，内外出血，烫伤[21,23,40]，烧伤，蛇咬中毒[21,23]，咳嗽失音，喉痹[21]，声音嘶哑[40]。

Calvatia lilacina (Mont. et Berk.) Lloyd [*C. cyathiformis* (Bosc.) Morg.] 紫色马勃（灰包科）《药典》。【蒙药】ᠳᠤᠯᠢ ᠮᠥᠭᠦ（Duli mogu，都力－蘑菇）：子实体效用同大马勃 C. gigantae[44]。【藏药】折夏芒：子实体治内外出血，烫伤，烧伤，蛇咬中毒[23,27]。

Calx 石灰［碳酸盐类矿物，主含 CaO（生石灰）或 Ca(OH)$_2$（熟石灰）］。【朝药】석회(sēk huè，塞克呼约)：治疮疡，疥瘙，热气，恶疮，癫疾，死肌，杀痔虫，去黑子息肉，疗髓骨疽[86]。【傣药】崩[62]：矿物治腮腺，颌下淋巴结肿痛，疥疮，癣，疮疡久不收口，风热感冒[62]，慢性气管炎，下肢溃疡及烫伤，头癣[67,68]。【侗药】会：治疥疮，脚癣[135]。【仡佬药】tɕao^{35} moŋ^{35} tuo^{33}（叫梦多，黔中方言），su^{55} wei^{31}（鼠为，黔中北方言），loŋ^{31} a^{55}koŋ^{35}（龙阿供，黔西南多洛方言），叫梦朵[162]：取石灰水澄清液配桐油，治烫火伤[162]。【维药】ﺋﺎﻫﺎﻙ（Ahak，阿哈克）：用于各种顽固性皮肤病，白癜风，寒性炎肿，疗疮，疣，多毛症[75]。【藏药】རྡོ་ཐལ།（duota，多塔）[23,25,27]，duotai（多台）[27]：原矿石治胃培根聚滞及内腑诸病[25,27]，疥癣，湿疮，金疮出血，水火烫伤，痔疮，脱肛，赘疣诸症，内服治泻痢，崩带[31]，培根病[11]《34》，培根在胃部积聚的疾病[27]，胃病，萎缩性胃炎[34]，胃中寒痰凝结不化[23]，聚渗[11]。

Calystegia hederacea Wall. ex Roxb. [*C. scammonia* Lour.] 打碗花（旋花科）。【蒙药】面根藤，秧子根：根茎治月经不调，白带，咽喉肿痛，跌扑损伤，消化不良，小儿吐乳；花外用治牙痛[51]。【土家药】野牵牛：全草治脾虚消化不良，月经不调，白带，乳汁稀少，小便不利，小儿疳积，蛔虫病，风火牙痛，龋齿疼痛[124]。【维药】苏库没尼亚[78]，ﺳﻪ ﻗﻤﻮﻧﻴﺎ（Seqmuniya，赛克木尼亚）[75,77]：胶树脂治高血压，目赤发炎，毒蛇咬伤，食欲不振，堕胎[78]；根部乳状渗出物治全身水肿，关节疼痛，肠道生虫，胃脘虚弱[75,77]。【瑶药】黑分兜，白何首乌[133]，da wang mi[237]：根或

全草治脾虚消化不良，月经不调，乳少，乳腺炎，小儿疳积[133]；根治白带，经闭，小儿疳积，产后感冒[237]。【藏药】波日琼：全草治瘟疫，陈热病，虫病[23]。

Calystegia pellita(Ledeb.) G. Don 藤长苗（旋花科）。【藏药】波尔穷：全草治瘟病时疫，风湿性关节炎，风寒痹痛，肺病，胸背疼痛，胁痛，上半身浮胖，久病体虚[22]。

Calystegia pubescens Lind. [*C. japonica* Choisy] 柔毛打碗花（旋花科）。【鄂伦春药】挨母出哈，长裂打碗花，日本天剑：根茎治高血压，小便不利，消化不良，糖尿病，感冒，目赤肿痛，疰腮，咽喉肿痛；根茎外用治骨折，创伤，丹毒[161]。

Calystegia silvatica subsp. orientalis Brummitt [*C. sepium* (L.) R. Br.] 鼓子花（旋花科）。【傈僳药】莫普莫奶：全草治急性结膜炎，咽喉炎，白带，疝气[166]。【蒙药】效用同打碗花 C. hederacea[51]。【怒药】下朗木夺，旋花：全草治肿痛[165]。【土家药】藤藤菜[84]，面根藤[123]：根治白带，白浊，酒气，疮疤[84]，小儿疳积，月经不调，白带，脾胃虚弱，食积便秘[123]；茎叶治丹毒，糖尿病，腹痛，胃痛[84]；花益气，去面皮黑色[84]；全草治急慢性肝炎及黄疸型肝炎[84]。【藏药】波尔穷：效用同藤长苗 C. pellita[22]。

Camellia caudata Wall. 尾叶山茶（山茶科）。【傣药】根治心悸[69]。【藏药】恰星：嫩叶、种子治热性病，高烧[22]。

Camellia gymnogyna H. T. Chang 秃房茶（山茶科）。【侗药】那梅些：种子治流行性腮腺炎[15]。

Camellia japonica L. 山茶（山茶科）。【蒙药】ᠣᠯᠠᠨ ᠴᠡᠴᠡᠭ（Olen qie，奥林一切），ᠶᠠᠵᠢᠮᠠ（Yajima，雅吉玛）：花蕾治"希日"引起皮肤黄，眼睛黄，血"希日"性头痛，"亚玛"引起头痛[49]；花序治吐血，鼻出血，血崩，肠风，血痢，血淋，跌打损伤，烫伤[221]。

Camellia oleifera C. Abel 油茶（山茶科）《药典》。【侗药】油子茶：皮治痧气腹痛，急性蛔虫性肠梗阻，烫火伤[136]。【毛南药】美油茶：效用同瑶药[15]。【苗药】Xanb gil（现鸡，贵州铜仁），det jenl（豆金，贵州黔东南）：果油治痧气腹痛，便秘，蛔虫腹痛[91,94]，蛔虫性肠梗阻，疥癣，烫火伤[91]。【畲药】油茶：茎治带状疱疹，烧烫伤；

花研粉治毛囊炎；茶饼水洗治皮肤瘙痒[148]。【土家药】you cha zi(油茶籽)[126]，茶卡蒙[10]：种子治便秘，气滞，癣，癫[10,126]；种子经榨去脂肪油后的渣，治阴囊湿疹，皮肤瘙痒，肉食积滞，消化不良，风湿性心脏病[124]。【瑶药】渣旦[15]，黑渣鼻[133]：根治牙痛，腰痛[15]；叶治皮肤溃烂瘙痒经久不愈[15]；种子油治酒渣鼻[15]；全株治皮肤瘙痒，烫火伤，跌打损伤[133]。

Camellia petelotii var. microcarpa(S. L. Mo et S. Z. Huang) T. L. Ming et W. J. Zhang [*C. nitidissima var. microcarpa* Hung T. Chang et C. X. Ye.] 小果金花茶(山茶科)。【壮药】Cazvahenj(茶花现)，金花茶叶[180]，大叶茶[15]：嫩叶治咽喉炎[15]；叶治货烟妈(咽炎)，阿意咪(痢疾)，笨浮(水肿)，肉扭(淋证)，能蚌(黄疸)，血压桑(高血压)，呗脓(痈疮)，水蛊(肝硬化腹水)，预防癌症[180]。

Camellia pitardii Coh. – St. 西南红山茶(山茶科)。【彝药】志莫唯：花治月经过多，崩漏，痢疾，肠风下血，胁痛[101]。

Camellia reticulata Lindley [*C. pitardii* Coh. – St. var. *yunnanica* Sealy] 滇山茶(山茶科)。【彝药】花瓣治鼻衄吐血，直肠下血，湿热下注，脱肛脱宫，产后腹痛，月经不调[109]。

Camellia sinensis(L.) Kuntz. [*C. sinensis*(L.) Kuntz. f. macrophylla(Sieb.) kitamura] 茶(山茶科)。【阿昌药】叶治肠炎，小便不利，水肿；根治肝炎，心脏病，水肿[172]。【白药】照米[13]，兆咪[14]：根治心脏病[13,14]。【傣药】腊：叶治消暑解渴，提神，小便黄[9,71]。【德昂药】芽芋：效用同阿昌药[172]。【侗药】美血[15]，梅穴[139]，绿茶[136]：茎叶治各种疝气疼痛[139]；叶治热泻，消化不良，腹泻，小儿高热，昏迷，中暑，梦遗滑精，开放性骨折，化脓，骨髓炎，外伤出血[15]，神疲多眠，头痛目晕，腹泻[136]。【景颇药】Hpa - tap：效用同阿昌药[172]。【毛南药】法茶代，美茶呆：效用同侗药[15]。【畲药】根治发热，风火牙痛[148]；叶治咽喉肿痛，咳嗽，小儿哮喘，疣[148]；嫩叶或嫩芽治痢疾，腹泻，小便出血[146]。【土家药】茶树：根治心脏病，肝炎，外痔肿痛[124]；根、叶治肾炎水肿，肝炎，腹泻痢疾，扁桃体炎，心脏病[124]；花治各种内出血，崩漏[124]；花研粉以香

油调敷治烧、烫伤[124]。【瑶药】茶合浆，巧瓦[15]，梅穴[10]：效用同侗药[15]；种子治各种疝气[10]。【彝药】弄帕[101]：叶治水膈食滞，脏腑湿热，风湿骨痛，心热烦渴[109]，醉酒后头昏目眩，胰腺炎，便秘，腹泻，癃闭，蛔虫病，急性风湿病[101]。【藏药】加相[23]，恰星[22,24]，佳象[27]：叶治龙损耗疾病[27]；种子治发烧，梅毒[23]；嫩叶、根、果治清热，生津，止渴[24]；嫩叶治口渴[34]；效用同尾叶山茶 C. caudata[22]。

Camellia sinensis var. assamica Kitam. 普洱茶(山茶科)。【傣药】腊龙[62,64]，腊[9,14,71]，噫喇(西傣)[13]：叶用于解渴，提神，利尿[13]，治小便黄，消暑解渴，提神[9,14,71]，腹痛，腹泻，食物、药物中毒，腹泻呕吐，疗疮痈疖脓肿，中暑[62,63,64]。【哈尼药】捋帛：叶、根治肠炎，嗜睡症，烧烫伤，肝炎，心脏病，水肿[145]。【藏药】效用同茶 C. sinensis[23,24]。

Camelus bactrianus Linnaeus 双峰驼(骆驼科)。【鄂温克药】骆鬃：绒毛治手脚跌打损伤[277]。【维药】گوغوز سۆتى(Oguz suti，欧胡子虽提)[75]，退盖[80]，洁买勒[80]：初乳治性欲减退，心虚癔病，小儿癫痫，妇女癔病，腹痛腹泻，鼻出血，月经过多[75]；全体治皮肤蜀黍红斑，皮肤黑斑[80]；肝除多泪，明目[80]；油治痔疮[80]；骨与骨髓有助于怀孕[80]；粪便外敷治淋巴结结核与皮肤疱疮[80]；驼峰用于清子宫，润肤[80]；幼驼初乳壮阳强身[80]；奶治水肿；奶淋洗治小关节疼痛，瘫痪，肢体麻木和炎肿，用于脓疮和止血[80]。【藏药】ང་མོ་[25]，阿芒[23]，阿蒙[30]：乳治"培根"病引起之腹胀，龙病，虫病，水肿，肛门疾病[25,27,30]；骨治尿闭[23,27,30]，开通水闭[22,25]；肉治精神病；毛烧灰外涂治疮疡脓水浸淫，诸疮[23,27,30]；与小便相配内服，干疮水[22,25]；骆驼黄(结石)治风热惊疾[30]；脂治风疾，顽痹不仁，筋肉弯急，折伤，疮疡，肿毒[30]；临产时死亡的驼羔肉、驼羔可生肌[22]。

Campanula cana Wall. 灰毛风铃草(桔梗科)。【傈僳药】俄汉莫[166]，江参[65]：根、茎治小儿疳积，老年劳损[166][65]。

Campanula glomerata L. 聚花风铃草(桔梗科)。【鄂伦春药】挨母出哈，灯笼草：全草治咽喉炎，声音嘶哑，头痛[161]。【哈萨克药】شوعىر قوكىراۋگۈل：

全草治咽喉炎，头痛[140]。

Campanula pallida Wall. 西南风铃草（桔梗科）。【傈僳药】俄胜利莫：根治风湿性关节炎，破伤风，肺结核咯血[166]。

Campanula sibirica L. 西伯利亚风铃草（桔梗科）。【哈萨克药】全草治咽喉炎，头痛[141]。

Campanumoea javanica Blume 大花金钱豹（桔梗科）。【傣药】麻丁劣[65]，土党参（德傣）[69]：根用于健脾胃，补肺气，祛痰止咳[65]，治哮喘[69]。【德昂药】喏戛伦[9,19]，别广芒[172]，Kok tele bvun[172]：根治胸闷，乳汁不通，小便不利[9,19]，气虚乏力，腹泻，乳汁稀少[172]。【侗药】Jiaomei（教美）[8,15,135]，奶浆藤[136]，Demh Gaams Yous（登恭优）[205]：根、叶治慢性气管炎，子宫脱垂，产妇乳少，病后虚弱，月经不调，小儿疳积，皮肤感染溃疡[15]；根治呕吐[205]，沾穿腽，产后少乳，病后体虚，小儿疳积[8,135]；块根治肺虚喘咳，汗出不止，脾胃气虚[136]。【哈尼药】阿咪因果[145]，Almilzalyal hhoqpul（amizayaepu，阿迷扎牙俄普）[8]，沃玛山骟[8]：根治脾虚腹泻，肺虚咳嗽，小儿疳积[145]，气虚乏力，食欲不振，神经衰弱，胃下垂，脱肛，久泻不愈[8]。【基诺药】Lemagete（勒玛歌特）：根治病后虚弱，虚咳，慢性腹泻，神经衰弱，子宫脱垂[8,163]。【拉祜药】a pu da la guo[152]，党参[10]：根治小儿体弱，瘦小[152]，气虚乏力，脾虚泄泻，肺虚咳嗽，小儿疳积，乳汁稀少，毒蛇咬伤[10]。【傈僳药】亚斯爪：根治肺虚咳嗽，脾劳内伤，脾虚泄泻，乳汁不多，小儿疳积[8,166]，遗尿[8]。【毛南药】桑多休[8,15]，ma^{22}da：ŋ^{33}ŋə：m^{42}（骂当勒）[155]，土人参[156]：效用同侗药[15]；根治肺结核[155]，产后缺乳及病后虚弱[8]，流感，咽喉肿痛，小儿发热，惊风，毒虫，蛇咬伤，肠炎腹泻，阑尾炎，跌打损伤，痔疮[156]。【苗药】孟饿呕[8,15]，Jab eb wof（加欧屋）[8]，Niaoblit ril（姣呢日）[8]：效用同侗药[15]；根治身体虚弱，咳血，慢性支气管炎，产后缺乳[8]。【纳西药】奶浆参，百洋参：根治肺虚咳嗽，气虚乏力，虚劳内伤，小儿遗尿[164]。【水药】哈鲁头[8,10,157]：根用于补气，催乳[10,57,81]。【土家药】xiao er sen（小儿参）[10,126]，爽卵必苏苏，土党参[123,127,128]：根治虚劳内伤，肺虚咳嗽，脾虚泻泄，乳汁不多，小儿疳积，遗尿[123,127,128]，纳

食不开胃，走胎，气虚咳痨[125]，气虚乏力，脾虚腹泻，肺虚咳喘，少乳[129]，病后体虚，痨病，食欲不振[8,10]；全草治病后体虚，痨病，食欲不振[126]。【瑶药】倍类[15]，卡弱来[15]，gaengh nyorc ndoih（梗挪台）[132]：效用同侗药[15]；根治气血双虚，体倦乏力，神经衰弱，肺虚咳嗽，脾虚腹泻，病后及产后虚弱，少乳，子宫脱垂，脱肛，小儿疳积，小儿遗尿[132]。【彝药】ⓑ⚡Ⅱ✗（mgepjjicy，梗几此）[8]，奶参[105]，把矣景[101,104]：根治产后无乳，体虚[8,104,105]，虚咳[8,105]，自汗，久咳，气短乏力，小儿疳积，遗尿，头痛[101,104]，产后无乳，咳嗽，身体衰弱[10]。【藏药】索罗年哇[29]，索洛尼哇[24]，冷青克特[3]：根治肾炎，营养不良性水肿[24,29]，身体虚弱，虚咳，慢性腹泻，产后虚弱，少乳[3]；全草及根治疫病，脑溢血，湿疹[24]。【壮药】棵让壮，腊雷鸡：根、叶治慢性气管炎，子宫脱垂，产妇乳少，病后虚弱，月经不调，小儿疳积，皮肤感染溃疡[15]。

Campanumoea javanica Blume subsp. japonica (Makino.) Hong 金钱豹（桔梗科）。【傣药】土党参（德傣）：根治哮喘[69]。【德昂药】喏戛伦：根治乳汁不足，浮肿，胸闷[13]。【侗药】Jaol saov nyox magx（教照虐马），Meix mal miih（美骂咪）：根治沾穿腽（虚弱病）[137]。【哈尼药】Almilzalyal hhoqpul（阿迷扎牙俄普），牛尾参，白云参：根治虚弱无力，肺结核，多汗，食欲不振，久泻不愈，神经衰弱，胃下垂，多汗虚咳，外伤出血[143]。【苗药】Jab eb wof（加欧屋，贵州黔东南）[91,96]，佳欧芜[91,94,96]，土党参[285,1055]：根治虚劳内伤，肺虚咳嗽，脾虚泄泻，乳汁不多，小儿遗尿[91][285,1055]，小儿疳积[91]，精神疲乏，白带过多[96]，通乳，身体虚弱[91,94,95]，咳血[91,92,94]，慢性腹泻，神经衰弱，乳少，久喘久咳，肺虚咳嗽，子宫脱落，虚劳内伤，脾虚泄泻[91,94,95]。【水药】哈鲁头：根催乳[158]。【土家药】小人参，土党参[127,128,129]，suan^{3}luo^{3}bi^{4}su^{2}su^2（爽卵必苏苏）[129]：根治肺虚咳嗽，脾虚泄泻[127,129]，虚劳内伤，乳汁不多，小儿疳积，遗尿[127]，气虚乏力，少乳[129]，病后体虚，产后缺乳，疳积症，虚证症[128]。【瑶药】蜘蛛薯：效用同大花金钱豹 C. javanica[132]。【彝药】把矣景：效用同大花金钱豹 C. javanica[101]。【藏药】索罗年哇[29]：全株治湿疹，脑溢血，臁疮[13]；根治

肾炎，营养不良性水肿[29]。

Camphor 樟脑 为樟科植物樟 *Cinnamomum camphora*（L.）Presl. 的枝、干、叶及根部，经提炼制得的颗粒状结晶。【蒙药】ᠬᠠᠪᠤᠷ（Manggaber, 芒嘎布日）：结晶治"山川间热"，"赫依"热，炽热，陈热，伤热，瘟疫，讧热，脏腑热，毒热，丹毒，牙痛[41]。【维药】可福儿，可福黎：颗粒状结晶治血液属性心虚，脑虚，关节和肌肉疼痛，湿热性肠炎，痢疾，肺结核，胸膜炎，血热鼻血[75]。【藏药】嘎菩[34]：结晶治热性病[24]，"龙"和"赤巴"的混合病[34]。

Campsis grandiflora（Thunb.）K. Schum. 凌霄（紫葳科）《药典》。【布依药】凹里烈定：花治红崩[159]。【侗药】故崩闷，Kebp bens menl（更崩闷）：花、茎、根治挡朗（骨折），涸冷（水肿）[137]；花治月经不调，痛经[135]。【苗药】做古讽[6]，榜另撬[96]，追风箭[98]：根治跌打损伤，风湿痛，月经不调[6]；花、茎、根治骨折，水肿[96]；根及花治闭经，周身发痒，跌伤，劳伤，风湿全身疼痛[98]；花治闭经，周身发痒；根治跌伤，劳伤，风湿全身疼痛[97]。【畲药】凌霄：根治产后受凉咳嗽，烧烫伤[148]。【土家药】zhui hun jian（追魂箭），接骨藤，上树蜈蚣：根或全株治月经不调，闭经，跌打损伤，慢性腰腿痛，吼病（哮喘）[10,126]；花治白带，小腹肿胀，闭经[129]；根皮治跌打损伤，痛经，风气病[128]；根治风湿痹痛，跌打损伤，脱臼，骨折，急性肠胃炎，血热生风，风疹，痛风[124,127]，风热感冒，胃腹痛，腹泻，月经不调，痛经[124]。【瑶药】上树蜈蚣[15]，guv gaangh baeqc hmei（古岗别美）[132]，嘎端炼[6]：全株治上吐下泻[15]，闭经，风湿骨痛，腹痛[4]；根治骨折，跌打内伤[6]，急性肠胃炎，跌打损伤，骨折[132]；花治月经不调，闭经，产后浮肿，癥瘕，皮肤瘙痒及痤疮[132]。【壮药】蓬发敛[6]，gol-ingzseuh，红花倒水莲[121]：根治骨折，跌打昏迷急救[6]，急性肠胃炎，风湿关节痛，半身不遂[121]；花治乳腺炎，闭经，皮毛湿疹[121]。

Campsis radicans（L.）Seem. 美洲凌霄（紫葳科）《药典》。【侗药】扒墙风，血兰：效用同瑶药[15]。【土家药】效用同凌霄 *C. grandiflora*[124]。【瑶药】古别刚，古扛梅：根治胃痛，小儿疳积，腹痛，感冒发热[15]；茎治腹痛[15]；花治月经不

调[15]；全株治胃肠炎，跌打骨折[15]。

Camptotheca acuminata Decne. 喜树（珙桐科）。【阿昌药】喜树：果实治胃癌，结肠癌，直肠癌，膀胱癌，慢性黏膜性白血病，牛皮癣[172]。【德昂药】喜树：效用同阿昌药[172]。【侗药】千丈树，天樟树：果实治多种肿瘤，胃癌，肠癌[136]。【景颇药】Nat myoq shi byap：效用同阿昌药[172]。【傈僳药】你格子：全株治胃肠癌肿，膀胱癌，各种白血病，牛皮癣，疖疮痈肿初起[166]。【土家药】喜树：根、果实、叶、树枝、树皮治白血病，胃癌，膀胱癌，结肠癌[124]；根、果实、叶、树枝、树皮外用治痈疽疮毒，牛皮癣[124]。【瑶药】womh puoh muos ndiang（喜亮）[131]，悲细田[133]：树皮及果实治各种癌症，银屑病及血吸虫病引起的肝脾肿大[131]，牛皮癣[131,133]，叶外用治疗疮痈肿[133]。【壮药】makmeizraek（芒美扔），喜树果：果实治胃癌，食道癌，肠癌，膀胱癌，急慢性白血病等各种肿瘤[1058]，血吸虫病引起的肝脾肿大，痂怀（牛皮癣）[117]。

Campylandra chinensis（Baker）M. N. Tamura [*Tupistra chinensis* **Baker**] 开口箭（百合科）。【布依药】竹根七[14]，心不甘[180]：根茎治风湿疼痛，跌扑损伤[14]；根茎治胃痛，胃溃疡，跌扑损伤[180]。【傣药】牙千哈（思茅）[545,546]，芽先哈[545]，牛尾七[546]：根茎治胃痛，胃溃疡，跌打损伤[545,546]，咽喉肿痛，小便热涩疼痛，牙痛，胃脘痛[62]。【侗药】Eip ebl nat（克武纳），Nat eip ehl（纳开务）[137]：全草治耿�布冷（腰痛水肿）[137]；根茎治急性咽喉炎[51]。【哈尼药】抒吗脏曼[145]，麻年趴（Maqnieilpal）[145]，岩七[143]：根茎治流感，胃肠炎，风湿痛，跌打损伤[145]；全草治胆绞痛，胃痛，毒蛇咬伤，无名肿毒，流感，支气管炎[143]。【拉祜药】背那此[150]，心不甘[180]，高脚七[10]：根及根茎治肾炎水肿，牙痛，肚腹热痛，心力衰竭，咽喉肿痛，白喉，咯血，疔疮，丹毒，蛇咬伤，烫伤，黄疸，天疱疮，蛇转疮，痔疮，痢疾，流行性腮腺炎[150]；根茎治胃痛，跌扑损伤[180]，胃溃疡[180]，白喉，咽喉炎，扁桃腺炎，膀胱热淋，骨折筋伤[10]；效用同傣药[545]。【苗药】vob gond ngail（莴宫额），牛尾三七，包谷七[97]：根茎治白喉，跌扑损伤[96,97][82]，风湿痹痛，狂犬病，毒蛇咬伤[82]，神经性皮炎[14]，腰痛水肿[9,98]，闪挫，

风湿疼痛[96,98]，胃痛，胃溃疡，跌打损伤[180]，关节炎，腰扭伤[15]；效用同傣药[545]。【土家药】ke³te⁴ke⁴za¹qi³mu⁴lu⁴（卡替克砸起目路），包谷七，罗汉七[128][945]：根茎治跌打损伤[128][945]，长蛾子（又名喉蛾，即急性扁桃体炎），肚腹胀痛[128]，腰背疼痛，头痛，咽喉痛，咽炎，扁桃体炎[945]。【瑶药】白钱草，喔爹[15,132][6]：根茎、叶治疯狗咬伤[15][6]，咽喉炎，蛾喉，牙痛，胃痛，风湿，骨痛，驱蛔虫[15]，喉头炎，白喉[6]；根茎治劳热咳嗽，风湿痹痛，月经不调，骨蒸劳热，咽喉肿痛，扁桃体炎，牙痛，胃痛，蛔虫症，腰腿痛，跌打损伤，痈疮肿毒，毒蛇或狂犬咬伤[132]。【彝药】勒补输[106]，自直多[109]，尼马芬[101]：根及根茎治红白痢疾，偏热型腹痛，热泻[106]；根治久咳不愈，痰带血丝[9,103]，跌打损伤[9,106]，胃病，咽喉肿痛，风湿疼痛，骨折，外伤流血，月经不调，蛇咬伤，乳疮，水肿，肺咳[106]；效用同傣药[545]；根或根茎治胃脘冷痛，反酸呃逆，肠鸣腹胀，五更泻泄[109]；根茎治咳嗽带血，慢性支气管炎，胃痛，热病无汗[101]。【壮药】於捆[15]，Goywgun（棵於捆），老蛇莲[117]：根茎、叶治咽喉炎，蛾喉，疯狗咬伤，牙痛，胃痛，风湿，骨痛，跌打肿痛[15]；根茎治货烟妈（咽喉肿痛），心头痛（胃痛），冰霜火豪（白喉），额哈（毒蛇咬伤），呗农（痈疮）[117]。

Campylandra delavayi(Franch.) M. N. Tamura [*Tupistra delavayi* Franch.] 筒花开口箭（百合科）。【白药】噎你青：根茎治支气管炎，咽喉肿痛，跌打损伤，骨折，消化道癌，小孩脱肛[14]。

Campylandra ensifolia (F. T. Wang et Tang) M. N. Tamura [*Tupistra ensifolia* F. T. Wang et Tang] 剑叶开口箭（百合科）。【白药】岩七，竹节七，小万年青：根茎治喉炎，扁桃体炎，肾炎水肿[17]。【傣药】亚蒙（德傣）：根茎治气喘，气满[14]。【侗药】娘东惹：块茎治骨折红肿，咽喉炎，肝硬化腹水[135]。

Campylandra fimbriata (Hand. – Mazz.) M. N. Tamura 齿瓣开口箭（百合科）。【纳西药】全草或根茎治疯狗咬死，咽喉肿痛，白喉，心脏病水肿，咯血，吐血，脑膜炎，毒蛇咬伤，跌打损伤，胃痛，骨折，外伤出血，疔疮[164]。

Campylandra wattii C. B. Clarke 弯蕊开口箭（百合科）。【阿昌药】见血封喉，尿曼哼：根茎治

咽喉炎，扁桃体炎，胃出血，膀胱炎[18]。【傣药】牙干哈（西傣）：根茎治白喉，咽喉炎，扁桃腺炎，膀胱热淋，胃痛，牙痛，跌打扭伤[9,63,74]，腰痛，骨折[14]。【拉祜药】叉怕那：全草治胃痛，急性肝炎，气管炎，风湿痛，牙痛，半身不遂，肝血不足而引起的眩晕，烦渴燥热，口苦咽干，咽痛[150]。【土家药】niu jiao qi（牛角七）：根茎或全株治胃痛，腹痛，咽喉痛，虚热[10,126]。

Campylotropis bonatiana(Pamp.) Schindl. 马尿藤（豆科）。【彝药】阿衣诺错[13,14]：全株治口腔炎，肺炎，肾炎，膀胱炎[14]，感冒发热，鼻炎，痢疾，膀胱炎，肾炎，跌打损伤[13]。

Campylotropis harmsii Schindl. 思茅杭子梢（豆科）。【德昂药】拖协：根治痢疾，跌打损伤，刀伤，睾丸炎[160]。【哈尼药】Albol naqsiq（阿波那习），干枝柳，滇南杭子梢：根治跌打损伤，刀伤，痢疾，肾炎，膀胱炎[143]。

Campylotropis hirtella (Franch.) Schindl. 毛杭子梢（豆科）。【傈僳药】希安维巴腊子[166]，阿采莫依左[7]：根治痛经[7,166]，闭经，白带，胃痛，黄水疮，烧烫伤[166]，月经不调[7]。【纳西药】大红袍：根治月经不调，崩漏，带下，痛经，体虚无力，头昏[7,164]，闭经，黄水疮，烧烫伤，风湿痛，解铜绿中毒，胃溃疡，痢疾[164]；根外用止血[7]；鲜根烤令出油搽黄水疮[7]。【怒药】举乍，大红袍：根治月经不调，崩漏，带下，痛经[165]。【彝药】尾能能薄若[13]，阿努古莫[7]：根治月经不调，胃肠痈疡，经行腹痛，崩漏带浊，瘀血肿痛，皮肤瘙痒[109]，疮痈肿毒[13]，痛经，子宫虚寒性不孕，以及胃和十二指肠溃疡[7]。

Campylotropis macrocarpa(Bunge) Rehder 杭子梢（豆科）。【哈尼药】皂女女拍：根治痢疾，皮肤瘙痒，筋骨疼痛[145]。

Campylotropis pinetorum (Kurz.) Schindl. subsp. velutina(Dunn) Ohashi 绒毛杭子梢（豆科）。【傣药】光顾（西傣）：根治痛经，腹痛，腹泻，慢性肝炎[9,13,67,68,74]，赤白痢，风湿痛[9,67,68,74]。【壮药】白决明：全株治慢性肝炎[15]。

Campylotropis trigonoclada (Franch.) Schindl. 三棱枝杭子梢（豆科）。【白药】三史符：全草治肾炎，水肿，小便不通[14]。【哈尼药】野蚕豆，Ko-vqtovkovltov albeiv（各朵各朵阿本），大树狗响铃：

茎叶治咳嗽，牙痛，肾炎，膀胱炎[143]。【彝药】松漏争[101,102,103]，肌肤马利[14]，野蚕豆[109]：根治淋病，血尿，腰痛，浮肿（肾性水肿）[101,102,103]，跌打损伤[102,111]，吹乳（溢奶）[101,102]；根、茎治小儿惊风，高热，肺炎[14]；果荚及种仁治寒热往来，头重身痛，肢体酸软，食欲不振[109]。

Canarium album (Lour.) Raeusch. 橄榄（橄榄科）《药典》。【傣药】麻梗夯泵：果实治肺结核，咽喉肿痛[9,14,65,71]，烦渴，咳嗽吐血[9,14,71]；树脂治肺结核，咽喉肿痛，烦渴，咳嗽吐血[14]。【蒙药】果实治咽喉肿痛，咳嗽，暑热烦渴，肠炎腹泻，酒毒[47]。【维药】卡拉俄力勒[78]，زيتون（Zey tun，再屯）[75]：果实治肺热咳嗽，咽喉肿痛，音哑，烦渴不安，菌痢腹痛，酒毒[78]，发热发烧，咽喉炎肿，睾丸炎肿，外阴疮疡，腹泻痢疾，湿疹，皮炎[75]。【瑶药】gaamh laamv（甘榄），黄榄：根治风湿性腰腿痛，手脚麻木，产后风瘫[130]；果实治咽喉肿痛，肠炎腹泻，痢疾；果核治胃痛，疝气，肠风下血，骨鲠喉[130]。

Canarium pimela K. D. Koenig 乌榄（橄榄科）。【壮药】麻美：树皮治内伤吐血[15]。

Canavalia ensiformis (L.) DC. 直立刀豆（豆科）。【蒙药】ᠪᠣᠷᠣᠨ ᠱᠣᠱᠠ（Boren shosha）[44]，卡拉玛芍沙[56]：种子治肾伤，肾寒[44,56]，肾"赫依"病，腰腿疼痛[44]，肾热病，腰胯部酸软疼痛或强直[56]。【藏药】བ་ལ་མ་ཤོ་ཤ（卡玛肖夏）[22,25][1]：种子治心热，肾热[1]，肾寒病，肾脏病，心脏病[22]，肾脏疾病，肾气虚损，肠胃不和，呕逆，腹痛吐泻[25]。

Canavalia gladiata (Jacq.) DC. 刀豆（豆科）《药典》。【阿昌药】种子治虚寒呃逆，肾虚腰痛[172]；根治跌打损伤，腰痛[172]。【傣药】拖法（西傣）[9,13,14,71]，牙兔靛（德傣）[13]：全草治皮肤过敏，湿疹，瘙痒，跌打损伤，腰痛[9,71]；根、种子治皮肤过敏，湿疹，瘙痒，跌打损伤，腰痛[14]；根治皮肤过敏，湿疹，瘙痒，跌打损伤[13]。【德昂药】玉摆布拉：效用同阿昌药[172]。【侗药】刀豆子[136,139]，doh miax（多灭）[208]：全草治胃脘胀满，呃逆呕吐，肾虚腰痛，急性肾炎；种子治胃脘胀满，呃逆呕吐，肾虚腰疼[136,139]。【哈尼药】馂呢的：种子、根茎、叶治虚寒呃逆，胃痛，肾虚，跌打损伤，腰痛[145]。【基诺药】腰

标：根治跌打瘀肿[163]；种子治胃痛，肾虚腰痛[163]。【景颇药】Zhangnyap mo：效用同阿昌药[172]。【傈僳药】阿塔鲁：种子治胃痛，腰痛，补肾[166]；果壳治腰痛，久痢，闭经，止泻[166]；根治跌打损伤，腰痛，止痛[166]。【蒙药】斯力玛·宝日楚克[47]，ᠪᠣᠷᠣᠨ ᠱᠣᠱᠠ（Boren shosha，博仁－芍沙）[44]：种子治虚寒呃逆，呕吐，肾虚腰痛[47]；效用同直立刀豆 C. ensiformis[44,56]。【畲药】马刀豆，大刀豆：壳、根、种子治遍身筋痛，四肢无力，呃逆，腰痛[147]；果壳治胸闷，关节扭伤[55]；种子治肋间神经痛[55]；壳、根、种子治遍身筋痛，四肢无力，呃逆，胁痛，鼻渊，腰痛[10]。【水药】朵仿：种子治寒滞胃痛[157]；种皮治寒滞胃痛[10]。【维药】种子治虚寒呃逆，呕吐[77]。【彝药】大刀豆根：根治伤风感冒，咽喉疼痛，呃逆反酸，风寒湿痹，腰腿疼痛，湿疣皮癣[109]。【藏药】མ་ཁལ་མ་ཤོ་ཤ（卡玛肖夏）[21,23][1]，卡肖[20]：种子治肾脏疾病[21,23,24]，心热，肾热[1]，肾气虚损，胃肠不和，呕逆，腹痛吐泻[20]，肾寒病，心脏病[24]，肾热病[27]，寒证[21]。【壮药】Duhyangj（督样），刁豆：种子治鹿（呕吐），东郎（食滞），打嗝（呃逆）[180]。

Canavalia gladiolata Sauer [C. virosa Roxb. Wight et Arn.] 尖萼刀豆（豆科）。【傣药】拖法：种子、根治体质虚弱多病，乏力，不思饮食，失眠，疗疮痈疖脓肿，皮肤瘙痒，斑疹，疥癣，湿疹，缠腰火丹[62]。

Cancrinia discoidea (Ledeb.) Poljak. 小甘菊（菊科）。【哈萨克药】花及全草治泪囊炎，口腔炎，失眠[141]。【傈僳药】全草治黄疸病[286]。【怒药】效用同傈僳药[286]。【藏药】效用同傈僳药[286]。

Canis lupus familiaris Linnaeus [C. familaris Linnaeus] 家犬（犬科）。【阿昌药】灰绕：骨治腰膝酸软[172]。【朝药】개（gài，该），盖爷儿[7]：胆治痂疡，恶疮，明目[86]，百日咳，癫痫[7,9,89]，陈久性瘀血[7,9,83,89]，跌打损伤，中耳炎，大肠炎[7,83]；狗宝治咳嗽，其他化脓性疾患[7,83]，反胃，噎膈，疗疮，胸胁胀满，咳嗽及其它化脓性疾患[9,89]；狗砂治反胃，噎嗝，化脓性疾患[7,9,83,89]；阴茎治伤中，阴痿不起，令强热大，生子，除女子带下，十二疾[86]；心治忧恚气，除邪[86]；脑治头风，痹，下部疮，鼻中息肉[86]；齿治癫痫，寒热，卒风痹[86]；头骨治金疮，止血[86]；四脚蹄治

下乳汁[86]；血治癫疾发作[86]；肉治安五脏，补绝伤，轻身，益气[86]。【达斡尔药】nowuei tos：油脂治肺结核[64]；骨骼治风湿及类风湿[64]。【傣药】吗[63]，勒妈[66][48]：治急慢性胃炎，胃窦炎引起的胃脘冷痛，恶心呕吐，饮食不佳，性功能减退引起的阳痿遗精，腰膝酸软，风湿病引起的肢体关节麻木疼痛[63]；血治毒疮，肿疡，疮疖[66]，脑膜炎，疥疮[31]；骨泡酒治风湿关节痛[48]。【德昂药】昂恶：效用同阿昌药[172]。【侗药】给雷挂[135]，nanx kuap（男夸）[216]：雄性生殖器治阳痿，腰膝酸软[135]；肉治阳痿[216]。【鄂伦春药】引那恨舍汗昆：雄性带睾丸的外生殖器（狗鞭）治肾阳衰弱，阳痿，遗精，腰膝痿弱无力，妇女带下[161]；胃中结石（狗宝）治噎膈反胃，痈疽疔疮初起[161]。【鄂温克药】犬脂：油脂治气管炎[277]；毛发治被犬咬伤[277]；胡须治鼻泪管堵塞[277]。【景颇药】kuishowui：效用同阿昌药[172]。【毛南药】家狗，ma³（犸）：鲜肉治男子阳痿，肾虚，早泄遗精，妇女痨疾[156]。【蒙药】闹海：舌治愈合伤口；粪治"合讷"病，血治各种烫伤[7]。【羌药】kewu（柯唔），居德柯唔：骨骼、狗皮治风湿性关节痛，冷骨风痛，四肢麻木[167]；胆汁治肝热目疾，消积，解毒[167]。【土家药】狗：骨、肾、皮治性机能减退，妇女体弱身冷，水、火烫伤[129]。【佤药】肉、阴茎、睾丸治阴虚阳萎，肾虚，风湿疼痛，狗咬伤[168]。【瑶药】狗：狗鞭治阳痿，遗精，肾阳衰弱，腰膝痿弱[133]；骨治风湿关节疼痛及四肢麻木症[133]。【彝药】欺[102]：肉治病冷病，长期腹痛腹泻[107]，冷寒之疾，脾胃虚弱[102]；胆治肝疾[107]，肝炎，肝肿大，肝硬化[102]；骨治水肿，皮下肿物，脑部水肿，风湿疼痛[102,107]；油治哮喘[102,107]；血治癫狂疯痛，又解箭毒[102,107]；狗肾鞭治男子阳痿肾虚，腰痛，女子畏冷身弱，催吐而解诸毒[102,107]，肾气虚损，元阳不足，阳痿早泄，形寒体冷，女子乳房发育不良，妇人性欲冷淡[109]。【藏药】ßl（齐）[25]，却给[34]，其[23]：舌（干粉）治伤口[34]；舌与睾丸相配治阳痿不举[23]；白狗舌补肾壮阳[24,34]；脑除目外障[23,30]，脑漏[30]，利目[23]；脑鲜煮或干粉能明目祛翳[24,34]；狗崽脑治脑漏[23,24]；血治虚劳吐血，疔疮恶肿[30]，麻风病[23,27,30]；黄狗血（煮熟，干粉）治鼻衄[24,34]，疮疡[24]；黄色公狗鼻血治鼻衄，疮疡[27]；肝治脚

气，下痢腹痛[30]；胆治风热眼痛，目赤涩痒，吐血，鼻衄[30]；齿治癫痫，发背[30]，喉症[23,24]；肾治阳痿遗精，腰膝痿弱，白带，肾虚冷[30]；狗宝治噎膈反胃，痈疽疮疡[30]；骨治风湿痛，腰腿无力，四肢麻木，久痢，疮痿，冻疮[30]；心治狂犬病[30]；肉治脾肾气虚，腹胀满痛，鼓胀浮肿，腰膝酸软，寒症，疮疡不收[30]，肾腰寒病，干黄水，滋补，增火[27]，寒性水肿[23,24]；毛治虫病[23,27]，疮口久不愈合，消肿[24,27]；毛炭化治炭疽病[23,24]，消肿[24]；阴毛治口腔病，脓水[24,27,30]；尾毛治妇女邪病，疮疖[23]；黑狗尾毛治妇邪病[24]；黑脑白尾狗尾毛治妇女邪病[27]；睾丸（干粉）治阳事不举，妇女难产，死胎不下[24]；雄性生殖器治阳痿，遗精，腰膝痿弱[23]；白狗（红鼻梁的）阳物（连同双睾丸）培元壮阳[24]；未配种的壮年狗的睾丸阴茎用于益精壮阳[24]；粪治精神病，消肿[23,24]；白粪治梅毒，牛皮癣，炭疽病[23,24]；尿治口腔糜烂穿孔[23]；胎屎（新生幼崽喂奶前的粪便）配伍治热毒[24]；油脂治狗咬伤[24]。【壮药】赌蟆：狗鞭及狗骨治阳痿，烧烫伤[15]；雄性生殖器治阳痿[7]；骨烧灰外治烧烫伤[7]。

Canis lupus Linnaeus 狼（犬科）。【达斡尔药】guska tos：油脂治肺结核；骨骼治风湿性腰腿痛，类风湿[64]。【鄂温克药】皮治荨麻疹[277]。【傈僳药】尾唾：油治肺痨，老年喘咳，皮肤皲裂，秃疮，风痹[166]。【怒药】南：油治肺痨，老年喘咳，皮肤皲裂，秃疮，风痹[165]。【羌药】la（拉），拉日堆阿里，狼羔[10]：脂肪用于补虚润肤；脂肪外用治秃疮[10,167]。【佤药】毛狗，豺狼：脂肪治肺结核，久咳，秃疮[168]。【傈僳药】尾唾：油治肺痨，老年喘咳，皮肤皲裂，秃疮，风痹[166]。【蒙药】凑奴[5]，（Caonin hodod，朝宁－浩道德，狼胃）[45,46]，（Caonin hel，朝宁－赫勒，狼舌）[45,46]，（Caonin maha，朝宁－麻哈，狼肉）[57]：狼舌治舌疹，舌肿，结喉，化脓性扁桃腺炎[5]，舌肿，舌疹，舌"巴木"，结喉，齿龈肿，扁桃体肿大[45,46]；狼胃治胃寒食积[5]，食欲不振[5,45,46]，胃"巴达干"病，不消化症，胃痞，胃胀，胃痛[45,46]，胃火衰败，胃胀肠鸣[56]；狼食道除瘿散结[5]；狼胆汁治疮生肌，虫牙，牙痛[5]；狼肉治肠胃受寒[5]，胃肠"巴达干"病[57]；狼粪治各种肿胀症，瘫症[5]；

C

狼脂肪治肺痨，咳喘，皮肤皲裂[5]；狼毛治脑膜炎[5]；狼白齿治"额特各得"病，狗咬伤，吃肉引起的病[5]；狼粪、骨治婴儿夜间大哭病，祛酒瘾[5]。【怒药】南：油治肺痨，老年喘咳，皮肤皲裂，秃疮，风痹[165]。【羌药】la（拉），拉日堆阿里，狼羔[10]：脂肪用于补虚润肤；脂肪外用治秃疮[10,167]。【佤药】毛狗，豺狼：脂肪治肺结核，久咳，秃疮[168]。【土药】可且木木哈（肉），可且木古杰（胃）：肉治慢性胃炎，风湿性关节炎；胃和可且木布尔坚撒木哈（狼吐肉）焙干，研粉，冲服治肉食积不消[10]。【维药】胆治肠胃炎，妇女产后腹部不舒[22]；狼肾作男性壮阳剂[22]。【彝药】拉莫节[32]：狼治风湿，瘫痪，里则卡直病[107]；胆治里则卡直病[107]，阴虚火旺[32]。【藏药】ཤ།（江给）[5,21,25]，江克[27,29,30]：喉及气管治颈瘿病[23]；喉头治瘿瘤[21,24,25]；喉结治赘疣和大脖子病[33]；肉治寒气引起的肌肉肿胀[5,21,29]，痰病，狂犬病[24]，不消化症[23]，消食化滞[21,25]；肉治虚劳，冷积[27,30]；肉（干粉）治寒气引起的肌肉肿胀[34]；舌治舌疹红肿，白喉，化脓性扁桃体炎[27,29,30,34]，咽喉病[23]，蛾喉病[33]；舌（干粉）治舌疹红肿，扁桃体炎[34]；胃治积食[5,21,29]，肉积[23]；胃（煅研）能益胃阳，增胃温，助消化[34]；胃干燥后消食[33]；齿治狗咬，食物中毒[24]；齿（煅研）治狗咬，肉食中毒[34]；毛烟熏治水肿病[24,34]；毛燎焦研末，与童便相内服，治头痛，全身痛[24]；粪治精神病，消肿；胆汁治愈疮生肌，清毒，明目[24]；皮治寒性"培根"病，水肿，腰痛，不消化症[24]；食管治瘿痫病；胆汁愈疮生肌，清毒，明目[22,34]。

Canna edulis Ker. 蕉芋（美人蕉科）。【傣药】满冬（西傣）：根茎治疮痈肿毒[13]。

Canna indica L. 美人蕉（美人蕉科）。【布依药】那弄问[159]：根治肝炎[159]；根外用治跌扑损伤，骨折[14]。【傣药】骂短夏（西傣）[13]，戈洛短马（西傣）[9,65,72]：根茎治黄疸型急性传染性肝炎，神经官能症，跌打损伤[13]；花治金疮，外伤出血[13]，黄疸型肝炎，风湿麻木[63,65,72]，竹木刺入肉用鲜品捣包患部[9,14,67,68,74]。【苗药】榜胜付，虎头蕉：根茎治带下，月经不调，黄疸[94]。【仫佬药】春出也，瓦淀：效用同壮药[15]。【畲药】美人蕉根：根茎用于清热解毒，调经，利水[149][227]。

治急慢性咽喉炎，咽喉肿痛，扁桃体炎[146]。【土家药】小芭蕉：根茎治急性黄疸型肝炎，久痢，红崩，白带，月经不调，外伤出血，痈疽，吐血[123]。【佤药】西嘎固：效用同壮药[15]。【瑶药】巴蕉花：根茎治黄疸型肝炎，入痢，咯血，血崩，月经不调，痈毒初起红肿疼痛[134]。【壮药】聋焕，心欢：根茎治黄疸型肝炎，热咳；种子治产后虚弱[15]。【台少药】Regemu（Paiwan族恒春上）：根切成细片煎服治腹痛[169]。

Canna warscewiczii A. Dietr. 紫叶美人蕉（美人蕉科）。【侗药】块：种仁治给括脉骂（便秘）[137]。【瑶药】乌七舍[50]，巴七[133]：根及根茎治跌打损伤[50][133]。

Cannabis sativa L. 大麻（桑科）《药典》。【阿昌药】密折岩及：治体弱津亏，便秘[172]。【朝药】대마[9,90]：雄花治产后诸病，生发，久服能健身，防衰老，延年益寿[83]，风痹疼痛[9,90]。【德昂药】昂给当：效用同阿昌药[172]。【侗药】Kuaik（快）：种仁治给括脉骂（便秘）[12][137,139]。【哈尼药】籽：果实、种仁、根治体弱，津亏，便秘[145]。【哈萨克药】كەندىر ۋرعى（سۇرا! دانى）：果实、种仁治肠燥便秘，热淋[141,142]，血虚津亏，痢疾，月经不调，疥疮[141]。【景颇药】Tachyit：效用同阿昌药[172]。【傈僳药】质，火麻：种子治肠燥便秘，消渴，热淋，风痹，痢疾，月经不调，疥疮，癣癞[166]。【蒙药】奥鲁松-乌日[47]，ᠣᠯᠤᠰᠤᠨ ᠤᠷᠠ（Olsen wur，奥鲁森-乌热）[41]：果实治体弱，津亏便秘，产后便秘，习惯性便秘，湿疹，风湿性关节炎[47]，"协日沃素"病，痛风，游痛症，"吾亚曼"病，疥癣，黄水疮，便秘[41]。【苗药】Zand vob gaf（真窝嘎，贵州黔东南）[91,92]，Reib gil（锐鸡，贵州松桃）[92,95,96]：种仁治下肢溃烂[92,95,96]，老年性便秘[92,95]，流白色脓液，不红不肿[92]，便秘，痔疮出血[92,95,96]，肠燥便秘，风痹，消渴，风水，热淋，水肿，脚气，赤白痢疾，月经不调，疥疮，癣癞[91]。【土家药】火麻仁：果实治老人体虚，热病后、产后津亏血少的肠燥便秘，习惯性便秘，烫伤，疮疡[123]。【维药】كەندەر ئۇرۇغى（Kander uruqi，坎地尔欧如合），كەندەر يوپۇرمىقى（Kender Yopurmiqi，坎地尔优普日密克），堪德尔乌拉盖[79]：叶、种子治偏头痛，习惯性头痛，痔疮胀痛，心烦，失眠早泄，湿性创伤，热性炎肿，

百日咳，肠梗阻⁽⁷⁵⁾；果实治大便秘结，跌打损伤，精神不安⁽⁷⁹⁾，血虚津亏，肠燥便秘⁽⁷⁷⁾。【彝药】母：根治风湿痛⁽¹⁰⁶⁾。【藏药】索玛那布，索玛拉扎^(24,29)：种子治"黄水"病，眼疾，体虚乏力，皮肤病，麻风病⁽²⁴⁾，眼病⁽²⁹⁾；雌花序、果序、枝叶治癔病，神经病，胃痉挛，偏头痛，神经性头痛，失眠⁽²⁴⁾；果实治体弱，津亏便秘，产后便秘，习惯性便秘，湿疹，风湿性关节炎⁽²⁹⁾，龙病，便秘⁽²⁷⁾。【壮药】Lwglazmaij（冷啦卖），火麻仁：种子用于勒内（血虚），阿意囊（便秘）⁽¹⁸⁰⁾。

Canscora lucidissima (Lévl. et Vant.) Hand. –Mazz. 穿心草（龙胆科）。【布依药】那岜尼：全草治胆结石⁽¹⁵⁹⁾。【毛南药】ma²² chuan²⁴（骂串）：全草治热淋涩痛⁽¹⁵⁵⁾。【仫佬药】咯称吨：效用同壮药⁽¹⁵⁾。【瑶药】穿心草（cunh fim mier，称心咪）：全株治慢性支气管炎，肺热咳嗽，肺结核，胃痛，肋间神经痛，风湿性心脏病⁽¹³⁰⁾。【壮药】穿线草：全草治黄疸型肝炎，胃炎，跌打内伤⁽¹⁵⁾。

Canthium horridum Blume [*C. parvifolium Roxb.*] 猪肚木（茜草科）。【傣药】埋骂毫扭（西傣）：根治蛔虫病⁽¹³⁾，腰酸腿软⁽⁶⁵⁾。【哈尼药】哈达达疟：根治黄疸，跌打损伤⁽¹³⁾；叶治关节痛，外伤感染，大头疮，黄水疮⁽¹⁴⁾。【拉祜药】ga da ci：叶外敷治毒蛇咬伤，脚趾关节疼痛⁽¹⁵²⁾。【瑶药】dungh dor ndiangx（铜端亮），山石榴：根、茎治胃脘痛，消化不良；叶治痈疮肿毒⁽¹³⁰⁾。

Caomuhui 草木灰（柴草烧成的灰）。【彝药】草木灰搓碎泡水澄清后服用治蛔虫症⁽¹⁰⁾。

Capparis acutifolia Sweet 尖叶槌果藤（白花菜科）。【瑶药】散药，石钻：根治小儿感冒发热⁽¹⁵⁾。

Capparis bodinieri Lévl. 野香橼花（白花菜科）。【傣药】哥怕羞（西傣）^(13,65)：根皮治扁桃腺炎，牙痛，痈疮，痔疮，试用于避孕；全株治久病不愈虚弱⁽⁶⁵⁾。【傈僳药】乍衣神：全株治风湿痛，跌打损伤⁽¹⁶⁶⁾；根皮治扁桃体炎，牙痛⁽¹⁶⁶⁾。

Capparis masaikai Lévl. 马槟榔（白花菜科）。【傣药】爬姆朽（西傣）：种子治伤寒热病，暑热口渴，喉痛，口腔炎，恶疮肿毒⁽¹³⁾。

Capparis pterocarpa F. Chun 水槟榔（白花菜科）。【壮药】藤屈头鸡：根治黄疸型肝炎⁽¹⁵⁾。

Capparis spinosa L. 刺山柑（白花菜科）⁽⁴⁾ 【傣药】ၹၵ်ၸၵ်ၼၵ်（madiannudiannai，麻点努点

耐）^(8,65)；根皮、叶、果实用于消炎解毒，消肿散结，抗疟^(8,65)。【维药】بخ كبر پوستى（Bix keber posti，比合开白日破斯提）⁽⁷⁵⁾，菠里克果^[287,979]，刺山柑^[287,577,837,979]：根皮治关节疼痛，坐骨神经痛，瘫痪，面瘫，筋肌松弛，淋巴结肿大，尿闭水肿，花斑癣，湿疹^(75,77)，寒湿所致的瘫痪，忧郁，肢体麻木，大小关节疼痛，"尔昆尼萨"（类似坐骨神经痛），小便不利，月事不通，胸痛痰多，性欲减退⁽⁴⁾；果实治风寒湿痹，脾胃寒痛，浮肿⁽⁷⁹⁾，痛风，风湿性关节炎，脾胃寒痛，浮肿^[1012]；花、叶、果和根皮治急慢性风湿性关节炎^[287,577,837,928]，疮毒^[979]；皮、叶、果实治风湿病^[1079]。

Capparis trichocarpa B. S. Sun 毛果山柑（白花菜科）。【傣药】根治风寒感冒，浑身酸痛，慢性腹泻^(9,73)。

Capparis urophylla F. Chun 小绿刺（白花菜科）。【瑶药】温兑荡，壮荡美：根、全株治黄疸型肝炎，风湿痛⁽¹⁵⁾。

Capra hircus Linnaeus 山羊（牛科）。【朝药】들염소（der yem sao，得儿耶母骚）：乳汁用于补寒冷，虚乏⁽⁸⁶⁾；髓治男女伤中，阴气不足，利血脉，益经气⁽⁸⁶⁾；胆治青盲，明目⁽⁸⁶⁾；肺用于补肺，咳嗽⁽⁸⁶⁾；心治止忧恚，膈气⁽⁸⁶⁾；肾用于补肾气，益精髓⁽⁸⁶⁾；齿治小儿羊痫，寒热⁽⁸⁶⁾；肉治缓中，字乳余疾及头脑大风，汗出，虚劳，寒冷，补中益气，安心止惊⁽⁸⁶⁾；骨治虚劳，寒中，羸瘦⁽⁸⁶⁾；尿治小儿泄痢，肠鸣，惊痫⁽⁸⁶⁾。【傣药】毫别^{(65)[48]}，hao pie（羊角）⁽³¹⁾：角用于补肾，强筋骨，淋痛⁽⁶⁵⁾，久泻^{(65)[48]}，四肢麻木，僵硬，腰痛⁽³¹⁾。【侗药】报咧：羊角治痛经⁽¹³⁵⁾。【东乡药】胆治风热目赤，喉头红呻，便秘，热毒疮疡和胃癌；心脏治嗝气、惊悸、心悸失眠；睾丸治肾虚腰痛，遗精，带下，阳痿，疝气，睾丸肿痛；角治小儿惊痫，风热头痛，烦闷，肿毒；内脏治胃脘痛和小儿寒性腹泻⁽¹⁰⁾。【蒙药】ᠶᠠᠮᠠᠨ ᠴᠣᠰᠤ（Yaman chos，亚曼-绰斯）⁽⁴⁹⁾，ᠶᠠᠮᠠᠨ ᠡᠪᠡᠷ（Yaman eber，亚曼-额布热）⁽⁵⁷⁾，ᠶᠠᠮᠠᠨ ᠡᠯᠢᠭᠡ（Yaman elige，亚曼-额力格）⁽⁵⁷⁾：鲜血治杨梅疮，黑、白天花，肌肉损伤，外伤肿痛，各种癣⁽⁴⁹⁾；角治疫热，发烧；肝治夜盲症⁽⁵⁷⁾。【羌药】Kse（科色），cehede（策禾迪），泽哈勒：胆治咽喉红肿，黄疸，肝炎，

食道结核^(10,167)。【土药】胡尼木哈（肉），胡尼尼各（胆），依玛僧（奶）：肉（瓦上或铁锅内焙黄）研末冲服治食积消化不良；羊胆套于患指治指疔；奶治麻疹⁽¹⁰⁾。【维药】ﺗﯘﭼﻛﺎ ﻛﯚﺯﺷﻰ（Och ke goshi，欧其甫古西）：肉治气血两虚，病后体虚，性欲低下，血分热盛，跌打外伤⁽⁷⁵⁾；乳经加工制成的油治形瘦体差，胸燥干咳，各种炎肿，筋肌抽紧，皮肤干燥，创口不合，大便干燥，腹泻痢疾，误服毒药⁽⁷⁷⁾。【彝药】雄性生殖器治肾虚腰痛，体虚胃寒，阳痿早泄，宫寒阴冷⁽¹⁰⁹⁾；肉治打摆子⁽¹⁰⁷⁾。

【裕固药】羊苦胆：胆治气管炎；羊肚治周身关节痛，痛经，身痛，神志不清；肉用于身体虚弱⁽¹⁰⁾。【藏药】啦⁽²³⁾，ཟ（惹）⁽²¹⁾，热那拉⁽²²⁾：角治瘟疫引起的发烧，神志不清，刺痛⁽²³⁾，培根病，项瘿，止疼痛，清热^(22,24)，催产⁽²⁴⁾，小儿惊痛，风热头痛，烦躁失眠，肿毒^(27,30)；白山羊角治神志昏迷，瘟病时疫的刺痛，镇痛⁽²⁴⁾；白山羊右角尖（烧灰）治汗毛热病⁽²⁴⁾；心治虫病^(22,23,24)，驱虫^(27,30)，心脏病，疳积⁽³⁴⁾；肺治肺空洞⁽²³⁾，治虫病⁽²⁴⁾，杀虫⁽²²⁾；羊羔肺养肺，治肺病⁽²²⁾；喉头治瘿病⁽²⁴⁾；肝治夜盲症^(21,22,23,24,34)，眼力衰弱^(22,23,24)，寄生虫病⁽²³⁾，杀虫，益目⁽²²⁾，明目，驱虫^(27,30)，疳积，虫病，臁疮⁽³⁴⁾；胆汁治病毒蔓延关节^(23,24,34)，杀虫^(21,22,34)，解毒^(21,22)，利胆，食物中毒⁽³⁴⁾；脾治小儿哑病^(22,23,24)，脾脏疾病⁽²¹⁾；睾丸治肾亏腰痛，腰曲，小便不利或失禁，肾脏病⁽²³⁾，壮阳⁽²⁴⁾；肾治腰病，膀胱病，尿道病^(23,24)，除骨痛⁽³⁴⁾；骨除骨瘤，退弹簇^(22,23,24)，一切风病⁽²³⁾；胯骨（烧灰）治喉症⁽²⁴⁾；肩胛骨治肉类积滞不消^(22,24)；头骨治龙病，妇女头风病⁽²⁴⁾；蹠骨、肩胛骨柄、尾骨治空虚热⁽²⁴⁾；尾骨治龙病和妇女病⁽²⁴⁾；骶骨治妇女骨风症⁽²⁴⁾；踝骨治突然发作的龙病⁽²⁴⁾；脑治手足筋络受伤，僵缩⁽²³⁾，接筋络⁽³⁴⁾，筋络损伤⁽²¹⁾，养筋⁽²⁴⁾；油脂治梅毒^(21,23,24)，杀虫，疔疮^(22,24)，虫病^(21,23)，手脚皲裂⁽³⁴⁾，愈创⁽²¹⁾；血治梅毒病，黑痂痘疹病^(21,23,34)，天花^(24,34)，痛风，"黄水"病^(23,34)，"赤巴"热症⁽²¹⁾，跌打损伤，月经不调，吐血，衄血，便血，痔血^(27,30)；黑山羊颈血收敛四肢关节黄水⁽²⁴⁾；血色公山羊鼻血利疮⁽²⁴⁾；肉治热病，疖痛⁽²³⁾，胆病，风合病，梅毒，天花，烧伤⁽²⁴⁾，热症，消痞瘤⁽²¹⁾，皮治梅毒^(21,23,24)，虫疹^(23,24)，阴道滴虫⁽²¹⁾；毛治诸疮⁽²⁴⁾，疮疡脓水浸淫⁽²³⁾；白山羊毛治疮疹⁽²⁴⁾；毛绒生肌，利脾脏病⁽²⁴⁾；青山羊须燎烟熏，治腹水⁽²⁴⁾；公山羊阴囊毛治炭疽病⁽²⁴⁾；黑山羊阴毛（覆盖疮疖表面）治疮疖⁽²⁴⁾；肠胃糜杀虫，治蛇咬伤⁽²³⁾；粪熏治麻风病^(23,24)，白脉病，解毒⁽²⁴⁾；乳治渴病，瘟病，血、胆热，气喘⁽²³⁾，烦渴，瘟疫，气不顺，利血病，赤巴病和热病^(22,24)，眼疾，热泻及呼吸困难⁽²¹⁾；酥油治肺痼症，"龙"病，"赤巴"病，血病，痔疮⁽²³⁾；胃治外伤发肿⁽²⁴⁾；胃中草结块治反胃呕吐，晕车、船症^(27,30)；腹中宝解毒⁽²²⁾；公山羊尿治鼻子疾病⁽²⁴⁾；羊黄（胆囊结石）治风痰窍闭，痰火昏迷，小儿惊痫，热痰谵妄^(27,30)；胃中余草制成药能解蛇及蚊子咬伤的毒⁽²¹⁾。

Capreolus capreolus Linnaeus 狍（鹿科）。【朝药】노루（nǎo rù，孬入）：血（獐血）治体虚，病后体虚，慢性消耗性体质，心功能不全，心肌炎⁽⁸²⁾。【达斡尔药】juri bast（狍肾脏），juri heleg（狍肝），juri ios（狍骨骼）：肾治肾虚，风湿病⁽⁶⁴⁾；肝脏治目赤肿痛⁽⁶⁴⁾。【鄂伦春药】狍肝肾用于明目，强壮身体⁽¹¹⁾。【鄂温克药】狍：肝治气血不足，体力下降⁽²⁷⁷⁾。【蒙药】ᠭᠣᠣᠷ ᠶᠢᠨ ᠡᠪᠡᠷ（Guor yin eber，郭日因－额布热，狍角）⁽⁴⁸⁾，ᠭᠣᠣᠷ ᠶᠢᠨ ᠮᠠᠬᠠ（Guor yin maha，郭日因－麻哈，狍肉）⁽⁵⁷⁾，ᠭᠣᠣᠷ ᠶᠢᠨ ᠴᠣᠰ（Guor yin chos，郭日因－绰斯，狍血）⁽⁵⁷⁾：角治肺脓，肺痨，各种外伤，"协日沃素"病⁽⁴⁸⁾；未骨化而带茸毛的幼角主治肺脓疡，遗精，腰痛，阳痿，月经不调，伤筋骨，胸部受伤⁽⁵⁶⁾；肉治"额特格德"病（鬼魅病）⁽⁵⁷⁾，月经过多症⁽⁵⁷⁾；肺治肺脓症，肺结核⁽⁵⁷⁾。【藏药】ཁ་ཤ（咖夏）^(25,29,30)，卡夏^(23,24)：肺治肺脓肿^(23,25,29)，肺脓液⁽²⁷⁾；角治伤，排脓⁽²³⁾，胸腔脓液，黄水，毒热⁽²⁷⁾；效用同鹿干角^(22,24,29)；茸治元气不足，畏寒乏力，四肢痿软，腰痛，遗尿，阳痿，眩晕，妇女崩漏⁽²³⁾，阳痿滑精，宫冷不孕，神疲畏寒，腰脊冷痛，筋骨痿软，崩漏带下，阴疽不敛，耳聋耳鸣，眩晕，羸瘦等⁽³⁰⁾，效用同鹿茸^(22,24,29)；肉治邪病（精神病）^(23,25)，凶曜病⁽²⁷⁾；血治妇女月经淋漓⁽²³⁾，月经过多^(24,25,29)。

Capricornis sumatraensis Bechstein 鬣羚（牛科）【傣药】蒿忍^{(66)[48]}，路罗藤⁽⁶⁵⁾：角治高热不退^{(65,66)[48]}，腹胀痛，四肢麻木，月经不调⁽⁶⁶⁾，血

崩,肿毒[31],抽搐⟨65⟩。【傈僳药】黑扒:四肢骨骼治风湿痹痛,肢体麻木不仁,腰腿疼痛⟨166⟩。【怒药】阿左,矗羚:骨骼治骨髓风湿痛⟨165⟩;肉舒筋活血⟨165⟩。【彝药】野牛⟨107⟩,火布莫⟨102⟩:骨治风湿疼痛,手脚痉挛,以及跌打损伤,瘀血肿痛⟨107⟩;皮治风湿疼痛⟨107⟩;骨、血治风湿麻木,腰腿酸痛⟨102⟩。【藏药】引(夹)⟨21,25,30⟩,佳⟨24⟩,佳拉⟨22⟩:角治难产,胎衣不下⟨22,24⟩,妇女经闭⟨21,25,27⟩,因动物抵伤引起的中毒,与麦酒相配治肾寒痛⟨21,25⟩,催产⟨34⟩,癫痫,中风,小儿惊风⟨30⟩,子宫病,胎儿难产;脂肪治麻风,皮肤病⟨27⟩。

Capsella bursa – pastoris (L.) Medic. 荠(十字花科)《部藏标》。【白药】四菜花:全草治感冒发烧[7,14]。【布朗药】全草治小儿发烧⟨7⟩。【朝药】洁菜,纳希,纳桑衣:全草治高血压,肝炎;外用治丹毒⟨7⟩。【侗药】骂来,Mal lait:全草治脚鱼痧,惊丑(尿痛)⟨137⟩。【鄂伦春药】挨母出哈,护生草,芊菜:带根全草治肾结石血尿,产后子宫出血,月经过多,肺病咳血,肾炎水肿,乳糜尿,高血压,肾结核,阳证水肿,黄疸,内伤吐血,眼生膜翳,暴赤眼⟨161⟩。【哈尼药】地米菜,Alzihhoqeil(阿基俄期),荠菜:全草治肾炎,小便不利,滋补体虚⟨7⟩,目赤肿痛,肺结核咳嗽,泌尿道结石,血尿,子宫出血,月经过多,咯血,肠出血,肺出血,肠炎,痢疾⟨143⟩。【哈萨克药】جۇمىرشاق شوپ:全草、花序、种子治肺结核引起的吐血,肾结核及尿路结石引起的尿血,肾炎⟨142⟩。【傈僳药】荠菜,雅俄:全草治寒痰咳嗽,胸肋胀满疼痛,反胃呕吐⟨166⟩;外用治肢体疼痛,麻木⟨166⟩;根、叶治血崩,膀胱结石,冻疮⟨166⟩。【毛南药】mba³koŋ¹pia³(麻拱仓):治肾结核尿血,肺结核咳血,产后子宫出血,月经过多,高血压,感冒发热,肾炎水肿,泌尿系统结石,乳糜尿,肠炎⟨156⟩。【蒙药】(Abug nogo,阿布格6,淖高)⟨49⟩,阿布嘎[794]:全草治流血过多,肠炎,痢疾,高血压⟨7⟩,呕吐,呕血,血崩,产后流血过多,尿潴留,肾热⟨49⟩[794],水臌⟨49⟩。【苗药】Reib nex kheat(锐奶改,贵州铜仁)[91,95,96],Vob naf(窝拿,贵州黔东南)[91,92,95]:全草治胃痛呕吐,腹痛[92,95],高血压[91,96],尿痛,消化不良,肺结核,肾结核,麻疹[96],吐血,衄血,咯血,尿血,崩漏,目赤疼痛,眼底

出血,赤白痢疾,乳糜尿[91];根治白喉,口腔炎⟨7⟩。【纳西药】荠菜:带根全草治高血压,肾结核,尿血,肺热咳嗽,风湿性心脏病,痢疾[164]。【畲药】蒲蝇花,鸡母孵,荠只菜:全草治麻疹,痢疾,高血压,水肿,乳糜尿,血尿[147]。【土家药】dj mi cai(地米菜)[7,123,126][288],su³se¹su³(梭死梭)[123][288]:全草治乳糜尿[123,126],月经过多,摆红(俗名崩红,类似功能性子宫出血),摆白(又名崩白,泛指带下过多),鼻衄[126],高血压,咯血,呕血,便血,崩漏,肠炎,痢疾,肝炎,肾炎[123],水臌胀(类似肝硬化腹水),尿膏积(乳糜尿),火眼病,体虚头痛[128],肠炎水泻,水肿,吐血,便血[288];全草及种子治子宫出血,尿血,乳糜尿,肾炎水肿,头晕⟨7⟩。【瑶药】faamh gorqv lai(凡各来)[130],三角草[133],荠菜花[237]:全草治乳糜尿[130,133][237],高血压[133][237],感冒发热,头晕目眩,尿路感染,肾炎水肿,尿路结石,肺结核咯血,衄血,便血,月经不调,子宫出血⟨130⟩,脚气,肠炎,痢疾,小儿惊风,肾结核尿血,目赤,内伤出血,腰痛,青光眼,带下[133],痢疾,肾结石,肾炎,各种出血症[237];种子治目痛青盲,翳障[237]。【彝药】格糯取[13],隔诺起[7,14],鸽子苦菜[109]:全株治肺热咳嗽,吐血,水肿[13],内外痔[7,14],目赤肿痛,痢疾肠痈,吐血便血,水肿腹满,白浊湿淋,经血过多[109]。【藏药】(索嘎哇)[21,24,29,35,39]:全草治呕吐,尿频[2,7,21],肾盂肾炎,尿急,淋病[2,7,35],胃痉挛,溃疡病[2,7,29,35],产后子宫出血[21,24],腰痛[2],风热牙痛,痢疾,吐血,咯血,清利头目,去翳明目[24],肺热咳血,月经过多,肾水肿,脉病[21],呕吐[35];种子治脉病[23,24],呕吐[24,29,35],胃痉挛,溃疡病[29],筋脉肿疼[24],胃病[23];果实治脉病,呕吐[27];种子、全草治胃痉挛,溃疡病,呕吐[39]。【壮药】榄豉菜:全草治消化不良,痢疾,阳性水肿,月经过多,崩漏⟨7⟩。

Capsicum annuum L. [*C. frutescens* L.] 辣椒(茄科)《药典》《部藏标》《部蒙标》。【阿昌药】皮:根治冻疮[172];果治胃寒疼痛,消化不良;外用治风寒疼痛[172]。【布依药】勒蛮:果实治色痨病[159]。【朝药】고추(gao cu,高粗):果实治神经痛,肌肉疼痛[7,85]。【傣药】嘛披累(西傣)⟨14⟩,荖其奴⟨14⟩,匹⟨62⟩[215]:果实治寒滞腹痛,呕吐,泻

痢[13,67,68]、疥癣[13]、寒性急病[14]；胃寒疼痛，胃肠胀气，消化不良，冻疮，风湿痛，腰肌痛[13]；腹痛，高热惊厥，腰痛，咳嗽，哮喘，疲乏无力，不思饮食，贫血[62][215]；果实、根治眼睛红肿热痛，风寒感冒发热，高热惊厥，咳喘病，体软弱无力，腰痛，贫血[63]；茎治风湿冷痛，冻疮，产后腹痛，高血压[13]。【德昂药】普瑞：效用同阿昌药[172]。【哈尼药】火思辣皮[13,145]，Laqpil（拉批）[143]，碎米辣[143]：果治寒滞腹痛，呕吐，泻痢、疥癣[13]、胃寒疼痛，胃肠胀气，口苦，消化不良，冻疮，灭杀臭虫，风湿痛，腰肌痛[143]；茎治风湿冷痛，冻疮，产后腹痛，高血压[13]；根、果治风寒感冒，胃寒疼痛，产后腹痛，高血压，冻疮[145]。【景颇药】Shipxik：效用同阿昌药[172]。【蒙药】（Zidraga，资德日嘎），（Lazhu，辣株）[3]，哲得拉嘎[7]：果实治胃寒，腹胀[3,7]，消化不良，痔疮[3,7,47,56]，寒性胃"痞"，呃逆，全身浮肿[7]，脘痞，嗳气，浮水，"奇哈"和"吾亚曼"病[3]，冻伤[236]；胃寒疼痛，胃肠胀气，浮肿，瘰疬[47]，胃寒症，肛门虫病[56]；果实外用治冻疮，风湿痛，腰肌痛[47]。【苗药】嘴乃[15]，Wuf sob（乌索，贵州黔东南），辣茄[91,94]：效用同壮药[15]，果实治胃寒气滞，脘腹胀痛，呕吐[91,94]，泻痢，风湿痛，冻疮[91]。【畲药】辣椒：果实治牙痛，蛀牙痛，牙龈肿痛，狗咬伤；茎梗治冻疮[148]。【土家药】pa² su¹ ku³（怕书古），七姊妹，七星辣椒：果实治冻疮，蜂窝疮，寒伤风症[128]。【佤药】麻嘎：果实治寒性急病[14]。【瑶药】胡别：效用同壮药[15]。【彝药】沙则[10,105]，念拍[101,104]，辣子[104]：果治食欲不振，肢寒体冷，风湿疼痛，腰腿酸痛[109]，腹泻，打摆子[10]，风寒头痛，酒醉，伤风，恶寒发抖[101]；根、果实治陷边疮，疟疾，腹泻，风湿"海拉"，胃痛，牙痛，咳喘诸症；根治手足无力，肾囊肿胀[105]，"海拉"病，风湿痛，牙痛，咳喘[10]；根外敷治陷边疮[10]；果实及全草治风寒头痛，风湿疼痛，牙痛，酒醉，伤风，咳嗽，陷边疮，打摆子[104]；全草治风湿疼痛，牙痛，咳喘，陷边疮，打摆子[101]。【藏药】ཚ་ཞ་ཁ（小辣椒）[21]，（子扎嘎）[2,23,35]，孜札嘎[22,24,27]：果实治痔疮，胃寒[2,21,27,35]，肿瘤，水肿，麻风病[2,21,27]，虫病[2,21,23,27,35]，寒性病[14,20]，水肿，臌胀[23]，下肢水肿（黄水充盈于

皮肤肌肉之间）[27]。【壮药】满：果实治蜈蚣咬伤，黄蜂咬伤，冻疮[15]；种子治风湿病[15]。

Capsicum annuum var. conoides(Mill.) Bailey
指天椒(茄科)。【黎药】意炙，长柄椒：根治感冒身寒，牙痛；叶捣烂敷患处治狗咬伤[153]。

Caragana altaica Pojark. 阿尔泰锦鸡儿（豆科）。【哈萨克药】النای ساری فاراعانی：花、根治风湿疼痛，跌打损伤，无名肿毒，痔疮出血，外伤出血[140]。

Caragana arborescens (Amm.) Lam. 树锦鸡儿(豆科)《部藏标》。【朝药】목골담초：带叶的枝条治骨髓炎，脊椎炎，高血压[9,90]。【蒙药】（Torog hargen，陶如格－哈日根）[51]，锦鸡儿[289]：根皮或全草治乳汁不通，月经不调，脚气浮肿，下肢麻木[51]；全草或花、种子治乳汁不通，月经不调，眩晕，高血压，咽喉肿痛[289]。【羌药】jingjingsefu（晶晶司矣福）：根皮治跌打损伤，扭伤[10,167]。【藏药】佐木兴：木部心材治高山多血症，高血压及月经不调[2]。

Caragana bicolor Kom. 二色锦鸡儿(豆科)。【藏药】佐摸兴玛保[22]，扎玛曼巴[39]，渣玛兴[85]：茎皮治热病抽筋，呕吐[85]；根治肌肉发热，筋脉发热[39]，解肌肉经络热毒，散积聚[85]；种子治胆囊炎[85]；红色心材或煎膏治血分热邪，高血压，多血病，肾虚腰痛，月经不调，髋关节痛，肌热，筋脉发烧；红色心材或煎膏外用消毒散肿，疖疮痈疽[22]。

Caragana brevifolia Kom. 短叶锦鸡儿（豆科）。【藏药】扎马[27,29][85]，扎美扎哇[23]：根用于解毒，消炎[85][29]，肌肉病，脉病[23]，侵入肉及脉管的热症，肌肉病症和脉络疾病，疖痈，瘟疫热症及龙热病[27]。

Caragana changduensis Y. X. Liou 昌都锦鸡儿(豆科)。【藏药】佐摸兴[6]，佐摸兴玛保[22]：效用同二色锦鸡儿 C. bicolor[22]；木部心材治多血症，高血压及月经不调[6]。

Caragana erinacea Kom. 川西锦鸡儿（豆科)。【藏药】佐摸兴玛保[22]，奈铮[40]：茎、叶、皮治热致抽筋，呕吐[40]；根解肌肉筋络热毒，散者能聚，积者能吐[40]；效用同二色锦鸡儿 C. bicolor[22]。

Caragana franchetiana Kom. 云南锦鸡儿（豆

科)。【苗药】土黄芪，大绣花针：根治高血压，乳汁不足，风湿痹痛，半身不遂[97,98]。【藏药】佐摸兴[23]，ꡁ'ꡁ(渣玛)[21]，渣玛兴[85]：茎或心材、叶、花治血热病，多血症，高血压，血瘀，闭经[23]；茎皮治热病抽筋，呕吐[85]；根治风湿痹痛，跌打损伤，乳少，肾虚浮肿，痛经[36]，解肌肉经络热毒，散积聚[85]；种子治胆囊炎[85]；根及茎枝中皮治脉热，中毒症，恶瘤[21]；花治头晕头痛，耳鸣眼花，肺痨咳嗽，小儿疳积[36]；茎、枝、内皮治热致抽筋，呕吐；根解肌肉筋络热毒；种子治胆囊炎[40]。

Caragana intermedia Kuang et H. C. Fu 中间锦鸡儿(豆科)。【蒙药】ꡏꡁ(Bot hargen，宝特–哈日根)[49]：全株治月经不调[49,51]；花治头晕，高血压[51]；根治心慌，气短，眩晕，疲乏无力，咳嗽多痰[51]；种子外用治神经性皮炎，牛皮癣，黄水疮[51]；全株或花、种子治乳汁不通，月经不调，眩晕，高血压，咽喉肿痛[289]。

Caragana jubata(Pall.) Poir. 鬼箭锦鸡儿(豆科)《部藏标》。【蒙药】特木根–斯古勒–哈日嘎纳：根治咽喉肿痛，脉热，血热头痛，"奇哈"[51]。【藏药】ꡏꡁꡁ(佐木兴)[2,21,23][290]，腰冒[39]：茎或心材、叶、花治血热病，多血症，高血压，血瘀，闭经[23]；树干治血病，妇科病[23]；木部心材治高山多血症[2,20,21][836]，高血压症，月经不调[2,20,21][85,290]，炎症[290]，血热症[21][836]，血分热邪，贫血病，肌热，筋脉发热[85]，饮酒过度引起的肝热及气血俱病诸症[86]；全株治高血压引起之发烧[29,33]，多血症，月经不调[33]；全株外用治疔疮痈疽[29,33]；枝叶治高血压；枝叶外用治疮疖痈疽[85]；花治头晕头痛，耳鸣眼花，咳嗽，疳积[85]；全株治高血压引起之发烧，肌肉发热，筋脉发热，多血症，月经不调[39]；全株外用治疮疖痈疽[39]。

Caragana kozlowii Kom. 沧江锦鸡儿(豆科)。【藏药】扎玛：茎、枝内皮和根治头晕头痛，耳鸣眼花，肺痨咳嗽，小儿疳积，四肢抽筋，呕吐，风湿关节炎，跌打损伤[22]。

Caragana microphylla Lam. 小叶锦鸡儿(豆科)。【朝药】骨胆草[56]，骨擔草[719]：根治风湿性关节炎，骨髓炎[719][9,89]，跌打损伤，水肿[9,89]，祛风湿，调经，活血，镇静，强心，利尿，消炎[56]。

【蒙药】ꡏꡁꡁ(Alten hargen，阿拉坦–哈日根)[49]，乌和日–哈日嘎纳(阿拉坦他嘎纳)[51]，阿拉但–哈尔嘎纳[728]：全株或花、种子治乳汁不通，月经不调，眩晕，高血压，咽喉肿痛[289]；花及果实祛风止痛，祛痰止咳[586]；根治高血压，头痛[49,51]，脉热，痈疮，咽喉肿痛，肉毒症[51]，头晕，咽喉肿痛，毒热症[49]，祛风止痛，祛痰止咳[728]。

Caragana opulens Kom. 甘蒙锦鸡儿(豆科)。【蒙药】锦鸡儿：全株或花、种子治乳汁不通，月经不调，眩晕，高血压，咽喉肿痛[289]。【藏药】扎玛[39]：茎、枝内皮治肌肉发热，筋脉发热[39]；效用同沧江锦鸡儿 C. kozlowi[22]。

Caragana przewalskii Pojark. 通天河锦鸡儿(豆科)。【藏药】效用同沧江锦鸡儿 C. kozlowi[22]。

Caragana roborovskyi Kom. 荒漠锦鸡儿(豆科)。【蒙药】锦鸡儿：全株或花、种子治乳汁不通，月经不调，眩晕，高血压，咽喉肿痛[289]。

Caragana rosea Turcz. 红花锦鸡儿(豆科)。【蒙药】锦鸡儿[289]：全株或花、种子治乳汁不通，月经不调，眩晕，高血压，咽喉肿痛[289]；根治脾胃虚弱，食少，咳喘，乳汁不足，淋浊白带[51]。

Caragana sinica(Buc' hoz) Rehd. 锦鸡儿(豆科)。【侗药】Sangp nugs yangc suis(尚奴阳虽)，Nugs mogc yangc siis(奴猛阳昔)：花、根及根皮治办乜崩榜(妇男撮白)，宾宁乜崩榜(妇女白带过多症)[137]。【苗药】姬佳诺：花、根及根皮治带症，妇男摆白，停经，感冒咳嗽[96]。【纳西药】花治高血压，月经不调，妇女白带，红崩，肾虚腰痛，遗精，头晕，耳鸣[164]。【畲药】金鸟仔，金不换，金吊仔：根、花治劳倦乏力，高血压，头昏耳鸣，风湿关节痛，跌打损伤[147]；花治头痛头晕[147]。【土家药】yang² que² ka³ meng³(阳雀卡蒙)，阳雀花，土黄芪[123]：根皮醋炒后能增强收敛性[12]；根、根皮治风湿关节炎，跌打损伤，乳汁不足，浮肿，白带，痛经[123]；根治寒气病，头昏耳鸣，女子阴中痛，尿膏积(乳糜尿)[128]。【瑶药】黄鸡烂，小石榴：根皮治高血压，头晕目眩，耳鸣，风湿关节痛，腰痛，淋病；根皮外用治阴道滴虫[133]。【彝药】赊拈唯[101,104]，金雀花[104]：根治头晕，耳鸣，肾虚腰痛，头风痛[101,104]，崩漏带下[104]；花治气虚，红崩白带[101,104]。【藏药】扎美扎哇⁽²³⁾，佐摸兴嘎博⁽²⁴⁾：根治肌肉病，脉病⁽²³⁾，血分热邪，高血压，多血病，月经不调，肌热，筋脉发烧；根外治疖疮痈疽⁽²⁴⁾。

Caragana soongorica Grub. 准噶尔锦鸡儿（豆科）。【哈萨克药】جۇڭعار ساري قاراعاني：花、根治无名肿毒，跌打损伤，风湿疼痛，痔疮出血，痛经，外伤出血⁽¹⁴⁰⁾。

Caragana spinosa（L.）Hor. 多刺锦鸡儿（豆科）。【藏药】扎玛⁽²⁹⁾，扎玛⁽²⁴⁾：茎枝内皮祛风活血，止痛利尿，补气益肾⁽²⁹⁾；茎、枝内皮和根治头晕头痛，耳鸣眼花，肺痨咳嗽，小儿疳积，四肢抽筋，呕吐，风湿关节炎，跌打损伤⁽²⁴⁾。

Caragana tangutica Maxim. 青甘锦鸡儿（豆科）。【藏药】佐摸兴玛保⁽²²⁾，傍侧⁽⁴⁰⁾：茎、枝、内皮治热致抽筋，呕吐；根解肌肉经络热毒；种子治胆囊炎⁽⁴⁰⁾；效用同二色锦鸡儿 C. bicolor⁽²²⁾。

Caragana tibetica Kom. 川青锦鸡儿（豆科）。【蒙药】特布都－哈日嘎纳：木质部分治血热头痛，血痞，闭经，痛经，产后发热，血盛⁽⁵¹⁾。【藏药】佐尔象⁽²⁷⁾，作毛兴⁽²⁹⁾，佐摸兴⁽²³⁾：木部心材治高血压症及月经不调⁽²⁰⁾⁽⁸⁵⁾，高山多血症⁽²⁰⁾，活血散瘀，排内脏瘀血⁽²⁹⁾，血分热邪，贫血病，肌热，筋脉发热⁽⁸⁵⁾；茎或心材、叶、花治血热病，多血症，高血压，血瘀，闭经⁽²³⁾；枝叶治高血压；枝叶外用治疮疖痈疽⁽⁸⁵⁾；花治头晕头痛，耳鸣眼花，咳嗽，疳积⁽⁸⁵⁾；树干治血瘀，血热症，血性疼痛，妇血病⁽²⁷⁾；红色木质部分治肌肉发热，筋脉发热，多血症，高血压，月经不调⁽³⁹⁾。

Caragana versicolor Benth. 变色锦鸡儿（豆科）。【藏药】扎玛兴：根治热致抽筋，呕吐⁽⁴⁰⁾。

Carallia brachiata（Lour.）Merr 竹节树（红树科）。【傣药】麻杆李贺（西傣）：树皮治疟疾⁽¹³⁾。

Carapichea ipecacuanha（Brot.）L. Ander. [*Cephaelis ipecacuanha*（Brot.）A. Rich.] 吐根（茜草科）。【维药】都拉那其阿克拉比：根治胆汁不利，攻下痰饮及胆质，阿米巴痢疾，毒蛇咬伤⁽⁷⁸⁾。

Carassius auratus（Linnaeus）鲫（鲤科）。【朝药】붕어（būeng ě，不鞴呃）：全体治诸疮，肠痈，小儿头疮，口疮，重舌，目翳，胃弱不下食，久赤白痢⁽⁸⁶⁾。【傣药】巴乃：全体治脾胃虚弱，少气无力，痢疾，便血，水肿，痛肿，溃疡⁽⁶³⁾。【侗药】罢比：全体治小儿开荤，儿童营养不良，催

乳⁽¹³⁵,¹³⁸⁾。【赫哲药】鱼汤用于产妇催乳，以鲫鱼汤为佳[¹¹¹⁸]。【瑶药】mbauz zie（表操）⁽¹³¹⁾，鲋鱼⁽¹³³⁾：全体治胃痛呕吐，走马牙疳，牙痛，水肿⁽¹³¹⁾，反胃吐食，脾胃虚弱，食欲不振⁽¹³³⁾。【彝药】全体治肝胆湿热，胁痛黄染，疮疡肿毒，鼻腔出血⁽¹⁰⁹⁾；肉治麻疹，头痛头晕，生疮，疮无头，杨梅疮，斑疹，女人乳头生疮，乳房化脓尚未出头，腹泻⁽¹⁰⁷⁾；鱼胆治咳，心口痛（胃脘痛），蚂蝗入鼻，腹中有虫疼痛⁽¹⁰⁷⁾。【藏药】肉及全体治脾胃虚弱，纳少无力，痢疾，便少，淋病，痛肿，溃疡等⁽³⁰⁾。

Carborium 京墨（主含 C）。【藏药】佳那：治胃热，丹毒，炎症[¹¹]。

Cardamine flexuosa With. 弯曲碎米荠（十字花科）。【傈僳药】雅俄此：全草治痢疾，肠炎，腹胀，白带，乳糜尿，各种出血症，疔疮⁽¹⁶⁶⁾。【藏药】曲如巴：全草治筋热痛，消化不良，腹泻；全草外敷治筋断⁽²²⁾。

Cardamine hirsuta L. 碎米荠（十字花科）。【藏药】俄莫：全草治各种热病，风湿病⁽²⁴⁾。

Cardamine leucantha（Tausch）O. E. Schulz. 白花碎米荠（十字花科）。【朝药】미나리황새냉이：根茎治小儿百日咳⁽⁹,⁹⁰⁾。【苗药】莱子七，上天梯：根治跌打损伤，劳伤，风湿疼痛⁽⁹⁷,⁹⁸⁾。【羌药】kvavhageash（卡哈格哈），白花荠菜，菜籽七：全草治百日咳，肺热咳嗽⁽¹⁶⁷⁾。【畲药】野三七，菜仔七：根治百日咳，跌打损伤⁽¹⁰,¹⁴⁷⁾。

Cardamine lyrata Bunge 水田碎米荠（十字花科）。【苗药】Xib xind wub（细心务，贵州铜仁）：全草治痢疾，吐血，云翳⁽⁹¹,⁹⁵⁾，肾炎水肿，崩漏，目赤，月经不调⁽⁹¹⁾。

Cardamine macrophylla Willd. 大叶碎米荠（十字花科）。【羌药】Weireligeizuo（韦热里格作）⁽¹⁰,¹⁶⁷⁾：全草治骨膜炎，恶疮久溃，流黄水⁽¹⁰,¹⁶⁷⁾。【藏药】曲柔巴，欧巴嗯保⁽⁴⁰⁾：枝叶、花、果、全草治侵入韧筋之热邪，岗巴病，关节病，损伤筋骨韧带⁽²⁷⁾。

Cardamine pratensis L. 草甸碎米荠（十字花科）。【藏药】欧巴嗯保：花、地上部分治水土不合，肝炎，胸膜发炎疼痛，筋痛；花、地上部分外用治骨膜炎，关节疼痛，恶疮久溃，流黄水⁽⁴⁰⁾。

Cardamine tangutorum O. E. Schulz. 紫花碎米荠（十字花科）。【傈僳药】雅质俄，曲茹⁽³⁹⁾：全

草治黄水疮，外伤止血[166]；花治筋骨疼痛[166]。【藏药】曲如巴[24]，曲热巴[29]：全草或花治筋热痛[24,39]，消化不良，腹泻[24]；全草或花外敷治筋断[24]；花治筋痛[29]；全草治跌打损伤，疮痈肿毒[36]。

Cardamine urbaniana O. E. Schulz. 华中碎米荠(十字花科)。【土家药】菜子七，赖子七：根茎治慢性支气管炎，百日咳，小儿腹泻，跌打损伤[124,127]。

Cardiocrinum cathayanum (Wilson) Stearn 荞麦叶大百合(百合科)。【土家药】大号筒，白瓦：鳞茎治鼻渊，中耳炎，痈疽疱毒[123]，肺热咳嗽，水肿[129][945]；鳞茎外用治痈疽疮毒[129][945]。【瑶药】连桥：鳞茎治鼻渊，胁下气痛，风湿腰痛，痈肿[133]。

Cardiocrinum giganteum (Wall.) Makino [*C. giganteum*(Wils.) Makino var. *yunnanense* (Leichelin ex Elwes) Stearn] 大百合(百合科)。【白药】崩喽挽：鳞茎、果实治肺炎咳嗽，肺结核咯血，支气管炎[17]。【侗药】格嫩：鳞茎治鼻炎，中耳炎[135,138]。【傈僳药】义马：种子治肺热咳嗽，气喘，中耳炎[166]。【水药】邱弄，水百合：鳞茎治咳嗽[10,157,158]。【土家药】白瓦[129][945]，果七[945]，号筒杆[945]：鳞茎治肺热咳嗽，水肿[129][945]；鳞茎外用治痈疽疮毒[129][945]。【彝药】噜武：鳞茎治胃痛，消化不良[17]。【藏药】达思美多咸巴[24]，大丝美多咸巴[22]：鳞茎治气管炎，肺热咳嗽，反胃呕吐[22,24]。

Cardiospermum halicacabum L. 倒地铃(无患子科)。【傈僳药】莫爪他：全草治黄疸，淋病，疔疮，水泡疮，毒蛇咬伤[166]。【黎药】天灯笼：全草治跌打损伤[212]。【苗药】哥略家答：全草治黄疸，湿疹，疔疮痈毒[94]。【土家药】灯笼花：全草治跌打损伤，疮疖痈肿，黄疸，淋病，疔疮，水泡疮，疥癞，蛇咬伤，湿疹[123]。【维药】艾败卡勒卡勒：种子用于镇静安神，生津，涩精[79]。【壮药】Godaengloengz（棵灯笼）[180]，三角泡[118,119]，gaeusamdok[119]，rumsa mgakbauq[118]：根、全草治货烟妈(咽炎)，埃百银(百日咳)，呗叮(疔疮)[119,180]，能唅能累(湿疹)[118,119,180]，脓疱疮[119]，能蚌(黄疸)[180]，淋症，口疮，痈疮，毒蛇咬伤，跌打损伤[118]。

Carduelis sinica sinica Linnaeus 金翅雀(雀科)。【彝药】羽毛治跺骨疮(骨髓炎)[109]。

Carduus acanthoides L. 节毛飞廉(菊科)。【藏药】策耳娘绛策子[13]，江采尔那保果巴[23]，绛策那博[24,36]：根、幼苗治培根病，疮疖，水肿[13]；全草治不消化症，培根病，及疮疖，痈疽[23]；根治"培根"病[24,27,36]，水肿，鼻衄，月经过多[24,36]，消化不良，肿瘤，消肿[27]；苗作催吐剂[24,36,39]；苗外用治疮疖[24,36]；全草或根治风热感冒，头风眩晕，风热痹痛，颇有刺痒，带下，跌打瘀肿，疔疮肿毒，痔疮肿痛，烫火伤[36]；全草治胃病[39]。

Carduus crispus L. 丝毛飞廉(菊科)《部藏标》。【东乡药】大刺儿菜：全草治外伤出血，吐血，鼻出血，咯血，尿血[10]。【鄂伦春药】五库鲁音尼，大力王，伏兔：全草治热痹，风热表证，热淋，疔疮疥癣，衄血，崩漏下血，尿血，跌打损伤，乳糜尿，无名肿毒，痔疮，外伤肿痛[161]。【蒙药】ᠬᠠᠷ ᠴᠣᠨᠢᠨ ᠦᠷᠭᠡᠰ（Har chaonin urges，哈日－朝宁－乌热格斯），ᠵᠠᠩ ᠰᠡᠷ（Zhang ser，章刺日）[45,46]，侵瓦音－乌日格苏[51]：地上部分治"奇哈"病[45,46,51]，"巴达干"病，痈肿，各种出血[51]，不消化症，剑突"巴达干"[45,46]。【土家药】铁刺盖：地上部分和根治吐血，鼻衄，尿血，风湿性关节炎，膏淋，小便涩痛，小儿疳积，外伤出血，痈疖疔疮，皮肤湿疹，无名肿毒[124]。【藏药】ཤང་ཚེར་དཀར་པོ（江才尔那布）[2,21]，江才尔[29][87]：带根幼苗治消化不良，"培根"病，化脓性创伤，疥疮，痞瘤[21]；地上部分治消化不良，"培根"病，疮疖，痈疽[2,35]；种子及根治催吐[29]；全草治不消化症，培根病及疮疖，痈疽等症[23]；根治感冒，尿路感染，跌扑瘀肿，疔疮，火烫伤[87]；幼苗做催吐剂[34]；效用同节毛飞廉 C. acanthoides[24]。

Carex baccans Ness 浆果苔草(莎草科)。【阿昌药】折拣青：根、种子治月经过多，产后出血[172]。【白药】干卡：全草治鼻衄，便血，月经过多，产后出血；根治麻疹，水豆，百日咳，脱肛；种子治浮肿[14]。【傣药】雅跛卢(西傣)：根治鼻衄，痢疾，产后出血，月经过多[14]；根、种籽治肺结核咯血，咳血，吐血，便血，尿血，妇女血崩，月经不调，产后血亏，风湿痛[9,74]。【德昂药】表波仁：效用同景颇药[172]。【侗药】稗近：全草治月经不调，消化道出血，止咳[135,138]。【哈尼药】Neivqhaq sulkaq（能哈苏卡）[143]，三角草[875]：全草治月经不调[875]，麻疹，感冒，鼻衄，脱肛[143]。【基诺药】扯卡尼休[163]，车克呐舍体[3]：全草治肾结石，胆结石[10,163][3]，妇女血崩，月经不调[3]；根、种子治肾结石，胆结石[10]。【景颇药】Noyamhaq[172]，林苇，宁母[14]：根、种子治月经过多，产后出血[172]；根治鼻衄，痢疾，产后出血，月经过多[14]。【拉祜药】日酒：全株治口腔溃疡，红崩[13,150]，鼻衄，月经不调，胃溃疡[13,150]，妇女行经头晕，耳鸣发热，五心烦热，腰痛，气胀，心慌怔忡，经行淡黄色[150]。【傈僳药】年达纳[69]，尼阿恰贝[166]：全草治月经过多[69]，兼具根与种子之功用[166]；根治鼻衄，月经过多，产后出血[166]；种子治麻疹，水豆，百日咳，脱肛，浮肿[166]。【怒药】鱼里，山稗子：根、种子、全草治月经痛，流血多[165]。【佤药】毛哈拱：全草治月经过多[69]。【彝药】乃威告[101,104]，野红稗[104]：全草治小儿麻疹不透及水痘初起，口腔溃疡；根治崩漏，产后大出血[101,104]。

Carex brownii Tuckerm. 亚大苔草（莎草科）。【基诺药】车克呐舍体：全草治肾结石，胆结石，妇女血崩，月经不调[3]。

Carex lanceolata Boott 披针苔草（莎草科）。【蒙药】全草治湿疹，黄水疮[51]。

Carex scaposa C. B. Clarke 花葶苔草（莎草科）。【瑶药】猫珠伸筋[50]，猫球伸筋[133]，黑莎草[133]：根治急性胃肠炎[133][50]，外感发热，慢性肾炎，小儿消化不良，跌打损伤，月家痨[133]。

Carex siderosticta Hance 宽叶苔草（莎草科）。【蒙药】全草治气血两亏，劳伤虚损，体倦形瘦，骨蒸盗汗[51]。

Carex taliensis Franch. 大理苔草（莎草科）。【瑶药】翁宠针：治大肥疮[50]。

Carica papaya L. 番木瓜（番木瓜科）。【阿昌药】石甘：果实治乳汁少，风湿关节痛[172][88]。【傣药】ᨶᩣᨠᩫᨦᩣ ᩁᩭ ᩈ ᨷᩲ（maguishabao，麻贵沙宝，西傣）[9,64,71][88]，ᨷᩡᨧᩬᨦᨷᩬ（machangpo，马昌坡）[8]，麻石菖蒲（德傣）[62,63]：果实治头晕，头痛，腰痛，关节痛[9,13,14,71]，二便不畅，风痹，烂脚[8,65][88]，头痛头晕，腰痛，关节痛[8][88]，脾胃虚弱，消化不良，乳汁缺少，痢疾，肠炎，大

便秘结[9,74]；根叶外用配松香捣烂搽头部，治头晕头痛[8][88]；果实及根、叶治腹部胀痛，消化不良，不思饮食，头昏头痛，顽固性头痛[62-64]，腰痛[64]，风寒湿痹证，肢体关节酸痛，屈伸不利[62,63]，头晕头痛[9,72]；种子治慢性消化不良和胃炎[67,68]。【德昂药】桂桑坡：效用同阿昌药[172][88]。【哈尼药】Albol maldei（阿波玛得），木瓜，万寿果：果治急性中暑，产后缺乳，烦渴，消化不良，痢疾，小便不利，便秘[81,43]；叶治疮疡[143,8]。【景颇药】Sangposhi[172]，山坡斯[88]：果实治乳汁少，风湿关节痛[172][88]。【拉祜药】Pengmuxi（彭母吸）[8,150][88]，家树芭焦[88]：果治肚腹胀痛，头痛[8,150][88]，肠胃虚弱，消化不良，乳汁缺少，痢疾，肠炎，便秘，肝炎[8][88]。【黎药】爬运，乳瓜，万寿果[153]：果实治消化不良，产后乳少，白带多[8]；根治肾炎，子宫炎，白带多，肾结石[153]。【纳西药】木瓜，缅瓜：果实治乳汁缺少，胃、十二指肠溃疡疼痛，远年脚烂，脾胃虚弱，食欲不振，绦虫，蛔虫，风湿性关节痛，胃痛，痢疾，二便不通，肢体麻木，湿疹，高血压[164]。【瑶药】瓜单：鲜果实治妇女产后缺乳[15]。【壮药】木瓜：效用同瑶药[15]；果实治产后缺乳[88]。

Carissa spinarum L. 假虎刺（夹竹桃科）。【傈僳药】四义普兰：根治黄疸型肝炎，胃痛，风湿性关节炎[166]。【彝药】撒莎：根治痹疟，脘腹胀痛[14]。

Carmona microphylla(Lam.) Don 基及树（紫草科）。【黎药】福建茶，千意批，猫仔树：叶用于解毒[153]。

Carpesium abrotanoides L. 天名精（菊科）《药典》。【白药】裁卖仓：全草治小儿肺炎，疟疾，腹泻，疮疡肿痛，蛇犬咬伤，小儿疝气[14]。【傈僳药】阿金莫[166]，阿莫金[8]，木夸子（云南维西）[8]：全草治蛔虫病，蛲虫病，绦虫病，虫积腹痛，乳蛾喉痹，疟疾，急性惊风，血淋，疔肿疮毒[8,166]；果实治肠寄生虫病，虫积腹痛，乳蛾，疟疾，急性惊风，血淋，疮毒[8]。【苗药】火野杆[15]，Reib bad yul（锐巴欲）[8]，Vob yenb（窝英）[8]：根治急性胃肠炎，喉痛[15]；根、全草治咽喉肿痛[8]；全草治喉咙痛，肠炎，痢疾，尿路感染[95]；效用同西南山梗菜 Lobelia seguinii[95]。【土家药】牛打架，野烟，拦路虎：根、全草治风

湿疼痛，跌打损伤，咳喘发热，胸肋疼痛，痢疾《8,123》；全草治咽喉肿痛，吐血，支气管炎，皮肤痒疹，急性肝炎《123》[220]，蛇咬伤，牙痛，鼻衄，疔肿疮毒，无名肿毒《123》，胃痛[220]；根治咽喉肿痛《8》。【彝药】[illegible]（loyislhy，裸苡使）《8》，俄迈苍《13》，罗依什《105》：全草治痢疾，腹泻，小儿肺炎，支气管炎，疟疾，疮痈肿毒，皮肤瘙痒《13》；效用同西南山梗菜 L. seguinii《105》；根、全草治咽喉肿痛，痢疾，肺结核，湿疹，皮炎，疥癣《8》。【藏药】羌露明坚：全草治咽喉肿痛，胃痛，疮疖红肿，虫蛇咬伤《22》；果实治蛔虫病，蛲虫病，绦虫病，虫积腹痛《22》。

Carpesium cernuum L. 烟管头草（菊科）。【白药】烟钩北脂：全草治痢疾，湿热内盛，肺炎，咽喉炎，腹泻，中耳炎，疮痈肿毒，消化不良，疟疾《17》。【侗药】金却卡，Jeml jods kap：根及全草治耿甚（疖肿），独猡串珠（九子羊）《8,137》。【鄂伦春药】衣木特泥厄车根，杓儿镜菜，挖耳草：全草治目赤肿痛，头痛，咽肿，痄腮，疖疮痢疸，痔核《161》。【傈僳药】木哭公莫（云南怒江）：全草治感冒发热，咽喉肿痛，牙痛，急性肠炎，痢疾，尿路感染，淋巴结结核《8,166》，疮疖肿毒，乳腺炎，毒蛇咬伤《166》。【苗药】Vob yenb（窝英，贵州黔东南）《91,94,95,96》[218]，野烟[218]《92,97,98》：全草治痢疾，尿路感染[218]，面风症，淋症，各种炎症《95》，风湿痛，跌打损伤，蛇咬伤，无名肿毒，感冒，急性肠炎，淋巴结炎《92,97,98》；根及全草治乳蛾，喉痹，急慢惊风《91,94,96》，妇女阴痒，九子疡（颈淋巴结结核）《94,96》，牙痛，疔疮肿毒，痔瘘，皮肤痒疹，毒蛇咬伤，虫积，血瘕，吐血，衄血，血淋，创伤出血《91》。【纳西药】烟管头草《164》，英勾匡（云南剑川）《8》：全草治喉痹，腮腺炎，阳明实火，牙根肿痛，风火虫牙，痈疽红肿，有脓者溃，无脓者散，溃疡，痢疾，牙痛，子宫脱垂，脱肛《164》，湿热带下，痢疾，淋症《8》。【怒药】羊古辛，挖耳草：全草治中耳炎，疟疾《165》。【羌药】yinnduoshbbuha（因多什布），杓儿菜《167》，yinnduogebadihang（因多革巴迪杭）《8》：带根全草治红白痢疾，乳蛾《8,167》。【土家药】Waercao（挖耳草）：带根全草治头风，感冒，泄泻，痢疾，咽喉肿痛，尿路感染，急性肠炎，腮腺炎，乳腺炎，痈肿疮毒《8》。【瑶药】guh daamv miev（骨坦咪），蛋黄草：全草治咽喉肿痛，感冒头痛，肠炎，痢疾，腹痛，疝气，小儿肺炎，小儿疳积，小儿惊风，痈疮肿毒，淋巴结结核《130》。【彝药】娃勒波《17》，诺巴梯介朵《111》，高纪唯《101》：全草治头痛，咽喉肿痛，牙痛，腮腺炎，支气管炎，哮喘，泌尿道感染，乳腺炎，带状疱疹，毒蛇咬伤《13》，妇人湿热带下，淋病《17》，小便不通《14》，感冒发热，急性肠炎，痢疾，尿路感染，淋巴结结核《111》；果实治蛔虫病，蛲虫病，绦虫病，虫积腹痛《13》；鲜叶治中耳炎，疮疖《13》；根治胃寒痞痛，痢疾，感冒，自汗，脱肛，子宫脱垂《13》；全草治牙龈肿痛，中毒，中耳炎，疮痈肿毒，泻痢，腹痛，疳积，疝气，子宫脱垂《101》，感冒《17,101》。【藏药】挖耳草：全草治感冒头痛，胃火牙痛，高热惊风，疮疡肿毒《36》。

Carpesium divaricatum Sieb. et Zucc. 金挖耳（菊科）。【白药】挖围比译：全草治感冒发热，咽喉肿痛，牙痛，急性肠炎，痢疾，尿路感染，淋巴结结核，疮疖肿毒，乳腺炎，腮腺炎，带状疮疖，毒蛇咬伤《14》。【布依药】院野：全草治小儿抽惊《159》。【仡佬药】kaŋ^{55} ie^{13}（岗也，黔中方言），ti^{31} kɜ^{55} ʐuo^{13}（低改约，黔中北方言），mi^{55} tə^{31} tsə^{33}（米当则，黔西南多洛方言）：全草治中耳炎《162》。【仫佬药】巴方亚：全草治无名肿毒《15》。【水药】尼燕打，挖耳草《157》，你燕单《10》：全草外搽治蜂螯伤《10,157,158》。【土家药】wu^{1} da^{1} ji^{1}（戊打儿）《129》，牛打架《129》，野烟《128》：根、全草治风湿疼痛，跌打损伤，咳喘发热，胸肋疼痛，痢疾，蛇咬伤，无名肿毒《129》；全草治癫狗咬伤，蛔虫病，水泻症《128》，感冒，头风，泄泻，咽喉肿痛，痈肿疮毒，急性肠炎，痢疾，尿路感染，乳腺炎《124》。

Carpesium humile Winkl. 矮天名精（菊科）。【藏药】羌露明坚《22》，向露扪井《40》：全草治咽喉肿痛，疮肿《40》；效用同天名精 C. abrotanoides《22》。

Carpesium leptophyllum Chen et C. M. Hu 薄叶天名精（菊科）。【藏药】向露扪井：全草治咽喉肿痛，疮肿《40》。

Carpesium lipskyi Winkl. 高原天名精（菊科）。【羌药】duolomi（多鲁咪）：全草治咽喉肿痛，牙痛《167》。【藏药】贡布美多露米：全草治咽喉肿痛《13,34》，胃痛，疮痈，蛇咬伤《13》，疮肿《34》；效用同天名精 C. abrotanoides《22》。

Carpesium longifolium Chen et C. M. Hu 长叶天名精（菊科）。【土家药】牛打架：根、全草治风

湿疼痛，跌打损伤，咳喘发热，胸肋疼痛，痢疾，蛇咬伤，无名肿毒[129]。

Carpesium macrocephalum Franch. ex Sav. 大花金挖耳(菊科)。【土家药】大烟锅草：全草治跌打损伤，外伤出血[123]。

Carpesium nepalense Less. 尼泊尔天名精(菊科)。【土家药】牛打架：根、全草治风湿疼痛，跌打损伤，咳喘发热，胸肋疼痛，痢疾，蛇咬伤，无名肿毒[129]。【藏药】羌露明坚[22,24]：全草治咽喉肿痛，疮痈[13,24,34]，胃痛，蛇咬伤[13,24]；效用同天名精 C. abrotanoides[22]。

Carpesium nepalense var. lanatum(Hook. f. et T. Thoms. ex C. B. Clarke) Kitam. 棉毛尼泊尔天名精(菊科)。【拉祜药】诱祜拐[13,150]：根治肾虚耳鸣，月经不调，毒蛇咬伤[13,150]，脱肛[13]，痛经[150]。【土家药】野烟，牛打架：全草治疥疮，脓疱疮，痔疮[124]；根、全草治风湿疼痛，跌打损伤，咳喘发热，胸肋疼痛，痢疾，蛇咬伤，无名肿毒[129]。

Carpesium scapiforme Chen et C. M. Hu 葶茎天名精(菊科)。【藏药】向露扣井：全草治咽喉肿痛，疮肿[40]。

Carthamus tinctorius L. 红花(菊科)《药典》《部维标》。【阿昌药】花治痛经闭，冠心病，心绞痛，跌打损伤[172]。【布依药】凹槐应：花治女性风湿性关节炎[159]。【朝药】잇꽃(yī gāot，邑高气)：花治月经不调，闭经腹痛，跌打损伤，血瘀肿痛[6]，产后血运，口噤，腹内恶血不尽绞痛，胎死腹中，蛊毒，下血[86]；苗治游肿；种子治天行疮子不出[86]；臙脂治小儿聤耳[86]。【傣药】糯罕(西傣)[9,13,71]，矣咳(德傣)[14]，豆撒[6]：花治气管炎，跌打损伤[9,62,64,71]，排石，痛经，闭经[9,13,71]，不孕症[13]，风湿病，跌打损伤[14]，跌打劳伤，风湿性筋骨疼痛，胆尿道结石，气管炎，痛经，闭经[6]，骨折，胸部闷痛，心慌心跳[62~64]，经来腹痛，支气管炎，泌尿系结石[63,64]，月经不调，咳喘，小便热涩疼痛，尿路结石[62]；茎叶治黄疸型肝炎[6]。【德昂药】波布热：花治痛经闭，冠心病，心绞痛，跌打损伤[172]。【景颇药】bone-bo[172]，杷科[6]：花治跌打损伤[6,172]，月经不调[6]，痛经闭，冠心病，心绞痛[172]。【蒙药】ᠭᠦᠷᠭᠦᠮ(Gurgum，古日古木)[6,44,56]，固日固木[51]：花治肝热，

月经不调，吐血，鼻出血[6,44,51,56]，血热[44,51]，便血，创伤出血，黄疸[51,56]，血热头痛[6,44]，难产[6]，心热，外伤出血[44]，肝肿大，肝损伤，肝血热盛，肝功衰弱，腰腿酸痛，妇女血热炽盛[56]。【苗药】榜学，川红花，血里红：花治血瘀经闭，痛经，跌打损伤，冠心病[94,97,98]。【纳西药】草红花，红兰花：花治痛经，闭经，瘀血肿痛，冠心病绞痛，恶露不行，癥瘕痞块，跌扑损伤，疮疡肿痛[164]。【羌药】xivvuavlangba(西瓦郎巴)，须博郎帕，草红花：花治闭经，癥瘕，难产，死胎，产后恶露不行，瘀血作痛[167]。【土家药】花治血瘀经闭，痛经，产后瘀血疼痛，跌打损伤，血瘀胁肋疼痛，痈疮肿痛[123]。【维药】زارﻧﮕﺰا ﭼﯩﭽﯩﻛﻰ (Zarngza chichiki，扎让杂切且克)，زارﻧﮕﺰا ﺋﯘرۇﻏﻰ (Zarngza uruqi，扎让扎欧如合)，扎朗子古力[78]：花、种子治月经不调，小便不利，肠道绞痛，忧郁症，心悸，麻风病，皮肤瘙痒，精少阳痿，咳嗽痰多，气急哮喘，白癜风，白斑症，湿疹[75]；花治跌打损伤[6,77,78]，经闭，痛经，恶露不行，癥瘕痞块，月经不调，闭经，心悸失眠，心脏病，高血压，视物昏花[78]，催产，产后恶露不净，腹痛，麻疹不透，白带过多，年迈体衰，神经衰弱，慢性子宫炎，心脏病[6]；脂肪油治关节疼痛，小便不利，月经不调[77]；果实治咳嗽[22]，异常黏液质和黑胆质性疾病，咳痰不爽，心悸咳喘，腹痛便秘，形瘦瘦痒，虫蝎叮咬，体内结石，阳事不举，月经不调[4]；果实油治异常黏液质性疾病，关节疼痛，小便不利，月经不调[4]。【彝药】维能高：花治跌打损伤[13,109]，气管炎，排石，痛经，闭经，不孕症[13]，瘀血肿痛，经闭腹痛，久婚不孕[109]。【藏药】苦贡[6,20]，扎鸽尔贡[23]，登乌尔格更[27]：花治各种肝脏病[6,23,29]，妇女经闭[6,20]，痛经，难产，产后恶露不止，癥瘕，跌打损伤，瘀血作痛[20]，肺炎，肝炎，月经过多[29]，血病，培元健身[23]，肺结核，热性病，妇女病，月经过多[24]，难产，产后恶露不止[6]，新旧所有肝病，特别医治肝热病，胆溢病，有收缩血管，补益身体，特别有改善贫血作用，对热病此药如甘露[27]，肝病，肺病，妇科病[40]；种子治痘疮[40]。【壮药】腊腻，摩练：花治月经不调，闭经腹痛[6]。

Carum bretschneideri H. Wolff 河北葛缕子(伞形科)。【藏药】羔扭：果治眼病，胃病，心脏

病，培根病[40]。

Carum buriaticum Turcz. 田葛缕子（伞形科）。【蒙药】效用同葛缕子 C. caevi[51]。【藏药】郭牛：果实治龙热病，中毒症，眼病，培根病，食积不化[23]。

Carum carvi L. 葛缕子（伞形科）《部藏标》。【东乡药】防风：根治外感风寒，头痛身痛，关节疼痛，脊痛项强，破伤风[10]。【哈萨克药】جابايى بەديان：果实治肠胃失调，消化不良，气胀腹痛，胃脘痛[142]。【蒙药】黄蒿：果实治胃寒呕逆，腹痛，小肠疝气[51]。【维药】كەرۋيا（Ker wi ya，开日维亚）[75]，亚瓦比迪扬[5]，牙娃白的安[79]：果实治消化不良[5,22,846]，腹胀，胃脘疼痛，小肠疝气[846]，胃寒疼痛[5]，脾胃虚寒，风寒腹痛，咳嗽气喘，小便不利，胸闷胁痛[79]，慢性胃炎[22]，白癜风，胃寒纳差，腹胀腹痛，小便不通，心悸心慌，肠内生虫[75]。【裕固药】马缨子，小防风，野茴香：效用同茴香 Foeniculum valgare，健脾开胃；根作防风用[11][53]。【藏药】ཀ་རུས[（果鸟）[21]，郭扭[35]，棵虐[5,13]：果实治"龙病"[2,5,21,23,27,35,39][759]，"培根"病[5,23,27,35]，食欲不振[2,20,21,24][759]，眼病[21,23,29,39][759]，夜盲症[2,5,24,35,39]，胃痛[2,5,13,20,21,35][759]，中毒症[2,21][759]，腹痛[2,5,20,35,39]，疝气[2,5,20,35]，寒气腹胀，胃腹疼痛[24]，咳喘[24]，中毒症，食积不化[23]，心脏病，胃病[29,39]，胃脘疼痛，腹胀，消化不良，小肠疝气[13][759]，心龙病，心热病，中毒病[27]，寒滞腰痛，胃寒呃逆，中毒性疾病，陈旧性培根病心热，疝气[39]。

Caryopteris forrestii Diels 灰毛莸（马鞭草科）。【土家药】帕毛囊宝，小叶毛球莸：全草治黄水病，麻风病，传染病[972]。【彝药】木黑突[13,113]，木里矣[14]：全株治急慢性肾炎，小儿疳积[13,14,113]。【藏药】普那[22]，帕毛囊宝[1081]：全草治气管炎，感冒咳嗽，头痛，心脏病，游走性关节痛，月经不调，崩漏，白带[22]，黄水病，麻风病，炭疽，霍乱，痢疾，破伤风[1081]；全草外用治烧伤，烫伤，刀伤[22]；花穗治心脏病[34]。

Caryopteris forrestii var. minor Péi et S. L. Chen 小叶灰毛莸（马鞭草科）。【藏药】花穗治心脏病[13]。

Caryopteris glutinosa Rehd. 粘叶莸（马鞭草科）。【羌药】约母：全草治崩漏，白带，月经不

调，酒疮，湿疹[89]。

Caryopteris incana(Thunb.) Miq. 兰香草（马鞭草科）。【仫佬药】薄荷亚，久堂漏：全草治刀伤感染；根治腰痛，腰肌损伤；叶治刀伤出血[15]。【土家药】山薄荷[123][239]，润喉草[239]：全草治风寒感冒，百日咳，支气管炎，风湿骨痛，肠胃炎，瘫痪麻木[123][239]。【瑶药】山薄荷[15]，jiouh nzahgh lauh（罗长楼）[130]：全草治上呼吸道感染，风湿骨痛，四肢麻木瘫痪，腰肌劳损，产后瘀血腹痛，跌打损伤，毒蛇咬伤，皮肤瘙痒，稻田性皮炎，外伤感染[130]；效用同仫佬药[15]。【藏药】普纳：花、枝治传染病发烧，急性炎症，咽喉病，炭疽，臁疮[40]。

Caryopteris mongholica Bunge 蒙古莸（马鞭草科）。【蒙药】道嘎日嘎那[51]，ᠳᠣᠭᠣᠷᠣᠶᠢᠨᠠ（Torgena，托日根那）[49]：地上部分治"巴达干"病，消化不良，肺寒干咳，浮肿[49,51]。

Caryopteris paniculata C. B. Clarke 锥花莸（马鞭草科）。【傈僳药】腊里几：根、叶治面赤目红，发热口渴，痢疾，吐血，下血[166]。

Caryopteris tangutica Maxim. 光果莸（马鞭草科）。【羌药】rrelsha（热勒沙），酒疮花，小六月寒[167]，约母[89]：全草治崩漏，白带，月经不调，酒疮，湿疹[89]；全草外用治酒疮，湿疹瘙痒[167]。【藏药】普那：效用同灰毛莸 C. forrestii[22]；花穗和全草治感冒发烧，咳嗽，胃痛[24]。

Caryopteris terniflora Maxim. 三花莸（马鞭草科）。【羌药】geawmuwvha（格务么务哈），路边稍，六月寒：全草治感冒咳嗽，慢性支气管炎，百日咳[167]；全草外用治刀伤，烧、烫伤，毒蛇咬伤[167]。

Caryopteris terniflora f. brevipedunculata Péi et S. L. Chen 短梗三花莸（马鞭草科）。【羌药】约母[89]：全草治崩漏，白带，月经不调，酒疮，湿疹[89]。

Caryopteris trichosphaera W. W. Sm. 毛球莸（马鞭草科）。【藏药】普尔察[29]，普纳[40]：全草治传染病发烧，急性炎症，咽喉病，臁疮[13]，虫病，疬病，炭疽，黄水，凶曜病[27]；花、叶治头痛，游走性关节疼痛[29]；花、枝治传染病发烧，急性炎症，咽喉病，炭疽，臁疮[40]。

Caryota mitis Lour. 短穗鱼尾葵（棕榈科）。

【独龙药】阿莱皮：茎髓的粗制淀粉治小儿消化不良，腹痛泻下，赤白痢疾[5,13,70]。【怒药】阿里子，董棕：树杆淀粉治消化不良，腹痛腹泻，痢疾[165]。【佤药】阿莱皮：髓治小儿消化不良，腹痛泻下，赤白痢疾[14]。【藏药】ཤིང (玛)：树干髓部治寒热诸痢，止泻[25]。

Caryota ochlandra Hance 鱼尾葵（棕榈科）。【基诺药】腰猪：根和茎治感冒，发热，咳嗽，肺结核，胸痛，小便不利[163]；根和茎外敷治跌打损伤，骨折[163]。

Cassia acutifolia Delile 尖叶番泻（豆科《药典》。【维药】سانا (Sana，萨那)：小叶治习惯性便秘，癔病，偏头痛，神经病，肠道梗阻，腹痛腹胀，类风湿性关节炎，坐骨神经痛，皮毛脱落，皮肤瘙痒，痤疮[75]，热结积滞，便秘腹痛，水肿胀满[77]。

Cassia agnes(de Wit) Brenan 神黄豆（豆科）。【傣药】陇良喃：果治感冒，麻疹，胃痛，疟疾，水痘，便秘[9,14,67,68,74]。

Cassia alata L. 翅荚决明（豆科）。【傣药】摆芽拉勐龙（西傣）[59]，芽拉勐龙[62,64,213]：叶治风火水毒过盛所致的咽喉肿痛，口舌生疮，疔疮肿痛，疥癣，湿疹，六淋证出现的尿频，尿急，尿痛，痔疮出血，腹泻，痢疾，骨折[59]，神经性皮炎，牛皮癣，湿疹，皮肤瘙痒，疮疖肿疡[9,13,71,74,804]，杀虫，止痒[65]；叶、根治咽喉肿痛，口舌生疮，皮肤红疹瘙痒，疔疮痈疖脓肿，疥疮，哮喘，骨折[62-64]，疔疮肿毒，湿疹[213]；种子驱蛔虫[804]；全株治缓泻[804]。

Cassia angustifolia Vahl 狭叶番泻（豆科）《药典》。【维药】沙纳[78]，سانا (Sana，萨那)[75,77]：叶治大便秘结[78,22]，腹胀，水肿，小量内服增食欲[78]，大便秘结[22]；效用同尖叶番泻 C. acutifolia[75]。

Cassia fistula L. 腊肠树（豆科）《部藏标》。【阿昌药】苗铺威舍：果治耳鼻炎起硬结，小儿便秘；皮治黄疸型肝炎[172]。【傣药】哥龙娘[9,65,71,72]，摆拢良（西傣）[60]，庸冷（德傣）[5,13,14]：果实治消化不良，便秘[5,14]，腹胀，食物中毒[14]，鼻耳发炎起硬结，小儿便秘[9,65,71]，呕吐[5]，抗菌，润肠通便[720,725]；果仁治鼻耳内起硬结，小儿便秘[9,72]；茎内皮治小儿肝炎[5,14]；心材治咽喉肿

痛，口舌生疮，疮疡肿毒，风塔偏盛头昏头痛，眩晕，便秘，六淋证尿频，尿急，尿痛，沙石尿，风湿病肢体关节肿胀疼痛[59]；叶治风湿痹痛，中风偏瘫，风火头痛，头目昏眩，口舌生疮，小便热痛，无名肿毒[60]；果实、根、叶、树皮治腹胀便秘，尿痛，尿中有砂石，小便热涩疼痛，热风所致咽喉肿痛，口舌生疮，无名肿毒，便秘，头昏头痛，目眩[62-64]，"拢胖腊里"（腹胀便秘），"拢牛亨"（尿痛、尿中有砂石），"尤赶"（小便热涩疼痛），"拢沙龙接火"（热风所致咽喉肿痛），"说风令兰"（口舌生疮），"哦洞冰飞"（无名肿毒），"贺接贺办答来"（头昏头痛、目眩）[1090]，清火解毒，利水化石，消肿止痛，除风止痛[291]；果治食物中毒，便秘，腹胀，发热，小儿惊风，鼻衄，黄疸型肝炎，胃痛，腹痛[13]。【德昂药】软冷[13,160,172]，拉迈啰[5]：果治耳鼻炎起硬结，小儿便秘[172]，腹胀[5]；皮治黄疸型肝炎[172]；种仁治胃、十二指肠溃疡，急、慢性肝炎，胃酸过多，胃肠神经官能症，便秘，食欲不振，胃痛，腹痛，摆子黄，狗蛇咬伤[160]；根治呕吐，腹胀[160]；树皮治黄疸型肝炎[160]；效用同傣药[13]。【景颇药】Langzhang sik[172]，瓦烧般[5,13]：果治耳鼻炎起硬结，小儿便秘[172]，食物中毒，便秘[5,13]，腹胀，发热，小儿惊风，鼻衄，黄疸型肝炎，胃痛，腹痛[13]；皮治黄疸型肝炎[172]，牙痛[5]。【拉祜药】母鼻句姐[13]，陋巴阶[5]：果实治鼻衄，红崩，小儿惊风[5]；效用同傣药[13]。【蒙药】ᠭᠣᠣᠯ (Wort dongga，乌日图-东嘎)：果实治肝病，水肿，关节肿痛，不消化症[44]。【佤药】喜搭嵩[5,13]，考喜搭梭[5]：效用同傣药[13]；果治腹胀，发热及便秘[5]。【维药】خيار شنبر (Xiyar shenber，黑亚尔先拜尔)[75,80]，克耶儿[5]，黑亚山倍儿[78]：果治热症引起的肿胀，咽喉肿痛[5]，胃及十二指肠溃疡，慢性胃炎，食欲不振，消化不良，胃痛，胃酸过多，便秘，感冒发烧，高血压[78]，健胃，止泻，止血，除黄疸，镇牙痛和固牙，固发和乌发，消除疲劳，健身体，脱肛，胸闷，炎症，研制成糊外敷平关节痛和热性炎症[80]，小儿便秘[22]，干性炎肿，目赤眼痛，肠阻气痛，喉干便秘，关节灼痛，闭经腹痛，干咳气喘[75,76,77]。【藏药】དོང་ཀ (东卡)[2,21,23]，通嘎[24]：果实治肝炎，肝病[2,5,23,24,27,35][1]，便秘[5,21,27,34,35][1]，四肢

C

肿胀，肝中毒[2,23,35]，新旧肝热[21,34]，培根木布及树类中毒症[21]，杀虫，解毒[27]；木部能解毒[34]。

Cassia floribunda Cav. 光叶决明（豆科）。【傈僳药】捏勒子：根、叶治感冒，角膜云翳，慢性结膜炎，便秘，牙痛，喉痛[166]。

Cassia javanica L. ［*C. javanica* L. var. *indo-chinensis* Gagn.］爪哇决明（豆科）。【傣药】效用同神黄豆 C. agnes[9,67,68,74]。【藏药】扣善哲：种子治风湿痹痛，体衰乏力，遗精，肾热，肾脏病，培根病，脉管炎，痘疹[22]。

Cassia leschenaultiana DC. ［*C. mimosoides* L. var. *wallichana*（DC.）Baker］短叶决明（豆科）。【纳西药】根及全草治湿热黄疸，暑热吐泻，肾炎水肿，口渴，咳嗽痰多，习惯性便秘，白内障，角膜混浊，失眠，劳伤积瘀，小儿疳积，疔疮臃肿，毒蛇咬伤[164]。【瑶药】野关门端：全草治痢疾，小儿疳积[133]。【彝药】拿阿实：根治痢疾，胃痛，消化不良，失眠，角膜混浊[13]。

Cassia mimosoides L. 含羞草决明（豆科）。【布依药】把爷幕：全草治瘀翳[159]。【侗药】皂阁冷：全草治肝炎，脚癣[135]。【傈僳药】捏勒木鲁：全草治湿热，黄疸痢疾，白内障，角膜混浊，失眠，癫皮病[166]。【畲药】头梳齿，鸡毛箭，山扁豆：全草治黄疸，热淋，习惯性便秘，毒蛇咬伤[10,147]。【土家药】ruo⁴ duo¹ bu⁴ xi¹ gai⁴（若多布细介）[124]，瞌睡草[124]，黄花决明[125,128]：全草治湿热黄疸，暑热吐泻，水肿，劳伤积瘀，小儿疳积，疔疮痈肿[124]，水肿痛，漆疮，鸡盲眼[125,128]。【彝药】哪啊施：全株治眼目干涩，视物模糊[14]。【藏药】扣善哲：效用同爪哇决明 C. javanica[22]。【壮药】duhbenjndoi，水皂角：全草治暑热吐泻，小儿疳积，淋病，水肿，劳伤积瘀[121]。

Cassia nomame（Sieb.）Kitag. 豆茶决明（豆科）。【布朗药】灭陇：全草治急慢性肠胃炎，呕吐，疮毒[14]。【拉祜药】卡架母：效用同布朗药[14]。

Cassia obtusifolia L. ［*C. tora* L. var. *obtusifolia*（L.）Haine］决明（豆科）《药典》。【阿昌药】决子明：种子治高血压，头痛，急性结膜炎，青光眼，大便秘结[172]。【傣药】牙拉勐，哈芽拉勐因：种子及全株治失眠，多梦，入睡易惊，腹部绞痛，扭痛，腹部包块，黄疸病，疟疾[62,63,64]；种子治失眠多梦，入睡易惊，腹内痉挛剧痛，腹部包快，

黄疸，疟疾[592]。【德昂药】刀越：效用同阿昌药[172]。【景颇药】sikshijvang：效用同阿昌药[172]。【毛南药】ma²² ʔnai²⁴ nin³³（骂赖拎）：种子治高血脂[155]。【蒙药】ᠣᠮᠢᠷᠠᠭᠤ（Talgadorji，塔拉嘎-道日吉）[41,47]，塔拉嘎道尔吉[56]：种子治"协日沃素"病，关节肿痛，皮肤瘙痒，萨病，痛风，游痛症，脱发，黄水疮，疥癣，体虚[41,56]，头痛眩晕，目赤昏花，风湿性关节炎，痈疖疮疡，大便秘结，小便不利[47]，关节肿胀疼痛，全身瘙痒，筋络拘急，陶赖，协日沃素病[592]。【维药】پونوس كوروغى（Punus uruqi，普奴斯欧日格）[75]：种子治麻风，牛皮癣，皮肤瘙痒，湿疹，皮肤白斑，白癜风，蝴蝶斑[75]，异常黑胆质、黏液质和血液质引起的各种皮肤疾病[592]。【彝药】咱都尖[103,111]，迟起诺[101,102]：种子治老火眼病[101,102,103]，角膜炎，结膜炎，高血压，胃痛，疳积，便秘，尿路感染，痈疖疮痒，青盲雀目，肝炎，肝硬化，腹水[111]，目赤肿痛，多泪，眼翳，偏头痛[101,102]；种子、全草治高血压，眼疾，偏头痛，胃痛，疳积便秘，尿道感染，痈疥疮疡，青盲雀目，肝炎[101,102]。【藏药】塔嘎多杰[20,23]，台噶多节[24]：种子治肝热头痛，眩晕，目赤肿痛，便秘[20]，黄水病[23,24]，皮肤病，癫病[23]，皮癣，癀病，体弱[24]，脓疔，痈疖等各种皮肤病，中风，肾虚阳痿[592]。【壮药】Cehyieng zmbeq（些羊灭）[180]，gogukmbe[118,120]，草决明[118]：种子治火眼，兰奔（眩晕），年闹诺（失眠），视力下降，阿意囊（便秘）[118,120,180]，肝硬化腹水，高血压[118,120]。

Cassia occidentalis L. 望江南（豆科）。【阿昌药】望江南：种子治高血压头痛，习惯性便秘，慢性肠炎[172]；茎叶治蛇咬伤[172]。【朝药】望江南子：种子治目赤肿痛，头晕头胀，消化不良，胃病，腹痛，痢疾，便秘[9,89]。【傣药】哥拢浪（西傣）[9,65,71,72]，扁朗鲁（德傣）[14]，锅拢浪[62-64]：茎叶治呕吐，体虚，耳鸣，关节炎[9,13,14,71]；根治牙痛[14]；根、茎、叶治心慌心跳，头昏目眩，跌打损伤[62-64]，风湿关节疼痛[63,64]，胃脘胀痛，风寒湿痹证，肢体关节酸痛，屈伸不利[62]。【德昂药】买刀越：种子治高血压头痛，习惯性便秘，慢性肠炎；茎叶治蛇咬伤[172]；种子、茎叶配伍治慢性胃炎[69]。【侗药】羊角豆，野扁豆：种子治肝热目赤，慢性便秘，伤食胃痛[136]。【景颇药】Shijvangbyvoq：效用同阿昌药[172]。【拉祜药】假槐花：种子和茎、叶治目赤肿痛，口腔糜烂，习惯性便秘，痢疫腹痛，慢性肠炎；茎、叶外用治蛇、虫咬伤[10]。【黎药】毫内，野扁豆，假决明：根治产后中风，毒蛇咬伤，风湿性关节炎，淋巴结痛，腹股沟淋巴结炎，瘰疬，咽喉肿痛[153]。【毛南药】假决明，mei⁴ nəm³ naŋ⁵（妹能囊）：种子治蜂窝组织炎，毛囊炎，高血压头痛，习惯性便秘，消化不良，顽固性头痛，口腔黏膜溃烂，结膜炎，跌打损伤[156]。【仫佬药】麻邑：叶、全株治痢疾，脱肛，蚊虫叮咬[15]。【土家药】羊角豆：种子治肝阳头痛，目赤肿痛，肝炎，下痢腹痛，习惯性便秘，消化不良，肺痈[123]。【瑶药】望江勉：全草治高血压头痛，目赤肿痛，口腔糜烂，慢性肠炎，风湿痛；外用治毒蛇咬伤，跌打损伤[133]。【藏药】塔嘎多杰：种子治黄水病，癔病，癫痫，皮肤顽癣[22]。【壮药】棵仓立北筛[15]，go'mbehhag（棵咩昂）[23]：叶、全株治痢疾，脱肛，蚊虫咬[15]。

Cassia siamea Lam. 铁刀木（豆科）。【阿昌药】阿邦：叶、果治痞满腹胀，头晕，脚转筋[172]。【傣药】埋习列[62,64][1062,1090]，埋西列[9,69,71,72]，更习列（西傣）[59]：心材治痞满腹胀，头晕，脚转筋[67,68]，肢体风湿关节痛，跌打损伤[1062][59]，皮肤疔疮疥癣，风疹，麻疹，水痘，湿疹，痱子及皮肤瘙痒[59]；叶治疮疔脓肿[1062]；心材和叶治"拢梅接路多火档"（风湿肢体关节疼痛），"阻伤"（跌打损伤），"拢洞烘，洞贺"（皮肤瘙痒，热痱子），"病洞飞暖兰"（疮疡痈肿）[1090]，风寒湿痹证，肢体关节酸痛，屈伸不利，跌打损伤，皮肤瘙痒，斑疹，疥癣，湿疹，汗疹，疔疮痈疖脓肿[62-64]；叶、果实治痞满腹胀，头晕，脚转筋[9,65,71,72]；根治下肢水肿[69]。【德昂药】嘿夏街：效用同阿昌药[172]。【景颇药】Gvangnoqsik：效用同阿昌药[172]。

Cassia tora L. 小决明（豆科）《药典》。【朝药】긴남냐차（gēin gāng nāng cā，给嗯刚囊擦）：种子（决明子）治青盲，目淫肤，赤白膜，眼赤痛，泪出，唇口青，久服益精光，轻身[86]。【傣药】犀郎向哄（德傣）[14]，哈芽拉勐囡（西傣）[59]，芽拉勐[9,63,74]：种子治失眠多梦，入睡易惊，腹内痉挛剧痛，腹部包块，黄疸，疟疾[592]，头晕，高血压[14]，黄疸型肝炎，神经衰弱，急性结膜炎，角

膜感染[13]；全株治黄疸型肝炎，疟疾，神经衰弱[9,14,71,72]，流感，感冒[9,63,67,68,74]，肝火头痛，角膜炎，风火眼痛[9,63,74]，肝毒热[67,68]；根治风湿[14]，风火气血不调所致的头昏头痛，失眠多梦，夜卧惊惕，脘腹胀痛，六淋证出现的尿频，尿急，尿痛，胆汁病出现的黄疸，胁痛，疟疾，癫痫，痤疮[59]。【侗药】多则，Doh sebt，Nyangt dol yeex（娘多野）：种子治朗鸟索信（小儿疳积），闷高瘟扁（头昏晕倒）[10,137]。【基诺药】起别纳脚[163]，补腰曼坡劳[3]：种子治高血压，头痛，急性结膜炎，大便不通；根治肝炎[163]，疟疾，角膜炎，风火眼痛，感冒发汗[3]。【拉祜药】全株治感冒[151]；种子治肝炎，头痛，风火眼痛[151]。【傈僳药】捏勒士鲁：种子治高血压头痛，急性结膜炎，角膜溃疡，青光眼，大便秘结，痈疖疮病[166]。【黎药】草决明，七亮，假花生：种子治大便干燥，青盲内障，眼泪多泪，急性结膜炎，高血压引起的伤风头痛[153]。【毛南药】羊尾兰，thou⁶ maŋ² xiŋ³（豆魂伤）：种子治急性乳腺炎，梅毒性阴道炎，胃痛，高血压头痛，急性结膜炎，肝炎，夜盲症，习惯性便秘，男性乳房发育，麦粒肿，口腔溃疡[156]。【蒙药】ᠲᠠᠯᠭᠠᠳᠤᠷᠵᠢ（Talgadorji，塔拉嘎 – 道日吉）[41]塔拉嘎 – 道尔吉[47]：种子治头痛眩晕，目赤昏花，风湿性关节炎，痈疖疮疡，大便秘结，小便不利[47]，关节肿胀疼痛，全身瘙痒，筋络拘急，陶赖（痛风），协日沃素病[592]；效用同决明 C. obtusifolia[41]。【苗药】Reib lux doub ghunb（锐绿豆棍），Det def vud（豆斗欧）：种子治火眼红肿疼痛，体虚头晕眼花[95,96]，火眼疼痛，年老性头痛[92]，可当茶常饮[95]。【纳西药】草决明：种子治高血压头痛，白翳，肾虚眼花，脱肛，失明，夜盲症，视物不清，雀目，风热偏头痛，高血压，慢性便秘，习惯性便秘，小儿疳积，口腔炎，真菌性阴道炎，发背，癣久不愈[164]。【佤药】决明子：种子治风热赤眼，青盲，肝炎，习惯性便秘[168]。【维药】پونۇس ئۇرۇغى（Punus uruqi，普奴斯欧日格）：效用同决明 C. obtusifolia[75]，种子治异常黑胆质、黏液质和血液质引起的各种皮肤病[592]。【瑶药】夜关门：根治小儿疳积，肝炎[15]；嫩叶治高血压眩晕[15]；种子治小儿疳积，夜盲，遗尿，白内障[15]。【彝药】迟起诺[101,104]，草决明[104]：种子治火眼，目赤肿痛，目痒，多

C

泪，眼生翳膜，偏头痛，胃痛《104》，效用同决明 C. obtusifolia。【藏药】ཐལ་ཀ་རྡོ་རྗེ།(帖噶多吉)《21》，塔嘎多杰《20,23》：种子治脓疗，痈疗等各种皮肤病，中风，肾虚阳痿《21》，肝热头痛，眩晕，目赤肿痛，便秘《20》，黄水病，癫痫《23,40》，皮肤病《23》，脓疖，痈疖等各种皮肤病，中风，肾虚阳痿[592]，疥癣，虚弱《40》；果实治皮肤病，中风，麻风《27》。【壮药】大夜关门《15》，gogukmbe《118,120》，棵渊《15》：效用同瑶药《15》；效用同决明 C. obtusifolia《118,120,180》。

Cassiope selaginoides Hook. f. et Thoms 岩须(杜鹃花科)。【彝药】史补《106》[90]，草灵芝《106》，岩灵芝《106》：全草治头昏目眩，神衰体虚，口干烦渴，风湿疼痛，饮食无味《106》[91]，肠胃气滞，肝气不舒《106》，腹胀腹痛，头晕虚弱[90]。【藏药】草灵芝：全株治肝胃气痛，食欲不振《36》。

Cassiteritum 锡石(氧化物类矿物锡矿石，主含 SnO_2)。【维药】قەشقەر ئۇپىسى(Qeshqer upisi，卡西开尔欧皮斯)，قەلەي كۆشتىسى(Qelay Koshtisi，开来库西提斯)：煅烧后粉末治颈淋巴结结核，肿瘤，痔疮，湿疹，乳腺疮疡，子宫疮伤，阴茎疮疡，性病，梅毒，滑精，早泄，白带过多，湿热性眼红目糊，眼睑疮疡，皮肤烧伤《75》。【瑶药】锡砂：有毒；外用治疔疮肿毒《133》。【藏药】གཤའ་དཀར།(夏嘎尔)《21,25》，གཤའ་དཀར་རྡོ།(夏嘎尔多)《23,25》，夏嘎《23》：矿石用于祛腐生肌，收摄水银，外症疮疡《27,34》[11]，愈疮生肌，生发须《23,25》，治疮伤及疮伤引起的脓血，黄水，中毒症，水银毒《21》；外用治疮疡溃烂，内服治癫痫，水银中毒《24》；锡灰有毒《25》。

Cassytha filiformis L. 无根藤(樟科)。【阿昌药】奴(牛)米：全草治黄疸型肝炎，泌尿系结石，肾炎水肿，皮肤湿疹《172》。【傣药】嘿罕(西傣)《7,9,64,71》[215]，嘿喊(德傣)《62》：全草治尿黄，尿急，尿痛，退黄利胆，风湿性关节炎，疮疖《7,9,71,72》，皮肤过敏《7》，黄疸病，淋病，梅毒，四肢关节红肿疼痛，活动受限，疔疮癍疹，疮疡肿毒《62-64》，性病，外阴瘙痒，风湿热痹证，屈伸不利，皮肤瘙痒，斑疹，疥癣，湿疹，狐臭，高热，咽喉肿痛，口舌生疮《62》；藤治各种原因所引起的黄疸病，淋病，梅毒，四肢关节红肿疼痛，活动受限，疔疮癍疹，疮疡肿毒[215]；全草治黄疸，性病，梅毒，外阴瘙痒，风湿热痹症，肢体关节红肿热痛，屈伸不利，斑疹，疥癣，湿疹，狐臭，高热，咽喉肿痛，口舌生疮《65》。【德昂药】当德：效用同阿昌药《172》。【侗药】黄藤，黄经：全草治韧带强硬，手足枸缩，手足尖麻木《136》。【哈尼药】藤治肝炎，习惯性流产，浑身酸痛《7》。【景颇药】Mauyu nui：效用同阿昌药《172》。【拉祜药】戛梅《13》，戛梅的《7,150》：全草治骨折《13,150》，尿黄，尿急，尿痛，风湿关节炎，疮疔《13》，肝热消瘦，肺热咳嗽，黄疸，痢疾，鼻衄，血淋，痈肿，疥疮，烫伤《150》；藤治习惯性流产，肝炎《7》。【黎药】拜运《7》，雅北万《153》，弯垒敖《154》：藤治接骨《7》[212]，骨折肿痛《7》；全草用于降血压《154》；全草水煎服，或鲜全草捣敷或煎洗，治泄泻，滑精，痢疾《153》。【毛南药】无娘藤，bieu³chim⁶ cieu¹(苗斤绞)：全草治白癜风，阳痿，遗精，黄疸，便秘，腰膝冷痛，糖尿病，肾虚腰痛，眼睛赤痛，咯血《156》。【苗药】根治月经不调，闭经，各种出血；外用治骨折《7》；果实治大便不通《7》。【畲药】无头根，毛头藤，毛根草：全草治痢疾，急性黄疸型肝炎，咯血，衄血，尿血，肾炎，滑精《10,147》。【佤药】无娘藤，金丝藤：全草治感冒发热，疟疾，急性黄疸型肝炎，泌尿系统结石，肾炎水肿《10,168》。【瑶药】啤钟咪：藤治感冒头痛《7》。【壮药】丝龙《15》，fazgya(法夹)《117》：全草治黄疸型肝炎，小儿疳积《15》，能蚌(黄疸)，笨浮(肾炎水肿)，阿意咪(痢疾)《113,180》，白癜风，肉裂(血尿)，鼻衄，发旺(风湿骨痛)，疮疡溃烂，皮肤瘙痒《117》，渗裆相(烧烫伤)，呗农(痈肿)，呗叮(疥疮)《117,180》，火眼(结膜炎)，埃病(咳嗽)，喯疳(疳积)，渗裂(鼻出血，尿血)《180》；藤治下肢水肿《7》。

Castanea henryi (Skan.) Rehd. et Wils. 锥栗(壳斗科)。【畲药】锥栗：种仁治小儿腹泻，滋补《148》。【瑶药】转栗子：种仁治失眠；外用治恶刺、铁片入肉《133》。

Castanea mollissima Bl. 板栗(壳斗科)。【苗药】Bangx zend yel(榜真育，贵州黔东南)，Benx bid ros(盆比绕，贵州松桃)《91,94,95》：花序治月家病，九子疡(颈淋巴结结核)《95》；花或花序治泄泻，痢疾，带下《91,94》，便血，瘰疬，瘿瘤《91》；总苞治慢性支气管炎，咳嗽痰多《95》。【羌药】sirrrru(思日茹)，金栗，粟树皮：总苞治肺炎，肺结核；总苞外用治丹毒，疮毒《167》。【土家药】果实治肾虚腰痛，损伤疼痛[124]；果壳用于清火，化痰散结；叶用于祛风止痒，止咳[124]。【瑶药】benh laih biouv（平来表），毛板栗：根治疝气，牙痛，漆疮[130]；叶治咳嗽，皮肤瘙痒[130]；种仁治反胃呕吐，小儿迟行，衄血，便血[130]；树皮治丹毒，疥疮，口疮[130]；果壳治反胃，衄血，便血，瘰疬[130]。【壮药】板栗壳：总苞治咛耶（支气管炎），埃病（咳嗽），埃百银（百日咳），淋巴结炎，航靠谋（痄腮）[120]。

Castanea seguinii Dode 茅栗（壳斗科）。【瑶药】藤栗：总苞、树皮、根治消化不良，肺炎，肺结核，丹毒，疮毒[133]；种仁治失眠[133]；种仁外用治恶刺、铁皮入肉[133]。

Castanopsis argyrophylla King ex Hook. f. 银叶栲（壳斗科）。【基诺药】土帕：根治肠炎，腹泻；果实治心跳，胸闷[163]。【佤药】曼登：树皮治腹泻，痢疾[10,168]。

Castanopsis ceratacantha Rehd. et Wils. 瓦山栲（壳斗科）。【基诺药】妣鲜：嫩叶和根治肚子热痛，痢疾[163]。

Castanopsis chinensis Hance 桂林栲（壳斗科）。【彝药】奔锡帕，锥栗树叶：叶治腹泻，半夏、草乌中毒，突然昏厥，感冒咳嗽[101,104]。

Castanopsis clarkei King ex J. D. Hook. 棱刺锥（壳斗科）。【傣药】茎皮治食物中毒[9,73]。

Castanopsis eyrei（Champ. ex Benth.）Tytch. 甜槠栲（壳斗科）。【瑶药】元珠树：果实治胃痛，肠炎，痢疾，腹泻[133]。

Castanopsis ferox（Roxb.）Spach 思茅栲（壳斗科）。【佤药】猪栗：树皮治肠炎，消化不良，腹泻[10,168]；配伍治便血[69]。

Castanopsis hystrix A. DC. 刺栲（壳斗科）。【哈尼药】树皮治胃病[875]。

Castor canadensis L. 加拿大河狸（河狸科）【维药】昆都孜开合日：效用同河狸 C. fiber[75]。

Castor fiber Linnaeus 河狸（河狸科）《部维标》。【维药】قۇندۇز قەھرى（Qunduz qehri，昆都孜开合日）[75]，昆都斯齐巴力[78]，昆都思卡克来[7]：香囊分泌物（海狸香）治手足抽搐，瘫痪，四肢麻木，筋扭疼挛，失眠健忘，小儿心慌易惊，食少体倦，目赤痛[7,78]，心慌易惊[7]，癔病，癫痫，哮喘，手足颤抖，风湿疼痛，干性头痛失眠，

寒性闭经，闭尿[75,77]，胸痛心悸，胃脑寒湿，癫痫痴呆，瘫痪肢抽，阳事虚弱，咳喘气短，闭经尿少[4]。

Catabrosa aquatica（L.）Beauv. 沿沟草（禾本科）。【藏药】冬布嘎拉[29]，当布嘎惹[22,24]，旦布嘎拉[32]：全草治肺炎，肝炎[22,24,29]，风寒感冒，发烧[32]；叶治肺创伤，肺病[27]。

Cataclastic hematite 压碎状赤铁矿。【藏药】སྲ་ཅན་སྨུག་པོ།（巴加木保）：原矿物可排黄水，固骨脂，接骨，干脓愈疮[25]。

Catalpa bungei C. A. Mey. 楸（紫葳科）。【朝药】중국향오동나무（zŏng gùk hiāng ǎo dāong nǎ mù），纵咕克哈央奥刀翰那木）：树皮及根皮的韧皮部治吐逆，杀三虫及皮肤虫，恶疮，疽瘘，痈肿疔，野鸡病[86]；叶治疮肿，脓血[86]。【彝药】吾记锡[101]，楸木树[104]：叶治耳痛流脓[104]，肿毒，附骨疽，气急咳嗽，腹满体肿[101]；树皮治咽喉肿痛[104]；树皮、果实治口疮，小儿壮热[101]。

Catalpa fargesii Bur. f. duclouxii（Dode）Gilmour 滇楸（紫葳科）。【纳西药】树皮治耳底炎，胃痛，咳嗽，风湿痛[164]。

Catalpa ovata G. Don 梓（紫葳科）。【傈僳药】四子俣：果实治浮肿，慢性肾炎，膀胱炎，肝硬化腹水[166]；皮、叶治湿疹，皮肤瘙痒，小儿头疮[166]。【水药】梅讽，臭梧桐：果实、树皮治肝硬化腹水[10,157,158]；【土家药】豇豆树：根皮、树皮治头痛发热，呕吐，心烦，小便不利，疮疥，皮肤瘙痒，黄疸[124]。

Cathaica fasciola（Dreparnaud） 条华蜗牛（蜗牛科）。【蒙药】布热-浩如海：壳主治肾伏热，黄疸，恶寒[56]。

Catharanthus roseus（L.）G. Don 长春花（夹竹桃科）。【阿昌药】阿年年升：全株治急性淋巴细胞性白血病，高血压[172]。【傣药】咯享（德傣）[14]，帕波钝[65]：茎叶治疮，刀伤[14]；茎叶用于镇静安神，平肝降压[65]。【德昂药】菠莫克：效用同阿昌药[172]。【景颇药】nyinyi zhvoi：效用同阿昌药[172]。【傈僳药】恒裸尾：全株治急性淋巴细胞白血病，高血压[166]。

Catharsius molossus（Linnaeus） 神农洁蜣螂（金龟子科）。【阿昌药】蜣螂：全虫治疮疡肿毒，痔漏，便秘[172]。【朝药】똥굴리（daong gur li，刀翰

咕儿哩）：全虫治小儿惊痫瘈疭，腹胀寒热，大人癫疾狂易，手足端寒，肢满，贲豚《86》。【傣药】绵干细：虫治牛皮癣，毒疮肿疡，发烧咳嗽《66》。【德昂药】菠苛呀：效用同景颇药《172》。【景颇药】qinun：效用同阿昌药《172》。【蒙药】[illegible]（Chaoh horhai，朝－浩如海）：全虫治黏痧，尿道结石《44》。【仫佬药】公哥，推车虫：全虫治大便不通《15》。【土家药】屎壳螂[52]，推屎虫[47]，蛴螬《124》：虫体治瘰疬，肿毒，肝癌，食道癌，鼻癌，膀胱癌[52]，打尿毒（钩虫性皮炎）[47]；幼虫全体治癥瘕积聚，瘀血凝滞，月经闭止，唇紧，口疮，破伤风《124》。【佤药】粪蜣，屎克螂：全虫治惊痫，癫狂，癥瘕，大便秘结，血痢，血淋，痔瘘，疔疮《168》。【彝药】猪屎克螂：全虫治肺痨虚热，癥瘕癫狂，腹胀便结，梅毒淋病，疮疡肿毒，痔瘘肿痛《109》。【藏药】赛布尔《23》，色布尔《24,30》：全虫治胃痉挛，上腹疼痛，痢疾等急腹症，腹绞痛《22,23,24》，惊痫，小儿疳积，二便不通，痢疾，噎膈反胃，淋病，痔漏恶疮疔肿《30》。

Caulophyllum robustum Maxim. [*Leontice robusta*(**Maxim.**) **Diels.**] 红毛七（小檗科）。【朝药】꿩의다리아대비（gongweidali' adeli，功卫答里阿德比）：花治风湿疼痛《8》；根及根茎治急性肠炎，神经衰弱《8,9,90》。【苗药】金丝七：根治跌打损伤，风湿骨痛，胃痛《97,98》。【土家药】ma^2 jie^2 si^2 ka^2 ye^3（马结十卡叶）《123》，红毛野人《128》：根治风湿骨痛，关节痛，胃脘痛，跌打损伤[7]《8》，月经不调，痛经[7]，闭经，摆红（俗名崩红，类似功能性子宫出血）《10》；根和根茎治风湿性关节炎《123,127》[225]，跌打损伤《123,127,128》，胃痛《123,127》，风湿筋骨疼痛《127》[225]，月经不调《10》[225]，风气病，痛经，肚腹胀痛《128》。

Cautleya gracilis (Smith) Dandy 距药姜（姜科）。【傣药】全草治甲沟炎，甲床炎及指端脓肿《9,73》。【拉祜药】哈际波：根茎治风寒感冒，咳嗽，妇女肚腹寒冷后引起的痞块《13,150》，蜂子，昆虫咬伤《150》。【苗药】开爪《14》，玛齐匹《106》：全株用于舒筋活络，跌打损伤《14》；根茎治小儿伤食，小儿食积腹胀，风寒感冒《106》。

Cayratia japonica (Thunb.) Gagnep. 乌蔹莓（葡萄科）。【侗药】教眉库《135,138》，五爪藤，野葡萄《136》：全草治骨折，肺结核《135,138》，咽喉肿痛，血尿，跌打损伤《136》。【苗药】溜豆《14》，呷比解[226]：全株治跌打损伤，止痛，止血《14》。【畲药】五叶藤：全株治咽喉肿痛，尿血，跌打损伤，毒蛇咬伤《147》。【土家药】hxef nix gaif ziv（玉那尼介子）《126》，yu^4 na^1 ni^2 gai^1 zi^1（玉那尼介子）《123》，猪婆藤《128》：全株治咽喉肿痛，痈疖《10,123,126》，火眼《10,126》，跌打损伤《123,128》，肺痨咳血，淋巴结炎《123》，疱疮肿毒，水火烫伤，风气病《128》。【瑶药】母猪藤（dungh nyeiz hmei，冻你美），巴腩美，止血藤：全草治肺痈，肺痨咳血，尿路感染，血尿，尿浊，黄疸性肝炎，痛症，无名肿毒，腮腺炎及风湿骨痛《132》。【台少药】Kagihe（Tayal 族上坪前山），Watuhirugotusuru（Tayal 族 Taroko），Dorausazu（Bunun 族峦）：叶治肿疡，外伤《169》。

Cayratia japonica var. mollis (Wall. ex M. A. Law.) Momiy. [*C. japonica* var. *pubifolia* **Merr. et Chum**] 毛乌蔹莓（葡萄科）。【仫佬药】妙母妹：根治风湿痛；全株治烧烫伤《15》。

Cayratia oligocarpa Gagnep. 大叶乌蔹莓（葡萄科）。【土家药】五爪龙《123》，五叶见肿消[244]：根及叶治牙痛，风湿性关节炎，无名肿毒；根及叶外敷治"巴骨流痰"，痈疽《123》；鲜品治骨髓炎，痈疽[244]。

Cayratia trifolia (L.) Domin [*C. carnosa* **Gagnep.**] 三叶乌蔹莓（葡萄科）。【傣药】根治跌打损伤，骨折，风湿骨痛，腰肌劳损，湿疹，皮肤溃疡《9,74》。【侗药】jiaol meix guv（叫为库），母猪藤：茎叶治背痈《139》；茎叶外敷治背痈[208]。【拉祜药】南果《150》：全株治风湿骨痛，腰肌劳损《150,151》，泌尿系统结石，大便秘结，热淋疼痛，接骨，外伤，水肿，堕胎，跌打损伤，湿疹，皮肤溃疡《150》。【佤药】三爪龙：全株治风湿病[246]。

Celastrus angulatus Maxim. 苦皮藤（卫矛科）。【土家药】南蛇藤：根、根皮治秃疮，黄水疮，骨折肿痛，阴道发痒，头癣，风湿痹痛，疝气痛，湿疹《124》；根治肝硬化腹水，呕吐，痢疾，跌打损伤《124》；叶外用治毒蛇咬伤《124》。

Celastrus gemmatus Loes. 哥兰叶（卫矛科）。【畲药】穿山龙《147》，南蛇藤《148》：根、茎、叶治风湿性关节炎，腰腿痛，骨髓炎，胃痛，带状疱疹，湿疹，跌打损伤，疔疮疖痈《147》；根治风湿关节痛，旧伤发痛《148》。

Celastrus hypoleucus (Oliv.) Warb. 粉背南蛇

藤(卫矛科)。【侗药】教蚧南哽，Jaol suic lanc yangc：藤、叶治宁乜稿面兜伦(妇女月家病)，寒湿骨节疼痛[137]。【苗药】Hleat xib nenb(那信论)，Nangb vob pid(来阿片)，朗相利[96]：根治跌打红肿，刀伤[95]；茎治牙痛，发烧[96]。

Celastrus orbiculatus Thunb. 南蛇藤(卫矛科)。【阿昌药】皮浪阿以：根、藤治风湿性关节炎，跌打损伤，腰腿痛，闭经[172]。【朝药】南蛇藤：藤茎治肝炎，黄疸型肝炎[9,89]。【德昂药】兰：效用同阿昌药[172]。【景颇药】Namshe bvun：效用同阿昌药[172]。【蒙药】根、藤、叶治风湿关节痛，四肢麻木，腰腿疼，经闭，疮肿，跌扑损伤，毒蛇咬伤[51]；果实治心悸，失眠，健忘，胸闷不舒[51]。【苗药】Hleat xib nenb(那信论)[95]，Nangb vob pid(来阿片)[95]，朗相刹[96,97,98]：根治跌打红肿，刀伤[95]；藤、叶治牙痛，发烧，风湿筋骨痛，偏头痛，呕吐腹痛，多发性脓肿[96,97,98]。【土家药】普阿十，过山风，南蛇藤：根、茎治风气病，热泻症，痔疮下血，小儿惊风[128]。【瑶药】效用同短梗南蛇藤 C. rosthornianus[132]。【彝药】癞藤：茎治高热不退，小儿惊风，筋骨疼痛，四肢麻木[109]。

Celastrus paniculatus Willd. 灯油藤(卫矛科)。【傣药】嘿麻电[9,62,64,71]，黑麻电(西傣)[13]：根、嫩尖治腹泻，痢疾[13]；藤茎治咳嗽痰多，咽喉肿痛，腹痛腹泻，下痢红白，小便热涩疼痛，风湿病，跌打损伤，瘀肿疼痛，手足皲裂，顽癣[59]；根治痢疾[9,14,71]，腹泻，腹痛[9,14,63,71]；叶、嫩尖治痢疾，腹泻，腹痛[14]；叶和果实治腹痛腹泻，下痢红白，咳嗽，咽喉肿痛，小便热涩疼痛，风湿关节肿痛，跌打损伤，手足干裂，顽癣[62-64]。【景颇药】懒金垒，纳贝垒：根治风湿[14]。【佤药】小红果：果实治神经性皮炎，癫子，皮癣[168]。

Celastrus rosthornianus Loes. 短梗南蛇藤(卫矛科)。【瑶药】guiex gemh buerng(过更崩)，一针三嘴：藤茎治坐骨神经痛，盘蛇痧，湿疹[6][132]，风湿痹痛，跌打损伤，湿疹[132]。

Celastrus rugosus Rehd. et E. H. Wilson 皱叶南蛇藤(卫矛科)。【苗药】Hleat xib nenb(那信伦，贵州松桃)，nangb vob pid(来阿片，雷公山)：根治小儿麻疹，风湿筋骨疼痛[91,95]，疮毒，呕逆腹痛[95]，跌打损伤，痧气呕吐腹痛，痈疽肿毒[91]。

Celosia argentea L. 青葙(苋科)《药典》。【朝药】개맨드라미(gāi māin de lā mǐ，该梅嗯得啦咪)：种子治皮肤瘙痒，肠出血，子宫出血[82]，邪气，皮肤中热，风瘙身痒，杀三虫，恶疮，疥虱，痔，蚀下部疮[86]。【傣药】罗来罕马[62,64][251]，糯赖夯吗(西傣)[9,63,71,72]，糯莱康吗[65]：根治黄疸型肝炎[9,63,71,72]；根或花序治黄疸型肝炎，腹痛腹泻，风湿关节疼痛，月经不调，产后气血虚亏，形体消瘦，早衰，毛发早白[62,64]，色苍白，痛经，经闭，屈伸不利[62]，根或花序治产后气血虚面色苍白，体弱多病，早衰，毛发早白，月经失调，痛经，闭经，腹痛腹泻，黄疸，风寒湿痹症，肢体关节酸痛，屈伸不利[65]。【侗药】野鸡冠花，狼尾花：种子治肝热目赤，眼生翳膜，视物昏花[136]。【傈僳药】门实俄：种子治眼结膜炎，角膜炎，高血压[166]。【黎药】步笋涛：茎叶或根杀虫止痒[154]。【毛南药】野鸡冠，mba³ pɯm³ pa⁵(麻硬巴)：种子治高血压，头晕目眩[156]；全草治气管炎，胃炎，皮肤湿疹，风疹[156]。【蒙药】敖伦楚菌-乌日：种子治目赤肿痛，角膜炎，角膜云翳，虹膜睫状体炎，眩晕，高血压[47]。【苗药】野鸡冠花，青葙子：种子治目赤肿痛，膜翳遮睛，畏日光[98]。【畲药】羊尾奶，野苋菜：全草、种子治风热目赤肿痛，翳障，身痒[10,147]；青光眼等瞳孔散大者忌用[10]。【水药】骂瓮灵，野鸡冠花：种子治目赤肿痛[10,157,158]。【土家药】野鸡冠花：种子治目赤肿痛，膜翳遮睛，畏日光，高血压[124]。【瑶药】佳公翁背，青箱子：根治风疹，疮疥，痔疮，金疮出血[133]；花治血崩[133]；种子治目赤肿痛，翳障，高血压，鼻衄，皮肤风热瘙痒，疥癞[133]。

Celosia cristata L. 鸡冠花(苋科)《药典》。【阿昌药】夹儿平胆：种子治功能性子宫出血，白带过多[172]。【布依药】凹问皆[159][274]：花序治肠风下血[159]。【朝药】맨드라미(mān de lǎ mì，曼得啦咪)：种子治肠风泻血，赤白痢，妇人崩中带下[86]。【傣药】落烘丐(西傣)，卖烘丐(德傣)[9,71,72]，罗来皇盖[63,64][283]：根治咽喉肿痛，口腔溃疡[9,14,71,72]；花序治闭经[69]，贫血[14]；根、花序治咽喉炎，牙龈肿痛，口舌生疮，便血，尿血，吐血，腰痛，早衰[62,63,64][283]，腰膝冷痛，周身乏力，性欲冷淡，阳痿，遗精，早泄[62]性功能

低下，体质虚弱⟨63,64⟩[283]。【侗药】Nugs jaenv kgaiv yak（奴尽介亚），Wap jenh kgaiv（华金介）⟨137⟩：花序治办乜崩信（妇女血尿），下路野鸡给盘（便血）⟨137⟩，宫颈癌[25]，上界野鸡（咯血，吐血，鼻衄）[205]，吐血⟨135,136⟩，咳血⟨135⟩，鼻血，崩血⟨136⟩。【仡佬药】kai⁵⁵ ka³³ ŋao³⁵（改嘎奥，黔中方言）⟨162⟩[274]，kai⁵⁵ wɜ¹³ xɜ³³（改外，喝黔中北方言），xo⁵⁵ o³¹ ɲie³¹ kai³¹（火鹅矮街，黔西南多洛方言）⟨162⟩：花治白带⟨162⟩[274]；全草治白带⟨162⟩。【哈尼药】阿焉拿则⟨145⟩，Hapyulmolbiaq alyeiv（哈苣莫扁阿耶）⟨143⟩：花序、根茎治月经不调，功能性子宫出血⟨145⟩；花治红崩，痔漏，肠出血，便血，吐血，鼻衄，白带⟨143⟩。【基诺药】药写阿波[163]，公鸡花[232]，yao xie a bo（阿波）[232]：花序治子宫出血，白带过多⟨163⟩[232]，疟疾⟨163⟩。【景颇药】俄波半⟨9,13,14,19⟩，woqpo shang byenban⟨172⟩：花序治鼻衄，便血，子宫出血⟨9,14,19,172⟩，白带过多⟨172⟩。【傈僳药】阿果里：全株治急慢性肝炎，肝硬化腹水，胃痛，风湿骨痛⟨166⟩。【黎药】杆想开，鸡髻花，老来红：全草治妇女子宫发炎，血崩，月经过多，贫血，胃出血，子宫功能性出血⟨153⟩。【蒙药】 (Tiehan secheg qiqig，铁汉-萨其格-其其格)⟨41⟩，塔赫燕-斯其格其其格⟨56⟩：花序治各种出血，赤白带下，肠刺痛，腹痛，腹泻⟨41⟩；花治月经淋漓，腰腿酸痛，肠刺痛，腹痛下泻⟨56⟩；种子治肝病⟨41⟩。【苗药】Bang wab gheib（榜瓦格，贵州黔东南）⟨91,94,96,98⟩[274]，Benx guand chax（盆观扎，贵州松桃）⟨91,95⟩，Bix wab gheib（比瓦格）⟨92⟩：花序治月经不调，妇女崩漏，赤白痢⟨94,96,98⟩[274]，腹泻⟨95⟩[274]，便血，尿血，诸出血证，带下，泄泻⟨91,94,95,98⟩；全草治月经不调，腹泻⟨92⟩。【畲药】鸡公花⟨10,146,147⟩，白鸡公花⟨146,147⟩，鸡髻花⟨147⟩：花、根治赤白痢疾，痔漏便血⟨10,147⟩，妇女崩漏，赤白带下⟨10⟩；花序治白带⟨146⟩，鼻衄，痔疮出血⟨148⟩；根治白带⟨148⟩。【土家药】za² ke¹ ba¹ ka² pux¹（扎可巴卡卜）⟨123⟩，鸡公花⟨125⟩：花序或全草治摆白（又名崩白，泛指带下过多）⟨125,126⟩，月经不调，崩漏，便血，尿血⟨126⟩，羊儿肠出血，摆红（俗称崩红，类似功能性子宫出血）⟨125⟩；花序治崩漏，白带，痔疮出血，便血，痢疾⟨123⟩；带花序的全草治摆红病（俗称崩红，类似功能性子宫出血），摆白病（又名崩白，泛指带下过多），腹泻，蜈蚣咬伤[128]；花序或茎叶治月经不调，崩漏，便血，尿血，白带多⟨10⟩。【维药】塔吉古丽：花治湿热便血，痔血，湿热带下，湿热痢疾⟨77⟩。【彝药】耶喷唯，高安消[101]，百鸟朝王[104]：全草、花序治赤白带下，遗精，荨麻疹，皮肤瘙痒，结膜炎，月经过多，痔疮出血[101,104]。

Celtis bungeana Bl. 小叶朴（榆科）。【水药】梅古，棒棒木，朴树：根、皮治气管炎⟨10,157,158⟩。

Celtis sinensis Pers. 朴树（榆科）。【壮药】美旱：叶治痢疾，跌打损伤；果实治咽喉炎，扁桃腺炎⟨15⟩。

Celtis tetrandra Roxb. ［*C. yunnanenris* C. K. **Schneid**］四蕊朴（榆科）。【傣药】根、皮配伍治便血⟨69⟩。

Celtis timorensis Span. ［*C. cinnamomea* Lindl. ex Planch.；*C. cheliensis* Hu］假玉桂（榆科）。【傣药】埋哈刃（西傣）⟨13⟩，埋亥忍⟨65,66⟩，雅借峨（勐腊）⟨62⟩：心材治干咳无痰，气喘⟨13,65,66⟩，疟疾⟨13,14⟩，退烧⟨14⟩；根皮治咳嗽，哮喘，脘腹胀痛，不思饮食⟨62⟩。

Centaurea behen L. 欧矢车菊（菊科）。【维药】 گاق به همهن (Aq bexmen，阿克拜核曼)：根、根茎治心悸阳痿，羸瘦精少，心烦意乱，早泄，遗精，滑精，黄疸，宫寒面暗⟨75⟩。

Centaurium pulchellum（Swartz）Druce var. altaicum（Griseb.）Kitag. et Hara ［*C. meyeri* **Bunge**］百金花（龙胆科）。【蒙药】 (Sender qiqig，森德热-其其格)⟨49,51⟩[92,738]：全草治肝热，胆热，黄疸，头痛⟨49,51⟩[738]，扁桃腺炎⟨51⟩[92]⟨49⟩，发烧[92]⟨49⟩，肝炎，胆囊炎，血热头痛，牙痛[92]。

Centella asiatica（L.）Urban 积雪草（伞形科）《药典》。【阿昌药】旁科尔切：全草治感冒，泌尿系统感染，传染性肝火，肝胆结石⟨172⟩。【布依药】那罗寻：全草治跌打损伤⟨159⟩。【傣药】帕朗乎乐（德傣）⟨14⟩，帕朗[81]，崩大碗[259]：全草治小儿惊风⟨14⟩，痧气腹痛，痢疾，湿热黄疸，砂淋，血淋，吐血，咯血，目赤，喉肿，风疹，无名肿毒，跌打损伤，传染性肝炎，止痛⟨67,68⟩。【德昂药】捣不烂：效用同阿昌药⟨172⟩。【侗药】Mal dongc sinc bav laox（骂同辰巴老）⟨10,137⟩，mal dongc sirc（铜神）[51]，落得打⟨135,136⟩：全草治宾蛾丑（蜘蛛丹），朗丽洼悟（小儿口疮），喉老（哮喘）[10,137]，扁桃体炎，蜘蛛丹（风毒，热毒，头皮发痒，红疹）[51]，湿热黄疸，高热所致高热不退，咽喉肿痛，麻风，跌打损伤[135,136]，小儿疔疮，小便刺痛，胃炎，小儿发热，感冒发烧，肾炎，湿热痢疾，肠胃炎，毒疮，木薯中毒，食物中毒，农药中毒，尿路感染，无名肿毒，骨折，带状疱疹[15]。【独龙药】积雪草：茎、叶治上呼吸道炎，肝炎，胸膜炎[599]；全草治湿热黄疸，痈疮肿毒，跌打损伤，经闭，产后瘀血腹痛，下肢静脉功能不全所致的长期不愈的溃病以及外伤病、手术或创伤引起的肌腱粘连和灼伤所致的创面恢复后的瘢痕疙瘩[599]。【哈尼药】Keeqseiq laqpul（克色拉普），崩大碗，破铜钱：全草治湿热黄疸，砒霜中毒，目赤喉肿，砂淋（泌尿道结石）[143]。【基诺药】迷纠帕懋[10,163]，崩大碗[292]：全草治感冒，扁桃体炎，肝炎，肠炎，结石[10,163]，解菌类中毒[292]；全草外用治毒蛇咬伤，疔疮[10,163]。【景颇药】Pilvang：效用同德昂药[172]。【拉祜药】马蹄草[10]，ma tie re[152]：全草治感冒，中暑，扁桃体炎，胸膜炎，泌尿系统感染，结石，传染性肝炎，肠炎，痢疾，断肠草、砒霜、薯中毒，跌打损伤[10]；全草外用治毒蛇咬伤，疔疮肿毒，带状疱疹，外伤出血[10]；全草鲜品治牛皮癣[152]；全草汁液治白内障[152]。【傈僳药】莫爪腊：全草治感冒，中暑，扁桃体炎，咽喉疼痛，胸膜炎，泌尿系统感染，结石，传染性肝炎，痢疾，跌打损伤，毒蛇咬伤，疔疮肿毒，带状疱疹[166]。【黎药】崩大碗，雷公根：全草治肝炎，肋膜炎，麻疹，误食砒霜、大茶药及其他食物中毒，骨鲠[153]，用于活血消肿，清热解毒[212]；鲜全草治腹胀，小便不利；全草配瘦猪肉，治小儿百日咳；全草煎水冲蜜糖服，治肠胃炎[153]。【毛南药】莴连：效用同侗药[15]。【苗药】Reib minl zheit（锐咪等，贵州松桃）[91,95]，莴败养[94,95,98]，Vob bix seix hlieb（窝比赊溜）[91,92]：效用同侗药[15]；全草治发热，咳喘，咽喉肿痛[91,94,96,98]，尿结石[92,95]，马牙筋，走游癀[95]，月经不调[92]，小儿口疮，小儿咳嗽，退热，排毒，利湿，退黄，感冒，肝炎，小便刺痛，胃炎[94,96,98]，湿热黄疸[91,92]，肠炎，痢疾，水肿，淋证，尿血，痛经，崩漏，丹毒，瘰疬，疔疮肿毒，带状疱疹，外伤出血，蛇虫咬伤[91]。【仫佬药】马奴：全草治小儿疔疮，小便刺痛，胃炎，小儿发热，感冒发烧，肾炎，湿热痢疾，肠胃炎，毒疮，木薯中毒，食物中毒，农药中毒，尿路感染，无名肿毒，骨折，带状疱疹[15]。【纳西药】崩大碗，落得打：全草治感冒疼痛，扁桃体炎，新旧外伤疼痛，小便不利，痢疾，胃肠炎，中暑腹泻，跌打损伤，皮肤湿疹瘙痒，牙痛，黄疸[164]。【畲药】老鸦碗[146,147]：全草治腹痛腹胀，小便不利[147]，跌打损伤，中暑，小儿惊风[146]，感冒咳嗽，中暑，咳嗽多痰，小儿热咳，扭伤，跌打损伤，手足皮肤感染溃疡[148]。【水药】骂魁劳，大马蹄草，崩大碗：全草治胃溃疡[157,158]，肝炎[10,157]。【土家药】ben bian qian（半连钱），ban⁴ bian¹ qian²（半边钱）[124]，落得打[124][250]：全草治感冒，咽喉肿痛[124][250]，跌打损伤[124,126][250]，水泻，食积，发热咳喘，痈肿疱疖[10,126]，肝炎，痢疾，尿路感染，肾炎水肿，风火眼，湿疹，疔痈肿毒[124]，火热症，尿石症，毒蛇咬伤[128]，结石，小便不利，便血，黄疸型肝炎，痈疽，骨折[250]。【佤药】崩大碗[168]，日耀西永[14]，得别[201]：全草治急性肝炎，扁桃体炎，咽喉炎，腹部热痛，尿黄，尿路感染，跌打损伤[168]，肝炎[14]，慢性咽喉炎，预防尿路结石，传染性肝炎[201]。【瑶药】dangh zaanv miev（唐产咪）[130][4]，雷公根[130]，满天星[133]：全草治风热感冒，流感，肺炎，肝炎[4]，感冒发热，咽喉炎，扁桃体炎，胸膜炎，肠炎腹泻，痢疾，肝炎，小儿发热惊风，尿路感染，无名肿毒，带状疱疹，湿疹及虫蛇咬伤[130]，目赤，吐血，衄血，胸膜炎，结石，外伤出血，草药中毒及薯中毒[133]，湿热黄疸，痈疮肿毒，跌打损伤，经闭，产后瘀血腹痛[237]。【彝药】斜维斯：全草治肝炎[14]。【壮药】撒诺[15]，byaeknok（碰喏）[117]，byaeknek（北挪）[23]：效用同侗药[15]；全草治能蚌（湿热黄疸），中暑，贫痧（感冒），阿意咪（痢疾），阿意囊（便秘），肉扭（淋病），陆裂（咳血），目赤，货烟妈（咽喉肿痛），呗农（痈疮肿毒）[117]，黄疸型肝炎，便秘[23]，痧气腹痛，暑泻，痢疾，湿热黄疸，疔痈肿毒，跌打损伤[293]。【台少药】Ranbudehu（Paiwan 族傀偏）：叶捣碎，服用其汁治腹痛[169]。

Centipeda minima（L.）A. Br. et Aschers. 鹅不食草（菊科）《药典》。【阿昌药】溏漫角萨：全草

治感冒鼻塞，急慢性鼻炎，过敏性鼻炎，慢性气管炎，风湿关节痛药[172]。【布依药】那巷热：全草治白内障[159]。【傣药】亚稀汉（德傣）[13]，牙西汗[14]：全草治感冒鼻塞，急慢性鼻炎，过敏性鼻炎，百日咳，慢性支气管炎，蛔虫病，风湿关节痛，牛皮癣[13]，跌打损伤[13,69]，鼻炎，感冒，高血压，扭伤[14]。【德昂药】刀艾芽喋：效用同阿昌药[172]。【侗药】球子草[15]，Nganh ngeec jeel（雁呃儿）[137]，骂安咯饥[135,136]：全草治隋蛮窜帕（胆道蛔虫），故喉久天（串串咳）[137]，感冒，痧气腹痛，过敏性鼻炎，百日咳，毒蛇咬伤[135,136]，小儿疳积[15][10]，骨折，鼻炎，鼻衄[15]。【仡佬药】pə³¹ ŋa⁵⁵ kua⁵⁵（北额刮，黔中方言），tsao³¹ poŋ⁵⁵ lie¹³（糟崩列，黔中北方言），mu³¹ tao⁵³ tɕiao³⁵（木刀记，黔西南多洛方言）：全草治疳积[162]。【哈尼药】Hhavqmi miqssaq（阿米迷然），球子草：全草治毒蛇咬伤，痈疮红肿，感冒，慢性鼻炎，过敏性鼻炎，牙痛，百日咳，疟疾，皮肤瘙痒，脚趾溃烂，急慢性结膜炎[143]。【景颇药】Qangm Azo mvan：效用同阿昌药[172]。【傈僳药】雅汉奶莫：全草治感冒，寒哮，喉痹，百日咳，小儿慢惊风，痧气腹痛，疟疾，目翳涩痒[166]。【黎药】赛天他[154]，雅千丹[153]，小拳头[212]：全草治蛇咬伤，跌打损伤[154][212]，疟疾[153]；全草研末，取少许入鼻中取嚏，治暴猝昏迷，急慢惊风；全草捣烂取汁滴入鼻腔，治过敏性鼻炎；全草加白酒炖热擦患处，治跌打损伤；全草酒蒸，捣烂取汁滴入耳道，治中耳炎[153]。【毛南药】na³³ tɕiao²⁴ nɛ^ma42（拉斗勒）：全草治感冒头痛[155]。【苗药】Reib jid nghad（锐鸡片）[95,96][275]，莴梗比[95,96]：全草治小儿疳积，鼻塞，跌打扭伤肿痛[95,96][275]，蛔虫病，小儿咳嗽[95,96]。【纳西药】地胡椒：全草治过敏性鼻炎，百日咳，不完全性蛔虫性肠梗阻，鼻塞不通，急慢性鼻炎，头痛，中风窍闭，结膜炎，扁桃体炎，肺炎，风湿性关节炎，疟疾，毒蛇咬伤[164]。【畲药】石胡荽[148]：全草治急慢性鼻炎，感冒头痛，毒蛇咬伤[147]，跌打损伤[147,148]，咳嗽，扭伤，角膜云翳[148]。【土家药】Ongv sir xir（翁死席）[124,126]，石胡荽[220]，小救驾[128]：全草治伤寒，咳嗽，白口疮[10,126]，小儿疳积[10,126][220]，百日咳，跌打损伤[124][220]，窍闭昏迷，鼻渊，痢疾，蛇虫咬伤，痈肿疮毒[124]，风寒咳嗽，疳积症，暴病神昏，鼻

塞目翳[128]。【佤药】石胡荽，地胡椒：全草治跌打损伤，感冒，百日咳，风湿关节痛，毒蛇咬伤[168]。【瑶药】野茼蒿[4]，消食草[133]：全草治感冒，鼻塞，疳积，疟疾，毒蛇咬伤[133][4]，急慢性惊风，黄疸，腹泻，疥癣，跌打损伤[133]。【彝药】高安消，碎米草：全草治麻疹，中暑昏厥，蛇咬伤，牛皮癣[104]。【壮药】Nyagajgoep（牙卡个）[180]，地茼蒿[15]，rumsaejgaeq[118]：全草治痧病（感冒）[118,180]，楞涩（鼻炎）[15,180]，邦印（痛症），埃病（咳嗽）[180]，小儿疳积，骨折，鼻衄[15]，咽痛，鼻渊，瘴病（疟疾），痢疾，风湿痹痛，跌打损伤，呗农（痈疮肿毒），疥癣[118]。

Centranthera cochinchinensis（Lour.）Merr. 胡麻草（玄参科）。【傣药】披虎怀（西傣）[13,14]，皮虎怀[9,63,74]：全草治咯血，咳血，吐血，跌打内伤瘀血，风湿性关节炎[9,63,74]，止痛[14]。

Centranthera grandiflora Benth. 大花胡麻草（玄参科）。【哈尼药】蒿布期尼尼然：根治妇女崩漏，产后流血过多，闭经，痛经，腹部痞块疼痛，跌打劳伤，风湿骨痛，腰痛，外伤出血，刀枪伤[143]。【苗药】夺卡李哈扎[13]，朵卡里哈杂[14]：根治小儿高热，尿血，不孕症，跌打损伤，产后流血，产后腹痛，月经不调，外伤出血[13,14]。

Centropus sinensis sinensis Steephens 褐翅鸦鹃指名亚种（杜鹃科）。【瑶药】noc giev（诺己），红毛鸡：全体治血虚头晕，月经不调，跌打损伤，风湿骨痛[130]。【壮药】Roeggut（茸昆）[180]，红毛鸡[15,180]：全体（去毛和内脏）治小孩病后体弱，小儿疳积[15]，妇女产后体虚，巧尹（头痛），麻抹（肢体发麻），嘻耐（乳汁少），发旺（痹病）[180]。

Centropus toulou bengalensis（Grnelin）[C. toulou（P. L. S. Muller）] 华南小鸦鹃（杜鹃科）。【壮药】效用同褐翅鸦鹃指名亚种 C. sinensis sinensis steephens[180]。

Cephaelis ipecacuantha（Brot.）A. Rich. 参见 Carapichea ipecacuanha。

Cephalanoplos segetum（Bunge）Kitam. 参见 Cirsium setosum。

Cephalanthera erecta（Thunb.）Bl. 银兰（兰科）。【土家药】小花青蜓兰：全草治高热不退，口干，小便不通[124]。

Cephalanthus tetrandrus（Roxb.）Ridsdale. et Bakh. f. [C. occidentalis L.] 风箱树（茜草科）。

【侗药】每妮马[43]，打刀烟[71]，Meix Yaop（梅跃）[12]：根治带下和少腹痛[43]；鲜树枝燃烧蒸汽凝聚于刀上的蒸馏液，治蛇咬伤[71]；树干治痈肿，疮疡，淋巴结肿大[12]。【黎药】菜根册他：根、叶及花序治骨折，跌打损伤《154》。【瑶药】uomh ziemx buerng（温减崩）《132》[6]，水浸木《132》：根、藤茎治肺热痰湿的狂症，肠炎腹泻，痢疾，胃痛，咽喉肿痛，风湿关节疼痛，牙痛，甲状腺肿，无名肿毒，湿疹《132》；根、藤茎治肺热痰湿狂症，肠炎，白带，痈疮[6]。

Cephalorrhynchus macrorrhizus（Royle）Tsuil [*Cicerbita macrorhiza*（Royle）Beauv.] 头嘴菊（菊科）《部藏标》。【藏药】ཙ་ཨ་ཁྲིས་ཨ་ཆོག（扎赤确）《2》，匝赤《24》，扎赤《6》：全草治黄疸型肝炎，胆囊炎，"脉"病《2,6,24》，胃炎《6,24》。

Cephalotaxus fortunei Hook. f. 三尖杉（三尖杉科）。【侗药】通变岁《6,15》，美盼登哑呕《135,138》，山榧树《136》：根、树皮、叶治风湿，跌打损伤《6,15》；茎枝及叶治腹泻不调，刀伤出血，淋巴肉瘤《136》；枝条、叶、根用于润肺，止咳，消积《135,138》。【苗药】Det jib vud（都脊掖，贵州黔东南）《91》，匪把揪《14》，血粑木《6,91》：枝叶治内脏出血，恶性淋巴瘤，白血病，肺癌，胃癌，食道癌，直肠癌《91》；嫩枝或全株治内脏出血，抗癌《6,14》。【纳西药】臭杉：种子治恶性淋巴瘤，白血病，肺癌，胃癌，食道癌，蛔虫病，钩虫病，食积《164》。【畲药】狗尾松《147》，桃松《147》，水竹柴《146》：根、茎、种子、叶治蛔虫病，钩虫病，瘰疬，癌症《10,147》，孕妇、幼童慎用《10》；枝叶治白血病《146》。【土家药】榧子，喜杉：枝、叶、根治钩虫病，食积；种子治肺热咳嗽，咽喉肿痛，食积腹痛，蛔虫病《124》。【瑶药】棵鹅《15》，丛兆亮《133》：根、树皮、叶治跌打损伤，风湿痛《15》；茎叶治癌症《133》；种子治肺燥咳嗽，食积，蛔虫病，钩虫病，恶性肿瘤《133》。

Cephalotaxus oliveri Mast. 篦子三尖杉（三尖杉科）。【侗药】效用同三尖杉 C. fortunei《135》。【瑶药】水杉树：效用同三尖杉 C. fortunei《133》。

Cephalotaxus sinensis（Rehd. et Wils.）Li 粗榧（三尖杉科）。【藏药】ཤིང་རྩེ་（松木生等）《25》，生等《32》：树干及枝条的木质部治麻风病《25》；种子治白血病，淋巴肉瘤，五痔，消食，咳嗽，白浊《32》。

Cerastium arvense L. 卷耳（石竹科）。【藏药】欧底《24》，欧斗《29》：全草治体虚乏力，食物中毒《24》，用于滋阴补阳《29》。

Cerastium caespitosum Gilib. [*Melandrium caespitosum*（Bur. et Franch.）F. N. Williams] 簇生卷耳（石竹科）。【土家药】毛鹅儿肠：全草治乳痈初起，疔痈肿痛《123》。【藏药】欧底：全草治体虚乏力，食物中毒《24》。

Cerastium fontanum subsp. vulgare（Hartman）Greuter et Burdet [*C. triviale*（Link.）Jalas] 簇生泉卷耳（石竹科）。【瑶药】毛竹莲：全草治感冒，乳痈初起，疔疽肿痛《133》。【藏药】欧底：全草治体虚乏力，食物中毒《24》。

Cerastium furcatum Cham. et Schlecht. 缘毛卷耳（石竹科）。【羌药】jinnjinnlio（筋筋留），俄布尼古：全草治感冒，乳痈初期，疔疮肿毒《167》。

***Cerasus cerasoides*（Buch. – Ham. ex D. Don）S. Y. Sokolov.** 参见 Prunus cerasoides。

***Cerasus humilis*（Bunge）Sokoloff.** 参见 Prunus humilis。

Cerasus japonica（Thunb.）Loisel. [*Prunus japonica* Thunb.] 郁李（蔷薇科）《药典》。【朝药】산앵두나무（sān aieng dū nǎ mù，三哎韓嘟那木）：种子效用同欧李 P. humilis《86》。

Cerasus japonica var. nakaii（Lévl.）Yu et Li [*Prunus nakaii* Lévl.] 长梗郁李（蔷薇科）。【朝药】이스라치나무（yī sī rà qi nā mù，邑司垃弃那木）《9,90》，이스라지（yì sī lā jǐ，邑司啦儿）《87,88》：种子治小便不利，四肢浮肿《9,90》；嫩枝芽治癣特效《87,88》；果仁治便秘，身体浮肿，尿频《87,88》；根治前列腺炎，各种结石，牙痛，牙龈肿痛《87,88》；花蕾治高烧，胁痛，连续咳嗽《87,88》。

Cerasus maximowiczii（Rupr.）Kom. [*Prunus maximowiczii* Rupr.] 黑樱桃（蔷薇科）。【朝药】산개벗지나무：果实治咽喉炎《9,90》。

Cerasus pseudocerasus（Lindl.）G. Don 樱桃（蔷薇科）。【侗药】美樱导：根治瘫痪，风湿腰腿疼痛，冻疮《135》。【彝药】撒苏锡：树皮、果核治风疹，麻疹，流鼻血，月经不调，崩漏，脾胃虚，饮食不调，泄泻，乏力《101》。

Cerasus serrula（Franch.）T. T. Yu et C. L. Li. [*Prunus serrula* Franch. var. *tibetica*（Batalin）Koehne] 细齿樱桃（蔷薇科）。【藏药】日介赛玛

C

琼：果核治透托斑疹[24]。

Cerasus serrulata (Lindl.) G. Don ex London 山樱花(蔷薇科)。【侗药】美樱导近：根治泻痢，遗精[135]。

Ceratanthus calcaratus (Hemsl.) G. Taylor 角花(唇形科)。【哈尼药】给那雌：全株治原因不明的肝脾肿大、疥癣、皮肤瘙痒[13,145]。

Ceratoides latens (J. F. Gmel.) Reveal et Holmgren 驼绒藜(藜科)。【藏药】起相：果实治肺病，不消化症[23]。

Ceratophyllum demersum L. 金鱼藻(金鱼藻科)。【土家药】水茵陈、鱼草：全草治吐血[123]。

Ceratostigma griffithii Clarke 毛蓝雪花(白花丹科)。【藏药】全草治肺病，月经不调[27]。

Ceratostigma minus Stapf ex Prain 小蓝雪花(白花丹科)。【白药】晒拿河[13]、筛纳荷[14]：根治风湿麻木，跌打损伤，腮腺炎[13,14]，脉管炎[13]，风湿性关节炎，慢性腰腿痛，月经不调[14]。【彝药】静诺齐[101,104]、紫金标[104]：根治堕胎，产后腹痛瘀血，产后流血不止，风湿疼痛[104]，跌打损伤[101,104]，风湿麻木，脉管炎，月经不调，头晕，头痛，腮腺炎[101]。【藏药】བེད་ཇུ་ར་མ།(兴居如玛)[21]、ད་ལ་བུ་ཇི།(恰泡子子)[25]、兴觉日玛[32]：根治风湿麻木，跌打损伤，腮腺炎[13,32]，脉管炎[13]，风湿性关节炎，咽喉炎疼痛，淋病，高血压，痨病[32]；全株治鼻衄[21,25]，风湿病，跌打劳伤，腮腺炎，骨折[14]，月经过多[21]。

Ceratostigma ulicinum Prain 刺鳞蓝雪花(白花丹科)。【藏药】兴角柔玛：地上部分治子宫出血，高血压；外用止血[29]。

Ceratostigma willmottianum Stapf 岷江蓝雪花(白花丹科)。【彝药】果衣此[105]：全株治外伤所致病患，肺脓肿，肺出血[14]；根治妇女产后诸疾(产后腹痛瘀血，产后流血不止)及堕胎，跌打损伤，风湿疼痛[10,105]。

Ceratotherium simum (Burchell) 参见 Rhinoceros simus.

Cercis chinensis Bunge 紫荆(豆科)。【侗药】Nugs zix jenh(奴紫金)，Wap zix jenh(华紫金)：花及树皮治乍形没正(月经不调)，吓谬吕·给盘(便血)[137]。【苗药】嘎丽欧：花及树皮治月经不调，脚癣[96]。【土家药】罗钱树：皮治经闭腹痛，

疮疖痈肿，咽喉痛，牙痛，风湿性关节炎，跌打损伤，狂犬、蛇虫咬伤[124]。

Cervus albirostris Przewalski 白唇鹿(鹿科)。【羌药】nyijjoshuogea(里角说格)，日多：鹿角、鹿胎、鹿粪、鹿髓治肾虚腰痛，瘀血作痛，腰脊筋骨疼痛，骨折[167]。【彝药】此莫[102]：鹿胆治尾椎骨痛；鹿茸治体弱乏力，久病虚羸，耳鸣，眼花，遗精，阳痿，无力，腰膝酸软；鹿角治刀枪伤，创口流血；鹿心血治心疾[107]，效用同水鹿 C. unicolor[102]。【藏药】夏为喔热[23]，夏哇曲呷[30]：雄鹿未骨化而密生茸毛的幼角治元气不足，畏寒乏力，腰痛，阳痿，妇女崩漏，眩晕，小儿发育不良[23,34]，毒热病，黄水病，元气不足，畏寒乏力，贫血痿弱，遗尿[34]，四肢痠软[23]，阳痿滑精，宫冷不孕，神疲畏寒，腰脊冷痛，筋骨痿软，崩漏带下，阴疽不敛，耳聋耳鸣，羸瘦[30]；效用同幼角[30]；鹿角(炒研或煅炭)治肾型水肿效佳，乳腺炎[34]；血治妇女月经过多，贫血，肠内寄生虫[34]；胎能治妇女杂症[34]；骨髓治关节积"黄水"和皮肤病[34]；油脂治皮肤病，虫病，中毒症[34]。

Cervus elaphus Linnaeus 马鹿(鹿科)《药典》。【达斡尔药】bawoi jurwu qow：鹿茸用于精气不足，咳喘，肢体痠软；鹿鞭治早泄，滑精，阳痿；鹿肉用于身体奇寒，极度虚弱[10]；鹿心血治风心病，心动过速[10][64]。【鄂伦春药】鹿茸治咳嗽，喘息，虚弱[11]；鹿胎治妇女病；鹿心血用于补血，补气，治咳嗽，心脏衰弱[11]；鹿肝肾生吃用于明目，强壮身体[11]；鹿鞭用于壮阳[11]，治产妇乳汁不足；踏拉黑(鹿胎)治月经不调[20]。【蒙药】ᠪᠣᠭᠡᠨ ᠡᠪᠡᠷ(Bogen eber, 宝根－额布日)[44]，ᠴᠣᠭᠡᠰᠡᠨ ᠡᠪᠡᠷ(Chuosen eber, 绰森－额布日)[41]，楚松－额布尔[56]：鹿角(明煅用)治肺脓肿，咯血痰，胸伤，水肿，浮肿，胸肋刺痛，疮疡[44]；鹿茸毛(幼角密生的茸毛)治肺脓肿，瘀血，遗精，滑精，阳痿，月经不调，创伤，伤筋折骨，体虚精衰[41]；鹿茸(未骨化带茸毛的幼角)治肺脓疡，遗精，腰痛，阳痿，月经不调，伤筋骨，胸部受伤[56]。【羌药】Wuriduo(吾日多)，里角说格：鹿角、鹿胎、鹿粪、鹿髓治肾虚腰痛，瘀血作痛，腰脊筋骨疼痛，骨折[167]。【塔塔尔药】鹿茸用于益血填精，强身健脑，防治各种身体虚弱症。【土药】鹿

脑髓：脑髓外涂患处治风湿性关节炎[10]。【维药】يۇمران بۇغا مۇڭگۇزى (Yumran bugha mungguzi, 友米让布哈蒙固孜)，قاتتىق بۇغا مۇڭگۇزى (Qattiq bugha mungguzi, 卡提克布哈蒙固孜)：幼角治肾寒阳痿，性欲低下，早泄遗精，哮喘咳嗽，胃虚纳差，消化不良，肠痈，肠梗阻，水肿，筋骨松弛，宫寒不孕，经水不下，乳汁不来，寒性牙痛，两胁冷痛，白癜风，皮肤瘙痒[75,79]；角治创伤，炎肿，咳血，牙龈脓疮，牙齿松动[75,79]；鹿鞭治肾虚阳痿，精神不振，腰膝酸软，虚劳损伤[79]，阳痿滑精，宫冷不孕，羸瘦，神疲，畏寒，眩晕耳鸣耳聋，腰脊冷痛，筋骨痿软，崩漏带下，阴疽不敛[77]；鹿筋治落枕，挫伤[22]。【彝药】漆起呆[101,104]：心腔血液治心慌气喘，惊悸失眠，肺痨咯血，崩漏带浊[109]；幼角治血虚头晕，久病体弱，年老体弱[104]，效用同梅花鹿 C. nippon[101]。【裕固药】色多做什给(鹿肺)，色多港(鹿泪)，色多胎(鹿胎)：鹿肺治老年性气管炎，胞衣不下，风火牙痛，角膜炎；鹿泪点眼治角膜炎，风火牙痛；鹿胎治不孕症；鹿肚研细，冲服治胃痛；鹿肉外敷治面神经麻痹[10]。【藏药】ཤ་བ (夏哇)[21,27,29]，夏白察拉[20]：雄性未骨化密生茸的幼角治眩晕，阳痿，元气不足，畏寒乏力，四肢痿软，腰痛，妇女崩漏，小儿发育不良[23,24,29]，耳聋[20,24,29]，精亏血虚，滑精，腰膝疼痛，妇女虚寒崩漏带下[20]，毒热病，黄水病[23]；鹿茸治肺部和胸腔内出脓血和水肿，臌痛疾病；鹿血治月经过多，贫血；鹿脂防治虫病[21,22]；雄性未骨化密生茸的幼角及全体治阳痿滑精，宫冷不孕，神疲畏寒，腰脊冷痛，筋骨痿软，崩漏带下，阴疽不敛，耳聋耳鸣，眩晕，羸瘦等[27,30]；骨化的角治乳腺炎，水肿[23,25,29]，"培根"病，项瘿，止痛[22,24]，乳痈，阴疽，瘀血作痛，虚劳内伤，腰脊痛，腹部水肿[20]，肺部和胸腔内出脓血和水肿，臌痛疾病[21]；角灰治黄水病[24]，干腹水[22]，水肿病[23]；肉治邪病(精神病)[23,24,29]，"赤巴"病，"龙"病[24]；血治虫病[23,24,25,29]；油脂治虫病[21,25,29]，毒病[22,23,29]；油脂外敷治寄生虫引起的皮肤病[23,25,29]，关节积黄水[25]；油脂熏治寄生虫引起的鼻痒，眼痛，牙痛，头痛[23,24,29]；脑治泻痢[23,24,25]；骨髓外用治关节积黄水，寄生虫引起的皮肤病[22,23]；内服添精益髓；鹿鞭治泌尿系

统疾病[23,24]，肾亏腰痛，腰曲，阳痿，小便不利或失禁，经久不愈的一切肾脏疾病[23]；鹿肠治胃糜，利虫病[22,23]；肾脏治泌尿系统疾病[23,25,29]；胎连同胎衣治妇女病及其引起的杂症[23,24]；毛燎焦外敷治诸疮[22,23,24]；毛燎焦内服治疡疮疮脓水浸淫[23]，干疮水[24]；胶糊外敷能除去培根引起的翳障，死肉硬茧[22]；胶糊内服能固肠黏膜，止久泻，贴敷防疮伤腐烂，保护脉络，可起挤干瘀血水的作用[22]；茸、干角、肾脏、油脂、兽胎、毛、茸治元气不足，畏寒乏力，小儿发育不良，耳聋，遗尿，阳痿，眩晕，妇女崩漏[25]；鹿角治"培根"病，项瘿，疼痛；鹿睾丸治泌尿系统疾病[22]。

Cervus elaphus macneilli (Lydekker) [*C. macneilli* Lydekker] 川西马鹿(鹿科)。【彝药】白臀鹿，此莫：鹿胆治尾椎骨痛[107]；鹿茸治体弱乏力，久病虚羸，耳鸣，眼花，遗精，阳痿，无力，腰膝酸软[107]；鹿角治刀枪伤，创口流血[107]；鹿心血治心疾[107]。【藏药】鹿角(炒研或煅炭)治肾型水肿效佳，乳腺炎[34]；鹿茸治元气不足，贫血痿弱，畏寒乏力，小儿发育不良，遗尿，腰痛，阳痿，眩晕，崩漏[34]；血治妇女月经过多，贫血，肠内寄生虫[34]；睾丸与鹿鞭能壮阳[34]；胎能治妇女杂症[34]；骨髓治关节积"黄水"和皮肤病[34]；油脂治皮肤病，虫病，中毒症[34]。

Cervus elaphus sibiricus Severtzov 西伯利亚马鹿(鹿科)。【哈萨克药】بۇغىنىڭ قۇر مۇيىزى，鹿角：雄鹿的骨化角治腰脊疼痛，虚劳内伤，四肢乏力，乳腺炎，产妇乳汁不下[142]。

Cervus nippon Temminck 梅花鹿(鹿科)《药典》。【阿昌药】鹿茸治肾虚精血不足，面神经衰弱[172]。【朝药】사슴(sā shīm, 仨司母)：已骨化的老角或锯茸后翌年春季自行脱落的角基治遗精，肾盂肾炎，膀胱炎[9,89]；鹿茸治阳痿滑精，虚寒血崩，血虚眩晕，腰膝痿软，畏寒无力[83]，肾阳虚，气虚[84]，恶疮，痈肿，逐邪恶气並瘀血在阴中，除小腹血急痛，腰脊痛，折伤恶血，益气力[86]；鹿角胶治妇人血闭，无子，止痛，安胎，吐血，下血，崩中不止，四肢酸疼，多汗淋露，跌打损伤，久服轻身，延年[86]；骨能安胎，下气，杀鬼精物，久服耐老[86]；髓治丈夫、女子伤中，绝脉，筋急痛，咳逆[86]；肾补肾气，肉补中，强五脏，益气力，疗口避[86]；鹿胎治身体虚

C

弱，久病血虚证，结核，妇女体虚，月经不调，不孕症，子宫出血[82]；生殖器、筋、尾、肉、骨、骨髓、血等做补药用[82]。【达斡尔药】bawoi jurwu qow：心脏血治心悸，心跳[64]。【德昂药】农朵：效用同阿昌药[172]。【鄂伦春药】苦马哈乌鲁（鹿眼眵）治小儿惊风[20]；鹿鞭治产妇乳汁不足[20]。【鄂温克药】鹿：鹿心治心脏病；鹿心血治心脏病和神经衰弱；鹿眼屎治癫痫病；鹿鞭治肾虚，腰膝酸软，性功能障碍；鹿胎治妇科病，不孕症和习惯性流产；鹿茸治气血不足，全身乏力，神经衰弱，产后缺乳，腰腿疼痛；鹿筋治抽筋[277]。【赫哲药】鹿心血治心脏病；鹿鞭用于补气壮阳，妇女产期煮鹿鞭汤饮可催乳；鹿胎膏（取出鹿胎后，将长毛的皮扒掉，骨敲碎煎熬前用一斤左右的红糖，熬后装入容器中，然后割成块，保持鹿胎不硬，色不变。）主治妇女病，补血；鹿的眦眯糊（老鹿眼角下积物，割下晒干后呈金黄色，象松树油子），主治小孩发疹子，出水痘煮后饮之，疹痘发得快[118]。【景颇药】Cat jui nu：效用同阿昌药[172]。【蒙药】ᠴᠣᠰᠤᠨ ᠡᠪᠡᠷ（Chuosen eber，绰森 – 额布日）：楚松 – 额布尔[56]：鹿茸毛（未骨化密生的茸毛）效用同马鹿茸 C. elaphus[41]，鹿茸（未骨化而带茸毛的幼角）效用同马鹿[56]。【纳西药】尚未骨化的幼角治精血耗竭，面色发黑，耳聋目晕，口干多渴，腰痛脚弱，小便白浊，上燥下寒，不受峻补，精血俱虚，营卫耗损，潮热自汗，怔忡惊悸，肢体倦乏，一切虚弱之症，阳事不举，面色不明，小便频数，饮食不思，眩晕之甚，抬头则屋转，眼常黑花，常见有物飞动，或视物位二，下痢危困[164]。【羌药】Langpariduo（郎帕日多），里角说格：鹿角、鹿胎、鹿粪、鹿髓治肾虚腰痛，瘀血作痛，腰脊筋骨疼痛，骨折[167]。【维药】يۇمران بۇغا مۇڭگۇزى（Yumran bugha mungguzi，友米让布哈蒙固孜）：效用同马鹿 C. elaphus[75,77,79]。【彝药】漆起呆[101,104]，鹿茸[104]：幼角治血虚头晕，久病体弱，年老体弱[101,104]。【裕固药】效用同马鹿 C. elaphus[10]。【藏药】夏哇[22,30]，夏白察拉[20]，夏为喔热[23]：效用同马鹿 C. elaphus[22,23,30]。

Cervus unicolor Kerr 水鹿（鹿科）。【傣药】保光[62]：角治体弱无力，贫血头晕[66]，身体虚弱，老弱多病；鹿筋治风湿性关节炎[31]；幼角治气血虚，乏力，头昏目眩，不孕症，月经失调，

崩漏，带下量多，腰膝冷痛，周身乏力，性欲冷淡，阳痿，遗精，早泄[62]。【基诺药】且[163]：鹿茸治肾虚，尿多，面色痿黄，精神不好，头晕眼花，耳鸣，耳聋，腰腿痛，女子白带多，生疮；鹿角治肾虚，腰脊酸痛，乳房胀痛，乳汁不通，疮疡肿痛，肿毒；鹿角胶治精血不定，神经衰弱，遗精，崩漏，阴疽疮疡；鹿角霜治肾虚腰痛，乳腺炎；鹿肾治阳痿，遗精，滑精，乳汁不通；鹿筋治手足无力，风湿关节炎；鹿胎、鹿胎胶治身弱无力，腰腿酸痛，胎儿不稳；鹿心血治心慌，心跳，心痛，心神不安；鹿血治贫血，神经衰弱[163]。【傈僳药】称扒：幼角治阳痿，遗精，虚劳消瘦，腰膝酸疼，筋骨痿软，小儿发育不良，崩漏，带下，慢性溃疡经久不敛[166]。【怒药】巧[165]：鹿茸治阳痿，遗精，虚劳消瘦，腰膝酸疼，筋骨疲软，小儿发育不良，崩漏，带下，慢性溃疡经久不敛；鹿筋治小儿麻痹后遗症[165]。【佤药】黑鹿[168]：鹿茸、鹿尾治身体虚弱，中气不足，贫血，眼花头眩；鹿胶治气血两亏，久病虚弱；鹿筋治年老筋骨疼痛，四肢麻木；鹿胎胶治胎儿不稳，先兆流产；鹿心血治先天、后天风湿性心脏病；鹿鞭治见花败（阳痿）[168]。【彝药】鹿胆治尾椎骨痛；鹿茸治体弱乏力，久病虚赢，可治耳鸣，眼花，遗精，阳痿，无力，腰膝酸软；鹿角治刀枪伤，创口流血；鹿心血治心疾[107]。

Cetraria islandica (L.) Ach. 冰岛衣（梅衣科）。【藏药】全草治肺热，肝热，脉热，邪热[27]。

Chaenomeles cathayensis (Hemsl.) Schneid. [**C. lagenaria** (Loisel.) **Koidz var. wirsoni Rehd.**] 毛叶木瓜（蔷薇科）。【傈僳药】石补，木瓜海棠：果实治吐泻转筋，湿痹，脚气，水肿，痢疾[166]。【怒药】四季，木瓜海棠：果实治麻疹，风湿[165]。【藏药】 བསེ་ཡབ（赛亚）[21,24,29]：果实治消化不良，胃溃疡[21,24,29]，培根之热病，耳病[23]，“培根”偏盛引起的胃病，陈旧性胆病，水剂滴耳对耳病有特效[21]。

Chaenomeles sinensis (Thouin) Kochne [**Cydonia sinensis Thouin**] 木瓜（蔷薇科）。【傣药】宋麻瓦[9,71]，床麻瓦（西傣）[9,14,65,72]：果实治头晕，失眠[9,62,71,72]，头痛[9,71]，风寒湿痹证，肢体关节酸痛，屈伸不利[62]，头重[9,14,65,72]。【侗药】美木瓜：果实用于脚转筋，脚气，水肿，痢疾，抗炎，

抗风湿[135,138]。【蒙药】ᠭᠠᠳᠢᠷᠠ（Gadira，嘎迪拉）：果实治肠刺痛，热泻[41]。【苗药】木瓜：果实舒筋活络，安胎和胃化湿[211]。【畲药】木瓜：果实治腓肠肌痉挛，腰腿痛，腹泻[148]。【土家药】mu puf lix（母布利）：果实治关节痛，四肢麻木，腹胀腹泻，食欲不振[10,126]；效用同贴梗海棠 C. speciosa[123]。【藏药】赛亚：效用同贴梗海棠 C. speciosa[22]。

Chaenomeles speciosa（Sweet）Nakai ［*C. lagenaria*（Loisel）Koidz.］ 贴梗海棠（蔷薇科）《药典》。【朝药】木瓜：果实治太阳人表里证，呕逆[10]。【傣药】吗果面（西傣），嘛嗷（德傣）：果实治腰腿酸痛，麻木风湿疼痛，吐泻腹痛[13]，全身疼痛[69]。【侗药】国美，Gueel meix：果实治脚转筋，宾夷偻蛮（黄疸），隋蛮审（胆道蛔虫）[137]。【仡佬药】tai55 pa33（歹八，黔中方言），x353 koŋ55 mu55 tai55（海公母歹，黔中北方言），ta35 woŋ53（大翁，黔西南阿欧方言）：根及果实治口腔溃疡[162]。【景颇药】不嗷实：效用同傣药[13]。【傈僳药】质四者：根治损伤或劳伤筋骨痛[166]。【蒙药】ᠭᠠᠳᠢᠷᠠ（Gadira，嘎迪拉）[41]：嘎迪拉-吉木斯，毕勒瓦[45,46,47]，果实治腓肠肌痉挛，吐泻腹痛，风湿性关节痛，腰膝酸痛，关节不利，筋挛足挛，霍乱转筋[47]；果实效用同木瓜 C. sinensis[41]。【苗药】Zend fab hxub（正发秋，贵州黔东南），Bid dob xob（比到笑，贵州松桃）[91,92,95]，酸果菜[95,97,98]：果实治脚转筋，腰膝酸痛，脚气肿痛[95,97,98]，风湿性关节疼痛，下肢酸麻无力[92,95]，吐泻转筋，风湿痹痛，脚气水肿，腰膝关节酸重疼痛，痢疾[91]。【纳西药】果实治风湿性关节炎，风湿麻木，吐泻转筋，止吐，泻不止，痢赤白，一切脚气，腿膝疼痛，湿脚气，上攻心胸，雍闷痰逆，脚气湿热，脐下绞痛，胸腹胀满，积年气块，脐腹疼痛[164]。【土家药】mu¹ pu¹li²（母利布），木瓜：近成熟果实治腰膝酸痛，脚气肿痛，呕吐腹泻，腓肠肌痉挛[123]，扁痢，霍乱转筋[125]，隔食症，水泻症，黄疸症，小腿抽筋[128]。【彝药】酸木瓜[109]，色笔[101,104]，木瓜[104]：果实治头旋[109]，风湿筋骨痛[101,104]，腰腿酸胀不适，足肿，痢疾[104]，吐泻转筋，脚气，腰膝疼痛，胸腹胀满，荨麻疹[101]。【藏药】 བསེ་ཡབ།（赛亚）[21,22]，塞额耶[27]：果实治腓肠肌痉挛，吐泻腹痛，风湿性关节痛，腰膝酸痛，关节不利，筋挛足挛，霍乱转筋[23]，消化不良，胃溃疡[22,24]，

吐泻转筋，湿痹拘挛，脚气水肿，腰膝酸重疼痛，胃纳呆滞[36]，培根热性病，木布病疼痛，耳病[27]，培根病，胃脘胀满，肺气不利，咳嗽痰喘，关节疼痛，筋络拘挛[22]。

Chaenomeles thibetica Yü 西藏木瓜（蔷薇科）。【藏药】བསེ་ཡབ།（赛亚）[21]：果实治培根之热病，耳病[23]，"培根"偏盛引起的胃病，各种溃疡病，陈旧性胆病，消化不良，水剂滴耳对耳病有特效[21]。

Chalcanthitum 胆矾（硫酸盐类胆矾族矿物，主含 $CuSO_4 \cdot 5H_2O$）。【傣药】亨修：矿物治蚂蝗入鼻，疗疮癣毒，牙痛[62-64]。【蒙药】ᠬᠥᠬᠡ ᠪᠠᠪᠠᠩ（Huh baibang，呼和-白邦）[41]，毕格板[56]：矿石（文火加热至出白沫时取出，放凉用）治"奇哈"，痞症，云翳，"巴木"病，结喉，脓疮，痘疹，梅毒[41]；矿石治口舌生疮，目赤肿翳，食物中毒，雍塞咽喉，舌肿，痔疮[56]。【维药】كۆكتاش（Koktash，库克塔西）：矿物治湿疹，恶疮，疮疡，脓泡疮，伤口不愈，皮肤病，口腔炎，眼睑炎，五官疾病[75,77]。【藏药】བིག་བསེ།（劈半）[21,25,34]，未拌[27]，拜办[11]：原矿物治翳障[21,25]，癣病，风疹，眼病，痞瘤，疔疮[25]，口疮[21,31]，风痰拥塞，喉痹，癫痫，食物中毒[31]，痈肿，瘤子，眼中胬肉[24,34][11]，疔痈，痞瘤病，眼疾，云翳，疮热症，口病，口烂，疱疹[23,27]，用于催吐[23]；外用治风眼赤烂，痔疮，肿毒，杀虫[31]。

Chalcedony 玉髓（为隐晶或微晶质的二氧化硅，常见者为灰色、灰白色或黑色）。【藏药】མཚོང་།（穹）：原矿物治癫痫病，眼病[25]。

Chalcedony 绿玉髓（为玉髓颜色偏绿色者）。【藏药】未奈：能接骨，切肉核，愈疮[27]。

Chalcocitum 辉铜矿（为含硫铜矿石，主含 Cu_2S）。【藏药】治眼病，视物不明[34]。

Chalcopyritum 黄铜矿（主含 $CuFeS_2$）。【藏药】赛多：治脉络疾病，中毒症，黄水病，能外引黄水[27]。

Chalk 白垩（主含碳酸钙）。【朝药】백악（bāik ùk，掰克啊克）：治女子寒热，癥瘕，月闭，积聚，阴肿痛，漏下，无子，泄痢[86]。【藏药】白涂，白善土：治反胃，泻痢，吐血，衄血，痔疮下血，眼眩赤烂，臁疮[31]。

***Chamaenerion angustifolium*（L.）Scop.** 参见

Chamerion angustifolium。

Chamaenerion conspersum (Hausskn.) Holub
参见 Chamerion conspersum。

Chamaenerion latifolium (**L.**) **Scop.** 参见 Cha-
merion latifolium。

Chamaerhodos erecta (L.) **Bge.** 地蔷薇 (蔷薇
科)。【朝药】숨낭아쵸: 全草治风湿性关节炎[9,90]。

Chamaesium paradoxum Wolff 矮泽芹 (伞形
科)。【藏药】拉拉卜: 果实治胃寒病, 虫病[22]。

Chamaesium spatuliferum (W. W. Sm.) Nor-
man 大苞矮泽芹 (伞形科)。【藏药】效用同蕨叶藁
本 Ligusticum pteridophyllum; 根茎治内腔疗疮, 痞
块; 外用消四肢肿胀[22]。

Chamaesium thalictrifolium Wolff 松潘矮泽芹
(伞形科)。【藏药】拉拉卜: 效用同矮泽芹 C. para-
doxum[22]。

Chamaesyce thymifolia (L.) Millsp. 参见 Eu-
phorbia thymifolia。

Chamerion angustifolium (L.) Holub [*Cha-
maenerion angustifolium* (L.) Scop.] 柳兰 (柳叶菜
科)。【鄂伦春药】挨母出哈, 遍山红, 红起子:
根茎治月经不调, 乳汁不下, 肠燥便秘, 骨折,
关节扭伤; 叶治乳汁不下, 气虚浮肿, 肠滑泄水,
食积脂满, 阴囊肿大; 种子冠毛外用敷刀伤处,
用于止血[161]。【哈萨克药】پیانشوپ: 全草治气虚
浮肿, 肠滑泄水, 食积胀满[140]。【傈僳药】不里
兰: 全草治月经不调, 骨折, 关节扭伤[166]。【土
家药】红筷子: 全草治月经不调, 关节扭伤, 骨
折, 气虚浮肿, 久泻, 食积胀满, 阴囊肿大, 腰
痛[123]。【藏药】贡布甲班区孜[22,24], 豆娘玛尔
宝[32], 然莫夏[40]: 全草治风寒湿热, 疮疹毒, 皮
肤瘙痒[24], 骨折, 关节扭伤, 月经不调, 肾囊肿
大, 水肿, 食积胀满[36], 气虚浮肿, 肠鸣泄泻,
食积脘满, 阴囊水肿[40]; 果实治各种赤巴邪热,
胆囊邪热, 热泻, 小肠虫病[27]; 根茎或全草治月
经不调, 赤巴病, 肝胆病, 胃肠热病, 腹泻, 肠
虫病, 骨折, 关节扭伤[32]。

Chamerion conspersum (Hausskn.) Holub
[*Chamaenerion conspersum* (Hausskn.) Holub] 网
脉柳兰 (柳叶菜科)。【藏药】贡布甲班区孜: 全草
治风寒湿热, 疮疖疹毒, 皮肤瘙痒[22]。

Chamerion latifolium (L.) Holub [*Chamaene-*

rion latifolium (L.) Scop.] 宽叶柳兰 (柳叶菜科)。
【哈萨克药】根茎或全草治气虚浮肿, 肠滑泄水,
食积胀满及肾囊肿大[141]。【藏药】效用同网脉柳
兰 C. conspersum[22]。

Changium smyrnioides Wolff 明党参 (伞形
科)《药典》。【阿昌药】买牙独: 效用同德昂
药[172]。【德昂药】刀格绕决: 根治肺燥咳嗽, 胃
虚呕吐, 食欲不振[172]。【景颇药】Gvoqz - vai ban-
ja: 效用同德昂药[172]。

Changnienia amoena Chien 独花兰 (兰科)。
【土家药】老汉背娃娃, 山慈姑: 全草治咳嗽, 痰
中带血, 热疖疗疮[123]。

Charonia tritonis Linnaeus 法螺 (嵌线螺科)。
【蒙药】ᠯᠠᠮᠳᠣᠩ ᠤᠩᠷᠤᠭ (Lam dong, 喇嘛 - 东), ᠯᠠᠪᠢ (La-
bie, 喇别): 螺壳 (明煅用) 治 "协日沃素" 疮,
腺肿流脓, 鼠疮, 骨伤, 云翳, 白斑[45,46]。【藏
药】ᠳᠤᠩ (敦)[22,25,27]: 效用同海螺 Rapana be-
zoar[22]; 贝壳, 肉及厣治内外脓症, 诸毒病, 眼
病, 或病停腹中吐不出泻不下[22]; 肉治眼病[25];
壳干脓[25]。

Charybdis japonica (A. Milne - Edwards) 日
本蟳 (梭子蟹科)。【藏药】德森: 全体治鱼肌转
筋, 小便不利, 肾脏病, 瘟疫[23]。

Chassalia curviflora Thwaites 弯管花 (茜草
科)。【傣药】绞哈蒿 (西傣)[13], 叫哈蒿 (西
傣)[9,62,64,71], 牙给哈蒿 (西傣)[62-64]: 根治产后体
虚, 发热, 不思饮食, 骨折[9,13,71]; 产后乳汁不
下, 缺乳, 产后气血虚, 产后诸疾[62-64]; 根、叶
治体虚, 发热[14]; 鲜叶用于接骨[14]; 根、茎治产
后气虚血少, 发热头痛, 不思饮食, 月经不调,
小便热涩疼痛, 跌打损伤, 骨折[60]。

Chaydaia rubrinervis (Lévl.) C. Y. Wu ex Y.
L. Chen [*C. crenulata* (Hu) Hand. - Mazz.] 苞叶
木 (鼠李科)。【瑶药】足嘎: 茎治风湿病; 叶治骨
折, 跌打损伤[15]。

Cheilanthes chusana (Hook.) Chen 参见 Chei-
losoria chusana。

Cheilanthes farinosa (Forsk.) Kaulf. [*Aleuri-
topteris farinosa* (Forsk.) Fée] 深山粉背蕨 (中国
蕨科)。【藏药】增毛热惹: 全草治食物中毒, 乌
头中毒, 感冒发烧, 肾病, 热性泻痢, 疮疖肿
毒[22]。

Cheilosoria chusana (Hook.) Ching et Shing [*Cheilanthes chusana*(Hook.) Chen] 毛轴碎米蕨 (中国蕨科)。【白药】瓜拉咪：根治气管炎，肺气肿，慢性哮喘[14]。【瑶药】龙草，小叶龙芪草：全草治便血[15]。

Cheiranthus roseus Maxim. 参见 Erysimum roseum。

Cheiranthus younghusbandii Prain 拉萨桂竹香(十字花科)。【藏药】苏罗苏扎：全草治肺炎，肺脓肿，气管炎，感冒[29]。

Chelidonium majus L. 白屈菜 (罂粟科)《药典》。【朝药】백굴채，爿蚕：全草治胃溃疡，慢性胃炎所引起的胃痛[83]，十二指肠溃疡[9,83,90]，腹水，稻田皮炎[9,90]。【鄂伦春药】阿林呀姆粘则亚，土黄连：全草治胃脘疼痛，胃炎，胃溃疡，胃痛，肠炎，痢疾，百日咳，支气管哮喘，咳喘，黄疸，水肿，疥癣疮肿，顽癣[161]。【鄂温克药】白屈菜：地上部分治食道炎，胃炎[73]；全草治消化不良[235]。【哈萨克药】اڧنال：全草治胃溃疡，肠胃炎，黄疸，慢性气管炎，百日咳，痈肿；外用治毒虫咬伤[140]。【蒙药】素图洪嫩[7]，ᠰᠦᠳᠦᠷᠭᠡᠨ (Shudergen, 梳德日根)[44]：根及全草用于瘟疫，泻痢腹痛，血热性高烧，阵发性刺痛，慢性气管炎，百日咳，急慢性胃炎，胃溃疡，肝腹水；外用治疥癣，疔肿，虫咬，稻田皮炎[7]；全草治黏疫热，金伤，热性眼病[44]。【苗药】山黄连：全草治胃肠疼痛，黄疸，水肿[98]。【土家药】地黄连，岩黄连：全草治黄疸型肝炎，稻田皮炎，腹痛腹泻[129]，胃肠疼痛，黄疸，水肿，疥癣疮肿，蛇虫咬伤[123]。

Chelonia mydas Linnaeus 海龟(海龟科)。【藏药】柔外勒娘：效用同乌龟 Chinemys reevesii[22]。

Chelonopsis albiflora Pas et Hoffm. ex Limpr. 白花玲子香(唇形科)。【藏药】ཤིང་ཐིག་ལེ་དཀར་པོ། (兴日里嘎博)[22]，兴托里嘎保[25]：效用同夏至草 Lagopsis supine；花治沙眼，结膜炎，遗尿症[22]；花或叶治翳障沙眼，结膜炎及遗尿症[25]。

Chelonopsis odontochila Diels var. smithii (Kudo) C. Y. Wu. 钝齿铃子香(唇形科)。【傈僳药】给哩莫：根、全草用于疏风散寒，通经络[166]。

Chelonopsis souliei (Bonati) Merr. 轮叶铃子香(唇形科)。【藏药】兴地嘎保[29]，兴替嘎博[24]：

花、叶治角膜炎[29]；花治眼疾，角膜炎[24]。

Chenopodium acuminatum Willd. 尖头叶藜(藜科)。【藏药】喔莕：全草治疮伤[23]。

Chenopodium album L. 藜(藜科)。【鄂伦春药】粉仔菜，扬草：全草治感冒，痢疾，龋齿痛，皮肤瘙痒，麻疹不透[161]。【傈僳药】拉俄：全草治风热感冒，痢疾，腹泻，龋齿痛[166]；外用治皮肤瘙痒[166]。【土家药】灰灰菜：幼嫩全草治痢疾泄泻，湿疹瘙痒，龋齿疼痛[123]。【藏药】ཉོ། (奈吾)[21]，博尼[24]，加莕[23]：地上部分治疮疡痈肿，久溃不愈[24]，风热外感，疮伤，结石[21]，皮疹[23]，疮伤，骨折愈合[27]；果实治颠风疣痣[40]。【台少药】Poyu (Tsaou 族 Tatupan, Tohuya)，Bau (Paiwan 族傀偏)，Diyornesu (Paiwan 族傀偏)：果实治齿痛，腹痛，毒蛇咬伤；根治肿疡[169]。

Chenopodium ambrosioides L. 土荆芥(藜科)。【傣药】柏芸幸藤(德傣)：全草治风寒感冒，蛔虫病，钩虫病，皮肤瘙痒，湿疹[13]。【侗药】Mal yangc yw (马洋油)[12,137]，鹅脚草[136]，骂梅游[137]：全草治份审(癣)[137]，钩虫，蛔虫，风湿性关节炎[136]；带果序全草用于驱蛔虫，钩虫，灭滴虫[12]。【哈尼药】臭草，Hhoqnioq nioqssaq (俄略略然)：全草治蛔虫病，钩虫病，短小绦虫病，皮肤瘙痒，皮肤过敏[143]。【哈萨克药】全草治皮肤风疹痹痛，蛔虫病，钩虫病，蛲虫病，痛经，经闭，蛇虫咬伤；全草外用治皮肤湿疹，瘙痒，杀蛆虫[295]。【傈僳药】义狂汉勒：全草治蛔虫病，钩虫病，蛲虫病；全草外治皮肤湿疹，瘙痒[166]。【黎药】雅介呆，臭藜藿，钩虫草：全草治钩虫病，蛔虫病，绦虫病，湿疹，关节风湿痛，鲜全草捣敷，治毒蛇咬伤；叶研末敷患处，治创伤出血[153]。【苗药】Jab zangd dit(加姜给，贵州黔东南那)[91,92,94,95]，Reib xad nqind (锐虾清，贵州松桃)[95]，臭菜[94,96]：带果穗全草治风湿痹痛，皮肤湿疹，疥癣，钩虫病，蛔虫病，蛲虫病，咽喉肿痛，跌打损伤，蛇虫咬伤[91]；全草治皮肤湿疹[92,94,96][871]，下肢溃烂[92,95]，烂脚丫[95]，风湿痹痛，疥癣[94,96]，肠道寄生虫病，脚癣[871]。【瑶药】荆芥美：全草治吹风蛇咬伤[15]。【彝药】鼻尼色：全草治外感风寒，皮肤风湿痹痛，钩虫病，蛔虫病，痛经，经闭，皮肤湿疹，虫蛇咬伤[111]。

Chenopodium aristatum L. [*Teloxys aristata*

C

L.]刺藜(藜科)。【朝药】바늘능쟁이：全草治荨麻疹[9,90]。

Chenopodium foetidum Schrad. 菊叶香藜(藜科)。【藏药】博尼：全草治风热症，感冒，疮疡痛肿，久溃不愈；鲜草捣烂外敷配磁铁粉，拔铁屑，弹镞[22]。

Chenopodium giganteum D. Don 杖藜(藜科)。【傣药】此哈棱(德傣)：果实治尿急，尿痛，皮肤瘙痒[13]。

Chenopodium glaucum L. 灰绿藜(藜科)。【藏药】博尼[24]，喔荼[23]：地上部分治疮疡痛肿，久溃不愈[24]；全草治疮伤[23]。

Chenopodium hybridum L. 杂配藜(藜科)。【哈萨克药】大叶藜：地上部分治月经不调，功能性子宫出血，吐血，衄血，咯血，尿血[295]。【藏药】博尼[24]，加荼[23]：地上部分治疮疡痛肿，久溃不愈[24]；全草治皮疹[23]。

Chenopodium prostratum Bunge 平卧藜(藜科)。【藏药】博尼：效用同菊叶香藜 C. foetidum[22]。

Chenopodium serotinum L. 小藜(藜科)。【藏药】博尼：效用同菊叶香藜 C. foetidum[22]。

Chenopodium urbicum L. 市藜(藜科)。【藏药】加荼：全草治皮疹[23]。

Chieniopteris harlandii(Hook.) Ching 崇澍蕨(乌毛蕨科)。【苗药】崇澍蕨，哈氏狗脊，羽裂狗脊蕨：根茎治风湿痹痛[252]。

Chimonanthus nitens Oliv. 山蜡梅(蜡梅科)。【布依药】效用同腊梅 C. praecox[6]。【苗药】铁筷子，铁钢叉，瓦鸟柴：根治腰肌劳损[640]。【水药】效用同腊梅 C. praecox[6]。

Chimonanthus praecox(L.) Link 蜡梅(蜡梅科)。【布依药】铁筷子，岩马桑：根治跌打损伤，风湿性关节疼痛[6]。【侗药】削昆，Xoh kuedp：根治代喉老(老年性咳喘)，耿高更(漏肩风)[137]。【苗药】Ghab jongx ghab link det ghab dliub(嘎龚嘎勒豆嘎偷，贵州黔东南)[91,92]，铁筷子[91,94][640]，岩马桑[96]：根治哮喘，劳伤咳嗽，胃痛，腹痛，风湿痹痛[91,94]，疔疮肿毒，跌打损伤[91]，风湿性关节痛，骨折[92]，风寒感冒，肩膀痛[96]，腰肌劳损[640]。【水药】梅晒，梅阿：根皮治跌打损伤或风湿关节疼痛[6]。【土家药】花蕾治暑热烦闷口渴，小儿肺火，百日咳，烫伤[124]。

Chimonanthus salicifolius Hu 柳叶蜡梅(腊梅

科)。【畲药】食凉茶[146,149][227]，食凉餐[146]，食凉青[146]：叶治风热表证，脾虚食滞，泄泻，胃脘痛，嘈杂，吞酸[149]，风热感冒，消化不良，胃脘痛，腹胀泄泻[146]。

Chimonanthus zhejiangensis M. C. Liu 浙江蜡梅(腊梅科)。【畲药】效用同柳叶腊梅 C. salicifolius[227]。

Chinemys reevesii Gray 乌龟(龟科)《药典》。【阿昌药】龟板治阴虚潮热，腰膝痿软，小儿囟门不合[172]。【布朗药】bu(补)：壳治发烧[279]。【傣药】翁倒罕[62,64,66]，万倒罕[65]：甲壳治发烧，食物中毒，妇女腹部坠痛[62,64,66]，口干渴，脱宫[62-64]；龟肉、龟甲治肺结核引起的久咳咯血，骨结核引起的骨中热痛，肢酸腿软，痢疾便脓血，脱肛[63]；龟甲治发烧，食物中毒[65]。【德昂药】果谷刀：效用同阿昌药[172]。【哈尼药】bai bu(白布)：壳治高热[276]。【基诺药】补标：龟肉治阴虚发热，肺结核；龟甲治四肢无力，出汗多，腰膝痿软，热重[10,163]。【景颇药】Tau kop kop：效用同阿昌药[172]。【蒙药】ᠶᠠᠰᠲᠤ ᠮᠡᠯᠡᠬᠡᠢ ᠶᠢᠨ ᠬᠠᠪᠲᠠᠰᠤ(Yastu melhei yin habtes，亚斯图－莫勒黑因－哈布特斯)：龟板(背甲及腹甲沙子里炒黄用)治讧热，"吾亚曼"病，陈热，痔疮[48]。【土家药】乌龟：龟板治骨蒸痨热，肝肾不足的肝癌，肺癌[52]；甲壳治阴虚痨病，脱肛，子宫脱垂[129]。【佤药】大黑乌龟，鹰嘴龟：血、肉及龟壳治阴虚，咳喘，小儿消化不良，腹胀，脱肛[168]。【瑶药】石龟：全体治阴虚发热，阳亢头痛，久咳，咽干，口燥，崩带，腰膝痿弱[133]。【彝药】胆汁治水膈食积[109]。【藏药】ᡵᡄᠪᡅ(如贝)[25,27]，热白[23]，如白[24]：心(干粉)治疮疮，头创伤[23,24,34]；甲(龟板)治麻风病[22,23,34]；外皮可熏臭虫[22,23,34]；心、腹甲、龟板治麻风病，阴虚发热，阳亢头痛，久咳，咽干舌燥，崩漏带下，腰膝萎弱，吐血，咯血，尿血及子宫出血[25,27]。【壮药】Byukgvi(不奎)，龟甲：背甲及腹甲用于勒内(血虚)，盗汗，兰奔(眩晕)，兵淋勒(崩漏)，腰腿酸软[180]。

Chirita anachoreta Hance 光萼唇柱苣苔(苦苣苔科)。【瑶药】牛耳草：全草治毒蛇咬伤[133]。

Chirita eburnea Hance 牛耳朵(苦苣苔科)。【布依药】芭卡应：全草治肺结核[159]。【仡佬药】kao33 non53 ka33 zu33 (搞弄嘎又，黔中方言)，tɕio53 noŋ^{31} wu^{53}(加弄乌，黔中北方言)，ker^{31} laŋ^{31} xə^{55}(改浪咳，黔西南多洛方言)：全草治肾虚《162》。【毛南药】ma^{33} ba^{33}(妈巴)：全草治支气管炎《155》。【苗药】石蚕：全草治体虚，咳嗽《94》。【水药】骂把定：全草捶烂兑酒治红肿性关节炎《157,158》。【土家药】枇杷还阳，岩青菜：全草治肺虚咳嗽，咯血，吐血，衄血，崩漏，痔出血《124,129》。【瑶药】大退《15》，ngungh muih normh miev(红梅腩咪)《130》，岩白菜《130》：全草治毒蛇咬伤《15》；根茎治阴虚咳嗽，肺结核咳血，吐血，血崩，白带，外伤出血，疮痈《130》。

Chirita fimbrisepala Hand. – Mazz. [***Didymocarpus fimbrisepalus* Hand. – Mazz.**] 蚂蝗七(苦苣苔科)。【侗药】蚂蟥七：效用同瑶药《15》。【苗药】仰美追：效用同瑶药《15》。【土家药】岩蜈蚣《126,128》，qi^{3} wo^{2} a^{1} ba^{1}(起我阿巴)《128》，岩蚂蟥《128》：全草治跌打损伤《10,126,128》，咳嗽咳血，腹部瘀血《126》，疳积症，热泻症，猴儿疱(流行性腮腺炎)《128》，劳伤，腰腿痛《10》。【瑶药】mah hungh ndoih(麻红台)《15,132》，石蚂蟥，石螃蟹《132》：根茎治胃痛，小儿疳积《15,132》，肺结核，哮喘，胃溃疡，胃寒痛《15》，肺结核咳血，脑动脉硬化，肝炎，肠胃炎，刀伤出血及跌打肿痛《132》。

Chirita hedyotidea (Chen) W. T. Wang [***Didymocarpus hedyotideus* W. Y. Chun.**] 肥牛草(苦苣苔科)。【壮药】夹骨草：全草治闭合性骨折《15》。

Chirita longgangensis W. T. Wang 弄岗唇柱苣苔(苦苣苔科)。【壮药】yazndiengx(雅拟)，红药：全草治勒内(血虚)，发旺(风湿骨痛)，心头痛(胃痛)，林得叮相(跌打损伤)，夺扼(骨折)，埃病(咳嗽)《117》。

Chirita pinnatifida (Hand. – Mazz.) Burtt 羽裂唇柱苣苔(苦苣苔科)。【土家药】紫花菜：全草治月经不调，白带，崩漏《124》。

Chirita pumila D. Don 斑叶唇柱苣苔(苦苣苔科)。【哈尼药】哈拉美雌甲啊：全草治跌打损伤，瘀血肿痛《13,145》。

Chirita sinensis Lindl. 唇柱苣苔(苦苣苔科)。【瑶药】蚂蟥七，下山虎：全草治小儿口腔炎《15》。

Chloranthus angustifolius Oliv. 狭叶金粟兰(金粟兰科)。【土家药】马尾七，四叶细辛，小四大天王：全草治劳伤疼痛，小儿高烧惊厥《123,127》。

Chloranthus elatior Link 鱼子兰(金粟兰科)。【傣药】夹滇：根茎治风湿腰痛，月经不调《65》。【哈尼药】欺果《13,14》，阿焉拿别《145》，鱼子兰(德傣)《69》：全草治肾结石，子宫脱垂，产后流血，癫痫《13》；根治跌打损伤，感冒，风湿麻木，关节炎，偏头痛《13》；根、茎皮治腰痛，关节痛《14》；花序、根茎治月经不调，功能性子宫出血《145》；叶治刀枪伤《69》。【基诺药】米帕侧噜《163》，米帕层冷《10》：根或全草治牙痛，骨折，跌打损伤，关节炎《10,163》。【佤药】珍珠兰《168》[240]，鱼子兰，si ndah ron[240]：全草治骨折，跌打损伤，肺炎，急性胃肠炎《10,168》[240]，风湿疼痛，感冒，月经不调，阑尾炎《10,168》。【藏药】全草治外感风寒，癫痫，风湿痹痛，跌打损伤《36》。

Chloranthus fortunei (A. Gray) Solms – Laub. 丝穗金粟兰(金粟兰科)。【侗药】美蛇猛巴西：全草治风湿关节痛，毒蛇咬伤《139》。【苗药】都出能：效用同瑶药《15》。【畲药】银线草《147》，四块瓦《147》，四叶金《146》：全草、根治跌打损伤，背痛及疔疮肿毒，毒蛇咬伤，皮肤瘙痒《10,147》；带根全草治痈疽《146》。【土家药】xir rev hxex tax(席惹他月)《126》，四大黄《10》：根或全草治关节痛，跌打损伤《10,126》。【瑶药】必赖换《15》，四季风，feix gueix buerng(肥桂崩)《132》：根治青竹蛇咬伤，胃痛，风湿性关节炎《15》；茎治头痛《15》；叶治骨折《15》；全草治毒蛇咬伤，跌打损伤，胃腹疼痛，小儿惊风，风湿性关节炎《15》；根、根茎或全草治风湿痹痛，四肢麻木，跌打损伤，疮疡肿毒，毒蛇咬伤及小儿惊风《132》。

***Chloranthus glaber* (Thunb.) Makino.** 参见 Sarcandra glaba。

Chloranthus henryi Hemsl. 宽叶金粟兰(金粟兰科)。【布依药】细介瓦《159》[274]，四块瓦[274]：根或全草治月家病《159》[274]。【侗药】Siik bav dongc(岁巴同)，Siik bangh ngueex niv(四邦瓦里)：根、全草治宾奇卯(结核)，挡朗(骨折)《8》。【仡佬药】pu^{55} piao^{55} wa^{31}(铺表哇，黔中方言)《162》[274]，pu^{55} pie^{53} o^{53}(铺鳖窠，黔中北方言)，li^{31} mu^{33} po^{55}(立母包，黔西南多洛方言)《162》：根治跌打损伤《8,162》[274]。【哈尼药】四块瓦：全草治水肿[875]。【毛南药】tei^{42} kuai^{33} wa^{33}(特快瓦)：根治虚弱《155》。【苗药】Jab jex liux(加九留，贵州黔东南)《91,94,95,98》[274]，meix liangc sav(梅良散)[208]，四块瓦《91,94,95》[274]：根治

C

风湿疼痛，跌打损伤[91,94,95][274]，骨折[94,95][274]，肺结核，无名肿毒[91,94,95]，崩漏[94,95]；全草治跌打损伤，风湿疼痛[97,98,135]，胃病[208]，崩漏，小儿疳积，血淋[97,98]。【土家药】Baisikuaiwa(白四块瓦)[8,123]，Sidatianwan(四大天王)[8]：根治胃痛，肠胃积滞，风湿麻木，跌打损伤，脚气病，月经不调，毒蛇咬伤[8]；全草治风寒咳嗽，风湿骨痛，月经不调；外用治跌打损伤，瘀血肿痛，毒蛇咬伤[123]。【瑶药】四大天王[134]：效用同丝穗金粟兰 C. fortunei[132]；全草治风寒咳嗽，月经不调，经闭，瘀血肿痛[134]。

Chloranthus holostegius (Hand. – Mazz.) Péi et Shan 全缘金粟兰(金粟兰科)。【白药】腮西腰：根治风寒咳嗽，风湿骨痛，闭经，跌打损伤，瘀血肿痛，毒蛇咬伤[14]。【傣药】全草治跌打损伤，骨折，风湿骨痛，关节痛，月经不调，肺结核，痈疽肿毒，蛇咬伤[9,74]。【哈尼药】莫批批冉[13]，莫匹匹然[14]：效用同瑶药[13]；根治风湿病，跌打损伤，伤风感冒，水肿，无名肿毒[14]。【基诺药】阿波热米[10,163][232]，四叶金[232]：全草治月经不调[10,163][232]，跌打损伤，关节疼痛[10,163]。【拉祜药】全草治跌打损伤，骨折，风湿骨痛，痈疽肿毒[151]。【苗药】乌消海努，真加拉：根、全草治胃痛，腹痛，腹泻，痢疾，牙痛，关节痛，感冒发热[15]。【佤药】土细辛[168]，拉车把[14]：根、叶治风湿性关节炎，跌打损伤[168]；根或全草治风湿性关节炎，跌打损伤，牙痛[14]。【瑶药】棕伞[13]，加棕散[14]：叶治心口痛(胃脘痛)隔食[13]；全草治疟疾[13]；根或全草治风湿性关节炎，跌打损伤，牙痛[14]。【彝药】资主片[109]，好哩派[101]：效用同瑶药[13]；根治跌打损伤，四肢骨折，腹胀气撑，胃脘冷痛，风寒湿痹，关节肿痛，痈疮疔疖，久婚不孕[109]；根、全草治风湿痛，接骨，牙痛，恶寒，小儿疳积，肺虚咳痰[101]。【壮药】Goseiqmbaw(棵绥盟)[180]，血夺[14]，协夺[13]：全草治疗发旺(痹病)，跌打损伤(林得叮相)，兵淋勒(功能性子宫出血)，呗农(痈疮)，呗叮(疔疮)，痂(癣)，麦蛮(风疹)，额哈(毒蛇咬伤)[180]；效用同瑶药[13,14]。

Chloranthus hupehensis Pamp. 湖北金粟兰(金粟兰科)。【土家药】四块瓦：全草治胃痛，腹痛，风湿疼痛[123]。

Chloranthus japonicus Sieb. 银钱草(金粟兰科)。【阿昌药】四块瓦：根治风寒咳嗽，风湿骨痛，跌打损伤[172]。【白药】腮西腰：根治风寒咳嗽，风湿骨痛，闭经或跌打损伤，瘀血肿痛，毒蛇咬伤[78]。【德昂药】拉坡布拉：效用同阿昌药[172]。【景颇药】Ngunzhang mvan：效用同阿昌药[172]。【拉祜药】细辛：全草治风寒头痛，寒饮咳喘，风湿性关节痛；外用治牙痛，口腔糜烂[10]。【畲药】四叶金，四对金，四叶剪：全草治月经不通，无名肿毒，疥疮瘙痒，痈疽发背，跌打损伤，毒蛇咬伤，肺痈脓痰，咳嗽[10,147]。

Chloranthus multistachys Péi 多穗金粟兰(金粟兰科)。【苗药】加九留：效用同宽叶金粟兰 C. henryi[95]；根治骨折，风湿疼痛[95]。【瑶药】效用同丝穗金粟兰 C. fortunei[132]。

Chloranthus oldhami Solms – Laub. 台湾金粟兰(金粟兰科)。【畲药】东南金粟兰：根治胸部外伤瘀血疼痛，胃痛[148]。【台少药】Iyukanman(Tayal族屈尺)：叶捶碎后敷于患部治外伤[169]。

Chloranthus serratus Roem. et Schult. 及己(金粟兰科)。【侗药】岁巴同[137]，Siik bangh ngueex niv(四邦瓦里)[137]，四块瓦[135,136]：根或全草治宾奇卯(结核)，挡朗(骨折)[10,137]；全草治跌打损伤，软组织扭伤，无名肿毒，风湿疼痛[135,136]。【拉祜药】四块瓦：全草治疥癣，皮肤瘙痒，风寒咳嗽，风湿骨痛，闭经；外用治跌打损伤，瘀血肿痛，毒蛇咬伤[10]。【苗药】Jab jex liux(加九留)，锐达棍[95]：效用同宽叶金粟兰 C. henryi[95]；全草治腰痛，风湿性关节疼痛[92]；根和根茎治跌打损伤[98]；根治胃痛，风湿性关节炎，恶疮[95]；根或全草治结核，骨折[96]。【土家药】xi¹ re³ yue¹ ta¹ (席惹月他)[123]，四叶箭[128]，四块瓦[123]：效用同湖北金粟兰 C. hupehensis[123]；全草治寒气病，跌打损伤[128]。【瑶药】四叶细辛[133][296]，四大天王，牛细辛[296]：效用同丝穗金粟兰 C. fortunei[133]；根治跌打损伤，疮疥，疖肿，月经闭止[296]。

Chloranthus spicatus (Thunb.) Makino 金粟兰(金粟兰科)。【布朗药】鱼子兰：全草治骨折，跌打损伤[13]。【傣药】莫滇(西傣)[9,13,71]，牙害疤(德傣)[13]，妹滇(西傣)[62-64]：根治风湿腰痛，月经不调[9,13,71,72]，感冒，腹胀，子宫脱垂[13]，跌打损伤，牙痛，头痛[14]；全草治慢性腰腿痛，跌打损伤，月经不调，骨折[60,62,64]，闭经[60,62]，风湿痹痛，筋脉拘挛，外伤出血，痛经，风寒感冒头痛，腹痛[60]，风湿关节疼痛[62-64]，屈伸不利，老年性腰腿痛[62]。【侗药】协兰：效用同壮药[15]。【哈尼药】洛办洛七：根治风湿腰痛，月经不调，感冒，腹胀，子宫脱垂[13]；全草治风湿疼痛，跌打损伤，癫痫[14]。【瑶药】接骨风：效用同壮药[15]。【壮药】甲鸟纸，甲娜撒，棵美莲：全草治跌打肿痛，风湿关节炎，阑尾炎[15]。

Chloris virgata Sw. 虎尾草（禾本科）。【蒙药】宝拉根-苏乐：全草祛风除湿，解毒杀虫[586]。

Chloriti lapis 青礞石（变质岩类黑云母片岩或绿泥石化云母碳酸盐片岩）《药典》。【蒙药】ᠬᠠᠷ ᠭᠡᠯᠲᠠᠭᠠᠨᠤᠷ(Har geltaganor，哈日-给勒塔淖日)：青礞石（矿石明煅醋淬用）治颅脑损伤，金伤，毒症[43]。

Chlorophytum comosum(Thunb.) Baker 吊兰（百合科）。【瑶药】diaaux laanh（条兰），银边吊兰：全草治肺热咳嗽，声音嘶哑，吐血，经闭，小儿高热，中耳炎，痈疮肿毒[130]。

Chlorophytum laxum R. Br. 小花吊兰（百合科）。【黎药】蔬花兰，松娥，三角草：全草治毒蛇咬伤[153]。

Choerospondias axillaris(Roxb.) Burtt et Hill 南酸枣（漆树科）《药典》。【哈尼药】Qilniaq（齐良），鼻涕果，山枣树：树皮治烫火伤，外伤出血，痢疾[143]；果皮治消化不良[143]。【蒙药】ᠵᠢᠷᠤᠬᠡᠨ ᠱᠤᠱᠠ(Jurhen shusha，吉如很-芍沙)[6,47,52][298]，广枣[297,932,1021,1023]，吉如很·查巴嘎[47]：果实治气滞血瘀，心区作痛，心跳气短，心神不安，神经衰弱，失眠[47]，脏热，心慌[6,52]，心悸，心区刺痛[52][298]，神志昏迷，心衰[52]，气滞血瘀，胸痹作痛，心悸气短，心神不宁[297,932,1021,1023]，心火，疯狂昏厥[298]；树皮治烧烫伤[6][1018]，外伤出血，牛皮癣[6]；树皮熬膏外用，不作内服[6]。【畲药】南酸枣：果核治心烦郁闷[55][148]；茎皮治烧烫伤[148]。【土家药】酸枣：树皮、果治烫伤，火伤，疮毒，疮疡溃烂[124]；皮治烧伤，牛皮癣[125]。【佤药】考来：树皮、果治水、火烫伤，止痛，止血[6,14]。【瑶药】飘那[6]：树皮外用治烧烫伤，外伤出血，牛皮癣[6,133]，疮疡，阴囊湿疹[133]；果实治食滞腹痛，风毒，疮疡，烫火伤，气滞血瘀，心悸，失眠，心律不齐[133]。【藏药】ᢌᠨᠠᢌᠨᢌ(娘肖夏)[21,23,27]，柠肖夏[6,24]：果实治心(烦)热[6,24,27]，

心脏病[6,24]，气滞血瘀，心神不安[20,24]，心区作痛，心跳气短[20]，心病[23]，心慌气短[24]，心热，心痛，心情郁闷[27]。【壮药】麻灭[6,15]：树皮治肝炎[6,15]，烧烫伤[15]，痈疮，外伤感染，过敏性皮炎[6]。

Chondrilla ambiqua Fisch. ex Kar. et Kir. 无喙粉苞苣（菊科）。【哈萨克药】全草治黄疸型肝炎，结膜炎，疖肿[141]。

Chonemorpha eriostylis Pitard 鹿角藤（夹竹桃科）。【壮药】大叶藤杜仲：根皮、茎皮治风湿[15]。

Chonemorpha griffithii Hook. f. [*C. valvata* Chatt.] 漾濞鹿角藤（夹竹桃科）。【阿昌药】土杜仲：根茎治风湿关节痛，外伤出血，骨折[172]。【布依药】告细：茎治接骨[159]。【傣药】刹抱龙喃（西傣）：藤茎治骨折筋伤，外伤出血，风湿骨痛[9,14,63,79]；茎治骨折筋伤，外伤出血，风湿骨痛[67,68]。【德昂药】别农莫当：效用同阿昌药[172]。【哈尼药】藤子杜仲，Niqbuqbuqcovq（尼布布着），枪药：根、茎、茎枝治风湿疼痛，感冒，骨折，跌打肿痛，外伤出血，无名肿毒[143]。【景颇药】Mvanpuq：效用同阿昌药[172]。【佤药】坝尼：藤茎治外伤出血，骨折，风湿[14]。

Chonemorpha megacalyx Pierre 毛萼鹿角藤（夹竹桃科）。【傣药】杜仲：茎藤治消化道出血[9,19]。【彝药】些寒斯争燕：茎皮治骨折，脱位，外伤出血[14]。

Chorthippus brunneus (Thunberg) 褐色雏蝗（网翅蝗科）。【藏药】全体或新鲜成体治小儿急慢惊风，百日咳，破伤风，支气管哮喘，隐疹不出，冻疮[30]。

Christia obcordata (Poir.) Bahn. f. 铺地蝙蝠草（豆科）。【壮药】半月刮：全草治小儿惊风[15]。

Christia vespertilionis (L. f.) Bahn. f. 蝙蝠草（豆科）。【黎药】万凌[154]，出三[153]：全草外敷治跌打损伤，骨折[154]，跌打瘀肿，风湿骨痛，肺痨咳嗽，蛇虫咬伤，痈疮[153]；全草治跌打瘀肿，风湿骨痛，肺痨咳嗽，蛇虫咬伤，痈疮[153]。【壮药】gorumvumzvauz[122]，蝴蝶草[15,122]，羊割断[15]：全草治小儿惊风，崩漏，感冒，风湿[15]，月经不调，风湿骨痛，痈疮肿毒，跌打损伤，毒蛇咬伤[122]。

Chrysanthemum coronarium L. 茼蒿（菊科）。

C

【蒙药】全草治消化不良，膈中臭气，小便不利，大便不爽，疝气腹痛[51]。

Chrysanthemum indicum L. [*Dendranthema indicum*(L.) Des Moul.] 野菊（菊科）《药典》。【布依药】昂加热：全草治阑尾炎[159]。【朝药】국화（gùk huā，咕克花）：花序治风热感冒，肺炎，高血压，胃肠炎，口腔溃疡，子宫颈炎[82]。【侗药】Haix jic liix（海菊丽）[137]，Nygs jil fah manl（奴菊花蛮）[137]，山菊花[135,136]：花序及全草治汉兜亮（发烧），耿塔敢（火眼）[137]；花治痛病眩晕，目赤肿痛，结核，感冒，胃肠炎，高血压[135,136]。【东乡药】野菊花：花序治口赤流泪，咽喉肿痛，痛疽疮毒[10]。【苗药】Vob haib dlongl（窝龥松）[92]，Reib sheid mlob（锐赊庙）[95]，Vob haib dlongl（窝汉松）[218][95]：叶或花治作凉发烧，火眼，外伤，扭伤[92]；全草治火眼，外伤，扭伤，巴骨癀[95]，消肿，皮肤瘙痒，流行性感冒，外伤[218]；花序治丹毒，蛇虫咬伤，感冒[98]。【畲药】吉花，艾花，黄菊花：花序或全草治疮疖，妇女月子内不思饮食，高血压头昏[146]。【水药】骂海：全草、花序治高血压[10,157,158]。【土家药】野菊，ku³yi¹（苦一）[124]，石艾[125]：花序或全草治热伤风症，火眼病，脑风头眩[128]，风寒感冒，头风[10,126]；全草治乳痈，高血压，皮肤瘙痒，流行性感冒[220]，痈肿，疔疮，目赤，瘰疬，天疱疮，湿疹，上呼吸道感染[124]，风毒，水疱疮和脑风头眩，目赤肿痛[125]；花序治痈肿疔疮，丹毒，风疹块，风火眼，感冒，脑膜炎，鼻炎，高血压，咽喉肿痛，湿热黄疸，皮肤瘙痒，急性扁桃体炎，蛇虫咬伤[124]，疱，疮，疔，疖，马痧症[125]。【瑶药】艾方[15]，瑰班[15]，hieh geih biangh（叶瑰旁）[130]：茎、叶、花序治发热口渴，急性结膜炎，毒蛇咬伤，高热口渴[15]；全草治感冒发热，肺炎，头北眩晕，咽喉炎，扁桃体炎，小儿高热惊风，尿路感染，肾炎，乳腺炎，毒蛇、蜈蚣咬伤，痈疮肿毒[130]。【彝药】吃都呕都[101]：花治风热感冒[101,109]，头痛眩晕，目赤肿痛，两眼昏花[109]，夏令热疖，皮肤湿疮溃烂，咽喉肿痛，百日咳，腮腺炎，乳腺炎[101]。【壮药】Vagutndoeng（华库农）[180]野菊花[118,180]：花序治火眼，兰奔（眩晕），呗叮（疔疮），呗农（痈疮）[118]；全草治呗农（痈疮），呗叮（叮疮），火眼（急性结膜炎），巧尹（头痛），兰奔（眩晕）[180]。【台少药】Tosasaan（Bunun 族高山），Tosasan（Bunun 族高山）：叶治腹痛，热病，毒蛇咬伤[169]。

Chrysanthemum morifolium Ramat. [*Dendranthema morifolium*(Ramat.) Tzvel.] 菊花（菊科）《药典》。【阿昌药】模品拍：花序治感冒头痛，目赤，咽喉肿痛，头眩[172]。【朝药】들국화（děr gù huǎ，得儿咕克花）：头状花序治关节痛，高血压[82]。【德昂药】相巴劳：效用同阿昌药[172]。【景颇药】Qunbuban[172]，苗米阿起[14]：效用同阿昌药[172]；花治头晕，头痛，眼睛红肿[14]。【傈僳药】义兰伟：花治风寒感冒，头痛，目赤，头眩，耳鸣，咽喉肿痛，疔疮肿毒[166]。【蒙药】ᠣᠳᠠᠪᠠᠯᠠ（Wudbal，乌达巴拉）[41]，乌达巴拉－其其格[51]：花序治感冒，头痛，眩晕，目赤肿痛，眼花，诸肝病[41]，肝热，肺热[51]。【苗药】杭菊，白菊：花治目赤，咽喉肿痛，耳鸣[98]。【纳西药】头状花序治冠心病，心绞痛，高血压，高血脂，风热眼痛，偏正头痛，肝肾不足，虚火上炎，目赤肿痛，久视晕暗，迎风流泪，怕日羞明，头晕盗汗，潮热足软，斑疮入目，内生翳障，妇人血风眩晕头痛，腰痛，肿毒疔疮即时消散[164]。【畲药】菊花：叶、花序治热咳[148]。【土家药】白菊：花序治目赤，咽喉肿痛，耳鸣，风热感冒，头痛，眩晕，高血压，疔疮肿毒[124]。【瑶药】棵卡芬：花序治小儿惊风[15]。【裕固药】菊花：花序治高血压[10]。

Chrysanthemum segetum L. 南茼蒿（菊科）。【台少药】Ragi（Paiwan 族傀偏）：叶治头痛，疟疾[169]。

***Chrysanthemum tatsienense* Bar. et Franch.** 参见 Pyrethrum tatsienense。

Chryseberyl 猫眼石（宝石类，主含 $BeAl_2O_4$）。【藏药】蝎莫[11]，倍智亚[27]，地嘎大[34]：治三因所致所有疾病，所有中毒疾病尤可治毒蛇咬伤等游走性毒性疾病，预防各种疾病和邪魔病症[27]，解食物中毒[11]，解毒[24,34]。

Chrysolophus pictus Linnaeus 红腹锦鸡（雉科）。【土家药】金鸡：肉治贫血[129]。【藏药】肉及全体治脾胃虚寒，下痢，疔疮肿毒[30]。

Chrysomyla megacephala (Fabricius) 大头金蝇（丽蝇科）。【藏药】幼虫体治疳积腹胀，疳疮，热病谵妄，毒痢作吐[30]。

Chrysosplenium absconditicapsulum J. T. Pam 蔽果金腰(虎耳草科)。【藏药】亚吉玛：效用同单花金腰 C. uniflorum[23]。

Chrysosplenium carnosum Hook. f. et Thoms. 肉质金腰(虎耳草科)。【藏药】亚吉玛[22,27]亚跻麻[40]：全草治胆囊炎[22,27]，胆热，胆肿[27]，肝胆病引起的发烧、头痛，急性黄疸型肝炎，肝硬化，胆囊炎，胆结石[22]，各种胆热症及其所致的疼痛，肝热，发烧[40]。

Chrysosplenium davidianum Decne. ex Maxim. 锈毛金腰(虎耳草科)。【藏药】亚吉玛：效用同肉质金腰 C. carnosum[22]；全草治"赤巴"病引起的发烧，胆病，急性黄疸型肝炎，胆病引起的头痛[13,34]。

Chrysosplenium forrestii Diels 贡山金腰(虎耳草科)。【藏药】亚吉玛：效用同肉质金腰 C. carnosum[22]。

Chrysosplenium griffithii Hook. f. et Thoms. 肾叶金腰(虎耳草科)[20]。【蒙药】阿拉坦－博格热，雅吉玛：全草治由"希日"引起的口苦、高烧目黄、急性黄疸型肝炎、肝昏迷、肝区痛，由血"希日"热引起的头痛、亚玛头虫病[56]。【藏药】亚吉玛[20]，扎醒亚跻麻[40]：全草治黄疸病发烧，头痛，急性黄疸型肝炎，肝硬化，胆囊炎，胆结石[13]各种胆热症及所致的疼痛，肝热，发烧[20]，赤巴病，胆病，胆热症[23]，发热，胆病引起的头痛，便秘[36]，"赤巴"引起发烧，胆病，急性黄疸型肝炎，胆病引起的头痛[40]。

Chrysosplenium lanuginosum Hook. f. et Thoms. 绵毛金腰(虎耳草科)。【藏药】亚吉玛：效用同肉质金腰 C. carnosum[22]。

Chrysosplenium macrophyllum Oliv. 大叶金腰(虎耳草科)。【土家药】马耳朵：全草治头晕，白带，咳嗽，浮肿，无名肿毒[123]。

Chrysosplenium nepalense D. Don 山溪金腰子(虎耳草科)。【藏药】亚吉玛：全草治黄疸病发烧，头痛，急性黄疸型肝炎，肝硬化，胆囊炎，胆结石[13]，各种胆热症及所致的疼痛，肝热与发烧[20]，赤巴病，胆病，胆热症[23]，感冒发热，胆病引起的头痛[36]。

Chrysosplenium nudicaule Bunge 裸茎金腰子(虎耳草科)《部藏标》。【蒙药】ᠲᠣᠨ ᠥᠨᠥᠷ(Alten

boer，阿拉坦－博格热)[45,46]，ᠶᠠᠵᠢᠮᠠ(Yajima，雅吉玛)[45,46,56]：全草治"希日"热，肝胆热，口苦目黄，黄疸，血"希日"性头痛，"亚玛"性头痛[45,46]，由"希日"引起的口苦、高烧目黄、急性黄疸肝炎、肝昏迷、肝区痛，由血"希日"热引起的头痛、亚玛头虫病[56]。【藏药】 གཡའ་ཀྱི་མ།(亚吉玛)[2,21,29]，帮紧亚跻麻[40]：全草治发烧[2,21,40]，胆热症，头痛[2,21]，胆结石[2,21,24]，胆囊疾患，急性黄疸型肝炎，胆病引起的头痛[6,24,29,40,299]，胆病引起的发烧[24,29,6,299]，急性肝坏死症[6,13,40]，催吐胆汁[29,40]，肝硬化[24]，胆囊炎，肝炎[21]，各种胆热症及其所致的疼痛，肝热[40]；效用同山溪金腰 C. nepalense[20,23]。

Chrysosplenium uniflorum Maxim. 单花金腰(虎耳草科)。【藏药】亚吉玛，扎醒亚跻麻[40]：全草治胆热症[23]，"赤巴"引起发烧，胆病，急性黄疸型肝炎，胆病引起的头痛[40]。

Chysocolla 硅孔雀石。【藏药】玛希争渣：治所有热症[27]。

Cibotium barometz(L.) J. Sm. 金毛狗脊(蚌壳蕨科)《药典》。【傣药】古哈(德傣)[14]，故满贺[63,64]，顾满活[65]：根茎治风湿骨痛，腰膝无力，遗精[300]；根茎鳞片治外伤出血[14]；根茎治疔疮瘰疬，湿疹，风寒湿痹肢体酸软疼痛，疔疮脓肿，牛皮癣[63,64]，皮肤瘙痒，斑疹，疥癣，湿疹，风寒湿痹证，肢体关节酸痛，屈伸不利[62]；叶治肠炎，痢疾[300]。【侗药】靠累[137]，Nens meenx(嫩冒)[12]，黄狗脊[135,136]：根茎及茸毛治宾刹宁乜(犯女人)[137]；根茎茸毛治刀伤出血，止血，诸疮出血[12]；根茎治肾虚，腰膝酸痛，外伤出血，腰背酸痛，膝痛脚软[135,136]。【哈尼药】Keeqsiil haqdal(克丝哈达)，金狗脊，金毛狗：根茎治遗精，老人尿频，红崩白带，外伤出血[143]。【基诺药】得叭得懋：根茎治腰腿疼痛，风湿关节疼痛；根茎上茸毛外敷治创伤[10,163]。【傈僳药】打俄俾比：根茎治腰背酸痛，寒湿痹痛，小便失禁，血崩，外伤出血[166]。【毛南药】黄狗头，wan⁶ cin⁵ kou¹(黄金狗)：根茎治腰腿酸痛，风湿关节炎，半身不遂，遗尿，老人尿频，神经衰弱，长期夜间失眠，外伤出血[156]；黄毛贴于创面止血[156]。【蒙药】阿拉坦·乌素图－温都苏：根茎治腰肌劳损，腰腿酸痛，下肢无力，肌骨与筋疼痛，遗尿，老人尿频，白带；茸毛治外伤出血[47]。【苗药】Vob yuk jab hlieb（窝有加溜，贵州黔东南）[91,95]，Reid ghuoud Sob（锐勾扫，松桃）[11,91,94,98]，Vob yuk jab dliob（窝夏加确）[92]：效用同壮药[15]；根茎治肾虚腰痛脊强，足膝软弱无力，风湿痹痛，遗精[11,94,98]，腰膝酸痛，尿频[11,94,98]，腰痛[92,95]，小便过多，妇女白带过多[91]，筋骨疼痛[92]；根茎及茸毛治遗精，气血损伤[96]。【怒药】哩牙，金毛狗：根茎治腰背酸痛，寒湿痹痛，小便失禁，血崩，外伤出血[165]。【畲药】猴毛头，猪脊，狗仔毛：根茎、茸毛治风寒湿痹，足膝无力，腰背痿弱酸痛，老人尿频；茸毛用于止血[10,147]。【土家药】po⁴ka²sa²（破卡撒）[124]，毛犬[124]，金毛狗[128]：根茎治腰脊酸软，膝痛脚弱，风湿痹痛，尿频，遗精，白带[124]，腰杆酸痛，寒气病，摆白病（又名崩白，泛指带下过多），外伤出血[128]。【佤药】金狗脊黄毛，金毛狗，金毛狗藤：根茎治牙根发炎，疼痛，腰背酸痛，风湿骨痛[10,168]。【瑶药】勒弯宾[15]，虎涨崽[15]，guh wiangh nyaaix（骨黄涯）[130]：效用同壮药[15]；根茎治风湿痹痛，腰肌劳损，筋骨疼痛，半身不遂，老人尿频，遗尿；绒毛治外伤出血[130]。【彝药】根茎治半身不遂，口眼㖞斜，白浊遗精，风疹瘙痒[109]。【壮药】金狗毛[15]，Gobwnma，黄狗头[118,120]：茎、叶治腰痛，风湿关节痛，老人尿频[15]；根茎治腰膝酸软，下肢无力，发旺（风湿骨痛），夺扼（骨折），尿频，妇女白带过多[118,120]。

Cicer arietinum L. 鹰嘴豆（豆科）《部维标》。【回药】那合豆子：种子治消渴，肝炎，脚气，勿与盐煮食[170,177]。【维药】نوقوت（Noqut，努呼提）[75,77]，奴乎提[7,78][301,743]：种子治食欲不振，糖尿病[4,7,78][301,743]，体倦阳萎，腰膝酸痛，病后体虚，肺痈肿[7,78]，肝炎[7]，身体瘦弱，性欲低下，皮肤瘙痒[4]，黏膜炎，霍乱，便秘，痢疾，消化不良，肠胃气胀，毒蛇咬伤，皮肤瘙痒，中暑[301]，支气管炎，性欲降低，高脂血症[301,743]；果实治体虚阳痿，尿闭尿痛，淋病不愈，皮肤瘙痒，毛发脱落，毛发早白[75,77]。奴乎提，诸胡提：种子治气管炎，结膜炎，霍乱，便秘，痢疾，消化不良，肠胃气胀，毒蛇咬伤，糖尿病，高脂血症[1072]，性欲降低，皮肤瘙痒，中暑[722]。

Cicer songoricum Steph. 准噶尔鹰嘴豆（豆

科）。【哈萨克药】种子用于体倦阳痿，腰膝酸痛，食欲不振，尿闭尿痛，淋病不愈，糖尿病及肺痈，热性牙痛，皮肤瘙痒，毛发脱落，毛发早白[141]。

Cicerbita macrorhiza (Royle) Beauv. 参见 Cephalorrhynchus macrorrhizus。

Cichorium endivia L. 苦苣（菊科）。【朝药】꽃부루（gùoq bǔ rù，高气不如）：茎中白汁治疗肿毒；茎、叶治蛇蛟[86]；根取汁治痛[86]；根治赤白痢，骨蒸[86]。

Cichorium glandulosum Boiss. et Huet. 毛菊苣（菊科）《药典》。【维药】Kasine（卡斯纳）[76]，卡森[77][713]，卡申·欧如合[880]：果实治湿热黄疸，肝硬化腹水[76]；地上部分或根治湿热黄疸，胃痛食少，水肿尿少，干热性或胆液质性疾病[713]；种子治肝脏阻塞，湿热性肝炎，肾炎，小便不利，全身性水肿[880]。

Cichorium intybus L. 菊苣（菊科）《药典》。【哈萨克药】卡西拉特合[24]，شاشراتقى[140]：全草治黄疸型肝炎，慢性肝炎[24]；根、全草治黄疸型肝炎，急性肾炎，气管炎，胃气胀，消化不良，头痛感冒[140]。【蒙药】克库其其格：根治胃热食少，胸腹胀闷[24][6]。【维药】كاسىنى（Kasini，卡森）[75,77][713]，كاسىن ئۇرۇغىكاسىن ئۇرۇغى（Kasin uruqi，卡森欧如合）[75]，كاسىن يلتىزى（Kasin yiltizi，卡森衣力提孜）[75]：全草治肾炎水肿，胃腹湿热，食欲不振[24][6,78]，肝炎少食[6,78]，热性肝炎，胃炎，脾肿大，黄疸，尿闭水肿[75]；种子治肝脏阻塞，湿热性肝炎，黄疸型肝炎，全身性水肿，小便不利[75]；根治湿寒肝阻，慢性肝炎，尿路阻滞，全身水肿，小便不利，小关节疼痛[75]；地上部分或根治湿热黄疸，胃痛食少，水肿尿少[77]，干热性或胆液质性疾病[713]。

Ciconia boyciana Swinhoe 东方白鹳（鹳科）。【朝药】황새（huāng sǎi，黄赛）：骨骼治鬼蛊，诸疰毒，五尸，心腹疾[86]。

Cicuta virosa L. 毒芹（伞形科）。【哈萨克药】ۋتامسر：根茎外用治化脓性骨髓炎[140]。【蒙药】芹叶钩吻：根外用治化脓性骨髓炎，灭臭虫[51]。

Cimex hemipterus(Fabricius) 热带臭虫（臭虫科）。【仫佬药】萤，木虱：全虫治身痒，毒蛇咬伤[15]。

Cimicifuga acerina(Sieb. et Zucc.) Tanaka 小

升麻(毛茛科)。【侗药】宽嫩：根治劳伤，跌打损伤，疬痛[135]。【藏药】当更那保：根茎用于解毒，退烧，强心[39]。

Cimicifuga dahurica(Turcz.) Maxim. 兴安升麻(毛茛科)《药典》。【朝药】눈빛승마(nūn bìq sēng ma，奴嗯逼气僧妈)：根茎治太阴人头面顶颊赤肿，增寒壮热，外感风热引起的风哑，胎漏下血[83]，头面赤肿，风哑，风热头痛[84]。【达斡尔药】查阳·欧斯：根茎放入水中烧开，喝其水，治腰腿胳膊痛[11]。【鄂伦春药】挨母出哈，莽牛卡架，窟窿牙根：根茎用于风热头痛，口疮，咽喉痛，麻疹，斑疹不透，阳毒发斑，胃火牙痛，久泻脱肛，子宫垂脱，热痹瘙痒[161]。【蒙药】布力叶－乌布斯，布如木－萨瓦：根茎治风热头痛，齿龈肿痛，麻疹不透，胃下垂，久泻，脱肛，子宫脱垂，慢性苯中毒性血小板减少[47]。

Cimicifuga foetida L. 升麻(毛茛科)《药典》。【朝药】황새승마(huāng sāisēng ma，黄塞僧妈)：效用同兴安升麻 C. dahurica[83,84]。【傈僳药】土堵子：根、茎治风热头痛，齿龈肿痛，咽痛口疮，麻疹不透，胃下垂，久泻，脱肛，子宫脱垂[166]。【蒙药】效用同兴安升麻 C. dahurica[47]。【苗药】绿升麻：根茎治时气疫疠，头痛，寒热[98]。【纳西药】根茎治麻疹初起，疹出不透，头痛，牙痛，口舌生疮，咽喉肿痛，久泻，久痢，脱肛，子宫下垂，肉瘤[164]。【怒药】石妈：根茎用于退热，风湿痛[165]。【土家药】绿升麻：根茎治时气疫疠，寒热头痛，斑疹不透，脱肛，妇女崩漏，带下，子宫下垂[123]。【彝药】七鸡丹，施玛：根治高热，伤风感冒，头痛[14]。【藏药】ཤུ་ཏིག (甲子瓦)[21]，贾子豆洛[24]，当更那保[29]：全草治流行性感冒，皮肤瘙痒，皮肤病，热病发斑，创伤口久溃不愈，肉瘤[24]，疮疡，疔痛，疱疹，疥癣，牛皮癣[21]；根茎用于解毒，退烧，强心[29,45,46]；枝叶、花、果、全草治疮疡、疱疹瘙痒等皮肤病症及瘤痛[27]。

Cimicifuga heracleifolia Kom. 大三叶升麻(毛茛科)《药典》。【朝药】승마(sēng ma；僧妈)：效用同兴安升麻 C. dahurica[83,84]。【蒙药】效用同兴安升麻 C. dahurica[47]。

Cimicifuga simplex Wormsk. 单穗升麻(毛茛科)。【土家药】野升麻：根茎治时气疫疠，阳明

头痛，喉痛，斑疹，风热疮疡，久泻脱肛，女子崩中带下，小儿麻疹[124]。【藏药】贾子豆洛：全草治流行性感冒，皮肤瘙痒，皮肤病，热病发斑，创伤口久溃不愈，肉瘤[22]。

Cimicifuga yunnanensis Hsiao 云南升麻(毛茛科)。【藏药】戚饥没：根茎治麻疹，风疹，斑疹不透，丹毒，水痘，外感头痛，中气下陷，脱肛，子宫下垂[36]。

Cinchona ledgeriana Moens 金鸡纳树(茜草科)。【阿昌药】奎宁树：效用同景颇药[172]。【傣药】皮、叶治疟疾，高热[9,74]。【德昂药】南骚拍：效用同景颇药[172]。【景颇药】Hing woqgam：皮、叶治疟疾，高热[172]。

Cinchona succirubra Pav. ex Klotzsch 红金鸡纳(茜草科)。【傣药】根、茎皮用于抗疟，退热[65,179]。

Cinclus cinclus Linnaeus 河乌(河乌科)。【藏药】ཆུ་བྱིག (曲喜)[25,27][4]，曲齐乌[24]：肉治肉食中毒[23,30,34][4]；肉外敷治淋巴结结炎[24,29]，淋巴结结核[27]。

Cinclus cinclus przewalskii Bianchi 河乌青藏亚种(河乌科)。【藏药】哇西夏：效用同褐河乌 C. pallasii[22]。

Cinclus pallasii Temminck 褐河乌(河乌科)。【藏药】哇西夏：肉治久病体虚，病后体弱无力，食物中毒[22]。

Cineraria thyrsoidea Ledeb. 参见 Ligularia thyrsoidea。

Cinnabaris 朱砂(硫化物类矿物辰砂族辰砂，主含 HgS)《药典》。【侗药】朱砂：治心悸[15]，癫痫，精神失常[135]。【鄂温克药】朱砂：用于补心养心[241]。【哈萨克药】سىناب：治癫痫，心悸，多梦[142]。【满药】鹅瑞烟滚：粉末放入猪心内，熟食，治惊忧和癔病；以朱砂配蛤粉温酒调服，治吐血症[11][39]。【蒙药】ᠴᠣᠯᠤᠨ ᠬᠢᠦᠩ (Cholun xiongh，朝伦－雄胡，朱砂)[44]，ᠮᠡᠩᠭᠡᠨ ᠸᠣᠰ (Menggen wos，孟根－沃斯，银朱)[41]：朱砂(矿石水飞制用)治偏瘫，萨病，白脉病，小儿肺热，惊风，抽搐，疮疡，喉喑，骨折，金伤，创口化脓[44,56]；制成品(银朱)用于镇惊，清热，收敛，破痞[705]，"奇哈"，"苏日亚"，梅毒，伤口不愈，肺热，肝热脉热[41]，痈疽，苏日亚，酸热，脑刺痛，肠刺

痛，白喉，炭疽[56]。【苗药】Zub sab（朱砂，贵州黔东南）：治心烦，失眠，惊悸，癫狂，目昏，疮疡肿毒[91]。【水药】想：用于镇惊安神[10]。【土家药】qi¹sa³（气沙），朱砂，丹砂：治失眠，心悸，黄肿病[129]，心慌心跳，心惊症，小儿惊风，疱疮肿毒[128]。【佤药】辰砂，丹沙：用于体虚无力，癫狂惊悸，失眠[168]。【维药】شكرنى‎（shingrif，星日福）[75]，斯尔苏入克[79]：用于麻风，梅毒，痛疠，疮疡性皮肤病，关节炎，瘫痪，面瘫，早泄，遗精，心悸[75]，心神不定，失眠，疥癣[79]。【彝药】赤砂，辰砂：治霍乱，四六风，跌打损伤，骨折，臁疮，肠热燥渴，膀胱炎，发热[10]。【藏药】མཚལ།（察拉）[25]，ཙོག་ལ།（角拉）[21]，觉拉[23,24]：治骨松质缺血[21,23]，筋络病[21,34]，肝、肺、脉之热症[23,24,25][11]，炭疽病，疮疖久溃不愈[24]，骨端松质缺乏[34]，骨折，骨结核[21]，愈疮[25][11]，癫狂，惊悸，心烦，失眠，眩晕，目昏，肿毒，疮疡[31]；外用治疮疡，口疮，疥癣[23]；炼出水银的药渣经焖烧成药灰治床疮，核瘤病，能去切除腐肉[27]；银朱（人工制成的赤色硫化汞 HgS）治眼中翳障，各种骨折[23]，疮疡，肺、肝、神经系统疾病[34]，脉热病，骨折及骨质疏松病，除腐肉及疮疡，黄水病，疠病[27]。

Cinnamomum bejolghota (Buch. – Ham.) Sweet [*C. obtusifolium* Nees] 钝叶桂（樟科）。【傣药】梅宗英龙（西傣）[9,14,72,74]，梅宗因（西傣）[13,14]，棕应[65]：树皮治虚寒泄泻，溃疡出血，骨折[9,14,72,74]，脾胃寒冷，痛经，风湿骨痛，跌打瘀肿，创伤出血[13,14]，腹胀痛，骨炎，止血，接骨，通经活络[65]，跌打损伤，创伤出血，胃寒痛[9,72,74]；根皮治流感，支气管炎，食滞气胀，胃风湿性关节炎痛[9,72]。【哈尼药】Siqqovq（席却），柴桂，大叶山桂：茎皮治胃寒痛，腹痛，风湿骨痛，外伤出血，骨折，虚寒泄泻，痛经，闭经[143]。【基诺药】阿波帕剋：茎皮治胃寒痛，风湿骨痛，腰肌劳损；鲜品捣烂敷用于接骨和瘀血[163]。【拉祜药】树皮、枝、果治腰膝痹痛，虚寒胃痛，风寒感冒，闭经腹痛[151]。【怒药】开桥窍，樟木子：根治风湿麻木，关节炎[165]。【佤药】三条筋，圭肉桂：树皮治跌打损伤，骨折，胃寒疼痛，虚寒泄泻，风湿骨痛，外伤出血[168]。

Cinnamomum bodinieri Levl. 猴樟（樟科）。

【彝药】效用同油樟 C. longepaniculatum[10]。

Cinnamomum burmannii (C. G. et Th. Nees) Bl. 阴香（樟科）。【壮药】Maexcungdwnh（美中吞）[15,180]，yaemyiengbiz[118,180]，山玉桂[118]：树皮治胴尹（胃痛）[118,180]，白冻（腹泻），发旺（痹病），扭像（扭挫伤），呗叮（疗疮）[180]，胃寒痛[15]，腹痛，风湿痹痛，跌打损伤，外伤出血[118]。

Cinnamomum camphora (L.) Presl [*Laurus camphora* L.] 樟（樟科）《药典》。【布依药】槐午骂[159][274]，香樟[274]：根治心脏病[159][274]。【傣药】麻庄晃（西傣）：木材治心腹胀痛，脚气，痛风，疥癣，跌打损伤[13]；根治吐泻，心腹胀痛，风湿痹痛[13]；果实治心腹冷痛，反胃呕吐[13]。【侗药】香樟木：木材治风湿性关节炎，心腹冷痛，腹泻[136]；果实治腹痛吐泻，心胃气痛，胃寒呕吐[136]。【仡佬药】ŋaŋ³⁵ tai⁵⁵（囊歹，黔中方言）[162][274]，wu⁵³ tai⁵³ xaŋ⁵³（巫歹行，黔中北方言），pu³¹ tse³¹ ao⁵⁵（不则奥，黔西南多洛方言）[162]：树皮治瘫痪[162]；根治瘫痪[162][274]。【哈尼药】松巴多妞：全株治扁桃腺炎，咽喉炎，疟疾，风湿骨痛，接骨[145]。【京药】计祸边：效用同壮药[15]。【黎药】千湿扑，樟树子，樟子：根治胃痛，蜈蚣咬伤；树皮治霍乱上吐下泻，醉酒；树皮煎洗治麻疹后皮肤瘙痒；果治胃肠炎，胃寒腹痛，食滞，腹胀[153]。【毛南药】taŋ²² denm⁴² gɔŋ²⁴（塘等贡）[155]，mei¹ kau¹（妹槁）[156]，美考办[15]：效用同壮药[15]；树皮治歪嘴风[155]，急性肠胃炎，上吐下泻，胃寒胀痛，周身风湿痛，鹅掌风，麻疹后皮肤瘙痒，风湿骨痛，跌打损伤[156]。【蒙药】ᠵᠠᠷᠲ ᠮᠣᠳᠣ（Jaart Maod，扎日图 - 毛都）（心材）[44,54]，ᠮᠠᠩᠭᠠᠪᠠᠷ（Manggaber，芒嘎布日）（樟脑）[41,56]：心材（樟木）治"赫依"热，陈热，讧热，毒热[54]；樟脑治"山川间赫依热"，炽热，陈热，伤热，瘟疫，讧热，脏腑热，牙痛[41]，毒热，丹毒[41,56]，山滩界"赫依"性热，陈旧性潜伏热，骚热，疫热之增盛期，胸部脓疡，脏腑热，脉热，血热，骨热等诸热证，伤筋化脓[56]。【苗药】Det dleb（豆收，贵州黔东南）[91,95][274,302]，Ndut blol（都飘）[302][95]，Det hiat（斗旱）[95]：根治胃脘疼痛，霍乱吐泻，风湿痹痛，跌打伤痛，风寒头痛，皮肤瘙痒[91]；树皮治脘腹饱胀，翻胃呕吐[274,302][95]，胃痛，风湿麻木[95]；心材治胃痛[274,302]；根皮治风湿麻木[274,302]，跌打损伤[302]；

根、树皮治风湿肿痛，跌打肿痛，湿疼痛，胃痛，痈肿[98]；果实治胃痛腹痛，消化不良[97]；鲜叶治痈肿[97]；根、皮、叶治风湿，腰腿痛，驱虫，胃寒腹痛[95]。【纳西药】樟木子，香樟子：果实、叶及树皮心材和根治风湿性关节炎，关节痛，腰腿痛，慢性下肢溃疡，胃寒气痛，感冒头痛，皮肤瘙痒，食滞胀痛，胃肠炎[164]。【畲药】水里樟[147]，樟柴根[147]，黄樟[146]：根、皮治胃痛，急性胃肠炎，风湿骨痛，跌打损伤[147]；木材及根治醉酒[146]。【水药】香樟，女梅共弄[157,158][274]，拟梅共弄[10]：根、果治乳娥[157,158][274]。【土家药】mu¹ pao² ka¹（母抛卡）[10,124,126]，香樟[124]，油樟[128]：全株治心腹冷痛，痛经，关节痛，腰腿痛，跌打损伤[10,126]；根治心腹胀痛，脚气，痛风，疥癣，跌打损伤[124]；种子治吐泻，胃寒腹痛，脚气，肿毒[124]；根、枝、叶治胃腹疼痛，寒湿吐泻[124]，烧伤，虫牙疼痛，跌打损伤，面黄虚肿[125]；根、枝、叶外用治疥，癣，龋齿作痛[124]；根治肚腹胀满，跌打损伤，风气病[128]。【维药】کافور（Kafur，卡福尔）[75]，卡木付热[77]：树皮治肺炎咳嗽，肌肉痛，腰痛，关节痛，腹胀，痢疾，神经衰弱，发烧[77]。【瑶药】裸尚旦[15]，guh ziaang ndiangx（谷樟亮）[130]，樟木[130]：效用同壮药[15]；根和茎治感冒头痛，风湿骨痛，胸腹胀痛，脚气，疥癣；树皮治急性肠胃炎，酒醉，风湿痹痛，跌打损伤；果实治头晕头痛，胃寒腹痛，食滞呃逆，泄泻[130]。【彝药】妹能赛[14]，斯莫索[10]，莫捻骚[101]：效用同傣药[13]；果实治胃腹冷痛，食滞，腹胀，胃肠炎[14]；效用同油樟 C. longepaniculatum[10]；果实、木材、树皮治胃痛，消化不良，腹胀腹泻，跌打损伤，中暑，慢性小腿溃烂[101]。【藏药】嘎菩[13,34]，嘎布尔[24]，阿玛尔[23]：心材治心腹胀痛，脚气，痛风，疥癣，跌打损伤[13]，心热病，妇科诸病[23]；根治吐泻，心腹胀痛，风湿痹痛[13]；果实治心腹冷痛，反胃呕吐[13]；【壮药】美照木：根、叶、果实治胃寒痛，风湿痛，急性胃肠炎，胃痛[15]；效用同黄樟 C. parthenoxylon[117]。【台少药】Kinnusu（Tayal 族南澳·溪头），Rakinosu（Tayal 药 Pasukowaran），Rakannosu（Tayal 药上坪后山）：叶治胸痛，赤痢，喉咙痛，疟疾；根治腹痛，疟疾，皮肤病；嫩芽治外伤[169]。

Cinnamomum cassia (Nees et T. Nees) J. Presl

肉桂（樟科）《药典》《部维标》。【阿昌药】树皮、枝皮治胃寒冷痛，肾阳不足，肺寒喘咳[8,172]。【朝药】육계나무（geisunamu，给苏那姆），yugei（育给）：干皮及枝皮治脏厥，阴盛格阳证，恶心，少阴病，咳嗽，亡阴证，太阳病，鼻额痛，臂痛，痈疽初发证[8]，脾虚引起的凉证，腹痛，泄泻，霍乱，少阴人亡阳证，太阳伤风证，出汗症，半身不遂[84]；5~6 年的幼树干皮及粗枝皮治脏厥，阴盛格阳证，恶心，齿出血，痢疾，痔疾和中风二便闭，中腑，中脏，少阴病，咳嗽[83]；嫩枝（桂枝）治亡阳证和太阳病，鼻额痛，风寒失音，臂痛，痈疽初发证[83]。【傣药】ໝອກຄ（jikuwei，箕苦唯）[8,13]，哥凯[65]：果、皮治四肢厥冷，腰膝痹痛，虚寒胃痛，慢性消化不良，经闭腹痛[9,74]；树皮、枝皮治胃寒冷痛，虚寒泄泻，肢冷脉微，肾阳不足，腰膝冷痛，肺寒喘咳[8,13]；嫩枝治风寒感冒，肩臂肢节酸痛，咳喘痰饮，妇女经闭腹痛[8,13]，外感风寒，头痛出汗，恶风发热[9,74]。【德昂药】许来劳：效用同阿昌药[8,172]。【侗药】桂皮[15]，玉树[136]，桂香皮[8,136]：效用同壮药[15]；嫩枝治风寒感冒，脘腹冷痛，风湿性关节炎[136]；树皮治脘腹胀满疼痛，风寒咳喘，经痛，急性肠胃炎，手足冰冷[8,136]。【东乡药】肉桂：干和枝皮治妇科病[10]。【基诺药】帕剋：茎皮、嫩枝、果实治寒泻，寒痹腰痛，风湿关节疼痛[163]；果实外用治外伤，接骨，消肿[163]。【景颇药】Kai jap hpun hpyi：效用同阿昌药[172]。【蒙药】ᠭᠠᠪᠢᠷᠠ ᠶᠢᠨ ᠬᠠᠯᠢᠰᠤ（Gabira yin halis，嘎毕拉因－哈力斯）[56]：树皮治胃、肝寒"赫依"，不消化症，肺脓疡[42,56][303]，白带过多[42][303]，寒性腹泻，腰膝冷痛，"赫依"症[42]，寒赫依性泄泻，月经淋漓不止，赫依郁滞[303]，赤白带下[56]。【苗药】香桂枝，桂枝：嫩枝用于发汗解肌，温通经脉[98]；茎枝治风寒感冒，经脉疼痛，风寒湿痹，闭经腹痛，膀胱气化无力[97]。【维药】دارچین（Dar chin，达尔亲）[75,77]，دارچین گلی（Darchin guli，达尔亲古丽）[75]，大尔岑打拉克[78]：叶治气促不安，虚劳久咳，脘腹疼痛[78]，寒气闭阻，久咳气促，神疲乏力，尿少经闭[4,77]；树皮治胃寒偏盛，湿重纳差，腹胀，腹泻，肝脏虚弱，消化不良，心虚心悸，肾寒阳痿[75]，阳痿，宫冷，腰膝冷痛，肾虚作喘，阳虚眩晕，目赤咽痛，心腹冷痛，虚寒吐泻，寒疝

经闭，痛经[77]；幼嫩果实治寒性心虚，心悸心慌，胃纳不佳，消化不良[75]；皮及枝皮治胃寒偏盛，湿重纳出，腹胀，腹泻，肝脏虚弱，消化不良，心虚心悸，肾寒阳痿[303]。【瑶药】野桂[15]，zaengc gueix（征桂）[132]，桂皮[132]：效用同壮药[15]；树皮及枝叶治胃寒腹痛，坐骨神经痛，风湿骨痛，肾虚水肿，心绞痛，妇女血崩，闭经及老人体虚寒咳[132]。【藏药】ཤིང་ཚ（新擦）[21]，相察[23,27]：树皮治胃病，虚寒性腹泻[13,21]，胃寒症[23,27]，感冒风寒，风湿痛，肝胆病[13]，肾阳不足，肢冷脉微，腰膝冷痛，沉寒积冷，腹痛吐泻[20]，寒泻，"培根"病[23]，中毒病，龙病，祛肺脓[27]，消化不良，肝病，寒性龙病及肺痛[21]；皮及枝皮治胃病，消化不良，腹泻，肝病，"龙"病及肺痛[303]。【壮药】棵非亚[15]，naengigvel（能桂）[117]：树皮治胃寒痛，坐骨神经痛，风湿痛，急性胃肠炎，手足冰冷，痢疾，慢惊风，体虚内寒，解断肠草中毒[15]；树皮和嫩枝治头痛，腰痛，心头痛（胃痛），胸痛，肋痛，墨病（哮喘），阳虚头晕，阳痿遗精，月经不调，阴疽流注[117]；桂枝治贫痧（感冒），心头痛（胃痛），发旺（风湿骨痛），京瑟（闭经），笨浮（水肿），心悸，麻抹（四肢麻木）[117]。

Cinnamomum caudatum Nees 参见 Neocinnamomum caudatum。

Cinnamomum chartophyllum H. W. Li 坚叶樟（樟科）。【傣药】埋中欢（西傣）[59]，埋中荒[63]：心材治脘腹胀痛，恶心呕吐，心悸胸闷，乏力气短，头目昏痛，感冒咳嗽，咽喉肿痛，风湿病肢体关节肿痛[59]；根、茎、叶、果实及树皮治胃脘胀痛，心慌心跳，乏力，头昏痛，咽喉肿痛，肢体关节红肿疼痛[63]。

Cinnamomum delavayi (Lec.) Liou 参见 Neocinnamomum delavayi。

Cinnamomum glanduliferum (Wall.) Nees 云南樟（樟科）。【傣药】朋麻醒（西傣）[9,64,74]，锅捧先[64]：全株治流感，气管、支气管炎，食滞，气胀，胃痛，风湿关节痛[9,64,74]；树皮及根治脘腹胀痛，心烦欲呕，头目昏胀，疔疮肿毒，牙痛，咽痛[64]；叶、根治脘腹胀痛，恶心欲呕，头目昏胀，疔疮肿毒，牙痛[63]。【基诺药】国懋[163]，各懋[10]：树皮及根治伤风感冒，中暑，食滞气胀，

胃痛，腹泻胀痛[10,163]。【傈僳药】唯松：全株治感冒，中暑，支气管炎，食滞气胀，胃痛，腹泻胀痛，风湿性关节痛[166]。【蒙药】ᠭᠣᠨᠢᠶᠤᠳ ᠬᠦᠵᠢ（Goniyod agaru，高尼要德－阿嘎如）：心材治心"赫依"，命脉"赫依"症，颤抖，头晕，失眠，心神恍惚，"赫依"血相讧，"山川间"热[44]。【纳西药】效用同樟 C. camphora[164]。【佤药】考崩：果、树干治胃痛，腹胀，风湿痛，感冒[14]。【彝药】皮治胃寒疼痛，腹冷水泻[109]。【藏药】ཨ་གར་གི་སྨན（阿卡苦拗）[21]，阿玛尔[23]，阿嘎各略[40]：心材治心热病，妇科诸病[23]；果实治消化不良，胃病[13,40]，"龙"病[40]；枝、干治抽筋，眼病，"龙"病，癫痫，小儿麻痹[21]。

Cinnamomum hainanianum C. K. Allen 参见 Neocinnamomum lecomtei。

Cinnamomum iners Reinw. ex Bl. 大叶桂（樟科）。【傣药】埋宗英龙（西傣）：树皮治胃寒痛，腹冷痛，骨折，外伤出血[13]。【藏药】兴擦：树皮、枝治龙病，肝胆病，寒性胃腹疼痛，肺脓肿，风寒感冒，风湿疼痛，泻痢[22]。

Cinnamomum insulari – montanum Hayata 台湾肉桂（樟科）。【台少药】Ringei（Tayal 族 Marikowan），Kahonyakubenisoai（Tayal 族 Kinagi－，前山 Marikowan），Paisazu（Bunun 族丹）：叶治头痛，外伤；根治日射病[169]。

Cinnamomum japonicum Sieb. ［*C. pedunculatum* Nees］天竺桂（樟科）。【畲药】天竹桂：皮、根、枝治四肢厥冷，腰膝痹痛，腹痛腹泻，月经不调[10]。

Cinnamomum longepaniculatum (Gamble) N. Chao ex H. W. Li 油樟（樟科）。【彝药】斯莫索，斯斯力拔：根治"海拉"病，"图体"病，"觉"病，骨折，伤处发热，红肿，跌打伤痛，腹内块；叶粉末敷撒伤处治烧伤，烫伤；果实治胃痛[10]。

Cinnamomum mairei Levl. 银叶桂（樟科）。【藏药】兴擦[22,40]：树皮治"龙"病，肝胆病，感冒风寒，胃病，寒性腹泻，风湿疼痛[40]；效用同大叶桂 C. iners[22]。

Cinnamomum migao H. W. L 米槁（樟科）。【布依药】大果木姜子：果实治胃痛，腹痛，风湿性关节炎，胸闷呕吐[951]。【苗药】大果木姜子[91][304,951]：

果实治呕吐，胃痛腹痛，胸闷腹胀[91]，吐泻，咳喘，胃寒腹痛，脚气，中毒[304]，风湿性关节炎，胸闷呕吐[951]。【壮药】麻告：果实治腹痛[13]。

Cinnamomum osmophloeum Kaneh. 土肉桂（樟科）。【纳西药】嫩叶治风寒感冒，胃寒痛，风湿痹痛，跌打疼痛，外伤出血[164]。

Cinnamomum parthenoxylon（Jack）Meisn. [C. porrectum（Roxb.）Kosterm.] 黄樟（樟科）。【傣药】朋麻醒（西傣）[9,13,14,71]，朋先[62,64]：根治流感，感冒，支气管炎，食滞气胀，胃痛，风湿关节痛[13,14]；全株治流感，感冒，支气管炎，食滞气胀，胃痛，风湿性关节炎[9,71]；根、茎、叶、果及树皮治胃脘胀痛，心慌心跳，乏力，头昏痛，咽喉肿痛，肢体关节红肿疼痛[62,64]，风寒湿痹证，屈伸不利[62]。【哈尼药】Paqmuq paqsav（帕木帕沙），樟木树[143]，香樟[143,875]：皮治百日咳，痢疾，果治高热，麻疹[143]；茎皮治胃肠炎，胃寒腹痛，消化不良[143]；全株治风湿[875]。【畲药】土桂，野桂[147]，樟树[10]：皮治四肢厥冷，腰膝痹痛，腹痛腹泻，月经不调[147]；根、皮治胃痛，急性胃肠炎，风湿骨痛，跌打损伤[10]。【瑶药】wiangh ziaang ndiangx（元樟亮），大叶樟：根及果实治胃脘寒痛，胃肠炎，痢疾，风湿性关节炎，跌打损伤[130]。【壮药】都苏[15]，gaucah（高差）[117]：全株治感冒，发热[15]；根和根茎治心头痛（胃痛），发旺（风湿骨痛），沙呃（呃逆），胃肠炎，京尹（痛经），疝气疼痛，肉扭（小便不畅）[117]。

Cinnamomum tamala（Buch. - Ham.）Nees. et Eberm. 柴桂（樟科）。【傣药】三条筋[233]，埋宗英龙：树皮、叶治肢体关节酸痛重着，屈伸不利，肢体关节红肿热痛，疔、疖、疮、痈[62-64]，风寒湿痹证，风湿热痹证[62]，脾胃虚寒泄泻，溃疡出血，痛经，风湿骨痛，跌打瘀肿，疮上出血，骨折[67,68]；树皮治风湿病[233]。【哈尼药】三条筋树，紫桂：树皮治风湿[875]。【景颇药】唱皮[9,13,19]，喝痞[14]：树皮治胃腹痛，食欲不振，遗尿，尿多[9,13,19]，腰酸痛[9,19]，胃病[14]。【维药】sazeq indi（萨再其印地）[76][978]，三条筋叶[978]：叶治寒湿痹痛，脘腹胀痛，消化道出血，外伤出血，跌打损伤，骨折，烧烫伤[978]，湿寒性或黏液质性胃肠、心脑疾患，胃虚腹胀，神经病，恐惧症，心

悸，黄疸，狐臭[76]。【藏药】兴察[24]，相察[23]：枝和茎皮治胃寒消化不良，寒性胃腹疼痛，肺脓疡，泻痢[24]；树皮治胃寒症，寒泻，扩大"培根"病[23]。

Cinnamomum tonkinense（Lec.）A. Chev. 假桂皮树（樟科）。【壮药】美高量，山桂皮：树皮，嫩枝治肾虚腰痛，感冒，全身骨痛[15]。

Cinnamomum wilsonii Gamble 川桂（樟科）。【土家药】桂皮，官桂：茎皮治脾胃虚寒，寒性胃痛，泄泻，痛经，经闭，阴疽[124]。【瑶药】黑桂皮，官桂：根、茎皮治胃肠炎，胃寒腹痛，消化不良，痢疾[133]；叶治外伤出血[133]；果实治高热感冒，麻疹，百日咳，痢疾[133]。【藏药】相察：效用同柴桂 C. tamala[23]。

Cinnamomum yunnanense Liou 参见 Neocinnamomum caudatum.

Cipadessa baccifera（Roth）Miq. 浆果楝（楝科）。【傣药】埋皮仿，哈皮仿，秧勒（西傣）：全株治疟疾，感冒，腹泻，痢疾，皮肤瘙痒，外伤出血[14]。【德昂药】亚甸椿，买姜谢：效用同景颇药[172]。【哈尼药】亚罗青：全株治皮炎[875]。【景颇药】wangchi；根治鹅口疮[172]。【佤药】考米西袜：效用同景颇药[172]。

Cipadessa cinerascens（Peil.）Hand - Mazz. 灰毛浆果楝（楝科）。【白药】乐学杲：根治腹泻，痢疾，跌打损伤[14]；皮治疟疾[14]；鲜叶治外伤出血[14]；根、皮、叶治风湿，腹泻，痢疾，跌打损伤，防疟疾[16]；根、皮、叶鲜品外敷治外伤出血[16]。【傣药】贝姜谢[172]，亚罗轻（西傣）[9,14,74]，迈僵泻（德傣）[14]：皮治鹅口疮[172]；根、叶治大便秘结，疟疾，胃肠绞痛，感冒，高热不退，烫烧伤[9,14,74,196]，皮肤瘙痒[9,14,74]，伤风感冒，风湿痹痛，痢疾，腹痛，皮肤瘙痒[196]；根治发烧，炎症，咳嗽，鹅疮[14]，牙痛[9,73]；叶治疟疾[9,73]；茎叶治感冒发热[9,73]；果治中暑[9,73]；鲜叶治防暑热引起的痰湿积滞[9,73]。【德昂药】卡艾舍[172]，牙芒根[160,172]：效用同景颇药[172]；根、叶治感冒发热不退，疟疾，大便秘结，腹痛，痢疾，风湿性关节痛，小儿皮炎，皮肤瘙痒，烧伤，烫伤[160]。【哈尼药】老鸦饭，Lolqol siilpavq（罗却丝巴），野桐椒：根治腹泻，痢疾[143]；干皮防治疟疾[143]；鲜叶捣敷治外伤出血[143]。【基诺药】买车剐：根叶治感冒，发热不退，腹痛，大便密结，风湿疼

痛，疟疾，痢疾[163]；叶外用治烧伤，烫伤，皮肤瘙痒[163]。【景颇药】Jachala：根和叶治感冒发热不退，大便秘结，痢疾，风湿关节炎，小儿皮炎[172]。【拉祜药】呸子牵斯[14]，亚洛轻[10]：根治肋下神经痛[14]；根、皮防治疟疾[14]；果实治腹泻[14]；鲜叶治上吐下泄，黄水疮[14]；叶、根治大便秘结，疟疾，胃肠绞痛，感冒，高热不退，烫烧伤，皮肤瘙痒[10]。【傈僳药】前马腊：全株治感冒，发热不退，腹痛，痢疾，风湿关节痛，疟疾，大便秘结，小儿皮炎，皮肤瘙痒[166]。【毛南药】美别，tsha6 hi（茶喜）：根叶治感冒，痧症，腹泻，痢疾，腹痛，湿疹，毒蛇咬伤[156]。【仫佬药】美顶点，美耿巴：效用同壮药[15]。【佤药】亚洛轻：根、叶治黄疸型肝炎，感冒发热，疟疾，便秘，风湿关节痛，皮肤瘙痒，烧烫伤[168]。【壮药】美追巴，榕裂：叶治痧病发热，牙痛，牙龈炎，牙龈肿毒，乳痈，骨折；果实治胃痛[15]。

Cipangopaludina cathyensis(Heude) 中华圆田螺（田螺科）。【藏药】布玫东札：壳炭可干脓[22]；肉治眼病[22]；厴可清热解毒，续筋[22]。

Cipangopaludina chinensis Gray 中国圆田螺（田螺科）。【布朗药】cu na（粗拿），田螺：全体治肝炎[279]。【布依药】耐骂[159][274]，螺蛳[274]：全体治大小便不通[274][159]。【朝药】눈우렁이（nāon wǔ rēng yì，孥嗯乌扔邑）：全体治目热赤痛[86]。【傣药】怀纳[65]，怀[63]：全体治黄疸，脚气，水肿，痔疮[65]；肉、全体治泌尿系统感染引起的小便赤涩疼痛，痔疮，肾炎引起的浮肿，急性病毒性肝炎[63]。【侗药】哽蒌[135,137]，扛桃，蝼[15]：壳治子宫脱垂，中耳炎[15,135,137]；鲜肉治龟头炎，中耳炎，小儿破伤风[15,135,137]。【仡佬药】zao^{31} lu^{53}（腰鹿，黔中方言），moŋ^{53} tsə^{31} ke^{55} zoŋ^{13}（蒙则街用，黔中北方言），tse^{31} tse^{31}（则则，黔西南多洛方言）：全体治撮口风（抽筋）[162][128,274]，肚凸[128]。【哈尼药】a niu（阿妞）[276]，Lovqniuv（螺扭）[143]：全体治体虚弱，骨折，黄疸型肝炎，小便不利[143]。【基诺药】啰粗：全体治肝炎病[163]。【毛南药】sai^{22}ra^{42}（赛亚）：全体治心肺病[155]。【苗药】Gib bod（给波，贵州黔东南）[91,95][274]：全体治腮腺炎[95][274]，黄疸，水肿，疮肿，淋浊，消渴，痢疾，目赤翳障，痔疮[91]，脚生疮[95]；壳治脚生疮[274]。【纳西药】全体治小便不通，腹胀如鼓，水气浮肿，水肿，肠风下血，眼痛、内痔、外痔

肿痛，大肠脱肛，脱下三五寸者，一切疔肿，黄疸，脚气，消渴，便血，目赤肿痛[164]。【水药】魁[157,158][274]，田螺[157][274]，螺蛳[274]：全体治脱肛[10,157,158][274]。【土家药】螺丝：全体治呕吐，尿闭，子宫脱垂，中耳炎[129]。【佤药】田螺，大螺：全体治黄疸型肝炎，目痛赤热，尿闭，痔疮[168]。【彝药】田螺：肉治风湿骨痛，骨髓脓疡，肝胆湿热，鼻腔出血，痔瘘肛裂，皮肤瘙痒[109]。【藏药】འདུ་ཆུག（布玖）[21]，འདུ་ཆུག་དཀར་ཐུག（布玖东扎）[24,30]，那文吾毛[23]：壳治虫病，脑漏，水肿病[21,23]，痔疮[24,30]；肉、壳、厴用于杀虫，消腹水[25]；全体和壳治肾型水肿，腹水，虫病[30]；治肾型水肿，腹水[24,34]；效用同中华圆田螺 C. cathyensis[22]。

Circaea alpina L. 高山露珠草（柳叶菜科）。【哈尼药】啊克喝索：全草治肠鸣泄泻[145]。【蒙药】全草外用治脓肿疮疡，瘰疬，黄癣，湿疣[51]。

Circaea cordata Royle 牛泷草（柳叶菜科）。【苗药】Reib zheat yul（锐转欲，贵州松桃）：全草治疮痈肿毒，疥疮，外伤出血[91]，痈肿，疮疖，刀伤[95]。【瑶药】睡嗷勉，兰竹花：全草治食欲不振，胃肠胀气；全草外用治疥疮，脓疮，刀伤[133]。【藏药】甲班区孜：全草治疮疖，痈肿，创伤，刀伤[24]。

Circaea mollis Sieb. et Zucc. 南方露珠草（柳叶菜科）。【哈尼药】药思拿此[13]，药思那雌[145]：根治疮疡未溃，颈淋巴结结核，无名肿毒[13,145]，乳痈初起[145]。【土家药】红节草：全草治风湿关节炎，疥疮，脓疮，刀伤[123]。

Circaea quadrisulcata (Maxim.) Franch. et Savat. 露珠草（柳叶菜科）。【蒙药】效用同高山露珠草 C. alpina[51]。

Circus cyaneus cyaneus(Linnaeus) 白尾鹞（鹰科）。【朝药】재개구리매（zāi gāi gǔ li mèi，在该咕哩梅）：头治头风，目眩，癫痫[86]。【藏药】胡兀鹫：蛋治梦遗，妇女白带多[24,34]；肉、头、骨治头风眩晕，癫痫，消肌肉和鹌鹑肉成积[30]。

Cirrhina molitorella (Cuvier et Valenciennes) 鲮（鲤科）。【傣药】咪巴占：胆汁治咽喉肿痛，口舌生疮，风湿热痹，肢体关节红肿疼痛，疔疮脓肿[63]。

Cirsium argyracanthum DC. [*C. tibeticum* Kitam.]

藏蓟(菊科)。【藏药】江策那保：幼苗催吐[22]；根治培根病，水肿，吐血，衄血，月经过多[22]；根外用治疮疖痈肿[22]。

Cirsium chlorolepis Petrak ex Hand. – Mazz. 两面刺(菊科)。【哈尼药】Hamadaolpuq(哈玛道蒲)，鸡刺根，水红花根：根、全草用于催乳，治吐血，衄血，尿血，咯血，子宫出血，疮痈肿毒，跌打瘀肿，月经过多，产后腹痛，淋巴结结核，烧烫伤，小儿疳积，水肿，贫血[143]。【纳西药】滇大蓟，鸡脚刺：全草用于催乳，治热病吐血，衄血，便血，痰中带血，痈肿疮毒，乳痈，水、火烫伤，肝炎，肾炎，乳腺炎，功能性子宫出血，痢疾，胃痛[164]。

Cirsium eriophoroides (Hook. f.) Petrak [*C. bolocephalum* Petrak ex Hand. – Mazz.] 贡山蓟(菊科)。【藏药】绎策那博[24]：根治"培根"病，水肿[13]，鼻衄，月经过多[24]，疮疖[13]；苗作催吐剂；外用治疮疖[24]。

Cirsium esculentum (Sievers) C. A. Mey. 莲座蓟(菊科)《部蒙标》。【哈萨克药】توبهتابان：全草治肺脓肿，疮痈肿毒，皮肤病，肝热，各种出血[140]。【蒙药】塔卜长图 – 阿吉日嘎纳[51]，扎饶各农玛[7,51]，ᠲᠡᠪᠬᠢᠩᠲ ᠠᠵᠢᠷᠭᠠᠨᠠ (Tebqingt ajirgen, 特布青图 – 阿吉日根)[3]：根和根茎治肺脓肿[3,7,51]，肺痨，疮疡，"奇哈"病[3,51]，咯痰不利，疮痈肿毒，皮肤病[7]，痰涎不利，咳嗽[3]。【藏药】ཇ་རིག་ཤུང་ཅ། (掐绕妞玛)：全草治肺热，肺脓肿，疮疖，疮伤[21]。

Cirsium griseum Lévl. [*C. botryodes* Petrak] 灰蓟(菊科)。【白药】该启：根治吐血，便血，尿血，经带淋沥，子宫下垂，肺结核，痢疾，火烫伤[17]。【傈僳药】巴曲曲莫：根治肾虚腰痛，痨损性腰脊疼痛，月经不调，水火烫伤[166]。【怒药】然乍，总头蓟：根治胃出血，脾脏肿大，外伤出血[165]。【彝药】才柯：根治跌打损伤，瘀血不化[17]；全草治头痛，恶心，呕吐[10]。【藏药】测崩相测：全草治坏血病，消肿块[40]。

Cirsium handelii Petrak ex Hand. – Mazz. 骆骑(菊科)。【藏药】江策那保：幼苗催吐[24]；根治培根病，水肿，吐血，衄血，月经过多[22]；根外用治疮疖痈肿[22]。

Cirsium japonicum Fisch. ex DC. 蓟 (菊科) 《药典》。【布依药】那从罢[159][274]，大蓟[274]：全

草治流鼻血[274]；根或全草治鼻出血[159]。【朝药】별영경퀴(bēr ēeng gěng kuì，波儿鞍哽亏)：根治女子赤白沃，安胎，止吐血，鼻衄，令肥健[86]。【傣药】芽先多[62]，芽先剂[63]：全草治体质虚弱多病，乏力，腰膝冷痛，周身乏力，性欲冷淡，阳痿，遗精，早泄[62]；全草、根治体弱多病，气血虚腰膝冷痛酸软，性欲冷淡，腰膝冷痛，乏力气短，阳痿遗精[63]。【侗药】骂杀把[15]，Mal sax bav laox (骂耍巴老)[137]，将军草[135,136,137]：根及全草治吓谬吕磅信(下路野鸡·妇女摆红症)，乍形没正(月经不调)[137]；全草治吐血，贫血，便血，尿血，痈疖，吓谬吕磅信(下路野鸡·妇女摆红症)，乍形没正(月经不调)[135,136,137]。【鄂温克药】全草治黄水疮[519]。【仡佬药】lon⁵³ ma¹³ ŋua¹³ (骂龙瓦，黔中方言)，loŋ³¹ mog¹³ tçi¹³ lɜ³¹ (龙猛吉勒，黔中北方言)，kan⁵³ lan⁵⁵ l⁵⁵ tɜ³³ (岗浪里歹，黔西南多洛方言)：根或全草治呕恶[162]；全草治呕血[274]。

【哈萨克药】ايقۇباس تەسكەن：全草、根治衄血，咯血，吐血，尿血，功能性子宫出血，产后出血，肝炎，乳腺炎，外伤出血，痈疖肿毒[142]。【毛南药】马刺草，mba³ tin³ tsuok⁷ lau⁴ (麻矴灼佬)[156]，骂[155][219]：全草治黄疸，跌打损伤，疮疖肿痛，乳糜尿，乳腺炎，肌肉挫伤所致的局部肿胀，月经过多，倒经，吐血，咯血，便血，衄血，尿血[156]；根或全草治胃十二指肠溃疡[155]。【苗药】Vob bel bat hlieb (窝布坝溜，贵州黔东南)[91,95][274]，Vob bul bat dliob (窝布罢确)[92,94,96]，Uab bol liob (哇播略)[91,95]：地上部分或根治吐血，咯血，衄血，便血，尿血，妇女崩漏，外伤出血，疮疡肿痛，瘰疬，湿疹，肝炎，肾炎[91]；全草及根治无名肿毒[92,95][274]，病后体弱[92,95]，月经不调，慢性鼻炎，吐血，咯血，衄血[94,96]；根或全草用于凉血止血，祛瘀消肿[98][211]。【畲药】猪母刺，刺菜[147]，牛尿刺[146]：全草、根治衄血，吐血，尿血，便血，外伤出血[147]；全草治产后腹痛，小儿乳哮[146]。【水药】骂再正[157,158][274]，恶鸡婆[157][274]：叶治外伤出血[157]，止血[10,158][274]；根治腮腺炎[157]；根外敷治腮腺炎[158][274]。【土家药】pa³ qie⁴ (爬窃)[126]，大刺儿菜[123]，牛扎口[128]：全草、根治衄血，咯血，吐血，尿血[123][220]，崩漏[220]，支气管扩张，功能性子宫出血，外伤出血，月经不调[123]；全草治血热出血症，热咯症，

黄疸症，水火烫伤[128]，吐血，尿血，咳血，便血[10,126]；根治"小儿走胆"[71]。【维药】چولك خوخا (Chong xoxa，充伙哈），شبكهر تغالى (Sheker tighali，谢开尔提哈里)[75]，西开儿提哈力[79]：叶上的虫瘿治咽喉干燥，声音嘶哑，肺燥干咳，胃燥饥饿，大便干燥[75,77]，大便秘结，食欲不振，肾虚阳痿[79]；全草治咽喉肿痛，肛门炎肿，小儿瘫痪，白癜风，麻风[75]。【瑶药】狮子球[15]，domh tah kaev nqimv（达且紧），刺青菜[130,133]：根、全草治鼻衄[15,130,133]，精神病，跌打肿痛，血管瘤[15]，咳血，吐血，尿血，便血，月经过多，产后流血过多，百日咳，肺脓疡，乳腺炎，疮疡肿毒[130,133]。【彝药】除巧景：根治皮肤瘙痒，疮疡肿毒，毒疮，恶血不净，饮食积滞，体虚，打摆子[101]，衄血，吐血，便血，血淋，血崩，带浊，肠痛，疮毒[109]。

Cirsium japonicum var. australe Kitam. 南国小蓟（菊科）。【台少药】Tangosazu（Bunun 族施武群）：根煎服或捣碎后服用治胸痛[169]。

Cirsium lineare(Thunb.) Sch. – Bip. 线叶蓟（菊科）。【蒙药】条叶蓟：全草治月经不调，闭经，痛经，痈疮肿痛[51]。【瑶药】得克近[15]，小蓟[133]：根、全草治咳嗽，吐血，鼻衄，尿血，月经不调，乳痈，疮疖，无名肿毒，跌打，骨折[15]；全草治暑热烦闷，心悸，崩漏，跌打吐血，风湿腰痛，风湿关节痛，月经过多，痔疮[133]。

Cirsium maackii Maxim. 野蓟（菊科）。【蒙药】刺蓟：全草治衄血，咯血，吐血，尿血，崩漏，产后出血，肝炎，肾炎，乳腺炎，跌打损伤，外伤出血，痈疮肿毒[51]。

Cirsium periacanthaceum Shin 川蓟（菊科）。【藏药】测崩相测：全草治坏血病，消肿块[40]。

Cirsium pendulum Fisch. ex DC. 烟管蓟（菊科）。【鄂温克药】Turubka：花序治黄水疮[261]。【蒙药】效用同刺儿菜 C. setosum[51]。【彝药】吾莫出古：根治体虚，饮食积滞，产后恶露不净，毒疮，打摆子[10]；根外敷治外伤流血[10]。

Cirsium setosum (Willd.) MB. [*Cephalanoplos segetum (Bunge) Kitam.*] 刺儿菜（菊科）。【朝药】조뱅이(zāo bāing yì，早蚌鞿邑)：地上部分治瘀血，蛇咬伤，肝炎[82]；全草治热风毒，胸闷，助消化，吐血，衄血，便血[83]。【侗药】骂盖

恶内[231]，骂耍巴丽[137]，小蓟[231]：根治吐血，鼻出血，尿血，慢性鼻炎，咽喉炎，跌打损伤，疔疮肿痛[231]；全草治吓谬恰喉盘（咳血)[137]。【东乡药】小刺儿菜：全草治外伤出血，吐血，鼻出血，咯血，尿血[10]。【仡佬药】ni[31] nie[13] loŋ[53]（尼捏陇，黔中方言），loŋ[31] pi[55] tɕi[55]（龙比吉，黔中北方言），kan[53] laŋ[55] li[55] tə[33]（刚郎里点，黔西南多洛方言)：全草治呕血[162]。【哈萨克药】تسكن قوژراي：全草、根茎治贫血，血尿，便血，妇女各种肿毒[142]。【毛南药】mba[3] tin[3] tsuok[7] ndi[5]（麻矼灼侬）：全草治尿血，乳痈，哮喘，月经不调，吐血，小便不利，慢性肝炎，午后潮热，失眠[156]；鲜品捣烂外敷治刀伤出血，痈疮肿痛[156]。【蒙药】刺蓟：地上部分或根治衄血，吐血，尿血，便血，崩漏，外伤出血，痈疮肿毒[51]。【苗药】Vob bel bat niab（窝布坝那，贵州黔东南)[91,92,95,96]，小恶鸡婆[9,94,98]，Roub nbaob（咪茹丑）[95]：全草或根治咳血，吐血，衄血，尿血，血淋，便血，血痢，崩中漏下，外伤出血，痈疽肿毒[91]；全草作为病后恢复滋补剂[95]，促进病后恢复[92]，治咳血，吐血，尿血，高血压，便血，尿血，崩漏，月经不调[9,94,98]；根及全草治咳血[96]。【水药】骂栽罗[10,157,158]，小刺菜[157]：全草治肾病水肿[157]，水膨病[158]，各种出血[10]。【土家药】chi[4] jia[3] suan[4]（刺甲爽）[124]，刺儿菜[124,220]，千针草[128]：全草、根治吐血，衄血，咳血，尿血，咯血，高血压，牙龈肿痛[124]；全草治血热出血症，黄疸症，毒蛇咬伤，疱疮肿毒[128]，咯血，月经过多，崩漏，尿血[220]。【藏药】降策嘎博：地上部分治"培根"病[22,24]。

Cirsium souliei(Franch.) Mattf. 葵花大蓟（菊科）。【藏药】江采尔那保永哇：全草治不消化症，培根病[23,27]，疮疖，痈疽[23]，肿瘤，消肿[27]。

Cirsium vlassovianum Fisch. ex DC. 绒背蓟（菊科）。【蒙药】猫腿姑：全草或根治风湿性关节炎，四肢麻木[51]。

Cissampelopsis volubilis (Bl.) Miq. [*Senecio araneosus DC. ; Senecio hoi Dunn*] 藤菊（菊科）。【彝药】不拉得：全草治疖痛化肿[14]。【藏药】塞保古椎[22]，玉格象嘎保[20]，玉勾相嘎保[23]：全草治黄疸型肝炎，胃肠炎，痢疾，感冒，目赤肿痛，淋巴结肿，枪伤，刀伤，痔疮，疮疖肿毒[22]，伤

口发炎, 肿胀, 疼痛, 急慢性结膜炎, 皮炎, 跌打损伤[20]; 地上部分解毒, 疔疮[23]; 枝、叶、花序治肝热, 胆热, 热毒, 骨折, 创伤, 疮疡对创伤, 疮痈效果尤佳[24]。

Cissampelos pareira L. var. hirsuta (Buch. ex DC.) Forman 锡生藤(防己科)《药典》。【傣药】亚呼鲁(西傣)[6,9,71,72], 芽呼噜[62,63], 牙昏噜[9,74]: 全草治跌打损伤, 挤压伤, 外伤出血[9,13,63,74], 痛、肿、疮、疖[6,9,14,71], 止痛, 生肌, 治跌打损伤[65], 肿痛, 疮疖[9,72], 外伤肿痛, 创伤出血[70]; 全株、茎或叶治疗疮疖疖脓肿, 丹毒, 跌打损伤, 风寒湿痹证, 肢体关节酸痛, 屈伸不利[62]。

Cissus adnata Roxb. 贴生白粉藤(葡萄科)。【哈尼药】俄切俄俄[13], 鹅切鹅鹅[14]: 叶治疮痈[13], 疮肿[14]。

Cissus assamica (Laws.) Craib 毛叶白粉藤(葡萄科)。【苗药】全株治跌打损伤, 扭伤, 骨折[14]。【瑶药】hongh buix siouh hmei (红背绸美)[15,132], 苦郎藤[132]: 全草治毒蛇咬伤[15,132], 支气管炎, 哮喘[15], 肝炎, 肝硬化腹水, 跌打损伤, 风湿关节炎疼痛, 淋巴结结核, 骨折, 瘰疬, 痈疮肿毒[132]。

Cissus hexangularis Thorel ex planch. 翅茎白粉藤(葡萄科)。【阿昌药】告们啊奴: 效用同德昂药[172]。【德昂药】火把花, 钩藤: 治跌打损伤, 风湿关节痛[172]。【景颇药】Majunui: 效用同德昂药[172]。【黎药】尾菇: 嫩叶、茎治跌打损伤, 刀刃伤[154]。【瑶药】软筋藤[15], luoqc bung nzunx (落帮准)[132], 六方藤[132]: 效用同壮药[15]; 藤茎治风湿关节痛, 腰肌劳损, 跌打损伤; 藤茎外用治疮疡肿毒[132]。【壮药】Gaeuroeklimq (勾弄林), 介方藤[180], 复方藤[15]: 藤茎治发旺(痹病), 活邀尹(颈椎病), 旁巴尹(肩周炎), 扭像(扭挫伤)[180], 风湿腰痛, 跌打损伤后关节功能障碍, 跌打肿痛[15]。

Cissns pteroclada Hayata 翼茎白粉藤(葡萄科)。【壮药】Gaeuseiqling (勾绶林), gaeuseiqfueng (勾随方), 四方藤: 藤茎治发旺(痹病), 活邀尹(颈椎病), 旁巴尹(肩周炎)[117,180], 麻抹(四肢麻木), 林得叮相(跌打损伤), 阿意咪(痢疾), 狠尹(疮疖)[117], 扭像(扭挫伤), 夺扼(骨折)[180]。

Cissus javana DC. [*C. discolor* **Blume**] 青紫葛(葡萄科)。【傣药】芽摆来: 全草治麻疹, 湿

疹, 过敏性皮炎[63]; 带根全草治荨麻疹, 湿疹, 光敏性皮炎, 骨折筋伤, 跌打扭伤, 风湿麻木[9,67,68,74]。【基诺药】阿能帕标[163], 花斑叶, 安努怕标[3]: 根治荨麻疹, 湿疹, 过敏性皮炎, 跌打损伤, 风湿麻木, 骨折[163]; 全草治荨麻疹, 湿疹, 过敏性皮炎[3]; 外敷治跌扑损伤[3]。【拉祜药】全株治荨麻疹, 皮肤瘙痒, 风湿麻木[151]。【佤药】拉扎普: 全草治高热谵语, 粪毒[14]。

Cissus kerrii Craib [*C. modeccoides* **Planch. var. *subintegra* Gagn.**] 鸡心藤(葡萄科)。【阿昌药】阿甫阿奴: 效用同德昂药[172]。【傣药】核们(德傣): 藤茎治风湿病, 骨折[9,13,19]。【德昂药】别苦夐: 治颈淋巴结结核, 扭伤骨折, 腰肌痨损[172]。【景颇药】Woqwinghaq nui: 效用同德昂药[172]。

Cissus luzoniensis (Merrill) C. L. Li var. glaberrima Planch. 粉果藤(葡萄科)。【傣药】嘿宋些[62-64], 嘿送谢[62]: 根或藤治食物中毒, 各种皮肤瘙痒, 癍疹[62-64], 误食禁忌, 疔疮脓肿[63,64], 腹泻呕吐, 头昏目眩, 疥癣, 湿疹[62]。

Cissus pteroclada Hayata [*C. hastata* (**Miq.**) **Planch.**] 翼茎白粉藤(葡萄科)【侗药】Jaol cuix (交水), Jaol siik fanp (交四方)[8]: 效用同壮药[15]; 藤茎治痢疾及风湿骨痛[8]。【苗药】Mongb skiknenb(蒙四棱): 藤茎治风湿骨痛, 跌打损伤, 筋肉疼痛, 四肢痉挛抽搐[8]。【仫佬药】地风猫: 效用同壮药[15]; 藤茎治风湿骨痛[8]。【瑶药】杯哺胚[15], feix bung nzunx (肥帮准)[132][93], 四方藤[132][976]: 效用同壮药[15]; 藤茎治风湿痹痛, 腰肌劳损[132][93,976], 跌打损伤[93], 坐骨神经痛, 产妇分娩无力及闭经[132], 内外伤出血, 胃及十二指肠溃疡出血, 产后保健药浴[93]。【壮药】扣细方[15], gaeuseiqfueng (勾随方)[117], 四方藤[117]: 藤茎治发旺(风湿骨痛), 麻抹(四肢麻木), 林得叮相(跌打损伤)[15,117], 产妇分娩无力, 痢疾[15], 活邀尹(颈椎病), 邦巴尹(肩周炎), 阿意咪(痢疾), 狠尹(疮疖)[117]。

Cissus repens Lam. 白粉藤(葡萄科)。【傣药】嘿送谢(西傣)[13,65]: 全株治骨折筋断, 跌打损伤, 扭伤, 风湿骨痛, 四肢麻木, 偏瘫, 坐骨神经痛, 腰肌劳损, 外伤出血[9,13,74], 肾炎[13], 病毒肿痛[65], 疮毒肿痛[9,72]。【哈尼药】Nilgov govpiul(尼过过普), 大力药, 灰葡萄: 根、藤治

风湿骨痛，痈疮，刀枪伤，骨折，肾炎[143]。【基诺药】能由能压[163]，呢有牙[3]：根、藤茎和叶治腰肌劳损，风湿疼痛，小儿湿疹；鲜藤茎和叶煎水洗治毒蛇咬伤，生疮[10,163]，颈淋巴结结核，疮疡肿毒，跌打损伤[3]。【壮药】猴薅：全株治外伤肿痛[15]。

Cissus subtetragona Planch. 四棱白粉藤(葡萄科)。【拉祜药】qi ni guo pie：根治甲状腺肿大引起的脖子痛[152]。

Cissus triloba(Lour.) Merr. 掌叶白粉藤(葡萄科)。【傣药】贺些柏(西傣)：根治疔疮脓肿，斑疹，带下阴痒，脱宫，脱肛，阴道松弛，风湿痹痛，跌打损伤，骨折[60]。

Cistanche deserticola Y. C. Ma 肉苁蓉(列当科)《药典》。【哈萨克药】سۇزگىلا •ةتتى：肉质茎治肾虚乏力，年老体虚，阳痿，大便秘结，久痢不愈[140]。【蒙药】ᠴᠠᠭᠠᠨ ᠭᠣᠶᠣᠣ(Chagan goyo，查干 - 高要)[44,52]：肉质茎治阳痿，遗精[5,44,47,52,56]，腰膝痠软[5,44,47,56]，女子不孕，赤白带下，肠燥便秘[5,47]，体虚便燥[5]，"希日"性头痛，泛酸，胃痛，白带过多[44,52,56]。【塔塔尔药】肉质茎用于五劳七伤，养五脏，强阳，益精气。【维药】توشقان زەدىكى (Toshqan zediki，头西干扎地克)：肉质茎治肾脏寒虚，性欲减退，宫寒不孕，精液不足，遗精早泄，筋肌虚弱，失眠[75,77]，老年性便秘[75,77,79]，肾虚，阳痿[79]。【藏药】敦母索恰：肉质茎治咽喉肿痛，乳蛾，痈疖疔毒[23]。

Cistanche salsa(C. A. Mey.) Beck 盐生肉苁蓉(列当科)。【蒙药】胡吉日西格 - 查干高要[51]，高幽海[56]：肉质茎治泛酸，胃胀，"希日"性头痛，阳痿，遗精，早泄，赤白带下，腰腿痛[51,56]。【维药】头西干札地克及肉苁蓉 C. deserticola[79]。

Cistanche sinensis G. Beck 沙苁蓉(列当科)。【蒙药】高幽海，玛日札茵阿尔嘎木金 - 其其格：肉质茎效用同盐生肉苁蓉 C. salsa[56]。

Cistanche tubulosa(Schrenk) Wight 管花肉苁蓉(列当科)《药典》。【蒙药】ᠴᠠᠭᠠᠨ ᠭᠣᠶᠣᠣ(Chagan goyo，查干 - 高要)[45,46,56]：效用同盐生肉苁蓉 C. salsa[56]及肉苁蓉 C. deserticola[45,46]。【维药】头西干札地克：效用同肉苁蓉 C. deserticola[77,79]；肉质茎用于滋补[305]。

Citrullus colocynthis(L.) Schrad. 药西瓜(葫芦科)《部维标》。【维药】ئاچچىق تاۋۇز (Achchiq tawuz，阿其克塔吾孜)[75,79]，塔吾孜欧如合[77]，恰拉帕[80]：果实治头痛，偏头痛，头胀，瘫痪，癫痫[4,75,77]，牙痛，耳痛，健忘，目眩，乃孜乐毒液流窜于眼部及多种致病体液阻滞于脑、胃、肠等器官，水肿，习惯性便秘，黄疸[75,77]，大便秘结，消化不良，痰塞[79]，痴呆，健忘，关节骨痛，心胸痹阻，耳聋眼花，水肿便秘，黄疸咳喘[4]；种子治消耗性发烧，形体消瘦，结合疾病，小便不利，高血压症，血管硬化，血热咳嗽[77]；根治头痛，癫痫，慢性咳嗽，疟疾，肾痛，髋骨痛，手腕痛，肠绞痛，肝硬化[80]。

Citrullus lanatus (Thunb.) Matsum. et Nakai 西瓜(葫芦科)《药典》《部维标》。【阿昌药】电胖日：效用同德昂药[172]。【朝药】수박(sū bàk，酥吧克)：果皮治肾炎，膀胱炎，解酒毒，高血脂，高血压[82]。【傣药】嘿骂想(西傣)[13,65,66]，滇放(德傣)[62,63,64]：种子治高热不语[13,65,66]；种子、果皮和茎叶治体内热盛，烦渴引饮，小便热涩疼痛，咽喉肿痛，口舌生疮，疮疖脓肿[62,63,64]，高血压，水肿[62]。【德昂药】果等瓜：西瓜翠治浮肿，小便不利[172]。【侗药】西瓜翠：瓜皮治暑热烦渴，小便短少，水肿[136]。【东乡药】西瓜：果实治肾炎水肿及其他水肿[10]。【景颇药】Humzhanggvuq：效用同德昂药[172]。【蒙药】塔日布森 - 哈力斯：中果皮治中暑，发热，烦闷，口渴，水肿，小便不利[47]。【水药】必挂：西瓜翠衣用于清热解暑[10]。【佤药】挡倒[14,15]，党岛[13]：藤治萎缩性鼻炎[14,15]；种子治高热不语[13]。【维药】تاۋۇز(Tawuz，塔吾孜)：果实治热盛尿少，小便淋烧，口干喉燥，发热伤寒，身干体瘦[75]；种子治消耗性发热，身燥体瘦，结核病，小便不利，高血压，血热咳血，血管硬化[75]，血中胆液质旺盛，中暑，发烧，形体消瘦，热性吐血，高血压，结核病[4]，干燥或胆液汁性疾病[616]；种子捣碎取汁用于小便不利，尿路结石[4]。

Citrus aurantium 'Daidai' 代代花(芸香科)《药典》。【朝药】탱자나무(枸橘)(taieng zā nǎ mù，太鞥扎那木)：近成熟果实(枳壳)治风痒，麻痹，通利关节，劳气欬嗽，背膊闷倦，散瘤结，胸膜病，痰滞，逐水，消胀满，大肠风，安胃，止风痛[86]。

Citrus aurantium L. 酸橙（芸香科）《药典》。【朝药】枳实：幼果治少腹硬满，呕吐腹泻，胃气虚弱，食滞和痰喘证[10]。【傣药】麻芸降（德傣）：近成熟果实治食积痰滞，胸腹胀满，胃下垂，脱肛，子宫脱垂；幼果治食积痰滞，胸腹胀满，胃下垂，脱肛，子宫脱垂[13]。【蒙药】ᠮᠣᠳᠣᠨ ᠵᠤᠷᠵᠢ（Yaslig zhurj，亚苏力格-桔日吉）[45,46]：未成熟果实治胸腹痞满胀痛，食积不化，痰饮，胃下垂，脱肛，子宫脱垂[47]；心、肝热[45,46]。【苗药】姜给芭：幼果及未成熟的果实治消化不良，脱肛[96]。【纳西药】幼果治脾胃湿热，胸闷腹痛，积滞泄泻，产后腹痛胀满，食积痰滞，支气管炎，哮喘[164]。【土家药】枳实：幼果治肠胃积滞，脘腹胀满，腹痛便秘，湿痰内阻，寒凝气滞，胃下垂，脱肛和子宫脱垂；近成熟果实治胸肋胀痛，脘腹痞闷胀痛[124]。【维药】نارەنجى（Narenji，那然吉）：果实治湿热性脑虚，心虚，胃虚，作呕，传染性腹泻[75]。

Citrus grandis (L.) Osbeck [C. maxima (Burm.) Merr.] 柚（芸香科）《药典》。【傣药】麻景丈[9,62,64,71]，抹景丈（西傣）[14]，麻更仗（德傣）[65]：未成熟果实或寄生治咽喉肿痛，口舌生疮，咳嗽咯血，小便热痛，尿血，腰痛，四肢麻木[62,64]；果实治尿血[9,14,63,71,72]，咽喉肿痛，口舌生疮，咳嗽咯血，小便热痛，腰痛，四肢麻木[63]，尿急，尿痛[9,71,72]，去胃中恶气，消食，解酒毒[65]。【侗药】柚皮橘红：树皮治风寒咳嗽，喉痒痰多，食积伤酒[136]。【哈尼药】Aqlyul albol（阿累阿波），胡柑，文旦：果实治胃纳不佳，解酒毒[143]。【基诺药】玛斤：果皮治气滞腹痛，胃痛，咳嗽气喘，疝气疼痛[10,163]；鲜叶治乳腺炎，扁桃体炎，咽喉炎[10,163]。【畲药】叶治感冒咳嗽，胸痛，皮治呃逆，冻疮[148]。【土家药】柚子皮：果皮治咳嗽痰多，气逆，食积，伤酒[124]。【壮药】效用同化州柚 C. grandis Tomentosa[180]。【台少药】Kamoheru（Tayal 族 Taroko），Sanriyuu（Paiwan 族太麻里）：叶治头痛，腹痛，喘息[169]。

Citrus grandis 'Tomentosa' 化州柚（芸香科）《药典》。【纳西药】未成熟或近成熟的外层果皮治痰喘，支气管炎，风寒咳嗽痰多，胸膈胀闷，嗳气吐水[164]。【壮药】Bugnaengbwn（卜能盆），化橘红，毛橘红：外层果皮治埃病（咳嗽），此耐来（痰多），东郎（食滞），鹿（呕吐）[180]。

Citrus hongheensis Ye et al. 红河橙（芸香科）。【彝药】支路黄[113]，阿迫哩葫芦者[14,113]：根治流感，普通感冒，疮疖[14,113]，鼻衄[14]。

Citrus ichangensis Swingle 宜昌橙（芸香科）。【苗药】阿劳兹包根琅：叶用于消炎止痛，防腐生肌，伤口溃烂，湿疹，疮疖，肿痛[14]。

Citrus limon (L.) Burm. f. 柠檬（芸香科）。【傣药】麻脑（西傣）[9,62,64,71]，麻格因（德傣）[14]，麻爬（德傣）[62,63,64]：果汁治乳腺炎[9,13,71]，关节炎[69]；果、叶治乳腺炎[14]；叶治龟皮裂[14]；果实、根治各种热风症咳嗽，咽痛，牙痛，腮腺炎，乳腺炎，中暑[62,63,64]。【维药】لىمون（Li mon，力蒙）：果实治热性头痛，咽喉疼痛，干性心悸，胆液质性呕吐，恶心，乃孜乐性感冒，胃热纳差，喉干口渴[75]。

Citrus limonia Osbeck 黎檬（芸香科）。【阿昌药】柠檬：治睾丸炎，咳嗽气喘[172]。【傣药】宋麻脑：用于生津，止渴，祛暑，安胎，润喉，乳腺炎[65]。【德昂药】别疗喋：效用同阿昌药[172]。【景颇药】ShiLui：效用同阿昌药[172]。【黎药】步发：果实或根用于消炎行气，消除脂肪[153]。【瑶药】根介，皮岭桑：叶治咳嗽，发热；果实治胃炎[15]。

Citrus macroptera Montrous var. kerrii Swingle 马蜂橙（芸香科）。【拉祜药】xi li jie：新鲜叶治肺结核[152]。【彝药】支路贺：叶、果治急慢性支气管炎，普通感冒[14,113]。

Citrus medica L. 枸橼（芸香科）《药典》。【阿昌药】朗奈英：果实治胸闷，气逆呕吐，胃腹痛，痰饮咳嗽[172]。【傣药】果实治胃痛胀满，痰饮，咳嗽气壅，呕哕少食[67,68]。【德昂药】别格：效用同阿昌药[172]。【哈尼药】阿妞：果实治小便赤涩，痔疮，浮肿[145]。【景颇药】Qingtuishi：效用同阿昌药[172]。【拉祜药】香烟果：果实用于止咳，消炎，止痛，风湿头痛[10]。【傈僳药】千洁腊：果实治胃痛胀满，痰饮咳嗽气壅，呕逆少食[166]。【蒙药】阿玛日-吉木斯：果实治胸闷，气逆呕吐，胃腹胀痛，痰饮咳嗽[47]。【佤药】香圆：果实治胃腹胀痛，消化不良，气逆呕吐，痰饮咳嗽[168]。【维药】تۇرۇنجى پوستى（Turunji posti，土润吉破斯提）：果皮治寒性胃虚食积，消化不良，湿性腹泻，恶心欲吐，黑斑[75]。【彝药】削胭[101,104]，枸橼[104]：果治食积不化，气撑脘胀，咳嗽痰多，胸胁闷满[109]，闭经，痛经，鼓胀，咳嗽，痰多，脚气[101,104]。

Citrus medica L. var. gaoganensis(Hay.) Tanaka 高山柚(芸香科)。【台少药】Koaren(Paiwan 族恒春下)：根治腹痛，感冒[169]。

Citrus medica L. var. sarcodactylis Swingle 佛手(芸香科)《药典》。【阿昌药】菩牙乐：治胸腹胀，胃痛，呕吐，咳嗽气喘[172]。【傣药】麻威：果治伤风感冒，消化不良，咳嗽[65,66]；幼果、叶治感冒咳嗽，心悸，胸闷，胃痛腹胀，呕吐，头晕目眩[62-64]，小儿疳积[63]。【德昂药】别格：效用同阿昌药[172]。【侗药】甜瓜，佛手果：果实治胸肋胀痛，胃脘胀痛，咳嗽多痰[136]。【景颇药】Nga salui：效用同阿昌药[172]。【蒙药】阿拉根－吉木斯：果实治脘闷肋胀，食欲不振，胃痛，恶心，呕吐，痰多咳嗽[47]。【苗药】努都锡包：效用同瑶药[15]。【仫佬药】那非：效用同瑶药[15]。【纳西药】果实、叶和根治胃痛，胁胀，呕吐，痰饮咳喘[164]。【土家药】果实治呕吐，咳喘，气郁腹痛，胸膈胀满[123]；花治肝胃不和，胸腹胀满作痛[123]。【瑶药】碗俊：叶治浮肿，水肿，淋巴腺炎[15]；果实治喉蛾（急性扁桃体炎），胃痛，咳嗽，头痛[15]。【壮药】Makfuzsouj(芒佛手)，佛手：果实治邦印(痛症)，埃病(咳嗽)，比耐来(咳痰)，鹿(呕吐)，东郎(气滞)[180]。

Citrus reticulata Blanco [*C. erythrosa* **Tanaka**; *C. tangerina* **Hart. et Tanaka**] 橘(芸香科)《药典》。【阿昌药】陈皮：果皮治胃腹胀满，呕吐呃逆，咳嗽痰多[172]。【布依药】浪柏：果皮治水肿[159]。【朝药】陈皮：果皮治错综脾气之参伍均调[10]。【傣药】麻庄(西傣)：果实治小儿腹泻，夜间不眠，发热[9,65,71,72]；果、汁治小儿腹泻，夜间不眠，发热[14]；果实、果汁、果皮治气血虚，头昏目眩，乏力，胃脘胀痛，不思饮食，哮喘，小儿咳喘[62,63,64]。【德昂药】别良哇：效用同阿昌药[172]。【侗药】橘子皮，陈皮：果皮治胸闷，腹胀，食少呕吐[136]。【仫佬药】ka³³ ka³⁵ niaŋ⁵⁵(嘎嘎酿，黔中方言)，mi¹³ ka³³(米嘎，黔中北方言)，wo³¹ ko⁵⁵ ma⁵³ pie⁵⁵(窝果马比，黔西南多洛方言)：果皮治风寒感冒咳嗽[162]。【哈尼药】橘叶，Siqlyul alpavq(习累阿巴)，橘子：叶治伤寒，胸膈痞满，肠胃气滞，无名肿痛[143]。【基诺药】玛主阿增：果皮治乳腺炎，疝气痛，睾丸肿痛，胃腹痛，呕

吐，咳嗽痰多[10,163]；皮治感冒咳嗽[10,163]。【景颇药】Zechui gvuq：效用同阿昌药[172]。【傈僳药】亚谷质马九，网脉蜜橘：果皮治胃腹胀满，呕吐呃逆，咳嗽多痰[166]。【蒙药】桔日吉因－哈力斯：果皮治胃腹胀满，呕吐呃逆，咳嗽痰多[47]；种子治乳腺癌，疝痛，睾丸肿痛[47]；内果皮的筋络治咳嗽痰多，胸肋作痛[47]；幼嫩果实治胸腹胀闷，胁肋疼痛，乳腺炎，疝痛[47]。【苗药】嘎乡珍皆莉：果皮内层的筋络治乳房包块，热咳[9,96]。【畲药】橘：叶、根治头发稀少[148]；幼果盐制治急性肠炎[148]。【水药】桔子皮，必港橘：果皮治胸闷，腹痛[10,157,158]。【土家药】qief xix taf par(切西他拔)，qie¹ xi¹ ta¹ pa²(切西他帕)[126]，桔皮[123]：果皮治腹痛，恶心呕吐，食积，惊食[126]，胸脘胀满，嗳气呕吐，食欲不振，咳嗽痰多[123]，腹痛，恶心呕吐，停食，凉食[10]；幼果、未成熟果实的青色果皮治胸肋脘腹胀满，食积不消，疝气[123]；种子治乳腺炎，睾丸炎，疝气，腰痛，痈肿疮疖[123]；果皮内层的筋络(维管束)治肋间神经痛，肺热咳嗽，肺结核，咯血[123]。【瑶药】gaqmh zaiv(甘仔)，橘子：叶治小儿发热，肺脓疡，乳腺炎，中耳炎[130]；幼果治胸腹胀闷，疝气，胃痛[130]；橘核治疝气，睾丸肿痛，半身不遂[130]。【藏药】果皮治体弱，腹泻(中甸)[34]。【壮药】Naenggam(能相)，橘核：种子治兵嘿细勒(疝气)，睾丸肿痛，北嘻(乳痈)，肾积水[120]；果皮治东郎(食滞)，鹿(呕吐)，白冻(泄泻)，比耐来(咳痰)[180]。【台少药】Banitoku(Paiwan 族傀偏)：鲜叶贴于额角或用布扎头部治头痛[169]。

Citrus reticulata 'Chachi' 茶枝柑(芸香科)《药典》。【纳西药】果实治咳嗽痰多，急性乳腺炎，呕吐，呃逆，烫伤，胃腹胀满[164]。

Citrus sinensis (L.) Osbeck 甜橙(芸香科)《药典》。【布依药】浪勒菊：果皮治哮喘[159]。【朝药】枳实：幼果效用同酸橙 C. aurantium[10]。【仫佬药】ni³¹ mi³¹ tsao⁵⁵(尼米早，黔中方言)，miʒ³¹ tse⁵³ iə⁵⁵(买则都也，黔中北方言)，ma⁵⁵ tie³³ ŋie¹³(马点艾，黔西南多洛方言)：未成熟果实治肝胃不和[162]。【傈僳药】欠达：果实治乳汁不通[166]。【水药】港黄果，黄果：未成熟果实治痞满[10,157,158]。【土家药】广柑皮：果皮治咳嗽痰多，食欲不振，胸腹胀满作痛，腹中雷鸣，大便溏

泻⁽¹²³⁾。【佤药】广柑，橙子，黄果：树皮治感冒咳嗽⁽¹⁶⁸⁾。【彝药】树皮治风寒湿痹，骨节疼痛，跌扑损伤，血瘀肿痛⁽¹⁰⁹⁾。

Citrus sinensis var. sekken Hay. 雪柑（芸香科）。【台少药】Bazitiyou（Paiwan 族恒春上），Barutoku（Paiwan 族傀偏），Tiyanusu（Paiwan 族太麻里）：叶治头痛，腹痛，疟疾，肿疡；种子治头痛⁽¹⁶⁹⁾。

Citrus wilsonii Tanaka 香圆（芸香科）《药典》。【朝药】텡자나무（taieng zā nǎ mù，太鞯扎那木）：近成熟果实（枳壳）治风痒，麻痹，用于通利关节，劳气咳嗽，背膊闷倦，散瘤结，胸膈，痰滞，逐水，消胀满，大肠风，安胃，止风痛⁽⁸⁶⁾。【纳西药】果实治胸闷，胃胀痛，痰饮咳嗽，气逆呕吐，小腹胀痛，疝气⁽¹⁶⁴⁾。

Cladonia fallax Abbayes 松石蕊（石蕊科）。【土家药】金刷把，生扯拢：全草治神经衰弱，癫痫，精神分裂症，头目眩晕，跌打损伤，烧伤，烫伤⁽¹²⁴⁾。【藏药】撒脱丽邦嚓：全草治癫痫，精神分裂症，头目眩晕，神经衰弱，跌打损伤，烧烫伤⁽⁴⁰⁾。

Cladonia gracilis (L.) Willd. 细石蕊（石蕊科）。【藏药】撒脱丽邦嚓：全草用于镇静，消炎，收敛，止痛⁽⁴⁰⁾。

Cladonia rangiferina Nyl. 石蕊（石蕊科）。【藏药】壳状体、果柄治烦热口渴饮冷，口舌生疮，咳血，吐血，崩漏，眼目昏花⁽³⁶⁾。

Cladonia stellaris Brodo 省鹿蕊（石蕊科）。【鄂伦春药】挨母出哈，山岭石蕊，儿石蕊：全草治头晕目眩，高血压，偏头痛，鼻血，崩漏，月经不调，目疾，虚劳，白带⁽¹⁶¹⁾。

Cladonia verticillata Hoffm. 千层石蕊（石蕊科）。【苗药】Hsang guk dab（树格达，贵州黔东南）：地衣体治咳血，刀伤，烫火伤⁽⁹¹⁾；原植体治刀伤，咳血⁽⁹⁵⁾。

Cladostachys frutescens D. Don 浆果苋（苋科）。【傈僳药】俄神莫：全草治关节炎，风湿⁽¹⁶⁶⁾。【壮药】菜钦茄⁽¹⁵⁾，gaeucangzseng（勾长生）⁽¹¹⁷⁾，九层风^{(117)[886]}：根、茎、叶治风湿关节炎，腰骨痛⁽¹⁵⁾；茎枝治发旺（风湿骨痛），肉扭（淋证），白冻（腹泻），阿意咪（痢疾）⁽¹¹⁷⁾，风湿性关节炎^[886]。

Clania preyeri Leech. 大避债蛾（避债蛾科）。

苗药】Gangb diongx（岗董，贵州黔东南），Ginb kout bol（菌口包，贵州松桃），Gerb nend diongx（格能董）：幼虫伤断处流出的黄色体液治痈疽疮毒，化脓性感染⁽⁹¹⁾；幼虫治哈喉症（咽喉痒痛，发音困难）⁽⁹⁵⁾。

Claoxylon indicum (Reinw. et Bl.) Hassk. [C. polot (Burm. f.) Merr.] 白桐树（大戟科）。【壮药】Maexgyaeuqvaiz（美巧怀）⁽¹⁸⁰⁾，丢不棒⁽¹²⁰⁾：根治发旺（痹病），核尹（腰痛），扭像（扭挫伤），笨浮（水肿），白冻（泄泻）⁽¹⁸⁰⁾；带叶嫩枝治发旺（风湿骨痛），林得叮相（跌打损伤）⁽¹²⁰⁾。

Clarias fuscus Lacepède 胡鲶（胡鲶科）。【仫佬药】牡咯：全体（去肠）治肝炎病后体弱，小儿疳积⁽¹⁵⁾。【瑶药】过山鱼鳅：全体治腰膝酸痛，久疟体虚，小儿疳积，衄血，鼻衄，黄疸，伤口久不愈合⁽¹³³⁾。

Clathrus columnatue Bose 参见 Dictyophora multicolor。

Clausena dunniana Levl. [C. dentatea (Wiilld.) Roem] 齿叶黄皮（芸香科）。【壮药】lwgmoedndoi，山黄皮：叶及根治痧症（感冒发热），风热咳嗽，咽喉肿痛，水肿，风湿骨痛初起⁽¹²¹⁾。

Clausena excavata Burm. f. 假黄皮（芸香科）。【阿昌药】来艾阿儿：效用同德昂药⁽¹⁷²⁾。【傣药】摆撇反囡（西傣）⁽⁶⁰⁾，撇反（德傣）^(60,172)，迫汉囡（西傣）^(9,14,63,74)：根、叶治感冒发热，咳嗽气喘，疟疾，痢疾，急性肠胃炎，腹泻，尿路感染，风湿水肿，湿疹，疥癣，溃疡^(9,14,63,72,74)，皮癣，疮疡^(9,72)；叶、嫩枝治虚汗，疲乏，消化不良⁽¹⁴⁾；叶治皮肤过敏，湿疹瘙痒^(65,66)，风热感冒，疟疾，脘腹胀痛，疔疮，斑疹，湿疹，风疹，痱子，疥疮⁽⁶⁰⁾；根治流行性感冒，急性胃肠炎，湿疹⁽¹⁷²⁾。【德昂药】撇反：根、叶治上呼吸道感染，流行性感冒，急性胃肠炎，湿疹^(160,172)，痢疾，疟疾，尿路感染，风湿水肿，无名病因引起的脚瘫软，四肢无力⁽¹⁶⁰⁾。【哈尼药】臭黄皮：根、叶治感冒⁽⁸⁷⁵⁾。【基诺药】亚窝善奶^(10,163)，亚窝三奈^[3]：根及叶治感冒，疟疾，急性胃肠炎^{(10,163)[3]}；根及叶外用治湿疹^{(163)[3]}。【景颇药】woqshi gamgvuq：效用同德昂药⁽¹⁷²⁾。【拉祜药】根、叶治感冒发热，疟疾⁽¹⁵¹⁾。【黎药】大果，鸡姆黄：叶治产后中风，感冒发烧头痛，肠炎，上呼吸道感染，流行性感冒，疟疾，腹痛[153]；枝、叶用于抗蛇毒[212]。【佤药】小黄皮，臭麻木：根、叶治感冒发热，咳嗽气喘，疟疾，痢疾，急性肠胃炎，腹泻，尿路感染，风湿水肿，疥癣，湿疹，疮疡[10,168]。【彝药】臭麻木：根、叶治感冒，发热，咳嗽，气喘，疟疾，痢疾，急性胃肠炎，腹泻，尿路感染，风湿水肿，疥癣，湿疹，溃疡[14]。【台少药】Tarimatan（Paiwan 族傀偏）：根治腹痛[169]。

Clausena lansium (Lour.) Skeels 黄皮（芸香科）。【哈尼药】黄皮果，Albeiv albol（阿白阿波），黄皮果树：叶治外感风寒，麻疹不透[8,143]；果治胃痛[143]；种子治胃痛[8]。【毛南药】发皮果[15]，黄皮果[8]，美黄皮果[8]：效用同壮药[15]；叶治胃痛并预防感冒，流行性感冒[8]。【瑶药】黄皮浆[15]，wiangh heih hzangh（黄背浆）[200,247]，wiangh beih ndiangx（往背亮）[132]：效用同壮药[15][200]；根及叶治感冒发热，咳嗽哮喘，湿热黄疸，小便不利，肾炎水肿，胃脘疼痛，热毒疮疹，湿疹瘙痒[132]；叶治感冒发热，急慢性肝炎，疥癣[247]。【彝药】枣 乂（huoppipsyr，活没矢）：叶治流行性感冒，发热，流行性脑脊髓膜炎，疟疾[8]。【壮药】mbawgomaed（伯棵闷）[117]，麻密[15]，默吗吗[200]：根治感冒[15]；叶治胃痛，流感，预防感冒[15]；感冒发热，湿热黄疸，肾炎水肿和热毒疮疥湿疹[200]；种子治胃痛[15]；叶及种子治心头痛（胃痛），能蚌（黄疸），肉扭（淋病），瘴毒，贫痧（感冒发热），埃病（咳嗽），墨病（哮喘），疥疮[117]；果核治东郎（食滞），心头痛（胃痛），睾丸肿痛[120]。

Claviceps microcephala (Wall.) Tul. 拂子茅麦角菌（麦角菌科）。【藏药】索哇：菌核治产后出血过多，加速子宫恢复，偏头痛[22]。

Claviceps purpurea (Fr.) Tul. 麦角菌（麦角菌科）。【藏药】酒哇嘎：菌核治偏头痛，产后出血过多，加速子宫恢复[24]。

Cleidion brevipetiolatum Pax et Hoffm. 棒柄花（大戟科）。【阿昌药】三台树：树皮治急慢性肝炎，膀胱炎，脱肛[172]。【傣药】三台花：树皮治膀胱炎，尿道炎[9,14,73]，口腔炎，肝胆湿热，肾盂肾炎，疟疾，久治不愈的下肢溃疡[9,73]。【德昂药】许桑毕：效用同阿昌药[172]。【景颇药】Haq usmgvoq：效用同阿昌药[172]。【彝药】败耐拿

知[13]，拜奶那知[14]：树皮治尿道炎[13,14]，感冒，急性黄疸型肝炎，疟疾，脱肛，子宫脱垂，月经过多，产后流血，疝气，便秘[13]，膀胱炎[14]。【壮药】mbawcazloek（盟茶落），棒柄柄：叶治能蚌（黄疸），肋痛，阿意咪（痢疾），肉扭（淋病）[117]。

Cleisostoma simondii (Gagnep.) Siedenf. var. guangdongense Z. H. Tsi 广东隔距兰（兰科）。【傣药】效用同佤药[13]。【佤药】拉木奴：全株治跌打劳伤，风湿病[14]。

Cleistocalyx operculatus(Roxb.) Merr. et Perry 水翁（桃金娘科）。【侗药】美登冬：效用同壮药[15]。【黎药】白菇敖[154]，水嚼树[153]：叶或树皮用于消肿[154]；皮水煎，适温洗患处，治麻风病人的实质水肿；二层皮煎洗患处，治肾中痛；树皮捣碎，外敷治烧伤；叶捣烂，酒煎热敷患处，治乳疮[153]；树皮治烧伤，烫伤[212]。【壮药】美拉喃：枝叶治风湿骨痛，疥疮[15]。

Clematis aethusifolia Turcz. 芹叶铁线莲（毛茛科）。【蒙药】ᠴᠠᠭᠠᠨ ᠲᠡᠮᠦᠷ ᠣᠷᠢᠶᠠᠩᠭᠣ（Chagan temur oriyanggo，查干－特木日－奥日秧古）[43]，ᠴᠠᠭᠠᠨ ᠶᠡᠮᠦᠩ（CHagan yemong，查干－叶孟）[43,44][207]，那林－那布其特－敖日雅木格[44][207]：地上部分用于破痞，调温，燥"希日沃素"，止腐，消肿，止泻[44][207]，心口痞，铁垢"巴达干"，食物痞，石痞，大肠痞，寒性"协日沃素"病，水肿，浮肿，黄水疮，寒泻[43]，消化不良，食积，肿瘤，寒疾，白癜风，皮癣[56]。【藏药】依蒙嘎布[24]，叶芒尕邪[29]，叶芒嘎布[23]：地上部分治消化不良，呕吐，肠痛[24,29]，"培根"病，炭疽病[23,24]，胃部寒性痞块，寒性水肿，慢性胃病，腹部痞块，包囊虫病[24]，浮肿，皮肤病，黄水疮[23]；地上部分外用治疮疡久溃不敛，流黄水，脓液[24,29]，胃和肝包囊虫[29]。

Clematis akebioides(Maxim.) Hort. ex Veitch. [*C. glauca Willd. var. akebioides* (Maxim) Rehd. et Wils.] 甘川铁线莲（毛茛科）。【白药】美美隆：藤茎治小便不利，淋病，膀胱炎，肾盂肾炎，脚气水肿，闭经[14]。【景颇药】勒每雷：全株治跌打损伤，尿道炎，膀胱炎，闭经，乳汁不通[14]。【傈僳药】阿母辛败：全株治牙痛，腰痛，头痛[14]。【彝药】你么慌是：全株治心慌，心血虚，心悸[14]。【藏药】依蒙那布[24]，伊盲纳保[40]：藤

叶治痢疾，喉痛，蛇虫咬伤[13]；全株治消化不良，脓疮痞块[40]；效用同芹叶铁线莲 C. aethusifolia[24]。

Clematis apiifolia DC. 女萎（毛茛科）。【拉祜药】山木通，白龙须：根、藤治肠炎，痢疾，甲状腺肿大，风湿性关节痛，尿路感染，乳汁不通[10]。【畲药】鸡母绳，一把抓：全株治水肿，漆树过敏[146]。【土家药】ku³za³yu²la¹da⁴（苦咱玉那大），木通，万年藤：藤茎治水肿病，风气病，乳汁不下，漆疮[128]。

Clematis apiifolia DC. var. obtusidentata Rehd. et Wils. 钝齿铁线莲（毛茛科）。【瑶药】buerghh ndieh nziem（朋列针），大木通：藤茎治风湿性关节炎，风湿痹痛，尿路感染，肾炎水肿，闭经，乳汁不通[130]。【彝药】鱼屋利[111]，依抗齐[101]：全株治急慢性膀胱炎，尿道炎[103,111]，小便闭塞[111]；藤茎治急慢性膀胱炎，尿道炎，牙痛[101]。

Clematis argentilucida (Lévl. et Vant.) W. T. Wang 粗齿铁线莲（毛茛科）。【傈僳药】莫能爪：藤茎治瘀血肿痛，梅毒，虫疮久烂[166]。【土家药】川木通，花木通：藤茎治水肿，小便不利，尿路感染，关节酸痛，乳汁不通[123]。

Clematis armandii Franch. 小木通（毛茛科）《药典》。【傣药】档嘿：木质藤治风寒湿痹证，肢体关节酸痛，屈伸不利，小便热涩疼痛[62,63]。【哈尼药】杂你蜡披[13]，脯浪噜[145]，扎尼辣批[14]：藤茎治尿路感染不利，淋病，闭经，乳汁不通[13]；全株治感冒，风湿关节痛，跌打损伤[145]，风湿[875]；根、叶治扁桃腺炎，尿道炎，黄疸型肝炎[14]。【傈僳药】莫儿爪：藤茎治小便不利，肾炎水肿，尿路感染，闭经，乳汁不通，胃痛，小儿麻痹[166]。【蒙药】ᠣᠯᠠ（Balega，巴勒嘎）[44]，巴列嘎[56]：藤茎（川木通）治肝热，肺热，腑热，肠刺痛，热泻[44]，肺热咳嗽，咯黄色痰，气喘，血"希日"热，麻疹热[56]。【纳西药】全草治尿结石，火眼疼痛，鼻窦炎，疥疮，尿路感染，喉痹失音，小儿口腔炎，肾炎水肿，尿道炎，膀胱炎，小便不利，肾炎水肿，风湿骨痛，跌打损伤，瘀滞疼痛，闭经[164]。【彝药】儿钩阶[13]，二勾于[14]：效用同哈尼药[13]；全株治鼻窦炎，宫颈炎，鼻夹炎及各种局部炎症[14]；根治疮疡肿毒[109]。【藏药】

依蒙嘎保：带花枝叶治培根病，胃部寒性痞块，寒性水肿，慢性胃病，腹部痞块，消化不良，呕吐，肠痛，炭疽病，包囊虫病；带花枝叶外用治疮疡久溃不敛，流黄水，脓液[22]。

Clematis brevicaudata DC. 短尾铁线莲（毛茛科）。【蒙药】ᠣᠷᠣᠮᠡᠭ（Oromeg，奥绕木格）[49]，奥日雅木格[306]：全草治肝热，肺热，肠刺痛，热泻[49,306]。【藏药】依蒙嘎布[24]，叶芒嘎保[23]，叶濛[307,1000]：效用同芹叶铁线莲 C. aethusifolia[23,24]；地上部分用于温胃，消痞块，攻痈疾，除疠，止泻，利痰[307]；枝、叶、花用于除湿热，利小便[1000]。

Clematis buchananiana DC. 毛木通（毛茛科）。【傈僳药】尼母爪：全株治扁桃体炎，咽喉炎，尿道炎，膀胱炎，跌打损伤[166]。【藏药】依蒙赛保：地上部分治风湿筋骨疼痛，胃寒腹痛，胃腹痞块[22]；地上部分外用治疮疖痈肿，久溃不愈[22]。

Clematis canescens (Turcz.) W. T. Wang et M. C. Chang 灰叶铁线莲（毛茛科）。【藏药】依蒙赛保：地上部分治风湿筋骨疼痛，胃寒腹痛，胃腹痞块[22]；外用治疮疖痈肿，久溃不愈[22]。

Clematis chinensis Osbeck 威灵仙（毛茛科）《药典》。【侗药】Jaol supm kuedp（教素昆）[135,137,138][12]，龙虎须[136]，Jaol dangl muec（教荡灭）[137]：藤草治宾罳米现癸（咽炎），风湿骨痛，鱼骨刺喉[137]，痛风，顽痹，腰膝冷痛，脚气，破伤风，扁桃体炎[138]；根茎治鱼骨卡喉[12]；根治脚气，破伤风，扁桃体炎[135]；藤茎治风湿性关节痛，腰脊劳损，肌体麻木[136]。【黎药】雅造步，铁脚威灵仙，铁扫帚：根治肺炎，肺结核，气管炎，疱疹；叶捣烂敷患处，治风湿病；根含服治牙痛[153]。【满药】效用同壮药，童便制增强活血化瘀，祛风通络作用[12]。【毛南药】老虎须，ruon²pek⁷mi⁶san³（松百宜桑）：根治风湿骨痛，黄疸，浮肿，小便不利，偏头痛，跌打损伤，腮腺炎，丝虫病，寒性胃痛，骨鲠喉[156]。【蒙药】巴日斯温－萨哈勒：根治风寒湿痹，关节不利，四肢麻木，跌打损伤，扁桃体炎，黄疸型急性传染性肝炎，鱼骨鲠喉，食道异物，丝虫病[47]；根外用治牙痛，角膜溃疡[47]。【苗药】佳豆给棕[96]，莴爬令[96]，老虎须[97,98]：根、叶治鱼骨刺喉，皮肤风疹[96]；根皮治风湿性关节炎，膀胱炎，寒性胃痛[97,98]。【纳西药】根治风湿性关节炎，急性扁桃体炎，黄疸型急性传染性肝炎，角膜溃疡，牙痛，食道异物，丝虫病，风寒湿痹，关节不利，四肢麻木，跌打损伤[164]。【畲药】九里火[147]，百条根[147]，威灵仙[10,148]：全株治风湿痛，腹中冷气，跌打损伤[10,147]；根治劳伤，跌打损伤，乳腺炎，急性结膜炎[148]。【土家药】lian ka de bu ji na（拦卡得卜几那）[10,126]，闻鼻丹，铁线莲[124]：根治关节痛，腰腿痛，头颤，头风，跌打损伤[10,126]，腰膝酸痛，筋骨痛，肚子痛，三分症（疟疾），偏头痛，气痛，腋窝疡子（泛指急慢性淋巴结肿大）肿大[125]；根治风湿痛病，骨鲠咽喉，瘕瘕聚积，脚气，痢疾，扁桃体炎[124]，寒气病，半边风（偏头痛），足跟痛，摆白病（又名崩白，泛指带下过多）[128]，通经活络，消痰涎[127]。【瑶药】黑九牛，gieqv juov ngungh（解坐翁），老虎须：根治风湿痹痛，肢体麻木，筋脉拘挛，屈伸不利，骨鲠咽喉，腰肌劳损，小便不利，浮肿，跌打损伤[132]。【壮药】Raglingzsien（壤美仙）[180]，威灵仙[120]：根治发旺（风湿骨痛），麻抹（肢体麻木），兵吟（筋脉拘挛），骨鲠咽喉，肉卡（尿路结石）[120,180]，胆结石，巧尹（头痛）[120]。

Clematis chrysocoma Franch. 金毛铁线莲（毛茛科）。【哈尼药】金毛木通，Wuqpiul cavni（吴普扎尼），毛木通：藤茎治肾炎水肿，小便不利，风湿骨痛，闭经，月经不调，闭经，痛经[143]。【纳西药】全草治尿结石，火眼疼痛，鼻窦炎，疔疮，尿路感染，喉痹失音，小儿口腔炎，肾炎水肿，尿道炎，膀胱炎，小便不利，肾炎水肿，风湿骨痛，跌打损伤，瘀滞疼痛，闭经[164]。

Clematis clarkeana Lévl. et Vant. 平坝铁线莲（毛茛科）。【彝药】全株治咽喉肿痛，风湿骨痛，跌打损伤，脚气水肿[109]。

Clematis connata DC. 合柄铁线莲（毛茛科）。【藏药】效用同芹叶铁线莲 C. aethusifolia[24]；带花藤叶治消化不良，胃寒，腹部包块，疮疡溃烂[13]。

Clematis delavayi Franch. 银叶铁线莲（毛茛科）。【藏药】叶芒嘎保：效用同芹叶铁线莲 C. aethusifolia[23]。

Clematis fasciculiflora Franch. 滑叶藤（毛茛科）。【彝药】打街君[13]，达解金[14]：根、皮、叶

治气滞腹胀，风湿筋骨痛，跌打损伤，乳痈[13]；全株治尿道感染，尿道结石[14]。

Clematis filamentosa Dunn 丝铁线莲（毛茛科）。【苗药】孟达比，孟卡烧莫：根治风湿关节痛，妇女产后风湿痛[6,15]，风火牙痛，虫牙痛[15]，龋齿疼痛[6]。【瑶药】布角咪叶：根治高血压，偏瘫，坐骨神经痛，牙痛，头痛[6]。

Clematis finetiana Lévl. et Vant. ［*C. pavoliniana* Pamp］山木通（毛茛科）。【布依药】莽打朗：根、茎或叶治风湿[159]。【侗药】yiongl daiv（凶代）：根、茎、叶治走马牙疳[208]。【苗药】柴木通，川木通：全株治水肿，小便不利，尿路感染，关节酸痛[97,98]。【畲药】九尾巴，九已陈，老虎须：根治眼痛，小便短赤[10,147]。【土家药】yu² la¹ ze² shi（玉那则十）[125]，蓑衣藤[124]，花木通[128]：藤治风湿关节肿痛，肠胃炎，疟疾，乳痈，牙疳，目生星翳[124]，小便不通，水肿[125]，水肿病，风气病，跌打损伤，痛经[128]。【瑶药】叶治高血压，风湿关节炎，深部肌肉脓肿，头痛及牙痛[5]。【彝药】基奔牛[101,104]，万年藤[104]：根、藤叶治尿道结石，感冒鼻阻，胃痛，乳汁不通，乳蛾，喉痛，跌打损伤[104]；根治乳蛾，喉痛[101]；叶、茎治尿道结石，感冒鼻阻，胃痛，乳汁不通，跌打损伤[101]。

Clematis fruticosa Turcz. 灌木铁线莲（毛茛科）。【藏药】依蒙茶保：地上部分治胃寒腹胀，消化不良，胃腹痞块，风湿疼痛[22]；地上部分外用治疮疖痈毒，久溃不敛[22]。

Clematis fulvicoma Rehd. et Wils. 滇南铁线莲（毛茛科）。【拉祜药】拉巴子[13,150][245]，In Sarg. za di pie di mo, ceng la pie[152]：全株治风湿性关节炎，肠炎，肾炎，水肿，淋病，小便不利，失音，虫疮久烂[13,150]，难产横生[150]，牛皮癣，牙痛，排尿困难[152]，风湿病[245]。

Clematis glauca Willd. 粉绿铁线莲（毛茛科）。【哈萨克药】كوكشىل جيمبىلگەن, كوكشىل جىمبىلگەن：全株治慢性风湿性关节炎，关节疼痛，疮疖，皮肤瘙痒，虫蛇咬伤，小便不利，腹胀，尿痛，关节肿痛，乳汁不下[140,141]。【藏药】依蒙茶保[22]，依蒙嘎布[24]：效用同芹叶铁线莲 C. aethusifolia[24]；地上部分治胃寒腹胀，消化不良，胃腹痞块，风湿疼痛[22]；地上部分外用治疮疖痈毒，久

溃不敛^{《22》}。

Clematis gouriana Roxb. ex DC. subsp. lishan-ensis Yang et Huang 梨山小蓑衣藤（毛茛科）。【台少药】Paropokasu（Bunun 族峦）：叶捶碎后敷患部治外伤[169]。

Clematis henryi Oliv. 单叶铁线莲（毛茛科）。【苗药】铁线莲，镇天雷[97,98]，强盗药[84]：根治疔疮肿毒，跌打损伤，骨折，气管炎，晕车，晕船[84]；块根治肌肉及关节疼痛，疔疮肿毒，跌打损伤[97,98]。【畲药】雪里开[147]，纺锤藤《147》：块根治胃痛，支气管炎，蛇伤^{《10,147》}，小儿疳积[146]。【土家药】yue⁴he²ma³yao¹（黑马药）[270]，地雷[123]，jiu ming wang（救命王）^{《10,126》}：根治胃痛，身痛，心口痛（胃脘痛），腰腿痛，跌扑损伤[126]；块根治头、胃、腹部肌肉、关节疼痛，疔疮肿毒，支气管炎[123]，胃痛，腹痛，跌打肿痛，小儿高热惊风，喉咙痛，急慢性支气管炎，疔疮[125]，跌打损伤^{《123,125,128》}，高处坠伤，昏不知人，高热急惊风[125,128]；茎治跌打损伤，胃痛，身痛，心口痛（胃脘痛），腰腿痛[10]。【瑶药】buh ongx aeug（报共）^{《131,133》}，地雷^{《15,131,133》}：根治心胃气痛，跌打内伤[15]；根或叶治各种疼痛，癌症，气管炎，跌打损伤，疔疮肿毒[131,133]。

Clematis hexapetala Pall. 棉团铁线莲（毛茛科）《药典》。【鄂伦春药】挨母出哈，铁脚威灵仙，野棉花：根治风湿性关节痛，神经痛，四肢麻木，肢体疼痛，跌打损伤，黄疸型肝炎，鱼骨鲠喉[161]。【满药】效用同威灵仙 C. chinensis[12]。【壮药】效用同威灵仙 C. chinensis[180]。

Clematis integrifolia L. 全缘铁线莲（毛茛科）。【哈萨克药】تولىق جاپىراقتى جىبسلگەن：全株治尿路感染，小便不利，妇女经闭，乳汁不通[140]。

Clematis intricata Bunge 黄花铁线莲（毛茛科）。【回药】狗肠草：嫩茎和叶外敷治风湿关节炎[7]。【蒙药】ᠠᠯᠠᠭ ᠲᠡᠮᠦᠷ ᠣᠷᠢᠶᠠᠩᠭᠤ（Alag temer oriyanggu，阿拉格 – 特木日 – 奥日秧古）^{[891]《44》}，ᠠᠯᠠᠭ ᠶᠡᠮᠦᠩ（Alag yemong，阿拉格 – 叶孟）^{《44》}：全株治胃痞，石痞，大肠痞，食痞^{《44》[891]}。【羌药】hashilangpasomubaasulu（禾什郎帕木巴苏卢），贡门，铁线莲透骨草：嫩枝外敷治各种顽癣，神经性皮炎[167]。【藏药】依蒙赛布[24]，叶芒那保[23]：地上部分治风湿筋骨疼痛，胃痛腹痛，胃寒腹痞

块[24]，胃寒，消化不良，痞瘤，"黄水"病，寒性肿瘤，浮肿[23]；地上部分外用治疮疖痈肿，久溃不愈[24]。

Clematis lasiandra Maxim. 毛蕊铁线莲（毛茛科）。【瑶药】小木通：全草治筋骨疼痛，四肢麻木，无名肿毒，腹胀，眼起星翳[133]。【彝药】赛度牛^[101,104]，绣球藤[104]：藤治汗多，小便疼痛，妇人乳汁不通，膈食，胃胀，膀胱湿热，小便不通[101,104]。

Clematis leschenaultiana DC. 秀毛铁线莲（毛茛科）。【瑶药】真锅猴，木通：藤治湿热癃闭，水肿，淋病，乳汁不通，月经闭止[133]；叶治疮毒，角膜炎[133]。

Clematis loureiriana DC. 菝葜叶铁线莲（毛茛科）。【傣药】牙喝贺囡（西傣）：藤治胃痛，风湿关节痛，四肢麻木，筋骨痛^{《9,13,71》}，腹痛^{《9,13,65,71》}，风湿性关节炎，腰腿痛，肾炎水肿，尿路感染，膀胱炎，尿道炎^{《9,74》}。【拉祜药】全株治风湿关节炎，腰腿痛，肾炎水肿，尿路感染[151]。【佤药】金丝木通，紫木通：全株治尿路感染，膀胱炎，尿道炎，风湿性关节炎，腰腿痛，肾炎水肿[168]。

Clematis macropetala Ledeb. 长瓣铁线莲（毛茛科）。【蒙药】ᠬᠠᠷ ᠲᠡᠮᠦᠷ ᠣᠷᠢᠶᠠᠩᠭᠤ（Har temur oriyanggo，哈日 – 特木日 – 奥日秧古），ᠬᠠᠷ ᠶᠡᠮᠦᠩ（Har yemong，哈日 – 叶孟）：全株治心口痞，铁垢"巴达干"，食物痞，石痞，大肠痞，寒性"协日沃素"病，水肿，浮肿，黄水疮，寒泻[43]。【藏药】效用同芹叶铁线莲 C. aethusifolia^[23,24]；全株治消化不良，恶心，排脓，除痞，消痞块[29]。

Clematis manshurica Rupr. 东北铁线莲（毛茛科）《药典》。【满药】效用同威灵仙 C. chinensis[12]。

Clematis meyeniana Walp. var. granulata Finet et Gagnep. 沙叶铁线莲（毛茛科）。【瑶药】朋裂尖：根治骨鲠喉[15]。

Clematis montana Buch. – Ham. 绣球藤（毛茛科）《药典》《部藏标》。【傈僳药】烟干爪：藤茎治水肿，小便不利，尿路感染，关节酸痛，乳汁不通[166]。【蒙药】ᠪᠠᠯᠭᠠ（Balega，巴勒嘎）：藤茎（川木通）治肝热，肺热，腑热，肠刺痛，热泻[44]。【土家药】效用同粗齿铁线莲 C. argentilucida[123]。【藏药】益蒙嘎保^[6,20]， དངུལ་དཀར་མེ་ཏོག（叶芒嘎保）^{《2,21》}：带花藤叶治消化不良，胃寒，腹部包

块，疮疡溃烂[13]；带叶及花果的二年生枝条治消化不良[20,21]，胃部寒性痞块，寒性腹泻和水肿慢性胃炎[2]，积食腹泻[20]，胃寒，腹部包块，疮疡溃烂[13]，胃肿胀，呕吐，肠痛，痞瘤[21]；效用同芹叶铁线莲 C. aethusifolia[24]；地上部分治胃部寒性痞块，寒性腹泻和水肿[6]。

Clematis montana var. grandiflora Hook. 大花绣球藤(毛茛科)。【藏药】依蒙嘎保[22]，四喜牡丹[36]：带花藤叶治消化不良，胃寒，腹部包块，疮疡溃烂[13]；全株治培根病，胃部寒性痞块，寒性水肿，慢性胃炎，腹部痞块，消化不良，呕吐，肠痛，炭疽病，包囊虫病[22]；全株外用治疮疡久溃不敛，流黄水，脓液[22]；藤茎治关节肿痛[36]。

Clematis nannophylla Maxim. 小叶铁线莲(毛茛科)。【藏药】叶芒嘎保：效用同芹叶铁线莲 C. aethusifolia[23]。

Clematis obtusidentata (Rehd. et Wils.) Hj. Eichler. 细木通(毛茛科)【彝药】鱼屋利：全草治急性肾小球肾炎，急性膀胱炎，尿道炎，腹部下肢浮肿[102]。

Clematis peterae Hand. – Mazz. 钝萼铁线莲(毛茛科)。【阿昌药】收调呢：效用同德昂药[172]。【德昂药】波虎金牙，排点：藤茎治尿路感染，小便不利，肾炎水肿[172]。【景颇药】Labyuzo：效用同德昂药[172]。【傈僳药】七林兰：藤茎治跌打损伤，瘀滞疼痛，风湿性筋骨痛[166]。【纳西药】效用同金毛铁线莲 C. chrysocoma。【土家药】米木通，蓑衣藤：藤和叶治跌打损伤，血滞疼痛，风湿性筋骨痛，肢体麻木，小便不通，水肿，膀胱炎，脚气水肿，闭经，头痛[123]。【彝药】你么慌[13]，你么慌是[103,111]，能牛诗[101]：藤茎治心慌，心悸失眠，消瘦[13]；根治心慌，心悸[103,111]；根、藤治乳汁短少，浮肿[111]；藤茎、叶治尿道感染，水肿，跌打损伤，风热痒疹[101]。

Clematis potaninii Maxim. 美花铁线莲(毛茛科)。【藏药】伊猛嘎尔保：根、藤治口舌生疮，乳汁不通，肠炎痢疾，肾炎淋病，水肿经闭[40]。

Clematis pseudopogonandra Finet et Gagnep. 西南铁线莲(毛茛科)。【苗药】蓑衣藤，糠壳藤：根、藤治风湿痹痛，跌打损伤，小便不通，水肿，疝气[97]。【藏药】依蒙茶保[22]，ཉིམཤིང[叶濛][25]：地上部分治胃寒腹胀，消化不良，胃腹痞块，风

湿疼痛[22]；地上部分外用治疮疖痈毒，久溃不敛[22]；枝、叶和花治胃中胀满，消化不良，呕吐，肠痛，痞块[25]；枝、叶和花外用除疮排脓[25]。

Clematis ranunculoides Franch. 毛茛铁线莲(毛茛科)。【彝药】灯笼衣[13,113]，火那衣[14]：全株治角膜云翳，青光眼，小儿疳积[13,113]，手足麻木[14]。【藏药】绣球藤[36]：全株治消化不良，痞块，脓疮[13,34]，但对胆不利[34]；藤茎治疮痈肿毒，尿闭，跌打损伤，解蕈子中毒[36]。

Clematis rehderiana Craib 长花铁线莲(毛茛科)。【傈僳药】几多爪：藤、叶治消化不良，痞块食积，腹泻，排脓除疮[166]。【藏药】伊盲色保[40]，白色的铁线莲[27]：全株治跌打损伤，消化不良，胃寒胀痛，肝脾肿大，疮痈溃烂[36]；茎培根病[27,40]，疠病[27]，炭疽病，肿瘤，引黄水，止泻，消化不良，胃寒，腹部包块，疮伤溃烂[40]；带花枝叶治消化不良，胃寒，腹部包块，"黄水"病，疮、伤溃烂[34]，培根病，疠病，增胃火，破痞瘤，除黄水，消食[27]；效用同大花绣球藤 C. montana[13,22]。

Clematis repens Finet et Gagnep. 曲柄铁线莲(毛茛科)。【傣药】全株治肾虚腰痛，水肿[9,73]；鲜叶治肺部感染，咳嗽[9,73]；根治跌打损伤[9,73]。

Clematis rubifolia Wright 莓叶铁线莲(毛茛科)。【傣药】牙喝贺聱(西傣)[9,14,65,71]：全株治风湿关节痛，肋间神经痛[9,14,65,71][308]，水肿，尿闭，口腔溃烂[9,73]。【哈尼药】毛木通[143][875]，Haqlameiqciv(哈拉墨兹)[143]：全株治胎盘难下，乳汁不通，便血，风湿病，跌打损伤，尿道炎，膀胱炎[143]，风湿病[875]。

Clematis serratifolia Rehd. 齿叶铁线莲(毛茛科)。【藏药】效用同芹叶铁线莲 C. aethusifolia[24]。

Clematis sibirica(L.) Mill. 西伯利亚铁线莲(毛茛科)。【哈萨克药】سىبىريا جىيىلگەنى：全株治尿路感染，小便不利，涩痛，妇女经闭，乳汁不通[140]。

Clematis songarica Bge. 准噶尔铁线莲(毛茛科)。【哈萨克药】全株治尿路感染，小便不利，涩痛，妇女经闭，乳液不通[141]。

Clematis tangutica (Maxim.) Korsh. [*C. orientalis* L. var. *tanggutica* Maxim.] 甘青铁线莲(毛茛科)《部藏标》。【羌药】Cegsbusuomusuluyi(刺革

斯布锁木苏卢依），芝茶保：全株治风湿瘅痛[10,167]；叶外用治皮癣[10,167]；花治胃寒痛，腹胀痛[10,167]。【藏药】དབྱི་མོང་ནག་པོ།（叶芒那布）[2,35]，叶芒那保[23,27,29]，依蒙茶布[24]：藤枝治消化不良[24,29,33,35,39]，胃寒，消化不良，痞瘤病，黄水病及寒性肿瘤，浮肿[24,29,33,35]，积食腹泻，恶心，排脓，除疮，消痞块，胃寒疼痛[29,39]；全株治消化不良[24,29,33]，胃寒，痞瘤，"黄水"病，寒性肿瘤，浮肿[23]，胃肠炎，胃痛，疮疖肿毒[13]，胃寒腹胀，胃腹痞块，风湿疼痛[24]，积食腹泻，跌打损伤，风湿性关节炎，肝脾肿胀，消痞块，脓疮[33]，增胃火，破痞瘤，黄水病，消食，能除寒症，但易引发胆病[27]；全株外用治疮疖痈毒，久溃不敛[24]。

Clematis tangutica var. pubescens M. C. Chang et P. P. Ling 毛萼甘青铁线莲（毛茛科）。【藏药】依蒙茶布：地上部分治胃寒腹胀，消化不良，胃腹痞块，风湿疼痛；地上部分外用治疮疖痈毒，久溃不敛[24]。

Clematis tenuifolia Royle 西藏铁线莲（毛茛科）。【藏药】依蒙赛保，伊盲色保[40]：地上部分治风湿筋骨疼痛，胃寒腹痛，胃腹痞块[22]，外用治疮疖痈肿，久溃不愈[22]；藤治炭疽病，培根病，肿瘤，引黄水，止泻，消化不良，胃寒，腹部包块，疮伤溃烂[40]。

Clematis terniflora DC. 圆锥铁线莲（毛茛科）。【土家药】竹叶铁线莲，百部灵仙，黄药子：根治肿疱，毒蛇咬伤，跌打损伤，咽喉炎，疔疮肿毒[124,127]。

Clematis uncinata Champ. 柱果铁线莲（毛茛科）。【布依药】告高胡：根或叶治耳痛[159]。【毛南药】miau³³ ɲiau²⁴（秒念）：根或叶治扁桃体炎[155]。【水药】要烈，黑脚威灵仙：根治鱼刺鲠喉[10,157,158]，痢疾[15]。【瑶药】大叶威灵仙：根治痛风，顽痹，腰膝冷痛，脚气[133]。

Clematoclethra scandens (Franch.) Maxim. 藤山柳（猕猴桃科）。【拉祜药】eng lun pie：叶子研磨治骨折[152]。

Cleome gynandra L. 白花菜（白花菜科）。【阿昌药】白花菜子：效用同德昂药[172]。【德昂药】刀艾热：全草治风湿疼痛，跌打损伤，痔疮[172]。【景颇药】Ang chunnam：效用同德昂药[172]。【土

家药】全草、种子治风湿性关节炎，类风湿性关节炎，骨结核，痔疮，跌打损伤，毒蛇咬伤[123]。【维药】海布瑞夏特，扎翁，哈罗：全草、种子治胃肠寄生虫[80]。

Clerodendranthus spicatus (Thunb.) C. Y. Wu. ex H. W. Li [*Orthosiphon aristatus* Blume] 肾茶（唇形科）。【阿昌药】Galuonamei（嘎萝那每，云南德宏）：全草治急慢性肾炎，膀胱炎，尿路结石[8]。【傣药】ဢူၺ်ႃႉ（yanuomiao，芽糯妙）[309,1096][8,62,64]，ဢူၺ်ႃႉ（yanumiao，牙努秒）[8,9,62,72,74]，ဢူၺ်ႃႉ（yalunmiao，牙论苗）[8,65]：全草治热淋，石淋，血淋，膏淋，砂淋，水肿病[63,64][215,309]，急慢性肾炎，膀胱炎，尿路结石[8,9,72,74][572,923]，胆结石[13][572]，慢性肾功能不全，慢性肾炎，肾病综合征[572]，尿急，尿热，尿痛[1096]，风湿性关节炎[8,9,72,74]，风湿，腰痛，月经不调[9,71]，小便热涩疼痛，尿血，水肿[62]；全草清热除湿，排尿利石[65]。【德昂药】虎莫猫：效用德昂药[172]；全草治急慢性肾炎，膀胱炎，尿路结石[8]。【侗药】猫须草，猫须花：全草治急慢性肾炎，膀胱炎[136]。【景颇药】Lanyau nvutmui bo[172]，小马鞭草[9,19]：全草治急慢性肾炎[9,13,19,172]，膀胱炎，尿路结石[9,19,172]，风湿性关节炎[9,13,19]。【傈僳药】腊假莫：全草治急慢性肾炎，膀胱炎，尿路结石，风湿性关节炎[8,166]。【壮药】Gomumhmeuz（棵蒙秒）[180]，rummumhmeuz，肾茶，猫须公：全草治笨浮（水肿），肉扭（淋证），尿路结石，胆结石，发旺（痹病）[118,180]。

Clerodendrum bungei Steud. 臭牡丹（马鞭草科）。【阿昌药】牡丹南：效用同景颇药[172]。【白药】蓄普他，处母大[6,13]，雅则纳[14]：根治风湿性关节炎，腰腿痛，高血压，脱肛[6,13]；根治风湿疼痛，月经不调，白带[14]；茎叶治风疹，湿疹，皮肤瘙痒；花治蜂窝疮[14]。【布朗药】德药[14]，德茬[6]：根治风湿疼痛[6,14]。【布依药】莽蒲兵：茎叶、根治黄胆型肝炎[159]。【傣药】戈兵（西傣）[6,14]，非习界良（德傣）[6,14]，吸吃基[101,102]：根助消化[13]；鲜叶治风湿关节炎[13]；叶、根食物中毒，火眼，产妇食欲不振，口苦舌燥[9,71]；根健胃，助消化[6,14]；叶治风湿关节痛，脾肿大[6,14]；全株配伍治全身肿痛[69]。【德昂药】拉布然[172]，发习盖良[160]：药效同景颇药[172]；根治风湿关节痛，

腰痛，跌打损伤，高血压，头晕头痛，肺脓疡[160]；叶治痄疠疱疮，痔疮发炎，湿疹，灭蛆[160]。【侗药】美庞[6,135]，美思嫩[6,15]，臭叶根[136]：柄及叶治脾胃气虚，脱肛，子宫脱垂[136]；根治风湿性关节炎，跌打损伤[135]，脱肛，病后体虚，肠炎，痢疾[6]，营养不良，水肿，脱肛[12]，风湿性关节炎，跌打损伤[6]；效用同壮药[15]。【哈尼药】Baolaochig[14]，波络取[6]，Haq' aol paqcyuq(哈奥帕翠)[143]：根治月经不调，白带，子宫脱垂[6,14]；全株治风湿骨痛，脚气水肿，头痛，头昏，耳鸣，虚弱，失眠，烫伤，痔疮，脱肛[143]。【基诺药】帕梅：根治风湿骨痛，痔疮[6,13,14]。【景颇药】Bosintap[172]，发刃盖娘[13]：根治风湿性关节痛，高血压[172]，风湿关节痛，腰痛[13]。【京药】腊埋：根治子宫脱垂，闭经[6]；叶外用治疮疖[6]。【拉祜药】概奴马[13,150]，凯六吗[14]，开奴马[6]：根叶治肝炎，腹泻，关节炎，牙痛，乳腺炎，小儿疳积，高血压[13]，腹泻[150]食物中毒，水肿，腹泻腹胀，消化不良，风湿关节炎，肠寄生虫[6]，叶治脓肿，大疮，蛔虫病[13,150]；全株治水肿，食物中毒，吐血，腹泻腹胀，消化不良，驱虫[14]。【傈僳药】膩破莫：叶、根治痄疽疔疮，乳腺炎，关节炎，湿疹，牙痛，痔疮，脱肛[166]；根治头痛，风疹，关节炎[14]。【黎药】爬托卡步，大红袍，矮童子：根治风湿病，风湿腰椎痛，子宫发炎，脱肛，痔疮流血[153]。【毛南药】罗朋必：枝、叶治皮肤瘙痒[6]。【苗药】Reib jad nans(锐假南)[91,94,95]，过榜必[6]，秋美栽[13,14]：根治咳嗽，痔疮，营养性水肿[98]，小儿疳积，身体虚弱，月经不调，血崩，跌打损伤[6,13,14]，虚弱病[14]；叶治痔疮，脱肛[97]；花治风疹块[97]；树皮治营养性水肿，小儿疳积[97]；茎、叶及根治痄疽，疔疮，发背[94]；根、茎、叶治痄疽，疔疮，发背，乳痈，湿疹，丹毒，风湿痹痛，高血压[91]，病后体虚[95]；效用同壮药[15]；茎、叶治外阴瘙痒及外阴撕伤，跌打肿痛，外伤出血[6]，解毒，祛风利湿补虚[226]；全株治子宫脱垂。【纳西药】雅则纳，雅则木：根治风湿性疼痛，月经不调，白带增多症[6,13]；茎、叶治风疹，湿疹，皮肤瘙痒[6]；花外用治蜂窝疮[6]。【畲药】龙船花[147]，臭桐柴[146]，臭牡丹[148]：根、叶治关节风痛，四肢酸软，痈肿[147]；根治风湿性关节炎，偏头痛[6]；茎

叶治睾丸肿大，偏头痛[146]；叶治小儿气管炎[148]；根治头痛头风，风火牙痛，风湿关节痛，劳倦乏力，小儿咳嗽，脚气，流火[148]。【水药】乌马：效用同土家药[6]。【土家药】ba bao lian(八宝莲)，hei² yan¹(黑炎)[10,126,128]，头晕丹[6]：根皮治体虚，头晕，摆白(又名崩白，泛指带下过多)，脱肛[10]；根茎的皮治烈日晒所致头晕恶心；花治胎动不安[6]；根治食积，胸腹胀满，脾虚水肿，头目眩晕，高血压，崩漏[124]；叶治痄疠疱疮，痔疮发炎，湿疹[124]；全株治溜胎，白带过多[125]；根、叶用于引产下胎，头痛头晕，气血不足，摆白病(又名崩白，泛指带下过多)[128]。【佤药】Hlax hlum(lak lum，辣异)[14,168]，辣弄[6,168]：根茎治发热身痛，疟疾[14]；花治头痛[6,14]；根治尿道感染，结石，炎症[168]。【瑶药】咖茎[6,15]，过墙风[132]，榜必连[6]：效用同壮药[15]；根茎治子宫脱垂，风湿腰痛，肺结核，阳萎[6]；枝、叶治尿路感染，水肿[6]；花治内痔大便出血[6]；效用同臭茉莉 C. philippinum[132]。【彝药】吸吃基[6,103,111]，蒡必纳[6,111]：全株治脱肛，子宫脱垂[6,111]，虚劳骨蒸，气肿，黄疸，脚弱，臌胀，腹痛，疝气，痔疮，崩漏，白带，虚咳，头晕，荨麻疹，乳腺炎，肺脓疡，高血压，风湿痛，痄疽疮毒，毒蛇咬伤[111]，疔疮[101,102]；花、果、根治遗尿，水肿病，咳喘，气上冲心[6,14]，时肿时消[14]，红糖水煎液治脱肛，疝气，遗尿[101,102]；根、花、果、叶治脱肛，疝气，水肿，咳喘[13,103]，遗尿，高血压，风湿痛，肺脓疡，乳腺炎，荨麻疹，头晕，子宫下垂，崩漏，白带，腹痛，黄疸[101,102,103]，虚劳骨蒸，气肿，黄疸，脚弱，臌胀，腹痛，痔疮，虚咳，乳腺炎，痄疽疮毒，毒蛇咬伤[101,102]；枝、叶治痄疽，乳腺炎[101,102]。【壮药】龙船花[15]，棵榜必[6]，扑培丁[6]：根茎治小儿疳积，风湿关节痛，下颌脱位，肠炎痢疾，肺结核，阳痿，月经不调，子宫脱垂，闭经，风湿腰痛，脱肛，跌打损伤[15]；枝、叶治尿路感染，水肿，跌打肿痛，皮肤瘙痒[15]；花治内痔大便出血[15]；全株治脱肛，子宫脱垂，风湿疼痛跌打内伤，白浊[15]；根茎或全株治风湿关节痛，腰腿痛，跌打损伤，白浊，子宫脱垂，下颌脱位[6]；叶治子宫脱垂，产后头晕，痈疮，跌打损伤[6]。

Clerodendrum canescens Wall. [*C. petasites* (Lour.) Moore.] 灰毛大青(马鞭草科)。【瑶药】

野芙蓉花：全草治无名肿毒[133]。【彝药】买黑熬[101,103,104]：全株治急性黄疸型肝炎，高热，小便发黄，痔疮出血，咽喉炎[101,104]，慢性支气管炎，风湿头痛，尿路感染，感冒[104]；叶治扁桃体炎，咽喉炎，支气管炎，风湿疼痛，跌打损伤[103]。

Clerodendrum chinense (Osbeek) Mabb. [*C. philippinum* Schauer] 重瓣臭茉莉（马鞭草科）。【傣药】兵叫（西傣）[9,14,71,72]，载冷兰（德傣）[14]，宾蒿[62-64]：根治食物中毒，火眼，产妇食欲不振，口苦舌燥[9,14,71,72]；叶、根治高烧，疟疾[14]，产后无乳，体弱多病，咽喉疼痛，口舌生疮，目赤肿痛，眼睛红肿，视物不清，腹部胀痛[62-64]。【侗药】美恩嫩：全株治神经衰弱，小儿营养不良，肠炎，痢疾[15]。【哈尼药】坡努努补：叶治小儿咳嗽[145]；花治脘腹胀痛[145]；根治月经不调，痛经，子宫脱垂[145]。【佤药】臭茉莉：根治尿道感染，结石，炎症[168]。【瑶药】牡丹必[15]，过墙风[132]：效用同壮药[15]，效用同臭茉莉 C. chinense[132]。【壮药】朴培蒿：根茎治肺结核[15]；叶治烧烫伤[15]；全株治跌打损伤，子宫脱垂[15]。

Clerodendrum chinense var. simplex (Moldenke) S. L. Chen [*C. philippinum* Schau. var. *simplex* **Moldenke**] 臭茉莉（马鞭草科）。【傣药】哈宾蒿（西傣），肺膝盖拍（德傣）：根治食物中毒引起的心悸气短，恶心呕吐，周身乏力，产后水血不足引起的缺乳，体弱多病，脘腹胀痛，月经不调，痛经，闭经，热风感冒咽痛，咳嗽痰多，口舌生疮，目赤肿痛，视物不清[59]。【佤药】臭牡丹：根治尿道感染，结石，炎症[10]。【瑶药】过墙风，guiex zingh buerng（过景崩），白龙船花：根或全株治风湿痹痛，腰腿痛，跌打损伤，骨折，脚气，水肿，黄疸型肝炎，支气管炎，肺脓疡，高血压，子宫脱垂，月经不调，产后风，甲状腺肿大，痔疮，烧烫伤[132]。

Clerodendrum colebrookianum Walp. 腺茉莉（马鞭草科）。【傣药】啷喷（西傣）：根治风湿骨痛，咳嗽[13]。【傈僳药】腻破兰子：根用于消肿[166]。

Clerodendrum cyrtophyllum Turcz. 大青（马鞭草科）。【傣药】根治乙脑，流脑，感冒高热，头痛，肠炎，痢疾，黄疸，齿痛，鼻衄，咽喉肿痛[67,68]。【侗药】巴素借困，Bav sup geel kuenp，Bav sup laox（巴素老）：根、叶治兜亮（烧热病），

耿甚（生疮疱）[137]。【黎药】雅枫能：叶用于解毒[154]；根、叶用于凉血解毒，散瘀止血[212]。【毛南药】羊咪青，mba³ men²（麻兔）：根治感冒发热，咽喉炎，扁桃体炎，腮腺炎，肠炎痢疾，齿龈出血，皮肤瘙痒，湿疹[156]。【苗药】嘎蒌莴相豆：根、叶治小儿烧热病[96]。【畲药】大青：叶治五步蛇咬伤[148]；根治感冒发热，头痛头晕，尿路感染，风湿关节痛，关节炎，小儿高热惊厥，蛇咬伤，皮肤瘙痒[148]。【瑶药】咚青，赖补莲：全株治扁桃体炎，腮腺炎，急性咽喉炎，菌痢，败血症，麻疹，蚊虫叮咬，预防脑膜炎[133]。【壮药】Godaihcing（棵胎晴）[118,180]，路边青，牛屎青[118]：全株治痧病，发得（高热），货烟妈（咽痛），阿意咪（痢疾），能蚌（黄疸）[118,180]，巧尹（头痛），航靠某（诈腮），丹毒，火眼[180]口疮，衄血，痈疮，血淋，外伤出血[118]。

Clerodendrum hainanense Hand. – Mazz. 海南赪桐（马鞭草科）。【瑶药】几来鼓，牛屎青：根治小儿肺炎[15]；全株治感冒发热，黄疸型肝炎[15]。

Clerodendrum henryi Péi. 南垂茉莉（马鞭草科）。【傣药】哈沙皮虎（西傣）[9,65,71]，牙英砖（西傣）[9,14,72]，芽影转[65]：根治消化不良，腹胀，胀泻[13]，健胃开脾[9,14,71]，消炎利尿，活血[65]；全株治疟疾[9,14,72]，痢疾，肠炎[65]。

Clerodendrum indicum (L.) O. Ktze. 长管大青（马鞭草科）。【傣药】牙英转[9,63,74]，芽引庄[62]：全草治尿路感染，膀胱炎，跌打扭伤[9,63,74]，风湿骨痛[9,74]，疟疾，腹痛腹泻，赤白下痢，小便热涩疼痛，尿路结石，全身水肿，尿少，咽喉肿痛，腮腺炎、颌下淋巴结肿痛，疔疮痈疖浓肿，乳痛，风湿热痹证，肢体关节红肿热痛，屈伸不利，食物中毒[62]。

Clerodendrum japonicum (Thunb.) Sweet 赪桐（马鞭草科）。【傣药】宾亮（西傣）[9,62,64,65,72]，哑遮盛（德傣）[14]，哈宾亮（西傣）[59][310,990]：根、叶治尿急，尿血，尿黄，尿痛，睾丸炎，痢疾[9,65,71,72]，月经不调，经来量多，脱宫，脱肛，小便热涩疼痛，尿血，睾丸肿痛，腹胀腹痛不适，下痢红白，四肢乏力，腰膝冷痛[62,64][310]；花、叶、根治心慌心跳，妇女手足麻木，心脏病，心慌，心悸[14]；根治月经不调，痛经，赤白带下，产后缺乳，六淋证出现的小便热涩疼痛，尿黄，

尿血，睾丸肿痛，脘腹胀痛，不思饮食，四肢乏力，风湿病关节肌肉肿痛[59][990]。【哈尼药】二蒲璀：茎治尿路感染，肾炎水肿，闭经，乳汁不通[145]。【基诺药】别伯阿波[163][232]，别白[3]：根、叶治风湿疼痛，腰肌劳损，肺结核，咯血，咳嗽，跌打损伤；根、叶外用治脓肿，疔疮[163]；根治吐血，咯血，肺结核咳嗽，风湿骨痛，腰肌劳损[10][3]；全草治月经不调[232]。【景颇药】鹅文列，鹅文坡：花治冠心病[14]。【黎药】托卡步：根、叶治跌打损伤，风湿痹痛[154]；根治肺热咳嗽，肺结核咯血；鲜叶捣敷，治跌打损伤，疔疮疖肿；鲜叶捣烂热敷患处，治风湿关节痛[153]。【瑶药】红顶风，hongh ningv buerng（红宁崩），红龙船花：全株治感冒，痨伤咳嗽，咯血，尿血，痢疾，腰肌劳损，风湿骨痛，月经不调，子宫脱垂，遗精，疔疮肿毒[132]。【壮药】Gocwnhdoengz（棵赪桐）[180]，榜必宁，奉必[15]：地上部分治呗农（痈疮），呗叮（疔疮），林得叮相（跌打损伤），埃病（咳嗽），仲嘿唪尹（痔疮），阿意咪（痢疾），发旺（痹病）[180]；根治肠胃积热[15]；叶治痢后腹痛[15]，偏头痛，跌打瘀肿，痈肿疮毒[994]；全株治肾炎，风湿骨痛，跌打损伤，子宫脱垂[15]，心悸失眠，痔疮出血；根、茎治肺热咳嗽，热淋小便不利，咳血，尿血，痔疮出血，风湿骨痛[994]。

Clerodendrum kaempferi (Jacq.) Siebold ex Steud. 龙船花（马鞭草科）。【台少药】Tauzyagai（Paiwan族恒春下），Dyaziyowaigai（Paiwan族恒春上）：叶治头痛，腹痛[169]。

Clerodendrum kwangtungense Hand. – Mazz. 广东大青（马鞭草科）。【哈尼药】老国墨爬：根治腹泻[145]。

Clerodendrum lindleyi Decne. ex Planch. 尖齿臭茉莉（马鞭草科）。【毛南药】过墙风，ruoŋ² phuŋphi⁶（松棚毕）：根治风湿骨痛，脚气水肿，白带，高血压，支气管炎[156]；根外用治皮肤瘙痒，疥疮，麻疹[156]。【苗药】臭梧桐：根茎治消化不良，疳积[15]；叶治腰骨痛[15]。【瑶药】过墙风：效用同臭茉莉 C. chinese var. simplex[132]。【壮药】安偏：效用同苗药[15]。

Clerodendrum serratum (L.) Moon 三对节（马鞭草科）。【阿昌药】雄仲叉：效用同景颇药[172]。【傣药】光三哈[9,64,71,72]，哈光三哈（西傣）[59]，发扁召（德傣）[62]：叶治月经不调，痛经，尿淋，跌打损伤，风湿病，荨麻疹[9,65,71,72]，截疟[65]；根、叶治月经不调，痛经，尿淋，跌打，风湿，荨麻疹，腹泻，泻水样稀便，跌打损伤，骨折[62]；全株或根治月经不调，痛经，尿淋，跌打损伤，风湿病，荨麻疹[6]；根治咽喉肿痛，月经不调，痛经，乳腺囊性增生，泻泄，痢疾，水肿病，风湿病，肢体关节肿痛，骨折，跌打损伤[59]，腮腺炎[63]；全株治妇女月经不调，痛经，腹痛腹泻稀水样便[63,64]，骨折[63,64,67,68]，跌打损伤[9,63,64,67,68,74]，风湿疼痛[67,68]，疟疾[9,67,68,74]，咽喉炎，扁桃腺炎，痈疽发背，跌打损伤，风湿骨痛[9,74]；根、茎、叶用于退热[69]。【德昂药】牙矮岁[172]，者牙，堵牙[6]：效用同景颇药[172]；根治闭经[6]，咽喉疼痛[6]。【哈尼药】蛤烘碟才[145]，盘着着车[14]，帕周走夺[6]：根、叶治风湿骨痛，腰肌劳损，跌打损伤，肺结核咳嗽，疮疖肿痛[145]；全株治胃痛[14,143]，急性胃肠炎，重感冒，头痛，跌打[14]，肝炎[143,875]，疟疾，肠炎，胃痛，无名肿痛，跌打损伤[143]；根及茎皮治疟疾，避孕[14]；全株或根治疟疾，咽喉炎，扁桃腺炎，跌打损伤，风湿骨痛，感冒咳嗽[6]。【基诺药】亚杀标[3]，亚上奶[10]：根治疟疾，肝炎，扁桃体炎[3]；鲜叶外敷治跌打损伤[3]；根、叶及茎皮治扁桃体炎，咽喉炎，肝炎，疟疾，风湿疼痛[10]；根、叶及茎皮外用治骨折，跌打损伤[10]。【景颇药】拉巴[9,14,19]，Sumhaq dap[172]：根治疟疾，痢疾，脾肿大[9,19]，间日疟[6,14]，风湿性关节炎，骨折，跌打损伤[172]。【拉祜药】努底克[6,14]，害奴我[150]，大常山[150]：全株治疟疾[6,14]，感冒，咳嗽[14]，痈疽发背，扁桃体炎，咽喉炎，跌打损伤，风湿骨痛[6]；根、叶治感冒，骨折，风疹，疟疾，痢疾，头痛，眼炎，风湿性关节炎，跌打损伤[150]。【苗药】捭台板[6,14]：根皮治风湿骨痛，跌打损伤，痈疖肿毒[14]；根治风湿骨痛，跌打损伤，骨折[6]。【佤药】大常山[10,168]，Kaox reem si num（考累西努）[14]，立廉西农[6]：根治疟疾，肝炎，骨折，跌打损伤[10,168]；全株治疟疾[6]；效用同壮药[14]。【瑶药】三台[14]，三台放[6]，三台万丈[6]：效用同壮药[14]：根治风湿骨痛，跌打损伤，骨折[6]。【壮药】三朵[6,14]，rumdaihlozsanj[121]，大罗伞[121]：根皮治风湿骨痛，跌打损伤，痈疖肿毒[14]；根治跌打损伤，风湿骨痛，骨折[6]；全株治急性肠炎，细菌性痢疾，疟疾[121]。

Clerodendrum serratum var. amplexifolium Moldenke 三台花（马鞭草科）。【基诺药】亚上奶：根、叶和茎皮治扁桃体炎，咽喉炎，肝炎，疟疾，风湿疼痛[163]；根、叶和茎皮外用治骨折，跌打损伤[163]。【拉祜药】海奴我：根、叶治感冒，疟疾，骨折，风疹[150]。【佤药】Rib reem si nim（考景西努）：全株治疟疾[14]。【壮药】三对节：全株治肝硬化腹水[15]。

Clerodendrum trichotomum Thunb. 海州常山（马鞭草科）。【土家药】臭梧桐，大臭牡丹：枝、叶治风湿痹痛，筋脉不利，痔疮，疖肿，湿疹，肝阳上亢型高血压，偏头痛，痢疾[124]。【台少药】Raomaru（Bunun 族施武群），Kansowazu（Bunun 族丹），Hansowazu（Bunun 族高山）：叶治头痛，热病，肿疡，外伤[169]；根治头痛，腹痛[169]。

Clerodendrum trichotomum var. fargesii（Dode）Rehder 恒春海州常山（马鞭草科）。【台少药】Raumazu（Bunun 族施武群），Tapakitira（Tsaou 族四社），Zibariyoku（Paiwan 族太麻里）：叶治头痛，肿疡，外伤，毒蛇咬伤，神经痛[169]；根治头痛[169]。

Clerodendrum yunnanense Hu ex Hand. –Mazz. 滇常山（马鞭草科）。【纳西药】木米泽泽[14]，臭茉莉[164]：全株治痔疮，脱肛，红崩白带，降压[14]；根、叶治风湿性关节炎，腰腿痛，高血压，痔疮，脱肛[164]。【彝药】羞死：叶治胃肠型感冒[13]；全株治风湿水肿，漆树过敏，皮疹瘙痒，肛肠脱垂[109]，痔疮，脱肛，红崩白带，降压[14]。

Clethra cavaleriei Lévl. 贵定赤杨叶树（桤叶树科）。【苗药】Guab yaox（阿杨，贵州毕节）：根治风湿性关节痛[91,95]。

Climacium dendroides（Hedw.）Web. et Mohr 万年藓（万年藓科）。【苗药】虎尾还阳，一枝松：全株治风湿麻木，风湿头痛[97,98]。【土家药】菊花还阳：全草治跌打损伤，刀伤，头痛，头晕[127]。

Clinacanthus nutans（Burm.）Lindau 扭序花（爵床科）。【傣药】雅配牙约[9,62,71,72][94]，芽帕雅约（西傣）[63,64]，呀配哑约（西傣）[13]：全株治跌打损伤[9,62,64,71][94]，续筋接骨，强壮补肾[9,14,71,72][94]，小儿软骨病[62-64]，冷、热风湿引起的关节肿痛，活

动受限[63,64]，风寒湿痹证，风湿热痹证，肢体关节酸痛，屈伸不利[62]；地上部分治阳痿，遗精，早泄，不育，不孕，月经不调，痛经，闭经，小儿软骨病，风湿痹痛，跌打损伤，骨折[60]。【壮药】长生藤：全草治腰骨痛[15]。

Clinopodium chinense（Benth.）O. Ktze.［Calamintha chinensis Benth.］ 风轮菜（唇形科）《药典》。【傣药】雅允（瘦风轮）：地上部分治各种出血症[311]。【蒙药】风车菜：全草治感冒，中暑，泄泻，痢疾，胆囊炎，肝炎，痄腮，乳痈，疔疮肿毒，皮肤瘙痒，目赤肿痛[51]。【苗药】Jab geib xongx dliod（加给雄确，贵州黔东南），Reib yab qed（锐鸦车，贵州铜仁）：全草治牙龈溃烂，肾炎[92,94,95]，血尿及各种炎症[92,95]，感冒发热，中暑，咽喉肿痛[91,94]，白喉，急性胆囊炎，肝炎，肠炎，痢疾，腮腺炎，乳腺炎，疔疮肿毒，过敏性皮炎，急性结合膜炎，尿血，崩漏，牙龈出血，外伤出血[91]。【仫佬药】美发宁：效用同壮药[15]。【壮药】黑地兰[15]，断血流[120]：全草治气管炎，瘫痪[15]，兵淋嘞（崩漏），肉裂（尿血），鼻衄，牙龈出血，创伤出血[120]。

Clinopodium confine（Hance）Kuntze 邻近风轮菜（唇形科）。【土家药】节节卡普，瘦风轮，风火菜：全草治食积腹胀，头晕病，扭伤肿痛，风团瘙痒[128]。

Clinopodium gracile（Benth.）Matsum.［Calamintha gracilis Benth.］ 细风轮菜（唇形科）。【傈僳药】维支莫：全草治感冒头痛，肠炎，乳痈，咽喉肿痛，疔疮，跌打损伤，血崩，荨麻疹[166]。【畲药】野仙草，风轮菜：全草治毒蛇咬伤，阴茎肿大，阴囊水肿[146]。【土家药】jie²jie²ka³pu¹（节节卡普）[126,128]，节节花[10]，瘦风轮[128]：全草治感冒发热，痢疾，奶痈，呼吸道感染[10,126]，食积腹胀，头晕病，扭伤肿痛，风团瘙痒（风疹引起的皮肤瘙痒）[128]。【瑶药】摸扭勉，蚊子草：全草治感冒头痛，乳痈，疔疮，跌打损伤，荨麻疹[133]。

Clinopodium megalanthum（Diels）C. Y. Wu et Hsuan ex H. W. Li 寸金草（唇形科）。【土家药】风轮菜：全草治牙痛，小儿疳积，风湿病，跌打损伤，止血，消肿[123]。【彝药】极极罗：全草捣敷治大疮[10]。

Clinopodium polycephalum（Vaniot）C. Y. Wu et Hsuan 灯笼草（唇形科）《药典》。【傣药】雅允

（瘦风轮）：地上部分用于止血[311]。【哈尼药】灯笼石松：全草解毒[875]。【苗药】佳给雄幼：全草治尿血、痢疾，发烧咳嗽[96]。【畲药】坛头刷，灯笼刷：全草治跌打损伤，带状疱疹[146]。【水药】灯笼草，要满，狮子草：全草治风湿关节炎及跌打损伤[328]。【土家药】毛薄荷，破棉絮：全草治感冒，各种出血，痢疾，黄疸型肝炎，腮腺炎，急性结膜炎，颈淋巴结结核，蛇伤[123]。【瑶药】解毒汤[133]，蛤蟆草[132]，gaamh zuh miev（甘竹咪）[132]：全草治风热感冒，疮疖肿毒，外伤出血[133]，急慢性肝炎，胃炎，肠炎，小儿惊风，小儿疳积，盗汗，风湿骨痛，腰痛，水肿，脚气肿，手足麻木，坐骨神经痛，刀伤，烧烫伤[132]。

Clintonia udensis Trantv. et Mey. 七筋姑（百合科）。【傈僳药】害窝比莫：全草治跌打损伤，劳伤[166]。【蒙药】蓝果七筋姑：全草治跌打损伤，劳伤倦怠，骨软痿弱[51]。【土家药】雷公七（蜘蛛抱蛋）[124,127]：全草、根治跌打损伤，劳伤，咳嗽[124,127]；全草治跌打损伤风湿疼痛，肺痨咳嗽[945]。【藏药】所山虎：根茎治跌打损伤，劳伤[22,24]。

Clitoria mariana L. 三叶蝴蝶花豆（豆科）。【彝药】果荚及果实治风寒湿痹，手足拘挛，产后腹痛，白浊湿淋[109]。

Cnidium monnieri (L.) Cuss. 蛇床（伞形科）《药典》。【蒙药】ᠬᠤᠵᠢᠷᠭᠠᠨ᠎᠎ᠠ ᠦᠪᠦᠷ（Huxigt wur，呼希格图－乌热）[44]，毛盖益德西[47]：果实治食积，腹胀，暖气，痔疮，"青腿病"[51]，胃寒，湿疹[47,51]，皮肤瘙痒，阴道滴虫[44,47,51]，游痛症[44,51]，关节疼痛[51]，紫癜，阴痒，白带，阳痿[47]，腹胀暖气，消化不良，胃火衰败，"巴木"病，"协日沃素"病[44]，消化不良，阴道虫，肛门疮，巴木病，黄水病，布鲁菌病[56]。【土家药】shan ji zi（山几子）[10,126]：果实治身痒，顽癣，青水疮，阴痒[10,126]，阳痿，阴囊湿疹，妇女带下阴痒，子宫寒冷不孕，湿痹腰痛，疥癣湿疮，滴虫性阴道炎[124]。【维药】纳力古力乌拉盖：果实治胃寒，肢体痹痛，阴囊湿疹[79]。【藏药】ལ་ལ་ཕུད（拉拉卜）[21]，拉拉普[23]：果实治胃寒病，虫病[23]，胃寒腹胀，消化不良[21]。【壮药】gosezcangzswj[118]，双肾子[118]，有矮咧（Youzngaizleg）[117]：果实治风湿痹痛，阳痿，早泄，遗精，不孕症，湿疹，疥

癣[118]，胃寒腹胀，消化不良[21]；油治阳痿，宫冷不孕，隆白呆（带下病），腰痛，能含能累（湿疹），妇女阴痒，滴虫性阴道炎[117]。

Cnidium officinale Makino 日本川芎（伞形科）。【朝药】刀陈公：根茎治风寒头痛，风湿痹痛，月经不调，瘀滞腹痛，肝气郁结，痈疽肿痛等[5]。

Cnidocampa flavescens (Walker) ［*Monema flavescens* Walker］黄刺蛾（刺蛾科）。【朝药】쇠기나방（shuǐ gī nǎ bàng，衰给那帮），雀瓮；虫茧治小儿惊痫[86]。

Coal 煤。【藏药】རྡོ་སོལ（多扫）[25]，多索[27]：治血气不和之腹痛，腹中积滞，产后腹瘀痛[31]，外用止血敛疮[31]，止血，解宝石毒[25,27]，化石，收缩血管[27]。

Cobitis granoci Rendahl 北方花鳅（鳅科）。【藏药】泥钻子：肉治阳痿，痔疮，疥癣[30]。

Coccinia grandis(L.) Voigt 红瓜（葫芦科）。【傣药】帕些（西傣）：地上部分治咽喉肿痛，口舌生疮，小便热痛，大便秘结，皮肤疔疖疮疡，斑疹[60][1094]。

Cocculus laurifolius DC. 樟叶木防己（防己科）。【傣药】参萝（西傣）：根、全株治头痛，疝痛，腹痛，风湿腿痛[13]。【德昂药】木防己：治水肿膨胀，湿热脚气，手足挛痛[172]。【景颇药】Hoqnyui bvun：效用同德昂药[172]。【蒙药】乌素－胡尔都，索雅勒－巴力嘎：根治风湿性关节痛，肋间神经痛，急性肾炎，尿路感染，高血压，风湿性心脏病，水肿[47]；根外用治毒蛇咬伤[47]。【苗药】Reib bid ghueub（锐比勾），Mongb naox liob（摸脑腰），Maob jaob（冒交）：根治风湿病[95]。【畲药】一条鞭，金锁匙：根治风湿性关节痛[147]。【瑶药】根或全株治高血压，头痛，风湿腰腿痛，胸膈痞胀，胸腹诸痛，疝气[133]。【壮药】土茯苓：根治消化不良[15]；根外用治无名肿毒[15]。

Cocculus orbiculatus (L.) DC. ［*C. trilobus* (Thunb.) DC.］木防己（防己科）。【侗药】Jaol sup bav yaop ngox（教素巴号俄给），Jaol bav yaop ngox kgeec（教巴号我格）：根治宾耿腌老（骨节肿大）[137]。【傈僳药】北勒爪：根治风湿痹痛，神经痛，肾炎水肿或心脏病水肿，毒蛇咬伤，跌打损伤，肿痛，疮疖痈肿，膀胱热病[166]。【苗药】Reib bid ghuenud（锐比勾，贵州铜仁）[91]，嘎葆豆萛[95,96,97]，青风藤[98]：根治肾炎水肿，毒蛇咬伤，跌打损伤[91,95,96,97]，骨质增生，神经性头痛，风湿性关节炎，肌肉麻木，关节痛，肢节肿大，尿路感染，喉痛，风湿病[95,96,97]，风湿痹病，神经痛[91]，风寒湿痹，脚气走痛，腹痛，吐酸水[98]；藤茎治风湿性关节炎，肌肉麻木，关节疼痛[98]。【畲药】木防己：根治风湿性关节痛[10]。【土家药】chun mu xiang（春母香）[126]，追风箭[123]，春木香[10]：根治腹痛，胃痛，身痛，食气腹胀，风湿关节痛，肋间神经痛，急性肾炎，尿路感染，水肿，毒蛇咬伤[123]。【瑶药】金锁匙，jiemh forv zeih hmei(仅佛姐美)，银锁匙：根、藤茎治风湿骨痛，咽喉肿痛，湿热腹痛，尿路感染，肾炎水肿，跌打损伤，毒蛇咬伤，痈疮肿毒[132]。【彝药】尼锡削[101,104]，土木香[104]：根治风湿疼痛，跌打损伤，产后身痛，胃痛，食积[101,104]。【台少药】Iyobabi（Paiwan 族高山）：根及叶煎服治腹痛[169]；根煎后混酒食治毒蛇咬伤[169]。

Cocculus orbiculatus var. mollis(Wall. ex Hook. f. et Thoms.) H. Hara 毛木防己（防己科）。【傈僳药】北勒此：根治产后风寒，水臌病，胸膈胀闷[166]。

Cocculus sarmentosus(Lour.) Diels 细叶铁牛入石（防己科）。【台少药】Birisaru（Bunun 族施武群）：根治腹痛[169]。

Cochlearia scapiflorum Hook. f. et Thoms. 参见 Pegaeophyton scapiflorum。

Cochlianthus gracilis Benth. 细茎旋花豆（豆科）。【哈尼药】尼哈努刚：根治腹痛泄泻[13,145]。

Cocos nucifera L. 椰子（棕榈科）《部维标》。【阿昌药】果肉、汁治心脏性水肿，羌片虫[172]；果壳治体癣，脚癣[172]。【傣药】哥麻豹[13,66]，哈麻抱[62-64]：须根治身体虚弱，产妇无奶[13,65,66]，功能低下引起的体弱乏力，产后无乳或乳汁清稀，心慌气短，腰膝酸软[64]，体质虚弱多病，乏力，腰膝酸痛，产后乳汁不下，缺乳，心慌心悸[62,63]，失眠[63]。【德昂药】别滚：效用同阿昌药[172]。【景颇药】Miunshi：效用同阿昌药[172]。【黎药】红椰子，运节奇，猩红椰子：果肉汁及果壳治夏天中暑，肾虚，尿急，尿黄，贫血，酒精中毒，药物

中毒[153]。【维药】نارجل（Narjil，那尔吉力）[75,77]，纳力吉力[78]：果实治寒性瘫痪，筋肌松弛，精神病，忧郁症，干性贫血体瘦，肾虚精少，脑虚视弱，胎儿不安，肠内生虫[75,77]，异常黏液质及胆液质所致的机体虚弱，精疲阳痿，反应迟钝，乳汁不足，肝弱形瘦[4]；种子治气虚肾虚，腰膝酸软，气虚水肿，肌肉痉挛瘫痪，用于生奶催乳[78]。【藏药】玛合：髓心治寒热痢疾[23]。

Codariocalyx motorus (Houtt.) Ohashi. ［*Desmodium gyrans*（ L. f. ）DC. ］舞草（豆科）。【阿昌药】列加且：全草治胎动不安，心悸[18]。【傣药】呀浪嘎（德傣）[9,18,19,65]，叶子跳[9,19,65]：根治心悸，胎动不安[9,18,19,65]。【德昂药】牙朗夏：全草治神经衰弱，胎动不安，跌打肿痛，骨折，小儿疳积，风湿腰痛，精神病，狂犬咬伤[160]。【哈尼药】Nissaq nulcol（尼染努搓），风流草，自动草：全草治神经衰弱，胎动不安，感冒发热，胃痛，阳痿[143]。【景颇药】羊控董：全草治肺炎[14]。【傈僳药】节慈鲁莫：全草治风湿骨痛，跌打损伤[166]。【佤药】夺义[13]，多文[14]：全草治神经衰弱，胎动不安，阳痿[13,14]，精神病[14]。【壮药】根治阳痿[15]。

Codiaeum variegatum (L.) A. Juss. 变叶木（大戟科）。【黎药】雅丹节花，洒金榕：枝水煎服，或叶捣烂热敷患处，治骨折，跌打损伤，胃出血，调经[153]。

Codonopsis affinis Hook. f. et Thoms. 大叶党参（桔梗科）。【藏药】尼哇沃坚：根治脾胃虚弱，营养不良性水肿，感冒咳嗽[22]。

Codonopsis bulleyana Forrest ex Diels 管钟党参（桔梗科）。【藏药】漏都多结：根治一切弱症，结核初期，糖尿病[40]。

Codonopsis canescens Nannf. 灰毛党参（桔梗科）。【藏药】鲁堆多吉：枝叶、花、果、全草治星曜病，龙魔病，岗巴病，风湿关节病，黄水病，特别是黑色种属有很好的消肿效果，白色者性柔和而锐而治血骚乱病[27]；根治风湿病，麻风，神经麻痹，疮疖痈肿[39]；效用同大萼党参 C. macrocalyx[22]。

Codonopsis clematidea (Schrenk) clarke ［ *C. ovata* Benth. ］新疆党参（桔梗科）。【俄罗斯药】Koudounuposesi（叩豆奴泊瑟思）：根用于滋补强

壮，提升体力[15]。【哈萨克药】شینبجیاله　جاۋجوزمسری：
根治脾胃虚弱，贫血，阳痿遗精，神经衰弱，自
汗盗汗[140]。【蒙药】新疆－笋－奥日浩代：根治
身体虚弱[591]。【维药】新疆坎替帕儿[78]，Kantiper
（卡尼提派）[76]：根治头晕，身体疲倦，阳痿，脾
胃不适，泄泻[78]，虚弱无力，心力不足，神经衰
弱[76]。【藏药】芦堆多吉：根治风湿痹症，麻风
病，皮肤病，脚气，湿疹，疮疖痈肿[23]。

Codonopsis chlorocodon C. Y. Wu 绿钟党参
（桔梗科）。【藏药】漏都多结：根治一切弱症，结
核初期，糖尿病[40]。

Codonopsis convolvulacea Kurz [*C. convolvu-
lacea* Kurz var. *typica* Anthony] 鸡蛋参（桔梗科）
《部藏标》。【傣药】山鸡蛋：块根治病后产后体
弱，肺结核，气管炎，食欲不振，心悸多汗[9,74]。
【哈尼药】Cavni aqzuq（扎尼阿竹），Keeqkei nibuvq
（克开尼布），儿子参：根茎治肾虚腰痛，疝气，
肺虚咳嗽，盗汗，贫血，神经衰弱[143]；根治脾胃
虚弱，补中气，贫血[143]。【拉祜药】块根治头痛，
头晕[7]。【苗药】全草治膀胱结石[7]。【纳西药】金
线吊葫芦：根治贫血，体虚自汗，乳少，子宫脱
垂，疝气，肺虚咳嗽，肾囊偏坠，神经衰弱[164]。
【彝药】耶伏色[101,104]，不学草[104]：根治肾虚腰
痛，神经官能症，肺虚咳嗽，咳喘[101,104]，自
汗[101]。【藏药】ཧྥ་ཅི（尼哇）[2,21]，尼哇沃坚[24]：
块根治感冒[2,21,23,24,27,29,35,39]，咳嗽[2,24,27,29,35]，扁桃
体炎[2,7,35]，胸痛[2,7,13,21,27,35]，脾胃虚弱[7,24,29,39]，
食欲不振[2,7,21,27,35]，营养不良[2,35]，营养不良性
水肿[7,24,29,39]，呕逆，肾炎[13]，"仲查"病之心
累，心跳，全身发烧，舌质肿大，"强巴"病之鼻
塞，不闻香臭，关节疼痛引起皮肤发黑，发烧，
白脉病造成的四肢麻木，曲伸不利[7]，肺痨咳嗽，
肾囊偏坠，贫血，体虚自汗，呕逆，嗅觉不
灵[36]，喉痛，喷嚏频作[27]；花治肝热[21]。

Codonopsis convolvulacea var. efilamentosa
(W. W. Sm.) L. T. Shen 心叶珠子参（桔梗科）。
【彝药】医尔猫：根治癌症[13,14]。

Codonopsis convolvulacea var. forrestii (Diels)
Ballard. 珠子参（桔梗科）。【藏药】聂哇[23]：块根
治感冒[13,23,34]，营养不良，呕逆，咳嗽，胸痛，
肾炎[13,34]，肺病，脉寒症[34]。

Codonopsis convolvulacea var. pinifolia (Hand.

– Mazz.) Nannf. 松叶鸡蛋参（桔梗科）。【彝药】
耶伏色[101,104]，不学草[104]：根治肾虚腰痛，神经
官能症，肺虚咳嗽，自汗，咳喘[104]，效用同鸡蛋
参 C. convolvulace[101]。【藏药】效用同珠子参
C. convolvulacea var. forrestii[23]。

Codonopsis convolvulacea var. vinciflora (Kom.)
L. T. Shen 薄叶鸡蛋参（桔梗科）。【藏药】效用同
珠子参 C. convolvulacea Kurz. var. forrestii[23]。

Codonopsis deltoidea Chipp 三角叶党参（桔梗
科）。【藏药】鲁堆多吉[22,39]，陆得多吉[32]：效用
同大萼党参 C. macrocalyx[22]；根治脾虚，食少便
溏，四肢无力，心悸，气短，口干，自汗，脱肛，
子宫脱垂[32]，风湿病，麻风，神经麻痹，疮疖痈
肿[39]；效用同大萼党参 C. macrocalyx[22]。

Codonopsis farreri Anthony [*C. farreri* Antho-
ny var. *grandiflora* S. H. Huang] 秃叶党参（桔梗
科）。【傈僳药】伟吾党起：效用同大花金钱豹
C. javanica[166]。

Codonopsis lanceolata (Sieb. et Zucc.) Trautv.
羊乳（桔梗科）。【蒙药】四叶参，奶参，白蟒肉：
根治病后体虚，乳汁不足，肺痈，疮疡肿毒，瘰
疬[51]。【苗药】四叶参，羊乳：根用于虚通乳，排
脓解毒[211]。【畲药】根治缺乳，小儿疳积[148]。
【土家药】四叶参[123,129]，奶参[123]：根治体虚，产
后缺乳，肺痈，乳痈，疮毒[123,129]；鲜茎叶外敷治
疔疮肿毒，蛇咬伤[129]。【瑶药】公罗北马驮，奶
参：根治肺脓肿，咳嗽吐痰，病后体弱，乳少，
乳腺炎[133]。【壮药】奶参，山海螺：根治病后体
虚，乳汁不足，北嘻（乳痈）[120]。

Codonopsis levicalyx L. T. Shen 光萼党参（桔
梗科）。【藏药】漏都多结：根治一切弱症，结核
初期，糖尿病[40]。

Codonopsis macrocalyx Diels 大萼党参（桔梗
科）。【傈僳药】门爪党起：效用同党参 C. pilosu-
la[166]。【藏药】ཐུར་ལུགས་ཧྥ་ཅི（苏罗尼哇）[21]，
鲁堆多吉[22]：全草治癌症，脚气病，水肿，瘿
瘤[13,34]，血机亢进[22,34]；根治身体虚弱，感冒咳
嗽，食欲不振，营养不良性浮肿[21]，风湿性关
节，麻风病，湿疹，神经麻痹，癔病，黄水病，
瘿瘤[22]。

Codonopsis micrantha Chipp 小花党参（桔梗
科）。【彝药】瓦不史古：根治身弱体虚，消瘦，

出冷汗[10]。【藏药】陆得多吉：根治脾虚，食少便溏，四肢无力，心悸，气短，口干，自汗，脱肛，子宫脱垂[32]。

Codonopsis nervosa (Chipp) Nannf. 脉花党参（桔梗科）。【藏药】ཀླུ་བདུད་རྡོ་རྗེ་མཁན[（陆得多吉窍）[21,27]，ཀླུ་བདུད་རྡོ་རྗེ[（陆得多吉）[25,32][646]，鲁堆多吉[22,39]：全草治风湿性关节炎，疮疗痈肿，麻风病[31,32][646]，神经痛，神经麻痹，脚气病，癔病[25,32]；枝、叶、花、果、全草治星曜病，龙魔病、岗巴病，风湿关节病，黄水病；黑色种属有很好的消肿效果，白色者性柔和而锐治血骚乱病[27]；根治风湿病，麻风，神经麻痹，疮疗痈肿[39]；效用同大萼党参 C. macrocalyx[13,22,34]。

Codonopsis pilosula (Franch.) Nannf. 党参（桔梗科）《药典》。【阿昌药】潞党：根治脾虚，食少便清，四肢无力，心悸，口干自汗[172]。【德昂药】格绕格冷：效用同阿昌药[172]。【景颇药】Koktele bvun：效用同阿昌药[172]。【傈僳药】党起：根治脾胃虚弱，气血两亏，体倦无力，食少，口渴，久泻，脱肛[166]。【蒙药】（笋－奥日浩代）[44]，沙日－奥日浩代[47]：根治气短心悸，口干，自汗，体倦乏力，脾胃虚弱，肺虚燥咳，产后血虚，食少，便溏，便血，崩漏，脱肛，子宫脱垂[47]，红肿，"希日沃素"病，"青腿"病，麻风病[51]，牛皮癣，关节炎，痛风症，游�症[44,51]，"巴木"病，"协日沃素"病，黏性肿疮[44]，皮肤皲裂，面呈青色，眉发脱落，皮肤瘙痒[56]。【纳西药】根治小儿自汗症，口舌生疮，脱肛，能抑制或杀灭麻风杆菌[164]。【土药】党参：根治脾虚嘎泻，食少便溏，疲倦无力，胃虚呕吐，胃癌[10]。【土家药】白党参：根治脾胃虚弱，食少便溏，心悸自汗，脱肛，子宫脱垂[129]。【藏药】勒都多结[29]，芦堆多吉[23]，鲁堆多吉[24]：根治风湿，麻风病[23,29]，神经麻痹[29]，皮肤病，脚气，湿疹，疮疗痈肿[23]；全草治风湿性关节炎，麻风病，湿疹，神经麻痹，癔病，血机亢进，"黄水"病，瘿瘤[24]；效用同大萼党参 C. macrocalyx[13,34]。

Codonopsis pilosula var. modesta (Nannf.) L. T. Shen 素花党参（桔梗科）《药典》。【蒙药】（Sun orhodai，笋－奥日浩代）：效用同党参 C. pilosula[44]。

Codonopsis pilosula var. volubilis (Nannf.)

L. T. Shen 缠绕党参（桔梗科）。【藏药】漏都多结：根治一切弱症，结核初期，糖尿病[40]。

Codonopsis subglobosa W. W. Sm. 球花党参（桔梗科）。【白药】鼠皆格：根治食少，脾虚，四肢无力，心悸气短，自汗，脱肛，子宫脱垂，慢性腹泻[13,14]。【纳西药】球花党参：根治脾胃虚弱，肺虚咳嗽，咳血，病后体虚，贫血，健忘，腰痛，失眠，脱肛，内耳性眩晕症（气虚型），小儿口疮[164]。【藏药】鲁堆多吉：根治风湿病，麻风，神经麻痹，疮疗痈肿[39]；效用同大萼党参 C. macrocalyx[22]。

Codonopsis tangshen Oiiv. 川党参（桔梗科）《药典》。【鄂伦春药】吟音细，三叶菜，巫山党：根治食少便溏，四肢倦怠，气短喘咳，言语无力，血虚性头昏心慌，津亏舌干口渴，血虚萎黄，产后失血过多[161]。【蒙药】（Sun orhodai，笋－奥日浩代）：效用同党参 C. pilosula[44]。【苗药】川党，党参：根治脾胃虚弱，食少便秘，脾虚喘咳[98]。【羌药】Haoge（好给），门思的角：根治脾虚泄泻，胃下垂，风心病[167]。【土家药】党参，板党，土党参：根治脾胃虚弱，食少便溏，少气倦息，肺虚喘咳，心悸怔忡，津伤口渴[124,127]。【藏药】芦堆多吉，漏都多结[40]：根治一切弱症，结核初期，糖尿病[40]；效用同党参 C. pilosula[23]。

Codonopsis thalictrifolia Wall. var. mollis (Chipp) L. T. Shen [C. mollis Chipp] 长花党参（桔梗科）《部藏标》。【藏药】ཀླུ་བདུད་རྡོ་རྗེ(鲁堆多吉)[2,5,23,35][746]，ཀླུ་བདུད་རྡོ་རྗེ་དམན་པ(陆堆多吉门巴)[21]：全草治风湿性关节炎[2,5,21,35][646,746,868]，疮疗痈肿[2,20,35][646,746,868]，麻风病[5,21,35][646,746,868]，神经痛，神经麻痹，脚气病，癔病[25][746,868]，溃疡[21]；根治风湿痹症，麻风病，皮肤病，脚气，湿疹，疮疗痈肿[23]；效用同大萼党参 C. macrocalyx[22]。

Codonopsis tsinglingensis Pax et Hoffm. 秦岭党参（桔梗科）。【藏药】效用同三角叶党参 C. deltoidea[32]。

Codonopsis tubulosa Kom. 管花党参（桔梗科）。【景颇药】好克特：根治产后缺乳[14]。【傈僳药】尾爪党起：效用同党参 C. pilosula[166]。

Codonopsis viridiflora Maxim. 绿花党参（桔梗科）。【藏药】效用同三角叶党参 C. deltoidea[32]。

Coeloglossum viride (L.) Hartm. [C. viride

(L.) Hartm. var. *bracteatum* Willd.] 凹舌兰（兰科）。【蒙药】块根治病后体弱，肺虚咳喘，神经衰弱，慢性肝炎，久泻，白带[51]。【藏药】汪拉曼巴[29]，旺拉[40,312,620]：块根治阳痿不举[29]，气血亏虚，肺痨喘咳，肾虚腰痛，阳痿，遗精，妇女白带，月经不调，产后腹痛[40]，用于补益气血[312]，生津止渴，安神增智[312,620]，补肾益精，理气止痛[620]。

Coffea arabica L. 小果咖啡（茜草科）。【维药】咖啡：去种皮的咖啡治精神不振，小便不利，腹泻，痢疾，食欲不佳[78]。

Coix lacryma – jobi L. 菩提子（禾本科）。【傣药】薏苡仁根：根利尿除湿[326]。【苗药】Zend ded（真豆，贵州黔东南），川谷米根，Vab gerb duad（蛙格断，贵州黔南）：根和根茎治黄疸，水肿，淋病，尿路结石，风湿病，脚气，闭经，白带过多，蛔虫病[91]。【藏药】播德哲：果实治淋病，泻痢，难产[40]。

Coix lacryma – jobi var. mayuen（Roman.）Stapf 薏苡（禾本科）《药典》。【布依药】那儒打：根或种子治小儿蛔虫病[159]。【朝药】염주（yēm zu，耶母诅）：种仁治太阴人表寒证即伤寒头痛，身痛，无汗，食滞痞闷，太阴人食后痞滞，中消善饥等证[83]，用于病后调理，泄泻，痢疾，小便不利[84]；根治肺脓肿，癫痫，肝炎[82]。【傣药】麻垒牛（西傣）[9,71,72]，哈累牛（西傣）[59,63]，垒中（德傣）[14]：根用于消肿，利尿[14]，治肾炎，膀胱结石[9,14,72]，尿路感染[9,63,72]，肺热咳嗽，痰多，胆汁病，水肿病，六淋证出现的尿频，尿急，尿痛，尿夹沙石[59]，性病[62-64]，热淋，石淋，砂淋，血尿，脓尿[63]，尿结石症[62-64]，小便热涩疼痛[62,64]；种仁治肾、膀胱结石，尿路感染[9,71]。【侗药】薏米[15,135,136]，Oux haol has（候报罢）[137][25]，美助[15]：种子治水肿，关节屈伸不利，小便不利，脚气浮肿，风湿性肺结核，病后体弱[15,135,136]，肝硬化腹水[25]；根治血尿，白带，尿道结石，小儿肺炎，中暑，高热[137]；效用同壮药[15]；种仁及根茎治朗乌叽苟没馊（小儿膈食），宾耿涠（水盅病），朗乌耿肚省（小儿蛔虫）[137]。【独龙药】薏苡：种子治脾胃虚弱腹泻，风湿疼痛，黄疸，肠痈，肺脓疡吐血，乳糜烂[599]。【仡佬药】pe55 pe55 so55（比比所，黔中方言），ni31 maŋ53 tso53（尼忙早，

黔中北方言），na55 sao33（讷嫂黔，西南多洛方言）：种仁治浮肿[162]。【哈尼药】麻波吗果由[143,145]，Neivqhaq niqqevq（能罕尼求）[143]，打碗子根[143]：茎秆治中耳炎，肾炎水肿[145]；全草用于排石[875]；根治肺气肿，风湿性关节炎，尿路感染[143]。【基诺药】勒生[163][3]：种子或根治尿路感染，肾炎，阑尾炎，慢性肺炎，肠炎，腹泻，白带过多[163]；根及全草治肝炎，疮疡肿毒[3]。【景颇药】水足板[14]，水足本[9,19]：根用于消水肿，利小便，小便刺痛[14]，治肾炎，膀胱炎[9,14,19]，结石[9,19]。【傈僳药】生神马丙邱[166]，西那比[13,14]：种仁治泄泻，湿痹，筋脉拘挛，屈伸不利，水肿，脚气，肺痈，肠痈，淋浊，白带[166]；根，果治肾盂肾炎，尿路感染，膀胱炎，肾结石，膀胱结石，小儿腹泻[13,14]。【黎药】意算南，薏米，川谷：种仁用于健脾利湿，清热排脓，止泻[153]。【毛南药】乌拉绐[15]，xhou22 gaŋ33 yə35（猴刚野）[155]：效用同壮药[15]；种仁治急性肾炎平缓期[155]。【蒙药】图布德 – 陶布其：种仁治脾虚腹泻，肌肉酸重，关节疼痛，水肿，肺脓疡，阑尾炎[47]，白带[47,51]，小便不利，水肿，脚气，脾虚泄泻，风湿痹痛，筋脉拏急，肺痈，肠痈，白带[51]；根治淋病，水肿，白带，虫积腹痛[51]。【苗药】Zend ded（真豆）[94,95,97]，尿珠子[96,98]，Zangd det gad（姜豆嘎）[92]：根治黄疸[94,95,97]，各种浮肿病[95]，水肿，淋病，疝气，遗尿，风湿瘫痪[94,97]；种仁治水肿，脚气，小便不利，小儿蛔虫病，小儿厌食偏食[96,98]，肝硬化腹水[92]。【怒药】立，薏苡：果实治泄泻，湿痹，筋脉拘挛，屈伸不利，水肿，脚气，肺痈，肠痈，淋浊，白带[165]。【水药】女白[157,158]，川谷米[157]，拟白[10]：种子及根治脾胃虚弱[10,157,158]。【土家药】yi2 si1 bu2 li2 ka3 ji3 na1（一丝布利卡几那）[123]，五谷子[123]，尿珠子[125]：种仁治水肿，脚气，小便不利，湿痹拘挛，脾虚泻泄，肺痈[123]，全身浮肿，水泄，肠热毒症[125]；根治胎产难下，水肿病，尿石症，蛔虫病[128]。【佤药】绿谷根[10,168]，si gaon（西蒿）[13,14]，更亚西考川谷[77]：种仁治尿路感染，淋浊白带[168]；根，果治肾盂肾炎，尿路感染，膀胱炎，肾结石，膀胱结石，小儿腹泻[13,14]；根治泌尿系统感染[10]，结石[77]，淋浊白带[10]。【瑶药】六谷[15]，野六谷[15]，黑罗锅[133]：效用同壮药[15]；种仁治泄泻，

湿痹，水肿，脚气，肺痈，肠痈，淋浊，白带[133]。

【彝药】迷黑蛆诺赋[14]：根治肾炎，膀胱炎，尿道炎，胆囊炎[14]，黄疸水肿，湿淋疝气，脱肛便血，子宫脱垂，经闭带浊，虫积腹痛[109]；种仁治头昏耳鸣，肺痛疮痛，脾虚泄泻，除湿利尿，遗尿滑精，小便短赤，疣斑，脚气[109]。【藏药】普卓孜哇[22,24]：果实治难产，胎衣不下，腹泻，淋病[22,24,34]，催产，泻痢[34]。【壮药】haeuxroeg（吼茸），珍珠米[117]，落累[15]：种仁治白冻（腹泻），笨浮（水肿），阑尾炎，胰腺炎，隆白呆（带下），能合能累（湿疹），下肢溃疡，扁平疣，瘴气，癌肿[117]，风湿性肺结核，病后体弱[15]；根治血尿，白带，尿道结石，小儿肺炎，中暑，高热[15]。

Coix puellarum Balansa 小珠薏苡（禾本科）。【傈僳药】生神马丙：种仁治泄泻，湿痹，筋脉拘挛，屈伸不利，水肿，脚气，肺痈，肠痈，淋浊，白带[166]。

Colchicum autumnale L. 秋水仙（百合科）《部维标》。【维药】سورونجان（Sorunjan，苏仁江）[75,77][983]，索龙江[79]，秋水仙[983]：鳞茎治关节炎，风湿病，类风湿性关节炎，阻滞黄疸，湿寒阳痿[75,77][983]，咳嗽气喘，慢性气管炎，风湿痛[79]，肝炎，黄疸，腰膝酸痛，肩背不适[4]。

Colebrookea oppositifolia Smith 羽萼木（唇形科）。【傣药】害水顿（西傣）[9,14,71,72]，摆芽化水（西傣）[59]，化水顿[62,64]：叶治骨折，跌打损伤[62,64,65]，风湿性关节炎[9,14,71,72]，风湿病关节肌肉肿痛[59]，腰痛[59,63]，关节肿痛[63]，风寒湿痹证，肢体关节酸痛，屈伸不利[62,64]。【哈尼药】习抡吹：果实治气逆呕吐，咳嗽[145]。

Coleus carnosifolius(Hemsl.) Dunn 肉叶鞘蕊花（唇形科）。【瑶药】石容花：花、叶治疮疡肿毒，背痛，疮疖[133]。

Colias erate Esper 斑缘豆粉蝶（粉蝶科）。【藏药】谢马来赛查[23,29]，切勒色查[24]，知布[22]：全虫治四肢肌肉缩痛，腿肚转筋，龋齿痛[23,29,30]；蛹治流血不止，失血过多[22,24]。

Collocalia esculenta Linnaeus 金丝燕（雨燕科）。【侗药】gungl aenv seis（种燕虽），燕窝菜，燕蔬菜：巢窝治久泻不愈[216]。

Collocalia inexpectata Hume [*Aerodramus fuciphaga* (Thunberg)] 爪哇金丝燕（雨燕科）。

【阿昌药】卡加阿谁：巢窝治肺虚迸咳，咳喘，咯血，痿损，潮热等[172]。【德昂药】昆腊：效用同阿昌药[172]。【景颇药】Gong karuk tsip：效用同阿昌药[172]。

Collocalia inopina Thayer et Bangs. 岩燕（雨燕科）。【彝药】放带温：胆、肉治筋骨不利[102]；肉烧炭研末冲服治诸疮肿毒[102]；燕窝治喉痛，胃痛，心痛，素体虚弱[102]。

Collophane 胶磷矿。【藏药】ⰆⰍⰉ（拉多）：原矿物除翳障[25]。

Collybia albuminosa (Berk.) Petch. 参见 Termitomyces albuminosus。

Collybia velutipes (Curt. ex Fr.) Quel. [*Flammulina velutipes* (Curt. ex Fr.) Sing.] 毛柄金钱菇（口蘑科）。【藏药】Sexia（色夏）：子实体治"赤巴"病，"龙"病，肉食中毒[24]。

Colocasia antiquorum Schott [*C. esculenta* (L.) Schott var. *antiquorum* (Schott) Hubb. et Rehd.] 野芋（天南星科）。【傣药】根茎治刀、枪伤，创伤出血，蛇虫咬伤，血栓性脉管炎，疮疡疖肿[9,74]。【毛南药】老虎蒙，phi² niəŋ⁶（皮娘）：根茎治感冒，肺结核，肠伤寒，虫蛇咬伤，疮疡肿毒，跌打损伤，风湿骨痛，水火烫伤[156]；根茎外用治外伤出血[156]。【畲药】野芋：块茎、茎治跌打损伤，蜂蜇伤，蛇伤[148]。【土家药】山芋头：根茎治蛇咬伤，无名肿毒，痛疖[124]。【瑶药】睡猴，水玉：块茎治急性淋巴结炎，指头疔，创伤出血，蛇咬伤，蜂蜇伤，痈疮肿毒，大腿深部脓肿[133]。

Colocasia esculenta (L.) Schott 芋（天南星科）。【朝药】토란(tāo rǎn，涛冉)：块根用于宽肠胃，充肌肤，滑中[86]。【怒药】美，芋头：根茎治毒蛇咬伤[165]。【土家药】芋头梗：叶柄治肠炎，痢疾，盗汗，无名肿毒，蛇虫咬伤[123]。【瑶药】家吴芋：块茎治血热烦渴，瘰疬，肿毒，牛皮癣，烫火伤，便血；叶治胎动不安，蛇虫咬伤，蜂蜇伤，痈疮肿毒，黄水疮[133]。【台少药】Taihoi(Tayal 族南澳)，Wasa(Paiwan 族太麻里)：块茎治肿疡，外伤；叶治外伤[169]。

Colocasia formosana Hayata 台芋（天南星科）。【台少药】Bakate(Tayal 族汶水)：叶治头痛，毒虫咬伤[169]。

Colocasia gigantea（Blume）Hook. f. 大野芋（天南星科）。【彝药】脉络：根治小儿高热不退，神志不清，抽搐痉挛[109]。【壮药】根茎、叶柄治痢疾，无名肿毒，烧烫伤，白喉[15]。

Colona floribunda（Wall.）Craib. 一担柴（椴树科）。【景颇药】即剥蒲：根治痈疮疖肿，外伤感染[13]。

Colquhounia elegans Wall. var. tenuiflora（Hook. f.）Prain 细花（唇形科）。【彝药】各落尾：根治痢疾，跌打损伤，外伤出血[13]。

Colquhounia sequinii Vaniot 藤状火把花（唇形科）。【拉祜药】甲过拉丕八：全株治小儿无名高热，麻疹不透，痢疾，牙痛，外伤出血[13,150]，枪伤[150]。【彝药】各落喂：叶、嫩枝治骨折[14]。

Columba hodgsonii Vigors 点斑林鸽（鸠鸽科）。【藏药】碰绒来巴：效用同岩鸽 C. rupestris[22]。

Columba leuconota Vigors 雪鸽（鸠鸽科）。【藏药】碰绒来巴：效用同岩鸽 C. rupestris[22]。

Columba livia Gmelin 原鸽（鸠鸽科）。【朝药】비둘기（bǐ dūr gì，逼嘟儿给）：肉用于解诸药毒，疖疮[86]。【佤药】肉治肾虚气短，中气不足[168]。【维药】كەپتەر گۇشى（Kepter gushi，开普台尔古西）：肉治瘫痪，面瘫，颤抖症，全身虚弱，陈旧性头痛，关节痛，两胁痛[75]；卵治湿寒性身瘦，性欲低下，怕冷腰寒，精液不足，阳事不举[75]。【彝药】血治鼻子出血[109]。【藏药】肉、卵治体虚羸瘦，妇女血虚经闭，消渴，久疟，恶疮，疥癣[30]。

Columba livia domestica Linnaeus 家鸽（鸠鸽科）。【朝药】집비둘기（jìp bǐ dūr gì，几丕逼嘟儿给）：效用同原鸽 C. livia Gmelin[86]。【侗药】播：全体治体虚，妇女闭经[135]。【仡佬药】鸽子屎加轻粉和柏香油治牛皮癣[128]。【哈尼药】Laqhyul hoqhyuq（膜灰合灰），鸽子，飞奴：肉治妇女月经不调，肝风，肝肿大，肾虚腰痛[143]。【佤药】效用同原鸽 C. livia Gmelin[168]。【维药】كەپتەر گۇشى（Kepter gushi，开普台尔古西），كەپتەر تۇخۇمى（Kepter tuhumi，开普台尔吐胡密）：效用同原鸽 C. livia Gmelin[75]。【藏药】普荣[23]，碰绒来巴[22]：头用于愈疮[23]；脑、血治阳痿[23]；肉治久病体虚，遗精[23]，滋补，壮阳[34]；翎治肺病，呼吸道

疾病[23,34]；卵治肾阳不足，疮疡[23]；脑（干粉）治阳痿[34]；血（干粉）滋补[34]；粪治足肿毒化脓[34]。效用同岩鸽 C. rupestris[22]。

Columba rupestris Pallas 岩鸽（鸠鸽科）。【朝药】굴비둘기（gūr bǐ dūr gì，咕儿逼嘟儿给）：效用同原鸽 C. livia Gmelin[86]。【维药】كەپتەر گۇشى（Kepter gushi，开普台尔古西）：效用同原鸽 C. livia[75]。【藏药】ཕུག་རོན།（普荣）[23,29,30][30]，碰绒来巴[22]：头用于愈疮[22,23]，壮阳[22,24]；脑、血治阳痿[23]，滋补，壮阳[30]；脑治阳痿[21,22][30]；肉治久病体虚，遗精[23]，羽治肺病[23,24][30]，呼吸道疾病[22,29][30]，喉部炎症[21]；卵治肾阳不足，疮疡[23]；肉、血用于滋补，壮阳[21,22]；粪治肿毒化脓[24]，促疮疖化脓[21,25][30]。

Columba rupestris rupestris Pallas 岩鸽亚种（鸠鸽科）。【藏药】鸽肉（鲜或干粉）能滋补，壮阳[27,34]；脑（干粉）治阳痿[27,34]；血（干粉）滋补[27,34]；羽（烤焦研）治呼吸道疾病[27,34]。

Coluria longifolia Maxim. 无尾果（蔷薇科）。【藏药】热衮巴[23,29,40]，惹贡巴[24]：全草治肝炎，高血压引起之发烧，神经发烧，子宫出血，月经不调，疝痛，关节炎[29,40]，"培根木布"病，脉热病，大小肠热病，血病[23]，"木保"病引起的热性病，脉热病，血管炎[24]。

Colysis digitata（Bak.）Ching 掌叶线蕨（水龙骨科）。【瑶药】懂挪来，野鸡脚：全草与鸡蛋蒸服治不孕症[15]。

Colysis hemionitidea（Wall. ex Mett.）Presl 断线蕨（水龙骨科）。【瑶药】全草治走马风，发痧[15]。

Comastoma falcatum（Turcz. ex Kar. et Kir.）Toyokuni 镰萼喉毛花（龙胆科）。【蒙药】阿拉善-特木日-地格达：全草治黄疸，肝热，胆热，胃热，金伤[51]。

Comastoma pedunculatum（Royle ex D. Don）Holub 长梗喉毛花（龙胆科）。【藏药】ལག་ཏི།（滴哇）[25,32]，桑斗[957]，喉毛花[313]：全草治黄疸型肝炎[25,32][957]，水肿[25,32]，胆结石[957]。

Comastoma polycladum（Diels et Gilg）T. N. Ho［*C. limprichtii* **Grüning**］皱萼喉毛花（龙胆科）。【蒙药】效用同镰萼喉毛花 C. afalcatum[51]。

Comastoma pulmonarium（Turcz.）Toyokuni 喉毛花（龙胆科）。【藏药】贾底贾札[22]，枷底枷

布[40]：全草治肝胆热症，时疫发烧[22,34,40]，流感发热[36]。

Comastoma tenellum (Rottb.) Toyokuni 柔毛喉毛花(龙胆科)。【藏药】柳底柳布：全草治肝胆热症，时疫发烧[40]。

Comastoma traillianum (Forr.) Holub 高杯喉毛花(龙胆科)。【藏药】贾底贾扎[22,24]：全草治肝热，胆热，瘟病时疫发烧[24]；效用同喉毛花 C. pulmonarium[22,34]。

Combretum alfredii Hance 风车子(使君子科)【苗药】大防丰：叶治蛔虫[14]。【仫佬药】美亚络：效用同壮药[15]。【瑶药】womh mbuerngh liouh（温设留）[130]，华风车子[130]，大防风[133]：根、茎、叶治黄疸型肝炎、蛔虫病、烧烫伤[130]；叶治蛔虫，鞭虫[133]。【壮药】清凉树[15][650,661]，风车子[650,661]，水番桃[650,661]：叶治小儿消化不良，烧烫伤[15]；根治黄疸[661]；叶治蛔虫病，鞭虫病[661]；根、茎、叶、花、种子治消化不良和小孩驱虫[650]。

Combretum latifolium Bl. 阔叶风车子(使君子科)。【哈尼药】吗哈查尼：根治腹痛，泄泻，跌打损伤[13,145]。

Combretum wallichii DC. 石风车子(使君子科)。【苗药】板果惹：种子治驱虫[9,13,14]。

Commelina benghalensis L. 饭包草(鸭跖草科)。【傈僳药】莫早俄：全草治小便不通，赤痢，疮疗肿毒，蛇咬伤[166]。

Commelina crietata (L.) D. Don 参见 Cyanotis crietata

Commelina communis L. 鸭跖草(鸭跖草科)《药典》。【布依药】岜架：全草治吐血[159]。【朝药】닭의장풀(dāk yi zāng pùr，哒克邑章邑曝儿)[82]：地上部分治胰腺炎，肝炎，肾炎，出血[82]；全草治上呼吸道感染[314]。【傣药】怕哈难(西傣)[13,65]，帕姑烟(德傣)[13]：全草治鼻衄血，尿血，血淋，白带红崩[13]。【侗药】Nyangt bav baenl（娘巴笨）[137]，Nyangt bav baenl nugs pap（娘巴笨奴帕）[137]，竹鸡草[136]：全草治耿来布冷(腰痛水肿)[137]，感冒，高热不退，咽喉肿痛[136]。【鄂伦春药】挨母出哈，鸡舌草，淡竹叶：全草治上呼吸道感染，咽喉肿痛，尿路感染，肾炎水肿，痈疖疔毒，小便不通，黄疸型肝炎，流行性腮腺炎，吐血，水肿，腹水，急性咽炎，腺窝性扁桃体炎，

关节肿痛[161]。【哈尼药】Moqdyuv（莫对），竹叶菜，竹叶草：全草治咽喉肿痛，尿路感染[143]。【拉祜药】竹叶菜：全草治流行性感冒，急性扁桃体炎，咽炎，泌尿系统感染，淋症，急性肠炎，痢疾[10]；全草外用治麦粒肿，疮疖肿毒[10]。【傈僳药】莫那我：全草治感冒，水肿，泌尿系统感染，咽炎，急性扁桃体炎，急性肠炎，痢疾，疮疖肿毒[166]。【黎药】雅灶板，蟋蟀草，牛顿草：全草水煎服或捣烂热敷患处，治骨折，乳腺炎，咽喉炎[153]。【毛南药】ma^{22}mei^{33}van^{53}（骂每晚）[155]，竹叶菜，mba^{3}ciap^7（麻夹）[156]：全草治吐血[155]，流行性感冒，急性扁桃体炎，咽炎水肿，泌尿系统感染，急性肠炎，痢疾，水火烫伤，外伤出血，疥疮[156]。【蒙药】鸭子菜，鸭脚草：全草治水肿，脚气，小便不利，鼻衄，尿血，血崩，感冒，咽喉肿痛，丹毒，腮腺炎，黄疸型肝炎，热痢，痈肿疮疖，毒蛇咬伤[51]。【苗药】Vob ghab linx（窝嘎领，贵州黔东南）[91,96,94]，Reib khob bos（锐考保，贵州松桃），Uab nexgix（蛙努儿）[92,95]：全草治风热感冒，热病发热，咽喉肿痛，水肿[94,96]，高烧不退，小儿米汤尿[92,95]，痈肿疔毒，小便热淋涩痛[91]。【纳西药】全草治伤感发热，急性咽炎，腺窝性扁桃腺炎，四肢浮肿，小便不通，黄疸型肝炎，高血压，咽喉肿痛，尿路感染，肾炎水肿，腹水，赤白下痢，急性血吸虫病，痈疽疔毒，蛇咬伤[164]。【怒药】拉迪倒：全草治感冒，水肿，尿路系统感染，咽炎，急性扁桃体炎，急性肠炎，痢疾，麦粒肿，疮疖毒肿[165]。【畲药】雅雀草，竹叶草，百日晒：全草治毒蛇咬伤，急性扁桃体炎[146]。【土家药】zhu xie cai（竹叶菜）[10,123,126]，ha^{1}che^{1}mi^{1}yue^{4}ta^3（哈车迷月他）[123]，竹叶草[123]：全草治火症，热淋，小便不利，尿路结石[10,126]，流行性感冒，咽喉肿痛，肠炎，痢疾，蛇咬伤，疮疖肿毒[123]，小儿高烧，水肿[125]，火热症，热尿积(尿路感染)，痔疮肿痛，毒蛇咬伤[128]。【瑶药】竹叶草，鸭舌：全草治水肿，脚气，小便不利，感冒，疟疾，咽喉肿痛，腹水[133]；全草外用治麦粒肿，疮疖肿毒，蛇虫咬伤[133]。【壮药】Nyavangxbeuy（牙网表），鸭趾草：地上部分治痧病，瘴病，货咽妈(咽痛)，呗农(痈疮)，呗叮(叮疮)，发得(发热)，航靠谋(流行性腮腺炎)，笨浮(水肿)，血压桑(高血压)，能蚌(黄疸)，肉扭

（尿路感染）[180]。

Commiphora mukul(Hook. ex Tock) Engl. 穆库没药（橄榄科）。【蒙药】ᠭᠣᠭᠣᠯ（Gugul，古古勒）：树脂（黑云香）治黏刺痛，发症，脑刺痛，萨病，麻疹症[49]。【维药】موقل（Moqel，木开里）：树脂治痔疮肿胀，颈淋巴结核，瘫痪，面瘫，肢颤症，咳嗽，痰多，小关节痛，坐骨神经痛[75]。【藏药】格格勒：树脂治邪魔病，炭疽，瘟疫疼痛病，新旧肝脏疾病，星曜魔症和类中风，邪魔病；树脂烟熏对心痛病和邪魔病有较好疗效[27]。

Commiphora myrrha(Nees) Engl. 没药（橄榄科）《药典》《部维标》。【朝药】물약나무(mūr yuè nǎ mù，木儿呀克那木)：树脂用于跌打损伤，伤筋骨[83]，身之久病[84]。【蒙药】ᠮᠣᠯᠮᠣᠯ（Molmel，毛乐木勒)：树脂治跌打损伤，疥疮，"协日沃素"病，金伤[44]。【维药】مورمەككى（Mormekki，木尔买克)[75] بەلەسان ياغىچى（Bele-san yaghichi，白勒桑亚合其）：树脂治瘀血作痛，肠痛腹痛，跌打损伤，经闭，痈疽肿漏，皮肤诸疾[79]，湿寒性关节疼痛，坐骨神经痛，口腔疼痛，咽喉疼痛，寒性咳嗽，湿性痰多，支气管扩张，湿疹脓疮，月经不调，小便不利[75]，痈疽肿痛，损伤瘀血，经闭癥瘕，胸腹诸痛[77]，外用可敛疮生肌[77]；树枝治湿性脑虚，寒性神虚体弱，咳嗽哮喘，肝胃寒盛，白癜风，癣症[75,77]，跌打损伤，月经不调，肠腹冷痛[79]；枝治头昏目眩，气短咳喘，癫痫，瘫痪，失眠，胃寒胁痛[4]；枝外熏阴部可除子宫寒湿，久婚不孕[4]，外用治毒蛇咬伤[4]。【藏药】格格勒曼巴[23]，格格勒[27]：树脂治龙毒，疫疬，疔疮[23]，邪魔病，炭疽，瘟疫疼痛病症，新旧肝脏疾病，星曜魔症，类中风[27]；树脂烟熏治心痛病，邪魔病[27]。

Commiphora opobalsamum(L.) Engl. 埃及没药（橄榄科）。【维药】Bilisan urughi（比里散乌如格）：果实治痰质及黑胆汁性病症，咳嗽气喘，肺水肿，精神不振，腹痛[76]。

Coniogramme intermedia Hieron. 普通凤丫蕨（裸子蕨科）【苗药】铁乌梢，黑虎七，赶山七：根茎治劳伤腿痛，跌打损伤，跌打肿痛，风湿疼痛，骨折[97,98]。【土家药】鸡脚莲，铁杆七，青龙爬岩：根茎治风湿关节炎，腰痛，白带，跌打损伤[127]。

Coniogramme japonica(Thunb.) Diels 凤丫蕨（裸子蕨科）。【土家药】mie⁴ a¹ sa¹ jie³（灭阿沙姐），散血莲，活血莲：根茎、全草治便血，蛔虫，癫子[129]；根茎治跌打损伤，瘀血闭经，麻症，岔气病[128]；茎治风湿关节痛，跌打损伤，小便不利，外伤出血[124]。【瑶药】阴地蕨：根茎治目赤肿痛，眉棱骨痛，风湿关节痛，闭经[133]；全草治乳痈，肿痛[133]。

Coniogramme procera Fée 直角凤丫蕨（裸子蕨科）。【傈僳药】打俄格勒：根茎治肾虚腰痛，白带，风湿性关节炎，跌打损伤[166]。

Conocephalum conicum(L.) Dum. 蛇苔（蛇苔科）。【畲药】石头匾[147]，石头青苔[147]，蛇苔[10]：全草治疔疮疖肿，烫伤，毒蛇咬伤[10,147]。【瑶药】青石花：全草治毒蛇咬伤，发背痈疽，烧烫伤，疔疮[133]。

Conostegia hirta(Bi.) Miq. 糯米团（荨麻科）。【彝药】清鸟牛：根治毒疮，乳痈，赤热肿痛，小儿疳积，跌打损伤，骨折[101]。

Consolida ajacis(L.) Schur 飞燕草（毛茛科）。【维药】جەدۋار ھىندى（Jedwar hendi，节得瓦尔印地）：根、种子治瘫痪，面瘫，颤抖症，肌肉松弛，腋下炎肿，扁桃体肿大，咽喉肿痛，颈淋巴结结核，鼠疫，霍乱[75]。

Convallaria majalis L. 铃兰（百合科）。【蒙药】香水花，铃铛花：全草治充血性心力衰弱，心房纤颤，浮肿，劳伤，崩漏，白带，跌打损伤[51]。

Convolvulus ammannii Desr. 银灰旋花（旋花科）。【蒙药】小旋花：全草治感冒，咳嗽[51]。【藏药】波尔穷：全草治瘟病时疫，风湿性关节炎，风寒痹痛，肺病，胸背疼痛，胁痛，上半身浮肿，久病体虚[22]。

Convolvulus arvensis L. 田旋花（旋花科）。【哈萨克药】全草外用治神经性皮炎，牙痛，风湿性关节炎[141]。【蒙药】塔林－色德日根[586]：花治牙痛[236]；全草、花及根止痒，止痛，祛风[586]；全草治风湿关节疼痛，神经性皮炎[51]；全草外用治牙痛[51]。【维药】Yogumeq ot（尤格迈其欧特），莱普莱普[76,686]，拉拉菀[686]：全草和花用于养肝护脾，消肿，退烧，止血，止痛[686]；全草治关节疼痛，风湿痹痛，牙痛，神经痛[76]。【藏药】波日青[23]，波尔穷[24]：全草治瘟疫，陈热病，虫病[23]，风湿性关节炎，风湿疼痛，风寒湿痹，消化不良，痛经[24]。

Convolvulus scammonis L. 胶旋花（旋花科）《部维标》。【维药】司卡摩尼亚脂：根部乳状渗出物治关节疼痛[4,75]，水肿便秘，胃弱食少，毒蛇咬伤，目疾炎肿，头晕头痛[4]，湿寒性或黏液质性疾病，全身水肿，肠道生虫，胃脘虚弱[75]。

Conyza blinii Lévl. 苦蒿（菊科）。【傣药】蒿枝（德傣）：全草治绦虫病[69]。【傈僳药】脱摆垮：效用同佤药[14]。【纳西药】小苦蒿：全草治中耳炎，老年慢性气管炎，外伤出血，急性黄疸型肝炎，风火眼，风火牙痛，口腔炎，咽喉炎，扁桃体炎，肾炎，痔疮，疟疾[164]。【佤药】皮送，西必省：全草治发热头痛，蛇咬伤[14]。【彝药】季敲诗[101,102,103]，阿卡[101,102]：全草治扁桃体炎，肾炎，口腔炎，咽喉炎，牙痛，慢性气管炎，淋巴腺炎，黄疸型肝炎[101,102,111]，急性黄疸型肝炎，支气管炎，口腔糜烂，牙痛，热积引起的鼻衄，便血，血崩症[13,103]，牙龈肿痛，口舌糜烂，肺热咳嗽，痰湿阻滞，肠痈肾病，肝胆湿热[102,109,101]。

Conyza canadensis (L.) Cronq. [*Erigeron canadensis L.*] 小蓬草（菊科）。【哈尼药】安笔吗：根治骨折，风湿关节痛[145]。【哈萨克药】全草治跌打损伤，风湿性骨痛，疮疖肿痛[141]。【基诺药】瓦早嘎唻：全草用于避孕[163]。【傈僳药】偏约莫：全草治风湿骨痛，口腔炎，中耳炎，眼结膜炎，风火牙痛[166]。【蒙药】小飞蓬：全草治肠炎，痢疾，传染性肝炎，胆囊炎，腹水，淋病，牙痛，中耳炎，眼结膜炎，风湿性关节炎，跌打损伤，外伤出血，疮疡肿毒，牛皮癣[51]。【苗药】乌伯，爷利西：全草治血崩[15]。【纳西药】全草治细菌性痢疾，肠炎，皮癣，传染性肝炎，胆囊炎，疮疖肿毒，风湿骨痛，外伤出血，跌打损伤，中耳炎，眼结膜炎[164]。【土家药】小飞蓬：全草治痢疾，肠炎，风火牙痛，跌打损伤，外伤出血[123]。【台少药】Hourenkanisimo-tu（Bunun族峦）：将叶于食盐内手揉后贴于患部治齿痛[169]。

Conyza japonica (Thunb.) Less. 白酒草（菊科）。【拉祜药】假蓬：地上部分治牛皮癣[152]。【傈僳药】迪欺莫：根治胸膜炎，肺炎，咽喉肿痛，小儿惊风[166]。【瑶药】毛老虎：全草治热咳伤阴，疮疖肿毒，角膜炎[133]。【彝药】黑柏什[13,14]，嘿

柏弄什[103,111]，支图诗[101,102]：全草治咽喉炎，扁桃体炎，牙周炎[101,102,103]，口腔炎，肋膜炎，小儿肺炎，湿疹，黄水疮，外伤出血[101,102,111]。

Copiapite 叶绿矾。【藏药】ཨག་ཚོ་ (那措尔)：原矿物止腐烂，去痞瘤[25]。

Coprinopsis atramentaria (Bull.) Redhead [*Coprinus atramentarius (Bull.) Fr.*] 墨汁拟鬼伞（鬼伞科）。【藏药】夏蒙那布：子实体治"赤巴"病，"龙"病，腹胀，疮疖痈肿，肉食中毒[24]。

Coprinus atramentarius (Bull.) Fr. 参见 Coprinopsis atramentaria。

Coprinus comatus (Mull. ex Fr.) Gray 毛头鬼伞（伞菌科）。【哈萨克药】تازشا ساگمراؤقوزلاق：子实体治脾胃衰弱，消化不良，肝炎，糖尿病[142]。【藏药】夏芝那布：效用同墨汁拟鬼伞 C. atramentaria[22]。

Coptis chinensis Franch. 黄连（毛茛科）《药典》。【布依药】那行音：根茎治小儿口疮[159]。【朝药】황련（huāng lièn，黄全嗯）：根茎治肠炎，痢疾，发热，眼结膜炎，扁桃体炎，口疮，疖肿，外伤感染[8]，寒热往来，消渴，亡阴虚热，烦躁[84]。【德昂药】Yakonglong（芽空龙）：根茎治急性结膜炎，急性细菌痢疾，急性胃肠炎[8,172]。【侗药】王连嘴：根茎治鼻窦炎，喉头炎，角膜炎，产后服可防婴儿患疮疖病[8]。【仡佬药】ni[13]tuo[53]（尼多，黔中方言），pe[53]fu[55]（别府，黔中北方言），ka[31]si[33]ti[31]ni[33]（嘎四低你，黔西南多洛方言）：根茎治黄疸型肝炎[162]。【景颇药】Woqqihaq chibvun Len：效用同德昂药[172]。【傈僳药】希喜[166]，西喜[8]：根茎治烦热神昏，心烦失眠，湿热痞满，呕吐，腹痛泻痢，目赤肿痛，口舌生疮，湿疹，烫伤，吐血，衄血[8,166]。【蒙药】尼映斯-巴日，西日-温都苏[47]，ᠰᠢᠷ᠎ᠠ ᠬᠣᠯᠢᠶᠠᠨ（Xier huanglian，沙日-黄连）[45,46]，希拉-洪连[56]：根茎治温病热盛心烦，吐血，衄血，湿热痞满，呕恶，痢疾，肠炎，目赤肿痛，口舌生疮，中耳炎，痈肿疮疡，黄水疮[47]，血"希日"热，瘟疫，黏热，结喉，发症，猩红热，肠刺痛，金伤，疮疡，溃烂，目赤[45,46]，热病，疫热，排脓，愈创，血"协日"热，火眼[56]。【苗药】味连，鸡爪连[98]，孟领[8]：根茎治湿热下痢，心烦不眠，目赤肿痛[98]；全草治阿米巴痢疾，腹泻，痢疾，黄疸型肝炎，牙痛，

眼痛[8]。【纳西药】根茎治丈夫、妇人三焦积热，湿热痞满，心经实热，小便少，赤白痢，肠胃虚弱，冷热不调，脾受湿气，泻痢不止，米谷迟化，诸血妄行，脏毒下血，小儿胃热吐乳，痢疾，口舌生疮，小儿口疳，风毒攻眼，赤肿痒痛[164]。【土家药】zev gor（这各）[126]，ze1go1（这角）[124]，鸡脚黄连[125]：根茎或全草治腹泻，痢疾，口疮，热淋[10,126]；烧灰存性冲水服治妊娠呕吐[10,126]；根茎治目赤肿痛，热痢[124,125]，湿热下痢，心烦不眠，血热妄行，吐血衄血，胸脘痞满，呕吐泛酸，火毒疮疡[124]，烫伤[125]，火痢症，火热症，心口痛（胃脘痛），内痔肿痛[128]，白内障，内痔，湿疹，烧烫伤[8]。【维药】مامسرانچنسي（Mamranchiniy，马米然其尼）[75]，马木兰芹[78]：根和根茎治肠胃炎，痢疾，心火内积，血液妄行，脾胃湿热[78]；根治眼炎目糊，目肿疼痛，眼内白障，腹痛腹泻，痢疾，皮肤瘙痒[75]。【藏药】ཞུང་ཆེ་ཡིག（娘孜折）[21,23,24]：根茎治瘟病时疫，大小肠疾病[23,24]，热症，痢疾[21,24]，炭疽病[24,27]，化脓性感染，痈疖疔毒[24]，眼病，喉病，肠炎，肠风便血，黄水疮，脓疮[21]，瘟热，肠热，肠炎，疮伤，疮热，疠热，黄水病[27]。

Coptis chinensis var. brevisepala W. T. Wang et Hsiao 短萼黄连（毛茛科）。【侗药】王连咀：根茎治鼻窦炎，喉头癌，角膜炎[15]。【苗药】孟领：全草治阿米巴痢，腹泻，痢疾，黄疸型肝炎，牙痛，眼病[15]。【畲药】土黄连，黄连：根茎治痢疾，胃肠炎，结膜炎，口腔炎，咳血，鼻衄，烧烫伤，蛇头疔，痈疖疮疡，湿疹[10,147]。【维药】效用同黄连 C. chinensis[78]。【瑶药】wiangh linh miev（元林咪），鸡爪黄连：根及根茎或全草治高热心烦，衄血，吐血，菌痢，肠炎腹泻，目赤肿痛，黄疸型肝炎，口舌生疮，中耳炎，痈疮肿毒[130]。

Coptis deltoidea C. Y. Cheng et Hsiao 三角叶黄连（毛茛科）《药典》。【朝药】황련（huāng lièn，黄垒嗯）：效用同黄连 C. chinensis[8,84]。【德昂药】效用同黄连 C. chinensis[8]。【傈僳药】效用同黄连 C. Chinensis[8]。【蒙药】效用同黄连 C. chinensis[45,46,47,56]。【土家药】效用同黄连 C. chinensis[8]。【维药】效用同黄连 C. chinensis[75,78]。【藏药】效用同黄连 C. chinensis[23,24,27]。

Coptis omeiensis（Chen）C. Y. Cheng 峨眉野连（毛茛科）。【维药】效用同黄连 C. chinensis[78]。【藏药】效用同 C. chinensis[23,27]。

Coptis quinquesecta W. T. Wang 五裂黄连（毛茛科）。【维药】效用同黄连 C. chinensis[78]。【藏药】效用同黄连 C. chinensis[23]。

Coptis teeta Wall. [*C. teetoides* C. Y. Cheng et Hsiao] 云南黄连（毛茛科）《药典》。【朝药】황련（huāng lièn，黄垒嗯），깽깽이풀（genggengyipuer，耕耕衣普尔）：根茎效用同黄连 C. chinensis[8,84]；根茎、根治肠炎，痢疾，发热，眼结膜炎，口疮，扁桃体炎，疖肿，外伤感染[8]。【德昂药】效用同黄连 C. chinensis[8]。【独龙药】黄连：根茎治烦热神昏，心烦失眠，湿热痞满，呕吐，腹泻，泻痢，目赤肿毒，口舌生疮，阴疹，烫伤，吐血，衄血[599]。【傈僳药】尸楝[13]，施告[14]：效用同黄连 C. chinensis[8]；根茎治热胜心烦，痞满，消渴，急性细菌性痢疾，急性胃肠炎，急性结膜炎，吐血，衄血，痈疖疮毒[13,14]。【蒙药】效用同黄连 C. chinensis[45,46,47,56]。【纳西药】效用同黄连 C. chinensis[164]。【怒药】苗：根茎治烫伤感染化脓，牙痛牙根肿痛，百日咳，眼睛红肿发炎，腹泻，痢疾[165]。【土家药】效用同黄连 C. Chinensis[8]。【维药】效用同黄连 C. chinensis[75,78]。【藏药】效用同 C. chinensis[23,24,27]。

Coptotermes formosanus Shiraki 台湾乳白蚁（鼻白蚁科）。【彝药】全体治阳痿遗精，失眠健忘，火毒缠身，奇痒难忍[109]。

Corallium elatius Ridley 瘦长红珊瑚（红珊瑚科）。【藏药】旭日（珊瑚虫分泌的碳酸钙）：分泌的石灰质骨骼治脑脉病，脉热病，中毒热症，肝热病[23]。

Corallium japonicum Kishin. 桃色珊瑚（红珊瑚科）《部蒙标》。【蒙药】ᠱᠤᠷᠤ（Xur，旭日）：石灰质骨骼（奶制用）治肝热，脉热[3,56]，聚病，毒热，萨病，"白脉"病[3]，偏瘫，中毒[56]。【维药】بخ مارجان（Bix marjan，比合马尔江）：分泌的石灰质骨骼治湿热性牙龈溃烂，口腔溃疡，牙齿松动，心悸，心慌，出血，腹泻痢疾，带下[75]。【藏药】西日[22]，修日[11]：石灰质骨骼治脉病[22,34][11]，脑病，肝病，各种发热，中毒症[22,34]，肝热症，毒热症，痛厥症，癫狂昏倒病症，白脉及黑脉病综合症[27]。

Corallium rubrum(Linnaeus) 红珊瑚(红珊瑚科)。【藏药】ཆུ་རུ།(其乌如)：分泌的石灰质骨骼治脑病，肝病，各种发热，中毒[21]。

Corallocytostroma oryzae Yu et Zhang 稻珊座孢(麦角菌科)。【傣药】担宾浩：子实体治心绞痛，月经不调，瘀血腹痛，骨节肿痛，惊悸不眠，恶疮肿毒[202]。

Corallodiscus cordatulus(Craib) Burtt 珊瑚苣苔(苦苣苔科)。【傈僳药】亚挤莫：全草治月经不调，白带过多，心悸，心口痛(胃脘痛)，湿热痹症，小儿疳积；全草外用治刀伤，疮痈，顽癣[166]。【土家药】岩还阳，棉花还阳：全草治小儿疳积，跌打损伤，刀伤出血，心慌，吐血，便血，月经不调，肺结核，体虚，肺虚咳嗽，烫伤[124]。【藏药】只加哈吾《23》，渣加哈窝《13》，扎加哈窝《40》：全草治食物中毒，热性泻痢《23》，早泄，肾痛，遗精，肉食或乌头中毒《13》，中毒性疾病，热性疾病，肾病，热泻，创伤，疮疖《40》。

Corallodiscus flabellatus (Craib) Burtt 石花(苦苣苔科)《部藏标》。【藏药】ཟངས་རྩི་ཧའོ།(查架哈吾)《2,21》，只加哈吾《23》，扎加哈保《39》：全草治食物中毒，热性泻痢《2,23》，精囊病，肾脏病《2》，肉食及乌头中毒，阳痿早泄，月经不调，赤白带下，心悸，跌打损伤，疮痈顽癣，肾虚不孕《36》，热性腹泻，阳痿早泄，月经失调，白带过多，肉食中毒，乌头中毒，肾病及疖疮《21》，中毒性疾病，热性疾病，肾病《39》。

Corallodiscus flabellatus var. leiocalyx W. T. Wang 光萼石花(苦苣苔科)。【藏药】扎甲哈吾《35》：全草治食物中毒，热性泻痢，精囊病，肾脏病《35》；效用同珊瑚苣苔 C. cordatulus《23》。

Corallodiscus kingianus (Craib) Burtt [C. grandis (Craib) Burtt] 卷丝苣苔 (苦苣苔科)。【藏药】ཟངས་རྩི་ཧའོ།(查架哈吾)《21,25,27》，查加哈窝《22,24》，扎加哈窝《40》：全草治肉食或乌头中毒，早泄《22,24,34》，热性腹泻《22,25,34,40》，肾虚，疮疖痈毒《22,24》，肾病，疮疖《25,34,40》，生殖腺病，伤口《34》，肾痛，遗精《13》，中毒性疾病，热性疾病，创伤《40》；全草及花治热性腹泻，阳痿早泄，月经失调，白带过多，肉食中毒，乌头中毒，肾病及疖疮《21》；花、茎、叶、果、全草治中毒病，合成毒，乌头类中毒，疮伤，精府病，肾病《27》。

Corbicula fluminea (Müller) 河蚬(蚬科)。【土家药】河蚌：壳研末用清油适量调匀外敷，治烫伤[47]；鲜河蚌剖开，放入冰片，合拢，放于炭火边烤焦，研粉后加入适量猪油合匀治冻疮[47]；河蚌鲜肉治慢性支气管炎[47]。

Corchoropsis tomentosa (Thunb.) Makino 田麻(椴树科)。【土家药】全草治尿路感染，膀胱炎，外伤出血[123]。

Corchorus aestuans L. [C. acutangulus Lam.] 甜麻(椴树科)。【哈尼药】阿青察：叶治疮痈[13]。【仫佬药】讷妈巴：效用同壮药[15]。【壮药】假麻：全草治流行性感冒，小儿肚痛，胃气痛[15]。

Corchorus olitorius L. 长蒴黄麻(椴树科)。【哈尼药】谷主努痕：根治伤风感冒[13,145]。

Cordia dichotoma Forst. 破布木(紫草科)[4]。【维药】سەرپىستان(Serpistan，赛尔皮斯堂)：果实治咽干喉燥，乃孜乐性感冒，干咳顽痰，失音口渴，尿灼便秘[75]，热咳感冒，口渴咽干，食欲不振[79]，小便不利，大便不畅[77]，咳嗽不止，胆液质旺盛，咳痰不爽，喉干咽痒[4]。

Cordyceps gracilis (Grev.) Durieu. et Mont. 细虫草(麦角菌科)。【哈萨克药】قۇرتشوپ：子座及幼虫尸体复合体治久咳虚喘，劳嗽咯血，阳痿遗精，腰膝酸痛[140]。【维药】Kurt ot(库如特 欧特)：子座及幼虫尸体复合体治久咳虚喘，体弱纳呆，阳痿遗精，腰膝酸痛[76]。

Cordyceps sinensis (Berk.) Sacc. 冬虫夏草(麦角菌科)《药典》。【阿昌药】包萨：子座及幼虫尸体复合体治肺结核，盗汗，阳痿[172]。【德昂药】翁包斯阿：效用同阿昌药[172]。【独龙药】子座及幼虫尸体复合体治体虚咳嗽，肺结核，神经性胃痛，呕吐，食欲不振，筋骨疼痛[599]。【景颇药】Mvanmyit bau：效用同阿昌药[172]。【傈僳药】西贝底：子座及幼虫尸体复合体治虚劳咳血，阳痿遗精，腰膝酸痛，神经性胃痛，神经痛，肺结核[166]。【蒙药】ᠬᠣᠷᠬᠠᠢ ᠮᠥᠭᠦ(Horhei mogu，浩如海 -蘑菇)《42》，雅扎贡布，虫草[315]：子座及幼虫尸体复合体(冬虫夏草)治阳痿，遗精，腰膝酸痛，久咳虚喘，月经过多，月经不调《42》，全身浮肿，滑精，阳痿，失血过多，肺痨咳嗽[56]，用于养精，止咳血，养身，止精血，调经，养肺，消痰[315]。【纳西药】虫草：子座及幼虫尸体复合体治肺结核咳嗽，痰饮咳嗽，吐血，病后虚损，虚喘，贫血，阳痿，遗精，自汗，盗汗，腰膝酸软[164]。【怒药】阿席白，虫草：寄主的菌座治虚劳咳血，阳痿遗精，腰膝酸软，神经性胃痛，神经痛，肺结核[165]。【羌药】Suhhebelzahhuang（苏禾布勒赞禾杭）[167]，bbeishba（布勒什巴）[10,167]：子座及幼虫尸体复合体治阳痿，遗精[10,167]，腰膝酸痛，久咳虚喘，痨嗽痰血[167]，肺痨，吐血[10]。【藏药】 དབྱར་ཙ་དགུན་འབུ（牙札滚补）[21,24]，牙儿札更布[23,29,39]，咋达西[27]：子座及幼虫尸体复合体治肺结核，食欲不振，筋骨疼痛[24,29,39]，神经性胃痛，呕吐[24,39]，体虚咳嗽[24]，老年慢性支气管炎[13]，老人体衰咳嗽，贫血虚弱，反胃，老人畏寒[29,39]，肺病[21,23]，培根病[23]，早泄，肺痨，培、龙肺病，呼吸不利，对小儿、老人、体弱者，并有龙病者此药如甘露[27]，体虚多病，龙及赤巴病，支气管炎，肾火亏损[21]，阳痿遗精[21,35]，久咳虚喘，劳嗽咯血，腰膝酸痛[35]。

Cordyceps sobolifera（Hill ex Watson）Berk. et Broome 多座虫草（麦角菌科）。【傣药】多朗惹（德傣）：子座及幼虫尸体复合体治翳膜遮睛，小儿惊痫，夜啼，心悸[13]。【藏药】无伟夏莫：子座及幼虫尸体复合体治病后体虚，风寒湿痹，眼疾[24]。

Cordyline fruticosa（L.）A. Cheval. 朱蕉（百合科）。【傣药】牙竹麻[9,62,64,71]：叶治跌打瘀肿，各种出血性疾病[9,13,71]；叶、根治刀伤出血，便血，鼻出血，妇女崩漏[62,64]，跌打损伤[64,65]，瘀肿[63,64]，胃出血，皮下出血[64]，吐血[62]。【黎药】雅轻圣龙，铁树，红叶铁树：枝水煎服，或叶捣烂用开水冲敷患处，治骨折，跌打损伤，咯血，血崩，月经过多，急慢性细菌性痢疾，痔疮出血，跌打肿痛，腰痛；叶治白带，月经过多[153]。【瑶药】红铁旦，红铁树：效用同壮药[15]。【壮药】棵会伞：根治腰损伤，椎间盘脱出，产后流血过多，倒经[15]；叶治咯血，吐血[15]；全草治月经不调，脚痛[15]。

Coriandrum sativum L. 芫荽（伞形科）[2]。【阿昌药】银西[13,172]，元西[5,13]：全草治食物消积，疮疖初起，脓肿未溃[9,13,19,172]，发汗透疹[9,19]；根治消化不良[5]。【白药】元西：全草治小儿麻疹不透[5]。【朝药】科苏：果实治痘疹透发不畅，饮食乏味，痢疾，痔疮[5]。【傣药】帕棒（西傣）[9,13,71]，

帕告皇（德傣）[13,14]，帕板[63,64]：全草治食物积滞[9,14,71]，疮疖初起，脓肿未溃，发汗退肿[9,13,71,72]，发汗透疹[13]；果实治荨麻疹[13,14]；全草或果实治肺热咳嗽，消化不良，口舌黏膜炎，小儿麻疹不透[5]；带根全草、种子治小儿麻疹不透，疮疡破溃不愈，夜间视物不清[63,64]；种子治痘疹透发不畅，饮食乏味，痢疾，痔疮[67,68]；全草治疮疖初起，脓肿未溃，食物消积[172]。【德昂药】帕儿皇：全草治疮疖初起，脓肿未溃，食物消积[172]。【哈尼药】烟西：全草治麻疹[5]。【景颇药】oijvi[172]，盘起[5]，杷杞[5]：效用同阿昌药[172]；果实或茎叶治头痛，过敏性皮炎，荨麻疹[5]。【傈僳药】盐生[13,166]，元虽[5]：全草治麻疹不透，感冒发汗[14,166]，小儿麻疹[5]；果实治消化不良，食物滞[13,14,166]。【蒙药】ᠤᠨᠤᠷᠲᠤ ᠨᠣᠭᠣᠭᠠᠨ ᠣᠷ（Wunurt nogon Wur，乌奴日图－淖高乜－乌热）[45,46]，乌奴日图－淖高[51]，乌努日图敖干乌热[51]：果实治烧心，吐酸，胃痛，不思饮食，"宝日"病[51]，口干，麻疹不透[5,51]，寒火不调，疲劳，伤津，积热，烦渴，消化不良，食欲不振[47]，胃溃疡，胃肠痉挛[5]，"巴达干包如"病，泛酸，不消化症，胃肠鸣胀[45,46]；全草治感冒无汗，麻疹不透[47]。【苗药】Ghab hlab ngangs caot（嘎土浪趟）[91,95]，Ghab hlub ngans caot（嘎吐浪超）[92]：带根全草治风寒感冒，麻疹、痘疹透发不畅，食积，脘腹胀痛，呕恶，头痛，牙痛，脱肛，丹毒，疮肿初起，蛇咬伤[91]；全草治麻疹不出[5,95]，半边经引起的肢体麻木[92,95]，疹子忽然消失，病儿四肢寒凉[92]，胸膈满闷[5]，风寒感冒，麻疹，痘疹透发不畅[94]；果治口腔炎[5]。【纳西药】元随[5,13]，香菜，胡荽[164]：全株治小儿麻疹不透[5,13,164]，草乌中毒[5]，消化不良，食欲不振，小肠积热，小便不通，胸膈满闷，众蛇毒[164]。【羌药】Yanxu（燕须），xannla（香拉）：连根全草治麻疹透发不畅，饮食积滞[167]。【畲药】香菜：全草、果实治麻疹不透，感冒，胃痛，腹痛[147]。【水药】骂瑞：全草治麻疹[10,157,158]。【土家药】ha¹ce¹suo³（哈车索），香菜，盐须菜：全草治感冒无汗，麻疹不透，食物积滞，产后缺乳[124]，小儿走胎，灌蚕耳（化脓性中耳炎），耳内流脓[125]，寒伤风症，麻疹不透，疳积症，肛门瘙痒[128]。【佤药】待戟，待戟弘：全草治小儿夜啼；果实治月经过多[5]。【维药】يؤمغاق سۆت

（Yunghqsut，优米哈克苏提），يؤمغاقسوت گۇرۇغى
（Yunghqsut uruqi，优米哈克苏提欧如合）[75]，玉齐嘎力苏提乌拉盖[78]：果实治心悸气短、胸腹胀闷，食欲不振，咳嗽气喘，小儿麻疹不出[78]，头部及胃脘部疼痛，咽喉疼痛[5]；全草、果实治目赤失眠，眼疮红肿，口腔溃疡，油食不化，纳差腹胀，小便不利，血痢不止，月经过多，心烦心悸，湿疮炎肿，热性疾病[75]。【锡伯药】香菜：鲜茎叶多作于肉粉汤、汤饭和面食的调味料，以增香味，加强食欲[176]。【彝药】根治小儿高热，抽风惊厥，食积饱满，疹发不透[109]。【藏药】ཐེ་ཝི།（吾苏）[21,2,35]，乌苏[5,23]：果实治"培根木布"病，消化不良，食欲不振[2,24,35]，口渴[2,35]，胃部"培根"病，胃溃疡，热性水肿[5]，培根热病，紫津病[27]；全草治风寒感冒，麻疹不透，胃腹胀痛[20,33]，消化不良，胃溃疡，水肿[21,29,33,39]，痢疾[21,33]，风寒感冒，麻疹不透，胃腹胀痛，胃病，"培根"病发热，"木布"病，发疹[39]；全草或果实治胃"培根"热病，"培根木布"病[23]。【壮药】壁因晒，耙舒：全草治小儿麻疹不出，胸膈满闷[5]。

Coriaria intermedia Matsum. [*C. japonica* A. Gray ssp. *intermedia*（Matsum.）Huang et Huang] 台湾马桑（马桑科）。【台少药】Kararatuton（Bunun 族卡社）：鲜叶打碎，服用其汁治腹痛[169]。

Coriaria nepalensis Wall. [*C. sinica* Maxim.] 马桑（马桑科）。【布依药】荞槐芒：根及叶外洗，治干疮[159]。【侗药】Meix demh soah（美登超），Meix deil aliv（美兑介）：根及其寄生治宁癫（精神分裂症）[137]。【傈僳药】知席掰[14]，几子[166]：绿色茎皮治骨折[14]；根、叶治淋巴结结核，牙痛，跌打损伤，风湿关节痛；根、叶外用治头癣，湿疹[166]。【苗药】Det wik（豆雨，贵州黔东南）[91,92,94,95]，醉鱼儿[95,97,98]：根及叶治头癣[92,95]，用于止痒，收黄水[95,97,98]，疥癫[95]，羊癫疯[92]，骨裂，脚癣[96]，外伤出血，烫火伤，骨折，蚂蚱症，有大毒一般不内服[95,97,98]；叶治痈疽，肿毒，湿疹[91,94]，疥癣，烧烫伤，黄水疮[91]；根治风湿痹痛，牙痛，痰火[91,94]，瘰疬，急性结合膜炎，淋巴结核，狂犬咬伤，跌打损伤，烧烫伤[91]。【怒药】格阿，水马桑：根、叶治淋巴结结核，牙痛，跌打损伤，风湿性关节痛，头癣，湿疹[165]。

【羌药】wugeihang（吾给杭）[167]，马森紫[10]：叶炒炭治各种烧、烫伤[10,167]；根治牙痛[10,167]。【水药】梅晒：根、叶治黄水疮[10,157,158]。【土家药】ma shang ka meng（马桑卡蒙）[126]，ma[1] sang[1] yue[2] ta[1]（马桑月他）[128]，马桑树[10,125]：茎叶治头癣，体癣，皮肤痒疹，烧烫伤，精神分裂症[10,126]；叶治跌坠昏迷，水火烫伤，火眼病，刀伤[128]；根皮治风湿麻木，癥瘕，瘰疬，牙痛，跌打损伤[123]；根、叶治火烫伤，创伤，跌坠昏迷[125]。【瑶药】马桑：全株治目赤肿痛，钩虫病，跌坠昏迷，创伤，烫伤，肿疡，淋巴结结核，急性结膜炎[133]。【彝药】枝锡，蛤蟆树[101,104]：叶和根治头癣，刀伤，跌打损伤，风湿疼痛，湿疹[104]；全草治跌打损伤，骨折肿痛，风湿麻木，手足拘挛，水火烫伤，皮肤瘙痒[109]；叶治疮疡肿毒[101]；根治刀伤，跌打损伤，风湿疼痛，湿疹[101]。【壮药】马桑根：根治发旺（风湿骨痛），牙痛，比耐来（咳痰），痞块，呗奴（瘰疬），林得叮相（跌打损伤），火眼，渗裆相（烧烫伤），狂犬咬伤，发北（癫狂）[120]。

Coriolus versicolor（L. ex Fr.）Quel. 彩绒革盖菌（多孔菌科）《药典》。【朝药】구릅버섯（gulumbeshexi，顾路木波射西），기와버섯（kiwabeshexi，奎瓦波射西）：子实体治各种积症[8]。【藏药】云芝：子实体治白血病，慢性支气管炎，迁延性肝炎，慢性肝炎，乙肝[36]。

Corispermum elongatum Bunge. 长穗虫实（藜科）。【蒙药】图加特–哈麻哈格：全草清湿热，利小便[586]。

***Cornus alba* L.** 参见 Swida alba。

Cornus capitata Wall. [*Dendrobenthamia capitata*（Wall. ex Roxb.）Hutch.] 头状四照花（山茱萸科）。【阿昌药】夹乌铺，啊帮：树皮驱虫[172]。【傣药】浪芒害：树皮驱虫[172]。【德昂药】别麦芽：树皮驱虫[172]。【景颇药】shiyam myihaqbo：树皮驱虫[172]。【傈僳药】列桃子：果实、叶治食积气胀，小儿疳积，肝炎，腹水，蛔虫病[166]。【怒药】迪任，鸡嗉子果：花治梅毒淋病[165]。【土家药】山荔枝，野荔枝：叶、果实治食积气胀，小儿疳积，肝炎，蛔虫病[123]；叶、果实外用治烧伤，烫伤，外伤出血[123]。【彝药】鸡嗉子[104,109]，撒者锡[101,104]：叶治腹痛[104,109]，食积，虫蛊，水肿[109]，水火烫伤，蛔虫病[104]；根治胰腺炎[101,104]；果治稻田性皮炎，水火烫伤，腹痛，蛔虫〈104〉；果实、叶治稻田性皮炎，水火烫伤，蛔虫病，腹痛〈101〉。

Cornus macrophylla Wall. 梾木（山茱萸科）。【阿昌药】丁木树，皮特囊收：果肉治风湿筋骨痛，腰腿痛〈172〉。【德昂药】许格朵：效用同阿昌药〈172〉。【景颇药】Pyuhuibo：效用同阿昌药〈172〉。

Cornus officinalis Sieb. et Zucc. 山茱萸（山茱萸科）《药典》。【朝药】산수유나무（sān sū yòu nǎ mù，三酥呦那木）：果肉治肾阴虚而引起的自汗，盗汗，遗精，泄泻，消渴症〈83〉，虚劳证，阳道不兴，腰膝酸软〈84〉。【土家药】枣皮：果肉治头晕耳聋，自汗，腰疼酸软，肾炎，阳痿，遗精〈124〉。【瑶药】山萸肉，枣皮：果肉治腰膝酸痛，眩晕，耳鸣，阳痿，遗精，小便频数，虚汗不止〈133〉。

Cortalaria ferruginea Gran. 假地蓝（豆科）。【彝药】衣多来着，狗响铃：根、全草治牙齿肿痛，小便疼痛，红斑疮〈101〉。

Corundum 刚玉。【藏药】ཕྲ་ཉ་ལ（恩扎尼勒）：原矿物有根除诸病的作用〈25,27〉。

Corvus corax Linnaeus 渡鸦（鸦科）。【藏药】བྱ་རོག（恰若）〈24,25,27〉[30]，夏若〈23,29,30〉，夏若差〈22〉：肉治邪病（精神病）〈23,29,27〉；羽毛用于辟邪，愈合疮疡〈23〉；肉、羽毛治精神病〈24〉[30]；尾羽愈疮〈24,25,27,30〉；粪配制熏药，治狐臭，痫症〈24〉；血、肉、翎毛治精神病〈22〉；肉、羽、粪治虚劳发热，咳嗽，精神病〈30〉；胆治青盲，解藤黄毒〈30〉。

Corvus corone Linnaeus〔*C. corone orientalis* **Eversmann**〕小嘴乌鸦（鸦科）。【朝药】보통까귀（bāo tāong gǎ mā guì，包涛翰嘎妈归）：全体或肉治咳嗽，骨髓亏虚，小儿痫〈86〉。

Corvus dauuricus Pallas〔*C. monedula dauuricus* **Pallas**〕达乌里寒鸦（鸦科）。【朝药】갈까마귀（gūr gǎ mā guì，嘎儿嘎妈归）：肉用于助气，止欬〈86〉。【水药】跺戛弄：胆治风湿〈10〉。【藏药】慈鸦：肉治虚寒发热，咳嗽〈30〉。

Corvus frugilegus Linnaeus 秃鼻乌鸦（鸦科）。【朝药】떼까마귀（diē gǎ mā guì，叠嘎妈归）：效用同小嘴乌鸦 C. corone〈86〉。

Corvus macrorhynchos Wagler〔*C. macrorhynchos tibetosinensis* **Klein. et Weigold**〕大嘴乌鸦（鸦科）。【阿昌药】嘎拉阿科：肉治哮喘〈172〉。【朝药】큰부리까마귀（kēn bū li gǎ mā guì，啃不哩

嘎妈归）：效用同小嘴乌鸦普通亚种 C. corone orientalis〈86〉。【傣药】丁南夏〈172〉，夏朗〈63〉：肉治哮喘〈172〉，头风眩晕，小儿皮肤疔疮，肺结核引起的咳嗽，吐血〈63〉。【德昂药】咱嘎阿：哮喘〈172〉。【鄂伦春药】吐拉黑，老鸦：全体或肉治头风，眩晕，虚劳咳嗽吐血，骨蒸潮热，老人头风，头晕目黑，小儿疯癫，虚劳瘵疾，五劳七伤，吐血咳嗽，乳汁不下〈161〉。【景颇药】Ngvinoq qi：肉治哮喘〈172〉。【苗药】Hfud nais ak wol（付那阿娥，贵州黔东南），Shanb bad ot（善巴古，贵州铜仁），Songbnees ak luak（松奶阿鲁，贵州黔南）：肝胆治头风眩晕，癫痫〈91〉，羊癫疯〈95〉。【水药】跺戛弄，乌鸦胆：胆治风湿〈157,158〉。【佤药】老鸹，黑老鸹：全体治肺结核，咳嗽吐血，乳汁不下〈168〉；脑汁治癫痫〈168〉。【彝药】雏鸦〈109〉，阿间〈102〉：肉治头风眩晕，惊痫癫狂，虚痨咳嗽，骨蒸潮热，不思饮食，形体羸弱〈109〉；胆治腹痛，胃脘痛，肝区疼痛；头治热病谵语，咳喘痰浓〈102〉。【藏药】ཁྭ（卡达）：肉治精神病〈23,27,29〉；翎毛治精神病〈23〉；羽毛配熏药治癫痫〈24〉；肉及全体治劳伤咳嗽吐血，老年头风眩晕，小儿癫痫〈30〉；肉及羽毛治精神病〈25〉。

Corydalis adrienii Prain 美丽紫堇（罂粟科）。【藏药】玉珠丝瓦〈13,34〉，玉珠丝哇〈22〉：叶或全株治流感，传染性热病，潜伏热症〈13,34〉，宿病〈34〉；全草治赤巴热病，隐热，败血症，流感，伤寒，创伤感染〈22〉。

Corydalis adunca Maxim. 灰绿黄堇（罂粟科）。【藏药】副品帕夏嘎〈13〉，帕蒙丝哇〈24〉，帕牛丝哇〈6,23〉：全草治肝胆及血分实热，血热引起的疼痛〈13〉，头痛，发烧，背心痛，血病引起的背痛，肝脏热病，胆病，腹泻〈6,24〉，肝脏疾患及气滞腹胀，四肢红肿，热性诸症〈23〉；根茎用于活血散瘀，止痛〈95〉；块根治胆石症〈907〉，各种出血，四肢疼痛，水肿〈1041〉；花、茎、叶、果、全草治肢体肿，龙病疼痛〈27〉；地上部分治背心痛，头痛，发烧，血病之背痛，胆病厌油，腹泻及肝脏疾患，血脉发热病〈39〉。

Corydalis appendiculata Hand. – Mazz. 小距紫堇（罂粟科）。【藏药】介巴铜达：全草治各种出血〈13,34〉，外伤出血〈22〉。

Corydalis atuntsuensis W. W. Smith 阿墩紫堇（罂粟科）。【藏药】贾大丝哇：全草治血毒症，流

行性感冒，头痛，发烧[24]，瘟病时疫，火烧伤，赤巴病之热症[23]。

Corydalis balansae Prain 北越紫堇（罂粟科）。【藏药】玉珠丝瓦：叶、全草治流感，传染性热病，潜伏热症[13]。

Corydalis balfouriana Diels 直梗紫堇（罂粟科）。【藏药】玉珠丝哇：全草治"赤巴"热病，隐热，败血症，流感，伤寒，创伤感染[24]。

Corydalis benecincta W. W. Smith（罂粟科）。【藏药】莪德瓦[13,34]，莪德哇[22]：全草治瘟疫发烧[13,22,34]，流感[13,34]，瘟病时疫，头痛，肝胆疾病[22]。

Corydalis brevirostrata C. Y. Wu et Z. Y. Su [*C. capnoides* var. *tibetica* Maxim.] 短喙黄堇（罂粟科）。【藏药】耶冬赛果：全草治热性诸症[7,23]。

Corydalis bulbifera C. Y. Wu 鳞叶紫堇（罂粟科）。【藏药】花治瘟热病[27]。

Corydalis bungeana Turcz. 紫堇（地丁草）（罂粟科）《药典》《部蒙标》。【蒙药】 (Horhie qiqig, 浩如海-其其格)[3]， (Jis digda, 吉斯-地格达)[3]：全草治流行感冒，热性瘟疫，血热头痛，伤热，肠热，肝胆热，牙痛，急慢性肝炎，痢疾，脓肿等病[6]，黏热，流感，伤热，隐热，烫伤[3]。【藏药】加周丝哇[24]，格周丝哇[195]：全草治流行性感冒，热性瘟疫，肝胆热症，慢性肝炎，痢疾[24]，热性病，黄疸型肝炎，肉食肿毒[195]。

Corydalis caudata (Lam.) Pers. [*C. ambigua* Cham. et Schlecht.] 小药八旦子（罂粟科）。【蒙药】东北延胡索：块茎治胸、肋、脘、腹疼痛，疝痛，痛经，月经不调，瘀血作痛，产后瘀血腹痛，跌打损伤[47]。

Corydalis chrysosphaera Marq. et Airy-Shaw [*C. boweri* Hemsl.] 金球黄堇（罂粟科）。【藏药】热衮巴[23]，区郭奥嘎区郭奥嘎[22]：全草治"培根木布"病，脉热病，大小肠热病，血病[23]，传染病之热症[22]；全草外用治疮疖痈肿，顽癣，皮炎，毒蛇咬伤[22]，紫堇[27]。

Corydalis conspersa Maxim. 斑花黄堇（罂粟科）。【藏药】桑格丝哇[23]，当日丝哇[95]：全草治感冒发热，热性病及其引起的水肿，伤寒[95,195]，瘟病时疫，火烧伤，赤巴病之热症[23]，热性传染病，胃炎，胃溃疡[95]；全草外用治疮疡[95,195]，叶治瘟病，瘟热，胆热，火烧伤[27]。

Corydalis crispa Prain 雏波黄堇（罂粟科）。【藏药】隆额：全草治肺炎，水肿，四肢疼痛[22]。

Corydalis curviflora Maxim. 曲花紫堇（罂粟科）。【藏药】恰布孜孜巧[29][95]，恰坡孜孜曼巴[24]，玉周丝哇[40]：全草治血滞经痛[95]，鼻衄及月经过多[29]，瘟病时疫，火烧伤，赤巴病之热症[23]，流行性感冒[40,24]，肝炎，胆囊炎，鼻衄，月经过多[24]，传染性热病，潜伏热症，宿热[40]。

Corydalis curviflora subsp. rosthornii (Fedde) C. Y. Wu 具爪曲花紫堇（罂粟科）。【藏药】恰坡孜孜曼巴[22]：效用同曲花紫堇 C. curviflora[95]；全草治流行性感冒，肝炎，胆囊炎，鼻衄，月经过多[22]。

Corydalis dasyptera Maxim. [*C. dasyptera* Maxim. var. *tenuiflora* C. Y. Wu et T. Y. Shu] 迭裂黄堇（罂粟科）。【藏药】格周色布[24]，格周[29]，格周丝哇[95,195]：全草治胃肠炎，胃痛，感冒，肉食中毒[24,29]，瘟疫，腑热病，创伤[23]，热性病，黄疸型肝炎，肉食肿毒[95,195]；全草外用治疮疡久溃不愈[22,24]；枝叶、花、果、全草治急腹痛，腑热病，瘟疫病[27]；根、全草治肠痛，肠胃病，感冒，肉食中毒[40]。

Corydalis davidii Franch. 南黄紫堇（罂粟科）。【傈僳药】莫夺慈：根茎治骨折，跌打损伤[166]。【藏药】当日丝哇：全草治热性病，热性传染病，胃炎，胃溃疡，感冒发烧，伤寒[195]；全草外敷治疮疖肿痛[195]。

Corydalis decumbens (Thunb.) Pers. 伏生紫堇（罂粟科）《药典》。【苗药】岩黄连：块茎治高血压，偏瘫，腰肌劳损，风湿性关节炎，坐骨神经痛及小儿麻痹症[84]。

Corydalis delavayi Franch. 丽江紫堇（罂粟科）。【藏药】介巴铜达[13,24]，热功曼巴[22]，结巴铜达[40]：全草治各种外伤出血[13,24]，"木保"病，脉热病，高山多血症，混浊血杂，热性腹泻，神经炎，脉管炎[22]，各种出血[40]。

Corydalis delphinioides Fedde 飞燕黄堇（罂粟科）。【藏药】帕夏嘎[13]，帕夏嘎曼巴[24]：全草治肝胆及血分实热，血热引起的疼痛[13]，肝胆病，高血压，跌打瘀痛[24]；根治偏瘫[24]，热病出血，肝胆湿热，流感，疮痈肿毒，蛇虫咬伤[36]。

Corydalis densispica C. Y. Wu 密穗黄堇（罂粟

科)。【藏药】贾大丝哇：全草治流行性感冒，头痛，发烧[195]〈24〉，血毒症〈24〉，心热，肝热，传染性热病[195]。

Corydalis ecristata（Prain）D. G. Long［*C. cashmeriana* Royle var. *ecristata* Prain］无冠紫堇（罂粟科）。【藏药】恰坡孜孜：全草治月经过多，崩漏，鼻衄，淋病〈22〉。

Corydalis edulis Maxim. 紫堇（罂粟科）。【白药】崩崩迟贺：根或全草用于清热解毒，止痒，收敛[78]。【彝药】苯之多七〈101,102,103〉，乃纳路傲〈101,102〉：根治产后缺乳，咽喉炎〈103,111〉，中暑腹痛，肺结核咯血，脱肛，疮疡肿毒，化脓性中耳炎，蛇咬伤〈101,102,111〉；根炖猪蹄治产后缺乳〈101,102〉；根、全草治腮腺炎，喉炎，牙痛，胆囊炎，肝炎，跌打劳伤，刀伤，腹痛，痢疾，痈肿丹毒，口舌生疮〈101,102〉。

Corydalis eugeniae Fedde［*C. pseudoschlechteriana* Fedde］粗毛紫堇（罂粟科）。【藏药】贾大丝哇：全草治血毒症，流行性感冒，头痛，发烧〈24〉，瘟病时疫，火烧伤，"赤巴"病之热症〈23〉。

Corydalis filiformis Royle［*C. sibirica*（L. f.）Pers.］北紫堇（罂粟科）。【蒙药】西伯日-萨巴乐干：全草治隐伏热，"协日"热，血热，瘟疫，烧伤[1113]。【藏药】拥绒色各：全草治"木保"病，脉热，高山多血症，血混杂，神经发烧，热性腹症〈40〉。

Corydalis fimbripetala Ludlow 流苏瓣缘黄堇（罂粟科）。【藏药】东日丝哇：全草治陈旧热症，热性传染病，瘟病时疫，流感发烧，伤寒〈22〉；全草外敷治痈疖肿毒，烧伤，烫伤〈22〉。

Corydalis glaucescens Regel 新疆元胡（罂粟科）。【维药】塔格地尼：块茎治热症发烧，高血压，胃病〈79〉。

Corydalis hamata Franch. 钩距紫堇（罂粟科）。【藏药】ཤང་རི་ཐེལ་བ།（当日丝哇）〈25〉，东日丝瓦〈22,34〉：地上部分或叶治诸热，胆热，隐热，火烧伤，瘟病，时疫〈34,40〉；全草治胃病，肠炎，溃疡，痢疾，肺痨咳喘，伤寒，跌打损伤，筋骨痛，流行性感冒，坐骨神经痛，烧伤及各种传染病引起的热症〈25〉，胆热，火烧伤，温病，时疫〈13〉，胃炎，胃溃疡[195]；效用同流苏瓣缘黄堇 C. fimbripetala〈22〉。

Corydalis hebephylla C. Y. Wu var. glabrescens C. Y. Wu 假毛被黄堇（罂粟科）。【藏药】赛吾勾斋察歇：全草治瘟疫，腑热病，创伤〈23〉。

Corydalis hemidicentra Hand. – Mazz. 半荷包紫堇（罂粟科）。【藏药】莪德哇〈24〉：全草治瘟疫发烧，流行性感冒〈13,24〉，瘟病时疫，头痛，肝胆病〈24〉。

Corydalis hendersonii Hemsl.［*C. nepalensis* Kitamula］尼泊尔紫堇（罂粟科）《部藏标》。【维药】爱普然·姑丽：根、种子治外伤，腹泻，头痛，中耳炎，眼疾〈6〉。【藏药】 རེ་སྐྱེས་སྔོ་དམར།（日衮孜玛）〈2,21〉，热功巴〈24〉：全草治高山多血症，肠炎〈2,6,21〉，溃疡疼痛，脉管炎〈6,24〉，血热病，"木保"病，神经发烧，热性腹泻，脉热病〈23,24〉，"培根木布"病，大小肠热病，血病〈23〉，"察龙"病[95]，"木布"综合症，脉管炎，五脏热症〈21〉；全草、花、茎、叶、果治紫病〈27〉。

Corydalis hookeri Prain［*C. paniculata* C. Y. Wu et H. Chuang］拟锥花黄堇（罂粟科）。【藏药】སྐྱུང་རི་ཐེལ་བ།（当日丝哇）〈25〉，ལུག་ ཌལ།（陆额）〈21〉，扎桑丝哇〈24〉[195]：全草治血热病，肝胆实热，血热引起的头痛，高血压，偏瘫，跌打瘀痛〈22,24〉，胃病，肠炎，溃疡，痢疾，肺痨咳喘，伤寒，跌打损伤，筋骨痛，流行性感冒，坐骨神经痛，烧伤及各种传染病引起的热症〈25〉，肺炎〈24,32〉，水肿，四肢疼痛〈21,24,32〉，胃痛，瘫痪，跌打损伤，痈疖肿毒，刀伤，枪伤[195]，各种出血，湿热〈21,32〉；根、叶、花治血液病和肝病〈28〉。

Corydalis ihorongensis C. Y. Wu et H. Chuang 洛隆紫堇（罂粟科）。【藏药】木琼丝哇：全草治瘟病时疫，火烧伤，赤巴病之热症〈23〉。

Corydalis impatiens（Pall.）Fisch. 塞北紫堇（罂粟科）。【彝药】瓦都：全草治腹痛，各种热性病，痢疾，腹泻，生疮，痈肿丹毒，风火牙痛，外伤疼痛〈10〉。【藏药】སྒ་ བཟང་།（扎桑）〈21〉，玉冬色尔果〈7〉，登布哇夏嘎〈27〉：全草治热性诸症〈23〉，热病〈7〉，血热病，血性疼痛，肝热病及胆热病〈27〉，胃炎，胃溃疡，跌打损伤，坐骨神经痛[95,195]，止血[95]；地上部分治胆热，时疫感冒，跌打损伤，疮疖肿毒〈21〉。

Corydalis kingii Prain 帕里紫堇（罂粟科）。【藏药】介巴铜达：全草治各种外伤出血〈24〉。

Corydalis kokiana Hand. – Mazz. 狭距紫堇（罂粟科）。【藏药】桑格丝哇[24]：全草治感冒发烧，传染病，疮疖，外伤[13]，传染病，感冒发烧，疮疖痈肿[24]；根治跌打损伤，胸闷胀痛[24]。

Corydalis laucheana Fedde 紫苞黄堇（罂粟科）。【藏药】耶冬赛果：全草治热性诸症[23]。

Corydalis linarioides Maxim. 条裂紫堇（罂粟科）。【藏药】贾大丝哇[23]，申打丝哇[95,195]：全草治瘟病时疫，火烧伤，赤巴病之热症[23]，跌打损伤，风湿疼痛，劳伤扭伤，皮肤风痒[95,195]；叶治瘟病，瘟热，胆热，火烧伤[27]。

Corydalis livida Maxim. [*C. punicea* C. Y. Wu] 红花紫堇（罂粟科）【藏药】赛吾勾斋察歇[23]，色尔波古朱测卜杰[7]，格周哇[22]：全草治瘟疫，腑热病，创伤[7,23]，调经活血，散瘀止血[95]，胃肠炎，胃痛，感冒，肉食中毒[22]；全草外用治疮疡久溃不愈[22]。

Corydalis lupinoides Marq. et Shaw [*C. napuligera* C. Y. Wu] 米林紫堇（罂粟科）。【藏药】介巴铜达：全草治各种外伤出血[22]。

Corydalis meifolia Wall. 细叶黄堇（罂粟科）。【藏药】恰坡孜孜：全草治月经过多，崩漏，鼻衄，淋病[22]。

Corydalis melanochlora Maxim. 暗绿紫堇（罂粟科）。【藏药】玉珠丝哇[95][24]，嘎吾丝浓[23]，当日丝哇[195]：全草治"赤巴"热病，隐热，败血症，流感，伤寒，创伤感染[24]，瘟病时疫，火烧伤，赤巴病之热症[23]，热性病引起的水肿感冒[95]，热性传染病，胃炎，胃溃疡，感冒发烧[195]；全草外敷治疮疖肿痛[195]，瘤种[95]；花治瘟热病[27]。

Corydalis moorcroftiana Wall. ex J. D. Hook. et Thoms. 革吉黄堇（罂粟科）。【藏药】桑格丝哇[24]：全草治传染病，感冒发烧，疮疖痈肿[24]，胃溃疡，胃炎，跌打损伤，坐骨神经痛[195]；根治跌打损伤，胸闷胀痛[24]。

Corydalis mucronifera Maxim. 尖突黄堇（罂粟科）《部藏标》。【藏药】ཞི་གྲོན་ཙ་ད་ཀར（日官孜玛）[2]，ཤུང་ར་སྦལ་པ（东日丝吧）[21]，热衮巴[23]：全草治陈旧热症，热性传染病，瘟病时疫，流感发烧，伤寒[21,24]，热性传染病，胃溃疡[21][95]，高山多血

症，溃疡疼痛，脉管炎，肠炎[2]，"培根木布"病，脉热病，大小肠热病，血病[23]，胃炎，感冒发热[95]，隐热，痢疾，食物中毒[21]；全草外用治疮疡[95]，痈疖肿毒，烧伤，烫伤[24]。

Corydalis nigroapiculata C. Y. Wu [*C. varicolor* C. Y. Wu] 黑顶黄堇（罂粟科）。【藏药】桑格丝哇[23,24]，古朱丝哇[7]：全草治传染病，感冒发烧，疮疖痈肿[24]，热性病，黄疸型肝炎，肉食中毒[7]，瘟病时疫，火烧伤，赤巴病之热症[23]；叶治瘟病，瘟热，胆热，火烧伤[27]；根治跌打损伤，胸闷胀痛[24]。

Corydalis ophiocarpa Hook. f. et Thoms. 蛇果紫堇（罂粟科）。【傈僳药】莫害夺：全草治跌打损伤，气血不调，坐板疮，风痒症[166]。【藏药】帕夏嘎[13]，帕夏嘎曼巴[24]，耶冬赛果[7,23]：全草治肝胆及血分实热，血热头痛[13,24]，高血压跌打瘀痛[24]，热性诸症[7,23]，瘫痪，高血压，肝炎，胆囊炎，流行性感冒，跌打损伤[95,195]；全草外敷疮疖肿毒[95,195]；根治偏瘫[24]；全草或地上部分治肝、胆及血分实热，肺炎咳嗽，扁桃体炎，血热引起的疼痛[40]。

Corydalis pachycentra Franch. 浪穹紫堇（罂粟科）。【藏药】雀博之之[13]，恰布子子巧[29]，恰坡孜孜曼巴[24]：全草治崩漏[13]，鼻衄，月经过多[13,24,29]，瘟病时疫，火烧伤，赤巴病之热症[23]，流行性感冒，肝炎，胆囊炎[24]。

Corydalis pachypoda (Franch.) Hand. – Mazz. 粗梗紫堇（罂粟科）。【藏药】瑞金巴[13]，热功曼巴[24]，热衮巴[23]：全草治高山多血症，热性腹症[13,24]，脉热病[23,24]，"木呆"病，混病血杂，神经发烧，脉管炎[24]，"培根木布"病，大小肠热病，血病[23]；花、果、叶、茎、全草治肺病，头部骨折，骨折，疮伤，疮热[27]。

Corydalis pallida (Thunb.) Pers. 黄堇（罂粟科）。【土家药】暴鸡母，岩黄连：全草治肺痈，痈疽，咳嗽痰多，腹泻[124]。【壮药】茴香芭：全草捣烂冲酒服治跌打内伤，扭伤[15]。

Corydalis pauciflora (Stephan ex Willd.) Pers. 少花延胡索（罂粟科）。【藏药】巴夏哇[195]，恰坡孜孜曼巴[195]：全草治流行性感冒，肝炎，胆囊炎，鼻衄，月经过多[22]，瘫痪，高血压，肝炎，胆囊炎，流感，跌打损伤[195]；全草外敷疮疖肿

毒[195]。

Corydalis pingwuensis C. Y. Wu 平武紫堇(罂粟科)。【藏药】叶治瘟病，瘟热，胆热，火烧伤[27]。

Corydalis polygalina Hook. f. et Thoms. 远志黄堇(罂粟科)。【藏药】介巴铜达：全草治各种外伤出血[24]。

Corydalis polyphylla Hand. – Mazz. 多叶紫堇(罂粟科)。【藏药】瑞金巴[13]，热功曼巴[22,24]，热衮巴[23]：全草治高山多血症，热性腹症[13,24]，脉热病[22,23,24]，"木保"病，混病血杂，神经发烧，脉管炎[22,24]，"培根木布"病，大小肠热病，血病[23]。

Corydalis pseudohamata Fedde ［*C. binderae* **Fedde spp. *pseudohamata*** (Fedde) **Z. Y. Su**］川北钩距黄堇(罂粟科)。【藏药】东日丝瓦[22,34]：全草治陈旧热症，热性传染病，瘟病时疫，流感发烧，伤寒[22]；全草外敷治痈疖肿毒，烧伤，烫伤[22]，瘟疫发烧，流感[34]。

Corydalis pubicaulis C. Y. Wu et H. Chuang 毛茎紫堇(罂粟科)。【藏药】玉周丝哇：全草治瘟病时疫，火烧伤，赤巴病之热症[23]。

Corydalis racemosa (Thunb.) **Pers.** 小花黄堇(罂粟科)。【畲药】半缸草，粪桶草：全草治秋天腹泻，疥疮[146]。【土家药】黄花五味草：全草治疥癣，疮毒肿痛，目赤，流火，暑热泻痢，肺病咳血，小儿惊风[124]。

Corydalis repens Mandl et Muehld. 全叶延胡索(罂粟科)。【藏药】酥苗赛保：块茎治食物中毒[23]。

Corydalis rheinbabeniana Fedde 扇苞黄堇(罂粟科)。【藏药】加达丝哇[95]，贾大丝哇[22]：全草治心热，肝热，传染性热病，感冒发烧[95]，血毒症，流行性感冒，头痛，发烧[22]。

Corydalis saxicola Bunting ［*C. thalictrifolia* **Franch.**］岩黄连(罂粟科)。【纳西药】根治蒙皮火眼翳子，痔疮出血及红痢，肝炎，口舌糜烂，痢疾，腹痛[164]。【瑶药】wiangh linh mbaengx(往林丙)，鸡爪连：全草治黄疸型肝炎，肝硬化，肝区疼痛，胆囊炎，腹胀痛，肠胃炎，痢疾，口腔炎，痔疮出血，结膜炎，痈疮肿毒[132]。【彝药】瓦资莫瓷[111]，放且卡[101]，瓦都[102]：全草治跌打损

伤[101,102,103]，肝炎，外伤出血[101,103]，火眼，翳膜，痔疮出血及红痢，腹痛[102,111]，腮腺炎，喉炎，牙痛，胆囊炎[101,103]，口舌生疮，急性腹痛，痢疾，肠炎[101]。【壮药】ngumxlienz(捂敛)：全草治能蚌(急性黄疸型肝炎，肝硬化)，肝癌，东朗(胃炎)，呗叮(疮疔)，火眼，口腔糜烂[117]，肝炎，肠炎，痢疾，痈疮肿毒[316]。

Corydalis scaberula Maxim. 粗糙黄堇(罂粟科)《部藏标》。【藏药】ཟླ་ཉི་སྦལ་བ(东日丝巴)[2]，贾大丝哇[24,29,195]，桑格丝哇[23]：全草治热性病，肝病，脉病，血热，肝炎，高血压，瘫痪，跌打损伤[2]，血毒症，流行性感冒，头痛，发烧[24]，瘟病时疫，火烧伤，赤巴病之热症[23]，心热，肝热，传染性热病，感冒发烧[95,195,780]；块茎治发烧，流行性感冒[29]；块茎治发烧，流行性感冒，止血[40]。

Corydalis schanginii (Pall.) **B. Fedtsch.** ［*C. longiflora* (Willd.) **Pers.**］长距元胡(罂粟科)。【哈萨克药】تەرناگۇل：块茎治行经腹痛，胃痛，神经性疼痛，胸胁痛，疝气，腰痛[140,141]，肢体酸痛[142]。

Corydalis spathulata Prain ex Craib 匙苞黄堇(罂粟科)。【藏药】东日丝哇：全草治陈旧热症，热性传染病，瘟病时疫，流感发烧，伤寒[22]；全草外敷治痈疖肿毒，烧伤，烫伤[22]。

Corydalis stenantha Franch. 洱源紫堇(罂粟科)。【傣药】哥糯冬颠，五味草：全草用于舒筋活络，清热利湿，拔异物[65]。【藏药】木琼丝哇：全草治肺痨咳嗽，发烧，筋骨痛[195]。

Corydalis stracheyi Duthie ex Prain ［*C. meifolia* **Wall. var. *sikkimensis* Prain**］折曲黄堇(罂粟科)。【藏药】恰坡孜孜：全草治月经过多，崩漏，鼻衄，淋病[22]。

Corydalis straminea Maxim. 草黄堇(罂粟科)。【藏药】玉周丝哇[29][95]，赛博丝哇[24]，耶冬赛果[23]：根茎治流行性感冒，伤寒，传染性热病[29]；全草治流行性感冒，伤寒，传染性热病，潜伏热症[24]，热性诸症[23]，热性病引起的水肿，感冒[95,195]，伤寒，发热[195]；全草外用治瘤肿[95]，疮疡[195]；全草或地上部分治肝、胆及血分实热，肺炎咳嗽，扁桃体炎，血热引起的疼痛[40]。

Corydalis stricta Steph. 直茎紫堇（罂粟科）。【藏药】帕蒙丝哇[24]，巴夏嘎[95,195]：地上部分治头痛，发烧，背心痛，血病引起的背痛，肝脏热病，胆病，腹泻[24]；全草治肝炎[95,195]，瘫痪，高血压，胆囊炎，流行性感冒，跌打损伤[195]；全草外敷疮疖肿毒[195]，跌打损伤[95]。

Corydalis taliensis Franch. 金钩如意草（罂粟科）。【傈僳药】阿亚舞：全草治风湿痛，经络痛，筋骨痛，肺痨咳嗽，发热，痰火[166]。【彝药】苯户多七：根、全草治咽喉痛，催乳[14]。【藏药】巴日巴日达曼巴[24]，札桑丝哇[195]：全草治"赤巴"病，"赤巴"热病，血热，瘟病时疫，肝炎，感冒，食物中毒[24]，胃痛，瘫痪，跌打损伤，痈疖肿毒，刀伤，枪伤[195]。

Corydalis tangutica Peshkova [*C. pauciflora* Pers var. *latiloba* Maxim.] 唐古特延胡索（罂粟科）。【藏药】恰坡孜孜曼巴：根或全草治流行性感冒，肝炎，胆囊炎，鼻衄，月经过多[22]。

Corydalis tangutica subsp. bullata（Lidén）Z. Y. Su [*C. tianzhuensis* subsp. *bullata* Liden] 小花紫堇（罂粟科）。【藏药】延胡索[13]，恰坡孜孜[24]，莪代哇[23]，巴夏嘎[95]：全草治月经过多，崩漏，鼻衄，淋病[13,24]，瘟病时疫，赤巴热病，脉赤巴病[23]，肝炎[95]；全草外用治跌打损伤[95]。

Corydalis tianzhuensis M. S. Yang et C. L. Wang [*C. alpeatris* C. A. Mey var. *bayeriana*（Rupr.）Popov] 天祝黄堇（罂粟科）。【藏药】恰坡孜孜：全草治月经过多，崩漏，鼻衄，淋病[22]。

Corydalis tibetica J. D. Hook. et Thoms. 西藏紫堇（罂粟科）。【藏药】热功巴：全草治脉管炎，血热病，高山多血症，肠炎，溃疡，木保病，脉热病，神经发烧，热性腹泻[22]。

Corydalis tibetoalpina C. Y. Wu et T. Y. Su 西藏高山紫堇（罂粟科）。【藏药】ཤུར་རི་ཐེལ་བ།（当日丝哇）[25]，木琼丝哇[25][195]：全草治肺痨咳喘，筋骨痛[25][195]，胃病，肠炎，溃疡，痢疾，伤寒，跌打损伤，流行性感冒，坐骨神经痛，烧伤及各种传染病引起的热症[25]，发烧[195]。

Corydalis tomentella Franch. 毛黄堇（罂粟科）。【土家药】土黄芩：全草治跌打损伤，劳伤吐血，瘀肿疼痛，胃痛，湿热痢疾，肺热咳嗽[123]。【藏药】东木纳合丝哇：全草治流行性感冒，发烧[195]。

Corydalis tongolensis Franch. 全冠黄堇（罂粟科）。【藏药】帕夏嘎曼巴：全草治肝胆病，肝胆实热，血分热症，血热引起的头痛，高血压，跌打瘀痛[24]；根治偏瘫[24]。

Corydalis trachycarpa Maxim. 糙果紫堇（罂粟科）。【羌药】sevvua（丝哇），黄花地锦草：全草治外感发热，咽喉肿痛，胃火牙痛[167]。【藏药】东日丝哇[6,13,24]，当日丝哇[29][95,195]，热衮巴[23]：全草治瘟病时疫[23,24]，火烧伤[13,23]，胆热，隐热[13]，陈旧热症，热性传染病，流感，发烧，伤寒[24]，赤巴病之热症[23]，热性病，热性传染病，胃炎，胃溃疡，感冒发烧，伤寒[195]，"培根木布"病，脉热病，大小肠热病，血病[23]，热性传染性病，胃炎，胃溃疡，感冒发热[95]；全草外敷治痈疖肿毒，烧伤，烫伤[24]，疮疖肿痛[195]；块茎治流感发烧，伤寒病及各种炎症[29]，伤寒，流行性感冒，感冒发烧[6]；地上部分或叶治诸热，胆热，隐热，火烧伤，温病，时疫[40]；全草外用治疮疡[95]。

Corydalis trachycarpa var. leucostachya（C. Y. Wu et H. Chuang）C. Y. Wu [*C. alpigena* C. Y. Wu] 白穗紫堇（罂粟科）。【藏药】当日丝哇，桑格丝哇：全草治瘟病时疫，火烧伤，赤巴病之热症[23]。

Corydalis trachycarpa var. octocornuta（C. Y. Wu）C. Y. Wu [*C. octocornuta* C. Y. Wu] 淡花紫堇（罂粟科）。【藏药】东日丝哇：全草治陈旧热症，热性传染病，瘟病时疫，流感发烧，伤寒[22]；全草外敷治痈疖肿毒，烧伤，烫伤[22]。

Corydalis trifoliata Franch. 三裂紫堇（罂粟科）。【白药】崩崩迟贺：根、全草治中暑头痛，腹痛，尿痛，肺结核咯血，化脓性中耳炎，脱肛，疮疡肿毒，蛇咬伤[13,14]。【藏药】贾大丝哇：全草治心热，肝热，传染性病病，感冒发烧[195]，血毒症，流行性感冒，头痛，发烧[22]。

Corydalis tsayulensis C. Y. Wu et H. Chuang 察隅紫堇（罂粟科）。【藏药】ཙ་བཟང་།（扎桑）[21]，帕夏嘎曼巴[22]，བ་ས་ཀ།（帕下嘎）[25]：根、茎或全草治高血压，瘫痪，肝炎，胆囊炎，流感，跌打损伤[21,25]；根、茎或全草外敷治疮疖肿毒[21,25]；全草治肝胆病，肝胆实热，血分热症，血热引起的头痛，高血压，跌打瘀痛[22]；根治偏瘫[22]；地上部分治胆热，时疫感冒，跌打损伤，疮疖肿毒[21]。

Corydalis turtschaninovii Bess. 齿瓣延胡索（罂粟科）。【鄂伦春药】挨母出哈，蓝鹊花，兰花菜：块茎治胃痛，胸腹痛，疝痛，痛经，关节痛，月经不调，产后瘀血腹痛，跌打损伤及泻痢[161]。【蒙药】效用同东北延胡索 C. ambigua[47]。【藏药】效用同延胡索 C. yanhusuo[23]。

Corydalis yanhusuo W. T. Wang [*C. turtschaninovii* Bess. f. yanhusuo Y. H. Chou et C. C. Hsu] 延胡索（罂粟科）《药典》。【朝药】延胡索：块茎治心腹诸痛证[10]。【蒙药】效用同东北延胡索 C. ambigua[47]。【土家药】元胡：块茎治全身各部气滞血瘀，痛经，经闭，癥瘕，产后瘀阻，跌打损伤，疝气作痛[123]。【维药】效用同新疆元胡 C. glaucescens[79]。【藏药】ཉ་ཤ་མེར་ལོ（苏咪赛尔保）[21]，酥亩赛保[23]：块茎治食物中毒[23]，胸胁，腔腹疼痛，经闭痛经，梅毒，中毒症[21]；果实用于毒热，止痛[27]。

Corydalis zadoiensis L. H. Zhou 杂多紫堇（罂粟科）。【藏药】嘎吾丝浓：全草瘟病时疫，火烧伤，赤巴病之热症[23]。

Corylopsis sinensis Hemsl. 蜡瓣花（金缕梅科）。【瑶药】紫金树：根、皮、叶治寒性腹痛，恶寒发热，呕逆心悸，烦热昏迷[133]。

Corylus avellana L. 欧榛（桦木科）[4]。【维药】پیندوق（Pinduq，分都克）：种子治湿性脑虚，健忘，早泄，遗精，寒性精液减少，胃虚阳痿，经肌虚弱，咳嗽气喘[75,77]，性欲低下，阳事不举，滑精早泄，思维不敏，腰酸乏力，胃弱食阻[4]。

Corylus heterophylla Fisch. ex Trautv. 榛（桦木科）。【朝药】개암느재（gaimunazai，盖阿木努在），개암나무（gaiamunamu，盖阿木纳姆）：雄花序治肝硬化腹水，各种化脓性感染，皮炎，肾炎，外伤，冻伤，止咳，止痛[8]。【维药】乌日芒尼牙格：种子治肾虚阳痿，遗精早泻，腰腿酸痛[79]。

Corylus heterophylla var. sutchuenensis Franch. 川榛（桦木科）。【土家药】凤凰木：果实治食欲不振，劳伤，风湿麻木，病后体虚，食少疲乏[8,123]。

Corylus mandshurica Maxim. et Rupr. 毛榛

（桦木科）。【白药】说熬明：核果治病后体虚，食少疲乏，驱蛔虫，绦虫[14]。【朝药】개암느재（gaimunazai，盖阿木努在），개암나무（gaiamunamu，盖阿木纳姆）：雄花序效用同榛 C. heterophylla[8]。【土家药】效用同川榛 C. heterophylla[8]。

Corypha umbraculifera L. 贝叶棕（棕榈科）。【傣药】哥榄（西傣）[9,13,14,71]，哥兰[65]，锅榄[62,64]：叶治头晕头痛，发热，咳嗽[9,13,65,71]，风寒湿痹证，肢体关节酸痛[62]，周身关节酸麻胀痛，屈伸不利，活动受限[64]；根治各种风湿痹证所致的周身关节酸麻胀痛，屈伸不利或全身疼痛，活动受限[63]。

Cosmos bipinnata Cav. 秋英（菊科）。【苗药】把干对：茎叶治出血，骨折[14]。

Cossus cossus Linnaeus 芳香木蠹蛾（木蠹蛾科）。【朝药】苦参虫：幼虫治风湿病及类风湿症[12]。

Costus speciosus (Koen.) Smith 闭鞘姜（姜科）。【傣药】恩倒（西傣）[62-64][318]，干恩（德傣）[60][318]：根茎治咽炎，喉炎，脾肿大[6,9,71,72]，腹胀[6,14]，利尿[172]，咽喉肿痛，咳喘痰多，疟腮，耳道溢脓，风湿痹痛，水肿，小便热涩疼痛，胆汁病（白疸病，黄疸病，黑疸病）[60][318]，热风咽喉肿痛，腮腺炎，颌下淋巴结肿痛，化脓性中耳炎，冷风湿关节疼痛，屈伸不利，肢体关节红肿疼痛[62-64]，风湿热痹证，耳痛流脓血，风寒湿痹证，肢体关节酸痛[62]；块根治中耳炎，跌打扭伤，肾炎水肿，膀胱热淋，肝硬化腹水[9,67,68,74]。【哈尼药】嘎喇丫莫：根治小儿肺炎，咽喉炎，黄疸型肝炎[145]。【基诺药】摆且柯坡[163]，象甘蔗，老妈妈拐棍：根茎或全草治结石，泌尿系统感染，水肿[163]；根茎或全草外用治荨麻疹，疮疖，肿毒[163]；根茎汁滴耳治中耳炎[163]。【景颇药】贝起干：全草治小便不通[6,9,19,172]；全草配伍治高热惊厥[69]。【拉祜药】块根治肾炎水肿，膀胱热淋，肝硬化腹水，眼睛红肿热痛[151]。【黎药】胃姜[154]，意暖[153]：根或全草治尿路感染，小便不利[154]，根、茎治肾炎水肿，尿路感染；根、茎鲜品捣烂取汁滴耳，治中耳炎[153]。【佤药】水蕉花：根茎治急肠胃炎，肾炎水肿，膀胱炎[10,168]。【瑶药】楪朱：根茎治胃痛，阳萎，噤口痢[15]，骨折[6,15]。【壮药】串盘姜[6,15]，盆转姜[6]，什病态歪根[6]：

根茎治胃痛，阳痿，噤口痢[6,15]，骨折[15]，肾炎水肿，尿路感染，荨麻疹，无名肿毒[6]。

Costus tonkinensis Gagnep. 光叶闭鞘姜(姜科)。【傣药】根茎治肝硬化腹水，尿路感染，肌肉肿痛，无名肿毒[13]。

Cotinus coggygria Scop. var. pubescens Engl. 毛黄栌(漆树科)。【土家药】白梓树：根、枝叶治皮肤瘙痒症，跌打损伤，骨折，虚肿[123]。

Cotoneaster acuminatus Lindl. 尖叶栒子(蔷薇科)。【藏药】察珠木[22]，察尔钟[40]：果实治风湿关节炎，黄水病[22,40]，肝病，肉食积滞，高血压，月经不调，腹泻[22]；果膏治鼻衄，牙龈出血，月经出血过多及各种出血[22,40]；枝叶膏治鼻衄，月经出血过多及各种出血，风湿性关节炎，黄水病[22]，止血，敛"黄水"[40]。

Cotoneaster acutifolius Turcz. 灰栒子(蔷薇科)。【蒙药】ᠶᠡᠷᠭᠡ(Yergai, 伊日盖)：果实治鼻衄，吐血，月经过多，关节散毒症，关节"协日沃素"症[49]。【藏药】察尔正[29]，察尔朱母[23]，察朱木[24]：果治关节炎，关节积黄水[24,29,40]；四肢关节黄水病[23]；枝、叶治各种出血和月经过多[24]；果膏治鼻衄，牙龈出血，月经过多；枝叶膏敛"黄水"[40]。

Cotoneaster adpressus Boiss. 匍匐栒子(蔷薇科)。【藏药】ཚེར་པ་ཞིང་(察巴兴)[25,32]，察尔钟[22]，察尔列[22,40]：果实治关节炎，关节积黄水，肝病，腹泻，肉食积滞，高血压，月经不调[22,25,32]，风湿关节炎，"黄水"病[22,40]；果、枝叶煎膏治鼻衄，牙龈出血，月经出血过多[22,40]。

Cotoneaster affinis Lindl. 藏边栒子(蔷薇科)。【藏药】察巴兴[22]，察尔钟：效用同匍匐栒子 C. adpressus[22,40]。

Cotoneaster buxifolius Lindl. 黄杨叶栒子(蔷薇科)。【藏药】察尔列：果治关节炎，"黄水"病，果膏治鼻衄，牙龈出血，月经过多[40]。

Cotoneaster dielsianus Pritz. 木帚栒子(蔷薇科)。【羌药】charzzhenn(茶儿真)，叉尔真：根治湿热黄疸，吐血，功能性子宫出血[167]；全株治干咳失音，湿热发黄，肠风下血，小便短少[167]。【藏药】效用同匍匐栒子 C. adpressus[22]。

Cotoneaster divaricatus Rehd. et Wils. 散生栒子(蔷薇科)。【藏药】察巴兴[22]，察尔列[40]：果

治关节炎，"黄水"病，果膏治鼻衄，牙龈出血，月经过多[40]；效用同匍匐栒子 C. adpressus[22]。

Cotoneaster foveolatus Rehd. et Wils. 麻核栒子(蔷薇科)。【藏药】察尔钟：果治关节炎，"黄水"病，果膏治鼻衄，牙龈出血，月经过多；枝叶膏止血，敛"黄水"[40]。

Cotoneaster frigidus Wall. ex Lindl. 耐寒栒子(蔷薇科)。【藏药】察巴兴：果实治关节炎[24,29]。

Cotoneaster glaucophyllus Franch. 粉叶栒子(蔷薇科)。【藏药】察尔钟：效用同麻核栒子 C. foveolatus[40]。

Cotoneaster hebephyllus Diels 钝叶栒子(蔷薇科)。【藏药】察珠木[13,22,34]，察尔列[40]：果实治风湿关节炎，黄水病[13,22,34]，肝病，肉食积滞，高血压，月经不调，腹泻，鼻衄，牙龈出血，月经过多[13]，果治关节炎，黄水病[40]；果膏治鼻衄，牙龈出血，月经出血过多及各种出血[22,34,40]；枝叶膏用于止血，敛"黄水"[34]，鼻衄，月经出血过多及各种出血，风湿性关节炎，黄水病[22]。

Cotoneaster horizontalis Decne. 平枝栒子(蔷薇科)。【土家药】地木瓜，地蜈蚣：枝叶、根治下痢腹痛，吐血，痛经，白带[123]。【藏药】察尔列[40]：果治关节炎，"黄水"病，果膏治鼻衄，牙龈出血，月经过多[40]。

Cotoneaster horizontalis var. perpusilla Schneid. 小叶平枝栒子(蔷薇科)。【土家药】地蜈蚣：全草治风湿性关节炎，下痢腹痛，吐血[127]。

Cotoneaster melanocarpus Lodd. 黑果栒子(蔷薇科)。【藏药】察尔钟：效用同麻核栒子 C. foveolatus[40]。

Cotoneaster microphyllus Wall. ex Lindl. 小叶栒子(蔷薇科)。【藏药】察尔列[24,29,39]，采垒[27]：果实、枝叶治关节炎，黄水病，鼻衄，牙龈出血，月经过多[13]；嫩枝及叶治鼻衄，妇科血症[24,29]；果治关节炎，"黄水"病[34]，妇女崩漏[27]；果煎膏治鼻衄，牙龈出血，月经过多[34]；枝叶煎膏能止血，敛"黄水"[34]；根、叶治外伤出血，月经过多，鼻衄，牙龈出血[36]；枝叶用于四肢关节黄水[27]；嫩叶及枝治鼻衄，妇科崩漏，黄水病[39]。

Cotoneaster microphyllus var. conspicuus Messel 大果小叶栒子(蔷薇科)。【藏药】察尔列：果实治关节病，"黄水"病；果、枝叶煎膏治鼻衄，牙

龈出血，月经出血过多[40]。

Cotoneaster multiflorusBge. 水枸子（蔷薇科）。【藏药】ᚏᚐᚋᚐᚎᚔᚅᚔ(chabaxing，察巴兴)[25]，chaerzhong（察尔钟）[25,32,39]，chazhumu（察珠木）[22]：果实治黄水病[22,39]，风湿性关节炎[22]，肝病，肉食积滞，高血压，月经不调，腹泻[22,25,32]，关节炎，关节积黄水[25,32,39]；果膏、枝叶膏效用同钝叶枸子 C. hebephyllue。【藏药】ᚏᚐᚋᚐᚎᚔᚅᚔ(chabaxing，察巴兴)[25]，chaerzhong（察尔钟）[25,32,39]，chazhumu（察珠木）[22]：果实治黄水病[39,22]，风湿性关节炎[22]，肝病，肉食积滞，高血压，月经不调，腹泻[22,25,32]，关节炎，关节积黄水[25,32,39]；果膏、枝叶膏效用同钝叶枸子 C. hebephyllus[22]。

Cotoneaster multiflorus var. atropurpureus Yu. 紫果水枸子（蔷薇科）。【藏药】效用同钝叶枸子 C. hebephyllus[22,34]。

Cotoneaster pannosus Franch. 毡毛枸子（蔷薇科）。【藏药】察尔列：效用同平枝枸子 C. horizontalis[40]。

Cotoneaster rubens W. W. Smith 红花枸子（蔷薇科）。【藏药】效用同钝叶枸子 C. hebephyllus[22]。

Cotoneaster salicifolius Franch. 柳叶枸子（蔷薇科）。【藏药】察尔钟：效用同麻核枸子 C. foveolatus[40]。

Cotoneaster tenuipes Rehd. et Wils. 细枝枸子（蔷薇科）。【藏药】效用同钝叶枸子 C. hebephyllus[22]。

Coturnix coturnix Linnaeus 鹌鹑（雉科）。【彝药】阿好中：尿治疟疾[102]；蛋熟食治肾虚尿频[102]。【藏药】鹑鸟，山鸡：肉治泻痢，疳积，小儿百日咳[30]；蛋治脾胃虚弱，疳积，腹水，肺结核，神经衰弱[30]。

Coturnix coturnix japonica Temminck et Schlegel 鹌鹑普通亚种（雉科）。【朝药】메쵸리（miě cāo lǐ，咩草哩）：肉或全体用于补五脏，益中，续气，实筋骨，耐寒，消结热，止泻痢[86]；蛋治高血压，动脉硬化，贫血，体虚，肺结核，哮喘，心脏病，神经衰弱，产前产后调理[82]。

Cotyledon japonica **Maxim.** 参见 Orostachys japonica。

Cousinia thomsonii C. B. Clarke. 毛苞刺头菊（菊科）。【藏药】ᚎᚐᚌᚐᚎᚔᚃᚔ(jiangcai，江才)[25]，降策嘎保达永[22]：幼苗催吐，健胃[22]；根治"培根"病，疮疖痈肿[22]；种子、根或带根幼苗治关节疼痛，小便失禁，腰痛，眩晕，口眼歪斜[25]。

Covellinum 铜蓝（为含硫铜矿石，主含 CuS）。【藏药】效用同辉铜矿 Chalcocitum[34]。

Cranite 花岗岩。【藏药】葬：治陈旧性的疮疡，切除腐肉[27]。

Cranwfurdia fasciula **Wall.** 参见 Tripterospermum chinense。

Craspedolobium schochii Harms 巴豆藤（豆科）。【傣药】嘿亮郎：根、藤治腹痛腹泻，赤白下痢，月经过多，各种出血症[62]。【哈尼药】铁藤，Nihav(尼哈)[143]：藤茎治月经不调，风湿疼痛，贫血，腹泻[13,14]；根、藤治内出血，月经不调，贫血，腰腿痛[143]。【拉祜药】灭喳服：藤茎治腹泻，风湿疼痛，贫血，月经不调[13,14]。【佤药】铁藤，巴豆藤：根、茎皮治风湿关节疼痛，痢疾，内脏出血[168]。【彝药】根治气血两亏，头晕耳鸣，跌打损伤，风湿骨痛，月经不调，小儿贫血，声音嘶哑，口干舌燥[109]。

Crassocephalum crepidioides (Benth.) S. Moore [*Gynura crepidioides* **Benth.**] 野茼蒿（菊科）。【哈尼药】Xalsav hhoqmiaq（夏沙俄苗），民国菜，革命菜：全草治营养不良性水肿，咽喉肿痛[143]。【黎药】千碟海，野茼蒿：根治男女房事时男方或女方出现身体不适，胸闷或气促[153]。【傈僳药】阿莫门俄：全株治消化不良，脾虚水肿，口腔炎，乳腺炎，毒蛇咬伤[166]。【土家药】野塘蒿：全草治腹部胀满，食欲不振而兼大便难下，感冒，发烧，乳腺炎，尿路感染，营养不良性水肿，高血压[288]。【佤药】大胖菜，满天飞：全草治胃胀满，消化不良，脾虚浮肿[168]。

Crassostrea ariakensis(Wakiya) 近江牡蛎（牡蛎科）《药典》。【朝药】민어굴（mǐn ē gùr，敏呃咕儿）：贝壳效用同长牡蛎 C. gigas[86]。【壮药】效用同长牡蛎 C. gigas[117]。

Crassostrea gigas (Thunberg) 长牡蛎（牡蛎科）《药典》。【阿昌药】牡蛎：贝壳治自汗，盗汗，胃酸过多[18]。【朝药】굴（gùr，咕儿）：贝壳治伤寒，寒热，温疟洒洒，惊恚怒气，除拘缓，鼠瘘，女子带下，赤白，除留热在关节，荣卫虚热去来

不定，烦满，止汗，心痛气结，止渴，除老血，涩大小肠，止大小便，疗泄精，喉痹，欬嗽，心胁下痞热，久服强骨节，延年[86]。【德昂药】牡蛎：效用同景颇药[18]。【景颇药】joj op mun：效用同阿昌药[18]。【彝药】煅牡蛎：贝壳(煅制)治产后水泻不止，淋巴结结核[10]。【壮药】Gyapsae(甲虽)，牡蛎：贝壳治年闹诺(失眠多梦)，兰奔(眩晕耳鸣)，呗奴(瘰疬痰核)，癥瘕痞块，优平(自汗盗汗)，遗精，兵淋嘞(崩漏)，隆白呆(带下)，胃痛吞酸，骨质增生[117]。

Crataegus altaica(Loud.) Lange 阿尔泰山楂(蔷薇科)。【哈萨克药】التاي دولاناسى：果、根治高血压，高血脂，骨质疏松症，消化不良，食积腹胀，产后腹痛，细菌性痢疾，肠炎，小儿神经衰弱[140]。

Crataegus chungtienensis W. W. Smith 中甸山楂(蔷薇科)。【藏药】局如日：果实治肉食积滞，消化不良，痛经，产后瘀血作痛[22]，肉食积滞，腹胀肠鸣，胃脘饱闷，月经不调，胸胁疼痛，小儿乳食积滞[36]。

Crataegus cuneata Sieb. et Zucc. 野山楂(蔷薇科)。【布依药】娘杀破：果实治胃胀[159]。【侗药】登桃岁，Demh daoc siis，Sangp demh daoc siis(尚登桃西)：果实治朗鸟叽苟没馊(小儿消化不良)，惊叽给(泻肚惊)[137]。【仡佬药】to⁵⁵ ka³³ mi³¹(多嘎米，黔中方言)，taŋ³³ pia⁵⁵(档比，黔中北方言)，ma⁵⁵ pao³³ mi³¹(马保米，黔西南多洛方言)：果实治小孩腹泻[162]。【毛南药】dɛŋ⁵³ miɐ⁵² yə²⁴(等篾夜)：果实治胆道蛔虫[155]。【苗药】山楂，小山楂：果实治肉食积滞，消化不良，月经瘀闭，小儿消化不良，失眠[96,98]。【畲药】山枣，不哩：根、果实治鼻息肉，胃痛，痢疾[146]。【土家药】野涩梨[125]：果实治肉食积滞，月经瘀闭，产后瘀血腹痛，痢疾，疝气[124]，食积，慢性痢疾，腰痛[125]。【瑶药】野梨子：果实治疳积，小儿乳食停滞，痞满，吞酸，泻痢，肠风[133]；茎叶治高血压，漆疮[133]。【彝药】萨伍[101,104]，小叶山楂[104]：果实及根治肉食不消化，小儿腹积痞块，痢疾[101,104]，风湿疼痛，水肿，湿疹，黄水疮[104]；根治风湿疼痛，水肿[101]；籽治湿疹，黄水疮[101]。【藏药】阿尼合：果实治食积，肉积，产后瘀阻腹痛[23]。

Crataegus hupehensis Sarg. 湖北山楂(蔷薇科)。【土家药】shau tiong ti(山棠梨)：果实治食积，肚腹胀满，食欲不振[10,126]。

Crataegus kansuensis E. H. Wilson 甘肃山楂(蔷薇科)。【羌药】gesimi(格思咪)，野山楂：果治肉食积滞，小儿疳积，产后腹痛[167]；根治风湿性关节痛，水肿[167]；叶泡开水当茶饮，治高血压[167]。【藏药】阿尼合[23]，局如日[24]：果实治食积，肉积，产后瘀阻腹痛[23,24]，消化不良，痛经[24]。

Crataegus pinnatifida Bge. 山楂(蔷薇科)《药典》。【朝药】效用同山里红 C. pinnatifida[10]。【侗药】山梨，酸楂：果实治消化不良，脘腹胀痛，泄泻[136]。【拉祜药】山楂：果实治腹胀痛，产妇之腰痛，能收缩子宫，止流血崩漏，脾脏肿大，肠痔便血[10]。【蒙药】道老淖[47]，达古日－道老淖[586]：果实治肉食积滞，消化不良，脘腹胀痛，痛经，产后瘀血腹痛，高血脂症[47]；健脾消食，生津止渴[586]。【维药】دولانه(Dolane，都拉乃)：果实治湿胃酸过少，食积不化，热盛肝虚，胃纳不佳，消化不良，腹泻痢疾，小便点滴不清，血脂偏高，炎肿[75]。【藏药】效用同甘肃山楂 C. kansuensis[23,24]。

Crataegus pinnatifida var. major N. E. Br. 山里红(蔷薇科)《药典》。【阿昌药】山楂：效用同德昂药[172]。【朝药】山楂：果实治饮食停滞所致的诸证[10]。【德昂药】红果子，别夏：根、果治肉食积，消化不良[172]。【景颇药】Migvokshi：效用同德昂药[172]。【藏药】效用同甘肃山楂 C. kansuensis[24]。

Crataegus sanguinea Pall. 辽宁山楂(蔷薇科)。【哈萨克药】قزىل جەمىستى دولانا：果、根治高血压，高血脂，骨质疏松症，消化不良，食积腹胀，产后腹痛，细菌性痢疾，肠炎[140]。

Crataegus scabrifolia(Franch.) Rehd. 云南山楂(蔷薇科)。【傣药】嘛拿(德傣)：效用同苗药[13]。【哈尼药】Sallialgoq alsiq(山梁果阿席)，红果子，海红：果实治肉积，食积，痞满腹胀，疝气痛，痛经，产后腹痛，无名肿毒，肠风，肠炎腹泻，小儿食滞[143]。【苗药】汗子瓜呢[14]，汉梓瓜尼[13]：果实、树皮、叶治食积腹胀，肠炎腹泻痢疾，疝气疼痛，产后腰痛，痛经，无名肿毒[14]；果实治饮食结滞，呕吐酸水，胸膈饱闷，不思饮食[13]。【彝药】萨伍[101,104]，小叶山楂[104]：果实治痰湿阻滞，脾虚气弱，食积不化，腹满胀痛，泻泄红痢，筋骨疼痛[109]；果实及根治肉食不消化，小儿腹积痞块，痢疾，风湿疼痛，水肿，湿疹，黄水疮[104]；效用同野山楂 C. cuneata[101]。

Crataegus songorica K. Koch. 准噶尔山楂(蔷薇科)。【哈萨克药】جوڭعار دولاناسى ：花、果、根治小儿消化不良，食积腹胀，产后腹痛，细菌性痢疾，肠炎，高血压，高血脂[140]。

Crataegus wilsonii Sarg. 华中山楂(蔷薇科)。【藏药】效用同甘肃山楂 C. kansuensis[24]。

Crateva religiosa G. Forst. 鱼木(白花菜科)。【傣药】叶、根治肝炎，痢疾，腹泻，疟疾，风湿性关节炎[67,68]；取叶捣烂包敷治蛇虫咬伤[67,68]。【彝药】嫩枝治皮疹不透，奇痒难忍[109]。

Crateva trifoliata (Roxb.) B. S. Sun [**C. falcata (Lour) DC.**] 钝叶鱼木(白花菜科)。【傣药】帕贡：根茎、皮治肝炎，痢疾，腹泻，风湿性关节炎[9,72]；根治肝炎，痢疾，腹泻，疟疾，风湿性关节炎[9,63,74]。【德昂药】帕贡：根、叶治肝炎，痢疾，腹泻，疟疾，风湿性关节炎，黄疸型肝炎[160]。【拉祜药】怕贡：根治血尿[150]。

Crateva unilocularis Buch. – Ham. 树头菜(白花菜科)。【傣药】帕贡(西傣)[14]，啪拱(西傣)[13]，怕攻(德傣)[13]：根、叶治肝炎，痢疾，腹泻，疟疾，风湿性关节炎[13,14]；根皮、树皮治急慢性肝炎[13,14]。【哈尼药】颠内洛巴：根、根茎治尿路感染，尿路结石，水肿[145]。【基诺药】歌木赖：树皮、嫩枝叶治肝炎，疟疾[163]。【拉祜药】巴贵[150]，鸡爪菜[150]，己贵[13]：效用同彝药[13]；根治妇女难产[150]；叶治神经性头痛[150]；根、叶治妇女难产，神经性头痛，感冒，肝炎，痢疾，疟疾，风湿性关节炎，毒蛇咬伤，健胃，癥瘕热症[150]。【佤药】鸡抓菜，树头菜[10]，鹅脚木[168]：根皮、茎皮治痢疾，腹泻，肝炎，疟疾[168]；叶捣敷治蛇咬伤[10,168]；孕妇忌用[10]。【彝药】绍祖则[13]：根皮、树皮治急慢性肝炎[13]。

Cratoneuron commutatum (Hew.) Roth 牛角藓(柳叶藓科)。【藏药】帮庆布足：全草治心慌[40]。

Cratoxylum cochinchinense (Lour.) Blume [**C. ligustrinum (Spach) Blume**] 黄牛木(藤黄科)。【傣药】埋丢焖(西傣)[9,13,62,72]：树脂治痔疮，痛

疮[13]；叶治眼痛[13]；树脂、叶治痔疮，肿疮，眼痛[9,65,71,72]；树脂、叶、寄生治小便热涩疼痛，尿路结石，尿血，目赤肿痛，疔疮痈疖脓肿，目赤肿痛，疥癣，皮肤瘙痒，斑疹，疥癣，湿疹[62]。【哈尼药】黄牛木：全株治胃病[875]。【基诺药】得痴过：根治腹泻[10,163]；鲜叶外敷治跌打损伤，瘀肿[10,163]。【壮药】Cazcwzhenj (茶思现)，黄牛木叶[180]，茶咯桌[15]：树皮治痢疾[15]；叶治瘰病，发得(发热)，能蚌(黄疸)，白冻(泄泻)，扭像(扭挫伤)，呗农(痈疮)，呗叮(疔疮)[180]，肠炎腹泻[15]；嫩叶水煎当茶饮可解暑热口渴[15]。

Cratoxylum formosum (Jack) Dyer 越南黄牛木(藤黄科)。【哈尼药】苦丁茶：全株明目[875]。

Cratoxylum formosum subsp. pruniflorum (Kurz.) Gogelin [**C. dasyphyllum Hand. – Mazz.**] 红芽木(藤黄科)。【傣药】埋秀(西傣)[13,66]，埋休[62]：叶治视物不清[13,66]；叶、茎枝治水火烫伤，视物不清，腹痛腹泻，赤白下痢[62]。【拉祜药】ha da da ni：叶水煎液治白内障[152]；咀嚼叶子治牙疼[152]。【壮药】茶盖：枝叶水煎冲蜜糖服治阿米巴痢疾[15]。

Cremanthodium angustifolium W. W. Smith 狭叶垂头菊(菊科)。【藏药】明涧色波[13]，明涧色布[24]：花序治疔痈，肿痛[13]；花序或全草治感冒发烧，血热，胆病，胆囊炎，化脓性发烧，中性胃痛，头痛，炭疽病[24]。

Cremanthodium arinicoides (DC. ex Royle) Good 宽舌垂头菊(菊科)。【藏药】嘎穷哇：全草治痈疖肿毒，疮疖溃疡，创伤感染化脓，烧伤，烫伤[24]。

Cremanthodium brunneo – pilosum S. W. Liu 褐毛垂头菊(菊科)。【藏药】嘎肖[22]，孕七尔孕[33]：全草治培根病，食物中毒，胆病，一切病痛[22]；全草外用治痈疖肿毒，烧伤[22]，肿毒痈疽，化脓疮伤，烧伤疼痛，感冒热症，外伤化脓发炎[33]。

Cremanthodium bupleurifolium W. W. Smith 柴胡叶垂头菊(菊科)。【藏药】奥嘎：花序或全草治胆囊炎，头痛，中毒性疼痛，炭疽病，肿毒，疮痈疔疖[24]。

Cremanthodium campanulatum (Franch.) Diels 钟花垂头菊(菊科)。【藏药】木琼单圆曼巴：

全草治骨折[24,36]，骨伤，头骨受伤[24]，跌打损伤，瘀肿疼痛，头部受伤[36]。

Cremanthodium decaisnei C. B. Clarke 喜马拉雅垂头菊（菊科）。【藏药】罗肖[29]，曲豆那博[24]，露肖[39]：花序治麻疹黑痘内陷，炭疽病[13]，伤口，疮热[22]；全草治痈疖肿毒，疮疖溃疡，创伤感染化脓，烧伤，烫伤，中风，偏瘫[24]，赤巴热性病，培根病，中毒症，止痛，虫病，龙病，疮疡热，骨折[27]，用于健胃，止咳[39]。

Cremanthodium discoideum Maxim. 盘花垂头菊（菊科）。【藏药】曲豆那保[29]，曲豆那博[24]，欧曲得哇[40]：全草治中风[24,29]，偏瘫[24]；花序治瘟疫，传染性疾病[40]。

Cremanthodium ellisii(Hook. f.) Kitam. ［*C. plantagineum* **Maxim.**］车前状垂头菊（菊科）。【蒙药】ᠬᠣᠨᠢᠨ ᠥᠪᠰᠦ（Ebsen ga，额布森－嘎）：全草治中暑，"希日"性胃痛，疮疡，疮口不愈[49]。【藏药】ག་ཤོ（gaxiao，嘎肖）[25]，ཨེ་ག（ega，俄嘎）[21]，奥嘎[24]，芒间纳保[40]：全草或花、叶、根治胆囊炎，头痛，中毒性疼痛[25]；全草治胆囊热，瘟疫[21]，头痛[21,29]，胆囊炎，中毒性疼痛[29]；花序、全草治炭疽病，疔疮，肿毒，各种疼痛[40]；花治"龙"病[21]；效用同柴胡叶垂头菊 C. bupleurifolium[24]。

Cremanthodium helianthus (Franch.) W. W. Smith 向日垂头菊（菊科）。【藏药】芒间纳保：花序用于炭疽病，疔疮肿毒，各种疼痛[40]。

Cremanthodium humile Maxim. 矮垂头菊（菊科）。【藏药】སྨན་ཆེན་དཀར་པོ（明间那布）[21]，芒涧色尔保[20,39]，芒间赛保[23]：花序、全草治荷花病，感冒，风湿引起的疼痛[20]；全身肿[39]，疔毒，疫病肿胀，风血引起的上身疼痛[23]；效用同狭叶垂头菊 C. angustifolium[24]；地上部分治疔毒，疫病肿胀，时疫感冒，狂犬病[21]。

Cremanthodium lineare Maxim. 条叶垂头菊（菊科）《部藏标》。【藏药】སྨན་ཆེན་སེར་པོ（芒间色保）[2,35]，热肖[29]：花序治感染性发烧，血热[2,6,35]，胆囊炎，化脓性发烧[6,2]，风湿引起的腰痛，痈疽，疔疮，热性炭疽病[35]；嫩苗治呕吐[29]；效用同矮垂头菊 C. humile Maxim.[20,24]。

Cremanthodium lineare var. roseum Hand. – Mazz. 红花条叶垂头菊（菊科）。【藏药】芒间色

尔保：幼苗治呕吐[39]。

Cremanthodium nepalense Kitam. 尼泊尔垂头菊（菊科）。【蒙药】陶如格－额布森－嘎：果实治"希日"性胃痛，黏性疫热，肠刺痛，疥疮，皮癣，虫病[56]。【藏药】奥嘎[29]：全草治胆囊炎，头痛，中毒性疼痛[29]；效用同柴胡叶垂头菊 C. bupleurifolium[24]。

Cremanthodium nobile(Franch.) Diels ex Levl. 壮观垂头菊（菊科）。【藏药】芒间纳保：花序用于炭疽病，疔疮肿毒，各种疼痛[40]。

Cremanthodium oblongatum C. B. Clarke 矩叶垂头菊（菊科）。【蒙药】ᠬᠣᠨᠢᠨ ᠥᠪᠰᠦ（Ebsen ga，额布森－嘎）：效用同车前状垂头菊 C. ellisii[49]。【藏药】效用同柴胡叶垂头菊 C. bupleurifolium[24]。

Cremanthodium pleurocaule **(Franch.) R. D. Good** 参见 Ligularia pleurocaulis。

Cremanthodium rhodocephalum Diels 长柱垂头菊（菊科）。【藏药】副本木琼单圆[13]：全草治头伤，骨折[13]；效用同钟花垂头菊 C. campanulatum[24]。

Cremanthodium smithianum (Hand. – Mazz.) Hand. – Mazz. 紫茎垂头菊（菊科）。【藏药】效用同钟花垂头菊 C. campanulatum[24]。

Cremanthodium stenactinium Diels ex Limpr. 膜苞垂头菊（菊科）。【藏药】效用同宽舌垂头菊 C. arinicoides[24]。

Cremanthodium stenoglossum Ling et S. W. Liu 狭舌垂头菊（菊科）。【藏药】露肖：效用同喜马拉雅垂头菊 C. decaisnei[22]。

Cremanthodium thomsonii C. B. Clarke 叉舌垂头菊（菊科）。【藏药】效用同宽舌垂头菊 C. arinicoides[24]。

Cremastra appendiculata (D. Don) Makino ［*C. variabilis*（Bl.）**Nakai**］杜鹃兰（兰科）《药典》。【朝药】약란（yàk ràn，呀克冉）：假鳞茎治痈肿，疮瘘，瘰疬，结核[86]。【侗药】蒜躲：假鳞茎治咽喉炎，蛇咬伤[135]。【苗药】Bid yox nbeat（比摇扁），山慈姑：假鳞茎治痈疽恶疮，瘰疬结核，咽痛喉痹，喉咙肿痛，蛇虫咬伤[91,94,98]，无名肿毒，跌打损伤，外伤出血[94,98]。【土家药】山慈菇：假鳞茎治痈疽疮毒，瘰疬，无名肿毒，喉痛，蛇咬伤，跌打损伤，瘀血痛，外伤出血，月经不调[123]。

Crepis crocea(Lam.) Babc. 北方还阳参（菊科）。【蒙药】屠还阳参，驴打滚儿：根治肺虚咳喘，气短，痰多色白，肺结核，痰中带血，潮热，盗汗，无名肿毒[51]。

Crepis lignea (Vant.) Babc. 绿茎还阳参（菊科）。【阿昌药】马尾参：效用同德昂药[172]。【布依药】把拉猫：根治咳嗽[159]。【傣药】独根药（德傣）：根治黄水疮[69]。【德昂药】刀格当：根治小儿疳积，乳汁不足，肝炎，跌打损伤[172]。【景颇药】醒母让且[9,13,14,19]，Sikmolang zhe[172]：根治支气管炎，肺炎，痛疽，小儿疳积，乳汁不足，结膜炎[9,13,14,19]；效用同德昂药[172]。【彝药】塔路娃[111]：根治肺痈痰阻，肝肾阴虚，食积不化，气滞饱满，产妇乳闭，小儿疳积，疮痒肿毒，皮肤瘙痒[109]，胃痛，支气管炎，咽喉炎，百日咳，跌打损伤[111]。【藏药】匝赤[22]，匝赤曼巴[34]：根治黄疸型肝炎，胆囊炎，胃炎，脉病[22]。

Crepis napifera(Franch.) Babc. 芜菁还阳参（菊科）。【白药】刚肌忧[13,14]，疳基优[17]：根、全草治支气管炎，百日咳，咳嗽，刀枪伤，骨折，疮疡[13,14]；根治疳积，食积，单纯性消化不良，肺热咳嗽，痢疾，淋病，蛔虫病[17]。【哈尼药】Qulduv naciq（曲堵那吃），万丈深，奶浆参：根治夜盲，百日咳，支气管炎，咳嗽，刀枪伤，疮伤，开放性骨折[143]。【傈僳药】克拉秋莫[166]，史考金[13,14]：根治夜盲症，支气管炎，百日咳，肺虚久咳[166]，腹胀，腹痛[13,14]；全草外用治刀枪伤，开放性骨折[166]。【苗药】阿扎白嘎米：根治食积腹胀，胃肠绞痛，泻痢[13,14]。【纳西药】芜青，还阳参：根或全草治百日咳，夜盲，小儿疳积，痈肿疮毒，疟疾，支气管炎，咳嗽，乳汁不足，乳腺炎，腹泻，毒蛇咬伤[164]。【普米药】扎呱：根治咽喉肿痛，乳腺炎，大叶性肺炎，百日咳，肝脾疼痛，小儿疳积，子宫脱垂，跌打损伤，毒蛇咬伤[13,14]。【彝药】阿斯爸滋[17]，塔路娃[103,111]，念资米[101]：根治湿热口疮，口臭，胃痛，支气管炎，咽喉炎，跌打损伤[103,111]；根、全草治发热，咳嗽，肺虚久咳，小儿疳积，急性胃炎，腹痛，呕吐，跌打损伤，骨折[101]。

Crepis phoenix Dunn 万丈深（菊科）。【傣药】独根药（德傣）：根治黄水疮[69]；全草治感冒，上呼吸道感染，气管、支气管炎[9,74]。【景颇药】醒母让起：根治小儿消化不良，腹泻[14]。【拉祜药】珠八齿：全草、根治产后乳汁少，乳汁不下，气管炎，支气管炎[14]。【纳西药】根治月经不调，痛经，不孕，缺乳，小儿久泻，疳积，两目昏花，水肿[164]。【彝药】阿巴色[101,104]：根治眼目昏花，小儿疳积，小儿肝火夜啼，水肿，月经不调，带状疱疹[101,104]。

Crepis rigescens Diels 还阳参（菊科）。【傈僳药】克拉秋此莫：根治小儿疳积，乳汁不足，支气管炎，肺炎，肝炎，肠风下血，筋骨疼痛，跌打损伤，妇女白带过多[166]。【普米药】耐咪：根治小儿疳积，尿频，缺乳，月经不调，痛经，水肿，梦遗，滑精[14]。【彝药】阿巴色[101]：效用同万丈深 C. phoenix[101,104]。

Crinis carbonisatus 血余炭（人发制成的炭化物）《药典》。【苗药】Eb hxud ghab dliub khob（欧新成丢科，贵州黔东南），Gherb dlinb teit（官柃退，贵州黔南），Chud bloub fut（粗玻甫，贵州毕节）：头发制成的炭化物治咳血，吐血，衄血，便血，尿血，崩中漏下，小便淋痛，痈肿，溃疡，流火，烫伤，心经翻[91]。

Crinum angustum Roxb. 紫文殊兰（石蒜科）。【傣药】里罗聋[13,66]，里鲁[9,72]，莫闻大（德傣）[62]：鳞茎治疮痒疮肿，跌打损伤[13,66]；茎治咽喉炎，跌打损伤，痈疮肿毒，蛇咬伤[9,72]；鳞茎、根和叶治疗疮痈疖脓肿，跌打损伤，骨折[62]。

Crinum asiaticum L. var. sinicum (Roxb. ex Herb.) Baker [*C. asiaticum* L.] 文殊兰（石蒜科）。【傣药】里噜（西傣）[9,13,65,71]，里罗聋[65]，里罗因[62]：全草治咽喉炎，跌打损伤，痈疖肿痛，蛇咬伤[9,14,65,71]；叶、鳞茎及花蕾治跌打损伤，骨折，食物中毒，腹泻呕吐，疔疮痈疖脓肿[62]。【侗药】骂龙，Mal liongc：全草治北刀（跌伤）[137]。【哈尼药】我缅：叶、树皮、根治肝炎，风湿性关节炎，胃痛[145]。【基诺药】削悄鼓懋：叶和鳞茎治咽喉炎，跌打损伤，骨折，疮疖肿痛，蛇虫伤[10,163]。【黎药】雅琼堆，罗裙带，水蕉：鳞茎治腰骨痛，肾炎水肿，喉咙发炎，扁桃腺炎，肋间痛，子宫发炎[153]。【毛南药】发马：效用同壮药[15]。【苗药】仰列孟[15]，莴哈幼[96]：效用同壮药[15]；鳞茎、叶治关节扭伤，脱臼[96]；全草治肺结核，慢性支气管炎[96]。【畲药】文殊兰：叶、根治扭伤，跌打损伤[148]。【瑶药】洞欢，姐巩棍，公管：效用同壮药[15]。【壮药】大蕉：鳞茎、叶治疮疖，无名肿毒，尿潴留，跌打肿痛，骨折，关节扭伤，脱臼，鹤膝风，甲状腺机能亢进[15]。【台少药】Ziebakun（Paiwan 族恒春下），Ribakon（Paiwan 族傀儡，太麻里）：叶治头痛，外伤[169]；茎治肿疡，乳部疾病[169]。

Crinum latifolium L. 西南文殊兰（石蒜科）。【布依药】莽款：叶治牛皮癣[159]。

Cristaria plicata（Leach） 褶纹冠蚌（珍珠贝科）《药典》。【蒙药】ᠰᠣᠪᠤᠳ（Sobud，扫布德）[43]，ᠰᠣᠪᠤᠳ ᠤᠨ ᠬᠢᠰᠦᠭ（Sobud yin hisug，扫布德因－黑苏嘎）[45,46]，苏布德[46]：珍珠（牛奶内煮）治白脉病，疮疡[43][46]，萨病，颅骨损伤，痛风，游痛症[43]，头晕，昏迷，口眼歪斜，神志不清，言辞不利，四肢拘急，半身不遂，诸中毒症，外伤[56][46]，疮疡[56]，脉风湿[46]；贝壳（珍珠母）治白脉病，萨病，"协日沃素"病[44,45,46]，痛风，视力模糊，云翳，颅骨损伤[45,46]，目赤翳障[44]。【维药】سه ددﭘ（Merwayit，买日瓦衣提）[75]，سه رۆﺋﯩﻴﺖ（Sedep，赛代皮）[75]，没勒瓦伊特[78]：珍珠治心悸失眠，腹泻，目赤云翳，痔疮出血，月经过多[78]，心虚心悸，心慌，神经病，恐慌症，眼创视弱，经血过多，牙龈出血，白带增多，血痢不止，遗精早泄，麻疹，天花，各类斑症[75]；贝壳治梅毒，疮疡，神虚视弱，血痢腹泻，月经过多，关节疼痛，坐骨神经痛，小关节疼痛，牙痛[75]。【藏药】ཤ་དིག（mude，母滴）[21,24]，ཉ་ཚིལ（niqi，尼齐）[25,27]，木斗[20]：珍珠治脑外伤，神经系统疾病，小儿惊恐烦躁不安[20]，脑漏，食物中毒[22,25,27]；无核珍珠治神经性疾病，脑外伤，小儿惊痫，烦躁不安[23]，中毒症[23,24]，脑震荡，头伤脑露，神经系统疾病，小儿惊风，胸闷[24]；珍珠母治癫狂惊痫，头目眩晕，心悸耳鸣，吐血，衄血，崩漏、翳障等[25,27]；贝壳的珍珠层治脑漏，癫狂惊痫，头目晕眩，心悸耳鸣，吐血崩漏，食物中毒[21]。【壮药】caw（舌）：珍珠治年闹诺（失眠），惊风，癫痫，火眼，口舌生疮，货咽妈（咽喉肿痛），疮疡久久不收口[117]。

Crocosmia crocosmiiflora（Nichols.）N. E. Br. [*Tritonia crocosmiflora* Nichols.] 雄黄兰（鸢尾科）。【苗药】黑苋，铁锤：球茎治风湿，跌打损伤，慢性溃疡[97]。【土家药】铁锤，铜锤：球茎治跌打损伤，外伤出血，慢性溃疡[124]。

Crocus sativus L. 番红花（鸢尾科）《药典》。【回药】撒法郎，咱夫兰，咱法阑：花柱上部及柱头治忧思郁积，气闷不散，吐血，伤寒发狂，惊怖恍惚，妇女经闭，产后瘀血腹痛，跌扑肿痛，久食令人心喜[127,170]。【蒙药】ᠭᠠᠴᠢ ᠭᠦᠷᠭᠦᠮ（Kachi gurgum，克敕－古日古木），卡西玛日－古日古木[56]：花柱及柱头治月经不调，吐血，鼻衄，便血，外伤出血[41,56]，肝热，血热性头痛[41]，肝肿大，肝损伤，目黄，肝血热盛，肝功衰弱，腰腿酸痛，妇女血热炽盛[56]。【维药】则帕儿[78]，زپەر（Zeper，再法尔）[75]：柱头治跌打损伤，瘀血疼痛，血滞经闭，肝郁气闷，胸胁刺痛，产后腹痛，神志不安，视物昏花，健忘[78]；花柱上部及柱头治血虚体弱，瘀血疼痛，闭经腹痛，脑虚忧郁，心脏疾病，心虚不安，健忘失眠，皮肤白斑，肝虚视弱，子宫下垂[75]，经闭癥瘕，产后瘀阻，湿毒发癍，忧郁痞闷，惊悸发狂[77]。【藏药】ཀ་ཙེ་གུར་གུམ（喀吉苦功）[21]，卡奇鸽尔更[23][319]，登乌尔格更[27]：柱头治肝病[21,23]，血病，培元健身[23]，血虚，月经不调，各种原因引起的出血症[21]，新老肝病，内外出血，身体衰弱[40]，经闭癥瘕，产后瘀阻，瘟毒发斑，忧郁痞闷，惊悸发狂[660]，跌打损伤，瘀血作痛[815]，肝病[24]；花治忧思郁结，胸膈痞闷，吐血，伤寒发热，惊悸恍惚，妇女闭经，产后瘀血腹痛，跌扑肿痛[319]，冠心病，抑制肝炎病毒[622]；花蕊治新旧所有肝病，肝热病，胆溢病，贫血[27]。

Croomia japonica Miq. 金刚大（百部科）。【瑶药】鸡爪参：根茎治咽喉肿痛，银环蛇咬伤[133]。

Crossoptilon auritum（Pallas） 蓝马鸡（雉科）。【藏药】བྱ་ཝང（qiawang，恰忘）[25,24]，恰志[30]：肉强身，润湿肌肤，止吐[25,24]，滋身养心[24]，久病体虚，病后体弱无力[22,24]，体虚羸瘦，恶心呕吐，皮肤粗糙[30]；头治惊厥，抽搐，癫痫[22,24]，壮阳，愈疮[30]；脑治阳痿，壮阳[30]。

Crossoptilon crossoptilon（Hodgson） 藏马鸡（雉科）。【藏药】贡毛沙合夏：效用同蓝马鸡 C. auritum[22]。

Crossoptilon crossoptilon (Hodgson) drouynii J. Verreaux 藏马鸡昌都亚种(雉科)。【藏药】肉能健身，止吐[34]；头治惊厥，抽搐，癫痫[34]。

Crossoptilon crossoptilon (Hodgson) lichiangense Delacour 藏马鸡丽江亚种(雉科)。【藏药】效用同藏马鸡昌都亚种 C. crossoptilon[34]。

Crossoptilon mantchuricum (Swinhoe) 褐马鸡(雉科)。【藏药】效用同蓝马鸡 C. auritum[22]。

Crossostephium chinense (L.) Makino 芙蓉菊(菊科)。【侗药】细叶茶，千年艾：根茎治肺热咳嗽，重感，内湿性关节炎[136]。【台少药】Irakuno-kakawan(Yami 族红头屿)：叶烤热后贴于患部治腹痛[169]。

Crotalaria alata Buch. – Ham. 翅托叶猪屎豆(豆科)。【傣药】小响铃(德傣)：全草治干咳[69]。【壮药】下豆地：全草治小儿疳积，肾虚阳萎，骨折[15]。

Crotalaria albida Heyne ex Roth. 响铃豆(豆科)。【阿昌药】求蒙途趺：全草治膀胱炎，水肿，尿道炎[172][96]。【白药】许优之：全草治小便不利，肝炎，胃肠炎，疮毒，口舌起泡，小儿惊风，心烦不眠，咳嗽，尿路感染[14][96]，疟疾[96]。【布依药】Duh naab：全草治黄疸，疟疾，神经衰弱，夜梦遗精，虚弱气坠，小便不利，高粱丹(皮肤红色丘疹)，红带，吊茄(子宫脱垂)，耳鸣，肾虚耳鸣，耳聋，高烧后耳聋[96]。【傣药】小响铃：效用同阿昌药[96]；全草治尿道炎，膀胱炎，气管，支气管炎，肺炎，哮喘[9,74]。【德昂药】别若若：效用同阿昌药[96][172]。【仡佬药】lolenggen：全草治癌症[96]。【哈尼药】掐把焉吗：全草治跌打损伤，痈疖肿毒[145]。【基诺药】Gegeshengmi(咯咯生迷)：根及全草治疟疾，肝炎，膀胱炎，气管炎，肺炎，胃肠炎[8,10,163]；外敷疮痈，乳腺炎[10,163]。【景颇药】Huzvaibvun[172]，Zhvuzha(开肋)，开助盏[14]：效用同阿昌药[172][96]；全草治膀胱炎[14]。【拉祜药】Pafkietliet(pakailie，帕开勒)[8]，Po po le cie(popolieqie，坡坡勒切)[96][8]，当哥结[10]：全草治膀胱炎，尿道炎[8,10,151][96]，气管、支气管炎，肺炎，痈疮[10,14]，肾炎水肿[96][8,151]，哮喘[10]。【傈僳药】阿拿苏里[14]，MYO KO[96]：效用同彝药[14]；效用同阿昌药[96]。【苗药】Guab ndrab (瓜苔)[8][96]：效用同布依药[96]；全草治黄疸，疟疾，神经衰弱，夜梦遗精，虚弱气坠，小便不利，高

良丹(皮肤红色丘疹)，红带，吊茄(子宫脱垂)，耳鸣，肾虚耳鸣，耳聋，高烧后耳聋[8]。【仫佬药】咯冷棍：全草治癌症[8,15]。【佤药】小响铃，狗响铃[10,168]，南罗撒[8,14][96]：全草治尿道炎，膀胱炎，气管炎，支气管炎，肺炎，哮喘[8,10,168][96]。【瑶药】小马铃草，mah lingh miev dorn(麻铃咪端)，黄疸草：全草治黄疸型肝炎，支气管炎，乳腺炎，尿道炎及痈疮肿毒[132]。【彝药】ꇬꀕꄜ(huanghuadidin, 黄花地丁)[8]，quruopzzielapdo(蛆弱栽米多)[8,14]：全草治水食不化，胸腹痞满，呃逆反酸，二便不利[109]，尿道炎，膀胱炎，气管炎，支气管炎，肺炎，哮喘[14]，消宿食，呃逆，二便不利[96][8]。

Crotalaria assamica Benth. 大猪屎豆(豆科)。【傣药】换汗喃(西傣)：去皮根及茎木治发热咳嗽，咯血，久咳，牙痛，胆汁病(黄疸病，白疸病，黑疸病)，水肿，六淋证(尿黄，尿血，血尿，脓尿，石尿，白尿)，风湿痹痛，跌打损伤，瘀肿疼痛，疔疮痈疖[60]。【哈尼药】毛假地豆[6,13,14]，Haoqbeiv beivssaq (号白白然)，Haoqbeiv beivma (号白白玛)[143]：全草治肾炎，胆道阻塞，膀胱炎，尿道炎，肾盂肾炎[143]。【基诺药】咯咯生戀：根治风湿骨痛，肾炎，膀胱炎，尿道炎，扁桃体炎，疳积[163]。【佤药】马铃根，大狗响铃：根、茎治尿道感染，膀胱炎，肾结石，慢性支气管炎[168]；全草治膀胱炎[14]；【佤药】大狗响铃，Rib broing ding：根、叶治慢性支气管炎，膀胱炎，尿道感染[240]。【瑶药】当得丁[15]，domh mah lingh miev(懂麻铃咪)[130]，自消容[130]：全草治急性肾炎，肝炎浮肿，小儿消化不良，肾炎水肿[15]；根、茎、叶治风湿骨痛，黄疸型肝炎，肝炎，浮肿，急性肾炎，痈疮肿毒及小儿头疮[130]。【壮药】水龙零[15]，longzlingznaemq，自消融[118]：效用同瑶药[15]；茎叶治牙痛，咳嗽，高血压，咯血，肾结石，膀胱炎，小儿头疮，小儿口疮，痈疮，跌打损伤[118]。

Crotalaria ferruginea Grah. ex Benth. 假地蓝(豆科)。【阿昌药】灰球萨：效用同德昂药[172]。【白药】qiantyorxzix(浅优脂)，kvxseintyorx(科筛优)[17]，黄花野百合[320]：全草治膀胱炎，扁桃腺炎，淋巴腺炎，疔疮[17][320]，尿道炎，肾炎，久咳血丝，蛇咬伤[17]，久咳痰血，耳鸣耳聋，头晕

目眩，梦遗，慢性肾炎，肾结石，恶疮，月经不调[320]。【布依药】响铃草：根治气虚耳鸣，虚弱气堕，神经衰弱[6]。【德昂药】不热带：根治肝肾不足所致头晕目眩，耳鸣耳聋，肾炎，肾结石[172]。【侗药】梅坝朵，土花生[138][84]，梅铜铃[139]：全草治肾虚耳鸣，耳聋及急慢性化脓性中耳炎，慢性肾炎，肾结石，扁桃体炎，淋巴腺炎[84][138]，头昏痛[139]；全草或带根全草治久咳痰血，耳鸣耳聋，头晕目眩，慢性肾炎，扁桃体炎，淋巴腺炎，疔毒恶疮，月经不调[882]。【哈尼药】效用同大猪屎豆 C. assamica[6,13,143]。【景颇药】Gya ja jiang：效用同德昂药[172]。【拉祜药】狗响铃：全草治耳鸣耳聋，肾亏遗精及妇女干血痨[10]。【傈僳药】害夺存：全草治久咳痰血，耳鸣，耳聋，肾炎[166]。【苗药】铃铃草，响铃草：全草或带根全草治风湿性关节炎，耳鸣，肾亏遗精[98]。【纳西药】根或全草治气虚耳鸣，病后耳聋，夜梦遗精，虚弱气坠，疔毒，恶疮，疝气[164]。【土家药】qi¹ bu⁴ kang⁴ ku³（气布抗苦），野花生[124]，响铃草[124][84]：全草治耳鸣，耳聋[84][124]，肾虚遗精，风湿性关节炎，麻疹不透，妇女产后身痛，坐骨神经痛[124]，耳叫失灵，黄疸症，摆白症[128]（又名崩白，泛指带下过多）。【彝药】阿怒块译来[6,13,14]，启响铃[17]：根治热邪犯肺，发热不退，痰喘咳嗽，肾病石淋，膀胱湿热，毒疔恶疮[109]；全草治小便不通[6,13,14]，肺热咳嗽，小儿疝气[17]。【壮药】假花生：全草治腰痛，小儿软骨病，骨折[6,15]，咯血[6]。

Crotalaria linifolia L. f. 线叶猪屎豆（豆科）。【白药】翁户粗[14]，翁户组[16]：根、全草治泌尿道系统感染，小儿白口疮[14]，跌打损伤，肾结石，肾盂肾炎[14][16]，口腔炎，黄水疮[16]。

Crotalaria pallida Aiton [*C. mucronata* Desv.] 猪屎豆（豆科）。【白药】效用同线叶猪屎豆 C. linifolia[16]。【傣药】桠应路（德傣）[14]，睡徐田[65]：全草治利尿消肿，膀胱结石[14]，止血消炎，祛风除湿[65]。【景颇药】奎组盏：根治膀胱炎[14]。【黎药】雅七亮龙，野花生，土沙苑：根水煎服，或捣敷治伤寒，感冒发烧头痛[153]。【苗药】入骨风，野黄豆：根治肾虚遗精，遗尿，白带[97,98]。

Crotalaria psoraleoides D. Don [*C. szemaoensis* Gagnep.] 黄雀儿（豆科）。【傣药】芽夯怀：根治急性胃肠炎，病后体弱，咽喉炎，肾虚腰痿，

扁桃腺炎[9,63,74]。

Crotalaria retusa L. 吊裙草（豆科）。【傣药】大响铃（德傣）：全草治干咳[69]。【黎药】百合：叶治肝炎，肝硬化腹水[154]。

Crotalaria sessiliflora L. 野百合（豆科）。【布依药】马榄也：全草治关节痛[159]。【苗药】凤仙花：地上部分治皮肤癌，耳鸣耳聋[9]。【瑶药】磨弄溜勉：全草治皮肤癌，耳鸣耳聋，头晕目眩，小儿疳积，骨鲠喉，疮毒[133]；全草外用治毒蛇咬伤[133]。【壮药】农吉利：地上部分治皮肤癌，兰奔（眩晕）[120]。

Croton cascarilloides Raeusch. 银叶巴豆（大戟科）。【傣药】芽扎乱：根、叶治腹痛腹泻，呕吐，口角生疮，头癣，风湿关节疼痛，跌打损伤[62,63,64]。【基诺药】且别帕乌朴噜：根、叶治急性胃肠炎，咽喉炎，肾炎，肺炎[10,163]；叶和茎皮治皮疹，头皮癣，口角疮，手癣[10,163]。

Croton caudatus Geisel. var. tomentosus Hook. f. [*C. caudatus* Geisel.] 毛尾叶巴豆（大戟科）。【傣药】沙埂[62,64,65][1090]，摆沙梗（西傣）[59]，麻荒扑（德傣）[62,64]：全株治疟疾，高热不退，惊痫抽搐[9,67,68,74]，风湿热痹证，肢体关节红肿热痛，屈伸不利，高热惊厥，心胸胀闷[62-64]，胸痛，便秘[62,63]，"害卖拢狠"（高热惊厥），"儿接儿赶、习更"（胸胁满闷、便秘），"拢蒙沙喉"（肢体关节红肿酸麻疼痛、屈伸不利）[1090]，腹痛，头痛，发热[9,71]，急性肠胃炎，呕吐，头皮疹，口角疮[14]，镇静祛风，退热止痛，舒筋活络[65]；带嫩枝的叶治风湿病肢体关节酸麻肿痛，屈伸不利，风火偏盛所致的高热惊厥，胸胁满闷，便秘[59]；茎、叶治风湿性关节炎引起的肢体关节酸麻疼痛，屈伸不利，伤寒，疟疾，流感引起的高热惊厥，胸胁满闷，便秘[321]。

Croton crassifolius Geisel. 鸡骨香（大戟科）。【黎药】千意宁，千人打，土沉香：根治闭经，瘀血作痛，胃寒痛；根皮含服治咽喉痛[153]。【土家药】于香藤，山花椒：根治风湿关节痛，腰腿痛，胃痛，腹痛，痛经，疝痛，跌打损伤[123]；根外用治毒蛇咬伤[123]。【壮药】鸡骨香：根治胴尹（腹痛），心头痛（胃痛），兵嘿细勒（疝气），货烟妈（咽痛），发旺（风湿骨痛），林得叮相（跌打扭伤）[120]。

Croton kongensis Gagn. 越南巴豆（大戟科）。

【傣药】牙杂乱：根治急性肠胃炎，呕吐[13]；叶治皮疹，口角疮[13]；根、叶治肠胃炎，头皮疹，口角疮[9,14,71]；全草治急性肠胃炎，头皮疹，口角疮[9,72]，急性胃炎，治皮疹，口角疮[65]。

Croton lachnocarpus Benth. 毛果巴豆（大戟科）。【哈尼药】秋噜杯冉：全草治尿道炎，膀胱炎，支气管炎，肺炎，哮喘[145]。【瑶药】串珠林：树皮治毒蛇咬伤[15]。

Croton laevigatus Vahl 光叶巴豆（大戟科）。【傣药】抱龙（西傣）[9,14,74]，保声[65]，哥保龙（西傣）[13]：根、叶治跌打损伤，骨折，疟疾，胃痛[9,13,14,74]。

Croton tiglium L. 巴豆（大戟科）《药典》。【阿昌药】巴豆：种子、根治跌打肿痛[172]。【傣药】麻华（德傣）[62,63,69]，麻汉[62-64]，麻项（西傣）[9,71,72]：种子治胸腹痞积，便秘[13,14]；果实治劳伤[69]，胸腹痞积，便秘[9,71,72]；种仁、叶治胸腹胀痛不适，便秘硬结难下[62-64]，风寒湿痹证，肢体关节酸痛，屈伸不利[62,63]。【德昂药】格拉许[172]，麻慌[160]：效用同阿昌药[172]；种子治寒积停滞，胸腹胀满，白喉，疟疾，肠梗阻，通便[160]；根治风湿性关节炎，跌打肿痛，毒蛇咬伤[160]；叶治冻疮[160]。【仡佬药】sao^{35} te^{35}（哨待，黔中方言），tie^{55} toŋ^{53}（点冬，黔中北方言），wu^{31} te^{31} ɔ^{55}（巫点二，黔西南多洛方言）：种子治牙痛[162]。【哈尼药】娜虎中哥[13,14]：全株治寒积停滞，胸腹胀满，水肿[13,14]；种子治神经性皮炎[13,14]；叶治跌打损伤，腰肌劳损[13,14]；树皮治神经性皮炎，各种顽癣[70]。【景颇药】Natzo myopzhi：效用同阿昌药[172]。【毛南药】双龙眼，roŋ^2 mei^4 miət^7（松妹严）：根皮浸酒外擦或种仁捣烂外敷治跌打损伤，风湿骨痛，关节肿痛[156]；根捣烂外敷治毒蛇咬伤[156]；叶治外伤出血[156]；鲜叶捣烂外敷治带状疱疹[156]。【蒙药】ᠪᠠᠳᠤ（Badou，巴豆）[42]，ᠳᠠᠩᠷᠤᠭ（Danrog，丹如克）[42]，丹如克[47]：种子治寒积停滞，胸腹胀痛，喉风，喉痹[47]；种子外用治疮癣，疣，痣[47]：果实（压榨去油用）治"巴达干包如"病，不消化症，肿痛，水肿，发症，黏症，毒症，癫狂，狂犬病[42]。种子治黏性肠痧，黏性刺痛，颈项强直[56]。【维药】ﺟﺪﻣﻚ（Dend，旦德）：种子治寒性炎肿，小关节疼痛，神经性斑秃[75]。【瑶药】八百力，逼倍卡荡：效用

同壮药[15]。【藏药】དན་ཁ་ཅ（田查叉吾）[21]，塔若[22]，丹饶合[23]：果实治不消化症[21,23]，培根病，虫病[22]，用于峻泻排除未消化食积及综合症，合并症，便秘[27]。【壮药】九龙川[15,120]：根治跌打损伤，风湿疼痛[15]；树皮治跌打损伤，湿疹，疮疥，可下胎[15]；根和茎治发旺（风湿骨痛），林得叮相（跌打损伤），心头痛（胃痛），呗农（痈疮），呗叮（疔疮），额哈（毒蛇咬伤）[120]；种子治呗农（痈疮），疣痣[180]。

Crucihimalaya himalaica (Edgew.) Al–Shehbaz et al. [*Arabidopsis himalaica* (Edgew.) O. E. Schulz] 须弥芥（十字花科）。【藏药】地上部分和种子能消食，食肉中毒，包括烂肉和外来有毒物质[28]。

Cryptocoryne sinensis Merr. 隐棒花（天南星科）。【傣药】八仙过海：全草治跌打损伤，风湿性关节炎，类风湿关节痛，痧症，急性胃肠炎[9,74]。

Cryptolepis buchananii Schult. 古钩藤（萝藦科）。【哈尼药】羊角藤，Paqtuv nilguv（帕都尼古），羊排角：叶的乳汁治癣[143]；根治胃痛，跌打损伤，扭伤[143]。【基诺药】资夺阿能：藤汁治乳腺炎[10,163]；叶外用治腰痛，腹痛，跌打损伤，骨折，痈疮，癣[10,163]。【傈僳药】那簸爪：根治腰痛，腹痛，跌打损伤，骨折，痈疮[166]。【仡佬药】美金：效用同彝药[15]。【佤药】约立：全株治泌尿系统感染，淋巴结结核，疔，脓泡疮[13,14]。【瑶药】敌苏：效用同彝药[15]。【彝药】阿齐那[103,111]，业业可起[15]，夹诺起[13,14]：寄生枝治跌打损伤，湿热痈毒，胃脘疼痛，乳泌不畅，小便短赤，蛇虫咬伤[109]；根治跌打损伤，骨折，腰痛，腹痛，水肿[101,111]，用于催生，引产[103,111]；根、叶治脚软（或小儿四五岁不会走路），产后缺乳，大便燥结不通，乳腺炎，无名肿毒，疮疖拔脓[15]；全株治热性病伤津，口渴，肺燥咳嗽，肠胃津枯之大便秘结[13,14]。【壮药】棵么毫，棵拉磨，钩突：效用同彝药[15]。

Cryptolepis sinensis (Lour.) Merr. 白叶藤（萝藦科）。【阿昌药】啊铺啊，华啊奴：效用同景颇药[172]。【德昂药】拉不拉：效用同景颇药[172]。【景颇药】Haqzvangnui：全株治胃出血，毒蛇咬伤，疮毒，溃疡，跌打损伤[172]。

Cryptomeria fortunei Hooibrenk ex Otto et Dietr. 柳杉（杉科）。【傈僳药】同拾霜：根皮治癣疮[166]。【水药】梅仿挪，孔雀杉：树皮、果实治疮癣[10,157]；果实配桑椹子治阳痿[10,157]；根皮外用治疮癣[158]；根皮治阳痿[158]。【瑶药】华南松：根皮及树皮治对口疽、癣疮、鹅掌风[133]；种子治胃痛，疝，酒糟鼻，粉刺[133]。

Cryptotaenia japonica Hassk. 鸭儿芹（伞形科）。【土家药】sa¹ji²li³pu¹qi³（洒几里卜起），鸭脚芹，鸭脚根：全草治感冒风寒咳嗽，疝气，劳伤，跌打损伤，皮肤瘙痒，无名肿毒[124,127,128]。【瑶药】山芹菜[133]：全草治眼结膜炎[15]，感冒咳嗽，肺炎，肺脓肿，食积，淋病，疝气，风火牙痛，跌打损伤，尿闭[133]；全草外用治痈疽疔肿，带状疱疹，皮肤瘙痒，蛇咬伤，蜂蛰伤[133]。

Cryptotaenia japonica Hassk. f. dissecta (Yabe) Hara 深裂鸭儿芹（伞形科）。【土家药】鸭脚板，鸭儿芹，鹅脚板：全草治腰痛，痢疾，经闭，跌打损伤，腹胀[250]；全草外用治湿疹，瘰疬，腮腺炎，痈疽肿毒，带状疱疹[250]。

Cryptotympana pustulata Fabricius [C. atrata Fabr.] 黑蚱（蝉科）《药典》。【朝药】참외(miě mì，咩咪)：全虫治小儿惊痫，夜啼，癫病，寒热，惊悸，妇人乳难，胞衣不出，堕胎[86]；被虫草菌属真菌感染的蝉蛹治小儿天吊，惊痫，瘰疬，夜啼，心悸[86]。【侗药】哽叻昵：羽化后的蜕壳治小儿惊风，夜啼[135]。【仡佬药】ka³¹tsə³¹（嘎则，黔中方言），tu³¹ka³³tsə⁵³mi⁵⁵ia³¹（都嘎则米鸭，黔中方言），tcao³⁵iao⁵⁵xi³³（叫腰西，黔西南多洛方言）：脱落壳治小儿腹泻[162][128]。【哈尼药】Alzeivzeivhovq(阿责责合)，虫退，蚱蝉壳：皮壳治风热感冒，皮肤瘙痒，胃热呕吐，咽喉肿痛，目赤肿痛，麻疹不透，小儿惊痫，抽搐，破伤风发热[143]。【基诺药】普间：蜕壳治感冒发热，咳嗽，失音，咽喉肿痛[163]。【苗药】Geib ngenx xiad（格留洗）[92]，Kox zoibyad（振蹲丫壳）[95]，Gangb lial lib（岗拉力，贵州黔东南）[91,96]：蜕壳治风热感冒，咽喉肿痛，咳嗽音哑，麻疹不透，风疹瘙痒，目赤翳障，惊痫抽搐，破伤风[91]；皮壳治咽喉肿痛，急性咽炎[92,95]；眼生白膜，外感风热，声音嘶哑[96]。【纳西药】全体治风热感冒头痛，咽喉肿痛，小儿惊痫抽搐，夜啼不安，麻疹不易透发，

风疹瘙痒，云翳障目[164]。【水药】夺拢俩，爬叉[157,158]，夺标俩[10]：皮壳治各种头晕[10,157,158]。【土家药】虫退：蝉蜕治感冒发烧，风疹瘙痒，咳嗽失音，咽喉肿痛，急性粒细胞白血病，甲状腺癌[52]，风热头痛，声音嘶哑，小儿惊痫抽搐，夜啼，破伤风，麻疹未透，风疹瘙痒，目赤肿痛，目翳，过敏性鼻炎[123]；若虫在羽化前被蝉茸菌 Cordyceps sobolifera Berk. et Bl. 寄生而致死的带菌干燥虫体治小儿夜啼，惊痫抽搐[123]。【佤药】蝉，黑蚱：蝉蜕治风热感冒头痛，皮肤瘙痒，胃热吐食，气管炎[168]；蝉蜕外用治皮肤瘙痒[168]。【瑶药】知了，蝉：蜕壳治外感风热，小儿惊痫，咳嗽失音，咽喉肿痛[133]。【彝药】蝉蜕：蜕落躯壳治目赤翳障，肺热咳嗽，鼻血不止，风疹瘙痒[109]。【藏药】容恰嘎巴：皮壳治风热头痛，咳嗽，失音，咽喉肿痛，小儿惊痫抽搐，破伤风，角膜云翳[24]。

Crystallum 水晶（非金属氧化物矿石，主含SiO_2）。【藏药】求西[34]，曲西[34]，曲协[27]：水晶治麻风，中暑[34][11]，热性病[34]，毒龙病和热性疾病，心迷症，沉昏，愚昧呆痴[26,27]。

Ctenitis membranifolia Ching et C. H. Wang 膜叶肋毛蕨（叉蕨科）。【苗药】虹鳞肋毛蕨：根茎治风湿骨痛[252]。

Ctenitopsis devexa (Kze.) Ching et C. H. Wang 毛叶轴脉蕨（叉蕨科）。【苗药】毛叶粗脉蕨：全草治风热感冒，痢疾[252]。

Ctenopharyngodon idellus (Cuvier et Valenciennes) 草鱼（鲤科）。【瑶药】全体放入酸醋腌，取酸水（越陈越好）服治慢性痢疾[15]。【藏药】肉治风痹，虚劳，疟疾，肝风头痛[30]。

Cucubalus baccifer L. 狗筋蔓（石竹科）。【白药】马强草：根治跌打损伤，骨折，慢性腰腿痛，风湿性关节炎。【侗药】骂庵近：根治闭经，跌打损伤，风湿性关节痛[135]。【独龙药】狗筋蔓：根治妇女经闭，跌打损伤，风湿痹痛，小儿疳积，肾炎水肿，泌尿系统感染，肺结核[599]；根外用治疮疡疖肿，淋巴结结核[599]；全草治骨折，跌打损伤，风湿性关节痛[599]。【鄂伦春药】挨母出哈，抽筋草，膀胱麦瓶草：全草或根治骨折，跌打损伤，风湿性关节疼痛，小儿疳积，肾炎水肿，泌尿系统感染，肺结核，疮疡疖肿，淋巴结结核[161]。【哈尼药】吾瓦瓦期[14]，秋所所玛[14]，抽

筋草[875]：根治风湿病[14][875]，跌打损伤，续筋接骨，滋补，活血[14]。【傈僳药】克起局爪：全草治骨折，跌打损伤，风湿关节痛[166]。【苗药】鸡膝骨[98]，那肉整荞，抽筋草[94,97,98]：根治风湿腰痹痛，关节不利，跌打损伤[98]；全草治小儿惊风，小儿疳积，骨折，软组织陈旧性损伤，筋骨挛痛[94,97,98]。【土家药】鹅儿分筋，大鹅儿肠：全草治软组织陈旧性损伤，筋骨挛痛，风湿劳伤[124]。【瑶药】狗筋蔓，gou jin mi：根治妇女经闭，跌打损伤，风湿痹痛，小儿疳积，肾炎水肿，泌尿系统感染，肺结核[237]；根外用治疮疡疖肿，淋巴结结核[237]；全草治骨折，跌打损伤，风湿性关节痛[237]。【彝药】卡厚丝：全草治骨折，跌打损伤，风湿关节痛，疝气，水肿，难产，死胎不下，肺结核[111]。

Cuculus canorus Linnaeus 大杜鹃（杜鹃科）。【德昂药】波切拉：肉治淋巴结结核[172]。【佤药】布谷鸟，郭公，喀吐：肉治淋巴结结核，便秘，百日咳[168]。【藏药】ཁུ་བྱུག（kuxiu，苦修）[25][30]，克修[23,30]，苦友[24]：肉治久病体虚，病后体弱无力[22,23]，白癜风[24,34,27]，滋补，舒筋活血[30][25]，淋巴结核，便秘，百日咳，痔疮[30]；喉头治哑嗓[23,29]，暗哑[25][30]；喉、舌治声音嘶哑[24,27,34]；喉效用同云雀喉 Alauda arvensis[22]。

Cuculus poliocephalus Latham 小杜鹃（杜鹃科）。【藏药】肉或全体治病后体虚，气血不足，诸疮肿痛。

Cucumis melo L. 甜瓜（葫芦科）《药典》《部维标》。【朝药】참외（cām yuèe，擦母约）：果实治口鼻疮；瓜蒂治大水，身面，四肢浮肿，虫毒，咳逆上气及食诸果，病在胸腹中，皆吐下之，去鼻中息肉，黄疸[86]；花治心痛咳逆[86]。【蒙药】阿木塔图－合莫合因－乌热[47]，香瓜[322]：种子治慢性支气管炎，阑尾炎[322][47]，腹内结聚，肺热咳嗽，肺脓疡[322]；瓜蒂治食积，胃脘痞块，急性和慢性肝炎[47]。【维药】قوغۇن（Qoghun，扩混），قوغۇن ساپىقى（Qoghun sapiqi，扩混萨皮克），قوغۇن ئۇرۇغى（Qoghun uruqi，扩混欧如合）：种子治泌尿系统结石，尿闭便秘，肝脏炎肿，咽燥喉干，咳嗽黏痰，肾虚精少，黑斑[75,77]，肝胆闭阻，大便秘结，尿频涩痛，胸痛咳嗽，精少阳弱[4]；果实治大便干结，小便不利，淋病尿烧，

形体消瘦，口渴难忍，颜面憔悴[75]；瓜蒂治各种原因引起的胃脘不舒或中毒时催吐解毒[75]。

Cucumis melo L. f. viridis Makino 腌瓜（葫芦科）。【台少药】Buasu（Paiwan 族桓春上，Subon）：叶治头痛，疟疾[169]。

Cucumis sativus L. 黄瓜（葫芦科）《部维标》。【朝药】오이（āo yǐ，奥邑）：果实、叶及根治小儿闪癖[86]。【傣药】内滇常[13,66]，滇扇（德傣）[62,63,64]，滇尚[62,63,64]：种子治高热惊狂，腿部红肿疼痛[13,66]；种子、根治高热惊厥，咳喘，腿部红肿疼痛[62,63,64]。【哈尼药】迈指西西：根茎、块根治胸腹胀痛，月经不调，跌打损伤[145]；根治胸腹胀痛，月经不调，跌打损伤[145]。【蒙药】乌茹格素图－合木合：果实、瓜秧、瓜皮、根治惊风抽搐，高血压，水肿，热痢，咽喉肿痛，筋伤骨折[47][593]。【维药】تارخەمەك（Terxemek，台尔海买克），تارخەمەك ئۇرۇغى（Terxemek Uruqi，台尔海买克欧如合）：种子治小便淋烧，中暑口渴，发热身痛，经水不下[77]，发烧，小便短赤，尿路结石[79]，发烧不退，小便灼痛，点滴不畅，中暑口渴，月经不调[4]；果实治舌燥口干，发热发烧，咽喉炎肿，小便不利，膀胱结石，面颜少泽[75]。【彝药】果实治火眼，目赤肿痛，喉蛾（急性扁桃体炎）喉肿，口舌糜烂，心热烦渴，皮肤过敏[109]。

Cucurbita moschata（Duch. ex Lam.）Duch. ex Poiret 南瓜（葫芦科）《部维标》。【阿昌药】查润及：效用同景颇药[172]。【布依药】雅瓜音：茎、果内瓤或种子治火烧伤[159][274]。【朝药】호박씨（hǎo bāk xǐ，好吧克西）：种子治烦满不悦[86]。【傣药】麻邦罕（西傣）[9,13,14,71]，麻巴罕[62,64,65]：果柄治咽喉肿痛，吞咽困难[9,13,14,72]，毒蛇咬伤，疟疾[14]，溃疡[9,13,72]；果实治咽喉肿痛，吞咽困难，溃疡[9,71]；果实、果柄和叶治咽喉肿痛，耳根肿痛，牙痛，肠道寄生虫[62,63,64]，中风偏瘫，半身不遂，肢体麻木疼痛，蛔虫，绦虫病[63,64]。【达斡尔药】种子治幼儿蛔虫病，线虫病[10]。【德昂药】昂格伦：效用同景颇药[172]。【侗药】同嘎[15]，香瓜[136]，白瓜[136]：根治上吐下泻[15]；果瓤治烧烫伤[15]；果梗治急性乳腺炎[15]；种子治痛节，阑尾炎，百日咳[136]。【仡佬药】pa55 iao53（巴约，黔中方言），xə53 ku53 tsao53（黑谷糟，黔中北方言），zoŋ53 me55（用麦，黔西南多洛方言）：

老茎治急性腰痛[162]；根治急性腰痛[274]。【哈尼药】Maldei(玛得)，饭瓜：果瓤治枪弹入肉，水火烫伤[143]。【景颇药】Pihum zhi：种子治绦虫[172]。【蒙药】窝瓜音－乌日：种子治绦虫病，血吸虫病[47]。【苗药】Ghab hniub fab diel(敢挑发丢，贵州黔东南)[91,94]，Dob ghunx(到滚)[95]，锡都[15]：种子及茎尖治蛔虫病，烫伤，乳汁不通[95]；效用同侗药[15]；种子治绦虫病，蛔虫病[91,274]，血吸虫病，钩虫病，蛲虫病，产后缺乳，产后手足浮肿，百日咳，痔疮[91]；茎治烫伤[274]；根治乳汁不通[274]。【怒药】俄奥：果实治小便不利[165]。【畲药】南瓜：果瓤治疮痈肿[55]，疔疮疖肿，烧烫伤[148]；瓜蒂治咽喉肿痛，习惯性流产[148]；种子驱蛔[148]；果实外敷治枪伤[148]。【水药】女不[157,158][274]，拟不[10]，老南瓜[157,158][274]：种子治滴虫[157,158][274]，绦虫，蛔虫，百日咳，痔疮[10]。【仫佬药】比奴，笔弩：效用同傣药[13]。【维药】ﻚﻮﻛ ﺎﻮﻛ ﻮﺭﻮﻐﻰ(Kok kawa uruqi，扩克卡瓦欧如合)：种子治肠虫，发热发烧，急性肺炎，小便灼痛，水肿，出血[75,77]，大便秘结，肠道丝虫，绦虫，蛔虫，蛲虫[4]。【瑶药】唤瓜：叶治痢疾，疳积，创伤[133]；花治咳嗽，黄疸，痢疾，痈疮肿毒[133]；种子治蛔虫病，绦虫病，血吸虫病后手足浮肿[133]。【彝药】阿拍高[13]，列呷[102]：果实治寄生虫症，慢性骨髓炎[109]；果瓤治骨折，外伤出血[13]；种子治绦虫[102]；果瓤捣烂外敷治拔毒，枪伤，创伤，接骨止血[102]。

Cucurbita moschata var. toonas Makino 番南瓜(葫芦科)。【台少药】Syaku(Paiwan 族太麻里)：叶捣碎后，混合煤烟涂患部治毒蛇咬伤[169]。

Cudrania cochinchinensis (Lour.) Kudo et Masam. [*Maclura cochinchinensis* (Lour.) Corner] 构棘(桑科)。【傣药】ᦵᦙᦲᦡᦳ(meidiu，梅丢)[8,9,14,72]，埋丢[65]，千千层皮梅丢(西傣)[9,72]：根治黄疸型肝炎，风湿骨痛，腰肌劳损[8,9,14,72]，跌打损伤，闭经，痛经[14]；效用同拉祜药[13,150]。【侗药】黄皮根，穿山龙：根治风湿性关节炎，腰腿痛，跌打损伤[136]。【哈尼药】牛头刺：根治妇科疾病[875]。【拉祜药】阿打鼠[150][97]，牛头刺[150][97]，Xattarchud(adashu，阿达鼠)[8]：根治肺结核，黄疸型肝炎，肝脾肿大，风湿，腰痛，痛经，急性淋巴结炎，疮疖，骨折[150]，闭经，跌打损伤[8,150]。

感冒，咽痛，淋浊[8,13,150][97]，风湿性关节疼痛，肺痨咳嗽，黄疸[13,150][97]，痨伤咳血，疔疮痈肿[8,13,150]，蛊胀[13,150]，肿胀[8]；聚花果治膀胱疝气，食积腹胀，小便不利[13,150]。【毛南药】嫩气嘎[8,15]，勒路子[156]，mei⁴ tsi⁶ kak⁷(妹七刚)[156]：效用同壮药[15]；根治跌打损伤，风湿性腰腿痛，肺结核，闭经，尿路结石[156]，跌打疼痛[8]。【苗药】Ndut dol jub rud(都播久茹，湖南湘西)[91]，豆荚纳[96]：新鲜或干燥根治风湿痹痛，黄疸，淋浊，疔疮痈肿[91]；根治皮肤瘙痒，腰痛，咳血[96]。【仫佬药】美宁：叶治烂疮久不收口[8]；效用同壮药[15]。【畲药】山荔枝《畲药》[8]，黄鸡母[146]，穿破石[148]：根治肺结核，黄疸型肝炎，胃、十二指肠溃疡，风湿骨节痛，骨折，疔疮疖痈[8,147]，跌打损伤[8,146,147]，急性黄疸型肝炎，手脚外伤疼痛，风湿关节痛[148]。【水药】高定[10,157,158]，奶浆刺[157]：根皮治咳嗽[10,158]；根治咳嗽[157]。【土家药】穿破石：根治风湿痹痛，跌打损伤，肺热咳血，肺结核[124]。【佤药】干菠莎：根治肠炎，大便秘结[14]。【瑶药】Cunx mbaix ziqc(存白石)[132]，黄龙退壳[15,132]，黑刚崽[133]：根或根皮治湿热黄疸，肝炎，肝硬化腹水，肺结核，咳血，胸胁疼痛，尿路结石，水肿，淋浊，闭经，咽喉肿痛，跌打损伤，风湿痹痛，痈疮肿毒[132]，棘刺治血瘀，痞块[133]；果实治疝气，食积腹胀，小便不利[133]，效用同壮药[15]。【彝药】ꋼꌦ(zha-sang，榨桑)[8][97]：根治肌肉撕裂[8,109]，创口出血，瘀血肿痛，疮痈溃脓[109]，消肿止痛，止血生血[97]。【壮药】黄双勒，南浓：根或根皮治肺结核，肝炎腹水，跌打肿痛，风湿病，跌打损伤，烂疮久不收口，远年臁疮，连珠疮[15]。

Cudrania tricuspidata(Carr.) Bur. [*Maclura tricuspidata* (Carr.) Bur.] 柘树(桑科)。【白药】茎、叶治流行性腮腺炎，肺结核，慢性腰腿痛，跌打劳伤，疖肿[17]；根皮、茎皮治腰痛，遗精，咯血，呕血，跌打损伤[17]。【傣药】木材治妇人崩中血结，疟疾[67,68]。【侗药】Sangp sunl kgaos(尚专高)，Sunl kgaos(刺高)：根治宾奇卯(结核)，拌丑瘟碇(尿脬'膀胱'结石)[10,137]。【苗药】Ndut dol jub rud(都播久茹，湖南湘西)[91]，莴拿[96]，野蚕树[97,98]：新鲜或干燥根治风湿痹痛，黄疸，淋浊，疔疮痈肿[91]；根治黄疸，结核[96]；根皮治肺结核，风湿性腰腿痛，经闭[97,98]。【畲药】九重皮：根治腰痛，关节痛，脾虚泄泻[147]。【水药】尼高[157]，无刺奶浆树[157]，你高[10]：根皮治肺结核[10,157]；根治肺结核[158]。【土家药】木头针，穿破石：根治肺结核，黄疸型肝炎，风湿性腰腿痛，风疹，劳伤疼痛，跌打损伤，直肠癌[123]。【佤药】若比感救扎：根治腮腺炎，扁桃体炎，感冒[14]。【瑶药】fanh zuih nqimv（黄穿破石）[80]，黄龙退壳[80]，穿破石[132]：根治肝炎，肝硬化，尿路结石，闭经，风湿骨病及跌打损伤；根外用治痈疮，连珠疮[80]；根或根皮治急、慢性肝炎，癌症，尿路结石，肺结核[132]。【彝药】树材治肝胆湿热，砂石淋浊，瘀血肿痛，疖腮痈疽[109]。

Cuminum cyminum L. 孜然芹（伞形科）《部藏标》。【蒙药】ᠴᠠᠭᠠᠨ ᠰᠢᠷ᠎ᠠ（Chagan sira，查干 – 赛拉）：种子（香旱芹）治肺热咳嗽，久咳不愈，肺脓疡，失眠，气喘，不消化症，恶心[45,46]。【维药】孜然[78]，زيره（Zire，孜热）[75]：果实治胃寒呃逆，食欲不振，腹泻腹胀，小便不利，血凝经闭[78]，湿寒性胃虚，胃胀，腹痛，肠虚，腹泻，闭尿，小儿疝气[75,77]。【乌孜别克药】孜然，安息茴香：果实用于烤羊肉、烤包子、抓饭的辛香调味品、腌制品、果酱、汤类、蛋糕、面包中，可除膻气，添香味，增强食欲[176]。【藏药】ཟི་ར་དཀར་པོ（司拉嘎保）[21]，ཟི་ར་དཀར་པོ（siregabu，斯热嘎布），斯拉嘎保[20,23]：果实治培根病，肺热症[2,24]，胃寒腹胀，消化不良[21,24,34]，"索龙"病，肺热症，胃寒腹胀[20]，腹痛，肺炎，脉病[34]；种子治肺热病，"培根"病，消化不良[23]；果实治龙病和消化不良[27]。

Cunninghamia lanceolata (Lamb.) Hook. 杉木（杉科）。【侗药】美心[139]，美便[15]，寸榜罢里[15,137]：根、树皮治跌打损伤，白带[15,139]，遗精，水肿，尿道炎[15]，结膜炎[139]；嫩叶水煎洗治风疹[15]；果实治阳痿[15]；杉木寄生治痢疾，肺结核[15]；嫩枝及根皮治累瓦（阳痿），妇男摆白症（遗精）[137]；树皮、球果、杉尖治见花谢（阳痿）[51]；根及树皮治漆疮，风湿痛，骨折[135]。【仡佬药】tai⁵⁵ ŋao¹³（歹奥，黔中方言），tai⁵³ mo⁵³ taŋ⁵³（歹莫当，黔中北方言），tie³¹ ŋə³¹（点蛾儿，黔西南多洛方言）：嫩枝治跌打损伤[162]。【苗药】Ghab ot det jib（嘎奥豆基，贵州黔东南），Ghob

blab giand qab（阿罢坚叉）[91,94,95]，都江[15]：效用同侗药[15]；嫩枝治毒蛇咬伤，黄蜂伤，白带过多，降血压[95]；心材及树枝治脚气肿满，奔豚，霍乱[91,94]，心腹胀痛，风湿毒疮，跌打损伤，创伤出血，烧烫伤，降血压[91]，除湿散毒，活血止痛[267]；嫩枝及根皮治咳嗽，风湿性关节炎[96]，根、树皮治跌打损伤，尿道炎[15]。【畲药】杉木：树皮治毒菇中毒，关节炎，烧烫伤，感冒，咽喉肿痛[148]；枝条治音哑[148]；叶治皮肤瘙痒，木材治漆疮[148]。【土家药】sa¹ ka² mong¹（杉卡蒙），天蜈蚣[124]，遍身刀[124,125]：树皮、嫩尖治外伤出血，跌打损伤[124]；叶、皮、脂油治外伤出血，漆疮，跌打损伤，骨折[125]；枝叶治跌打损伤，寒咯病，气癫病，漆疮[128]。【瑶药】杉浆[15]，caamh ndiangx（参亮）[130]，丛亮[133]：茎木、树皮、叶或嫩苗治跌打损伤，风湿骨痛，胸胁痛，疝气痛，脚气水肿，肾炎水肿，尿路感染，阳痿，遗精，淋浊，肠炎，木薯或野菌中毒，毒虫咬伤，风疹，漆疮[130]；种子治疝气，遗精，白癜风，乳痛[133]；效用同侗药[15]。【彝药】摁锡[101,104]，沙树[104]：心材、树枝、树皮、叶治漆疮，感冒咳嗽，烧烫伤，痔疮，小儿疳积，腹胀，骨折[104]；树皮、叶治漆疮，烧烫伤，小儿疳积，骨折，痔疮[101]；心材、树枝治烧烫伤，感冒咳嗽[101]。【壮药】汉沙[15]：效用同侗药[15]；叶或带叶嫩枝治发旺（风湿骨痛），林得叮相（跌打损伤），渗裆相（烧烫伤），外伤出血，唭耶（支气管炎），心头痛（胃痛），过敏性皮炎，肉扭（淋证），疥疮，痂（癣），蜈蚣咬伤，额哈（毒蛇咬伤），麦蛮（风疹）[120]。

Cuon alpinus Pallas 豺（犬科）。【佤药】豺，豺狗，红狼：肉治久病体弱，全身无力[168]。【彝药】胆汁治泻痢腹痛，恶心反酸[109]。【藏药】帕尔哇[23,30]，降格给[22]：肉治寒气引起的肌肉肿胀[29]，久病气虚，食积及寒气引起的肌肉胀痛，鱼刺，鲠喉[30]；胃治积食症[23,29,30]，胃寒，胃痛，消化不良[23]；肉、胃效用同狼 Canis lupus Linnaeus[22,24]。

Cupressus funebris Enbl 柏木（柏科）。【苗药】香柏树根，香柏树：枝叶及果实用于止血，风湿性关节痛[98]；果用于止血，喘咳，风湿性关节痛[97]。【土家药】香柏叶：枝叶治吐血，血痢，痔疮，烫伤[124]。【瑶药】扫帚柏：枝叶治诸血症，心气痛[133]；枝叶外用治烫伤，外伤出血[133]；种子治发热烦躁，小儿高热，吐血[133]。【藏药】徐巴[32]，nahema（纳合玛）[22]：种子治发热烦躁，小儿高热，吐血[32]；叶外用治外伤出血，黄癣[32]；树脂（纳合玛）治风热头痛，白带[32]；树脂外用治外伤出血[32]，疮疡肿毒，无名红肿，风湿性关节炎[22]。

Cupressus torulosa D. Don 西藏柏木（柏科）。【藏药】xiuba（秀巴）[24]，nahema（纳合玛）[22]：果实及枝叶治肺病，肾病，膀胱病，尿血，便血[22,24]；树脂（纳合玛）治疮疡久溃不愈，流黄水，脓液[22,24]，疮疡肿毒，无名红肿，风湿性关节炎[22]。

Cuprum 铜（金属元素）。【朝药】동（dùong，刀鞯）：赤铜屑治主贼风反折[86]；铜青治妇人血气心痛，合金疮，止血，明目，去肤赤，息肉[86]；铜矿石用于丁肿，恶疮，驴马脊疮，臭脓[86]。【鄂温克药】铜：治痈疽[241]。【蒙药】ᠵᠢᠰᠡ ᠶᠢᠨ ᠵᠢᠪ（Jisen jib，吉森－吉铂，铜绿）：铜灰治肺脓疡，咯脓血痰，肺"苏日亚"，中耳炎，痛风，游痛症，"协日沃素"病，瘰疬[45,46]；ᠵᠢᠰᠡ ᠶᠢᠨ ᠤᠨᠠᠰ（Jisen wunes，吉森－乌讷斯），铜炭（铜的炮制品）治肺热，肺结核，肺脓肿[197]；铜绿治云翳，创伤，疥癣，"协日沃素"病[41]。【彝药】治骨折手术后，血瘀疼痛[10]。【藏药】桑[27,24]（桑）[21]：红铜治肺脓疡，肺热病，肝热病[34,27]，肝脓肿[34]；铜绿治眼疾，毒性较大[27]，翳肉，眼疮，疮口肉烂[34]；铜垢治肺脓疡，腹水，"黄水"病，"察乃"病[24]；铜灰治"黄水"病，疮疡脓血[24]，肺热，肝热[34]，肺脓肿[23]；外用治疮疡，水肿病[23]，用于排脓祛腐，清肝肝热[11]；自然铜治肺脓疡[21,24]，肺热病，肝热病，肝脓肿[24]，跌打损伤，瘀血肿痛，筋断骨折，血气久痛[31]，疮疡，骨折，水肿症[21]。

Curculigo capitulata (Lour.) O. Kuntze 大叶仙茅（石蒜科）。【阿昌药】效用同德昂药[172]。【傣药】爬借玉娃[9,65,71,72][233] ᦛᦱ ᦵᦷᦂ ᦎᦷᦎ ᦷᦵᦰ（pajieyi' e，帕借依俄）[8,62,64][308]，帕告依俄（西傣）[9,13,14,71]：全草治肾炎，肾炎水肿，膀胱炎，肾结石，尿路感染，高血压，风湿关节痛[65]；根治急性肾盂肾炎，肾炎水肿，膀胱炎，肾结石，尿路感染，高血压，风湿性关节炎[9,74,72,8]，胸胁痞满，腹中包

块，消化不良，腹胀，小儿鹅口疮[9,13,14,71]；根茎治小儿遗尿症，小儿鹅口疮，尿血，外伤出血，胸肋胀满，腹部痞块[62-64]，风湿病[233,308]。【德昂药】格巴喋：根治肾虚喘咳，腰膝酸痛，遗精[172]。【哈尼药】龙偏匹[145]，Ciqdaol sseilssaq（qidaore，齐刀惹）[8]：根治关节疼痛，跌打损伤，皮肤瘙痒[145]；根治肾炎水肿，尿路感染，月经过多[8]；根外用治虫蛇咬伤[8]。【基诺药】乌奢怕来[163]，乌诗怕赖[3]：根茎治喘咳，痰多，腰膝酸痛，遗精，白带多[163]，膀胱炎，肾结石，肾炎水肿，尿路感染[3]；鲜叶外敷治生疮，脓肿[163]。【景颇药】Pishe gva：效用同德昂药[172]。【拉祜药】乌吸[150]，Luo pil ciel（lupi，路匹）[8,14]，猴子背巾[150]：根治肾炎水肿，尿路感染，月经过多[14]，枪伤[8,150]，无名肿毒[150]，急性肾盂肾炎，肾炎水肿，膀胱炎，肾结石，尿路感染，高血压，风湿性关节炎[150]。【傈僳药】西拉瓜：根治胸胁痞满，腹中包块，消化不良，腹胀，小儿鹅口疮[14]，肾炎水肿，尿路感染，月经过多[8]。【佤药】布刷[8,14]，拉布刷[8]，大仙草[246]：根治慢性支气管炎，肾炎水肿，肺气肿，肺结核[14]，咳嗽，气喘，肾炎水肿[8]，风湿病[246]。【瑶药】冬乒，叶船草：根、全草治脱肛，胃下垂，风湿[15]。【藏药】散冷夏：块茎治顽癣，神经性皮炎[22]。

Curculigo orchioides Gaertn. 仙茅（石蒜科）《药典》。【阿昌药】那康啊麦：效用同德昂药[172]。【白药】仙人叶：根治慢性肾炎，腰膝酸痛，风湿性关节炎，胃腹冷痛，更年期高血压[14]。【布依药】那哈又：根茎治老年体弱无力[159]。【傣药】爬拉金汪（德傣）：根治肝炎[14]。【德昂药】革巴热：根治遗精，慢性胃炎，更年期高血压[172]。【侗药】纯庙[15]，Sangp sip dih（尚岁堆）[137]，娘茅[135,137]：效用同壮药[15]；根茎治吓谬吕·崩形（小产流血）[137][25]，飞疗[137]，疝气痛[25]，阳痿，腹痛，腰痛[135]，阳痿冷精，小便失禁，心腹冷痛[136]。【哈尼药】热支支燃[13]，东鲁八鲁[13]，Ciqdaol sseilssaq（齐刀惹然）[143]：根茎治肾虚，阳痿，慢性肾炎，风湿性关节炎，痈疮肿毒[13]，神经衰弱，肺结核，小儿疳积，腹泻，阳痿[143]。【基诺药】多婆乌立：根治肾虚，阳痿，遗精，遗尿，慢性肾炎，风湿关节痛[163]；根泡酒治肚子痛[163]；根外敷用于刀伤[163]。【景颇药】Pishe gva：效用同

德昂药[172]。【毛南药】独脚仙茅，ruoŋ² saŋ³ thok⁸（松桑独）：根治肾虚腰痛，风湿性关节炎，神经衰弱，滑精，白浊，阳痿，老人小便失禁，产后虚弱，慢性肾炎，风冷牙痛[156]。【蒙药】细莫图－温都苏：根茎治肾虚，阳痿，遗精，遗尿，腰膝冷痛，四肢麻痹，风湿性关节炎[47]。【苗药】Jab hsod yut（加超幼，贵州黔东南）[91,94,95,98]，Reib giad sob ghunb（锐加扫棍，贵州松桃）[91,95]，Uab jat beel（蛙就半，贵州黔南）[91,95,96]：根茎治阳痿精冷，筋骨痿软，腰膝酸冷[91,94,95,98]，肾亏遗精，腰脚风冷[95]，毒蛇咬伤[94,95,98]，阳虚冷泻，脘腹冷痛，崩漏，痛疝，瘰疬，更年期综合症[91]，肾亏[96]：根治肾虚腰痛，阳痿，慢性肾炎，心腹冷痛[97]。【怒药】扬切，小地棕根：根茎治阳痿精冷，小便失禁，脘腹冷痛，腰膝酸痛，筋骨软弱，下肢拘挛，更年期综合征[165]。【畲药】山棕：根茎治肾虚，阳痿，遗精，遗尿，慢性肾炎，腰膝酸痛，风湿性关节炎，痢疾[147]。【土家药】xin³ pao¹ qi³（形泡起）[124]，棕树七[124]，地棕[128]：根茎治肾虚腰痛，阳痿，慢性肾炎，心腹冷痛，无名肿毒，毒蛇咬伤，风湿性关节炎[124]，软症（又名弱症，即阳痿），遗尿症，风气病，无名肿痛[128]。【仡药】仙茅参，野猫草：根茎治肾虚，阳萎，风湿性关节炎，心腹冷痛[168]。【瑶药】mouh zong（谋中），独脚仙茅：根茎治胸腹冷痛，胃下垂，子宫脱垂，脱肛，肺痨咯血，肾虚腰痛，阳痿，遗精，风湿筋骨痛，疔疮，毒蛇咬伤[130]。【彝药】一马丝豆的[14]，玉马斯斗的[13]：根治脾肾阳虚，遗精阳痿，中气不足[14]；根茎治肾虚，阳痿，慢性肾炎，风湿性关节炎，痈疮肿毒[13]。【藏药】散ília夏：根茎治顽癣，神经性皮炎[22]。【壮药】Gosenhmauz（棵先茅）[180]，中霞[15]，senhmauz，地棕根[118]：根茎治核尹（腰痛），委哟（阳痿）[15,118,180]，瀨幽（遗尿），更年期综合征[118,180]，腊胴尹（腹痛），白冻（泄泻），兵哟（痿症），发旺（痹病）[180]，子宫脱垂，脱肛，胃下垂，乳糜尿，腰跌伤[15]，体虚，耳鸣，筋骨软弱[118]。【台少药】Sumu（Bunun族高山）：根茎治胸痛[169]。

Curcuma aromatica Salisb. 郁金（姜科）。【阿昌药】玉金：效用同景颇药[172]。【傣药】万结龙[13]，晚勒（西傣）[60]，贺莫毫卵（德傣）[60]：块

根治胸闷肋痛，黄疸，尿血，月经不调，癫痫[13]；根茎治胸闷胁痛，脘腹胀痛，食欲不振，胆汁病：黄胆病，白胆病无黄疸型肝炎，黑胆病、肝癌、肝硬化；痛经，闭经，产后瘀血疼痛，风湿痹痛[60]。【德昂药】菠格朵：效用同景颇药[172]。【景颇药】Namjin si：根茎治胸闷胁痛，胃腹胀痛，黄疸吐血[172]。【拉祜药】姜黄：块根治胸闷胀痛，胃酸胀痛，黄疸，吐血，尿血，月经不调，癫痫[10]。【蒙药】诺古干·嘎，阿拉坦－嘎[47]：块根治胸胁胀痛，黄疸，吐血，尿血，痛经，月经不调，癫痫[47]。【苗药】根茎治腹部肿块，积滞胀痛[95]。【纳西药】黄丝郁金：根茎治胸胁肿痛，吐血，衄血，呕血，妇人胁肋胀满，风痰[164]。【维药】祖兰巴特：根治胸闷气短，心烦不安，神志不清[79]。【瑶药】毛姜黄：根茎治胸闷胁痛，胃胀腹痛，黄疸，月经不调，痛经，产后腹痛，癫痫，疮癣初起，跌打损伤[133]。【壮药】Goyiginh（棵郁金）：根茎治阿闷（心绞痛），京瑟（闭经），脂胴尹（腹痛），子宫哼呗（子宫肌瘤），发旺（痹病），林得叮相（跌打损伤）[180]。

Curcuma kwangsiensis S. G. Lee et C. F. Liang [*C. chuanyujin* C. K. Hsieh et H. Zhang] 广西莪术（姜科）《药典》。【朝药】광서아출（guāng sē ā chùr，咣塞啊粗儿），올금（wūr gm，乌儿咕母）：块根治胸胁肋诸痛[83]，气滞引起的各种胸胁痛[84]。【蒙药】效用同郁金 C. aromatica[47]。【仫佬药】金讲：效用同瑶药[15]。【维药】祖兰巴特，بوزوغا（Bozugha，布祖哈）：效用同蓬莪术 C. phaeocaulis[75]，效用同郁金 C. aromatica[79]。【瑶药】黄姜，王双：根茎治风寒感冒，跌打损伤[15]。【壮药】ginghgvun（京昆），莪术，Gingjhen（竞闲）：根茎治肝脾肿大，埃病（咳嗽），京瑟（闭经），食积胀痛，癌肿，林得叮相（跌打损伤），邦巴尹（肩周炎），活邀尹（颈椎痛），妇女产后头痛[117]；块根治心头痛（胃痛），京瑟（经闭），产后腹痛，林得叮相（跌打损伤），呗农（痈肿）[117]。

Curcuma longa L. [*C. domestica* Valet.] 姜黄（姜科）《药典》。【阿昌药】常岩黑[9,19,172]，Yehong（液红）[8,14]：根茎治胎动不安[9,19,172]；根、果治胎动不安[8,14]。【朝药】강황（gāng huāng，刚黄）：效用同广西莪术 C. kwangsiensis[83,84]。【傣药】ၰၟၚၒၬ（haumin，毫命，西傣）[9,62,65,71]，ၔၮၟၚ

(haumin，毫命)[8]，民姜(德傣)[8,14]：根茎治手关节疼痛，无力，儿童脸部疮疗[8,9,13,72]，面部色素沉着[14]，疗疮痈疖脓肿，毒虫咬伤，跌打损伤，风寒湿痹证，肢体关节酸痛，屈伸不利，腹内痉挛剧痛，心胸胀闷，胃脘胀痛，月经失调，痛经，闭经[62]；根茎捣烂搽患处，治面部色素沉着[8]；全草治关节疼痛，无力，儿童脸部疮疗[9,65,71]。【德昂药】民楞[8,172]：效用同阿昌药[8,172]。【侗药】Meihuang(美黄)[8,15]，Xenpmant(迅蛮)[8,137]：效用同壮药[15]；根茎治命刀(扭伤)，腹胀痛，妇女血瘀闭经，产后瘀停腹痛[137]，胃痛，跌打损伤[8]；胃脘胀满，肩周炎，跌打损伤[135,136]。【哈尼药】阿兰脏吗[145]，Ciqha meilsiil(齐哈门丝)[143]，黄姜[143]：根、茎治急性肾盂肾炎，膀胱炎，肾结石，高血压[145]；根茎治产后腹痛，风湿痛，跌打痛，头痛[143]，胃病[875]。【基诺药】Nieshe(捏奢)：根茎治黄疸型肝炎[8,10,163]，月经不调，闭经，跌打损伤[10,163]。【景颇药】Haqmo chang：块根治胎动不安[172]。【傈僳药】雀痘洗：根茎治胸胀痛，肩背痹痛，月经不调，闭经，跌打损伤[8,166]。【毛南药】宝鼎香，ruon^2 cɛŋ^3 woŋ^2(松宝磺)：根茎治胸腹痛，腹中气胀，月经不调，瘀血肿痛，肩背疼痛[156]。【蒙药】ᠮᠢ᠊ᠨᠢ(Xier ga，沙日－嘎)[44]，西日－嘎，永瓦[47]：根茎治胸胁刺痛，跌扑肿痛[47][323]，经闭，腹部肿块，痈肿[47]，结喉，发症，痛疽，尿黄，尿浊，膀胱热，梅毒，淋病，痔疮[44]，遗精，中毒症[56]，腹痛，风湿肩臂疼痛[323]；效用同郁金 C. aromatica[47]。【苗药】Vob hab(窝哈)[8,91,92]，Kid ferx(开否)[8,91,95]，Nulingfen 努另粉[8,15,96]：效用同壮药[15]；根茎治黄疸[92,95]，跌打损伤[8,91]，闭经，痈肿[91,96]，月经不调，胸腹胁痛，妇女痛经，产后瘀滞腹痛，风湿痹痛[91]，头痛，胸肋满闷[92]，胸胁刺痛，扭伤，肩背腰腿疼痛[96]。【纳西药】根茎治月经不调，痛经，跌打损伤，心痛，牙痛不可忍，产后腹痛，胃炎，胆道炎，呕吐，疼痛，黄疸[164]。【怒药】格包：根茎治腹胸膨胀，肩臂痹痛，月经不调，闭经，跌打损伤[165]。【畲药】黄姜：根茎治胸腹胀痛，中暑腹痛，风湿痹痛，月经不调，跌打损伤[8,147]。【维药】夹勒齐威，بوزغا(Bozugha，布甜哈)：根茎治胸闷气短，头痛头晕，风湿性关节炎[79]；效用同蓬莪术 C. phaeocau-

lis[75]。【瑶药】wiangh sung(元双)：块根治胸腹胀痛，肩周炎，月经不调，产后腹痛，胃痛，胁痛，黄疸型肝炎，慢性肾炎，消化不良，风湿骨痛，跌打损伤[130]。【彝药】ᎫᎴᏴ(jiehuopbbutcy，解火迪此)[8]，ᏱᎴᏯ(chapshymop，查申莫)[8,13]：根茎治胸胁刺痛，久咳久喘[8,109]，月经不调[13]。【藏药】ᠵᠢ᠊ᠨᠢ(永哇)[21,23,27]：根茎治中毒症[21,23,24]，痈疽溃疡[23,24]，痔疮[21,24]，血瘀气滞，心腹胀痛，风痹臂痛，妇女经闭癥瘕，产后败血攻心，跌打损伤，瘀血作痛，痈肿[20]，跌打瘀痛，尿频，尿急[24]，溃疡病，疮伤，眼病，瘟疫及白脉病[21]，顽癣，神经性皮炎[22,24]；带根全草治疫病，痔疮[27]。【壮药】Hinghenj(兴现)[180]，棵那茵[15]，列放[15]：根茎、块根治慢性肾炎，风湿骨痛，消化不良，跌打损伤，局部麻醉，产后腹痛，胸肋胀痛，胃痛，跌打损伤[15]；根茎治胸胁痛，京瑟(闭经)，癥瘕，发旺(痹病)，林得叮相(跌打损伤)，活邀尹(颈椎病)[180]；效用同广西莪术 C. kwangsiensis[117]。【台少药】Tasabikaru(Bunun 族施武群)：叶捣碎后敷于患部治胸痛[169]。

Curcuma phaeocaulis Val. [*C. aeruginosa* **Roxb.**] 蓬莪术(姜科)《药典》。【阿昌药】E zhu(莪术)[8]，腔落[172]：根茎治积滞腹痛，肝脾肿大，闭经[8,172]，风湿痛，头风痛，胸胁痛，腹胀痛，跌打损伤，瘀血肿痛[172]；块根治胸闷肋痛，胃腹胀痛，黄疸，吐血[8]。【布依药】应野：根茎治半身萎缩[159]。【朝药】광서아출(广西莪术)(guāng sē ā chùr，咣塞啊粗儿)：效用同广西莪术 C. kwangsiensis[83,84]。【傣药】ᩉᩬᨾᩢᩉ᩠ᨾᩢ(haominglang，好命啷)[8,66]，ᩅᩢᩈᩉᩢᩬ(wanhainao，晚害闹)[8,62,64][213]，望贺龙(德傣)[62,63,64]：根茎治发热，心慌，腰腹疼痛，神经痛，肋间痛[8,66]，风湿肢体关节疼痛，跌打损伤，疗疮脓肿，毒虫咬伤，妇女闭经，痛经，发热，心慌，心跳，神经痛，骨筋疼痛[62,63,64]，疮疗肿毒[213]，皮肤疮疖，毒毛虫刺伤肿痛[66]，积滞胀痛，血瘀腹痛，肝脾肿大，经闭[13,172]，心口疼[69]；块根治风湿痛[14,69]，风湿痹痛，脘腹胀满，跌打损伤，毒蛇咬伤，烫烧伤[9,67,68,74]，胃寒，解毒[14]。【德昂药】相翁，格绕受[172]，万货弄[160]：根茎治积滞腹痛，肝脾肿大，闭经[8,160,172]，风湿痛，头风痛，胸胁痛，腹胀痛，跌打损伤，瘀血

肿痛[172]，血滞闭经，子宫颈癌，消积止痛，高血压，小儿高热惊风[160]；块根治胸闷肋痛，胃腹胀痛，黄疸，吐血[8]；效用同阿昌药[172]。【侗药】应[15,136,139]，文茝[136]：根茎治跌打，胃痛，大便不通[15,136,139]，小儿高热惊风，腰骨酸痛，产后腰痛，风湿骨痛，黄疸型肝炎，急性肾炎，跌打瘀肿痛，瘀血经闭，淋巴瘤，淋巴肿大[15,136]。【哈尼药】习活：果、叶治烦渴，烧烫伤，腹泻，痢疾，癫痫，高血压[145]。【基诺药】Mieleng（咩冷）[8,163]，捏冷[10]：根茎治腹部疼痛，无名肿块[8,10,163]。【景颇药】Changgvang no，Tutbvun[172]：效用同阿昌药[172]。【拉祜药】Milshinatphu（mixinahu，迷西那糊）[8]，恶术[10]：根茎治风湿痹痛，脘腹胀满，毒蛇咬伤，烫烧伤[8]；块根治风湿痹痛，脘腹胀满，毒蛇咬伤，烫烧伤[151]，消化不良，腹痛，头痛，筋痛及妇人非怀孕性闭经[10]。【黎药】雅绐颜，黑肚风姜，山姜黄：根茎用于行气破血，消积化食[153]。【毛南药】蓝懂姜[15]，pi⁶ cɐŋ³ nəm³（壁姜能）[156]：效用同壮药[15]；根茎治腹内包块，闭经腹痛，风湿骨痛，跌打肿痛[156]。【蒙药】效用同郁金 C. aromatica[47]。【纳西药】山姜黄，黑心姜：根茎治癥瘕积聚，积滞肿痛，血瘀腹痛，血滞经闭，宿食不消，跌打损伤疼痛[164]。【土家药】Maojianghuang（毛姜黄）：根茎治胸腹疼痛，闭经，痛经[8]。【维药】بوزوغا（Bozugha，布祖哈）[75]，زوره نباد（Zorenbad，祖然巴德）[75]，夹都瓦尔[79]：根、根茎治阻滞引起的炎肿和疼痛，咳嗽哮喘，沙眼，视力减退，白内障，小腹胀痛，关节肿痛，脑痛，心痛，胃痛纳差，腰痛阳痿，经少不畅，恶心呕吐，牙齿松动，慢性牙龈炎[75]；根茎治腹胃气胀，食欲不振，疮疡疖肿[79]。【瑶药】龙七，蓝七：根茎治风湿痛，头风痛，胸胁痛，腹胀痛；外用治跌打损伤，瘀血肿痛，风疹[133]。【壮药】姜敏[15]，乌姜[15]：效用同广西莪术 C. kwangsiensis[117]；根茎治小儿高热惊风，腰骨酸痛，产后腰痛，风湿骨痛，黄疸型肝炎，急性肾炎，大便不通，胃痛，跌打瘀肿痛[15]。

Curcuma sichuanensis X. X. Chen 川郁金（姜科）。【维药】祖兰巴特，بوزوغا（Bozugha，布祖哈）：效用同郁金 C. aromatica[79]；效用同蓬莪术 C. phaeocaulis[75]。

Curcuma wenyujin Y. H. Chen et C. Ling 温郁金（姜科）《药典》。【阿昌药】Yehong（液红）：姜黄块根、果用于安胎[8]。【朝药】강황（gāng huāng，刚黄）：块根（울금 wūr gm，乌儿咕母）效用同蓬莪术 C. phaeocaulis[83,84]。【傣药】ᦶᦉᧂᦶᦟᧂᦷ（wanjielong，万结龙）：块根治胸闷肋痛，黄疸，血尿，月经不调，癫痫[8]。【德昂药】Bogeduo（菠格朵）：块根治胸闷肋痛，胃腹胀痛，黄疸，吐血[8]。【仫佬药】Jinjiang（金讲）：根茎治跌打损伤[8]。【维药】祖兰巴特，بوزوغا（Bozugha，布祖哈）：效用同郁金 C. aromatica[79]；效用同蓬莪术 C. phaeocaulis[75]。【彝药】ꀀꀐꉀ（yupjibbutcy，郁儿逋此）：根茎治肋痛[8]。【壮药】效用同广西莪术 C. kwangsiensis[117]。

Cuscuta australis R. Br. 南方菟丝子（旋花科）《药典》。【土家药】wu² niang² reng²（无娘藤），无根藤：种子、全草治肾虚腰痛，遗精，尿频，虚泄便秘，目眩耳鸣，胎动不安，不孕症，消渴[123]；藤茎治引产难下，九子疡（颈淋巴结结核），风团瘙痒，火眼病[128]；种子治肾虚腰痛，阳痿，遗精，尿频，头晕目眩[129]。【瑶药】无根藤：效用同壮药[15]。【彝药】马景牛[101,104]，萝丝子[104]：种子及全草治肾亏早泄，遗精，肝炎，走胆，眼睛发花，小便失禁，烂头疮[104]，效用同菟丝子 C. chinensis[101]。【藏药】竹下巴：种子及全草治肺炎[32,39]，肝炎，筋脉发热[32]，热性头痛[39]。【壮药】Faenzsenjfa（粉迁伐），菟丝子[180]，黄龙丝[15]：种子治核尹（腰痛），兵哟（痿症），委哟（阳痿），漏精（遗精），濑幽（遗尿），肉赖（尿频），吠偻（胎动不安），耳鸣，白冻（泄泻），唭能白（白癜风）[180]，全草治痢疾[15]。

Cuscuta chinensis Lam. 菟丝子（旋花科）《药典》《部维标》。【布依药】告壤：全株治小儿乳糜尿[159]。【傣药】嘿罕（西傣），喝哈（德傣）：茎治目痛，发热，口舌起泡[14]。【侗药】Wap Lanh dangh（化朗当）[205]，教应玛[135]：全草治呕吐不止[205]；种子治外伤，黄疸，雪崩[135]；地上部分治耿胧耿幽（腰腿痛），朗鸟柳对（夜尿），沽穷瘟（虚弱病）[137]。【哈萨克药】انتستقى شمرماؤغق：种子治阳痿滑精，腰膝酸软，遗尿，尿失禁，目眩眼花[142]。【蒙药】ᠰᠢᠷ᠎ᠠ ᠣᠷᠢᠶᠠᠩᠭᠤ（Xier oriyanggu，沙日－奥日秋古）[51]，希日－奥日－阳古[51]，斯日古德[47]：种子治肝热，肺热，脉热，毒热，遗精，腰腿酸痛[51]，目昏，耳鸣，腰膝酸软，泄泻，尿频余沥，先兆流产，胎动不安[47]；果实祛风止痛，祛痰止咳[586]。【纳西药】无娘藤，五叶藤，无根藤：种子治阴痿遗精，肾虚腰痛，妇女白带，腰痛，劳伤肝气，目昏目眩，视力减退，耳鸣，尿频淋漓，先兆流产，胎动不安[164]。【羌药】Geshletushaez（各什勒秃杉），葛布托扇子，无娘藤：全草治各种血证，淋浊，风湿性关节疼痛，四肢麻木，筋骨疼痛[10,167]。【维药】سېرىق يوڭەي ئۇرۇغى(Sereq yogey uruqi，色日合月改欧如合)，سېرىق يوڭەي(Sereq yogey，色日合月改)：地上部分治寒性忧郁症，神经病，抽筋，失眠，硬性炎肿[75,77]，种子治郁症，癫痫，肝阻黄疸，胃阻硬痛，咽喉疼痛，腹腔气胀，月经过多，内脏出血[75]，阳痿，早泄遗精，男女因寒症所致腰膝酸痛[79]，头痛头晕，神经错乱，皮肤粗糙，便秘食少，肢体抽搐，关节疼痛[4]。【彝药】们依是[101,102,111]，马景牛[101,102]：全草治衄血，吐血，便血，痢疾，黄疸，淋浊，带下，痈疽，疔疮，痱疹[109]，阳痿遗精，腰膝酸软，视力减退，白带，湿疹，肝炎，急性结膜炎[111]；黄疸型肝炎，头昏，心慌[103]；种子、全草治肾亏早泄，遗精，肝炎，走胆，眼花，小便失禁，烂头疮；全草加红糖煎水服治黄疸，加蜂蜜调服治惊恐所致心慌头昏，不思饮食，腰膝酸软，视力减退，阳痿遗精，白带，湿疹，肝炎[101,102]。【藏药】ཞུ་ཆ་བ།（zhuxiaba，竹下巴）[21,25,32]，牛匣琼瓦[14]：种子治腰膝酸痛[13,32]，遗精[13,21,32]，目暗[13,21]，消渴[13]，阳痿[32,21]，尿频，头晕目眩，视力衰退，胎动不安[32]，腰膝疼痛，淋浊，带下，泄泻，耳鸣[21]，补肝胃，益精壮阳，止泻[14]；全草治肝、肺及筋脉发烧，中毒性发热[22,25,34]，肺炎，热性头痛[25]，吐血，便血，衄血，黄疸[13,36]，糖尿病，痈疽，疔疮[13]，黄疸型肝炎，心脏病[14]，血崩，淋浊带下，痢疾，血淋，疮痈，热毒疹痒，黄褐斑[36]，发烧，脱肛，痔疮[22]。【壮药】效用同南方菟丝子 C. australis[180]。

Cuscuta cupulata Engelm. 杯花菟丝子（旋花科）。【藏药】赛格：效用同菟丝子 C. chinensis[22]。

Cuscuta europaea L. ［*C. major* Choisy］欧洲菟丝子（旋花科）。【蒙药】效用同菟丝子 C. chinensis[51]。【藏药】赛什格[29]，赛格[22]，葛格勒洒

曾[27]：种子治肺炎，热性头痛[29,40]；枝叶、花果、全草治肝病，毒热病，脱肛[27]，全草治肺、肝、筋脉发热，中毒性发热[40]；效用同菟丝子 C. chinensis[22]。

Cuscuta japonica Choisy 金灯藤（旋花科）。【傣药】喝罕（德傣）：茎治目痛，发热，口舌起泡、生疮[14]。【侗药】教应骂[137]，Jaol enl mas niv（教任麻内）[137]，黄藤子[136]：地上部分及种子治耿胧耿幽（腰腿痛），朗乌柳对（夜尿），沽尝瘟（虚弱病）[137]；种子治肾虚腰痛，阳痿，早泄[136]。【蒙药】效用同菟丝子 C. chinensis[51]。【苗药】Ghab bas hlat jongb（嘎巴叉龚，贵州黔东南）[91,94,95,98]，Dab lad ghob nzhub（巴拉阿路）[92,95,96]，无根藤[94,98]：全草治心气不足，肾经虚损，小便赤浊，头晕[95]；种子治腰膝酸软，遗精，阳痿，胎动不安[91]，肾虚腰痛，尿频[94,98]，早泄，不育，消渴，淋浊，遗尿，目昏耳鸣，流产，泄泻[91]；地上部分及种子治肾虚耳鸣，脚转筋[96]；全株治肾经虚损，心气不足[92]。【土家药】菟丝子[324]，无娘藤[128]：果实治溜胎，颈淋巴结结核，荨麻疹，月家痨，火眼[324]；藤茎治引产难下，溜胎，九子疡（颈淋巴结结核），风团瘙痒，火眼病[128]。【维药】塞力克鱼给乌拉盖：效用同菟丝子 C. chinensis[78]。【瑶药】无根藤，金丝藤：全草治吐血，便血，痢疾，痈疽疔疮，热毒痱疹[133]。【彝药】们依是[13]，马景牛[101]：全草治黄疸型肝炎，头昏，心慌[13]，效用同菟丝子 C. chinensis[101]。【藏药】赛格[22,24]，赛什格[32]：全草及种子治肺炎，热性头痛[32,39]；全草治肝、肺脉之热症，中毒性热症及其发烧，子宫脱垂，脱肛，痔疮[24]；效用同菟丝子 C. chinensis[22]。

Cuscuta reflexa Roxb. 大花菟丝子（旋花科）。【哈尼药】黄藤草，Nisiil（尼思），无根藤：全草治黄疸型肝炎，避孕，遗精，阳痿，高血压，瘀肿疼痛，胃出血[143]。【傈僳药】木刮爪：种子治腰膝酸软，阳痿，遗精，消渴，头晕目眩，视力减退，胎动不安[166]。【怒药】白朗伦：全草、种子治虚弱症[165]。【藏药】诸小：效用同欧洲菟丝子 Cuscuta europaea[40]。

Cxytropis reni - apiculata C. Y. Wu 肾瓣棘豆（豆科）。【藏药】叶治炭疽病，便秘[27]。

Cyananthus argenteus Marq. 总花蓝钟花（桔梗科）。【纳西药】马鬃参，银叶蓝种花：根或全

草治小儿乳毒（吃宿奶）腹泻，风湿痛，跌打损伤[164]。

Cyananthus chungdianensis C. Y. Wu 中甸蓝钟花（桔梗科）。【藏药】莪布：全草治黄水病[23]。

Cyananthus flavus Marq. 黄钟花（桔梗科）。【藏药】俄吉夏[22]，丘拉扑[34]：治消化不良，肉食中毒[22,34]。

Cyananthus formosus Diels 美丽蓝钟花（桔梗科）。【藏药】ཝོང་བུ།（翁布）[21]，莪布[23]，歪布[40]：全草治黄水病[23]，水肿小便不利，慢性便秘[36]，胆病，黄水病，下引诸病[21]，便秘，下引诸病[40]。

Cyananthus hookeri C. B. Cl. 蓝钟花（桔梗科）。【藏药】莪布：全草治黄水病[23]。

Cyananthus incanus Hook. f. et Thoms. 灰毛蓝钟花（桔梗科）。【藏药】莪布[23]，歪布[40]：全草治黄水病[23,40]，便秘，下引诸病[40]。

Cyananthus lichiangensis W. W. Smith 丽江蓝钟花（桔梗科）。【藏药】俄吉夏[22,24]，丘拉扑[34]：全草治消化不良，肉食中毒[24,34,36]。

Cyananthus lobatus Wall. ex Benth. 裂叶蓝钟花（桔梗科）。【藏药】根治便秘和消除胀气[28]。

Cyananthus macrocalyx Franch. ［*C. leiocalyx* (Franch.) Cowan］大萼蓝钟花（桔梗科）。【藏药】ཝོང་བུ།（wengbu，翁布）[21,25]：全草治黄水病[25]，眼病，水肿病[25]，胆病[21]。

Cyananthus petiolatus Franch. 具柄蓝钟花（桔梗科）。【藏药】夏朵打恶：全草治身体虚弱，纳差，久病体虚[40]。

Cyananthus sherriffii Cowan 杂毛蓝钟花（桔梗科）【藏药】额布：根治黄水病[27]。

Cyanotis arachnoidea C. B. Clarke 蛛丝毛蓝耳草（鸭跖草科）。【傣药】芽喝琅[65][308]，露水草[308]：根治湿疹，舒筋活络[65]，用于舒筋活络，祛风湿，利尿[308]。

Cyanotis cristata (L.) D. Don ［*Commelina cristata* (L.) D. Don］四孔草（鸭跖草科）。【畲药】回头舅：全草治流行性感冒，急性扁桃体炎，咽炎，水肿，泌尿系统感染，急性肠炎，痢疾，麦粒肿，疮疗肿毒[147]。

Cyanotis vaga (Lour.) Roem. et Schult. 蓝耳草（鸭跖草科）。【傣药】芽或枚[9,63,74]，露水草[233]：根治风湿性关节炎，腰膝湿痹，肾炎水肿[9,63,74]，风湿病[233]。【苗药】露水草：全草治风湿痹痛，水肿，跌打损伤[94]。

Cyathocline purpurea (Buch. – Ham. ex D. Don) O. Kuntze 杯菊（菊科）。【傣药】亚嘿妙（西傣）：全草治疟疾，流行性感冒，感冒发热，扁桃腺炎，支气管炎，肺炎，术后感染，外伤出血[13]，咽喉炎，急性肠胃炎，膀胱炎，尿道炎，吐血，衄血[9,13,67,68,74]，痧症，口腔炎[9,67,68,74]。【拉祜药】红蒿[10]：全草治急性肠胃炎，膀胱炎，尿道炎，咽喉炎[10,151]，外伤出血[151]，痧症，口腔炎，吐血，衄血[10]。【彝药】哈可习弱[14]：根治衄血，吐血，口舌糜烂，白浊湿淋，胃肠痈疡[109]；全草治急性肠胃炎，痧症，膀胱炎，尿道炎，咽喉炎，口腔炎，吐血，衄血[14]。

Cyathula officinalis Kuan 川牛膝（苋科）《药典》。【阿昌药】效用同德昂药[172]。【德昂药】白牛膝，瓦产：根治风湿腰膝腿痛，尿血，胎衣不下[172]。【景颇药】No qi haq：效用同德昂药[172]。【傈僳药】莫乳罗[166]，阿才扣古左：根治风湿腰膝疼痛，大骨节病，尿痛，尿血，血瘀经闭，产后瘀血腹痛[166]；茎治妇科虚寒，湿热白带，红崩[13,14]。【蒙药】细日布顺－温都苏，奥勒莫斯：根治经闭，尿血，关节酸痛，跌扑损伤[47]。【纳西药】牛膝：根治风湿腰膝疼痛，脚萎筋挛，大骨节病，小儿麻痹后遗症，小便淋漓，尿血，难产，胞衣不下，产后瘀血腹痛[164]。【怒药】前都：根治骨折[165]。【土家药】白牛膝：根治风湿腰膝痹痛，关节不利，吐血，衄血，尿血，经闭，痛经，跌打损伤[123]。【瑶药】牛膝：根治风湿腰膝疼痛，脚萎筋挛，血淋，尿血，妇女闭经[133]。【彝药】茎治跌打损伤，风湿骨痛，手足拘挛，湿热下注，淋痛血尿，阳痿失溺，癥瘕瘰疬，闭经痛经[109]。【藏药】索路曲孜：根治风湿性筋骨痛，跌打损伤，吐血，衄血，热淋，痛经[24]。

Cyathula prostrata (L.) Blume 杯苋（苋科）。【台少药】Zyatiuru (Paiwan 族恒春上)：叶煎汁洗涤患部治毒蛇咬伤[169]。

Cycas pectinata Griff. 篦齿苏铁（苏铁科）。【布依药】槐告发：根治跌打损伤[159]。【基诺药】的遮：茎杆基部治肺结核咯血，胃炎，胃溃疡[163]。【彝药】罗苹：茎治妇科虚寒，白带，红崩[14]。

Cycas revoluta Thunb. 苏铁（苏铁科）。【傣药】故拉：根用于解毒，收敛，通经，健胃，止咳，祛瘀[65]。【苗药】凤凰尾：效用同壮药[15]。【瑶药】铁树：根治肾虚牙痛，风湿关节麻疼，跌打损伤[133]；花治脘腹胀痛，遗精，遗尿[133]；种子治高血压[133]。【彝药】哼锡[101,104]，苏铁蕨[104]：全草治月经不调，崩漏[101,104]，止血生肌[104]。

Cycas siamensis Miq. 云南苏铁（苏铁科）。【傣药】赤（西傣）[13]：果实治肠炎，痢疾，消化不良，呃逆，气管炎，支气管炎[13]；根治风湿骨痛，跌打损伤，肾虚齿病[9,74]；茎叶治慢性肝炎，急性黄疸型肝炎，难产，癌症[9,74]；果实、叶、茎治肠炎，痢疾，消化不良，呃逆，气管，支气管炎[9,74]。【苗药】根治跌打损伤[15]。

Cyclea barbata Miers 毛叶轮环藤（防己科）。【仫佬药】秒丙郎娃：效用同瑶药[15]。【土家药】bian tian nu（蛮天牛）：根治湿气骨节痛，旧伤复发疼痛，痨伤[126]。【瑶药】细佛余：根或全草水煎杀服治白喉，咽喉痛[15]；根或全草水煎服治胃痛，便秘，小便短赤[15]。

Cyclea hypoglauca（Schauer）Diels 粉叶轮环藤（防己科）。【侗药】Bads jas demh（百解藤）[8,15]，教丽堂[139]：效用同壮药[15]；全草治毒蛇咬伤[139][25]；根治咽喉炎[8]，肝炎，腹胀，腹泻[136]。【毛南药】银锁匙，干壁枫 tshien⁵ pi⁶ fuŋ¹，黑皮蛇：根或藤茎治白喉，牙痛，尿路感染，结石，风湿骨痛，蛇伤肿毒，痈疮肿毒[156]。【苗药】Wadsongd youx（乌松佣）[8,15]：效用同壮药[15]；根治关节痛[8]。【仫佬药】秒宾良娃：效用同壮药[15]；根水煎含服治咽喉炎，白喉，疯狗咬伤[8]。【土家药】Biantianniu（变天牛）：根治湿气关节痛，旧伤复发疼痛及劳伤[8]。【瑶药】金线风，jiemh finx buerng（仅线崩），百解藤：根或全株治感冒发热，扁桃腺炎，风火牙痛，胃脘痛，肠炎，痢疾，尿赤，咽喉肿痛及疮疡肿毒[132]。【壮药】gaeugidaengz（勾机腾）[15,117]：根治咽喉炎，疯狗咬伤，发高烧，酒浸服治关节痛[15]；根治贫痧（风热感冒），阿意咪（痢疾），肉扭（砂淋），龋齿痛，货烟妈（咽喉肿痛），额哈（毒蛇咬伤）[117]。

Cyclea insularis（Makino）Hatusima 海岛轮环藤（防己科）。【台少药】Iyobaisiyo（Bunun 族高山）：叶煮后贴于患部治头痛[169]。

Cyclea polypetala Dunn 铁藤（防己科）。【哈尼药】Hhaqma qulduv cavni（阿玛曲都打尼），百解藤，须龙藤：块茎治尿路感染，结石，胃痛，牙痛，风湿骨痛，无名肿毒[143]。【拉祜药】卡那那此：根治胃痛，腹泻，痢疾，风湿骨痛[13,150]，十二指肠溃疡疼痛[150]。【壮药】棵叶黑：根治尿道结石，肾结石[15]。

Cyclea racemosa Oliver 轮环藤（防己科）。【侗药】Jaol dangl niv（教荡丽），Jaol enl sup dangl（教任素荡）：根茎治耿胧寸（心口胃痛），兜隋啃（毒蛇咬伤）[137]。【苗药】Hmongb nox xongd yut（孟脑雄右，贵州黔东南）[91]，佳蒙枪[96]：根治胃肠炎，胃痛，腹痛，风湿痹痛[91]；根茎治水肿，泌尿系统感染[96]。【羌药】ddeawsiddesh（德务思德什），三豆根，小青香藤：全草和根治咽喉肿痛，疮肿，牙痛[167]。【土家药】青藤香：根治胃气痛，发痧，腹痛，腹泻，急性胃肠炎，消化不良，咽喉肿痛，痈疽肿毒，狗蛇咬伤，胸胁胀痛，外伤出血，"黄"（深部脓肿），热痹，风湿性疼痛，肝炎，食积腹胀呕吐，吐血[124]。

Cyclina sinensis Gmelin 青蛤（帘蛤科）《药典》。【维药】كۇزفارا تب（Az fara tip，艾孜法尔提比）：贝壳治寒性癫痫，神经衰弱，浓物阻塞性昏迷，湿性心悸，寒性胃痛，子宫痛，头痛，宫源性癥病，经水不畅，皮肤病，滑精，肾脏瘀血，大便不畅[75]；体壳治小便不利，头痛，胃痛[79]。

Cyclobalanopsis delavayi（Franch.）Schott. [*Quercus delavayi* Franch.] 黄毛青冈（壳斗科）。【傣药】哥麻过息打（西傣）：树皮治哮喘[13]。【彝药】茎皮治肺气不畅，久咳久喘，遗尿滑精，泄泻痢疾[109]。

Cyclobalanopsis glaucoides Schott. 滇青冈（壳斗科）。【彝药】寄生枝治热结大肠，腹满胀痛，大便不通，身热烦渴[109]。

Cyclobalanopsis kerrii（Craib）Hu 毛叶青冈（壳斗科）。【傣药】埋哥当牧（西傣）：树皮、总苞治疟疾[13]。

Cyclophiops major（Gunther）* 翠青蛇（游蛇科）。【藏药】玉知夏[22]，གཡུ་སྦྲུལ་（玉珠）[25,27]：肉治经闭，胎衣不下，痈疽及疮疖[22,25,27]；胆外擦治白癜风，牛皮癣[22]；蜕效用同白条锦蛇

Elaphe dione[22]。

Cyclorhiza peucedanifolia (Franch.) Constance [*C. waltonii*(Wolff)Sheh et Shan var. *major* Sheh et Shan] 南竹叶环根芹(伞形科)。【藏药】དང་གུན་དཀར་པོ།（当庚嘎保）[21]，当更[23]：根治培根与龙的合并症[21,23]，陈热病，心热病，中毒症[23]，西藏地区用此药治妇女"龙察布"病[21]。

Cyclorhiza waltonii(Wolff)Sheh et Shan 环根芹(伞形科)。【藏药】དང་གུན་དཀར་པོ།（当庚嘎保）：效用同南竹叶环根芹 C. peucedanifolia[23]；根治培根和龙的并发症，西藏地区用此药治妇女"龙察布"病[21]。

Cyciosorus acuminatus(Houtt.) Nakai 渐尖毛蕨(金星蕨科)。【高山药】可布可：根茎治肠炎，痢疾[5]。

Cydonia oblonga Mill. 榅桲(蔷薇科)《部维标》。【俄罗斯药】Ayiwa(阿依瓦)：果实、种子治烧烫伤，局部疼痛，胃痛[15]。【维药】بىيه(Biye, 比也)[75,77,78]，بىيه ئۇرۇغى (Biye uruqi, 比也欧如合)[75,77]，赛派尔吉勒[80]：果实治胃肠疾病，胃炎，消化不良，恶心，腹泻，心慌心悸，烦躁，咳嗽[75,77]，食欲不振，肝炎[75,77,78]，肠胃炎，腹泻及食欲不佳，对小儿胃肠病尤佳[80]，头晕心慌[4,78]，小便不利，胃肠道疾患[78]，食少气弱，泻痢咳喘，咯血呕恶，口渴尿闭[4]，胃病，肝病，头晕，心慌，月经不调，心脏病，消食除胀[325]；种子治肺结核，咳嗽[4,75,77]，发热舌燥，伤寒，肠疡腹泻[75,77]，大便秘结，烦躁不安，口干津少[4]，叶、枝及根治头晕心慌，肝炎，胃肠道疾病[1101]；果汁加热涂擦患处治体表炎肿[80]。

Cydonia sinensis Thouin。参见 Chaenomeles sinensis。

**Cygnus columbianus (Ord) 小天鹅(鸭科)。【藏药】纯纯夏：效用同大天鹅 C. cygnus[22]。

Cygnus cygnus (Linnaeus) 大天鹅(鸭科)。【鄂温克药】天鹅：羽绒疗伤[241]。【藏药】དུང་ང་།（angba, 昂巴)[25,24,30]，纯纯夏[22]：肉、胆治雪盲，痈疽疮肿，烫伤，烧伤[24]；胆汁治烧伤[22,25]；胆汁外用治雪盲[22,25]；肉治脾虚气陷，中气不足之脱肛，子宫下垂，胸满腹

胀[30]；油治痈肿疮毒，小儿耳疖[30]；绒毛治刀杖金疮[30]。

Cygnus olor(Gmelin) 疣鼻天鹅(鸭科)。【藏药】昂哇[23,29]：胆汁治烧伤[23,29]，小腿抽筋[23]，效用同大天鹅 C. cygnus[30]。

Cymbaria dahurica L. 达乌里芯巴(玄参科)[3]。【蒙药】ᠬᠢᠴᠡᠭᠡᠨᠡ ᠡᠪᠡᠰᠦ (Alten agi, 阿拉坦－阿给)[3]，达达日－芯巴[7]，看冲色日高[7]：全草治黄水疮，肿块，"奇哈"(瘰疬)，伤口出血[7]，小儿胎毒，疮痒，牛皮癣[7]，胎毒症，皮肤瘙痒，阴囊瘙痒，阴道瘙痒症[3]。

Cymbaria mongolica Maxim. 蒙古芯巴(玄参科)。【蒙药】效用同达乌里芯巴 C. dahurica[7]。

Cymbidium aloifolium(L.) Sw. [*C. pendulum* (Roxb)Sw.] 纹瓣兰(兰科)。【傣药】树茭瓜：茎、果治肺结核，肺炎，气管炎，支气管炎，喘咳，骨折筋伤，外伤出血[9,74]。

Cymbidium faberi Rolfe 蕙兰(兰科)。【朝药】헤란(hēi rǎn，嘿冉)：根皮用于利水道，杀盅毒，辟不祥[86]。

Cymbidium floribundum Lindl. 多花兰(兰科)。【土家药】效用同春兰 C. goeringii[123]。【瑶药】环心草：假鳞茎及根治小儿顽咳，肺痨，咳嗽吐血，心胃气痛，狂犬咬伤，神经衰弱，头晕腰痛[84]；外敷治跌打损伤[84]。

Cymbidium goeringii(Rchb. f.) Rchb. f. 春兰(兰科)。【土家药】毛牛角，牛角七：根治百日咳，肺结核咳嗽，咯血，头晕腰痛，尿路感染，心悸，劳伤身痛，跌打损伤，肾炎水肿[123]；根外用治淋巴结核[123]。

Cymbidium hookerianum Reichb. f. 虎头兰(兰科)。【佤药】虎头兰：假鳞茎治支气管炎，肺炎，肺结核，跌打损伤，骨折伤筋[168]。

Cymbidium mannii H. G. Reich. [*C. bicolor* Lindl. subsp. *obtusum* Du Puy et Cribb.] 硬叶兰(兰科)。【拉祜药】斯属巴拉：根茎、果治气管炎，咳嗽，骨折，外伤出血，肿毒疔疖[13,14]。【佤药】剑兰：全草治支气管炎，肝热咳嗽，肺结核，咽喉炎，月经不调[168]。【壮药】渣最灵：叶治扭伤[15]；果实治中耳炎[15]。

Cymbidium sinense (Jackson ex Andr.) Willd. 墨兰(兰科)。【基诺药】迷打卡：全草治肾结石，

C

胆结石，胃病[10,163]。

**Cymbopogon caesius(Ness ex Hook. et Arn.)
Stapf** 青香茅(禾本科)《部维标》。【维药】ﮐﮬﺰﺨﺮ
(Izzer，依孜合尔)：全草治瘫痪，面瘫，关节疼
痛，腰痛，寒性肝炎，脾脏肿大，胃虚纳差，尿
闭，经闭[75,77]；茎叶治机体瘫痪，口眼歪斜，痴
呆健忘，感觉力下降，胃中不适，寒性疼痛，腹
水经闭[4]。

Cymbopogon citratus(DC.) Stapf 香茅(禾本
科)。【傣药】沙海[9,62,65,71]，合好鸟[9,14,65,72]，卡唤
(德傣)[62]：全草治风寒感冒，头晕头痛，食欲不
好，接骨舒筋[9,63,64,71]，腹部胀痛不适[63,64]，夜盲
症[69]，感冒头痛，胃痛，煎水洗周身可祛风消
肿，解腥臭[67,68]；全草或根治感冒，头痛头昏，
食积腹胀，不思饮食，跌打损伤，骨折[62]。【侗
药】蛇道：效用同壮药[15]；叶、全草治感冒，痧
病，咽喉痛，声音嘶哑，咳嗽，气管炎[15]。【哈
尼药】泡匹：全草治腹痛，腹泻，风湿疼痛[145]。
【基诺药】撒卡：全草治头痛，胃痛，腹痛，风湿，
疼痛，腹泻[163]。【黎药】香茅草[212]：叶捣烂外敷
止痒[154]；全草消肿止痛[212]。【毛南药】茶喜：效
用同壮药[15]。【仫佬药】香草：效用同壮药[15]。
【土家药】姜巴茅：全草治风湿痛，感冒头痛，胃
痛，泄泻，月经不调，产后水肿，跌打瘀血肿痛，
心悸，咳嗽[124]。【维药】香茅，伊孜黑儿麦根儿：
全草治感冒头痛，鼻塞不通，胸闷气短，咳嗽气
喘，跌打损伤，瘀血作痛，高血压[78]。【壮药】
Gocazha(棵查哈)，香茅[180]，棵阿邦：全草治瘴
病(疟疾)，痧病(感冒)，巧尹(头痛)，脂胴尹
(腹痛)，胴尹(胃痛)，白冻(泄泻)，发旺(痹
病)，林得叮相(跌打损伤)[180]；叶、全草治感
冒，痧病，咽喉痛，声音嘶哑，咳嗽，气管炎[15]。

Cymbopogon distans(Nees) Wats. 芸香草(禾
本科)。【阿昌药】药王子：效用同德昂药[172]。
【傣药】香茅草：全草利气止痛[326]。【德昂药】兰
喋：种子治痢疾、蛔虫[172]；根治跌打损伤[172]。
【哈尼药】Neivqhaq paoqpil(能哈泡批)，香茅草，
星秀草：全草治鼻塞，流行性感冒，中暑，风湿
性关节炎，脉管炎，疮毒[143]。【景颇药】Zaimo：
效用同德昂药[172]。【苗药】香茅草：茎叶治伤暑
感冒，淋病，肠炎[98]。【纳西药】全草治慢性支气
管炎，哮喘，风湿筋骨痛，鹤膝风，伤暑感冒，

淋病，支气管哮喘，风湿性关节炎，神经痛，肠
炎，消化不良[164]。【彝药】削诗[101]，阿果背
田[14]：全草治肺热咳喘，湿热黄疸，恶心呕吐，
白浊湿淋[109]，风寒感冒，风热感冒[14]，风湿性
关节炎，脐风，风寒咳喘，药物中毒，肝炎，急
性胃肠炎[101]。【壮药】棵空：根治咳嗽[15]；种子
治胃痛[15]。

**Cymbopogon hamatulus(Nees ex Hook. et Arn.)
A. Camus** [*C. tortilis* (Presl) A. Camus] 扭鞘香茅
(禾本科)。【仫佬药】细香草：根治无名肿毒[15]。

**Cynanchum amplexicaule (Sieb. et Zucc.)
Hemsl.** 合掌消(萝藦科)。【蒙药】根治风湿关节
疼痛，偏头痛，急性肝炎，急性肠胃炎，跌打损
伤，月经不调[51]；根外用治痈疮肿毒，湿疹，毒
蛇咬伤[51]。【彝药】诺培挪茨[102,103,111]：根治乳腺
炎，睾丸肿痛，湿疹，偏头痛，急性肝炎，胃肠
炎，月经不调，腰腹胀痛[102,111]，蛇咬伤，便血，
痈肿[111]，疟疾，白翳遮睛[103]。

**Cynanchum amplexicaule var. castaneum Maki-
no** 紫花合掌消(萝藦科)。【蒙药】效用同合掌消
C. amplexicaule[51]。

Cynanchum atratum Bunge 白薇(萝藦科)《药
典》。【阿昌药】革嗯啊，铺啊奴：根治风湿性腰
腿痛，肺结核，支气管炎[172]。【德昂药】娃波孔：
效用同阿昌药[172]。【侗药】让宾[15]，Samp begs
sangp niv(三百尚里)[137]，Sangp il dugs qemp(尚义
都尽)[137]：根治咽喉炎，风湿性关节炎[15]，代喉
老(老年咳嗽)，故喉久天(串串咳)[135,137]，肺炎，
咳血，风湿痛[135]。【仫佬药】zu33 za33(又雅，黔中
方言)，wu55 ka31(午嘎，黔中北方言)，kei31 tse55
pao31 əu55(革则包尔，黔西南多洛方言)：根治淋
巴结结核[162]。【哈尼药】区希：根、叶治风湿性
腰腿痛，肺结核低热，支气管炎[145]。【景颇药】
Bvunmyo chi：效用同阿昌药[172]。【傈僳药】哪波
莫：根治阴虚潮热，低热不退，尿路感染[166]。
【毛南药】lau24 tçiŋ33 xi33(老君须)：根治风湿性关
节炎[155]。【蒙药】敖－杜格莫宁[47]：根及根茎治
阴虚发热，血虚昏厥，小便涩痛[47,51]，肺热咳血，
热淋，风湿性关节疼痛，瘰疬[51]，热病后期低热
不退[47]。【苗药】Guab gob nyox(挂桂俄，贵州毕
节)[91]，老君须[94,96,98]，马耳细辛[94,97,98]：根治身
热斑疹，潮热骨蒸，肺热咳嗽，咽喉肿痛，毒蛇

咬伤[91,94,96,98]，温热病发热，产后虚烦，热淋，血淋，疮痈肿毒[91]，跌打损伤，疼痛[14]，阴虚潮热，上呼吸道感染，肺虚咳嗽，温热病后期低热不退，热淋血淋，冷病咳嗽[94,96,98]；根茎及根治血虚昏厥，阴虚发热，小便涩痛[91]。【羌药】pish-imezhe（皮什么者），勒俄俄次，山白薇：全草用于祛风解毒，健胃止痛[10,167]。【水药】项白拟，婆婆针线包，老君须：根治毒蛇咬伤[10,157,158]。【土家药】pu¹a¹shi¹la¹bo¹（铺阿十拉拨），羊角细辛，上天梯：根及根茎治阴虚潮热，温热病后期低热不退，热淋，血淋，疮痈肿毒，瘰疬，咽喉肿痛，毒蛇咬伤，风湿病[123]，火眼，男子跑马，肺痨，倒奶水[125,128]，肺痨[125]，治低烧不退[128]；根治月经不调，痛经，胃痛[123]，阴虚潮热，产后血虚发热，热淋涩痛[129]；种子上绢毛用于外伤出血[123]。【壮药】三百根：效用同侗药[15]。

Cynanchum auriculatum Royle ex Wight 牛皮消（萝藦科）。【布依药】雅刀兵：块根治胃痛[159]。【侗药】Jaol maenc jenc（教焖近）：茎治催乳[135,138]。【仡佬药】ton⁵³tse⁵³ie¹³（东则也，黔中方言），ke⁵³tsao³¹tɕi³⁵（该早记，黔中北方言）：根治脾虚腹泻[162]。【毛南药】g ʔɛ²⁴lin³³xiao³³（介拎烧）：根治小儿干瘦病，疳积[155]。【苗药】Vob bex teb（窝簸偷，贵州黔东南）[91]，妥浆撒[13]，隔山消[91,94]：根治鼻出血，胃胀痛，消化不良[13,15]，阴虚潮热，支气管炎，风湿性腰腿痛[13]；块根治胃痛，疳积，少乳[91,94]，虚劳性损伤，痢疾，白带，疮癣[91]。【畲药】九层壳，野番其，山番薯：根治喉炎，急性扁桃腺炎[146]。【土家药】隔山消，隔山撬，飞来鹤：块根治肠胃炎，小儿消化不良[327]，抗肿瘤[672]。【瑶药】隔山消[15]，松筋藤[84]，牛皮冻[133]：根治胃出血，胃胀痛，消化不良[15]；藤治风湿痛，跌打损伤[84]；全草治腹痛，腹泻，小儿肺炎，肾炎，妇人白带，蛇伤，疥疮，瘰疬，无名肿毒[133]。【彝药】区奶莫[102]：全草治头昏眼花，须发早白，失眠健忘，筋骨无力，胸胁闷痛，胃脘痞满，食少纳差，腰膝酸软[109]；根治脾虚食少，腹满气滞，消化不良[102]。

Cynanchum bungei Decne. 白首乌（萝藦科）。【德昂药】别农巴：效用同景颇药[172]。【景颇药】Bvunmuinui：块根治体虚失眠，健忘多梦，皮肤瘙痒[172]。【蒙药】查干–特木根–呼呼[51]，本吉

–驼莫根–胡胡[47]：全草治脏腑"协日"病，肠刺痛，热泻[51]；块根治肝肾不足，腰膝酸软，失眠，健忘，阳痿遗精，腰腿疼痛，皮肤瘙痒[47]。

Cynanchum chinense R. Br. 鹅绒藤（萝藦科）。【蒙药】ᠵᠡᠯᠳᠦ ᠲᠡᠮᠡᠨ ᠬᠦᠬᠦ（Jeld temen huh，哲乐图–特莫呼呼）[49,51]，哲乐特–特木根–呼呼：全草治脏腑"协日"病，热泻，肠刺痛[51]，祛赫依希拉[591]；地上部分治脏腑"希日"病，热泻，肠刺痛[49]。

Cynanchum corymbosum Wight 刺瓜（萝藦科）。【阿昌药】整卡昂：效用同德昂药[172]。【德昂药】夹贝：全株治感冒，气管炎，妊娠呕吐，食道癌，胃痛[172]。【景颇药】Hkanghka[172]，蛤纵垒[13,14]，蛤纵内[13,14]：效用同德昂药[13,14,172]。

Cynanchum decipiens Schneid. 豹药藤（萝藦科）。【彝药】阿么么这：根治劳伤久咳，浮肿，白带，月经不调，瘰疬，疮疔，毒蛇咬伤[14]。

Cynanchum fordii Hemsl. 山白前（萝藦科）。【藏药】奥豆毛娘：全草治风湿性关节炎，腹泻[29]。【壮药】了刁藤：根治肝大，肝硬化[15]。

Cynanchum forrestii Schltr. [*C. steppicola* Hand.–Mazz.] 大理白前（萝藦科）。【藏药】ཧྲི་དུག་བོ་རུང་ ｜（edumuniu，莪杜模牛）[21,39]，奥豆毛娘[29]：全草治胆病[34,39]，"赤巴"病，肝炎，热痢[34]，风湿性关节炎，腹泻[29,39]，热性腹泻[39]；种子及全草治肺热咳嗽，咽喉肿痛，热性腹泻[21]；地上部分治风湿性关节炎，腹泻，胆病，热性腹泻[39]。

Cynanchum glaucescens(Decne.) Hand.–Mazz. [*C. japonicum* Morr. et Decne. var. *purpurascens* Maxim.] 白前（萝藦科）。【畲药】老君须，百条根，老人须：全草治腹胀疼痛，风湿痹痛，挫闪跌打，吐血衄血，小儿风痉，痈疽斑疹，鼠狗咬伤[147]。

Cynanchum hancockianum (Maxim.) Iljin. [*Pycnostelma lateriflorum* Hemsl.] 华北白前（萝藦科）。【蒙药】全草外用治各种关节疼痛，牙痛，秃疮[51]。【藏药】豆冒娘[29]，图木绒[24]，豆胃娘[32]：种子治胆囊炎[29]，"赤巴"病，肝胆病，发烧，热性腹泻，痢疾[24]；根或带根全草外用治各种关节疼痛，牙痛，秃疮[32]，胆囊炎，"赤巴"病，肝胆病，发热，厌油纳呆，腹泻，痢疾[40]。

Cynanchum inamoenum(Maxim.) Loes. 竹灵

消(萝藦科)。【苗药】老龙须，老君须竹灵消(萝藦科)。【苗药】老龙须，老君须：全草治风湿痛，腰痛，瘰疬，外伤出血，皮肤溃疡[97]。【羌药】azueyzweymenn(阿醉子维门)，百根多，老君须：根及根茎治阴虚潮热，产后虚烦[167]。【土家药】犀角细辛：全草、根治虚痨久咳，白带，月经不调，瘰疬，无名肿毒，胃痛，外伤出血[124]。【藏药】莪图木娘[6]，杜摩牛[23,39]，莪图木绒[24]：地上部分治胆病引起的头痛，发烧，腹泻，厌油[6,23,39]，食肉后腹泻，恶心，呕吐，脓血便，腹痛[6,39]，痢疾，腹泻，纳呆[23]；全草治"赤巴"病，肝胆病，胆病引起的头痛，发烧，腹泻，腹痛，热痢，恶心呕吐，风湿性关节炎[24]。

Cynanchum komarovii. Iljin. 老瓜头(萝藦科)。【蒙药】效用同华北白前 C. hancockianum[51]。【藏药】ཏུ་མོ་གུང་།(dumaoniu，毒毛妞)：种子及全草治胆病和胆病引起的头痛，热性腹泻，发烧，恶心，呕吐，腹泻[25]。

Cynanchum officinale(Hemsl.) Tsiang et Zhang 朱砂藤(萝藦科)。【苗药】呜不那[15]，阿咱劳伤[13,14]：根治胃痛，胃出血，十二指肠溃疡，产后缺乳[13,14,15]，跌打损伤[13,14,15]，消炎止痛，活血化瘀[13,14]。【彝药】肉已勒七：根治腰肌劳损，关节炎[13,14]。

Cynanchum otophyllum Schneid. 青阳参(萝藦科)。【白药】嘟巴优[5,13,14]，geilzixgeilmoxbart(抖磅优)[17]，grlxuixmilzort(该子该母爸)[17]：根治风湿骨痛，腰肌劳损，体弱神衰，小儿疳积[5,13,17][78]，慢惊，狂犬咬伤[5,70][78]，脾胃虚寒[17]。【傈僳药】阿奶阿不爪：根治风湿骨痛，风疹瘙痒，癫痫[166]。【纳西药】滋炎[6]，白药根[5,13,14]，地藕小白薇[164]：根治狂犬咬伤[5,17,164]，毒蛇咬伤，风湿骨痛，癫痫[17]，虚咳，食积，胃腹胀痛，小儿疳积，惊风，驱虫，风湿关节痛，毒蛇咬伤，癫痫[5,13,14]，肾虚，虚肿，中气不足[13,14]，经期腰痛[5]，小儿高热惊厥，骨折，风湿骨痛，腰痛，骨痛，头晕，耳鸣，心慌[164]。【怒药】坤民，青阳参：根治胃痛，慢性胃炎，通大便，痢疾[165]。【瑶药】青羊参，qing yang pei：治腰痛，风湿骨痛，头晕，耳鸣，心慌，癫痫，衄血，经闭，产后瘀血腹痛，迁延性慢性肝炎，荨麻疹，毒蛇咬伤[237]。【彝药】肉已勃齐[101,102,103]，矢波堵奶驰[17]，尼迟色[101,102]：根治骨折，腰肌劳损，跌扑闪挫[103,111]，癫痫，狂犬咬伤[101,102,111]，腰痛，荨麻疹，心慌心跳，头晕，耳鸣，毒蛇咬伤[103,111]，风寒痹痛[17]，肝胆湿热，胃脘胀满，气滞腹痛，痈疽肿毒[109]，跌打扭伤，劳伤，风湿骨痛，风疹瘙痒，神经衰弱，失眠，经期腰痛，白带，头晕，虚咳，食积胃痛，腹胀，疳积，惊风，蛔虫，风疹瘙痒，毒蛇咬伤，肠风下血[101,102]。

Cynanchum paniculatum(Bge.) Kitag. [*Pycnostelma chinense* **Bunge ex Decne**] 徐长卿(萝藦科)《药典》。【布依药】古龙哈[159]，对月莲[274]，竹叶土细辛[274]：根或全草治附件炎[159][274]。【朝药】산해박(san hai bak，三嗨吧克)：根及根茎或带根全草治胃痛，晕车，精神分裂症，皮肤瘙痒[82]。【侗药】巴笨尚[10,137]，Bav baenl sangp[10,137]，让桑木[135]：根治兜隋啃(毒蛇咬伤)，宾宁乜崩榜(白带)，宾罢米恰汕(胃痛)[10,137]；全草治胃痛，牙痛，经期腹痛等[135]；根、全草效用同壮药[15]。【仡佬药】wan[53]kao[35]kao[55](汪告搞，黔中方言)，p'an[53]lə(旁勒黔，西南多洛方言)[162]，竹叶土细辛[274]：根或全草治胃痛[162]；根治胃痛[274][162]。【哈尼药】Hulbu bussaq(乎布布然)，山刁竹，逍遥竹：全草治小儿惊风，小儿疳积，风湿骨痛，支气管炎，哮喘，肺结核[143]。【毛南药】ta[22]ʔnu[24](塔露)：根或全草治肠炎痢疾[155]。【蒙药】了刁竹：根及根茎治风湿痹痛，腰腿痛，牙痛，痛经，跌扑损伤，毒蛇咬伤[51]；根及根茎外用治顽癣，荨麻疹，皮肤瘙痒[51]。【苗药】Jab ghab nex goix(加嘎陇给，贵州黔东南)[91,92,95,96][274]，仰背列[15]，Shax renx dab gianb(杀人大将)[95]：根、全草效用同壮药[15]；根及根茎，或带根全草治风湿痹痛，腰痛，脘腹疼痛，牙痛，跌打肿痛，小便不利，泄泻，痢疾，湿疹，荨麻疹，毒蛇咬伤[91]；根治月经过多，白带过多，面部湿疹，牙痛，皮肤瘙痒症[95][274]，胃脘痛，软组织损伤[96]；全草治月经不调，湿疹[92]；根茎治跌打损伤，劳伤，痧症腹痛，蛇咬伤[97,98]。【畲药】了刁竹：根治暑痧[148]；全草治跌打损伤，毒蛇咬伤[148]。【水药】百拟项，竹叶土细辛[157,158][274]，一支箭[157,158]：根治各种蛇咬伤[157,158][274]。【土家药】mu[3]er[1]ta[1]ji[1]la[2](母尔他几那)[123,126]，遥竹道[123,125]，药王七[128]：全草、根、根茎治风寒湿痹，腰痛，牙痛，胃寒气痛，痛经，跌打损伤，毒蛇咬伤，腹

水，水肿，痢疾，神经性皮炎〈123〉；全草治毒蛇咬伤，跌打损伤，寒气伤骨〈10,126〉，蛇咬伤，小儿惊风〈125〉，痛症，枪伤〈128〉。【瑶药】蛮厅旦〈15〉，liangh niauv hlauv（寮鸟老）〈130〉，了刁竹〈130〉：效用同壮药〈15〉；全草治胃腹痛，牙痛，月经不调，痛经，小儿倒竹（疳积），肠炎腹泻，肝硬化腹水，小儿惊风，慢性哮喘，精神分裂症，带状疱疹，神经性皮炎，痢疾，荨麻疹，牛皮癣，湿疹，毒蛇咬伤〈130〉。【彝药】全株治胃脘冷痛，胸腹胀满，肠痛痢疾，经闭腹痛，瘀血水肿，疮疡肿痛〈109〉。【壮药】毛草细辛〈15〉，coliuzdiuhcuz〈118〉，了刁竹〈118〉：根、全草治胃痛，遗精，痛经，风湿骨痛，腹泻，消化不良，毒蛇咬伤，痢疾，肠胃炎，胃痛，风湿骨痛，跌打损伤，毒蛇咬伤〈15〉；根及根茎治胃痛，痢疾，小便不利，风湿痹痛，痛经，乳汁不下，跌打肿痛，毒蛇咬伤〈118〉。

Cynanchum purpureum（Pall.）K. Schum. 紫花杯冠藤（萝藦科）。【蒙药】紫花牛皮消：根治肺热咳嗽，热淋，肾炎水肿，小便不利〈51〉。

Cynanchum sibiricum Willd. 戟叶鹅绒藤（萝藦科）。【哈萨克药】سبریا توپهشرماۋسى：全草治胃溃疡，十二指肠溃疡，胃炎，急慢性肾炎，水肿，风湿病，白带过多，腰痛，耳鸣〈140〉。

Cynanchum stauntonii（Decne.）Schltr. ex Lévl. 柳叶白前（萝藦科）《药典》。【侗药】水杨柳〈15〉，Nyangt liuuc naemx（娘柳冷）〈137〉，Bar uryangt lium naemx（巴破柳龙）〈25〉：全草治浮肿，肺结核，支气管炎，咽喉炎，跌打骨折〈15〉，大粪疮〈25〉〈139〉，朗鸟焜形（小儿发烧），粪毒，宾燔焜（火瘟虐）〈137〉；根或全草治小儿发烧，粪毒，火瘟疟〈137〉；根茎及根治肺虚咳嗽，气喘，咽喉炎〈136〉。【苗药】Reib goub nbet（锐勾摆，贵州松桃）〈91,95,96〉，乌洛乌〈15〉，Jab liub hxangd（加流枪，贵州黔东南）〈91,92,95〉：根茎和根治咳嗽，痰多咳喘，水肿〈91〉；全草治浮肿，肺结核，支气管炎，咽喉炎，跌打骨折〈15〉，风湿性关节炎，红肿疼痛，跌打损伤，皮肤瘙痒〈97〉；根治胸痛咳嗽，水肿〈92〉，肺热咳嗽多痰，气弱水肿〈95〉，肺结核，咽喉炎，多痰，气弱水肿，风湿性关节炎，跌打损伤，皮肤瘙痒〈96,98〉；根或全草治粪毒，怕冷高烧〈96〉。【畲药】水柳〈147〉，水天竹，水杨柳〈146〉：全草治阴虚发热，风湿灼热，温疟，湿疹〈147〉；根或

全草治肝硬化，水湿风（风肿、关节炎）〈146〉。【瑶药】杨柳勉，水杨柳：根及根茎治感冒发烧，肺热喘满，咳嗽多痰，肝炎〈133〉；根及根茎外用治皮肤瘙痒，毒蛇咬伤〈133〉。

Cynanchum thesioides（Freyn）K. Schum. 地梢瓜（萝藦科）《部蒙标》。【哈萨克药】全草或果实治乳液不通，气血两虚，咽喉疼痛；外用治瘰子〈141〉。【蒙药】ᠣᠮᠠᠨ ᠬᠥᠬᠡ（Temen huh，特莫－呼呼）〈3〉，特莫根－呼呼〈7,47〉，杜格莫宁〈7〉：种子治身目发黄，脏腑"协日"病〈51〉，肠刺痛，热泻〈3,51,56〉，腑"希日"热，菌痢〈3,56〉，黄疸〈3,7,56〉，腹痛，腹泻，痢疾〈7〉；果实治热泻，肠炎，乳汁不通，咽喉肿痛〈47〉；全草用于清希拉，止泻[591]，催乳[236]；花用于清希拉，止泻[591]。

Cynanchum thesioides var. australe（Maxim.）Tsiang et P. T. Li 雀瓢（萝藦科）。【蒙药】效用同地梢瓜 C. thesioides〈7,51〉。

Cynanchum versicolor Bge. 蔓生白薇（萝藦科）《药典》。【蒙药】效用同白薇 C. atratum〈47〉。

Cynanchum vincetoxicum（L.）Pers. 催吐白前（萝藦科）。【瑶药】白细辛：根及根茎治咳嗽多痰，小儿肺炎，百日咳〈133〉。【藏药】果实治各种赤巴邪热，胆囊炎，热泻，小肠虫病〈27〉。

Cynanchum wilfordii（Maxim.）Hemsl. 隔山消（萝藦科）。【朝药】百克哈苏热：块根治肾虚，阳痿，遗精，腰膝无力，心悸怔忡，失眠，带下，须发早白，便秘〈7〉。【羌药】oboteshideli（哦玻特什德里），哈卡：块根用于消食健脾，收敛精气〈10,167〉。【土家药】见食消〈10,126〉，mai⁴ jie⁴ bi¹ lie¹（麦杰必列）〈124〉：根治疳积〈10,126〉，食积，腹胀满，胃痛〈10,126〉；块根治饮食停滞，脾虚泻泄，食欲不振，腹痛，脘腹胀满，水肿，白带，痈肿疮毒，产后乳汁稀少，膝关节肿痛，脚气病，食积腹胀，胃痛，胃及十二指肠溃疡，肾炎水肿，肝硬化腹水，无名肿毒〈124〉，膈食症，疳积症，摆白病（又名崩白，泛指带下过多），水肿病〈128〉，产后缺奶，食滞，小儿脾胃虚弱〈129〉。

Cynodon dactylon（L.）Persl. 狗牙根（禾本科）。【傣药】牙片〈65〉，芽撖〈62〉：根治口干舌燥，倦怠无力，热咳，跌打损伤，续筋接骨〈9,13,14,71〉，小便混浊〈69〉；根、全草治久咳不愈，口干舌燥，水肿，跌打损伤，骨折〈62〉；根用于清热利尿，散

瘀止血，舒筋活络[65]。【哈尼药】铁线草，Daqhoq hhoqma(答俄俄玛)：全草治膀胱炎，尿道炎，肝炎，痢疾，泌尿道感染，风湿骨痛，跌打损伤[143]。【拉祜药】田线草，跌线草：全草、根茎治上呼吸道感染，肝炎，痢疾，泌尿道感染，鼻衄，咯血，便血，呕血，脚气水肿，风湿骨疼，荨麻疹，半身不遂，脚麻木，跌打损伤[10]；全草、根茎外用治外伤出血，骨折，疮痈，小腿溃疡[10]。【苗药】铺地草：全草治热病口渴，黄疸，牛皮癣[97,98]。【佤药】日送螺：全草治肝炎，泌尿道感染，感冒，驱蛔虫[13,14]。【彝药】么莫乍拉拜[111]，怒省诗[101]：全草治食积胀满，酒类中毒[109]，风湿痿痹拘挛，半身不遂，劳伤吐血，跌打，刀伤，上呼吸道感染[111]；月经不调，跌打损伤，脾虚贫血，酒醉，子宫脱垂[101]。

Cynoglossum amabile Stapf et Drumm. 倒提壶(紫草科)。【阿昌药】灰其甘旦：效用同景颇药[172]。【白药】宽施户[14]，纤贺脂[17]：根治肾炎，肝炎，风湿性关节炎，月经不调，疝气[14]；全草治妇人带下，湿热黄疸，便脓血，疮痈不溃[17]。【德昂药】拉努：效用同景颇药[172]。【哈尼药】狗屎蓝花，Almil hhoqciil(阿米俄清)[143]：根治肺结核，贫血，营养不良性水肿，盗汗[143]。【基诺药】河叉生娘：根、叶治无名肿毒[163]。【景颇药】Dvimvon byvoq：全草治肝炎，痢疾，尿痛，肺结核，咳嗽，外伤出血，骨折，关节脱臼[172]。【傈僳药】莫乃弱：全草治疟疾，肝炎，痢疾，白带，肺结核咳嗽，创伤出血，骨折，关节脱臼[166]。【苗药】侯当告，兰布郡：地上部分治肝炎，痢疾，虚劳咳嗽[94]。【纳西药】肯纤拔海[14]，爸辅[17]，狗屎蓝花[164]：全草、根治黄疸型肝炎，肺热咳嗽，百日咳，支气管炎，痢疾，白带[14]；全草效用同白药[17]；地上部分治咳嗽失音，骨折，关节脱臼，痢疾，肝炎，尿痛，白带，肺结核咳嗽，吐血，瘰疬，刀伤，外伤出血[164]。【土家药】狗舌花：全草治黄疸，痢疾，红崩，白带[124]；全草外用治创伤出血，骨折，痈疽疮毒[124]。【彝药】阿奴得娘[14]，吐噜姆佩[17]，努啰唯[101]：全草治风寒湿痹，脚手刺痛，经血不调，久婚不孕[109]；根治膀胱炎，尿道炎[14,17]，小便不利，尿闭[14]，肝炎，疟疾，淋症，虚咳，体虚，外伤出血[13]，妇人湿热带下，尿血淋漓[17]，妇人乳疮，食积，妇人难产，红斑疮，水肿，劳伤吐

血，胁痛；全草外敷治疮疡初起红肿，肝炎黄疸[101]，白带，痢疾，疝气[13,101]；叶治各种疝气疼，小肠气疼，膀胱气疼，肾子偏坠，肾子肿大，肾囊肿硬光亮如水[13]。【藏药】ནད་མ་འབུར་མ།(乃玛加尔玛)[21]，奈玛加尔玛[23]：全草治疮疖[23]，创伤化脓，骨折，四肢肿痛[21]；地上部分治四肢水肿，骨折，脱臼，疮疡[34]。

Cynoglossum divaricatum Stepfh. 大果琉璃草(紫草科)。【哈萨克药】根治扁桃体炎，疮疖痈肿；果实治小儿腹泻[141]。【蒙药】粘染子：果实治小儿腹泻[51]；根治咽喉肿痛，痈疮疖肿[51]。

Cynoglossum lanceolatum Forsk. 小花琉璃草(紫草科)。【土家药】牙痛草：全草治急性肾炎，牙周炎，牙周肿痛，下颌急性淋巴结炎[123]；全草外用治痈肿疮毒，毒蛇咬伤[123]。【佤药】考平扁：效用同彝药[13]。【彝药】阿奴得娘[101,102,103]：根治胃纳不佳，形体羸弱，烦躁易怒，心神不宁[109]，膀胱炎，尿道炎[13,103,111]，急性肾炎，月经不调，膀胱炎，发热，小便刺痛，肺结核[101,102,111]；全草治受凉发热，小便不利，刺痛，膀胱炎，尿道炎，牙周炎[101,102]。【藏药】劣玛[22,24]，劣玛加哇玛保[39]：地上部分治骨折，脱臼，四肢水肿，疮疡痈肿[22,24]，伤口肿胀，骨折[28]；根治淋症，月经不调，疮疡肿毒，体虚带下[36]；全草、根治一切疮疡，外伤出血，陈旧性疮疡[39]。

Cynoglossum officinale L. 红花琉璃草(紫草科)。【蒙药】都拉高孜弯，药用倒提壶：全草治疟疾，肝炎，痢疾，尿痛，白带异常[996]。【维药】都拉高孜弯：地上部分治头痛头晕，高血压，记忆力差[79]。

Cynoglossum viridiflorum Pall. ex Lehm. 绿花琉璃草(紫草科)。【哈萨克药】花及根治麻疹不透，急性肝炎，绒毛膜上皮癌，便秘；花及根外用治烧烫伤，下肢溃疡，冻伤痈肿，玫瑰糠疹，湿疹[141]。

Cynoglossum wallichii G. Don 西南琉璃草(紫草科)。【藏药】地上部分治伤口肿胀，骨折[28]。

Cynoglossum wallichii var. glochidiafum (Wall. ex. Benth.) Kazmi 倒钩琉璃草(紫草科)。【藏药】全草治疮伤，疮热，促进骨折愈合，消肿，关节黄水病[27]。

Cynoglossum zeylanicum(Vahl) Thunb. ex Le-

hm. 琉璃草(紫草科)。【仡佬药】mo⁵⁵kao³⁵tse³³(毛告则，黔中方言)，kuo⁵⁵sɜ³³mao⁵⁵(果腮卵，黔中北方言)，ke⁵³tse⁵⁵mo¹³(街则茂，黔西南多洛方言)：根治水火烫伤[162]。【苗药】Reib bid deud nbeat(锐毕兜摆)，Bangx ghad dlad(比嘎沙)，Traob zhab(淌抓)[95]：全草治咳痰带血，病后体弱[95]。【羌药】bizhgeash(比支格什)，拦路虎[167]，旺什布[10]：根皮、叶治疮疖痈肿，毒蛇咬伤，骨折[167]；全草配牛儿大黄叶治疮疖痈肿，毒蛇咬伤，无名中毒[10]。【土家药】铁箍散，拦路虎，铁板道：根治疮疖痈肿，利胆，毒蛇咬伤，跌打损伤，骨折[853]。【瑶药】ngungh buec miev(红别咪)，鸦燕草：全草治痢疾，水肿，月经过多，月经不调，产后恶露不尽，白带，跌打损伤，毒蛇咬伤[130]。【彝药】米斯：根治食积，疝气，水肿，音哑，劳伤吐血，肝痛，腹泻[10]；根外用治女人乳疮，大疮初起红肿[10]。【藏药】粘人草：根、叶治虚热不退，月经不调，白带异常，毒蛇咬伤，跌打损伤，骨折[36]。

Cynomorium songaricum Rupr. 锁阳(锁阳科)《药典》。【朝药】雪央：肉质茎治阳痿，腰膝痿弱，气虚便秘[5]。【哈萨克药】جەرقازىق‎：全草治阳痿，遗精，早泄，肾虚腰痛，腿软[140]。【蒙药】ᠣᠯᠠᠭᠠᠨ ᠭᠣᠶᠣᠣ(Wulan gaoyao，乌兰－高要)[44,51,56]，马兰高腰[850]，马勒麦地[857]：肉质茎治"希日"性头痛，胃痛，阳痿，早泄，白带过多，腰腿酸痛[44]，泛酸，遗精[44,51]，"协日"性头痛，食积，滑精，体虚[51]，积食腹胀，消化不良，肾寒腰痛，腹泻[5]；根治肠热，胃炎，消化不良，痢疾[850]。【维药】ﯦﻪﺭﻣﻪﺩﯨﻜﻰ(Yermediki，也尔买地克)[75]，也尔麻地格[5]：肉质茎治肾虚，腰膝酸软，梦多，遗精，白带，体虚舒筋[5]，遗精阳痿，湿热腹泻，血热出血，体虚多汗，胃虚食积，肝虚硬结，关节松软，疝气[75]，肾阳不足，精亏血虚，不孕，腰膝痿弱，肠燥便秘[984]；全草治肾虚阳痿，多梦遗精，腰膝酸软[79]，补肾壮阳，强腰膝[857]。【裕固药】锁阳：制成"锁阳酒"，"锁阳饼"，治腰膝无力，便秘遗精[11][53]。

Cyperus compressus L. 扁穗莎草(莎草科)。【傣药】全草治四肢骨折[9,73]。

Cyperus fuscus L. 褐穗莎草(莎草科)。【哈尼药】嗦咔咔然：全草治风寒感冒，高热，咳嗽[145]。

Cyperus rotundus L. 莎草(莎草科)《药典》。【阿昌药】块茎治流感，急性胃肠炎，湿疹[172]。【布依药】雅笨墓[159]，香附子[274]，三棱草[274]：块茎治月经不止[159][274]。【朝药】향부자(hiāng bū zǎ，哈央晡扎)：块茎治脾虚引起的不思饮食，消化不良，食后倒饱证和妇人因思虑伤脾所致的咽干，舌燥，隐隐头痛[83]，脾胃虚弱，气机瘀滞引起的病证[84]。【傣药】芽麻依母[9,65,71,72]，雅哈勒(西傣)[13,14]，芽秀母[62]：块茎治月经不调，痛经[62,64,65]，恶心呕吐，疮疡疖肿[9,65,71,72]，头晕头痛[62-64]，疮疡疖肿未溃[63,64]，疔疮痈疖脓肿，闭经[62]。【侗药】Sangp nyangt lemh(尚娘仑)[137]，央高短[15]，扣嫩[135,136]：块茎治宾夷偻蛮(胎黄)，呃泅形(闭经)，泅形耿胧耿幽(月经腹痛)[137]，消化不良，闭经痛经，乳房胀痛，肝郁气滞[135,136]；块茎效用同壮药[15]。【仡佬药】pe⁵⁵taŋ⁵⁵mo⁵⁵(边档茂，黔中方言)[162][274]，tçia⁵⁵miɜ⁵⁵nie⁵⁵(假买业，黔中北方言)，ke³¹pei³¹ni⁵⁵(街北你，黔西南多洛方言)[162]：块茎治胃痛[162][274]。【景颇药】Noyam mvan zvai：效用同阿昌药[172]。【傈僳药】木强币：块茎治胃肠胀痛，两胁疼痛，痛经，月经不调[166]。【黎药】香附，杆忠朋族，香附子：块茎用于理气解郁，调经止痛[153]。【毛南药】腊路得[15]，gaŋ³³tam²⁴nenp⁴²(刚它冷)[155]，lak⁸rut⁸(勒束)[156]：效用同壮药[15]；块茎治风寒感冒[155]；块根治气郁，胸腹胀满，蛔虫病引起的淋巴腺炎及淋巴管炎，急慢性肝炎引起的肋间症，扁平疣，寻常疣，月经不调，痛经，小儿慢性腹泻，刀伤出血，痈肿疼痛[156]。【蒙药】ᠰᠠᠬᠠᠯ ᠡᠪᠡᠰᠦ ᠸᠡᠨᠳᠡᠰ(Sahel ebsen wendes，萨哈勒－额布森－温都苏)[44]，ᠯᠠᠭᠠᠩ(Lagang，拉岗)[44,47]：块茎治胸、肋、脘、腹疼痛，痛经，月经不调[47]，肺热咳嗽，喘息，咽喉肿，热痢[44]。【苗药】Nangx songs bat(仰松巴，贵州黔东南)[91,92,95][274]，Uab dlinb gheif(弯柃贵，贵州黔南)[94,96,98]：块茎治经期腹痛[92,95][274]，肋肋胀痛，乳房胀痛，疝气疼痛，月经不调[91]，胸口痛，肝胃不和，消化不良，痛经，腹痛[94,95,98]，脘腹痞满疼痛，嗳气吞酸，呕恶，经行腹痛，崩漏带下，胎动不安[91]。【纳西药】茎叶治月经不调，慢性附件炎，鼻衄，痛经，胃溃疡，消化不良，胃寒痛，肋痛腹胀，水肿，小便短少，痈疽肿毒，

胃酸肿痛，崩漏[164]。【羌药】bbulvha（布勒哈），土香草：块茎治胁肋作痛，月经不调，痛经，乳房胀痛[167]。【水药】义拢[157][274]，三棱草[157][274]，幼拢[10]：块茎治胃痛[10,157,158][274]。【土家药】hui¹tou²qing¹（回头青）[123,126]，羊胡子草[125]，香附子[128]：块茎治郁气病，心口痛（胃脘痛），食积，咳嗽，吼病（哮喘）[10,126]，肝胃不和，气郁不舒，胸腹胁肋胀痛，月经不调，崩漏带下，经闭腹痛，寒疝腹痛，乳房胀痛，消化不良[123]，气痛，惊风，腿痛，跌打损伤[125]，疝气[125,128]，肚腹胀痛，小儿腹痛，痛经[128]。【维药】سويدى（Soedi，苏依地）[75]，苏伊地[79]：块茎治胃脘虚弱，腹痛腹泻，记忆力减退，神经衰弱，面色黄白，口臭牙松，息肉，结石尿少，腰痛经少，肠道生虫，毒虫咬伤[75]，胸腹胀满，食积，气滞肋痛[79]。【瑶药】根达[15]，甸喊保[15]，雷公头[134]：块茎治胃腹胀痛，两胁疼痛，痛经，闭经，月经不调[134]；茎叶治胸闷不舒，皮肤瘙痒，痈肿[133]；效用同壮药[15]。【彝药】块茎治乳房胀痛，气滞经闭，寒疝腹痛，关节肿痛[109]。【藏药】ཟི་ཤི།（拉岗）[21,32]，拉冈果巴[23]：块茎治消化不良[21,24,32,34]，喉炎音闭[21,34]，肺热[21,23,24]，咳嗽[24,34]，音哑，热痢[23]，气管炎，肠热，伤寒[21]，胃腹胀满，两胁疼痛，痛经，月经不调，喉炎，气管炎，肺炎，肠炎，伤寒，音闭，腹泻[32]。【壮药】Gocidmou（棵寻谋）[180]，回头青[15]，gocidmou[118,120]，香附[118,120]：块茎治气滞腹痛，肚痛，痛经，肺结核胸痛，月经后期，痧病痛，跌打肿痛[15] 兵嘿细勒（疝气），约经舌（月经不调），京尹（痛经），京瑟（闭经）[118,120,180]，胸、胁、脘腹痛，东郎（食滞），痞闷，乳房胀痛[118,120]，巧尹（头痛），腊胴尹（腹痛），鹿（呕吐），咪裆胴尹（产后腹痛），兵淋勒（崩漏），乒白呆（带下），胎动不安。

Cypraea lynx Linnaeus 山猫眼宝贝（宝贝科）。【蒙药】贝齿：贝壳治腑痞，肺脓肿，耳脓，创伤出血，云翳白斑[282]。【藏药】仲太[22]：贝壳灰治血症，血瘀，眼病，黄水病，疮痈，痞瘤[22]；贝齿（煅成炭）治血症，血瘀眼病，"黄水"病，疮痈，痞瘤[34]。

Cypraea tigris Linnaeus 虎斑宝贝（宝贝科）。【蒙药】贝齿：贝壳治腑痞，肺脓肿，耳脓，创伤出血，云翳白斑[282]。

Cyprinus carpio Linnaeus 鲤（鲤科）。【布依药】独岜：全体治风眼[159]。【朝药】잉어（yīng ě，英呃）：胆治目热赤痛，青盲明目，久服强悍，益志气[86]；肉治欬逆，上气，黄疸，止渴[86]；鲜肉治水肿脚满，下气[86]。【侗药】罢米：全体治肺结核，咳嗽[135,138]。【苗药】Dab mloul（大美，贵州铜仁）：肉或全体治胃痛，泄泻，水湿肿满，小便不利，脚气，黄疸，咳嗽气逆，胎动不安，妊娠水肿，产后乳汁稀少[91]；全体治黄疸[92,95]。【水药】孟万，田鱼：全体治心悸[157,158]；全体外用治疖肿[157,158]。【土家药】鲤鱼：全体治妊娠水肿，久咳不止，胎动不安[129]。【瑶药】cemh doh siv（表鲤）[133]：全体治胃痛，胸前胀痛，久咳不愈，妊娠水肿，产后瘀血腹痛，疳积[133]；肉治反胃吐食，乳汁不通，小便不利[133]；胆汁治目赤肿痛，翳障，喉痹，恶疮，中耳炎[133]；胆焊布包，压破后外搽，先从"印堂"搽至鼻尖，后从两"太阳穴"搽至颌尖，身体则从上向下搽，治小儿惊风[15]。【藏药】肉治水肿胀满，咳嗽气逆，乳汁不通以及黄疸，脚气[30]。

Cypripedium flavum Hunt et Summerh. 黄花杓兰（兰科）。【藏药】东布羌曲[22]，洞布相曲[40]：全草治经络疼痛，下肢水肿，淋病，风湿痛，跌打瘀痛[22]；根或全草治下肢水肿，淋带，风湿病，跌打损伤[13,34,40]。

Cypripedium franchetii Wilson 毛杓兰（兰科）。【藏药】库秀巴：全草用于疏脉络，通尿闭[23]，治经络疼痛，下肢水肿，淋病，风湿痛，跌打瘀痛[22]。

Cypripedium guttatum Sw. 紫点杓兰（兰科）。【蒙药】紫斑杓兰：全草治感冒头痛，高热惊厥，癫痫，神经衰弱，烦躁不眠，食欲不振，胃脘痛[51]。【藏药】洞布相曲：根或全草治下肢水肿，淋病，白带，风湿，跌打损伤[40]。

Cypripedium henryi Rolfe 绿花杓兰（绿花枸兰）（兰科）。【侗药】更寸：根茎治全身浮肿，下肢水肿，白带[135]。【土家药】凤凰七：根治胃寒腹痛，腰腿酸痛，跌打损伤[123]。【藏药】洞布相曲：根或全草治下肢水肿，淋病，白带，风湿，跌打损伤[40]。

Cypripedium japonicum Thunb. 扇脉杓兰（兰科）。【苗药】兰花双叶草，荷叶莲，二郎扇：根

茎治跌打损伤，腰痛，风湿痛，月经不调[97,98]；花治子宫脱垂[97,98]。【土家药】shau er qi（扇儿七）：根治跌打损伤，劳伤，身痛，腹痛[10,126]。

Cypripedium macranthum Sw. 大花杓兰（兰科）。【鄂伦春药】挨母出哈，大口袋花，大花囊兰：根茎治全身浮肿，下肢肿痛，小便不利，白带，风湿腰腿痛，跌打损伤，痢疾，外伤出血[161]。【蒙药】大花囊兰：全草治全身浮肿，小便不利，白带，淋病，风湿腰腿痛，跌打损伤[51]。【苗药】血蜈蚣，一口血：根茎及花治痛经，外伤青肿，咳嗽吐血，跌打内伤[97,98]。【藏药】ᠮᢉᠠ ᢌᢉ ᢉᢙ（枯久巴）[21,25]，可秀巴[32]：地上部分治石淋[25]；根、根茎及花治全身浮肿，下肢水肿，小便不利，白带，风湿腰腿痛，跌打损伤[32]；全草治下肢水肿，浊淋，结石症[21]，全身浮肿，小便不利，白带过多，风湿腰痛，跌打损伤[36]。

Cypripedium margaritaceum Franch. 斑叶杓兰（兰科）。【阿昌药】平胆死多：全草治角膜云翳，夜盲，水肿[172]。【德昂药】格巴菠：效用同阿昌药[172]。【景颇药】Kungbup bo：效用同阿昌药[172]。【土家药】花叶两块瓦，蚌壳草，翻天蜈蚣：全草治云翳遮睛，夜盲症，水肿，血肿[123,127]。

Cypripedium tibeticum King ex Rolfe 西藏杓兰（兰科）。【藏药】东布羌曲[22,24]，柯秀巴[27]，洞布相曲[40]：根、全草治下肢水肿，淋症，风湿病，跌打损伤[13,34,40]，经络疼痛，下肢水肿，淋病，风湿病，跌打瘀痛[22]；全草治经络疼痛，下肢水肿，淋病，风湿病，跌打瘀痛[24]，扩脉管，通小便，下排肾脏及膀胱结石[27]。

Cyrtiospirifer sinensis (Graban) 中华弓石燕（石燕子科动物中华弓石燕及近缘动物，主含碳酸钙）。【蒙药】ᠪᠠᠤᠯᠵᠠ ᠤ ᠲᠠᠤᠯᠭᠠᠢ ᠴᠢᠤᠯᠤ（Baolzhomerin taolgai chuolu，宝力朱木仁－陶鲁盖－朝鲁），ᠵᠢᠤᠭᠤ（Jiwugo，吉兀告）：石燕（化石明煅醋淬用）治颅骨震伤，颈椎外伤[43]。【维药】阿加力玉果特[78]，吉多果化石[78,80]，海洁瑞玉库德[80]：化石治各种结石症，全身水肿[78]，小便不利[78,80]，膀胱结石，膀胱积血[80]；化石外用治眼疮，除眼皮硬结[80]。【藏药】ᢉ ᢌᢉ ᢙ（齐吾果）[21]，希额果[27]：化石治骨伤，疮疡，黄水病[21]，淋病，小便不通，眼目翳障，肠风痔瘘[31]，用于生肌，长新肉[26]，补

骨，干黄水，接头部骨折及外伤，愈合创口[27]。

Cyrtomium balansae (Christ) C. Chr. 巴兰贯众（鳞毛蕨科）。【黎药】派弯杆：根茎治不孕症[154]。

Cyrtomium caryotideum (Wall. ex Hook. et Grev.) Presl 刺齿贯众（鳞毛蕨科）。【傈僳药】打俄枯比：根茎治跌打损伤，蛇伤，崩漏，麻疹[166]。【怒药】木伦什卢，尖耳贯众：根茎治跌打损伤，蛇伤，崩漏，流感，麻疹[165]。【土家药】大叶凤尾草：根和叶治颈淋巴结核，疮毒，狂犬咬伤，水肿，跌打损伤[123]。【彝药】布子[10]，乌卵耶[101,104]，贯众[104]：根茎治伤风[10]，月经不调，霍乱，寒热不定，伤风感冒，带下，阴道滴虫，水肿，淋病，脚气[101,104]。【藏药】热煮：全草治食物中毒，跌打瘀痛，肾虚耳鸣，胎衣不下[22]。

Cyrtomium fortunei J. Sm. 贯众（鳞毛蕨科）。【侗药】靠介朗浓，Kaok kgaiv nanx nueml，Kaok goul zongl（靠贯众）：根茎、叶治逗亮燔（着寒着热），代喉老（老年咳嗽）[137]。【仡佬药】ni⁵⁵ kao⁵⁵ i⁵⁵（尼搞一，黔中方言）[162][328]，tɕia⁵⁵ pu³¹ miao³¹（加不妙，黔中北方言），pao⁵³ ke¹³（宝盖，黔西南多洛方言）[162]：根茎治流行性感冒[162][328]。【哈尼药】Keeqsa haqdal（克然哈达），蜈蚣草：根茎治流行性感冒，风湿骨痛，腰肌劳损，外伤出血[143]。【毛南药】铁蕨，rin³ tsiɛk⁷ lau⁴（矴节佬）：根茎治急性睾丸炎，鼻衄，产后恶露不绝，面黄体倦，多汗，胃出血，尿血，颈淋巴结结核，功能性子宫出血，月经过多，斑疹伤寒，腮腺炎，蛔虫，钩虫[156]。【苗药】Vob haid ghab dliangb（窝汉嘎相）[91]，Xat jat（下架）[94,95,96]，Vob hob ghab dliangb（窝吼嘎抖）[92,96]：根茎治感冒，热病斑疹[91,94,95]，筋骨疼痛，高热不退，中耳炎[91,92,94,95]，血尿[92,94,95]，低热不退[94,95]，白喉，乳痈，痢疾，黄疸，吐血，便血，崩漏，痔血，带下，跌打损伤，肠道寄生虫[91]；根茎、叶治咳嗽发烧，瘟病流感[96]。【纳西药】根茎治感冒和流脑，流行性感冒，绕虫病，虫积腹痛，钩虫病，预防麻疹，食物中毒[164]。【羌药】mieduomou（蔑多牟），昨什布[167]，柘思柏[10,167]：嫩叶及根茎、嫩尖捣烂外敷治火眼[167]；根茎治风火牙痛[10,167]；嫩尖捣烂外敷治火眼[10]。【畲药】公鸡吊，墙蕨：根茎治毒蛇咬伤，小儿疳积[146]。【藏药】热煮：全草治食物中毒，肉食中毒，跌打瘀痛，筋骨疼

痛，肾虚耳鸣，胎衣不下[24]。

Cyrtomium macropyllum Tagawa 大叶贯众（鳞毛蕨科）。【土家药】猴毛七：根茎和叶柄残基治蛔虫病，鼻衄，牙痛，便血，血崩，外伤出血，漆疮，头癣[124]。

Cyrtomium maximum Ching et Shing 大羽贯众（鳞毛蕨科）。【纳西药】根茎治烧烫伤，崩漏，带下，跌打损伤，蛔虫病[164]。【藏药】效用同刺齿贯众 C. caryotideum[22]。

D

Dacryomyces aurantius(Schw.) Farl. 黄花耳（花耳科）。【藏药】胶脑菌：子实体治肺热咳嗽，气虚咳喘[36]。

Dactylicapnos scandens(D. Don) Hutch. [*Dicentra scandens* (D. Don) Walpers] 藤铃儿草（罂粟科）。【阿昌药】努妙，奴其阿歪苗：根治跌打损伤，身体虚弱[5,13,14]。【白药】兹坚噜[14,17][78]，兹坚八鲁[14,17]，滋坚轮[70]：根治胃痛，神经性头痛，牙痛，外伤肿痛，外伤出血[14,17,70][78]。【布朗药】根治神经性头痛，牙疼[14]。【傣药】豌豆七（德傣）[69]，牙来喊方（西傣）[5,13]，豌豆隙（德傣）[5,13]：根治跌打损伤[9,69,74]，跌打劳伤，风湿[5,13,14]，外伤出血，神经性头痛，牙痛，关节痛，胃痛，痧症[9,74]。【德昂药】豌豆夕[5,13]，豌豆七[160]，豌兜根[5]：根治跌打内外伤疼痛，妇女干血痨[5,13]，骨折疼痛，胃痛，跌打损伤，高血压，外伤出血[160]，风湿疼痛[14]。【哈尼药】豌豆跌打，大麻药，野豌豆：根治神经性头疼胃痛，跌打损伤，牙痛[5,13,14]，关节疼痛[5,13]，痧症，外伤出血[5,13,14]，急性胃肠炎[14]，痛经，痢疾[14]。【拉祜药】那些少马[13,150]，砂耨克玛[14]，拉卡结[5,14]：根治神经性头痛，牙痛，外伤出血[13,14,150]，药物中毒[13,150]，胃痛[5,14,150]，痧症[13,14,150]，跌打损伤[13,14]，发热，肚痛[5]，风湿病，跌打损伤，溃疡疼痛[5,14]，高血压，关节痛，骨折，血崩，白带[150]。【傈僳药】莫箭儿几：根治各种疼痛，跌打损伤，高血压[166]，外用治外伤出血[166]。【纳西药】根治跌打损伤，骨折疼痛，胃痛，高血压，外伤出血[164]。【普米药】根治各种疼痛，跌打损伤，高血压，外伤出血[12]。【佤药】压来母[5,13,14]，紫金龙[10,168]，大麻药[10,168]：根治各种疼痛，内外伤出血及产后出血[5,13,14]，外伤出血，跌打损伤，神经性头痛，牙痛，关节痛，胃疼，痧症[10,168]，孕妇忌服[10]。【彝药】豌豆跌打[5,13,14]，农叠高叠若[13]，松农牛[101]：根治胸胁闷满，胃脘隐痛，肠鸣腹泻，跌打损伤[109]，各种疼痛，牙疼，内外伤出血，妇女血崩，高血压，红白带，肠胃炎，痢疾，痧症[111]。

牙痛，偏头痛，肠胃炎[103]，肚脐周围疼痛[13]，外伤出血，止痛[5,14]；楚雄彝医治牙痛，偏头痛，肠胃炎[13]；江城彝医治出血外伤[13]，跌打损伤[13,101,111]，腹痛，风火牙痛，慢性胃痛，偏头痛，腰痛，白带过多，血崩[101]。

Dactylicapnos torulosa (Hook. f. et Thoms.) Hutch. 大藤铃儿草（罂粟科）。【白药】独寄子：全草治感冒发热，咳嗽，头痛，流清鼻涕，全身酸疼不舒[14]。【彝药】吐丝朵：藤、叶驱蛔虫[14]。

Daemonorops draco Bl. 麒麟竭（棕榈科）《药典》。【阿昌药】布朗啊墨：树脂治瘀血作痛，外伤出血，疮疡久不收口[18]。【德昂药】拉：效用同阿昌药[18]。【景颇药】Wumshi：效用同阿昌药[18]。【蒙药】ᠮᠠᠲᠷᠧᠨ ᠴᠤᠤᠰ（Matren chuos，玛特仁－绰斯）[41]，楚斯仁日哈克[56]：树脂治跌打损伤[41,56]，外伤出血，伤口不愈[41]，经血淋漓，鼻衄，骨折[56]。【维药】怕力妈伊米[78]，混斯药山[77]：树脂治跌打损伤，内伤瘀痛，外伤出血[77,78]，恶疮疥癣[78]。

Daemonorops margaritae (Hance) Becc. 黄藤（棕榈科）。【黎药】麦庭，赤藤，省藤：茎用于驱虫，利尿通淋，驱风镇痛[153]。

Dahlia pinnata Cav. 大丽花（菊科）。【彝药】根治风疹湿疹，皮肤瘙痒[109]。

Dalbergia dyeriana Prain ex Harms. 大金刚藤（豆科）。【土家药】土降香：全株治胸腹气滞疼痛，噫气，呃逆，跌打损伤，关节疼痛[123]。

Dalbergia hancei Benth. 滕黄檀（豆科）。【壮药】Dungbizlingz（痛必灵）[180]，棵好弹，美胆[15]：根治发旺（痹病），林得叮相（跌打损伤），夺扼（骨折）[180]；根或藤茎治风湿腰痛，胃神经痛，腰肌劳损，风湿性关节痛，腰痛，腹痛，痛经[15]。

Dalbergia hupeana Hance 黄檀（豆科）。【土家药】倒钩藤：种子、根治细菌性痢疾，疔疮肿毒，咳嗽多痰，风湿骨痛[124]。

Dalbergia mimosoides Franch. 羞草叶黄檀（豆科）。【傈僳药】节干曲此：叶治疥疮，痈疽，

竹叶青蛇咬伤，蜂窝组织炎[166]。【土家药】白倒钩：根治小儿惊风；嫩根皮、叶嚼烂外敷治乳腺炎[129]。

Dalbergia odorifera T. Chen 降香檀（豆科）《药典》。【傣药】尖娘[13,65,66]，尖亮[62]：心材治头晕眼花，周身疼痛[13,65,66]，食物中毒，发热[13,66]；根、茎部心材治发热，咽喉肿痛，头昏目眩，胃脘痛，食物中毒，恶心呕吐[62]。【黎药】塞拉破[154]，万力[153]：心材用于止痛，止痒，降血压[154]；树干或根部心材水煎服或研末敷，治外感风寒，跌打损伤，咳嗽，关节疼痛[153]。【蒙药】ᠣᠯᠠᠨ ᠠᠭᠠᠷᠤ（Wulan agaru，乌兰－阿嘎如）[44,56,329]：树干的心材和根（降香）治心"赫依"，失眠[44]，命脉"赫依"症，颤抖，头晕，心神恍惚，"赫依"血相搏，山川间热[44]，心命脉"赫依"症[56]，"赫依"热，"赫依"性头痛，气喘[329]。【维药】降香：树杆和根的心材治热痛肿毒，跌打损伤，金疮出血[79]。【藏药】ཙན་དན་དམར་པོ（zhantanmabao，旃檀玛保）：心材治气血并症，四肢肿胀及饮酒过度引起的肝热[25]。

Dalbergia pinnata(Lour.) Prain [*D. tamarindifolia* Roxb.] 斜叶黄檀（豆科）。【壮药】泻汉省[13]，谢汗省[14]：根、树皮用于清热解毒[13]，截疟[13,14]，消炎，解毒[14]。

Dalbergia polyadelpha Prain 多体蕊黄檀（豆科）。【哈尼药】啊亏亏让[13,145]，绿叶玉蒿[145]，老秧草[13]：根治风湿腰痛[145]；树皮治咳嗽喘息[145]；根或树皮治风湿腰疼，咳嗽，气喘[13]。

Dalbergia rimosa Roxb. 多裂黄檀（豆科）。【瑶药】根、叶治头痛；叶外用治黄水疮[15]。

Dalbergia sissoo Roxb. ex DC. 印度黄檀（豆科）。【藏药】ཙན་དན་དམར་པོ（zhantanmabao，旃檀玛保）：心材治气血并症，四肢肿胀及饮酒过度引起的肝热[25]。

Dalbergia stenophylla Prain [*D. cavaleriei* H. Lév.] 狭叶滇黄檀（豆科）。【傣药】哈历嘿（西傣）：心材治周身酸痛[65]。

Damnacanthus giganteus (Mak.) Nakai [*D. macrophyllus* Sieb. ex Miq. var. *giganteus* (Mak.) Koidz.] 短刺虎刺（茜草科）。【土家药】ji jiao sen（鸡脚参）[126]，kang² ku³ za¹ bi¹ la¹（抗苦扎必拉）[128]，黄鸡胖[128]：根治肾虚，神经衰弱，阳痿[126]，软

症（又名弱症，即阳痿），气血不足，蒙心症，摆红病（俗名崩红，类似功能性子宫出血）[128]。【瑶药】黄鸡郎，串连珠[4]：根治肠风下血，血崩，体弱血虚[133]，贫血，神经衰弱，病后体虚，疳积[4]；根炖肉服，治小儿体虚[133]。

Damnacanthus indicus C. F. Gaertner 虎刺（茜草科）。【哈尼药】牛角刺，Haqdavq davqssaq（哈达达然），羊奶果：根治黄疸型肝炎，跌打损伤，食积腹胀，肝脾肿大，淋巴结肿大[143]。【傈僳药】四曲马此：根或全株治肝炎，风湿筋骨痛，跌打损伤[166]。【畲药】老鼠刺[147]，鸟不踏[147]，绣花针[147,148]：根治肝炎，风湿筋骨痛，跌打损伤，龋齿痛[147]，急性黄疸型肝炎，感冒发热，小儿疳积，白带，劳倦乏力，牙痛[148]；全草治产后感冒发热[148]。【土家药】猫儿刺：根治风湿肿痛，痹痛，瘫痪，手足不举及牙痛[7]。【瑶药】黄鸡站[4]，Congx biangh sim（穷傍心）[132]，黄脚鸡[132]：根治贫血，神经衰弱，病后体虚，疳积[4]；根或全株治病后体虚乏力，贫血，肺结核，痰饮咳嗽，肺痈，水肿，慢性肝炎，肝脾肿大，闭经，癫痫，腰痛，风湿骨痛，痛风，跌打损伤[132]。

Damnacanthus macrophyllus Sieb. ex Miq. 浙皖虎刺（茜草科）。【土家药】鸡肢参：根治肾虚，神经衰弱，阳痿[10]。

Damnacanthus officinarum C. C. Huang 四川虎刺（茜草科）。【苗药】鸡肠风：根治肾虚腰痛，阳痿，肾炎[98]。【土家药】恩施巴戟，鸡肠风：肉质根治肾虚腰痛，阳痿，肾炎[124]；根治半身不遂，跌打损伤，风湿性疼痛，痔疮[124]；茎叶治风疹[124]。

Daphne acutiloba Rehd. 尖瓣瑞香（瑞香科）。【羌药】deaslaba（得事兰巴），铁牛皮，滇瑞香：茎皮治跌打损伤，腰扭伤，风湿痹痛[167]。【土家药】金腰带：茎皮治腰腿及周身疼痛，四肢麻木，跌打损伤，心胃气痛，感冒[7]。【彝药】告启匹[101,104]，桂花岩陀[104]：根及茎治骨折，风湿性关节痛，跌打损伤[101]，膈食，胃痛，便秘[104]。

Daphne altaica Pall 阿尔泰瑞香（瑞香科）。【哈萨克药】乌·梭依禾[730]，التاي ۋسويفىس[140]：皮和叶治风寒感冒，咳嗽，急慢性气管炎[140,331]，痰多咳嗽，风湿性关节炎，腰腿痛[331]，胃疼不适[140]；皮、叶、枝、根用于发汗解表，止咳祛

痰，止痛[730]。【维药】Altay suzapi（阿勒泰苏扎普）：树皮治风寒感冒，气管炎，咳嗽，胃疼不适[76]。

Daphne aurantica Diels 橙花瑞香（瑞香科）。【藏药】阿尔那合：含树脂的木材治心热病，妇科诸病[23]；黑色根治心脏病[40]。

Daphne bholua Buch. – Ham. ex D. Don 藏东瑞香（瑞香科）。【藏药】森星那玛：果实治胃寒[22]；花治脓肿[22]；根皮、茎皮、枝、叶煎膏治梅毒性鼻炎及下疳[22]；根、茎皮治骨痛，骨伤，关节积黄水，跌打扭伤，风湿性关节炎[22]。

Daphne feddei Lévl. 滇瑞香（瑞香科）。【哈尼药】Caoqgaoq albol（抄高阿波），涩皮树，椰木树：茎皮、根皮治骨痛，骨折，感冒，发热，肾盂肾炎[143]。【傈僳药】果你贡：根治风湿关节痛，跌打损伤，胃痛[166]。【怒药】下朗，短瓣瑞香：根治风湿关节痛，跌打损伤，胃痛[165]。【彝药】阿罗把罗基[111]，俄诺色啊[14]，阿罗把罗[13]：全草治跌打损伤[14,109,111]，风湿骨痛，胃脘冷痛，肠鸣腹泻[109]，风湿性关节痛，半身不遂[14,111]，用于引产[13,103,111]，骨折[13,103]。

Daphne genkwa Sieb. et Zucc. 芫花（瑞香科）《药典》。【瑶药】涩朵背：根治腹水，风湿痛，跌打损伤，牙痛，肿毒，疥疮[133]；花蕾治水肿腹满，痰饮喘满[133]。

Daphne giraldii Nitsche 黄瑞香（瑞香科）。【东乡药】祖师麻：根皮或茎皮治风湿疼痛，四肢麻木，头痛，胃痛，跌打损伤[10]。【回药】祖师麻，麻药子，麻豆豆：根及茎皮治风湿痹痛，关节炎，类风湿性关节炎，头痛，胃痛[7]。【藏药】森星那玛：果、花、皮及根治梅毒性鼻炎及下疳，脓肿，骨痛，关节积黄水[24]。

Daphne kiusiana Miquel var. atrocaulis (Rehd.) F. Maekawa [*D. odora* **Thunb. var.** *atrocaulis* **Rehd.**] 毛瑞香（瑞香科）。【苗药】雪冻花，苯架白：根治风湿性关节炎[6]。【土家药】kov mer kur lax（可莫哭那）[10,124,126]，金腰带[6,124][7]，雪冻花[128]：根皮或茎皮治风湿性骨节痛[10,126]，跌打损伤[10,126,128]，寒气病，坐骨风痛，虫牙痛[128]；茎皮治腰腿及周身疼痛，四肢麻木，跌打损伤，心胃气痛，感冒[7]；茎、根皮治风湿关节痛，坐骨神经痛[6,126]，腰背疼痛，跌打损伤，痈疽疮

毒[124]。【维药】مازهريون يملتنزى（Mazari yun yilitizi，麻杂尔云衣力提孜）：效用同长瓣瑞香 D. longilobata[75]。【瑶药】暖骨风[132][6]，gorm mbungv buerng（公逬崩），山雪花[132]：全株治风湿骨痛，坐骨神经痛，手足麻木，脾胃虚寒，月经不调，闭经，不孕症，白带，产后风湿，恶露不绝，跌打损伤，骨折，脱臼[132]；治脾胃虚寒，产后腹痛，月经不调，贫血[6]。

Daphne longilobata (Lecomte) Turrill [*D. altaica* **pall. var.** *longilobata* **Lec**] 长瓣瑞香（瑞香科）。【维药】مازهريون يملتنزى（Mazari yun yilitizi，麻杂尔云衣力提孜）：根治肠道寄生虫，腹水黄疸，小便不利，经水不下，白癜风，皮肤斑证[75]。

Daphne mezereum L. 欧亚瑞香（瑞香科）。【维药】مازهريون يملتنزى（Mazari yun yilitizi，麻杂尔云衣力提孜），瑞香根：效用同长瓣瑞香 D. longilobata[75]。

Daphne odora Thunb. 瑞香（瑞香科）。【维药】مازهريون يملتنزى（Mazari yun yilitizi，麻杂尔云衣力提孜），瑞香根：效用同长瓣瑞香 D. longilobata[75]。【藏药】睡香，金腰草，对雪开：根、树皮、叶、花治牙痛，跌打损伤[36]。

Daphne papyracea Wall. ex G. Don 白瑞香（瑞香科）。【瑶药】山一身保暖，野盘祥：根皮、叶、全株治不孕症，月经不调，产后恶露过多，贫血，风湿疼痛，跌打肿痛，神经痛，扭挫伤，关节脱臼，胃痛[15]。

Daphne retusa Hemsl. 凹叶瑞香（瑞香科）。【藏药】深香那玛[23]：果实治消化不良，虫病[23]；叶、枝熬膏治虫病[23]；根皮治湿痹，关节积黄水[23]；效用同黄瑞香 D. giraldii[24]。

Daphne tangutica Maxim. 唐古特瑞香（瑞香科）《部藏标》。【回药】祖师麻，麻药子，麻豆豆：根及茎皮治风湿痹痛，关节炎，类风湿性关节炎，头痛，胃痛[7]。【土家药】金腰带：效用同毛瑞香 D. kiusiana var. atrocaulis[7]。【藏药】ཤིང་གི་རྩ་མ།（senxingnama，森星那玛）[2,29]，深香那玛[23,27]，色象那玛[39]：果实治消化不良，虫病[2,23,35]，体内虫病等虫病[27]，胃寒，龋齿[13]；叶熬膏治虫病[2,23,35]；茎皮膏治湿痹，关节积黄水[2,23,35]；果、叶、皮熬膏治驱虫，梅毒性鼻炎及下疳[29]；花治肺脓肿[29,39]；根皮治骨痛，关节积黄水[29,39]；

根、茎叶熬膏治骨疼，鼻炎，皮炎[13]；果、叶、皮熬膏驱虫，治梅毒性鼻炎，下疳[39]。

Daphniphyllum calycinum Benth. 牛耳枫（虎皮楠科）。**【侗药】**根外敷治乳腺炎[15]；根水煎洗皮肤治皮炎[15]。**【黎药】**嘞哈嚶：枝叶治炎症，外伤[154]。**【苗药】**美结列，羊屎木：根外敷治乳腺炎[15]。**【瑶药】**dungh bienh ndiangx（同盘亮）[130]，白猪肚木[130]，黑猴婆[134]：全株治感冒发热，中暑，急性咽喉炎，扁桃体炎，风湿关节炎，骨折，痈疮肿毒，毒蛇咬伤[130]；根治肺痨咳嗽，热泻，浮肿[134]。**【彝药】**丕妹：树皮、果实治跌打损伤，痢疾，崩漏，风湿瘫痪，半身不遂，高血压[111]。**【壮药】**meizcjhmbe（美西咩），牛耳枫：全株治贫痧（感冒发热），货烟妈（扁桃体炎），北嘻（乳腺炎），白冻（泄泻），阿意咪（痢疾），发旺（风湿骨痛），夺扼（骨折），林得叮相（跌打肿痛），额哈（毒蛇咬伤）[117]。

Daphniphyllum oldhami（Hemsl.）Rosenth. [*D. glaucescens* **Blume** ssp. *oldhamii*（**Hemsl.**）**Huang**] 虎皮楠（虎皮楠科）。**【台少药】**Kaamomo（Saisait 族上坪前山），Kaasarupaon（Saisait 族上坪前山）：叶煎服，并将其捶碎后，用汁涂于患部治外伤[169]。

***Dasiphora parvifolia*（Fisch.）Juz.** 参见 Potentilla parvifolia。

Datura innoxia Mill. 毛曼陀罗（茄科）。**【哈萨克药】**ساسىق مەڭدۋانا：花、叶、种子治支气管炎，风湿性关节炎，慢性肠胃炎，疮毒痈肿[140]。**【蒙药】**Mandanltu checheg[236]，毛曼陀螺[591]：花治脚气[236]，疖痈[591]。**【维药】**依替羊衣给乌拉盖：种子治呼吸道及胃肠的痉挛疼痛，支气管哮喘[79]。**【藏药】**锁哇让杂：种子治烫伤，烧伤，黄水疮[39]。

Datura metel L. 白花曼陀罗（茄科）《药典》。**【布朗药】**全草治骨折，跌打损伤[13]。**【布依药】**把蛮[274]，曼陀罗[274]，漫陀螺[159]：花治头晕头痛[159][274]。**【傣药】**嘎渣唧[9,13,71,65]，戈克把（西傣）[9,14,65,71]，麻禾巴[62]：果治神经性皮炎[9,14,65,71]；花、叶、种子治跌打损伤[69]；花、果实、根和叶治癣，皮肤瘙痒，斑疹，疥癣，湿疹，疔疮痈疖脓肿，风寒湿痹证，肢体关节酸痛，屈伸不利[62]；花治哮喘，惊痫，风湿痹痛，脚气，疮疡疼痛，精神分裂症，作麻醉剂[67,68]。**【侗药】**曼陀罗花，山茄花：花治哮喘，腹痛，风湿痹痛[136]。**【仡佬药】**mie^{35} kə^{55} ȵao^{35}（迷格奥，黔中方言）[162][274]，me^{35}nie^{55}kɛ^{55}xe^{33}（迷捏改海，黔中北方言），ə^{31}ȵai^{35}（二矮，黔西南多洛方言）[162]：花治虫牙痛[162][274]。**【傈僳药】**恒公剥裸：花治哮喘，惊痫，风湿痹痛，脚气，疮疡疼痛，亦作外科手术麻醉剂[166]。**【黎药】**雅浪，喇叭花，蒙山罗：鲜果、叶捣烂敷患处，治睾丸炎，疱疮肿痛[153]。**【苗药】**Zenb qiand leix（正天雷）[94,95,98]，Jab hmid gangb（加米给）[95][274]，Uab mid gerb（蛙米官）[95]：花治牙周炎[94,95,98]，牙痛，风湿性腰痛[95]，风湿性牙痛，支气管哮喘，慢性喘息性支气管炎，胃痛[94,98]，作麻醉剂[95][274]；籽治牙周炎[274]；果治牙痛，风湿性腰痛[274]。**【仫佬药】**闹羊花：根、花治风湿性关节炎[15]。**【怒药】**萨改，曼陀罗：花治牙痛[165]。**【土家药】**tao^{2} zi^{1} yao^{1}（桃子药），醉仙桃[124]，山茄花[128]：花治支气管哮喘，慢性喘息性支气管炎，胃痛，牙痛，风湿痛，损伤疼痛，神经性偏头痛[124]，吼病（哮喘），跌打损伤，心口痛（胃脘痛），风气病[128]；根治狂犬咬伤，恶疮肿毒，筋骨疼痛[124]；种子治喘咳，惊厥，风寒湿痹，关节疼痛，泻痢，脱肛[124]。**【维药】**效用同毛曼陀罗 D. innoxia[79]。**【彝药】**怒夺唯[101,104]，洋金花[104]：花和种子治风湿性腰痛，风湿痛，心口痛（胃脘痛），外痔疼痛[101,104]。**【藏药】**达的日阿：花、叶和种子治支气管哮喘，慢性喘息性支气管炎，胃痛，牙痛，风湿痛，损伤疼痛，手术麻醉[32]。**【壮药】**闹羊花[15]，gomandozloz[121]，醉仙桃[121]：根、花治跌打肿痛[15]；花治哮喘咳嗽，脘腹冷痛，风湿痹痛，恶疮肿毒，惊风，癫病及外科麻醉[121]。

Datura stramonium L. [*D. stramonium* **L. var.** *tatula* **Torr.**] 曼陀罗（茄科）《部维标》。**【白药】**Cutbeiseirx（楚摆筛），Cutgorx（楚构）[17]，丑本善[14]：全草治喘咳，跌打损伤，关节疼痛，亦可麻醉，止痛，止咳平喘，杀虫[14]；果实、花、叶治哮喘，风湿痛，慢性气管炎，跌打损伤，疮疖[17]。**【傣药】**麻嘿罢[9,13,14,71]，嘎渣拉[14]，芒嘿麻（德傣）[62]：种子用于平喘，祛风，止痛[65]；叶、果治乳腺炎，顽癣，香港脚，烂疮[9,14,71]；花、叶、种子治跌打损伤[69]；鲜叶治乳腺炎[13]；果治顽癣，香港脚，烂脚[13]；根、叶和果实治肢体关节酸痛，各种痛证，腮腺炎，颌下淋巴结肿痛[62,63,64]，风寒湿痹证，屈伸不利，癣，疮疡久不收口，脚气溃烂，疔疮痈疖脓肿[62]，中风偏瘫，顽癣，烂疮，脚气瘙痒溃烂，毒疮肿毒[63,64]。【德昂药】克巴当：效用同景颇药[18]。【侗药】Bav jac juis（巴茄居）[10,137]，Wap jac juis（化茄居）[137]，把茄居[10]：叶、花、种子治喉老（哮喘），雷雷呀（烂脚丫）[137]；全草治哮喘，风湿疼痛[10]。【景颇药】Tungpyi：果实、花、叶治支气管哮喘，慢性气管炎，胃痛，牙痛，风湿痛，损伤疼痛[18]。【傈僳药】剥起巴：效用同洋金花 D. metel[166]。【毛南药】曼陀罗花，ruoŋ² chou⁶ dun³（松球銮）：花、叶治胃痛[156]；叶外敷治跌打损伤，疔疮肿毒[156]。【蒙药】 ᠮᠠᠨᠳᠤᠯᠤ ᠴᠡᠴᠡᠭ（Mandeltu qiqig，蔓德乐图 – 其其格）, ᠲᠦᠪᠡᠳ ᠵᠠᠩᠭᠤ（Tubed zhanggu，图布德 – 章古）：种子治“亚玛”病，牙痛，胃痉挛，虫疹，癫痫，癫狂，神经性头痛[51]；花治关节炎，哮喘，胃肠痉挛，神经性头痛，蛇咬伤，跌打损伤[58]。【苗药】Jab hmid geib 加米加[92,95]，佳米给[96]，正天雷[96]：花、叶、种子治喘气咳嗽，烂脚丫[96]；叶、花治牙周炎，止痛[92,95]。【纳西药】爸巴子[17]，白曼陀罗[164]：效用同白药[17]；花治慢性气管炎，哮喘，风湿性关节痛，骨折疼痛，骨节疼痛，小儿惊悸，诸风痛及寒湿脚气，面上生疮，胃痛，牙痛，扭伤，手术麻醉疮疡疼痛[164]。【羌药】Dubehedehang（毒杯禾迪杭），托哈勒[10,167]：种子治胃痛，腹痛，解毒[10,167]。【维药】 ئىت ياڭاقى ئۇرۇغى（Ityangiqi uruqi，衣洋克欧如合）, ئىت ياڭاقى يوپۇرمىقاى（It yangiqi yopurmiqai，衣提洋克优普日密克）, ئىت ياڭاقى گۈلى（It yangiqi guli，衣提洋克古丽）：种子治乃孜乐性感冒，头痛，风湿关节痛，早泄滑精，失眠，痔疮，漏证，痛症，牙周炎[75][332,580]；关节骨痛，胃痛腹痛，咳嗽气喘[4]；叶治关节疼痛，腰痛，坐骨神经痛，筋肌疼痛，痔疮肿痛，痛经，哮喘，百日咳，甲状腺肿大，腺体肿大，乳腺炎，关节炎[75,77][332]，脾脏肿大，子宫颈炎，斑秃，各种疮疡[77]，关节骨痛，腰腿酸痛，咳嗽不止，心烦意乱[4]；花治湿性腰痛，关节疼痛，热性哮喘，短气，咳嗽，小儿惊厥[75][332]；效用同毛曼陀罗 D. innoxia[79]。【瑶药】曼陀罗[15]，醉仙桃[133]，闹羊花[133]：根、叶、全草治跌打，风湿病，类风湿病，胃痛，腹痛[15]；种子治痛症[15]；全草治咳嗽气喘，腹痛腹泻[133]。【彝药】片败薄[13]，失果则[17]，布呷此[10]：花治心口痛（胃脘痛），膈食[13]；果仁、花治牙痛，支气管炎，哮喘[17]；种籽治牙痛，牙齿生虫，疯狗咬伤，跌打损伤[10]；叶治风寒咳喘，胃痛，风湿疼痛，疮肿，毒蛇咬伤[10]；全株治骨折[109]。【藏药】大独惹[14]，索玛仁杂[29]，索玛拉扎[23]：叶、花、种籽镇静，镇痛，麻醉[14]；种子治牙痛，喘咳[13]，烫伤，烧伤，黄水疮[29]，麻风病，皮肤病，黄水病[23]。【壮药】Mbawmwnhdaxlaz（盟闷打拉），曼陀罗叶：叶治疔噘病（哮喘），发旺（痹病），尊寸（脱肛）[180]。

Datura stramonium var. inermis (Jacq.) Schinz et Thell. 无刺曼陀罗（茄科）。【羌药】cimamoubehdihang（次玛牟北黑迪杭托哈勒），曼陀罗子[10,167]：种子治胃痛，腹痛，解毒[10,167]。

Daucus carota L. 野胡萝卜（伞形科）《药典》。【侗药】贝近：全草治消化不良，月经病，皮肤瘙痒[135]。【基诺药】且嗷：根或茎皮治风湿性关节炎[163]。【蒙药】 ᠨᠠᠩ ᠵᠠᠩᠭᠤ（Nang zhanggu，囊章古）：果实治蛔虫病，虫积腹痛，慢性痢疾[47]。【苗药】野胡萝卜子，南鹤虱：果实治蛔虫病，绦虫病，蛲虫病，小儿疳积[98]。【土家药】鹤虱，南鹤虱：果实治蛔虫病，绦虫病，蛲虫病，虫积腹痛，小儿疳积[124]。【维药】 ياۋا سەۋزە گۈرۈغى（Yawa sewze uruqi，亚瓦赛维孜欧如合）[75]，杜阔[79]，黄胡萝卜籽[22]：种子治小便不利，肝硬化腹水，经水不下，痰多咳嗽，肾脏结石，膀胱结石[75]；果实治体质弱发烧，精神不振，阳痿[78]，湿寒性胃病，小便不利，肝硬化腹水，经水不下，痰多咳嗽，肾脏结石，膀胱结石[77]，虫积腹痛[22]，用于止顽咳，除胸堵，健胃，壮阳，遗精，祛风和痰质性浓津，开窍，化肾和膀胱结石，利尿，通经，净子宫，助孕易产，强关节止痛，小儿腹痛，消中风性水肿，解毒虫蜇毒[79]。【瑶药】合虱：全草治妇女气虚腹胀，湿疮发痒[133]；果实治蛔虫病，蛲虫病，绦虫病，虫积腹痛[133]。【藏药】加永：根治痹症，肾寒病，黄水病[23]。

Daucus carota L. var. sativa Hoffm. 胡萝卜（伞形科）。【蒙药】 ᠬᠣ ᠯᠣᠪᠡᠩ（Ho lobeng，胡萝泵）：根治脾虚纳呆，消化不良，久痢，咳嗽[51]。

【纳西药】南鹤虱：根治蛔虫病，麻疹，水痘，百日咳，痢疾[164]。【维药】سەۋزە（Sewze，赛维则），سەۋزە ئۇرۇغى（Sewze uruqi，赛维孜欧如合）：根、种子治性欲减退，精液不足，心虚心慌，肺燥哮喘，咳嗽顽痰，尿闭不通，小便淋涩，闭经不通，经水不畅，肾脏结石，膀胱结石[75]；果实治小便不利，肝硬化腹水，经水不下，痰多咳嗽，肾脏结石，膀胱结石[330]。

Davallia formosana Hayata 大叶骨碎补（骨碎补科）。【壮药】goboujndok（棵布骼），骨碎补：根茎治发旺（风湿骨痛），核尹（腰痛），林得叮相（跌打损伤）[117]。

Davallia mariesii Moore ex Bak. 骨碎补（骨碎补科）。【台少药】Kanabasumaon（Saisait 族南庄）：新芽治外伤[169]。

Debregeasia edulis（Sieb. et Zucc.）Wedd. 冬里麻（荨麻科）。【傣药】根皮治跌打损伤，骨折筋断[9,73]。【基诺药】且嗷[10,163]，冬里麻[163]：根及茎皮治风湿性关节炎[10,163]。

Debregeasia longifolia（Burm. f.）Wedd. 长叶水麻（荨麻科）。【佤药】考西佤：根、叶、果治伤风感冒，膀胱炎，肺结核，肺燥，咳嗽[14]。【藏药】萨齐阿亚：全草、根治恶性腹水肿胀，风湿性关节酸痛[22]；全草、根外用治疮疖肿毒，疮疡久溃不敛，外伤出血[22]。

Debregeasia orientalis C. J. Chen 水麻（荨麻科）。【傈僳药】阿匹：叶治咳嗽[13,14]。【苗药】叶止咳[14]。【土家药】水竹麻，水麻泡：枝叶、根治感冒咳嗽，水肿，小便不利，跌打损伤，外伤疮毒[123]。【佤药】水麻，水麻柳：根、叶治麻疹不透，风湿性关节炎，咳血，跌打损伤，毒疮[168]。【藏药】萨齐阿亚：全草治恶性腹水肿胀，风湿性关节疼痛[24]；全草外用治疮疖痈肿，脓疡不敛，外伤出血[24]。

Decaisnea insignis（Griff.）Hook. f. et Thoms. [*D. fragesii* Franch.] 猫儿屎（木通科）。【苗药】Bef ghob ghad，都哥杆：根、果治肺痨咳嗽，风湿性关节痛，疮痈肿毒[94,95]。【土家药】飞天鸟：果实治肛门湿痒，阴痒，疝气，痢疾，腰痛[124]。

Decaspermum fruticosum J. R. et G. Forst. 五瓣子楝树（桃金娘科）。【傣药】夏拉毕罕（西傣）：叶、果实用于理气止痛[13]。

Deinagkistrodon acutus（Güenther）参见 Agkistrodon acutus。

Delichon urbica（Linnaeus） 毛足燕（燕科）。【藏药】克代洛哇：效用同崖沙燕 Riparia riparia[22]；肺治空洞性肺结核，肺脓疡[22]；粪治赤痢，慢性腹泻，妇女闭经，尿血[22]。

Delonix regia（Bojea）Raf. 凤凰木（豆科）。【阿昌药】舍，哈啊尼嗯：效用同傣药[18]。【傣药】莫景板：根、树皮治眩晕症[18]。【德昂药】卖感热：效用同傣药[18]。【景颇药】Zvamne bvun：效用同傣药[18]。

Delphinium albocoeruleum Maxim. 白蓝翠雀花（毛茛科）。【藏药】ས་བཙན།（罗赞）[21]，洛赞青保[23]，下冈哇[29]：地上部分治小肠热，黄水病，疮疡，赤痢，热泻[23]，寒热腹泻及肠痧疫疬，血崩，虮症[21]；全草及花治肠热腹泻[27,29]，凶曜病[27]。

Delphinium angustirhombicum W. T. Wang 狭菱形翠雀花（毛茛科）。【藏药】雀果[13,34]，恰羔贝[22]：花治瘟病时疫，皮肤病[13,22,34]，毒病[22,34]，赤巴病[22]。

Delphinium batangense Finet et Gagnep. 巴塘翠雀花（毛茛科）。【藏药】夏岗巴：地上部分治肠热腹泻，痢疾，肝胆热[40]。

Delphinium beesianum W. W. Smith 宽距翠雀花（毛茛科）。【藏药】底木萨：全草治腹泻，寒热痢疾，"黄水"病，疮痈[24]。

Delphinium brunonianum Royle 囊距翠雀（毛茛科）。【藏药】ཇ་རོང་ཐུག།（掐国贝）[21]，恰羔贝[24]，玄果贝[20,24]：地上部分治感冒[14,20]，"赤巴"病[20,24]，瘟病时疫，毒热，皮肤病[24]，时疫感冒，各种时疫诸病，胆病[21]；地上部分外用治疥癣，皮肤瘙痒，蛇虫咬伤[21]。

Delphinium bulleyanum Forr. ex Diels 拟螺距翠雀（毛茛科）。【藏药】恰羔贝[22]，雀果贝[34]：全草治皮肤病[22,27]，瘟病时疫，毒热，赤巴病[22]，凶曜病，邪热，瘟热，燥热，皮肤病，胆病[27]；花治瘟病时疫，毒病，皮肤病[34]。

Delphinium caeruleum Jacq. ex Camb. 蓝翠雀花（毛茛科）。【藏药】ཇ་ཚད་པ།（恰刚）[21,24]，恰冈哇[29]，夏岗巴[40]：地上部分治肝胆疾病，肠热腹泻[21,24,29,40]，痢疾[21,24,40]，黄水病，疖肿[21]；

全草治肠热腹泻，凶曜病[27]。

Delphinium candelabrum Ostenf 奇林翠雀（毛茛科）。【藏药】底木萨：全草治腹泻，热痢疾，黄水病，疮痈，小肠疼痛[22]。

Delphinium candelabrum var. monanthum（Hand. – Mazz.）W. T. Wang 单花翠雀（毛茛科）。【藏药】底木萨[24]，德木萨[29]，逮木萨[32]：全草治腹泻，寒热痢疾，"黄水"病，疮痈[24]，温肠胃，止泻[29]；花、全草治热泻，寒泻，胆病，肝病[32]；地上部分治炭疽病，中风，风湿性关节炎，胞衣不下，引产[39]。

Delphinium ceratophorum var. brevicornicalafum W. T. Wang 短萼翠雀花（毛茛科）。【藏药】恰冈[22]，雀果贝[34]：地上部分治肠热腹泻，痢疾，肝胆热病[34]。

Delphinium chenii W. T. Wang 白缘翠雀花（毛茛科）。【藏药】底木萨[22]，雀果贝[34]：全草治腹泻，寒热痢疾，脓泻，小肠疼痛，"黄水"病，疮痈，伤口[22,34]。

Delphinium chrysotrichum Finet et Gagnep. 黄毛翠雀花（毛茛科）。【藏药】洛赞巴[24]，夏规苏巴[40]：地上部分治腹胀，腹痛，热泻[24]，头疮，炭疽，风湿病，热性疼痛，癫痫[40]；全草治凶曜病，邪热，瘟热，燥热，皮肤病，胆病[27]。

Delphinium delavayi Franch. 滇川翠雀花（毛茛科）。【傈僳药】夺乃俄[166]，鸡足草乌[166]：块根治风湿性关节炎，胃寒疼痛，跌打损伤，小儿惊风，肺炎，蛔虫[166]。【彝药】罗高：根泡酒服治风湿疼痛，跌打损伤[102]；根研末，奶汁或奶粉调服治小儿急惊风，高热昏迷[102]。【藏药】恰羔贝：地上部分治瘟病时疫，毒热，"赤巴"病，皮肤病[24]。

Delphinium delavayi var. pogonanthum（Hand. – Mazz.）W. T. Wang 须花翠雀（毛茛科）。【藏药】雀果贝[13,34]，恰羔贝[22]：根治风热头痛，腹泻[13]；花治时疫病[13]，皮肤病[13,34]，瘟病时疫，毒病[34]；全草治瘟病时疫，毒热，赤巴病，皮肤病[22]。

Delphinium densiflorum Duthie ex Huth 密花翠雀（毛茛科）。【藏药】榜阿玛布[24]，文阿玛保[29]，榜阿玛博[22]：全草治头晕目眩，口眼歪斜，腰痛，小便失禁[22]。

Delphinium forrestii Diels. 短距翠雀花（毛茛

科）。【藏药】卡普得洛[13,24]：全株治感冒，肺热咳嗽[13]；地上部分治肺疫热，肺热咳嗽，感冒咳嗽[24]。

Delphinium grandiflorum L. 翠雀（毛茛科）。【鄂伦春药】挨母出哈，猫眼光：根治风火牙痛（含漱）[161]；全草外用治疥癣，灭虱[161]；种子治哮喘[161]。【蒙药】ᠣᠬᠠ ᠷᠠᠩᠭᠠ（Ber qiqig，勃日－其其格），ᠵᠠᠬᠠᠩᠭᠠ（Zhagang，扎岗）[44]，Beri checheg[236]：全草（翠雀花）治黏性血痢，"希日"性泄泻，肠刺痛，"赫依"热性牙痛，"协日沃素"病[44]，杀虫，除头虱[236]；根杀粘[591]。【藏药】玉隆巴，夏规别[40]：地上部分治热痢，小肠热，黄水病，疮疡，赤痢[23]；花治瘟病时疫，毒病，皮肤病[40]。

Delphinium grandiflorum var. mosoyninse（Franch.）Huth 裂瓣翠雀（毛茛科）。【纳西药】根治疥疮，头虱子[164]。【彝药】黑若每里薄：根治风湿性关节痛，跌打损伤，胃痛，小儿疳积，小儿肺炎，小儿腹泻，腹胀[13]。

Delphinium hui Chen 贡嘎翠雀花（毛茛科）。【藏药】洛赞巴[13,24]：全株止痛，止泻[13]；地上部分治腹胀，腹痛，热泻[24]。

Delphinium kamaonense Huth var. glabrescens（W. T. Wang）W. T. Wang［*D. pseudograndiflorum W. T. Wang*］展毛翠雀花（毛茛科）《部藏标》。【藏药】ᠱᠠᠩᠭᠠᠪ（xiagangba，夏刚巴）[2,23]，下冈哇[29][36]，渴补地鲁[21]：地上部分治肠热腹泻，痢疾[2,40]，疮疡，赤痢，热泻[23]，肝胆热[40]，地上部分外敷治疮疡[2]；全草及花治肠炎，腹泻[36][29]；根治肺热，急性淋巴腺炎，过敏性皮炎，瘟疫[21]。

Delphinium likiangense Franch. 丽江翠雀花（毛茛科）。【纳西药】根治疥疮，头虱子[164]。

Delphinium malacophyllum Hand. – Mazz. 软叶翠雀花（毛茛科）。【藏药】尕罢底：地上部分治肠热腹泻，痢疾，肝胆热病[40]。

Delphinium nangchinense W. T. Wang 囊谦翠雀（毛茛科）。【藏药】萨贡巴：全草治头痛，火牙痛[24]。

Delphinium pachycentrum Hemsl. 粗距翠雀花（毛茛科）。【藏药】雀冈[13]，恰冈[24]：全草治肝胆疾病，肠热腹泻[13]；地上部分治肝胆疾病，肠热腹泻，痢疾[24]。

Delphinium pseudopulcherrium W. T. Wang 假美丽翠雀花(毛茛科)。【藏药】夏岗巴：地上部分治肠热腹泻，痢疾，肝胆热病[40]。

Delphinium pylzowii Maxim. var. trigynum W. T. Wang 甘青翠雀花(毛茛科)。【藏药】恰冈[24]，下冈哇[29]，夏岗巴[40]：地上部分治肠热腹泻，痢疾[24,40]，肝胆疾病[24]，肝胆热[40]；全草及花治肠炎，腹泻[29]。

Delphinium sauricum Schischk. 和丰翠雀花(毛茛科)。【哈萨克药】قوبىق قارلعاششوبى：全草治风湿疼痛，跌打损伤，荨麻疹[140]。

Delphinium smithianum Hand. – Mazz. 宝兴翠雀花(毛茛科)。【藏药】底木萨[13,22,34]：全草治腹泻，疮痈，寒热痢疾[13,22,34]，小肠疼痛，"黄水"病[22,34]，脓泻，伤口[34]。

Delphinium souliei Franch. 川甘翠雀花(毛茛科)。【藏药】恰冈[24]，恰冈哇[29]：地上部分治肝胆疾病，肠热腹泻[24,29]，痢疾[24]。

Delphinium spirocentrum Hand. – Mazz. 螺距翠雀花(毛茛科)。【藏药】雀果贝[13,34]，恰羔贝[22]：花治时疫瘟病，皮肤病[13,34]，毒病[34]；全草治瘟病时疫，毒热，赤巴病，皮肤病[22]。

Delphinium taliense Franch. 大理翠雀花(毛茛科)。【藏药】雀果贝[13]，恰羔贝[24]：根治时疫瘟病和皮肤病[13]；地上部分治瘟病时疫，毒热，"赤巴"病，皮肤病[24]。

Delphinium tatsienense Franch. 康定翠雀花(毛茛科)。【白药】设策呜梓[13]，舍草乌子[14]：根治小儿肚寒疼痛，劳伤痛[13]，风湿病，止痛[14]；根和全草治风湿性疼痛，软组织损伤(有毒)[16]。

Delphinium tenii H. Léveillé 长距翠雀花(毛茛科)。【藏药】洛赞巴[22,34]，夏岗巴档保.[40]：地上部分治热泻，腹胀腹痛[34,40]；效用同黄毛翠雀花 D. chrysotrichum[22]。

Delphinium thibeticum Finet et Gagnep. 澜沧翠雀花(毛茛科)。【藏药】夏规别：花治瘟病时疫，毒病，皮肤病[40]；效用同螺距翠雀花 D. spirocentrum[13,22,34]。

Delphinium tongolense Franch. 川西翠雀花(毛茛科)。【藏药】雀冈[13]，恰冈[24]，尕罢底[40]：效用同粗距翠雀花 D. pachycentrum[13,24]；根治胃寒疼痛，寒湿痹痛，跌打损伤，瘀血肿痛，小儿惊风[36]；地上部分治肠热腹泻，痢疾，肝胆热病[40]。

Delphinium trichophorum Franch. 毛翠雀花(毛茛科)。【蒙药】乌斯太－勃日－其其格，嘎布尔迪鲁：地上部分治发烧，头及关节疼痛，时疫，咳嗽，气喘等肺热病[56]。【藏药】卡普得洛[24]，嘎布得罗[29]，达莫吉觉[39]：地上部分治肺疫热，肺热咳嗽，感冒咳嗽[24]，感冒[29]；枝叶、花、果、全草治肺热病，温热病，感冒咳嗽[27]；全草治感冒，止泻[39]。

Delphinium trichophorum var. platycentrum W. T. Wang 粗距毛翠雀花(毛茛科)。【蒙药】效用同毛翠雀花 D. trichophorum[56]。【藏药】嘎布得罗：地上部分治感冒[29]。

Delphinium trifoliolatum Finet et Gagne. 三小叶翠雀花(毛茛科)。【土家药】蒿萝卜七，岩狮子：根治周身疼痛[124]。

Delphinium vestitum Wall. ex Royle 浅裂翠雀花(毛茛科)。【藏药】地上部分治头虱[28]。

Delphinium yangii W. T. Wang 竟生翠雀花(毛茛科)。【藏药】洛赞巴[13,22,34]：全草用于清热，止痛，止泻[13]；地上部分治热泻，腹胀腹痛[34]；效用同黄毛翠雀花 D. chrysotrichum[22]。

Delphinium yunnanense(Franch.) Franch. 云南翠雀花(毛茛科)。【哈尼药】小草乌：根治肺结核[875]。【纳西药】飞燕草：块根治肺结核，虚咳，胃寒痛，小儿口腔炎，小儿肺炎[164]。【彝药】嗒嘟西哩[7,14,113]，耶剎[101]：块根治风寒湿痹，胃寒疼痛，跌打损伤，瘀积肿痛[109]；根治气管炎，肺结核[14,113]，胃痛[14]，风湿性关节痛，胃寒疼痛，盗汗[7]，高热咳喘，手足痉挛，小儿肺炎，咳嗽咯痰，急惊风，小儿疳积[101]。【藏药】嗒嘟西哩[13]：根治胃寒疼痛，跌打损伤[13,36]，风湿关节痛，小儿口腔炎，肺结核，咳嗽[13]，面寒背寒，胸膈噎食，左右胁痛，呕吐作酸[36]。

Delphinus delphis Linnaeus 真海豚(海豚科)。【朝药】돌고래(dāor gāo lài，刀儿高来)：肉治飞尸，蛊毒，瘴疟[86]；皮下脂肪治摩恶疮，疥癣，痔瘘，犬马瘑疥，杀虫[86]。

***Dendranthema indicum* (L.) Des Moul.** 参见 Chrysanthemum indicum。

Dendranthema lavandulifolium(Fisch. ex Trautv.)

Ling et Shih 甘菊(菊科)。【蒙药】ᠣᠯᠠᠭᠠᠨ ᠢᠳᠡᠭᠡᠯ᠎ᠢ (Wunertai odbel, 乌奴日太－乌达巴拉), 岩香菊, 少花野菊: 花或全草治流行性脑脊髓膜炎, 流行性感冒, 高血压, 肝炎, 痢疾, 痈肿疔疮, 目赤, 瘰疬, 湿疹, 毒蛇咬伤[51]。

Dendranthema morifolium (Ramat.) Tzvel. 参见 Chrysanthemum morifolium。

Dendranthema zawadskii(Herb.) Tzvel. 紫花野菊(菊科)。【蒙药】ᠪᠣᠷ ᠢᠳᠡᠭᠡᠯ᠎ᠢ (Bor odbel, 宝日－乌达巴拉): 头状花序治瘟热, 毒热, 感冒发烧, 脓疮[51]。

Dendrobenthamia capitata (Wall. ex Roxb.) Hutch. 参见 Cornus capitata。

Dendrobenthamia hongkongensis (Hemsl.) Hutch. 香港四照花(山茱萸科)。【瑶药】山龙眼, 糖杷子: 根治跌打损伤, 瘀血疼痛, 风湿骨痛[133]; 果、叶治食积腹痛, 小儿疳积, 肝炎, 腹水, 蛔虫病[133]。

Dendrobium aduncum Wall. ex Lindl. 钩状石斛(兰科)。【彝药】全草治四肢骨折, 瘀血肿痛[109]。

Dendrobium aphyllum (Roxb.) C. E. Fischer 兜唇石斛(兰科)。【傣药】糯粮丐囡(西傣)[13,65,66], 糯浪丐固[11], 喃该罕囡[62]: 茎治咳嗽, 咽喉痛, 口干舌燥, 烧烫伤[11,62,66], 热病生津, 烦渴, 病后虚弱, 阴伤目暗[11], 胃中灼热疼痛, 口干口苦, 小便热涩疼痛, 心胸胀闷, 失眠[62]; 鲜茎治烧烫伤[13]。

Dendrobium cariniferum H. G. Reich. 翅萼石斛(兰科)。【拉祜药】大旱兰, Ziqnat awlmurku caq natzhid(鹅母架拉比): 茎外用治跌打损伤, 骨折伤筋[98]; 内服治咽喉痒, 咳嗽[98]。

Dendrobium chrysanthum wal1. ex Lind1. 束花石斛(兰科)。【傣药】迭鞘石斛: 茎治慢性咽喉炎, 眼科疾病, 血栓闭塞性疾病[333]。

Dendrobium chrysotoxum Lindl. 鼓槌石斛(兰科)《药典》。【朝药】북채석곡 (bùk cài sèk gāok, 哺克菜塞克高克): 茎治干呕证[83], 胃阴不足[84]。【傣药】南该龙: 茎治病后虚热, 口干烦渴, 肿痛[63]。【壮药】Davangzcauj(大黄草), 石斛: 茎治胴尹(胃痛), 鹿(呕吐), 久病虚热不退[180]。

Dendrobium denneanum Kerr. [*D. aurantiacum* **Rchb. f. var.** *denneanum* (Kerr.) Z. H. Tsi] 叠鞘石斛(兰科)。【傣药】喃该罕(西傣): 茎效用同金钗石斛 D. nobile[13]。【侗药】Nyangt mant (娘蛮), Nyangt mant bial(娘蛮帕): 全草治喉老(哮喘)[137]。【苗药】陇嘎宰纺, 郎纺: 全草治瘟热病, 红眼病[96]。

Dendrobium densiflorum Wall. 密花石斛(兰科)。【侗药】吊硬夸: 全草治尿路感染, 尿路结石, 风湿骨痛[15]。【基诺药】打奢: 茎治黄疸型肝炎, 乙型肝炎[10,163]。【拉祜药】寸草, Ziqnat awlmurku caq natzhid(鹅母架拉比): 效用同翅萼石斛 D. cariniferum[98]。【瑶药】哑糟榄: 全草治感冒, 黄疸型肝炎, 热病烦渴, 肺病咳嗽[15]。

Dendrobium devonianum Paxt. 齿瓣石斛(兰科)。【拉祜药】紫皮, Ziqnat awlmurku caq natzhid (鹅母架拉比): 效用同翅萼石斛 D. cariniferum[98]。

Dendrobium equitans Rronzl. 石斛(兰科)。【藏药】布泻哲: 地上部分治"培根"病发烧, 消化不良, 胃溃疡, 咽痛, 痔疮[40]。

Dendrobium falconeri Hook. 串珠石斛(兰科)。【傈僳药】米补堵: 根茎滋阴消热, 养胃生津[166]。

Dendrobium fimbriatum Hook. 流苏石斛(兰科)《药典》。【朝药】술석곡(sūl sèk gāok, 酥儿塞克高克): 效用同鼓槌石斛 D. chrysotoxum[83,84]。【拉祜药】苦草, Ziqnat awlmurku caq natzhid(鹅母架拉比): 效用同翅萼石斛 D. cariniferum[98]。【傈僳药】亚补堵: 根茎治滋阴清热, 养胃生津[166]。【蒙药】ᠲᠠᠱᠢᠭᠤᠷ ᠰᠣᠭᠰᠣᠷ ᠴᠠᠬᠢᠷᠮ᠎ᠠ(Taxiur Suogser chahirma, 塔秀日－索格苏日－查赫日玛)[45,46]: 茎用于恶心, 呕吐, "包如"病增盛期及胃痛[44]。【壮药】效用同鼓槌石斛 D. chrysotoxum[180]。

Dendrobium hancockii Rolfe 细叶石斛(兰科)。【羌药】BizaRaofu (毕则桡福), rreyiu (哦布西波), 黄草: 茎治热病伤津, 咽喉肿痛, 上消渴(糖尿病口干)[167]。【藏药】布协[23], 布泻哲[40]: 茎治热症, 诸病之呕吐症[23]; 地上部分治"培根"病发烧, 消化不良, 胃溃疡, 咽痛, 痔疮[40]。

Dendrobium hercoglossum H. G. Reich. 重唇石斛(兰科)。【拉祜药】红珠, Ziqnat awlmurku caq natzhid(鹅母架拉比): 效用同翅萼石斛 D. cariniferum[98]。

Dendrobium hookerianum Lindl. 金耳石斛（兰科）。【藏药】ধ্নེ་ཨ་རྩ[（buleze，布肋则）：地下部分治消化不良，培根病，发烧，痔疮[25]。

Dendrobium linawianum Reichb. f. 距唇石斛（兰科）。【藏药】布泻哲：地上部分治"培根"病发烧，消化不良，胃溃疡，咽痛，痔疮[40]。

Dendrobium loddigesii Rolfe 美花石斛（兰科）。【拉祜药】水草，Ziqnat awlmurku caq natzhid（鹅母架拉比）：效用同翅萼石斛 D. cariniferum[98]。【毛南药】果上叶，ruoŋ² ma² əp⁷（松麻鸭）：茎治肺燥咳嗽，肺结核咯血，扁桃体炎[156]。

Dendrobium moniliforme (L.) Sw. 细茎石斛（兰科）。【傈僳药】四补堵：茎治热病伤津，口干燥渴，病后虚热，阴伤目暗[166]。【苗药】效用同广东石斛 D. wilsonii[98]。【藏药】布协，布泻哲[40]：茎治热症，诸病之呕吐症[23]，呕吐症，解渴，培根热病[27]；地上部分治"培根"病发烧，消化不良，胃溃疡，咽痛，痔疮[40]。

Dendrobium nobile Lindl. 金钗石斛（兰科）《药典》。【阿昌药】哈扎金，嗯切：效用同德昂药[18]。【布依药】应麻：茎治两腿不能动，卧床不起[159]。【朝药】고귀석곡（gāo guì sèk gāok，高归塞克高克）：效用同鼓槌石斛 D. chrysotoxum[83,84]。【傣药】莫卖害（德傣）：茎治热病伤津，口干烦渴，病后虚热[13]。【德昂药】菠决冬：全草治热病伤阴，口干燥渴，病后虚热[18]。【侗药】黑节草，铁皮兰：茎治胃胀，肺虚咳嗽，目暗不明[136]。【基诺药】打彩：茎治肺结核[10,163]。【景颇药】Lungzun：效用同德昂药[18]。【拉祜药】平头，Ziqnat awlmurku caq natzhid（鹅母架拉比）：效用同翅萼石斛 D. cariniferum[98]。【蒙药】ᠰᠣᠭᠰᠤᠷ ᠴᠠᠬᠢᠷᠮᠠ（Suogser chahirma，索格苏日－查赫苏日麻）[41]：茎治恶心，呕吐，"包如"扩散，"巴达干"热，胃痛[43]。【苗药】Nangx ghab zat fangx（陇嘎宰访，贵州黔东南），扁草，吊兰花[91,94]：茎治热病伤津，口干烦渴[91,94]，胃阴不足[94]，干咳虚热不退，胃痛干呕，阴伤目暗，腰膝软弱[91]。【纳西药】金钗石斛：茎治热病伤津，口干烦渴，病后虚热，阴伤目暗[164]。【土家药】金钗莲：茎治外伤出血，小儿惊风高热[129]。【彝药】全草治阴伤目暗，肺痨虚热，肝胆湿热，全身黄染，梦遗滑精，腰膝

酸软[109]。【藏药】布协：茎治热症，诸病的呕吐症[23]，呕吐症，解渴，培根热病[27]。【壮药】效用同鼓槌石斛 D. chrysotoxum[180]。

Dendrobium officinale Kimura et Migo 铁皮石斛（兰科）《药典》。【拉祜药】黑节草[98]，Ziqnat awlmurku caq natzhid（鹅母架拉比）[98]，吊兰[10]：效用同翅萼石斛 D. cariniferum[98]；全草治热病伤津，口干烦渴，病后虚热，阳痿，夜汗及消耗性诸症[10]。【蒙药】ᠲᠡᠮᠦᠷ ᠰᠣᠭᠰᠤᠷ ᠴᠠᠬᠢᠷᠮᠠ（Temer Suogser chahirma，特木日－索格苏日－查赫日玛）[45,46]：效用同金钗石斛 D. nobile[45,46]。

Dendrobium pendulum Roxb. 肿节石斛（兰科）。【拉祜药】米兰，Ziqnat awlmurku caq natzhid（鹅母架拉比）：效用同翅萼石斛 D. cariniferum[98]。

Dendrobium primulinum Lindl. 报春石斛（兰科）。【傣药】糯粮该聋（西傣）[13,65,66]，南该罕[62,63]罗喃该龙：茎治烧伤，烫伤，半身瘫痪，湿疹[13,65,66]；假茎、根治热病水塔不足引起的口干烦渴，水火烫伤，湿疹瘙痒[62-64]，新生儿黄疸[63]。

Dendrobium williamsonii J. Day et H. G. Reichb. 黑毛石斛（兰科）。【白药】福儿活：茎治热高伤阴，口干燥渴，产后虚热[14]。【傣药】效用同金钗石斛 D. nobile[13]。【彝药】聂珠毛尼拜[13]：全草治四肢骨折，瘀血肿痛[109]。

Dendrobium wilsonii Rolfe 广东石斛（兰科）。【苗药】黄草，吊兰花，石槲：全草治热病伤津，口干烦渴，外伤出血[98]。【土家药】黄草：全草治热病伤津，口干烦渴，病后虚热，干咳无痰[123]。【藏药】布协：茎治热症，诸病之呕吐症[23]。

Dendrocalamus giganteus Munro [*Sinocalamus giganteus* (Munro) A. Camus] 龙竹（禾本科）。【维药】塔巴什：效用同华思劳竹 Schizostachyum chinense[79]。

Dendrocalamus parishii Munro [*D. hookeri* Munro.] 巴氏龙竹（禾本科）。【彝药】竹皮：外皮治阴虚发热，尿闭水肿[109]。

Dendrocopos major (Linnaeus) 啄木鸟（啄木鸟科）。【阿昌药】收得界哈：效用同傣药[18]。【朝药】오색더구리（āo sàik dě gū lì，奥赛克得咕哩）：全体或肉治痔瘘，牙齿肿痛，虫牙[86]。【达斡尔药】tontrooookil：全体治抽胎[64]。【傣药】罗杀买：

肉、内脏治小儿疳积，不能站立行走[18]。【德昂药】罗杀买：效用同傣药[18]。【景颇药】Baupu-qngvoq：效用同傣药[18]。【蒙药】ᠲᠣᠩᠬᠢᠤᠯ ᠱᠠᠪᠤ（Tongxiul shaobu，佟秀乐 - 哨布）[57]：肉或全体用于虚劳，疳积，癥病，癫痫病，痔疮[57]。【藏药】肉治虚劳，小儿疳积，痔疮[30]。

Dendrooide urentissima (Gagnep.) Chew [*Laportea urentissima* Gagnep.] 火麻树（荨麻科）。【傣药】憨掌：树皮驱虫[14]，治蛔虫病[9,63,74]。【基诺药】怕对割扭[10,163]，帕堆割扭[163]：树皮及根治肾炎[10,163]。

Dendropanax chevalieri (R. Viguier) Merr. 大果树参（五加科）。【侗药】没尧禅：根、枝条和叶治风湿痛，跌打损伤[135]。

Dendropanax dentiger (Harms) Merr. 树参（五加科）。【畲药】鸭掌柴，半边枫，半架风：根治风湿病，关节炎，半身不遂[146]。【瑶药】yiemh yaangh buerng（阴阳崩），枫荷桂[132]，鸡爪风[134]：茎干治风湿或类风湿性关节炎，半身不遂，偏头痛，月经不调，跌打损伤[132]；根、树皮、叶治风湿痹痛，偏瘫[134]；根治风湿病，类风湿性关节炎，偏瘫[6]。

Dennstaedtia wilfordii (Moore) Christ 溪洞碗蕨（碗蕨科）。【土家药】孔雀尾，旋鸡尾，见血生：全草治尿路感染，久疡不愈，狗咬伤，蛇伤，蜈蚣咬伤，刀伤，烫伤[123,127]。

Dens draconis 龙齿（古代大型动物牙齿的化石，主含碳酸钙及磷酸钙）。【蒙药】ᠯᠤᠤ ᠰᠣᠶᠤ（Luo soyo，洛扫ду）[42]：用于脑刺痛，盗汗，遗精，失眠多梦，粘虫病[42]。【土家药】治惊悸癫狂，烦热不安，失眠多梦[123]。【藏药】治惊痫，癫狂，心悸，失眠，烦热不安诸症[31]。

Dermatocarpon miniatum (L.) W. Mann. 白石耳（皮果衣科）。【藏药】多折：叶状体治小儿疳积，消化不良，风湿痛，高血压[24]。

Derris elliptica Benth. 毛鱼藤（豆科）。【黎药】温屯藤：根治骨折，筋伤[154]。

Derris eriocarpa F. C. How 毛果鱼藤（豆科）。【傣药】嘿涛弯（西傣）：藤茎治肺热喘咳，肺痨咳嗽，咯血，六淋证（脓尿、血尿、尿血、沙尿、石尿、白尿），月经不调，痛经，脚气水肿[60]，肾炎，膀胱炎，尿道炎，咳嗽，脚气水肿[9,74]。

【壮药】土甘草[120][334,641,869,1002]，鸡血藤，藤子甘草[334,641,869,1002]：藤茎治笨浮（水肿），肉扭（淋证），埃病（咳嗽），货烟妈（咽痛），林得叮相（跌打损伤）[120]，小便涩痛，咳嗽，水肿[688,869,1002]，利尿除湿，镇咳化痰[334,641]；根治发烧胸闷[641,1002,869]，咳嗽，咽喉痛[334,641,869,1002]，小便涩痛，水肿[334]。

Descurainia sophia (L.) Webb. ex Prantl. 播娘蒿（十字花科）《药典》。【蒙药】ᠬᠠᠮᠪᠢᠯ（Hambil，汉毕勒）[41,44]，ᠰᠢᠷᠠᠯᠵᠢᠨ ᠬᠠᠮᠪᠢᠯ（Xiraljin hambie，沙日拉金 - 汉柏）[45,46]：种子用于血"希日"性相搏热，感冒，"赫依"血相搏性气喘，毒热症[44]。【土家药】葶苈子：种子治痰饮喘咳，面目浮肿，肺痈，胸腹积水[124]。【维药】土大力乌拉盖[78]，خاكشی（Xakshi，哈可西）[75]：种子治咳嗽气喘，肺脓疡，腹部胀满，水肿，疮疡疖肿[79]，寒性多痰咳嗽，慢性发烧，麻疹，天花，寒性乃孜乐毒液流串呼吸道，干性久咳不愈，霍乱[75]。【藏药】象才那保[29]，相采[23]，ᠬᠠᠩ་ཐེ[（象策）[25]：地上部分治炭疽[29,40]；果实治炭疽，凶曜病，消肿，痫病[27]；种子治疫疬病，镇刺痛[23]，炭疽[25]。

Desmodium caudatum (Thunb.) DC. 小槐花（豆科）。【苗药】Hmongb niu bin（孟刘笔，广西融水）[5,15,91]：根治消化不良，小儿疳积[5,91]，风湿性关节炎，湿热黄疸，咽喉痛，胃肠炎，痈肿疮疖[91]，咽喉炎，胃痛[5]；全株治风湿痛，咽喉炎，胃痛，痢疾，消化不良，小儿疳积[15]。【仫佬药】饿马黄：全株治风湿痛，咽喉炎，痢疾，小儿疳积[5,15]。【畲药】嘎狗黏[146,149][227]，狗屎黏[146]，金腰带[5,146]：全株治风湿性关节疼痛，胃痛，肾炎，淋巴结炎，小儿疳积，毒蛇咬伤，痈疖疔疮[10,147]，腰扭伤，风湿痛，肥胖症，妇科浮肿寒证，白带[146]，用于清热利湿，消积散瘀[149][227]；根治感冒，寒热往来，退麻疹余热，蛔虫病，腰扭伤，疔疮痈疖及妇女经闭[5]，孕妇忌服[10]。【土家药】山黄豆：根、全草治食欲不振，小儿疳积，风湿疼痛，痢疾[123]；叶外敷治腮腺炎[123]。【瑶药】mah hungh ngorc（麻红握）[132]，化草[133]，饿马黄[5,15,132]：全株治风湿痛，咽喉炎，痢疾，脱肛[15]，感冒发热，风湿性关节痛，月经不调，小儿麻疹不透，乳痈[133]；根治感冒发热，痢疾，风湿性关节痛[5]，小儿疳积，胃肠炎[5,132]，胃脘痛，跌打损伤，痈疮溃疡，蛇虫咬伤[132]；根外用治脱肛，毒蛇咬伤，痈疖，乳腺炎[5]。【壮药】govwnzcanh（楇文沾）[15]，粉呼[5,13]：全株治风湿痛，咽喉炎，痢疾，消化不良，贫血[15]，心头痛（胃痛），白冻（泄泻），月经不调，喯疳（小儿疳积），贫瘀（感冒），北嘻（乳痈），狠尹（疖肿）[117]；根治消化不良[5,13]，贫血[5]。

Desmodium elegans Candolle [*D. esqurolii Lévl.*] 圆锥山蚂蝗（豆科）。【彝药】你凿别沿惊[13]，你作别缘惊[14]：根治跌打劳伤，骨折[13,14]，脱位[14]。

Desmodium gangeticum (L.) Candolle 大叶山蚂蝗（豆科）。【傈僳药】莫能子：茎、叶治子宫脱垂，腹痛，闭经，跌打损伤[166]。

Desmodium griffithianum Benth. 疏果山蚂蝗（豆科）。【彝药】密岔，命急嚏：全草治子宫寒[14]。

Desmodium gyrans (L. f.) DC. 参见 Codariocalyx motorus。

Desmodium gyroides (Roxb. ex Link) DC. 圆叶舞草（豆科）。【瑶药】黑花生米，野花生：全草治关节痛，跌打骨折，急性菌痢，小儿高热，疝气，疟疾[133]。

Desmodium heterocarpum (L.) DC. 假地豆（豆科）。【毛南药】thou[6] ti[5] pa[5]（豆的吧）：全草治腮腺炎，流行性乙型脑炎，肾及膀胱结石，咽喉痛[156]；鲜品外用治毒蛇咬伤，跌打损伤，痈疖[156]。【瑶药】尖箭[15]，hieh ndieh duc（叶秃突）[130]，假花生[130]：叶、全草治刀伤出血，肾虚腰痛，尿道结石[15]；全草治咽喉肿痛，肺结核咯血，血崩，衄血，尿路感染，慢性肝炎，疳积，小儿惊风，小儿软骨病，痈疮肿毒及蛇虫咬伤[130]。【壮药】尖箭：叶、全草治肾虚腰痛，小儿软骨症，尿道结石，胃出血[15]。

Desmodium laxiflorum DC. 大叶拿身草（豆科）。【壮药】加杜：全株治高血压，肺炎，肾炎[15]。【台少药】Ma－tautau（Saisiat 族南庄）：叶、新芽与台湾绞股蓝、风藤葛、艾纳香、芋叶细辛共同捣碎后敷于患部治梅毒[169]。

Desmodium microphyllum (Thunb.) DC. 小叶三点金草（豆科）。【布依药】雅罢难：全草治腮腺炎[159]。【傣药】丹酒（西傣）[13,66]，装攀娘（德傣）[13,69]，丹晒[62]：全草治尿中带脓血，睾丸肿痛[13,65,66]，血尿[13,69]，心慌心悸，腹痛腹泻，小

儿腹泻，肝、脾肿大[62]。【哈尼药】辫子草[143]，Zeqlameiqbeiv（则拉墨本）[143]，碎米草[143]：全草治感冒[875][143]，发热，小儿肺炎，痢疾，急性胃炎，胃痛，红崩白带，月经不调，泌尿道结石，体虚盗汗，肺结核[143]。【拉祜药】波罗固那此[13]，阿伯阿普吗[7]：全草治口腔溃疡，眼睛红肿疼痛，戒鸦片瘾[7,13]，月经不调，肠炎痢疾[7]；鲜叶和嫩尖，加 10 余粒糯米，一起放入口中咀嚼含服，治口腔溃疡[11]。【傈僳药】窝切莫，碎米柴：全草治泌尿系结石，慢性胃炎，慢性气管炎，小儿疳积，痈疽发背，痔疮，湿疹[166]。【纳西药】全草治腹泻，痢疾，痔疮，小儿疳积，慢性气管炎，月经不调，黄疸，咳嗽，哮喘[164]。【土家药】化食草：全草治小儿疳积，黄疸，痢疾，咳嗽，毒蛇咬伤，痈疮溃烂，漆疮，痔疮[123]。【佤药】尼及克[7,14]，你急克[13]：全草治月经不调，红崩白带，慢性肾炎[7,13,14]。【瑶药】hieh ndieh duc gorn（叶秃突干），红藤草：全草治黄疸型肝炎，痢疾，消化不良，支气管炎，咳嗽，小儿疳积，跌打损伤，骨折，皮癣，痈疮肿毒及蛇虫咬伤[130]。【彝药】敏的胸[7,101,102,111]，格蚤茶[7]，朵避起[101,102]：全草治胃寒疼痛，小儿疳积[109]，痛经[101,102,111]，胃脘疼，牙疼，烧烫伤[111]，风火牙痛[7]，泌尿道感染，痔疮肿痛[7,101,102]，痈疽，痔疮，湿疹，咳嗽，胸痛，咯血，消化不良；水煎液加白酒数滴引服治消化不良，胸闷，腹痛[101,102]；根治痢疾[13,103]，消化不良，胸闷腹痛，痛经，咳嗽，咯血，胸痛[7,13,103]，小儿疳积，妇女红崩白带[103]。【壮药】铁线草：全草治黄疸型肝炎[15]。

Desmodium multiflorum Candolle [*D. sambuense (D. Don) DC.*] 饿蚂蝗（豆科）。【布依药】那换习：全株治牙痛[159]。【侗药】连子湾：根治小儿疳积，腹泻[10]。【毛南药】饿蚂蝗，ruon[2] bin[3] pa[5]（松虫兵巴）：全株治胃痛，小儿消化不良，小儿疳积，毒蛇咬伤[156]。【苗药】香秀独：根、叶、全株治小儿疳积，胃痛，消化不良[15]。【仫佬药】饿蚂蝗：根、叶、全株治胃痛[15]。【畲药】饿蚂蝗：根治头风痛，腰痛[148]。【土家药】黄豆七：全草治胃痛，疳积，毒蛇咬伤[124]。【瑶药】麻红握[132]，勒梅森[15]，粘身草[62]：根、叶、全株治小儿疳积，皮肤瘙痒[15]，胃痛，疳积，蛇伤[62]；效用同小槐花 D. caudatum[132]。【壮药】霞傣：根、

叶、全株治胃痛，慢性肝炎[15]。【台少药】Kanaho
-ru(Tayal 族 Taroko)，Kariran(Bunun 族卡社)，
Koba(Paiwan 族恒春上、恒春下)：果实、根治腹
痛[169]；枝干治外伤[169]。

Desmodium oblongum Wall. ex Benth. 长圆叶
山蚂蝗(豆科)。【傣药】一不念(西傣)[13,66]，余昌
烈[65]，哈牙排(德傣)[62]：全株治伤风感冒，咳
嗽、头痛[62,65,66]，咽喉肿痛，咳喘，黄疸[62]。
【景颇药】蛤在干：根茎治阳痿遗精[14]。

Desmodium pulchellum (L.) Benth. 排钱草
(豆科)。【阿昌药】秧耐缺：效用同景颇药[18]。
【傣药】鲁里：根、叶治疟疾，肝脾肿大，感冒，
跌打损伤，风湿骨痛，红崩，痛经，闭经，难
产[14]。【德昂药】许嘎嘎：效用同景颇药[18]。【景
颇药】听厂苗[14]，Chaproi gam[18]：根治偏瘫，面
神经麻痹[14]；根、叶治感冒，风湿痹痛，喉风，
牙痛，跌打肿痛[18]。【毛南药】ruoŋ² vak⁸ rjen²(松
发钱)：干叶、根治感冒发热，疟疾，肝炎，肝硬
化腹水，风湿骨痛，跌打损伤，血吸虫病，肝脾
肿大，妇女血崩[156]。【瑶药】吨胚旦：根、叶、
全株治风湿病，腰痛，肾炎血尿，砂淋，结石症，
肝脾肿大[15]。【壮药】棵刷莽，埋答羹，堂冷草：
根、叶、全株治胃痛，贫血，黄疸型肝炎，蜈蚣
咬伤，小儿疳积，湿热，腹泻，腹胀[15]；根治急
慢性肝炎，子宫脱垂，血吸虫病，肝脾肿大，跌
打损伤[335]。

Desmodium racemosum(Thunb.) DC. 山蚂蝗
(豆科)。【仫佬药】闽拢么：叶、全草治小儿疳
积，胃痛[15]。【土家药】全草治疳积，跌打损伤，
风湿关节炎，毒蛇咬伤[123]。【壮药】白蚂蝗：叶、
全草治疮疡脓肿[15]。

Desmodium renifolium (L.) Schindl. 肾叶山
蚂蝗(豆科)。【傣药】哈以不列(西傣)：根治热季
感冒头痛，咽喉肿痛，咳嗽喘息，胆汁病出现的
黄疸，体弱多病，性冷淡[59]。

Desmodium sequax Wall. [*D. sinuatum* (Miq.)
Bl.] 长波叶山蚂蝗(豆科)。【白药】佛居[13][336]，
福基[14]，瓦子草[336]：全株外用治毒蛇咬伤，跌
打损伤，皮炎，烫火伤[13][336]；根治腮腺炎，乳
腺炎，淋巴结炎，肺结核，腹泻，痢疾，小儿疳
积，蛔虫病[13][336]，果实治内伤出血[13][336]；树皮
治水肿，内伤出血，咳嗽[14]。【傣药】细米油珠：

哈芽派(德傣)：根治尿道炎[69]。【侗药】求帮，
Piudt bangh, Sangp meix miingc jenc(尚美咪岑)：
全草治白寸榜(寸白虫)[137]。【哈尼药】Jahhaq
ceivkavq(夹阿责嘎)，山蚂蟥，粘人草：全草治乳
腺炎，腮腺炎，小儿疳积，内伤出血，消化不良，
烫伤，皮炎，发热，腹泻，蛔虫症，咳喘，毒蛇
咬伤，跌打损伤，皮炎[143]。【拉祜药】得若
耐[13,150]，粘粘草[150]，德糯耐[14]：根、全株治闭
经，心脏病，体虚，消瘦[14]，贫血，肝炎，内伤
出血[14][336]，痛经[336]；根治肺炎高热，肺结核久
咳，胃痛，妇女月经不调，跌打损伤[13,150]，气血
不足，哮喘，风湿病，崩中带下，乳痈，跌打损
伤，食物中毒，毒蛇咬伤，麻疹不透[150]。【苗
药】秀[15]，簸岗领，秀孟刘碧[96]：全株治腹痛，
腹泻[15]，风湿性关节炎，腰痛，跌打损伤[96]。
【彝药】操拈唯[101,104]，过路黄[104]：茎、叶、根及
果实治咳嗽，虫积腹痛，闭经，腹痛，跌打损
伤[104]；根治咳喘，闭经，腹痛，跌打损伤；茎、
叶、果实治虫积腹痛[101]。【壮药】哇北仓：全株
治腹痛，腹泻[15]。【台少药】Babatuke(Bunun 族
Tou 社)，Batobatokyazu(Bunun 族高山)，Bakabak-
yaru(Bunun 族施武群)：叶治头痛，外伤[169]；根
尖治胸痛[169]；根治外伤[169]。

Desmodium styracifolium (Osb.) Merr. 广金
钱草(豆科)《药典》。【黎药】金干草[154]，落地金
钱[153]：全草用于抗炎[154]，血尿，肾结石，黄
疸[153]；全草煎水冲蜜糖服，治口腔炎，喉头炎；
全草、猪瘦肉煮水服，治小儿疳积[153]。【瑶药】
棵山先[15]，jiemh zinh miev(勤成咪)[130]，铜钱
草[130]：全草治肾炎，风湿痛[15]，膀胱炎[15,130]，
黄疸型肝炎，肾炎水肿，结石，小儿疳积，消化
不良[130]。【壮药】那毕胜[117]，gvangjgimcienz(旷金
浅)[117]：全草治肾炎，膀胱炎，消化不良[15]，肉
扭(淋病)，笨浮(肾炎水肿)，胆囊炎，胆囊结
石，能蚌(黄疸型肝炎)，啼疳(小儿疳积)，呗奴
(痈肿)[117]。

Desmodium szechuenense (Craib) Schindl. 四
川山蚂蝗(豆科)。【土家药】水蚂蝗：全草治湿热
痢疾腹痛，小儿疳积[123]。

Desmodium triangulare(Retz.) Merr. 假木豆
(豆科)。【拉祜药】qie xi pie：根治口腔溃疡[152]。
【壮药】美达[15]，白毛千斤拔[584]：根、茎、叶治
崩漏，产后虚弱，肝炎，嘴角糜烂，牙痛，外伤

出血[15]；全草、根治咽喉肿痛，内伤吐血，跌打损伤，骨折，风湿骨痛，瘫痪，泄泻，小儿疳积[584]。

Desmodium triflorum(L.) DC. 三点金草（豆科）。【傣药】胡芦茶[69]，麻倒空[66]，丹活麻因[65]：全草治阳痿[69]，月经不调，肠炎痢疾[9,74]；治湿疹，瘙痒[66]；治感冒发烧，咳嗽，消炎，肝炎[65]。【彝药】敏的胸：根治大叶性肺炎[14]。【壮药】棵沙细：全草治急性肠炎[15]。

Desmodium triquetrum (L.) DC. [*Tadehagi triquetrum*(L.) Ohashi] 葫芦茶（豆科）。【傣药】丹火马（西傣）[9,63,64,66,71]，芽火究（德傣）[69]：根治体衰，消化不良[14]，各型肝炎[9,71][260]；全草治咳嗽[13,66][810]，感冒，发热，肾炎，肠炎[13,66]，水肿[62-64]，黄疸[62-64][810]，无黄疸型肝炎，热风所致的咳嗽，咽喉肿痛，产后气血两虚引起的体弱多病，面色苍白[63,64]，脱宫[63,64][810]，咽喉肿痛，产后诸疾，子宫脱垂[62]，清热解毒，利水退黄，利水消肿，补气固脱[251]，阳痿[69]；用于水肿病，产后气血两虚引起的体弱多病，面色苍白[810]。【德昂药】地枇杷：全株治肠炎[13,160]，预防中暑，感冒发热，咽喉肿痛，肾炎，黄疸型肝炎，细菌性痢疾，小儿疳积，妊娠呕吐，菠萝中毒，小儿硬皮病，急性肾炎水肿，钩虫病，滴虫性阴道炎[160]。【哈尼药】爬骂切括[13]，Niqtavqlaqma（尼达拉玛），河地马桩[143]：全株治尿路结石，尿路感染，急性肾炎，感冒发热，肠炎，痢疾，中暑[143]，肝炎[875]。【基诺药】一的帕采：全株治肝炎，黄疸型肝炎，肠炎，细菌性痢疾，小儿疳积[10,163]。【拉祜药】根治肾结石[152]。【傈僳药】恩摸腊假：全株治感冒发热，咽喉肿痛，肾炎肠炎，痢疾[166]。【黎药】葫芦连[154]，茶娥[153]：全株治骨折，跌打损伤[154]；叶治急性肾炎，食菠萝引起的肠炎腹痛下痢；叶煎水洗净患处，再用叶研末撒患处，外用绷带包裹保护，治远年烂脚；叶捣烂外敷患处，治疮疡有虫[153]。【毛南药】tsha² ja¹（茶雅）：全株鲜品水煎服治感冒发热，咽喉肿痛，肠炎，细菌性痢疾，肾炎，黄疸型肝炎，妊娠呕吐，菠萝中毒，小儿硬皮病，鹅口疮及蛔虫病[156]。【畲药】麻草[147]，金剑草[147]，犬嘴舌[147]：全草用于预防中暑，感冒发热，咽喉肿痛，肾炎，肝炎，肠炎，乳腺炎，齿龈炎，腮腺炎，小儿疳积，角膜溃疡，发热脓肿[10,147]。【佤药】全株治黄疸型肝炎，感冒发热，咽痛，肾炎，

肠炎，小儿疳积[168]。【瑶药】独的相，古路渣[15]，hah louh zah（哈楼渣）[132]：全株治肝炎，感冒，高热口渴，小便不利，哮喘，肝硬化腹水[15]，感冒发热，中暑，肝炎，急性肾炎，小儿疳积，痢疾，滴虫性肠炎，泄泻，妊娠呕吐，咽喉肿痛，皮肤溃疡，疮疖及木薯中毒[132]。【壮药】北尔陆[15]，菜梅茂[15]，cazbou（茶煲）[117]：全株治贫痧（感冒发热），货咽妈（咽痛），阿意咪（痢疾），笨浮（水肿），唯痂（小儿疳积）[120,117]，妊娠呕吐，支气管炎，急性肠胃炎，消化不良，肝炎[15]，能蚌（黄疸），发旺（风湿骨痛），尿毒症，妊娠呕吐，滴虫性阴道炎，月经不调，皮肤溃烂[117]，中暑，发得（发热），白冻（泄泻）[120]。

Desmodium velutinum(Willd.) DC. 绒毛山蚂蝗（豆科）。【傣药】根治腹泻[9,73]；果用于醒酒（解酒精毒）[9,73]。

Desmos chinensis Lour. 假鹰爪（番荔枝科）。【瑶药】鸡爪风，jaih ngiuv buerng（结扭崩），酒饼藤：根及枝叶治消化不良，产后腹痛，风湿痹痛，跌打损伤，疟疾，水肿，鱼骨鲠喉，疥癣[132]。【壮药】Golaeujndo（棵漏挪）[180]，彩骨[15]，Mbawbingilaeuj，酒饼叶[121]：根治风湿骨痛，产后腰痛[15]；全株治风湿关节痛[15,121]，产后风痛，产后流血不止，痛经，肾炎水肿，恶疮肿毒，湿疹[121]；全株加酸醋煎服治鱼骨鲠喉[15]；叶治发旺（痹病），笨浮（水肿），产后腹痛，林得叮相（跌打损伤），麦蛮（风疹），痂（癣）[180]。

Desmos dumosus (Roxb.) Saff. 毛叶假鹰爪（番荔枝科）。【瑶药】鸡爪风：效用同假鹰爪 D. chinensis[132]。

Deutzia parviflora Bge. var. amurensis Regel [*D. amurensis*(Regel) Airy – Shaw] 东北溲疏（虎耳草科）。【朝药】북말밧도리：果实治咳嗽[9,90]。

Deutzia setchuenensis Franch. 四川溲疏（虎耳草科）。【瑶药】黑胡崽，野胡椒：全株治毒蛇咬伤，膀胱炎，小儿疳积，风湿关节痛，疮疖肿毒[133]。

Deyeuxia lapponica (Wahlenb.) Kunth [*Calamagrostis lapponica* (Wahlenb.) Kunth] 欧野青茅（禾本科）。【蒙药】ᠬᠠᠷ ᠡᠯᠪᠡ ᠡᠪᠡᠰ（Har elbe ebes，哈日－额勒伯－额布斯），Mix in sul：叶汁治创伤[217]。

Diamond 金刚石(自然元素类宝石)。【蒙药】 ᠬᠠᠲᠠ ᠴᠢᠯᠠᠭᠤ(Almes chuolu, 阿拉木斯－朝鲁)《蒙医珍宝药材》：矿石用于萨病，偏瘫，四肢麻木，口眼歪斜《蒙医珍宝药材》。【藏药】ﮐ ﮧ多尔吉[25]，多杰帕那木[24]，夺杰帕兰[27]：治三邪病(指"龙"、"赤巴"、"培根"三大致病因素的失调)[24,25,26,34]，用于补身强体[11]；对星曜魔症和毒龙病有较好的治疗效果，佩戴身上可防邪魔病及击雷等灾害[27]。

Dianella ensifolia (L.) DC. 山菅(百合科)。【傣药】鸭竹号：全草治四肢无力，贫血[9,65,72]。【基诺药】儿塔补补：全草治肝炎[163]；根外用治疥癣，淋巴结结核，淋巴腺炎[163]。【台少药】Teyauke(Paiwan 族恒春下)，Zyaboroboro(Paiwan 族恒春上、恒春下)，Tuanpo(Paiwan 族恒春下)：根治腹痛，毒蛇咬伤[169]；叶治毒蛇咬伤[169]。

Dianthus acicularis Fisch. ex Ledeb. 针叶石竹 (石竹科)。【哈萨克药】ﺳﺎﻻﻟﻰ ﻗﺎﻻﻣﭙﯩﺮ：全草治肾盂肾炎，癥肿，通经[140]。

Dianthus barbatus L. var. asiaticus Nukai 亚洲须苞石竹(石竹科)。【朝药】아시아수염패랭이꽃 (ā xǐ ā sǔ yèm pāi rùing yi gàot, 啊西啊酥耶母哝嚷邑高气)：花果治疝痛，子痫，癫痫，晕倒[9,90]。

Dianthus chinensis L. 石竹(石竹科)《药典》。【朝药】패랭이꽃(pāi rùing yi gàot, 哝嚷邑高气)：全草治高血压，心力衰竭[9,90]。【蒙药】ᠤᠶᠢᠲᠤ ᠪᠠᠱᠠᠭ᠎ᠠ (Wuyitu baxiga, 乌亦图－巴沙嘎)[58]，Baxig[236]：全草治血热，血刺痛，肝热，"包如"，瘀症，产褥热[41]；花用于退肝热[236]。【苗药】瞿麦，竹叶梅：地上部分治尿路感染结石，经闭[98]。【藏药】yagerong(亚格莫)：效用同瞿麦 D. superbus[22]。

Dianthus chinensis L. var. versicolor (Fisch. ex Link) Y. C. Ma [*D. versicolor* Fisch. ex Link] 兴安石竹(石竹科)。【朝药】털패랭이꽃(tēr pāi rùing yi gàot, 特儿哝嚷邑高气)：全草治高血压，心力衰竭[9,90]。【鄂伦春药】挨母出哈：全草治食管癌，直肠癌[161]。

Dianthus superbus L. 瞿麦(石竹科)《药典》。【朝药】술패랭이꽃(sūr pāi rūng yǐ gǎoq, 酥儿派嚷邑高气)：全草治关格，诸癃结，小便不通，出刺，决痈肿，用于明目去翳，破胎堕子，下闭血，养肾气，逐膀胱邪逆，止霍乱，长毛发[86]。【鄂

温克药】地上部分治腹痛，腹泻[73]。【哈萨克药】ﺍﺳﯩﻢ ﻗﺎﻻﻣﭙﯩﺮ：全草治热淋，血淋，石淋，小便不通，闭经[142]。【蒙药】ᠭᠠᠤᠶᠤ ᠪᠠᠱᠠᠭ᠎ᠠ (Gaoyu baxiga, 高优－巴沙嘎)：效用同石竹 D. chinensis[41]；地上部分治血热，血热刺痛，肝热，"包如"，瘀症，产褥热[337]。【羌药】sibeashba(思柏石巴)，什布勒尔：全草治小便不利，尿道炎，水肿，淋病[167]。【土家药】竹叶梅，石竹子花：全草治尿路感染，结石，痈肿，经闭，小便不利，尿血[124]，水肿，淋病，闭经痨，月经不调[125]。【瑶药】全草治痨病，气喘，淋病，水肿，经闭，痈肿，目赤翳障，跌打损伤[133]。【藏药】亚格莫，杂马夏[40]：地上部分治尿路感染[24,40]，淋病，眼翳[24]，血闭阴疮[40]。

Dicentra macrantha Oliv. 大花荷包牡丹(罂粟科)。【土家药】一口血上青天，荷花包：根茎治跌打外伤青肿，关节红肿，疮痈溃疡久不收口[124,127]。【彝药】全草治支气管炎，肺气肿[34]。

Dicentra scandens(D. Don) Walpers 参见 Dactylicapnos scandens。

Dicentra spectabilis (L.) Lem. 荷包牡丹(罂粟科)。【土家药】效用同大花荷包牡丹 D. macrantha[124,127]。

Dichoearpum dalzilii (Drumm. et Hutch.) W. T. Wang et Hsiao 蕨叶人字果(毛茛科)。【土家药】岩节莲：根治红肿疮毒[127]。

Dichondra repens Forst. 马蹄金(旋花科)。【布依药】罗寻热：全草治不育[159]。【傣药】怕糯(西傣)[62,64,65][251]，帕浪(德傣)[14]，眉峰草[9,13,71]：全草治口腔炎，腹痛，感冒，高热不语，疟疾[9,13,65,71]，小儿抽风，发烧[14]，小便热涩疼痛，尿频，尿急，腹泻腹痛，泻下红白(粘冻)，高热不语，疟疾，热风所致的咽喉肿痛，牙龈出血，眼睛红肿疼痛，口舌生疮[62,63,64]，黄疸型肝炎[62,63,64][251]。【侗药】铜钱子[15]，Meix mal lenx(美骂媛)[137]：全草治黄疸型肝炎，尿路感染，带状疱疹[15]，跌打损伤，耿来布冷(腰痛水肿)[137]。【基诺药】迷纠帕迷[163]，迷久[3]：全草治黄疸型肝炎，扁桃体炎，肾炎[163]，肝炎[163][3]，泌尿系统感染，泌尿系统结石[3]。【拉祜药】可及谷木边：全草治慢性肝炎，慢性胆囊炎，跌打损伤，肺炎，疟疾，闭经，干瘦[14]。【黎药】黄疸

草，千戈，小金钱草：全草治伤风感冒；全草鲜品捣汁，酒或开水冲服，治中暑，腹痛[153]。【毛南药】黄胆草[156]，ruoŋ² tin³ mia⁴（松矴马）[156]，ma³³ di：ε²² miε³³（妈爹篾）[155]：全草治尿路结石，肺出血，慢性胆囊炎，血虚乏力，外伤出血，指头疮，黄疸型肝炎[156]；全草外敷治跌打损伤[155]。【苗药】Vob bix seix hleib（窝比赊溜，贵州黔东南）[91]，Uab gerb jongb（蛙官炯，贵州黔南）[91,94,96]，小金钱草[98]：全草治黄疸，痢疾，砂淋[91,94]，水肿[91,96]，白浊，疔疮肿毒，跌打损伤，毒蛇咬伤[91]，肝炎[99]，膀胱结石[96]，肾炎水肿，乳痛，指头炎[98]。【羌药】wuzhuheshiguo（吾朱禾什过），唔哈，小金钱草：全草治黄疸，痢疾[10,167]。【畲药】马蹄金[338]，黄疸草[148][338]：全草治黄疸，痢疾，水肿，咳血，小儿惊风，妇人乳吹[147]，肾炎，湿热黄疸，咳嗽，小儿气管炎，婴幼儿风热感冒，跌打损伤，急性结膜炎[148]，清热利湿，解毒消肿[338]。【土家药】xiao jin qian（小金钱）[126]，爬老二药[124]：全草治黄疸，腹泻，肺痨（蛋药共煎服）[126]，湿热黄疸，肾炎水肿，慢性胆囊炎，乳痛，指头炎[124]，跌打损伤[124,128]，黄疸症，尿石症，肺痨症[128]。【佤药】日布要昔，荣下：全草治传染性肝炎，胆囊疼痛[77]；全草外用治软组织损伤[77]。【瑶药】dangh zaanv dorn（唐产端）[130]，黄疸草[130]，铜钱草[4]：全草治黄疸型肝炎[15,130][4]，尿路感染，铁砂入肉不出[15,130]，带状疱疹[15]，百日咳，尿结核，蛇伤[4]，胆囊炎，尿路结石，肾炎水肿，小儿支气管炎，哮喘[130]。【彝药】么可西[13]，姆伯色[101]：全草治尿道感染，小便疼痛困难[13,101]，湿热黄疸，白浊痢疾，热淋水肿，经闭尿少，跌扑损伤，疮疡肿毒[109]，产后感染，扭伤，脱白[101]。【壮药】别脚细[15]，byaekcenzlik（碰浅力），黄疸草[117]：全草治黄疸型肝炎，尿路感染，带状疱疹[15]，能蚌（湿热黄疸），阿意咪（痢疾），肉扭（淋病），狠尹（疖肿），林得叮咩（跌打损伤），唉百银（百日咳），北嘻（乳腺炎），尿路结石，陆裂（咳血），额哈（毒蛇咬伤）[117]。【台少药】Pasiketoniketu（Bunun 族施武群）：根、全草治热病[169]。

Dichotomanthes tristaniaecarpa Kurz. 牛筋条（蔷薇科）。【哈尼药】啊卡麻思思玻，蟒蟹眼睛果树：根皮治感冒咳嗽，咽喉肿痛，鼻衄[13,145]。

Dichroa febrifuga Lour. 常山（虎耳草科）《药典》。【阿昌药】黑恩舍恩：根治疟疾[18]。【傣药】果拜扭（西傣）[13]，子那戛马[13]：全草治疟疾，癣[14]；根、鲜叶治感冒，发热，疟疾，风湿骨疼[13]；根、鲜叶外用治骨折[13]。【德昂药】全株治间日疟，三日疟，恶性疟疾[18,160]。【侗药】骂杀骂[15]，Sangp meix kguemc[137]，尚美哽[10]：根治疟疾[15,10]，畏疟（打摆子）[137]，孕妇忌服[10]；叶治蕈中毒和磷化锌中毒[15]。【哈尼药】俄比比尼[14]，窝逼逼里[13]，过摆留[13]：根、叶治疟疾[14]；效用同傣药[13]。【基诺药】迷帕帕懋：茎叶治疟疾，间日疟[163]；枝叶治疟疾，间日疟，三日疟[10,163]。【景颇药】Patchi：根治疟疾[18]。【拉祜药】子那戛马[13,150]，双改[150]：效用同傣药[13]；子那戛马：根、叶治骨折，感冒发热，疟疾，风湿骨疼，除痰，去寒热，颈下瘤瘿，惊痫，癫厥[150]。【蒙药】ᠱᠤᠷᠤᠭ ᠮᠣᠳᠣ（Xulhe mode，舒鲁赫－毛都），ᠱᠤᠷᠤᠭ ᠡᠮ（Xulhe em，舒鲁赫－额莫）：根治间日疟，三日疟，恶性疟疾[47]。【苗药】都乌务[15]，黄常山[98]，佳萝里[96]：根治疟疾[15,98]，发热头痛，发痧[96]；根外敷治跌打损伤，刀伤出血[15]。【畲药】甜柴[147]，流痰柴[147]，黄常山[10]：根、叶治疟疾，丹毒[147]，咳嗽[10,147]，疟疫[10]；孕妇忌用，年老体弱者慎用[10]。【土家药】翻天印：根治疟疾[124]。【佤药】黄常山：根治疟疾，瘰病[168]。【瑶药】法哈灭[15]，敢哈美[15]，bieqc mbungv buerng（别迸崩）[132][4]：根治疟疾[15]；根外敷患处治疮疥[15]；全株治淋巴结炎，咽喉炎[15]；根或全株治疟疾，支气管炎，小儿惊风，淋巴结炎，咽炎，痈疮肿毒及跌打损伤[132][4]。【彝药】杰尼莫[13]：效用同傣药[13]；茎、叶治痰湿阴滞，胸肋胀满，皮肤过敏，奇痒难忍[109]。

Dichrocephala auriculata (Thunb.) Druce [D. integrifolia (L. f.) O Kuntze] 鱼眼草（菊科）。【高山药】鸡饴草：全草治胸伤痛[100]。【拉祜药】全草治肝炎，小儿腹泻，子宫脱垂，牙痛[151]。【傈僳药】挖缅俄[166]，白顶草[166]：全草治肝炎，小儿感冒高热，肺炎，夜盲症[166]。【畲药】全草治中暑，小儿感冒发热，皮肤瘙痒[148]。【土家药】野青菜：全草治小儿外生殖器肿胀，疔毒，喉炎，扭挫伤[124]。【佤药】日艾嘎，日败嘎里，西达玫：全草治尿路感染，口腔溃疡，子宫炎，疔疮，皮肤感染[14]。【瑶药】黑胡仔，野胡交：全草治月经不调，损伤肿痛，喉炎，小儿口疮[133]；全草外用治疗毒，毒蚊咬伤[133]。

Dichrocephala benthamii C. B. Clarke 小鱼眼草（菊科）。【傣药】帕哀母[14,18]，柏棍姆（西傣）[13]，帕滚母[9,63,74][81]：全草治小儿消化不良，腹泻，肝炎，子宫脱垂，脱肛[9,18,63,74]；效用同彝药[9,13,63,74]；具下奶和使手足温暖的作用[81]。【德昂药】帕滚母[18]：全草治小儿消化不良，腹泻，肝炎，子宫脱垂，脱肛[18,160]，催乳，妇女产后心火炽盛，口舌生疮[160]。【哈尼药】Ngaqdeil miavneev jahhaq（纳得苗能加阿）：全草治小儿绿便，夜盲症，皮炎，风疹，目赤多泪[143]，感冒[875]。【景颇药】Ngozo myoq：效用同德昂药[18]。【拉祜药】全草治肝炎，小儿腹泻，子宫脱垂，牙痛[151]。【苗药】Reib gheb mloul（锐界谬，贵州铜仁）[91,94,95][218]，Gaok gend（搞梗，贵州毕节）[91,94,95]，地希辛[94]：全草治肺炎[91,94]，肝炎，痢疾[91,94][218]，消化不良[91][218]，疟疾，带下，疮疡，夜盲[91]，小儿消化不良，解疮毒[95]。【纳西药】打古芍布[14]，打鼓勺不[13]：全草治肝炎，小儿惊风，感冒发热，跌打损伤[14]，毒蛇咬伤[13]，黄疸型肝炎，痢疾，小儿感冒高热，小儿白口疮（鹅口疮），婴儿胎毒，子宫脱垂，肛脱，小儿夜啼，乳积，肺炎，牙痛，夜盲症，消化不良，疟疾，带下[164]；全草外用治痈疽溃后生蛆[13]。【佤药】日改戛：效用同鱼眼草 D. auriculata[14]。【彝药】我迷肚[103,102,101]：全草治毒蛇咬伤，疮疡溃后生蛆[13,103,111]，疟疾，肝炎，急性黄疸型肝炎，睾丸肿痛，腹泻，妇女白带，疮疡，毒蛇咬伤，乳腺炎，口腔溃疡，黄疸型肝炎，外感咳嗽[101,102]；鲜品煮烂敷于患处治痈疮疡溃破后蛆虫[101,102]；生汁加甘草汁治毒蛇咬伤[101,102]。

Dichrocephala bicolor (Roth) Schltdl. 茯苓菜（菊科）。【台少药】Abaomaheton（Tayal 族甫澳），Gahotu（Tayal 族屈尺），Pora（Bunun 族高山）：叶治肿疡，外伤[169]。

Dichrocephala chrysanthemifolia (Blume) Cand. 菊叶鱼眼草（菊科）。【基诺药】啰高雌帕戀：全草外用治疮疡，蛇咬伤，皮炎，湿疹，脱肛，杀蛆[10,163]。【苗药】Reib gheb mloul（锐界谬，贵州铜仁），Gaok gend（橋梗，贵州毕节）[91]：全草治肺炎，肝炎，痢疾，消化不良，疟疾，带下，疮疡，夜盲[91]。【佤药】rib ngai gox（日改戛）：效用同鱼眼草 D. auriculata[14]。【彝药】翁天毒：全草治腹泻，毒蛇咬伤[14]，目赤肿痛，云翳胬肉，口舌糜烂，乳痈淋漓，肝胆湿热，肠痈泻痢，浊白带下，外阴瘙痒[109]。

Dicliptera chinensis (L.) Juss. 狗肝菜（爵床科）。【侗药】骂灯夸[15]，Sangp mal dabl nguap（尚马达括）[137]，骂大化[15,137]：全草治宾宁乜崩榜（白带），胃痛，胃酸过多，喉炎，感冒发热[15,137]。【毛南药】金龙棒，ruoŋ² təp⁷ ma³（松得犸）[156]：叶、全草治带状疱疹[15]；全草治感冒发热，流行性乙型脑炎，风湿性关节炎，结膜炎，小便不利，麻疹[156]；全草外用治带状疱疹[156]。【苗药】佳芮金左，洼干脑珍腊：全草治白带，疮疖[96]。【仫佬药】马多吗：叶、全草治痢疾，急慢性肝炎，目赤肿痛，头生鸡屎堆[15]。【土家药】猪肝草：全草治着凉发高烧，脑膜炎[125]。【瑶药】棵巴针[15]，guh hian miev（骨相咪）[130]，狗肝菜[130][4]：叶、全草治痢疾，急慢性肝炎，目赤肿痛，感冒发热，肠炎腹泻，小儿疳积，肾炎[15]；全草治感冒[130][4]，小便不通[4]，咽喉肿痛，肺热咳嗽，肝炎，肠炎，痢疾，热淋，高血压，带状疱疹，疖肿[130]。【壮药】棵伦咪[15]，gobahcim（棵巴针），假红蓝[117,118]：叶、全草治刀伤出血[15]；全草治贫痧（感冒），埃病（咳嗽），火眼，呗叮（疔疮），阿意勒（便血），肉裂（尿血），兰奔（眩晕），肉扭（淋证），带状疱疹，痈疮，毒蛇咬伤[117,118]。【台少药】Sugunmi（Tayal 族南澳，溪头），Kara－ro（Tayal 族 Toroko），Buriyuru（Paiwan 族太麻里）：叶治眼病，腹痛，外伤，打伤[169]。

Dicranopteris ampla Ching et Chiu 大芒萁（里白科）。【哈尼药】大芒萁：全草用于解毒[875]。【基诺药】布罗纳[163]，波裸纳[10]：全草治漆树过敏[10,163]。【黎药】芒萁：叶治烧伤，烫伤[212]。

Dicranopteris linearis (Burm.) Underw. 铁芒萁（里白科）。【傣药】芽港顾：全草用于祛风，舒筋[65]。【怒药】勒沙：全草治湿热臌胀，尿路感染，崩漏，烫伤，外伤出血[165]。

Dicranopteris pedata (Houtt.) Nakaike ［D. dichotoma (Thunb.) Bernh.］ 芒萁（里白科）。【侗药】圣蒇[135]，Kaok aelow（靠告挞）[137][12]，考神[15]：根茎治骨折[135]；全草治拌丑瘟碰（尿脬结石）[137]，吓谬吕·给盘（便血）[137][12]，胎盘滞

留[12]；根、茎髓外用治骨折，小便不通引起的腹痛[15]；苗驱绦虫，治心气痛[15]。【基诺药】布罗搭：根治尿路感染，小便涩痛，烫伤[163]。【拉祜药】da ge：根茎治排尿困难[152]。【傈僳药】打俄思干：根茎、全草与髓治湿热膀胱，尿路感染，崩漏，烫伤，外伤出血[166]；全草治尿道炎，膀胱炎，血崩，白带，鼻衄，咳血，小便不利，创伤出血[13]。【畲药】芒萁[148]，芒草[147]，孬巨[146]：全草治尿道炎[148]，鼻衄，肺热咳血，小便不利，水肿，月经过多，血崩，白带[147]；髓治鼻衄[148]；幼芽治小儿感冒发热[148]；根治腹胀[148]；嫩叶外敷治外伤出血[148]；全草外用治创伤出血，跌打损伤，烧伤，骨折，蜈蚣咬伤[147]；根茎、叶、幼苗和茎髓治骨折[146]。【瑶药】龙鸡毛：全草治湿热膀胀，尿路感染，崩漏，烫伤，外伤出血[133]。

Dictamnus dasycarpus Turcz. 白鲜（芸香科）《药典》。【朝药】白可森，白可森皮[7]：根皮、果实及全草治外伤出血，湿热性关节炎，皮肤瘙痒，黄疸，大肠炎，小儿惊挛[83]；根皮治热风毒疮，疥癣，皮肤痒疹，风湿痹痛[9,89]，黄疸，外伤出血[9,7,89]，温热性关节炎，皮肤瘙痒，大肠炎，小儿痉挛[7]；全草用于祛痰和脚气病[7]；种子止咳[7]。【哈萨克药】باب：根皮治皮肤瘙痒，荨麻疹，湿疹，黄水疮，疥癣，急慢性肝炎，风湿性关节炎[140]；根皮外用治淋巴结结核，外伤出血[140]。【蒙药】ᠰᠣᠭᠣᠷᠠᠢᠢᠨ ᠬᠠᠯᠢᠰ（Sogoraiyin halis，索古列因－哈力斯）[58]：根皮用于风湿性关节炎，急性肝炎，荨麻疹，皮肤瘙痒，湿疹，疥癣，疮毒，外伤出血[58]。【维药】沙皮拉奥特衣力替孜普斯：根皮或茎皮治白癜风，皮肤瘙痒，湿疹[79]。

Dictyophora indusliata (Vent. ex Pers.) Fischer 纯黄竹荪（鬼笔科）。【布依药】惹厄：子实体补体虚[159]。【朝药】망태버섯（mang tai bo ses，芒苔波瑟斯）：子实体治胃病，牙痛[87,88]。【土家药】神荪：子实体治肺虚咳嗽，痢疾，高血压，肥胖症[129]。

Dictyophora multicolor Berk. et Br. [Clathrus columnatue Bose] 黄群竹荪（鬼笔科）。【苗药】念知：全株治子宫脱出，小儿脱肛[14]。

Didissandra sesquifolia Clarke 大一面锣（苦苣苔科）。【苗药】毛荷叶：全草治湿疼痛，白带过多，外伤出血[97]。

Didymocarpus fimbrisepalus Hand. – Mazz. 参见 Chirita fimbrisepala。

Didymocarpus hedyotideus W. Y. Chun. 参见 Chirita hedyotidea。

Didymocarpus yunnanensis (Franch.) W. W. Smith 南长蒴苣苔（苦苣苔科）。【哈尼药】亚麻罗布，臭耳朵叶：全草治疳积[13,145]。【彝药】思诺祁[13,103,111]，斯若郝[14]，米奋乃[101]：全草治劳伤腰痛，瘀血肿痛[101,103,111]，腰痛，风湿痛，风寒[14]；全草外用治刀、枪伤，跌打骨折[103,101]。

Digitaria sanguinalis (L.) Scop. 马唐（禾本科）。【傣药】芽勇[62-64]，牙勇（西傣）[14]，哑用（西傣）[9,13,71,72]：全草治跌打损伤，全身乏力[9,62,63,64,72]，骨折[14]，损筋损骨[9,13,71,72]，外伤出血，瘀血肿痛，心慌心跳[62-64]，清心明目[65]。【哈尼药】马鹿草：全草清热解毒[875]。【蒙药】ᠱᠠᠭᠠᠪᠠᠷ ᠲᠠᠪᠤᠭ（Shaoben tabog，哨本－塔波格），菀草，羊粟：全草治烦渴多饮，目赤肿痛，肺燥咳嗽，小便不利，虚肿，脚气湿痹[51]。

Dillenia indica L. 五桠果（五桠果科）。【傣药】株怂（西傣）[14]，嘛上（西傣）[13]，麻散[65]：根、树皮治疟疾[14]；茎枝、叶、果治月经不调，大便不通[13,65]；根治疟疾，疮痈[13,65]。【哈尼药】西湿阿地[14]，马撒四[14]，玛洒寺[13]：茎枝、叶、果治大便不通，肠梗阻，月经不调[14]；效用同傣药[13]。

Dilophia fontana Maxim. 双脊荠（十字花科）。【藏药】ཞིན་ལ་ཕུག（zhiqiwulabu，志齐乌拉卜）：全草治食物中毒，消化不良[25]，肉毒，合成毒，消食[27]。

Dimocarpus longan Lour. 龙眼（无患子科）《药典》。【阿昌药】姜肿疟：效用同景颇药[18]。【朝药】용안（yāong àn，哟鞴安）：假种皮治太阴人大病后心脾两虚而引起的心悸，心烦，不眠，不思饮食[83]，太阴人心脾两虚引起的怔忡，健忘症[84]。【德昂药】别朗：效用同景颇药[18]。【景颇药】Man zhum myoq zhishi：假种皮治风湿性关节痛，神经衰弱，健忘，心悸，失眠[18]。【傈僳药】等铃他：根治丝虫病，乳糜尿症，白带[166]；叶治流行性感冒，肠炎[166]；花利尿[166]；果皮、果肉治体虚，健忘症，心悸，眼花，失眠[166]。【毛南药】ruoŋ² kuei⁴ juon²（松桂圆），lan³³ la²² ga²⁴（难那

嘎）：果实治失眠健忘，刀伤出血，气血虚弱，胃下垂，脾虚泄泻，产后乳肿，低血压，白带过多，产后缺乳[156]；假种皮治心神不宁，并能祛病延年，宁心悦颜[155]。【蒙药】ᠯᠣᠤ ᠨᠢᠳᠤ (Luo nidu, 洛－尼都)，ᠯᠣᠤ ᠨᠢᠳᠤᠨ ᠵᠢᠮᠢᠰ (Luo nidon jimes, 洛－尼敦－吉木斯)[47]：假种皮治心悸怔忡，健忘，失眠，贫血，月经过多[47]。【纳西药】桂圆：假种皮治妇人产后浮肿，脾虚泄泻，补脾胃，助精神，丝虫病，白带，刀伤出血，一切疥疮，疝气偏坠，小肠气痛，痈疽久不愈合，预防流行性感冒[164]。【瑶药】龙燕胆，羊晕良：叶、树皮、果肉、种子治经闭，感冒，黄疸型肝炎，贫血，体虚，月经不调，刀伤[15]。【壮药】Nohmaknganx（诺芒俺)[180]，美暗[15]，龙眼肉，桂圆肉[120]：叶、树皮、果肉、种子治经闭，感冒，黄疸型肝炎，胆囊炎，贫血，体虚，月经不调，刀伤[15]；假种皮治心悸，年闹诺（失眠），勒内（血虚），嘘内（气虚）[120,180]。【台少药】Tyaboro（Paiwan 族傀儡）：树皮捣碎后，用汁涂于患部治皮肤病[169]。

Dimorphostemon glandulosus（Kar. et. Kir.）O. E. Schulz.［*Torularia glandulosa*（Kar. et. Kir.）**Vass.**］腺异蕊芥（十字花科）。【藏药】ཤེལ་ཙེ་ཨུ་ལ་རི (志齐乌拉卜)[25,32]，切乌拉普[29]，席擦拉普[23]：全草治食物中毒[25,29,32]，消化不良[23,29,32]。

Dinodon rufozonatum（Cantor）赤链蛇（游蛇科）。【瑶药】红斑蛇：全体治风湿性关节痛，肢体麻木疼痛[133]；全体外用治结核性瘘管，溃疡，疥癣[133]。

Dioscorea alata L.参薯（薯蓣科）。【土家药】山药：根茎治脾虚泄泻，久痢不止，肺虚喘咳，肾虚遗精，带下，虚热消渴，小便频数[123]；块茎治食少脘闷，遗精，白带，烫伤[12]；块茎麸炒后治脾胃虚弱[12]。

Dioscorea althaeoides R. Kunth蜀葵叶薯蓣（薯蓣科）。【傈僳药】阿门戈：根茎治风湿麻木，跌打损伤，积食饱胀，消化不良[166]。【纳西药】穿山龙：根茎治跌打损伤，感冒头痛，风湿麻木，食积饱胀，消化不良，风湿痹痛[164]。

Dioscorea bulbifera L.黄独（薯蓣科）。【阿昌药】效用同壮药[12]。【傣药】苦卡拉：块根治恶疮肿毒，肿瘤，百日咳，疝气，化脓性炎症，咯血，吐血，咳嗽气喘[9,74]；块根炒黄降低毒副作用[12]；

块根醋制降低毒副作用，增强解毒消肿作用[12]。【德昂药】不劳阿巴：效用同景颇药[18]。【侗药】Maenc giv nguap mant（门给刮蛮），Maenc menl ye-ex（门蛮野）[10,137]，金钱吊旦[136]：块茎治份候舍（大脖子），降呿（内伤）[10,137]；根茎治咽喉肿痛，蛇虫咬伤，痈肿疮毒[136]。【哈尼药】牛衣包果，Eilla（耳拉），蓑衣包：块茎治甲状腺肿大，肺炎，无名肿毒，鼻衄，吐血[143]。【基诺药】腊乌腊嘎[10,163]，乌腊嘎[3]：块茎治地方性甲状腺肿，淋巴结核，痈肿疮疖[10,163]；块茎外敷治下腹疼痛，甲状腺肿痛，淋巴结核，肿瘤[3]。【景颇药】Kishoq：块茎治甲状腺肿大，吐血，癌肿[18]。【拉祜药】la ka[152]，儿多母苦[10]：块根治恶疮肿毒，化脓性炎症[151]，百日咳[10,151]，甲状腺肿大，淋巴结核，咽喉肿痛，止血，咯血，癌肿[10]；块根外用治疮疖[10]；果实治胃出血[152]。【傈僳药】尼勒狂，黄药子：块茎治吐血，衄血，喉痹，瘿气，疮痈瘰疬[166]。【毛南药】黄药子，lak⁸ phuo²（勒婆）：块根治吐血，咯血，鼻出血[156]。【蒙药】ᠰᠢᠷᠠ ᠨᠢᠶᠠᠩ ᠴᠠᠭᠠᠨ (Xiar niang chagan, 沙日－囊－查干)，ᠭᠠᠭᠴᠠ ᠰᠢᠷᠠ (Gagcha xiar, 嘎格查－沙日)[47]：块茎治甲状腺肿大，淋巴结核，咽喉肿痛，吐血，咯血，百日咳，癌肿[47]；块茎外用治疮疖[47]。【苗药】Zend git hsob（真贵嗦，贵州黔东南），Bid nangx ghunb（比郎棍，贵州松桃）[91,95]，黄药子[94,97,98]：块茎治瘿瘤，喉痹，痈肿疮毒，吐血[91,94,96,97,98]，衄血，淋巴结核，内伤[94,96,97,98]，毒蛇咬伤，肿瘤，咯血，百日咳，肺热咳喘[91]，疮毒，癀，天泡水疮[95]。【仫佬药】满巴：块根治羊癫，淋巴腺炎[15]。【纳西药】黄独：块茎治甲状腺肿大，慢性气管炎，吐血，扭伤，瘰疬，热毒，毒气攻咽喉肿痛，小儿咽喉肿痛，甲状腺功能亢进，咳嗽气喘，百日咳，咯血，衄血，鼻衄，喉痹，瘿气，疮疡肿毒，毒蛇咬伤[164]。【怒药】麻刮，黄药子：块茎治咳嗽，高热[165]。【畲药】桃风李：块茎治甲状腺肿大，颈淋巴结核，咽喉肿痛，百日咳，跌打损伤，疮疖[147]。【土家药】ku²cai¹wang¹ga¹de¹（苦猜王嘎德），黄药子，大叶射包七：块茎治吐血，咯血，淋巴结核，咽喉肿痛，百日咳，疝气，痈肿疔毒，毒蛇咬伤[124,127]，喉咙肿痛，小儿砂鼎罐[125]，血热出血症，大脖子病，天疱疮，狗咬伤[128]；尿制品能降

D

低毒副作用，增强滋阴降火，消肿之功效⁽¹²⁾。
【佤药】黄药子，蓑衣包：块根、叶治恶疮肿毒，
咽喉肿痛，百日咳，全身浮肿⁽¹⁶⁸⁾。【瑶药】hieh
ndoih noc（叶台诺），黄药子：块茎及珠芽治百日
咳，地方性甲状腺肿，急慢性支气管炎，哮喘，
衄血，吐血，胃癌，食道癌，瘰疬，疝气，卵巢
囊肿，痈疮肿毒，毒蛇咬伤⁽¹³⁰⁾。【彝药】赊齐
猛^(101,104)，黄药子⁽¹⁰⁴⁾：块茎治诸疮，疮毒肿痛，
吐血，衄血，瘿气，腹泻带血^(101,104)。

Dioscorea cirrhosa Lour. 薯莨（薯蓣科）。
【布依药】考比苓难^{(159)[274]}，朱砂莲，血当归⁽²⁷⁴⁾：
块茎治泄泻⁽²⁷⁴⁾。【傣药】抱勒（西傣）^{(9,62,64,71)[213]}，
喝利乱（景洪）⁽⁶²⁾，贺抱勒⁽⁶³⁾：块茎治痢疾，腹
泻^(9,14,71,74)，胃、十二指肠溃疡^(9,74)，腹痛，烧
伤^(9,13,14,71)，水火烫伤，便血，尿血，吐血，腹痛
腹泻，小便热涩疼痛⁽⁶²⁾；块根治腹痛腹泻，小便
热涩疼痛，便血，尿血，吐血及其他出血^(63,64)，
水火烫伤^{[213](63,64)}。【德昂药】格靠虎：效用同景
颇药⁽¹⁸⁾。【侗药】教闹：块茎治产后腹痛，月经不
调，崩漏，吐血，风湿关节炎，痢疾，疮疖，蛇
咬伤，外伤出血^(135,138)。【仡佬药】mo⁵⁵ ka³³ pe⁵⁵（莫
嘎边，黔中方言），mao⁵⁵ sa³⁵ pia⁵⁵（莫撒八，黔中
北方言），p'a⁵⁵ ka³³ nai³³（帕嘎乃，黔西南多洛方
言）：块茎治外伤血肿^{(162)[274]}。【哈尼药】Alssi（阿
日），山羊头，金花果：块根治胃肠炎，腹泻，菌
痢，便血，外伤出血，胃腹疼痛⁽¹⁴³⁾。【景颇药】
Kjshoq noq：块茎治功能性子宫出血，产后出血，
腹泻，烧伤⁽¹⁸⁾。【拉祜药】金花果：块茎治痢疾，
胃、十二指肠溃疡，出血⁽¹⁵¹⁾。【毛南药】dan³³ g？
ui³³ pg²⁴（当归怕）：块茎治胃、十二指肠溃疡⁽¹⁵⁵⁾。
【苗药】Hongx gex（红解，贵州松桃）^(91,95)，Nax vieb
（拿有，贵州黔南）^{(91,95)[274]}，Jab geib（加给）⁽⁹²⁾：
块茎治泄泻，痢疾^{(95)[274]}，崩漏，尿血^(91,95)，咳
血，咯血，呕血，衄血，便血，月经不调，痛经，
闭经，产后腹痛，脘腹胀痛，痧胀腹痛，热毒血
痢，水泻，关节痛，跌打损伤，疮疖，带状疱疹，
外伤出血⁽⁹¹⁾，产后出血⁽⁹⁵⁾；块根用于止血，止
咳，咳嗽，咳血，月经不调⁽⁹²⁾；根茎治虚弱病，
肾虚腰痛⁽⁹⁶⁾。【畲药】薯郎，茹榔，红孩儿：块茎
治功能性子宫出血，产后出血，咯血，吐血，便
血，尿血，腹泻，带状疱疹，鱼虾中毒⁽¹⁴⁷⁾。【土
家药】niu xei lian（牛血莲）^(126,123,127)，wu² mie¹ a¹

sha¹（戊灭阿沙）^(123,127)，称陀七^(123,127)：块根治内
伤出血，紫斑，亏血⁽¹²⁶⁾，肺痨吐血，子宫出血⁽¹²⁵⁾，
内伤出血，贫血⁽¹⁰⁾；块茎治子宫出血，产后出
血，月经不调，崩漏，痢疾，水泻，腰痛，疮疖，
外伤出血，烧伤^(123,127)，咳嗽，咯血，吐血，崩
漏，创伤出血，疔疮肿毒，痢疾，水泻，腹痛，
经闭⁽¹²⁾；醋炒或麸炒后可消除胃肠道反应的副作
用，同时增加健脾作用⁽¹²⁾；块根治月经不调，出
血症，跌打损伤，风气病，血虚症⁽¹²⁸⁾。【佤药】
奴当⁽¹⁴⁾，金花果，薯莨⁽¹⁶⁸⁾：块茎、果治痢疾，
腹泻，妇女血崩⁽¹⁴⁾；块茎治痢疾，腹泻，胃、十
二指肠溃疡⁽¹⁶⁸⁾。【瑶药】gemhyiangh ndoih（钳良
台）红孩儿：块茎治内伤吐血，痢疾，肠炎，风湿
性关节炎，月经不调，崩漏，产后腹痛，痈疮肿
毒，毒蛇咬伤⁽¹³⁰⁾。【壮药】薯莨，红孩儿：块茎
治兵淋勒（崩漏），产后出血，陆裂（咯血），肉裂
（尿血），消化道出血，仲嘿喯尹（痔疮），勒内
（贫血）⁽¹²⁰⁾。

Dioscorea collettii Hook. f. 叉蕊薯蓣（薯蓣
科）。【阿昌药】达嘎尼，阿尼阿加：根茎治风湿
性关节炎，过敏性皮炎⁽¹⁸⁾。【德昂药】顶布来而，
来朵卖：效用同阿昌药⁽¹⁸⁾。【景颇药】Gauzo nuib-
vun：效用同阿昌药⁽¹⁸⁾。【傈僳药】狂力，黄姜：
根茎治风湿性关节炎，过敏性皮炎，坐骨神经痛，
跌打损伤⁽¹⁶⁶⁾。

Dioscorea decipiens Hook. f. 多毛叶薯蓣（薯
蓣科）。【傣药】块茎治肝胆湿热，黄疸不退，肾
虚腰痛，火眼，目赤肿痛^(9,73)。

Dioscorea fordii Prain et Burkill 山薯（薯蓣
科）。【哈尼药】哈遮野尼，老鹰藤子：块根、叶
治风湿疼痛，脘腹疼痛，火眼肿痛⁽¹⁴⁵⁾。

Dioscorea futschauensis Uline ex R. Knuth 福
州薯蓣（薯蓣科）《药典》。【瑶药】野脚板薯：根茎
治风湿顽痹，腰膝疼痛，遗精，湿热疮毒⁽¹³³⁾。

Dioscorea glabra Roxb. 光叶薯蓣（薯蓣科）。
【哈尼药】土淮山药，哈遮野尼：块茎治脘腹疼，
风湿疼痛（配方用）⁽¹³⁾；鲜叶外用治火眼肿痛⁽¹³⁾。

Dioscorea hemsleyi Prain et Burkill ［*D. ka-
moonensis* Kunth var. *henryi* **Prain et Burkill**］粘
山药（薯蓣科）。【纳西药】薯蓣：块茎治脾虚久
泻，小儿腹泻（水泻），糖尿病，脾胃虚弱，不思
饮食，小便多，滑数不禁，痰气喘急⁽¹⁶⁴⁾。【土家
药】毛芋头：块根治咽喉肿痛，癌肿，肢体麻木疼

D

痛；块根外用治毒蛇咬伤，漆疮[173]。

Dioscorea hispida Dennst. [*D. triphylla* L. var. *reticulata* Prain et Burk.] 白薯莨（薯蓣科）。【哈尼药】板薯，Ssama guqsal（然玛谷沙），地儿多：块茎治跌打损伤，骨折，外伤出血，皮炎，湿疹，痈疮肿毒，跌打损伤，风湿腰腿痛[143]。【傣药】根茎治扁桃体炎，淋巴结炎，风湿骨痛，湿疹，瘙痒[9,73]。【拉祜药】小乖[13]，拉洒国那此[13]：块茎外用治各种无名肿毒，疔疮，梅毒[13,14,150]，背痛，恶毒大疮，跌打损伤引起的青紫瘀血肿块[150]。【黎药】妹纹龙：地下茎解毒[154]。【毛南药】土茯苓：效用同壮药[15]。【苗药】痈疽：块茎治痈疽，大疮[14]。【佤药】山薯，老虎脱腰：块根外用捣烂敷患处或煎水洗或熬膏贴，用于骨折，跌打损伤[168]。【壮药】扒赖鸢，棵楼蒿，瘤辈：块根治痢疾，疮疡肿毒，皮癣[15]。

Dioscorea hypoglauca Palibin [*D. collettii* Hook. f. var. *hypoglauca*（Palibin）Péi et C. T. Ting] 粉背薯蓣（薯蓣科）《药典》。【土家药】萆薢：根茎治膏淋，白浊，白带过多，风湿顽痹，腰膝疼痛，关节炎，湿热疮毒[124]。【彝药】根茎治气血两亏，形体羸弱[109]。

Dioscorea japonica Thunb. 日本薯蓣（薯蓣科）。【畲药】野薯，山薯，土淮山：根茎治泄泻，消肿，虚劳咳嗽，遗精带下，病后虚羸[147]。【土家药】野山药：根茎治身体虚弱，胃痛，耳聋[124]。【佤药】翁路：根茎治急性胃肠炎，腹泻[14]。【瑶药】黑车对，野山药：根茎治脾虚久泻，虚劳咳嗽，遗精，小便频数[133]。

Dioscorea nipponica Makino 穿龙薯蓣（薯蓣科）《药典》。【朝药】부재마（bū cāi mǎ，不菜妈）：根茎治动脉硬化[82]。【侗药】野山药，地龙骨：根茎治腰腿疼痛，筋骨麻木，跌打损伤[136]。【蒙药】乌赫日－奥日秧古[47]：根茎治风湿性关节炎，腰腿疼痛麻木，大骨节病，跌打损伤，闪腰岔气，慢性支气管炎，咳嗽气喘[47]，风寒湿痹，腰腿痛，筋骨麻木，大骨节病，扭挫伤，支气管炎，疟疾[51]。【苗药】海龙七，穿山龙：根茎治跌打损伤，风湿病，疔疮肿毒[97,98]。【羌药】riboyang（日玻洋），勒卡，穿山龙：根茎治大骨节病，肝脾肿大，扭伤，癌瘤，经闭[10,167]。【土家药】穿地龙，穿山龙：根茎治风湿热，风湿性关节痛，筋骨麻

木，跌打损伤，疔疮肿毒，支气管炎[124]。

Dioscorea nipponica Makino subsp. rosthornii（Prain et Burkill）C. T. Ting 柴黄姜（薯蓣科）。【朝药】부재마（bū cāi mǎ，不菜妈）：根治动脉硬化[82]。

Dioscorea oppostita Thunb. 薯蓣（薯蓣科）《药典》。【朝药】마（mà，嘛）：根茎治泄泻，虚劳梦泄[83]，太阴人吐血，衄血，失血眩晕等症[81]。【侗药】Sangp naol（尚闹）[137]，山药蛋[136]，尚扣亚[135]：根茎治沽穷瘟（虚弱病）[137]，脾虚食少，久泻不止，肺虚喘咳[136]；块茎治体虚，久咳，遗精[135]。【蒙药】囊给－查干：根茎治脾虚腹泻，糖尿病[47]，肺虚咳嗽，小便频数，遗精，白带[47,51]，脾虚久泻，久痢，食少便溏，消渴[51]。【苗药】脚板车，野山芋，山药：根茎治脾虚泄泻，久痢不止，肺虚喘咳，子宫出血，产后出血，水泻[97,98]。【纳西药】效用同粘山药 D. hemsleyi[164]。【怒药】民：根茎治烧伤，烫伤[165]。【羌药】PshiKale（皮石卡勒），leakva（勒卡），白药子：根茎治脾虚泄泻，久痢，虚劳咳嗽，消渴[167]。【水药】门拢[157]，门鲁[10]：根茎治脾虚泄泻[10,157,158]。【土家药】bai shu lian（白薯莲）[126]，lie⁴ bu³ kang⁴ ku³（列补抗苦）[128][288]，脚板苕[128][288]：根茎治脾虚，久泻，摆白（又名崩白，泛指带下过多），痔积，干咳[10,126]，体虚气弱，痔积症，跑马症（遗精）[128]，久病体虚或年老衰弱，疲乏无力，腰膝酸软[288]；根茎、零余子治饮食减少，纳谷不香，肚肠胀气，男子跑马[125]。【彝药】山药花：花瓣治骨髓炎[109]。

Dioscorea panthaica Prain et Burk. 黄山药（薯蓣科）《药典》。【布依药】拾斜：根茎治多年耳聋[159]。【侗药】Maenc aox mant（门高蛮）：根茎治惊泻给（泻肚子），挫缝刀任（伤筋），挡朗（骨折）[10,137]。【苗药】娜薏：根茎治虚弱病，肾虚腰痛[96]。【彝药】块茎治下肢溃疡，窦道瘘管[109]。

Dioscorea pentaphylla L. 五叶薯蓣（薯蓣科）。【傈僳药】王皮狂力：块茎治消化不良，跌打损伤，肾虚腰痛，风湿痛[166]。【仫佬药】撒韧：块茎治贫血，浮肿[15]。【瑶药】应果：块茎治贫血，痢疾[15]。【壮药】五抓血龙，五回龙：块茎治贫血，产妇干馊[15]。

Dioscorea persimilis Prain et Burkill 褐苞薯蓣（薯蓣科）。【侗药】门定独：块茎治胃痛，呕吐，

神经衰弱，乳腺炎[15]。【哈尼药】背当挨美，粘粘沾[13,145]，野山药[145]：块根治脾胃虚寒，肾阳亏损[145]；块茎治脾胃虚寒，肾阳亏损[13]。【毛南药】拉马勒：块茎治胃痛，呕吐，神经衰弱，老人身体虚弱[15]。【苗药】锡那乌，嘴落乃：块茎治胃痛，小儿虚咳，呕吐，神经衰弱[15]。【仫佬药】灭尔满藤：效用同毛南药[15]。【瑶药】机代，叶代：块茎治胃痛，呕吐，小儿痘发不起[15]。【壮药】兹弄[15]，Maenzbya(扪岜)[117]，广山药[117]：块茎治胃痛，呕吐，神经衰弱，肾虚腰痛[15]，肺虚喘咳，肾虚遗精，白冻(泄泻)，唪疳(疳积)，隆白呆(带下)，肉扭(淋证)，肉甜(消渴)[117]。

Dioscorea subcalva Prain et Burkill 毛胶薯蓣（薯蓣科）。【哈尼药】粘头，Beildaq eilmeiq(背当哎美)，粘山药：块根治肺结核，脾虚泄泻，消渴，跌打损伤[143]。

Dioscorea zingiberensis C. H. Wright 盾叶薯蓣（薯蓣科）。【土家药】黄姜，观音莲：根茎治肺热咳嗽，胃气痛，肿毒，蜂蛰虫伤，跌打损伤[124,127]。

Dioscorea dumetorum W. W. Smith [*D. mollifolia* Rehd. et Wils.] 岩柿（柿树科）。【拉祜药】涩米粒：果治消化系统出血，妇科出血[14]。【羌药】yoboshisefu(唷玻什司福)，涩藿香：叶治小儿消化不良，慢性腹泻[167]；叶外用治烧、烫伤，疮疖[167]。【彝药】色依哩[13,103,111]，烟奔[101]：果和叶治肺痈，痰中带血日久，遗精，滑精[111]；果实治红崩白带，咯血，肠风下血，遗精，滑精[13,103,101]，腹泻，小儿消化不良[102]。

Diospyros eriantha Champ. ex Benth. 乌材（柿树科）。【台少药】Dazibugan (Paiwan 族恒春下)：叶捣碎后敷于患部治外伤[169]。

Diospyros kaki Thunb. 柿（柿树科）《药典》《部蒙标》。【朝药】叶降压，利尿[9,89]。【傣药】野柿，野茄子：根治黄疸型肝炎[260]。【侗药】柿丁：柿蒂治呃逆，腹泻，呕吐[136]。【鄂温克药】柿子：果实治慢性气管炎[235]。【仫佬药】mi³¹ tsi³³ (米挤，黔中方言)，tson⁵³ mon⁵³ si³³ xua⁵³ (中蒙四花，黔中北方言)，ma¹³ tse³⁵ (骂在，黔西南多洛方言)：果实或宿存花萼治淋巴结肿大[162]。【哈尼药】Aqbel albol(阿奔阿波)，柿花，柿子：果实治热嗽烦渴，酒精中毒[143]；柿蒂治呃逆不止[143]；柿霜治慢性

支气管炎，干咳喉痛[143]。【傈僳药】石能本：果蒂、根、叶治呃逆，夜尿，咽喉痛，吐血，痔疮出血[166]。【蒙药】ᠱᠠᠪᠲᠠᠯᠠ Shabtala，沙布塔拉[3,47,56]：果实治"巴达干包如"病，烧心泛酸[3]，胃"包如"增盛期[56]，肺燥咳嗽，咽喉干痛，胃肠出血，高血压[47]；柿蒂治呃逆，噫气，夜尿症[47]；柿霜治口疮，咽喉痛，咽干咳嗽[47]。【苗药】Zend mil(真密，贵州黔东南)，Bid maml(比满，贵州松桃)，Zend mik(正面，贵州毕节)[91,94,95]：叶片或果蒂治咳嗽，高血压，吐血[91,94,95]，热渴，口疮，热痢，便血[91]；果实或花萼治气膈反胃[95]。【纳西药】水柿：宿存花萼治地方性甲状腺肿，桐油中毒，血痢，红崩，血淋，热淋涩痛，呃逆，百日咳，胸满咳逆不止，下血不止，烫火伤，咽喉肿痛[164]。【水药】努明[i57]，乌明[10]：果实或花萼治肝阴不足，止吐[10,157,158]。【壮药】Mbawndae(盟内)[180]，柿叶120：叶治埃病(咳嗽)，啊肉甜(糖尿病)，渗裂(血证)，裤口毒(臁疮)[180]，墨病(哮喘)，高血压，脑动脉硬化症，冠心病[120]。【台少药】Barihu (Paiwan 族傀儡)：树皮捣碎后煎煮，贴于患部治齿痛[169]。

Diospyros kaki var. silvestris Makino 野柿（柿树科）《部蒙标》。【傣药】麻嘿顿[9,13,14,71]，哈麻贺呢(西傣)[60]，麻禾藤[62]：全株治黄胆型肝炎，哮喘[9,71]；根治黄疸型肝炎，哮喘[13,14]；根、枝和叶治乏力，不思饮食，体弱多病，早衰，黄疸，水火烫伤[60,62]。【毛南药】den⁴² mian³³ (顿免)：果实、宿萼外敷治淋巴结肿大[155]。【蒙药】ᠱᠠᠪᠲᠠᠯᠠ Shabtaia，沙布塔拉：果实治"巴达干包如"病，烧心泛酸[3]。【苗药】刺花：未成熟果实治烫伤火伤[91]。【土家药】柿：宿存花萼治呕吐，呃逆[124]；果蒂治疮口不收[125]。【瑶药】山柿：全株治肺燥咳嗽，咽喉干痛，胃肠出血，烫火伤，高血压[133]。【彝药】根治小便不利，膀胱湿热，肠鸣水泻，胃肠出血，蛔积腹痛，经血淋漓[109]。【壮药】柿叶：叶治埃病(咳嗽)，墨病(哮喘)，各种内出血，高血压，脑动脉硬化症，冠心病[120]。

Diospyros lotus L. 君迁子（柿树科）。【傈僳药】王把生神：果治消渴[166]。【维药】霍尔玛，霍尔玛西尼斯：果实治痰质性伤寒，疟疾，肾炎，肾结石，眼疮，黄水疮，腹泻[80]；果汁用于除黑斑，驱寒暖体[80]。

Diospyros morrisiana Hance 罗浮柿（柿树科）。【傣药】叶治狗闹花中毒，食物中毒[9,74]；果治水火烫伤[9,74]；皮治腹泻，赤白痢疾[9,74]。【基诺药】毛柿子：叶解狗闹花中毒[292]。【拉祜药】卡普斯：茎皮、叶、果治赤白痢疾，肝炎[14]。【佤药】野柿子，刀把果树：茎皮、叶治食物中毒，腹泻，赤白痢疾，烧烫伤[168]。

Dipelta yunnanensis Franch. 云南双盾木（忍冬科）。【傈僳药】亚零他：根治麻疹，痘毒，湿热身痒[166]。

Diphasiastrum complanatum(L.) Holub [*Lycopodium complanatum L.*] 扁枝石松（石松科）。【白药】伍酸问妻主[14][16]，武蒜纹欺挂[13]：全草治风湿麻木疼痛，跌打损伤，腰痛[14][16]，风湿腰痛，骨折[13]。【侗药】乌泡[136]，刺乌泡[136]，Nyangt senp bal（娘顺坝）[25]：叶治外伤肿痛，软组织挫伤，腹泻[136]；全草治跌打损伤[25]。【哈尼药】哈达达舍[14]，蛤打书舌[13]：全草治风湿病，神经痛，破伤风，消化不良，肾炎，尿道炎[14]；效用同白药[13]。【土家药】全草治风寒湿痹，麻木不仁，筋骨疼痛，淋病，跌打损伤[123]。【瑶药】松筋草[4]，仙人撒网[133]，筋骨草[133]：全草治风湿骨痛[4]，月经不调，跌打损伤，淋病[133][4]，风湿关节痛，筋骨疼痛，脚转筋[133]。【彝药】依者阿[111]，阿扭罗吉[106]，阿钮剥毕[106]：全草治湿痹麻木不仁，瘫痪，骨折，淋病[111]，跌打损伤，筋骨疼痛[111]，全身肌肉痛，劳伤[106]。

Diphylleia sinensis Li [*D. grayi* Fr. Schmidt] 山荷叶(小檗科)。【苗药】江边一碗水，金边七，黄包袱：根茎治跌打损伤，劳伤，外伤出血，风湿疼痛[97,98]。【土家药】江边一碗水[123,127][270]，金边七[123,127][225]，xiao³bao¹fi¹qi¹（小包袱七）[128]：根茎治风湿腰腿疼痛，跌打损伤，痈肿疮疖，毒蛇咬伤[123,127][225]，解毒散瘀[270]；根、根茎治跌打损伤[12,128]，腰肌劳损，风气病，毒蛇咬伤[128]，风湿疼痛，寒积腹痛，肿瘤[12]；用童便制品治跌打损伤，痈肿[12]。

Diplarche multiflora Hook. f. et Thoms. 多花杉叶杜(杜鹃花科)。【哈尼药】骨痛药，沙雨果思那雌：全草治风湿骨痛，月经不调，白带过多[145]。

Diplazium subsinuatum(Wall. ex Hook. et Grev.) Tagawa 单叶双盖蕨(蹄盖蕨科)。【畲药】单叶双

盖蕨：全草治感冒发热，阴虚内热，热结便秘，小儿感冒，夜啼[148]。

Diploclisia glaucescens(Bl.) Dieis 苍白秤钩风（防己科）。【傣药】藤茎治风湿骨痛，尿路感染，毒蛇咬伤[65]。【黎药】雅麦通，蛇总管，土防己：茎叶治尿路感染；茎水煎服，同时用鲜茎叶捣烂敷伤口周围治毒蛇咬伤[153]。【瑶药】追骨风：藤茎治风湿骨痛，尿路感染，毒蛇咬伤[133]。

Diplocyclos palmatus(L.) C. Jeffrey 毒瓜（葫芦科）。【台少药】Abagusikuwai（Tayal 族汶水），Tanpurahazu（Bunun 族高山）：叶治头痛，足痛[169]。

Dipoma iberideum Franch. 蛇头荠（十字花科）。【藏药】细马拉普：全株治消化不良，肉食中毒[40]。

Dipsacus asper Wall. ex Henry [*D. asperoides* C. Y. Cheng] 川续断（川续断科）《药典》。【阿昌药】Luotaoqi（罗蹈起）：根治跌打损伤，骨折，肾虚腰痛，子宫寒冷，痛经，眼球发白[8,14]。【白药】艳得谷巾[14]，dainxguzonx（呆姑钟），silzixdetbotgarxseirx（狮子德浪浩拉筛）[17]：根治崩漏，妊娠出血，跌打损伤[14]，肝肾虚，风湿骨疼，风湿性关节炎，胎动不安[17]；叶治肝热目赤，草乌中毒[17]。【布依药】那定炮介：根治肾炎[159]。【傣药】ω ᴇ ᴀʏᴀᴃɪɴᴄ（yahuaimang，牙怀芒）[8,13]，ʏʟ ᴏᴧᴧ（suduan，速端）[8]，凉药[9,19]：根治急性黄胆型肝炎，风湿性关节炎，跌打损伤[9,8,13,19]。【德昂药】Geraoabure（格绕布热）：根治腰膝痛，风湿骨痛，先兆流产[8,18]。【侗药】Bagc jenc（旁岑）[137]，Gaos hoc xangh（高和尚）[137]，山萝卜[8,135,136]：根治宁乜桃信播（月经浮肿），洁穷瘟（虚弱病）[8,135,136]，风湿痹痛，腰膝酸痛，跌打损伤，腰背酸痛，足膝无力[8,135,136]。【仡佬药】xue⁵⁵ŋa³³sa³³（鲜昂撒，黔中方言），pie³³k³⁵ko⁵⁵mu⁵³（边改果木，黔中北方言），xue⁵⁵ŋa³³sa³¹（鲜昂撒，黔西南多洛方言）：种子治闭经[162]。【哈尼药】续断，Moqhhoq hhoqsal（莫俄俄沙），龙豆：根治腰背酸痛，乳痛，膝关节酸痛，草乌中毒，骨折，脱白[8,143]。【景颇药】诺涛波[14]，No tau bvun[18]：根治风湿，妇科诸病[14]；根治腰膝痛，风湿骨痛，先兆流产[18]。【拉祜药】续继[13]，野母拿苦毒[13,150]，和尚头[150]：根、叶治感冒，疟疾，大疮，无名肿毒，眼睛红肿[13]；根治感冒，疟疾，

眼睛红肿发炎，大疮，无名肿毒，腰背酸痛、足膝无力，胎漏，带下，遗精，跌打损伤，金疮，痔漏[150]。【傈僳药】俄巴紧，和尚头：根茎治腰膝酸痛，风湿骨痛，骨折，跌打损伤，先兆流产，功能性子宫出血，白带，遗精，尿频[8,166]。【毛南药】noŋ²⁴ bu²⁴ yε³³（弄补那）：种子治白带[155]。【蒙药】札拉嘎其－温都苏：根治腰膝酸软，关节酸痛，崩漏，先兆流产，跌打损伤[47]。【苗药】Ghob reib god yab（阿锐嘎亚，贵州松桃），vob qangd niel（窝强牛，贵州黔东南）[8,91,96]，Vob qieed niol（窝魁乃）[92]：根治扭伤，骨折[92,94,95]，肢节痿痹，跌打创伤[92,94]，腰背酸痛，损筋折骨，胎动漏红，血崩，遗精，带下，痈疽疮肿[91]，体弱腰痛[92]，补虚止痛，通利血脉，接骨[8]，胃痛，腹痛[15]，体虚，腰痛[96]，风湿性骨痛，胎动不安，功能性子宫出血[98]。【纳西药】咕堵堵：根治肝肾虚，风湿骨疼，胎动不安[17,8]，风湿性关节炎[8,17,164]，肾虚腰痛，先兆流产，老人风冷，转筋骨痛，水肿，乳汁不下，乳痈初起[164]；叶治肝热目赤，草乌中毒[8,17]。【怒药】库戎，和尚头：根茎治骨折，风湿痛，关节炎痛[165]。【羌药】Gerbale（格巴勒），哥德安达里：根治肾虚骨弱，足膝酸软无力，月经过多[8,10,167]。【土家药】lax bev yier（拉白页）[8,126,128]，续断[124,128]：根治腰膝酸软，无力，骨折，腰肌劳伤[8,10,126]，腰痛[8,10]，风湿性骨痛，腰膝酸痛，肝肾虚弱，遗精，尿频，胎动不安，先兆流产，月经不调，崩漏，跌打损伤[124]，腰杆酸痛，胎漏下血，跌打骨折[128]。【彝药】ꈹꇗꈹꀋ（axjjibapmop，阿及把茉）[8,105]，阿该恩基改[17]，阿乃窝避[101,102]：全草治五脏湿热，腰膝酸软，风湿痹痛，红崩，胎漏[8,109]；根治风湿病，哮喘，体虚，冷寒身痛，腰膝酸痛，骨折[101,102,105]，外伤出血，外伤肿痛，以及"此莫拉"，"海拉"肺胃疾病[105]，清热消炎[17]，昏厥，眼花，跌打损伤，足膝无力，胎漏，崩漏带下，腹痛，胃痛，草乌中毒，毒蛇咬伤，疮肿，肺结核，胃痛[101,102]。【藏药】和尚头[36]，陆仔多俄[40]：根治慢性腰痛，月经不调，痛经，草乌中毒[36]；全草治瘟病时疫，新旧热，心热，血热，血机亢进（高山多血病），风湿病[40]。

Dipsacus chinensis Batalin 大头续断（川续断科）。【纳西药】效用同川续断 D. asper[164]。【藏药】陆仔多俄：全草治瘟病时疫，新旧热，心热，血热，血机亢进（高山多血病），风湿病[40]。

Dipsacus japonicus Miq. 日本续断（川续断科）。【佤药】搬白抵：汁解食物，药物中毒，多用于乌头中毒[77]；根治跌打损伤[77]。【瑶药】黑拉把草：根治腰背酸痛，足膝无力，崩漏带下，遗精，跌打损伤，痈疮肿毒[133]。【藏药】甲打斯哇：根用于坚硬补肾，滋肝壮肾，通利关节，暖宫止漏，止痛安胎，风湿麻痹[39]。

Dipterocarpus turbinatus C. F. Gaertner 羯布罗香（龙脑香科）。【傣药】摆埋喃满痒[63]，埋喃满痒[62,64]，埋狼满痒[9,65,71,72]：叶治疗疮疱疹，疥癣瘙痒，外伤出血[62,63,64]；叶治过敏性皮炎，疥疮，刀伤出血[9,65,71,72]。【苗药】通窍，清肿止痛，杀虫[95]。【藏药】嘎吾尔：树干或树脂的蒸馏物治龙热病，陈热病[23]。

Diptychus kaznakovi (Nikolsky) ★裸腹重唇鱼（鲤科）。【藏药】肉及胆汁用于疮疖红肿，肾寒病，胃肠病[30]。

Diptychus pachycheilus Herzenstein 厚唇裸重唇鱼（鲤科）。【藏药】ꑌ（尼阿）肉治疮疖化脓，身体虚弱，"培根"病，"赤巴"病，肿瘤，腹病，肾病，寒症；前颈治"赤巴"病；胆治疮疡热病，疖痈，目生翳，烫伤；骨治痫疾；眼治嗜眠，昏睡不醒；胃黏液治伤口[21]。

Dischidia chinensis Champ. ex Benth. 眼树莲（萝藦科）。【阿昌药】罗其：效用同景颇药[18]。【傣药】雅玉温：全草治妇女产后诸疾[65]。【德昂药】土坎毛：效用同景颇药[18]。【景颇药】Luq dap nui mvan：全草治支气管炎，百日咳，疔疮肿毒[18]。【黎药】雅有海：全草治眼疾[154]；全草捣烂敷患处，治手足无名肿痛[153]。【瑶药】lapv beiv liomh duav（勒培林荣），石瓜子，上树瓜子：根及全草治肺结核，咳嗽咯血，小儿疳积，痈疮肿毒，脓泡疮[130]。

Dischidia esquirolii (Lévl.) Tsiang 金瓜核（萝藦科）。【佤药】置寒夏：全株治跌打劳伤，骨折[14]。

Dischidia minor (Vahl) Merr. 小叶眼树莲（萝藦科）。【傣药】麻闭木[9,14,71]，咩布[62]：叶治高热不语，口干欲饮，小儿腹部痞硬，腮腺大，眼肿，眼痛[9,14,65,71]，高热，口渴，烦躁，颌下淋巴结炎，乳腺肿痛[62-64]，各种顽癣[62-64][213]，小儿腹部痞块[63,64]；全株治感冒高热，口干，腮肿大，眼结膜炎，小儿腹胀疼[13]。

***Discolia vittifrons* Sch.** 参见 Scolia vittifrons。

Disporopsis aspera（Hua）Engl. ex Kranse 散斑竹根七（百合科）。【土家药】huang shan qi（黄鳝七）[10,126]，黄玉竹[124][945]，山玉竹[945]：根茎治体虚，脾虚，食积[10,126]；根、全草治神经衰弱，贫血，虚咳，月经不调，外伤出血，咳嗽，病后体弱，腰腿软[124]；根茎治咳嗽，病后体弱，腰腿酸软[945]。

Disporopsis fuscopicta Hance 竹根七（百合科）。【布依药】那病若：根茎治粉碎性骨折[159]。【苗药】效用同深裂竹根七 D. pernyi[95]。【水药】驾往犯：根茎治肺阴不足，咳嗽[101]。【土家药】血蜈蚣[127]，九龙杯[945]，盘龙七[945]：根茎、根治跌打损伤，外伤出血，脊椎痛，胃痛[127]；根茎治劳伤，跌打损伤，腰痛，外伤肿痛，风湿疼痛，胃痛，咳嗽[945]；根茎外用治刀伤出血[945]。【瑶药】竹叶七：根茎捣敷治跌打损伤，骨折[15]。

Disporopsis longifolia Craib 长叶竹叶七（百合科）。【苗药】疟密比：根茎治产后虚弱，尿路感染[15]。【瑶药】竹兰：根茎治产后虚弱[15]；全草外敷治跌打损伤[15]。【壮药】棵肉会，牙片竹：根茎治产后虚弱，消化不良；根茎水煎液外敷治烧烫伤[15]。

Disporopsis pernyi（Hua）Diels 深裂竹根七（百合科）。【布依药】槐若野：根茎治肺结核[159]。【侗药】笨然：根茎治宾奇卯（猫鬼病），瘟（体虚）[137]。【拉祜药】香竹根：根茎治脾胃虚弱，肺虚咳嗽，病后虚弱，产后气血虚弱[10]。【傈僳药】马几莫：根茎治虚咳多汗，劳伤风湿疼痛，月经不调[166]。【苗药】Reib jongx hlod（锐龚罗，贵州松桃）[91,94,96]，Uab luab ghaib（蛙拉街，贵州黔南），Guab faob（嘎发，贵州毕节）[91,94,95]：根茎治产后虚弱，小儿疳积，阴虚咳嗽[91,94]，多汗，口干，跌打肿痛，风湿疼痛，腰痛[91]，消渴病，体虚乏力[96]，用于生津止渴，补益劳损[95]。【水药】骂瓦犯[157,158]，骂往犯[10]：根茎治肺阴不足引起的咳嗽[10,157,158]；全草生津止渴[10]。【土家药】zhui gen qi（竹根七）[10,126]，huang¹ shan¹ qi¹（黄鳝七）[128]，竹叶三七[128]：根茎治体虚，干咳，咯血，食

积[10,126]，肺痨干咯，疳积症，跑马症（遗精）[128]，病后体虚[128][945]，病后体弱，腰腿酸软[945]。【瑶药】竹叶七[84]，雨竹[133]，野玉竹[133]：根茎治肠炎，热痢，喉炎，肿毒，疗疮，丹毒，毒蛇咬伤，肺热咳嗽，吐血，淋病[84]，产后虚损，小儿疳积，风湿性关节痛，腰痛，月经不调，跌打损伤[133]。

Disporum bodinieri（Lévl. et Vant.）Wang et Tang 长蕊万寿竹（百合科）。【傈僳药】马前莫：根治肺结核咳嗽，食欲不振，胸腹胀满，筋骨疼痛，腰脚痛[166]。【土家药】白龙须[123]，竹灵霄[123]，宝铎草[945]：根、根茎治咳嗽，消化道出血，白带，烧烫伤，骨折，关节疼痛，腰痛，白浊，头昏，咳嗽，咳血，热病后期虚热[123]；根治关节疼痛，腰痛，白带，白浊，头昏，出血，咳嗽，咯血，虚热[945]。

Disporum calcaratum D. Don 距花万寿竹（百合科）。【傣药】纹当海[9,65,71]，文当海（西傣）[13,14,62]：根茎治久病，里热外寒，干咳[9,13,14,65,71]，无痰[13,14]，咳嗽痰少，疗疮痈疖脓肿，皮肤红疹瘙痒[62]，肺热咳嗽，骨蒸痨热，腰膝痛，盗汗，湿浊白带[9,74]。【拉祜药】狗尾巴参：根茎治肺热咳嗽，小儿肺炎，气管炎[151]。【佤药】狗尾巴参，倒地散：根茎治小儿肺炎，肺热咳嗽，腰膝酸软，盗汗[168]。

Disporum cantoniense（Lour.）Merr. 万寿竹（百合科）。【布依药】雅占谢：根及根茎补体虚[159]。【侗药】Baenl weenh saemh（笨烟生）：根茎治宁乜架信播邓（妊娠浮肿）[137]。【哈尼药】各此各打：根茎治神经衰弱，肾炎，感冒发热[14]。【傈僳药】马打莫：根茎治高热不退，虚劳骨蒸潮热，风湿痹痛，关节腰腿疼痛，痛经，月经过多，痈疽疮疖，跌打损伤，骨折[166]。【毛南药】ma²² mei³³ vɛn⁴²（骂美稳）：根及根茎治体虚多咳嗽[155]。【苗药】Reib nux hlod（锐绿罗，贵州松桃）[91,94,96]，Beel nint bat（败泥八，贵州黔南）[91,95,96]：根及根茎治手足麻痹[94,95]，白浊，蛔虫病[94]，咳喘，痰中带血，肠风下血，食积腹胀[91]；根茎治水肿，孕娘浮肿，虚损咳喘，痰中带血，肠风下血[96]，绦虫[94]。【纳西药】倒竹散：根及根茎治风湿痛，小儿高烧，手足麻痹，痛经，毒蛇咬伤引起昏迷[164]。【土家药】long gu qi（龙骨七）[10,126]，白龙须，宝铎草[945]：根茎治腰腿痛，体虚，肢麻无

力，劳伤[10,126]；根治关节疼痛，腰痛，白带，白浊，头昏，出血，咳嗽，咯血，虚热[945]。【瑶药】五角叉：根茎治高热不退[133]；根茎炖猪脚服治虚劳，骨蒸潮热[133]；根茎煎水洗治风湿麻痹，腰腿疼痛[133]。【彝药】辰善亩欠[111]，社文罗社吃[14][35]，摸帕色[101]：根茎治小儿高热不退，手脚麻痹，弹头或弹片入肉[111]，跌打损伤，风湿性关节痛，痛经，月经过多，肺结核，咳嗽，咯血[14][35]；根、根茎治产后体虚，肺痨咳嗽，痛经，风湿腰腿痛[101]。【壮药】ragmijnouz（拉美努）：根茎治肺结核咳嗽，缺乳[23]。

Disporum megalanthum Wang et Tang 大花万寿竹（百合科）。【土家药】白龙须，宝铎草，百尾笋：根治关节疼痛，腰痛，白带，白浊，头昏，出血，咳嗽，咯血，虚热[945]。

Disporum sessile D. Don 宝铎草（百合科）。【水药】骂瓦犯[157,158]，骂往犯[10][101]：根茎治咳嗽[157,158]；根治咳嗽[10][101]。【土家药】百尾参[123]，小金钱[10]：根茎、根治虚损喘咳，痰中带血，肠风下血，食积胀满[123]；全草治黄疸，腹泻，肺痨（蟹、药共煎）[10]。【瑶药】摇边竹：根治肺结核，背腹痛，腰痛，毒蛇咬伤，跌打损伤[133]。

Disporum viridescens(Maxim.) Nakai 宝珠草（百合科）。【蒙药】绿宝铎草，竹凌霄，万寿竹：根茎治肺痨咳嗽，骨蒸潮热，盗汗，食欲不振，胸腹胀满，筋骨疼痛，腰腿痛[51]；根茎外用治烧烫伤，骨折[51]。

Distyliopsis dunnii (Hemsl.) P. K. Endress 尖叶假蚊母树（金缕梅科）。【畬药】假蚊母树：嫩叶治感冒，咽喉疼痛，食油腻过多消化不良[148]。

Distylium myricoides Hemsl. 杨梅叶蚊母树（金缕梅科）。【瑶药】陀公：根治白喉[15]。

Diuranthera major Hemsl. 鹭鸶草（百合科）。【土家药】韭菜参[124,127]，须子洋参[945]：根治跌打损伤，外伤出血[124,127]，头昏，心慌，体虚[945]。【藏药】白条参，山韭菜，天生草：根治风湿，小儿疳积，毒蛇咬伤，脑漏，肢体麻木，产后出血，白带过多，外伤出血[36]。

Divine Comedy 神曲【朝药】신곡（xīn gòut，细嗯高克）：治饮食停滞，小儿腹大坚积[83]，消化不良，滞积，霍乱，泄泻，痢疾[84]。

Dobinea delavayi(Baill.) Baill. 羊角天麻（漆树科）。【白药】荣个天麻[14]，容郭天麻[13]：根茎治肺热咳嗽，腮腺炎，痈疮[14]，乳腺炎[13,14]，跌打损伤，骨折，疔毒痈肿[13]。【纳西药】大九股牛：根茎治骨折，腮腺炎，乳腺炎，痈疮疔毒，肺热咳嗽，头晕，跌打损伤，脱臼，风湿痛[164]。【普米药】不珠[14]，布蛛[13]：根茎治肺热咳嗽，骨折，跌打损伤，乳腺炎，腮腺炎[13,14]。【彝药】恩赞偶[101,104]，羊角天麻[104]：根茎治药物中毒，骨折[101,104]，风湿病，头晕[104]。

Docynia delavayi (Franch.) C. K. Schneid. 云南移核（蔷薇科）。【白药】酸絮利：根治痢疾[14]。【傣药】楠果缅（西傣）[59]，浪盾芒项细（德傣）[59]，吗过兔（西傣）[14]：茎、皮、果治赤白痢，湿疹，风湿骨痛[14]；树皮治烧、烫伤，湿疹[9,59,74]，疔疮脓肿，皮癣，麻疹，水痘，风疹，疥疮出现的皮肤瘙痒，跌打损伤，骨折，风湿病，肢体关节肿痛[59]，黄水疮，腹泻，赤白痢疾[9,74]；果治风湿骨痛[9,74]，果、茎、皮、根、树心治烧、烫伤，疔疮脓肿，各种皮肤瘙痒症，跌打损伤，骨折，风湿骨痛[64]；茎皮治烧烫伤，骨折[777]；果用于疏筋络，祛风湿[65]；茎皮、果治烧、烫伤，跌打损伤，骨折，风湿骨痛，疔疮脓肿，皮肤瘙痒，败血症[63]。【德昂药】别夏：效用同景颇药[18]。【哈尼药】杉木衣，Siqpyuq albol（席撒阿波），酸杉木衣：茎皮治烧烫伤，皮肤感染，黄水疮，红白痢疾，咳嗽[143]。【景颇药】Migvok zvai：果治风湿性关节炎，消化不良[18]。【拉祜药】阿布斯[14]，哆依树[151]：茎皮、果效用同傣药[14]；茎皮治烫烧伤，黄水疮[151]；果治风湿骨痛，小肚痛，乏力，小便赤黄[151]。【傈僳药】密你腊，哆依：皮治大面积烧烫伤，骨折[166]。【怒药】勒卡石九：皮治大面积烧伤烫伤，骨折[165]。【佤药】哆依树[168]，树哆依[168]，mag gog（玛果）[14]：树皮治烧烫伤，黄水疮，湿疹，腹泻，赤白痢疾[10,168]，果治风湿骨痛[10,168]；皮、果效用同傣药[14]。【彝药】绍不[13]，楚补[10]，撒奔[101]：果实治跌打损伤，风湿痹痛，肝气郁结，脾虚泄泻，鼻衄，小便频数，暑热烦渴，疮痒肿毒[109]，疟疾[13,109]，果实外敷患处治鼻疮溃烂，大疮边缘溃烂，流黄水，出血不止，食积[10]；根治骨折，枪刀伤[10]；茎皮和果实熬膏外敷伤处治烧伤烫伤[10]；果实和根治"此莫拉"病[10]；茎皮、果实、根治生大疮，躯干四肢脓疮，痈疽化脓出血不止，鼻腔溃烂，鼻流血，烧烫伤，腹泻，骨折，刀枪伤，疟疾[101]。

Docynia indica (Wall.) Decne. 移校（蔷薇科）。【傣药】马袄（西傣）：果实治痢疾，消化不良[13]。

Dodartia orientalis L. 野胡麻（玄参科）。【哈萨克药】تەڭكەسلاقاڭ：全草治肺炎，扁桃体炎，痢疾[140]。

Dodonaea viscosa Jacq. 车桑子（无患子科）。【纳西药】虎排儿打打：全株治风湿[14]。【彝药】明油果树根[109]，卡卡有[14]，衣米搞[14]：根治湿热疱疹，皮肤瘙痒，瘀血肿痛[109]；花、叶治外伤出血，关节扭伤，软组织损伤肿痛，食物、菌类中毒[14]。【台少药】Pasikarabu (Bunun 族施武群)：叶煎汁涂于患部治皮肤病[169]。

Doellingeria marchandii (Lévl.) Ling 短冠东风菜（菊科）。【彝药】至皮：根治感冒咳嗽，慢性支气管炎[13,14]。

Doellingeria scaber (Thunb.) Nees 东风菜（菊科）。【侗药】草三七，野芝麻，钻山狗：全草治风寒感冒，毒蛇咬伤，腰痛[136]。【蒙药】山蛤芦：全草治感冒头痛，咽喉肿痛，目赤肿痛，风湿痹痛，跌打损伤，毒蛇咬伤[51]。【畲药】哈罗丁，哈卢弟：全草治急性扁桃体炎，毒蛇咬伤[146]。【瑶药】搓旦的[15]，鹅子药[15]，盘地龙[133]：根、叶治急慢性支气管炎[15]；根、全草治感冒头痛，目赤眩晕，咽喉肿痛，跌打损伤，风湿性关节痛[133]；根、全草外用治疮疖，毒蛇咬伤[133]。【壮药】棵把漏：根、叶治咳嗽，不孕症，鹅喉[15]。

Dolichandrone stipulata (Wall.) Benth. et Hook. f. 西南猫尾木（紫葳科）。【傣药】碑哥姐[66]，买哥决[65]，埋锅借[63]：叶治高热不语[66]，高热不退，感冒发热[62,64]；叶、树皮治高热不退，感冒发热，胃热口臭，口舌生疮，牙龈肿痛，缩阴缩茎，前列腺炎[63]。【基诺药】河懋多咪阿标：叶治感冒发热，高热不语，惊风[163]。

Dolichos biflorus L. 双花扁豆（豆科）【维药】海布勒库勒特：种子用于化肾结石，开胃，止喘，除眼疾，利尿，通经，祛肝火，消痔，除脾堵塞，止肠绞痛，化痰[80]。

Dolichos lablab L. 扁豆（豆科）《药典》。【阿昌药】途跌迫：效用同景颇药[18]。【朝药】까치콩（gū qǐ kòng，嘎弃考鞿）：种子用于和中下气[86]；

叶治霍乱，吐下不止[86]，腹肌痉挛[82]。【傣药】嘿麻别蒿：种子用于祛风除湿，消肿解毒[65]。【德昂药】玉摆炎菨：效用同景颇药[18]。【基诺药】标奶：鲜叶治胃肠不舒，呕吐[10,163]。【景颇药】No tep si：种子治脾虚腹泻，恶心呕吐，食欲不振[18]。【傈僳药】夺杷：种子治脾虚腹泻，食欲不振，白带[166]。【蒙药】哈布它钙-宝日其格[51]，哈布塔盖-查干-宝日其格[47]，ᠬᠠᠪᠲᠠᠭᠠᠢ ᠴᠠᠭᠠᠨ ᠪᠣᠷᠴᠢᠭ (Habtegai chagan borqig, 哈布塔盖-查干-宝日其格)[51]：花治吐血，咯血，月经过多，腰腿痛[51,221]，腹泻[51]，中暑发热，呕吐泄泻，白带[47]；种子治脾胃虚弱，暑湿泄泻，白带[47]。【纳西药】种子治小儿腹泻，夏季伤暑，烦躁口渴，腹满吐泻，脾胃虚弱，食少便溏，白带过多[164]。【怒药】我邓，茶豆：种子治脾虚腹泻，恶心呕吐，食欲不振，拔脓，解毒[165]。【畲药】扁豆：根治伤风感冒，腰酸，白带[148]；种子治血虚[148]。【水药】朵把：种子治脾虚[157]，豆荚治脾虚[158]。【维药】啊克马西：种子治便秘，体弱贫血，经闭[79]。【瑶药】峨嵋豆：根治胃胀痛，风湿骨痛[4]。【藏药】门山米毛嘎保[23]：种子治"培根"病，脉管瘀塞[24,27]，痘疹毒，肾热，肾脏病[24]，火焰症，黑痘疹毒，咳嗽，赤巴病，咳痰，腹泻，培根病，邪热[27]；果实治腹泻，血、胆病，痘疹，丹毒[23]。

Dolichos tenuicaulis Craib. 麻里麻（豆科）。【阿昌药】遭热奴：根治风湿疼痛，跌打损伤[13]。【傣药】黑托闷[13]，托也腾[62]：根治骨折，跌打劳伤，风湿性关节痛，胃痛，腮腺炎，疮疡肿疖[9,74]，咽喉疼[13]，外伤出血[9,13,74]；根、叶治跌打损伤，骨折[62]。【德昂药】瓦米：根治咽喉痛，外伤出血[18]。【哈尼药】麻药[13]，Ciqbieiv bieima（迟别别玛），大麻药[143]：根治风湿疼痛，跌打损伤[13,143]，胃痛，急性胃肠绞痛，痢疾，消化不良，腹泻，肠炎，急性胃炎，疮毒，腮腺炎，外伤出血，骨折[143]。【景颇药】旺起念，旺们麻起：根治胃疼，痢疾[13]。【拉祜药】糯校妈：根治跌打损伤，风湿性关节炎，胃疼，疮疡肿痛，腮腺炎，吐血，便血，衄血[13]。【傈僳药】鲁起莫：根治骨折，跌打损伤，风湿疼痛[166]；根外用治外伤出血[166]。【佤药】大麻药[168]，逆苟细定[13]：叶、块根治风湿痛，跌打损伤，骨折，外伤出血[168]，膀胱炎，牙痛，口角溃疡[13]。【瑶药】家都令：根治风湿疼痛，跌打损伤[13]。【壮药】王朵：根治风湿疼痛，跌打损伤[14]。

Dolichos trilobus L. [*D. falcata* Klein.] 镰豆藤（豆科）。【阿昌药】遭热奴[14]，拆嘿[18]：根治跌打损伤[6,14]，癌症[14]，骨折[6]，咽喉痛，外伤出血[18]。【布朗药】大麻药[13]：根治骨折，外伤出血[8,13]，跌打劳伤[13]。【傣药】山豆根（德傣）[14,69]，黑托闷[9,19]，赫图[6]：根治喉痛[6,69]，吞咽困难[14]，外伤出血[9,13,19]，胃痛，乳腺炎，风湿筋骨痛[6]。【德昂药】瓦米：根治咽喉痛，外伤出血[18]。【侗药】酱及：叶治外伤出血[6]。【哈尼药】大麻药[14]，麻药[6]：根治风湿病，骨折，外伤出血[14]，跌打损伤[6]，骨折疼痛[6]。【景颇药】大麻药[14]，Yoso nuqjvui[18]，旺们麻起[6]：根治跌打损伤，骨折，血痢[6,14]，胃疼，痢疾[6,14]，咽喉痛，外伤出血[18]。【拉祜药】齿裸索嘛[14]，疵萌麻[6]：根治跌打损伤，风湿性关节炎，胃疼，疮疡肿痛，骨折，外伤出血[6,14]。【佤药】娘不[14]，逆苟细定[6]，秧杯[6]：根治咽喉炎，腮腺炎，肾炎，肝炎，疮疡肿毒，跌打损伤[27]，风湿疼痛[14]，膀胱炎，牙痛，口角溃疡[6]，外伤出血[14,27]。【瑶药】家都令：根治风湿疼痛，跌打损伤[6,14]。【彝药】麻藤根：根治子宫脱垂，创伤出血，骨折疼痛[109]。【壮药】王朵：根治风湿疼痛，跌打损伤[6,14]。

Dolichousnea diffracta (Vain.) Art. [*Usnea diffracta* Vain.] 节松萝（松萝科）《部维标》。【哈萨克药】سۇيبل قىنا (قارلماي قىناسى، ساقالدى قىنا)：菌体（地衣弱状体）治淋巴结炎，乳腺炎，支气管炎，咳嗽痰多，毒蚁，蝎，蜂蜇伤[142]。【蒙药】ᠠᠯᠲᠠᠨ ᠤᠢᠲᠡᠰ ᠡᠪᠡᠰ (Alten wotes ebes, 阿拉坦 - 莴特斯 - 额布斯)，ᠰᠡᠷᠭᠦᠳ (Sergud, 色日古德)：菌体治肺热，肺脓疡，肝热，毒症，肠刺痛，泄泻，肠热[45,46]。【苗药】捆仙索：菌体治肿毒，精神病[6]。Ghaob ndut bib（各社被，湖南湘西），松萝：地衣体痰热温疟，咳嗽，肺痨，头痛，目赤云翳，痈肿疮毒，瘰疬，乳痈，烫火伤，毒蛇咬伤，风湿痹痛，跌打损伤，骨折，外伤出血，吐血，便血，崩漏，月经不调，白带，蛔虫病，血吸虫病[91]。【畲药】松树须，柴胡须：丝状体治肝肿大，气管炎[146]。【土家药】铁丝还阳，海风藤，老龙须[127]：菌体治皮肤溃疡[6]；丝状体治中耳

炎，疮疖，乳腺炎，肺结核，慢性支气管炎，白带，崩漏，外伤出血，毒蛇咬伤[127]。【维药】ﺋﯘﺷﻨﻪ (Ushne, 乌西乃)[75,78]，迂斯乃[6]：丝状体治寒性心虚，心悸心慌，心烦不安，恐惧症，癫痫，湿性胃虚，腹胀，恶心，咳嗽，气管炎，肺结核，腰背酸痛及各种感染性痰病[75,77]；菌体治慢性腹泻[6,78]，气管炎，子宫炎[78]，毒蛇咬伤，胃脘腹痛，痛经，尿闭，失眠多梦[6]。【瑶药】树丝：菌体治头痛，目赤，疟疾，瘰疬，崩漏，外伤出血，痈疮肿毒，毒蛇咬伤[134]。【彝药】锡年其，树胡子：丝状体治九子病，闭经，肺火咳嗽，蛔虫病[104]。【裕固药】高挂草、槐散石[11]、曲龙[10]：菌体治各种类型关节疼痛，妇科疾病[635]；全草治人或畜胞衣不下[10,11]。【藏药】塞固[24]，欧拐，赛什格[29]：菌体治气管炎，乳腺炎，创伤感染，溃疡，角膜云翳[24]，肺炎，中毒性发烧[29]。全草治咳嗽多痰，潮热，瘰疬，乳腺炎，肺结核，慢性支气管炎，外用治创伤感染[40]。

Dolichousnea longissima (Ach.) Art. [*Usnea longissima* Ach.] 长松罗（松萝科）。【朝药】실송라(sīl sōng ra，细尔少幹啦)，ᄉᆡᆯ솧타(xier-sauengla，西尔搔鞲拉)，가쏳솧타(ganensauengla，嘎嫩搔鞲拉)：菌体治肺结核，慢性支气管炎，咳嗽痰喘，崩漏带下，创伤感染，疮疖，化脓性中耳炎，淋巴结结核，乳腺炎，子宫颈糜烂，阴道滴虫，烧伤，溃疡[8]。【傣药】飞龙（西傣），ᥘᥤ ᥜᥩᥒᥰ (feilong，飞龙)，ᥘᥤ ᥜᥩᥒᥰ(feilong，菲拢)[8]：菌体治跌打损伤，风湿关节炎痛，高热抽风，心慌心跳，偏瘫[8,14]，咳嗽，咯血，外伤出血，疮疖肿毒，心悸，创伤感染，化脓性疮疖，毒蛇咬伤，淋巴结结核，乳腺炎，肺结核，咳嗽痰多[14]；菌体治跌打损伤，风湿性关节痛，高热抽风，心慌心累，偏瘫，半身麻木[9,13,71]，肺结核，支气管炎，淋巴结结核，乳腺炎，创伤感染，阴道滴虫，血吸虫病，疖肿，外伤出血，咳嗽痰多，潮热，瘰疬，外伤感染[13]；菌体治高热惊厥，头痛，胸闷胸痛，跌打损伤，风热感冒，咳嗽痰多[62]。【基诺药】Liru(力蠕)：菌体治百日咳[163]。【傈僳药】西摆嘿，司背猜[8,14]，见明言[166]：菌体效用同傣药[14]；菌体治颈淋巴炎，跌打损伤，刀伤，疖肿，风湿性关节痛，蛔虫病[8,166]。【蒙药】ᠠᠯᠲᠠᠨ ᠤᠢᠲᠡᠰ ᠡᠪᠡᠰ

（Alten wotes ebes，阿拉坦－莴特斯－额布斯），
ᠳᠠᠷᠠᠰᠣ（Sergud，色日古德）：效用同节松萝 D. dif-
fracta[45,46]。【**苗药**】海风藤，松萝，老龙须：地衣
体治中耳炎，疮毒，乳腺炎[98]。【**纳西药**】瓜锅
呐[8,14]，寡过纳[13]，树胡子[164]：菌体治跌打损
伤，风湿性关节炎痛，高热抽风，心慌心跳，偏
瘫咳嗽，咯血，外伤出血，疮疖肿毒，心悸，创
伤感染，化脓性疮疖，毒蛇咬伤，淋巴结核，乳
腺炎，肺结核，咳嗽痰多[8,14]，慢性支气管炎[8]；
地衣体治蛔虫病，烧、烫伤，痈肿，无名肿痛毒，
角膜云翳[164]，地衣体效用同傣药[13]。【**普米药**】
驼书：菌体效用同傣药[14]。【**羌药**】松萝，yejue-
hang(爷决杭)，龙须草：菌体治跌打损伤，蛔虫
病[167]。【**土家药**】铁丝还阳，竹节防风，海风藤：
丝状体治中耳炎，疮疖，乳腺炎，肺结核，慢性
支气管炎，白带，崩漏，外伤出血，毒蛇咬
伤[8,123,127]。【**佤药**】改輋：菌体治心悸[8,14]，跌打
损伤，风湿关节炎痛，高热抽风，心慌心跳，偏
瘫，咳嗽，咯血，外伤出血，疮疖肿毒，创伤感
染，化脓性疮疖，毒蛇咬伤，淋巴结核，乳腺炎，
肺结核，咳嗽痰多[14]。【**维药**】ۇشنه(Ushne，乌
西乃)：效用同 Usnea diffracta[75]。【**彝药**】ꆈꉂꇬꄜ
(solopbbut，索络逋)[8]，锡年其，树胡子[104]：菌
体治咳嗽痰喘，瘰疬，乳疮，外伤出血，毒蛇咬
伤，风湿疼痛[8]；丝状体治九子病，闭经，肺火
咳嗽，蛔虫病[104]。【**藏药**】གནེར་ཤུན། (塞
固)[21,25,32]：菌体治乳腺炎，外伤感染[22,25]，肺
炎，肝炎，肺结核潮热，中毒性发烧，热性头痛，
淋巴管炎，毒蛇咬伤[25]，肺热，肝热，脉热，解
热[21]，气管炎，溃疡，角膜云翳[22]；地衣体治肺
结核(多用松萝酸的钠盐)，慢性支气管炎[32]；地
衣体外用治创伤感染，术后刀口感染，化脓性中
耳炎，疮疖，淋巴结核，乳腺炎，烧伤，子宫
颈糜烂，阴道滴虫[32]。【**壮药**】猛梅：菌体效用同
傣药[14]。

Dolocite 白云石(主含碳酸钙、碳酸镁)。【**藏
药**】治吐血，衄血，便血，崩漏，产后血晕，死
胎，胞衣不下，金疮出血[31]。

Dolomiaea berardioidea(Franch.) C. Shih 厚
叶川木香(菊科)。【**纳西药**】青木香：根治胃痛，
痢疾[164]。【**藏药**】ཅ་ཀེར་ཐུལ་པོ།：根治干瘦，肝气胁
痛，消化不良[34]。

Dolomiaea edulis(Franch.) C. Shih 莱川木香
(菊科)。【**藏药**】ཅ་ཀ་དག་པོ།：效用同厚叶川木香
D. berardioidea[34]。

Dolomiaea forrestii (Diels) Shih 膜缘川木香
(菊科)。【**藏药**】ཇ་རྟེང་།：效用同厚叶川木香
D. berardioidea[34]。

Dolomiaea souliei (Franch.) Shih. 参见 Vlad-
imiria souliei。

Dolomiaea wardii(Hand–Mazz) Ling 西藏川
木香(菊科)。【**藏药**】ཅ་རོག་ཆུང་མ། (qiaraoniuma，
恰绕妞玛)：全草治疮疖，愈伤[25]。

Donax canniformis(Forst.) K. Schum. 竹叶蕉
(竹笋科)。【**傣药**】戈燕(西傣)：块根、茎治肺结
核，气管炎，哮喘，高热，小儿麻疹合并症，感
冒，发热各种皮肤病[9,63,65,74]。

Dorema ammoniacum D. Don. 阿摩尼亚胶草
(伞形科)《部维标》。【**维药**】تەرسۇس يىلمى(Tersus
yelimi，台儿苏斯依力蜜)[75]，欧谢克[77]，乌夏
克[78]：树脂治颈部和腋下淋巴结肿大，关节硬
僵，活动不利，气短久咳，闭经便秘[75,77]，寒性
或黏液质性疾病，关节疼痛，肌肤硬肿[77]，寒性
关节特通，关节僵硬，肌肤硬肿，腋下及颈部淋
巴结肿大，久咳痰多，面色无华[4]；树胶治慢性
支气管炎，肝郁胸闷，心神不安[78]；树胶外用治
皮肤病[78]。

Doronicum hookeri Clarke 参见 Nannoglottis
hookeri。

Doronicum stenoglossum Maxim. 多榔菊(菊
科)。【**藏药**】芒间色保：花序治"荷花"病，感
冒，风湿引起的疼痛，全身肿，疔痈，肿痛[40]。

Draba elata Hook. f. et Thoms. 高茎葶苈
(十字花科)。【**藏药**】席擦拉普：全草治不消
化症[23]。

Draba ladyginii Pohle 苞序葶苈(十字花科)。
【**藏药**】细马拉普：全株治消化不良，肉食中
毒[40]。

Draba nemorosa L. [*D. nemorosa* var. *latifolia*
M. Bieb. ex Kuntze] 葶苈(十字花科)。【**朝药**】
꽃다지：全草治胃病，痔疮，子宫出血[9,90]。【**藏
药**】齐乌拉卜[24]，切乌拉普[29]，席擦拉普[23]：全
草治消化不良[23,24,29]，各种肉食中毒症[24]，食物
中毒[29]。

Draba oreades Schrenk 喜山葶苈（十字花科）。【藏药】希五拉普[29]，齐乌拉卜[24]，席擦拉普[23]：全草治消化不良[23,24,40]，各种肉食中毒症[24,29,40]。

Draba piepunensis O. E. Schulz 匍匐葶苈（十字花科）【藏药】丘拉卜：全草治消化不良，肉食中毒[36]。

Dracaena angustifolia Roxb. 长花龙血树（百合科）。【傣药】根、叶治尿路感染，便秘，胃疼，癫痫，心动过速，跌打损伤，刀伤[13]。【黎药】旁凯：树脂治咽喉干痛[154]。【壮药】千年茹：块根治产后贫血[15]。

Dracaena cambodiana Pierre ex Gagnep. 海南龙血树（百合科）。【傣药】埋嘎筛[62,63,64][102]，摆埋嘎筛（西傣）[59]，郭金啪（西傣）[13]：树汁治尿路感染，便秘腹泻，胃痛，产后虚弱，癫痫，心慌心累，解菌毒，跌打损伤[9,14,71]；树脂治跌打损伤[13,69]，外伤出血，瘀血作痛，疮疡久不收口[13]；叶治小儿疳积，痢疾，哮喘，便血，吐血，跌打损伤[13]，贫血，产后体弱多病，心慌心悸，胃脘疼痛，吐血，便血，泄泻，风湿性关节炎，肢体肿胀疼痛，病毒性腮腺炎，颌下淋巴结炎，乳腺炎，乳腺囊性增生，良、恶性肿瘤，癫痫，四塔失调，水血不通所致的心悸，胸闷，气短，心痛，消渴，多饮，多尿，六淋证出现的尿频，尿急，尿痛，血尿，疔疮脓肿，外伤出血，骨折，蕈中毒[59]；果实中提取的血竭治尿路感染，心慌心累，胃疼，产后虚弱，跌打损伤，刀伤，癫痫[13]；树脂及含树脂的木材治尿路感染，各种出血，头痛耳聋，风湿麻木[102]；树脂、叶和根治产后体虚、胃脘疼痛，心慌心累，蕈中毒，外伤出血，跌打损伤，骨折，风湿关节疼痛，腮腺炎，颌下淋巴结炎，乳房红肿疼痛[62,63,64]。【基诺药】亚波等勒[163]：含树脂的木质部治贫血，周身酸痛[163]；外用止血[163]；紫色心材治身体贫血，周身酸痛[10]；外用止血[10]。【黎药】龙血树，海南龙血树，山海带：树脂用于活血行瘀止痛；树脂外用止血敛疮生肌[153]。

Dracaena cochinchinensis (Lour.) S. C. Chen 剑叶龙血树（百合科）。【傣药】埋嘎筛（西傣）[6,13]，箭张鼓（德傣）[6,13]：含树脂的木部用于活血，散瘀，止血镇疼，生肌敛口[13]，跌打损

伤，肠胃炎，溃疡，产后流血过多及虚弱，癫痛[5]。【拉祜药】贺东：含树脂的木部治刀伤，跌打损伤[6,13]。【维药】خۇنسیاۋشان (Xun si yaw shan，混斯药山）：木部渗出的树脂治热性血痢，月经过多，痔疮出血，咳血，发热发烧，牙龈溃疡，眼部疮疡，湿性肠胃虚弱，腹泻，呕吐[75]。【壮药】Faexlwedlungz（榧勒垄，含脂木材），Meizlwedlungz（美芬垄，含脂木材经提取得到的树脂），龙血竭：含脂木材及树脂治墨病（哮喘），阿意咪（痢疾），哔疳（小儿疳积），陆裂（咳血），肉裂（尿血），阿意嘞（便血），鹿勒（吐血），兵淋嘞（崩漏），勒内（血虚），肾虚腰痛，林得叮相（跌打损伤），发旺（关节痛）[117]。

Dracaena terniflora Roxb. 矮龙血树（百合科）。【傣药】哈占电拎（西傣）[59][339]，占电拎[62,63,64][308]，占点领（思茅）[62,63,64][339]：根治性欲减退，阳痿，早泄，遗精，精冷，腰膝酸软，早衰[59][339]，宫寒不孕，体弱多病[62,63,64][339]，火塔不足而致的体内火不足而致的腰膝酸软，性欲冷淡，阳痿遗精，早泄，精冷，四塔不足而致早衰[62,63,64]，风湿病[308]。

Dracocephalum argunense Fisch. ex Link 光萼青兰（唇形科）。【蒙药】毕日阳古：效用同香青兰 D. moldavica[51]。

Dracocephalum calophyllum Hand. – Mazz. 美叶青兰（唇形科）。【藏药】药青兰[13]，智羊顾[13]，知羊故[22]：全草治肝炎，神倦，头晕[13,40]，便血，尿血，疮痛[13]，胃炎，关节炎，疮疖，成年男性之热，"黄水"病，便血，疮口不愈，结血病[40]；幼苗用于水肿，腹水[13,22,34,40]；地上部分治胃炎，肝炎，黄水病，月经不调，疮疡不愈[22]。

Dracocephalum coerulescens (Maxim.) Dum. 参见 Nepeta coerulescens。

Dracocephalum forrestii W. W. Smith 松叶青兰（唇形科）。【藏药】支羊故[40]：全草和胃疏肝[36]，肝炎，神倦，头晕，胃炎，关节炎，疮疖，成年男性之热，"黄水"病，便血，疮口不愈，结血病[40]；幼苗用于水肿，腹水[40]；效用同美叶青兰 D. calophyllum[13,22,34]。

Dracocephalum grandiflorum L. 大花毛建草（唇形科）。【哈萨克药】ۇلكەن گۇلدى جەلانباس：地上部分治慢性气管炎，支气管炎，支气管哮喘，肝

炎，尿道炎[140]。

Dracocephalum heterophyllum Benth. 白花枝子花(唇形科)《部藏标》。【蒙药】异叶青兰，白花甜蜜蜜：全草治肺热咳嗽，肝火头昏，目赤肿痛，高血压，瘿瘤，瘰疬[51]。【维药】赫尔何尔，哟普尔马克力克[6]，阿勒黑力龙普勒马占居力[78]：全草治心悸气短，胃肠挛痛，胸闷气郁及气管炎咳嗽[6]，痰多咳嗽，气管炎，感冒发热，肝炎[78]，咳嗽，慢性支气管炎，肺气肿[22]。【藏药】ཇི་ཙི་ཆིང་པོ（jiziqingbao，吉孜青保）[2,23,35]，奥尕[29]：地上部分治黄疸型肝炎，肝火上升的牙龈肿痛，出血，口腔溃疡[2,35]，黄疸型发烧，热性病头痛，眼翳[29]，火牙痛，口腔热病[23]，咳喘病，胃病[858]。

Dracocephalum integrifolium Bunge 全缘叶青兰(唇形科)。【哈萨克药】جمالانباس：全草治慢性气管炎，咳嗽，多痰[141,142]，痰喘，气促，流感，支气管哮喘[142]，感冒发烧，肝炎[141]。【维药】托庐克有普尔马克力买尔占居西[79]：全草治咳嗽，慢性支气管炎，肺气肿[33]；地上部分治咳嗽，感冒发烧，气管炎[79]。

Dracocephalum isabellae Forrest ex W. W. Smith 白蕚青兰(唇形科)。【藏药】效用同美叶青兰 D. calophyllum[13,22,34]。

Dracocephalum moldavica L. 香青兰(唇形科)《部维标》。【侗药】风药草：全草治风热感冒，中暑，脚气浮肿[136]。【蒙药】ᠪᠡᠷᠢᠶᠠᠩᠭᠤ（Beriyanggu，毕日阳古）[6,41,51]，宝得古日古木[56]，昂凯鲁莫勒·毕日阳古[340]：地上部分治肝热，食物中毒，胃热，胃出血[41,51][340]，游痛症，"巴木"病[41][340]，黄疸，胃痉挛，胃烧口苦，吐酸水，"青腿病"[51]，头痛，咽痛，黄疸，吐血，衄血[6]，骚热，胃黏痧症，胃苏日亚，胆溢症，泛酸，吐苦水，胃出血，胃溃疡，急慢性黄水病，风湿散于脉道，牙龈肿痛及腿部发紫肿胀等巴木病[56]。【维药】Badrabjibuya qini(巴德然吉布牙)[77,78,80][340]，Huxbuymerzenjux(霍西布依买尔赞西布)[6][340]，Badranjibuy urughi(巴迪然吉布亚 乌如格)[76]：全草治心脏病高血压引起的心神不安，胃寒作痛，气管炎[78,578]，心悸心痛，头晕脑胀，反应迟钝，胃虚肝弱[340,855]，感觉低下，思维不敏，机体自然力下降[340]，心脏病，高血压，头晕[78]，心血不

足，脑功能减弱，感觉神经弱，肝虚胃弱，痰津性疾病，腹痛，髋骨痛，肾脏症[80]；全草或种子治心悸气短，高血压，胆道、尿道感染，感冒发烧，咳嗽[6]；地上部分治心悸心痛，头晕脑胀，反应迟钝，感觉低下，思维不敏，胃虚肝弱，机体自然力下降[4,77]；果实治心脏虚弱，心律不齐，相思多虑，恐慌，口渴，各种伤害，疟疾，腹泻，痢疾，咳嗽，肠道溃疡[76]。

Dracocephalum nutans L. 垂花青兰(唇形科)。【哈萨克药】جاتامان گۇلدى جملانباس：地上部分治慢性气管炎，支气管炎，支气管哮喘，肝炎，尿道炎[140]。

Dracocephalum origanoides Steph. et Willd. 铺地青兰(唇形科)。【哈萨克药】全草治慢性气管炎，支气管炎，支气管哮喘，肝炎，尿道炎[141]。

Dracocephalum peregrinum L. 刺齿枝子花(唇形科)。【哈萨克药】تسكن باس جملانباس：地上部分治慢性气管炎，支气管炎，支气管哮喘，肝炎，尿道炎[140]。

Dracocephalum psammophilum C. Y. Wu et W. T. Wang [*D. fruticulosum* Steph. subsp. *psammophilum* (C. Y. Wu et W. T. Wang) H. C. Fu et Sh. Chen] 沙地青兰(唇形科)。【蒙药】毕日阳古[51]，比日羊古，abiryanggu[103]：效用同香青兰 D. moldavica[51]；地上部分治肝，胃疾病[103]。

Dracocephalum rupestre Hance 毛建草(唇形科)。【蒙药】ᠬᠠᠳᠡᠨ ᠪᠠᠷᠢᠶᠠᠩᠭᠤ（Haden bariyanggu，哈登－毕日阳古）[49]：地上部分治感冒头痛，咽痛，咳嗽，胸胁胀痛[51]；地上部分效用同香青兰 D. moldavica[49]。

Dracocephalum ruyschiana L. 青兰(唇形科)。【哈萨克药】جملانباس：地上部分治支气管炎，支气管哮喘，肝炎，尿道炎[140]。【蒙药】效用同香青兰 D. moldavica[51]。

Dracocephalum tanguticum Maxim. 甘青青兰(唇形科)《部藏标》。【藏药】ཞི་ཡ་གྷོ（知杨故）[2,6,21,35]，知羊哥[29][36,104,105,106,107]，支羊故[39]：地上部分治肝胃热，黄水类病，血症，口疮不愈[2,20,35]；幼苗治腹水，浮肿[2,20,23,35]；全草治胃炎，肝炎[6,29,39][36,104,341,682]，头晕，关节炎[21,29,39][104,341,682]，神疲，疮疖[21,29,39][341,682]，黄水病[6][105]，亦可结血管[21,29,39]，便血，疮口不愈，腹水，浮肿[6]，

肝脾肿大[36]，溃疡病[104]，血症，疮口不愈[105]，胃热[21]，成年男性之热，黄水病，便血，疮口不愈[39]；全草或花治肝胃热病，黄水病，便血，疮疡不愈[23]，慢性支气管炎[106]，清胆热，止血愈疮，燥黄水[107]。

Dracocephalum tanguticum var. cinereum Hand. – Mazz. 灰毛青兰（唇形科）。【藏药】支羊故：全草治胃炎，肝炎，头晕，关节炎，神疲，疮疖，结血管，成年男性之热，黄水病，便血，疮口不愈[39]。

Dracontomelon duperreanum Pierre〔*D. dao*（Blanco）Metrr et Rolfe.〕 人面子（漆树科）。【傣药】哥麻拉：果实治蚂蝗入鼻，驱虫[65]；【壮药】麻曲：树皮治烧烫伤[15]。

Dregea sinensis Hemsl. 苦绳（萝藦科）。【傣药】雅解先打[61,64]，大白解[64]：根治咽喉肿痛，口舌生疮[61]，疔疡斑疹，肺热咳嗽，胃脘痛，尿痛，解药食毒[61]，咳嗽痰多，疔疖斑癣，皮肤瘙痒，肺、气管、食道、胃癌变，小便热痛，解酒、食物、药物的毒[63]；全株治热毒炽盛引起的咽喉肿痛，口舌生疮，疔疖瘢疹，咳嗽痰多，胃脘热痛，肺、气管、食道、胃癌变，小便热痛，解酒、食物、药物的毒副反应[64]。【土家药】白浆草：全株治乳汁不通，小便不利，虚咳，胃痛，风湿疼痛，痈疮疔肿[123]。

Dregea volubilis（L. f.）Benth. ex Hook. f. 南山藤（苦藤）（萝藦科）。【阿昌药】苦菜藤：根治胃痛，神经衰弱，食欲不振，便秘[18]。【傣药】哈黑吻牧[66]，嘿吻牧（西傣）[60,62,64]，芽节（德傣）[60]：茎及叶治痢疾便血，风湿关节痛，腰痛，癫痫，偏瘫[65,66]；全株治肺热，胃病；根治面黄[14]，催吐[13]；果皮作兽医药[13]；根、藤茎治风湿性关节痛，腰痛，癫痫[13]，偏瘫，痢疾，便血[62,63,64]，感冒咳嗽，气管炎，心前区疼痛，胃脘痛，风湿痹痛，睾丸炎，妊娠呕吐[62,63,64]；藤茎治感冒咳嗽，咽喉肿痛，心悸胸痛，失眠多梦，胃脘热痛，食欲不振，恶心呕吐，便秘，胆汁病（白胆病，黄胆病，黑胆病），风湿痹痛，中风偏瘫，癫痫，睾丸肿痛[60]。【德昂药】波腮腮：效用同阿昌药[18]。【景颇药】芽节[9,13,19]，Myinban byvoq[18]：根治胃痛，便秘，食欲不振，神经衰弱[9,13,18,19]。【哈尼药】南山藤：全草治感冒[875]。

Drosera peltata Smith 茅膏菜（茅膏菜科）。

【白药】珍珠草[17]，morxzixcux 茂脂粗[17]，去人龙[14]：块根及全草治跌打损伤[17]；全草治小儿疳积，小儿腹泻，跌打劳伤，淋巴结结核[14]，腰肌劳损[5,14]，风湿[13,14]，食积腹胀，胃痛，跌打损伤，风湿性关节炎，腰痛[5]；块茎治小儿疳积，角膜云翳[5]。【侗药】地下明珠[5,15]，骂淹力[25][137]，Maln geex liuih[25][137]：块茎治小儿惊风[15]，翳状胬肉[5]；全草治兜惰啨（蛇咬伤）[25][137,139]。【景颇药】古茨契：全草治风湿[5,13]。【苗药】布火[5,13]，地下明珠[5]，莴岗芮[96]：块茎治风湿性关节炎，损伤肿痛，痢疾[5,13]，皮下肿块，淋巴结结核，颈部肿块[5]；块茎外用治颈部肿块，淋巴结结核[13]；全草治毒蛇咬伤[96]。【仫佬药】布爹：块茎治小儿破伤风[5,15]。【纳西药】没露蛋子[17]，珍珠草[5,13]：块根及全草治跌打损伤[17]，小儿惊风，风湿[5,13]；全草治小儿惊风，疟疾，小儿疳积，风湿性关节炎，跌打损伤，腰肌劳损，湿疹，神经性皮炎，疥疮[164]。【普米药】扎孜友蒂[5,13]，扎子容底[15]：块茎治风湿，跌打劳伤，胃痛，痢疾，血崩[5,13][15]，白带[5,13]。【畲药】老虎尿[147]，捕虫草[147]，茅膏菜[10]：全草治跌打损伤，风湿关节痛，湿疹，神经性皮炎，淋巴结结核[10,147]。【佤药】俩蕊：全株治便秘[5,13]。【瑶药】mbungh suiv miev（甭水咪），地下明珠[132]，mao hao mi[237]：块茎及全草治风湿关节肿痛，瘰疬[132]，跌打损伤，湿疹[132][237]，腰肌劳损，关节炎，疟疾，角膜云翳，淋巴结结核，神经性皮炎，妇女产后腹痛，子宫遗血不出[237]；块茎及全草外敷治风湿性、类风湿性关节炎，神经性皮炎[237]。【彝药】毫姆笨[101,104]，痛摸堵失[17]，阿多笨[5,13]：全草治消化不良，小儿疳积[101,104]，睾丸肿大[104]，小儿惊风[10,104,105]，水火烫伤及牙痛[17]，淋病，尿涩[5,10,105]，抽风，跌打损伤[10,105]，食积，劳伤，肺炎，腹泻，感冒，风湿痛，九子疡（颈淋巴结结核）[105]；块茎治小儿惊风，肺炎，感冒[5]，食积，劳伤，腹泻，风湿痛，九子疡（颈淋巴结结核），小儿惊风，肺炎，感冒[10]，食积不化，水膈呃逆，胸腹痞满，睾丸肿痛[109]。【藏药】ཏགས་སེར[21]，答悟[23]，莪伟丹[24]：全草治急性胃腹疼痛，跌打瘀痛[23]，妇女月经不调，月经流血过多[5,23,24][108]，风湿疼痛[24]，风湿骨痛，旧伤复发，瘰疬，胃痛，风湿关节痛，跌打损伤[36]，抗衰老[108][13]，补虚弱[13]；块茎治痢疾[13]；全草外用疮疡痈肿[24]。【壮药】怄差皃[5]，rumgaebnon，捕虫草[121]：全草治小儿疳积，神经衰弱，风湿性关节炎，腰痛[5]，疟疾，风湿骨痛，瘰疬结核，跌打损伤，神经性皮炎[121]；块茎治急慢性角膜炎，虚弱，肾阴虚[5]。

Drosera peltata var. glabrata Y. Z. Ruan 光萼茅膏菜(茅膏菜科)。【彝药】毫姆笨：效用同茅膏菜 D. peltata[101]。

Drosera peltata var. lunata (Buch. – Ham.) C. B. Clarke 苍蝇网(茅膏菜科)。【藏药】畏登：全草治衰老，虚弱，血病，"赤巴"病[40]。

Drymaria cordata(L.) Willd. ex Schult. [*D. diandra* Bl.] 荷莲豆草(石竹科)。【白药】才为臭[13]，哈煮马哈[13]，菜蒌丑[14]：全草治黄疸，疟疾，腹水，骨折，疮痈，翳状胬肉[13,14]。【傣药】牙节环(德傣)[9,13,14,71]，牙修欢(西傣)[9,14,62,71]，亚结怀(德傣)[14]：全草治黄疸，疟疾，腹水，骨折，疮痈，翳状胬肉[9,13,14,71]，消肿[14]，高热不退，咽喉肿痛，目赤肿痛，疣，疔疮痈疖脓肿[62]；鲜全株捣敷治疣[9,13,14,71]。【侗药】多骂，交恩南，马雪解虽：全草治肾炎，肠炎[15]；全草挂胸部治小儿疳积[15]；全草捣烂敷患处治跌打扭伤，蛇伤，皮炎[15]；全草加洗米水浸滤取液涂患处治烧烫伤[15]。【哈尼药】鸭给槐[9,72]，Ha'qiqmiavmiaovq(哈企苗苗)[143]，荷莲豆草[875]：效用同白药[13]；全草治咽喉肿痛，吐血[9,72]，外伤出血，风湿疼痛，跌打劳伤，胃、胆、肾绞痛，红眼病，疟疾[143]，胃痛[875]。【基诺药】咪阔补补：全草治黄疸型肝炎，慢性肾炎，消化不良[10,163]。【拉祜药】dai lao ga jie：叶治骨折[152]。【傈僳药】念努莫：全草治疮痒肿毒，黄疸，疟疾，风湿脚气[166]。【佤药】二蕊荷莲豆，野碗豆菜，小野碗豆[168]：全草治肝炎，痢疾[10,168]，跌打伤，毒蛇咬伤[168]；全草外敷治跌打损伤，毒蛇咬伤[10]。【瑶药】mieh mouc(咪谋)[130]，水兰青[130]：全草治小儿疳积[130,133]，哮喘，痢疾，黄疸型肝炎，风湿骨痛，脚气，慢性肝炎，慢性肾炎，淋症，痔疮，便秘，痈疮肿毒，毒蛇咬伤[130]，黄疸，消化不良[133]。【彝药】全草治肠痈胃热，疔癣疮疡[109]。【壮药】Rumliengz(溶莲)[180]，别仁怀，甲驳：全草治呗农(痈疮)，能蚌(黄疸)，笨

浮(水肿)，嘀痹(痹积)[80]，肾炎，肠炎[15]；全草捣汁液含漱治口腔炎[15]；全草挂胸部治小儿疳积[15]；全草捣烂敷患处治跌打扭伤，蛇伤，皮炎，痈疖[15]；全草酒精调匀搽身治小儿发热[15]。【台少药】Iyukanman (Tayal 族屈尺)，Paserotuko (Bunun 族峦)，Sayaru (Bunun 族高山)：根治头痛[169]；叶治热病，外伤[169]。

Drymoglossum piloselloides(L.) Presl 抱树莲(水龙骨科)。【基诺药】打补撸：全草治咳嗽出血，淋巴结结核[10,163]；全草捣敷治风湿骨痛[10,163]。

Drymotaenium miyoshianum (Makino) Makino 丝带蕨(水龙骨科)。【土家药】九根索[127][29]，针丝还阳，韭菜还阳[127]：全草治跌打损伤，外伤出血，腰痛，瘫痪，黄疸型肝炎，小儿食积，小儿惊风[123][29]，目赤，咽喉肿痛，疝肿，小便不利，月经不调，白带，风湿腰痛，小儿惊风，跌打损伤[127]。

Drynaria bonii Christ 团叶槲蕨(槲蕨科)。【苗药】肉碎补，骨碎补：根茎治肾虚耳鸣，牙痛，跌打损伤，骨折，风湿腰痛，外伤出血[252]。

Drynaria delavayi Christ 川滇槲蕨(槲蕨科)。【傈僳药】打俄叭腊：根茎治跌打损伤，风湿性关节痛，肠风下血[166]。【苗药】爬岩姜，骨碎补：根茎治肾虚腰痛，耳鸣耳聋，牙齿松动，跌扑闪挫，筋骨折伤；根茎外用治斑秃，白癜风[252]。【纳西药】骨碎补：根茎治骨折，跌打损伤，腰脚疼痛不止，肾虚耳鸣，耳聋，牙齿浮动，疼痛难忍，血吸虫病，挫闪，阑尾炎[164]。【彝药】黑得：根茎治风湿疼痛，跌打损伤，骨折[10]。【藏药】帕江热惹[24]，帕红热惹[22]：根茎治中毒性发烧，跌打损伤，筋骨疼痛，耳鸣，胎衣不下[22,24]。

Drynaria fortunei (Kunze) J. Sm. [*D. roosii* Nakaike] 槲蕨(水龙骨科)《药典》。【布依药】应哈[159][328]，爬岩姜，骨碎补[274]：根茎治膝关节肿痛[159][274,328]。【德昂药】给瓦毛：去毛根茎治骨折，肾虚久泻，腰痛，鸡眼[9,19]。【侗药】迅坝[10,137]，Xingp bial，牙闩[15]：根茎治降万(伤筋，伤骨)[10,137]；根茎外用治跌打损伤，骨折[15]；根茎研粉与鸡肝或猪肝蒸服治小儿疳积[15]。【仡佬药】tçe³⁵ kuo³³ qan⁵³ (街郭港，黔中方言)[162][274,328]，ke⁵⁵ tçio⁵⁵ suo⁵³ kε³⁵ (改绞所盖，黔中北方言)[162]，kə⁵⁵ ɲie³¹ xə⁵⁵ (改艾喝，黔西南多洛方言)[328][162]：

根茎治肾虚[162][274,328]。【哈尼药】骨碎补，Hama daolpul(哈玛刀普)，猴姜：根茎治肾虚腰痛，外伤出血，骨折[143]。【黎药】怕翻涛：根茎治疮疡[154]。【毛南药】xin³³ bɔa³³(新巴)[155]，肉碎补[156]，猴子姜[156]：根茎治尿结石[155]，跌打损伤，骨折，瘀血疼痛，风湿性关节炎，肾虚久泄，耳鸣，牙痛[156]。【蒙药】ᠪᠡᠬᠢᠨ ᠰᠤᠤᠯ(Beqin suul，勃钦 – 苏勒)[41]：效用同中华槲蕨 D. sinica[41,47]。【苗药】Diangb liox zat(相豆炸，贵州黔东南)[91,95][274]，Dad gheab bleat(大界扁，贵州松桃)[91,95]，Dlieed lax jat(写那架)[92]：根茎治五劳七伤，伤风感冒[91][274][95]，骨折，强壮筋骨[274][95]，筋骨疼痛，感冒[92,95]，腰痛，足膝萎弱，耳鸣耳聋，牙痛，久泻，遗尿，斑秃[91]。【纳西药】效用同川滇槲蕨 D. delavayi[164]。【畲药】猴已姜[147]，猢狲姜[146]，猴姜[146,147]：根茎治跌打损伤，肾虚久泻，耳鸣牙痛[10,147]，骨折[10,146,147]，小儿脱肛，产后污血冲心[147]，老人脚抽筋，面神经麻痹[146]，筋骨酸痛[10]。【土家药】ba¹ shan¹ fu²(巴山虎)[10,124]，骨碎补[124]，毛姜[128]：根茎治肾虚腰痛，肾虚久泻，耳鸣，牙齿松动，骨折，斑秃[124]，跌打损伤[10,124]，气病，跌打骨折，腰杆酸痛，巴骨流痰[128]，关节痛，腰腿痛[10]。【维药】其力怕也：效用同中华槲蕨 D. sinica[79]。【瑶药】mah mbungv sun(麻楼双)，骨碎补，犸留姜：根茎治风湿性关节炎，腰腿痛，瘫痪，小儿麻痹后遗症，小儿疳积，癫痫，跌打损伤[130]。【彝药】骨碎补：根茎治痈疮疔疖，毒蛇咬伤[109]。【藏药】 བེ་ཤིང་རེ་རལ།(培姜热仁)[20,21]：根茎治跌扑内挫，肾虚久泻，耳鸣，筋骨伤损，齿痛，脱发[20]，肾虚腰痛，风湿痹痛，齿痛，骨伤，斑秃，鸡眼[36]，食肉中毒与配置中毒症[21]。【壮药】Hingbwn(兴盆)[180]，蚂拐云，暖仔[45]：根茎治腰腿痛，发旺(痹病)，林得叮相(跌打损伤)，肩周炎[180]，癫痫；研粉与鸡肝或猪肝蒸服治小儿疳积[15]。

Drynaria propinqua (Wall. ex Mett.) J. Sm. 石莲姜槲蕨(槲蕨科)。【傣药】骨碎补(德傣)：根茎用于补肾接骨，止痛，止血[13]。【德昂药】给瓦毛：根茎治肾虚久泻，腰痛，鸡眼，补肾，止血[13]。【侗药】迅坝：根茎外用治跌打损伤，骨折；研粉与鸡肝或猪肝蒸服治小儿疳积[15]；根茎

治降万(伤筋，伤骨)[137]。【苗药】写那架[11,96]，爬山姜[11,98,136]，大界扁[94,95]：根茎治跌打损伤，骨折[11,96]，肾虚腰痛，耳鸣耳聋，牙齿松动，肾虚久泻[97,98,136]，腰痛，五劳七伤[94]，伤风感冒[94,95]，肾虚耳鸣，腰骨疼痛[252]。【藏药】帕江热惹[24]，帕红热惹[22]：效用同川滇槲蕨 D. delavayi[22,24]；根治肉毒和配合毒，腹泻，邪热，毒病[27]。

Drynaria sinica Diels [*D. sinica* var. *intermedia* Ching et S. K. Wu；*D. baronii* (Christ) Diels] 中华槲蕨(槲蕨科)。【阿昌药】竹鸡翅膀：根茎治肾炎失泻，跌打损伤，风湿性关节痛[18]。【白药】厅毛首碎补[14]，斤毛古脆补[6]：根茎治跌打损伤[14]，风湿[6]。【朝药】negzurgosari，gerchamyiryetcao：根茎治骨折，恶疮破烂[14]。【傣药】牙项蛾(德傣)[14]，树马黄，兵买[9,18,19]：根茎治水肿[6,14]，腹泻[14]，肾虚久泻，跌打损伤，风湿性关节痛[9,18,19]。【景颇药】sikgan dalam(蓍冈大览)[6,14]，sikdap lamdve[18]：根茎治骨折[6,14]，肾炎失泻，跌打损伤，风湿性关节痛[18]。【傈僳药】招铺飘，打哦：根茎治跌打，骨折，腰痛[6]。【蒙药】莫钦 – 斯古勒，博吉 – 若拉勒[47]，ᠪᠡᠬᠢᠨ ᠰᠤᠤᠯ(Beqin suul，勃钦 – 苏勒)[41]：根茎治跌打损伤，牙齿松动，牙痛，骨折，瘀血作痛，风湿性关节炎，肾虚久泻，耳鸣[47]；根茎外用治斑秃[47]，肉毒症，肾热，配毒症，创伤[41]。【苗药】龙跌丹，里渣：根茎治风湿，跌打，扭伤，痛经，月经过多[6,14]。【纳西药】古税补[6]：根茎治腹痛，跌打损伤[6,14]。【佤药】guox vaox(寡羣)：根茎治骨折[6,14]。【维药】其力怕也：根茎治肾虚腰痛，阳痿，耳鸣[79]。【瑶药】哥怕，耙歹帕：根茎治慢性支气管炎[6]。【藏药】热惹[20]，丹吾莱热[23]，帕江热惹[24,29]，别降热热[40]：根茎治跌扑闪挫，筋骨伤损，肾虚，久泻，齿痛，脱发[6,20]，耳鸣[6,24,29]，食物中毒，混合毒症[23]，中毒性发烧，胎衣不下[6,24,29]，跌打损伤，筋骨疼痛[22,24,29]，慢性病发烧[6]，肉毒，配合毒，腹泻，邪热，毒病[27]，跌打损伤，风湿关节痛，肠风下血[40]。【壮药】暖仔：根茎治风湿骨痛，跌打损伤[6]。

Dryoathyrium okuboanum (Makino) Ching 华中介蕨(蹄盖蕨科)。【土家药】小叶山鸡尾：叶治下肢疖肿，跌打外伤[123]。

Dryobalanops sumatrensis (J. F. Gmel.) Kosterm. [*D. aromatica* Gaertn. f.] 龙脑香树(龙脑香科)。【朝药】룡뇌수(liaong nue su, 聊韍疟酥)：龙脑(树干经蒸馏冷却而得的结晶)治卒中风，不省人事，痰涎壅塞，精神昏愦，言语干涩，手足不遂[83]，胸腹痛[84]。【蒙药】ᠬᠢᠯᠠᠪᠤᠷ(Xilgabur, 锡乐嘎布日)：树干自然渗出的结晶体(冰片)治炽热，疫热，陈热，讧热，伤热，毒热，丹毒，牙痛，目赤，咽喉红肿，口舌生疮[42]。【水药】冰片：治口舌生疮[10]。【裕固药】冰片：树干的加工品或合成品治化脓性中耳炎[10]。【藏药】嘎吾尔[23]，ᠭᠠ᠌᠌ᠪᡳ(嘎菩)[34]：树干的蒸馏物治龙热病，陈热病[23]，用于清热，散郁火[34]。

Dryopsis clarkei (Baker) Holttum et P. J. Edwards 膜边肋毛蕨(叉蕨科)。【苗药】膜边轴鳞蕨，贯众：根茎驱除绦虫[252]。

Dryopsis mariformis (Rosenst.) Holttum et P. J. Edwards 泡鳞轴鳞蕨(三叉蕨科)。【苗药】泡鳞肋毛蕨：根茎治肺热咳嗽，蛇咬伤[252]。

Dryopteris atrata (Kunze.) Ching 暗鳞鳞毛蕨(鳞毛蕨科)。【藏药】杰保热惹[24]，加保热惹[22]：全草治高热寒战，目赤肿痛，流感，疮痈疔肿[36]；根茎治热性病发疹，食物中毒，绦虫病，肠寄生虫病[22,24]。

Dryopteris barbigera (Hook.) O. Ktze. 多鳞鳞毛蕨(鳞毛蕨科)。【藏药】 བེ་ཞུང་རེ་རལ(培姜热仁)[21]，རེ་རལ(rere, 热热)[25]，热惹[24]：根茎及叶柄残基治食物中毒[21,25,29]，中毒性发烧，慢性病发烧，筋骨痛，胎衣不下[25]，配置中毒症[21]；全草治食物中毒，跌打瘀痛，筋骨疼痛，肾虚耳鸣，胎衣不下[24]，消除瘀血和肿块[40]。

Dryopteris crassirhizoma Nakai 粗茎鳞毛蕨(鳞毛蕨科)《药典》。【阿昌药】翁的耐：效用同景颇药[18]。【朝药】관중(guān zòng, 关纵)：根茎治胰腺炎，蛲虫症，麻疹不透[9,90]，腹中邪热气，诸毒，杀三虫，去寸白，破癥瘕，除头风，止金疮[86]；花治恶疮，令人泄[86]。【德昂药】洼布朗：效用同景颇药[18]。【侗药】金鸡尾，昏鸡头：根茎治感冒发热，痢疾，刀伤出血[136]。【景颇药】Kibap dilam：根茎治流行性乙脑，流行性感冒[18]。【蒙药】ᠨᠠᠷᠠᠰ ᠡᠪᠡᠰ(Naras ebes, 那日苏 - 额布斯)[42]，敦布 - 热日勒，纳日苏 - 乌布斯[56]：根

茎及叶柄残基治热"希日"病，外伤，食肉中毒，毒热扩散，狂犬病，各种配制毒症[42]，流行性感冒，热病发斑，赤痢便血，虫积腹痛，吐血，衄血，崩漏，子宫出血，预防流行性感冒，麻疹，流行性乙型脑炎，流行性腮腺炎[47]，胃腹胀满，干呕，视物昏花，头晕，毒热扩散[56]。【纳西药】根茎治感冒，流感和流脑，流行性感冒，蛲虫病，虫积腹痛，钩虫病，预防麻疹，食物中毒[164]。【土家药】sang¹ bie² ce⁴(桑别则)[10,126]，贯众[128]，百头[128]：根茎治痢疾，腹泻，蛔虫，便血[10,126]，重伤风症，虫积症，热泻症，多种出血[128]。【藏药】玉周曲哇：带叶柄基的根茎治肉食中毒，食物中毒[23]。

Dryopteris cycadina (Franch. et Sav.) C. Chr. 暗鳞鳞毛蕨(鳞毛蕨科)。【傣药】桂：根茎治流行性乙脑，流行性感冒[13]。【藏药】杰保热惹：根茎治热性病发疹，食物中毒，绦虫病及肠寄生虫病[24]。

Dryopteris filix - mas (L.) Schott 欧洲鳞毛蕨(鳞毛蕨科)《部维标》。【哈萨克药】斯孜个塔拉克[78]，سۇزگىستاراق[142]：茎及叶柄残基治流行性病毒性感染，流感，乙脑，寄生虫病腹痛[142]，脑膜炎，功能性子宫出血，驱绦虫[78]。【维药】沙拉哈斯[78][24]，سەرخەس(Serxes, 赛尔海斯)[75]：根茎及叶柄残基治机体黏液质偏盛，吞酸胃弱，尿频阻泄，肠寄生虫[4]，肠道生虫，髋关节痛，关节疼痛，尿路疮疡，流行性感冒，痢疾腹泻，子宫出血[75,77]，胆质引起的热症，肠道寄生虫[78]，胆热症，肾和尿道感染[24]。

Dryopteris juxtaposita Christ 粗齿鳞毛蕨(鳞毛蕨科)。【藏药】热惹：根茎或全草治食物中毒，跌打瘀痛，肾虚耳鸣，胎衣不下[22]。

Duabanga grandiflora (Roxb. et DC.) Walp. 八宝树(千屈菜科)。【基诺药】婆迫：树皮治气管炎[163]。

Dubyaea atropurpurea Stebbins 紫花厚喙菊(菊科)。【藏药】匝赤那波[13]，匝赤那布[22]：全草或花序治胆病，肝炎，筋脉痛[13]；地上全草或花治"赤巴"病，胆病，肝炎，筋脉病[22,34]。

Dubyaea hispida Candolle 厚喙菊(菊科)。【藏药】效用同紫花厚喙菊 D. atropurpurea[13,22,34]。

Duchesnea indica (Andr.) Focke 蛇莓(蔷薇

科）。【布依药】那董令〈159〉[274]，三匹风[274]：全草治哮喘〈159〉[274]。【朝药】삠딸기（biǎm dǎr gi，掰母哒儿给）：全草治胃癌，鼻癌，肺癌，宫颈癌〈9,90〉。

【傣药】嘿呼领（西傣），嘛喔打（德傣）：全草治感冒发热，急性扁桃腺炎，气管炎，腮腺炎，黄疸型肝炎，吐血，鼻衄，缩阴〈13〉；全草外用治烧烫伤，蛇咬伤，疔疮，湿疹〈13〉；根治痢疾，腹泻，吐血，眼结膜炎〈13〉。【侗药】登惰，Demh suic〈137〉：全草治朗鸟耿甚（小儿疮疔），闷高温扁（头晕昏倒）〈137〉，咽喉肿痛，痢疾，咳嗽，热痛，惊厥，咳嗽〈135,136〉。【仡佬药】ŋao53 mi13（熬米，黔中方言），mie31 moŋ55 ŋuo55（灭猛恶，黔中北方言）〈162〉[274]，三匹风[274]：全草治毒蛇咬伤〈162〉[274]。【拉祜药】梅格乐结：全草治感冒发热，咳嗽，小儿高热惊风，咽喉肿痛，白喉，黄疸型肝炎，细菌性痢疾，月经过多〈10〉；全草外用治腮腺炎，毒蛇咬伤，眼结膜炎，疔疮肿毒，带状疱疹，湿疹〈10〉。【傈僳药】打果里神戈：全草治热病，惊痫咳嗽，吐血，咽喉肿痛，痢疾，痈肿，疔疮，蛇虫咬伤〈166〉。

【毛南药】ta: ŋm24 bei24 zeŋ53（烫碑忍）：全草捣烂外敷，治疔疮〈155〉。【苗药】Bid giand nenb（比坚伦，贵州松桃）〈95,96〉，Bul yuk dax（布幼打，贵州黔东南）〈94,96〉[274]：全草治久咳〈91,94,95〉[274]，热咳〈91,94〉[274]，热病〈91,94〉，惊痫，感冒，痢疾，黄疸，目赤，口疮，咽痛，疟腮，疖肿，毒蛇咬伤，吐血，崩漏，月经不调，烫火伤，跌打肿痛〈91〉，扁桃体炎，咳血〈96〉，无名肿毒〈95〉，疔疮[274]；全草捣烂外敷治老蛇拦腰症，无名肿毒，脓肿[274]。

【纳西药】全草治急性细菌性痢疾，蛇咬伤，感冒发热咳嗽，黄疸，月经不调，腮腺炎，子宫内膜炎，水火烫伤，感冒发热，咳嗽，小儿惊风，咽喉肿痛，黄疸型肝炎，腹泻，痢疾，肾炎，瘰疬，尿血，湿疹，无名肿痛〈164〉。【畲药】蛇波，蛇莓草，老蛇果〈10,147〉：全草治感冒，发热，咳嗽，咽喉肿痛，白喉，痢疾，月经不调，疔疮肿毒〈10,147〉，小儿疳积，小儿马牙，风火牙痛，牙龈痛，口腔溃疡，漆过敏，疔疮疖肿，带状疱疹〈148〉。【水药】董夏〈10,157,158〉[274]，三匹风，蛇莓[274]：全草治痢疾〈10,157,158〉[274]。【土家药】she2 po2 er2（蛇婆儿）〈10,124,127〉，蛇泡草〈124,127〉[109]，龙吐珠[109]：全草治伤风感冒，风坨（风疹），痒疹，皮风，癫，癣，蛇扳疮（末梢神经炎），腰带疮（带状疱疹）〈10,126〉。

痢疾，淋症，腰痛，小儿惊风，喉蛾（急性扁桃体炎）[109]，蛇咬伤，腮腺炎，带状疱疹，疔疮，无名肿毒，狗咬伤〈124,127〉，无名肿痛，喉咙痛，手指蛇头，打伤[125]，疔疮肿毒，毒蛇咬伤，长蛾子（又名喉蛾，即急性扁桃体炎），黄疸症[128]；全草外敷治蛇咬伤，腮腺炎，带状疱疹，疔疮，无名肿毒等[109]；果实有毒〈126〉。【瑶药】白莓草〈15〉，蛇泡〈15〉，蛇泡草〈133〉：全草治痢疾，血尿〈15〉，热病，惊痫，鼻衄，子宫出血，阴痒，带状疱疹，解雷公藤、砒霜中毒〈133〉，白喉，喉痛，疟疾，黄疸，无名肿毒〈237〉；根、果治虫蛇咬伤，跌打损伤，湿疹，带状疱疹，腮腺炎，乳腺炎，肠炎，小儿惊风，外感咳嗽，百日咳〈237〉。【彝药】舍利次〈13,101,102,103,111〉，合丁欢〈14〉：全草治疮腮，乳痈，疮疖，虫蛇咬伤〈13,101,102,103,111〉，蜈蚣咬伤〈101,102,109〉，肢体潮红，皮肤瘙痒，痈疽疔疮〈109〉，月经不调，血崩〈111〉，毒蛇咬伤〈14〉，湿痹，恶疮，惊风，菌痢，心腹邪气，眼结膜炎，带状疱疹，湿疹，风疹〈101,102〉。

Dumasia cordifolia Benth. ex Baker 心叶山黑豆（豆科）。【彝药】细木香：根治食积不化，气撑腹胀，发热不退，久婚不育〈109〉。

Dumasia forrestii Diels 小鸡藤（豆科）。【拉祜药】小黑藤，阿开奶：全株治尿血，感冒及流感引起的高热，疟疾，肝炎，咽喉肿痛〈13〉。【彝药】红藤-文钱〈109〉，耐咩采勒若〈13〉：根治疱疹湿疹，皮肤瘙痒〈109〉，风疹，月经不调〈13〉。

Dumasia villosa DC. [*D. villosa* ssp. *bicolor* (Hayata) Ohashi et Tateishi] 柔毛山黑扁豆（豆科）。【台少药】Kamoto（Paiwan族 Paiwan）：叶与台湾崖爬藤共同打碎后敷于患部治足痛〈169〉。

Dumortiera hirsuta (Sw.) Reinw. 毛地钱（魏氏苔科）。【瑶药】铜钱癣，印子铜钱：植物体外用治烧烫伤，体癣，无名肿毒〈133〉。

Dunbaria circinalis (Benth.) Bak. 卷圈野扁豆（豆科）。【傣药】睡扁〈13〉，唾扁（西傣）〈65〉：治无名肿毒〈13〉；根治喉炎，眼结膜炎〈65〉。

Dunbaria podocarpa Kurz. 山绿豆（豆科）。【傣药】果实治梅毒〈9,73〉；叶片用于癫痫头〈9,73〉。

Dunbaria villosa (Thunb.) Makino 毛野扁豆（豆科）。【土家药】duo1 bu4 kan1 ku3（多布看苦），山扁豆〈124〉，野扁豆〈128〉：种子治肾炎水肿，咳嗽，

妇女白带⟨124⟩；根治肚腹胀痛，风气病，摆白病（又名崩白，泛指带下过多），毒蛇咬伤⟨128⟩。

Duperrea pavettaefolia(Kurz.) Pitard 长柱山丹(茜草科)。【傣药】叫勐远(西傣)：茎治咽喉肿痛，心烦口渴，口干舌燥，咳嗽痰多，胃痛，中暑呕恶，月经不调，少腹坠胀疼痛，产后体虚，乳汁不下，头昏头痛，失眠多梦⟨60⟩。

Dysophylla stellata(Lour.) Benth. 水虎尾(唇形科)。【瑶药】竹节草：全草治毒蛇咬伤，痈疮肿毒，湿疹⟨133⟩。

Dysosma difformis (Hemsl. et Wils.) T. H. Wang 小八角莲(小檗科)。【苗药】Jab mud nangx dlub(加模酿梭，贵州黔东南)⟨91⟩，荷叶莲，药中王⟨5⟩：根及根茎治风热咳嗽，咽喉肿痛，腮腺炎，乳腺炎，痈肿疮疖，毒蛇咬伤，跌打损伤⟨91⟩；根茎治疔疮，肿毒，瘰疬，喉痈，带状疱疹，跌打损伤，毒蛇咬伤，避孕，虚汗，盗汗，死胎不下⟨5⟩。【土家药】包伏七⟨126⟩，独角莲⟨123,127⟩，翻天印⟨10⟩：根茎治腹痛，毒蛇咬伤，痈疱，流痰⟨10,126⟩，跌打损伤，癌肿，疥癣，疔毒，恶疮⟨123,127⟩；根治全身痛，腹痛，痈肿疮毒，虫蛇咬伤⟨12⟩；根茎牛乳制后能减轻毒性⟨12⟩。【瑶药】八角莲：根茎治痈肿，疔疮，瘰疬，喉蛾(急性扁桃体炎)，跌打损伤，蛇咬伤⟨133⟩。【壮药】憋糯亮：全草治角膜炎，喉头炎，鼻腔炎⟨5⟩。

Dysosma lichuanensis Z. Cheng 利川八角莲(小檗科)。【土家药】血丝金盆，红八角莲：根茎治咽喉肿痛，跌打损伤，虫蛇咬伤⟨123⟩。

Dysosma majorensis(Gagnep.) Ying 贵州八角莲(小檗科)。【侗药】白报莲⟨137⟩，Beds baol lieenc⟨137⟩，白极莲⟨10⟩：根茎治播奥骨(肿骨节)，惊囊堆(看地惊)⟨10,137⟩，有小毒⟨10⟩。【苗药】根茎用于散风，解毒，祛痰⟨95⟩。

Dysosma pleiantha (Hance) Woodson 六角莲(小檗科)。【侗药】八角莲⟨10⟩，骂帮包⟨139⟩：根茎治胃痛⟨10⟩；根茎外敷治无名肿毒⟨10⟩；全草治蛇咬伤，胃痛⟨139⟩。【苗药】荷叶莲，叶下花：根茎治痈肿疔疮，瘰疬，咽喉肿痛，跌打损伤，咳嗽，腰腿关节疼痛，癌肿，胃痛，虫蛇咬伤，跌打损伤⟨94,98,138⟩。【畲药】一粒珠⟨147⟩，千斤锤⟨147⟩，八角莲⟨10⟩：根、茎、叶治哮喘，小儿惊风，无名肿毒，痈疮疖肿，腮腺炎⟨10,147⟩。【土家药】ye¹ ta¹ wo¹

ki¹ ki¹ ke³ meng¹ (月他恶克克卡蒙)⟨128⟩，八角七⟨125,128⟩：根茎治毒蛇咬伤，肚腹胀痛，跌打损伤，尿石症⟨128⟩，跌打损伤，全身痛，蛇咬伤⟨125⟩。【瑶药】根茎治胃痛⟨15⟩；全草外用治跌打损伤⟨15⟩。【台少药】Iyokabyan(Tayal 族 Kinazi -)，Mako -(Tayal 族 Marikowan)，Ututasuhu - ziru(Tayal 族上坪后山)：茎治腹痛⟨169⟩；根治腹痛，毒蛇咬伤⟨169⟩。

Dysosma tsayuensis Ying 西藏八角莲(小檗科)。【藏药】奥毛塞蔓巴：根及根茎治跌打损伤，腰腿疼痛，心疼，胃痛，皮肤病，黄水疮⟨24⟩；果实用于血病，胎动不安，月经不调，肾脏病⟨24⟩。

Dysosma veitchii(Hemsl. et Wils.) Fu 川八角莲(小檗科)。【彝药】乃培⟨101,104⟩，八角盘⟨104⟩：根及根茎治九子疡(颈淋巴结结核)，疮痈，毒蛇咬伤，咳嗽痰多，脱肛⟨104⟩，效用同八角莲 D. versipellis⟨101⟩。

Dysosma versipellis(Hance) M. Cheng [*Podophyllum versipelle* Hance] 八角莲(小檗科)。【布依药】那柏莲⟨159⟩，旱八角莲，八角盘⟨274⟩：根茎治风湿⟨159⟩⟨274⟩。【朝药】팔각련(pàr gàk liĕn，帕儿嘎克咧嗯)，鬼白：根杀蛊毒，鬼疰，精物，解百毒，咳嗽，喉结，风邪，烦惑，失魄妄见，去目中肤翳，杀大毒⟨86⟩。【侗药】一把伞⟨15⟩，独角莲⟨615⟩：根茎治胃疼⟨15⟩，热毒，蛇咬伤⟨615⟩；根茎捣烂外敷治痈疮肿毒⟨15⟩。【仡佬药】wao⁵³ kə⁵⁵ çin(熬格杏，黔中方言)⟨162⟩⟨274⟩，ʐao³¹ pi³⁵ kao⁵³ (腰比高，黔中北方言)，xe³¹ p 'ə³¹ ŋi⁵⁵ (海泡艾，黔西南多洛方言)⟨162⟩：根茎治跌打损伤⟨162⟩⟨274⟩。【哈尼药】根、茎、叶用于消肿⟨875⟩。【毛南药】勒铎⟨15⟩，ba：n³³ sa，ŋ³³na：n⁵⁵伴尚年⟨155⟩，va⁵ piat⁷ lim⁶(发八棱)⟨156⟩：根茎治胃疼⟨15⟩，消化系统常见病，毒蛇咬伤，跌打损伤，淋巴结炎，腮腺炎，乳腺癌⟨156⟩；根茎捣烂敷患处或磨醋涂患处治痈疮肿毒⟨15⟩。【苗药】Reib bax gox (锐柰尿，贵州松桃)⟨91,95⟩⟨274⟩，乌培棘⟨15⟩，八角盘⟨274⟩：根茎治咳嗽，咽喉肿痛，瘰疬，瘿瘤，痈肿，疔疮，蛇毒咬伤，跌打损伤，痹证⟨91⟩，跌打损伤⟨15⟩，慢性气管炎，跌打损伤⟨95⟩⟨274⟩。【仫佬药】花不格：根茎外敷治乳腺炎⟨15⟩。【土家药】独叶一枝花，荷叶莲⟨123,127⟩，八卦莲⟨125⟩：根茎治痈肿疔疮，瘰疬，咽喉肿痛，跌打损伤，毒蛇咬伤⟨123,127⟩；根治跌打损伤，肚子痛，肺痨⟨125⟩。【瑶药】卞各令⟨15⟩，betv gorqv linh(毕各林)[132],独脚莲[132]:根茎治咳嗽,胃疼[15],毒蛇咬伤[132][4],痈疮肿毒[4],肺痨咳嗽,淋巴结结核,肝硬化,胃痛,痈疮肿毒,瘰疬[132];根茎外用治毒蛇咬伤[15]。【彝药】亥利之[15],乃培[101]:根茎治胃疼[15];根、根茎治九子疡(颈淋巴结结核),痈疮,毒蛇咬伤,咳嗽痰多,脱肛[101]。【壮药】棵八国莲[15],Lienzbetgak(莲边抗)[117],八角莲[117]:根茎治胃疼,跌打损伤[15],呗奴(瘰疬),航靠谋(猪头肥),货烟妈(咽痛),疱疹,心头痛(胃痛),呗农(痈肿),林得叮相(跌打损伤),额哈(毒蛇咬伤)[117];根茎外敷治毒蛇咬伤[15]。

Dysoxylum hongkongense (Tutch.) Merr. 香港樫木(楝科)。【傣药】旱望(西傣):根治疟疾[14]。

E

Ecdysanthera rosea Hook. et Arn. 酸叶胶藤（夹竹桃科）。【傣药】宋木童（西傣）[14]，宋姆必（西傣）[13]，嘿宋拢（西傣）[60]：全株用于跌打瘀肿，风湿骨痛，咽喉肿痛[13,14]；用于眼肿，疔疮[14]；藤茎用于疗疮肿毒，湿疹，带状疱疹，高热抽风，头晕头痛，失眠多梦，小儿疳积，蛔虫症[60]。【台少药】Watetimo（Tayal 族屈尺），Abaotimo（Tayal 族马武督），Barikoro（Bunun 族施武群）[169]：叶治腹痛，外伤，疲劳[169]。

Ecdysanthera utilis Hayata et Kaw. 花皮胶藤（夹竹桃科）。【瑶药】花九牛[131][342]，红九牛[132]，眼角蓝[342]：根、茎藤、皮用于跌打损伤，小儿白疱疮[342]，风湿性关节炎，筋断[131]；效用同毛杜仲藤 Urceola huaitingii[132]。

Echinochloa colonum（L.）Link 芒稷（禾本科）。【台少药】Sarazu（Bunun 族群）[169]：果实研成粉末，干燥后用草叶包裹，烧后服用治腹痛[169]。

Echinochloa crusgalli（L.）P. Beauv. 稗（禾本科）。【德昂药】红稗[13,160]：根和苗叶用于金疮及伤损出血，产后肚子疼[160]；果实、根、苗治妇女产后腹痛[13]。【侗药】每控[43]：全草治感冒，呕吐[43]。【蒙药】奥存 - 好努格[587]：根、苗用于止血；果实益气健脾[587]。【怒药】呀阿[165]：全草治刀伤出血[165]。

Echinopanax elatus Nakai 参见 Oplopanax elatus。

Echinops dissectus Kitag 东北蓝刺头（褐毛蓝刺头）（菊科）。【蒙药】ᠵᠠᠷᠠ᠎ᠠ ᠦᠪᠡᠯ（Zhara wul，扎日阿 - 乌拉）[51,56]，ᠤᠷᠭᠡᠰᠲᠦ ᠬᠥᠬᠡ（Wurgest huh；乌日格斯图 - 呼和），ᠠᠵᠠᠭᠠᠰᠤᠷ ᠣᠨ（Azhagser on，阿扎格色日 - 敖恩）[51]：花序治骨折，骨热症[51,56]，脑震荡，粘性刺痛[56]，金伤，刺痛症[51]。

Echinops gmelini Turcz. 砂蓝刺头（菊科）。【蒙药】ᠡᠯᠡᠰᠦᠨ ᠵᠠᠷᠠ᠎ᠠ ᠦᠪᠡᠯ（Elsen zhara wul，额勒森 - 扎日阿 - 乌拉），ᠤᠷᠭᠡᠰᠲᠦ ᠬᠥᠬᠡ（Wurgest huh，乌日

格斯图 - 呼和）[51,56]，ᠣᠯ ᠡᠪᠦᠰ（Ol ebus，乌拉 - 额布斯）[51]：效用同东北蓝刺头 E. dissectus[51,56]。

Echinops grijsii Hance 华东蓝刺头（菊科）。【蒙药】ᠤᠷᠭᠡᠰᠲᠦ ᠬᠥᠬᠡ（Wurgest huh，乌日格斯图 - 呼和），ᠵᠠᠷᠠ᠎ᠠ ᠦᠪᠡᠯ（Zhara wul，扎日阿 - 乌拉）[41,45,46]，ᠠᠵᠠᠭᠠᠰᠤᠷ ᠣᠨ（Azhagser on，阿扎格色日 - 敖恩）[41]：花序治骨折，骨热，刺痛症，疮疡[41,45,46]。

Echinops integrifolius Kar et Kir. 全缘叶蓝刺头（菊科）。【哈萨克药】全草治诸疮痈风，乳痈肿痛，乳液不通，瘰疬疮毒[141]。

Echinops latifolius Tausch 蓝刺头（菊科）《药典》。【蒙药】ᠤᠷᠭᠡᠰᠲᠦ ᠬᠥᠬᠡ（Wurgest huh，乌日格斯图 - 呼和）[45,46,51]，ᠵᠠᠷᠠ᠎ᠠ ᠦᠪᠡᠯ（Zhara wul，扎日阿 - 乌拉）[45,46]，阿吉各色日敖恩[6]：花序治骨折，骨热，金创，刺痛，疱伤疮疡[6,51][343]；根治乳腺炎，乳汁不通，腮腺炎，疖肿，淋巴结结核，风湿性关节炎，痔疮[47]；效用同华东蓝刺头 E. grijsii[41,45,46]，效用同东北蓝刺头 E. dissectus[56]。【苗药】高复花[97]，毛狗皮[98]：全草治红崩，狗咬伤，风湿筋骨痛[97,98]。

Echinops przewalskii Iljin 火烙草（菊科）。【蒙药】ᠵᠠᠷᠠ᠎ᠠ ᠦᠪᠡᠯ（Zhara wul；扎日阿 - 乌拉），ᠣᠯ ᠡᠪᠦᠰ（Ol ebus；乌拉 - 额布斯）[51]：花序主治骨折，骨热症，脑震荡，粘性刺痛[56]；效用同东北蓝刺头 E. dissectus[51]。

Echinops pseudosetifer kitag 羽裂蓝刺头（菊科）。【蒙药】ᠵᠠᠷᠠ᠎ᠠ ᠦᠪᠡᠯ（Zhara wul，扎日阿 - 乌拉），ᠤᠷᠭᠡᠰᠲᠦ ᠬᠥᠬᠡ（Wurgest huh，乌日格斯图 - 呼和），ᠣᠯ ᠡᠪᠦᠰ（Ol ebus，乌拉 - 额布斯）[51]：效用同东北蓝刺头 E. dissectus[51,56]。

Echinops sphaerocephalus L. 球花蓝刺头（菊科）。【哈萨克药】قوغمراقۇباس[140]：全草用于乳腺炎，疮痈，肿痛，腮腺炎[140]。

Echium vulgare L. 蓝蓟（紫草科）。【维药】

斯耐克[8]，Gaozuba Guli（高孜班古丽）[76]：地上部分用于热咳痰喘，腹胃热结，食欲不振[79]；花用于干寒性或胆汁性疾病，抑郁症，心脑虚症，心悸失眠，神志不安[76]；全草或花治腹疼痛，肾寒宫冷，精神不振[8]。

Ecklonia kurome Okam. 昆布（翅藻科）《药典》。【阿昌药】支巴耐[18]：叶状体治甲状腺肿大，慢性气管炎，淋巴结结核[18]。【朝药】검은도포（昆布）（ge men dao pao，戈们刀泡），미역（裙带菜），mǐ yèk（咪耶克）[86]：叶状体用于十二种水肿，瘿瘤，聚结气，瘘疮[86]。【德昂药】格人毛[18]：效用同阿昌药[18]。【景颇药】Wuipyang[18]：效用同阿昌药[18]。【壮药】Haijdai（害台），昆布：叶状体治瘿瘤，呗奴（瘰疬），睾丸肿痛，笨浮（水肿）[180]。

Eclipta prostrata (L.) L. 鳢肠（菊科）《药典》。【阿昌药】朴滴京[13]，牙荒就[18]：全草治扭伤，挫伤[5,13]，肠胃出血，尿血，血崩，创伤出血[18]。【白药】墨搓血，梅兹儿初[5]，扣汉筛[14]：全草治吐血，衄血，便血，血崩，慢性肝炎，痢疾，小儿疳积，肾虚耳鸣，须发早白，神经衰弱[5,14]。【布朗药】久印[13]：全株治腹痛[5,13]。【布依药】沟党玩夜[5]：全草治内外出血[5]。【朝药】한련초（hǎn liēn cao，喊垒嗯草）[82]：全草用于肝肾阴虚引起的眩晕，腰酸痛[82]。【傣药】晃旧（西傣）[5,9,14,71]，牙环炙[5,9,71]，皇旧：全草治赤白痢疾，肠扭痛，高烧痉挛[5,9,14,71]，用于下痢红白，高热惊厥[62-64]，腹部扭痛，四肢冰冷，痉挛剧痛，抽搐[63,64]，白喉，肺结核咯血，痢疾及可防水田皮炎[67,68]，疮疡溃烂[63]，风湿热痹证，肢体关节红肿热痛，屈伸不利，腹痛腹泻[62]，凉血止血，散瘀，解毒[65]。【德昂药】牙黄归[160]，遮不来[13]，们遮不来[18]：全草用于尿血，血崩，创伤出血[13,18,160]，吐血，衄血，咯血，便血，慢性肝炎，肠炎，痢疾，小儿疳积，肾虚耳鸣，须发早白，神经衰弱，脚癣，湿疹，疮疡，小儿脐风[160]，肠胃出血[13]。【侗药】骂墨[15]，骂土胶，骂硬[5]：全草治痢疾，胃出血，鼻衄，便血，咯血，痢疾[5,15]，无名肿毒，刀伤出血[5]。【仡佬药】xe⁵⁵tɕin³⁵kua⁵⁵（海近刮，黔中方言），toŋ³¹koŋ⁵⁵tsa³³p³⁵⁵（东攻扎摆，黔中北方言）[162]，xe³lo³¹（咳洛，黔西南阿欧方言）[162][37]：全草治小儿腹泻[162][37]。【景颇药】Pidvung byvoq[18]：治肠胃出血，尿血，血崩，创伤出血[18]。【京药】满内的，墨草[5]：全草治刀伤出血，无名肿毒[5]。【拉祜药】黑巴科[13]：地上部分外敷治脚气[152]；全草治断指[5,13]。【黎药】波牙墨[5]，旱莲草，丹屯什[153]：全草治咽喉肿痛，骨折[5]；全草、食盐少许，共捣烂，冲开水去渣服，治白喉；全草蒸猪肝或牛肝食，治小儿疳积；全草捣烂取汁和童便服，治打伤出血；全草捣烂冲酒服，治异物入肉或铁器刺伤，停止哺乳后乳房结痛；叶用纱布裹，男左女右，塞入鼻腔，治疟疾[153]。【傈僳药】莫窝本[166]：全草治吐血，咳血，衄血，尿血，便血，血崩，慢性肝炎，肠炎，痢疾，小儿疳积，肾虚耳鸣，神经衰弱[166]。【毛南药】Woma（莴骂），Muhei（物黑）[5,15]，wok⁷mək⁸（草荒墨）[156]：全草治吐血，衄血，尿血，便血，血崩，慢性肝炎，肠炎，痢疾，小儿疳积，肾虚耳鸣，须发早白，神经衰弱[156]，小儿腹泻[155]，肝炎[5]，滋补肝肾，凉血止血[219]；外用治脚癣，湿疹，创伤出血[156]，带状疱疹[5,15]。【苗药】Yeb did shead（夜低赊，湖南湘西），墨旱莲[91][218]，米松：全草治肝肾不足[91][218]，各种内外伤出血[5][218]，头晕目眩，须发早白，吐血，咯血，衄血，便血，血痢，崩漏，外伤出血[91]，疔疮红肿[5]，月经不调，腹胀，腹泻[92]；地上部分治头晕目眩[98][218]，须发早白（少年白发）[5,98]，牙齿不周[98]。【纳西药】鳢肠，墨斗草[164]：全草治衄血，咯血，胃、十二指肠溃疡出血，功能性子宫出血，肝肾阴亏，头晕目眩，吐血，牙龈出血，尿血，便血，血崩，须发早白，腰酸，慢性肝炎，肠炎，痢疾，小儿疳积，外伤出血，阴部湿痒[164]。【畲药】乌墨黑，墨汁草[5]，节节乌[147]：全草治吐血，衄血（如鼻衄），尿血，痢疾，便血，血崩[5,147]，咽喉炎，咳血[5]，慢性肝炎，肠炎，小儿疳积，肾虚耳鸣，须发早白，神经衰弱；全草外用治脚癣，湿疹，疮疡，创伤出血[147]，血虚，痢疾，马牙，鼻衄[148]，腹泻，出血（外伤）[146]。【水药】答湾塌[5]：全草治各种出血疾患[5]。【土家药】wang¹ba²li¹lu¹xi¹（王八里六席），旱莲草[123]，墨斗草[125]：地上部分治各种出血（如吐血，便血，尿血，鼻血，外伤出血），耳鸣[123,125]，淋症，肾虚头晕，痈疽疮疖[123]，血热出血症，暑湿腹泻，疱

疮肿毒[128]；全草治腰痛，跑马症〔遗精〕[125,128]，痢疾[220]。【佤药】日踏咔轿[5]：全草治疮疖，黄水疮[5]。【瑶药】Hanlimei（汗淋美），Modouma[15]，七里八勉[133]：全草治小儿疳积[15,133]，慢性肝炎，食道癌，胃癌，骨折[133]，小儿惊风发热，肺结核咯血，牙龈出血，衄血，吐血，便血，血尿，淋浊，白带，尿路感染，膀胱炎，肾炎[130]；外敷治无名肿毒，刀伤出血[15]，脚癣，湿疹，创伤出血，稻田皮炎[133]。【彝药】答摸抵万[5]，纳扣诗[101]：全草治肝炎，痔疮，鼻出血，肺热咳血，外伤出血，肾虚牙痛[101]，痈疮[5]；根治须发早白，血便血尿，赤痢崩漏，白浊湿淋，外阴瘙痒[109]。【壮药】Haekmaegcauj（黑墨草）[118,180]，棵卡各，坎焦[5,15]：全草治各种血症（如咳血，胃出血，鼻血，尿血）[5,15,118]，肝炎，小儿破伤风[5,15]，兰奔（眩晕），须发早白，阿意咪（痢疾）[118,180]，鹿裂（吐血），衄血，肉裂（尿血），外伤出血，腰膝酸软[180]，兵淋勒（崩漏）[15,180]，淋症，中风偏瘫[118]，小儿疳积[15]；外敷治无名肿毒，刀伤出血[15]。

Edgeworthia chrysantha Lindley 结香（瑞香科）。【侗药】Meijiemeng（美介朦）[15]，梦冬花[136]：全株洗患处治神经麻痹[15]；花治色盲，白内障，多泪[136]。【毛南药】Longmenghua（龙蒙花）[15]：茎叶治眼痛[15]。【苗药】花蕾作密蒙花药用[95]。【土家药】ku[1] nei[4] e[3]（哭那恶），梦花[124]：花蕾治青盲，翳障，多泪，羞明，梦遗，虚淋，失音，多梦，神癫[128]；根治风湿痹痛，跌打损伤，遗精，血崩，白带[124]。【瑶药】保暖风[132][6]，buv gorm buerng（不公崩）[132]，Xuehuamu（雪花木）[15]：全株治产后虚弱贫血，恶露不尽[15,132][6]，水煎服治惊风[15]，月经不调，风湿痹痛[15,132]，黄疸型肝炎，梦遗，早泄，痛经，血崩，浮肿，哮喘，小儿惊风，脑血栓，骨折；花用于目赤肿痛，视物昏花和夜盲症[132]，月经不调[6]；根治跌打损伤，风湿痹痛[6]；叶治产后虚弱，浮肿[6]；茎叶治血崩，肾虚腰痛，痛经[6]。【壮药】Kcyiba（棵衣巴），Menghua（蒙花）[15]：根治跌打损伤，风湿痹痛，夜盲[15]。

Egretta alba L. 大白鹭（鹭科）。【藏药】肉用于疥疮，痈肿[30]。

Eguisetum diffusum D. Don 密枝木贼（木贼

科）。【哈尼药】全草治感冒[875]。

Ehretia acuminata R. Brown 厚壳树（紫草科）。【台少药】Takaziyou（Tayal 族南势）[169]：叶与葛叶共同啮碎后敷于患部，并用布包扎治外伤[169]。

Ehretia dicksonii Hance 粗糠树（破布乌）（紫草科）。【台少药】Nupa‐yasu（Tayal 族南澳），Pa‐yoku（Tayal 南溪头，白狗），Paziyotuku（Tayal 族大料崁前山，上坪前山，Gaogan）[169]：叶治齿痛[169]。

Ehretia resinosa Hance 台湾厚壳树（紫草科）。【台少药】Paarasu（Tayal 族 Taroko），Parasu（Tayal 族 Taroko），Peyosu（Tsaou 族 Imutu）[169]：叶治齿痛[169]。

Ehretia thyrsiflora（Sieb. et Zucc.）Nakai 厚壳树（紫草科）。【侗药】Zangyangdao（葬样刀）[15]：根治贫血，麻疹不透，中耳炎；外敷治疮疖[15]。

Eichhornia crassipes（Mart.）Solms. 凤眼莲（雨久花科）。【傣药】啪哺舵（西傣）[13]：全株治中暑烦渴，肾炎水肿，小便不利，疮疖[13]。【哈尼药】捞姐窠妞[13]：效用同傣药[13]。Hulunan 胡芦喃[15]：全草治尿路结石[15]。【土家药】水浮萍[127]，水葫芦[123]：全草及根治水肿，水泻，夏季受暑，喘息，热疮[123,127]。【瑶药】黑浮莲[133]：效用同傣药[133]。

Elaeagnus angustifolia L. 沙枣（胡颓子科）。【哈萨克药】ﺟﯩﺒﯩﻦ[142]，果实、树皮治肠炎，久泻不止[142]。【蒙药】Jigde，吉格德）[49]：则给德‐吉木斯[47]：树皮治胃痛，白带，泄泻[47,51]；外用治烫火伤，止血，治慢性支气管炎，肠炎[47]；果实用于脾胃不和，腹泻，身体虚弱，骨折[51]，痢疾腹泻，月经过多，带下，遗精，寒性咳嗽[49]；叶治痢疾，腹泻，肠炎；花治咳嗽，喘促[51]。【苗药】沙枣[8]：果、树皮、树胶及花治胃痛，腹泻，身体虚弱，肺热咳嗽[8]。【维药】ﺟﯩﮕﺪﻩ（Jigde，吉格德）[77]，ﭼﯩﭽﻜﻰ ﺟﯩﮕﺪﻩ（Jigde chechiki，吉格德且其克）[75]，吉嘎旦[78]：果实治热性小儿腹泻，痢疾，咳嗽，湿性胃虚体弱，小便不通，小便点滴不清，精液不固[75,77]，脾胃虚弱，消化不良，腹泻痢疾，头痛，胃病，热性咳嗽，腹泻[80]；花治胸闷气短，胃腹胀痛，咳嗽，食欲不佳[78]，各种脑部病症，胸痛，气促，哮喘，气憋，肺脓疡，疟疾，脾损[80]，用于寒性脑虚，妇女性欲不振，气喘胸痛，疾病流行[75]。【裕固药】白沙枣，沙枣：果实治老年性气管炎[10]。【藏药】baerda（巴尔达）[24]：果实治风寒咳嗽，寒湿，白带，痢疾腹泻，月经过多，遗精[22,24]。

Elaeagnus bockii Diels 长叶胡颓子（胡颓子科）。【土家药】效用同胡颓子 E. pungens。

Elaeagnus conferta Roxb. 密花胡颓子（胡颓子科）。【傣药】哈麻乱[13,62,66]，麻弯（德傣）[62]，嘿骂[65]：根治腹痛腹泻，赤白下痢，咳嗽，气喘[13,62,66]，黄疸[62]，腹胀，气痛[65]。【哈尼药】捌喷罗牛[144]：根治咳嗽气喘，咳血，外伤出血[144]。【基诺药】河努[163]：根治小儿支气管炎；果实治肠炎痢疾，食欲不振[163]。【藏药】效用同傣药[13]。

Elaeagnus delavayi Lecomte 长柄胡颓子（胡颓子科）。【藏药】宁硕厦曼巴[13]：果实治心热，气滞血瘀，心区痛，心跳气短，心神不定[13]，心热病，心脏病，气滞血瘀，心慌气紧，心神不安，心区作痛[22]。

Elaeagnus difficilis Servett. [*E. cuprea* Rhed.] 巴东胡颓子（胡颓子科）。【土家药】补阳丹[123]：根、叶、果实治小便失禁，外感风寒，咳嗽，肠炎水泻，骨折，劳伤[123]。

Elaeagnus giraldii (Rehd.) Roxb. ★ 羊奶果（胡颓子科）。【傣药】哈麻乱[65]：根治腹泻，痢疾，咳嗽，气喘，气管炎[65]。

Elaeagnus glabra Thunb. 蔓胡颓子（胡颓子科）。【基诺药】河努[10]：根、叶及果实治小儿支气管肺炎；根治肠炎痢疾；果实食欲不振[10]。【畲药】胡颓子[148]：根治贫血，手脚酸软，坐骨神经痛，关节炎，高血压[148]。【水药】拟独，羊奶奶[101]：根治支气管炎[101]。【瑶药】Yangnaiguo（羊奶果）[15]，gongh gaaiz（公盖），痧银藤[130]：果实治痢疾，肠炎腹泻[15,130]；根、叶、果实治消化不良，感冒咳嗽，支气管炎，哮喘，咽喉肿痛，骨鲠喉；根、叶亦治痢疾，肠炎腹泻[130]。

Elaeagnus gonyanthes Benth. 角花胡颓子（胡颓子科）。【黎药】波佐[154]，雅云守[153]：根、叶、果实治感冒，咳嗽[154]；根、枝治慢性支气管炎哮喘，尿急，尿黄，睾丸炎[153]。

Elaeagnus henryi Warb. ex Diels 宜昌胡颓子（胡颓子科）。【苗药】Ghab nex zend jek nangs（嘎

娄真久浪，贵州黔东南），羊奶奶叶：叶治跌打肿痛，骨折，风湿骨痛，哮喘[91]。【瑶药】Sanyueyangnai（三叶羊奶）[15]：根治肠炎，痢疾[15]。

Elaeagnus lanceolata Warb. ex Diels 披针叶胡颓子（胡颓子科）。【土家药】羊奶子[123]：根、根皮、果实、叶治骨折，劳伤，咳嗽，水泻[123]。

Elaeagnus multiflora Thunb. 木半夏（胡颓子科）。【阿昌药】别年尼[18]：果实治肾结石，风湿[18]。【德昂药】布鸢麻鸢[18]：效用同阿昌药[18]。【景颇药】Pyumoshi[18]：效用同阿昌药[18]。【土家药】牛奶子[123]：根、叶、果实治咳嗽，哮喘，跌打损伤，风湿腰痛，泻痢，痈疮肿毒[123]。

Elaeagnus multiflora var. siphonantha (Nakai) C. Y. Chang [*E. umbellata* Thunb.] 长萼木半夏（胡颓子科）。【傈僳药】阿尼腊波子[166]：根、叶、果实治咳嗽，泄泻，痢疾，淋病，红崩白带[166]。

Elaeagnus pungens Thunb. 胡颓子（胡颓子科）。【德昂药】Mangjijie（芒奕介）[160]：果实治肠炎痢疾，食欲不振[8,13,160]；叶治支气管炎，咳嗽，哮喘[8,160]，皮肤瘙痒，脱皮[160]；根治肝炎，疳积，风湿病（如风湿性关节病），咯血，吐血，便血，白带，崩漏，跌打损伤[8,160]，皮肤瘙痒，脱皮[13,160]，骨折挫伤[160]。【侗药】daemh nyoc sems（登虐辰）[51][8,137]，Demh nyox senc，Demh nyox lenc（登虐灵）[8,137]：果实治吓谬吕给盘（便血）《侗族医》[8][51]，耿嘘（痛奶）[8,137]；根、叶治便血[51]，咳嗽气喘，咳血，外伤出血[136]。【哈尼药】胡颓子[875]：全草治肝炎[875]。【蒙药】乌如格西勒-吉木斯，德德-其皮卡[47]：果实治咳嗽气喘，咯血，肠炎，痢疾，食欲不振[47]。【苗药】羊奶奶叶[94]，嘎娄真久浪[98]，嘎蒌珍久浪[8]：叶治跌打肿痛，骨折，风湿骨痛，肺虚咳嗽，气喘，支气管炎[91,94,98]；果实治乳房红肿，便血[8]。【纳西药】羊奶子[164]：果实治慢性气管炎，哮喘，跌打损伤，腹泻，不思饮食，脚软无力，咳嗽哮喘，崩漏，白带，大便下血经久不愈，痔疮[164]。【畲药】牛奶子[147]：根、叶、果实治久年风湿，腰膝酸痛，肺虚咳喘，小便失禁，水肿，泻痢[8,147]。【土家药】mang² ruo⁴（忙若），羊奶子叶，半春子[128]：叶治咳咯气喘，肚肠出血，久泻不止，哮喘，支气管炎；根治咯血，便血，咽喉肿痛，黄

疮，跌打损伤；果实治腹泻，痢疾^{⟨8,128⟩}。【瑶药】羊奶子^{⟨133⟩}：根治传染性肝炎，小儿疳积，跌打损伤；叶治支气管炎，咳嗽气喘；果实治肠炎痢疾，食欲不振^{⟨133⟩}。【藏药】dabu(达布)^{⟨22⟩}：果实、果膏治"培根"病，肺病，咽喉黏病，咳嗽痰多，胸闷不畅，消化不良，胃病，经闭^{⟨22⟩}。

Elaeagnus sarmentosa Rehd. 攀援胡颓子(胡颓子科)。【拉祜药】阿着来^{⟨150⟩}：全株治咳嗽痰多^{⟨13,150⟩}，治脓痰，咽痛，吐血^{⟨13⟩}，治红白痢疾，妇女月经不调，女性不孕症，闭经，痛经，风湿性关节炎，跌打损伤，肿毒恶疮，癣疥，胃气痛，毒蛇咬伤，痨伤吐血，虚弱带下^{⟨150⟩}。

Elaeagnus viridis Serv. var. delavayi Lecomte. 白绿叶胡颓子(胡颓子科)。【白药】买须子^{⟨14⟩}：根、皮、叶治慢性胃炎，胃痛，慢性支气管炎^{⟨14⟩}。【傣药】麻囡(德傣)^{⟨14⟩}：嫩叶治腹泻^{⟨14⟩}。【哈尼药】羊奶果，Peiqtaqcilleiv(拍滔齐勒)，白绿叶^{⟨143⟩}：叶、枝条治慢性胃炎，胃痛，慢性支气管炎，支气管哮喘，肾结石，癫痫^{⟨143⟩}。【拉祜药】羊奶果^{⟨10⟩}：果实、根、叶治慢性肾炎，胃痛，慢性支气管炎，支气管哮喘^{⟨10⟩}。【傈僳药】九九郎丹腊^{⟨166⟩}：叶治慢性肾炎，肾结石，胃痛，慢性支气管炎，支气管哮喘^{⟨166⟩}。

Elaeocarpus angustifolius Blume [*E. ganitrus* Roxb. ex G. Don] 圆果杜英(杜英科)。【藏药】ཤིང་འབྲས་འབྲུས།(budezhewu，普德折吾)^{⟨25⟩}：果实用于催产，淋病，痢疾^{⟨25⟩}。

Elaeocarpus decipiens Hemsl. 杜英(杜英科)。【傈僳药】四比兰^{⟨166⟩}：根用于跌打瘀肿^{⟨166⟩}。【怒药】板杯辛^{⟨165⟩}：根治跌打瘀肿^{⟨165⟩}。

Elaeocarpus japoninus Sieb. et Zucc. 薯豆(杜英科)。【傣药】哈刃皮(德傣)^{⟨69⟩}：皮配伍治风湿疼痛，麻木(梅花针水)^{⟨69⟩}。

Elaphe carinata(Guenther) 锦蛇(游蛇科)《药典》。【鄂伦春药】库林，龙子衣，长虫皮^{⟨161⟩}：蛇蜕治小儿惊风，抽搐痉挛，角膜出翳，喉痹，疔肿，皮肤瘙痒^{⟨161⟩}。【哈尼药】蛇蜕，Eellol llolhhov(欧罗罗沃)，龙子衣^{⟨143⟩}：蜕下的干燥皮膜治喉风口疮，疔疮痈肿，痔痛，乳房肿胀，疼痛，腮腺炎^{⟨143⟩}。【傈僳药】义狂虎^{⟨166⟩}：蛇蜕治惊痫，咽喉肿痛，疥癣，疔肿，目翳^{⟨166⟩}。【蒙药】ᠮᠣᠭᠠᠢ ᠶᠢᠨ ᠵᠠᠭᠤᠯᠪᠤᠳᠡᠰ(Mogai yin zaolbodes，毛盖因-昭勒保德斯)^{⟨43⟩}，毛盖茵-哈

利素^{⟨56⟩}：蛇蜕(炒黄用)治白癜风，瘙痒，疥癣，疮疹，乳肿，黏性腮腺肿，胎盘不下^{⟨43,56⟩}。【纳西药】龙衣^{⟨164⟩}：蜕下的皮膜用于小儿喉痹肿痛，白内障，痘毒目翳，小儿口疮，斑疹入眼，翳膜侵眼成珠子，疔疮，乳房肿胀，疼痛，漏疮血水不止^{⟨164⟩}。【怒药】韦久董^{⟨165⟩}：蛇退下的皮膜治咽喉肿痛，疥癣，疔肿，目瞀^{⟨165⟩}。【维药】يىلان قا سرىقى(Yilan qasriqi，衣郎哈斯日格)^{⟨75⟩}：皮膜治内外痔疮，扁平疣，流泪，耳痛，湿疹，疮疡，漏症，淋巴结结核，肾结石，膀胱结石，白癜风，斑秃^{⟨75⟩}。【藏药】zhici(知次)^{⟨22⟩}：蛇蜕与猪油相调和，外用治牛皮癣，白癜风，雀斑；内服下胎衣^{⟨22,27⟩}。

Elaphe dione(Pall.) 白条锦蛇(游蛇科)。【藏药】zhici(知次)^{⟨22⟩}，manzhu(曼珠)^{⟨25⟩}，曼折^{⟨23⟩}：肉治经闭，骨增生^{⟨22,23,25,29⟩}，下胎衣^{⟨22,23,25⟩}，肺炎引起的胸部热痛^{⟨22,25,29⟩}，肝、胆病，配合毒^{⟨23⟩}；蛇皮内服治惊痫，目翳，诸疮痈肿^{⟨23⟩}；外用治牛皮癣，雀斑^{⟨22,23,25⟩}，白癜风^{⟨22,23⟩}，疥癣^{⟨25⟩}；脂肪外敷可治冻疮，烫伤及皮肤皲裂^{⟨22,25⟩}，退箭镞及弹头^{⟨22,23,25⟩}。

Elaphe moellendorffi(Boettger) 白花锦蛇(游蛇科)。【朝药】삐ᄆᆘᄈ(bāi huā bāim，掰花掰母)^{⟨82⟩}：全体治中风引起的口眼歪斜，半身不遂，腿无力不能久立^{⟨82⟩}。【壮药】Ngwzvunzbya(厄混岜)^{⟨180⟩}，ngwzlaix(白花蛇)^{⟨119⟩}：去除内脏的全体治麻邦(中风)，狠风(小儿惊风)^{⟨119,180⟩}，发旺(风湿)，痂(癣)^{⟨180⟩}，半身不遂，湿痹骨痛，破伤风^{⟨119⟩}。

Elaphe rufodorsata(Cantor) 红点锦蛇(游蛇科)。【朝药】蛇蜕^{⟨9,89⟩}：干燥表皮膜治中耳炎，白癜风，蛊毒，小儿惊风，惊痫，诸疮痈肿，疥癣，目翳，喉痹，瘰疬^{⟨9,89⟩}。【维药】يىلان قا سرىقى(Yilan qasriqi，衣郎哈斯日格)^{⟨75⟩}：效用同锦蛇 E. carinata^{⟨75⟩}。【藏药】zhici(知次)^{⟨22⟩}：蛇蜕与猪油相调和，外用治牛皮癣，白癜风，雀斑；内服下胎衣^{⟨22⟩}。

Elaphe taeniura Cope 黑眉锦蛇(游蛇科)《药典》。【阿昌药】美日^{⟨18⟩}：蜕皮治惊风抽搐，癫痫，脑囊虫，角膜云翳^{⟨18⟩}。【德昂药】虎焕^{⟨18⟩}：效用同阿昌药^{⟨18⟩}。【侗药】beic suic tonk(皮谁段)^{⟨139⟩}：蜕下的皮膜用于治小儿惊风，慢性溃疡，风火牙

痛$^{〈139〉〈216〉}$。【鄂伦春药】库林，龙子衣，长虫皮$^{〈161〉}$：效用同锦蛇 Elaphe carinata$^{〈161〉}$。【仡佬药】ŋao^{53} ku^{35} ŋa^{33}（奥古压，黔中方言），pu^3 ku^{53} mu^{53} ŋao^{53}（不谷木熬，黔中北方言），ŋao^{31} kə^{55} ku^{55} ni^{13}，（熬个古尼，黔西南多洛方言）$^{〈162〉}$：蜕下的皮膜治皮肤溃烂$^{〈162〉}$。【哈尼药】效用同锦蛇 E. carinata$^{〈143〉}$。【景颇药】Muiyum$^{〈18〉}$：效用同阿昌药$^{〈18〉}$。【傈僳药】傈虎利其，双线蛇$^{〈166〉}$：蛇蜕治惊痛，咽喉肿痛，疥癣，疔肿，目翳$^{〈166〉}$。【蒙药】ᠮᠣᠭᠠᠢ ᠶᠢᠨ ᠵᠠᠭᠤᠯᠪᠣᠳᠡᠰ（Mogai yin zhaolbodes，毛盖因 – 昭勒保德斯）$^{〈43〉}$：干燥表皮（蛇蜕炒黄用）效用同锦蛇 E. carinata$^{〈43,56〉}$。【怒药】韦保$^{〈165〉}$：全体治惊痛，咽喉肿痛，疥癣，疔肿，目豁$^{〈165〉}$。【维药】یبلان قاسریقی（Yilan qasriqi，衣郎哈斯日格）$^{〈75〉}$：效用同锦蛇 E. carinata$^{〈75〉}$。【彝药】蜕皮用于产程不顺，孕期腹痛$^{〈109〉}$。【藏药】zhici（知次）$^{〈22〉}$：蛇蜕与猪油相调和，外用治牛皮癣，白癜风，雀斑；内服下胎衣$^{〈22,27〉}$。

Elaphurus davidianus Milne – Edwards 麋鹿（鹿科）。【朝药】사불상（sa bur sang，仁不儿嗓）$^{〈86〉}$：脂肪治痈肿，恶疮，死肌，寒热，风寒，风湿痹，四肢拘缓不收，风头，肿气，通膝理，柔皮肤；角用于风痹，止血，益气力$^{〈86〉}$。

Elatostema involucratum Franch. et Savatier 楼梯草（荨麻科）。【拉祜药】ka za pie：叶治骨折$^{〈152〉}$。

Elatostema laevigatum Hassk. [*Procris laevigata* Blume] 乌来麻（荨麻科）。【傣药】藤麻，石骨丹$^{〈9,74〉}$：全草治骨折，跌打损伤，烫烧伤，无名肿毒，皮肤溃疡$^{〈9,74〉}$。【拉祜药】汗此木$^{〈151〉}$：全草治骨折，跌打损伤，水火灼烫伤，皮肤溃疡$^{〈151〉}$。【台少药】Patauratutonosunosu（Bunun 族施武群）$^{〈169〉}$：鲜叶揉后，贴于患部治肿疡$^{〈169〉}$。

Elatostema lineolatum Wight [*E. lineolatum* Wight var. *majus* Wedd.] 狭叶楼梯草（荨麻科）。【傈僳药】莫托$^{〈166〉}$：全草治细菌性痢疾；外用治风湿性关节炎，骨折，痈疖肿毒$^{〈166〉}$。【台少药】Terabasu（Tayal，族大湖），Susuna（Bunun，族施武群）$^{〈169〉}$：叶捣碎后敷于患部治外伤$^{〈169〉}$。

Elatostema macintyrei Dunn 多序楼梯草（荨麻科）。【壮药】菜板$^{〈15〉}$：全草治肝炎$^{〈15〉}$。

Elatostema parvum（Blume）**Miquel** [*E. stra-*

cheyanum Wedd.] 小叶楼梯草（西南楼梯草）（荨麻科）。【土家药】冷水草$^{〈123〉}$：全草治跌打损伤，小便不利，经期腹痛，来潮时间过长$^{〈123〉}$。

Elatostema platyphyllum Wedd. [*E. edule* C. Robinson] 宽叶楼梯草（荨麻科）。【台少药】Iyusikinnohu（Tayal，族屈尺），Tabarusui（Tayal，族南澳），Siyosina（Bunun，族峦）$^{〈169〉}$：根与台湾笑靥花、台湾车前、紫背草的根共同煎服治热病；叶治外伤$^{〈169〉}$。

Elatostema rupestre（Buch. – Ham. ex D. Don）**Wedd.** 石生楼梯草（荨麻科）。【苗药】白冷麻，半边伞，石螃蟹$^{〈97〉}$：根治风湿腰痛，跌打瘀肿，无名肿毒$^{〈97〉}$。

Elatostema stewardii Merr. 庐山楼梯草（荨麻科）。【土家药】水边麻，接骨草$^{[204]}$：全草治骨折，挫伤，扭伤，上呼吸道感染；全草外用治腮腺炎，皮炎$^{[204]}$。【瑶药】黄七，接骨草$^{〈133〉}$：全草治跌打损伤，痄腮，闭经，咳嗽$^{〈133〉}$。

Eleocharis dulcis（Burm. f.）**Trinius ex Henschel** 荸荠（莎草科）。【朝药】오우（āo wù，奥乌）$^{〈86〉}$：块茎（乌芋）用于消渴，痹热$^{〈86〉}$。

Eleocharis yokoscensis（Franch. et Savatier）**Tang et F. T. Wang** 牛毛毡（莎草科）。【蒙药】全草治感冒，咳嗽，痰多气喘，音哑$^{〈51〉}$。

Elephantopus scaber L. 地胆草（菊科）。【阿昌药】考沙知$^{〈18〉}$：全草治感冒，急性扁桃体炎，肝硬化，腹水，湿疹$^{〈18〉}$。【德昂药】北牛$^{〈5〉}$：根治腹痛$^{〈5〉}$。【傣药】亚息医（德傣）$^{〈14〉}$，芽桑西双哈$^{〈62,64〉}$，牙三习哈$^{〈5〉}$：全草治外感，咽喉发炎疼痛$^{〈5,9,63,74〉}$，头痛，头晕，鼻腔出血$^{〈5,9,65,71,72〉}$，小儿咳嗽$^{〈62-64〉}$，肠胃痛，小儿抽搐，骨折$^{〈5〉}$，流感，发热咳嗽，痧症，热淋，痢疾，急性扁桃腺炎，结膜炎，急性肾炎，乳腺炎，肝炎$^{〈9,74〉}$，清热利尿，收敛$^{〈65〉}$；根治心慌心跳$^{〈14〉}$。【德昂药】菠热桑$^{〈18〉}$，北牛$^{〈13〉}$：全草治感冒，急性扁桃体炎，肝硬化，腹水，湿疹$^{〈18〉}$；根治腹痛$^{〈13〉}$。【侗药】吗毒液，马当归麻$^{〈5,139〉}$，骂当归妈$^{〈15〉}$：全草治肠炎，腹泻，咽喉痛$^{〈5,15,139〉}$，小儿高热惊风$^{〈15〉}$，小月伤男$^{〈51〉}$。【哈尼药】移西德耙$^{〈5,143〉}$，Ciqduv duvlaq（期堵堵哈），吹火根$^{〈143〉}$：全草治小儿咳嗽$^{〈5〉}$，支气管炎，感冒发热，咳嗽，胃痛；鲜品捣敷用于防暑，毒蛇、蜈蚣咬伤，疮疖$^{〈143〉}$。【基诺药】绕革啰雌[163]，阿内把拉[5]：全草治白内障，眼结膜炎，感冒，急性扁桃体炎，咽喉炎。百日咳[163]；根治风湿；叶治毛虫蛰伤[5]。【景颇药】Waqzin lvnm bvun[18]，地淡梢[13]，密新基曼[5]：全草治感冒，急性扁桃体炎，肝硬化，腹水，湿疹[18]，疟疾[5,13]。【拉祜药】哇妈纳布结[5]，窝弥都[5,152]：根治感冒咳嗽，发热心烦[5,13]；全草治感冒[5,10,151,152]，发热咳嗽，上感，肾炎[5,14,152]，咽喉炎[10,151]，流感，乳腺炎，肝炎[5,152]，急性扁桃体炎，眼结膜炎，流行性乙型脑炎，百日咳，急性黄疸型肝炎，肝硬化腹水，急慢性肾炎，疖肿，湿疹[10]，痢疾[151]。【傈僳药】莫娜碧[166]：全草治感冒，急性扁桃体炎，咽喉肿痛，流行性乙型脑炎，百日咳，急性肝炎，肝硬化腹水，急慢性肾炎[166]。【黎药】牙番堆[5]，雅胆敢[153]，土公英[212]：全草用于清热凉血，去湿消肿[5]，消热，解毒，去痛[212]；鲜全草煮猪肉食，治黄疸；全草、煮猪肝治鼻出血；叶煮猪肚食，治瘰疬；全草、米酒捣烂和酒煎沸热服，其渣敷患处，治乳痈[153]。【毛南药】草鞋跟，ruon² təp⁷ do⁶（松得旭）[156]：全草治感冒，急性扁桃体炎，眼结膜炎，流行性乙型脑炎，百日咳，急性黄疸型肝炎，肝硬化腹水，急慢性胃炎；外用治疖肿，湿疹[156]。【苗药】Jed sangx pot（九搡泡，贵州黔东南）[91,275]，鸣金黑[15]：全草治虫蛇咬伤[5,91,275]，扁桃体炎[5,15,91]，肠炎[5,15]，肾炎水肿，白带[15,91]，疟疾[15]，感冒，眼结合膜炎，疮疖，湿疹，虫蛇咬伤[91]，咽喉炎，黄疸[91,275]，痢疾[275]；根治流行性感冒，感冒，咳嗽，小儿口腔炎[5]。【畲药】牛托鼻[147]，地胆草[148]：全草治水肿，腹胀，咳嗽，疳积，疝气[147]，肾炎，肝炎，下肢浮肿[148]；根治牙痛，蛇伤。【佤药】日狄迈德[5]：全草治感冒发烧[5]。【瑶药】Diyin（抵因），Yanmaoshubian（盐茂苏扁）[5]，鞋底咪[5]：全草治感冒发热，肠炎，腹泻，淋浊[5,15]，黄疸型肝炎，衄血，咽喉肿痛，斑疹发热，乳痈，骨髓炎，急性睾丸炎，肠炎，痢疾，毒蛇咬伤，痈疮，腮腺炎[130]；根治腹泻，痢疾[5,15]，肠炎，湿热泄泻[5]。【彝药】卡基诗[101,104]，苦龙胆草[104]：全草治疖肿，疮疡[104]，乳痈，咽喉肿痛，热感冒，百日咳，肝炎，肝硬化腹水，急性肾炎，肠炎腹泻，痢疾[101,104]。【壮药】Jiedu（结夺）[15]，棵布得，小

地娘[5]：全草治胃肠炎，感冒发热，腹泻，胃热痛，牙龈肿痛，肝炎，消化不良，瘀病，小儿高热惊风[15]，流感，伤暑病，菌痢，脚气，扁桃体炎，咽喉炎，结膜炎，湿疹[5]，贫瘀（感冒发热），货烟妈（咽喉肿痛），埃病（咳嗽），鼻衄，能蚌（黄疸），阿意咪（痢疾），肉扭（淋病），笨浮（水肿），呗农（痈疮），呗叮（疔疮），额哈（蛇咬伤）[117]；外用治痈疮疖脓肿[5,15]；根可绝育，外用治牙痛；叶外用治小儿多发性脓肿[117]。【台少药】Sarupesa（Bunun族峦）[169]：根治胸痛[169]。

Elephantopus tomentosus L. [*E. mollis* Kunth] 白花地胆草（菊科）。【台少药】Oteka - ten（Tayal族北势），Bakosazu（Bunun族峦），Raroaroan（Paiwan族傀儡）[169]：叶治外伤；根治热病，毒虫咬伤[169]。

Elephas africanus Blumenbach 非洲象（象科）。【藏药】langqianqiewa（浪千切哇）[22]：效用同亚洲象 E. maximus[22]。

Elephas maximus Linnaenus. 亚洲象（象科）。【阿昌药】腔日[18]：皮治疮疡久不收口；象牙屑治风痫惊悸，热痰，诸疮[18]。【傣药】硼秀张[18]，额丈[65,66]，a zhang[31]：象牙治疮疡肿疖疖，咽痛，诸疮（如痤疮，疔疮，疥疮）[18,65,66][31]，风痫惊悸，热痰[18]；皮用于外伤，胃溃疡；粪外敷治眼炎[31]。【德昂药】虎桑[18]，浪赞[160]：皮治疮疡久不收口；硼秀张：象牙屑治风痫惊悸，热痰，诸疮[18]；皮用于止血，敛疮，肠炎[160]。【哈尼药】ya ma（丫吗）[276]：皮治皮炎[276]。【基诺药】腰[163]：骨泡酒治风湿性关节炎，全身疼痛；皮治创伤出血，胃出血[163]。【景颇药】Apaushogvuq，Apau zui[18]：皮治疮疡久不收口；象牙屑治风痫惊悸，热痰，诸疮[18]。【蒙药】ᠵᠠᠨ ᠡ ᠠᠷᠠᠰᠤ（Zhanie ares，扎乜 - 阿日斯）[44]，ᠵᠠᠨ ᠡ ᠰᠣᠶᠣᠨ（Zhanie soyo，扎乜 - 扫要）[43]：象皮治天花，痧毒，外伤出血及创伤，溃疡不愈合[44]；象牙治骨伤，金伤，内伤，瘟疫[43]。【佤药】老象，象[168]：象皮、象牙外用于外伤出血，伤口溃破，久不收口；内服治胃出血，虫牙，火牙疼痛[168]。【仡佬药】mu³¹ ka³⁵ çian³⁵（木卡向，黔西南多洛方言），lao⁵³ fu³⁵（老富，黔西南阿欧方言）[162]：皮治皮肤溃烂[162]。【藏药】浪千[23,29]，langqianqiewa（浪千切哇）[22]，浪欠[27]：象皮治天花病，痘疹，疮口久

不愈合[23,26,27,34]；象胆治中毒性肌肉萎缩[23,26,34]，配合毒，肝热，胆热，眼病，疮伤[27]；胆汁治脱水及食物中毒[26,29,34]，赤巴病[26,34]；象肉治邪病（精神病）[22,23,26,34]，凶曜病[27]；象黄（胆结石）作用同黄牛牛黄[22,26,27,34]；象牙炒炮、研粉用于止血，敛疮，生肌，辟邪，防瘟疫[22,26,34]，毒病，瘟疫，凶曜[27]，治惊痫，痈肿疮毒；象胃糜治筋病，白脉病，小儿肝下垂病[23]；象肠用于预防诸畜病[22,23]；象奶用于强身[22]。

Elettaria cardamomum (L.) Maton 小豆蔻（姜科）。【蒙药】ᠬᠣᠷᠴᠠ ᠰᠣᠩᠭᠢᠨ᠎ᠠ（Eneteg sugmel，额讷特格－苏格木勒）[44]，扎苏克[56]：果实治肾"赫依"病，消化不良，尿闭[44,56]，慢性肾病，"赫依"郁滞，失眠，游痛症，肾寒腰痛[44]，肾痼疾，肾"达日干"，脊柱僵直，肾结石，膀胱结石，尿血，尿频，胃火衰弱，失眠，肾心"赫依"病[56]。【维药】لاچيندانه（Lachindane，拉亲达乃）[75,77]，拉芹大那印地[79]，小豆蔻[345]：果实治食滞腹胀，消化不良[75,77,79][345]，胃虚口臭，恶心呕吐[75,77][345]，腹痛纳差，寒性心悸[75,77]，胸闷气短，心悸烦躁[79]，食少嗳气，腹泻反胃，口舌生疮，偏头疼[345]。【藏药】སུག་སྨེལ（加素）[21,25]，su-mai(苏麦)[23]：果实及种子治肾寒，胃病[23,25]；种子治寒性胃病，肾寒引起的腰腿酸痛，尿频，尿闭，肾功能衰竭[21]。

Elettaria ensal (Gaertn.) Abeyw. [E. major Smith.] 长形小豆蔻（姜科）。【藏药】苏麦[23]：果实治肾病，胃病[23]。

Eleusine coracana (L.) Gaertn. 穇子（禾本科）。【侗药】狗山[43]：治感冒，麻疹[43]。

Eleusine indica (L.) Gaertn. 牛筋草（禾本科）。【傣药】牙怕坏[9,71,72]，芽帕怀[62]，埋扭[65]：全草治高热不语，渴而欲饮，呕吐，心慌[9,14,62,63,64,71,72]，感冒发热，咳嗽，咽喉肿痛，头昏目眩，疔疮肿毒[62-64]，肠痛，便秘[65]。【侗药】Yanggoujie（央钩解）[15]：全草用于预防流感，流脑[15]。【基诺药】谬匹裂[163]：全草治小儿消化不良，肠炎，痢疾[163]。【毛南药】ruop² su⁵ chin⁶（松梳芹）[156]，Wogen（莴根）[15]：全草治小儿郁滞，腹胀，跌打损伤，风湿骨痛，刀伤出血[156]；效用同侗药[15]。【蒙药】全草治伤暑发热，黄疸，痢疾，小便不利[51]。【仫佬药】Yuejingteng（约景

藤）[15]：全草用于预防流感，流脑，感冒[15]。【纳西药】蟋蟀草[164]：根或全草治高热，抽搐昏厥，疝气，腰部挫闪疼痛，乳痛初起，红肿热痛，湿热黄疸[164]。【畲药】千斤拔，千人拔[146]，蟋蟀草[147]：全草治呃逆，小儿腹泻[146]，小儿急惊，石淋疝气，腰部挫伤，肠风下血，反胃喘咳[147]。【瑶药】Yeqichan(野齐产)[15]：全草用于预防流行性感冒[15]。【壮药】Jiachan（假产）[15]：效用同侗药[15]。

Eleutherine plicata Herb. [E. amaricana Merr. ex K. Heyne] 红葱（鸢尾科）。【布朗药】波亮[8]：根治月经过多，红崩，胃肠出血，痢疾[8]。【傣药】喝剖囔（西傣）[9,71]，贺波亮（西傣）[62,64,59]，万娘（德傣）[59,62]：鳞茎治四肢关节疼痛，活动受限，心慌，血少心悸，胸闷，头昏，呕吐，全身疲乏无力[9,59,62,64,71]，小便热涩疼痛，尿频，尿急，尿痛[59,62,63,64]，癫痫抽搐[9,14,59,71,72]，刀伤[9,14,71,72]，外伤出血[59,62]，风火偏盛所致的咽喉肿痛，烧烫伤[59]，风湿热痹证，各种出血症[62]；根治月经过多，红崩，衄血，胃肠出血，痢疾[9,14,74]；全草用于止血，通经活血，痢疾[65]。【德昂药】万娘[160]：全草治月经过多，红崩，衄血，胃肠出血，痢疾[13,160]，风湿性关节痛，吐血，咯血，闭经腹痛，外伤出血[13]，风湿性关节痛，跌打肿痛，疮毒[18]；鳞茎用于外伤出血，跌打肿痛，疮毒[160]。【哈尼药】哈些些呢[14]，腮谷谷内[144]：鳞茎、根治贫血，虚弱[14]；鳞茎治吐血，痢疾，闭经腹痛，跌打损伤[144]。【景颇药】Huqongne[18]：全草治风湿性关节痛，跌打肿痛，疮毒[18]。【黎药】小红蒜：葱头捣烂成泥塞入猪心腔内炖后食用，治支气管炎咳嗽；葱头、冰糖治风湿心脏病，风湿心脏水肿，心律不齐，恐慌症，贫血，支气管炎[153]。【瑶药】Hong-cong(红葱)[15]：鳞茎治咯血，吐血[15]。【壮药】Muling（母令），Digenshuo（地根说）[15]，cung-hndengj(葱宁)[82]：鳞茎治气血两虚，痛经，吐血，痢疾[82]；外用治跌打肿痛[15]。

Eleutherococcus nodiflorus (Dunn) S. Y. Hu. 参见 Acanthopanax gracilistylus。

Elsholtzia blanda Benth. 四方蒿（唇形科）。【傣药】杂芽优麻，芽浪扁哦（德傣）[62]，杂牙优麻（西傣）[9,14,71]：全草治风湿热痹证，肢体关节红肿热痛，屈伸不利，上吐下泻，腹痛腹胀[9,62,71]，

肠胃炎[9,14,71,74]，嗳气，小便热涩疼痛，尿路结石[62]，肾盂肾炎，咽喉炎，扁桃腺炎，感冒风火牙痛，龋齿痛，创伤出血[9,74]，用于跌打损伤，止血[9,72]，清热解毒，消炎利尿[65]。【哈尼药】Eilhei hoqloq（厄赫合罗），滇香薷[143]，雷撮撮呢[14]：全草治夜盲，痢疾[14,143]，骨折，肌肉红肿[14]，肝炎，结膜炎，小儿疳积，小儿体虚腹泻，皮炎，荨麻疹，皮肤溃疡，刀、枪伤[143]，肾盂肾炎，咽喉炎，扁桃腺炎，急性肠胃炎[144]，眼睛疾患，胸痹证，明目[875]。【基诺药】基窝萝格[163]：全草治血崩，慢性肾盂肾炎，小儿疳积[163]。【拉祜药】大扫把药[13]，母多喝希[150,150]，鸡肝散[847]：全草治肚腹热痛，便秘，口苦咽痛，尿赤涩痛[13,150]，肠胃炎，感冒，产后腹痛，瘀症，外伤出血，毒蛇咬伤[150,150]；效用同哈尼药[847]。【彝药】闷第呆诺蛆[14]，昂仕诗[101]：根治风寒感冒，肠炎痢疾，尿路感染，小儿疳积，水火烫伤，湿疹脚癣，皮肤瘙痒[109]；全草治肾盂肾炎，咽喉炎，扁桃腺炎，感冒，风火牙痛，龋齿痛，创伤出血[14]，发烧，稻田性皮炎，烂脚丫[101]。

Elsholtzia bodinieri Vaniot 东紫苏（唇形科）。【拉祜药】柏怀[13,150]：全草治子宫脱垂，尿路感染[13,150]，感冒，尿急，尿痛，月经不调，痛经[13]。【纳西药】小山茶，云松茶[164]：全草治外感风寒，咽喉红肿，目赤肿痛，眼结膜炎，口腔炎，牙痛，肝炎，消化不良[164]。【彝药】根治外感风寒，头痛身重，咽喉肿痛，风火虫牙，腹泻腹痛，尿闭黄疸[109]。

Elsholtzia capituligera C. Y. Wu 头花香薷（唇形科）。【藏药】息柔赛保[23]：当年生枝叶和花序治肛门虫病，胎虫病，皮肤虫病，胃肠虫病；当年生枝叶和花序外用可防虫蝇[23]。

Elsholtzia ciliata（Thunb.）Hyl. ［*E. cyprianii* (Pavol.) S. Chow et Hsu var. *longipilosa* (Hand.–Mazz.) C. Y. Wu et S. C. Huang] 香薷（唇形科）。【布依药】Yinglyiec 应野，Mbael zec zex 芒只时[8]：根茎治半身萎缩[8]。【朝药】ノ야기（naoyagui，瑙牙贵）[8]：全草治暑天感冒，中暑腹胀泄泻，头痛发热，急性胃肠炎，腹痛吐泻，水肿[8,9,83,89]，口臭[9,83,89]；地上部分治湿症，小便不利[8]。【侗药】黑心姜，应[8]：根茎治大便不通，胃痛；外用

治跌打瘀积肿痛[8]。【傈僳药】节胜者莫[8,166]：全草治感冒发烧，无汗，中暑，急性胃肠炎，胸闷，口臭，小便不利[8,166]。【毛南药】蓝懂姜[8]：根治跌打瘀积肿痛[8]。【蒙药】地上部分治夏季感冒，发热无汗，泄泻，小便不利[51]。【苗药】Maob gub fub ndox（猫姑花夕）[8]：全草治咳嗽痰喘，中暑，伤食[8]。【仫佬药】金讲[8]：根茎治跌打内伤[8]。【羌药】ZhongguBa（尊古巴），对对草[167]，zhengzuo（争做）[8]：嫩茎、叶治风热感冒，中暑，头晕，利尿；嫩茎、叶外用治烧、烫伤[167,8]。【畲药】香茹草[8,147]：全草治中暑呕吐，夏日感冒，全身浮肿，水积腹痛[8,147]。【土家药】pian¹ tou² cao²（偏头草）[124]，Bibiabaxi（必必阿八席）[8]：全草治夏天感冒，暑湿表证，水湿浮肿，小便不利，烂趾丫，疮疥，皮肤瘙痒，蜂蛰伤[124]，身痛，头痛，咳嗽[8]。【瑶药】土荆芥，野紫苏[133]：全草治感冒，劳伤吐血，疮毒[133]。【彝药】ꃡꑭꎿ（xierupbbut，写泗逋）[8,109]：枝叶、根治跌打损伤，瘀血肿痛，痈疮疔疖，小便不利；根治小儿高热不退，腹痛腹泻[8,109]。【藏药】qiruba（齐如巴）[22,27]，xiroumobao（息柔莫保）[23]，席茹纳保[40]：当年生枝叶和花序治"培根病"[22,23]，蛲虫病，滴虫病，皮肤虫病，胃肠虫病[23]，消化不良，皮肤瘙痒，口角生疮[22]，虫病，疠病，炭疽，凶曜病，干脓血，黄水[27]；地上部分治"培根"病，脓症，皮肤瘙痒[40]。

Elsholtzia argyi Levl. 紫花香薷（唇形科）。【藏药】吨冬葛玛：地上部分治感冒，发烧，胃病，疮疖，喉炎，鼻炎[40]。

Elsholtzia ciliata（Thunb.）Hyl. 水荆芥（唇形科）。【羌药】ZhongguBa（尊古巴），苦搂[10]：全草治风热感冒，中暑，头晕，利尿[10]。【藏药】席茹纳保：地上部分治"培根"病，脓症，皮肤瘙痒[40]。

Elsholtzia communis（Coll. et Hemsl.）Diels 吉龙草（唇形科）。【布朗药】吉龙草[13,14]：全株治感冒，消化不良[13,14]。【傣药】英肯（西傣）[9,71]，英辛[62]，英行[65]：全株治高热不退，抽搐，周身酸痛[9,13,14,71]，水肿[65]；茎叶治风热感冒，咳嗽，消化不良，肺结核，喘咳，毒虫咬伤，疔疮，痈疖脓肿，风寒湿痹证，肢体关节酸痛，屈伸不利[62]。【彝药】窝削诗[101,104]，暹罗香草[104]：茎叶

治风疹，瘰气，腹痛腹胀[101,104]。

Elsholtzia cyprianii(Pavol.) S. Chow ex Hsu 野草香（木姜花）（唇形科）。【哈尼药】阿支忠血[14]：全草治肾炎，肾水肿，感冒，发热，菌痢，急性胃肠炎，腹痛[14]。【纳西药】古克多[13]：全草治疟疾，腹泻，汗斑，神经性皮炎[13]。【土家药】狗尾香薷，瞌睡草[124]：全草治感冒，疔疮，鼻渊，喉蛾（急性扁桃体炎）[124]。【藏药】昌巴捂色：地上部分治胃病，疮疖，梅毒性鼻炎，喉炎，虫症[40]。

Elsholtzia densa Benth. [*E. densa* Benth. var. *calycocarpa*(Diels） C. Y. Wu] 密花香薷（唇形科）。【阿昌药】降嗯杀[18]：根、花治胃肠道包块[18]。【德昂药】拉崩毕[18]：效用同阿昌药[18]。【景颇药】Nam shing ton[18]：效用同阿昌药[18]。【蒙药】效用同香薷 E. ciliata[51]。【维药】牙勒干热衣汗：地上部分治恶寒无汗，胸腹寒痛，呕吐泻痢[79]。【藏药】ཆེར་རོ（qierousaibao，切柔赛保），qirou（齐柔）[25]，ཆེ་ར་ཤུག་པ（齐柔木布）[21,28]：地上部分治"培根"病[21,34]，皮肤瘙痒[21,25,34]，胃病，梅毒性鼻炎，喉炎[25,29]，寄生虫，寄生虫引起的肠、胃、胎宫、肛门等部位发炎，疼痛，发痒[21,28]，疮伤，虫病，轮开疮[27]，健胃[40]，外用治疮疖[25,29]，皮肤瘙痒[40]；全草治暑热感冒，发热无汗，头痛，腹痛吐泻，水肿[32]，感冒，皮肤湿痒[36]，胃病，梅毒性鼻炎，喉炎，虫病[29]，"培根"病[27]。

Elsholtzia eriostachya(Benth.) Benth. 毛穗香薷（唇形科）。【藏药】切柔赛保[29]，息柔赛保[23]，ཆེ་རག་བེར་པ（齐柔色布）[21]：地上部分治消化不良；外用治皮肤瘙痒[13,29]；当年生枝叶和花序治肛门虫病，胎虫病，皮肤虫病，胃肠虫病；外用防虫蝇[23,27]；全草治"培根"病，疮伤，虫病，轮开疮[27]，寄生虫引起肠、胃、胎宫、肛门等部位发炎，疼痛，发痒[21]。

Elsholtzia feddei H. Lév. 高原香薷（唇形科）。【藏药】息柔莫保[23]，吨冬葛玛[40]：当年生枝叶和花序治肛门虫病，胎虫病，皮肤虫病，胃肠虫病，"培根"病[23]；全草治风寒感冒，消化不良，食欲不振[36]；地上部分治感冒，发烧，胃病，疮疖，喉炎，鼻炎[40]。

Elsholtzia flava(Benth.) Benth. 黄花香薷（唇

形科）。【哈尼药】科爬爬麻[13,145]：全株治风热感冒；根治疗疮未溃[13,145]。【藏药】息柔赛保[23]：当年生枝叶和花序治肛门虫病，胎虫病，皮肤虫病，胃肠虫病；外用防虫蝇[23]。

Elsholtzia fruticosa (D. Don) Rehd. 鸡骨柴（唇形科）。【苗药】风湿灵，千年白，狗尾巴花[98]：根治跌打青肿，皮肤溃疡，风湿麻木[98]；根皮治跌打青肿，骨折；叶或花穗治皮肤溃疡，烧烫伤[97]。【彝药】紫油苏[13]：根治风湿关节痛；叶治脚丫糜烂，白癜风，疥疮，鼻衄[13]。【藏药】普尔芒拉冈[29]，普芒拉冈[6]，乌细[39]：花序治风寒感冒[6,29]；上部枝叶及花序治咳嗽，头痛，腹痛，腹泻，风寒感冒[6]，肛门虫病，胎虫病，皮肤虫病，胃肠虫病，外用防虫蝇[23]，虫病，疠病，炭疽病，凶曜病，黄水病[27]；花、叶治感冒[39]。

Elsholtzia kachinensis Prain 水香薷（唇形科）。【哈尼药】捋戳[144]：全草治肾炎[144]。【佤药】daex pag len（待爬冷）[27]：治消化不良，腹胀，头痛[27]。【彝药】哦草饼[13,14]：全草治脾虚食积，消化不良，腹泻[13,14]。

Elsholtzia longidentata Sunined 紫香茹（唇形科）。【藏药】席茹加故：地上部分治胃病，疮疖，梅毒性鼻炎，喉炎，驱虫[39]。

Elsholtzia myosurus Dunn 鼠尾香薷（唇形科）。【阿昌药】胆交区林[18]：全草治感冒，支气管炎，肾盂肾炎；外治骨髓炎[18]。【德昂药】众英[18]：效用同阿昌药[18]。【景颇药】Nonvam mo：效用同阿昌药[18]。【彝药】全草治风寒感冒，咳嗽气喘，风湿痹痛，手足拘挛，小儿疳积，久婚不孕，骨髓发炎[109]。

Elsholtzia penduliflora W. W. Smith 大黄药（唇形科）。【哈尼药】Ciiqsiil siilma（茨斯斯玛），一号黄药，金花香薷[143]：全草治感冒，支气管炎，肺炎，咽喉炎，扁桃体炎，乳腺炎，泌尿道感染，流感，风湿性关节炎，水肿，外伤感染，痢疾，口腔炎[143]。【傣药】大黑头草[9,74]：全草治疟疾，感冒，流行性感冒，流行性脑炎，咽喉炎，扁桃腺炎[9,74]。【拉祜药】小长山[10]：全草治感冒，发热，心悸，心慌，瘰症，风湿骨痛[10]。【苗药】把卡都[13,14]：全草治肺炎，乳腺炎，咽喉炎，扁桃体炎，支气管炎，黄疸型肝炎，炭疽病，疟疾，流感[13,14]。

Elsholtzia pilosa（Benth.）Benth. 长毛香薷（唇形科）。【藏药】昌巴捂色：地上部分治胃病，疮疖，梅毒性鼻炎，喉炎，虫症[40]。

Elsholtzia rugulosa Hemsl. 野拔子（唇形科）。【白药】kuaxbarxzix（夸巴脂）[110][13,14]，奎巴[16]，野坝子[1020]：全草治伤风感冒，消化不良，腹痛腹胀[13,14][16,110,1020]，流感，泄泻，急性肠胃炎，痢疾，疮疡溃烂，中耳炎[110,1020]。【傣药】腊悠麻（西傣）[13,14]，扫把茶，ma ya（嘛牙）：全草治急性肠胃炎，感冒，产后腹痛，痢疾，痨症，外伤出血[9,13,14,74]，蛇咬伤[9,74]，解毒，消炎，感冒，消化不良[344]。【哈尼药】Naoqha haqssaq（哈哈然），小苏苏棵，朱香条[143]：全草治感冒，消化不良，菌痢[143][76]，发热无汗，急慢性胃肠炎，脱肛，腹痛[143]，肾炎[875]。【基诺药】腊奶[163]：全草治腹胀满，感冒，头痛，消化不良，急性胃肠炎，痢疾[163]。【纳西药】野巴子[164]：全草治感冒，支气管炎，胃寒痛，脘腹胀痛，感冒头痛，消化不良，急性胃肠炎，痢疾，外伤出血[164]。【彝药】尔吾[10,105]，坝子花，狗尾巴草[105]：全草治寒病，风热感冒，鼻衄咯血，食积不化，脘腹胀痛，赤白痢疾，蛇虫咬伤[109]，蛔虫病，蛇咬伤，肚腹寒痛，胃病，膈食，心情不舒伤食食[101]；全草外用治蜂蜇伤，肿痛，腹痛，外伤出血，烫伤；全草煎水洗澡除腋臭[10,101,105]。

Elsholtzia saxatilis（V. Kom.）Nakai ex Kitag. 岩生香薷（唇形科）。【土家药】bif bix ar bar xir（必必阿八席）[10,126]：全草治头痛，身痛，咳嗽[10,126]。

Elsholtzia souliei H. Lév. 川滇香薷（唇形科）。【藏药】息柔莫保[23]，吨冬葛玛[40]：当年生枝叶和花序治肛门虫病，胎虫病，皮肤虫病，胃肠虫病，"培根"病[23]；地上部分治感冒，发烧，胃病，疮疖，喉炎，鼻炎[40]。

Elsholtzia splendens Nakai ex F. Maek. 海洲香薷（唇形科）。【蒙药】ᠬᠢᠷ ᠵᠢᠷᠤᠭ（Xier jirug，沙日－吉如格）[45,46]，希日－吉如格[51]：地上部分治滴虫病，蛲虫病，肠内寄生虫[45,46,51]，"巴达干"病，创伤，跌打肿痛[51]。

Elsholtzia stachyodes（Link）C. Y. Wu 穗状香薷（唇形科）。【藏药】吨冬葛玛：地上部分治感

冒，发烧，胃病，疮疖，喉炎，鼻炎[40]。

Elsholtzia stauntonii Benth. 木香薷（唇形科）。【傣药】芽浪篇哦（德傣）[69]：根配伍治身体虚弱[69]。

Elsholtzia strobilifera Benth. 球穗香薷（唇形科）。【藏药】xiroumobao（息柔莫保）[23]：当年生枝叶和花序治肛门虫病，胎虫病，皮肤虫病，胃肠虫病，"培根"病[23]。

Elsholtzia winitiana Craib 白香薷（唇形科）。【傣药】麻永牙（德傣）[13,14]：全草治蛔虫病[13,14]，消炎[14]。

Embelia laeta（L.）Mez 酸藤子（紫金牛科）。【德昂药】根治痢疾，肠炎，消化不良，咽喉肿痛，跌打损伤；果实治贫血，闭经，胃酸缺乏，食欲不振；叶治跌打肿痛，皮肤瘙痒[13]。【维药】白兰戈卡比勒：果实用于口渴烦躁，食欲不振，大便秘结[79]。【瑶药】酸吉风（biouv sui buerng，表虽崩），酸藤根[132]：全草或根治胃肠炎，痢疾，咽喉发炎疼痛，跌打肿痛，骨折[15,132]；根治口腔炎，消化不良，咳血，牙痛，月经不调，血崩，白带，遗精，阴囊肿大，脱肛，子宫脱垂，风湿腰腿痛，盗汗，湿疹，皮肤瘙痒；果实治咽喉炎，肠炎，睾丸炎，月经不调[6]，血崩，脱肛[6][132]。【藏药】ཤིང་རྩ་ག（齐当嘎）[21,22]：果实治绦虫病，浮肿[21,22,25]，寒性水肿[22,25]，皮肤病，便秘[22,25]，肾病引起的浮肿，皮肤发痒[25]，治灰色浮肿病[27]。【壮药】Maexsoemj（酸藤果）[118]：叶治咽痛，齿龈出血，痢疾，泄泻，痔疮，林得叮相（跌打损伤）[118]。

Embelia longifolia（Benth.）Hemsl. 长叶酸藤子（长叶酸果藤）（紫金牛科）。【傣药】没归息（西傣），麻桂聋（德傣）[9,14,71]，麻桂弄[18]：果治绦虫病[9,14,71]，闭经贫血，胃酸缺乏[18]。【德昂药】麻桂弄[13,18,160]：根、藤、叶、果治肾炎水肿，肠炎腹泻，跌打瘀肿[13,18,160]。【景颇药】Sikmo zhvintung nui，归息，木桂拾[13]：全株治肾炎水肿，肠炎腹泻，跌打瘀肿[13]，闭经贫血，胃酸缺乏，跌打损伤[18]；果实治蛔虫病[13]。【藏药】qidangga（齐当嘎）[14,22]：果用于驱虫[14]，治虫病，绦虫病，寒性水肿，浮肿，皮肤病，便秘[22]。

Embelia oblongifolia Hemsl. 多脉酸藤子（矩叶酸果藤）（紫金牛科）《部藏标》。【傣药】麻桂

华[6,70]，麻桂花（西傣）[13]，麻盖郎（德傣）[6,13]：果实用于驱虫（如蛔虫、绦虫及肠寄生虫）[6,9,13,62,65,70,74]，祛风湿，止泻[65]；果实、根治口舌生疮，水肿；根治肠道寄生虫[62]。【蒙药】ᠵᠢᠳᠠᠩᠭᠠ（Jidangga，吉当嘎）[45,46,56]：果实（酸藤果）治浮肿，胃火不足，痔疮[45,46,56]，"亚玛"病，不消化症，胃胀，打嗝，食欲减退，绦虫，蛲虫[45,46]。【瑶药】酸吉风[132]：效用同酸藤子 E. laeta[132]。【藏药】ཤིང་གུ་（qidangga，齐当嘎）[2,6,35]，西当嘎[23]，齐党嘎[1]：果实治虫病（绦虫病）[2,6,13,20,23,33,35][1]，浮肿[2,35]，"培根"病[23]，寒性水肿[1]。

Embelia parviflora Wall. ex A. DC. 小花酸藤子（紫金牛科）。【傣药】档罕舍，叫勐么[63]，他枯[9,13,74]：藤茎治跌打损伤，骨折[9,13,63,74]，续筋接骨，瘀血疼痛，外伤肿痛，疔疮脓肿，腰膝酸软，阳痿，前列腺炎，风火热毒，小儿高热，食物中毒，水肿[63]；根、藤治月经不调，闭经腹泻；根治骨折，跌打损伤[9,13,74]。【哈尼药】耖甲南把[144]，wo jia na ba（窝甲拿拔）[76]：根、藤治月经不调，腰膝酸痛[76,144]，贫血，闭经[144]。【拉祜药】根治月经不调，腹泻，跌打损伤[151]。【瑶药】Dangguimei（当归梅）[15]，dang guei hmei（当归美），小当归[132]：全株或藤茎治月经不调，产后虚弱，风湿骨痛[15,132]；全株治身体虚弱，上呼吸道感染，跌打损伤，贫血，腰痛[15]；藤茎治贫血，闭经，白带，头昏，腹痛，肾炎水肿[132]。【壮药】Gaeudanghgveih（勾当归），当归藤[117]，Dandiu（单归）[15]：地上部分治月经不调，林得叮相（跌打损伤），发旺（风湿骨痛）[117]，勒内（血虚），京瑟（闭经），隆白呆（带下），心头痛（胃痛），白冻（泄泻），胸胁痛，夺扼（骨折）[117]，贫血，产后虚弱，月经不调[23]；根、全株治身体虚弱，上呼吸道感染；根治月经不调，跌打损伤，风湿骨痛；全草治贫血，腰痛，跌打[15]。

Embelia ribes Burm. f. 白花酸藤果（紫金牛科）。【布朗药】叶治烫伤[168]。【傣药】嘿麻桂郎[62]，麻桂郎[63]，麻谷（德傣）[168]：藤、根用于肠道寄生虫，疔疮，痈疖脓肿，咽喉肿痛，口舌生疮，头昏目眩[62]；根治绦虫病，蛔虫病，蛲虫病[63]，急性胃肠炎，赤白痢疾，腹泻[9,72,74]，风湿病，疮痛[168]；根、叶急性胃肠炎，赤白痢

疾，腹泻，刀伤，外伤出血，毒蛇咬伤[18]。【德昂药】芒桂燕[160]：根、茎、叶治急性胃肠炎，赤白痢疾，腹泻[18,160]；根治风热感冒[13,160]。【哈尼药】洛吹然[144]：根、嫩尖叶治急性肠胃炎，外伤出血，腹泻[144]。【基诺药】撒妥[10,163]：藤茎汁洗眼治各种眼疾，眼外伤；根、茎治肠炎，痢疾，腹泻[10,163]。【景颇药】Ngvqnoq tongshi[18]：根治急性肠胃炎，赤白痢，腹泻[18]。【拉祜药】fa ze jie：茎髓部汁液用于红眼病[152]。【蒙药】ᠵᠢᠳᠠᠩᠭᠠ（Jidengga，吉当嘎）[44]：果实（信筒子）治皮肤寄生虫病，肠寄生虫，"亚玛"虫，浮肿，水肿，胃火衰败，消化不良，胃腹胀满，食欲不振[44]。【佤药】炮仗果[10]，水林果[168]：根治痢疾，肠炎，消化不良，骨折，跌打损伤[10,168]。【维药】بەرەنگى كابۇلى（Be ren ge ka bu li，白然格卡布力）[75]，恩培利亚实，拜然然给卡比菜[80]：果实治肠道寄生虫，湿寒性创伤，消化不良，虫牙疼痛，关节疼痛[75]，寒性或黏液质性疾病，大便秘结[77]；种子用于祛痰津和胆质津液，除关节炎积液，干敛湿疹[80]；效用同酸藤子 E. laeta[79]。【瑶药】酸吉风[132]：效用同酸藤子 E. laeta[132]。【彝药】阿赤，甜菜[13]：嫩叶、茎皮、花治哑瘴，高血压[13]。【藏药】qidangga（齐当嘎），xidangga（西当嘎）[23]，齐党嘎[1]：果实治虫病，绦虫病[20,23]，"培根"病[20,23]，寒性水肿[1]；效用同矩叶酸藤果[33]，用于妇女经闭，小儿头疮，跌打损伤[1046]。

Embelia rudis Hand. – Mazz. 网脉酸藤子（紫金牛科）。【畲药】网脉酸藤子[148]：根皮泡酒外搽治跌打损伤[148]。【瑶药】根、叶治肺结核，小儿腹泻，咳嗽，气管炎，风湿骨痛，黄水疮，刀伤出血，烧烫伤[15]。

Embelia subcoriacea (C. B. Clarke) Mez 大叶酸藤子（紫金牛科）。【傣药】嘿宋拢[63,64]：茎治各种疔疮肿毒，湿疹，带状疱疹，高热，抽风，头目胀痛[63,64]。【哈尼药】阿吹哈[144]：茎治高血压，神经衰弱，头痛，头晕[144]。【怒药】阿林稀[13]：果实治蛔虫病；茎皮用于消化不良，产后腹痛[13]。

Embelia tsjeriam – cottam (Roem. et Schult.) A. DC. [*E. robusta* Roxb.] 粗壮酸藤果（紫金牛科）。【藏药】qidangga（齐当嘎）[22]：果实治虫病，绦虫病，寒性水肿，浮肿，皮肤病，便秘[22]。

Embelia undulata (Wall.) Mez 平叶酸藤子（紫金牛科）。【傣药】果实治咳喘，瘀症，支气管哮喘[9,73]。

Emberiza spodocephala Pallas 灰头鹀（雀科）。【彝药】小绿雀[107]：肉治心痛，风湿痛，肿毒，骨疮，瘰气[107]。

Emerald 祖母绿［硅酸盐类宝石绿柱石之一，主含 $Be_3Al_2(Si_6O_{18})$ ］。【藏药】qijie（玛芥），duo-majie（朵玛芥）[27]，马嘎大[34]：治"龙"，"赤巴"，"培根"等所有综合病症，对星曜魔症和痛厥症有较好疗效[27]，三邪病[24,34]。

Emilia prenanthoidea DC. 小一点红（菊科）。【苗药】咪喏咐[13,14]：全草治痄腮，喉痛，乳痛[13,14]。

Emilia sonchifolia (L.) DC. 一点红（菊科）。【布依药】习岜驾[159]：全草治肺炎[159]。【德昂药】捣断仍[18]：效用同景颇药[18]。【侗药】羊碲草，红背叶，叶下红[135,136]：全草治肠炎，痢疾，尿路感染，腹泻，疔疮[135,136]，腹泻及疔疮[138]，预防流行性感冒，感冒发烧，咽喉肿痛，肾炎，肝炎，结肠炎，宫颈炎，痢疾[15,138]；全草及根治角膜炎，乳腺炎，咽喉炎[4,10]。【哈尼药】Hhoqtaoq tao-qnil（沃桐桐尼），奶浆草，羊蹄草[143]：全草治乳腺炎，疔疮，无名肿毒，毒蛇咬伤，小儿营养不良，痢疾，跌打肿痛，结膜炎，血热妄行之紫癜，衄血，咯血[143]。【景颇药】Mangsa zvai：全草治口腔溃疡，肺炎，睾丸炎，皮肤湿疹[18]。【黎药】杆立花，羊蹄草，墓唇草：全草鲜用或干用，治肝炎，风湿病，感冒发烧，扁桃体发炎，肾虚，口腔炎；鲜全草捣敷或外洗，治肝炎，风湿病，感冒发烧，扁桃体发炎，肾虚，口腔炎[153]。【毛南药】mba³kha³ tu⁵（麻耳卡兔）：鲜品治风热翳膜，泌尿疾病感染，咽喉肿痛，感冒发热，咳嗽，跌打肿痛，急性阑尾炎，皮疹，疮疡肿毒，带状疱疹，荨麻疹，蜂窝组织炎[156]。【苗药】Vob nab yongd（窝喃涌，贵州黔东南）[91,218]，莴底搜[14,94,96]：全草治痢疾[14,91,94,96][218]，腹泻[14,91,94,96]，咽喉肿痛，乳房红肿，皮肉损伤疼痛，肛漏，喉痛，痄腮，乳痛[14,94,96]，尿路感染[91,218]，上呼吸道感染，便血，肠疝痛，目赤，喉蛾（急性扁桃体炎），疔疮肿毒[91]。【仫佬药】Matianmo（妈天摸）[15]：全草用于感冒发烧[15]。【土家药】mian³ jie³ yue⁴ ta¹ ba¹ ti²

（兔姐月他八替），大苦窝麻[123]，叶下红[10,126]：全草治痈疖肿毒[10,123,126]，跌打损伤[123,128]，口腔炎，乳腺炎，烧烫伤[10,126]，湿热泻痢，热淋，目赤红肿疼痛，湿疹瘙痒，感冒，急性肠炎[123]，灌蚕耳（化脓性中耳炎），热尿积（尿路感染）[128]，痛经，肺结核[220]。【瑶药】Bugonghume（不工呼么）[15]、Geihema（给喝妈）[130]：全草治感冒发烧，咽喉肿痛，肺炎，尿路感染，腹泻，脉管炎；外用治疖疮，跌打损伤，毒蛇咬伤[15,130]。【壮药】Golizlung（棵立龙），红背紫丁，羊蹄草[117]：全草治发旺（风湿骨痛），笨浮（急慢性肾炎），能蚌（肝炎），埃病（慢性支气管炎，肺炎），贫痧（感冒），火眼，货烟妈（口腔溃疡，咽喉炎），呗叮（疔疮），呗农（痈肿），呗奴（瘰疬），肉裂（血淋），隆白呆（带下），额哈（毒蛇咬伤）[117]，痢疾，膀胱炎，大便出血，痔疮出血[15]，肠胃炎，尿路感染[23]；外用治疖疮，跌打损伤，毒蛇咬伤[15]。

Emilia sonchifolia(L.) var. javanica(Burm. f.) Mattf. 紫背草（菊科）。【台少药】Simutu（Tayal 族 Taroko），Yonmoru（Tayal 族南澳），Ragumoru（Tay-al 族汉水）[169]：叶治头痛，眼病，腹痛，肿疡，外伤；根治热病[169]。

Empetrum nigrum L. var. japonicum K. Koch 东北岩高兰（岩高兰科）。【鄂温克药】Kakin boen[261]：全草治肝病[261]，乙型肝炎，酒精肝，脂肪肝，降血脂和减肥[519]。

Endospermum chinense Benth. 黄桐（大戟科）。【傣药】皮、叶用于骨折，跌打劳伤，风寒湿痹，关节疼痛，腰腿痛，四肢麻木[9,74]。【哈尼药】大树跌打[875]：皮、叶用于骨折[875]。

Engelhardia roxburghiana Wall. 黄杞（胡桃科）。【傣药】埋泡难火[65]：树皮治子宫脱垂，脱肛[65]。【土家药】黄榉[124]：茎皮、叶治脾胃湿滞，胸腹胀闷，湿热泄泻和疝气腹痛，感冒发热[124]。【彝药】胖婆娘果[109]：茎皮治胃脘寒痛，肢体厥冷[109]。【壮药】Cazlozhan（茶罗汉）[180]罗汉茶[120]：叶治胸腹胀闷，贫痧（感冒），发得（发热）[120]。

Engelhardia spicata Lesch. ex Bl. 云南黄杞（胡桃科）。【黎药】根治风湿痹痛[154]。

Engelhardia spicata var. colebrookeana (Lindl. ex Wall.) Koord. et Valeton［E. colebrookeana Lindl.

ex Wall.] 毛叶黄杞(胡桃科)。【傈僳药】四局赔然[13]：根皮、茎皮治痢疾，肠炎，慢性腹泻，脱肛[13,166]。【彝药】茎枝治赤白痢疾，五更泄泻[109]。

Engleromyces goetzi P. Henn. 竹菌(肉座菌科)。【傈僳药】马兵[166]，马司核驳[13]，马斯[14]：子座治腮腺炎，扁桃体炎，喉炎[14,166]，肾炎，无名肿毒[14,166]，胃炎，胃溃疡，癌症[166]，淋巴结肿痛，痈肿疮疖[13]，刀伤，烧伤，肝癌，肺癌，胃癌，直肠癌[14]；外用治皮肤化脓和皮肤癌，疮痈，铜铅中毒[13]。【纳西药】扣茂[13]，竹宝[164]，馍馍[14]：子座治腮腺炎[13,164]，急性肾炎[14,164]，胃炎[164]，咽喉炎，扁桃体炎[13,14]，淋巴结肿痛，痈肿疮疖[13]，上呼吸道感染，无名肿毒，刀伤，烧伤，肝癌，肺癌，胃癌，直肠癌[14]；外用治皮肤化脓和皮肤癌，疮痈，铜铅中毒[13]。【彝药】马司力彼[13]，马斯利比[14]：子座治咽喉炎，扁桃体炎[13,14]，腮腺炎，淋巴结肿痛，痈肿疮疖[13]，急性肾炎，上呼吸道感染，无名肿毒，刀伤，烧伤，肝癌，肺癌，胃癌，直肠癌[14]；外用治皮肤化脓和皮肤癌，疮痈，铜铅中毒[13]。【藏药】nimeixiamo(尼美夏莫)[24]：子座治咽喉炎，疮痈，铜、铅中毒[24]，清热解毒，抗菌消炎[36]。

Enhydra lutris Linnaeus 海獭(鼬科)。【朝药】해달(hāi dǎr, 嗨哒儿)[86]：皮治人食鱼中毒，鱼骨伤人，痛不可忍及鲠不下者[86]。

Enhydris chinensis (Gray) 水蛇(游蛇科)。【傣药】乌喃[65]：肉用于消渴，烦热，毒痢，明目[65]。

Ensete glaucum(Roxb.) Cheesman 象腿蕉(芭蕉科)。【傣药】贵吻[65]：根汁用于全身发肿，孕妇发肿[9,65,71,72]；根、茎治水肿病，小便热涩疼，高血压[62,63,64]。【哈尼药】习低[144]：假茎皮用于全身泡肿，水火伤[144]。【佤药】大屁股芭蕉，灰芭蕉[168]：效用同傣药[168]。

Entada phaseoloides(L.) Merr. 榼藤(豆科)《药典》《部藏标》。【阿昌药】拉和[13]：种子用于胃痛，痔疮痛[5,13,14,70]，治痉挛性疼痛[5,70]。【布朗药】马巴[5]：种子治疮疖[5]。【傣药】麻耙(西傣)[13,14]，赫麻拔[5]，麻耙[9,71]：种子治高热抽搐，不语，癫痫[5,9,13,14,71]，风湿性关节炎引起的肢体关节痿软疼痛[59][346]，贫血，脘腹疼痛[59][963,977]，用于面色苍白，四肢无力，纳呆食

少，性冷淡[59]；根皮治牙痛[5,13,14]；藤茎治产后气虚血少，发热，头痛，头昏[60,62]，不思饮食，月经不调，风湿痹痛，肾虚腰腿痛，牙齿松动，跌打损伤，骨折[60]；种仁治急慢性胃炎引起的胃痛，痔疮，水肿，便秘[963,977]；果壳治腰痛，腹痛[13,14]；种子治疮疖[5]；种仁、藤治乏力，水肿，性病，气血虚，头痛头昏[62]；配方治腹胀[69]。【德昂药】嘿林娘[160]：藤用于风湿性关节炎，跌打损伤，四肢麻木；种仁治黄疸，脚气，水肿，胃痛[13,160]。【哈尼药】乌鸦枕头，Haqpav kyulcavq(哈把苦扎)，眼镜豆[143]：藤茎治风湿性关节炎，四肢麻木，跌打损伤[13,143,144]；果实或种子治风湿性关节炎，四肢麻木，跌打损伤[143,144]；藤茎、果实治骨折，疮毒，无名肿毒[143]；藤、种仁治黄疸，脚气，水肿[144]。【基诺药】坡讷阿那[163]，罗白[3]，坡能帕懋：种子治腹痛，跌打损伤，风湿疼痛，瘫痪[13,163]；藤茎治腹泻，跌打损伤，风湿疼痛，瘫痪[163]；根、茎捣烂外敷治跌打损伤[3]。【景颇药】沙棉，戈畅[5]：种子治便秘[5]。【拉祜药】咖拿胚[13]：种仁治疮痈[13]。【傈僳药】阿及呆[166]：藤治风湿性关节炎，跌打损伤，四肢麻木；种仁治黄疸，脚气，水肿[166]。【黎药】汶嘉[154]，过江龙，麦轮[153]：藤茎治小便不利[154]；藤用于活血，祛风湿，去骨火[153]。【蒙药】ᠬᠡᠯᠡᠨ ᠱᠠᠰᠢ(Elgen shaosha，额力根－芍沙)[41]，德力棍－芍沙[47]：种子(木腰子)治肝热，肝区疼痛，水肿，"白脉"病，腹痛，腹泻，呕吐[41]，脾湿热，肺病，痰湿，黄疸，脚气，水肿[47]，两肋作痛，头痛，发烧[56]；种仁治肾病[5]。【怒药】本凳老，过岗龙[165]：藤、种子治箭伤[165]。【佤药】大腊合[168]：种子治痔疮，牛皮癣，淋巴结结核，皮炎[168]。【维药】Jozamukatil(卓孜木卡替力)[76]，木腰子[22]：种子治痔疮疼痛[76,22]，脘腹胀痛，黄疸，脚气水肿，痢疾，脱肛，喉痹[76]，胃痛[22]，脾胃虚寒，恶心呕吐，腹泻，小便不利，水肿，肾虚腰痛，肝气郁滞；种皮研末成软膏治皮肤瘙痒，燥裂，湿疹，疮疡溃烂不愈；煎水外洗治关节痛，瘫痪，手足挛紧和寒症头痛[78]。【瑶药】iandaofeng(镰刀风)，Niupeimei(扭培梅)[5,15]，Mobiduan(莫比短)[15]：种子治急性肠胃炎，月经不调[5,15][6]，风湿病，类风湿病，尿路感染，月经不调[6]；老茎治风湿骨疼，瘫痪；

老茎外用治毒蛇咬伤⟨5,15⟩；根治腰骨痛，疯狗咬伤⟨15⟩；种仁治胃痛，痔疮疼痛，急性肾炎，尿路结石；种子治风湿性及类风湿性关节炎，跌打损伤，四肢麻木，腰痛，瘫痪，痔疮便血，青竹蛇咬伤⟨132⟩。【彝药】新诺建马⟨5,13⟩：种子治腹痛，便秘，蛔虫病⟨5,13⟩。【藏药】ༀ（qingbaxiaoxia，青巴肖夏）⟨2,35⟩, ༀ（庆巴肖夏）⟨5,21,23⟩：种子治肾病及心脏病⟨2,5,23,24,35⟩，肝热病⟨2,23,27,35⟩，中毒症之热症⟨2,23,35⟩，肝中毒症⟨24⟩，脾热病，对肝中毒和白脉病有疗效⟨27⟩，白脉病⟨21,35⟩，肝病，中毒症，肾病⟨21⟩；果实或种子治"白脉"病⟨2,23,24⟩[1]，心脏病[1]。【壮药】Gaeulumx（勾拢）⟨180⟩, eshanlong（楝山龙），Ketaobang（楝桃邦）⟨5,15⟩：根治腰痛骨痛，胃痛，疯狗咬伤⟨15⟩；种子有毒，治急性肠胃炎⟨15⟩，风湿骨痛，胃痛，痔疮⟨23⟩；藤茎治风湿骨痛⟨5,15⟩，狂犬咬伤⟨5⟩，发旺（痹病），林得叮相（跌打损伤）⟨180⟩。

Entosthodon attenuates (Dicks.) Bryhn [*Funaria attenuata* (Dicks.) Lindb.] 狭叶葫芦藓（葫芦藓科）。【藏药】ༀ（zhuohexing，卓合兴）⟨25⟩：全草治诸疮⟨25⟩。

Eomecon chionantha Hance 血水草（罂粟科）。【侗药】巴美拉⟨5⟩，娘嫩帕⟨135⟩：全草治口腔溃疡⟨5⟩；根茎治跌打损伤，劳伤腰痛⟨135⟩。【苗药】Reib ngueul nqend（锐欧清，贵州松桃）⟨91⟩, 瓦莲⟨13⟩, 任考血⟨5⟩：全草治咽喉肿痛⟨5,13⟩，内伤出血⟨5,13⟩，毒蛇咬伤⟨5,91,95⟩，咽喉疼痛，目赤肿痛，口腔溃疡，疔疮肿毒，癣疮，湿疹，跌打损伤，腰痛，咳血⟨91⟩；全草或根茎治无名肿毒⟨5,95⟩；根治咽喉肿痛，下肢静脉炎所致溃疡⟨5⟩；根茎、根、茎叶治肠炎痢疾，能排脓祛毒，祛腐生肌⟨230⟩。【畲药】马蹄莲、细叶落回⟨146⟩：带根全草治结核性胸膜炎⟨146⟩。【土家药】xi²ce²mie²（席泽灭），血灌肠，见肿消⟨123,127⟩：全草治劳伤腰痛，肺结核咯血，婴儿胎毒，湿疹，疮疖，无名肿毒，毒蛇咬伤⟨123,127,128⟩，跌打损伤，产后腹痛，心口热痛，血热吐血，水火烫伤⟨128⟩；全草外用治小儿癣疮，小儿湿疹，骨折⟨123,127⟩。【瑶药】老虎骚⟨134⟩：全草治皮肤瘙痒，湿疹，无名肿毒，小儿癣疮，小儿胎毒，蛇咬伤，疮疡溃烂⟨134⟩。【壮药】博鸭梅⟨5⟩：根治咽喉肿痛，腹痛，腹泻，出血⟨5⟩。

Epaltes australis Lessing 鹅不食草（菊科）。

【傣药】亚习汗（德傣）：全草治挫伤，扭伤，无名肿毒⟨14⟩。【黎药】小拳头：全草治骨折，跌打损伤⟨154⟩。

Ephedra distachya L. 双穗麻黄（蛇麻黄）（麻黄科）。【哈萨克药】جاتاعان قىزىلشا：全草治风寒感冒，支气管哮喘，支气管炎，水肿；根治自汗，盗汗⟨140⟩。

Ephedra equisetina Bunge 木贼麻黄（麻黄科）《药典》。【朝药】쇠뜨기마황（dē xuē gì mǎ huàng，得穴给妈黄）⟨83⟩：草质茎治太阴人胸腹痛，喘息，咳嗽⟨83⟩，太阴人太阳病，表实无汗者⟨81⟩。【哈萨克药】بۇندى قىزىلشا：全草治风寒感冒，支气管哮喘，支气管炎，水肿；根治自汗，盗汗⟨140⟩。【蒙药】ᠵᠡᠷᠭᠡᠨ（Zhergen，哲格日根），哲额热格纳⟨56⟩：草质茎治肝热，脾热，"希日"热，讧热，伤热，震热，鼻衄，咯血，吐血，子宫出血等各种出血症⟨43⟩，肝损伤，肝血热炽盛，目及皮肤发黄，血痢，外伤出血，伤热，骚热⟨56⟩。【维药】چاكاندا（Chakanda，查康达）⟨75,79⟩：草质茎用于热性哮喘，咳嗽，感冒，肺炎，湿性自汗，盗汗，腹泻不止，脏虚疝气，疮疡⟨75,79⟩。【藏药】才敦木⟨24⟩，策敦木⟨23⟩：地上部分治肝热病，脾热病，新旧热病，外伤出血⟨23,24⟩，血热症，心热，感冒，月经过多，肿瘤⟨24⟩，骚热病，痹症，衄血⟨23⟩；茎治风寒感冒，风寒咳嗽，气喘，水肿，支气管哮喘⟨20⟩；花、叶、茎、果、全草治疮伤，瘟病，除肿瘤⟨27⟩。

Ephedra gerardiana Wall. ex C. A. Meyer 山岭麻黄（麻黄科）。【藏药】策敦木⟨22⟩：地上部分治瘟热病，肝热病，脾热病，陈旧热病，痹症，衄血，外伤出血⟨22,23⟩；花、叶、茎、果、全草治疮伤，瘟病，除肿瘤⟨27⟩。

Ephedra gerardiana var. congesta C. Y. Cheng 垫状山岭麻黄（麻黄科）。【藏药】地上部分治身热，感冒，月经过多，外伤流血⟨13⟩。

Ephedra intermedia Schrenk ex C. A. Meyer [*E. glauca* Regel.] 中麻黄（麻黄科）《药典》。【朝药】중마황（zūng mā huàng，纵妈黄）：草质茎效用同木贼麻黄 E. equisetina Bunge⟨81,83⟩。【哈萨克药】全草治风寒感冒，支气管炎，支气管哮喘，水肿；根治自汗，盗汗⟨141⟩。【蒙药】ᠵᠡᠷᠭᠡᠨ（Zhergen，哲格日根）[217]⟨43⟩：根治少儿"乌兰病"[217]；效用同

木贼麻黄 E. equisetina[43,56]。【羌药】ceadmu（策敦木），勒母，麻黄：草质茎治风寒感冒，气喘，百日咳，哮喘[167]。【维药】چاكاندا（Chakanda，查康达）[75,79]：效用同木贼麻黄 E. equisetina[75,79]。【藏药】ᨵᠣᡱ᠂ᠪᡱᠢᡃ（策敦木）[21]，caidengmu（才敦木）[23,24]：地上茎治风寒感冒，风寒咳嗽，气喘，水肿，支气管哮喘[20]，血热症，心热，新旧热症，感冒，月经过多，肿瘤，外伤出血[21,24]，肝热，脾热[21,23,24]，瘟热病，陈旧热病，痹症，衄血[23]。

Ephedra intermedia var. tibetica Stapf 西藏中麻黄（麻黄科）。【藏药】策敦木：草质茎治瘟热病，肝热病，脾热病，陈旧热病，痹症，衄血；外伤出血[23]。

Ephedra likiangensis Florin 丽江麻黄（麻黄科）。【纳西药】草质茎治感冒风邪，鼻塞声重，语音不出，太阳病头痛发热，身痛腰痛，骨节疼痛，恶风无汗而喘者，慢性气管炎，支气管哮喘，肺炎，急性肾炎[164]。【藏药】草麻黄[36]，扎测[40]：草质茎治风寒感冒，发热恶寒，无汗，咳嗽气喘，水肿[13,36]，骨节疼痛[13]，风寒痹痛，小便不利，风疹瘙痒，皮肤不仁[36]，瘟热病，肝热病，脾热病，陈旧热病，痹症，衄血，外伤出血[23]；根或地上绿色细枝治身热，感冒，月经过多，外伤流血[40]。

Ephedra minuta Florin 矮麻黄（麻黄科）。【藏药】扎测：根或绿色细枝治身热，感冒，月经过多，外伤流血[40]。

Ephedra minuta var. dioeca C. Y. Cheng 异株矮麻黄（麻黄科）。【藏药】策敦木[23]：地上部分治瘟热病，肝热病，脾热病，陈旧热病，痹症，衄血，外伤出血[22,23]，血热症，感冒，月经过多，肿瘤[22]。

Ephedra monosperma Gmelin ex C. A. Meyer 单子麻黄（麻黄科）。【藏药】才敦木[24]，策敦木[23]：地上部分治肝热病，脾热病，陈旧热病，外伤出血[23,24]，血热症，心热，感冒，肿瘤[24]，瘟热病，痹症，衄血[23]。

Ephedra przewalskii Stapf 膜果麻黄（麻黄科）。【维药】چاكاندا（Chakanda，查康达）：效用同木贼麻黄 E. equisetina[75,79]。【藏药】cedengmu（策敦木）：地上部分治瘟热病，肝热病，脾热病，陈旧热病，痹症，衄血，外伤出血[23]。

Ephedra saxatilis(Stapf) Royle ex Florin 藏麻黄（麻黄科）。【藏药】麻黄[13] ᨵᠣᡱ᠂ᠪᡱᠢᡃ（策敦木）[21]：地上部分治瘟热病，肝热病，脾热病，陈旧热病，痹症，衄血，外伤出血[23]；茎枝治风寒感冒，发热恶寒，无汗，骨节疼痛，咳嗽气喘，水肿[13]，清肺气，消咽嚏[13]；草质茎及根治风寒感冒，胸闷咳喘，肝热，"赤巴"热，脾热等热症引起的疾病，血管破裂引起的出血症；草质茎及根研粉外用可止血[21]。

Ephedra sinica Stapf 草麻黄（麻黄科）《药典》。【朝药】마황（mā huàng，妈黄）：效用同木贼麻黄 E. equisetina[81,83]。【鄂温克药】Zeereljigene：全草治风湿，腰腿疼[261]，胃病[799]；泡酒外用治关节炎[799]。【蒙药】ᠵᠡᠷᠭᠡ（Zhergen，哲格日根），哲格日根讷[587]，哲额热格纳·[56]：全草用于发汗[592]，清肝热，止血，破痞，疗伤，消肿[592]，发汗，平喘止咳，利水[587]；效用同木贼麻黄 E. equisetina[43,56]。【纳西药】效用同丽江麻黄 E. likiangensis[164]。【藏药】策敦[20]，才登[29]：茎用于风寒感冒，风寒咳嗽，气喘，水肿，支气管哮喘[20]；枝及根用于固表止汗；枝及根外用止血[29]。

Ephemerantha fimbriata（Bl.）**Hunt et Summerh.** 参见 Flickingeria fimbriat。

Ephemerantha lonchophylla（Hook. f.）**Hunt et Summerh.** 参见 Flickingeria xantholeuca。

Epigeneium amplum（Lindley）Summerh. 宽叶厚唇兰（兰科）。【苗药】果上叶：全草治跌打损伤[23]。

Epigeneium fargesii(Finet) Gagnepain 单叶厚唇兰（兰科）。【土家药】绿豆还阳[124,127]：全草治风湿疼痛，跌打损伤[124,127]。

Epigynum auritum(Schneid.) Tsiang et P. T. Li 思茅藤（夹竹桃科）。【傣药】皮用于止痛[172]。

Epilobium amurense Hausskn. 毛脉柳叶菜（柳叶菜科）。【傈僳药】不里兰母：全草用于肠炎痢疾，月经过多，白带[166]。【蒙药】效用同沼生柳叶菜 E. palustre[51]。

Epilobium amurense Hausskn. subsp. cephalostigma(Hausskn.) C. J. Chen, Hoch et P. H. Raven 光滑柳叶菜（柳叶菜科）。【藏药】qiabenquze

（恰本曲则）：全草治炎症引起的水肿[29]。

Epilobium angustifolium L. 柳兰（柳叶菜科）。【哈萨克药】شاي يبان：根用于乳汁不足；全草治气虚浮肿，便秘不通[142]。【蒙药】全草治月经不调，乳汁不下，关节扭伤，挫伤，骨折，阴囊肿大[51]。

Epilobium hirsutum L. 柳叶菜（柳叶菜科）。【傈僳药】不里俄：花治牙痛，喉炎，月经不调；根治闭经，胃痛，食滞饱胀[166]。【蒙药】效用同沼生柳叶菜 E. palustre[51]。【苗药】莴俩料，光阳草，小杨柳：全草治湿热，脘腹胀痛，月经不调[94]。【纳西药】柳叶菜：全草治肠炎水泻，食积腹胀，胃痛，牙痛，月经不调，白带过多，疔疮，中耳炎，湿热泄泻，脘腹肿痛，经闭，带下，骨折，疮肿，烫火伤，疮疖[164]。【瑶药】liu ye mi：花治牙痛，急性结膜炎，咽喉炎，月经不调，白带过多；根治闭经，胃痛，食滞饱胀；全草（带根）治骨折，跌打损伤，疔疮痈肿，外伤出血，肠炎水泻[237]。【彝药】小通经：根用于寒湿内积，食积饱满，胃脘疼痛，经闭经痛[109]。【藏药】douniangmaerbao（豆娘玛尔宝）：花治牙痛，急性结膜炎，咽喉炎，月经不调，白带过多；根治闭经，胃痛，食滞饱胀；根或带根全草治骨折，跌打损伤，疔疮痈肿，外伤出血[32]。

Epilobium palustre L. 沼生柳叶菜（柳叶菜科）。【蒙药】奥豆毛娘[29]：全草治风湿性关节炎，腹泻[29]，咽喉肿痛，风热咳嗽，声哑，月经不调，白带，水肿，泄泻，跌扑损伤，痈疮肿毒，外伤出血[51]。【土家药】水豇豆：全草治咽喉肿痛，高热下泻，风热咳嗽，声嘶，支气管炎，疔疮，盲肠炎，毒蛇咬伤；炒炭用于月经过多，崩漏[123]。【藏药】独木牛[13]，aodoumaoniang（奥豆毛娘）[29]：全草治风热咳嗽，咽喉肿痛，声嘶，支气管炎[13]，风湿性关节炎，腹泻[29]。【藏药】热滚仔玛：全草治“木保”病，脉热，高山多血症，血混杂，神经发烧，热性腹症[40]。

Epilobium parviflorum Schreber 小花柳叶菜（柳叶菜科）。【哈尼药】背当麻杂那雌：根治风湿痹痛，外伤骨折，妇女带下[145]。

Epilobium platystigmatosum C. B. Robinson 阔柱柳叶菜（柳叶菜科）。【蒙药】恰本曲则[29]：全草治炎症引起的水肿[29]，效用同沼生柳叶菜 E. palustre[51]。

Epilobium pyrricholophum Franch. et Savatier 长籽柳叶菜（柳叶菜科）。【羌药】rreamu（热母），心胆草，水朝阳花：全草治痢疾，刀伤出血[167]。【土家药】心胆草，针筒线：全草治月经不调，月经过多，便血，痢疾，刀伤出血，安胎，误食蚂蝗[123]。

Epilobium royleanum Hauukn. 短梗柳叶菜（柳叶菜科）。【藏药】odumoning（哦都莫宁）：全草治风热咳嗽，咽喉肿痛，声嘶，支气管炎，高热下泻[22]。

Epilobium tibetanum Hauukn. 光籽柳叶菜（柳叶菜科）【藏药】odumoning（哦都莫宁）：治风热咳嗽，咽喉肿痛，声嘶，支气管炎，高热下泻[22]。

Epilobium wallichianum Hauukn 滇藏柳叶菜（柳叶菜科）。【藏药】odumoning（哦都莫宁）：治风热咳嗽，咽喉肿痛，声嘶，支气管炎，高热下泻[22]。

Epimedium acuminatum Franch. 粗毛淫羊藿（小檗科）。【苗药】锐鸡都，加我西，弯欧[94]：全草治肾虚腰痛，风湿麻木，虚劳咳嗽[94]，效用同箭叶淫羊藿 E. sagittatum[95]。

Epimedium brevicornu Maxim. 淫羊藿（小檗科）《药典》。【土家药】tie³gu³san³（铁古伞），仙灵牌，三叉骨：全草治软症（又名弱症，即阳痿），跑马症（遗精），风气病，疱疮肿毒[128]。【瑶药】铁菱角：茎叶、根茎用于阳痿，腰膝痿弱，四肢麻痹，神疲健忘[133]。【藏药】damu（打姆）：治疮疡，无名肿毒，扭挫伤，骨折，脉管断裂[22]。【壮药】Mbawgokyiengz（盟国羊），淫羊藿：叶治委哟（痿证），漏精（遗精），缩印糯哨（萎症），发旺（风湿），麻抹（肢体麻木）[180]。

Epimedium elongatum Komarov 川西淫羊藿（小檗科）。【羌药】Rimewodu（日麦卧堵），刻意哈，三枝九叶草：全草治腰膝酸软，发冷，阳痿，早泄，妇女宫寒[167]。

Epimedium koreanum Nakai [E. grandiflorum Morr. et Decne.] 朝鲜淫羊藿（小檗科）《药典》。【朝药】삼지구엽초（sām jī gū yèb cào，仁母几咕耶丕草）：全草用于神经衰弱，健忘症[9,90]，

肾虚引起的虚淋，气淋，风湿热毒引起的脚气病[84]。【侗药】梅达妈：全草治肾虚阳痿[139]。【仫佬药】Yinyangke（淫羊壳）：全草治肾虚阳痿，身体虚弱[15]。【壮药】效用同淫羊藿 E. brevicornu[180]。

Epimedium leptorrhizum Stearn 黔岭淫羊藿（大花淫羊藿）（小檗科）。【土家药】桂鱼风：叶治阳事不举，头晕头痛，腰酸腿痛[125]。

Epimedium pubescens Maxim. 柔毛淫羊藿（小檗科）《药典》。【纳西药】全草治腰腿膝冷，半身不遂，四肢不仁，风走注疼痛，来往不定，牙疼，妇女更年期综合症，眩晕，高血压[164]。【羌药】Bofuwodu（博福卧堵），刻意哈，三豆根：全草治腰膝酸软，发冷，阳痿，早泄，妇女宫寒[167]。【壮药】效用同淫羊藿 E. brevicornu[180]。

Epimedium sagittatum（Sieb. et Zucc.）Maxim. 箭叶淫羊藿（小檗科）《药典》。【布依药】那占荞近：茎、叶治老年体弱无力[159]。【侗药】并高害[10]，淫羊藿[15,135,137]：全草治朗鸟跨瘸（小儿麻痹症），宾刹稿面（月家痨）[10,15,135,137]，肾虚腰痛，消炎，阳痿，腰膝无力，风湿痛，肾炎水肿[15,135,137]；茎、叶治肾阳不足，阳痿不举，高血压[136]。【毛南药】ma^{33} gan^{24} duo^{42}（妈干朵）：茎、叶治风湿病[155]。【苗药】佳莪浠[96]，锐鸡都[95]，弯欧[92]：全草治见花谢（阳痿），骨节冷痛，肺痨，肾虚腰痛，风湿麻木，虚劳咳嗽[92,95,96]，阳痿，风湿病[97,98]。【纳西药】效用同柔毛淫羊藿 E. pubescens。【羌药】SeikshaBawodu（斯依什巴卧堵），刻意哈，三豆根[10,167]：全草治腰膝酸软，发冷，阳痿，早泄，妇女宫寒[10,167]。【畲药】淫羊藿：根治身体内热，小儿惊风，小儿食欲不振[148]。【水药】铁打杵，骚羊古[157,158]，必半弄[10]：全草治腰痛，小便黄[10,157,158]。【土家药】山克草，三枝九叶草[123]，铁古年[10,126]：地上部分治慢性支气管炎，阳痿早泄，小便失禁，神经衰弱，失眠，风湿痹痛，慢性腰腿痛，四肢拘挛，麻木[123]；根茎治全身多发性疮疖，慢性炎性疾病[10,126]。【瑶药】yungh gov miev（荣可咪），羊藿叶，三枝九叶草：全草治阳痿，小便失禁，半身不遂，腰膝无力，风湿痹痛，慢性气管炎，月经不调，小儿夜盲，痈疽成脓不溃[130]。【藏药】damu（打姆）：地上部分治疮疡，无名肿毒，扭挫伤，骨折，脉管断裂[22]。【壮药】效用同淫羊藿 E.

brevicornu[180]。

Epimedium sagittatum var. glabratum T. S. Ying 光叶淫羊藿（小檗科）。【侗药】并高吝，Biaeml gaos nyuds：全草治朗鸟跨瘸（小儿麻痹症），宾刹稿面（月家痨）[137]。【苗药】锐鸡都：全草治风湿麻木；根可壮阳[95]。

Epipactis helleborine（L.）Crantz ［*E. yunnarnensis* Schltr.］火烧兰（兰科）。【傈僳药】西背莫：根治跌打损伤[166]。【蒙药】根治肺热咳嗽，痰稠色黄，咽喉肿痛，音哑，牙痛，目赤肿痛，跌打损伤[51]。【土家药】手参，野竹兰：根治肺热咳嗽，咽喉肿痛，牙痛，肾虚腰痛，跌打损伤，虫蛇咬伤，蜂蛰伤[127]。【藏药】根治肺热咳嗽，咳嗽痰稠，咽喉肿痛，牙龈肿痛[36]。

Epipactis mairei Schltr. 大叶火烧兰（兰科）。【傈僳药】休狂莫：根、根茎治咳嗽，胸痛，疮疡肿毒，跌打损伤[166]。【土家药】兰竹科、散血丹、老虎须[124,127]：根茎、根治咳嗽，气滞，胸痛，疮疡肿毒，跌打损伤，刀伤[124,127]。

Epipactis palustris（L.）Crantz 小花火烧兰（兰科）。【哈萨克药】根治咳嗽，气滞胸痛，无名肿毒[141]。

Epipremnopsis sinensis（Engl.）H. Li 参见 Amydrium sinense。

Epipremnum pinnatum（L.）Engl. 麒麟叶（天南星科）。【阿昌药】收得待：根、叶治发热咳嗽，胃痛[18]。【傣药】捂帅[9,14,71,72]，吴帅[62,63,64]：全株治跌打损伤，风湿骨痛，痈肿疮疖[9,14,71,72]；叶治疔疮脓肿，风湿性关节疼痛，肢体麻木，跌打瘀肿[62,63,64]；藤治跌打损伤，骨折，蛇咬伤，痈疮疖肿，小儿百日咳，咽喉肿痛[9,74]。【德昂药】过山龙：根茎、叶用于发热，咳嗽，胃痛，肠伤寒，青蛇咬伤，跌打瘀肿，风湿痹痛[160]。【哈尼药】Soqgal pavqteiq（索嘎巴特），过江龙[143]，爬树龙[875]：根茎治感冒，四肢酸痛，流脑，风湿性腰腿痛，骨折，跌打劳伤，枪伤[143]，风湿[875]。【景颇药】效用同阿昌药[18]。【拉祜药】藤治小儿百日咳，咽喉肿痛，跌打损伤[151]。【仫佬药】Bengsha（崩砂）：茎、全株治发烧，风湿性关节炎，腰椎脱位，跌打肿痛[15]。【彝药】过山龙：茎枝治骨折刀伤，跌打损伤，腰背强直，四肢酸痛，乳痈疔肿，阴囊肿痛，鼻血不止，目赤肿痛[109]。【壮药】Keyou（棵疣），Kujianglong（棵江龙），Longyong（龙永）：茎、全株治小儿疳积[15]。

Epsomite 泻利盐(主含硫酸镁)。【藏药】治惊厥，破伤风及高血压脑病[31]。

Equisetum arvense L. 问荆(木贼科)。【朝药】쇠뜨기：全草治动脉硬化，高血压[9,90]。【仡佬药】mo³¹ma¹³kua⁵⁵(茂骂刮，黔中方言)，mu³¹pi³¹me³¹pe⁵⁵(木比灭边，黔中北方言)，ko³¹tə³¹liə⁵⁵(郭得了，黔西南多洛方言)：全草治暴发性火眼[162]，眼科疾病[328]。【哈萨克药】دالا قسر سقبؤسنى[140]、ۇقسر سقيۇس[142]：全草治各种出血，尿路感染，尿急，尿痛，尿频[140,142]。【基诺药】呢摆拖革癫迷：全草研末外敷治烫伤，烧伤；内服治小便不利[163]。【毛南药】gɔŋ²⁴dau³³(贡刀)：全草治头痛久不愈[155]。【蒙药】ᠬᠥᠬᠡ ᠡᠪᠡᠰᠦ(Huuhe ebes，呼荷－额布斯)[43]，呼呼格乌布斯[56]：全草治膀胱结石，水肿，闭尿，外伤，月经淋漓，鼻衄，呕血，体虚[43]，外伤，血崩，吐血[56]，止血，利尿，明目[587]。【苗药】Niangx diattgx nieb(仰董幼，贵州黔东南)[11,91]，Guab ndraob linb(嘎略林，贵州毕节)[91,95]：茎治风热目赤(清热明目)，骨折[11,92,95]；全草治鼻衄，吐血，咯血，便血，崩漏，外伤出血，淋证，目赤翳膜[91]。【纳西药】全草治咳嗽气喘，腰痛，小便不利[164]。【水药】梭麻[157,158][328]，问荆[328]：全草治目赤肿痛，退目翳[157,158][328]。【土家药】笔管草，节节草：地上部分治吐血，衄血，便血，倒经，月经过多，咳嗽气喘，小便不利，淋病[124]。【藏药】bangcai(邦才)[24]：全草治目赤肿痛，云翳，风肠，崩漏，痔疮出血，月经过多，跌打损伤，尿道炎[24]；花、叶、茎、果、全草治疮伤，瘟病，除肿瘤[27]。

Equisetum debilis (Roxb.) Ching 纤弱木贼(木贼科)。【黎药】笔管草，雅寸福，节骨草：全草治骨折，尿路感染，感冒咳嗽，胆结石[153]。

Equisetum diffusum D. Don 披散木贼(木贼科)。【哈尼药】咯岔查让[13,145]，小笔管草[13]：全草治小儿高热，呕吐，腹泻[13,145]，跌打，眼痛[13]。【傈僳药】捏子洞俄然：全草治感冒发热，目翳，跌打骨折[166]。【苗药】仰童幼，阿锐笔筒科，弯耸董[94]：全草治鼻衄，吐血，咯血[94]；效用同木贼 E. hiemale[11]。【藏药】nvce(女策)[22,27]，密枝问荆[13]：全草治目赤红肿，云翳眼疾，胸腔

脓疡，高血压，痔疮便血，小便带血[22,27]，吐血，衄血，倒经，咳嗽气喘，淋病[36]，跌打，眼痛[34]；效用同哈尼药[13]。

Equisetum hiemale L. [*Hippochaete hiemal (L.) C. Boerner*] 木贼(木贼科)《药典》。【朝药】속새：全草治类风湿关节痛，肺结核，黄疸[9,90]。【德昂药】芽冷：全草治目赤肿痛，角膜云翳[18]。【侗药】锉草：全草治目赤肿痛，目生云翳，迎风流泪[136]。【鄂伦春药】木车日贺，节节草，无心草：地上部分治风热目赤，迎风流泪，目生云翳，血痢不止，咽喉红肿疼痛[161]。【哈尼药】Locil locavq(罗期罗扎)，笔管草，节节草：全草治风热感冒，目赤多泪，心烦易怒，外伤出血[143]。【哈萨克药】قسر سقيۇس：地上部分治结膜炎，角膜炎，便血，尿道炎，膀胱炎[140]。【景颇药】Lsonsam byvi：效用同德昂药[18]。【蒙药】ᠵᠤᠯᠭᠠ ᠡᠪᠡᠰᠦ(Zhulgur ebes，朱勒古日－额布斯)：全草治创伤化脓，骨折，目赤，干性眼睑糜烂，视物模糊，昏朦症[44]。【苗药】Ngingx diongx dliob(仰董确)[92]，笔筒草，节节草[98]：地上部分治发散风热，火眼[92,98]，迎风流泪，目生云翳[98]。【羌药】Zelegase(仔禾勒嘎色)，仔俄勒[10,167]：全草治神经性头痛，结膜炎[10,167]，目赤肿痛，云翳，肠风下血[167]。【土家药】ar lux xir(阿鲁席)，a¹lu¹xi⁴(阿鲁席吧)，笔杆直[128]：全草治伤风，风眼，骨折[10,126]，跌打损伤，风坨瘙痒，长翳子，痔疮下血[128]；地上部分治风热目赤，迎风流泪，目生云翳，肠风下血，喉痛，痈肿[124]。【彝药】图日，图翁，吾莫克作[105]：全草治泌尿系统感染所致之脓尿，血尿，眼生翳膜，流感，食积，急性黄疸型肝炎[105]，治"光拉"病，"列别"病，食积不化，头痛，发热，眼睛视物昏花[10]。【藏药】女策[24]，awa(阿哇)[24,32]：全草用于目赤肿痛，云翳眼疾(角膜云翳)[22,24,32]，治胸腔脓疡，高血压，痔疮便血[22,24]，肠风下血[32]，小便带血[22]。

Equisetum palustre L. 犬问荆(木贼科)。【苗药】效用同问荆 E. arvense[11]。【畲药】接骨筒，洗碗草，干净草[10,147]：茎治目疔目翳，外感头痛眼赤，石淋，跌打损伤[10,147]。【藏药】bangcai(邦才)[22,26]：茎治目赤肿痛，云翳，崩漏，痔疮出血，月经过多，跌打损伤，尿道炎，胸腔积黄水[22,26]。

Equisetum ramosissimum Desf. [*Hippochaete ramosissima*(*Desf.*) Boerner] 节节草（木贼科）。【朝药】모래속새：全草治急慢性肾炎，慢性气管炎[9,90]。【侗药】梅同比：全草治鼻出血[139]。【傈僳药】笔筒草，捏子洞俄：全草治尿路感染，肾炎，肝炎，慢性气管炎[166]。【苗药】效用同木贼 E. hiemale[11]。【怒药】桶笑，笔筒草：根茎治睾丸炎，积水[165]。【畲药】洗桌草，接骨草，擦草：全草治骨折[146]。【水药】所麻：全草治目赤肿痛，目翳[10]。【藏药】女策，阿哇[24]，邦测[40]：全草治目赤肿痛，云翳眼疾，胸腔脓疡，高血压，痔疮便血[22,24,32]，头昏，高血压[13]，便血，崩漏[34]；根茎治头昏，高血压（德钦藏族民间）[34]，小便带血[22,32]；地上部分治便血，血崩[40]。

Equisetum ramosissimum Desf. subsp. debile (Roxb. ex Vauch.) Hauke 笔管草（木贼科）。【傣药】亚版吞[13]，芽崩囡[9,65,71]，牙棒吞（西傣）[9,14,62,63,65,71]：全草治尿黄，尿石，尿痛，全身水肿，高血压[9,13,14,62,63,65,71]，脱肛[9,13,14,65,71,72]，水肿病，小便热痛，尿中夹有砂石[64]；地上部分治暴赤火眼，翳膜遮睛，玉茎（阴茎）疼痛，小便赤白浊症，五淋；根茎治白带，淋沥，闭经，大肠下血[13]。【侗药】Meitongpin（美筒品），Bitongguan（笔筒管）[138]：全草治白喉，大便秘结，哮喘，急性肾炎，尿路结石，尿路感染，砂淋，白浊，胃痛，肾结石，泪囊炎，眼痛有翳膜[138]；全草外用治小儿自汗；全草捣烂敷患处治骨折[15]。【哈尼药】咯岔查让[13]，笔管草[875]：全株治小儿高热，呕吐，腹泻[13]，感冒[875]。【傈僳药】阿泥卖及达：效用同傣药[13]。【毛南药】Bidangchu（笔当初），Bitongcao（笔筒草）：全草治白喉，大便秘结，哮喘，急性肾炎，尿路感染，砂淋，白浊，胃痛，泪囊炎，眼痛有翳膜；全草外用治小儿自汗；全草捣烂敷患处治骨折[15]。【苗药】Bidangchu（笔当初），Bitongcao（笔筒草）[15]，仰审确（黔东南州）[11]：全草治白喉，咽喉痛，黄疸型肝炎，大便秘结，哮喘，急性肾炎，尿路感染，砂淋，白浊，胃痛，泪囊炎；全草外用治小儿自汗；全草捣烂敷患处治骨折[15]；草质茎治眩晕，火眼[11]。【纳西药】全草治眼结膜炎，目翳，目赤肿痛，肠风下血，急性黄疸型肝炎，淋病，赤白带下，闭经[164]。【畲药】木贼[148]：全草治高血

压[146]，扭伤，解雷公藤、砒霜毒；根治腰痛，关节疼痛，视物模糊，小儿流涎[148]。【水药】梭麻：全草治目赤肿痛，退眼翳[157]。【佤药】木贼，节节草[168]，笔管草[10]：全草治尿道感染，小便黄，肾炎水肿，腰痛，胎动不安[10,168]。【瑶药】Kegejia（科咯见），Dantong（当筒），Patamo（耙它默）[15]：全草治白喉，黄疸型肝炎，大便秘结，哮喘，急性肾炎，尿路感染，砂淋，白浊，胃痛，咳嗽，泪囊炎[15]，感冒，眼炎，水肿[4]；全草外用治小儿自汗；全草捣烂敷患处治骨折[15]。【彝药】全草治目赤肿痛，翳状胬肉，肝胆湿热，腹泻红痢，浊淋带下，久婚不孕[109]。【藏药】密枝问荆[13]，女策[22]：全株治跌打损伤，眼痛[13]，目赤红肿，云翳眼疾，胸腔脓疡，高血压，痔疮便血，小便带血[22]。【壮药】Godaebdoengz（棵塔桐）[180]，Caozhabi（草查笔），Tatong（达筒）[15]：地上部分治能蚌（黄疸），火腿（急性结膜炎），肉扭（淋证），肉裂（尿血）[180]，白喉，大便秘结，哮喘，急性肾炎，尿路结石，尿路感染，砂淋，白浊，胃痛，泪囊炎；外用治小儿自汗，捣烂敷患处治骨折[15]。

Equus asinus L. × Equus caballus orientalis Noack 骡（马科）。【彝药】骡宝治太阳穴痛，风湿疼痛[107]。【藏药】leqiari（勒恰日）[22]：骡骨干黄水；公骡髓敛涩，治四肢痉挛，癣疥，皮肤病；骡脂治癣等皮肤病；骡肉祛风，配伍治龙病，遗精；骡血治关节炎[22]；胃结石治癫狂惊痛，小儿急惊风，痰热内蕴，吐血，衄血，痈疮[30]。

Equus asinus Linnaeus 驴（马科）《药典》。【朝药】나귀（nǎ gūi，那归）：用皮熬制成的胶块（阿胶）治心腹内崩，劳极，洒洒如疟状，腰腹痛，四肢酸疼，女子下血，安胎，丈夫小腹病，虚老羸瘦，阴气不足，脚酸不能久立，养肝气，久服轻身益气[86]。【傣药】guai ma luo（驴鞭）：生殖器用于阳痿，月经不调[31]。【德昂药】寻麻加，虎驴：效用同景颇药[18]。【景颇药】Rojau loguhjau，Loguh zhinlvum：驴皮胶治贫血，咳嗽，吐血尿血，先兆流产，功能性子宫出血；雄性生殖器治阳痿，血虚气弱，骨结核，骨髓炎，妇女乳汁不足[18]。【蒙药】ᠡᠯᠵᠢᠭᠡᠨ ᠴᠤᠤᠰ（Eljigen chuos，额勒吉根－绰斯）[44]，泵日哈克[56]：血治关节"协日沃素"病，痛风，游痛症，"巴木"病[44]，全身瘙痒，

大关节红肿灼痛，腰腿酸痛，关节黄水病，痛风，痹病[56]；干燥血治痹症，痛风，腰腿酸痛，关节黄水病，大关节红肿灼痛，全身瘙痒病[46]。【佤药】驴子，毛驴，小毛驴：雄性生殖器治久病阴虚，气血虚亏，妇女黄瘦无力，乳汁不足[168]。

【维药】ﮔﺸﻪﻙ ﺳﯘﺗﻰ（Eshek suti，依谢克虽提）[75]，依谢克依力蜜[77]：乳汁治发热发烧，消耗性伤寒，结膜炎，咽喉炎，牙周炎，肺热咳嗽，肺部疮疡，咳血，肠道溃疡，尿道疮疡，尿痛[75]；皮制成的固体胶用于血虚萎黄，眩晕心悸，肌痿无力，心烦不眠，虚风内动，肺燥咳嗽，劳嗽咯血，吐血，尿血，便血崩漏，妊娠胎漏[77]。【彝药】龙母[9,102]：胃结石治痰热内蕴，癫狂谵语，小儿惊风[9,102]；兑水搽治太阳穴痛，泡酒治风湿疼痛，高血压，脑血栓[102]；雄性生殖器治肾阳不足，阳痿早泄，性欲减退，宫冷不孕[109]。【藏药】翁吾[23]，ﮐ︽︽ ﮫ（彭普）[21,22]，baoge（保额）[30]：驴血治风湿病，关节黄水病，痹症[23,27]，痹病，痛风，"黄水"病[21]；黑驴血治痰病[22,30]；驴血（干粉）治痹病，痛风，"黄水"病[27]；尾血治鼻衄，疮疡[23,27]；肉治不消化症，癃闭[23,27]，劳损，风眩心烦，疗痔引虫[22,30]；肉（干粉）止吐[21,27]；油脂治皮炎，疥癣[23,27]，牛皮癣[22,30]，咳嗽，疟疾，耳聋，疮疥[30]；脂（熬取）治瘙痒，牛皮癣[27,34]；喉管治喑哑症；喉头治颈瘿病；蹄治瘟病时疫，尿路感染[23,27]，水肿，腿肚转筋[22]，敷痈疽，散脓水[30]，（煅研）能利尿[21,27,34]；黑驴前腿右蹄灰治水肿及"黄水"病[34]；奇蹄类兽骨（煅研或熬汤）治"黄水"病[34]；舌治腹泻[23,27]，与干萝卜相配，治腹泻[23]；舌（干粉）治腹泻[21,27,34]；乳治肺病，痹症，肺结核，干关节内病变的黄水[23,27]，消渴，黄疸，小儿惊痫，风热赤眼[30]；骨治黄水病[23]，历节风[30]；驴骨及其蹄类兽骨治黄水病[22,30]；驴睾丸治阳痿，肾病，癃闭，遗精[23]；黑驴粪外敷利疮疖；青色公驴粪治狂犬病；驴奶治神志模糊[22]；皮及肾治血虚萎黄，眩晕心悸，肌痿无力，心烦不眠，虚风内动，肺燥咳嗽，劳嗽咯血，吐血尿血，便血崩漏，妊娠胎漏；驴肾用于阳痿，血虚，气弱，恶疮及妇女乳汁不足[30]，止吐[34]；驴尾治鼻炎，鼻瘜肉[22,34]，鼻衄，疮疡[21]。

Equus caballus orientalis Noack 马（马科）。

【朝药】말（mar，妈儿）：乳汁用于止渴；阴茎用于伤中，脉绝，阴痿不起，强心志，益气力，长肌肉，肥健，生子，小儿惊痫；眼用于惊痫，腹满，疟疾；悬蹄用于惊邪，瘢疣，乳难，辟恶气，鬼毒，蛊疰，止衄血，内漏，龈齿；蹄用于妇人漏下，白崩；齿主小儿惊痫；鬐头膏用于生发，鬐毛，女子崩中，赤白心，喜忘；肺用于主寒热，小儿茎痿；肉用于主热，下气，长筋，强腰脊壮健，强志，轻身，不肌；脯治寒热，痿痹，屎名马通，微温，主妇人崩中，止渴及吐下血，鼻衄，金疮止血；头骨用于令人不睡；溺用于主消渴，破癥坚，积聚，男子伏梁，积疝，妇人瘕疾[86]。

【德昂药】毛崩布让：肺治癫痫，小儿抽风[18]。

【哈萨克药】ﻗﯩﻤﯩﺰ：马奶发酵后用于消肿解毒，肺痨久咳，食欲不振，滋补安神，强心健脑，开窍提神[140]。【景颇药】Gumna tlanna ntung：效用同德昂药[18]。【蒙药】ﭼﮔﮔ（Chege，策革）：鲜马奶经发酵而得（酸马奶）治肺结核，心刺痛，动脉硬化，高血压，失眠，闭经，消化不良，恶心，配毒症，游痛症，痔疮，淋病，水肿，浮肿，"巴木"病[49]。【佤药】驴马：鬃毛和尾毛外用疮毒，疔疮[168]。【维药】ﮐﺎﺕ ﻳﺎﺩﺍ ﺗﯧﺸﻰ（At yada teshi，阿提亚达特西）：肉用于心虚胆怯，关节炎肿，面瘫，肌体颤抖，性欲减退，气质失调，肠道脓疡，新旧腹泻，肤表斑点，癣症，痔疮不退；结石用于湿热性或血液质性神经性疾病或胸肺疾病，儿童惊惧不安，睡眠不安，小儿癫痫，小儿癔病，咳血吐血，咳嗽气喘，胸肺结核，风痛，炎肿，发热发烧，恶疮肿毒[75]。【彝药】木举举[32]：骨髓治烧，烫伤[107,32]；肉治水臌湿积，肝胆湿热，胁肋胀痛，全身黄染[109]；蹄壳治鼻血，便血，尿血，妇女经血失调；血治癫疯发狂，毒箭伤；马胎治风湿身痛，妇女经血异常[107]。【藏药】达[23]，dajia（达佳）[22]：骨治头、耳疮[23,30]；骨（炒研）治黄水病[26,27,34]，阴疮[30]；肉治"龙"寒病[23,30]，肾性水肿，风寒湿症[22,25,26,34]，肠中热，风寒热，痹痿[30]，风寒湿症[27]，胃中结石[30]；血用于避孕[23]；儿马上颚血利疮，治伤口[22,27]；花马上腭血（干粉）治伤口[26,27]；脂治皮肤瘙痒，牛皮癣[22,23]，能止痒[26,34]，皮肤病[27]；马皮打粉外敷治黄水散于关节，手足麻木[22,27]，小儿赤秃[30]；蹄治痞瘤病[23]，肿瘤，腿肚转筋；白马蹄治雀斑，皮肤病^(22,26,27,34)；马悬蹄（蹄小趾）治炭疽^(22,26,34)；齿治惊痫，疔疮，牙痛⁽³⁰⁾；鬃治女子崩中，带下，疮痈⁽³⁰⁾；马尾刮舌尖生出的疹粒⁽²⁷⁾；心脏治关节肿痛，利关节⁽²²⁾，收敛扩散至关节的病毒^(22,26,27,30,34)；脾脏湿贴患处治疮疖溃疡发炎，脾病^(22,25,26,27,30,34)；肝脏治妇人月水不通，心腹滞闷⁽³⁰⁾；胆（干粉）治疮伤^(25,26,30,34)，效用同绵羊胆⁽²⁷⁾；肾治肾热症，其余效用同黄牛肾^(22,25,26,27,30,34)；睾丸治肾亏，腰痛^(23,26,34)，腰曲，肾病^(26,34)，效用同黄牛睾丸⁽²⁷⁾；喉治失音和瘿瘤⁽²³⁾，喉（干粉）治暗哑^(26,34)，效用同野牦牛喉⁽²⁷⁾；肉、心脏敛毒病扩散到关节⁽²⁵⁾；胎盘治烫伤，火伤^(22,25,26,27,30,34)；乳治肺病^(22,23,26,34)，四肢拘挛，麻木，神志模糊⁽²³⁾，神志模糊⁽²²⁾，四肢"龙"病^(26,34)，但多饮令人健忘^(25,26,30,34)，血虚烦热，虚劳骨蒸消渴，牙疳⁽³⁰⁾，养肺，祛四肢风⁽²⁷⁾；粪治"赤巴"，"龙"合并症，杀虫，止吐^(23,27)；粪（煅炭）治虫病，呕吐^(26,34)；马胎尿、马尿治热毒⁽²⁷⁾；尿洗涤水银毒，止痒；胃结石治狂，惊痫，肿毒⁽²⁵⁾，惊痫癫狂，痰热内盛，神志昏迷，恶疮肿毒，衄血，吐血，神经性失眠，癔症，痉挛性咳嗽⁽³⁰⁾。

Equus hemionus Pallas 蒙古野驴（马科）。【藏药】Jianglehe（江勒合）⁽²²⁾，江⁽²³⁾：野驴骨洽干黄水；野驴脂外用治皮肤痒，皮癣；野驴肉治寒气；野驴筋缝合筋腱断裂⁽²²⁾；肉治"龙"病，不消化症，治寒气，癃闭^(23,29)；油脂治皮炎，皮癣^(23,29)；喉头治颈瘿病，⁽²³⁾，甲状腺肿大⁽²⁹⁾；骨治黄水病⁽²³⁾；睾丸治肾病癃闭，遗精，肾脏病，利尿^(23,29)。

Equus kiang Moorcroft 西藏野驴（马科）。【藏药】油脂治皮肤痒，瘙痒^(27,30)；喉头治甲状腺肿大⁽³⁰⁾；肉治寒气^(30,34)，龙病，寒病⁽²⁷⁾，癣⁽³⁴⁾；睾丸壮阳，利尿⁽³⁴⁾；骨治干黄水⁽²⁷⁾。

Equus przewalskii Poliakoy 野马（马科）。【藏药】dajiawa（达佳哇）：野马喉治活动瘿瘤⁽²²⁾。

Eragrostis cilianensis（All.）Janch. 大画眉草（禾本科）。【阿昌药】拨奈且：全草治肾盂肾炎，膀胱炎，肾结石⁽¹⁸⁾。【德昂药】办桑：效用同阿昌药⁽¹⁸⁾。【景颇药】Jvang mvan：效用同阿昌药⁽¹⁸⁾。【蒙药】全草治尿路感染，肾炎，膀胱炎，肾结石，膀胱结石，目赤肿痛，目生云翳；花序治黄

水疮⁽⁵¹⁾。

Eragrostis nigra Ness 黑穗画眉草（禾本科）。【土家药】露水草：全草治百日咳，急性腹痛，月经不调，小儿疳积⁽¹²⁴⁾。

Eragrostis pilosa（L.）P. Beauvois 画眉草（禾本科）。【蒙药】胡日嘎拉吉：全草用于利尿通淋，清热活血^[587]。

Eremias argus Peters 丽斑麻蜥（蜥蜴科）。【朝药】蜥蜴^(9,89)：全体治淋巴结结核，急慢性支气管炎，羊癫疯^(12,83)，小便不通，骨髓炎，骨结核^(9,89)。【蒙药】ᠮᠣᠭᠠᠢ ᠭᠦᠷᠪᠡᠯ（Mogai gurbel，毛盖 - 古日布勒）：全体治遗精，阳痿，早泄，肾寒⁽⁴⁹⁾。【维药】که سله نچوک（Kaslanchuk，开斯兰曲克）：全体、血、皮、粪便治脑溢血，瘫痪面瘫，口眼歪斜，筋脉拘挛，关节疼痛，风湿性关节炎，结核，癫痫癔病，肿瘤，心脏虚弱，疮疡⁽⁷⁵⁾。【藏药】mubaixia（木白夏）^(22,27)，木吾⁽²³⁾：效用同西藏沙蜥 Phrynocephalus^(22,27) theobaedi；血治内脏损伤⁽²³⁾；全体治骨折，淋巴结结核，气管炎，癫痫，对胃癌有一定的缓解作用，治肾寒病，阳痿^(23,30)。

Eremias multiocellata Guenther 密点麻蜥（蜥蜴科）。【藏药】mubaixia（木白夏）⁽²²⁾：效用同西藏沙蜥 Phrynocephalus⁽²²⁾ theobaedi；全体用于骨折，淋巴结结核，气管炎，癫痫，对胃癌有一定的缓解作用⁽³⁰⁾。

Eremostachys moluccelloides Bge. 沙穗（唇形科）。【哈萨克药】花及根治感冒，跌打损伤，吐血，外伤出血，毒蛇咬伤⁽¹⁴¹⁾。

Eremostachys phlomoides Bge. * 糙苏状沙穗（唇形科）。【哈萨克药】全草治感冒，跌打损伤，吐血，外伤出血，毒蛇咬伤⁽¹⁴¹⁾。

Eretmochelys imbricata（Linnaeus） 玳瑁（海龟科）。【朝药】대모（dāi mào，呆矛）：甲片用于肝阳上亢引起的头晕头痛，脑出血⁽⁸²⁾。【傣药】倒弯罕：背甲治热病惊狂，谵语，小儿惊痫，痉厥，痈肿毒疮⁽⁶⁵⁾。【德昂药】果捣当：背甲治热病发狂，谵语，小儿惊风，痈肿疮毒⁽¹⁸⁾。【景颇药】Dvaubyen：效用同德昂药⁽¹⁸⁾。【藏药】嘉，cuorubai（措如白）：背甲治六腑寒热错杂，黄痰，紫痰⁽²²⁾。

Eria graminifolia Lindl. 禾叶毛兰（兰科）。
【藏药】禾叶墨斛：全株治热病伤津，口干烦渴，病后虚热，胃酸缺乏[13]。

Eria pannea Lindl. 指叶毛兰（兰科）。【布朗药】么考可：全草治风湿疼痛，跌打损伤，骨折，水肿[14]。【傣药】叶治跌打损伤，骨折，痈疮肿，烫火伤，药物中毒[9,74]。【拉祜药】模可[13]：全株治风湿骨痛，跌打损伤，骨折[13]；叶治水火烫伤，食物中毒[151]。【彝药】罗多[9,103,111]，啰多[34]，罗自更[101]：全草治跌打损伤，骨折[9,101,103,111][34]，痈疮肿毒，药物中毒（如乌头碱和磷化锌中毒）[9,111][34]，烫火伤[111]，慢性支气管炎咳嗽[101]。

Ericerus pela(Chavannes) Guerin 白蜡虫（蜡蚧科）《药典》。【阿昌药】保啊铺：枝干上分泌的蜡治创伤出血，疮疡久溃不敛[18]。【德昂药】白蜡药：效用同阿昌药[18]。【景颇药】Bela bau：效用同阿昌药[18]。【彝药】虫蜡治小儿久咳不止[107]。

Erigeron acer L. 飞蓬（菊科）。【蒙药】全草治外感发热，泄泻，胃炎，皮疹，疥疮[51]。【藏药】lumimanba(路米曼巴)[22]，陆眉曼巴[39]：全草治瘟病时疫，木保病，脉热病，流行性感冒，头痛，眼疾[22]；花序治头痛，眼痛[39]。

Erigeron altaicus M. Popov 阿尔泰飞蓬（菊科）。【哈萨克药】التاي مايداجەلەكى：全草用于清热解毒，助消化；花序治热性疾病；种子治血性腹泻；花、种子治胃炎，腹泻，皮疹，疥疮[140]。

Erigeron annuus (L.) Pers. 一年蓬（菊科）。【土家药】地白菜[10,126]，di¹ xi¹ bang²（地西棒），黑风草[124]：全草治牙龈肿痛，乳腺炎，腹泻[10,126]，牙龈炎，急性胃肠炎，传染性肝炎，淋巴结炎，疟疾，蛇咬伤，痈毒[124]，毒蛇咬伤，三分症（疟疾），牙龈肿痛，跌打损伤[128]。【瑶药】根饮蔵，田边菊：全草治疟疾，消化不良，肠炎腹泻，传染性肝炎，血尿；全草外用治牙龈炎，毒蛇咬伤，跌打损伤[133]。

Erigeron breviscapus(Vant.) Hand. – Mazz. 短亭飞蓬（菊科）《药典》。【白药】纤灯者厚，佳斯修呆：全草用于风湿骨痛，偏瘫，腹泻，疮痈[17]。【德昂药】菠卡冷：全草治牙痛，胃痛，风湿疼痛[18]。【景颇药】Buiwuban：效用同德昂药[18]。【傈僳药】莫窝耙：全草治感冒头痛，牙痛，胃痛，

风湿疼痛，脑血管性头痛，瘫痪，骨髓炎，慢性气管炎[166]。【苗药】Reib gieet weab（锐改外，贵州松桃），灯盏细辛[91][275]，灯盏花[94]：根及全草治感冒，风湿痹痛[91,94][275]，中风瘫痪[91,94]，小儿疳积[91][275]，胸痹，胃痛，牙痛，跌打损伤[91]；全草治头痛，目眩，咳嗽[95]，瘫痪，风湿性关节炎，类风湿性关节炎，胃痛，牙痛，感冒[6,13,14]。【纳西药】灯盏草：根及全草治瘫痪，风湿性疼痛，跌打损伤，牙髓炎，牙痛，腹泻，脑血管意外及小儿麻痹后遗症引起的瘫痪，感冒头痛[164]。【土家药】向阳花：全草治感冒，鼻塞头痛，风湿痹痛，瘫痪，急性胃炎，小儿疳积，跌打损伤[123]。【彝药】矢翁波驰[17]，把唯[104]，冻把唯[101]：全草或根治龋齿牙痛[17,104]；根治脑神经衰弱[17]；全草治风湿疼痛，中风后遗症，慢性支气管炎，小儿麻痹症[104]，跌打损伤，口腔溃疡[101,104]，感冒头痛，鼻窍不通，风湿病，中风瘫痪，牙痛[101]。【藏药】挖安登[6,13,14]：全草治小儿营养不良，水肿[6,13,14]，风湿性疼痛，瘫痪[6]，高血压，脑溢血，脑血栓，脑栓塞，多发性神经炎，慢性蛛网膜炎[16]；花及全草治感冒，胁疼痛，风湿瘫痪，高热，跌打损伤[36]；花治头痛，眼痛[29]。【壮药】灯盏细辛：全草用于麻邦（瘫痪），发旺（风湿骨痛），林得叮相（跌打损伤），心头痛（胃痛），牙痛，贫痧（感冒）[120]。

Erigeron canadensis L. 参见 Conyza canadensis。

Erigeron elongatus Ledeb. 长茎飞蓬（菊科）。【藏药】lumimanba（路米曼巴）[22]，hongdilanhua（红地兰花）[36]，陆眉[39]：全草治瘟病时疫，木保病，脉热病，流行性感冒，头痛，眼疾[22]，跌打损伤，瘀血肿痛，视物不明，疮痈肿毒[36]；花序治头痛，眼痛[39]。

Erigeron multifolius Hand. – Mazz. 密叶飞蓬（菊科）。【白药】海若吃：全草治肺炎，痢疾，传染性肝炎，胆囊炎，消化不良，牛皮癣，跌打损伤，疮疖肿毒[14]。【彝药】海若吃：治肠炎，痢疾，肝炎，胆囊炎，消化不良[35]。

Erigeron multiradiatus(Lindl. ex DC.) Benth. ex Clarke 多舌飞蓬（菊科）。【藏药】lumimanba（路米曼巴）[22]，美多罗米，多舌飞蓬[974]：全草治瘟病时疫，木保病，脉热病，流行性感冒[22]，头痛，

眼疾[974][974]，瘟病时疫[974]。

Erinaceus europaeus L. 刺猬（刺猬科）。【朝药】고合도치（gāo sūm dào qì, 高酥母刀弃）[7,83]：猬皮治反胃吐食，腹痛疝气，肠风痔漏，遗精，痨伤[7,83]，夜尿症，崩漏，痔疮，胃溃疡疼痛，肝硬化[87,88]，咳嗽，脱肛，淋巴结结核，胃痉挛，胃溃疡吐血[9,89]；胆用于眼睑赤烂[7,83]，胆石症，火伤，跌打损伤[87,88]，产后体虚，恢复体力，眼脸赤烂，痔疮[9,89]；脑治卒中风，脑膜炎[87,88]。【达斡尔药】jierie：治尿频，尿急，尿痛[64]。【傣药】崩荅囡[66]，命[63]：胃治心胃疼痛，胸腹胀痛，口吐酸水[66]，皮、肉治急慢性胃炎，胃窦炎，胃、十二指肠溃疡引起的胃脘胀痛，腹泻，白喉，小儿惊风，高热不退，眼目红肿疼痛[63]。【德昂药】阿英：效用同景颇药[18]。【鄂伦春药】色恶，刺球子，猬鼠：毛刺、皮用于反胃，腹痛，痔疮便血，小便频数[161]。【仡佬药】nie³³ mie³¹ mo⁵⁵（捏迷卵，黔中方言），tsə³⁵ mao⁵⁵（在卵，黔中北方言），kuo³¹ ʐe⁵⁵（郭也，黔西南多洛方言）[162]：刺与竹根各适量，烧灰后水冲服治白带[162]，刺烧灰成性冲服治白带[128]。【哈尼药】Hupiul aqdaol（皮育阿刀），仙人衣，刺猬皮：皮治反胃呕吐，吐血，咯血，外伤出血[143]。【景颇药】Muidvai bvun：皮、肉治中风口眼歪斜，半身不遂，腰腿关节痛[18]。【毛南药】ʔnei³³ wɔi³³（勒窝）：刺治遗精，遗尿[155]。【土家药】皮治肠风下血，痔疮出血，遗精，小儿遗尿[124]。【佤药】猪狗，猬鼠：皮刺治痔瘘便血，遗精[168]。【维药】كرپه（Kerpe，克尔排）[75]：肉、皮治瘫痪，筋肌抽紧，神经衰弱，水肿，性欲减退，儿童遗尿，年老多尿，疮疡腐烂[75]，体虚，半身不遂，胃肠道出血[79]；肉治皮肤湿疹[22]。【彝药】毫猪刺[107]，布莫[9,102]：刺治未溃独疮，遗尿遗精，痔疮出血，蛇咬伤，烧伤烫伤，肚治膈食不化[107]，皮、毛、豪扦、胃治反胃吐酸，腹痛疝气，遗精脱肛，肠风痔漏，膈食不化[9]；皮刺治咽喉肿痛，痔瘘出血[109]；皮毛、豪扦治小儿惊风，疮肿未溃，遗精遗尿，痔疮出血；胃治膈食不化[102]。【藏药】杠[23,29]，se-meiqingba（色美庆巴）[22]：肝、胆汁解食物中毒，药物中毒，脑（干粉）治脑病（如脑膜炎，脑漏）[22,23,27,29,34]；皮刺（切小块、炒、研）治痔漏，瘀滞胃痛，遗精，遗尿[22,27,29,34]；刺猬血（外涂）

治脱眉，脱发[22,23]；刺毛熏治肺脓[23]。

Eriobotrya japonica(Thunb.) Lindl. 枇杷（蔷薇科）《药典》。【阿昌药】Dangbo（当薄）：叶治支气管炎，肺热咳嗽，胃热呕吐[8,18]。【布依药】Walbix baz（凹皮八）[8,159][274]，Ndaaibicbaz，Magtbixbah（马皮巴）[8,159]：花治咳嗽[8,159][274]；叶治咳嗽[8,159]。【傣药】ບ⁀ꪊ ꪑꪶꪉꪱ（magan，麻敢）：叶治咳嗽[8]。【德昂药】Lagebure（拉格布热）：效用同阿昌药[8]。【侗药】Bameibangbie（把美帮别），Pipa（枇杷叶），Meix Bangh Beec（梅绑白）[205]：叶治支气管炎[8,15,136]；皮治气喘[205]；花治咳嗽，感冒[135]。【仡佬药】立午果，立瓦刀[37]，色米保[274]：叶治风寒感冒咳嗽[8,162][37,274]，肺结核[8,162]。【景颇药】Zhongshi haq：叶治支气管炎，肺热咳喘，胃热呕吐[18]。【傈僳药】卖克神：果、叶治咳嗽，吐血，胃热呕吐[8,166]。【毛南药】Meipengpa（美朋杷）[8,15]，va⁴² bi²⁴ ba³³（发比巴），phuŋ⁶ phia² doŋ²（朋杷桄）[155,156]：叶治咳嗽[8,15]，百日咳；鲜根治风热咳嗽，支气管炎，风火牙痛[155,156]。【蒙药】ᠡᠯᠵᠢᠭᠡᠨ ᠬᠢᠬᠡᠨ ᠨᠠᠪᠴᠢ（Eljigen qihen nabqi，额勒吉根－其很－那布其）：叶治肺热咳嗽，肾伤热，膀胱热，月经不调，口疮[41]，气管炎，尿路感染，口唇糜烂，牙龈肿痛，血"希日"性咽喉肿痛[56]。【苗药】Jongx bix bax（龚枇杷，贵州松桃），Gherb jongx detzend jabmial（官龚豆整加慢，贵州黔南）[91,95]，Ghab jongx det zend jab ninx（嘎龚豆真加宁）[91,95][274]：根治虚劳咳嗽[8,91,94,95][274]，传染性肝炎[8,94,95][274]，乳汁不通，风湿痹痛[8,91,94]；叶治肺热咳嗽，胃热呕吐，妊娠恶阻[95,98]。【仫佬药】Meipipa（美枇杷）：叶治咳嗽，肺结核[15]。【羌药】cebbusimi（次布思咪）[8,167]：叶治肺热咳嗽，咯血；果实治肺痨痨伤咳血，肺热燥咳[8,167]。【畲药】叶治咳嗽，气管炎，感冒咳嗽[148]。【水药】瓦瞎[8,157,158][274]，枇杷[274]：叶煎水服治咳嗽[8,10,157,158][274]。【土家药】枇枇卡蒙[10,126]，pi²pa¹e¹ta¹（枇杷鹅他）[124]：花蕾治各种咳嗽，百日咳[10,126]；叶和果核治肺热咳嗽，胃热呕哕，妊娠恶阻；茎皮治痢疾，慢性腹泻；茎皮外用治慢性溃疡；花治咳嗽气喘；种子治疝气，水肿[124]；叶治百日咳，久咳，受惊咳吼[125]；叶、花治热咯症，鸬鹚咯，脑漏[128]。【瑶药】Bigenglu（比根卢），Pipadan（枇杷旦）：根治咳嗽，胃痛；叶治咳嗽[15]。【彝药】ꀀꄱꑽ（pipbaqi，辟把启）[8]，Zhimutu（芝母兔）[15]：叶治肺痨咳嗽[8]；树皮治小儿百日咳，支气管炎[15]。【壮药】Mbawbizbaz（盟比巴）[180]，Kebeiba（棵悲爸），Pipaguo（枇杷果）：叶治埃病（咳嗽），墨病（哮喘）[15,180]，陆裂（咳血），渗裂（衄血、吐血），鹿病（呕吐），啊肉甜（消渴），哪呷（面瘫），酒渣鼻[180]。

Eriocaulon buergerianum Koern. 谷精草（谷精草科）《药典》。【朝药】논고위까람（naon gao yu ga ram，孬嗯高于嘎啦母）：带花茎的花序治喉痹，齿风通，诸疮疥[86]。【侗药】谷精球[136]，Nyangt mudx niv（娘满丽）、Sangp nyangt mudx niv（尚娘满丽）[137]：花序治目赤肿痛，目生翳障，小儿疳积[136]；全草治耿悍敢（火眼）[137][25]，宾夷偻蛮（黄雀证）[137]，牙痛，咽喉肿痛[135,139]；头状花序治小儿高热不退[208]。【哈尼药】Eelquvq guqqil（局谷期），方星草：全草治角膜云翳，结膜炎，风热疼痛，小便不利，高热口渴[143]。【傈僳药】莫背勒：全草治痢疾，吐血，目赤痛，月经不调[166]。【黎药】杆柴火，草籽：带花茎的头状花序煎剂内服或洗眼，治各种眼翳膜，各种炎性眼病[153]。【苗药】Reib ghans goud（锐砍勾，贵州松桃）[91,95]，密连刀[95]，满天星[98]：全草治脚转筋，目翳，目赤[95]，牙根出血，结核[96]；头状花序治目赤翳障，羞明流泪，雀目，头痛，鼻渊，牙痛，风疹瘙痒[91]，结膜炎，眼干燥[95]；花序治风湿筋骨疼痛，夏日感冒，糖尿病[98]。【纳西药】挖耳朵草：带花茎的头状花序用于风热目翳，或夜晚视物不清，目中翳膜，偏正头痛，中心视网脉络膜炎，鼻衄终日不止，心烦神闷，小儿肝热，手足掌心热，闹风疼痛[164]。【畲药】谷精珠满田星，耳朵刷，捣栅[147]：全草治风热目眩，头痛齿痛，翳膜目眚，感冒喉头痛[147]；带总花梗的头状花序治夜盲[146]。【土家药】满天星：带花茎的头状花序治风热目疾，肿痛怕光，翳膜遮睛，夜盲，风热头痛，牙痛，鼻衄[123]。【瑶药】谷珠草：全草治头痛，疳积，小儿发热口渴，目赤生翳，夜盲症，疮疥[133]。

Eriocaulon sexangulareL. ［**E. wallichianum Mart.**］华南谷精草（谷精草科）。【侗药】Jiaoyanhuo（交阳火）：全草治小儿营养不良引起的角膜

软化[15]。

Eriocheir sinensis H. Milne – Edwards 中华绒螯蟹（方蟹科）《部藏标》。【朝药】给：干燥全体治胸中结热，胃气，食积，产后腹痛，漆疮[6]。【傣药】补[63]：全体治跌打损伤，骨折，产后血瘀，闭经[63]；肉、内脏治胸中烦热，失眠多梦，恶心欲呕，不思饮食，鹅口疮，小儿脐炎，小儿遗尿，风湿热痹证，肢体关节红肿热痛，屈伸不利[62]，用于胸中邪气热结痛，腹痛，筋骨损伤，疥癣，漆疮，烫伤，消食[67,68]。【蒙药】ᠨᠠᠢᠮᠠᠯᠵᠢ（Naimalji，奈玛勒吉）：全体治尿闭，肾热，膀胱热，尿道结石，水肿[6,44]。【土家药】螃蟹脚：治乳腺炎[47]。【维药】قىسقۇچ پاقا（Qisquch paqa，克斯库其帕卡）：全体和干燥躯壳治体弱身瘦，热性阳痿，乳腺肿瘤，结核病，干热性咳嗽，消耗性伤寒，结石，经水不畅，疮疡，口腔炎症，毒虫及毒蛇叮伤，疯狗咬伤[75]。【藏药】地森[6]，德森[23]，ཆུ་སྲིན།（地森）[25]：全体治肾病，水肿，小便不利[2,6,22,23]，瘟病，小腿肌肉转筋[2]，鱼肌转筋，肾脏病，瘟疫[23]，治筋肉扭转，肾脏病[22,25]，腹水[25]；甲壳治肾病，水肿，小便不通，瘟疫，小腿肚转筋[21]。

Erioglossum rubiginosum（Roxb.）Bl. 参见Lepisanthes rubiginosa。

Eriolaena spectabilis（Cand.）Planch. ex Mast. 火绳树（梧桐科）《部藏标》。【傣药】埋摸肥（西傣）：根皮治慢性胃炎，胃溃疡，外伤出血，刀枪伤，骨折[13]。【哈尼药】赤火绳，Siqdu dussaq（席都都然）：根皮治外伤出血，烧烫伤，慢性胃炎，胃溃疡[143]。【傈僳药】四尼过：根治外伤出血，胃炎，胃溃疡[166]。【藏药】加杰：树干分泌的胶质物用于血痨热，肿毒恶疮，瘀血不化[2]。

Eriophyton wallichii Benth. 绵参（唇形科）《部藏标》。【纳西药】根或全草治流行性感冒，肺炎，肺脓肿，肺结核，肝炎，痢疾，痈肿，水草中毒，食物中毒[164]。【藏药】སྤང་ཚན་སྦྱ་རོག（邦餐布如）[21,35]，སྤང་ཚན་སྦྱ་རོག（bangcanburu，榜餐布如）[2]，bangcanburou（榜参布柔）[20]：全草治流行性感冒，肝炎，肺炎[2,5,21,35]，瘟病，肺脓肿，肺结核[5,21,29,35]，肺热咳嗽，传染性热症[2,21,35]，中毒性肝脏损伤，肝胃并发症，咽喉炎，食物中毒[20,33]，瘟病时疫，肺病诸症[23]，肺病，淋巴结

炎，干肺脓液，愈合断脉，疮伤[27]，肺炎，痢疾，食物中毒，流感，肝炎[13]，胸腔脓病，肌肉松弛，伤口溃烂，淋巴结炎[40]；全草或根治肺脓肿，肺结核，脏腑内伤[347]。

Eriosema chinense Vogel 鸡头薯（猪仔笠）（豆科）。【瑶药】海良国，入地老虎[133]，猪仔薯[4]：块根治肺热咳嗽，赤白痢疾，疮疖[133]，跌打损伤[4,133]，伤风咳嗽，胃痛[4]。【彝药】区奔精[103,111]，米德哼[101,102]：根治咽喉炎，咽炎，高热烦渴，肺脓疡，痢疾，皮肤发黄，小儿疳积，肺结核[9,101,102,103]，上呼吸道感染，热烦渴，肺痛，痢疾，跌打损伤[111]；块根治肺结核，咳喘日久，吐脓痰，盗汗潮热，胸闷，纳差，急性肝炎；根加白糖治急性肝炎，加蜂蜜治肺结核盗汗，痰中带血，咳嗽[101,102]。【壮药】maenzgatndoi，鸡头薯：块根治痰热咳嗽，肺痛，痢疾腹痛，消化不良，疳积；块根外用治跌打损伤[121]。

Eriosema himalaicum Ohashi [*E. tuberosum A. Rich.*] 绵三七（豆科）。【佤药】日地：块根治小儿疳积，消化不良，胃炎，疝气病[14]。【彝药】区奔精[13,14]，此白勒[13]：块根治急慢性肝炎，胃肠炎[14]，胃痛，腹泻，痢疾，睾丸炎，小儿疳积，疝气，疮毒[13]；根治男子梦遗滑精，女子宫冷不孕[109]。

Eriosolena composita (L. f.) Van [*E. involucrata* (Wall.) Van Tiegh.*] 毛花瑞香（桂花跌打）（瑞香科）。【傣药】全株治胃及十二脂肠溃疡，骨断筋伤，跌打损伤，风湿性骨痛，各种疼痛[9,74]。【彝药】丕妹：根皮、茎皮治脑膜炎，口腔炎，肠胃炎，妇科炎症[14]。

Eritrichium mandshuricum Popov 东北齿缘草（紫草科）。【蒙药】效用同石生齿缘草 E. rupestre[51]。

Eritrichium rupestre (Pall. ex Georgi) Bunge 石生齿缘草（紫草科）《部蒙标》。【蒙药】（Ebsen dewa，额布森‐德瓦）[3]：地上部分（齿缘草）治温热流感，"希日"热[3]；全草用于瘟热，流感，游脉"协日"症，"协日"热[51]。

Eritrichium sinomicrocarpum W. T. Wang 小果齿缘草（紫草科）。【藏药】全草治疮伤，疮热，促进骨折愈合，消肿，黄水病[27]。

Erodium alpinum (Burm. f.) L' Hér. [*Gera-nium alpinum Bar.*] 高山老鹳草（牻牛儿苗科）。【藏药】ketumanba（喀图曼巴）：效用同草原老鹳草 G. prutense[22]。

Erodium stephanianum Willd. 牻牛儿苗（牻牛儿苗科）《药典》。【朝药】국화쥐손이：带根全草治结膜炎，肺炎[9,90]。【蒙药】（Manjiuhai，蔓韭海）[49,51]，老鹳草[13]：地上部分治关节疼痛，跌打损伤，云翳，月经不调[49,51]；全株治诸热症，胆病[13]；根清热解毒，祛风活血[592]。【苗药】老鹳草，老鸦嘴[97,98]：全草治腹泻，崩漏，牙痛，风湿性关节痛[97,98]。【土家药】一颗针：全草治风湿性骨节疼痛，跌打损伤[125]。【彝药】鹅起诗[101]，五叶草[104]：效用同尼泊尔老鹳草 Geranium. nepalense[101]；全草治腹泻，刀伤出血，止咳，风湿骨痛，打伤，腹有死血，哺乳妇女血气痛，虫蛇咬伤，疯狗咬伤[104]。【藏药】（兴梯米门桑杰）[21]，（xintuoligabao，兴托里嘎保）[34]：带根全草治结膜炎，虹膜炎，角膜云翳和肉瘤等眼病[21]；种子治眼疾，云翳[22]；全草治诸热症，胆病[22,34]，目赤肿痛，角膜云翳，肝炎，咳嗽，支气管炎，泌尿系统感染[32]；花、叶治翳障沙眼，结膜炎及遗尿症[25]。

Erosaria caputserpentis (L.) 蛇首眼球贝（宝贝科）。【阿昌药】拔新：治惊悸，心烦不眠，目赤云翳[18]。【德昂药】布弯憋：效用同阿昌药[18]。【景颇药】Bau so：效用同阿昌药[18]。【藏药】Zongtai（仲太）：效用同山猫眼宝贝 C. lnx[22]。

Erronea errones (L.) 拟枣贝（宝贝科）。【藏药】（准普）[21]，Zongtai（仲太）[22]，（zongwu，准吾）[25]：外壳治眼疾，胃痞瘤及出血，汲脓，汲黄水[21]；效用同山猫眼宝贝 C. lnx[22]；壳能止血，破痞块，干脓水[25]。

Eruca sativa Mill. * 芝麻菜子（十字花科）。【维药】زاغون تۇرۇغى（Zaghu uruqi，扎浑欧日格）：种子用于寒性阳痿，小便不利，经水不下，湿性纳差，气结腹胀，雀斑，白癜风[75]。【藏药】（盖菜）：种子治乳房肿胀，炭疽[21]。

Eruca vesicaria (L.) Cav. subsp. sativa (Mill.) Thell. 芝麻菜（十字花科）。【藏药】（gaicai，盖菜）[25,32]：干燥地上部分或种子治淋巴结炎和脂肪瘤[25]；全草及种子治淋巴结发炎和脂肪瘤[32]。

Eruticicola ravida Benson 薄壳蜗牛(蜗牛科)。【蒙药】布热-浩如海，布昭格：壳(蜗牛壳)治肾伏热，黄疸，恶寒[56]。

Ervatamia divaricata(L.)Burk. 单瓣狗牙花(狗牙花)(夹竹桃科)。【傣药】风沙门[9,14,63,64,71]，缝沙闷(西傣)，拜哈戒(德傣)[13]：根、叶用于产后体虚，头昏眼花，乳汁不下，恶露不尽，腹痛腹泻，红白下痢[9,14,62,63,64,71]，缺乳，肢体麻木，心慌心悸，癣[62]；根治手足麻木[14,64]，产后虚弱，头晕眼花，恶淋[13,65]，奶汁不下，下肢麻木[13]；叶治乳腺炎，眼病，疯狗咬伤[13,14]，降血压，乳疮[14]；花治产后虚弱，头晕眼花，恶露淋漓[9,13,72][111]，痢疾，腹泻，腹痛[9,72][111]；茎、根、叶治产后体虚，头晕眼花，恶露淋漓，乳汁不下，缺乳，肢体麻木，心悸，心慌[8]。

Ervatamia hainanensis Tsiang 海南狗牙花(夹竹桃科)。【傣药】埋母(西傣)[13,65]：根治腹泻，痢疾[65]，咽喉肿痛，乳腺炎，风湿痛，跌打损伤，胃寒疼痛，高血压；鲜叶治蛇咬伤，疮疖，跌打肿痛[13]。【黎药】胆呼塞：根、叶治毒蛇咬伤[154]。

Ervatamia officinalis Tsiang 药用狗牙花(夹竹桃科)。【阿昌药】葵特奶平：根治跌打损伤，腹痛[18]。【傣药】白花介：根治跌打，腹痛[18]。【德昂药】白花介[13]：根治咽喉肿痛，乳腺炎，风湿痛，跌打损伤，胃寒疼痛，高血压[13,18,160]；鲜叶外用治蛇伤，疮疖，跌打肿痛[13]。【景颇药】Kuizuiban：根治跌打，腹痛[18]。

Ervatamia yunnanensis Tsiang 云南狗牙花(夹竹桃科)。【傣药】狗牙花：茎枝治产后体虚，头晕目眩，恶露淋漓[348]。

Erycibe obtusifolia Benth. 丁公藤(旋花科)《药典》。【壮药】Goulai(勾来)[15]，丁公藤[117][760]：茎有毒，治风湿骨痛[15]；藤茎治发旺(风湿骨痛)[117]，麻邦(半身不遂)，林得叮相(跌打肿痛)[760][117]，风湿痹痛，风湿性关节炎，类风湿性关节炎，坐骨神经痛[760]。

Erycibe schmidtii Craib 光叶丁公藤(旋花科)《药典》。【瑶药】diangc muerngz hmei(廷翁美)，丁公藤：藤茎用于风湿性关节炎，类风湿性关节炎，半身不遂，坐骨神经痛，肥大性脊柱炎，跌打肿痛[130]。【壮药】丁公藤[117][760]：藤茎治风湿痹痛，风湿性关节炎，类风湿性关节炎，坐骨神

经痛，半身不遂，跌打损伤[760]；效用同丁公藤 E. obtusifolia[117]。

Eryngium foetidum L. 刺芹(伞形科)。【傣药】帕崩孟曼，啪泊梦蛮(西傣)：全株治风寒感冒，支气管炎，腹泻，急性肝炎，牙痛，疮疖[13,65]。【哈尼药】扎梭[13]，野芫荽，Algao zalsol(高扎锁)[143]：效用同傣药[13]；全草治小儿麻诊，感冒咳嗽，小儿消化不良[143]。【基诺药】帕基：全草治肠炎痢疾，感冒，麻疹，气管炎，肠炎，腹泻，急性肝炎；全草外敷治跌打肿痛[163]。【傈僳药】曲盐生：全草治感冒，麻疹内陷，气管炎，肠炎腹泻，急性肝炎[166]。【黎药】雅固，马刺，香信：根治感冒咳嗽，咽喉痛；根捣烂外敷治跌打损伤[153]。【佤药】大芫荽，佤药芫荽，缅芫荽[10]：全草治感冒头痛，消化不良，肠炎腹泻，跌打损伤[10,168]。【瑶药】guh inh suiv(骨盐水)，刺芫荽[130]，窝兔吗[13]：效用同哈尼药[13]；全草治感冒，肠炎，腹泻，疮疖，蛇虫咬伤[130]，感冒胸痛，消化不良，肠炎腹泻，蛇咬伤；全草外用治跌打损伤[237]。

Erysimum amurense Kitag. [E. bungei(Kitag.)Kitag.] 糖芥(十字花科)。【朝药】부지갱이：全草治心力衰竭，咳喘[9,90]。【蒙药】ᠲᠦᠮᠦᠨ (Wulan gongtog，乌兰-贡陶格)：全草治脏热，毒热，血热，搏热，肺病，咳嗽，气喘，肺心病[51]。【藏药】gangtuoba(冈托巴)[22]，杠拖巴[40]：全草治虚痨发热，肺结核咳嗽，久病心力不足，解肉毒[22]；果实治食物中毒，肺病，血病[40]。

Erysimum benthamii P. Monnet 四川糖芥(十字花科)。【藏药】杠拖巴：种子治食物中毒，肺病，血病[40]。

Erysimum bracteatum W. W. Sm. 具苞糖芥(十字花科)。【藏药】gangtuoba(冈托巴)：种子治虚痨发热，肺结核咳嗽，久病心力不足，解肉毒[22]。

Erysimum chamaephyton Maxim. 紫花糖芥(十字花科)。【藏药】gangtuoba(冈托巴)：种子治虚痨发热，肺结核咳嗽，久病心力不足，解肉毒[22]。

Erysimum diffusum Ehrh. 灰毛糖芥(十字花科)。【藏药】gangtuoba(冈托巴)：种子治虚痨发

热，肺结核咳嗽，久病心力不足，解肉毒⟨22⟩。

Erysimum flavum(Georgi.) Bobrov. 宽线叶糖芥(十字花科)。【藏药】gangtuoba(冈托巴)：种子治虚痨发热，肺结核咳嗽，久病心力不足，解肉毒⟨22⟩。

Erysimum hieracifolium L. 山柳叶糖芥(十字花科)。【藏药】ཀྲང་ཐོག་པ(冈托巴)⟨21,24⟩：种子治虚痨发热，肺结核咳嗽，久病心力不足，解肉毒⟨24⟩，紊乱热症，肺病，肉食中毒，血热⟨21⟩。

Erysimum longisiliquum Hook. f. et Thoms. 长角糖芥(十字花科)。【藏药】Gangtuoba (冈托巴)⟨22⟩：全草治"培根"和"赤巴"综合症，瘟热，瘟疬初起，头晕头痛⟨27⟩；种子治虚痨发热，肺结核咳嗽，久病心力不足，解肉毒⟨22⟩。

Erysimum roseum (Maxim.) Polatschek [*Cheiranthus roseus Maxim.*]红紫糖芥(十字花科)。【藏药】甲贝⟨24,29⟩：全草治胃痛，扁桃体炎，白喉，炭疽⟨24,29⟩。

Erythrina arborescens Roxb. [*E. tienensis* **Wang et Tang**]乔木刺桐(鹦哥花)(豆科)。【白药】介刈荷⟨14⟩，介轶禾⟨13⟩：树皮治风湿麻木，腰腿痛，胃痛，骨折，跌打肿痛，关节扭伤，皮炎，顽癣⟨14⟩；树皮、种子治腰膝疼痛，风湿痹痛，疥癣；根、果、叶治痢疾；外用治头胀痛⟨13⟩。【傣药】埋冬(德傣)⟨13⟩，埋短⟨62⟩：效用同白药⟨13⟩；树皮、根用于牙痛，风寒湿痹证，肢体关节酸痛，屈伸不利⟨62⟩。【哈尼药】甲娑：树皮治风湿麻木，外伤出血，跌打损伤⟨144⟩。【基诺药】基累夺累：树皮治肾炎水肿，肺结核，支气管炎，咯血⟨163⟩。【苗药】楝莒⟨14⟩，楝昌⟨13⟩：树皮治骨折⟨14⟩；树皮、种子治腰膝疼痛，风湿痹痛，疥癣；根、果、叶治痢疾；外用治头胀痛⟨13⟩。【纳西药】干皮或根皮用于跌打扭伤，痈肿疮毒，风湿疼痛，小儿疳积，尿道炎，乳腺炎⟨164⟩。【佤药】乔木刺桐⟨10,168⟩：树皮治腰腿痛，风湿麻木⟨10,168⟩。【彝药】拉摸争⟨101⟩：茎皮治跌打损伤，骨折瘀血，半身不遂，肢体麻木⟨109⟩；效用同刺桐 E. variegata⟨101⟩。

Erythrina subumbrans (Hassk.) Merr. 翅果刺桐(豆科)。【基诺药】基累夺累⟨10,163⟩：皮治肾炎水肿，肺结核，支气管炎，咯血⟨10,163⟩。

Erythrina variegata L. [*E. variegata* L. var. *orientalis*(L.) Merr. ; *E. indica* Lam]刺桐(豆

科)。【傣药】埋短：树皮用于清肿止血⟨65⟩。【德昂药】埋冬：树皮或根皮治风湿麻木，腰腿筋骨疼痛，风湿病，跌打损伤，顽癣⟨160⟩。【哈尼药】Heiqsov(赫索)，海桐皮，刺通树：茎皮、根皮治骨折，小儿疳积，蛔虫病⟨143⟩。【黎药】千意娥，海桐皮，鸡桐木：树皮治产后月内风；树皮白色内层与猪肉煮汤，治甲状腺肿大⟨153⟩。【毛南药】青桐皮，ruon² mei⁴ thon²(松妹桐)：鲜树皮治风湿性关节炎；干树皮用于避孕绝育⟨156⟩。【纳西药】皮或根皮治风湿骨痛，腰膝疼痛，小儿蛔虫，肝硬化腹水，腰膝疼痛不可忍，风湿麻木，牙痛，痢疾，跌打损伤⟨164⟩。【瑶药】Cedin(楝当)：根、树皮、叶治消化不良，驱虫，风湿病，跌打损伤，脱肛，痔疮，骨折，痢疾，子宫脱垂⟨15⟩。【彝药】拉摸争⟨101⟩：树皮治四肢骨折，跌打损伤，妇女产后发烧，疮疡肿毒，风疹⟨101,104⟩。【壮药】Quoting(枯桐)，Meitong(美桐)⟨15⟩，Godongz(鼓铜皮)⟨118⟩：根、树皮、叶治消化不良，驱虫，风湿病，跌打损伤，脱肛，痔疮，骨折，痢疾，发冷发热⟨15⟩；树皮治风湿痹痛，牙痛，火眼，乳痈，肝硬化腹水，跌打损伤，疥癣，湿疹⟨118⟩。

Erythronium sibiricum (Fisch. et C. A. Mey.) Krylov 新疆猪牙花(百合科)。【哈萨克药】ﺱﺍﻭ：鳞茎治肺结核，腰膝酸软⟨140⟩。

Erythropalum scandens Blume 赤苍藤(铁青树科)。【黎药】雅海浩，牛耳藤，萎藤：茎水煎服或浸酒用，治肺炎，肺结核咯血，支气管炎哮喘；叶敷患处，治跌打损伤⟨153⟩。【毛南药】Miaoying(苗英)：全株治肾炎水肿，肝炎，肺结核，泌尿系统炎症⟨15⟩。【壮药】Caixian(菜显)，Haoyoukei(蒿优克)，Bailongteng(白龙藤)：全株治肾炎水肿，肝炎，肺结核，泌尿系统炎症，风湿骨痛⟨15⟩。

Erythroxylum sinense Y. C. Wu [*E. kunthianum* (**Wall.)Kurz.**]东方古柯(古柯科)。【瑶药】冬卷莲：叶治疟疾；根治跌打损伤，无名肿毒[50]⟨133⟩。

Etlingera yunnanensis (T. L. Wu et S. J. Chen) R. M. Smith 茴香砂仁(姜科)。【傣药】波丢勐(西傣)⟨60⟩，麻娘布⟨64⟩：根茎治胃脘胀痛，反胃嗳气，头昏恶心，食积不化，中暑腹痛腹泻，肢体酸麻胀痛⟨60⟩，小便热涩疼痛，胸胁胀闷，腹胀腹痛，恶心呕吐，不思饮食，腹泻⟨64⟩。

Eucalyptus globulus Labill. 蓝桉(桃金娘科)。

【阿昌药】八草果：治感冒，发热头痛，消化不良，肠炎，腹痛[18]。【傣药】叶治乙型脑炎，流行性感冒，感冒，中暑，骨髓炎，蜂窝组织炎，乳腺炎，肛瘘，痈疮疔毒，跌打创伤及化脓性炎症[9,74]。【傈僳药】质扒子：叶、果实治上呼吸道感染，咽喉炎，支气管炎，肺炎，急慢性肾盂肾炎，肠炎，痢疾[166]。【苗药】Ghab nex det ngaib（嘎脑斗安，贵州黔东南）[91]，桉叶[91][349]：叶治感冒，脘腹胀痛，腹泻，痢疾，风湿痛，痈疮肿毒，湿疹，疥癣，烧烫伤，外伤出血[91][349]，头痛，喘咳[91]，高热头痛，肺热喘咳，百日咳，钩、丝虫病，疟疾[349]。【纳西药】蓝桉：成长叶治流脑，疟疾，肠炎下痢，关节疼痛，膀胱炎，小便下血疼痛，疥癣，神经性皮炎，痈疮肿毒，麻风溃疡，腮腺炎，结膜炎，痈肿疮毒，皮肤溃疡，丹毒，湿疹，烧烫伤，外伤出血[164]。

Eucalyptus robusta Smith 大叶桉（桃金娘科）。【德昂药】别拉早，Jvangsat gam：治肠炎，痛经，跌打损伤[18]。【傈僳药】质扒光兰：效用同蓝桉 E. globulus.[166]。【黎药】大叶桉，大叶有加利：茎木用于去腐生肌，抗菌消炎[350]。【毛南药】油加里，mei⁴cau⁵xui⁴（妹胶树）：叶治流行性感冒，腹泻，流脑，乙脑，痢疾[156]。【畲药】桉树：叶治感冒，菌痢，疟疾，化脓性中耳炎，砂眼，角膜炎，结膜炎，皮炎，湿疹，烫火伤[147]。【土家药】大叶桉叶：叶治上呼吸感染，胃肠炎，湿疹，脚癣，烫伤，乳腺炎，煎汁外洗治伤口化脓性感染；又可预防脑炎，麻疹[123]。【瑶药】domh orn ndiangx（铜安亮），桉树：叶治上呼吸道感染，气管炎，肺炎，消化不良，肠炎腹泻，痢疾，湿疹，皮炎，皮肤溃疡，外科感染[130]。【壮药】Goanhcu，桉叶[118]，大叶桉油（Youznganhcu，有安卒）[117]：叶治痧病，埃病（咳嗽），阿意咪（痢疾），能啥能累（湿疹），疟疾，呗农（痈疮）[118,180]，呗叮（疔疮）[180]，咽痛，疥癣，烫伤，丝虫病[118]；挥发油治贫痧（感冒），瘴毒，阿意咪（痢疾），丹毒，呗农（痈肿），黄水疮，能含能累（湿疹）[117]。

Euchresta japonica Hook. f. ex Regel 山豆根（豆科）。【瑶药】根达种是：全株治胃、腹热痛，疮疔肿毒，喉痛，牙痛[133]。

Euchresta tubulosa Dunn 管萼山豆根（豆科）。【苗药】胡豆七，豌豆七，胡豆连：全株治急慢性咽喉肿痛，痢疾，胃痛[98]。【土家药】duo bu jna（参布几那）[126]，胡豆莲，多布几那[63]：全草（以根为主）治腹痛，胆道蛔虫病，心口痛（胃脘痛），绞肠痧，解半截烂（雪里见）中毒[126]，急慢性咽喉肿痛，痢疾，肠炎，胃痛，火眼[124,127]；根治急慢性呼吸道炎症，急慢性咽喉肿痛，肋痛，腹泻，痢疾，鼻咽癌，胃癌，胃痛，牙痛，疮疔肿毒[63]，腹痛，胆道蛔虫病，心口痛（胃脘痛），绞肠痧，解半截烂（雪里见）中毒[10]。

Eucommia ulmoides Oliv. 杜仲（杜仲科）《药典》。【布依药】浪细：树皮治肾炎[159]。【朝药】주충나무（zū chōng nǎ mù，诅虫那木）[83]：树皮治肾虚引起的小便不利，水积[83]，肾虚证，胎动不安[84]。【傣药】牙惹高（德傣）：树皮配方外用于伤口[13]。【德昂药】杜仲[160]：树皮用于高血压，头晕目眩，腰膝酸痛，筋骨痿软，肾虚尿频，妊娠胎漏，胎动不安，刀口药[13,160]，配方外用于伤口[13]。【侗药】美茶恩[135,136,137]，Meix sabt enl，Sangp meix sabt enl（尚美基任）[137]：树皮治办乜崩榜（妇男摆白证）[137]；根皮治腰膝酸疼[135,136]。【仡佬药】noŋ⁵⁵tse⁵⁵sa³³（农则撒，黔中方言），loŋ³¹se⁵⁵（龙细，黔中北方言），laŋ³¹tai⁵⁵（浪歹，黔西南阿欧方言）：茎皮治跌打腰伤[162]。【哈尼药】其打[13]，Albol dufzaof（波杜仲），树仲[143]：茎皮、叶用于骨折[14]；树皮治骨折，肾虚腰痛[143]。【景颇药】Sikjicq：治高血压，头昏目眩，肾虚尿频，胎动不安[18]。【拉祜药】杜仲：治肾虚腰痛[10]。【傈僳药】四共子：树皮治腰痛，风湿，头晕目眩，高血压，胎动不安，跌打[166]。【毛南药】扯丝皮，thu⁶tsuŋ⁵（途中）[156]，Meiduzhong（美杜中）[15]：树皮治高血压，头晕目眩，腰膝酸痛，筋骨痿软，体质虚弱，胎动不安[156]，肾虚腰痛[15,156]。【蒙药】ᠬᠣᠲ᠋ᠣᠷ ᠪᠠᠭᠠᠷ（Haort baor，浩日图－宝日）[44]，浩热图宝茹[56]：树皮治骨折，骨热[44,56]，肌腱裂伤[44]，筋断[56]。【苗药】Det dent（都顿，贵州黔东南）[91,92]，Keliu（楷流）[15]，都仇都索[94,95,98]：茎皮治年老腰痛，胎动不安[92]；树皮治头晕，胎动不安，腰痛[91,94,95,96,98]，妇男摆白症，腰膝酸痛，高血压[94,95,96,98]，刀伤[15]。【纳西药】树皮用于早期高血压，腰腿酸痛，中风，筋脉挛急，腰虚无力，小便余沥，阴下湿痒，妊娠三月胎动不安，风虚多汗，夜卧尤甚，霍乱转筋，肾炎[164]。【水

E

药】必梅杜仲[157,158]：树皮煎水服，降压[157,158]，治肾炎水肿[157]。【土家药】shi¹mian¹pi¹（丝棉皮），扯丝皮，棉树皮[123]：茎皮治肾虚腰疼，腰膝无力，胎动胎漏，高血压[123]；树皮治腰虚腰痛，骨折[125]；树皮、叶治腰杆酸痛，胎漏小产，跌打骨折，风气病[128]。【佤药】萝考洋衣：树皮治慢性肾病，高血压[5]。【瑶药】扯丝皮：树皮治高血压，肾虚尿频，妊娠胎漏，胎动不安，流产，腰膝酸痛，筋骨酸软；叶治风毒脚气，肾虚牙痛，跌打损伤[133]。【彝药】茎皮治肾虚腰痛，筋骨无力，风湿骨痛，浑身酸痛，胎动不安，房事不举[109]。【藏药】达布桑，dabusang（达布桑）[24]：树皮治胃热，眼疾，目赤肿痛；调酥油治骨病，骨伤，骨折，疮疡[24]。【壮药】Goducungj（棵杜仲），杜仲：树皮治邦印（痛症），丘哟（痿证），勒内（血虚），兵淋嘞（崩漏），血压桑（高血压）[180]。

Eugenia caryophyllata Thunb. [*Syzygium aromaticum*(L.) Merr. et L. M. Perry.] 丁香（桃金娘科）《药典》。【阿昌药】降榜：治胃寒呕吐逆泻，脘腹作痛[18]。【朝药】모정향나무（mō zēng hiāng nǎ mù，毛曾哈央那木）[83]：花蕾用于不思饮食，食后倒饱证[83,84]。【傣药】罗尖（西傣）[13]，糯尖[66]：花蕾、果治胃寒呕逆，吐泻，脘腹作痛[13]；花蕾治高热不语，头晕，腹胀，呕吐[66]，温中，暖肾，降逆[65]，心慌，胸闷，胸痛，四肢抽搐、双目上翻、口角流涎、口吐白沫，呕吐，腹泻[62,63][215]。【德昂药】令娘：效用同阿昌药[18]。【东乡药】丁香：花蕾治牙痛[10]。【景颇药】Batdushing nvam gam：效用同阿昌药[18]。【蒙药】（Emgaolt bor，额莫－高乐图－宝日），（Lixibombazhan，利希布恩巴占）[45,46]，（Lixi，利希）[41]：花蕾（公丁香）治主脉"赫依"，心"赫依"，失眠，癫狂，痘疹，音哑[41]，头晕，失眠，气喘，精神失常，心刺痛，"赫依"性心病，天花，麻疹[56]；果实（母丁香）治头晕，失眠，气喘，心刺痛等[45,46,56]。【佤药】公丁香：花蕾治胃寒呕逆，吐泻，脘腹作痛[168]。【维药】（Qe lem pur，开兰甫尔）：卡兰普儿[78]，克兰谱尔美依[77]：花蕾治胃虚纳差，消化不良，瘫痪，面瘫，关节炎，脑虚健忘，阳事不举，头发早白[75]，开通脑内障碍，心神不宁，胃寒腹痛，胃

寒呕吐，食少，腹泻[78]；花蕾挥发油治面神经麻痹，瘫痪，关节炎，胃脘寒虚，肝脏虚弱，头发早白，食少吐泻，心腹冷痛，肾虚阳痿[77]。【藏药】（里西），拉巴扎，liexi（列西）[20,22]：花蕾、果实治脾肾虚寒，心腹冷痛，消化不良，咳嗽气喘，神经官能症[13]；花蕾治脾肾虚寒，呃逆呕吐，吐泻，心腹冷痛[20]，胸闷腹胀，肠鸣，积食不化，脾区疼痛[21,24]，命脉诸疾，寒性"龙"病，痘疮病[21,23]，脾胃寒症，心腹冷痛，肾寒病，咳嗽气喘，神经官能症，疮疖，痘疹，胸闷腹胀，肠鸣，积食不化，脾区疼痛[24,34]；果实与花蕾作用相同，但疗效稍逊[22,34]，果实治命脉病症和寒龙病，提升肝胃火能，消食开胃，止吐止泻，能治呃逆，疹粒[27]。

Eulota peliomphala Pfr. 蜗牛（蜗牛科）。【哈尼药】山蜗牛，Jajul lovqniuv（甲局罗牛），蜗牛：全体治风热惊痫，子宫下垂，痔疮，痈肿，喉痹，瘰病[143]。【维药】枯鲁勒：效用同型巴蜗牛 Bradybaena similaria[79]。

Eulota similaris Ferussae 参见 Bradybaena similaria。

Eumeces capito Bocourt [*E. xanthi* Guenther] 黄纹石龙子（石龙子科）。【满药】猫瑞梅赫：活马蛇放入打破生鸡蛋的小孔中，将孔用纸封闭后烤熟食，治小儿疳症[39]。【土家药】四脚蛇：治淋巴结结核，恶疮，乳癌，食管癌[52]。

Eumeces chinensis Gray 中国石龙子（石龙子科）。【朝药】중국장지뱀（zǒng gùk zǎng jī bàim，纵咕克章几掰母）：全体用于五癃，邪结气，破石淋，下血，利小便水道[86]。【傣药】打冷：用于破结，行水，恶疮，石淋[65]。【土家药】四脚蛇：虫体治小便不利，恶疮，石淋，瘰病[123]。【维药】玉各热克开斯兰曲克：全体治身虚衰弱，精神不振，胃结不化[79]。【藏药】效用同喜山鬣蜥 Agama himalayana（Steineachner）[22]。

Eumeces elegans Boulenger 蓝尾石龙子（石龙子科）。【彝药】阁毛嚏[9,102]：全体治虚劳，淋巴结结核，小儿疳积，妇女瘰病[9]；全体研末水服治心口痛（胃脘痛）；全体调鸡蛋蒸服治小儿疳积；全体捣烂浸桐油外搽治疮毒[102]。

Eumenes pomifomis Fabr. 蜾蠃（土蜂巢）（蜾蠃科）。【朝药】나나벌（nǎ nā bèr，那那波儿）：全

虫(蠵蛸)治久聋，咳逆，痈肿，风头《86》。【苗药】Deub khud ginb 斗枯借：巢用于止咳，消肿，治小儿惊风《95》。

Eunapius fragilis (Leidy) [*Spongilla fragilis* **Lecidy**] 脆弱骨针淡水海绵(淡水海绵科)。【阿昌药】紫梢花：群体治阳痿遗精，小便失禁，白带《9,19》。【德昂药】博球：效用同阿昌药《9,19》。【景颇药】wuipyangtu：效用同阿昌药《9,19》。

E

Euonymus acanthocarpus Franch. 刺果卫矛(卫矛科)。【傈僳药】神曲子：藤治风湿疼痛，外伤出血，跌打损伤《166》。【土家药】钻岩筋：茎治风湿性关节炎《124》。

Euonymus aculeatus Hemsl. 软刺卫矛(卫矛科)。【苗药】茎叶外用治风湿骨痛《15》。【瑶药】千斤拔：根治风湿骨痛[50]。

Euonymus alatus (Thunb.) Sieb. 卫矛(卫矛科)。【朝药】화살나무(huā sāl nǎ mù，花仨儿那木)：枝用于破血，散瘀，止痛《8》。【侗药】Meix siik wangp(美岁放)，Padlnuv souc(盘奴愁)《8》，美醉腊《135》：茎、叶治燔耿(发烧)《8,137》；根及带刺的枝叶治月经不调，产后瘀血腹痛，跌打损伤肿痛《135》。【哈萨克药】قىزىل تىكەن：带翅的枝、叶治高血脂，月经不调，产后瘀血腹痛，跌打损伤肿痛《142》。【苗药】Dlob pit diek(舒比丢)《8》，八树，四棱树《97》：全株治发烧，筋骨疼痛《8》，产后瘀血腹痛，漆疮，风湿肿痛《97》；茎、叶治发烧，筋骨疼痛《96》。【羌药】rreabieavhaf(热别哈夫)，野杜仲，鬼箭羽：根、树皮、根皮治腰痛，血瘀闭经，痛经《167》。【土家药】ka1xie1ra1jie3(卡血阿揭)，八树《123》，鬼箭羽《128》：具翅状物的枝条及翅状附属物治跌打损伤，肿痛，月经不调，产后瘀血腹痛，虫积腹痛，关节酸痛《123》，风气病，跌打损伤，腹内肿块，起风坨《128》；带翅的茎枝或叶治闭经，产后瘀血腹痛，关节肿痛《8》；全株治关节痛，闭经，摆白症(又名崩白，泛指带下过多)，摆红症(俗名崩红，类似功能性子宫出血)，阴痒《10,126》。

Euonymus alatus var. pubescens Maxim. 毛脉卫矛(卫矛科)。【蒙药】带翅嫩枝治月经不调，产后瘀血腹痛，跌扑损伤肿痛《51》。

Euonymus cornutus Hemsl. 角翅卫矛(卫矛科)。【土家药】双叉子树：根治跌打损伤，闪腰挫气，血瘀闭经，痛经；果实治风寒湿痹，咳嗽《123》。

Euonymus fortunei (Turcz.) Hand. – Mazz. 扶芳藤(卫矛科)。【傣药】换骨筋：茎、皮治风湿骨痛，跌打损伤，骨折，创伤出血《9,74》。【侗药】Jiaoengaolu《15》，滂藤[879]：茎叶治风湿痛；外用治骨折，跌打损伤《15》；枝叶用于腰肌劳损，风湿痹痛，咯血，血崩，月经不调，跌打骨折，创伤出血[879]。【哈尼药】哈遮《14》，滂藤，岩青杠[879]：根皮治跌打损伤，外伤出血《14》；效用同侗药[879]。【傈僳药】质西俄《166》，滂藤，岩青杠[879]：全草用于伤暑，发热头重，胸闷腹胀痛，湿邪内蕴，脘痞不饥，口干苔腻《166》；效用同侗药[879]【苗药】爬行卫矛，攀援，山百足《97,98》：茎叶治腰肌劳损，跌打损伤，风湿性关节炎《97,98》。【土家药】qi3 lie2 ka3 mong1(起列卡蒙)，铺地枫《124》，九牛糙《125》：茎、叶治肾虚腰痛，慢性腹泻，跌打损伤，月经不调《124》；全草治半身瘫痪，风气骨节痛，两脚转筋，四肢无力，腰膝疼痛，肚子痛《125》；带叶茎枝治风气病，偏瘫症，小腿抽筋，肚腹痛《128》。【佤药】杜仲然台《14》，滂藤，岩青杠[879]：根皮治风湿病，骨折《14》；效用同侗药[879]。【瑶药】feix gueix cing(肥桂青)，巴山虎是《132》，滂藤[879]：茎叶治内出血；茎叶外用治外伤出血《15》；地上部分治跌打损伤，风湿痹痛，肺结核咯血，吐血，内出血，血崩，月经不调，子宫脱垂，抗衰老《132》；效用同侗药[879]。【壮药】makbangznaemx(芒傍沦)[23]，Gaeundaux(勾咬)，扶芳藤《117》：地上部分治肝炎，吐血，抗衰老[23]，勒内嘘内(气血虚弱)，腰肌劳损，发旺(风湿痹痛)，林得叮相(跌打骨折)，创伤出血，陆裂(咯血)，月经不调，兵淋勒(崩漏)，落枕《117》；效用同侗药[879]。

Euonymus frigidus Wall. 冷地卫矛(卫矛科)。【藏药】yuepo(约坡)《24》：茎枝皮和带翅小枝用于月经不调，症结腹痛，产后血晕，关节炎《24》。

Euonymus grandiflorus Wall. 大花卫矛(卫矛科)。【纳西药】根、树皮及根皮用于腰痛，血瘀闭经，痛经，痢疾初起，腹痛，肾虚腰痛，风湿疼痛，骨折《164》。【藏药】效用同卫矛 E. alatus《24》。

Euonymus hederaceus Champ. ex Benth. 常春卫矛(卫矛科)。【瑶药】Jiuniuteng(九牛藤)，Tuduzhong(土杜仲)：根、树皮治风湿病《15》。

Euonymus japonicus L. 冬青卫矛(卫矛科)。

【侗药】美岁放：根治月经不调，痛经[135]。【土家药】bei shu zi ka(被疏子卡)[10,126]：茎叶治摆白症（又名崩白，泛指带下过多），月经不调，痛经，产后腹痛[10,126]。【瑶药】藤杜：根治月经不调，痛经[133]。【彝药】厚白可本施：根治月经不调，痛经[111]。【壮药】效用同扶芳藤 E. fortunei[117]。

Euonymus laxiflorus Champ. ex Benth. 疏花卫矛（卫矛科）。【哈尼药】树仲，崩明床[13]，私崩朋麻[145]：根、茎治风湿痹痛，跌打损伤，骨折，脱肛；果实治心脏病；树皮治外伤出血[13,145]。【畲药】丝棉木：根治风寒感冒，伤风，风湿性关节痛[148]。【瑶药】Shaopaomu(烧炮木)，Duzhong-mu(堵仲木)[15]，独盅[133][50]：树皮、根治腰膝痛[50]；根皮、茎、叶治风湿痹痛，腰膝酸痛，跌打疼痛，骨折[133]；叶、树皮外用治骨折，跌打损伤，风湿痛[15]。【壮药】Duzhongmu(堵仲木)：效用同瑶药[15]。

Euonymus linearifolius Franch. 线叶卫矛（卫矛科）。【彝药】根皮治脾胃不和，食积不化，胃寒疼痛，腹胀痞满[109]。

Euonymus maackii Rupr [*E. bungeanus Maxim.*] 白杜（卫矛科）。【蒙药】根及树皮治风湿痹痛，腰痛，经闭，血栓闭塞性脉管炎，衄血，漆疮，痔疮[51]。

Euonymus myrianthus Hemsl. 大果卫矛（卫矛科）。【土家药】山棉皮：根治关节疼痛，劳伤，产后恶露不净，湿热白带，肾虚腰痛[123]。【瑶药】铜打捶[133]，Qingdeinai(青得乃)[15]，洞追迷[50]：根、茎治跌打损伤，骨折，风湿疼痛，拘挛麻木，产后恶露不尽[133]；根治肾炎[15]，阴疸[50]。

Euonymus phellomanus Loesener 栓翅卫矛（卫矛科）。【羌药】xxiueavo(约哦)，翅卫矛：树皮治产后腹痛，崩中下血，风湿疼痛[167]。

Euonymus przewalskii Maxim. 八宝茶（卫矛科）。【藏药】效用同冷地卫矛 E. frigidus[24]。

Euonymus sanguineus Loesener [*E. monbeigii W. W. Smith*] 石枣子（卫矛科）。【藏药】zhoux-iang(舟像)：树皮治龙病[27]。

Euonymus subsessilis Sprague 无柄卫矛（卫矛科）。【壮药】效用同爬行卫矛 E. fortunei[117]。

Euonymus tingens Wall. 染用卫矛（卫矛科）。

【纳西药】阿于好：树皮代杜仲用[14]。

Euonymus verrucosus Scop. var. pauciflorus (Maxim.) Regel 少花瘤枝卫矛（卫矛科）。【苗药】嫩枝治急疟日发，崩漏，产后败血，狂犬咬伤[82]。

Euonymus yunnanensis Franch. 云南卫矛（卫矛科）。【景颇药】Jicoq gam：治消化道出血[18]。【彝药】赊其景[101]，土杜仲[104]：根及茎治跌打损伤，刀伤出血，月经不调，闭经，风湿性腰痛[101,104]，骨折[101]。

Eupatorium cannabinum L. 大麻叶泽兰（菊科）。【傈僳药】莫腻比：全草治跌打肿痛，外伤出血，被旱蚂蝗叮咬出血不止，疮疡肿毒[166]。

Eupatorium chinense L. 多须公（菊科）。【侗药】Liuyuxue(六月雪)：全草治月经过多，咽喉痛，发高烧[15]。【苗药】Det vit gheib(豆也给，贵州黔东南)，六月雪[91,94][275]：全草治咽喉肿痛，吐血[275][91,94]，白喉[91,94]，血淋[91][275]，赤白下痢，跌打损伤，痛疮肿毒，毒蛇咬伤，水火烫伤[91]。【仫佬药】Nilojieba(呢咯戒耙)：全草外用治毒蛇咬伤，浮肿[15]。【畲药】华泽兰：全草治中暑，脾胃虚弱，下肢水肿，预防产后风[148]。【土家药】xi² xin⁴ gai¹ ka³ pu¹(席信介卡普)，大金刀，山兰：全草治火热症，长蛾子（又名喉蛾，即急性扁桃体炎），跌打肿痛，毒蛇咬伤[128]。【瑶药】Bandaojian(斑刀箭)[15]，大六月雪(domh laoqc hlax mbuonx，懂罗拉本)：全草外用治毒蛇咬伤，浮肿[15]；根或全草治风寒感冒，高热，肺炎，肾炎水肿，白喉，扁桃体炎，咽喉痛，麻疹，胃脘痛，血淋，毒蛇咬伤，无名肿毒[132]。【壮药】六月雪：根治贫痧（感冒），发得（高热），兵霜火豪（白喉），货烟妈（咽痛），笃麻（麻疹），鹿裂（吐血），肉扭（淋症），癫痫[120]。

Eupatorium formosanum Hayata 台湾泽兰（菊科）。【台少药】Kannasun(Tayal 族 Gaogan)，Tukutusiyori(Tayal 族 Taroko)，Rugutusin(Tayal 族 Taroko)：叶治头痛，眼病，腹痛，肿疡，外伤[169]。

Eupatorium fortunei Turcz. 佩兰（菊科）《药典》。【阿昌药】师友叉：全草治跌打损伤，月经不调，水肿[18]。【朝药】향등골나무(hiāng dēng gāor nǎ mù，哈央登高儿那木)：地上部分用于夏季感冒，慢性胃炎，月经不调[82]。【傣药】佩兰

E

（德傣）：全草配伍治跌打损伤[69]。【德昂药】块块当：全草治跌打损伤，月经不调，水肿[18]。【侗药】Xielan（斜兰）[15]，水泽兰，鸡骨香[136]：茎叶外用治骨折，跌打肿痛[15]；全草治脘脾呕恶，口中甜腻，口臭[136]。【哈尼药】Zeqlaq（赉拉），大泽兰：地上部分治水肿，月经不调[143]。【景颇药】松标[14]松林[9,18,19]：全草、根治跌打损伤，月经不调，水肿[14]。【基诺药】雀勒梭迷：全草用于调经，止痛，跌打损伤，骨折[163]。【拉祜药】旧拿那此，细升麻：根、全草治奶花（乳腺炎），感冒，高热，小儿惊风，麻疹，流行性感冒，痧症，咽喉炎，扁桃腺炎，支气管炎[150]。【傈僳药】质西俄：茎叶治夏季伤暑，发热头痛，胸闷腹胀痛，湿邪内蕴，脘痞不饥，口干苔腻[166]。【苗药】Vob khok hlieb（窝壳溜，贵州黔东南），佩兰[91][275]：全草治湿浊内阻，头胀胸闷，口舌甜腻[98]；地上部分治感受暑湿，寒热头痛，湿浊内蕴，脘痞不肌，恶心呕吐，口中甜腻[91]，感冒暑湿，跌打损伤，恶心呕吐[275]。【畲药】白头翁，马头翁[146]，佩兰[148]：全草治韧带扭伤，刀伤[146]，全草治胃痛[148]；叶治中暑，早期胃痛，腹胀，气滞腹痛；根炖猪肉治骨折，脱白[148]。【土家药】cao lan xian（草兰香）[10,126]，省头草[124]：全草治中暑，腹胀腹痛，食欲不振[10,126]；地上部分治湿浊内阻，脘闷不饥，头胀胸闷，口甜黏腻[124]。【壮药】Gobeilanh（棵培兰），佩兰：地上部分治痧病，东郎（食欲不振），白冻（泄泻），口臭[180]。

Eupatorium heterophyllum DC. 异叶泽兰（菊科）。【景颇药】松林：全株治月经不调，跌打损伤，水肿[13]。【拉祜药】新鲜叶外敷治牛皮癣[152]。【苗药】Ezhangyao（扇章药），Wudeila（乌得辣）：叶、全草外用治跌打损伤，拔枪砂[15]。【纳西药】全草用于麻疹初起透发不快，经闭癥瘕，产后恶露不行，小便淋漓，腹痛，面身浮肿，跌打损伤，气血瘀滞，跌打损伤，骨折，睾丸炎，风寒感冒，喉痛，口舌生疮，久痢，久泻，脱肛，子宫下垂[164]。【土家药】秤杆升麻：全草、根治跌打损伤，产后恶露不行，小便淋漓[124]。【彝药】木补治[105]，恩乃诗[101]：全草及根治鼻疮溃烂，刀伤骨折，腹有瘀血，风寒感冒，月经不调，麻疹[105]，消化不良，感冒，喉痛，口舌生疮，风湿疼痛[101]。【藏药】枝叶鲜品除跳蚤，擦癣[34]；全草治经闭，腹中包块，产后恶露不尽，小便淋沥，

身面浮肿，跌打损伤，骨折，感冒咳嗽，风疹湿痒[36]。【壮药】Selan（涩兰）：全草治跌打肿痛，风湿骨痛，骨折[15]。

Eupatorium japonicum Thunb. 白头婆（泽兰）（菊科）。【傣药】哈帕唤（德傣）[62]，香帕曼[9,71,72]：全草或根治小便热涩疼痛，风湿热痹证，肢体关节红肿热痛，屈伸不利，跌打损伤[9,14,62,71,72]，头晕，尿道炎，深部脓肿[9,14,71,72]；根治流感，感冒发热，痧症，咽喉炎，扁桃腺炎，支气管炎[9,74]。【侗药】Lamc bav siik yanc（兰巴细然）[10,137]，Enkaye（恩卡叶），Shinan（石楠）[15]：全草治耿胧耿幽（腰腿痛）[10,137]，命刀（扭伤）[137]，产后腰痛；叶、茎外用治跌打内伤，骨折[15]。【拉祜药】旧拿那：全株治感冒，高热，小儿惊风，乳腺炎，麻疹[13]。【傈僳药】质普俄：根治脱肛，麻疹不透，寒湿腰腿疼痛，风湿咳嗽[166]。【苗药】Hekezeng（禾可增）[15]，Vob khok hlieb（窝壳溜），Cait laox（采兰）[95,96]：效用同侗药[15]；全草治跌打损伤[95,96]。【仫佬药】Nilojilan（尼咯秸兰）：全草治产后腰痛；叶、茎外用治毒蛇咬伤[15]。【畲药】大发散，千里橘[146]，华佩兰[148]：带茎的头状花序治产后全身发痒，伤风，痛经[146]；全草治小儿气管炎，蛇伤，皮肤瘙痒[148]。【土家药】白升麻，秤杆升麻[123]，单叶佩兰[220]：全草、根治脱肛，麻疹不透，寒湿腰痛，风寒咳嗽[123]；全草治咽喉肿痛，中耳炎，痢疾[220]。【佤药】山兰，土升麻：全草治跌打损伤，骨折，腰腹疼痛，上腹部胀满不适，寒湿腰痛[168]。【瑶药】Jielan（节兰），Sanggeilan（散给兰），Keduo（棵朵）：全草治产后腰痛；叶、茎治尿路感染；外用治跌打内伤，骨折，腰痛[15]。【彝药】全草治寒湿内积，喘咳胸痛，咽喉肿痛，疹发不透，肛肠脱垂，鼻疳潮红（俗称酒糟鼻）[109]。【壮药】Kezelan（棵泽兰），Rangliao（让蓼），Yexian（叶先）：全草治产后腰痛；根外用治跌打肿痛；叶、茎外用治跌打内伤，骨折，腰痛[15]。

Eupatorium japonicum var. tripartitum Makino 三裂叶白头婆（菊科）。【景颇药】松标：全草治跌打损伤[14]。

Eupatorium lindleyanum DC. 林泽兰（菊科）。【傣药】哈晃钉：根治小儿抽风；全草治小儿头部

痒疮⟨14⟩。【侗药】尚土升麻，Sangp tux send mac：全草治吓（瘀证），预防伤寒（感冒）⟨137⟩。【蒙药】根、全草治夏季冒暑，发热头重，呕吐，泄泻，胸闷腹胀，食欲不振，口中发黏，疟疾，肠寄生虫病⟨51⟩。【苗药】佳榴芜⟨95,96⟩：全草治骨关节痛，泌尿系统感染⟨95⟩；根治骨关节痛，泌尿系统感染⟨96⟩。【水药】骂杆当⟨10,157⟩，骂伞当⟨158⟩：全草治外感⟨10,157⟩，感冒⟨158⟩。【土家药】土升麻⟨123⟩，草泽兰⟨125⟩：根、全草治感冒，疟疾，肠寄生虫⟨123⟩；全草治妇女血气痛，跌打损伤，周身疼痛⟨125⟩。【彝药】木补：全草治"扯依尾"病，跌打伤，腹有死血，麻疹；全草外敷治骨折；叶外敷治鼻疮溃烂；根治"勒扯"病，刀伤，跌打损伤⟨10⟩。【壮药】Keshiliu（楃石榴），Kexilang（楃习朗），Qi-lan（漆兰）：根外用治跌打损伤，关节扭伤，骨折，跌打肿痛；叶、全草治白带，关节扭伤，骨折，跌打损伤，风湿骨痛⟨15⟩。

Eupatorium odoratum L. 飞机草（菊科）。【傣药】管民⟨65⟩，雅巴棒（西傣）⟨13,14⟩：全草治旱蚂蝗咬后流血不止⟨65⟩；汁液治便秘；茎治体虚，关节痛⟨13,14⟩。【傈僳药】莫腻比：全草治跌打肿痛，外伤出血，疮疡肿毒⟨166⟩。【黎药】杆步机，香泽兰：鲜全草捣烂外敷，治跌打损伤，外伤出血，疖疮红肿；鲜叶揉烂，外涂下肢或伤口，治旱蚂蟥咬伤和咬伤后血流不止；根治疟疾⟨153⟩。【壮药】Yemocao（夜摸草）：叶外用治烧烫伤⟨15⟩。

Eupatorium tashiroi Hayata 木泽兰（菊科）。【台少药】Urigutora（Tsaou 族四社），Regisiruabao-iyu（Tayal 族 Gaogan），Iyonayongai（Tayal 族上坪前山）：叶治肿疡，外伤；根治腹痛⟨169⟩。

Euphorbia altotibetica Paulsen 青藏大戟（大戟科）。【藏药】taqing（塔庆），塔日庆[112]：根治时疫，皮肤炭疽病，黄水疮，皮肤顽癣⟨22⟩，癣及黄水疮[112]。

Euphorbia antiquorum L. 火殃勒（大戟科）。【傣药】克楞⟨9,72⟩，淋吗⟨65⟩，埂希拉（德傣）⟨13⟩：茎、叶治急性肠胃炎，疟疾，便秘，跌打肿痛；汁治肝硬化腹水，有毒⟨11⟩；树、叶之汁治便秘⟨9,72⟩，消肿，通便，杀虫⟨65⟩；茎汁治便秘⟨13⟩；树汁治便秘⟨9,71⟩；浆汁、叶、茎治跌打损伤，疗疮脓肿，咳嗽，哮喘，便秘⟨62-64⟩；叶治臌胀，急性胃肠炎，肿毒，疥癞⟨67,68⟩。【德昂药】阿桑

桑⟨18⟩，打不死⟨160⟩：茎、叶治急性胃肠炎⟨18⟩，消肿，拔毒，急性胃肠炎，疟疾，跌打肿痛；乳汁治肝硬化腹水，止痒，皮癣⟨160⟩。【哈尼药】Lalkyul（拉亏），绿烟锅⟨143⟩，霸王鞭⟨875⟩：乳汁治顽癣；茎治痈疮，无名肿毒，肝硬化腹水，急性肠胃炎，胃痛；根治便秘⟨143⟩，全草用于消肿⟨875⟩。【基诺药】麻稀拖裸⟨10,163⟩：全株（去叶）治肺气肿，肺病，支气管炎⟨10,163⟩。【景颇药】Punku lvun：茎、叶治急性胃肠炎⟨18⟩。【傈僳药】恒曲：茎、叶治臌胀，急性胃肠炎，肿毒，疥癞⟨166⟩。【毛南药】Yanguol-un（鸯过论）⟨15⟩，火殃勒，ruon² ko³ lon²（松楃龙）⟨156⟩：茎治吐血，小便不通；外用治皮肤黑痣⟨15⟩；鲜茎治急性胃肠炎，无名肿毒，疮疖⟨156⟩。【仫佬药】Meiguolong（美果龙）：全株有毒，茎治吐血，小便不通；外用拔毒消肿⟨15⟩。【纳西药】金刚纂：茎治急性肠胃炎，疟疾，跌打肿痛，大便秘结⟨164⟩。【怒药】梅瓦拉觉，火秧芀：茎、叶、乳汁治腹胀，急性肠胃炎，肿毒，疥癞⟨165⟩。【佤药】火殃勒，霸王鞭：茎、叶治急性胃肠炎，疟疾，跌打损伤，疥癣⟨168⟩。【瑶药】Zhilong（芝弄）：全株有毒；茎治吐血，小便不通，急慢性肝炎；叶治肝硬化⟨15⟩。【彝药】每日冲⟨13⟩，摆衣奇弱⟨9,13⟩，额柯清⟨101,102⟩：全株治肾水肿，输尿管结石，膀胱结石，高热惊厥，抽风，不省人事⟨13⟩，头疮，腹胀，便秘，红痢⟨109⟩，水气腹胀，水肿，尿路结石，血瘀，疮毒头癣⟨9⟩；寄生全株治水肿，泌尿结石，水气腹胀，水肿，血瘀，疮毒头癣⟨101,102,103⟩；茎寄生治高热惊厥，抽风，腹痛，腹泻，呕吐，牙痛，赤痢，昏厥，淋证，肠风下血。【壮药】Danggao（当高），Gulongxu（骨龙须），Yangnujiao（羊怒角）：全株有毒；茎治吐血，小便不通；茎外用治无名肿毒；叶治急性肠胃炎；茎外用拔竹刺⟨15⟩。

Euphorbia blepharophylla Meyer ex Ldb. 睫毛大戟（大戟科）。【哈萨克药】根治湿性胸膜炎，肾炎水肿，肝硬化腹水；根外用治疮疖肿⟨141⟩。

Euphorbia esula L. 乳浆大戟（大戟科）。【达斡尔药】temee mek：根治肺结核，骨结核，各种恶疮⟨64⟩。【蒙药】全草治水肿，小便不利，疟疾；全草外用治瘰疬，肿毒，疥癣⟨51⟩。【羌药】chudab-haminn（出达哈名），烂疤眼：全草治水肿，饮食积滞⟨167⟩。

Euphorbia fischeriana Steudel 狼毒（大戟科）

《药典》。【蒙药】ᠣᠮᠣᠷᠣ(Tarnu，塔日奴)[44,47,51]，塔日努[56]：根治炭疽[44,51,56][351]，水肿[44,47,51,56][351]，白喉[44,56]，"粘"症，结喉，痈，疔，癣，脓疱疮，痛风，游痛症，炽热[51,56]，肝硬化腹水[47]，疫热[56]，黏肿，"协日沃素"疮，疥癣，陶赖，赫如虎，"协日沃素"病[44]，虫病，疫热，瘟热，增盛热[351]；根外用治创伤出血，淋巴结核，跌打瘀血肿痛，皮肤瘙痒，癣疥[47]，白喉，肿毒[47][351]。【苗药】莴威：根茎治颈淋巴结结核，宫颈糜烂及顽固性皮炎，疥，癣，皮肤瘙痒[96]。【藏药】rejiaba(热加巴)[24]：块根驱肠寄生虫，治气管炎，大便秘结，淋巴结结核，骨结核，皮肤结核，牛皮癣，皮炎，阴道滴虫[24]；根治各种寒病和热病，虫病，皮肤病[27]。

Euphorbia helioscopia L. 泽漆（大戟科）。【朝药】등대풀(deng dai pur，登呆脯儿)：全草治皮肤热，大腹水气，四肢面目浮肿，阴虚，利大小肠，明目，轻身[86]。【苗药】猫儿草，五朵云：全草治水肿，腹水，癣疮[98]。【土家药】猫儿草：全草治水肿，腹水，痰饮咳喘，疳疾，细菌性痢疾，瘰疬，癣疮；全草外治淋巴结结核，结核性肛瘘，神经性皮炎[124]。【藏药】倾巴：地上部分治骨髓炎，梅毒恶疮，蛊毒腹水，痢疾疥癣，肠胃线虫[40]。

Euphorbia hirta L. 飞扬草（大戟科）《药典》。【傣药】牙狼妹（西傣）[13,14]，芽喃默，牙那勐[62-64]：全草治痢疾，肠炎，急慢性肾炎，急性支气管炎，乳腺炎，小儿肺炎[9,14,74]；全草治过敏性皮炎[13,14]，皮癣[13,14,62,63,64,213]，赤白下痢，咳嗽，皮肤瘙痒，起皮疹[62-64]，荨麻疹[62-64][213]，皮炎，鲜品捣烂取汁擦[213]。【德昂药】莴完喋：治各种水肿，便秘[18]。【哈尼药】Aqmaciqduv duvma(阿玛其堵堵玛)，奶浆草，飞扬草[143]：全草治肠炎腹泻，痢疾，痈疮，湿疹，脓疱疮，皮癣，急慢性气管炎[143]，皮炎[143][875]。【基诺药】资夺描：全草外治皮炎，湿疹，疮癣，皮肤瘙痒[163]。【景颇药】Myiban zvai：效用同德昂药[18]。【京药】Feiyangcao(飞扬草)：全草治痢疾；外用治鼻窦炎[15]。【拉祜药】全草治小儿肺炎，乳腺炎，痢疾，皮肤瘙痒[151]。【傈僳药】质多四莫：全草治急性肠炎，痢疾，淋病，尿血，肺痈，乳痈，疔疮，肿毒，湿疹，脚癣，皮肤瘙痒[166]。【毛南

药】ruon² jεn³ thun⁶ thin⁶（松香桐蜓）[156]，Wofeiji(沃飞扬)[15]：全草治细菌性痢疾，阿米巴痢疾，肠炎，肠道滴虫，消化不良，支气管炎，肾虚肾炎，产后无乳，皮炎，湿疹，皮肤瘙痒[156]，痢疾，腹泻；外用治湿疹[15]。【苗药】Reib njib(锐地)，Jab eb wok(加欧雾)[95]，Esanu(乌少怒)[15]：根治便秘，水膨病[95]；全草治痢疾，腹泻；外用治乳痈[15]。【纳西药】带根全草治细菌性痢疾，急性肠炎，消化不良，肠道滴虫，慢性气管炎，湿疹，皮炎，脚癣，带状疱疹[164]。【畲药】大飞扬：全草治痢疾，肠炎，小儿疳积，肾盂肾炎，支气管炎，乳汁短绌，湿疹皮炎[10,147]。【佤药】大乳汁草，大飞扬草：全草治皮炎，皮肤瘙痒，细菌性痢疾，急性肠炎[168]。【瑶药】Nengwujiu(眲胀麦)[15]，大乳汁草(domh jiaang ndiux，懂江丢)，奶汁草[132]：全草有小毒，治痢疾，肠炎，消化不良，湿疹，疮癣，皮肤瘙痒，痛疮肿毒[132]，胃病，痢疾，腹泻；外用治湿疹，疔疮[15]。【壮药】Go gyak（棵降)[180]，Gocehyuengz(大飞扬)[120]，ongqiangcao(弓强草)[15]：全草治风湿痹痛，睾丸肿痛，咳嗽盗汗，泄泻，遗精，尿频，乳痈，烫伤，痈疮[120]，产呱嘻馁(产后缺乳)，诺嚎哒(牙周炎)，笨浮(水肿)，阿意咪(痢疾)，能啥能累(湿疹)，渗裆相(烧烫伤)，呗农(痈疮)[180]，遗尿，痢疾，腹泻[15]；全草外用治湿疹，疔疮，红癣[15]。

Euphorbia humifusa Willd. 地锦（大戟科）《药典》。【朝药】땅빈대(dāng bīn dài，当宾呆)：全草用于止血，理气[8]。【侗药】Mal saov nyox yak niv[137]，骂少亚丽[8,135,137]：全草治吓谬吕给盘(便血)[137]，肠炎，咳血，吐血，便血[8,135,137]。【蒙药】ᠮᠠᠯᠠᠭᠠᠨ ᠵᠠᠯᠠ（Malgen zhala ebes，麻拉根-扎拉-额布斯)[45,46]，马拉盖音-扎拉-额布斯[51]：全草治咯血，月经淋漓，脑出血，肺脓疡，肺痨[45,46]，关节疼痛，肺脓肿，内伤，呕血，月经过多，鼻出血，创伤出血，"白脉病"，中风，麻风病[51]，便血，尿血[45,46,51]，脑病引起的头痛，头晕，大小便困难或失禁，口眼歪斜，中风，半身不遂等白脉病，白喉，炭疽之热渗于脊髓，麻风，颜面黄水疱[56]，闭尿[236]，脑病及脉热[592]，鼻衄，脉伤，由脑病引起的头痛，头晕，白喉[362]。【苗药】Guab yaox cangb(嘎羊厂，贵州毕

节〈91,96〉，Reib blud keibliul（锐朴克了，贵州松桃）〈91,95〉，血见愁〈98〉：全草治痢疾，泄泻，黄疸，咳血，吐血，崩漏，乳汁不下，跌打肿痛，热毒疮疡〈91〉，小儿疳积〈95〉，尿血〈91,98〉，便血〈91,96〉，水肿，痢疾，肠炎，咯血〈91,96〉，子宫出血，湿疹〈98〉。【畲药】奶草〈8,147〉，地锦草〈10〉：全草治女子阴疝血结，崩中漏下，乳汁不通，赤白痢疾，小儿疳积〈8,10,147〉。【土家药】奶浆草〈123〉，Ruzhicao（乳汁草），Xuejianchou（血见愁）〈8〉：全草治崩漏，痔疮出血，吐血，外伤出血，腹泻，蛇咬伤，跌打肿痛，下肢溃疡，湿疹〈123〉，痢疾，便血，尿血，吐血，鼻衄，子宫出血〈8,123〉；鲜品水煎外洗患处治过敏性皮炎，湿疹，皮肤瘙痒；鲜品捣烂外敷患处治蛇咬伤，疮痈；鲜品捣烂加酒少许调敷患处治跌打肿痛〈8〉。【维药】牙勒曼库拉克〈79〉，Xiahatereqini（夏塔热奇尼），Yalmankulake（雅丽蔓）〔352,621,1115〕：全草治头痛，皮肤病，麻风〈79〉，过敏性皮炎〔352,1115〕，手癣，体癣，足癣，银屑病〔1115〕，花癜癣〔352,747,896,938〕，菌痢肠炎，病毒性肝炎，银屑病，用于清除异常黏液质及胆液质〔1100〕。

Euphorbia hylonoma Hand. – Mazz. 湖北大戟（大戟科）。【苗药】梭豆〈14〉，亮壳草，楼斗菜〈97,98〉：全草治跌打损伤，胃寒气痛〈14〉；根治感冒，风湿病，劳伤，阳痿〈97,98〉。【土家药】括金板：根治严重便秘，肝硬化腹水；根在火中炮后，切细与饭用菜油共炒食用，治小儿疳积；叶外用治痈肿疮毒〈123〉。【彝药】根治跌打损伤，刀斧砍伤，湿热，鼻衄，大便秘结〈109〉。

Euphorbia hypericifolia L. ［*E. indica* Lam.］通奶草（大戟科）。【侗药】蚂蝗七，蚂蝗草：全草治腰腿痛，跌打损伤，风湿性关节痛〈136〉。【傈僳药】质多挖莫：全草用于通乳〈166〉。【瑶药】海蚌含珠：根治腹泻，蜂蜇伤，水疱〈133〉。

Euphorbia jaxartica Prokh. 线叶大戟（大戟科）。【哈萨克药】根治湿性胸膜炎，肾炎水肿，肝硬化腹水；根外用治疮疔肿〈141〉。

Euphorbia jolkinii Boiss. ［*E. nematocypha* Hand. –Mazz.］大狼毒（大戟科）。【德昂药】芮完：全株治水肿，肝硬化，腹水；全株外用治创伤出血，跌打瘀血肿痛〈18〉。【哈尼药】格枝糯：全株用于止血，消炎，消肿；全株外用治恶疮痈肿，顽癣疥疮，外伤出血灭蛆〈13〉。【景颇药】Jipyu bvun：效

用同德昂药〈18〉。【傈僳药】质多欺莫，格枝糯：根、全株治疥癞疮（不可内服）〈166〉。【苗药】左侧〈13〉：全株治恶疮疮痈肿，止血，消炎〈13〉；根治跌打损伤〈13,14〉。【纳西药】效用同哈尼药〈13〉。【普米药】拉督〈13〉：效用同哈尼药〈13〉；根治风湿疼痛，胃绞痛，虫疾，疮毒顽癣，疥疮〈14〉〔15〕。【瑶药】根治急慢性肝炎，捣烂调洗米水服治疯狗咬伤，水煎洗患处治远年疮疖；捣烂取汁涂患处治乳腺炎；种子治肾炎水肿；全草治咳嗽咯血，肺结核〈15〉。【彝药】格枝糯〈101,104〉，乌吐〈104〉：根治牛皮癣，秃疮，干疥，绣球风〈101,104〉，癣〈104〉。【藏药】根治外伤出血，疥癣瘌疮〈36〉，疠病、白喉病等各种热寒病，皮肤粉刺〈27〉；效用同沙生大戟 E. kozlovii〈24〉。

Euphorbia jolkinii Boiss. ［*E. nematocypha* Hand. – Mazz.］大狼毒（大戟科）。【纳西药】根治恶疮疮痈肿，顽癣疥疮，止血，心脏病水肿，灭蛆，水肿，肝硬化腹水〈164〉。

Euphorbia kansuensis Prokh. ［*E. ebracteolata Hayata*］甘肃大戟（大戟科）《药典》。【蒙药】ᠲᠠᠷᠨᠤ（Tarnu，塔日奴）：根（狼毒奶制用）治结喉，发症，黏肿，"协日沃素"疮，疥癣，水肿，痛风，游痛症，"协日沃素"病〈44〉。【藏药】chuanbu（川布）塔穷巴〈39〉：根治胃肠实热、胆热〈22〉，癣及黄水疮〈39〉。

Euphorbia kansui T. N. Liou ex S. B. Ho 甘遂（大戟科）《药典》。【朝药】감수（gām sū，嘎母酥）〈83〉：块根用于少阳人结胸证，暑滞，水积，咽喉诸证〈83〉，小便不通，积水，疝瘕〈84〉。

Euphorbia kozlovii Prokh. 沙生大戟（大戟科）。【藏药】tariqing（塔日庆）〈29〉，taernu（塔尔奴）〈23〉，taqin（塔钦）〈24〉：根治癣〈23,29,33〉，黄水疮〈24,29,33〉，皮肤疫疮〈23,24〉，皮肤顽癣〈24〉。

Euphorbia lathyris L. 续随子（大戟科）《药典》。【朝药】속수자（sòuk sǔ zà，骚克酥扎）：种子用于妇人血结，月闭，癥瘕，痃癣，瘀血，蛊毒，鬼疰，心腹痛，冷气胀满，除痰饮，积聚，下恶滞物〈86〉。【拉祜药】续随子，木狼毒：种子及全草治水肿胀满，小便不利，便秘，血瘀经闭，毒蛇咬伤〈10〉。【傈僳药】质多义莫：全草治水肿胀满，痰饮宿滞，癥瘕积聚，闭经，疥癣疮毒，蛇咬伤，疣赘〈166〉。【蒙药】阿拉坦－塔日奴〈47〉：种子治痰饮积聚，癥瘕；种子外用治疥癣疮毒，毒

蛇咬伤，[51] 全草治水肿，痰饮，积滞胀满，二便不通，血瘀经闭；全草外治顽癣，疣赘[47,51]。【苗药】千金子[91,98]，看园老[94]，Reib lious ros（锐柳绕）[95]：种子治水肿胀，痰饮，二便不通，积滞胀满；种子外用治顽癣[98]；全草治水肿，腹水，二便不利[91,94]，癥瘕瘀滞，经闭，疥癣癞疮，痈肿，毒蛇咬伤，疣赘[91]，阳水肿胀[95]。【纳西药】续随：种子治肝硬化腹水，皮炎，水肿胀满，小便不通，脐腹肿痛不可忍，血瘀经闭[164]。【水药】骂鲁头[13,157,158]，看园老[157]：根治皮肤结核[13,157,158]；全草治皮肤结核[157]。【土家药】千金子，九牛糟：种子治水肿胀满，痰饮，二便不通，血瘀经闭，癥瘕；种子外用治顽癣，毒蛇咬伤，赘疣，癥瘕积聚[123]。【维药】ماهودانه（Maxodane，麻欧大乃）：种子治寒性大便不通，尿少水肿，湿寒致病体液增多，关节疼痛[75]。【彝药】敲罗色[101,104]，打鼓子[104]：种子治食积腹胀，闭经，蛇咬伤[101,104]。【藏药】chuman（楚曼）[22]，除扪[40]：种子治大便秘结[22]，作泻药；叶、种子治水肿胀满，痰饮，宿滞，积聚，经闭，疥癣疮毒，疣赘，白癜风[36]。

Euphorbia latifolia C. A. Mey. ex Ledeb. 宽叶大戟（大戟科）。【哈萨克药】根治湿性胸膜炎，肝硬化腹水[141]。

Euphorbia maculata L. 斑地锦（大戟科）。【蒙药】ᠬᠢᠯᠭᠠᠨ᠎ᠠ ᠴᠢᠮᠸᠠ᠂ ᠶᠠᠯᠠ（Malgen zhala ebes，麻拉根－扎拉－额布斯）：全草治咯血，便血，鼻衄，月经淋漓，脑出血，肺脓疡，肺痨[45,46]。【土家药】xi¹ ce¹ a¹ si¹（席泽阿十），铺地锦[124]，血见愁[128]：全草治小儿疳积，肾炎水肿，细菌性痢疾，痈肿疮毒[124]，热泻症，出血症，起风坨（风疹），毒蛇咬伤[128]。【维药】Xiahatereqini（夏塔热），Yalmankulake（雅丽蔓）[659,747,1115]：全草治花斑癣[747,938,1100]，手癣，体癣，足癣，银屑病[659,747,1100,1115]，过敏性皮炎[1115]，菌痢肠炎，病毒性肝炎，银屑病，用于清除异常黏液质及胆液质[1100]。

Euphorbia macrorrhiza C. A. Mey. ex Ledeb. 粗根大戟（大戟科）。【哈萨克药】根治湿性胸膜炎，肾炎水肿，肝硬化腹水；根外用治疮疖肿[141]。

Euphorbia micractina Boiss. 甘青大戟（大戟科）。【藏药】tale（塔乐）[22]，ཐལ་ཁ（塔

奴）[21,25,32]：块根及全株治疮，癣疹，皮肤炭疽，时疫病[25,32]；块根治瘟病时疫，皮肤炭疽病，疮疖，皮肤顽癣[21,22]，皮肤炎症，蓄癫病，下泻寒、热两性引起的肠道病及肠虫病[21]，湿疹[22]。

Euphorbia milii Moul. 铁海棠（大戟科）。【傣药】牙具古（德傣）：茎、叶乳汁治癣，汗斑[14]。【侗药】弯年刺，Weenh nyinc sangl[25][137]，Mal nyinc sangl（骂年刺）：根、茎治耿甚（疔）[137]；根、茎、叶及乳汁治疮疖痈肿[25]。【毛南药】小龙骨，ruoŋ² nduŋ³ waŋ³（松刺花）：鲜根捣烂外敷治痈疮肿毒[156]。【苗药】嗟洼略[15,96]：根、茎治皮肤溃烂，鹅口疮，止血，解毒消肿，皮肤溃烂[15,96]。

Euphorbia pekinensis Rupr. 大戟（大戟科）《药典》。【哈萨克药】سوتتنگەن：根治腹水，胸水，痈疽肿毒，淋巴结结核[142]。【蒙药】ᠪᠠᠭ ᠲᠠᠷᠨᠤ（Bag tarnu，巴嘎－塔日奴）[45,46,47,51]，巴格－塔日努[56]：根（奶制用）治黏刺痛，黄疸，"希日"病，结喉，发症，肿毒，肉毒[45,46]，身目发黄，身黑"协日"病，结喉，"发症"，"粘"刺痛，"肉毒症"[41,51]，水肿胀满，痰饮，胸膜炎积水，晚期血吸虫病，肝硬变腹水[47]，水肿胀满，陈久性"希日"热病，瘙痒，皮肤发黑，毛发脱落，体虚干瘦，胸膜炎积水，肝硬化腹水，水肿，瘰疬，布鲁氏菌病，虫病[56]。【土家药】铁筷子：根治痰饮积聚，肝硬化腹水，肾炎水肿；外治痈疽肿毒，瘰疬[124]。

Euphorbia prolifera Buch. – Ham. ex D. Don 土瓜狼毒（大戟科）。【纳西药】根治腹水，食积，疥疮，癣，跌打损伤，骨折，外伤出血，疥毒，便秘[164]。

Euphorbia resinifera Berg. 多脂大戟（大戟科）。【维药】帕尔批云[79]，排尔非云[77]，排日甫云[353]：分泌物治头晕，心悸，高血压[79]，瘫痪，面瘫，昏迷，抽搐，颤动，坐骨神经痛，关节疼痛，腹水，肠梗阻，白内障[77][353]。

Euphorbia sessiliflora Roxb. 百步回阳（大戟科）。【傣药】蚕豆七：全株用于跌打损伤，骨折，风湿性关节炎，腰腿痛，水火烫伤，疮疡疖肿[9,74]。【哈尼药】蚕豆七：茎、叶治风湿[875]。

Euphorbia sieboldiana Morr. et Decne. 钩腺大戟（大戟科）。【傈僳药】质多卖莫：全草治跌打损伤；根用于止痛，止血，消炎（不可内服）[166]。

【苗药】Vob gux geib qangf（窝给于枪）：全草治小儿消化不良，止泻[92]。【畲药】哦尾：全草治胃寒气痛，跌打损伤[147]。【瑶药】钻山狗：根治腹满，水肿，小儿疳积，二便不通[133]。【彝药】哦尾[13,113]：全株用于止痛，止血，催吐，泻下，杀蛆[13]，治胃寒气痛，跌打损伤，疮疖，灭蛆虫[113]；根治胃寒气痛，跌打损伤，外伤出血，疮疖[13]。【藏药】chuanbu（川布）[24,29]，chuanwu（川吾）[23]：块根退热，祛寒，破瘀，排脓，利胆催吐，泻肠积滞实热[29]，治胆病[23]，胃肠湿热，胆热[24]，用于退热，去寒，排脓，利胆，催吐，泻肠[36]。

Euphorbia sikkimensis Boiss.［*E. chrysocoma* **H. Lév. et Vaniot**］黄苞大戟（大戟科）。【布依药】弄佬[159,274]，括金板[274]：根、根皮或叶治水臌病[159,274]。【侗药】Mal nugs mant naemx（骂奴蛮冷），Mal naemx nugs mant（骂冷奴蛮）[137,12]：根治宾耿涸（水蛊病）[137]，硬化腹水[12]。【仡佬药】qao³⁵ wu³⁵ ni¹³（告误尼，黔中方言），xo³⁵ o³¹ tie⁵³ min⁵⁵（乎窝跌念，黔西南多洛方言），i⁵⁵ zao³¹ ta⁵³（一腰搭，黔西南阿欧方言）[162]，水黄花[274]：根煎水服治水急病[162,274]。【苗药】Jab eb wok（加欧雾，贵州黔东南）[91,92,94]，Reib njib（锐基，贵州铜仁）[91,94]，佳陇[96]：根用于利水消肿，排毒[92]，水臌病，疔疮肿痛[96,274]，便秘[274]；根、根皮治水肿，水臌，疥疮[91,94]，小儿黄水疮[91]。

Euphorbia soongarica Boiss. 准噶尔大戟（大戟科）。【哈萨克药】جوڭعار شاعىرتسكەنى：根治湿性胸膜炎，肾炎水肿，肝硬化腹水；根外用治疮疖肿[140]。

Euphorbia sororia Schrenk 对叶大戟（大戟科）。【维药】پەرپىيۇن（Perpiyun，排日非云）[75]，苏扎甫印地[79]：树脂状分泌物治瘫痪，面瘫，昏迷，抽搐，颤动，坐骨神经痛，关节疼痛，腹水，肠梗阻，白内障[75]；果实治大便秘结，尿频，肝硬化[79]，腹胀胃弱，食少健忘，语言不利，肢体瘫痪，皮肤疾病[77]。

Euphorbia stracheyi Boiss. 高山大戟（大戟科）。【傈僳药】质多耐莫：块根用于止血，止痛，生肌（不可内服）[166]。【藏药】ཆུ་བུ་སྲོ(chuanwu，川吾)，chongbu（冲布）[27]，它努[40]：块根治胆病[23,40]，便秘[40]，排泄毒热，腑热及"培根"等

所有寒热性疾病，特别对排泄"赤巴"病有很好的疗效[27]。

Euphorbia thymifolia L.［*Chamaesyce thymifolia*(L.) **Millsp.**］千根草（大戟科）。【哈尼药】Aqma ciqduv duvssaq（阿玛此都都然），小奶浆草[143]，小飞扬[143,875]：全草治肠炎腹泻，细菌性痢疾，消化不良，便血，外伤出血，产后缺乳[143]，皮炎[875]。【毛南药】ruon² jɛŋ³ sɛ⁵（松杨细）：全草治细菌性痢疾，肠炎腹泻，痔疮出血；全草外用治湿疹，过敏性皮炎，皮肤瘙痒[156]。【苗药】Nengwujiu（能务柏）：全草治浮肿，消化不良，小儿疳积[15]。【瑶药】Feiyangduan（飞扬瑞）[15]，小飞扬草[354]：全草治浮肿，消化不良，疳积，眼膜初起，痢疾，肠炎，湿疹，过敏性皮炎[354]，肺炎，腹泻，捣烂取汁或加清水少许，用汁涂患处治小儿毛囊炎[15]；外用治小儿毛囊炎[15]。【壮药】Dijincao（地锦草）[15]，小飞扬草[354]：全草治浮肿，消化不良，肺炎，腹泻[15]，疳积，眼膜初起，肠炎，湿疹，过敏性皮炎[354]，痢疾[15,354]。【台少药】Iyopakatainan（Bunun族峦）：根治赤疾[169]。

Euphorbia tibetica Boiss. 西藏大戟（大戟科）。【藏药】Tale（塔乐）：全草治瘟病时疫，皮肤炭疽病，疮疖，皮肤顽癣，湿疹[22]。

Euphorbia tirucalli L. 绿玉树（大戟科）。【黎药】绿玉树：树汁治产后缺乳[355]。

Euphorbia tithymaloides L.［*Peilanthus tithymaloides*(L.) **Poit.**］（大戟科）。【黎药】红雀珊瑚：全草用于散瘀消肿，止血生肌[212]。

Euphorbia wallichii Hook. f.［*E. himalayensis*(**Klotz. ex Klot. et Garcke**)**Boiss**］大果大戟（大戟科）。【藏药】 དར་ཡག(tuerai，图尔其)[21,25]，Taqing（塔庆）[22]，大果大戟[761]：根治瘟病时疫，皮肤炭疽病，疮疖，黄水疮，皮肤顽癣，湿疹[22]，消化不良引起的胃病，大小便不通[21]；根茎或根治炭疽病[25]；地上部分治骨髓炎，梅毒恶疮，蛊毒腹水，痢疾疥癣，肠胃线虫[40]，退热，祛寒，破瘀，利胆，催吐[761]。

Euphrasia maximowiczii Wettst. ex Pubalin 刺芒小米草（玄参科）。【藏药】xingtiqujie（兴替区疾）：花治咽喉肿痛，肺热咳嗽，烦热不安，口渴，口疮，头痛，小便不利[22]。

Euphrasia pectinata Ten. 小米草（玄参科）。【藏药】细提曲尼：全草用于消除疲劳，通利小便[40]。

Euphrasia regelii Wettst. 短腺小米草（玄参科）。【藏药】ཤིང་ཐིག་ལི་དཀར་པོ།（xingtuoligabao，兴托里嘎保）[25]，xingtiquji（兴替区疾）[22,26]，细提曲尼[40]：花治咽喉肿痛，肺热咳嗽，烦热不安，口渴、口疮、头痛、小便不利[22,26]；花、叶治翳障沙眼，结膜炎及遗尿症[25]；全草用于消除疲劳，通利小便[40]。

Eupolyphaga sinensis Walker 地鳖（鳖蠊科）《药典》。【朝药】토별별충（tāo biēr chōng，涛别儿虫）：全体治肝区疼痛，肝肿大，肝硬化初期[82]。【德昂药】布鲁布罗：治跌打损伤，瘀血肿痛[18]。【仡佬药】ka^{35}lo^{53}nia^{31}（嘎罗纳，黔中方言），kə^{31}la^{33}ke^{33}（各拉格，黔西南多洛方言）[162]，土鳖虫[128]：干燥雌虫治腰痛[162][128]。【景颇药】Myibau so：效用同德昂药[18]。【苗药】岗馊蚱：雌虫干燥体治产后腹痛，跌打损伤[96]。【土家药】土鳖虫[123][52]，地罗汉[125]：雌虫干燥体治瘀血经闭，癥瘕痞块，产后瘀血腹痛[123]，跌打损伤[123,125][52]，筋骨疼痛，痛经[125]，白血病，肝癌，子宫颈癌，鼻炎癌，舌癌[52]。【瑶药】土鳖虫（fiouh nqaiv zongh，地鳖强），地乌龟：雌虫全体治跌打损伤，瘀血肿痛，闭经，产后瘀血腹痛[131]。【藏药】项项吐勒[22,23]，བྱང་བྱང་ཐུ་ལེ།（qingqingtulu，清清土鲁）[22,25,30]：雌性全虫治急腹症，腹绞痛[22,23,25]，瘀血经闭，癥瘕积聚，跌打损伤及产后腹痛[30]。【壮药】Duzdaeuhlaux（堵兜老），土鳖虫：雌虫全体治夺扼（骨折），林得叮相（跌打损伤），兵吟（筋病），京瑟（闭经），腊胴尹（腹痛），子宫嗍北（子宫肌瘤）[180]。

Euroleon sinicus（Navas） 东蚁蛉（蚁蛉科）。【佤药】地牯牛，砂牛：全体治疟疾，小儿高热，惊厥[168]。【哈尼药】地牯牛，Byuqjivbyuljiv aqma（别基别基阿玛）：山老牛：全体治小儿高热，惊厥，癫痫，高血压，中风，痈疮，无名肿毒，异物入肉，骨折，跌打损伤，泌尿道感染，结石，中耳炎，脱肛[143]。

Eurotia ceratoides（L.）C. A. Mey 参见 Krascheninnikovia ceratoides。

Eurya groffii Merr. 岗柃（山茶科）。【拉祜药】La ruo pie：鲜叶治刀伤[152]。

Eurya weissiae Chun 单耳柃（山茶科）。【畲药】单耳柃：茎枝治漆过敏，皮肤瘙痒[148]。

Euryale ferox Salisbury 芡实（睡莲科）《药典》。【朝药】가시련（gǔ xī lèin，嘎西垒嗯）：种仁用于肾虚引起的腰痛，膝痛，尿浊，尿失禁[82]。【傣药】萝章管：种子治遗精带下，淋浊，小便不禁[65]。【蒙药】ᠭᠠᠷᠠᠨᠽᠠ（Garanza，嘎然匝）[44]，塔赫燕-陶勤盖图[47]：种仁治消化不良，胃腹胀满，胃火衰败，不思饮食，肾寒，腰腿疼痛[44,56]，脾虚泄泻，遗精，滑精，白带，尿频，遗尿[47]。【苗药】鸡头米：种仁治脾虚泄泻，小便失禁，淋浊[98]。【畲药】鸡头子，鸡嘴莲[10,147]：种子治脾虚泄泻，滑精，遗精，尿频遗尿，白带，小儿营养不良[10,147]。【土家药】鸡头米：种仁治脾虚泄泻，小便失禁，遗精，淋浊，带下[123]。【瑶药】种仁治湿脾腰痛，白带，遗精[4]。【藏药】ge（嘎）：效用同莲子，石莲子[22]。

Eurysolen gracilis Prain 宽管花（睡莲科）。【哈尼药】努哈那衣：根治月经不调[13,145]，闭经[145]。

Euscaphis japonica（Thunb.）Kanitz 野鸦椿（省沽油科）。【侗药】Meix hol haip（美贺旱）[137]，Meix yaemx jenc（梅鸟应）[12]：果实及树皮治乍形没正（月经不调），泅形耿降耿幽（月经腰痛）[137]；果实、花及根治小儿走胎[12]。【苗药】Ndut jenb giad（都定江）[95]，乌子七[6]，鸦春子[94]：全株、根治月经过多，跌打，痢疾；果实治寒疝腹痛，睾丸肿痛，脱肛，子宫下垂；树皮治小儿疝气，水痘[6,95]；根治风湿骨痛，崩漏，咳嗽[94]；果实及树皮治月经不调，痛经[96]。【畲药】野鸦椿[148][55]，白鸡[147]，鸡胎花[55]：根治产后伤风，果实治咳嗽，小儿风寒感冒发热，风湿疼痛[148]；根、果治头痛头晕，风湿腰痛，漆树过敏[147]；果实治风寒感冒，酒后伤风，色后伤风，解酒[148][55]。【土家药】za^{4}luo^{4}bu^4（扎洛布），鸡眼树，鸡合子树[6,123]，野椿子[128]：根、果实治胃痛，寒疝，泻痢，脱肛，子宫下垂，睾丸肿痛，月经不调[123]；果实治肚腹胀痛，疝气，脱茄胎症（又名吊茄子，即子宫下垂）[128]；果实及根、花治黄疸型肝炎，肝硬化腹水[6]。

Evansite 核磷铝石。【藏药】གཟེར།（saierjiqiema，赛尔吉且玛）：治肾病，脉病，尿闭[25]。

Evernia mesomorpha Nyl. 偏枝地衣。【藏药】
གནས་སྔོན（塞尔固）[21,25]：全草治肺炎，肝炎，肺
结核潮热，中毒性发烧，热性头痛，外伤感染，
淋巴管炎，乳腺炎，毒蛇咬伤[25]，肺热，肝热，
脉热，毒热[21]。

Evodia fargesii Dode [*Tetradium glabrifolium*
(**Champ. ex Benth.) T. G. Hartley**] 臭辣吴萸（芸
香科）。【侗药】Jinjiwei：叶外用治枪伤，拔铁
砂[15]。【土家药】野米辣子[124]，吴黄子，曲药
子[128]：果实治腹痛，麻疹后咳嗽[124]；近成熟的
果实治肚腹冷痛，半边风（偏头疼），小儿惊风，
虚汗症[128]。

Evodia lenticellata Huang 密楝吴萸（芸香
科）。【傣药】白春果：成熟果用于胃痛腹胀，风
湿性关节痛[9,14,73]。

Evodia lepta (Spreng.) Merr. 三桠苦（芸香
科）。【傣药】郎晚[9,14,74]，南弯[65]：全株治乙型
脑炎，流行性感冒，感冒，高热，扁桃腺炎，咽
喉炎，黄疸型肝炎，风湿性关节炎，腰腿痛，坐
骨神经痛，跌打损伤，胃痛，蛇咬伤，痈肿，胃
肠炎[9,14,74]，消化不良，腹胀，胃痛[9,72]，清热，
解毒，燥湿，止痒[65]；全株治钩端螺旋体病；枝
叶治感冒，乙脑，流感，流脑[14]；根治消化不
良，腹胀，腹泻，风湿性关节炎，胃痛[9,71]；叶
治湿疹，皮炎[13]；根、叶治风湿性关节炎[18]，灼
热疼痛，口干舌燥，口臭，咽喉肿痛，口舌生疮，
小便热涩疼痛，妇女月经过多，产后出血不止，
恶露不绝[62-64]，胃脘胀闷，心胸发热，烦躁不
安，周身皮肤起丘疹，瘙痒难忍[63,64]，心慌心悸，
皮肤瘙痒[62]。【独龙药】三桠苦：根、叶治风湿性
关节炎，坐骨神经痛，腰腿痛，流感，肺炎，湿
疹，跌打损伤，无名肿毒，风湿麻木[600]。【哈尼
药】Keeqsei pavqhaq（克塞巴哈），三丫苦[143]，三
桠苦[875]：根治流行性感冒，流行性脑炎，黄疸型
肝炎，风湿性关节炎，无名肿痛，毒蛇咬伤，咽
喉炎，扁桃体炎，胃炎[143]；全株治感冒[875]。
【基诺药】帕柯帕迷[10,163]：根治腹内生疮，茎治风
湿性关节炎，坐骨神经痛，流行性感冒[10,163]。
【拉祜药】ki si ba ha jie[152]：根治肺炎，肝炎[152]；
全株治感冒，脑炎，咽喉炎，黄疸型肝炎，胃痛，坐
骨神经痛，肚子热痛[151]。【黎药】三枝枪[153,154]，三

桠苦[212]：根、叶治跌打损伤，蛇虫咬伤[154]，清
热解毒，治跌打，接骨[212]；叶治初期流行性脑
炎，流行性感冒，湿水骨痛，大茶药中毒；根治
风湿性关节炎，坐骨神经痛，胃痛，黄疸，腰腿
痛；鲜叶捣烂敷局部，治毒蛇咬伤，蜂刺，蜈蚣
咬伤，湿疹，皮炎，疖肿，跌打扭伤；鲜叶捣烂
取汁滴耳，治耳内生疖；根捣烂敷患处，治毒蛇
咬伤[153]。【毛南药】ruoŋ² sam³ tsha³（松三叉）：叶
或根治扁桃体炎，咽喉炎，肺炎，肺脓疡，疟疾，
风湿性关节炎，坐骨神经痛，腰腿痛，黄疸型肝
炎，解断肠草中毒；外用治跌打扭伤，湿疹，皮
疹，虫蛇咬伤[156]。【仫药】三丫苦，三叉苦[10,168]：
叶、茎、根治咽喉肿痛，疟疾，黄胆性肝炎，皮
肤瘙痒，流感，流脑，肺热咳嗽，风湿性关节炎，
止痛[10,168]。【瑶药】三叉虎（buo cax maauh，波查
卯），往来藤[132]，三桠苦，bei la gong diang[237]：
根或全草治感冒高热，咽喉炎，扁桃体炎，肺炎，
肝炎，风湿骨痛，肩周炎，跌打肿痛，湿热胃痛，
湿疹，皮炎和痱子[132]；根、叶、全草治跌打内
伤，感冒，百日咳，结膜炎[15]；根、叶治风湿性
关节炎，坐骨神经痛，腰腿痛，流感，肺炎，湿
疹，跌打损伤，无名肿毒，风湿麻木[237]。【彝
药】少朝施卡[14,111]，三叉叶[14]：全株治风湿性关
节炎，黄疸型肝炎[14,111]，咽喉肿痛，肺热咳嗽，
乙型脑炎，流脑，腮腺炎，湿疹[111]，流感，感
冒，高热，扁桃体炎，咽喉炎，坐骨神经痛，胃
痛，跌打损伤，蛇咬伤，痈肿，钩端螺旋体
病[14]，肝胆湿热，皮肤黄染，腰酸腿疼，痰湿阻
滞，四时疫疾[109]，风湿骨痛[109,111]；根治消化不
良，腹胀，腹泻[14]。【壮药】Gosamnga（棵三咖），
三叉苦木[117,120]，maexdaizsaenj（美歹辛）[23]：全株
或茎治贫痧（感冒），坐骨神经痛，林得叮相（跌
打损伤），发旺（风湿性关节炎），能含能累（湿
疹），货烟妈（咽痛），心头痛（胃痛），皮炎，狠
尹（疖肿），黄蜂蛰伤[117,120]，流行性感冒，痢疾，
湿疹[23]。

Evodia meliaefolia (Hance) Benth. 楝叶吴茱
萸（芸香科）。【黎药】山苦楝：树皮、种子用于烧
伤、烫伤[212]。【瑶药】枝叶治感冒，婴幼儿腹
痛[15]。【台少药】Baraitu（Paiwan 族傀儡）：叶煎汁
涂于患部治漆过敏[169]。

Evodia rutaecarpa (Juss.) Benth. [*Tetradium
ruticarpum (A. Juss.) T. G. Hartley*] 吴茱萸（芸香

科)《药典》。【阿昌药】无瓦：治胃腹冷痛，恶心呕吐，腹泻，蛲虫病，湿疹[18]。【朝药】吴茱萸：未成熟果实用于健脾胃，止痛，宣下气[10]。【德昂药】许格掉[137]，吴萸[136]：效用同阿昌药[18]。【侗药】Lagx siis（朗西），Suic youc（曲油）：果实治宾胎比岑仑（阴囊湿疹），耿胧寸（胸口痛）[137]，胃痛，腹痛，腹泻[136]。【哈尼药】莫杀爬罗：果实治胃腹冷痛，恶心呕吐，泛酸嗳气，腹泻，脚气水肿，高血压，湿疹[13]。【景颇药】Siknam shi：效用同阿昌药[18]。【傈僳药】四乃休：果实治呕逆吞酸，厥阴头痛，赃寒吐泻，脘腹胀痛，脚气，疝气，口疮溃疡，湿疹，黄水疮[166]。【毛南药】tsha⁶ la⁶（茶辣，茶腊）：干品治胃腹冷痛，恶心呕吐，泛酸喘气，腹泻，肝气郁滞，疝气冷痛，月经不调及风湿骨痛[156]。【蒙药】波特格图－胡珠：果实治胃腹冷痛，恶心呕吐，泛酸嗳气，腹泻，蛲虫病；果实外用治高血压，湿疹[47]。【苗药】Det gaf ved（豆卡欧，贵州黔东南）[91,92]，Mis lox zit（米辣子）[95]，豆洛哈[94,96]：近成熟的果实脘腹冷痛，厥阴头痛，疝痛，痛经，脚气肿痛，呕吐冒酸，寒湿泄泻[91]；果实治鱼鳅症，老鼠钻心，冷痧，积浊引起的胃，腹冷气和小儿腹泻[95]，肠胃炎，行经腹痛，腹部冷痛，止痛，止呕[92]，胃痛，空腹呕吐，脘腹冷痛，厥阴头痛，疝痛[94,96]。【纳西药】成熟果实用于湿疹，高血压，脘腹冷痛，呃逆吞酸，疝气痛，痛经[164]。【土家药】chu³ you² zhi¹（储油子），米子树[123]，熟鱼子[128]：未成熟的果实治脘腹冷痛，呃逆吞酸，呕吐腹泻，疝痛，痛经；外用治口疮[123]，肚腹胀满痛，偏头痛，肚冷痛[125]，肚腹冷痛，半边风（偏头痛），小儿惊风，虚汗症[128]。【瑶药】zah laamh（茶辣），吴萸[130]，茶辣叶[4]：根、树皮用于脘腹冷痛，泄泻，痢疾，风寒头痛，腰痛，疝气，蛲虫病；果实用于呕吐吞酸，脘腹胀痛，疝气，牙痛，黄水疮[130]；根、嫩枝、叶、未成熟果实治风湿骨痛，毒蛇咬伤，无名肿毒，寒性腹痛，消化不良，急腹症，婴儿腹痛，小儿发热，感冒，湿疹[15]，胃脘痛，腹泻，痢疾[4]。【彝药】念拍贝锡[101,104]，茶辣[104]：未成熟果实、根皮及叶治疝气痛，胃溃疡，黄水疮[101,104]。【壮药】茶辣，吴茱萸：近成熟果实用于巧尹（头痛），兵嘿细勒（疝气），京尹（经行腹痛），心头痛（胃痛），鹿（呕吐），白冻

（泄泻）；外用治口疮，高血压，骨质增生[120]。

Evodia rutaecarpa var. bodinieri（Dode）Huang 波氏吴萸（疏毛吴茱萸）（芸香科）《药典》。【土家药】米子树：效用同吴茱萸 E. rutaecarpa[123]。【壮药】效用同吴茱萸 E. rutaecarpa[120]。

Evodia rutaecarpa var. officinalis（Dode）Huang 石虎（芸香科）《药典》。【蒙药】波特格图－胡珠：果实用于胃腹冷痛，恶心呕吐，泛酸嗳气，腹泻，蛲虫病；外用治高血压，湿疹[47]。【彝药】念拍贝锡：效用同吴茱萸 E. rutaecarpa[101]。【壮药】效用同吴茱萸 E. rutaecarpa[120]。

Evodia simplicifolia Bidl. [*Melicope pahangensis* T. G. Hart.] 单叶吴茱萸（芸香科）。【傣药】烘南晚[62]，烘泡豌[13,14,65]，烘浪碗[9,13,71]：根、叶用于便秘，口苦咽干，腹扭痛，腮腺炎，颌下淋巴结肿痛，疔疮痈疖脓肿，心慌心跳，头昏目眩，跌打损伤，风寒湿痹证，肢体关节酸痛，屈伸不利[62]；根治眼黄，全身皮肤发黄，尿血，疟疾[13,14]；叶治风湿性关节炎，关节肿痛，颈淋巴肿，腮腺炎，胃溃疡，跌打损伤，枪刀伤，腹内热盛[9,13,71]，用于凉血，止血，消炎，利尿[65]。

Evodia trichotoma（Lour.）Pierre [*Tetradium trichotomum* Lour.] 牛纠吴萸（芸香科）。【傣药】芽路火[65]，牙路火（西傣）[9,71]：果用于腹泻，肝、胃气痛，胃腹冷痛；叶治小儿麻痹后遗症，风湿性关节炎，荨麻疹，湿疹，皮肤疮疡[9,74]，风湿性关节痛[13]，风湿痿软，麻木[65]；全株治关节炎，风湿腰腿痛[9,13,14,71]；根用于避孕[13]。【哈尼药】Kolqol siilpaq（罗确斯萆），山吴萸，树幽子：根、果、叶治胃脘冷痛，全身疼痛，风寒感冒，皮肤瘙痒，风湿痛，头痛，感冒，咳嗽[143]。【基诺药】柯彩：鲜叶治跌打损伤；外治荨麻疹，湿疹，皮肤疮疡，风湿性关节炎[163]。【拉祜药】我尼[13,150]：根、叶、果治头痛，肚子热痛，避孕[13,150]，腹泻，肝胃气痛，胃腹冷痛，小儿麻痹后遗症，风湿性关节炎，湿疹，皮肤瘙痒，荨麻疹[150]。【黎药】百恒王：叶、果治骨折，跌打损伤[154]。

Evolvulus alsinoides（L.）L. 土丁桂（旋花科）【瑶药】白毛将，兰花草：全草治淋证，胃痛，消化不良，急性肠炎[133]。

Exbucklandia populnea（R. Brown ex Griffith）R. W. Brown 马蹄荷（金缕梅科）。【傈僳药】

腻马子：茎治风湿性关节炎，坐骨神经痛[166]。

Exbucklandia tonkinensis（Lecomte）H. T. Chang 大果马蹄荷（金缕梅科）。【瑶药】荷叶莲[133][50]：树皮治风湿痛，腰膝酸痛，偏瘫[133][50]。

Excentrodendron tonkinense（A. Chev.）H. T. Chang et R. H. Miao［*Burretiodendron hsienmu* Chun et F. C. How］蚬木（椴树科）。【壮药】美烟：木材浸酒服治跌打；树上寄生治癫痫[15]。

Excoecaria acerifolia F. Didr.［*E. acerifolia* var. *genuine* Müll. Arg.］云南土沉香（大戟科）。【傣药】桠身邦带（德傣）[14]，小霸王[9,74]：全株治便秘[14]，草乌、毒草和食物中毒，风湿骨痛，消化不良[9,74]。【拉祜药】全株解草乌、毒菌、食物中毒，风湿骨痛[151]。【傈僳药】士腊加：全株治癥瘕，积聚，臌胀，食积，黄疸，吐血；树皮治跌打肿痛，骨折，创伤，皮肤瘙痒，湿疹，急性胃肠炎[166]。【纳西药】嫩幼全株用于肝炎，肝脾肿大所致的腹中痞块胀痛，食积不消，胸腹胀满，小儿疳积，疟疾，狂犬病[164]。【彝药】金妮[13,111]，

姆聘拥[101]：全株治牙痛，眼结膜炎[14,103,111]，食积[103,111]，腹胀腹痛，不思饮食，视网膜炎[13]，黄疸，疟疾，咳嗽[111]，膈食，便秘，腹胀，风火牙痛，草乌中毒[101]。【藏药】草沉香[36]：种子（7～8月采）能通便，治便秘[13,34]；全株治风湿骨痛，消化不良，黄疸，吐血，膨胀，药物中毒[36]。

Excoecaria cochinchinensis Lour. 红背桂（大戟科）。【黎药】啪飞好[154]，丹节景，青紫木[153]：全草治跌打损伤[154]；叶捣烂敷患处，治跌打损伤，扭伤肿痛，受伤瘀血[153]。【壮药】Mbawlaenghoengz（盟楞红）：全株治发旺（痹病），兵吟（筋病），林得叮相（跌打损伤）[180]。

Excoecaria cochinchinensis var. viridis（Pax et K. Hoff.）Merr. 绿背桂花（大戟科）。【彝药】毒箭木[109]，芒木和[13]：全株治风湿痹痛，四肢骨折，瘀血肿痛[109]，治破伤风，便秘，腹胀[13]；外用治跌打损伤[13,109]。

Excoecaria venenata S. K. Lee et F. N. Wei 鸡尾木（大戟科）。【壮药】唧奴：全株外用治湿疹[15]。

F

Fagerlindia scandens (Thunb.) Tirveng. 浓子茉莉(茜草科)。【黎药】猪肚刺,雅风贴,浓子屎莉:叶敷患处或全草水煮泡脚足患处,治腰腿骨痛,坐骨神经炎[153]。

Fagopyrum dibotrys (D. Don) Hara [*Polygonum cymosum* Trev.] 金荞麦(蓼科)《药典》。【白药】yitjilgelgv(野基哥谷),yitgvdeirx(野葛呆)[17],机耕葛[14]:块根及全草治食积腹痛,痢疾,胃脘气痛,阴囊疝气,跌打损伤,风湿痛[17];根治咽喉肿痛,痈疮,瘰疬,肝炎,肺痛,筋骨酸痛,头痛,胃痛,菌痢,白带[14];效用同傣药[13]。【布依药】岜猛伯:根茎及根治胃痛[159]。【傣药】ဗၢ၁၅၉ (pameng,帕猛)[9],怕蚌松[13,65],野 养[326]:全草治口腔炎,口腔溃疡[8];根、茎、叶治跌打损伤,消肿,消炎[9];块根治咽喉肿痛,肺痛,胃痛,痢疾,白带,肝炎,痈疮,瘰疬,淋巴结结核,风湿骨痛,跌打损伤,狂犬咬伤;种子治杨梅结毒,丹毒[13],用于清炎抗菌,解毒,口腔炎[65];根茎治消化不良[326]。【侗药】Mal quc(骂求)[137],多麦冻[15],野荞麦[135,136,138]:根茎治宾亲脬(大气脬),耿胧耿幽(腰腿痛)[137],腰肌痛,痢疾,肠炎腹泻,小儿消化不良,胃痛,腹痛[15],头风,胃痛,肝炎,咽喉肿痛,肺热咳,跌打损伤,痈疮,瘰疬,肺痛,筋骨酸痛,菌痢,白带[135,136,138]。【哈尼药】Qeilma alpavq(且玛阿巴),万年荞[8,143],野荞麦[875]:根治肺结核,胃炎,胃溃疡,乳腺炎,毒蛇咬伤,月经不调[8,143];根茎、叶用于咽喉肿痛,肺脓疡,胃痛,肝炎,消化不良,盗汗,痛经,闭经,淋巴结结核,痈疖肿毒,跌打损伤[145];根茎治气管炎[875]。【基诺药】Geye(歌椰)[8,10]:根茎治痢疾,风湿性关节炎;鲜叶治骨折,跌打损伤[8,10]。【傈僳药】刮俄[8,14],希迈无[13],野荞麦[166]:根茎治咽喉肿痛,肺脓肿,脓胸,肺炎,胃痛,肝炎,痢疾,消化不良;外用治淋巴结结核[8,14];效用同傣药[13,166]。【毛南药】野荞菜[8],金荞麦(环江语)[15]:全草外用治

跌打损伤,疮疖[8];根治小儿消化不良,胃痛,腹痛;全草治胃痛,腹痛,淋巴腺肿大,地方性甲状腺肿,跌打损伤,疮疖[15]。【苗药】Ghod menl ghumb(阿梅棍)[91,95],苦荞头[480],野荞子[82]:根茎治脾胃虚火,消化不良[91,95][480],肺结核,乳痛,跌打损伤[91,96],崩漏,泻痢,狂犬咬伤,肺痛[82];全草治胃痛,腹痛,淋巴腺肿大,地方性甲状腺肿,甲亢,毒蛇咬伤[15]。【仫佬药】阿奔巫(巍山),侮机巫(永平):效用同彝药[17]。【纳西药】若阿卡啃[8,13,14],只啊康素[17],金荞麦[164]:全草治消化不良,痢疾,小儿腹泻,小便浑浊[8,14],胃痛[8];效用同傣药[13],效用同彝药[17];根茎治胃痛,消化不良,小儿腹泻,经期腹痛,产后瘀血腹痛,闭经[164]。【怒药】茸阿,野荞麦:根茎治咳嗽,胃痛[165]。【畲药】假花麦[8],山花麦[146],野荞麦[148]:根茎治白带,产后浮肿[8];块茎治产后浮肿[146],头晕头痛,盗汗,无名肿毒[148]。【土家药】荞麦七[127],kan¹ku¹qi³me⁴(看苦起墨),野荞子[124,126]:块根、全草治肝炎腹胀,消化不良,盗汗[124,126,127],关节疼痛[127],关节肿痛,咽喉肿痛[124,126];块根治咽喉肿痛,腰腿病,吼病(哮喘)[8,10],经期腹痛[125],跌打损伤[8,10];根茎治经痛,跌打损伤,热咯症,头晕[128],肝炎,腹胀,膝冷痛,乳痛;叶治肝炎;外用治疱疹[49]。【佤药】多可待[8],荞菜,血娃娃[168]:根茎治痢疾,胃痛,慢性胃炎[8,168]。【瑶药】hieh houc maeac(野荞灭),苦荞麦根[130]:全草治咽喉肿痛,扁桃体炎,肺炎,肺脓疡,胃腹痛,产后腹痛,痛经,风湿性关节炎,地方性甲状腺肿,甲亢,跌打损伤,痈疮肿毒[130],胃痛,跌打损伤,疮疖[15];根治痢疾,肠炎腹泻,小儿消化不良,胃痛,腹痛,甲亢;茎治胃下垂。【彝药】ꋒꑓꃅ(mgeijjyvop,额吉我)[8],告果告景[101],泽兰女尼[102]:全草、根茎治消化不良,胃痛[8,102],肠炎,行congestion腹痛,闭经,“牖病”(风湿病),痈肿,疮毒[8],痛经,闭经,痢疾,腰腿

劳伤痛，咽喉肿痛，肝炎，肺炎，脓胸，白带，乳痈，淋巴结结核[102]；全草治月经不调，血瘀腹痛，跌打瘀肿[14,17]；根茎治食积，泻痢，肝癌，胃病，月经痛，闭经，痛经，风湿病，风湿骨痛，布里莫里觉病（淋巴结肿或淋巴结结核），痈肿，疮毒和蛇咬伤[105]，闭经，行经腹痛，跌打损伤，风湿病，膈食，腹泻，肝痛，胃痛，蛇咬伤[101]；全草、根茎用于行经腹痛，闭经，风湿病，瘀血所致的肌肉关节疼痛[103]，麝病[13]。【藏药】查乌[24]，rijiezawo（日介渣窝）：根茎或全草治胃癌，肺癌，胃痛，消化不良，高血压眩晕，瘰疬，狂犬病；嫩尖鲜用捣烂外敷治痈疖肿毒，瘰疬[24]；全草治疮疖，腹泻，消化不良[23]，咽喉肿痛，胃痛，痛经，闭经，白带过多，疮痈疖肿，深部脓肿[36]；果实治疮伤，血病，疮疖[27]。【壮药】金荞麦[120]：根治痢疾，肠炎腹泻；全草治胃病，腹痛，淋巴腺肿大[15]；根茎用于埃病（咳嗽），肺脓疡，麻疹，货烟妈（咽痛）[120]。

Fagopyrum esculentum Moench 荞麦（蓼科）。【朝药】메밀：美米尔基普，高卖克干[7]：叶、茎治肝硬化腹水，慢性肝炎，食欲减退[7,9,83,90]；地上茎治因尿路结石引起的发烧，恶寒，痛疽，因病菌感染的发热疼痛[7,9,83,89]；果实、荞麦面治劳伤，咳嗽，水肿气喘；叶治高血压，脑出血，各种出血症[7,9,89]。【东乡药】种子治胃酸过多[11]。【哈尼药】Hhaqlei（阿勒），马麦，花荞：种子治肠胃积滞，痢疾，赤白带下[143]。【蒙药】Sagede：果皮、种皮用于抑巴达干，抑发汗[236]。【土家药】荞子，甜荞：种子治痢疾，绞肠痧，肠胃积滞，慢性泄泻，噤口痢疾，丹毒[124]。【彝药】额齐，三角麦[105]，甜荞面[109,110]：种子治骨折，水肿，疮毒，外伤出血，虚汗，发痧[105]；果实用于胸胁胀满，食滞胃痛，泄泻痢疾，疹发不透[109,110]。【藏药】chawu（查乌）[24]，rijiezawo（日介渣窝）[23]：根茎或全草治胃癌，肺癌，胃痛，消化不良，高血压眩晕，瘰疬，狂犬病；嫩尖鲜用捣烂外敷治痈疖肿毒，瘰疬[24]；全草治疮疖，腹泻，消化不良[23]；果实治疮伤，血病，疮疖[27]。

Fagopyrum tataricum (L.) Gaert. 苦荞麦（蓼科）。【朝药】效用同荞麦 F. esculentum[7]。【傣药】帕泵宋，帕崩（西傣）[64]：全草治咽喉肿痛，口腔溃疡，舌炎[13,14,62,63,64,66]；全草或根治口舌生

疮，高血脂，肥胖症，糖尿病[62]。【苗药】野荞麦，天荞麦，金荞麦[97,98]：全草治关节肿痛；嫩尖治小儿盗汗；根治流火，乳痈；根茎治肝炎腹胀[97,98]。【彝药】果卡[101,104]，额罗莫，额可[10,105]：根及种子治小儿发烧，牙痛，胃痛，肚腹绞痛，妇女产后腹痛，骨折，头痛，腹泻，食积，便秘，肾病水肿[104]；种子治小儿热病，骨折，腹泻，腹痛，头痛，胃痛[10,105]，肚腹内绞痛[10]，牙痛以及食积便秘[101,105]。【藏药】查乌[24]，日介渣窝[23]：根茎或全草治胃癌，肺癌，胃痛，消化不良，高血压眩晕，瘰疬，狂犬病；嫩尖鲜用捣烂外敷治痈疖肿毒，瘰疬[24]；全草治疮疖，腹泻，消化不良[23]。

Fagus longipetiolata Seemen 水青冈（壳斗科）。【土家药】凤梨子：种子治身体虚弱无力；树皮治风湿麻木[123]。

Falco peregrinus Tunstall 游隼（隼科）。【蒙药】ᠨᠠᠴᠢᠨ ᠦ ᠮᠠᠬᠠ（Naqinnie maha，那钦也－麻哈），ᠨᠠᠴᠢᠨ ᠦ ᠶᠠᠰᠤ（Naqinnie yes，那钦也－亚斯）：肉滋补；骨用于接骨[55]。

Falco tinnunculus Linnaeus 红隼（隼科）。【裕固药】隼骨髓：骨髓治化脓性中耳炎[10]。

Fallopia aubertii (L. Henry) Holub ［*Polygonum aubertii* L. Henry］木藤蓼（蓼科）。【彝药】吐货参[13]，土和参[14]：块根治肝炎，痢疾，哮喘，崩漏，消化不良，跌打损伤，外伤出血[13]；根治肠胃炎[14]；外用止血[14]。【藏药】lezhemanba（勒折曼巴）[24]，勒折[23,29]：茎治风热合并症，风病时疫，风湿病，"培根"病，"龙"、"赤巴"合并症，肺病，贫血[24]，感冒发烧，肝热，五脏热和肺病，风湿性关节炎[23,29]；块根治尿路感染，小儿水肿，创伤，骨折[13]；月经不调，消化不良，痢疾[36]。

Fallopia cynanchoides (Hemsl.) Harald. 牛皮消蓼（蓼科）。【侗药】Jaol bogl paodt bienl（烟年构报更），Jaol bogl paodt bienl（教播盘并）：根治乍形没正（月经不调）[137]。【苗药】ghang bel j i l Zai b（嘎比计再）：根治喘咳多痰，胃病，咳血，喉炎，风湿关节炎[413]。

Fallopia denticulata (C. C. Huang) Holub 齿叶蓼（蓼科）。【藏药】yaseza（托色匝）[24]：块根治尿路炎症，小便不利，小儿水肿；外用治骨折，创

伤出血[24]。

Fallopia multiflora (Thunb.) Haraldson. 参见 Polygonum multiflorum。

Fallopia multiflora* var. *ciliinervis (Nakai) Yonekura et H. Ohashi 参见 Polygonum multiflorum var. ciliinerve。

Farfugium japonicum (L.) Kitam. [*Ligularia tussilaginea* (N. L. Bur.) Maki.] 大吴风草(菊科)。【土家药】大救架:全草治跌打损伤,肚痛便血,妇女闭经[125]。【瑶药】活血莲:全草治风热感冒,咽喉肿痛,跌打损伤,乳腺炎,痈肿疔疮[133]。【彝药】敢赃足捣:全草用于滋补(产后服此药不满月即可劳动)[14]。

Fargesia nitida (Mit.) P. C. Keng ex T. P. Yi [*Sinarundinaria nitida* (Mitf. ex Stapf) Nakai] 华西箭竹(禾本科)。【彝药】码齐:叶或刚冒出来的新鲜竹笋尖治尿血,热咳,难产,麻疹及刀枪伤,利尿道淋漓,催产下胎,解乌头毒[10,105]。【藏药】律嗯测哇:竹液治胸腔疮热,妇科病旧热,肾气不固[40]。

Fatoua pilosa Gaud. – Beaup. 细齿水蛇麻(桑科)。【台少药】Kararakaru(Paiwan 族恒春下):叶打碎服汁治腹痛[169]。

Fejervarya limnocharis Gravenhorst [*Rana limnocharis* Wiegman] 泽蛙(蛙科)。【傣药】衣喝蝌蚪,谢蛙:全体治肺结核引起的气弱喘咳,痰中带血,午后发热,盗汗自汗,骨结核,肢体疼痛,肾炎引起的周身浮肿,腹大如鼓,小儿疳积,胃炎,胃癌,小儿热疮[63];幼体(蝌蚪)治痈疖疮毒,流行性腮腺炎,绝育[63]。

Felis bengalensis Kerr 豹猫(猫科)。【朝药】삵(sak, 仁克):骨用于主风痓,尸痓,鬼痓,毒气在皮中,如针刺者,心腹痛,走无常处,及鼠瘘,恶疮;肉用于诸痓;阴茎用于主月水不通[86]。【傈僳药】野猫,窝起:骨骼治风湿性关节疼痛,淋巴结结核,失眠[166]。【毛南药】抓鸡虎,ŋən³(猂):骨治风湿关节疼痛,瘰疬;肉治痔疮[156]。【怒药】荁:骨骼治风湿性关节疼痛,淋巴结核,失眠[165]。【羌药】srdadi(斯日巴迪),斯日格,狸骨:骨骼治筋骨疼痛,腰膝软弱无力;肉治气血虚弱,皮肤游风,肠风下血,脱肛,痔漏,瘰疬[167]。【彝药】野猫尾巴[109],伍笛麦

呆[101]:骨治指(趾)端脓肿[109];尾巴治风湿骨痛,蛇头疔[101]。【藏药】sixiong(斯匈):肉、骨骼用于失眠,关节疼痛,游风,瘰疬,痔瘘,恶疮[30]。

Felis lynx Linnaeus 猞猁(猫科)。【蒙药】ᠰᠢᠯᠦᠭᠦᠰᠦᠨ ᠮᠠᠬᠠ(Xilugusyin maha, 希鲁古斯音 – 麻哈): ᠰᠢᠯᠦᠭᠦᠰᠦ ᠶᠢᠨ ᠭᠡᠳᠡᠰᠦ(Xulgusu yin gedes, 希鲁古苏因 – 格的斯):肉治癫痫病;小肠治急性胃肠炎,痢疾,肠刺痛[57]。【藏药】依[29],叶[23],依据[30]:肉治精神病[23,30],能强身[27,34];小肠治肠刺痛,急性胃肠炎,痢疾[23,30];毛治头痛,全身痛[23];胆治胆囊炎;肠治肠炎[29]。

Felis ocreata domestica Birsson 家猫(猫科)。【阿昌药】刮拉杀:肉炼油涂敷治虚劳体瘦,瘰疬;猫骨效用同景颇药[18]。【傣药】伙猫[65,66],妙[63]:胎盘治癫痫,哮喘,支气管炎[65,66];胎盘用于中耳炎,妇女不孕[31],血小板减少性紫癜,淋巴结结核,肺结核形瘦体弱,咳嗽吐血,风湿病引起的肢体关节麻木疼痛,胃溃疡,水火烧伤[63]。【侗药】Meeux biaeml(谬兵)[15,135]:毛治外痔,胃肠炎;气管治哮喘[15];猫骨治肛周脓肿及肛漏[138];毛和骨治胃肠炎,肛周脓肿[135]。【景颇药】nyvau sno:效用同阿昌药[18]。【苗药】Bib mangb(忙),Ghab dliub mob(夏修摸),Gherblinb muak(官么):毛和肝治鲤鱼含心症(心绞痛),耗子症;肉治风湿痹痛,消肿杀虫[95]。【水药】郎杠苗[10,157,158]:骨治颈淋巴结核[157];头骨磨醋外搽治颈淋巴结核[10,158]。【土药】猫协尔尔,猫胞衣:胎盘焙干研末,治老鼠疮(颈淋巴结结核)[10]。【佤药】家猫:肉、胎治哮喘病,气管炎,癫痫病[168]。【瑶药】猫:骨治淋巴结发炎[15]。【彝药】血治癫狂,解箭毒[107]。【藏药】西拉[23],ཞི་མི(起拉)[21]:尾治肾虚[23];尿治癫狂症[23],疯症[21],肛门用于收缩子宫[22,23],阴道疾病[22];尾巴、头骨作性兴奋药;头骨治瘰疬已溃[22];骨外用治会阴部生疮,裂伤,瘘管[22,23,34];骨治精神病[22,23,34],阴部生疮,裂伤[21],淋巴结结核,水肿,虫积;肝治痨瘵;油治烧伤[27];尾骨治阳痿[21];皮治痔疮[21,23,34];肉治瘰疬[22,30],虚劳,风湿痹痛,恶疮,烫伤[27,30]。

Ferralisols 铁铝土纲(湿暖铁铝土亚纲中的黄土壤亚类,漂洗黄壤亚类等亚类中的丹寨大黄泥

等土中的泥土）。【侗药】Magx mant（蛮瞒）[135]：外用治骨折，内服解乌头中毒[135]。

Ferrum 铁（金属元素）。【朝药】철（cèr，车儿）[86]：铁落用于风热，恶疮疡，疽疮，痂疥，气在皮肤中，除胸膈中热气，食不下，止烦，去黑子；铁锈用于恶疮，疥癣，蜘蛛虫咬[86]；铁粉用于中风半身不遂证[10,83]。【拉祜药】白龙须花：根茎治牙痛，腐烂牙痛[10]。【蒙药】特木仁哈嘎[7]，ᠲᠡᠮᠦᠷᠦᠨ ᠬᠠᠭ（Temuren hag，特木仁 - 哈格）[43]：用于黄疸，障翳，目赤肿痛[7]；铁屑（浸泡诃子汤用）治水肿，肝"包如"，肝中毒，黄疸，目赤刺痛[43]，解毒，清肝热，消浮肿，医眼疾[43][113,114]。【维药】تۆمۇر كەپپىكى（Tomur kepiki，铁木尔克皮可），ماگنىت تىشى（Maginit teshi，麻格尼提特西）：铁屑用于早泄滑精，贫血，尿道脓疮，肠疾日久，肝虚腹泻，月经不调，心脑两虚，小便乳糜，关节疼痛，炎肿，出血腹泻，白带过多，刀伤中毒，伤口不收[75]。【藏药】ལྕགས（甲合）[25]，ལྕགས（驾）[21]，jiutai（究态，铁灰）[34]：自然铁治肝中毒，眼病，水肿[23,24,26,34]；铁灰治肝中毒有特效；铁犁华外用冷敷治热刺痛，血刺痛；铁锈治肝病[23,34]；生铁的铁屑治黄疸，涎液杂症[34]；冷敷可治热性疼痛及血性疼痛病[27]；生铁治虫病，中毒症，"凶曜"病[34]；霹雳铁（打雷时被埋在地下的隃铁）治中风，经络病[34]；铁屑治目病，中毒症，紫痰症；铁水（铁浸于诃子水，经腐蚀后之液）治肝热[24,34]，目疾，皮肤病；铁落治黄疸；铁炭（熔铁炉底外层铁与泥之混合物）治黄疸入骨[24]，用于强身补血[11]；铁砂治眼病和木保病，解毒；铁垢治肌黄病[25]；铁焦治黄疸病[25]，麻风病，疮口脓血，黄水病，水肿[21]，狂病善怒，癫痫，贫血萎黄[31]。

Ferula assafoetida L. 阿魏（伞形科）。【傣药】粪英：树脂治癥瘕痞块，虫积，肉积，心腹冷痛，疟疾，痢疾[65]。【维药】هىڭ يەلمىى（Hing yelimi，英），هىڭ ئۇرۇغى（Hing uruqi，英欧如合）：树脂、种子用于寒性偏盛，关节疼痛，手指震颤，跌打损伤，瘫痪，面瘫，胃虚纳差，胃痛腹胀，伤寒低热，黏液质性发热，水肿，小便不利，经水不畅，寒性炎肿，痔疮不退[75]。【藏药】ཤིང་ཀུན（xinggeng，兴更）[25]，向更[27]：树脂治寒症，心

痛，头痛，牙痛，虫病[25]，"龙"病，使用过量因热性大而引起"赤巴"病[27]。

Ferula bungeana Kitag. 硬阿魏（伞形科）。【蒙药】全草治感冒发热头痛，咳嗽胸闷，咽喉肿痛，骨痨，瘰疬，脓疡，肋间神经痛[51]。

Ferula conocaula Korov. 圆锥茎阿魏（伞形科）。【藏药】xinggun（兴滚）：治肉积，虫积，痞块，疟疾，痢疾，心腹冷痛，胃寒，心风病，"龙"病、"培根"病及其二者的合并症[22]。

Ferula ferulioides (Steud.) Korov. 多伞阿魏（伞形科）。【哈萨克药】ساسىعۇراي：根及树脂治慢性肠胃炎，风湿性关节炎，心腹冷痛，阿魏油外用治关节疼痛，腹部痞块，慢性支气管炎[140]。【维药】香阿魏：根及树脂治心腹冷痛，风湿性关节炎[22]。

Ferula fukanensis K. M. Shen 阜康阿魏（伞形科）《药典》。【傣药】分英[14]，份狠美（西傣）[14]，臭石粉（西傣）[14]：根治小儿高热抽搐，胃痛。【蒙药】ᠤᠮᠬᠡᠢ ᠳᠠᠪᠢᠷᠬᠠᠢ（Wumhei daberhie，乌木黑 - 达布日海）：树脂治主脉"赫依"，癫狂，心"赫依"，心刺痛，虫疾，头"赫依"，胃肠"赫依"，干呕，心悸，心慌意乱，头晕耳鸣，失眠[42]，由"赫依"引起的呵欠频作，颤抖，关节疼痛，游走性疼痛，肝脏"赫依"病，调火"赫依"病，"赫依"性佝偻病[56]。【塔塔尔药】根茎用于理气消肿，活血消痞，止痰，兴奋神经。【维药】هىڭ يەلمىى（Hing yelimi，英）[75][1074]，英依力蜜[77]：效用同阿魏 F. assafoetida[75]，树脂用于湿寒性或黏液质性疾病，寒湿偏盛，伤寒低热，关节疼痛，手指震颤，跌打损伤，瘫痪，面瘫，胃虚纳差，肉食积滞，胃痛腹胀，腹中痞块，虫积腹痛[77]，消积，化癥，散痞，杀虫[580]，用于祛风止痛，活血去瘀，强筋健肌，消食健胃，退伤寒热[595]，胃病，消化不良，虫积腹痛[1006]。【藏药】兴衮：树脂治肉积，虫积腹痛，痞块，疟疾，心腹冷痛，龙病，培根病引起的心病[23]。

Ferula galbaniflua Boiss. et Buhse [*F. gumosa Boiss.*] 格蓬脂（伞形科）。【维药】جاۋشىر（Jawsher，加吾西尔）[75,77,80]，格蓬脂，格蓬阿魏[78]：油胶树脂治瘫痪，面瘫，癫痫[75,77,78,80]，抽筋，手足颤抖，肠梗阻，尿闭水肿，胃虚腹胀，黏液质性咳嗽，哮喘，闭经腹痛[75,77]，惊痫抽搐，

湿寒引起的咳嗽，月经不调，浮肿[78]，小儿惊厥，颤抖症，跌打损伤，脑湿下溢，肠梗阻，关节炎，骨折，出血，湿性咳嗽，疟疾，水肿，肝炎，滴尿症，尿道瘙痒，子宫炎，经血过多，湿寒性肠绞痛，尿道结石，咽喉症，牙痛，脾肿大，解毒虫蜇咬之毒[80]。

Ferula krylovii Korov. 托里阿魏（伞形科）。【藏药】xinggun（兴滚）：树脂治肉积，虫积，痞块，疟疾，痢疾，心腹冷痛，胃寒，心风病，龙病，培根病及其二者的合并症[22]。

Ferula sinkiangensis K. M. Shen 新疆阿魏（伞形科）《药典》。【阿昌药】阿魏：效用同景颇药[18]。【傣药】分因，醒贺（德傣）[62]，愤幸[5]：茎中分泌的油胶树脂用于高热惊厥，胃脘痛，肠道寄生虫[62]；树脂用于和中，解痉止痛[5]。【德昂药】星苦：油胶树脂配伍治胃痉挛[69]。【哈萨克药】依兰：树脂治神经衰弱，腹满胀痛，死胎不下[24]。【回药】黑黎提提[175]：树脂治风邪，心腹冷痛，肉食积滞，瘀血癥，腹中痞块，虫积腹痛[170,175]。【景颇药】nammo ban（臭阿魏）：治虫积，腹部肿块，胃腹胀痛[18]。【拉祜药】阿味：树脂治惊风，抽搐[5]。【蒙药】ᠤᠮᠬᠡᠢ ᠲᠠᠪᠤᠷᠬᠡᠢ（Wumhei daberhie，乌木黑-达布日海）[42]，兴滚[24]：治肉积，虫积，痞块，疟疾，痢疾，心腹冷痛[5]；树脂和根治心虚气滞，寒气头痛，龋齿作痛[24]；效用同阜康阿魏 F. fukanensis[42,56]。【维药】هڭك يلسمى（Hing yelimi，英）[5,75,78][24]：效用同阿魏 F. assafoetida[75]；树脂治跌打损伤，瘀血作痛，脾胃湿寒作痛[5,78][24]，治目赤红肿，龋齿疼痛[5,78]，心慌易惊[5]，消积，化癥，散痞，杀虫[580]，胃病，消化不良，虫积腹痛[1006]；效用同阜康阿魏 F. fukanensis[77]。【藏药】ཤིང་ཀུན（兴棍）[21,23]：树脂治寒症，虫病，消化不良，胃腹胀满，"培根"及"宁龙"病，肉积，虫积腹痛，痞块，疟疾，心腹冷痛，"龙"病，"培根"病引起的心病[23]；防治麻疹[21]。

Ferula songarica Pall. ex Spreng. 准噶尔阿魏（伞形科）。【哈萨克药】جوڭعار ساسىق قورايى：树脂用于心腹冷痛，慢性肠胃炎，风湿性关节炎；阿魏油外用治关节疼痛，腹部肿块，慢性支气管炎[140]。【蒙药】准噶尔阿魏，Saser：根治胃痛[217]。

Ferula teterrima H. Karsten et Kirilov 臭阿魏（伞形科）[20]。【藏药】xianggeng（相更）：树脂用于肉积，虫积，痞块，疟疾，心腹冷痛[20]。

Fibraurea recisa Pierre [*F. tinctoria* Lour] 黄藤（防己科）《药典》。【傣药】解烘罕[62]，涛罕[65]：根或茎用于食物中毒，腹泻呕吐，头昏目眩，疔疮痈疖脓肿，黄疸，小便热涩疼痛[62]，清热解毒，利尿，通便[62,65]。【毛南药】waŋ⁶ liən⁴ bieu³（黄连苗）：根或茎用于预防流行性脑脊髓膜炎，发热头痛，急性扁桃体炎，咽喉炎，结膜炎，细菌性痢疾，肠炎，胃炎，黄疸型肝炎，烂疮，湿疹，皮炎[156]。【仫佬药】秒洪令（罗城语）：茎治肠炎，痢疾[15]。【瑶药】藤黄连（wiangh linh hmei，往林美），黄藤[132]，旺疼（金秀语）[15]：根或藤茎治胃痛，疝气痛，产后腹痛，肠胃炎，痢疾，黄疸型肝炎，上呼吸道感染，尿路感染，咽喉炎，眼结膜炎，砂眼，骨折，痈疮肿毒，瘰疬，痔疮肿痛，烧烫伤及外科感染[132]；根治黄疸型肝炎，肠胃炎，结膜炎，砂眼；茎治肠炎，痢疾，烧烫伤[15]。【壮药】Gaeuhenj（勾现）[180]，勾千（桂平，那坡语），猎千（靖西语）[15]，藤黄连[120]：根治结膜炎，砂眼；叶治骨折；全株用于胃热痛，拔弹[15]；藤茎治阿意咪（痢疾）[15,120,180]，肉扭（淋症），阿意囊（便秘），货烟妈（咽痛），火眼，呗农（痈疮）[120,180]。

Fibroferritum 黄矾（硫酸盐类矿物黄矾，主含硫酸铁 $Fe_2O_3 \cdot 2SO_3 \cdot 10H_2O$）。【蒙药】ᠰᠢᠷ᠎ᠠ ᠪᠠᠩ（Xier baibang，沙日-白邦）[41]，协日-白邦[44]：矿石（明煅用）治痞症，肠刺痛，疮疡，脓肿[41,44]，结喉，发症[41]，白喉，炭疽[44]，各种痞块，恶疮，痔瘘，疮疡肿毒[56]。【藏药】色策儿[34]，nacesaice（那策赛策）[27]：矿石治瘤子，口臭，伤口[34]，腐烂，疖痛[27]，止腐烂，去痞瘤[11]，痔瘘，恶疮，疥癣[31]；有毒，常外用，少口服[27]。

Ficus abelii Miquel 石榕树（桑科）。【瑶药】hgungh yorx dom（小牛奶）：根或茎用于风湿痹痛，乳痈和哮喘[80]。

Ficus auriculata Lour. 大果榕（桑科）。【基诺药】生朴[10,163]：果实治脱肛[10,163]。

Ficus carica L. 无花果（桑科）。【侗药】Meec nugs naenl（没努嫩）[135,137]，Sangp gueec wep naenl（尚呃花仑）[135]：根及花序托（果实）治耿来（腰痛

水肿），涸冷（水肿病），份审（癣），肠炎，痢疾，便秘[135,137]；果实治肠炎，痢疾，便秘[136]；乳汁治癣[205]。【俄罗斯药】Simokofunizha（思毛考夫尼查）：果治身体虚弱，消化不良[15]。【哈尼药】Siqpuv' laqhhoq（席布拉俄），隐花果，明目果：果实、根、叶治肠燥便秘，肺热咳嗽，筋骨疼痛，喉痒，乳汁不下[143]。【苗药】Ax niangb bangx zend yex（阿娘本整有，贵州黔南）[8,91,95]，Ax niangb zend yex（阿仰真幼）[8,91,96]：花序托治咳嗽，便秘，乳汁稀少[91,94]，食欲不振，脘腹胀痛，咽喉肿痛，带下，痔疮[91]，支气管炎，久咳，肺热声嘶[95]；果实治痔疮，水肿，牛皮癣，支气管炎，久咳音哑[8,96]。【纳西药】果实用于咽喉肿痛，久干咳，肺热音嘶，脾胃不舒，大便秘结，久泻不止，慢性痢疾，痔疮出血，脚气（癣），筋骨疼痛，疮肿疼痛，胃癌[164]。【土家药】bu¹li¹ka³pu³tai⁴（布利卡普太），奶浆果，暗花生[123]：果治咳喘，咽喉肿痛，便秘，痔疮；根、叶治肠炎，腹泻；根、叶外用治痈肿[123]；果实治产后缺乳，干咯无痰，大便燥结，痔疮出血[128]。【佤药】考芮（云南临沧）：成熟果实治消化不良，支气管炎[8]。【维药】نجۇر ئ（Anjur，安居尔），نجۇر يوپۇرمىقى ئ（Enjur yopurmiqi，安吉尔优普日密克），Anjur Yopurmiki（安居尔尤谱马克）[75,78]：花和花序托治大便不通，肺病咳嗽，小儿麻疹，脾肝阻塞，小便不通，月经不调；叶治顽固性癣症，各种斑点，皮肤白斑，白癜风，人工皮下花纹，皮肤瘙痒，荨麻疹，眼部瘙痒，脱发，骨折不愈，出血不凝，血瘀不化，脓疮不退，肛门血脉堵塞，毒虫叮伤[75]；果实用于久干咳，食欲不振，大小便不利，筋骨疼痛，痔疮便血，乳汁不通；叶煎水洗治疮痈[78]；果实治咳嗽，心悸[22]，用于体瘦无力，肠胃虚弱，大便不通，肺病咳嗽，小儿麻疹，脾肝阻塞，月经不调[77]；叶治顽固性皮肤疾病，脱发，骨折不愈，血瘀不化[356]。【瑶药】埃多扁宁[133]，yorx nzangh bioav（奶浆果）[80]：根、叶治痔疮，肿毒，瘰疬，筋骨疼痛，肠炎，腹泻；果治咳喘，咽喉肿痛，便秘，痔疮，痈痛；果实烧黄入药，治女性不孕[133]；花序托用于支气管炎哮喘，痔疮脱肛及肠炎；根治痈疮肿毒，老鼠疮（淋巴结结核）[80]。

Ficus chartacea Wall. ex King var. torulosa Wallich ex King 无柄纸叶榕（桑科）。【瑶药】

ngungh nyorx siv（红牛奶），牛奶本：枝叶治月经不调，产后缺乳及风湿骨痛[80]。

Ficus concinna(Miquel) Miquel 雅榕（桑科）。【侗药】梅邕祖：根皮治骨折[15]。

Ficus erecta Thunb. ［*F. erecta* Thunb. var. *beecheyana*（Hook. et Arn.）King］矮小天仙果（桑科）。【畲药】牛乳柴，[146] 牛奶柴，[147] 坑黄花[78]：根、叶治脱力劳伤，疳积[146]；根治风湿性关节炎，月经不调，白带，脱肛，骨结核，皮肤瘙痒，跌打损伤，劳倦乏力[147]，骨折，蛇咬伤，消化不良[78]。

Ficus formosana Maxim. 台湾榕（桑科）。【侗药】吞美勒（三江语）：根或根皮治子宫脱垂[15]。【畲药】台湾榕：根治风湿痛，手脚麻痹，劳倦乏力，畏冷[148]。【瑶药】ngungh nyox dorn（红弱端）[130]，奶浆果[133]，uon ngungh yorx（水牛奶）[80]：茎、叶治急慢性肝炎，腰肾扭伤，急性肾炎[133]；根或根皮治心闷气紧；根皮、叶治毒蛇咬伤后昏迷不醒[15]；全株治风湿性心脏病，肺虚咳嗽，风湿痹痛，乳痈，毒蛇咬伤[15,130][80]，用于产后或病后虚弱，产妇乳汁缺乏[15][80]。【壮药】棵蒿（天峨语）：根或根皮治跌打损伤[15]。

Ficus fulva Reinw. ex Blume ［*F. chrysocarpa* Reinw.］ 金毛榕（桑科）。【傣药】埋麦满（西傣）：根皮用于气血虚弱，子宫下垂，脱肛，水肿，风湿痹痛，便溏泄泻[13]。【哈尼药】阿苗阿密：效用同傣药[13]。

Ficus gasparriniana Miq. var. viridescens（Levl. et Vant.）Corner 绿叶冠毛榕（桑科）。【瑶药】uon ngungh yorx（水牛奶），小牛奶木：全株治风心病，肺虚咳嗽，产后缺乳及产后和病后虚弱[80]。

Ficus henryi Warb. ex Diels 尖叶榕（山枇杷）（桑科）。【佤药】考把欧[13,14]：根治感冒，头痛，风湿病[13,14]。

Ficus heteromorpha Hemsl. 异叶榕（异叶天仙果）（桑科）。【傣药】罗唥（西傣）：果实（花序托）用于脾虚弱，缺乳[13]。【畲药】大攀坡：根治纳谷不香，浮肿初起，乏力[79]。【土家药】奶浆果，野枇杷，奶浆树[123]：花序托、树皮、叶治脾胃虚弱，白带，乳少[123]；茎皮治无名肿毒，跌打损伤；叶捣烂兑酒外敷治无名肿毒；浆汁外擦治水烫伤，"蜡烛花"；根可催乳[129]。【佤药】考西

F

剥：根治妇女闭经，风湿痛跌打损伤，感冒[14]。【瑶药】奶浆树（恭城语）：根治尿路感染[15]。【壮药】三叉虎（东兰语）：根治结膜炎[15]。

Ficus hirta Vahl [*F. simplicissima* Lour. var. hirta(Vahl)Migo)] 粗叶榕（桑科）。【阿昌药】那娃石花，啊帮：根治气喘，损伤肿痛[18]。【布朗药】德周[14]，堆炯[5,13]：根治扭伤，肋间神经痛[14]，食欲不振[5,13]。【傣药】佛掌榕[13,71]，喝麻亚毫[5,14,65]：根治消化不良[9,13,62,65,71]，食欲不振，痞积，腹胀[9,62-64,71]，祛风湿，壮筋骨，去痰，消肿[63]，神经衰弱[5,13,14]。【德昂药】楼淡根[5]，俣打[14]：根治消化不良，咳嗽[5,13,14]，气喘，损伤肿痛[18]，食欲不振，痞疾，腹胀[14]。【侗药】等芒美（三江语）[5,15]，五指圆桃[136]：根治哮喘，腰腿痛[5,15]，身体虚弱，肺结核[15]，慢性肝炎，产妇缺乳[5]；果实治痰喘咳嗽，胃痛，风湿性关节炎[136]。【哈尼药】基兹哦丝：根治肋间神经痛，哮喘[5]。【基诺药】洼摸多这：根治月经不调，腹痛[5]。【景颇药】翁闹[13,172]：根用于胸闷[13,18,172]，气喘，风湿骨痛[13,172]，损伤肿痛[18]，扭伤[14]，肋间神经痛[5,13,14]，哮喘[5,13]。【拉祜药】古弟诗[5]，饿饭果[150]，我梅戛妈[13,150]：根治疟疾，膀胱炎[5]，食欲不振，消化不良，胃痛[5,13,14]，肺结核，慢性支气管炎[14]，肾炎，摆淋，各种大疮，痈疖，胃热疼痛，肺痨咳嗽，盗汗，肢倦无力，食少腹胀，风湿痹痛，肝炎，白带，产后乳少[150]，水肿[14]；茎皮水煎液用于烫伤[152]。【傈僳药】粗叶榕，五龙根，你共客神：根或根皮治风湿痿痹，跌打损伤，闭经，白带[166]。【黎药】嘎打开：根治骨折，跌打扭伤[5]。【畲药】毛桃树[147]，粪桶树[5]，佛掌榕[10]：根、茎、果治肺结核，慢性支气管炎，风湿性关节炎，睾丸炎，跌打损伤[10,147]；根治妇女白带，浊尿[5]。【佤药】考洗渤，必洗喷：根治血尿，尿潴留；果实（花序托）治便秘（研粉，冲服）[5,13]。【瑶药】狼哈麻[14]，列同（金秀语）[15]，郎哈麻[13]：根治高热胃痛，胸痛，风湿，肺结核[14]，脱肛[13,14][6]，支气管炎，产后、病后体虚，慢性肝炎，产后缺乳[15][6,80]，贫血，哮喘，肺结核，胃痛，风湿痛[13]，肝硬化腹水，劳伤咳嗽，慢性肝炎[80]；果治产后少乳[5,132][4]，用于病后、产后体虚，劳咳，风湿骨痛[4]，脾虚浮肿，肺结核，慢性支气管炎，慢性肝炎，肝硬化腹水，寒性胃腹

痛，风心痛，风湿痹痛，产后风瘫，贫血及脱肛[132]；花序托治女性不孕，补阳发奶[133]。【壮药】Gocihcwz（楞西思）[180]，麻沙婆[14]，三叉虎（东兰语）[15]，麻沙婆[13]：根治发旺（痹病），核尹（腰痛），笨浮（水肿）[180]，高热胃痛，胸痛，风湿，肺结核[14]，慢性肾炎[15]，慢性支气管炎，哮喘，白带过多，脱肛[5,13,14]；果治产后少乳[5,13]。

Ficus hispida L. f. 对叶榕（桑科）。【傣药】麻勒办[63]，麻勒崩[62,64]：根、皮、叶、果实用于各种黄疸病，全身水肿，泌尿系统结石，小便灼热疼痛，尿路感染，腹痛，腹泻不止，跌打损伤，屈伸不利，产后乳汁不下，无乳，湿疹瘙痒溃烂，皮肤红疹，风湿关节疼痛[63,64]；根、皮、叶、果实及寄生用于黄疸，水肿，小便热涩疼痛，尿路结石，腹痛腹泻，泻下水样稀便，跌打损伤，屈伸不利，产后乳汁不下，缺乳，皮肤瘙痒，斑疹，疥癣，湿疹，疔疮痈疖脓肿，风寒湿痹证，肢体关节酸痛[62]；根、叶治腹胀，腹痛，跌打损伤[9,14,71,72]，风湿痛[9,71,72]；鲜根治风湿痛，跌打损伤；鲜叶外用于腹胀，腹痛（置沙中炒热外包）[13,65]，风湿痛，跌打损伤[65]。【基诺药】革来剥：根、叶、果皮治感冒，支气管炎，消化不良，痢疾，风湿性关节炎[10,163]。【瑶药】刚扒通（昭平语），铜黄座（金秀语）[15]，ngungh nyorx ndiangx（牛奶本）[80]：果实治产妇乳汁不通；树液治白带，白浊；根治白浊，白带，乳汁不足，病后体弱，产后无乳[15]；根及茎治支气管炎，消化不良，妇女白浊，白带，产后乳汁不通及病后体虚[80]；树皮及叶治感冒发热，咳嗽，支气管炎，消化不良，痢疾，风湿性关节炎，跌打肿痛[130]。【壮药】Meizdw（美得）[15,117,118]，牛奶木[117,118]：根及茎治东郎（食欲不振），阿意咪（红白痢），鹿（呕吐），白冻（泄泻），林得叮相（跌打肿痛），发旺（风湿痹痛），隆白呆（带下），产后缺乳[117,118]；树皮治痢疾[15]。

Ficus ischnopoda Miquel 壶托榕（桑科）。【哈尼药】水石榴，Aoqnaovq naovqcil（奥闹闹青）：全株、根治营养不良性水肿，肾盂肾炎，血尿，肾炎，膀胱炎，肾性水肿，心性水肿，胃痛[143]。

Ficus laevis Blume 光叶榕（桑科）。【瑶药】baev yungebuemg（百样凤）[131][80]：全株治风湿骨

F

痛，四肢麻木，产后贫血，缺乳，月经不调[131][80]，小儿疳积，风湿偏瘫[80]。

Ficus microcarpa L. f. 榕树(桑科)。【侗药】美林休[135]，Sangp liongc xuh(尚龙枫)[137]：气生根治感冒，百日咳，麻疹[135]；根治挡朗(骨折)，啰给冻榜(白痢)[137]。【黎药】榕树须，千意给，千斤吊：气生须根酒水煎服，治关节风湿痛；气生须根捣敷，治神经性皮炎；嫩叶、瘦肉治百日咳；须根冲白糖服，治鼻血不止；须煎水洗患处，治小儿面部烂痒；吊须、砂糖、米酒治小便不通[153]。【毛南药】ruoŋ² mei⁴ joŋ²(松妹榕)：根治流行性感冒，疟疾，支气管炎，急性肠炎，细菌性痢疾，百日咳，扁桃体炎，阴痒，过敏性皮炎，麻疹未透[156]。【苗药】豆雅秀：根及叶治骨折，痢疾[96]。【畲药】避暑树，榕树须：叶治夜啼，慢性气管炎，细菌性痢疾；气生根治风湿性关节病，跌打损伤，果治疖肿[147]。【瑶药】迥索单(金秀语)[15]，yungh zoucndingx(榕树须)，神仙须[80]：气生根治阳萎，不孕症，跌打，骨折[15][80]，用于脑动脉硬化，脉管炎，肾炎水肿，阳痿及不育症；外用治腰肌劳损，烧伤[80]。【壮药】Mumhgoreiz(蒙棵垒)[180]，榕树须[120]，拉姑西(都安语)，美累(田林语)[15]：气生根及叶用于发旺(痹病)，骨质增生症，林得叮相(跌打损伤)，笃麻(麻疹不透)，胴尹(腹痛)，鼻衄，肉扭(淋证)，流行性感冒，唉百银(百日咳)，货烟妈(咽痛)，火眼[120,180]，骨折[15]；气生根治月经不调，风湿病，筋脉不舒；树皮治跌打肿痛；叶治痧病(感冒发热)[15,120,180][834]，阿意咪(痢疾)[120,180][834]，埃病(咳嗽)[15,180]，林得叮相(跌打损伤)[120][834]，扭像(扭挫伤)，能晗能累(湿疹)，仲嘿啼尹(痔疮)[180]，啼耶(支气管炎)，白冻(泄泻)，牙痛[120]，疟疾[834]。【台少药】Zyarazyatubu(Paiwan族恒春下)：根与内荃子的叶共同煎服治外伤[169]。

Ficus oligodon Miquel 苹果榕(桑科)。【哈尼药】苹果榕：根、树皮、叶治胃病[875]。

Ficus pandurata Hance 琴叶榕(桑科)。【基诺药】瓦懋多穗，牛奶子树[10,163]：根和叶治风湿疼痛，疟疾，产妇乳汁不下，黄疸，痛经[10,163]。【苗药】牛奶子树，奶汁树，牛奶柴[98]：根治腰背疼痛，四肢风湿性关节炎，跌打损伤[97,98]。【土家药】re² ke¹ xi¹(惹克西)[124]，裂叶奶浆草[124]，山枇杷[128]：根、叶治腰背酸痛，跌打损伤，闭经，月经不调，乳痛，背痛[124]；根治风气病，跌打损伤，月经不调，毒蛇咬伤[128]。【瑶药】yorxnzanghndiangx(奶浆树)[80]，羊奶子[133]：根治尿路感染，结膜炎及风湿骨痛[80]；根皮、叶治风寒感冒，小儿疳积，咳嗽，肺结核，月经不调，乳汁不通，风湿痛，跌打损伤，腰腿疼痛；根皮、叶外用治急性乳腺炎[133]。

Ficus pandurata var. angustifolia Chang [**F. formosana** Maxim. var. **angustifolia** Chang] 条叶榕(桑科)。【畲药】小攀坡[149]，小香勾[146][469]，小康补[146]：根治小儿疳积，肉类伤食，消化不良，水肿[79]；根、茎可利湿，健脾[149][469]，治消化不良，小儿疳积，腹泻，疝气[146]。【壮药】独脚龙(天等语)，迁类影(桂平语)：根或根皮治小儿疳积，阳痿，胃痛[15]。

Ficus pandurata var. holophylla Migo 全缘琴叶榕(桑科)。【土家药】rof kex xix(若克西)[126]，uon ngungh ngon(水沉香)[80]：果实治咳嗽，喘气，奶痛，月经不调[126]。【瑶药】洞罗莲，乳浆藤[133]：根、全株用于风寒感冒，风湿痛，急性乳腺炎，小儿疳积[133]；根及茎枝用于风湿骨痛，月经不调及产后乳汁不通；外用治湿疹[80]。

Ficus prostrata (Wall. ex Miq.) Miq. 平枝榕(桑科)。【傣药】哈麻糯：治咽喉发炎，肿痛[65]。

Ficus pumila L. 薜荔(桑科)《药典》。【阿昌药】薜茄果：果治遗精，阳痿，乳汁不通，闭经[18]。【德昂药】别格夏：效用同阿昌药[18]。【侗药】凉粉果[136]，叫崩[139][208]，Jaol bongh kgal[137]：果实治乳汁不通，跌打损伤，软组织挫伤[136]，睾丸炎[15]；茎叶用于治乳腺脓肿[139]；花托治办乜崩榜(淋浊)，黄雀证(黄疸)[137]；藤茎叶治妇人乳痛(乳腺脓肿)[208]。【仡佬药】凉粉藤：果实治产妇乳汁不通[5]。【景颇药】dvanbang shi(王不留行)：效用同景颇药[18]。【黎药】全草用于抗炎[154]。【毛南药】苗拍独(环江语)[5,15]：果实治产妇无乳或乳汁不通[5,15]。【苗药】Jaob bongb khab(教浜卡，贵州黔东南)[91]，都争材(融水语)[5]，阿仰笨珍幼[96]：全株治羊癫疯[5,15]；茎、叶治风湿痹痛，坐骨神经痛，泻痢，尿淋，水肿，疟疾，闭经，产后瘀血腹痛，咽喉肿痛，睾丸炎，漆疮，痈疮肿毒，跌打损伤[91]；花序托(果实)治闭经，疝气肿痛[96]。【仫佬药】地翁爹，灭朗风（罗城语）[15]，凉粉藤[5]：茎治风湿痛[5,15]，小儿肺炎，缺乳，伤口感染，头疮；全株治伤口感染，烂头疮[5,15]；果实治小儿肺炎，产妇无乳，乳汁不通[5,15]。【畲药】攀爬蓬[146]，红墙套[147]，风不动[5]：果实治乳汁不通[146]；茎、根、果治风湿腰膝筋骨酸痛，劳倦伤脾，带下，少乳，黄疸，感染[10,147]；茎治顽固性关节炎，气管炎，妇女产后咳嗽[5]；全草治头晕；根治产后缺乳；枝治感冒咳嗽，音哑，小儿发热，风湿关节痛[148]；果实治风湿头痛[148,55]。【水药】我芭劳[10]，仰芭劳，大凉粉藤[157]：种子及果实治阳痿，遗精[10,157]。【土家药】奶母：果实治阳痿，闭经，乳糜尿，风湿痛，气管炎，乳汁稀少，胃痛[123]。【瑶药】咯衣（都安语）[5,15]，追骨风[6,80]，吹进崩[132]：藤茎治年久胃痛；叶治皮肤病；果实治睾丸炎，水肿，枪伤，竹木刺入肉不出；全株治风湿病[5,15]；茎治风湿病[5]，用于神经痛，月经不调，产后缺乳，子宫脱垂[6]；藤茎及花序托果实用于乳糜尿（淋症），睾丸炎，风湿痛，月经不调及产后缺乳[80]；藤茎治头痛眩晕，风湿性关节痛，坐骨神经痛，跌打损伤，产后风湿，淋浊，痢疾，胃痛，螺狮上树(孢子丝菌病)，月经过多；花序托果实用于久痢脱肛，月经不调，乳汁不通，睾丸炎[132]。【壮药】木瓜藤[118]，广王不留行[117]，妈潘（扶绥语）[5]：茎、叶治风湿痹痛，泄泻，痢疾，尿淋，水肿，睾丸炎，咽喉肿痛，痈疮，跌打损伤[118]；花序托治发旺（风湿骨痛），阿意咪（痢疾），肉扭（淋病），林得叮相（跌打损伤），月经不调，乳汁不通，呗农（痈疮）[117]；全株治湿疹，烂头疮[5,15]。

Ficus pyriformis Hooker et Arnott 舶梨榕（桑科）。【傈僳药】梨果榕米实启九：茎治肾炎，膀胱炎，尿道炎，肾性水肿，心性水肿，胃痛[166]。

Ficus racemosa L. 聚果榕（桑科）。【维药】无花果：果实治咳嗽，心悸[22]。【彝药】麻鲁则资[9,102]：树浆汁治高热抽搐，小儿疳积，癫痫[9,102]。

Ficus racemosa var. miquelli (King) Corner 柔毛聚果榕（桑科）。【彝药】吗勒则：树乳汁用于癫痫[13]。

Ficus religiosa L. 菩提树（桑科）。【傣药】埋西里甩[13,65]：果治咳嗽，绝育[65]；全株用于感冒发热，烦躁不安；汁液漱口止牙痛，固齿龈[13]。

Ficus sagittata Vahl 羊乳榕（桑科）。【瑶药】底佛美（金秀语）[15]，ndeh fuoqc hmei（羊乳藤）[80]：果实治产后无乳；全株治风湿痛[15]；全株及花序托治风湿骨痛[80]。

Ficus sarmentosa Buch. – Ham. ex J. E. Sm. var. henryi(King ex Oliver) Corner 珍珠莲（桑科）。【白药】益奋奏[13]，亦粉走[14]：茎枝治肝脾肿大，胃肠绞痛[13,14]，肾绞痛[14]。【苗药】全株用于接骨[14]。【畲药】风树落，风藤翰逊，珍珠莲：根、茎治小儿腹泻，肝炎[146]。【土家药】珍珠莲，冰子，岩藤：全草治风湿性关节炎，乳腺炎[127]。【瑶药】白浆藤（龙胜语）：茎、叶治疮疡肿毒[15]。【彝药】克斯[106]：茎治血崩，跌打损伤[14]；根、叶或果治小儿腹泻，久痢，外伤出血，遗精，阳痿，痔疮，头癣，疥疮[106]。

Ficus sarmentosa var. impressa (Champ. ex Benth.) Corner 爬藤榕（桑科）。【土家药】爬岩风：果实治风湿疼痛[127]。

Ficus semicordata Buch. – Ham. ex J. E. Smith 鸡嗉子榕（桑科）。【基诺药】生鸠：果皮治脱肛[163]。【佤药】山枇杷果，鸡嗉果：叶外用治眼角膜炎，异物创伤发炎[168]。

Ficus simplicissima Lour. 极简榕（桑科）。【基诺药】瓦懋多追帕且：根治膀胱结石，骨痛，风湿骨痛，产后出血，腹痛，睾丸炎[10,163]。【拉祜药】我梅戛妈，饿饭果：根治肾炎，摆淋，各种大疮，痛疖，胃热疼痛，肺痨咳嗽，盗汗，肢倦无力，水肿，风湿痹痛，肝炎，白带，产后乳少[150]。【毛南药】ruoŋ² lak⁸ oŋ⁵（松勒翁）：根治肺结核，咳嗽，慢性支气管炎，风湿性关节炎，腰腿痛，病后虚弱，产后无乳，脾虚浮肿，子宫脱垂，病后盗汗，白带，骨折[156]。【壮药】Goujgyahbizdoj，五指牛奶，裳裂榕：根治风湿痹痛，体虚，水盅，水肿，痢疾，瘰疬，闭经，产后腹痛，跌打损伤[118]。

Ficus stenophylla Hemsl. 竹叶榕（桑科）。【瑶药】荣约亮（金秀语）[15]，奶浆参[133]：根、根皮或树皮治妇女产后虚弱，水肿，乳汁不通[15]；全株治肾炎，产后缺乳，胎动不安，咳嗽胸痛，跌打肿痛，风湿骨痛，疮疖肿毒，乳疮[133]。【壮药】满山香（桂平语）：根、根皮或树皮治妇女产后虚

F

弱，水肿⁽¹⁵⁾。

Ficus tikoua Bur. 地果（桑科）。【白药】潘凶⁽¹⁴⁾，挽兄果（剑川），taxbairx（塔摆，云龙宝丰）⁽¹⁷⁾：全株治痢疾，腰痛，瘰疬，风湿痛，毒蛇咬伤，妇人湿热带下，月经量少，淋症，水肿，湿热黄疸，子宫下垂，滑精，痨伤溺血，小儿夜尿，消化不良⁽¹⁷⁾；花治遗精，滑精⁽¹⁴⁾；果实治肝肾虚带下⁽¹⁷⁾。【傣药】全草用于感冒，咽喉炎，扁桃腺炎，痢疾，消化不良，腹泻，膀胱炎，尿道炎，风湿骨痛^(9,74)。【侗药】Sangp bic bac dih（商巴把堆）⁽¹³⁷⁾，教枇杷⁽¹³⁵⁾，登恩⁽⁷⁾，马滑⁽¹⁰⁾：全株治朗乌叽苟没馊（小儿膈食），高给（腹泻）⁽¹³⁷⁾；茎叶治痢疾，水肿，小儿消化不良⁽¹³⁵⁾；叶治疮疖^(7,15)；根、叶治毒蛇咬伤，无名肿毒⁽¹⁰⁾。【哈尼药】Milcaq laqhhoq（米查拉俄）⁽¹⁴³⁾，尾抄牢俄^(13,14)，习谷妮腔⁽¹⁴⁵⁾：全株治痢疾，久泻不止，尿道炎，遗精，滑精，水火烫伤，外伤出血⁽¹⁴³⁾，肾炎水肿⁽¹³⁾，感冒，扁桃体炎，消化不良⁽¹⁴⁵⁾，膀胱炎^(13,145)；根治膀胱炎，尿道炎⁽¹⁴⁾。【拉祜药】米克^(13,150)：全株治肾炎水肿，膀胱炎，尿路感染，妇女乳汁不通，乳腺炎^(13,150)，感冒，咽喉炎，扁桃腺炎，消化不良引起的腹泻，风湿骨痛⁽¹⁵⁰⁾。【苗药】Bongt nial tid（榜拉梯，贵州黔东南）⁽⁹¹⁾，地石榴^(94,96)，真巴苦⁽⁷⁾：全株治小儿腹泻⁽⁹⁶⁾，淋巴腺炎⁽¹⁵⁾，小儿厌食偏食⁽⁹⁶⁾；根治跌打损伤，风湿性关节痛，嫩叶治痢疾，腹胀，腹泻；果实治乳腺炎^(97,98)，肺虚咳嗽，痰中带血⁽⁷⁾；地上部分治咳嗽，痢疾，泄泻，水肿，黄疸，小儿消化不良，闭经，带下，痔疮肿毒^(91,94,96)，风湿疼痛⁽⁹¹⁾；藤茎治跌打损伤，腰肌劳损，风湿筋骨痛，夏季暑邪引起的腹泻，痢疾，小儿形体瘦弱，食积腹痛⁽⁷⁾；藤治肺热咳嗽，痢疾，小儿消化不良，风湿疼痛，带下，跌打损伤⁽⁷⁶⁴⁾。【仫佬药】撒嘿（永平）：带菌包的皱缩叶及全株治子宫出血，月经不调，刀伤出血，跌打损伤；根治痢疾⁽¹⁷⁾。【纳西药】茎、叶用于肾炎，淋浊，小腹气痛，脘腹胀痛，胃肠炎，慢性支气管炎，痢疾，风湿筋骨疼痛，瘰疬，便血，疥癣，骨折，蛔虫症⁽¹⁶⁴⁾；全株治妇人湿热带下，月经量少，淋症，水肿，湿热黄疸，子宫下垂，滑精，痨伤溺血，小儿夜尿，消化不良；果实治肝肾虚带下，滑精⁽¹⁷⁾。【怒药】亚卢卢，地石榴：茎、叶治红白痢

疾，腹痛，瘰疬，毒蛇咬伤，骨折⁽¹⁶⁵⁾。【水药】要我⁽¹⁵⁷⁾，地瓜藤^(10,157,158)：茎、叶、果实或全草治疳积^(10,157,158)。【土家药】lie¹ la¹ sai¹（利那塞），地枇杷⁽¹²³⁾，拦路虎^(10,123,126)：全草治小儿消化不良，急性胃肠炎，痢疾，胃、十二指肠溃疡，风湿筋骨疼痛⁽¹²³⁾，腹痛水泻，食积，嗳气吐酸，跌打损伤，小儿疳积^(10,126)；效用同苗药⁽⁷⁾；藤茎治热咯症，长蛾子（又名喉蛾，即急性扁桃体炎），跌打损伤，热泻症⁽¹²⁸⁾。【佤药】地石榴，地板膝⁽¹⁶⁸⁾，鲍地⁽¹⁴⁾：全株治消化不良，急性胃肠炎，痢疾，尿路感染⁽¹⁶⁸⁾，膀胱炎，肾炎，阴道炎，扁桃体炎，咽喉炎，感冒⁽¹⁴⁾。【瑶药】爬地牛奶（bahndeic ngungh nyorx，把地翁挪），霜坡虎⁽¹³²⁾，洗姑咯（金秀语）^(7,15)：藤茎治湿热黄疸，小儿食积，风热咳嗽，月经不调，产后缺乳，急性胃肠炎，无名肿毒，痔疮出血及风湿性筋骨疼痛⁽¹³²⁾；全株治月经不调，产后缺乳^{(7,15)[80]}，用于外感风热咳嗽，小儿消化不良，湿热黄疸，风湿痛⁽⁸⁰⁾。【彝药】基留区作^(7,15)，赤斯⁽¹⁰⁶⁾，撒土牛⁽¹⁰¹⁾：全株治膀胱结石^(7,15)，风寒湿痹，肝胆湿热，泄泻痢疾，梦遗滑精，瘰疬消渴，痔瘘肿毒⁽¹⁰⁹⁾，咳嗽咯血，荨麻疹⁽¹⁰¹⁾；根、叶或全草治外伤出血，泻痢，痔疮出血，产后出血，风湿性关节疼痛，肺病，小儿消化不良⁽¹⁰⁶⁾；带菌包的皱缩叶及全株治子宫出血，月经不调，刀伤出血，跌打损伤；根治痢疾⁽¹⁷⁾；寄生全株治喉炎，尿路感染⁽¹³⁾；根治产后流血不止，胁痛，产后感染，子宫脱出；叶治烧烫伤⁽¹⁰¹⁾。【壮药】钻地龙（大新语），得笼（扶绥语），棵马暖（天峨语）⁽⁷⁾：根茎治胃溃疡出血，痢疾，腰痛，风湿，跌打损伤^(7,15)；叶治腹泻，刀伤出血；全株治肺结核，手足麻痹⁽¹⁵⁾。

Ficus tinctoria subsp. gibbosa (Blume) Corner [*F. gibbosa* Blume] 斜叶榕（桑科）。【仫佬药】美迥袜（罗城语）：全株治跌打损伤，骨折⁽¹⁵⁾。【壮药】美雷（那坡语）：全株治风湿性关节炎⁽¹⁵⁾。

Ficus variegata Blume [*F. variegata* var. *chlorocarpa* Benth. ex King] 杂色榕（桑科）。【傣药】根配伍治遗尿症⁽⁶⁹⁾。

Ficus variolosa Lindley 变叶榕（桑科）。【畲药】变叶榕：根治体虚乏力，风湿痛，扭伤；茎叶乳汁治毒蜂蛰伤⁽¹⁴⁸⁾。

Ficus virens Ait. 绿黄葛树（桑科）。【瑶药】

石榴木(恭城语)：根治白带^{〈15〉}。

Ficus virens var. sublanceolata(Miq.) Corner
黄葛树(桑科)。【土家药】黄桷树：根、叶、树浆治四肢麻痹，半身不遂，跌打损伤，劳伤出血；气生根炖肉吃治水肿；叶煎水外洗治风湿病，黄水病，皮肤瘙痒^{〈124〉}。【彝药】根用于驱除肠道寄生虫^{〈109〉}。

Filifolium sibiricum(L.) Kitamura 线叶菊(菊科)。【达斡尔药】taoli suaig：地上部分治肺炎^{〈64〉}。【蒙药】ᠬᠢᠴᠢᠭᠡᠨᠡ ᠴᠡᠴᠡᠭ(Xirhelig xiralj，细日合乐格 - 沙日拉吉)^{〈49,51〉}，线叶菊，兔毛蒿^{〔357〕}：地上部分治"黏"热，血瘀刺痛，月经不调，臁疮，心悸失眠，疔疮痈肿，^{〈49,51〉〔357〕}中耳炎^{〈49,51〉}。

Filipendula palmata (Pall.) Maxim. 蚊子草(蔷薇科)。【鄂伦春药】捏母大出哈，合叶子：全草用于风湿性关节痛，各种出血，热病，冻伤，烧伤^{〈161〉}。

Filipendula palmata var. glabra Ledeb. ex Kom. et Aliss. – Klob. 光叶蚊子草(蔷薇科)。【朝药】터리풀：全草治泄泻，小便不利，类风湿病^{〈9,90〉}。

Filipendula purpurea Maxim. 槭叶蚊子草(蔷薇科)。【朝药】모기둘람풀：全草治泄泻，小便不利，类风湿病^{〈9,90〉}。

Filipendula ulmaria(L.) Maxim. 旋果蚊子草(蔷薇科)。【哈萨克药】مۇڭبىناي^{〈140,142〉}：根、花用于高血压或高血脂引起的头痛，头晕，耳鸣^{〈142〉}；根、花序治高血压，疮疡，脓肿，脚气，湿疹，促进毛发生长，预防毒蛇咬伤^{〈140〉}。

Firmiana hainanensis Kost. 海南梧桐(梧桐科)。【傣药】成熟果用于杨梅疮(梅毒)，黄水疮，皮炎，女阴瘙痒；叶用于高血压^{〈9,73〉}。【黎药】喂喀堆：叶治肿瘤^{〈154〉}。

Firmiana major (W. W. Smith) Hand. – Mazz. 云南梧桐(梧桐科)。【彝药】雏唉^{〈14〉}：根皮治子宫脱垂^{〈13,14〉}。

Firmiana platanifolia(L. f.) Marsili [*F. simplex*(L.) F. W. Wight)] 梧桐(梧桐科)。【傣药】树皮治风湿痹痛，跌打损伤，月经不调，痔疾，丹毒^{〈67,68〉}。【侗药】Jus senc bic(九辰比)：根、茎皮治耿胧忖(心口痛)，挡朗(骨折)^{〈137〉}。【蒙药】乌英嘎图 - 毛敦 - 乌热：种子治胃痛，伤食腹泻，

小儿口疮，须发早白^{〈47〉}。【苗药】Ghab jongx det hsob nox(嘎龚豆搓洛，贵州黔东南)^{〈91,96〉}：种子治胃脘疼痛，伤食腹泻，疝气，须发早白，小儿口疮，鼻衄^{〈91〉}；根、茎、皮及种子用于祛风除湿，咳血，咳痰^{〈96〉}。【畲药】白梧桐：叶、子、根治肠痔，湿热，黄疸，风湿痹痛，小儿疳积^{〈147〉}。【土家药】桐麻子^{〈124〉}：种子治伤食，胃痛，疝气，小儿口疮^{〈124〉}；根皮治骨折；落叶用于胞衣不下^{〈123〉}。【维药】Qinar yopurmiki(齐纳尔 尤谱马尔克)：叶治肢体麻木，高血压，白癜风^{〈76〉}。【瑶药】是梧桐树：根、茎、皮治风湿性关节痛，跌打损伤，肺结核咯血，白带，痔疮，丝虫病，蛔虫病^{〈133〉}。

Fissistigma balansae(DC.) Merr. 多脉瓜馥木(番荔枝科)。【傣药】嘿掏难：治皮肤过敏，癣疹^{〈65〉}。

Fissistigma bracteolatum Chatt. 多苞瓜馥木(番荔枝科)。【布朗药】藤、根治骨折，跌打损伤^{〔13〕}。【哈尼药】排骨灵：全株治跌打损伤，风湿病^{〔875〕}。【基诺药】迷有散怕速：茎、皮、叶外敷治跌扑损伤，外伤出血^{〔3〕}。

Fissistigma oldhamii (Hems.) Merr. 瓜馥木(番荔枝科)。【侗药】交二信(三江语)^{〈15〉}，雪朋仲^{〔43〕}：茎、叶治骨折水肿^{〈15〉}，胃痛^{〔43〕}。【畲药】瓜馥木：茎、叶治淋雨后全身酸痛；根治风湿性关节痛^{〔148〕}。【瑶药】姑必美(金秀语)，阳山藤(龙胜语)^{〈15〉}，铁钻^{〔131,132〕}：全株治风湿骨痛，手足麻木，小儿麻痹后遗症，小儿惊风^{〈15〉}；效用同多花瓜馥木 F. polyanthum^{〔131,132〕}；根祛风湿，消肿活络^{〔238〕}。【壮药】棵来农(隆林语)：根治跌打内伤^{〈15〉}。

Fissistigma polyanthum (Hook. f. et Thoms.) Merr. 多花瓜馥木(黑风藤)(番荔枝科)。【布朗药】黑皮跌打：根和藤治骨折，跌打损伤^{〔13〕}。【傣药】光冒呆^{〈62,63,64〉}，埋罕^{〈9,65,67,72,74〉}，埋般^{〈65〉}：藤茎治跌打损伤，骨折，风湿痹证，肢体关节疼痛，颈椎，腰椎骨质增生，腰腿酸麻胀痛^{〈62,63,64〉}；根、藤治跌打损伤，风湿性关节炎，类风湿性关节痛，感冒，月经不调^{〈9,13,14,65,67,68,72,74〉}，用于通筋络，强筋骨，健脾^{〈65〉}，月经不调，小儿麻痹后遗症；叶治哮喘，疮疖^{〈13〉}；根和藤治"阻伤，路哈"(跌打损伤，骨折)，"拢梅兰申"(肢体关节酸痛重着，屈伸不利)，"路恩"(颈、腰椎骨质增生，

腰腿酸麻胀痛[1090]。【侗药】糟爹绳（三江语）：茎、叶治风湿骨痛，关节炎[15]。【哈尼药】阿克测拉[14]，米背伞都[145]，阿刻册蜡[13]：根、藤效用同傣药[14]；根和藤茎治刀枪外伤[145]，跌打损伤，风湿性关节炎[13,145]，类风湿性关节炎，月经不调，小儿麻痹后遗症；叶用于哮喘，疮疥[13]。【基诺药】谬撒帕米[163]：根和藤茎治风湿性关节炎，跌打损伤，骨折，感冒[10,163]。【拉祜药】大力丸：根藤治风湿性关节炎，感冒，腰腿痛，月经不调，肝炎[151]。【佤药】黑皮跌打[13][465]，大力王，拥气香[13]：根皮、藤皮治跌打损伤，骨折，风湿性关节炎，类风湿性关节炎[168]；根和藤治风湿病[465]。【瑶药】牛耳风（ngungh muh normh buerng，翁母挪崩），黑风藤[132]，鞋底风[134]：藤茎治小儿麻痹后遗症，风湿性关节炎，面神经麻痹，神经痛，月经不调，跌打损伤[132]；叶用于哮喘，疥疮；全株煎水洗澡，防治风湿关节痛[134]，治关节炎，小儿麻痹症，神经痛[6]；茎祛风活络，镇痉安神[238]。【彝药】大力气：全株治风寒湿痹，关节肿痛，跌打损伤，筋肉胀痛，经血不和，闭经痛经[109]。【壮药】牛耳枫（忻城语）：根用于绝育[15]。

Flacourtia indica（Burm. f.）Merr. 刺篱木（大风子科）。【黎药】林茂：果实治腹泻，痢疾[154]。

Flacourtia ramontchi L' Héritier 大果刺篱木（大风子科）。【傣药】嘛金（西）：效用同瑶药[13]。【瑶药】诺红：树皮、种子治风湿痛，霍乱，间歇热[13]。

Flammulina velutipes（Curt. ex Fr.）Sing. 参见 Collybia velutipes。

Flemingia chappar Buch. – Ham. ex Benth. 墨江千斤拔（豆科）。【彝药】罗桌尖，桌尖罗：根治骨髓炎[14]，肾炎，膀胱炎[13,14]。

Flemingia fluminalis C. B. Clarke ex Prain 河边千斤拔（豆科）。【傣药】牙瞎蒿（西傣）：根、茎、叶治风湿性关节炎，慢性阑尾炎，白带[13]。

Flemingia macrophylla（Wall.）Merr. 大叶千斤拔（豆科）。【傣药】嘎三比龙[63,64]，嘎沙比龙[62]：根用于急、慢性腹泻，不思饮食，消化不良[63,64]，腹痛[62]，月经不调，痛经，产后大流血，尿淋，跌打损伤，风湿骨痛，胃痛[9,14,71,72,74]，产后虚弱[9,14,63,64,71]，食欲不振，腹部胀满，痢疾，腹泻[9,13,14,63,64,71]。【哈尼药】la luo（喇拷），Jaqkeeqbaldaq（夹史八达），千斤拔[143][76]：全草治腰肌劳损，风寒骨痛[143,145][76]，风湿性关节炎，咽喉炎[145]，跌打损伤[145][76]；根治风湿痹痛，慢性肾炎，腰肌劳损，偏瘫，跌打损伤，肿痛，喉蛾（急性扁桃体炎），外伤出血[143]。【拉祜药】根治肝炎，痛经[151]，风湿骨痛，月经不调[14,151]，产后流血，腹泻腹胀痛[14]，肝炎，痛经，风湿骨痛，小儿食肉引起的腹泻，肾结石[14,151,152]。【傈僳药】垮乃拔：根治烫伤[14]。【瑶药】大透地龙（domh gornh nzunx deic luerngh，懂根准地龙），千斤力[132]，冻寡根（金秀语）[15]：根用于风湿骨痛，腰肌劳损，四肢麻木，偏瘫，咽喉肿痛，慢性气管炎，阳痿[132]，风湿，跌打腰痛[15]。【壮药】棵代准对拢（崇左语），棵索里，棵要批尔（柳城语）[15]：根治肺结核咯血，消化不良，软困无力[15]；效用同千斤拔 F. philippinensis：根治烫伤[14]。【瑶药】大透地龙（domh gornh nzunx deic luerngh，懂根准地龙），千斤力[132]，冻寡根（金秀语）[15]：根用于风湿骨痛，腰肌劳损，四肢麻木，偏瘫，咽喉肿痛，慢性气管炎，阳痿[132]，风湿，跌打腰痛[15]。【壮药】棵代准对拢（崇左语），棵索里，棵要批尔（柳城语）[15]：根治肺结核咯血，消化不良，软困无力[15]，效用同千斤拔 F. philippinensis[117,118]。

Flemingia philippinensis Merr. et Rolfe [***Moghania philippinensis***（**Merr. et Rolfe**）**H. L. Li**] 千斤拔（豆科）。【白药】野白点：根治风湿性关节炎，腰肌劳损，血崩，白带，跌打损伤[14]。【侗药】老鼠尾（三江语）：根治风湿骨痛，腰骨疼痛，软困目眩，四肢无力，消化不良[15]。【黎药】雅风辟，老鼠尾，土北芪：根治风湿骨痛，跌打损伤，腰肌劳损，偏瘫痿痹，气虚脚肿，咳嗽吐血[153]。【毛南药】千金拔，小叶千金拔，ruon² sɔt⁷khui²（生尾）：治腰肌劳损，下肢软弱无力，风湿性关节炎，扁桃体炎，跌打损伤，白带过多，慢性肾炎，慢性腰腿痛，偏瘫，阳痿，肝炎[156]。【瑶药】地钻（deic nzunx，地准），透地龙[132]，吊马桩[133]：根治腰肌劳损，四肢无力，偏瘫痿痹，风湿骨痛，气虚脚肿，劳伤久咳，慢性支气管炎，慢性肾炎，小儿疳积，子宫脱垂，胃下垂，阳痿，遗精，白带[132]；全草用于小儿麻痹后遗症，肿毒，红白喉蛾(急性扁桃体炎)[133]，风湿骨痛，肾炎，支气管炎[4]；全草外用治蛇咬伤[133]。【彝药】呢吾过旗(隆林语)[117,118]，棵千根(桂平语)，钻地龙(龙州语)[15]：根治疮疡脓肿[15]。【壮药】Goragdingh(棵壤丁)，吊马桩，老鼠尾：根治腰肌劳损，麻邦(偏瘫)，委约(阳痿)，发旺(风湿骨痛)，骨质增生，气血虚，月经不调，带下，水肿[117,118]，风湿骨痛，腰骨疼痛，软困目眩，四肢无力，消化不良，食欲不振[15]。

Flemingia strobilifere (L.) Ait. F. 球穗千斤拔(豆科)。【哈尼药】半灌木千斤拔：根治妇科疾病[875]。

Flickingeria fimbriata (Blume) A. D. Hawkes [*Ephemerantha fimbriata* (Bl.) Hunt et Summerh.] 流苏金石斛(兰科)。【藏药】buxiece(布胁则)：茎治培根病，发烧，消化不良，胃溃疡，咽痛，痔疮[22]。

Flickingeria xantholeuca (Rchb. f.) A. D. Hawkes [*Ephemerantha lonchophylla* (Hook. f.) Hunt et Summerh.] 金石斛(兰科)。【藏药】茎和假鳞茎治呕吐症，解渴，"培根"热病[27]。【壮药】有瓜石斛：茎和假鳞茎用于埃病(咳嗽)，肺结核，胸膜炎[120]。

Floscopa scandens Lour. 聚花草(鸭跖草科)。【瑶药】竹节兰：全草用于内伤，淋巴结肿大，发热，水肿，急性肾炎，疮疖肿毒[133]。

Flueggea virosa(Roxb. ex Willd.) Voigt 白饭树(大戟科)。【阿昌药】阿铺嗯舍：效用同傣药[18]。【傣药】干巴粮：治全身性水肿[18]。【德昂药】干巴娘[18]，岗巴亮[69]：治全身性水肿[18]。【景颇药】Zangpyu sik：效用同傣药[18]。【黎药】雅闲妙，鱼眼木，鹊饭树：根治月内风，风湿刺骨痛，神经衰弱，腹痛，高血压；叶、枝治各种皮肤病[153]。【毛南药】农怕(环江语)：叶治水痘，湿疹，脓疱疮，鸡眼，皮肤湿疹，瘙痒[15]。【仫佬药】美湖部(罗城语)：根治白带；叶治水痘，湿疹，脓疱疮[15]。【瑶药】baec mbeux ndiangx(别飘亮)，白鱼眼：全株治咳嗽，白带，小儿水痘，风湿性关节炎，跌打损伤，疮疖，湿疹，拔异物[130]。【壮药】悲当刹(扶绥语)，棵拉把(柳城语)，棵三多(天峨语)：根治白带，小儿水痘，跌打损伤，风湿病；叶治水痘，湿疹，脓疱疮，

鸡眼[15]。

Fluoritum 紫石英(氟化物类矿物萤石族萤石，主含氟化钙 CaF_2)《药典》。【藏药】友[24]，也[11]：治虚劳惊悸，咳逆上气，妇女子宫虚汗不孕诸症[27,31]，治骨热病，眼疾，视物昏暗，"黄水"病，疮疖久溃不愈[24]；矿石用于温肺，暖宫[11]。

Foeniculum vulgare (L.) Miller 茴香(伞形科)《药典》《部维标》。【白药】weinxionlmirx(喂兄咪)：根治寒痛，咳喘，水肿，腹痛，乳胀积滞，风湿性关节炎[17]。【布依药】茴香[274]，那浩热[159][274]：根及果实治疝气[159]。【朝药】회향(huē hiang, 呼约哈央)[84]，회향풀(huihangpuer，茴夯普尔)[8]：果实用于寒症，阴证，凉气，霍乱，疝气，脚气[84]，治阴盛格阳证，恶心，痢疾，中风，惊悸，夜啼，客忤中恶[8,10,83]。【傣药】景几[63,64]，ఴ౩ఴ౩θ(pakeji，帕克几)[8,65,66]：果实治胃寒气痛，小腹冷痛，痛经，头晕眼花，颈项酸痛[63,64]；根治癫痫，头晕眼花，腹胀；籽治发热不退[8,14,65,66]。【侗药】骂茴香[135]，谷茴香，谷茴[136]：果实治肾虚腰痛，胃痛，呕吐[135]，睾丸偏坠，痛经，小腹冷痛[136]。【仡佬药】tsu³¹ tsu³¹ tsei⁵⁵ wə³³(朱朱仄歪，黔西南多洛方言)，xo⁵⁵ iaŋ⁵³(火央，黔西南阿欧方言)[162]，罗杠宰[274]：根治肾炎[162][274]。【傈僳药】胡及怂[14]：籽治发热不退[14]；全草、根、种籽治胃寒痛，少腹冷痛，痛经，疝气痛，睾丸鞘膜积液，血吸虫病[8,166]。【毛南药】烂仓宫[8,15]：叶治跌打肿痛；果实治腰痛[8,15]；种子治腰痛[15]。【蒙药】ᠴᠣᠣᡍᠣᡍᠡᠢ(Zhorgodes，照日高德斯)，找日高得苏[44]，昭日古达素·高尼瑶特[51,56]：果实治"赫依"热，"赫依"性头痛，视物朦胧，疝气，胃寒胀痛，恶心，毒症[44]，眼花，药物或食物中毒，疝气，不思饮食，胃痛，腹胀[51]，胃寒痛，气胀，心气不舒，小腹冷痛，痛经，疝痛[47]，"赫依"性热病，视物朦胧，中毒性呕吐[56]。【苗药】Fux lox bub ghunb(胡萝卜棍)，Xongx hxongb(雄凶)[8,92,95]，小茴香[95]：果实治小儿疝气，皮风[92,95][274]，冷经引起的疝痛[8]；全草治胃寒腹痛，经来腹痛，小儿气肿，霍乱，呕逆，慢性附件炎，疝气痛，小儿麻疹发热，疹出不透[95]；根治风湿骨痛[94]。【纳西药】小茴香，茄香子[164]：根同大米煮稀粥吃，治牙痛，气滞腹痛[17]；果实用于胃寒痛，疝

痛，早中期血吸虫病，小肠气腹痛，肾虚腰痛，胁下疼痛，小便夜多及引饮不止，遗尿[164]。【怒药】志冲：全株治脑神经衰弱，耳聋耳鸣[165]。【土家药】小茴香，谷茴：果实治寒疝腹痛，疝气肿痛，痛经，少腹冷痛，开胃进食[123]。【维药】ﮔﺎﺭﭘﺎ ﺑﺎﺩﻳﺎﻥ（Arpa bediyan，阿日帕巴地洋），ﺑﺎﺩﻳﺎﻥ ﻳﻠﺘﺰﻯ ﭘﻮﺳﺘﻰ（Badiyan yiltizi posti，巴地洋依力提孜破斯提）[75,77]，茴香[965]：果实用于湿寒性炎肿，消化不良，腹胀腹痛，恶心呃逆，腰背酸痛，视力下降，闭尿，闭经，陈旧性肠梗阻[75]，咳嗽气喘[75,78]；胃寒腹痛，呕吐，少食，妇女月经不调，乳汁不下；叶绞汁洗目治眼疾；根研粉拌蜂蜜治狂犬病；果实炒热布包熨腹治寒症腹痛[78,965]；根皮及果实用于寒疝腹痛，睾丸偏坠，痛经，小腹冷痛，脘腹胀痛，食少吐泻，睾丸鞘膜积液[77]；根皮用于寒性腹痛，腹部不利，尿路结石，小便不通，阴囊肿痛，疝气，咳嗽，气管炎[4]；根治妇女白带多[22]。【瑶药】小茴香：果实或全草用于胃寒呕逆，腹痛疝气，痛经，鞘膜积液[133]。【彝药】ꉘꊿꀋ（hopxiebbut，活泻通）[8]，茴香根[109]：根治胃寒呃逆，腹胀肚痛，食少，身体羸弱[8,109]。【裕固药】小茴香：果实治周身关节痛，身痛，痛经[10]。【藏药】ꜱꜰꜱ（司拉嘎保）[21]，silagabao（丝拉嘎保））[29,40]，lalapu（拉拉普）[23]：果实治"培根"病，肺热症，胃寒腹胀，消化不良[21]，肺炎，肺结核[29]，胃寒病，虫病[23]；果实、全草、叶、根治胃寒，消化不良，腹痛，肺炎，脉病，"培根"病[40]；种子治胃寒痛，小腹冷痛，痛经，疝痛，肾虚腰痛，遗尿[36]；效用同维药[965]。【壮药】Byaekhom（碰函）[180]，小茴香[15,180]：果实治兵嘿细勒（疝气）[15,180]，核尹（腰痛），脂胴尹（腹痛），胴尹（胃痛），邦印（胁痛，睾丸肿痛），京尹（痛经），京瑟（闭经），瀨幽（遗尿），勒务发得（小儿发热），卟哏（小儿厌食症），鹿（呕吐），白冻（泄泻）[180]；全草治跌打肿痛[15]。【台少药】Ubao（Bunun族高山）：叶打碎后用汁涂于患部治外伤[169]。

Fomes fomentarius（L.）J. J. Kickx ［*Pyropolyporus fomentarius*（L.）Teng］木蹄层孔菌（多孔菌科）。【哈萨克药】ﻗ ﻳﻠﻒ ﻗﻮﻯ：菌体治小儿食积，食管癌，胃癌，子宫癌[140]。

Fomes officinalis（Vill. et Fr.）Ames 药用拟层孔菌（多孔菌科）[4]。【鄂伦春药】报克号到：治跌打损伤[20]。【哈萨克药】ﻗﺎﺭﺍﻋﺎﻱ ﻗﻮﻯ，阿里红：子实体治慢性风湿性关节炎，肾炎，尿路结石，咽喉炎，牙周炎，咳嗽，哮喘，胃痛，胃酸过多，毒蛇咬伤[140]。【维药】ﻏﺎﺭﻳﻘﻮﻥ（Ghariqun，哈日混）[75,77]，阿里红[78]，哈日昆[5]：子实体用于寒性咳嗽，哮喘，肝痛，胸痛，肾痛，腰痛，寒性头痛，偏头痛，关节痛，坐骨神经痛，小关节痛，阻塞性黄疸，闭尿闭经[75,77]，黏液质性发烧，药物中毒[75]，咳嗽，胃痛[22]，慢性支气管炎，腹痛，感冒，肺结核和癌症[358]；菌体用于痰多咳喘，小便不利，水肿，毒蛇咬伤[78]，气管炎[5,78]，咯痰困难，老年便秘，胃肠炎，菌痢，肺结核，子宫功能性出血[5]，各种复合性异常胆黑质、黏液质、胆液质所致黄疸，肝脾肿大，尿闭，闭经，咳嗽不爽，吐血肠疾[4]，温肺化痰，降气平喘，祛风除湿，活血消肿，利尿，解蛇毒[741]。

Fordia cauliflora Hemsl. 干花豆（豆科）。【傣药】根用于间日疟，恶性疟，感冒，咽喉炎，扁桃腺炎[9,74]。【哈尼药】骆蛤：根治间日疟，恶性疟，感冒，咽喉炎，扁桃腺炎[145]。【瑶药】岸北（都安）[15]，人薯（mienh ndoih，勉台），水罗伞[132][359]：根治偏头痛，跌打肿痛，肺结核咳嗽，小儿智力低下，老年性痴呆症[132][749]，肌痿症及病后体虚[15,132][359,749]，用于产妇身体复原及健身益脑，小儿痴呆或脑外伤疾病[359]，跌打损伤，肾虚腰痛，小儿疳积，智力低下，病后及产后虚弱[748]，骨折[132][748,749]，风湿骨痛，小儿疳积[132][749]。【壮药】Goliengjraemx（棵亮忍）[180]，仁推（大新）[15]，ragmaexsaep（拉美虽）[23]：根治疗发旺（痹病），林得叮相（跌打损伤），夺扼（骨折），埃病（咳嗽），呗叮（叮疮）[180]；叶治风湿性关节痛，手脚麻痹，骨折[15]，乳腺炎，小儿疳积[23]；效用同瑶药[359,748,749]。

Formica fusca Linnaeus 丝光褐林蚁（蚁科）[4]。【布依药】结莫：全体或蛹治类风湿病[159]。【鄂温克药】蚂蚁：蚁巢治痛[241]。【鄂伦春药】异利的，蚁，蚍蜉：全体用于风湿痹痛，中风偏瘫，口眼歪斜，手足麻木，肾虚阳痿，遗精，男性不育，疔疮疖肿，蛇咬伤[161]。【哈尼药】Alwu' laldeiq deiqnav（阿乌拉得得纳），黑蚁：全体治风湿性关节痛，疖疮肿痛，蛇伤《143》。【水药】供墨：窝巢治风湿性关节炎《10》。

【维药】چومول（Chomule，确木来）《75》：干燥虫体用于白癜风，耳鸣《4,75》，阴寒阳痿，气滞耳重，淋巴结肿大，冻疮《75》，风湿寒痛，腰膝无力，四肢麻木《79》，关节骨痛，腰膝酸软，麻木肢颤，身形虚弱，阳事不举，耳聋《4》。【彝药】必松《9,101,102》，山蚂蚁《107》，白尤起《101,102》：全体治风湿性关节炎，淋巴结肿大，上腹痛《9》；全体或卵或巢治心口痛（胃脘痛），骨节啄痛，头痛，耳朵附近出现疤结，体虚，经常有风不散《107》，风湿性关节炎，淋巴结肿大，上腹疼痛，带状疱疹，丹毒，乳腺炎，食积，瘦弱《101,102》。【藏药】rankamumei（然卡木美）《22》：全体治疗毒肿痛，蛇咬伤《30》。

Formica rufa L. 红褐林蚁（蚁科）。【藏药】rankamumei（然卡木美）：效用同蚂蚁 F. fusca《22》。

Formica sanguinea Laterille. 血红林蚁（蚁科）。【藏药】rankamumei（然卡木美）：效用同蚂蚁 F. fusca《22》。

Forsythia suspensa (Thunb.) Vahl 连翘（木犀科）《药典》。【阿昌药】劝德巧，戛尼：果实治风湿感冒，急性肾炎《18》。【德昂药】别左阿：效用同阿昌药《18》。【景颇药】Gvoqzum bohui：效用同阿昌药《18》。【蒙药】（Xier solong jimes，沙日－扫龙－吉木斯）《51》，茵·达日《47》，希拉苏郎嘎吉木斯《56》：果实治腑热，肠刺痛，"希日"性腹泻《43》，黄疸，肠刺痛，"协日"病，肠热《51》，热病，发热，心烦，咽喉肿痛，发斑发疹，疮疡，丹毒，淋巴结结核，尿路感染《47》，胆汁扩散引起的目、身发黄，肠刺痛，血"希日"热引起的腹泻《56》。【纳西药】果实治咽喉肿痛，痈肿疮疖，乳痈，乳核，小儿热，瘰疬结核不消，乳腺炎，口臭，舌破生疮，便秘，耳闭，过敏性紫癜《164》。【瑶药】连翘子：果实治丹毒，斑疹，痈疡肿毒，瘰疬，小便淋闭；根治伤寒，瘀热《133》。

Fortunella hindsii (Champ. ex Benth.) Swingle 山橘（芸香科）。【畲药】金豆《146》猴子柑《147》，山橘《148》：根、叶治痧症《146》；根、果治水肿，胃痛，疝气，子宫下垂，睾丸肿大，产后小腹痛，下消，血淋《147》；根治中暑，急性黄疸型肝炎《148》。

Fortunella margarita (Lour.) Swingle 金橘

（芸香科）。【瑶药】牛奶橘：根治胃痛吐食，瘰疬，疝气，产后腹痛，子宫下垂；叶治噎膈，乳痈；果实治胸闷郁结，食滞胃呆，口渴，伤酒《133》。

Fossilia Corrallium 珊瑚（珊瑚虫纲化石）。【维药】白赫马勒江：化石治腹泻，胃肠道出血，神经衰弱《79》。

Fragaria ananassa Duch. 草莓（蔷薇科）。【蒙药】（Gujeljegen，古泽乐吉根）：全草治子宫出血，肺脓溃，咳血《43》。【彝药】泽米米，泽洛《106》：果实用于湿热疹疮，风疹奇痒，皮肤潮红《109》；全草或根主伤风感冒，毒蛇咬伤，喘哮，咽喉肿痛，肺病，火烧伤，腹泻，口疮起泡《106》。【藏药】zizisazeng（孜孜萨增）：全草治大肠"龙"病，黄水病，血热性化脓症，肺胃瘀血《23》。

Fragaria filipendula Hemsl. 参见 Potentilla reptans var. sericophylla。

Fragaria gracilis Losinsk. 纤细草莓（蔷薇科）。【藏药】zizisazeng（孜孜洒曾）：治肺结核，肺痈，胸腔脓血，"培根"病，"赤巴"病，赤巴胸闷，四肢不利《22》。

Fragaria moupinensis (Franch.) Cardot 西南草莓（蔷薇科）。【彝药】根治瘰疬痞块，痈疡疔疮《109》。【藏药】Zizisazeng（孜孜洒曾）《22》，孜孜洒珍《40》：全草治肺结核，肺痈，胸腔脓血，"培根"病，"赤巴"病，赤巴胸闷，四肢不利《22》，肺瘀血，子宫出血，肺炎，脓血病，"培根"与胆合病，四肢病，干脓血，血热性化脓症，"黄水"病，脓疡《40》。

Fragaria nilgerrensis Schltdl. ex Gay 黄毛草莓（蔷薇科）《20》。【侗药】敛：全草治发热，咳嗽，百日咳《135》。【傈僳药】白草莓，卖克神：果实和叶治咳嗽吐血，胃热呕哕《166》。【藏药】zizisazeng（孜孜洒曾）《20,22》，孜孜洒珍《40》：全草用于血热性化脓症，肺胃瘀血，黄水病，脓疡《20,40》，肺结核，肺痈，胸腔脓血，"培根"病，"赤巴"病，赤巴胸闷，四肢不利《22,34》，口腔炎，口腔溃疡，血尿，尿路感染，腰椎结核《36》，子宫出血，肺炎，脓血病，"培根"与胆合病，四肢病，干脓血《40》。

Fragaria nilgerrensis var. mairei (H. Lév.) Hand. – Mazz. 粉叶黄毛草莓（蔷薇科）。【白药】普元资：全草治小儿口腔炎，血尿，尿路感

染[14]。【傈僳药】达哥尼塞：效用同白药[14]。【佤药】拱下地：效用同白药[14]。

Fragaria nubicola (Hook. f.) Lindl. ex Lacaita
西藏草莓(蔷薇科)。【藏药】zizisazeng(孜孜洒曾)[22]，འབྲི་ཙ་ས་འཛིན།(zhidasazeng，直打萨曾)[25]：全草治肺结核，胸腔脓血，"培根"病，"赤巴"病[22,25]，肺痛，赤巴胸闷，四肢不利[22]，肺胃瘀血，子宫出血，血热性化脓症，黄水病[25]，可做催吐剂[28]。

Fragaria orientalis Losinsk. 东方草莓(蔷薇科)《部藏标》。【朝药】동방딸기：果实治痛风，肾炎[9,90]。【蒙药】ᠭᠦᠵᠦᠯᠵᠡᠭᠡᠨ(Gujeljegen，古泽乐吉根)：全草治子宫出血，肺脓溃，咳血[43]。【土家药】地泡，白泡，三爪龙[123,127]：全草治肺热咳嗽，小便淋漓，跌打损伤；根治白带，止血生肌；根外用治烫火伤，口腔炎，蛇咬伤，无名肿毒[123,127]。【藏药】འབྲི་ཙ་ས་འཛིན་མཆོག(知达沙增窍)[21]，འབྲིད་ས་འཛིན(zhidasazeng，志达萨增)[2,35]，zizisazeng(孜孜萨增)[23,39]：全草治血热性化脓症，肺胃瘀血，黄水病[2,21,23,35]，脓疡[2,21,35]，大肠龙病[23]，肺瘀血，子宫出血，肺炎，脓血，培根与胆合病，四肢病，干脓血，血热性化脓症，黄水病，脓疡[39]；叶、茎、花、果、全草治肺病，止咳，"培根"病，"赤巴"病，肢体百脉病[27]。

Fragaria vesca L. 野草莓(蔷薇科)。【哈萨克药】بؤلدؤرگەن：全草治感冒发烧，咳嗽，咽喉肿痛，腮腺炎，维生素缺乏症[140]。【藏药】zaidasaizeng(直打洒曾)[29]，zizisaizeng(孜孜萨增)[23]：全草治肺结核，胸腔脓血[29]，大肠"龙"病，黄水病，血热性化脓症，肺胃瘀血[23]。

Francolinus pintadeanus (Scopoli) 鹧鸪(雉科)。【佤药】花鸡：肉治阴虚发热，咳嗽多痰；胃内壁治胃脘作痛[168]。【维药】槐普浦，活德：全体治白内障，痢疾，肠绞痛，白斑，头癣，麻痹，可化肾和膀胱瘀血，乌发和增强记忆力[80]。【彝药】库节[32]：肉治郁结[107]；肝郁不散[107]；胆治忧思内滞[107][32]。

Fraxinus bungeana A. de DC. 小叶梣(小叶白蜡树)(木犀科)。【蒙药】效用同苦枥白蜡树 F. chinensis subsp. rhynchophylla[51]。【藏药】དབྲ་ མེད་ །(dabusang，达布桑)：枝皮或干皮治骨热，骨折[23]。

Fraxinus chinensis Roxb. 白腊树(木犀科)《药典》《部维标》。【傣药】叶用于各种皮肤过敏，皮炎，浓疱疮，荨麻疹[9,67,68,74]。【蒙药】效用同苦枥白蜡树 F. chinensis subsp. rhynchophylla[51]。【维药】ئارمىدۇن ئۇرۇغى(Armidun uruqi，艾日米盾欧如合)：种子用于精少阳痿，腰痛早泄，肾虚遗精，神衰心悸，久咳气喘，尿闭结石，宫寒不孕[75]，寒湿性或黏液质性疾病[77]，胸胁疼痛，神经衰弱，心悸气短，咳嗽气喘，小便不利，阳事不举[4]。【藏药】达布桑[20,23]：枝皮和干皮用于热痢，带下，目赤肿痛，角膜云翳[20]，骨热，骨折[23]。

Fraxinus chinensis subsp. rhynchophylla (Hance) E. Murray [**F. rhynchophylla Hance**] 苦枥白蜡树(木犀科)《药典》《部维标》。【朝药】물푸레나무(mūl pū rie nā mù，木儿曝咧那木)[82,87,88]，秦皮[83]：树皮治风寒湿痹，五寒，眼热，青内障，白内障，精液不足，妇人胎下疫(孕妇下腹受风寒湿)，小儿惊痛[83]，子宫炎，膀胱炎，尿道炎[82]；树芽治泄泻，癣，湿疹[87,88]。【蒙药】树皮治泄泻，痢疾，白带，目赤肿痛，目生翳障，咳嗽多痰，风湿性关节疼痛；外用治牛皮癣[51]。【维药】阿拉米都打拉克乌拉盖[78]，艾日米盾欧如合[75]，亚生[790]：种子治心悸气短，易惊不眠，虚劳咳嗽，脘腹胀痛，膀胱结石，肾虚腰痛[78]，镇静安神[790]，效用同白腊树 F. chinensis[4,75,77]；皮用于清热燥湿，收敛[790]。【藏药】དབྲ་ མེད་ །(dabusang，达布桑)[20,23]：树皮治热痢，带下，目赤肿痛，角膜云翳[20]，骨热，骨折[23]。

Fraxinus ferruginea Lingelsh. 锈毛梣(木犀科)。【傣药】树皮用于顽固性腹泻，痢疾，蛔虫症[9,74]。【拉祜药】倒皮树，锈毛白枪杆[150]，发可[13,150]：树皮治消化不良，食滞，腹泻，呕吐，猪、牛口蹄疫[13,150]，顽固性腹泻，痢疾，蛔虫病[150]。

Fraxinus malacophylla Hemsl. 白枪杆(木犀科)。【白药】贺无资：全株治口腔炎，口腔溃疡，血尿，泌尿系统感染[14]。【傈僳药】西哩及[8,14]：全株治口腔炎，口腔溃疡，血尿，泌尿道感染[8,14]；根治热病，疟疾，鼻衄，小便不利，大便秘结[8]。【苗药】抓六周，狗骨头树[8,14]：根治热病，疟疾，泌尿道炎症，小便不利，大便秘结，疟疾，绦虫病[8,14]，鼻衄[14]。【佤药】考代堵顶：

F

全株或根治泌尿道炎症，小便不利，疟疾，绦虫病[8]。【彝药】ꑌꀕꑥ（Yiexpiesyri，叶匹四）[8]，狗骨头[109]：树皮和叶治腹泻，肚痛[8]；叶治食积不化，腹胀气撑[109]。

Fraxinus mandshurica Rupr. 水曲柳（木犀科）。【蒙药】树皮治湿热泄泻，痢疾，白带[51]。

Fraxinus paxiana Lingelsh. 秦岭梣（木犀科）。【土家药】秦皮：干皮治细菌性痢疾，肠炎，白带，慢性气管炎，目赤肿痛，迎风流泪，牛皮癣[124]。

Fraxinus stylosa Lingelsh. 宿柱梣（木犀科）《药典》。【藏药】ꁇ ꁇ（dasangbu，达布桑）[20,23]：枝皮和干皮治热痢，带下，目赤肿痛，角膜云翳[20,23]，骨热，骨折[23]。

Fraxinus suaveolens W. W. Smith 香白蜡树（木犀科）。【藏药】ꁇ ꁇ（dabusang，达布桑）[22]，daisangbu（戴布桑）[27]，古思民木[7]：枝皮治赤巴病，肝胆热症，热痢，带下，目赤肿痛，角膜云翳，骨伤，骨折，疮疖肿毒[13,22]；树皮用于骨折[13,27,34]，热痢，带下，目赤[13,34]，骨热病，消渴，疮伤及眼疾[27]；茎皮用于跌打损伤，骨折，消肿[7]。

Fritillaria cirrhosa D. Don [*F. cirrhosa* subsp. *roylei*(Hook.) Ali；*F. cirrhosa* var. *paohsinensis* S. C. Chen] 川贝母（百合科）《药典》。【东乡药】贝母：鳞茎治咳嗽，吐血，肺痨，咽喉肿痛及一切痈肿疮毒[10]。【傈僳药】贝门：鳞茎治虚劳咳嗽，吐痰咯血，心胸郁结，肺痿，肺痈，瘿瘤，瘰疬，乳痈[166]。【蒙药】ꁇꁇ（Jijige nuogturu ebes，吉吉格－诺格图如－额布斯）[44]，尼比莎瓦[47]：鳞茎治肺热，咳嗽，肺刺痛，咯痰不利，气喘，喉感冒，鼻感冒，食欲不振[44]，胸热作痛，阴虚燥咳，咯痰带血，小儿肺热咳嗽[47]。【纳西药】贝母，雀贝：鳞茎用于慢性咳嗽，干咳无痰或少痰，胃溃疡，急、慢性气管炎，百日咳，忧郁不伸，胸膈不宽，下乳[164]。【怒药】贝母，川贝母：鳞茎治虚劳咳嗽，吐痰咯血，心胸郁结，肺痿，肺痈，瘿瘤，瘰疬，乳痈[165]。【羌药】goebugekshabagegui（果布格莎巴革鬼），川贝母[10,167]：鳞茎用鸡蛋清调蒸后治久咳痰喘，咳嗽咯血，老年性慢性支气管炎，肺结核，肺虚久咳，痰少咽燥，瘰疬，疮痈，肿毒，乳痈，肺痈[10,167]。【土

家药】白合儿：鳞茎治咳嗽，咯血，气管炎[10,126]。【藏药】ꁇ ꁇ ꁇ（阿贝卡）[23,24,29]，四川尼瓦[35]，尼哇[39]：鳞茎治气管炎[29,39]，月经过多[29]，中毒症，肺热咳嗽[21-23]，感冒[27,39]，骨折，邪热，咳嗽，发烧，喉塞，咳血[27]，头颅骨折，外伤[21]，胃痛[39]，肺热燥咳，干咳少痰，阴虚，劳咳，咯痰带血，结核咳嗽，咽部肿痛[35]；叶治黄水病[22,23]，骨节积黄水[39]；种子治头病，虚热症[22,23]；花、籽治头痛，由高烧引起的神经症状，或颅内并发症[39]。

Fritillaria crassicaulis S. C. Chen 粗茎贝母（百合科）。【藏药】尼哇：鳞茎治胸急热痛，感冒，脉寒症[40]。

Fritillaria dajinensis S. C. Chen 短丝贝母（百合科）。【羌药】goebugekshabawuaze（果布格莎巴瓦则），川贝母：鳞茎用鸡蛋清调蒸后治久咳痰喘，咳嗽咯血，老年性慢性支气管炎，肺结核，肺虚久咳，痰少咽燥，瘰疬，疮痈，肿毒，乳痈，肺痈[167]。

Fritillaria delavayi Franch. 梭砂贝母（百合科）《药典》。【蒙药】效用同川贝母 F. cirrhosa[47]。【羌药】Raoxia Gobuge（桡夏果布格），物葛白，雪山贝：鳞茎治肺热干咳，吐血，肺脓肿[167]。【藏药】ꁇ ꁇ ꁇ（阿贝卡）[21,23]，尼哇[39]：鳞茎治中毒症，肺热咳嗽[23]，头部骨折[21,27]，中毒，外伤，肺热，咳嗽[21]，气管炎，感冒，胃痛[39]，骨折，邪热[27]；鳞茎能解毒[27]，效用同川贝母 F. cirrhosa[35]；叶治黄水病[23,27]，骨关节积黄水[39]；种子治头病，虚热症[23,27]；花、籽治头痛，由高烧引起的神经症状，或颅内并发症[39]。

Fritillaria hupehensis Hsiao et K. C. Hsia [*F. monantha* Migo] 湖北贝母（百合科）《药典》。【土家药】窑贝：效同川贝母 F. cirrhosa[124]。

Fritillaria karelinii (Fisch.) Baker 砂贝母（百合科）。【哈萨克药】阿合菊热克：鳞茎治急慢性支气管炎，小儿上感[61]。【维药】苏乎古力：鳞茎治干咳气喘[61]。

Fritillaria maximowiczii Freyn 轮叶贝母（百合科）。【鄂伦春药】挨身出哈，一轮贝母，北贝：鳞茎治慢性气管炎，肺结核及气管炎干咳，吐血，衄血，咳嗽[161]。【哈萨克药】شوق جاپىراقتى اقجۆرك：鳞茎治气管炎或咽炎引起的咳嗽不止，百日咳，

肺脓肿或肺结核引起的咳嗽，痰多，痰中有血，抑郁失眠，心神不定，淋巴结结核[142]。【蒙药】努格图如－额布斯：鳞茎治肺热咳嗽，肺刺痛，慢性气管炎，气喘，不思饮食，感冒[51]。

Fritillaria pallidiflora Schrenk. 伊贝母(百合科)《药典》。【哈萨克药】阿合菊热克：鳞茎治急慢性支气管炎，小儿上感[24]。【蒙药】伊犁－努格图如－额布斯[51]，伊贝母，Baimu[217]：鳞茎治肺热咳嗽，肺刺痛，慢性气管炎，气喘，不思饮食，感冒[51]，用于祛痰，治咳嗽[217]。【塔塔尔药】鳞茎治肺结核，十二指肠溃疡。【维药】苏乎古力[24][78]，伊力锁格古丽[77]：鳞茎用于久咳气喘[78][24]，肺痈咳嗽[78]；效用同新疆贝母 F. walujewii[77]。

Fritillaria przewalskii Maxim. 甘肃贝母(百合科)《药典》。【东乡药】贝母：鳞茎治咳嗽，吐血，肺痨，咽喉肿痛及一切痈肿疮毒[10]。【蒙药】效用同川贝母 F. cirrhosa[47]。【羌药】Goebugegansuda(果布格甘肃达)，葛白：鳞茎用鸡蛋清调蒸后治久咳痰喘，咳嗽咯血，老年性慢性支气管炎，肺结核，肺虚久咳，痰少咽燥，瘰疬，疮痈，肿毒，乳痈，肺痈[167]。【藏药】聂哇[29]，ཨ་བི་ཀ།(apika，阿皮卡)[23]，尼哇[39]：鳞茎治气管炎，感冒[39]，胃痛[39]，效用同川贝母 F. cirrhosa[35]；叶治骨节积黄水[23,29,39]；花、籽治由高烧引起的神经症状或颅内并发症[29,39]，头痛[29]，中毒症，肺热咳嗽[23]；种子治头病，虚热症[23]。

Fritillaria sichuanica S. C. Chen [**F. cirrhosa D. Don var. ecirrhosa Franch.**] 华西贝母(百合科)。【藏药】ཨ་བི་ཀ།(abika，阿皮卡)：效用同川贝母 F. cirrhosa[22]。

Fritillaria taipaiensis P. Y. Li 太白贝母(百合科)《药典》。【土家药】尖贝：鳞茎治肺燥咳嗽，久咳痰喘，肺炎，急慢性支气管炎，淋巴结结核[123]。

Fritillaria thunbergii Miq. 浙贝母(百合科)《药典》。【德昂药】浙贝母：鳞茎治上呼吸道感染，支气管炎，肺脓疡，胃及十二指肠溃疡，甲状腺肿大[18]。【景颇药】bumlason：效用同德昂药[18]。【蒙药】ᠲᠠᠤᠷᠡᠭ ᠨᠣᠭᠲᠤᠷᠤ(Taoreg nogturu

ebes，陶日格－诺格图如－额布斯)[44]，查干－尼瓦[47]：效用同川贝母 F. cirrhosa[44]，治感冒咳嗽，溃疡，淋巴结结核，痈肿[47]。

Fritillaria unibracteata. Hsiao et K. C. Hsia 暗紫贝母(百合科)《药典》。【蒙药】效用同卷叶贝母 F. cirrhosa[47]。【羌药】Nikuogoebuge(尼苦果布格)，葛白[167]：鳞茎用鸡蛋清调蒸后治久咳痰喘，咳嗽咯血，老年性慢性支气管炎，肺结核，肺虚久咳，痰少咽燥，瘰疬，疮痈，肿毒，乳痈，肺痈[167]，鳞茎也作"葛白"使用[10]。【藏药】ཨ་བི་ཀ།(apik，阿皮卡)：鳞茎治中毒症，肺热咳嗽[23]，效用同川贝母 F. cirrhosa[35]；叶治黄水病[23]；种子治头病，虚热症[23]。

Fritillaria ussuriensis Maxim. 平贝母(百合科)《药典》。【朝药】贝母：鳞茎用于太阴人热痰，肺虚，咳嗽，外感风热咳嗽，痰郁[83]。

Fritillaria walujewii Regel 新疆贝母(百合科)《药典》。【哈萨克药】阿合菊热克：鳞茎治急慢性支气管炎，小儿上感[24]。【维药】苏乎古力[24]，伊力锁格古丽[77]：鳞茎用于久咳气喘[78][24]，肺痈咳嗽[78]，肺热咳嗽，干咳少痰，阴虚劳咳，咳痰带血[77]。

Fuligo Plantae 百草霜(为锅底或烟囱内的黑灰)。【朝药】먹(mok，末克)：用于蛊毒，中恶，血晕，吐血，涂金疮，生肌，止血[86]。【侗药】火木炭，火煨灰：治吐血，呕血，止痛[136]。【蒙药】ᠲᠣᠭᠣ ᠨᠢᠶᠡ ᠬᠣ(Togo nie huo，陶告乜—火)[49]，陶高乃胡沃[56]：烟灰治鼻衄，鼻疮，喉疮[49,56]，外伤出血，赤白带下，泻痢[49]，阴道出血，黑亚玛虫病，白亚玛虫病，梅毒，肠刺痛[56]。【彝药】锅烟子，灶烟煤：治肝炎，黄水疮，感冒，痈疽[10]。

Funaria attenuata (Dicks.) Lindb. 参见 Entosthodon attenuates。

Fumaria officinalis L. 欧烟堇(罂粟科)。【维药】شاتاره هندی(Shtare hendi，夏塔热印地)：全草治梅毒，皮肤瘙痒，粒疮，湿疹，皮癣，大便不通，淋病尿痛[75]。

Fumaria schleicheri Soy. – Will. 兰堇(罂粟科)。【维药】开齐勒地：全草用于头痛脑胀，癣痒，疮疡肿疖[79]。

G

Gagea fedtschenkoana Pasch. 镰叶顶冰花(百合科)。【哈萨克药】鳞茎用于血不养心所致的虚烦不眠，惊悸怔忡[141]。

Galena 方铅矿(硫化物类方铅矿族矿物方铅矿)。【傣药】矿物用于痰气上逆，上盛下虚，气短喘急，瘿瘤，瘰疬，疔毒，恶疮[67,68]。【维药】قورغوشۇن (Qorghushun, 库尔古顺)，مەدەستان (Medestan, 买代斯堂)[75]：用于热性疮疡，严重创伤，颈淋巴结核，痔疮不退，淋病恶疮，疮疡糜烂，关节热痛，早泄，遗精，滑精，多尿，出血，化脓性湿疮，湿疹，伤口不愈，烧伤，疥癣，脚癣，皮肤瘙痒，狐臭，汗斑，皮肤病[75]。【藏药】ནག་ཞ (夏尼)[21,25]：治汞中毒，外伤，白发症，眼病[21]，肾虚喘逆，气不归元，上盛下虚，痰积惊痫，精滑带下[27,31]，痰痫癫狂，吐逆，痰喘危笃[31]；外用治疮毒瘰疬溃疡[31]；治炼后的矿物或自然铅解毒、去腐肉[25]。

Galeola lindleyana (Hook. f. et Thoms.) H. G. Reich. 毛萼山珊瑚(兰科)。【傈僳药】蓄陆保：全草治子宫脱垂，脱肛，神经衰弱，肝炎，疮毒[166]。【苗药】儿落倮果[14]，而罗裸国[13]：根茎治血痢，腹痛，红崩，淋症；外用治小儿阴茎红肿[14]，风湿痹痛[13]。【土家药】天麻笋，假天麻：根茎治高热神昏，惊厥，体虚头晕，风湿腰背疼痛，疔疮肿毒[123]。【瑶药】获表[133][50]，走马风[133]：全株或根茎用于风湿关节痛，偏头痛[133][50]，中风手足不遂[133]。

Galeopsis bifida Boenn. 鼬瓣花(唇形科)。【蒙药】全草治肺虚痨病，骨蒸潮热，咳嗽[51]。【藏药】花、茎、叶、果、全草治肺疾，虫病[27]。

Galinsoga parviflora Cav. 牛膝菊(菊科)。【白药】辣子草，向阳花：全草治扁桃体炎，咽喉炎，急性黄疸型肝炎；全草外用治创伤出血[17]。【傈僳药】辣蓼草，那子俄：茎、叶治扁桃体炎，咽喉疼痛，急慢性黄疸型肝炎[166]。【蒙药】全草治扁桃体炎，咽喉炎，目赤，急性黄疸型肝炎，外伤出血[51]。【怒药】昨米辛：全草治腹胀腹痛，痢疾[165]。【土家药】旱田菊，肥猪苗：全草治扁桃体炎，咽喉炎，风湿麻木，痢疾，急性黄疸型肝炎，外伤出血，疮毒[123]。【佤药】向阳花，铜锤草：全草治扁桃体炎，咽喉炎，急性黄疸型肝炎，外伤出血[168]。

Galium aparine L. var. echinospermum(Wallr.) Cuf. [G. aparine L.] 拉拉藤(茜草科)。【朝药】嘎儿溃登古儿：全草治乳腺癌，食道癌，子宫颈癌；根治肺炎，子宫内膜炎[7]。【藏药】桑恣嘎尔波[7]，ཟངས་རྩི་དཀར་པོ(桑子嘎布)[21,29][363]：全草用于水肿，热淋，痞块，痢疾[7]，疮疖[23,27,29]，外伤出血[29]，胆病，伤口化脓，骨病，脉热，遗精[363]；地上部分治胆病，胆病引起目黄，伤口化脓，骨病及脉热，遗精[21]。【壮药】猪殃殃：全草用于笨浮(水肿)，肉扭(淋证)，阿意咪(痢疾)，林得叮相(跌打损伤)，呗叮(疔疮)，呗农(痈疮)，额哈(毒蛇咬伤)[120]。

Galium aparine var. leiospermum (Wallr.) Guf. 光果拉拉藤(茜草科)。【藏药】桑恣嘎尔波：全草用于水肿，热淋，痞块，痢疾[7]。

Galium aparine var. tenerum(Gren. et Godr.) Rchb. 猪殃殃(茜草科)。【白药】horxqitzix(侯启脂)，fairxqitzix(繁启脂)，houxquilquil zix(侯区区脂)：全草治淋病，尿血，肾炎水肿，咽喉肿痛，肠炎，跌打损伤，血瘀肿痛，疮痈，湿疹[17]。【侗药】Mal piap nanh(骂叭安)，Mal nguk(骂茂)：全草治"宁乜架信播邓"[137]。【傈僳药】摩埃梭：效用同纳西药[14]。【苗药】莴肖窖，拉拉藤：全草治肾积水，泌尿系统感染，急性阑尾炎，热症出血[96,98]。【纳西药】痒猪[17]，杏拉杏三不[14]，猪殃殃[164]：效用同白药[17]，全草治五淋[14]，尿路感染，中耳炎，痈肿疮毒[14,164]，乳腺癌，下颌腺癌，甲状腺肿瘤，子宫颈癌，妇女闭经，急性阑尾炎，感冒，牙龈出血，便血，尿血[164]。【畲药】鸡肠草，芽糖草，软藤六角英：全草治阑尾炎，乳腺癌溃疡，痈疽，跌打损伤[147]。【土家药】拉拉藤：全草治尿路感染，热症出血，感冒，淋症，崩漏带下，跌打损伤，痈肿疔疮，毒蛇咬伤，癌肿，白血病，乳腺炎[124]。【瑶药】feih finx siv dorn（肥心使端），猪殃殃：全草用于感冒发热，水肿痛经，崩漏，尿道炎，血尿，小儿阴茎水肿，痈疮，阑尾炎，牙龈出血，毒蛇咬伤[130]。【藏药】ཟངས་རྩི་དཀར་པོ（sangzigabao，桑仔嘎保）[20]，桑恣嘎尔波[7]：全草用于水肿，热淋，痞块，痢疾[7,20]，跌打损伤，痈肿疔疮，虫蛇咬伤，癌肿，白血病[20]。

Galium asperifolium Wall. 楔叶律（茜草科）。【彝药】根治虚烦蒸热，筋骨疼痛，小便不利，淋浊崩漏，跌扑瘀肿，外伤出血，痈疽疔疮[109]。【藏药】桑子嘎保[29]，奈玛吉卜玛[23]：全草治外伤出血[29]，疮疖[23,29]。

Galium asperuloides Edgew. subsp. hoffmeisteri (Klotzsch) Hara [*G. asperuloides* var. *hoffmeisteri* (Klotzsch) Hand. – Mazz.] 六叶葎（茜草科）。【藏药】加拘玛：根治吐血，衄血，便血，血崩，尿血（炒炭用），月经不调，经闭腹痛，瘀血肿痛，跌打损伤，赤痢；全草治肺炎，肾炎，阴道滴虫病[39]。

Galium baldensiforme Hand. – Mazz. 玉龙拉拉藤（茜草科）。【藏药】ཟངས་རྩི་དཀར་པོ（sangzigabao，桑孜嘎博）：全草治黄疸病，关节炎，肺炎，肾炎，阴道滴虫病，遗精，跌打扭伤，外伤出血，疮疖肿毒；根治肺出血，吐血，衄血，月经不调，经闭腹痛，咳嗽，喑哑[22]。

Galium boreale L. 北方拉拉藤（茜草科）。【哈萨克药】全草治湿热内蕴之风湿疼痛，癌症[141]。【藏药】silagabao（丝拉尕保）：全草治肺炎[29]。

Galium boreale var. ciliatum Nakai 硬毛拉拉藤（茜草科）。【藏药】ཟངས་རྩི་དཀར་པོ（sangzigabo，桑孜嘎博）[22]，岗知嘎保[39]：全草治水肿，热淋，痞块，痢疾，跌打损伤，痈肿疔疮，虫蛇咬伤，癌肿，白血病，热症，眼目发黄[39]；效用同玉龙拉拉藤 G. baldensiforme[22]。

Galium bungei Steudel 四叶律（茜草科）。【侗药】yangh lienx（秧领）：全草治砂淋，走马疳。【畲药】四对开，四棱香草，蛇舌癀：全草治痢疾，

食道炎，尿路感染，小儿疳积，白带，咳血；全草外治蛇头疔[147]。【土家药】岩茜草：全草治产后腹痛，闭经，月经不调[123]。

Galium elegans Wallich. 小红参（茜草科）。【土家药】模台还阳，岩鹅儿肠：全草治尿路感染，赤白带下，痢疾，痈肿，跌打损伤，毒蛇咬伤[124,127]。

Galium trifidum L. 小叶猪殃殃（茜草科）。【土家药】小女儿红：全草治月经不调[123]。

Galium verum L. 蓬子菜（茜草科）。【哈萨克药】تاسپاجاپىراق ، ايمـل جاپـراق (قـزل بـويـاۇ)[140]: 全草治肾炎，疔疮疖肿，急性荨麻疹，皮炎，跌打损伤，妇女血气痛[140]，急性湿疹，痒疹，肝炎，咽喉肿痛[140,142]，毒蚊咬伤[142]。【藏药】座：全草治肺炎，肾炎及阴道滴虫病；根治吐血，衄血，便血，血崩，尿血（炒炭用），月经不调，经闭腹痛，瘀血肿痛，跌打损伤，赤痢[29]。

Gallus gallus domesticus Brisson 家鸡（雉科）《药典》。【阿昌药】鸽少些：鸡内金（胃壁角质内膜）治消化不良，食欲不振，小儿疳积[18]。【布朗药】aer（语儿）：鸡内金和鸡毛治因消化不良引起的胃病[279]。【布依药】介：全体治胸口痛[159][274]；用白公鸡鸡冠血治蜈蚣咬伤[11]。【朝药】오골계（āo gāor gèi，奥高儿给）[9,89]，닭（dàk，哒克）[86]，붉은야생닭（bǔr gēn yǔ sāng，晡儿艮呀嗓哒克）[86]：肉用于安胎，下气，狂邪，安五脏，伤中，消渴[86]，补中，止痛，风寒，湿痹，五缓六急[9,89]；丹雄鸡（羽毛带红色的公鸡）肉治女人崩中漏下，赤白沃，补虚，温中，止血，久伤乏疮，通神，杀毒，辟不祥[86]；血治蹉折骨痛及痿痹[9,89]，鸡冠血治乳难[9,89]；脂肪治耳聋[9,89]；肠治遗溺，小便数不禁，中恶腹痛及蹉折骨痛，乳难[9,89]；卵用于除热，火疮，癇痉[86]，卵白治目热赤痛，除心下伏，止烦满，欬逆，小儿下泄，妇人产难，胞衣不出，黄疸，破大烦热[86]，卵中白皮治久咳结气[86]；胆治目不明，肌疮[86]；心治五邪[86]；肝及左翅毛用于起阴[9,89]；翻羽治血闭[9,89]；鸡屎白治消渴，伤寒，寒热，破石淋及转筋，利小便，止遗溺，癥瘕[9,89]。【达斡尔药】kakraatos：油脂治顽固性风心病，冠心病[64]。【傣药】结呆盖板[64]，盖[63]，结呆盖[62]：鸡内金（胃壁内膜）用于食积胸闷，食欲不振，消化不

良，腹泻，红白痢疾，尿路结石，尿道炎[63,64][31]；粪便上的白色部分用于肩关节周围炎，破伤风，角膜斑痕[67]，鸡血用于小儿惊风，中风病引起的口眼歪斜，目赤流泪，痈疽疮癣；鸡肉用于中盘胃弱，饮食不佳，下痢红白；鸡蛋用于胎动不安，产后水血不足引起的口干口渴，水火烫伤；鸡胆用于百日咳，慢性气管炎，小儿菌痢，痔疮；砂囊的角质内膜用于食积腹胀，不思饮食，腹泻，腹痛，赤白下痢，小便热涩疼痛，尿路结石[62]；脚距（腿后突出像脚趾部分）治口舌生疮，疔疮痈疖脓肿[62]，咽喉肿痛[62,65]，溃疡，喉部炎肿，消炎解毒[65]；鸡内金治腰部痛，麻木僵硬，尿道感染，痢疾[66]；外涂治蜈蚣咬伤[31]。【德昂药】崩牙：效用同阿昌药[18]。【侗药】盖给[135]，枇咬应盖[135,136]，伊安嘎（三江语）[15]：蛋及蛋清治小儿营养不良，暑天胃肠不适，蛋壳治外伤出血，疮疖[135]；鸡内金治扁桃体炎，咽喉炎，消化不良，饮食积滞，小儿疳积[135,136]；鸡肫皮研粉敷治舌头发炎[15]。【东乡药】乌骨鸡：除去内脏的全体治虚劳骨蒸，消渴，脾虚滑泄，崩中带下，妇科因气血俱虚所致的经、带、胎、产等病[10]。【鄂伦春药】乌克安，化石胆，鸡肫皮：鸡内金用于食滞，脘胀，小儿疳积，呕吐泻痢，遗尿，遗精，砂淋诸症[161]。【仡佬药】kai⁵⁵（改，黔中、黔中北、黔西南多洛方言）[162]，仔鸡[128]：全体治血崩，倒睫[162][274]；幼鸡加岩白菜炖服治肾虚[128]。【哈尼药】鸡内金，Aqha（阿哈），鸡肫皮：鸡内金治肛裂成疮，消化不良症[143]。【基诺药】鸭雌纳阿膏（砂囊的角质内壁）[163]，鸦乌（蛋）[10]：治胃肠炎，腹泻，小儿消化不良；治小儿蛔虫症，小儿急惊风[10,163]。【景颇药】woqmyit：效用同阿昌药[18]。【毛南药】kai⁵（改）[156]，达街，省街（环江语）[15]：鸡内金治胸腹胀满，食积不消，嗳气腹鸣，反复呕吐，胃溃疡，腹泻，小便不利，遗精[156]；鸡毛水煎洗身治皮肤过敏；鸡肫皮治消化不良[15]。【苗药】Git Gheib（更给，贵州黔东南），Ghet ghaib（给唉，贵州毕节）[91,95]，家鸡[274]：蛋治热病烦闷，燥咳声哑，目赤咽痛，胎动不安，产后口渴，小儿疳积，疟疾，烫伤，皮炎[91]；急性胃痛[95]；鸡蛋治急性胃痛[274]。【纳西药】鸡内金治消化不良，脘腹胀满，慢性肠炎，腹泻，小儿疳积，小儿遗尿[164]。【羌药】jiujv（九

居），居禾迪（鸡胆）[167]，吉哈力（鸡骨髓）[10]：胆治百日咳[10,167]；胆汁外敷治无名肿毒，疮疡[167]。【水药】大该，鸡肫皮[10,157,158]，家鸡[274]：鸡内金、胆汁治消化不良，咳嗽，百日咳[10,157,158]；鸡内金治消化不良；鸡胆治咳嗽，百日咳[274]。【土药】头狗尼各（胆），地尕（鸡蛋）：胆治小儿咳嗽；蛋治慢性气管炎[10]。【土家药】鸡内金[123]，鸡苦胆[125]，扎[10]：鸡内金治食积疳积，脾虚腹泻，慢性肠炎，泌尿系统结石，遗尿，遗精，反胃呕吐，消渴，腹胀不饥[123]，食积，反胃，水泻，嗳气[10,126]；胆汁治喉咙肿痛，黄疸病，小儿百日咳，皮肤瘙痒；鸡内金治走胎，膈食不消，结石[125]；鸡蛋黄文火烤去油后治胃及十二指肠溃疡，蛋黄油外涂治婴儿湿疹，瘘管及瘰病溃后长期不愈[47]；鸡内金治消化不良，食积腹胀，小儿疳积，胃癌，肠癌，胰腺癌[52]。【佤药】鸡内金治反胃吐食；蛋白膜（孵化小鸡时收集蛋壳内的白膜）养阴消肺；鸡胆治白日咳；鸡肝治夜盲症[168]。【维药】توخۇ يېغى（Tohu yeghi，托伏也合），توخۇم سېرىقى（Tuxum seriqi，吐胡米色日合）[75]，托伏[77]：鸡内金用于胃虚食积，食欲不振，腹泻尿多；油脂用于肤燥皲裂，硬皮病，脱皮肤痒，头癣，脚癣，白癜风，忧郁症；蛋白用于喉燥声哑，骨骼外伤，烧伤烫伤，腹泻痢疾，发热发烧，红眼病，毒虫叮伤；蛋壳用于疮疡糜烂，湿疮，出血，黑斑，眼疾；蛋黄用于体虚阳痿，血虚精少，小儿腹泻，烧伤，脱发[75]；全体治食积不消，小儿疳积，遗尿，遗精；鸡油用于皮肤皲裂，硬皮病，脱皮肤痒，头癣，脚癣，烧伤烫伤，白癜风，忧郁症[77]。【瑶药】给，给赖（都安语）[15]，oh gieqv jai（夹松滞）[131]：鸡毛水煎洗身治羊毛痧；小雄鸡剖肚敷患处，24小时后改敷生盐治骨折[15]；乌骨鸡的肉和全体治虚损诸病，妇女崩中带下，遗精，消渴和久痢[131]。【彝药】耶[9,101,102]：肝用于肝虚目暗，肾虚腰疼，小儿羸弱，肢骨折[109]；全体治体乏困倦，外伤，骨折，目赤喉闭，疮疡，痢疾，食积不化，诸虚劳损[9]；肉治骨折损伤，刀枪伤，漆疮，体虚，咳嗽日久，胸痛，消瘦，肠胃有病，生育过多欲止，脚手敨断[101,102,107]，产后虚弱，疟疾，咳嗽[101,102]；鸡胆治老幼久咳，暴发火眼，喉闭失音；鸡骨治烧伤[101,102,107]，烫伤，牛马背上磨烂，

生疮，肿溃，治膈食不化[101,102]；胆治久咳失音，目赤喉闭；鸡油主烫火伤，漆疮，目痛，风湿痛；鸡血治疮疡溃烂，膈食不化；鸡肠治消瘦；鸡肫治胃痛，腹胀，食滞，小儿疳积，大人反胃呕吐泛酸胃部疾患；鸡肾治风疹；鸡蛋治肺，肝，胃，肾等各部疾患，以及妇女胎产，疮肿，烫火伤，泻痢，虚劳，目疾；鸡毛治菌毒，亦敷疮疡[107]；肫用治胃病，腹胀，食滞，小儿厌食；卵治肺肝肾胃各部疾病，妇女胎产，疮肿，痢疾，虚损，目疾，烧伤烫伤，劳累过度，心悸，头昏眼花，相思病，惊风，周身疼痛，烫伤，黄水疮，急性肝炎，睾丸肿痛，月经淋漓不尽，难产，蛔虫，胆囊治暴发火眼，目赤肿痛，声音嘶哑，蜈蚣咬伤，毛虫叮伤，咳嗽久日不愈，小儿久咳不止[101,102]。【裕固药】鸡蛋黄油：蛋黄煮熟炼出的油治化脓性中耳炎[10]。【藏药】庆木夏[23]，qimuxiacai(奇木夏才)[22]：肉治肾寒病，久病体虚，病后体弱；脑治阳痿；雄鸡肉垂血治妇女经血；肝治各种肝病；翅烤焦治肺病；后趾治子宫疾病，妇血症(胎病血满病)；蛋内膜(凤凰衣)治眼病；蛋治肾阳不足，疮疡；粪熬膏治眼病[23]；公鸡全鸡治骨折；公鸡肉治肾寒病；黑鸡肉治食物中毒；家鸡肉治久病体虚，病后体弱无力；鸡肠治小儿遗尿；鸡内金治消化不良，反胃呕吐，痢疾；黑鸡蛋黄治诸疮；鸡蛋清治胬肉，创伤[22]；公鸡脚后趾治子宫病，妇科血症；睾丸治阳痿，遗精；羽翎(灰)治肺病；蛋能补精；蛋黄治胬肉，创伤；蛋白能明目；粪(煅)能排脓[34]；除去内脏的全体用于虚劳瘦弱，中虚胃滞，泄泻下痢，小便频数，崩漏带下，产后乳少，遗精，消渴[30]。【壮药】鸡蛋浸尿灰治支气管哮喘[15]。

Gangue 煤矸石。【藏药】suoduo(索多)：原矿物用于愈疮，干黄水[25]。

Ganoderma applanatum (Pers. ex Wallr) Pat. 树舌(多孔菌科)。【哈萨克药】اق تەرەك قۇى：子实体治肝炎，咽喉炎，食管癌，鼻咽癌[140]。【傈僳药】树舌，米其果：子实体用于抗疲劳，增强机体的免疫功能，改进睡眠质量[286]。【纳西药】裂蹄：干燥子实体用于咽喉炎，食管癌，鼻咽癌[164]。【水药】尕楠：子实体煎水内服，或炖猪心内服，效用同纳西药[158]。【藏药】树耳朵：子实体用于抗癌[36]。

Ganoderma duropora Lloyd 硬孔灵芝(多孔菌科)。【畲药】灵芝：子实体治毒菇中毒，失眠，中暑；子实体研粉外撒患处治外伤感染[148]。

Ganoderma lucidum(Leyss. ex Fr.) Karst. 赤芝(多孔菌科)《药典》。【阿昌药】Maoni (毛呢)[8,18]：子实体治头晕，失眠，神经衰弱，高血压，血胆固醇过高，肝炎[8,18]。【布依药】热狼：子实体治脱肛[159]。【朝药】령지초(liengjichao, 利鞯茅抄)，불로초(buerlaochao, 不尔老抄)[8,83]，灵芝[9,89]：子实体治神经痛，身体衰弱，动脉硬化[8,9,83,89]，头晕，失眠，神经衰弱，高血压，肝炎，慢性支气管炎，哮喘，风湿性关节炎，鼻炎[9,89]。【傣药】灵芝，菌灵芝：子实体治神经衰弱，冠心病，血胆固醇过高症，肝炎[271]。【德昂药】Diguozhong(地果众)[8,18]：效用同阿昌药[8,18]。【侗药】腊丁挂亚[135,138]，延年菌[98]，灵芝草[136]：子实体治胃痛，气喘，体虚[135,138]；子实体治虚劳，气喘，神经衰弱[98]；皮治神经衰弱，失眠多梦，眩晕[136]。【鄂伦春药】灵芝草，木灵芝，赤芝：效用同紫芝 G. sinense[161]。【哈尼药】Keeqmo haolpavq (kemohaoba, 克莫蒿巴)[8]，阿烘喇拿[145]：子实体治风湿性心脏病，菌子中毒[8]，头晕，失眠[8,145]，高血压，慢性支气管炎，矽肺[145]。【景颇药】natmauchi：效用同阿昌药[18]。【基诺药】Mulumaka (母鲁母卡)[10,163]：子实体治高血压，肝炎[8,163]；子实体泡酒治风湿性关节炎，全身疼痛[163]，尿路感染，肾炎，阑尾炎，慢性肺炎，肠炎，腹泻，白带过多[10]。【拉祜药】灵芝菌：子实体治神经衰弱，头晕失眠，消化不良，高血压，冠心病，血胆固醇过高，肝炎，慢性支气管炎，哮喘，矽肺，风湿性关节炎[10]。【傈僳药】米其果[8,166]：子实体治胃痛，神经衰弱，慢性气管炎，解菌毒[8,166]。【满药】ᠰᠠᠪᡳᠨ ᠠᠰᡥᠠᠨ(sabin' ashen, 炳阿参)[8]，沙炳阿参[39]：子实体治冠心病，气管炎，支气管哮喘[8][39]。【苗药】Jib det lul(基倒陆，贵州黔东南)，Jenb lait(敬奶，贵州毕节)，灵芝[8,91,95]：子实体治虚劳，心悸，失眠，头晕，神疲乏力，久咳气喘，冠心病，矽肺，肿瘤[91]，乳腺炎，积年胃痛[8,95]。【畲药】子实体治高血脂[146]。【水药】岸当[8,10,157,158]，赤芝，木灵芝[157,158]：全株治神经衰弱，慢性肝炎[8,10,157,158]。【土家药】tu²xi¹yao⁴(土西药)，菌灵

芝，灵芝草[123,128]：子实体治虚劳，咳嗽，气喘，神经衰弱，头晕，失眠，消化不良，高血压[123,128]，体虚气弱，对口疮[125]，肝炎，慢性支气管炎，神经衰弱，延年益寿[8]。【瑶药】naangh giev jiou（囊己交），灵芝菌：子实体用于高血压，冠心病，神经衰弱，头晕失眠，白细胞减少症，肝炎，慢性气管炎，气喘，消化不良，风湿性关节炎[130]。【彝药】田田（hmupnuop，穆诺），田米跟（lipzhyhmu，历芝姆），百阳赤年（bbop'tepggupsse，檗嚘特固惹）[8]：子实体治睾丸肿痛，前列腺炎[8]，刀伤，酒醉不醒人事，睾丸肿痛，透头风痛[101,104]。【藏药】过夏塞布[24]：子实体治神经衰弱，胃痛，慢性支气管炎[24]。【壮药】Yaetndangh（艳当）[180]，Gyopmei，灵芝草，菌灵芝[118]：子实体治年闹诺（失眠），墨病（哮喘），冠心病，慢性肝炎[118,180]，兰奔（眩晕），血压嗓（高血压），埃病（咳嗽），矽肋[180]，神经衰弱，久咳气喘，心悸，慢性气管炎，风湿性关节炎，肿瘤[118]。

Ganoderma neo - japonicum Imazeki 黑紫灵芝（多孔菌科）。【白药】灵芝，灵芝草：子实体治头晕，失眠，肺虚咳嗽，神经衰弱，支气管炎，消化不良[17]。

Ganoderma sinense Zhao. Xu et Zhang [G. japonicum（Fr.）Lloyd.] 紫芝（多孔菌科）《药典》。【侗药】Lac dinl guas（腊丁桂）[135,138]：全草治胃痛，气喘，体虚[135,138]。【鄂伦春药】灵芝草，木灵芝，赤芝：子实体用于气虚血少，脾胃虚弱，食欲不振，神疲乏力，便溏，肝肾不足，腰酸目眩，心脾两虚，肺虚气弱，咳喘不已[161]。【哈尼药】Keeqmo haolpavq（克莫蒿巴），菌灵芝，紫芝：子实体治神经衰弱，头晕失眠，风湿性心脏病，菌子中毒[143]。【满药】沙炳阿参：子实体泡酒或研末服用，治冠心病，气管炎，支气管哮喘症[11]。【毛南药】灵芝草，nɲa³ xiɛn³：子实体治头晕，失眠，高血压，冠心病，胆固醇过高，慢性支气管炎，哮喘，矽肺，风湿性关节炎[156]。【苗药】效用同灵芝 G. lucidum[95,98]。【纳西药】灵芝菌：子实体用于神经衰弱，高血压，血胆固醇过高，肝炎，风湿性关节炎，鼻炎，过敏性哮喘[164]。【彝药】诺色姆[101]：子实体用于睾丸肿痛，前列腺炎[109]，效用同赤芝 G. lucidum[101]。【藏药】

guoxiamobu（过夏莫布）：子实体治神经衰弱，失眠，高血压，头晕目眩，肝炎，气管炎，风寒痹痛[24]。【壮药】效用同灵芝 G. wcidum[180]。

Ganoderma tsugae Murrill 铁杉灵芝（多孔菌科）。【哈萨克药】ﻢﺮﮔﯾﺎ：子实体治头晕，失眠，神经衰弱，高血压，冠心病，血胆固醇过高，肝炎，慢性支气管炎，哮喘，矽肺，风湿性关节炎；子实体外用治鼻炎[140]。

Garcinia cowa Roxb. 云树（藤黄科）。【傣药】果木榜，格哈篙（西傣）：茎、叶外用于蚂蝗入鼻[13]。

Garcinia multiflora Champ. ex Benth. 木竹子（藤黄科）。【傈僳药】四兰神：树皮治肠炎，小儿消化不良，胃、十二指肠溃疡，牙痛[166]。【黎药】山竹子：树皮用于活血，止痛，解毒，生肌，凉血[212]。【畲药】多花山竹子[148]：果核治咳嗽[148,55]，咽痒剧咳，外伤性急性结膜炎；根治风湿性关节炎，小儿疳积[148]。

Garcinia paucinervis Chun et F. C. How 金丝李（藤黄科）。【瑶药】Suimian（碎棉）（金秀语）：根治胃痛[15]。【壮药】Meiludu（美卢敦）（上思语）：树皮、枝、叶外用治烧烫伤[15]。

Garcinia xanthochymus Hook. f. ex T. Anderson [G. tinctoria（DC.）Dunn] 大叶藤黄（藤黄科）。【傣药】戈吗拉[9,74]，埋麻拉[63]，锅麻拉[9,13,14,62,65,72]：茎、叶之浆汁，或茎皮、种子用于蚂蝗（水蛭）入鼻，高热惊厥，头昏目眩[9,13,14,62,63,64,74]，食物中毒，腹泻呕吐[9,13,14,62,65,71]；树皮、茎叶、种子、茎皮治四肢抽搐，误食禁忌或不洁之物引起的恶心呕吐，冷汗淋漓[63,64]；鲜茎叶浆汁、茎皮和种子内服驱虫[13,364]；茎、叶、浆汁、茎皮和种子用于清火退热，解食物中毒[364]。【哈尼药】人面果：全株治糖尿病[875]。

Gardenia jasminoides Ellis 栀子（茜草科）《药典》《部蒙标》。【阿昌药】胆熊墨，平胆：果实治热病高烧，实火牙痛，口舌生疮，肝炎，蚕豆黄，风火牙痛[18]。【白药】山栀子，黄栀子，红栀子：果实治热病高烧，心烦不眠，实火牙痛，口舌生疮，吐血，疮疡肿毒[17]。【布依药】勒音：果实治肝炎[159]。【傣药】麻背哈（德傣）[14]，哥萝算龙（西傣），骂背哈（德傣）[13]：根配猪宗草治乳样尿[14]；果实用于热病虚烦不眠，黄疸，五淋，消渴，目赤，吐血，衄血，血痢，便血，热毒疮疡；花用于肺热咳嗽，痰多；外用于鼻血不止（焙末吹鼻中）[13]。【德昂药】别掌布热：效用同阿昌药[18]。【侗药】Lagx ngoc（朗萋老萋），[137]，辣蛾，朗罗[15]：果实及根治耿并焙（火牙），命刀（扭伤）[137]；根治黄疸型肝炎；炒炭治月经过多，吐血，血崩，鼻衄，跌打肿痛[15]；果实治口腔炎，咽喉炎[51]，湿病，热郁心胸，心烦胸闷，睡眠不安，黄疸，痢疾[135,136]。【景颇药】Bopyu shine：效用同阿昌药[18]。【京药】他混混：根治黄疸型肝炎[15]。【傈僳药】恒贼神：果实治热病高烧，心烦不眠，实火牙痛，口舌生疮[166]。【黎药】雅丹屯，山枝子，黄栀子：鲜根或果实水煎，调食盐服，治风火牙痛；果实研粉，调酒或凡士林涂患处，治扭伤肿痛[153]。【毛南药】ʔnoŋ33 la33 wɣɔ33（聋拉屙）[155]，黄栀子，lak8 kei3（勒介）[156]：果实治血崩[155]；根治黄疸型肝炎[15,156]，感冒高烧，菌痢，肾炎水肿，血尿；炒炭治月经过多，吐血，血崩，鼻衄[15]；果磨粉外敷治乳腺炎，疮疡肿毒[156]。【苗药】Zend lel（真陆，贵州黔南）[91]，黄栀子[267]：果实治心烦，目赤，湿热黄疸，淋证，吐血，血痢，尿血，口舌生疮，疮疡肿毒，扭伤肿痛[91]，用于泻火除烦，清热利尿，凉血解毒[267]。【蒙药】ᠵᠢᠵᠢᠭ ᠵᠢᠷᠤᠷᠠ（Jijig zhurura，吉吉格－朱如拉）[43]，ᠲᠣᠮ ᠵᠢᠷᠤᠷᠠ（Tom zhurura，陶木－朱如拉）[3]，珠如日[47]：果实（山栀子）治血热，肝热，血热性头痛，血"希日"引起的眼疾，黄疸，肾热，膀胱热，身热口渴，"巴达干希日"病，瘟疫[3,43]，血热，急性肝炎，身热烦渴，眼结膜炎，口舌生疮，疮疡肿毒[47]，面目发黄，脏器"希日"病，骚热，尿频，体虚，少精，遗精，消渴病，"希日"引起的诸眼疾[56]。【苗药】Zend lel（真陆，贵州黔南）[91,95]，杜嘴路[15]：果实治心烦，目赤，湿热黄疸，淋证，吐血，血痢，尿血，口舌生疮，疮疡肿毒，扭伤肿痛[91]；根治黄疸型肝炎；炒炭治月经过多，吐血，血崩，鼻衄[15]；果实治扭伤血肿，热经引起的全身发黄[95]，外伤血肿，黄疸[92]；果实及根治扭伤，怕冷高热[95,96,98]，热病，虚烦不眠，跌打扭伤[96,98]。【仫佬药】根炒炭治跌打肿痛[15]。【纳西药】山栀子：果实用于黄疸型急性肝炎，伤风，肺有实痰、实火，肺热咳嗽，鼻血不止，感冒高热，赤白痢，

米汤样尿，尿淋，血淋，口疮，咽喉中塞痛，食不得，目赤，疮疡肿痛[164]。【畲药】黄基，黄金染[147]，山里黄根[146][227]：果实、根治热病心烦，目赤热痛，吐血衄血，血痢下血，黄疸，淋病，消渴[147]，咽喉肿痛，风火牙痛[55]；根用于清热，凉血，解毒[149][227]，疮疖，肝炎，肝硬化腹水，黄风，黑风，红风，牙痛[146]；果实治心火失眠，咽喉肿痛，小儿惊风，皮肤化脓性感染[148]。【水药】女乐，黄栀子[157,158]：果实治黄疸[10,157,158]。【土家药】bu4 li4 wang1 ga1 la1（布利黄嘎那）[124]，黄珠子[125]：果实治热病心烦，黄疸，吐血，衄血，尿血，口舌生疮，眼结膜炎，疮疡肿毒，跌打损伤，头痛，小便黄赤[124]，眼皮肿痛，风气骨节痛，眼黄，皮肤黄，尿黄[125]，火热症，血热出血症，黄疸症，扭伤肿痛[128]。【维药】栀子：果实用于热病虚烦，湿热黄疸，消渴咽干，血痢血尿，热毒疮疖，口舌生疮[78]。【瑶药】横龙[15]，wianghlongz biouv（阳龙表），山枝子[130]：全株治黄疸型肝炎，感冒发热[15,130]；根、成熟果实或全株用于胆囊炎，出血症，口舌生疮，肾炎水肿，小儿高烧，痈疮肿毒，扭伤肿痛[130]。【壮药】Faenzgaehhenj（粉给现）[180]，木丹[118]，棵汪梗，勒黄开[15]：果实治能蚌（黄疸），白冻（泄泻），火眼（急性结膜炎），呗农（痈疮），巧尹（头痛），肉扭（尿路感染），渗裂（吐血，衄血，血痢，尿血）[118,180]，发得（发热），笨浮（水肿），血压嗓（高血压），口疮（口腔溃疡），邦印（痛症）[180]，热病心烦，扭伤肿痛[118]；根炒炭治月经过多，吐血，血崩，鼻衄，大便下血[15]。【台少药】Ramuurun（Bunun，族施武群），Ramyaru（Bunun，族施武群）：叶二、三枚重复地贴于头部治头痛[169]。

Gardenia jasminoides var. fortuneana (Lindley) H. Hara 白蟾（茜草科）。【哈尼药】栀子：全草治肝炎[797]。【蒙药】朱如拉：果实治血热，黄疸，急性结膜炎，肾热，膀胱热，血热头痛，口渴[365]。【畲药】栀子根：根治急性肝炎和黄疸型肝炎[338]。

Gardenia jasminoides var. grandiflora Nakai 水栀子（茜草科）。【哈尼药】栀子：全株治肝炎[797]。【蒙药】ᠲᠣᠮ ᠵᠢᠷᠤᠷᠠ（tom zhurura；陶木－朱如拉）：果实（水栀子）治血热，肝热，血热头痛，急性结膜炎，黄疸，肾热，膀胱热，口

渴[3][365]。【畲药】栀子根：根治急性肝炎和黄疸型肝炎[338]。

Gardneria multiflora Makino 蓬莱葛（马钱科）。【傣药】蓬莱葛，广蒿修（西傣）：藤茎用于药食中毒，虫蛇咬伤，疔疮斑疹，湿疹，疱疹，伤痛，痹痛[60][366]。

Garuga pinnata Roxb. 羽叶白头树（橄榄科）。【傣药】埋航[9,62,65,72]：叶、树皮、心材用于水火烫伤，皮肤瘙痒，斑疹，疥癣，湿疹，疔疮痈疖脓肿，腰痛[62]；树皮治烧伤，疮疡溃烂，过敏性皮炎[9,65,72]；茎、皮、叶鲜品煎水搽洗治过敏性皮炎，烧伤，疮疡溃烂[9,13,14,71]。

Gastrodia elata Bl. 天麻（兰科）《药典》。【阿昌药】毛泽儿：块茎治高血压，眩晕，失眠，头疼，小儿惊厥[18]。【白药】天麻，赤箭，明天麻：块茎治高血压，眩晕，头痛[17]。【德昂药】天麻：效用同阿昌药[18]。【侗药】天麻，水洋芽[135,138]：块茎治头痛，头晕，肢体麻木，高血压，小儿惊厥，风湿瘫痪[135,136,138]。【东乡药】天麻：块茎治偏头痛[10]。【仡佬药】wei⁵³ wə¹³（威外，黔中方言），wei⁵³ wə¹³（威外黔，西南多洛方言），wo⁵³ lei³¹（寞勒，黔西南阿欧方言）[162]：块茎温酒吞服治胃、头痛[162]；【哈尼药】天麻：块茎治胃病[145]；【景颇药】uwunchi：效用同阿昌药[18]。【傈僳药】挂补门：块茎治眩晕眼黑，头风头痛，肢体麻木，半身不遂，语言謇涩，小儿惊痫动风[166]。【毛南药】ŋoŋ³³ bu³⁵ noŋ²⁴（聋补弄）：块茎治头痛，胃痛[155]。【蒙药】乌兰-索莫，东布额[47]，闹海音-好日嘎[51]：块茎治高血压，头痛，眩晕，惊痫抽搐，中风[47,51]，肢体麻木，耳源性眩晕[47]，口眼歪斜，半身不遂，小儿惊风破伤风，风湿痹病，肢体麻木[51]。【苗药】Yangf wid vud（洋芋有，贵州黔南）[91]，Ghok wouf hind（高立日）[95]，赤箭[94,97]：块茎治急慢惊风，抽搐拘挛，破伤风，眩晕，头痛，半身不遂，肢麻，风湿痹痛[91]；块茎治头晕，胃痛，头晕欲倒，偏正头痛[95]，小儿慢惊风，头昏目眩，偏正痛[96]，急慢惊风，抽搐拘挛，破伤风，高血压，头痛眩晕，肢体麻木，小儿惊风[94,97]；茎治高血压，头痛眩晕，口眼歪斜[98]。【纳西药】块茎用于神经衰弱，偏头痛，肢体麻木，口眼歪斜，头晕眼黑，言语不利，小儿惊风癫痫，肢体麻木，半身不遂[164]。

【怒药】昌开，水洋芋：块茎治头晕，风湿麻木[165]。【羌药】Geabarres（格巴热思），木都德日斯，别苦思桂[10,167]：块茎治头痛目眩，头晕，眼花，风寒湿痹，小儿惊风，中风[10,167]。【土家药】xi¹lou¹ga¹tai¹（席鲁嘎太），定风草，自动草[123]：块茎治头痛眩晕，肢体麻木，小儿惊风，半身不遂，癫痫抽搐，口眼歪斜，破伤风症[123]，手脚抽筋，脑风头眩，风气病，偏正头痛[128]。【瑶药】赤箭：块茎、茎叶用于高血压，眩晕，头痛，口眼歪斜，肢体麻木，小儿惊厥，疮疖肿痛[133]。【藏药】dongpeng（冬彭），remuxiaqia（热木夏千）[22,34]，洞朋[40]：块茎治头晕目眩，高血压，神经衰弱[22,27]，小儿惊风[22,34]，僵直，止痛[27]，眩晕眼黑，头痛（高血压及脑震荡后遗症）[32,34,40]，癫痫[22,27,34,40]，高血压，口眼歪斜，肢体麻木，小儿惊厥，年老体弱，痛风，神志不清，筋病[32]，"龙"病，小儿惊风[40]。

Gaultheria fragrantissima Wall. ［**G. forrestii Diels**］芳香白珠（杜鹃花科）。【哈尼药】爬拍，地檀香[14]，草果果尼[13]：全株治肺结核，内出血[13,14]。【傈僳药】念北勒：根治风湿瘫痪，冻疮[166]。

Gaultheria hookeri C. B. Clarke 红粉白珠（杜鹃花科）。【哈尼药】Paqpol hhoqsil（爬坡鹅思）[13,145]：嫩枝及叶用于驱风止痒[145]，皮肤瘙痒[13]。

Gaultheria leucocarpa Bl. var. crenulata（Kurz）T. Z. Hsu 毛滇白珠（杜鹃花科）。【白药】儿格列撒几[5]，大透骨消，地檀香[17]：全株或根用于风湿肿痛，跌打损伤，闭经，湿疹[5,13]；茎、叶治风寒湿痹，关节炎，湿疹，瘙痒症[17]。【侗药】Meix demh miuus（美登埋）[137]，满山香，野鸡凉[5]：全株治"宾耿腌老"（骨节肿大），风湿骨痛[137]，根治风湿[5]；茎叶治阿米巴痢疾[10]。【哈尼药】墨来没[13]，雪尼细水，咪甲重各[14]：全株用于肾结石[13,14]，闭经，痛经，产后腹痛[13]；根治闭经，痛经产后腹痛；鲜品捣敷太阳穴治头痛，风湿骨痛，跌打劳伤，坐骨神经痛[14]；根、全株治风湿性关节炎，脉管炎，牙痛，湿疹，闭经，痛经，产后腹痛[143]。【傈僳药】叉倍泪[5,13,14]：全株外用于风湿[5,13]；根治疟疾[14]。【苗药】Det zend kongt（斗整空，贵州黔南）[91]，冬莲[5,13]，老虎尿[5]：全株或根治风湿痹痛，胃寒疼痛，跌打损伤，咳嗽多痰[91]；根治急慢性前列腺炎，跌打肿痛，风湿性关节炎，胃痛，慢性支气管炎[5,13]，风湿病，跌打疼痛，水臌病，无名肿毒[95]，疟疾[14]；茎叶用于尿闭，组织扭伤，瘀肿疼痛[5,13]；全株治尿闭，急性肠炎，痧病[15]。【纳西药】透固哈[13]，阿路狮，阿涉买儒[17]：效用同白药[13]；茎、叶治风寒湿痹，关节炎，湿疹，瘙痒症[17]；全株治风寒骨痛[5]。【水药】塞蒿：根治风湿疼痛，跌打损伤，闭经；茎叶治皮肤湿疹[5]。【瑶药】金钗（桂平语）[15]，瑶婆约，金钗[5]：全株治急性肠炎，痧病；外洗搽治风湿痹痛[15]；根或全株治月经不调，子宫冷，不孕症，风湿性关节炎[5]，用于胃肠炎，风湿病，产后风瘫[6]。【彝药】申尼鲁[13]，借麦凶[103,111]：全株用于周身疼痛，劳伤腰痛，风湿关节痛[13,103,111]，风寒感冒[13,103]，妇女产后体痛，寒热不调[17]，胃寒疼痛，风湿痹痛，瘀血肿痛，创伤出血，肛肠脱垂[109]，跌打损伤[14,109,111][35]，水臌，牙痛[111]，感冒，喉痛，胸闷，气胀，阳痿，月经过多，小儿高热，蛇咬伤[9]；全株煎水洗治湿疹，痛经，产后腹痛[14]，风湿疼痛，闭经[35]，湿疹[111][35]，风湿偏瘫，感冒咳喘，血瘀腹痛，疯狗咬伤[90]；根、果实或全草治咳嗽，小儿水痘，风湿性关节疼痛，风湿麻木，偏瘫，产妇血瘀疼痛，跌打伤痛，疮疡溃烂，腹胀，小儿伤食，疯狗咬伤[105]；根治闭经[14]。【壮药】满山香（桂平语）[15]，狼安毒：叶捣烂醋炒敷患处治落枕[15]；全株治风湿麻木，感冒，外伤疼痛及坐骨神经痛[5]。

Gaultheria leucocarpa var. cumingana (Vedel) T. Z. Hsu 白珠树（杜鹃花科）。【瑶药】下山虎：效用同滇白珠 G. leucocarpa var. yunnanensis[132]。

Gaultheria leucocarpa var. yunnanensis (Franch.) T. Z. Hsu et R. C. Fang [*G. yunnanensis* (Franch.) Rehd.] 滇白珠（杜鹃花科）。【布依药】那近短：全株或根治骨质增生[159]。【侗药】梅登埋[139]，美登屑[135]，美登埋[137]：茎叶治阿米巴痢疾及过敏性皮炎[139]；茎、叶、果治风湿性关节痛，牙痛，胃痛[135]；全株治宾耿腌老（骨节肿大），风湿骨痛[137]；根治风湿病[5]。【苗药】都透松[94,96]，斗整空[94,96]，冬莲[13]：根治风湿痹痛，跌打损伤[13,94][600,601]，胃寒疼痛[94]，急慢性前列腺炎[13]；全株治筋骨肿痛，风湿骨痛，跌打伤

痛[94,96][600,601]，胃寒疼痛[94]。【纳西药】滇白珠：全株或根治风湿痹痛，风寒感冒，湿疹，水臌，痨伤出血，风湿性关节炎，跌打损伤，闭经[164]；茎叶治关节炎，湿疹[600,601]。【水药】滇白珠：根治风湿疼痛；茎、叶治皮肤湿疹[600,601]。【瑶药】瑶婆药[132,134]，下山虎（njiec gemh ndomh maauh，也梗懂卯），满山香[132]：茎叶或全株治消化不良，食欲不振，胃寒肠炎，急性肠炎，痧气，风湿或类风湿性关节炎，产后风瘫，尿闭，跌打损伤[132]，感冒咳嗽，头痛，呕吐[134]；根或全株治风湿，跌打伤痛[600,601]。【彝药】借麦凶[101,102]：效用同瑶药[600,601]，全株治风湿关节痛，手足麻木疼痛，腹泻带血，妇人经闭腹痛，风寒感冒，劳伤腰痛[101,102]。【壮药】Gohombo（棵函博），满山香：地上部分治发旺（痹病），胴尹（胃痛属寒者），扭像（扭挫伤），埃病（咳嗽）[180]。

Gaultheria semi – infera (C. B. Clarke) Airy Shaw 五雄白珠（杜鹃花科）。【哈尼药】Halsol solssaq，哈索索让[13,145]：根外用治风疹，荨麻疹[13]，皮肤瘙痒[13,145]。

Gaultheria trichophylla Royle 刺毛白珠（云南白珠树）（杜鹃花科）。【侗药】滇白珠，美登屑：全株治风湿性关节肿痛，跌打损伤，牙痛，胃痛[231]。【苗药】滇白珠，斗整空：全株治风湿疼痛，关节肿胀[231]。

Gazella subgutturosa Guldenstaedt 鹅喉羚（牛科）。【蒙药】ᠵᡝᠭᡝᠷᡝᠨ ᠤ ᠡᠪᡝᠷ（Sult guresen eber，苏古勒图 – 古热森 – 额布热）：角治肺热，毒热，难产，胎盘不下，血痞，血瘀症，热泻[45,46]。【藏药】雄体的角用于高热惊痛，湿热病，高血压，中风，小儿惊风[30]。

Geastrum hygrometricum Pers 硬皮地星（地星科）。【畲药】山蟹，黑耳：子实体治外伤出血，胃肠道出血[146]。

Geastrum triplex (Jungh.) Ficher. 尖顶地星（地星科）。【藏药】zageimaida（查给麦达）[24]：子实体治感冒咳嗽，消化道出血，外伤出血，感冒咳嗽[24]。

Gekko chinensis Gray 中国壁虎（壁虎科）。【阿昌药】罗：治中风瘫痪，风湿性关节炎，骨髓炎，淋巴结核[18]。【傣药】绵折根[66]：全体用治各种麻风[65,66]。【德昂药】阿布疗：效用同阿昌

药[18]。【景颇药】守宫，byishup：效用同阿昌药[18]。【满药】猫瑞梅赫：活体放入打破生鸡蛋的小孔中，将孔用纸封闭后烤熟食，治小儿疳症[39]。【佤药】小四脚蛇，蝎虎：全体治扁桃体炎，疮疖[168]。

Gekko japonicus(Dumeril et Bibron) 多疣壁虎(壁虎科)。【水药】虽稀：全体治风瘫[10]。

Gekko subpalmatus Guenther 蹼趾壁虎(壁虎科)。【傣药】效用同无蹼壁虎 G. swinhonis。【仡佬药】爬壁虎：全体泡酒外涂治蜈蚣咬伤[128]。【土家药】壁虎，守宫[52]，爬壁虎[124]：治中风瘫痪，瘰疬，恶疮，肺癌[52]；全体治破伤风，疳积，下痢，子宫瘤，厉风痛，惊风，癫痫，风湿性关节炎，淋巴结结核，肿瘤，小儿下肢麻痹[124]。

Gekko swinhonis Guenther 无蹼壁虎(壁虎科)。【傣药】缅摘很：全体用于中风瘫痪，肢体关节肿痛，风痰惊厥，瘰疬恶疮[63]。

Gekko gecko Liwnaeus 大壁虎(壁虎科)《药典》。【阿昌药】乌齐阿麦：治支气管哮喘，肺结核，咳嗽，性神经衰弱[18]。【傣药】打朵[63]，miao ji hen(蛤蚧)[31]：补肺补肾，益精补血[65]；外用治肿毒，麻风病[31]；全体用于肺结核，风湿病引起的肢体关节疼痛，跌打损伤，性功能减退引起的阳痿遗精，咳嗽哮喘腹水[63]。【德昂药】杂鬼当：效用同阿昌药[18]。【侗药】蛤蚧(三江语)：全体(去内脏)纳入乌鸡腹中蒸熟服治风瘫[15]。【景颇药】Hka sung ku：效用同阿昌药[18]。【蒙药】ᠣᠯᠠᠭᠠᠨ ᠭᠦᠷᠪᠡᠯ (Haden gurbel，哈登－古日布勒)[41,46]：全体治遗精，阳痿，早泄，肾寒，腰腿痛[41]；烤制蛤蚧用于腰胯酸痛，肌肉痛，肾脏痼疾，尿频，下肢沉坠[46]。【佤药】蛤蚧，打多，蛤蚧蛇：全体治身体虚弱，小儿疳积，肾虚气喘，风湿性关节炎[168]。【维药】كلر(Keler，克来尔)：全体用于性欲低下，哮喘，雀斑，皮肤白斑，白癜风，蝴蝶斑，外伤[75]；去内脏全体用于身体虚弱，健忘，阳痿[79]。【彝药】用于虚喘气促，阳痿遗精，小儿疳积，形体羸顿[109]。【藏药】བརྒྱ་ལྦ (zangb，藏巴)：肉治肾脏病及阳痿；脑外用敛伤生肌，治头疮；胆用于生头部新肌，神经衰弱，肺结核，肺虚咳嗽，面乳身肿[25]。【壮药】Aekex(尊婀)，蛤蚧[117]：除去内脏的全体补气虚，益精补血，壮肾

阳，用于墨病(气喘)，埃病(咳嗽)，阳痿，遗精，阿肉甜(消渴)，神经衰弱，痱子[117]；全体(去内脏)浸酒服治久病身体虚弱[15]。

Gelsemium elegans(Gardn. et Champ.) Benth. 钩吻(马钱科)。【阿昌药】断肠草：外用治皮肤湿疹，体癣，脚癣，跌打损伤，骨折[18]。【布朗药】ngum lok liang(娥篓亮)[6,13,14]：根治疮肿[6,14]；根外用磨水搽治疮疖[13]。【傣药】文大海[9,63,72]，农咯能，娥罗冷(西傣)[6]：全草用于跌打损伤，接骨，骨折瘀肿[9,14,63,72,74]，接骨[9,72]，风湿性关节炎，无名肿毒[9,63,74]；粗粉浸猪油治牛皮癣，顽癣[6,14]；全株煎洗或根泡酒外搽治风湿痛[14]；根外用泡酒搽治风湿骨痛[6,13]。【德昂药】许当达：效用同阿昌药[18]。【哈尼药】协[145]，Seiqsiil(色斯)：根、叶、全草治皮肤湿疹，体癣，跌打损伤，麻风[145]；全草治痈肿疮毒，梅毒，淋病，风湿性关节痛[143]。【基诺药】奢树[13,14]，仙奢[10,163]：叶捣敷治关节炎[6,13,14]；根治脓疱疮，恶性肿瘤[163]；全草外用治皮癣，骨折[10,163]。【景颇药】大茶药，sepoqnui：效用同阿昌药[18]。【拉祜药】Nalngaull，纳窝[14]，纳窝补[6]：全株外敷治骨折瘀肿，风湿关节炎，皮肤瘙痒[151]；根治风湿关节炎[6,14]；根外用泡酒搽治风湿骨痛[13]。【傈僳药】hyoum，荷：全株治疮，疔，癣；叶治疔疮肿毒[14]。【黎药】亚博：全草用于驱虫[154]。【毛南药】弄采墓(环江语)[15]，弄采木[6]，ruon² sai³ mu⁵(松筛桝)[156]：茎叶捣烂调酒糟敷患处治无名肿毒[6,15]；全草外用治疮疖，痈疽未烂[156]。【苗药】松细(融水语)[15]，脚罪[6]，爪朵留[6,14]：全株外用治皮肤斑疹[15]，疮疖，癣[15,6,13,14]；叶治疔疮肿毒[6,14]。【仫佬药】苗解不[6]：全株外用治湿疹[6,15]。【畲药】梭葛，钩吻：根、茎、叶治臌胀(胃癌)，麻风；外治骨结核[147]。【佤药】狗闹花[168]，Hyoun(荷)[14]，胸[6]：根或全株外用治皮肤湿疹，体癣，脚癣，跌打损伤，骨折，疔疮[168]；全株治风湿痛[14]。【维药】消渴兰，胡蔓藤：根、全草和叶用于各种肌肉和关节疼痛，热症翳障，遗精阳痿，尿频涩，腹泻诸症[78]。【瑶药】黄秒(金秀语)[15]，断肠草，duan chang pei[237]：根皮浸人尿隔纸灸患处治风湿骨痛[15]；根治风湿骨痛[6]；全草用于疥癣，湿疹，瘰疬，痈肿，疔疮，跌打损伤，风湿痹痛，神经痛[237]。

【彝药】日几齿：根治风湿骨痛[6]。【壮药】断肠苗（河池语），棵耶毒（柳城语）[15]，断肠草[117]：根治发旺（风湿骨痛），林得叮相（跌打损伤），疔癫，呗奴（瘰疬），能含能累（湿疹），呗农（痈疮），呗叮（疔疮）[117]，捣烂加醋调匀，蒸热敷患处治陈旧性骨折，顽固性烂疮，疮疖；根皮配黄泥土共捣敷治家狗咬伤；叶捣烂调醋敷患处治淋巴结结核；叶水煎洗或捣敷患处治恶疮，无名肿毒，皮肤病，骨折，跌打肿痛，风湿骨痛[6,15]；全株外用治皮肤斑疹[15]，湿疹，疮疖，癣[6,15]；根或根皮治陈旧性骨折，麻风，皮肤感染，痈疮，跌打瘀肿[117]。

Gendarussa ventricosa (Wall. ex Hook. f.) Nees 黑叶小驳骨（爵床科）。【傣药】抹哈当姆（西傣）[13]，黑叶[9,72]，莫哈郎[63,64]：茎叶治跌打损伤，骨折，风湿骨痛，肋间神经痛[13]；根、叶治月经不调，痛经[9,72]；嫩枝治骨折，跌打损伤，肢体关节肿痛，腰膝酸麻胀痛，小便热涩刺痛，腰痛[63,64]。【黎药】默希布龙[154]，雅初妙族[153]：地上部分治跌打损伤，骨折[154]；全草治跌打损伤，续筋接骨，风湿病[153]。【毛南药】十月青，ruoŋ² tiək⁷ dak⁸ lau⁴（松跌骨腊佬）：地上部分治骨折，跌打损伤，风湿性关节炎，腰腿痛，创伤红肿，肋间神经痛，外伤出血[156]。【仫佬药】马江（罗城语）：叶治肝炎，跌打内伤[15]。【瑶药】大驳骨兰[15][4,6]，端干（金秀语）[15]：树皮、叶治跌打扭伤，骨折[15][4,6]，风湿骨痛[4,6]；地上部分治骨折，跌打肿痛，风湿骨痛[132]。【壮药】大驳骨（桂平语）[15,120]：全株捣烂敷患处治骨折，关节脱臼[14]，地上部分用于夺扼（骨折），林得叮相（跌打损伤），发旺（风湿骨痛），胁痛，肺痈，北嘻（乳痈）[120]。

Gendarussa vulgaris Nees 小驳骨（爵床科）《药典》。【傣药】莫哈啷[9,14,71]，歌莫罕（西傣）[9,14,71]，半边莲（德傣）[62,63,64,69]：嫩叶治风湿性关节痛，尿频，小便不通[9,14,71]；鲜叶外用于风湿关节痛，尿痛，小便不通[13]；全株配伍治产后体弱[69]；茎枝用于跌打损伤，骨折[62-64]。【侗药】美阿：茎叶治骨折[139]。【拉祜药】小生肌散，小接骨[150]，火那此[13,150]：全株用于感冒；外用于皮肤瘙痒，湿疹，接骨，杀蛆虫[13,150]。【黎药】墨家嘎[154]，小驳骨，接骨草[212]：地上部分治骨折[154]；茎、叶用于跌打扭伤，骨折[212]。【毛南药】白节芒，ruoŋ² tiək⁷ dak⁸ sɛ⁵（松跌骨腊细）：治骨折，跌打损伤，风湿性关节炎，无名肿毒[156]。【佤药】bai bung kaox（败布考）：全株治骨折，风湿病，跌打损伤，劳伤[14]。【瑶药】细接骨风（muonc zipv mbungv buerng，门接进崩），驳骨消[132][6]，鸭嘴花[15]：全株治跌打损伤，骨折，风湿骨痛，无名肿痛[15,132][6]；茎、叶外用治跌打损伤，骨折[15]。【壮药】Hahcangswngh（哈昌僧）[117]，驳骨默发（龙州语），筛把寡（象州语）[15]：地上部分治林得叮相（跌打损伤），夺扼（骨折），风湿骨痛，火眼，软骨病[117]；茎、叶外用治跌打损伤，骨折；叶水煎洗患眼治结膜炎，捣烂敷治跌打损伤，骨折；全草水煎洗身治新生儿软骨病，跌打骨折[15]。【台少药】Ahoaiabao（Tayal 族 Gaogan），Mahuaiabao（Tayal 族 Gaogan），Sagotupu（Paiwan 族恒春上，恒春下）：叶煎服或将叶捶碎后敷于患部并用布包扎治外伤[169]。

Gentiana algida Pallas 高山龙胆（龙胆科）。【哈萨克药】کوکگۇل：全草用于急慢性肝炎，黄疸，胆囊炎，膀胱炎，高血压，头晕耳鸣[140]。【蒙药】ᠴᠠᠭᠠᠨ ᠵᠤᠯᠭᠡᠨ ᠴᠢᠮᠡᠭ（Chagan zhulgen qimeg，查干－朱力根－其木格），ᠴᠠᠭᠠᠨ ᠪᠠᠩᠵᠠᠨ（Chagan bangzhan，查干－邦占）：花治肺热咳嗽，咽喉肿痛，声音嘶哑，胸热，毒热[45,46]。【藏药】榜间嘎保，解吉那宝[23]，榜间茶保[39]：花治喉病，肺热病，中毒热病，疫疠热病[23]，风湿性关节炎[45]；全株治脑膜炎，肝炎，胃炎，喉部疾病，尿痛，阴痒，阴囊湿疹，天花，气管炎，咳嗽[39]。

Gentiana algida var. przewalskii (Maxim.) Kusnez. 黄花龙胆（龙胆科）。【藏药】榜间茶保：花治脑膜炎，肝炎，胃炎，喉部疾病，尿痛，阴痒，阴囊湿疹，天花，气管炎，咳嗽[39]。

Gentiana altorum Harry Smith [**G. veitchiorum var. altorum (H. Sm.) Marq.**] 道孚龙胆（龙胆科）。【藏药】ᠪᠠᠩᠵᠠᠨ ᠨᠠᠨ ᠪᠣ ᠵᠠ（bangjianenbao，榜间恩保）[22,34]，榜间莪保[23]：花治喉病，肺热病，中毒热病，疫疠热病[23]，毒热病，咽喉肿痛[22]，时疫热，肺热[22,34]。

Gentiana arethusae Burk. var. delicatula C. Marq. 七叶龙胆（龙胆科）。【藏药】（榜间恩保）[22]：花治肺热，时疫热[22,34]，毒热病，咽喉

肿痛[22]。

Gentiana aristata Maxim. 刺芒龙胆（龙胆科）。【藏药】wanbu（完布），bangjiangabao（榜间嘎保）[23,29]，榜间恩保[39]：全草治黄水疮[29]，咽喉肿痛，感冒发热，湿疹湿痒，肺热咳嗽[36]；花治喉病，肺热病，中毒热病，疫疠热病[23]，天花，气管炎，咳嗽[39]。

Gentiana atuntsiensis W. W. Smith 阿墩子龙胆（龙胆科）。【藏药】bangjianenbao（榜间恩保）：花治肺热，时疫热，毒热病，咽喉肿痛[22]。

Gentiana capitata Buch. Ham. ex D. Don 头状龙胆（龙胆科）。【藏药】wanbu（完布）：花治黄水病，肺热，黄疸病，水肿病[22]。

Gentiana cephalantha Franch. 头花龙胆（龙胆科）。【藏药】jijienabao（吉解那保）：花用于消炎，消肿，开喉闭，干黄水，治白喉，支气管炎，咽炎，天花肝热，腑热，四肢肿胀，黄水病；根煎膏功效与花同[22]。

Gentiana crassicaulis Duth. ex Burk. 粗茎秦艽（龙胆科）《药典》。【白药】左扭，秦艽：根治风湿关节痛，结核病潮热[164]，用于祛风湿，清湿热，止痹痛[586]。【蒙药】ᠴᠠᠭᠠᠨ ᠵᠢᠯᠵᠠ（Chagan Jilzhe，查干－吉勒泽）[44]，哈日－鲁－苏斯[47]，查干－吉勒哲[56]：花治热性"希日"，各种热性病，腑热，炭疽，丹毒，痈肿，乳腺肿胀，鼻衄，吐血，月经过多，伤口出血[44]，黄水热症，皮肤炭疽，丹毒，痈疖[56]；根治风湿性关节病，低热，黄疸，小儿疳积发热[47]。【纳西药】大秦艽，白秦艽：根治小便艰难，胀满闷，疮口不愈合[164]。【藏药】jijienabao（吉借那保）[20,27]，粗茎秦艽[367]：花治胃肠炎，肝炎，胆囊炎[20]，治瘟病所致四肢的肿胀，白喉所致咽喉阻塞、舌肿大，黄水病[27][367]，肝胆热症，炭疽病，疮痈，外伤[164]，四肢关节病[27]，风湿关节炎[45]；根治肝胆热症，黄疸，二便不通及多种热症，炭疽病，疮痈，风湿性关节炎，白喉，"黄水"病，扁桃腺炎，荨麻疹，外伤[40]。

Gentiana crassuloides Bureau et Franch. 肾叶龙胆（龙胆科）。【藏药】obuyoyo（莪布哟哟）[22]：花治风寒湿痹，黄水病，疮疖肿毒[22]；全草治疮疖，"黄水"病[34]。

Gentiana dahurica Fisch. 达乌里龙胆（龙胆科）《药典》《部蒙标》。【朝药】舒英两担：根治风湿，诸风挛急，酒疸，骨蒸[6]。【蒙药】ᠬᠥᠬᠡ ᠵᠢᠯᠵᠠᠨ ᠴᠢᠮᠡᠭ（Huh zhulgen qimeg，呼和－朱勒根－其木格），ᠬᠥᠬᠡ ᠪᠠᠩᠵᠠᠨ（Huh bangzhan，呼和－邦占）[3]，小秦艽[368]：花治肺热咳嗽，毒热，瘟热[3][368]，咽喉热[3]，丹毒，"发症"，痈，疖，黄水疮，扁桃腺炎，关节疼痛，"青腿病"，肝胆热[51]，效用同粗茎秦艽 G. crassicaulis[47]，声音嘶哑，去胸部火，肺炎，伤寒[6]，肺热，咳嗽，支气管炎，麻疹[3]，咽喉肿痛[3,6][92,368]，用于退热，感冒[236]。【维药】效用同秦艽 G. macrophylla。【藏药】ཇི་ཇེ་ནག་པོ།（吉解那保）[21,22]，解吉那宝[45]：花或带花全草治白喉，支气管炎，咽炎，天花肝热，腑热，四肢肿胀，黄水病；根煎膏效用同花[22]；花和根治扁桃体炎，荨麻疹，炭疽，风湿性关节炎，祛风湿，退虚热[25,32]；花、全草或根治喉蛾（急性扁桃体炎），荨麻疹，四肢关节肿胀，黄水郁热，皮肤病[21]，风湿性关节炎[45]。

Gentiana davidii Franch. 五岭龙胆（龙胆科）。【畲药】九头青[147]，矮脚黑鱼胆[146]，五岭龙胆[148]：全草治产后癫狂，疝气[147]，尿路感染[146]，热咳，指（趾）头无名肿毒[148]。【瑶药】兰花草[133]，铺地龙胆（恭城语）[15]：全草治血淋，眼结膜炎，疮疖痈肿，化脓性骨髓炎，尿路感染[133]，血崩[15]。

Gentiana delavayi Franch. 微籽龙胆（龙胆科）。【白药】胃霜优，紫龙胆：全草清热解毒，除湿利胆[586]。

Gentiana decumbens L. f. 斜升秦艽（龙胆科）。【裕固药】秦艽：根治面神经麻痹[10]。

Gentiana dendrologi Marq. 川西秦艽（龙胆科）。【藏药】期解嘎保：花治炭疽，风湿性关节炎[40]。

Gentiana farreri Balf. f. 线叶龙胆（龙胆科）。【藏药】bangjianenbao（榜间恩保）[22]，线叶龙胆，高山龙胆[369]：全草治肺热，时疫热，毒热病，咽喉肿痛[22]，湿热黄疸，喉痛，眼睛赤目，阴囊肿痛，胆囊炎[369]。

Gentiana filistyla I. B. Balf. et Forrest 丝柱龙胆（蓝花龙胆）（龙胆科）。【藏药】bangjianenbao（榜间恩保）[22]，bangjianaonabao（邦尖傲讷宝）[32]：全草治肺热，时疫热，毒热病，咽喉肿

痛⁽²²⁾，治湿热黄疸，目赤，头痛，咽炎，中毒热病，喉病，肺病⁽³²⁾。

Gentiana futtereri Diels et Gilg 青藏龙胆（龙胆科）。【藏药】ষང་རྒྱན་དག་ས྅（jijiemobao，吉解莫保）：花或带花全草治肝炎，白喉，关节积黄水，四肢肿胀，肺气肿，肺热咳嗽，肺炎，热毒⁽²²⁾。

Gentiana handeliana subsp. erectosepala (T. N. Ho) Halda. [*G. erectosepala* T. N. Ho] 直萼龙胆（龙胆科）。【藏药】jiejienbao（吉解恩保）：花或带花全草治风湿痹痛，黄水病，白喉喉闭，四肢关节积黄水，四肢肿胀，肝炎，肠胃炎，气管炎，黄疸病⁽²²⁾。

Gentiana haynaldii Kanitz 钻叶龙胆（龙胆科）。【藏药】wanbu（完布），帮间察保⁽⁴⁰⁾：花或带花全草治黄水病，肺热，黄疸病，水肿病⁽²²⁾；花治天花，气管炎，咳嗽，炭疽，风湿性关节炎⁽⁴⁰⁾。

Gentiana hexaphylla Maxim. ex Kusn. 六叶龙胆（龙胆科）。【藏药】吉解那保：根治炭疽，风湿性关节炎⁽²⁹⁾。

Gentiana himalayensis T. N. Ho. [*G. algida* var. *parviflora* Kusnez.] 喜马拉雅龙胆（龙胆科）。【藏药】bangjianchabao（邦见察保）：花治天花，气管炎，咳嗽⁽²⁹⁾，用于解毒，清热，喉热，肺热，止喉阻⁽²⁷⁾。

Gentiana latimarginalis T. N. Ho 宽边龙胆（龙胆科）。【藏药】Wanbu（完布）：全草治黄水病，肺热，黄疸病，水肿病⁽²²⁾。

Gentiana lhassica Burkill 全萼秦艽（龙胆科）。【藏药】jijieenbao（吉解恩保），odaiwa（莪代哇）^(21,22)：全草治风湿痹痛，黄水病，白喉喉闭，四肢关积黄水，四肢肿胀，肝炎，肠胃炎，气管炎，黄疸病⁽²²⁾，瘟疫发盛热，伤口发炎，胆热⁽²¹⁾。

Gentiana lineolata Franch. 四数龙胆（龙胆科）。【纳西药】细线龙胆：根茎用于气管炎，扁桃体炎，肠炎，结膜炎，牙痛⁽¹⁶⁴⁾。

Gentiana loureirii (G. Don) Griseb. 华南龙胆（龙胆科）。【景颇药】三颗作：全草治黄疸型肝炎，口腔炎，牙痛，咳嗽⁽¹⁴⁾。【蒙药】ᠢᠢᠰ ᠳᠢᠭᠳᠠ（Jis digda，吉斯－迪格达）⁽⁴⁴⁾，吉斯－地格达⁽⁴⁴⁾，桑地克^{(56)[92]}：全草治"希日"热，口苦，

黄疸，发烧头痛，全身疼痛，干呕⁽⁴⁴⁾，由"希日"引起的口苦，发烧，头痛，全身疼痛，干呕，恶寒颤⁽⁵⁶⁾，平息"协热"，清热健胃，利湿⁽⁹²⁾。【瑶药】mbuov biangh miev（面旁咪），龙胆地丁⁽¹³⁰⁾，背花药（恭城语）⁽¹⁵⁾：全草治咽喉肿痛，肝炎，阑尾炎，膀胱炎，血尿，前列腺炎，乳腺炎，疔疮肿毒，毒蛇咬伤⁽¹³⁰⁾；全草研粉调茶油敷患处治背花疮⁽¹⁵⁾。【彝药】巴地：根治胃火所致的腹痛，牙痛及咽喉肿痛^{(14)[34]}。

Gentiana lutea L. 欧龙胆（龙胆科）《部维标》。【维药】جنتيانا（Jintiyana，金提亚那）^(75,77)：根、根茎用于瘫痪，口眼歪斜，肌筋衰弱，纳差腹胀，内脏寒痛，狂犬咬伤，蛇毒，蝎伤^(75,77)，肝胁疼痛，腹胀闭经，口眼歪斜，瘫痪体弱，蝎蛰，毒蛇咬伤⁽⁴⁾。

Gentiana macrophylla Pallas 秦艽（龙胆科）。【阿昌药】得嘎耐脚：根治风湿关节痛，黄疸⁽¹⁸⁾。【白药】效用同粗茎秦艽 G. crassicaulis⁽¹⁶⁴⁾。【德昂药】巴球：效用同景颇药⁽¹⁸⁾。【鄂伦春药】古什库依因：叶治烧烫伤⁽²⁰⁾。【哈萨克药】شەرمەنگۈل：根用于风湿性关节炎，肺结核，低热盗汗，急性黄疸型肝炎，小便不利⁽¹⁴⁰⁾。【景颇药】shebyuik：效用同阿昌药⁽¹⁸⁾。【傈僳药】等迪恒：根治风湿痹痛，筋骨拘挛，黄疸，便血，骨蒸潮热，小儿疳积，小便不利⁽¹⁶⁶⁾。【蒙药】ᡥᠠᠷ ᠵᠢᠯᠵᠧ（Har jilzhe，哈日－吉勒哲）^(45,46)，哈日－基立吉⁽⁵¹⁾，桃如克－珠勒根其木格⁽⁵⁶⁾：花（秦艽花）治"协日沃素"病，疮湿疹，"巴木"病^(45,46)，丹毒，"发症"，痛，疖，黄水疮^(45,46,51)，皮肤炭疽，皮肤病，黄水病⁽⁵⁶⁾，扁桃腺炎，关节疼痛，"青腿病"，肝胆热⁽⁵¹⁾，炭疽，湿疹，眼目发黄⁽²²¹⁾；效用同粗茎秦艽 G. crassicaulis⁽⁴⁷⁾；根用于祛风除湿，和血舒筋，清热利尿⁽⁵⁹²⁾。【纳西药】效用同粗茎秦艽 G. crassicaulis⁽¹⁶⁴⁾。【羌药】ribohdisbe（日玻禾迪司杯），斯柏眯，高山龙^(10,167)：根治风湿痹痛，骨蒸潮热，黄疸，小儿疳积⁽¹⁶⁷⁾；全草治风湿腰痛，骨蒸痨热，关节疼痛，黄疸⁽¹⁰⁾。【维药】根治风湿痹痛，筋脉拘挛，骨节酸痛，日晡潮热，小儿疳积发热⁽⁷⁷⁾。【裕固药】秦艽：根治面神经麻痹⁽¹⁰⁾。【藏药】ঞ্চূ་དག་རྱ（吉解那保）^(21,29,33)，基解嘎保⁽³⁹⁾：根治扁桃体炎，荨麻疹^(29,33)，皮下黄水肿⁽³³⁾；花治痹症，喉闭，水肿，黄水病⁽²³⁾；花、全草或根祛风湿，止痹痛，退虚热，清湿热⁽³⁷⁰⁾，喉蛾（急性扁桃体炎），荨麻疹，四肢关

节肿胀，黄水郁热，皮肤病《21》；效用同粗茎秦艽 G. crassicaulis《164》；花或全草治胃肠炎，肝炎，胆囊炎，关节痛，肺病发烧，黄疸，二便不通，肺热病，胆热病《39》。

Gentiana macrophylla var. fetissowii (Regel et Winkl.) Ma et K. C. Hsia 大花秦艽（龙胆科）。【哈萨克药】شەرمەنگول：根治风湿性关节炎，肺结核低热盗汗，急性黄疸型肝炎，小便不利《140》。

Gentiana manshurica Kitag. 条叶龙胆（龙胆科）《药典》。【蒙药】鲁音－苏斯，德格杜－音－温都苏《47》，少布给日－主力根－其木格[92]：效用同龙胆 G. scabra《51》，根治肝胆火旺，胁痛，目赤，中耳炎，湿热黄疸，急性肝炎，胆囊炎，口苦，食欲不振，消化不良，胃炎，膀胱炎，带状疱疹，急性湿疹，阴部湿痒，疮疖痈肿《47》；花治热性黄水病，扁桃体炎，丹毒，痈疔，乳痈，发症，外伤出血，鼻衄，关节疼痛，"青腿病"，肝胆热[92]。【瑶药】胆草：根用于高血压头晕耳鸣，目赤肿痛，胆囊炎，湿热黄疸，膀胱炎，阴部湿痒，疮疖痈肿《134》。

Gentiana microdonta Franch. ex Hemsl. 小齿龙胆（龙胆科）。【藏药】啊略底打：根治小儿黄疸，消化不良《40》。

Gentiana napulifera Franch. 菔根龙胆（龙胆科）。【苗药】治肺虚咳嗽，肾虚遗精，遗尿，小儿疳积，虚劳发热不退[115]。【彝药】菊花参，金钱参：效用同苗药[115]。

Gentiana nubigena Edgew. [***G. algida* Pall. var. *przewerskii* (Maxim.) Kasnez.**] 云雾龙胆（龙胆科）《部藏标》。【藏药】སྤང་རྒྱན་ནག་པོ།（bangjiangabao，榜间嘎保）《22》，སྤང་ རྒྱན་ ཁྲ་ བོ།（邦见察屋）《21》：花治中毒热病《2,22》，喉病，黑疤痘疮，皮炎《2》，肺热，时疫热病，喉炎热闭，热性咳嗽《22》，脑膜炎，肝炎，胃炎，阴囊湿疹《20,21,25,32》[776]，气管炎，天花《21,25,29,32》，感冒发烧，目赤咽涌，肺炎咳嗽，尿道炎，阴痒，天花《21,25,32》[776]，咳嗽《29》，胃热，脑痧，尿道热《21》，喉部疾病，尿痛，阴囊湿疹《20》；根、叶、花治热病，喉病，黑疤痘疮《23》，支气管炎，肺热咳喘，肺气肿，天花《6》；根治风湿性关节炎[45]。

Gentiana obconica T. N. Ho 倒锥花龙胆（龙胆科）。【藏药】jijiemobao（吉解莫保）：花用于清热解毒，利胆消肿，肝炎，白喉，关节积黄水，四肢肿胀，肺气肿，热咳嗽，肺炎，热毒《22》。

Gentiana officinalis Harry Smith 黄管秦艽（龙胆科）。【藏药】jijieenbao（吉解恩保）：花用于清热解毒，舒肝利胆，祛风除湿，风湿痹痛，黄水病，白喉喉闭，四肢关节积黄水，四肢肿胀，肝炎，肠胃炎，气管炎，黄疸病《22》。

Gentiana phyllocalyx C. B. Clarke 叶萼龙胆（龙胆科）。【藏药】ganggaqiongmanba（岗嘎穷曼巴）《22,34》：全草（8～9 月采）用于清热解毒，止热痢，治发热性疾病，血与"赤巴"病合病，"木保"病，血管闭塞病，痢疾，喉痛《22,34》。

Gentiana primuliflora Franch. 报春花龙胆（龙胆科）。【彝药】背卡勃西利若《13,14,113》[35]，米嘿期诺期《13,14,113》：全草治肝炎，牙周感染，风火虫牙，疟疾《13,14,113》，肝炎，疟疾，牙周炎[35]。

Gentiana pseudoaquatica Kusn. 假水生龙胆（龙胆科）。【蒙药】闹隔音－主力根－其木格[92]：效用同鳞叶龙胆 G. squarrosa《51》；治黄疸，肝胆热，血热头痛，发烧，口干，伤热[92]。

Gentiana pseudosquarrosa H. Smith 假鳞叶龙胆（龙胆科）。【藏药】ganggaqiong（岗嘎穷）：全草治血与"赤巴"合并症，木保病，血管堵塞，新旧热病，热性痢疾，中毒性发烧，流行性感冒，咽喉肿痛，黄疸病《22》。

Gentiana purdomii C. Marq. 岷县龙胆（龙胆科）。【羌药】ribohdihang（日玻禾迪杭），斯柏眯：根治风湿痹痛，骨蒸潮热，黄疸，小儿疳积《167》。【藏药】སྤང་ རྒྱན་ དཀར་ པོ།（bangjiannabao，榜间嘎保），bangjiangab（邦见嘎布）《22,34》，白花龙胆[776]：花（7～8 月采）治时疫热病，喉炎热闭，热性咳嗽，毒热病《22,34》，清热湿，泻肝胆实火，镇咳，健胃《21》，利喉《21,22,34》，感冒发烧，目赤咽痛，肺热咳嗽，胃热，脑痧，尿道热，阴痒及阴部湿疹《21》[776]，天花《21,29,40》[776]，气管炎，咳嗽《29,40》，脑膜炎，肝炎，胃炎，喉部疾病，尿痛，阴痒，阴囊湿疹《20》，时疫热病，热咳，喉炎热闭，毒病，高热神昏，肝炎黄疸，咽喉肿痛，目赤淋浊《40》。

Gentiana rhodantha Franch. 红花龙胆（龙胆科）。【白药】青叶胆《17》，雪里梅，星秀花[586]：根或全草治急性黄疸型肝炎，咽喉肿痛，痢疾《17》；全草清热解毒，止咳利胆[586]。【布依药】重莽热：

根及全草治胃痛[159]。【侗药】Bov liongc（波龙）：治耿甚（疖肿），脚鱼聚痧证（眩晕）[137]。【仡佬药】ʐao⁵⁵lu³⁵kaŋ⁵⁵（要路岗，黔中方言），k'a⁵⁵dk'aŋ³³kə⁵⁵çi³³（卡康改喜，黔中北方言）[162]：根打粉吹入患者口中，治口腔炎[162]。【哈尼药】星秀花，Diqha haqsaq（迪哈哈然），小青叶胆：全草治急慢性肝炎，高热，感冒，支气管炎，肺炎，肺结核，哮喘，眼结膜炎，痈疖[143]。【傈僳药】窝堵子兰莫[166]，果咱思稳稳[14]，国杂丝紊紊[13]：全草或根治产褥热，小儿惊风，疳积，疮疡，疔毒，烫伤[166]，热咳痨咳，痰中带血，黄疸，痢疾，胃痛，便血[14,166]；根治肺结核，火眼，黑头晕[14]；全株用于肺结核，淋巴结结核，支气管哮喘，实热喘咳，小便不利，小儿疳积，火眼，黄疸型肝炎；外用于痈疔疮疡[13]。【毛南药】ya³³ma²⁴mənp⁴²（桠骂扪）：根煎水服，并用其叶捣烂外敷，治疗疮[155]。【苗药】Reib jinb mlol（锐定谋，贵州松桃），Jab juf saix（加架山，贵州黔东南）[91,92,94,95]，九月花[98]：根治风湿腰膝酸痛，肾炎水肿，跌打损伤，内痔出血，疥疮[91]，急性黄胆性肝炎，痈疔疮疡[95]，急性胃炎，头部痈、疖[92]，湿热黄疸，肺热咳嗽，小便不利，疮毒，痈肿[94]，目赤肿痛，咳嗽，肺炎[98]；根或全草治疖肿，红眼病[96]。【纳西药】细龙胆，凤凰花：根及全草用于急性支气管炎，黄疸型肝炎，眼雾，视物模糊，急性胃炎，热咳中带血[164]。【怒药】拱嘎茸，雪山苦草：全草、根治肝炎，胃炎，肠炎，流感，痢疾[165]。【土家药】xi²ka³pu¹xin⁴gai⁴suan³（席卡普信介爽），九月花，小儿血参[123]：全草治小便淋痛，蛇咬伤，痈肿疔毒[123]，治目赤肿痛，痢疾，黄疸，烧伤，烫伤[123,129]，热泻症，牙龈肿痛，跌打损伤，肚腹胀痛[128]；根及全草治肺炎，尿频涩痛，小儿惊风，小儿疳积[129]。【瑶药】ndopv hlax biangh（罗拉旁），小龙胆草：全草用于支气管炎，肺炎，肺结核，哮喘，胆囊炎，膀胱炎，胃痛，痧气腹痛，子宫内膜炎，小儿惊风，疔疮肿毒[130]。【藏药】jijiemabao（吉解玛保）[34]：全草治肝胆热症，黄疸型肝炎[34]，实热喘咳，小便不利，小儿疳积[36]。

Gentiana rigescens Franch. ex Hemsl. [*G. rigescens* var. *stictantha* **Marq.**] 滇龙胆草（龙胆科）《药典》。【白药】色枯檀[14]，涩苦坛[13]，色枯槽[586]：根治外感高热，扁桃体炎，结膜炎，口腔炎，肺炎，肝炎，痢疾，胃炎，大肠下血，痔疮，泌尿道感染，疮痈[14]，疟疾，精神分裂症，肚腹热痛[13]；根或全草治急性黄疸型肝炎，咽喉肿痛，痢疾[17]；根及根茎用于清热燥湿，泻肝胆火[586]。【哈尼药】龙胆草，Diqhaq（迪哈），胆草：根治黄疸型肝炎，目赤肿痛，胆囊炎，流脑，疮痈肿毒[143]。【拉祜药】突希利[13,150]，苦胆草[150]：根治疟疾，精神分裂症，肚子热痛[13,150]，肝经湿热，惊痫狂躁，乙型脑炎，头痛，目赤，咽痛，黄疸，热痢，痈肿疮疡，阴囊肿痛，阴部湿痒[150]。【纳西药】蓝花根，大青鱼胆：根或根茎用于急性黄疸型肝炎，肝胆经实火湿热，伤寒发狂，雀盲夜不见物，暑行目涩，眼中漏脓，卒下血不止，伤寒汗后，盗汗不止，妇人小儿盗汗[164]。【佤药】小兰花，坚龙胆，蓝花根：根治急性黄疸型肝炎，扁桃体炎，咽喉炎，乳腺炎[168]。【彝药】得卡西[13]，鲁基诗[101,104]，苦草[101]：全草治目赤头痛，咽喉肿痛，胁痛口苦，惊痫抽搐，湿热疮毒，斑疹阴痒，小便不利，跌打损伤；根用于膈食呃逆[109]，尿道感染，小便不利疼痛[13]；根及根茎治膀胱火毒，尿急，尿痛，实火上攻，牙痛，喉痛，小儿惊风，相思病，腰痛腰酸[101,104]。【藏药】axuedida（阿学底达）[22]：全草治黄疸病，消化不良[22]；根（9～10月挖）治小儿黄疸与消化不良[34]；根及根茎治黄疸，痢疾，阴囊肿痛，阴囊湿痒[36]。

Gentiana robusta King ex Hook. f. [*G. lhakengensis* **Marq.**] 粗壮秦艽（龙胆科）。【藏药】jijiegabao（吉解嘎保）[22]：根治麻风病，肺结核，低热盗汗，黄疸型肝炎，毒热，炭疽病，小便赤黄，大便秘结，痈疖肿毒[22]；花治喉病，肺热病，中毒热病[28]。

Gentiana rubicunda Franch. 深红龙胆（龙胆科）。【土家药】二郎箭：全草治消化不良，跌打损伤，蛇咬伤，疮疡疔毒[123]。

Gentiana scabra Bunge 龙胆（龙胆科）《药典》。【阿昌药】龙胆草：根和根茎治高血压，头晕，耳鸣，目赤肿痛，急性肝炎[18]。【德昂药】农布冷：效用同阿昌药[18]。【侗药】胆草（三江语）[15]，叫亚把，水龙胆[135,136]：全草治疟疾，痢疾，肠炎，腹泻，黄疸型肝炎[15]；根及根茎治伤寒发狂[205]；根茎治肝炎，咽痛，湿热黄疸，阴肿阴痒，带下[135,136]。【鄂伦春药】龟轲尼音妮，草龙胆，粗糙龙胆：根及根茎用于头昏耳鸣，肝胆火逆，肝经热盛，小儿高热抽搐，惊痫狂躁，乙型脑炎，目赤肿痛，咽痛，肋痛口苦，胆囊炎，湿热黄疸，急性传染性肝炎，中耳炎，尿路感染，膀胱炎，胃炎，心腹胀满，消化不良，妇女湿热带下，带状疱疹，急性湿疹，阴部湿痒，热痢，疮疖痈肿，阴囊肿痛[161]。【鄂温克药】龙胆：地上部分治风湿性心脏病[73]。【景颇药】Nomyoq ban：效用同阿昌药[18]。【蒙药】呼和－基立吉[51]，哈日基力吉[92]：花治黄水疮，咽喉肿痛[51]，效用同条叶龙胆 G. manshurica[47]，治性黄水病，扁桃体炎，乳痈，外伤出血，鼻衄[92]，"发症"，丹毒，痈疖，关节疼痛，"青腿病"，肝热，胆热[51,92]。【纳西药】蓝花根，大青鱼胆：根或根茎用于急性黄疸型肝炎，肝胆经实火湿热，伤寒发狂，雀盲夜不见物，暑行目涩，眼中漏脓，伤寒汗后，盗汗不止，妇人小儿盗汗[164]。【土家药】xi¹qi¹ki¹ji¹（席起客儿），苦胆草[126,128]，太苦草[10]：全草治火眼病，黄疸症，摆白病（又名崩白，泛指带下过多），毒蛇咬伤[128]，高热惊痫，口烂口臭，火眼黄疸[10,126]。【维药】金提亚娜：根治湿热黄疸，阴囊肿痒，妇女白带过多，皮肤湿疮，目赤肿痛，肝火上升所致的高烧，手足拘挛，惊痫[78]。

Gentiana simulatrix Marq. 厚边龙胆（龙胆科）。【藏药】热略仔玛：全草治"木保"病，脉热，高山多血症，血紊乱症，神经炎，热性腹泻[40]。

Gentiana sino－ornata Balf. f. 类华丽龙胆（龙胆科）。【藏药】邦坚[14]，邦见察保[29]，榜间菽保[23]：全草治喉痛，肝炎，脑膜炎，胃炎，尿痛，阴痒，阴囊湿疹，咳嗽[14]；花治天花，气管炎，咳嗽[29]，喉病，肺热病，中毒热病，疫疠热病[23]，用于清热解毒，流感发烧，肺热咳嗽[36]；根治无名肿毒[36]。

Gentiana sino－ornata var. gloriosa Maxq. 瘦华丽龙胆（龙胆科）。【藏药】bangjiangabao（榜间嘎保）[22]：全草治喉痛，肝炎，脑膜炎，胃炎，尿痛，阴痒，阴囊湿疹，咳嗽[14]；花治天花，气管炎，咳嗽[29,39]，喉病，肺热病，中毒热病，疫疠热病[23]，用于清热解毒，流感发烧，肺热咳

嗽[36]，脑膜炎，肝炎，胃炎，喉部疾病，尿痛，阴痒，阴囊湿疹[39]；根治无名肿毒[36]。

Gentiana siphonantha Maxim. ex Kusn. 管花秦艽（龙胆科）。【藏药】jijienabao（吉解那保）[22][45]：全草治白喉，支气管炎，咽炎，天花肝热，腑热，四肢肿胀，黄水病[22]；根煎膏治风湿关节炎[45]。

Gentiana spathulifolia Maxim. ex Kusn. 匙叶龙胆（龙胆科）。【藏药】奥拉毛，俄拉莫[39]：花治喉痛[29]；叶、花治喉痛[39]。

Gentiana squarrosa Ledeb. 鳞叶龙胆（龙胆科）。【蒙药】ᠰᠢᠷᠤᠨ ᠵᠤᠯᠭᠡᠨ ᠴᠢᠮᠡᠭ（Xirun zhulgen qimeg，旭润－朱勒根－其木格）[49,51]，巴嘎－地格达[92]：全草治发热，头痛，口干，黄疸，肝胆热，伤热[49,51]，用于清热解毒，消肿[92]。【藏药】小龙胆[36]，解吉那宝[45]，热略仔玛[40]：全草治目赤肿痛，肠痈，疮痈肿毒，瘰疬红肿[36]，风湿性关节炎[45]，"木保"病，脉热，高山多血症，血紊乱症，神经炎，热性腹泻[40]。

Gentiana stipitata Edgew. 短柄龙胆（龙胆科）。【藏药】bangjianchabao（榜间茶保）[22]：花治天花，黑色痘疹，气管炎，咳喘[22]，解毒[22,27]，清热，喉热，肺热，止喉阻[27]，炭疽，风湿关节炎[22,34]。

Gentiana straminea Maxim. 麻花秦艽（龙胆科）《药典》《部藏标》。【蒙药】ᠴᠠᠭᠠᠨ ᠵᠢᠯᠵᠡ（Chagan Jilzhe，查干－吉勒泽）[44]，西勒当－嘎日布[56]：花治热性"希日"，各种热性病，腑热，炭疽，丹毒，痈肿，乳腺肿胀，鼻衄，吐血，月经过多，伤口出血[44]，黄水热症，皮肤炭疽，丹毒，痈疖[56]；全草治关节炎，肺部发烧，黄疸及二便不通[1103]。【羌药】Er-duiribohdisbe（依日玻禾迪司杯），斯柏眯：根治风湿痹痛，骨蒸潮热，黄疸，小儿疳积[167]。【维药】效用同秦艽 G. macrophylla。【藏药】ཇི་བྱི་དཀར་པོ（吉解噶保）[2,21][367]，结吉嘎保[35]，基解那保[39]：花治胃、脾、血热病，皮疹，水肿[23]，肺病发烧，关节炎，黄疸及二便不通[33]，胆热病，腑热病，扁桃体炎，荨麻疹[2,6,20][644]，肠胃炎，肝炎，胆囊炎症[2,6,20,35][644]，风湿性关节炎[45]，止血，消肿[367]，腹泻，肝热，胆热，乳腺热，花外用治麻风病[21]；全草治关节痛，肺病发烧，黄疸及二便不通[29]，涂疮口能收缩血脉管，炮制后贴于患处

治麻风病、毒热疾病，经炮制的灰可治隆扪病所致晕厥[27]；茎叶药膏治所有热性疾病，能泻下入腑的赤巴病[27]；根治风湿痹痛，筋脉拘挛，骨节酸痛[956]；花、全草治胃肠炎，肝炎，胆囊炎，关节痛，肺病发烧，黄疸，二便不通，腑热病，胆热病[39]。

Gentiana striata Maxim. 条纹龙胆(龙胆科)。【藏药】地达加布：全草治胆囊炎[39]。

Gentiana szechenyii Kanitz. 大花龙胆(龙胆科)。【哈萨克药】كوكگۆل：全草治温热黄疸，胁痛口苦，惊吓抽搐，目痒耳鸣[142]。【藏药】榜间嘎保[20,23]，邦见恩保[29]，榜间茶保[39]：花治脑膜炎，肝炎，胃炎，尿痛，阴痒，阴囊湿疹[20,39]，天花，气管炎，咳嗽[29,39]，喉病[20,23,39]，中毒热病，疫疠热病[23]，用于解毒、清热、喉热、止喉阻，肺热[23,27]。

Gentiana thunbergii Thunb. var. minor Maxim. 小丛生龙胆(龙胆科)。【蒙药】查干－主力根－其木格：治肺热咳嗽，支气管炎，咽喉肿痛，麻疹[92]。

Gentiana tianschanica Rupr. 天山秦艽(龙胆科)。【蒙药】Digde 吉勒泽：地上部分治上火，血热[217]。

Gentiana tibetica King ex Hook. f. 西藏秦艽(龙胆科)。【白药】效用同粗茎秦艽 G. crassicaulis[164]。【蒙药】Tubed Chagan jilzhe, 图布德－查干－吉勒泽)：效用同麻花秦艽 G. straminea[44,56]。【纳西药】效用同粗茎秦艽 G. crassicaulis。【藏药】(jiejinabao, 解吉嘎保)，jijienabao(吉解那保)[22,25]：全草、根或花治风湿性关节炎，肺结核，低热盗汗，黄疸型肝炎，二便不通，麻风，毒热，各种出血；外敷消肿[25]；全草治白喉，支气管炎，咽炎，天花肝热，腑热，四肢肿胀，黄水病；根煎膏效用同花[22]；根治风湿痹痛，麻风，各种出血，筋骨拘挛，黄疸，便血，骨蒸潮热，疮痈肿毒[36]；效用同粗茎秦艽 G. crassicaulis[164]。

Gentiana trichotoma Kusn. 三歧龙胆(龙胆科)。【藏药】杠进纳保：根用于清热止痒[40]。

Gentiana triflora Pallas 三花龙胆(龙胆科)《药典》。【朝药】龙胆[83]，撒花料淡[5]：根和根茎治肝炎，胆囊炎，食欲不振[5,83]。【侗药】根及根

茎治伤寒发狂[1,205]。【鄂伦春药】哈日基勒斯：根用于高血压，头晕耳鸣，目赤肿痛，胸胁痛，胆囊炎，湿热黄疸，急性传染性肝炎，膀胱炎，阴部湿痒，疮疖痈肿[5]。【蒙药】达各都，哈日基勒斯[5]，古日本－其格特－主力根－其木格[92]：根及根茎治肝胆火上升，肋骨区疼痛，眼红，口苦，胆囊炎，肝炎黄疸，食积，胃"希日病"；花治腑部"希日病"，菌性肿疡，炎症，结喉，"黄水病"，关节肿痛[5]，效用同龙胆 G. scabra[51]，效用同条叶龙胆 G. manshurica[47]，治热性黄水病，扁桃体炎，丹毒，痈疔，乳痈，发症，外伤出血，鼻衄，关节疼痛，肝胆热[92]。

Gentiana uniflora Georgi. 单花龙胆(龙胆科)。【哈萨克药】全草治湿热性黄疸，目赤，头痛，咽炎[141]。

Gentiana urnula H. Smith 乌奴龙胆(龙胆科)《部藏标》。【蒙药】(Soburgen qiqig, 扫布日根－其格)[41]，(Ganggachong, 岗嘎充)[41,56]：全草治血"希日"热，毒热和热性腹泻[41]，血热，"希日"执势炽盛，"希日"泄泻，陈旧而扩散之毒热，"包如"热[56]。【藏药】(岗琼穹)[2,6,21,35]：全草治流行性感冒发烧，热性腹泻[2,6,21]，咽喉肿痛，黄疸病[2,6,23,33]，中毒性发烧[2,21,23]，血和"赤巴"合并症，木布病，血管闭塞病[2,35]，赤巴病引起的胃肠溃疡，培根木保病[23]，胃肠溃疡出血[6,21]，溃疡引起的出血[33]，热性痢疾及血栓病[69]，中毒病及所有热病，止热泻，消热性胃胀，清疮口热，对木布病的脉络出血[27]，中毒性发烧，热性腹泻，流行性感冒，咽喉肿痛，黄疸病[35]。

Gentiana veitchiorum Hemsl. 蓝玉簪龙胆(龙胆科)。【藏药】(邦见察屋)[21,29][887,1080]，bangjianwobao(榜间莪保)[23]，榜间恩保[39]：根及根茎治天花，气管炎，咳嗽[29][887,1080]，用于清湿热，泻肝胆实火，止咳，利喉，健胃[370]；花治喉病，肺热病，中毒热病，疫疠热病[23,26]，痘疹，皮肤热[27]，天花，气管炎，咳嗽[39]；根及根茎治感冒发烧，目赤咽痛，肺热咳嗽，胃热，脑痧，尿道热，阴痒，阴部湿疹，天花[21][776]，气管炎[986]；全草治目赤头痛，咽炎，湿热黄疸[986,1080]；

Gentiana waltonii Burkill [*G. waltonii f. lhasaensis*(Hsiao et K. C. Hsia) T. N. Ho] 长梗秦艽

（龙胆科）【藏药】jijiemabao（吉解玛保），jijiegabao（吉解嘎保）：根治肝胆热症，黄疸型肝炎，麻风病，肺结核，低热盗汗，毒热，炭疽病，小便赤黄，大便秘结，痈疖肿毒[22]。

Gentiana wardii W. W. Smith 矮龙胆（龙胆科）。【藏药】གང་ཆུང་། （gangqiongga，岗嘎穷）：全草用于中毒性发烧，赤巴病引起的热性腹泻，流行性感冒，咽喉肿痛，黄疸病，胃肠溃疡，培根木保病[23]。

Gentiana yunnanensis Franch. 云南龙胆（龙胆科）。【藏药】bangjiangabao（榜间嘎保）[22,34]：花用于清热，解毒，利喉，肺热，时疫热病，喉炎热闭，热性咳嗽，毒热病[22,34]。

Gentianella acuta(Mich.) Hulten 尖叶假龙胆（龙胆科）。【鄂温克药】Miewen boen：全草治心脏病[261,519]，胆囊炎，痢疾，急性盲肠炎，胃痛，肝病，用脑过度和抗疲劳[519]。【蒙药】阿古特－其其格[51,92]：全草治黄疸，胆热，头痛，发热[51,261]，口干，未成熟热[51]，黄疸型肝炎，胆囊炎，心绞痛，发烧，外伤感染[92]。

Gentianella arenaria (Maxim.) T. N. Ho 紫红假龙胆（龙胆科）。【藏药】蓝龙胆：花用于肺燥，时疫热[13]。

Gentianella turkestanorum (Gand.) Holub 新疆假龙胆（龙胆科）。【维药】新疆阿帕斯，新疆假龙胆[79,657]：全草用于肝炎水肿，热毒疮疖[79]，关节炎[79,657]。

Gentianopsis barbata(Froel.) Ma 扁蕾（龙胆科）《部蒙标》。【哈萨克药】扁蕾：全草治黄疸型肝炎，结膜炎，肾盂肾炎，胆囊炎，头痛，发烧[141]。【蒙药】ཧར་ཏེ་མེར་དིག་ད། （Har temer digda，哈日－特木日－地格达）[3,51][92]，全草治"希日"引起的头痛，"希日"热，中暑，伤热[3]，黄疸，肝胆热[3,51][92]，胃热，发烧[51][92]，头痛，肺热[51]，血热头痛，口干[92]，"希日"热性眼、尿，皮肤黄疸，新久肝热，肝损伤，肝血上升，"希日"性肺病，头痛，饮酒呕吐，胃酸疼痛[7]，用于平息"协热"，清热健胃，愈伤[19]，治目黄，口苦，高烧，头痛，尿黄，"协日热"，伤热，脉热[372]。【藏药】གཡག་ཏིག་དཀར་པོ། （jiadi，甲蒂）[22,26]，地达加布玛[7,39]，leagstigdkrpo（吉蒂嘎保）[116]：全草治胆囊炎，流行性发热[7,39]，黄疸

型肝炎，瘟病时疫，疮疡热毒[116]，肝胆热症，肝炎，肺炎，胆病，小儿腹泻，流行性感冒，瘟病时疫[22,26]，虚火牙痛[36]。

Gentianopsis grandis(H. Smith) Ma 大花扁蕾（龙胆科）。【藏药】jiadi（甲蒂）[22]，枷底[40]：全草治肝胆热症，小儿腹泻[22,27,34]，肝炎，肺炎，胆病，流行性感冒，瘟病时疫[22]，流感及肝胆病引起之发烧，时疫热，腹水，水肿，疮毒[27,34,40]，虚火牙痛[36]，小儿腹泻[40]。

Gentianopsis paludosa (Munro ex Hook. f.) Ma 湿生扁蕾（龙胆科）《部藏标》。【纳西药】子各射：全草用于肺炎，肝炎[5,13]。【藏药】སྤྱི་གཏིག་ནག་པོ། （jiadinabu，加蒂那布）[2]，甲蒂[5,23]，甲蒂嘎博[5]：全草治黄疸型肝炎，肝胆病引起的发热[2,35]，流行性感冒[5,29,40][602]，黄疸[23]，肝胆病引起的发烧[29,40][602]，感冒，小儿腹泻，疮疡[2,5,23,35][602,656,1089]，腹泻，风热感冒，疮伤热症[116]，乙脑，痈疖，阴囊肿痛[117]，肠胃炎[602,987,1110]，肝炎，胆囊炎[571,987]，目赤肿痛[571]，热病发疲，泄泻[371,987,1089]，疮疥痈毒[371,1089]，急性黄疸型肝炎，腹泻[922]，结膜炎，急性肾盂肾炎，痔疮肿毒[922,987]，时疫热，腹水，水肿，小儿腹泻，疮毒[40]。

Geranium carolinianum L. 野老鹳草（牻牛儿苗科）《药典》。【苗药】效用同尼泊尔老鹳草 G. nepalense[97,98]。【纳西药】带果实的全草用于大叶性肺炎，口腔炎，走马牙疳，牙痛，风湿痹痛，喉咙肿痛，腰扭伤[164]。【瑶药】老鹳草：全草用于急性胃肠炎，风湿关节痛，拘挛麻木，跌打损伤，坐骨神经痛，疱疹性角膜炎，痈疽[133]。

Geranium dahuricum DC. 粗根老鹳草（牻牛儿苗科）。【朝药】산괴손이풀：全草治肺炎，结膜炎，子宫出血，便血[9,90]。【蒙药】效用同鼠掌老鹳草 G. sibiricum[51]。【苗药】效用同牻牛儿苗 E. stephanianum[97,98]。【羌药】Beguobojabeiy（杯果博甲贝），老鹳草：全草治风湿疼痛，坐骨神经痛，跌打损伤[167]。【藏药】ketumanba（喀图曼巴）[22]，拉贡[39]：带果实全草治肺炎，肠炎，气管炎，泻痢[32]；地上部分治喉炎，声音嘶哑，肺病，小肠病，"龙"病，发热，气管炎，肺炎，肠炎，腹泻，伤寒[39]；效用同草甸老鹳草 G. pratense[22]。

Geranium delavayi Franch. 五叶老鹳草（牻牛儿苗科）。【哈尼药】隔山消，Alail hhoqqeil qeilma

（阿资俄且且玛），紫地榆：根治红白痢，肠炎腹泻，小儿腹泻，腹痛[143]。

Geranium eriostemon Fisch. 毛蕊老鹳草（牻牛儿苗科）。【藏药】拉贡：地上部分治喉炎，音哑，气管炎，肺炎，肠炎，腹泻，伤寒，"龙"病，小肠病，发热，培根病[39]。

Geranium hispidissimum(Franch.)R. Knuth 刚毛紫地榆（牻牛儿苗科）。【普米药】涩齿：全草治消化不良，腹泻，鼻衄，产后流血[14]。

Geranium maximowiczii Regel et Maack 兴安老鹳草（牻牛儿苗科）。【蒙药】效用同鼠掌老鹳草 G. sibiricum[51]。

Geranium napuligerum Franch. 萝卜根老鹳草（牻牛儿苗科）。【白药】根治胃痛，疝气，劳伤，痢疾[17]。【藏药】ༀ་ལྡང་| lagang（拉冈），geshanxiao（隔山消）[13,22,36]：全草用于消炎，托脓，肺炎，喉炎，肠炎，腹泻，伤寒[22]，清肺热，止热痢，治"培根"病[22,34]，痢疾[13,34]，时疫，咳嗽，喑哑[13,22,34]，祛风，肠病[34]；根治痢疾，便血，月经过多，跌打损伤，胸腹肿痛，音哑，消化不良[36]。

Geranium nepalense Sweet. 尼泊尔老鹳草（牻牛儿苗科）。【白药】乌办筛[14]，老鹳草[17]，污畦晒[13]：全草治急慢性肠炎，痢疾[14,17]，小便不通，痛疮[14]，风湿性关节炎，坐骨神经痛[17]，感冒，风湿筋骨痛，肌肤麻木，半身不遂，痢疾，外用于疮毒红肿，骨折，口腔炎，口腔溃疡[13]，跌打损伤[13,17]。【侗药】Donge sinc lav（铜钱哪）：全草治风湿骨痛，宾樱括（烂脚丫）[137]。【仡佬药】kaŋ⁵⁵ tse³¹ tɕɔ³⁵（岗则街，黔中方言），tso⁵⁵ puo³¹ p³⁵⁵（早波摆，黔中北方言），əu⁵⁵ ə³¹ ŋi³¹（尔埃尼，黔西南多洛方言）：全草根治水火烫伤[162]。【傈僳药】亚擦波腊：全草治风湿性关节炎，跌打损伤，坐骨神经痛，急性胃肠炎，痢疾，月经不调[166]。【毛南药】ma²² zaŋ³³ nan³³（骂让拦）：全草治百日咳[155]。【苗药】Jab ghab ngenx（加嘎旅，贵州黔东南），Uab lix jil（弯里吉），Guab gid lid（嘎给利，贵州毕节）[94,95]：全草治风湿疼痛[91,94,95]，扭伤，刀伤及伤口久不愈[94,95]，肌肤麻木，筋骨酸软，跌打损伤，泄泻，痢疾，疮毒[91]，骨折，风湿病[96]；效用同牻牛儿苗 E. stephanianum[98]。【纳西药】瓦郭三票[14]，瓦郭三梨[13]：全草治风

湿疼痛，跌打劳伤，筋骨酸痛，肌肤麻木，大叶性肺炎，口腔炎，痢疾，疮肿痛疖，外伤出血[14]；效用同白药[13]。【怒药】古耶辛，五叶草：全草治风湿性关节炎，跌打损伤，坐骨神经痛，急性胃肠炎，痢疾，月经不调[165]。【水药】骂董楷，生扯拢，破铜钱：全草泡酒服，用自己的头发三根烧成灰作引，治跌打损伤[157,158]。【土家药】破骨风：根治筋骨疼痛，腰痛[124]。【彝药】阿及瓦列[10,101,102,105]，鹅起诗[101,102]：全草治疯狗虫蛇伤，腹内瘀血[9,105]，风湿骨痛，哺乳妇女血气痛，跌打伤，腹有死血[10]；根、全草治风湿，咳，泻，刀枪伤出血[9,10,105]，腹内瘀血，风湿疼痛，哺乳妇女血气病，虫蛇狗咬伤[101,102]。【藏药】bangmamanba（榜玛曼巴）：效用同紫萼老鹳草 G. refractoides[22]。

Geranium platyanthum Duthie [*G. eriostemon Fisch. var. megalanthium Nakai*] 毛蕊老鹳草（牻牛儿苗科）。【朝药】털쥐손이풀：全草治肺炎，结膜炎，子宫出血，便血[9,90]。【蒙药】效用同鼠掌老鹳草 G. sibiricum[51]。【藏药】ketumanba（喀图曼巴）：效用同草原老鹳草 G. pratense[22]。

Geranium pratense L. [*G. pratense L. var. affine*(Ledeb.)Huang et L. R. Xu] 草甸老鹳草（牻牛儿苗科）。【哈萨克药】اق گۆلدى قازتاماق，草原老鹳草：全草用于风湿痹痛，拘挛麻木，痈疽肿毒，跌打损伤，肠炎痢疾[140,141]。【藏药】拉贡：地上部分治"龙"病，肺病，培根病，小肠病，声音嘶哑，热性腹泻，肺热，发热[39]。

Geranium pratense L. 草原老鹳草（牻牛儿苗科）。【蒙药】Qa obsen[217]：效用同鼠掌老鹳草 G. sibiricum[51]，地上部分治高血压[217]。【藏药】ག་ཏུར་དམན་པ|（xinmutoulemanba，幸木头勒曼巴）[22,23]，喀图曼巴[5]，拉岗[32]：根治瘟病时疫，肺热病，脉热病，中毒病，水肿病[22,23]，旧瘟热疼痛，虫病，热病，肺病，腹部疼痛[27]；根及根茎治肺炎，传染病发烧，感冒，水肿[5]；全草治风湿性关节炎，跌打损伤，坐骨神经痛，急性肠胃炎，痢疾，喉炎，气管炎，肠炎，肺炎，腹泻，伤寒，音闭，消化不良，月经不调，疱疹性角膜炎[32]，旧瘟热，疼痛，虫病，热病，肺病，腹部疼痛[27]。

Geranium pylzowianum Maxim. [*G. orientali*

-tibeticum R. Knuth] 甘青老鹳草（牻牛儿苗科）。【羌药】Ganqinjabeiy（甘青甲贝），老鹳草：全草治风湿疼痛，坐骨神经痛，跌打损伤[167]。【藏药】ཨ་ལགང（lagang，拉岗）[13,25]，贾贝[29]，贾贝曼巴[39]：根或根茎用于利肠，利肺，祛风，止泻，消炎，解毒，排脓，音闭[25]，消化不良[25,32]，治喉炎，气管炎，肺炎，肠炎，腹泻，伤寒[25,29,32]；全草治时疫，咳嗽，音哑，痢疾[13,34]，"培根"病，肠病[34]，旧瘟热，疼痛，虫病，热病，肺病，腹部疼痛[27]；地上部分治喉炎，气管炎，肺炎，肠炎，腹泻，伤寒，"龙"病，肺热，小肠病[39]。

Geranium refractum Edgew. et Hook. f. [G. batangense Pax. et Hoffm.] 反瓣老鹳草（牻牛儿苗科）。【藏药】副品榜玛[13]，bangmamanba（榜玛曼巴）[22]：根治热劳损发烧，食物中毒[13,22]，热性病[22]，旧瘟热，疼痛，虫病，热病，肺病，腹部疼痛[27]。

Geranium robertianum L. 汉荭鱼腥草（牻牛儿苗科）。【水药】骂蓝楷：全草治风湿性关节炎[10]。

Geranium rosthornii R. Knuth [G. henryi R. Knuth.] 湖北老鹳草（牻牛儿苗科）。【土家药】破血七[127]，鹅掌七，红花老鹳草[124,127]：全草治风湿性关节炎，跌打损伤，荨麻疹，刀伤出血，腹泻[127]；根、根茎治跌打损伤，角膜翳，腹痛，腹泻[124,127]。

Geranium sibiricum L. 鼠掌老鹳草（牻牛儿苗科）。【朝药】쥐손이풀속[9,90]，衣劲尔泊尔，燥酒嗨泊尔[7]：全草治泄泻，腹痛，赤痢[9,90]；地上部分治急性痢疾，泄泻，急慢性大肠炎，狼疮，感冒，心脏病，睾丸炎，肺炎，结膜炎[7]。【蒙药】西伯日－西木德格来：全草治痛经，月经不调，闭经，眼白斑[51]。【苗药】效用同牻牛儿苗 E-. stephanianum[97]。【裕固药】野猪草：全草治高血压[10]。【藏药】ཨ་ལགང（lagang，拉冈）[22]，拉贡[39]：地上部分治风湿性关节炎，跌打损伤，坐骨神经痛，急性胃肠炎，痢疾，月经不调，疱疹性角膜炎[39]；效用同萝卜根老鹳草 G. napuligerum[22]。

Geranium strictipes R. Knuth 紫地榆（牻牛儿苗科）。【白药】紫地榆，赤地榆[17]，隔山

消[17][900]：根治肠炎，痢疾，消化不良，慢性胃炎，月经不调，鼻衄[17]，厌食症[900]；根外用治跌打损伤[17]。【纳西药】根治食积腹痛，疳积，消化不良，腹泻，红白痢疾，肠胃积热，便血，慢性胃炎[164]。【普米药】色齿[13][15]：根用于胃痛，肠炎，痢疾，月经过多，内出血；外用于烫伤，蛇虫咬伤[13]，消化不良，腹泻，肠炎，鼻衄，产后流血[15]。【彝药】紫地榆，五匹风[105]，左纪齐[101]：根治食积胀满，水膈呃逆，肠痈痢疾，痔瘘出血，月经过多，金创出血[109]，刀伤，哺乳妇女血气痛，跌打损伤，风邪等疾所致急性风湿，腹痛，止咳，疯狗咬伤，虫蛇咬伤[101]；效用同尼泊尔老鹳草 G. nepalense[10,105]，效用同白药[900]。

Geranium transversale (Kar. et Kir.) Vved. 串珠老鹳草（牦牛儿苗科）。【哈萨克药】全草治风湿痹痛，拘挛麻木，痈疽肿毒，跌打损伤，肠炎痢疾[141]。

Geranium wallichianum D. Don ex Sweet 宽托叶老鹳草（牻牛儿苗科）。【纳西药】隔先生柏[14]，革宣生伯[13]：根用于食积腹痛，腹泻，小儿疳积，胃寒痛，风湿痛[13,14]，外伤出血[13]，消化不良，食欲不振[14]。【藏药】根治肺、神经、静脉、动脉和肝四肢肿胀[28]。

Geranium wilfordii Maxim. 老鹳草（牻牛儿苗科）《药典》。【蒙药】ᠪᠠᠶᠠᠬᠠ ᠡᠪᠡᠰᠦ（Baoha ebes，宝哈－额布斯）：全草治妇女血瘀症，月经不调，闭经，经期腹痛，云翳[49]。【苗药】效用同尼泊尔老鹳草 G. nepalense[95]。【土家药】xi² ga¹ za² qi³（席嘎砸起），老鸦嘴[124]，一颗针[128]：全草治风湿性关节炎，急性肠胃炎，痢疾[124]，跌打损伤[124,128]，风气病，热泻症，经期不定[128]。【彝药】鹅起诗[101,104]，五叶草[104]：全草治腹泻，刀伤出血，止咳，风湿骨痛，打伤，腹有死血，哺乳妇女血气痛，虫蛇咬伤，疯狗咬伤[104]；效用同尼泊尔老鹳草 G. nepalense[101]。【壮药】老鹳草：地上部分治发旺（风湿骨痛），白冻（泄泻），阿意咪（痢疾），麻抹（麻木拘挛），诺吟尹（筋骨酸痛）[120]。【藏药】全草用于祛风湿，活血通络[36]。

Geranium wlassowianum Fisch. ex Link 灰背老鹳草（牻牛儿苗科）。【蒙药】效用同鼠掌老鹳草 G. sibiricum[51]。

Gerbera anandria (L.) Sch. - Bip. 大丁草

（菊科）。【白药】bairtcet（摆册），zorxmoxcet（皱摸册），阿嘟渣：根治风湿痛，跌打血瘀，食积腹痛，牙痛，小儿蛔虫病[17]。【侗药】骂卡歌[15]，雅白菜,[5]，马八芹[51]：全草治小儿消化不良，肠炎，痢疾，尿路感染，尿路结石[15]，给冻榜（白痢）[137]，慢性痢疾，急性肠炎[5]，巩膜炎[5][51]；捣敷治跌打损伤[15]。【蒙药】哈达嘎素-乌布斯[19]：全草治肺热喘咳，淋病，水肿，泄泻，痢疾，风湿性关节痛，痈疖肿毒，臁疮，烧烫伤，外伤出血[51]，用于"协日"，清热解毒[19]。【苗药】拔毒草，苦白菜[5]，骂巴成[5,94,95,96]：根及全草治肠炎痢疾，痧证，腹痛，尿路感染[5]；全草治慢性痢疾，巩膜炎，急性肠炎，伤风咳嗽，胃脘胀痛，泄泻，白痢，疮疖，水漏，小儿消化不良，尿路感染[5,94,95,96]。【纳西药】痨波，荣波[17]：效用同白药[17]，全草用于外伤出血，小儿疳积，蛔虫病，肺热咳嗽，肠炎，痢疾，风湿骨痛，尿路感染，乳腺炎，痈肿疮毒，烧、火烫伤，湿疹[164]。【水药】你惑：全草治气管炎，消化不良[101]。【土家药】铺地白：全草治外伤疼痛，急性痢疾，中耳炎[5]。【瑶药】蒲脚莲：全草治毒蛇咬伤[5]。【彝药】白衣背定[103,111]，摸德子矢[17]：根治风火牙痛，妇女产后恶露不尽[13,103,111]，小儿疳积，蛔虫病，痢疾，肝炎，肾炎，牙痛[13]，肺热咳嗽，尿路感染，乳腺炎[111]，通经络[17]；叶止血，外伤出血用干叶揉烂外撒敷。

Gerbera delavayi Franch. 火石花（菊科）。【白药】bairtcet（摆册），hueicet（灰册）[17]：根治痢疾，胃疼，感冒咳嗽，气喘痰多，消化不良，蛔虫症，扁桃体炎，止血[14]，风湿痛，跌打血瘀，食积腹痛，牙痛，小儿蛔虫[17]。【苗药】阿杂毕样[13,14]，寡药[14]：根治痢疾，食积胃痛，疮疖[14]，腹泻[13]。【纳西药】痨波（剑川）：根治风湿痛，跌打血瘀，食积腹痛，牙痛，小儿蛔虫[17]。【彝药】娜聂[14]，武娃[17]：全草治四肢骨折，瘀血肿痛[109]；根用于腹泻[13]，通经络[17]；叶治外伤出血[17]，效用同大丁草 Leibnitzia anandria[101]。

Gerbera nivea（DC.）Sch. - Bip. 白背大丁草（菊科）。【彝药】阶卖：根治乳腺炎[14]。

Gerbera piloselloides（L.）Cass. 毛大丁草（白头翁）（菊科）。【阿昌药】啊木隔嗯：全草治赤白痢，小儿疳积，咳嗽，胃痛，腹胀[18]。【白药】毛大丁草，兔儿风，头顶一柱香：全草治感冒发热，咳嗽痰多，痢疾，小儿疳积；全草外用治跌打损伤[17]。【崩龙药】摆吐瓮：效用同傣药[14]。【傣药】牙埋董，亚晃（德傣）[14]：全草治赤白痢疾，肠胃炎，跌打[14]，感冒，痢疾，腹痛，痰嗽，蛔虫，小儿疳积，阴道滴虫[9,74]。【德昂药】块块：效用同阿昌药[18]。【侗药】骂白的（三江语）[15]，Mal kap gov（骂卡歌）[137]，骂卡胳[135]：全草治小儿消化不良，肠炎，痢疾，尿路感染，尿路结石[15]，伤风咳嗽，哮喘，小儿积食[135]；全草捣敷治跌打损伤[15]，给冻榜（白痢）[137]。【哈尼药】Muqqilpavqpeiv（木期八本）[143]，胶铝合手起[14]：全草治红白痢疾，肺炎，支气管炎，肠炎腹泻，疮疖肿痛，乳腺炎[143]；根治痢疾，风湿病，跌打损伤[14]。【景颇药】毛灯草[18]，米别本，郎皿必[14]：全草治赤白痢，小儿疳积，咳嗽，胃痛，腹胀[18]；全草或根治消化不良，腹泻，痢疾，疳积，腹痛[14]。【傈僳药】莫维低，毛大丁草：全草治感冒发热，咳嗽多痰，痢疾，小儿疳积，跌打损伤，毒蛇咬伤，滴虫性阴道炎[166]。【毛南药】一枝香，ruoŋtop[7] top[7] thi[6]（松得堤）：全草治感冒发热，咳嗽痰多，小儿食滞，痢疾[156]。【苗药】加苏（融水语）[15]，Mox dab dind cot（毛大丁草）[95]，Jab bat nex jongx jud（加八喽龚旧，贵州黔东南）[91,95][218]：全草治伤风咳嗽，胃脘胀痛，跌打肿痛[91][218]，泄泻，水肿，淋浊，疮疖肿毒，毒蛇咬伤[91]，痢疾[15,91]，水漏，小儿消化不良，肠炎，尿路感染[15]，风湿肿痛，咳喘[95]。【纳西药】全草治感冒头痛，咳嗽，百日咳，咽喉炎，扁桃体炎，胃、十二指肠溃疡，水肿臌胀，水肿，急性肾炎，尿道炎，小便淋血，滴虫性阴道炎[164]。【怒药】布朗德马：全草治小儿疳积，健胃消炎[165]。【畲药】一枝香，天灯芯[147]，毛大丁草[148]：全草治感冒，水肿，痢疾，疔疮痈肿，跌打损伤[147]，胃痛[147,148]，腹痛腹泻，便溏，小儿疳积[148]。【水药】尼惑，兔耳风，伏地香[157]：全草治气管炎，消化不良[10,157,158]。【土家药】ba[1] de[1] xiang[1]（巴地香），老虎舌头[124,127]，钻地风[220]：全草治伤风咳嗽，哮喘，水肿胀满，小便不通，小儿疳积，急性肾炎，咽喉炎，扁桃体炎，经闭，痈疽，疔疮[124,127]，热咯症，食积腹胀，毒蛇咬伤[128]，跌打损伤[124,127,128]，咯血，咳嗽，气管炎，腹胀消化不良[220]。【瑶药】yetc zui hungh（歇追红），一枝香：全草治感冒发热，气管炎，肺脓疡，咳嗽痰多，小儿高热惊风，小儿疳积，月经不调[130]。【彝药】白头翁[109]，小一支箭，毛大丁[106]：全草治哮喘咳嗽，胸腹痞满，食积不化，小便不利，肢体浮肿，经闭经痛，跌打损伤，痈疽疔疮；根治风寒湿痹，背项强痛[109]；根或全草治痰咳，百日咳，瘟病，胃病，泻痢，痔疮出血，牙痛，伤风感冒，四肢关节生疮[106]。【壮药】白眉草[120]，gonepdae（棵粘敌）[23]：全草治贫痧（感冒），埃病（咳嗽），阿意咪（痢疾），隋疳（疳积），林得叮相（跌打损伤），额哈（毒蛇咬伤）[120]，百日咳，月经不调，蛇伤[23]。

Gerbera tanantii Franch. 钝苞火石花（菊科）。【拉祜药】我铺烈那此，白头药[13,150]：全草治阴道滴虫，蛔虫，哮喘，水肿胀满，妇女闭经，痈疽，疔疮，流注，风湿病，跌打损伤，偏头痛，齿痛，小儿高热烦渴，急惊风[150]，消化不良，食滞腹胀，痢疾，肝炎，感冒，咳嗽[13,150]。

Geum aleppicum Jacq. [*G. aleppicum* var. *bipinnatum*(Batalin)Hand. – Mazz.] 路边青（蔷薇科）《药典》。【白药】水杨梅，五气朝阳草：全草或根治腰腿痹痛，痢疾，崩漏，白带，跌打损伤，痈疽疮疡，咽痛，瘰疬[17]。【布依药】南布正，头晕药：全草治头晕，头痛，虚弱咳嗽[7]。【朝药】큰뱀무：树阳卖[7]：全草治子宫出血，癫痫，咳嗽[9,90]，用于利尿，解毒[7]。【侗药】Ongv muic gaos（瓮门告）：全草治"惊啰给"（小儿泻肚惊），"闷高温乏"（头昏晕倒）[10,137]，"惊招形"（小儿潮惊）[137]。【鄂伦春药】挨母出哈，追风七，老五叶：全草治月经不调，不育症，子宫癌，小儿慢惊风，痈疖肿痛，痈疽发背，痢疾，腹泻，跌打损伤，外伤出血[161]。【哈萨克药】سؤيۇرگەن：根治感冒发烧，腮腺炎，咽喉肿痛；花、果实治细菌性痢疾，急性肠胃炎，阴道滴虫病；叶、茎治跌打损伤，骨折，肿创伤出血，皮肤湿疹[140]。【傈僳药】萝卜叶，水杨梅，哀罗马：全草治肾虚腰痛，头晕眼花，虚火牙痛[166]。【苗药】Vob xangb xob jed（窝香学嗟，贵州黔东南）[91]，佳灰柯[96]，头晕药[7]：全草或根治风寒感冒，头痛头晕，风湿痹痛，月经不调，小儿惊风[91]；全草治

头晕，失眠[96]，晶状体浑浊[7]。【纳西药】水杨梅：全草或根用于肾虚腰痛，头晕眼花，小儿惊风，高血压，肺病咳嗽，声嘶，贫血，风湿痹痛，月经不调，痈疖肿痛，虚火牙痛，肠炎，痢疾，跌打损伤[164]。【畲药】野荆菜，野芹菜：全草治肠炎，痢疾；外用治疗疮，痈肿[147]。【水药】骂看：全草治神经衰弱[10]。【土家药】追风七，蓝布正：根、全草治头晕目痛，牙痛，百日咳，小儿惊风，腰腿疼痛，肠炎，痢疾，月经不调，外伤出血，跌打损伤，疔疮肿痛[124,127]。【瑶药】九龙穿：全草治腰腿痹痛，跌打损伤，痈疽疮疡，瘰疬，阴痛[133]。【彝药】额什阿玛，大蛇泡草[106]，矢色阿[101]：全草或根治胃病，泻痢，肿毒，月经不调，阳虚头昏，风湿性关节疼痛[106]；根、全草治肾虚腰痛，妇女干血痨，慢性支气管炎，咳嗽，骨折[101]。【藏药】色尔玛[23]，孜俄波[24]，zaobao（匝俄保）[22]：全草治脾胃虚弱，虚痨咳嗽，肺痿声嘶，热极惊风[23]，肝炎，高血压引起的发烧，神经性发烧，子宫出血，月经不调，疝痛，关节炎[22,24]，头晕，高血压[34,40]；鲜汁治小儿惊风[22,24,34,40]，用于接骨，愈伤，消肿，降压，干四肢黄水，治骨折，疮疡，四肢关节积黄水，风湿痹痛，肿胀[22]。【壮药】蓝布正：全草用于肺结核，埃病（咳嗽），隆白呆（带下）[120]。

Geum japonicum Thunb. 日本路边青（蔷薇科）。【仡佬药】se^55 si^33（晒细，黔中方言），ia^55 poŋ^31 kɜ^53 moŋ^31（假崩改猛，黔中北方言），wu^31 xei^31 ŋa ŋ^31（乌黑昂，黔西南多洛方言）：全草煎水加糖服治高血压[162]。【苗药】头晕草，大路边黄，大仙鹤草：全草治头晕痛，急性腹痛，跌打损伤[98]。

Geum japonicum var. chinense F. Bolle 柔毛路边青（蔷薇科）。【白药】须云参（洋濞）[14]，蓝布政，头晕药[17]：全草治食滞腹胀，肾虚腰痛，高血压，乳腺炎[14]；全草或根治高血压，头晕，头痛，月经不调，白带，小儿惊风，风湿痛[17]。【布依药】南布正，头晕药[7]，夜交闷[274]：全草治头晕，头痛，虚弱咳嗽[7]，淋巴结结核[159][274]。【朝药】树阳卖：全草用于利尿，解毒[7]。【侗药】yangh muic naemx（央梅龙）[208,373]，头晕药[373]：全草治高血压，头晕目眩，月经不调，湿热带下，咳嗽吐血，风湿疼[373]，闭经[208]。【仡佬药】晒

细：全草煎水加糖当茶饮治高血压[162][274]。【哈尼药】Oq' a' laqpil（哦阿拉批），白头须，头晕药：全草治月经不调，头晕目眩，四肢无力，高血压，疮毒，骨折，遗精，阳痿，风寒感冒，虫蛇咬[143]。【拉祜药】头晕药，水杨梅：全草或根治高血压，头晕头痛，月经不调，小腹痛，白带，小儿惊风，风湿腰腿痛；全草或根外用治痈疖肿毒，跌打损伤[10]。【毛南药】ta³³ gou²⁴ mun³⁵ s（塔够门）：全草治虚头晕[155]。【苗药】Jab heib khob（加灰柯，贵州黔东南）[7,91,94,95][274]，Reib ded（锐呆，贵州松桃）[7,91,94,95]，头晕草[97]：全草治损劳伤，虚弱咳嗽，月经不调[7,91,94]，感冒，头晕，疗疮，肠炎[91]，晶状体浑浊[7,94]，"眩晕病"[890]，体虚头晕，快经引起的头晕面红耳鸣[92]；全草炖猪脚服治老年头晕，体虚头晕[95][274]，急性腹痛，跌打损伤，无名肿毒[97]；根治头晕痛[97]。【纳西药】未不：根治肾虚腰痛，头晕眼花，虚火牙痛，乳腺炎，阳痿[14]。【羌药】Ziseimiguobo（滋谁思眹果博），meizihubu（美子胡布）：根治痢疾；叶治风寒咳嗽[10,167]。【水药】骂抗[157,158][274]，头晕药[157,158]：全草治神经衰弱[274]，配伍光叶海桐、制首乌治神经衰弱[157,158]。【土家药】mu¹ ta¹ la³（母他那），小益母，水杨梅[123]：全草、根治痢疾，白带，风湿腰痛，肺劳咳嗽，痈疽疮疡[123]；全草治头晕失眠，热泻症，摆白病（又名崩白，泛指带下过多），痛经[128]。【彝药】阿努其它彪[9,13,102,103][35,118]，阿也手落井[13]：全草治顽固性头痛[13]，慢性支气管炎[13,103]，虚劳咳嗽，头晕目眩，肺痿声嘶，虚寒腹痛，遗精阳痿，月经不调[9,102][35]，头痛久日不愈[9][118]，咳嗽[118]。【藏药】南布正[23]，扎欧保[40]：效用同路边青 Geum aleppicum[23,24]；全草治头晕[40]，头痛，月经不调，感冒，骨折[36]，高血压[40]；鲜叶治小儿惊风[40]。【壮药】效用同路边青 Geum aleppicum[120]。

Geum urbanum Hook. f. 欧亚路边青（蔷薇科）。【藏药】普提香，azaguori（阿杂郭日）[24]：全草治感冒，头晕头痛，高血压，胃炎，月经不调[24]。

Ginkgo biloba L. 银杏（银杏科）《药典》。【阿昌药】白果：种子治支气管哮喘；叶治冠状动脉硬化性心脏病，心绞痛，血清胆固醇过高症[18]。【白药】银杏，白果：种子治支气管炎哮喘，慢性支气管炎，肺结核，尿频，遗精，白带；叶活血

止痛[17]。【德昂药】别布拉：效用同阿昌药[18]。【侗药】Duil bagx（豆巴），Meix nyaenc hanp（美银汉）[137]，Duil bagx（蒂榜）[98,135]：种子治宁癫（精神病），宾宁乜崩榜（妇女白带过多症）[137]，哮喘，遗精，淋病，慢性支气管炎，白带[98,135,136]。【仡佬药】ni⁵⁵ ie⁵⁵ mi³¹（你也米，黔中方言），pia⁵⁵ wu³³ ts3⁵⁵（表午则，黔中北方言），ni⁵⁵ ie⁵⁵ mi³¹（你也米，黔西南多洛方言）：叶兑酒服，治老年咳喘[162]。【景颇药】shaplvo gam：效用同阿昌药[18]。【拉祜药】白果：果子治喘息，头晕，耳鸣，慢性淋病及妇人带下；果皮用于肺结核[10]。【傈僳药】四不鲁：种子治哮喘，痰嗽，白带，白浊，遗精，淋病，小便频数；叶治胸闷心痛，心悸怔忡，痰喘咳嗽，泻痢[166]。【蒙药】孟根－归勒素，哈木嘎尔：种子用于肺虚喘咳，遗尿，白带[47]。【苗药】Ndut mlangd（都麻）[92,95]，Zend baf ghe d det（真巴沟豆）[95,96]，走拨孤[211]：叶及种子治月经不调，白带过多，体虚咳嗽[92,95]；叶及种子治白带过多，肺痨，高血脂症，肺虚咳喘，冠心病，心绞痛[95,96]；种子用于止带；叶用于活血止痛[211]。【纳西药】白果：种子用于慢性气管炎，肺结核，小儿肠炎，梦遗，赤白带下，小儿腹泻，下部疳疮，乳痈溃烂[164]。【羌药】Pishiruo（皮什若），斯福思柏，公孙树：种子治喘咳，气逆，白浊带下[167]。【畲药】公孙树，白果：种子治疥疮[146]。【土家药】bu⁴ li⁴ a¹ shi¹（布利阿十），白果，公孙果[123,125]：种子治支气管哮喘，慢性气管炎，肺结核，白带，白浊，遗精，淋病，小便频数[123,125]，虚咳气喘，小儿疳积，虫牙[10,126]；种子、叶治跑马（遗精）遗尿，咳咯气喘，肺痨瘡，摆白病（又名崩白，泛指带下过多）[128]。【瑶药】公孙树：根及根皮用于白带，遗精；树皮治牛皮癣；叶治胸闷心痛，心绞痛，心悸怔忡，痰喘咳嗽，泻痢，白带；种子治哮喘，支气管炎，咳喘，肺结核，尿频，遗精，白带，白浊，淋病，小便频数[133]。【壮药】白果（马山语）：种子（炒黄）治慢性气管炎[15]。

Girardinia diversifolia（Link）Friis［**G. conden-sata（Hochst.）Friis**］大蝎子草（荨麻科）。【白药】大蝎子草，在荨麻，大荃麻：全草治咳嗽痰多，水肿；全草外用治疮毒[17]。【朝药】왕쐐기풀：全草治风寒感冒[9,90]。【侗药】Sumx yak（省亚）：全草治荨麻

疹⟨137⟩[12]，宾炬痊(风团块)，挡朗(骨折)⟨137⟩。【基诺药】帕彩帕懋：全草治全身水肿；全草外用治毒疮⟨163⟩。【纳西药】茂拍啃畜：根治风湿疼痛，跌打损伤，骨折，皮肤瘙痒，外伤出血⟨14⟩。【彝药】阿季岩⟨111⟩，阿资⟨13⟩：根治风热咳嗽，胸闷痰多，疮毒溃烂⟨109⟩，风疹瘙痒⟨13,109⟩；全草配伍治脚手抽搐⟨109⟩；全草或根治小儿惊风，中风不语，咳嗽痰多，咯血水肿，疮毒，皮肤瘙痒⟨111⟩。【藏药】sanwaza (散哇匝)⟨22,24⟩：鲜根捣烂外敷治骨折⟨22,24⟩；根治感冒咳嗽，痰多胃胀，胸闷痰多，皮肤瘙痒，疮痈肿毒，中风不语，水肿⟨36⟩。【壮药】Mbawyinzhing (盟银杏)，Bwzgoj(白果)：叶治阿闷(腹痛)，心跳(心悸)，麻邦(中风)，埃病(咳嗽)，墨病(哮喘)，血压桑(高血压)，高脂血症，啊尿甜(糖尿病)；果实治墨病(哮喘)，比耐来(咳痰)，隆白呆(带下病)，肉赖(多尿症)⟨180⟩。

Girardinia diversifolia (Link) Friis subsp. suborbiculata C. J. Chen et Friis [*G. suborbiculata* **C. J. Chen**] 蝎子草(荨麻科)。【土家药】xi¹ luan³ ta¹ se⁴ (席卵他色)，红藿毛草，藿辣子草：全草治风气病，毒蛇咬伤，三分症(疟疾)，水肿症⟨128⟩。

Girardinia diversifolia (Link) Friis subsp. triloba C. J. Chen et Friis [*G. suborbiculata* **subsp. triloba**(C. J. Chen) C. J. Chen] 红火麻(荨麻科)。【苗药】红火麻：根治风湿疼痛，跌打损伤，皮肤瘙痒，风寒感冒[1114]。【彝药】效用同苗药[1112]。

Girardinia palmata (Forsk.) Gaud. 掌叶蝎子草(荨麻科)。【侗药】省亚⟨137,139⟩：全草治荨麻疹，宾炬痊(风团块)，挡朗(骨折)⟨137,139⟩。【苗药】芮豆刹、锐达棍：全草治皮肤湿疹⟨96⟩。【土家药】白活麻草：根、叶治风湿麻木，筋骨疼痛，咳嗽吐血，劳伤腰痛，水肿，疡疮，头风头昏，高血压⟨123⟩。

Gladiolus gandavensis Van Houtte 唐菖蒲(鸢尾科)。【苗药】格良(昭通)⟨14⟩，隔梁⟨13⟩：球茎研粉内服治跌打损伤⟨13,14⟩；球茎外用治腮腺炎，淋巴腺炎⟨13⟩。【土家药】铜锤，千锤打：球茎治跌打损伤，劳伤腰痛，痈肿疔毒，小儿口腔溃疡，小儿消化不良⟨124⟩。

Glaucidium cuculoides (Vigors) 斑头鸺鹠(鸱鸮科)。【藏药】欧贝夏：效用同雕鸮 *Bubo bubo hemachalana*⟨34⟩；鸺鹠肉(干粉)治"凶曜"病；

羽毛(灰)治肾性水肿，肺脓疡⟨22⟩。

Glaucium squamigerum Kar. et Kir. 新疆海罂粟(罂粟科)。【哈萨克药】全草用于久咳，久泄，脱肛，脘腹疼痛⟨141⟩。

Glaucophane 蓝闪石 [硅酸盐类单斜晶系矿物，$Na_2(Mg, Fe)_3Al_2Si_8O_{22}(OH)_2$]。【藏药】听局：治筋络、韧带破裂，僵缩⟨34⟩。

Glechoma hederacea L. 欧活血丹(唇形科)。【哈萨克药】بارقست جالبمز：全草治泌尿道感染，尿路结石，水肿，慢性肝炎，胆结石，腮腺炎，月经不调⟨142⟩，风热感冒，跌打肿痛，膀胱尿道结石，血淋，小儿支气管炎，胃及十二指肠溃疡⟨141⟩。【土家药】八步拿：全草治跌打损伤，劳伤，背痛，慢性咳嗽⟨10⟩。

Glechoma longituba(Nakai) Kupr. 活血丹(唇形科)《药典》。【白药】连钱草，活血丹：全草治尿路感染，肝胆结石，感冒，咳嗽⟨17⟩。【布依药】那太莲⟨159⟩，团经药⟨6⟩：全草治便秘⟨159⟩，妇女白带，月经不调，风湿性关节炎⟨6⟩。【朝药】긴병꽃풀(gīn biēng gǒo pùr，给嗯逼鞯高曝儿)，金钱草：全草治跌打损伤，气管炎哮喘，慢性气管炎，膀胱炎⟨82⟩。【傣药】帕诺浑(西傣)：全草用于疟疾，月经不调；鲜叶捣烂热敷治神经性皮炎⟨6,13,14⟩。【侗药】Ongv daoc xenp (瓮桃信)⟨137⟩，特巩消⟨6⟩，大叶金钱草⟨136⟩：全草治尿路结石，尿道炎，肚痛，胃痛，月经不调，敷患眼治结膜炎⟨15⟩，涸冷(水肿病)，拌丑瘟碰(尿脬结石)⟨137⟩，水臌⟨6⟩，尿路结石，肝胆结石，湿热黄疸⟨136⟩。【基诺药】米纠⟨14⟩：全草鲜品捣敷治竹、木刺入肉内不出；根治疝气⟨6,13,14⟩。【蒙药】活血丹，连钱草：全草用于石淋，热淋，黄疸型肝炎，胆道结石，胆囊炎，肾炎水肿，消化性溃疡，肺痈咳嗽，风湿关节痛，疟疾，痈疮肿痛，跌扑损伤，毒蛇咬伤⟨51⟩。【苗药】Vob bix seix hlieb (窝比赊溜，贵州黔东南)⟨91,92⟩，Ghad lab (阿拿，贵州毕节)⟨7,94,95⟩，胶散星⟨6,15⟩：全草治热淋石淋，湿热黄疸，疮痈肿痛⟨91,94,96⟩，湿热胃病⟨91⟩，月经不调，实热胃病⟨92,95⟩，尿路结石，尿道炎，黄疸型肝炎，眩晕症⟨6⟩，水肿病，膀胱结石，小儿疳积⟨94,96⟩；全草捣敷治跌打损伤，骨折，带状疱疹⟨6,15⟩。【仫佬药】妈鲁得咱，吗奴⟨6,15⟩：全草治腹泻，尿路结石，尿道炎⟨15⟩；捣敷治跌打损伤，骨折，关节

炎[6,15]。【畲药】入骨烧[147]，连钱草[148]：全草治小儿疳积[146]，尿路感染，尿路结石，肝胆结石，感冒，咳嗽，跌打损伤[147]，暑痧，久咳，小儿发热，跌打损伤，蛇花疮[148]。【水药】铜钱菜[157,158]，曼贵劳：全草治膀胱结石[10,157,158]，热毒疮痒，湿疹[6]。【土家药】ba^1 bu^1 na^3（八步拿），透骨消[123,128]，马蹄草[125]：全草治胆道结石，肾炎水肿，湿热黄疸，痈肿，毒蛇咬伤，肺痈，咳嗽，吐血，带下，跌打瘀肿，尿路结石，胆结石，走胎（疳积），石淋[125]，急性风湿性关节炎[6]，痨伤，腰背痛，慢性咳嗽[126]；全草外用治骨折[123,128]，跌打损伤[123,125,126,128]。【维药】牙尔马克归勒：全草治风热感冒，跌打损伤，肿毒，尿道或膀胱结石，小儿气管炎，胃及十二指肠溃疡[6]。【瑶药】红肋皂角消[6]，di pou[237]，nzunx deic buerng（准地崩）[132]：全草治月经不调，尿路感染，小儿感冒发热，肚痛[6,15]，小儿疳积[6,132]，胃痛[15,132]，用于胆囊炎，急性肾炎水肿，风湿痹痛，痛经，闭经，产后腹痛，尿路结石，疮疡肿毒，毒蛇咬伤[132][237]，小儿惊风，跌打损伤，蛇伤[4]，肾炎，尿路结石[6]；捣敷治跌打损伤，骨折[6,15,132][6,237]；茎、叶及全草用于膀胱结石，肝胆结石，外伤出血，疮疖痈肿，丹毒，风癣，咳嗽，流感，吐血，咳血，衄血，下血，尿血，痢疾，妇女月经不调，痛经，红崩，白带，产后血虚头晕，小儿支气管炎，口疮，胎毒，惊风，疳积，黄疸，肺结核，糖尿病及风湿性关节炎，小儿惊癫，慢性肺炎[237]。【彝药】恩伍绝[101,102,104]，透骨消[104]，施向轻[9]：全草治瘀滞疼痛，疮疡初起，急性肾炎，淋症，闭经[104]，跌打损伤[9,101,102,104]，骨折，血瘀肿痛，黄疸型肝炎[9,101,102]，淋病，风热感冒，痛经[9,101,102]。【壮药】地钱草[117]，别特成苯（天峨语），菜怒（天等语）[6]：全草治肉扭（膀胱结石、淋浊），笨浮（水肿），能蚌（湿热黄疸），瘴毒，隆白呆（带下病），梅毒，贫痧（感冒），呗衣（痈疮），埃病（咳嗽），能含能累（湿疹），发旺（风湿骨痛）[117]，小儿感冒发热；捣敷治跌打损伤，骨折[6,15]；全草加威灵仙共煎服治骨鲠喉[6,15]；全草外用治结膜炎[6]。

Glechoma sinograndis C. Y. Wu 大花活血丹（唇形科）。【白药】大活血丹：全草治小儿支气管炎[17]。

Gleditsia australis Hemsl. 小果皂荚（豆科）。

【侗药】美隐（三江语）：根治胃病[15]。

Gleditsia japonica Miq. var. delavayi（Franch.）L. C. Li [G. delavayi Franch.] 滇皂荚（豆科）。【白药】皂角刺，天丁，皂丁：干燥棘刺治痈肿疔毒未溃，急性乳腺炎，产后缺乳[17]。【傈僳药】四曲寡子，云南皂荚[166]：果实用于祛瘀通络，消肿排脓[166]。【纳西药】果实用于中风或癫痫，痰涎壅盛，痰多咳喘，恶疮[164]。

Gleditsia sinensis Lam. 皂荚（豆科）《药典》。【白药】皂角刺，天丁，皂丁：棘刺治痈肿疔毒未溃，急性乳腺炎，产后缺乳[17]。【布依药】槐娃太：棘刺或果实治淋病[159]。【朝药】조각자나무（zāo gùk zā nǎ mù，早嘎克扎那木[83]）：棘刺用于卒中风牙关紧闭，手足拘挛证及癫狂，癫痫，瘟疫[83]，恶疮，痈疽[84]。【侗药】美皂阁[138]：棘刺治咳嗽，哮喘，疥癣[135,138]。【仡佬药】puo^{31} te^{35} tai^{35}（波点歹，黔中方言），sao^{53} kao^{53}（捎高，黔中北方言），ke^{33} nia^{55} pə^{31}（街压包，黔西南多洛方言）[162]：果实治未化脓乳痈[162]，炒焦研细，兑面粉（比例为1：2），再加白糖适量，兑鸡蛋清调敷，治乳痈（未化脓）[162]。【蒙药】ᠲᠣᠷᠣᠭ ᠰᠣᠨᠳᠣ ᠪᠣᠷᠴᠢᠭ（Torog Sondu borqig，陶如格－孙都－宝日其格）[44]，寸都茵－乌日格斯[47]：成熟果实（大皂角）治新旧肝病，肝中毒，水肿，痛风，游痛症，关节肿痛，消化不良，腹胀，呕吐，食物中毒[44]，卒然昏迷，口噤不开，喉中痰壅，支气管哮喘，便秘，颈淋巴结结核[47]；不育果实（猪牙皂）治肝热，新旧肝病，肝硬化，肝中毒，水肿，痛风，游痛症，关节肿痛，不消化症，腹胀，便秘，呕吐，食物中毒[42]，突然昏厥，中风牙关紧闭，喘咳痰壅，癫痫；外治痈疮肿毒[47]；棘刺用于痈肿初起或脓成不溃，急性乳腺炎，产后缺乳，疮癣。【苗药】Bel det def sad bil（波豆豆沙碧，贵州黔东南），Bid zob kud（比皂哭，贵州松桃）[91,94]，皂角[267]：棘刺治痈疽肿毒，瘰疬，疠风[91,94]，疮疹顽癣，产后缺乳，胎衣不下[91]，消肿透脓，搜风，杀虫[267]；果实治中风口眼歪斜，头风头痛，咳嗽痰喘，肠风便血，痈肿便毒[95]。【羌药】Zegve（则果），眉荚：荚果治咳嗽气喘，卒然昏迷，癫痫疾盛[167]。【水药】端皂角[10,157,158]，天丁[157,158]：果实治痰涎壅塞；果实及棘刺治痰涎壅塞[10]。【土家药】zhao^1 ga^1（罩嘎），皂角[123]：果

实治猝然昏迷，口噤不开，喉中痰壅，痰盛喘咳，便秘、肠风下血，颈淋巴结核，痈肿，疮癣疥癞[123]，耳聋窍闭，打呃不止，吼病（哮喘），痰黏难咯[128]；衰老、受伤害原因所结的畸形小果实，治咳嗽气喘，猝然昏厥，癫痫痰盛，中风牙关紧闭[123]；棘刺、叶及果实治皮肤疥癣、痒疹、肿毒、乳腺炎、灭蛆；一般不内服[10]；棘刺、叶及果治皮肤疥癣、痒疹、奶痛、灭蛆[126]。【瑶药】皂角：果实、棘刺用于感冒，头痛，中风，胎衣不下，痈疽恶毒，腮腺炎，急性乳腺炎，产后缺乳；皂角棘刺淬火治急性昏迷病人[133]。【壮药】马驴角刺荚（忻城语）：嫩棘刺外用治疮毒[15]。

Glehnia littoralis F. Schmidt ex Miquel 珊瑚菜（伞形科）《药典》。【蒙药】𐲤𐲫 ⟋𐲰𐲤𐲬（Chagan sor，查干-扫日劳）[44]：根用于肺热干咳，热病伤津口渴，肺热咳嗽[47]；老根治血热性肺部刺痛，咳嗽，肺结核，肺部损伤[5]，肺热咳嗽，咯痰带血，胸痛，胸闷，气喘，慢性气管炎，体虚无力[44,56]。【藏药】luduiduojiemanba（芦堆多杰曼巴）：根治风湿痹症，麻风病，皮肤病，黄水病[23]。

Globba racemosa Smith [*G. bulbosa* Gagnepain] 舞花姜（姜科）。【傣药】甘败（西傣）：根治急慢性肾炎，崩漏[13]。【土家药】野羊藿，羊藿七：根茎治劳伤身痛，咳喘，胃气痛腹胀[124]。【瑶药】野山姜：块茎治感冒，虚寒胃痛，昆虫咬伤；花和种子治消化不良及解酒毒[134]。

Glochidion eriocarpum Champ. ex Benth. 毛果算盘子（大戟科）。【傣药】当哟凉（西傣）：枝叶治急性胃肠炎，痢疾，风湿性关节痛，跌打损伤，创伤出血，漆疮，湿疹，皮炎[13]。【德昂药】扣子果：根治肠炎，痢疾，止泻；叶治生漆过敏，水田皮炎，皮肤瘙痒，荨麻疹，湿疹，剥脱性皮炎，过敏性皮炎[160]。【侗药】美斜满（三江侗语）：根用于腹泻，菌痢[15]。【基诺药】结奢：根及叶治肠炎，皮肤瘙痒，出疹[10,163]。【拉祜药】根治肝炎，肺炎[152]。【傈僳药】则勒：根、叶治风湿骨痛，跌打肿痛，脱肛，子宫下垂，白带，泄泻，肝炎[166]。【畲药】八棱桔，万豆子，八办桔[147]：根、叶治挫闪腰痛，食积腹痛，蜈蚣咬伤[10,147]。【瑶药】格几别依[13]，maaih bei funh bienh ndiangx（买背心亮底），毛漆公[130]：根治肠炎，腹泻，痢疾，鼻衄；根水煎洗患处治漆树过敏，捣汁涂

患处治烧烫伤；枝叶外用治过敏性皮炎，漆树过敏，身痒，皮肤湿疹；叶外用治皮肤过敏；全株治肠炎，痢疾[15]，效用同傣药[13]；根及枝叶用于急性胃肠炎，痢疾，咽喉肿痛，牙痛，脱肛，月经过多，产后出血不止，黄疸型肝炎，风湿性关节炎，剥脱性皮炎，荨麻症，湿疹，过敏性或稻田性皮炎[130]。【彝药】全草用于生漆中毒，皮炎湿疹；根治肠炎，痢疾，脱肛[109]。【壮药】毛漆公[117]，盘眉（扶绥语）[15]，anjmeegndingj（按木宁）[23]：全草治胴因鹿西（急性胃肠炎），阿意咪（痢疾），发旺（风湿关节痛），林得叮相（跌打损伤），创伤出血，漆疮，能含能累（湿疹），皮炎[117]；根治胃痛，黄疸型肝炎，产妇流血不止，月经过多，麻疹；枝叶外用治过敏性皮炎，漆树过敏，身痒，皮肤湿疹；叶外用治疔疮溃疡不收口[15]，痢疾，湿疹[23]；全草治肠炎[875]。

Glochidion hirsutum (Roxb.) Voigt 厚叶算盘子（大戟科）。【傣药】丹亮[65]，丹药良（西傣）[13,14]：根、茎、枝用于消食，腹泻，脱肛，止血，消炎解毒，止咳，收敛，止痒[14,65]；全株治慢性支气管炎[13,14]；根用于消化不良腹泻，哮喘[9,13,74]；根、叶用于产后体虚多病，不思饮食，咳嗽痰多，心胸胀闷，子宫脱垂，脱肛，全身皮肤瘙痒，荨麻疹[62-64]，湿疹溃烂，带状疱疹[63,64]，斑疹，疥癣，湿疹[62]，肠炎，痢疾，气管炎，支气管炎，肺炎[9,74]。【傈僳药】则勒马此：根、叶治急性胃肠炎，痢疾，风湿关节痛，跌打损伤，创伤出血，湿疮，湿疹，皮炎[166]。

Glochidion puberum (L.) Hutch. 算盘子（大戟科）。【阿昌药】败尼岩及：根和叶治感冒发热，急性肠胃炎，跌打损伤[18]。【布依药】那胖：果实治梦多[159][274]。【德昂药】丹混[18,160]，许达虎：根和叶用于感冒发热，咽喉痛，疟疾，急性胃肠炎，消化不良，痢疾，风湿性关节炎，跌打损伤，白带，痛经[160]，效用同阿昌药[18]。【侗药】美省榜（三江语）[15]，Meix Sonr Banc（梅爽盘）[12]，Meix sonp ponc（美算盘）[137]：叶治痢疾，腹泻[15]；根治腹痛[12]，肠炎，腹泻，痢疾[136]；根、叶或果实治"宾楔括"（烂脚丫）[137]。【仡佬药】tao¹³ loŋ¹³pe⁵⁵（到龙边，黔中方言），xon⁵³kuo³³uo¹³（红果约，黔中北方言），man⁵⁵u³³（满又，黔西南多洛方言）[162]：叶、根治气喘，小儿疳积[162][274]。【哈尼药】Halmeil meilsav（哈麦麦沙），野南瓜，毛

果算盘子：根治肠炎腹泻，细菌性痢疾；叶治漆过敏，湿疹，荨麻疹，烧伤，口腔炎，牙痛；全株治风湿性关节炎，跌打损伤，毒蛇咬伤，疟疾[143]。【景颇药】箕盘子，maubui ban：效用同阿昌药[18]。【黎药】峈族，野南瓜，柿子椒：果实、根水煎服或外洗，治肠炎，痢疾，消化不良，感冒，流行性感冒发热，全身痛，咽喉肿痛，白带，风湿痹痛，跌打红肿，淋症，瘤瘿，瘰疬，牙痛，闭经，脱肛，水肿，蛇咬伤，疝气；叶煎水外洗治过敏[153]。【毛南药】gua^{24} yɛ^{33}（挂耶）[155]，野南瓜，mei^4 thω^6 teŋ^5（妹腾铛）[156]：根、叶治腹泻[155]；全株治细菌性痢疾，小儿消化不良，腹泻，腹痛，脱肛，白带过多，睾丸炎，闭经，偏头痛，虚弱无力，淋巴结炎，皮肤瘙痒[156]。【苗药】Zend mil leib（真迷勒，贵州黔东南）[274][91,95]，Bid gheud eud（比勾啊，贵州铜仁），Uab gad xerd（蛙敢写，贵州黔南）[91,95]：根、果实治痢疾，泄泻，黄疸[91,94]，疟疾，淋浊，带下，咽喉肿痛，牙痛，疝痛，产后腹痛[91]；根治痢疾，腹泻[15,95][274]，头痛[15,95]；根、叶或果实治烂脚丫，颈淋巴结结核[96]。【畲药】雷打柿，八办桔，算盘珠[146,147,148]：全草治赤白痢疾，腰闪挫痛，疝气偏坠，食积腹痛[10,147]；根、果、叶治缠腰丹（带状疱疹），腹泻，蜈蚣咬伤，中暑[146]；根治乏力，感冒，急性黄疸型肝炎，痢疾，风湿性关节炎[148]。【水药】里[274]，梅拉里，野南瓜[10,157,158]：根、叶治细菌性痢疾[10,157,158][274]。【土家药】an^1 po^1 la^1 li^1 ri^4 wu^4 zai^{4}ho^2（干坡那里日屋栽合），雷打火烧子，野南瓜[125]：果实治疟疾，疝气，淋浊，腰痛，痢疾，肠炎，尿道炎，黄疸，瘰疬，盆腔炎，吐血，衄血，叶煎水外洗治淋疮[124]，闭经痨[125]；根、果实治经闭不孕，跌打损伤，脱茄胎症（又名吊茄子，即子宫下垂）[128]，摆红病（俗名崩红，类似功能性子宫出血）[125,128]；果实或全草治痛经，痨病，跌打损伤，腰腿痛[10,126]。【瑶药】金骨风[6][132]，jimh mbungv buerng（仅进崩），野南瓜[132]：根或全株用于肠炎痢疾，乳腺炎，毒蛇咬伤[132]，月经过多[6]，感冒发热，消化不良，黄疸，疟疾，咽炎，脱肛，白带，闭经，睾丸炎，淋巴结炎，皮炎湿疹，蜈蚣咬伤[132]；果治疟疾，疝气痛，淋浊，腰痛，牙痛[133]；根治鼻衄[15]。【壮药】棵杯墨（象州语），美按投（大新语）：根治

痔疮；叶治痢疾，腹泻；全株治鹧鸪蛇咬伤，腹泻[15]。

Glochidion rubrum Blume 台闽算盘子（细叶馒头果）（大戟科）。【台少药】Bayo（Paiwan，族恒春下）：皮治腹痛[169]。

Glochidion sphaerogynum（Muell. Arg.）Kurz [G. fagifolium Miq.] 圆果算盘子（大戟科）。【毛南药】美屯天（环江语）：叶治腹泻[15]。【瑶药】逊烹呛（金秀语）：根治感冒[15]。【壮药】棵嵌（扶绥语）：叶嚼烂含于口内或水煎浓缩后涂患处治口腔炎[15]。

Glochidion zeylanicum（Gaert.）A. Juss. 香港算盘子（大戟科）。【仫佬药】美短盘（罗城语）：根治气喘；全株治痢疾[15]。

Glomeris nipponica Kish. 滚山球马陆（球马陆科）。【阿昌药】滚山虫：治跌打损伤，骨折，脱白[18]。【白药】滚山虫，滚山珠，地罗汉：干燥全体治跌打损伤，骨折，脱白[17]。【布依药】娜爷外：全体治翻肛[159]。【德昂药】瓦魔：效用同阿昌药[18]。【景颇药】dan dat kidat：效用同阿昌药[18]。【苗药】Ginb bleat nched（菌板差，贵州铜仁），Gangb dlod nail（岗梭呐，贵州黔东南）[91,95,96]：全体治跌打损伤[91,95,96]，风湿痹痛，筋脉拘挛，骨折肿痛[91]，骨折，关节错位[95,96]，痈肿疮毒[95]。【水药】奴权里，地罗汉[157,158]：动物全体治胃溃疡[157,158]，跌打损伤[10]。【土家药】滚山虫：全体治跌打损伤，骨折[125]。

Gloriosa superba L. 嘉兰（百合科）。【阿昌药】莫得为：外用治鼻衄血[18]。【傣药】唎另[9,13,71]，何发来[13]，朗顾[13]：根、块茎治半边瘫痪，周身关节痛，高热抽搐，周身肿胀[9,13,14,71]，用于清热泻火，理气止痛[65]；根治跌打损伤，风湿病[14]，全草配伍治鼻衄[69,172]；根茎治风湿关节肿痛，肢体麻木，偏瘫[63,64]，风寒湿痹证，肢体关节酸痛，屈伸不利，头昏目眩，头痛，肢体关节红肿热痛[62]。【德昂药】膜丙喷[13,160]，莫并喷[172]：根治鼻衄血[13,160,172]；根茎用于肠炎[13,160]。【景颇药】mitang huzo：效用同阿昌药[18]。

Gloydius brevicaudus（Stejneger） 参见 Agkistrodon halys。

Gloydius intermedius（Strauch） 参见 Agkistrodon intermedius。

Gloydius strauchii（Bedriaga） 参见 Agkistrodon

strauchi。

Glycine max(L.) Merr. 大豆(豆科)《药典》。
【白药】黑大豆：黑色种子治水肿胀满，风毒脚气，黄疸浮肿，风痹筋挛，产后风痉，口噤，痈肿疮毒，解药毒[17]。【布依药】土音：种子治疗疮[159]。【朝药】콩(kàoeng，考辯)[83]，장(zàng，章)[86]：发酵品"酱"治烦满，杀百药热汤火毒[86]；种子发芽后晒干品(大豆黄卷)治湿热不化，汗少，胸痞[83]；豆豉治消化不良，泄泻[82]。【傣药】种子经蒸熟发酵加工品用于伤寒热病，寒热，头痛，烦躁，胸闷[67]。【侗药】黄豆，大豆：种子治感冒，寒热头痛，烦躁胸闷[136]。【蒙药】哈日－宝日其格[47]：种子(黑大豆)治水肿胀满，脚气浮肿，风湿痹痛，痈疮肿毒，药物中毒[51]，风痹痉挛，产后风痉口噤，水肿胀满，风毒脚气，黄疸浮肿，痈肿疮毒，解药毒[47]；种皮(黑豆衣)治阴虚发热，自汗，盗汗，头晕目眩，小便不利，水肿；大豆黄卷用于暑湿发热，胸闷，肢体酸重，小便不利，水肿[51]。【苗药】Deid ghueb(堆怪)，Def dend dlaib(豆本杉)，Def dlrib(独筛)[95]：种子治黄疸浮肿，肾虚遗尿，解乌头、附子毒性[95]。【畲药】大豆[148][55]：种子治血虚，产后祛瘀血，去火，风疹，铁钉刺伤，疔疮，甲沟炎[148]；黑大豆治风疹；生黄豆嚼烂，外敷治疗疮，甲沟炎，铁钉刺伤[55]。【彝药】果实治跌打损伤，风寒湿痹，瘀积腹痛，水肿胀满，月经不调，疮疡肿毒；果实外用治慢性骨髓炎[109]。【藏药】shanmenmaiduo(善扪麦朵)[22]：种子治肾虚，性欲低下，妇科疾病，崩漏，月经过多，鼻衄，外伤出血[22]；果实治龙病，解毒[27]。

Glycine soja Sieb. et Zucc. 野大豆(豆科)。【朝药】둘콩：种子治腰痛，小儿疳疾[9,90]。【蒙药】Jerleg xiar borqig，吉日勒格－沙日－宝日其格[49,51]：果实治肺脓肿，咳血，肾热，毒热，创伤[49,51]。【土家药】野大豆，野黄豆，山黄豆：果实及全草治咽喉肿痛[374]。【瑶药】野鹅皮豆：根、带果的全草用于胃痛，自汗，盗汗，小儿消化不良，疳积，目翳初起[133]。

Glycosmis parviflora(Sims) Kurz. [*G. citrifolia*(Willd.) Lindl.] 小花山小橘(芸香科)。【傣药】保邦给：叶治感冒咳嗽，食积腹痛，疝气痛[65]。【壮药】棵马楠捞[15]，Golwg' ndo(棵勒

挪)，山桔叶[117]：根治黄疸型肝炎[15]；叶治东郎(食滞肠道)，心头痛(胃腹痛)，贫痧(感冒发热)，埃病(咳嗽)，鼻衄，林得叮相(跌打肿痛)，遗尿[117]。

Glycosmis pentaphylla (Retz.) DC. 山小橘(芸香科)。【傣药】哈比郎(西傣)[59]，比郎，埋答巴[62-64]：根茎、叶治体弱多病，肢体关节、肌肉、腰腿酸麻胀痛或红肿热痛，跌打损伤[59,62-64]，久病不愈[63,64]，久病血少，风湿病[59]；根或叶治乏力，风寒湿痹证，风湿热痹证，屈伸不利[62]。【基诺药】玛桌朴勒：根或茎治支气管炎，咳嗽痰多，毒蛇咬伤，溃疡；叶外用治跌打损伤，瘀血，肿痛[163]。

Glycyrrhiza glabra L. 光果甘草(豆科)《药典》。【朝药】감초(gām cào，嘎母草)[83]：根及根茎治脾胃虚弱，食少，便溏证，调诸药[10,83]。【鄂伦春药】挨母出哈：效用同甘草 G. uralensis[161]。【蒙药】(Xiher ebes，希和日－额布斯)：效用同甘草 G. uralensis[44,56]。【维药】چۇ چۇ كبۇ يا(Chu chuk bu ya，曲曲克布亚)[75,77]：根、根茎用于干性胸部疾病，顽痰不化，失音，咽喉奇痒，寒性哮喘，咳嗽，各种肺病，淋病，创伤，皮肤瘙痒[75]；全草用于风疹疮毒，脾虚胃热，胃肠挛痛[79]，缓解药物毒性，烈性[77]。【藏药】ཤིང་མངར(xiange，相额)[23]：根及根茎治肺病，脉病[23]，效用同甘草 G. uralensis[24]。

Glycyrrhiza inflata Batalin 胀果甘草(豆科)《药典》。【朝药】감초(gām cào，嘎母草)[83]：效用同光果甘草 G. glabra[10,83,84]。【鄂伦春药】挨母出哈：效用同甘草 G. uralensis[161]。【蒙药】(Xiher ebes，希和日－额布斯)：效用同甘草 G. uralensis[44,56]。【维药】(Chu chuk bu ya，曲曲克布牙)[75]：效用同光果甘草 G. glabra[75,77,79]。【藏药】ཤིང་མངར(xianganer，向安儿)[20]，相额尔[23]：根及根茎用于脾胃虚弱，脘腹挛痛，咳嗽，心悸，咽喉肿痛，疮疡，中毒[20]，肺病，脉病[23]。

Glycyrrhiza uralensis Fisch. ex DC. 甘草(豆科)《药典》。【阿昌药】甘草：治咽喉肿痛，胃、十二指肠溃疡，药物及食物中毒[18]。【朝药】감초(gām cào，嘎母草)[83]：效用同光果甘草 G. glabra[10,83,84]。【傣药】沙莫[65]，沙美(西傣)，沙

英[7,9,71]：根用于和中、缓急、润肺、解毒、调和诸药[65]，头重晕眩，恶心呕吐，食物中毒，咽喉肿痛，久咳不愈[7,9,14,71]。【德昂药】爱先生：效用同阿昌药[18]。【东乡药】甘草：根及根茎治气管炎，鼻窦炎，解药毒及食物中毒等[10]。【鄂伦春药】挨母出哈：根及根茎用于脾胃虚弱，倦怠乏力，心悸气短，咳嗽痰多，脘腹疼痛，痈肿疮毒，食物中毒，咽喉肿痛，百日咳，气管炎[161]。【哈萨克药】قمزلمیا：根、根茎治气管炎，尿道炎，新生儿黄疸症，肝炎，各种肿毒，咽喉肿痛，咳嗽，脾胃虚弱，胃溃疡，十二指肠溃疡，癔病，药物及食物中毒[140]。【回药】铁心甘草：根治急性胃炎，肠炎，呕吐，腹泻，痛经[7]。【景颇药】粉甘草，nui chui：效用同阿昌药[18]。【蒙药】ᠰᠢᠬᠡᠷ ᠡᠪᠡᠰᠦ（Xiher ebes，希和日－额布斯）[51]，希和日－乌布斯[7]，兴阿日[47]：根治肺热，哮喘，咳嗽，肺脓疡，舌咽发干，口渴，咽喉干痛，恶心呕吐，白脉病，身体虚弱[44]，咳嗽[217]，祛痰，止咳，止吐[591]；根及根茎治肺热咳嗽，药物及食物中毒[7,47,51]，口渴，肺痨，血液病，胃肠"宝日"，"白脉病"[7,51]，咽喉肿痛，呕吐[47,51]，咽喉疾病，"白液"病[7]，烦渴，心悸，脘腹虚痛，溃疡，疮疡，体虚[47]，肺热刺痛，妊娠初期的呃逆，急慢性支气管炎，感冒咳嗽，咽喉肿痛[56]。【维药】چوﭼﯚﮐﺒﯗﻳﺎ（Chu chuk buya，曲曲克布亚），چوﭼﯚﮐﺒﯗﻳﺎ ﻗﯩﻴﺎﻣﻰ（chuchuk buya qiyami，曲曲克布亚克亚密）[7,75]：效用同光果甘草 G. glabra[75,77,79]；根及根茎治气管炎，咽喉炎，气喘；外用治过敏性皮炎[7]。【藏药】ཤིང་མངར།（信俄尔）[21,20]，兴阿尔[7]，象额尔[29]：根及根茎用于脾胃虚弱，脘腹挛痛，咳嗽，心悸，咽喉肿痛，疮疡，中毒[7,20]，脾虚泄泻，肺燥干咳，手肢麻痹[29]，肺病，脉病[23,24]；根治咽喉疾病，脾胃虚弱，咽喉干咳[24]，特别对肺热病有很好疗效，止咳，祛痰，喑哑和咽喉疹粒，消渴脉络病[27]；根茎治肺病，气管炎，脉病，呕吐[21]；根治肺病，肺热，咳嗽，血管病，喉痧，"黄水"病，脾胃虚弱，脘腹挛痛，咽喉肿痛[40]。

Glycyrrhiza yunnanensis S. H. Cheng et L. K. Dai ex P. C. Li 云南甘草（豆科）。【藏药】土甘草：根治脾胃气虚，中气不足，夜尿增多，痰多咳喘，疮疡肿毒[36]。

Glyptosternum maculatum（Regan） 黑斑原鮡

（鮡科）。【藏药】怕立尼阿[29]：肉治妇女病，肠胃病，促疮疖化脓；骨治水肿；胆汁外用治疮疡热痛，白内障，烧伤[29]，效用同花斑裸鲤 Gymnocypris eckloni[22]。

Glyptostrobus pensilis（Staunton ex D. Don）K. Koch 水松（杉科）。【瑶药】凤凰树：全株治麻疹，腰痛，头痛，心胃气痛，高血压，皮肤疱疮，烫伤[133]。

Glyptotermes chinpingensis Tsai et Chen 金平树白蚁（蚁科）。【彝药】用于风湿性疼痛，关节肿痛，阳痿早泄，体虚易乏[109]。

Gmelina arborea Roxb. 云南石梓（马鞭草科）。【傣药】楠说（西傣）[59]，埋索[62]：树皮或心材治咳嗽，疥癣，湿疹出现的皮肤瘙痒[59,62]，咽痛，斑疹[62]；树皮治风火偏盛所致的咽喉肿痛，麻疹，风疹，水痘，痱子，黄水疮，水、火烫伤[59]。【哈尼药】jia suo pu：树皮研粉用于刀、枪外伤，伤口化脓，溃疡[119]。【基诺药】勒哗[163]：树皮、叶治脱肛；皮外用治骨折和用于拔刺[10,163]。

Gnaphalium adnatum（Wall. ex DC.）Kitam. 宽叶鼠曲草（菊科）。【畲药】宽叶鼠曲草：全草治热痢，中耳炎，脓肿，疔，烂脚[148]。【土家药】大火草：叶、全草治痢疾，小儿惊风，口疮，疮毒，外伤出血，咳嗽[123]。【佤药】hnyee bai ding（聂摆定）：叶捣敷用于局部外伤出血[14]。【彝药】阿巴叶[13,14]：叶用于咽喉肿痛，捣敷用于局部外伤出血[13,14]；外用于痈疮肿毒[13]。【藏药】全草治痢疾，小儿惊风，疮痈肿毒，咽喉肿痛，外伤出血[36]。【台少药】Pahasu（Bunun，族施武群）：孩童股部糜烂时，将烤后的叶贴于患部治皮肤病[169]。

Gnaphalium affine D. Don 鼠曲草（菊科）。【白药】清明菜，土茵陈：全草治感冒咳嗽，支气管炎，哮喘，高血压，风湿腰腿痛[17]。【侗药】清明菜，佛耳草[135,136]：全草治咳嗽，痰喘，气喘，感冒风寒，蚕豆病[135,136]。【独龙药】鼠鼬草：全草用于咳嗽哮喘，风寒感冒，风湿痹痛，神经衰弱，不孕症[600]。【哈尼药】Miqzal（密渣）：羊耳草[143]，咪低喳啦[13]：全草治支气管哮喘[13,143]，毒蛇咬伤[143,145]，支气管炎[13,145]，跌打损伤，毒蛇咬伤，蚕豆黄[143]；外用于中耳炎，下肢慢性溃疡[13]，感冒咳嗽[13,143,145]，高血压[145]。【傈僳药】星秀草，节早俄：全草治感冒咳嗽，支气管炎,哮喘,筋骨疼痛,蚕豆过敏;外用可治跌打损伤,毒蛇咬伤[166]。【苗药】佛耳草,绒毛草[95,97,98],锐大哥[275]:全草治骨折,肝炎[95,97,98][275],风湿性筋骨痛,遗精,劳伤[95,97,98],咳嗽痰多[275]。【纳西药】全草治劳嗽,雍滞胸膈痞满,新旧咳嗽,顿喘不止,昼夜无时,慢性气管炎,支气管炎,哮喘,脾虚浮肿,赤白带,感冒咳嗽,蚕豆病,预防肝炎,高血压,雀眼夜盲,迎风流泪,羞明,风疹[164]。【水药】清明菜:全草治小儿咳嗽[101]。【土家药】白毛香,大火草,四方草[123]:全草治感冒咳嗽,支气管炎,哮喘,风湿筋骨痛,跌打损伤,外伤出血[123],咳嗽痰多,腹部寒气,胀满[10,126],口腔炎,火眼(急性结膜炎),咳喘,小儿蛲虫[220]。【佤药】hnyeebai nbrung(聂摆谱),daex ang niag(歹盎年):全草用于消瘦,脾虚腹泻[14]。【彝药】阿库头[13],过跟诗[101]:效用同哈尼药[13],全草治消瘦,脾虚腹泻[14],风寒感冒咳嗽,肺病,关节疼痛,四肢骨折,筋骨疼痛[101]。【藏药】ཀྱི་ཐུང་ཟི(干得巴渣)[21,23,34]:效用同哈尼药[13];地上全草(6~8月采)治"培根"病,痞块,风湿病,流感,灰色水肿[21,34],用于化痰止咳,祛风除湿,治咳嗽痰多,外感风寒,筋骨疼痛,蚕豆病,白带[36];花序、花治痞瘤,培根病[23],对感冒有很好的疗效[27]。

Gnaphalium bodinieri(Franch.)Franch. 参见 Anaphalis hancockii。

Gnaphalium hypoleucum DC. 秋鼠曲草(菊科)。【拉祜药】mo za bi re:地上部分与锅底灰混合治皮肤瘙痒[152]。【瑶药】大白艾:全草用于感冒,肺热咳嗽,痢疾,淋巴结结核,小儿急惊风;外用治下肢溃疡,无名肿毒[133]。【彝药】阿委[105],过跟诗[101]:全草治咳痰,肺病[10,105],肺结核[105],效用同鼠曲草 G. affine[101]。【藏药】ganabazha(嘎纳八渣),gandabazhasaierwo(甘达巴扎赛尔沃)[22,32]:全草治培根病,痞块,风湿疼痛,流行性感冒,水肿[22],感冒,流感,瘤,肺热咳嗽,痢疾,淋巴结结核[32];地上部分治高血压之头痛,眩晕,热性疾病[40];全草外用治下肢溃烂[27]。【台少药】Isipataupuratu(Bunun,族施武群):横痃时,将叶捣碎敷于患部并用布包扎治梅毒[169]。

Gnaphalium japonicum Thunb. 细叶鼠曲草

(菊科)。【侗药】Jil Yat Bagx(煮牙八):全草治小儿蛇风,小儿迷风[205]。【畲药】白日[146],叶下白[147],细叶鼠曲草[148]:全草治白带,红眼病[146],伤风感冒,头痛目赤,咳嗽,尿闭,烦躁失眠,小儿伤风[147],感冒发热,烂脚[148]。【土家药】shui¹qiu¹(水曲)[123],翻底白,叶下白[128]:全草治口腔炎,感冒,咳嗽,目赤肿痛,白带,烧烫伤,跌打损伤,外伤出血,毒蛇咬伤,肿痛,乳痈初起,疔疮久不收口,月经不调,经来腹痛,痢疾[123],鸟鹛咯,疳积症,热尿积(尿路感染),口疮[128]。【瑶药】强公端,神仙眼镜草(金秀语)[15],天青地白[133]:全草经蒸馏药液滴眼治结膜炎[15],头痛,乳腺炎,小便热闭,淋浊,小儿惊风,疳积,狗咬伤,咽喉肿痛,跌打损伤,风湿性关节痛;外用治痈疮肿毒,毒蛇咬伤[133]。【壮药】天青地白(风山语):全草经蒸馏药液滴眼治角膜云翳,小儿疳积[15]。

Gnaphalium tranzschelii Kirp. 湿生鼠曲草(菊科)。【蒙药】黑薄古日根讷:全草治寒症,中毒症,痛风症,感冒咳嗽,气喘[51]。

Gnetum montanum Mark. 买麻藤(买麻藤科)。【傣药】麻梅(西傣)[13,71],木弄木胡[13],嘿麻梅[62]:根、茎皮用于不思饮食,恶心呕吐,咽喉肿痛,跌打损伤[14,62],脾胃虚弱,久咳不愈[9,14,14,71],风热感冒,哮喘,视物不清,毛虫刺伤[62];藤用于消化不良,胃痛,跌打损伤,风湿性关节炎,腰腿痛[9,74];茎叶治脾胃虚弱、不思饮食、跌打损伤,风湿病[233]。【基诺药】勒白生迷[163]:茎藤治风湿性关节炎,腰腿痛[10,163]。【拉祜药】苦楝藤:藤治肝炎,气管炎,腰腿痛,放入伤口止血止痛[151]。【佤药】买麻藤:藤治消化不良,胃痛,跌打损伤,风湿性关节炎,腰腿痛[168]。【瑶药】麻骨钻(mah mbungv nzunx,马进准),麻骨风[132][6]:全株用于跌打损伤,腰肌劳损,风湿骨痛,类风湿,偏瘫,鹤膝风[132][6]。

Gnetum montanum Mark. f. megalocarpum Mark. 大子买麻藤(买麻藤科)。【傣药】根、藤茎、叶治风湿性关节炎,腰肌劳损,筋骨酸软,支气管炎,溃疡出血,蛇咬伤,跌打损伤;根、藤茎、叶外用治骨折[13]。

Gnetum parvifolium(Warb.)W. C. Cheng 小叶买麻藤(买麻藤科)《药典》。【傣药】ကြွယ်လိုက်

(mamei, 麻梅)， འཆི་བ་མེ།（heimame, 嘿麻梅）：根、藤茎治脾胃虚弱，不思饮食，久咳不愈，咽喉肿痛，恶心呕吐及跌打损伤[8]。【哈尼药】连谷连妮哟然节：茎藤、根、叶治腰肌劳损，跌打损伤，风湿性关节炎[145]。【苗药】蒙安锅：根或藤茎治风湿骨痛，跌打损伤，毒蛇咬伤[8]。【畲药】木花生，山茶生[8,147]，小叶买麻藤[10]：茎、藤治风湿性关节炎，慢性气管炎，腰肌劳损，胰腺炎，跌打损伤[8,10,147]。【佤药】利顶，苦楝头：治消化不良，胃痛，跌打损伤，风湿性关节炎，腰腿痛[8]。【瑶药】麻骨风（mah mbungv buerng, 麻迸崩），麻骨钻[15,132]：藤茎用于风湿痹痛，支气管炎[132][247]，腰肌劳损，偏瘫，肾炎水肿，蜂窝组织炎，手术后感染及跌打损伤[132]，外伤感染[247]；根、根皮、茎治风湿关节痛，小便不利，内服兼搽患处治骨折，跌打损伤，蜂窝组织炎[15]，风湿骨痛[4,6]，跌打损伤[4]，偏瘫，肾炎水肿，伤口感染[6]。【壮药】Gaeugoq，驳骨藤，乌骨风[118]：藤茎治溃疡病出血，咳嗽，风湿痹痛，中风偏瘫，坐骨神经痛，骨折，跌打损伤[118]；根、根皮、茎治风湿性关节痛，小便不利[15]。

Gnetum pendulum C. Y. Cheng 垂子买麻藤（买麻藤科）。【傣药】根、藤茎、叶治风湿性关节炎，腰肌劳损，筋骨酸软，支气管炎，溃疡病出血，蛇咬伤，跌打损伤；根、藤茎、叶外用治骨折[13]。

Goethitum 针铁矿（碱式氧化亚铁的矿石，主含碱式氧化铁 $Fe_2O.H_2O$ 或 $FeO(OH)$ ）。【藏药】མཚུང་རྩེ་སྒྲག་པོ།（东泽木保）[21]：原矿物用于排黄水，干脓愈疮，固骨脂，接骨[25]，头骨损伤[26,34]，治头目眩晕，耳鸣耳聋，虚喘，惊痫，怔肿[31]，肝阳上亢，头晕胀痛，噫气呕逆，噎膈反胃，喘逆，吐血衄血，肠风便血，妇人崩漏带下，小儿惊痫诸症，用于引黄水和干黄水，接头颅骨折，清骨热，特别对眼疾有很好的疗效[27]，治骨折，骨髓炎，脑伤，视力减退，白内障，黄水病[21]。

Gomphocerus sibiricus Linnaeus 西伯利亚蝗（蝗科）。【维药】切开特克：全体用于身体虚弱，精神不振，阳痿[79]。

Gomphostemma chinense Oliver 中华锥花（唇形科）。【壮药】白腊锁（桂平语）：叶捣烂敷患处

治刀伤出血，调梅片敷治断指，水煎洗口腔治口疮[15]。

Gomphostemma microdon Dunn 小齿锥花（唇形科）。【傣药】苗暖刀[62-64]，编少阔[65]：根用于小便热涩疼痛难下，全身水肿，热风所致的咽喉红肿疼痛，咳嗽，产后腹部灼热疼痛[62-64]，尿频急，尿痛，少尿[63,64]，肺炎，气管、支气管炎，咳嗽痰多，膀胱炎，肾炎水肿，尿路结石[9,67,68,74]，尿路感染[9,74]，消炎利尿，清热解毒，止咳，化痰[65]，月经不调，闭经，不孕症，尿道炎，肾炎水肿，尿路感染，膀胱炎[9,13,14,71]。

Gomphrena globosa L. 千日红（苋科）。【白药】火球花，百日红：花序或全草治头风，目痛，气喘咳嗽，痢疾，百日咳，小儿惊风，瘰疬，疮疡[17]。【傣药】糯罕泵（西傣）[9,13,72]，糯康崩[65]：全草及果实用于全身酸痛，疲乏无力，支气管哮喘[13,14,71]，清肝，散结止咳定喘[65]。【侗药】万年红，球形鸡冠花：花治慢性支气管炎，哮喘，小儿肺热咳嗽[136]。【毛南药】百日红，xien³ vən³ lan¹（千盼览）：花治支气管哮喘，急慢性支气管炎，百日咳，肺结核咯血，头晕，视物模糊，痢疾[156]。【苗药】花治喘息性支气管炎，慢性支气管炎[15]。【土家药】百日红：花序治急慢性支气管炎，支气管哮喘，风热目赤疼痛，羞明畏光，视物不清和头晕头痛[123]。【瑶药】日日红：花序或全草用于头风，目赤，气喘咳嗽，急性支气管炎，百日咳，小儿惊风，瘰疬，疮疡，视物模糊[133]。

Gonatanthus pumilus (D. Don) Engl. et K. Krause 曲苞芋（天南星科）。【白药】山芋子[13]：块茎外敷治风湿疼痛，瘀血肿痛[13,14]。

Gongronema nepalense (Wall.) Decne. 纤冠藤（萝藦科）。【白药】纤冠藤，大防己，羊乳藤：全株治腰肌劳损，关节风痛[17]。【仫佬药】灭尔讷（罗城语）：全株治妇女产后无乳，老人体弱[15]。

Goniothalamus donnaiensis Finet et Gagnep. 田方骨（番荔枝科）。【傣药】茎治跌打损伤，骨折[13]。

Gonocaryum lobbianum (Miers) kurz 琼榄（茶茱萸科）。【黎药】黄花木：根治腰痛，出血[154]。

Gonostegia hirta (Bl.) Miq. [*Memorialis hirta (Bl.) Wedd.*] 糯米团（荨麻科）。【白药】满知

竹[14]，兄绵[17]：根治乳腺炎初起，疮疖肿痛[14]；全草、根治跌打损伤，骨折，风湿骨痛，腹泻，痢疾，痈肿，外伤出血[17]。【侗药】Mal kgoux lail（骂够赖），Mal kgoux jos（骂够九）[137]，Mal kgrmx jos（骂够爵）[25]：全草治涸冷（水肿）[137][25]。【傈僳药】阿燕能：全草治疔疮，痈肿，瘰疬，痢疾，妇女白带，小儿疳积，吐血，外伤出血[166]。【苗药】巴干糯，糯米藤[94]，莴芭象[96]：全草治乳痈，肿毒，痢疾[94]，水肿，食积[96]。【纳西药】艾扪尼聂肯，阿呀勒[14]，糯米草[164]：根治外伤出血，小儿疳积，食欲不振[14,164]；带根全草用于接骨，痈疽，瘰疬，腹泻，痢疾，血管神经性水肿，痈疮脓肿，下肢慢性溃疡，食积胃痛，白带，吐血，痛经，乳腺炎，跌打肿痛，对口疮，外伤出血[164]。【怒药】忘扎：全株治疔疮，痈肿，瘰疬，痢疾，妇女白带，小儿疳积，吐血，外伤出血[165]。【畲药】糯米团[148]，官做媒，冷饭团[146]：全草治疔疮疖肿，对口疮，无名肿毒，脓肿，蛇咬伤[148]，咳血，吐血，白带，结膜炎，蜂窝组织炎，疔疮疖肿[147]，乳腺炎[147,148]；带根全草治疳积[146]。【土家药】qie¹er³yu¹la¹（切尔玉那），糯米藤[124,126]，糯米条[288]：全草、根治消化不良，食积胃痛，肾炎水肿，尿路结石，妇女血气痛，跌打肿痛，外伤出血，无名肿毒，疔疮疖肿，毒蛇咬伤[124]；全株治奶痛，无名肿毒，水泻屙痢，小儿走胎（疳积）[125]，疳积症，骨折筋伤[128]；外用治痈疽疮毒，巴骨流痰（骨髓炎），外伤出血[129]，根及全草治小儿疳积[126,129][288,1024]，摆白（又名崩白，泛指带下过多），腹痛腹胀；外用配伍治痈症，流痰[10,126]，水泻，摆带（带下病），疮痈肿毒，水肿，出血[288]，食积腹痛，白带[1024]；苗叶治大便秘结，尤宜体虚血少的肠燥便秘与习惯性便秘[126]。【佤药】糯米团，糯米草：根治消化不良，痈肿，疔疮疖肿痛，外伤出血[168]。【瑶药】糯米草：全草或根用于肠炎，痢疾，妇女白带，小儿疳积，吐血，外伤出血，跌打损伤，风湿骨痛，无名肿毒，瘰疬[133]。【彝药】波痈[17]：根治疮痈不溃，跌打损伤，骨折[17,104]。【藏药】苏巴[24]：全草鲜用捣烂外敷治骨折，跌打损伤，疮痈，乳腺炎[13,24]，乳痈[24]。

Gonostegia pentandra(Roxb.) Miquel 五蕊糯米团（荨麻科）。【台少药】Rurausyau(Bunun，族卡

社）：叶贴于患部治外伤[169]。

Goodyera biflora(Lindl.) Hook. f. 大花斑叶兰（兰科）。【侗药】骂审银[135]：全草治咳嗽，蛇咬伤，肺结核[135,138]。

Goodyera nankoensis Fukuyama 南湖斑叶兰（兰科）。【台少药】Yupatasi(Bunun，族施武群）：全草治热病[169]。

Goodyera procera(Ker Gawler) Hooker 高斑叶兰（兰科）。【傣药】全草治气管炎，支气管炎，哮喘，风湿骨痛，瘫痪，尿路感染，胃痛[9,74]。【哈尼药】Alzeiv zeivssaq（阿责责然），小芭蕉，石凡丹：全草治风寒湿痹，半身不遂，尿路感染，黄疸型肝炎，支气管炎，哮喘，肾虚腰病，四肢乏力，神经衰弱[143]。【仫佬药】车叶胎（罗城语）[15]，夹克肚赛[151]：全草治肺结核，咯血[15,151]，肝炎，瘫痪，尿路感染，胃痛[151]。

Goodyera repens(L.) R. Br. 小斑叶兰（兰科）。【鄂伦春药】挨母出哈，花蛇一支箭：全草治肺病咳嗽，瘰疬，肺肾虚弱喘咳，头晕，目眩，遗精，阳痿，腰膝疼痛，痈肿疮毒，虫蛇咬伤[161]。【蒙药】全草治肺痨咳嗽，支气管炎，瘰疬，痈肿疮毒，骨节疼痛，跌打损伤，虫蛇咬伤[51]。【土家药】斑叶兰[124,127]：全草治肺结核咳嗽，支气管炎，骨节疼痛，跌打损伤，痈肿疮疖，毒蛇咬伤，小儿高热惊风，头目眩晕，四肢乏力[124,127]。

Goodyera schlechtendaliana Reichb. f. 斑叶兰（兰科）。【土家药】三根筋[10,126]：效用同小斑叶兰 G. repens[124]，全草治毒蛇咬伤，咳嗽，肺痨[10,126]。

Gordonia chrysandra Cowan 黄药大头茶（山茶科）。【白药】野八果[14]，云南山枇花[17]：果实治胃痛吐酸[14,17]。

Goslarite 皓矾（主含硫酸锌）。【藏药】医药上用作收敛剂与抗菌剂，水溶液多为眼科用药[31]。

Gossampinus malabarica(DC.) Merr. [*Bombax ceiba L.；B. malabaricum DC.*] 木棉（木棉科）《药典》《部藏标》。【阿昌药】得乌金[18]，腊办[5]：效用同德昂药；根治体弱，面黄肌瘦[5]；根、皮花治动物咬伤，便秘，吐血；树皮治风湿，食欲不振，堕胎；种子治脱肛[14]。【白药】木棉花，英雄树，木棉：花治泄泻，痢疾，血崩，疮毒，金创伤出血；根治慢性胃炎，胃溃疡，产后浮肿，赤

痢，跌打损伤；树皮治胃炎，泄泻，腰腿不遂，跌打损伤[17]。【布朗药】咯纽[14]：根、皮、花效用同阿昌药[14]；树皮治风湿，食欲不振，堕胎；种子治脱肛[14]；根治风湿[5]；嫩叶、树皮治骨折[13]。【布依药】沟歪燎，沟歪有，沟歪柔：根治跌打损伤，疮疖[5]。【傣药】哥牛（西傣）[65]，格相当，迈溜（德傣）[14]：根、皮、花治动物咬伤，便秘，吐血[9,13,63,65,72]，疮结[9,72]，产后流血不止，各型肝炎[63]；树皮治风湿，食欲不振，堕胎[14]；风湿性关节痛[5]，感冒咳嗽，痰多喘息，呕血吐血，产后流血不止，疔疮脓肿[59]；种子治脱肛[5,14]，疝气[5]；花治便秘[5]，泄泻，痢疾，血崩，疮毒，金疮出血[12]；根治体弱，不思饮食[5]，虚脱，汗出，四肢厥冷，胃腹冷痛[9,71]；花、树皮、根、树浆治各型肝炎[62,64][251]，便秘，吐血，产后流血不止，黄疸，动物咬伤[62,64]；寄生治便秘，吐血，产后恶露不尽，动物咬伤[62]。

【德昂药】嫩：树皮用于祛风除湿，活血消肿；根止痛；花治肠炎[18]。【哈尼药】攀枝花，Lalbol albol（接波阿波），木棉：花治肠炎，痢疾，中暑；根治风湿疼痛；根皮治胃痛，腹痛，痛疮，外伤出血[143]。【基诺药】肋杯[5]，英雄树[163]：茎皮治骨折，跌打损伤[5,163]，疮疖[163]；花、树皮、根外敷治疮疖，骨折，跌打[10,163]；根皮、茎皮外敷治疮疖，溃疡脓肿；根治胃痛，颈淋巴结结核[3]。【景颇药】Nungam Myinoq bvun：茎皮治骨折，跌打损伤[13]，虚脱，汗出，四肢厥冷，胃腹冷痛[9,71]。【拉祜药】妞次：根皮、茎皮治刀伤出血[5,13]。【傈僳药】阿乃三腊，红棉：花治肠炎痢疾；皮治风湿痹痛，跌打肿痛；根治胃痛[166]。【黎药】蔡蒿[5]，木棉花，千意好[153]：根及树皮治闭合性、开放性骨折[5]；根治风湿性关节炎[153]。【毛南药】红棉，wai⁵ mei⁴（怀妹）[156]：花治肠炎，胃溃疡，颈淋巴结结核；根皮治风湿疼痛，跌打肿痛；根治慢性胃炎，胃溃疡，颈淋巴结结核[156]。【蒙药】ᠮᠣᠳᠣ（Moden hubeng qiqig，毛敦－胡泵－其其格：）[45,46]，郭日本－格斯日[5]：花瓣治心热[45,46]，心刺痛，气喘等心血热症，脏、腑、肉、皮、脉、骨等三热，酸热、毒热、伤热、骚热、痛风、丹毒、风湿热等热症[56]；花萼治肺热[45,46]，陈旧性疮疡出血，鼻衄，经血淋滴[56]；花蕊治肝热[45,46]，胸肋作痛，

黄疸，食欲不振，全身浮肿，心肌劳损，脾肿大，左肋刺痛等脾热症[56]；花治心、肺、肝、脾热，"希日"及胸部和肝区疼痛病[5]。【佤药】木棉花，攀枝花[168]，考待告[5,13]：树皮、根皮治疮毒肿痛，疔疮，跌打损伤，痢疾，风湿性关节炎[168]；嫩叶、树皮治骨折[5,13]。【瑶药】棵老（都安语）[15]，ndiang buh iorngh（亮培荣），木棉花：根、树皮及花治慢性胃炎，胃溃疡，产后浮肿，痢疾，泄泻，腰腿痛，跌打损伤，恶疮，阴囊湿疹[130]；根、根皮治尿路感染[5,15]。【彝药】兰锡起[101]：茎皮治湿热鼻衄，胃肠痈疡，腰膝酸痛，跌扑损伤[109]；花治老年咳喘，慢性支气管炎；树皮治流鼻血，胃痛，腹泻，痢疾[101]。【藏药】 རྒུ་གི་ལར（纳嘎格萨，那卡布酒）[2,21,35]，那噶给赛[27]：花治心、肺、胆、肝热病[2,5,20,23,24,25,27,35]，消化不良[2,13,24,25,35]，血热引起的背痛，心痛[21]，虫病，便秘[27]，泄泻，痢疾[35]；花萼（白玛格刹）治肺病，花瓣（斑玛格刹）治心热病，花丝（那嘎格刹）治肝热病，种子（锐赛）治鼻病[1]。【壮药】Vagominz（华棵民）[180]，木棉皮，木棉花[120]：树皮用于除湿毒，祛风毒，治发旺（风湿骨痛），林得叮相（跌打损伤）[120]，痢疾，肠炎，热咳多痰；外治痈疮肿痛[5,13]；花治白冻（泄泻），阿意咪（痢疾），仲嘿喯尹（痔疮），约京乱（月经不调）[120,180]。【台少药】Girotan（Paiwan族傀偏），Girotu（Paiwan族傀偏），Burutyan（Paiwan族傀偏）：叶治肿疡；嫩芽治皮肤病[169]。

Gossypium arboreum L. 树棉（锦葵科）。【藏药】ruizhai（锐摘）[23]，rezhe（热者）[23,24]：种子治鼻病，虫病，吉祥天母瘟病，退弹片[23]；根皮、种子和棉桃汁治梅毒[24]。

Gossypium barbadense L. 海岛棉（锦葵科）。【维药】Chigit（齐格特）：效用同草棉G. herbaceum[76]。【藏药】ruizhai（锐摘）：种子治鼻病，虫病，吉祥天母瘟病，退弹片[23]。

Gossypium herbaceum L. 草棉（锦葵科）《部维标》。【阿昌药】达污：治慢性气管炎，虚浮肿，子宫脱垂[18]。【布依药】雅外：根或根皮治咳嗽[159]。【傣药】fai（哥）[65]，发糯[9,14,71]，哥发（西傣）[13,62,63,64]：花、根皮治尿痛，排石[9,65,71]；茎叶治肢体麻木，高热不退，烧烫伤，全身水肿[14]；根用于尿痛，尿中夹砂粒[13]；根、种子用

于小便热涩疼痛，尿路结石，跌打损伤，哮喘[62-64]，咳嗽[63,64]。【德昂药】热桑封：效用同阿昌药[18]。【侗药】美棉都（三江语）[15]，种明[139]：叶捣烂调洗米水搽患处治皮癣[15]；种子用于痔疮出血，脱肛[139]。【景颇药】Daq－N bvun：效用同阿昌药[18]。【维药】چىگىت（Chigit，其格提），كىۋەز گۈلى（Kewez guli，克外孜古丽）[75,77]，棉花[859]：种子用于干性精液不足，体瘦乳少，小便不利，急慢性肾炎，寒性早泄，体弱阳痿[75,77]，胸腹不疏，热咳，可壮寒属性者之阳，油可激性欲，除雀斑和黑痣[80]；花用于失眠，心悸，心慌，心神不安，抑郁不解，脑力下降，神经衰弱[859][75,77]，神经性疾病[859]，干寒性神经疾病[75,76,77]，咳嗽气喘，慢性气管炎，胃腹冷痛[79]，肝炎[912]，脑弱神疲，心悸心烦，机体炎肿，皮肤瘙痒，烧伤疼痛[4]。【藏药】锐摘[23]，热者[24]，rezheer（热哲尔）[27]：根皮、种子、棉桃汁治梅毒[24]，种子治鼻病[23,27]，虫病，吉祥天母瘟病，退弹片[23]，止血，缠于磁石一起服用，可使滞于体内的器械与粪便一起排出体外[27]，效用同树棉 G. arboreum[24]。

Gossypium hirsutum L. 陆地棉（锦葵科）《部维标》。【鄂温克药】棉花：果实内部纤维治外伤，干癣[235]。【维药】克外孜古丽[77]，棉花[859]：花治神经性疾病，失眠，心悸，心慌，心神不安，抑郁不解，脑力下降，神经衰弱[859]，效用同草棉 G. herbaceum[4,77]。【藏药】锐摘：种子治鼻病，虫病，吉祥天母瘟病，退弹片[23]。【壮药】棉花根：根用于埃病（咳嗽），笨浮（水肿），奔寸（子宫脱垂），胃下垂[120]。

Gouania javanica Miquel 毛咀签（鼠李科）。【壮药】叶蟀（那坡语）：叶外用治刀伤，骨折，溃疡，肿痛[15]。

Gouania leptostachya DC. 咀签（鼠李科）。【傣药】芽崩波[62-64]，亚奔波[63]，下果藤[213]：茎、叶和根用于腮腺炎，颌下淋巴结炎，跌打损伤，肢关节红肿疼痛，活动不便[62-64]；茎、叶或根治疮疡肿毒，水火烫伤[62-64][213]，用于清热消炎，消肿，烧伤[65]；茎叶用于肢体麻木，高热不退，全身水肿[9,13,71,72]，烫火伤[9,13,71,72,74]，疮疡，风湿麻木[9,74]。【基诺药】阿奴拉优[163]：茎叶治牙痛；茎叶外用治痈疮[10,163]。【拉祜药】茎叶治风湿

麻木，烫伤[151]。【佤药】亚奔波：茎、叶治烧烫伤，肢体麻木，疮疡[168]。【壮药】咀签，ndeihswj（内衣）：治高热，湿疹，外伤出血[23]。

Grammitis dorsipile（H. Christ）C. Chr. et Tardieu［**G. lasiosora**（Blume）Ching］短柄禾叶蕨（裸子蕨科）。【瑶药】小石兰：全草治肺炎，小儿消化不良[133]。

Grangea maderaspatana（L.）Poiret 田基黄（菊科）。【哈尼药】田基黄：全草治妇科病[875]。【黎药】哒对杆：全草治热病[154]。

Grewia biloba G. Don var. parviflora（Bunge）Hand.－Mazz. 小花扁担杆（椴树科）。【土家药】娃娃拳：全草治小儿疳积，红崩白带；叶消肿祛瘀[124]。【瑶药】谷皮树：全株治小儿疳积，脾虚久泻，遗精，红崩，白带[133]。

Grewia eriocarpa Jussieu 毛果扁担杆（椴树科）。【傣药】根治肝胆湿热，黄疸，小儿腹泻[9,73]。【哈尼药】野火绳，Siqdu dussaq（习堵堵然），澜沧扁担杆：根皮治外伤出血，闭合性骨折，刀枪伤，疮痛红肿[143]。

Grewia oligandra Pierre 寡蕊扁担杆（椴树科）。【壮药】骂灭（扶绥语）：根治睾丸肿痛[15]。

Grossularia acicularis（Smith）Spach 参见 Ribes aciculare。

Grus grus（Linnaeus） 灰鹤（鹤科）。【藏药】chongchongxia（冲冲夏）[22,34]：肉用于利尿[22,34]，发烧[30]。

Grusl eucogeranus Pallas 白鹤（鹤科）。【朝药】두루미（dǔ rū mǐ，嘟入咪）：血用于益气力，补劳乏，去风益肺[86]。

Grus nigricollis（Przevalski） 黑颈鹤（鹤科）。【藏药】ཁྲུང་ཁྲུང་དཀར་མོ（chongchonggeermu，冲冲格尔木）[25]，chongchonggemo（冲冲格莫）[27,30]，chunchunriba（纯纯日巴）[22,23,29]：鹤骨治尿闭[26,34]；鹤肉治发烧[22,27,30,34]，头痛[23]。

Gryllotalpa africana Palisot de Beauvois 非洲蝼蛄（蝼蛄科）。【白药】蝼蛄，土狗，地狗：全体治水肿，石淋，小便不利，瘰疬，痈肿恶疮[17]。【布依药】打领：成虫治疯狗咬伤[159]。【朝药】땅강아지（dāng gāng ǎ jì，当刚啊儿）[86]，蝼蛄，打领[376]：全虫用于难产，除肉中刺，溃痈肿，下哽噎，解毒，除恶疮[86]；成虫焙干捣细，开水吞

服治疯狗咬伤[376]。【德昂药】苏绕米：治小便不利，水肿[18]。【侗药】猕[135]，重[15]：全体用于催产，止吐，尿路结石[15,135,138]，肚胀[15]。【仡佬药】mu^{55} ŋa^{35} lo^{53}（母压罗，黔中方言），li^{31} xɔ^{35} tu^{35} lo^{53}（力害都列，黔中北方言），ma^{55} tsa^{55} tsa^{55}（马扎扎，黔西南阿欧方言）[162]：成虫治膀胱结石[162]，尿结石[162][376]；成虫去掉头治膀胱结石[376]。【哈尼药】土狗，Keeqnaq（克那），蝼蛄：全虫治水肿，小便不利，痈疮，小儿高热，尿路结石，跌打损伤，无名肿痛[143]。【毛南药】ma:^{22} za:^{53}（骂让）[155]，多苯（环江语）[15]：成虫治肺结核[155]，效用同侗药[15]。【苗药】Giex lus doub（吉路斗，贵州松桃），Gangb cot lix（岗错里，贵州黔东南）[15,91,96]，干无[15]：全体治小便不利[15,91,96]，大便秘结，骨鲠[15,96]，水肿[15,91,96][376]，石淋，瘰疬，恶疮[91]，效用同侗药[15]；全体外用拔枪砂[15]。【仫佬药】咯里（罗城语）：全虫治肚胀[15]。【纳西药】蝼蛄：全虫治黄疸，小便不利，尿路结石，尿道痛，小儿虚弱，营养不良，面浮水肿，小儿脐风汁出，颈项瘰疬，水肿，石淋，肾炎，瘰疬，痈肿恶疮[164]。【水药】夺碰[376]，土狗[157,158]：成虫治水肿[10,157,158]，成虫烘干研末治水肿[376]。【土家药】土狗：虫体治水肿，经闭，小便不利，跌打损伤，胃痛，牙痛，疮肿疮毒[123]。【瑶药】daengh waeqv（强月），土狗，地老虎：全体治尿路结石，小便不通，便秘，水肿，痈肿恶疮，瘰疬，骨鲠喉，竹木刺肉不出[130]。【彝药】土小狗[107]，土媳妇，地牯牛[9]：全体治水肿，尿闭[107,109]，难产，阳痿[109]，下身生疮，瘟病，胎衣不下，尿道刺痛，大肚子病[107]，梅毒，疮疡，瘰疬[9,102]。【藏药】全虫治水肿，石淋，瘰疬，痈肿，恶疮，小便不利，湿热[30]。【壮药】土狗（凤山语）：全虫外用拔枪砂，拔子弹[15]。

Gryllotalpa unispina Saussure 单刺蝼蛄（蝼蛄科）。【侗药】土狗，蝼蛄：全体治水肿，小便不利，可拔刺[168]。【藏药】全体治水肿，石淋，瘰疬，痈肿，恶疮，小便不利，湿热[30]。

Gryllus chinensis Weber 中华蟋蟀（蟋蟀科）。【阿昌药】蛐蛐：治水肿，小便不通，尿路结石，肝硬化，腹水[18]。【白药】蟋蟀，将军，斗鸡：干燥全身治尿闭，水肿，臌胀[17]。【傣药】打共：治

水肿[65]。【德昂药】阿丹：效用同景颇药[18]。【哈尼药】油蛐蛐，Nyuqjyuq nyuljyul（囡局女举），夜鸣虫：全体治水肿，尿闭，红肿疮毒[143]。【景颇药】kidvon：效用同阿昌药[18]。【水药】基，蛐蛐[157,158]：全虫治腹水[157,158]。【佤药】全体治水肿，小便不利[168]。

Gueldenstaedtia diversifolia **Maxim.** 参见 Tibetia himalaica。

Gueldenstaedtia gansuensis H. B. Cui 甘肃米口袋（豆科）。【蒙药】莎勒吉日：全草用于平"希日"，清热解毒，凉血消肿[19]。

Gueldenstaedtia henryi Ulbri. 川鄂米口袋（豆科）。【佤药】rom roh sia（菜弱下）[14]，log ong（罗翁）[27]：根治尿路感染，膀胱炎[14]，妇女月经不调，闭经，跌打损伤[27]。

Gueldenstaedtia himalaica **Baker** 参见 Tibetia himalaica。

Gueldenstaedtia stenophylla Bunge 狭叶米口袋（豆科）。【蒙药】纳日音－莎勒吉日[587]，纳日音－莎勒吉日，泡章－乌布斯[19]：种子清热，解毒，杀虫，明目[587]；效用同小花米口袋 G. verna[51]：全草用于清热解毒，消痈肿[19]。

Gueldenstaedtia verna（Georgi）Borissova 少花米口袋（豆科）。【蒙药】恶疮萨勒吉日－消布音－地不格，泡章－乌布斯[19]，ᠰᠣᠪᠣ ᠰᠠᠪᠠᠷ（Shuobun saber，少本—萨勃日）[51]：全草用于清热解毒，消痈肿[19]，治痈疖疔毒，瘰疬，恶疮[51]。

Gueldenstaedtia verna（Georgi）Boriss. subsp. multiflora（Bunge）H. B. Cui［*G. multiflora* **Bunge**］米口袋（豆科）。【朝药】쌀주머니풀：带根全草治胰腺炎，淋巴结结核，乳痈[9,90]。【傣药】地丁草（德傣）：全草治寒热往来[172]。【藏药】ཇཱ་བ་ཅུ་ཐིག（jiabaqutu，佳巴曲图）：效用同高山豆 G. himalaica[22]。

Gueldenstaedtia yunnanensis **Franch.** 参见 Tibetia yunnanensis。

Gymnadenia bicornis Tang et K. Y. Lang 角距手参（兰科）。【藏药】wangbaolaba（旺保拉巴）：治肾虚腰痛，阳痿，遗精，肺虚咳喘，疲乏无力，慢性肝炎[22]。

Gymnadenia conopsea（L.）R. Brown 手参（兰科）《部藏标》。【白药】手参，佛掌参，佛手

参：块茎治病后体虚，神经衰弱，咳嗽，阳痿，久泻，白带，瘀血肿痛[17]。【朝药】阴阳草[5,83]，爱给苏[120]：块茎及全草用于久病体虚，神衰，久泻，白带，慢性出血，跌打损伤，疥疮[5,83]；块茎治久病体虚，肝炎，神经衰弱，跌打损伤，疔肿[120]。【鄂伦春药】那拉出哈，手参，佛手参：块茎用于久病体虚，气虚血亏，肺虚咳喘，久泻，阳痿，神经衰弱，咳嗽气喘，跌打损伤，失血，白带，疥肿[161]。【哈萨克药】（ساۇۇساقتامىر）الاقانشا）块茎用于肾虚腰痛，肺燥咳嗽，气血虚弱，贫血[142]。【蒙药】ᠡᠷᠬᠡᠲᠡᠨ ᠨᠠᠢ ᠭᠠᠷ（Erheten nai gar，额日赫腾乃-嘎日）[52]，乃嘎日[5]，额尔[609]：块茎治遗精，滑精，阳痿[5,51]，腰腿痛，"青腿病"（较轻的坏血病）[5,51]，风湿病，"巴木"病[52]，肾虚，身虚[5]，久病体虚[47,51]，肾寒，痛风，游痛症[51]，肺虚咳嗽，失血，久泻，阳痿[47]，用于精气耗损，营养缺乏而消瘦无力，神志恍惚，头发发白而皱纹增多，皮肤粗糙，关节疼痛，痛风，风湿病，布鲁氏菌病，下肢青紫肿胀，齿龈发紫出血[609]，腰腿疼痛，"巴木"病[377]。【纳西药】皑余拉贝[5,13]，手参，手掌参[164]：块茎用于肺虚气喘，肺结核，肾虚体弱，腰痛[5,13]，病后身体虚弱，久泻失血，白带，咳嗽气喘，跌打损伤，肝炎，血虚乳汁缺少，肺虚咳嗽[164]。【普米药】楣[13]，呀楣[5]：块茎用于体虚，哮喘[5,13]。【藏药】དབང་པོ་ལག་པ（旺拉）[2,14,21,35]，万腊[13]，旺保拉巴[40]：块茎用于气血亏虚，肺痨喘咳，肾虚腰痛，妇女白带，月经不调，产后腹痛[13,14,40]，遗精[2,13,21]，肺虚咳喘[2,20,21,23,35][961]，肺病，肉食中毒[2,5,21,35]，阳痿[2,5,20,23,35]，遗精[35,36]，身体虚弱，久泻止血[20,23]，老年或病后体虚，咳嗽，肾虚腰痛，月经不调，白带过多[36]，虚劳消瘦，神经衰弱[961]，久病体虚，失血，久泻[1054]。

Gymnadenia crassinervis Finet 短距手参（粗脉手参）（兰科）。【藏药】wangbaolaba（旺保拉巴）[22]，旺拉[378,620]：块茎补肾益精，安神增智，生津止渴，理气止痛[378,620]；效用同角距手参 G. bicornis[22]。

Gymnadenia latifolia L. ★宽叶手参（兰科）。【藏药】块茎用于壮阳，生精，强身，增加肾热[27]。

Gymnadenia orchidis Lindley 西南手参（兰科）。【傈僳药】来光莫儿：块茎治肺虚咳嗽，虚

劳消瘦，神经衰弱，久泻，失血，带下，乳少，慢性肝炎[166]。【羌药】Ya bulaxirisiguobo（雅布拉西日斯过巴），雅布格巴，手掌参：块茎治肺虚喘咳，跌打损伤，肾虚腰痛[167]。【藏药】wangbaolaba（旺保拉巴）[22,40]：块茎治气血亏虚，肺痨喘咳，肾虚腰痛，阳痿，遗精，妇女白带，月经不调，产后腹痛[13,34,40]，壮阳，生精，强身，增加肾热[27]；效用同角距手参 G. bicornis[22]。

Gymnema latifolium Wallich ex Wight 宽叶匙羹藤（萝藦科）。【傈僳药】片鲁爪：种毛治刀伤；根煎服治心口痛（胃脘痛）[166]。

Gymnema sylvestre（Retzius）Schultes 匙羹藤（萝藦科）。【壮药】匙羹藤：叶用于发旺（风湿骨痛），阿肉甜（糖尿病），呗叮（疔疮），额哈（毒蛇咬伤），枪弹伤，体虱[120]。

Gymnocladus chinensis Baillon 肥皂荚（豆科）。【土家药】肉皂角：果实和根皮治咳嗽，痰梗，痢疾，肠风，跌打损伤，风湿疼痛，便血，头疮，疮癣[123]。

Gymnocypris waddelli Regan 高原裸鲤（鲤科）。【藏药】尼阿：效用同花斑裸鲤 G. eckloni Herzenstein[23]。

Gymnocypris eckloni Herzenstein 花斑裸鲤（鲤科）。【藏药】niangmu（酿木）[22]，གཉེར་མ（sairinia，赛日尼阿）[25,29,30]：鱼肉用于促疮疖化脓，壮阳，治肾寒病，肠胃病，妇科病[22,25,29,30]，疔痛疮疡，痞瘤病，垢病，妇女病[23]；鱼骨用于干腹水，水肿；鱼胆外用治疮疡热毒，白内障，烧伤[22,23,25,29,30]；鱼目用于兴奋神经，防昏睡不醒；鱼头用于下乳安胎，妇女脉病[22,23,25,30]，妇女"察乃病"[22]；鱼脑用于增强女人性欲[22,25,30]。

Gymnocypris przewalskii（Kessler） 青海湖裸鲤（鲤科）。【藏药】ཉ尼阿[23]，藏尼阿[29]：胆汁治疮疡热病，疔痛，白内障，烧伤；骨治水肿病（干腹水）[23,29]；肉治疔痛疮疡，痞瘤病，垢病，妇女病[23]，肠胃病，促疮疖化脓[29]；头治妇女脉病；眼治嗜眠昏睡[23]。

Gymnodiptychus pachycheilus Herzenstein [*Diptychus pachycheilus* Herzenstein] 厚唇裸重唇鱼（鲤科）【藏药】ཉ尼阿[21,23]，藏尼阿[29]：肉治疔痛疮疡，痞瘤病，垢病[23]，妇女病[23,29]，肠胃病[29]，促疮疖化脓[21,29]，身体虚弱，"培根"病，"赤

巴"病，肿瘤，腹病，肾病，寒症[21]；骨治水肿病（干腹水）[23,29]，痼疾[21]；头治妇女脉病[23]；前颈治"赤巴"病[21]；眼治嗜眠，昏睡不醒[21,23]；胆汁治疮疡热病，疔痈，白内障，烧伤[21,23,29]，白内障[23,29]，目生翳[21]；胃黏液治伤口[21]；肉及胆汁用于疮疔红肿，肾寒病，胃肠病[30]；效用同花斑裸鲤 G. eckloni[22]。

Gymnogrammitis dareiformis (Hook.) Ching ex Tard. – Blot et C. Chr. 雨蕨（雨蕨科）。【哈尼药】Haldaq（哈达）：根茎及全草用于理气散结，利尿通淋[145]。

Gymnopteris vestita (Wall. ex Presl) Underw. 金毛裸蕨（裸子蕨科）。【土家药】岩贯仲：全草治伤寒高热，胃气痛，劳伤身痛[124]。

Gymnospermium altaicum (Pall.) Spach (Leontice altaica Pall.) 阿尔泰牡丹草（小檗科）。【哈萨克药】阿勒斯坦塔斑：块茎治跌打损伤，风湿痛，胃痛，肺结核[7]。【蒙药】阿日斯楞的库勒欧布思：块茎研末冲服治胃溃疡，腹痛，肠炎，痢疾[7]。【维药】西尔阿勒坎欧提阿尔泰新牡丹：块茎用于食欲不振[7,79]，肺结核[79]，癫痫病；叶用于感冒发汗[864]。

Gymnotheca chinensis Decaisne 裸蒴（三白草科）。【水药】骂伟八：全草治肺痈[10]。

Gymnotheca involucrata S. J. Pei 白苞裸蒴（三白草科）。【布依药】岜外瓢：全草治妇女经闭[159]。【侗药】吻罢：全草治跌打损伤，腹胀，水肿，白带增多[135]。【毛南药】maŋ33 wɛŋ42 bɔa33（忙汪巴）：全草治虚弱久咳[155]。【水药】骂伟八，白侧耳根[157,158]：全草治肺痈[157,158]。

Gynostemma cardiospermum Cogniaux ex Oliver 心籽绞股蓝（葫芦科）。【苗药】效用同绞股蓝 G. pentaphyllum[98]。

Gynostemma compressum X. X. Chen et D. R. Liang 扁果绞股蓝（葫芦科）。【瑶药】盘王茶：效用同绞股蓝 G. pentaphyllum[132]。

Gynostemma guangxiense X. X. Chen et D. H. Qin 广西绞股蓝（葫芦科）。【瑶药】盘王茶：效用同绞股蓝 G. pentaphyllum[132]。

Gynostemma laxum (Wall.) Cogniaux 光叶绞股兰（葫芦科）。【傣药】芽哈摆：用于清热解毒，止咳祛痰，健壮强筋，抗衰老[65]。【苗药】效用同绞股蓝 G. pentaphyllum[98]。【土家药】效用同肥皂荚 G. chinensis.【瑶药】盘王茶：效用同绞股蓝 G. pentaphyllum[132]。【壮药】gaeura（勾然）：治肝炎，咳嗽[23]。

Gynostemma longipes C. Y. Wu 长梗绞股蓝（葫芦科）。【瑶药】盘王茶：效用同绞股蓝 G. pentaphyllum[132]。

Gynostemma pentaphyllum (Thunb.) Makino 绞股蓝（葫芦科）。【阿昌药】洽嘎那奴，苦苦：治支气管炎，肝炎，肾盂肾炎[18]。【白药】绞股蓝，七叶胆，公罗锅底：根茎治慢性支气管炎，传染性肝炎，肾盂肾炎，胃肠炎[17]。【傣药】芽哈摆：全草用于水火烫伤，缠腰火丹，皮肤瘙痒，斑疹，疥癣，湿疹，黄水疮，高血脂，肥胖病[62]。【德昂药】刀布：效用同阿昌药[18]。【侗药】五叶参，五叶藤茶：全草及根治慢性支气管炎，支气管哮喘，乙型肝炎[136]。【哈尼药】Kalgyu zalhaq（卡规扎哈），小苦药[143]，馂弥加阿[145]：根茎、全草治老年慢性气管炎，哮喘，胃炎，肠炎[143]；全草治慢性支气管炎，肾盂肾炎，胃肠炎，小儿口水疮，口腔溃疡[145]。【景颇药】小苦药，man ko bvun：效用同阿昌药[18]。【基诺药】阿能给齿[163]：全草治热症，胃热，口苦，苔白，便黄，尿涩；外治跌打损伤[10,163]。【毛南药】交股蓝：全草治支气管炎[155]。【苗药】Vob ghab did（窝杠底，贵州黔东南），七叶胆[91,98]：全草治慢性气管炎，体虚乏力，虚劳失精，心悸气短，胃肠炎，眩晕头痛[91,94,98]。【畲药】绞股蓝：全草治咽喉肿痛，舌燥唇干，身体内热，带状疱疹[148]。【土家药】yu4 la1 yue4 ta1 yie1 mi1（玉那月他叶米）[124]，七叶胆，土人参[125]：全草治风湿疼痛，湿热黄疸，疮毒，瘰疬溃疡[124]，气血不足，虚脱症，劳尿积（见于虚劳病患者，以尿中夹有白丝为主的病症），缩阴症[128]；根茎治气血不足，外伤流血过多，慢性病引起的虚脱[125]。【瑶药】失脯胆[247]，盘王茶[132][247]，siec normh daamv（舍挪胆）[132]：根治肠炎腹泻[15]，全草治慢性气管炎[132][247]，病毒性肝炎，肾盂肾炎，胃肠炎，高血压，神经衰弱，动脉硬化症，高血脂症，痈疮肿毒，毒蛇咬伤，肝炎[132]，可作抗疲劳的保健茶[247]。【彝药】戏帕卡基：全草治头晕，胸闷，白细胞减少，萎缩性胃炎，慢性支气管炎，咳嗽，咯痰[101,104]。【壮药】Gogyauhgujlanz，七叶胆[379]，公罗锅底[118]：全草治咳嗽，癌症，气喘，遗精，高血压，高血脂，肝炎，泄泻[118]，用于改善记忆，诱导和保护神经细胞，抗衰老[379]。【台少药】Ihinihinpiru（Sai-siat族南庄），Tanporahazu（Bunun族施武群，高山）：叶治头痛，梅毒，外伤，毒蛇咬伤[169]。

Gynura bicolor(Roxb. ex Willd.) DC. 紫背菜（菊科）。【畲药】红番苋：根治高血压，角膜炎；叶治血虚，疟疾，急性黄疸型肝炎，痛经，流火，无名肿毒[148]。【瑶药】根哥给（金秀语）[15]，ndieh baux（烈报），红背菜[130]：根治血崩；叶切碎与鸡蛋煮熟冲酒服治产后体弱[15]；全草治肾盂肾炎，肠炎痢疾，消化不良，咳血，吐血，血崩，月经不调，痛经，产后恶露不尽，乳腺炎，甲沟炎[130]。【壮药】当归菜，猪血草（桂平语），紫背叶（扶绥语）：叶治肺出血，痢疾[15]。

Gynura crepidioides Benth. 参见 Crassocephalum cripidioides

Gynura cusimbua (D. Don) S. Moore 木耳菜（菊科）。【傣药】全草治骨折，跌打扭伤，风湿性关节炎[9,74]。

Gynura divaricata(L.) DC. 白子菜（菊科）。【布依药】玉枇杷：全草用于跌扑损伤，骨折，外伤红肿[14]。【仫佬药】马卡（罗城语）：治久痢不止[15]。【瑶药】拉猫（都安语）：叶与硫黄、面粉共捣烂，用树叶包，放炭火上煨熟服驱蛔虫[15]。【壮药】下去母（大新语）：全草外用治跌打肿痛，痈疮肿毒，预防外伤感染[15]。

Gynura japonica (Thunb.) Juel. ［*G. pinnatifida* (Lour.)DC. ; *G. eegelum*(Lour.)Marr. ］菊三七（菊科）。【阿昌药】桂背三七：根、果治跌打损伤，风湿骨痛[14]。【白药】菊叶三七，血当归，牛头三七：块根、全草治吐血，衄血，尿血，功能性子宫出血；块根或全草外用治跌打损伤，蛇咬伤[17]。【布依药】那两散：根或全草治白口疮[159]。【侗药】红背三七，破结丹[135,136]，美刚红（三江语）[15]：全草治跌打损伤，创伤出血，吐血，咳血，无名肿毒[135,136]；根治跌打内伤瘀肿；嫩枝、叶外敷治跌打外伤[15]。【哈尼药】Nu'lil lilnil（努里里尼），散血当归，牛头七：根、全草治风湿头痛，跌打损伤，骨折，乳腺炎，腮腺炎，扁桃体炎，咽喉炎，各种出血症，毒蛇咬伤[143]。【拉祜

药】大包药[150]，斯打我特[13,150]，多若那此[10]：全草治跌打损伤，骨折[10,13,150]，风湿关节痛[10]，支气管炎，肺结核[150]；鲜全草用于软组织扭伤，无名肿毒，便秘[13,150]。【苗药】Jab hsaik laix dliob（加松略确，贵州黔东南），Xex sand qix（血三七，贵州松桃）[91,95]，Vuab jex liex（弯九柳，贵州黔南）[91,95][218]：根、全草治吐血，咯血[91,94,95][275,873]，衄血[91,94]，外伤出血，虫蛇咬伤[91][275,873]，便血，崩漏，产后瘀滞腹痛，跌打损伤，疮痈疽疔[91]，风湿痛，痛经[91,97]，呕血[97]；块根治外伤流血，跌打损伤红肿，疼痛[95][218]；全草治月经不调[92]，跌打损伤，痈肿，闭经，瘀血腹痛[95]。【纳西药】三七草，菊三七[164]，土三七[12]：根、全草治跌打损伤，吐血，衄血，咳血，便血，功能性子宫出血，产后瘀血腹痛，乳腺炎，扁桃体炎，咽喉炎，骨折肿痛，大骨节病[164]；全草治跌打损伤，风湿骨痛[12]。【普米药】土三七：全草治胃出血，肺咯血，鼻衄，妇女产后出血，尿血，便血，外伤性出血[12]。【羌药】kserxjier（科司尔西基尔），见肿消：根外用治跌打损伤，扭伤，骨折[167]。【畲药】艾叶三七：根治跌打损伤，结块肿痛[147]。【土家药】xie³ dang¹ gui¹（血当归）[123,126,127]，土三七[123,127]，血三七[220]：根、全草治跌打损伤，咳血[10,123,125-128][220]，骨折[10,126][220]；根、全草治衄血，乳痈，无名肿毒，毒虫蛰伤[123,127]，咯血，鼻血，奶痈肿痛，避孕[125,128]，吐血[123,127,125,128]；块根治骨折，劳伤身痛，经闭，痛经，产后腹痛，便血，外伤出血[123,127]；根茎治瘀血，闭经，痨病[10,126]。【瑶药】强盗头：全草治吐衄，尿血，便血；块根磨酒外用，治跌打蛇伤，瘀血肿痛，急慢惊风，大骨节病[133]。【彝药】年葛若[111]，菊三七[873]：根治乳腺炎[111][873]，跌打损伤，骨折[10,105][873]，咽喉炎，扁桃体炎，外伤出血，疥疮[873]；块根外用治风湿关节疼痛，反复发作的干疮不愈[10,105]，蛇虫咬伤[10][873]；根或全草治经闭，子宫脱出，气血痛，肠风下血，吐血，痔血，风湿，跌打损伤，痈肿，虫咬伤[111]。【壮药】血丹归（马山语）：效用同侗药[15]。

Gynura procumbens(Lour.) Merr. 平卧菊三七（菊科）。【傣药】帕崩板[62-64]，帕蚌板（西傣）[14]：全草用于骨折，风湿，关节红肿疼痛，毛虫刺伤，毒虫咬伤[14,63,64]，瘀肿疼痛[63,64]，热

痹症，肢体关节屈伸不利[62]，扭伤挫伤，炎肿不消，毛虫蜇伤[13,71]，跌打损伤[9,13,14,63,64,71]，骨折，风湿性关节痛[9,74]；全草鲜品捣敷治炎肿不消[14]，散瘀，消肿，活血生肌[65]，接筋，接骨，肿痛，蛇咬[14]。

Gynura pseudochina(L.)DC. 狗三七（菊科）。【白药】矮人陀，狗头七：块根治贫血或失血过多，风湿痛，跌打骨伤，胃痛，疮疖痈肿，皮炎，湿疹[17]。【傣药】土漆（西傣）[13]：块根治风湿骨痛，跌打瘀血肿痛，疮疖，乳腺炎，扁桃体炎，皮炎，湿疹[13]，用于祛瘀活血，调经[65]。【彝药】根治水寒食膈，腹胀肠鸣，痉挛抽搐，背项刺痛，配伍治背项刺痛[109]。

Gynura segetum (Lour.) Merr. 三七草（菊科）。【苗药】蓼子七，血三七：根治外伤出血，跌打损伤，红崩，风湿疼痛[97,98]。【彝药】笨陶绝：根治乳腺炎，外伤出血，风湿疼痛，跌打损伤，蛇虫咬伤，干疮[101]。

Gypaetus barbatus (L.) 胡兀鹫（鹰科）。【傣药】咪香：肉治体弱，消化不良[5]。【蒙药】ᠶᠠᠭᠤᠯᠢᠨ ᠬᠣᠳᠣᠳ(Yaolin hodod，要林－浩道德)[57]，ᠶᠣᠯᠢᠨ ᠬᠣᠷᠭᠤᠯ(Yolin horgol，要林－浩日古勒)[43]，ᠶᠣᠯᠢᠨ ᠮᠠᠬᠠ(Yolin maha，要林－麻哈)[44]：胃治食积，"噎嗝巴达干"病，吞咽困难，胃寒，胃痛[5,57]，粪（微炒用）治消化不良[5,43]，食痞，剑突痞，"铁垢巴达干"病，红肿，胃寒[43]，食积腹胀，胃溃疡，胃肿瘤[5]；肉治胃病[44]，体温不足，疮疖瘰疬[5]，甲状腺肿大，"额特格特"病（瘿病）[44]；喉治"噎嗝巴达干"病，吞咽困难[57]；羽（烤焦用）治癫痫病[30]；喉头治咽喉疾病，吞咽不适，哽塞，脑治神经衰弱，失眠健忘，头痛，肺部疾病；尾羽治水肿病；粪治消化不良，食积腹胀，胃溃疡，胃肿瘤[5]。【土药】胃的效用同秃鹫 Aegypius monachus[10]。【彝药】岩鹰[30][9,107]，叠莫[9,102]：肉治眼疾，目眩昏花，视物不清[9,107]，眼生翳膜[9]，眼睛昏花目眩，反胃呕吐，甲状腺肿大，精神病[102]；胆治目眩，昏花，疔瞖障[9,102]；眼治眼生翳障，视物不清[9,102][30]；粪（烧灰）治肠胃肿瘤，慢性胃炎，消化不良[30]。【藏药】ཐང་། (果吾)[21,29][30]，孔颇[5,27,30,35]：脑治肺脓肿[21,22,23,25,27,30]，疖痈流脓（脑干脓）[5,23,29][30]，肠道化脓痈肿[5,21,25,29,30][30]，

头痛，失眠健忘，神经衰弱，肺脓肿，肠痈肿[35]；喉头治积食（肉食）[21,27,29]，吞咽不适，哽塞等咽喉疾病[35][30]，帮助消化[25,27,30]；食管治瘿瘤，瘿瘤[22,27,30]；胃治胃寒，胃瘤，消化不良[5,29][30]，胃肿瘤，破肿瘤痞块，健胃[21,27,30]，化食滞，除痞瘤[22]；心治神昏，增强记忆[22,30,34]，胆于明目，疗疮，清肺[27,30,34]；骨骼治水肿，尿道炎，化脓性尿道炎[35]，炎症[5]，利尿，促脓[22,27,30]；肉治精神病[21,27,30][30]，瘿瘤（甲状腺肿大）[23][30]，胃病[22,23]，体温不足，疮疖瘰疬[34]，甲状腺肿大，胃溃疡，疮疖等[22]，肉（干粉）用于增体热、助消化[34]；羽治癫痫，精神病[23,29][30]，羽或尾羽（煅炭）用于干黄水、精神病（癫痫）[27,30,34]；喉头、心、胃、胆、食管、脑、尾羽和骨治精神病[27,30]；粪（烧灰）治肠胃肿瘤，慢性胃炎[29][30]，消化不良[5,23,29][30]，消化道溃疡，瘤块，疮疖[27,30]，食性食积[27,30]，健胃消食，散积，促脓疮成熟，寒性食积[22]；粪治消化不良[35]，寒性食积，胃肠功能减弱[27,30,33]，痞瘤病，铁垢痰，疮疡疖痈，精神病[23]，食积腹胀，胃溃疡，胃肿瘤[5,35]。

Gypsophila oldhamiana Miq. 长蕊石头花（石竹科）。【藏药】subadaqie（苏巴达切）：全草治耳聋，眼疾，感冒，咳嗽[22]。

Gypsophila paniculata L. 圆锥石头花（石竹科）。【哈萨克药】根治阴虚潮热，久疟，小儿疳热[141]。

Gypsophila patrinii Ser. [*G. acutifolia* var. *gmelini* Regel] 光梗丝石竹（石竹科）。【藏药】subadaqie（苏巴达切）[22]，subadaxi（苏巴达息）[32]，སུ་བ།(suba，苏巴)[25]：全草用于耳聋[22,25,32]，清热止咳，明目利耳，眼疾，感冒[22]，咳嗽[22,32]。

Gypsophila perfoliata L. 钝叶石头花（石竹科）。【哈萨克药】اق بۇيالمار：根治阴虚潮热，久疟，小儿疳热[140]。

Gypsophila tschiliensis J. Krause [*G. acutifolia* Fisch.] 河北石头花（石竹科）。【藏药】subadaqie（苏巴达切）：全草治耳聋，眼疾，感冒，咳嗽[22]。

Gypsum Fibrosum 石膏（硫酸盐类矿物硬石膏族石膏，主含含水硫酸钙 $CaSO_4 \cdot 2H_2O$）《药典》。【朝药】석고(sèk gǎo，色克高)[83]：用于阳明病，

烦躁，阳厥证，谵语，大便不通，小便不利[83]，阳毒发斑，咽喉病[84]。【傣药】细膏：用于解肌清热，除烦止渴[65]。【侗药】石膏[135][216]：治便秘，腹部不适[135]，羊痫风[216]。【蒙药】ᠴᠣᠯᠤᠨ ᠵᠤᠭᠠᠩ（Chuolun zhugang，朝伦－竹岗）[41]，楚伦竹冈[56]：矿石（根据病情热制，奶制，寒制，闷煅用）治"巴达干"热，嗳气泛酸，不消化症，腹泻，胃脘"巴达干"病，"包如"病，身虚衰弱，骨折外伤[41]，久热不愈，痰中带血，低热盗汗，体乏无力，慢性支气管炎，痈疽疮疡[56]；矿石（明煅用）治肺热咳嗽，肺疹病，肺脓肿，跌打损伤，伤热，骨折，黄疸[41]。【苗药】Vib hxub（衣修，贵州黔东南），Shix god（习告，贵州铜仁）：矿石治热病壮热不退，烦渴，神昏谵语，发狂，发斑，肺热喘咳，中暑，胃火头痛，牙痛，口舌生疮；煅用治痈疽疮疡，溃不敛口，烧烫伤[91]。【羌药】raozhu（桡桌），桡哦兰巴赴蛇[10,167]：石膏矿石治胃火牙痛，实热亢盛，肺热实喘；外用治烧、烫伤[167]；石膏粉末加猪肝一片，治雀目夜昏，胃火牙痛，下治不效[10]。【水药】石膏：经火煅烧呈粉末治外伤出血[10]。【土家药】shi¹ gao¹（十高）[123]，白虎，冰石[128]：治外感热病，高热烦渴，口干舌燥，胃火头痛，牙痛[123]，火热症，热咯症，牙龈肿痛，小儿水泻症[128]，多汗，小儿口腔炎，肾炎，火眼（急性结膜炎）[129]。【佤药】寒水石，石羔，纤维石膏：矿石治发热，自汗，烦渴，口干，舌燥，肺热，牙痛[168]。【维药】جاج（Gaj，盖及）[75]，给比斯[79]：矿石用于外伤出血，

鼻出血，余肌腐烂，烧伤烫伤[75]，清热利湿，镇静安神，止血敛疮[79]。【彝药】寒水石，白虎：治烫伤，咳嗽，痄腮[10]。【藏药】导吉（纤维石膏）[11]：用于泻肾火，湿疹，疔疮[11]，热病壮热不退，口渴咽干，心烦神昏，谵语发狂，中暑自汗，肺热喘急，胃火头痛，牙痛，热毒壅盛，发斑发疹，口舌生疮诸症[31]。

Gypsum Rubrum 寒水石（硫酸盐类矿物红石膏，主含 $CaSO_4 \cdot 2H_2O$）《部蒙标》。【朝药】止血石[83]，吉和儿僧[7]：止血[83]；研末外用治各种外伤出血[7]。【毛南药】thui² ma²（石土衙门）：治热性病，发热烦躁，慢性胃炎，吐酸口渴，黄疸，尿赤[156]。【蒙药】ᠡᠮ ᠵᠣᠩᠬᠢ（Em zhongxi，额莫－壮西），治巴达干热，嗳气，泛酸，消化不良，腹泻，胃巴达干病，"包如"病，痞，身体营养缺乏，骨折，外伤[44]。【彝药】噜嗯，龙骨：治产后水泻不止，跌打损伤，脊骨结核，久病体虚[104]。【藏药】侏西嘎不[34]，窘西[27]，ཆུང་ཤེལ།（君西）[21]：原矿物治消化不良引起的各种胃病和胃溃疡，痞瘤，浮肿，腹泻，外伤[21]；煅后治泄泻[11]，热性痰症，消化不良[34]，寒热腹泻，培根热性病，木布病，对一切寒热病如甘露，有补骨作用[27]。

Gyrinus curtus Motschulsky 豉虫（豉甲科）。【彝药】写字公公鱼，万莫[9,102]：成虫治哑瘴，隔食[9,102]。

Gyrophora esculenta Miyoshi 石耳（石耳科）。【土家药】岩耳还阳，石木耳：叶状体治暴崩，赤痢，痔漏，脱肛，小儿惊风，痨咳吐血[127]。

H

Habenaria aitchisonii Reichb. 落地金钱（兰科）。【土家药】双肾参：全草治肾虚腰痛，阳痿，尿路感染，胃痛，肺痨咳嗽[129]。

Habenaria burchneroides Schltr. 参见 Peristylus densus。

Habenaria ciliolaris Kraenzlin 毛葶玉凤花（兰科）。【土家药】大双肾参（天鹅抱蛋，腰子七）：块茎治肾虚腰痛，病后体虚，阳痿，疝气疼，尿路感染，胃痛，肺结核咳嗽，痈疽疔毒[127]。

Habenaria davidii Franch. 长距玉凤花（兰科）。【白药】年参：块茎治神经衰弱，头晕失眠，食欲不良，须发早白，月经不调[14]。【土家药】鸡肾草：块茎治肾虚腰痛，阳痿，白带[123]。

Habenaria delavayi Finet 厚瓣玉凤花（兰科）。【傈僳药】果托拉比[166]，阿吻拿薄[13]，阿稳纳剥[14]：块茎治肾虚腰痛，肾炎，疝气，神经官能症[166]；叶捣汁外用治中耳炎[13,14]。【纳西药】对对参[164]，岩柏补品唷[14]，沿拍捕平垦[13]：块茎治肾虚腰痛，神经官能症，肾炎，气郁胃痛，遗精，不孕，视物昏花，眼翳[164]，疝气，水肿[14,164]，肾虚腰痛，阳痿，肾炎[14]；叶捣汁外用治中耳炎[13]。【土家药】卵子参[126]：全草治肾虚，阳痿，神经衰弱[10,126]。【彝药】低哩色[101,104]，对对参[104]：块茎治头晕眼花，虚肿，久咳不止[104]，肾虚腰痛，眼翳[101,104]。

Habenaria dentata(Swartz)Schlechter 鹅毛玉凤花（兰科）。【傣药】婉康盖[65]：块茎用于睾丸炎，输卵管炎，病后体虚，咳嗽痰多[9,74]，利尿，消炎，解毒[65]。【侗药】娘鸭尚：块茎治肾虚腰痛，腘（虚弱病）[137]。【哈尼药】俄含那比[14]，鹅寒纳彼[13]，阿嫣巴[145]：块茎治肾虚腰痛，病后及产后体虚，肾虚阳痿，疝气痛[13,14,145]，睾丸炎[13,145]，胃痛[13,14]，肺痨咳嗽，尿路感染[145]；茎叶治尿路感染[13]。【拉祜药】双肾子，拉鹅：块茎治，宫寒，病后体虚，肾炎，肾衰[151]。【傈僳药】念立莫：块茎治肾虚腰酸，病后体虚，睾丸炎，尿路感染，疝气痛，胃痛[166]。【苗药】佳莴

调：根茎治体虚，肾虚腰痛[96]。【土家药】大双肾参，天鹅抱蛋，腰子七[127,123]：块茎治肾虚腰痛，病后体虚，阳痿，疝气疼，尿路感染，胃痛，肺结核咳嗽，痈疽疔毒[127,123]。【彝药】根治湿热下注，尿道灼痛，小便短赤，尿频尿急，睾丸肿痛，蛔水蛊[109]。【台少药】Yonarumo（Bunun，族峦）：根打碎后，敷于患部治肿疡[169]。

Habenaria diphylla Dalzell 二叶玉凤花（兰科）。【藏药】汪拉曼巴[29]，西介拉巴[23]：块茎治阳痿不举[29]。

Habenaria glaucifolia Bureau et Franch. 粉叶玉凤花（兰科）。【藏药】西介拉巴，汪拉曼巴[39]：块茎治阳痿[23,39]。

Habenaria limprichtii Schlechter 宽药隔玉凤花（兰科）。【土家药】阔叶双肾草：块茎治阳痿，肾炎[124]。

Habenaria linguella Lindl. 坡参（兰科）。【藏药】汪拉曼巴：块茎治阳痿不举[39]。

Habenaria petelotii Gagnepain 裂瓣玉凤花（兰科）。【土家药】鸡肾参（羊肾草，鸡肾草）：块茎治肾虚腰痛，肺热咳嗽，阳痿，疝气，小儿遗尿，外伤出血[127]。

Habenaria rhodocheila Hance 橙黄玉凤花（兰科）。【仫佬药】Dangfalan（当发榄）（罗城语）：全草治头晕，四肢无力，神经衰弱，阳痿，调酒治关节炎[15]。

Habenaria szechuanica Schlechter 四川玉凤花（兰科）。【藏药】wanglamanba（旺拉曼巴）：根治肾虚腰痛，阳痿，遗精，肺虚咳喘，疲乏无力，慢性肝炎[22]。

Habenaria tibetica Schlechter 西藏玉凤花（兰科）。【藏药】wanglamanba（旺拉曼巴）：根治肾虚腰痛，阳痿，遗精，肺虚咳喘，疲乏无力，慢性肝炎[22]。

Hackelia uncinatum(Benth.)C. Fischer 卵萼假鹤虱（紫草科）。【藏药】地上部分治伤口肿胀，骨折[28]。

Hackelochloa granularis(L.) Kuntze 球穗草(禾本科)。【瑶药】瘪勉:全草治小儿发热,淋症[133]。

Haematitum 赭石(氧化物类刚玉族矿物赤铁矿,主含三氧化二铁 Fe_2O_3)《药典》。【蒙药】Wu-lan jib chuolu(乌兰－吉必－朝鲁):赭石(矿石明煅醋淬用)治颅脑损伤,眼睑糜烂,肢体拘挛,视力模糊[42,44],"协日沃素"病,白脉损伤,外伤骨折,云翳[42],外伤疮口化脓,昏蒙症,目翳[44]。【维药】شادنج(Shadinej,沙德乃吉):用于内外出血,鼻血,吐血,便血,月经过多,结膜炎,视物不清,痢疾,腹泻,脓疮恶疮[75]。【藏药】སྨུག་པོ་སྒྲལ་རྒྱག(mubaobeijia,木保贝加)[21],目宝巴加[23],ཡུག་ས[31]:治跌打损伤引起的骨折[21,23,24,27],骨伤,脑外伤[21],脑病,收敛黄水[23],黄水病,固骨质[11],肝阳上亢,头晕胀痛,嗳气呕逆,噎膈反胃,喘逆,吐血衄血,肠风便血,崩漏带下,小儿惊痫诸症[31],"黄水"病,肾病,头骨伤,头骨破裂,疮疖肿毒[24],脑病[34],补骨,脑部创伤[27]。

Halenia corniculata (L.) Cornaz 花锚(龙胆科)《部蒙标》。【朝药】达去高克普尔:全草治胃炎,神经衰弱,黄疸[7]。【蒙药】ཤིར་དིགད(Xihir digda,希依日－地格达)[3,41,51][380,596],喜日－地格达[7],花锚[381,596]:全草治伤热,脉热,口苦,头痛,"希日"热,目黄,高烧[3,41,51,56][380,596,381],黄疸[41,51,56][381],用于平息"协热",清热健胃,愈伤[19,92],口渴,目赤发黄,感冒发热,舌苔黄厚[7],尿黄[3][380,381,596],协日热,肝炎"协日"和"热"过盛所致疾病[381]。【藏药】སྤྱང་ཏིག་ར་མགོ(jiadiranguo,甲蒂然果)[22],机合斗[45]:地上部分治胆囊炎,头痛,牙痛,肝炎,急性黄疸型肝炎,乙型肝炎,风湿疼痛,头晕[45];全草用于肝炎"协日"和"热"过盛所致疾病[22][845],胆热,疮热,瘟热,胆血病引起的头晕头痛[27]。

Halenia elliptica D. Don 椭圆叶花锚(龙胆科)《部藏标》。【傈僳药】窝夺子莫[166],投靶跨[5,13]:根治痢疾,痔疮出血,风湿筋骨疼痛,跌打损伤,瘀血肿痛[166];全草用于风湿,腰痛[5,13]。【蒙药】ཞོབེལིག་ཞངགུཏ་དིགད(Zhobelig zhanggut digda,照波力－章古图－地格达),ཤིར་དིགད(Xihir digda,希依日－地格达)[44],章古图－地格达[92]:地上部分治"希日"热,感冒,肝热,疫热,脏腑热[44],胆痞,黄疸,未消化症,肝胆热及肝热病[56],黄疸型肝炎,胆囊炎,感冒,发烧,头痛,外伤感染,脉热[92];效用同花锚 H. corniculata[51]。【纳西药】鸡脚莲:全草用于急性黄疸型肝炎,胆囊炎,胃炎,头晕头痛,牙痛,发热头痛,中暑腹痛[164]。【普米药】青衣荡[5,13]:全草治胃痛,肝炎,黄疸,胆囊炎[5,13]。【羌药】Berk-shabolangpa(布尔稞沙巴郎帕)[167],可芷[10,167]:全草治急性黄疸型肝炎,头晕头痛,牙痛[10,167];全草或地上部分治头痛,骨痛,发烧,肝炎,胆囊炎,黄疸型肝炎[844]。【土家药】土龙胆:根、全草治急性黄疸型肝炎,胆囊炎,胃炎,头晕头痛,牙痛,月经不调,风寒咳嗽[123];叶、根口嚼用于痢疾腹痛,黄疸型肝炎,痈疽疮疡[123]。【佤药】日恩:全草治发热性疾病[5,13]。【藏药】སྤྱང་ཏིག་ར་མགོ(甲豆然果玛)[2,21],机合斗[45],甲地然果[35]:地上部分治胆囊炎,头痛,牙痛,急性黄疸型肝炎[2,5,20,29,35][116,637,962],头晕[2,5,20,29][116,962],黄疸,胆病[21,23],乙肝[116],胃炎[637],脉管炎,外伤出血[382],肝炎[23,29][45,382],虚火牙痛,蛔虫症[36],急性黄疸型肝炎,胆囊炎,头晕,头痛,牙痛[39]。

Halenia elliptica var. grandiflora Hemsl. 大花花锚(龙胆科)。【藏药】སྤྱང་ཏིག་ར་མགོ(jiadiranguo,甲蒂然果):地上部分治急性黄疸型肝炎,乙型肝炎,胆囊炎,风湿疼痛,头晕头痛,牙痛[22]。

Halerpestes cymbalaria(Pursh) Green 水葫芦苗(毛茛科)。【藏药】ཆུ་རུག་སྔལ་ལག(索德巴)[21,24],曲茹巴拉[40]:全草治烧伤[24,27],烫伤[24],清疮热[27],关节炎,水肿,肌腱剧痛,"巴木"引起的骨骼刺痛[21],风湿性关节炎[40]。

Halerpestes lancifolia (Bert.) Hand. – Mazz. 狭叶碱毛茛(毛茛科)。【藏药】suodeba(索德巴):全草治烧伤,烫伤[22]。

Halerpestes ruthenica (Jacq.) Ovcz. 长叶碱毛茛(毛茛科)。【藏药】(suodengmuba,索登木巴):全草治火烧伤[23]。

Halerpestes tricuspis (Maxim.) Hand. – Mazz. 三裂碱毛茛(毛茛科)。【藏药】索德巴[24]:全草治烧伤,烫伤[24,29]。

Haliaeetus albicilla (Linnaeus) 白尾海雕(鹰科)。【藏药】勒黑[23],lahexia(拉合夏)[22]:肉治失眠,惊痫[23],精神病[22,23]。

Haliaeetus leucoryphus Pallas 玉带海雕(鹰科)。【藏药】ཪྒེ(lehei, 勒黑)[23,25,29][30]，拉合夏[22]：肉治精神病[22,23,25,77,29,30][30]，久病体虚[27,30]，失眠，惊痫[23]。

Haliotis asinina Linnaeus 耳鲍(鲍科)《药典》。【蒙药】ᠬᠢᠰᠤᠭ᠎ᠠ(Hisuga, 黑苏嘎)，尼牙奇[56]：贝壳(石决明，火硝水里煮用)治白脉病，萨病，脑伤，"协日沃素"病，眼翳白斑，骨折，创伤，颈强[43]；贝壳(石决明)治中风，黄水病，骨伤[56]。【藏药】bazha(巴扎)：治食物和药物中毒[22]。

Haliotis discus hannai Ino 皱纹盘鲍(鲍科)《药典》。【蒙药】ᠬᠢᠰᠤᠭ᠎ᠠ(Hisuga, 黑苏嘎)，石决明：效用同驴耳鲍螺 H. asinina[43,56]。

Haliotis diversicolor(Reeve) 杂色鲍(鲍科)《药典》。【蒙药】ᠬᠢᠰᠤᠭ᠎ᠠ(Hisuga, 黑苏嘎)，石决明：效用同耳鲍 H. asinina[43,56]。【藏药】bazha(巴扎)[22]，石决明[34]：贝壳(煅研)治食物或药物中毒[22,34]。

Haliotis gigantea discus Reeve 盘大鲍(鲍科)。【藏药】bazha(巴扎)[22]，石决明[34]：贝壳(煅研)治食物或药物中毒[22,34]，中毒症，眼病，尤可预防配合毒，辨识配合毒[27]。

Haliotis laevigata(Donovan) 白鲍(鲍科)《药典》。【蒙药】ᠬᠢᠰᠤᠭ᠎ᠠ(Hisuga, 黑苏嘎)，石决明：效用同耳鲍 H. asinina[43]。

Haliotis ovina(Gmelin) 羊鲍(鲍科)《药典》。【蒙药】ᠬᠢᠰᠤᠭ᠎ᠠ(Hisuga, 黑苏嘎)，石决明：效用同耳鲍 H. asinina[43,56]。【藏药】bazha(巴扎)：贝壳治食物和药物中毒[22]。

Haliotis ruber(Leach) 澳洲鲍(鲍科)《药典》。【蒙药】ᠬᠢᠰᠤᠭ᠎ᠠ(Hisuga, 黑苏嘎)，石决明：效用同耳鲍 H. asinina[43,56]。

Halite 光明盐(氯化物类石盐族矿物石盐的结晶，主含氯化钠，杂质较少)。【蒙药】ᠬᠥᠬᠡ ᠳᠠᠪᠤᠰᠤ(Huh dabes, 呼和－达布斯)[44]，ᠮᠠᠭᠣᠯᠠᠷ ᠳᠠᠪᠤᠰᠤ(Maoler dabes, 毛勒日－达布斯)[41]：结晶(大青盐)治消化不良，"赫依"血引起胸满，牙痛[44]；结晶(光明盐)治胃寒，消化不良，痧症，胃脘胀满，干哕，腹泻，"赫依"性头晕，云翳[41]，药物及饮食未消化，"巴达干""赫依"性胃病，"巴达干"偏盛引起的病症，由"赫依"引起的头晕，昏迷，眼花，流泪，眼昏朦症[56]。【维药】قارا تۇز(Qara tuz, 卡拉土孜)：用于大便干结不畅，肠道梗阻，毒物停留，面色憔悴，呃逆频繁[75]。【藏药】ཀྲུ་མ་ཚྭ(jiamucha, 加木察)[23,25]，ཀྲུ་ཚྭ(加察)[21]，碱擦[27]：结晶治胃寒引起的消化不良[21,23,25,35][11]，寒性"培根"及"龙"的合并症[21,25,34,35][11]，食物积滞不化，痰病，风病[23]，尿血，吐血，齿舌出血，目赤痛，风眼烂眩，牙痛[31]，寒性病，食积不化[34]，消化不良，腹胀，培龙病和寒性疾病，"木布"病禁用此药[27]。

Halite 大青盐(卤化物类石盐族矿物石盐的粗矿物结晶，主含氯化钠)《药典》。【蒙药】呼和达布斯，苏格萨：结晶性盐粒治食积痞块，胃胀，血热目赤，红肿，疮疡疱疹，癣[6]。【佤药】大青盐，盐巴：矿石治目赤瘀肿，骨病齿痛，大便秘结，咽喉痒干咳[168]。【维药】塔西土孜：结晶性盐粒治尿血，吐血，齿舌出血；外治风热牙痛，目赤，涩昏，风眼烂眩[6]。【藏药】ཝན་ཚྭ(jieniangca, 节酿擦)[34]，蓝嚓[24]，勒擦[11]：矿石治"培根"与"龙"合并症，痞瘤肿块，喉炎[24,34]，尿血，吐血[6,31]，用于助消化[23][11]，积食成块[23]；结晶性盐粒治目赤肿痛，衄血，食积痞块[6]，齿舌出血，目赤痛，风眼烂眩，牙痛[31]，胃肠胀气，嗳气，大便干燥及便秘，培龙病，眼疾，寒性痞瘤病[27]；珍珠盐(一种湖盐)治瘿瘤，肉瘤[23]。

Hatite 黑盐(食盐类矿物，主含氯化钠，少量硫化物，另含硼、钙、铁)。【维药】卡拉，土孜 قارا تۇز：矿石治大便干结，肠道梗阻，毒物停留，面色憔悴，呃逆频繁等[75]。

Halite violaceous 紫硇砂(卤化物类石盐族矿物硇砂，主含氯化钠)《部藏标》。【蒙药】ᠤᠮᠬᠡᠢ ᠳᠠᠪᠤᠰᠤ(Wumhei dabes, 乌莫黑－达布斯)[6,44]：晶体治"巴达干赫依"病，刺痛[44]，"巴达干赫依"引起腹胀，消化不良，便秘，寒痧；结晶性盐治气虚引起的胃胀，胃痉挛，胃痛，大便干燥，胃寒食积[6]。【维药】苏逊奴西都尔：结晶性盐用于消积，软坚，破痰去翳[6]。【藏药】karuoca(卡若擦)[6,24,34]，卡如察[2]，ཀ་རུ་ཚྭ(卡如察)[25]：紫硇砂治腹胀，肠鸣，"培根"和"龙"合病[2,21,23,24,34][11]，便秘[2,6,21,27]，食积[21,24,34]，大便不畅[23]，上身培根和下身风病以及刺痛，便秘，胃胀[25]；结晶性盐治胃痛腹胀[6]，培隆病，大小肠胀气及肠鸣音频繁[27]，反胃[2]。

Halloysitum Rubrum 赤石脂［硅酸盐类矿物多水高岭石族多水高岭石，主含含水硅酸铝 $Al_4(Si_4O_{10})(OH)_8 \cdot 4H_2O$］《药典》。【朝药】적석지(zèk sēk jì，啧克塞克儿)[83]：矿石用于痢疾[83]，涩肠止泻[10,84]。【维药】تىن گەرمەنى (Tin ermeni,厅艾尔美尼)：用于血热吐血，呕血，肺出血，子宫出血，小便带血，内外伤出血，十二指肠溃疡，肺结核，盆腔炎，尿道炎，胆囊炎，疮疖[75]。【藏药】莫保贝觉[24]，森得拉[23]，zaihe（仔合)[27]：治"黄水"病，骨折，头部具裂，疮疖肿毒，久溃不敛[24]，烧伤及内伤，收敛体腔内部脓血，用于涩肠，止泻，止血[11]，久泻久痢，便血脱肛，赤白带下，创伤不敛，疮疡脓漏，胃肠溃疡[31]，眼疾和骨热症，干黄水[27]。

Haloragis micrantha(Thunb.) R. Br. ex Sieb. et Zucc. 小二仙草（小二仙草科)。【侗药】Nyangt sanh nunh sedg（娘行寸内），Nyangt xenc sinp niv（娘神仙里)[137]，娘三寸乱[135]：全草治兜焙略（烧伤），兜冷赖（烫伤)[135,137][25]，痢疾，便秘，月经不调[135]。【哈尼药】豆瓣草：全草治气管炎[875]。【苗药】朗莴跃：全草治咳嗽，哮喘[96]。【畲药】小二仙草：全草预防感冒[148]。【土家药】地花椒，豆瓣草：全草治二便不通，热淋，痢疾，便秘，月经不调，跌打损伤，烫伤，毒蛇咬伤[123]。

Halotrichite(Quartz) 铁明矾（石英成分较多者)。【藏药】དག་ཚོར། (nacuoer，那措尔)：原矿物治腐烂，痞瘤[25]。

Halotrichite(Pyrite) 铁明矾（黄铁矿成分较多者)。【藏药】དག་ཚོར། (nacuoer，那措尔)[25]：原矿物治腐烂，痞瘤[25]，跌打骨折，血瘀疼痛，瘿瘤疮疡[31]。

Haloxylon ammodendron(C. A. Mey.) Bunge 梭梭（藜科)。【哈萨克药】地上部分或嫩芽治肺脓肿，肺结核，高血压，高血脂[141]。

Hedera nepalensis K. Koch var. sinensis(Tobler) Rehd. 常春藤（五加科)。【布依药】襄槐绕：茎、叶治风湿性关节炎[159]。【侗药】Jaol bav yaop（教巴尧)，Samp baol lemc（三报伦)[137]，Jiaobayao(胶把药)[15]：茎、叶治闷高瘟耿（头昏

晕倒），风湿骨痛[137]，目翳，关节炎，腰痛[10]，风湿性关节炎，肝炎，头晕[136]；全株治风湿骨痛[15]，跌打损伤[135]；藤茎治风湿性关节炎，跌打损伤，关节损伤[136]；花治跌打损伤，肺肿瘤[136]。【傈僳药】墨布爪：茎叶治风湿性关节炎，跌打损伤，急性结膜炎，肾炎水肿，闭经，口眼歪斜，痈疽肿毒；果实治腹内诸冷血闭[166]。【苗药】Jab hxend yut（加枪幼，贵州黔东南)[91,267]，三角风[94]，Reib lox qex（锐罗切)[95]：茎叶治风湿疼痛，瘫痪麻木，吐血，无名肿毒[91,94,95,96,98]，湿疹，乳胀，皮肤风疹[94,95,96,98]，咯血，衄血，便血，皮肤瘙痒，湿疹，跌打损伤[91]，用于解毒，活血，止痛[267]；全草风湿骨痛，神经痛，手脚麻木[15]。【纳西药】常春藤：茎、叶用于风湿疼痛，肝炎，肢体麻木，瘫痪，痈疽疔疮，皮肤痒疹，下肢慢性溃疡，脱肛，风湿性关节痛，腰痛，急性结膜炎，肾炎水肿，慢性气管炎，痢疾，闭经，缺乳[164]。【怒药】雄久有，上树蜈蚣：茎、叶治风湿性关节炎，跌打损伤，急性结膜炎，肾炎水肿，闭经，口眼歪斜，痈疽肿毒[165]。【畲药】中华常春藤：全草治风寒感冒，烂脚[148]。【土家药】yu⁴ la¹ xin⁴ gai¹（玉那信介），三角枫，大风藤[123,126,127]：全草治风湿痹痛，瘫痪麻木，湿疹，无名肿毒，蛇咬伤[123,127]，两脚缩筋，风气痛，鼻出血[125]；茎叶治寒气病，小腿抽筋，跌打损伤，水肿病[128]；藤茎治关节游走性疼痛，手脚麻木，腰腿痛，跌打损伤[10,126]。【瑶药】三角藤[132]，Sangexing(三格星)（金秀语)[15]，三角风[6]：全株用于感冒咳嗽，胃脘痛，风湿痹痛，跌打损伤[132]；茎治声音嘶哑，风湿疼痛，神经痛；叶或根治咽喉炎[15]，风湿痛，痛风，失音咽炎，胃痛[6]。【彝药】咪罗皮[14]，牛尼若[101,104]，三角藤[104]：藤茎治跌打损伤，止血，骨折[14]；全株治风湿性关节痛，手足麻木，慢性支气管炎，肾炎水肿，皮肤湿疹，瘙痒[101,104]。【藏药】生聪曼巴[40]：果实治"黄水"病[13,34,40]，跌打损伤[40]，全株治跌打损伤，骨折[36]。

Hedychium coronarium J. König 姜花（姜科)。【傣药】罗呆哼（德傣)[62]，傣哼（西傣)[9,71]，傣哏菁[9]：根茎治咳嗽，哮喘，小便热涩疼痛，腰痛，风寒湿痹证，肢体关节酸痛，屈伸不利，肢体麻木[62]，便秘，尿黄，尿痛，止

咳^{〈9,13,14,65,71〉}；根治尿血，腰部疼痛，尿道炎，气管炎，全身发肿^{〈9,13,14,71〉}；花序治大便秘结^[9]。【侗药】夜寒苏：根茎治滋补^{〈135〉}。【仡佬药】çi⁵³kɔ⁵⁵tao⁵⁵（吸格倒，黔中方言），fe⁵⁵tu³¹sɔ⁵³to⁵⁵（弗都腮多，黔中北方言），kei³¹laŋ³¹a⁵⁵loŋ⁵⁵（格浪阿陇，黔西南多洛方言）：根、茎、果治胃下垂^{〈162〉}。【毛南药】Xingema（星厨马）（环江语）：根、茎治胃寒腹痛^{〈15〉}。【苗药】Bangx kid（榜看，贵州黔东南），Benx shand（本山，贵州松桃）^{〈91,95〉}，Yanghewu（羊贺武）（融水语）^{〈14,15〉}：根茎治风寒感冒，头痛身痛，风湿痹痛，脘腹冷痛，跌打损伤^{〈91〉}；根、茎、果于健胃，消饱胀^{〈95〉}；全草治跌打内伤，咳嗽，气管炎，全身发肿，尿道炎^{〈14,15〉}。【土家药】土关活：根茎治感冒头痛，身痛，胃痛，风湿筋骨疼痛，跌打损伤^{〈123〉}。

Hedychium flavum Roxb. 黄姜花（姜科）。【傣药】哥呆狠冷^{〈65〉}，傣眼勒英^[9]，毫命^{〈63,64,283〉}：根茎用于腰酸疼痛^{〈63,64,65〉}，咳嗽^{〈13,63,64〉}，头晕，心慌，胸闷欲吐，腹痛腹胀，腮颈肿大，咽喉疼痛，妇女乳腺炎，风湿疼痛^[9]，小便热涩疼痛，喘息不定，冷风湿关节疼痛，麻木，屈伸不利，四肢冰冷^{〈63,64〉}，疔疮痈疖脓肿，毒虫咬伤，风寒肢体关节酸痛，腹内痉挛剧痛，心胸胀闷，腹胀，月经失调，经闭^{〈63〉}，痛经^{〈63〉[283]}，跌打损伤^{〈63,64〉[9,283]}，肢体关节疼痛^{〈64〉[283]}，胸腹胀痛，闭经，月经不调，疮疖肿痛，蚊虫叮咬^{〈64〉}、冷痛，呕吐^[283]。

Hedychium spicatum Buch. – Ham. ex Smith. 草果药（姜科）。【白药】满气过^{〈14〉}，蛮气郭^{〈13〉}：根茎治胃寒痛，消化不良；外用于膝关节痛^{〈13,14〉}；果实治胸膈膨胀，食滞胃痛，面寒背寒痛，痞块疼痛；根茎（良姜）治疟疾^{〈13〉}。【彝药】木齐匹，木齐^{〈106〉}，告超^{〈101〉}：全草治胃寒疼痛，食滞气胀，气寒疝痛，疮疡肿痛^{〈109〉}；根茎治伤食不化，风湿性膝关节痛，胃寒冷痛，跌打伤痛，胎盘不下^{〈106〉}，胃寒腹痛，膈食，老年咳嗽，跌打损伤，心口痛（胃脘痛）^{〈101〉}。【藏药】ཤྭེ་ཏིག（gajia，嘎加）：根茎治鼻塞，"培龙"病，"培根"病^{〈25〉}。

Hedychium venustum Wight 短蕊姜花（姜科）【藏药】根茎治"培根"病，"龙"病，胃腹寒痛，肢冷^{〈34〉}。

Hedychium villosum Wall. var. tenuiflorum

Wall. ex Baker 小毛姜花（姜科）。【傣药】傣享帕：根茎用于疮疡肿毒^[9]。

Hedyotis ampliflora Hance 广花耳草（茜草科）。【哈尼药】理肺散品，Gulsoq naqcil（姑索那雌）：根、叶、果用于清热利湿，舒筋活络，肝胆湿热；叶、果外用治跌打扭伤^{〈145〉}。【黎药】土五加，雅还万，糯米根：藤茎治神经性腹泻，消渴自汗，久泄，吐逆，妇女白带^{〈153〉}。

Hedyotis assimilis **Tutcher** 参见 Oldenlandia assimilis。

Hedyotis auricularia **L.** 参见 Oldenlandia auricularia。

Hedyotis capitellata Wall. ex G. Don 头花耳草（茜草科）。【傣药】姆嘿（西傣）^{〈9,13,71〉}：全草、根、根茎治月经不调，乳汁不通（缺乳），痢疾，干咳；外用于漆树过敏^{〈9,13,14,71〉}。【哈尼药】乌节黄，Ceiqnav（泽纳黑节节）：全草治膀胱炎，热淋，骨折，肝炎，疟疾^{〈143〉}。【基诺药】仙纳：全草治黄疸型肝炎；外敷接骨^{〈163〉}。【傈僳药】莫爪马次：全株治感冒，疟疾；全株外用治骨折^{〈166〉}。

Hedyotis corymbosa (**L.**) **Lam.** 参见 Oldenlandia corymbosa。

Hedyotis lancea **Thunb. ex Maxim.** 参见 Oldenlandia consanguinea。

Hedyotis diffusa **Willd.** 参见 Oldenlandia diffusa。

Hedyotis pinifolia Wall. 松叶耳草（茜草科）。【彝药】尼姆诗^{〈101,102〉}：全草治急性结膜炎，痈疮肿毒，小儿惊风，心悸，头昏失眠，心慌，小儿疳积，小儿惊风，心悸^{〈101,102〉}。

Hedyotis scandens Roxb. 攀茎耳草（茜草科）。【阿昌药】草威羊恩，理肺散，Sikdoq mana^{〈14,18〉}：全草治肺炎，肺结核，支气管炎^{〈14,18〉}，骨折^{〈14〉}。【傣药】甘败布，拉败不丁^{〈14〉}，牙端项（西傣）^{〈62,63,64〉}：全草治跌打劳伤^{〈14,62,63,64〉}，风湿疼痛，骨折^{〈14,62,63〉}，外伤^{〈14〉}，泌尿道结石，薯子中毒，高烧不退^{〈9,13,62,63,64,71〉}，小便热涩疼痛，咳嗽，咽喉肿痛，四肢关节酸痛麻木^{〈62-64〉}，尿痛，风湿性关节炎^{〈9,13,71〉}，尿频，尿急^{〈63,64〉}，风寒湿痹证，屈伸不利^{〈62〉}，续筋接骨，活血散瘀^{〈65〉}。【德昂药】理肺散^{〈160〉}：全草用于肺炎、支气管炎、肺结核引起的咳嗽，口腔炎，生疮发痒，骨折^{〈160〉}；效

用同瑶药[13]；效用同阿昌药[18]。【傈僳药】凉喉茶，莫爪腊：全株治气管炎，肺炎，肺结核，口腔炎[166]。【怒药】去泪，攀援耳草：全草治肺炎，支气管炎，口腔炎，肺结核，骨折，咽喉肿痛[165]。【瑶药】羊梅功：全株治肺炎，肺结核及支气管炎；藤叶热敷治黄水疮[13]。

Hedyotis tenelliflora Blume 参见 Oldenlandia tenelliflora。

Hedyotis uncinella Hook. et Arn. 长节耳草（茜草科）。【拉祜药】全草治关节炎[152]。【苗药】Xat jat hlieb（夏加溜，贵州铜仁），对坐叶：全草治风湿性关节炎，小儿疳积，泄泻[91,94]，痢疾，牙疳，皮肤瘙痒[91]。【瑶药】八月麻：全草治风湿性关节疼痛，菌痢，结膜炎，慢性肠炎，小儿消化不良，腹胀[133]。

Hedysarum algidum L. Z. Shue [*H. tuberosum* B. Fedtsch.] 块茎岩黄芪（豆科）。【藏药】塞完[24,29]：全草治溃疡病，胃痉挛，水肿；外用熬膏治创伤[24,29]；根治腹水[23]，泻血，紫色血病[27]；效用同西藏黄芪 Astragalus tibetanus 及甘肃黄芪 A. licentianus[24]。

Hedysarum alpinum L. 山岩黄芪（豆科）。【哈萨克药】高山岩黄芪：根治体虚无力，自汗，盗汗[141]。【蒙药】根治体虚，自汗，盗汗[51]。

Hedysarum brachypterum Bunge 短翼岩黄芪（豆科）。【藏药】saima（塞玛）：根和花治炭疽病，虫病，木保病疼痛，血痢，筋脉伤断[22]。

Hedysarum citrinum Baker 黄花岩黄芪（豆科）。【藏药】塞玛赛保，西峨塞玛[23]，齐三嘎保[24]：全草治脉病，热毒疮疖[23]；根治狂犬咬伤中毒，疮疡[23]，表虚自汗，气虚血脱，消化不良，痈疽不溃及溃不收敛，水肿[24]。

Hedysarum kirghisorum B. Fedtsch. 中亚岩黄芪（豆科）。【哈萨克药】根治体虚无力，胃口不佳，便稀，贫血，慢性肾炎，疮疖痈疽，自汗，盗汗[141]。

Hedysarum limitaneum Hand. - Mazz. 滇岩黄芪（豆科）。【藏药】jisansaibao（疾三塞保）[22]滇岩黄芪（豆科）。【藏药】jisansaibao（疾三塞保），甩日促吉郎几[40]：根和花治筋脉受伤，热性水肿病，疮疖肿毒[22]；根治虚性水肿，下引腹腔积水[40]。

Hedysarum multijugum Maxim. 红花岩黄芪

（豆科）。【蒙药】根用于心悸，气短，自汗，浮肿，小便不利[51]。【藏药】塞玛玛保：根治"培根"、"木保"病[23]。

Hedysarum polybotrys Hand. - Mazz. 多序岩黄芪（豆科）。【蒙药】根治气虚，自汗，浮肿，久泻，脱肛，子宫脱垂，痈疽难溃，疮口久不愈合[51]。【藏药】塞玛赛保：全草治脉病，热毒疮疖[23]。

Hedysarum pseudastragalus Ulber. 紫云英岩黄芪（豆科）。【藏药】塞码[24]：全草或花治"木保"病疼痛，血痢，筋脉伤[24]。

Hedysarum semenovii Rgl. et Herd. 天山岩黄芪（豆科）。【哈萨克药】效用同中亚岩黄芪 H. kirghisorum[141]。

Hedysarum sikkimense Benth. ex Baker 锡金岩黄芪（豆科）。【傈僳药】傈莫欺：根用于体虚自汗，久泻，脱肛，子宫脱垂，肾炎，浮肿[166]。【藏药】塞玛[13]，saimaer（塞玛尔），sainahe（塞那合）[23]，塞达玛吉泽[40]：根补气，固表，托毒，生肌[13]；全草治胃病及各种水肿[29]，热性诸病，痰饮腹水[23]；花、根、叶、果、全草治泻血，紫色血病，止痛[27]；效用同黄花岩黄芪 H. citrinum[24]；根治"木保"病疼痛，血痢，筋伤[40]。

Hedysarum sikkimense var. rigidum Hand. - Mazz. 坚硬岩黄芪（豆科）。【纳西药】根治久病气虚，体弱多汗，小儿疳积[164]。

Hedysarum thiochroum Hand. - Mazz. 中甸岩黄芪（豆科）。【藏药】塞色[13]，jisansaibao（疾三塞保）[22]：花治"木保病"疼痛，血痢，创伤[13,34]；鲜全株治疮痈[13]；花用于止血痢，愈合血管，止痛，清疮；全草鲜汁敷疮[34]；根治筋脉受伤，热性水肿病，疮疖肿毒[22]。

Hedysarum vicioides Turcz. 拟蚕豆岩黄芪（豆科）。【蒙药】效用同多序岩黄芪 H. polybotrys[51]。

Heleocharis yokoscensis (Franch. et Savat.) Tang et Wang 牛毛毡（莎草科）。【瑶药】全草治高血压，小便涩痛[133]。

Helianthus annuus L. 向日葵（菊科）。【阿昌药】松子：根、茎髓用于利尿平喘；子用于滋阴；叶用于截疟[13]。【布依药】凹当昂：花或花托治脚麻木[159]。【傣药】罗晚歪[63]，波潘（勐腊）[62,64]，萝晚外（西傣)〔13,66〕：花盘、种子、根治头痛，眩晕，失眠，高血压，妇女白带过多，小便热涩疼痛，感冒咳嗽，食欲不振，红白下痢，麻疹〔63〕；花盘治高血压，耳鸣目眩〔13,62,64,66〕；种子治食欲不振，红白下痢，麻疹不透，头痛眩晕，失眠〔13,62,64,66〕，腹痛腹泻〔62〕；根用于白带过多，小便热涩疼痛，感冒咳嗽〔62,64〕，高血压〔13,65,66〕，眩晕，失眠，祛风，明目〔65〕。【德昂药】砖畹：效用同阿昌药〔13〕。【侗药】向阳花，葵花：花治肝火目赤，眼结膜炎，咽喉肿痛〔136〕。【景颇药】Buiban bo：效用同阿昌药〔18〕。【蒙药】根、茎髓治小便涩痛，血淋，尿路结石，乳糜尿，白带，咳嗽痰喘，浮肿，胃脘胀痛，外伤出血；花盘治高血压，头痛目眩，肾虚耳鸣，牙痛，胃痛，腹痛，痛经〔51〕。【畲药】日头花，向日葵〔146〕，瓜子花〔147〕：花序托、茎髓治支气管炎，荨麻疹〔146〕；叶、花、花盘、种子治头晕，头痛，难产，斑疹〔147〕。【土家药】lao² ta¹ sai¹ ka³ zhu²（劳他塞卡竹），葵花盘，葵花瓢〔124〕：花托治头痛，头晕，耳鸣，面目浮肿，胃痛，牙痛，痛经；花序托用于崩漏，头痛头昏，胃痛，牙痛，风眼烂睑；烧炭研末以菜油调敷治头疮；茎髓治白带，小便不利〔124〕，摆尿积（前列腺肥大），伤风咳嗽，乳汁不下〔128〕；叶用于高血压〔124〕。【瑶药】花序梗治白带〔15〕。【彝药】向日葵花〔109〕，得和薄莫尾〔13〕：花瓣治久婚不孕，习惯性流产〔109〕；花治不孕症〔13〕。【藏药】泥马美多：种子治眩晕，失眠；根治高血压〔13〕。【壮药】花托治孕妇水肿，胎盘不下〔15〕。

Helianthus tuberosus L. 菊芋（菊科）。【傈僳药】窝耙门：块根治风湿筋骨痛，肠热泻血，跌打损伤，鼻腔衄血〔166〕。【蒙药】块根治热性病，肠热便血，筋伤骨折〔51〕。【土家药】洋姜〔124〕〔220〕：块茎或茎叶治热病，肠热病，跌打损伤〔129〕〔220〕；茎、块茎、叶治热病，肠热泻血，外伤骨折〔124〕。

Helichrysum arenarium (L.) Moench 沙生蜡菊（菊科）。【哈萨克药】قۇمدىق ساناۇياس〔140〕，沙生蜡菊〔331〕：全草用于急慢性肾炎，驱虫，利尿〔140〕；地上部分用于治慢性肾炎，肾病综合症，肾盂肾炎，尿路感染，膀胱炎〔331〕。【维药】Altay babunisi（阿勒泰－巴布乃斯）：全草用于胆囊炎，胆囊石，急慢性肾炎〔76〕。

Helichrysum thianschanicum Regel. 天山蜡菊（菊科）。【哈萨克药】全草治急慢性肾炎，胆囊炎〔141〕。

Helicia nilagirica Bedd. ［*H. erratica* Hook. f.］深绿山龙眼（山龙眼科）。【傣药】豆腐渣果〔9,74〕，呀姆怯（西傣）〔13〕：根、树皮、叶用于解农药和食物中毒〔259〕；根、叶治肠炎，腹泻，食物中毒，蕈中毒，农药"六六六"中毒〔9,74〕；叶治痢疾，农药中毒；外用于乳腺炎〔13〕。【哈尼药】Dyulsyuq syuni，堆雪水女〔13〕：树皮外治跌打损伤，水火烫伤〔13,145〕。【景颇药】木札〔13〕，萝卜树木札〔100〕：效用同哈尼药〔13〕，种子治失眠，头痛〔100〕。【拉祜药】笔朵此〔13,150〕：根、叶治乳腺炎，痢疾，农药中毒，肠炎，腹泻，食物中毒〔150〕；叶治痢疾，农药中毒；外用于乳腺炎〔13〕。【佤药】豆腐渣果，山葫芦：根、叶治肠炎，腹泻，食物中毒〔168〕。【彝药】豆腐渣果〔109〕，勒拍夏〔13〕，米太勒〔101,103,111〕：茎皮治风寒湿痹，关节肿痛，皮肤瘀血，肢体酸软〔109〕，鼻衄，蕈中毒〔13〕；根治消化不良，肠炎，痢疾，蕈中毒〔103,111〕，肠炎泻痢，腹泻，跌打损伤，骨痛〔101〕，食物中毒，农药中毒〔101,103,111〕。

Helicia reticulata W. T. Wang 网脉山龙眼（山龙眼科）。【瑶药】奶茶树〔133〕，牛奶果〔50〕：果治痔疮，小儿疳积〔133〕〔50〕。

Heliciopsis lobata (Merr.) Sleumer 调羹树（山龙眼科）。【黎药】那托，定朗，裂叶山龙眼〔908〕〔154〕：叶治腮腺炎，皮炎，恶性肿瘤〔908〕；根皮、叶治恶性肿瘤〔154〕。

Heliciopsis terminalis (Kurz) Sleumer 疟腮树（山龙眼科）。【傣药】埋棍（西傣）〔13,14〕，么滚（西傣）〔60,62〕：茎皮用于避孕〔13,14〕，抑菌〔14〕；叶治腮腺炎〔13〕；去皮茎木（心材）治产后体弱多病，头昏目眩，呕吐腹泻，纳呆食少〔60〕；心材治食物中毒〔62〕；茎木治妇女月子病，形瘦体弱多病，心悸心慌，少气懒言，饮食不佳，饮食不洁，误食禁忌〔63〕。

Helicteres angustifolia L. 山芝麻（梧桐科）。【傣药】芽呼拎〔62,63,64,65〕，鸭户钉（西傣）〔13〕，牙互丁（西傣）〔14〕：全株治黄疸，腹痛泻痢，手足疔疮，化脓肿痛〔62,63,64〕，赤白下痢〔62,64〕，急慢性菌痢〔63〕，清热，解毒，消炎〔65〕，感冒高热，扁桃体炎，咽喉炎，腮腺炎，麻疹，咳嗽，疟疾；外用于毒蛇咬伤，外伤出血，痔疮，痈肿疗疮[13]；根治痢疾，腹泻[14]。【哈尼药】山芝麻：全株治感冒[875]。【基诺药】雅旗咪咪[163]：根及全草治感冒高热，扁桃体炎，腮腺炎，麻疹，痢疾[10,163]。【拉祜药】根治疟疾，感冒，高热，咽喉炎，扁桃腺炎，腮腺炎[151]。【黎药】段嘛[154]，格宾巴[6]，意震[153]：根或全株治高烧，便秘[154]；根治扁桃体炎，喉蛾，胃痛，小儿消化不良，泌尿道感染[6]，痢疾，肠炎腹泻[153]；根、米酒治小儿疳病遍身肿胀；根煮猪瘦肉治肺结核[153]。【苗药】嘎囊散：根治疟疾，感冒发热，扁桃体炎，腮腺炎，麻疹，肺炎[6]。【畲药】山油麻：根治感冒发热[6]。【佤药】山芝麻[168]：根治高热不退，感冒，扁桃体炎，肿痛[10,168]。【瑶药】野沙（金秀语）[6,15]，野油麻，hieh saqv（叶撒）[132][4]：全草治感冒发热，痢疾，腹泻[6,15]；根或全草用于肠炎，腮腺炎[132][4]，头痛，痧气，咽喉肿痛，扁桃体炎，黄疸型肝炎，皮肤湿疹，痔疮，浮肿，睾丸炎[132]，胃腹疼痛[15]。【壮药】Lwgrazbya（冷喇岜）[117]，Keciya（棵赐伢，上思语）[15]，闾拉岜[6,15]：根和全草治贫痧（感冒发热），笃麻（麻疹），航靠谋（猪头肥），呗农（痈肿），呗叮（疗疮），发旺（风湿骨痛），白冻（泄泻），阿意咪（痢疾），额哈（毒蛇咬伤）[117]；全株治流感，感冒发热[6,15]，肺燥热咳，肺结核，哮喘，痢疾，喉痛，腮腺炎，乳腺炎，牙龈炎，毒蛇咬伤，刀伤出血，疮疡，湿疹[6]；根治黄疸型肝炎[15]。

Helicteres elongata Wall. ex Mast. 长序山芝麻（梧桐科）。【傣药】牙呼领（西傣）[9,14,72,74]，美玉占聋[9,13,74]：根或全株治感冒高热，疟疾，扁桃腺炎[9,14,72,74]，咽喉炎，腮腺炎[9,14,72,74]；鲜品捣敷治虫、蛇咬伤[13,14]；全株治腹泻[9,14,74]；根治肠水[13]。【哈尼药】野芝麻，Beilcaoq naoqseil（百曹闹色），山芝麻：根、茎治高热，感冒，肺炎，扁桃体炎，百日咳，麻疹，疟疾，急慢性肾炎[143]。【拉祜药】纳呸哪，纳呸席：根治疟疾，感冒高热，咽喉炎，扁桃腺炎，气管炎，腹泻，肠炎，腮腺炎，排石[14]。【苗药】芝麻角：根治恶性疟疾，感冒，高热，扁桃体炎，腮腺炎，麻疹，肺炎[14]。【佤药】ngiex diag，给地，哈果：全株治发热症；根治感冒发热，支气管炎，咳嗽[14]。【瑶药】购卖享[14]，购迈享[13]：根治感冒高热，疟疾，扁桃腺炎，咽喉炎，腮腺炎，咳嗽，麻疹，

外伤出血，痔疮，痈肿，疗疮[13,14]；外用于毒蛇、虫咬伤[13,14]。【壮药】钢安结，马罗布[14]，骂落不[13]：根治感冒发热，扁桃体炎，咽喉炎，腮腺炎，咳嗽，麻疹，疟疾，外伤出血，痔疮，痈肿，疗疮，毒蛇咬伤，肝炎；全草治流感发热，疮疖[14]，效用同壮药[13]。

Helicteres glabriuscula Wall. ex Mast. 细齿山芝麻（梧桐科）。【傣药】牙呼拎（西傣）：根治感冒，痢疾，疟疾；根外用治毒蛇咬伤[13]【哈尼药】啧巴啧咏：效用同傣药[13]。

Helicteres isora L. 火索麻（梧桐科）。【傣药】麻纽赛，喜哈（西傣）[9,13,65,71]，麻留赛[62-64]：根或果治腹部扭痛，呕吐，腹泻[14,65,72]；根治胃脘疼痛，吐血，便血，呕吐，腹泻[62-64]。

Helicteres viscida Blume 粘毛山芝麻（梧桐科）。【傣药】芽参约[65]，牙新渊（西傣）[9,13,14,71]，芽生约[62-64]：根、茎、叶治腹痛，腹泻，便血，脱肛[13,14,63,64,65]，痢疾[13,14,65]；根、叶用于不思饮食，脱宫[62-64]。

Heliotropium indicum L. 大尾摇（紫草科）。【傣药】鸭哦章（西傣）：全株治肺炎，肺脓肿，脓胸，腹泻，痢疾，睾丸炎，白喉，口腔糜烂，痈疖；根治神经衰弱，狂犬病[13]。【黎药】雅屯暇：全草治疮疡[154]。

Helleborus niger L. 黑嚏根草（毛茛科）。【维药】海尔拜克斯牙合，长拉海尔拜克：根治头痛和偏头痛，眼和脑部病症，清胸、内脏、膀胱和子宫，止牙痛，排痰质，胆质和黑胆质，除白斑，白癜风，疣疮死肉和脓血性瘘管[80]。

Helleborus thibetanus Franch. 铁筷子（毛茛科）。【维药】قارا خەربەق（Qaraxerbeq，卡拉海尔拜克）：根治全身水肿，黄疸，疯癫头痛，疟疾，湿疹[75]。

Helminthostachys zeylanica (L.) Hook. 七指蕨（七指蕨科）。【哈尼药】七指蕨：全草治咳嗽[875]。

Helwingia chinensis Batalin 中华青荚叶（山茱萸科）。【白药】宽密汪：茎、叶治跌打损伤，骨折，风湿性关节炎，胃痛，痢疾，月经不调，烧烫伤，疮疖痈肿，毒蛇咬伤[14]。【土家药】叶上珠[123]，叶上子[126]：叶或果实治便血，月经不调[10,123,126]，红崩，月家痨，不孕症[10,126]，痢疾，

跌打损伤，蛇伤，痈疮肿毒，烫烧伤，胃痛[123]。【彝药】帕培唯[101,104]，叶上花[104]：全草治风邪染疾和急性风湿二三日，风疹，跌打损伤，骨折，劳伤，咳嗽[104]；效用同青荚叶 H. japonica[101]。

Helwingia himalaica Hook. f. et Thom. ex C. B. Clarke 西域青荚叶（山茱萸科）。【阿昌药】死花儿介，平胆：全株治跌打损伤，骨折，风湿性关节炎[18]。【布朗药】叶上花：全草捣烂酒炒敷患处治骨折，跌打损伤[13]。【傣药】全株治骨折，跌打损伤，风湿性关节炎，腰腿痛，尿淋[9,74]。【德昂药】菠拿拉：效用同阿昌药[18]。【侗药】wak-engnen（挖坑嫩，三江语）：根治神经衰弱，胃痛；根、叶治产后腹痛，不孕症[15]。【景颇药】Haqtoq ban：效用同阿昌药[18]。【拉祜药】叶上花（阿木）：全株治骨折，跌打损伤，风湿性关节炎，腰腿痛[151]。【傈僳药】青荚叶，前欧寡神[166]，西尼吃[14]：全株治痢疾，便血，腹泻，痈疖疮肿，水火烫伤[166]，消炎，止血，接骨，止咳[14]。【苗药】叶上果[94]，Qad jax yex（枪墙叶，贵州铜仁）[91,95]：叶治风湿痹痛，胃痛，痢疾，月经不调，跌打瘀肿，毒蛇咬伤，痈疖疮毒[91]；根治久咳虚喘，劳伤腰痛，月经不调，产后腹痛，跌打肿痛[91]；花、果实、叶及根治风湿痹痛，胃痛，痢疾[94]；全株或叶治月经不调[95]，疟疾，感冒[15]，消炎，止血，接骨，止咳[14]；根、叶治产后腹痛，不孕症[15]。【土家药】叶上子：叶或果实治便血，红崩，月经不调，月家痨，不孕症[10,126]。【瑶药】Qinggannan（青甘难，金秀语）[15]，叶上花[133]：根治风湿痛[15]；全株及根治痢疾，月经不调，跌打损伤，骨折，腰肌劳损；全株及根外用治烧烫伤，疮疖肿毒，毒蛇咬伤[133]。【彝药】巴底巴咪罗扎[14]，此莫努[13]，帕培唯[101]：全株治跌打[14]；髓心治风疹[13]，效用同青荚叶 H. japonica[101]。

Helwingia japonica (Thunb.) Dietr. 青荚叶（山茱萸科）《药典》。【侗药】Bav dongl naenl（巴冬仑），Naenl wul bav（嫩务巴）[10,127]：叶或茎治喉老（吼疱"哮喘"），涸冷（水肿病咳喘）[10,137]。【哈尼药】叶上花，Daltuv daltu（达都达都），叶上珠：根、茎皮、叶治风湿麻木，痢疾，便血，毒蛇咬伤[143]。【苗药】珍佬良，枪上果：叶或茎治哮喘，水肿咳嗽[96]。【土家药】叶上珠[123]，叶上子[10,126]：效用同中华青荚叶 H. chinensis[10,123,126]。

【彝药】帕培唯[101,104]，叶上花[104]：全草治风邪染疾和急性风湿二三日，风疹，跌打损伤，骨折，劳伤，咳嗽[101,104]。

Helwingia japonica var. papillosa W. P. Fang et T. P. Soong 乳突青荚叶（山茱萸科）。【羌药】babohangshiba（巴玻杭什巴），福得[10,167]：叶捣敷治扭伤，无名肿毒[167]；叶外用治扭伤，无名肿毒[10]。

Hemerocallis citrina Baroni 黄花菜（百合科）。【布依药】凹鸡新：花蕾治性病[159]。【朝药】넘나물（nēm nā mùl，呢木那木尔）：根治黄疸，水肿，淋浊带下，乳痈肿痛，衄血，便血[8]。【鄂伦春药】给老书，红萱，小萱草：根及根茎治小便不利，浮肿，淋病，腮腺炎，膀胱炎，黄疸，尿血，乳汁缺乏，月经不调，带下崩漏，便血，衄血；外用治乳痈肿毒；嫩苗治胸膈烦热，黄疸，小便赤涩；叶治神经衰弱，心烦失眠，体虚浮肿，小便少；花蕾治小便赤涩，黄疸，胸膈烦热，夜不安寐，痔疮便血[161]。【哈尼药】Beilcao guqpavq（baichaoguba，白抄估巴）：根治病后体虚，头昏，贫血，乳汁不足，小便不利，小儿营养不良[8]。【苗药】Reib nbad benx（锐巴盆），Vob bangx（窝比菲），Uab nix sat（蛙尼大）：块根治疔疮；花治痈肿，疮毒[95]。【羌药】LangBahashi（兰巴哈什）：根治乳腺癌[10]。【畲药】土金参：根或全草治黄疸，膀胱炎，小便不利，尿血，乳痈[8]。【土家药】金针菜：根、根茎治小便不利，浮肿，淋病，乳痈肿痛[8,124]。【瑶药】金花根（jiemh biangh ndoih，仅傍台），金针菜：根及根茎治尿路感染，肝炎，浮肿，痔疮出血，吐血，衄血[132]。【藏药】玛能果扎：根及根茎治胃病，肠刺痛，虫病，疮疡，湿疹，烧伤[23]。

Hemerocallis dumortieri C. Morren 小萱草（百合科）。【藏药】manengguozuo（玛能果柞）：效用同黄花菜 H. citrina，根及根茎治神经衰弱，小便不利，水肿，膀胱结石，黄疸病；鲜萱草根洗净捣烂外敷治乳腺炎[22]。

Hemerocallis forrestii Diels 西南萱草（百合科）。【藏药】玛能果扎：根及根茎治胃病，肠刺痛，虫病，疮疡，湿疹，烧伤[23]。

Hemerocallis fulva (L.) L. 萱草（百合科）。【白药】耍耍福[13]，刷刷脐[14]：根治崩漏，便血，腰痛，乳结红肿硬痛，乳汁不通，乳痈，乳岩，

疮痛；嫩苗利湿热，宽胸，消食⟨13⟩，头痛，心悸，小便不利，水肿，尿道感染，乳汁不足，关节肿痛⟨14⟩。【朝药】참원추리(cǎm wēn cū lì，擦母温粗哩)⟨8⟩：根治黄疸，水肿，淋浊带下，乳痈肿痛，衄血，便血⟨8⟩，砂淋，下水气，酒疸，小便赤涩，身体烦热⟨86⟩。【侗药】黄花菜根，藜芦：根治小便不利，尿血，膀胱炎⟨136⟩。【哈萨克药】سارانا(التنگۆل)：根用于膀胱结石，尿路结石，小便不利，乳腺炎，腮腺炎，便血，尿血⟨142⟩。【蒙药】沙日-其其格：根治黄疸，腮腺炎，膀胱炎，尿血，小便不利，乳汁缺乏，月经不调，衄血，便血；外用治乳腺炎⟨47⟩。【苗药】野黄花，萱草根⟨97,98⟩，黄花草⟨211⟩：根及根茎治乳痈，无名肿毒，腮腺炎⟨97,98⟩；根用于消炎消肿，催乳，乳痈肿痛[211]。【畲药】土金参，金针菜，宜男草：根、全草治黄疸，膀胱炎，小便不利，衄血，乳痈⟨147⟩。【土家药】duo er mu（多儿母苦）⟨10,126⟩，野黄花根⟨124⟩，黄花根⟨945⟩：根治月经不调，摆红（俗称崩红，类似功能性子宫出血），便血，尿血，缺奶，不孕症⟨10,126⟩，红崩⟨10⟩，乳汁不足，水肿，淋症，黄疸⟨124⟩⟨945⟩，乳痈，无名肿毒，腮腺炎⟨124⟩；外用治痈疽疮毒，乳痈⟨945⟩。【瑶药】金花根：效用同黄花菜 H. citrina⟨132⟩。【彝药】赊沃傲⟨101,104⟩，金针菜⟨104⟩：块根治贫血，头晕耳鸣，水肿，产后乳汁不足，阴虚咳嗽，痔疮出血⟨101,104⟩。【藏药】manengguozuo(玛能果柞)⟨22,23⟩：根及根茎治胃病，肠刺痛，虫病，疮疡，湿疹，烧伤⟨23⟩，神经衰弱，小便不利，水肿，膀胱结石，黄疸病⟨22⟩；鲜根洗净捣烂外敷治乳腺炎⟨22⟩。

Hemerocallis fulva var. disticha(Donn ex Sweet) **Baker**［**H. longituba Miq.**］长管萱草（百合科）。【台少药】Iyopakatainan（Buunun 族岙）：根治赤痢⟨169⟩。

Hemerocallis minor Miller［**H. flava L. var. minor**(Mill.) **M. Hotta**］小黄花菜（百合科）。【侗药】Yantuo（岩托，三江语）：根治黄疸型肝炎，肝炎⟨15⟩。【毛南药】Zhanggengcai（张梗菜，环江语）：根外用治跌打损伤⟨15⟩。【蒙药】根治小便不利，淋病，带下，衄血，尿血，便血，崩漏，肝炎，乳痈，劳伤腰痛；花治胃炎，肝炎，胸膈烦热，神经衰弱，痔疮便血⟨51⟩。【苗药】效用同萱草 H. ful-va⟨98⟩。【仫佬药】Lolure（咯卤热，罗城语）：根治

咳嗽⟨15⟩。【瑶药】Lairenbian（来任鞭，昭平语），Yelaiyang（叶来阳），Zhentaifang（针台，金秀语）：根治黄疸型肝炎，肝炎，痧病，尿道炎；根、花治白浊⟨15⟩。【藏药】manengguozha（玛能果扎）⟨22,23⟩：根及根茎治胃病，肠刺痛，虫病，疮疡，湿疹，烧伤⟨23⟩，神经衰弱，小便不利，水肿，膀胱结石，黄疸病⟨22⟩；鲜根洗净捣烂外敷治乳腺炎⟨22⟩。【壮药】Jinzhencai（金针菜，那坡语），Nabeihe（那北伙，柳城语），Zhencai（针菜，天等语）：根治咳嗽，疟疾，消化不良，产妇缺乳⟨15⟩。

Hemerocallis plicata Stapf 折叶萱草（百合科）。【朝药】접힌잎원추리(zhe pin yìp wen cu lì，折拼伊喷粗利)：根用于黄疸，水肿，淋浊带下，乳痈肿痛，衄血，便血⟨8⟩。【傣药】根用于跌打损伤，骨折瘀肿，风湿性腰腿痛，关节痛⟨9,67,68,74⟩。【哈尼药】黄花菜，Beilcao guqpavq（白抄估巴），真金菜⟨8,143⟩：根治病后体虚，头昏，贫血，乳汁不足，小便不利，小儿营养不良⟨8,143⟩。【毛南药】张梗菜：根外用治跌打损伤，有小毒⟨8⟩。【畲药】土金参：根或全草治黄疸，膀胱炎，小便不利，尿血，乳痈⟨8⟩。【土家药】效用同黄花菜 H. citrina⟨8⟩。【彝药】ꀘꎸ(xuory，雪日)⟨8⟩，ꑳꐪꑱꌦ(guoyitsyrhxo，光阴史性)（云南楚雄语）⟨8,13,103,111⟩，赊沃傲⟨101⟩：根及根茎治阴虚咳嗽⟨8,13,103,111⟩；根治月经量少，贫血，胎动不安，乳房结块红肿疼痛，痈疮，水肿，小便不利，血症，胃痛，头晕⟨111⟩；块根治烦躁难眠，盗汗⟨13⟩；效用同萱草 H. ful-va⟨101⟩。

Hemiboea henryi C. B. Clarke 半蒴苣苔（苦苣苔科）。【土家药】虎耳还阳草，马尿泡，狗尿包⟨123,127⟩：全草治疗疮疖肿，痈疽初起，烫烧伤⟨123,127⟩。【瑶药】山红背：全草用于湿热黄疸，肾炎⟨133⟩。

Hemiboea subcapitata C. B. Clarke 降龙草（苦苣苔科）。【土家药】麻脚杆：全草外用治烫伤，丹毒，毒蛇咬伤，皮肤瘙痒，痈疗，带状疱疹，风疹块⟨123⟩。

Hemidactylus frenatus Dumeril et Bibron. 疣尾蜥虎(壁虎科)。【哈尼药】Halkulbahha（哈苦马阿），守宫，干壁猴：全体治扁桃体炎，痈疮疼痛，蝎蜇伤，瘰病初起⟨143⟩。

Hemiechinus auritus Gmelin 大耳猬（猬科）。

【朝药】高苏木道起哥不纪尔，高苏木道起也尔：皮治反胃吐食，腹痛疝气，肠风痔漏，遗精，劳伤，咳嗽；胆点眼治眼睑赤烂[7]。【鄂伦春药】色恶，刺球子，毛刺：皮用于反胃，腹痛，痔疮便血，小便频数[161]。【维药】كرپه(Kerpe，克尔排)[75,79]：效用同刺猬 Erinaceus europaeus[75,79]。【藏药】semeiqingba(色美庆巴)：效用同刺猬 E. europaeus[22]。

Hemiechinus dauricus Sundevall 达乌尔猬(猬科)。【朝药】效用同大耳猬 H. auritus[7]。【鄂伦春药】色恶，刺球子，猬鼠：效用同大耳猬 H. auritus[161]。【藏药】semeiqingba(色美庆巴)：效用同刺猬 E. europaeus[22]。

Hemiphragma heterophyllum Wallich 鞭打绣球(玄参科)。【傣药】哑十岭，雅菩领(德傣)[13]：全草用于腰痛，尿急，尿血，肾盂肾炎，膀胱炎；全株治咳嗽，肺结核[13]。【德昂药】全株治坐骨神经痛[13]。【哈尼药】啊哪哪呢[13,14]，顶珠草，Dalbaol yeivsiil(达包耶丝)[143]：全草治肺结核[13,14,143]，咳嗽[13,14]，月经不调，风湿性关节痛，跌打损伤，扁桃体炎，口腔炎，口疮[143]。【傈僳药】爪种莫：全草治咳嗽吐血，神经衰弱，风湿疼痛，经闭腹痛，瘰疬，疮肿湿毒，跌打损伤，破伤风[166]。【纳西药】全草用于咳血，闭经，月经不调，风湿腰痛，破伤风，口腔炎，小腹隐痛[164]。【彝药】列史，粘毛草，基炭诗：全草用于饮食积滞，伤风感冒，干疮，跌打劳损，风湿疼病，骨折，咳嗽有血[106]全草治跌打伤，疮痈湿毒，风湿疼痛，妇女闭经，牙痛，口腔炎[101]。【藏药】quruochengdan(区茹程丹)[22]：全草治坐骨神经痛[22,34,40]，神经衰弱，风湿性腰痛[22,36,40]，月经不调[22,40]，筋骨痛，破伤风[22]，气血不足，经闭腹痛[36]。

Hemipilia flabellata Bur. et Franch. 扇唇舌喙兰(兰科)。【白药】腰参[14]，隔腰参[13]：块茎或全株治肺燥咳吐腥痰，低热虚劳，肾虚腰痛，劳损[14]；全株治疝气，小便脓血，腰疼腿痛，诸虚百损，五劳七伤；花用于生肌长肉；外用于疮疖肿毒，毒蛇咬伤[13]。【傈僳药】打安莫：全草治虚弱低热，肺燥咯腥臭痰[166]。【苗药】独叶一枝花，独叶兰：全草治虚热，肺燥，咯吐[98]。【土家药】独叶兰，独叶一枝花：全草治虚热，肺燥咳吐

腥痰[124]。

Hemiptelea davidii (Hance) Planch. 刺榆(榆科)。【仫佬药】Meibo(美拨，罗城语)：叶治腹泻[15]。

Hemisteptia lyrata (Bunge) Fisch. et C. A. Mey. 泥胡菜(菊科)。【傈僳药】妮黑扣俄：全草治乳腺炎，颈淋巴结炎，痈肿疔疮，风疹瘙痒[166]。【哈尼药】我郭郭哈：全草治肝炎，乳腺炎，肺结核，膀胱炎，尿道炎；全草外用治痈肿疔疮，风疹瘙痒[13]。

Hemsla henryi Cogn. 参见 Neoalsomitra integrifoliola。

Hemsleya amabilis Diels 曲莲(葫芦科)。【阿昌药】麻柬堤：块根治胃痛溃疡病，上呼吸道感染，肺炎，肠炎，败血症及其他感染[18]。【德昂药】刀背：效用同阿昌药[18]。【侗药】隋闷[138]，雪胆[383]：块根治目赤肿痛，菌痢，胃痛，尿路感染，疔肿[138]，咽喉肿痛，牙痛，肠炎[135,138]，用于清热解毒，消肿止痛[383]。【景颇药】mijuzvai：效用同阿昌药[18]。【傈僳药】罗锅底四爪扑：块根治咽喉肿痛，牙痛，菌痢，肠炎，胃痛，肝炎，尿路感染[166]。【苗药】Jex sangx bod hlieb(洒嗓抱溜)[95]，Jex sangx baod dliob(酒桑抱确，贵州黔东南)[91,92]，雪胆[1026]：块根治咽喉肿痛，目赤肿痛，牙痛，胃痛，痢疾，肠炎，肝炎，前列腺炎，尿路感染，痈肿疔疮，痔疮[91]；块根治无名肿毒[92,95]，胃、十二指肠溃疡[1026]，胃痛[92,95][1026]；块根治白痢[92]。【纳西药】罗锅底，苦金盆：块根治咽痛及牙痛，实火牙痛，外伤病，腹痛，泌尿、皮肤、消化、呼吸、五官多种感染性疾病，疔痈肿痛及火烫伤[164]。【怒药】北，小蛇莲：块根治风湿[165]。【土家药】ku^3 lie^1 lu^2 ga^1(苦列鲁嘎)，苦金莲，金龟莲：块根治心口热痛，热泻症，长蛾子(又名喉蛾，即急性扁桃体炎)，毒蛇咬伤[128]。

Hemsleya chinensis Cogn. ex Forbes et Hemsl. 雪胆(葫芦科)。【布依药】比特行：块根治牙痛[159]。【侗药】雪胆：块根清热、解毒、消肿、止痛[383]。【仡佬药】au^{53} we^{13} woŋ^{13}(奥卫翁，黔中方言)，t ʔia^{55} moŋ^{53} kuo^{53}(加猛果，黔中北方言)，mi^{55} ŋaŋ^{33}(米坳，黔西南多洛方言)：块根治手指化脓[162]。【毛南药】tei^{33} ʔŋa：n^{24}(特念)：块根治阑尾炎[155]。【苗药】Jex sangx baod dliob(酒桑抱确，贵州黔东南)[91]：块根治咽喉肿痛，目赤肿痛，牙痛，胃痛，痢疾，肠炎，肝炎，前列腺炎，

尿路感染，痈肿疔疮，痔疮[91]；效用同曲莲 H. amabilis[95]。【土家药】bai wei lian（百味莲）[10,126]，乌龟七[63]，金龟莲[123,127]：块根治胃病，胃、十二指肠溃疡，跌打损伤，痨病[10,126]；块根治呼吸道炎症，肠结核，吐血，胃肠道出血，痢疾腹泻，尿路感染，风湿性肩胛痛，胃癌，子宫癌[63]，上呼吸道感染，支气管炎，肺炎，急慢性扁桃体炎，胃痛，肠炎，溃疡病，咳血，衄血，吐血，细菌性痢疾，泌尿系统感染，败血症，其他多种感染，外伤出血，无名肿毒，牙痛[123,127]，肚子痛，扁痢[125]。

Hemsleya chinensis var. polytricha Kuang et A. M. Lu 毛雪胆（葫芦科）。【土家药】乌龟七：块根治呼吸道炎症，肠结核，吐血，胃肠道出血，痢疾腹泻，尿路感染，风湿性肩胛痛，胃癌，子宫癌[63]。

Hemsleya macrosperma C. Y. Wu 罗锅底（葫芦科）。【傣药】喝南囡：块根用于清热解毒，收敛，消炎[65]。【侗药】雪胆：块根清热，解毒，消肿，止痛[383]。【苗药】Jex sangx baod dliob（酒桑抱确，贵州黔东南）[91]，金龟莲，乌龟七[98]：块根治咽喉肿痛，目赤肿痛，牙痛，胃病，痢疾，肠炎，肝炎，前列腺炎，尿路感染，痈肿疔疮，痔疮[91]；块根治呼吸道感染，肺炎，胃痛[98]。【土家药】百味莲，乌龟七，金龟莲[123,127]：块根治上呼吸道感染，支气管炎，肺炎，急慢性扁桃体炎，胃痛，肠炎，溃疡病，咳血，衄血，吐血，细菌性痢疾，泌尿系统感染，败血症，其他多种感染，外伤出血，无名肿毒，牙痛症状[123,127]。【彝药】嘎举纳此，避蛇雷，金龟莲：块根治咽喉肿痛，牙疼，肺病，胃病，烧、烫伤，疮疡溃肿，泻痢，急性菌痢，肺结核，慢性气管炎，烧伤，止痛，以及冠状动脉粥样硬化性心脏病[106]。

Hemsleya sphaerocarpa Kuang et A. M. Lu 蛇莲（葫芦科）。【侗药】门隋，Ems suic lieenc（苦金盆），Ems suic lieenc（翁蜥莲）：块根治胸肚忖（胸口痛），莽牛瘀（胃气痛）[137]。【苗药】酒桑苞确，锐伦清：块根治胃气痛，腹泻[96]。【水药】不杠，盘莲[157,158]：块根治火热胃病[157,158]。

Hepatica nobilis Mill. var. asiatica（Nakai）H. Hara 獐耳细辛（毛茛科）。【朝药】노루귀풀：全草及根治肺结核，热性疾病，淋病[9,90]。

Hepatis 肝脏（各种动物的肝脏器官）。【维药】吉盖尔，开比德：治肠溃疡，腹泻，癫痫病，除毒虫蜇毒，用于肝和血管疾病，夜盲症，眼积水[80]。

Hepialus armoricanus（Oberthur） 虫草蝙蝠蛾（蝙蝠蛾科）。【彝药】虫草：用于体弱无力，虚瘦，血瘀腹痛，咳嗽睡不好，怕冷，面黄，手脚关节疼痛[107]。

Heracleum bivittatum H. de Boiss. 二管独活（伞形科）。【拉祜药】颗波[13,150]：根治感冒头痛，鼻渊，寒湿腹痛，赤白带下，皮肤瘙痒，疥癣，齿痛，散风（行痹），烧伤，毒蛇咬伤[150]；外用于吐血，鼻衄，无名肿毒[13,150]。

Heracleum candicans Wall. et DC. 白亮独活（伞形科）【纳西药】香白芷：根用于风寒感冒咳嗽，风湿痛，胃痛，腰膝酸软，胃痛，慢性支气管炎，哮喘[164]。【普米药】不呐吹：根用于风寒咳嗽，慢性支气管炎，哮喘，胃痛，风湿痛，跌打损伤[15]。【羌药】NisduogesheShuge（尼斯朵革射书格），里哈巴：根治风湿寒痹，酸痛不仁，头项难伸[167]。【彝药】蒲吉曲曲，大药：根治胃病，伤风，腹胀，腹痛，风湿关节痛，食积[106]。【藏药】ཤ་དཀར（珠噶）[21,27]，zhugaer（朱嘎尔）[29]，zhijia（志甲）[23]：根治各种炎症，丹毒[29]，疮疡[23]，麻风病[23,29]，疠热病，虫病，疖痈，瘟病，感冒，头痛，麻疹，痹病[27]，风湿痹病，腰膝酸痛，感冒头痛，痈疮肿毒，妇科病[39]；根和果实治各种炎症，麻风，痈疽疔疮[21]。

Heracleum dissectum Ledeb. 兴安独活（伞形科）。【鄂伦春药】坎库拉，老山芹，兴安独活：根治感冒头痛，风湿痹痛，破伤风，腹痛泄泻，肠风下血[161]。【哈萨克药】قويبالدرعان[140]：根治痹症，风火牙痛，感冒头痛[140]。

Heracleum hemsleyanum Diels 独活（伞形科）。【羌药】nyivhabriyi（里哈巴日依），尼斯朵革射书格：效用同白亮独活 H. hemsleyanum[167]。【土家药】土独活，八棱麻[250]，毛鸭脚板[7,250]：根茎治风湿疼痛，跌打损伤，风寒感冒[7]；根治腰膝酸痛[250]。【苗药】效用同重齿当归 A. biserrata[97]。

Heracleum henryi Wolff 思茅独活（伞形科）。【佤药】缅瓜齐[13,14]，nbi rang（必然）[27]：根治痛经，月经不调[13,14]，跌打损伤，风寒头痛[13,14][27]。

Heracleum lanatum Michx 软毛独活（伞形科）。【苗药】效用同重齿当归 Angelica biserrata[97]。

Heracleum likiangense Wolff 丽江独活（伞形科）。【纳西药】鸡脚七：根治鼻渊，鼻炎，头痛，胃寒痛，腹痛，腰痛[164]。

Heracleum millefolium Diels 裂叶独活（伞形科）。【藏药】zhigaerqiao（知尕儿巧）[29]，bamubao（巴木保）[23]，朱嘎确[39]：全草治创伤，麻风病[29]，瘰结痞块，肿胀[23]；根、根茎、全草治创伤，麻风病[39]。

Heracleum moellendorffii Hance 短毛独活（伞形科）。【蒙药】巴勒其日－干那：根治"发症"，结喉，瘟疫，各种出血[51]。

Heracleum obtusifolium Wall. ex DC. 钝叶独活（伞形科）。【藏药】zhumagabo（朱玛嘎博）：效用同白亮独活 H. Candicans；根治各种炎症，麻风，丹毒；果实研细外用治创伤出血[22]。

Heracleum rapula Franch. 鹤庆独活（伞形科）。【白药】deirxtmuxsoldot（德模受抖）（剑川）[17]：根治风湿疼痛，风寒咳嗽，气喘，带下，跌打损伤[17][121]。【苗药】臭筒筒[6,13,14][121]：根治产后流血，子宫脱垂，疝气，乳腺炎[6,13,14][121]。【纳西药】滇独活：根治男子肾亏，女子体虚经闭，慢性气管炎，肾虚腰痛，难产，风湿性骨痛，跌打损伤，腰痛，胃痛[164]。【普米药】不呐吹[6,13,14][121]，白羌活[14][121]：根治虚寒咳喘，风湿疼痛，腹痛，慢性支气管炎[6,13,14][121]，胃痛[6,13,14]，腰痛，跌打损伤，哮喘及妇科疾病[14][121]，风寒咳嗽[14]，骨痛[121]。【佤药】比然[6,13]，比热[14][121]：根治风寒咳嗽，风湿痛，腰痛，白带，跌打损伤[6,13,14][121]，胃痛，慢性支气管炎，哮喘，妇科疾病[14][121]。【彝药】阿痛哑楞（剑川）[17][121]：根治虚寒咳嗽，腹痛，白带，风湿腰痛，胃痛[17][121]。【藏药】zhugar[121]，zhumagabo（朱玛嘎博）[22]：根治各种炎症，麻风，丹毒[22]，胃痛，感冒咳嗽，风湿骨痛，腰痛，跌打损伤，白带过多，经闭[36]；根外用可止血[121]；效用同白亮独活 H. candicans[22]。

Heracleum scabridum Franch. 糙独活（伞形科）。【哈尼药】Moqpa caqdevq（莫捺查逗），马尿芹，山白芷：根治风寒感冒，发热恶寒，咳嗽，黄疸型肝炎，支气管炎，疟疾[143]。【纳西药】马尿芹，白芷：根用于四时感冒，风寒感冒，头痛

发热，乍寒乍热，阳明经头痛，妇人白带漏下，痛经，黄疸型肝炎，疟疾，鼻渊[164]。【藏药】zhuse（朱色）[22,34]，珠玛，（zhuga，珠嘎）[25]：根治风寒头痛[22,34,36]，腰膝酸痛[22,34]，虚寒咳喘，风湿骨痛，腰痛，闭经[36]，各种炎症，麻风，丹毒，头痛，关节病，溃疡，疖疮[25]；果用于止血[22,34]。

Heracleum tiliifolium H. Wolff 椴叶独活（伞形科）。【苗药】水独活，萝卜七：根治风湿麻木，筋骨疼痛[97,98]。

Heracleum vicinum H. de Boissieu 平截独活（伞形科）。【土家药】石防风（西大活，山独活）：根治风湿痹痛，风湿性关节炎，感冒头痛，跌打损伤[127]。

Heracleum yungningense Hand. – Mazz. 永宁独活（伞形科）。【土家药】石防风，西大活，山独活[123,127]：根治风湿痹痛，风湿性关节炎，感冒头痛，跌打损伤[123,127]。

Hericium coralloides (Scop.) Pers. 珊瑚状猴头菌（齿菌科）。【哈萨克药】باس ساڭىراۋقۇلاق ماينمل：子实体治胃及十二指肠溃疡，神经衰弱，肝炎和胃癌的辅助治疗[142]。

Hericium erinaceus (Bull.) Pers. 猴头菌（齿菌科）。【朝药】노루궁뎅이（nāo rū gōng dēng yi，孬入宫登邑）[87,88]：子实体治视力减退，食用可促进胃酸分泌，提高免疫力[87,88]。【鄂伦春药】依艳，刺猬菌，小刺猴头：子实体用于体虚乏力，神经衰弱，消化不良，胃及十二指肠溃疡，慢性胃炎，消化道肿瘤[161]。

Herminium alaschanicum Maxim. 裂瓣角盘兰（兰科）。【藏药】wanglamanba（旺拉曼巴）[22]，（wangbaolaba，忘保拉巴）[25,32]：块茎治肾虚腰痛，阳痿，遗精，肺虚咳喘，疲乏无力，慢性肝炎[22]；块茎治阳痿不举[25,32]。

Herminium bulleyi (Rolfe) Tang et F. T. Wang 参见 Peristylus bulleyi。

Herminium chloranthum Tang et F. T. Wang 矮角盘兰（兰科）。【藏药】wanglamanba（旺拉曼巴）：块茎治肾虚腰痛，阳痿，遗精，肺虚咳喘，疲乏无力，慢性肝炎[22]。

Herminium lanceum (Thunb. ex Swartz) Vuijk [*H. angustifolium* (Lindley) Ridley] 叉唇角盘兰（兰科）。【纳西药】蛇含草，鸡心贝母：全草用

于肺结核，跌打筋骨劳伤，刀伤出血[164]。

Herminium monorchis(L.) R. Brown 角盘兰（兰科）。【蒙药】块茎治神经衰弱，头晕失眠，须发早白，烦躁口渴，不思饮食，月经不调[51]。【藏药】wanglamanba（旺拉曼巴），旺保拉巴[40]：块茎治肾虚腰痛，阳痿，遗精[22,40]，肺虚咳喘，疲乏无力，慢性肝炎[22]，肺创伤，肺病[27]，气血亏虚，肺痨喘咳，白带，月经不调，产后腹痛[40]；全草、块茎治失眠头昏，烦躁口渴，不思饮食[36]。

Herpetospermum pedunculosum (Ser.) C. B. Clarke [*H. caudigerum* Wall. ex Chakr.] 波棱瓜（葫芦科）《部藏标》。【蒙药】ᠪᠠᠭ ᠠᠯᠲᠠᠨ ᠬᠢᠬᠢᠭ（Bag alten qiqig, 巴嘎 - 阿拉坦 - 其其格）[41]，色吉美多[47]，斯日吉莫都格[194]：种子治胃肠"希日"，脾热，黄疸，不消化症，腹胀，胆肝热症[41]，黄疸型肝炎，胆囊炎，消化不良[47]，烦渴、口苦等热性"希日"病，食欲不振、恶心、目赤、胃腹胀满、食物不消化、大便呈灰白色等由不消化引起的寒性"希日"病，脾脏"希日"病引起的血便、腹胀、口唇及颜面发青、左肋作痛等病[56]，热性希拉病[194]。【藏药】གསེར་གྱི་མེ་ཏོག（赛季美朵）[21,25][1]，色启美多[6,23][750,940]，波棱瓜子[384,1034]：种子治黄疸型肝炎[6,14][750]，消化不良[2,6,23,35]，肝胆病[2,23,35][384,1034,1]，赤巴病[2,23,35][384,1034]，六脏热病[21][1]，赤巴热，赤巴外散所致眼黄、肤黄、小便黄[21]，肝炎，胃病[1]，清肝胆热[940]；种子及果实治胆囊炎[6,13,14]；果实治肠炎，胆病，腹病，胆热[27]；果皮治痔疮[21]；雄花、种子治胆囊炎，肠炎，除六腑之陈疾，瘀滞，消化不良，肝热，黄疸性传染性肝炎[39]。

Heteropanax fragrans (Roxb.) Seem. 幌伞枫（五加科）。【傣药】埋外丈[62]：根、茎治感冒发热，寒热往来，月经失调，崩漏[62]；全株治妇女血崩[13,62,65]，感冒发热[13,65]；根治感冒发烧[62]。【哈尼药】鸦吗婆吹：根、树皮治感冒，中暑，痈疖肿毒，淋巴结炎，烧烫伤，扭挫伤[145]。【瑶药】Dasheyao（大蛇药，金秀语）：叶或树皮外用治营养不良水肿，肾炎，孕妇水肿[15]。【壮药】Ywdanghlanx（雅当老），幌伞枫皮：树皮治发得（发热），呗农（痈疮），呗叮（疔疮），发旺（痹病），扭像（扭挫伤），额哈（毒蛇咬伤）[180]。

Heteropappus altaicus (Willd.) Novopokr. 阿尔泰狗娃花（菊科）《部蒙标》。【哈萨克药】التاي استنراسى：全草用于阴虚咳嗽，慢性气管炎[140]。【蒙药】ᠪᠠᠭ ᠬᠣᠨᠢᠨ ᠨᠦᠳᠡᠨ ᠬᠢᠬᠢᠭ（Bag honin nuden qiqig, 巴嘎 - 浩宁 - 尼敦 - 其其格）[3,51]：花序治瘟疫，猩红热，血热，毒热，"包如"热，麻疹[3,51]。【藏药】ཆི་ཅང་（qimi, 其米）[22,25]，luqiong（陆穹）[32]：全草治咽喉痛，感冒咳嗽，胃痛，中暑发痧；外用治虫蛇咬伤[22]；花或全草治流行性感冒，发烧，食物中毒[25,32]。

Heteropappus altaicus var. hirsutus (Hand. – Mazz.) Ling 粗毛阿尔泰狗娃花（菊科）。【藏药】qimi（其米）[22]：效用同阿尔泰狗娃花 H. altaicus[22]，花治感冒咳嗽，喉痛，痧症，蛇咬[34]。

Heteropappus altaicus var. millefolius (Vant.) W. Wang 千叶狗娃花（菊科）。【藏药】其米：花治痧症[39]。

Heteropappus bowerii(Hemsl.) Grierson 青藏狗娃花（菊科）。【藏药】qimi（其米）[22,40]，狗娃花[13]：花序治咽喉痛，感冒咳嗽，胃痛，中暑发痧[13,22]，痧症[40]，外用治虫蛇咬伤[13,22]。

Heteropappus crenatifolius (Hand. – Mazz.) Grierson 圆齿狗娃花（菊科）。【藏药】狗娃花[13,34]，qimi（其米）[22]：花序治感冒咳嗽，咽喉痛，痧症，蛇咬伤[13,22,34]，瘟热，解毒，结症，脉热[27]。

Heterosmilax hispidus (Thunb.) Less. 硬毛肖菝葜（菊科）。【藏药】其米：花治痧症[40]。

Heterosmilax japonica Kunth 肖菝葜（百合科）。【瑶药】牛尾松筋：根茎治疮疖肿毒，阳痿[133]。

Heterosmilax japonica var. gaudichaudiana (Kunth) Wang et. Tang 合丝肖菝葜（百合科）。【壮药】Maenxdaezma（门底麻）[180]，土太片[120,180]：根茎治发旺（痹病），肉扭（淋证）[120,180]，墨病（哮喘），渗裂（吐血），钵农（肺结核），埃病（咳嗽），漏精（遗精），能蚌（黄疸），林得叮相（跌打损伤）[180]，痛风[120]。

Heterosmilax yunnanensis Gagnep. 短柱肖菝葜（百合科）。【壮药】效用同合丝肖菝葜 H. japonica var. gaudichaudiana[120,180]。

Heterostemma alatum Wight et Arn. 醉魂藤（夹竹桃科）。【傈僳药】泥根爪：全株治风湿，脚气，胎毒，疟疾[166]。

Heynea trijuga Roxb. 鹪鹩花（老虎楝）（楝科）。【傣药】积布[65]，几补[9,63,74]：根治痢疾，便血，麻疹，淋巴结炎，牙痛，腹痛[65]，风湿性关节炎，风湿腰腿痛，咽喉炎，扁桃体炎，心、胃气痛[9,63,74]。

Hibiscus indicus(Burm. f.) Hochreutiner 美丽芙蓉（锦葵科）。【白药】粉福菜：花、根治痈疽疮毒，骨折[14]。【哈尼药】Caqlal alma balal（查拉啊妈帮阿）：根治腹胀，便秘，血尿[145]。

Hibiscus mutabilis L. 木芙蓉（锦葵科）。【阿昌药】九头花：花、叶治肺热咳嗽，月经过多，白带[18]。【布依药】凹服荣：花治无名肿毒[159]。【德昂药】桑布热：效用同阿昌药[18]。【侗药】Bav fuc yongc（巴芙蓉）[137]，bav fuc yongc（把关蓉）[51]，地芙蓉花[136]，芙蓉花[95]：叶治肺热咳嗽，吐血崩漏，阑尾炎[136]；根、叶或花治耿曼高（偏头痛），中耳炎[51]，痈疖，下肢溃烂，乳痈，淋巴结结核，阑尾炎，腮腺炎，肺结核久咳[95]；花治肿痛，疔疮，烫伤[136]；根治无名肿毒，淋巴结结核，肺热咳嗽[136]。【哈尼药】Almilsaqlaq laqma（阿咪沙拉拉玛），月亮花，野棉花：根皮、叶、花治小儿疳积，疮疡疖红肿，烫伤烧伤，骨折[143]。【景颇药】九头花转观音，nvijvoq，Bone：效用同阿昌药[18]。【傈僳药】本维子：花、叶和根治肺热咳嗽，月经过多，白带；花、叶和根外用治痈肿疮疖，乳腺炎，腮腺炎，跌打损伤[166]。【苗药】Det bangx nangl（豆磅囊，贵州黔东南）[91,94]，Benx fux yongx（盆芙蓉）[96]，奔娘咋[95]：花治肺热咳嗽，吐血，目赤肿痛[91,94]，崩漏，白带，腹泻，腹痛，痈肿，疮疖，毒蛇咬伤，水火烫伤，跌打损伤[91]；花或叶治疮毒脓肿[95]；根、叶或花治乳房胀痛，乳痈，白带[96][211]。【畲药】芙蓉[147]，木芙蓉[148]：花、叶、根治肺痈咯血，痈疽肿毒，月经过多，白带，为外科消肿解毒良药[147]；叶、花治疔疮疖肿，刀伤[148]。【土家药】si⁴ si⁴ ka³ pu¹ ka³ mong¹（使使卡普卡蒙）[123]，芙蓉花，地芙蓉才[10,126]：花治肺脓疡，白带，痈肿疮疖，乳腺炎，淋巴结炎，腮腺炎，烫、烧伤，蛇虫咬伤，跌打损伤，吐血，崩漏[123]；花、叶治猴儿疮，疮肿，肺热毒症，咯血，咯浓痰[125]，疱疮肿毒，热咯症，婴儿不乳[128]；花或全草治疮疖痈肿，奶痈，脓疱疮，烧烫伤，月经不调[10,126]。【彝药】哩

讨唯，拒霜[101,104]：根治肺火咳嗽，跌打损伤；花及叶治痄腮；花治无名肿痛[101,104]。【壮药】Cahbaizbeih（沙排杯），芙蓉叶[117]，下排杯[849]：叶用于呗农（痈疮），呗叮（疔疮），阑尾炎，北嘻（奶疮），急性中耳炎，渗裆相（烧烫伤），呗奴（瘰疬），埃病（咳嗽），能含能累（湿疹），贫痧（感冒），慢性肝炎[117]；全草用于痈疽肿毒初起，臁疮，目赤肿痛，肺痈，咳喘，赤白痢疾，白带，肾盂肾炎[849]。【台少药】Karasasu（Bunun，族峦），Biziyuwaku（Paiwan，族恒春上），Biroa（Paiwan，族傀儡）：叶、树皮治外伤[169]。

Hibiscus rosa－sinensis L. 朱槿（锦葵科）。【阿昌药】夹拉平胆：根治红白痢，肝炎；花作促生育药[18]。【傣药】裸麦柳（西傣）[9,14,65,71]，罗埋亮龙[63,64]，莫屁翁（德傣）[18,62]：根、叶治红白痢疾[9,14,63,64,65,72]，肝炎[9,14,63,64,65,72]，腹痛腹泻，呕血，吐血，月经不调，不孕症，湿热黄疸[62-64]；叶、花用于清热解毒[65]；效用同阿昌药[18]。【德昂药】莫屁翁[18,160]：效用同阿昌药[18]，根治腮腺炎，支气管炎，尿路感染，子宫颈炎，白带，月经不调，闭经，红白痢疾，肝炎；叶、花治疔疮痈肿，乳腺炎，淋巴腺炎；花治月经不调[160]。【景颇药】pungwoq bai：效用同阿昌药[18]。【傈僳药】扶桑哈哈唯子：花和叶外用治疗疮痈肿，乳腺炎；根治腮腺炎，支气管炎，尿路感染，月经不调[166]。【台少药】Rigosoru（Paiwan，族傀儡）：叶捣碎后敷于患部治肿疡[169]。

Hibiscus sabdariffa L. 玫瑰茄（锦葵科）。【傣药】哥肺良（西傣）[65]，内帕宋布[65]：花萼和总苞治高血压，中暑，咳嗽[13,65]，用于降压，促进胆汁分泌[65]。

Hibiscus syriacus L. 木槿（锦葵科）。【布依药】凹菊：根、茎及花与猪脑髓蒸服，治头晕[159]。【朝药】무궁화（mǔ gǒng huà，母公花）：茎皮及根皮用于止肠风，泻血，痢后热渴，令人得睡；花用于肠风，泻血并赤白痢[86]。【傣药】罗埋亮龙：根用于腹痛腹泻，赤白下痢，月经失调，痛经，闭经[62]。【侗药】Meix kgaos nugs bags（美梧），Kgaos nugs bags（高奴巴）[137]，美袄怒巴[135]：花、叶治宁乜崩榜（白带）[137]；茎、根治慢性气管炎，痢疾，脱肛[135]。【哈尼药】将区：花、根治痢疾，腹泻，白带[145]。【傈僳药】尔补子：花治痢疾，

痔疮出血，白带；外用治疮疖肿[166]。【苗药】Ndut cax leux ghueub（都茶绿棍，贵州铜仁），Guab zhuk lenb mak（嘎主能玛，贵州毕节）[91,94]，豆榜乳[95,98]：茎皮及根皮治湿热泻痢，肠风泻血，脱肛[94]，痔疮，赤白带下，阴道滴虫，疥癣，烫伤，痈肿[91]；根、茎及花治头痛，头晕眼花，赤白带下[95]；花、叶治洛欧舒（白带），岗锈（脓疱疮）[96]；花治肠风便血，痢疾，白带，腹泻，痔疮出血[95,98]。【仫佬药】Wamudan（弯牡丹，罗城语）：根皮或花治肺热咳嗽[15]。【纳西药】花用于月经不调，白带，肠风下血，视力减退，眼睛涩痛，痢疾，妇女阴痒，顽癣，外痔，黄水疮，水、火烫伤，痔疮出血；根皮、茎皮治肺炎，气管炎，支气管炎，咳嗽痰多，尿路感染，膀胱炎，肾炎水肿，尿路结石，痢疾，白带跌打扭伤；根治慢性胃炎，胃溃疡，产后浮肿，赤痢，瘰疬；果实治痰喘咳嗽，神经性头痛，外用治黄水疮[164]。【畲药】白木桑[147]，新米花[146]，木槿[148]：花治咳血，燥嗽，赤白痢；根治肠风，血痢，赤白带下，大便燥结[147]；根皮、花治白带[146]；根治吐血，白带，遗精，小便带血[148]。【水药】梅坏，木槿花，稀饭花[10,157,158]：茎皮外用治顽癣，骨折[10,157,158]。【土家药】cha liu kav meng（插柳卡蒙）[126]，木槿花[10,129]：花、叶、树皮治咳嗽，哮喘，摆白（又名崩白，泛指带下过多），痔出血[126]；根治赤白带下，疥癣；花治红白痢疾，带下崩漏；种子治咳喘[10,129]；花治肠风便血，痢疾，白带[123]。【瑶药】ndiangh laih（凉赖）[130]，四季花[133]，Danglaisi（当来寺）[15]：根皮、茎皮及花治月经不调，高血压，白带，痢疾，衄血，吐血，血崩，痔疮出血，肺热咳嗽，疮疖肿痛，荨麻疹[130]；叶治赤白痢疾，痢后热渴；花煮鱼治吐血，便血，妇女白带[133]；根皮或花用于月经不调；根皮治高血压，肝炎，妊娠呕吐，胎动不安，小便黄赤[15]。【藏药】meiduoningjimaima（美多宁蓟麦玛）：花外用治皮肤风癣，疥疮（涂擦），痔疮脱肛（煎洗）；花内服治肠风，久痢，赤白带下[22]。【壮药】Vadanhbei（花丹培）[117]，Baimudan（白牡丹，象州语），Kedanpai（棵丹培，桂平语）[15]：花治阿意咪（痢疾），白冻（泄泻），鹿（呕吐），陆裂（咳血），隆白呆（带下），能含能累（湿疹瘙痒），呗农（痈疮），渗裆相（烧烫伤）[117]；根皮或花用于月经不调；根皮

外用治各种癣[15]。

Hibiscus syriacus L. f. albus – plenus Loudon 白花重瓣木槿（锦葵科）。【苗药】效用同木槿 H. syriacus[98]。【土家药】木槿花：根皮、茎皮、叶治风湿疼痛，阴囊湿疹；外洗用于皮肤瘙痒，癣；花用于头昏头痛，暴火眼，崩漏；碾末以菜油调擦用于烫伤；花、叶治肠炎，痢疾，咳血，肠风便血，白带[123]。

Hibiscus syriacus L. f. totus – albus T. Moore 白花单瓣木槿（锦葵科）。【土家药】效用同白花重瓣木槿 H. syriacus L. f. albus – plenus Loudon[98]。

Hibiscus trionum L. 野西瓜苗（锦葵科）。【傈僳药】胡起莫：全草治急性关节炎，感冒咳嗽，痢疾，肺结核咳嗽[166]。【蒙药】全草治风湿痹痛，风热咳嗽，泄泻，痢疾；外用治烫火伤，疮毒[51]。【纳西药】野西瓜苗：全草或根用于伤风感冒，嗓子痛，风热咳嗽，腹痛，急性关节炎，火伤，咽喉肿痛，咳嗽，泻痢，疮毒，烫伤[164]。【羌药】rihdaxiguapohe（日禾达西瓜婆禾），尔目斯卡[167]，舍门[10,167]：根用于补胃壮阳[167]；叶外用治烧伤[167]，火伤[10]。

Hibiscus yunnanensis S. Y. Hu 云南芙蓉（锦葵科）。【傣药】根治闭经，痛经，产后骨痛[9,73]。

Hieracium umbellatum L. 山柳菊（菊科）。【蒙药】全草治痈疮疖肿，淋病，痢疾，腹痛积块[51]。

Hierochloe odorata (L.) P. Beauv. 茅香（禾本科）。【朝药】향모（hiang mao，哈央毛）：花序用于中恶，温胃，止呕吐，心腹冷痛[86]。【蒙药】根茎治吐血，尿血，慢性肾炎浮肿，热淋；花序治心腹冷痛，呕吐[51]。

Hierodula patellifera (Serville) 巨斧螳螂（螳螂科）《药典》。【维药】牙其歪克土乎米：卵鞘用于精神不振，肾虚阳痿，白带[79]。【藏药】二点螳螂：效用同中华大螳螂 Paratenodra sinensis[27]。

Hippeastrum reginae (L.) Herb. 华胄兰（石蒜科）。【台少药】Ribakon（Paiwan 族傀儡）：剥出根皮，置于食盐内揉后贴于患部治外伤[169]。

Hippeastrum rutilum (Ker – Gawl.) Herb. 朱顶红（石蒜科）。【哈尼药】掐把：叶治跌打损伤[145]。

Hippocampus histrix Kaup 刺海马（海龙科）《药典》。【蒙药】ᠮᠣᠷᠢᠨ ᠽᠠᠭᠡᠰ（Maorin zhages，毛仁–扎格斯）：全体（海马）治遗精，阳痿，早泄，

肾寒，腰腿痛[45,46]。【壮药】Duzhaijmaj（堵海马），海马：全体治委约（阳痿），濑幽（遗尿），墨病（喘哮），癥瘕，林得叮相（跌打损伤）[180]。

Hippocampus japonicus Kaup 日本海马（海蛆）（海龙科）《药典》。【蒙药】ᠮᠣᠷᠢᠨ ᠵᠠᠭᠡᠰ（Maorin zhages，毛仁-扎格斯）：效用同刺海马 H. histrix[45,46]。【壮药】效用同刺海马 H. histrix[180]。

Hippocampus kelloggi Jordanet Snyder 克氏海马（海龙科）《药典》。【阿昌药】水马：治肾虚阳痿，气喘[18]。【德昂药】布然翁：效用同阿昌药[18]。【景颇药】wuimyang：效用同阿昌药[18]。【蒙药】ᠮᠣᠷᠢᠨ ᠵᠠᠭᠡᠰ（Maorin zages，毛仁-扎格斯）：效用同刺海马 H. histrix[45,46]。【维药】沙卡尔枯儿[78]，ﺗﺎﻍ ﺑﺎﺵ ﺑﯩﻠﯩﻖ（At bash beliq，阿提别西贝力克）[76]：除去内脏和皮膜的干燥全体用于遗精，筋骨拘挛，半身不遂，神经衰弱，体虚贫血，肾虚浮肿，早泄精少，筋肌松弛，四肢无力[76]，肾虚阳痿，瘫痪[76,78]；效用同刺海马 H. histrix，管海马 H. kuda Bleeker，三斑海马 H. trimaculatus Leach[78]。【壮药】效用同刺海马 H. histrix[180]。

Hippocampus kuda Bleeker 大海马（海龙科）。【壮药】效用同刺海马 H. histrix[180]。

Hippocampus trimaculatus Leach 三斑海马（海龙科）《药典》。【蒙药】ᠮᠣᠷᠢᠨ ᠵᠠᠭᠡᠰ（Maorin zhages，毛仁-扎格斯）：效用同刺海马 H. histrix[45,46]。【壮药】效用同刺海马 H. histrix[180]。

Hippochaete debilis (Roxb.) Ching 笔管草（木贼科）。【彝药】芨赞：全草治泌尿系统感染，眼翳，感冒，食积，视物昏花，跌打损伤，产后水泻不止，腰酸背痛[101]。【藏药】促测：地上部分治便血，崩漏；根茎治头昏，高血压[40]。

Hippochaete hiemal(L.) **C. Boerner** 参见 Equisetum hiemale。

Hippochaete ramosissima(Desf.) **Boerner** 参见 Equisetum ramosissimum。

Hippolytia delavayi (Franch. ex W. W. Smith) Shih 川滇女蒿（菊科）。【白药】贤参参：全草治头晕，失眠，腹泻[14]。【纳西药】芷扯呕：根治肺虚，肺热咳嗽，肺结核，支气管炎[14]。

Hippophae neurocarpa S. W. Liu et T. N. He 肋果沙棘（胡颓子科）。【藏药】ཐ་བུར།（dabuer，达布尔）[25,27]，dabu（达布）[22,40]：果实治咳嗽痰

多，胸闷不畅，消化不良，胃痛，经闭[22,40]，"培根"病，肺病，咽喉疾病[22]；果膏治月经不调，子宫病，胃病，肺结核，胃酸过多，胃溃疡[25,27]，效用同果实[22]。

Hippophae rhamnoides L. 沙棘（胡颓子科）《药典》《部藏标》。【哈萨克药】ﺷﯩﺮﻋﺎﻧﺎﻕ：果实治消化不良，咳嗽痰多，体弱闭经，跌打损伤，食道炎，口腔溃疡，气管炎，肝炎，高血压，高血脂[142]。【蒙药】其查日嘎纳[6,47,51]，达日布[47]，ᠴᠢᠬᠢᠷᠭᠠᠨᠠ（Qieqirgan，沏其日甘）[42]：果实治慢性气管炎，胸满，消化不良，胃痛[6,47,51,56]，经闭[6,47,51]，"巴达干宝如"病[51]，跌扑瘀肿[47,56]，咳嗽痰多[6,42,47,51]，气喘，肺脓疡，肺脉痞，血郁宫中，血痞，闭经，"包如"病，不消化症[42]，用于清肺，胃火[217]。【羌药】Kuseimi（枯赛米），扩思眯[10,167]：果实治咳嗽痰多，呼吸困难，支气管炎[10,167]。【维药】基干的米威思[79]，吉汗[6]：果实用于口舌生疮，维生素 C 缺乏症[6,79]，食欲不振[79]，发热，烧伤，放射线引起的溃疡，肿瘤[6]。【藏药】ད་བུ་ཀནཛ།（dabukanzha，达布坎扎）[2,35]，daerwu（达尔物）[33]，达布[22,24,39]：果实的水煎膏治胃溃疡[2,20,29,33,39]，气管炎[2,29]，闭经[2,20,35]，月经不调，子宫病，胃病，肺结核，胃酸过多，消化不良[29,35,39]，培根病，咽喉痛，肝病，咳嗽痰多，胸满不畅[39]；果实治月经不调[22,40]，肠炎，肺结核[33]，咳嗽痰多[20,33,40]，胸满不畅，消化不良[2,20,40][820]，胃痛，闭经[40,20]，咽喉病，肺和肠肿痛[23]，"培根"病，化血，消除肺肿[820]；果或膏治肺病，"培根"病，消化不良[6,23]，肺热咳嗽[6]，肺病，咽喉肿痛，喉咙培根病，对肝病有较好疗效，对血热病和血性疼痛有良好的疗效[27]。

Hippophae rhamnoides subsp. sinensis Rousi 中国沙棘（胡颓子科）。【蒙药】沙枣，醋柳果[123]，沏其日甘[122]：果实用于消化不良，闭经[122,123]，咳嗽痰多，食积腹痛，跌扑损伤，瘀血[123]，慢性气管炎，肺脓肿，血痞[122]。【维药】ﺟﺴﻐﺎﻥ（Jighan，吉航）：果实治热性咳嗽，胃热纳差，恶心呕吐，顽痰不化，小便不利，肝硬腹水，高血压，气喘心悸[75]。【藏药】达日布[13]，达布[23,40]，大尔卜[122]：果实治消化不良[13,23,40]，咳嗽痰多，胸闷不畅，胃痛，闭经[13,40]，肺病，咽喉病，"培

根"病，肺和肠肿瘤[23]，对金属、珍珠类药物具有解毒功效和治肺病[122]。

Hippophae rhamnoides subsp. yunnanensis Rousi 云南沙棘（胡颓子科）。【藏药】达布[23,40]：果实治消化不良[23,40]，肺病，咽喉病，"培根"病，肺和肠肿瘤[23]，咳嗽痰多，胸满不畅，胃痛，闭经[40]。

Hippophae salicifolia D. Don 柳叶沙棘（胡颓子科）。【藏药】dabu（达布）：果实治培根病，肺病，咽喉疾病，咳嗽痰多，胸闷不畅，消化不良，胃痛，经闭；果膏功效与果实相同[22]。

Hippophae thibetana Schlecht. 西藏沙棘（胡颓子科）。【藏药】达布[23]，སེར་ཤིག（达尔布）[21]，daerwu（达尔物）[33]：果实治肺病，咽喉病，"培根"病，肺、肠肿瘤[23]，消化不良[21,23]，咳嗽痰多，瘀血闭经，肺痨，胃溃疡[21]；地上部分或叶治诸热，胆热，隐热，火烧伤，瘟病，时疫[40]；效用同沙棘 H.．rhamnoides[33]。

Hipposideros armiger Hodgson 大蹄蝠（菊头蝠科）。【藏药】蝙蝠（干粉）治呕吐；粪（即中药夜明砂）治癫痫[34]。

Hippuris vulgaris L. 杉叶藻（杉叶藻科）。【蒙药】ᠠᠮᠠᠲᠤ ᠵᠢᠭᠡᠰᠦ（Amtatu jeges，阿木塔图－哲格斯）[49][833]，阿木塔图－吉格苏（嘎海音－色古乐－额布斯）[51]：全草治肺、肝陈旧性热，浊热症，肺脓痛，骨折损伤[49,51,56][833]，咳嗽，咯脓血，骨热[49,56][833]，脉热，痨热骨蒸，创伤，"宝日"病[51]。【藏药】dongbugala（冬布嘎拉）[29]，danbugala（丹布嘎拉）[23]，འདང་བུ་ཀ་ར（旦布嘎拉）[21]：全草治肺炎，肝炎[29]，肺痨咳嗽，痨热骨蒸，肝痛，心痛[21]；叶及带嫩枝的叶治"培根木保"病[23]；叶治肺创伤，肺痨[27]；根茎治肺炎，肝炎，肺肝之脉热病[39]。

Hirudo nipponica Whitman 水蛭（水蛭科）。【傣药】宾：全体用于破血，逐瘀，通络[65]。【侗药】Miingc（螟）：全体治瘀血，跌打损伤。【哈尼药】效用同蚂蟥 Whitmania pigra[143]。【纳西药】全体用于妇人腹内有瘀血，月水不利，心腹满急，漏下去血不止，月经不调或产后恶露不尽，骨折伤疼痛，蓄血，癥瘕积聚，妇女经闭，跌打损伤，目赤痛，云翳[164]。【水药】米喻：全体治跌打损伤[10]。【土家药】水蛭：全体治血瘀经闭，腹痛，

跌打损伤，食道癌，肠癌，子宫癌，皮肤癌[52]。【维药】زولوك（Zuluk，祖鲁克）[75]：全体用于皮下出血，血瘀腐败，痔疮肿痛，白喉病，尿涩疼痛，阴茎过小[75]，闭经，跌打损伤，膀胱炎[77,79]。【瑶药】蚂蟥：全体用于经闭腹痛，产后恶露不尽，痔疮肿痛[133]。【藏药】shenwubaimasongbu（渗无白玛松布）[22]：活水蛭治胆病[22]，还可从好血、坏血相混的病人身上的坏血吸出来，代替放血疗法，并认为其伤口不会感染[27,34]。【壮药】Duzbing（堵平），水蛭：用于京瑟（闭经），肝硬化，麻邦（脑血栓），高脂血症，委哟（阳痿），子宫啈北（子宫肌瘤），林得相（跌打损伤）[180]。

Hirundo daurica japonica Temminck et Schlegel 金腰燕普通亚种（燕科）。【仡佬药】lo³¹ta³⁵ka³⁵no⁵³（罗大噶脑，黔中方言），tsa⁵³mo⁵³tsa⁵³i⁵⁵（扎莫扎一，黔中北方言），kə³³tsu⁵³mao³¹mao³¹（街朱毛毛，黔西南多洛方言）：泥巢治睾丸痛[162]。

Hirundo daurica Linnaues 金腰燕（燕科）。【佤药】赤腰燕，巧燕：巢泥外用治恶疮，丹毒[168]。【彝药】岩燕：肉主关节不利[107]。【藏药】扣搭[23]，kedailuowa（克代洛哇）[22]：肺治肺裂，肺脓肿[23]，空洞性肺结核，肺脓疡[34]；粪治赤痢，慢性腹泻[23]；效用同灰沙燕 Riparaia riparia[22]；燕粪（煅炭）治妇女闭经，尿血[34]；窝土治湿疹，恶疮，丹毒[30]；卵治卒水浮肿[30]。

Hirundo rustica Linnaues 家燕（燕科）。【藏药】扣搭[23]，kedailuowa（克代洛哇）[22]：效用同金腰燕 H. daurica[23]，巢治空洞性肺结核，肺脓疡；燕粪（煅炭）治妇女闭经，尿血[34]。

Hodgsonia macrocarpa (Blume) Cogn. 油渣果（葫芦科）。【阿昌药】杀哭阿私：果皮治风湿病，跌打损伤，骨折疼痛，胃及十二指肠出血[18]。【傣药】嘿麻景[65]，麻景[62,63,64]：根用于截疟，尿血[9,65,72]，眼黄，全身皮肤发黄[9,72]；果皮治黄疸型肝炎[65]；藤茎、叶、根、果实治疔疮疥癣，耳流脓血，黄疸，梅毒[62,63,64]。【德昂药】老鼠黑牢[18,160]：效用同阿昌药[18]；果皮治胃、十二指肠溃疡出血，外伤出血，风湿病，跌打损伤，骨折疼痛；种仁油治疮疖肿痛，湿疹；根治疟疾[160]。【景颇药】油渣果，cushi：效用同阿昌药[18]。

Hodgsonia macrocarpa var. capniocarpa (Ridl.)

Tsai 腺点油瓜（无棱油瓜）（葫芦科）。【傣药】麻景[9,14,71]，抹劲（西傣）[14]，吗井（西傣）[13]：根治眼黄，全身皮肤发黄，尿血，截疟（疟疾）[9,13,14,71]。【哈尼药】喳期古鲁，区枯噜[13,145]：种仁、根治胃、十二指肠溃疡出血，疟疾[13,145]。

Holarrhena pubescens Wall. ex G. Don [*H. antidysenterica* Roth] 止泻木（夹竹桃科）《部藏标》。【傣药】埋母[62-64]，梅木隆（西傣）[9,13,14,71]，埋母皮[9,65,72]：树皮、根用于风热咳嗽，腹痛腹泻，红白下痢[62-64]，尿急，尿频，尿痛[63,64]，便血[62,63]，脓白尿[63]，脓血尿[64]，小便热涩疼痛[62]；树皮用于痢疾，腹泻，腹痛[13,14,72]，止血生肌，散瘀消肿[65]。【蒙药】ᠬᠣᠨᠳᠠ ᠳᠤᠭᠮᠤᠨᠢᠨᠭ（Eneteg dugmoning，额讷特格－都格莫宁），扎嘎尔都格莫宁[56]：种子治血“希日”性腹泻，肠刺痛，腹热[44]，胆汁扩散引起的目、身发黄，肠刺痛，血“希日”热引起的腹泻[56]。【藏药】doumoniang（斗毛娘）[23]，（dumoniu，度模牛）[2,35]，དུག་མོ་ནུ།（土膜钮）[21]：种子治赤巴病[2,21,23,35]，胃肠热病[2,23]，肝胆病，腹泻，痢疾[2,13,35]，热泻[23,27]，发热，厌油，纳呆[13]，各种赤巴邪热，胆囊邪热，小肠虫病[27]，肝病，血热症，热性腹泻，食物中毒[21]。

Holboellia angustifolia Wallich [H. fargesii Reaub.] 五月瓜藤（木通科）。【傣药】根治胃酸过多，心火旺，慢性支气管炎，肾性水肿[9,73]。【土家药】五叶木通：藤治跌打损伤，风湿筋骨痛，痛经，食积气滞，胸腹膨胀[123]。【瑶药】Joubanteng（狗板藤，全州语）：全株治干咳[15]。【彝药】柱巴[14]，苎疤[13]：根治风湿梅毒，疔疮[14]；藤茎用于胃痛，脚气浮肿，乳汁不通，小便不利，风湿骨痛，跌打损伤[13]。【藏药】勒哲，月瓜藤：茎治肝热，五脏热和肺病，风湿性关节炎[23]。

Holboellia coriacea Diels 鹰爪枫（木通科）。【土家药】鹰爪枫：根治风湿筋骨痛[127]。【瑶药】布笼背，牛腰藤：根治风湿筋骨痛[133]。

Holboellia grandiflora Réaub. 牛姆瓜（木通科）。【土家药】七月拿：果实治跌打损伤，风湿性关节痛，腰腿痛[123]。

Holboellia latifolia Wallich 八月瓜（五风藤）（木通科）。【佤药】hnu muah maox（怒木茅）：藤茎治胃痛，脚气浮肿，乳汁不通，小便不利，风

湿骨痛，跌打损伤；果实治疝气痛，睾丸炎，子宫脱垂[13]。【藏药】bayazha（巴牙札）：藤治难产，淋病，风湿痛，肢体湿疹；外用治虫蛇咬伤[22]。

Holcoglossum amesianum (Rchb. f.) Christenson [*Vanda amesiana* Reichb. f.] 大根槽舌兰（兰科）。【彝药】卡鲁脚[9]，寄生[14]：全草治扁桃腺炎，喉炎，膀胱尿道炎，疟疾，风湿痛，劳伤腰痛，脚手酸麻疼痛[9]，风寒感冒[14]，跌打劳伤，骨折肿痛，风湿骨痛，月经不调[109]。

Holothuria leucospilota (Brandt) 黑海参（刺参科）。【壮药】Binghai（平害），海参：全体治勒内（血虚），体弱，委哟（阳痿），阿意囊（便秘）[180]。

Holotrichia diomphalia Bates 朝鲜金龟甲（鳃金龟科）。【阿昌药】寄勒：幼虫治丹毒，痈肿，痔漏，目翳[18]。【朝药】검은풍뎅이（gēm en pūng dēng yì，戈木嗯曝登邑）[83]：幼虫用于太阴人浮肿，血虚之证[83]，瘀血证[84]。【德昂药】阿格任：效用同阿昌药[18]。【景颇药】Qinun：效用同阿昌药[18]。【藏药】土蚕，地蚕：幼虫治跌打损伤，经闭癥瘕，丹毒，通风，喉痹，目翳，痈疽，痔漏[30]。

Homalocladium platycladum (F. – Muell.) Bailey 竹节蓼（蓼科）。【仫佬药】Benka（本加，罗城语）：全草治毒蛇咬伤[15]。【瑶药】全草用于驱绦虫[15]。

Homalomena occulta(Lour.)Schott 千年健（天南星科）《药典》。【傣药】贺芒荒[62-64]，ᨶ ᨾ（manhuang，蛮荒）[8,13,14,72]，ᨾ ᨶ（manghuang，芒荒）[9,14,71]：根茎用于心悸，心烦不安，头晕头痛，跌打损伤，骨折，肢体关节酸痛重着，屈伸不利[62-64]，风寒湿痹证[62]，心慌心跳[8,13,63,64,72]，头痛，接骨，续筋，扭伤，刀伤[8,9,14,71,72]，祛风湿，壮筋骨，消肿，止痛[65]。【侗药】一色针，千颗针：根茎治风寒湿痹，腰膝冷痛，下肢麻木[136]。【基诺药】Leboyaotai（勒波腰苔）[8,163]：根茎治跌打瘀肿[8,10,163]。【毛南药】ma²² moŋ⁴² tɕɛ³³（马梦姐）：根茎治风湿麻木[155]。【蒙药】西勒－希日和格图－温都素：根茎治风寒湿痹，筋骨疼痛[47]。【佤药】高龙[8,168]：茎治关节疼痛，四肢麻木，跌打瘀肿[8,168]。【瑶药】Jibodongxheng（机玻冬胜），Yibaozhen（一包针，金秀语）[15]，铜包针（yietc beu dongh sim，一包铜心）[132]：根茎治胃痛，风湿腰腿痛[15]，风寒湿痹，腰膝冷痛，四肢拘挛麻木，跌打内伤[132]。【壮药】Gouchuangjang

（钩床蒋，龙州语）：根茎用于跌打内伤《15》。

Homalomena perdula (Blume) Bakh. f. ［*H. gigantea* Engl.］大千年健（天南星科）。【布朗药】嘎恩：治高热，肺结核咯血，支气管炎《8》。【傣药】坡扣（西傣）《9,63,72,74》，大黑麻芋，大黑附子《385》：根茎治高热，肺结核，咳血《14,63,72》《992,1084》，气管炎，支气管炎，流感，风湿性心脏病，风湿骨痛，"拢拨想"（肺结核），"拢唉习火"（咳喘病），"拢梅接路多火档"（风湿关节疼痛）《385》，用于润肺，止咳，退热，祛风湿，止血《65》，感冒《13》；外用于痈疮疔肿《9,13,14,63,72,74》。【基诺药】的秧嗯纳《163》，是热《3》：效用同傣药《163》，茎治风湿骨痛，肺结核，咳血；外治疮疖肿痛《3》。

Homo sapiens 人（人科）。【朝药】사람（sā lăm，仁啦母）：乱发用于咳嗽，五淋，大小便不通，小儿惊痫，止血，鼻衄，乳汁用于补五脏，令人肥白，悦泽；人溺用于寒热头疼，温气（童男尤良）《86》。【侗药】biaeml gaos（丙交，头发），meis nyenc（灭人，乳汁），denh nyeeuv（等尿，人中白）：头发治鼻衄，急性睾丸炎（左侧）《216》；人（胎盘）用于治小儿疳积《139》；乳汁治火眼《139》《216》；人尿自然沉结之固体物溺白堊治跌打损伤《139》《216》。【哈尼药】血余炭，Ceilkolhaqjil（车稞韩井），血余：头发煅烧成炭后治吐血，咯血，崩漏下血，人流后子宫淋漓不尽，胃溃疡出血，外伤出血《143》。【蒙药】ᠬᠣᠢᠲᠧᠺ（Hoitek，浩依特克），ᠭᠡᠵᠢᠭᠡᠨ ᠨᠡᠭᠦᠷᠡᠰᠦ（Gejigen negures，格吉根－讷古日斯），ᠦᠰᠦᠨ ᠢ ᠺᠤᠯᠠᠰᠤ（Wusnie，乌森乜－奴日斯）：胎盘（紫河车）治精神失常《56,58》《15》，胸肋作痛，脑刺痛《56》，肝虚，肾虚，体弱，腰腿痛，气喘，遗精，咳嗽，出汗，不孕症《58》，赫依寒性，脑刺痛，胸胁作痛病《15》；血余炭治脉伤，崩漏，肝"包如"，咳血，经血淋漓，皮肤湿疹《44,56》。【土家药】指甲裹于烟中吸治呃逆；指甲焙干研末吞服，治鱼骨鲠喉《10》。

Homonoia riparia Lour. 水柳（大戟科）。【傣药】哥孩（西傣）《9,14,65,72》，哥埋还（西傣）《13》，锅孩喃《62,64》《251》：根治腹泻，腹痛，口干咽燥；外用于烫伤《9,13,14,71》；皮、叶、根治腹泻，腹痛，各种皮肤瘙痒症《62,64》，各型肝炎，泻下红白，疔疮肿毒《64》，黄疸，赤白下痢，斑疹，疥癣，湿疹，疔疮痈疖脓肿，缠腰火丹《62》，清火利水退黄，收敛止泻，杀虫止痒《251》。【哈尼药】Aolnaovq（奥闹），水柳仔《143》，帕稻《145》：根治胃、十二指肠溃疡，胃痛，消化不良，红白痢疾，外伤出血《143》；全草治肺炎，百日咳，泌尿系统感染，流行性腮腺炎《145》。【基诺药】咩帮：根治痔疮，淋病，膀胱炎，胆囊炎；鲜品外敷治跌打损伤《163》。

Hordeum brevisubulatum (Trinius) Link 短芒大麦（禾本科）。【藏药】suowa（索哇）：颖果和带菌黑粉菌穗治"培根"、"赤巴"合并症，难产，胎衣不下，体虚乏力，胃寒腹痛《22》。

Hordeum vulgare L. 大麦（禾本科）《部维标》。【蒙药】ᠠᠷᠪᠠᠢ（Arbai，阿日柏）《51》，胡益格图－阿日白－纳赫芽《47》：果实治久病体虚，肺虚咳嗽，气喘，"巴达干希日"病《51》；发芽颖果治食积不消，脘腹胀满，消化不良，腹泻，乳汁郁积，乳房胀痛《47》。【纳西药】大麦：颖果用于食欲不振，消化不良，乳汁郁积，乳房胀痛，小便淋漓涩痛，断乳《164》。【土药】麦芽：麦芽治食积《10》。【土家药】麦芽《123》《386》，大麦须《125》：发芽颖果及发酵品用于食积不消，脘腹胀满，脾虚食少，乳汁郁积，乳房胀痛，妇女断乳《123》《386》；果实须（即颖果的长芒）治盗汗《125》。【维药】ﺁﺭﭘﺎ（Arpa，阿日帕）《75,77》：果实用于胸膜炎，乳腺炎，腮腺炎，肤色粗糙，暗疮红肿《75,77》，胆液质性腹泻，伤寒，肺结核，发热发烧，肝热口渴，血液浓稠，肠内气滞《75》，肝热内盛，口渴心烦，腹泻，干咳，皮肤瘙痒，咽喉、腋下、耳背肿痛《4》。【瑶药】大麦：果实用于食积不消，脘腹胀满，小便淋痛，水肿，烫火伤《133》。【裕固药】大麦秆：桔黄茎秆主治肝炎，胆囊炎《10》。【藏药】suowa（索哇）：颖果和带真菌黑粉菌穗治培根，赤巴合并症，难产，胎衣不下，体虚乏力，胃寒腹痛《22》。

Hordeum vulgare var. nudum Hook. f. 青稞（禾本科）。【藏药】ནས（nai，奈）《22,27》，撒止嘎《39》，乃《40》：果治胃灼痛《22,27,34,40》，肺热咳嗽，"培根"病，"赤巴"病《22,27》，小儿肺炎《22,34,40》，阳虚肾亏，油脂过多，胆病，痰病，感冒，咳嗽气喘，痢疾，"凶曜"病，皮肤病，培赤综合症《27》，胃炎，大便多《34,40》，节（夏秋季近地部分的节）治创伤《34》；蓝青稞又治小儿肺热，痢疾，小肠刺痛《25》；黑青稞治疮疡，疱疹皮肤病《25》，胃炎，胃中灼痛，胃寒疼痛《39》。

Hornstedtia hainanensis T. L. Wu et S. J. Chen 大豆蔻(姜科)。【藏药】苏麦：果实治肾病，胃病[23]。

Hornstedtia tibetica T. L. Wu et S. J. Chen 西藏大豆蔻(姜科)。【藏药】ཨོ་བྲག(珞素)：果实治肾病，胃病[21]。

Hosta plantaginea (Lam.) Ascherson 玉簪(百合科)《部蒙标》。【布依药】罢野：花、根与绿壳鸭蛋炒，食蛋吃药，治偏头痛[159]。【傣药】牙帕努克(德傣)[14]，怕奴克(德傣)[13]，牙木巴陆[5]：根用于拔牙止血[14]；根外用治淋巴结肿大，止血[5]；花治牙痛(口含)[13]。【蒙药】ᠬᠠᠰ ᠬᠠᠲᠤᠷ ᠴᠢᠴᠢᠭ(Has hathor qiqig，哈斯－哈特呼日－其其格)，ᠴᠠᠭᠠᠨ ᠪᠠᠩᠵᠠᠨ(Chagan bangzhan，查干－邦占)[3,5]，邦占嘎日布[56]：花治肺热，咽喉肿痛，嘶哑，胸热，毒热[3,5][221,856]，"希日"性瘰病[56]。【纳西药】迁簪[5,13]：根外用于淋巴肿大；花治牙痛(口含)[5,13]。【土家药】玉簪花[123]，玉簪，紫玉簪[945]：花、全草治乳痈，疮痈肿毒，蛇咬伤，中耳炎，烧伤，白带，风湿性关节痛，外用治瘰疬，疮疔[123]；根用于白带，风湿关节炎；外用瘰疬，疔疮[945]。【藏药】叶耳草，白玉簪：根、叶用于清热解毒，消炎止痛，止血，散瘀；花治咽喉肿痛，小便不通，痛经，疮痈肿毒，虫蛇咬伤[36]。

Hosta ventricosa (Salisb.) Stearn 紫萼(百合科)。【傣药】牙帕格努格(德傣)：根用于拔牙止血[14]。【侗药】mal nuic mugx(马雷母)[135][51]，奴灰高意山[135]：全草治心绞痛，气管炎[135][51]，咽喉肿痛，疮毒，烧伤[135]。【土家药】$x^4\,lu^1\,ga^1\,da^3$(席鲁嘎达)，小玉簪[123]，竹节三七[128]：花、全草用于败毒消肿，遗精，红崩白带；根治咽喉肿痛，牙痛，血崩，带下，痈疽瘰疬[123]；全草治疮疱肿毒，长蛾子(又名喉蛾，即急性扁桃体炎)，寒流痰，外伤肿痛[128]。【瑶药】荷崩勉，玉丹花：全草用于胃痛，咽喉肿痛，跌打损伤；外用治痈疽，瘰疬，乳腺炎[133]。【彝药】拜恩果母[14]，败斯果亩[13]：根用于月经不调[14]；全株治胃痛，跌打损伤，鱼骨鲠喉；外用于蛇虫咬伤，痈肿痛，牙痛，胃痛，痈疽，瘰疬，鲜叶外用于顽固性溃疡；鲜叶内服治白带，崩漏(水煎煮鸡蛋服)[13]。

Houttuynia cordata Thunb. 蕺菜(三白草科)

《药典》。【阿昌药】哈撒奶，那齐：全草治消化不良，小儿疳积，腮腺炎，黄疸型肝炎[18]。【白药】些粗[5,13,14]，笔岜[5,13]：全草治感冒咳嗽，发烧[14]，肺脓疡，泌尿系统感染，肾炎水肿，痈疮[5,13]。【布朗药】Pak wai(把歪)[5,13,14]：全草外用于洗疮痈，天泡疮[5,13]，感冒咳嗽，发烧[14]，天花[5]。【布依药】戈便外：根或全草治肺痨咳嗽[5]；根或全草加少许盐捣烂，布袋包扎，烤热，外敷患处治乳腺炎[11]。【朝药】哦声嘈，则车：全草治肺炎[5]。【傣药】帕蒿短，鱼腥草[62,63,64]，帕薅铜(西傣)[5,9,14,71]，帕蒿懂(西傣)[13]：带根全草治风热感冒，咳嗽，发热[9,13,14,62,63,72]，咽喉肿痛，麻疹透发不畅，鼻衄，外伤出血，蜈蚣咬伤[62,64]，"兵哇皇唉"，呢卖，乎火改泵(感冒咳嗽，发热，咽喉肿痛)，"洞亮哦冒沙么"(麻疹不透)，"勒朗多"(鼻出血)，"把办哦勒"(外伤出血)，"答些贺"(蜈蚣咬伤)[283]；全草用于清热解毒，利尿，消肿[65]，小儿疳积，消化不良，腮腺炎，黄疸型肝炎[13]。【德昂药】帕怀[9,18,19]，nbiai jam eed(别簪啊)[13,14]：全草治消化不良，小儿疳积，腮腺炎，黄疸型肝炎[9,18,19]，感冒咳嗽，发烧[5,14]；根、茎治月经不调[5,13]。【侗药】Wuen(闻，三江语)[5,15]，蕺菜，吻[15,135,136]：全草治感冒发热，咳嗽，肺脓疡，肾炎，腮腺炎，痢疾，痔疮，湿疹，肺炎，肾结石[15,135,136]，宾楔括(烂脚丫)，耿并蜱(火牙)[137]，无名肿毒早期[10]，咽喉肿痛，肺热咳嗽[231]；外用治无名肿毒初起[5,15,135,136]。【独龙药】鱼腥草：全草用于扁桃体炎，急性支气管炎，肺痨咯血，风热感冒，产后止血，脉管炎，肠炎痢疾，乳腺炎，中耳炎，肾炎水肿，痔疮，黄水疮，疮疡不收口，子宫脱垂，月经不调；鲜草捣烂外用治痈疮肿毒，毒蛇咬伤[600]。【仡佬药】$nuŋ^{53}\,niuŋ^{55}$(内牛，黔中方言)，? $i^{31}i^{55}$(系一，黔中北方言)，$kx^{33}na^{55}lie^{33}$(改纳里，黔西南多洛方言)：全草治肾炎[162]。【哈尼药】丫莫细[145]，壳沙泥骨[5,13]，Salkusalnaol(沙苦沙恼)[143]：全草治肝炎，早期肝硬化，眼结膜炎[145]，腹胀，支气管炎[5,13]，胃痛，百日咳[143]。【基诺药】杷咖睹[5,13]，桑别达雌[10,163]：全株治肺炎，支气管炎[5,10,13,163]；根或全草治扁桃体炎，痢疾，乳腺炎[10,163]。【景颇药】厅克[5,13]，侧耳根，dving jveq[18]：全株治哮喘，肺炎[5,13]，消化不良，小儿疳积，腮腺炎，黄疸型肝炎[18]。【拉祜药】疵破学[5]，模基我，鱼腥草[5,10]：根治消化不良；全草治感冒[5,13]，咳喘，咽喉痛，痄腮[5]，扁桃体炎，肺脓疡，肺炎，气管炎，泌尿系统感染，肾炎水肿，肠炎，痢疾，乳腺炎，蜂窝组织炎，中耳炎；外用治痈疖肿毒，毒蛇咬伤[10]。【傈僳药】擦杯肋[5,13]，擦杯学[5]：根茎治消化不良[5,13]，茎、叶治扁桃体炎，肺脓疡，肺炎，支气管炎，泌尿系统感染，肾炎水肿，肠炎痢疾；全草治咳喘，咽喉痛，痄腮[5]；外用鲜草捣敷治痈疖肿毒，毒蛇咬伤[166]。【黎药】鱼腥草，杆靠海，臭腥草：鲜全草治白带，白浊，热淋；鲜全草水煎服，或捣烂取自然汁冲蜜糖服，治肺痈；鲜全草、牛肉炖汤，治疥疮；鲜全草捣汁冷开水冲服，治毒蛇咬伤；全草煎水服，同时煮水熏洗，治痔瘘[153]。【毛南药】ma²² ɣuan³⁵（骂完）[155]，Mawa（马哇，环江语）[5,15]，mba³ wət⁸（麻文）[156]：全草用于支气管炎[155]，发热气喘[5,15]，祛风热，化痰止咳，尿路感染，肾炎水肿，肠炎，痢疾，痈疖[156]。【苗药】Vob diuk（窝丢，贵州黔东南）[5,91][231]，Reib ndud（锐都）[95]，Wudu（乌杜，融水语）[5,15]：全草治肺痈吐脓，痰热喘咳，喉蛾（急性扁桃体炎）[91]，感冒头疼，肺炎，牙痛，支气管炎，尿路感染[94,96,98]，发烧，咳嗽[5,15,92,95][231]，热痢，痈肿疮毒，热淋[91]，胸痛[95]，感冒[5,15]，肺脓疡[15]，胃肠炎[5]，虚痨，腹泻[92]。【纳西药】阿玉[5,13]，折耳根[164]：全株治消化不良，肠胃炎，肺炎，肺气肿[5,13]；带根全草用于细菌性肺炎，慢性支气管炎，小儿腹泻[164]。【怒药】郝迹[5,13]，豪勾，蕺菜[165]：茎叶及全草治咳嗽[5,13,165]；全草治感冒，肺炎[5,13]；茎和叶治百日咳，退热，解毒[165]。【普米药】鱼新草：全株治感冒咳嗽，肺炎，腹胀，胃疼[5,13]。【畲药】臭积草，草撮[10,147]，臭菜[5]：全草治肺炎，毒蛇咬伤[5,10,147]，扁桃体炎，肺脓疡，气管炎，泌尿系统感染，肾炎水肿，肠炎，痢疾，乳腺炎，蜂窝组织炎，中耳炎[10,147]，风热感冒，肺结核，夏令中暑，妇女经闭[5]，中暑，感冒，痢疾，胃脘痛，腹胀，热结便秘，牙痛，无名肿毒，痈肿[148]。【水药】骂伟邶，折耳根[157,158]，嘛瓦[5]：根治肺炎[10,157,158]；全草治感冒发热，咳嗽，肺炎，胃肠炎[5]。【土家药】汁儿根[125][226]，shang1 yan1 xi³（尚岩席）[124][226]：全草

治蜈蚣咬伤[125,128]，痢疾，尿路感染，毒蛇咬伤[124][226]，肺脓疡，肺炎，支气管炎，肠痈，疮疖痈肿[124]，口淡无味，纳谷不香，高烧不退，肺热咳嗽，小儿惊风，疮疡肿毒病症[226]，发高烧，肺热毒症吐脓痰，痧症肚胀，遍身生疮，惊风[125]，热咯症，火热症，热尿积（尿路感染）[128]，痢疾下脓血，发热咳嗽，吐脓；外用治青水疮，痘疮肿痛[10,126]。【佤药】西欧爱[5,13]，日四欧爱[5]，狗屁菜[168]：全草治尿痛，尿涩[5,13]，肺热咳嗽，乳腺炎，流行性腮腺炎，尿道感染[168]。【瑶药】Ganmemo（干么默），Yingmomei（英摸美，金秀语）[5,15]，gemh mou miev（钳模咪）[130]：全草治感冒发热，咳嗽，肺脓疡[5,15,130]，肺炎[5,130]，尿路感染[130][4]，肺热咳嗽[4]，气管炎，胸膜炎，肠炎，痢疾，肾炎水肿，盆腔炎，小儿疳积，皮炎，毒蛇咬伤[130]。【彝药】字乌[105]，查此阿[13,111]，贝乃诗[101]：根茎治疮毒，大疮，咳嗽，食积，饮食不化，腹胀，胃痛，风疹，痒疙瘩，肺炎，肺脓疡，慢性气管炎，百日咳，化脓性关节炎，慢性宫颈炎，皮肤科疾患（疱疹）及预防钩端螺旋体病[105]，嫩枝尖治肺痈，肠痈，血痢，热淋，疮毒[109]；带根全草治肺炎，肺脓疡，热痢，疟疾，水肿，淋病，白带，痈肿，痔疮，脱肛，湿疹，秃疮，疥癣，癌症，泌尿系统感染[111]；全草治昏厥不省人事[13]；根、全草治肝病，昏厥，风疹，肺炎，耳炎，乳腺炎，前列腺炎，膀胱炎，痔疮，小儿腹泻，胃痛，食积腹胀，咳嗽，疮疡[101]。【藏药】niyazhechuweie（尼牙折触威莪）[24,29]，niezhizhuoweiao（捏芝卓维奥）[23]：全草治子宫内膜炎[23,24,29]，肺结核，肺脓肿，肺炎，水肿，尿道炎，白带；煎水外用洗痔疮，治肺痨，肺痈，淋症，肾脏水肿，疮疖痈肿[23]；鲜草捣烂外敷治痈疖肿毒[24,29]。【壮药】Byaeksingbya（鱼腥草）[118]，慈位[13]，Caiwei（菜伪，那坡语）[5,15]：全草治慢性鼻窦炎，痨咳，肺痈，喘咳，痢疾，淋症，疥癣[118]，感冒发热，咳嗽，肺脓疡，小儿疳积，血尿[5,15]；根茎治肾炎[13]。【台少药】Katusan（Tayal族 Gaogan，Kinazi－），Kasan（Tayal族 Mekaran），Pusyakukan（Tayal族溪头）：叶治眼病，肿疡，外伤；根治疟疾[169]。

Hovenia acerba Lindley 枳椇（鼠李科）。【哈尼药】拐枣：全草用于滋补[875]。【傈僳药】畜鲁子：果实、种子治酒醉，烦热，口渴，呕吐，二

便不利[166]。【苗药】Bid nked nkul（比看枯，贵州松桃）[91,94]，Zend ghol bil（真名必）[94,95]，Zend bed ghol（整背过）[95]：果实、种子或根治酒毒，烦渴，呕吐，二便不利，脚转筋，风湿麻木[91]；根治脚转筋；果实解酒毒[94,95]，治烦渴[91,94,98]，发热，醉酒呕吐，二便不利[91,98]；果实、种子及根治呕吐；种子及根治烦渴，酒毒[94]；树皮与种子用于补血，止血，舒筋[211]。【畲药】拐枣：种子治醉酒；果实治风湿性关节痛，牙痛；根治风火牙痛[148]。【水药】秀，鸡枣，鸡勾[157,158]：种子可解酒[157,158]。【土家药】guo zi（拐子）：果实治酒精中毒，高热烦渴，小儿疳积[126]。【瑶药】鸡脚爪子：果柄用于发热烦渴，醉酒呕吐[133]。【彝药】鲁达[101,104]，拐枣[104]：根治手足麻木[101,104]，疼痛；果实和种子治湿毒，止头风晕痛，酒醉，烦躁[104]；果实、种子、花治湿毒，醉酒[101]。【壮药】Lwgnyaujgae（冷要给），万寿果：带果序轴的果实用于醉酒，肉扭（淋证），鹿（呕吐），阿意囊（便秘）[180]。

Hovenia dulcis Thunb. 北枳椇（鼠李科）。【纳西药】种子用于热病烦渴，醉酒，手足抽搐，小儿黄瘦，烦渴呃逆，二便不利，小儿惊风[164]。【水药】秀：种子用于解酒毒[10]。【土家药】拐枣子[124]，拐子[10]：种子治醉酒，烦热，呕吐，大小便不利[124]；果实治酒精中毒，小儿疳积，发热烦渴[10]。

Hoya carnosa（L. f.）R. Brown 球兰（萝藦科）。【傈僳药】四亚拉波爪：全株治流行性乙型脑炎，肺炎，风湿性关节炎，小便不利[166]。【黎药】尾屯[154]，雅温步[153]：藤茎、叶治枪伤[154]；全草捣烂敷患处，治手足无名肿痛[153]。【畲药】白骨花，铁伽环，爬岩板：全草治麻疹并发肺炎，支气管炎，风湿性关节炎，流行性乙型脑炎，鼻衄，睾丸炎，乳腺炎，疔疮疖痈[147]。【瑶药】大白背风[132][6]，domh baeqc buix buerng（懂别背崩）[132]，Qijinxui（千斤虽，金秀语）：全株治产后乳道不通，产后缺乳[15,132][6]，肺热咳嗽，急性扁桃腺炎[132][6]，支气管炎，急性睾丸炎，跌打肿痛，风湿痹痛，小便不利[132]；全株治风湿骨痛[15]。

Hoya fungii Merr. 护耳草（萝藦科）。【佤药】拉滚轮：全草用于跌打扭伤，风湿性关节痛，滑

节，散血，止血[14]。

Hoya fusca Wallich 黄花球兰（萝藦科）。【佤药】置嘎宝[14]，直嘎湿[13]：全草治外伤出血，骨折，风湿病，跌打损伤[14]。

Hoya mengtzeensis Tsiang et P. T. Li 薄叶球兰（萝藦科）。【哈尼药】那兹爬秃，参呢爬秃[14]，拿兹帕秃[13]：全草治头痛，头昏，关节炎；全草外用治骨折[13,14]，筋络痛[14]。

Hoya pottsii Traill 铁草鞋（萝藦科）。【傣药】摆咪卖龙[9,14,63,74]，咪卖龙（西傣）[13]：叶外用治跌打扭伤，骨折筋伤，疮疡肿毒[9,13,14,63,74]，鲜叶用于接断骨，散瘀消肿，拔脓生肌；鲜叶外用于跌打扭伤，骨折筋伤，疮疡肿毒，外伤；全草治痛经，闭经，风湿病[13]。【哈尼药】爬秃[14]，帕秃（哈尼）[13]，铁草鞋[875]：全草治脑神经衰弱，骨折，风湿疼痛[14]，消肿[875]；效用同傣药[13]。

Hsianghualitum 香花石［含铍锂的硅酸盐矿石，主含 $Li_2 Ca_3 (BeSiO_4)_3 F_4$］。【藏药】导百[11]：治中毒病，防治"凶曜"病[34][11]。

Huechys philaemata Fabr. 褐翅红娘子（蝉科）。【苗药】红娘子：全体治血瘀经闭，狂犬咬伤，瘰疬，恶疮，疥癣[82]。【瑶药】全体治血瘀经闭，狂犬咬伤；全体外用治瘰疬，恶疮，疥癣[133]。

Huechys sanguine（De Geer） 黑翅红娘子（蝉科）。【蒙药】ᠤᠯᠠᠭᠠᠨ ᠵᠢᠷᠭᠢᠷᠡ（Wulan jirgire，乌兰－吉日给热）：全体用于利尿，泻脉疾，解毒[54]。【苗药】Gangb gangb bas（東港空，贵州黔东南）[91]，红蝉[82]：全体治风湿痹痛，肢体麻木，跌打损伤，骨折疼痛，月经不调[91]，恶疮，血瘀经闭，狂犬咬伤[82]，瘰疬[82]；全体外用治疥癣[82]。【藏药】全体治瘰疬，癣疮，血瘀经闭，狂犬咬伤（本品剧毒，内服宜慎，体虚及孕妇禁用）[30]。

Hugeria vaccinoidea（H. Lévl）H. Hara 参见 Vaccinium japonicum var. sinicum。

Humata griffithiana（Hook.）C. Chr. 杯盖阴石蕨（骨碎补科）。【傈僳药】四亚打俄：根茎治骨折，扭伤，腰腿痛[166]。

Humata platylepis（Baker）Ching 半圆盖阴石蕨（骨碎补科）。【布朗药】打哇互苦：鲜根茎捣敷疮疖[13]。【哈尼药】白毛蛇：全草治肾炎[875]。【基诺药】哲它搭瞥把墨：根茎外用治骨折[13]。【景颇药】肋过得览坐：根茎治风湿，腰痛[13]。【拉祜

药】奢打哈：根茎治跌打损伤，刀伤，风湿病，骨折[13]。【彝药】咪申丝：全草治尿路感染，黄疸，便秘，肠梗阻[13]。

Humata repens(L. f.) J. Small ex Diels 阴石蕨(骨碎补科)。【畲药】石差豆，老鼠尾：带根茎的全草治跌打损伤，骨折，中风[146]。

Humata tyermannii T. Moore 圆盖阴石蕨(骨碎补科)。【布朗药】打哇互苦：根茎治疮疖[5]。【基诺药】多桌续[10,163]，哲它搭瞥粑墨[5]：根茎治跌打损伤，肾炎[10,163]，骨折[5]。【景颇药】肋过得览坐：根茎治风湿，腰痛[5]。【拉祜药】奢打哈：根茎治跌打损伤，刀伤，风湿病，骨折[5]。【苗药】列索落[5,6]：根茎治跌打损伤，黄水泡疮感染[5,6]。【纳西药】机始：全草治中暑，头晕，跌打损伤，腰痛[5]。【畲药】老鼠尾巴[146]，土知母，老鼠尾[5]：带根茎的全草治关节炎[146]；根茎治牙床发炎疼痛，心烦不安，风湿关节炎[5]。【佤药】草石蚕，圆盖阴石蕨：根茎治牙根肿痛，风湿性关节炎，跌打损伤，骨折便秘[168]。【彝药】它漏瞅杯：根茎治风湿病，肾炎，跌打损伤，骨折[5]。【壮药】狼乌荤：根茎治风热外感，发热，头晕，胸闷，恶心[5]。

Humulus lupulus L. 啤酒花(桑科)。【哈萨克药】قۇلماق：雌花序治消化不良，失眠健忘，膀胱炎，肺结核，腹胀，浮肿，结核性胸膜炎[140]。

Humulus scandens(Lour.) Merr. 葎草(桑科)。【朝药】한산덩굴：全草治高血压[9,90]。【侗药】假苦瓜[136]，骂兵坐，Jaol xadp(交辛)[137]：全草治淋病，小便不利，胃寒发热[136]；花序治兜疹(漆疮)，宾奇卵(猫鬼病)[137]。【鄂伦春药】挨母出哈，拉拉秧，五爪草：全草治肺结核潮热，胃肠炎，痢疾，痔疮，感冒发热，小便不利，急性肾炎，膀胱炎，泌尿系统结石；全草外用治痈疖肿毒，湿疹；根治石淋，疝气，瘰疬[161]。【苗药】Vob jiut(窝旧)，千层塔[92,94,96]：全草治皮肤溃烂，结核，吐血，外伤，风筋骨痛，肺热咳嗽，肺痛，虚热烦渴[94,96]，虚痨，干瘦，夜间出汗，咳嗽[92]。【羌药】Sajiwei(洒姬威)，hann(项)：全草外用治跌打损伤，疮疡肿毒，皮肤疹痒[167]。【畲药】五爪龙，割人藤，有刺са五爪片：全株治肺结核，瘰疬，胃肠炎，小儿疳积，小便不利，肾盂肾炎[147]。【土家药】降龙草，拉拉藤：全草治肺结核潮热，胃肠炎，痢疾，感冒发热，小便

不利，肾盂肾炎，急性肾炎，尿路结石，痈疖肿毒，湿疹，皮肤瘙痒[124]。【瑶药】五爪龙：全草治小便不利，疟疾，腹泻，痢疾，肺结核，肺脓疮，肺炎，癫疮，痈毒，痔疮，瘰疬[133]。【壮药】Kelei(楝雷，扶绥语)：全草外用治湿疹[15]。

Humulus yunnanensis Hu 滇葎草(桑科)。【藏药】全草治跌打瘀血，疮痈肿毒，小便不利，痢疾，痔疮，蚊虫叮咬[36]。

Humus nitrosus 火硝泥(主含硝酸钾 KNO_3)。【藏药】waca(瓦擦)[27,34]：治"黄水"病[34]，便秘[27]。

Huperzia chinensis(H. Christ) Ching [*Lycopodium chinensis* Christ.] 中华石杉(石杉科)。【朝药】중화석삼：全草治皮癣，四肢关节酸痛[9,90]。

Huperzia serrata(Thunb.) Rothm. [*Lycopodium serratum* Thunb.] 蛇足石杉(石杉科)。【朝药】뱀족석삼：全草治瘀血肿痛，疮疗痈肿[9,90]。【侗药】Sinp senc tat(顺层塔)[137]：全草治兜焙略(烧伤)，兜冷赖(烫伤)，耿来(腰痛水肿)[137]，胃痛，牙痛，风湿疼痛[135,138]，经期腹痛，慢性气管炎，荨麻疹，毒蛇咬伤[138]。【苗药】杉蔓，阿友谋[96,97,98]，Hslob geit nil niub(嗟格里那)[92]：全草治烧伤，风湿痛，四肢麻木，瘫痪[96,97,98]，风湿筋骨疼痛，骨折[92]。【畲药】石壁果果[146,147]，千层塔[148]，蛇足石松[10]：全草治跌打损伤[10,146,147,148]，瘀血肿痛，内伤吐血，痈疗肿毒[10,147]，服用过量会引起头昏汗出，视物模糊，血压下降[148]，有毒，若过量会出现头晕，恶心呕吐[10]。【土家药】千层塔[123]，six six jir xir(死死及席)[10,126]，虱子草[29]：全草治跌打损伤[10,123,126,129][29]，瘀血肿痛，内伤出血[129]，肺痛，劳伤吐血，痔疮便血，白带[123]；煎水外洗可灭虱[10,126][29]，烧烫伤[123,129][29]，骨痛，腰腿痛，吐血[10,126]，毒蛇咬伤[123,129]，无名肿毒(痈疗肿毒)[123][29]，风湿疼痛，风疹[29]。【瑶药】虱子草(nzeiv dorn miev，摘端咪)[132]，千层塔[132][247]，爬地猫[247]：全草用于跌打损伤[132][247]，热性风湿痹痛，疮疡肿毒，疥疮及皮肤瘙痒[132]，风湿骨痛，坐骨神经痛[247]。

Hydnocarpus annamensis(Gagnep.) Lescot et Sleumer [*Taraktogenos merrilliana*(H. L. Li) C. Y. Wu] 大叶龙角(大风子科)。【傣药】麻补罗[62,65]，麻波萝(西傣)[9,13,14,72]：种子、叶治麻风病，皮癣[14,65,72]，过敏性皮炎[13,14,65]，皮肤红

疹瘙痒[62]。

Hydnocarpus anthelminthicus Pierre 泰国大风子（大风子科）。【傣药】麻补罗勐泰[63,64,66,74][213]，吗补罗（西傣）[9,13,14,72]：种子治皮肤过敏[62,63,66,74]，疗疮肿毒[62,64,66,74][213]，荨麻疹，麻风病[9,62,63,66,74]，疥癣[9,13,14,72]，湿疹[9,13,64,74][213]，缠腰火丹，皮肤红疹瘙痒[62]；外用治梅毒[9,14,72]。【蒙药】ᠣᠯᠠᠨ (Batu olan, 巴图–乌兰)，玛奴拉格展[56]：种子（奶制用）治虫疾，胃黏膜症，"包如"病，疮疖，黄水疮，梅毒，"协日沃素"病，年老体衰[43]，咽喉肿痛，滋补强壮，抗衰老，疥癣，梅毒疮[56]。【维药】卡力木各拉：种子用于麻风，梅毒，湿疹[79]。

Hydnocarpus hainanensis (Merr.) Sleumer 海南大风子（大枫子科）。【黎药】材扶：种子治麻风，梅毒，疥癣[154]。【蒙药】ᠣᠯᠠᠨ (Batu olan, 巴图–乌兰)：种子（奶制用）治同泰国大风子 H. anthelminthicus[43]。

Hydragyrum 汞（自然汞）。【蒙药】ᠮᠥᠩᠭᠥᠨ ᠤᠰᠤ (Menggen wos, 孟根–沃斯)：水银（液态品根据病情热制、寒制、软制、硬制用）治"协日沃素"病，痛风，游痛症，疥癣，结喉，发症，"吾亚曼"病，"奇哈"病，梅毒，黄水疮，秃疮，痘疹，瘙痒，淋巴腺肿大，胸伤[41]，寒性"协日沃素"（黄水）病和皮肤病[423,424]。【藏药】རྔུལ་ཆུ། (ouqu, 欧曲)[21,25,27]，俄曲[11]：炮制后能补身体，治"凶曜"病[24,34]；治炼后去大毒的矿物治白喉，天花，疔痈，痹病，刚巴病，中风，麻风[21,25,27]，痞瘤，炭疽[21,25,27]，"黄水"病[21,23]，瘟疫病，中邪病，疮疡[23]，关节痛风，各种炎症，各种中毒症，"培根"病，高血压，心脏病，寒、热引起的诸症，疯病[21]，恶疮，疥癣[31]，梅毒[24,31,34]，无病者服用具有滋补强身，防病，延年益寿，延缓衰老，增强五官功能及皮肤光泽等功效[21]，有滋补作用[27][11]，可驱邪，具干黄水，杀虫，解毒作用[27]。

Hydrangea anomala D. Don 冠盖绣球（虎耳草科）。【土家药】狗骨头树：根、茎、花治月经不调，肝气亏损，溃疡[124]。

Hydrangea chinensis Maxim. 中国绣球（虎耳草科）。【瑶药】链主连：根治疟疾，皮肤溃烂，外伤出血[133]。【台少药】Raruha（Tayal 族上坪前山，上坪后山，Mekaran），Torutoru（Bunun 族高山），Karyaa（Bunun 族峦）：根治头痛，疟疾[169]。

Hydrangea davidii Franch. 西南绣球（虎耳草科）。【傈僳药】马边绣球，腻背此：根、叶治疟疾[166]。

Hydrangea kwangsiensis Hu 粤西绣球（虎耳草科）。【苗药】Duyawu（都呀乌，融水语）：全草外敷治跌打损伤，刀伤出血[15]。

Hydrangea macrophylla (Thunb.) Ser. [*H. macrophylla* (Thunb.) Ser. f. hortensia (Maxim.) Rehd.] 绣球（虎耳草科）。【拉祜药】秀球花：全株治喉烂，疟疾[10]。【纳西药】根、叶或花用于疟疾，胸闷，心悸，喉痹，喉烂，肾囊风，心热惊悸，烦躁，阴囊湿疹[164]。【土家药】八仙花，绣球花：根、叶、花治疟疾，心悸，烦躁[123]。【瑶药】八仙花，fang han mai：根、茎、叶、花用于心热惊痫，烦躁，疟疾[237]。

Hydrangea paniculata Sieb. 圆锥绣球（虎耳草科）。【苗药】嘎棱哈，粉团花：叶及根治咽喉疼痛，跌打损伤，外伤出血[94]。【瑶药】红猪婆柳：根用于疟疾，外伤出血，皮肤溃烂，跌打损伤；花治肾囊风[133]。

Hydrangea strigosa Rehd. 蜡莲绣球（虎耳草科）。【布依药】娘杀万：幼叶治对口疮[159]。

Hydrocerussite 水白铅矿（主含碱式碳酸铅）。【藏药】铅粉，白粉，官粉：治痈肿，溃疡火伤，干伤疮癣，腋下狐臭，泻痢[31]。

Hydrocharis dubia (Blume) Backer 水鳖（水鳖科）。【傣药】绵荣痒[62,66]：全体治湿疹瘙痒，牛皮癣，解毒[66]，高热不退，缠腰火丹，癣，痔疮肿痛，梅毒，皮肤红疹瘙痒，疟疾[62]。

Hydrocotyle chinensis (Dunn ex Shan et S. L. Liou) Craib [*H. javanica* var. *chinensis* Dunn ex Shan et S. L. Liou] 中华天胡荽（伞形科）。【土家药】八角草：全草治小便不利，湿疹，腹痛，眼赤，小便黄，肾炎，尿闭，尿少[124]。

Hydrocotyle handelii H. Wolff ex Hand. – Mazz. 普渡天胡荽（伞形科）。【哈尼药】Silho pama，思火啪吗[13,145]：全草治疟疾，小儿喘咳，跌打伤痛[13,145]。

Hydrocotyle nepalensis Hook. 红马蹄草（伞形科）。【侗药】Matongqingtaosha（马同钱讨沙，三江语）：全草捣汁治带状疱疹[15]。【傈僳药】接骨草，接骨丹，莫起不莫实：全草治感冒，咳嗽，吐血，跌打损伤，小儿绿便，乳食不化[166]。【苗药】da-leigonggen(大雷公根)，Ejia chang(屙加尝)，Jiasang(加桑，融水语)：全草治肺结核，哮喘，支气管炎，尿道炎，咳嗽，捣汁治带状疱疹[15]。【羌药】Xivvuarreasf(西瓦热斯夫)，钢线草：全草治跌打损伤，感冒，咳嗽[167]。【土家药】效用同中华天胡荽 H. chinensis。【瑶药】Leigonggan(雷公杆，金秀语)[15]，崽锅草，铜钱草[133]：全草治咳嗽[15,133]，用于感冒，痰中带血，跌打损伤；外用治带状疱疹，丹毒，痔疮，外伤出血[133]。【壮药】Baileigonggen(白雷公根，龙州语)：全草外敷治抽筋[15]。【台少药】Patupakuaoritu(Tayal 族上坪前山)，Sarusarie(Saisiat 族上坪前山)，Pasikiton(Bunun 族施武群)：叶治眼病，腹痛，疟疾，外伤，驱除蛔虫[169]。

Hydrocotyle pseudoconferta Masam. 密伞天胡荽(伞形科)。【哈尼药】Ssaqguq jalli naqcil，然姑加里那雌，姑加里那雌[13,145]：全株治小儿腹泻，小儿腹胀，呃逆，小儿百日咳，小儿黄疸型肝炎，阻塞性黄疸[13,145]，小儿高热惊厥[145]。

Hydrocotyle ramiflora Maxim. [*H. maritima* Honda.] 长梗天胡荽(伞形花科)。【彝药】全草株治慢性支气管炎，尿路感染，疮痈早期(炖肉服)[13]。

Hydrocotyle sibthorpioides Lam. 天胡荽(伞形科)。【布依药】那如热[159][376]，满天星[7][376]，地星宿[7]：全草治小便不通[7,159][376]，小儿疳积，湿热口渴，眼黄，肝炎发黄，火眼生翳，牙痛，腰围湿疡，小儿湿疹[7]。【朝药】皮马克克普尔：全草治创伤出血[7]。【傣药】天胡荽：全草健脾利湿[326]。【侗药】Mantianxing(满天星)[7,15,136]，Sansui(三岁)[7,15]，Tongqianxi(铜钱细，三江语)[7,15]：全草治黄疸型肝炎，小儿高热，急性肾炎，百日咳[7,136]，夜盲症，白内障[51]，朗鸟耿形(小儿发烧)，朗鸟洼悟(小儿口疮)，惊霸脾(鲫鱼惊)[137]，黄疸，赤白痢疾，小便不利[135]；外敷治小儿惊风[7,15,136]。【仡佬药】wei53 tao55 xuo55(威盗获，黔中方言)[162][376]，tɕia55 puo35 ie31(假波也，黔中北方言)，a31 nai31 ta31 tai53(阿乃得代，黔西南多洛方言)：全草治刚生小孩呛水[162][376]。【黎药】雅鱼苗，盆上芫茜，小满天星：全草治胆结石，乙型肝炎，感冒发热；叶捣烂敷患处，治刀

伤感染[153]。【毛南药】ma24 zhuɐ55(骂准)：全草治黄疸型肝炎[155]。【苗药】Deb zheis(代等，贵州铜仁)[91,95]，满天星[376]，Uab saix mongk(蛙赛猛，贵州黔南)[95][376]：全草治黄疸，咽喉肿痛，淋症[7,91,94,96]，水肿，目翳，痈肿疱毒，带状疱疹[91]，各种原因引起的中毒，夜盲[7,94,96]，小儿疳积，中暑后不思饮食[95][376]。【仫佬药】Mana(马纳，罗城语)：全草治黄疸型肝炎，牙痛，牙龈出血[7,15]。【畲药】披地锦，铺地锦[147]，天胡荽[148]：全草治咳嗽[147,148]，黄疸性传染性肝炎，肝硬化腹水，胆石症，泌尿系统感染，泌尿系统结石，伤风感冒，百日咳，咽喉炎，扁桃体炎，目翳；外用治湿疹，带状疱疹，衄血[147]，小儿发热惊风，急性黄疸型肝炎谷丙转氨酶不降，刀伤[148]。【土家药】xi1 hu4 piao1(席胡漂)[124]，地星宿[250]，星星草[7]：全草治湿热黄疸，热淋，石淋，痢疾，小便不利，目赤云翳，咽喉肿痛，肺热咳嗽，痈肿，疮毒[124]，毒蛇咬伤[125,128]，清水疮[125]，尿石症，水臌胀(类似肝硬化腹水)，长翳子[128]，湿疹，带状疱疹，黄疸，夜盲，火眼，淋症，结石，目翳，心慌心悸[250]，黄疸，咽喉肿痛，淋症，各种原因引起的中毒，夜盲[7]，外治湿疹，带状疱疹[7]。【瑶药】Fadeiwan(珐得万)，Huishaduan(灰刹端，金秀语)，Kejingzi(可京仔，都安语)[15]：全草有小毒，用于口腔炎，疮疖湿疹，气管炎，哮喘[7,132]，百日咳，高热抽搐，黄疸肝炎，肝硬化腹水，胆囊炎，胆结石，尿路感染或结石[132]，风寒感冒，黄疸，肾炎[62]；水煎洗患处治疮疖，湿疹[15]。【彝药】绿史七[7,14]，则白娃[9,101,102,111]：全草治小儿惊风，破伤风[7,14]，伤风感冒，咳嗽，百日咳，喉炎，扁桃体炎，肝硬化腹水，胆石症，泌尿系统感染；全草外用治带状疱疹[102,111]，黄疸型肝炎[9,102,111]，泌尿系统结石，目翳，衄血[111]，鼻衄[9]，眼结膜炎，外伤性眼炎[13,103]。【壮药】Nya' ndauhndeih(雅挠内)[117]，Chafan(叉翻，大新语)，Kebasha(棵把沙，象州语)[7,15]：全草治能蚌(黄疸)，墨病(哮喘)，埃病(咳嗽)，货烟妈(咽喉肿痛)，喯疳(疳积)，呗农(痈肿)，林得叮相(跌打损伤)，笨浮(肾炎水肿)，勒爷发得(小儿高热)，肉扭(淋证)，北嘻(乳腺炎)，火眼，呗奴(瘰疬)，痂(癣)[117]，黄疸型肝炎，拌鸡蛋炒服治痢疾[7,15]。【台少药】Patusiketuton(Bunun 族群)，Pasikiton(Bunun 族施武群)，Pasuketon(Bunun 族施武群）：叶治头痛，疟疾[169]。

Hydrocotyle sibthorpioides var. batrachium (Hance) Hand. – Mazz. ex R. H. Shan 破铜钱（伞形科）。【土家药】满天星，星宿草，地星宿：全草治湿疹，带状疱疹，黄疸，夜盲，火眼，淋症，结石，目翳，心慌心悸[250]。【瑶药】效用同天胡荽 H. sibthorpioides[132]。【壮药】效用同天胡荽 H. sibthorpioides[117]。

Hydrocotyle wilfordii Maxim. 肾叶天胡荽（伞形科）。【瑶药】小满天星：效用同天胡荽 H. sibthorpioides[132]。

Hydrocotyle wilsonii Diels ex H. Wolff 鄂西天胡荽（伞形科）。【土家药】竹节防风，地胡椒[123,127]：全草治风寒感冒，咳嗽痰多，跌打损伤，劳伤身痛，风湿性关节肿痛[123,127]。

Hydrolea zeylanica (L.) Vahl 田基麻（田基麻科）。【傣药】帕咪印[13,65,66]：全草治尿淋，尿血，尿石，水肿[13,65,66]。

Hydromica 水云母（原生矿物云母初步风化脱钾所成的云母状黏土矿物的总称）。【藏药】娄吾木：治眼病[23]。

Hydropotes inermis Swinhoe 獐（鹿科）。【朝药】고라니(gāo lǎ ni，高啦呢)：骨用于虚损，泄精；肉用于神益五脏；髓用于益气力，悦泽人面[86]。【瑶药】獐子，河麂：肉用于久病虚损，腰腿痹痛，消渴；骨治虚损泄精[133]。【彝药】罗[9,102]，勒补节[107][32]：胆治咽喉疼痛[9,107][32]，臁疮，湿疹[9,102,107][32]，大腿生疮[107][32]，溃烂，喉症，腰疾[107]，咽喉疼痛，腰部伤痛[102,107][32]；胎治产后血瘀，血少，腹痛，经闭[107]，产后无力[109]。

Hygrophila megalantha Merr. 大花水蓑衣（爵床科）。【侗药】Mabo(妈拔，三江侗语)：全草热敷治跌打损伤，关节炎，骨折[15]。【仫佬药】Madirun(妈低润，罗城语)：全草治吐血[15]。【瑶药】Ganxi(干细，金秀语)：莪外用治骨折[15]。

Hygrophila phlomoides Nees 毛水蓑衣（爵床科）。【拉祜药】ba guo la ga：新鲜全草研烂用于皮肤瘙痒[152]。

Hygrophila salicifolia (Vahl) Nees 水蓑衣（爵床科）。【侗药】妈拔（三江侗语)：全草热敷治跌打损伤，关节炎，骨折[15]。【拉祜药】ba guo la

ga：种子、叶用于口疮，丹毒，黄疸，吐血[152]。【瑶药】稳晾勉，辣了青：全草用于吐衄，黄疸，百日咳，呕吐，跌打损伤，破伤风，咽喉炎，乳腺炎，蛇伤，疮疖肿毒[133]。

Hyla arborea immaculate Boettger 无斑雨蛙（雨蛙科）。【彝药】小青蛙：鲜青蛙活吃治心口痛（心脏疾病），将青蛙捣烂贴于心口处，治大烟中毒，肉可治风湿性关节炎引起的骨节、肌肉酸痛[107]。

Hyla chinensis Guenther 中国雨蛙（雨蛙科）。【阿昌药】金蛤蟆：治跌打损伤，骨折，外伤出血[18]。【德昂药】布热许：效用同阿昌药[18]。【景颇药】Bvo：效用同阿昌药[18]。【彝药】效用同无斑雨蛙 H. arborea immaculate[107]。

Hylocereus undatus (Haw.) Britt. et Rose 量天尺（仙人掌科）。【黎药】雅龙骨，七星剑，霸王鞭：肉质茎治脱肛，高血压，肾炎，腮腺炎，腰肌劳损；肉质茎捣烂敷患处治烫伤；花和排骨或瘦肉煮汤食用，治肺炎，肺结核，身体虚[153]。

Hylomecon japonica (Thunb.) Prantl et Künd. [H. vernalis Maxim.] 荷青花（罂粟科）。【朝药】노랑매미꽃：全草治胃脘痛，痢疾[9,90]。【土家药】效用同多裂荷青花 H. japonica var. dissecta[123]。

Hylomecon japonica var. dissecta (Franch. et Sav.) Fedde 多裂荷青花（罂粟科）。【土家药】和血珠，芝麻七：根茎治风湿性关节炎，劳伤，跌打损伤，妇女月经不调，毒蛇咬伤，小儿湿气，高烧，食积，小儿高热不退[123]。

Hylomecon japonica var. subincisa Fedde 锐裂荷青花（罂粟科）。【土家药】效用同多裂荷青花 H. japonica var. dissecta[123]。

Hylotelephium erythrostictum (Miq.) H. Ohba [Sedum alboroseum Bake] 八宝（景天科）。【白药】达酸初，景天：全草治疮痈疔毒，跌打损伤，烫伤，外伤出血[14][822]。【哈萨克药】جاسالف شۇپ：全草治湿疹，带状疱疹，跌打损伤[142]。【畲药】胶蹬草，胶稔草[147]，景天[10]：全草治小儿风痰，咽喉肿痛，乳蛾，痈肿[10,147]，婴儿胎热[148]；根治小儿便秘，小儿发热[148]。【土家药】ha1die^{2}kai^{1}tai^1(哈德开太)[128]，九头三七[124,127]，苞菜还阳[124]：全草治枪伤[128]，疮疖，丹毒，吐血，湿疹[124,127]，烧烫伤，毒蛇咬伤[124,127,128]，跌打损伤[124,127,128][124]，火伤，赤白漏下[125]，咽喉炎，腹泻；捣烂外敷用于烧烫伤，疗疮肿痛；花用于火眼，目翳[124]；全草或叶清热解毒，活血止血[822]。

Hylotelephium ewersii (Ledeb.) H. Ohba 圆叶八宝(景天科)。【哈萨克药】全草治喉炎，荨麻疹，吐血，小儿丹毒，乳腺炎[141]。

Hylotelephium mingjinianum(S. H. Fu)H. Ohba [*Sedum mingjinianum* S. H. Fu] 紫花景天(景天科)。【土家药】紫花景天：全草活血消肿，清热解毒[822]。

Hylotelephium purpureum(L.) Holub 紫八宝(景天科)。【哈萨克药】全草治喉炎，荨麻疹，吐血，小儿丹毒，乳腺炎[141]。

Hylotelephium spectabile (Boreau) H. Ohba 长药八宝(景天科)。【朝药】장약팔보：全草治疮痛，皮肤炎，小儿丹毒[9,90]。

Hylotelephium tatarinowii(Maxim.) H. Ohba var. integrifolium(Palib.)S. H. Fu 华北景天(景天科)。【藏药】全草用于愈合疮伤，清疮热，消肿[27]。

Hylotelephium verticillatum(L.) H. Ohba 轮叶八宝(景天科)。【土家药】岩三七，胡豆七：根治跌打损伤，劳伤身痛；全草捣烂外敷用于外伤出血[124]。

Hymenodictyon orixense (Roxb.) Mabberley [*H. excelsum*(Roxb.) Wall.] 毛土连翘(茜草科)。【傣药】埋宋戈[62-64]，梅宗戈(西傣)[9,13,14,74]，埋宋锅[66]：根、树皮用于风热感冒所致的高热，咳嗽，失眠多梦，入梦易惊，产后体弱多病，足癣，肢体关节红肿热痛，屈伸不利，活动受限[62-64]；皮用于不思饮食，心悸乏力，手癣[63,64]；根、根皮用于脚气，风湿热痹证[62]；树皮、叶用于间日疟，恶性疟，感冒，高热，痰多咳嗽[9,13,14,74]；鲜叶捣敷关节红肿，无名肿毒[13,14]；根和皮治感冒发烧，咳嗽，足癣，风湿性关节疼痛[66]。

Hyoscyamus bohemicus F. W. Schmidt 小天仙子(茄科)。【维药】مسك دیوانه تۇروڭغى (Ming diwane uruqi, 明地瓦尔欧如合)：种子用于抑郁症，失眠症，头痛，关节痛，耳痛[75]。

Hyoscyamus niger L. 天仙子(茄科)《药典》。【朝药】사리풀(sa li pur, 仨哩脯儿)：种子(莨菪子)治齿痛，出虫，肉痹，拘急，使人健行，癫狂，风

痛，颠倒，拘挛[86]。【哈萨克药】果实和叶外用治疮痛，肿毒，牙痛[141]。【蒙药】ᠲᠡᠩ ᠡᠪᠡᠰᠦ (Teneg Ebes, 特讷格－额布斯)[42,47]，郎当斯[56]：种子治皮肤虫，"亚玛"虫，肛肠虫，阴道虫等各种虫疾，上吐下泻，胃肠绞痛，肠痧，健忘，昏迷，癫痫，癔病，痈疽[42,47,56]；外用治痈肿疮疖，龋齿痛[47]，牙痛，虫牙[236]；疠痈[592]。【羌药】Dovha(独哈)，野兰花烟：种子治癫狂，风痛；种子外用治牙痛，恶疮[167]。【维药】مسك دیوانه تۇروڭغى (Ming diwane uruqi, 明地瓦尔欧如合)[75]，明地瓦尼乌拉盖[79]：种子治胃肠挛痛，咳喘，失眠[79]；效用同小天仙子 H. bohemicus[75]。【藏药】langtangze(浪汤则)[23,29,39]，唐冲莨菪泽[44]，ཐང་ཕྲོམ་ནག་ཐང་ཐྲི(汤中莨菪孜)：种子治癫狂，风痛，风痹厥病，胃痛，喘嗽不止，传染病[20,39]，梅毒，皮肉内寄生虫病[23,29,39]，胃肠寄生虫病，急性腹痛，牙痛[23][44]，肠梗阻，热性传染病，白喉，乳蛾，炭疽病[44]，风湿性关节炎，神经痛[23]，鼻疳，头神经麻痹，虫牙[29,39]，支气管炎，外伤引起的肿块[21]，各种虫病，特别是头部和牙的虫病[21]；全草治各种虫病，特别是头部和牙的虫病，胃痛，腹泻，黄水病[27]。

Hypecoum erectum L. 角茴香(罂粟科)《部藏标》。【蒙药】ᠭᠠᠯᠤᠨ ᠲᠠᠪᠠᠭ (Galun tabeg, 嘎伦－塔巴格)，嘎洛恩－塔巴克[56]：全草治流感，瘟疫，黄疸，针刺痛，结喉，发症，转筋症，麻疹，炽热，劳热，订热，毒热[41]，粘热，疫热，"希日"热[56]。【藏药】བ་བ་ར་ཏ (baerbada, 巴尔巴达)[2,20,35]，巴巴达[5]，baerwada(巴尔哇打)[23]：全草治感冒发烧，肺炎，咳嗽，肝炎，胆囊炎，关节疼痛，咽喉肿痛，目赤，解食物中毒[2,5,20,35]，热性传染病的高烧[2,20,35]，瘟热病，血热病[23]，中毒热症[23]；叶治瘟病，皮肤病，邪热，血热[27]。

Hypecoum leptocarpum Hook. f. et Thoms. 节裂角茴香(罂粟科)《部藏标》。【藏药】བར་པ་ཏ (巴尔巴达)[2,5,21,35]，qierqida(畦尔畦达)[33]，哇日哇达[13]：全草治流行感冒[21,29,39]，瘟疫症，"赤巴"热症，目赤肿痛，食物中毒[21]，肺炎咳嗽[2,5,24,33,39]，咽喉肿痛，关节疼痛[2,5,24,33,35]，胆囊炎，肝炎[2,5,24,35]，食物中毒[2,5,13,33,35]，感冒发烧，目赤[5,20,33,35]，中毒性发烧[24,39]，瘟热病，血热病，中毒热症[23]，传染性疾病，高烧[35,39]；叶治疮疖，刀伤[33]；全草或根治眼睛红肿，咳嗽[36]，用于解

热镇痛，消炎解毒[125]。

Hypericum ascyron L. 黄海棠(藤黄科)。【阿昌药】红旱莲：用于吐血，咯血，子宫出血，黄疸型肝炎[18]。【德昂药】红旱莲：效用同阿昌药[18]。【侗药】Nyangl menl xoac(娘闷乔)，Nyangt dow nyanl laox(娘对汕老)：全草治兜亮耿(烧热病)，代喉老(老年咳嗽)[137]。【鄂伦春药】挨母出哈，金丝桃，旱莲草：全草用于头痛，吐血，跌打损伤，疮疖，湿疹，黄水疮，疟疾寒热，痢疾[161]。【景颇药】四方草，wugibu：效用同阿昌药[18]。【傈僳药】莫拉牟：全草治吐血，咯血，衄血，子宫出血，肝炎，外伤出血，黄疸[166]。【蒙药】全草用于吐血，咯血，衄血，崩漏，外伤出血，热病头痛，黄疸，肝炎，跌打损伤，痈肿疔疮，火烫伤，湿疹[51]。【怒药】丹木甘明夺，湖南连翘：全草治头痛，咳嗽，扁桃体炎，感冒[165]。【羌药】红旱莲，gerideder(哥日德德尔喔)[167]，思哈[10,167]：根及全草治跌打损伤[10,167]；带根全草用于乳汁不下[167]。【畲药】才虫草，黄海棠：果实，花治胃痛，疟疾，外伤出血[147]。【土家药】红旱莲，刘寄奴，对叶草[123,127]：全草治吐血，咯血，衄血，子宫出血，外伤出血，月经不调，黄疸，肝炎，湿疹，黄水疮[123,127]。

Hypericum attenuatum Choisy 赶山鞭(藤黄科)。【蒙药】全草治咯血，吐血，子宫出血，风湿关节痛，乳汁缺乏，乳房肿痛，乳痛；外用治创伤出血，疮疖肿毒[51]。

Hypericum beanii N. Robson 栽秧花(藤黄科)。【哈尼药】吉然梅西：根、叶用于急慢性黄疸型肝炎，泌尿道感染，结石，跌打损伤，风湿疼痛，刀枪伤，毒蛇咬伤[14]。

Hypericum bellum H. L. Li 美丽金丝桃(藤黄科)。【傣药】宋哥：果实用于凉血止血，止痒杀虫，祛风除湿[65]。【纳西药】土连翘，芒种花：果实或全株用于急性胃炎，肝炎，肾炎，膀胱炎，乳痛，倒经，鼻衄，疝气，小儿疳积，膀胱疝气，左右偏坠，睾丸肿大，咳嗽，感冒喉痛，上呼吸道感染，痢疾，淋病，筋骨疼痛，牙痛[164]。【藏药】甲橡旺秋[13]：果实治急慢性肝炎，感冒，痢疾，口腔炎，皮炎，蛔虫病[13,22]。

Hypericum elodeoides Choisy 挺茎遍地金(藤黄科)。【傈僳药】莫拉簸：全草治口腔炎，小儿

肺炎，消化不良，乳腺炎[166]。

Hypericum elongatum Ledeb. 长序金丝桃(藤黄科)。【哈萨克药】全草治风湿性腰痛，胃炎，赤痢，黄疸，头痛，肾炎，膀胱炎，子宫出血，蛇咬伤；全草外用治斑疹，脓疮，痔疮，乳腺炎[141]。

Hypericum erectum Thunb. ex Murray 小连翘(藤黄科)。【侗药】娘闷乔：全草治兜亮耿(烧热病)，代喉老(老年咳嗽)[137]。【土家药】小对叶草：全草治月经不调，吐血，衄血，子宫出血，疔疮肿毒，跌打损伤，创伤出血，乳汁不通[123]。

Hypericum henryi H. Lév. et Vaniot 西南金丝桃(藤黄科)。【白药】看守，改之邦哀厚：全株用于急性胃炎，肝炎，肾炎，膀胱炎，乳痛，鼻衄；茎节治小儿疳积，疝气；花、叶、果治黄水疮，皮肤瘙痒，感冒喉痛，红崩，倒经[14]。【侗药】Saeml not(甚络)：全草治宾夷偻蛮(黄疸)，耿来布冷(腰痛水肿)[137]。【哈尼药】Zeqna meiqbiei(则那墨别)，栽秧花，黄香楝：根、叶、果实治急慢性肝炎，风热感冒，风湿疼痛，跌打损伤，蛔虫病，泌尿道感染，结石，咳嗽，刀枪伤，毒蛇咬伤[143]。【苗药】阿咱仔古：全株治闭经，经期有血块混杂，跌打瘀血不散，疝气，小儿遗尿[14]。【彝药】衣枝[111]，衣枝塔基[103]，耻及[106]：全草治风热感冒，咽喉肿痛，牙痛鼻衄，腹痛泄泻，赤白痢疾，烦热腹胀，月经不调，疮疡肿毒[109]，感冒，肝炎，泌尿道感染，结石，小儿肺炎，肾炎，口腔炎，睾丸炎，驱蛔虫[111]；全株或茎叶治妇女倒经[103]；根、叶、花或果实治烧伤烫伤，乳疮，咽喉肿痛，跌打劳伤，骨折[106]；茎叶治风湿疼痛，关节不利，疮疡肿毒，肝气不舒[9]。

Hypericum hookerianum Wight et Arnott 短柱金丝桃(藤黄科)。【拉祜药】我戛交波伟细[13,150]，老水牛骨髓花[150]：根治膈肌痉挛，肝炎，胃痛，消化不良，牙痛[13]；全株治感冒，痢疾，淋病，疝气，筋骨疼痛，喉蛾(急性扁桃体炎)，鼻衄，黄水疮，跌打损伤，便血，劳伤[150]。【纳西药】哇с)瓦呢拨：全株用于急慢性肝炎，胃炎，肾炎，膀胱炎，乳痛，口腔炎，痢疾，鼻衄，妇女血崩，倒经，黄水疮，皮肤瘙痒[14]。【藏药】jiaxiangwangxiu(加向汪秀)[29,39]：果实治肝炎，感冒，痢疾，口腔炎，皮炎，蛔虫病[29,39]。

Hypericum japonicum Thunb. 地耳草(藤黄

科)。【布依药】地耳草[376]，那定皆[159][376]：全草治肝炎[159][376]。【傣药】牙布旺(德傣)[14]，亚不忘(德傣)[13]：全草治疳积，小儿贫血，痢疾[14]，肝炎，早期肝硬化，乳痈，肺痈，跌打损伤，毒蛇咬伤[13]。【侗药】Enxing(恩星，三江语)[15]，娘卡挪[135]，马星[10]：全草治小儿疳积，青竹蛇咬伤[15]，黄疸型肝炎[135,136]，胆管炎，感冒发烧[136]，野兽咬伤[135]，宾夷偻蛮(黄疸)[137]，小儿走胎[10]。【仡佬药】地耳草[376]，zao31 ni13 kai55(腰你改，黔中方言)[162][376]，lu13 tsao55 p？55(路早摆，黔中北方言)[162]：全草治黄疸型肝炎[162][376]。【哈尼药】田基黄，Yeilse sessaq(耶收收然)，黄花草：全草治急慢性肝炎，虫蛇咬伤，跌打肿痛，小儿疳积[143]。【基诺药】瓢杯雌[10,163]：全草治疟疾，肝炎，阑尾炎；全草外用治疖疮[10,163]。【拉祜药】si wa ze re mo：全草用于感冒；外敷治阴茎肿痛[152]。【傈僳药】莫翁扯：全草治肝炎，早期肝硬化，阑尾炎，扁桃体炎，结膜炎[166]。【黎药】田基奠，海鞏什[153]，田基黄[212]：全草煎水冲蜜糖服，治肝炎；鲜全草捣烂取汁冲酒服，以渣外敷伤口周围，治蛇咬伤[153]；全草用于清热解毒，消肿止痛[212]。【毛南药】ma22 gai42 ？an24(妈盖暗)[155]，雀舌草，ruon2 kha kai5(松卡耳介鸟)[156]：全草煎水熏洗，治急性结膜炎[155,156]，早期肝硬化，阑尾炎，扁桃体炎；外用治痈疖肿毒，带状疱疹，毒蛇咬伤，跌打损伤[156]。【苗药】Reib hlol ndenb(税缪嫩，贵州松桃)[91,95][376]，蛇喳口[91,94,98]：全草治湿热黄疸，泄泻，肠痈[91,94,98]，痢疾[14,94,98]，肝炎[13,95][376]，黄疸型肝炎[95][376]，急慢性肝炎[14,15,94,98]，跌打损伤肿痛[13,14]，毒蛇咬伤[13,14,15]，痈疖肿毒，乳蛾，口疮，目赤肿痛，跌打损伤[91]，阑尾炎，头痛，头昏，感冒，腮腺炎[14]，早期肝硬化，乳痈，肺痈[13]；全草外用治结膜炎，毒疮，外伤出血[15]。【畲药】小草儿[146]，黄花草[147]，田基黄[338]：全草治肝炎[146,147,148][338]，毒蛇咬伤[146,147,148]，小儿腹泻，血崩[146]，急性肾炎，阑尾炎，眼结膜炎，扁桃体炎，小儿惊风，带状疱疹[147]，跌打损伤[147,148]，小儿疳积，跌打损伤疼痛性休克，扭伤，急性结膜炎，角膜炎[148]，疮疖痈肿[338]。【土家药】田基黄[129][203]，salyilla1(沙玉乃)[129]，sav jif lax(沙玉乃)[10,126]：全草治毒蛇咬伤[123,125,128,129][203]，跌

打损伤[10,123,125,126,128][203]，黄疸症，火眼病，肿痛[123,125,128]，传染性肝炎，急性单纯性阑尾炎[129][203]，腹痛腹泻，胁痛，鹅口疮，皮肤瘙痒[10,126]，泻痢，小儿惊风，疳积，喉蛾(急性扁桃体炎)，肠痈，疖肿，白浊[203]。【佤药】地耳草：全草治肝炎，早期肝硬化，阑尾炎，扁桃体炎，小儿口腔溃烂，痈疖肿毒，带状疱疹，毒蛇咬伤，跌打损伤[168]。【瑶药】小田基黄(Cinh leiz dorn，成泪端)，田基黄[132]：全草用于急慢性肝炎[15,132]，青竹蛇咬伤[15]，早期肝硬化，阑尾炎，支气管炎，肺炎，急性结膜炎，小儿疳积，小儿惊风，蛇虫咬伤，跌打损伤，烧、烫伤[132]。【彝药】小兵打：全草治目赤痛痛，口舌糜烂，肝胆湿热，肠痈腹痛，蛇伤虫咬，水火烫伤[109]。【壮药】Nyavetrwz(牙万耳)[180]，Rumdenzgihvangz，全草治肝炎[15,118,180]，呗叮(疔疮)[180]口疮，胁痛，黄疸，肠痈，泄泻，痢疾，蛇虫咬伤，跌打损伤[118]，青竹蛇咬伤，肾炎；外用治结膜炎[15]。

Hypericum kouytchense H. Lév. 贵州金丝桃(藤黄科)[96]。【苗药】芮里略，嘎八沙象要：全草治外感风热，痔疮[96]。

Hypericum monogynum L. [**H. chinense L.**] 金丝桃(藤黄科)。【苗药】咪赫肉：根、全草治风湿疼痛，蛇咬伤，疖肿，漆疮[12]。【仫佬药】Maji-gan(妈机干，罗城话)：全草外用治刀伤感染久不收口[15]。【土家药】黄花对叶草：根治黄疸型肝炎，肝脾肿大疼痛，风湿性腰痛，跌打损伤，疮疡肿毒，蛇咬伤[124]。

Hypericum patulum Thunb. 金丝梅(藤黄科)。【侗药】甚络[137]，土连翘，山黄花[98]：全草治宾夷偻蛮(黄疸)，耿来布冷(腰痛水肿)[137]，感冒，肝炎，牙痛[98]。【苗药】Vob nix ngol(窝里络，贵州黔东南)，大过路黄[91,94]，芮里略确[96]：全株治湿热淋病，肝炎，感冒[91,94]，扁桃体炎，疝气偏坠，筋骨疼痛，跌打损伤，咽痛[91]，痔疮出血[91,96]。【羌药】Shigosulomeizi(什古索罗美子)[167]，刻意杜[10,167]：根皮治子宫脱垂，脱肛[10,167]。【彝药】撒白，栽秧花[104]，齐拉诺起[14]：全株治感冒，慢性肝炎，妇人经期感冒，经逆，鼻衄，疮疡，湿疹，膀胱炎[104]，急慢性肝炎，痢疾，上呼吸道感染，妇女血崩，倒经，小儿疳积[14]；茎、叶治妇女倒经，经行发热，风湿疼痛，关节不利，疮疡肿毒，肝炎，肝气不舒，

感冒，疝气，肾偏坠，肾肿大，咳嗽，扁桃体炎[101,102]。

Hypericum perforatum L. 贯叶连翘（藤黄科）《药典》《部维标》。【布依药】那大音[159]，Nyal tal xeenh（那大音），Bagt yic[8]：全草治肝炎[8]，炖肉吃治肝癌[159]。【俄罗斯药】Ziweiloubaoyi - puloudeilifulieneiyi（孜维楼抱依 - 普楼得利夫列内依）：全草治感冒头痛，发烧，心血管疾病，腹泻，烧伤[15]。【哈萨克药】ورمان شايغۇرايى：全草用于风湿性腰痛，疝肿，肝炎，蛇咬伤[140]。【苗药】小对月草，赶山鞭[98]，豆榜榜[94]：块根治吐血，月经不调，风湿骨痛[98]；全草治咯血，吐血，崩漏[94]。【羌药】Kesyis（刻思义斯），小种黄[8,167]：带根全草治咯血，肠风下血，外伤出血，火烫伤[8,167]。【土家药】Tulianqiao（土连翘），Qiancenta（千层塔）[8]，赶山鞭[124]：全草、带根全草治风湿关节痛，各种出血症[8,129]；全草治吐血，咯血，月经不调，崩漏，肠风下血，外伤出血，风湿骨痛，痈疖肿毒，烫火伤[124]。【维药】ۇوفارىبىقۇن（Ofariyqun，欧帕日混）[75]，赛力克恰伊（乌怕尔洪）[79]：全草用于湿寒性闭经，闭尿，坐骨神经痛，类风湿性关节痛，湿寒疮伤久而不愈[75]，情志不畅，气滞郁闷，关节肿痛，小便不利[77]，寒性肿痛，小便不通，肺不利，腰腿疼痛[4]；全草外敷治烧伤、关节炎[4]；地上部分用于疮疖肿毒，小便不利，神经痛[79]。

Hypericum przewalskii Maxim. 突脉金丝桃（藤黄科）。【藏药】效用同短柱金丝桃 H. hookerianum：果实治肝炎，感冒，痢疾，口腔炎，皮炎，蛔虫病[22]。

Hypericum pseudohenryi N. Robson 北栽秧花（藤黄科）。【哈尼药】肌染枚希：根治急慢性黄疸型肝炎，尿道感染，结石，风湿疼痛，跌打损伤；叶外用治毒蛇咬伤，刀枪伤[13]。

Hypericum sampsonii Hance 元宝草（藤黄科）。【侗药】娘宝团[135,137]：全草治吐血，月经不调，耿虐（痛奶），喉老（哮喘）[135,137]。【仡佬药】kai55 zu33（改又，黔中方言），lu33 tsaŋ53 p？55（陆长摆，黔北方言），lo53 sa33 q？33（洛撒改，黔西南阿欧方言）：全草治妇女水急病[162]。【毛南药】ma22 gun24（马滚）[155]，帆船草，wa3 ciɛn3（花乾）[156]：全草治月经不调[155]；鲜品或干品治食滞，乳疮，跌打损伤[156]。【苗药】Reib deib nux（锐对陇，贵州松

桃）[91,95]，对月草[96,97,98]，Yangxingai（仰星埃，融水语）[15]：全草治吐血，跌打损伤，小儿高热，肠炎，痢疾[91,95,96,97,98]，咯血，腹泻，停经，风湿腰痛[95,96,97,98]，月经不调[91,96,97,98]，尿血，蛇咬伤[15]，风湿痹痛[91]，鼻衄[15]；全草外用治乳腺炎，烧烫伤，痈肿疮毒[91]。【仫佬药】Maei（马诶，罗城语）：全草治肝炎，腰腿痛，吐血[15]。【畲药】元宝草[148]，茶米香，穿心莲[147]：全草治吐血，衄血，风湿关节痛，坐骨神经痛，月经不调，牙痛，疔疮痈肿，指头炎，跌打损伤，乳腺炎[147]，感冒发热，小儿疳积，抽筋，刀伤出血[148]。【土家药】xi2 li3 ko3 li3 da4（席里可里大），对月草[123,128]，上天梯[10,126]：全草治腰腿冷痛，月经不调，吐血，毒蛇咬伤[10,123,126,128]，咯血，衄血，小儿高热，肠炎，痢疾，跌打损伤，痈疮疔毒[123,128]。【瑶药】wianghbuv miev（元宝咪），元宝草：全草用于月经不调，吐血，衄血，血淋，乳腺炎，胃痛，胃肠炎，痢疾，痈疮肿毒，跌打损伤，毒蛇咬伤[130]。【壮药】元宝草：全草用于月经不调，林得叮相（跌打损伤），发旺（风湿骨痛），鹿裂（吐血），呗农（痈疮），额哈（毒蛇咬伤）[120]。

Hypericum scabrum L. 糙枝金丝桃（藤黄科）。【哈萨克药】سالاسز شايغۇراي：全草用于风湿性腰痛，疝肿，肝炎，蛇咬伤[140]。

Hypericum uralum Buch. – Ham. ex D. Don 匙萼金丝桃（藤黄科）。【白药】geirtzitbaxngarixhol（该子坝嗳厚），xionlguarxzix（兄桂脂），xionlmuxso（兄摸手），（洱源，剑川）：茎、叶、果实治湿热肝胆炎症，风热外感，痢疾，淋病，疝气，肺胃湿热牙痛，鼻衄，黄水疮，喘咳[17]。【傣药】糯玉润：用于消炎，解毒，止痒[65]。【侗药】Baugc jenc，Bag renc sens（磅人参）：根治吓谬吕·崩形（小产流血）[8]。【哈尼药】Zeqna meiqbiei（zenamobie，则那墨别）：根、叶、花、果实治急慢性肝炎，风热感冒，咳嗽，风湿疼痛，跌打损伤，泌尿道感染，结石，蛔虫病，脱肛，刀枪伤，毒蛇咬伤[8]。【傈僳药】莫秋[8,166]：根、全草治上呼吸道感染，肾炎，果实治血崩，鼻衄，叶外用治皮肤瘙痒[8,166]。【苗药】Vob bix gheib[8]，阿咱仔古，Vob nix ngol[8]：根治虚弱盗汗，水肿[8]；全株治闭经，经期有血块混杂，跌打瘀血不散[8]。【纳西药】兄汝爸巴（剑川）[8,17]：全株治四季感冒，蛇

H

伤；用该植株上寄生草，治尿道炎，膀胱炎，淋病[8,17]。【彝药】ꀕ ꕮ（guopguo，郭果）（云南），ꋷ ꄸ（chynji，耻尽）（四川），ꀕ ꃀ ꀕ ꅸ（yitzyttajit，衣枝潜基）（云南楚雄）：全株、茎、叶治风热感冒，咽喉肿痛，牙痛鼻衄，腹痛泄泻，赤白痢疾，疮疡肿毒[8]；全株治四季感冒，蛇伤；该枝上寄生草，治尿道炎，膀胱炎，淋病[17]；茎叶治妇女倒经[8,13]，经期发热，鼻衄不止；嫩叶治感冒发热；根治月经不调[8,13]。

Hypericum wightianum Wallich ex Wight et Arnott 遍地金（藤黄科）。【白药】右豆资：花、叶治急性黄疸型肝炎[14]。【瑶药】借公僧觅，刘寄奴：全草治黄疸型肝炎[133]。【彝药】史吾补，田基黄：全草治肝痛，毒蛇咬伤，外伤出血，鼻疮，腹胀，女人腹痛，小儿伤食，咽喉肿痛，疯癫[106]。

Hypnum plumaeforme Wilson 大灰藓（灰藓科）。【瑶药】老别周：治开放性骨折[50]。

Hypocrella bambusae（Berk. et Br.）Sacc 竹生小肉座菌（肉座菌科）。【白药】zvrxyainx（住炎，鹤庆），zvrxhol（住厚，大理）[17]，竹红菌[388]：子实体治跌打损伤[17][388]；子座治关节疼痛[388]。【纳西药】唛博，闷巴（剑川）[17]，竹红菌[388]：子实体治肾炎，膀胱炎，尿道炎[17][126,388]，风湿性关节炎，外阴白斑[126]。【彝药】码恩（剑川），码呆（巍山）[17]，竹红菌[388]：子实体治疮痈初起红肿热痛[17][388]；子座疮痈已化脓者忌用[388]。【藏药】子座治胃病和风湿性关节炎[16]。

Hypodematium crenatum（Forssk.）Kuhn 肿足蕨（肿足蕨科）。【瑶药】肿足蕨：全草治肠炎，痢疾[15]。

Hypoestes purpurea（L.）R. Brown 红丝线（枪刀药）（爵床科）。【拉祜药】wo ni：全草治肺结核咳血，支气管炎，糖尿病，跌打损伤[152]。【台少药】Sugumi（Tayal 族马武督），Rarausu（Bunun 族施武群），Bariuru（Paiwan 族傀偄）：叶治眼病，腹痛；全草治胸痛，打伤，骨折；根治外伤，打伤[169]。

Hypoestes triflora（Forssk.）Roem. et Schult. 三花枪刀药（爵床科）。【拉祜药】wo ni：全草用于黄疸型肝炎[152]。

Hypolepis punctata（Thunb.）Mett. 姬蕨（姬蕨科）。【瑶药】Lengshuijue（冷水蕨，金秀语）：嫩叶治烧烫伤[15]。

Hypolepis tenuifolia（Forst.）Bernh. 薄叶姬蕨（姬蕨科）。【台少药】Rere（Bunun 族施武群）：叶与木苎麻共同捣碎后敷于患部治外伤[169]。

Hypophthalmichthys molitrix（Cuvier et Valenciennes）鲢（鲤科）。【藏药】白脚鲢：肉治久病体虚，脾胃虚寒，肺气不足，水肿，肤糙色干[30]。

Hypoxis aurea Lour. 小金梅草（石蒜科）。【白药】采族兜，山姑资[13,14]：根茎治风湿疼痛，跌打痨伤，慢性腰腿痛[13,14]。【傈僳药】西兰邱：全草治肾虚腰痛，疝气痛[166]。【土家药】小仙茅：全草治肾虚腰痛，疝气痛，黄疸，消渴，目赤[123]。【彝药】啊的嘎[14]，阿的母嘎[9,13,102,103]：根茎治各种水肿，小儿腹泻，毒蛇咬伤，肺炎，肝炎[14]；全草用于高热喘咳，腰痛，下半身水肿[13]，小儿腹泻，肺炎[9,102,103]，肾虚腰痛，阳痿遗精，疝气痛[9,102]。【台少药】So – mu（Bunun 族施武群）：叶治疟疾；根治外伤[169]。

Hypserpa nitida Miers 夜花藤（防己科）。【傣药】嘿难兰[65]，吼喃浪，嘿喃琅[14,63,74]：全株治咳血，咯血，吐血，便血，外伤出血[9,13,14,63,74]。

Hyptis suaveolens（L.）Poit. 山香（唇形科）。【黎药】雅涛[154]，雅伦[153]：地上部分治毒蛇咬伤[154]；全草治感冒，寒热；全草外用治皮炎[153]。【壮药】Gobwnguk（楝盆共），山香：全草治贫痧（感冒），发旺（风湿骨痛），林得叮相（跌打损伤），刀伤出血，能含能累（湿疹），额哈（毒蛇咬伤）[117]。【台少药】Doraa（Paiwan 族下三社），Pyasukosuko（Paiwan 族太麻里）：叶治头痛，外伤[169]。

Hyriopsis cumingii（Lea）三角帆蚌（蚌科）《药典》。【朝药】삼각비와진주조개（sǎm gùk bī wā jīn zǔ zǎo gài），仁母嘎克逼哇葷训早该）：全体用于反胃痰饮，止痢，呕逆[86]。【傣药】缅：贝壳用于高血压引起的头目眩晕，头痛失眠，治水火烫伤，小儿疳积，消化不良，脘腹疼痛[63]。【蒙药】ᠰᠣᠪᠤᠳ（Sobud，扫布德）[43]，ᠰᠣᠪᠤᠳ ᠤᠨ ᠬᠢᠰᠦᠭ（Sobudyin hisug，扫布德因－黑苏嘎）[45,46]，奶制珍珠[46]：珍珠（牛奶内煮）治白脉病，萨病，颅骨损伤，痛风，游痛症，疮疡[43]；珍珠母治白脉病，萨病，"协日沃素"病，痛风，游痛症，视力模糊，云翳，颅骨损伤[45,46,56]，头晕，昏迷，神志不清，口眼歪斜，四肢拘急，半身不遂，脉风湿，白脉病，诸中毒症，疮疡，外伤[46]。【维药】سه پسد

（Sedep，赛代皮）：效用同褶纹冠蚌 Cristaria plica-ta[75]。【藏药】木斗[20]，墨斗[23]，qini（齐尼）[22,27]：珍珠治神经性疾病，脑外伤，小儿惊痫，烦躁不安[20,23]，中毒症[23]；效用同褶纹冠蚌 Cristariel plicata[22,27]。【壮药】效用同褶纹冠蚌 Cristaria. plica-ta[117]。

Hyssopus cuspidatus Boriss. 硬尖神香草（唇形科）《部维标》。【哈萨克药】شەتپەشوپ：地上部分治感冒发烧，咳嗽[140]。【维药】زوْفا（Zufa，祖发）[75,77]，祖发奇尼[78]：全草用于寒性哮喘，咳嗽，感冒[75,77,78]，湿性痰多，乃孜乐毒液流串胸肺，胸膜炎，气管炎，肺炎，水肿[75,77]；地上部分治胸肺黏稠性顽疾，头痛胸痛，气喘气短，胸胁疼痛，久咳痰多[4]。

Hyssopus macranthus Boriss. 大花神香草（唇形科）。【哈萨克药】地上部分治感冒发烧，咳嗽[141]。

Hyssopus officinalis L. 神香草（唇形科）。【维药】祖发[7,80]，祖发依牙比斯[80]，祖发奇尼[1013]：全草治瘫痪，久咳，哮喘，肺炎，感冒，胸痛，胁痛，胃肝痛，肠绞痛，肠胀气，毒虫蜇咬，头屑多而脱发[80]；地上部用于咳嗽，气喘，感冒发烧[7]；花、叶治咳嗽，哮喘，支气管炎，外伤，风湿[1013]。

Hystrix hodgsoni Gray 豪猪（豪猪科）。【布朗药】刺猪，bo wei（波为）：毛和胃治胃炎[279]。【傣药】崩命聋[65,66]，ben ming（刺猪胃）[31]：胃治心

胃气痛，胸腹胀痛，口吐酸水[66]；棘刺用于心胃气痛，胸腹闷痛[65]，胃痛，胃溃疡[31]。【哈尼药】刺猪，huo pu（豁铺）：毛和胃治胃病[276]。【基诺药】河朴[10,163]：豪猪胃烧焦后治胃痛；豪猪刺炭化治消化不良，鼻衄[10,163]。【傈僳药】捕：棘刺治胃痛，双单乳蛾，皮肤过敏[166]。【毛南药】箭猪，min¹獬：鲜肉治胃肠水肿，腹胀，黄疸[156]。【苗药】敷巴：效用同蒙药，本品不生用，煅制成炭后，具有排脓作用[12]。【怒药】布，豪猪：胃治胃溃疡；棘刺治麻疹，牙齿疼；皮子解毒，痔疮[165]。【土家药】刺猪刺：效用同蒙药[12]。【佤药】刺猪，硬刺猪：胃治胃痛，硬刺治鼻衄[168]。【瑶药】Cizhujian（刺猪箭，贺县语），Lezhujian（勒猪箭，昭平语）[15]，豪猪[133]：刺（烧存性）研粉冲酒（寒崩）或冲开水（热崩）服治血山崩[15]；将棘刺烧灰为末内服，治心气痛，皮肤过敏，乳蛾[133]。【彝药】捕争[101,109]，豪猪刺[109]：用于胃寒疼痛，食积不化[109]；毛刺治痈疽，乳痈，乳汁阻塞，胃痛，吊肋伤寒，皮肤过敏，瘙痒[104]。【藏药】豪猪签（烤研）治肺脓疡[27,34]；毛刺治痈疽，乳痈，乳汁阻塞，胃痛，皮肤过敏[101]。【壮药】Duming（独命，大新语），Duquan（独全，象州语）：刺（烧存性）研粉浸酒服治风湿性关节痛，类风湿性关节炎，研末吹入患耳治中耳炎[15]。

Hystrix hodgsoni yunnanensis Anderson ［*H. yunnanensis* **Anderson**］云南豪猪（豪猪科）【藏药】豪猪签（烤研）治肺肿疡[34]。

I

Iberis pectilata L. 蜂蜜花(十字花科)。【傣药】景亮[62]，井良[65]，井娘(西傣)[9,71]：种子治"兵哇皇，害埋线闹"(感冒发热，寒热往来)，"纳勒冒不少"(月经失调，崩漏)[62]，心慌呕吐，湿热中暑[9,62,65,71]，头昏目眩[9,13,62,71]。

Ichthyoxenus geei Boone 祁氏鱼怪(浪飘水虱科)。【苗药】Dab died mioul(大呆谬，贵州铜仁)：全体治噎膈，反胃，胃脘疼痛，胸膈满闷[91]。

Ichthyoxenus japonensis Richardson 鱼虱子(浪飘水虱科)。【苗药】Dab died mioul(大呆谬)：全体治呛水后水肿，胃痛，噎膈[95]。

Ichthyoxenus sinensis Shen 中华鱼怪(缩头水虱科)。【苗药】效用同祁氏鱼怪 I. geei[91]。

Ichthyoxenus tchangi Yu 张氏鱼怪(浪漂水虱科)。【苗药】效用同祁氏鱼怪 I. geei[91]。

Idiella mandrina(Wiedemann) 华依蝇(花蝇科)。【彝药】全体治水寒湿痹[109]。

Ilex aculeolata Nakai 满树星(冬青科)。【瑶药】小百解[4]，百解[133]：根皮用于痢疾，咽喉肿痛[4]；根、皮、树皮用于感冒，咳嗽，腹痛，气胀，牙痛，烧烫伤，解药毒，蛇毒，菌毒[133]。

Ilex asprella(Hook. et Arn.) Champ. ex Benth. 秤星树(冬青科)。【侗药】美波霜[15]，山梅根[136]，美登大巴[139]：根或根皮治急慢性肝炎[15,136,139]；根治感冒发热，咳嗽[136]，口腔炎[139]；全株用于单纯性消化不良，口腔炎，感冒发热[15]。【苗药】百凉木，百解树(融水语)：全株用于食物中毒[15]。【畲药】假荔枝，土白芍[147]，岗梅[148]：根治扁桃体炎，咽喉炎[147]，乳腺炎，跌打损伤；茎皮治疥疮[148]。【土家药】ka³xi¹bu⁴li4qi³(卡西布里起)[133]，癀腮旦(金秀语)[15]，大百解[4]：根治重伤风症，热烫伤，半边风(偏头痛)[128]。【瑶药】百解，岗梅[133]：根、叶治感冒，头痛眩晕，热病烦渴，痧气，热泻，痈毒，跌打损伤，骨折，扁桃体炎，咽喉炎，野蕈、砒霜中毒[133]；根或根皮治肝炎，感冒发热，血压增高；全株治感冒发热，肺炎咳嗽，咽喉炎[15]，感冒咽

喉痛，劳伤咳嗽[4]。【壮药】Laekcaengh(楞曾)，岗梅[117]，偷干草(扶绥语)[15]：根治贫痧(感冒)，货烟妈(咽喉痛)，心头痛(胃痛)，发旺(风湿骨痛)，阿意咪(痢疾)，埃病(咳嗽)，肺痈，疔疮，林得叮相(跌打损伤)，肉裂(尿血)[117]；根或根皮治咽喉肿痛[15]。

Ilex centrochinensis S. Y. Hu 华中枸骨(冬青科)。【土家药】猫儿刺：效用同猫儿刺 I. pernyi[124]。

Ilex chinensis Sims 冬青(冬青科)。【侗药】地青菜，兰花青：叶治肺热咳嗽，结膜炎，痈肿疔疮[136]。【瑶药】大冬青树：全株用于尿路感染，菌痢，闭塞性脉管炎，痔疮；外用治烧烫伤，下肢溃疡，麻风溃疡[133]。

Ilex cornuta Lindl. et Paxt. 枸骨(冬青科)《药典》。【侗药】功劳叶，八角刺：叶治肺痨咳嗽，劳伤失血，跌打损伤[136]。【畲药】野黄柏，八角刺：叶、根治烂脚[146]。【土家药】枸骨叶，猫儿刺：叶治肺劳咳嗽，劳伤，风湿痹痛，头昏耳鸣，肝肾阴虚，腰膝酸痛[124]。【瑶药】冬青叶，细叶枸骨：根治头痛，目赤，牙痛，风湿性关节酸痛；叶治肺热咳嗽，潮热盗汗，咯血，骨结核；果实治阴虚潮热，遗精，遗尿[133]。

Ilex hainanensis Merr. 海南冬青(冬青科)。【壮药】Gocazbya(棵傻岜)，山绿茶：叶治兰奔(眩晕)，贷烟妈(咽喉炎，扁桃体炎)，林得叮相(跌打损伤)，狠尹(疮疖)[117]。

Ilex kaushue S. Y. Hu [*I. kudingcha* C. J. Tseng]扣树(冬青科)。【壮药】Cazdaeng(茶灯)[180]，苦丁茶[118]，Gocazdaeng[389]：叶治巧尹(头痛)，牙痛，火眼，耳鸣，中耳炎，口渴，阿意咪(痢疾)[180]，痧病，乳痈，带状疱疹，高血压，高血脂，黄疸，泄泻，痢疾，痈疮，烧烫伤[118]；叶和果实治痧气，肚痛，疟疾[389]。

Ilex latifolia Thunb. 大叶冬青(冬青科)。【畲药】苦丁茶：叶治口舌糜烂，减肥[146]。

Ilex pernyi Franch. 猫儿刺(冬青科)。【土家

药】根治肺热咳嗽，咯血，咽喉肿痛，风湿关节痛，头痛，牙痛[124]。

Ilex pubescens Hooker et Arnott 毛冬青（冬青科）《药典》。【畲药】细叶冬青，火柴头：根、叶治扁桃腺炎，高血压，外伤出血[146]；叶治乳腺炎，外伤感染，疔疮疖肿，刀伤出血[148]。【瑶药】百解兜[4]，小百解（fiuv baeqc jaiv，小别债），白解苑[132]：根或全株治咽炎，肝炎，肺炎[132][4]，感冒，胸闷[4]，冠心病，感冒发热，口渴，扁桃体炎，胃脘痛，肠炎痢疾，气管炎，肺热咳嗽，风湿性心脏病，血栓闭塞性脉管炎，皮肤急性化脓性炎，烧烫伤[132]。【彝药】秋削志[101,104]，六月霜[104]：根治风热感冒，咽喉肿痛，水火烫伤[101,104]，淋证，小便赤涩，尿痛[101]。【壮药】Ywhozdoeg（雅火冬）[180]，毛冬青[120]：根治瘰病，货烟妈（咽痛），血压桑（高血压），脉管炎，冠心病；外用治渗裆相（烧烫伤）[120,180]。

Ilex rotunda Thunb. 铁冬青（冬青科）《药典》。【傣药】埋见温[13,65]：树皮用于增肥[65]；树皮韧皮部、根、叶治感冒，扁桃体炎，咽喉肿痛，急性肠胃炎，风湿骨痛；外用于跌打损伤，痈疖疮疡，外伤出血，烧烫伤[13]。【基诺药】苗呢[10,163]：树皮、叶及根治感冒，扁桃体炎，急性肠炎；树皮研粉外用治外伤出血，烧烫伤[10,163]。【黎药】千丁密，救必应，熊胆树：树皮治外感风热头痛，急慢性肝炎，喉痛；树皮或叶研细粉，用白糖开水冲服，另鲜叶捣烂敷患处，治跌打肿痛；树皮鲜用或干用治乙型肝炎，跌打损伤，内瘀血；鲜叶外用治乙型肝炎，跌打损伤，内瘀血[153]。【苗药】都奴刮晒：叶治脓疱疮[5]。【仫佬药】美压电：树皮治痢疾，胃痛，胃溃疡，腹泻[5]。【佤药】Kaox rouh giang（考若玫）：树皮治急性胃肠炎，中暑腹痛，胃痛，关节扭伤肿痛，感冒发热，无名肿毒，跌打损伤[14]。【瑶药】njioux maengc ndiangh（救命亮）[132]，林寨亮[5]：树皮、叶治感冒高热，咽喉肿痛，肾炎水肿，急性肠胃炎，痢疾，胃出血，便血，胃、十二指肠溃疡，盆腔炎，附件炎，小儿发热，骨折，湿疹，皮肤过敏，脓疱疮，烧烫伤，毒蛇咬伤[132]；树皮治胃痛，胃溃疡出血，感冒发热，痢疾，肺炎，腹泻，便血，湿疹，皮肤过敏；叶治牙痛，跌打损伤，外伤出血；根治胃痛，扁桃体炎，咽喉炎，

风湿骨痛[5]。【壮药】Maetndeihmeij（美内妹），Gogouqbietwngq，救必应[118]，久拜安[5]：树皮治胴尹（胃痛），货烟妈（咽痛）[5,118,180]，瘰病，白冻（泄泻），阿意咪（痢疾）[118,180]，感冒发热[5,118]，黄疸，咳血，痈疮，蛇虫咬伤[118]，胃溃疡，闭合性骨折[5]；鲜叶捣烂外敷治闭合性骨折[5]。

Illicium angustisepalum A. C. Smith 大屿八角（木兰科）。【毛南药】高山枫（环江语）：效用同苗药[15]。【苗药】都放（融水语）：全株水煎洗身治感冒高热头痛[15]。

Illicium brevistylum A. C. Smith [*I. spathulatum Y. C. Wu*] 短柱八角（木兰科）。【瑶药】树皮外用治风湿骨痛，跌打损伤[13]。

Illicium burmanicum E. H. Wilson 中缅八角（木兰科）。【傣药】恨叶树：野八角（腾冲）外用治疮疖，骨折[13]。

Illicium difengpi B. N. Chang 地枫皮（木兰科）。【毛南药】告胜风（环江语）：效用同壮药[15]。【壮药】Makgakbya（芒抗芭）[117]，山八角（百色语），[15]，高山龙[316]：树皮治发旺（风湿骨痛），林得叮相（跌打肿痛），腰肌劳损，毒虫咬伤[117]，风湿痹痛[316]；树皮或根皮治风湿骨痛，坐骨神经痛[15]。

Illicium dunnianum Tutcher 红花八角（木兰科）。【瑶药】樟木钻（龙胜语）：根、茎浸酒搽患处治风湿病，跌打损伤[15]。

Illicium henryi Diels 红茴香（木兰科）。【土家药】土大茴：果实、根和根皮用于胃寒痛，疝气，食欲不振[123]。

Illicium lanceolatum A. C. Smith 红毒茴（木兰科）。【畲药】梦幢香，山木蟹，红茴香：根、根皮治跌打损伤，骨折[146]。【土家药】山大茴：根、根皮治跌打损伤，腰肌劳损，风湿痹痛，痈疽肿毒，外伤出血[123]。【瑶药】黑八角，黑蛇果郎：根外用治跌打损伤，风湿痹痛，痈肿疽毒[133]。

Illicium majus Hook. f. et Thoms. 大八角（木兰科）。【瑶药】神仙果：根、树皮外用治风湿骨痛，跌打损伤；果实治水肿病[13]。

Illicium micranthum Dunn 小花八角（木兰科）。【傣药】野八角：树皮外用治风湿骨痛，跌打损伤；根治胃痛，胸腹气痛，跌打损伤[13]。

Illicium simonsii Maxim. 野八角（木兰科）。【傣药】臭八角，山八角：叶、果外用治疮疖，接

骨；叶、果煮水杀虫，灭虱[13]。

Illicium verum Hook. f. 八角（木兰科）《药典》。【阿昌药】平胆苗：果实治呕吐，腹胀，腹痛，疝气痛[18]。【德昂药】八角：效用同阿昌药[18]。【侗药】美八各[135]，尚娘架[137]：果实治呕逆，腹痛，肾虚腰痛[135]；根茎治耿来涸冷（腰痛水肿）[137]。【景颇药】Banzvai mo：效用同阿昌药[13,18]。【蒙药】巴达·玛嘎：果实用于呕吐，腹胀，腹痛，疝气痛[47]。【维药】شاكال باديان（Shakal bediyan，沙卡里巴地洋）[75]，夏卡力白的安[79]：果实用于肾虚腰痛[75,79]，寒性胃虚，呕吐腹痛[75]，肠胃寒痛，咳嗽气喘[79]。【瑶药】betv gov（卞可），大茴香，八角茴香：果实治胃寒痛，腰痛，跌打损伤，骨折，疝气痛，蜈蚣咬伤，骨鲠喉[130]。【壮药】Makgak（芒抗），八角茴香[117]，八角[15]：成熟果实用于鹿（呕吐），疝气，心头痛（胃痛），腰刺痛，额哈（毒蛇咬伤）[117]；鲜果捣烂搽患处或用八角油搽患处治蜈蚣咬伤[15]。

Illigera aromatica S. Z. Huang et S. L. Mo 香青藤（莲叶桐科）。【瑶药】黑吹风散（cui buerng hmei gieqv，吹崩美解），吹风散：藤茎治风湿骨痛，关节炎，半身瘫痪，咳嗽痰多，消化不良，骨折，跌打损伤肿痛，肥大性脊椎炎[132]。【壮药】Gaeulingj（勾令）[117]，黑吹风（龙州，大新语）[15]：藤茎用于发旺（风湿骨痛），腰脊疼痛，麻邦（偏瘫），心头痛（胃痛），京伊（痛经），林得叮相（跌打损伤），夺扼（骨折）[117]；老茎治风湿骨痛，关节炎，半边瘫痪，跌打损伤，咳嗽痰多，消化不良[15]。

Illigera celebica Miq. 宽药青藤（莲叶桐科）。【傣药】保龙甩，沙包龙甩（西傣）：根、茎治风湿关节痛[13]。【壮药】白吹风散（龙州语）：根、茎治风湿骨痛，头风痛，手脚痛[15]。

Illigera cordata Dunn 心叶青藤（莲叶桐科）。【彝药】鸭脆谷[13]，布妈鸡[14]：根和茎治跌打损伤，风湿骨痛[13]；根治急性肠胃炎[14]。

Illigera cordata var. mollissima (W. W. Smith) Kubitzki 多毛青藤（莲叶桐科）。【彝药】布妈鸡[14]，不麻肌[13]：根治急性肠胃炎[13,14]，皮肤过敏[13]。

Illigera grandiflora W. W. Smith et Jeffrey 大花青藤（莲叶桐科）。【彝药】根藤外用治跌打损伤，骨折[13]。

Illigera henryi W. W. Smith 蒙自青藤（莲叶桐科）。【彝药】根藤治风湿关节痛[13]。

Illigera parviflora Dunn 小花青藤（莲叶桐科）。【彝药】根藤治风湿骨痛，小儿麻痹后遗症[13]。

Illigera rhodantha Hance 红花青藤（莲叶桐科）。【毛南药】同赖（环江语）[7,15]：根、茎、叶用于风湿骨痛，手脚痛，扭伤[7,15]，头风痛[15]；全株治小儿麻痹后遗症[7]。【瑶药】三叶青藤，buo normh cing hmei（补南青美），毛清藤：藤茎治风湿性关节炎，跌打肿痛，扭伤，瘫痪，小儿麻痹后遗症，头痛[132]。【壮药】Gaeusammbaw（勾三伯），三叶青藤[117][886]，扣山宙（龙州语）[7,15]：全草治发旺（风湿骨痛），林得叮相（跌打肿痛），勒爷顽瓦（小儿麻痹后遗症）[117]；根、茎、叶治瘫痪，风湿骨痛，头风痛，手脚痛，扭伤；叶水煎洗眼治角膜炎[7,15]；地上部分治风湿性关节炎[886]。

Illigera rhodantha var. dunniana (H. Lév.) Kubitzki 锈毛青藤（莲叶桐科）。【彝药】根、藤治风湿骨痛；叶治脚气浮肿[13]。

Impatiens arguta Hook. f. et Thoms. 锐齿凤仙花（凤仙花科）。【藏药】ཐིག་ལེ་དཀར་པོ（齐乌达尔嘎）：全草治经闭腹痛，跌打损伤，痈疽，小便不利[21]。

Impatiens balfourii Hook. f. 巴和凤仙花（凤仙花科）。【傣药】muag gaao giao（买搞搅，德傣）：全草用于接骨，生筋[14]。

Impatiens balsamina L. 凤仙花（凤仙花科）《药典》《部蒙标》。【阿昌药】基曼：全草治急性肾炎，水肿，泌尿系统感染，吐血，尿血，高血压[18]。【布依药】凹如热：全草和种子捣烂敷患处，治外伤肿痛[159]。【德昂药】办达恶：效用同阿昌药[18]。【侗药】Wap nyabl Miac（化指甲）[136,139][12]，Nugs nyebl miac（奴杏鸦）[10,137]，娘亚（三江语）[17]：全草治小儿惊风[139][12]，降万降呁（内、外伤），耿胧耿幽（腰腿痛）[10,137]；根茎治咳嗽，咯血[17]；种子治无名肿痛，经闭，噎膈[136]。【仡佬药】ŋao³⁵ kue³³（奥拐，黔中方言），mu⁵³ ke³³ xe⁵³（木街害，黔中北方言），me³¹ nei⁵⁵ xɔ⁵³ xou³³（迷内喝好，黔西南多洛方言）：全草和种子治老蛇头[162]。【哈萨克药】

I

شتـــرلاق (بالزامــگۇل)：种子治积块，噎膈，疬肿，闭经，乳腺炎，骨质增生[142]。【景颇药】Zai zvai bvun：效用同阿昌药[18]。【黎药】指甲花[212]，杆立花[153]：全草用于活血散瘀，解毒[212]；种子、花、根、叶ended品治肺结核；鲜品外用治痈疮肿毒，蛇头指疮[153]。【毛南药】wa^{22} rɛp^{42} doŋ^{24}，洼染洞[155]，水指甲花[156]：全草和种子治肋间疼痛[155]，闭经，难产，骨鲠咽喉，肿块积聚；鲜品外敷治蛇头指疮，痈肿疮疡[156]。【蒙药】好木存－宝都格[51]，（Homsen bodeg qiqig，浩木森－宝德格－其其格）[3]，西木斯－宝都格[47]：花治水肿，膀胱热，尿闭，关节疼痛[3,51]，浮肿，肾热[51]，骨"协日沃素"病[3]；种子用于闭经，难产，骨鲠咽喉，肿块积聚[47]。【苗药】Reib bot zheit doul(锐保腿儿，贵州铜仁)[91]，榜枪[94]，奔刹追[211]：花瓣及全草治风湿疼痛，经闭腹痛，跌打损伤[91,94,95,96]，骨折[91]；全草治跌打损伤，月经不调，丹毒，闭经腹痛，蛇头疮，食道癌，咳嗽，恶露不止，蛇咬伤，难产，风湿麻木瘫痪，腰腿痛，疔毒，跌打肿痛，蚊虫叮咬红肿[97]，用于行血通经，软坚散结[211]；种子治胸胁引痛，毒蛇咬伤，鹅掌风[98]；根茎治关节炎[15]。【仫佬药】挖南那(罗城语)：全草治骨鲠喉；外用治毒蛇咬伤[15]。【畲药】凤仙花：全草、种子治闭经，难产，骨鲠咽喉，肿块积聚[10]。【水药】奴指甲花[157,158]：全草和种子捶烂包患处，治跌打损伤[10,157,158]，毒蛇咬伤[157,158]。【土家药】jie^1 mi^1 ti^1 ka^1 ta^1 (杰米替卡他)，急性子[124,126]，指甲花[128]：成熟种子治经闭，噎膈，腹部肿块，骨鲠喉，痞块[124]；全草治痛经，跌打肿痛，毒蛇咬伤[128]；种子、花及全草治身痛，关节痛，闭经，跌打损伤[10,126]。【维药】خپنه گۈل ئۇرۇغى(Xene uruqi，黑乃欧如合)[75]，海纳乌拉盖[79]，Hinna(海纳)[80][22]：种子用于闭经腹痛，跌打损伤，血瘀骨痛，关节热痛，腰背刺痛，小儿麻痹，淋巴结核，食道癌，早期乳腺癌[75]，疮疡疖肿，肠胃疡痛，恶心[79]；全草治偏头痛，中风性和痰质性头痛；煎液嗽口治口疮；制成糊外敷治脚掌水泡，肝、胃、脾疼痛，利尿，子宫痛，麻风病，瘟疫，黄疸，脾炎，膀胱和肾结石，小便不利，尿道炎，烧伤，脓肿，疥癣，皮肤疼痛，疝气，疱疮，脑和肌腱病症和扁桃体炎[80]；花用于散寒，生发，润肤[22]。【瑶药】急惜马(金秀语)[15]，杆松(金秀语)[17]：种子治咽喉炎[15]；根茎治感冒，上吐下泻，尿路感染，小便不利，肺结核，高热烦渴，感冒咳嗽[17]。【壮药】底奉(德保语)，棵金凤(那坡语)，棵勒缝(桂平语)[15]：果实治月经不调；全草治月经不调，尿路结石，骨鲠喉；全草外用治跌打损伤，疔疮，无名肿毒[15]；根茎治感冒，上吐下泻，急性肾炎，鼻衄，小便不利，血尿，感冒咳嗽，阳痿[17]。

Impatiens blepharosepala E. Pritzel 睫毛萼凤仙花(凤仙花科)。【苗药】Bix qiang(比枪)[92]，竹节菜[95]：全草治膝关节风湿疼痛，闭经，骨折[92,95]；根治阴疽[95]。

Impatiens chinensis L. 华凤仙(凤仙花科)。【瑶药】长叶凤仙，指甲花：全草用于毒疮，小便湿浊，湿热带下，疮疖，肿毒[133]。

Impatiens crassiloba Hook. f. 厚裂凤仙花(凤仙花科)。【苗药】榜更笔答，凤仙花：花治风湿疼痛，跌打损伤，湿疹[94]。

Impatiens delavayi Franch. 耳叶凤仙花(凤仙花科)。【纳西药】全草用于牙痛，骨鲠喉，催产，毒蛇咬伤[164]。

Impatiens leptocaulon Hook. f. 细柄凤仙花(凤仙花科)。【土家药】冷水丹：根茎用于月经不调，痛经，跌打损伤；全草外用治膝关节肿痛，无名肿毒，跌打青肿[123]。

Impatiens longialata E. Pritzel 长翼凤仙花(凤仙花科)。【土家药】冷水丹：全草治小儿食积，肝炎，胃炎，食物中毒[123]。

Impatiens microcentra Hand. – Mazz. 小距凤仙花(凤仙花科)。【傈僳药】比里力：全草治筋骨疼痛，喉痛[166]。

Impatiens noli – tangere L. 水金凤(凤仙花科)。【鄂伦春药】挨母出哈，辉花菜：全草用于月经不调，痛经，跌打损伤，风湿疼痛，毒蛇咬伤，疥癞疮癣，阴囊湿疹[161]。【蒙药】(Zhanie hamer qiqig，扎乜－哈莫日－其其格)[49]，禾格仁－好木存－宝都格[51]：全草治水肿，尿闭，膀胱热[49,51]，"协日沃素"病[49]，浮肿，肾热，关节疼痛[51]。

Impatiens omeiana Hook. f. 峨眉凤仙花(凤仙花科)。【土家药】冷水七，霸王七[124,127]：根治跌打损伤，痈疮肿毒，蛇咬伤[124,127]。

Impatiens piufanensis Hook. f. 块节凤仙花(凤仙花科)。【布依药】那细习优：块茎治跌打损伤⟨159⟩。【仡佬药】wan³¹ pe⁵⁵ mia³⁵（汪边面，黔中方言），k？⁵⁵ ti³¹ pi？⁵³ nie⁵³（改低边捏，黔中北方言）：块茎适量，磨水外敷，治淋巴结核⟨162⟩。

Impatiens pritzelii Hook. f. ［I. pritzelii var. hupehensis Hook. f.］湖北凤仙花(冷水七)(凤仙花科)。【苗药】红苋，止痛丹⟨7,98⟩：根茎治风湿疼痛，月经不调⟨7,97,98⟩，四肢麻木，关节肿大，急性腹痛，经来腹痛⟨7,97⟩，食积腹胀⟨98⟩。【土家药】红苋，霸王七，止痛丹⟨7⟩：根茎治风湿疼痛，四肢麻木，急性脘腹疼痛，月经不调，肠炎痢疾⟨7,123⟩[1033]，关节肿大，食积腹胀泄泻，经来腹痛⟨7⟩[1033]，跌打损伤，外伤出血⟨123⟩，胃痛，烧烫伤；鲜叶捣敷治跌打损伤，外伤出血，疔肿疮疖，虫蛇咬伤⟨7⟩。

Impatiens siculifer Hook. f. 黄金凤(凤仙花科)。【仡佬药】wu³⁵ tse³³ kan⁵⁵（误则岗，黔中方言），ka⁵⁵ on⁵³ pe⁵³ ke⁵⁵（嘎翁扁改，黔中北方言），ie⁵⁵ ie³¹ lan⁵³（也业郎，黔西南阿欧方言）：全草治小儿肾炎⟨162⟩。【苗药】Bangx khad qangb（榜卡枪，贵州黔东南），Reib bot zheit ghunb（锐保腿棍，贵州铜仁）⟨91,95⟩：全草治风湿骨痛，跌打损伤⟨91,95⟩，风湿麻木，皮肤瘙痒，湿疹⟨91⟩，风湿病⟨95⟩，用于清热，消肿，止痛⟨95⟩。【瑶药】辣鸽公，臭水草：全草治风热咳嗽，咽喉痛，跌打损伤⟨133⟩。

Impatiens textori Miq. 野凤仙花(凤仙花科)。【布依药】万年巴：块茎治跌打损伤，瘀血，疼痛⟨6⟩。【水药】万年巴：块茎治毒蛇咬伤，伤口红肿疼痛⟨6⟩。

Impatiens uliginosa Franch. 滇水金凤(凤仙花科)。【蒙药】扎干努哈木日－其其格：全草利尿，收敛，燥"希日沃素"⟨390⟩。【苗药】Bangb khod qangb（榜壳枪，贵州黔东南）：全草治风湿热痹，跌打损伤，闭经，痛经，噎膈，阴囊湿疮，疥癞癣疮⟨91⟩。【彝药】矣色噜⟨101,104⟩，水金凤⟨104⟩：全草治疔疮，大腿生疮化脓，毒蛇咬伤，牙痛⟨101,104⟩。

Imperata cylindrica (L.) Beauv. 白茅(禾本科)。【侗药】茅根，毛草根：全草治血热吐血，血尿，鼻出血⟨136⟩。【傈僳药】阿南西克：根茎治急性肾炎水肿，泌尿系统感染，衄血，咯血，吐血，尿血，高血压，热病烦渴，肺热咳。【苗药】

茅草根，白茅根⟨96,98⟩：根茎治血热吐血，黄疸，水肿，便血⟨96,98⟩。【土家药】丝茅根，白茅根⟨125⟩，卡巴⟨10⟩：根茎治痨伤吐血，尿血⟨10,124,125⟩，鼻出血⟨124,125⟩，咳血⟨10⟩，热病烦渴，黄疸，水肿，热淋涩痛，急性肾脏水肿⟨124⟩，血热出血症，热尿积（尿路感染），尿石症，水肿病⟨128⟩。【佤药】山茅草，白茅根⟨10,168⟩：根茎治急性肾炎，浮肿，吐血，鼻衄⟨10,168⟩。

Imperata cylindrica var. major (Nees) C. E. Hubb. ［I. koenigii (Reti.) Beauv.］大白茅(丝茅)(禾本科)《药典》。【朝药】叫(ɖi，迪)：根茎治肾性高血压，肝炎⟨82⟩。【侗药】Sangp nyangt jal（尚娘架）⟨135⟩，Nyangt kap bagx（娘卡怕）⟨137⟩：根茎治耿来涸冷（腰痛水肿）⟨137⟩，肺炎，咳喘，胃痛⟨135⟩。【仡佬药】tse⁵⁵ sa³³（则撒，黔中方言），？ i³¹ i³¹ mu³¹ ke⁵⁵（希一木街，黔中北方言），kə³¹ xon⁵⁵（改凶，黔西南多洛方言）：根茎治肾炎水肿⟨162⟩。【哈尼药】wu ji(无机)⟨143⟩[76]，Yiqzaq daoqqil（易扎刀期），白茅⟨143⟩：全草治高热烦渴，肺热咳嗽，血尿⟨143⟩[76]；根茎治衄血，咯血症，尿血，肾炎水肿，阑尾炎⟨143⟩。【基诺药】衣且：根茎治肾炎，水肿，高血压⟨163⟩。【拉祜药】甜根草，白茅根：根茎治急性肾炎水肿，泌尿系统感染，衄血，咯血，吐血，尿血，高血压，热病烦渴，肺热咳嗽⟨10⟩。【黎药】白茅根，万雅，茅草根：鲜根治咯血，水肿，热淋，黄疸⟨153⟩。【毛南药】tan³³ ya⁴² guan³⁵，汤压广：根茎治肾炎水肿⟨155⟩。【蒙药】ᠲᠣᠪᠴᠢᠳᠠ ᠢᠬᠷ（Wuljitu ebes，乌力吉图－额布斯）⟨44,51⟩，查干－乌拉勒吉，索瓦－日玛⟨47⟩：根茎治尿频，尿闭，水肿，内出血，外伤出血，中毒，体虚⟨44,51⟩，内热烦渴，衄血，咯血，吐血，清热，利尿⟨47⟩。【苗药】Niangx ghaib zand（白茅根）⟨92,94⟩，囊嘎里⟨94⟩，仰嘎姬⟨96⟩：根茎治水肿⟨92,94⟩，腰痛，黄疸⟨92⟩，血热出血，肺热咳嗽⟨94⟩；根治水肿⟨96⟩。【纳西药】根茎用于阳虚不能化阴，小便不利，或有湿热雍滞，积成水肿，肾炎，胃出血，鼻衄，尿血，血热经枯而闭，解曼陀罗毒，反胃，食即吐出，上气，大腹水病，麻疹口渴⟨164⟩。【羌药】Wuvha（务哈），布尼苏古，丝毛草花：毛穗治鼻衄⟨167⟩。【畲药】毛筋草⟨146⟩，茅根⟨148⟩，白茅根[391]：根茎或花序治风热（上感），肝炎（黄疸），肝炎出血，急慢性肾炎，生风（产后感染），小便不禁（尿频），小儿腹泻，腰子(肾)下垂，血晕[146]；根茎治小儿肺热咳嗽，鼻衄，皮肤瘙痒，预防中暑[148]，喘急，胃热秽逆，淋病，小便不利，水肿和黄疸[391]。【土家药】kax bar(卡巴)：根茎治吐血，咳血，尿血[126]。【瑶药】乌毛根：全草用于热病烦渴，咯血，尿血，肺热喘急，胃热秽逆，高血压，淋病，小便不利，水肿，刀伤[133]。【彝药】尼日[105]，诗拔蛊基[101]：根茎用于失眠，尿血，鼻血，刀斧伤流血，久咳，热咳[101,105]，止内外出血，急性肾炎，急性肝炎[105]，烦躁，久咳，睾丸肿痛，哮喘，蛔虫病[101]。【藏药】deerwa(德尔哇)[23]，ᠷᠡᠪ་པ(然巴)[21]：根茎用于解毒，止血，利尿，延年益寿[23]，体虚，水肿，解蚊虫、蝎等动物引起的中毒及硫黄等化学中毒，小便不通，尿血，鼻衄，血崩，吐血，咯血[21]。【壮药】Raghaz(壤哈)；白茅根：根茎治肉裂(尿血)，陆裂(咳血)，痧病，能蚌(黄疸)，笨浮(水肿)，肉扭(淋证)[180]。【台少药】Busurin(Tayal族Taroko)，Re-ku(Bunun族Tou社)，Re-hu(Bunun族高山)：根茎治头痛，腹痛，热病，疟疾，外伤[169]。

Incarvillea altissima G. Forrest 高波罗花(紫葳科)。【藏药】欧缺：花治月经不调，风湿疼痛，气滞，耳病，泻消膨胀，高血压[40]。

Incarvillea arguta (Royle) Royle 两头毛(紫葳科)。【傈僳药】莫拉鸡：全草、根茎治风湿骨痛，月经不调；外用治痈肿，骨折[166]。【苗药】Vib diangl (衣莒)，结石草[91]，毛子草[393]：带根茎全草治泄泻，痢疾，胃痛，胁痛，风湿疼痛，月经不调，痈肿，骨折[91]；全草治胆囊炎，胆结石，肾结石，肾盂积水，膀胱结石，肝炎，菌痢[393]。【纳西药】带根茎全草治跌打扭伤，疮痈，骨折，胃痛，风湿骨痛，月经不调，腹泻，泻痢，消化不良，肝炎肝区痛；带根茎全草外用治疥疮，痈肿，骨折[164]。【普米药】麻约米：全草治跌打损伤，烧伤，疮疔，痈肿[14]。【羌药】Weyrreanyi(韦日里)[167]，毛子草[167]，托呢哈[10,167]：全草治骨折，跌打损伤[167]；全草外敷治疮毒红肿[10,167]。【彝药】两头毛[105]，瓦布友[127,393,1047]，毛子草[393,1047]，利拉唯[101]：全草治肝炎，菌痢，痈肿(如乳痈，疔疮)[10,105][127,393,1047]，骨折血肿，风湿劳伤[10,105][393,1047]，肝病(肝肿大，肝痛)，腹泻(如肠炎)，牙痛(包括淋巴结结核，腮腺炎，风火牙痛，牙周炎)，无名肿毒[10,105][127]，肠风下

血，泻痢，刀伤出血，烂头疮，梅毒[101,104]。【藏药】ᠱᠤᠭ་ᠴᠣᠰ(ouqu，欧曲)[25][949]，wuqu(乌却)[22]，欧缺玛保[40]：花治膨胀病，"黄水"病，高血压，肺炎，肺结核[22,34]；种子治中耳炎[22,34,40]，耳流脓[22,40]，耳聋[22]，耳痛[34,40]；花、种子及根治胃病，黄疸，消化不良，腹胀，耳流脓，耳聋，月经不调，高血压，肺出血[25]；花"黄水"病，膑胀，气滞，消化不良[40]；全草及根茎治泄泻，痢疾，胃痛，胁痛，风湿骨痛，月经不调，疮痈，骨折[36]；地上部分治消化不良，黄疸，高血压，肺出血[949]；根治虚弱，头晕，胸闷，腹胀，咳嗽，月经不调[40]。

Incarvillea beresowskii Batal. 四川波罗花(紫葳科)。【藏药】欧缺：花、根、种子治胃痛，黄疸，消化不良，中耳炎，耳流脓，月经不调，高血压，风湿疼痛[39]。

Incarvillea compacta Maxim. 密生波罗花(紫葳科)《部藏标》。【裕固药】给紫其扎，野丽参：根治身体虚弱[10]。【藏药】ᠱᠤᠭ་ᠴᠣᠰ་ᠳᠠᠷ་ᠫᠣ(乌曲玛保)[2,21,35]，欧切[29]，欧缺[40]：种子治中耳炎[2,6,23,29,35]，耳痛[23,27,34]，耳流脓[23,34]，耳聋[6,21]，风湿性关节炎[6]；根治虚弱，头晕，胸闷，腹胀，咳嗽，月经不调[2,23,29,35]，消化不良，食积腹胀，气滞胸闷，黄疸病[21]，便秘，肺病[27]；叶治咳嗽[2,35]；花治高血压[6,34,40]，气滞[34,40]，"黄水"病，腹胀，消化不良[34]，"龙"病，消肿，肺病[27]，月经不调[6,40]，肺结核，肺炎，肺出血[6]，风湿疼痛，耳病，泻消膨胀[40]；全草治月经不调，风湿疼痛，中耳炎，高血压[20]；花、种子、根治胃病，黄疸，耳聋，肺出血[29]，"黄水"病，耳病[23]；花、种子、根及全草治消化不良，胃病，黄疸，风湿症，中耳炎，耳聋，肺出血，月经不调[33]；地上部分用于消化不良，黄疸，高血压，肺出血[949]；根及花治久病身虚，头晕，胸闷，腹胀，便秘[21]。

Incarvillea delavayi Bur. et Franch. 红波罗花(紫葳科)。【藏药】效用同密生波罗花 I. compacta[40]。

Incarvillea forrestii H. R. Fletcher 单叶波罗花(紫葳科)。【藏药】wuquemabo(乌却玛博)[22]：花治高血压，肺结核，肺炎，肺出血，气滞腹胀，月经不调[22]，"黄水"病，腹胀，气滞，消化不

良[34]；根及根茎治黄水病，膨胀病，食积腹胀，气滞胸闷，黄疸病；种子治中耳炎，耳流脓，耳扁平[22]；根治虚弱，头晕，胸闷，腹胀，咳嗽，月经不调；叶治咳嗽[34]；效用同两头毛 I. arguta[40]。

Incarvillea lutea Bureau et Franch. 黄波罗花（紫葳科）。【彝药】勒胡补，天牛角，牛角蜂：根治头昏，咳嗽，产后无乳，身痛[106]。【藏药】效用同单叶波罗花 I. forrestii[22]；效用同密生波罗花 I. compacta[40]。

Incarvillea mairei (H. Lév.) Grierson [*I. grandiflora* **Bur. et Franch.**] 大花波罗花（紫葳科）。【白药】鸡肉参，土地黄，波罗花：根用于骨折肿痛，贫血，消化不良，产后少乳，体虚，久病虚弱，头晕[392]。【藏药】wuquemabo（乌却玛博）[6,22]，jiroushen（鸡肉参）[34]：根及根茎治黄水病，食积腹胀，气滞胸闷，黄疸病；花治高血压，肺结核，肺炎，肺出血，气滞腹胀，月经不调[22]，"黄水"病，气滞，消化不良[34]；种子治中耳炎[34]，耳流脓[22,34]，耳扁平[22]，耳聋，风湿性关节炎[6]，耳痛[34]；根、花、种子治黄水病，耳病，膨胀[23]；根治虚弱，头晕，胸闷，腹胀，咳嗽，月经不调[34]，产后少乳，久病体虚，头晕耳鸣，贫血[36]，消化不良[6]；叶治咳嗽[34]。

Incarvillea mairei var. grandiflora (Wehrhahn) Grierson 大花鸡肉参（紫葳科）。【藏药】欧缺折：花、种子、根治胃痛，黄疸，消化不良，中耳炎，耳流脓，月经不调，高血压，风湿疼痛[39]。

Incarvillea mairei var. multifoliolata C. Y. Wu et W. C. Yin 多小叶鸡肉参（紫葳科）。【藏药】效用同单叶波罗花 I. forrestii[22]；效用同密生波罗花 I. compacta[40]。

Incarvillea sinensis Lam. [*I. sinensis* ssp. *variabilis* (Batal.) Griers] 角蒿（紫葳科）。【蒙药】~~ᠤᠯᠠᠭᠠᠨ ᠲᠣᠯᠤᠮ~~（Wulan tuolum，乌兰-托鲁麻）[41]，乌兰陶鲁码[56]：全草治耳流脓，腹胀，肺热，"协日沃素"病，脉疾，便秘，肺脓肿，肺热咳嗽，气管炎[41]，肺骚热，肺脓疡，中耳炎，耳聋，腹胀肠鸣[56]，止咳，燥黄水，"赫依"运行[592]，疥疮湿疹[236]。【羌药】Muqiu（目曲），羊角草，角蒿：全草治干湿皮疹，疥疮，风湿痹痛[167]。【藏药】wuque（乌却）[6,22]，欧曲[23]：花治

高血压，肺结核，肺炎[6,22]，肺出血，月经不调[6]，黄水病，膨胀病[22]；种子治中耳炎，耳聋[6,22]，风湿性关节炎[6]，耳脓[22]；根治消化不良，食积腹胀，气滞胸闷，黄疸病[6]，口疮，齿龈溃疡，耳疮，湿疹，疥癣[36]；根、花、种子治黄水病，耳病，膨胀[23]；效用同单叶波罗花 I. forrestii[40]。

Incarvillea younghusbandii Sprague 藏波罗花（紫葳科）。【藏药】密花角蒿， འུག་ཆོས།（ouqu，欧曲）[25][949]，wuquemabo（乌却玛博）[7,22]：花、种子和根治胃病，黄疸，消化不良，腹胀，耳流脓，耳聋，月经不调，高血压，肺出血[25]；效用同单叶波罗花 I. forrestii[22]；全草用于胃病，黄疸，消化不良，耳流脓，耳聋，月经不调，肺出血；根治产后少乳，久病体虚[7]；地上部分用于消化不良，黄疸，高血压，肺出血[949]。

Indigofera bungeana Walpers 河北木蓝（豆科）。【仡佬药】ma[13] xuo[33] tɕie[35]（骂活介，黔中方言），tse[53] mu[53] se[55]（则木色，黔中北方言），ni[31] suo[31] zo[55]（泥所约，黔西南多洛方言）：全草或根治腹痛[162]。【拉祜药】山豆：根治急性喉炎，扁桃腺炎，气管炎，喉痛，腹胀，急性热病[10]。【蒙药】全草用于创伤，肿毒，口疮，吐血[51]。【土家药】全草、根治创伤，肿毒，口疮，臁疮，吐血，水泻[124]。

Indigofera decora Lind. 庭藤（豆科）。【苗药】庭藤：根皮或树皮治头痛，身骨痛[15]。

Indigofera decora var. ichangensis (Craib) Y. Y. Fang et C. Z. Zheng 宜昌木蓝（豆科）。【瑶药】野绿豆青：根用于喉痛，喉痹，牙龈肿痛，黄疸，泄痢，痔疮，痈肿，秃疮，疥癣，蛇、虫、犬咬伤[133]。

Indigofera fortunei Craib 华东木蓝（豆科）。【佤药】log ong siag（罗翁下）：根治月经不调，闭经，风湿病[14]。

Indigofera hendecaphylla Jacq. 穗序木蓝（豆科）。【白药】地皮百[14]，弟脾白[13]：全草用于堕胎避孕[13,14]。

Indigofera kirilowii Maxim. ex Palibin 花木蓝（豆科）。【朝药】화목란：根及根茎治牙龈肿痛，宫颈糜烂，狗咬伤[9,90]。【蒙药】吉氏木蓝：根治咽喉肿痛，口舌生疮，肺热咳嗽，痈疮肿毒[51]。

Indigofera litoralis Chun et T. C. Chen 滨海木蓝(豆科)。【壮药】滨木蓝：全草治扁桃腺炎[15]。

Indigofera mengtzeana Craib 蒙自木蓝(豆科)。【彝药】你卡弱[14]，格堵嘎多《102,103,111》：全株治麻风[14]；根治急性胃肠炎[103,111]，关节疼痛，风湿瘫痪，腹痛，慢性肠胃炎[13,103]，肺炎，乳腺炎，胸膜炎，肾炎，百日咳，牙龈炎，中耳炎，麻风，痈疮，无名肿毒，风湿疼痛《9,111》；根水煎液治关节疼痛，劳伤腰痛，乳腺炎，胸腺炎，百日咳，关节痛，劳伤腰痛，腹痛，胃痛，急慢性胃肠炎，风湿瘫痪；研末饮服治急慢性胃肠炎，肺炎，乳腺炎，胸膜炎，肾炎，百日咳，牙龈炎，中耳炎，麻风，痈疮，无名肿毒《101,102》。

Indigofera neopolygaloides Hu ex Wang et Tang 远志木蓝(豆科)。【傈僳药】维羞那三七：根治胃痛，腹泻，菌痢[14]。【佤药】nya sam don(娘三端)《13,14》[27]：块根治胃痛，胃肠炎，扁桃体炎《13,14》[27]。【彝药】大寒药：根治胃痛，腹泻，菌痢[14]。

Indigofera pseudotinctoria Matsum. 马棘(豆科)。【土家药】马胡梢：全草治扁桃体炎，淋巴性结核，咳嗽气喘，食积腹胀，痔疮，创伤出血[123]。【彝药】苦处喜《101,103,111》，必火丹[9]：全草治风热感冒，肺炎高热，烧烫伤《13,103》，扁桃体炎，颈淋巴结结核，痔疮《9,111》，感冒咳嗽，小儿食积饱胀，烂脚[111]，感冒喉痛[9]，胃脘饱胀，小儿疳积，疮疡疔疖，蜈蚣咬伤[109]；全草鲜品捣烂外敷治烧烫伤，感冒喉痛，扁桃腺炎，颈淋巴结结核，痔疮，肺炎高热，烧烫伤，风热感冒，蜈蚣咬伤《101,102》。【藏药】根或全株治咽喉肿痛，咳嗽，瘰疬，筋骨疼痛，水肿，食积腹胀，痔疮，脚癣湿烂[36]。

Indigofera rigioclada Craib 硬叶木蓝(豆科)。【傣药】叶治小儿高热抽风《9,73》。

Indigofera scabrida Dunn 腺毛木蓝(豆科)。【彝药】苦处喜《13,14》：全株治流感，肺炎，烧烫伤，胃大热[14]，风热感冒，肺炎高热；外用于烧烫伤[13]。

Indigofera stachyoides Lindl. 茸毛木蓝(豆科)。【傈僳药】臭巴枝，勒麦妞：根治崩漏，久痢，跌打损伤，风湿病，溃疡久不收口[166]。【苗药】Vob bex teb xok(窝布套学，贵州黔南)[91]，血

人参[611]：根治风湿痹痛，崩漏《91》[611]，感冒发热，咳嗽，肺痛，瘀血腹痛，妇女腹痛，疔疮痈疽，淋浊《91》，体虚久痢，肠风下血，溃疡不敛，跌打损伤，肝硬化，痄积[611]。

Indigofera tinctoria L. 木蓝(豆科)。【侗药】散兰：叶或全株用于治鹰痧[139]。【台少药】Iyoupaisi(Bunun族群，峦)：根治腹痛[169]。

Indigofera zollingeriana Miquel 尖叶木蓝(豆科)。【台少药】Ga - mirikahuni(Tayal族雾社)，Iyohabatu(Bunun族高山)，Iyohabetuto(Bunun族施武群)：根治腹痛，外伤；叶治腹痛[169]。

Indosasa crassiflora McClure 大节竹(禾本科)。【藏药】律居枫：秆内分泌液的干燥块状物治眼黄病，肺热，肺部疾病[40]。

Inula aspera Poir. 新疆旋覆花(菊科)。【哈萨克药】شینجیاڭ اندىزى：花序、地上部分治胸中痰结，胁下胀满，咳喘，呃逆[140]。

Inula britannica L. 欧亚旋覆花(菊科)《药典》。【朝药】참금불초(cām gēm bùr cào，擦母戈母不儿草)：头状花序用于呃逆，慢性胃炎，小便不利[82]。【哈萨克药】地上部分、花治咳喘痰多，胸膈闷胀；根叶治刀伤疗毒[141]。【蒙药】ᠠᠯᠲᠠᠨ ᠳᠣᠰᠣᠯ ᠴᠢᠬᠢᠭ(Alten dosel qiqig，阿拉坦－多斯勒－其其格)《41,56》，阿吉格－斯日昭木[56]：花序治黏刺痛，黏热，金伤，发症，骨折，脑刺痛[41]，胸肋作痛，头痛，咽喉肿痛[56]。【壮药】Gutvaniuj(库华牛)，旋覆花：花序治埃病(咳嗽)，墨病(哮喘)，鹿(呕吐)[180]。

Inula cappa(Buch. - Ham. ex D. Don) DC. 羊耳菊(菊科)。【阿昌药】啊铺罗为知：根治胃痛[18]。【傣药】娜罕(西傣)《6,62,64》，牙浪弄(德傣)《62,59》，坟介佃(德傣)[14]：全草根用于多汗症，红白下痢，腹痛，阴道流血，冷风病头昏头痛，恶心呕吐，小儿发热《62,64》，小儿发烧《6,9,13,72》，乳水不通，乳腺炎，神经衰弱《6,14》，高热，风湿骨痛，胃炎，风火牙痛，皮肤瘙痒《9,67,68,74》，风湿疼痛，肾炎，心绞痛，心慌心悸[63]，膀胱炎《9,63,67,68,74》，风湿病[233,308]；根、根茎用于冷风感冒发热，头昏头痛，恶心呕吐，四塔失调出现的多汗，潮热，心悸，躁烦不安，月经不调，赤白带下，胃脘胀痛，腹痛腹泻，风湿痹痛，疔疮脓肿[59]，清热，舒筋络，利尿，止痛[65]；地上部分和根治跌打损

伤[862]。【德昂药】关啊：根治胃痛[18]。【侗药】骂闹哑[135]，美奉虽[137]：全草治感冒，神经性头痛[135]；根茎治稿盼兜轮（产后伤风），朗乌焜形（小儿发烧）[137]；根治跌打损伤，风湿骨痛；根外用治骨折；嫩叶外敷治刀伤出血[6,15]。【哈尼药】夹滑史：全草治风湿病[875]。【基诺药】补实柯坡[163]：根治风湿疼痛，咳嗽，尿道炎，膀胱炎，月经不调[10,163]。【景颇药】Bainam qunbu[18]，棉鲁热涩[6,14]，面奴合手社[14]：根治胃痛[6,14,18]，胃寒[6]。【拉祜药】pei kao gu[152]，夹骨史[6,14]，羊耳菊[10]：新鲜叶外敷治牛皮癣；叶捣烂治牙龈出血；根泡酒治排尿困难[152]；根治风湿骨痛，胃炎，风火牙痛，膀胱炎，皮肤瘙痒[6,14]；根或全草治风寒感冒，咳嗽，神经性头痛，胃痛，风湿腰腿痛，跌打肿痛，月经不调，白带，血吸虫病[10]。【傈僳药】奇挪波子[166]，嘎拔[14]：效用同拉祜药[166]，叶治疮疖[14]。【苗药】Bex nioux dant（白牛胆，贵州铜仁）[91,95]，莴嘎芮勇[96]，走堵菖[6,14]：根治感冒发热，风湿痹痛[91,218]，咽喉肿痛，痈疮疔毒，乳痈[91]，小儿发烧，产后发热[96]，咳喘[95]；全株治牙痛，扁桃体炎，支气管炎，牙龈炎，乳腺炎[6,14]，感冒高热，尿路感染[15]。【纳西药】花、叶用于乳腺炎，气管炎，淋巴腺炎，膀胱炎，肾炎，睾丸红肿疼痛；根、全草治风寒感冒，神经性头痛，胃痛，吐血，咯血，衄血，月经不调，痛经，风湿关节痛，胸膈痞满，跌打肿痛，疟疾，痔疮；全草治慢性支气管炎，肺结核[164]。【怒药】桃培，白牛胆：全株治乳腺炎[165]。【畲药】大毛将军，羊耳茶[6]，白牛胆[148]：全草治风寒感冒，肺结核，头痛，胃痛，肝炎，风湿关节炎，跌打肿痛，月经不调，白带[147]，劳伤胸胁痞闷，劳虚咳嗽，小儿疳积，疟疾[6]；根治头晕，头风痛，哮喘，热淋，食欲不振，小儿疳积；叶、根治血虚，过饥引起的腹痛，手脚软，出虚汗[148]。【佤药】白牛胆，毛老虎[168]，考西翁杜[6]：根治痢疾，泄泻，尿路感染[10,168]，膀胱炎，牙痛，口角溃疡[6,14]。【瑶药】白面风（baeqc minc buerng，别免崩）[132][6]，大力王[132]，六月雪[4]：嫩叶或全草外敷治毒蛇咬伤[15,132][4,6]；全草用于肝炎，肾炎[132][6]，跌打损伤[6,132][6]，慢性气管炎，感冒发热，胆囊炎，疟疾，泄泻，月经不调，痛经，白带，风湿关节痛[132]；根、全草治风寒感冒，咳嗽，风湿性腰腿痛[6,14]；血吸虫病[6]

感冒，咽炎，乳腺炎，风湿骨痛[4]。【彝药】俄巴沙补[10,105]，尼突赛[111]，尼图基[101]：全草治陷边疮，风湿，跌打损伤，咳喘，食积，小儿高热惊风诸症[10,105]，胃病，早期血吸虫病[105]，"此奠拉"病[10]，外感风寒，发热咳嗽，咽喉肿痛，口舌糜烂，胸胁痞满，腹痛泄泻，风湿麻木，筋骨肿痛，月经不调，皮肤瘙痒[109]，偏正头痛，慢性肾炎，产后感冒，胆结石，胆囊炎，疝气，内脏出血，痔疮[111]，牙痛，泌尿道感染[6,14]，小儿发烧[110]，肠胃型感冒[13]；根、全草治胆囊炎，胃痛，食积，赤痢，肺痈，咳喘，小儿热惊风，陷边疮[101]。【壮药】哀勒度（柳城语）[6,15]，美卡讷（上林语）[15]，郭间喟[6]：根治感冒，腹泻；嫩叶治急性支气管炎；嫩叶外敷治刀伤出血[6,15]；全株治感冒发热，咽喉肿痛，风湿疼痛，痈疮疔毒，乳痈[6,14]，腹泻[15]，发旺（风湿骨痛），林得叮相（跌打损伤），贫痧（感冒），瘴气，埃病（咳嗽），慢性肝炎，心头痛（胃痛），月经不调，京尹（痛经），下肢溃疡，额哈（毒蛇咬伤）[117]。

Inula eupatorioides Wall. ex DC. 泽兰羊耳菊（菊科）。【彝药】恩诺勃西里诺[35]，纳烧西利若[14,113]：根治小儿疳积[14,113][35]。

Inula helenium L. 土木香（菊科）《药典》。【阿昌药】们什郎儿：根治慢性胃炎，胃功能紊乱，慢性肝炎[18]。【朝药】木香：根用于脾虚所致的不思饮食，消化不良，食后倒饱，气痰，中气，上气，气逆，气痛[83]。【德昂药】土木香：效用同阿昌药[18]。【仡佬药】ni[55] tie[55] tai[55] qaŋ[53]（尼跌歹岗，黔中方言），kia[55] tu[53] loŋ[53]（加都龙，黔中北方言），(a[55] ta[55] qe[35]阿打改，黔西南阿欧方言)：根治慢性肾炎（阳虚型）[162]。【哈萨克药】哈拉宴得孜：根治头痛健忘，胸闷咳嗽，毒蛇咬伤，流产先兆[24]。【景颇药】nuinam：效用同阿昌药[18]。【蒙药】ᠮᠠᠨᠤ（Manu，玛努）[6,44,51]，乌达巴拉－玛奴[47]：根治感冒头痛，恶心，寒战，未熟热，"赫依"血引起胸闷气喘，胸背游走性疼痛，不思饮食，呕吐泛酸，胃、肝、大小肠之"包如"病，"赫依希日"性头痛及血热性头痛[44]，气血不调，痰热，胃病，慢性肝炎，胸肋作痛，蛔虫病[47]，"巴达干"热，感冒，"宝日"病，消化不良，"赫依"与血相争，虚热，血刺痛症，"赫依"刺痛症，头痛[51]，热感冒，食滞腹胀，胃溃疡，胸肋作痛[6]，小肠热，咳嗽[217]。【维药】卡兰德斯[78]，热散衣勒特孜[6][24]：根治腹胀胃痛，食少体倦，阳痿，遗精，气管炎[78]，胸腹胀满疼痛，里急后重[6]，呕吐泄泻[6,77,78]，慢性胃肠炎，消化不良及胁间神经痛[24]，胸肋、脘腹胀痛，胸肋挫伤，岔气作痛，胎动不安[77]。【藏药】manu（玛奴）[23]，藏木香[395]，ঙ་ঙ་བ་ཟ།（玛努巴扎）[21]：根治风热症[23]，血热症[23][395]，风血交抗，背痛，"木布"病[21][395]，高血压，胃及六腑热症，妇女病中与血有关的疾病，胃出血，胃炎，消化不良，肝病，止痛[395]，呕吐泄泻[21][829]，气滞腹痛，泻痢，呕吐，慢性胃炎，"龙"病，发烧，胸胁痛，胃肠机能紊乱[40]。

Inula helianthus – aquatilis C. Y. Wu ex Y. Ling 水朝阳旋覆花（菊科）。【白药】恶朝阳背子户：全草用于痰多咳嗽，呃逆，嗳气，呕吐，水肿，慢性支气管炎，头面、眼睑水肿[14]。【傈僳药】米俄莫[166]：根治感冒头痛，久咳不止，胸闷胸痛，头晕[166]。【苗药】榜埋嗨，旋覆花：全草治咳嗽痰多，胸闷，风湿痹痛[94]。【纳西药】全草治咳喘痰多，支气管炎，噫气，呃逆，两肋肿痛，口腔溃疡，神经性呕吐，感冒咳嗽，胁下胀痛，胸闷头痛，头晕，疔疮肿毒[164]。【彝药】矣纪唯[101,104]，金沸草[104]：全草治感冒头痛，久咳不止，多痰，口腔溃疡，黄疸型肝炎[101,104]，根治感冒头痛，久咳不止[101]。

Inula hookeri C. B. Clarke 锈毛旋覆花（菊科）。【藏药】axi（阿西）：全草治肌肉神经痛[22]。

Inula hupehensis（Y. Ling）Y. Ling 湖北旋覆花（菊科）。【土家药】覆花，金沸草[124]：头状花序治胸膈痰结，两肋胀痛，咳喘气逆，痰涎黏稠，心下痞硬，噫气不除；地上部分治痰多咳嗽，水肿，痈疮疔毒，胁下胀痛，跌打损伤[124]。

Inula japonica Thunb. 旋覆花（菊科）《药典》。【朝药】금불초（gēm bùr cào，戈母不儿草）：花序治呃逆，慢性胃炎，小便不利[82]。【蒙药】阿拉坦 – 导苏乐 – 其其格[51]，ᠬᠦᠨ᠋ᠳᠡᠯᠡᠨ（Alten dosel qiqig，阿拉坦 – 多斯勒 – 其其格）[41]，高勒 – 希拉 – 其其格[56][396]：花序镇刺痛，杀"粘"，燥"希日沃素"，愈伤[51]，胸肋作痛，头痛，咽喉肿痛[56]，降压，消痰，行水，止呕[396]；根治"刺痛症"，"发症"，骨折，金伤[51]；效用同欧亚

旋覆花 I. britannica[41]。【苗药】金佛草[98]，莴达尚[96]：花序治胸膈痰结，两肋胀痛，咳喘气逆[98]；根茎、全草治便秘，咽干[96]。【仫佬药】复得先花（罗城语）：全草治肺结核[15]。【土家药】si²ti¹ba¹wang¹ga¹la¹（时提巴王嘎那），金线花，金盏菊：花序治咳嗽咯痰，寒伤风症，恶心呕吐[128]。【藏药】axi（阿西）：全草治肌肉神经痛[22]。【壮药】效用同欧亚旋覆花 I. britannica[180]。

Inula linearifolia Turcz. 条叶旋覆花（菊科）《药典》。【朝药】가는금불초（ga nen gem bur cao，嘎嫩戈母晡儿草）：头状花序用于结气，胁下满，惊悸，除水，去五脏间寒热，补中，下气，消胸上痰结，唾如胶漆，心胁痰水，膀胱留饮，风气，湿痹，皮间死肉，目中眵蔑；根用于风湿病[86]。【苗药】金佛草：花序治胸膈痰结，两肋胀痛，咳喘气逆[98]。

Inula nervosa Wall. ex Hook. f. 显脉旋覆花（菊科）。【阿昌药】Apuluo（啊铺罗），Weizhi（为知）：根、根茎治胃痛[8]。【布依药】那洼习：根与瘦肉等共蒸吃，治肾炎[159]。【傣药】ꩦꩡꩩ（nahan，哪罕），ꩦꩡꩩ（nahan，娜汉）[8]：根、根茎治胃痛[8]；根治感冒，痰嗽，高热，风湿骨痛，脚气水肿[9,74]。【德昂药】Guana（关啊）：根、根茎治胃痛[8]。【侗药】Mal kap liees bien（马卡列丙）[8][12]，毛秀才[387,610]，黑根[610]：全草治外伤骨折，风湿骨痛[8][12]，跌打损伤，可缩短骨折病程[387]；花序治跌打损伤，骨折，伤风感冒，霍乱转筋，肚痛，血管神经性头痛，惊风，伤目出血[610]。【哈尼药】Ciqnav（迟那），小黑药，威灵仙[8,143]：根治风湿性关节炎，风湿腰腿痛，背寒痛，胃痛，消化不良，骨鲠喉，月经不调，病后体虚，神经衰弱[8,143]。【拉祜药】Heorxuiler（heweiling，黑威灵）[8,151]：根治感冒，高热，风湿骨痛，神经痛，腹泻[8,151]。【傈僳药】米俄莫：全草治月经不调，白带，肠炎，痢疾；外用治跌打损伤[8]。【纳西药】铁脚，威灵仙：根用于腰膝酸软，食欲不振，胃寒痛，脘腹胀痛，鱼骨鲠喉，脚气，脚边肿痛，冷汗不止，头晕盗汗[164]。【土家药】对叶四方草：全草治急性传染型肝炎，疱毒湿疹，皮肤瘙痒[123]。【佤药】黑威灵，铁脚威灵[8,168]：根治体虚多汗，感冒咳嗽，风湿性关节炎，脚气水肿，食积腹胀，胃痛[8,168]。【彝药】ꀨꀒꀕ（xihlaoji，细那基）（云南峨山，禄丰，牟定）[8,101,102]，铁脚威灵仙，细那基[13,103]：全草治"现下壶"（腋下或颈淋巴肿大、炎症），乳腺炎[8,13,103]，风湿疼痛，腰膝酸软，食滞，胃痛[9,101,102]，颈淋巴结肿大，慢性胃炎，睾丸炎[101,102]。【藏药】axi（阿西）：治肌肉神经痛[22]。

Inula pterocaula Franch. 翼茎羊耳菊（菊科）。【哈尼药】Ciqnav navma（迟那那玛），大黑药：根治病后体虚，头昏，耳鸣，虚汗淋漓，虚咳，跌打损伤，疮疡肿毒[143]。【普米药】缅丹[14][15]：根治痈疮肿毒，骨结核，气管炎，痢疾，跌打损伤，气虚头昏，耳鸣，失眠，心慌，脾脏肿大[14][15]。【彝药】绿豆开麻[14]，松那薄戈若[13]，纳莫齐[101,104]：根治风寒感冒[14]，咳嗽[14,101,104]，肺虚咳嗽[13]，虚弱头晕，耳鸣，失眠，痞块，胃痛，痢疾[101,104]。

Inula racemosa Hook. f. 总状土木香（菊科）。【哈萨克药】قاراندىز[140]，哈拉宴得孜[24]：根治慢性肾炎，胃肠功能紊乱，呕吐泄泻，慢性肝炎，肋间神经痛，胎动不安，胸腹胀满疼痛，痢疾[140]，头痛健忘，胸闷咳嗽，毒蛇咬伤，流产先兆[24]。【蒙药】玛奴[47][925]，总状土木香[925]：根治慢性胃炎，胃肠功能紊乱，肋间神经痛，胸壁挫伤和岔气作痛，胎动不安[47]，行气镇痛，健脾消食，温中和胃，胸腔胀痛，食积不消，止痛安胎[925]。【土家药】土广香，烟木香：根治牙痛，慢性胃痛，腹痛，肋间神经痛，痢疾，胸部挫伤，蛔虫病[123]。【维药】热散衣勒特孜：根治慢性胃肠炎，消化不良及胁间神经痛[24]。【藏药】藏木香[13]，manu（玛奴）[20,23]，玛鲁巴楂[39]：根治慢性胃炎，胃肠机能紊乱[13,20,39]，"龙"病，发烧，胸肋痛[13]，肋间神经痛，胸壁挫伤和岔气作痛[20,39]，风热症，血热症[23]，血风杂症，胆病，培根热，消食[27]，气滞腹痛，泻痢，呕吐，里急后重[39]。

Inula salsoloides (Turcz.) Ostenf. 蓼子朴（菊科）。【蒙药】全草治外感发热，痢疾，泄泻，小便不利，痈疮肿毒，黄水疮，湿疹，并可灭蛆，兽医用作除虫剂[51]。

Inula sericophyila Franch. 绢叶旋覆花（菊科）。【彝药】吗能额薄[9,13]：全草治疥疮癣斑[109]，牙痛[9,13]，感冒咳嗽，脾虚胃痛，水肿[9]，肝炎；叶用于止血，叶外用外伤出血，消下肢水肿[13]。

Inula wissmanniana Hand. – Mazz. 滇南羊耳菊（菊科）。【彝药】恩诺勃西里若，纳绕西利若：根治小儿疳积[13]。

Inuta chrysantha Diels 参见 Pulicaria chrysantha。

Iphigenia indica Kunth 山慈菇（百合科）。【纳西药】闹狗药，假贝母：鳞茎治支气管炎，哮喘，痛风，乳癌，鼻炎癌，唾腺癌，痈肿，疮疡，瘰疬，皮肤肿块[164]。

Ipomoea aquatica Forssk. 蕹菜（旋花科）。【哈尼药】Haoqbao hhoqniul（浩包俄牛），空心菜：全草治食物中毒，断肠草、砒霜、菌子等中毒，腹水，鼻衄，尿血，咳血[143]。【畲药】蕹菜：全草治毒菇中毒，青竹蛇咬伤，鼻衄，预防接触性农药中毒[148]。【壮药】八猛（象州语），空心菜，上崩暖（大新语）：全草用于大茶药（即胡曼藤，又名钩吻）木薯、曼陀罗中毒；外敷疮脓，治蛇咬伤[15]。

Ipomoea batatas (L.) Lam. 番薯（旋花科）。【侗药】苗闷（三江侗语）：老茎治血管痉挛[15]。【毛南药】腊蛮（环江语）：老茎水煎洗身治水肿[15]。【畲药】甘薯：块根煨熟加生石灰趁热外敷患处治脱臼，外伤性关节疼痛；鲜叶治疔疮，疖肿，无名肿毒[148]。【瑶药】凡对（金秀语）：陈旧的叶服治吐泻[15]。【彝药】阿鹅：块根治赤白带下，宫寒，便秘，胃及十二指肠溃疡出血[13]。【壮药】勾门（大新语），他幼块（防城语）：陈旧的叶服治吐泻；鲜叶与红糖捣敷拔疮脓，治疥疮[15]。

Ipomoea cairica (L.) Sweet 五爪金龙（旋花科）。【壮药】五叶藤，五叶茄：根及根茎治水肿小便不利，淋病，肺热咳嗽，痈疽[675]。

Ipomoea digitata L. 七爪龙（旋花科）。【傣药】嘿罕因（西傣）：根、叶治水肿，便秘；外用于乳腺炎，痈疮，淋巴结结核[13]。【毛南药】miau^{24} ren^{42} sen^{33}（秒人参）：块根或叶治肾炎[156]。

Ipomoea hungaiensis Lingelsh. et Borza 参见 Merremia hungaiensis。

Ipomoea pescaprae (L.) R. Brown 厚藤（旋花科）。【毛南药】马鞍藤，马蹄草，ruoŋ^{2}an^{3}mia^4（松鞍马）：根、叶治风湿性腰腿痛，腰肌劳损[156]。

Ipomoea purga(Wender.) Hayne 泻净番薯（旋花科）《部维标》。【维药】چلاپا（Chilapa，其拉

帕(75)，齐拉巴(79)，药喇叭根(4)：块根治癫痫，瘫痪(4,75,77)，大便不通，习惯性便秘，全身水肿，肠道梗阻，陈旧性头痛，寒性发热，腰背酸痛，坐骨神经痛，面瘫，关节疼痛，久咳不止，久热不退，肠道生虫(75,77)，胃肠热结引起的绞痛，肝病水肿(79)，久治不愈性头痛，寒湿性关节头痛，腰膝酸痛，腹痛，咳嗽痰多，寒热往来，黄疸水肿(4)。

Iresine herbstii Hook. ex Lindl. 血苋(苋科)。【傣药】皇亮(62-64)，皇娘(9,13,14,72)，皇孃(西傣)(13,14)：全草用于麻疹不透，风疹，月经不调，经来腹痛，各种出血症，如吐血，便血，鼻出血，妇女经量过多(62-64)，皮肤过敏(13,14)；茎、叶用于跌打瘀肿(9,13,14,72)，麻疹(13,14)，清热解毒，调经活血(65)；全草用于菌痢，肠炎，痛经，闭经，红崩，衄血(9,74)。【哈尼药】红苋菜，Miaoqciq ciqnil(苗齐齐尼)，一口血(143,144)：全草治月经不调，吐血，鼻衄，便血，痢疾(143,144)，腹泻，产后体虚，骨折(143)。

Iris bulleyana Dykes 西南鸢尾(鸢尾科)。【藏药】rejizema(热纪泽玛)：种子治培根木保症，黄疸病，"培根"和"赤巴"混合引起之胃病，中毒病，食滞不化(23)。

Iris bulleyana Dykes f. alba Zhao 白花西南鸢尾(鸢尾科)。【藏药】malinzhema(玛林折玛)(22)：种子用于解毒，止痛，杀虫，生肌，"培根"病，"木保"病，中毒病，胃肠寒热往来，肠绞痛，胀闷，胸部壅塞，虫病，疮口溃烂，黄疸，烫伤(22,34)，阑尾疼痛(22)；花研调油外敷治烫伤；根、全草和蜜外敷治雀斑，癣，黄水疮；鲜根汁外抹治烫伤、烧伤；全草煅炭研细外用干脓水；内服乌发(22,34)。

Iris chrysographes Dykes 金脉鸢尾(鸢尾科)。【羌药】Zewma(走玛)：种子治心胃气痛，腰腿疼痛(167)。【藏药】则合纪泽玛(23)，折玛(40)：种子用于驱虫(23)；种子外敷治烧伤(23)；花用于明目(23)；根治雀斑，癣(23)；全草烧灰乌发(23)；根茎治跌打损伤，风湿痹病，腹中积聚，咽喉肿痛，食积腹胀，蛔虫病，痔疮，药物中毒(36)；果实、种子治阑尾炎，虫牙，蛔虫病，蛲虫病，咽喉发炎，黄疸型肝炎，癌症(40)。

Iris collettii Hook. f. 高原鸢尾(鸢尾科)。【傈僳药】果西：根、茎、叶治跌打损伤，鼻塞不通，神经性牙痛，外伤出血(166)。【藏药】ma-

linzhema(玛林折玛)(22)，ম་ནེང་གོ་ཟ།(manengguo-za，玛能郭咋)(21)：种子治"培根"病，"木保"病，中毒症，胃肠寒热往来，肠绞痛，胸腹胀闷，壅塞，虫病，疮口溃烂，阑尾疼痛；花研细调油脂；外敷治烧伤，烫伤；根研细调蜂蜜，外用治雀斑，顽癣，黄水疮；鲜根汁外抹治烫伤，烧伤；全草煅炭，研细外用干脓水；内服乌发(22)；全草或根治"培根木布"，黄疸症，"赤巴"和"培根"混合引起的胃病，疔疮及伤肿(21)。

Iris decora Wallich [*I. nepalensis* **D. Don**] 尼泊尔鸢尾(鸢尾科)。【彝药】果波俄，黄花草，金针菜：全草治小儿疳积，小儿消瘦，腰痛，咳血，尾椎骨痛(106)。【藏药】zhema(折玛)(22)，ཤེས་མ།(manengzhema，玛能折玛)(25)，热纪泽玛(23)：种子用于退烧，解毒，驱诸虫，阑尾炎，虫牙，蛔虫和蛲虫病，食物中毒引起的泻痢(22,25)，培根木保症，黄疸病，"培根"和"赤巴"混合引起之胃病，中毒病，食滞不化(23)。

Iris delavayi Micheli 长葶鸢尾(鸢尾科)。【藏药】malinzhema(玛林折玛)(22)：种子用于解毒，止痛，杀虫，生肌，"培根"病，"木保"病，中毒病，胃肠寒热往来，肠绞痛，胀闷，胸部壅塞，虫病，疮口溃烂，黄疸，烫伤(22,34)，阑尾疼痛(22)，黄疸，烫伤(34)；花研细调油外敷治烫伤；根、全草和蜜外敷治雀斑，癣，黄水疮；鲜根汁外抹治烫伤、烧伤；全草煅炭研细内服用于乌发(22,34)；全草煅炭研细外用干脓水(22)。

Iris dichotoma Pallas 射干鸢尾(鸢尾科)。【蒙药】歧花鸢尾，白射干，芭蕉扇：根茎或全草治咽喉肿痛，痄腮，齿龈肿痛，肝炎，肝脾肿大，胃痛，支气管炎，跌打损伤，乳痈，外用治水田皮炎(51)。【藏药】效用同金纹鸢尾 I. chrysographes(40)。

Iris ensata Thunb. 玉婵花(鸢尾科)。【藏药】折则：种子治阑尾炎，虫牙，蛔虫病，蛲虫病，咽喉发炎，黄疸型肝炎，抗癌(39)。

Iris goniocarpa Baker 锐果鸢尾(鸢尾科)。【藏药】tangjizema(汤纪泽玛)，贡噶(39)：种子治"培根"，"木保"病，中毒病和胃肠寒热夹杂病，泻虫引起的腹绞痛(23)，阑尾炎，虫牙，蛔虫病，蛲虫病(39)。

Iris halophila Pallas 喜盐鸢尾(鸢尾科)《部维

标》。【哈萨克药】سور جملانقیاعی：花、种子、根用于急性咽炎，月经过多，吐血，急性黄疸性传染性肝炎，小便不通，痈肿疮疖，痔疮，子宫癌[140]。【蒙药】查黑勒达各：种子用于疮脓肿痛，烧烫伤，胃肠湿热，小便短赤；叶烧炭调油治皮肤瘙痒[7]。【维药】سۇسەن یىلتىزى（Susen yiltizi，苏维散依力提孜）[75,77]，伊力沙，古力芍山[7,78]：根茎用于关节疼痛，坐骨神经痛，偏头痛，脾肿大，颈淋巴肿大，胸膜炎，颤抖症，瘫痪，面瘫，面部各种斑证[75,77]，喉炎音哑，化脓性疮疖，湿疹[7,78]，咽喉肿痛，牙痛，疮痛，湿疹[4]；根茎外用治雀斑，白癜风，疤痕[4]；根、根茎泡酒治肠梗阻[7,78]。

Iris japonica Thunb. 蝴蝶花（鸢尾科）。【侗药】骂聂：全草治肝炎，肝脾肿大，肝痛，喉痛，胃病[138]。【土家药】xie² gan¹ po²（写干坡），牡山虎[128]，下山虎[10,126]：根茎治食积腹胀[10,124,126,128]，牙痛，蛇咬伤，跌打损伤，咽喉肿痛，便秘[124]，长蛾子（又名喉蛾，即急性扁桃体炎），扭伤肿痛，癫狗（狂犬）咬伤[128]；根茎或全草治郁气病，肝脾肿大[10,126]。【瑶药】威羊密，野菖蒲：根茎用于便秘；花和全草用于肝炎，肝肿大，肝区疼痛，胃痛，食积胀满，咽喉肿痛，跌打损伤，虫蛇咬伤[134]。【彝药】火赫[9,10,105]，补鲁唯：[101,102]：根茎治腹中包块，咽喉肿痛，伤食；根茎外敷治蛇咬伤[9,10,105]；根、根茎治腹中包块，喉蛾（急性扁桃体炎），肺痨咯血，跌打损伤，毒蛇咬伤；根水煎液治咽喉肿痛，腹中包块，伤食；根捣烂外敷治蛇咬伤[101,102]。

Iris kemaonensis Wallich ex Royle 库门鸢尾（鸢尾科）。【藏药】tangjizema（汤纪泽玛）：种子治"培根木保病"，中毒病和胃肠寒热夹杂病，泻虫引起的腹绞痛[23]。

Iris lactea Pall. var. chinensis (Fisch.) Koidz. [I. pallasii Fisch. var. chinensis Fisch.] 马蔺（鸢尾科）《部藏标》。【朝药】马林扎：种子治黄疸，泻痢，喉痹，痈肿[5]。【鄂伦春药】西拉木林，马莲，尖瓣马蔺：根治急性咽炎，病毒性肝炎，痔疮，牙痛；花治吐血，咯血，衄血，咽喉肿痛，小便淋痛，外用治痈疮疮疡，外伤出血；种子治吐血，衄血，功能性子宫出血，急性黄疸性传染性肝炎，骨结核，小便不利，疝痛[161]。【哈萨克药】

جملانقیاق：根、花、种子治咽喉炎，尿路感染，小便不利，肝炎，骨结核，风湿疼痛[142]。【蒙药】查嘎勒达格－热乌日[5,47]，查黑乐得格[51]，ᠴᠠᠬᠢᠯᠳᠠᠭ ᠦᠨ ᠢᠵᠠᠭᠤᠷ（Chaheldegen wur，查黑勒德根－乌热）[45,46]：种子用于急性黄疸性传染性肝炎，吐血，衄血，咽炎，痈肿，功能性子宫出血，淋病，疝痛，骨结核，各种内外虫病，胃痉挛，烧烫伤[5,45,46]，消化不良，"巴达干室"，眼黄，胃内"巴达"与"希日"相搏，皮肤溢水，面部黄水病[5]，胃肠黏痧症，"亚玛"病，疥疮，身目发黄[45,46]，关节炎[236]，可清热，解毒药，凉血[592]；外用治痈肿，外伤出血[47]；根治胃痧症，霍乱，蛲虫病，虫积腹痛，虫牙，皮肤瘙痒，毒热，疮疡，烫伤，脓疮，黄疸，胁痛，口苦[51]。【土药】马蔺子：种子治食积消化不良和腹痛等病症[10]。【土家药】马蔺子：种子治黄疸，泻痢，小便不利，吐血，衄血，血崩，白带，外伤出血[123]。【维药】چىغىرتماق یىلتىزى（Chighritmaq yiltizi，切合日提马克依力提孜）[75]，چىغىرتماق ئۇرۇغى（Chighritmaq uruqi，切合日提马克欧如合）[75,77]：根用于脑炎，脾脏炎肿，颤抖症，瘫痪，面瘫，乃孜来感冒，偏头疼，颈淋巴结结核，面部黑斑[75]；种子用于湿性水肿，黄疸，瘫痪，寒性关节疼痛，颈部和腋下淋巴结结核，胸膜炎，小便不通，月经不下[75,77]。【藏药】མེ་ཏོག（muzhe，母折）[2,29,35]，哲玛[5]，མེ་ཏོག母智[21]：种子治阑尾炎[2,5,29,35,39]，虫牙，蛔虫病，蛲虫病[2,29,35,39]，肠绞痛[2,21,23]，食物中毒引起的泻痢[2,35]，胃痉挛，虫病引起的胃、腹剧痛，湿疹，疮疡，烧伤[23]，外用敛疮生肌[2]，咽喉发炎，黄疸型肝炎，抗癌[39]；花治眼病[21]。

Iris loczyi Kanitz 天山鸢尾（鸢尾科）。【藏药】则合纪泽玛：种子用于驱虫；外敷治烧伤；花用于明目；根治雀斑，癣；全草烧灰用于乌发[23]。

Iris milesii Foster 红花鸢尾（鸢尾科）。【藏药】tangjizema（汤纪泽玛）：种子治"培根"、"木保"病，中毒病和胃肠寒热夹杂病，泻虫引起的腹绞痛[23]。

Iris pandurata Maxim. 甘肃鸢尾（鸢尾科）。【藏药】rejizema（热纪泽玛）：种子治培根木保症，黄疸病，"培根"和"赤巴"混合引起之胃病，中毒病，食滞不化[23]。

Iris potaninii Maxim. 卷鞘鸢尾（鸢尾科）。

【藏药】manengzhema（玛能择玛）：种子治阑尾炎、虫牙和蛔虫、蛲虫病[29]。

Iris qinghainica Y. T. Zhao 青海鸢尾（鸢尾科）。【藏药】zhema（折玛）[22]， གྲིན་མ།（mozhe，莫折）[25]：种子治阑尾炎，虫牙，蛔虫病，蛲虫病，食物中毒引起的泻痢[22,25]。

Iris ruthenica Ker. – Gawl. 紫苞鸢尾（鸢尾科）。【藏药】则合纪泽玛：种子用于驱虫，外敷治烧伤；花用于明目；根治雀斑、癣；全草烧灰用于乌发[23]。

Iris ruthenica Ker. – Gawl. var. nana Maxim. 矮紫苞鸢尾（鸢尾科）。【哈萨克药】全草治急性咽炎，月经过多，吐血，急性黄疸型肝炎，小便不通，痈肿疮疖，痔疮，子宫癌[141]。【藏药】malinzhema（玛林折玛）[22,34]：种子治虫病[22,23,34]，培根病，木保病，中毒症，胃肠寒热往来，肠绞痛，胸腹胀闷，壅塞，疮口溃烂，阑尾疼痛[22,34]，外敷治烧伤[23]；花用于明目，研细调油脂外敷治烧伤、烫伤[22,34]；根研细调蜂蜜外敷治雀斑，顽癣，黄水疮[22,34]，鲜根汁外搽治烫伤，烧伤[22,34]；全草烧灰内服用于乌发[22,34]，全草煅炭研细外用干脓水[22,34]；效用同金纹鸢尾 I. chrysographes[40]。

Iris sanguinea Donn ex Hornem. 溪荪（鸢尾科）。【蒙药】根茎治胃脘痛，食积腹痛，大便不通，疔疮肿毒[51]。

Iris scariosa Willd. ex Link 膜苞鸢尾（鸢尾科）。【哈萨克药】جارعاق گۇلدى جەلانفىياق：花、种子、根用于急性咽炎，月经过多，吐血，急性黄疸性传染性肝炎，小便不通，痈肿疥疮，痔疮，子宫癌[140]。

Iris sichuanensis Y. T. Zhao 四川鸢尾（鸢尾科）。【藏药】rejizema（热纪泽玛）：种子治培根木保症，黄疸病，"培根"和"赤巴"混合引起之胃病，中毒病，食滞不化[23]。

Iris speculatrix Hance 小花鸢尾（鸢尾科）。【苗药】随手香，沙姜[97,98]：全草治风寒感冒，寒性腹痛，风湿骨节疼痛[97,98]。【土家药】洗手香，随手香：根茎治风寒感冒，寒性腹痛，骨节疼痛[124]。【瑶药】咸阳勉，白马回阳：根治跌打损伤，毒蛇咬伤[133]。

Iris tectorum Maxim. 鸢尾（鸢尾科）《药典》。【布依药】戈双嘎[6]，那苔比[159]：根茎治食积饱

胀[6]，膈食[159]。【傣药】曼西喃，蹄偕榄（德傣）：根治跌打风湿[14]。【侗药】Maemx luih jenc（猛吕岑）[137]，吧多西肥[6,15]，茵岩草[71]：根茎、全草治给括脉骂（便秘），宾耿涠（水蛊病）[137]；根茎治便秘，咽喉炎，水煎服或磨甜酒服治肝硬化腹水[15,135]，食积饱胀，咽喉痛[6]，鲜草捣烂，浸泡于清水中，再将鲫鱼饲养其中，取鱼煮食治腹痛[71]。【仡佬药】px³¹ko³⁵tuo⁵³（北果多，黔中方言），ku⁵⁵ku⁵³tsə³⁵mu⁵³（姑姑在木，黔中北方言），li³¹təu³¹zə⁵⁵（立斗叶，黔西南多洛方言）：根茎治脾虚腹泻[162]。【哈萨克药】قۇرتقاشاش：根茎用于风湿疼痛，咽喉痛，食积腹胀[142]。【傈僳药】西狂痦：根茎治跌打损伤，风湿疼痛，食积腹胀，疟疾；外用治痈疮肿毒，外伤出血[166]。【毛南药】zo³³wa:ŋ⁵³（若网）[155]，莴涩妹（环江语）[15]：根茎治膈食[155]，哮喘，心气痛，胃酸过多[15]。【苗药】Vob dak dlangd（窝达尚，贵州黔东南）[91]，Reib blud nus shod（锐不鲁烧）[95]，窝夯嘎嘎[6,92]：根茎治食积胀满，咽喉肿痛，便秘，牙龈肿痛，跌打损伤，疮疖肿毒，蛇犬咬伤[91]，大便不通，无名肿毒[92,95]，腹胀，腹水[92]；全草治"镇喉风"（类似白喉），皮肤瘙痒[6]。【仫佬药】咯嘎萌（罗城语）[15]，箩紧萌[6]：根茎磨水服治咽喉痛，牙龈炎[6,15]。【土家药】克切八页[10,126]，搜山虎，土知母[124]：根茎治食积腹胀[10,124,126]，跌打损伤[10,124,126]，咽喉肿痛，肿毒，痈疽疮毒，腮腺炎，便秘，咳嗽[124]。【瑶药】渔尾田七（金秀语）[15]，鲤鱼片[6]，蓝蝴蝶[133]：根茎治咽喉炎[6,15]，咽喉肿痛，食积腹胀，疟疾，风湿疼痛，外伤出血[133]，小儿惊风；外用治跌打损伤[15,133]，关节炎，腰痛，骨痛，骨折，毒蛇咬伤[15]；全草治小儿疳积[6]。【彝药】坡茄，鸢尾[10,105]，歹汪唯[101]：根茎或叶治肝痛，风湿痛，外伤出血，乌头中毒，尿痛[10,105]；全草治风湿，小儿疳积，皮肤瘙痒[101]。【藏药】效用同金纹鸢尾 I. chrysographes[40]。【壮药】鬼手（龙州语），棵王巴八（武宣语）[15]，拉底斑[6]：根茎治咽喉炎，水煎服或磨甜酒服治肝硬化腹水，磨水治无名肿毒[15]，风寒，腹内冷积，小肠疝气，眩晕，痈肿疮疖[6]。

Iris tenuifolia Pallas 细叶鸢尾（鸢尾科）。【哈萨克药】全草治急性咽炎，月经过多，吐血，急性黄疸型肝炎，小便不通，痈肿疮疖，痔疮，子宫

癌[141]。【蒙药】根、根茎治妊娠出血，胎动不安，崩漏[51]。【藏药】效用同金纹鸢尾 I. chrysographes[40]。

Iris tigridia Bunge 粗茎鸢尾(鸢尾科)。【藏药】效用同金纹鸢尾 I. chrysographes[40]。

Iris uniflora Pallas ex Link 单花鸢尾(鸢尾科)。【蒙药】种子治咽喉肿痛，急性黄疸型肝炎，小便不利，淋病，月经过多，吐血，衄血，白带；根治水肿，肝硬化腹水，小便不利，大便不通[51]。【藏药】则合纪泽玛：种子用于驱虫；种子外敷治烧伤；花用于明目；根治雀斑，癣，全草烧灰用于乌发[23]。

Iris wattii Baker 扇形鸢尾(鸢尾科)。【傣药】都拉[259]：全草用于乌头(如草乌)中毒，蕈类中毒及其它食物中毒[9,74,259]。【拉祜药】根茎解草乌、菌子类中毒及其他食物中毒[151]。

Iris wilsonii C. H. Wright 黄花鸢尾(鸢尾科)。【彝药】赫什，土知母：根茎治上腹部气痛，腹胀痛，咽喉肿痛，毒蛇咬伤[106]。

Isatis oblongata DC. 长圆果菘蓝(十字花科)。【哈萨克药】根及叶治麻疹，肝炎[141]。

Isatis tinctoria L. [*I. indigotica* Fort.] 菘蓝(十字花科)《药典》。【朝药】대청(dāi cēng, 呆曾)：叶中的干燥色素(青黛)用于解诸药毒，小儿诸热，惊痫发热，天行头痛寒热，热疮，恶肿，金疮，下血，蛇犬伤[86]。【傣药】叶治流行性感冒、腮腺炎、肝炎、肺炎、丹毒、痈疽肿毒；根治感冒，流脑，乙脑，肺炎，热毒发斑，咽痹，疟腮，火眼，疮疹[13]。【侗药】路边青叶[136]，靛青根，板蓝根[136]：叶治温病，血热发斑(中耳炎，乙脑)[136]；根治高热神昏，乙型脑炎，痢疾[136]。【哈萨克药】قاسبوياغ تامسرى：根、叶用于头痛，咽痛，病毒性流感，肝炎，高热，红眼病，病毒性皮肤病[142]。【毛南药】ruon² wom1(松莞)：根、叶治流行性感冒、腮腺炎、乙型脑炎、流行性脑脊髓膜炎，急性传染性肝炎，丹毒，咽喉肿痛[156]。【蒙药】(Huh nabqi, 呼和－那布其)，(Ebsen dewa，额布森－德瓦)[41]，德瓦[47]：叶(大青叶)治流感，瘟热[41]，高烧头痛，疫热[56]；根治温病发斑，风热感冒，咽喉肿烂，流行性乙型脑炎，肝炎，腮腺炎[47]。【维药】گوسما(Osma，欧斯玛)[75]，欧斯玛依里提孜[77]，欧斯玛优普日密克[78]：叶用于毛细根弱，毛发脱落，毛发早白，湿寒性头痛，肛疾痔疮[75]，温邪入营，高热神昏，发斑发疹，黄疸，热痢，疟腮，喉痹，丹毒，痈肿[77]，感冒发烧，喉痛喑哑，肝炎[79]；根用于湿毒发亮，舌绛紫暗，疟腮，喉痹，烂喉丹痧，大头瘟疫，丹毒，痈肿[77]。

Ischnochiton hakodadensis Pilsbry 函馆锉石鳖(锉石鳖科)。【德昂药】来古多户：全体治慢性气管炎[18]。【景颇药】Shit mvak bau：全体治慢性气管炎[18]。

Isodon amethystoides(Benth.)H. Hara [*Rabdosia amethystoides*(Benth.)Hara] 香茶菜(唇形科)。【畲药】铁拳头，铁丁头，铁菱角[146]：根、茎、叶治关节痛，乳腺炎，扁桃腺炎，淋巴腺炎，胃痛，毒蛇咬伤，疮疡[147]；根茎、全草治急性肝炎，小儿肝炎，冷痧[146]；根治风湿骨痛，头疮痛，跌打损伤[148]。【土家药】紫薷香[124]，下搜山，土知母[128]：全草或根茎治毒蛇咬伤[124]；全草治牙痛，胃炎，急性黄疸型肝炎，小便癃闭，筋骨疼痛，经闭，跌打肿痛，烧烫伤，疮疡[124]；根茎治跌打损伤，大便干结，癫狗咬伤[128]。【瑶药】ndieh sung(烈双)，伤寒头：全草用于感冒发热，头痛咳嗽，黄疸型肝炎，肝脓疡，肝硬化，尿路感染，尿路结石，急性肾炎，毒蛇咬伤，黄蜂蜇伤[130]。

Isodon angustifolius(Dunn)Kudo 狭叶香茶菜(唇形科)。【苗药】阿壶磨歌伍[13]，阿勿模哥[14]：根治肾盂肾炎，膀胱结石，尿道感染，脱肛，子宫脱出[13,14]，肾炎，消化不良[14]。【彝药】武洛克二号：效用同苗药[14]。

Isodon coetsa(Buch. - Ham. ex D. Don)Kudô 细锥香茶菜(唇形科)。【哈尼药】苏麻：枝叶用于脚丫溃烂；根治跌打损伤[13]。【苗药】野苏麻，边芥：全草治感冒，呕吐，腹泻，风湿麻木，湿疹[97]。

Isodon enanderianus(Hand. - Mazz.)H. W. Li 紫毛香茶菜(唇形科)。【哈尼药】抛洒沙让[14,145]，紫毛香茶菜[14]：茎、叶治口腔糜烂，脚气，小儿风疹，湿疹[145]；全草治各种心脏病[14]。

Isodon eriocalyx(Dunn)Kudo 毛萼香茶菜(唇形科)。【拉祜药】香茶菜，冠唇花[150]，母多喝希夏妈[13,150]：全草治牙疳，牙龈肿烂，感冒，痢疾，消化不良，喘咳气急[150]；根治消化不良，腹泻，痢疾，叶治香港脚[13]。

Isodon excisus(Maxim.)Kudô 尾叶香茶菜(唇形科)。【土家药】追骨风，追风草，四楞麻：全草治跌打损伤，瘀血肿痛，骨折，创伤出血[124,127]。

Isodon flavidus(Hand.–Mazz.)H. Hara [*Rabdosia flavida*(Hand.–Mazz.)H. Hara] 淡黄香茶菜(唇形科)。【傣药】根治风寒头痛，中耳炎，口腔炎，无名肿毒[9,73]。

Isodon hispidus(Benth.)Murata 刚毛香茶菜(唇形科)。【阿昌药】野藿香：根治荨麻疹[14]。

Isodon irroratus(Forrest ex Diels)Kudô. [*Rabdosia irrorata*(Forrest ex Diels)Hara] 露珠香茶菜(唇形科)。【藏药】xingdinabao(兴地那保)[29]，森蒂[22]：花、叶治角膜炎，沙眼[29]，眼疾，云翳[22]。

Isodon japonicus(Burm. f.)H. Hara var. glaucocalyx(Maxim.)H. W. Li 蓝萼毛叶香茶菜(唇形科)。【蒙药】ᠬᠥᠬᠡ ᠳᠣᠭᠲᠢ ᠴᠢᠴᠢᠭ(Huh dogti qiqig；呼和－都格梯－其其格)[49]：全草治感冒，咽喉肿痛，胃炎，肝炎，癌症初起，跌扑损伤，关节痛，疮疡肿毒，乳痛，蛇虫咬伤[51]，妇女血瘀症，月经不调，闭经，经期腹痛，云翳[49,51]。

Isodon lophanthoides(Buch.–Ham. ex D. Don)H. Hara [*Rabdosia lophanthoides*(Buch.–Ham. ex D. Don)Hara] 线纹香茶菜(唇形科)。【侗药】熊胆草，血凤草：全草治黄疸型肝炎，胆囊炎，乙型肝炎[136]。【苗药】碎兰花，碎米花：全草治急性黄疸型肝炎，急性胆囊炎，咽喉痛[94]。【瑶药】熊胆草(jiepv daamv miev，接胆咪)，黄汁草：全草用于四时感冒，咽喉炎，急性黄疸型肝炎，急性胆囊炎，肠炎，痢疾，跌打肿毒，毒蛇咬伤，湿疹[132]。【彝药】罗公塞[14]，削弄傲，山熊胆[104]：全草治食积，肠梗阻[14]，肝胆湿热，眼黄，身黄，跌打损伤，蛇咬伤[104]。【壮药】Goloedcaemj(棵龙趁)，溪黄草：全草用于能蚌(黄疸)，胆囊炎，白冻(泄泻)，狠尹(疮疖)，林得叮相(跌打伤痛)，能含能累(湿疹)[117]。

Isodon lophanthoides var. gerardianus(Benth.)H. Hara 狭基线纹香茶菜(唇形科)。【傈僳药】莫色审：全草治急性黄疸型肝炎，急性胆囊炎，驱蛔虫[166]。【彝药】落攻涩[13,15]：全草治肝痛[15]，

急性黄疸型肝炎[13,15]，急性胆囊炎，肠炎，痢疾，跌打肿毒[13]。

Isodon nervosus(Hemsl.)Kudô [*Rabdosia. nervosa*(Hemsl.)C. Y. Wu et H. W. Li] 显脉香茶菜(唇形科)。【土家药】山薄荷：全草治急性传染性肝炎，疱毒湿疹，皮肤瘙痒[239]。【瑶药】蓝花柴胡：效用同溪黄草 R. serra[132]。

Isodon oresbius(W. W. Sm.)Kudô [*Rabdosia oresbia*(W. W. Smith)Hara] 山地香茶菜(唇形科)。【藏药】兴替纳博：花序、叶治沙眼，云翳，角膜炎[22]。

Isodon parvifolius(Batal.)H. Hara. [*Rabdosia parvifolia*(Batal.)Hara] 小叶香茶菜(唇形科)。【藏药】效用同山地香茶菜 I. oresbius[22]。

Isodon pharicus(Prain)Murata [*I. pseudoirroratus*(C. Y. Wu)H. Hara] 川藏香茶菜(唇形科)。【藏药】ཞིམ་ཐིག་ལེ་དཀར་པོ! 兴托里那保[25]，ཞིམ་ཐིག་ནག་པོ! 兴替那保[21]，兴替纳博[24]：花序和叶治砂眼，云翳，角膜炎[24]；地上部分治角膜炎，沙眼，翳障[21,25]，驱蛔虫[25]，寄生虫引起的胃肠绞痛[21]；效用同山地香茶菜 I. oresbius[22]。

Isodon rubescens(Hemsl.)H. Hara [*Rabdosia rubescens*(Hemsl.)Hara] 碎米桠(唇形科)。【苗药】囊拜破，野香薷[94]，雪花草[98]：全草治咽喉肿痛，感冒，头痛[94]；地上部分治咽喉肿痛，扁桃体炎，蛇虫咬伤[98]。【土家药】雪花草[124]，岩脚风，冬凌草[127]：地上部分治咽喉肿痛，扁挑体炎，蛇虫咬伤，妇女崩漏，月经不调[124,127]。【藏药】腰禾瑁[32]：全草治感冒头痛，风湿筋骨痛，关节痛，咽炎，扁桃体炎，气管炎，疮疖痈，肿痛[32]，疱疹，止痛[27]。

Isodon sculponeatus(Vaniot)Kudô 黄花香茶菜(唇形科)。【彝药】利柏喝：全草治白口疮(口腔炎)，鼻膜炎[14]。

Isodon serra(Maxim.)Kudô [*Rabdosia serra*(Maxim.)Hara] 溪黄草(唇形科)。【苗药】四方草叶：全草用于小儿口腔溃疡，肝炎，阑尾炎，肝肿大[15]。【仫佬药】马瓦省，吓雾瓦：效用同苗药[15]。【瑶药】蓝花柴胡(biargh maerng zoih houh，傍面才喉)，脉叶香茶菜，大叶蛇总管：全草治急慢性肝炎，肝肿大，阑尾炎，胆囊炎，跌打肿痛，刀伤出血，毒蛇咬伤，口腔溃疡，脓疱疮，湿疹，

皮肤瘙痒[132]。【彝药】削弄傲，山熊胆：全草治肝胆湿热，眼黄，身黄，跌打损伤，蛇咬伤[101,104]。【壮药】Golailoj（棵来落），蓝花柴胡：全草用于能蚌（黄疸），贫痧（感冒），瘴毒，林得叮相（跌打肿痛），渗裆相（烧烫伤），刀伤出血，额哈（毒蛇咬伤），呗农（痈疮），能含能累（湿疹）[117]。【台少药】Nabanerun（Bunun，族施武群）：鲜叶贴于额部治头痛[169]。

Isodon ternifolius（D. Don）Kudô. ［Rabdosia ternifolia（D. Don）H. Hara] 牛尾草（唇形科）。【傣药】芽憨火（思茅）[14,63]，芽干贺[9,63,67,68,74]：全草治急性胃炎，咽喉炎，扁桃体炎，感冒，急性肾炎，膀胱炎，尿道感染，疟疾，痢疾，肠炎，黄疸型肝炎[9,62,63,67,68,74]，乙型肝炎，各种黄疸病，咽喉肿痛，口舌生疮[62]；根治膀胱炎[14]。【哈尼药】劳拔拔马：效用同傣药[14]。【佤药】牛尾草，马鹿尾[168]，牛尾巴蒿[10]：根治胃痛，感冒，咽喉炎，急性胃炎，膀胱炎[10,168]。【瑶药】三姐妹（buo zeiv muic，坡姐妹），牛尾草：根或全草治感冒，急慢性肝炎，急性肾炎，膀胱炎，风湿骨痛，毒蛇咬伤[132]。【壮药】Hazriengvaiz（哈良怀），三姐妹：全草治贫痧（感冒），能蚌（黄疸），笨浮（肾炎），膀胱炎，货烟妈（咽喉炎），发旺（风湿骨痛），外伤出血，脓疱疮，能含能累（湿疹），渗裆相（烧烫伤）[117]。

Isodon yuennanensis（Hand. – Mazz.）H. Hara ［Rabdosia yuennanensis Hand. – Mazz.] 不育红（唇形科）。【纳西药】血疙瘩，地龙圆：根茎或全草治跌打损伤，痛经，胃寒痛[164]。【彝药】安茶梗[14]，血们白莫[13]：根治疝气，食积，肠梗塞[14]；根茎、全株治黄疸，疮痈，疥癞[13]。

Isopyrum anemonoides Karelin et Kirilov 扁果草（毛茛科）。【藏药】yimaoduijin（益矛对斤）：效用同拟耧斗菜 Paraquilegia microphylla[22]。

Itea chinensis Hooker et Arnott 鼠刺（虎耳草科）。【畲药】鼠刺：根治产后风痛，风湿痛，脚癣感染，疔疮疖肿，预防产后风[148]。

Iteadaphne caudata（Nees）H. W. Li 香面叶（樟科）。【布朗药】根、叶、皮用于骨折，跌打扭伤，外伤瘀肿，出血[13]。【傣药】效用同西藏钓樟 Lindera caudate。【哈尼药】黄腊：根、树皮、叶治胸痛，咳嗽，外伤，瘀肿出血，跌打扭伤[13]。

Itoa orientalis Hemsl. 栀子皮（大风子科）。

【壮药】美雷安（天等语）：树皮治风湿，跌打内伤，肝炎[15]。

Ixeridum chinense（Thunb.）Tzvel. ［Ixeris chinensis（Thunb.）Kitag.] 中华苦荬菜（菊科）《部藏标》。【蒙药】ᠰᠤᠰ ᠡᠪᠡᠰᠦ（Sus ebes，苏斯－额布斯）[41,51]：全草治血热，黄疸[41,51,56]，"希日"热[51]，热"希日"性头痛，发烧，"希日"病[41,56]。【羌药】Shiwu（什韦），韦子苦吾[10,167]：全草治小儿痢疾，急慢性肠炎[10,167]。【土家药】小败酱草：根、全草治胆囊炎，阑尾炎，疮疖肿痛，痧气腹痛[123]。【藏药】杂迟[29,33]，ཇ་མཐིང་དཀར་པ།（杂病门巴）[2,21]，zachi（匝赤）[27,32,40]：全草治胆囊炎[2,32,33,35,40]，脉病[20,23,35,40]，黄疸型肝炎[2,20,35,40]，阑尾炎，吐血[27,33]，腹腔脓肿，肠炎，急慢性盆腔炎，肺热咳嗽，肺结核，跌打损伤，疮疖痛肿，黄水疮，阴囊湿疹[27,32]，"赤巴"病[23,40]，"赤巴"热，肝热，胆热，脉病[21]，痢疾，胃肠炎，咽炎，肺脓肿，急性菌痢，乳腺炎，衄血疮疖痈肿[33]，胆病[40]。【壮药】gogujcai，苦荬菜，苦菜：全草用于血热吐衄，无名肿毒，毒蛇咬伤[122]。【台少药】Taimoa（Bunun 族卡社）：叶治疟疾；全草用于驱蛔虫[169]。

Ixeridium dentatum（Thunb.）Tzvelev 小苦荬（菊科）。【藏药】jiaku（加苦）：效用同苦荬菜 I. polycephala，全株治黄疸型肝炎，胆囊炎，胃炎，"脉病"[22]。

Ixeridium gracile（DC.）Pak et Kawano 细叶小苦荬（菊科）。【傈僳药】便们俄：全株治咽喉肿痛，扁桃体炎，黄疸型肝炎，眼结膜炎，疔疮肿痛[166]。【藏药】zachi（匝赤）[20,40]，zachisaichi（扎赤赛赤）[23]：全草治脉病[20,23,40]，黄疸型肝炎，胆囊炎[20,40]，"赤巴"病[23,40]，脉病[40]；花、茎、叶、果、全草治胆热，肝胆病，养脉[27]。

Ixeridium gramineum（Fisch.）Tzvel. 窄叶小苦荬（菊科）。【瑶药】来美酱，苦麻菜：全草用于肺热咳嗽，肺结核；外用治跌打损伤，黄水疮，蛇咬伤[133]。【藏药】杂赤，窄叶小苦荬：全草治黄疸，胆囊炎，脉病，结膜炎，疖肿，传染病引起的热病[767]。

Ixeridium laevigatum（Blume）C. Shih ［Ixeris laevigata var. oldhami（Makino）Kitam.] 褐冠小苦荬（菊科）。【台少药】Nasinasyazu（Bunun 族丹，峦），Yu – nasinasi（Bunun 族高山），Tobotunana

（Tsaou 族 Tatupan）：叶治肿疡，外伤[169]。

Ixeridium sonchifolium（Maxim.）Shih 抱茎小苦荬（菊科）《部蒙标》。【蒙药】巴刀拉[6]，ᠪᠠᠳᠤᠯᠠ（Badula，巴道拉）[3,51]：地上部分治虫积，音哑[51]，嗓子实热嘶哑，咽喉肿痛，饮食减退[6]，不思饮食，毒热，骨折，牙痛[3]。【土家药】野苦荬菜，苦麻菜：当年生幼苗治阑尾炎，肠炎，痢疾，各种化脓性炎症，吐血，衄血，头痛，牙痛，胸腹痛，黄水疮，痔疮[124]。

Ixeris chinensis（Thunb.）Kitag. 参见 Ixeridum chinense。

Ixeris dentata（Thunb.）Nakai 齿缘苦荬菜（菊科）。【藏药】匝赤：全草治黄疸型肝炎，胆囊炎，脉病[39]。

Ixeris denticulate（Houtt.）Stebbins 参见 Paraixeris denticulata。

Ixeris japonica（Burm. f.）Nakai ［*Ixeris debilis*（Thunb.）A. Gray］剪刀股（菊科）。【土家药】小苦麻菜：全草治淋病，水肿，急性结膜炎，乳痈，疔毒[123]。【瑶药】三华马（金秀语）[15]，黑来火，卜公英[133]：全草治感冒[15]，肺热咳嗽，水肿，小便不利，痢疾，咽喉肿痛，口腔溃疡，急性结膜炎；外用治乳腺炎，疮疖肿毒，皮肤瘙痒[133]。

Ixeris laevigata var. **oldhami（Makino）Kitam.** 参见 Ixeridium laevigatum。

Ixeris polycephala Cassini ex DC. 苦荬菜（菊科）。【土家药】多头苦荬菜[220]，败毒莲[129][220]：全草治咽喉肿痛，黄水疮，痔疮[129][220]，牙痛，胃痛，阑尾炎，实热嗓子嘶哑[129]。

Ixeris tamagawaensis（Makino）Kitam. 泽苦荬（菊科）。【台少药】Taremoa（Bunun 族施武群）：叶、根治腹痛[169]。

Ixiolirion tataricum（Pall.）Herb. 鸢尾蒜（百合科）。【哈萨克药】根茎治伤风感冒，头痛发热，腹部冷痛，消化不良，跌打损伤[141]。

Ixora cephalophora Merr. 团花龙船花（茜草科）。【黎药】丁小花：花治毒蛇咬伤[154]。

Ixora chinensis Lam. 龙船花（茜草科）。【瑶药】beh hnoi siv（百耐使），罗伞木：根、茎、叶、花治肺结核咯血，胃痛，风湿关节痛，高血压，月经不调，闭经，跌打损伤，骨折筋断，疮疡肿毒[130]。

I

J

Jadeite 翡翠(氧化物类宝石，属刚玉类)。【藏药】玛尔嘎：翡翠治三灾病(龙，赤巴，培根三要素俱损的病症)[23]。

Japalura flaviceps Barbour et Dunn 草绿龙蜥(鬣蜥科)。【满药】猫瑞梅赫：活马蛇放入打破生鸡蛋的小孔中，将孔用纸封闭后烤熟食，治小儿疳症[39]。【彝药】四脚蛇：治心口痛(胃脘痛)，小儿疳积，疮毒，妇女病，久病体虚[107]。

Japalura polygonata (Hallowell) 琉球龙蜥(鬣蜥科)。【傣药】崩康：滋养强壮，祛风湿[65]。【佤药】雷公蛇：全体治冷筋骨病(风湿骨痛)[168]。

Jarosite 黄钾铁矾(硫酸盐类矿物)。【藏药】那刺尔：用于口腔病，疮疡，胃病[23]。

Jasminum cathayense Chun ex L. C. Chia 华南素馨(木犀科)。【侗药】胶蛮：根、茎治肝炎[15]。【瑶药】催得美：全株水煎洗患处治疮疥[15]。【壮药】塔墓，锑邻旦：叶外用治跌打损伤，骨折；全株外敷治弹伤[15]。

Jasminum cinnamomifolium Kobuski 樟叶素馨(木犀科)。【彝药】根用于咽喉肿痛，颈项皮癣，疮疡痈疖，四肢骨折[109]。

Jasminum elongatum (Bergius) Willd. [*J. amplexicaule* Buch. – Ham.] 扭肚藤(木犀科)。【瑶药】baec biangh zah(别旁茶)，白花茶：全株治口腔炎，急性肠胃炎，痢疾，扁桃体炎，湿热腹痛，风湿痹痛，结膜炎，跌打损伤，骨折，疮疡肿毒[130]。

Jasminum grandiflorum L. 素馨花(木犀科)。【阿昌药】降嗯平胆：花蕾治下痢腹痛，心跳[18]。【德昂药】波莫爷：效用同阿昌药[172]。【景颇药】woqqiban：效用同阿昌药[18]。【苗药】花蕾治胸胁疼痛，胃炎，肝炎[12]。

Jasminum lanceolarium Roxb. [*J. lanceolarium* var *pubernlum* Hemsl.] 清香藤(木犀科)。【土家药】破骨风[128][7]，散骨藤[128]，yu⁴¹la¹re²su¹yu⁴(玉那热书玉)，[123]：根、茎治跌打损伤[123,128][7]，腰痛[125,128][7]；根、根茎或茎藤治风寒头痛[125,128]；藤治风气骨节痛[125]；根、根茎治风气病[128]，风湿骨痛[123][7]，风湿麻木，骨折[7]；脘腹疼痛，疱毒，痛疽[123]。【瑶药】破骨风[132][6]，paaix mbungv buerng(排进崩)，散骨藤[132]：根、茎或全株治风湿痹痛，腰腿痛，四肢麻木，游走风，跌打损伤，无名肿毒，疮疖痈肿[132]，肺热咳嗽，风湿痛，产后血虚，痛经[6]。

Jasminum lang Gagnepain [*J. gardeniiflorum* L. C. Chia.] 栀花素馨(木犀科)。【壮药】山羊胆藤(田林语)：茎治慢性肝炎，肝硬化腹水，肾炎，尿道炎，胆囊炎，肺炎，肺结核[15]。

Jasminum laurifolium Roxb. ex Hornem. 桂叶素馨(木犀科)。【傣药】鸭色盖[9,13,14,65,72]，芽色盖[9,63,67,68,74]：全草用于痢疾，尿路感染，膀胱炎，尿道炎，肾炎水肿，跌打损伤，扭伤[13,14,63,65,67,68,72,74]。【傈僳药】北清香藤，你海腊爪：根、茎治风湿筋骨痛，腰痛，跌打损伤[166]。【瑶药】四花藤(巴马语)：全株捣敷治吹风蛇咬伤[15]。

Jasminum mesnyi Hance 野迎春(木犀科)。【布依药】金玲花：茎叶治支气管炎，腮腺炎，牙龈肿痛[69]。【拉祜药】金玲花：效用同布依药[69]。【傈僳药】木弩破伟：全株治气管炎、腮腺炎，牙痛[166]。

Jasminum nervosum Lour. 青藤仔(木犀科)。【傣药】牙晒介(西傣)[14]，芽赛盖[62-64]，嘿晒介[65]：全草治跌打损伤，腰痛[14,62,63,64]，周身麻木，行动迟钝[9,13,14,71]，小便热涩疼痛，尿血，腹痛，红白泻下，结肠炎，便血，痔疮出血，食物中毒致腹泻呕吐，头昏目眩，四肢麻木，骨折[62-64]，妇女科产后诸疾[65]。【黎药】噻喃哈：根治小儿消化不良，小儿腹泻，肝炎[54]。【壮药】千里行房(天等语)：全株治疟疾，伤寒夹经，小儿咳嗽，捣敷治骨折；叶研敷治伤口溃疡[15]。

Jasminum nudiflorum Lindl. 迎春花(木犀科)。【白药】金米呼[13,14]：花治高血压，头昏头晕[14]，发热头痛，小便热痛，癌肿；根用于小儿热咳，小儿惊风；叶外用于阴道滴虫，口腔炎，痈疖肿毒，外伤出血，跌打损伤，杀灭蚊蝇幼虫⁽¹³⁾。【拉祜药】子黄花，迎春药：叶治跌打损伤，外伤出血，口腔炎，痈疖肿毒，外阴瘙痒；花治发热头痛，小便热痛，下肢溃疡⁽¹⁰⁾。【纳西药】花用于发热头痛，咽喉肿痛，小便热痛，风热感冒，小便淋沥涩痛，热淋，小儿惊风，月经不调，烧伤，阴道滴虫，癌肿⁽¹⁶⁴⁾。【佤药】啊器：根、皮治小儿高烧，支气管炎⁽¹³⁾。

Jasminum officinale L. 素方花（木犀科）。【藏药】ཤིང་ནེ་རྩ་ཀ།（senxingnama，森兴那玛）：果实治虫病⁽²⁵⁾。

Jasminum pentaneurum Hand. – Mazz. 厚叶素馨（木犀科）。【瑶药】黄红钻⁽¹³¹⁾[⁶]：根茎用于风湿骨痛，产后腹痛⁽¹³¹⁾[⁶]，跌打损伤[⁶]，胃痛，产后虚弱浮肿，肾炎⁽¹³¹⁾。

Jasminum poiyanthum Franch. 多花素馨（木犀科）。【彝药】苏维录维：花治心胃气痛，肝炎，月经不调，痛经，白带；外用于外伤出血；全株治睾丸炎，淋巴结核；叶用于乳腺炎，口腔炎，口腔溃疡；外用于皮肤瘙痒⁽¹³⁾。

Jasminum sambac (L.) Aiton 茉莉花（木犀科）。【傣药】糯串⁽⁶⁵⁾，嘿萝说囡（西傣）⁽¹³⁾：花用于理气，开窍，和中⁽⁶⁵⁾，痢疾，腰痛，疮毒；外用于眼结膜炎，耳心痛；根用于跌损筋骨，龋齿，头顶痛，失眠；叶用于外感发热，腹胀腹泻⁽¹³⁾。【土家药】花治下痢腹痛，结膜炎，湿浊阻滞中焦之脘腹痞胀，目赤肿痛；根治跌打损伤，骨折引起的剧烈疼痛，龋齿，头顶痛⁽¹²⁴⁾。

Jasminum sinense Hemsl. 华清香藤（木犀科）。【土家药】木银花：茎治麻疹初起，咽喉肿痛，急性肠胃炎（上吐下泻）⁽¹²³⁾。【瑶药】泼尼端，小防风：全株用于感冒发烧，疮疖肿毒，金属及竹木刺伤⁽¹³³⁾。

Jasminum subhumile W. W. Smith ［*J. subhumile var. glabricymosum*（W. W. Smith）P. Y. Bai］光素馨（木犀科）。【傈僳药】你很波：根治风湿性关节炎，腰痛，跌打损伤，外伤出血⁽¹⁶⁶⁾。

Jateorhiza columba Miers 非洲防己（防己科）。【维药】木嘎斯⁽⁷⁹⁾：块根用于消化不良，腹胃疼痛，痢疾⁽⁷⁹⁾，肠炎，神经性腰腿痛，坐骨神经痛⁽⁷⁷⁾。

Jatropha curcas L. 麻疯树（大戟科）。【傣药】膏桐，麻烘罕⁽⁹,¹³,⁷¹,⁷²⁾，戈株混南荞（西傣）⁽¹⁴⁾：根治便

秘，不思饮食，产后虚弱，恶露淋漓⁽⁹,¹³,¹⁴,⁷¹,⁷²⁾，肾衰，浮肿，恶露⁽⁶⁵⁾；树皮、叶用于大便秘结，产后虚弱，恶露不止，不思饮食⁽⁹,⁷²⁾，骨折，跌打损伤，癣疥顽疮，脚癣，湿疹⁽⁹,⁷⁴⁾；捣烂外敷治跌打瘀肿，外伤出血⁽⁹,¹³,⁷¹,⁷²⁾；根、茎皮、心材用于水肿病，大便秘结，腹痛腹胀，产后恶露不尽，跌打损伤，外伤出血⁽⁶²,⁶³,⁶⁴⁾；去皮茎木治水肿，六淋证（尿黄，尿血，血尿，脓尿，石尿，白尿）⁽⁶⁰⁾；果、叶治跌打，浮肿，外出血，便秘⁽⁶⁵⁾。【哈尼药】麻疯树：根、叶皮炎⁽⁸⁷⁵⁾。【基诺药】权木牟：叶、树皮治跌打肿痛，骨折，创伤，皮肤瘙痒，湿疹⁽¹⁶³⁾。【傈僳药】膏桐，同奈：叶和树皮治跌打肿痛，骨折，创伤，皮肤瘙痒，湿疹，急性胃肠炎⁽¹⁶⁶⁾。【黎药】威温，假白榄，飞篱：叶治肠炎腹泻；叶捣烂开水冲服，治胃肠气；叶捣烂热敷患处，治腹股沟淋巴结炎；叶汁滴溃疡面，治皮肤溃疡⁽¹⁵³⁾。【佤药】桐子树：树皮和叶鲜品绞汁外用治跌打肿痛，骨折，创伤，皮肤瘙痒⁽¹⁶⁸⁾。【彝药】麻烘罕：效用同傣药⁽⁸⁴¹⁾。【壮药】茶唷（大新语），棵登（上林语）⁽¹⁵⁾，麻烘罕⁽⁸⁴¹⁾：树皮治尿路感染；树皮与叶共捣敷治无名肿毒，捣汁涂患处治烧烫伤，小儿鹅口疮，捣烂炒热调酒敷患处治无名肿毒；种子捣敷治牙龈肿痛⁽¹⁵⁾；效用同傣药⁽⁸⁴¹⁾。【台少药】Runpau（Paiwan 族傀偏）：叶三四枚贴于头部治头伤⁽¹⁶⁹⁾。

Jatropha podagrica Hooker 佛肚树（大戟科）。【傣药】麻烘亮⁽⁹,¹³,⁶²,⁶³,⁶⁴,⁶⁵,⁷¹⁾，兽肚，麻烘娘⁽⁹,⁷²⁾：根茎用于面色蜡黄，形瘦体弱，乏力，不思饮食，腹痛腹泻，红白下痢，小便热涩疼痛，尿血⁽⁶²⁻⁶⁴⁾。

Juglans cathayensis Dode 野核桃（胡桃科）。【土家药】shan he tao（山核桃）⁽¹⁰,¹²⁶⁾：全株治虚痨咳嗽，下肢酸痛，腰腿痛⁽¹⁰,¹²⁶⁾。【彝药】罗期米⁽¹⁰⁵⁾，撒美告⁽¹⁰¹⁾：果、根和茎皮治骨折，身弱体虚，腰痛，虚寒咳嗽，下肢酸痛；油驱绦虫，治皮肤疥癣，冻疮，腋臭⁽¹⁰⁵⁾；树皮治九子疡（颈淋巴结结核），出头疮，皮肤包块红肿，哑瘴；果皮治痂疽化脓止血；种仁治小儿耳底流脓，百日咳，哮喘⁽¹⁰¹⁾。

Juglans mandshurica Maxim. 胡桃楸（胡桃科）。【朝药】가래나무（gā raī nā mù，嘎来那木）⁽⁹,⁸⁹⁾：树皮及根皮治神经性皮炎，疮，疥，蛇毒，白癜风，胃癌，食道癌，牛皮癣⁽⁹,⁸⁹⁾；叶治糖尿病⁽⁹,⁹⁰⁾；树芽治各种胃炎，肠炎，皮肤病，疖⁽⁸⁷,⁸⁸⁾。

Juglans regia L. 胡桃（胡桃科）《药典》。【阿昌

药】芒袋：果仁治肾虚耳鸣，滑精遗尿；外皮治疥癣[18]。【布依药】马吾桃：果实或种仁蘸适量蜂蜜吃，治神经衰弱[159]。【朝药】호두나무(hǎo dū nǎ mù，好嘟那木)：果实用于瘰疬疮；树皮用于止水痢，染褐[86]。【德昂药】别带[172]，核桃[160]：效用同阿昌药[172]，核桃仁用于肾虚耳鸣，咳嗽气喘，慢性气管炎，遗精，阳痿，腰痛，中耳炎，便秘；种仁油用于中耳炎；种隔用于肾虚遗精，滑精，遗尿；外果皮用于慢性气管炎，头癣，牛皮癣，痈肿疮疡，打虫；叶用于象皮肿，白带过多，疥癣[160]。【侗药】胡桃仁：种子治肾虚腰痛，脚软，虚寒咳嗽[136]。【仡佬药】mi³¹pe⁵³(米比，黔中方言)，mu³³？ i³³ni⁵⁵(母希你，黔中北方言)，ma⁵⁵mi⁵³(马米，黔西南多洛方言)：果实治马脾风(喘惊)[162]。【哈尼药】核桃，Aqmeilbol alhow(阿麦波阿合)，楸皮：枝皮治结膜炎，痢疾，湿热白带；果肉治神经衰弱，头晕[143]。【景颇药】Bushi：效用同阿昌药[172]。【傈僳药】喝夺：果实治肾虚，咳喘，腰痛脚软，阳痿，遗精，小便频数，湿淋，大便燥结；叶外用治白带，痔疮，象皮腿肿胀[166]。【毛南药】den⁴²van³³koŋ²⁴，顿完控：果实治老年体虚腰痛[155]。【蒙药】ᠬᠣᠱᠢᠭᠡᠨ ᠴᠣᠮ(Hoxigen chum，胡西根-楚莫)[44,47]，达日嘎[47]，胡西嘎茵楚莫[56]：种子(核桃仁)治"赫依"性抽搐，遗精[44,56]，阳痿[47,56]，"赫依"症，"协日沃素"疮，疥癣[44]，虚寒喘嗽，腰膝酸软[47]，"赫依"性便秘，腹胀，疥癣，黄水疮，丘疹，头晕，耳鸣[56]。【苗药】Zend diangx bob(真挡坝，贵州黔南)[91,94]，Bid hex tox(比核桃)[95]，青龙衣[397]：种仁治腰痛脚软，尿频，遗尿[91,94]，阳痿，遗精，久咳喘促，肠燥便秘，石淋，疮疡瘰疬[91]；果实治小儿疝气，肾气虚弱，强筋壮骨[95]；未成熟外果皮治皮肤癣症[397]。【纳西药】核桃仁：种仁治肾虚腰痛，肾虚湿伤于内外，阳气衰绝，虚寒咳喘，腰脚疼痛，肾虚耳鸣，遗精，小便频数，赤痢不止，火烧疮，虚寒咳嗽，大便燥结[164]。【怒药】布阿：果实治便秘[165]。【羌药】Veatea(黑特)，羌桃黑特郎帕[10,167]：种仁、花絮、叶治肾虚喘咳，阳痿，大便秘结；花序配伍蜂房治头晕，眼花；叶配千里光治脱肛，秃疮[10,167]。【水药】女核桃：果实用于补肾，催乳[157,158]。【土药】幼果治胃腹疼痛，急性胃炎；种仁治肾虚咳嗽，气管

炎[10]。【土家药】he tao(核桃)[10,126]：全株治肺虚咳喘，小便频数，哮喘[10,126]；种仁治肾虚腰痛，阳痿遗精，肺虚久咳，气喘，大便秘结；叶治象皮腿，白带，疥癣症；果皮治顽癣，秃症；分心木(木质种隔)治遗精遗尿，扭伤腰痛[124]。【维药】یاغاق میغزی(Yangaq meghizi，洋哈克麦核子)，كۆك یاغاق پوستى(Kok yangaq posti，库克洋哈克破斯提)[75,77]，羊那克米盖孜[79]：外果皮用于皮肤白斑，白癜风，寒性扁桃体炎，牙周炎肿，牙齿松动，湿性牛皮癣，头癣[75,77]；种仁用于干性脑虚，寒性阳痿，性欲减退，精液稀少，智力下降，消化不良，干性肺虚咳嗽，肠燥便秘[75]；成熟果实用于气虚气短，肾虚阳痿，肠胃虚弱[79]；种子用于腰膝酸软，阳痿遗精，虚寒喘嗽，大便秘结[77]。【瑶药】jiaih duh biouv(结独表)，核桃[130]，比嘿桃[133]：根用于牙痛；树皮、枝叶用于白带过多，瘰疬和皮肤瘙痒；种仁用于肾虚腰痛，耳鸣，阳痿遗精，早泄，咳嗽气喘[130]；树皮治水痢，肾囊风，麻风结节[133]。【彝药】核桃仁[109]，斯米[9,102,105]，绍蒄申格[13]：果仁治肾虚喘咳，阳痿遗精，小便频数，大便燥结，腰膝酸软，疮疡痈疽[109]，尿路结石，皮炎，湿疹，外耳道疮肿[105]；果实的各个部分及叶治肾虚咳喘，腿痛腰酸，遗精，尿频数[9,102]，食积，老人咳喘[9,102,105]，杨梅疮，梅毒，黄水疮，小儿头疮，干疮，皮肤发痒，风疹，气喘促，肝部疾病[102,105]；绿色外果皮治各种恶性肿瘤；外用于疥癣[13]，胃痛[105]；胡桃嫩枝治肿瘤，慢性气管炎[105]；果壳研末治大疮；叶熬水外洗治皮肤发痒[102]。【藏药】སྟར་ཀ(达尔嘎)[21]，daiga(呆嘎)[27]，达卡[24,29]：果仁治"龙"病[24,27,40]，腰膝酸软，便秘[20,24,36,40]，乳少，手脚不能屈伸，四肢萎缩[40]，咳嗽，痰喘，四肢萎缩[24]；果仁油治风病[24]，脱发[40]；种仁治肾虚喘咳，小便频数[36]，四肢脉络及筋骨僵直病，通便，补肾养奶[27]，手脚不能伸屈，乳少[24,27,29,40]，四肢筋络痉挛[20,27]，遗精阳痿[20,36]，"龙"病引起的肢节僵缩，挛缩[23]，"龙"病，咳嗽，腰膝酸痛，便秘，四肢萎缩[40]；榨油外擦治脱发[24,27,29]；外果皮捣烂擦头治白发[21,24]；花、叶、根治肾虚喘咳，腰痛脚弱，阳痿遗精，小便频数，大便燥结[36]，本药物可用于促使头发生长和染发剂中[27]；核仁

治"龙"病，肢节僵直，挛缩，喉炎[21]。【壮药】Haekdouz(横头)，核桃仁：成熟种子用于体虚智弱，埃病(咳嗽)，墨病(气喘)，阿意囊(便秘)，遗精，早泄，腰痛[117]。

Juglans sigillata Dode 泡核桃(胡桃科)。【藏药】daga(达嘎)[24]：果仁治"龙"病，咳嗽，痰喘，腰膝酸痛，便秘，乳少，手足不能曲伸，四肢萎缩；果仁油治风病；果仁油外擦治脱发；外果皮捣烂擦头治白发[24]。

Juncus alatus Franch. et Savatier 翅茎灯心草(灯心草科)。【土家药】三角草：根茎、根治月经不调，崩中带下，淋症[123]。

Juncus allioides Franch. 葱状灯心草(灯芯草科)。【藏药】阿达架考哇：全草治膀胱积热，热病烦渴，喉炎咳嗽，小儿烦躁多啼[40]。

Juncus bufonius L. 小灯心草(灯芯草科)。【藏药】zadaju(杂达鞠)：根茎治咽喉肿痛，烦渴不安，肝郁气滞，胸胁胀满，月经失调，膀胱热症，小便不利[22]。

Juncus compressus Jacq. [*J. gracillimus*(**Buchen.**) **V. Krecz. et Gontsch.**] 扁茎灯心草(灯心草科)。【蒙药】全草治心烦失眠，尿少涩痛，口舌生疮[51]。

Juncus effusus L. [*J. effusus* L. var. *decipiens* **Buchen.**] 灯心草(灯心草科)。【布依药】冈当消：全草或茎髓蘸菜油点燃，将火焰点患者头顶百会穴，接着点太阳穴、额头正中、胸部、肘部、手心、膝后等关节部位(从上向下)，治小儿抽筋[159]。【朝药】골풀(gāor pūr，高儿曝儿)：茎髓用于肺热引起的咳嗽[82]。【侗药】野席草[136]，让伞(三江语)[15]，占门冷[135,137]：茎髓治小便不利[15,136]，心烦失眠，尿少涩痛[136]，小儿疳积，小儿惊风[15]；全草治水肿，小便不利，创伤[135]，惊应纳(挽弓惊)，宁乜稿面兜仑(妇女月家风)[137]。【仡佬药】kaŋ⁵⁵ tai⁵⁵ wu³⁵(岗歹误，黔中方言)，təu³¹kəu⁵³tɕia⁵⁵(逗耕假，黔中北方言)，le⁵⁵ li⁵³lu³¹(也立鹿，黔西南阿欧方言)：全草适量，炖肉吃，治头晕，眼花，四肢无力[162]。【哈尼药】Jakaol(贾拷)，龙须草：全草、茎髓治水肿，肾炎水肿[143]。【基诺药】奢吐嘟哪：茎髓治疟疾[10]。【傈僳药】尼鲁：茎髓治心烦口渴，口舌生疮，尿路感染，小便不利，疟疾[166]。【毛南药】ŋan²² da：ŋ³³(拈当)：全草治黄疸型肝炎[155]。【苗药】Nangx songb mil(仰松迷，贵州黔东南)，

Reib dend col(锐灯草，贵州松桃)，Uab denb cox(蛙蹲曹，贵州黔南)[91,95]：全草或茎髓治淋病，水肿[91,94]，小便不利，湿热黄疸，心烦不寐，小儿夜啼，喉痹，口疮，创伤，高热不退[91]；全草治高热不退，寒风经[95]，小便不利[94,95]；茎髓治高热不退，小便不利，产后月家风，挽弓惊[92,96]。【纳西药】水灯心：茎髓或全草用于心烦口渴失眠，疟疾，热淋，膀胱炎，尿道炎，肾炎水肿，黄疸，急性咽炎，口疮，心烦少眠，小儿夜啼，喉痹，口舌生疮，尿路感染，小便不利，淋病，水肿，创伤[164]。【怒药】恩假莫：茎髓治小便不利[165]。【畲药】碧玉草，水灯心，野席草：茎髓或全草治高热口渴，心烦不寐，五淋热结，金疮，喉痹，小儿夜啼[147]。【水药】尼朵[10,157,158]：茎髓治肾炎[10,157,158]；全草治肺炎[157,158]。【土家药】灯心草[129]，光棍草[123]：全草用于风热感冒[129]；茎髓治心烦不眠，尿路感染，小便不利，水肿，湿热黄疸，口舌生疮[123]，小儿发烧，赤白痢，尿闭症[125]。【瑶药】dangh cv miev(唐楚咪)，灯草[130]，灯芯草[133]：全草用于感冒发热头痛，尿路感染，结石，肾炎水肿，小儿惊风，小儿夜哭，口舌生疮，牙痛，咽喉肿痛，风湿关节痛，骨鲠喉[130]，流感，麻疹，喉痛，小儿发热，小便不利，湿热黄疸，心烦不寐[133]。【彝药】蒲日[9,10,105]，冻且诗[101,102]：根或全草治感冒发热，牙痛，水肿，泌尿系统炎症[9,105]；茎髓治心烦，头昏，夏日中暑，热病；根治打伤，腹有死血[10]；茎髓、全草治尿急，尿痛，小便带血，水肿，心烦头昏，中暑，感冒发烧，牙痛，发斑，荨麻疹，梅毒，烫伤，软性下疳，腹有死血；根、全草治打伤，腹中死血，感冒发热，牙痛，水肿，泌尿系炎症[101,102]。【藏药】zadaju(杂达鞠)：全草治咽喉肿痛，烦渴不安，肝郁气滞，胸胁胀满，月经失调，膀胱热症，小便不利[22]。【壮药】灯心草：茎髓用于年闹诺(失眠)，肉扭(淋症)，笨浮(水肿)，口舌生疮[120]。

Juncus himalensis Klotzsch 喜马灯心草(灯芯草科)。【藏药】zadaju(杂达鞠)：全草治咽喉肿痛，烦渴不安，肝郁气滞，胸胁胀满，月经失调，膀胱热症，小便不利[22]。

Juncus inflexus L[*J. glaucus* **Ehrhart ex Sibthorp**] 片髓灯心草(灯心草科)。【哈尼药】Jalkel(加

克)[13,14,145]：全株治各种内伤出血，胃腹胀痛，月经过多，崩漏；外用于小儿风疹，湿疹，身痒[13,14,145]。【彝药】全草用于水食不化，腹胀气臌[109]。

Juncus prismatocarpus R. Brown 笄石菖（灯心草科）。【基诺药】奢吐嘟嘟：茎髓治疟疾[163]。

Juncus setchuensis Buchenau ex Diels 野灯心草（灯心草科）。【白药】称哟呆[17]：鲜根治小便赤热淋沥，肾炎水肿，胃热齿痛，寒热不解[14,17]。【苗药】回当初（资源语），凶蒙（融水语）：全草治咽喉痛，肺热咳嗽[15]。【纳西药】基百[17]，紫依子咪，紫咪[14]：根治小便赤热淋沥，肾炎水肿，胃热齿痛，寒热不解[14,17]。【畲药】灯心草：根治小儿发热，小儿夜啼，白浊，尿路感染；全草治小儿感冒发热，小便黄赤[148]。【佤药】西裹：效用同纳西药[14]。【彝药】秧秧草[109]，铺且[101]：全草治小便赤涩，失眠梦遗，神恍心烦，肾虚水肿，消渴烦热，阴痒肿痛[109]，中暑，风寒感冒[101]，热淋，子宫脱垂[101,109]。

Juniperus chinensis L. [*Sabina chinensis* (L.) Ant.] 圆柏（柏科）。【蒙药】ᠤᠬᠡᠷ ᠠᠷᠴᠠ（wuher arch，乌赫日－阿日查）：枝梢及叶治肾热，尿血，尿道灼热，肾伤，小便脓血不利，炭疽，"协日沃素"病，肾"达日干"[49]。【瑶药】桧柏：枝叶治风寒感冒，风湿关节痛，荨麻疹，肿毒初起；树脂治疥癣，恶疮，疣[133]；叶治内痔大便出血[15]。【藏药】秀巴[13,23]：叶治肾病，炭疽病，痈疖肿毒；球果治肝、胆、肺之热症，风寒湿痹[23]；枝叶、树皮治风寒感冒，肺结核，尿路感染，荨麻疹，风湿关节痛[13]。

Juniperus convallium Rehder et E. H. Wilson [*Sabina convallium* (Rehd. et Wils.) Cheng et W. T. Wang] 密枝圆柏（柏科）。【藏药】秀日[24]，秀巴[23]：枝叶治肝热病，胆热，肺热，风湿性关节炎，肾炎，淋病，月经不调，炭疽病[24]；果实治肝胆病，肾病，膀胱病，淋病，脾病，痛风[24]，肝、胆、肺之热症，风寒湿痹[23]；树脂治疮疡久溃不愈[24]；叶治肾病，炭疽病，痈疖肿毒[23]。

Juniperus erectopatens (W. C. Cheng et L. K. Fu) R. P. Adams. [*Sabina vulgaris* Ant. var. *erectopatens* Cheng et L. K. Fu] 松潘叉子圆柏（柏科）。【藏药】秀巴：叶治肾病，炭疽病，痈疖肿毒；球果治肝、胆、肺之热症，风寒湿痹[23]。

Juniperus formosana Hayata 刺柏（柏科）。【彝药】刺柏：分泌物（树脂）治肝胆湿热，全身黄染[109]。【藏药】秀巴才尖[24]，巴朱木[23]，ཤུག་པ་ཚེར་ཅན（徐巴才尖）[21]：枝叶治肾炎，水肿，淋病，风湿疼痛，炭疽病，创伤出血；果实治肝胆病，肾病，膀胱病，淋病，骨蒸，痛风，脾病；树脂治疮疡久溃不愈[24]；带叶嫩枝及果实用于赤巴病扩散，皮肤瘙痒，痔疮[23]；嫩枝及果实治肾热症，遗尿，积水，疔毒炭疽[21]。【台少药】Sozoku（Bunun族施武群）：叶捣碎后敷于患部治外伤[169]。

Juniperus indica Bertol. [*Sabina wallichiana* (Hook. f. et Thoms.) Kom.] 滇藏方枝柏（柏科）。【藏药】སྟོ་འབྲུམ（巴珠木）[21]，秀巴[23]，秀朱[29]，巴麻[40]：枝叶治肝热病，胆热，肺热，风湿关节炎，肾炎，淋病，月经不调，炭疽病[24]；果实治肝胆病，肾病，膀胱病，淋病，脾病，痛风[24]，赤巴病，痔疮，黄水病[21]；树脂治疮疡久溃不愈[24]；效用同松潘叉子圆柏 J. erectopatens[23]，风湿性关节炎，失眠[29]；效用同方枝柏 J. saltuaria[40]。

Juniperus komarovii Florin. [*Sabina komarovii* (Florin) Ching et W. T. Wang] 塔枝圆柏（柏科）。【藏药】秀巴：效用同松潘叉子圆柏 J. erectopatens[23]。

Juniperus pingii W. C. Cheng ex Ferré [*Sabina pingii* (Cheng et Ferre) Cheng et W. T. Wang] 垂枝香柏（柏科）。【藏药】玉筑则哇：枝叶治肾炎，淋病，浮肿，风湿病，炭疽病[40]。

Juniperus pingii var. wilsonii (Rehder) Silba [*Sabina pingii* (Cheng ex Ferre) Cheng var. *wilsonii* (Rehd.) Cheng et L. K. Fu] 香柏（柏科）。【藏药】秀巴[23]，徐巴[32]：效用同松潘叉子圆柏 J. erectopatens[23]；枝、叶、果实治肾脾病，尿涩，膀胱病，关节炎，月经不调[32]。

Juniperus przewalskii Kom. [*Sabina przewalskii* Kom.] 祁连圆柏（柏科）。【藏药】秀巴次坚[20]，秀巴[23,33]，甲绣[27]：带叶和果的短枝治肾炎，关节炎，炭疽病[20]；效用同松潘叉子圆柏 J. erectopatens[23]；效用同西藏圆柏 J. tibetica[33]。

Juniperus pseudosabina Fisch. et C. A. Mey.

[*Sabina pseudosabina*（Fisch. et Mey）Cheng et W. T. Wang] 新疆方枝柏(柏科)。【蒙药】Arq：叶治皮肤瘙痒，儿童感冒[217]。【藏药】秀巴[23]，甲秀[29]：效用同松潘叉子圆柏 J. erectopatens[23]；枝、叶、果治风湿性关节炎，肾炎，月经不调[29]。

Juniperus recurva Buch. – Ham. ex D. Don. [*Sabina recurva*（Buch. – Ham.）Ant.] 垂枝柏(柏科)。【藏药】秀巴次坚[20]，秀巴[23]：带叶和果的短枝治肾炎，关节炎，炭疽病[20]；效用同松潘叉子圆柏 J. erectopatens[23]。

Juniperus rigida Sieb. et Zucc. 杜松(柏科)《部蒙标》。【蒙药】乌日各斯吐，阿日查[5]，ᠦᠷᠭᠡᠰᠡᠲᠦ ᠠᠷᠴᠠ（Wurgeset archa，乌日格斯图－阿日查)[3]，哈旦阿日查[56]：枝叶或带有少量果实治肾与膀胱热，发症，风湿性关节炎，布氏杆菌病，腰腿疼痛及皮肤病[5]；嫩枝叶(刺柏叶)治血尿，尿道疼痛，发症，痛风，游痛症，肾"巴达干"，淋病，"协日沃素"病[3]；叶治由肾伏热引起的血尿，肾脉疼痛，尿道口灼热，肾震伤，布鲁菌病，肾达日干病[56]。【藏药】bazhumu(巴朱木)：带叶嫩枝及果实用于赤巴病扩散，皮肤瘙痒，痔疮[23]。

Juniperus sabina L. [*Sabina vulgaris* Ant.] 叉子圆柏(柏科)。【哈萨克药】枝及果实治肾炎，膀胱炎，风湿性关节炎，布氏杆菌病，腰腿痛，皮肤病[141]。【维药】ئارچا مېۋىسى（Archa mewisi，阿日查梅维斯)[75,77]，新疆阿力恰米维司[78]，新疆圆柏果[4]：果实治寒性闭经，经水不畅，湿性尿闭腹水，小便淋涩，陈旧性脓疮，斑秃、黑斑[75,77]，心悸气短，精神不振，胃寒泄泻，消化不良，手足挛紧，四肢麻木，肝疾水肿，风寒头痛，牙龈红肿[78]，关节僵硬疼痛，腹水肢肿，咳喘经闭，偏瘫脑病，耳鸣耳聋，小便不利[4]，外用疮疖湿疹[78]；枝叶治风寒头痛，风湿性关节炎，小便不利，迎风流泪，视物不清[679]。【藏药】秀巴：效用同松潘叉子圆柏 J. erectopatens[23]。

Juniperus sabina var. davurica（Pall.）Farjon [*Sabina davurica*（Pall.）Ant.] 兴安圆柏(柏科)。【鄂伦春药】阿叉，兴安桧，蟠龙桧：茎枝治风湿类疾病，骨质增生[161]。【鄂温克药】地上部分治肝炎[73]。

Juniperus saltuaria Rehd. et Wils. [*Sabina sal-*

tuaria（Rehd. et Wils.）Cheng et W. T. Wang] 方枝柏(柏科)。【藏药】ཤུག་པ(秀巴)[21,23]，甲秀[29]，巴麻[40]：枝叶治肾炎，淋病，浮肿，风湿，炭疽病[13,34,40]，燃烧后芳香辟秽，杀菌消毒，净化空气，预防疾病[589]；果治肾病，膀胱炎，尿涩痛风胆肝病，脾病；树脂治疮疖[13,34]；枝、叶、果治风湿性关节炎，肾炎，月经不调[29]；果实和树叶治肾病，脾病，尿涩，膀胱病，关节炎，月经不调[21]；效用同松潘叉子圆柏 J. erectopatens[23]。

Juniperus sibirica Burgsd. 西伯利亚刺柏(柏科)。【哈萨克药】قىسلقاندى ارشا, سىبرىيا ارشاسى [140,142]：枝、果实治肾炎，膀胱炎，风湿性关节炎，布氏杆菌病，腰腿痛，皮肤病，神经衰弱，失眠，痔疮出血[140,142]。【藏药】bazhumu(巴朱木)：带叶嫩枝及果实治赤巴病扩散，皮肤瘙痒，痔疮[23]。

Juniperus squamata Buch. – Ham. ex D. Don. [*Sabina squamata*（Buch. – Ham.）Ant.] 高山圆柏(柏科)。【藏药】ཤུག་པ(秀巴)[21]，巴朱木[23]，甲秀[29]：枝叶治肾炎，水肿，淋病，风湿疼痛，炭疽病，创伤出血；果实治肝胆病，肾病，膀胱病，淋病，骨蒸，痛风，脾病；树脂治疮疡久溃不愈[24]；带叶嫩枝及果实治赤巴病扩散，皮肤瘙痒，痔疮[23]；枝、叶、果治风湿性关节炎，肾炎，月经不调[29]；效用同方枝柏 S. saltuaria[13,21,34]。

Juniperus tibetica Kom. [*Sabina tibetica* Kom.] 西藏圆柏(柏科)。【藏药】ཤུག་པ(巴朱)[21]，秀日[24]，秀巴[23,29,33]，玉筑则哇[40]：枝叶治肝热病，胆热，肺热，风湿性关节炎，肾炎，淋病，月经不调，炭疽病；果实治肝胆病，肾病，膀胱病，淋病，脾病，痛风；树脂治疮疡久溃不愈[24]；带叶绿枝及种子治关节炎，肺炎，胆囊炎，疮疖，炭疽[29]；效用同松潘叉子圆柏 J. erectopatens[23]；嫩枝治肺炎，关节炎，胆囊炎，炭疽，愈疮；柏子仁治心悸怔忡；挥发油治荨麻疹，关节炎，肾炎[33]；效用同方枝柏 S. saltuaria[21]；效用同垂枝香柏 J. pingii[40]。

Jurinea mongolica Maxim. 蒙疆苓菊(菊科)。【蒙药】治外伤出血，鼻出血[51]。

Justicia adhatoda L. [*Adhatoda vasica* Nees] 鸭嘴花(爵床科)。【傣药】莫哈蒿[62,63,64]，摆莫哈蒿(西傣)，扎冷蒿(德傣)[59]：叶治六淋证出现的

尿频，尿急，尿痛，风湿性关节炎，关节肿痛，皮肤疔疮，斑疹瘙痒，跌打损伤，骨折[59]，口眼歪斜[8,14]，月经不调，经痛[65]；嫩叶治风湿性关节炎，尿频，小便不通[65]；嫩叶适量烤热后敷于下腹部及患处治尿频，尿闭，敷痛处治风湿[8]；茎叶煎后加蜜治哮喘[8]；根治精神分裂症[8]；全株治骨折，扭伤，风湿性关节痛，腰痛[590]，尿频或小便不通[8]；全草、根治小便热涩疼痛，尿闭，腹内痉挛剧痛，痛经，跌打损伤，骨折，风寒湿痹证，肢体关节酸痛，屈伸不利[62,63,64]。【德昂药】Wuwujia(吾吾戛)[8]：效用同景颇药[8,18]。【景颇药】Wuicoq chi：茎叶治骨折扭伤，风湿关节痛，腰痛[18]。【佤药】Kaox dai nden(考歹等)：效用同傣药[14]。【彝药】ꊻꇁꉆ(viemiepjuop，崴灭偎)[8,109]：根治口苦咽干，头痛肌紧，腹胀痞满，尿道灼痛，月经不调，久婚不孕[8,109]。【藏药】 བ་ཤ་ཀ་མཚོག[21]，哇夏嘎[23,27]：全草治刺痛，血热病，肝热病，赤巴病，跌打损伤，疮疖肿痛[1086]；枝干治心热，血热，肝热[1]，赤巴病[28]，肝热，胆热，血分实热及血热引起的疼痛[13,23,24]；花治血热病，血性疼痛，肝热病，胆热病[27]。

Justicia carnea Lindl. 珊瑚花(爵床科)。【侗药】溪柳，阔叶柳，水杨柳：全草治腰脊扭伤，急性肠炎，感冒发热[136]。

***Justicia procumbens* L.** 参见 Rostellularia procumbens。

Jynx torquilla L. 蚁鴷(啄木鸟科)。【佤药】啄木鸟，地啄木鸟：全体治咳嗽，淋巴结结核[168]。

K

Kadsura angustifolia A. C. Smith 狭叶南五味子(木兰科)。【彝药】全株治风湿病，跌打骨折，外伤出血[13]。

Kadsura coccinea(Lem.) A. C. Smith 黑老虎(木兰科)。【傣药】ဂဂ်ဓဂ် ပဩ2ၖ(heilianglong，嘿良龙)：藤茎治小儿麻痹后遗症，贫血，月经不调，风湿骨痛[8]。【侗药】Sangp gaos renc[8,139]，伤告人，叫高宁[43]：根、根皮治痢疾，肠炎，腹泻及心慌胸闷[8,139]，胃痛[9]，久病无力，头痛眼花[43]。【哈尼药】Moqyol yolma(莫约约玛)，黑老虎，过山风：藤茎治风湿骨痛，跌打劳伤，腰腿痛，胃痛，痛经，产后腹痛，肠胃炎，外伤出血，骨折[143]。【黎药】麦奋给，钻地风，透地连珠：藤茎治溃疡，慢性胃炎，风湿性骨痛，跌打瘀痛，急性胃肠炎，经前腹痛，产后瘀痛[153]。【苗药】梭糯血藤[98]，Mongb zend tomgx dangf(孟真团懂)[8]，黑老虎[398]：根、茎治痛经[8,97,98][398]，劳伤腰痛[97,98]，腹痛腹胀，肝炎，风湿性关节疼痛[97]；根或根皮治胃痛[9,15]，久病无力，头痛眼花[15]，骨折，胃、十二指肠溃疡，瘀血腹痛，疝气痛[398]；根、老藤治跌打损伤，风湿痹痛，慢性肠胃炎[8][398]，手脚麻木，产后腹痛[8]；果实治腹痛腹胀，肝炎，劳伤腰痛，痛经，风湿关节疼痛[97]；根泡酒服，治产后半身不遂颇验[398]。【畲药】绯红南五味[8,10,147]：效用同苗药[8]，根、茎治胃、十二指肠溃疡，慢性胃炎，急性胃肠炎，风湿性关节炎，跌打肿痛，痛经，产后瘀血腹痛[10,147]。【土家药】Guoshanlong(过山龙，湖南湘西)：根皮、茎、叶治风湿，跌打肿痛，骨折[8]。【瑶药】大钻(domh nzunx，懂准)[132][4,6]，冷饭团[132]，藤刚精[9]：根及藤茎治风湿痹痛，胃脘痛[9,132][4,6]，肝硬化腹水[132][6]，痛经，跌打损伤[132][4]，肾炎，慢性肾炎，急性肠胃炎，产后瘀血腹痛，刀伤出血，骨折[132]；根用于疝气[134]。【壮药】大钻[120]，裸衣风[9]，gaeuduen(勾断)[23]：根或根皮用于心头痛(胃痛)[9,120][23]，发旺(风湿骨痛)[9,120]，京尹(痛经)，林得叮相(跌打损伤)[120][23]。

Kadsura heteroclita (Roxb.) Craib 异型南五味子(木兰科)。【傣药】ꨧꨳꨀꨮ(heihangjie，嘿夯介)[8]，盖嘿[63,64]：藤茎治风湿骨痛，跌打损伤[8,63,64]，胃脘胀满，胁肋作痛[63,64]；根治风湿骨痛，跌打骨折，痛经[8,9,74]；果用于肾虚腰痛，气管、支气管炎，神经衰弱[9,74]。【哈尼药】Huo-jialahuan(粘甲喇还)[8,144]，通血香，wo jia la hai(窝甲喇还)[76]：根、藤、果实治贫血，腰腿酸痛，跌打损伤[8,144]；藤茎用于跌打损伤，腰肌劳损[76]。【基诺药】Abochetuo(阿波撤拖)[8,163]：茎、根治风湿性关节炎[8,163]；藤茎治感冒，支气管炎[163]。【黎药】海风藤，麦奋，梅花钻：藤茎或根用于舒筋活络，祛风散寒，行气止痛[153]。【毛南药】大叶风沙藤，ruoŋ² li⁵ rɯp⁸(松利十)：干品治风湿骨痛，四肢拘挛，急性胃肠炎，胃及十二指肠溃疡，慢性胃炎，跌打损伤[156]。【苗药】地血香：根或藤茎治风湿痹痛，跌打伤，骨折，痛经，疝气痛[398]。【仫佬药】姜细野：根、茎治风湿骨痛，跌打损伤，骨折[8]。【土家药】冷饭团[8,123]：藤茎、根治腹痛，气痛，肝炎，关节疼痛，劳伤疼痛[8,123]。【佤药】根、藤治跌打损伤，神经衰弱，胃肠炎，筋骨痛[8,168]。【瑶药】大红钻[132][6]，domh hongh nzunx(懂红准)，中钻[132]：根及藤茎治产后风瘫，痛经，胃脘痛[132][6]，半身不遂，手脚麻木，风湿性关节炎，跌打损伤和骨折[132]，腰肌劳损[132][6]。【壮药】Gaeucuenqhung(勾钻洪)[180]，Gaeudonj(勾断)[117]，黑老虎[120]：藤茎治发旺(风湿骨痛)，心头痛(胃痛)，胴因(腹痛)，京伊(痛经)，林得叮相(跌打损伤)，麻邦(偏瘫)[117]；根治发旺(痹病)，京尹(痛经)，林得叮相(跌打损伤)，胴尹(胃痛)[120,180]，兵吟(筋病)，腹痛(脂胴尹)，骨折(夺扼)，麻邦(中风)，兵嘿细勒(疝气)[180]。

Kadsura interior A. C. Smith 内南五味子(木

兰科)《药典》。【傣药】嘿涛勒：藤茎治腹痛腹泻，赤白下痢，产后体弱多病[62]。【苗药】凤庆鸡血藤：藤茎治气血虚弱，肢麻瘫痪，风湿痹痛，虚损不育，遗精白浊，月经不调，赤白带下[398]。

Kadsura japonica (L.) Dunal 日本南五味子(木兰科)。【畲药】南五味子：根、种子、叶治肺虚咳嗽，久泻久痢，腹胀气逆，痈疽疔毒[10]。【台少药】Si – nao(Tayal 族大嵙崁前山)：茎切断，用切口处流出的液汁洗眼治眼病[169]。

Kadsura longipedunculata Finet et Gagnep. 南五味子(木兰科)。【布依药】吉弄告高：根治肝硬化[159]。【侗药】Jaol dangl bogl padt (教荡播盘)[137]，登胜[5]，教荡播盼[135]：根、根皮及茎治挡朗(骨折)，耿胧耿幽(腰腿痛)[137]，偏头痛，水肿[5]；茎藤治风湿痛，骨折，胃痛[135]。【仡佬药】me53 kaŋ55 pia53 tse31 (麦岗表则，黔中北方言)，mo31 e35 ta33 pie31 (毛也打扁，黔西南阿欧方言)：根治痔疮[162]。【苗药】Ghab Jongx zend ghongd yut(嘎龚真宫幼)[91,95]，那信定[94,96]，红木香[398]：根或根皮治胃痛，腹痛[91,94,96][398]，风湿麻木疼痛[91,94,95,96]，跌打损伤[91,95][398]，风湿痹痛[95][398]，骨伤，软组织损伤[94,96]，月经不调[91]，痛经，无名肿毒[398]；根治风湿性关节炎，活血，镇咳，滋补；种子治风湿性关节炎，活血，跌打，胃痛，镇咳，滋补[95]。【畲药】土木香[5]，南五味子[148]：根皮治消化不良，胃痛，外伤疼痛，乳腺炎，疝气[5]；根治食欲不振，胃寒痛，劳倦乏力，关节炎，扭伤，跌打损伤[148]。【土家药】qi3 mie2 (起灭)，香血藤[124]，小血藤[128]：根、藤茎治跌打损伤[124,128]，胃痛，腹痛，痛经，风湿痹痛[124]，风气病[128]，经闭肚痛，小便出血；果实治体虚多汗，虚汗，自出汗[125]。【瑶药】小钻(fiuv nzunx，小准)[132][6]，刚针端，小活血[133]：根及藤茎治风湿痛，经闭腹痛[132,133]，肾虚腰痛，胃脘痛，头风痛[132][6]，产后浮肿，疝气痛，跌打损伤，骨折[132]；全株治橡皮腿[133]；根皮、叶治跌打扭伤，骨折，疮疖，胃痛，风湿痛，腰痛，经前腹痛，中暑腹痛[5]。【彝药】苏合，娘又争[5]，鹅倍景[101]：全株治跌打损伤，风湿性关节炎，胃痛，胃肠炎，中暑腹痛，月经不调，小儿消化不良[5]；根、根皮治骨折，跌打损伤，风湿筋骨痛，胃痛，月经不调，痛经[101]。【壮药】Gaeucuenqiq

(勾钻依)[180]，力马茅汀[5]，小钻[120,180]：根或根皮治心头痛(胃痛)[5,120]；根皮治风湿性关节炎，骨折[5]；根治京尹(痛经)，发旺(风湿骨病)，林得叮相(跌打损伤)[120,180]，胴尹(胃痛)，核尹(腰痛)，麻邦(中风)，埃病(咳嗽)[180]。

Kadsura oblongifolia Merr. 冷饭藤(木兰科)。【苗药】吹风散：藤或根治风湿痹痛，骨气痛，经痛[398]。【瑶药】小红钻[132][6]，fiuv hongh nzunx(小红准)，入地磨香[132]：根及藤茎治肾虚阳萎，风湿骨痛[132][6]，感冒，腹痛，痛经，跌打损伤，骨折[132]；根治肠炎胃痛[6]。

Kadsura propinqua Wall. 参见 Schisandra propinqua。

Kadsura renchangiana S. F. Lan 仁昌南五味子(木兰科)。【瑶药】铁钻[132][6,238]：茎治跌打肿痛，风湿骨痛[6][132]，用于祛风除湿，消肿通络[238]。

Kaempferia galanga L. 山奈(姜科)《药典》。【傣药】晚荒[62–64]，万换(德傣)[9,19]：根茎治跌打损伤[9,19,62,63,64,71][9]，风火牙痛[9,19,62,63,64]，腹胀腹痛，腹泻，胃脘胀痛，口舌生疮，咽喉肿痛，乳房肿痛，食物中毒，四肢关节酸痛重着，屈伸不利[62–64]，胃肠炎，食滞气胀，咽喉炎，扁桃腺炎，风湿骨痛[9,71,74][9]，心腹冷痛，停食不化[9,19]，腮腺炎，乳腺炎，心慌头晕，胸闷呕吐；地上部分治咽喉炎，扁桃腺炎，腮腺炎，乳腺炎，胃肠炎，食滞气胀，风湿骨痛，跌打损伤，心慌头晕，胸闷呕吐[9,71][9]；块根用于急性胃溃疡，慢性胃炎[9,74]。【德昂药】相格带：根茎治急性肠胃炎，消化不良，胃寒，风湿性关节痛，跌打损伤[18]。【哈尼药】Cevqqeil(则切)，沙姜，土麝：根茎治胃腹冷痛，消化不良，跌打损伤，瘀肿痛，呕吐，牙痛[143]。【景颇药】Woqchang：效用同德昂药[18]。【蒙药】ᠴᠠᠭᠠᠨ ᠭᠠ(Chagan ga，查干 -嘎)[44,47,56]，嘎札[56]：根茎治消化不良[44,47][399]，胸脘胀满[47][399]，胃病，恶心，恶血瘀积，血痞，月经不调[44]，呕吐，腹泻，牙痛，风湿关节痛，跌打损伤[47]，胸膈脘痛冷痛[47][399]，胃火衰败，精华与糟粕分离功能衰败，胃痛，头部"赫依"病，月经不调，血痞及妇血病[56]。【维药】堪培利亚得力黑：根茎用于脾胃寒痛，伤风感冒，痢疾[79]。【藏药】ᄀᄋ ᄌᄋᄀᄋ (嘎母)[21]，嘎加[23]：根茎治培根和龙的合并症《23》，消化不良，胃寒，吐泻，胸闷，肺脓《21,23,34》，“培根”与“龙”的并发症《21》。【壮药】Sagieng(沙姜)：根茎治咳嗽，肺病，伤口愈合[835]。【台少药】Tyamae(Tsaou 族 Tatupan，Tohuya，Imutu，Tebura)，Samai(Tsaou 族 Rohuto)：根治腹痛，外伤；叶治肿疡《169》。

Kalanchoe laciniata (L.) DC. 伽蓝菜(景天科)。【黎药】雅局立，扛棺回，鸡冠蕊《153》：全草水煎服，同时用鲜全草捣烂外敷伤口周围，治毒蛇咬伤《153》；全草用于清热解毒，散瘀消肿[212]。

Kalanchoe spathulata DC. 匙叶伽蓝菜(倒吊莲)(景天科)。【台少药】Takorumuru(Paiwan 族傀儡)，Tagoromoru(Paiwan 族傀儡)：叶治眼病，肿疡，外伤《169》。

Kalimeris incisa (Fisch.) DC. [*Aster pinnatifidus* **Makino.**] 裂叶马兰(菊科)。【畲药】马兰车：全草治胃痛，吐血，扁桃体炎，疮痈肿毒《147》。

Kalimeris indica (L.) Sch. - Bip. 马兰(菊科)。【布依药】那苓坝《159》：全草捣烂，与淘米水服，治小儿膈食《159》[1016]。【侗药】Mal langx(骂聂)《137》，Mal nyedx nyoh(马呢略)[25]，泥鳅草《136》：全草治耿胧耿幽(腰腿痛)，耿耳卡(腮腺炎)《137》；全草或根治眼外伤[25]，伤风感冒，头痛，发热《136》。【仡佬药】a³⁵ nao⁵³ se³⁵(阿脑细，黔中方言)，tɕia⁵⁵ pur⁵³(假部儿，黔中北方言)，kaŋ³¹ la³¹ tə³¹ ʐə⁵³(岗拉爹耶，黔西南多洛方言)：全草治小儿中毒性消化不良《162》[37]。【傈僳药】麻义俄：全草治吐血，衄血，急性咽炎，扁桃体炎，腮腺炎，痢疾，崩漏，小儿疳积，痈肿《166》。【毛南药】ma²² xj：u²⁴ yan³⁵(骂休元)《155》[219]，鱼鳅串[219]：全草治支气管炎《155》，赶风清热，赶火解毒，止血止痛[219]。【苗药】Mas lanx danb(马兰丹，贵州铜仁)《91,94,96》[275]，嘎炯莴内溜《94,96》，鱼鳅串[275]：全草或根治咳嗽，小儿疳积，创伤出血《91》[275]，吐血，衄血，血痢，崩漏，黄疸，水肿，淋浊，感冒，咽痛喉痹，痔疮，痈肿，丹毒《91》，便血[275]；全草治吐血《94,96》[275]，腮腺炎，胃脘胀痛，衄血，血痢《94,96》，小儿食积，感冒发热《95》。【纳西药】田边菊，鱼鳅串：全草治小儿疳积，腹泻，痢疾，蛇咬伤，外伤出血《164》。【羌药】Wulaba(务兰巴)，散血草：嫩叶外用治热毒疮，烧、烫伤《167》。【畲药】田岸青，水苦益《146》，马兰《148》[1016]：全草治疮疖，肾炎，牙痛，烂口角，牙龈肿痛《146》，咽喉肿痛，眼花，甲沟炎，急性指肚炎《148》[1016]，预防产后风《148》。【水药】骂主《157,158》：全草煎水服，治流感《10,157,158》。【土家药】田边菊《125》，tie⁴ ban¹ hao¹(铁板蒿)[220]，鱼鳅串《124》：全草治无名肿痛，疔，疮，疱，疖《124,125,128》，小儿疳积《124,126》，尿血，各种外伤出血《124》[220]，便血，腹痛[220]，感冒发热，咳嗽，急性咽炎，扁桃腺炎，流行性腮腺炎，传染性肝炎，吐血，衄血，肠炎，痢疾，预防和治疟疾，小儿消化不良，崩漏，月经不调，乳腺炎，痔疮，跌打损伤，肝炎，疟疾，胃溃疡，产后腹痛《124》，岔气病，摆红病(俗名崩红，类似功能性子宫出血)，伤风症《128》，伤风感冒；根治腹痛，胃痛《126》。【瑶药】马兰[1016]，解合勉，鱼鳅串《133》：全草治急性咽喉炎，消化不良，痢疾，小儿疳积《133》[1016]，感冒发热，扁桃体炎，口腔炎，支气管炎，肺炎，肺结核，黄疸型肝炎，腹泻，小儿夜哭，吐血，血崩，产后流血不止，月经不调，毒蛇咬伤，烧烫伤[1016]，胃脘胀痛，水泻；外用治乳腺炎，跌打损伤《133》。【彝药】耶若伍《101,104》，则拉《10,104,105》：全草治气痛，腹泻，妇女血冷不孕，产后体虚，血肿，月经不调；外用治下身痒，腮腺炎，骨折，蛇咬伤，牙痛，鼻血不止《10,104》，各种内、外伤《10,105》，胃肠各种疾患，妇科各种疾患，以及骨折，风，咳，泻，鼻血，虫蛇伤，牙疾，慢性气管炎《105》，“海拉”病，伤风，咳嗽，食积，小儿停食，腹胀痛《10》，感冒发热，咽喉肿痛，食积腹胀，肠炎水肿，梅毒，淋病，皮肤瘙痒《109》；根、全草治腮腺炎，牙痛，鼻血不止，下身痒，月经不调，蛇咬伤，食积，腹胀痛，腹泻《101》。【壮药】Govaihay(棵杯航)《180》，Nyaloxvit，路边菊《118,180》：全草治痧病(感冒发热)，埃病(咳嗽)，货烟妈(咽炎)《118,180》，航靠谋(痄腮)，能蚌(黄疸)，胴尹(胃痛)，脂胴尹(腹痛)，渗裂(血证)，约京舌(月经不调)，呗叮(疔疮)《180》，乳痈，癃闭，阴痒《118》。

Kalimeris integrifolia Turcz. ex DC. 全叶马兰(菊科)。【毛南药】ruoŋ² xien³ sok⁷(松伤宿)：全草治外感风热，消化不良，肝炎，胃痛，胃溃疡，中耳炎，疔肿《156》。【蒙药】全草治感冒发热，咳嗽，咽喉肿痛，腮腺炎，传染性肝炎，胃及十二指肠溃疡，泄泻，痢疾，吐血，衄血，崩漏，痈疮肿毒，乳房肿痛，外伤出血[51]。

Kalimeris shimadai (Kitam.) Kitam. 毡毛马兰（菊科）。【土家药】效用同马兰 K. indica。

Kalopanax septemlobus (Thunb.) Koidz. 刺楸（五加科）。【朝药】엄나무（ěm nǎ mù，呃母那木）：树皮用于痢疾，腹痛，霍乱吐泻，牙痛，弱酸性胃炎[82]。【侗药】刺楸：皮治风湿性关节炎，腰膝疼痛，跌打损伤[136]。【苗药】Ndut chongl（都通，贵州松桃）[91,95]，丁铜皮[97,98]，刺五加[94]：根皮及枝治水肿[95]；根、根皮、树皮、枝治风湿腰膝酸痛，肾炎水肿，跌打损伤，内痔出血，疥疮[91]；叶、根、茎皮治疮毒，头痛，骨折，湿热疼痛，便秘，急性肠胃炎[95]；根皮治风湿腰膝酸痛，跌打损伤[94,97,98]，荨麻疹[98]，肾炎水肿[94]；根、树皮及枝治风湿腰膝酸痛，肾炎水肿，跌打损伤[94]；叶治荨麻疹[97]。【水药】梅杠剪[157,158]：树皮治风湿腰痛[10]；根皮、枝治背痨，无名肿毒[157,158]。【土家药】海桐皮，鸟不踏：树皮、叶治风湿痛，跌打损伤，便血，脱肛，荨麻疹[124]。【瑶药】冬罗莲，鼓顶丰：叶、根、茎皮治疮毒，头痛，骨折，湿热疼痛，便秘，跌打损伤[133]。

Kaolinitum 白石脂（硅酸盐类矿物高岭土，主含水化硅酸铝 Al$_2$[Si$_4$O$_{10}$] (OH)$_8$《部颁标》。【蒙药】ᠴᠠᠭᠠᠨ ᠮᠡᠯᠡᠬᠡᠢ ᠴᠤᠭᠤᠯᠤ（Chagan melhi chuolu，查干 - 莫勒黑 - 朝鲁）：白石脂（块状物明煅用）治骨伤，肌筋脉断，天花疹毒[44]。【土家药】鼓捶七：治肺虚久咳，小儿消化不良[10]。【维药】تىن مەختۇم（Tin Mextum，厅买合土米）[75,77]：用于热性咯血，腹泻，心悸，心烦，湿性胃虚，中毒[75,77]，便血，腹痛，麻风病，毒虫咬伤[4,75,77]，咳嗽，咳血，胃弱[4]。【藏药】嘎贡[24][11]，卡巩[34]：治虫病和各种中毒病[11][24,34]，"凶曜"病，龋齿[24,34]，久泻久痢，崩漏带下，遗精，创伤溃疡，痈疽痔疮[31]。

Kerria japonica (L.) DC. 棣棠花（蔷薇科）。【傈僳药】给西里：花、枝叶治久咳，消化不良，水肿，风湿痛[166]。【土家药】gu chui qi（鼓锤七）[126]，鸡蛋花[123]：花治肺虚久咳，小儿消化不良[123,126]，荨麻疹，关节痛；根、嫩枝叶治久咳，消化不良，荨麻疹，关节痛[123]。

Kinostemon ornatum (Hemsl.) Kudô 动蕊花（唇形科）。【土家药】土荆芥：全草治疮疖，痢

疾，湿疹[123]。

Knoxia corymbosa Willd. 红芽大戟（茜草科）。【傈僳药】白黑起莫：根治水肿腹胀，痰饮喘满[166]。

Knoxia valerianoides Thorel ex Pitard 红大戟（茜草科）《药典》。【傣药】根用于水肿，水臌，痰饮，瘰疬，痈疽肿毒[67,68]。【彝药】石刀[103,111]，阿柯诗[101]：根治水肿腹痛，胸腹积水，痰饮喘满，疮疡肿毒[111]，劳伤[101,103,111]，贫血[101,111]，小儿疳积，营养不良，胃炎水肿[101,103]，四肢无力[101]。【壮药】红大戟：块根用于笨浮（水肿），呗农（痈疮），呗奴（瘰疬）[120]。

Kochia scoparia (L.) Schrader 地肤（藜科）《药典》。【侗药】Guangl sedl kuedp（晃正锟）[137]，铜辰迪马[135]：全草治沥兵沥误（水田毒气）[137]，黄疸，疔疮肿毒，跌打损伤[135]。【鄂伦春药】挨母出哈，扫帚菜，独独草：果实治尿痛，尿急，小便不利，阴痒症，皮肤瘙痒，风疹，荨麻疹，皮癣，阴囊湿疹[161]。【哈萨克药】يزەن توقىمى：果实、全草用于各种皮肤病引起的癣和瘙痒，尿路感染，小便不利，前列腺炎[142]。【蒙药】熟古日 - 额布素[47]，疏日 - 诺高，绿藜[587]：果实用于尿痛，尿急，小便不利，荨麻疹；外用治皮癣及阴囊湿疹[47]，除湿热，利尿，解毒，消炎[587]。【苗药】豆阿潘，佳莴千地[96]：全草治皮肤干燥瘙痒，湿疹[96]；果实治小便不利，淋病带下，疝气[98]。【纳西药】扫帚：成熟果实用于阳虚气弱，小便不利，皮肤湿疹，久血久痢日日夜夜不止，疝气，肝虚目晕，痈肿[164]。【土家药】铁扫把：果实治小便不利，淋病带下，疝气，疮毒，疥癣，阴部湿痒，荨麻疹[124]。【瑶药】扫把草：果实用于小便不利，淋病，带下，疝气，疮毒，疥癣，阴部湿痒[133]。【彝药】根治赤白痢疾，便溏腹痛，小便短赤，砂石热淋[109]。

Koelreuteria bipinnata Franch. 复羽叶栾树（无患子科）。【哈尼药】白苦楝，Qilnaovq naovqqil（齐闹闹），摇钱树：根、花治风热咳嗽；根皮治蛔虫症，钩虫症[143]。

Koenigia forrestii (Diels) Mesicek et Soják. 参见 Polygonum forrestii。

Koenigia islandica L. 冰岛蓼（蓼科）。【藏药】傲加措布哇：全草治热性虫病，肾炎水肿，

脑病[24]。

Kopsia arborea Blume［*K. officinalis* Tsiang et P. T. Li］蕊木（夹竹桃科）。【傣药】麻蒙嘎锁[62-64]，勐呵[9,74]：果治麻风[9,62,71,72]，疔疮痈疖脓肿[62-64]；果、叶治咽喉炎，扁桃体炎，风湿骨痛，四肢麻木[9,63,74][788]；根皮用于水肿[788]。

Korthalsella japonica (Thunb.) Engler 栗寄生（桑寄生科）。【景颇药】茶叶旦托：茎枝（寄生）治风湿性关节炎[9,19]。【羌药】Harsfu（哈日司福），斯日卡利：茎、叶治腰膝酸痛，筋骨痿弱，风寒痹痛[167]。

Krascheninnikovia ceratoides (L.) Gueldenst.［*Eurotia ceratoides* (L.) C. A. Mey］骆驼蓬（藜科）。【藏药】qixing（起兴），qixiang（起象）[24]：地上部分、花序和嫩枝治气管炎，肺结核[24]；花治气管炎，肺结核[29]。

Kummerowia stipulacea (Maxim.) Makino 长萼鸡眼草（豆科）。【傈僳药】阿阿灭色莫：全草治胃肠炎，跌打损伤[166]。【蒙药】他黑延－尼都－额布斯[587]：全草治风热感冒，胃肠炎，痢疾，热淋，肝炎，跌打损伤，疔疮肿毒[51]，用于清热解毒，健脾利湿[587]。

Kummerowia striata (Thunb.) Schindl. 鸡眼草（豆科）。【畲药】鸡眼草：全草治肝炎，肾结石，小儿疳积[148]。【土家药】席字卵棱[10,126]，公母草[128]，人字草[123]：全草治疳积症（如小儿疳积）[10,126,128]，伤风，咳嗽[10,126]，水泻症，鸡蒙眼（夜盲症），热伤风症[128]，感冒，发烧，湿热黄疸，腹泻，痢疾[123]。

Kyllinga brevifolia Rottbøll 短叶水蜈蚣（莎草科）。【侗药】Nyangt kebp naemx（娘更冷），Kebp naemx（更冷）[135,137]：全草治风寒感冒，头痛，筋骨疼痛，喂疟（打摆子）[135,137]。【哈尼药】Wulquvq eel-seil（吴局额色），顶绣草，金钮子：全草治感冒发热，气管炎，百日咳，疟疾，痢疾，跌打损伤[143]。【基诺药】奢吐嘟嘟阿女：全草治疟疾，

风湿性关节炎疼痛，痢疾；外洗治漆树过敏[163]。【傈僳药】西克很：全草治感冒风寒，寒热头痛，筋骨疼痛，咳嗽，疟疾，黄疸，痢疾，疮疡肿毒，跌打刀伤[166]。【黎药】水蜈蚣，浪档，三夹草：全草治疟疾；全草捣烂冲酒，一半内服，一半涂抹伤口周围，治蛇咬伤；全草酒捣敷患处，治跌打肿痛；鲜全草加冰糖治菌痢，支气管炎[153]。【苗药】Nangx hsob nail（仰超里，贵州黔东南），Reib nzhod njinl（锐倒专，贵州铜仁）[91,92,95]：全草治疟疾，感冒咳嗽，关节酸痛[91,94,95,96]，头痛，发烧，头晕[92,95]，乳糜尿，皮肤瘙痒[91]；全草外治皮肤瘙痒[94,95,96]。【畲药】全草治疟疾，感冒，外伤化脓[147]。【土家药】ko¹ ba¹ ga¹ ha¹ ti³ ku³（可巴噶哈梯苦），散寒草[123,125,127]，杨梅草[128]：全草治感冒，疟疾，咳嗽，百日咳，跌打损伤，蛇咬伤，疮疡肿毒[123,125,127]，热伤风症，鸹鹚咯（百日咳），尿膏积乳糜尿，三分症（疟疾）[128]。【瑶药】womh sapc miev（温刹咪）[130]，蜈蚣勉，三角莎草[133]：全草用于乳糜尿，百日咳，用于流感，感冒，气滞腹痛，急性支气管炎，黄疸型肝炎，小儿惊风，小儿口腔炎，创伤出血[130]，疟疾，感冒咳嗽，关节酸痛；外用治跌打损伤，皮肤瘙痒[130,133]，毒蛇咬伤[133]。【壮药】Gosamlimj（棵三林），水蜈蚣：全草用于贫痧（伤风），埃病（咳嗽），墨病（喘息），能蚌（阳黄），呗农（痈疮），林得叮相（跌打损伤），创伤出血，阿意咪（痢疾），瘴毒[117]。【台少药】Rabankarun（Bunun 族高山）：叶治热病[169]。

Kyllinga monocephala Rottb. 单穗水蜈蚣（莎草科）。【普米药】格普带：全草治感冒，痢疾，肠炎，麻疹未透[15]。【土家药】效用同短叶水蜈蚣 K. brevifolia[123]。

Kyllinga triceps Rottb. 三头水蜈蚣（莎草科）。【傣药】全草用于气滞腹痛，风湿骨痛，月经痛，刀伤出血[67,68]。【毛南药】wok⁷ loŋ²（草荒龙）：干品治小儿疳积，蛔虫症[156]。

L

Lablab purpureus(L.) Sweet 扁豆(豆科)《药典》。【侗药】鱼豆：种子治脾胃虚弱，食欲不振，大便溏泻[136]。【黎药】意祝丁，山扁豆，毛瘃草：种子治蛔虫病，蛲虫病，寸白虫病，湿热疮毒，淋病，肾炎，小便急痛，月经过多，蜈蚣咬伤[153]。【藏药】menshanlaimaogabao（门山来毛嘎保）[23]：果实治腹泻，血、胆病，痘疹，丹毒[23]；种子治"培根"病，脉管瘀塞，痘疹毒[24,27]，肾热，肾脏病[24]，火焰症，咳嗽，"赤巴"病，咳痰，腹泻，邪热[27]。

Laccifer lacca(Kerr) 紫胶虫(胶蚧科)《部藏标》。【傣药】在树枝上所分泌的胶质治麻疹，斑疹不易透发，产后血晕，带下，疮疥肿毒[67,68]。【蒙药】ᠾᠠᠷᠠ ᠰᠢᠷᠠ（Enggeseg，恩格斯格）：分泌的胶质（紫草茸）治血热，讧热，肺热，肾热，各种出血，遗精[44]。【维药】لوك（Lok，罗克）[75]，米克马克苏力[78]：胶质治肝硬化腹水，慢性肝炎，形体肥胖，瘫痪，阴道出血，咳嗽气喘[75]；分泌物治气短多汗，脾胃不适，肝疾，月经不调，津液污浊[78]。【藏药】ཇ ར྄གས།（加吉）[2,21,23]，加杰[35]：雌体分泌的胶质物（紫草茸）治虫热症（血痨热）[21,35]，肿毒恶疮[2,20,23,35]，瘀血不化[2,21,35]，痘毒不易透发，难产[20,23]，肺、肾热邪[21]，肿毒恶疮[2]。

Lactuca altaica Fisch. et Mey. 阿尔泰莴苣(菊科)。【哈萨克药】全草或根用于热证引起的高热，尿路炎症，乳汁不足，神经衰弱，火眼，皮肤瘙痒，肝及乳房胀痛，治阑尾炎，扁桃体炎[141]。

Lactuca indica L. 参见 Pterocypsela indica。

Lactuca sativa L. 莴苣(菊科)。【蒙药】ᠰᠢᠨᠠ ᠬᠣᠩᠭᠢᠨ ᠮ ᠴᠠᠭᠠᠨ ᠸᠠᠷ（Xulhei nogonie chagan wur，舒鲁黑－淖高乜－查干－乌热）[45,46]，舒鲁黑－淖高因－乌热[44]，旭乐黑－淖高音－乌热[18,19]：种子治消化不良，失眠[44,51][18,19]，肺热咳嗽，久咳不愈，肺脓疡，气喘，恶心[44]，乳汁不通，小便不利，阴肿，痔漏，下血，伤损作痛[47]，肺热咳嗽，咯血（痰中带血）[51][18,19]，不思饮食[51]；

白色种子（白苣胜）治肺热咳嗽，久咳不愈，肺脓疡，失眠，气喘，消化不良，恶心[45,46]；黑色种子（黑苣胜）治食后肝区疼痛、呕吐等肝功衰弱病及颜面浮肿、腹胀等肝病，牙病，固齿[56]，效用同白苣胜[45,46]。【纳西药】茎、叶用于乳汁不通，小便不下，阴疝肿缩疼痛，扭伤腰痛，跌打损伤，骨折[164]。【维药】ئوسۇك ئۇرۇغى（Osung uruqi，欧松欧如合）[75,77]，莴荀乌拉盖[1087]，吐合米卡胡[80]：种子治血液质性发热，热性头痛，心烦失眠，热性忧郁症，精液过浓，湿热遗精，毛发脱落[75,77]，疥疮，肝炎，乳腺炎，伤寒，尿道炎，产妇缺奶症及失眠症[80]；果实治热症引起的高烧，尿路炎症，尿闭[79][1087]，湿热性或血液质性疾病，乳汁不下，热性出血，神经衰弱[1087]；茎、叶治体内胆液质过盛，心烦失眠，梦话频繁，热性眼痛，乳汁不足，胃热口渴，食欲不振，面目黄疸，性欲过旺，小便不利[75]。

Lactuca sativa var. romosa Hort. 白苣(菊科)。【朝药】상추（săng cù，嗓粗）：未出苔的地上部分用于补筋骨，利五脏[86]。

Lactuca tatarica(L.) C. A. Meyer 乳苣(菊科)。【土家药】野莴苣，大苦麻菜：全草治湿热泻痢，湿热黄疸，疔疮，疖肿，黄水疮[124]。

Lagenaria siceraria(Molina) Standl. ［*L. vulgaris* Ser. ］葫芦(葫芦科)《部藏标》。【阿昌药】翁：治水肿腹水，颈淋巴结结核[18]。【傣药】麻倒空(西傣)[9,13,14,71]，麻倒烘，芒脑捣(德傣)[62]：果汁外用涂擦患处治湿疹，皮肤瘙痒[9,13,14,62,71]，水肿，小便热涩疼痛，缠腰火丹，斑疹，疥癣，疔疮痈疖脓肿，风湿热痹证，肢体关节红肿热痛，屈伸不利[62]；果实、叶治水肿，小便热涩疼痛，湿疹，皮肤瘙痒，疔疮肿毒，风湿热痹证，肢体关节红肿热痛，屈伸不利[62-64]，带状疱疹[63,64]，缠腰火丹，斑疹，疥癣[62]。【德昂药】芒脑捣[160]，翁值[18]：果皮及种子治水肿，腹水，颈淋巴结结核，急性肾炎浮肿；叶用于热风湿[160]，效用同阿昌药[18]。【景颇药】unlbvo：效用同阿昌药[18]。【蒙药】ᠬᠣᠯᠤ（Holu，葫芦）[44]，Hola[236]：种子（葫芦子）治寒热性腹泻，肠刺痛，不消化症[44]；用于利尿，消肿[236]，止泻，疗伤养肺[592]。【苗药】发康：果实治痈肿，水肿，腹水[94]。【土家药】果皮治水肿，腹胀，淋病，黄疸，口舌生疮，心热烦躁，痔漏下血，血崩，带下[124]。【维药】خام قاپاق (Xam qapaq，哈木哈帕克)，قاپاق ئۇرۇغى (Qapaq uruqi，哈帕克欧如合)[75,77]，胡芦子[22]：果实治发热发烧，热性肝炎，热性脑膜炎，忧郁癫狂，小便不利，肠燥便秘，心烦失眠；种子治发热发烧，热性肝炎，心烦口渴，热性糖尿病[75,77]，小便不利，水肿，大便秘结[79]，失眠[22]。【彝药】阿拍考[13]：果实治黄疸，水肿[13,109]，消渴，癃闭；果实外用治恶疮疥癣[13]，腹胀，浊淋，腹泻，赤痢[109]。【藏药】ཀ་བེད（嘎贝）[2,21]，gaweizhaiwu（嘎唯摘吾）[23]，gabeizhebu（嘎倍哲布）[27]：种子治热痢，皮疹[2,23,35]，肺病[2,23,27,35]，大小肠疾病，痈疖，止热泻，消肿[27]；果皮治水肿[34]；果实与种子治大小肠热引起的腹泻，肺病[21]。

Lagenaria siceraria var. depressa（Ser.）H. Hara
瓠瓜（葫芦科）。【傣药】麻倒空：果实治湿疹瘙痒[9,72]。【蒙药】Oritu hola[236]，ᠬᠣᠯᠤ（Holu，葫芦）[44]：种子用于利尿，消肿[236]，效用同葫芦 L. siceraria[44]。【藏药】gabei（嘎贝）：果皮治四肢和面目浮肿，大腹水肿[20]。

Lagenaria siceraria var. microcarpa（Naudin）H. Hara 小葫芦（葫芦科）。【藏药】gabei（嘎贝）：种子治中暑呕吐，热性痢疾，果皮治水肿[22]；效用同葫芦 L. siceraria[20]。【台少药】Hainin（Bunun 族施武群），Rui（Paiwan 族太麻里，恒春上）：叶治头痛，疟疾，外伤；花治头痛，腹痛[169]。

Lagerstroemia indica L. 紫薇（千屈菜科）。【白药】纸眉厚，优摆厚，凯呆狸厚：叶治创伤，跌打损伤，产后血崩；花治胎动不安；根治痢疾，腹痛，内出血[17]。【傣药】埋罗毫参（西傣）：花治月经不调，产后血崩不止，淋漓，带下；花外用治疥癫癣疮；根治咽炎，扁桃体炎，喉炎[13]。【景颇药】米荷播[13,18]：效用同傣药[13]，根治咽炎，扁桃体炎，喉炎[18]。【瑶药】铁古草：根、树皮治各种出血，骨折，肝炎，肝硬化腹水，湿疹；

花治疥癫癣疮，小儿胎毒烂头[133]。

Lagerstroemia subcostata Koehne 南紫薇（千屈菜科）。【台少药】Kaisiyu（Tayal 族南澳），Kaiso（Tayal 族前山 Marikowan，Mekaran，马武督），Naato – ru（Bunun 族峦）：木皮治腹痛，中毒；新芽治毒蛇咬伤，外伤；叶治外伤[169]。

Lagerstroemia tomentosa C. Presl 绒毛紫薇（千屈菜科）。【傣药】埋摩（西傣）[13,14,63,64]：叶治顽癣，疥疮，疮疗肿痛[13,14,63,64]；根、叶治发热，烦渴，口干口苦，热风咽喉疼痛，口舌生疮，皮肤瘙痒溃烂；根治疗疮疥癣[63,64]。

Laggera alata（D. Don）Sch. – Bip ex Oliv. 六棱菊（菊科）。【布依药】那贺房：全草治腰腿痛[159]。【傣药】全草治感冒，咳嗽，慢性支气管炎[14]。【毛南药】三棱艾叶，ruoŋ²jɐn³nəm¹（松烟濉）：治风湿性关节痛，闭经，肾炎水肿，疮疗肿毒[156]。【畲药】全草治外感头痛，骨节疼痛，腹胀腹痛，积滞泄泻，闭经[147]，食欲不振，小儿感冒风热，小儿疳积[148]；根治水肿，产后风湿痛[148]。【土家药】四方艾，六耳棱[128]，ke³xi¹yue⁴ta¹qi³（克西月他起）[125]：全草治肚腹胀满，风气骨痛，腰痛水肿病[125,128]，青竹蛇咬伤，疮疱肿毒[125]。【瑶药】guh limh ngoiz（古林嗳），六耳棱：全草治风湿骨痛，感冒发热，口腔炎，肠胃炎，肝炎，肺结核，小儿惊风，肾炎水肿，热淋，闭经，毒蛇咬伤[130]。【壮药】六耳棱：全草治林得叮相（跌打损伤），京瑟（闭经），发旺（风湿骨痛），笨浮（水肿），贫痧（感冒），呗农（痈疮），渗裆相（烧烫伤），额哈（毒蛇咬伤），能啥能累（湿疹）[120]。

Laggera pterodonta（DC.）Benth. 翼齿六棱菊（菊科）。【阿昌药】郎呢：全草治感冒，咽喉炎，支气管炎，疟疾[18]。【白药】粗烟筛[13,14]：全草治感冒，流行性感冒，中暑，口腔炎，扁桃体炎，咽喉炎，中耳炎，支气管炎，疟疾，疮疖，肿毒，烧、烫伤，毒蛇咬伤，跌打损伤，骨折[14]，伤风感冒，咳嗽，百日咳，哮喘，腮腺炎，淋巴结炎[13]。【傣药】娜妞[62-64,400]，臭灵丹（德傣）[14,69]：全草治咳嗽[14,62,63,64,69]，疗疮脓肿[9,62,63,64,74]，伤风感冒，哮喘，腮腺、下颌淋巴结肿痛，热风上行致颈项酸痛，腹部绞痛[62-64]，咽喉炎，口腔炎，支气管炎，疟疾，跌打损伤，烧伤，蛇咬痛[9,74]，咽喉疼痛[14,69]，清火解毒，消肿排脓，通气止痛[400]，效用同白药⟨13⟩。【哈尼药】臭灵丹，Hhoqnio（沃略）⟨143⟩，我洒喇吗⟨145⟩：叶治上呼吸道感染，疟疾，久咳不愈⟨143⟩；全草治咽喉炎，支气管炎，疟疾，感冒⟨145⟩。【基诺药】腰阔腰壤⟨10,163⟩：根、全草治感冒，中暑，口腔炎，疟疾；根及全草外用治骨折⟨10,163⟩。【拉祜药】a nu ke⟨152⟩，臭灵丹⟨10⟩：新鲜叶外敷治虫、蛇咬伤⟨152⟩；全草治咽喉炎，口腔炎，支气管炎，疟疾⟨10⟩。【纳西药】根、全草治感冒咳嗽，头痛，支气管炎，咽喉炎，腮腺炎，牙周炎，口腔炎，中耳炎，急性结膜炎，大便秘结，腹痛，疟疾，痈肿疮毒，烧、烫伤，毒蛇咬伤，跌打损伤，骨折⟨164⟩。【土家药】黑烟⟨10⟩，hei yan（黑炎）⟨126⟩：根、全草治感冒，上呼吸道感染，口腔炎，蛇咬伤⟨10,126⟩。【佤药】臭灵丹，翼齿臭灵丹：根、叶治腹部热痛，尿黄，尿少，尿道感染，上呼吸道感染，扁桃体炎，咽喉炎⟨168⟩。【彝药】松那薄⟨13,104⟩，贝乃帕⟨101,104⟩：根、全草治发热，发热兼出羊毛痧，肉中毒，腹痛，小儿肠风，肺痨⟨101,104⟩，白带黄稠⟨104⟩；根治小儿消化不良，屙绿便⟨13⟩；全草治胃寒食滞，脘腹冷痛，瘀血肿痛，痈疮，咽喉炎，气管炎，烧、烫伤，恶疮肿毒，牙齿痛⟨109⟩。【壮药】奈痛⟨13,14⟩：全草治风热感冒，喉肿痛，肺热咳嗽，急性牙周炎，中耳炎⟨14⟩，伤风感冒，咳嗽，百日咳，哮喘，腮腺炎，淋巴结炎⟨13⟩。

Lagochilus diacanthophyllus（Pall.）Benth. 二刺叶兔唇花（唇形科）。【哈萨克药】地上部分治各种出血，神经衰弱，失眠⟨141⟩。

Lagochilus hirtus Fisch. et Mey. 硬毛兔唇花（唇形科）。【哈萨克药】全草治各种出血，神经衰弱，失眠⟨141⟩。

Lagoecia cuminoides L. 野孜然（伞形科）。【维药】یاۋا زىرە（Yawa zire，亚瓦孜然）：种子治瘫痪，癔病，肌肉松弛症，胯关节痛，大小关节痛，寒性咳嗽，湿性痰多，肾结石，头癣，皮肤瘙痒，黑斑，扁平疣⟨75⟩。

Lagopsis supina（Steph. ex Willd.）Ikonn. –Gal. 夏至草（唇形科）《部藏标》。【蒙药】查干 – 喜田巴格⟨7,51⟩：全草治砂眼，结膜炎，遗尿⟨7,51⟩。【藏药】ཞིམ་ཐིག་ལེ（兴托里）⟨2,35⟩，xingtuoligabao（兴托里尕保）⟨7,13,29⟩，xinmutoule（辛木头勒）⟨23⟩：地上部分治翳障沙眼，结膜炎及遗尿症⟨2,35⟩，肝热，肝风，暴赤火眼，目珠胀痛，牙痛，冻疮⟨13⟩，

花治沙眼，结膜炎，遗尿⟨7,29⟩；地上部分和种子治血热症，血热上行引起的目赤肿痛，翳障，虫病⟨23⟩；花、叶、茎、果、全草治眼疾，虫病⟨27⟩。

Lagotis alutacea W. W. Smith 革叶兔耳草（玄参科）。【藏药】honglian（洪连）⟨13,14,22⟩，洪轮⟨40⟩：全草治月经不调⟨13,14,2240,40⟩，急慢性肝炎⟨13,14,22⟩，绞肠痧，炭疽⟨22,34,40⟩，血热，诸脏热，筋络损伤⟨22,34⟩，五脏有热，血分热毒⟨13,14⟩，肾炎，阴道流黄黑色液物，高血压⟨22,40⟩，肝热，脉热，脏热，"赤巴"热症⟨22⟩，"赤巴"病，高热，烦热，疮热，刺痛⟨34⟩，全身发热，肺病，动脉粥样硬化，综合性毒物中毒及心热⟨40⟩。

Lagotis angustibracteata P. C. Tsoong et H. P. Yang 狭苞兔耳草（玄参科）。【藏药】honglian（洪连）：全草治血热，肝热，脉热，脏热，高血压，五脏热，"赤巴"热症，肝炎，肾炎，绞肠痧，炭疽，筋络损伤，月经不调⟨22⟩。

Lagotis brachystachya Maxim. 短穗兔耳草（玄参科）。【藏药】短穗兔耳草[401,1036]，zhidasazeng（直打洒曾）⟨29,33,39⟩[401,1036]：全草用于清肺胃肝瘀血[401,1036]⟨29,33⟩，"培根"与"赤巴"合并症⟨27⟩[401,1036]，血热性化脓症⟨33,39⟩[401,1036]，子宫出血，肺结核，胸腔脓血，黄水症[401,1036]，肺热咳嗽，肺脓肿，肺炎，肝炎，咽喉炎，胃溃疡，淋巴结结核⟨33⟩，肺病，止咳，肢体百脉病⟨27⟩，排脓⟨29⟩，肺胃瘀血，黄水病，脓疡⟨39⟩。

Lagotis brevituba Maxim. 短筒兔耳草（玄参科）《部藏标》。【藏药】ཧོང་ལེན་དཀར་པ（洪连门巴）⟨2,5⟩[402,676,909,953,964]，honglin（红林）⟨29⟩，洪连⟨35⟩，短管兔耳草[842]：全草治全身发热，肾炎，肺病，高血压，动脉粥样硬化⟨2,29,35⟩[402,953]，月经不调⟨2,5,29,35⟩[676,909,953,964]，"心热"症⟨2,29,35⟩[676,909,953]，痨热咳嗽，霍乱，伤寒，黄疸，目赤[676,909,953]，急慢性肝炎[842]⟨5⟩，综合毒物中毒⟨2,29,35⟩，脏腑热病，骚热病，血热病，"赤巴"病，疮疖肿毒，肠绞痛，炭疽⟨23⟩，痔疮[842]，肺痈咳逆，胸满吐脓血[1030]，五脏有热，血分热毒⟨5⟩，阴道流黄黑色液状物⟨29⟩，胆血热，感冒，混乱热，五脏热，肝血壅阻，"隆"病引起的腿僵症⟨21⟩；根治坏血病，邪热，脏热，毒病，腑热，骚热病，血热病，"赤巴"病，疮疖肿毒，肠绞痛，炭疽，止痛⟨27⟩。

Lagotis cashmeriana (Royle) Rupr. 兔耳草（玄参科）。【藏药】全草用于各种血液，动静脉血管，大肠等重要器官，尤其是肺病[28]。

Lagotis clarkei Hook. f. 大萼兔耳草（玄参科）。【藏药】honglin（洪林）：全草治脏腑热病，骚热病，血热病，"赤巴"病，疮疖肿毒，肠绞痛，炭疽[23]。

Lagotis integra W. W. Smith 全缘兔耳草（玄参科）《部藏标》。【藏药】ཧོང་ལེན（honglian，洪连）[2,13,14]，洪轮[39]：全草治月经不调[2,13,14]，全身发热，肾炎，肺病，高血压，动脉粥样硬化，综合毒物中毒及"心热"症[2]，五脏有热，急慢性肝炎，血分热毒[13,14,39]，月经不调[39]。

Lagotis integrifolia (Willd.) Schischk. ex Vikulova [*L. glauca* Gaertn.] 亚中兔耳草（玄参科）。【藏药】洪连：全草治五脏有热，血分热毒，急慢性肝炎，月经不调[20,33]。

Lagotis macrosiphon P. C. Tsoong et H. P. Yang 大筒兔耳草（玄参科）。【藏药】honglin（洪林），洪轮[40]：全草治脏腑热病，骚热病，血热病，"赤巴"病，疮疖肿毒，肠绞痛，炭疽[23]；效用同革叶兔耳草 L. alutacea[40]。

Lagotis praecox W. W. Smith 紫叶兔耳草（玄参科）。【藏药】honglian（洪连）[13,34]，洪轮[40]：全草治急慢性肝炎，月经不调，血分热毒[13]，"赤巴"高热，烦热，诸脏热，血热，肠痧，炭疽，疮热，刺痛，筋伤[34]；效用同革叶兔耳草 L. alutacea[40]。

Lagotis ramalana Batalin 圆穗兔耳草（玄参科）。【藏药】honglin（洪林）[23][791]，洪轮[40]：全草治全身发烧，肾炎，肺病，阴道流黄黑色液状物，高血压，动脉粥样硬化，月经不调，综合性食物中毒及"心热"[39]，五脏有热，血分热毒，体虚潮热，急慢性肝炎，痔疮[791]；效用同大筒兔耳草 L. macrosiphon[23]。

Lagotis wardii W. W. Smith 箭药兔耳草（玄参科）。【藏药】honglian（洪连）[22,34]，洪轮[40]：全草治血热，肝热，脉热，脏热，高血压，五脏热，"赤巴"热症，肝炎，肾炎，绞肠痧，炭疽，筋络损伤，月经不调[22,34]；效用同革叶兔耳草 L. alutacea[40]。

Lagotis yunnanensis W. W. Smith 云南兔耳草（玄参科）。【藏药】云南兔耳草[403,839,852]，洪轮[40]：全草治疮疖肿毒，炭疽[403,839,852][27]，肝胆病，高热，烦渴，肠痧，伤筋[403,839,852]；根治坏血病，邪热，脏热，毒病，腑热，骚热病，血热病，"赤巴"病，肠绞痛，止痛[27]；效用同革叶兔耳草 L. alutacea[40]。

Laminaria japonica Aresch. 海带（海带科）《药典》。【朝药】高恩炮[7]：叶状体治产后腹痛，老年慢性支气管炎，地方性甲状腺肿，淋巴结结核，睾丸肿痛，疝气，水肿[9,89]，产后体虚，瘀滞腹痛，恶露不净，动脉硬化，急慢性肠炎，慢性便秘[7]。【壮药】Haijdai（害台）：效用同昆布 Ecklonia kurome[180]。

Lamiophlomis rotata (Benth. ex Hook. f.) Kudo 独一味（唇形科）《药典》《部藏标》。【德昂药】毕球：全草治跌打损伤，骨折，腰部扭伤[18]。【蒙药】ᠳᠠᠪᠠᠭ（Dabeg，达勃格）[43]，达巴格[6]：全草治金伤，骨伤，肌腱疼痛，伸屈不灵，"协日沃素"病，发症[43]，骨折，脓肿，外伤肿胀[6,43]，关节炎，"黄水"病[6]。【纳西药】根治腰痛[6]；根、根茎或全草治跌打，筋骨疼痛，关节肿痛，痛经，崩漏[164]。【普米药】海哲[14]，海咨[6]，孩折[13]：全草治跌打损伤[6,13,14]，骨折，腰部扭伤[13]。【羌药】jawmi（甲吾咪），阿勒吾：全草带根治跌伤筋骨，关节脓肿，闪腰挫气[167]。【藏药】རྩ་ཐལ་དག（达巴）[2,6,20,21,35]，dabuba（打布巴）[29]，dababa（达拔巴）[23][975,1059,1064]：全草治"黄水"病[2,6,27,35][404]，骨折[20,33,35,36][811]，筋骨受伤疼痛[2,14,20,35][404,811]，挫伤[6,14,20]，外科手术后的刀口疼痛，出血[811]，风湿痹痛[975,1059,1064]，骨松质发炎[6,27,29]，跌打损伤[21,23,36]，骨髓炎，枪伤[23]，杀虫[27]，瘀肿疼痛，关节积液，外伤出血[36]，腰部扭伤[13]，各种原因引起的炎症，骨关节疼痛，创伤及骨折，急腹症，瘟疫[21]；根、根茎用于活血祛瘀，消肿止痛[129]，闪腰挫气[404]；全草、根治浮肿后流黄水，关节积黄水，骨松质发炎，能引导和排除骨关节软骨中的脓汁，积水和黄水，治骨折挫伤，筋骨疼痛[39]。

Lamium album L. 短柄野芝麻（唇形科）。【哈萨克药】جابایی کونجوت：全草、花、种子治子宫及泌尿器官疾病，咳嗽，咯血[140]。【蒙药】地上部分治月经不调，痛经，白带，跌打损伤，肾炎，热淋；花治月经不调，白带，热淋，小便不利[51]。

Lamium amplexicaule L. 宝盖草（唇形科）。【傈僳药】莫欧曲：全草治筋骨疼痛，四肢麻木，跌打损伤，瘰疬[166]。【彝药】恩赞诗[101,104]，接骨草[104]，此努若[13]：全草治疟疾[13,104,109]，风疹[13,101,104]，水逼伤寒，刺戳进肉里[104]，急性肠胃炎，九子病，皮肤大疱疹[101,104]，瘰疬，虚热不退[109]，药物中毒，疟疾[101]。【藏药】扎西个则[27,29]，zaxiguze（扎西古则）[22]，樟嘎[39]：全草治水肿，止血[22,27,29,39]，半身不遂；全草外用治跌打损伤[32,36]，黄水疮，高血压[22,32]，黄疸型肝炎，淋巴结结核，面神经麻痹，骨折[32]，小儿肝热，肝热目痛，鼻渊[36]，疟疾，风疹[13]，脑漏[22]；花、茎、叶、果、全草治眼疾，虫病[27]。

Lamium barbatum Sieb. et Zucc. 野芝麻（唇形科）。【土家药】Yi zhi ma（野芝麻）[10,126]：全草治风寒咳嗽，发热，风坨，痒疹，青水疮，绣球风（睾丸湿疹），绣耳风（耳廓湿疹）[10,126]。【瑶药】野太子参：花或全草治肺热咳血，血淋，白带，月经不调，小儿虚热，跌打损伤，肿毒[133]。

Lampetra japonica（Martens） 日本七鳃鳗（七鳃鳗科）。【朝药】七鳃鳗：全体治夜盲症，角膜干燥症，口眼歪斜，中暑[83]。

Lancea hirsuta Bonati 粗毛肉果草（玄参科）。【藏药】巴亚巴：根治肺炎，肺脓肿，哮喘，咯血，咳嗽失音；花治风湿性关节炎，心脏病；叶治疮疖，刀伤；种子治心脏病[40]。

Lancea tibetica Hook. f. et Thomson 肉果草（玄参科）《部藏标》。【羌药】Vvuaxxa（洼哈），兰石草，洼哑：全草治肺热咳嗽痰多，肺脓肿，咽喉肿痛[167]。【藏药】巴雅杂瓦[13]， བ་ཡག་རྩ་བ།（巴雅杂瓦）[21,27,29]，wayaheba（哇呀合巴）[33]，巴雅巴[35]：根治肺炎，肺脓肿，哮喘，咯血，咳嗽失音[29,33,39]，养肺，托引肺脓[2,27,35]；叶治疮疖，刀伤止血[2,27,29,33,39]，补脂肪，小肌肉肿胀[2,27]，诸疮[35]；全草治哮喘，咯血，咳嗽失音[5,13,23]，肺炎[5,23,33]，痈肿疮疡，久溃不愈[5,20,23]，妇女闭经[5,20]，肺热咳嗽[13]，肺脓肿[5,13,20,23]，咽喉炎，胃肠炎，肝炎，黄疸[33]，高血压，风寒湿痹，脉管炎[23]，肺脓血，肺心病，妇人癥瘕，肠绞痛[21]；花治风湿性关节炎，心脏病[39]；花、果实治风湿性关节炎[5,13,29]，心脏病[20,23,29]，血热

病[5]；花、果及种子治心脏病，血性肿瘤，肠绞痛，肠黏连，妇女癥瘕积聚[2,5,13,27]；种子治心脏病[27,35,39]，血瘤，肠绞结，妇女癥瘕[27,35]。

Lannea coromandelica（Houtt.）Merr. [*L. grandis*（Dennst.）Engl.] 厚皮树（漆树科）。【黎药】厚皮树皮，千意扎，喃木：树皮治胃炎，肠炎[153]。【彝药】树皮治骨折，解河豚、鱼、木薯中毒[13]。

Lantana camara L. 马缨丹（马鞭草科）。【傣药】沙板阿[62-64]：全株、叶及带花叶的嫩枝治带状疱疹，各种皮肤瘙痒[62-64]，风水毒邪过重而的皮肤疔，疮，癜疹[63,64]。【哈尼药】逼逼：根、全株治无名肿毒[145]。【黎药】七子妹：花治毒蛇咬伤[154]；鲜叶煎水洗，治皮炎，湿疹瘙痒[153]。【苗药】五彩花，五色梅[98]：叶或带花的嫩枝治扭伤，皮炎，流行性感冒[98]；根治流行性感冒，暑感，四肢关节痛；叶治扭伤，挫伤，皮炎[97]。【佤药】五色梅[168]，倒钩草[10]：全草治疟疾，肺结核，淋巴结结核，流行性感冒，腮腺炎[10,168]。

Lapemis hardwickii（Gray） 平颏海蛇（海蛇科）。【壮药】Ngwzhai（厄害），海蛇：去除内脏的全体治发旺（风湿骨痛），麻抹（肢体麻木），腰膝酸痛，产呱风稿（产后风湿），病后、产后虚弱[117]。

Lapis Sapo 岫玉（硅酸盐类蛇纹石族矿物蛇纹石的隐晶质亚种）。【维药】قاشتىپىشى（Qa sh ti shi，卡西特西）：治热性心虚，心悸，心慌，血热出血，湿性胃虚[75]。

Laportea bulbifera（Sieb. et Zucc.）Wedd. [*L. bulbifera*（Sieb. et Zucc.）Wedd. var. *sinensis* Chien] 珠芽艾麻（荨麻科）。【布依药】雅来：全草煎水外洗或根捣烂，治风湿病[159]。【仡佬药】xo³³ ma¹³ kue³³（活麻拐，黔中方言），xuo⁵⁵ ma⁵⁵ pa⁵⁵？i⁵⁵（火马巴喜，黔中北方言），ka⁵³ le⁵³ pa³³ ne³⁵（嘎列巴劣，黔西南多洛方言）：全草或根泡酒服治骨折[162]。【毛南药】tuɔm²⁴ rɛn³³（脱忍）：全草或根治风湿性关节痛[155]。【苗药】Reib ndad gunb（锐达棍，贵州松桃）[91,92,94]，红活麻[130][7]，珠儿麻[7]：根治肢体麻木[91,94]，风湿痹痛，骨折疼痛，月经不调[91]，风湿性关节痛[7,92,94][130]，跌打损伤[7,91,94][130]，营养不良性水肿[7][130]；茎皮烧炭存性，研末冲酒服治风湿麻木；嫩叶和珠芽治小儿疳积[7]。【畲药】山麻，野麻：带根全草治小儿疳

积[146]。【土家药】红活麻[123][7,130]，珠儿麻，活麻草[7]：根治风湿性关节痛，跌打损伤，营养不良性水肿[7,123][7,130]，坐骨神经痛，风湿性心脏病[123][7]；茎枝治风湿麻木[7,123]；珠芽、嫩叶治小儿疳积[7,123]；全草、根治风湿性关节炎，小儿疳积[123]；根、茎治腰痛；茎治坐骨神经痛，体虚水肿，风湿性心脏病[7]。【瑶药】刺手风[132][6]，baqv buoz buerng（拨播崩）[132]，拿给公[133][50]：全草治风湿痹痛，小儿疳积，湿疹瘙痒[132][6]，外感发热[133]；根或全草治胃脘痛，尿路结石，月经不调[132]，小儿肺热咳喘[133][50]。【藏药】撒落：叶治风湿疼痛，风湿性关节炎[13,24]。【壮药】hanhlingz（汉铃）：治小儿疳积，尿路结石[23]。

Laportea cuspidata (Wedd.) Friis [*L. macrostachya* (Maxim.) Ohwi] 艾麻（荨麻科）。【苗药】活麻[7]，红活麻[7][130]：效用同土家药[7]；根治肾炎水肿，肿硬化腹水，风湿麻木及筋骨疼痛[7][130]。【羌药】yjiebersu（依基布尔苏），勒斯明[167]，拉哈命[10,167]：根治瘙痒[167]；叶治瘙痒[10]。【土家药】红活麻，珠儿麻[7][130]：根治肾炎水肿，肝硬化腹水，风湿麻木及筋骨疼痛[7][130]。【瑶药】刺手风：效用同珠芽艾麻 *L. bulbifera*[132]。

Laportea urentissima Gagnep. 参见 Dendrooide urentissima。

Laportea violacea Gagnep. 葡萄叶艾麻（荨麻科）。【瑶药】刺手风：治风湿痹痛，湿疹瘙痒，小儿疳积[6]。【壮药】麻风草：根治心头痛（胃痛），哨疳（疳积），坐骨神经痛[120]。

Lappula intermedia (Ledeb.) Popov. 蒙古鹤虱（紫草科）。【蒙药】效用同鹤虱 *L. myosotis*[51]。

Lappula myosotis V. Wolf [*L. echinata* Gilib.] 鹤虱（紫草科）。【朝药】들지치（dēr jǐ qī，得儿几气）：果实治蛔虫病，蛲虫病[86]。【蒙药】囊给一章古[51]，闹朝日嘎那[587]：果实治蛔虫病，蛲虫病，疮疡，关节伤，鼠疮[51]；叶、茎用于清热解毒，健脾和胃[587]。

Lapsana apogonoides Maxim. 稻搓菜（菊科）。【土家药】黄苦菜：全草治喉炎，痢疾，乳痈[124]。

Larix griffithiana (Lindl. et Gordon) Carrière 藏红杉（西藏落叶松）（松科）。【藏药】tangchahe（唐茶合）：杉节木治风寒湿痹，关节积黄水，"隆"病，"培根"病，寒性水肿病，虫病；球果治咽喉、肺部疾病；杉脂治风寒湿痹，疮疖溃烂，

久溃不愈，关节积黄水，筋络扭伤[23]。

Larix potaninii Batalin 红杉（松科）。【藏药】zhongmeixing（仲美兴）[23,24,29]，tangchahe（唐茶合）[23]，唐玛拽兴[40]：树脂治肾炎，淋病[3,24,29]；根皮泡酒治骨折[24]；根皮泡酒外用治牛癣[24]，鲜皮捣烂包扎患处治骨折[24]；球果熬膏用于托引疮疡黄水，关节积黄水[24]；效用同藏红杉 *L. griffithiana*[23]；皮治肚子胀痛，大便中有血和酸奶样灰白，大便时疼痛[40]。

Laschia delicata Mont. [*Auricularia delicata* (Franch.) P. Henn.] 皱木耳（木耳科）。【彝药】姆讷：子实体治哮喘病，清洗肠胃，肠风下血[104]；效用同木耳 *A. auricula*[101]。

Lasia spinosa (L.) Thwaites 刺芋（天南星科）。【傣药】帕南[13,14]：根茎治淋巴结核，淋巴结炎，胃炎，消化不良，毒蛇咬伤，跌打损伤，风湿性关节炎[13,14]。【哈尼药】慈育：效用同傣药[13]。【基诺药】秧多：根茎治慢性胃炎，消化不良，风湿性关节疼痛[163]。【黎药】哈牙哼，野茨菇，山茨菇：全草治肾结石，胆结石，胃肠炎[153]。【佤药】金茨姑，刺芋，刺过江：根茎治小便黄赤，慢性胃炎，肾炎水肿；根茎外用治皮肤热毒，毒蛇咬伤，骨折伤筋[168]。

Lasianthus fordii Hance 罗浮粗叶木（茜草科）。【畲药】黄疬药：根治肝炎，黄疸，肝炎所引起的乏力[338]。

Lasianthus fordii var. trichocladus Lo 毛枝粗叶木（茜草科）。【畲药】黄疬药：效用同罗浮粗叶木 *L. fordii*[338]。

Lasianthus hookeri C. B. Clarke ex Hook. f. var. dunnianus (H. Lév.) H. Zhu 睫毛虎克粗叶木（茜草科）。【傣药】扁少火（西傣）[59,63]：茎治月子病（产后病）所致的贫血，饮食不佳，形瘦体弱，头目昏花，面色苍白，缺乳，乳汁清稀，恶露不绝，月经不调，痛经，不孕症[59,63]；茎木治跌打损伤，前列腺炎，咳嗽，腰肌劳损，骨虚腰痛[63]。

Lasianthus japonicus Miq. [*L. hartii* Franch.] 污毛粗叶木（茜草科）。【畲药】粗叶木：根治经前少腹痛，急性黄疸型肝炎，痛风，产后风，产后泄泻[148]。

Lasianthus japonicus var. lancilimbus (Merr.) Lo [*L. lancilimbus* Merr.] 榄绿粗叶木（茜草科）。

【瑶药】竹节郎：根治跌打损伤，风湿痹痛[133]。

Lasianthus lucidus Bl. var. inconspicuus(Hook. f.) H. Zhu [*L. inconspicuus* Hook. f.] 无苞粗叶木(茜草科)。【傣药】岩查荷(西傣)：根、叶治疟疾[14]。【瑶药】竹节郎：效用同榄绿粗叶木 L. japonicus Miq. var. lancilimbus[133]。

Lasianthus sikkimensis Hook. f. [*L. tsangii* Merr. ex Li] 锡金粗叶木(茜草科)。【傣药】效用同虎克粗叶木 L. hookeri。【拉祜药】根治肝炎，肺炎[152]。

Lasiosphaera fenzlii Reich. 参见 Calvatia fenzlii。

Lateritum 红土 [主含 $Al_2(Si_4O_{14})(OH)_8$]。【藏药】导格旺[11]：治瘟毒病，肝病，六腑热病[11]，骨热[34]，效用同赤石脂 Halloysitum[27]。

Lathyrus davidii Hance 大山黧豆(豆科)。【朝药】야생검은콩：种子治子宫内膜炎，痛经[9,90]。【蒙药】山豇豆：种子治痛经，子宫内膜炎[51]。

Lathyrus dielsianus Harms 中华山黧豆(豆科)。【藏药】jiashan(加善)：全草治"培根"与"隆"合并症，"赤巴"病，肺炎，支气管炎，关节炎，贫血病，牙齿松动[22]。

Lathyrus japonicus Willd. [*L. maritimus* Bigelow] 海滨山黧豆(豆科)。【朝药】幼芽用于解热，利尿[9,89]。

Lathyrus komarovii Ohwi 三脉山黧豆(豆科)。【蒙药】全草治月经不调，痛经，小便不利，水肿[51]。

Lathyrus palustris L. 欧香豌豆(豆科)。【藏药】塞挪：全草或花治虚性水肿，下引腹腔积水[40]。

Lathyrus pratensis L. 牧地山黧豆(豆科)。【藏药】jiashan(加善)：全草治"培根"与"隆"合并症，"赤巴"病，肺炎，支气管炎，关节炎，贫血病，牙齿松动[22]。

Lathyrus quinquenervius(Miq.) Litv. 山黧豆(豆科)。【蒙药】他布都-嘎日-豌豆[587]：全草治风湿性关节痛，头痛，白带，痛经[51]；种子用于消炎解毒[587]。【藏药】jiashan(加善)：全草治"培根"与"隆"合并症，"赤巴"病，肺炎，支气管炎，关节炎，贫血病，牙齿松动[22]。

Laudakia himalayana (Steindachner) [*Aga-

***ma himalayana* Steindachner]** 喜山岩蜥(鬣蜥科)《部藏标》。【蒙药】ᠵᠢᠯᠤᠭᠤᠨ ᠦ ᠭᠦᠷᠪᠡᠯ (Chasden nie gurbel, 查苏腾乜-古日布勒)：全体(大云虎)治肾脏病，神经衰弱，精力耗损[30]。【维药】依棍来开思兰克[79]，开司兰曲克[77]：去内脏全体治食欲不振，体弱身虚，肺结核[79]，性欲低下，阳事不举，跌打损伤，小便不利，月经不调及皮肤色斑[77]。【藏药】ཐང་ཁྲ་ (藏巴尺)[22]，藏巴[21,25,26,30,34]：除去内脏的全体治肾寒，肾虚，阳痿，遗精[2,21]；胆愈疮，生头部新肌[22,24,25,29]，胆汁干粉愈疮生肌[22,24,25,26,29,34]；脑治头疮，外用敛疮生肌[22,24,25,29]，脑(干粉)治头伤，外用敛伤生肌[26,34]；肉治肾脏病及阳痿[22,24,25,29]；肉(干粉)治寒性"培根"病，肾脏病[26,34]，病后体虚，肾气衰弱，腰膝酸软，阳痿[27,30]。

Laurocerasus zippeliana (Miquel) Browicz 大叶桂樱(蔷薇科)。【瑶药】青伏龙：根、叶治鹤膝风，跌打损伤[133]。

***Laurus camphora* L.** 参见 Cinnamomum camphora。

Laurus nobilis L. 月桂(樟科)。【维药】هه ببؤلغار (He bi bul ghar, 艾布里哈尔)：果实治寒性关节疼痛，小关节痛，坐骨神经痛，咳嗽哮喘，尿闭，闭经，湿性瘫痪，面瘫颤抖症，白斑，雀斑[75]。

Lavandula angustifolia Miller 狭叶薰衣草(唇形科)《部维标》。【塔吉克药】库鲁木提：全草治感冒发烧，心烦气促[7]。【维药】薰衣草，كؤستوخؤدؤس (Ostiquddus, 乌斯提胡都斯)[405,1067]，西提乎都思[7]：全草治胸腹胀满，心悸气短，风寒湿痹关节痛[7,79][405,1067]，心悸气短[7][405,1067]；地上部分治感冒咳喘，头晕头痛[4][405,1067]，瘫痪，面瘫，颤抖症，癫痫，健忘，神经衰弱，忧郁症，坐骨神经痛，关节疼痛[75,77]，胸腹胀满，心悸气短，关节骨痛[4]。

Lawsonia inermis L. 散沫花(千屈菜科)《部维标》。【维药】خينه (Xene, 合乃)[75]，海纳古力[79]：叶治性欲不振，阳事不举，口舌生疮，烧、烫伤[4,75,77]，溃疡[75,77]，胃弱食少，脉阻筋痛，发热头痛，皮肤瘙痒，各种出血[4,77]；花、叶、嫩茎枝治偏头痛，黏液质性或气滞性头痛，头部疮疡，尿道病症，泌尿系统结石，脾肿黄疸，脱发，皲裂，沟垢炎；花、嫩茎枝治口腔溃疡，性欲减退，烧、烫伤[75]；枝条治热性水肿，牙龈肿，指床炎[79]。

Lazurite 青金石（硅酸盐类矿物，主含硅酸钙铝钠）《部维标》。【蒙药】ᠨᠣᠮᠢᠨ（Nomin，淖敏）：矿石（煅制）治疥癣，“吾亚曼”病，黄水疮，痛风，游痛症，金伤，反变毒，配毒症，浊热[41]。【维药】الازورد（Lazwerd，拉孜外尔德）[75,77]：治抑郁症，恐慌不安，心悸气喘，尿闭，闭经，扁平疣，白癜风，出血不止[75,77]，忧郁心烦，躁动不安，心弱血阻，闭经咳喘[4]。【藏药】姆棉[24,34][11]，mumai(木麦)[27]，མུ་མེན།（木曼）[21,25]：原矿物治麻风病[24,25,27,34][11]，“黄水”病[24,27,34][11]，中毒症，白发[21,25,27]，皮肤病[21,25]。

Lecanthus peduncularis (Royle) Weddell 假楼梯草（荨麻科）。【哈尼药】阿车扒女[13,14,145]：根治疮疡红肿，骨折[13,14,145]，拔毒[145]。

Ledum palustre L. ［*L. palustre var. angustum N. Busch.* ］杜香（杜鹃花科）。【朝药】가는잎백산차（gā nēn yìp baik san ca，嘎嫩邑不掰克三擦）：效用同宽叶杜香 L. palustre L. var. dilatatum。【鄂伦春药】申客热，绊脚丝，年青草：全草治急慢性支气管炎，结肠炎（救急用），急性鼻炎，流行性感冒，咳嗽，皮肤病，瘙痒，头癣，脚癣，月经不调，妇女不孕，胃溃疡[161]。【蒙药】好宁－苏日嘎日[406]：效用同宽叶杜香 L. palustre L. var. dilatatum[51]；嫩枝和叶治急慢性支气管炎[56,406]，流行性感冒，咳嗽，皮肤病，瘙痒，头癣，脚癣[406]。

Ledum palustre var. dilatatum Wahlenb. 宽叶杜香（杜鹃花科）。【朝药】都抗，白克三擦[7]，杜香[9,89]：叶治慢性气管炎[7,9,83,89][56]，用于祛痰，止咳，平喘[9,89]。【蒙药】喇叭茶：枝、叶治咳嗽痰多，气喘，月经不调，胃痛[51]。

Leea asiatica (L.) Ridsdale ［*L. crispa Royen* ］单羽火筒树（火筒树科）。【傣药】懂嘿：根、叶治结石，疮结，疮疖肿痛；叶用于止血[9,72]。

Leea indica (Burm. f.) Merr. 火筒树（火筒树科）。【傣药】管麻啷：根治腹泻，痢疾[9,72]。【傈僳药】真马门，根攀[166]，纳帕奥南[65]：叶治疟腮[166]，腮腺炎，疮疡肿毒[13]；根治风湿痹痛[13]。

Leea macrophylla Roxb. ex Hornem. 大叶火筒树（火筒树科）。【傣药】摆端亨（西傣）[60]，柊

哼因[131]：叶治跌打瘀肿，乳房肿痛，乳汁不通[60][131]，风湿痹痛，痈疽疮疖[60]，腮颈炎肿，疮疡肿疖[131]。

Leersia japonica (Makino ex Honda) Honda 假稻（禾本科）。【侗药】娘鸡帕：治泄泻；外用于止血[43]。

Leersia oryzoides (L.) Swartz 蓉草（禾本科）。【畲药】鱼草：地下根茎炖肉治腰肌劳损；全草治钩端螺旋体感染[148]。

Leibnitzia anandria (L.) Turcz. 大丁草（菊科）。【侗药】马八芹：全草治巩膜炎[139]。【苗药】Jab ghab bend jud(加嘎本九，贵州黔东南)，大丁草[91][275]：全草治痢疾，肠炎，风湿性关节痛[91][275]，腹痛，尿路感染，外伤出血，痈疖肿毒，外伤出血，虫蛇咬伤[91]。【土家药】du¹ bo¹ li¹ a¹ shi¹（读波里阿十），朝天一柱香[124]，铺地白[128]：全草治风湿麻木，咳喘，疔疮肿毒，乳痛，肠炎，痢疾，尿路感染，外伤出血[124]，火热症，热泻症，风气病，灌蚕耳（化脓性中耳炎）[128]。【瑶药】白面风：全草治小儿高烧，尿路感染，痧症腹痛，风湿性筋骨疼痛，小儿乳滞，毒蛇咬伤；全草外用治乳腺炎，痈疖肿毒，烧、烫伤，跌打肿痛[133]。【彝药】拜地：全草治风火牙痛，妇女产后恶露不尽，外伤出血[101]。【藏药】gunbajiajia（衮巴佳加）[22]，chaoheqiongwa（晁禾琼哇）[32]，chongqiongwa（冲穷哇）[27]：全草治肺热咳嗽[22,32]，血热及引起的出血，皮下出血，斑疹[22,39]，肠炎，痢疾，尿路感染，风湿性关节痛；全草外用治乳腺炎，痈疖肿毒，臁疮，烧、烫伤，外伤出血[32]，疮口出血，清血热，脉管热，解毒，消肿[27]。

Leibnitzia nepalensis (Kunze) Kitamura 尼泊尔大丁草（菊科）。【藏药】gunbajiajia（衮巴佳加）[22]：全草治出血（如血热及引起的出血，皮下出血）[22,28]，肺热咳嗽，斑疹[22]，创伤，肉中毒[28]。

Lemmaphyllum microphyllum C. Presl 伏石蕨（水龙骨科）。【苗药】Uab mak vieeb（弯妈烟，贵州黔南）[91,95]，Reib bot zheit（瑞保腿，贵州松桃）[11,91,95][210]，Jab mangb dled dail neil（加芒丢得幼）[91,92,95][210]：全草治肺热咳嗽，风湿疼痛[11,91,92,95][210]，瘰块[11,91,92]，吐血，便血[11,91]，尿血，咯血，肺痈[91]。【瑶药】石瓜子，瓜子草：全草治肺痈，咳血，吐血，衄血，尿血，疥癫，

跌打损伤，风火牙痛[133]。

Lemna minor L. 浮萍（浮萍科）《药典》。【德昂药】朗朗：治风热感冒，荨麻疹，水肿[18]。【黎药】雅包南，水萍，浮萍草：全草水煎代茶饮，或趁热洗胸背及手足，治麻疹透发不快[153]。【蒙药】治风热感冒，麻疹不透，风热隐疹，皮肤瘙痒，荨麻疹，肾炎水肿，小便不利，疮癣，丹毒，烫伤[51]。【苗药】Box niel（保略，贵州黔东南），Ndenb benx liol（对本略，贵州松桃）[91,92,94,95]，Buax naox（披脑，贵州黔南）[91,95]：全草治风热表证，麻疹不透，隐疹瘙痒[91,92,94,95]，膝关节疼痛[92,94,95]，水肿，疮癣，丹毒，烫伤[91]，驱蚊虫[95]。【水药】比表[10,157,158]：全草治外感风寒；全草捶烂包患处，治乳腺炎[157,158]，外感风热[10]。【土家药】浮萍：全草治发高烧汗少，麻疹疹出不透，水肿尿少，无汗[125]。【彝药】衣维：全草治斑疹不透，皮肤瘙痒，风热瘾疹，时行热病，水肿，癃闭，疮癣，丹毒，烫伤，疥癞[111]。

Lens culinaris Medic. 兵豆（豆科）。【维药】ﮔ ﺳﻜﺭ ﭘﮊﺭﭼﻘﻰ（Aesker purchiqi，艾斯开尔普尔查克）[75]，艾代思[79]：种子治高血压，咽喉疼痛，乳腺炎，丹毒，腮腺炎，肺病咳嗽，肤表垢污[75]，消化不良，食欲不振，疮疖肿痛[79]。【藏药】shanmenmaiduo（善扪麦朵）[22]：种子治肾虚，性欲低下，妇科疾病，崩漏，月经过多，鼻衄，外伤出血[22]，肛痔，火焰，血病，诟病[27]。

***Leontice altaica* Pall.** 参见 Gymnospermium altaicum。

***Leontice robusta*（Maxim.）Diels.** 参见 Caulophyllum robustum。

Lentinus edodes（Berk.）Pegler 香菇（口蘑科）。【朝药】표고버섯（piao gao bo ses，票高波瑟斯）[87,88]：子实体治癌症[87,88]。【畲药】香菇：子实体治感冒咳嗽，中暑，风疹，麻疹透发不畅，铁钉刺伤，竹刺入肉[148]。

Leontopodium andersonii C. B. Clarke 松毛火绒草（菊科）。【哈尼药】地扎杂让[13,145]：全草用于清热，利湿，止血[145]，湿热黄疸[13]；嫩叶治外伤出血[13]。

Leontopodium artemisiifolium（H. Lév.）Beauv. 艾叶火绒草（菊科）。【藏药】zhatuoba（扎托巴）：全草治流行性感冒，瘟病时疫，矿物药中毒，砒

霜中毒，肉瘤，疮疖疔毒，出血，亦可作艾灸用[22]。

Leontopodium calocephalum（Franch.）Beauv. 美头火绒草（菊科）。【藏药】zhatuoba（扎托巴）：效用同艾叶火绒草 L. artemisiifolium[22]。

Leontopodium dedekensii（Bureau et Franch.）Beauv. 戟叶火绒草（菊科）。【藏药】zhawa（扎哇）[29]，ཞ་ཙོག་པ（zhatuoba，扎托巴）[25]：全草作艾灸用[22,25,29]，治疫疠，矿物中毒，肉瘤[13,22,23]，流行性感冒，砒毒，疔疮[13]，急性肾炎[22,32]，疮疖疔毒，出血[22]；花序、全草治流行性感冒，瘟疫，骨内痛，筋痛，伤口出血；新鲜花序砸成泥外敷用于消肿（如背部肿块）[25,32]。

Leontopodium forrestianum Hand.－Mazz. 鼠鞠火绒草（菊科）。【哈尼药】Miqdu duqssaq（迷都都然），小火草，细火草：全草治感冒咳嗽，气管炎，角膜炎，角膜云翳，小儿腹泻，蛔虫病，外伤，疮疡久不收口[143]。

Leontopodium franchetii Beauv. 坚杆火绒蒿（菊科）。【藏药】zhatuoba（扎托巴）[27,32]：全草用于瘟疫，止血，消肿[27,32]，流行性感冒，骨内痛，筋痛[32]，解配合毒，消肉核[27]。

Leontopodium haplophylloides Hand.－Mazz. 香芸火绒草（菊科）。【藏药】zhatuoba（扎托巴）[22,39]：地上部分治流行性感冒，瘟病时疫，矿物药、砒霜中毒，肉瘤，疮疖疔毒，出血，亦可作艾灸用[22]；花序和地上部分治流行性感冒，瘟疫，背部肿块，骨内痛，筋痛，伤口出血[32]；全草治流行性感冒[39]。

Leontopodium leontopodioides（Willd.）Beauv. 火绒草（菊科）《部蒙标》。【鄂伦春药】挨母出哈，老头艾，火绒蒿：全草治急性肾炎，尿血，水肿，淋浊[161]。【蒙药】ᠴᠠᠭᠠᠨ ᠠᠷᠤᠩ（Chagan arong，查干－阿荣）[3,51][407]，骚热症，感冒咳嗽，痰中带血，咽喉肿痛[56]，孟根阿给[407]：地上部分治肺热咳嗽，多痰（咳痰不爽），咳喘，喉感（感冒咳嗽），咯血（痰中带血），肺脓肿[3,51][407]，讧热，陈旧性肺病[3][407]。【藏药】ཞ་ཙོག་པ（扎托巴）[21,25,29]，扎托巴曼巴[40]：全草治流行性感冒[22,25,29,40]，高热性传染病，支气管炎，胃溃疡，急慢性肾炎，蛋白尿，血尿[33]，小便不利，咳嗽[36]，瘟病时疫，出血[22,40]，矿物药、砒霜中毒，肉瘤，疮疖疔毒，

亦可作艾灸用[22]，失眠，胃病，"培根"寒热病[32]，疔疮[40]；花序或地上部分治瘟疫，背部肿块，骨内痛，筋痛，止伤口血；新鲜花序砸成泥外敷用于消肿；干燥植株搓成团，作艾灸用[25]；地上部分治流行性感冒，瘟疫，淋巴腺炎，矿物药中毒，出血[21]。

Leontopodium longifolium Ling 长叶火绒草（菊科）。【蒙药】火绒草，查干-阿荣，孟根阿给：地上部分治肺热咳嗽，讧热，多痰，气喘，陈旧性肺病，咽喉感冒，咯血，肺脓疡[407]。【藏药】zhaguo（扎果）[23]，zhatuoba（扎托巴）[22]：全草治疫疬（瘟病时疫），矿石配含毒，肉瘤[22,23]，流行性感冒，砒霜中毒，疮疖疔毒，出血，亦可作艾灸用[22]。

Leontopodium longifolium Ling f. angustifolium Ling 狭叶长叶火绒草（菊科）。【藏药】zhatuoba（扎托巴）：全草治流行性感冒，瘟病时疫，矿物药中毒，砒霜中毒，肉瘤，疮疖疔毒，出血，亦可作艾灸用[22]。

Leontopodium nanum（Hook. f. et Thom. ex C. B. Clarke）Hand. – Mazz. 矮火绒草（菊科）。【藏药】zhaqiong（扎琼）[23]，zhatuoba（扎托巴）[22]：全草治疫疬（瘟病时疫），矿石中毒，肉瘤[22,23]，流行性感冒，砒霜中毒，疮疖疔毒，出血，亦可作艾灸用[22]，效用同火绒草 L. leontopodioides[33]。

Leontopodium ochroleucum Beauv. 黄白火绒草（菊科）。【哈萨克药】ماقپالباس：全草治肾炎，急性肝炎，咽喉肿痛[140]。

Leontopodium sinense Hemsl. 华火绒草（菊科）。【彝药】乞委，小火草，野火草[10,105]：全草用于伤风，头痛，腹中有虫作痛[10,105]。

Leontopodium smithianum Hand. – Mazz. 绢茸火绒草（菊科）。【蒙药】火绒草，查干-阿荣，孟根阿给：地上部分治肺热咳嗽，讧热，多痰，气喘，陈旧性肺病，咽喉感冒，咯血，肺脓疡[407]。【藏药】zhatuoba（扎托巴）：全草治流行性感冒，瘟病时疫，矿物药中毒，砒霜中毒，疮疖疔毒，出血，亦可作艾灸用[22]。

Leontopodium souliei Beauv. 银叶火绒草（菊科）。【藏药】zhatuoba（扎托巴）：全草治流行性感冒，瘟病时疫，矿物药、砒霜中毒，肉瘤，疮疖疔毒，出血，亦可作艾灸用[22]。

Leontopodium stracheyi (Hook. f.) C. B. Clarke ex Hemsl. 毛香火绒草（菊科）。【藏药】火绒草[13]，扎托巴[22]：全草治流行性感冒，瘟病时疫，砒霜中毒，疔疮，肉瘤[13,22,34]，矿物药中毒，出血[22,34]，清热，解毒，止血，亦可作艾灸用[22]。

Leontopodium subulatum (Franch.) Beauv. 钻叶火绒草（菊科）。【纳西药】全草治咽喉肿痛，痈疽肿毒，跌打损伤，关节红肿疼痛，脱肛，气虚，咳嗽[164]。【彝药】枝条治食积不化，气撑腹痛，肠鸣泄泻，食少纳差[109]。【藏药】小火草：全草治咽喉肿痛，疮痈肿毒，跌打损伤，关节红肿疼痛，脱肛，自汗乏力，干咳少痰[36]。

Leontopodium wilsonii Beauv. 川西火绒草（菊科）。【藏药】扎托巴：全草治流行性感冒，瘟病时疫，矿物药中毒，砒霜中毒，肉瘤，疮疖疔毒，出血，亦可作艾灸用[22]。

Leonurus deminutus V. Krecz. ex Kupr. 兴安益母草（唇形科）。【蒙药】地上部分（益母草）及果实：效用同益母草 L. japonicus[51]。

Leonurus glaucescens Bunge 灰白益母草（唇形科）。【哈萨克药】بوزعلمت گۇلبۇس：全草、果实治产后瘀滞腹痛，恶露不尽，痛经，崩漏带下，肾炎浮肿，疮疡肿毒[140]。

Leonurus japonicus Houtt. [*L. artemisia*（Lour.）S. Y. Hu ；*L. heterophyllus* Sweet] 益母草（唇形科）《药典》。【白药】得嫫施[14]，德莫司[13]：地上部分治月经不调，产后血晕[13,14]，崩漏，带下，痢疾，痔疮，跌打损伤[14]，闭经，产后瘀血腹痛，急性肾炎，浮肿，小便不利[13]；果实治月经不调，闭经，痛经，目赤翳障，头晕胀痛[13]，夜盲，高血压，眼昏花[14]。【布依药】那大音许零：地上部分水煎浓汁调酒服，治跌打损伤[159]。【朝药】地上部分治急慢性肾炎，痢疾，高血压[9,89]。【傣药】芽敏龙[62-64]，芽米毫[13,14]：地上部分治各种皮肤瘙痒症，水肿病，小便热涩疼痛，月经不调[62-64]，粪虫瘙痒，过敏性湿疹[13,14]，斑疹，疥癣，湿疹，痛经，闭经[62]。【侗药】骂寸旁，Mal semp beenge[137]，sox pap（索帕）[208]：地上部分治吓谬吕·崩信（小产流血），兜焙略（烧伤）[137]；花治月经不调[208]。【独龙药】茎、叶、花治月经不调，痛经，闭经，恶露不尽，急性肾炎水肿；果实治月经不调，痛经，目赤肿痛，结膜炎，前房出血，头晕腹痛[600]。【仡佬药】ma¹³a³⁵lao⁵³kua⁵⁵（骂阿老刮，黔中方言），ta³¹ma³⁵p？⁵⁵（搭骂摆，黔中北方言），ma³¹a³⁵lao⁵³（妈阿老，黔西南多洛方言）：全草治白带[162]。【哈尼药】Xaⁿha pavqca¹（夏哈巴沙），异叶益母草[143]，阿哈节岛内[145]：地上部分治闭经，月经不调，小便不利，疮疡肿毒[143,145]，痛经，产后瘀血，产后水肿，肾炎水肿，膀胱炎[143]，尿血[145]。【拉祜药】全草用于生产后子宫收缩无力，子宫出血引起的衰弱，子宫内膜炎[10]。【傈僳药】质知莫：全草和种子治月经不调，痛经，产后瘀血腹痛，肾炎浮肿，小便不利，尿血，疮疡肿毒[166]。【黎药】杆艾，益母艾，红花艾：全草和鸡蛋、红糖煮汤，治风痛，月经痛[153]。【毛南药】燕艾，韪龙结坟，ra²loŋ²cit⁷vən⁶：地上部分治月经不调，痛经，产后瘀滞腹痛，产后出血，急慢性肾炎，结膜炎，高血压，水肿[156]。【蒙药】ᠣᠯᠠᠭᠠᠨ ᠢᠰᠬᠡᠢ（Durbelj ebes，都日柏乐吉－额布斯）[42,51]：地上部分治月经不调，痛经，闭经[42,51,56]，产后腹痛，血瘀病，云翳[42,51]，妇女出血症[56]，妇女血症，乳腺肿痛，产褥热[42]；果实（茺蔚子）治目赤肿痛，结膜炎[41,47]，肝热，眼白斑，云翳[41]，月经不调，闭经，痛经，前房出血，头晕胀痛[47]。【苗药】Ghob ned nggab（阿奶嘎，贵州松桃）[91,95]，Jab lob ghel hlieb（加劳给确，贵州黔东南）[91,92,95]，母草[211]：全草治月经不调[91,92,96]，痛经[91,96][211]，闭经，恶露不尽，水肿尿少，急性肾炎水肿[91,96]，产后流血多，白带过多[96]，胎死腹中[211]；根皮治月经不调，尿血，肾炎[98]。【纳西药】全草治难产，胎死腹中，胎漏难产，胞衣不下，产后血晕，产后恶露不下，妇人分娩后服之，助子宫之整复，瘀血腹痛，尿血，便血，小便不利，痈肿疮疡；种子治月经不调，闭经，痛经，产后瘀血腹痛，目赤肿痛，目暗不明，头晕胀痛[164]。【羌药】Shenndi（升蒂），子姐·斯白杭[167]，须格巴[10]：地上部分治月经不调，胎漏难产，瘀血腹痛；花治贫血[167]，麻疹；花外用治烧、烫伤，刀伤缩筋[10]。【畲药】白花益母草：叶、根治感冒咳嗽，中暑；地上部分治感冒腹痛，产后恶露不尽，产后月内口渴，腰酸[148]。【土家药】Yi mu xir（益母席）[126]，kun¹xi¹（坤席）[128]，益母蒿[125]：地上部分治伤寒头身痛，慢性腰腿痛，压痨[10,126]，月经不

调[125,128]，产后瘀血肚痛，痛经，闭经痨[125]；地上部分治摆白病（又名崩白，泛指带下过多），水肿病[128]；果实治月经不调，闭经，经痛，崩漏带下，产后瘀血，目赤肿痛，高血压[124]。【瑶药】beih pongx nyoic（培碰暖），益母艾：地上部分治月经不调，血崩，胎动不安，产后腹痛，产后贫血，动脉硬化症，肾炎水肿，跌打损伤，毒蛇咬伤[130]。【彝药】仔和[13]，莫尔补[106]，万则[101]：全草治月经不调[13,101,106]，乳疮，跌打伤痛，产后瘀血作痛，产后流血不净，急性肾小球性肾炎，产褥期收缩子宫以及中心性视网膜脉络膜炎[106]，产后血瘀腹痛，浮肿，难产[101]。【藏药】xingtoule（幸头勒）[20]，辛木头勤[23]，森蒂[13]：果实治月经不调，经闭，痛经，腹中包块，产后瘀滞作痛，目赤肿痛或生翳膜，高血压[20]；地上部分治血热症，血热上行引起的目赤肿痛，翳障，虫病[23]，陈旧性热病，心脏病，月经不调，闭经，痛经，腹中包块，产后瘀滞作痛，目赤肿痛，翳膜，高血压[39]；全草治月经不调，胎漏难产，胞衣不下，产后血晕，瘀血腹痛，崩中漏下，尿血，泻血，痈肿疮疡[36]；效用同白药[13]。【壮药】Ngaihmwnj（埃闷）[180]，nyalamzngaiz（雅兰艾）[23]，益母草[120]：地上部分治月经不调[120,180][23]，京尹（痛经），京瑟（经闭），产后（恶露不尽），笨浮（水肿）[120,180]，兵淋嘞（功能性子宫出血）[180][23]，产后瘀血痛，兵白呆（带下病），林得叮相（跌打损伤），肉扭（淋证），呗农（痈疮）[180]。

Leonurus macranthus Maxim. 大花益母草（唇形科）。【朝药】송장풀（sao'engzangpuer，扫鞯脏曝尔），참채（chamucai，茶木菜），개속단（gaishaogudan，盖少顾担）[8,9,89]：全草治产后腹痛，月经不调，腹痛，腰痛[8,9,89]。

Leonurus panzerioides M. Pop. 绵毛益母草（唇形科）。【哈萨克药】全草及果实治产后瘀滞腹痛，恶露不尽，月经不调，崩漏带下，肾炎浮肿，小便不利，尿血；全草及果实外用治疮疡肿毒[141]。

Leonurus pseudomacranthus Kitag. 錾菜（唇形科）。【朝药】全草治月经不调，月经痛，急慢性肾炎，血尿，浮肿，小便不通，产后腹痛，腰痛[83]。

Leonurus sibiricus L. 细叶益母草（唇形科）。【朝药】益母草：全草治妇科疾病，产后腹痛；民间常用本品制作益母膏，经常服用，治各种妇女

病⁽⁸³⁾。【傣药】芽米毫：地上部分治粪虫瘙痒，过敏性湿疹^(9,72)。【拉祜药】热妈那此：全草、果实治月经不调，闭经，产后瘀血腹痛，肾炎浮肿，小便不利，尿血；全草、果实外用治疮疡肿毒⁽¹⁰⁾。【蒙药】Durbeljiebes^[236]：效用同益母草 L. japonicus⁽⁵¹⁾，全草用于妇科病^[236]，活血、调经、清肝、明目、去翳^[592]。【纳西药】效用同益母草 L. japonicus。【畲药】全草治月经不调，产后血晕，崩漏淋沥，下痢疼血，乳痈风热，水肿疔毒⁽¹⁴⁷⁾。【土家药】岩瓜子：全草治咳嗽，气管炎，虚劳咳血，跌打损伤⁽¹⁰⁾。【彝药】万则^(101,104)，地母草⁽¹⁰⁴⁾：全草治产后血凝腹痛，产后浮肿，月经不调，难产，跌打损伤，疮疡肿毒⁽¹⁰⁴⁾。【藏药】xinmutouqin（辛木头勤）：地上部分和种子治血热症，血热上行引起的目赤肿痛，翳障，虫病⁽²³⁾。

Lepidagathis formosensis C. B. Clarke ex Hayata 台湾鳞花草（爵床科）。【台少药】Paheko（Tayal 族上坪前山）：叶啃碎后敷于患部治外伤⁽¹⁶⁹⁾。

Lepidium apetalum Willd. 独行菜（十字花科）《药典》。【朝药】gotdji⁽⁶⁾，葶苈子⁽⁸³⁾，독행재^(6,90)：种子治肺痈，上气咳嗽，哮喘，胸中痰饮，皮间邪水上溢，面目浮肿^(6,83)，小便不利^(9,83,90)，慢性支气管炎，咳嗽，气管喘息，肝硬化腹水，肾炎水肿⁽⁸³⁾，心脏病^(9,90)。【哈萨克药】مونتانا تۇقىمی：种子治老年性慢性支气管炎引起的咳嗽痰喘，胸水，腹水，内耳性眩晕⁽¹⁴²⁾。【傈僳药】莫狂神，葶苈子：种子治慢性支气管炎，肺气肿，肺原性心脏病的喘咳及通利小便⁽¹⁶⁶⁾。【蒙药】ᠬᠠᠮᠪᠢᠯ（Hambil，汗毕勒）⁽⁴¹⁾，贡图格 - 布如⁽⁴⁷⁾，汉劈立⁽⁶⁾：种子（葶苈子）治胸满咳嗽气喘，血热^(6,41,47)，解肉食不鲜而引起的中毒^(6,47)，毒热，气血相讧，"希日"热⁽⁴¹⁾，胆热，肺热，水肿，胸肋胀痛，肺源性心脏病⁽⁴⁷⁾，血与实热相搏的百日咳，肺结核，解毒物热，痒虫病（鼻窦炎），多食肉引起的消化不良⁽⁶⁾。【纳西药】种子用于结核性渗出性胸膜炎，肺痈喘不得卧，口舌痰涎喘急，水肿及暴肿，肿满膨大，四肢枯瘦，小便涩浊，伤寒七八日内热不解，时气发黄，瘰疬结核，一切痈疽恶疮，小儿白秃，小儿疳积口疮，眼胎赤兼生翳膜⁽¹⁶⁴⁾。【维药】土大力乌拉盖，قىزىل تۇدرى（Qizil tuduri，克孜力图地日）^(75,79)，ﻪﻪ ﺑﺒﻰ ﺭﺷﺎﺕ（Hebibi rishat，艾比日沙德）⁽⁷⁷⁾：种子用于纳差精少，身寒

阳痿，痰多咳喘，小便不通，经水不畅，白癜风，雀斑⁽⁷⁷⁾，效用同播娘蒿 Descurainia sophia^(75,79)，增强食欲，滋补壮阳，暖体，祛寒，润燥止咳，消肿解毒⁽⁶⁾，气虚水肿，气管炎，消化不良⁽⁷⁹⁾。【藏药】chazhuoba（叉浊巴）^(24,29)，ལྕ་ནག（察浊）⁽²¹⁾，挡普⁽³⁹⁾：全草治水肿^(24,29,36)，风湿性关节炎^(24,29,39)，风湿病^(24,29)，内脏瘀血，骨痛，风湿性关节炎引起的水肿⁽³⁹⁾；花治瘀症⁽³⁹⁾；全草或种子治结膜炎，乳糜尿，久痢，各种出血，小儿消化不良⁽²⁴⁾；根或全草（幼苗）治内脏瘀血，骨症^(21,29)；种子治喘咳痰多⁽³⁶⁾，胸腔的坏血病，"黄水"病，青腿牙疳⁽²⁷⁾，"巴母"病，水肿，各自出血⁽²¹⁾。

Lepidium capitatum Hook. f. et Thoms. 头花独行菜（十字花科）。【藏药】挡普：全草治内脏瘀血，骨痛，风湿性关节炎及其引起的水肿；花治瘀症⁽⁴⁰⁾。

Lepidium cuneiforme C. Y. Wu 楔叶独行菜（十字花科）。【藏药】效用同头花独行菜 L. capitatum⁽⁴⁰⁾。

Lepidium latifolium Linn. 宽叶独行菜（十字花科）。【藏药】效用同头花独行菜 L. capitatum⁽⁴⁰⁾。

Lepidium sativum L. 家独行菜（十字花科）《部维标》。【维药】塔尔台孜^(7,79)，ﻪﻪ ﺑﺒﻰ ﺭﺷﺎﺕ（Hebibi rishat，艾比日沙德）⁽⁷⁵⁾，家独行菜子^[514]：种子治气虚水肿，气管炎，消化不良^(7,79)，纳差精少，身寒阳痿，痰多咳喘，小便不通，经水不畅，白癜风，雀斑⁽⁷⁵⁾，胃寒作痛，肝弱食少，阳事不举，咳嗽胸闷，月经不通，伤口不愈，肠寄生虫病⁽⁴⁾，行水消肿，止咳平喘，健脾^[514]。【藏药】效用同头花独行菜 L. capitatum⁽⁴⁰⁾。

Lepidogrammitis adnascens (Ching) Ching 贴生骨牌蕨（水龙骨科）。【土家药】半边风，瓜米还阳，抱石莲^(124,127)：全草治疔疮肿毒，肺结核，跌打损伤，外伤出血，筋骨疼痛^(124,127)。

Lepidogrammitis drymoglossoides (Baker) Ching 抱石莲（水龙骨科）。【侗药】靠麻伶⁽¹³⁵⁾，Eros houp laox（翁吼老），Eros peenk iinl（翁拌碰）⁽¹³⁷⁾：全草治腮腺炎，咽喉肿痛⁽¹³⁵⁾，耿共（生疮）⁽¹³⁷⁾。【苗药】石瓜子^[132]，佳芒丢得幼，锐保腿⁽⁹⁶⁾：全草治松莴泡普乌（肺痨），蒙柯赊（风寒感冒）⁽⁹⁶⁾，乳腺癌，肺结核，小儿高烧，内外伤出血，跌打

损伤，风湿性关节炎[132]；全草外用治疮肿毒[132]。

【羌药】Rraodaahu（绕达壶），石瓜米，须格巴：全草用于利水，麻疹；全草外敷治烧、烫伤，刀伤，缩筋[167]。【畲药】岩石藤儿，仙人指甲[146]，抱石莲[148]：全草治肺热咳嗽，久患喘咳，小儿百日咳，喉蛾（急性扁桃体炎），阴疮，惊痛[10,147]，肺脓疡[146]，气管炎，风湿性关节痛[148]。【土家药】瓜米还阳，鱼鳖金星[29][124,127]，yan gua zi（岩瓜子）[126]：全草治跌打损伤[124,126,127][29]，筋骨疼痛，肺结核[124,127]，肺痨，咳嗽，气管炎，虚劳咳嗽，咳血[126]；鲜品捣烂外敷治瘟病[29][126]，外伤出血，疔疮肿毒[124,127][29]。【瑶药】莲瓜密[133]，巴石龟[4]：全草治疔疮，痈肿[133]，小儿疳积，痢疾[4]。

Lepidolitum 锂云母（含锂的硅酸盐矿物）。【藏药】ཨུང་ཆེན།（朗才尔）[21,25]，郎策玛保[27]，浪采那保[23]：原矿物治疮疖，脑病，解诸毒[23,25,27]，癫狂，晕厥，止血，解水银毒[27]，疮伤，中毒症[21]，外科疮疡，头脑疾病[34]。

Lepisanthes rubiginosa (Roxb.) Leenh. [*Erioglossum rubiginosum*(Roxb.)Bl.] 赤才（无患子科）。【黎药】子赛：根治毒蛇咬伤[154]。

Lepisma saccharina L. 衣鱼（衣鱼科）。【朝药】양춤（yǎng zuòm，央早母）：全体治妇人疝瘕，小便不利，小儿中风，项强，背起摩之（痒症），堕胎，涂疮，灭瘢[86]。

Lepisorus asterolepis (Baker) Ching 黄瓦韦（水龙骨科）《部藏标》。【藏药】扎贝[2,23]：全草治胸腹腔疾病，烧伤，湿热腰痛[2]，肾热，疮疡[23]。

Lepisorus bicolor (Takeda) Ching 二色瓦韦（水龙骨科）。【藏药】chabei（嚓贝）：全草治胸腔脓疡，肺热咳嗽，肾热，淋浊，崩漏，烧、烫伤[24]。

Lepisorus clathratus(C. B. Clarke) Ching 网眼瓦韦(水龙骨科)《部藏标》。【土家药】岩角风[127]，石韦藤，寻星草[124]：全草治淋病，水肿，外伤肿胀，痈肿，瘰疬，咳嗽，吐血，出血，赤白痢疾[124,127]。【藏药】ཐག་སྟོས(zhabei，扎贝)[2,23,35]，ཐག་སྟོས(查贝)[21,24]，zhegusaitou（折古赛头）[29,33]：全草治肾热[23,24]，烧伤[2,24,40]，外疮及食物中毒[29,33]，胸腔脓疡，肺热咳嗽，淋浊，崩漏，烫伤[24]，疮疡[23]，接骨止血[33]，脓疮，胸腹疾病，湿热腰痛，外伤，骨伤[21]，脓疮[40]；叶

治胸腹腔疾病，湿热腰痛[2,35]，烧伤[35]。

Lepisorus contortus (H. Christ) Ching 扭瓦韦（水龙骨科）。【傈僳药】四逮打俄：全草治跌打损伤，火、烫伤[166]。【怒药】帕石鲁：效用同傈僳药[165]。【土家药】小石韦：全草治肾炎水肿，泌尿系统感染，尿路结石，肺热咳嗽，支气管哮喘[123]。【藏药】chabei（察贝）[23]，瓦韦[13]，zhabei（扎贝）[29]：全草治脓疮，烧伤[13,23]，淋沥，崩漏，肺热咳嗽[13]，肾热，疮疡[29]。

Lepisorus macrosphaerus (Baker) Ching 大瓦韦（水龙骨科）。【白药】喉气恶架：全草治黄疸，痢疾，尿路感染，白带，便血，跌打损伤，骨折，毒蛇咬伤，疖疮肿毒，慢性肾炎，大小便不通[14]。【傈僳药】四逮俄：全草治小便短赤，腹胀，便秘，血崩[166]。

Lepisorus morrisonensis(Hayata) H. Ito 白边瓦韦（水龙骨科）。【藏药】chabei（嚓贝）[24]：全草治胸腔脓疡，肺热咳嗽，肾热，淋浊，崩漏，烧、烫伤[24]。

Lepisorus oligolepidus(Baker) Ching 鳞瓦韦（水龙骨科）。【藏药】扎贝：全草治肾热，疮疡[23]。

Lepisorus pseudonudus Ching 长瓦韦（水龙骨科）。【纳西药】全草治尿血，白浊，内伤吐血，各种外伤出血，咳嗽吐血，走马牙疳，小儿惊风，目翳[164]。【藏药】扎柏[13]，chabei（察贝）[22]：全草治淋病，尿血，痢疾，劳伤咳嗽，内伤出血[13]，效用同白边瓦韦 L. morrisonensis[22]。

Lepisorus scolopendrium (Buch. – Ham. ex D. Don)Mehra et Bir 棕鳞瓦韦（水龙骨科）。【藏药】ཐག་སྟོས།（chabei，查贝）[25]，扎贝[23]：地上部分及根茎用于清热解毒，干脓愈疮，涩精固髓，接骨，脓疮外伤，骨伤，烧伤[25]；全草治肾热，疮疡[23]。

Lepisorus soulieanus (H. Christ) Ching et S. K. Wu 川西瓦韦（水龙骨科）。【藏药】ཐག་སྟོས།（chabei，查贝）[25,32]：地上部分及根茎治脓疮，外伤，骨伤，烧伤[25,32]，用于清热解毒，干脓愈疮，涩精固髓，接骨[25]；全草用于愈合疮伤，烧伤创面，干脓液，愈合头骨骨折，解毒热，肾热[27]。

Lepisorus thunbergianus (Kaulf.) Ching 瓦韦（水龙骨科）。【阿昌药】因他的为呢：治尿路感染，肾炎，肝炎，口腔炎，咯血，血尿[18]。【德昂药】阿更毛：效用同阿昌药[18]。【苗药】七星草，

骨牌草：全草治淋症，痢疾，肺痨咳嗽[98]。【纳西药】效用同长瓦韦 L. pseudonudus。【羌药】Rruijia（锐夹），达古吾，泡泡草[10,167]：全草治咳嗽吐血，肺热咳嗽，外用治创伤[10,167]。【土家药】七星草：全草治淋症，痢疾，肺痨咳嗽，跌打损伤[123]。【瑶药】小舌头草：全草治暑瘟，肺热咳嗽，疟疾，百日咳，小儿惊风，咳嗽吐血，走马疳，尿路感染，痢疾，肾炎，肝炎，结膜炎，口腔炎，咽炎[133]。【彝药】洛玛古呷[10,105]，好清[101]：全草治水肿，腹泻，外伤流血[10,101,105]。【藏药】扎别切哇：全草治脓疮，烧伤[40]。

Lepisorus tibeticus Ching et S. K. Wu 西藏瓦韦（水龙骨科）。【藏药】zhabei（扎贝）：全草治肾热，疮疡[23]。

Lepisorus ussuriensis（Regel et Maack）Ching 乌苏里瓦韦（水龙骨科）。【朝药】우수리와위：全草治血脉不调，支气管炎，月经不调[9,90]。【土家药】射鸡尾，骨牌草：全草治风湿疼痛，小便不利，咳嗽，月经不调，跌打损伤[124]。

Lepisorus waltonii（Ching）Ching 戟叶瓦韦（水龙骨科）。【藏药】chabei（察贝）：全草治胸腔脓疡，肺热咳嗽，肾热，淋浊，崩漏，烧、烫伤[22]。

Leptocanna chinensis（Rendle）Chia et H. L. Fung 参见 Schizostachyum chinense。

Leptolepidium kuhnii（Milde）K. H. Shing et S. K. Wu 华北薄鳞蕨（中国蕨科）。【藏药】效用同粉背蕨 L. pseudofarinosa。

Leptolepidium subvillosum（Hook.）K. H. Shing et S. K. Wu 绒毛薄鳞蕨（中国蕨科）。【藏药】效用同粉背蕨 L. pseudofarinosa。

Lepus capensis Linnaeus 草兔（兔科）。【藏药】野兔，蒙古兔：粪便治疳积，痔漏，目翳；骨治消渴，头昏，疥疮[30]。

Lepus capensis centrasiaticus Satunin 中亚草兔（兔科）。【藏药】riwangniang（日旺娘）：兔脑治泻痢，肠痈腹痛；兔心用于清心宁神，活血，镇痛治心脏病，歇斯底里病，癫狂，昏厥；兔肉治疮，骨瘤[22]。

Lepus comus G. Allen 云南兔（兔科）。【佤药】草兔，野兔：肉治老年体虚，气血不足[168]。

Lepus mandshuricus Radde 东北兔（兔科）。【朝药】산토끼（sǎn tāo gěi，几丕涛给）：头骨治头眩，痈，癫疾；骨用于热中，消渴；脑治冻疮；肝用于目

暗；肉用于补中益气[86]。【蒙药】ᠲᠣᠯᠠᠢ ᠢᠢᠨ ᠵᠢᠷᠦᠬᠡ（Tuo lian jiruh，托连-吉如和）[44]，陶来因朱日赫[56][46]：心脏治气喘，胸闷，心刺痛，失眠，心神不安，心"赫依"引起的昏迷[44][46]，"命脉赫依"病[44]，气急胸闷，心刺痛，颤抖，失眠，神志恍惚，心烦意乱，主脉"赫依"病[56]。

Lepus oiostolus Hodgson 高原兔（兔科）《部藏标》。【蒙药】ᠲᠣᠯᠠᠢ ᠢᠢᠨ ᠵᠢᠷᠦᠬᠡ（Tuo lian jiruh，托连-吉如和）：效用同东北兔 L. mandshuricus[44,56]。【藏药】baigongniang（白贡娘）[33]， རི་བོང་（riwang，日旺）[27,29,30]，རི་བོང（日彭）[21]：心脏治神志模糊，心律不齐[23,33,34]，"隆"病引起的臆病，癫狂，昏迷，中风跌倒，心痛病[23,34]，心脏病[21,29,33]，精神错乱，昏倒[33]；脑治痢疾，肠痈肠痛，保护肠黏膜；奶汁滴治砂眼等眼炎症[25,29,34]；肉治疮，骨疣；粪烧炭治水肿（如泻腹水）[21,23,34]；粪便治痞积，痔漏，目翳[27,30]；胆汁治眼生障翳[23]；粪治感冒[21]。

Lepus oiostolus qinghaiensis Cai et Feng 青海高原兔（兔科）。【藏药】riwangniang（日旺娘）：兔脑治泻痢，肠痈，腹痛；兔心治心脏病，歇斯底里病，癫狂，昏厥[22]。

Lepus sinensis Gray 华南兔（兔科）。【蒙药】ᠲᠣᠯᠠᠢ ᠢᠢᠨ ᠵᠢᠷᠦᠬᠡ（Tuo lian jiruh，托连-吉如和）：效用同东北兔 L. mandshuricus[44,56]。

Lepus tolai Pallas 蒙古兔（兔科）。【蒙药】ᠲᠣᠯᠠᠢ ᠢᠢᠨ ᠵᠢᠷᠦᠬᠡ（Tuo lian jiruh，托连-吉如和）[44,57]，陶来因朱日赫[46]，托列[7]，ᠲᠣᠯᠠᠢ ᠢᠢᠨ ᠨᠢᠳᠦ（Tuo lian nid，托连-尼都）[54]：心脏治气喘，胸闷，心刺痛，心绞痛，失眠，心烦意乱，心神不安，"赫依"引起的昏迷，"命脉赫依"病[7,44,56][46]，体虚无力[7]；脑治细菌性痢疾[7]；粪便生用（望月砂）治水肿；粪便煅用治腹泻[57]；眼珠用于明目[54]。

Lepyrodiclis holosteoides（C. A. Meyer）Fenzl ex Fisher et C. A. Meyer 薄蒴草（石竹科）。【藏药】象治尕保[29]，xingzhigabu（兴治嘎布）[24]，ཤིང་ཞིག་རྩི་ཝུ（xingxingzhewu，兴兴哲吾）[25]：全草治肺病及痈疽疔疮[24,29]，肺热咳嗽[24]；花、全草治血病和脉病[25]。

Lespedeza bicolor Turcz. 胡枝子（豆科）。【朝药】좀풀싸리：叶治肾炎，肾盂肾炎[9,90]。【鄂伦春药】挨母出哈，帚条，扫皮：根治感冒发热，

风湿痹痛，跌打损伤，赤白带下，流注肿毒，疮疖，蛇咬伤；茎叶治感冒发烧，肺热咳嗽，眩晕头痛，百日咳，鼻衄，便血，尿血，吐血，小便不利，淋病[161]。【蒙药】茎叶治肺热咳嗽，鼻衄，小便淋沥，尿血，便血；根治感冒发烧，眩晕头痛[51]。【畲药】胡枝子[10,147]：全草治头晕，脱力，血淋，蛇伤，风湿痛[10,147]。

Lespedeza buergeri Miq. 绿叶胡枝子（豆科）。【畲药】叶胡枝子[10,147]：根、花治伤风咳嗽，恶寒发热，头身疼痛，浮肿发黄，小儿惊风，蛔虫腹痛，妇人瘀血腹痛[10,147]。

Lespedeza cuneata(Dum. de Cours.) G. Don 截叶铁扫帚（豆科）。【侗药】广舍困[135]，娘皮隋段[137,139]，Coor Scev Kuedp（广舍铁）[12]：全草治外伤，口疮[135]，寸榜（寸白虫），朗鸟柳对（小儿夜尿）[137,139]，小儿疳积，腹泻[12]。【苗药】闭夜光[10,147]，截叶铁扫帚[148]：全草治肺结核；叶粉治黄水疮[14,96]。【畲药】全草治夜盲[10,147,148]，盗汗，黄疸，遗精，腰痛，赤白带[10,147]，伤风感冒[148]；根治伤风感冒，眼花，早泄[148]；叶治老年性肾虚引起的眼花[148]。【土家药】夜关门[870]，铁扫帚[124]，xiao ye gian men（小夜关门）[10,126]：全草治小儿疳积，泻痢[870][10,124,126]，遗精，遗尿，视力减退[870][124]，腹胀腹痛[10,126]，牙痛，皮肤疮毒[125]，白浊，白带，哮喘，胃痛，跌打损伤，目赤，乳痈[870]，消化不良，胃肠炎，黄疸型肝炎，小儿口腔炎，肾炎水肿，夜盲症，外伤出血，湿热带下；全草煎水外洗治风湿性关节炎[124]。【瑶药】nangh nbienqc miev（囊并咪），串鱼草，铁扫帚：全草治急性支气管炎，哮喘，痢疾，肠炎，腹泻，黄疸型肝炎，消化不良，小儿夜尿，肾炎水肿，小便不利，子宫脱垂，脓疱疮[130]。【彝药】死例巴[14]：根、全草治咳嗽，支气管炎，疮毒[14]；全草治久病体虚，形体羸弱，视物昏花，喘咳气短，遗精，遗尿，带浊经少，阳痿阴冷，久婚不孕[109]。【壮药】Gobaetdiet（棵奔电），铁扫帚：全草治唉疳（疳积），白冻（泄泻），阿意咪（痢疾），肉扭（淋症），笨浮（肾炎水肿），火眼，埃病（咳嗽），额哈（毒蛇咬伤），坐骨神经痛[117]。

Lespedeza davurica(Laxm.) Schindl. 兴安胡枝子（豆科）。【朝药】흥안좀풀싸리：全草治感冒，咳嗽[9,90]。【蒙药】全草治风寒感冒，发烧，

咳嗽[51]。

Lespedeza floribunda Bunge 多花胡枝子（豆科）。【蒙药】根治脾胃虚弱，小儿疳积[51]。【畲药】多花胡枝子：根治酒后伤风，月内伤风，小儿疳积；全草治感冒发热，肝炎[148]。

Lespedeza formosa(Vogel) Koeh. 美丽胡枝子（豆科）。【阿昌药】旁雅奔：全株治肾炎[18]。【德昂药】地花生[160]：根、全株治肺热咳血，肺脓肿，疮痈疖肿，便血，风湿性关节痛，跌打肿痛，肾炎，扭伤，脱臼，骨折[160]，效用同阿昌药[18]。【侗药】拎多，立多：治腹泻，疝气[43]。【畲药】马殿西，胡碎[146]：带根全株治刀伤，跌打损伤[146]；根炖猪脚治风湿疼痛；叶捣烂外敷治刀伤出血[148]。【土家药】秋胡豆：茎、叶、根、花治湿热疮疹，蛇咬伤，跌打损伤[124]。【瑶药】mouh gemx ndiangx（谋见亮），把天门，马扫帚：根治风湿骨痛，腰腿痛，跌打损伤，骨折，脱臼[130]。

Lespedeza inschanica(Maxim.) Schind. 阴山胡枝子（豆科）。【傣药】还夯哪（西傣）：全株治水泻，痢疾，感冒，跌打损伤，小儿遗尿；全株外用治刀枪伤，烫伤，疮毒；根治肾炎，膀胱炎，乳腺炎，红崩白带；叶治黄水疮，皮肤湿疹，毒蛇咬伤，带状疱疹[13]。【傈僳药】莫很情：根、全株治遗精，白浊，小儿疳积，胃痛泻痢，目赤乳痛，跌打损伤[166]。【瑶药】化食草，鱼吊草：全株治痢疾，小儿食积，吐血，子宫下垂[133]。【彝药】咩赤莫没拾且杰薄：效用同傣药[13]。

Lespedeza juncea(L. f.) Pers. [*L. juncea* var. *subsericea* Kom.] 尖叶铁扫帚（豆科）。【傈僳药】莫很情，截叶铁扫帚：根和全草治遗精，白浊，小儿疳积，胃痛泻痢，目赤乳痛，跌打损伤[166]。【蒙药】全草治痢疾，泄泻，小便不利，肾炎，尿血，吐血，白带[51]。【土家药】xi¹ sao³ ba¹（席扫巴），穿鱼草，化食草：全草治遗尿症，疳积症，摆白病（又名崩白，泛指带下过多），脱肛症[128]。【彝药】醒毛色[104]，三叶草[104]：全草及根治蜈蚣咬伤，尿道感染，难产，小儿口疮[104]。

Lespedeza juncea var. sericea (Thounb.) Maxim. 铁扫帚（豆科）。【彝药】醒毛色：根、全草治蜈蚣咬伤，难产，尿道感染，小儿口疮[101]。

Lespedeza pilosa (Thunb.) Sieb. et Zucc. 铁马鞭（豆科）。【纳西药】带根全草治体虚长热不

退、气虚头痛，失眠，四肢酸痛，痧症腹痛，筋骨痛，腰痛，水肿，瘰疬，乳痈，腋痈疽，寒性脓肿，小儿脱肛[164]。【土家药】半边钱：全草治乳痛，瘰疬，黄疸型肝炎，筋骨痛[124]。

Lespedeza tomentosa (Thunb.) Sieb. ex Maxim. 绒毛胡枝子（豆科）。【拉祜药】开木[13,150]：嫩枝、叶治风疹，荨麻疹，感冒，急性阑尾炎[13,150]。【蒙药】白胡枝子：根治虚痨，气血不足，浮肿[51]。【畲药】山豆花：花治咳嗽；根皮、叶治刀伤，烧、烫伤[148]。

Lethariella sinensis Wei et Jiang 中华金丝（梅衣科）。【藏药】塞固[22]：地衣体用于消炎解毒[34]，气管炎，乳腺炎，创伤感染，溃疡，角膜云翳[22]。

Lethariella cladonioides (Nyl.) Krog 红雪茶（金丝刷）（梅衣科）。【纳西药】雪茶：叶状体治肺热咳嗽，痰稠不利，口燥咽干，癫痫躁狂，神经衰弱，高血压，诸目疾[164]。

Lethariella flexuosa (Nyl.) Wei et Jiang. 曲金丝（梅衣科）。【蒙药】ᠬᠢᠷᠠ ᠪᠣᠳᠢ ᠬᠦᠬᠡ（Altenwotes ebes, 阿拉坦 – 莴特斯 – 额布斯），ᠰᠡᠷᠭᠦᠳ（Sergud，色日古德）：全草（松萝）治肺热，肺脓疡，肝热，毒症，肠刺痛，泄泻，肠热[45,46]。【藏药】གབེར་ཁུང་（塞尔固）[21,25]：全草治肺炎，肝炎，肺结核潮热，中毒性发烧，热性头痛，外伤感染，淋巴管炎，乳腺炎，毒蛇咬伤[25]，肺热，肝热，脉热，毒热[21]。

Leucaena leucocephala (Lam.) de Wit [L. glauca Benth.] 银合欢（豆科）。【白药】咬卖歪：树皮治心悸，怔忡，骨折[14]。【壮药】银合欢：种子治糖尿病[814]。

Leucas chinensis (Retz.) R. Brown 滨海白绒草（唇形科）。【台少药】Ratatapu（Paiwan 族傀偏），Ratadabu（Paiwan 族傀偏）：叶烤热后打碎，敷于患部并用布包扎治毒蛇外伤[169]。

Leucas ciliata Benth. 绣球防风（唇形科）。【阿昌药】阿操茄：治小儿雀眼，向翳，疳积[18]。【傣药】牙冬买蒿（西傣）[13,14]：全草治小儿水肿，暴发性皮疹，视物不清，眼红发于[13,14]，胃脘疼痛，腹胀不适，双目红肿疼痛[62,64]。【德昂药】刀许那：效用同阿昌药[18]。【哈尼药】产车，克服拿补[13,14]，Keeqssa naqpuq（克然那普）[143]：根治肝气郁结，风湿麻木疼痛，痢疾，小儿疳积，皮疹脱肛，疟疾；果治小儿肺炎，风寒感冒；全草治感冒[13,14,143]，溃疡肿毒，皮疹，白翳遮眼，梅毒，痈疽发背，无名肿毒，癣疥疥癞，难产，胃痛，皮肤过敏，骨折[13,14]，血瘀经闭，肝热目涩（眼睛干涩），咳嗽，牙龈出血[143]。【基诺药】国缺亚巴：全草治风寒感冒，腮腺炎，疟疾[163]。【景颇药】醒母遵奎：全草治小儿雀眼，白翳，疳积，皮疹，痈肿，肺炎，腹泻痢疾，肝炎[13,14]。【拉祜药】摆戛麦母[13,14,150]：全草治肠胃疾病，腹胀，腹痛[13,14]，大疮，无名肿毒，皮疹，脱肛，蜂毒，蚂蚁咬伤，梅毒，癣疮，疥疮，肺炎，小儿痞疳，一切眼疾，痢疾，肝气郁结，风湿麻木[150]。【傈僳药】莫比里底：全草治妇女血瘀经闭，小儿雀目，青盲翳障，痈疽肿毒[166]。【佤药】绣球防风[168][240]：全草治支气管炎，风寒咳嗽，感冒咳嗽[168][240]。【彝药】多启唯[101,104]，绣球草[104]：全草治风火上犯，目赤疼痛，视物昏花，痔疮，疮疡肿毒，风湿麻木疼痛，风寒感冒[101,104]。

Leucas mollissima Wall. ex Benth. 白绒草（唇形科）。【德昂药】捣响内：治急慢性肝炎，乳腺炎[18]。【哈尼药】北风草，Keeqssaqnaqpuq puqssaq（克然那普普然），灯笼草：全草治百日咳，肺热咳嗽，跌打瘀肿，咯血[143]。【佤药】补下：全草治缺乳，乳腺炎，闭经[14]。

Leucas mollissima var. chinensis Benth. 疏毛白绒草（唇形科）。【土家药】白风轮菜：全草治肺热咳嗽，咯血，胸痛；全草外用治疖肿，乳腺炎[123]。

Leucas zeylanica (L.) R. Br. 皱面草（唇形科）。【黎药】蜂窝草，雅介坡，锡兰绣球防风：全草炖猪肉服，治风火牙痛[153]。

Leuciscus chuanchicus (Kessler) 黄河雅罗鱼（鲤科）。【藏药】鲤鱼，白鱼：肉治脱肛，子宫下垂，痔疾，肾气虚[30]。

Leucosceptrum canum Smith 米团花（唇形科）。【哈尼药】米团花：根、树皮治感冒[875]。【佤药】米团花，山蜂蜜：根皮、叶治感冒发热，胃炎，骨折，黄水疮[168]。

Leycesteria formosa Wall. 鬼吹箫（忍冬科）。【傈僳药】巴拓拓[13]，磨保腻慈子[166]，磨保子[166]：全株治风湿性关节炎引起的四肢酸麻，筋脉拘挛疼痛，屈伸不利，治膀胱炎，水肿，支气管炎，痔疮，食积腹胀，哮喘，月经不调，黄疸型肝炎[166]；根治腹胀，急性胃炎，黄疸型肝炎，翳状胬肉，云翳，催乳[13]。【纳西药】鬼吹箫：茎叶及根治慢性支气管炎，风热感冒，哮喘[164]。【彝药】盘将托[111]，大木比替力[13]，乃替力[101]：全草治风湿性关节炎，支气管哮喘，黄疸型肝炎，水肿[14,111]，骨髓炎，骨膜炎，月经不调[14]，膀胱炎，痔疮，食积腹胀，瘫痪，外伤出血，骨折[111]，骨折脱位，开放性骨折，消化不良[101]；效用同傈僳药[13]。

Leycesteria formosa var. stenosepala Rehd. 狭萼鬼吹箫(忍冬科)。【纳西药】叉活活：全株治膀胱炎，水肿，支气管哮喘，风湿病，痔疮，食积，腹胀，骨折，外伤出血[13]。

Leymus secalinus(Georgi) Tzvelev 赖草(禾本科)。【蒙药】乌伦－黑雅嘎：根茎、全草用于清热利湿，止血[587]。

Leymus tianschanicus (Drobow) Tzvelev 天山赖草(禾本科)。【蒙药】全草治淋病，肾炎，赤白带下，感冒，哮喘，鼻出血[51]。

Ligularia achyrotricha(Diels) Y. Ling 刚毛橐吾(菊科)《部藏标》。【藏药】隆肖[2,23,35]，龙肖[29]：全草治龙热病，脾热病，白喉，疫病，疮疖，皮肤病[2,23,35]；根、叶用于催吐；根、叶外用治疮疖[29]。

Ligularia altaica DC. 阿尔泰橐吾(菊科)。【哈萨克药】قوناقگۇلى التاي：根治神经衰弱，失眠，腹胀，支气管炎，下气平喘[140]。

Ligularia cymbulifera(W. W. Smith) Hand. – Mazz. 舟叶橐吾(菊科)。【藏药】ཀློང་ཤག (longxiao，隆肖)[22,34,36]：幼苗用于催吐，愈疮[34]，疮疡肿毒，食积不下，食物中毒[36]，"赤巴"病；幼苗外用治疮疡[22,34]。

Ligularia dictyoneura (Franch.) Hand. – Mazz. 网脉橐吾(菊科)。【白药】勾勾来：根、根茎治胃痛，跌打损伤，月经不调[7,14]。【傈僳药】锅泥三莫，山紫宛草：根治支气管炎，咳嗽，肺结核，咯血，慢性支气管炎[166]。【纳西药】小紫菀：根治肺结核咳嗽，感冒咳嗽，咳嗽，痰中带血，腰腿痛，劳伤，气逆咳嗽，痰吐不利，肺虚久咳，痰虚带血[164]。【普米药】卢子摘，一把掌：根、根茎治急慢性肝炎，支气管炎，咳嗽多痰，肺

结核[14]。

Ligularia duciformis(C. Winkl) Hand. – Mazz. 大黄囊吾(菊科)《部藏标》。【藏药】ཀློང་ཤག(longxi-ao，隆肖)[2,35]，quxiao(曲肖)[23]：全草治龙热病，脾热病，白喉，疫病，疮疖，皮肤病[2,23,35]。

Ligularia fischeri(Ledeb.) Turcz. 肾叶囊吾(菊科)。【侗药】Bav dinl max (巴登马)[10,137]，Dinl max bav laox(定马巴老)[137]：根治待喉老(老年哮喘)，逗亮(着寒感冒咳嗽)[10,137]。【蒙药】汗达盖－合勒，瑞芍[47]，汗达盖－赫勒[51]：根治支气管炎，咳喘，肺结核，咯脓血，外伤及风湿病[47]，寒性"协日"病，"协日"性头痛，食积不消，胃痞，铁锈"巴达干"，中毒症，肠痧，虫痧，肺脓肿[51]。【苗药】芮庆玛：根治慢性支气管炎，感冒咳嗽[96]。【土家药】hong² dai² jiu² jia⁴ (红大救驾)，马蹄当归，土紫菀：全草、根治跌打损伤，痛经，热咯症，毒蛇咬伤[128]。【藏药】quxiao(曲肖)：根、根茎治水肿；根、根茎外用治疮疖，红肿，虫、蛇咬伤[22]。

Ligularia hodgsonii Hook. 鹿蹄囊吾(菊科)。【侗药】骂的马[135,138]：根治胃痛，牙痛，风湿疼痛，经期腹痛，慢性气管炎，肠炎，荨麻疹，毒蛇咬伤[135,138]。【土家药】红救驾[10,126]，葫芦七[124]：全草治痨病，咳嗽咳血，跌打损伤[10,126]；根治劳伤咳嗽，吐血，跌打损伤，毒蛇咬伤；根外用治痈肿疮毒，红肿热痛[124]。【佤药】拉堆别：根治月经不调，痈肿，子宫脱垂[14]。【彝药】牛尾参[109]，铺纳戏[101]：根治月经不调[101,109]，肺痈咯血，痰壅咳嗽，瘀血肿痛，食积气滞，小便赤涩，小儿疳积，经行腹痛[109]，哮喘，腹内生疮，精神病，肾虚腰酸，跌打损伤[101]。

Ligularia japonica(Thunb.) Lessing 大头囊吾(菊科)。【土家药】兔耳伞，猴巴掌：根、全草治跌打损伤，无名肿毒，毒蛇咬伤[124]。

Ligularia lapathifolia (Franch.) Hand. – Mazz. 牛蒡叶囊吾(菊科)。【傈僳药】义腊西莫，酸模叶囊吾：根、叶治跌打损伤，风湿筋骨痛，咳嗽，久咳不愈[166]。【彝药】此莫能[13]，化血丹[109]：根治跌打损伤，瘀血肿痛，风湿痹痛[13,109]，风寒感冒，咳嗽[13]，久咳不止[109]。

Ligularia latihastata(W. W. Smith) Hand. – Mazz. 宽戟囊吾(菊科)。【纳西药】效用同网脉囊

吾 L. dictyoneura。

Ligularia macrophylla(Ledebour)DC. 大叶橐吾（菊科）。【哈萨克药】وۇلكەن جاپىراقتى فوناڧگۇل:根治神经衰弱，失眠，腹胀，支气管炎[140]。

Ligularia melanocephala (Franch.) Hand. – Mazz. 黑苞橐吾（菊科）。【藏药】gaxiao（嘎肖）[22]，quxiao（曲肖）[34]：幼苗治"赤巴"病；幼苗外用治疮疡[34]，"培根"病，食物中毒，胆病，一切疼痛，痈疖肿毒，烧伤[22]。

Ligularia mongolica (Turcz.) DC. 全缘橐吾（菊科）。【藏药】gaxiao（嘎肖）：全草、花序和根治"培根"病，食物中毒，胆病，一切疼痛；全草、花序和根外用治痈疖肿毒，烧伤[22]。

Ligularia nelumbifolia (Bur. et Franch.) Hand. –Mazz. 莲叶橐吾（菊科）。【羌药】kshabodezes（科沙巴德则司），子出石，子哦百[10,167]：根泡酒用于开胃健脾[10,167]。【土家药】一碗水，大救架：根治肺结核，风寒咳嗽[123]。【藏药】quxiao（曲肖）[22]：根、根茎治水肿；根、根茎外用治疮疖，红肿，虫、蛇咬伤[22]；根治风寒咳嗽，咳嗽气喘，咽喉肿痛[36]。

Ligularia pleurocaulis (Franch.) Hand. – Mazz. [*Cremanthodium pleurocaule* (Franch.) R. D. Good] 侧茎橐吾（菊科）。【藏药】明润色波[13]，巴哦色布敌[40]：效用同狭叶垂头菊 Cremanthodium angustifolium[24]；花序治疮痈肿毒[13,36]，跌打肿痛[36]；效用同狭叶垂头菊 C. angustifolium[24]；花治热性疾病，疮疡红肿疼痛，头痛，身痛，肺炎[40]。

Ligularia przewalskii (Maxim.) Diels 掌叶橐吾（菊科）。【蒙药】阿拉嘎力格－扎牙海：全草治麻疹不透，痈肿[51]。【藏药】裂叶橐吾：根治风寒咳嗽，痰浊咳喘，咳吐脓血[36]。

Ligularia purdomii (Turrill) Chittenden 褐毛橐吾（菊科）《部藏标》。【藏药】ལོང་ཤིང་（longxiao，隆肖）[2,23,29]：全草治龙热病，脾热病，白喉，疫疠，疮疖，皮肤病[2,23]；根、叶用于催吐；根、叶外用治疮疖[29]。

Ligularia rumicifolia S. W. Liu 藏橐吾（菊科）。【藏药】 རི་ཤི་（rixiao，日肖）[22,25]：效用同黄帚橐吾 L. virgaurea，根治"培根"、"赤巴"合并症，愈疮[22,25]，中毒病，"黄水"病，风湿病[22]，痼热，"黄水"病，祛风，解毒[25]。

Ligularia sagitta (Maxim.) Mattf. 箭叶橐吾（菊科）。【蒙药】ᠬᠠᠩᠭᠠᠢ ᠬᠢᠯ（Handgai hel，汗达盖－赫勒）[43,44]：根（橐吾）治"希日"病，不消化症，食欲不振，肺脓肿，中毒症，疮疡，瘟疫[43]，催吐，"巴达干希日"病[53]；幼苗（橐吾）治"希日"病，不消化症，"铁垢巴达干"，食欲不振，肺脓肿，中毒症[44]。【藏药】longxiao（龙肖）：根、叶用于催吐；根、叶外用治疮疖[29]。

Ligularia sibirica (L.) Cassini 橐吾（菊科）。【朝药】马蹄叶：叶治急性支气管炎，肺结核咳嗽，气逆，咯痰不畅，咳嗽咯血[83]。【蒙药】ᠬᠠᠩᠭᠠᠢ ᠬᠢᠯ（Handgai hel，汗达盖－赫勒）[43,44,53]：效用同箭叶橐吾 L. sagitta[43,44,53]。

Ligularia thyrsoidea (Ledeb.) DC. [*Cineraria thyrsoidea* Ledeb.] 塔序橐吾（菊科）。【蒙药】种子治消渴，高血脂症，食物中毒[51]。

Ligularia tongolensis (Franch.) Hand. – Mazz. 东俄洛橐吾（菊科）。【藏药】gaxiao（嘎肖）[22]，龙肖[39]：根治"培根"病，食物中毒，胆病，一切疼痛[22]；根外用治痈疖肿毒，烧伤[22]；根、叶治赤巴病[39]；根、叶外用治疮疡[39]。

Ligularia tsangchanensis (Franch.) Hand. – Mazz. 苍山橐吾（菊科）。【藏药】rixiao（日肖）：效用同黄帚橐吾 L. virgaurea，根治"培根"、"赤巴"合并症，中毒病，"黄水"病，风湿，愈疮[22]。

Ligularia tussilaginea(N. L. Bur.) Maki. 参见 Farfugium japonicum。

Ligularia veitchiana(Hemsl.) Greenman 离舌橐吾（菊科）。【苗药】山紫苑，光头紫苑：根治百日咳，支气管炎，小便不畅[98]。【土家药】山紫菀，毛紫菀：根、根茎治百日咳，咳嗽气喘，支气管炎，肺结核痰中带血，小便不畅[123]。

Ligularia virgaurea (Maxim.) Mattf. 黄帚橐吾（菊科）《部藏标》。【藏药】རི་ཤི་（日肖）[2,21,23,35]，rexiao(热肖)[29]，龙肖[40]：嫩苗治"培根"和"赤巴"合并症，"黄水"病[2,13,23,35]，消化不良，胃"隆"病，陈旧疫病[2,23,35]，疮疡[2,13,35]，中毒症[2,35]，皮肤病[23]，呕吐[29]；根治"培根"病，"赤巴"病，"隆"病；叶治瘟病，中毒，"黄水"病[27]；根茎治"培根"病，"赤巴"病及疮疔[21]；根、叶治"赤巴"病，催吐；根、叶外用治疮疡[40]。

Ligusticum acutilobum Sieb. et Zucc. 参见 Angel-

L

ica acutiloba。

Ligusticum brachylobum Franch. 短片藁本
（伞形科）。【傈僳药】维波俄：根茎治外感表症，
头痛目昏眩，关节疼痛，四肢拘挛，目赤疮疡，
破伤风[166]。【羌药】Momulurisi（莫木卢日斯），梦
母卢斯：根茎治月经不调，闭经，胁痛腹疼，产
后瘀阻疼痛[167]。【土家药】川防风：根治感冒，
表虚自汗，偏正头痛，风湿性关节疼痛，破伤
风[123]。【彝药】日甫列尔，日甫列，岩川草：根
茎治咳痰，感冒，腹痛，头痛[106]。

Ligusticum chuanxiong Hort. [*L. wallichii* Franch.]
川芎（伞形科）《药典》。【阿昌药】治月经不调，经
闭腹痛，心绞痛，风湿痹痛[172]。【朝药】根茎治中
风，鼻额痛，风寒失音，臂痛，痈疽初发证，胎褥下
血证[10]。【德昂药】刀格络所：效用同阿昌药[172]。
【侗药】马继[135,136,138]，血用[10]：根茎治月经不调，
无名肿毒[135,136,138][10]，头痛，眩晕，难产，闭经
痛经，跌打损伤[135,136,138]。【东乡药】川芎：根茎
治偏头痛[10]。【景颇药】gvung gvangzvai：效用同
阿昌药[172]。【傈僳药】迪恒马：根茎治月经痛，
月经不调，闭经腹痛，胸肋胀痛，风寒湿痹，冠
心病，心绞痛，头晕，头痛，痉挛，半身不
遂[166]。【蒙药】拉米－萨瓦，尼都日干－温都苏：
根茎治头痛，胸肋痛，闭经腹痛，风湿痛，跌打
损伤，冠心病心绞痛，感冒风寒；根茎外用塞鼻
治疟疾[47]。【苗药】芎藭：根治月经不调，闭经痛
经，产妇瘀血痞痛，风湿痹痛[97]。【纳西药】根茎
治肋间神经痛，诸风上攻，头目昏重，偏正头痛，
鼻塞声重，伤风壮热，产后腹痛，月经不调，经
闭腹痛，风湿痹痛，跌打损伤[164]。【瑶药】根茎
治风寒头痛眩晕，胁腹痛，闭经，难产，寒痹筋
挛，产后瘀血腹痛，跌打损伤，痈疽疮疡；茎叶
治风寒咳嗽[133]。【彝药】莫火列尔，川草：根茎
治腹痛，腹胀，小儿腹痛，风湿疼痛[106]。

Ligusticum daucoides(Franch.) Franch. 羽苞
藁本（伞形科）。【傈僳药】维洗俄：根茎治感冒，
头痛，头顶痛，胃痛，风湿腰腿疼痛，跌打
损伤[166]。

Ligusticum delavayi Franch. 丽江藁本（伞形
科）。【纳西药】蕨叶藁本，野川芎：根治风寒感
冒头痛，胃寒痛，偏头痛，神经性疼痛，肌肉关
节痛，胃痛，腰痛，腹痛泄泻，跌打损伤[164]。

Ligusticum discolor Ledeb. 异色藁本（伞形

科）。【蒙药】Go beng：根治退烧，高血压[217]。

Ligusticum glaucescens Franch. ★ 粉绿当归
（伞形科）。【藏药】当滚：根治月经不调，经
痛，心腹诸痛，大便燥结，痈疽疮疡，跌打损伤[40]。

**Ligusticum jeholense(Nakai et Kitag.) Nakai
et Kitag.** 辽藁本（伞形科）《药典》。【朝药】
묘녕고본（辽藁本），liāo niēng gāo bēn（聊呢鞯高
奔）[83]：根及根茎治风邪所引起的风齿，偏头痛
和项顶痛及风哑[83]，感冒引起的恶寒，发热，头
痛，风湿引起的身痛，肢节痛[84]。【侗药】meix
mal aenl（美骂思）：根茎治睾丸炎[51]。【蒙药】
ᠬᠠᠷ ᠪᠠᠯᠭᠢᠷᠭᠠᠨ（Har balqirgen，哈日－巴勒其日根）[41]，
哈日－巴勒其日干那[51]，布如纳克[47]：根茎、根
治瘟疫，结喉，发症，"奇哈"，阵刺痛，麻疹，
牛皮癣[41,51]，"吾亚曼"病，疹症[41]，麻风病，
"希日沃素"病[51]，风寒感冒，头顶疼痛，"尼亚
难热"（病毒性温热）病[47]，淋巴腺炎，虫病，白
喉，炭疽[56]。

Ligusticum pteridophyllum Franch. 蕨叶藁本
（伞形科）。【纳西药】效用同丽江藁本 L. delavayi。
【藏药】banmubu（班木布）[22]：根茎治内腔疖疮，
痞块；根茎外用消四肢肿胀[22,34]；叶、茎、花、
果、全草治炭疽，消肿，破内痈[27]。

Ligusticum sinense Oliv. 藁本（伞形科）《药
典》。【布依药】藁本，把桄翁[159][376]：全草治
眼翳[159][376]。【朝药】참고본（cām gāo bēn，擦母高
奔）[83,84]：效用同辽藁本 L. jeholense[83,84]。【仡佬
药】sei35 lu35（色路，黔中方言），xε55 çion53（海凶，
黔中北方言）[162]，色路[376]：全草治跌打损
伤[162][376]。【毛南药】ta33 chuan24 wɔŋ33（它穿汪）：
全草治男子由房痨引起之肾亏虚弱腰痛[155]。【蒙
药】ᠬᠠᠷ ᠪᠠᠯᠭᠢᠷᠭᠠᠨ（Har balqirgen，哈日－巴勒其日
根）：效用同辽藁本 L. jeholense[41,56]。【苗药】
Reib mongb beid（锐猛摆，贵州铜仁）[91,95][376]：根
茎、根治风寒头痛，巅顶头痛，风湿痹痛，疥癣，
寒湿泄泻，腹痛，疝瘕[91]；全草治因风寒引起的
感冒，头顶痛；根治跌打疼痛[95][376]；治感冒
风寒头痛，巅顶疼痛，痛连齿颊[97,98]。【羌药】
sishvha（斯什哈），凸书，京芎：根茎、根治风寒
头痛，巅顶疼痛，风湿痹痛，疥癣，寒湿泄泻，
腹痛，疝瘕[167]。【畲药】根茎治头顶痛，偏头痛，
风寒感冒头痛[147]。【土家药】香藁本：根茎、根

治风寒感冒，巅顶头痛，风湿肢节痹痛，寒湿腹痛，疥癣[124]。【瑶药】西芎：根、根茎治风寒感冒，头痛，腹痛泄泻，心腹气痛，产后血瘀，疝瘕；根、根茎外用治疮疖，疥癣[133]。

Ligusticum thomsonii C. B. Clarke 长茎藁本（伞形科）。【藏药】རཙ（za，杂）：全草治毒病，热病，解宝石毒，丹毒，梅毒，接触毒[25,32]。

Ligustrum japonicum Thunb. [*L. japonicum* var. *pubescens* Koidz.] 日本女贞（木犀科）。【苗药】Jeix ib（鸡农）[92]，枸骨叶，苦丁茶[97,98]：叶用于除热，解毒[92]，肺痨咳嗽，劳伤，腰膝酸软，风湿痹痛[97,98]。

Ligustrum lucidum W. T. Aiton 女贞（木犀科）《药典》。【阿昌药】女贞子：果实治肝肾阴虚，头目晕眩，头发早白[172]。【布依药】苦硝酒：果实、叶适量，嚼碎，左耳痛贴右耳背，右耳痛贴左耳背，治耳流脓[159]。【德昂药】女贞子：效用同阿昌药[172]。【侗药】冬春子，蜡树[136]，Meix labx（美蜡）[137][25]：果实治眩晕耳鸣，腰膝酸软，须发早白；树叶治舌裂，舌疮效果甚佳[136]；果、叶治外伤出血[138][25]，命刀（扭伤出血）[137]。【基诺药】雅生[10,163]：鲜叶治咽喉炎，口腔炎[10,163]。【景颇药】Bela shi：效用同阿昌药[172]。【傈僳药】辣加兰：果实治肝肾阴虚，头晕目眩，头发早白[166]。【蒙药】巴鲁因－乌热：果实用于肝肾阴虚，头眩，目昏，耳鸣，头发早白，腰膝酸软，慢性苯中毒，白细胞减少[47]。【苗药】女贞子，驴中表[211]，机衣[96]：果实、根、叶用于补益肝肾，涩精止带[211]；果实、叶治口腔炎，慢性鼻炎[96]。【纳西药】白腊树：果实用于身体虚弱，腰膝酸软，慢性苯中毒，慢性气管炎，咽喉炎，口腔溃疡，须发早白，神经衰弱，白细胞减少症，月经不调，腰酸带下[164]。【怒药】卢马休：叶子治牙痛[165]。【水药】拟梅夏畜，往梅夏[157,158]：果实及叶治肝炎；叶治口腔溃疡[10,157,158]。【土家药】冬青：果实、根和叶治阴虚发热，头昏，目花，耳鸣，肝肾阴虚，腰膝酸软，须发早白，脂溢性脱发，习惯性便秘，慢性苯中毒，白血球减少[123]。【瑶药】蜡莲，蜡树：果实治头昏，目花耳鸣，腰膝酸软，须发早白，老年习惯性便秘；叶治口腔炎[133]。【藏药】白腊条树：果实治阴虚内热，下消，头晕眼花，腰膝酸软，头发早白；叶治头目昏痛，风热赤眼，

烫伤；皮、根用于理气止痛[36]。

Ligustrum retusum Merr. 小叶女贞（木犀科）。【傣药】果实治月经不调，急性肠胃炎，慢性胃炎，动脉硬化症[9,73]。

Ligustrum robustum (Roxb.) Blume [*L. thibeticum* Decne.] 粗壮女贞（木犀科）。【布依药】苦丁茶[875]，啷吓行[159][875]：叶治高血压[159][875]。【仡佬药】k 'u³⁵mi¹³（库米，黔中方言），tɕia³³kaŋ⁵⁵tsɛ⁵⁵（假岗则，黔中北方言）[162]，苦丁茶[875]：叶泡水服，治因高血压引起的眩晕[162][875]。【哈尼药】大叶女贞：全株用于壮阳[875]。【毛南药】va⁴²zhɛ³³ganm²⁴（发展刚）：叶治头晕[155]。【蒙药】巴鲁因－乌热：果实用于肝肾阴虚，头眩，目昏，耳鸣，头发早白，腰膝酸软，慢性苯中毒，白细胞减少[47]。【苗药】Mongb cox（孟菜，贵州毕节）[91,94,95]，jenl ib（鸡衣，贵州黔东南）[91,94,95][211]：叶治头目眩晕，无名肿毒[91,94,95][211]，面红，目赤[94,95][211]，火眼，口疳，水火烫伤[91]。【藏药】jiaxingmanba（甲兴曼巴）：果实治目眩头晕，腰膝酸软，肺结核，颈淋巴结结核[22]。

Ligustrum sinense Lour. 小蜡（木犀科）。【侗药】Meix ladx nix（美朗利）：叶、根治兜焙略（烧伤），兜冷赖（烫伤）[137]。【苗药】金柯：叶、根治烧、烫伤，降暑饮料[96]。【土家药】za¹qi³mi¹jie³（砸起米姐），冬青树[123]，小鱼蜡树叶[128]：叶、树皮治黄疸型肝炎，胃溃疡，口腔炎，肺热咳嗽，痢疾，跌打损伤，烫伤[123]；叶治毒蛇咬伤，水火烫伤，咯血[128]。【瑶药】毛抗柳：种子、叶治急性黄疸型肝炎，产后会阴水肿，咳嗽，伤口溃烂[133]。【壮药】Mbawgaemhgaet（盟甘课）。小蜡树叶：叶治痧病（感冒），发得（发热），埃病（咳嗽），货烟妈（咽炎），口疮（口腔溃疡），能蚌（黄疸），阿意咪（痢疾），呗农（痈疮），能啥能累（湿疹），林得叮相（跌打损伤），渗裆相（烫伤）[180]。

Lilium bakerianum Coll. et Hemsl. 滇百合（百合科）。【藏药】打日麦朵：鳞茎治肺病，咳嗽，体虚[40]。

Lilium brownii F. E. Brown ex Miellez 野百合（百合科）《药典》。【侗药】格近[135,138]：鳞茎治小儿疳积，疖肿，蛇伤[135,138]。【哈尼药】Lovqyav yavpiul（罗芽芽蒲），大白花百合，苦蒜：鳞茎治肺热咳嗽，肺结核，虚烦惊悸，精神不宁，小便不利，疮痈肿痛，

疗肿疮毒，浮肿，小便不利[143]。【傈僳药】衣圃衣马：鳞茎治阴虚久咳，痰中带血，虚烦惊悸，失眠多梦[13]。【毛南药】天蒜根，koŋ¹ do² pa⁵（拱托巴）：治肺结核咳嗽，痰中带血，神经衰弱，心烦不安，心悸，失眠，小便不利，浮肿[156]。【怒药】库：鳞茎治二便不利，干咳，久咳[165]。【畲药】百合：花治感冒，咽喉肿痛，声音嘶哑，泻火；鳞茎治肺热咳嗽，脱肛，滋补[148]。【水药】邱弄：鳞茎治咳嗽[101]。

Lilium brownii var. viridulum Baker [*L. brownii var. colchesteri* Van Houtte ex Stapf] 百合（百合科）《药典》。【侗药】gangh geis（敢开）[208]，王百合，千叶百合[136]：全草治伤寒转笑（高热谵语）[208]；鳞茎治阴虚久咳，痰中带血，虚烦惊悸[136]。【仡佬药】naŋ⁵³ ao³⁵（囊奥，黔中方言），ka³³ min⁵⁵（嘎泥，黔中北方言），wu³¹ kao³⁵ mer⁵⁵（乌告米儿，黔西南方言）：根茎治干烧病[162][37]。【拉祜药】山大蒜：鳞茎治肺结核，咳嗽，痰中带血，神经衰弱，心烦不安[10]。【毛南药】wa²⁴ biɛ²⁴ ɲiɛm³³（洼别聂）：根茎治肺结核[155]。【蒙药】𐓏𐓘𐓄𐓐 𐓘𐓒𐓤（Helgi sarna，赫力给-萨日娜）：鳞茎治毒热，创伤，筋骨损伤，肺热咳嗽，肺"包如"病，月经过多，虚热[44]。【苗药】Bod gab tid（波嘎梯，贵州黔东南）[91,94,98]，Jot bad hliet nux ghueub（找巴里努过，贵州松桃），Kiad tiad（敢坦，贵州黔南）[91,95]：鳞茎治阴虚久咳，痰中带血，热病后期，失眠多梦[91,94,98]，脚气浮肿[94,98]，热病后余热未清，惊悸，精神恍惚，痈肿，湿疮[91]，骨折，肺结核，癀，疮，各种疮毒[95]。【纳西药】鳞茎治咳嗽不已，或痰中带血，神经衰弱，肺病吐血，耳聋，耳痛，疮肿不穿，阴虚久咳，虚烦惊悸，失眠多梦，热病后余热未清，脚气浮肿[164]。【畲药】百合花头[146]：鳞茎治痈疽，疮疖，干咳[146]，咳嗽，咳血，神经衰弱，心烦不安；花治咳嗽，音哑[147]。【土家药】bao² ya² che³（报牙尺）[123]，药百合[125]，抱牙尺[10,126]：鳞茎治肺痨燥咳，体虚久咳[10,123,125,126,128]，跌打损伤[125,128]，小儿食积[10,126]，咳唾痰血，虚烦惊悸，失眠多梦，神志恍惚，脚气浮肿[123]，体虚头晕，猴儿疱（流行性腮腺炎）[128]。【佤药】野百合[168]：鳞茎治支气管炎咳嗽，肺热，肺结核咳嗽[10,168]。【瑶药】黑括逢：鳞茎治肺结核咳嗽，痰中带血，神经衰弱，心烦不安，热病后余热未清，虚烦惊悸[133]。

【彝药】鳞茎治烦躁惊悸，失眠多梦，形体羸弱，精神恍惚，肺虚咳嗽，痰中带血[109]。【壮药】gohanhfa（棵寒发）：治阴虚久咳，惊悸[23]。

Lilium concolor Salisb. 渥丹（百合科）。【鄂伦春药】挨母出哈，山丹花，红花百合：鳞茎治虚劳咳嗽，吐血，心悸，失眠，浮肿；花（山丹花）治经闭；花蕊治疔疮恶肿[161]。【蒙药】萨日娜，阿比哈：鳞片治阴虚久咳，痰中带血，虚烦惊悸[47]。

Lilium concolor var. pulchellum (Fisch.) Regel 有斑百合（百合科）。【蒙药】朝哈日-萨日娜：鳞茎治毒热，筋骨损伤，创伤出血，肺热咳嗽，肺"宝日"，月经过多，虚热证[51]。

Lilium dauricum Ker – Gawler 毛百合（百合科）。【鄂伦春药】昂达哈百合：鳞茎治阴虚久咳，痰中带血，虚烦惊悸，失眠多梦，精神恍惚，咳嗽吐血，神经衰弱，疮肿未溃者[161]。

Lilium davidii Duch. ex Elwes 川百合（百合科）。【纳西药】效用同百合 L. brownii var. viridulum。【藏药】阿勃卡：鳞茎治劳嗽咳血，虚烦惊悸，热病后精神不安，浮肿，小便不利，骨折，外伤[39]。

Lilium duchartrei Franch. 宝兴百合（百合科）。【藏药】dasimaiduo（达思麦朵），打日麦朵[40]：鳞茎治肺病，咳嗽，体虚[22,40]。

Lilium formosanum Wallace 台湾百合（百合科）。【台少药】Botuki (Tayal 族南澳, Gaogan)，Bo – he(Tayal 族南澳, Gaogan, 上坪后山, 上坪前山)：根治头痛，腹痛，肿疡，皮肤病，外伤[169]。

Lilium lancifolium Thunb. 卷丹（百合科）《药典》。【蒙药】𐓰𐓻𐓐 𐓘𐓒𐓤（Chaohor sarna，朝和日-萨日娜）：效用同百合 L. brownii var. viridulum[44]，效用同有斑百合 L. concolor var. pulchellum[47]。【羌药】Regexubu（热格需布）[167]，贼格兰巴[10,167]：鳞茎治热症伤阴，心烦，精神恍惚，燥咳少痰[10,167]。【土家药】报牙尺，野百合，夜合花：鳞茎治肺痨燥咯，体虚头晕，跌打损伤，猴儿疱（流行性腮腺炎）[128]。【瑶药】猴括盘，野百合：鳞茎治肺痨咳嗽，咯血，神经衰弱，心烦不安，脚气浮肿，跌打损伤；花治咳嗽，眩晕，失眠，天疱湿疮；种子治肠风下血[134]。【藏药】xiapaoze（夏泡泽）[23]：鳞茎治月经病，淋病[23]。

Lilium lophophorum (Bureau et Franch.)

Franch. 尖被百合（百合科）。【藏药】dasimaiduo（达思麦朵）[22]，阿勃卡[39]：鳞茎治肺病咳嗽，体虚[22,34]，劳嗽咳血，虚烦惊悸，热病后精神不安，浮肿，小便不利，骨折，外伤[39]。

Lilium martagon L. var. pilosiusculum Freyn 新疆百合（百合科）。【哈萨克药】سارانا：鳞茎治阴虚久咳，痰中带血，惊悸，失眠多梦，精神恍惚，痈肿疮毒，脚气[140]。

Lilium nepalense D. Don var. burmanicum W. W. Sm. 窄叶百合（百合科）。【藏药】zaqudasimaiduo（匝曲达思麦朵）[22]，aboka（阿勃卡）[32]：鳞茎治痨嗽咳血，虚烦惊悸，热病后精神不安，浮肿，小便不利，骨折，创伤[22,32]，肺结核咳嗽，痰中带血，神经衰弱，心烦不安[32]。

Lilium papilliferum Franch. 乳头百合（百合科）。【白药】野百合：鳞茎治肺结核，气管炎[14]。

Lilium pumilum DC. [*L. tenuifolium* Fisch.] 山丹（百合科）《药典》。【朝药】큰솔나리（kēn sāor nǎ lì，啃骚儿那哩）：肉质鳞叶治乳病，癣[82]。【鄂温克药】细叶百合：果实治干咳[235]。【蒙药】ᠰᠠᠷᠠᠯᠠᠩ(Saralang，萨日阿浪)[44,47]，巴日斯萨拉郎音[6]，萨日娜[51]：效用同百合 L. brownii var. viridulum[44,47]；鳞茎治肺热咳嗽，清痰，小便不利，疥痈肿胀，体虚发热，毒热，筋骨损伤，刨伤出血，肺热咳嗽，肺"包如"，月经过多，虚热证[51]；花用于补身养心，活血；叶治"黄水"病；种子消头热[6]。【土药】百合：鳞茎治慢性气管炎[10]。【藏药】ལྕི་ཕ་(abika，阿毕卡)[25]，dasemeiduo（达色梅朵）[32]：鳞茎治劳嗽咳血，虚烦惊悸，浮肿[25,32,36]，热病后精神不安，小便不利，骨折，外创[25,32]；效用同宝兴百合 L. duchartrei[40]。

Lilium sulphureum Baker ex Hook. f. 淡黄花百合（百合科）。【侗药】格[135]：鳞茎治久咳，痰中带血[135]；全草治伤寒转笑（高热谵语），久咳，痰中带血及滋补[138]。

Lilium taliense Franch. 大理百合（百合科）。【藏药】阿勃卡：鳞茎治劳嗽咳血，虚烦惊悸，热病后精神不安，浮肿，小便不利，骨折，外伤[39]。

Lilium wardii Stapf ex F. C. Stearn 卓巴百合（百合科）。【藏药】达色美多：鳞茎治肺病咳嗽，滋补身体[29]。

Limax fiavus Linnaeus 黄蛞蝓（蛞蝓科）。【瑶

药】鼻涕虫[133]：全体治咽喉肿痛，哮喘，脱肛，疝气，疮肿[133]。

Limax maximus Linnaeus 蛞蝓（蛞蝓科）。【朝药】민달팽이（mīn dǎr pāing yì，敏哒儿派鞒邑）：全体治贼风，喎僻，轶筋，脱肛，惊痫，挛缩[86]。

Limnophila aromatica（Lam.）Merr. 紫苏草（玄参科）。【阿昌药】控朝虐：全草治感冒咳嗽，百日咳[18]。【德昂药】刀普冷翁：效用同阿昌药[18]。【景颇药】Gila ang namvyvoq：效用同阿昌药[18]。

Limnophila rugosa（Roth）Merr. 大叶石龙尾（玄参科）。【哈尼药】水薄荷，Eelquv aolzil（吴局奥资），水八角：全草治风热感冒，流行性感冒，肾性水肿，支气管炎，咽喉炎，肺炎，咳嗽痰多[143]。

Limonite 褐铁矿（禹粮土）（主要成分为碱式氧化铁及碱式含水氧化铁）《药典》。【蒙药】ᠬᠦᠨᠦᠰᠦᠨ ᠴᠤᠤᠯᠤ(Hunsen chuolu，混讷森－朝鲁)[45,46]，ᠬᠦᠨᠦᠰᠦᠨ ᠱᠠᠭᠤᠷᠤ(Hunsen shaoro，混讷森－梢绕)，ᠰᠡᠨᠳᠤᠷᠠ(Sendura，森都拉)[41]：矿石（禹粮石）治脉热，萨病，偏瘫，白脉病，烫伤[41,45,46,56]；赤铁土（禹粮土）治烧伤，疮疡脓肿，脏伤[41,56]；土粉治血热引起的诸病及各种红肿热痛，妇女红白带下，痢疾，慢性胃肠炎，痔疮，风湿病[6]。【藏药】泽合，བཙན་གཟི་(jiahejiduo，甲合吉多)[25]，སེན་(senduran，森都热)[21]：用于骨热病[23]，脉热，脏伤，烧、烫伤[6,21,34]，脓血[21,34]，"黄水"病[21]，神经系统病，痔疮[34]，咽喉干痛，口渴症，肝脏中毒症[27]，止血，补血[11]；原矿物有延年益寿和滋补作用[25]，久泻久痢，妇人崩漏带下，痔漏，贫血，萎黄；外用治溃疡[31]，"黄水"病，肝病[27]。

Limonium aureum（L.）Hill 黄花补血草（白花丹科）。【蒙药】花治感冒发烧，头痛，耳鸣，月经量少，乳汁不足；花外用治牙痛，痈疮肿痛[51]。【维药】奥力特白哈曼朗力克：花治高血压，头痛，乳汁不通[79]。

Limonium bicolor（Bunge）Kuntze 二色补血草（白花丹科）。【蒙药】全草治月经不调，崩漏出血，淋病，尿血，身体虚弱，食欲不振，胃脘痛[51]。

Limonium gmelinii（Willd.）Kuntze 大叶补血草（白花丹科）。【哈萨克药】ۆلكەن جاپپىراقتى كەرمەك：全草治功能性子宫出血，尿血，痔疮出血[140,141]，子

宫内膜炎，痛疽，月经不调，胃溃疡，脾虚浮肿，止血散瘀；全草外用治脱肛[140]。【维药】**قىزىل بەھمەن**（Qizil behmen，克孜力拜赫曼）：根、根茎治心悸，阳痿，羸瘦精少，心烦意乱，早泄，遗精，滑精，黄疸，宫寒面暗[75]。

Linaria bungei Kuprian. 紫花柳穿鱼（玄参科）。【哈萨克药】全草治黄疸，小便不通，头痛，头晕，皮肤病，烫火伤，肺炎，扁桃腺炎，痢疾；外用治痔疮[141]。

Linaria longicalcarata D. Y. Hong 长距柳穿鱼（玄参科）。【哈萨克药】**بالتىنگۆل**：全草用于散瘀消肿，肺炎，扁桃体炎，皮肤病，烫伤[140]。

Linaria vulgaris Hill subsp. sinensis（Deb.）Hong 柳穿鱼（玄参科）。【蒙药】ᠬᠣᠨᠢᠨ ᠵᠠᠵᠢᠯᠤᠰ（Honin zhajilus，浩宁－扎吉鲁希）[55]，好宁－扎吉鲁希[587]：地上部分治瘟疫，流行性感冒，黄疸，烫伤，伏热，黄水疮[55,408]，麻风病[408]；全草治黏热，痛风，游痛症，"吾亚曼"，"奇哈"，"亚玛"，"巴木"病；根治瘟疫，流行性感冒，黄疸，烫伤，伏热，黄水疮[55]。

Lindelofia longiflora（Benth.）Baill. * 长花长柱琉璃草（紫草科）。【藏药】地上部分治伤口脓肿，促进骨折愈合[28]。

Lindelofia stylosa（Kar. et Kir）Brand 长柱琉璃草（紫草科）。【哈萨克药】全草治肠炎，痢疾，疟疾，尿路感染，疝气，外伤出血[141]。

Lindera aggregata（Sims）Kost. ［*L. strychnifolia*（Sieb. et Zucc.）F. Vill.］乌药（樟科）《药典》。【侗药】meix sangp naemp（美尚农）：根治楔宾括（烂脚丫）[137]。【蒙药】哈日－额莫：块根治脘腹胀痛，小便频多，痛经，疝气，风湿疼痛，跌打伤痛，外伤出血[47]。【苗药】莴山落：根治胃痛，经来肚痛[9,96]。【畲药】乌药[10,148]，脚郎头[146]，逼把[145]：根治胃脘胀痛，消化不良，反胃吐食[10,146,147,148]，疝气[10,145,147]，心胃气痛[145,148]，心腹诸痛，胸膈痞胀，血痢[10,147]，痛经，风湿疼痛，外伤出血[145]，急性黄疸型肝炎，小儿疳积，跌打损伤[148]；块根治暑气发痧[146]。【土家药】ka³ye⁴ta¹suo³（卡月他梭），香药，台乌[125]：根治气痛，小肚子肿痛[125]，脘腹胀满，疝气，风湿腰痛，跌打损伤[128]。【瑶药】黑急莲，乌药仔：根治慢性胃炎，腹胀，风湿性腰腿痛，疝气，小儿

遗尿，跌打肿痛，外伤出血[133]。【壮药】乌药：块根治心头痛（胃痛），墨病（哮喘），兵嘿细勒（疝气），京尹（痛经），遗尿[120]。

Lindera angustifolia W. C. Cheng 狭叶山胡椒（樟科）。【侗药】红背叶，细叶枫：根治风湿性关节炎，坐骨神经痛，半边风（偏头痛）[136]。【土家药】wu¹jie¹zo¹ku³za¹（戊杰左苦咱），见风消，风肿消[125]：茎治肚子痛；根治颈背肿痛，疬子（泛指急慢性淋巴结肿大）；叶治脓肿[125]；茎叶、根治肚腹胀痛，风寒头痛，风气病，跌打损伤[128]。【瑶药】假死风[6]：效用同山胡椒 L. glauca[132]，治感冒发热，肾炎，神经痛，胃痛[6]。

Lindera caudata（Nees）Hook. f. 香面叶（樟科）。【布朗药】根、叶、皮治骨折，跌打扭伤，外伤瘀肿；根、叶、皮外用于止血[13]。【傣药】芽三英，香面叶[1093]，芽三英因（西傣）[62,63,64]：叶治跌打扭伤，骨折，外伤瘀肿，出血[9,59,63,74][1093]，风湿病，肢体关节肿痛[59,63]；根、皮治跌打扭伤，外伤瘀肿，出血[9,62,64,74][1093]；根、叶、皮治胸痛咳嗽[9,74][1093]，肢体关节酸痛，屈伸不利[62,64]。【哈尼药】毛叶三条筋：根、叶、皮治骨折[875]。【苗药】狗骨头数[97]，雷公高，狗骨头树[98]：根治风湿麻木[97,98]，腰膝疼痛[97]，外伤出血[98]；叶治外伤出血，疮毒[97]。

Lindera communis Hemsl. 香叶树（樟科）《药典》。【傣药】麻吸拎（德傣）[13,18]：叶、茎内皮治跌打损伤[13,18]。【德昂药】香油果：叶、茎、皮治骨折，跌打肿痛，外伤出血，疮疖痈肿[160]。【哈尼药】油果：树皮、叶治骨折[875]。【傈僳药】不称神：叶、茎皮治骨折，跌打肿痛，外伤出血，疮疖痈肿[166]。【土家药】ba¹suo¹mu¹（巴索木），香树叶[124]，香叶子[128]：枝叶、树皮治骨折，跌打损伤[124,128]，疔疮痈肿，外伤出血；枝叶治食积腹胀，风气病[128]；果实或全株治腹冷痛，停食，咳嗽，吼病（哮喘）[10,126]。【彝药】香叶树寄生治暑热燥火，高热不退，泄泻红痢，腹痛屙血，跌打肿痛，四肢骨折[109]。【台少药】Dazimugan（Paiwan族恒春下）：叶与榕树的根共同煎服治外伤[169]。

Lindera erythrocarpa Makino 红果山胡椒（樟科）。【土家药】黄浆子：果实治疮疖肿痛，外伤青肿[124]。

Lindera fragrans Oliver 香叶子（樟科）。【瑶药】野桂皮树：树皮、枝、叶治胃痛，胃溃疡，消

化不良，颈淋巴结结核[133]。

Lindera glauca(Sieb. et Zucc.) Blume 山胡椒（樟科）。【侗药】胡罪岑[137]，山椒，野胡椒[136]：果实治耿胧寸（心口痛），风湿骨痛[137]，风湿性关节炎，腰脊劳损[136]。【苗药】山鸡椒[96,97,98]：果实治胃寒痛，风湿痹痛，牙痛，流行性脑炎，肝炎；根治风湿痹痛，偏头痛牵引牙痛[96,97,98]。【畲药】根治腰扭伤，落枕；叶治骨折，全身酸痛，刀伤出血，竹刺入肉[148]。【土家药】雷公蒿[124][7][10]，1ei gaug gao（雷公条）[126]：根治风湿麻木，腰腿疼痛[124][7]，劳伤乏力，浮肿[124]；叶治疮疖，外伤出血；树皮治烫伤[124]；根、果实治腹痛，胃脘痛，冷气痛，跌打损伤[10,126]；效用同四川山胡椒 L. setchuenensis。【瑶药】jav daic buerng（假逮崩），见风消[132]，假死风[6][132]：根治风湿骨痛，肝脾肿大；茎叶治感冒发热，头痛，咳嗽，扁桃腺炎，气管炎，坐骨神经痛，筋骨疼痛，肾炎水肿，跌打损伤，恶疮肿毒，毒蛇咬伤；果实治胃寒痛，虚寒腹泻，哮喘[132]；治感冒发热，肾炎，神经痛，胃痛[6]。

Lindera metcalfiana C. K. Allen 滇粤山胡椒（樟科）。【傣药】迈展（德傣）：果实治瘫痪，感冒头痛，咳嗽，咽痛[13]。【景颇药】没展：效用同傣药[13]。【傈僳药】酥缩：效用同傣药[13]。

Lindera metcalfiana var. dictyophylla (Allen) H. B. Cui [*L. dictyophlla* **Allen.**] 网叶山胡椒（樟科）。【傣药】卖盏（德傣）：根治瘫痪[14]。【景颇药】木盏：根治感冒，头痛，咽喉痛，咳嗽[14]。

Lindera pulcherrima(Wall.) Benth. var. hems-leyana(Diels) H. P. Tsui [*L. urophylla* (**Rehd.**) **C. K. Allen.**] 川钓樟（樟科）。【土家药】di suo zi（地梭只）：根治胃痛，心口痛（胃脘痛），嗳气，呕吐，食积[10,126]。

Lindera reflexa Hemsl. 山橿（樟科）。【畲药】木橿，山木通：小枝治暑气，胃痛，跌打损伤[146]。【瑶药】大山胡椒：根治刀伤出血，过敏性皮炎，胃痛，疥癣[133]。

Lindera setchuenensis Gamble 四川山胡椒（樟科）。【土家药】根、果实效用同山胡椒 L. glauca[10]。

Lindera thomsonii C. K. Allen 三股筋香（樟科）。【傣药】牙散英（德傣）：枝叶、果皮治蚊、虫咬伤[13]。【独龙药】白达松洗：效用同傣药[13]。

【哈尼药】桂皮皮哈[13,14,145]，三股筋[875]：树皮、枝、叶、果治风寒感冒，胃寒腹痛，骨折[13,14,145]；全株治骨折[875]。

Lindernia anagallis(Burm. f.) Pennell 长蒴母草（玄参科）。【傈僳药】害质莫此：全草治风热目痛，白带，淋病，痢疾，小儿腹泻，痈疽肿毒[166]。【畲药】长蒴母草：全草捣烂外敷治蛇伤[148]。

Lindernia crustacea(L.) F. Mueller 母草（玄参科）。【傈僳药】害质莫：全草治细菌性痢疾，肠炎，消化不良，肝炎，肾炎，水肿，白带，痈疖肿毒[166]。【黎药】四方草，母草：全草治毒蛇咬伤[212]。【土家药】全草治感冒，急慢性细菌性痢疾，肠炎，痈肿疔疮[123]。【瑶药】喔磨拢端勉：全草治肠炎，细菌性痢疾，消化不良，肝炎；全草外用治疮疖肿毒，毒蛇咬伤，乳腺炎，腮腺炎[133]。

Lindernia micrantha D. Don 狭叶母草（玄参科）。【傈僳药】害莫本：全草治黄疸，痢疾，急性胃肠炎，急性喉炎，扁桃体炎，跌打损伤[166]。

Lindernia nummulariifolia(D. Don) Wett. 宽叶母草（玄参科）。【哈尼药】阿天嘛车哆：全株治疟疾，呛咳出血[13]。

Lindernia procumbens (Krock.) Borbas 陌上菜（玄参科）。【毛南药】对坐神仙，对坐神仙草：全草治尿路感染，血尿，蛇头疮（手指生疮）[6]。【瑶药】笔丘美：全草治心烦[6]。

Lindernia ruellioides(Colsm.) Pennell 旱田草（玄参科）。【拉祜药】树枯俄[13,150]：全草治闭经，痛经，胃痛，乳腺炎，颈淋巴结结核，跌打损伤，痈肿疼痛，蛇咬伤，狂犬病[13,150]；全草外用治无名肿毒，大疮，骨髓炎脓肿[13,150]；月经不调，痢疾，口疮，乳痈，瘰疬，小儿疳积[150]。【瑶药】pangh gi miev（朋锯咪），锯齿草：全草治小儿高热惊风，小儿肺炎，口腔炎，咳血，吐血，痢疾，急性胃肠炎，痛经，闭经，痈疮肿毒，毒蛇、狂犬伤[130]。

Linum nutans Maxim. 垂果亚麻（亚麻科）。【藏药】rijishaerma（日吉洒尔玛）[24,29]，热井啥麻[40]：花、果实治子宫瘀血，经闭，身体虚弱[24,29,40]，神经性头痛[24,40]；花、果外用治伤口红肿[24,40]，皮肤瘙痒，湿疹[24]。

Linum perenne L. [*L. sibiricum* **DC.**] 宿根

亚麻(亚麻科)。【蒙药】效用同亚麻 L. usitatissi-mum[51]。【藏药】花、果治子宫瘀血, 经闭, 身体虚弱[29], 效用同垂果亚麻 L. nutans[24]。

Linum stelleroides Planch. 野亚麻(亚麻科)。【蒙药】效用同亚麻 L. usitatissimum[51]【藏药】Rijiji-uerma(日吉酒尔玛), 热井啥麻[40]: 地上部分及种子治血虚便秘, 皮肤瘙痒, 荨麻疹, 疮痈肿毒[32]; 效用同垂果亚麻 L. nutans[40]。

Linum usitatissimum L. 亚麻(亚麻科)《药典》。【蒙药】ᠮᠠᠯᠢᠩᠭᠤ(Malinggu, 麻灵古)[41], 麻嘎领古[51], 迪勒麻尔[47]: 种子治皮肤瘙痒, 便秘[41,47,51], "赫依"引起的眩晕, 肿块[41,51], 疮痈肿毒[47,51], 老年皮肤粗糙, 睾丸肿痛, 痛风[51], 血虚, 虚风眩晕, 荨麻疹[47]。【羌药】Sur(苏), rreerma(日尔麻): 全草治风疮疹癣, 皮肤瘙痒[167]。【维药】زىغىر ئۇرۇقى(Zigher uruqi, 孜合尔欧日合)[75], 孜个儿乌拉盖[79]: 种子治寒性哮喘, 咳嗽, 乃孜乐性感冒, 肺炎, 胸膜炎, 慢性肝炎, 湿性关节炎, 膀胱炎, 肠炎, 子宫炎, 尿道炎, 脓疮[75], 风寒感冒, 干咳气喘, 气管炎[79]。【藏药】shama(沙玛), 洒尔玛[24], ཟར་མ(萨尔玛)[21]: 种子治神经性头痛[21,29,39]; 种子外敷治伤口红肿[39]; 花、果实治"隆"病, 神经性头痛, 皮肤瘙痒, 大便秘结; 花、果实外用治疮疱肿毒[24], 肿瘤[27]。

Liparis bootanensis Griffith 镰翅羊耳蒜(兰科)。【傣药】嘛芥项(德傣): 假鳞茎治跌打损伤, 疮痈疔肿[13]。【瑶药】剑叶石仙桃[50][133]: 全草治肺痨咳嗽, 小儿疳积, 腹泻[133][50], 跌打损伤[133]。

Liparis cordifolia Hook. f. [*L. keitaoensis* Haya-ta.] 心叶羊耳蒜(兰科)。【台少药】Tyamae(Tsou族 Tohuya), Tyamahe(Tsaou 族 Tohuya): 根治腹痛[169]。

Liparis japonica (Miq.) Maxim. 羊耳蒜(兰科)。【蒙药】全草治崩漏, 白带, 月经不调, 产后腹痛, 外伤出血, 烧伤[51]。【土家药】亮水珠, 鸡心七[124], 羊耳蒜[876]: 全草治崩漏, 白带, 产后腹痛, 跌打损伤[124]; 带根全草治崩漏, 白带, 产后腹痛, 外伤急救[876]。

Liparis nervosa (Thunb.) Lindl. 见血清(兰科)。【佤药】我然: 茎治急性胃痛, 慢性结肠炎, 肺结核[14]。

Liquidambar formosana Hance 枫香树(金缕梅科)《药典》。【布依药】槐绕: 叶、果实治泄泻[159]。【侗药】Lagx yaop(朗枵)[137], 枫树果[136]: 木髓治风湿性腿痛, 心胃气痛, 月经不调[136]; 树皮、根治宾楔括(烂脚丫)[137]; 果实治风湿性关节炎, 手足麻木, 水肿胀痛[136]。【仡佬药】won[53] ka[33] tai[55](翁嘎歹, 黔中方言), f？[31] kao[55] w？[31](飞搞外, 黔中北方言), kə[31] zoŋ[31](各拥, 黔西南多洛方言): 叶、果实治白带[162]。【黎药】三角枫[153][212]: 根、果实治月经不调, 周身痹痛, 小便不利, 水肿胀满; 果实治遍身痹痛, 腰痛, 四肢痛, 月经不调, 小便不利; 果实烧灰外用治皮肤湿癣, 痔漏; 树脂治秃疮, 吐血, 咯血, 化脓性痈疽, 慢性无热性化脓病[153]; 茎叶治中风; 枫香树皮、叶、果及树脂用于活血止痛, 解毒, 生肌, 凉血[212]。【蒙药】ᠴᠠᠭᠠᠨ ᠭᠣᠭᠣᠯ(Chagan gugul, 查干-古古勒)[45,46], 苏伯图-吉木斯[47]: 树脂(白云香)治"协日沃素"病, 痛风, 游痛症, 浊热, "巴木"病, 发症, 皮肤瘙痒, 疥癣, 秃疮, 金伤[45,46], 痹病, 黄水病, 关节疼痛, 白癜风, 咽喉肿痛, 乳腺炎, 外伤, 骨折, 跌打损伤[56]; 果序治关节疼痛, 手足痉挛, 小便不利, 水肿胀满, 乳汁不下[47]。【苗药】Ndut minx(都明, 贵州松桃)[91], 枫香果[97,98], 珍豆蟒[96]: 叶或果实治少乳, 体虚, 风湿麻木[91]; 果实治风湿性腰腿痛, 月经不调, 乳汁不通, 肢体痹痛, 手足痉挛, 胃痛水肿[97,98]; 果实及树皮、根治脚湿气, 风团块[96]; 根、叶治荨麻疹, 湿疹, 皮肤瘙痒; 白胶香治溃疡, 外伤出血[97,98]。【畲药】枫香[148]: 根、叶、果实、树脂治风湿性关节痛, 牙痛, 肠炎, 痢疾, 胃痛, 腰腿痛, 小便不利, 荨麻疹, 头晕头痛, 外伤出血, 跌打疼痛, 毒蜂蜇伤, 皮肤湿疹[147]; 叶治中暑, 疟疾, 消化不良, 腹泻, 绞肠痧; 茎皮治疥疮[148], 痢疾[10,148], 肠炎, 胃痛; 茎皮外用治毒蜂蜇伤, 皮肤湿疹[10]; 果实治风火牙痛, 蛀牙痛, 头风痛, 视物模糊[148], 乳汁不通, 月经不调, 风湿性关节痛, 腰腿痛, 小便不利, 荨麻疹; 枫香脂治头晕头痛, 外伤出血, 跌打疼痛, 孕妇忌服[10]; 根治风湿性关节痛, 牙痛[10]。【土家药】ga[1] mu[4] she[2](夹木蛇)[124], 枫树皮[128], 夹木蛇[10,126]: 果实治肢体痹痛, 手足拘挛, 胃痛, 水肿, 胀满, 经闭, 乳少, 痈疽, 痔瘘、疥癣、湿疹[124]；根皮治风气病、伤风头痛、水泻症[128]；茎叶、树脂、果实治湿气关节痛、麻木、皮肤痒疹、风火牙痛；根皮熏烟用于避瘴气；树脂加鸡蛋共煮，治白带过多[10,126]。【维药】塔拉赫伊力米：树脂治跌打损伤、瘀血作痛、吐血、衄血、诸疮疖肿、腰膝风痛[78]。【瑶药】路路通、枫树：根、果实、树脂治一切痈疽、疥疮、瘰疬、疮疖；果及根皮燃熏，治麻疹、感冒[133]。【壮药】Makraeu（芒柔），路路通：果序治发旺（痹病），笨浮（水肿），产呱嘻馁（产后缺乳），京瑟（经闭），巧尹（头痛）[180]。【台少药】Da－ra（Bunun 族施武群）：叶切碎后贴于患部治外伤[169]。

Liquidambar orientalis Mill. 苏合香（金缕梅科）《药典》。【维药】مة يلسمى（Mia yilimi，米艾衣力蜜）[75]，米阿沙伊勒[77]：树脂治寒性久咳、慢性肺结核、感冒、湿寒性麻风、癣症、肾病、腰痛、尿闭、闭经、肢体颤抖、偏瘫、僵直[75]、痰积气滞、胸闷气促、手足厥冷、挛紧疼痛、脏器振颤、偏瘫及半身不遂、腹胃胀痛、咳嗽气喘[78]、中风痰厥、猝然昏倒、胸腹冷痛、惊痫[77]。

Liriodendron chinense (Hemsl.) Sargent 鹅掌楸（木兰科）。【侗药】美腊免：根皮治咳嗽、气急、口渴[135,138]。【土家药】马褂木[123]、通草卡蒙[10,126]：树皮、根皮治风湿性关节痛、肌肉萎缩、风寒咳嗽[123]；叶、果实治咳嗽、上呼吸道感染[10,126]。【瑶药】马褂木：根、树皮治风寒感冒、风湿性关节痛、肌肉萎缩；花蕾治鼻窦炎[133]。

Liriope graminifolia (L.) Baker 禾叶山麦冬（百合科）。【哈尼药】Beilcao guqqil（白曹谷期），麦门冬，寸冬：块根治急慢性支气管炎、肺热咳嗽、吐血、咳血、衄血、热病烦渴、便秘、口腔溃疡[143]。

Liriope platyphylla F. T. Wang et Tang 阔叶山麦冬（百合科）。【侗药】块根治干咳、吐血、咯血、咽干口燥[135]。【土家药】麦冬[123]、四季青[10]：块根治肺虚咳嗽[10,123]、肺燥干咳、热病伤津、内热消渴、咽干口燥、心烦失眠、肠燥便秘、白喉[123]、水肿、小儿食滞[10]。

Liriope spicata (Thunb.) Lour. ［*L. spicata* var. *prolifera* Y. T. Ma］山麦冬（百合科）《药典》。【德昂药】麦冬[160]：块根治热病伤津、心烦、口渴、咽干、咽痛、咳嗽、音哑、肺热燥咳、肺结

核咯血、糖尿病、萎缩性胃炎、催乳、干血痨[160]；块根煮猪肉用于妇女缺乳；块根配方用于干血痨[13]。【侗药】麦门冬：块根治肺燥干咳、痰稠、心烦失眠[136]。【毛南药】ruoŋ² lak⁸ ju³（松勒有）：用于润肺止咳、慢性支气管炎、咳嗽、热病恢复期、便秘[156]。【羌药】Burekshaboyuge（布热科莎博禹革）：根和花治咽喉干痛、咳嗽体虚、出血、四肢骨蒸烦热、小便癃闭、女子下身不安；胆囊及胆汁也作"鸡哈力"使用[10]。【水药】项哥[10,157,158]：块根治肺热咳嗽[10,157,158]。【土家药】si ji qing（四季青）：块根治肺虚咳嗽、水肿、小儿积食[126]。【彝药】米清色[101,104]，地米参[104]：块根治虚劳发烧、难产、肾炎、水肿[101,104]。

Linshi 淋石。【朝药】신결石（xīn gēir sèk，辛给儿塞克）：用于石淋、破宿血、除癥瘕[86]。

Litchi chinensis Sonn. 荔枝（无患子科）。【阿昌药】荔枝：核治疝气痛、睾丸痛；果肉治病后体虚[18]。【布依药】鬼立车：睡觉前含二、三枚荔枝肉，次日早晨吐出，治口臭[159]。【德昂药】效用同阿昌药[18]。【哈尼药】Hama joqhheil alsiq（哈玛觉埃阿席）：果实治脾虚下血、心烦躁、气滞胃痛、哮喘[143]。【景颇药】Lizhishi：效用同阿昌药[18]。【黎药】荔枝核，吾寨，荔仁[153]：种子治胃烧痛、疝气痛、妇女血气刺痛、肠疝痛、胃痛、睾丸炎肿痛[153]；果皮用于止血、收敛伤口、生肌[212]。【纳西药】离枝，丹荔：假种皮或果实治脾虚久泻、呃逆不止、疔疮恶肿、瘰疬溃烂、老人五更泄泻、赤白痢、血崩、哮喘、胃脘胀痛、疝气、遗精日久、肌肉消瘦、四肢无力、关节酸痛肿胀、耳后溃疡[164]。【壮药】Cehlaehcei（些累淮）荔枝核：种子治兵嘿细勒（疝气），睾丸炎，胴尹（胃痛）[180]。

Lithargyrum 密陀僧（硫化物类方铅矿族矿物方铅矿加工后的制成品，主含氧化铅 PbO）。【蒙药】ᠠᠯᠲᠠᠨ ᠱᠢᠭᠦᠳᠡᠷ ᠴᠢᠭᠤᠯᠤ（Alten xiuder chuolu，阿拉坦－舒德日－朝鲁）：氧化铅（密陀僧）治骨伤、颅骨损伤[43]。【藏药】赛思[24]，当四[34]，懂丝[11]，chalega（蔡勒嘎）[27]：治骨病[24,34][11]、疮口腐烂、"黄水"病、解毒、杀虫、梅毒和狐臭[27]、疔痈疮疡、肌热、脉热[23]、痰积惊痫、久痢[31]；外用治痔疮、湿疹、肿毒诸疮、溃疡、刀伤诸症[31]。

Lithocarpus echinophorus (Hickel et A. Ca-

mus）A. Camus 壶壳柯（壳斗科）。【傣药】叶治咽喉炎，扁桃体炎；茎皮治尿频，尿急，尿痛[9,73]。

Lithocarpus grandifolius（D. Don）S. N. Biswas 耳叶柯（壳斗科）。【哈尼药】大叶石栎：皮治胃病[875]。

Lithospermum erythrorhizon Sieb. et Zucc. 紫草（紫草科）。【侗药】紫丹，地血：根治黄疸型肝炎，胃出血，刀伤出血[136]。【毛南药】gaŋ³³ pat⁴²（刚怕）：根治麻疹[155]。【蒙药】ᠪᠢᠷᠮᠦᠭ（Biermug，别日木格）[43,47]：根治肺热咳嗽，咯血，肺脓肿，咯痰不利，肾热，血尿，口渴，尿频，各种出血症[43,47]，腰部酸痛，尿道灼痛，外伤出血，鼻衄，月经淋漓不止[56]。【苗药】Jab hsaod（加少）[92,98]，Reib ghangt bul（锐广补）[96,98]，Vuab jab suad（弯加耍）[95]：根治麻疹发烧，热毒入内[92,95]，尿少[92]，水肿，小儿皮肤湿疹，斑色紫黑[96,98]。【裕固药】紫草：根治血小板减少性紫癜[10]。【藏药】zhimaohe（智珥禾）：根治麻疹不透，急慢性肝炎，绒毛膜上皮癌，便秘；根外用治烧、烫伤，下肢溃烂，冻伤，痈肿，玫瑰糠疹，湿疹[32]。

Lithospermum officinale L. 小花紫草（紫草科）。【哈萨克药】根治风湿性关节炎，跌打损伤，麻疹，猩红热[141]。

Lithospermum zollingeri A. de DC. 梓木草（紫草科）。【土家药】接骨仙挑草：果实治跌打损伤，骨折，胃胀泛酸，胃脘冷痛[124]。

Litsea chunii W. C. Cheng 高山木姜子（樟科）。【纳西药】毕澄茄，山鸡椒：果实治单纯性消化不良，风寒感冒，胃痛（虚寒型），急性乳腺炎，寒疝腹痛[164]。

Litsea cubeba（Lour.）Persoon[L. citrata Blume] 山鸡椒（樟科）《药典》。【傣药】哈沙海藤[9,13,14,62,63,64,72,74][233]，山鸡椒[233]：根治风寒感冒，咳嗽，头痛，腹胀，腹痛，不思饮食，恶心欲呕[62-64]；根、叶治流行性感冒，感冒头痛，胃痛，急性肠胃炎[9,13,14,72]；全株治流行性感冒，感冒头痛，风湿骨痛，胃痛，急性胃肠炎[9,74]，月经不调[13,14,74]；茎髓用于镇咳，利尿，解毒[13,14]；果实、根、叶治风湿病[233]。【德昂药】麻长[160]，芒展[172]：根治风湿骨痛，四肢麻木，腰腿痛，跌打损伤，感冒头痛，胃痛[160]，胸腹胀痛，消化不良，腹泻，呕吐，感冒[172]；叶治痈疖肿痛，乳腺

炎，虫、蛇咬伤，预防蚊虫叮咬；种子治感冒头痛，消化不良，腹痛，胃痛[160]。【侗药】美腊仗[135]，豆豉姜，满山香[136]：果实及叶治伤风感冒，肠胃不适，腹泻[135]；根治风湿骨痛，腰腿疼痛，四肢无力[136]。【哈尼药】习逼[145]，Siqbil（席比）[143]：叶治消化不良，中暑吐泻，疮疡肿毒[145]；全株治感冒，头痛，呕吐，包皮发炎，风湿骨痛，胃疼，消化不良[143]。【景颇药】Bum shibyvi[172]，木盏[18]：效用同德昂药[172]，茎、果治胸腹胀痛，消化不良，腹泻，中暑，呕吐，疮毒，感冒[18]。【拉祜药】su bi jian：新鲜叶烧热治疖，疮[152]。【傈僳药】四松：根治风湿骨痛，四肢麻木，腰腿痛，感冒头痛；果实治感冒头痛，消化不良，胃痛，血吸虫病；叶治痈疖肿痛，乳腺炎，疮，痈，虫、蛇咬伤，预防蚊虫叮咬[166]。【毛南药】ruoŋ² mei⁴ san¹（松妹桑）：干品治风寒感冒，久行脚肿，结核性发热，细菌性痢疾，虚寒型胃痛，外伤出血，牙痛，头晕目眩，耳鸣，目赤肿痛[156]。【蒙药】ᠬᠣᠨᠴᠢᠬᠢᠭ（Hon qiqig，珲－其其格），ᠷᠢᠨᠴᠢᠨᠢᠶᠠᠭ（Rinqin niag，仁钦－尼阿格）：果实（荜澄茄）治食痞，"铁垢巴达干"，消化不良，胃火衰败等"巴达干"病[44]。【苗药】Zend jangl（者姜，贵州黔东南），Bid gangl（比杠，贵州松桃）：果实治脘腹冷痛，食积气胀，反胃呕吐[91,94]，暑湿吐泻，寒疝腹痛，哮喘，寒湿水臌，小便不利，小便浑浊，牙痛，寒湿痹痛，跌打损伤[91]。【纳西药】效用同高山木姜子 L. chunii。【怒药】丁力：果实、根、叶治风湿病[165]。【畲药】山苍柴，理气柴[146]：果、花、叶、茎、根治头眩腹痛，风湿痹痛，中暑感冒，胸滞郁闷[10,147]；根治劳倦乏力，胃寒痛，小儿疳积；果实嚼服治中暑；叶捣烂外敷治疮疖痈肿，铁钉刺伤[148]，根、叶、果实治腹胀，湿气[146]。【水药】女巷[10,157,158]：全株治风湿骨痛，四肢麻木[10,157,158]。【土家药】ba¹ si¹ ye³（巴死也）[123][7]，木姜子[125]：果实、叶治胃寒呕吐，呃逆，气滞，胸腹胀痛，寒疝腹痛，寒症小便不利，小便浑浊[123]；全株治风气腰痛，伤风着凉，无名肿痛，蛇咬伤[125]；果实治心口冷痛，寒伤风症，食积症[128]，腹、胃冷气痛，停食，跌打损伤；全株外用捣烂疗疮毒痒癞[10,126]；根、叶治风湿痹痛；果治牙痛[7]。【佤药】山苍子，山香椒：根、叶及果实治流行性感冒，感冒头痛，胃痛，

消化不良[168]。【维药】五帕尔昆：果实治胸闷气短，咳喘，小便不利[79]。【瑶药】deh jomz ndiagx（得从亮），山苍子：根、茎枝或果实治肾炎水肿，痛经，风湿性关节炎，腰腿痛，四肢麻痹，跌打损伤，毒蛇咬伤[130]。【彝药】则沙[13,14]，山鸡椒，西沙搜[102,103]：果实治风寒头痛，胃脘冷痛，水蛊食积，腹臌气胀[109]，胃痛，小儿惊风[13,14]；根治风寒感冒，风湿痹痛，胃痛[103]；果、茎治消化不良，腹胀腹痛，中暑，中水毒吐泻[102]。【壮药】Gauginghsaej（高京虽），豆豉姜[117]，makgaujgingj（芒考兴）[23]：根治贫瘀（感冒），发旺（风湿骨痛），心头痛（胃痛），脚气，晕车晕船，产后腹痛[117]，嗳吐，腹泻[23]。【台少药】Mamao（Tayal族北势），Matukao（Tayal族大料崁前山，北势），Makao（Tayal族汶水）：根治头痛，疟疾；种子治疲劳[169]。

Litsea euosma W. W. Sm. 清香木樟子（樟科）。【土家药】巴死也，山苍子，山胡椒：果实治心口冷痛，寒伤风症，食积症[128]。【彝药】事羖[103,111]，锡草[101,102]：全草（根、茎、花、皮、果）治食欲减退，消化不良[101,102,103,111]，腹胀腹痛，吐泻中暑[101,102,103]，风湿骨痛，胃痛，感冒，跌打损伤，水泻腹痛[111]；亦作"木库"入药，效用同滇木姜子 L. rubescens var. yunnanensis[105]，瘫痪，风丹[101,102]；根治跌打损伤[101,102]。

Litsea glutinosa (Lour.) C. B. Robinson 潺槁木姜子（樟科）。【傣药】埋迷龙[62-64]，埋谜聋[9,72]：根、树皮、叶治疮疡肿毒，风湿性关节疼痛，外伤出血[62-64]，风寒湿痹证，肢体关节酸痛，屈伸不利[62]；皮、叶治骨折筋伤，创伤出血，跌打损伤[9,67,68,72,74]；根治骨折，风湿性关节疼痛[9,72]。【德昂药】喜达莫：效用同景颇药[18]。【景颇药】Soqiugam：治筋骨肿痛，跌打损伤[18]。【基诺药】帕布[163][3]：根、根皮或树皮、叶子、种子治子宫脱垂；皮捣烂包患处治跌打损伤，骨折，刀伤[163][3]。【佤药】粘香树，豆腐渣：树皮、叶治骨折伤筋，跌打损伤，创伤出血[168]。

Litsea martabanica (Kurz.) Hook. f. [*L. garrettii* Gamble] 滇南木姜子（樟科）。【傣药】哈沙腊比罕，沙腊比罕[62]：根治眼花，视物不清，日轻夜重，疥癣疮疔，皮癣[13,66]，脾肿痛，胁痛，黄疸，黄水疮，皮肤红疹瘙痒，缠腰火丹，跌打

损伤，风寒湿痹证，肢体关节酸痛，屈伸不利[62]。

Litsea mollis Hemsl. [*L. mollifolia* Chun] 毛叶木姜子（樟科）。【苗药】澄茄子，山胡椒：果实治胃寒呕吐，寒疝腹痛，小便混浊[98]。【土家药】山胡椒[123][7]：根、叶治风湿痹痛；果研末塞患处治牙痛[123][7]，心胃疼痛，食欲不振，疝气[123]。【瑶药】倒霉莲：根、果实治感冒头痛，中暑发痧，风湿骨痛，四肢麻木，跌打损伤，蚊子咬伤[133]。

Litsea pungens Hemsl. 木姜子（樟科）。【布依药】木姜子[376]，勒散[159][376]：果实适量，放在口内嚼服治喉内生疮[159][376]。【侗药】Sangp lagx sangl（尚朗丈），Lagx sangh（朗樟）[10,137]：果实及叶治朗鸟耿形（小儿发烧），宾揩悟（歪嘴风）[10,137]。【仡佬药】木姜子[376]，嘎歹在[162][376]：根治食道炎[162][376]。【基诺药】山胡椒[232]，sheng bi（生笔）[163][232]：根治妇女月经不调[163][232]，感冒[163]。【毛南药】taŋ[22] za[33] raŋ[35]（烫压让）：根治胃炎[155]。【苗药】Bid gangl（比杠）[95]，zend jangl（者姜）[95][376]，木姜子[376]：果实治冷经引起的老鼠钻心，鱼鳅症，腹胀；果实捣烂冲水服治朱砂翻，心经疔翻[95][376]；果实及叶治歪嘴风，胃痛，上腹部疼痛，小儿阴泻，腹胀[92,96]；茎和叶用于祛风散寒，止痛止泻[226]。【土家药】巴死也，山苍子，山胡椒[128]：果实治食滞饱胀[123,128]，心口冷痛，寒伤风症[128]，胃寒腹痛，泄泻[123]。

Litsea rotundifolia Hemsl. var. oblongifolia (Nees) C. K. Allen 豹皮樟（樟科）。【彝药】皮柏多：叶治风寒感冒[14]。

Litsea rubescens Lecomte 红叶木姜子（樟科）。【傈僳药】四松马夐，红脉木姜子：果实治胃肠炎，胃寒腹痛，食滞，腹胀；根治风湿骨痛，跌打损伤，感冒头痛[166]。【彝药】木库[10,105]，锡草[101]：果实、根、茎、皮、花治"海拉"病，胃部疾病，"图体"病，风丹，"觉"病，瘫痪，跌打损伤，胸腹痛，吐泻，中暑[10,105]，效用同清香木姜子 L. euosma[101]。

Litsea veitchiana Gamble 钝叶木姜子（樟科）。【彝药】锡草[101,104]，山胡椒[104]：果实及全株治食欲减退，消化不良，胃痛，胃胀，腹胀痛，吐泻，中暑，跌打损伤，风丹[104]，效用同清香木姜子 L. euosma[101]。

Livistona chinensis (Jacq.) R. Brown ex Martius

L

蒲葵(棕榈科)。【阿昌药】扇叶葵: 种子治食道癌, 绒毛膜上皮癌, 恶性葡萄胎, 白血病[18]。【德昂药】桩蒙当: 效用同阿昌药[18]。【景颇药】Soyizo: 效用同阿昌药[18]。【毛南药】ruon^2 xien^5 phu^2(松崩朴): 种子治食道癌, 绒毛膜上皮癌, 白血病[156]。

Livistona saribus(Lour.) Merr. ex Chevalier 大叶蒲葵(棕榈科)。【基诺药】除扑: 根治肾炎, 肾结石, 膀胱炎, 淋病[163]。

Lloydia delavay Franch. 黄洼瓣花(百合科)。【藏药】杂阿哇: 地上部分治跌打损伤, 沙眼[40]。

Lloydia ixiolirioides Baker 紫斑洼瓣花(百合科)。【藏药】杂阿哇: 地上部分治跌打损伤, 沙眼[40]。

Lloydia serotina (L.) Rchb. 洼瓣花(百合科)。【藏药】扎阿哇曼巴[29], 批阿哇[409], ཛ་འ་བྱི (扎阿哇)[21]: 地上部分治跌打损伤, 沙眼[29,40], 胸腔内脓疮, 眼病[25]; 全草治跌打损伤, 各种眼病, 体虚[21][409]。

Lloydia serotina var. parva(Marq. et Shaw) Hara 小洼瓣花(百合科)。【藏药】杂阿哇: 效用同紫斑洼瓣花 L. ixiolirioides[40]。

Lloydia tibetica Baker ex Oliver 西藏洼瓣花(百合科)。【藏药】awa(阿哇): 扎阿哇曼巴[39]: 全草或鳞茎外用治跌打损伤, 痈疖肿毒, 沙眼[22]; 地上部分治眼病, 跌打损伤, 沙眼[39]。

Lobaria pulmonaria (L.) Hoffm. 肺衣(肺衣科)。【水药】定嘎: 全草内服或烧灰研粉, 菜油调敷外用, 治消化不良, 小儿疳积, 蛔虫病, 腹胀, 肾炎水肿, 火、烫伤, 皮肤瘙痒, 无名肿毒[158]。【藏药】全草治消化不良, 小儿疳积, 腹水, 皮肤痛痒症[36]。

Lobaria retigera (Ach.) Trevis 网肺衣(肺衣科)。【傈僳药】亚共: 叶状体治消化不良, 小儿疳积, 肾炎水肿, 腹水, 皮肤瘙痒症; 叶状体外用治烧、烫伤, 疮疡肿毒[166]。

Lobelia chinensis Lour. 半边莲(桔梗科)《药典》。【阿昌药】Banbialian(半边莲)[8,18]: 全草治毒蛇咬伤, 肝硬化, 腹水, 肾炎水肿[8,18]。【德昂药】Dao duan(刀端): 效用同阿昌药[8,18]。【侗药】半边花[8,136], Mangv fac doc(孟华夺)[137], 一满化[10]: 全草治兜隋啃(毒蛇咬伤), 耿来(腰痛水

肿)[8,135,136,137], 腹胀水肿, 面足浮肿, 黄疸, 水肿, 蛇伤[8,135,136], 目翳[10]。【仡佬药】moŋ^{55} we^{31} ka^{33}(猛外噶, 黔中方言), ton^{53} mie^{13} tsao^{31}(冬灭糟, 黔中北方言), a^{55} zo^{33} a^{53}(阿约阿, 黔西南阿欧方言)[8,162]: 全草外用适量捣烂, 调洗米水敷伤口周围, 治毒蛇咬伤[8,162], 小儿疳积[8]。【景颇药】Gvoqqam nui: 效用同阿昌药[18]。【黎药】杆飞步, 急解索, 细米草: 全草干用或鲜用治晚期血吸虫病, 肝硬化腹水, 肝炎水肿, 肾炎水肿, 细菌性痢疾, 毒蛇咬伤, 久热不退, 阑尾炎, 扁桃体炎, 狂犬咬伤, 疮疡肿毒, 跌打扭伤[153]。【毛南药】nun^{42} mua^{24} ʔ nɛm^{35}(能骂撑): 全草治蛇、虫咬伤[155]。【苗药】Ghob reib jib gieas(阿锐借改, 贵州铜仁)[91], 急解索[98], Uab berx nexnas(蛙本努那)[95]: 带根全草治毒蛇咬伤, 肿痛疔疮, 扁桃体炎, 湿疹, 足癣, 跌打损伤, 湿热黄疸, 阑尾炎, 肠炎, 肾炎, 肝硬化腹水及多种癌症[91]; 全草治毒蛇咬伤[92,94,96,98], 痈肿疔疮[94,96,98], 扁桃体炎, 湿疹, 产后腰痛水肿, 乳房肿痛, 咳嗽[94,96], 跌打损伤[98], 腹水[95]。【畲药】半边菊[8,147]: 全草治乳腺炎, 痈疖疗疮, 毒蛇咬伤(如青竹蛇咬伤), 小儿高烧, 扁桃体炎, 阑尾炎, 跌打损伤[8,147], 感冒发热, 慢性肝炎[148]。【土家药】si^2 ti^3 qiu^1 ka^3 pu^1(时提丘卡普), 急解索[127], 一边药[10]: 全草治毒蛇咬伤[8,10,124,126,127,128], 跌打损伤, 痈疖肿毒[8,10,124,126,127], 肚胀水肿(腹水)[8,124,125,127], 浮肿, 肾炎, 扁桃体炎, 阑尾炎[8,124,127], 发痧; 全草外用治流脓[10,126], 小儿高烧抽筋[125], 水肿病, 小儿惊风[128]。【瑶药】pieh maengx linh(边盟林)[131]: 全草治黄疸, 水肿腹胀, 泄泻, 痢疾, 疮疖肿毒, 湿疹, 跌打扭伤肿痛[131], 小儿疳积, 肝硬化腹水, 晚期血吸虫病腹水, 毒菌中毒[133]。【壮药】Nomjso-emzsaeh, 金鸡舌: 全草治毒蛇咬伤, 痈疮, 癌症, 肝炎, 蛊病, 扁桃体炎, 子宫颈炎, 乳腺增生, 湿疹, 肠炎[118]。

Lobelia clavata F. E. Wimm. 密毛山梗菜(桔梗科)。【布朗药】蚌法: 根治腮腺炎, 跌打损伤, 风湿痛, 痧症[8]。【傣药】彪蚌法[9,14,62,63,64,74], 竹棒(德傣)[18]: 根、叶治腮腺炎, 颌下淋巴结炎, 皮肤瘙痒, 疔疮脓肿, 肢体关节酸痛重着, 屈伸不利, 腰痛, 腰肌劳损, 腹部胀痛不适, 不思饮食, 咳喘[62,63,64]; 根治气滞, 腹胀[9,13,14,63,72], 腮腺炎,

跌打损伤，风湿痛，痧症[9,14,74]，哮喘[18]。【基诺药】省懋柯海：叶外敷治无名肿毒；全草、根治风湿性关节炎，跌打损伤[163]。【拉祜药】duo ruo[152]，夺若节[10]：白色汁液治恶性疮疖[152]；根治食物中毒，感冒发热[14]；全株治风湿性关节炎，跌打损伤；全株外用治蛇伤，痈肿[10]。【傈僳药】布鲁兹：白色乳汁治头痛，感冒，胸闷呕恶[65]。【怒药】巴儿，大将军：白色乳汁治头痛，感冒，胸闷呕恶[165]。【佤药】大将军，白毛大将军：根、叶治风湿性关节炎，跌打损伤，蛇伤，痈肿[168]。

Lobelia davidii Franch. 江南山梗菜（桔梗科）。【土家药】大半边莲，蛇头花，边花奶浆[124,127]：全草治支气管炎，肝硬化腹水，胃寒疼痛，毒蛇咬伤，下肢溃烂，痈肿疮疖[124,127]。【瑶药】水芝麻：全草治小儿麻疹，水肿，肝硬化腹水，胃寒痛；全草外用治毒蛇咬伤，痈疮肿毒，皮肤瘙痒[133]。

Lobelia melliana F. E. Wimm. 线萼山梗菜（桔梗科）。【畲药】根、叶、花、全草治血栓性脉管炎，毒蛇咬伤[147]。

Lobelia nummularia Lam. 铜锤玉带草（桔梗科）。【台少药】Pasiketon（Bunun 族高山）：叶治疟疾，肿疡，外伤[169]。

Lobelia pleotricha Diels. [*L. melliana* var. *handelii*（E. Wimm.）C. Y. Wu] 毛萼山梗菜（桔梗科）。【傣药】彪蚌法（西傣），竹棒（德傣）：根治气滞，腹胀，腮腺炎，跌打损伤，风湿痛，痧症（西傣），哮喘病（德傣）[13]。【拉祜药】根治食物中毒，感冒发热[13]。

Lobelia seguinii H. Lév. et Vaniot 西南山梗菜（桔梗科）。【傣药】根治风湿性关节疼痛，跌打损伤，痈肿疔疮，腮腺炎，扁桃体炎[67,68]。【哈尼药】Duvqyol（毒约），大将军，红麻菠萝[143,145]：全草治风湿性关节炎，跌打损伤，虫、蛇咬伤，痈疮肿毒，癣[143,145]。【拉祜药】根治食物中毒，感冒发热，痧症，跌打损伤[14]。【傈僳药】布鲁兹：治头痛，感冒，胸闷呕恶[65]。【毛南药】破天菜，ruoŋ² thai⁶ tsɛŋ¹ cuɯn³（松台将军）：根外用治风湿性关节炎，跌打损伤，疮疡肿毒[156]。【土家药】破天菜：全草、根治风湿关节炎，跌打损伤，疮疡肿毒，扁桃体炎，毒蛇咬伤，湿疹[124]。【彝药】阿戚糯取[13]，罗依什[10,105]，告纠帕[101]：全草治"此莫拉"病，咽喉肿痛，打摆子，腹中有虫作痛；全草外敷治干疮，蛇咬伤，大疮，独疮[10,105]，扁桃体炎，风湿性关节炎，跌打损伤，毒蛇、蜈蚣咬伤，痈疽肿毒[13]；茎皮治疮疡疔疖，无名肿毒[14]；根治高热抽搐，四肢痉挛[109]；根、茎、叶治高热抽风，胃痛，乳痈，痈疮肿毒，风湿性关节痛[101]。

Lobelia sessilifolia Lamb. 山梗菜（桔梗科）《药典》。【朝药】잔대아재비（zān dāi ǎ zāi bì，咱呆啊在逼）[87,88]：全草治肝硬化腹水，晚期血吸虫病腹水，肾炎水肿，小便不利，呼吸困难，扁桃体炎，阑尾炎，肠炎腹泻，胃癌，直肠癌，肝癌，湿疹，脚气[87,88]。【鄂伦春药】挨母出哈，山梗菜：全草治咳嗽痰多，气喘，痈肿疔疮，虫、蚊咬伤，水肿，小便不利，蜂蜇，无名肿毒，痢疾，急性中耳炎[161]。【蒙药】山梗菜：全草治咳嗽气喘，肝硬化腹水，水肿，小便不利，咽喉肿痛，腹泻，肠痈，胃癌，直肠癌，湿疹，脚气，痈种疔毒，虫、蛇咬伤[51]。【土家药】大种半边莲（大半边莲）：全草治感冒，支气管炎，水肿，疮毒，肝硬化腹水，毒蛇咬伤[127]。【藏药】大半边莲，对节白，水杨柳：全草治心性水肿，毒虫咬伤，疮痈肿毒[36]。

Lobelia taliensis Diels. [*L. hybrida* C. Y. Wu] 大理山梗菜（桔梗科）。【傈僳药】布鲁兹：治头痛，感冒，胸闷呕恶[65]。【佤药】红将军，红雪柳，大红将军：根治感冒，肠胃炎，疮毒红肿，蛇蜂咬伤[168]。

Locusta migratoria L. 亚洲飞蝗（蝗科）。【维药】切开特克：效用同西伯利亚蝗 Gomphocerus sibiricus[79]。【藏药】全体或新鲜全体治小儿急慢惊风，百日咳，破伤风，支气管哮喘，隐疹不出，冻疮[30]。

Lomatogonium carinthiacum（Wulf.）Reichb. 肋柱花（龙胆科）。【蒙药】哈比日干－地格达[19,92]：全草治发烧，瘟疫，流行性感冒，胆结石，中暑，头痛，肝胆热，黄疸，伤热，食积胃热[92]，平息"希日"，清胃热，愈伤[19]。【藏药】桠尼巴：全草治一切药物中毒，骨热[40]。

Lomatogonium cordifolium（Franch.）H. W. Li ex T. N. Ho 心叶肋柱花（龙胆科）。【藏药】楔叶侧

蕊[34]，jiadigabao（甲蒂嘎保）[22]：全草治一切药物中毒，骨热[22,34]，肝热，腑热[22]。

Lomatogonium forrestii (Balf. f.) Fernald 云南肋柱花（龙胆科）。【藏药】高原侧蕊[34]，jiadigabao（甲蒂嘎保）[22]：全草治一切药物中毒，骨热[22,34]，肝热，腑热[22]。

Lomatogonium macranthum (Diels et Gilg) Fern. 大花肋柱花（龙胆科）。【藏药】让底纳保：全草治胆病，黄疸病[40]。

Lomatogonium micranthum Harry Sm. 小花肋柱花（龙胆科）。【藏药】jiadigabao（甲蒂嘎保）[22]，ཇི་ཧེ་དི(jihedi，机合蒂)[25,32]：全草治药物中毒，肝热，腑热，骨热[22]，急性黄疸型肝炎，急性肾盂肾炎，流行性感冒，胆病引起的发烧及疮疖痈毒[25,32]，用于清肝利胆，清热解毒，祛湿，消炎愈疮[25]。

Lomatogonium oreocharis (Diels) C. Marq. 圆叶肋柱花（龙胆科）。【藏药】dngultig（菳蒂)[116]：全草治一切药物中毒，骨热[34]，胆囊炎，肿瘤[116]。

Lomatogonium perenne T. N. Ho et S. W. Liu 宿根肋柱花（龙胆科）。【藏药】jiadigabao（甲蒂嘎保）：全草治药物中毒，肝热，腑热，骨热[22]。

Lomatogonium rotatum (L.) Fries ex Nyman 辐状肋柱花（龙胆科）。【蒙药】(Habirgen digda，哈比日根－地格达)[41]，哈比日干－其其格[51][92]，哈比日跟－地格达[805][7]：全草治瘟疫，流行性感冒，头痛，肝胆热，黄疸，伤热[3,41,51][92,206,805]，"希日"热，伤寒，中暑，胃"希日"[3,41][206,805]，口干，发烧，肺热，胃热[51][92]，黄疸型肝炎，外感头痛，感冒发热[7][410]，"希日"病，目赤发黄，肝胆热[7]。

Lonicera acuminata Wall. 淡红忍冬（忍冬科）。【阿昌药】精因发：花蕾治风热感冒，高热，上呼吸道感染，扁桃腺炎，急性乳腺炎，急性结膜炎，急性阑尾炎，痢疾，痈疖脓肿，丹毒[13]。【白药】怡琥：效用同阿昌药[13]。【傣药】簪嘎概（德傣）：效用同阿昌药[13]。【傈僳药】玫抓矣阶：效用同阿昌药[13]。【纳西药】金银发：效用同阿昌药[13]。【佤药】待告森：效用同阿昌药[13]。【瑶药】善然效：效用同阿昌药[13]。

Lonicera altmannii Regel et Schmalh 截萼忍冬（忍冬科）。【蒙药】Yemgeljin：果实和根用于清热解毒[217]。

Lonicera angustifolia Wallich ex DC. 狭叶忍冬（忍冬科）。【藏药】pangmanabo（旁玛那博）：效用同越桔叶忍冬 L. myrtillus，治心脏病，月经不调，乳汁不下[22]。

Lonicera calvescens(Chun et How) Hsu et H. J. Wang 海南忍冬（忍冬科）。【黎药】白银花：花蕾治咽喉肿痛[154]。

Lonicera confusa DC. 华南忍冬（忍冬科）《药典》。【蒙药】(Alt menggen qiqig，阿拉塔－孟根－其其格)：花蕾或初开的花（金银花）治瘟热，肺热，丹毒，疖，肿块，梅毒[41]。【纳西药】金银花：花治咽喉肿痛，多种炎症[5]。【土家药】jie mo hua（姐妹花）：花或全草治伤寒发热，咳嗽痰多，喉痛，疱疖，流痰[126]。【壮药】gaenzvabya（银华岜），山银花：花蕾或带初开的花治贫瘀（感冒发热），阿意咪（痢疾），白冻（肠炎），货烟妈（扁桃体炎），肺痨，墨病（哮喘），火眼，急性阑尾炎，鹿勒（吐血），陆裂（咯血），兵淋勒（血崩），阿意勒（便血），笨浮（慢性肾炎），大小便不通，乳腺炎，外伤感染，呗（无名肿毒），疮疡溃烂[117]。

Lonicera cyanocarpa Franch. 微毛忍冬（忍冬科）。【藏药】庞玛：果实治心悸，月经不调，乳汁不通[40]。

Lonicera dasystyla Rehd. 水忍冬（忍冬科）。【蒙药】(Alt menggen qiqig，阿拉塔－孟根－其其格)：效用同华南忍冬 L. confusa[41]。【壮药】Ngenzvaraemx（银花忍），水银花：花蕾治发得（感冒发热），货烟妈（咽炎），阿意咪（痢疾），呗农（痈疮），呗叮（疔疮）[180]。

Lonicera hispida Pallas ex Schultes 刚毛忍冬（忍冬科）。【藏药】刚毛忍冬：花蕾治各种发热性感染性疾病[36]。

Lonicera hypoglauca Miq. [*L. rubropunctata Hayata*] 红腺忍冬（忍冬科）《药典》。【傣药】簪嘎介（德傣）：花蕾治风热感冒，高热，上呼吸道感染，扁桃腺炎，急性乳腺炎，急性结膜炎，急性阑尾炎，痢疾，痈疖脓肿，丹毒[13]。【侗药】叫波老[43]，奴金银，山银花[135,136]：花治感冒，腮腺炎，风热感冒，肺热咳嗽，咽喉炎[135,136]，风湿病，瘫痪[43]。【毛南药】wa³ cim³mən²（花金银）：花、藤茎治上呼吸道感染，流行性感冒，扁桃体炎，急性结膜炎，急性阑尾炎，大叶性肺炎，肠炎，痢疾，腮腺炎，痈疮肿毒，丹毒，外伤感染，子宫糜烂[156]。【蒙药】ᠬᠠᠯᠠᠭᠤᠨ ᠭᠡᠭᠡᠨ ᠴᠡᠴᠡᠭ（Alt menggen qiqig，阿拉塔-孟根-其其格）：花蕾或初开的花（金银花）治瘟热，肺热，丹毒，疖，肿块，梅毒[41]。【苗药】Bangx jab hxangd（比加枪，贵州黔东南），benx hod lob（盆蒿闹，贵州铜仁）[91,94]：花蕾治温病发热，热毒血痢，痈肿疔疮[91,94]，喉痹[91]；茎叶及花治小儿发烧，小儿水痘[96]。【纳西药】金银花：花治咽喉肿痛，多种炎症[5]。【土家药】jie mo hua（姐妹花）：花或全草治伤寒发热，咳嗽痰多，喉痛，疱疮，流痰[126]。【瑶药】山银花[4]：效用同傣药[13]，藤治风热感冒，喉痛，肺炎，丹毒[4]。【壮药】gaeugauj（勾靠）[23]：花治风热感冒，肺炎，咽喉痛[23]；效用同华南忍冬 L. confusa[117]。

Lonicera japonica Thunb.［**L. fauriei H. Lév. et Vaniot**］忍冬（忍冬科）《药典》。【阿昌药】金银花[18]，精因发[5,13]：花治上呼吸道感染，扁桃腺炎，急性阑尾炎[13,18]，流行性感冒，子宫颈糜烂[18]，感冒发热[5]；花蕾治风热感冒，高热，急性乳腺炎，急性结膜炎，痢疾，痈疖脓肿，丹毒[13]。【白药】怡琥[13]，机怡琥花：效用同阿昌药[13]，花治目赤疼痛[5,164]。【布依药】凹音[159][376]，羔热妈糯，羔亚妈糯[5]：花蕾或藤泡开水喝，治痔疮[159][376]；花蕾治流行性感冒；全株治咽喉痛，疮疖，小儿消化不良，痢疾[5]。【朝药】인동（yǐn dòng，吟刀鞯）[83]：茎枝治少阳人身寒腹痛泄泻及中消证；花治咽喉病，阳毒发斑，疮肿[83]；治热毒证，消渴[84]。【傣药】簪噶概（德傣）[5,13]：花蕾治风热感冒，高热，上呼吸道感染，扁桃腺炎，急性乳腺炎，急性结膜炎，急性阑尾炎，痢疾，痈疖脓肿，丹毒[13]；花治发热，喉痛，肺炎[5]。【德昂药】菠展戛苗：花治上呼吸道感染，流行性感冒，扁桃腺炎，急性阑尾炎，子宫颈糜烂[18]。【侗药】奴金奴银[5,137]：茎叶及花治朗鸟焜形（小儿发烧），鲁逗冷（水痘）[137]；花蕾治流行性感冒；全株治咽喉痛，疮疖，小儿消化不良，痢疾[5]。【仡佬药】uŋ⁵⁵ en⁵⁵ nao³⁵（翁恩脑，黔中方言），? ia³³ xaŋ⁵⁵（下杭，黔中北方言）[162]，翁恩脑[376]：茎治流行性感冒[162][376]。【哈尼药】

金因花：花治"杜父仁"，口舌痛[5]。【景颇药】Bozvum ban[18]，金因发[5,13]：花治头晕头痛[5]，上呼吸道感染，流行性感冒，扁桃腺炎，急性阑尾炎，子宫颈糜烂[18]。【京药】棵因思花：全株治感冒发烧[5]。【傈僳药】普西尾[166]，玫抓矣阶[5,13]：花蕾治上呼吸道感染，扁桃体炎，乳腺炎，菌痢，阑尾炎[13,166]，流行性感冒，肺脓疡[166]，风热感冒，高热，急性结膜炎，痈疖脓肿，丹毒[13]；花治发烧，喉痛，尿路感染[5,164]。【蒙药】ᠬᠠᠯᠠᠭᠤᠨ ᠭᠡᠭᠡᠨ ᠴᠡᠴᠡᠭ（Alt menggen qiqig，阿拉塔-孟根-其其格）[5,41]：花蕾或初开的花（金银花）治肿块，梅毒，瘟热，肺热，丹毒，疖[41]；花蕾治风热感冒，炎症，结喉，疮疡[5]。【苗药】Bangx jab hxangd（比加枪）[91,92,95][376]，榜窝嘎[5]，奔腊喵[226]：花蕾治温病发热，热毒血痢，痈肿疔疮，喉痹[91]；茎叶或花蕾治热经、快经引起的发烧[92,95][376]，哑经，高热不退，面风症[95][376]；茎、叶或花治半边经引起的高热不退[92]；花治小儿食欲不振，腹泻；全株治肺炎，尿路感染，菌痢，水肿，感冒，疮疥；茎治风湿疼痛[5]；藤茎治风湿性关节炎，鹤膝风[98]；茎、叶用于退热，解毒[226]。【仫佬药】金银花：花治蛲虫病[5]。【纳西药】金银发[5,13]，忍冬花，双花[164]：花蕾治风热感冒[13,164]，高热，上呼吸道感染，扁桃腺炎，急性乳腺炎，急性结膜炎，急性阑尾炎，痢疾，痈疖脓肿，丹毒[13]；花治咽喉肿痛，多种炎症；茎治月经不调[5,164]。【怒药】色秋明夺，金银花：花蕾治炎症[165]。【畲药】双色花，变色花[146]，忍冬[148]：花蕾、根、茎藤、叶治感冒，中暑，肺炎，扁桃腺炎，淋巴腺炎，痢疾，丹毒，疔疮疖肿，风湿性关节痛，肺脓疡，肾炎，阑尾炎，乳腺炎[147]；花、茎治感冒，胃炎（胃热），湿疹，喉痛[146]；藤茎水煎外洗治皮肤瘙痒；花蕾治产后口渴，疮毒，疔疮肿毒[148]；花治风热感冒，皮肤瘙痒，痢疾，急性肾炎，红眼病，高血压[133]。【水药】奴要公[157,158][376]，达麻会[5]：花及全草治外感；花配伍治肺炎[157,158]；花治发热头痛[5]；茎、叶和花治肺炎[376]。【土家药】jie mo hua（姐妹花）[10,126]，鸳鸯花[125]，金银花[124]：花或枝叶治伤寒发热，咳嗽痰多，喉痛，疱疮，流痰[10,126]，火热症，热伤风症，肛门瘙痒[128]；花蕾治瘟病发热，热毒血痢，痈疡，肿毒，瘰疬，痔瘘[124]，无名肿痛，屙痢[125]；藤茎治风湿性关节炎，荨麻疹，腮腺炎，上呼吸道感染，肺炎，流行性感冒，疔疮肿毒[124]，小儿高烧，风湿性骨节痛[125]。【佤药】待告森[5,13]，奴待砰[5]：花蕾治风热感冒，高热，上呼吸道感染，扁桃腺炎，急性乳腺炎，急性结膜炎，急性阑尾炎，痢疾，痈疖脓肿，丹毒[13]；花治喉炎，尿道炎，肺炎；根治体弱，气血不足[5]。【维药】吾期卡特：花蕾治疮疖肿毒，乳腺炎，荨麻疹，便秘，发烧汗少，阴虚内热[5]。【瑶药】善然效[13]，抛捏，婵人防[5]：花蕾治风热感冒，高热，痢疾，疮疖肿毒[5,13]，上呼吸道感染，扁桃腺炎，急性乳腺炎，急性结膜炎，急性阑尾炎，丹毒[13]；花蕾或全株治肠炎腹泻，肺炎，尿路感染，黄疸型肝炎；茎治风湿痛[5]。【壮药】棵尔坝，哗心莪，挖金恩：花治小儿肺结核，哮喘；全株治感冒，腹泻，痢疾，大便秘结，小便不利，尿路感染，肺炎，痈疮肿毒[5]。

Lonicera japonica var. chinensis (Watson) Baker 红白忍冬(忍冬科)。【土家药】jie mo hua（姐妹花）：花或全草治伤寒发热，咳嗽痰多，喉痛，疱疖，流痰[126]。

Lonicera lanceolata Wall. 柳叶忍冬(忍冬科)。【傈僳药】普西尾工爪：花蕾治流行性感冒，扁桃体炎，大叶性肺炎，阑尾炎[166]。【藏药】pangma（庞玛）[13,34]，pangmanabo（旁玛那博）[22]：果实治心悸，月经不调，缺乳（乳汁不下）[13,34]，效用同越桔叶忍冬 L. myrtillus；花治心脏病，月经不调，乳汁不下[22]。

Lonicera litangensis Batal. 理塘忍冬(忍冬科)。【藏药】效用同微毛忍冬 L. cyanocarpa[40]。

Lonicera maackii (Rupr.) Maxim. [*L. maackii* var. *podocarpa* Franch.] 金银忍冬(忍冬科)。【白药】改楚：茎叶治肾炎，膀胱炎，便血，小便不畅[13]。【纳西药】茎叶及花治梅毒，头晕，跌打损伤，感冒，咳嗽，咽喉肿痛，目赤肿痛，肺痈乳痈，湿疮[164]。

Lonicera macranthoides Hand. – Mazz. 灰毡毛忍冬(忍冬科)《药典》。【苗药】效用同忍冬 L. japonica[95]。【壮药】效用同华南忍冬 L. confusa[117]。

Lonicera microphylla Willd. ex Schultes 小叶忍冬(忍冬科)。【哈萨克药】花治扁桃体炎，中耳炎，结膜炎及上呼吸道感染，肺热咳嗽，尿路感染[141]。

【藏药】qixingzebu（奇兴折布）[22]，འབྲང་མ།（旁玛）[21,25,32]：果实治心脏病，月经不调[21,22,25,32]，停经[21,25,32]；茎枝治心脏病[22]。

Lonicera mucronata Rehd. 短尖忍冬（忍冬科)。【藏药】效用同微毛忍冬 L. cyanocarpa[40]。

Lonicera myrtillus Hook. f. et Thoms. 越桔叶忍冬(忍冬科)。【藏药】འབྲང་མ།（旁玛）：果实治心脏病，月经不调[21,29]，停经[21]。

Lonicera nervosa Maxim. 红脉忍冬（忍冬科)。【藏药】pangmanabo（旁玛那博）[22]，pengma（蓬玛）[32]：效用同越桔叶忍冬 L. myrtillus，花、叶治心脏病，月经不调，乳汁不下[22]，头晕，跌打损伤，心热症，妇科病，细菌性痢疾，各种化脓性痢疾[32]。

Lonicera pampaninii H. Lév. 短柄忍冬(贵州忍冬)(忍冬科)。【苗药】金银花，姜暖边：效用同忍冬 L. japonica[95]。【水药】奴要公：花及全草治外感[10]。

Lonicera pileata Oliv. 蕊帽忍冬(忍冬科)。【藏药】努兴权嘎：果实治肺门病，托引[40]。

Lonicera rupicola Hook. f. et Thoms. [*L. thibetica* Bur. et Franch.] 岩生忍冬(忍冬科)。【藏药】ཇི་ཉིང་།（qixiang，起象）[25,27,32]，庞玛[40]：果实和种子治肺病，眼病，"培根"病[25,32]；枝叶治肺病，痢疾，毒疮，疔疮[25,32]；枝叶用于解热抗菌[25]，肺病及眼病，化痰及排引"培根"痰液[27]；果实治心悸，月经不调，乳汁不通[40]。

Lonicera rupicola var. syringantha (Maxim.) Zabel 红花岩生忍冬(忍冬科)。【藏药】rijiarina（日吉阿日那）：茎枝用于强心，消炎[29]。

Lonicera satifera Franch. 齿叶忍冬(忍冬科)。【藏药】pangmanabo（旁玛那博）：效用同越桔叶忍冬 L. myrtillus，果实治心脏病，月经不调，乳汁不下[22]。

Lonicera similis Hemsl. [*L. similis* var. *delavayi* (Franch.) Rehd.] 细毡毛忍冬(忍冬科)。【苗药】效用同忍冬 L. japonica[95]。【羌药】Gemennlaba（各门兰巴），忍冬藤，大金银花：全草治小儿惊风，疮毒，流行性感冒[167]。

Lonicera stephanocarpa Franch. 冠毛忍冬(忍冬科)。【藏药】效用同微毛忍冬 L. cyanocarpa[40]。

Lonicera tangutica Maxim. [*L. saccata* Rehd.]

唐古特忍冬(忍冬科)。【藏药】pangmanabo(旁玛那博)[22]，pangma(旁玛)[27,32]，傍折[39]：果实治心脏病，月经不调[22,32,39]，乳汁不下[22]，心热病，痛经[32,39]，妇科疾病[27]。

Lonicera tatarica L. 新疆忍冬(忍冬科)。【哈萨克药】وشقات：花蕾治高热疾病，感染性疾病，疮疡肿毒[142]。

Lonicera tragophylla Hemsl. 盘叶忍冬(忍冬科)。【羌药】Aidueylaba(艾对兰巴)，吾什古郎帕，银花：花蕾或花治瘟病初起发热，痈疡肿毒，痔漏；花蕾或花炒炭治血痢[167]。

Lonicera webbiana Wallich ex DC. 华西忍冬(忍冬科)。【藏药】pangmanabo(旁玛那博)[22]，pangma(旁玛)[32]，傍玛那保[40]：花治心脏病，月经不调，乳汁不下[22]，感冒发热，肺炎[32]；果实治心脏病，月经不调，心热病[40]。

Lophatherum gracile Brongn. 淡竹叶(禾本科)《药典》。【阿昌药】瓦帮啊华：治心慌[18]。【布依药】那农ম：全草治淋症[159]。【傣药】埋恶：治心慌[18]。【德昂药】布热软：治心慌[18]。【侗药】Nyangt bav baenl sigt(娘巴笨席)，山鸡米[135,136,137]：全草治热病口渴，热病心烦，小便赤涩，小便热痛，牙龈肿痛，口渴，惊招穿(潮热惊)[135,136,137]。【景颇药】Qiwum sungso：治心慌[18]。【毛南药】山鸡米，mei⁴ tim¹ sɛ⁵(妹顶细)：治各种热病，心烦口渴，小儿高热抽筋，烦躁，口舌生疮，牙龈肿痛，尿路感染，水肿，小便短赤[156]。【苗药】Reib nux hlod(锐路罗)，Niangx ghab nex gix(仰格陇给)，Uab nex gix yet(弯努给右)[92,94,95,96]：全草治小儿受凉发烧，眼眶浮肿，小便少[92,94,95,96]，腰痛水肿[92]；地上部分治热病烦渴，小便赤涩淋痛，口舌生疮，牙龈肿痛[98]。【纳西药】山鸡米，土麦冬：全草治热病烦渴，口舌生疮，尿道涩痛，尿少色黄，尿路炎症，麻疹，尿血，热淋，牙龈肿痛，咽喉炎，口腔炎[164]。【畲药】淡竹叶[148]：全草治热病烦热，咽喉炎，肺热咳嗽，血淋[147]；块根治暑热，青竹蛇咬伤[148]。【水药】杠往犯[10]，瓦犯[157,158]：全草治泌尿系统感染[10,157,158]。【土家药】mi¹ mi¹ yue⁴ ta¹ ro³(米米月他若)，林下竹，竹叶麦冬[124]：全草治热病烦渴，小便赤涩淋痛，口舌生疮，牙龈肿痛[124]，火热症，小儿惊风，热尿积(尿路感染)，口疮[128]。

【瑶药】sih guv miev(舌古咪)，山鸡谷：全草治热病烦渴，感冒发热，口舌生疮，咽喉炎，口腔炎，牙周炎，咳嗽痰多，睾丸肿大[130]。【彝药】心叶治热病口渴，烦躁不安，齿龈肿痛，口舌糜烂，小便赤涩，白浊湿淋[109]。【壮药】Gogaekboux(棵坑补)，淡竹叶：叶治发得(发热)，肉扭(淋证)，呗叮(口舌生疮)[180]。

Lophura nycthemera(Linnaeus) 白鹇(雉科)。【基诺药】贾扑[10,163]：脚治癫痫病，狂犬病，精神病[10,163]。【佤药】白鸟鸡，山白鹇：肉治老年体虚，久病虚弱症；爪子、胃内壁治消化不良，腹泻[168]。

Loranthus guizhouensis H. S. Kiu 南桑寄生(贵州桑寄生)(桑寄生科)。【水药】茶温：枝叶治关节炎，胃痛[10]。

Loranthus levinei Merr. 参见 Taxillus levinei。

Loranthus parasiticus(L.) Merr. 参见 Scurrula parasitica。

Loranthus sutchuenensis Lecomte 参见 Taxillus sutchuenensis。

Loropetalum chinense(R. Brown) Oliver 檵木(金缕梅科)。【侗药】Nuge jebl jingl(奴机金)，Meix jebl jinl(关机金)[137]，美当等[135]：叶、根治外伤出血，汭耿隆(月经腹痛)[137]；花治咳嗽，咯血，腹泻[135]。【毛南药】ruon² mei¹ ci⁵(妹妹机)：叶治子宫出血，腹泻；叶外用治刀伤出血；花治鼻出血，外伤出血；根治血瘀闭经，跌打损伤，慢性关节炎，外伤出血[156]。【畲药】竖七扭[146]，继木[10,147]：根、叶、花治痔疮，崩漏，止血[146]；叶治子宫出血，腹泻；花治鼻出血，外伤出血[10,147]；花水煎煮蛋用于产后保健；果实治痢疾，腹泻[148]；根治血瘀经闭，跌打损伤，风湿性关节炎，外伤出血[10,147]，感冒，白浊；叶治消化不良，腹泻，腹痛，痢疾，烧、烫伤[148]。【水药】梅怀[10,157,158]：叶用于止血；根炖猪大肠吃治痔疮[10,157,158]。【土家药】ruo⁴ ke³ wo² ka³ pu¹(若可我卡普)[123,125]，土筋条[10,126,128]，土墙树[128]：根治风湿痹痛，脱肛，血瘀经闭，白带，跌打损伤[123,125]；全株治跌打损伤，泻痢[10,126,128]，外伤出血，腰腿痛，便血[10,126]，肚肠出血，拔异物[128]。【瑶药】cing mbaengh bangh(称明旁)，清明花：根、叶及花治暑热泄痢，子宫出血，咽喉痛，毒蛇咬伤，烧、烫伤，皮肤紫斑；根治牙痛，

L

闭经，产后虚弱，恶露不尽，跌打内伤，关节痛；花治咳嗽，咳血，衄血，血崩[130]。【壮药】檵木叶：叶治白冻（泄泻），隆白呆（带下），外伤出血，鹿裂（吐血），兵淋勒（崩漏），渗裆相（烧、烫伤）[120]。

Lotus corniculatus L. 百脉根（豆科）。【土家药】野豌豆[123]，见血生[10,126]：全草治风热咳嗽无痰，胃部痞满疼痛，痔疮[123]，月经不调，气血虚，不孕[10,126]。

Lotus strictus Fisdi. 直立百脉根（蝶形花科）。【哈萨克药】地上部分及根治风热咳嗽，咽喉肿痛，胃脘满疼痛，疔疮，无名肿毒，湿疹，痢疾，痔疮，便血[141]。

Lotus tenuis Wald. et Kit. ex Willd. 细叶百脉根（豆科）。【蒙药】全草治大肠下血，痢疾[51]。

Loxogramme chinensis Ching 中华剑蕨（剑蕨科）。【苗药】华剑蕨，石龙：根茎、全草治尿路感染，乳腺炎，狂犬咬伤[252]。

Loxogramme salicifolia (Makino) Makino 柳叶剑蕨（剑蕨科）。【苗药】肺痨草，石虎：全草治尿路感染，咽喉肿痛，胃肠炎，狂犬咬伤[252]。

Loxostigma glabrifolium D. Fang et K. Y. Pan 光叶紫花苣苔（苦苣苔科）。【拉祜药】bi bu pie：叶、嫩茎治关节炎，肌肉疼痛；地上部分外敷治骨折[152]。

Loxostigma griffithii (Wight.) C. B. Clarke 紫花苣苔（苦苣苔科）。【哈尼药】石豇豆，Luvma aqzuq（卢玛阿竹），石参：全草治支气管炎，腹泻，流感，流行性脑炎，跌打损伤，骨折[143]。【彝药】咀妮[13,103,111]，罗色[101]：全草治跌打损伤，消化不良，腹泻，细菌性痢疾，流行性感冒[103,111]，痢疾，肠炎，胃病[13,101,103]，胃溃疡[13,101,102]。

Luculia pinceana Hook. [*L. intermedia* Hutch.] 滇丁香（茜草科）。【德昂药】莫间拖娘：根、花、果治咳嗽，百日咳，慢性支气管炎，肺结核，月经不调，痛经，风湿疼痛，尿路感染，偏头痛，尿路结石，病后头昏，心慌，心悸，半边瘫[160]。【哈尼药】奴呢阿波[14]，Nunilnilsiilnilma（努尼尼斯尼玛），野丁香[875]：根、花、果、叶治咳嗽，肺结核，内出血，尿路感染，尿结石[14]；花、果、根治月经不调；果治肺结核；根治风湿疼痛，尿路感染，头昏，心慌[143]；全草治风湿病[875]。【拉祜

药】丁香花[245]，粗骨霞[150][245]：根治风湿骨痛[150][245]，虚劳病，黄疸病，跌打损伤，感冒，肺结核，咳嗽[150]。【傈僳药】贼贡神：花、果治百日咳，慢性支气管炎，肺结核[166]。【佤药】野丁香：根、叶、花治咳嗽，百日咳，慢性支气管炎，肺结核，风湿骨痛；根、叶、花外用治跌打损伤，虚痨病，黄肿病[168]。【彝药】多波威气：全草治肺炎，咽喉炎，支气管炎[14]。【藏药】花蕾治胃寒呃逆，呕吐，胃寒胀痛，纳呆食减[36]。

Luculia yunnanensis S. Y. Hu 鸡冠滇丁香（木犀科）。【傈僳药】四果尾子：根、花、果治百日咳，支气管炎，肺结核，月经不调，风湿疼痛，尿路感染，结石，偏头痛[166]。

Ludwigia adscendens(L.) H. Hara 水龙（柳叶菜科）。【壮药】Byaekmbungjraemx，过塘蛇：全草治口疮，咽痛，疬病，淋症，水肿，痈疮，乳痈，痢疾，带状疱疹，火、烫伤，跌打损伤[118]。

Ludwigia hyssopifolia(G. Don) Exell 草龙（柳叶菜科）。【傣药】玛浆狼（德傣），儿哪乱（西傣）[13]，mak jianglam（马江嘟，德傣）[14]：全草治感冒发热，咽喉肿痛，口腔溃疡，痈疮疖肿[13]，月经不调，小便不利[14]。【壮药】gvahgya（草龙）：全草治疬病，咽痛，口舌生疮，咯血，便血，崩漏，痢疾痈疮[118]，感冒，咽喉肿痛和疮疥[798]。

Ludwigia octovalvis (Jacq.) P. H. Raven 毛草龙（柳叶菜科）。【傣药】帕烘哪闷（西傣）：全草治感冒，咽喉肿痛，气胀，腹泻；全草外用治疮[13]。【傈僳药】杀拉莫：全草治感冒发热，咽喉肿痛，口腔溃疡，痈疮疖肿[166]。

Ludwigia prostrata Roxb. 丁香蓼（柳叶菜科）。【侗药】骂硼泻：全草治鲁逗冷（水痘）[137]。【苗药】丁刚荖：全草治腹泻，痢疾，肾炎[96]。【畲药】全草治肠炎，痢疾，急性咽喉炎，传染性炎，肾炎水肿，淋病，膀胱炎，白带，痈肿，狂犬咬伤[10,147]；全草配含羞草治吐泻[69]。【土家药】水丁香：全草治肠炎，痢疾，传染性肝炎，水肿，痔疮，疔疮，无名肿毒，咽喉肿痛，口腔溃疡[123]。

Luffa acutangula(L.) Roxb. 广东丝瓜（葫芦科）。【傣药】砷麻博（西傣），惹嘛摩（德傣）[13]，骂浓尼[65]：鲜叶治烧、烫伤；花治肝炎[13]；丝瓜络用于续筋接骨，生肌收口[65]。【傈僳药】师慈补：丝瓜络治筋骨酸痛，胸胁痛，乳汁不通；叶

治百日咳，暑热口渴；根治鼻炎[166]。【怒药】恩起贵，十楞瓜：丝瓜络治筋骨酸痛，胸胁痛，乳汁不通；叶治百日咳，暑热口渴；根治鼻炎[165]。【彝药】白若和：根治癫痫，枪伤[13]。【藏药】saijibawo（塞吉拔喔）：种子治"赤巴"病，引吐，中毒症[23]。

Luffa cylindrica(L.) Roem. 丝瓜（葫芦科）《药典》。【阿昌药】麻奶：丝瓜络治闭经，乳汁不通，乳腺炎；叶治百日咳；根治鼻炎[18]。【布依药】圣勒刻：种子或根治咳嗽[159]。【傣药】摆麻搏[62]，碑麻搏（西傣）[13,66]，惹嘛摩（德傣）[13]：茎、叶和花治黄疸，水火烫伤，疔疮痈疖脓肿，外伤出血，百日咳，头痛，汗疹[62]；叶治烧、烫伤[13,66]，肝炎[66]；花治肝炎[13]。【侗药】丝瓜络：果实治关节疼痛，麻木，胸肋肿胀[136]。【拉祜药】老丝瓜络：烧黑内服治肠出血，赤痢，子宫出血，睾丸炎肿，痔疮流血[10]。【蒙药】 ᠠᠯᠲᠠᠨ ᠮᠠᠨᠵᠢᠯᠭ᠎ᠠ ᠶᠢᠨ ᠡᠣᠷ（Alten manjilga nie wur, 阿拉坦－满吉勒甘乜－乌热）[43]，阿拉坦－曼吉勒干[47]：种子治"巴达干希日"病，毒症[43]，消化"希日"病，胆外溢，中毒性肝病[56]；果实的维管束治心膈气痛，腰腹胀痛，睾丸肿痛，妇女闭经，乳汁不通；果实的维管束烧存性治出血，赤痢，子宫出血，痔疮流血[47]。【苗药】Fab hsab（花沙，贵州黔东南）[91,94,95]，天萝瓜[94]，黑辣崽[95]：鲜嫩果实或老熟果实治热病身热烦渴，咳嗽痰喘，肠风下血，痔疮出血，血淋，崩漏，痈疽疮疡，乳汁不通，无名肿毒，水肿[91]；果实的网状纤维及茎治痔漏脱肛，干血气痛[95]，热病身热烦渴，咳嗽痰喘，肠风下血[94]；果实的维管束治肢体酸痛，胸胁胀闷，乳汁不通[95]。【纳西药】丝瓜：鲜嫩果实或霜后干枯的老熟果实治蛔虫病，慢性气管炎，支气管炎，慢性鼻窦炎，鼻炎，水肿，腹水，神经性皮炎，肺损吐血，肺热咳嗽，吐血、衄血，血崩，痔疮，外伤出血[164]。【羌药】Diwumove（的务莫合），毕子瓜革尔，丝瓜筋：果实的维管束治风湿痹痛，筋脉拘挛，乳汁不通；果实的维管束烧灰外用治烧、烫伤[167]。【畲药】丝瓜：叶治蜈蚣咬伤，刀伤，中暑；根治肾炎，风湿性关节痛，蛇咬伤肿胀不退；瓜络治水肿[148]。【水药】要胆[10,157,158]：茎、叶治气管炎[10,157,158]。【土家药】丝瓜络[123]：霜后干枯的老

熟果实治胸胁痛，筋骨酸痛，乳汁不通，闭经，月经不调，外伤出血，肺热咳嗽[123]；叶治吐血，鼻出血，热疖[125]。【维药】ﻛﺎﻏﭽﻪ（Aghiche, 阿合且）：果实的维管束治便秘，闭经，水肿黄疸，痔疮胀痛，风湿性关节炎，梅毒，麻风[75]。【彝药】白若和[103]：根治癫痫，枪伤[13]；藤、根治咳嗽痰多，疮疡肿毒，跌打损伤，枪伤[103]；根冲服治癫痫，根烧灰外敷治枪伤，跌打损伤，咳嗽痰多[102]。【藏药】saijibawo（塞吉拔喔）[23]， གཟེར་བྱི་ཕུར་བ།（塞吉普布）[21]：种子治"赤巴"病[21,23]，引吐，中毒症[23]，"培根"病[21]；果实的维管束治毒病，"培根"、"赤巴"综合症[27]。【台少药】Tyaikoi（Paiwan 族傀儡）：叶揉后，用其汁涂于患部治肿疡[169]。

Luisia teres(Thunb.) Blume 叉唇钗子股（兰科）。【畲药】全草治风湿痛[147]。

Luisia teretifolia Gaudich. 柱叶钗子兰（树葱）（兰科）。【傣药】全草治恶性疟疾，扁桃腺炎，咽喉炎，药物、食物中毒[9,74]。

Lutra lurta Linnaeus 水獭（鼬科）。【朝药】수달（sū dǎr, 酥唧儿）：肝用于鬼疰，蛊毒，却鱼鲠，止久嗽；肉用于疫气，瘟病及牛马时行病[86]。【哈尼药】水獭，Eelsaol（吴搔），獭：肉治虚劳咳嗽，痔疮出血，咳嗽咯血，肺结核，肝虚夜盲[143]。【傈僳药】汪腊：肝脏治骨蒸痨热，盗汗，咳嗽，咯血，痔疮下血，夜盲症[166]。【蒙药】 ᠬᠠᠯᠢᠭᠤ ᠶᠢᠨ ᠮᠠᠬ᠎ᠠ（Haliu yin maha, 哈琉因－麻哈）[45,46]，哈流因麻哈[46]：肉治遗精，体弱，阳痿[45,46][46]，肾寒，肾虚[45,46]，少精[46]。【怒药】和拉：肝脏治痨病，消化不良[165]。【羌药】Zeossaha（滋厄斯萨哈），纳勒萨哈，獭肝：肝脏治虚劳，盗汗，夜盲[167]。【水药】打班[157,158]：肝脏研末，口服或磨水服，治肺痨，肺炎[157,158]。【土家药】水獭肝[129]：肝脏治肺结核，鱼骨卡喉，痔疮下血[129]，肺痨消瘦，咯血，气痛[125]。【佤药】水狗，獭猫：肝治咳嗽咯血，虚劳咳嗽，开放性肺结核；骨骼治风湿性关节疼痛[168]。【彝药】以申[102,103]：肉、肝、心、肺治肺痨咯血，骨蒸劳热，心口痛（胃脘痛），外伤流血，疮疡溃烂，风湿骨痛[103,107]；肉治肺上有病，吐血[107]，肺病吐血所致的虚弱，骨蒸劳嗽[102]；骨治风湿疼痛[102,107]，肺水肿[102]；肺治肺痨咯血，骨蒸劳

热[102,107]；肝治肝、肺、胃三部疾病，以及刀枪伤，外伤流血，疮疡溃烂，伤疤作痛，瘀血积滞[107]，虚痨，盗汗，久咳，气喘，夜盲，痔疮下血，外伤流血，疮疡溃烂，安蛔[102]。【藏药】shamuqiewa(沙木切哇)[22]，ཤ་འི།(萨姆)[21,27,29]：肝治眼病，水肿，尿闭，闭经[21,22,23,25,27,29,30,34]；尾用于壮阳[21,22,23,25,27,30,34]；毛外用止血[21,22,23,25,29,34]；骨治水肿病(干黄水，消腹水)[21,22,23,25,27,30]；肉治肾寒症，精液枯竭[21,22,23,25]，虚劳羸瘦，骨蒸潮热，咳嗽气喘，夜盲[27,30]，腰病[22]；骨治呕哕不止，鱼鲠，无名恶疮；胆治眼翳黑花，结核瘰疬[27,30]；犬齿治鱼骨鲠喉不出[22,23]；粪治子宫病[23]；鼻尖治鱼骨鲠喉；油脂治肾病，遗精[22]；齿用于排石，通尿闭[25]；肉、尾用于滋补[21]。

Lutra lutra chinensis Gray 中华水獭(鼬科)。
【水药】打班：肝脏治肺痨，肺炎[10]。

Lutra lutra kutab Schinz 西藏水獭(鼬科)。
【藏药】shamuqiewa(沙木切哇)：犬齿和鼻尖治鱼骨鲠喉；肝治水肿，尿闭，闭经，眼疾；尾用于壮阳；骨治"黄水"病；肉治肾寒病，腰病；油脂治肾病，遗精；毛用于止血[22]。

Luzula multiflora (Ehrh.) Lej. 多花地杨梅(灯心草科)。【蒙药】全草治赤白痢疾，泄泻[51]。

Lychnis coronata Thunb. 剪春罗(石竹科)。
【土家药】藤萝参，见肿消，金线毛[124,127]：全草治跌打损伤，关节炎，红崩白带；全草外用治带状疱疹[124,127]。

Lychnis fulgens Fisch. ex Spreng. 剪秋罗(石竹科)。【朝药】홍매둥자꽃：全草治神经性头痛[9,90]。

Lycianthes biflora (Lour.) Bitter 红丝线(茄科)。【阿昌药】红丝线[13,172]：全株治狂犬病，疔疮红肿，外伤出血；叶治咳嗽气喘[13,172]。【德昂药】布来说，阿猫[13,172]：效用同阿昌药[13,172]。
【景颇药】Nyvau nopyo hap：效用同阿昌药[13]。

Lycianthes biflora var. subtusochracea Bitter 密毛红丝线(茄科)。【哈尼药】批思啊周：根治宫颈癌，绒毛膜上皮癌，皮肤瘙痒，风湿病，跌打损伤[13,14,145]。

Lycianthes lysimachioides (Wall.) Bitter 单花红丝线(茄科)。【苗药】红连草：全草治锈耳疮，鼻疮，痈肿疮毒[9]。【土家药】da liu nuo(大柳

辣)[10,126]，猫耳朵[124]：全草治皮肤瘙痒(痒疹)，痈疽肿毒[10,124,126]，皮肤顽癣[10,126]，锈耳疮，鼻疮，外伤出血，毒蛇咬伤[124]。

Lycium barbarum L. 宁夏枸杞(茄科)《药典》。【德昂药】枸杞子：果实治肾虚血精不足，神经衰弱，视力减退[18]。【哈萨克药】اقات：根、皮、果实治腰膝酸痛，肾亏，阳痿，早泄，急慢性支气管炎[140]。【景颇药】Nobo shi：效用同德昂药[18]。【蒙药】ᠱᠦᠷᠦᠨ ᠪᠣᠲᠠᠨ(Shuren wenjilga，旭仁‐温吉拉嘎)[41]，西茹音‐温吉勒嘎[47]：果实治血郁宫中，血痞，闭经，乳腺肿，心热，陈热[41,56]，目昏，眩晕，耳鸣，腰膝酸软，糖尿病[47]。【维药】ئالقات(Aliqat，阿勒卡特)[75]：果实治性欲减退，遗精，精少，肝虚视弱，神经虚弱，血脂升高，尿中有糖[75]，眩晕，视物昏花，肾虚，阳痿[79]，虚劳精亏，腰膝酸痛，内热消渴，血虚痿黄[77]。【藏药】pangqing(旁庆)[29]，旁加[23]，旁玛[134]：根皮治阴虚发热，肺结核午后低烧，盗汗，消渴，咳嗽咯血；果实治妇科病[23,29][134]，由心热引起的头痛，健忘，失眠，情绪反常[29]，心热病，陈旧热病[23][134]，心悸，月经不调，乳汁不下[40]；治肝肾虚阴，腰膝酸痛，头目眩晕，虚劳咳嗽，消渴，遗精[13]；嫩枝叶治白带[13]。

Lycium chinense Mill. 枸杞(茄科)《药典》。
【布依药】勒蛮野：果实或根皮适量，加白糖、盐巴，吞服，治眼翳不明[159]。【朝药】구기자나무(gū gī zā nā mù，咕给扎那木)[83]：果实治肾虚，视力减退，虚劳腰痛，神经衰弱，肾阴虚而引起的中消，阴虚动火，吐血，虚劳证[83]，肾阴虚引起的燥热，自汗，盗汗[84]；根皮治少阳人阴虚而引起的发热，吐血，消渴症，少阳人身寒腹痛泄泻[83]。【侗药】白刺，山枸杞[136]，Sangl wap xeec(散花穴)[25]：果实治肾虚精亏，腰膝酸痛，眩晕耳鸣[136]，牙龈腐烂出血[25]。【东乡药】枸杞根皮：根皮治风湿病[10]。【傈僳药】阿纽莫：果实治肝肾阴虚，腰膝疲软，头晕目眩，虚劳咳嗽，消渴，遗精[166]。【苗药】Reib qab mloul(锐叉谋，贵州松桃)[91,94,95]，野枸杞[9]：根皮、叶治阴虚发热，盗汗，心烦，口渴，肺热咳喘，咯血，吐血，衄血，消渴[91]；果、根皮、叶治虚热咳嗽，跌打损伤，气血不通，指头发炎红肿，补虚，劳咳[95]；根皮

及叶治阴虚发热，盗汗，心烦[94]；全株治虚劳精亏，肝肾不足[9]。【纳西药】地骨，地棘：根皮用于肺热咳喘，吐血，衄血，咯血，咳嗽吐血，消渴，心烦，口渴，高血压；果实治肾虚腰痛，眼花，头晕目眩，视力减退[164]。【羌药】Kesfu（可思夫）[10]，瓦思格巴[10,167]：叶治肺热咳嗽，虚劳潮热，阳痿[10,167]；根皮煎水漱口治虚火或胃火牙痛，齿龈肿痛[167]。【畲药】枸杞[148]：根皮、果实治肾虚腰痛，痨热，惊悸，失眠，多泪，消渴[147]；叶治咽喉疼痛；根治视力模糊，肾虚腰酸痛，男性不育[148]。【土家药】狗奶子[124]，娘儿红[125]：果实治肾虚腰痛，腰膝酸软，头晕目眩，根皮治烦热消渴[124,125]，阳痿，遗精，早泄，视力减退，夜盲，消渴；根治肺热咳嗽，阴虚皮热，高血压，糖尿病，吐血，衄血，痈肿[124]，风火牙痛，经痛，小儿走胎，尿多[125]。【维药】阿勒卡特[75,79]：效用同宁夏枸杞 L. barbarum[75,79]。【彝药】全株治疮疡肿毒，皮肤瘙痒[109]。【藏药】zhecaierma（折才尔玛）[29]，旁加[23]，ҕЕ৯৯ কৈ（扎才玛）[21]：果实治贫血[21,29]，咳嗽[29]，心热病，陈旧热病，妇科病[23]，贫血引起的头昏眼花及肝肾阴虚[21]；效用同宁夏枸杞 L. barbarum[40]。

Lycium dasystemum Pojark. 新疆枸杞（茄科）。【藏药】旁加：果实治心热病，陈旧热病，妇科病[23]。

Lycium ruthenicum Murr. 黑果枸杞（茄科）。【维药】黑果枸杞[694]：果实及根皮治心热病，心脏病，月经不调，停经[694]，尿道结石，癣疥，齿龈出血[698,910]。【藏药】旁那摘吾[23]，黑果枸杞[634,698,910]：果实治心热病[23][634,698,910]，心脏病，月经不调，停经[634,698,910]，妇科病[23]。

Lycium yunnanense Kuang et A. M. Lu 云南枸杞（茄科）。【藏药】庞庆：果实治心悸，月经不调，乳汁不下[40]。

Lycoperdon gemmatum Batsch 有柄马勃（马勃科）。【苗药】地灰包：子实体治咳嗽失音，吐血，外伤出血[98]。【纳西药】子实体治咽喉炎，扁桃体炎，吐血，衄血；子实体外用治外伤出血，痔疮出血，冻疮[164]。【土家药】灰包菌：子实体治喉痹咽痛，咳嗽失音，吐血，外伤出血[123]。

Lycoperdon perlatum Pers. 网纹马勃（马勃科）。【苗药】效用同脱皮马勃 Lasiosphaera fenz-

lii[95]。

Lycoperdon polymorphum Vitt. 多型马勃（马勃科）。【彝药】子实体治菌类中毒，创伤出血，痈疡疔疮，瘀肿疼痛[109]。

Lycoperdon pusillum Batsch ex Pers. 小灰包（马勃科）。【羌药】Rreyiu（日语），热夏：子实体治肺热咳嗽，失音，咽喉肿痛[167]。【藏药】zhexiamo（哲夏莫）[22]，破旺果[32]：效用同栓皮马勃 Mycenastrum corium[22]；子实体治各种出血，烧伤，蛇毒[32]。

Lycopersicon esculentum Miller 番茄（茄科）。【哈尼药】Siqhaq siqqeil alsiq（席哈席且阿席）：果实治口渴，食欲不振，小儿鼻衄[143]。【台少药】Tanpurahazu（Bunun 族高山），Sankin（Bunun 族施武群），Ariku（Paiwan 族太麻里）：叶治头痛，热痛，疟疾，肿疡，外伤[169]。

Lycopodiastrum casuarinoides (Spring.) Holub 藤石松（石松科）。【白药】武蒜纹欺挂：全草治风湿腰痛，关节筋骨痛，骨折[13]。【侗药】教月辽嗯：全草治盲证，盗汗，风湿腰疼[135]。【哈尼药】哈打打舌：效用同白药[13]。【傈僳药】本杉马爪乃：全草治夜盲，盗汗，风湿腰痛，关节痛，月经不调，小儿外感发热[166]。【瑶药】浸骨风，ziemx mbungv buerng（减进崩）[132][6]，吊壁伸筋草[132]：全草治风湿性关节痛，类风湿，坐骨神经痛，跌打损伤，腰肌劳损，月经不调，疮疡肿毒，水火烫伤[132]，精神分裂症，风湿痛，神经痛[6]。【彝药】全草治发热不退，虚热盗汗，筋骨疼痛，月经不调[109]。【壮药】舒筋草：全草治发旺（风湿骨痛），林得叮相（跌打损伤），巧尹（头痛），月经不调，优平（盗汗），夜盲症，肌肉萎缩[120]。

Lycopodium annotinum L. 多穗石松（石松科）。【朝药】개석송：全草治闭经，胃痛[9,90]。【彝药】全草治筋骨疼痛，全身肌肉痛，跌打损伤，劳伤。【藏药】baiwanaba（白哇纳巴）：全草治风寒湿痹，关节酸痛，跌打损伤，神经衰弱[22]。

Lycopodium cernuum L. 参见 Palhinhaea cernua。

Lycopodium chinensis Christ. 参见 Huperzia chinensis。

Lycopodium clavatum L. 欧洲石松（石松科）。【德昂药】过山龙：全草治风湿性筋骨疼痛，扭伤肿痛，目赤肿痛，急性肝炎，发热⟨160⟩。【哈萨克药】مۇك：全草治风湿疼痛，风湿性关节炎，关节屈伸不利，疼痛，跌打扭伤⟨142⟩。【毛南药】韄得滕，wok⁷ təp⁷ thwɔŋ⁴：干品治风湿性关节炎，关节冷痛，带状疱疹，筋骨麻木，小儿夏季汗症，腓肠肌痉挛，外伤出血，风湿性心肌炎，夜盲症⟨156⟩。【纳西药】全草或孢子治跌打扭伤，骨折，风湿痹痛，带状疱疹，烧、烫伤，风湿麻木，转筋⟨164⟩。【畲药】伸筋草，铺地蜈蚣：全草治急性黄疸型肝炎，风湿痹痛，虚劳咳嗽，外伤出血⟨338⟩。【土家药】伸筋草：全草治风寒湿痹，风湿性筋骨疼痛，关节酸痛，肢体麻木⟨123⟩。【瑶药】小伸筋：全草治急性肝炎，风寒湿痹，关节酸痛，皮肤麻木，四肢酸软，跌打损伤肿痛，目赤生翳，皮肤溃烂，外伤出血，水火烫伤⟨133⟩。【藏药】qusendemo（曲森得莫）：全草治肝炎，眼翳，风湿疼痛，跌打损伤，神经衰弱，外伤出血⟨24⟩。

Lycopodium complanatum **L.** 参见 Diphasiastrum complanatum。

Lycopodium japonicum **Thunb.** 石松（石松科）《药典》。【布依药】伸筋草，狮子草：全草治手足痉挛，脑血管外伤出血后遗症；全草熬水熏眼，治眼翳⟨159⟩。【傣药】桂赫（德傣）：全草治风湿麻木疼痛，风湿性关节炎，跌打损伤，腰腿痛，骨折⟨13⟩。【侗药】伸筋草，过山龙⟨135,136,137⟩：全草治风湿性关节炎，皮肤麻木，跌打损伤，四肢软弱，水肿⟨135,136,137⟩。【仡佬药】te³⁵ tso³⁵ tse⁵⁵（点乍宰，黔中方言）⟨162⟩⟨328⟩，poŋ⁵⁵ soŋ⁵⁵（崩松，黔中北方言），tsə⁵⁵ pu⁵⁵ tsə³¹iə¹³（宰铺则央，黔西南多洛方言）⟨162⟩：全草煎水服或炖猪脚治坐骨神经痛⟨162⟩⟨328⟩，手足痉挛⟨328⟩。【基诺药】迷齿谬⟨10,163⟩：全草治风湿疼痛，筋骨酸痛，跌打损伤；全草煎水外洗治眼睛红肿，疼痛⟨10,163⟩。【傈僳药】本杉马爪普：全草、孢子治肝炎，痢疾，关节酸痛，外伤出血⟨166⟩。【毛南药】m ʔau²⁴ muan³⁵（秒蛮）：全草治腿抽筋⟨155⟩。【苗药】Hsob git nail nib（搓更乃尼，贵州黔东南）⟨91,94,96,97,98⟩，Hsob geit nil niub（嗟格里那）（弯夜芽）⟨95⟩，伸筋草⟨11⟩：全草治风寒湿痹，关节酸痛，跌打损伤⟨91,94,96,97,98⟩，骨质增生，火眼，关节冷痛，腓肠肌痉挛⟨94,96,97,98⟩，四肢软弱⟨91⟩，风湿疼痛，骨折⟨11,95⟩，皮肤麻木⟨11,91,94,96,97,98⟩。【怒药】当嘎个莫，伸筋草：全草、孢子带状疱疹，风湿性关节炎，

骨折⟨165⟩。【羌药】Cuearr（碎日），曲什得唔，板禾迪杭：全草用于镇痛接骨，止血，祛风活血；全草外用治跌打损伤，骨折，刀创伤出血⟨167⟩。【畲药】山裹猫，山猫绳⟨146⟩：全草治风湿性筋骨疼痛，扭伤肿痛⟨10,147⟩，肌肉劳损⟨146⟩。【土家药】xi¹ song¹（席送），石松还阳，伸筋草⟨129⟩：全草治难产⟨128,129⟩，外伤⟨129⟩，风气病，痔积症，小腿抽筋⟨128⟩。【彝药】纳莫习呷，伸筋草⟨106⟩，赊兴牛⟨101⟩：全草治脚转筋，风湿疼痛，手脚麻木⟨106⟩，筋骨不舒，肝炎，黄疸，痢疾，水肿，肺痨咳嗽，跌打损伤⟨101⟩。【藏药】曲森得莫⟨24⟩，baiwanaba（白哇纳巴）⟨24⟩：全草治肝炎，眼翳，风寒湿痹，关节酸痛，跌打损伤，神经衰弱⟨24⟩。【壮药】Goyietnginz（棵烟银），伸筋草：全草治勒爷狠风（小儿惊风），小儿麻痹后遗症，发旺（痹病），关节酸痛，缩印糯哨（四肢软弱），能蚌（黄疸），肺痨咳嗽，林得叮相（跌打损伤），呗农（痈疮），奔呗郎（带状疱疹），渗裆相（烫伤），外伤出血⟨180⟩。

Lycopodium obscurum **L.** 玉柏石松（石松科）。【苗药】树儿兮筋，伸筋草：全草治风湿痛，劳伤筋骨痛⟨97,98⟩。

Lycopodium obscurum **L. f. strictum**（**Milde**）**Nakai ex Hara** 笔直石松（石松科）。【朝药】곤은석송：全草治风湿性关节痛，小儿麻痹后遗症⟨9,90⟩。

Lycopodium serratum **Thunb.** 参见 Huperzia serrata。

Lycopus lucidus **Turcz. ex Benth.** 地笋（唇形科）。【布依药】泽兰：全草治身面浮肿，跌打损伤[14]。【哈尼药】扁侠：全草治跌打损伤，产后瘀血腹痛，月经不调⟨145⟩。【毛南药】che²⁴ lan⁴²（择兰），水泽兰，ruoŋ² tshɛk⁸ lam²⁹（松宅兰志）⟨155⟩：地上部分治肝硬化⟨155⟩；全草治闭经，月经不调，产后瘀痛，水肿，跌打损伤，骨折，疥疮红肿⟨156⟩。【蒙药】地瓜儿苗，地环：地上部分治闭经，月经不调，产后瘀血腹痛，水肿，跌打损伤，金疮，痈肿⟨51⟩。【苗药】Cait laox（采芳，贵州毕节），Vob khok hlieb（窝壳溜，贵州黔东南），Uab jex lies dlub（蛙大柳收，贵州黔东南）：茎叶治妇女经闭，痛经，产后瘀滞腹痛，癥瘕，身面浮肿，痈肿疮毒，跌打损伤⟨91⟩。【畲药】全草治闭经，月经不调，产后瘀血腹痛⟨147⟩。【土家药】笋子七，lif miv yier(米米页)《126,128》：根茎治闭经，月经不调，小儿疳积《126》；全草治月经不调，伤风头痛，水肿病，肺痨咳嗽《128》。【彝药】米普哩《101,104》，泽兰《104》：地上部分治跌打损伤，瘀血内停，手脚扭伤，昏厥，小儿发烧《101,104》，劳伤，鼻疮溃烂，麻疹《104》。

Lycopus lucidus Turcz. ex Benth. 地笋(唇形科)。【土家药】米米页：根茎治闭经，月经不调，小儿疳积《10》。

Lycopus lucidus var. hirtus Regel 毛叶地笋(唇形科)。【侗药】地笋，地石蚕《136,139》：全草治跌打肿痛，骨折，月经不调，闭经，痛经《136,139》。【蒙药】泽兰：效用同地笋 L. lucidus《51》。【苗药】地笋，地牯牛：地上部分治月经不调，痛经，身体浮肿《98》。【土家药】泽兰：地上部分治月经不调，血瘀经闭，痛经，产后恶露不下，胸腹胀痛，跌打损伤瘀血疼痛，小便涩痛，身体浮肿，痈肿疮毒《124》。【瑶药】泽兰：块茎治闭经，产后瘀血腹痛，身面浮肿，跌打损伤，"金疮"，痈肿《133》。

Lycopus lucidus var. maackianus Maxim. ex Herd. 异叶地笋(唇形科)。【蒙药】泽兰：效用同地笋 L. lucidus《51》。

Lycoris aurea(L' Hér.) Herb. 忽地笑(石蒜科)。【哈尼药】Neivqhaq haqseil(能哈哈色)，大毒蒜，石蒜：鳞茎治痈疮，无名肿毒，跌打瘀肿，乳腺炎，带状疱疹，骨折《143》。【傈僳药】里狂生：鳞茎治痈肿，疔疮，结核，火烫伤《166》。【土家药】老鸦蒜：鳞茎治痈肿疱毒，疔疮结核，牛皮癣，烫火灼伤《123》。【藏药】sanlengxia(散冷夏)《22》：鳞茎瓣浸泡在植物油中，半月后外用治顽癣《22,34,36》，神经性皮炎《22,34》，无名肿毒，火、烫伤，疮痈肿毒《36》。

Lycoris radiata(L' Hér.) Herb. 石蒜(石蒜科)。【侗药】老鸦蒜，蒜头草《135,136》：鳞茎治疔疮肿毒，食物中毒，水肿，腹水《135,136》。【拉祜药】寒心花：鳞茎外用治淋巴结结核，疔疮疖肿，风湿性关节痛，蛇咬伤；鲜鳞茎捣敷涌泉穴或脐部消水肿，灭蛆，灭鼠《10》。【苗药】老鸦蒜，红花石蒜《94,96,98》：鳞茎治痈肿疱毒，牛皮癣，水肿，咽喉肿痛，胸腹积水，风湿性关节痛，大腿扭伤，背花"癌"，减轻痛苦，烂脚丫《94,96,98》。【畲药】鳞茎治瘰疬，痢疾，痔漏，服毒急救，肿毒《147》。

【水药】说夺千《10,157,158》：鳞茎鲜品捣烂外敷，治痈，疽，疔疮《10,157,158》。【土家药】老鸦蒜：鳞茎治痈肿疱毒，牛皮癣，食物中毒，水肿《123》。【维药】 ياۋا ساماساق (Yawa samsaq，亚瓦萨木萨克)《75》，塔俄沙木沙克，乌斯库德瑞约《80》：鳞茎治咳嗽气喘，顽痰不化，胸腹炎，子宫水肿，脾病不愈，阿米巴痢疾，肾脏结石，膀胱结石《75》，哮喘，脾炎，水肿；种子用于壮阳《80》。【瑶药】毒蒜：鳞茎治喉风，水肿；鳞茎外用治瘰疬，疮疖肿痛，风湿性关节痛，毒蛇咬伤《133》。【彝药】阿精栽《101,104》，老鸦蒜《104》：鳞茎治阳盛阴虚，夜间病情加剧《104》，食物、药物中毒，肺痨，消瘦，咳嗽，疮疖，烫伤《101,104》。

Lyctus brunneus Steph. 竹蠹虫(粉蠹科)。【哈尼药】竹蛆，Haqbyuq(哈别)：幼虫治小儿瘰疬头疮，无名肿毒，恶疮，肠痈，肺痈《143》。【彝药】摸布《102,103》：全体及所蛀之粉末治鼻腔溃烂，耳心内疼《102,107》，耳鼻溃烂，疼痛，火、烫伤，湿毒臁疮《102,103》。

Lygodium flexuosum(L.) Sw. 曲轴海金沙(海金沙科)。【基诺药】德乌星《10,163》，谷耙(gutba)[23]：全草治肝炎，痢疾，膀胱炎，慢性肾炎《10,163》，尿路结石，痢疾[23]。【壮药】金沙藤：效用同海金沙 L. japonicum《120》。

Lygodium japonicum (Thunb.) Sw. 海金沙(海金沙科)《药典》。【阿昌药】Haijinsha(海金沙)《8,18》：孢子或全草治肾炎，尿道炎，泌尿道结石《8》；孢子治泌尿道结石，肾《18》。【白药】虾面草：全草、孢子治肾结石，膀胱结石，泌尿道结石，胆结石，肾炎，气管炎，肺炎，扁桃体炎《14》。【布依药】Guadt jiuhhaz《8》，海金沙[328]，故丘哈《159》[328]：根、根茎治小儿盗汗《8》；全草或孢子囊治淋病《159》[328]。【朝药】실고사리(xīr gāo sǔ lì，西儿高仁哩)：孢子治肝炎，扁桃腺炎，肺炎，气管炎《82》。【傣药】克古喊《8,14》，桂黑燕(德傣)《13》，扎毕扎摆(德傣)《69》：全草及孢子治尿路感染《8,9,18,74》，膀胱炎，尿道炎《8》；全草治泌尿道结石《9,18,74》，肾炎水肿，黄疸型肝炎，乳腺炎，肺炎，无名肿毒《9,74》；孢子治热淋，石淋，砂淋，血淋，膏淋，尿道涩痛《13》，尿路感染，尿道炎，膀胱炎《14》；根、叶配伍治尿道炎《69》。【德昂药】瓦翁：效用同阿昌药《18》。【侗药】教应麻《8,135》[231]，

Jaol enl guas（叫硬瓜）[12]，Jaol bac liait（敦八米）《137》：全草治尿路结石[8,135][12,231]，毒蛇咬伤[8,135][12]，风湿痛，皮肤瘙痒，腰痛水肿[8,135]，尿热痛，跌打损伤，风湿性关节痛，腰腿痛[231]；孢子囊治耿米·涸冷（腰痛水肿），吓谬吕·磅柳亚（妇男尿血）《137》；孢子治热淋，石淋，血淋《136》。【仡佬药】ne53 iə55 sa33（劣也撒，黔中方言）《162》[328]，xoŋ55 sa33 tsy53（红撒朱，黔中北方言），ma13 ə55 ni33（骂二额，黔西南多洛方言）《162》：全草或孢子囊煎水熏治眼痛[162][328]。【哈尼药】Cavni haqdal（扎尼哈达），铁丝蕨蕨[8,143]，海金沙[875]：全草治尿道结石，泌尿道感染[8,143]，肾炎[875]。【基诺药】Dewili（得乌哩）[8,10,163]：全草、孢子治发热，尿路结石，肠炎，痢疾[8,10,163]。【景颇药】Woqcho nui：效用同阿昌药[14]。【拉祜药】Haidcesha（haijinsha，海金沙）[8,151]：全草治尿路感染，尿道结石，肾炎水肿[8,151]。【傈僳药】打俄爪哪[166]，塞吉切玛[8]：全草、孢子治肝炎，肾炎，腮腺炎，乙脑，尿路感染，结石[166]；孢子治肾炎，肾病，淋病，尿路感染[8]。【黎药】Haijinsha（海金沙）[8]，雅担东[154]：全草治肝炎，胆结石，感冒高烧，骨折[8]；孢子治不孕症[154]。【毛南药】ma24 goŋ24 bou42（骂贡褒）《155》，苗藤顿[8]：全草或孢子囊治老烂脚丫，烂疮，慢性溃疡，皮肤感染[155]；全草治尿路感染，尿路结石[8]。【蒙药】ᠬᠠᠯᠠᠭᠤ ᠢᠯᠠᠰᠤ（Alten eles，阿拉坦－额乐斯）：孢子治肾伏热，肾脉刺痛，尿频，尿急，尿血，尿痛，尿闭，颜面浮肿，全身水肿，膀胱石痞，肾"赫如虎"病[44]，肾型布鲁氏菌病[56]。【苗药】金沙藤[11,94,96,98]，Reib jid xid（锐敌西）[95]，Jab hxangd（加枪）[95][231]，海金沙[231]：全草及孢子囊治尿路结石，病后体虚[11,94,95,96,98][231]，高热不退[11,94,95,96,98]，热淋，砂淋，血淋，尿血[11,94,96,98]，尿路感染[231]，天吊筋[95]；根、根茎治病后体虚[8]。【仫佬药】秒棉：全草治小儿麻痹后遗症[8]。【怒药】得勒木伦：全草、孢子治肾炎，腮腺炎，乙脑，尿路感染，结石[165]。【畲药】铜丝藤根[149,146][227]：全草、孢子治泌尿道结石，泌尿系统感染，感冒，气管炎，腮腺炎，痢疾，肝炎，乳腺炎[10,147]；根用于清热解毒，利湿消肿[149][227]；全草治风热感冒，急性黄疸型肝炎，腮腺炎，乳腺炎，尿路感染；孢子粉治痢疾，外伤出血[148]；根茎、根治肾炎浮肿，风湿病，肝

炎，结石，无名肿毒，蚕豆黄（溶血性黄疸），血崩[146]。【土家药】斑鸠窝[125]，pa1 tong1 pu1 fu1（左转藤）[10,123,126]，Tiexianteng（铁线藤）[8]：全草、叶柄及叶治小便不利[29][10,125,126]，淋症，水肿，腹泻，尿路感染[8][29]；根治血尿[8][29]，小儿高热惊风，鲜叶或全草鲜品揉烂塞鼻治乳痈；全草、叶、根外用治刀伤出血[8,123][29]；孢子治热淋，砂淋，血淋，膏淋，尿道涩痛，白浊，白带，肾炎水肿，咽喉肿痛[123]；根茎及须根治风热感冒[29]；全草治碛痛，下白症，热淋；全草外用治癣[10,126]，摆白病（又名崩白，泛指带下过多），摆红病（俗名崩红，类似功能性子宫出血），痧症，吐泻，屙痢[125]，尿石症，水肿病，跌打损伤，腰带疮（带状疱疹）[128]。【瑶药】金沙藤，muh gux suix（母古随），扫把藤：根茎及地上部分治尿路感染，尿路结石，肾炎水肿，肾盂肾炎，痧症，小儿肺炎，小儿麻痹后遗症，骨折，衄血，刀伤出血[132]。【彝药】ꒉꒌ ꒌꒉ（hiejishabbutcy，海几傻通此），ꒉ ꒌ ꒌꒉ（axdutrydurbbiehxo，阿都若朵背和）（云南），肚娃鸡（云南楚雄州）[8,14]：孢子、全草治虚热烦闷，淋症，水肿，尿道灼痛，小便不利[8]，尿路结石，尿路感染，肾炎水肿，黄疸型肝炎，乳腺炎，肺炎，无名肿毒[14]。【藏药】saijiqiema（塞吉切玛）[24]：孢子治肾病[21,24]，淋病，尿路感染[24]，肾炎[13,24]，尿涩[13]，尿闭[21]；全株治淋浊带下，湿热黄疸，感冒发热，咳嗽咽痛，痢疾，丹毒[36]。【壮药】Rumseidiet（溶随滇）[118,120,180]，金沙藤，左转藤[118,120]：地上部分治肉扭（淋证），能蚌（黄疸），隆白呆（带下）[118,120,180]，白冻（泄泻），阿意咪（痢疾），贫痧（感冒），埃病（咳嗽），货烟妈（咽痛），尿路结石，带下，痛经，乳痈，水肿，黄疸[118,120]。【台少药】Kowaninaututohu（Tayal族鹿场），Sasu（Paiwan族恒春上，恒春下），Sasu（Paiwan族傀儡）：新芽治肿疡，外伤；叶治外伤，毒蛇咬伤；根皮治外伤[169]。

Lygodium microphyllum（Cav.）R. Brown [*L. scandens*（L.）Sw.] 小叶海金沙（海金沙科）。【黎药】白伦：孢子治不孕症[154]。【苗药】效用同海金沙 L. japonicum[98]。【藏药】赛吉切玛[22]，གཟེར་ཤ་དབང་བྷི色其门巴[21]：效用同海金沙 L. japonicum，孢子治肾炎，淋病，尿路感染[22]，肾病[21,22]，尿闭[21]。【壮药】金沙藤：效用同海金沙

L. japonicum[120,180]。

Lygosoma indicum(Gray) 参见 Sphenomorphus indicus。

Lynx lynx(L.) 猞猁(猫科)。【藏药】༄྅(yi, 依)[25]: 胆治胆囊炎; 小肠治痢疾; 肉治精神病; 毛治头痛和全身刺痛[25]。

Lyonia ovalifolia(Wall.) Drude 珍珠花(杜鹃花科)。【侗药】季球花, 串串花: 花治慢性肝炎, 心悸胸闷, 胃、十二指肠溃疡[136]。

Lyonia ovalifolia var. elliptica(Sieb. et Zucc.) Hand. –Mazz. 小果珍珠花(杜鹃花科)。【瑶药】拱鸡连[133]: 根治跌打损伤; 根外用治闭合性骨折[133]; 花、叶治皮肤溃烂[133]。

Lyonia ovalifolia var. lanceolata(Wallich) Hand. – Mazz. 狭叶珍珠花(杜鹃花科)。【侗药】美藕遂: 茎叶捣碎滤汁用于给饭着色; 叶、茎、根治浮肿, 腹水[135]。

Lyonia villosa(Wall. ex C. B. Clarke) Hand. –Mazz. 毛叶珍珠花(杜鹃花科)。【彝药】毛叶米饭花: 根治疥疮[109]。

Lysidice rhodostegia Hance 仪花(豆科)。【阿昌药】散呢脚: 根、茎、叶治下肢水肿, 皮肤瘙痒[18]。【德昂药】茅戛弄: 效用同阿昌药[18]。【景颇药】Telosan: 效用同阿昌药[18]。

Lysimachia ardisioides Masam. [*L. simulans* Hemsl.] 假排草(报春花科)。【台少药】Rohuto(Bunun 族高山): 鲜叶贴于患部治外伤[169]。

Lysimachia barystachys Bunge 虎尾草(报春花科)。【白药】直皆无多猓: 全草治月经不调, 白带, 小便不利, 跌打损伤, 痈疮肿毒[14]。【德昂药】肺撇南[13,160]: 全草治风湿病, 跌打损伤, 腰背痛[13,160], 月经不调, 痛经血崩, 感冒风热, 咽喉肿痛, 乳痛[160]。【蒙药】全草治月经不调, 痛经, 白带, 小便不利, 水肿, 咽喉肿痛, 跌打损伤, 痈疮肿毒[51]。【羌药】Xibieasigueyvha(西别四鬼哈), 拉苏古郎帕, 小过路黄: 全草治感冒咳嗽, 头痛身痛, 腹泻[167]。【藏药】全草治月经不调, 痛经, 风热感冒, 咽喉肿痛, 跌打损伤[36]。

Lysimachia capillipes Hemsl. 细梗香草(报春花科)。【傣药】全草治气血虚弱, 神经衰弱, 急慢性气管炎, 哮喘, 月经不调, 感冒, 咳嗽[9,74]。【哈尼药】买所[14], 迈锁[13]: 全草治百日咳, 流

感, 发热, 头痛[14], 感冒, 咳喘, 风湿痛, 月经不调[13]。【基诺药】日咪[10,163]: 根治风湿性关节痛[10,163]。【拉祜药】全草治气管炎, 感冒, 神经衰弱[151]。【土家药】xi¹ hu⁴(席妇), 排香草, 合血草[124]: 全草治气滞胃痛, 妇女经闭, 痈疮, 毒蛇咬伤[124], 寒伤风症, 肚腹胀满, 风气病, 疳积症[128]。

Lysimachia christinae Hance 过路黄(报春花科)《药典》。【阿昌药】Jinqiancao(金钱草)[8,18]: 全草治肝肿, 结石, 胆囊炎, 泌尿道结石, 水肿, 跌打损伤[8,18]。【布依药】Nyinz duangc xongc(宁通苟): 全草治尿路感染, 尿路结石, 黄疸, 风湿性关节炎, 小儿惊风, 感冒咳嗽, 气瘀腹胀, 跌打损伤, 骨折, 疮疡肿毒[8]。【德昂药】Daohuye(刀虎业)[8,18]: 效用同阿昌药[8,18]。【侗药】落地金钱草, 山地豆[136], 路边黄[135,137]: 全草治热淋, 砂淋, 石淋[136], 湿热黄疸, 肝胆结石, 泌尿结石, 焜燔(发烧), 汹形耿隆耿幽(月经腹痛腰痛)[135,136,137]。【仡佬药】tsao¹³ kəu⁵⁵ ao¹³(皂搞奥, 黔中方言), kao³³ kon⁵⁵ kun⁵⁷(搞巩官, 黔中北方言), ma⁵⁵ po⁵⁵(马保, 黔西南多洛方言): 全草适量, 用鸡蛋清调匀, 包敷患处, 治乳腺癌[162]。【哈尼药】Luqbul naciq(卢布那期), 金钱草, 遍地金[143]: 全草治肺脓疡, 腮腺炎[8,143], 乳腺炎, 痔疮[143], 肺气肿, 肝炎, 吐血, 泌尿道结石, 胆结石[8]。【景颇药】Gyin zhan zhau: 效用同阿昌药[18]。【傈僳药】亚起爪, 金钱草[8,166]: 全草治黄疸, 水肿, 肝、胆结石, 肾结石, 膀胱结石, 反胃噎膈, 跌打损伤, 疔疮肿痛[8,166]。【毛南药】ma²² g ʔ ou²⁴ ʔ an²⁴(骂够按): 全草治泌尿道感染[155]。【苗药】Vob nix ngol(窝里我, 贵州黔东南)[91,92], 金钱草[94,98], Reib xot qanx(锐小钱, 贵州铜仁)[91,95,96], 芮已当[226]: 全草治肝、胆及泌尿道结石, 热淋, 肾炎水肿[91], 痢疾, 虫、蛇咬伤[94,98], 疮毒痈肿, 毒蛇咬伤, 跌打损伤[91], 膀胱结石, 腹泻[92,95], 湿热黄疸[91,92], 尿血, 发烧[96], 利湿, 通淋[226]。【纳西药】全草治胆结石, 胆囊炎, 黄疸型肝炎, 肾结石, 输尿管结石, 腹水肿胀, 一切疝气, 湿热黄疸, 肝胆结石, 尿路结石或感染, 水肿, 疔疮肿毒, 跌打损伤, 反胃, 毒蛇咬伤, 烧、烫伤[164]。【水药】魁往定[8,158]: 全草治胆结石[8,10,157,158]。【土家药】bi¹ tiao¹ wang¹ ga²la¹（比挑王嘎那），走游草[123]，地黄花[128]：全草治泌尿道结石，虫、蛇咬伤，痈肿疔毒[123,128]，胆结石、小便淋痛，湿热黄疸，痢疾，中毒[123]，血丝虫病[128]。【彝药】ᴎ丬儿ᴎ（lemopjiw，勒莫几儿），丬冂乂王（hitruozybop，黑若资薄，云南）[8,13,14,106]，赊基诗[101]：全草、根治胆结石，胆囊炎，乳疮，尿路结石，尿痛，咳嗽，泻痢[8,14,106]；全草配方治膀胱结石[13]；全草治肝炎，泌尿道结石，胆囊结石，痢疾，腮腺炎，乳腺炎，痔疮，恶疮肿毒，跌打损伤，坐骨神经痛，风湿性关节痛[101]。

Lysimachia circaeoides Hemsl. 露珠珍珠菜（报春花科）。【彝药】解嘎茨[14]，盖嘎刺[13]：全草治小儿发热，麻疹[13,14]。

Lysimachia clethroides Duby 矮桃（报春花科）。【阿昌药】啊根呢昂：全草治头晕目眩，耳鸣，心悸失眠，惊痫抽搐，高血压[18]。【傣药】麻喊骂（德傣）[13,18]：全株治急性肾炎[13,18]。【德昂药】刀将麻：效用同阿昌药[18]。【哈尼药】阉鸡尾，Leitaoq pavqmeevq（勒淘巴能），真金草：全草治月经不调，痢疾，风湿骨痛，痛经，闭经[143]。【哈萨克药】تالقۇراي：全草治月经不调，白带过多，乳腺炎，小儿疳积，风湿性关节炎，跌打损伤[142]。【景颇药】Dagucai：效用同阿昌药[18]。【苗药】纠买务，蓼子草：全草治水肿，黄疸，痢疾[94]。【土家药】jian laf zix（见那直）[126]，一支箭[10]：全草治月经不调[10,124,126]，摆红病（俗称崩红，类似功能性子宫出血），摆白病（又名崩白，泛指带下过多），鼻衄，便血[10,126]，经闭，痛经，崩漏，白带，小儿疳积，水肿，痢疾，跌打损伤，痈肿疔疮，喉痛，乳痛[124]。

Lysimachia congestiflora Hemsl. ［*L. gymnocephala* Hand. – Mazz.］临时救（聚花过路黄）（报春花科）。【阿昌药】匍地龙：全草治尿路结石，胆道结石，黄疸型肝炎[18]。【德昂药】刀当麻：效用同阿昌药[18]。【哈尼药】爬居扎衣衣收[14,145]：全草治肺燥咳嗽，止咳平喘，清热止痒[14,145]。【景颇药】Jvilvobo：效用同阿昌药[18]。【土家药】小过路黄，女儿黄[128]，bi³ou¹wang¹ga¹la¹（必欧王嘎那）[10,124,126]：全草治黄肿病，肚腹胀满[10,126,128]，贫血[10,126]，尿石症，毒蛇咬伤[128]，外感咳嗽，咽喉肿痛，黄疸，痢疾，痰多[124]。

【瑶药】黄花菜：全草治风寒头痛，咳嗽痰多，小儿疳积，黄疸型肝炎，痢疾，腹泻，蛇咬伤[133]。

Lysimachia davurica Ledeb. 黄连花（报春花科）。【蒙药】全草治高血压，头痛，失眠，咽喉肿痛，口舌生疮，咯血，子宫脱垂，痔疮出血，痢疾，泄泻；全草外用治跌打损伤，狂犬咬伤[51]。

Lysimachia delavayi Franch. 金江珍珠菜（报春花科）。【彝药】解嘎茨：全草治小儿发热，麻疹[14]。

Lysimachia foenum – graecum Hance 灵香草（报春花科）。【朝药】향香쌀풀（hiang zaop sar pur，哈央早丕仁儿脯儿）：带根全草（零陵香）用于恶气疰（顽固性发热），心腹痛满，下气，令体香[86]。【基诺药】惹咪[10,163]：全草治牙痛，风湿骨痛，气管炎，喘咳[10,163]。【苗药】Vob ghab nial（窝嘎勒，贵州黔东南）：全草治感冒头痛，牙痛，咽喉肿痛，胸满腹胀，肠蛔虫病[91]。【瑶药】hungh cuv（红楚），香草：全草治感冒发热头痛，牙痛，咽喉肿痛，胸满腹痛，蛔虫性腹痛，风湿痹痛，四肢麻木，月经不调，痛经，皮肤瘙痒[130]。【壮药】Myahom（牙函），灵香草：地上部分治痧病，瘴病，巧尹（头痛），牙痛，胸闷腹胀[180]。

Lysimachia fortunei Maxim. 红根草（星宿菜）（报春花科）。【阿昌药】大田基黑：全草治肠炎，痛经，跌打损伤[172]。【德昂药】阿芒喋：效用同阿昌药[172]。【景颇药】Bvuine mvan：效用同阿昌药[172]。【畲药】星宿菜[148]：全草治月经不调，血虚寒热，阴囊肿大，跌打损伤，身骨疼痛，痔疮[147]，风寒感冒，中暑，暑湿，腹痛腹泻，小儿疳积，乳腺炎，目生白翳，急性外伤性结膜炎，指肚炎，接触性皮炎，皮肤瘙痒，刀伤出血，脓疱疮[148]。【土家药】shui¹peng²sha³（水硼沙），大田基黄[128]，散血草[10,126]：全草治月经不调，热伤风症，摆白病（又名崩白，泛指带下过多）[128]，跌打损伤[10,126,128]，闭经痨，月家痨，干血痨，腰腿痛，黄肿[10,126]。【瑶药】cingh leiz nquiang（成累荒），大田基黄，红根草：全草治感冒发热，牙痛，咽喉肿痛，黄疸型肝炎，肝硬化，肺结核，风湿性心脏病，肠炎，痢疾，月经不调，痛经，产后腹痛，慢性肾炎，毒蛇咬伤，疮疡肿毒[130]。

Lysimachia grammica Hance 金爪儿（报春花科）。【侗药】Sank xuip lem（伞虚伦）：全草治命刀

（扭伤），风湿病[137]。【苗药】Reib gieat beub（锐卡布）[95]，Vob hxe dib（窝秋衣）[92,95]：全草治寸耳瘘[95]，腮腺炎、脐疝[92]。【土家药】莲花对座草：全草治跌打损伤，无名肿毒，刀斧伤，蛇咬伤[124]。

Lysimachia hemsleyana Maxim. ex Oliver 点腺过路黄（报春花科）。【彝药】勒英及及，金钱草：全草治肝胆肾之疾患，多以炎症为主，腹泻，腹痛，月经不调，虚弱，尿结，肝胆结石，泌尿道结石，急性乳腺炎[106]。

Lysimachia heterogenea Klatt［**L. paludicola Hemsl.**］黑腺珍珠菜（报春花科）。【土家药】散血草[411]，xi¹mie¹pi¹（席灭皮），满天星[128]：根治跌打损伤或疼痛之患；全草配合其它药物治毒蛇咬伤[411]；全株治跌打损伤，痛经，破骨流痰，黑眼疗[128]。

Lysimachia lobelioides Wall. 长蕊珍珠菜（报春花科）。【哈尼药】啊棵牙伊：全草治虚弱咳嗽，小儿肺炎，无名肿毒，狗咬伤，痛、疳[13]。【拉祜药】瘤草，白疗那此[13,150]：全草鲜用治疗疮走黄，无名肿毒，肿瘤[13,150]。

Lysimachia microcarpa Hand. – Mazz. ex C. Y. Wu 小果香草（报春花科）。【傣药】芽尖拎：全草治支气管炎，哮喘，气血虚弱，心悸烦躁不安，眠差，月经不调，风热感冒咳嗽[62]。

Lysimachia paridiformis Franch. 落地梅（报春花科）。【德昂药】Daolala（刀拉拉）[8,18]：全草治风湿腰痛[8,18]。【景颇药】Myihaq gam：全草治风湿腰痛[18]。【苗药】Reib kal was（锐卡瓦，贵州松桃）[8,91,95][135]，Wab vieebzaid dluablerl（蛙烟宰啰累努）[95][135]：全草治跌打损伤[91,95][135]，风湿疼痛，脘腹疼痛，咳嗽，疖肿疔疮，毒蛇咬伤[91]，痨咳[8,95][135]；根治跌打损伤[8]。【土家药】re²long¹da³ka³pu¹（惹龙大卡普），si kuai wa（四块瓦）[10,126,128]，红四块瓦[135]：全草、根及根茎治月经不调，跌打损伤[8,126,128][135]，寒湿腰痛[8,128][135,288]，崩漏[8,123,128][135]，血淋，风湿性关节痛，咳嗽寒喘，小儿疳积；全草、根及根茎炒后治产后出血[8,123][135]，年老体弱或久病大病后气血不足[128][288]，胃痛[123][288]；全草治摆红病（俗名崩红，类似功能性子宫出血），摆白病（又名崩白，泛指带下过多），贫血，腹胀满[10,126]，

产后瘀血腹痛，腹痛腹泻，面黄气短[288]；根、根茎治寒气病，关节痛，痴呆，神经错乱，毒蛇咬伤[128]，消化道出血，跌打损伤[123]。

Lysimachia paridiformis var. stenophylla Franch.［**L. trientaloides Hemsl.**］狭叶落地梅（报春花科）。【布依药】那细莽：全草泡酒服，治风湿病[159]。【侗药】伞利轮[135,138]，Sank xuip lemc（伞虚伦）[10,137]：全草治风湿痛，半身不遂，跌打损伤，小儿惊风[135,138]，风湿病，命刀（扭伤）[10,137]。【仡佬药】wu⁵³so⁵⁵？ i³³（乌所喜，黔中方言），ma³³pə⁵³（马坡，黔中北方言）：全草治风湿麻木[162]。【苗药】Kod tud vud（科土欧，贵州黔东南）[91,96]，惊风伞，一把伞[94]：全草、根治风湿痹痛，四肢拘挛，半身不遂，小儿惊风，跌打损伤，骨折[91]；全草治风湿性关节炎，扭伤[96]。

Lysimachia patungensis Hand. – Mazz. 巴东过路黄（报春花科）。【畲药】二花针：全草治疗疮[146]。

Lysimachia stenosepala Hemsl. 腺药珍珠菜（报春花科）。【土家药】见肿消，散血草：全草治疗疮，乳腺炎，跌打青肿，月经不调；叶揉烂塞鼻治云翳[129]。

Lysimachia vulgaris L. 珍珠菜（报春花科）。【哈萨克药】全草治小儿发热，月经不调，痛经，崩漏淋症，红线疗，疯狗咬伤[141]。

Lysionotus pauciflorus Maxim.［**L. carnosus Hemsl.**］吊石苣苔（苦苣苔科）《药典》。【布依药】马告热[159]，岩金豆[9]，岩豇豆[412]：全草治性病[159]，骨冷风，梅毒，热咳，跌打损伤[412]；地上部分治淋巴结结核，肺热咳嗽，跌打损伤[9]。【傣药】全草治骨折，跌打损伤，脱臼扭伤，风湿性关节痛，胃痛[9,74]。【侗药】多邑[135]，Laml bail（兰帕）[10,137]，Laml doh bial（羔多帕）[137]：全草治感冒，慢性气管炎，劳伤吐血[135]，喉老（咳喘），呃汹形（闭经），挡朗（骨折）[137]，老年性慢性支气管炎，风湿性关节炎，感冒发热，头痛[136,139]；地上部分治淋巴结结核，肺热咳嗽，跌打损伤[5]。【仡佬药】nai⁵³kao³³tuo³¹（乃搞多，黔中方言），tɕo⁵³ta³¹tɕan⁵³（交打汤，黔中北方言），ma⁵³k？³¹nian³¹（妈改娘，黔西南多洛方言）：全草治小儿疳积[162]。【毛南药】ba³³dau⁴²ma³⁵（巴闷麻）：全草治支气管哮喘[155]。【苗药】Reib ghad ndud bleat（锐

阿都偏，贵州松桃）[91,95]，岩豇豆[94,98]，兜咋[5]：全草治支气管炎，虚汗[91,94,95,98]，感冒咳嗽[91]，劳伤吐血[91,94,98]，风湿骨痛，睾丸肿痛，咳喘[94,98]，骨折，闭经[96]；地上部分治皮肤感染，跌打损伤[5]。【羌药】Kageju（卡革居）：根治全身发黄，生疮红肿疼痛[10]。【畲药】石豇豆，石杨梅，石吊兰：全草治外阴瘙痒，牙痛[146]。【水药】岩豇豆[10,157]，查定[10,157,158][101]：全草用于止咳化痰[10,157,158][101]；全草捣烂外敷治骨折[10,157,158]。【土家药】yan² ze² lan²（岩泽兰）[124,126]，石豇豆[124,128]，岩石兰[128]：全草治跌打损伤[124,126,128]，骨折，痨病，九子疡（颈淋巴结结核）[10,126]，咳嗽，支气管炎，风湿性关节炎，月经不调，痢疾，钩端螺旋体，烫伤，疳积[124]，岔气病，寒咯症，尿石症[128]。【瑶药】hih ndieh mbaengx（石卡兰），产后茶[130]，齿轮草[133]，石吊兰[247]：全草用于吐血[130,133]，肺结核咳嗽[130][247]，慢性气管炎，月经不调，闭经，白带，产后腹痛，风湿骨痛，跌打损伤，骨折，枪伤[130]，钩端螺旋体病，疳积，淋巴结结核[133]，感冒，痢疾[247]。【壮药】石吊兰[120]，月风药[5]：全草治呗奴（瘰疬），咀耶（支气管炎），鼻咽癌[120]，骨折，跌打损伤，肾炎水肿，咳嗽[5]。

Lysionotus serratus D. Don 齿叶吊石苣苔（苦苣苔科）。【傈僳药】北勒努：全草治咳嗽，咳血，痢疾，风湿疼痛，跌打损伤，月经不调，白带[166]。【苗药】Jab pub vib（佳葡衣，贵州黔东南）：全草治风湿痹症，咳嗽，痛经，跌打肿痛[91]。【佤药】嘎嘎下[14]，咖咖夏[13]：全草治跌打损伤，骨折，风湿性关节炎，风热感冒[13,14]。

***Lyssodes speciosus thibetanus* (Milne – Edwards)** 参见 Macaca thibetana。

Lythrum salicaria L. 千屈菜（千屈菜科）。【哈萨克药】جملاكقى شوپ：全草治肠炎，腹泻[142]。【蒙药】对叶莲：全草治泄泻，痢疾，便血，崩漏；全草外用治外伤出血[51]。

Lythrum salicaria var. tomentosa(Mill.)DC. 纯毛千屈菜（千屈菜科）。【傈僳药】麦折里俄：全草治痢疾，血崩，高热；根治宫颈炎[166]。

Lythrum virgatum L. 尖叶千屈菜（千屈菜科）。【哈萨克药】全草治痢疾，便血，血崩，疮疡溃烂，吐血，衄血，外伤出血[141]。

Lytta caragana Pallas 绿芫菁（芫菁科）。【阿昌药】革个若齐石：全体治腰腿酸痛，风湿麻木；全体外用治跌打损伤，骨折，外伤出血[18]。【德昂药】闲兰：效用同阿昌药[18]。【景颇药】Nuqne：效用同阿昌药[18]。【苗药】相思虫：全体治瘰疬，狂犬咬伤[82]。

M

Maackia amurensis Rupr. et Maxim. 朝鲜槐（豆科）。【朝药】다릅나무（da rì nǎ mù，哒日逼那木）⟨9,89⟩，**다릅속줄기**（dalupisaokuzuerlgu，大路皮扫库朱儿贵）⟨8⟩，高丽槐[414]：心材用于镇惊⟨9,89⟩，溃疡，胃癌，肿瘤，妇科疾病⟨8⟩；皮治风湿性关节炎，淋巴结结核，慢性胃炎⟨9,90⟩；叶及枝皮治肿瘤[414]。

Macaca assamensis McClelland 熊猴（猴科）。【傈僳药】密乃：骨骼治风湿痹痛，四肢麻木，小儿惊痫，跌打损伤⟨166⟩。【怒药】民：骨治风湿病；脑治神经衰弱⟨165⟩。

Macaca mulatta Zimmermann 猕猴（猴科）。【傣药】勒窝：血治睾丸炎，用于活血化瘀，妇女月经不调⟨66⟩。【哈尼药】Almiuvq saqyyuq（阿谬撒越），猕猴骨：骨骼治风湿痹痛，四肢麻木⟨143⟩。【基诺药】活懋：脑治神经衰弱，头晕眼花⟨163⟩。【傈僳药】密你：骨骼治风湿痹痛，四肢麻木，小儿惊痛，跌打损伤⟨166⟩。【毛南药】猴子，tho² mun⁶（托狷）⟨156⟩，南美尔（环江语）⟨15⟩：骨骼治风寒湿痹，四肢麻木，小儿惊痛⟨156⟩；肉治小儿疳积⟨15⟩。【羌药】Kshufu（科书福），工迪瓦洒，金丝猴猴骨：骨骼泡酒治风湿性关节痛，四肢麻木⟨167⟩。【佤药】猴子：骨治风湿性关节痛，疟疾⟨168⟩；脑治头昏，神经衰弱，癫痫⟨168⟩；猴结治月经不调，产后体虚贫血⟨168⟩。【藏药】ཞེ（zhe，折）⟨25⟩，锥娘昂⟨22⟩：心治妇女心病⟨25⟩，妇科"拧糙"病，心绞痛，叹气，无故哭笑，疯、哑、昏厥疾病⟨27⟩，妇女健忘，头昏，耳鸣，目昏，精神恍惚⟨34⟩；胆汁治食物、药物中毒⟨22,25⟩；心同旱獭心⟨22⟩；肉治久疟，风劳⟨30⟩；骨治炭疽⟨27,34⟩，风湿麻痹，四肢麻木，关节疼痛，小儿惊痫及痹疟发热⟨30⟩，腮腺炎，助分娩，风湿等引起的关节痛⟨27⟩，催生利产⟨22,25⟩，白喉，难产⟨22,34⟩；脑（干粉）治神经衰弱症，头痛，健忘⟨34⟩；胆囊结石治痰热咳喘，小儿惊痫，瘰疬痰核⟨30⟩；胆（汁或干粉）治食物、药物中毒⟨34⟩；毛配制熏药治癫痫⟨22⟩；粪用于消炎除

肿⟨27⟩；尿治痢疾，口腔糜烂穿孔⟨22⟩。

Macaca speciosa I. Geoffroy 红脸猴（猴科）。【羌药】Suguwazelw asa（苏古瓦窄瓦萨），瓦萨热革：骨骼治四肢麻木，小儿惊痫及疟疾发热⟨167⟩。【藏药】效用同猕猴 M. mulatta⟨22⟩。

Macaca thibetana（Milne–Edwards）［*Lyssodes speciosus thibetanus*（Milne–Edwards）］藏酋猴（猴科）。【彝药】阿努则：肉、胆、骨、血治便血，风湿瘫痪，心腹痛，肺结核，百日咳，胃、肠溃疡，经闭，经痛⟨103⟩；肉治便血，风湿瘫痪，血痢，痔疮，肠胃道出血，筋骨僵硬；胆治心腹痛，风湿劳伤；骨治肺病，疟疾，风湿病；血治胃肠溃疡，经闭血瘀，少腹疼痛⟨102⟩。

Macaranga denticulata（Bl.）Maell.–Arg 中平树（大戟科）。【傣药】里冬（西傣）：根治黄疸型肝炎⟨13⟩。【瑶药】嘎炉依：根治胃痛⟨15⟩。

Machilus leptophylla Hand.–Mazz. 薄叶润楠（樟科）。【瑶药】大风叶：嫩叶及根治风湿痹痛，伤风感冒，疮疡肿毒⟨133⟩。

Machilus yunnanensis Lec.［*M. yunnanensis* Lec. var. *duclouxii* Lecte.］滇润楠（樟科）。【白药】叶治跌打损伤，骨折，烧、烫伤，腮腺炎，疮毒⟨17⟩。

Macleaya cordata（Willd.）R. Br. 博落回（罂粟科）。【阿昌药】三钱三：治跌打损伤，风湿性关节痛，下肢溃疡⟨18⟩。【侗药】蛮⟨135⟩，Naos nant（闹蛮），Meix dongc tux（美筒吐）⟨137⟩：全草治急性扁桃体炎，中耳炎，烫伤，兜故虮（蜈蚣咬伤），耿胧耿幽（腰腿痛）⟨135,137⟩，腮腺炎⟨15⟩；根皮治兜故虮（蜈蚣咬伤），耿胧耿幽（腰腿痛）⟨137⟩。【苗药】Reib plead lieal（锐偏连，贵州铜仁），Vob liangl bab（窝良巴，贵州黔东南），Gherb jongx uab yangl ghub（官龚弯样巩，贵州黔南）⟨91,95⟩：带根全草治痈疮疔肿，痔疮，湿疹，蛇、虫咬伤⟨91,94⟩，跌打肿痛，风湿性关节痛，滴虫性阴道炎，烧烫伤⟨91⟩，各种疥癣，顽癣，臁疮，跌打损伤⟨95⟩；全草治跌打损伤，小儿麻痹症⟨15⟩；根皮治蚊虫叮

咬，腰腿关节疼痛[96]，脓肿，急性扁桃体炎，烫伤[98]。【纳西药】糯不肯其：全株治急性扁桃体炎，阴道滴虫病，下肢溃疡，湿疹，指疗脓肿，烫伤[13]。【畲药】蓬蓬，喇叭竹，山火筒：带根全草治山蜂（黄蜂）蜇伤，疥疮[146]。【土家药】hao² tong² gan⁴（号筒杆），灰鸡母[123]，通天大黄[128]：根、根茎治疗，脓肿，急性扁桃体炎，中耳炎，滴虫性阴道炎，下肢溃疡，烫伤，顽癣，风湿疼痛[123]，蟥虫病，便秘，虫牙[125]；全株治黄水疮，水毒病，梅毒溃烂，疱疮肿毒[128]。【瑶药】夺红：全草治跌打损伤，风湿性关节痛，痈疗肿毒，下肢溃疡，阴道滴虫，烧、烫伤，脚气，皮肤瘙痒[133]。

Macleaya microcarpa (Maxim.) Fedde 小果博落回（罂粟科）。【土家药】号筒杆，灰鸡母：效用同博落回 M. cordata[123]。

Maclura cochinchinensis (**Lour.**) **Corner** 参见 Cudrania cochinchinensis。

Maclura tricuepidata (**Carr.**) **Bur.** 参见 Cudrania tricuspidata。

Macrobrachium nipponense (de Haan) 日本沼虾（长臂虾科）。【阿昌药】虾子：全体或肉治阴疽，恶核，寒性脓疡（包括骨结核），流脓[18]。【布依药】独咬：全体或肉煮吃，治麻疹[159]。【朝药】늪새우（nèp sǎi wù，呢丕赛乌）：全体或肉捣碎敷治小儿赤白游肿[86]。【傣药】共：全体治性功能降低引起的腰膝酸软，阳痿，遗精，产后乳汁清稀量少，乳汁不下，丹毒，痈疽疗疮[63]。【维药】ماهى روبیبان（Mahi rubiyan，马依如比洋）：全体或肉治身体虚弱，精液不足，性欲低下，大便干结[75]。

Macrocarpium officinale (Sieb. et Zucc.) Nakai 山茱萸（山茱萸科）《药典》。【侗药】山萸肉，枣皮，药枣：果实治眩晕耳鸣，腰膝酸痛，阳痿，遗精[136]。【蒙药】西莫图·益日盖：果肉治耳鸣眩晕，腰膝酸软，自汗，盗汗，小便频数，遗精，月经过多[45,46]。

Macropanax rosthornii (Harms) C. Y. Wu ex Hoo 短梗大参（五加科）。【畲药】根治风湿性关节痛[148]。【土家药】七角丹：根和叶治风湿痛，骨折，消化不良，急性咽炎[129]。【瑶药】凉伞风：全株治骨折，跌打损伤，风湿性关节痛[133]。

Macrosolen cochinchinensis (Lour.) Van Tiegh. 鞘花寄生（桑寄生科）。【彝药】他日：全株治肺结核，不孕症，产后风湿[13]。

Macrotermes annandalei (Silvestri) 土垄大白蚁（白蚁科）。【壮药】Rongzmoedhauj（容门豪），白蚁巢[117]，白蚁窝[415,770]：菌圃治埃病（咳嗽），墨病（气喘）[117]，"本虚"，"标实"[415,770]。

Macula sempervirens Hemsl. 长春油麻藤（豆科）。【苗药】血藤：根、藤治跌打损伤，风湿痹痛，月经不调，闭经，低血压头晕[413]。

Maesa balansae Mez 顶花杜茎山（紫金牛科）。【瑶药】大怕：叶治风湿骨痛，关节痛[15]。【壮药】大叶青弓散：叶治小便出血，急性结膜炎[15]。

Maesa indica (Roxb.) A. DC 包疮叶（紫金牛科）。【傣药】帕罕，帕卡（西傣）[9,71]，甲满[9,72,74]：叶治黄疸，尿路感染，疗疮脓肿溃烂，产后体弱多病，乳汁不通，缺乳[63]；全株治肝炎[9,71,72,74]，黄疸，产后体弱多病，疗疮痈疖脓肿，小便热涩疼痛，产后乳汁不通，缺乳[62,64]，麻疹，腹泻，胃痛，高血压[9,72]，尿路感染[64]。【哈尼药】佳满：全株治肝炎，麻疹，腹泻，胃痛，高血压[13]；叶治疮疖[13]。【基诺药】阿波勒[10]，阿波勒剋[163]：茎治黄疸型肝炎[163]；全株治黄疸型肝炎[10,163]；叶治疮疖肿痛[10,163]。【拉祜药】直格结[10]：全株治高血压，肝炎，腹泻，胃痛[10,151]，麻疹[10]。【傈僳药】质托糯：全株治麻疹，肝炎，腹泻，胃痛，高血压[166]。【瑶药】包疮叶，ji dai za：叶及全草治急性黄疸型肝炎（配伍）[237]；叶捣碎敷疮，治风湿麻木，全身疼痛[237]。【彝药】阿卖绿姑韭：叶治麻疹，肝炎，腹泻，痛经，高血压[14]。

Maesa japonica (Thunb.) Moritzi 杜茎山（紫金牛科）。【仫佬药】拐子药：根、茎、叶或全株治骨折，风湿痛，跌打损伤[15]。【畲药】根治产后口渴，关节炎[148]。【瑶药】黑渣兆[133]，皱面婆[15]：全株治风湿腰痛，头痛，水肿，腹水，崩漏带下[15]；根、茎、叶或全株治白带，骨折，浮肿，角膜炎，小儿发热，竹木刺入肉[15]；根、茎、叶或全株外用治外伤出血，跌打损伤[133]。【壮药】楪桃三，美打，美叠血：根、茎、叶或全株治不孕症，腰痛，月经不调，感冒，跌打肿痛，骨折，扭伤[15]。

Maesa montana A. DC. [*M. perlaria* var. *for-*

mosana(Mez) Yuen P. Yang] 金珠柳（紫金牛科）。【傈僳药】四托糯：根、叶治痢疾[166]。【彝药】拍那儿莫拍：根治风湿麻木，筋骨疼痛[14,113]。【台少药】台湾山桂花，Kaonimakarohu(Tayal 族上坪前山)，!yoyungai (Tayal 族马武督)，Maranhasaainatan (Bunun, 族施武群)：根治赤痢，外伤[169]。

Magnetitum 磁石（氧化物类矿物尖晶石族磁铁矿，主含四氧化三铁）《药典》。【朝药】자석(zā sèk, 扎塞克)：治周痹（周痹），风湿病，肢节肿痛，不可持物，洗酸痛，除大热，烦满为耳聋，痈肿，鼠瘘，颈核，喉痛，小儿惊痫[86]。【蒙药】*Sorenjin*（Sorenjin，扫仁金）：磁石（矿石明煅醋淬）治白脉病，萨病，颅脑损伤，骨折，耳脓[41]。【维药】安得拉巴塔西：治头晕，耳鸣，心悸失眠[79]。【藏药】*卡卜练*（卡卜练）[21,24]，卡勒[23]，长勘[11]：原矿石退箭镞[25,27,34]，脑骨伤，脉病[21,23][11]，骨伤[25,27,34][11]，筋络痛[23,24][11]，拔出箭头，骨折[23][11]，祛除弹片入肉[21]，头目眩晕，耳鸣耳聋，虚喘，惊痫，怔忡[31]。

Magnolia biondii Pamp. 望春玉兰（木兰科）《药典》。【朝药】봄맞이옥란(būom mǎ jī àok ràn, 包母妈几奥克冉)：花蕾治慢性鼻炎，各种过敏性鼻炎[82]。【蒙药】*Haborxil*（Haborxil 哈布日希乐，mobi qiqig，毛笔 - 其其格），*Busbageser*（Busbageser，布斯巴格斯日)：花蕾（辛夷）治肝热，肺脓疡[54]。

Magnolia campbellii Hook. f. et Thoms. 滇藏木兰（木兰科）。【怒药】号把，贡山厚朴：树皮治腹痛[165]。【藏药】大琼：树皮治痉挛性腹痛，痢疾，腹胀，呕吐[13]；花蕾当辛夷用[13]；树皮、花蕾治头痛，鼻塞，急慢性鼻窦炎，过敏性鼻炎[17]。

Magnolia delavayi Franch. 山玉兰（木兰科）。【哈尼药】拔裸裸度[13]，八倮保折[14]：树皮治消化不良，慢性胃炎，呕吐，腹痛，腹胀，腹泻[13]；花或花蕾治鼻窦炎，鼻炎，支气管炎，咳嗽[13]；茎皮治胸腹胀满，反胃呕吐，夜食不消，泄泻，痢疾，气逆作喘[14]。【傈僳药】甜米拿巴，米九兰[13]，申咪纳巴[14]：树皮治鼻窦炎[166]，胸腹胀满，反胃呕吐，夜食不消，泄泻，痢疾，气逆作喘[14]；效用同哈尼药[13]。【佤药】考优：效

用同哈尼药[14]。【彝药】[104]：树皮及花治胃脘疼痛，大便秘结，肺炎，屙红痢，羊胡子疮，腹痛[101,104]。

Magnolia denudata Desr. 玉兰（木兰科）。【朝药】옥란(àok ràn, 奥克冉)：花蕾效用同望春花 M. biondii[82]。【东乡药】辛夷：花蕾治鼻窦炎[10]。【蒙药】*Mobi qiqig*（Mobi qiqig，毛笔 - 其其格），*Modon badma*（Modon badma，毛敦 - 巴德玛），*Busbageser*（Busbageser，布斯巴格斯日)：花蕾（辛夷）效用同望春花 M. biondii[54]。

Magnolia henryi Dunn 大叶玉兰（木兰科）。【傣药】大叶木兰，思茅玉兰：树皮、花治消化不良，腹胀，呕吐[416]。

Magnolia liliflora Desr. 紫玉兰（木兰科）。【阿昌药】翁嗯平胆：花蕾治头痛，急慢性鼻窦炎，过敏性鼻炎[14,18]。【独龙药】辛夷：花蕾治鼻渊，风寒感冒之头痛，鼻塞，鼻涕[599]。【东乡药】辛夷：花蕾治鼻窦炎[10]。【傈僳药】表玛郁[14,18]，美码郁[13]：花蕾治头痛，急慢性鼻窦炎，过敏性鼻炎[13,14,18]，鼻塞[13]。【纳西药】花蕾治急慢性鼻炎，副鼻窦炎，感冒头痛，鼻塞，鼻渊，牙龈红肿[164]。【羌药】Pushlaba（浦什兰巴），木笔花：花蕾治鼻渊头痛，急慢性鼻窦炎，过敏性鼻炎[167]。【畲药】辛夷：花治头痛，急慢性鼻窦炎[10,147]；根治肝硬化腹水[10,147]。【瑶药】辛夷：花蕾治头痛，鼻渊，鼻塞不通，牙痛[133]；树皮治酒疸，阴下湿痒，痈疽，水肿[133]。

Magnolia officinalis Rehd. et Wils. 厚朴（木兰科）《药典》。【朝药】후박목란(hū bàk māok ràn, 呼吧克毛克冉)：根皮及枝皮效用同凹叶厚朴 M. officialis Rehd et Wils. var. biloba[83,84]；根皮及枝皮治中气病，少腹硬满，胸间怕寒，食滞，胃气虚弱，呕吐，腹泻[10]。【侗药】云朴厚皮：树皮治胃胀，胃痛，食积气滞[136]。【苗药】豆泻棒：树皮治呕吐，胃痛，消化不良[96]。【纳西药】树皮、根皮或枝皮治食积气滞，腹胀便秘，湿阻中焦，脘痞吐泻，痰壅气逆，胸满喘咳[164]。【羌药】Sifuxxeabiea（思福叶别），川补，油朴：树皮或根皮治胸腹痞满胀痛，呕吐，宿食不消，咳嗽气喘痰多[167]。【土家药】se[1] nao[4] die[2]（蛇闹爹），紫油厚朴[124]，后护[128]：干皮、枝皮、根皮治胸膈痞满，胀痛，反胃，呕吐，宿食不消，痰饮咳喘，寒湿

急性结膜炎，沙眼[5]。【壮药】功劳木[120]，木犬[15]：效用同阔叶十大功劳 M. bealei[120,180]；根、茎或全株治肝炎，肾炎，消化不良，劳伤，急性结膜炎，小儿头疮[15]。

Mahonia gracilipes(Oliv.) Ffdde 细柄十大功劳(小檗科)。【瑶药】野黄连：效用同阔叶十大功劳 M. bealei[133]。

Mahonia hancockiana Takeda. 滇南十大功劳(小檗科)。【哈尼药】Albol huaqlieiq(阿波华勒)，土黄连：根、茎、叶治风热赤眼，咽喉肿痛，肠炎，痢疾，肺结核咳嗽，咳血[143]。

Mahonia japonica(Thunb.) DC. 台湾十大功劳(小檗科)。【苗药】老鼠黄，Ndut nggat nend，土黄连：根或茎治肠炎痢疾，肺结核，黄疸型肝炎，目赤肿痛[230]。【彝药】寒则，土黄连：根治抽风，风邪染疾，全身无力，肠炎，痢疾，胆囊炎[101,104]，两目上窜，四肢抽搐，发热面赤[104]；叶治水火烫伤，湿疹，急性结膜炎[104]；茎、茎皮治水火烫伤，急性结膜炎[101]。

Mahonia napaulensis DC. 尼泊尔十大功劳(小檗科)。【傣药】埋香(西傣)：根、茎治痢疾，肠炎[13]。【哈尼药】逼把：根治心胃气痛，痛经，疝痛，风湿疼痛，外伤出血[145]。

Mahonia oiwakensis Hayata [_M. lomariifolia_ Takeda] 阿里山十大功劳(小檗科)。【藏药】吉尔果[13,24,36]：根及茎治眼红热，热性病，"黄水"病，腹泻，疮疖[13,24]；全株治午后潮热[36]。

Mahonia shenii Chun 广西十大功劳(小檗科)。【毛南药】美黄连：根、茎或全株治肺结核，痢疾，急性结膜炎[15]。

Mahonia taronensis Hand. – Mazz. 独龙十大功劳(小檗科)。【侗药】美批汪：根、茎或全株治肠炎腹泻[15]。【苗药】多怕：根、茎或全株治肠炎腹泻，小儿高热[15]。【瑶药】黄连：根、茎或全株治皮肤湿疹[15]。【壮药】美红连：根、茎或全株治肠炎腹泻[15]。

Maianthemum bifolium(L.) Fr. Schmidt 二叶舞鹤草(百合科)。【鄂伦春药】挨母出哈，午鹤草：全草治尿血，月经过多，外伤出血，痈疽脓肿，疥癣，结膜炎[161]；地上部分酊剂治感冒，流行性感冒[161]；地上部分鲜汁外敷可促使肿瘤软化和吸收[161]。【蒙药】舞鹤草：全草治吐血，尿

血，月经过多，外伤出血，瘰疬脓肿，疥癣[51]。

Malachitum 孔雀石 [铜化合物类，主含 Cu_2 $CO_3(OH)_2$]。【彝药】铜青：治风水疗疮眼，臁疮，割耳疮，骨髓炎[10]。【藏药】ཆུ་གཉིའི་བཤེན་འདི (maqiazhengzha，马恰正扎)[31]，bangma(邦马)[27]，玛儿根[11]：原矿物治风痰壅闭，黄癣疥疮，痒疮，恶疮，泄痢[31]，"黄水"病[11]，食物中毒，脱发秃头，胬肉不敛，睾丸病[23,24,34]，眼疾，白内障，男性外生殖器疾病，催吐[27]。

Malachium aquaticum(L.) Fries 牛繁缕(石竹科)。【侗药】Mal sedp bav lax(骂寸巴老)：全草治岑皮恺来(皮肤发痒)，耿虐(痛奶)[137]。【苗药】物鹅肠菜：全草治急性肝炎，痢疾，痔疮肿痛，乳房胀痛，皮肤瘙痒[96,98]。【彝药】额叠申细若：全株治大叶性肺炎，高血压，牙痛，痢疾，月经不调，疖疮[13]。

Malcolmis africana(L.) R. Br. 涩荠(十字花科)。【藏药】xipuguo(席普果)，细马拉普[40]：全草治肉食中毒，不消化症[23,40]。

Mallotus apelta(Lour.) Muell. – Arg. 白背叶(大戟科)。【拉祜药】山桐：根治慢性肺炎，肺脾肿大，子宫脱垂，脱肛，白带，妊娠水肿[10]；叶外用治中耳炎，疖肿，跌打损伤，外伤出血[10]。【黎药】雅布啦龙，野桐，叶下白：根治慢性肝炎，肠炎腹泻；根与洗米水治大便秘结；叶治皮肤痒；根皮和叶捣烂外敷，治跌打扭伤，外伤出血[153]。

Mallotus apelta var. kwangsiensis Metcalf 广西白背叶(大戟科)。【侗药】白朴根[136]，美保，美口边[15]：根治慢性肝炎，乙肝，肠炎[136]，痢疾[15]。【黎药】麋昏[154]，白背叶，白背桐[212]：根、叶治不孕症[154]，毒蛇咬伤[212]。【毛南药】野桐，mei⁴ phiau⁶ sei¹(妹瓢色)：根治慢性肝炎，肝脾肿大，子宫脱垂，妊娠水肿，肠炎，腹泻[156]；叶治中耳炎，跌打损伤，疔肿，外伤出血，鹅口疮[156]。【仫佬药】美扛尼把：叶治无名肿毒，疮疡久不收口[15]。【畲药】白叶山桐子，假桐子[146]，白背叶[148]：根、叶治肠道蛔虫病，跌打损伤，胃脘痛，外伤出血[146]；根治肝炎，胃痛，关节痹痛，跌打损伤[10,147]；叶治疖肿，外伤止血[10,147]，跌打损伤[55]，慢性肝炎，风湿痛，关节炎，产后风[148]；茎皮治肝炎[148]；种子冲服治跌打损

伤^{〈148〉}；叶治过敏性皮炎，刀伤^{〈148〉}。【土家药】ye³ tong²ma²（野桐麻），白桐树^{〈123〉}，山桐麻^{〈128〉}：根治肝脾肿大，子宫脱垂，脱肛，白带，泻症，摆白病（又名崩白，泛指带下过多），摆红病（俗名崩红，类似功能性子宫出血），疯狗咬伤^{〈128〉}；叶治皮肤湿痒，跌打损伤，外伤出血，鹅口疮^{〈123〉}；根、叶治慢性肝炎，白带，脱肛，子宫脱垂^{〈129〉}；根、叶外用治狂犬咬伤^{〈129〉}；茎叶治腹痛腹泻，摆白病（又名崩白，泛指带下过多），摆红病（俗名崩红，类似功能性子宫出血），吊茄子（子宫脱垂）^{〈10,126〉}。【瑶药】白背木，baeqc ndaanc ndiangx（别达亮），白吊粟：根、茎和叶治慢性肝炎，肝硬化腹水，肝脾肿大，子宫脱垂，脱肛，肠炎，痢疾，尿路感染，淋浊，白带，产后风瘫，痔疮，疝气，跌打损伤，外伤出血，痈疮肿毒^{〈132〉}；根治跌打损伤^{〈15〉}。【壮药】Godungzhau（棵懂豪），白背叶：叶治鹿勒（吐血），阿意勒（便血），中耳炎，鹅口疮，仲嘿唥尹（痔疮），湿疣，林得叮相（跌打损伤），外伤出血，皮肤溃疡，额哈（毒蛇咬伤）^{〈117〉}；叶治乳疮^{〈15〉}；根治白带过多，肾虚腰痛，肝硬化腹水^{〈15〉}。

Mallotus barbatus（ Wall.）Muell. – Arg. 毛桐（大戟科）。【基诺药】奶生齿^{〈10,163〉}：根、茎皮治胃疼痛^{〈163〉}；叶治皮肤癣，下肢溃疡^{〈10,163〉}。【拉祜药】pie ou ni ra：叶研烂外敷治肝炎，肺炎^{〈152〉}。【壮药】猪糠木：根治肝硬化腹水^{〈15〉}；叶治远年臁疮，连珠疮^{〈15〉}。

Mallotus japonicus（Thunb.）Muell. – Arg. 野梧桐（大戟科）。【土家药】shun tong ma（山桐麻）：根皮治骨节痛，各种骨折，骨折骨不连接^{〈10,126〉}；根、叶治慢性肝炎，肝脾肿大，肠炎腹泻^{〈123〉}。

Mallotus millietii Lévl. 崖豆藤野桐（大戟科）。【壮药】棵咬尚，扣杀，美可秤：叶治眩晕，吹风蛇，青竹蛇咬伤，关节扭伤^{〈15〉}。

Mallotus oblongifolius（Miq.）Muell. – Arg. 山苦茶（大戟科）。【黎药】克塞：叶治腹痛，腹泻^{〈154〉}。

Mallotus paniculatus（Lam.）Muell. – Arg. 白楸（大戟科）。【瑶药】蚂蚁树：叶和植株上寄生治烧、烫伤^{〈15〉}。【壮药】枯侥，美那：叶和植株上寄生治竹木刺入肉不出，胃下垂^{〈15〉}。【台少药】Riiti-iti（Paiwan 族太麻里）：叶与勃朗氏藤共同捶碎后敷于患部治外伤^{〈169〉}。

Mallotus philippensis（ Lam.）Muell. – Arg. 粗糠柴（大戟科）《部维标》。【傣药】锅麦解（西傣）^{〈13,14〉}：根治心胃气痛，痛经，疝痛，风湿疼痛，外伤出血^{〈14〉}，尿血，虫病^{〈18〉}；茎内皮治感冒，痢疾，胃出血^{〈13〉}；树皮治消化不良，腹泻，痢疾^{〈13〉}。【德昂药】埋朋娘：根治急慢性痢疾，咽喉肿痛，尿血^{〈160〉}；果实表面腺体粉末治绦虫病，蛲虫病，线虫病^{〈160〉}。【哈尼药】逼把：根治心胃气痛，痛经，疝痛，风湿疼痛，外伤出血^{〈145〉}。【基诺药】撒生塔^{〈163〉}，斜节^[3]：根或茎皮治头痛，头昏，跌打损伤，腹泻^{〈10,163〉}；根治慢性痢疾^[3]；树皮研粉治刀、枪伤^[3]；果实治绦虫病^[3]。【拉祜药】不敌开古此^{〈13〉}，蛐蟮屎树^{〈150〉}：效用同傣药^{〈13,150〉}；树皮治消化不良引起的腹泻，细菌性痢疾^{〈150〉}。【傈僳药】阿皮修子：果实治烂疮，跌打损伤，脚肿，风湿病^{〈166〉}。【佤药】非岛桐，香桂树：根治急慢性痢疾，咽喉肿痛^{〈168〉}。【维药】قه نبل（坎比力，Qenbil）：果实的表皮腺毛及毛茸治蛔虫病，绦虫病，肠道寄生虫病，大便不畅，创伤久不愈，皮肤瘙痒^{〈75,77,78〉}，体内异常黏液质的堆积，大便秘结，肠道寄生虫病^{〈4〉}；毛绒外用治疮口不收^{〈4〉}。【瑶药】nzlouh ndiangx（柳亮），大叶黄连^{〈130〉}，红粉果^{〈133〉}：根治感冒发热，肠炎痢疾，支气管炎，肺炎，肺结核，黄疸型肝炎，盆腔炎，肾炎，风湿骨痛，咽喉肿痛，外伤感染，湿疹，痈疮肿毒，烧、烫伤^{〈130〉}；枝叶、腺毛治绦虫病，蛲虫病，线虫病，蛲虫病，便秘^{〈133〉}。【壮药】Raggogyauz（壤棵侥），粗糠柴根^{〈117〉}，肥闹^{〈136〉}：根治心头痛（胃痛），白冻（泄泻），阿意咪（痢疾），货烟妈（咽痛）^{〈117,120〉}；叶炖猪肚治胃下垂^[136]。

Mallotus repandus（ Willd.）Muell. – Arg. 石岩枫（大戟科）。【土家药】干鱼藤：根、茎、叶治风湿性关节炎，腰腿痛，产后风瘫，毒蛇咬伤，风湿痹痛，皮肤瘙痒^{〈123〉}；根、茎、叶外用治跌打损伤^{〈123〉}。【瑶药】倒钩藤：根、茎、叶治风湿痹痛，腰腿痛，产后风瘫，慢性溃疡，痈症，瘰疬，乳痛，口眼歪斜^{〈133〉}；根、茎、叶外用治跌打损伤，毒蛇咬伤^{〈133〉}。

Mallotus tiliaefolius（ Blume）Muell. – Arg. 椴叶野桐（大戟科）。【台少药】Rihan（Tayal 族汶水）：叶与台湾青芋混合啮碎后敷于头部治头痛^{〈169〉}；新芽啮碎后敷于患部治外伤^{〈169〉}。

Malus asiatica Nakai 花红（蔷薇科）。【藏药】

关节酸痛，屈伸不利《62》，周身发热，肝炎体虚，皮肤过敏《13,66》。【壮药】美开：叶治流行性感冒咳嗽，支气管咳嗽《15》；树皮治脚水肿《15》。

Manglietia fordiana Oliv. 木莲（木兰科）。【阿昌药】舌哈比哩：治实火便闭，老年干咳《18》。【傣药】楠母贝（西傣）《60》，木莲树皮《476》：树皮治胸腹胀痛，恶心呕吐，心烦意乱，心悸不安，咽干口渴《60》，小便短赤，舌红，苔黄或黄厚腻，脉行快《60》《476》。

Manglietia patungensis Hu 巴东木莲（木兰科）。【土家药】花治手足痉挛痛，肝火上亢，头晕目眩，牙痛出血，月经不调，经来绵绵（月经不尽）《123,127》。

Manihot esculenta Crantz 木薯（大戟科）。【傣药】树薯改伞，蛮妞（西傣）：块根治口腔溃烂（鹅口疮）《9,73》；块根用作提糖胶原料《13》。【瑶药】当得：块根治疮毒《15》。【壮药】木塞：块根治疮毒《15》。

Manis pentadactyla Linnaeus 穿山甲（鲮鲤科）《药典》。【阿昌药】店贺拉结《18》，鳞甲《69》：甲壳治痈肿疮毒初起或脓成未溃，乳汁不通《18》；甲壳外用止血《18》；甲壳配伍治月经过多《69》。【布朗药】ge bie（格别）《279》：甲壳治小儿高热《279》。【布依药】独里：肉或鳞片磨水服，治小儿麻疹《159》。【傣药】给鳞：鳞片治哮喘，支气管炎《66》。【哈尼药】tan ke（坦可）《276》，Taoqkee alhhow（陶克阿俄），鲮鲤《143》：鳞甲与骨治瘰疬症《276》，麻疹不透，痈疮肿毒，乳腺炎，腮腺炎《143》；乳汁不通《143,145》，经闭腹痛，风湿病《145》。【基诺药】特客：甲片烤黄治恶心呕吐，瘰疬，解毒《10,163》，高热不退《11》。【傈僳药】同哭：鳞片治痈肿未溃，产后乳汁不下，瘀滞作痛，风湿性关节痛《166》。【毛南药】? nei³³ ti²⁴ liŋ³³（勒记岑）《155》，钱鳞甲，chi¹ in⁶（其伶）《156》：肉或鳞片治麻疹《155》；鳞片治痈肿疮毒初起或脓成未溃，乳汁不通，闭经，风湿痹痛《156》。【蒙药】(Materen homes，玛特仁－浩木斯，玛塔日因－浩木斯)《56》：鳞甲（用沙炒黄）治骨伤《48,56》，骨热，产褥热《48》，局部肿痛，麻痹，产后发热《56》。【纳西药】鳞片治风湿痹走注肢节疼痛，中风，手足偏废不举，乳汁不通，痈疽恶疮，痢疾，里急后重，毒蛇咬伤，疝气膀胱疼痛，火眼赤痛《164》。【怒药】木里补：鳞甲用于

补气，排脓《165》。【水药】必几领：鳞片煅存性，研粉敷于患处治水火烫伤《157,158》。【土家药】山鲤鱼《125》：鳞片治痈肿疮毒初起，乳汁不通，闭经，风湿痹痛，颈淋巴结结核《124》，产后无乳汁，闭经瘰《125》。【佤药】鲮鲤，龙鲤：鳞片治乳腺炎，腮腺炎，乳汁不通，痈疽肿毒《168》。【维药】塔阿铁歇尔柯皮：鳞甲治疮疖脓肿，跌打损伤，瘀血肿痛《79》。【瑶药】laih koqv（麒麟）：鳞片治痈疽疮肿初起，或脓成未溃，乳汁不通，闭经，风湿痹痛，止血鲮甲《131》；鳞片用于风寒湿痹，止血《131》；肉治久病体虚，瘰疬《133》。【彝药】态此《9,102》，涛古求腮《111》：鳞片治热毒疮肿，惊风，便秘，闭经，乳闭，乳痈，骨疮，杨梅疮，斑疹，哮喘，肺心病，月经不调，慢性支气管炎，哮喘《9》，痈疽疮肿，风寒湿痹，闭经，乳汁不通，外伤出血《111》；血治月经不调，慢性支气管炎，哮喘，肺心病《102》；鳞甲治梅疮，骨疮，斑疹，热结不通，惊风抽搐《102》。【藏药】nage（那格）《22》，xilinjueli（锡令觉力）《30》：鳞片治骨热《22》，经闭癥瘕，乳汁不通，痈肿疮毒，关节痹痛，麻木拘挛《30》；穿山甲片（炒泡，研末）治骨热《34》。

Mantis religiosa Linnaeus 薄翅螳螂（螳螂科）。【侗药】max jajx（马者），螳螂囊，天马：全虫治小儿螳螂风《216》。【藏药】卵巢治遗精，滑精，遗尿，尿频，小便白浊，阳痿，早泄《30》。

Maoutia puya (Wall. ex Wedd.) Wedd. 白山麻柳（荨麻科）。【哈尼药】啊车车朴《145》，水丝麻，啊车车补《13,14》：根用于清热解毒，消肿止痛《13,145》，疮疖红肿《13,14》。【基诺药】子柯：全草治感冒发热，月经过多，风湿疼痛《163》；全草外敷治生疮，伤口不收《163》。

Mappianthus iodioides Hand. – Mazz. 定心藤（茶茱萸科）。【傣药】ᨡᩬᨷᩉᩮᩢᩣᩁ(dunheihan，顿黑罕)《8》，邓嘿罕（西傣）《63》：藤茎治月经不调，闭经，产后血虚，宫缩痛，心悸，风湿性关节痛，类风湿性关节炎，腰膝酸痛，外伤出血《8,14,67,68》，心烦不安，头目胀痛，黄疸，小便热涩疼痛，尿频，尿急，风湿病肢体关节红肿热痛，跌打损伤，骨折《62,63》，风火偏盛所致的心悸胸闷，失眠多梦，胁痛《59》，咽喉干痛《62-64》。【拉祜药】YAKIELSHI（aguxidi，阿古西的，云南澜沧）《8》：藤茎治心慌失眠，月经不调，产后血虚，痛经，农药中毒，

风湿性关节炎及外伤出血[8,150]；效用同瑶药[13]。【仫佬药】王连猫：根、茎治黄疸型肝炎[8,15]。【瑶药】才期期马[13]，黄九牛[132]，黄风藤[134]：藤茎治心慌心跳，失眠，心中烦渴，药物中毒[13]，月经不调，闭经[134]；根茎治跌打损伤，风湿病[15]；根或老藤治黄疸型肝炎[132][573]，毒蛇咬伤[573]，风湿痹痛，跌打损伤[132]。

Maranta arundinacea L. 竹芋（姜科）。【傣药】蛮冬金，哥样（西傣）：根茎治肺热咳嗽，小便赤痛[13]。

Marasmius oreades(Bolt. ex Fr.) Fr. 仙环小皮伞（小皮伞科）。【藏药】醒格夏蒙：子实体治气滞腹胀，胸闷气紧，筋络不舒，手足麻木，痢疾[24]。

Marchantia polymorpha L. 地钱（地钱科）。【哈尼药】地梭罗，Haqluv alyeiv（哈鲁阿野），地浮萍：全体治多年烂脚疮[143]。【傈僳药】米腊八莫[166]：全株治烧、烫伤，毒蛇咬伤，疮痈肿毒，脚臁疮，骨折[13]；全株外用治刀伤，骨折，蛇咬伤，疮痈肿毒，烫伤[166]。【羌药】Bburrhann（布热项），日布则古，石花：叶治刀、创伤[167]。【土家药】菊花还阳，岩巴掌，一团云：全株治烧、烫伤，毒蛇咬伤，疮痈肿毒，癣，刀伤，骨折[124,127]。【彝药】石癣：全株治肝胆湿热，肺痨虚热，阴虚火旺，神恍失眠，痈疽疮疖，水火烫伤，产程不顺，临盆无力[109]。

Margaritiana dahurica(Middendorff) 珠母珍珠蚌（珍珠贝科）。【藏药】niqi（niqi，尼齐）[21,22]，墨斗[23]：珍珠治神经性疾病，脑外伤，小儿惊痫，烦躁不安，中毒症[23,34]，脑震荡，胸闷[34]，效用同褶纹冠蚌 Cristaria plicata[22]；珍珠母治癫狂惊痫，头目眩晕，心悸耳鸣，吐血，崩漏，翳障[25]；贝壳的珍珠层治脑漏，癫狂惊痫，头目晕眩，翳障，心悸耳鸣，吐血崩漏，食物中毒[21]。

Mariscus compactus(Retz.) Druce 密穗砖子苗（莎草科）。【藏药】玛玛机机：全株治风寒感冒，咳嗽痰多[13]。

Mariscus cyperinus Vahl 莎草砖子苗（莎草科）。【台少药】Nabankarun（Bunun 族施武群），Nabakaron（Bunun 族高山），Yu－pongaru（Bunun 族高山）：全草治头痛[169]；叶治眼病[169]；根治疟疾[169]。

Mariscus umbellatus Vahl 砖子苗（莎草科）。【纳西药】茎叶治月经不调，慢性附件炎，鼻衄，倒经，胃溃疡，消化不良，胃寒痛，痛经，胁痛腹胀，水肿，小便短少，痛疽肿毒，胃酸肿痛，崩漏[164]。【瑶药】鹤宠崽，野产子：全草治皮肤瘙痒，月经不调，血崩，肾炎，肾结石[133]。【彝药】阿巴高：全草治蛇咬伤，疮疔[13,14]。

Marmoritis complanatum(Dunn) A. L. Budantzer 扭连钱（唇形科）。【藏药】年都巴：全草治白喉，乳蛾，虫病[23]。

Marmota bobak Muller 草原旱獭（松鼠科）。【藏药】qiweiqiewa（奇维切哇）：效用同喜马拉雅旱獭 M. himalayana[22]。

Marmota caudate Geoffroy 长尾旱獭（松鼠科）。【藏药】qiweiqiewa（奇维切哇）：效用同喜马拉雅旱獭 M. himalayanan[22]。

Marmota himalayana Hodgason 喜马拉雅旱獭（松鼠科）。【鄂温克药】旱獭：肉治肾寒，宫寒，脂肪治胃痛[277]。【羌药】Res（日思），雪猪油，日思日德吾欤：脂肪治脚生痒疮，风湿肿痛及湿热疮毒[167]；脂肪外用治冻疮[167]。【彝药】俄祖，范鱼：油涂搽患处治风湿性关节疼痛[102]；香囊分泌物治腹痛，疝气，关节痛，经痛，痈肿[102]。【裕固药】旱獭油：脂肪油治中耳炎[10]。【藏药】qiwa（qiwa，齐哇）[21,25,30]，气哇[23]，qiweiqiewa（奇维切哇）[22]：头盖骨肉治妇女病[25]，水肿病[21,29,30]；肉治妇科疾病[23,27,34]，肾病，"隆"病[23,27]，皮肤痈肿[23]，风湿痹痛，脚膝肿痛，湿热身痒[30]，腹病[21]；肝治骨折[27,30,34]；胆囊治合成毒，愈合伤口，修复创伤[27]；胆汁醒酒，治食物中毒[21,29,34]；胆汁外敷治外伤生肌[21,29,34]，药物中毒[25,29,34]，骨裂，肝病，眼中毒病，酒毒症[23]，酒癣，生肌[22,29,34]；油脂治肌肉肿胀，"隆"病[23,27]，风寒病[22]；皮包敷患处治疬病，"黄水"病，僵直及拘挛症，痹病，手足麻木，身疲无力[22]，风湿肿痛，湿热疮毒，臁疮久烂[30]；犬齿治骨折[21,25,30]；犬齿（煅炭）治骨折[34]；心治心绞痛，妇科"拧糌"疾病，心志不爽[27]，妇女病，产后心躁症[29,30]，妇女娘察病，上身严重疼痛病[22]；骨治风湿性筋骨疼痛，四肢麻木[30]；胆治眼中毒病，酒毒病[30]；脂肪治"隆"病，鱼际肿胀，皮肤病[27]；油脂用于祛寒，蒿(罂粟科)。【藏药】obeisaibao(欧贝塞保)：花或全草治肝肺热疾，咽喉热闭，咳嗽，"培根"病[22]。

Meconopsis grandis Prain 大花绿绒蒿(罂粟科)。【藏药】obeimobao(欧贝莫保)：花或全草治肺炎，肝炎，胆囊炎，肝肺热症，骨折，骨伤，头伤[22]。

Meconopsis henrici Bur. et Franch. 川西绿绒蒿(罂粟科)。【藏药】obeiwanbao(欧贝完保)，伍柏恩保[40]：花、全草治肺肺热疾，陈旧热疾，咽喉灼痛，"赤巴"病，淋病[22]；花、茎、叶、果、全草治头部骨伤，骨折[27]；全草治跌打损伤，胃痛，经痛[40]。

Meconopsis horridula Hook. f. et Thoms. 多刺绿绒蒿(罂粟科)《部藏标》。【纳西药】鸡脚参，雪参：全草治气虚下陷，浮肿，脱肛，久痢，哮喘，肺炎，传染性肝炎[164]。【羌药】Cimaserwo(刺玛色尔哦)，色尔哦，绿绒蒿：带根全草、花治肺虚久咳，胃痛，湿热黄疸，痛经[167]。【藏药】ཆེ་རོན།(cieren，刺尔恩)[24]，ཨ་ཀ་ཚེ་ཝོན།(阿恰才温)[21]，策恩[5]：花、全草治跌打损伤，头骨受伤，胸背痛[2,21,23]；筋骨疼痛，骨痛[23,24,27]，骨蒸[21]，骨折，胸背疼痛[35]；全草治跌打损伤[13,33]，骨折，胸背疼痛[5]；花治头部骨折，骨热，疮伤，骨质疏松[27]，肺热，肝热，感冒，跌打损伤，头伤骨痛，骨折，再生软骨，胸背疼痛[39]。

Meconopsis horridula var. racemosa(Maxim.) Prain 总状花绿绒蒿(罂粟科)。【傈僳药】衣狂射：全草治骨热烦痛，头外伤疼痛，各种剧烈性刺痛[166]；根用于补虚消肿，止痢，定喘[166]。【纳西药】糯米肯其(纳西)：根治气虚下陷，浮肿脱肛，久痢，哮喘[14]。【藏药】才完[29]，刺儿恩[23][420]，恩策[13]：花治骨折[29,40]，头伤[29]，骨热，筋痛跌打[40]；全草治骨裂，头部骨外伤，中毒症，关节热痛[23]头伤，骨折，骨蒸，跌打损伤，胸背疼痛[420]；根治气虚浮肿，脱肛，便血，久泻，久咳，哮喘[13]。

Meconopsis impedita Prain 滇西绿绒蒿(罂粟科)。【藏药】欧贝玛博[24]：全株、花治"赤巴"病，肝热，高血压头痛[13,24]，肺热病，血分病[13,24,36]。

Meconopsis integrifolia(Maxim.) Franch. 全

缘叶绿绒蒿(罂粟科)《部藏标》。【傈僳药】莫拉火：全草治肺炎，肝炎，湿热黄疸，皮肤病，头痛，白带，痛经，肠胃炎，湿热水肿，伤口久不愈[166]。【羌药】Serwo(色尔哦)：带根全草、花治肺虚久咳，胃痛，湿热黄疸，痛经[167]。【藏药】བྱ་རོག་སྤྱིན།(wubaienbu，吾白恩布)[2]，ཨོ་སྒུལ་ཟེར་པོ།(欧贝赛保)[21]，邬巴拉色尔波[7]，欧白赛保[39]：全草治肺炎，肝炎[2,21,29,39,35]，肝与肺的热症，水肿[2,21,35,39]，皮肤病，头痛[29,39]；花治肝热，肺热[23,27,29]，喉热，邪热，"培根"病[27]，喉热闭[13]，肝炎，肺热，"培根"病引起的消化不良[7]，咳嗽，湿热水肿，痛经[36]；花或全草治肝、肺热症，"培根"病，喉热闭，胃酸，咳嗽，骨折，跌打损伤[24]。

Meconopsis lancifolia(Franch.) Franch. ex Prain 长叶绿绒蒿(罂粟科)《部藏标》。【藏药】བྱ་རོག་སྤྱིན།(wubaienbu，吾白恩布)[2]，muqiongdianyun(木穹典云)[24]，吾巴拉恩博[5]：全草治肺炎，肝炎，肝与肺的热症，水肿[2,5,13,35]，胆囊炎[5,13,24]，骨折，骨伤[24]，头伤[23,24]。

Meconopsis napanlensis DC. 尼泊尔绿绒蒿(罂粟科)。【藏药】obeisaibao(欧贝塞保)：花或全草治肝、肺热疾，咽喉热闭，咳嗽，"培根"病[22]。

Meconopsis paniculata(D. Don) Prain 锥花绿绒蒿(罂粟科)。【藏药】欧贝赛博[24]，欧贝赛保[29]：花、全草治肝、肺热症，"培根"病，喉热闭，胃酸，咳嗽，骨折，跌打损伤[24]；全草治肺炎，肝炎，皮肤病，头痛[29]。

Meconopsis pinnatifolia C. Y. Wu et H. Chuang ex L. H. Zhou 吉隆绿绒蒿(罂粟科)。【藏药】obeimabao(欧贝玛保)：花或全草治陈旧热症，肝、肺热病，血分病[22]。

Meconopsis pseudohorridula C. Y. Wu et H. Chuang 拟多刺绿绒蒿(罂粟科)。【藏药】caieren(才尔恩)：花或全草治骨热，骨折，跌打损伤，筋骨疼痛，骨痛，头骨受伤，胸背痛[22]。

Meconopsis punicea Maxim. 红花绿绒蒿(罂粟科)。【藏药】obeimabao(欧贝玛保)[23,29]，欧贝[420]，ཨོ་སྒུལ་དམར་པོ།(吾白玛布)[21]，欧白玛保[39]：全草治头痛，肝、肺热症[21,24]，肺炎，肝炎，水肿，皮肤病[24]，"察龙"病[21]；花、全草治"赤巴"病，肝热，肺热，高血压头痛，血分病[24]；花治肝热，肺热[23,27]，发烧、高血压引起的头痛[29,39]，血热和血旺[420]，喉热、邪热、血病[27]。

Meconopsis quintuplinervia Regel 五脉绿绒蒿（罂粟科）《部藏标》。【羌药】Werserwo（瓦尔色尔哦）：连根全草、花治肺虚久咳，胃痛，湿热黄疸，痛经[167]。【藏药】吾巴拉[422,707]，巴拉[1107]，ཨུ་པལ་ཟོན་པོ།（wubaibuen，吾白恩布）[2,35]：全草治肺炎、肝炎[2,35][422,707,1083]，水肿[2,35][422,707]，头痛[422,707]，肝、肺热症[35,2][1083]，皮肤病、胆囊炎、肺结核、胃溃疡[1083]，利尿、消炎、止痛[1107]；花治肝炎、胆囊炎、肺炎、肺结核、胃溃疡[29,39]，血热和血旺[422,911]，肝热、肺热[23,24]，"赤巴"病、咽喉灼痛、淋病[24]。

Meconopsis simplicifolia（D. Don）Walp. 单叶绿绒蒿（罂粟科）。【藏药】སྔུག་ཆུང་མདོག་ཡོན།（木窍典云）[21,24]：全草治骨折，头伤[21,24]，疮疡[21]，肺炎、肝炎、胆囊炎、肝、肺热症、骨伤[24]。

Meconopsis speciosa Prain 美丽绿绒蒿（罂粟科）。【藏药】欧贝完博[24]：花治肝、肺热[13,24]，咽喉热闭[13]，"赤巴"病、咽喉灼痛、淋病[24]。

Meconopsis superba King ex Prain 高茎绿绒蒿（罂粟科）。【藏药】欧贝嘎保：花治肝、肺热病[23]。

Meconopsis torquata Prain 毛瓣绿绒蒿（罂粟科）。【藏药】ཨུ་པལ་ཟོན་པོ།（吾白恩布）[21]，muqiong-gdianyun（木窍典云）[24]：全草治肝、肺热症[21,24]，肺炎、肝炎、胆囊炎、骨折、骨伤、头伤[24]，喉炎[21]；花治肺热、肝热、喉热、邪热，"培根"病[27]。

Medicago archiducis – nicolai Sirj Vassilcz 苜蓿（豆科）。【藏药】花、茎、叶、果、全草治疮伤、骨折、肺热、毒热、肾病[27]。

Medicago falcata L. 野苜蓿（豆科）。【蒙药】全草治胸腹胀满、消化不良、小便不利、浮肿[51]。【维药】يايغان بدە گۆزۈرۈغى（Yawabede uruqi，亚瓦比代欧如合）：种子治肝脏炎肿、脾脏肿大、子宫炎肿、阴囊炎肿、寒性尿闭，经水不下[75]。

Medicago lupulina L. 天蓝苜蓿（豆科）。【傈僳药】恒保力莫：全草治黄疸型肝炎、坐骨神经痛、风湿筋骨疼痛、喘咳、痔血[166]。【蒙药】ᠬᠥᠬᠡ ᠴᠠᠷᠭᠠᠰᠥ（huh chargas，呼和－查日嘎斯）[49]：全草治黄疸型肝炎、便血、痔疮出血、白血病、风湿骨痛、腰胯疼痛[51]，肺热、咳嗽、肺脓疡、痰带脓血、外伤出血、毒散于肉、食物中毒[49]；外用治蛇咬伤[51]。【土家药】小黄花草：全草治黄疸、痔疮出血、肠风下血、疔疮、蛇、虫咬伤[123]。【藏药】布苏夯[24,29]：全草治肺热、咳嗽、创伤、赤痢[24,39]，风湿疼痛、月经不调[36]，外用消炎止血[24,29]。

Medicago sativa L. 紫苜蓿（豆科）《部维标》。【蒙药】全草治肠炎、石淋、小便不利、浮肿、黄疸、夜盲[51]；效用同天蓝苜蓿 M. lupulina[24]。【维药】بەدە گۆزۈرۈغى（Bede uruqi，比德欧如合）[75]，比地乌拉盖[79]：种子治性欲减退、精少、阳痿、体瘦乳少、腹泻、闭经、咳嗽顽痰[75,77]，大便秘结、阳痿、关节炎[79]，形瘦血亏、闭经、乳少、便秘、阳痿、咳嗽胸闷、关节疼痛[4]。【藏药】busufen（布苏夯）：全草治肺热、咳嗽、创伤、赤痢[22]；全草外用用于消炎止血[22]；地上部分治新热（热病初期）、肺热咳嗽、创伤、疮疖[34]。

Medinilla septentronalis（W. W. Smith）H. L. Li 北酸脚杆（野牡丹科）。【瑶药】红节风，nyaatc siqv buerng（呀使崩），红节木：全株治感冒、小儿惊风、痢疾、尿淋尿血、月经不调、牙龈出血、牙周炎[132]。

Meehania fargesii（Lévl.）C. Y. Wu 华西龙头草（唇形科）。【傈僳药】莫里兰：全草治风寒感冒[166]。

Meehania fargesii var. radicans（Vant.）C. Y. Wu 走茎龙头草（唇形科）。【土家药】秤杆蛇药：全草治蛇咬伤、疮疖、湿疹、疥疮[124]。

Meehania henryi（Hemsl.）Sun ex C. Y. Wu 龙头草（唇形科）。【土家药】野苏麻：叶治风湿劳伤、胃痛、腹痛、咽喉肿痛[124]；叶捣烂外敷治蛇咬伤[124]。

Megacarpaea delavayi Franch 高河菜（十字花科）。【藏药】ཅ་ཉོད་སྒོག།（qiaobei，恰羔贝）[25]：全草治痢疾、肺热咳嗽、消化不良、疮痈肿毒[36]；全草、花治流行性感冒、各种传染病及胆病[25]；全草、花外用治疥癣、皮疹、皮肤瘙痒、蛇咬伤[25]。

Megacodon stylophorus（C. B. Clarke）H. Smith 大钟花（龙胆科）。【藏药】jijiegabaomanba

垂、咳血、白秃、冻疮⟨124⟩。【彝药】波余猜，白脸油：油治梅毒病，水火烫伤⟨102,104⟩。【藏药】ग्युअ་ཟི།（zhunba，准巴），⟨25,30⟩，zhenbaijiuma（真白旧玛）⟨22⟩：肉治风湿引起的关节痛、腰痛、腿痛⟨22,25⟩、"黄水"病⟨22,23,25⟩、精神病⟨22,25⟩、小儿疳瘤、蛔虫病⟨30⟩、邪病⟨23⟩；油脂治寒性"隆"病、腿部鱼肌肿痛⟨23⟩；胆治痫疾⟨25⟩、中气不足、子宫脱垂、火、烫伤、疥癣、痔疮、大便干燥⟨30⟩；小肠治肠绞痛、痢疾⟨22,23⟩；喉管治肿瘤⟨22⟩。

Melia azedarach L. 棟（棟科）《药典》。【阿昌药】苦棟：皮治蛔虫病，钩虫病，疥疮，头癣⟨18⟩。【布依药】槐惹：以果实的内果皮捣烂，用冰水泡，取液擦患处，治牛皮癣⟨159⟩。【傣药】梅享（西傣）：树皮、叶、果治骨折，外伤肿痛，疔肿，疝气，膀胱炎⟨14⟩。【侗药】金玲子⟨136⟩，Xul munh（秀满）⟨137⟩，toul leix（秃累）⟨51⟩：果实治胸胁、脘腹胀痛，荨麻疹⟨136⟩；皮治小儿蛔虫病，虫积腹痛，湿疹⟨136⟩；根、皮或果实治朗昆耿肚省（小儿蛳虫病）⟨137⟩；根皮治疥疮，蛔虫病⟨51⟩；根茎韧皮部和果实治朗昆耿肚省（小儿蛳虫病）⟨10⟩。【哈尼药】苦棟树，Qilnaovq（期恼）：树皮治疥癣，滴虫性阴道炎⟨143⟩；果实治冻疮⟨143⟩。【黎药】苦赖⟨146⟩，锡纳阁⟨101⟩，千意茶⟨153⟩：皮、叶、果治蛔虫病，蛲虫病，钩虫病，阴囊炎，疮癣，皮肤瘙痒⟨146⟩；树皮、根皮、叶用于活血散瘀，消肿止痛⟨212⟩；根皮、树皮治蛔虫病⟨101⟩；根皮、树皮外用治皮肤疥癣，湿疹⟨101⟩；干树皮或鲜树皮煎水服或外用，治全身瘙痒，湿疹，白癜风痒及汤火烫伤⟨153⟩。【毛南药】məi³³ʔnian²⁴（美念）⟨155⟩，皮妹任⟨15⟩：果实治阑尾炎⟨155⟩；根皮治蛔虫病⟨15⟩。【苗药】Bid doub（比豆，贵州松桃），Gherb lint zend viab（官令整豆桠，贵州黔南）⟨91,95⟩，Det zangd veeb（豆姜额）⟨92⟩：根皮及果实治蛔虫病⟨92⟩；根皮治蛔虫病，绦虫病，阴道滴虫⟨98⟩，果实和茎皮治蛔虫病，钩虫病，蛲虫病，阴道滴虫病，疥疮，头癣⟨91⟩，虫积腹痛⟨95⟩；根、皮、果实治疥癣，蛳虫病，虫积腹痛，疮癣瘙痒⟨95,96⟩。【纳西药】果实、皮及根皮治流行性感冒，蛔虫病，头癣，绦虫病，痢疾⟨164⟩。【畲药】根、茎皮、果实治蛔虫病，蛲虫病，钩虫病，湿疹，腹痛，痢疾⟨147⟩。【土家药】ke¹ji¹san¹ka³meng¹（客几三卡蒙），紫花树：根皮、干皮

治蛔虫病，蛲虫病，绦虫病，阴道滴虫，疥癣⟨124⟩，肛门奇痒⟨125⟩；根皮、干皮治蛔虫病，蛲虫病，绦虫病，阴道滴虫，疥癣⟨124⟩，肛门奇痒⟨125⟩；根皮、果实治蛳虫病，沙虫脚，内痔肿痛，倒经⟨128⟩。【佤药】考老乃：效用同傣药⟨14⟩。【维药】گازاده دهرخی گۆروۆغی（Azade derexi uruqi，阿扎德欧如合）：果实治痛经，闭经，经水不畅，肝脾疼痛，硬块炎肿，痔疮胀痛，大便不畅⟨75⟩。【瑶药】古林亮：树皮治头疮；全株治皮肤湿疹⟨15⟩；根皮、树皮、果实治小儿蛔虫病，蛲虫病，钩虫病⟨133⟩；根皮、树皮、果实外用治疥疮，顽固性湿癣，瘘疮，小儿秃疮及诸恶疮，牙痛，皮肤湿疹⟨133⟩。【彝药】锡纳阁，苦棟皮：树皮及根皮治蛔虫病，皮肤疥癣，湿疹，头癣，外阴瘙痒⟨104⟩。【壮药】美棟：树皮治身痒⟨15⟩。

Melia dubia Cav. 岭南棟树（棟科）【水药】拟梅干孟：果实及根内皮治胃炎，蛔虫病⟨10⟩。

Melia toosendan Sieb. et Zucc. 川棟（棟科）《药典》。【阿昌药】二层皮：皮治蛔虫病⟨18⟩。【朝药】사천멀구슬나무（sā cēn mēr gū nǎ mù，仨岑么儿咕那木）：果实治肾虚引起的小便不利，水积症⟨83⟩，腹痛，疝气⟨84⟩。【傣药】梅哼⟨9,74⟩，锅哼⟨213⟩：果、皮、叶治咽喉疼痛，吞咽不利，湿疹，瘙痒，跌打损伤⟨14⟩；果实治咽喉疼痛，吞咽不利，湿疹瘙痒，跌打损伤，骨折⟨9,71⟩；胃腹疝气痛⟨9,74⟩；皮治蛔虫病⟨9,74⟩；叶治湿疹，痒疮，绦虫病，蛲虫病⟨9,74⟩；果实、树皮治热风症所致的咽喉肿痛，口舌生疮，疮疖脓肿，乳房红肿疼痛，头癣，湿疹瘙痒溃烂，带状疱疹，蛔虫病⟨63⟩；果实、叶、根皮、树皮治热风症所致的咽喉肿痛，口舌生疮，脓肿，乳房红肿疼痛，瘙痒溃烂，蛔虫病⟨64⟩，疮疖脓肿⟨213⟩，头癣，湿疹，带状疱疹⟨213⟩⟨64⟩。【德昂药】川棟皮：皮治蛔虫病⟨18⟩。【侗药】秀满：果实治蛔虫引起的腹痛⟨135⟩。【哈尼药】果实、全株治胃痛⟨875⟩。【景颇药】Gvuqtu gvuq：皮治蛔虫病⟨18⟩。【傈僳药】前马腊：全株治感冒，发热不退，腹痛，痢疾，风湿性关节痛，疟疾，大便秘结⟨166⟩；全株外用治小儿皮炎，皮肤瘙痒⟨166⟩。【蒙药】ᠪᠠᠷᠠᠭᠤ（Barura，巴如拉）⟨44⟩，巴如日⟨45,46⟩，布和查干毛敦－乌热⟨361⟩：果实治热性"协日沃素"病，"巴达干希日"合并症⟨44⟩⟨361⟩，脱发，皮肤瘙痒，"协日沃素"疮，痘疹，湿疹，白癜风，

秃疮、疥癣、痛风、游痛症、浊热、新热、陈热、眼疾[44]、湿热、痰火、眼疾、脱发、白癫风、疮疖、瘙痒[45,46]、关节肿痛、目赤肿痛、眼睑糜烂、"希日"与血热引起的视物昏蒙等[56]、止痛、杀虫、明目[361]。【苗药】豆正衣，补翁唉：果实及茎皮治蛔虫病，钩虫病，蛲虫病[94]；效用同楝 M. azedarach[95]。【怒药】神卡：根、茎皮治蛔虫病[165]。【羌药】Mekueru（美阔茹），次玛思咪，苦楝子：果实治胁肋胀痛，虫积腹痛[167]。【土家药】金铃子：果实治热厥心痛，湿热疝痛，虫积腹痛，痛经、头癣，胃痛[124]。【瑶药】川楝子：果实、根皮或树皮治肝胃气痛，蛔虫病，钩虫病，疝痛，疮疥癣癞，湿疹，小儿疳积[133]。【彝药】锡纳阁，苦楝皮[104]：茎皮治跌打损伤，瘀血肿痛，指端麻感，皮肤厥冷[109]；树皮及根皮治蛔虫病，皮肤疥癣，湿疹，头癣，外阴瘙痒[104]。

Melica scabrosa Trin. 臭草（禾本科）。【哈尼药】金丝草，肥马草：全草治小儿夏季热渴，尿路结石，黄疸型肝炎，痢疾，肺痨[143]。【蒙药】全草治淋病，肾炎，黄疸型肝炎，消渴[51]。

Melicope pahangensis T. G. Hart. 参见 Evodia simplicifolia。

Melilotus albus Desr. 白花草木犀（豆科）。【蒙药】全草效用同草木犀 M. officinalis[51]。【哈萨克药】全草用于清热解毒，消炎化湿，截疟[141]。【土家药】龙江黄芪：全草治痈疮红肿，痢疾，淋巴结结核，疟疾[123]。

Melilotus dentatus (Waldst. et Kit.) Pers. 细齿草木犀（豆科）。【蒙药】全草效用同草木犀 M. officinalis[51]。

Melilotus indicus (L.) All. 印度草木犀（豆科）。【傈僳药】莫兵哩：全草治虚汗，皮肤瘙痒，暑热胸闷，疟疾[166]。

Melilotus officinalis (L.) Pall. [*M. suaveolens* Ledeb.] 草木犀（豆科）《部藏标》。【哈萨克药】تۇيەجوڭكشقا：全草治暑湿胸闷，舌苔腻，口臭，头胀，头痛，疟疾，痢疾[140]。【蒙药】ᠵᠠᠷᠲᠤ ᠬᠤᠵ (Zhart huj，扎日图－呼吉)[44]，沙日－呼庆黑，扎嘎日图－呼吉[51]：全草治"发症"，结喉，狂犬病，久热，毒热，毒蛇咬伤[51]，陈热症，食物中毒，虫、蛇咬伤，咽喉肿病[44]。【藏药】ཇ་པེ (jiabei，甲贝)[2,22]，猴莫煞[39]：全草治脾脏病、

绞肠痧、白喉、乳蛾[2]，胃痛、扁桃体炎，炭疽[22,24,29,39]，四肢关节积黄水[22,24]，陈旧性热病及毒热病，瘟疫病，脾脏疾病，急腹症，炭疽[27]，喉蛾（急性扁桃体炎）[22]，陈旧性发热，中毒性发热症[39]。

Melilotus ruthenica (L.) Peschkova 扁蓿豆（豆科）。【蒙药】布苏行：全草治肺脓肿，咳血，肾热，毒热，创伤[51]。

Meliosma cuneifolia Franch. 泡花树（清风藤科）。【土家药】清风树（人字木）：根皮治无名肿毒，水肿，腹水[127]；根皮外用治痈疔肿毒，毒蛇咬伤[127]。

Meliosma cuneifolia var. glabriuscula Cufod. 光叶泡花树（清风藤科）。【土家药】清风树（人字木）：根皮治无名肿毒，水肿，腹水[127]；根皮外用治痈疔肿毒，毒蛇咬伤[127]。

Melissa axillaris (Benth.) Bakh. f. 蜜蜂花（唇形科）。【土家药】鼻血草：全草治头晕，痢疾[123]。

Melissa officinalis L. 香蜂花（唇形科）。【维药】بادرەنجبۇيا هىندى（Badreji buya xendi，巴得然吉布亚印地）[75,79]：叶治心脏病，高血压，精神不振[79]；全草治寒性心虚，心绞痛，心慌，心烦，高血压，眩晕，湿性瘫痪，面瘫，哮喘，乳腺炎[75]。

Melitodes squamata Nutting 鳞海底柏（海底柏科）。【藏药】xiri（西日）：石灰质骨骼治脑病，肝病，各种发热，中毒症，脉病[22]。

Mellettia reticulata Benth. 网络崖豆藤（豆科）。【畲药】昆明崖豆藤：根治扭伤，跌打损伤，挫伤[148]。

Melodinus fusiformis Champ. ex Benth. 尖山橙（夹竹桃科）。【壮药】Gaeudukhen（勾动撩），尖山橙：全株治发旺（痹病），扭像（扭挫伤），夺扼（骨折）[180]。

Melodinus henryi Graib. 思茅山橙（夹竹桃科）。【基诺药】茄呢：根治胃溃疡，上腹绞痛[163]。

Melodinus magnificus Tsiang 茶藤（夹竹桃科）。【瑶药】橙九牛，zah juov ngungh（茶坐翁），九牛入石：根及藤茎治风湿痹痛，跌打损伤，腰椎增生[132]。

Melodinus tenuicaudatus Tsiang et P. T. Li 薄叶山橙（夹竹桃科）。【壮药】勾兵：树皮治腰骨

酸痛，病后虚弱，外伤出血〈15〉。

Melothria heterophylla（Lour.）Cogn. 参见 Solena amplexicaulis。

Melothria maysorensis（Wight et Arn.）Chang 参见 Zehneria maysorensis。

Memorialis hirta（Bl.）Wedd. 参见 Gonostegia hirta。

Menispermum dauricum DC. 蝙蝠葛（防己科）《药典》。【侗药】北豆根，黄条香，野豆根：根茎治咽喉肿痛，牙龈周围脓肿，风湿病〈136〉。【蒙药】尼莫巴，阿古拉－布日其格，哈日－敖日映古：根、茎治咽喉肿痛，肺热咳嗽，齿龈肿痛，痈疮，肿瘤，便秘〈45,46〉。【土家药】藤豆根：根、茎治喉咙肿痛，牙根肿痛，肚痛泄泻〈125〉。【藏药】nimuba（尼木巴）〈24〉，nvmuba（奴木巴）〈23〉：根、茎治咽喉肿痛，牙龈肿痛，腹痛，腹泻，咳嗽气喘，虫、蛇咬伤〈24〉，热病，血病，皮肤病〈23〉。

Mentha asiatica Boriss. 假薄荷（唇形科）。【哈萨克药】亚洲薄荷：全草治风热感冒，头痛目赤，咽痛牙痛，皮肤瘙痒，食欲不振，反胃呕逆，尿路结石，月经不调〈141〉。【蒙药】Jalbez：地上部分治高烧〈217〉。

Mentha crispata Schrad. ex Willd. 皱叶留兰香（唇形科）。【侗药】巴哈：叶或全草治风寒感冒〈15〉。【苗药】效用同薄荷 M. haplocalyx〈95〉。【瑶药】棵嘎帕：叶或全草治小儿惊风〈15〉。

Mentha dahurica Fisch. ex Benth. 兴安薄荷（唇形科）。【蒙药】地上部分效用同薄荷 M. haplocalyx〈51〉。

Mentha haplocalyx Briq. ［*M. canadensis* L.］薄荷（唇形科）《药典》。【布依药】岜常：全草治头痛〈159〉。【朝药】박하（bàk hā，吧克哈）：地上部分治中风热盛，中风热症，风热，咽喉诸病，小儿诸热〈83〉，少阳人的风热，里热症，咽喉病，气滞〈84〉。【傣药】奔荷（德傣）〈9,14,71〉，慌嫩西傣〈64〉，麻章那（德傣）〈62〉：全草治疔疮，瘙痒，脱肛，小儿高热抽搐〈9,14,71〉，小儿高热惊厥，疥癣致皮肤瘙痒，热风咽喉肿痛〈62-64〉，斑疹，疥癣，湿疹〈62〉。【侗药】Naos sup（闹素）〈137,138〉，人丹草，Naos bol hol（闹卜荷）〈137〉：全草治白眼痧，哑巴痧，风热感冒，头痛，目赤〈135,136,137〉，感冒，食滞气胀，口疮，牙痛〈138〉。【哈尼药】安机把多：全草治感冒

内热，咽痛，皮肤瘙痒〈145〉。【哈萨克药】جالبىز：全草治风热感冒，头痛，目赤，咽痛，牙痛，皮肤瘙痒，开胃，止吐，调经〈140〉。【京药】白下：全草治感冒发热〈15〉。【傈僳药】薄松俄〈166〉：全草治疔疮，瘙痒，脱肛，小儿高热抽搐〈14〉；全草或叶治感冒风热，头痛，目赤，咽痛，牙痛〈166〉。【毛南药】马呢：全草治头痛疔疮〈15〉。【蒙药】巴得日阿希：地上部分治风热感冒，头痛，目赤，咽喉肿痛，口舌生疮，牙痛，荨麻疹，风疹〈51〉。【苗药】Reib ncab ub（锐叉务，贵州铜仁），Vob khok eb（窝壳欧，贵州黔东南），Uab ghuaf daid（弯国歹，贵州黔南）〈95〉：全草、叶治风热表证，头痛目赤，咽喉肿痛，麻疹不透，隐疹瘙痒〈91〉；全草治半边神经引起的肢体麻木，眼红肿，辣痛，感冒头痛〈95〉，全身麻木，眼红，喉肿〈92〉；茎、叶治风疹，胃气病，外感风热头痛，目赤，咽喉肿痛，荨麻疹，风疹，麻疹初起〈96,98〉。【纳西药】水益母，接骨草：全草或叶治风热，血痢，鼻衄不止，火毒生疮，两股生疮，汁水淋漓，耳痛，眼红肿痛，口腔炎，口疮，牙痛，皮肤瘙痒，蛇、虫咬伤，麻疹初期，荨麻疹，风疹〈164〉。【畲药】全草治外感发热，头痛，目赤，咽喉肿痛，皮肤痒疹〈147〉。【土家药】hu¹ pao¹ xi¹（胡炮席）〈124〉，人丹草〈128〉：地上部分治外感风热，头痛，目赤，咽喉肿痛，皮肤隐疹，麻疹、豆疹不透，牙痛〈124〉；全草治麻疹初起，鼻塞不通，风热头痛，咳嗽，小儿卒倒〈125〉，热伤风症，声音嘶哑，疹子透发不畅，起风坨（皮肤风疹）〈128〉；栽培品治伤风中暑头晕闷；野生品治伤寒，头痛，身痛，风坨，痒疹〈10,126〉。【佤药】达改劳：全草治疔疮，瘙痒，脱肛，小儿高热抽搐〈14〉。【维药】亚利普孜〈79〉，يالپوز（Yalpuz，亚力普孜）〈75〉：地上部分治胸部、肺部、子宫的湿寒症，食欲不振，反胃呕逆〈79〉；全草、叶治寒性闭经，小便不利，腹胀腹痛，湿性体虚，肠内生虫〈75〉。【瑶药】荼薄荷〈133〉，mbouh humg（浮荒）〈130〉：全草治口疮〈130,133〉，外感风热，头痛，咽喉肿痛，食滞气胀，麻疹初起〈133〉，感冒发热，肺炎，咽痛，胃肠痞满，虚劳咳嗽，麻疹不透，风疹，皮肤瘙痒，蜂蜇伤，疮疥〈130〉，咳嗽，小儿惊风〈15〉。【彝药】梳帕，薄松俄：叶、全草用于蜂叮虫伤〈104〉；全草治小儿四六风，透疹解毒，哮喘咳嗽，蜂叮虫咬〈101〉。【裕固药】刚肥

全草以蒸气熏目治眼睛热病[11][53]。【藏药】达合介[23]，古底弄几[39]：地上部分治血症症，目赤肿痛，翳障[23]，一切血脉病，胆病，疱块，创伤[39]。【壮药】Gobozhoz（棵薄荷）[180]：全草治痧病（感冒），货烟妈（咽痛），麦蛮（风疹），笃麻（麻疹）[120,180]，口疮，巧尹（头痛），火眼，胸胁胀闷[120]邦印（痈症）[180]。【台少药】Kanmaniyo（Tayal 族 Kinazi‑），Pasibahesi（Bunun 族施武群、高山）：叶治头痛，腹痛[169]；根治腹痛[169]。

Mentha rotundifolia（L.）Huds 圆叶薄荷（唇形科）。【苗药】效用同薄荷 M. haplocaiyx[95]。

Mentha sachalinensis（Briq.）Kudo 东北薄荷（唇形科）。【藏药】gouerdi（苟尔滴）：全草治感冒风热，头痛，目赤，咽痛，牙痛，皮肤瘙痒[32]。

Mentha spicata L. 留兰香（唇形科）。【侗药】嗯信团：全草治伤风感冒，咳嗽，头痛[135,138]。

Menyanthes trifoliata L. 睡菜（睡菜科）。【蒙药】全草治胃痛，消化不良，黄疸，胆囊炎，小便不利，心悸，失眠[51]。

Meretrix meretrix Linnaeus 文蛤（帘蛤科）《药典》。【朝药】대합（dāi hàp，呆哈丕）：贝壳治恶疮蚀，五痔，欬逆（咳逆病），胸脾，腰痛，胁急，鼠瘘，大孔出血，女人崩中漏下[86]。【土家药】小蚌壳：口白渴烦热，崩漏，肿瘤[52]。【维药】色代甫亥皮：效用同青蛤 Cyclina sinensis[79]

Mergus melrganser Linnaeus 秋沙鸭（鸭科）。【蒙药】洛图如：肉治贫血，体虚无力，头昏耳鸣，肾虚腰痛[5]。【藏药】ﾎｿｲ（jiaerma，夹尔玛）[25]，加尔毛[29]，加姆[5]：肉治"尼阿洛"病[23,25]，小腿肌肉红肿疼痛[23]；毛烧炭用于消肿，熟脓[22,29]，发病突然，头痛，发冷发热间作，上吐下泻，失水后腓肠肌痉挛，变形，疼痛，有时感不到脉搏[29]，解鱼肉中毒[22]，疮疡，痈肿[23]；骨治全身水肿，药物、食物中毒[25,29,30]，小腿比目鱼肌红肿疼痛[29]，小腿红肿疼痛，解鱼肉毒[25]，骨（炒或烤，研）治水肿，小腿肿痛，中毒病[34]；肉、胆治"尼阿洛"病[23,30]；脑治神经衰弱症[5,23,30]；羽用于消肿，熟脓[23,30]；胆治肝，胆热症[5,22,23]，烧、烫伤[22]，胆汁外用治烧、烫伤[5,23]。

Merremia hederacea（Burm. f.）Hallier f. 篱栏网（旋花科）。【黎药】血窓：全草捣碎外敷治疮疖[154]。【壮药】Gaeumuengxbya（勾莽拔）：全草治贫痧（感冒发热），货烟妈（咽喉肿痛），火眼（急性结膜炎），肉扭（淋证），隆白呆（带下）[117]。

Merremia hungaiensis（Lingelsh. et Borza）R. C. Fang [*Ipomoea hungaiensis* Lingelsh. et Borza] 山土瓜（旋花科）。【阿昌药】整儿缅瓜：根、叶治急慢性肝炎，妇女赤白带下，产妇缺乳[18]。【德昂药】娃攀俄：根、叶效用同阿昌药[18]。【景颇药】Gvongmy vuqling：根、叶效用同阿昌药[18]。【彝药】阿毫：块根治久病体虚，小儿黄瘦，暑天腹泻，草乌中毒，骨折[101,104]。

Mesona chinensis Benth. 凉粉草（唇形科）。【畲药】全草炖肉清补，预防中暑[148]。【壮药】Goliengzfaenj（棵凉粉），凉粉草：全草用于中暑，能蚌（黄疸），发旺（痹病），白冻（泄泻），笨浮（水肿），肉扭（淋证）[180]。

Messerschmidia sibirica L. var. angustior W. T. Wang 砂引草（紫草科）。【蒙药】全草治瘰疬，疮疡溃破，久不收口，皮肤湿疹[51]。

Mesua ferrea L. 铁力木（藤黄科）。【傣药】埋摸朗[13,14,71]，埋莫郎[63,64]，莫继力（德傣）[62]：花、种子治疮疡肿疖[13,14]版纳傣药[9]；花、果实治体弱多病，周身酸软无力，黄水疮[63,64]；花、根和果实治体质虚弱多病，乏力，黄水疮，水肿[62]。【维药】نارمشکی（Narmishke，那尔米西克）：花治寒性心虚，忧郁症，神经衰弱，身寒阳痿，湿性胃虚，腹泻，湿疮，痔疮出血[75]。

Metapanax davidii（Franch.）J. Wen et Frodin [*Nothopanax davidii*（Franch.）Harms ex Diels] 异叶梁王茶（五加科）。【彝药】尾叶梁王茶，启扎，香加皮：根皮、茎皮治胃病，咽喉干痛，风湿疼痛，腹胀，火眼，肺病，咳痰[106]。

Metapanax delavayi（Franch.）J. Wen et Frodin [*Nothopanax delavayi*（Fr.）Harms ex Diels.] 掌叶梁王茶（五加科）。【白药】gortjilganl（构肌肝），gortganlqiel（构肝丘），vuxhux（武伙）：全株效用同苗药[14]。【傈僳药】勒基：效用同彝药[17]。【苗药】给夏：全株治急性咽炎，喉咙肿痛[13,14]；全株泡开水治跌打损伤，骨折[13,14]；效用同藏药[13]。【纳西药】梁王茶，良旺茶[164]，暖波[17]：树皮、叶治痢疾，食积，喉痛，蛔虫病，咳嗽，跌打损伤，腰腿痛，风湿性关节痛，肩关节周围炎，月经不调，急性咽炎，急性结膜炎，消化不良，骨折[164]；效用同彝药[17]。【土家药】qi pi feng(七匹风)：叶治跌打损伤，骨折，皮肤瘙疹，咽喉痛，感冒发热[10,126]。【彝药】阿葛，哼斯特柯：全株治咽喉疼痛，咳嗽，四时感冒，消化不良，蛔虫病，月经不调，跌打损伤，肠炎，解烟毒[17]；根治风湿骨痛[17]。【藏药】白鸡骨头：全株治暑热口渴，急性咽炎，月经不调，消化不良，风湿腰腿痛，外伤骨折，跌打损伤[13]。

Metaphire guillelmi (Michaelsen) 参见 Pheretima guillelmi。

Metaphire posthuma (Chen) [**Pheretima vulgaris Chen**] 通俗腔蚓(钜蚓科)。【彝药】补底扎则：全体治疟疾，高热惊厥，喘咳，小便不通，疟腮瘰疬，目赤喉痹[102]。【壮药】效用同参环毛蚓 P. aspergillum[180]。

Metaphire praepinguis (Gates) 秉前腔蚓(钜蚓科)。【彝药】蛐蟮：全体治九子疡(颈淋巴结结核)，尿胞痛，全身肌肉发热，疼痛，人体消瘦无血色，瘦弱，哮喘，烧伤，脖子肿，小儿高热神昏，头昏晕，眼花，打摆子[107]。

Metaphire tschiliensis Michaelsen 直隶腔蚓(钜蚓科)。【东乡药】地龙：活鲜个体治破伤风，癫痫[10]。

Metaplexis hemsleyana Oliv. 华萝藦(萝藦科)。【土家药】奶浆藤：根、根茎和藤治肾虚腰痛，遗精，产后缺乳，蛇虫咬伤[123]。

Metaplexis japonica (Thunb.) Makino 萝藦(萝藦科)。【朝药】pagzu carri：果实治虚劳[6]。【侗药】双剑：全草、根、果壳治妇女虚寒白带[6]。【蒙药】全草治肾虚，阳痿，遗精，虚损劳伤，白带，乳汁不足，小儿疳积[51]；全草外用治痈疮肿毒，虫、蛇咬伤[51]；果皮治痰喘咳嗽，百日咳[51]；果皮外用治创伤出血[51]。【苗药】Reib jol daob hleub(锐角倒劳，贵州铜仁)，奶浆藤[91]，比薏几包[6]：全草、根治虚损劳伤，阳痿，遗精，白带，乳汁不足，丹毒，瘰疬，疔疮，蛇虫咬伤[91]；根、果壳治毒蛇咬伤，虚劳损伤，阳痿，遗精，乳汁不通或不足，跌打损伤[6]。【土家药】奶浆藤[6]，yue² ta¹ a¹ shi¹ bi⁴ kui¹(月他阿十毕亏)，野羊角[128]：全草治缺乳症[6]，毒蛇咬伤[6,128]，人体虚弱，疳积症，刀伤出血[128]。

Metroxylon sagu Rottb. 西谷椰子(棕榈科)。

【藏药】玛合：髓心治寒热痢疾[23]。

Micae lapis aureus 金礞石(为变质岩类蛭石片岩或水黑云母片岩)《药典》。【傣药】罕列：拣净杂石及泥土的矿物，用于头目昏眩，气血虚[62]。

Michelia alba DC. 白兰(木兰科)。【瑶药】白玉兰：根治泌尿系统感染，小便不利；花治支气管炎，百日咳，胸闷，口渴，前列腺炎，白带过多[133]。

Michelia champaca L. 黄兰(木兰科)。【傣药】埋仲哈(西傣)[14]，埋哈母[13]，章巴勒[213]：根、果治消化不良，胃痛[9,14,72]，骨刺卡喉，风湿骨痛[9,72]；根、根皮治风湿骨痛，骨刺卡喉[13]；果实治消化不良，胃痛[13]；根、树皮和果实治各种黄疸，疮疡溃烂，各种皮癣，鱼刺卡喉，胃痛，消化不良，风湿性肢体关节疼痛[63]；根、果实治各种黄疸，疮疡溃烂，各种癣，鱼刺卡喉，胃痛，消化不良，风湿性肢体关节疼痛[64]；根、叶治骨刺卡喉，风湿骨痛[9,67,68,74]；根、果实煮水外洗治疮疡溃烂，各种皮癣[213]。【傈僳药】黄缅桂：根治风湿骨痛，骨刺卡喉[166]；果治胃痛，消化不良[13]。

Michelia hedyosperma Y. W. Law 香子含笑(木兰科)。【傣药】麻罕(西傣)：种子治宿食不消，胸膈痞满，不思饮食，腹胀，胃腹疼痛[5,9,71,72]，食物中毒，脘腹胀痛，食积腹胀，腹痛腹泻，小儿腹胀，夜啼[62]。【哈尼药】吗喇：种子治宿食不消，胸膈痞满[145]。【基诺药】少母[163]，梢木[3]：种子治食积不消，胃腹胀满疼痛[163][3]。【瑶药】树栽药：叶治跌打损伤[15]。【壮药】香四挪：叶治半身不遂[15]。

Michelia mahan C. Y. Wu 麻罕(木兰科)。【傣药】种子治宿食不消，胸膈痞满，嗳气吞酸，不思饮食[70]。

Michelia skinneriana Dunn 野含笑(木兰科)。【瑶药】青山倒水莲：枝叶治肝炎，跌打损伤[133]。

Michelia yunnanensis Franch. ex Finet et Gagnep. 云南含笑(木兰科)。【彝药】得黑嘎力，矮西沙[13,14]：花蕾治风热感冒，头目昏花，头痛[14]，喉炎，鼻炎，结膜炎，脑漏[13]；幼果挤汁治中耳炎[13]；根治崩漏[13]。

Michellia crassipes Law 紫花含笑(木兰科)。

【瑶药】尖端莲水：效用同野含笑 M. skinneriana[133]。

Microcos paniculata L. 破布叶（椴树科）。【傣药】哥麻管[9,13,71]，锅麻管[63]：叶治腹泻，腹胀，消化不良，中暑[9,13,14,71]；根和叶治尿血，便血，痔疮出血，上吐下泻，腹痛，腹泻，消化不良，中暑[62-64]。【壮药】bobuyez，布渣叶：叶治痧病，黄疸，纳呆，腹痛，疮疡，蜈蚣咬伤[118]。

Microglossa pyrifolia (Lam.) O. Kuntze. 小舌菊（菊科）。【哈尼药】雌那那吗：全草用于祛风逐湿[14,145]，治风湿诸症[13]。

Microgynoecium tibeticum Hook. f. 小果滨藜（藜科）。【藏药】ཞི（奈吾）[21,32]：地上部分治风热外感，创伤，结石[21]，感冒，疮疡痈肿久溃不愈[22]；鲜草捣烂外敷，配磁铁粉可拔铁屑，弹镞[22]，治疮伤，退入骨镞头[25,32]。

Microhyla pulchra (Hallowell) 犁头蛙（姬蛙科）。【仫佬药】蛙罢客：全体治竹木刺入肉不出[15]。

Micromelum falcatum (Lour.) Tanaka 大管（芸香科）。【黎药】岗彦：根、叶治跌打内伤[154]。

Micromelum integerrimum (Buch. – Ham.) Roem. 小芸木（芸香科）。【傣药】叶治流行性感冒，感冒，疟疾[9,74]；皮治跌打损伤，胃痛，风湿性关节炎[9,74]。【仫佬药】大野黄皮，王皮假：全株治胎动不安，浮肿[15]。【佤药】癞蛤蟆跌打：根、叶、树皮治感冒，疟疾，胃痛[168]；根、叶、树皮外用治跌打肿痛，骨折[168]。【壮药】只复散：枝、叶治感冒无汗[15]；叶治风湿骨痛，跌打肿痛，跌打瘀肿，急性结膜炎[15]。

Micromeria tarosma (W. W. Smith) Hard. - Mazz. 小香薷（唇形科）。【藏药】全草治虫病，疠病，炭疽[27]。

Micromeria biflora (Ham. – Ham. ex D. Don) Benth. 姜味草（唇形科）。【彝药】超倍诗，地生姜[104]：全草治疝气腹痛，恶心呕吐[101,104]，痧气腹痛[101]。

Microtoena insuavis (Hance) Prain ex Brig. 冠唇花（唇形科）。【傣药】板尖[18]，牙虹泵（西傣），抓泡草[14]：全草治消化不良[9,13,14,18,71]，头痛，头昏[18]，风寒感冒，喘咳气急，气滞腹胀，肠炎，痢疾[9,13,14,71]。【德昂药】牙洪泵（西傣）[62]，

牙皮弯[9,74]，板尖[160]：根、叶治腹内痉挛剧痛，胃脘胀痛，不思饮食[9,74,160]；全草治风寒感冒，喘咳气急，消化不良，气胀腹痛，肠炎痢疾[9,74,160]。

Microtoena patchoulii (C. B. Clarke ex Hook. f.) C. Y. Wu et Hsuan 滇南冠唇花（唇形科）。【傣药】牙皮湾（德傣）：全草治风寒感冒，喘咳气急，气滞腹胀，肠炎，痢疾，消化不良，妇科腰痛[14]。【景颇药】班草刚[13,14]，夜梅[18]：全草治风寒感冒，喘咳气急，气滞腹胀，肠炎，痢疾，妇科腰痛[13,14]，消化不良[13,18]，头晕头痛[18]。

Microsorum fortunei (Moore) Ching 江南星蕨（水龙骨科）。【傈僳药】打俄捏则[166]，大叶骨排草[13]：全草治尿路感染，黄疸，痢疾[13,166]，风湿骨痛，支气管炎，哮喘，腹泻[166]，淋巴结结核，风湿性关节炎，咳血，吐血，便血，跌打损伤，骨折，毒蛇咬伤[13]。【仫佬药】黑八低：根、茎治肾炎[15]。【纳西药】全草或带根茎全草治肺痈咳嗽胸痛，肠风下血，黄疸，痢疾[164]。【畲药】山海带，七星剑，山海草：带根茎的全草治尿路系统感染，跌打损伤[146]。【土家药】七星剑，大金刀：全草治痢疾，热淋，崩漏带下，吐血，衄血，痔血，风湿关节痛，外伤出血，"冷气瘀"（胃寒作痛），支气管哮喘，肺痨咳嗽[123]。【瑶药】两面刀，七星箭：全草治热淋，崩漏带下，吐血，衄血，热痢，痔血，肺痈，瘰疬，疮肿[133]。

Microsorum insigne (Blume) Copel. 羽裂星蕨（水龙骨科）。【侗药】雪莲：根茎治无名肿毒，跌打损伤[15]。【水药】杠海：全草煎水内服或捣烂外敷，治跌打损伤，疝气，刀伤[158]。【土家药】活血莲（观音莲）：全草治小便不利，血尿，湿热痢疾，跌打损伤[127]。【彝药】观音莲：全株治风湿性关节痛，跌打损伤[13]。

Microsorum membranaceum (D. Don) Ching 膜叶星蕨（水龙骨科）。【傣药】牙发弄（德傣）：全株治膀胱炎，尿道炎，水肿，便秘，痈肿疔疮[13]。

Microsorum subpunctatum Ching 近星蕨（水龙骨科）。【仫佬药】马妈绵，摸肝草：叶治胰腺炎[15]。

Microula trichocarpa (Maxim.) Johnst 长叶微孔草（紫草科）。【藏药】梗哇恩保：全草治伤风

感冒[40]。

Mikanaia cordata(Burm. f.) B. L. Robinson
假泽兰（菊科）。【苗药】刮扯乃扯：全草用于接
骨，接筋[13,14]。【台少药】Kagadao（ Paiwan 族傀
偏）：叶烤热后贴于患部治肿疡[169]。

Millettia bonatiana Pamp. 滇桂崖豆藤（豆
科）。【阿昌药】大发汗，阿黑给：根、茎治感冒
无汗，头痛，鼻塞，风湿疼痛[18]。【哈尼药】Nix-
aq(尼下），大发汗，大力王：根、茎治风寒感冒，
头痛无汗，四肢酸痛，跌打损伤，风湿疼痛，腰
痛，骨折，拔异物，面部神经麻痹[143]。

Millettia dielsiana Harms 香花崖豆藤（豆科）。
【侗药】Jaol sup（教素）：根、藤治贫血，腰痛带
下，月经不调[135,137]；根、茎治咕穷腿（虚弱病），
体弱血虚[137]。【仡佬药】iao⁵3kai⁵⁵ pia⁵³（腰改八，
黔中方言），iə³1p ‘a⁵⁵kan¹³（央帕扛，黔西南多洛
方言）：藤茎治血栓闭塞性脉管炎[162]。【苗药】
ghang babhlat zend ghab net（嘎巴刹真嘎娄）[413]，
昆明鸡血藤[425]，仰嗟爽[96]：根、茎治血虚潮热，
红白痢疾，血尿，鼻衄，风湿痹痛，贫血[413]，气
血两虚，虚弱病[96]；藤茎治贫血，再生障碍性贫
血，痨伤，赤白带下，风湿性关节炎，跌打损伤，
月经不调，闭经，产后腹痛，恶露不尽[425]。【纳
西药】藤茎治再生障碍性贫血，营养不良和失血性
贫血，腰痛，白带，腰腿酸痛，月经不调，贫血，
痛经，风湿性关节炎，胃痛[164]。【畲药】红血藤，
血藤，红茉莉水绳：茎治刀伤，跌打损伤[146]；根
治腰痛[148]；老藤治风湿性关节痛[148]。【土家药】
mian²jiao¹ji1na⁴（眠茭几那），绵茭藤[128]，鸡血
藤[124]：藤茎治气血不足，风气病，腰杆筋骨酸
痛，跌打损伤[128]；根、茎治贫血，风湿性关节
炎，月经不调，闭经，跌打损伤，创伤出血[124]。
【瑶药】nziaamv hmei（藏美），小血藤[132]，活血
藤[238]：藤茎治贫血，产后虚弱，病久虚弱，风湿
性关节炎，腰腿痛，筋骨酸痛，跌打损伤，闭经，
月经不调[132]，补血活血，通络[238]；老茎治风湿
性关节炎[15]。【彝药】藤、茎枝治气血两亏，肺虚
劳热，阳痿遗精，白浊带腥，月经不调，疮疡
肿毒[109]。

Millettia leptobotrya Dunn 思茅崖豆藤（豆
科）。【傣药】贺罕郎[62]，合罕郎[9,71]：根和叶治
跌打损伤[13,62,63]，风寒湿痹证，肢体关节酸痛，

屈伸不利[62]，风湿性关节炎，腰腿痛[9,13,63,71]。

Millettia nitida Benth. ［ *M. kueichouensis* Hu］
亮叶崖豆藤（豆科）。【侗药】交霜：茎治急性痢
疾，贫血，风湿病[15]。【苗药】血藤，Dang hxongb
heiy(铁松汉），崖豆藤：根、茎治跌打损伤，贫
血，风湿骨痛[413]；效用同密花豆 Spatholobus sub-
erectus[98]。

Millettia nitida var. hirsutissima Z. Wei 丰城
崖豆藤（豆科）。【苗药】亮叶崖豆藤：藤茎治贫
血，产后血虚，头晕目眩，月经不调，风湿痹痛，
四肢麻木[425]。

Millettia pachycarpa Benth. 厚果崖豆藤（豆
科）。【布依药】讷告赖：种子或果实捣烂与菜油
调敷患处，治疗疮[159]。【傣药】嘿唉喜欢，嘿吗
喜欢：根治急性胃肠炎，痧症，跌打损伤，骨
折[9,14,63,74]；果实治枪伤，竹、木刺入肉
里[9,14,63,74]。【侗药】教愣：果实治疥疮，癣
[135,138]。【拉祜药】niu sa jie：根、果治痧症，胃肠
炎[151,152]。【傈僳药】汪夺爪：根、叶、种子治疥
疮，癣，癫，痧气腹痛，小儿疳积，跌打损伤，
骨折[166]；全草治虚汗，皮肤瘙痒，暑热胸闷，疟
疾[166]。【蒙药】ᠪᠣᠷᠣᠩ ᠭᠣᠶᠣ（ Borenge goyu，博格仁
－高优）：种子(苦檀子)治肾寒，腰肾坠痛，肾
"赫依"，"赫依"性头晕，脉"赫依"，绦虫病，
腹水，虫牙[42]。【怒药】汪堵，冲天子：根、叶、
种子治疥疮，癣，癫，痧气腹痛，小儿疳积，跌
打损伤，骨折[165]。【佤药】冲天子，苦檀子：根、
叶、种子治急性胃肠炎，痧症腹痛，跌打损伤，骨
折[168]。【彝药】阿莫没尾[13,109]，闹鱼藤[104]，鹅夺
牛[101]：根治疟疾[13,109]；种子及叶治跌打损伤，骨
折，腹痛，痧气痛[104]；种子治疥疮，腹痛，痧气
痛[101]，癫癣[101]；叶治跌打损伤，骨折复位[101]。
【藏药】ཨ་འབྲས།（阿折）[25]，ཨ་འབྲས་དཀར་པོ།
（阿扎曼巴）[21]：果核和种子治肾寒[25]，肾虚，肾脏
病[22]；种子治肾虚及肾功能损伤[21]。【台少药】Toba
(Tayal 族溪头屈尺），Roporo(Paiwan 族下三社）：茎
治齿痛[169]；根治皮肤病，毒蛇咬伤[169]。

Millettia pulchra Kurz 印度崖豆藤（豆科）。【壮
药】捧吞，肥药，摸水趴：块根治消化不良，小儿干
瘦，病后虚弱，风湿性关节肿痛[15]。

Millettia pulchra var. laxior (Dunn) Z. Wei
疏叶崖豆藤（豆科）。【瑶药】玉郎伞，小牛力，土

甘草：藤根治小儿疳积，产后及病后虚弱，血虚头晕，失眠，跌打肿痛，骨折，风湿性关节肿痛，肌痿症，脑痿缩，中风偏瘫[132]。【壮药】Bangjdunh（捧吞），玉郎伞[117]，小牛力，土甘草[785]：块根治病后体虚，发旺（风湿骨痛），腰肌劳损，林得叮相（跌打肿痛），慢性肝炎，遗精，隆白呆（带下），埃病（咳嗽），肺痨，弱智[117]，小儿疳积，产后及病后虚弱，跌打肿痛，骨折，风湿性关节肿痛，中风偏瘫，小儿智力低下，老年痴呆[785]。

Millettia reticulata Benth. 网络崖豆藤（豆科）。【黎药】鸡血藤，麦给啰，昆明鸡血藤：藤茎治闭经，体虚盗汗[153]。【苗药】网络鸡血藤：藤茎治气血虚弱，遗精，阴萎，月经不调，闭经，赤白带下，腰膝酸痛，麻木，瘫痪，风湿痹痛[425]。【仫佬药】灭瓜咪：根治贫血[15]。【瑶药】都罗莲，嘎塔恩黑[133]，吾藤卡[15]：藤茎、根治腰膝酸痛，麻木，血虚，月经不调，遗精，跌打损伤，风湿疼痛，闭经[133]；根治老人体弱；老茎治贫血[15]。

Millettia speciosa Champ. 美丽崖豆藤（豆科）。【黎药】鼓罗兰[154]，牛大力，雅度靠[153]：块根治胃痛，牙痛，跌打损伤[154]；根治慢性风湿性关节炎，筋骨痿弱，跌打后遗症，筋络不舒，无力，遗精，白浊，胃痛，月经不调，赤白带下，妇女干血痨，气血虚弱，麻木瘫痪，腰膝酸痛；根炖猪脚，治身体虚弱，四肢无力，子宫脱垂，脱肛，肾虚[153]。【仫佬药】美嘎咪：块根治风湿病，贫血[15]。【瑶药】gemh linh ngauv（更林藕），山莲藕，牛大力：根治病后体虚，肺虚咳嗽，慢性肝炎，小儿弱智，肺结核，慢性支气管炎，产后虚弱，头晕，遗精，风湿痹痛，腰肌劳损，跌打损伤[132]。【壮药】Gorengxmox（勾两抹），牛大力，姆生：块根治埃病（肺虚咳嗽），发旺（风湿骨痛），腰腿痛，肾炎，慢性肝炎，遗精，隆白呆（带下），肺结核，病后体弱[15,117]。

Millettia tsui F. P. Metcalf 喙果崖豆藤（豆科）。【苗药】三叶鸡血藤：藤茎治血虚头晕，贫血，月经不调，风湿骨痛，瘫痪，腰腿痛，跌打损伤，骨折[425]。

Millingtonia hortensis L. f. 老鸦烟筒花（紫葳科）。【傣药】嘎沙乱，嘎沙拢（思茅）[63,64]，夏刹

拢[9,72]：树皮、叶治产后肢体关节肌肉酸麻胀痛，肢体关节酸痛重着，屈伸不利，产后体弱乏力，形瘦，缺乳，乳汁清稀，精神不振，支气管炎，咳喘[62-64]，荨麻疹，湿疹及各种皮肤过敏症，蛔虫病，咳嗽痰喘[9,67,68,72,74]。

Milvus korschun lineatus（Gray） 鸢（鹰科）。【蒙药】ᠡᠯᠢᠶᠡᠨ ᠮᠠᠬᠠ（Eliyen maha，额利彦 - 麻哈），ᠡᠯᠢᠶᠡᠨ ᠶᠠᠰᠢ（Eliyen yasi，额利彦 - 亚斯），ᠡᠯᠢᠶᠡᠨ ᠰᠦᠰᠦ（Eliyen susi，额利彦 - 苏斯）：肉治"额特格德"病（癔病）[57]；骨（烧炭用）治骨损伤，鼻出血[57]；胆治吐血，咳血，便血，鼻出血，子宫出血，肝病引起的出血[57]。【佤药】岩鹰，饿老刀，老鹰：脑外用治痔瘘，刀、枪伤[168]；爪治小儿惊风[168]；骨治骨折[168]。【裕固药】鹰翅骨：膊骨研细冲服治胃寒痛；骨骼研细冲服治偏头痛[10]。【藏药】aoweixia（傲维夏）[22]， རྒོད་ཀྱི（owa，欧哇）[23]：肉治精神病[22]；脑治头风，痔疮[22]；肉及全体治体虚羸瘦，虚劳气喘，阳痿，遗精，滑精，腰膝酸软，癫狂，癔病[23]；翅骨治小儿胸咳累[25,27,30]；脑治中风，痔瘘[25,27,30]；脚爪治小儿惊风，头昏晕，疥疮[25,27,30]；油搽癫子[25,27,30]；胆治心胃气痛[25,27,30]。

Mimosa pudica L. 含羞草（豆科）。【阿昌药】尼刹摆茄：治感冒，小儿高热，胃炎，神经衰弱[18]。【傣药】短喝嗯（德傣）[9,71]，芽呆冷[63,64]，牙待茄[9,74]：全草治神经衰弱[9,63,64,72]，小儿高热，全身水肿[9,63,64,72]，失眠[9,71]，失眠多梦，周身乏力[62-64]，避孕[9,74]。【德昂药】牙对乌：全草治感冒，小儿高热，急性结膜炎，支气管炎，胃炎，肠炎，泌尿系统结石，疳疾，神经衰弱，跌打肿痛，疮疡肿毒[160]。【哈尼药】藤点藤希[145]，Savqdol jahhaq（沙多加阿），怕丑草[143]：全草治小儿高热，神经衰弱[143,145]，感冒，支气管炎，肠胃炎，泌尿系统结石，跌打肿痛[145]，眼热肿痛，月经不调，血淋，咯血，疝气，脱肛[143]。【景颇药】苗火，害羞：全草治神经衰弱，风湿病，失眠[13,14,18]；根配伍治吐泻[69]。【傈僳药】捏慈莫：全草治感冒，肠炎，胃炎，失眠，小儿疳积，目热肿痛，带状疱疹[166]。【黎药】雅装悟，怕丑草：全草或根放入猪分差肠内扎好，水煮去渣吃猪肠喝汤，治子宫脱垂，脱肛，白带多，神经衰弱[153]。【毛南药】知羞草，ruoŋ² ra² ŋŋei³（松医腊

爱）：治神经衰弱，失眠[156]。【纳西药】全草治小儿高热，慢性气管炎，感冒，慢性胃炎，肠炎，小儿消化不良，泌尿系统结石，神经衰弱，头痛失眠，眼花疮疡肿毒[164]。【土家药】全草治神经衰弱，失眠，肠胃炎，诸疮肿毒，支气管炎[124]。【佤药】多楷岩，日楷：全草用于清热利尿，止咳化痰，安神止痛，子宫脱垂[13,14]。【壮药】腊来[10,15]，虾巴牢[15]，巴卑巴合[10]：全草治遗尿，夜多小便，小儿腹泻，神经衰弱，小儿疳积，跌打内伤引起的尿漏，癃病[10,15]，癫痫，产后恶露不尽[10]。

Minium 黄丹（主含 Pb_3O_4）。【朝药】铅丹治吐逆，反胃，惊痫，癫疾，除热，下气，脐挛，金疮，溢血[86]。【蒙药】Hondu（混杜）：治久治不愈的疮疡，刀伤，血热性眼疾[44]，肌脉热，疮疡，"希日"热性眼疾，疟疾，口腔糜烂[43]。【彝药】广丹：治疽疮，秃疮溃疡[10]。【藏药】勒赤[24]，勒车[11]，勒欠[10]：治伤口溃烂，肌热，脉热[10,24,34]，骨热症及脉络热症[27]，吐逆反胃，惊痫癫狂，疟疾寒热诸症；外用治痛疽，溃疡，金疮出血，口疮，目翳，汤火灼伤，腋下狐臭[31]。

Mirabilis himalaica(Edgew.)Heim. 参见 Oxy-baphus himalaicus。

Mirabilis jalapa L. 紫茉莉（紫茉莉科）。【阿昌药】根治扁桃腺炎，月经不调，前列腺炎[18]。【白药】百方护菊[13]，白翻户枯[14]：根、叶治尿路感染，糖尿病，水肿，前列腺炎，疥癣，跌打损伤，疮疡肿痛，臁疮[13]；种子内胚乳治面上斑痣，粉刺，皮肤起黄水泡，溃破流黄水[13]；根、全草治月经不调，白带，扁桃体炎，尿路感染，前列腺炎，糖尿病，痈疽肿痛，骨折，跌打损伤，疔疮，湿疹[14]。【傣药】贺莫晚罕[63]，糯外娘（西傣）[9,71]，玛完憨（德傣）[9,72]：块根和茎叶治腹痛腹泻，红白痢疾，腮腺、颌下淋巴结肿痛[62-64]；全株、根治结肠炎，腹胀腹泻，鼻涕便痢疾[9,13,14,71]；茎、叶鲜品捣烂包敷或煎水外洗，治疮疡肿疖[9,13,14,71]；根治月经不调，白带（开白花者），小儿肝炎（开黄花者）[14]；花治结肠炎，腹胀腹泻，鼻涕便痢疾（慢性菌痢、肠炎），疮疡肿痛[9,72]；根、叶治尿路感染，糖尿病，水肿，前列腺炎，疥癣，跌打损伤，疮疡肿痛，臁疮[9,72]；种子内胚乳治面上斑痣，粉刺，皮肤起黄水泡，

溃破流黄水[9,72]。【德昂药】玻羔[13]，波槁[14]：效用同白药[13]；全株、根治结肠炎，腹胀，腹泻，鼻涕便（慢性菌痢、肠炎）[14]；茎、叶鲜品捣烂包敷或煎水外洗，治疮疡肿疖[14]。【侗药】Nugs cuix fenx（奴巴粉），Mal Bial sagx（骂巴郎）：根及全草治乍形没正（月经不调），宾宁也崩榜（白带过多）[137]。【仡佬药】zu33 na35（又压昂，黔中方言），u53ke55 kε53（巫街街海，黔中北方言），lao3 lsuo35 pao31 ao35（劳所包奥，黔西南多洛方言）[162]：根治白带[162]，白烟脂花[37]。【哈尼药】Leiqguq leiqni（勒谷勒呢），胭脂花[143]，无机无晓阿焉[145]：块根、叶治尿路感染，月经不调，产后腹痛，疮痛红肿，骨折，跌打损伤，淋巴结炎，风湿疼痛[143]；根治扁桃体炎，月经不调，泌尿系统感染[145]。【基诺药】胭脂花，wei wei a bo（喂喂阿波）：根炖肉治水肿病[10,163]，嫩茎、叶外敷治腮腺炎，乳腺炎，痈疮疔疮，疥癣，月经不调，白带多[10,163]。【傈僳药】衷摸磨起：全草、根治扁桃体炎，月经不调，前列腺炎，泌尿系统感染[166]；全草外用治乳腺炎，跌打损伤[166]。【毛南药】han33 mei24 xi33（寒美须）[155]，胭脂花，ruon2 jεn3 wa3（松胭花）[156]：根治月经过多[155]；块根治跌打扭伤，骨折[15]；根干品或鲜品治血崩，月经不调，白带，白浊，前列腺炎，糖尿病，跌打损伤，疮疡肿痛[156]。【苗药】Nuf suix fenx（奴水粉，贵州黔东南），胭脂花根[91,96]：根治热淋，白浊，水肿[91,94]，赤白带下，关节肿痛，痈疮肿毒，乳痈，跌打损伤[91]；根及全草治月经不调，白带过多[96]。【仫佬药】根治糖尿病，尿路感染，白带过多[15]。【纳西药】胭脂花，白粉果：根治老年性青光眼，扁桃体炎，急性关节炎，痈疽背疮，胃肠炎，尿路感染，糖尿病，前列腺炎，肺痨吐血，水肿，月经不调，子宫颈糜烂，风湿性关节酸痛[164]。【畲药】紫茉莉：根治扁桃体炎，月经不调，白带，前列腺炎，泌尿系统感染，风湿性关节酸痛，痈疽肿毒[10,147]；叶治疮[10,147]；花治咯血[10,147]；果治脓疱疮[10,147]。【水药】骂劳母：根治糖尿病[10,157,158]。【土家药】tu3 hong2 sen1（土红参），胭脂花，土天麻：根、全草治尿路感染，白浊，白带，糖尿病，跌打损伤，痈肿疔毒，痨病，摆白症（又名崩白，泛指带下过多），小儿胎毒[124,126,128]；根治痨病，摆白（又名崩白，泛指带

下过多），小儿胎毒[10]。【佤药】籽籽花，粉果根：根治月经不调，腰痛，骨折，跌打损伤[10,168]。【维药】白赫曼斯比特：根治体虚，四肢酸软，食欲不振，神经衰弱，心悸气短，虚劳咳嗽，慢性腹泻，尿路结石，糖尿病，子宫出血，净湿性黏液，关节炎[78]。【瑶药】赫崩莲，水粉子[134]：块根治头痛[15]；根治扁桃体炎，月经不调，子宫颈炎，前列腺炎，糖尿病[134]；果实外用治皮肤溃疡白带[134]。【彝药】拜黑[13]，此额突[9]，庆把唯[101]：根治消化系统癌症[13]，浮肿，小便不利，胸腹胀痛，跌打损伤，疮肿[9,101,102]；全株治口蛾舌疮，湿热睛注，关节肿痛，乳痈疔疮，白浊湿淋，月经不调，跌打损伤，瘀血肿痛[109]。【壮药】稠崖花：块根治月经不调[15]。【台少药】Botusi（Tayal 族 Taroko），Hegisi（Tayal 族 Taroko），Rarausu（Bunun 族高山）：将叶置于开水中温热后摩擦患部，消除瘀血[169]；将叶煮后，敷于患部并用布包扎治外伤[169]。

Miscanthus sinensis Andersson 芒（禾本科）。【布依药】应傲：茎、根治吐血[159]。【侗药】绍：根治感冒，肾炎[135]。【瑶药】六月芒[133]，芒花草[15]：根茎、茎、花序治月经不调，半身不遂[133]；根茎治尿路感染[15]。

Mischocarpus pentapetalus(Roxb.) Radlk. 褐叶柄果木（无患子科）。【苗药】根、叶治身体衰弱，下奶，外伤肿痛[13,14]。【瑶药】董葳果：根治咳嗽[13,14]。

Misgurnus anguillicaudatus (Cantor) 泥鳅（鳅科）。【阿昌药】谷准：治急慢性肝炎，水肿[18]。【侗药】全体治腰腿痛[135]。【哈尼药】Ngaqjul（那局），鳅：全体治阳事不起，脾胃虚弱，湿热黄疸[143]。【仫佬药】牟矢欠：全体治病后体弱[15]。【土家药】鳅鱼：全体治痔疮，皮肤瘙痒，体虚气弱，水肿，小便不通[129,125]。【佤药】滑泥湫，湫鱼：全体治营养不良，盗汗[168]。【瑶药】鳅鱼：全体治阳痿，痔疮，肝炎，疥癣[133]。【彝药】果噻，念乌，委蛇：全体治斑疹，肝炎胁痛，水肿[9,101,104]，脱肛，虚损，脾胃弱[9,104]。

Misgurnus mizolepis(Günther) 大鳞泥鳅（鳅吾藤卡科）。【彝药】念乌：效用同泥鳅 M. anguillicaudatus[101]。

Misgurnus mohoity yunnan Nichols. 滇泥鳅（鳅科）。【彝药】果噻：全体、滑液治虚损，水肿，脾胃虚弱[102]。

Miyamayomena angustifolia Y. L. Chen [*Aster fabri* Franch.] 窄叶裸菀（菊科）。【水药】骂麻惰：全草治感冒发烧，目赤，虚弱[158]。

Mogera wogura Temminck 缺齿鼹（鼹科）。【朝药】두더지（dū dē jì，嘟得几）：治癫痫，气管炎，哮喘[87,88]。

Moghania philippinensis (Merr. et Rolfe) H. L. Li 参见 Flemingia philippinensis。

Mollugo stricta L. 粟米草（番杏科）。【畲药】黄瓜草，拔脓草：全草治疔疮[146]。【土家药】地麻黄：全草治中暑，腹痛泄泻，疮疖[123]。【瑶药】奶肝草：全草治腹痛泄泻，感冒，咳嗽，火眼，皮肤热疹[133]；全草外用治眼结膜炎，疮疖肿毒[133]。

Momordica charantia L. 苦瓜（葫芦科）。【傣药】摆麻怀烘（西傣）[60]，麻怀烘，麻坏（西傣）[63,64]：地上部分治小儿发热，咽喉肿痛，口舌生疮，脘腹疼痛，蛔虫病，消渴，小便热痛，赤白下痢，疔疮痈疖，鹅掌风（手癣），虫、蛇咬伤[60]；果实、叶治小儿高热不退，体内热盛，咽喉肿痛，口舌生疮，疔疮肿毒[62-64]。【侗药】Sangl Gueel Gaemc（散鬼拱）：根治霍乱，呕吐，腹泻，痰痢，急性肠炎[205]，毒蛇咬伤，无名肿毒，疔疮[136,139]。【基诺药】阿能歌尻，阿能柯柯：叶、藤治肝炎，热病烦渴，中暑，痢疾[10,163]；叶、藤外治蛇、虫咬伤[10,163]。【畲药】苦瓜：根治肝火旺[148]；果实治热痢[148]；鲜叶治痱子，皮肤瘙痒，刀伤出血[148]。【土家药】地桐子：种子治癣癞，皮肤痒疹，痈疽肿毒（一般不内服）[10]。【佤药】介耸：果实治烦渴，眼赤疼痛，痈肿丹毒，恶疮[13]；花治胃气痛，眼疼[13]；叶治丹火毒气，恶疮结毒，杨梅疮，大疔疮[13]。【彝药】斯克，窝铺卡，锦荔枝：根治肠疮，牙痛[10,104]；鲜瓜瓤或叶捣敷治蛇咬伤，肿痛，疮肿[10,104]；茎叶治腹泻[10,104]；茎叶捣敷治热疮[10,104]。【壮药】Hawql-wghaem（恒冷含）[180]，苦瓜干：近成熟果实治贫痧（感冒），阿意咪（痢疾），火眼，呗农（痈疮），丹毒[180,120]。

Momordica cochinchinensis Spreng. 木鳖（葫芦科）《药典》。【傣药】麻西嘎（西傣）：根治全身水肿，湿疹瘙痒，顽癣不愈[62-64][213]；藤茎、根、种子和果实煎水外洗，治水肿病，各种顽癣，高

M

热惊厥，四肢抽搐，不省人事，湿疹瘙痒溃烂，带状疱疹[62-64][213]；果实用火烘热后擦患处治顽癣[62-64][213]。【哈尼药】杯把那：根茎治肠炎、痢疾、消化不良、肝炎、胃、十二指肠溃疡，扁桃体炎，肺炎[145]。【毛南药】吉辣岗，栖拉冬[5,15]，tiŋ⁵ ndiŋ⁵ ka³（丁宁卡）[156]：种子治无名肿毒，痈疽疔肿[5,15]；鲜根或种子外敷治痈疮，无名肿毒，淋巴结炎[156]。【蒙药】ᠣᠣᠠᠢᠯᠠᠷᠠᠨ（Tom Alten qiqig，陶木－阿拉坦－其其格）[41]，斯日吉－莫都格[45,46,56]，斯日吉莫都格[194]：种子（沙子炒，去掉外壳和绿皮用）治胃肠"希日"，黄疸，不消化症，肝胆热[41]，腹胀，脾热[5,41]，肠炎，痈疮肿毒，颈淋巴结结核，乳腺炎[45,46]，肠鸣[5]，热性"希拉"病[194]，烦渴口苦等热性"希日"病，食欲不振、恶心，目赤，胃腹胀满，食物不消化，大便呈白色等由不消化引起的寒性"希日"病，脾脏"希日"病引起的血便，腹胀，口唇及颜面发青，左肋作痛等病[56]。【苗药】Zend weif wub（正维污，广西融水）[91]，子文武[5,91]，木别子[98]：根、叶、果实、种子治感冒头痛，发冷发热，神经痛[5,15,91]，跌打肿痛[5,15]；种子治化脓性炎症，乳腺炎，淋巴结炎[98]。【仫佬药】瓜挪，孟呀：种子治痔疮，痈疮脓肿，无名肿毒[5,15]；根、叶、果实、种子治肺结核，痢疾，拔疮脓[15]；块根治肺结核，痢疾[5]。【土家药】地桐子：种子治化脓性炎症，乳腺炎，淋巴结炎，头癣，痔疮，无名肿毒[123]。【瑶药】乌龟果，duc biouv（杜表），病瓦：块根、叶及种子治小儿疳积，疝气，脚气病，淋巴结炎，痔疮，癣疮，酒渣鼻，粉刺，雀斑，乳腺炎，痈疮肿毒，风湿痹痛，筋脉拘挛，牙龈肿痛，瘰疬[132]；种子治胃痛，淋巴结结核，淋巴结大[5,15]；叶治痈疮疔肿[5,15]。【彝药】窝铺卡：果实、根、茎、叶治眼痛，胃气痛，烦热口渴，中暑发热，痢疾[101]。【藏药】色麦切哇：果实治肠炎，胆病，腹病，胆热[22,34,27]，"赤巴"病，"黄水"病，中毒症[22,34]。【壮药】Cehmoegbiet（些木变）[180]，lwggomoegbied（木鳖子）[118]，棵拉望，棵模别[15]：种子治呗农（痈疮），呗农显（脓胞疮），仲嘿嗦尹（痔疮），乳痈，呗奴（瘰疬），发旺（风湿痹痛），痂（癣），调醋外涂患处治牙痛[118,180]，无名肿毒，痈疽疔肿[15]；果实（除去种子）治头晕[15]；块根用于拔疮脓[5]；叶治跌打

肿痛[5]。

Momordica grosvenorii Swingie 参见 Siraitia grosvenorii。

Monachosorum davallioides Kunze 大叶稀子蕨（稀子蕨科）。【傈僳药】打俄捏子：全草治痛风[166]。

Monascus purpureus Went 红曲霉（曲霉科）。【蒙药】ᠣᠯᠠᠭᠠᠨ ᠬᠥᠷᠥᠩᠭᠡ（Wulan hurong，乌兰－呼荣格）：寄生在粳米上而成的红曲米（红曲）治血热性肺刺痛，咳嗽，咳痰不利，肺热，肺肾伤热，血热旺盛[45,46]。

Monema flavescens Walker 参见 Cnidocampa flavescens。

Monetaria annulus Linnaeus 环纹货贝（宝贝科）。【朝药】노랑테두리개오지（nǎo rāng tiě dū lǐ gāi āo jì，孬嚷贴嘟哩该奥几）：贝壳（贝子）治目翳，鬼疰，蛊毒，腹痛[86]。【蒙药】贝齿[282]，ᠴᠠᠭᠠᠨ ᠢᠪᠤᠬᠠᠢ（Chagan Yibuhai，查干－伊布海）[41]：贝壳治腑痞，肺脓肿，耳脓，创伤出血，云翳白斑[282]；白贝齿（壳贝煅灰用）治腑痞，子宫痞，"希日"痞，肺脓肿，耳脓，"协日沃素"病，创伤出血，云翳白斑，鼻衄[41]。【藏药】ᠠᠭᠠᠷ（准吾），ᠠᠭᠠᠷ（准普）：贝壳灰治血症，血瘀，眼病，"黄水"病，疮痈，痞瘤[21,27,34]。

Monetaria moneta Linnaeus 货贝（宝贝科）。【蒙药】ᠴᠠᠭᠠᠨ ᠢᠪᠤᠬᠠᠢ（Chagan Yibuhai；查干－伊布海）[41]，柔纳布－嘎日搏[56]：白贝齿（壳贝煅灰用）治腑痞，子宫痞，"希日"痞，肺脓肿，耳脓，"协日沃素"病，创伤出血，云翳白斑，鼻衄[41]，胃癌，宫颈器，瘀血，肿痛，肺脓疡，鼻衄，咯血，目赤翳膜等疾病[56]。

Monochasma savatieri Franch. ex Maxim. 沙氏鹿茸草（玄参科）。【畲药】绵毛鹿耳草：全草治暑热，小便不利，肺结核咯血，肾炎，无名肿毒[148]。

Monochoria korsakowii Regel et Maack 雨久花（雨久花科）。【蒙药】治高热咳嗽，喘息，丹毒，疔毒，痔漏[51]。

Monochoria vaginalis (Burm. f.) C. Presl 鸭舌草（雨久花科）。【白药】眼次颜：全草治毒蛇咬伤，高热喘促咳，尿血，赤眼，中毒，痈肿疖疮[14]。【傣药】啪哽（西傣）：全草治肠炎，痢疾，

咽喉肿痛，牙龈脓肿，蛇虫咬伤[13]。【哈尼药】罗妞妞剖：全草效用同傣药[13]。【蒙药】全草治痢疾，肠炎，高热咳嗽，咽喉肿痛，齿龈肿胀，丹毒，疔疮，蛇、虫咬伤[51]。【畲药】全草治绞肠痧，蜂蛰伤[148]。【土家药】鸭儿嘴：全草治肠炎，痢疾，牙龈脓肿，急性扁桃体炎，丹毒，疔疮肿痛[124]。

Monopterus albus (Zuiew) 黄鳝 (合鳃鱼科)。【阿昌药】赶紧：全体治虚劳，身体消瘦，瘟热，身痒[18]。【布朗药】ye de (夜的)：全体及血治贫血[279]。【朝药】두렁허리 (dū rēng hě lì，嘟扔和哩)：全体治㖮唇 (口唇炎)[86]；头骨治止痢[86]。【侗药】诺：全体治痔漏[135]。【仡佬药】a³⁵ lo³¹ (阿罗，黔中方言)，san³³ i⁵³ (散一，黔中北方言)，pu⁵³ i³⁵ (不忆，黔西南阿欧方言)：肉、全体治口眼歪斜[162]。【哈尼药】Nqaqlol (那罗)：鲜血治耳痛，口眼歪斜[143]；鲜品治产后虚弱，内痔出血[143]；肉烧后治妇女乳结硬痛[143]；骨治久泻，百虫入耳，风湿性关节痛[143]。【基诺药】夜：全体及血治贫血病[163]；取 3～5 条黄鳝，在大盆里放水养 5 天，洗净后放入锅中，用刀切开尾部加入适量煮食，治痨病，风寒[11]。【毛南药】tho² thaŋ⁶ xuen⁴ (托蟷鳝鱼)：全体治虚劳消瘦，湿热身痒，肠风痔漏[156]。【土家药】血治口眼歪斜，跌打损伤，疔疮，口腔炎，目翳，耳痛[124]；全体治劳伤，风寒湿痹，产后淋漓，下痢脓血，痔漏，虚劳咳嗽，小儿疳积，神经性头痛[124]，腰虚腰痛，腰带症[125]。【佤药】鳝鱼：血、肉、骨治体弱，贫血[168]。【瑶药】鳝鱼：血治口眼歪斜，跌打损伤，疔疮，口腔炎，目翳[133]；肉治虚劳咳嗽，小儿疳积，神经性头痛[133]；头治消渴，痢疾，消化不良症[133]；骨治疔疮[133]。【彝药】黑乌布什[9,102]：全体治痨伤，风湿寒痹，下痢脓血[9]；肉治腹泻日久，肝痛，久咳[102]；血治痢疾[102]；血涂敷治颜面神经麻痹[102]。

Monotropa hypopitys L. 松下兰 (鹿蹄草科)。【哈尼药】Sulhueiq naqcil (书回那雌)：根治风湿腰痛，肾虚腰痛，肾淋[145]。【蒙药】全草治咳嗽气喘，浮肿[51]。

Monotropa hypopitys var. hirsuta Roth 毛花松下兰 (鹿蹄草科)。【哈尼药】书回那雌：根治风湿腰痛，肾淋[13]。

Monotropa uniflora L. 水晶兰 (鹿蹄草科)。

【傈僳药】王念哪跟：全草治肺虚咳嗽[166]。【土家药】根、全草治肺虚咳嗽，咯血，小儿疳积[123]。

Morchella esculenta (L.) Pers. 羊肚菌 (羊肚菌科)。【朝药】곰보버섯 (gaom bao bo ses，高姆保波瑟斯)：子实体治各种胃病[87,88]。【哈萨克药】جالبەرشاقتى ساغىراۋقۇلاق[: 子实体治精肾亏损，阳痿，性欲冷淡，头晕失眠，肠胃炎症，脾胃虚弱，消化不良，咳嗽多痰[140]。【水药】共定簸：子实体煮食，治消化不良，痰多气短[158]。

Morina chinensis Diels ex Grüning 圆萼刺参 (川续断科)《部藏标》。【藏药】སྤྱི་ཆེར་དཀར་པོ། (江才嘎保)[2,29,35]，息才尔[2,29]，象泽[39]：地上部分治关节痛，小便失禁，腰痛，眩晕及口眼歪斜[2,29,35]，不消化症[7,23]，"培根"病[23]，食物中毒[7]，外用治疮疖，化脓性创伤，肿瘤[2,29,35]，外用治疮疖，化脓性创伤，肿瘤[2,29,35]；带根幼苗用于催吐或泻下[39]。

Morina delavayi Franch. 细叶摩苓草 (川续断科)。【傈僳药】拿奴那次：根治咳嗽，跌打骨折，白带过多，阳痿，消化不良[36]。【彝药】泥玛：效用同傈僳药[36]。【藏药】鸡刺参：带根嫩苗用于催吐或泻下[39]；效用同傈僳药[36]。

Morina kokonorica Hao [*M. parviflora* Kar. et Kir] 青海刺参 (川续断科)《部藏标》。【藏药】སྤྱི་ཆེར་དཀར་པོ། (将刺嘎保)[2,21,32]，江采尔嘎保[23]，象泽嘎保[39]：地上部分治关节痛，小便失禁，腰痛，眩晕及口眼歪斜[2,32]；地上部分外用治疮疖，化脓性创伤，肿瘤[2,21,32]；全草治不消化症，"培根"病[23]；幼嫩苗治关节疼痛，小便失禁，腰痛，眩晕及口眼歪斜[21]；根治水肿[22,27,40]，"培根"病[22,27]，肿瘤，消化不良[27]，疮疖痈肿[22,40]；幼苗用于催吐[22,39,40]，健胃，医疮[40]。

Morina nepalensis D. Don [*M. betonicoides* Benth] 刺续断 (川续断科)。【白药】永齿本而，勇耻本儿[13,14]，太寿可 (剑川)[17]：根治神经衰弱[13,14,17]，贫血，白带，肺病咳嗽[13,14]，肺虚喘咳，寒饮不化，肾虚尿频，妇女白带，跌打损伤，骨折，风湿痛[17]。【羌药】Zelonnbo (自龙波)，刺参：幼嫩苗治胃痛，胸背痛[167]；幼嫩苗外用治疮痈肿毒[167]。【藏药】江采尔嘎保[23]，降扯嘎尔博[7]，江才嘎保[29]：全草治不消化症[7,23]，"培根"病[23]，食物中毒[7]；带根嫩苗用于催吐，健胃[29,39]；效用同青海刺参 M. kokonorica[40]。

Morina nepalensis var. alba(Hand. – Mazz.) Y. C. Tang［*M. alba*(Hand. – Mazz.)］白花刺参(川续断科)《部藏标》。【藏药】ষ্ট্র་ཚན་དཀར་པོ།(江才嘎保)[2,35]，将刺嘎保[23]，象泽嘎保[39]：地上部分治关节痛，小便失禁，腰痛，眩晕及口眼歪斜[2,35]，不消化症，"培根"病[23]；地上部分外用治疮疖，化脓性创伤，肿瘤[2,35]；根和幼苗治瘟热，毒热，肾热，"隆"病[27]；带根嫩苗用于催吐或泻下[39]。

Morina nepalensisvar. delavayi (Franch.) C. H. Hsing 大花刺参(川续断科)。【傈僳药】木赛此，拿奴那次：根、茎治神经官能症，贫血，肺虚咳嗽，消化不良，白带过多，子宫脱垂[13,166]；根、茎外用治跌打损伤[13,166]。【纳西药】细叶刺参：根治肺痨咳嗽，贫血，神经衰弱，月经不调，白带过多，消化不良[164]。【羌药】Langpazelonnbo(郎帕自龙波)，刺参，刺续断：幼嫩苗治胃痛，胸背痛[167]；幼嫩苗外用治疮痈肿毒[167]。【彝药】里玛，泥玛[14]，帕雌争色[101]：根治肺虚咳嗽，阳痿[13,14,101]，神经官能症，贫血，哮喘，脾胃虚弱，遗精，神经衰弱，子宫脱垂，带下，骨折[13,14]，头晕，小儿白尿，月经不调，白带过多，跌打损伤[101]。【藏药】江采尔嘎保[23]，江才嘎保[32]：根治咳嗽，跌打损伤，阳痿[36]，白带过多，消化不良[32,36]，神经官能症，贫血，肺虚咳嗽，子宫脱垂[32]；根外用治跌打损伤[32]；全草治不消化症，"培根"病[23]。

Morinda angustifolia Roxb. 黄木巴戟(茜草科)。【傣药】沙腊：根皮、叶治黄疸型肝炎，无黄疸型肝炎，胆结石，痈疖疮毒，皮肤瘙痒，漆树过敏，小儿疮疡，皮肤痒如蚁行，斑疹，疥癣，湿疹[9,62,64,71]。【哈尼药】巴戟：全草治气管炎[875]。【基诺药】波俄：根治黄疸型肝炎，过敏性皮炎[6]；叶治过敏性皮炎，漆疮[6]。【拉祜药】歹起我那此卡：根、茎治腹泻，痢疾，肝炎，咽喉肿痛，口齿生疮，失眠[150]。

Morinda officinalis F. C. How 巴戟天(茜草科)《药典》。【侗药】巴戟，鸡肠风：根治阳痿，遗精，宫冷不孕，月经不调[136]。【黎药】麦都哖，鸡肠风，鸡眼藤：根用于补肾壮阳，强筋骨，祛风湿[153]。【蒙药】赫勒埃斯图－温都苏[45,46]，巴

戟天伊力地孜[78]：根治腰膝无力，关节酸痛，少腹冷痛，阳痿，遗精[45,46]，风寒湿痹，腰膝酸痛，阳痿不起，少腹冷痛，小便失禁，子宫虚寒[78]。【瑶药】鸡肠风，jaih gaangh buerng (结岗崩)，红别美：根、全株治风痧热症，肺炎，感冒咳嗽，胃肠炎，痔疮出血，跌打肿痛，疮疡肿毒，乳腺炎[132]。

Morus alba L. 桑(桑科)《药典》。【阿昌药】桑白皮，囊角日：治肺热咳嗽，高血压，糖尿病，跌打损伤[18]。【布朗药】槐浪桃：桑叶治流行性感冒[376]。【布依药】槐浪桃：枝、叶、树皮治流行性感冒[159]。【朝药】뽕나무 (baong nǎ mù, 包翰那木)：果穗治肾阴亏损而引起的腰膝酸软，精神困乏的虚劳证，阴虚火动，五心烦热之证，心脏病，神经衰弱，失眠多梦；根治肺热咳嗽，吐血，小便不利，胸膜炎[83,87,88]；嫩芽治烫伤[83,87,88]；枝治四肢麻木，风湿性关节炎[83,87,88]；叶治感冒咳嗽，结膜炎[83,87,88]；木炭治各种浮肿[83,87,88]；霜打之前的叶治皮肤粗糙[83,87,88]；根皮治太阴人咳嗽，哮喘，浮肿，急性肾炎[83,84]。【傣药】摆满帅[62]，碑满帅(西傣)[13,66]：叶治风热感冒，咳嗽痰多，咽喉肿痛，疔疮痈疖脓肿[62]，痈疮未溃[66]；树浆外用治痒疮溃烂[13,66]。【侗药】Sangp meix kgaos bav laox(尚美告巴老)[137]，Meix demh gaos(梅登高)[25]，美袄[135]：根皮、枝、叶及果实治惊办麻(撒手惊)，耿脓(鼻脓子)，耿达伦(风眼)[137]；叶治须眉脱落症[25]，风热感冒，肺热咳嗽，头晕头痛[136]；嫩枝治四肢关节酸痛，手指尖麻木[136]；叶、树皮治下肢象皮肿[135]。【仡佬药】嘎代压[376]，ka⁵⁵tai⁵⁵nia³¹(嘎代压，黔中方言)，ka⁵⁵san⁵³wu⁵³(嘎桑乌，黔中北方言)[162]：桑白皮治眼痛，叶治暴发火眼[376]；果皮治暴发火眼，眼痛[162]。【哈尼药】Byuqzeil alpavq(别责阿巴)，铁扇子[143]，锁[14]：叶治目赤红肿，咽喉疼痛，风热感冒[143]，急性肝炎，抗菌消炎[14]。【拉祜药】家桑叶：桑白皮治肺热喘咳，面目浮肿，小便不利，高血压，糖尿病，跌打损伤[10]；桑叶治风热感冒，头痛，目赤，咽喉肿痛，肺热咳嗽[10]。【傈僳药】不早子：叶、根、皮、果实治风热感冒，肺热咳嗽，失眠健忘[166]。【毛南药】han³³mei²⁴xi³³(寒美须)[155]，ruoŋ²tshaŋ¹(松厂)[156]：叶、根治月经过多[156]；根皮及枝、果实治急性结膜炎，产后、病后血虚头痛，头晕，肺热咳嗽，吐血，

水肿，头目眩晕，盗汗，高血压⟨156⟩。【蒙药】ᠮᠣᠳᠣᠨ（Yelem，叶乐玛）⟨44⟩，益勒玛⟨45,46⟩：果穗（桑椹）治妇女骨热，骨伤热⟨44⟩，头晕，目眩，耳鸣，心悸，头发早白，血虚便秘⟨45,46⟩。【苗药】Roub gangb（茹刚，贵州毕节）⟨91⟩，Det uab ge（斗蛙艰，贵州黔南）⟨91,95⟩，Ghab jiongx linl det vob geib（嘎龚令豆窝鸡）⟨92⟩：叶、果实、根治风热感冒，发热头痛，汗出恶风，咳嗽胸痛，肺燥干咳无痰，咽干口燥，目赤肿痛⟨91⟩；根、叶、枝、果治心肾衰弱不寐，风热感冒，风疹初起，发热头痛，慢性鼻炎，小儿发热⟨94,95,96⟩，风湿性关节炎，伤风感冒，风湿疼痛，跌打损伤⟨95⟩；根内皮、枝及果实治胸痛咳嗽⟨92⟩；嫩枝治风湿性关节炎，高血压，手足麻木⟨97,98⟩；叶治风热头痛，咳嗽，目赤肿痛⟨97,98⟩。【纳西药】根皮治肺热咳嗽，水肿，腹胀，尿少；叶用于风眼下泪，风热肿痛，目涩眩赤，遍身出汗不止，小儿多渴，乳硬作痛，大肠脱肛，火烧及烫泡疮⟨164⟩。【怒药】索利：叶、根皮、果实治咳嗽⟨165⟩。【水药】瓦梅高：根皮及叶、果穗治肾阴虚⟨157⟩。【土家药】po¹ co1e²ta¹（破撮鹅他），铁扇子，zi xei lian（紫血莲）⟨126⟩：叶治风热头痛，咳嗽，目赤肿痛⟨124⟩，受凉高烧，目赤涩痛，多泪⟨125⟩，热伤风症，热咯症，红眼病，头昏头痛⟨128⟩；根皮治肺热咳嗽，肿满喘促，小便不利⟨124⟩；嫩枝治风湿性关节炎，风热痛病⟨124⟩；果穗治眩晕，失眠，须发早白，肠燥便秘⟨124⟩，腰酸腿痛，盗汗，头风，咳喘⟨10,126⟩。【侗药】根、树皮及枝治肺热咳嗽，风湿性关节肿痛，高血压⟨10,168⟩。【维药】阿克欧买吉，欧吉买优普日密克⟨77⟩，ئۇجمە（Ujme，吾吉买）⟨75⟩：果穗治贫血，精神不振，失眠健忘，性欲减退，便秘，眩晕耳鸣，心悸失眠，须发早白，津伤口渴，内热消渴，血虚便秘，咽干失音，咽喉炎肿，扁桃体炎，肤燥身瘦，贫血，咳嗽顽痰，二便不利⟨75⟩；叶治风热感冒，头晕头痛，肝热目赤，涩痛，多泪⟨77⟩；根皮治黑胆质增多，肠道生虫，牙齿疼痛，牙龈出血，肺热喘咳，水肿胀满，尿少，面目肌肤浮肿⟨75,79⟩。【瑶药】sangh fuoqcdom（桑佛端），sangh hdiangx（"桑亮"）⟨80⟩，扶八⟨133⟩：茎枝治肾虚腰痛，肩关节麻木及感冒咳嗽⟨80⟩；根、根皮、嫩枝治惊厥，筋骨痛，高血压，目赤，鹅口疮⟨133⟩；果穗治头晕，失眠，消渴，便秘⟨133⟩。【藏药】塔

兴⟨24⟩，达尔相⟨23⟩，达醒⟨40⟩：桑椹治骨热病⟨24,40⟩；桑木、桑枝治骨热⟨24⟩；桑枝、桑叶、桑椹熬膏治妇女病，感冒，气管炎，腹泻⟨24⟩；果穗清骨热⟨23⟩；枝叶熬膏治妇科病⟨23⟩；桑枝治骨热⟨40⟩；桑木熬膏治妇女病⟨40⟩。【壮药】Mbawnengznuengx（盟娘依），Lwgneng – znuengx（冷娘依）⟨180⟩，Naengs angh（桑白皮）：根皮治瘀病，喘咳，百日咳，咳嗽痰多，白内障，脚气，淋症⟨118⟩；叶治瘀病，埃病（咳嗽），兰啼（眩晕），火眼，年闹诺（失眠）⟨180⟩；果穗治勒内（血虚），兰奔（眩晕），年闹诺（失眠），毛发早白，口渴，啊肉甜（糖尿病），阿意囊（便秘），答网（视力下降）⟨180⟩。

Morus australis Poir. 鸡桑（桑科）。【白药】叶治风热感冒，头痛，目赤，肺热咳嗽⟨17⟩。【傣药】根皮治淋巴结结核⟨13⟩。【傈僳药】不早马此：根治感冒咳嗽⟨166⟩。【怒药】索里，小叶桑：根治感冒咳嗽⟨165⟩。【羌药】Bbelsimi（布勒思眯），居布科沙巴，野桑：叶和嫩枝治肺热咳嗽，衄血，风湿痛，黄疸⟨167⟩。【畲药】山桑：根皮治风疹⟨146⟩。【瑶药】uon zamh gorn（水蚕根），桑亮端：根治感冒咳嗽，急性肝炎，肾炎水肿，风心病及产后缺乳，病后体弱⟨80⟩。【台少药】Kiriyutu（Tayal 族 Taroko），Riso（Paiwan 族太麻里）：鲜叶贴于头部治头痛⟨169⟩；叶的煎汁洗涤患部治外伤⟨169⟩；皮剥后贴于患部治外伤⟨169⟩。

Morus cathayana Hemsl. 华桑（桑科）。【畲药】水桑，水松：根皮治痢疾，扭伤，外伤出血，糖尿病⟨146⟩。

Morus macroura Miq. 奶桑（桑科）。【藏药】塔兴：桑椹治骨热病⟨24⟩；桑木、桑枝治骨热⟨24⟩；桑枝、桑叶、桑椹熬膏治妇女病，感冒，气管炎，腹泻⟨24⟩。

Morus mongolica var. diabolica Koidz. 山桑（桑科）。【藏药】达尔相：枝、叶熬膏治妇科病⟨23⟩。

Morus mongolica Schneid. var. rotundifolia Wu Yu – bi 圆叶蒙桑（桑科）。【水药】高梅⟨10⟩，瓦梅高⟨158⟩：根皮、叶、果穗及枝治肾阴虚⟨10⟩；根皮及叶、果穗治肾阴虚⟨158⟩。【土家药】Zixuelian（紫血莲）：叶治风热头痛，咳嗽，目赤红肿⟨8⟩；果实治眩晕，须发早白，便秘⟨8⟩；枝治风湿性关节痛⟨8⟩；根皮治肺热咳嗽，小便不利⟨8⟩。【彝药】ꀙꊹ（bbuzza 补扎），ꀀꈐꀙꊹ（ajjibbuzza，阿儿

补扎）：根、茎的皮治咳痰（多指风热咳嗽，痰黄而稠），风湿疼痛[8]；叶治眼睛红肿，流泪，咳痰[8]；果实治肺病（轻度肺结核）[8]。

Morus nigra L. 黑桑（桑科）。【维药】شاتوت كۇجمە（Shatut ujme，夏土提吾吉买）：果穗治咽喉炎肿，口渴纳差，口腔溃疡，肠道创伤，热性腹泻，痢疾[75,79]。

Morus serrata Roxb. 吉隆桑（桑科）。【藏药】塔尔兴：叶及枝条内皮治感冒，气管炎，腹泻[29]。

Moschus berezovskii Flerov 林麝（鹿科）《药典》。【朝药】金사향노루（sùp sā hiāng nāo rù，酥丕仁哈央孥入）：雄性香囊中的干燥分泌物治气郁，七气，九气，中毒吐泻，急腹痛，惊痫[83,84]。【回药】木失其他剌迷石亦：雄性香囊中的分泌物治热病神昏，中风痰厥，中恶昏迷，闭经，难产死胎，心腹暴痛，咽喉肿痛，跌打伤痛，痹痛麻木[170,171]。【傈僳药】迪皮哪：效用同马麝 M. sifanicus[166]。【蒙药】ᠵᠠᠭᠠᠷ（Zhaar，扎阿日）：雄体香囊中的分泌物（麝香）治黏症，瘟疫，虫疾，"亚玛"病，毒热，脉病，萨病，热性"协日沃素"病，肾病，肝病[41]，开窍醒神，活血通络，消肿止痛，清"协日沃素"[317]。【怒药】勒阿：麝香治疟疾[165]；蹄子治小儿消化不良[165]；脑治高血压，神经衰弱，头昏[165]；胃和肠治百日咳[165]。【羌药】Beryugushuo（布厄日玉古说），麝香[167]：麝香仁治惊痫昏迷，中风痰壅，脘腹冷痛，胎死腹中，牙痛[167]；麝香仁泡黄酒内服用于催产下胎[167]；麝香仁泡酒内服治跌打损伤，痈疽肿痛[167]；麝香仁外敷治疔疮红肿及疮痈[167]；雄麝的香囊也作"约说叶别"使用[10]。【水药】菊[10]，朴[157]：雄性麝香腺囊中分泌物治中风，风湿病，跌打损伤[10]，绝育[157]。【土家药】pa⁴ suo¹（迫索）[129]，香包，当门子[128]：雄性香囊中的分泌物毒蛇咬伤，小儿夜啼，偏头痛[129]，神昏不醒，老鼠钻心症（胆道蛔虫病），跌打伤痛，风气病[128]。【佤药】獐子，獐：雄性麝香囊分泌物治中风，惊风，惊痫，寒邪腹痛，跌打损伤，痈肿疮毒[168]。【维药】ﻛﭙﺎﺭ（Epar，伊帕尔）[75,78]：雄性香囊中的分泌物治寒性心虚，心悸，气短，癫痫，昏厥，小儿抽风，身寒阳痿，湿性脑虚，神经衰弱，忧郁健忘，瘫痪，面瘫，手指震

颤[75]；整麝香和麝香仁治热病神昏，中风不语，惊痫，闭经，胞衣不下，跌打损伤，瘀血疼痛[78]；整麝香和麝香仁外用治疮痈肿毒[78]。【彝药】啰兴，香獐子：分泌物治毒蛇咬伤，肿痛神昏，毒疮，癞子，翻花疮，疯狗咬伤，昏厥烦乱，跌打损伤，昏迷气闭，牙痛，催生，无名烧，小便不通[104]；效用同马麝 M. sifanicus[101]。【藏药】拉仔[20]，那紫[35]：雄性麝香囊中的分泌物（麝香）治热病神昏[35]，中风，痰厥，惊痫，心腹暴痛[23,35]，肾脏病，念热症，癥瘕[23]，痈肿瘰疬，咽喉肿痛，跌打损伤[35]；麝香外用治跌打损伤，痈疽，疮疡[23]；肉治邪病（精神病）[23]；睾丸治肾病，小便不利或失禁，躬腰背病，肾性机能衰弱症[23]；粪熏治脉病，潜伏热病，脑疽，胸腔疮[23]。【壮药】射香：公麝"香囊"的分泌物治血管瘤，静脉炎[15]。

Moschus fuscus Li 黑麝（鹿科）。【怒药】勒阿：雄性香囊干燥分泌物治惊痫，中风昏迷，痰厥，寒痹腹痛，恶心烦闷，跌打损伤，痈疮肿毒，胎死腹中[165]。

Moschus moschiferus Linnaeus 原麝（鹿科）《药典》。【布依药】独栲：雄性动物香囊中的分泌物捣烂，吹入耳内，治耳出脓血[159]。【朝药】사향노루（sā hiāng nāo rù，仁哈央孥入）：效用同林麝 M. berezovskii[83,84]。【德昂药】雄体香囊中的分泌物治惊痫昏迷，疮块积聚，跌打损伤[18]；香囊分泌物配伍治风湿疼痛，麻木[69]。【东乡药】麝香：香腺囊中的分泌物治中风，痰厥，惊痫，心腹暴痛，跌打损伤，痈肿疮毒等，外用治感冒[10]。【鄂伦春药】米扦，脐香，当门子：雄体香囊的分泌物（麝香）治中风不醒[161]。【蒙药】ᠵᠠᠭᠠᠷ（Zhaar，扎阿日）[41]，拉尔泽[56]：成熟雄体香囊中的分泌物（麝香）治黏性刺痛，白喉，天花，麻疹，肠刺痛，头瘟，丹毒，黏性痛，胆汁窜于脉病，颈项强直，热病神昏，中风昏迷，中风痰厥，痹痛麻木，布鲁氏病，牙病，皮肤病，催产及胞衣不下，血痞肝病[56]；效用同林麝 M. berezovskii[41]。【纳西药】雄体香囊中的分泌物治中风，痰迷心窍，跌打气闭，肾脏积冷，气攻心腹痛，厥心痛，小儿疳积，常渴，饮冷水不休，热病神昏，中风痰厥，痹痛麻痹，痈疽肿毒[164]。【怒药】勒阿：雄性香囊分泌物治惊痫，中风昏迷，

痰厥，寒痹腹痛，恶心烦闷，跌打损伤，痈疮肿毒，胎死腹中[165]。【水药】雄性香囊中的分泌物煎水，睡前服，可绝育[157,158]。【土家药】xang bao（香包）：雄性麝香腺囊中分泌物治昏迷，湿气，腹部痞块，中风，痰厥，惊痫，痈疽肿毒[10,126]，跌打损伤，乳房肿痛，恶性淋巴瘤，肺瘤，催产堕胎[52]。【维药】效用同林麝 M. berezovskii[75,78]。【藏药】效用同林麝 M. berezovskii[23,35]。

Moschus sifanicus Przewalski 马麝（鹿科）《药典》。【朝药】말사향노루（māl sā hiāng nāo rù，妈儿仨哈央孥如）：雄体香囊中的分泌物效用同林麝 M. berezovskii[83,84]。【傈僳药】哪，黑麝：香囊分泌物治惊痫，中风昏迷，痰厥，寒邪腹痛，恶心烦闷，跌打损伤，痈疽肿毒，胎死腹中[166]。【蒙药】ᠵᠠᠭᠠᠷ（Zhaar，扎阿日）：雄体香囊中的分泌物（麝香）效用同林麝 M. berezovskii[41]。【怒药】勒阿：香囊分泌物治惊痫，中风昏迷，痰厥，寒痹腹痛，恶心烦闷，跌打损伤，痈疮肿毒，胎死腹中[165]。【羌药】Bureyugushuo（布热玉古说），伍玉古说[167]，约说叶别[10]：将香壳 4~5g 用酒浸泡外服，治跌打损伤，痈疽肿毒[10]；将香壳 4~5g 用白酒少许调匀外敷，治各种疔疮红肿，疮痈[10]；效用同林麝 M. berezovskii[167]。【土药】拉石子：麝香治双阴感冒，心腹暴痛，跌打损伤，痈痛疮毒，各种疼痛，颈淋巴结结核[10]。【维药】کپار（Epar，伊帕尔）：效用同林麝 M. berezovskii[75]。【彝药】啰兴，香獐子：分泌物治毒蛇咬伤，肿痛神昏，毒疮，癫子，翻花疮，疯狗咬伤，昏厥烦乱，跌打损伤，昏迷气闭，牙痛，催生，无名烧，小便不通[101,104]。【裕固药】扎尔，麝香：雄性香囊中的分泌物用于预防新生儿破伤风，胫骨骨折，营养缺乏症；麝骨髓治关节炎[10]。【藏药】གླ་རྩི（拉瓦）[21,29]，拉哇[23]：雄性香囊中的分泌物（麝香）治肝炎，肾炎，寄生虫引起的内脏、头部、皮肤、牙之疾病[21]，中风，痰厥，惊痫，心腹暴痛，肾脏病，念热症，藏瘕[20]，肾脏病，脑膜炎，流行性感冒，白喉，急性胃炎，细菌性痢疾，炭疽，肺炎及肺部疾患引起的发烧，腹内虫病，牛皮癣，粉刺，疮疡[29]；麝香外用治跌打损伤[20,29]，痈疽，疮疡[20]，刀枪伤，止痛[29]；肉治邪病（精神病）[23]，"赤巴"、"隆"病[27]；睾丸治肾病，小便不利或失禁，躬腰背病，肾性机能衰

弱症[23]；粪熏治肢体白脉病，潜伏热病，脑疽，胸腔疮伤[23,27]。

Mosla chinensis Maxim. 石香薷（唇形科）。【苗药】乌能爪：全草治感冒发热，子宫脱垂[15]。【畲药】华荠苧：全草治小儿发热，预防中暑[148]。【土家药】细叶香薷，土香薷[124]，小金刚草[125]：全草治夏季感冒，中暑呕吐，腹痛腹泄，跌打瘀痛，湿疹，疔肿[124]，着凉鼻塞，头痛肚胀，肩痢重坠，霍乱呕吐，寒伤风症，水泻症，肚腹胀满，阴部瘙痒[125,128]。【维药】牙勒干热衣汗：效用同密花香薷 Elsholtzia densa[79]。【瑶药】jimh guaix zah（沉介茶），细叶香薷[130]，黄[15]：全草治感冒头痛，发热无汗，黄疸型肝炎，肠炎痢疾，肾炎水肿，风湿骨痛，衄血，血崩，带状疱疹，毒蛇咬伤[130]，急性肠炎，风湿痛，蛇咬伤[15]。【壮药】七星剑：全草治小儿疳积，跌打内伤[15]。

Mosla dianthera (Buch. – Ham. ex Roxb.) Maxim. 小鱼仙草（唇形科）。【拉祜药】阿卡怀，痱子草：全草治火、水烫伤及引起感染的脓性溃疡，大疮，各种无名肿毒，皮肤瘙痒，暑热痧症，衄血，血痢，感冒咳嗽，慢性气管炎，疥疠，痔漏下血，蛇咬伤，跌打损伤，痱子[13,150]。【土家药】痱子草，热痱草，大香薷：全草治暑月感寒，头痛，发热，恶寒，无汗，吐泻腹痛，痱子，湿疹，脚气，痔疮，内外出血[124,127]。【壮药】小鱼仙草：地上部分治贫痧（感冒），巧尹（头痛），货烟妈（咽痛），中暑，心头痛（溃疡病），阿意咪（痢疾），能啥能累（湿疹）痱子，皮肤瘙痒，呗农（痈疮），蜈蚣咬伤[120]。

Mosla scabra (Thunb.) C. Y. Wu et H. W. Li 石荠苧（唇形科）。【畲药】全草治暑热，疟疾，跌打损伤，扭伤，刀伤出血[148]。【土家药】野荆芥：全草治中暑，高热，慢性气管炎，外伤出血，疟疾，痱子，无名肿毒，皮肤湿疹，瘙痒，脾虚水肿，内痔出血，痈疽疮肿，蜈蚣咬伤[124]。

Mucuna birdwoodiana Tutch. 白花油麻藤（豆科）《部藏标》。【苗药】藤茎治贫血，再生障碍性贫血，痨伤，赤白带下，风湿性关节炎，跌打损伤，月经不调，闭经，产后腹痛，恶露不尽[425]。【藏药】ཤིང་རྟ་ཆུང（拉果肖夏）[2,21,23,35]：种子治肺病，脾病，"培根"病[2,21,23,35]，经络病，中毒症[2,23,35]，肾寒气虚，不孕症，精液衰竭之症[21]

外敷消肿[35]。

Mucuna championii Benth. 港油麻藤(豆科)。【侗药】黑血藤：藤茎治气血乏力，四肢麻木，风湿性关节炎[136]。【瑶药】野狗仔豆：根治无名肿毒[15]。

Mucuna macrocarpa Wall. 大果油麻藤(豆科)。【傣药】嘿良龙[13,14]，嘿亮龙(西傣)[60]：藤茎、果治小儿麻痹后遗症，贫血，月经不调，风湿筋骨痛[9,63,68,74]；藤茎治贫血，肺痨咯血，月经不调，风湿痹痛，腰膝疼痛，小儿痿软，痔疮下血[60]。【侗药】Sangl Domh Gal(散登架)：藤茎治久咳不止。【哈尼药】老王藤，Laqpil cavni(腊批扎尼)[143]，过山龙[431]：藤茎治肺热燥咳，月经不调，跌打损伤，腰膝酸痛，拔枪弹，肾盂肾炎，类风湿病[143]；用于行气活血，除风湿，舒筋络，利关节[431]。【拉祜药】那此鲁马兜，odmate(鲁马兜)，老雅花藤：藤茎治跌打损伤，风湿骨痛，妇女月经过多，赤痢，贫血[431]。【苗药】孟翁[15]，老鸦花藤[425]：藤茎治手脚麻痹[15]；藤茎治风湿骨痛，小儿麻痹后遗症，月经不调[425]。【佤药】老鸦花藤，苓拉细：茎藤治小儿麻痹后遗症，贫血，月经不调，风湿筋骨疼痛[8,168]。【瑶药】安端美[15]，apc dorn buerng(安端崩)，黑血藤[132]：茎治手脚麻痹[15]；藤茎治腰膝酸痛，手足麻痹，风湿痹痛，肺热咳嗽，咳血，产后血虚贫血，头晕，月经不调，痛经，坐骨神经痛，头痛[132]。【彝药】老贯藤，黑血藤：藤茎治咳血，腰膝酸痛，贫血，萎黄病[431]。

Mucuna pruriens(L.) DC. var. utilis (Wall. ex Wight) Baker ex Burck 黧豆(豆科)。【瑶药】maauh duc(猫突)，猫豆：叶、种子治腰膝酸痛，震颤性麻痹[130]。

Mucuna sempervirens Hemsl. 常春油麻藤(豆科)。【苗药】牛马藤，黑麻藤，油麻藤：根及藤茎治月经不调，痛经，闭经，产后血虚，贫血，风湿痹痛，四肢麻木，跌打损伤[97,98]。【土家药】牛麻藤，黎豆藤：种子、根、藤茎治风湿痹痛，麻木，闭经，跌打损伤[123]。【藏药】拉郭学夏，拉郭尔学夏，拉果肖夏：种子治心脏病，肾病，脾病，"培根"病，肺病，经络病，中毒症[14,20,24]；种子捣烂外敷用于消肿[14,20,24]。

Munronia delavayi Franch. 云南地黄连(楝科)。【彝药】着诺期：全株治骨折，跌打损伤

腰痛[13,14]，高热不退，风湿痹痛，咽喉肿痛，疮疡疗疖[109]。

Munronia henryi Harms 矮陀陀(楝科)。【布依药】娘斜行：全草泡酒服治月家病[159]。【傣药】雅害黑，雅害里(西傣)[14]，芽害嘿[62]：全株治伤风感冒，高热不退，胃痛，风湿性关节痛[9,63,72,74]；根或全株治腰膝冷痛，周身乏力，性欲冷淡，阳痿，遗精，早泄，风热感冒[62]。【基诺药】希帕崔：根治疟疾，各种疼痛，跌打损伤[10,163]。【拉祜药】全株治胃痛，风湿性关节痛[151]。【佤药】西别农：全株治支气管炎，肺结核[13,14]；全株配方治风湿病，跌打损伤[13,14]。【彝药】利鲁吐[103]，姆再佐[101]：全株治跌打损伤，风湿性关节炎，感冒发热，疟疾，气胀腹痛，高热不退，青光眼，夜盲，骨折瘀血，寒湿气滞，胃脘冷痛[103,109,111]，乍寒乍热，口渴思饮，间日疟，胃痛，风湿性关节痛，四肢麻木[101]。

Muntiacus reevesi Ogilby 小麂(鹿科)。【傣药】蒿反[66]，丁反[18]：角治腹内肿块，竹、木刺伤卡在肉内[66]，胃酸过多[18]。【仫佬药】日方：蹄治病后虚弱[15]。【佤药】小麂子，黄麂子：角治马鹿茸中毒或身体虚弱症[168]。【彝药】痴枢得[103,111]，噻[9,101]：角治风湿痹症[103,111]；肉、骨、血、胎治麻风，腹泻，乳疮乳痈，难产，疮疡，菌毒诸疾[9]；肉治麻风[101,102]；骨治腹泻[101,102]；血治乳疮，乳痈，腹泻，痢疾[101,102]；胎治难产，产后失血，经血不调，血瘀腹痛，鼻疮溃烂，疮疡，菌毒诸疾[101,102]；角治风湿麻木，中风瘫痪，疮毒，痈疽[101,102]。

Murdannia divergens (C. B. Clarke) Fruckn. 紫背鹿衔草(鸭跖草科)。【侗药】Wap Jaos liongc(化交龙)：根、全草治感受风寒感冒[139]。

Murdannia nudiflora(L.) Brenan 裸花水竹叶(鸭跖草科)。【侗药】鸭舌草：全草治小儿阴茎水肿[15]。【瑶药】私帮勉，水竹叶：全草治肺热咳嗽，咳血，扁桃体炎，咽喉炎，急性肠炎，目赤肿痛[133]；全草外用治疮疖肿毒[133]。【壮药】别甲领：全草治产后身体衰弱[15]。

Murex pecten Lightfoot [M. triremis (Perry)] 栉棘骨螺(骨螺科)。【蒙药】ᠪᠣᠷᠭᠢᠯᠠᠭᠰᠠᠨ ᠲᠣᠩ (Wurgest dong, 乌日格斯顿·东)：刺螺(壳煅用)治"协日沃素"疮，腺肿流脓，鼠疮，骨伤，云

翳，白斑症[45,46]。

Murraya euchrestifolia Hayata 豆叶九里香（芸香科）。【壮药】Cimcuenva（神船华），穿花针：叶或带嫩枝治贫痧（感冒），心头痛（胃痛），发旺（风湿骨痛），林得叮相（跌打损伤），能含能累（湿疹），癌痛[117]。

Murraya exotica L. 九里香（芸香科）。【毛南药】ruoŋ² mei⁴ ndaŋ³（松妹香堂）：根、叶治跌打损伤，风湿骨痛，胃痛，牙痛，破伤风，流行性乙型脑炎，虫、蛇咬伤，局部麻醉[156]。【瑶药】效用同千里香 M. paniculata[132]。【壮药】Go' nduk-max（楛弄马），Youzndukmax（有弄马）[117]：经水蒸气蒸馏得到的挥发油治心头痛（胃痛），发旺（风寒湿痹），林得叮相（跌打损伤），能含能累（皮肤瘙痒），癌痛，呗奴（瘰疬）[117]；根、叶用于止痛生肌[15]。

Murraya microphylla（Merr. et Chun）Swingle 小叶九里香（芸香科）。【黎药】羊麦草：枝叶治风湿痹痛[154]。

Murraya paniculata（L.）Jack. 千里香（芸香科）《药典》。【阿昌药】外牙可救，奶卖苗：根、叶治跌打肿痛，风湿骨痛，牙痛[18]。【德昂药】节我洞：效用同阿昌药[18]。【景颇药】Gaulam hom：效用同阿昌药[18]。【黎药】千运仁，千里香，七里香：根治阴疸，久年痛风，跌打损伤；枝叶治湿疹[153]。【苗药】都九里香：叶治心气痛，跌打损伤[15]。【佤药】拉孟西为：叶治疟疾，流行性感冒，感冒，风湿热，扁桃体炎[14]。【瑶药】九里香，juov leiz hiang（坐雷香），罗雷朗[132]：叶治骨折[15]；叶、带叶嫩枝或全株治感冒，胃痛，风湿痹痛，跌打损伤，蛇、虫咬伤[132]。【彝药】本讷锡：根、叶治胃痛，风湿骨痛，跌打肿痛，感冒头痛，破伤风，牙痛，流行性脑炎，手术麻醉[111]；叶治风火虫牙，胃脘冷痛，肾病水肿[109]。【壮药】楛九里香，九柳香，美刚下：枝、叶治风湿骨痛，关节痛[15]；叶治吹风蛇咬伤[15]；全株治疥疮[15]；效用同九里香[117]。【台少药】Urisii（Bunun 族施武群），Karyaba（Paiwan，族太麻里）：叶治疟疾，皮肤病[169]。

Murraya tetramera Huang 四数九里香（芸香科）。【哈尼药】Molkulmolnaol（摸枯模恼），千只眼，臭漆：根、叶治感冒发热，支气管炎哮喘，

急性结膜炎，胃痛，风湿麻木，皮肤瘙痒，湿疹[143]。

Musa balbisiana Colla 野蕉（芭蕉科）。【景颇药】伦阿蕉：种子治跌打损伤引起的便秘[13]。【畲药】野芭蕉：根治毒菇中毒，胃脘热痛[148]；花治胃脘冷痛[148]；汁液治烧、烫伤[148]。

Musa basjoo Sieb. et Zcc. 芭蕉（芭蕉科）。【布依药】槐杰：根、花、茎汁包猪心及少量朱砂，同炖，吃猪心，治心脏病[159]。【傣药】花治胸膈饱胀，脘腹痞疼，吞酸反胃，呕吐痰涎，头目昏眩，心痛怔忡，妇女经行不畅[67,68]。【侗药】美岜：花治黄疸，水肿[135]。【哈尼药】Alqul（阿曲），甘蔗：茎治脚气，水肿[143]；树汁治牙痛，中耳炎，解断肠草中毒[143]；叶治脚气水肿，蜂、虫蜇伤[143]；鲜皮治蜂、虫蜇伤[143]；鲜根治感冒，胃脘痛，血淋涩痛，鼻衄[143]；生果实治胃溃疡[143]。【拉祜药】可波法：根茎、花蕾治感冒咳嗽，头痛，高血压，胃痛，腹痛，肝炎，痢疾，崩漏，胎动不安，尿路感染，水肿[10]；根茎、花蕾外用治中耳炎，创伤出血，痈疖肿毒[10]。【傈僳药】阿壳门：根、花、叶、茎汁治头晕目眩，热病，痈肿热痛，寒痰停胃，心痛怔忡，妇女经行不畅，高血压，黄疸，疔疮[166]。【苗药】Ndut jeub（都就，贵州松桃）[91,92]，巴椒花[95]，芭蕉根[575]：根、花、茎汁治热病，消渴，痈肿，疔毒，丹毒，崩漏，淋浊，水肿[91]；根、花、茎、叶治心脏病，中耳炎，骨折[92,95]；根治风热头痛，水肿脚气，肌肤肿痛[575]，血淋，丹毒[575,895]，天行热病，消渴，水肿，脚气[680,895]，烦闷，黄疸，血崩[680]，痈肿疔疮[895]。【怒药】恩：根、花、叶、茎汁治斑秃，久泻久痢，脾虚腹泻[165]。【土家药】芭蕉[123]，lan² qie² ka³ bu³（南且卡卜），牛独心[128]：花蕾和根治感冒头痛，痢疾，黄肿[123,125]；根茎治脱肛[123,125]；叶治水肿[123,125]；鲜叶加菜油少许滴耳治中耳炎[123]；鲜叶捣烂外敷治毒蛇咬伤，蜂蜇伤[123,125]；花治脑溢血，崩漏[123,125]，心慌心跳，高烧神昏，黄疸[128]。【瑶药】土蕉，芭蕉花：全草治感冒咳嗽，头痛，高血压，尿路感染，中暑[133]；全草外用治疮疖，中耳炎，金疮，跌打损伤[133]。【彝药】期阿诺：花蕾治子宫脱垂[13,14]；花穗治小便短赤，尿闭水肿[109]。

Musa formosana（Warb.）Hayata 台湾芭蕉（芭蕉科）。【台少药】Bunbungausu（Tayal 族 Taroko)：未成熟的果实二、三个服用治腹痛[169]。

Musa insularimontana Hayata 兰屿芭蕉(芭蕉科)。【台少药】Atokunogoaru(Yami 族红头屿)：叶烤后贴于患处治腹痛，外伤[169]。

Musa nana Lour. 香蕉(芭蕉科)。【阿昌药】甘蔗：全草治乙脑，白带，胎动不安；果皮柄治高血压[18]。【朝药】료리바나나(liǎo lǐ bā nǎ nà，聊哩吧那那)：根治痈肿结气[86]。【基诺药】阿生解攸：果序柄弯处治跌打损伤，骨折[163]。【黎药】芭蕉根，麦钟，弓蕉：根加白糖治牙痛；根头包芽外用治皮肤长疮[153]。

Musa sapientum L. 大蕉(芭蕉科)。【傣药】贺贵的罕：根治小儿高热，咳嗽，小便热涩疼痛，黄疸，疔疮痈疖浓肿，皮肤红疹瘙痒，头痛头昏，失眠，四肢痒疮[62,66]。【拉祜药】阿波[150]，甘露树[150]：茎汁、根中分泌的胶状物治头晕眼花，失眠，小儿发热，咳嗽，四肢痒疮[13,150]，蚂蟥进鼻子，草乌中毒，天行热病，烦闷，消渴，黄疸，水肿，血淋，血崩，痈肿，疔疮，丹毒，产后血肿，白带，胎动不安[150]。【壮药】lwggocieg，野蕉，山芭蕉子：果实治便秘，癥瘕积聚[121]。【台少药】Gotuko(Tayal 族溪头)，Kamiagai(Tsaou 族简仔雾)，Buruburu(Paiwan 族傀偶)：果实治腹痛[169]；根治外伤，火伤[169]；新芽、茎、地下茎及腐蚀后枝干的皮治火伤[169]。

Musa wilsonii Tutcher 树头芭蕉(芭蕉科)。【傣药】桂吞：全株用于截疟[13,14]。【哈尼药】阿杯娑[145]，若阿泡若阿窝[13,14]：花序用于消炎，止痛[145]。【苗药】都就，斗卡修：根花、茎叶治热病，消渴，痈肿[94]。【佤药】吻考：全株用于截疟[13,14]。

Muscovitum 白云母［硅酸盐矿石云母族矿物，主含 $KAl_2(AlSi_3O_{10})(OH)_2$］。【蒙药】ᠴᠠᠭᠠᠨ ᠭᠡᠯᠡᠲᠦᠷ (Chagan geltanur，查干-给勒塔淖日)：银精石(矿石明煅醋淬用)治颅脑损伤，金伤，毒症[43]，外伤[44]。【藏药】杭才尔[24]，浪采嘎保[23]，郎策[27]：外用治疮痈疖肿，脑漏，脑疾病，水银中毒[24]，疮疡，脑病[23,27]，癫狂，晕厥[27]，外科疮疡，头脑疾病[34]，疮伤，中毒症[21]。

Musella lasiocarpa (Franch.) C. Y. Wu ex H. W. Li 地涌金莲(芭蕉科)。【傣药】歪贵呼(西傣)：茎汁治酒醉，草乌中毒[13]；花治红崩，白带，大肠下血[13]。【哈尼药】Alzouv zouvsiil(阿着着思)，金芭蕉，地金莲：鲜汁治癫痫[143]；花治肺结核，咳嗽[143]；根治大肠下血，妇人红崩日久[143]。【傈僳药】荤么：果治子宫脱垂[14]；茎叶解草乌中毒，酒醉[14]；花治白带，红崩，大肠下血[14]。

Mussaenda divaricata Hutch. 展枝玉叶金花(茜草科)。【土家药】白常山：根、茎治中暑，暑热感冒，暑湿泻泄，上焦湿热，小便不利，疟疾[123]。

Mussaenda esquirolii H. Lév. 黐花(茜草科)。【哈尼药】色扎衣仪麻：花、蕾、根用于疏散风热，除湿消肿[145]。

Mussaenda hirsutula Miq. 粗毛玉叶金花(茜草科)。【黎药】唯娘较：茎叶治中暑，毒蛇咬伤[154]。

Mussaenda hossei Craib 红毛玉叶金花(茜草科)。【傣药】官育哩，期里(西傣)：根治感冒，喉炎，疟疾[13,14]。【佤药】地亚摆下：根治感冒，喉炎，疟疾[13,14]。

Mussaenda kwangsiensis Li 广西玉叶金花(茜草科)。【瑶药】安给单：根治风湿骨痛[15]；果治腹泻[15]。

Mussaenda macrophylla Wall. 大叶玉叶金花(茜草科)。【哈尼药】野马野舍：叶治黄水疮，皮肤溃疡[14]。

Mussaenda pubescens W. T. Aiton 玉叶金花(茜草科)。【傣药】嘎柏嘿：藤和根治水肿腹胀，腹痛腹泻[63,64]。【侗药】白蝴蝶，登别安：根治小儿疳积[5,15]；枝叶治外感发热，腹泻，烧、烫伤[5,15]。【哈尼药】哈喇门巴：藤、根治感冒，支气管炎，咽喉炎，肠炎，肾炎[145]。【基诺药】阿能挨不老：根或茎杆治百日咳，肺病，咽喉肿痛[163]。【拉祜药】藤与根治中暑，感冒，支气管炎，扁桃体炎，咽喉炎，肾炎水肿，肠炎，子宫出血，毒蛇咬伤[10]。【黎药】甘歌树，黑面藤，天藤：藤茎治小儿惊风，产后痛病[153]。【毛南药】白纸扇，ruoŋ² phie³ va⁵ phuok⁸(松别发白人)：治中暑，感冒，支气管炎，扁桃体炎，咽喉炎，肾炎水肿，肠炎腹泻，子宫出血，毒蛇咬伤[156]。【苗药】Ab gangb luf(阿岗奴，广西融水)[91]，枝倒雨，加波沃糖[5,15]：根、枝、叶或全株治感冒，支气管炎，扁桃体炎，肾炎[91]；根治感冒中暑，支气管炎，扁桃体炎，咽喉炎，肾炎水肿，黄疸型肝炎，肠炎，腹泻[5,15]。【畲药】土甘草[5]，玉叶金花[148]：根、茎治急性胃肠炎，眼睛肿痛，咽喉炎，湿热小便不利，夏令中暑，肺脓肿[5]；全草治感冒，咽喉疼痛[148]；根治小儿疳积[148]；鲜叶治刀伤出血[148]。【土家药】三白树，凉茶藤：茎叶治感冒，中暑发热，咳嗽，咽喉肿痛，暑湿泄泻，痢疾，疮疡脓肿，跌打损伤，蛇伤[123]。【佤药】白纸扇[168]，狗骨头树[10]：根治消化不良，腹泻[10,168]，白痢[168]，痢疾[10]。【瑶药】车带藤[5]，baeqc zeiv sinx（别这醒），野甘草[132]：根治避孕，眼睛胀痛，角膜云翳，妇女经前后或产后腹痛，连珠疮，咽喉痛[5,15]；全株治中暑，感冒发热，支气管炎，小儿疳积，肝炎，尿路结石，肾炎水肿，角膜云翳，妇女经痛，产后腹痛，子宫脱垂，白带，咽喉痛，刀伤出血，铁砂入肉不出，跌打内伤[132]。【彝药】活泼木楔达韭，月亮翻白叶，补鲁威：根治感冒，支气管炎，扁桃体炎，咽喉炎，泌尿系统感染，胃肠炎，妇女白带[5,14]。【壮药】白纸扇[5]，Gaeubeizhau（勾北豪）[117]：根治小儿疳积[5,15]；叶治丹毒[5,15]；全株治精神分裂症，小儿疳积，疯狗咬伤，骨折，跌打肿痛[5,15]；茎和根治贫痧（感冒），中暑，胴因鹿西（吐泻），笨浮（水肿），货烟妈（咽喉肿痛），埃病（咳嗽），隆白呆（带下）[117]。【台少药】Saroposaan（Bunun，族峦）：根治疟疾[169]。

Mussaenda simpliciloba Hand. – Mazz. 单裂玉叶金花（茜草科）。【彝药】涩平：根、花、果治肺炎，肺结核，老年性哮喘，风热咳嗽[14]。

Mustela altaica Pallas 香鼬（鼬科）。【藏药】社蒙格夏[20]，塞芒[23]，社蒙[29]：肉治中风瘫痪，神志恍惚[20,33]，口疮，梅毒[33]，口腔病，"黄水"病，配合毒，肉食中毒，药物中毒，唇疮[29]；须治解鸡肉配合之毒[23]。

Mustela eversmanni Lesson 艾鼬（鼬科）。【藏药】戴罗：脑治食物、药物中毒[23,29]，毒病，配合毒[27]；肉治癫痫[23,27,29]，"黄水"病[23,27]，脑病，痛症[27]。

Mustela sibirica Pallas 黄鼬（鼬科）。【傈僳药】海腊：全体治血小板减少性紫癜，疥癣，淋病[166]。【毛南药】黄由，托乞，tho² chi⁶ sun¹（獭）：肉治遗尿，肝炎，肝硬化，支气管炎，淋巴结炎，心绞痛[156]；油治疥疮，杀虫[156]。【怒

药】觉寥：肉治男性性功能减退[165]。【佤药】黄皮子：肉治血小板减少性紫癜，遗尿，淋巴结结核[168]。【彝药】黑罗补申莫[9]，寒弄，地猴[104]：肉、嘴、胆、肝治血小板减少性紫癜，食滞宿膈，疮疡溃烂，水痘，臁疮湿疹，黄水疮[9]，蛇咬伤，急性发作的腹胀，腹痛，腹泻，呕吐，肝病眼目发黄，发烧，身体消瘦，老年发热恶寒[104]；肉治蛇咬伤，急性腹胀腹痛，呕吐，肝病眼目发黄，胁痛，消瘦[101,102]；嘴治食滞宿膈，疮疡溃烂，水痘[101,102]；胆治饮食积滞，臁疮湿疹，水痘[101,102]；肝治疮疡，黄水疮，湿疹[101,102]。【裕固药】黄鼠狼：肉和骨骼治原发性血小板减少性紫癜[10]。

Mustelus manazo Bleeker 白斑星鲨（皱唇鲨科）。【朝药】별상어（biēr sāng ě，别儿嗓呃）：皮治蛊气，蛊症方[86]。

Mycenastrum corium (Guers.) Desv. 栓皮马勃（马勃科）。【藏药】哲夏莫：子实体治扁桃体炎，肺热咳嗽，咽喉炎，吐血，衄血[24]。

Mylabris cichorii Linnaeus 黄黑小斑蝥（芫青科）《药典》。【朝药】누런문가뢰（nū rēn mūn gā luè，奴人母嗯嘎略）：全体治疯狗咬伤，淋巴结结核，恶性肿瘤，脱毛症[82]，蛊毒，鬼疰（劳瘵病）[86]。【哈萨克药】الاكۆزلسك：全虫治颈淋巴结结核，神经性皮炎，顽癣，腰腿痛[142]。【蒙药】ᠬᠠᠯᠠᠭ ᠪᠠᠮᠪᠦ（Alag bambu，阿拉格－斑布），章日哈[56]：全体（取除足、白薄翅与麦子炒热用）治狂犬病，脉管病，秃疮，"协日沃素"病，"奇哈"，鼠疮，恶疮[44]，子宫痞，妇血痞，肾达日干[56]。【纳西药】全虫治痈疽，拔脓，痈疽不破，或破而肿硬无脓，干癣积年生痂，搔之黄水出，牛皮癣，颜面神经麻痹，急性扁桃体炎，急性咽喉炎，疟疾，剧烈头痛，经候闭塞及干血气[164]。【维药】ئالا كۆزلۈك（Ala kuluk，阿拉库鲁克）：全体治白癜风，寒性肿块，扁平疣，湿疹，皮肤瘙痒，皮肤脱落，疯狗咬伤，斑秃，寒性阳痿，尿闭水肿，经水不畅[75]；成虫治痈疮肿痛，顽癣痒痛，风湿痛[79]。【彝药】补迟[111]，补俄里[102]：全体治瘰疬，狂犬咬伤，颈淋巴结结核[111]；全体外用治恶疮，顽癣，口眼歪斜[111]；效用同大斑蝥芫青 M. phalerata[102]。【藏药】ᠳᠦᠷᠲᠦ（强巴）[21]，香叉[29]：全体治积食，下肠胃受损而发生的溃疡

的脓血块[21,29]；全体外用治疮疽瘰疬、癣症（尤其牛皮癣）、白斑病[21,29]。【壮药】名限：全体治皮癣[15]。

Mylabris phalerata Pallas 南方大斑蝥（芫青科）《药典》。【阿昌药】斑蝥：治颈淋巴结结核、皮肤顽癣、肝癌[18]。【朝药】참가뢰（cām gā luè，擦母嘎略）：全体效用同黄黑小斑蝥 M. cichorii[82,86]。【满药】都给达：配少许雄黄、麻黄、朱砂研细末调匀，贴于头颈第 2 骨节治疟疾[39]。【蒙药】ᠬᠢᠮᠤᠰᠤ ᠪᠠᠮᠪᠤ（Alag bambu，阿拉格－斑布）：效用同黄黑小斑蝥 M. cichorii[44,56]。【苗药】岗豆霸、岗蜈梭：全体治脱发、牛皮癣[96]。【水药】汞呆：全体治疯狗咬伤[157,158]。【土家药】花斑孟[123]、黄黑大芫青[52]：全体治颈淋巴结结核、恶疮、顽癣、慢性肝炎、颜面神经麻痹、狂犬伤、癌症[123]，淋巴结结核[123][52]，皮肤顽癣、肝癌、肾癌、食管癌[52]。【佤药】放屁虫、斑猫、豆腐虫：鲜成虫外用治传染性皮疣[168]。【维药】كۆزلۈك ئالا（Ala kuluk，阿拉库鲁克）：效用同黄黑小斑蝥 M. cichorii[75,79]。【彝药】补俄里：治恶疮毒疣、顽癣脱发[9]。【藏药】相叉[20]、香哇[23]、ཤ་ཁྲ（强巴）[21]：全体治积食[21,23]、癥瘕[20]，下肠胃道受损所致的溃疡脓块、虫毒、小便阻塞[23]，排胃肠受损而发生的脓血块[21]；全体外用治疮疽瘰疬、癣症、白斑病[21,23]、恶疮、瘰疬、虫毒、疥癣[20]。

Myosoton aquaticum(L.) Moench 鹅肠菜（石竹科）。【土家药】全草治肠痛、乳痈、痢疾[123]；全草捣烂外敷治扭伤、瘀肿、无名肿毒[123]；全草煎水熏洗患处，治痔疮肿痛[123]。

Myotis mystacinus Kuhl 须鼠耳蝠（蝙蝠科）。【藏药】帕旺：全体治中风初期呕吐[23,29]；粪治癫痫[23,29]。

Myriactis nepalensis Less. 圆舌粘冠草（菊科）。【拉祜药】大鱼眼草，拍罗：全株治小儿高烧不退、骨折、无名肿毒、外伤出血[150]。【傈僳药】尾能狂莫：根茎治痢疾、肠炎、中耳炎、牙痛、关节红肿热痛、慢性腹泻[166]。【土家药】小葵花：全草治痢疾、肠炎、慢性中耳炎、牙痛、关节肿痛[123]。

Myrica esculenta Buch. – Ham. 毛杨梅（杨梅科）。【傣药】ᥖᥨᥐᥱᥛᥣᥗᥨᥒᥳ（malunzong，妈伦

宗）：树皮治便血[8]；根皮治痢疾、肠炎、腰肌劳损、跌打损伤、湿疹、秃头疮、慢性疮疡[9,74]。【哈尼药】Siqsov（xisuo，细索）、Qiejin（切近，云南思茅）、广叶累（云南西双版纳爱伲人）：树皮、根皮治痢疾、肠炎、跌打损伤、湿疹、内外出血、疟疾[8]。【怒药】席很，大树杨梅：根、树皮治跌打损伤、骨折、痢疾、胃、十二指肠溃疡、牙痛、创伤出血、烧、烫伤[165]；果治口干、食欲不振[165]。【彝药】ꂷꇑꌋ（muopsypvyt，毛泗藏）：根、树皮治跌打损伤、骨折、痢疾、胃、十二指肠溃疡、牙痛、创伤出血、烧伤[8,17]；果实治津伤口渴、食欲不振[8,17]。

Myrica nanta Cheval. 矮杨梅（杨梅科）。【哈尼药】杨梅，Siqsov（细索）：根皮、茎皮治黄水疮、外伤出血、火、烫伤、阿米巴痢、消化道出血[143]。【毛南药】火杨梅，lak^8 se^5（勒射）：根皮治跌打损伤、骨折、痢疾、胃、十二指肠溃疡、牙痛；果治口干、食欲不振[156]。【彝药】茎皮治湿热下注、直肠下血、崩漏脱肛、跌打劳伤[109]。

Myrica rubra(Lour.) Sieb. et Zucc. 杨梅（杨梅科）。【阿昌药】石梢：根、树皮治跌打损伤、骨折、痢疾、十二指肠溃疡、烧、烫伤[18]。【侗药】Buil meix yangc muic（比美杨梅）[137]，美杨梅[135]：根、树皮治麻风登喉（蛾子）、鲤鱼·断滩（喉痛）[137]；树皮、根皮和果实治消化不良、痢疾、烫伤[135]。【拉祜药】阿磨结：根、树皮治跌打损伤、骨折、痢疾、胃、十二指肠溃疡、牙痛；根、树皮外用治创伤出血、烧、烫伤[10]；果治口干、食欲不振[10]。【苗药】珍梨：去掉栓皮的内皮层治喉痛、腹泻[96]。【畲药】根、树皮治跌打损伤、骨折、痢疾、胃、十二指肠溃疡、牙痛[10,147]；根、树皮外用治创伤出血、烧、烫伤；果治口干、食欲不振[10,147]；根皮治雷公藤中毒、偏头痛、风湿性关节痛、烧、烫伤、骨折[148]；树皮治接触性皮炎[148]；果实治嗳气、腹泻[148]；鲜茎治牙痛[148]。【水药】必梅痴：根皮治外伤出血；根皮研细末、敷伤处治外伤出血[10,157]。【土家药】酸梅子：根皮、树皮治痢疾、胃、十二指肠溃疡、跌打损伤、骨折、牙痛[123]；根皮、树皮外用治烫伤、外伤出血[123]；果治口干、食欲不振[123]。【瑶药】杨梅树，梅子：根、树皮治胃痛、膈食呕吐、疝气、痢疾、吐血、血崩、痔血、外伤出血、跌

打损伤，目翳，牙痛，火、烫伤，恶疮疥癞[133]；果实治烦渴，吐泻，痢疾，腹痛[133]；种仁治脚气[133]。【壮药】美接：叶或树皮治皮肤湿疹[15]。

Myricaria bracteata Royle. [*M. alopecuroides* Schreuk*] 宽苞水柏枝（柽柳科）。【蒙药】ᠣᠩᠭᠣᠨᠠ（Har balgona, 哈日-巴勒古纳），河柏[41,44,51]，敖恩布-莫都克兴玛尔[56]：嫩枝（水柏枝）治毒热，陈热，伏热，热症扩散，肉毒症，"协日乌素"病，血热，麻疹[41,44,51]。【藏药】宽苞水柏：嫩枝治麻疹不透，咽喉肿痛，中毒症，"黄水"病，血热病，瘟病时疫，脏腑毒热，风湿痹痛，癣[866]。

Myricaria dahurica Ehrenb. 达乌里水柏枝（柽柳科）。【藏药】文布，汪布[39]：地上部分治中毒性发烧，感冒，肺病[29,39]。

Myricaria elegans Royle 秀丽水柏枝（柽柳科）。【藏药】奥木吾：嫩枝治中毒症，"黄水"病，血热病，瘟病时疫，脏腑毒热[23]。

Myricaria laxa W. W. Smith 具鳞水柏枝（柽柳科）。【藏药】翁布枝：嫩枝治麻疹不透，咽喉肿痛，血肿热症，"黄水"病[40]。

Myricaria paniculata P. Y. Zhang et Y. J. Zhang [*M. germanica* (L.) Desv.] 三春水柏枝（柽柳科）《部藏标》。【蒙药】巴勒古纳：嫩枝叶治毒热，陈热，伏热，热症扩散，肉毒症，"协日沃素"，血热，麻疹[433]。【羌药】Zirrruma（子茹麻），河三柳：嫩枝治麻疹不透，风湿痹痛[167]。【藏药】翁布[2,23]，奥木吾[2,23,35]：嫩枝治麻疹不透，咽喉肿痛，中毒症，"黄水"病，血热病，瘟病时疫，脏腑毒热[2,13,23,35]，肺炎，肺炎中毒性发烧，乌头中毒，癣症[2,13,23]。

Myricaria platphylla Maxim. 宽叶水柏枝（柽柳科）。【蒙药】效用同宽苞水柏枝 M. bracteata[51]。

Myricaria prostrata Hook. f. et Thoms ex Benth. 匍匐水柏枝（柽柳科）[20]。【藏药】翁布：嫩枝治麻疹不透，咽喉肿痛，血中热症，"黄水"病[20,40]。

Myricaria rosea W. W. Smith 卧生水柏枝（柽柳科）。【藏药】奥木吾[23]，汪布[39]：嫩枝叶适用肺炎，肺炎中毒性发烧，咽喉肿痛，乌头中毒，癣症[13]，中毒症，"黄水"病，血热病，瘟病时

疫，脏腑毒热[23]，中毒性发烧，感冒，肺病，热症，久病，多种中毒性疾病[39]。

Myricaria squamosa Desv. 三春柳（柽柳科）。【蒙药】ᠪᠠᠯᠭᠤᠨ᠎ᠠ（Balguna，巴勒古纳）：嫩枝叶治同河柏 M. alopecuroides[44]。【藏药】奥木吾，翁布[40]：嫩枝、叶治肺炎，肺炎中毒性发烧，咽喉肿痛，乌头中毒，癣症，麻疹不透，风湿痹痛，中毒症，"黄水"病，血热病，瘟病时疫，脏腑毒热[13,23]；嫩枝治麻疹不透，咽喉肿痛，血肿热症，"黄水"病[40]。

Myriopteron extansum(wight) K. schum 翅果藤（萝藦科）。【哈尼药】全草治感冒[875]。

Myristica argentea Warb. 长形肉豆蔻（肉豆蔻科）。【藏药】扎得：种子治心病，"隆"病[23]。

Myristica fragrans Houtt. 肉豆蔻（肉豆蔻科）《药典》《部维标》。【朝药】육두구나무（yùk dū gū na mū，呦克嘟咕那木）：种仁治太阴病的痞证，阴毒，直中阴经或少阴病危证（脏厥，阴盛格阳证），脾虚里寒证[83,84]。【傣药】麻尖（西傣），马尖[13,14]，鲁尖[64]：种仁治心慌，心跳[9,62,63,64,71]，癫病[9,71]，胃脘胀痛，消化不良，呃逆不止，心慌心跳，乏力，恶心呕吐[62-64]。【蒙药】ᠵᠠᠳᠢ（Za-di，匝迪）[41,45,46]，萨迪[41,45,46,56]，吉如罕-赛娜吉如罕-赛娜[41,45,46]：种仁治心律失常，胸闷不舒，心悸，心慌，心跳，心绞痛，头晕，失眠，食欲不振，胃寒久泻，脘腹胀痛，命脉"赫依"，消化不良[41,45,46]，"赫依"病，消化不良，"赫依"性疼痛症[56]。【维药】جوزبوی（Jo yuz，朱由孜），به سباسه（Bes ba se，白斯巴色）[75]，九药斯[78]：种仁治胃寒纳差，消化不良，寒性头痛，黏液质性瘫痪，麻痹瘫痪，关节炎，精少阳痿，疮疡，尿少，腹泻[75,77]；假种皮治湿寒性脑虚，心虚，肝虚，湿性肺病，消化不良，胃病，慢性腹泻，肠、胃溃疡，寒性尿滴，精液减少[75,77]，脑、胃、子宫虚弱，消化不良，同房无力，溃疡，脾脏病症，寒性头痛，偏头痛，脑部阵痛，汗臭，消炎肿，助怀孕[80]，脑弱健忘，肝虚精少，食欲不振，精少，阳痿，寒盛脾衰，腹泻呕血[4]；种子和假种皮治脾胃虚寒所引起的气滞腹痛，食少呕吐，肠胃出血[78]；种子和假种皮外用治虚寒头痛，痉挛瘫痪[78]。【藏药】匝滴[24]，扎得[23]，ᠵᠠᡩᡳ（杂地）[21]：种子治消化不良[13,24]，感冒，头

晕，神衰失眠[13]，风湿性心脏病，胃寒腹痛，气虚心慌，瘟病时疫[24]，心病，"隆"病[23]；种仁治各种心脏病，"隆"病[21]。

Myrsine africana L. 铁仔(紫金牛科)。【苗药】全草煎水服或鲜叶捣烂外敷治乳腺炎[84]。【纳西药】根或枝皮治风湿痹痛，胃痛，牙痛及张口困难，急慢性细菌痢疾，肠炎，泄泻，血淋，便血，肺结核咯血，劳伤咳嗽，烧、烫伤[164]。【土家药】米籽树：全草治感冒咳嗽，支气管炎，哮喘，劳伤咳嗽，刀伤出血，干咳咯血，风火牙痛，肠炎，痢疾，泄泻，烧、烫伤，疱疹，毒蛇咬伤[124]。【彝药】邪额库若：根治疝气，风湿痛，牙痛张口困难[13]；枝、叶治风火牙痛，脱肛，子宫脱垂，红淋，风湿病，虚劳[17]。

Myrsine semiserrata Wall. 针齿铁仔(紫金牛科)。【傈僳药】哀四碾子：叶、皮、根治乳腺炎，肠炎，痢疾，肺结核，咯血，牙痛[166]；叶、皮、根外用治湿疹，疮疖[166]。【藏药】齐当嘎[20,36]，西当嘎[23]：果实治绦虫病[13,20,23]，"培根"病[23]，风火牙痛，咽喉肿痛，脱肛，子宫脱垂，皮肤瘙痒[36]。

Myrtus communis L. 香桃木(桃金娘科)《部维标》。【维药】هدببولئاس (Hebbulas，艾布里阿斯)[75]，阿布力阿斯[79]：近成熟果实治月经过多[4,75,77]，热性出血，牙龈出血，尿血尿涩，湿性腹泻，出汗不止，炎肿，脓疮，毛发脱落[75,77]，心烦，腹泻，便血，吐血，鼻衄，胃虚食阻，诸脏虚弱[4]；果实治月经不调，寒腹痛，吐血[79]。

Mytilus coruscus Gould 厚壳贻贝(贻贝科)。【朝药】홍합(hǎong hàp，好鞲哈丕)：贝肉治癥瘕，腰痛，产后血结，腹内冷痛[86]。

N

Naemorhedus cranbrooki Hayman 红斑羚（牛科）。【藏药】效用同斑羚 N. goral[22]。

Naemorhedus goral griseus Milne – Edwards 西南斑羚（牛科）。【藏药】效用同斑羚 N. goral[22]。

Naemorhedus goral Hardwicke 斑羚（牛科）。【傣药】蒿别，蒿灭（德傣）[62,63]，勒灭藤[48]：角治小儿高热惊厥，痛经，产后腹痛，腰痛，青光眼，小便涩疼痛[62,63]；血泡酒治吐血[48]。【德昂药】白山羊：角用于镇静退热，明目，止血，小儿惊痫，头痛，产后腹痛，经痛，尿闭[160]。【鄂温克药】山羊：胡须治黄水疮[277]；耳部鲜血治干癣[277]；油治烧、烫伤[277]。【仡佬药】mie[35] kuo[55] lai[55]（迷郭来，黔中方言），kau[55] me[53] zuo[13]（搞灭要，黔中北方言），mo[31] kol[31] ao[55] zu[31]（莫过老又，黔西南多洛方言）：角治高烧，惊风[162]。【傈僳药】佘，青羊：角治小儿惊风，头痛，产后腹痛，痛经[166]。【毛南药】山羊：肉研粉末，治反胃吐食，解百草毒[156]。【蒙药】ᠶᠠᠮᠠᠨ ᠬᠤᠷᠠᠶᠢᠨ ᠮᠠᠬᠠ（Yaman guresen maha, 亚曼－古热森－麻哈），ᠶᠠᠮᠠᠨ ᠬᠤᠷᠠᠶᠢᠨ ᠴᠤᠰᠤ（Yaman guresen chuos, 亚曼－古热森－绰斯），ᠶᠠᠮᠠᠨ ᠬᠤᠷᠠᠶᠢᠨ ᠡᠯᠢᠭᠡ（Yaman guresen elige, 亚曼－古热森－额力格）：肉治虚劳内伤，筋骨痹弱，腰脊酸软，阳痿，带下及不孕症[57]；角（焦炭）治小儿抽风，月经不调，经痛，小腹痛，胸腹胀，头痛[57]；活羊血治跌打损伤，骨折，月经不调，各种疮疖[57]；肝治夜盲症[57]；胆治云翳[57]。【怒药】善：角治心悸，风湿病，跌打损伤[165]。【羌药】Niamo（尼啊·莫），俄里洒[167]：血泡酒治一切毒疮红肿，跌打损伤，软组织损伤[10,167]，瘀肿[167]。【维药】تۆچكا كۆزى（Och ke goshi, 欧其开古西）：效用同山羊 Capra hircus[75]。【彝药】些莫：肉、胆、血、蹄壳用于跌打损伤，强健筋骨，抗劳益气，心腹疼痛，疔疮湿疹，颈耳肿物，腹内血瘀，痢疾泄泻，胃肠积滞，腹痛[9]；肉用于跌打损伤，强健筋骨[102]；胆治心腹疼痛，疔疮湿疹，颈耳肿物[102]；血治腹内血瘀，痢疾泄泻[102]；蹄壳治胃肠积滞，腹痛[102]。【藏药】热拉：肉治精神病[22,27,34]；心治伤口[22,27,34]；血用于止血，除酒病，伤口[22,27,34]；角能清热[22,27,34]；尾毛治乳腺炎[22,27,34]。

Naja naja kaouthia Lesson 孟加拉眼镜王蛇（眼镜蛇科）。【傈僳药】虎贝朴：全体治风湿痛，半身不遂，小儿麻痹[166]。【怒药】那位：全体治风湿痛，半身不遂，小儿麻痹[165]。

Naja naja（Linnaeus） 眼镜蛇（眼镜蛇科）。【傣药】乌号黄[65]，哦号幻[66]：全体用于通经络，祛风湿[65]，各种麻风病[66]。【侗药】谁哥别：全体治风湿痛[15,135]；蛇胆治小儿高热抽搐，百日咳，外感咳嗽[15]。【仫佬药】吹风蛇：效用同侗药[15]。【瑶药】guieh sen buerng（颜梅能），扁颈蛇[131]，吹风蛇[133]：去内脏全体治风湿性关节痛，脚气[131]；蛇毒治各种疼痛，癌症[133]。

Namdina domestica Thunb. 南天竹（小檗科）。【布依药】那更热，岩黄连：根、叶或果治胃痛[159]。【毛南药】土黄连，wan[6] lien[4] se[5]（黄连细）：根茎治感冒发热，眼结膜炎，肺热腹泻，痢疾，黄疸，急性肝肠炎，尿路感染，肝炎，跌打损伤[156]；果治咳嗽，哮喘，百日咳[156]。【苗药】Ghaob hlod ghunb（阿罗棍，贵州松桃），Raox zuab（热抓，贵州毕节）[91,95]，天竺子[94]：果实、根治久咳，气喘，百日咳，肺结核，胃痛[91]；根、叶、果治肺结核，胃痛[95]，感冒发烧，支气管炎，急性支气管炎，急性肠胃炎，坐骨神经痛，利湿[95]；根治咳嗽，气喘，百日咳；根、茎治食积腹泻，风湿痹痛[94,97,98]。【畲药】块根治湿热黄疸，肺热咳嗽，足膝酸软，肝炎[10,147,148]；果治百日咳[10,147,148]。【水药】梅就：根、叶或果治咳嗽[157,158]；果实用于止咳[10]。【土家药】南天竺[124]，天竹，山黄芩[128]：根、茎、叶治食积，腹泻，尿血，腰肌劳损，跌打损伤[124]；根、果实治咳喘，百日咳[124]；根治热咯症，火眼病[128]。【瑶药】关秋[133]，非问兹[15]：全株治风热头痛，肺热咳嗽，湿热黄疸，风湿痹痛，目赤肿痛，疮疡，瘰疬[133]；茎、全株治感冒发热，咳嗽，肺结核，腹泻，疮疥[15]。

Nannoglottis hookeri (Clarke ex Hook. f.) Kitam. [*Doronicum hookeri* Clarke] 虎克毛冠菊（菊科）。【维药】ﺩﻩﺭﻭﻧﻪﺝ（Deronej，代如乃吉）：根治寒性心虚，心悸心慌，湿性筋肌虚弱，瘫痪，面瘫，鼠疫，毒虫咬伤，习惯性流产[75]。

Nanocnide lobata Wedd 毛花点草（荨麻科）。【土家药】小九龙盘：全草治烧、烫伤，刀伤出血，疔疮痈肿[123]。

Nanorana parkeri (Stejneger) 参见 Alterana parkeri。

Naravelia zeylanica (L.) DC. 锡兰莲（毛茛科）。【哈尼药】罗藤，哈遮野尼，老鹰藤子：根治饮食积滞，胃寒腹痛，跌打损伤，腰腿疼痛[13,14,145]。

Narcissus tazetta L. var. **chinensis** Roem. 水仙（石蒜科）。【阿昌药】知嗯平胆：治腮腺炎，痈疖，初期肿热，止痛[18]。【德昂药】Bopyu wui lason，菠毛：效用同阿昌药[18]。【侗药】金盏银台：鳞茎治痈肿疮毒，虫咬伤，乳腺炎[136]。【傈僳药】xui..xe..hw：效用同阿昌药[18]。

Nardostachys chinensis Batal. 匙叶甘松（败酱科）。【蒙药】乌俄尔图－胡吉，邦伯：根、根茎治胸腹胀痛，胃痛呕吐，食欲不振，消化不良，牙痛[47]外用熏烟可辟秽气，煎汤洗脚治脚肿[47]。【羌药】Wuvha（唔哈），香松，勒吾茹：根、根茎治胸腹胀痛，胃痛，头痛[167]。【维药】ﺳﻮﻧﺒﻮﻝ（Sunbul，松布力）[75]，松布力奇尼[78]：根茎及根治脑虚，心虚，气急，心律不齐，高血压，神经衰弱，寒性闭尿，闭经，湿性胃虚纳差，肝虚腹水，多汗[75]，心神不安，胸闷气促，腹部胀满，尿闭，咳喘[78]。【藏药】ཕང་པོ།（帮贝）[21]，赤青，推马尔[921]：根及根茎治寒湿内阻，心腹胀痛[20,23]，白脉病，陈热病，中毒热病[23]，流行性感冒，高烧，关节积黄水，食物中毒和狼毒中毒，久治不愈的热病，骨折[29]，脘腹胀痛，食欲不振，呕吐，牙痛，心律不齐，胃脘痛，胃、十二指肠溃疡，癫痫[666]；外治牙疳，龋齿，脚气浮肿[20]，皮肤生疹，突然红肿[29]，熏治昏厥[29]；带根全草治瘟疫症，久热症[21][921]。

Nardostachys grandiflora DC. 大花甘松（败

酱科）。【纳西药】根、根茎治胃痛腹胀，头痛，急性胃肠炎，食欲不振，脚气水肿，牙痛，痰眩，拔毒[164]。【藏药】榜贝：根及根茎治白脉病，陈热病，中毒热病[23]；全草治疠病，心热，热肿[27]。

Nardostachys jatamansi (D. Don) DC. 甘松（败酱科）《药典》。【傈僳药】托质几莫：根治胸腹胀痛，胃痛呕吐，食欲不振，消化不良，牙痛[166]。【蒙药】ᠣᠨᠣᠷᠲ ᠬᠤᠵ（Wunurt huj，乌奴日图－呼吉）[52]，乌俄尔图－胡吉[47]：根及根茎治陈热，毒热，心神不安，癫痫[52]，胸腹胀痛，胃痛呕吐，食欲不振，消化不良，牙痛[47]，熏烟可辟秽气，煎汤洗脚治脚肿[47]。【维药】松布力印地：根茎治失眠健忘，心悸不安，食欲不振，高血压，胸膜胀满，气喘咳嗽，小便不利[78]。【藏药】榜贝[20,23,34]，榜别[39]：根及根茎治寒湿内阻，心腹胀痛[20,34]，白脉病，陈热病，中毒热病[23]头痛，胃痛腹胀，急性胃肠炎，十二指肠溃疡，癫痫[34]，流感，高烧，关节积黄水，食物中毒，狼毒中毒，久治不愈的热病，骨折[39]，脘腹胀痛，食欲不振，呕吐[666]，泡水漱口外治（泡水漱口）牙疳、龋齿，脚气浮肿（煎水洗）[13,20][666]；全草治胃寒气痛，胸腹胀满，头痛，癔病，脚气，肾虚牙痛[36]。

Nasturtium officinale R. Br. 豆瓣菜（十字花科）。【布依药】把让瓢：全草与糯米各适量，煮粥吃，治大肚子病（水臌病）[159]。【傈僳药】秋俄：全草治气管炎，肺热燥咳，泌尿系统炎症，疔毒痈肿，皮肤瘙痒，促进新陈代谢[166]。

Natrii Chloridum 食盐（海水或盐井、盐池、盐泉中的盐水经煎晒而成的氯化钠结晶，主含氯化钠）。【朝药】소금（sāo gèm，骚戈母）：杀鬼蛊，邪痒，毒气，下部疮，伤寒，寒热，吐胸中痰癖，止心腹卒痛，坚肌骨，多食伤肺咳嗽[86]。【傣药】哥：食盐治打嗝，体弱[65]，呃逆不止，高热不退，百日咳，风寒湿痹症，肢体关节酸痛，屈伸不利[62,63,64]。【鄂温克药】治春节因血盛引起的头痛，小儿遗尿，肿痛，关节炎，手脚跌打损伤，"茂尼遥常哈"，小儿惊厥，外感风寒，腿脚肿痛[241]。【基诺药】车克：治干咳无痰；外用治蚊叮虫咬，皮疹，皮炎[10]。【维药】纳麦克拉乌力：治脾胃湿热，食欲不振，大小便不利[78]；外

用去湿疹，翳障，皮肤化脓性痈肿，关节炎和足膝酸痛[78]。【彝药】治膀胱炎，烧伤，毒蛇咬伤，外伤流血不止，酒醉伤风寒颤，外感风寒，周身疼痛，红丝眼，黑眼珠生白膜，遗精[10]。【藏药】措擦(海盐)[23]，基娘檫：治"培根"、"隆"的合并症[23,26,27,34]，眼病，消化不良，寒性病[26,27,34]，水肿，尿闭，胃病，痞结，喉蛾(急性扁桃体炎)，闭经，难产，胎衣不下，翳障[34]；尿血，吐血，齿舌出血，目赤痛，风眼烂眩，牙痛[31]。

Natrii Sulfas 芒硝(硫酸盐类矿物芒硝族芒硝，主含 $Na_2SO_4 \cdot 10H_2O$)《药典》。【傣药】借蒿：矿石治皮肤疔疮肿毒，癣症，瘙痒，斑疹，疥癣，湿疹，虫牙、火牙肿痛[62-64]。【哈萨克药】گلاڤبەر توزى (تازالانعان سور)：治肠胃肠实热，大便燥结，口臭[142]。【满药】山木瑞奋(玄明粉)：粉末用温开水冲服，治大便不通；用冷热水调服，治鼻衄[11][39]。【蒙药】ᠠᠷᠰᠢᠶᠠᠨ ᠱᠤᠤ (Arsen shuo, 阿日森-硝)[50]，ᠴᠠᠰᠤᠨ ᠱᠤᠤ (Chason shuo, 查森-硝)[45,46]：粗制品(水制用)治血盛症，血痞，子宫痞，闭经，胸口痞，消化不良[50]；结晶治消化不良，食痞，水肿[45,46,56]，胃脘痞，子宫痞，血痞，膀胱结石，闭尿，尿频，便秘，乳肿[45,46]，剑突痞，便秘，经闭，丹毒，痈肿[56]。【土家药】治实热积滞，大便燥结[123]；外用治目赤，口疮，咽炎，痔疮肿痛[123]。【维药】治实热便秘，大便燥结，积滞腹痛，肠痈肿痛[77]；外用治乳痈，痔疮肿痛[77]。【彝药】姆腮志[101,104]：治内外疮，大肚痞，胃脘疼痛，疽疮，风火眼、红赤疼痛[101,104]。【藏药】ཚྭ་རྒྱམ (亚巴恰惹)[24,31,34]，亚哇卡[10]，亚伍恰拉[23]：治胃寒，消化不良，便秘[10,21,31,34]，浮肿，心脏病，肿瘤，实热积滞，腹胀，丹毒痈肿，黄疸水肿，闭经[21,23,31,34]，停瘀痞满，积滞水肿，目赤肿痛[31]。

Natron 泡碱(主含含水碳酸钠)。【藏药】土碱：治疥癣，湿疮，金创出血，水火烫伤，痔疮，脱肛，赘疣诸症[31]。

Nauclea officinalis Pierre ex Pitard 胆木(茜草科)。【黎药】乌檀[574]，采哄[154]：树皮治外感发热，急性扁桃体炎，咽喉炎，泌尿系统感染，肺炎，支气管炎，中耳炎，烧伤感染[574]；茎枝及皮治感冒发热，肺炎，肠炎，痢疾，湿疹，皮疹，

脓疡[878]；茎和树皮用于抗炎[154]。

Naemorhedus goral Hardwlcke 青羊(牛科)。【羌药】Kse(科斯厄)：血泡酒治毒疮红肿及跌打损伤，软组织损伤[10]。

Neanotis hirsuta(L. f.) W. H. Lewis 薄叶新耳草(茜草科)。【哈尼药】秋素苏让：全草治耳内流脓，疔疮红肿[13,145]。

Neanotis ingrata (Wallich ex Hook. f.) W. H. Lewis [*Anotis ingrata* (Wall.) Hook. f.] 臭味新耳草(茜草科)。【布依药】那笨习：全草治肾炎[159]。【土家药】一柱香：全草治眼红肿，无名肿毒[123]。

Nelumbo nucifera Gaertn. 莲(睡莲科)《药典》。【阿昌药】莲子：治脾虚腹泻，遗精，白带[18]。【朝药】련(liàn, 垒嗯)：莲房(花托)治崩漏，产后恶露不尽，瘀血腹痛[9,89]，莲花瓣治跌打损伤，吐血[82]；花蕊治肾虚引起的遗精，遗尿，尿频，子宫出血，吐血[82]，莲子心治心热而引起的胸闷，神志不清，谵语[82]，藕节治各种出血症[82]，莲子治虚劳，肾泄，腹痛，食滞，不思饮食，中风[83]。【傣药】糯波[65]，糯波宽[65]：花蕾治跌损呕血，天疱湿疮，疮疖[67,68]，湿疹，瘙痒，活血，止血，祛湿，消风[65]。【德昂药】菠：治脾虚腹泻，遗精，白带[18]。【侗药】莲蓬子，藕实：种子治脾虚久泻，遗精带下，心悸失眠[136]；叶治高热中暑，滞食腹胀，腹泻[136]；根茎治消化道出血，肺热咳血，月经过多[136]。【景颇药】dongnguhi：治脾虚腹泻，遗精，白带[18]。【傈僳药】le fi se：治脾虚腹泻，遗精，白带[18]。【蒙药】ᠯᠢᠨᠬᠤᠸᠠ ᠢᠢᠨ ᠥᠷ (Lianhua yin wur, 莲花因-乌热)[45,46]，灵胡娃·茵-乌日[47]：种子(莲子)治下寒，腰痛，尿频，遗精，肌肉拘痛[45,46]，脾虚腹泻，便溏，白带[47]；胚治热病口渴，心烦失眠，高血压[47]；老熟果实治慢性痢疾，食欲不振[47]；花托治产后瘀血腹痛，崩漏带下，便血，尿血，产后胎衣不下[47]；花蕊(雄蕊)治遗精，滑精，白带，尿频，遗尿[47]；叶治中暑，肠炎，吐血，衄血，便血，尿血，功能性子宫出血[47]；叶柄治中暑头昏，胸闷，气滞[47]；花蕾治跌损呕血，天疱疮[47]；根茎治热病烦渴，咯血，衄血，吐血，便血，尿血[47]；根茎的节部治吐血，衄血，咯血，便血，尿血，血痢，功能性子宫出

血[47]。【苗药】莲房子，莲米[98]，莲蓬（莲饼）[211]：种子治脾虚泄泻，久痢，心悸[98]；种子、花托、花蕊及叶用于清热滋阴，消瘀止血[211]。【纳西药】种子、果实、种皮、花蕾、雄蕊、花托、叶梗、叶基部、肥大根茎治脾虚腹泻，病后胃弱，不消水谷，翻胃，产后胃寒咳逆，呕吐不食或腹胀，高血压，功能性子宫出血，尿血，遗精，伤暑，中暑烦渴，心烦不眠[164]。【畲药】莲：莲肉治脾虚腹泻，遗精，白带[10,147]；莲心治热病口渴，心烦失眠[10,147]；石莲子治食欲不振，慢性痢疾[10,147]；莲房治产后瘀血腹痛，崩漏带下，便血，尿血，胎衣不下[10,147]；莲须治遗精，滑精，尿频，遗尿，白带[10,147]；荷叶治中暑，肠炎，尿血，便血，衄血，吐血，功能性子宫出血[10,147]；荷梗治中暑头昏，胸闷，气滞[10,147]；荷花治中暑烦渴，天疱疮[10,147]；藕治热病烦渴，咯血，吐血，便血，尿血，衄血[10,147]；藕节治各种血症[10,147]；种子治胃溃疡，小儿泄泻；花托治中暑，早期蜂窝组织炎；胚治心烦不眠[148]。【土家药】莲米（种子）治脾虚泄泻，久痢，心悸失眠，遗精，白带[124]；莲房（花托）治月经过多，漏下淋漓，血崩，瘀血腹痛[124]；莲心（种子胚芽）治心烦，口渴，吐血，遗精，目赤肿痛[124]；莲须（雄蕊）治肾虚，遗精，白浊，白带，心烦失眠，小便频数[124]；藕节（根茎）治血热妄行之吐血，衄血，咳嗽痰中带血，尿血[124]；藕节治子宫出血[125]。【彝药】根茎治肺痨虚热，小便不利[109]。【藏药】班扎[24]，班扎尕保[23]：根茎治体弱，肤色萎黄，皮炎，丹毒[24]；全草或根茎治痈肿，皮炎，疫疠[23]；根用于补精，引发正精，止血，清血邪热[27]。【壮药】藕：叶、节治胎盘不下[15]；茎治咯血，衄血[15]。

Neoalsomitra integrifoliola（Cogn.）Hutch.[Hemsla henryi Cogn.] 赛金刚（葫芦科）。【傣药】块根治细菌性痢疾，急性肠胃炎，胃、十二指肠溃疡，脘腹痛，腹泻，尿路感染，高热，咽喉炎，扁桃腺炎，便血，神经衰弱[9,74]。

Neocheiropteris palmatopedata（Baker）Christ 扇蕨（水龙骨科）。【纳西药】根茎、全株治饱胀，风湿脚气[164]。【彝药】磨食药，七星凤尾草[105]，讨秋妥[101]：全草治高热不退，咽喉肿痛，热积便秘[109]，肝痛，伤食，久行足痛[10,105]；根治伤食虚弱

Neocheiropteris waltonii Ching 戟形扇蕨（水龙骨科）。【藏药】ཤ་ག་ཤ་ཤ（chabei，查贝）：地上部分及根茎治脓疮外伤，骨伤，烧伤[25]。

Neocinnamomum caudatum（Nees）Merr.[Cinnamomum caudatum Nees，C. yunnanense Liou] 滇新樟（樟科）。【德昂药】三股筋：树皮、叶治感冒，寒性胃痛，腹胀，月经不调，风湿性关节炎，半身不遂，骨折，湿疹疥疮，刀伤，消炎，接骨续筋[160]。【彝药】白桂[13]，山茶[113]，年骚图[101]：茎皮治腹胀，腹痛，胃脘寒痛，消化不良[13,14,113]；叶治跌打损伤，瘀血肿痛，关节拘挛，半身不遂，外感风寒，胃脘冷痛，腹胀气撑，经行腹痛[109]，湿疹，疥疮[101,104]；树皮、根皮治腹痛，腹胀，膈食不化，风湿骨痛，跌打骨折[104]；根、根皮治腹痛，腹胀，膈食，风湿疼痛，跌打损伤[101]。

Neocinnamomum delavayi（Lec.）Liou[Cinnamomum delavayi（Lec.）Liou] 新樟（樟科）。【彝药】茎皮治胃脘冷痛，虚寒泄泻，肠鸣腹胀，风湿麻木，跌打损伤，肢体厥冷[109]。

Neocinnamomum lecomtei H. Liu[Cinnamomum hainanianum C. K. Allen] 海南新樟（樟科）。【侗药】美共：树皮治胃痛，急性胃肠炎[9]。

Neofehis nebulosa Griffith. 云豹（猫科）。【傈僳药】腊沙：骨骼治慢性风湿性关节炎，类风湿性关节炎，四肢拘挛，麻木，惊痛[166]。【苗药】云豹骨骼效用同金钱豹 Panthera pardus[95]。【怒药】公：骨骼治风湿麻木，风湿性关节肌肉疼痛[165]。【藏药】达司合切哇：效用同金钱豹 Panthera pardus[22]。

Neohymenopogon parasiticus（Wall.）Bennet 石丁香（茜草科）。【彝药】喋门资[14]，索门兹[13]：全株治支气管炎，月经不调，风湿痛，胃痛，骨折[14]，跌打损伤[13]；全株外用治湿疹[13]；根皮治肾虚腰痛，营养不良，水肿[13]。

Neolamarckia cadamba（Roxb.）Bosser[Anthocephalus chinensis（Lamk）Rich. et Walp.] 团花树（茜草科）。【傣药】白格车（西傣）[14]，埋嘎东（西傣）：茎皮、叶治全身无力，食欲不振[63,64,66]，发黄，痒疮[13,66]，急性黄疸型肝炎[63,64][251]，胆囊炎，皮肤瘙痒[63,64]。

Neolepisorus ovatus (Bedd.) Ching. 盾蕨（水龙骨科）。【土家药】tu¹ku³tuo¹ga¹（吐苦拖嘎）[128]，牌骨风[128][435]：全草治尿积（尿路感染），热咯症，跌打损伤，风气病[128]，热淋，咳喘，风湿骨痛[435]。

Neolitsea levinei Merr. 大叶新木姜子（樟科）。【土家药】大叶官桂：根治风湿疼痛，跌打损伤[123]。

Neopallasia pectinata (Pallas) Poljakov [*Artemisia pectinata* Pall.] 栉叶蒿（菊科）《部蒙标》。【蒙药】乌哈日－希鲁黑，桑孜[56]：地上部分治口苦，黄疸，发热，肝胆热症，"希日"头痛，不思饮食，上吐下泻[3,51,56]。

Neopicrorhiza scrophulariiflora (Pennell) D. Y. Hong. 参见 Picrorhiza scrophulariiflora。

Neottianthe cucullata (L.) Schltr. 二叶兜被兰（兰科）。【蒙药】治外伤性昏迷，跌打损伤，骨折[51]。

Neottopteris nidus (L.) J. Sm. [*Asplenium nidus* Linn.] 巢蕨（铁角蕨科）。【黎药】发号族，山苏花，七星剑：全草水煎服或外用治骨折，肝脾肿大，甲状腺肿大，淋巴结炎，骨瘤[153]。【台少药】Rauhen（Tayal 族汶水）：新芽捣碎后敷于患部治外伤[169]。

Nepenthes mirabilis (Lour.) Druce 猪笼草（猪笼草科）。【黎药】雅突南，猴子埕，公仔瓶：全草治黄疸型肝炎，消化不良，胃溃疡，泌尿系统结石，百日咳，感冒咳嗽，高血压[153]。

Nepeta cataria L. 荆芥（唇形科）。【傣药】沙板嘎：用于祛风发汗，解热，透疹，止血[65]。【傈僳药】薄松兰：全草治跌打损伤，吐血，衄血，外伤出血，毒蛇咬伤，疔疮疖肿[166]。【纳西药】茎叶、花穗治高热不退，感冒，流行性感冒，麻疹不透，皮肤瘙痒，吐血，衄血，跌打损伤，外伤出血，毒蛇损伤，疥疮，头痛，荨麻疹，咽喉肿，支气管炎，肾炎水肿，臁肿，痔疮肿痛，乳腺炎[164]。【羌药】Ximikshabasbe（西蔻科沙巴司杯），土荆芥：全草治风感冒，头痛，麻疹不透，发热怕冷[167]。【土家药】假荆芥：全草治风热感冒，头痛，发热恶寒，咽喉肿痛，结膜炎，麻疹不透，散瘀消肿，跌打损伤，毒蛇咬伤，疔疮疖肿[124]。【藏药】辛木头勤：地上部分和种子

治血热症，血热上行引起的目赤肿痛，翳障，虫病[23]。

Nepeta coerulescens Maxim. [*Dracocephalum coerulescens* (Maxim.) Dum.] 蓝花荆芥（唇形科）。【藏药】冬那端迟[29]，辛木头勤[23]，垦梯那保[39]：全草用于消炎，止血，排脓，杀菌[29,39]；地上部分和种子治血热症，血热上行引起的目赤肿痛，翳障，虫病[23]；花、茎、叶、果、全草治眼疾，虫病[27]。

Nepeta discolor Royle ex Benth. 异色荆芥（唇形科）。【藏药】兴替里：花穗治癫痫，头痛[22]。

Nepeta hemsleyana Oliv. et Prain [*Nepeta angustifolia C. Y. Wu*] 藏荆芥（唇形科）。【藏药】兴替里[22]，གགན་དཀར་ནག（萨都那保）[21,25]，沙丢那博[21]：花穗治癫痫，头痛[22]；花和叶治胸膜炎，中风症[25]；全草治神昏惊厥，中风，癫痫，脑溢血，疮伤及疼痛[21]。

Nepeta laevigata (D. Don) Hand. – Mazz. 穗花荆芥（唇形科）。【藏药】煞杜那波[13]，兴替里[22]，冬那端赤[32]，冬那子迟[39]：全株治风寒感冒，头痛，咳嗽[13]，咽痛，麻疹不出，荨麻疹[32]，用于消炎，止血，排脓，杀菌[39]；花序治脑病，癫痫[22,34]；全株炒炭治便血，崩漏[32]。

Nepeta multifida L. 参见 Schizonepeta multifida。

Nepeta nuda L. [*N. pannonica* L.] 直齿荆芥（唇形科）。【哈萨克药】全草治感冒，头痛，咽痛，麻疹不出，荨麻疹，皮肤瘙痒；全草炒炭治便血，崩漏[141]。

Nepeta prattii Levl. 康藏荆芥（唇形科）。【藏药】吉子切哇：地上部分治男性生殖器痛，溃疡，伤风感冒，头痛，咽喉肿痛，结膜炎，麻疹不透[40]。

Nepeta sibirica L. 大花荆芥（唇形科）。【哈萨克药】گۈلدى قاراولفك：全草治风寒感冒，发热头痛，畏寒，咽痛，麻疹不透，荨麻疹，皮肤瘙痒，小儿发热抽风[141,142]；炭炒治便血，崩漏[141]。

Nepeta souliei Levl. 狭叶荆芥（唇形科）。【藏药】效用同康藏荆芥 N. prattii[40]。

Nepeta stewartiana Diels. 多花荆芥（唇形科）。【藏药】效用同康藏荆芥 N. prattii[40]。

Nepeta tenuifolia Benth. 参见 Schizonepeta

tenuifolia。

Nepeta wilsonii Duthie 圆齿荆芥（唇形科）。
【藏药】煞杜那波：花序治脑病，癫痫[34]。

Nephelium chryseum Bl. 山韶子（无患子科）。
【瑶药】果皮治痢疾，泄泻[13]。【藏药】姊不蓝牛：效用同瑶药[13]。

Nephritum 软玉（硅酸盐类矿物角闪石族矿物透闪石的隐晶质亚种）。【维药】قا شتیشی（Qa sh ti shi，卡西特西）：效用同岫玉 Lapis Sapo[75]。
【藏药】邦吉，邦局：治筋络韧带破裂或僵缩[24,31,34]，喘息烦满，消渴，滋养五脏[31,34]；外用治目翳[31,34]。

Nephrolepis auriculata(L.) Trimen. 肾蕨（肾蕨科）。【侗药】靠尚挨：全草治黄疸，痢疾，刀伤[135,138]。【哈尼药】Aaqdal dalsiq（哈达达希），猴卵子[143]：全草治感冒[875]；块茎治睾丸炎，肠炎腹泻[143]；效用同瑶药[14]。【傈僳药】几神打俄：块茎、全草治瘰疬，疝气，五淋白浊，崩带，痢疾，中毒性消化不良，支气管炎，小儿疳积，火、烫伤[166]。【毛南药】guit^53 zhao^35（古照）[155]，天鹅蛋，lak^8 nən^4（勒严）[156]：根茎、叶或全草治感冒发烧[155]；孢子囊治感冒发热，咳嗽，肺结核咯血，消肿拔毒，去腐生肌[156]。【苗药】Zid shuab（字刷）：块茎、全草治感冒发热，痔疮，刀伤[11]。【畲药】带脚郎衣，凤凰卵：块茎治小儿疝气，黄疸，腹泻[146]；全草治睾丸炎，肠炎，中耳炎，痔疮，疔疖[10,147]。【水药】尼古定：全草治乳痈[157,158]；全草或根治乳痈[10]。【佤药】寡：效用同瑶药[14]。【瑶药】mbingh gaih nduih（兵开台），凤凰蛋[130]：块茎治感冒发热，淋巴结结核，肠炎[14,130]，肺结核，气管炎，咳嗽咯血，消化不良，尿路感染，睾丸炎，精神分裂症[130]，腹痛，蜈蚣咬伤，水烫伤，小儿疳积[14]。【彝药】董哩[101,104]，天鹅抱蛋[104]：根茎、叶及全草治水火烫伤，支气管炎，百日咳，瘰疬，口腔溃疡，声哑，月经不调[101,104]。【壮药】Gutrongh（棍熔）[180]，比卡巷[15]，mak－lamzlae[118]：茎治能蚌（黄疸），肉扭（淋症），阿意咪（痢疾），埃病（咳嗽），兵嘿细勒（疝气），呗嘻（乳痈），呗奴（瘰疬），渗裆相（烫伤），额哈（毒蛇咬伤）[180]，小儿麻疹后痢疾，肺炎咳嗽，气管炎，热泻，淋巴结结核，肺结核，

疳积[15]；全草治黄疸，淋症，瘰病，泄泻，疝气，乳痈，瘰病，烫伤，体癣，睾丸炎[118]。【台少药】Ge－ri(Tayal 族南澳)，Ge－reri(Tayal 族 Taroko)，Karumo－nai(Tayal 族 Taroko)：根打碎，用汁洗眼治眼病[169]。

Nerium indicum Mill. 夹竹桃（夹竹桃科）。
【东乡药】夹竹桃白花：白色花治鼻出血[10]。【傈僳药】哀四腊米：叶、树皮治心力衰竭，喘咳，跌打损伤，经闭[166]。【纳西药】叶及枝皮治心力衰竭，癫痫，哮喘，斑秃，闭经，跌打损伤肿痛，甲沟炎，杀蝇[164]。【土家药】叶治心力衰竭，心脏性水肿，癫痫，杀蝇蛆，灭孑孓，喘息咳嗽，跌打损伤，肿痛，闭经，斑秃[123]。【维药】سۆگەت گۆل（Soget gul，苏改提古丽）：叶、树皮、根治炎肿，痔疮，疮疡，皮肤瘙痒，麻风，梅毒[75]。

Nervilia fordii(Hance) Schltr. 毛唇芋兰（兰科）。【傣药】块茎治精神病，跌打损伤，肿块瘀痛[9,74]。【壮药】Gocihcwz（棵盟朵）[180]，gocinghdenhgveiz，青天葵：全草治咯血，咳嗽，口疮，咽痛，肺结核，痈疮，跌打损伤[118]，陆裂（咳血），发得（发热），渗裂（过敏性紫癜），呗农（痈疮），呗叮（叮疮）[180]。

Nezara viridula smaragdula Fabricius 稻绿蝽（椿象科）。【藏药】椿象：全体治肠胃绞痛[34]；全体炒后治化脓性扁桃体炎[34]。

Nicandra physalodes(L.) Gaertn. 假酸浆（茄科）。【傈僳药】阿扑他他：全草治狂犬病，癫痫，风湿痛，疮疖，感冒[166]。【纳西药】全草、果实或花治发烧，鼻渊，热淋，疮痈肿痛，风湿性关节炎，感冒发热，癫痫，狂犬病[164]。【怒药】垂吹老牙：治风湿痛，小便不通[165]。

Nicotiana rustica L. 黄花烟草（茄科）。【阿昌药】且言：效用同景颇药[18]。【布依药】核院：旱烟杆内积存的黑色膏油捣烂，取汁擦患处，治痔疮[159]。【傣药】牙娘[65]，雅亮，牙闷（德傣）[62]：全株、叶治疮疖肿疡，刀伤，皮肤瘙痒，头癣，头疮，毒蛇咬伤，灭钉螺、蚊、蝇、老鼠[9,13,65,72]；叶治疔疮痈疖脓肿，外伤出血，小便热涩疼痛[62]。【德昂药】布哇：效用同景颇药[18]。【哈尼药】Yahyuq hyuqpavq（亚回回巴）[143]，喝尼[13]，鸦活[144]：叶治

妇女宫寒，月经不调，毒蛇咬伤，疯狗咬伤，疔疮痈毒，结块红肿，疥疮，宿食积滞疼痛，外伤出血[143]；全草、叶治疔疮肿毒，头癣，头疮，毒蛇咬伤，灭钉螺、蚊、蝇、老鼠[13]；全草治疔疮肿毒，头癣，蛇咬伤[144]。【基诺药】腰阔：外敷治眼疾，蚂蟥、毒虫咬伤[163]。【景颇药】Nyvahap：治疖疮肿毒，头癣，毒蛇咬伤[18]。【拉祜药】ran luo：根治肾结石[152]。【傈僳药】yezi：dy：效用同景颇药[18]。【苗药】Ghad yand（加烟），Ghad yenb（嘎英），烤烟：膏油治南蛇症，蚂蟥症[95]；叶治骨节疼痛，偏头痛，蛇伤[95]。【畲药】全草治妇女胞寒，月经不调，疔疮痈毒，狂犬咬伤，火伤，漏管[147]。【水药】燕[157]，椅燕[158]：全草治蛇、蜈蚣咬伤，蚂蟥咬伤及肥儿疮[157]；旱烟杆内积存的黑色膏油搽患处，治蛇、蜈蚣咬伤，蚂蟥咬伤及肥儿疮[158]。【土家药】烟叶，叶子烟：叶和全草治痈疽肿毒，癣，皮肤痒疹[126]；叶治食滞饱胀，气结疼痛，痈疽，疔疮，蛇、犬咬伤，无名肿毒[10,124]。【佤药】撒努[14]：叶治疗疮肿毒，牛皮癣，皮炎，头癣，秃疮，毒蛇咬伤[168]，刀伤，皮肤瘙痒[14]；烟锅屎（Yan Gro Shi）（黑色，泥状，有黏性的液体）治肚子结结疼痛，烂疮，毒虫、蛇、蚂蟥咬伤；烟筒水（Yan Tong Shui）（竹制烟筒多次连续抽雾留余筒内淡绿色水溶液）治感冒发热，呕吐，痧症，下腹部扭痛难忍[168]；全草用作农药杀虫剂[14]。【维药】塔玛卡，太潭：叶治疮脓，癣和出血症，水肿，蛇咬伤，尿频，多汗，慢性淋巴结结核，夜盲症痰咳，慢性咳嗽，哮喘，眼花[80]。【瑶药】旱烟：茎叶治食滞饱胀，气滞疼痛，疥疮，疥癣，蛇、犬咬伤[133]。【彝药】依什[105]，纠帕[104]：叶或油治蛇、蜈蚣咬伤，蚂蟥咬伤，蚂蟥入鼻，以及干疮，肿毒[105]；叶治牛、马、羊误食蚂蟥，毒蛇、蜈蚣咬伤，蜂叮伤，蚊虫叮咬伤，小儿蛔虫病，外伤出血[104]；叶外用治蛇咬伤，蜈蚣咬伤，无名肿毒[10]；烟油涂搽治旱蚂蟥叮人不放，蚂蟥入牛、马、羊鼻，蛇、虫咬伤[10]。【台少药】Tabaku（Tayal族Gaogan），Tamako（Bunun族武群、高山），Tyamao（Paiwan族恒春上、恒春下）：叶治头痛，肿疡，胸痛，外伤[169]；根治头痛[169]。

Nicotiana tabacum L. 烟草（茄科）。【彝药】纠帕：叶治毒蛇、蜈蚣咬伤，蜂叮伤，小儿蛔虫病，外伤出血[101]。

Nigella damascena L. 黑种草（毛茛科）。【维药】斯亚旦[1040,1085]：种子治胸闷气促，乳肿，耳鸣，乳汁减少，热淋，石淋，闭经[603,1040,1085]；种子拌醋食用于驱虫[1085]；种子拌蜜治气喘[1085]。【藏药】司热那布，斯惹纳保：种子治肝炎，肝肿大，肝包虫病，胃湿过盛，黄疸，腹水，痢疾[23,24]。

Nigella glandulifera Freyn et Sint. 腺毛黑种草（毛茛科）《药典》。【傣药】景郎，帐蒙纳（德傣）[62,69]，洗蒙览（德傣）[14]：根和种子治头昏目眩，中暑，腹痛，便血，产后体弱多病[62]；种子治神经衰弱，癫痫所致头晕目眩，中暑，晕车船，产后虚弱，产后流血，抽风[9,14,65,71]，风塔偏盛所致的头昏头痛，失眠多梦，风湿性关节肌肉肿痛及腰膝冷痛，痧证，贫血，缺乳，月经不调，痛经，闭经，胃脘疼痛，食少，泄泻[59]，腰痛，腹胀，头痛[14]；效用同维吾尔药[137]。【景颇药】南糯：种子治神经衰弱，癫痫所致头晕目眩，中暑，晕车，晕船，产后虚弱，产后流血，抽风头痛[13]。【蒙药】ᠬᠠᠷ ᠰᠢᠷᠠ（Har Sira，哈日-赛拉）[436]，赛拉讷克布[56]：种子（黑种草子）治不消化症，肝区疼痛，肝功衰退，胃"巴达干"，牙蛀[43]，食后肝区疼痛、呕吐等肝功衰弱病及颜面浮肿、腹胀等肝病，牙病，固齿[56]，胃火，消食，固齿[436]。【维药】سیادن（Siyadan，斯亚旦）：种子治毛发早白，白癜风，瘫痪筋弱，颤抖症，脑虚健忘，肠胃虚弱，腹痛腹胀，肠道梗阻，尿闭水肿，经闭乳少，肠虫[75,77]。【藏药】司热那保[22]，ཟེ་ར་ནག་པོ（司拉那保）[21]：种子治肝寒，胃病[21,34]，肝肿大[21,22]，肝炎，肝包虫病，胃湿热过盛，黄疸病，腹水，痢疾[22]，"隆"病[21]；花、果治肝炎，肝肿大，胃病[25]；果实治肝冷病，胃病[27]。

Nigella sativa L. 家黑种草（毛茛科）。【傣药】景琅，洗蒙览：种子治头晕目眩，产后流血，抽风[5,70]。【景颇药】清南腔，南糯：种子治头痛，头晕[5]。【维药】黑种草子[22]，斯亚旦[5]：种子用于衰老，打虫，气喘[22]，胸闷气促，浮肿，头晕，妇女经闭，胎衣不下，乳少不通，尿路结石，咳嗽气喘[5]。【藏药】司热那布，斯惹纳保：种子治肝炎，肝肿大，胃湿过盛[23,24]，肝包虫病，黄疸，腹水，痢疾[24]。

Nitraria roborowskii Kom. 大白刺(蒺藜科)。
【哈萨克药】سسبریا القتسکەنی：果实治消化不良，
月经不调，高血压，头晕[140]。【蒙药】哈日莫格
(斯日扎－布和)：果实治肾虚体弱，消化不良，
老年视弱，月经不调[51]。【维药】啊克羊塔克乌拉
盖：果实治月经不调，消化不良，高血压[78]。

Nitraria schoberi L. 泡泡刺(蒺藜科)。【哈萨
克药】果实治消化不良，月经不调，高血压，
头晕[141]。

Nitraria sibirica Pall. 小果白刺(蒺藜科)。
【维药】啊克羊塔克乌拉盖：果实治月经不调，消
化不良，高血压[79]。

Nitraria tangutorum Bobrov 白刺(蒺藜科)。
【哈萨克药】اق نسكن (اق مونشاق)：果实治脾胃虚弱，
消化不良，神经衰弱，乳汁不下[142]。【蒙药】果
实效用同小果白刺 N. sibirica[51]。【维药】阿克羊
塔克乌拉盖，地枣[1006]：果实治消化不良，月经
不调，高血压，头晕[827,1007]；效用同小果白刺 N.
sibirica[79]。【藏药】蓬米哲布：果实治脾胃虚弱，
消化不良，神经衰弱，感冒，乳汁不下[32]。

Nitrokalite 硝石(硝酸盐类硝石族矿物硝石，
主含硝酸钾)《部藏标》。【傣药】矿物治痧胀，心
腹疼痛，吐泻，黄疸，淋病，便秘，目赤，喉痹，
疔毒，痈肿[67,68]。【侗药】硝：治尿道结石，胆结
石[135]。【蒙药】 (Gal xiao, 嘎勒硝)：火硝
(结晶炒制用)治膀胱石痞，尿道石痞，食痞，胃
脘痞，尿闭，尿频，不消化症[50]。【羌药】Mo-
abures(莫啊布日斯)：矿物结晶融水，治火毒上升的
疮毒，眼目红赤有异物遮住感，肚腹胀满，大便干
燥[10]。【维药】思梨特拉：治胆结石，尿路结石，膀
胱结石[79]。【藏药】 (塞察)[2,21,25,35]，赛擦[27]：
矿物用于杀虫[25,27][11]，消结石，破痞瘤[25][11]，
利尿，胆与尿路结石[27,34]，石痞瘤，不消化症，
虫病[21,35]，血瘤[21]，石淋[35]，胃结石病，肾脏及
膀胱结石[27]，痧胀，心腹疼痛，吐泻，黄疸，水
肿，便秘，淋病，赤眼肿痛，喉痹，疔毒诸
症[31]。

Nodulated hematite 结核状赤铁矿。【藏药】
 (东泽木保)：原矿石用于"黄水"
病，固骨脂[25]。

Nostoc flagelliforme Bom. et Flah 发状念珠藻

(蓝藻科)。【傣药】地发菜，头发菜：藻体治急慢
性肝炎，脂肪肝，高血压，肥胖症[260]。

Nothapodytes pittosporoides (Oliv.) Sleumer
马比木(茶茱萸科)。【苗药】都溜咚，黄珠子：根
皮治浮肿，小儿疝气，关节疼痛[1019]。

Notholirion bulbuliferum (Lingelsh.) Stearn
[*N. hyacinthinum* (Wils.) Stapf] 假百合(百合
科)。【藏药】达思麦朵[22]，打日麦朵银巴[40]：鳞
茎治肺病咳嗽，体虚[22,140]。

Notholirion campanulatum Cotton et Stearn.
钟花假百合(百合科)。【藏药】鳞茎治脘腹胀痛，
胸闷咳嗽，呕吐反胃，风寒咳嗽，小儿惊风，病
后体虚[36]。

**Nothopananx delavayi (Franch.) Harms ex
Diels.** 掌叶梁王茶(五加科)。【彝药】窝摸锡：叶
治咽喉头痛，口干[101]；根治消化不良，蛔虫病，
风湿骨痛[101]；根皮、茎皮治胃病，咽喉湿痛，风
湿疼痛，腹胀，火眼，肺病，咳痰[106]。

Nothopananx delavayi(Fr.) Harms ex Diels. 参
见 Metapanax delavayi。

**Nothosmyrnium xizangense Shan et T. S.
Wang** 西藏白苞芹(伞形科)。【藏药】 (加
哇)：全草和根治"黄水"病，肾痛，腰痛，肿
痛，"培根"病，"木布"病，"隆"病及感冒，
胃病，消化不良，腹寒[25]。

Notopterygium forbesii H. Boiss. [*N. fran-
chetii* Boiss.] 宽叶羌活(伞形科)《药典》。【朝药】
넓은잎강활(něr bēn yì pǐ gāng huār，呢儿不嗯邑
丕刚花儿)：根、根茎治少阳人受外感风寒所引起
的头痛，发热恶寒，身痛，无汗[83]，少阳人表
证、实证、热证、阴虚证[84]。【蒙药】
(Zhayog，扎优格)[52]，乌日根－扎用[51]，熟
芒[47]：根茎及根治瘟疫，结喉，发症，痧症，
"奇哈"，"吾亚曼"病，阵刺痛，麻疹[52]，久病
体虚，肾寒，腰腿痛，浮肿，"赫依"病，寒性
"希日沃素"病，胃"巴达干"病[51]，风寒感冒，
头痛，身痛，四肢酸痛，关节疼痛，荨麻疹，皮
肤瘙痒[47]。【羌药】Ermasigeakeshababure(尔玛思
格科莎巴布热)，斯格，寿哆：鲜叶治风寒感冒，
头痛，发热，风湿性关节痛[167]；根研粉，卷成卷
烟状，用吸烟的方式抽吸治风寒感冒，头痛，咳
嗽，无汗，咽喉痛，风寒湿痹，四肢麻木，项强

筋急，骨节酸痛，风水浮肿，痈疽疮毒[167]。【土家药】羌活，大头羌：根茎、根治风寒感冒头痛，风湿痹痛，项强筋急，肩背关节酸痛，风水浮肿，痈疽疮毒[124]。【藏药】朱那[29]，志那合[23]，智纳[20]：根、根茎治感冒风寒，身痛，风湿痹痛[20,39]，太阳穴头痛，鼻窦炎[29,39]，麻风，头痛，喉病，痹证，疫疠，霍乱[23]，虫病，疖痈，止血，瘟病，麻疹，痹病[27]，痰症，热症，癥瘕，麻风，癫痫，流感，脑膜炎，胆囊炎，头痛，发烧[27,39]。

Notopterygium incisum C. T. Ting ex H. T. Chang 羌活(伞形科)《药典》。【阿昌药】秘翁炖能：效用同景颇药[18]。【朝药】강활(gāng huàr，刚花儿)：根、根茎效用同宽叶羌活 N. forbesii[83,84]。【德昂药】公冈布热：效用同景颇药[18]。【东乡药】羌活：根、根茎治感冒风寒，头痛无汗，风寒湿痹，项强筋急，骨节酸痛[10]。【景颇药】yoso gvunggvang：根及根茎治发热头痛，青光眼，关节疼痛，荨麻疹[18]。【傈僳药】y..ho：效用同景颇药[18]。【蒙药】ᠵᠠᠶᠤᠭ(Zhayog，扎优格)：根茎及根效用同宽叶羌活 N. franchetii[52]。【纳西药】根茎、根治感冒风寒，发热，头痛无汗，青光眼，骨节酸痛，风火水肿，破伤风，荨麻疹，皮肤瘙痒，痈疽疮毒[164]。【羌药】Segei(斯格)，Ermasigea(尔玛斯格)[167]，寺格[11]：鲜叶治风寒感冒，发热，头痛，风湿性关节痛[167]；根研粉，卷成卷烟状，用吸烟的方式抽吸，治风寒感冒，咳嗽，头痛，无汗，咽喉痛，风寒湿痹，四肢麻木，项强筋急，骨节酸痛，风水浮肿，痈疽疮毒[11]。【藏药】ཕྱི་དག(珠那)[21,29,39]，志那合[23]：根、根茎治风寒感冒，头痛身痛，风湿痹痛[20]，麻风，痹证，头痛[23,27]，太阳穴头痛，鼻窦炎[29]，

喉病，疫疠，霍乱[23]，疠热病，虫病，疖痈，止血，瘟病，感冒，麻疹[27]；效用同宽叶羌活 Notopterygium forbesii[39]。

Nuphar bornetii Lévl. 贵州萍蓬草(睡莲科)。【瑶药】温夫令，水茯苓：根茎治劳伤，虚损[133]。

Nuphar pumila (Timm.) DC. 萍蓬草(睡莲科)。【瑶药】冷骨风，naamx mbungv buerng(南进崩)，水莲藕：根茎治肾虚腰痛，痨热盗汗，神经衰弱，月经不调，消化不良，刀伤[132]。

Nyctanthes arbortristis L. 夜花(马鞭草科)。【傣药】沙版岗，沙板嘎：茎叶治胸腹痛，毒虫咬伤，全身酸痛，妇女产后消瘦，恶露不净[63,64,66]，风湿疼痛，风寒湿痹证，肢体关节酸痛，屈伸不利，水肿，产后恶露不尽[62-64]。

Nycticebus coucang Boddaert 蜂猴(懒猴科)。【傣药】亨农[66][48]，(懒猴)[31]：皮、毛治小儿抽风，高热，风湿性关节痛，四肢麻木[66]；皮治小儿惊厥，抽搐[31]；leng o(猴竭)治月经不调[31]；骨泡酒治风湿性关节痛[48]。【佤药】骨、皮治风湿性关节疼痛，四肢麻木，小儿高热抽搐[168]。

Nymphaea candida C. Presl. 雪白睡莲(睡莲科)《部维标》。【维药】内鲁帕尔，尼力泊尔[7]，نىلۇفەر(Nelufer，尼鲁法尔)[75]：花、花蕾治小儿急慢性惊风，热症引起的头痛，热感咳嗽[7,78]；花治干热性脑虚，心虚，肝虚，热性感冒，干性咳嗽，咽干喉燥，心烦口渴[75,77]；花蕾治感冒发热，头痛咳嗽，心悸不安，咽痛解毒[4]。

Nymphoides peltatum (Gmel.) O. Kuntze 杏菜(睡莲科)。【哈萨克药】全草治糖尿病，感冒发热无汗，水肿[141]。【蒙药】全草治感冒发热，无汗，麻疹透发不畅，荨麻疹，痈疮肿毒，水肿，小便不利，毒蛇咬伤[51]。

O

Oberonia iridifolia Lindl. 树扁竹(兰科)。【傣药】全草治尿路感染,膀胱炎,跌打损伤,骨折,尿道炎[9,74]。

Oberonia jenkinsiana Griff. ex Lindl. 条裂鸢尾兰(兰科)。【佤药】功然:全草治风湿骨痛,跌打损伤,骨折[13,14]。

Oberonia myosurus (Forst.) Lindl. 岩葱(兰科)。【白药】加瓜豆南:全草治骨折[14]。【傣药】先轮竿:全草用于解药物中毒,肺炎,支气管炎,肝炎,尿路感染[13];全草外用治中耳炎,疮痈,外伤出血,狂犬咬伤[13]。【佤药】德木然:全草治骨折,跌打损伤,风湿病[14]。【彝药】全草治骨折瘀肿,风湿骨痛[109];全草外用治骨折,外伤出血[17]。

Ochotona erythrotis (Buchner) 红耳鼠兔(鼠兔科)。【土药】五灵脂:粪便治腹中积块,痛经,急性腮腺炎[10]。【藏药】ཟག་ཕྱི(查驯)[21,22,24],扎格阿抓[6],执合兴[23]:粪便治眼病[21,22,24],消化不良,陈久肝病,痛风[22,24],胃痛,经闭[23],胃热,肠热,肝热,肾热及"木布"病,眼病[21];粪便加工品治月经不调,产后腹痛,跌打损伤,瘀血积滞症[6,30]。

Ochotona thibetana (Milne – Edwardw) 藏鼠兔(鼠兔科)。【傈僳药】害托拉,西藏鼠兔:粪便治月经不调,瘀滞性腹痛,胃痛,跌打损伤,瘀血积滞[166]。【怒药】布斗:肉治疟疾,百日咳[165]。【藏药】渣训:粪便治消化不良,消化道溃疡,陈久肝病,痛风,眼疾[22]。

Ocimum basilicum L. 罗勒(唇形科)《部维标》。【傣药】帕尤幸,帕因景唧(德傣)[13]:全草治伤风感冒,肠炎腹泻,血崩,便血,咽喉疼痛[13];种子治目中异物,目赤多眵,倒睫,目翳,走马牙疳[13];根治心悸[14]。【蒙药】全草治外感头痛,食胀气滞,脘腹痛,泄泻,月经不调,跌打损伤,蛇、虫咬伤,皮肤湿疹,瘾疹瘙痒[51]。【维药】ریحان(Reyhan,热依汗)[75],香

兰草[78],巴德鲁吉[80]:地上部分治肝脏阻滞,吸收不佳,心悸忧郁,心神不定,瘫痪,面瘫,关节疼痛,心肌梗塞,抗肿瘤,腹泻痢疾[75,77];果实治痔疮出血[4,75,77],湿热性痢疾,腹痛,腹泻,便血,热性心脏疾病[75,77],久泻久痢,心悸神疲[4];全草治心悸失眠,咳嗽哮喘,脾胃湿寒,口腔炎,肝郁胸闷,尿路及膀胱结石,乳汁不下及水肿,毒蛇咬伤及目赤流泪,胃痛,胃痉挛,胃肠胀气,消化不良,肠炎腹泻,外感风寒,头痛,跌打损伤,瘀肿,风湿性关节炎[78],心悸,昏迷,气促,肝寒,肝虚,脾症,膀胱结石,热性炎症,乳房炎肿,消渴、蜂和蛇毒,眼疾,牙臭和胸肺湿症,耳痛,黑胆质,催奶[80];种子治目翳,各种心脏病,心悸,痔疮出血,久泻[441];茎叶治分娩前血行[441]。【壮药】九层塔:全草治贫痧(感冒),东郎(食滞),发旺(风湿骨痛),京瑟(闭经),林得叮相(跌打损伤),额哈(毒蛇咬伤),能啥能累(湿疹)[120]。【台少药】Rarikan(Paiwan,族下三社):叶的汁涂擦额部及全身治头痛[169]。

Ocimum basilicum var. pilosum (Willd.) Benth. 毛罗勒(唇形科)。【傣药】广哥(西傣)[13,14],爬景芹(德傣)[69],广锅(德傣)[62,64]:全株治风寒感冒,头痛,胃腹胀满,消化不良,胃痛,肠炎腹泻,跌打肿痛,风湿性关节痛,小儿麻疹透发不畅,高热,咳嗽,产后体弱多病,跌打损伤,荨麻疹,脘腹胀痛[62,64];全株外用治蛇咬伤,湿疹,皮炎,小儿麻疹不出,发热咳嗽[9,13,14,71];全草、花穗配伍治神经分裂症[69]。【傈僳药】甲松莫:全株治风寒感冒,头痛,胃腹胀痛,消化不良,胃痛,肠炎腹泻,跌打肿痛,风湿性关节痛[166];全株外用治蛇咬伤,湿疹,皮炎[166]。【土家药】醒头香,光明子:全株治风寒感冒,头痛,胃痛,脘腹胀满,消化不良,呕吐,腹泻,风寒湿痹,跌打损伤,湿疹,虫、蛇咬伤,月经不调[124];种子治目赤肿痛,云翳,睫毛倒置,异物入目[124]。【佤药】歹夹日:全草治小儿

麻疹不出，发热咳嗽[14]。

Ocimum gratissimum L. var. suave (Willd.) Hook. f. 丁香罗勒（唇形科）《药典》。【维药】پەرەنجمۇشكى（Pe ren ji mush ki，排然吉木西克）：全草治脑虚脑阻，心悸恐惧，鼻塞感冒，咳嗽多痰，胃虚纳差，肝虚气滞[75]。

Odontites serotina (Lam.) Dumort. 齿叶草（玄参科）。【蒙药】ᠪᠣᠷ ᠪᠠᠱᠠᠭ᠎ᠠ（Bor bashaga，宝日巴沙嘎）：地上部分治血热，止痛，血刺痛，肝热，痧症，产褥热[3]。

Oecophylla smaragdina(Fabricius) 黄猄蚁（蚁科）。【藏药】然卡木美：全体治恶性水肿[22]。

Oenanthe benghalensis Benth. et Hook. 少花水芹（伞形科）。【佤药】全草治感冒发热，呕吐腹泻，尿路感染，崩漏，白带，高血压[17]。

Oenanthe benghalensis Roxb. 短辐水芹（伞形科）。【傣药】全草治麻疹初期，高血压，失眠[67,68]。

Oenanthe javanica (Bl.) DC. 水芹（伞形科）。【朝药】미나리（minali，米那利），개미나리（gaimi-nali，盖米那利）：全草治高血压，肝炎，肝炎引起的腹水，月经不调，慢性胃炎[8,9,89]；根治黄疸型肝炎[87,88]。【傣药】ᰮᰱᰰᰱ ᰫᰤᰲ ᰭᰲᰱ（paane，帕安俄）：全草治中暑头晕，腹部扭痛，痢疾，高血压，咳嗽，尿路感染，肝炎，麻疹，脾虚胃寒，肝气郁结，心烦神恍，头昏失眠，疹发不透，感冒发热，心慌心跳，头晕，腹痛，腹泻，呕吐[8,9,64,71]。【德昂药】贡港，刀格绕[8]：全草治痢疾，咳嗽，尿路感染，肝炎，麻疹，痘疹不透，高血压引起的头昏、心慌意乱[8,160]；效用同佤药[13]。【侗药】骂哽：全草治麻疹初期，高血压，失眠[135]。【仡佬药】wu13lon53nie35（误聋业，黔中方言），lon31mo31（龙莫，黔中北方言），ka31lan31pan31（嘎郎邦，黔西南多洛方言）：全草治慢性肾炎[162]。【哈尼药】Oguo'olou（哦郭哦搂）：全草治高血压[8,875]，感冒发热，呕吐，腹泻[8]；效用同傈僳药[18]。【基诺药】Padepamao（帕得帕懋）：根、全草治尿路感染，腹冷痛[8,10,163]。【拉祜药】Huqjufxawd（hanjiaoxiao，汗脚消）：全草治痢疾，肝炎，咳嗽[8,151]。【傈僳药】肋呙：全草治感冒发热，呕吐，腹泻，高血压[8,18]。【毛南药】ma22tip53z am33（骂鸡让）：全草治高血压[155]。【苗药】Vob juex（窝久，贵州黔东南），Reib blax gud（锐把孤，

贵州松桃），Roub gaix（茹阶，贵州毕节）：全草治烦渴，浮肿，小便不利[91,94,95]，高血症[94,95]，尿血，便血，吐血，衄血[91]。【畲药】水芹菜：全草治产后口渴，风湿病，发热[146]。【土家药】野芹菜：地上部分治感冒发热，黄疸，水肿，淋病，呕吐腹泻，崩漏，白带，高血压，瘰疬，腮腺炎[124]；全草治高血压，感冒发烧，扁桃体炎，跌打损伤，黄疸，淋症，白带，崩漏，瘰疬[8]。【佤药】歹滚[13,17]，野芹菜[8]：全株治外感风寒发热，呕吐腹泻，尿路感染，崩漏，白带，失眠，高血压引起的头昏，心慌意乱[13,17]；全株外敷治甲沟炎[13,17]；茎叶治高血压，失眠，水肿，淋病[8,10,168]。【彝药】ꀀꉬ（jjiba，济把），ꒉꉬ（jjy-ba，几把）[8]：全草治血虚风毒，慢性胃炎，食积腹痛，白淋[8]；地上部分治消化不良，中毒，麻疹，气虚水肿[101,104]。

Oenanthe linearis Wall. ex DC. 线叶水芹（伞形科）。【佤药】全株治头目眩晕，浮肿[17]。

Oenopoelia tranquebarica (Harmann). 火斑鸠（鸠鸽科）。【彝药】朵避斯：血液治高热，皮肤紫斑，鼻血不止，风疹，斑疹，水痘[101,104]。【藏药】克斗夏：肉治久病体虚，病后体弱无力[22]。

Oenothera biennis L. 月见草（柳叶菜科）。【土家药】夜来香：根治风湿病，筋骨疼痛，骨折，跌打损伤[124]。

Oenothera rosea L'Hér. ex Aif. 红花月见草（柳叶菜科）。【傈僳药】好实俄：根治风湿病，筋骨疼痛[166]。

Oenothera stricta Ledeb. et Link 待霄草（柳叶菜科）。【土家药】根治感冒，喉炎[17,123]。

Oldenlandia assimilis (Tutcher) Chun. [*Hedyotis assimilis* Tutcher] 清远耳草（茜草科）。【瑶药】甜甘草：全草治小儿肺热咳嗽，肠炎腹泻[133]。

Oldenlandia auricularia (L.) K. Schum. [*Hedyotis auricularia* L.] 耳草（茜草科）。【傣药】芽比邻（德傣）：根配伍治甲沟炎[9]。【德昂药】牙比林：全草治腰酸背痛[13,160]，感冒发热，肺热咳嗽，喉痛，急性结膜炎，肠炎，痢疾，蛇咬伤，跌打损伤，疮疡肿毒，乳腺炎，湿疹，疲劳过度[160]。【傈僳药】节节花，哪紧莫：全草治感冒发热，肺热咳嗽，喉痛，结膜炎，肠炎[166]。【佤药】鲫鱼胆草，节节花草：全草治感冒发热，肺热

O

咳嗽，痈疮肿毒，跌打损伤[168]。【瑶药】nyatv bi-angh（照玛）：全草治感冒发热，肺热咳嗽，肠炎，痢疾，痈疮肿毒，蛇咬伤[131]。【壮药】耳草：全草水煎服兼洗患眼治急性结膜炎[15]。

Oldenlandia chrysotricha（Palib.）Chun. 金毛耳草（茜草科）。【侗药】Sangp demh xees seit（尚登鲜虽），langx yenl snis（朗印虽）[51]：全草治兜隋喈（蛇咬伤）[137]，小儿走胎症（发热，盗汗，夜闹，咳半声嗽）[139][51]。【苗药】Zhusuo（助锁，融水语）[15]，Reib bib ngint（锐闭警）[95]，芮朗纺兴[96]：全草治跌打损伤引起的筋脉强直[15,96]，小儿高热，妇女血崩[95]，痢疾，泌尿系统感染，无名肿毒[15,95,96]。【畲药】铺地蜈蚣[146]，仙人对坐草[147]，黄毛耳草[148]：全草治跌打损伤[147,148]，暑气，腹泻，泻痢[146]，肠炎，痢疾，急性黄疸型肝炎，小儿急性肾炎，乳糜尿，血崩，便血，疔疮疖肿[147]，中暑，牙龈痛，皮肤瘙痒[148]。【土家药】串地蜈公[126]，爬岩草[124]：全草治痢疾，黄疸，腹泻，痈疮肿毒[10,126]，急性肾炎，赤白带下，乳糜尿，跌打损伤，无名肿毒，乳腺炎[124]。【瑶药】木瓜草：全草治痢疾，急性黄疸型肝炎，小儿急性肾炎，小儿高烧昏睡，乳糜尿，咽喉肿痛，牙痛[133]；全草外用治跌打损伤，毒蛇、蜈蚣咬伤，疔疮肿毒，带状疱疹，乳腺炎[133]。

Oldenlandia consanguinea（Hance）Kuntze [Hedyotis lancea Thunb. ex Maxim.] 剑叶耳草（茜草科）。【畲药】全草治感冒[148]。【瑶药】观音茶：治支气管炎，咳血，疳积[4]。

Oldenlandia corymbosa L. [Hedyotis corymbosa（L.）Lam.] 伞房花耳草（茜草科）。【哈尼药】水线草，Eellol lalma（吴罗拉玛），蛇舌草：全草治尿路感染，咽炎，腮腺炎，扁桃体炎，急性肝炎，毒蛇咬伤[143]。【黎药】雅颠塔，水线草，小果蛇舌草：鲜全草治肝炎，肝硬化，阑尾炎，肾炎，泌尿系统感染，肠炎，高血压；鲜全草水煎洗患处治疮痈，蛇咬伤[153]。【彝药】格起：全草治头昏头晕，小儿疳积，风湿性关节炎，虚咳，疥癞，疮癣，结膜炎[13,14]。

Oldenlandia costata（Roxb.）Koord. 脉耳草（茜草科）。【德昂药】喃喃扫，旺典我傍，死猪会跑：全草治刀枪伤[9,19]。【哈尼药】咪西阿杂[14]，旺典我傍[13]：全草治黄疸型肝炎[14]；全草外用治

刀、枪伤[13]。【景颇药】Bunnoq mvan：效用同德昂药[13,18]。【拉祜药】mo ke za bai：全草和根治肝炎，肺炎[152]。【傈僳药】哪紧俄：全草治疟疾，肝炎，风湿骨痛，急性结膜炎[166]。

Oldenlandia diffusa（Willd.）Roxb. [Hedyotis diffusa Willd.] 白花蛇舌草（茜草科）《药典》。【阿昌药】全草治恶性肿瘤，肝炎，跌打损伤[18]。【布依药】那细莲热：带根全草治肾炎[159]。【傣药】牙灵俄（西傣）[13,14]，牙淋喔（德傣）[13]：全草治肠炎痢疾，肝炎，扁桃体炎，咽喉炎，尿路感染，跌打损伤[14,67,68,74]，癌症，伤寒，小儿疳积[9,67,68]，阑尾炎[13,14]，乳腺炎，口腔炎，肿瘤[13]，痒，皮疹，汗斑，黄水疮[14]，清热解毒，活血利湿，利尿，消肿[65]；外用于毒蛇咬伤[14,67,68,74]，疮疖痈肿[13]；带根全草用于咳嗽咽痛，口舌生疮，黄疸，小便热涩疼痛，疔疮痈疖脓肿，跌打损伤，蛇咬伤，乳房胀痛，腹部包块[62]。【德昂药】格南灵：效用同阿昌药[18]。【侗药】mal mac suic（骂华蜥），Sangp mal mac suic（尚骂麻蜥）[137]，娘麻隋[135]：全草治降呺（内伤），黄雀病（黄疸）[10,137]，咬伤，扁桃体炎，阑尾炎[135]。【仡佬药】nao³⁵ zu³³ kan⁵⁵（奥又岗，黔中方言），nu⁵⁵ wu³³ tsa³³ pe⁵⁵（谷五扎鳖，黔中北方言）：全草治蛇伤[162]。【哈尼药】Eellol lalma（欧罗拉玛），蛇舌草，目目生珠草：全草治扁桃体炎，痢疾，尿路感染，虫蛇咬伤[143]。【基诺药】裸车[163]：全草治肿瘤，肺热喘咳，咽喉炎；全草外用治跌打损伤[10,163]。【景颇药】dungang chi[18]，阿坐[13,14]：全草治恶性肿瘤，肝炎，跌打损伤[13,18]，肠炎，痢疾，喉炎，扁桃腺炎，阑尾炎，尿路感染，乳腺炎，口腔炎；全草外用治疮疖痈肿，毒蛇咬伤[13]，预防感冒，痢疾，盲肠炎，肺癌[14]。【拉祜药】娜若节[10]：全草治肝炎，咽喉炎，尿路感染[151]，恶性肿瘤，阑尾炎，肺炎，泌尿系统感染，气管炎，扁桃体炎，喉炎，跌打损伤；全草外用治疮疖痈肿，毒蛇咬伤[10]。【黎药】百花蛇草，甲猛草，竹叶草：全草治阑尾炎，急慢性肠炎，泌尿系统感染，其他腹部各种痈疡；鲜全草捣烂敷患处，治一切痈疽疮毒，跌打损伤，毒蛇咬伤；鲜全草、白酒捣烂敷患处，治乳腺炎[153]。【毛南药】ya³³ tui²⁴ ma⁵³（鸦退马）[155]，ruoŋ² ma² rui² sɛ⁵（松麻蛇细）[156]：带根全草治肝炎[155]，恶性肿瘤，阑尾炎，泌尿系统感染，支气管炎，扁

桃体炎，肺热咳嗽，跌打损伤；外治毒蛇咬伤，痈疖肿毒《156》。【蒙药】白花蛇舌草：全草用于治肺热咳嗽，扁桃体炎，咽喉炎，阑尾炎，黄疸，痢疾，盆腔炎，附件炎，痈肿疔疮，毒蛇咬伤[443]。【苗药】Vob hsongd ghangd(窝冲岗，贵州黔东南)《91,96,98》，Elainen(屙赖嫩，融水语)《15》：全草治小便不利《15,91,96,98》，肺热喘嗽，咽喉肿痛，肠痈，湿热黄疸，疮疖肿毒，毒蛇咬伤，癌肿《91》，小儿疳积，头痛，肾炎，阑尾炎，肝硬化，早期淋巴结结核，癌症辅助治疗，黄疸，肠痈《15,96,98》；全草外用治毒蛇咬伤，痈疮《15,96,98》。【畲药】蛇舌草《146,147》，白花蛇舌草[338]：全草治恶性肿瘤，阑尾炎，扁桃腺炎，喉炎，尿道炎，急性肾盂肾炎，痢疾，痈疔疖肿，蛇咬伤《147》，尿路感染《146》，菌痢，肝炎，疔疮痈肿[338]。【土家药】蛇舌草《125》，蛇癀莲《129》：全草治毒蛇咬伤《123,125》，肠痈，疮疖肿毒，湿热黄疸，乳腺炎，咽喉肿痛，癌肿《123》，肠热毒症《125》，癌症，急性阑尾炎，肺炎《129》。【佤药】二叶律：全草治恶性肿瘤，口腔炎，扁桃体炎，毒蛇咬伤《168》。【瑶药】Bangbeinanbeimo(榜北南北默)，Paihuamei(拍花美，金秀语)《15》，蛇舌草《133》：全草治急性阑尾炎，肝炎《15,133》，小儿疳积，头痛，肾炎，肝硬化，早期淋巴结结核《15》，菌痢，咽喉炎，肠癌，肺热喘咳，支气管炎，跌打损伤《133》；全草外用治痈疮，毒蛇咬伤《15,133》，疮疖肿毒《133》，煤油调敷治汗斑《15》。【彝药】唯噜赊啰《101》：全草用于咽喉肿痛，肺热喘咳，肝胆湿热，赤白痢疾，白浊湿淋，梅毒湿疹，痈疽痞块，毒蛇咬伤《109》，蛇咬伤，口腔溃烂，痢疾《101》。【壮药】Nyarinngoux(雅凛偶)《117》，Hnahaoelin(化好萼林，桂平语)，Pailei(拍累，扶绥语)《15》：全草用于癌肿，能蚌(黄疸)，肉扭(湿热淋)，阿意咪(痢疾)，呗奴(瘰疬)，喯疳(小儿疳积)，货烟妈(咽喉肿痛)，隆白呆(带下)，额哈(毒蛇咬伤)，呗农(痈肿)《117》，小儿疳积，头痛，胃痛，肝炎，肾炎，阑尾炎，肝硬化，早期淋巴结核，结膜炎；外用治毒蛇咬伤；含漱治口腔炎；煤油调敷治汗斑《15》。

Oldenlandia hedyotidea(DC.) Hand. -Mazz. 牛白藤(茜草科)。【布朗药】全草治骨折筋伤，跌打损伤[13]。【傣药】全草治骨折筋伤，跌打损伤，风湿性关节炎，腰腿痛《9,74》。【基诺药】仙谷：全草外用治跌打损伤，骨折《163》。【拉祜药】Mazz. mo la eng duo di《152》：全草治骨折，筋伤，跌打损伤，风湿痛，腰腿痛《151》；全草外敷治虫、蛇咬伤《152》；根治肝炎《152》。【瑶药】鸡肠风，jaih gaangh buerng(结岗崩)，百藤草：根或全株治感冒咳嗽，胃肠炎，风寒湿痹，腰膝冷痛，四肢拘挛麻木，跌打内伤，痔疮出血，疮疡肿毒，乳腺炎《132》，风痧热症，肠炎腹泻，跌打肿痛[6]。【壮药】Gaeumoxgauj(勾抹告)，脓见消：全草治中暑，贫痧(感冒)，埃病(咳嗽)，胃肠炎，仲黑啐尹(痔疮出血)，发旺(风湿骨痛)，林得叮相(跌打损伤)，能含能累(湿疹)，北嘻(乳腺炎)，啐呗唧(带状疱疹)《117》；全草外用治荨麻疹，伤口溃疡《15》。

Oldenlandia pinifolia(Wall. ex G. Don) Kuntze. 松叶耳草(茜草科)。【彝药】娘接波喔：全草治小儿惊风，心悸，怔忡，头昏失眠《9,13,103》，跌打劳伤《111》；全草外用治痈疮肿毒《9,13,103》。

Oldenlandia tenelliflora(Blume) Kuntze. [***Hedyotis tenelliflora*** **Blume**] 纤花耳草(茜草科)。【傣药】牙蒿旺(德傣)：全草治瘙痒，皮疹，汗斑《14》。【哈尼药】裸扎：全草治蚂蝗入鼻。【基诺药】帕旗：全草治跌打损伤，疝气，风火牙痛，妇女干血痨《10,163》，阑尾炎[3]；全草外用包手腕治疟疾[3]；全草外敷治跌打损伤[3]。【景颇药】安座，jang joi rom，偃着菜：全草治感冒，痢疾《14》。【拉祜药】地上部分治阴茎肿痛《152》；根治感冒《152》。【土家药】虾子草：全草治肺热咳嗽，牙痛，疝气，跌打损伤，妇女干血痨《124》。【佤药】鸡口舌，小凉药，虾子草：全草治中暑，胃肠热痛，尿黄，尿少，阑尾炎，痢疾，跌打肿痛，毒蛇咬伤《168》。【瑶药】Baihuasheahecao(白花蛇舌草，富川语)《15》，百花蛇勉《133》：全草治肝炎，肝肿大，青竹蛇、吹风蛇咬伤《15》；全草捣烂加煤油取药液搽患处治汗斑《15》；全草捣敷治痈疮肿《15》；效用同白花蛇舌草 O. diffusa《133》。

Oldenlandia verticillata L. 粗叶耳草(茜草科)。【阿昌药】全草治肾炎，膀胱炎，尿道炎《14》。【壮药】Jiejiehua(节节花，大新语)：全草治胃病《15》。

Olea europaea L. 橄榄(木犀科)《部维标》。【维药】在屯依格《79》，再屯美依《77》：种子油治胃炎，胃、十二指肠溃疡《79》；脂肪油治筋骨关节疼痛，体内各种结石，皮肤粗糙，各种肠道寄

O

生虫[4,77]。

Olea ferruginea Royle. 锈鳞木犀榄(木犀科)。【哈尼药】旱柳，Alpuq palpel(阿铺帕柏)，鬼柳树：根、叶治血淋，血尿，尿路感染[14,143,145]。

Olgaea leucophylla(Turcz.)Iljin 火媒草(菊科)。【蒙药】鳍蓟，乌拉－额布斯，白山蓟：地上部分及根治痈疮肿毒，瘰疬，衄血，崩漏，外伤出血[444]。

Olgaea lomonosowii(Trautv.)Iljin [*Takeik-adzuchia lomonosowii*(Trautv.)Kitag. et Kitam.] 蝟菊(菊科)。【蒙药】全草治痈疮肿毒，衄血，崩漏，外伤出血[51]。

Omphalia lapidescens Schroet. 雷丸(多孔菌科)《药典》。【阿昌药】八草果：治绦虫病，钩虫病，蛔虫病，囊虫病[18]。【傣药】麻号麻娘糯[62]，麻号麻您糯[14]：菌核治风寒湿痹证，肢体关节酸痛，屈伸不利，肠道寄生虫[62]，虫积腹痛，疳积，全身风湿酸痛，便血，绦虫病[13,14]。【傈僳药】马傈：菌核治小儿疳积，虫积腹痛[166]。【怒药】皮贡扎尤：菌核治小儿疳积，虫积腹泻[165]。【土家药】竹苓：菌核治(绦虫、蛔虫、钩虫)虫积腹痛，小儿疳积[123]。

Oncophorus wahlenbergii Brid. 山曲背藓(曲尾藓科)。【土家药】金丝还阳：全草治跌打损伤，昏迷不醒，外伤出血[127]。

Ondatra zibethicus(Linnaeus) 麝鼠(仓鼠科)。【鄂伦春药】香粒子：雄性香囊治热痛神昏，中风痰厥，跌打损伤，恶疮肿毒及经闭症[12]。

Onoclea sensibilis L. 球子蕨(球子蕨科)。【朝药】구슬고사리：带根茎的全草治小便不利，乳肿[9,90]。

Onosma confertum W. W. Sm. 密花滇紫草(紫草科)。【彝药】根及皮治麻疹不透，肺炎斑疹，湿疹，恶疹，大便燥结，外伤出血[17]。【藏药】འབྲི་མོག(芝莫)：根皮、根治肺炎，肺痈，肺结核，空洞性肺结核，丹毒痈疖，高山多血症，咯血[22,34]；根治热毒斑疹，热病神昏，丹毒，紫癜，吐血，衄血[36]。

Onosma exsertum Hemsl. 露蕊滇紫草(紫草科)。【彝药】根及皮治麻疹不透，肺炎斑疹，湿疹，恶疹，大便燥结，外伤出血[17]。

Onosma gmelinii Ledeb. 黄花滇紫草(紫草

科)。【哈萨克药】ساری گۇلدی تورعایشوپ：根治麻疹不透，急性肝炎，绒毛膜上皮癌，便秘[140]；根外用治烧烫伤，下肢溃疡，冻伤痈肿，湿疹[140]。

Onosma hookeri C. B. Clarke 细花滇紫草(紫草科)《部藏标》。【藏药】འབྲི་མོག(哲莫)：根治肺炎，结核空洞，高山多血症[2,21,35]。

Onosma hookeri var. longiflorum(Duthie)A. V. Duthie ex Stapf 长花滇紫草(紫草科)《部藏标》。【藏药】འབྲི་མོག(哲莫)[2,20,35]，芝莫[5]，则模[39]：根治肺炎，血病，空洞性肺结核，多血症[2,21,23,35,39]，肺病，肺热，吐血病，血热病，血痛病[27]；根、根茎治丹毒，多血症[5]。

Onosma multiramosum Hand.－Mazz. 多枝滇紫草(紫草科)。【藏药】芝莫：根皮或根治肺炎，肺痈，肺结核，咯血，空洞性肺结核，丹毒痈疖，高山多血症[22,27,34]。

Onosma paniculatum Bur. et Franch. 滇紫草(紫草科)。【白药】泽担：根治红崩，白带[13,14]。【傈僳药】斑咕兹，班姑孜[14]，莫起赛[8,166]：根治红崩，白带[14]；根治麻疹不透，急慢性肝炎，便秘，紫癜，吐、衄、尿血，淋浊，烧伤，湿疹，丹毒，痈疮[8,166]。【纳西药】紫草：根或根皮治小便卒淋，小儿白秃，恶虫咬[164]。【彝药】ꉎꌠꀒꇐ(yypnuozypcuo，弋诺自胜)[8]，列蒿[17]，朵避斯[101]：根治高烧烦躁，昏迷不醒，大便秘结[8,13,109]；根皮治麻疹并发肺炎，斑疹，痘毒，湿疹，大便燥结，麻疹[17]；根皮外用治水火烫伤，冻疮，外伤出血[17]；根及皮治麻疹不透，肺炎斑疹，湿疹，恶疹，大便燥结，外伤出血[17]；血液治高热，皮肤紫斑，鼻血不止，风疹，斑疹，水痘[101]。【藏药】芝莫[22,34]，则模[40]：根皮或根治肺炎，肺痈，高山多血症，咯血[40]，肺结核，空洞性肺结核，丹毒痈疖[22,34]，肺结核[40]；根治麻疹，斑疹，便秘[36]。

Onychium contigum(Wall.)Hope. 黑足金粉蕨(中国蕨科)。【彝药】达日：全草、孢子治乳汁不通，火眼赤痛，胁痛，烧、烫伤，外伤出血，感冒，解木薯中毒[101]。

Onychium japonicum(Thunb.)O. Kunze 野鸡尾(中国蕨科)。【白药】小金花草：根茎治风热感冒，急性胃肠炎，痢疾，黄疸，吐血，咳血，尿血，疔疮，外伤肿痛[17]。【傣药】顾罕：根茎用于活血，化瘀，消肿，妇科病[65]。【侗药】金鸡尾：全草治带状疱疹，刀伤出血，腹痛症[84]。【拉祜药】万能解毒药：全草治急性胃肠炎等各种食物、农药、药物中毒[10]。【苗药】咯达荞：根茎治跌打损伤，风湿痹痛，胃痛，狂犬咬伤[82]。【纳西药】全草、叶治感冒发热，腹痛腹泻，白痢，急性黄疸型肝炎，吐血，便血，尿血，打伤青肿，水火烫伤，农药引起的接触性皮炎，皮肤红肿[164]。【畲药】阴地柏[10]，金粉蕨[147]：全草治黄疸[146]，痢疾，高热，鼻衄，咯血，尿血，肝火旺，风火牙痛[10,147]。【土家药】xi¹a¹ba¹bai¹（席阿巴白），旋鸡尾[123]，金花草[128]：全草治黄疸，多种出血[123,128]，水火烫伤[128]，急性肠炎，菌痢，丹毒，钩端螺旋体病，狂犬病，外伤出血，吐血，便血，尿血，牙痛，咽喉疼痛，风寒感冒[123,129]。【瑶药】金花蕨，jiemh biangh nyaax（仅傍涯），白线鸡尾：全草治阴虚阳亢症，感冒发热，肺炎咳嗽，肠炎痢疾，肝硬化，砷中毒，沙门氏菌所致食物中毒，木薯中毒，烧、烫伤，枪伤，铁砂入肉，外伤感染，咳血，吐血，便血，尿血，疔疮，外伤肿痛[132,133]。【彝药】效用同蚀盖金粉蕨 O. tenuifrons 亦作"达日"入药[105]。【壮药】棵混[15]，小儿金花草[120]，金花草[1116]：全草治肺炎咳嗽，胃、十二指肠溃疡，烧、烫伤，骨折，外伤感染[15]，贫痧（感冒），埃病（咳嗽），白冻（泄泻），阿意咪（痢疾），能蚌（黄疸），鹿裂（吐血），阿意勒（便血），肉裂（尿血），农药、砷、木薯中毒，渗裆相（烧、烫伤），外伤出血[120]，风热感冒，急性胃肠炎，黄疸，外伤肿痛，狂犬咬伤[1116]。【台少药】Soosopeeni（Tsaou 族 Tatupan）：叶治胸痛，腹痛[169]。

Onychium japonicum var. lucidum(D. Don) Christ 栗柄金粉蕨（中国蕨科）。【傈僳药】打俄希喜：全草治农药、木薯中毒，外伤出血[166]。【怒药】打俄匈巴：全草治外伤，感冒，解木薯毒[166]。【土家药】大旋鸡尾，地黄连，野鸡尾：全草治肝炎，肠炎，菌痢，尿路感染，过敏性皮炎，外伤出血，吐血，便血，尿血，烧、烫伤，感冒，食物、药物中毒症[29]。【彝药】达日，金粉蕨：全草治乳汁不通，火眼赤痛，胁痛，烧、烫伤，外伤出血，感冒，解木薯中毒[104]。

Onychium tenuifrons Ching 蚀盖金粉蕨（中国蕨科）。【白药】金花草：全草治高热，肠炎，痢疾，小便不利[17]。【彝药】达日：全草治乳汁不通，火眼，肝痛，烧、烫伤，外伤流血[10,105]，同属植物金粉蕨 O. japonicum 亦作"达日"入药[105]。

Oolitic hematile 铁质鱼卵石。【藏药】ষল་རྒྱ་སྲག་བོ（巴加木保）：原矿物治"黄水"病，干脓愈疮，固骨脂，骨折[25]。

Operculina turpethum(L.) S. Manso 盒果藤（旋花科）。【苗药】Mengshaoling（孟烧岭）：茎治神经痛，抽筋[15]。【维药】نوربود（Torbod，土尔布德）：根皮治水肿，关节疼痛，小关节疼痛，坐骨神经痛，面瘫，咳嗽，哮喘，忧郁症，痔疮[75]；根治水肿，痔疮，关节疼痛，坐骨神经痛症[76]。

Ophicalcitum 花蕊石（变质岩类岩石蛇纹石大理岩）《药典》。【藏药】底嚓色保：治眼疾云翳，视物昏暗，"黄水"病，疮疖肿毒[24]，吐血，衄血，便血，崩漏，产后血晕，死胎，胞衣不下，金疮出血[31]。

Ophicephalus argus Cantor 乌鳢（鳢科）。【朝药】가물치（gǔ mūl qī，嘎母儿气）：肉、全体治湿痹，面目浮肿，下大水（大腹泻），五痔，有疮者不可食，令人瘢百（身上生疤痫）[86]。

Ophigolossum pedunculosum Desv. 尖头瓶尔小草（瓶尔小草科）。【布依药】那苓骂：全草治附件炎[159]。【毛南药】ma:³³ məu⁴²（麻茂）：全草治蛇、虫咬伤[155]。【苗药】一枝箭，wab kaob naob（蛙敲捞）[11]，瓶尔小草[95]：全草治跌打损伤，瘀血肿痛，毒蛇咬伤[11]，脚后翻，蛇风症，疔疮肿毒，乳痈[95,98]。【羌药】Seizeagale（斯依·子啊革吖勒），Zeaghangxiea（子啊革杭下），独叶一枝枪：全草治毒蛇咬伤，疔疮[167]。【土家药】一支箭[123]，大救驾[10]：全草治毒蛇咬伤，疔疮肿毒，乳痈，脘腹胀痛，跌打损伤[123]。【藏药】定昂：效用同瓶尔小草 O. vulgatum[22]。

Ophioglossum petiolatum Hook. 钝头瓶尔小草（瓶尔小草科）。【仡佬药】se³³ma¹³se³⁵（些骂些，黔中方言），so⁵³mo⁵³pi⁵³（色莫比，黔中北方言），tə⁵⁵zoŋ³¹（歹蛹，黔西南多洛方言）：全草治牙痛[162]。【哈尼药】一支箭[875]，败头沐[13]：全草治胃痛[875]，乳腺炎[13]。【苗药】Wab kaob naob（蛙敲捞，贵州松桃）[91][210]，心叶一支箭[91,94]，松

O

桃[11]：全草治跌打损伤，瘀血肿痛，毒蛇咬伤[210]；带根全草治痈肿疮毒，疥疮[91,94]，毒蛇咬伤[11,91,94]，跌打损伤[11,91]，瘀血肿痛[11]，烧烫伤，瘀滞腹痛，胃痛，小儿高热[91]。【羌药】Badehangxiea（巴迪杭下），一支箭：全草治毒蛇咬伤，疔疮[167]。【土家药】一支箭：全草治心胃气痛，腹痛，毒蛇咬伤，疔疮肿痛，乳痈，跌打损伤，漆疮症[29]。【彝药】婆资能拜：全草治风湿性关节炎[13]；全草捣敷治毒蛇咬伤[13]；根治跌打损伤，疮疔肿痛[13]。

Ophioglossum reticulatum L. 心脏叶瓶尔小草（瓶尔小草科）。【侗药】一向一档：全草治毒蛇咬伤[135]。【傈僳药】检你俄：全草治蛇伤，痈疽[166]；效用同尖头瓶尔小草 O. pedunculosum[95]。【苗药】Wab kaob naob（蛙敲捞，贵州松桃），心叶一支箭[91,210]，瓶尔小草[98]：带根全草治痈肿疮毒，疥疮，毒蛇咬伤，烧烫伤，瘀滞腹痛，跌打损伤，胃痛，小儿高热[91]；全草治毒蛇咬伤[98,210]，疔疮肿毒，乳痈[98]，跌打损伤，瘀血肿痛[210]。【藏药】定昂：效用同瓶尔小草 O. vulgatum[22]。

Ophioglossum thermale Kom. 狭叶瓶尔小草（瓶尔小草科）。【布依药】一支箭，那苓骂，仙那刘：全草治附件炎等妇科疾病。【仡佬药】色莫比，奥得罗：全草治牙痛[328]。【毛南药】一支箭，ruoŋ² ma² rui²（松麻蛇）：全草治小儿肺炎，脘腹胀痛，毒蛇咬伤，疔疮肿毒[156]；全草外用治急性结膜炎，角膜云翳，睑缘炎，无名肿毒[156]。【苗药】Wab kaob naob（蛙敲捞，贵州松桃），心叶一支箭，独叶一支箭：带根全草治痈肿疮毒，疥疮，毒蛇咬伤，烧烫伤，瘀滞腹痛，跌打损伤，胃痛，小儿高热[91]。【土家药】一支箭[29]：全草治心胃气痛，腹痛，毒蛇咬伤，疔疮肿痛，乳痈，跌打损伤，漆疮症[29]。【藏药】一矛一盾[36]，定昂[22]：全草治中暑腹痛，风热咳嗽，小儿惊风，跌打损伤，骨折，风湿痹痛，蛇犬咬伤，痈疮肿毒，角膜云翳[36]；效用同瓶尔小草 O. vulgatum[22]。

Ophioglossum vulgatum L. 瓶尔小草（瓶尔小草科）。【傣药】全草治扭伤[18]。【侗药】Il xangp il daengs，Meix donc suic（美董蜥），一支箭：全草治兜隋啃（毒蛇咬伤）[10,137]。【哈尼药】拜头木[14]，Neivqma tuvhhoq（能蚂独沃），一支枪[143]：全草治

乳腺炎[14]，急性肠胃炎，感冒，黄疸型肝炎，乳腺炎，肺炎，虫、蛇咬伤，心脏性水肿，风湿性关节炎[143]。【拉祜药】独叶一枝箭：全草治小儿肺炎，脘腹胀痛，毒蛇咬伤，疔疮肿毒[10]；全草外用治急性结膜炎，角膜云翳，眼睑缘炎[10]。【苗药】Wab kaob naob（蛙敲捞，贵州松桃）[91]，莴细苡[96]：带根全草治痈肿疮毒，疥疮，毒蛇咬伤，烧烫伤，瘀滞腹痛，跌打损伤，胃痛，小儿高热[91]；全草治毒蛇咬伤，外伤疼痛，胃痛[96]；根茎治颈淋巴结核，宫颈糜烂，顽固性皮炎[96]。【纳西药】平儿小草，独叶一支箭：全草治肾虚腰痛，遗精，妇女不孕，心胃气痛，顽固久病，蛇咬伤，脾虚腹泻[164]。【羌药】Hanghedea（杭禾迪啊），蛇咬子：全草治毒蛇咬伤，疔疮[167]。【土家药】一支箭：全草治心胃气痛，腹痛，毒蛇咬伤，疔疮肿痛，乳痈，跌打损伤，漆疮症[29]。【瑶药】Sanlong（散弄）：全草治肺炎[15]。【彝药】筛扣特那比：根治跌打劳伤，疮疔肿痛[14]。【藏药】定昂[24]，顿庵[40]：全草治肾虚腰痛，阳痿，遗精，痈疮肿毒，虫、蛇咬伤[24]，腰腿痛，阳痿[40]。【壮药】gosezsezcauj，一枝箭：全草治血热脉漏，疮疔肿毒，虫、蛇咬伤[122]。

Ophiopogon bodinieri Lévl. 沿阶草（百合科）。【苗药】韭菜门冬，黑苴踩：效用同麦冬 O. japonicus[95]。【土家药】麦冬：效用同麦门冬 Liriope minor[123]。【瑶药】韭菜麦冬：块根效用同麦冬 O. japonicus[133]。【彝药】雀麦冬：块根治寒热往来，全身酸痛，胸肋胀满，烦热身重[109]。

Ophiopogon dracaenoides(Baker) Hook. f. 褐鞘沿阶草（百合科）。【傣药】八宝镇心丹[9,74]，芽母希[65]：块根治心悸，心慌，风湿性心脏病，肺结核，慢性气管炎，支气管炎[9,74]，疲乏无力，食欲不振，瘙痒湿疹[65]。【拉祜药】块根治风湿性心脏病，肺结核，慢性气管炎[151]。【瑶药】寒敌仇：效用同壮药[15]。【壮药】棵吊须草：块根或全草治胃痛，咳嗽，支气管炎，百日咳，哮喘[15]。

Ophiopogon intermedius D. Don 间型沿阶草（百合科）。【傈僳药】西克神：块根治热病伤津，肺燥干咳，吐血，咯血，肺痿，肺痈，消渴，便秘[166]。【苗药】阿波刻杰：块根治骨折，跌打损伤[9,92]。【彝药】阿波刻杰[13]，石蚌跌打[109]：块根治骨折[13]，心烦，口渴，肺热，咳嗽，肺结核

咯血[17]；治肺热燥咳，虚痨咳血，热病伤阴，心烦意乱，口干咽燥，津枯便秘，四肢骨折，瘀血肿痛[109]；块根捣烂外敷治外伤接骨[102]。【藏药】扎朱：根治气管炎，高山不适应[24,29]。

Ophiopogon japonicus (Thunb.) Ker – Gawl. 麦冬(百合科)《药典》。【白药】块根治心烦，口渴，肺热，咳嗽，肺结核咯血[17]。【布依药】豪骂野：块根治结石[159]。【傣药】小麦冬(德傣)：块根配伍治小便不利[69]。【侗药】高勒(三江)，桑祖(融水)，Nyangt da meeux（娘塔卯）[136]，娘大扪[138]：块根治咳嗽，气管炎，肺结核，逗亮(发烧)，痰稠，内热消渴[135,136,137]；肺结核，久咳[138]。【仡佬药】nao[35] te[53] nai[53]（奥乃耐，黔中方言），mian[53] tan[31]（莽当，黔中北方言），sa[55] wo[33]（撒窠，黔西南阿欧方言）：块根炖猪蹄，食肉喝汤，通乳[162]。【毛南药】t tan[33] na[33] ru[24]（汤那肉）：块根治白喉[155]。【蒙药】ᠴᠠᠭᠠᠨ ᠪᠣᠩ ᠠ（Chagan bong a，查干泵阿），ᠠᠷᠪᠢᠯᠡᠭ ᠸᠧᠨᠳᠤᠰ（Arbieleg wendus，阿日柏力格－温都苏），查干榜嘎：块根(麦冬)治发烧，头痛，肝胆"希日"病，目赤，肠刺痛，热病伤津，心烦，口渴，咽干，肺热燥咳，肺结核咯血[52,47]，热性"希日"病，粘性肠刺痛及肠胃腑热，咽喉肿痛，声音嘶哑等"希日"性病症，毒热，食物中毒等[56]。【苗药】Zend jab ngol yut（基加欧幼，贵州黔东南）[91]，Zangd jab ngil diongb（姜加俄董）[92]，Bid liod（比子）[95]：块根治咽喉疼痛[15,91,94,96]，咳嗽[15,92]，肺燥干咳，肺痛，阴虚劳嗽，津伤口渴，消渴，心烦失眠，肠燥便秘，血热吐衄[91]，白喉[15]，无名肿毒[92]，止咳，润肺，生津止渴[95]，牙痛[94,96]；根皮治肺燥干渴，虚劳咳嗽，心烦失眠[98]。【纳西药】麦门冬：块根治咳嗽，咽干，喑哑，肺胃伤阴，咽干咳嗽，肺痛[164]。【畲药】土麦冬，山韭菜，山麦冬：块根治热病伤津，心烦口渴，咽干，肺热燥咳，肺结核咯血[147]。【水药】项哥，寸冬：块根治肺热咳嗽[376]。【土家药】za[1] bu[1] shi[4]（扎不死），多儿参：块根治肺燥干咳，虚劳咳嗽，热病伤津，内热消渴，咽干口燥，心烦失眠，肠燥便秘，白喉[123]，百日咳，体虚咯吐[125]，口渴症，不孕症，慢性头晕，鸬鹚咯(百日咳)[128]。【瑶药】丘菜美(金秀)[15]，韭菜麦冬[133]：块根治小便不通[15]，心烦，口渴，咽干，肺热燥咳，肺结核咯血，消渴，

肺痿，便秘，百日咳[133]。【维药】木瓦拜勒斯比提：块根治肺热干咳，心烦口渴，大便秘结[79]，肺燥干咳，虚劳咳嗽，津伤口渴，心烦失眠，内热消渴，肠燥便秘，白喉[77]。【彝药】块根治肺燥干咳，口渴心烦，胃脘冷痛，大便秘结[109]。【壮药】白粘草(大新，龙州)，甲细(天峨)，那久追(柳城)：块根治咳嗽，气管炎，肺结核，肾炎水肿，肺炎，感冒，月经不调，跌打肿痛，内伤[15]。

Ophiopogon latifolius Rodrig. 大叶沿阶草(百合科)。【傣药】牙母西：根治身困，食欲不振，湿疹瘙痒，疥疮[9,13,14,71]。

Ophiopogon platyphyllus Merr. et Chun 宽叶沿阶草(百合科)。【苗药】效用同麦冬 O. japonicus[95]。【瑶药】根骨堆，麦默冬(金秀)：块根或全草治咳嗽，肺结核，产后恶露不净，发热口渴[9]。

Ophiopogon tonkinensis L. Rodr. 多花沿阶草(百合科)。【哈尼药】Beilcao guqqilqilma（伯曹谷期期玛），糯米草，大叶麦冬：块根治风湿性心脏病，百日咳，肺结核，尿道炎[143]。

Ophiorrhiza japonica Bl. 日本蛇根草(茜草科)。【土家药】四季花[126]，岩冠花[124]：全草治肺痨，闭经痨，月家痨，跌打损伤，小儿疳积[10,126]，支气管炎，劳伤咳血，跌打损伤，月经不调，流火(骨髓炎引起发热)，扭伤[124]。

Ophisaurus harti Boulenger 脆蛇蜥(蛇蜥科)。【阿昌药】可麦糖皮郎：全体治风湿疼痛，头晕目眩[18]。【德昂药】药环卜软：效用同阿昌药[18]。【景颇药】kisholvang mui：效用同阿昌药[18]。【土家药】脆蛇：全体治跌打损伤，大麻风，痈疽肿毒，风湿疼痛，头昏目眩[124]。【佤药】全体治跌打骨折，风湿性腰腿痛，小儿消瘦[168]。【彝药】秦赊[101,104]，脆蛇[104]：全体治跌打损伤，血痢不止，妇人产后腰痛，刀伤，肝病[101,104]。

Oplopanax elatus(Nakai) Nakai [*Echinopanax elatus* **Nakai]** 刺人参(五加科)。【蒙药】乌日格斯图－敖日浩岱：根、根茎治神经衰弱，失眠，健忘，眩晕，精神不振，食欲不佳，心悸忧郁，体虚咳嗽，高血压[47]。

Opoponax chironium Koch. 欧防风(伞形科)。【维药】赛克比艾芨，欧防风胶：乳汁治瘰

血作痛，跌打损伤，痈肿疮疖[79]。

Opuntia dillenii(Ker. – Gaw.) Haw. 仙人掌（仙人掌科）。【阿昌药】租别那哇：效用同景颇药[18]。【布依药】况晃害：茎削皮捣烂敷患处，治乳腺炎[159]。【傣药】些顾章：茎治心胃气痛，痞块，痢疾，痔血[65]。【德昂药】阿达格瑞：效用同景颇药[18]。【侗药】妈身（融水）[15]，麻成[135]：全株治急性结膜炎，静脉炎，乳腺炎[15]；茎治份审（癣），美呃翁（睡不着）[137]，肺热咳嗽，痈肿，疔疮[136]；根、茎治疖肿，癣，失眠[12]；全株治心胃气痛，痞块，痢疾[135]。【哈尼药】Lalkyul kyulbiav（拉亏亏比阿），扁金刚：茎治腮腺炎，乳腺炎，胃、十二指肠溃疡，消化不良，大便干燥，水肿，烧、烫伤，疮痈肿毒，虫、蛇咬伤[875]；全株治胃病[875]。【景颇药】punku long：茎治胃、十二指肠溃疡，烧、烫伤[18]。【拉祜药】根巴拉结[10]：新鲜变态茎治肺结核[152]；全株治胃、十二指肠溃疡，急性痢疾，咳嗽[10]；全株外用治流行性腮腺炎，乳腺炎，痈疮肿毒，蛇咬伤，烧、烫伤[10]。【黎药】全株治热症，中毒，消肿，消炎[212]。【毛南药】麻闷（环江）[15]，ma² mɯm⁴（麻獴）[156]：茎治急性结膜炎，静脉炎，乳腺炎，烧、烫伤，颈部生癣[15]；鲜品治腮腺炎，乳腺炎，痈疮肿毒，水火烫伤[156]。【苗药】Det ghab nex niul（豆嘎脑牛，贵州黔东南）：根、茎治胃痛，痞块，痢疾，喉痛，肺热咳嗽，肺痨咯血，痔血，乳痈，疔疮，烫伤，蛇虫咬伤[91]；茎治胃溃疡，水火烫伤[96]。【仫佬药】别奖（罗城）：全株效用同毛南药[15]。【畲药】根或茎治头痛，胃痛，吐血，腮腺炎，火、烫伤，脚底深部脓肿，鹅掌风，实热肠痈下血[147]。【瑶药】分门上（金秀），醒排（都安）：茎治肝炎，脾大，胃痛，急性结膜炎，静脉炎，乳腺炎，烧、烫伤，腮腺炎，疮疡肿毒[15]。【彝药】纳巴[106]，鹅尼农帕[101]：茎治烧、烫伤，腹泻，乳疮，痄腮，瘰疬[106]；根、茎治大疮，中毒，脱肛，鹅掌风[101]。【壮药】Gohaizdaej（棵海低），仙人掌：地上部分治货咽妈（咽喉痛），埃病（咳嗽），渗裂（咯血，吐血），心跳（心悸），年闹诺（失眠），航靠谋（腮腺炎），胴尹（胃痛），能啥能累（湿疹），阿意囊（痢疾），钵农（肺痈），北嘻（乳痈），呗农（痈疮），仲喋哜尹（痔疮），痂（癣疾），额哈（蛇虫咬伤），渗裆相（烧伤），咹唠

北（冻伤）[180]。

Opuntia monacantha(Willd.) Haw. 单刺仙人掌（仙人掌科）。【傣药】些顾章：肉质茎解雪上一枝蒿、草乌中毒；肉质茎外用治腮腺炎，头痛，烫伤，腮腺炎，疮疖痈肿，毒蛇咬伤[13,17]。【哈尼药】鸦吗巴拉：全株治胃、十二指肠溃疡，急性痢疾，流行性腮腺炎，乳腺炎，蛇咬伤[145]。【基诺药】阿脚脚匹哩：全株捣烂敷患处治寒性包块，乳腺炎，痈疖肿毒，蛇咬伤，烧、烫伤[10,163]。【纳西药】玉芙蓉，仙巴掌：根及茎治腮腺炎，乳腺炎，疥疮痈肿，蛇、虫咬伤，水火烫伤，催生，胃痛，痞块腹痛，急性菌痢，心悸失眠，支气管哮喘[164]。【彝药】肉质茎治咳嗽喉痛，胃气不和，痢疾便血，脱肛，脱宫，疔疮痈疖，水火烫伤，蛇咬伤，虫蜇伤[109]。

Opuntia vulgaris Mill. 绿仙人掌（仙人掌科）。【彝药】鹅尼农帕：效用同仙人掌 O. dillenii[101]。

Orchis chlorantha Gust. 绿花舌唇兰（维药）《部维标》。【维药】中亚白及：块茎治阳痿早泄，神倦血少，精少不孕，肌体抽搐，瘫痪痴呆，脱发，寐差[4]。

Orchis chusua D. Don 广布红门兰（兰科）。【蒙药】好格 – 查合日麻：块茎治遗精，精亏，阳痿，肾寒，腰腿痛，"青腿"病，痛风，游痛症，久病体弱[51]。【维药】سۇلەپ（Solap，苏来甫），苏玉拉甫米斯儿：块茎治腰寒阳痿，精少体瘦，脑虚健忘，心虚心慌，肝虚血少，遗精，早泄，滑精体弱，脱发，白发，肾虚腰痛，精气不足，肺结核咳血，胃、肠溃疡[75,78]。【藏药】西介拉巴[23,39]：块茎治阳痿[23,39]，遗精[39]。

Orchis cruenta Muell. 斑点红门兰（兰科）。【维药】胡斯也吐苏阿来甫，苏阿来甫米斯尔：块茎、叶、种子用于生发并防脱发，有助于怀孕[80]。

Orchis latifolia L. 宽叶红门兰（兰科）。【哈萨克药】الاقانشا：全草治烦躁口渴，不思饮食，津液不足，月经不调[140]。【傈僳药】莫捕堵：全草治烦躁口渴，不思饮食，阴液不足，月经不调[166]。【藏药】西介拉巴[23,27]，汪拉[39]：块茎治阳痿[23,39]，遗精[39]，壮阳，生精，强身，增加肾热[27]。

Orchis latifolia L. var. angustata Maxim. 草

甸红门兰(兰科)。【藏药】汪拉，忘保拉巴：块茎治肾虚腰痛，阳痿，遗精，肺虚咳喘，疲乏无力，慢性肝炎[24,29]。

Orchis mascula L. 雄红门兰(兰科)《部维标》。【维药】效用同绿花舌唇兰 O. chlorantha[4]。

Orchis morio L. 盔红门兰(兰科)《部维标》。【维药】效用同绿花舌唇兰 O. chlorantha[4]。

Oreas martiana(Hopp. et Hornsch) Brid. 山毛藓(曲尾藓科)。【土家药】niu mao qi(牛毛七)：全草治失眠，出血，跌打损伤[10,126]。

Oreocharis auricula(S. Moore) C. B. Clarke 长瓣马铃苣苔(苦苣苔科)。【瑶药】百马回阳：全草治跌打损伤，痈疮肿毒，湿热白带，头痛发热，肺热咳血及其他出血[133]。

Oreocharis henryana Oliv. 川滇马铃苣苔(苦苣苔科)。【彝药】黑俄，岩白菜，石灰草：全草治食积不化，胆病，干疥瘙痒[106]。

Oreocnide frutescens(Thunb.) Miq. 紫麻(荨麻科)。【傈僳药】阿皮赛莫[166]：根治骨折，透疹[17]；全草治跌打损伤，小儿麻疹[166]。【苗药】野萱麻，野麻：根、叶治外伤瘀肿，痈肿疔毒，风湿疼痛，蛇咬伤[97,98]。

Oreocnide obovata(C. H. Wright) Merr. 倒卵叶紫麻(荨麻科)。【瑶药】道弟杜(金秀)，野水麻(龙胜)：全株治小儿麻疹，水痘，风湿病，跌打损伤[15]。

Oreocnide pedunculata(Shirai) Masamune 长梗紫麻(荨麻科)。【台少药】Tege – he(Tayal 族南澳)，Tarisiyuu(Bunun 族施武群)，Kagehe(Tayal 族北势)：皮治肿疡[169]。

Oreosolen wattii Hook. f. 藏玄参(玄参科)。【藏药】打布巴：全草效用同独一味 L. rotate[22]。

Origanum majorana L. 猫儿草(唇形科)。【维药】مەرزەنجوش(Merzenjush，买尔赞朱西)：全草治肝脾气滞，感冒头痛，心悸气喘，面瘫水肿，肠道梗阻[75]。

Origanum vulgare L. 牛至(唇形科)《部维标》。【白药】兄汝，桑如：全草治中暑，感冒，急性肠胃炎，胃腹胀痛[7,14,17]。【俄罗斯药】都西茶：全草治感冒发烧，咳嗽[7]。【哈萨克药】ماتىروۋشكا：地上部分治中暑，流行性感冒，急性胃肠炎，腹痛[140]。【基诺药】鸡窝罗革帕勒：全

草治月经不调，血崩[163]。【傈僳药】甲莫，相如：全草治伤风感冒，发烧，呕吐，胸膈胀满，腹泻，黄疸，小儿疳积[7,166]。【蒙药】全草治胃腹胀痛，感冒[7]。【苗药】Shot ghunb (少棍，贵州松桃)[91,95]，土香茹[98]，Reib nzeal youl(锐扎龙，贵州)[91,94]：全草治中暑，感冒，头痛身重，急性胃肠炎，腹痛吐泻，水肿[91]；胃病不思饮食，白喉[95]；地上部分治急性结膜炎，风热感冒，呕吐[98]，中暑，感冒，头痛身重[94]。【纳西药】Yulenzhu(遇楞居)[7]，畜楞阿执[14]：全草治感冒，中暑，小儿久泻，老年风湿病脚肿[7]，风寒感冒，小儿麻疹，中暑发痧，胃肠炎，腹疼[14]。【普米药】香如：全草治感冒发烧[7]。【羌药】Zonnguba(尊古巴)，宗丝：全草治伤风感冒，发热，呕吐[167]。【畲药】全草治肝炎，中暑[148]。【土家药】土香薷：地上部分治急性结膜炎，风热感冒，呕吐，胸脘胀满，腹泻，黄疸，小儿疳积[123]。【维药】مەرزەنجوش(Merzenjush，买尔赞朱西)[75]，坚必勒[7,78]：效用同猫儿草 O. majorana L.[75]；全草治感冒发烧，咳嗽，呕吐，胃腹痉痛，月经不调，小便不利[7,77,78]，头痛，脉络闭阻性胸闷气短，形体消瘦，心烦神疲，食欲不振，尿少肢肿[4,7,77,78]，黏稠异常体液性咳喘[4]。【藏药】加贝曼波[22]，贾贝[32]，聂杂[39]：地上部分治脾病，乳蛾，瘀症，四肢关节积黄水，脓水，风疹瘙痒[22]，关节炎，感冒发烧，咽喉炎，风疹瘙痒[39]；全草治夏季感冒，发热无汗，流行性感冒，中暑，急性胃肠炎，胸闷，口臭，小便不利[32,36]。

Oriolus chinensis diffusus Sharpe 黄鹂(黄鹂科)。【土家药】肉治脾虚头晕，久痢久泻，脱肛，子宫下垂，神经衰弱，胎动不安，遗精，遗尿，腰痛[12]。

Ormosia fordiana Oliv. 肥荚红豆(豆科)。【壮药】鸡冠果，青竹蛇：根、茎及叶治急性热病，急性肝炎，风火牙痛，跌打肿痛，痈疮肿毒，烧、烫伤[445]。

Ormosia hosiei Hemsl. et E. H. Wilson 红豆树(豆科)。【苗药】Det dlail(稻秀，贵州黔东南)：种子治心胃气痛，疝气疼痛，小便短赤，涩痛，无名肿毒，疔疮，烧烫伤[91]。

Ormosia nuda(F. C. How) R. H. Chang et Q. W. Yao 秃叶红豆(豆科)。【苗药】Det dlail(倒

秀，贵州黔东南），光叶花楸木：果实治心胃气痛，膀胱热淋，小便短赤，淋漓涩痛，咳血，衄血，腹泻[91]。

Orobanche alba Steph. 白花列当（列当科）。【藏药】全草治异常出血，如鼻出血，阴道肛门不规则出血，促进创伤愈合，尤其是对难愈合伤口，烧伤，增加肾功能[28]。

Orobanche coerulescens Steph. 列当（列当科）。【鄂伦春药】挨母出哈，兔子拐棒[161]：全草治肾寒腰膝冷痛，肾虚阳痿，遗精[161]；根茎用于体虚，多汗[519]。【傈僳药】王念密：全草及根治肾虚腰膝冷痛，阳痿，遗精[166]；全草及根外用治小儿腹泻，肠炎，痢疾[166]。【蒙药】Temen segul[236]，特目根 - 苏乐[587]：全草治诸疮[236]。【土家药】借母怀胎，地黄元：全草治肾虚腰膝冷痛，阳痿，遗精，痢疾，肠炎，大便干燥，小儿腹泻[124]。【藏药】莪卓橡匜：效用同四川列当 O. sinensis[22]；全草治肾虚阳痿，腰膝冷痛，腰酸耳鸣，遗精，早泄[36]。

Orobanche megalantha H. Smith 大花列当（列当科）。【藏药】浊香则，莪卓橡匜：全草治子宫出血，鼻衄，阳痿，筋骨酸痛[24,29]。

Orobanche pycnostachya Hance 黄花列当（列当科）。【蒙药】全草治肾虚腰膝冷痛，阳痿，遗精，神经官能症，腹泻[446]；全草外用于消肿，炭疽[446]。【羌药】Qiudann（曲当），列当，草丛蓉：根或全草治腰膝冷痛，阳痿，小儿久泻[167]。

Orobanche sinensis H. Smith 四川列当（列当科）。【藏药】莪卓橡匜：全草治子宫出血，鼻衄，阳痿，筋骨酸痛[22]。

Orobanche yunnanensis(Beck)Hand. – Mazz. 滇列当（列当科）。【彝药】薄荷如：全草治小儿麻痹，肢体消瘦，阳痿，遗精[14]。

Orostachys fimbriata (Turcz.) A. Berger 瓦松（景天科）。【阿昌药】英空太深：全草治便血，吐血，肝炎，热淋，湿疹[18]。【德昂药】决不绕网：效用同阿昌药[18]。【鄂伦春药】苦林蛰不肯，干滴溜，狼牙草：全草治便血，吐血，血痢，鼻衄，肝炎，疟疾，热淋，痔疮，湿疹，痈毒，疔疮，火、烫伤，疮口久不愈合[161]。【景颇药】Bumne bo：效用同阿昌药[18]。【蒙药】流苏瓦松，草布日根 - 其其格：地上部分用于止血，敛

疮[447]。【土家药】岩刷子：全草治衄血，便血，痢疾，腹泻，高血压，牙龈肿痛，鹅掌风，疮疡不敛[124]。【瑶药】塔松：全草治吐血，鼻血，血痢，肝炎，疟疾，热淋，痔疮，湿疹，痈毒，火、烫伤[134]。【藏药】克秀巴，苦叉巴[24,29]，ཨ་ཟུག་པ（枯久巴）[21]：全草治淋病[24,29]，下肢水肿，淋浊，结石症[21]。

Orostachys japonica (Maxim.) A. Berger [Cotyledon japonica Maxim.] 晚红瓦松（景天科）。【畲药】瓦花，瓦莲，瓦松：全草治热痢，疔疮，痈疡，火、烫伤[10,147]。

Orostachys minuta(Kom.) A. Berger 小瓦松（景天科）。【朝药】소와송：全草治便血，子宫功能性出血，月经不调[9,90]。

Orostachys spinosa(L.) Sweet 黄花瓦松（景天科）。【朝药】누른꽃바위솔（nū rūn gùot bā yū sàor；奴润高气吧于骚儿）：全草治顽固性皮肤溃疡，痔疮[9,90]。【哈萨克药】全草治便血，痔疮出血，泻痢；外用治疮口久不愈合[141]。【藏药】苦叉巴：全草治淋病[22]。

Orostachys thyrsiflora Fisch. 小苞瓦松（景天科）。【藏药】苦叉巴：全草治淋病[22]。

Oroxylum indicum (L.) Vent. 木蝴蝶（紫葳科）《药典》。【白药】种子治咽喉炎，声音嘶哑，支气管炎，百日咳[17]；树皮治传染性肝炎，膀胱炎[17]。【布依药】现里夏：种子治黄疸型肝炎[159]。【傣药】嫩嘎[9,71]，哥嫩嘎（西傣）[9,14,72]，楠楞嘎（西傣）[59]：果治头部晕眩，肝炎，口舌生疮，消炎止痛[9,71]；种子治头部晕眩，肝炎，口舌生疮，消炎止痛[9,14,72]；树皮治疮疖溃烂，湿疹，水火烫伤，口舌生疮，胆汁病出现的黄疸，风火偏盛所致的头晕，头痛，眩晕，咳嗽痰多色黄，风湿病肢体关节红肿疼痛，六淋证出现的尿频、尿急、尿痛，便秘[59,65]；种子、树皮和根治各种疮疖溃烂，口舌生疮，各类黄疸病，头晕，头痛，咳嗽，便秘，四肢关节红肿疼痛，屈伸不利，遇热加剧，水火烫伤[62-64]。【哈尼药】Johha lalbeiv（觉阿拉拍），大刀树，千张纸：种子治肺结核咳嗽，肾虚腰痛，慢性支气管炎，胃腹痛，风湿性关节痛；全草治肝炎[143]。【基诺药】波纳说啰[163]，波拿阿罗[3]：种子和树皮治脾脏炎，肝炎[163]；根皮治脾脏疼痛，传染性肝炎，膀胱炎[3]。【拉祜药】努哈

菜叭：树皮治咳嗽，肝炎，肾炎，鼻出血⟨14⟩。
【傈僳药】莫罗拉寡子：种子治咳嗽，喉痹，音哑，肝胃气痛，疮口不敛⟨166⟩。【黎药】千甘歌，千层纸，千张纸：树皮治传染性肝炎⟨153⟩。【毛南药】mei⁴ ən³ eu⁵（妹摁敷嗷），美沃⟨15⟩：种子、鲜皮治咽喉肿痛，急性支气管炎，肺痨，心胃气痛，黄疸型肝炎，风湿骨痛⟨156⟩；叶外敷治跌打损伤，皮肤疮疡⟨156⟩；根皮治肝炎⟨15⟩。【蒙药】ᠵᠠᠮᠪᠠᠭ᠎ᠠ（zhambaga，赞巴嘎），赞巴嘎－其其格：种子治瘟病，天花，麻疹，急性咽喉炎，声音嘶哑，肺热咳嗽，支气管炎，胁痛，胃痛⟨43,47⟩。【仫佬药】美安：树皮治跌打损伤，疮疡溃烂久不收口⟨15⟩；叶治青竹蛇咬伤⟨15⟩。【纳西药】千张纸：果实治急性气管炎，百日咳，肝气痛，急性咽喉炎，声音嘶哑，肺热咳嗽，喉痹，支气管炎，胃痛，胁痛，传染性肝炎，膀胱炎，咽喉肿痛，湿疹，痈疮溃烂⟨164⟩。【佤药】歹答西腕，刀壳树：树皮治肝炎，膀胱炎，胃肠炎，痈疮溃烂⟨10,168⟩。【瑶药】棵抛：根皮治胎动不安⟨15⟩；树皮治感冒头痛⟨15⟩；种子治烧、烫伤⟨15⟩。【彝药】颇开猛⟨101⟩：茎皮治咽喉肿痛，肝气郁结，膀胱湿热，白浊湿淋，久婚不育，痈疮瘀疹，皮肤瘙痒⟨109⟩；种子、树皮治风疹，走胆，疮口不愈，产后虚弱⟨101⟩。【藏药】占巴嘎，赞巴嘎：种子治肝热病，咽喉肿痛，肝炎，肺热，咳嗽，热性病，肋痛，胃病⟨23,24,27⟩。【壮药】古各，Cocienciengcej（木蝴蝶），千层纸⟨120⟩：根皮治肝炎，胎动不安⟨15,120⟩；树皮治疮疡溃烂久不收口⟨15,120⟩；花治咳嗽，脾脏肿大⟨15,120⟩；种子治瘰病，咽痛，咳嗽，感冒头痛，肝炎，胃痛，痈疮⟨15,120⟩。

Orpimentum 雌黄（硫化物类雌黄族矿物，主含 As₂S₃）。【藏药】ᠫᠠᠯᠠ（帕拉），哇拉⟨23⟩：原矿物效用同雄黄 Realgar⟨25⟩；治惊痫⟨31⟩，恶疮，喉蛾（急性扁桃体炎），热疖，瘟疫，糜烂性淋巴腺炎⟨21⟩，淋巴肿胀，疮疖腐肉，疡溃烂症⟨23⟩，能去除疮口及腐烂部位，皮肤病，疱疹，蛇、蟹、毒蜂咬伤之中毒症，杀虫，癫狂晕厥⟨27⟩，传染病，咽喉疾病，疮疖溃烂不敛，臁疮⟨24,26,34⟩；外用燥湿，杀虫，疥癣⟨31⟩。

Orthilia obtusata(Turcz.) Hara 钝叶单侧花（鹿蹄草科）。【蒙药】效用同单侧花 O. secunda⟨51⟩。

Orthilia secunda(L.) House 单侧花（鹿蹄草科）。【蒙药】全草治痢疾，肺虚痨咯血，衄血⟨51⟩；全草外用治外伤出血，毒蛇咬伤⟨51⟩。

Orthosiphon aristatus **Blume** 参见 Clerodendranthus spicatus。

Orthosiphon wulfenioides (Diels) Hand. – Mazz. 鸡脚参（唇形科）。【彝药】山槟榔⟨13⟩，诺刀背朵⟨14⟩，米铺鲁⟨101⟩：根治食积，脉管炎，肾炎，膀胱炎，尿路结石，风湿痛，风湿痹，蛔虫病，跌打损伤，小儿黄瘦，肺虚久咳⟨101⟩；根外用治骨折，小儿腹痛，腹胀，消化不良⟨13,17,108⟩；块根治乌头碱中毒，虫疾，腹痛，食积胃痛，脾虚食少⟨14⟩。

Orthosiphon wulfenioides var. foliosus Stib. 茎叶鸡脚参（唇形科）。【彝药】糯刀杯夺：根治胃痛，虫疾腹痛，解草乌中毒⟨13⟩。

Oryctolagus cuniculus domesticus(Gmelin) 家兔（兔科）。【朝药】집토끼（jǐp tō gěi，几丕涛给）：头骨治头眩，痈，癫疾；骨用于热中，消渴；脑治冻疮；肝治目暗；肉用于补中益气⟨86⟩。【东乡药】家兔内脏：肠胃等脏器，热敷腹部治胃脘痛⟨10⟩；敷患儿肚脐治小儿腹泻⟨10⟩。【鄂伦春药】豆吓嘿，草兔，山兔：全体或肉用于补虚强力⟨161⟩；粪便治目翳，痔漏，疳疾⟨161⟩。

Oryza meyeriana(Zoil. et Mor.) Baill. subsp. granulata(Nees et Arn. ex Watt) Tateoka [*O. meyeriana(Zoll. et Mor.) Baill.*] 疣粒稻（禾本科）。【黎药】南顿：叶治小便不利⟨154⟩。

Oryza sativa L. 稻（禾本科）《药典》。【阿昌药】谷芽：效用同景颇药⟨18⟩。【白药】白卖之吗：根治成人尿闭，自汗，盗汗⟨14⟩；种仁治消渴溲多，自汗，便泄⟨17⟩；芽治宿食不化，不思饮食⟨17⟩。【布依药】豪浩：种仁治风湿性心脏病⟨159⟩。【朝药】벼（biè，别）：粳米治烦渴，便泄⟨86⟩。【傣药】谷芽，哈号糯，哥毫粪（西傣）⟨63,64⟩：根茎、须根治不思饮食，热风所致咽喉肿痛，口舌生疮，牙龈肿痛出血，疮疡脓肿⟨62-64⟩；根治口干咽燥，倦怠乏力，消化不良性腹泻⟨13⟩；谷芽治宿食不化，不思饮食，脾胃虚弱，腹胀口臭⟨9,71⟩；种子治一切诸虚百损⟨14⟩；治黄疸病⟨65⟩；茎秆治食滞腹痛，小儿食结滞⟨13⟩。【德昂药】靠我：效用同景颇药⟨18⟩。【侗药】稻草须（根）：根治自汗，虚热不退，手心发

热[136]。【哈尼药】活牛：种子治脾胃虚弱，面黄肌瘦，小儿疳积，养颜乌发，胃肠炎[143,145]。【景颇药】Guqzui：治食积不化，不思饮食[18]。【蒙药】都图日嘎－纳赫芽[47]，道图日嘎[51]：发芽颖果治宿食不化，不思饮食[47]；果实、种仁、茎叶、根治食欲不振，消化不良，呕吐，久泻腹痛，身体虚弱[51]。【苗药】Ghab jongx nax nef（嘎将哪努，贵州黔东南），糯谷根：根及根茎治阴虚发热，自汗，盗汗，口渴咽干[91,94]，肝炎，丝虫病[91]。【畲药】稻：根、茎秆治鼻衄，铁钉刺伤[148]。【土家药】谷芽子：颖果（经发芽后）治走胎，胸闷肚胀[125]。【瑶药】糯谷：茎叶治噎膈反胃，食滞，消渴，白浊[133]；芽治不思饮食[133]；种子治烦渴，赤痢，伤暑发热，噤口痢，久泻食少，小便白浊[133]；根茎治自汗，盗汗[133]。【彝药】种仁治脾不统血，血液妄行，肾虚耳鸣，便溏尿多，屙血屙尿，元阳虚损[109]。【藏药】 འབྲས（折）：颖果治"隆"、"培根"、"赤巴"病及脾胃虚弱，血气亏损，呕吐，泄泻，肾亏[25,32]；果实治"隆"、"培根"、"赤巴"病，呕吐，止泻，壮阳，舒心[27]。

Oryza sativa var. glutinosa Matsum. 糯稻（禾本科）。【苗药】Ghab jongx nax nef（嘎将哪奴，贵州黔东南），糯稻根，糯谷根：根及根茎治阴虚发热，自汗盗汗，口渴咽干，肝炎，丝虫病[91]。

Os Draconis 龙骨（古代哺乳动物三趾马、犀类、鹿类、牛类等的骨骼化石，主含碳酸钙及磷酸钙）。【傣药】鲁那：除去泥土及杂质的化石，治水火烫伤，胸中烦热，失眠多梦[62]。【东乡药】龙骨：治失眠多梦，健忘，自汗盗汗，遗精淋浊，各种出血，带下[10]。【蒙药】ᠯᠤᠤ ᠶᠠᠰᠤ（Luo yas，洛亚斯）[41]，ᠯᠤᠤ ᠰᠤᠶᠤᠸ（Luo soyo，洛扫要）[41,42]，鲁音牙苏[56]：化石（龙骨）（明煅用）治脑刺痛，盗汗，遗精，淋病，失眠多梦[41,42]，肠刺痛，筋骨损伤，骨折，金伤，"巴木"病[41]，黏虫病[42]，惊痫癫狂，吐血便血，溃疡久不收口，遗精淋浊[56]。【土家药】治怔忡健忘，失眠多梦，自汗，盗汗，遗精淋浊，崩漏带下，溃疡久不收口[123]。【彝药】噜嗯，磷灰石：治产后水泻不止，跌打损伤，脊骨结核，久病体虚[10,101,104]。【藏药】周日[24]，主瑞[34]，五花花骨[31]：龙骨治伤口溃烂，淋巴腺炎，肿大，头痛，骨刺痛，痢疾[24,34]，止痒，愈

疮[11]，心神不安，自汗，盗汗，失眠多梦，遗精，泻痢，崩漏带下，疮口不敛诸症[31]。

Osbeckia chinensis L. 金锦香（野牡丹科）。【苗药】都尼朵蒙：全草治尿路结石[15]。【畲药】全草治吐血，便血，新生儿啼哭，马牙，烦躁不安，泄泻，痢疾，寒热口渴，脱肛，便血[147,148]。【土家药】la¹tu¹xi¹（那土席），金香炉，紫金钟：全草治急性细菌性痢疾，阿米巴痢疾，肠炎，阑尾炎，肺结核咳血，肺脓肿，感冒咳嗽，咽喉肿痛，疔疮疖肿，毒蛇咬伤，热泻症，摆白病（又名白崩，泛指带下过多），出血症[124,128]。【瑶药】ndieh sang dorn（跌上端），天香炉：全草治肺结核，肠炎痢疾，吐血，便血，小儿疳积，疔疮，毒蛇咬伤[130]。【彝药】全株治肠痈腹痛，泄泻，痢疾，生漆中毒，外伤出血，蛇、虫咬伤，痈疡肿毒[109]。

Osbeckia chinensis var. angustifolia（D. Don）C. Y. Wu et C. Chen 宽叶金锦香（野牡丹科）。【傣药】莫达海良，九月桐：全株治脱肛，红白痢疾，疮疡肿毒，细菌性痢疾，肾炎[13,14]。【苗药】韭奥童：根治肝炎，失眠，月经不调，痛经，肠炎，咯血，血崩，贫血，胎动不安，肺结核，风湿病，小儿疳积[13]。【彝药】刨种，跑肿：全株治肾炎，细菌性痢疾，疮疡肿毒[13,14]。

Osbeckia crinita Benth. ex C. B. Clarke 假朝天罐（野牡丹科）。【阿昌药】柯摆奎，抠坝亏：根治急性肠胃炎，细菌性痢疾，消化不良，慢性支气管炎，吐血，月经不调，白带[5,13]；根或果治白带，痢疾[5,13]。【白药】根及果治急性胃肠炎，细菌性痢疾，消化不良，慢性支气管炎，吐血，月经不调，白带[17]。【布朗药】靶簸：叶治火、烫伤[5]；效用同瑶药[14]。【布依药】戈麻雄[5]，那细罐[159]：根治痢疾[5]；根或果枝治急性肠炎[159]。【傣药】哥搞囡[65]，买打核弯（德傣）[14]，芽嘎阿[5]：根或果治过敏性皮炎，湿疹瘙痒[65]；根治胆囊炎，肝炎[5,14]，痢疾，腹泻[5]。【侗药】蚂登腺[15]，Demh aiv yaenl[137]，上江鹅[43]：全株治痢疾，肠炎腹泻，肺结核[15,137,139]；根治腹泻[137]；根、全株治夜盲，胃痛寒痛，小儿疳积[43]。【哈尼药】朝天罐，Beiqbeiq（白伯），小酒瓶花[5]：根、全株治肠炎，痢疾，胃痛，膀胱炎，咯血，便血，红崩，贫血，胎动不安，肺结核，外伤出血，癌肿，小

儿疳积，小儿夏季热，疟疾⁽¹⁴³⁾；根治肿毒，伤口不收⁽⁵⁾。【基诺药】罢呗：根治水肿^(5,13)。【景颇药】淡摸：根治白痢⁽⁵⁾。【拉祜药】娜哦赖⁽¹⁵⁰⁾，那伙咧⁽⁵⁾，渴克勒解⁽¹³⁾：根治月经不调，月经过多，小儿腹泻^(5,13)，水肿，肠鸣⁽⁵⁾；根及果实治消化不良，肠炎，腹泻，痢疾，感冒，风湿性关节炎，跌打损伤，痈肿疔毒，乳汁不通，经期发肿，木薯中毒，小便失禁，白浊，白带⁽¹⁵⁰⁾；全草治痢疾，肠炎，脉管炎，跌打损伤⁽¹⁴⁾。【苗药】佳脱⁽⁹¹⁾，不轮成⁽⁵⁾：果实和根治腹泻⁽⁹¹⁾；根治红白痢疾，妇男红崩，白带⁽⁵⁾。【畲药】根及果治腰痛，肠炎，月经不调，乳汁稀少，产后腹痛⁽¹⁴⁷⁾。【土家药】朝天罐，背篓七：根、果治急性胃肠炎，痢疾，消化不良，月经不调，红崩，白带，咯血，小便失禁，痔疮，跌打损伤；根、果外用治外伤出血⁽¹²⁴⁾。【佤药】江作龙：效用同瑶药⁽¹⁴⁾。【瑶药】朝天罐，domh ndieh sang（懂烈桑），水萝卜⁽¹⁴⁾：根治肺结核咳嗽，肠炎，慢性气管炎，咯血，痔疮出血，崩漏，月经不调，白带过多⁽¹³²⁾，痢疾，淋病，疯狗咬伤⁽¹⁴⁾。【彝药】支笨诗⁽¹⁰¹⁾：根治虚痨咳嗽，筋肉拘挛，下肢酸软，小便失禁，带浊恶臭，肛肠脱垂⁽¹⁰⁹⁾，脱肛，风湿疼痛⁽¹⁰¹⁾；果枝治赤白痢疾⁽¹⁰¹⁾。【壮药】麻纳轮⁽¹³⁾，平难轮⁽⁵⁾：全株或根治慢性支气管炎，哮喘，肺结核⁽¹³⁾。

Osbeckia nepalensis Hook. f. 蚂蚁花（野牡丹科）。【傈僳药】比比欺：根治产后流血不止，月经过多，肠炎腹泻⁽¹⁶⁶⁾。【瑶药】板楷：根治黄疸型肝炎，肠炎，痢疾^(13,14)；根外用治外伤出血，疥疮^(13,14)。

Osbeckia opipara C. Y. Wu. et C. Chen 朝天罐（野牡丹科）。【苗药】嘉脱，芮八秋：根治红白痢疾，白带⁽⁹⁴⁾；果实和根治腹泻⁽⁹⁶⁾。【畲药】朝天罐：根治小儿疳积⁽¹⁴⁸⁾；全草治鼻衄⁽¹⁴⁸⁾。【瑶药】地老鼠⁽¹³³⁾：效用同假朝天罐 O. crinita⁽¹³²⁾；全株治下肢酸软，筋骨拘挛，小便失禁，小儿口疮⁽¹³³⁾；全株蒸瘦肉服，治淋巴结结核⁽¹³³⁾。

Osmanthus fragrans(Thunb.) Lour. 木犀（木犀科）。【侗药】美巴笨：花治牙痛，咳嗽多痰，痛经⁽¹³⁵⁾；果治胃痛⁽¹³⁵⁾。【苗药】桂花：花、果、根用于寒证，祛瘀，止痛⁽²¹¹⁾。【畲药】桂花：根治胃寒痛，腰痛，风湿性关节痛⁽¹⁴⁸⁾。【土家药】

桂花根⁽¹²⁴⁾，毛羌活⁽¹²³⁾：根治风湿痹痛，脘腹冷痛，牙痛，肠风下血，皮肤痒疹，咳嗽气喘，风寒感冒，头顶痛，周身疼痛⁽¹²³⁾；茎皮治月经不调⁽¹²⁴⁾；花治风寒，咳嗽痰多⁽¹²⁴⁾。

Osmorhiza aristata(Thunb.) Makino et Yabe. 香根芹（伞形科）。【土家药】毛羌活：根治风寒感冒，头顶痛，周身疼痛⁽¹²³⁾。

Osmorhiza aristata var. laxa (Royle) Constance et Shan 疏叶香根芹（伞形科）。【藏药】加哇：全草和根治高血压，胃痛，消化不良，腹寒⁽³²⁾。

Osmunda asiatica(Fern.) Ohwi 桂皮紫萁（紫萁科）。【羌药】Nikufqiu（泥可福切），紫萁贯众，呃坝：叶柄及根茎用于流行性感冒，驱虫，消红肿，清热消肿，除瘟疫⁽¹⁶⁷⁾。

Osmunda japonica Thunb. 紫萁（紫萁科）《药典》。【朝药】쇠고비.（suoguobi，梭涡沘）：带叶柄基的根茎治感冒，鼻衄头昏，崩漏带下，痢疾，脚气，湿疹，淋病，肠风便血⁽⁸⁾。【侗药】大贯众：根茎治头晕，痢疾，崩漏，感冒，便血^(136,137)。【傈僳药】打俄勒给：根茎治绦虫病，钩虫病，腮腺炎，便血，外伤出血，痢疾，崩漏，白带；幼叶上绵毛外用治创伤出血⁽¹⁷⁾；叶治水肿，淋病，脚气病^(8,166)。【苗药】Vob haid ghab dliangb（窝汉嘎相，贵州黔东南）^(8,91)，豆豉巴叶，贯众⁽⁹⁸⁾：带叶柄残基的根茎治流行性感冒，头痛，痄腮，各种出血症，虫积腹痛^(8,91)；茎治流行性感冒，麻疹，吐血⁽⁹⁸⁾；根茎治感冒，痢疾便血，血崩⁽¹³⁵⁾。【羌药】Kufqiu（可福切），呃坝⁽¹⁶⁷⁾，唔坝^(10,167)：叶柄及根茎用于流行性感冒，驱虫，消红肿，清热消肿，除瘟疫⁽¹⁶⁷⁾；全草用于除瘟疫，消红肿⁽¹⁰⁾；叶柄用于清热消肿，除瘟疫，消红肿⁽¹⁰⁾。【畲药】黄狗头，郎汤光：带叶柄残基的根茎治无名肿毒⁽¹⁴⁶⁾。【土家药】乌鸡头⁽¹²⁴⁾，Douchibaye（豆豉巴叶）⁽⁸⁾，猫耳蕨⁽²⁹⁾：效用同狗脊蕨 Woodwardia japonica⁽¹²⁴⁾；带叶柄基的根茎治流行性感冒，流行性乙型脑炎，麻疹，痢疾，子宫出血，吐血，衄血，肠风下血⁽⁸⁾；根茎治风热感冒，吐血，衄血，红崩，白带，肠风便血，瘟病，蛔虫病，绦虫病，滴虫症⁽²⁹⁾。【彝药】ꒉꊈ（bbypzy，薮子），贯众，比子：根茎治腹痛（有虫），（心）气痛，伤风，腹中蛔虫作痛，感冒，流行性脑炎，

胆道蛔虫病[8,105]。

Osmunda vachellii Hook. 华南紫萁（紫萁科）。【苗药】削欧：根茎治痈疮初起[15]。【壮药】效用同乌毛蕨 Blechnum orientale[120]。

Ostericum citriodorum（Hance）C. Q. Yuan et R. H. Shan [*Angelica citriodora* Hance] 隔山香（伞形科）。【畲药】天竹香，天竹参：根治毒蛇咬伤[146]。【土家药】边三香[123]，ku³ lie⁴ xi² suo⁴（苦列席索）[128]：根治风寒头痛，腹痛[123,128][239]，闭经[123][239]，扁痫，闭经劳[125]，痛经，毒蛇咬伤[128]。【瑶药】gemh laih jienh（钳来勤），香白芷[130]：根、全草用于活血，行气，止痛[15]，治头痛，风湿骨痛，跌打损伤，疝痛，闭经，疟疾，痢疾，白带，腮腺炎[133]，心绞痛，毒蛇咬伤[130,133]，慢性胃炎，腹痛，疝气，单双蛾喉，月经不调，肝硬化腹水，慢性骨髓炎[130]。

Ostericum grosseserratum（Maxim.）Kitagawa [*Angelica grosseserrata* Maxim.] 大齿山芹（伞形科）。【朝药】狭叶山芹：根治感冒，头痛，骨节疼痛[9,89]。【土家药】土当归：根治脾胃虚寒泄泻，虚寒咳嗽[127]。

Ostericum scaberulum（Franch.）C. Q. Yuan et R. H. Shan [*Angelica scaberula* Fran-ch.] 疏毛山芹（伞形科）。【藏药】根治风湿痹痛，跌打损伤，疮疡脓成不溃，炭疽[36]。

Ostrea talienwhanensis Crosse 大连湾牡蛎（牡蛎科）《药典》。【朝药】벼（dāi liën gùr，呆咧嗯咕儿）：贝壳效用同长牡蛎 Crassostrea gigas[86]。【壮药】效用同长牡蛎 Crassostrea gigas[117]。

Osyris lanceolata Hochst. et Steud. 干檀香（檀香科）。【白药】根及叶治咳嗽，胃痛，胎动不安，外伤出血，骨折，疥，疖，痈[17]。

Osyris quadripartita Salzm. ex Decne. 沙针（檀香科）。【傣药】根、茎治月经不调，痛经，感冒，心腹痛[9,74]。【哈尼药】干香树：全株治风湿病[875]。【拉祜药】根皮、叶治感冒，全身酸痛，心口痛（胃脘痛），风湿骨痛，月经不调，痛经，疥癞，疮毒，肺痨，咳嗽，骨折[150]。【傈僳药】四拉火马此：根叶治咳嗽，胃痛，胎动不安，外伤出血，骨折，疥，疖，痈[166]。【佤药】考玛夹，干香树：根、叶治感冒，心腹疼痛，月经不调，风湿病[14,168]。【彝药】伊斯[106]，疾白勒削，香疙瘩，小青皮[104]：叶治疟[106]；全株治先兆流产，胃痛，皮肤癞疮，外伤出血[104]。

Osyris wightiana Wall. ex Wight var. rotun-difolia（P. C. Tam）P. C. Tam 豆瓣香树（檀香科）。【彝药】白勒削，香疙瘩，小青皮：全株治先兆流产，胃痛，皮肤癞疮，外伤出血[104]；效用同沙针 O. wightiana[101]。

Otis tarda Linnaeus 大鸨（鸨科）。【藏药】肉治体虚羸瘦，风痹[30]；油治脱发，痈疮肿毒，肌肤粗裂[30]。

Ottelia acuminata（Gagnep.）Dandy 大叶海菜花（水鳖科）。【拉祜药】ai tai ma：叶柄烧热治牛皮癣，皮肤肿痛[152]。

Ottelia alismoides（L.）Pers. 水车前（水鳖科）。【畲药】全草治肠道燥热[148]。【土家药】龙舌草：全草治肺热咳嗽，咳血，哮喘，水肿，火、烫伤，痈肿[123]。

Otus sunia（Hodgson） 红角鸮（鸱鸮科）。【朝药】소쪽새（sǎo zūok sài，骚早克赛）：肉治疟疾[86]。

Ovis ammon（Linnaeus） 盘羊（牛科）。【蒙药】ᠠᠷᠭᠠᠯᠢ ᠡᠪᠡᠷ（Argalin eber，阿日嘎勒因－额布日），ᠬᠣᠨᠢᠨ ᠭᠦᠷᠦᠭᠡᠰᠦᠨ ᠴᠢᠮᠦᠭ（Honin guresen chumog，浩宁－古热森－楚木格）：角烧焦用治瘟疫，各种热症[57]；睾丸牛奶煮用治肾虚[57]；肉治"巴达干"热症[57]；血治酒毒症[57]；骨髓治月经不调，白带多，小腹痛[57]。【藏药】娘吉拉牟[22,30]，ཉིའུ（年）[21]：角烤热气熏治寒虫病[22]，传染病引起的发热[30]，瘟疫[21,23]，瘟病，虫病[27]；公兽角煅炭，研末治传染病引起的发烧[22,29]；肺治居察病，肠热[22]，月经不调引起的小腹痛及肺病[21,29,30,34]，精神病[23,30]；肉治胆病[27]；肺治妇女病，肺病，肠炎[27]；睾丸治肾病[23,27,29]。

Ovis aries Linnaeus 绵羊（牛科）。【朝药】들염소（der yem sao，得儿耶母骚）：乳汁用于补寒冷，虚乏[86]；髓治男女伤中，阴气不足，利血脉，益经气[86]；胆治青盲，明目[86]；肺用于补肺，咳嗽[86]；心用于止忧恚（忧愁愤恨），膈气[86]；肾用于补肾气，益精髓[86]；齿治小儿羊痫，寒热[86]；羊肉用于缓中，乳余疾及头脑大风（乳汁过多及脑中风），汗出，虚劳，寒冷[86]；骨治虚劳，寒中，羸瘦[86]；屎治小儿泄痢，肠鸣

惊痫[86]。【东乡药】效用同山羊 Capra hircus[10]。【鄂温克药】绵羊：羊皮治痈疽和"手指"病[277]；羊粪便治护肤，防皲裂[277]；羊的胆囊与汁液治"手指"病[277]；羊肉治感冒[277]。【蒙药】ᠬᠣᠨᠢᠨ ᠭᠠᠪᠠᠯ（Honin gabel, 浩宁－嘎脖拉），ᠬᠣᠨᠢᠨ ᠲᠡᠷᠢ（Honin tierh, 浩宁－铁日哈），ᠬᠣᠨᠢᠨ ᠮᠠᠬᠠ（Honin maha, 浩宁－麻哈）：颅骨（满 3～4 龄后宰杀，去头皮煅用）治"赫依"性头痛，脑刺痛[57]；羊脑治头昏眼花，"赫依"性头痛[57]；羊肉、骨头汤治各种"赫依"病，身体虚弱，头昏眼花，耳鸣[57]；羊肾和睾丸治肾虚腰痛，阳痿，小腹痛[57]；羊肝治视力减退，眼花，夜盲症[57]。【土药】羊肉、胆效用同山羊 Capra hircus[10]。【维药】قوي گؤش（Qoy gosh, 葵古西）[75]：乳经加工制成的油治形瘦体差，胸燥干咳，各种炎肿，筋肌抽紧，皮肤干燥，创口不合，大便干燥，腹泻，痢疾，误服毒药[77]；肉治寒盛体虚，面目苍白，形体消瘦，体质虚弱，精液稀少，性欲减退[75]。【彝药】呔伯[101]：肉治瘦病，冷病，疼痛[107]；胆治剧痛，瘦病冷病[107]；蹄治膈食[107]；角治膈食[107]；油治牙痛，腹泻，手脚冻伤[107]；血用于解菌子毒，退风疹奇痒[107]；羊治肝疾[107]；羊治症疾[107]；蹄治食物中毒，痈疽，乳痈，膈食[101]。【裕固药】苦胆：胆治气管炎；肚治周身关节痛，痛经，身痛，神志不清；肉用于身体虚弱[10]。【藏药】楼[23]，ལུག（噜）[21,24,30]：角治妇科病；眼珠用于固齿，洁齿[23]，白发[22,24]；公绵羊角用于催生利产，妇女病[21,22,24]；喉与扁桃腺治瘰疬[23]；肝治目疾翳障（白内障）[23]，夜盲症，清目[22,24]，血虚羸瘦，目暗昏花，雀目青盲，贫血[30]；胆治利疮，食物中毒，外用止血[22,24]；胆汁治食物中毒，外用止血[23]；肾治肾寒症，妇女肾病及风湿引起的腰痛[23]；胎盘治性神经过于兴奋，阳挺[22,23,24]；睾丸治肾亏腰痛，腰曲，小便不利，经久不愈的肾脏疾病[23]，腰痛[22,24]；骨治"隆"病，腰痛，肾病，妇科病[23]；骨外敷治"龙察"病[23]，头晕，眼花，耳鸣症[22,24]；尾骨用于强腰健肾[22,24]；肩胛骨治肉食积滞不消[22,23,24]；胯骨治疮疡[22,23,24]；额骨治妇科病[22,24]；头骨治"隆"病[22,24]；骨髓治四肢痉挛[22,24]；脑治体虚头昏[22,24]；脑髓治"隆"病引起的头昏脑晕，体虚[22,23,24]；喉头、甲状腺治瘰病[22,24]；胃糜治小儿寒性黄病[23]；乳治"隆"病，心病，"培根"病，"赤巴"病[23]，不利气喘和虫病[23]；酥油治胃寒，消化不良，积食[23]，祛风，提升胃温[24,27,34]；阉割绵羊肾治妇女肾病及风湿引起的腰痛[22,24]；绵羊羔肾治肾寒症[22,24]；眼能固齿洁齿[22,24]；毛用于预防传染病[22,24]；绵羊羔毛治分理风热病[22,24]；黑色公绵羊胛毛防治妇女邪病[22,24]；脂肪治风病[22,24]；骨中三精（踝骨、肩胛骨、尾骨）治"隆"病[21]；羊粪药浴治四肢"黄水"病[21]。

Oxalis acetosella L. 白花酢浆草（酢浆草科）。【白药】全草治劳伤疼痛，麻风，无名肿毒，癞子，疥癣，小儿鹅口疮，火、烫伤，跌打损伤[17]。【朝药】애기괭이밥풀（āi gī pāng yī bāb pùr，埃给哌英邑吧逼曝儿）：全草治黄疸，肾炎，胃酸过多[9,90]。

Oxalis articulata Savigny [*O. rubra* A. St. –Hil.] 铜锤花（酢浆草科）。【侗药】艾火草，火麻草：全草治风寒感冒，腹泻，风湿性关节痛[136]。

Oxalis corniculata L. 酢浆草（酢浆草科）。【阿昌药】全草治肠炎，肝炎，尿路感染，结石[18]；全草外用治跌打损伤[18]。【白药】全草治感冒发热，肠炎，肝炎，尿路感染，结石，神经衰弱[17]；全草外用治跌打损伤[17]。【布依药】那朔介：全草治肝炎[159]。【傣药】宋香嘎，向搅校（德傣）：全草治腹泻腹痛，泻下红白，小便热涩疼痛，肢体关节疼痛，跌打损伤，痢疾，黄疸，淋病，赤白带下，麻疹，吐血，衄血，咽喉肿痛，痈肿，疥癣，痔疾，脱肛，火、烫伤，心慌头晕，汗多虚脱，风湿性关节炎[62,64,67,68]。【德昂药】刀布让瑞：效用同阿昌药[18]。【侗药】骂登胜[15]，骂登辰[137]，档兔松[10]：全草治无名肿毒[15]，小儿哮喘[10]，宾楔括（烂脚丫），命刀（扭伤）[137]。【仡佬药】飞蛾七，浆草：全草治因火毒内盛引起的各种火热疾病，无名肿毒，跌打损伤，蛇咬伤，火、烫伤[449]。【哈尼药】阿咪我铅[145]，Alzil hhoqqeil qeilssaq（酸角草，阿资俄且且然），酸浆草[143]：全草治感冒发热，肠炎，肝炎，跌打损伤[145]，腹泻，红白痢疾，尿路感染，瘀血肿痛，毒蛇咬伤[143]。【景颇药】byviqzvin：效用同阿昌药[18]。【傈僳药】阿拉檫簸：全草治感冒发热，肠炎，肝炎，尿路感染，结石，神经衰弱[166]；鲜叶外用捣敷患处，治跌打损伤，痛肿疮疖[166]。【黎药】发亲，三叶酸，甜酸草：全草与甜酒治淋症；全草炖猪瘦肉治湿热发黄；全草捣烂烧酒调匀外擦，治跌打损伤[153]。【毛南药】三巴辰(Samp bav semt)[137]，妈蛮(ma³³ muan³⁵)[155]，mba³ thəm⁶ sou¹(麻腾曳)[156]：全草治沙虫脚[15]，宾榔烂狗义子，命刀(扭伤)[137]；根皮治大叶性肺炎[155]；鲜品治神经衰弱，失眠，丹毒，感冒发烧，肠炎，痢疾，跌打损伤瘀肿，荨麻瘙痒，腮腺炎，龋齿疼痛，毒蛇咬伤[156]。【苗药】酸米子草[98]，莴榜学[96]，飞蛾七[449]，三叶酸[639]：全草治尿闭，难产，胎衣不下，癣，带状疱疹，脓疱疮，尿路感染，淋症，结石[98]，骨伤后软组织肿胀，外感发烧[96]，神经衰弱，失眠，肺炎，扁桃体炎，急性肝炎，小儿上呼吸道感染[639]；效用同仡佬药[449]。【纳西药】全草治小便不利，吐衄，妇女经漏，淋漓不断，咽喉肿痛，黄疸型肝炎，二便不通，肾炎水肿，妇人产后子宫脱出，产后腹痛，疝气，痔疮，脱肛，接骨，小儿牙疳，鼻疳，梅毒[164]。【怒药】牙昌，酢酱草：全草用于接骨，退烧[165]。【羌药】Errvha(尔日哈)，酸酸草，爆肚子：全草外用治跌打损伤，瘀滞腰痛，疔疮[167]。【畲药】盐酸草，老鸦饭[146]：全草治肝炎，蜈蚣咬伤，血晕[146]，白喉，咽喉炎，扁桃腺炎，口腔炎，齿龈炎，尿道感染，胆道蛔虫病，小儿夜啼，产褥热，产后腹痛，乳腺炎初起，痔疮，脱肛，湿疹，癣，带状疱疹，无名肿毒，烫伤，跌打损伤[10,147]，扭伤，关节痛，跌打损伤，疔疮，解砒霜毒，产后风[148]。【水药】骂烘低：全草捣烂外敷，治骨折[10,158]；全草治骨折[157]。【土家药】xi¹ a¹ pi¹ pi¹(席阿皮皮)[10,124,126]，三叶酸[128]，酢浆草[450,584]：全草治尿路感染，感冒发热，淋症，结石，黄疸，腹泻，痢疾，肠炎，乳痈，丹毒，烧、烫伤[10,124,126]，跌打损伤，痛肿疮疖，脚癣，湿疹[10,124,126][584]，水泻，蒙心症，火热症，疳积症[128]，跌打青肿，黄疸，尿路感染，白带，腹泻[450,584]，咽喉肿痛，月经不调，淋浊，小儿肝热，惊风，毒蛇咬伤[584]；全草外用治跌打损伤，毒蛇咬伤，痛肿疮疖，脚癣，湿疹[450]。【佤药】日希打鼓[14,168]，罗西打古[14,168]，西对鸟[77]：全草治骨折，跌打损伤，毒蛇咬伤，黄疸型肝炎，风湿性

关节炎[14,168]，失眠多梦，火、烫伤，呼吸道炎症[77]。【瑶药】董枕密，老鸦酸，咖毕：全草治感冒发热，神经衰弱，肠炎，肝炎，尿路感染，结石，赤白带下，痔疮，脱肛，妇人血结，二便不利，牙齿肿痛，痢疾[134]，难产，胎衣不下，脓疱疮，刀枪伤[15]；全草外用治跌打损伤，毒蛇咬伤，痛肿疮疖，脚癣，湿疹，烧、烫伤[133]。【彝药】阿渣吉吉，阿渣俄吉[106]，斋都诗[101]：全草或根治风寒感冒，月经不调，痔疮出血，牙痛，腰痛，骨折，热结大肠，冷寒身痛，腿疮溃烂，瘀血肿痛，痔瘘肛裂，肛肠脱垂，痛疡疔疽[106,109]；全草治肉食积滞，跌打损伤，风湿，烫伤[101]。【藏药】模学色[40]：全草治风湿疼痛，胃酸过少[40]，风湿病[34]，外敷治疮疡[40]。【壮药】Gosoemjmeiq(棵送梅)[180]，rumsanhyezsonh，酸味草，老鸦酸[15,121]：全草治白冻(泄泻)，阿意咪(痢疾)，能蚌(黄疸)，肉扭(淋症)，隆白呆(带下)，渗裂(吐血、衄血)，货烟妈(咽痛)，呗农(痈疮)，呗叮(疔疮)，能唅能累(湿疹)，仲嘿哻尹(痔疮)，笃麻(麻疹)，渗裆相(烫伤)，林得叮相(跌打损伤)[15,121,180]，痂(癣)[180]，脱肛，产后流血，各种出血，大小便不利，毒蛇咬伤，骨折[15,121]。【台少药】Poohoku(Tayal，族南澳)，Pohoku(Tayal，族溪头、汶水、前山，Marikowan)，Kupai(Tayal 族 Maretupa)：叶治齿痛，腹痛，肿疡，外伤，足痛[169]；果实治肿疡，足痛[169]。

Oxalis corymbosa DC. 红花酢浆草(酢浆草科)。【白药】全草治肾盂肾炎，痢疾，咽喉炎，牙痛，月经不调，白带[17]；全草外用治毒蛇咬伤，跌打损伤，烧、烫伤[17]。【侗药】马当颗突：全草治脓疱疮，跌打损伤，咽喉肿痛，腹泻[15,135]。【傈僳药】阿拉擦簸：全草治感冒发热，肠炎，肝炎，尿路感染，结石，神经衰弱[166]；全草捣烂敷患处治跌打损伤，痛肿疮疖[166]。【土家药】铜锤草，三叶酸浆草：全草治跌打损伤，咽喉肿痛，肾盂肾炎，淋浊，白带，水泻，痢疾，痛疮，烫伤，劳伤，腰痛，风湿性关节痛[124]。【瑶药】连规思，天葵草：全草治咽喉肿痛，肾盂肾炎，淋浊，白带，月经不调，水泻，痢疾，牙痛[133]；全草外用治跌打损伤，毒蛇咬伤，痛疮，烧、烫伤[133]。【藏药】模学色：效用同酢浆草 O. corniculata[40]。

Oxalis griffithii Edgew. et Hook. f. [*O. ace-*

tosella L. subsp. *griffithii* (Edgew. et Hook. f.) Hara] 山酢浆草 (酢浆草科)。【傈僳药】果鸦擦簸: 全草治腹泻, 痢疾, 目赤肿痛, 小儿口疮; 全草外用治乳腺炎, 带状疱疹[17,166]。【土家药】麦刁七[127], ba san qi (大散七)[126]: 全草治风湿性腰痛, 赤白痢疾, 黄疸, 淋症, 血尿, 淋巴结结核, 月经不调, 白带, 乳痛, 跌打损伤, 带状疱疹[123,127], 腹泻, 痢疾, 摆白 (又名崩白, 泛指带下过多)[10]; 全草外用用于扭伤[126]。

Oxalis stricta L. [*O. corniculata* L. var. *stricta* (L.) C. C. Huang et L. R. Xu] 直立酢浆草 (酢浆草科)。【畲药】效用同酢浆草 O. corniculata[146]。

Oxya chinensis (Thunberg) 中华稻蝗 (蝗科)。【布依药】打油: 全体煨水吞服, 治鼻衄[159]。【傣药】档滇: 全体治小儿急慢性惊风, 百日咳[65]。【侗药】Bax (吧), jagl (假), 蚱蜢: 全体治小儿急慢性惊风, 百日咳[135], 斑疹不出, 咳嗽, 破伤风, 冻疮[138]。【哈尼药】Albaol (阿包), 蚂蚱, 蝗虫: 虫体治小儿急慢性惊风, 胃纳不佳, 腹胀不思饮食[143]。【苗药】Bad giex liub (巴即), Gangb gux (岗古), Zhib ngox nbienb (积恶振): 全体治客蚂症[95], 百日咳, 气喘咳嗽, 小儿疳积, 急性惊风[95]。【水药】两: 全体治小儿惊风[10,157,158]。【佤药】谷茬蚂蚱, 蝗虫: 全体治支气管哮喘, 小儿百日咳, 细菌性痢疾[168]。【瑶药】蚂蚱: 全体治支气管哮喘, 百日咳, 小儿惊风[133]; 全体外用用治冻伤[133]。

Oxya velox (Fabricius) 长翅稻蝗 (蝗科)。【维药】切开特开, 加拉杜勒拜合拉: 全体治水肿, 麻风, 痔疮, 小便不利, 疣, 黑斑, 疥癣[80]。

Oxybaphus himalaicus Edgew. [*Mirabilis himalaica* (Edgew.) Heim.] 山紫茉莉 (紫茉莉科)《部藏标》。【蒙药】末乐日格·其其格, 巴斯布如: 根治肾寒, 腰腿痛, 各类 "黄水" 病, 膀胱结石及闭尿等[10]。【藏药】ཕ钅ꞵ (巴朱)[2,21,23,35], 帕布[24], 罡珠[40]: 根治胃寒, 肾寒, 阳痿, 浮肿, 腰痛, "黄水" 病, 关节痛[2,6,21,35,40], 下身寒症[23,24,27,40], 膀胱结石[13,29,40], 淋病[21,24,29,40], 下腹痛, 水肿, 淋病[21,24,29], "隆" 寒病[27]。

Oxybaphus himalaicus var. chinensis (Heimerl) D. Q. Lu 中华紫茉莉 (紫茉莉科)。【藏药】帕

布, 巴朱[23,24]: 根治 "黄水" 病, 胃寒, 肾寒, 阳痿, 下身寒症, 浮肿, 水肿, 膀胱结石, 淋病, 腰痛, 关节痛, 腰及下肢痹症[23,24]。

Oxygraphis glacialis Bunge 鸦跖花 (毛茛科)。【藏药】斯交色布, 塞交赛保: 花或全草治恶寒无汗, 传染病发烧, 头痛, 头伤, 外伤, 亦可熬膏外擦[24,29]。

Oxyria digyna (L.) Hill. 山蓼 (蓼科)。【白药】全株治肝气不舒, 肝炎, 坏血病[17]。【羌药】BiaHazi (别哈子), Geazwoerdho (格作尔著), 大酸酸草: 全草治肝气不舒, 肝炎, 坏血病[167]; 全草外用治骨折, 跌打损伤[167]。【藏药】陆肖, 洛肖: 全草治麻疹, 黑痘疹内陷, 炭疽, 疮疡热毒, 伤口溃烂[24,29], 黑痘, 热毒, 疮疖[23]。

Oxyria sinensis Hemsl. 中华山蓼 (蓼科)。【傈僳药】擦鲁俄: 根治跌打损伤, 腿痛[166]; 根茎治跌打损伤, 腰腿痛[17]。【纳西药】铜矿草: 根治消化不良, 久痢, 久泻, 脱肛, 扭伤, 骨折, 鸦片和乌头中毒[164]。【藏药】洛肖[23], 扎加麻[40]: 全草治黑痘, 热毒, 疮疖[23], 脓疮, 烧伤[40]。

Oxyspora paniculata (D. Don) DC. 尖子木 (野牡丹科)。【白药】牙娥拔翠: 全株治痢疾, 疔疮, 腹泻[14,17]。【德昂药】莫呆海弄: 全株治痢疾, 疔疮, 腹泻, 黄疸型肝炎[160]。【傈僳药】比比质: 全株治痢疾, 疔疮, 腹泻[166]。【佤药】根治外伤瘀血肿痛, 风湿病, 跌打损伤, 痢疾[168]。【瑶药】牙娥拔翠: 根治腹痛, 痢疾, 小儿疳积, 吐血, 月经过多, 产后流血不止[13]。

Oxytropis altaica (Pall.) Pers. [*Astragalus altaicus* Bge.] 阿尔泰棘豆 (豆科)。【哈萨克药】التاي ساری میاسی: 根治体虚自汗, 久泻, 脱肛, 子宫脱垂, 慢性肾炎, 慢性溃疡, 疮口久不愈合[140]。

Oxytropis bella B. Fedtsch. [*O. trichocalycina* Bge.] 毛齿棘豆 (豆科)。【哈萨克药】全草治瘟疫, 丹毒, 腮腺炎, 阵刺痛, 肠刺痛, 类风湿游痛症, 创伤, 鼻衄[141]。

Oxytropis bicolor Bunge 二色棘豆 (豆科)。【藏药】赛嘎尔: 花治培根病, 水肿, 肺病, 脾病, 小肠病[40]。

Oxytropis chiliophylla Royle ex Benth. 轮叶棘豆 (豆科)《部藏标》。【藏药】ཐꞵꞎ钅ꞵ 栽达夏[2,35],

莪大夏[24,33]：全草治疫病，中毒病，"黄水"病，便秘，炭疽[2,24,33,35][452]，脉热病，肺热咳喘[23,24,33]，高烧，喉炎，痢疾，疮伤[20,24,33]，咽喉肿痛[452]，创伤出血，疮疖发炎，肠炎腹泻[1073]；全草外敷治疮疖肿痛[2,33,35][452]，痈疽肿毒[23,24]，黄水疮，疮疡久溃不愈[23]，炭疽病，刀伤，创伤，骨伤疼痛[24]。

Oxytropis coerulea (Pall.) DC. 蓝花棘豆（豆科）【藏药】ཤིང་ནག（萨那台），（塞那）：全草或花治各种水肿和各种毒病，创伤[21,25]。

Oxytropis falcata Bunge 镰形棘豆（豆科）《部藏标》。【裕固药】莪大夏，达给沙[10]，九头草[10,11]：全草治外伤，高热[11][53]，关节炎，骨折[10]，裕固族人将其视为"神草"常以其相赠亲友[11]。【藏药】ཨོ་རྒྱ（俄大夏）[2]，打夏[40]：全草治疫病，中毒病，"黄水"病，便秘，炭疽[2,23,29,35,40]，脉热病，肺热咳喘[2,23,35,29]，瘟疫，咽喉肿痛，大小便秘结症[21]，炎症，出血，血病，疮痈，肿痛，骨痛，痢疾，高烧[40]；全草外敷治疮疖肿痛[21,23,29,35]，高烧，喉炎，痢疾，疮伤，便血，气管炎，红白痢，炭疽，黄水疮，痈疽肿毒，疮疡久溃不愈，刀伤[2,23,29]；效用同轮叶棘豆 O. chiliophylla [6,24]。

Oxytropis fetisowi Bunge 硬毛棘豆（豆科）。【蒙药】ᠱᠢᠷᠤᠨ（Xirunortuzha，旭润－奥日都扎），ᠬᠠᠷ（Har dagsha，哈日－达格沙）：地上部分治瘟疫，发症，丹毒，腮腺炎，阵刺痛，肠刺痛，脑刺痛，麻疹，创伤，抽筋，鼻衄，月经过多，创伤出血，吐血，颈强病，痛风，游痛症[41,51]。

Oxytropis glabra DC. 小花棘豆（豆科）。【蒙药】ᠰᠣᠭᠲᠤ（Sogtu orduzha，扫格图－奥日都扎）：地上部分治瘟疫，发症，肠刺痛，脑刺痛，颈强病，痛风，游痛症，创伤，抽筋，鼻衄，月经过多，创伤出血，吐血，腮腺炎，吐痰，麻疹[49]；全草治牙痛，关节疼痛，失眠，健忘，皮肤瘙痒[51]。

Oxytropis hailarensis Kitag. 海拉尔棘豆（豆科）。【蒙药】地上部分效用同多叶棘豆 O. myriophylla[51]。

Oxytropis kansuensis Bunge 甘肃棘豆（豆科）。【藏药】塞嘎尔[23,24]， སེར་དཀར（塞

嘎）[21]：花治各种水肿，"培根"所致诸病，腹水，肺热咳嗽，痰饮腹水，体虚水肿，脾虚泄泻，脾热，肺热，腹痛[23,24,29]，肾性水肿，营养性水肿，浮肿，脾病，肠痧疫疠[21]。

Oxytropis latibracteata Jurtz. 宽苞棘豆（豆科）。【蒙药】查干－萨日达马（乌日根－奥日图哲）：全草治浮肿，气肿，水肿，尿闭，肺热，脾热[51]。

Oxytropis leptophylla (Pall.) DC. 薄叶棘豆（豆科）。【蒙药】根治秃疮，瘰疬[51]。

Oxytropis melanocalyx Bunge 黑萼棘豆（豆科）。【藏药】塞完，塞哦：全草治溃疡，胃痉挛，浮肿，腹水，"培根"病，肺热病，脾热病，水肿症[23,29]；全草熬膏外用治创伤[23,29]；效用同甘肃黄芪 Astragalus licentianus[24]。

Oxytropis microphylla (Pall.) DC. 小叶棘豆（豆科）。【蒙药】ᠨᠠᠪᠴᠢ ᠣᠷᠣᠵᠠ（Nabqirheg orduzha；那布其日哈格－奥日都扎）[41][451,671]，娜布其尔哈格－敖日道查[56]：地上部分治瘟疫，发症，丹毒，腮腺炎，阵刺痛，脑刺痛，麻疹，颈强病，痛风，游痛症，创伤，抽搐，鼻衄，月经过多，创伤出血，吐血，咳痰[41][451,671]，黄疸，炭疽，脓疡，流脑，血崩，血痢[56]，杀粘，清热，燥黄水，愈伤，生肌，合脉止血，消肿软便[1082]。【藏药】ཨོ་རྒྱ（俄大夏）[21]，奥打夏[29]，莪大夏[23]：全草治瘟疫，咽喉肿痛，大小便秘结症[21]，疫疠病，脉热病，肺热咳喘[23]；全草外敷治疮疖肿痛[21]，黄水疮，痈疽肿毒，疮疡久溃不愈[23]；地上部分治炭疽，便血[29]；地上部分外用治创伤[29]；效用同轮叶棘豆 O. chiliophylla[24]。

Oxytropis ochrocephala Bunge 黄花棘豆（豆科）。【蒙药】ᠨᠠᠪᠴᠢ ᠣᠷᠣᠵᠠ（Nabqirheg orduzha，那布其日哈格－奥日都扎），（查干－达格沙）[41]，日哈嘎－奥日都扎[51]：地上部分治瘟疫，丹毒，"发症"，腮腺炎，肠刺痛，脑刺痛，阵刺痛，麻疹，痛风，游痛症，创伤，抽筋，鼻出血，月经过多，吐血，咯血[51][140]；效用同硬毛棘豆 O. fetisowi[41]。【藏药】སེར་དཀར（塞嘎尔）[24,27,29,39]：花治各种水肿，水鼓，腹水，体虚水肿[24,27,29]，"培根"病，脾热，肺热，腹痛[24,27,29]；全草治"培根"所致诸病，肺热咳嗽，痰饮腹水，体虚水

肿，脾虚泄泻[23]；效用同甘肃棘豆 O. kansuensis[24]。

Oxytropis psammocharis Hance 砂珍棘豆（豆科）。【蒙药】额勒森－奥日都扎：全草治消化不良[587]；效用同多叶棘豆 O. myriophylla[51]。

Oxytropis racemosa Turcz. 砂珍棘豆（豆科）。【蒙药】~~Hmlov Toxeoozv~~（Elsen orduzha，额勒森－奥日都扎）：地上部分治小儿食不消[49]。

Oxytropis reniformis P. C. Li 肾瓣棘豆（豆科）。【藏药】治炭疽，便秘[27]。

Oxytropis subpodoloba P. C. Li 短序棘豆（豆科）。【藏药】花、根、叶、果、全草治水臌，解毒[27]。

Oxytropis tragacanthoides Fisch. 胶黄耆状棘豆（豆科）。【藏药】莪大夏：全草治高烧，喉炎，痢疾，气管炎，出血，血病，便秘，"黄水"病，中毒病，疫疠，炎症，炭疽肿痛[22,34]；全草外用治炭疽，痈疖肿毒，刀伤，剑伤，骨伤疼痛，风湿疼痛，跌打损伤，扭伤，瘀血疼痛[22,34]。

Oxytropis yunnanensis Franch. 云南棘豆（豆科）。【藏药】塞玛莫保[23,29,36]，塞嘎[40]：花治各种水肿[23,29,36]，疫疠，中毒症，出血，血病，"黄水"病，便秘，炭疽，疮痈肿痛，骨痛[40]；全草治肺热病，疮疖，痈肿，时疫，热病出血，水肿，小便不利，风湿痹症，皮肤瘙痒，大便秘结[23,36]；效用同多枝黄芪 Astragalus polycladus，轮叶棘豆 O. chiliophylla[24]。

O

P

Pachyrhizus erosus(L.) Urban. 豆薯(豆科)。【白药】块根、种子治慢性酒精中毒[17]。【傣药】贺麻哈东[63]，则麻哈东[62,64]，摘麻嗨东[66]：块根治咳喘，哮喘，湿疹瘙痒，疔疮疥癣，疮痈溃烂[63]；种子、块根治咳嗽，哮喘，皮肤瘙痒，斑疹，疥癣，湿疹，疔疮痈疖脓疖[62,64]；种子用于湿疹瘙痒，疥疮溃烂[66]。【苗药】Ghab hniub vob bangf dab(嘎纽窝榜答，贵州黔东南)，Ghob nzhub jib lox bub(阿柱地罗卜，贵州松桃)，Benx det pab(本斗攀)：种子治虫病，疥疮，头癣，小儿烂头癣，湿疹[15,95]，疥癣，皮肤瘙痒，痈肿[91]。【仫佬药】葛薯亚：根治淋巴结结核[15]。

Pachysandra axillaris Franch. 金丝矮陀陀(黄杨科)。【阿昌药】千年矮：全株治风湿性关节痛，肢体麻木，跌打损伤[18]。【德昂药】刀格巴：全株效用同阿昌药[18]。【景颇药】Bonyui bvun ne byap：效用同阿昌药[18]，治风湿性关节痛，肢体麻木，跌打损伤[17]。

Pachysandra axillaris Franch. var. stylosa(Dunn) M. Cheng 宿柱三角咪(黄杨科)。【土家药】三角咪：根茎、全草治风湿痹痛，劳伤腰痛，跌打损伤[123]。

Pachysandra terminalis Sieb. et Zucc. 顶花板凳果(黄杨科)。【苗药】转筋草，土桔梗：全草治胃痛，小腿转筋，风湿疼痛，劳伤咳嗽，蛇咬伤[97]。【土家药】富贵草，转筋草：全草治胃痛，风湿疼痛，劳伤咳嗽，肢体屈伸不利，月经不调，白带，蛇咬伤；鲜叶捣烂外敷治跌打损伤，摆红(俗名崩红，类似功能性子宫出血)，摆白(又名崩白，泛指带下过多)[8,10,124,126]。转筋草：带根全草治风湿发热，筋骨痛，精神病狂躁不安，闭经[1022]。【彝药】🔣🔣🔣(ggujobbut，古脚遁)：全株治风湿遍身疼痛，伤风咳嗽，慢性支气管炎，脾虚泄泻，转筋身软，白带，经闭，跌打，劳伤[8]。

Padus avium Mill. [*Prunus padus* L.; *Padus racemosa*(Lam.) Gilib.] 欧洲稠李(蔷薇科)。【鄂温克药】Moisu：果核和树皮治胃黏膜损伤及其它肠胃病[261]；树皮鲜用治牙痛[261,519]。【哈萨克药】مويــل：果实、树皮治高血压，支气管炎，腹泻[140]。

Padus avium var. asiatica(Kom.) T. C. Ku et B. M. Barthol. [*P. racemosa*(Lam.) Gilib. var. *asiatica*(Kom.) T. T. Yu] 北亚稠李(蔷薇科)。【鄂温克药】稠梨皮：树皮治牙痛[73]。

Padus avium var. pubescens(Regel et Tiling) T. C. Ku et B. M. Barthol. [*P. racemosa*(Lam.) Gilib. var. *pubescens*(Regel et Tiling) C. K. Schneid.] 毛叶稠李(蔷薇科)。【朝药】모옅추리[9,90]：树皮(内层皮)治跌打瘀血[9,89,90]。

Paederia pertomentosa Merr. ex H. L. Li 白毛鸡矢藤(茜草科)。【哈尼药】克思哝补：嫩叶及根治小儿惊风，咳喘不息，小儿疳积遗尿，食积腹痛，皮肤瘙痒[14,145]。【水药】要等骂：全草、根治小儿疳积[157]。

Paederia scandens(Lour.) Merr. [*P. foetida* L.] 鸡矢藤(茜草科)。【阿昌药】夹楚啊奴：根、全草治风湿筋骨痛，跌打损伤；根、全草外用治皮炎，湿疹[18]。【白药】衬楚美，府楚美，该矢美：全株治贫血，慢性肝炎，风湿筋骨痛，肝脾肿大，肺结核咳嗽，百日咳，感冒，支气管炎，气虚浮肿，瘰疬，肠痛，腹泻，痢疾，腰腹疼痛，风湿病，跌打损伤，无名肿毒，外伤性疼痛，肠炎，消化不良[6,14,17]。【傣药】吗多吗，黑多吗(西傣)[9,14,72]，喝兜玛[6,14]，嘿多吗[9,62,63,64,74]：藤治腹痛，腹胀，不思饮食，消化不良，止痛，退热[9,14,72]；茎叶治小儿惊啼不安，大人身痛[6,14]；叶用于发热不退，腹痛腹胀，消化不良，风湿热痹证，肢体关节红肿热痛，屈伸不利，食积[62,63,64]；全草用于胃痛，食积腹胀，肝炎，痢疾，月经不调，蛔虫病[9,74]。【德昂药】嘿多麻[160]：根或全草治风湿骨痛，跌打损伤，外伤性疼痛，肝胆、胃肠性绞痛，黄疸型肝炎，肠炎痢疾, 消化不良, 小儿疳积, 肺结核咯血, 支气管炎, 放射反应引起的白血球减少症, 农药中毒, 皮炎, 湿疹, 疮疡肿毒, 皮肤溃疡久不收口, 蜂窝组织炎, 各种疼痛, 产后发热[160]。【侗药】Jaol dangc（教糖）[135], Jaol eex aiv（教给刮）[15,136,137], 糟结[6,15,136,137]: 全草治肝炎, 消化性溃疡, 蜘蛛丹[135]; 全草、根治风湿性关节炎, 筋骨疼痛, 跌打损伤, 大便秘结, 驱蛔虫, 耿胧寸（心口窝痛）, 宾蛾谬（蜘蛛丹）[15,136,137]; 全株治便秘[6]。【仡佬药】iao^{53} ka^{35} kai^{55}（夭嘎改, 黔中方言）, ku^{55} kai^{55} xɔ^{31}（古改喝, 黔中北方言）, iə^{31} tɛ^{53} mə^{13}（也点默, 黔西南多洛方言）: 全草及根泡酒内服治骨折[162][37]。【哈尼药】Cavninibuvq（扎尼尼布）[143], 托石, 拖不[6,14,145]: 根、藤茎治贫血, 头晕, 风湿痛, 跌打损伤, 慢性肝炎, 消化不良, 支气管炎, 感冒, 百日咳, 肺结核咳嗽, 皮肤疮疖, 溃疡, 皮炎, 湿疹, 中耳炎, 肝炎, 菌痢[143]; 全株治风湿病, 慢性肝炎, 跌打损伤, 贫血, 头晕[6,14,145]。【基诺药】玉尻多能帕迷: 全草治肾炎, 黄疸型肝炎, 膀胱炎, 肠炎, 痢疾, 消化不良[163]。【景颇药】Qinamnui[18], 客楠内[6]: 根、全草治风湿筋骨痛, 跌打损伤; 根、全草外用治皮炎, 湿疹[18]; 地上部分治腰痛, 肌肉疼痛[6]。【京药】他蘑龙: 全株治风湿骨痛, 肠胃炎[6,15]。【拉祜药】哑巴藤[10], 胚, 悟结解[6]: 全草治胃痛, 食积腹胀, 肝炎, 月经不调[151]; 根、全草治风湿筋骨痛, 跌打损伤, 外伤性疼痛, 肝胆、胃肠绞痛, 黄疸型肝炎, 肠炎, 痢疾, 消化不良, 小儿疳积, 肺结核咯血, 支气管炎; 根、全草外用治皮炎, 湿疹, 疮疡肿毒[10]; 茎叶治牙痛, 疟疾[6]。【傈僳药】差努抓[14], 客布抓, 客气奴抓[6]: 全株治肝脾肿大, 风湿疼痛, 跌打劳伤[14]; 茎治头晕; 根治体虚及月经不调[6]。【黎药】尾脱[154], 雅海脱麦, 牛皮冻[153]: 根、全草治风湿痹痛, 跌打损伤[154]; 全草治筋骨痛, 腹痛; 全草煎水洗, 治疥疮溃烂; 全草捣烂敷患处, 治毒虫咬伤; 根治跌打损伤; 叶、糯米共捣细末, 或红糖作汤丸服, 治小儿疳积[153]; 花、茎、叶和根治风湿疼痛, 腹泻痢疾, 脘腹疼痛, 无名肿毒, 跌打损伤[455]。【毛南药】miao^{33} ʔe^{33} gai^{53}（苗尔该）, 苗登马[6,15,155], bieu^{3} tɔɛ^{7} ma^{3}（苗腾狇）[156]: 全草、根治痛经, 咳嗽痰多[6,15,155]; 鲜品治神经性皮炎, 湿疹, 皮肤瘙痒, 感冒咳嗽, 百日咳, 气

郁胸闷, 胃痛, 尿血, 有机磷中毒, 痢疾, 蜂窝组织炎, 疥疮[156]。【苗药】Vob hangt ghad（窝项嘎, 贵州黔东南）, Ghaob xinb gheil bud（阿信该不, 贵州松桃）[91,94,95], 浦江嘎[6,14]: 全草、根治风湿痹痛, 食积腹胀, 小儿疳积[91,94,95], 腹泻, 痢疾, 黄疸, 烫火伤, 湿疹, 疮疡肿毒[91]; 胃炎[94,95]; 全株治肝脾肿大, 风湿酸痛, 跌打损伤[6,14]; 茎叶治小儿疳积, 咳嗽, 淋巴结结核, 肠结核; 根治肝炎, 痢疾, 急性风湿痛[97]。【仫佬药】秒结儿[15], 秒佳儿[6]: 全株治风湿骨痛[15]; 效用同纳西药[6]。【纳西药】布马, 埃策扯奴克[6,14], 鸡脚藤[164]: 全草治肠炎, 痢疾; 茎叶治消化不良, 腹胀, 风湿痛[6,14]; 全草或根用于小儿疳积, 妇女虚弱咳嗽, 白带腹胀, 红痢, 阑尾炎, 背痛, 各种疼痛, 皮肤溃疡久不收口, 有机磷农药中毒[164]。【怒药】淹琪涉诺爱这, 裸义冷: 全株治风湿病, 跌打损伤[6]。【水药】要等骂[157,158], 搅特玛[6]: 全草、根捣烂, 加豆浆煮沸, 治小儿疳积[157,158]; 全草治风湿痛, 无名肿毒[10]; 全株、茎治胃寒腹痛[6]。【土家药】山龙, suo shian long（梭山龙）: 全草、根治风湿痹痛, 外伤疼痛, 皮炎, 湿热瘙痒, 骨髓炎, 脘腹疼痛, 气虚浮肿, 肝脾肿大, 无名肿毒, 跌打损伤, 骨折, 腰腿痛[10,123,126]。【佤药】臭屁藤[10]: 根、藤治贫血, 头晕, 风湿痛, 跌打损伤, 慢性肠炎[168]; 地上部分治气管炎, 扁桃体炎, 风湿疼痛, 胃痛[6]; 根治贫血, 头晕, 风湿痛, 跌打损伤, 慢性肠炎[10]。【瑶药】jaih nqaiv hmei（缺解美）, 臭藤根[6,15,130]: 全草治支气管炎, 哮喘, 肺结核, 肠炎, 痢疾, 消化不良, 腹胀, 咽喉炎, 扁桃体炎, 风湿骨痛, 慢性骨髓炎, 农药中毒, 跌打扭伤[6,15,130]。【彝药】克乞列古[9,10,102,105], 此我叉[6]: 全草、根治胃痛, 妇女月经不调, 肝炎, 伤食腹胀, 跌打损伤, 腹痛日久, 杨梅疮, 咽喉肿痛, 难产, 神经性皮炎, 慢性骨髓炎, 瘤型麻风, 蛔虫症[9,10,14,105]; 全株治风湿骨痛, 肝胆湿热, 浊白带下, 久婚不孕[109]; 叶治鼻窦炎[6]; 全草治胃痛, 月经不调, 跌打损伤; 根治伤食腹胀, 食积[102]。【壮药】Gaeudaekmaj（勾邓骂）[117], 狗屁藤[15], 棵狗甜[6]: 地上部分用于图参病（肝脾肿大）, 东郎（食欲不振）, 心头痛（胃痛）, 笨浮（水肿）, 白冻（腹泻）, 阿意咪（痢疾）, 发旺（风湿疼痛）, 林得叮相（跌打损伤）, 呗奴（瘰疬）,

呗农(痛疮)、耳鸣[117]；根治肺结核咳嗽；全草治惊风，咳嗽痰多，小儿哮喘，病后虚弱，小儿感冒高烧[15]；地上部分或根治肝脾肿大，无名肿毒，风湿酸痛，跌打损伤[6]。【台少药】Raumazu (Bunun族群)，Panbansetu(Bunun族施武群，Pasihansiyo(Bunun族高山)：叶治头痛，齿痛，腹痛；根治毒虫咬伤[169]。

Paederia scandens var. tomentosa(Bl.) Hand. – Mazz. 毛鸡矢藤(茜草科)。【黎药】鸡屎藤：花、茎、叶和根治风湿疼痛，腹泻，痢疾，脘腹疼痛，无名肿毒，跌打损伤[455]。【瑶药】臭屁藤[15]，臭藤[133]：根治风湿骨痛[15]；根、全草治偏正头风，黄疸型肝炎，消化不良，小儿疳积，风湿筋骨痛，跌打损伤，痈疮肿毒，皮炎，湿疹，蛇咬伤[133]。【壮药】勾端马：叶治风湿性关节痛[15]。

Paederia stenobotrya Merr. 狭序鸡矢藤(茜草科)。【黎药】鸡屎藤：花、茎、叶和根治风湿疼痛，腹泻，痢疾，脘腹疼痛，无名肿毒，跌打损伤[455]。

Paederia yunnanensis(Lévl.) Rehd. 云南鸡矢藤(茜草科)。【彝药】茎枝用于毒蛇咬伤，风湿痹痛，肝气郁结，月经不调，久婚不孕，胎漏滑胎[109]。【壮药】棵在苋，勒冷：根治肝炎[15]。

Paederus fuscipes Curtis [*P. densipennis* Bernhauer] 棱毒隐翅虫(隐翅虫科)。【阿昌药】花蚂虫：全体治神经性皮炎，癣疮[18]。【傣药】yao song(蚁)：用于杀虫[31]。【德昂药】马彪浪：效用同阿昌药[18]。【景颇药】Bauwoqgva：效用同阿昌药[18]。【彝药】花腰虫：治颈部淋巴结肿并发牙痛[107]。

Paeonia anomala L. 窄叶芍药(毛茛科)。【哈萨克药】تۈوين تامىرلى شۇعەننق：花、根用于月经不调，痛经，闭经，瘀血腹痛，胸腹疼痛，痈疖疮疡[140]。

Paeonia anomala var. intermedia (C. A. Mey. ex Ledeb.) O. Fedtsch. et B. Fedtsch. 块根芍药(毛茛科)。【维药】克孜力乔古鲁克：根治心腹胀，肠痈便血，赤白痢疾，胁腹疼痛，妇女经闭，目赤头痛，痈疽疮毒，跌打损伤[78]。

Paeonia delavayi Franch. [*P. delavayi var. angustiloba* Rehd. et Wils.] 滇牡丹(毛茛科)。【纳西药】根、根皮治痛经，心绞痛，胸胁疼痛，

腹痛，经闭，吐血，衄血，目赤，痈肿，跌打损伤[164]。【藏药】班玛[13]，柏马玛保[40]：根、根皮用于炎症，急性高烧，梅毒性鼻炎，炭疽，乌头中毒[13]；叶治皮肤病[13]；花治皮肤病，润颜色，皮炎，顽癣[24]，炎症，发烧，炭疽，皮肤病，润泽肌肤[40]；种子治痔疮，高烧[24]；全株治胁肋疼痛，痢疾腹痛，自汗盗汗，阴虚发热，月经不调，崩漏[36]。

Paeonia delavayi var. lutea(Franch.) Finet et Gagn. 黄牡丹(毛茛科)。【白药】根皮治热病吐血，血热斑疹，急性阑尾炎，血瘀痛经，经闭腹痛，跌打瘀血作痛，高血压，神经性皮炎，过敏性鼻炎[17]。【纳西药】根、根皮治过敏性鼻炎，温毒发斑，吐血衄血，夜热早凉，无汗骨蒸，经闭痛经，痈肿疮毒，跌打伤痛[164]。【藏药】牡丹：花治皮肤病及炎症，润颜色；根、根皮治炎症，突发高烧，梅毒性鼻炎，炭疽；叶治皮肤病[13]；全株治胁肋疼痛，痢疾腹痛，自汗盗汗，阴虚发热，月经不调，崩漏[36]。

Paeonia hybrida Pall. 块根芍药(毛茛科)。【哈萨克药】窄叶赤芍：花、根治月经不调，痛经，闭经，瘀血腹痛，胸疼痛，痈疖疮疡[141]。【维药】قىزىل چوغلۇق (Qizil choghluq, 克孜力出胡鲁克)：块根用于癫痫，颤抖，瘫痪，面瘫，精神病，恐惧症，脑炎，癔病，肝阻黄疸，月经不调，小便不利[75]。

Paeonia lactiflora Pall. 芍药(毛茛科)《药典》。【白药】根(白芍)治血瘀头痛，头晕，胸胁疼痛，痢疾，阑尾炎腹痛，腓肠肌痉挛，手足拘挛，月经不调，痛经，崩漏，带下[17]。【朝药】작약：根(白芍)治白带，胃痛，多发性关节炎，高血压[9,90]。【侗药】白锁药：根治泻痢腹痛，月经不调[135,138]。【鄂伦春药】阿恰母，山芍药：去皮后的根(白芍)用于头痛眩晕，胸胁疼痛，胃肠痉挛性疼痛，泻痢腹痛，手足拘挛疼痛，腓肠肌挛痛，月经不调；根治胸胁肿痛，瘀滞经闭，腹痛，痛经，吐血，目赤，肿毒[161]。【哈萨克药】شۇعەننق：根治高血压，慢性胸膜炎，体虚，盗汗[140]。【蒙药】ᠴᠠᠭᠠᠨ ᠴᠠᠨᠠ (Chagan chana, 查干–查娜)[51]，ᠤᠯᠠᠭᠠᠨ ᠴᠠᠨᠠ (Wulan chana, 乌兰–查娜)[58]，Manu[236]：根治闭经，痛经，跌打损伤，痈肿疮疡[51]，血热[236]，血病，肝病，缓急止

痛[592]；块根用于血滞腹痛，胸胁疼痛，经闭，四肢拘紧，疮痈肿毒[58]。【苗药】Bes sok（白芍），红芍药：根治年老血虚，头晕，眼花，月经不调，痛经，跌打损伤，头痛，风湿痹痛[92,98]。【土家药】白芍：经去皮淬水加工后的根头痛眩晕，胁痛，腹痛，四肢挛急，月经不调，崩漏，自汗，盗汗；未经加工的根治痛经，闭经，血热吐血，衄血，疮疡肿痛，跌打损伤[123]。【维药】阿克出胡鲁克：白芍根用于肝阳上亢，头痛，痈肿疮疡[77]。【藏药】匝日堵，拉豆玛保：根（白芍）治炭疽，发烧，乌头中毒，虫病，疫疠[23]；花治皮肤病，炎症[24]。

Paeonia mairei H. Lév. 美丽芍药（毛茛科）。【傈僳药】比比慈：根治月经不调，痛经，闭经，血瘀腹痛，胸胁疼痛，痈疖疮疡[166]。【藏药】杂拉毒：根治炎症，发烧，炭疽，乌头中毒；花治皮肤病，炎症[40]。

Paeonia obovata Maxim. 草芍药（毛茛科）。【朝药】산작약[9,90]，狗参，卵叶芍药[5]：根治月经不调，赤白带下，闭经，血瘀腹痛，慢性肠炎，泻痢，胃痉挛，肋间神经痛，关节肿痛，痈肿毒，食欲不振，肝胃不适，癫痫，咳喘[5,9,83,90]。【苗药】Sob yok ved（芍药欧）：根治经期腹痛[92,95]。

Paeonia sinjiangensis K. Y. Pan 新疆芍药（毛茛科）。【哈萨克药】شينجيالاق شۇعننسى：根用于月经不调，痛经闭经，瘀血腹痛，胸胁疼痛，痈疖疮疡[140]。【维药】Qughuluk yiltizi（秋古鲁克衣力提子）：根治湿寒或异常黏液质性脑部疾病，癫痫，颤抖，瘫痪，面瘫，精神病，恐惧症，脑炎，癔病及肝阻黄疸，月经不调[76]。

Paeonia suffruticosa Andr. 牡丹（毛茛科）《药典》。【白药】效用同黄牡丹 P. delavayi[17] var. lutea。【朝药】모란（māo ràn，毛冉）：根皮用于肾脾生热引起的食滞肥胖，吐血，衄血，月经不顺，食滞痞满，消化不良[81,83]。【毛南药】ma^{33} muan^{35}（妈蛮）：根皮治大叶性肺炎[155]。【苗药】花仙子，牡丹皮[98]：花治皮肤病及炎症，润颜色；根及根皮治炎症，突发高烧，梅毒性鼻炎，炭疽；叶治皮肤病[13]；根皮用于清热凉血，活血散瘀[98]。【纳西药】效用同黄牡丹 P. delavayi var. lutea[164]。【土家药】丹皮：根皮治阴虚发热，吐血，衄血，

斑疹，血滞经闭，痈肿疮毒[123]。【瑶药】丹皮：根皮治惊痫，吐血，衄血，便血，骨折痨热，经闭，痈疡[133]。【藏药】班玛，拉豆玛尔保[24,29,39]：根、根皮和种子用于炎症，急性高烧，梅毒性鼻炎，炭疽，乌头中毒[24,29,39]；叶治皮肤病；花治皮肤病，皮炎，顽癣[24,29]。

Paeonia suffruticosa var. papaveracea（Andr.）Kerner 紫斑牡丹（毛茛科）。【羌药】Geilabasibe（格依郎帕思杯），粉丹：根皮治热入血分，发斑，吐血，便血，惊痫[167]。【藏药】柏马嘎保：效用同滇牡丹 P. delavayi[40]。

Paeonia szechuanica W. P. Fang 四川牡丹（毛茛科）。【羌药】Rmegeilabasibea（日麦格兰巴思柏），粉丹[167]：根皮治热入血分，发斑，吐血，便血，惊痫[167]。【藏药】拉豆玛保[32]：根皮治突然高烧，梅毒性鼻炎，炭疽[32]；效用同滇牡丹 P. delavayi[40]。

Paeonia veitchii Lynch 川赤芍（毛茛科）《药典》。【蒙药】ᠰᠧᠴᠤᠸᠠᠨ ᠴᠠᠨᠠ（Sichuan chana，四川 - 查娜）[47]：块根治流行性感冒，胸胁疼痛，腹痛，目赤，月经不调，痛经，闭经，吐血，衄血，痈肿，跌打损伤[47]。【纳西药】根及根皮治胸胁疼痛，腹痛，经闭，热入营血，吐血，衄血，目赤，痈肿，跌打损伤[164]。【羌药】Kvualabavvea（吐夸兰巴韦），野芍药，须布过博：根治瘀滞闭经，癥瘕，腹痛，衄血[167]。【维药】克孜力出胡鲁克：根用于湿毒发癫，吐血衄血，目赤肿痛，痈肿疮疡[77]。【藏药】匝日堵[24]，然都玛保[40]：根治炭疽，发烧，乌头中毒[24]，疠病，虫病，便血，止痛，止泻，消肿[27]，温毒发斑，吐血衄血，目赤肿痛，肿郁胁痛，经闭痛经，癥瘕腹痛，跌打损伤[40]；痈肿疮疡[40]；花治皮肤病，炎症[24]。

Palhinhaea cernua（L.）Franco et Vasc. [*Lycopodium cernuum L.*] 垂穗石松（石松科）。【傣药】芽文些，怒解底：全株治急性肝炎，胆道结石，风湿骨痛，小儿高热，月经不调[13]。【哈尼药】伸筋草，Keeqbyuqlaqmuv（克别拉木），猴子背带[143]，锡金灯笼石松[875]：全草治风湿性关节炎，跌打损伤，腰腿痛，瘫痪，水肿[143]，解毒[875]。【黎药】铺地蜈蚣，雅毫仁，坡宗：全草治肾结石，腰骨神经痛，坐骨神经痛[153]。【水药】要满[10,157,158]：全草煎水洗患处，治风湿性关节

炎⁽¹⁵⁸⁾；全草治关节炎^(10,157)。【土家药】铺地蜈蚣：全草治风湿拘挛麻木，肝炎，痢疾，风疹，吐血，衄血，便血，跌打损伤，烫、火伤⁽¹²⁴⁾。【佤药】爬地龙⁽¹³⁾，铺地蜈蚣^(13,168)：效用同傣药⁽¹³⁾；全株治急性肝炎，胆道结石，风湿骨痛，小儿高热，月经不调⁽¹³⁾；用于清肝利胆，舒筋活血，通经活络⁽¹⁶⁸⁾。【瑶药】铺地蜈蚣⁽¹³³⁾，舒筋草⁽⁴⁾：全草用于风湿骨痛麻木，关节酸痛，四肢软弱，水肿，跌打损伤，肝炎，痢疾，风疹，目赤，吐血，衄血，便血，尿路感染；孢子治皮肤糜烂，夏季汗疹⁽¹³³⁾；全草治风湿骨痛，疟疾，疔疮肿毒⁽⁴⁾。【藏药】代日森：全草治肝炎，眼翳，风湿疼痛，跌打瘀痛，神经衰弱，外伤出血⁽²⁴⁾。

Paliurus ramosissimus(Lour.) Poir. 马甲子(鼠李科)。【瑶药】鸟不站：枝、叶治皮肤溃疡⁽¹⁵⁾。

Panax ginseng C. A. Mey. 人参(五加科)《药典》。【阿昌药】阻德独危：根治心悸健忘，口渴多汗⁽¹⁸⁾。【朝药】根治亡阳症，虚痨，小儿阴毒，慢惊风^(10,83)。【德昂药】人参：效用同阿昌药⁽¹⁸⁾。【侗药】散花摆：须根治呃逆不止⁽¹³⁸⁾。【鄂伦春药】波呀啊冉特，棒槌：根及根茎治虚脱，心衰，气短喘促，自汗肢冷，心悸怔忡，久病体虚，神经衰弱，消渴引饮⁽¹⁶¹⁾。【赫哲药】奥尔霍达^[1118]：根作为名贵补气药物大量采挖和销售，曾是清朝进贡物^[1118]。【景颇药】Sija bvun：效用同阿昌药⁽¹⁸⁾。【满药】奥汞达，棒槌：根大补元气，恢复疲劳⁽¹¹⁾⁽³⁹⁾。【蒙药】ᠣᠷᠬᠣᠳᠠᠢ(Orhodie，奥日浩代)⁽⁴⁴⁾，敖－嘎日布－其格图布⁽⁴⁷⁾：根治心悸怔忡，久病体虚^(44,47,51)，疲倦无力，虚脱脉微，气短喘促，自汗肢冷，脾虚泄泻，食少纳呆，失眠健忘，消渴，肾虚阳痿⁽⁵¹⁾，虚脱，心衰，气短喘促，自汗肢冷，神经衰弱⁽⁴⁷⁾，心衰气短，口渴多汗，面色苍白，脾胃久虚，精华内耗⁽⁴⁴⁾，久病体虚，心衰，气短喘促，"赫依"性疾病，脾胃久虚，呕吐泄泻⁽⁵⁶⁾。【纳西药】根用于大失血或一切急慢性疾病引起的虚脱，面色苍白，大汗肢冷，呼吸微弱⁽¹⁶⁴⁾。【土家药】黄参⁽¹²⁷⁾，阿十梭页⁽¹⁰⁾：根、叶治气短，喘促，心悸健忘，口渴多汗，食少无力，虚脱，脾虚，病后津少，气血不足，失眠，神经衰弱，心肌梗死，心源性休克，低血压，崩漏⁽¹²⁷⁾；全草治咳嗽，慢性痢疾，劳伤，跌打损伤，内、外伤出血⁽¹⁰⁾。【维药】گادەم گیاھ(Adem

giyah，阿代木格亚)，米热各亚：根用于咳嗽气喘，神经衰弱，胃肠炎症，出血，身体虚弱，脑虚健忘，心虚神乏，神经虚弱，肺虚气短，胃纳不佳，大便溏薄^(75,78)。【藏药】嘎保齐图：根治虚脱，气短，心悸，神经衰弱^(22,34)，清邪热，长寿⁽²⁷⁾。

Panax japonicus C. A. Mey. [*P. pseudoginseng* Wall. var. *japonicus*(C. A. Mey.) Hoo et Tseng] 竹节参(五加科)《药典》。【阿昌药】竹根七：根茎治病虚后体弱，产后血瘀痛，跌打损伤⁽¹⁸⁾。【白药】带节参三七⁽¹⁴⁾：块根治病后体虚，肺结核咯血，经闭，产后瘀血腹痛，跌打损伤⁽¹⁷⁾；根茎治跌打损作，风湿性关节炎，胃痛，外伤出血⁽¹⁴⁾。【德昂药】三七布朗：效用同阿昌药⁽¹⁸⁾。【独龙药】根、茎用于病后虚弱，咳嗽多痰，肺结核咯血，劳伤吐血，衄血，经闭，瘀血腹痛，寒湿痹痛，跌打损伤，痈肿，外伤出血⁽⁶⁰⁰⁾。【景颇药】Bopyubanja：效用同阿昌药⁽¹⁸⁾。【拉祜药】Haibeikeweisanqi(海贝科畏三七)^(8,14)：根茎治虚劳咳嗽，体弱，贫血，头晕，风湿病，跌打损伤，出血；叶治食欲不振^(8,14)。【傈僳药】马初起⁽¹⁶⁶⁾，三七⁽¹⁴⁾：根、根茎治病后体弱，肺结核，咯血，妇女闭经，痛经，产后瘀血腹痛，跌打损伤⁽⁸⁾；根茎治跌打损伤^(14,166)，病后虚弱，精神不佳，肺结核咯血，衄血，妇女闭经，产后血瘀腹痛⁽¹⁶⁶⁾，风湿性关节炎，胃痛，疗伤止血⁽¹⁴⁾。【苗药】竹节人参，竹根七⁽⁹⁸⁾，田七无^(8,15)：根茎治跌打损伤^(8,15,98)，毒蛇咬伤，肺结核，气管炎，关节痛，产后腹痛^(8,15)，咳血，外伤出血⁽⁹⁸⁾，虚劳，腰痛，心胃痛⁽¹⁵⁾。【羌药】Wusibade(吾思巴得)：根治暑热伤津，口干舌燥，心烦神倦，虚热上行和头晕目眩⁽⁸⁾。【土家药】a¹shi¹suo¹yue⁴(阿十梭叶)，白三七，竹节七^{(8,123)(61)}：根及根茎治咳血，吐血，跌打损伤，产后血瘀腹痛，虚痨，腰痛，外伤出血^(123,125,127)；根茎治虚劳病，走花胎，腰杆酸痛，跌打损伤⁽¹²⁸⁾；全草、根茎治咳嗽，慢性痢疾，劳伤，跌打损伤，内外伤出血⁽⁸⁾；治肚子痛，膈食，跌打损伤，久病体虚，头晕眼花，肚痛腹泻⁽⁶¹⁾；根茎或全草治咳病，跌打损伤，内、外伤出血⁽¹²⁶⁾。【彝药】戏卓莫，珠子参⁽¹⁰⁴⁾，摸静色⁽¹⁰¹⁾：根茎治产后瘀滞腹痛，病后体弱，肺痨咯血，解酒^[101,104]，外伤出血，跌打损伤，生津止渴，除烦热；叶止血^[104]。【藏药】玛日果那^[22,34]，朗庆酋特布^[34]，藏三七^[22]：果实治水肿，尿闭，风湿疼痛^[34,40]，跌打损伤^[40]；根茎、根治跌打损伤^[22,34,40]，吐血，衄血，血痢，便血，血崩及产后出血过多，产后血瘀腹痛^[22,34]，水肿，尿闭，风湿疼痛^[40]；花治急性咽喉炎，头昏，目眩，耳鸣^[22,32]；根治跌打损伤，胃痛，月经不调，病后体虚，外伤出血^[36]。【壮药】效用同瑶药^[15]。

Panax japonicus var. bipinnatifidus (Seem.) C. Y. Wu et K. M. Feng [*P. pseudo ginseng* **Wall. var.** *bipinnatifidus* (Seem.) **Li.**] 羽叶三七（五加科）《药典》。【阿昌药】效用同珠子参 P. japonicas var. major^[8]。【德昂药】效用同珠子参 P. japonicas var. major^[8]。【傈僳药】三资逼^[8]，羽衣三七^[166]：串珠状根茎治吐血，衄血，跌打损伤，劳伤腰痛^[8]；根、茎治吐血，衄血，跌打损伤，劳伤腰痛^[166]。【纳西药】珠儿七，疙瘩七：根茎用于吐血，鼻出血，便血，子宫出血，外伤出血，筋骨疼痛，体弱气虚，咳嗽多痰，气管炎，支气管炎，跌打损伤^[164]。【羌药】Wusibade（吾思巴得），斯夫思柏^[8,10,167]：根茎或全草治吐血，衄血，跌打损伤，劳伤腰痛^[8,167]，暑热伤津，口干舌燥，心烦神倦及虚热上升所引起的头晕目眩^[8]；根治暑热伤津，口干舌燥，心烦神倦，虚热上升所引起的头晕目眩^[10]。【土家药】扣子七^[123,127,129]，扭子七，钮子七^[123,127]：根茎治腰痛，咳血，跌打损伤，外伤出血^[123,127,129]，劳伤腰痛，风湿疼痛，崩漏^[129]。【藏药】朗庆酋特布^[32]，玛日果那^[22,34]，玛热格纳^[40]：块根治衄血，吐血，咯血，便血，功能性子宫出血，产后血瘀腹痛，跌打损伤；花治急性咽喉炎，头昏，目眩，耳鸣^[32]；果实治水肿，尿闭，风湿疼痛；根茎、根治吐血，衄血，血痢，便血，血崩及产后出血过多^[22,34]；根清邪热，长寿^[27]；果实、根、根茎治水肿，尿闭，风湿疼痛，跌打损伤^[40]。

Panax japonicus var. major (Burk.) C. Y. Wu et K. M. Feng [*P. pseudo – ginseng* **Wall. var.** *major* (Burkill) **Li**] 珠子参（五加科）《药典》。【阿昌药】Zhugenqi（竹根七）：根茎治病后虚弱，产后血瘀痛，跌打损伤^[8]。【德昂药】Sanqibulang（三七布朗）：根茎治病后虚弱，产后血瘀痛，跌

打损伤^[8]。【傈僳药】三七工：串珠状根茎治病后体虚，肺结核，咯血，妇女经闭，产后瘀血腹痛，跌打损伤^[8]。【苗药】珠子参，钮子七：根茎治跌打损伤，腰痛，外伤出血^[98]。【纳西药】珠儿参，钮子七：根茎治跌打损伤，外伤出血，腰腿疼痛，虚劳咳嗽，老年气血虚弱，胃痛，月经不调，吐血，便血，寒湿及筋骨疼痛^[164]。【羌药】Biolosibe（毕育鲁思柏），吾思巴得^[167]：根茎或全草治吐血，衄血，跌打损伤，劳伤腰痛^[167]；效用同羽叶三七 P. japonicus C. A. Mey. var. bipinnatifidus^[8]。【土家药】Kouziqi（扣子七）：根茎治跌打损伤，腰痛，咳血，外伤出血，风湿疼痛，崩漏^[8,123]。【彝药】戏卓莫：根茎治肺痨咳嗽咯血，外伤出血，跌打损伤^[101]。【藏药】玛热格纳：效用同竹节参 P. japonicum^[40]。

Panax notoginseng F. H. Chen [*P. japonicus* **C. A. meyer var.** *noto – ginseng* (Burk.) **Has.**] 三七（五加科）《药典》。【傣药】野三七：全株治跌打损伤，外伤出血，虚痨咳嗽，贫血；叶代茶饮治喉痛，鼻衄^[9,74]。【拉祜药】海见科三七：全株治食欲不振，气管炎，虚劳咳嗽，慢性病引起的虚弱，产后虚弱贫血，头昏，跌打损伤，风湿痛，外伤出血^[14]。【满药】贝兰拿旦：根用鸡蛋煎汤内服，治跌打损伤；鲜茎叶捣烂外敷，用于活血化瘀，消肿止痛^[11]。【蒙药】ᠭᠠᠩᠨᠤᠷ ᠡᠪᠡᠰᠦ（Gangnur Ebes，刚奴日－额布斯）：根治骨折脉伤，创伤出血，伤口化脓，溃烂，痈疽，毒热扩散，黏性肿疡，关节热性“协日沃素”病^[44]，咯血，吐血，胸腹刺痛，崩漏，跌打肿痛，外伤出血^[47]。【苗药】田七，黄仔：根治胃痛^[15]。【纳西药】参三七，田七：根用于吐血，赤痢白痢，大肠下血，咯血，吐血，衄血，便血，崩漏，癥瘕，产后血晕，恶露不下，风湿性心脏病，高血压^[164]。【佤药】野三七：根茎治贫血虚劳咳嗽，跌打损伤，各种内外伤出血^[168]。【维药】根治跌打损伤，心胸烦闷，出血^[79]。【瑶药】庭切：根治跌打内伤，骨折，外伤出血^[15]。【彝药】赊马波^[101]：根治刀伤，枪伤，摔伤，稻田性皮炎^[101]，吐血，咳血，便血^[17,109]，衄血，血痢，心血瘀阻，癥瘕痈疽，产后血晕，恶露不止，崩漏带下，跌打损伤，刀伤^[109]，产后血瘀腹痛，冠心病，肝硬化，跌打损伤；花治高血压头昏，目眩，耳鸣，急性咽喉炎；叶治吐血

衄血，外伤出血，痈肿疮毒[17]。【藏药】朗庆酋特布：块根治衄血，吐血，咯血，便血，功能性子宫出血，产后血瘀腹痛，跌打损伤；花治急性咽喉炎，头昏，目眩，耳鸣[32]。【壮药】Godienzcaet（棵点镇），田七[117]，Mbawsamcaet（盟三镇）[180]：根及根茎用于产后血虚，陆裂（咯血），渗裂（吐血，衄血），阿意勒（便血），兵淋勒（崩漏），胸痛，心头痛（胃痛），林得叮相（跌打损伤），京尹（月经痛），产后腹痛[117]，吐血，便血，外伤出血[23]；叶治陆裂（咯血），鹿裂（吐血），渗裂（衄血），阿意勒（便血），兵淋勒（崩漏），阿闷（胸痛），胴尹（胃痛），林得叮相（跌打损伤），京尹（月经痛），产后腹痛；花用于产瓜耐（产后血虚），陆裂（咳血），渗裂（吐血，衄血），阿意勒（便血），兵淋勒（崩漏），阿闷（胸痛），胴尹（胃痛），林得叮相（跌打损伤），京尹（月经痛），产后腹痛[180]。

Panax pseudoginseng Wall. 假人参（五加科）。【藏药】玛日果那：果实治水肿，尿闭，风湿疼痛；根茎及根治吐血，衄血，血痢，便血，血崩及产后出血过多[22]；用于清邪热，长寿[27]。

Panax quinquefolium L. 西洋参（五加科）《药典》。【纳西药】花旗参，米洋参：根治肺气阴虚有痰热所致的久咳，气虚阴亏，阴虚内热之口干舌燥，咳喘，痰血，消渴，口渴咽干[164]。

Panax stipuleanatus Tsai et Feng. 屏边三七（五加科）。【哈尼药】野三七，Beilcao salciq（百曹三七）：根茎、根治跌打损伤，风湿疼痛，全身酸痛，咳血，外伤出血，便血，吐血，病后体虚，贫血[143]。

Panax zingiberensis C. Y. Wu et K. M. Feng 姜状三七（五加科）。【拉祜药】虾七台，盘龙七：全株治肺结核咯血，气血亏损，跌打损伤，虚痨咳嗽，咽喉刺疼，鼻血，各种内外伤出血，产后血晕，恶露不下，无名肿毒，口舌生疮[150]。

Pandanus furcatus Roxb. 分叉露兜（露兜树科）。【布朗药】布乃：叶治肾炎水肿；根治感冒发热，风寒腰腿痛，疝，肝炎，结膜炎，尿路感染，荨麻疹[14]。【傣药】罗金堆[9,14,63,74]，哥井良[65]，塔扇树[69]：根、果用于感冒发热，尿路感染，肾炎水肿，结膜炎，肝炎，风湿腰腿痛，疝气痛[14,63]，痢疾[14]；根治感冒发热，尿路感染，肾炎水肿，结膜炎，肝炎，风湿腰腿痛，疝气痛

果用于痢疾[9,74]；根、果、叶用于补气血不足，清热，生津[65]；根配伍治小便浑浊[69]。【哈尼药】波他咖滇[145]，野菠萝[10,143]，Neivqha miaqdaol（能哈苗刀）[143]：根、叶、果治感冒，尿路感染，肾炎水肿，痢疾[145]；根茎治肾结石，尿路感染，肾炎水肿，感冒高热，咳嗽，肝炎，睾丸炎[143]。【基诺药】帕阔：根治月经不调，痛经；根外用治漆树过敏[163]。【拉祜药】堆嘎：效用同布朗药[14]；根、果治感冒发热，尿路感染，肾炎水肿，结膜炎，肝炎，风湿腰腿痛，疝气痛[10]。

Pandanus tectorius Parkinson 露兜树（露兜树科）。【侗药】拨海拢：根治肾炎水肿[15]。【京药】勒古：根治肾炎水肿[15]。【毛南药】莴根勒：根治肾炎水肿[15]。【仫佬药】花给：果实治心脏痛；全株治胃痛，头痛[15]。【瑶药】南节[15]，louh njioux biouv（楼旧表），假菠萝[130]：根治风湿痹痛[15]；根、花果序用于支气管炎，感冒高热不退，尿路感冒或结石，肾炎水肿，肝硬化腹水，胃痛，肺炎，哮喘，睾丸炎，阴囊湿疹[130]。【壮药】楠拉[15]，ragla，露兜勒[118]：叶治感冒发热或不明原因的发烧[15]；根茎用于瘰病，高热，肝硬化腹水，黄疸，风湿痹痛，风湿性心脏病，疝气，跌打损伤[118]。

Panicum italicum L. 参见 Setaria italica。

Panicum miliaceum L. 稷（禾本科）【朝药】붉은기장쌀（bǔr gēn gǐ zūng sùr，不儿艮给章仁儿）：用于咳逆，霍乱，止泄，烦渴[86]。【蒙药】黍米：黍米治泻痢，烦渴，吐逆；黍米外用治烫伤；茎、根治小便不利，水肿喘满，妊娠尿血[51]。【藏药】ཤ་ཤ（仔仔）：种子治"培根"和"赤巴"病[25]；果实治"培根"病，"赤巴"病[27]。

Panthera leo Linnaeus 狮（猫科）。【彝药】狮肉治风湿疼痛，肌肉酸疼；狮胆治风湿疼痛[107]。【藏药】སེང་གེ（桑格）[27,29]，桑格夏[22]：肉治精神病；睾丸用于壮阳[29]；肉治中风[22,27]，精神病[22]；胆治肺病[22,27]；狮子睾丸和鞭壮阳[22]。

Panthera pardus(Linnaeus) 豹（猫科）。【朝药】표범（piao bom，漂波母）：肉用于安五脏，补绝伤，轻身益气，久服利人[86]。【基诺药】劳门：骨骼磨粉泡酒治风湿疼痛，寒痛，筋骨疼痛；骨骼冲服治四肢痉挛，小儿惊风，抽筋[163]。【苗药】Songd jod benx（松刁），Hsongd xed bot（送学

博）：骨骼治风湿性关节疼痛[95]。【羌药】Labosi
（拉布斯），斯·日格巴迪，豹骼：骨骼治风湿筋
骨酸痛，肢体麻木[167]。【佤药】草豹，金钱豹：
骨骼治类风湿性关节炎，慢性关节炎，全身疼痛，
四肢麻木[168]。【彝药】依莫：油、骨、皮治风寒湿
痹，四肢麻木，烧、烫伤，竹木戳伤，跌打损伤[9]；
骨治狗咬伤，跌打损伤及腿脚关节疼痛；油治烧、烫
伤，竹木戳伤以及风湿劳伤疼痛；皮治风湿疼痛[107]。
【藏药】ग૬ིག（色）[23,25,29]，达司合切哇[22]：犬齿治
牙龈紫肿，齿痛[23,29,30]；犬齿（煅）治牙痛[25,30,34]；
骨治炭疽[23,29,30]，狗咬伤[25,30]，痹症，腰痛，骨
髓病[23,29,30]，狗咬伤而出现的局部肿胀[27]；骨
（炒，干粉）治溃疡和狗咬[34]；骨灰治脓肿，肿
瘤[27]，筋骨疼，风湿湿痹，四肢拘挛，麻木不
仁，腰膝酸软[30]，痞瘤[34]；肉治精神病[25,30]，生
胃火助消化[27]，精神病；毛（炭）外用止鼻
血[23,29,30]；牙（煅）治狗咬伤[34]。

Panthera pardus fusca（Mayer） 华南豹（猫
科）。【傈僳药】普作腊沙：骨骼治慢性风湿性关
节炎，类风湿性关节炎，四肢拘挛，麻木，惊
痫[166]。【怒药】腊洒：骨骼效用同傈僳药[165]。
【藏药】达司合切哇：效用同豹 P. pardus[22]。

Panthera tigris Linnaeus 虎（猫科）。【朝药】
骨骼治风湿痹痛，关节屈伸不利，腰膝酸痛，历
节风，风湿性关节炎，健忘症，惊悸症，狗咬
伤[83]，腰腿疼痛，步履困难，癫痫，健忘，小儿
软骨症，惊风，脱肛，被狗咬伤，神经痛[9,89]。
【傣药】路车[48]：虎骨（lu huo se）治抽搐，癫痫；
膀胱（huo you se）治风湿性关节炎，哮喘[31]；骨泡
酒，治风湿性关节痛[48]。【满药】塔什哈：虎骨砸
碎浸酒服或酥后研末服用治筋骨风寒湿痛[39]。
【彝药】肉治恶痢；虎矢中肉（老虎排泄物中未消
化的兽肉、禽肉）治长期生疮；胆治恶痢；骨治跌
打损伤，风湿拘挛，疼痛不止；虎矢中骨（未消化
尽而随粪便排出的骨骼）治长期生疮[107]。【藏药】
达格切哇[34]，ཕྱི（打合）[25]：骨犬齿与苏木相
配，空心服，或者与解毒药相混内服，解剧毒，
治腰痛，腿痛，牙痛，固齿；虎骨治骨痛，经络
诸病，手足挛急，关节痛，腰痛，骨髓病[22]；虎
尿除风湿[22,27]，壮肾[22]，止痛[27]；虎肉（干粉）
治癫痫，惊悸，"凶曜"病，刀枪伤；骨（干粉）
治骨风痛，筋络诸病，手足挛急；齿（煅灰）治狗咬；

犬齿（煅灰）治牙痛[34]；骨治关节痛，关节炎，腰
痛，骨髓病；烧炭可治肿块；肉治精神病；毛外
用止鼻血[25]；犬齿治牙痛[25,30]，耳龈紫肿，齿
痛[30]；齿治牙痛；毛与黑熊胆，锦缎灰相配，治
鼻血；与小便相混内服，治头痛，全身痛；骨用
于筋骨疼痛，风寒湿痛，四肢拘挛，麻木不仁，
腰膝酸软；肉治精神病；毛外用止鼻血[30]。

Panthera tigris altaica Temminck 东北虎（猫
科）。【朝药】동북범（daōng būk bēm，刀韎晡克波
母）：骨骼治小儿软骨症，惊风，脱肛，被狗咬
伤，神经痛[9,89]，风湿痹痛，关节伸屈不利，腰
膝酸痛，历节风，风湿性关节炎，健忘，惊悸，
癫痫[83]；油脂制虎膏用于狗啮疮；爪用于辟恶
魅；肉用于恶心，益气力[86]。

Panthera tigris amoyensis Hilzheimer 华南虎
（猫科）。【苗药】Songd jod（松刁），Hsongd xed（送
学），Zhod ab cangt（左阿昌）：骨骼治四肢关节，
腰疼，筋骨疼痛，手脚痉挛，关节风痛，健忘惊
悸；肉治脾胃虚弱；血能提神强志；胆治小儿惊
风[95]。【水药】郎蒙：骨骼泡酒内服，治风湿性关
节炎[10,157,158]。【彝药】罗莫：肉、骨治脾胃虚弱，
恶心呕吐，疟疾，跌打损伤，风湿病，拘挛，疼
痛不止[9]。【藏药】肉治"凶曜"病；齿治牙痛；
活虎胡须解毒；尿除风湿，止痛[27]。

Panthera tigris corbetti Mazak 云南虎（猫
科）。【基诺药】老们老懋：骨骼泡酒，治风湿麻
木，风湿骨痛，四肢酸痛，腰腿痛[163]。【毛南
药】大阄：骨治风湿痹痛，风湿麻木[15]。【佤药】
虎骨治筋骨痿弱，风湿痹痛，惊悸癫痫；虎鞭治
阳痿遗精；虎肉治风湿麻木[168]。

Panthera tigris tigris（Linnaeus） 孟加拉虎（猫
科）。【傈僳药】腊马，虎：骨骼治筋骨腰膝疼痛，
四肢拘挛，惊悸，癫痫[166]。【怒药】腊：骨骼治
风湿麻木，风湿肌肉疼痛[165]。

Panthera uncia Schrebe 参见 Uncia uncia。

Pantholops hodgsoni Abel 藏羚羊（牛科）《部
藏标》。【蒙药】ᠤᠷᠤᠩᠭᠤᠢᠶᠢᠨ ᠡᠪᠡᠷ（Oronggoyin eber，奥
荣高因－额布日）[43,56]，索多如娃[56]：角治难产，
胎衣、死胎不下，热性泄泻，肠刺痛，肺脓
疡[43]，难产，胎衣或死胎不下，热性泄泻，肠刺
痛，慢性腹泻，肺脓疡[56]。【藏药】གཙོད（佐
如）[23,29]，གཙོད（最）[21,25]，佐[30]：角治月经不

调，腹泻，子宫血症，死胎不下[2,23,30,34]，甲状腺肿大，胃炎，久泻，催产[29]，"培根"病，项瘿，止疼痛；生角止泻，催生利产，妇女病[22]，久泻，肠炎，伤口烧痛，死胎不下[21]，甲状腺肿大，胃炎，久泻，妇女病；角与麦酒配伍治肾寒[21]，妇科疾病[27]；喉头用于活动瘿瘤，睾丸治肾亏腰痛腰曲小便不利肾病；肉治邪病（精神病）[23]，强健机体，清赤龙热[27]；血治腹泻[25,29]，泻痢；血（干粉）用于止泻，绝育[34]；血治热痢[21]。

Panzeria alachancia Kupr. 白龙昌菜（唇形科）。【蒙药】ᠴᠠᠭᠠᠨ ᠳᠦᠷᠪᠡᠯᠵᠢᠨ ᠡᠪᠡᠰᠦ（Chagan durbelj ebes，查干-都日伯乐吉-额布斯）：地上部分（白益母草）治眼翳白斑，血郁宫中，月经不调，痛经，闭经，产后腹痛[41]。

Panzeria lanata(L.) Soják.　[*Panzeria lanata* var. *alaschanica*(Kupr.) H. W. Li] 脓疮草（唇形科）。【蒙药】ᠲᠡᠮᠡᠭᠡᠨ ᠠᠩᠭᠢᠯᠵᠤᠷ（Temegen anggeljor，特莫根-昂嘎勒召日）[51]，ᠰᠢᠮᠲᠡᠭᠯᠡ ᠭᠠᠷᠪᠤ（Ximtigle garbu，西姆提格勒-嘎日布）[7]：地上部分治产后腹痛，闭经，月经不调，痛经，瘀血症，火眼，云翳白斑[51]；全草治月经不调，痛经，产后小腹作痛，子宫出血，急慢性肾炎，头晕，浮肿，耳鸣，乳房肿痛，各种疮疡，眼痛；种子治高血压，角膜炎，结膜炎[7]。

Papaver canescens A. Tolm. 灰毛罂粟（罂粟科）。【哈萨克药】تيانشان كوكناري：果壳用于敛肺，止咳，止痛，泻痢，早泄，脱肛[140]。

Papaver nudicaule L. 野罂粟（罂粟科）。【哈萨克药】جابايى كوكنار：果壳、种子治反胃，腹痛，脱肛，久咳，神经性头痛[140]。【蒙药】ᠵᠡᠷᠯᠢᠭ ᠠᠮᠤ（Zherleg amu，哲日利格-阿木）[47]，ᠰᠢᠶᠠᠷ ᠵᠠᠮᠢᠨ（Xiar zamin，沙日-札敏）[58]：果实治神经性头痛，胃痛，喘息，泻痢，咳嗽[47,58]，偏头痛，胸胁作痛，遗精，痛经，白带，脱肛[47]。【藏药】美多赛尔庆[23]，麦多色青曼巴[40]：花治头伤[23,40]，筋脉病[23]，上半身热，筋络损伤，脓肿，伤口红肿[40]。

Papaver nudicaule var. aquilegioides Fedde 黑水罂粟（罂粟科）。【朝药】흰양귀비（hìn yīang gū bī，户因央归逼）：花治久咳哮喘；全草用于泄泻，痢疾，胃炎[9,90]。【傣药】呀芬（西傣）：汁膏

治痢疾，哮喘，头痛，咳嗽[14,66]。【鄂伦春药】哦丁哦达木嘎粘着，野大烟花，山大烟：全草用于久咳，喘息，头痛，痛经，泄泻，痢疾，肠炎[161]。

Papaver pseudocanescens M. Pop. 阿尔泰黄罂粟（罂粟科）。【哈萨克药】种子治反胃，腹痛，泻痢，久咳，久泄，脱肛，心腹筋骨痛[141]。

Papaver rhoeas L. 虞美人（罂粟科）。【维药】Mamiysa（马米萨）[75]，马木沙[79]：花、种子、全草用于热性流泪，视力下降，腹泻痢疾，头部疼痛，热性关节疼痛，荨麻疹，四肢麻木，烫、烧伤，眼皮松弛[75]；花治痢疾，咳嗽[79]。【藏药】加曼[23]，佳美[27]，架纳麦朵[40]：花治血瘀疼痛，热邪妄动所致的上身烦痛[23]，劳动过度，混血，血瘀疼痛及背痛[40]；治血热病，紊乱热，上背部疼痛[27]。

Papaver somniferum L. 罂粟（罂粟科）《药典》。【基诺药】羊烟：果壳治瘴气（疟疾），高热，痢疾[163]。【维药】كۆزنار پوستى（Kok nar posti，扩克那尔破斯提），كۆزنار ئۇرۇغى（Kok nar uruqi，扩克那尔欧如合）[75,77]，ئه فيۇن（Afyun，艾非云）[75]：果壳用于热性咳嗽，习惯性失眠，咽喉疼痛，湿性偏头痛，脑虚肾虚，吐血便血，腹泻，精液不固[75,77]，久咳，久泻，脱肛，脘腹疼痛[77]；种子用于顽固性失眠，干性偏头痛，脑虚，肺燥，咳嗽吐血，寒性肝虚，肾虚，腹泻，精液不固，早泄，滑精[75,77]；未成熟蒴果划破后流出的乳状液经干燥后的块状物用于陈旧性和周期性发烧，各种内外重度疼痛，如热性头痛，偏头痛，肠梗阻腹痛，心烦不眠，热性早泄，遗精，急性痢疾，腹泻，急性尿路感染，热性出血，各种内外炎肿，如关节炎[75]；果实用于精神不振，阳痿遗精，疼痛[79]。【佤药】洋烟，大烟：果汁、果壳及种子治久咳，久泻，痢疾，自汗[168]。【彝药】罂粟，阿芙蓉，底野迦：果实的乳汁治目痛，胃痛，生疮，疮肿疼痛，腹泻[105]。【藏药】甲门：果壳治久咳，久泻，脱肛，心腹筋骨诸痛[32]。

Paphiopedilum concolor Tang et Wang 巴掌草（兰科）。【傣药】麻嘎渴罕：用于清热解毒，消肿散瘀[65]。【哈尼药】Aqkee lalma（阿克拉玛），千灵丹，同色兜兰：全草治支气管炎，风湿性关节炎，哮喘[143]。【壮药】巴掌草：全草治跌打肿痛[15]。

Papilio machaon L. 茴香虫金凤蝶(凤蝶科)。
【苗药】Gerb dul uab niers yongx(格度弯溜容,贵州黔南),Ginb feix xangd(菌茴香,贵州松桃),Gangb ghab nzif shongt(岗嘎志松,贵州毕节):幼虫治胃脘痛,疝气腹痛[91,95],呃逆,噎膈[91]。
【哈尼药】蝴蝶,Alluzalbaol(阿卢扎包),金凤蝶:全体治胃痛,噎膈,小肠疝气[143]。

Papilio xuthus Linnaeus 花椒凤蝶(凤蝶科)。
【苗药】Gerb dul uab niers yongx(格度弯溜容,贵州黔南),Ginb feix xangd(菌茴香,贵州松桃),Gangb ghab nzif shongt(岗嘎志松,贵州毕节):幼虫治胃脘痛,疝气腹痛,呃逆,噎膈[91]。

Parabaena sagittata Hook. f. et Thoms. 连蕊藤(防己科)。【傣药】啪唧(西傣):叶治便秘[13]。
【哈尼药】哗啦喂溜:叶治便秘[13]。

Parabarium chunianum Tsaing 红杜仲藤(夹竹桃科)。【瑶药】美送[15],红九牛[132]:根皮或树皮治风湿骨痛,腰腿痛[15];效用同毛杜仲藤 P. huaitingii[132]。【壮药】Gaeubinghndoengx(勾兵脓),喉崩,红杜仲[120]:根皮或树皮治肾炎腰痛,风湿骨痛,腰腿痛;叶治骨折[15];树皮用于委约(阳痿),勒爷顽瓦(小儿麻痹),发旺(风湿骨痛),林得叮相(跌打损伤)[120,180]。

Parabarium huaitingii Chun et Tsian 毛杜仲藤(夹竹桃科)。【侗药】Jaol beec xeet tenc(教白血藤)[137],交杜仲[15],照丝瓜[7]:茎及根治耿并蜱(火牙),挡朗(骨折),挫缝刀任(伤筋)[137];老茎皮治腰腿痛,骨折,外伤出血[15];茎皮治风湿性关节炎,坐骨神经痛,腰腿痛;茎皮外敷治骨折,外伤出血[7]。【景颇药】雷杜仲:根茎治跌打损伤,腰痛,骨折[7,14],小儿麻痹,肚痛[14],外伤出血[7]。【苗药】芮干豆洶:茎及根治风湿痛,腰腿疼痛[96]。【瑶药】蒙钳萎[7,15],siqv juov ngungh(使坐翁)[132][6],九牛藤[4]:根、根皮治风湿性关节痛[7,15];老茎皮治骨折,外伤出血;叶治骨折,外伤出血[15];根、根皮、茎皮治跌打损伤,风湿骨痛[132][4,6],肾虚腰痛,子宫脱垂[132][6],小儿麻痹,高血压,脱肛[132]。【壮药】毛杜仲,九龙丝,叩兵[7,15]:效用同红杜仲 P. chunianum[120,180];老茎皮治腰腿痛,风湿跌打肿痛[7,15],骨折,外伤出血;叶治骨折,外伤出血[15]。

Parabarium micranthum(Wall. ex G. Don) Pierre 杜仲藤(夹竹桃科)。【黎药】藤杜仲,麦通胶,白杜仲:白色杜仲枝治妇女白带多,红色杜仲枝治妇女月经过多,血崩,坐月恶露,月内风;根皮治风湿性关节痛[153]。【瑶药】美送:根皮或树皮治腰腿痛,风湿骨痛[15];效用同毛杜仲藤 P. huaitingii[132]。【壮药】gaeuducungj(勾杜仲)[23],喉崩[15]:治小儿麻痹,骨折,风湿病[23];根皮或树皮治腰腿痛,风湿骨痛;叶治骨折[15];效用同红杜仲藤 P. chunianum[120,180]。

Paraboea rufescens(Franch.)Burtt. [*Boea rufescens* Franch.] 蛛毛苣苔(苦苣苔科)。【哈尼药】咯麻那啪啪哈:全草治肺痨,咳嗽,哮喘,小儿疳积[14]。【佤药】日甲然:全株治风湿痛,跌打损伤,外伤红肿[14]。【彝药】仙伯草:全草治跌打损伤,骨折[14]。【壮药】朴勋,大叶石芥菜:叶用于产后缺乳;全草治产后流血不止,崩漏[9]。

Paragutzlaffia henryi(Hemsl.)H. P. Tsui 南-笼鸡(爵床科)。【白药】皮米佐:根治感冒发热,咳嗽,蛔虫病,钩虫病,绦虫病[14]。

Paraixeris denticulata(Houtt.)Nakai [*Ixeris denticulate*(Houtt.)Stebbins] 黄瓜菜(菊科)。【蒙药】ᠶᠠᠬᠠ ᠶᠠᠭᠠᠨ᠎ᠠ(Gashun nogo,嘎顺-淖高)[51]:全草治肺痈,乳痈,疖肿,黄疸,血淋,跌打损伤[51]。【苗药】小苦窝麻,黄苦窝麻:全草治肺痈,跌打损伤,子宫出血,乳痈,咽喉肿痛,黄疸[94,98]。【畲药】兔仔草,牛舌草,土蒲公英:全草治乳痈,淋巴腺炎,咽喉肿痛,赤眼,血尿,疔疮肿毒,跌打损伤[147]。【土家药】黄苦麻,小苦窝麻:全草治肺痈,乳痈,痢疾,跌打损伤,子宫出血,白带过多,疔疮,疖肿,无名肿毒,阴道滴虫,毒蛇咬伤[124]。【藏药】zachisaichi(扎赤赛赤):全草治赤巴病,脉病[23]。

Parameria laevigata(Juss.)Moldenke 长节珠(夹竹桃科)。【傣药】嘿当杜(西傣),赫当杜:藤治外伤出血,肾虚腰痛,颈项强痛,腰膝疼痛,风湿痹痛,跌打损伤,骨折[60],肾炎[9,63,74],肾下垂,风湿骨痛[9,14,72],跌打损伤[14]。【仫佬药】长节珠:茎、叶治吹风蛇咬伤[15]。

Paramichelia baillonii(Pierre)Hu 假含笑(木兰科)。【傣药】埋章巴,章巴藤,埋章哄姆:树皮治风湿疼痛[13]。【哈尼药】盘和盘柱:树皮治风湿疼痛[13]。

Paramisgurnus dabryanus Sauvage 大鳞副泥鳅(鳅科)。【彝药】念乌,委蛇:全体治斑疹,肝炎胁痛,脱肛[104]。

Paraphlomis albiflora(Hemsl.) Hand. – Mazz. 白花假糙苏(唇形科)。【苗药】四楞麻,水活麻:根治风湿疼痛,劳伤身痛,跌打青肿,外伤出血[97,98]。

Parapoliybia varia Fabricius 异腹胡蜂(胡蜂科)《药典》。【鄂伦春药】珠乌那,露蜂房:蜂房治皮肤顽癣,鹅掌风[161]。【维药】艾热库尼克:效用同果马蜂 Polistes olivaceous[77]。

Paraquilegia anemonoides (Willd.) Engl. ex Ulbr. 乳突拟耧斗菜(毛茛科)。【藏药】益母得金[20],益毛代金[23]:地上部分用于跌打损伤,退子弹,胎衣不下,下死胎[20];全草用于下死胎,退箭镞,黄水病[23]。

Paraquilegia microphylla (Royle) Drumm. et Hutch. 拟耧斗菜(毛茛科)《部藏标》。【藏药】ཕྱི་མོ་མངར་འབྲུ་ཅན(益母得金)[21,35],叶矛对斤[2,24,29,33],育莫得伍近[39]:地上部治胎衣不下,跌打损伤[2,20,21,24,35],胎死不出[2,13,20,24,29],退子弹[2,20,24,29],乳腺炎,恶性痈疽[33],难产[21];全草治胎死不出[23,24,29],胎衣不下,跌打损伤[24,29],弹镞、箭头不出,子宫出血[24],出枪弹[29,39],退箭镞,黄水病[23];花、茎、叶、果、全草治虫病,黄水病,疮热,退子弹[27]。

Pararuellia delavayana(Baill.) E. Hossain 地皮消(爵床科)。【哈尼药】那安安得勒:根、全草治痢疾,疟疾,疮疡已溃[14]。【苗药】贼药:全草治产后诸病,痄腮,扁桃体炎[14]。

Parasenecio latipes(Franch.) Y. L. Chen [*Cacalia latipes*(Franch.) Hand. – Mazz.] 阔柄蟹甲草(菊科)。【藏药】帕宗:根治肝火之头晕,风热头痛,中风,惊痛,痹痛[40]。

Parasenecio palmatisectus (J. F. Jefrey) Y. L. Chen [*Cacalia palmatisecta* (Jeffr.) Hand. – Mazz.] 掌裂蟹甲草(菊科)。【彝药】罗诗[101]:全草治感冒头痛,发热咳嗽[101,103,111],腰腿痛,跌打损伤[13,111],咽喉痛[101]。

Parasenecio roborowskii(Maxim.) Y. L. Chen [*Cacalia roborowskii*(Maxim.) Ling] 蛛毛蟹甲草(菊科)。【藏药】帕宗:根治肝火之头晕,风热头痛,中风,惊痛,痹痛[40]。

Parasenecio tenianus(Hand. – Mazz.) Y. L. Chen 盐丰蟹甲草(菊科)。【彝药】罗娃:全草治小儿感冒,咳嗽[14]。

Parasilurus asotus(L.) 鲶鱼(鲇科)。【朝药】메사구 (mie sa gu,咩仁咕):肉或全体用于水浮肿,利小便[86]。

Paratenodera sinensis Saussure 中华大刀螂(螳螂科)。【侗药】给霸界[15,135],大刀螂[15]:卵鞘治小儿尿床;全虫治拔铁砂[15,135]。【仡佬药】mu³¹tsa⁵³kuo³³(木扎果,黔中北方言),tu³¹ma⁵⁵la³¹ku⁵⁵(都马拉古,黔西南多洛方言):卵鞘治小儿夜尿[162]。【毛南药】za:⁴²ma:³³(压马):卵鞘治遗精,遗尿[155]。【水药】给奶:卵鞘治尿频,小儿遗尿[10,157,158]。【土家药】po⁴ti¹pai¹(迫梯迫),桑螵蛸[124],狗尿脬[125]:具卵卵鞘治尿频,遗尿,遗精,白带,肾虚腰痛,神经衰弱,阳痿,健忘[124];卵鞘治夜尿,遗精,白浊,赤白带下[125],遗尿,软症(又名弱症,即阳痿),摆白病(又名崩白,泛指带下过多)[128]。【维药】牙其歪克土乎米:效用同拒斧螳螂 Hierodula patellifera[79]。【藏药】卵巢治遗精,滑精,阳痿,早泄,遗尿,尿频,小便白浊;全虫治体虚无力,阳痿,遗精,痔疮,神经衰弱[30]。

Parietaria micrantha Ledeb. 墙草(荨麻科)。【藏药】萨齐阿亚:全草治恶性腹水肿胀,风湿性关节疼痛;全草外用治疮疖痈肿,脓疡不敛,外伤出血[24]。

Paris bashanensis Wang et Tang 巴山重楼(百合科)。【土家药】露水珠:根茎治头痛,降血压,蛇咬伤,痢疾[124]。

Paris dunniana Lèvl. 海南重楼(百合科)。【黎药】杆突步,海南七叶一枝花,海南七指莲:根与酒共研磨成汁内服少许,外搽伤口周围,治毒蛇咬伤;根与酒或醋研磨成汁,外搽患部,治无名肿毒,腮腺炎;根茎磨米泔水涂患处,治痈肿疔疮[153]。

Paris forrestii(Takht.) H. Li 长柱重楼(百合科)。【傈僳药】王前虫楼:根茎治毒蛇,毒虫咬伤,疮疡肿毒,腮腺炎,乳腺炎,扁桃体炎[166]。

Paris petiolata Baker ex C. H. Wright 具柄重楼(百合科)。【藏药】卓智嘛:效用同七叶一枝

花 P. polyphylla[40]。

Paris polyphylla Smith 七叶一枝花(百合科)。【羌药】Kshabaxjixulangpaaer(科什巴·西吉须郎帕吖尔），重楼[10,167]，蛇麻西克古古兰巴[10]：根茎治小儿惊痫，颈淋巴结结核，症疾；根茎调蜂蜜外敷治各种疮毒，无名肿毒，脂肪瘤，毒蛇咬伤，外伤出血[167]；干燥七叶一枝花取40克用适量蜂蜜调匀外敷，治各种疮毒，无名肿毒，脂肪瘤[10]。【彝药】扭拍勒：根茎治干疮，毒疮，大疮，关节肿胀，蛇咬伤，打摆子，喉痛，心口痛（胃脘痛），惊痫，咳嗽[101]。【藏药】卓智嘛：根茎用于清热解毒，散结消肿[40]。

Paris polyphylla var. **alba** H. Li et R. J. Mitchell 白花重楼(百合科)。【傈僳药】姑前虫楼：根茎治慢性气管炎，胃痛，扁桃体炎，腮腺炎，乳腺炎，毒虫咬伤，疮疡毒肿[166]。

Paris polyphylla var. **appendiculata** Hara 黑籽重楼(百合科)。【藏药】卓智嘛：效用同七叶一枝花 P. polyphylla[40]。

Paris polyphylla var. **chinensis** (Franch.) Hara 七叶一枝花(百合科)《药典》。【布依药】独角莲，谢莫凹：根茎用于止泻[376]；花少许，纳入肛门，止泻[159]。【朝药】다엳삿갓풀 (da yep sa ga pur，哒耶丕仨嘎脯儿)：根茎(蚤休)用于惊痫，摇头、弄舌，热气在腹中，癫疾，痛疮，阴蚀，下三虫，去蛇毒[86]。【傣药】芽赶庄：根茎治疮疡肿疖，跌打损伤[63,64,62,14]，咽喉肿痛，产后诸病，月经不调，腮腺炎、颌下淋巴结肿痛，乳痈，腹部包块，疔疮、痈疖脓肿，水火烫伤，毒蛇、毒虫咬伤[62-64]，口舌生疮，化脓[63,64]，痛经，闭经[62]，毒蛇毒虫咬伤[11]，胃溃疡，刀伤出血[14]。【德昂药】牙夏壮：根茎治流行性乙型脑炎，胃痛，阑尾炎，淋巴结结核，扁桃体炎，腮腺炎，乳腺炎，毒蛇、虫咬伤，疮疡肿毒，跌打损伤，刀伤出血[160]。【侗药】寸把一贾奴[10,135]，独角莲[15,136,137]，良伞[15]：根用于止咳，平喘[135]；根茎治咽喉肿痛，扁桃体炎，疔疮肿痛，宾炬痉皮（风团块），耿茸耳(寸耳癀)，降呃(内伤)，毒蛇咬伤[15,136,137,139][12]，无名肿毒[139][12]，宾炬痉皮（风团块），降呃(内伤)[10]。【独龙药】多叶重楼：根茎治生疮[600]。【鄂伦春药】挨母出哈，上天梯，王孙：根茎治高热抽搐，咽喉肿痛；根茎外用治

痈疖肿毒，毒蛇咬伤，疔毒，小儿惊风[161]。【仡佬药】独角莲，比搞告：根茎治深部脓肿[376][162]。【基诺药】阿剀利雌：根茎治小儿肺炎，胆囊炎，扁桃体炎，肾炎，胃炎；根茎外用治疮疖肿毒，关节炎，毒蛇咬伤[163]。【景颇药】魁桑：根茎治毒蛇、毒虫咬伤，疮疡肿疖，胃溃疡，刀伤出血[14]。【傈僳药】蚤休，七叶一枝花：根茎治慢性气管炎，胃痛，扁桃体炎，腮腺炎，乳腺炎，毒虫咬伤，疮疡肿毒[166]。【黎药】风赛：全株用于避孕[154]。【毛南药】wa^{22} ten^{33} va^{53}（蛙吞发)：根茎治十二指肠溃疡[155]。【蒙药】ᠠᠯᠲᠠᠨ ᠴᠢᠴᠢᠭ (Altenaser qiqig，阿拉坦－阿斯日－其其格)：根茎治瘟热，肺热咳嗽，流行性乙型脑炎，扁桃体炎，乳腺炎，阑尾炎，淋巴结结核，毒蛇、毒虫咬伤，疮疡肿毒[47]。【苗药】蚤休[230]，加格略[92,95]，铁登台[15]：根茎治寸耳癀[92,95,96,98]，跌打损伤[15][230]，肺痨久咳，蛇虫咬伤，胃痛，疔疮，小儿惊风[230]，中耳炎；根茎磨醋或酒外擦治无名肿毒[92]，毒虫、毒蛇咬伤[95][376]，各种无名肿毒[95]，咳嗽，颈淋巴结结核，无名肿毒，恶疮[15]，痈肿疮毒，咽肿喉痹，乳痈，中耳炎，毒气引起血、气水湿内伤，疔疮肿痛[94,96,98]。【羌药】重楼，shmaxikeapeba(蛇麻西克古培三巴)，蛇麻西克古古兰巴[167]：根茎治小儿惊痫，颈淋巴结结核；根茎调蜂蜜外敷治各种疮毒，无名肿毒，脂肪瘤[10,167]，毒蛇咬伤[167]；根茎外敷治外伤出血[167]。【畲药】金烛台，七层塔[146]：根茎治蛇咬伤[146,148]，腮腺炎，乳腺炎，跌打损伤，无名肿毒，颈淋巴结结核[148]，牙痛，小儿疳积，小儿惊厥[146]，本品过量服用可导致恶心，呕吐，头痛，严重者可痉挛[148]。【水药】独角莲，九非报：治面部神经麻痹[376]。【土家药】yue^{4}ta^{1}ke^{4}ka^3（月他客卡)，海螺七，灯台七：根茎治流行性腮腺炎，扁挑体炎，咽喉肿痛，流行性乙型脑炎，流行性脑脊髓膜炎，无黄疸型肝炎，淋巴结结核，乳腺炎，毒蛇咬伤，疮疡肿毒，带状疱疹[124,125,127,128]，跌打损伤，毒蛇咬伤，喉咙肿痛，肿毒[125,128]；根茎外用治蛇伤，痄腮，九子疡(颈淋巴结结核)[10]。【佤药】伞草，重楼[10]，嘎关艾[168][201]：根状茎治痈肿肿毒，跌打损伤，骨折，风湿性关节炎[10,168]，刀伤，毒蛇咬伤[168]；根茎炖狗肉治顽固性湿疹，荨麻疹，老年慢性皮肤瘙痒[201]。【瑶药】切翠林[15]，七仔莲(Siec zeiv linh，舍这林）〈132〉，独脚莲〈133〉：根茎治胃痛，颈淋巴结结核，毒蛇咬伤，无名肿毒，恶疮〈15〉，咽喉肿痛，腮腺炎，抽搐，蛇、虫咬伤，跌打损伤，癌症〈133〉，肝炎，肺痨久咳，哮喘，肺炎，癌症，乳腺炎，淋巴结结核，流行性腮腺炎，痔疮，脱肛，喉炎，毒蛇咬伤，疮疡肿毒〈132〉。【彝药】扭拍勒〈101,104〉，重楼〈104〉：根茎治干疮，毒疮，大疮，关节肿胀，蛇咬伤，外伤，打摆子，喉痛，心口痛（胃脘痛），惊痫，咳嗽〈104〉；效用同七叶一枝花 P. polyphylla〈101〉。【壮药】Gocungzlouz（棵重楼）〈180〉，独脚莲〈15〉，棵独卖〈15〉，Golienzcaetmbaw〈118〉：根茎治航靠谋（流行性腮腺炎），林得叮相（跌打损伤），呗农（痈疮）〈15,118,180〉，贷咽妈（咽痛），北嘻（乳痛），能蚌（黄疸），额哈（蛇虫咬伤），狠风（高热抽搐）〈118,180〉，图爹病（肝硬化腹水）〈180〉，蛊病〈118〉，胃痛，咳嗽，肠炎，哮喘，风湿性关节炎〈15〉。【台少药】Kapituto（Paiwan 族傀儡），Kapeto（Paiwan 族傀儡）：根治腹痛，外伤〈169〉。

Paris polyphylla var. stenophylla Franch. 狭叶重楼（百合科）。【苗药】Jab gib liod（加格略，贵州黔东南），Reib gieb niex（锐界义，贵州松桃），Vuab giek neib（弯购乃，贵州黔南）：根茎治痈肿疮毒，咽肿喉痹，乳痈，蛇虫咬伤，跌打伤痛，惊风抽搐〈91〉。【彝药】独脚莲，七叶一枝花〈105〉，麻补[655]：根茎治疮、癣、痈、肿等各种皮肤病，毒蛇咬伤，腮腺炎，疟疾，咽喉炎，风湿病，类风湿病，外伤瘀肿流血，胃病〈105〉，妇科癌症[655]。【藏药】卓智嘛：效用同七叶一枝花 P. polyphylla〈40〉。【壮药】效用同七叶一枝花 P. polgphhlla〈180〉。

Paris polyphylla var. yunnanensis（Franch.）Hand. – Mazz. 云南重楼（百合科）。《药典》。【白药】勇母销〈14〉，牙赶压，牙赶种〈13〉：根茎治痈疽〈13,14〉，乳痛，疔疮，痤疮，瘰疬，惊痫，癫痫，骨结核，关节炎，跌打损伤，骨折，小儿腹痛，腹泻，胃痛，外伤出血〈14〉，疮疡，毒蛇咬伤，脑炎，腮腺炎，扁桃腺炎，癌症〈13〉。【傣药】牙赶庄：根茎治痈疖疮疡，毒蛇咬伤，脑炎，腮腺炎，扁桃腺炎，乳腺炎，肺炎，癌症〈9,74〉。【哈尼药】重楼，Qilssaq guvqkaol（期然古考），七叶一枝花：根茎治腮腺炎，扁桃体炎，乳腺炎，胃炎，胃痛〈143〉。【纳西药】根茎治肺痨久咳及哮喘，痈疽肿毒，婴儿胎毒，扁桃体炎，腮

腺炎，喉头肿痛，小儿惊风，小儿麻疹，淋巴结结核，阑尾炎，乳腺炎，疔疖，瘰疬，喉痹，惊风抽搐，胃痛，新旧跌打内伤，毒蛇咬伤〈164〉。【瑶药】鲁醋岭，七叶联：根茎治咳嗽，胃痛，毒蛇咬伤，跌打损伤，淋巴结结核，疮疖〈15〉。【彝药】独脚莲，重楼〈105〉，扭拍勒〈101〉：根茎治疮、癣、痈、肿等各种皮肤病，毒蛇咬伤，腮腺炎，疟疾，咽喉炎，风湿病，类风湿病，外伤瘀肿流血，胃病〈105〉；效用同七叶一枝花 P. polyphylla〈101〉。【藏药】卓智嘛：效用同七叶一枝花 P. polyphylla〈40〉。

Paris verticillata M. Bieb. 北重楼（百合科）。【朝药】삿갓나물（sa ga namur，仨嘎纳姆尔）：根茎（蚤休）用于惊痫，摇头，弄舌，热气在腹中，癫痫，痈疮，阴蚀，三虫病，毒蛇咬伤〈86〉。【蒙药】ᠪᠢᠳᠡᠷ ᠬᠠᠷᠠᠭ（Aser qiqig 阿斯日 – 其其格）：根茎治高热抽搐，咽喉肿痛，痈疖肿毒，毒蛇咬伤〈51〉。

Parkia leiophylla Kurz 大叶球花豆（豆科）。【傣药】哈柄栽〈14,66〉，山黄广〈62〉：根用于祛风除湿，疮疡疖肿〈66〉；根皮、叶用于祛风除湿〈14〉，牙痛，腮腺炎、颌下淋巴结肿痛，疔疮、痈疖脓肿〈62〉。

Parkia timoriana（A. DC.）Merr. 球花豆（豆科）。【傣药】哈柄栽：根皮用于祛风除湿；鲜叶治疮疡疖肿〈13,14〉。

Parmelia saxatilis Ach. 藻纹梅花衣（梅衣科）。【蒙药】ᠬᠠᠳᠠᠨ ᠬᠠᠭ（Haden hag，哈登 – 哈格）：全草（石花）治肝热，毒热，陈热，"包如"破溃，吐血，鼻衄，"希日"性头痛，"亚码"，脑刺痛〈45,46〉。【水药】骂浓钉：全草研末或浸酒内服，治视物模糊，吐血，血崩，腰膝疼痛，小便热痛，白浊，白带，烫火伤〈158〉。【藏药】多哲麦朵：全草治崩漏，外伤出血；鲜品治烫伤〈40〉。

Parmelia tinctorum Despr. 石花（梅衣科）。【藏药】多周〈27〉，多折嘎布〈24〉，多哲麦朵〈40〉：治中毒症及陈旧性热病，综合症引起的腹泻，呕吐及厌食，眼障，"黄水"病，皮肤病，治眼障和厌食疾病时白色者为好，治毒热症时红色或黄色为好〈27〉；叶状体治崩漏，无名肿毒，外伤出血〈24〉；效用同藻纹梅花衣 P. saxatilis〈40〉。

Parnassia brevistyla（Brieg）Hand. – Mazz. 短柱梅花草（虎耳草科）。【藏药】见司达兀〈22〉，打

必巴[40]：全草治气血亏损，血虚，气滞所致症候[22]，血虚，眼病，跌打损伤[40]。

Parnassia chinensis Franch. 中国梅花草（虎耳草科）。【藏药】见司达兀[22]，打必巴[40]：全草治气血亏损，血虚，气滞所致症候[22]；效用同短柱梅花草 P. brevistyla[40]。

Parnassia delavayi Franch. 突隔梅花草（虎耳草科）。【傈僳药】腻不俄，肺心草：全草治肺结核，腮腺炎，淋巴腺炎，喉炎，白带，热毒疮肿，跌打损伤[166]。【土家药】白侧耳：全草治肺结核，腮腺炎，淋巴腺炎，喉炎，白带，热毒疮肿，跌打损伤[123]。【藏药】见司达兀[22]：全草用于血虚[22,34]，气血亏损，气滞所致症候[22]，眼病，跌打损伤[34]。

Parnassia farreri W. E. Evans 长爪梅花草（虎耳草科）。【傈僳药】贡山腻不俄：全草治无名肿毒，背痛，云翳[166]。

Parnassia mysorensis Heyne ex Wight et Arn. 凹瓣梅花草（虎耳草科）。【藏药】醒任打欧：全草治血虚，眼病，跌打损伤[40]。

Parnassia oreophila Hance 细叉梅花草（虎耳草科）。【蒙药】ᠨᠢᠷᠢᠨ ᠬᠠᠴᠠᠲᠤ ᠮᠦᠩᠭᠡᠨ ᠳᠢᠭᠳᠠ（Nierin achat munggen digda，聂仁－阿查图－孟根－地格达）：全草用于平"协热"，清热解毒，消肿解毒[19]。

Parnassia palustris L. 梅花草（虎耳草科）《部蒙标》。【朝药】매화초：全草治脉管炎，细菌性痢疾[9,90]。【哈萨克药】全草治肺结核，腮腺炎，淋巴腺炎，喉炎，白带过多[141]。【蒙药】ᠮᠦᠩᠭᠡᠨ ᠳᠢᠭᠳᠠ（Munggen digda，孟根－地格达）[3,44,56][19]，乌勒地格[56]：全草治脏腑"希日"病[3,44]，感冒[236]，内热痞，肝血痞，脉痞，肠"希日"痞[3]，热性痞[44]，用于平"希日"，清热解毒，消肿解毒[19]，黄疸型肝炎，脉管炎，疮痈肿毒[592]，细菌性痢疾[56]。【藏药】醒任打欧：全草治血虚，眼病，跌打损伤[40]。

Parnassia trinervis Drude 三脉梅花草（虎耳草科）。【藏药】见司达兀[22]，打必巴[40]：全草治气血亏损，血虚，气滞所致症候[22]；效用同短柱梅花草 P. brevistyla[40]。

Parnassia wightiana Wall. ex Wight et Arn. 鸡肫梅花草（虎耳草科）。【纳西药】全草治肺结核咯血，慢性气管炎，肺热咳嗽，崩漏下血，妇女白带，肝腹水，肾结石，黄疸型肝炎，肠炎，痢疾，淋巴结结核，湿热疮毒[164]。【土家药】肥猪草，猪鼻孔：全草治咳嗽吐血，湿热疮毒[124]。【藏药】见司达兀[22]，鸡肫草[36]，醒任打欧[40]：全草治气血亏损，血虚，气滞所致症候[22]，虚劳咳嗽，久咳咯血，湿热带下，热毒疮肿，跌打损伤[36]；效用同梅花草 P. palustris[40]。

Parnassia yunnanensis Franch. 云南梅花草（虎耳草科）。【彝药】全草治肝炎，脓肿[14]。

Parnassius imperator Oberthur [*P. imperator musageta* Gr. – Grsh.] 绢蝶（绢蝶科）。【藏药】西德合察吾[29]， སྦྲང་རྒྱལ་（斜来塞克），切德合查吾[25]：全虫治下咽困难[22,25,29,30]，牙痛，腿肚转筋[25,30]。

Parochetus communis Buch. – Ham. ex D. Don 紫雀花（豆科）。【纳西药】全草治肾虚，阳痿，小儿疳积，创伤出血，跌打损伤，骨折[164]。【彝药】苏科诗[101,104]，生血草[104]：全草治体虚水肿，咳嗽，瘰疬，血虚头晕[101,104]。

Parthenocissus austro – orientalis Metcalf 参见 Yua austro – orientalis。

Parthenocissus dalzielii Gagnep. 异叶爬山虎（葡萄科）。【土家药】三叶见肿消：根治风湿痹痛，风湿疮毒，骨折[123]。【瑶药】勾三纹，杏苔荡：茎、叶治跌打扭伤，跌打内伤，堕胎；叶治小儿烂头疮[15]。【彝药】差壳，月乌鸡，乌若鸡：根皮治跌打损伤，骨折[14]。

Parthenocissus henryana (Hemsl.) Graebn. ex Diels et Gilg. 川鄂爬山虎（葡萄科）。【土家药】藤五加，五爪枫：全株治风湿麻木腰痛，跌打损伤，淋巴结炎，风湿病，痈疽肿毒[244]。

Parthenocissus laetevirens Rehder. 绿叶地锦（葡萄科）。【布朗药】大绿藤：藤治骨折，跌打损伤[13]。【傣药】藤治跌打损伤，骨折，风湿性关节炎，腰肌劳损，四肢痹痛[9,74]。

Parthenocissus semicordata (Wall.) Planch. 三叶地锦（葡萄科）。【傈僳药】尼七林，小红藤：全草治跌打损伤，骨折，风湿病[166]。

Parthenocissus tricuspidata (Sieb. et Zucc.) Planch. 地锦（葡萄科）。【侗药】爬虎，假葡萄：藤茎治风湿性关节炎，跌打损伤，肠炎，痢疾[136]。【苗药】拉比着光：全草用于祛风，活血，解毒[226]。【土家药】过墙风，三叶爬山虎，爬山虎：藤茎、根皮治偏头痛，类风湿性关节炎，半身不遂，跌打损伤，创伤，痈疖肿毒[127]。【瑶药】大风藤：根茎治关节疼痛[133]。【台少药】Yatupitu(Tayal族 Kinazi–)：叶揉后贴于患部治肿疡，外伤[169]。

Paspalum orbiculare G. Forst. 圆果雀稗(禾本科)。【藏药】玛玛机机：全草治顽疾，咳嗽[40]。

Passer domesticus (Linnaeus) 家麻雀（文鸟科）。【蒙药】ᠭᠡᠷ ᠦᠨ ᠪᠢᠯᠵᠤᠤᠬᠠᠢ (Geren bilzhuhai, 格仁 – 毕勒珠亥)：肉效用同树麻雀 P. montanus[57]。【藏药】奇来：麻雀脑治阳痿；麻雀脑外敷治"尧茂"的流水症和风吹病；肉治肾寒病，久病体虚，病后体弱无力[22]，用于阳虚赢瘦，阳痿，疝气，小便频数，崩漏带下[30]。

Passer montanus Linnaeus 树麻雀（文鸟科）《部维标》。【朝药】참새(chām sài，撒母赛)：去毛及内脏的全体治支气管喘哮，咳血[9,89]；雀肉治腰膝酸痛，头痛眩晕[83]，阳痿，遗精，崩漏，带下，尿频，久咳，百日咳，冻伤，痈肿，瘰疬(一种化脓性感染)，支气管哮喘，咯血[9,89]；卵用于下气，男子阳痿不起，强之令热(补肾壮阳强身)，多精，有子；脑用于耳聋；头血用于雀盲[86]。【鄂温克药】麻雀：腿部鲜血治皮肤癣，粉刺[241]。【仡佬药】麻雀[128]，ma13 lao31（麻罗，黔中方言），ma35 lo31 lo31（马罗罗，黔西南多洛方言）[162]：全体治老年百日咳[128]；肉或全体治老年百日咳[162]。【哈尼药】瓦雀，Haqzal naqboq(哈扎那拔)，山麻雀：肉治阳痿，滑精，小儿疳积，尿床，血崩带下，风湿疼痛；粪便(白丁香)治疝气[143]。【基诺药】桌亚阿剋哩[10,163]：粪便治癫狂[10,163]。【蒙药】ᠪᠣᠷ ᠪᠢᠯᠵᠤᠤᠬᠠᠢ (Bor bilzhuhai，宝日 – 毕勒珠亥)[57][46]：肉治阳痿[57][46]，百日咳[57]，身体虚弱，精液耗损，肾气衰弱[46]。【佤药】谷雀：粪便及除尽内脏的全体，治贫血，头晕，眼花，目翳，扁桃体炎，滑精，阳痿，腰腿酸软，血崩带下[168]。【维药】قۇشقاچ كۆشى (quchqach goshi, 库西卡其古西) قۇشقاچ مېڭىسى (Quchqach mengisi，库西卡其米依斯)[75]，ENCEPHALON PASSERIS(麻雀脑)[4]：肉治湿寒性性欲低下，怕冷湿寒，精液不足，阳事不举[75]，肾虚耳聋，宫寒不孕[77]；脑治四肢软弱，肌体不暖，腰膝

酸软，瘫痪肢麻，久婚不育，失眠多梦，精少滑精，肝病黄疸，耳聋形瘦[4]；新鲜脑髓或脑用于湿寒性瘫痪肢身，肌肉松懈，性欲不振，精少，阳痿，肾虚，耳聋，宫寒不孕[79]。【藏药】切尔哇[23,29][30]，མཆིལ་པ (齐尔哇)[21,25,30]：肉治肾寒病[21,23,25,29][30]，久病体虚，病后体弱无力[21,22]，阳虚赢瘦，阳痿，疝气，小便频数，崩漏带下[30]；肉(鲜或炸熟，干研)用于益精，壮阳[34]；粪治噎逆，疮[23,29][30]；麻雀脑治阳痿；麻雀脑外敷治"尧茂"的流水症和风吹病[25]。【壮药】萝利：全体治小儿疳积[15]。

Passer rutilans(Temminck) 山麻雀(文鸟科)。【彝药】阿中[9]：肉治大腿生疮，溃烂，小儿疳积，肾虚阳痿，小儿百日咳[107]；全体或肉治气虚咳嗽，小儿疳积，溃疮肿疡[9]。

Passer rutilans intensior Rothschild. 麻雀(文鸟科)。【彝药】阿中：肉、全体治小儿百日咳，气虚咳嗽，小儿疳积，溃疮肿疡[102]。

Passiflora altebilobata Hemsl. 月叶西番莲(西番莲科)。【拉祜药】笔烛来泥挂[13]，比竹来尼米赛[14]：效用同佤药[13]；根治肠胃病[14]。【佤药】解落亚[13]，介罗桠[14]：根治肝炎，消化不良，胃痛腹胀，腹泻，跌打损伤，风湿骨痛，小儿脱肛[13]，肠胃病[14]；鲜叶治毒蛇咬伤[13]。

Passiflora cochinchinensis Spreng. 蛇王藤(西番莲科)。【黎药】双目灵[153][212]：全草鲜品捣烂敷患处，治毒蛇咬伤，胃、十二指肠溃疡，痈疽疮痛[153]；全草用于清热解毒[212]。

Passiflora cupiformis Mast 杯叶西番莲(西番莲科)。【哈尼药】锅铲叶，Pavqceiv(巴责)，半截叶：根治消化不良，腹胀，腹泻，胃痛，小儿脱肛；叶治毒蛇咬伤；全草治跌打损伤，风湿骨痛，肝炎[143]。【拉祜药】根治腹痛，腹泻，风湿性脏病[14]。【仫佬药】虾块佤粉：全草治小儿腹泻[15]。【土家药】燕尾草，裤тяж七：全草治疗疮，刀伤出血，痧气腹胀痛，血尿，白浊，半身不遂，风湿性心脏病[124]。

Passiflora foetida L. 龙珠果(西番莲科)。【黎药】尾喃唠：藤叶煎水洗治疥疮及无名肿毒[154]。【壮药】龙枝果：果实治小儿疳积[15]。

Passiflora henryi Hemsl. 圆叶西番莲(西番莲科)。【哈尼药】八则，爬期[13,14]：全株治痢疾，肺结

核[13,14]，胃痛，月经不调，支气管炎，精神病，肾炎，膀胱炎，脱肛，疝气，脓疮溃疡[13]；根治胃痛[14]。【彝药】若督莫劳巴[9,13,102]：全株治肾炎，膀胱炎，脱肛，疝气，脓疮溃疡[13,102]，胃痛[9,13]，风寒感冒，风湿痹痛[9]，月经不调，肺结核，支气管炎，痢疾，精神病[13]。

Passiflora jugorum W. W. Sm. 山峰西番莲（西番莲科）。【德昂药】羊兰疤：藤茎治风湿性关节炎，腰痛，月经不调，食欲不振[13,14]。【景颇药】难彪铝[13]，南禾吕[14]：根治消化不良，泄泻，胃脘痛[13]；藤治风湿病，肝炎，阳痿，妇科病[14]。

Passiflora papilio Li 蝴蝶藤（西番莲科）。【仫佬药】美兊：全草治呕吐下泻，小儿疳积[15]。【壮药】蝴蝶草：全草治腹痛呕吐，小儿急惊风[15]。

Passiflora wilsonii Hemsl. 镰叶西番莲（西番莲科）。【傣药】牙南坝，牙朗办（西傣），陶牙坝（德傣）：全草治腰膝冷痛，月经不调，产后胎衣不下，阳痿[62-64]，周身乏力，性欲冷淡，遗精，早泄，痛经，闭经，黄疸，咳喘[62]，风湿骨痛，跌打损伤，骨折，疟疾，痰阻，蛔虫病[9,74]；根、藤茎治腰酸背痛，肝炎，月经不调，难产，胎衣不下[13,14,66]，肾阳虚亏[14]；茎叶治阳痿，早泄，跌打损伤[14]；茎叶入茶治风湿骨痛，跌打损伤，病后体虚[344]。【哈尼药】把增，ba zai（拔栽）[145][76]，锅铲叶[875]：全草治风湿骨痛，跌打损伤，疟疾[145][76]，壮阳[875]。【景颇药】南标吕：全株治风湿病，肝炎，跌打损伤[13,14]。【拉祜药】阿开傣[13]，阿克短[14]，半截观音[150]：全株治肝炎，疟疾，蛔虫病[13,150]，疯病，肝硬化，肿瘤，风湿骨痛，外伤出血，脓肿炎症，肺炎咳嗽，神经性头痛，骨折，跌打损伤[150]；全草治神经衰弱，精神病，跌打损伤，炭疽[14]。【佤药】锅铲叶：全草治肝炎，疟疾，风湿性关节炎，无名肿块，跌打骨折，蛔虫病[168]。

Patanga japonica Bolivear. 黄脊蝗（蝗科）。【藏药】ཁ་གདའ་ཨེག (恰嘎锅)，得孜木保[22,30]，恰尕哇[23,29]：全虫治发烧后的血管瘤毒[22,23,29,30]；头解斑蝥毒[23,29]；口腔浆液治脑病[23,29]。

Patrinia angustifolia Hemsl. 狭叶败酱（败酱科）。【土家药】黄花龙牙菜：根治风寒感冒，疟疾，肠炎[124]。

Patrinia heterophylla Bge. 异叶败酱（败酱科）。【蒙药】ᠣᠨᠳᠣ ᠰᠡᠷᠭᠡᠯᠢᠭ ᠴᠢᠴᠢᠭ (Ondo sergeilig qiqig，奥恩道－斯日给勒克－其其格)：根治崩漏，赤白带下，血痢，月经不调，子宫颈糜烂，宫颈癌，疟疾[47]。【哈萨克药】ﻣﺎﻟﻮﺑﺎﺵ (墓回头)：根用于宫颈糜烂，带下，崩漏，跌打损伤，精神抑郁[142]。【土家药】墓头回，小败酱草：根治瘟病，妇女崩漏，赤白带下，子宫颈糜烂[124]。

Patrinia intermedia (Vahl) Roem. et Schult. 中败酱（败酱科）。【哈萨克药】根治妇女痛经，赤白带下，失眠[141]。

Patrinia monandra C. B. Clarke. 单蕊败酱（败酱科）。【傈僳药】俄胜兰，黄花败酱：全草治阑尾炎，痢疾，肠炎，肝炎，眼结膜炎，产后瘀血腹痛，痈肿疔疮[166]。

Patrinia rupestris (Pall.) Juss. subsp. scabra (Bunge) H. J. Wang 糙叶败酱（败酱科）。【蒙药】效用同异叶败酱 P. heterophylla[47]。【羌药】效用同黄花败酱 P. scabiosifolia[167]。

Patrinia scabiosaefolia Fisch. 黄花败酱（败酱科）。【朝药】마타리（mǎ tā lī，妈它哩）：带根全草用于丹毒，镇惊[82]。【傣药】帕哄：全草治小儿头癣[14]。【侗药】Nugs mant bail jangl，Nyangt ngeec liongc bail jangl（娘额龙败酱）：全草治肺脓疡，急性阑尾炎，痢疾，罗给冻亚（红痢），朗鸟罗给（小儿腹泻）[10,137]。【鄂伦春药】挨母出哈，黄花龙牙，苦菜：根及根茎治阑尾炎，痢疾，肠炎，肝炎，眼结膜炎，产后瘀血腹痛，痈肿疔疮，乳腺炎，肺痈，结核瘰疬，扁桃体炎，淋巴管炎，以失眠为主要症状的神经衰弱或精神病，心脏神经官能症，疥癣[161]。【苗药】Jab zangd naib（加姜勒，贵州黔东南），豆豉草[91,96]，奴蛮败酱[94,96]：全草治肠痈，肺痈，痈肿，肝炎，肠炎，痢疾，产后瘀滞腹痛[91,96]，罗给冻亚（红痢），朗鸟罗给（小儿腹泻）[94,96]，结膜炎[91]，小儿腹泻[96]。【羌药】Langpahashimaha（郎帕哈石玛哈），败酱草，黄花菜：带根全草治肠痈，妇女崩中，赤白带下，瘟症；带根全草外用治痈肿疥癣，跌打损伤[167]。【土家药】隔山香[124]，败酱草[129]：全草治阑尾炎，肺脓疡，肝炎，疮疖肿毒，妇女瘀血腹痛[124]，肠痈，肺痈，痢疾，产后瘀滞腹痛[129]。【瑶药】ndieh baec（败酱咪），败酱草：根或全草治阑尾炎，痢疾，肠

炎，眼结膜炎，产后瘀血腹痛，痈肿疔疮[131]。【彝药】舍维龙[103]，漆午，鹿肠[104]：全草治精神分裂症[101,103,104]，疮痈肿毒，阑尾炎，火眼[101,104]。【壮药】败酱草[120]，把盖薄[14]：全草治兵西弓（肠痈），阿意咪（痢疾），白冻（泄泻），能蚌（黄疸），火眼，呗叮（疔疮），呗农（痈疮）[120]；根治黄疸型肝炎，疔疮疖肿，蛇咬伤[14]。

Patrinia villosa (Thunb.) Juss. 白花败酱（败酱科）。【傣药】帕哄：根治小儿抽风[14]。【苗药】Jab zangd naib（加姜勒，贵州黔东南），豆豉草，败酱草：全草治肠痈，肺痈，痈肿，痢疾，肠炎，肝炎，结合膜炎，产后瘀滞腹痛[91]。【畲药】败酱[148]，苦苣[6]，苦野菜[146]：全草治阑尾炎[6,148]，高血压，热咳多痰，咽喉肿痛，便秘，头癣，烧、烫伤[148]；肠热便秘[6]，毒蛇咬伤，产后虚汗，瘰疬[146]。【土家药】败酱草[125]，pao zi tong（炮子筒）[126]：全草治肠热毒症，产后挡血腹痛，肺热毒症[125]，奶痛，疱痈疮毒，郁气病[126]。【瑶药】laih im ung（苦菜公）[131]，败酱草[133]：根、全草治败血症，胰腺炎，指头炎[131]；全草治牙痛，产后瘀血腹痛，痈疮肿毒，疥癣[133]。【壮药】把盖兰：根治黄疸型肝炎，疔疮疖肿，蛇伤引起的局部溃烂[6]。

Paulownia fargesii Franch. 川泡桐（玄参科）。【土家药】泡桐[141]，泡桐根[124]：根皮用于跌打损伤，瘀血肿痛[141]；根治筋骨疼痛，屈伸不利，红崩白带，肠风下血，痔疮肿痛，出血[124]。

Paulownia fortunei (Seem.) Hemsl. 白花泡桐（玄参科）。【布依药】泡桐：治跌打损伤[14]。【朝药】참오동（hēin gǎoq ǎo dāong nǎ mù，嘿嗯高气奥刀鞯那木）：叶治恶蚀疮着阴；皮用于五痔，杀三虫，贲豚气病[86]。【德昂药】桐皮：根治筋骨疼痛，跌打损伤，疮疡肿毒，红崩白带；果治气管炎[160]。【侗药】美苏，Meix kongs tongc sup（美空筒树）[137]，泡桐[15]：根皮治挡朗（骨折），挫缝刀任（伤筋）[137]；根治胎盘不下，骨折[15]。【毛南药】ruon² mei⁴ suk⁷（桦妹宿）：治慢性肝炎，早期肝硬化，骨折，风湿病[156]。【苗药】豆松[96]，白桐皮，水桐树[97]：根皮治骨折[96]，筋骨疼痛，跌打损伤[97]；根治风湿性关节炎[97]；根和果实治风湿性关节炎，筋骨疼痛[98]。

Paulownia kawakamii T. Itô. 华东泡桐（玄参

科）。【苗药】都雄：根皮和树皮治骨折[15]。【土家药】泡桐：根皮治跌打损伤，瘀血肿痛[141]。

Paulownia tomentosa (Thunb.) Steud. 毛泡桐（玄参科）。【布依药】泡桐：用于跌打损伤[14]。【朝药】참오동（cām ǎo dāong，擦母奥刀鞯）:）：叶效用同泡桐[86]。【土药】麻雪（木材制作的舀水的器具）：麻雪1个，水中煮热（以人体能接受为度），扣戴于患者头部治麻疹后遗疮头痛[10]。

Pavo muticus (Linnaeus) 绿孔雀（雉科）。【傣药】hun nuo yong（昏诺勇）[48]：治呕吐[31]；毛烤黄冲服用于降逆，催吐[48]。【蒙药】ᠲᠣᠭᠣᠰᠤᠨ ᠸᠠᠳᠠ（Togsen wud，陶格森－乌德）：翎（烧焦用）治肺脓肿，耳脓，毒热，狂犬病，烧伤[48]。【佤药】羽毛用于催吐，呃嗝[168]。【藏药】ꡆꡂ（妈恰）[21]：肉治胆病，合成毒病；胆汁用于食物、药物中毒；尾羽治肺脓疡[21,22,23,25,29]；粪治病毒引起的疾病[22,23,25,29]；心和血治癫痫；尾翎治肺脓疡，解毒；项羽用于解毒，排肺脓；翎炭治耳聋耳鸣[22]；肉（干粉）治"赤巴"病，心与血治癫痫；胆（干研）用于食物、药物中毒；肉和胆治毒症，胆囊热症及眼病，喑哑；心脏治精神混乱症[21]。

Paya 阴阳石。【侗药】琶亚：治风湿骨痛，腰腿痛[15]。

Pedicularis aequibarbis Hand. – Mazz. 等距马先蒿（玄参科）。【傈僳药】果狂比莫：根治病后体虚，阴虚潮热，关节疼痛[166]。

Pedicularis altaica Steph. ex Steven. 阿尔泰马先蒿（玄参科）。【哈萨克药】التاي ادمر قازىقانى：根治风湿性关节炎，肝硬化，疥疮[140]。

Pedicularis angustiloba Tsoong 狭裂马先蒿（玄参科）。【藏药】巴朱：根治肾寒，肾虚，浮肿，腰及下肢痹症[23]。

Pedicularis axillaris Franch. ex Maxim. 腋花马先蒿（玄参科）。【藏药】曲播巴：花治月经过多，淋病[40]。

Pedicularis cernua Bonati 俯垂马先蒿（玄参科）。【彝药】蛊尤色[101,104]，凤尾参[104]：根治体虚自汗，肾虚耳鸣，心悸，肺痨咳嗽，关节疼痛，眼睛痛[104]；效用同江南马先蒿 P. henryi[101]。

Pedicularis chenocephala Diels 鹅首马先蒿（玄参科）。【藏药】ꡏꡙꡡꡃꡋ（美多浪那）[21,22]，陆茹木保[40]：花治水肿[22,21,40]，"黄水"病，疮

疖，气喘[22,40]，体虚[22]，疮伤发炎，小便不通，骨"黄水"病[21]，热性腹泻，食物中毒，愈疮[40]；花或全草治水肿，疮疖，急性肠胃炎，肉食中毒，小便不通和骨"黄水"病[25,32]，水肿，尿少，气喘，营养不良，骨炎疼痛[142]。

Pedicularis chinensis Maxim. 中国马先蒿（玄参科）。【藏药】效用同凸额马先蒿 P. cranolopha[23]。

Pedicularis confertiflora Prain 聚花马先蒿（玄参科）。【哈尼药】耶哈哈尼：全草治小儿惊风，淋症，腰痛[14]。【藏药】陆茹木保：花治热性腹泻，食物中毒，愈疮，水肿，"黄水"病，疮疖，气喘[40]。

Pedicularis corymbifera H. P. Yang 伞房马先蒿（玄参科）。【藏药】花治疮伤，"黄水"病[27]。

Pedicularis cranolopha Maxim. 凸额马先蒿（玄参科）。【藏药】露如色保：花治龙热病[23,27]，肉食中毒[23]，邪热，肝热，胆热，水臌，遗精[27]；浪挪赛保：花治尿路感染，肝炎，肺炎，高热[39]。

Pedicularis croizatiana Li 克洛式马先蒿（玄参科）。【藏药】陆茹赛保[40]：花治风热病，水肿，遗精，高烧，神昏，谵语，肉食中毒[40]；效用同凸额马先蒿 P. cranolopha[23]。

Pedicularis davidii Franch. 扭盔马先蒿（玄参科）。【彝药】卜苏[10,105]，马先蒿[105]：全草治咽喉痛，咳，尿managed辣痛，干疮；全草外敷治大疮，红肿[10,105]。【藏药】太白参，煤参：治身体虚弱，肾虚，骨蒸劳热，关节疼痛，不思饮食[142]。

Pedicularis decora Franch. 美观马先蒿（玄参科）。【藏药】煤参：治病后体虚，阴虚潮热，关节疼痛[142]。

Pedicularis decorissima Diels 极丽马先蒿（玄参科）。【藏药】露茹莫保[20]，漏日木保[29]，路茹木保[39]：花治急性胃肠炎，肉食中毒[20]；全草治急性胃肠炎，食物中毒[29,39]。

Pedicularis dichotoma Bonati. 二歧马先蒿（玄参科）。【藏药】吉子玛保[40]：全草治感冒发热，热病口渴，阴虚烦躁，疮痈肿毒[36]，肝炎，月经不调[40]。

Pedicularis dissecta(Bonati) Pennell. et Li 全裂马先蒿（玄参科）。【蒙药】查干－浩尼－额布日－其其格：根用于病后体虚，阴虚潮热，疮毒

内陷，关节疼痛[47]。【藏药】效用同美观马先蒿 P. decora[142]。

Pedicularis dolichocymba Hand. – Mazz. 长舟马先蒿（玄参科）。【藏药】曲增巴[22]，曲钦巴[34,36]：根治肾虚，遗尿症[22]，遗尿[34,36]。

Pedicularis dunniana Bonati 邓氏马先蒿（玄参科）。【藏药】效用同美观马先蒿 P. decora[142]。

Pedicularis elata Willd. 高升马先蒿（玄参科）。【哈萨克药】ادрفازفانات：根治风湿性关节炎，肝炎[140]。

Pedicularis elwesii Hook. f. 哀氏马先蒿（玄参科）。【藏药】江肖巴：花治水肿[29]。

Pedicularis henryi Maxim. 江南马先蒿（玄参科）。【土家药】油蒿：根治筋骨疼痛，虚热不退，头昏耳鸣，心慌心跳，黄疸型肝炎[124]。【瑶药】岭上鹅不食草：根治虚热不退，支气管炎，头晕耳鸣，心慌心跳，小儿消化不良，营养不良，筋骨疼痛[133]。【彝药】蚩尤色[101,104]，凤尾参[104]：根治体虚自汗，肾虚耳鸣，心悸，肺痨咳嗽，眼睛痛[101,104]，关节疼痛[104]。【藏药】凤尾参，羊肚参：治头晕耳鸣，心慌心跳，筋骨疼痛，虚烧不退[142]。

Pedicularis humilis Bonati 矮马先蒿（玄参科）。【藏药】陆日赛保：花治肝炎，胆囊炎，水肿，遗精，小便带脓血，高烧，神昏，谵语，肉食中毒[32]。

Pedicularis ingens Maxim. 硕大马先蒿（玄参科）。【藏药】巴朱[23]，曲颖巴[40]：根治肾寒，肾虚，浮肿，腰及下肢痹症[23]；花治遗尿[40]。

Pedicularis integrifolia Hook. f. 全叶马先蒿（玄参科）。【藏药】བེ་ཙག་ཟིང་ཅི།（美朵郎那）[21,22]，浪那美多[40]：花治水肿[21,29]，疮伤发炎，水肿，小便不通，骨"黄水"病[21]，体弱，"黄水"病，疮疖，气喘[21]；根治体虚气喘，"黄水"病，水肿，疮疖[22]。

Pedicularis integrifolia subsp. integrrima(Pennell et Li.) Tsoong 全缘马先蒿（玄参科）。【藏药】浪那美多：效用同全叶马先蒿 P. integrifolia[40]。

Pedicularis kansuensis Maxim. 甘肃马先蒿（玄参科）。【藏药】吉孜玛博[29]，集子玛[33]，吉子玛保[39]：全草治肝炎，月经不调[29,39]；带花全草治肝炎，黄疸，淋巴结炎，眼炎，高血压，浮

肿，感冒发烧，月经不调[33]。

Pedicularis labordei Vaniot ex Bonati 拉式马先蒿（玄参科）。【哈尼药】加里那雌：根、叶治感冒腹胀，小儿惊风，风湿腰痛，心慌心跳，水烫伤[14]。

Pedicularis lachnoglossa Hook. f. 绒舌马先蒿（玄参科）。【藏药】ཨ་ཏོག་སྣང་ཞེས།（美多浪那）[21,22,25]，毛浪[32]，浪挪嘎保[39]：根治体虚气喘，"黄水"病，水肿，疮疖[22]；花或全草治水肿，疮疖，急性肠胃炎，肉食中毒，小便不通和骨"黄水"病[25]；花治水肿[21,32]，疮疖，急性胃肠炎，肉食中毒，肝胆炎症，病后体弱[32]，疮伤发炎，小便不通，骨"黄水"病[21]，水肿，疮疖，肉食中毒[39]。

Pedicularis longicaulis Franch. ex Maxim. 长茎马先蒿（玄参科）。【彝药】蚩尤色[101,104]，凤尾参[104]：根治体虚自汗，肾虚耳鸣，心悸，肺痨咳嗽，关节疼痛，眼痛[104]；效用同江南马先蒿 P. henryi[101]。【藏药】凤尾参，羊肚参：治头晕耳鸣，心慌心跳，筋骨疼痛，虚烧不退[142]。

Pedicularis longiflora Rudolph var. tubiformis (Klotz) Tsoong 斑唇马先蒿（玄参科）《部藏标》。【藏药】ཨུག་ཏ་ཞེར་པོ།（美多郎那）[2,21]，露如色保[23,35]，路茹赛保[39]：花治食肉中毒症[21,32,33,35]，高烧神昏谵语[2,32,35,39]，遗精[27,29,33,35,39][142]，水肿[2,21,35][142]，肝炎，胆囊炎[29,33,39][142]，外伤及化脓性外伤，高烧[21]，风热症[2,35]，小便带脓血[29,32,142]，小儿疳积，食积不化，腹胀满，水肿，耳鸣[32]，耳鸣，口干舌燥，肿痛[142]，龙热，邪热，肝热，胆热，水臌[27]，肉食中毒，龙热病[23]；花及全草治小便脓血[33]。

Pedicularis macrosiphon Franch. 大管马先蒿（玄参科）。【藏药】长虫莲：根治胎动不安，目睛生翳[36]。

Pedicularis megalantha D. Don 硕花马先蒿（玄参科）。【藏药】托赛尔[29]，鹅赛尔[32]，陆茹木保[40]：花治食物中毒，胃溃疡[29,32]；效用同鹅首马先蒿 P. chenocephala[40]。

Pedicularis megalochila Li. 大唇马先蒿（玄参科）。【藏药】ཨ་ཏོག་སྣང་ཞེས།（美多浪那）[21,25,32]，陆茹木保[40]：花或全草治水肿，疮疖，急性肠胃炎，肉食中毒，小便不通和骨"黄水"病[21,25,32]；

效用同鹅首马先蒿 P. chenocephala[40]。

Pedicularis muscicola Maxim. 藓生马先蒿（玄参科）《部藏标》。【蒙药】ᠪᠣᠷ ᠬᠣᠨᠢᠨ ᠡᠪᠡᠷ ᠬᠢᠬᠢᠭ（Baor haonin eber qiqig，宝日－浩宁－额布日－其其格）[44]，浩比灵给[56]：全草治头晕，眼花[44,56]，胃肠绞痛，肉毒症[44]，胃胀如痧症般绞痛，肉食中毒，肉毒窜脉[56]。【藏药】 སུག་ཏ་ཞེན་པོ།（露如木保）[23,24,29]，土人参[142]：花治肉食中毒，"培根木保"病[2,21,23]，热性腹泻[2,21]，痞瘤，肺病，脉病[21]；全草治急性胃肠炎，食物中毒[29]；气血亏损，虚劳多汗[142]。

Pedicularis nigra(Bonati) Vant. ex Bonati 黑马先蒿（玄参科）。【哈尼药】啊哈啊克那雌：根治肾虚腰痛[14]。【彝药】丫格伯：用于肺结核，久病体虚，肾虚腰痛[35]。

Pedicularis oederi Vahl 欧式马先蒿（玄参科）。【藏药】吉子赛保：全草治肉食中毒，胃病，固齿[29]。

Pedicularis oederi var. sinensis (Maxim.) Hurus. 马先蒿（玄参科）。【彝药】蚩尤色：效用同江南马先蒿 P. henryi[101]。【藏药】穗花马先蒿，土人参：全草、根治气血两虚，虚劳多汗，虚脱衰竭[36]。

Pedicularis oliveriana Prain 奥氏马先蒿（玄参科）。【藏药】罗柔莫保：花治肉食中毒，胃溃疡[29]，毒热，肉毒，肠胃"木布"病[27]。

Pedicularis plicata Maxim. 皱褶马先蒿（玄参科）。【藏药】路茹木保：全草治肉食中毒，胃溃疡，胃肠炎[39]。

Pedicularis przewalskii Maxim. 普式马先蒿（玄参科）。【藏药】陆日赛保[32]，冷格路茹赛保[39]：花治肝炎，胆囊炎，水肿，遗精，小便带脓血，高烧神昏谵语，肉食中毒[32,39]。

Pedicularis przewalskii subsp. australis (Li) Tsoong 青南马先蒿（玄参科）。【藏药】露茹木波[34]，陆茹木保[40]：花治热性腹泻，食物中毒[34]；效用同鹅首马先蒿 P. chenocephala[40]。

Pedicularis przewalskii subsp. microphyton (Bur. et Franch.) Tsoong 矮小马先蒿（玄参科）。【藏药】漏日赛保[29]，陆茹赛保[40]：花治肝炎，胆囊炎，水肿，遗精，小便带脓血，高烧神昏谵语，肉食中毒[29]；效用同克洛氏马先蒿 P. croizatiana[40]。

Pedicularis pseudoingens Bonati. 假硕大马先蒿（玄参科）。【藏药】曲增巴[22]，曲钦巴[34]：根治肾虚，遗尿症[22,34]。

Pedicularis resupinata L. 返顾马先蒿（玄参科）。【蒙药】ᠬᠣᠨᠢᠨ ᠡᠪᠡᠷ ᠬᠢᠴᠢᠭ (Honin eber qiqig，浩宁－额布日－其其格)[3,47]，ᠪᠠᠭᠣᠷ ᠬᠣᠨᠢᠨ ᠡᠪᠡᠷ ᠬᠢᠴᠢᠭ (Baor haonin eber qiqig，宝日－浩宁－额布日－其其格)[3]，鲁格如[47]：地上部分治眼花，胃胀，痧症，肉毒症[3]，头昏眼花，胃胀如痧症般绞痛，肉食中毒，肉毒窜脉[56]；根治风湿性关节炎，小便短少，尿路结石，疔疮痈肿[47]。【土家药】大茵陈：根治风湿性关节炎，关节疼痛，尿路结石，小便不畅，疥疮[123]。【藏药】虎麻：治风湿疼痛，小便不利，尿路结石，妇女白带，疥疮[142]。

Pedicularis rex C. B. Clarke 大王马先蒿（玄参科）。【藏药】还阳草，羊肚参[142]：全草治阴虚潮热，风湿瘫痪，小儿疳积，妇女乳少[36]；治阴虚胃热，风湿瘫痪，肝硬化腹水，慢性肝炎，小儿疳积，产妇缺乳[142]。

Pedicularis rhinanthoides Schrenk subsp. labellata(Jacq.) Pennell. 大唇拟鼻花马先蒿（玄参科）。【藏药】浪挪[39]，陆茹木保[40]：全草治急性胃肠炎，食物中毒[39]；效用同鹅首马先蒿 P. chenocephala[40]。

Pedicularis rudis Maxim. 粗野马先蒿（玄参科）。【藏药】巴朱[23]，太白参，煤参[142]：根治肾寒，肾虚，浮肿，腰及下肢痹症[23]；治身体虚弱，肾虚，骨蒸劳热，关节疼痛，不思饮食[142]。

Pedicularis semitorta Maxim. 半扭卷马先蒿（玄参科）。【藏药】陆日赛保：花治肝炎，胆囊炎，遗精，高烧[32]。

Pedicularis siphonantha D. Don 管花马先蒿（玄参科）。【藏药】露茹木波[34,36]，陆茹木保[40]：花治热性腹泻，食物中毒[34,36]；效用同鹅首马先蒿 P. chenocephala[40]。

Pedicularis songarica Schrenk. 准噶尔马先蒿（玄参科）。【哈萨克药】全草治风湿性关节炎，肝硬化，疥疮[141]。

Pedicularis spicata Pall. 穗花马先蒿（玄参科）。【彝药】蛊尤色，凤尾参：根治体虚自汗，肾虚耳鸣，心悸，肺痨咳嗽，关节疼痛，眼

痛[104]。【藏药】土人参：治气血虚损，虚劳多汗[142]。

Pedicularis striata Pall. 红纹马先蒿（玄参科）。【蒙药】ᠱᠡᠷ ᠬᠣᠨᠢᠨ ᠡᠪᠡᠷ ᠬᠢᠴᠢᠭ (Xier honin eber qiqig；沙日－浩宁－额布日－其其格)：全草治赤热，水肿，遗精，口干，伤热，肉毒症[43]。

Pedicularis superba Franch. ex Maxim. 华丽马先蒿（玄参科）。【傈僳药】果狂此儿：根作强壮剂[166]。【藏药】兰嘎孜[22,34]，曲播巴[40]：全草、花治月经过多，淋病[22,34,40]。

Pedicularis szetschuanica Maxim. 四川马先蒿（玄参科）。【藏药】浪那嘎保：花治水肿，疮疖[29]。

Pedicularis tenuisecta Franch. ex Maxim. 纤裂马先蒿（玄参科）。【彝药】马尾参：根治气虚体弱之咳嗽[14]。【藏药】根治气血两虚，虚寒咳嗽，风湿痹痛[36]。

Pedicularis trichoglossa Hook. f. 毛盔马先蒿（玄参科）。【藏药】者相孜[22]，路茹木保[39]：全草治胃溃疡，肉食中毒[22,39]；种子治"培根"病，"木保"病，中毒病，胃肠寒热往来，肠绞痛，胀闷，胸部壅塞，黄疸，虫病，疮口死肉，烫伤；花研末调油治烫伤；根、全草和蜜敷治雀斑，癣，黄水疮；汁涂治烫伤；炭能乌发[34]；根治肉毒症，毒热[27]。

Pedicularis verticillata L. 轮叶马先蒿（玄参科）。【羌药】Zbbuvha（自不哈），土洋参：根或全草治虚痨多汗，高血压[167]。【藏药】土人参[142]，吉子玛保[40]：治气血虚损，虚劳多汗[142]；效用同二歧马先蒿 P. dichotoma[40]。

Pedilanthus tithymaloides (L.) Poit. 红雀珊瑚（大戟科）。【傣药】广好修，蒿修顿[9,14,72,74]，牙古学（德傣）[14]：全草用于跌打损伤，骨折，外伤出血，疮疡肿毒[9,14,72,74]，刀创，蜂蛰，冲敷[14]。【基诺药】麻稀驼骆：茎杆治痧症；茎杆外用治跌打损伤，创伤出血，痈疮疖肿[163]。【壮药】羊角藤：全草治骨折，外伤出血[15]。

Pegaeophyton scapiflorum (Hook. f. et Thoms.) Marq. et Shaw [*Cochlearia scapiflorum* Hook. f. et Thoms.] 无茎荠（十字花科）《药典》。【傈僳药】马俄起，葶芥：根、全草治肺热咳嗽，急性热病，肺咯血，刀伤出血，并解食物中毒[166]。【藏药】苏罗嘎布[24]， སོག་ ཐོག་ དཀར་ པོ (索罗嘎宝)[21]，

高山辣根菜[32]：根或全草治肺病咯血，上身发烧[22,24]，伤口出血[24]，热病诸症，四肢筋骨折伤，外伤出血[22]；根治肺热病[23,27]，温热，疮伤[27]；带根全草治肺热及肺病引起的咳嗽，咯血，背部疼痛，发烧，混乱热症[21]；全草治肺热咳嗽，高热不退，外伤出血，跌打损伤[36]；全草治肺病咯血；全草外用治刀伤[29,32][36]。

Peganum harmala L. 骆驼蓬（蒺藜科）《部维标》。**【哈萨克药】**ادراسپان：种子、全草治咳嗽气喘，风湿性关节炎[140]。**【蒙药】**阿尔格林依德[24,143]：治咳嗽气喘[24,143]，热毒肿块，风湿性关节炎[24]。**【维药】**گادراسمان（Adrasman，阿德热斯曼），گادراسمان ئۇرۇغى（Adrasman uruqi，阿德热斯曼乌日格）[75,77]，HERBA PEGANI（骆驼蓬草）[4]，阿地拉斯曼[5]：全草、种子治头痛，坐骨神经痛，瘫痪，面瘫，神经错乱，癔病，肠梗阻，黄疸，水肿，健忘[75,77]；全草、种子煎水外用治关节炎，滴虫病；全草、种子熏烟用于除虫[77,75]；种子治瘫痪[5,78,80]，精神郁闷，健忘，咳嗽气喘，肠炎痢疾，妇女经闭[5,78]，筋脉软弱，关节骨痛，外阴冰凉，阳弱尿少，咳嗽痰多，偏瘫健忘，神昏头痛，月经不调[4]，脑栓塞，面部麻痹，手足震颤，筋无力，癫痫，心跳[80]；种子外敷祛风强筋，敷于脊椎壮阳[80]；种子灌肠治腰痛，胯部痛，肾与子宫受寒[80]，关节炎[22]；种子煎水洗治关节炎，滴虫病[78]；全草治癫痫[22]，关节炎，除虫[5]；地上部分治关节骨痛，跌打损伤，头痛日久，震颤麻痹，半身不遂，月经闭阻[4]。**【藏药】**阿格豆林：种子及全草治风湿痹症，心悸气促，头痛头晕，月经不调，闭经，痛经，无名肿毒[23]。

Peganum multisectum (Maxim.) Bobrov. 多裂骆驼蓬（蒺藜科）。**【蒙药】**地上部分及种子治咳嗽气喘，风湿痹痛，无名肿毒[51]。

Pegia nitida Colebr. 藤漆（漆树科）。**【傣药】**蒙嘿[63,64]，檬禾[62]：全株治咳嗽，关节红肿疼痛，腰痛，漆树过敏[63,64]；全株或根治咳嗽，风湿热痹证，肢体关节红肿热痛，屈伸不利，腰痛，漆树过敏[62]。**【基诺药】**檬嘿：效用同傣药[14]。

***Peilanthus tithymaloides* (L.) Poit.** 参见 Euphorbia tithymaloides。

Pelargonium hortorum L. H. Bailey. 天竺葵（牻牛儿苗科）。**【纳西药】**花治中耳炎，耳内流脓[164]。

Pelecanus philippensis Gmelin 斑鹈鹕（鹈鹕科）。**【朝药】**장미빛사다새（zǎng mǐ bìq sǎ dā sài，脏咪逼气仨哒赛）：嘴用于赤白久痢成疳者[86]。

Pellionia radicans (Sieb. et Zucc.) Wedd. 赤车（荨麻科）。**【畲药】**冷水草，炕兰：全草治风痛[146]。**【瑶药】**雪里开花：全草或根治挫伤出血，牙痛，疖子，毒蛇咬伤[133]。

Pellionia repens (Lour.) Merr. 吐烟花（荨麻科）。**【拉祜药】**gai kao：叶治刀伤[152]。**【黎药】**哦它草[154]，威南亲，吐烟草[153]：全草治过敏性皮炎[154]，黄疸型肝炎，急慢性肝炎，神经衰弱[153]。

Pelophylax nigromaculatus Hallowell [*Rana nigromaculata* Hallowell] 黑斑侧褶蛙（蛙科）。**【朝药】**青蛙：全体治水肿，咳嗽，喘息，麻疹，月经过多[9,83,89]，黄疸，毒痢，痔疮，痰中带血[9,89]。**【傣药】**青蛙（hen）：治肝病[31]。**【侗药】**野，野怕：全体治浮肿，肝硬化腹水[15]。**【东乡药】**蝌蚪：幼体治肾炎水肿[10]。**【仫佬药】**绳绳：全体治小儿疳积，浮肿，蛇头疮[15]。**【维药】**چار پاقا（Char paqa，查尔怕卡）[75]，帕克，祖吾代依[80]：全体治体弱发烧，精神不振，阳痿[78]，中毒，外伤出血，热性牙痛，气源性炎肿，水肿，刀箭外伤，疮疡不愈，小便不利[75]，月经过多，愈合外伤，器官出血，热性痔疮，解毒虫咬蜇[80]；全体煎水漱口治平牙痛；全体剖腹敷于弹创刺扎处吸取弹头和刺[80]。**【瑶药】**田鸡麻拐：肉治水肿，臌胀，喘息，麻疹，痔疮；胆治咽喉肿痛，糜烂，麻疹合并肺炎[133]。**【彝药】**石蹦[107]窝波（成蛙），果路松（蝌蚪）[102]：全体治久病体虚，产后体弱，小儿瘦病；幼体（蝌蚪）治喉疮鲜品捣烂贴火疮愈合不留瘢痕[102]；胆治感冒，风湿性全身酸痛[107]，肉治劳热，虚损，疳积，水肿，疮疡[102]。**【藏药】**玛玛米[24,30]，玛玛木合[22]：全体治舌肿，子宫脱垂，风胆合并病及预防各种传染病[22,24]，水肿，喘息，麻疹，劳热，痔疮[30]；卵治痢疾[22,24]；血治烧伤；幼体（蝌蚪）治瘰疬，痈疽[22,24]。

Pelophylax plancyi Lataste [*Rana plancyi* Lataste] 金线侧褶蛙（蛙科）《部维标》。**【朝药】**效用同黑斑侧褶蛙 P. nigromaculatus[9,89]。**【彝药】**石

蹦：效用同黑斑侧褶蛙 P. nigromaculatus[107]，咽喉肿痛，虫咬生疮，口疮牙痛，经血不止，跌打损伤，痔疮眼痛[47]。

Pelophylax ridibundus Pallas［*Rana ridibunda Pollas.*］湖侧褶蛙（蛙科）《部维标》。【维药】چار پاقا（Char paqa，查尔帕卡）[77]，吾其昆帕卡[77]：效用同黑斑侧褶蛙 R. nigromaculata[75]；全体治各种气源性疮疡，各种漏症，顽固性皮肤病，性病梅毒，各种出血，外伤疼痛，小便不利，水肿[77]，咽喉肿痛，虫咬生疮，口疮牙痛，经血不止，跌打损伤，痔疮眼痛[4]。

Pennisetum alopecuroides (L.) Spreng. 狼尾草（禾本科）。【傈僳药】维闷莫：全草治肺热咳嗽，咯血，目赤肿痛，痈肿疮毒[166]。【怒药】皮纠：全草治肺热咳嗽，咯血，目赤肿痛，痈肿疮毒[165]。

Pennisetum centrasiaticum Tzvelev. 白草（禾本科）。【蒙药】照波勒格：治尿闭，毒热，吐血，衄血，尿血，创伤出血，口舌生疮[51]。【藏药】都尔哇[29]，德尔哇[23]，独尔洼[40]：种子、根用于解毒，利尿，滋补[29]；根茎治蚊虫蝎咬中毒，食物中毒，尿闭不通，虚弱[40]，解毒，止血，利尿，延年益寿[23]；根解硫黄毒，虫毒，延年益寿，止血，利尿[27]。

Pentaphragma sinense Hemsl. et E. H. Wilson. 五膜草（五膜草科）。【拉祜药】全草治手脚关节扭伤[152]。

Pentasacme championii Benth. 石萝藦（萝藦科）。【毛南药】前云竹，松桑绊（ruoŋ² saŋŋ³ nut⁸）：治风湿骨痛，心胃气痛，跌打损伤，带状疱疹，肝硬化腹水，月经不调，痛经，毒蛇咬伤[156]。

Penthorum chinense Pursh 扯根菜（虎耳草科）。【朝药】낙지다리풀（nàk jī dā lǐ pùr；那克几哒哩暴儿），赶黄草：全草治疮痈[9,90]。【侗药】梁柳冷：根治肝炎，胆结石，膀胱结石，痔疮，急慢性肝炎[135,138]。【苗药】赶黄草，神仙草，水泽兰：全草治肝病[459]，黄疸，水肿，跌打损伤，肿痛，闭经，水肿，血崩，带下[803]；地上部分治肝炎，胆囊炎，脂肪肝[935,942]。【土家药】水杨柳，水泽兰：全草治咯血，吐血，子宫出血，跌打损伤，水肿，气肿；全草外用治创伤出血，痈疖肿

毒[123]。【瑶药】红七根：全草治胃痛[15]。

Peperomia heyneana Miq. 蒙自草胡椒（胡椒科）。【傣药】元了帕：全草治跌打损伤[9,72]。

Peperomia reflexa (L. f.) A. Didr. 小椒草（胡椒科）。【傣药】全草治风湿性关节炎，肺结核，支气管炎，肺脓疡，跌打损伤，骨折，痈疮疖肿[9,74]。

Peperomia tetraphylla (Forst. f) Hook. et Arn. 豆瓣绿（胡椒科）。【哈尼药】耿拿姿[13]，Laqsao saoqssaq（腊搔搔然），岩筋草[143]：效用同彝药[13]；全草治跌打肿痛，骨折，咳嗽，脑神经衰弱，阳痿[143]。【傈僳药】亚夺慈：全草治风湿性关节炎，跌打损伤，支气管炎[166]。【彝药】苟焦驴：全株治风湿骨痛，痢疾，中暑，劳伤咳嗽，哮喘，乳腺炎，跌打损伤[13]。

Perdix dauuricae (Pallas) 斑翅山鹑（雉科）。【藏药】什巴[23]，斯巴[25,30]：肉治肾寒，遗精，阳痿，腰腿痛，愈伤[23]，用于滋补，敛伤生肌[22,25,29]，体虚羸瘦，病后虚弱，溃疡，疮疖[30]。

Pericampylus glaucus (Lam.) Merr. 细圆藤（防己科）。【畲药】细圆藤：根治毒蛇咬伤，带状疱疹[148]。【瑶药】细圆藤[15]，小钻骨风[133]：叶治毒蛇咬伤[15]；根治喉头炎，疮疖肿毒，毒蛇咬伤；藤茎治小儿惊风，破伤风，风湿性腰腿痛[133]。

Perilepta dyeriana (Mast.) Bremek. 红背耳叶马蓝（爵床科）。【瑶药】爹思，强皮别（瑶）：叶、全草治蛇头疮，痢疾，月经不调，产后恶露过多，跌打损伤，骨折[15]。【壮药】爹思，接骨草（壮）：叶、全草治蛇头疮，痢疾，月经不调，产后恶露过多，跌打损伤，骨折[15]。

Perilla frutescens (L.) Britt. 紫苏（唇形科）《药典》。【朝药】苏叶소엽（são yep，骚耶不）[10,83,84]，들깨（dēr gǎi，得儿该），苏子[83,86]：叶治太阳病或太阴病，痞气，滞泄，四时瘟疫[10,83]，少阴人表证[84]；果实治痰喘证[83]，咳逆[86]。【达斡尔药】balei tos：果实熬油治肝炎[64]。【傣药】甲阿娘[14,66]，扎阿亮[62-64]，杆哥匹（景洪）[62]：全草治产妇发热，感冒头痛，咳嗽[14,66]，肺结核[14]，产妇感冒，发热，咳嗽咽痛，小腹冷痛[63,64]，肢体关节疼痛，屈伸不利[62,63,64]，产后感冒咳嗽，咽喉肿痛，发热，腹内疼挛剧痛，风寒湿痹

P

证[62]。【侗药】Naos yak, Mal naos yak（骂闹亚）[137]，妈西苏[15]：叶及种仁治逗亮（着寒）[137]；茎、叶治感冒，咳嗽，反胃，胃纳不佳，胎动不安[15]。【仡佬药】ka³³tse⁵⁵（嘎则，黔中方言），sɣ³³to⁵⁵tie³¹（生盗跌，黔中北方言）[162]，ni³¹ni³¹zon³¹（泥泥拥，黔西南多洛方言）[162][37]：叶治风热感冒[162]；果实、叶治风热感冒[37]。【哈尼药】农农农尼：效用同傣药[14]。【傈僳药】呢：效用同傣药[14]。【黎药】意守，苏叶：茎、叶治外感风寒，胸闷吐泻，胎动不安，脚气，鱼鳖中毒[153]。【毛南药】红紫苏，mba³ ha⁵ lan¹（麻ნ览）[156]，妈哈兰[15]：叶治风寒感冒，鱼蟹中毒，腹泻呕吐；茎治妊娠呕吐，咳嗽哮喘；种子治下肢水肿，肠鸣腹胀[155]；茎、叶治感冒，咳嗽[15]；鲜品用于散寒解表，理气宽中，疏郁化痰[156]。【蒙药】地上部分（紫苏），叶（紫苏叶）治风寒感冒，咳嗽，胸腹胀满，鱼蟹中毒，恶心呕吐；老茎（紫苏梗）治胸闷不舒，脘腹胀满，妊娠呕吐，胎动不安；种子（紫苏子）治咳逆上气，痰多喘急[51]。【苗药】Ghab ngid vud（嘎欧务，贵州黔东南）[91]，苏麻[98]，郎略奶[96]：茎、叶治感冒，咳嗽[15]；叶治风寒头痛，中暑，腹痛[98]；全草治风寒感冒，咳逆痰喘，胸脘胀满[91,94]；叶及种仁治外感风寒，呕吐[96]。【纳西药】叶或带叶小软枝和果实治风寒感冒，食蟹中毒，胸腹胀闷，恶心呕吐，咳嗽痰喘，冷痢，蛔虫[164]。【怒药】他刷：茎和叶治感冒，咳嗽[165]。【羌药】Srrea（思日），姿不路杭，红紫苏：全草、叶治风寒感冒，咳嗽，胎动不安[167]。【畲药】紫苏：全草治风寒感冒，寒咳多痰，漆过敏[148]。【水药】艾夷邶[10]，艾夷邶[157,158]：全草治外感[10]；果实、根、叶治外感[157,158]。【土家药】野苏子[125]，祖师叶[128]，箭草[10,126]：带枝的嫩叶治外感风寒，咳嗽气喘，气滞胸闷，胃气不和呕吐，胎动不安；种子治痰壅喘急，上气咳逆，胸膈满闷，便秘[124]，痰多咯吼，胸闷气弊，便秘肚胀[125]；全草治着凉起初，三分症（疟疾），水肿，小儿囊豚水肿[125]，寒伤风症，肚腹胀满，水肿病，三分症（疟疾）[128]，伤寒无汗，咳嗽咳疾[10,126]。【佤药】给木：效用同傣药[14]。【维药】بال نكو ئورۇغى（Balengu uruqi，巴兰古欧如合）：种子治干寒性脑虚，心虚，心悸，肠疡，腹泻，痢疾[75]。【瑶药】工呼，子苏草，

茎、叶治感冒，咳嗽，胎动不安[15]。【彝药】土纤猛[101,104]，白苏子[104]：果实治感冒咳嗽，发汗[101,104]。【壮药】Mbawsijsu（盟紫苏）[180]，红叶紫苏：茎、叶治感冒，咳嗽，小儿百日咳[15]；叶治痧病，埃病（咳嗽），东郎（食滞），鹿（呕吐），腊胴尹（腹痛），白冻（泄泻），阿意咪（痢疾），胎动不安，产呃忍勒卟叮（产后恶露不尽），唄嘻（乳痈）[180]。【台少药】Sansakun（Bunun 族高山），Tasibahesi（Bunun 族施武群），Koapen（Paiwan 族太麻里）：叶治头痛，腹痛，疟疾[169]。

Perilla frutescens var. acuta（Odash.）Kudô. 野紫苏（唇形科）。【藏药】宝如 - 玛嘎：果实治咳嗽痰多，气喘，胸闷呃逆[47]。

Perilla frutescens var. crispa（Thunb.）Hand. – Mazz. 回回苏（唇形科）。【侗药】骂蛇祚：茎、叶或全草治感冒，咳嗽[15]。【毛南药】妈啊：效用同侗药[15]。【苗药】Ghab ngid vud（嘎欧务，贵州黔东南）[91]，紫苏[211]：效用同紫苏 Perilla frutescens[98]；全草治风寒感冒，咳逆痰喘，胸脘胀满[91]；叶、梗、种子用于理气宽胸，解郁安胎；苏叶治乳痈肿痛[211]。【纳西药】效用同紫苏 P. frutescens[164]。【畲药】赤苏，苏叶，鸡苏：叶、梗、种子治风寒感冒，头痛，咳嗽，痰喘，胸腹胀满，鱼蟹中毒，胎动不安，麻疹不透，漆过敏，药物过敏性皮炎[147]。【瑶药】别喝西，工呼召，邹叶紫苏：茎、叶或全草治感冒，咳嗽，小儿肺炎[15]。【壮药】取做：效用同侗药[15]。【台少药】Rayan（ayal 族 Taroko）：叶治头痛，腹痛[169]。

Periplaneta americana（Linnaeus）[Blatta orientalis Sulzer] 美洲大蠊（蜚蠊科）。【布依药】独可：全体治蜈蚣咬伤[159]。【傣药】缅酒[63]，绵下[65][31]：全体治咽喉痛[65][31]，疮疔[31]，腹部包块，小儿疳积，水肿，痔疮肿痛，蜈蚣咬伤[63]。【侗药】挂[135]，guabs youc（瓜油），偷油婆[216]：成虫治慢性扁桃体炎[135]；全体治皮肤瘙痒，淋巴结炎[216]。【哈尼药】Alpia aqma（阿帕阿玛），渣蚂虫，灶蚂蚁：全体治蜈蚣咬伤，无名肿痛，疔疮，脚气水肿，气喘，小便淋浊，小儿疳积，竹刺入肉[143]。【土家药】虫尿冲服治胃痛[47]，原发性肝癌，食道癌，肾癌[52]。【佤药】偷油婆：全体治小儿疳积，脚气水肿，无名肿毒，疔疮，蜈蚣咬伤[168]。【彝药】灶马虫，偷油婆：全体治草乌中

毒《104,107》，蜂叮伤，疮疡久不愈《104》。【壮药】甲嫂：全虫治小儿遗尿《15》。

Periploca calophylla (Baill.) Roberty 青蛇藤（萝藦科）。【傈僳药】兰打爪兰：茎治风湿麻木，腰痛，跌打损伤，月经不调《166》。【苗药】黑骨藤：茎和叶用于祛风除湿，活血通络，消瘀止痛《462》。【彝药】乌都罗：藤茎治风湿性关节疼痛，蛇咬伤，骨折，身体浮肿，四肢发麻，行动不便《10,105》。【藏药】全株治跌打损伤，胃痛《36》。

Periploca forrestii Schltr. 黑龙骨（萝藦科）。【布依药】雅告胡《159》，黑骨藤，雅告胡[376]：根或藤叶捣烂敷患处，接骨《159》《376》。【德昂药】穿鱼草：根或全株治风湿性关节痛，乳腺炎，闭经，月经不调，跌打损伤，骨折《160》。【侗药】教郎农《135,137》，黑骨藤，柳叶过山龙[137]：全草治月经不调，口腔炎，乳腺炎《135》；治耿来（腰痛），风湿骨病及跌打损伤《137》。【仡佬药】黑骨藤，腰搭浪，黑龙骨：全草治风湿麻木[376]。【哈尼药】黑骨头，Sakyul（沙亏），飞仙藤：全株治跌打损伤，风湿病，月经不调，产后流血过多，腹痛，产后缺乳，外伤出血，肾盂肾炎，阳痿，遗精，早泄，疮毒红肿，乳腺炎《143》。【傈僳药】西搜罗：效用同佤药《14》。【毛南药】mei³³ ẕa²⁴ nam³³（美亚拉）：全草治风湿性关节炎《155》。【苗药】Ghab bas hlat dlaib（嘎八又赊，贵州黔东南），黑骨藤：全草治风湿病；根治筋骨疼痛[376][95]；根治闭合性软组织损伤，风湿病、类风湿病[461]；根或全株治风湿痹痛，闭经，乳痈，跌打损伤，骨折，胃痛，消化不良[91][460]，口腔炎，疟疾[91]；茎、叶治闭合性软组织损伤，类风湿性关节炎[461]。【怒药】雷哪，黑骨头：茎治骨折《165》。【普米药】亥延奶，岩藤：效用同佤药《14》。【土家药】黑乌梢：全株治跌打损伤，风湿性关节炎，月经不调，口腔炎，乳腺炎《124》。【佤药】奴玛贝下，奴该迷：根、叶治骨折，筋骨疼痛，跌打损伤《14》。【彝药】延奶[35]，滇杠柳，黑骨头[105]：根、茎治风湿疼痛，跌打损伤，骨折[101][35]，胃痛，疮痈[35]，身体浮肿，蛇咬伤，乳腺炎，胃脘痛《101》；效用同青蛇藤 P. calophylla《105》。【藏药】全株治跌打损伤，胃痛《36》。

Periploca sepium Bge. 杠柳（萝藦科）《药典》。【蒙药】ᠬᠢᠮᠦᠰᠦ ᠬᠥᠬᠡ（Yeman eber，亚曼 - 额布

热)《45,46》，义马干 - 额布日[587]：茎枝用于毒热，陈热，血热《45,46,51》，"希日沃素"热，隐热《51》，伏热，热症扩散，肉毒症，"协日沃素"病，麻疹《45,46》；根皮用于祛风，壮筋骨，强腰膝[587]。【苗药】黑骨藤：茎和叶用于祛风除湿，活血通络，消痹止痛[462]。【羌药】Xxannrrenngeas（阳仁格思），香加皮，羊奶杀：根皮治风湿关节痛，小儿筋骨软弱，行迟，水肿《167》。

Peristrophe baphica (Spreng.) Bremek. 观音草（爵床科）。【哈尼药】活尼阿爬：全草治尿道出血，贫血，膀胱炎，肠炎，产后腹痛，痛经《14》。

Peristrophe japonica (Thunb.) Bremek. 九头狮子草（爵床科）。【布依药】尖惊药，辣子青药《7》，树如《159》：地上部分治胸口胀，内热重，病后体虚，月经病，小儿惊风，虚劳咳嗽《7》；全草兑甜酒少许，调擦患处，治淋巴结结核《159》，治小儿高热，小儿惊风[802]。【侗药】骂巴亮：全草治冷燔（着凉发烧），兜隋啃（蛇咬伤）[137]。【苗药】囊正纳《94》，晕病药《7》，莴主独波科《96》：全草治感冒发热《94》[230]，肺热咳嗽，肝热目赤《94》，咽喉肿痛，跌打损伤，风湿骨折[230]，着凉发烧，毒疮《96》；地上部分治体虚，喉痛《7》。【水药】骂瓦脸：全草治小儿惊风，止咳《158》。【土家药】pa⁴ su¹ gu¹ yue⁴ ta¹ xi¹（怕书古月他席），小灵丹《127》，接骨草《463》：全草治感冒发热，咽喉肿痛，白喉，小儿消化不良，跌打损伤，痈疖肿毒《127》《463》，头晕，失眠，毒蛇咬伤，无名肿毒，瘰疬，小儿惊风，月经不调，白带《127》，小儿高热惊风，毒蛇咬伤《463》。

【瑶药】九节篙：全草治感冒发热，咽喉肿痛，乳蛾，小儿惊风，小儿消化不良；全草外用治疮疖肿痛，毒蛇咬伤，跌打损伤，乳腺炎《133》。【壮药】rumgogyaemq，山蓝《118》，红蓝藤《15》：全草治贫痧（感冒），货烟妈（咽痛），小儿发得（小儿高热），呗农（痈疮），额哈（毒蛇咬伤）《120》，咳嗽，各种血症，小儿惊风，咽痛，痈疮，跌打损伤，蛇虫咬伤，外伤出血《118》，盗汗《15》。【台少药】Raraosu（Bunun 族施武群），Rarausu（Bunun 族高山），Rarausu（Bunun 族峦）：叶治头痛，胸痛，外伤《169》。

Peristylus affinis (D. Don) Seidenf. 小花阔蕊兰（兰科）。【土家药】龙血参（卵子草）：根茎治肾虚腰痛《127》。

Peristylus bulleyi (Rolfe) K. Y. Lang [*Her-*

minium bulleyi(Rolfe)Tang et F. T. Wang]条叶阔蕊兰(兰科)。【苗药】双肾草:块茎或全草治肾虚阳痿遗泄,肾阳不足,精关不固常致阳痿,遗精,滑泄,血不养筋,精不生髓,腰膝酸软[643]。【瑶药】奔猪觅:治腰膝酸痛,阳痿遗精[50]。

Peristylus densus(Lindley)Santapau et Kapadia[*Habenaria burchneroides* Schltr.]狭穗阔蕊兰(兰科)。【傣药】倒杆章:块根用于营养不良,体虚,小儿消化不良,腹泻,风湿性关节痛[9,74]。【拉祜药】倒杆章(西傣)[13,14]:块茎治营养不良,体虚,消化不良[13,14,151],腹泻,风湿性关节痛[13,14]。

Pertya discolor Rehd. 两色帚菊(菊科)。【藏药】起象:花治气管炎,肺结核[29]。

Pertya discolor var. **calvescens** Ling 同色帚菊(菊科)。【藏药】起象:花治气管炎,肺结核[29]。

Pertya monocephala W. W. Smith 单头帚菊(菊科)。【藏药】恰玛:花序治气管炎,肺结核[22]。

Pertya phylicoides J. F. Jeffrey. 小叶帚菊(菊科)。【藏药】恰玛:花序治气管炎,肺结核[22],支气管炎[34]。

Petasites formosanus Kitam. 台湾蜂斗菜(菊科)。【台少药】Munan(Tayal 族溪头),Mu - nan(Tayal 族溪头):根治腹痛[169]。

Petasites japonicus(Sieb. et Zucc.)Maxim. 蜂斗菜(菊科)。【土家药】地葫芦:全草、根茎治毒蛇咬伤,痈疖肿毒,跌打损伤,扁桃体炎[123]。【畲药】蜂斗菜:根治骨折,脱臼,跌打损伤[148]。

Petasites tricholobus Franch. 毛裂蜂斗菜(菊科)。【傈僳药】别兹俄:根茎治跌打损伤,扁桃体炎,风湿筋骨痛,毒蛇咬伤[166]。【藏药】娄肖:全草治脉热,浮肿,便秘,毒蛇咬伤,痈疖肿毒,跌打损伤[32];根治疮热,痈肿,虫病,白喉,便秘,丘疹[27]。

Petaurista petaurista Pallas 棕鼯鼠(松鼠科)。【朝药】라미(lā mǐ,啦咪):皮毛用于堕胎,令易产[86]。【毛南药】大棒[15],飞虎,tho² baŋ⁶(托猺)[156]:骨治黄疸型肝炎[15];全体治腰痛,头风痛,月经不调,产后瘀滞腹痛,胃脘痛,心绞痛[156]。【彝药】黑胡莫:肉、全体烤焦研末搽患处治刀枪伤流出血不止[102]。【藏药】渣驯坎札:效

用同红耳鼠兔 Ochotona erythrotis[22]。【壮药】亡猫:骨治癫痫[15]。

Petaurista xanthotis Milne - Edwards 灰鼯鼠(松鼠科)。【裕固药】那脑给,松猫:骨骼、肌肉治胞衣不下,避孕[10]。【藏药】夏玛西日巴[22],ཏ་མ་ཆེ་(掐马齐乌)[21,25],夏玛息吾[23,29]:骨与羚羊角、小叶莲熬汤,再加硇砂治脉病;肉治妇女病[21,22,23,25,29,30],避孕[22,23,29],淋巴结病,催产[22],难产,邪病[23,29];毛治子宫病[22],胎病[23];粪治胃病,痛经,经闭[23,25,29,30],跌打损伤,蛇虫咬伤[30];骨用于催产,治脉病[25,30],难产;效用同红耳鼠兔 Ochotona erythrotis[22];肉治妇女病[21]。

Petroselinum crispum(Mill.)Nyman ex A. W. Hill. 欧芹(伞形科)。【维药】یاۋا چىنسەی ئۇرۇغى(Yawa chingsai uruqi,亚瓦青菜欧如合):果实治小便不利,气结性腹痛,腹胀,消化不良,经水不调[75]。

Peucedanum decursivum(Miq.)Maxim. 参见 Angelica decursiva。

Peucedanum medicum Dunn 华中前胡(伞形科)。【土家药】岩防风,棕包头,石防风:根、根茎治风寒感冒,上呼吸道感染,咳喘痰多,风湿疼痛,劳伤腰痛[250]。【彝药】列尔,山当归:根茎治神衰体弱,气血虚少,头晕昏厥,突然腹痛,小儿腹痛,女子不孕,刀枪伤流血[106]。

Peucedanum praeruptorum Dunn 白花前胡(伞形科)《药典》。【白药】宽无烂物,夸俄路夫:根治感冒,上呼吸道感染,咳嗽,喘,痰多[14]。【朝药】hīn gāoq gǐ rīm nǎ mù(户因高气给日母那木):根治少阳人头痛,寒热往来,太阳证,少阳证,风痰,寒痰,痈疽初发之证,结胸,胸膈烦躁证[83],发热,头痛,恶寒,身痛,烦躁,伤寒初痛,里热上逆,呕吐,咳嗽[81]。【侗药】Nyangt siip bial(娘岁帕),Nyangt bav siip bial(娘巴岁帕):根治代喉老(老年咳嗽)[137]。【苗药】Reib ghob meil(锐阿闷,贵州铜仁)[91],岩川,莴祖别芭[94,96]:根治肺虚热咳嗽,咽喉痛[94,96],痰热咳嗽,外感咳嗽,胸胁中痞,心腹结气,头风痛,妇女干血痨[91],风热头痛,心腹结气,平降血压[230],跌打损伤[14]。【纳西药】根治感冒,上呼吸道感染,痰多咳喘,胸膈满闷,呃逆呕吐[164]。

【土家药】白花前胡[239]，岩川芎[125,128][239]，岩防风[124]：根治胸胀，无名肿毒[239]，风热咳嗽，痰多，痰热喘满，咯痰黄稠，呕逆，风湿疼痛，劳伤腰痛[124]，胸胀，无名肿痛[125,128]。【彝药】唯噜傲么[101,104]，姨妈菜[104]：根治感冒头痛，麻疹[101,104]。【壮药】巴安巴，山芹菜：全草治白带过多，肝炎，结膜炎，角膜炎[15]。

Peucedanum terebinthaceum (Fisch. ex Trevir.) Fisch. ex Turcz. 石防风（伞形科）。【蒙药】根治风热感冒，咳嗽痰多，胸闷喘促[51]。【苗药】竹节防风，山芹：根治感冒咳嗽，支气管炎咳嗽，妊娠咳嗽，风湿麻木[97]；根茎治感冒咳嗽，支气管炎咳喘，妊娠咳嗽[98]。【土家药】ar bar huang fer（阿八黄昏）[126]，大岩风，竹节防风[123,127]：全草治伤寒感冒，咳嗽，吼病（哮喘），痨伤，高热[126]；根治感冒咳嗽，支气管炎咳喘，妊娠咳嗽[123,127]。

Peucedanum violaceum Shan et M. L. Sheh. 紫茎前胡（伞形科）。【藏药】ラ་མཆེད་ཁ།（当更嘎保）：全草治"培根"和"隆"的合并病[25]。

Phacellanthus tubiflorus Sieb. et Zucc. 黄筒花（列当科）。【土家药】草菝蓉：全草治头晕目眩，腹泻，咳嗽气喘，咯吐痰血[124]。【瑶药】白花莲：治肝炎[74]。

Phaeonychium parryoides (Kurz ex Hook. f. et T. Anderson) O. E. Schulz. 藏芥（十字花科）。【藏药】ཤ་མིག་ལ།（索罗木保）：根治肺病咯血；根外用治刀伤[25,32]。

Phaius tankervilliae (Banks ex L'Herit.) Bl. 鹤顶兰（兰科）。【瑶药】铜别己（domh baec geiv），大白芨[130]，大叶石仙桃[134]：假鳞茎治肺虚咳嗽痰多，咳血，乳腺炎，跌打肿痛，外伤出血[130]，肺结核及肿毒，创伤[134]。

Phalacrocorax carbosinensis (Blemenbach) 鸬鹚（鸬鹚科）。【朝药】개가마우지（gāi gǎ mā wǔ jì，该嘎妈乌几）：粪便用于去面黑痣；头用于鲠及噎[86]。【傈僳药】哀贝，水老鸭：肉治水肿[166]。【怒药】益寒：肉治水肿[165]。【藏药】索夏[23]，ཤ་བྱ།（索恰）[25][30]，索夏斋哇[22,27]：肉治尿闭[23]，辟邪，利尿[22,27,34]，开闭（肉汤治鱼骨卡喉）[22,27]，除邪开闭，利水道[25]；胃治消化不良[22,23,27,34]；胃、喉头治消化不良[25][30]；喉头用于积食不化，

活动瘿瘤[23,34]；喉与消化药物相配，治消化不良，瘿瘤[22,27]；骨治水肿病[23,25,30]，雀斑[25,30]，鱼鲠[30]，水肿，雀斑[30]；骨（炒研）排腹水[34]；羽炭制治尿闭，炭疽，散肿[23]；羽毛治炭疽，疗疮[30]；羽与蛇皮合用治炭疽，疗疮，散肿[30]；尾羽烧炭治二便[30][30]，治尿闭[34]；毛炭同狗毛炭，鸬鹚尾翎，开通二便闭结[22,27]；全体治腹水臌胀；毛（煅）治炭疽病，消肿胀[34]。

Pharbitis hederacea Choisy 牵牛（旋花科）。【哈萨克药】سەگباس شەرماۋسق（牵牛子）：种子治水肿，二便不通，腹痛，气急咳喘，痰饮[142]。

Pharbitis nil (L.) Choisy 裂叶牵牛（旋花科）《药典》。【朝药】나팔꽃（nǎ pūr gǎoq，那帕儿高气）：种子（牵牛子）用于下气，脚满水肿，除风毒，利尿[86]。【蒙药】（Hondegen qiqigen wur，混德根 - 其其根 - 乌热）[45,46]，胡恩达干 - 其其格[47]：种子（牵牛子）治黏热，炽热，结喉，发症，黄疸，"希日"病，肿毒，便秘[45,46]，腹水，腹胀便秘，蛔虫病[47]。【怒药】路阿登劳，黑白丑：种子治肿痛[165]。【土家药】牵牛子，二丑[124]，喇叭花子[125]：种子治肾炎水肿，喘满，肿胀，二便不通，食积，虫积，痰饮，脚气，肝硬化腹水[124]，脚满水肿，虫积肚痛，痢疾[125]。【维药】艾西克克皮切克乌拉盖[78]，ھە شقپچەك ئۇرۇغى（Hesheqpichek uruqi，艾西克皮且克欧如合）[75]：种子治水肿，大便秘结，关节炎[79]，寒性小关节疼痛，湿性脓疮，湿寒性白癜风，肠道寄生虫[75]，水肿胀满，二便不通，虫积腹痛，蛔虫，绦虫病[77]。【瑶药】牵牛花：种子治肾炎水肿，肝硬化腹水，大便秘结，气痛，小儿腹胀[133]。

Pharbitis purpurea (L.) Voigt 圆叶牵牛（旋花科）《药典》。【朝药】둥근잎나팔꽃（dǒng gēn yìp nǎ pūr gǎoq，咚艮邑丕那帕儿高气）：种子（牵牛子）效用同裂叶牵牛 P. nil[86]。【侗药】里丑，喇叭花：种子治水肿，大小便不通，痰饮积聚[136]。【傈僳药】莫普莫乃马戛：种子治水肿，喘满，痰饮，脚气，虫积食积，大便秘结[166]。【蒙药】（Hondegen qiqigen wur，混德根 - 其其根 - 乌热）[45,46]，混达干 - 其其格[51]：种子（牵牛子）效用同裂叶牵牛 P. nil[45,46]，治"协

日"病,"粘"疫,瘟病,虫疾,"希日沃素"病[51]。【苗药】Vob bis ob dlub(窝比窝收,贵州黔东南)[91],二丑[94,96,98],锐马媒[94,95,96,98]:种子治水肿,脚气病,痰壅喘咳[91,94,96,98],肾炎,二便不通,水臌病[94,96,98],腹水[91,95],便秘,食滞虫积,鹤膝风,肠痛,腰痛,阴囊肿胀,痈疽肿毒,痔漏便毒[91]。【纳西药】牵牛,黑丑:种子治水肿,停饮肿满,腰脚湿气疼痛,风热赤眼,食滞虫积[164]。【维药】艾西克皮切克乌拉盖:效用同裂叶牵牛 P. nil[77,79]。

Phaseolus calcaratus Roxb 参见 Vigna umbellata。

Phaseolus radiatus L. 参见 Vigna radiata。

Phaseolus vulgaris L. 菜豆(豆科)《部维标》。【蒙药】种子治水肿,小便不利,脚气病,疮肿[51]。【维药】لوبيا(Lobiya,罗比亚)[75]:种子治干性精液减少,乳汁不足,顽痰不化,小便不利,寒性月经不调,慢性炎肿[75,77],机体虚弱,尿少浮肿,月经不调,乳少面暗,皮肤粗糙,阴茎弱小[4]。【藏药】善扪麦朵:花治肾虚,性欲低下,妇科疾病,崩漏,月经过多,鼻衄,外伤出血[22];果实治"隆"病[27]。

Phasianus colchicus Linnaeus 环颈雉(雉科)。【朝药】꿩(gueng;咕鞨):肉用于补中益气,止泄痢,除蚁瘘[86]。【仫佬药】牡仆仆:全体治产后虚弱[14]。【侗药】野鸡,山鸡:肉治久病体力虚弱,脾虚泄泻,消化不良,积食胀满[168]。【彝药】叔节[32],雉鸡,山鸡[107]:胆治跌打损伤[32];肉治腹痛,"瓦厄"病,伤口疼痛,跌打损伤;野鸡油治寒咳,腹冷痛,筋骨伤疤疼痛诸症[107]。【藏药】戴破[23],ডিৰা(得泼)[25,30][30],代培来巴[22]:肉治遗精,胸腹胀满,久泻[23],久病体虚,病后体弱无力[22],壮阳滋补[34];头治阳痿[23],为壮阳速效药,愈疮[34];脑治阳痿[22,25,30][30],冻疮[30];肉或全体治脾虚泄泻,胸腹胀满,小便频数,消渴症,癣病,诸浅疮;肝治小儿无辜痔;尾治丹毒[30]。

Phellinus igniarius(L. ex Fr.)Quel. 桑黄(多孔菌科)。【傈僳药】士尼米七:子实体治崩漏带下,血淋,脱肛泻血,妇人劳损,瘰疬溃烂,癥瘕积聚,脾虚泄泻[166]。【藏药】子实体治妇女血崩,带下不止,闭经,便血,尿血[36]。

Phellinus rimosus(Berk.)Pilát [*Pyropolyporus*

rimosus(Berk.)Teng] 缝裂木层孔菌(多孔菌科)。【纳西药】裂蹄:子实体治咽喉炎,食管癌,鼻咽癌[164]。

Phellodendron amurense Rupr. 黄檗(芸香科)《药典》。【朝药】황경피나무(huāng gieng pi na mu,黄给鞨丕那木):树皮治少阳人肾火盛而引起的小便不利,小便淋浊;种子治结胸谵语,阳明症烦躁[81,83],少阳人肾火升而引起的小便不利,小便淋浊,亡阴症谵语,大便不通[83],亡阳证谵语,大便不通[81],阴虚内热,消症,浮肿,小便浑浊,痢疾,泄泻[84]。【侗药】美黄巴:树皮治痢疾,肝炎,目赤肿痛,湿热泻痢,黄疸,骨蒸[98,135]。【仡佬药】ni[13] zu[33] tai[55](尼又歹,黔中方言),pe[53] wu[55](扁午,黔中北方言),kɔ[31] tie[33] lon[33](各点陇,黔西南多洛方言):树皮治虫蟆(曲蟆)[162]。【满药】勺浑炭古:树皮熬水服治尿多,食多的消渴症[11][39]。【毛南药】mei[33] bɛ[24]ʔan[42](美柏按):树皮治尿崩症[155]。【蒙药】ᠰᠢᠷ᠎ᠠ ᠮᠣᠳᠣ(Xier mod,沙日-毛都)[44],希日-毛都[51]:树皮(黄柏)治秃疮,癣,疥,皮肤瘙痒[44,51],毒热,痛风,游痛症,"吾亚曼"病,鼻衄,吐血,月经过多,血痢,热性眼病,眼翳,肾热[44],"希日沃素"病,黄水疮,麻风病,各种出血,陈热,痢疾,眼白斑,结膜炎,肾热,尿频,遗精,毒热[51],痹病,毒热病症,鼻衄,吐血,崩漏,血痢,干、湿性眼睑糜烂,视物模糊[56]。【苗药】豆嘎里纺:树皮治痢疾,火牙[96]。【纳西药】树皮治细菌性痢疾,肠炎,流行性结膜炎,慢性皮肤溃疡,伤寒身黄,发热,盗汗,湿热泻痢,急性黄疸型肝炎,风湿性关节炎,带下,热淋,脚气[164]。【土家药】剥皮黄[10],bao pi waur gax lax(剥皮王嘎那)[126]:树皮治发热咳嗽,热淋,咽喉肿痛,烧、烫伤[10,126]。

Phellodendron chinense Schneid. 黄皮树(芸香科)《药典》。【哈尼药】其尼:根、叶治肾水肿,皮肤过敏,风湿疼痛[14]。【蒙药】ᠰᠢᠷ᠎ᠠ ᠮᠣᠳᠣ(Xier mod,沙日-毛都):效用同黄檗 P. amurense[44,56]。【苗药】豆嘎里幼:树皮治痢疾,火牙[96]。【土家药】剥皮王嘎那(bao[1] pi[1] wang[2] ga[2] la[1]),川黄柏[124],黄剥皮[128]:树皮治湿热泻痢,黄疸,骨蒸潮热,遗精,赤白带下,足膝肿痛痿软无力,疮毒,湿疹[124],热泻症,热尿积(尿路感染），痔疮肿痛，水火烫伤[128]。

Phellodendron chinense var. glabriusculum Schneid. 秃叶黄皮树（芸香科）。【侗药】Meix bic man（美比蛮）：树皮治耿并焙（火牙）[137]。【哈尼药】其尼：根、叶治肾水肿，皮肤过敏，风湿疼痛[14]。【蒙药】ᠬᠠᠷᠠ ᠮᠣᠳᠣ（Xier mod，沙日－毛都）：树皮（黄柏）效用同黄檗 P. amurense[44]。【苗药】Det ghab nex niul（豆嘎脑牛，贵州黔东南）：树皮治湿热痢疾，泄泻，黄疸，梦遗，淋虫，带下，骨蒸劳热，口舌生疮，目赤肿痛，疖疮疮毒，皮肤湿疹[91]；茎皮治痢疾，火牙[96]。【土家药】bao¹ pi¹ wang² ga² la¹（剥皮王嘎那），川黄柏[124]，黄柏[128]：树皮治湿热泻痢，黄疸，骨蒸潮热，遗精，赤白带下，足膝肿痛，痿软无力，疮毒，湿疹[124]，热泻症，热尿积（尿路感染），痔疮肿痛，水火烫伤[128]。【瑶药】黄百：根或树皮治胃肠炎，大便秘结，小便黄赤，尿路感染，咽喉炎，扁桃腺炎，湿疹，疮疖，疮疡肿毒，皮肤感染[15]。【壮药】Gonaenghenj（棵能现）[180]，茶西右，黄白皮树[15]：根或茎皮治呗农（疮疡），能啥能累（湿疹）[15,180]，阿意咪（痢疾），能蚌（黄疸），肉扭（淋症），隆白呆（呆下），缩印糯哨（萎症），发得（发热），优平（汗症），漏遗（遗精）[180]，胃肠炎，大便秘结，小便黄赤，尿路感染，咽喉炎[15]。

Pheretima asiatica Michaelsen 参见 Amynthas asiaticus。

Pheretima aspergillum (E. Perrier) [*Amynthas aspergillum* **Perrier**] 参环毛蚓（钜蚓科）《药典》。【侗药】地龙，saenx laox（省安），蚯蚓：全体治小儿高热，下肢慢性溃疡[216]。【维药】سازلك （Sazanmg）萨脏：全体治寒性阳痿，腮腺炎肿，瘫痪，四肢疼痛，湿疹创伤，血压偏高[75]，大便秘结，消化器官的炎症，外用治烧伤疼痛[79]。【藏药】全体治高热神昏，惊痫抽搐，关节痹痛，肢体麻木，半身不遂，肺热痰咳，尿少水肿及高血压[30]。【壮药】Duzndwen（督粘），广地龙：生体治发得（发热），狠风（小儿惊风抽搐）邦印（痛症），麻邦（半身不遂），埃病（咳嗽），笨浮（水肿）[180]。

Pheretima guillelmi (Michaelsen) [*Metaphire guillelmi* (**Michaelsen**)] 威廉环毛蚓（钜蚓科）《药典》。【布依药】独练：全体用瓦针刺百会穴，放血，然后将虫蟮4条，捣烂，敷伤口处，治小儿抽

筋[159]。【土家药】蛐蟮：全体治高热惊厥，小儿惊风，支气管炎哮喘，烧、烫伤，产后头痛[129]。【壮药】效用同参环毛蚓 P. aspergillum[180]。

Pheretima hupeiensis (Michaelsen) 参见 Amynthas hupeiensis。

Pheretima pectinifera Michaelsen 参见 Amgnthas pectiniferus。

Pheretima posthuma (L. Vaill). 蚯蚓（钜蚓科）。【彝药】补底扎则：全体治疟疾，高热惊厥，喘咳，小便不通，疬腮瘰疬，目赤喉痹[102]。

Pheretima vulgaris Chen 参见 Metaphire valgaris。

Philadelphus henryi Koehne 滇南山梅花（虎耳草科）。【朝药】전남산매화：花治神经衰弱，浮肿[9,90]。【藏药】毛叶木通，夜胡椒：根、叶用于清热利湿，消炎[36]。

Philadelphus tenuifolius Rupr. ex Maxim. 薄叶山梅花（虎耳草科）。【朝药】박엽산매화：花治神经衰弱[9,90]。

Phlegmariurus austrosinicus (Ching) L. B. Zhang 华南马尾杉（石杉科）。【瑶药】母千金草，cin jiem mac miev（成金马咪），石子草：全草治颈椎病，脑动脉硬化，脉管炎，咳喘，跌打损伤，风湿骨痛，小便涩痛[132]。

Phlegmariurus carinatus (Desv. ex Poir.) Ching 龙骨马尾杉（石杉科）。【瑶药】大千金草：效用同金丝条马尾杉 P. fargesii[132]。

Phlegmariurus cryptomerianus (Maxim.) Ching 柳杉叶马尾杉（石杉科）。【畲药】坛头松，岩松：全草治无名肿毒[146]。

Phlegmariurus fargesii (Herter) Ching 金丝条马尾杉（石杉科）。【瑶药】千金草，Cinn jiemh miev（成金咪），马尾千金草：全草治风湿骨痛，跌打损伤，脑血管病，脉管炎，颈椎病，腰椎病，痛经，闭经[132]。【壮药】马尾千金草，千金草：全草治林得叮相（跌打损伤），肌肉痉挛，诺吟尹（筋骨疼痛），心脏病[120]。

Phlegmariurus pulcherrimus (Wall. ex Hook. et Grev.) Love et Love. 美丽马尾杉（万年松）（石杉科）。【土家药】铺地还阳，羊毛分筋，万年松：全草治五心烦热，麻疹不透[127]。

Phlegmariurus salvinioides (Herter) Ching 小马尾杉（石杉科）。【台少药】Derusumu（Paiwan 族

恒春上）：全草与石菖蒲共同捣碎后，混合蜂蜜治腹痛[169]。

Phlogacanthus curviflorus (Wall.) Ness 火焰花(爵床科)。【傣药】摆皇丈(西傣)[59]，扎勤娘(德傣)[59]，皇丈[62,64]：带嫩枝的叶治热风咳嗽，咽喉疼痛，胸闷不适，胸腹疼痛，黄疸，风湿病，肢体关节肿痛，疟疾，跌打损伤，瘀血肿痛[59]；根、叶用于冷风所致胃肠痉挛剧痛[62,63,64]，风热咳嗽，热风咽喉疼痛，胸闷不适，热风所致的关节红肿疼痛，活动受限，风湿性关节酸痛重着，屈伸不利，跌打损伤，瘀肿疼痛，疟疾发冷发热，头晕头痛，胸腹满闷[62-64]，脘腹痉挛剧痛[62]；全草治顽症不解，发冷头晕头痛，胸腹痞满[9,66,72]；全株、叶洗浴治痛经，产后诸疾[14]。【基诺药】约些帕懋[10,163]，阿波帕纳[3]：根治疟疾[10,163]，癌症；叶外敷治癌症[3]。

Phlogopite 金云母［硅酸盐类矿物金云母，主含 $K_2 (Mg, Fe^{2+})_6 [Si_6 Al_2 O_{20}][OH, F]_4$]。【藏药】གནེར་རོ(塞儿多)：原矿物用于引流"黄水"，舒泻脉病，解毒[25]，治"黄水"病，骨折[21]。

Phlojodicarpus sibiricus (Fisch. ex Spreng.) Koso－Pol. 胀果芹(伞形科)。【蒙药】图日根－查干：全草治流行性感冒，"发症"，结喉，腮腺炎，丹毒，肠刺痛，麻疹，游痛症，痛风，创伤，各种出血，里结[51]。

Phlomis betonicoides Diels 假秦艽(唇形科)。【白药】土西参：根治消化不良，腹胀，咽喉疼痛[14]。【纳西药】粗弓：根治消化不良，腹胀，咽喉疼痛，跌打劳伤，肺炎[14]。【普米药】提擦：根治消化不良，腹胀，咽喉疼痛，感冒咳嗽，支气管炎，各种食物中毒[14]。【藏药】楼莫尔：块根治咽喉疫疬，肺病[23]；花、叶、茎、果、全草治眼疾，虫病[27]。

Phlomis dentosa Franch. 尖齿糙苏(唇形科)。【藏药】བྲག་ཆར(陆莫)[25,32]，信梯曲尼[39]：块根治感冒，气管炎及疬痈[25,32,39]。

Phlomis franchetiana Diels 大理糙苏(唇形科)。【佤药】补朴下：全草治缺乳，乳腺炎，闭经[14]。

Phlomis medicinalis Diels 萝卜秦艽(唇形科)。【藏药】萝卜秦艽[927,967]，楼莫尔[23]：根治风热感冒，咳嗽痰多，疮疡久溃不敛[927,967]；块根治咽喉疫疬，肺病[23]。

Phlomis mongolica Turcz. 串铃草(唇形科)。【蒙药】效用同块根糙苏 P. tuberosa[51]。【藏药】效用同萝卜秦艽 P. medicinalis[23]。

Phlomis oreophila Kar. et Kir. 山地糙苏(唇形科)。【哈萨克药】تاۇلى قوزعۇلاق：全草治风寒感冒，慢性气管炎，疮疖肿毒[140]。

Phlomis tuberosa L. 块根糙苏(唇形科)《部蒙标》。【哈萨克药】全草治风寒感冒，慢性气管炎[141]。【蒙药】ᠣᠭᠠᠯᠵᠢᠨ ᠲᠣᠷᠢ (Ogaljin torie，莪嘎勒金－图古列)[3]：块根治感冒，骨"奇哈"病[3,51]，气短，咽炎，胸热，支气管炎，痰稠难咯[3]，发烧，鼻痒喷嚏，痰咳，咽热干燥，胸热，头痛，关节痛，脉"奇哈"病，肌"奇哈"病[51]。

Phlomis umbrosa Turcz. 糙苏(唇形科)。【蒙药】楼格莫日，查干－乌嘎拉锦－图谷日埃[47]：地上部分、根治感冒，咳嗽痰喘，风湿性关节痛，腰痛，跌打损伤，痛疮肿毒[51]；根治感冒，咽干舌燥，肺病，风湿性关节痛，腰痛，跌打损伤，疮疖肿毒[47]。【土家药】四棱麻[123][7]，追骨风，野芝麻[127]：全草治疮痈肿毒，风湿性关节炎，跌打损伤，感冒[123,127]；根治风湿骨痛，劳伤身痛，骨折，跌打肿痛，腹泻；根外用治外伤出血[7]。【藏药】全草及块根治感冒，痰多咳嗽，无名肿毒[36]。

Phlomis umbrosa var. australis Hemsl. 南方糙苏(唇形科)。【土家药】四楞麻[7]，追骨风，野芝麻[127]：根治风湿骨痛，劳伤身痛，骨折，跌打肿痛，腹泻；根外用治外伤出血[7]；全草治疮痈肿毒，风湿性关节炎，跌打损伤，感冒[127]。

Phlomis younghusbandii Mukerj. 螃蟹甲(唇形科)《部藏标》。【藏药】ཤུག་རྩིད(露木尔)[2,21,27,35]，罗莫尔[29]，楼莫尔[23]：块根治感冒，支气管炎，咳嗽[2,20,35][604,628,716,809,954,980,1037]，久疮不愈[2,20,35]，咽喉疫疬[21,23,35][1063]，肺病[21,23,35,40]，"培根"寒症[2,40][1063]，肺炎，疖疮肿毒[604,628,716,809,954,980,1037,1039]，疮疡久溃不敛[40][1063]，风湿性关节炎[628,1039]，风热感冒，咳嗽痰多，支气管炎，疮疡久溃不敛[1063]，疬病，"培根"病，寒病[27]，口疮，感冒咳嗽，疮疖，瘤子[40]。

Phoca vitulina Linnaeus 斑海豹(海豹科)。【朝药】(zān zēm něng yì) 咱啧母能邑：外生殖器(腽肭脐)主鬼气(疟疾)，尸疰，鬼魅(鬼神之属，恶气，邪气)，狐魅，心腹痛，中恶，邪气，宿血结块，疢癖，羸瘦[86]。

Phoebe chekiangensis C. B. Shane 浙江楠(樟科)。【侗药】批把松：叶、根治消化性溃疡[4,10]。

Phoebe forrestii W. W. Smith 长毛楠(樟科)。【彝药】西哈尼实[13,14]，白苏木[13]：茎、皮、叶治风湿麻木，跌打损伤[13,14]。

Phoebe lanceolata (Wall. ex Nees) Nees 披针叶楠木(樟科)。【傣药】牙敝冬[14]，鸭毕东[13]：叶用于止血，刀伤[13,14]。

Phoebe sheareri (Hemsl.) Gamble 紫楠(樟科)。【侗药】枇杷松：根叶治消化性溃疡[139]。

Phoenix dactylifera L. 枣椰子(棕榈科)。【回药】虎而麻：果实用于消食，咳嗽，虚羸[170,175]。【藏药】扎果[27,22,34]：果实治"培根木布"病，"培根赛布"病，各种胃病[27]，胃溃疡[22,34]，"培根"病，"黄色木保"病[22]。

Pholidota articulata Lindl. 节茎石仙桃(兰科)。【傣药】石蚌腿：茎、叶治跌打损伤，骨折筋伤，痈疮肿毒[9,74]。【拉祜药】鹅母架那此，石蚌腿：茎叶治跌打损伤，骨折伤筋，咽喉痒，咳嗽[151]。【彝药】古都裂耳[14,103]，飞都鲁列耳[101,102]：全株治子宫脱出，月经不调，肺热咳嗽[14,103]；全草蒸蛋或鸡肝治视物昏花，目翳，风湿性关节痛，骨折，跌打劳伤，心神不安，失眠，肺脓疡，痈疖肿痛，子宫脱落，月经不调，肺虚咳嗽，膈食不化[101,102]。

Pholidota cantonensis Rolfe 细叶石仙桃(兰科)。【土家药】a¹ ba¹ di¹ xi¹ bu¹ li(阿巴低希不里)，双峰燕，双叶石枣：全草治肺痨干咳，月经过多，风气病[128]。

Pholidota chinensis Lindl. 石仙桃(兰科)。【侗药】果上叶：全草治风热咳嗽，胃脘痛，阴虚潮热，高热口渴，食积不消[138]。【哈尼药】Dalmol siluv(达莫席卢)，石果，果上叶：全草治慢性骨髓炎，肺热咳嗽，肺炎，跌打损伤，骨折[143]，咳血，哮喘，肝炎，牙痛[8]。【基诺药】Yaqieyene(鸭且叶呢)：假鳞茎或全草治气管炎，肺心病；鲜茎叶捣烂包敷心脏部位治慢性骨髓炎[8,10,163]。【黎药】雅谣搏寄生，石上莲，石橄榄：全草治妇

女子宫发炎，肺热咳嗽，痰积[153]。【毛南药】石穿盘，ruoŋ² xien³ thui²(松仙石土)：全草治肺热咳嗽，肺结核咯血，小便不利，湿热浮肿，淋巴结结核，小儿疳积，胃、十二指肠溃疡；全草外用治慢性骨髓炎[156]。【畲药】全草治头眩头痛，口渴心烦，肺热，咳嗽，风湿气痛，风湿疼痛，小肠疝气，淋浊[147]。【水药】冷务瓦，果上叶：全草治咳嗽，肺结核[101]。【土家药】shuang zi shang xie(双子上叶)，又子上叶[10,126]，岩火炮[8,129]：假鳞茎治咳嗽咯血，小儿疳积，水肿，不孕症[10,126]；全草、假鳞茎治跌打损伤，肺热咳嗽，胸肋痛，痰中带血[8,129]。【瑶药】gaengh zuih miev(蛙腿草)，bienh mengh muoh(扁明模)[132]，果上叶[133]：茎、假鳞茎治百日咳，肺炎，支气管炎，肺结核咯血，肺热咳嗽，慢性胃肠炎，小儿疳积，小儿浮肿，慢性骨髓炎，跌打损伤，疮疖[132]；全草及假鳞茎外用治慢性骨髓炎，烫、火伤[133]。【彝药】ꒌꒉꑼ(yievapyi，野娃叶)，gotssayip(戈洒亦)[8,14]，果上叶[101,102,103]：全草、假鳞茎治疮痈，红肿疼痛，跌打损伤，火灼伤[8,14]；全草治骨折，关节脱位[103]；全草鲜品或干粉外敷治骨髓炎，治眩晕头痛，咳嗽，吐血，遗精，白带；全草、假鳞茎治骨折脱位，扭伤，蜈蚣咬伤，咽喉肿痛[101,102]。

Pholidota yunnanensis Rolfe 云南石桃仙(兰科)。【土家药】果上叶，Yandapao(岩大炮)，Yaquecao(鸦雀草)：全草治消化不良腹痛，风湿疼痛，痈疮肿痛，刀伤；假鳞茎治跌打损伤，肺热咳嗽，肺痨，胸膜炎，小儿惊风，月经过多[8,127]。【瑶药】gaengh zuih miev(蛙腿草)，强随咪，bienh mengh muoh(扁明模)：茎、假鳞茎治百日咳，肺炎，支气管炎，肺结核咯血，肺热咳嗽，慢性胃肠炎，小儿疳积，小儿浮肿，慢性骨髓炎，跌打损伤，疮疖[132]。【彝药】ꇆ�ꈬ(lurdehxe，鲁得平)，ꃅꄻ(gotssayip，戈洒亦)，ꁈꀕꊪꋦ(zzalieplurshyprop，砸劳鲁氏若)：全草治跌打损伤，筋断骨折，风湿麻木，关节肿痛，肺热咳嗽，痰壅咯血[8]。

Photinia parvifolia (Pritz) Schneid. 小叶石南(蔷薇科)。【彝药】娘格尼帕[102,103]，矣赊锡，牛筋子[104]：全株治牙痛，黄疸，乳痈[102,103]；根及茎叶治跌打损伤，劳伤腰痛，止血，消炎收

口[104]；根、茎、叶治跌打损伤，劳伤腰痛，牙痛；叶研末治外伤出血[104]。

Photinia prunifolia(Hook. et Arn.) Lindl. 桃叶石楠(蔷薇科)。【瑶药】石斑树根：根治风痹，腰背酸痛，肾虚脚弱，偏头痛，风疹[464]。

Photinia serrulata Lindl. 石楠(蔷薇科)。【畲药】石楠：根、叶治头风头痛，腰膝无力，风湿筋骨疼痛[10,147]。

Phragmites communis Trin. [*P. australis* (Cav.) Trin. ex Steud.] 芦苇(禾本科)《药典》。【朝药】芦根：根治太阳人表里证，干呕噎，五噎烦闷治胃热呕秽[83]。【傣药】根茎治热病烦渴，胃热呕吐，噎膈，反胃，肺痿，肺热[67,68]。【侗药】Meix luh jigs：根茎治惊招穹(潮热惊)[137]。【鄂温克药】芦苇空腔内的薄膜治外伤[235]。【仡佬药】ma¹³ za³³ we³¹(骂雅喂，黔中方言)，kan⁵³ çi⁵³ i⁵⁵(冈希一，黔中北方言)，ma³³ tçiə⁵⁵(马介，黔西南多洛方言)：根治鼻出血[162]。【哈尼药】阿朵：根茎治热病高热烦渴，鼻出血，肺脓疡，气管炎[145]。【哈萨克药】قامىس تامىرى[142]：根茎治胃热口臭，高热烦渴，肺炎，肺脓疡，气管炎[142]；根茎治高热烦渴，牙龈出血，感冒风热，尿路感染，胃热呕吐，大叶性肺炎，气管炎，咽喉痛，肺脓疡，呃逆，耳鸣，便秘，浮肿，斑疹，衄血，中暑[141]。【拉祜药】罗巴，野芦苇根：根茎治泌尿系统结石，肾炎，膀胱炎，肝炎，风热感冒，热病烦渴，胃热，呕吐，反胃，肺痿，肺痈[150]。【傈僳药】巴补，苇根：根茎治热病烦渴，胃热呕吐，噎膈，反胃，肺痿，肺痈[166]。【毛南药】gaŋ³³ diɛ²⁴ nau³³(刚电劳)：根治小儿白口疮[155]。【蒙药】呼勒斯－额布斯[51]，呼勒斯，好鲁苏[587]：芦根治热病烦渴，胃热呕吐，肺热咳嗽，小儿麻疹，肺痈，热淋涩痛，嫩茎治伤热，"陈热"，水肿，小便短赤[51]；根、茎、叶用于和胃止呕，清热解毒，止血[587]；花序治咳嗽[217]。【苗药】佳额酒：根茎治潮热，小儿腹泻[96]。【纳西药】芦根：根茎治食鱼中毒，面肿，烦乱，牙龈出血，热病烦渴，口干咽燥，鼻衄，胃热呕吐，肺热咳嗽，肺痈，气管炎[164]。【怒药】一土，苇根：根茎治咳嗽咯血[165]。【水药】尼鲁：根茎治胃热呕吐[157,158]。【土家药】根茎治热病烦渴，胃热呕吐，肺痈吐脓，热淋涩痛[123]。【维药】قوموش يىلتىزى

(Qomush yilitizi, 活木西衣力提孜)[75]，库木西依里提孜[79]：根茎治湿热性牙龈红肿，牙齿出血，小便不通，经水不下，头癣，湿疹，面部斑点[75]，热感发烧，食欲不振，小便赤黄不利[79]。【彝药】巴日，巴依日俄土(凉山)，土勒母自(云南)：根茎、花治饮食积滞，腹痛，月经不调，乳疮，肺热咳嗽，刀伤流血，胃热呕吐，烦渴尿黄，脑炎[106]。【壮药】麦喔：嫩梢治湿疹奇痒，阴痒[15]。

Phryma leptostachya L. 北美透骨草(透骨草科)。【独龙药】透骨草：全草治难产，产后腹痛，小儿肺炎；根治疥疮，黄水疮，疮毒感冒发烧[600]。【羌药】RegeTarHangmaguann(日格塔尔日·杭马光)：全草治黄水疮，湿热痒疮，疥疮[167]。【彝药】挖时西，老婆子针线[669]，紫柏[101,102]：全草用于杀虫[669]，治妇女难产，湿疹，黄水疮，跌打损伤，骨折，中毒，湿疹，疔疮疥疮，烂脚丫，脚癣，蛔虫病，绦虫病，钩虫病[101,102]。

Phryma leptostachya L. ssp. asiatica (Hara) Kitamura 透骨草亚种(透骨草科)。【哈尼药】杯拔：全草治感冒高热，痢疾，吐血，衄血，口腔溃烂[145]。【傈僳药】霍茨：用于拔脓生肌，杀蛆[65]。【土家药】倒扣草：全草治黄水疮，疥疮，湿疹，跌打损伤，杀灭蚊蝇幼虫[124]。【彝药】一扫光[106]，紫栖[14]，紫柏[103]：用于驱虫；外用疗疮[35]；根或全草治干疮，漆疮，黄水疮等疮溃烂，小儿肺部病痛，妇女难产，产后腹痛[106]；全草治麻疹，湿疹后期瘙痒，驱虫，疔疮[14]，皮肤瘙痒，透疹，湿疹，疮疖长期不愈，痈疽肿毒，化脓后生蛆[103]。

Phrynium capitatum Willd. 冬叶(竹芋科)。【哈尼药】叶：全草用于解毒[875]。【仫佬药】冬叶，棕叶：根茎用于醒酒[15]。【瑶药】冬于念：根茎治酒精中毒，风湿骨痛，腰痛[15]。【壮药】冬精，棵精通，弄胎：叶解酒毒；花治月经过多，失音[15]。

Phrynium placentarium (Lour.) Merr. 尖苞柊叶(竹芋科)。【基诺药】拍帕节呢：全草治肾炎，膀胱炎，小便不利[163]。

Phrynocephalus theobaldi Blyth. 西藏沙蜥(鬣蜥科)。【藏药】木白夏[22]，ཤག་པ། (米巴)[21,30]：沙蜥肉(带骨)治寄生虫引起的牙痛，眼痛，头痛，

鼻痒；血治内脏损伤[21,22]，止脓血[21]；全体治肾寒病及寄生虫引起的压痛，眼痛，鼻痒[30]；肉治肾寒病，白带病以及寄生虫病[21]。

Phrynocephalus vlangalii Strauch 青海沙蜥（鬣蜥科）。【藏药】ᢌ᠋ᢅᢅᢅᢅ（米巴）[21,25,30]，木吾[23]，沙奠牛[33]：全体治肾寒病，寄生虫引起的牙痛、眼痛、鼻痒[22,25,30]；血治内脏损伤[22,21,23,30]，止脓血[21]；肉治肾寒病和白带病以及寄生虫病[21]；全体治肾寒病，阳痿[23]；全虫治牙龈炎，鼻炎，眼炎[33]。

Phtheirospermum japonicum (Thunb.) Kanitz 松蒿（玄参科）。【土家药】阴行草，土茵陈：全草治黄疸型肝炎，风热感冒，小儿惊风，水肿，疮肿[123,129]。

Phtheirospermum tenuisectum Bur. et Franch. 细裂叶松蒿（玄参科）。【傈僳药】莫狂汉，细裂叶松蒿：根治心脏衰弱，心悸，咳嗽痰中带血[166]。【苗药】哆来漏：全草治便秘[14]。

Phyla nodiflora (L.) Greene 过江藤（马鞭草科）。【傣药】怕崩扁混：全草治疮疡肿疖，刀伤发炎风湿热痹证，肢体关节红肿热痛，屈伸不利[9,14,62,72]。【黎药】莫属头：全草治毒蛇咬伤[154]。

Phyllagathis cavaleriei (Lévl. et Van.) Guillaum. 锦香草（野牡丹科）。【畲药】熊巴掌：全草治骨折[148]。

Phyllagathis fordii (Hance) C. Chen 叶底红（野牡丹科）。【畲药】根预防产后风；全草治崩漏，食欲不振[148]。

Phyllanthus amarus Schum. et Thonn. 苦味叶下珠（大戟科）。【傣药】苦味叶下珠[793,796]，雅海巴，珍珠草[806]：全草治黄疸，肝炎，痢疾[793,796,806]；毒虫咬伤[793]。

Phyllanthus emblica L. 余甘子（大戟科）《药典》。【阿昌药】史洽：果治感冒头痛[5]。【白药】刚兰贝，尬拉摆：果、茎皮治痢疾，喉痛[5]。【布朗药】三墨辟[14]，三仫碎[5]：果治血热，肝胆病，咽痛，口干，消化不良，腹痛，咳嗽，坏血病[14]，喉痛；茎皮治腹泻，痢疾[5]。【傣药】麻项帮[9,14,66,72]，码函[5]，麻夯板[62]：根、树皮、叶、果治扁桃腺炎[9,66,72]，咽喉肿痛，咳嗽，口舌生疮，腹泻呈水样便，皮肤瘙痒，水、火烫伤，黄水疮，疮斑疹，疥癣，湿疹[62-64]；果治扁桃腺炎，咳嗽，喉痛[14]；果、根、茎皮和叶治扁桃体炎，痢疾，感冒[5]；树皮治肝火偏盛所致的咽喉肿痛，口舌生疮，咳嗽痰多，腹痛腹泻，麻疹，风疹，水痘，痱子，疥癣，湿疹出现的皮肤瘙痒，黄水疮，水、火烫伤[59]。【哈尼药】波仓习卡[145]，滇橄榄，Jo-qqaqbaqleil（觉恰巴勒）[143]：果实、叶、树皮、根治急慢性肠炎[145]；鲜果治口渴，咽喉疼痛，坏血病，腹痛，食积呕吐，酒积滞；茎枝治感冒发热[143]。【基诺药】涩丑[5]，生超[10,163]：果治咳嗽，咽喉疼痛；茎皮治头痛[5]；根治感冒头痛，肠炎腹泻，嫩尖捣烂包脑门治头痛；果、根、叶外洗治湿疹[10,163]。【拉祜药】伕咱解[5]，橄榄，油甘[150]：茎皮治腹泻[5]；树皮、果实治胃溃疡，胃出血疼痛，痢疾，腹泻，外伤出血，解湿热春温，一切喉火上炎，大头瘟症，生津止渴，利痰，解鱼毒酒积滞[150]。【傈僳药】阿强神，庵摩勒：果实治感冒发热，咳嗽咽痛，白喉，烦热口干[166]。【珞巴药】果实用于血热，肝胆病，喉痛，消化不良，腹痛，咳嗽，坏血病等，配"三果"复方或单一作民间验方[176]。【门巴药】同"珞巴药"。【蒙药】久如拉：果实用于血热血瘀，肝胆病，消化不良，腹痛，咳嗽，喉痛，口干[47]。【纳西药】滇橄榄[164]，赛基[5]：果实治感冒发热，咳嗽，咽喉痛，口干烦渴，维生素 C 缺乏症，白喉，哮喘，高血压[164]，咽喉肿痛，流感[5]。【普米药】阿如热：果治感冒，咳嗽[5]。【佤药】考西妹点[14]，考夏梅靛，昔梅[5]：果治血热，肝胆病，咽痛，口干，消化不良，腹痛，咳嗽，坏血病[14]；根皮治腹泻[5]。【维药】ﻡﺴﻠﻪ ﭘﻮﺳﺘﻰ（Amile posti，阿米勒破斯提）[75,78]，艾木来吉[80]，艾咪勒[5]：果实治食欲不振[78,80]，全身虚弱，如脑虚，心虚，胃虚，视弱减弱，毛发脱落，腹泻口渴[75]，腹脘胀满，痢疾泄泻，精神萎靡[78]，腹泻，胆质性忧郁症，瘫痪，麻痹，烧伤，鼻出血，白内障[80]，高血压[5]。【瑶药】牛甘果[5,15,132]，昂荆旦[5,15]，ngungh hlan biouv（翁旱表）[132]：根治皮肤湿疹[5,15]，高血压，感冒发热，咳嗽，气喘，黄疸型肝炎，烦热口渴，心胃气痛，肠炎腹泻，支气管炎，湿疹，烧、烫伤[132]；根、果及树皮治高血压，消化不良腹泻，腹痛，喉痛，口干[168]；果实治咽喉肿痛[132]。【彝药】瓦斯呷[10,105]，余甘

P

子[105]，橄榄[5]；嫩枝与根治体弱，有风不散，杨梅疮，小便不通；树皮治陷边疮；新鲜果实治心烦，头昏，夏日中暑，酒醉，伤风，老人咳喘，小儿口疮，羊儿风，冻伤；树皮治咽喉肿痛，蜈蚣咬伤；根治风湿病[10]；果实、根、嫩枝及茎皮治体虚着风，烦渴，中暑，风湿病，咽喉肿痛，陷边疮，冻伤，杨梅疮，尿闭，蜈蚣咬伤，酒醉，老人咳喘，小儿口疮，羊儿风诸症[101,102,105]；茎皮治扁桃体炎，喉炎，蜈蚣咬伤[5]。【藏药】ཞུ་ར་ཞི(居如热)：果实治"培根"病，"赤巴"病[5,21,23]，血热血瘀，高血压，消化不良，腹痛，咳嗽，喉痛，口干，坏血病，多血症[14,20,24]，热性水肿，尿频[5,23]，肝病，胆病，消化不良，眼病[21]。【壮药】Makyid(芒音)，牛甘果[117]，麻甘腮[5,15]：果实治贫痧(感冒)，口干烦渴，风火牙痛，兵霜火豪(白喉)，埃病(支气管炎)，心头痛(胃痛)，能蚌(黄疸)，火眼[117]；果、叶、茎皮治感冒发热，咳嗽，咽峡炎，肠炎，腹痛，湿疹，疮疡，疣[5,15]。

Phyllanthus flexuosus(Sieb. et Zucc.) Müll. Arg. 落萼叶下珠(大戟科)。【傣药】河杆巴[14,62,66]：全株治过敏性皮炎，小儿夜啼[14,66]，腹痛腹泻，赤白下痢，皮肤瘙痒，斑疹，疥癣，湿疹，疔疮痈疖脓肿，缠腰火丹[62]。【侗药】meix jaml(梅见)：全草治鼻衄[51]。

Phyllanthus hainanensis Merr. 海南叶下珠(大戟科)。【黎药】润弯：全草治蜈蚣咬伤[154]。

Phyllanthus matsumurae Hayata 密柑草(大戟科)。【仫佬药】夜关门，麻木冠：全草治小儿疳积，夜多大便[15]。【土家药】叶下珠：全草治眼结膜炎，夜盲，暑热泄泻，黄疸型肝炎，痢疾，淋症[123]。【瑶药】挤挤榜：全草治毒蛇咬伤[15]。

Phyllanthus multiflorus Willd. 多花油柑(大戟科)。【台少药】Zyakuratupu(Paiwan 族恒春下)：叶捣碎后敷于额部治头痛[169]。

Phyllanthus niruri L. 小反魂(大戟科)。【傣药】苦味叶下珠，雅海巴[465]，珠子草[709]：全草治肾炎，结石，性病等泌尿生殖系统疾病，胃痛，消化不良，小儿疳积，急慢性痢疾，呃逆不止，急腹痛，胆绞痛，黄疸型肝炎，其它原因所致黄疸，外伤肿痛，溃疡疮疖，毒蛇咬伤，小儿咳嗽，妇女崩漏，催乳，结膜炎，糖尿病[465]；治黄疸，

肝炎，痢疾，毒虫咬伤[709]。【哈尼药】珠子草：全株治肝炎[875]。

Phyllanthus parvifolius Buch. – Ham. ex D. Don 水油甘(大戟科)。【黎药】术亲：全株治肝腹水，肾炎水肿，肠炎腹泻[153]。

Phyllanthus reticulatus Poir. 小果叶下珠(大戟科)。【瑶药】米酱莲，黑崽树：全草治风湿骨痛，小儿疳积，偏头痛，水疔肿痛或红肿发硬[133]。【壮药】Meidingj(定美)，红鱼眼[117]，美庭[15]：茎治发旺(风湿骨痛)，林得叮相(跌打损伤)，痛风性关节炎，膝关节骨性关节炎，红斑性肢痛症[117]；根、茎、叶或全草治风湿骨痛，疥癣[15]。

Phyllanthus reticulatus var. glaber (Thwaites) Müll. Arg. 无毛龙眼睛(大戟科)。【壮药】红鱼眼[588,886]，叩去诺也，美庭[7]：茎治风湿性关节炎[588,886]，痛风性关节炎，膝关节骨性关节炎，红斑性肢痛症，糖尿病腹泻，跌打损伤[588]；根、茎、叶或全草治风湿骨痛；叶治疥癣；茎及叶治跌打损伤[7]。

Phyllanthus urinaria L. 叶下珠(大戟科)。【布依药】Ned lad mbael(墨拉莽)：带根全草治小儿疳积[8,159]。【傣药】ꦏꦴꦁꦧ(yahaiba，牙海巴)[8,62,66]：全草治腹痛腹泻，尿中夹有砂石[8,62,64]，湿热黄疸，胁痛胀满，小便不利，湿热泻痢[61]，下痢红白，小便热涩疼痛，外伤出血[62-64]，尿黄，尿血，肠炎，痢疾[8,14,66]。【侗药】骂痛[15]，梅见[8,139]：全草治小儿疳积，尿路结石[8,15,139]，鼻衄，尿路感染[8,139]。【哈尼药】Siqqaq qaqssaq，xiqiapiaran(席恰恰然)：全草治肠炎，红白痢疾，夜盲，小儿疳积，毒蛇咬伤[8]。【基诺药】Yuchuoshengchuan(鱼戳生串)：全草治高热，疟疾高热；外用鲜品捣烂敷伤口周围治青竹标蛇咬伤[8,10,163]。【京药】Zuocong(做从)：全草治急性结膜炎[15]。【拉祜药】日开夜合草：全草治肾炎水肿，泌尿系统感染，结石，肠炎，痢疾，小儿疳积，眼结膜炎，黄疸型肝炎；全草外用治青竹标蛇咬伤[10]。【傈僳药】阿钱莫：全草治肠炎，痢疾，传染性肝炎，肾炎水肿，尿路感染，小儿疳积，火眼目翳，口疮头疮，无名肿毒[8]。【黎药】术返辇，珍珠草，椰子仔草[153]：全草治肝炎，肾炎水肿，肠炎，尿痛[8]，痢疾[153]；全草

鲜品炖鸭肝，吃鸭肝及汤，治赤眼，夜盲症；全草鲜品捣烂敷伤口四周，治青竹标蛇咬伤；全草与白酒共捣烂敷寸口脉，左眼敷右边，右眼敷左边，治眼赤，目翳；全草与鸡肝或猪肝，加清水隔水蒸熟，取肝及汤同服，治小儿疳积；全草与猪肝加水蒸熟，治小儿久热不退，小儿夜啼[153]。【毛南药】thuŋ⁶ thin⁶ sei¹（桐蜓色）：全草治肾炎水肿，泌尿系统感染，结石，肠炎，痢疾，小儿疳积，夜盲，目赤肿痛，黄疸型肝炎；全草外用治青竹标蛇咬伤[156]。【苗药】Vob ghab hxangd（莴嘎襄）：枝、叶治夜盲症，小儿偏食，小儿消化不良[8,96]。【仫佬药】低箱鱼：全草治尿路感染，尿结石，小儿疳积，目赤肿痛，夜盲痢疾，腹泻[8,15]。【畲药】叶下珠：全草治赤眼，目翳，雀目，肝炎，小儿疳积[10]。【土家药】月他恶克克布利，叶下珍珠，叶后株：全草治疳积症，热尿积（尿路感染），火痢疾毒蛇咬伤，小儿疳积，夜盲，白带，痢疾，腹泻，肾炎水肿，尿路结石，毒蛇咬伤[128]。【佤药】搞洗梅：全草治急性肾炎，膀胱炎，尿路结石，肠炎痢疾，黄疸型肝炎；全草外用鲜品捣敷治蛇咬伤[8]。【瑶药】棵嘎骚，囊低召[15]，normh ndieh gorn（腩烈干）[130]：全草治小儿疳积，小儿夜尿，疔疮[15]，肾炎水肿，尿路结石，尿路感染，肠炎，痢疾，黄疸型肝炎，结膜炎[130]。【壮药】Nyagvanjdouj（牙关头）[118,180]，珍珠草[118]：全草治夜盲，阿意咪（痢疾），白冻（泄泻），能蚌（黄疸），笨浮（水肿），肉扭（淋证），唪疳（疳积），额哈（蛇虫咬伤）[118,180]，火眼（急性结膜炎），口疮（口腔溃疡），呗农（痈疮）[180]。

Phyllanthus virgatus Forst. f. 黄珠子草（大戟科）。【瑶药】草里藏珠：全草治小儿疳积[133]。

Phyllodium elegans（Lour.）Desv. 毛排钱树（豆科）。【侗药】美都鸦：根或全株治风湿性关节炎[15]。【仫佬药】美根排：根或全株治血吸虫病，风湿骨痛[15]。【瑶药】虎尾金钱[991]，钱排浆[15]，金钱风[132]：根、叶治跌打瘀肿，衄血，咳血，风湿痹痛，慢性肝炎，湿热下痢，小儿疳积，乳痈，瘰疬[991]；根或全株治感冒，肝炎，风湿骨痛，慢性肝炎，砂淋，尿道结石[15]；效用同排钱树 P. pulchellum[132]。【壮药】叠钱草，甲鳞，棵排钱：根或全株治感冒，肝炎，慢性肝炎[15]。

Phyllodium pulchellum（L.）Desv. 排钱树（豆

科）。【傣药】鲁黑[62,63,72]，鲁里[9,74]：根、叶治疟疾，肝脾肿大，跌打损伤，风湿骨痛，痛经，闭经，感冒[74]，月经不调，屈伸不利，崩漏，心悸胸闷，胸痛，咳嗽，头晕[9,62,63,72]，红崩，难产[9,74]；地上部分治疟疾，肝脾肿大，感冒，跌打损伤，风湿骨痛，血崩，痛经，闭经，难产[67,68]。【瑶药】金钱风[132][6]，jiemh zinh buerng（仅紧崩），串钱草[132]：根治感冒发热，肝脾肿大[132][6]，肝炎，肝硬化腹水，肾炎水肿，胃脘痛，月经不调，闭经，白带，子宫脱垂，膀胱结石，风湿痹痛，跌打损伤，骨折[132]，尿路结石[6]。【壮药】MakyidGaeumuengxbya（壤等钱），龙鳞草：根、根茎治能蚌（黄疸），奔寸（子宫脱垂），肝脾肿大，贫痧（感冒发热），发旺（风湿骨痛），林得叮相（跌打损伤）[117]。

Phyllodoce caerrlea（L.）Bab. 松毛翠（杜鹃花科）。【朝鲜药】和歌喇叭柳：叶用于预防各种咳嗽，肺炎，血尿，内外痔疮。

Phyllophyton complanatum（Dunn）Kudô 扭连钱（唇形科）。【藏药】年都巴[23,27]，捻土哇[36]，颖对哇[40]：全草治白喉[23,27]，乳蛾，虫病[23,40]，炎症，胸痛[40]；叶治瘟病，刺痛，疠病，消肿，疮伤[27]，肺热咳嗽，肺脓疡，胃火牙痛[36]。

Phyllophyton decolorans（Hemsl.）Kudo 褪色扭连钱（唇形科）。【藏药】扭连钱：全草治炎症，乳蛾，虫病，胸痛[34]。

Phyllophyton tibeticum（Jacq.）C. Y. Wu 西藏扭连钱（唇形科）。【藏药】年都巴[23]，鉴邦参布柔[29]，捻土哇[36]：全草治流行性感冒，肝炎，肺炎中毒性肝脏损伤，肝胃并发症，咽喉炎，食物中毒[20]，白喉，乳蛾，虫病[23]，肺脓肿，肺结核[29]，肺热咳嗽，肺脓疡，胃火牙痛[36]。

Phyllostachys heterocycla（Carr.）Mitf. cv. Pubescens* 毛竹（禾本科）。【畲药】毛竹：茎火烤灼流出的液汁治风湿腰痛，腰扭伤，癣[148]。

Phyllostachys nigra（Lodd. ex Lindl.）Munro 紫竹（禾本科）。【侗药】奔难[139]，崩难[15]：根茎治痢疾，久泻[139]，疯狗咬伤[15]。【毛南药】美顶冷：根茎治疯狗咬伤[15]。【苗药】村烂嗖：根茎治疯狗咬伤[15]。【纳西药】紫竹：加工品治肺热咳嗽，咳吐黄痰，齿龈间出血不止，烦热呕吐[164]。【土家药】油竹，聋拐：根茎治白喉，风湿痹痛，瘀血经闭，狂犬咬伤[82]。【壮药】黑竹：根茎治高热口渴[15]。

Phyllostachys nigra var. henonis (Mitf.) Stapf ex Rendle 淡竹(禾本科)《药典》。【朝药】오죽 (āo zùk，奥迅克)：茎秆的中间层治太阴人肺热咳嗽，咳痰黄稠，咽喉痛[83]；太阴人痰湿证，胃热呕吐[84]。【侗药】把笨：叶治小儿惊厥，口糜舌疮[135]。【瑶药】麻壳竹，麻竹子：叶及竹茹治热病烦渴，小儿惊痫，小便短赤，口舌生疮，高血压，肺热咳嗽[133]。【藏药】ཐིལ་ (牛孜)[21]，牛温次哇[23]，扭额哦磁瓦[27]：茎用火烤灼而流出的液汁治妇科热症[21,23]；治体内及四肢疮伤热症，陈旧性热病特别是妇科热病，护肾养肾[27]；表皮或其煎膏治月经不调，陈旧性热症及小孩脐坚突[21]。

Phyllostachys nuda McClure 灰竹(禾本科)。【畲药】石竹：根茎治风湿性关节病，腰痛[148]。

Phyllostachys pubescens E. Mazel ex H. de Leh. 孟宗竹(禾本科)。【布依药】弄架：笋壳烧灰与适量枯矾，白糖加入糯米水中，用水洗唇，治小儿白口疮[159]。【傣药】秋天的苗治小儿痘疹不出，痰稠难咯[67,68]。【土家药】南竹笋：嫩茎治小儿痘疹不出，痰涎过多，食胀，火伤[124]。

Phymatodes lucida(Roxb.) Ching 参见 Phymatosorus cuspidatus。

Phymatopteris griffithiana(Hook.) J. Sm. 大果假瘤蕨(水龙骨科)。【彝药】尼啰妥[101,104]，金星凤尾草[104]：全草治小便淋漓，便秘，腹胀，风火眼痛，眼目昏蒙不明，跌打损伤[101,104]，红赤羞明[104]，小便赤涩不爽[101]。

Phymatopterie hastata (Thunb.) Kitagawa et H. Ito 金鸡脚假瘤蕨(水龙骨科)。【侗药】Kaok dinl nganh，Kaok dinl nganh xedl jeml(靠邓雁)，Sac junx(杀菌)：全草治啰给冻榜(白痢)[137]。【基诺药】打瞥帕特[5]，得叽谬[163]：根治肺痨[5]；根茎外敷治关节炎疼痛；嫩尖捣敷治痈疮肿毒，毒蛇咬伤[163]。【拉祜药】哪咯：根茎用于通便[5]。【傈僳药】咖布介：全草治肾炎，腰痛[5]。【苗药】公鸡脚，三叉剑[97,98]，鸭脚草[466]：根治小儿咳嗽，蛇咬伤后溃烂，风湿性关节疼痛，痈疽疔疮，小儿惊风，热痢[97,98]；全草治小儿惊风，感冒咳嗽，小儿支气管炎，咽喉肿痛，扁桃体炎，中暑腹痛，痢疾，腹泻，泌尿系感染，筋骨疼痛；

全草外用治痈疖，疔疮，毒蛇咬伤[466]。【畲药】金鸡脚[10,146,147]，鸭掌金星草[146]，鸭掌星[5]：全草治小儿疳积，便血[146]，热病心烦，肺热咳嗽，烦渴音哑，泄泻痢疾，小便不利，痈疽肿毒[10,147]，感冒发热，咳嗽，无名肿毒[148]，头痛，鼻衄，小儿惊风，感冒，吐血，痢疾[5]。【土家药】金鸡脚，三叉剑，鹅掌金星草：全草及孢子治小儿惊风，咳嗽，吐乳，热淋，血浊，热痢，白带痈疽疔疮；孢子外敷治毒蛇咬伤后溃烂[124,127][29]。【佤药】寡努：根茎治便秘[5]。【瑶药】在搔假，捆卡：全草治咽喉肿痛，中暑《民族药志》。【彝药】放达超，密网蕨：全草治尿道炎，膀胱炎，肾结石之尿痛，尿血，尿少[104]。【壮药】给俩：全草治咽喉肿痛，中暑[5]。

Phymatopteris shensiensis(Christ) pic. serm. 陕西假瘤蕨(水龙骨科)。【彝药】放达超[101,104]，密网蕨[104]：全草治尿道炎，膀胱炎，肾结石之尿痛，尿血[101,104]，尿少[104]，烧、烫伤，跌打损伤，外伤流血[101]。

Phymatopteris trisecta(Bak.) Ching 三出假瘤蕨(水龙骨科)。【纳西药】全草治肾炎，湿热带下，中暑[164]。【彝药】赊因诗，七星草[104]，赊因期[101]：全草治慢性肾炎水肿，小便短赤，淋浊，风湿骨痛，跌打损伤，腹泻[101,104]，水肿，刀伤流血[104]。

Phymatopteris crenatopinnata(C. B. Clarke) Pic. Serm. 紫柄假瘤蕨(水龙骨科)。【哈尼药】Haqluv haqdal (哈芦哈达)，地蜈蚣[143]，女金芦[875]：根茎治腹胀，便秘，风湿骨痛，跌打损伤，食积[143]；全草治风湿骨痛[875]。【基诺药】打瞥怕特：全株治咽喉炎，吐血，淋巴结结核，尿路感染，小儿惊风，狂犬病，毒蛇咬伤，骨折；根茎治腹胀，便秘，风湿骨痛，跌打损伤，腰腿痛，肺痨[13]。【拉祜药】哪咯：全株治咽喉炎，吐血，淋巴结结核，尿路感染，小儿惊风，狂犬病，毒蛇咬伤，骨折；根茎治腹胀，便秘，风湿骨痛，跌打损伤，腰腿痛，便秘[13]。【傈僳药】咖布介：全株治咽喉炎，吐血，淋巴结结核，尿路感染，小儿惊风，狂犬病，毒蛇咬伤，骨折，肾炎，腰痛[13]。【佤药】寡努：全株治咽喉炎，吐血，淋巴结结核，尿路感染，小儿惊风，狂犬病，毒蛇咬伤，骨折；根茎治腹胀，便秘，风湿骨痛，跌打损伤，腰腿痛[13]。

Phymatopteris oxyloba(Wall. ex Kunze) Pic. Serm 尖裂假瘤蕨（水龙骨科）。【傈僳药】打俄得实：全草治腹胀，便秘，风湿骨痛，跌打损伤，腰腿痛，吐血，咽喉炎，小儿惊风，中暑，毒蛇咬伤，狂犬病，淋巴结结核，尿路感染，骨折[166]。【瑶药】石射香：全草治伤寒热病，烦渴，扁桃体炎，细菌性痢疾，慢性肝炎，血淋，便血，痛肿疔毒，关节炎[133]。

Phymatosorus cuspidatus(D. Don) Pic. Serm. [*Phymatodes lucida*(Roxb.) Ching] 光亮瘤蕨（水龙骨科）。【傣药】个喊（德傣）：根茎治骨折，跌打损伤，肠炎，腹泻[13]。【仫佬药】大饱整：根茎治头痛，关节痛[15]。【壮药】楪捐图：根茎治感冒发烧，咳嗽，无名肿毒，骨折[15]。

Phymatosorus scolopendria(Burm.) Pic. Serm. 瘤蕨（水龙骨科）。【彝药】斯洛补[10,105]：全草治跌打损伤，外伤流血，烫伤，尿管辣痛[10,105]。

Physaliastrum heterophyllum (Hemsl.) Migo. 江南散血丹（胡椒科）。【傣药】全草治跌打损伤，烧、烫伤，痛肿疮疖，肾炎水肿，肺结核，哮喘，气管炎，支气管炎，肺热咳嗽[9,74]。

Physaia aipolia (Ehrh.) Hampe 白点蜈蚣衣（蜈蚣衣科）。【藏药】多则：全草治崩漏[40]。

Physalis alkekengi L. 锦灯笼（茄科）。【朝药】 꽈리(guā lì, 挂哩)：果实治热烦满，定志，益气，利水道，难产[86]。【侗药】灯笼草，灯笼果：果实治咽喉肿痛，肺热咳嗽，小便短赤涩痛[136]。【傈僳药】阿扑他莫：全草治热咳，咽痛，黄疸，水肿，痢疾，湿疹[166]。【蒙药】益斯古隆－西莫：果实治咽喉肿痛，肺热咳嗽，急性扁桃体炎，小便不利；果实外用治天疱疮，湿疹[47]。【苗药】挂金灯，天泡子：全草治热咳，咽痛，水肿[98]。【土家药】挂金灯：全草治热咳，咽痛，黄疸，痢疾，水肿，疔疮，丹毒，百日咳，尿路结石；果实治骨蒸劳热，咳嗽，咽喉肿痛，黄疸，水肿，天疱湿疹，牙龈肿痛[124]。【维药】ﺞﻜﻨﺎﻛ (Kakinej, 卡克乃吉)：果实治扁桃体炎，肾脏脓疮，膀胱疮疡，尿中带脓[75]，咽喉肿痛，湿热黄疸，尿路炎症[79]；宿萼治咽痛音哑，痰热咳嗽，小便不利；宿萼外用治天疱疮，湿疹[77]。【藏药】鲁鲁：果实治喉炎，喉痛，咳嗽，喑哑；根治蛔

虫病[22]。

Physalis alkekengi var. franchetii(Mast.) Makino 挂金灯（茄科）。【维药】ﺞﻜﻨﺎﻛ (Kakinej, 卡克乃吉)：果实治扁桃体炎，肾脏脓疮，膀胱疮疡，尿中带脓[75]，咽喉肿痛，湿热黄疸，尿路炎症[79]。【藏药】吾露[40]：果治咳嗽，喉痛，失音[34,40]；根治蛔虫病[34]。

Physalis angulata L. [*P. minima* L.] 苦职（茄科）。【毛南药】鬼灯笼，卡秃 khaˀ tukˀ：鲜品治流行性腮腺炎，肺热咳嗽，睾丸炎，黄疸，急慢性肝炎，手指发炎，细菌性痢疾，咽喉肿痛，湿疹[156]。【仫佬药】角登弄，登果果：全草治子宫脱垂，脱肛[15]。【土家药】xiˀ tieˀ tieˀ tiˀ（席贴贴替），挂金灯，灯笼草：全草治天疱疮[124,128]，肺热咳嗽，咽喉肿痛，牙龈肿痛、出血，感冒发热，腮腺炎，肺脓疡，痢疾，水肿，热淋，疔疮，睾丸炎，小便不利，血尿[124]；全草治长蛾子（又名喉蛾，即急性扁桃体炎），蜈蚣咬伤，虫牙痛[128]。【藏药】鲁鲁：果实治喉炎，喉痛，咳嗽，喑哑；根治蛔虫病[22,34]。【壮药】门少：全草治骨鲠喉[15]。

Physalis peruviana L. 灯笼果（茄科）。【黎药】雅托局，小果酸浆，打额泡：全草鲜品冷开水洗净捣烂后再用纱布包好，绞汁涂抹疮部，治天疱疮；全草鲜品加红糖，捣烂后敷患处，或茎叶煎汤洗患处，治疔疮；全草鲜品加红酒，治水肿[153]。【瑶药】苦耽，爆卜草：全草治感冒，疟腮，喉痛，咳嗽，腹胀，疝气，天疱疹[772]。【彝药】冻盆诗，地灯笼[101,104]：全草治睾丸肿痛，风寒头痛，关节痛，跌打损伤[101,104]，不孕症，目赤目痛迎风流泪，百日咳，刺截进肉里[104]。

Physalis pubescens L. 毛酸浆（茄科）。【土家药】毛登表八：全草治各种疝气[10]。

Physeter catodon Linnaeus 抹香鲸（抹香鲸科）。【朝药】말향고래(māl hiāng gāo rài, 妈尔抗告赖)：肠道分泌物治心腹疼痛，肾寒宫冷，精神不振[8]。【回药】安伯儿香：抹香鲸肠内分泌物治咳喘气逆，气结，心腹疼痛，淋病[170]。【维药】ﺮﺒﻨﻋ (Anber, 安白尔)[75]，龙涎香，安倍儿[78]：肠道分泌物干燥品治湿寒性或黏液质性脑、心、神经疾病，如脑心两虚，神经衰弱，记忆减退，心慌忧郁，心理性阳痿[75]，神昏气闷[22]，心悸气

短，心腹疼痛，阳痿，腰膝酸软，瘫痪，小便不利，淋痛[78]，内脏寒性诸虚，房劳酒伤，腹泻久病，心悸心烦，精神萎靡，腰膝酸软，阳痿神弱，头昏健忘，耳疮鼻渊[4]。【藏药】佳木采吾哇：肠道分泌物治肾炎，脑病[22]。

Physochlaina physaloides(L.) G. Don 泡囊草（茄科）[3]。【哈萨克药】ورمه جامسس：根治劳伤，心悸不安[141,142]，虚寒泄泻，咳嗽痰喘；全草治中耳炎，鼻炎，鼻窦炎，咽喉肿痛[142]。【蒙药】ᠬᠣᠨ ᠬᠣᠷᠰ (Hon hors，混－浩日苏)，ᠴᠠᠭᠠᠨ ᠲᠠᠩᠫᠤᠷᠤᠩ(Chagan tangpurong，查干－唐普荣)：根(奶制)治黏性胃疹，结喉，发症，虫疾，脑刺痛，阳痿[3]；根(奶制)或全草(水煎制膏)治胃痛，转筋疫，疮痛肿毒[56]。

Physospermopsis delavayi (Franch.) Wolff 滇芎(伞形科)。【土家药】豌豆独活，豆瓣独活：根治风湿疼痛，扭伤腰痛，偏头痛[250]，肌肉痛，牙痛，跌打损伤[124]。

Phytolacca acinosa Roxb. 商陆(商陆科)《药典》。【白药】商乃黄[13]，山蚂蝗[14]：根治淋巴结结核，水肿，疮痈肿毒[13]，利尿，消肿，腹水，小便不利，子宫颈糜烂，白带，痈肿毒[14]。【朝药】자리공(zā lǐ gòng，扎哩高鞠)：根治疝瘕，喉痹，痈肿，水肿，痿痹，腹满，洪直[86]。【傣药】ꪻꪠꪒꪺꪉ(yahanhong，哑喊红)[8,14]：根治水肿胀满，肺气肿喘咳，湿热下注，子宫糜烂，痈肿，恶疮[8]，用于滋补强壮，强心[14]。【侗药】水萝卜[135,136]，Bangc jenc(磅芩)，Bagc renc sens(磅人参)[137][12]：根治水肿，胀满，脚气，黄疸[135,136]，吓谬吕，崩形(小产流血)[137][12]。【独龙药】商陆：根治水肿，胀满，脚气病，喉痹，痈肿，恶疮，月经不调；根外用治跌打损伤，风湿麻木，瘀肿，烧、烫伤，痈疮红肿，无名肿毒[599]。【哈尼药】Hhoqyol yolma(阿约约玛)，大萝卜，假红参：根治水肿，小便不通，疮疡肿毒[143]。【拉祜药】Xoryouvqni(须雅尼)，Eruobian(娥若扁)：根治水肿，腹水，小便不利，宫颈糜烂，白带；根外用治痈肿疮毒[8,10]。【傈僳药】答奶刺[8,13]，打奶兹[8,14]：根治淋巴结结核，水肿，疮痈肿毒[8,13]，用于滋补强壮，强心[14]。【毛南药】山萝卜，lak⁸ phək⁸ doŋ²(勒白人枕)：干品治腹水，子宫颈糜烂，跌打损伤，乳腺增生，消化性溃疡，牛皮癣，

慢性支气管炎，淋巴结结核[156]。【蒙药】ᠰᠢᠷ ᠡᠮ (Xier em，沙日－额莫)，ᠰᠢᠷ ᠲᠠᠩᠫᠤᠷᠤᠩ (Xier tangpurong，沙日－唐普荣)[45,46]，唐普如莫[47]：根(奶制用)治黏痧症，结喉，发症，"亚玛"病，脑刺痛，浮肿[45,46]；根治水肿尿少，腹水胀满[47]，胃痛，转筋疫，疮痛肿毒[56]，根外用治外伤出血，痈肿疮毒[47]。【苗药】阿比干：根治体虚，盗汗，水肿[95]。【纳西药】根用于止血消炎，久痢不止，水肿尿少，痈肿疮毒，跌打扭伤，毒蛇咬伤[164]。【畲药】商陆：根治水肿，刀伤，锄头伤[148]。【水药】骂八动：根炖肉吃，治食积，膈食，脾虚引起的腹部水肿[10,157,158]。【土家药】zi³ke³ba¹ye⁴(子可巴夜)[8,127]，土人参，山萝卜[123,127]：根治水肿胀满，大小便出血，内出血，外伤出血，痈肿疮毒[123,127]，虚损，咯血吐痰，小儿走胎[125]，脾胃虚弱，虚肿，咳嗽[10]，虚弱盗汗水肿，痈肿疮毒，跌打损伤[8,129]；根蒸透后治脾胃虚弱，虚肿，咳嗽[126]。【佤药】歹归[8,14]：根治水肿胀满，肺肿喘咳，湿热下注，子宫糜烂，痈肿，恶疮[8]，用于滋补强壮，强心[14]。【瑶药】牛人参：根治水肿，血崩，小儿疳积，脚气，喉痹，痈肿恶疮，筋骨痛，脱肛，梅毒下疳，虚损[133]。【彝药】ꐎꀒꁍꈩ(nuowopnzi，诺卧芷)[8]，勒傲猛[101,104]，山萝卜[104]：根治浮肿病[8,101]，蛇咬伤，久痢，虚汗[101,104]。【藏药】ᢘᢙᢁ ᢓᢙ(巴规)[21]，巴窝嘎布[24]，华乌嘎保[23]：根治中毒性口腔炎，口臭，呕逆[24,40]，热性病，水肿胀满，小便不利[23]，食物中毒及热性疾病，梅毒引起的疼痛症[21]，清邪热，解毒[27]；根外用治痈疖肿毒[21,23]。【壮药】Lwgbaegbya(冷朋邑)[180]，商陆[120]：根治笨浮(水肿)，外用治呗农(痈疮)[120,180]。

Phytolacca americana L. 垂序商陆(商陆科)《药典》。【傣药】根治肾炎水肿，肝硬化腹水，胸腹积水，痈疽[9,74]。【侗药】骂登偶温：根治水肿胀满，脚气，黄疸，痈肿疮毒，瘰疬喉痹[135,138]。【哈尼药】Hhoqyol yolma(阿约约玛)，大萝卜，假红参：根治水肿，小便不通，疮疡肿毒[143]。【蒙药】ᠰᠢᠷ ᠡᠮ (Xier em，沙日－额莫)，ᠰᠢᠷ ᠲᠠᠩᠫᠤᠷᠤᠩ (Xier tangpurong，沙日－唐普荣)[45,46]，西日－额莫[47]：根(奶制用)治结喉，发症，"亚玛"病，脑刺痛，浮肿[45,46]；根治水肿尿少，腹水胀满；根外用治外伤出血，痈肿疮毒[47]。【苗

药】阿比干, 大苋菜: 根治虚弱盗汗, 水肿, 肾炎[94]。【纳西药】根用于止血消炎, 久痢不止, 水肿尿少, 痈肿疮毒, 跌打扭伤, 毒蛇咬伤[164]。【土家药】土人参, 山萝卜, 土鸡母: 根治水肿胀满, 大小便出血, 内出血, 外伤出血, 痈肿疮毒[127]。【瑶药】闹拎关, 野菜菜: 根治风湿病, 水肿尿少, 腹水, 外伤出血, 疮痈肿毒; 叶治脚气; 种子治小便不利, 肾炎水肿[133]。【彝药】勒傲猛[101,104], 山萝卜[104]: 根治水肿, 蛇咬伤, 久痢, 虚汗[104]; 效用同商陆 P. acinosa[101]。【壮药】效用同商陆 P. acinosa[120,180]。

Pica pica Linnaeus 喜鹊(鸦科)。【朝药】까치(gā qǐ, 嘎气): 肉治石淋, 结热[86]。【鄂温克药】肉治产后缺乳[235]。【彝药】喜鹊: 肉治刀、枪伤, 骨折[107]。【藏药】加嘎[23], དུ་ཀ (夹阿)[25,27,29,30], 夹嘎夏[22]: 肉治久病体虚, 瘿病[23], 甲状腺肿大, 石淋[22,25,27,30], 渴疾, 大小肠涩, 四肢烦热, 胸膈痰热[22], 胸膈痰结, 消渴, 鼻衄, 虚劳发热[27,30]; 肉(鲜煮或干粉)治甲状腺肿大[34]; 肉(烧灰)治渴疾, 大小肠涩, 四肢烦热, 胸膈痰结, 甲状腺肿大[25]; 胆汁治雪盲[22,23,27,30], 胆汁调水滴眼治雪盲[25,29,34]; 粪治脓肿疮疖[23,29]。

Picea crassifolia Kom. 青海云杉(松科)。【藏药】唐茶合: 杉节木治风寒湿痹, 关节积"黄水", "隆"病, "培根"病, 寒性水坏病, 虫病; 球果治咽喉疾病, 肺部疾病; 杉脂治风寒湿痹, 疮疖溃烂, 久溃不愈, 关节积"黄水", 筋络扭伤[23]。

Picea likiangensis(Franch.) E. Pritz. var. balfouriana(Rehd. et Wils.) Hillier 川西云杉(松科)。【藏药】仲美兴[24], 唐茶合[23]: 树脂治肾炎, 淋病; 根皮泡酒外用治皮癣, 骨折; 鲜皮捣烂包扎患处接骨; 球果熬膏托引疮疡黄水, 关节积黄水[24]; 效用同青海云杉 P. crassifolia[23]。

Picea purpurea Mast. 紫果云杉(松科)。【藏药】效用同青海云杉 P. crassifolia[23]。

Picea smithiana(Wall.) Boiss. 长叶云杉(松科)。【藏药】རོན་མེང་ (zhongmeixing, 仲美兴)[24,29], zhongxing (仲兴)[24,25,27], 唐茶合[23]: 树脂治肾炎, 淋病[24,29]; 根皮泡酒外用治皮癣, 骨折; 鲜皮捣烂包扎患处治骨折; 球果熬膏用于托引疮疡"黄水", 关节积"黄水"[24]; 效用同青

海云杉 P. crassifolia[23]; 茎、枝治筋骨疼痛, 关节积"黄水", 黄水疮, 消化系统疾患, 肾炎, 淋病[25,27]。

Pickeringite 镁明矾。【藏药】ད་ཚོར (dacuoer, 达措尔): 提炼后的结晶物与原矿物治口臭, 骨病[25]。

Picrasma quassioides(D. Don) Benn. 苦木(苦木科)《药典》。【毛南药】美更: 树皮治毒蛇咬伤, 肺炎, 尿道炎, 肾炎, 烂头疮, 疔疮, 皮肤湿疹[15]。【仫佬药】美麻母: 树皮治烂头疮, 疔疮, 皮肤湿疹[15]。【瑶药】胆木[15], jiorpqc daamv ndiagx(苦胆亮), 狗胆木[130]: 树皮治肝硬化; 叶治湿疹[15]; 全株治肠炎, 痢疾, 蛔虫病, 胆道感染, 皮肤急性化脓性感染, 湿疹, 疥癣, 结膜炎, 烧、烫伤, 毒蛇咬伤[130]。【壮药】Gofaexhaemz(楝梃含)[117], 烘杆购[15], maexndeihmuij (美内酶)[23]: 枝及叶治阿意咪(痢疾), 胴因鹿西(腹痛吐泻), 能蚌(黄疸), 胴西咪暖(蛔虫病、钩虫病、蛲虫病), 呗农(痈疮), 航靠谋(腮腺炎), 贫痧(感冒), 疥癣, 能啥能累(湿疹瘙痒), 渗裆相(烫伤)[117]; 根、树皮、叶治高热, 毒蛇咬伤, 疮疡溃烂久不收口; 树皮治脓疱疮, 毒蛇咬伤, 高热, 皮肤湿疹[15]; 治痢疾, 湿疹, 毒蛇咬伤[23]。

Picria fel－terrae Lour. 苦玄参(玄参科)《药典》。【傣药】牙引怀(西傣): 全株治皮肤过敏, 眼目昏花, 热性痢疾腹痛[6,14,66]。【侗药】鱼胆草, 钱腥草: 全草治感冒高烧, 急性肠胃炎, 胃热痛, 肝炎, 腮腺炎[6,15]。【基诺药】不涩雌: 全草治感冒风热, 咽喉肿痛, 消化不良, 痢疾, 毒蛇咬伤; 全草外用治风湿肿痛, 跌打瘀肿[163]。【景颇药】差芒, 穷布: 全草治疟疾, 发热身痛[14]。【苗药】探别蓉: 全草治发热不退, 疥疮[14]。【纳西药】抽卡, 玻卡: 全草治疟疾, 感冒[14]。【怒药】梳摸: 地上部份治感冒发烧, 口干, 中暑[14]。【佤药】mgong soung loui(拱松累): 治咽喉肿痛, 消化不良[27]。【瑶药】麻挨旺: 全草治感冒高烧, 急性肠胃炎, 胃热痛, 肝炎, 疮疖, 痔疮[14,15], 痔疮疮疖[6]。【壮药】Godouh(楝兜), 苦草[6,15,117], 美兆[6,15], 挨米[14]: 全草治贫痧(风热感冒), 货烟妈(咽喉肿痛), 心头痛(胃痛), 嘞疳(疳积), 阿意咪(痢疾), 埃病(咳嗽), 航靠谋(猪头肥), 林

P

得叮相（跌打损伤），狠尹（疖肿）[117]，感冒高烧，急性肠胃炎，胃热痛，肝炎[6,15]；全草外用调茶油搽患处治头部湿疹[6]；全草或地上部分治疟疾，骨蒸湿热，痧疾发热，头痛，身痒，毒蛇咬伤[14]。

Picris divaricata Vant. 滇苦菜（菊科）。【傈僳药】阿莫扪此俄，苦马菜：全株治感冒发烧，口腔炎，舌尖溃疡，咽喉疼痛，乳腺炎，毒蛇咬伤[9,166]。

Picris hieracioides L. 毛连菜（菊科）。【侗药】毛秀才：全草治骨折[15]。【蒙药】霞日明占：地上部分治瘟疫，结喉，乳腺炎，脑刺痛，腮腺炎，阵刺痛[467]。【藏药】zachinabu（匝赤那布），zachinabo（匝赤那波）：地上全草或花治赤巴病，肝病，胆病，筋脉病[22,34]。

Picris hieracioides L. subsp. fuscipilosa Hand. – Mazz. 单毛毛连菜（菊科）。【藏药】kege（柯嘎）：枝叶、花、果、全草治"培根木布"病，血、"赤巴"增盛病，陈旧性热病，瘟热病，毒热病，类毒病及宝石类中毒[27]。

Picris japonica Thunb. 日本毛连菜（菊科）《部蒙标》。【蒙药】ᠬᠢᠶᠠᠷ ᠲᠤᠷᠤ（Xiar turu，沙日－图如）[41]，ᠬᠢᠶᠠᠷ ᠮᠢᠩᠵᠠᠨ（Xiar mingzhan，沙日－明占）[3]：全草治黏疫，结喉，乳腺炎，腮腺炎，脑刺痛[41]；地上部分治瘟疫，结喉，乳腺炎，脑刺痛，腮腺炎，阵刺痛[3]；治瘟疫，流感，阵刺痛，"发症"，乳痈[51]。

Picrorhiza kurroa Royle et Benth. 印度胡黄连（玄参科）。【维药】بۆرى بوغار（Bori boghar，布日布哈日）：根茎治热性消化不良，纳差便秘，全身水肿，膀胱炎肿，尿路感染，肠内生虫，肝病，黄疸，头痛，偏头痛，牙痛，皮肤疾病[75]。【藏药】ཧོང་ལེན་མཚིག（honglianmobu，洪连莫布）：效用同胡黄连 P. scrophulariiflora[22]。

Picrorhiza scrophulariiflora Pennell [*Neopicrorhiza scrophulariiflora*(Pennell) D. Y. Hong] 胡黄连（玄参科）《药典》。【蒙药】ᠪᠣᠷ ᠬᠣᠩᠯᠢᠨ（Bor Honglen，宝日－黄连）[41]，洪连[56]：根茎治血热，炽热，流行性感冒[41,56]，脏热，瘟疫，伤风感冒，久咳不愈，热邪入血[41]，陈旧性气管炎咳嗽，利刀伤，胸伤等外伤发烧，诸毒症[56]。【纳西药】根茎治小儿疳热、盗汗、小儿惊痫，肚胀，发

焦，痢血，热痢腹痛，伤寒劳复身热，大小便赤如血色者，潮热往来，吐血，衄血，阴虚发热，泻痢，自汗，盗汗[164]。【维药】根茎治虚热头痛，偏头痛，清涤内脏、膀胱及子宫不良津液，能攻下胆质及黑胆质[78]。【藏药】ཧོང་ལེན་མཚིག（honglianmobu，洪连莫布）：根茎治高血压，肝热，脉热[21,22,34]，血热，赤巴烦热，五脏热，调经活血，赤巴热，肺炎，肾炎，炭疽病，筋络损伤，月经不调[22,34]，"培根木布病"，陈旧性疫病，肺热，肠热，小儿热泻[21]，湿热泻痢，黄疸，痔疮肿痛，骨蒸潮热，自汗，盗汗，目赤肿痛，小儿疳积发热，疮疡肿毒[36]。

Picus canus Gemlin. 灰头绿啄木鸟（啄木鸟科）。【傣药】喏沙冈：全体治风湿性腰腿痛[5]。【仡佬药】lo[31] te[35] kai[55]（罗点改，黔中方言），mu[53] mu[53] nan[53] ze[13]（木木囊也，黔中北方言），mon[31] la[55] ? e[33] tie[31]（蒙拉界点，黔西南多洛方言）：舌头治小儿抽筋[162][128]。【蒙药】通喜古勒：肉治虚痨，贫血，痔疮，小儿疳积；脑治神经衰弱，失眠[5]；ᠲᠣᠩᠬᠢᠭᠤᠯ ᠶᠢᠨ ᠮᠠᠬᠠ（Tongxigul yin maha，佟希古勒因－麻哈）：肉治头晕，头痛，牙痛，眼眶痛，"亚玛"病[57]。【藏药】相打毛，兴打英[23,29][30]，兴达姆[5,27,30]：肉治身体虚弱，寄生虫病[5,23,27,29,30][30]，小儿疳积，痔疮[5,27,30]。

Pilea cadierei Gagnep. et Guill. 花叶冷水花（荨麻科）。【侗药】夜交藤，防己，梨耙藤：藤茎治眩晕，目眩，耳鸣[136]。

Pilea cavaleriei Lévl. 波缘冷水花（荨麻科）。【毛南药】麻油[15]，石油菜，mba[3] ju[2] thui[2]（麻油石土）[156]：全草治跌打扭伤[15,156]，肺热咳嗽，肺结核，水火烫伤，疮疖红肿[156]。【仫佬药】油推低：全草治肺结核，小儿疳积[15]。【土家药】岩鸡心草：全草治肺痨咳嗽，热毒恶疮，跌打损伤，烧烫伤[124]。【瑶药】冷水花[133]，呼瑞亮[15]，石油菜[4]：全草治跌打扭伤[15][4]，烧、烫伤[133][4]，热毒恶疮，肺热咳嗽，肺结核，小儿疳积，急性肾炎[133]，肾炎水肿，跌打扭伤[15]，肺劳咳嗽[4]。【壮药】棵肚塞[15]，Byaeksizyouz，石油菜[118]：全草治肺结核，烧、烫伤，水肿，咳嗽[15,118]，肾炎，肝炎[15]，痈疮，跌打损伤[118]。

Pilea fasciata Franch. 粗齿冷水花（荨麻科）。【苗药】锐达务：全草治胃气痛[95]。

Pilea lomatogramma Hand. – Mazz. 隆脉冷水花(荨麻科)。【侗药】Meix mac Nos(梅麻罗)：全草治冷痢症；全草外用治烧烫伤[139][205]。

Pilea monilifera Hand. – Mazz. 念珠冷水花(荨麻科)。【朝药】줄구슬랭수꽃：全草治尿道炎[9,90]。

Pilea notata C. H. Wright 冷水花(荨麻科)。【哈尼药】Hhavqzal alpavq(岩渣阿爸)，水麻叶，土甘草：全草治黄疸，周身发黄，肺痨，尿路感染[143]。【苗药】冷水花，Reib ndad wab(税达务)，土甘草：全草治湿热黄疸[468]。【羌药】Zisiduolangpa(姿斯多·郎帕)，土甘草：全草治黄疸型肝炎，肺热咳嗽[167]。【瑶药】水辣草：全草治急性黄疸型肝炎，肺痨，小儿夏季热，消化不良，神经衰弱，赤白带下，淋浊尿血[133]。

Pilea peltata Hance 盾叶冷水花(荨麻科)。【仫佬药】油推低：全草治肺结核，气喘[15]。【瑶药】石油来[15]，石苋菜[133]：全草治肾炎水肿[15]，热毒恶疮，肺热咳嗽，肺结核，小儿疳积，急性肾炎，烧、烫伤[133]。

Pilea peperomioides Diels 镜面草(荨麻科)。【傣药】娃腊扎(德傣)：全草用于接筋，接骨，肿痛[14]。

Pilea plataniflora C. H. Wright 西南冷水花(荨麻科)。【傈僳药】阿皮卖俄，石筋草：全草治风寒湿痹，筋骨疼痛，痰火痿软，手足麻木[166]。【苗药】若水热：全草用于清热解毒，消肿[14]。

Pilea pumila(L.) A. Gray 透茎冷水花(荨麻科)。【瑶药】多咪翁，水草：全草治小便不利，咳嗽，痰多[133]。

Pilea pumila var. hamaoi(Makino) C. J. Chen 荫地冷水花(荨麻科)。【朝药】음지랭수꽃：全草治尿道炎[9,90]。

Pilea rotundinucula Hayata 圆果冷水花(荨麻科)。【台少药】Siyusinaku(Bunun 族群)，Susuna(Bunun 族群、峦)：叶用布包扎于头部治头痛[169]。

Pilea sinofasiata C. J. Chen 粗齿冷水花(荨麻科)。【傈僳药】阿皮维俄，紫绿草：全草治胃气痛[166]。【苗药】Reib ndad wub(锐达务，贵州铜仁)，扇花冷水花，走马胎：全草治湿热黄疸，赤白带下，淋浊，尿血，小儿夏季热，疟母，消化不良，跌打损伤[91]。

Pileostegia viburnoides Hook. f. et Thoms. 冠盖藤(虎耳草科)。【苗药】冠盖藤：全株治风湿麻木，跌打损伤，骨伤，肾虚腰痛，外伤出血，多发性脓肿，多年烂疮[1088]。【土家药】青棉花：根治腰腿酸痛，风湿麻木；根外用治跌打损伤，骨折，外伤出血[124]。【瑶药】石洞亮：全草治风湿性关节炎，跌打损伤[134]。

Pimpinella anisum L. 突厥茴芹(伞形科)《部维标》。【维药】رۇم بەدىيان (Rum badiyan, 如米别地洋)[75,77]，FRUCTUS PIMPINELLAE ANISI(茴芹果)[4]，鲁米白的安[7,78]：果实治瘫痪[4,7,75,77]，面瘫，寒性头痛，偏头痛，眩晕，腹胀，耳痛，腹痛，闭尿，闭经，胃虚乳少[75,77]，寒症引起的头痛[7,78]，机体满闷气阻，异常腐败体液留滞，尿闭，闭经，头痛腹痛，腹胀筋弱，机体自然力下降[4]，胃寒作痛，食欲不振，气喘咳嗽，水肿，尿道结石，乳汁不通[78]，半身不遂，胃寒恶心，咳嗽气喘，感冒，水肿，尿路结石，小便不利[7]；种皮治瘫痪，面麻痹，筋弱，癫痫，寒性头痛，头晕，感冒，止鼻流清涕，止奢睡，止梦呓语，口臭，心悸，消肾、肝、脾、子宫梗阻，发烧，腹水，驱肾和膀胱结石，顽性痰质性寒热病，缺奶[80]。

Pimpinella candolleana Wight et Arn. 杏叶茴芹(伞形科)。【白药】久史朵：全草治消化不良，腹泻，小儿食积[14]。【傣药】根治感冒，疟疾，胃气痛，疝气痛，胸腹寒胀，风湿性腰腿痛[9,74]。【苗药】Reib bad yongx sod(锐巴容所，贵州铜仁)：全草治脘腹寒痛，消化不良[91,94,95]，胃脘胀痛，缩阴症[94,95]，痢疾，感冒，咳嗽，惊风，白带，疝气，睾丸偏坠，瘰疬，跌打肿痛，痈肿疮毒，毒蛇咬伤[91]。【纳西药】汁奴啃：根治胃痛，胸腹冷痛，风湿麻木，筋骨疼痛，跌打损伤，肿毒瘰疬[14]。【土家药】防风：全草治风寒腹痛，寒疝偏坠，风湿痹痛，脾虚食滞，跌打损伤，肿毒[123,127]。【彝药】迟操贝[101,104]，杏叶防风[104]：根及全草治中寒缩阴腹痛，腹胀疼痛，疝气胀痛，跌打损伤[101,104]。

Pimpinella coriacea(Franch.) de Boiss. 革叶茴芹(伞形科)。【德昂药】怕举垒：全草治感冒，咳嗽，风湿性关节痛，食欲不振，疝痛，眩晕，耳鸣；根治小儿米汤尿[160]。【哈尼药】哧母母奴：根用于引产，胃寒腹痛，疟疾[14]。

Pimpinella diversifolia DC. 异叶茴芹（伞形科）。【侗药】Mal saop lees（骂少灵）：全草治宾耿涧（水蛊病），更巴烈（羊痉证）[137]。【傈僳药】俄起剐莫，鹅脚板：根治感冒头痛，胃寒气痛，风湿腰腿疼痛，跌打损伤，小儿疳积，黄疸型肝炎，毒蛇咬伤，皮肤瘙痒[166]。【苗药】六月寒，苦荬菜[98]，锐巴容所[96]：根治风寒感冒，咳嗽，肺结核[98]；全草治黄疸，半身不遂[96]。【怒药】羊闪腥，鹅脚板：根治狂犬病[165]。【畲药】三角风炉[146,149][469]，八月白，苦荬菜[146]：全草或根治偏头痛，腹痛，痢疾，肠炎，经闭，痛经，跌打损伤，瘰疬，腮腺炎，肺脓疡，蛇虫咬伤，湿疹[469]，用于散风宣肺，理气止痛，消积健胃，活血通经，除湿解毒[149]；带根全草治咳喘，消化不良，湿疹，月经不调，毒蛇咬伤[146]。【土家药】六月寒[123,125][250]，wo¹si¹sa³（恶死沙）[123,125]，鸭脚板[128]：根或全草治风寒感冒，偏头痛，腹痛腹泻[250]；全草治风寒感冒，咳嗽，百日咳，肺结核，腮腺炎，食积腹胀，疟疾，无名肿毒，皮肤瘙痒，毒蛇咬伤[123,125]，跌打损伤，肚腹胀满，无名肿毒[128]。【瑶药】来酱害，白节退：全草治感冒，痢疾，腹泻，胃痛，黄疸型肝炎，小儿疳积，咽喉肿痛；全草外用治毒蛇咬伤，皮肤瘙痒，蜂蛰伤[133]。

Pimpinella rhomboidea Diels 菱叶茴芹（伞形科）。【土家药】水当归：根治风湿疼痛，风寒感冒[250]。

Pimpinella thellungiana Wolff 羊洪膻（伞形科）。【蒙药】全草或根治克山病，心悸，气短咳嗽[51]。

***Pinctada fucata* ssp. *martensii*（Dunker）** 参见 Pteria martensii。

Pinctada margaritifera（Linnaeus） 珠母贝（珍珠贝科）。【维药】没勒瓦伊特：病理分泌物治心悸失眠，腹泻，目赤云翳，痔疮出血，月经过多[78]。【藏药】聂西，墨斗[23]，ཤེལ་སྒོང（mudi，母滴）[22,25]：贝壳内珍珠层治脑震荡，中毒症；贝类动物珍珠囊中形成的无核珍珠治神经性疾病，脑外伤，小儿惊痫，烦躁不安，中毒症[23]；珍珠治脑震荡，头伤[21,22,25]，神经系统疾病，小儿惊痫，胸闷及中毒症，脑漏[22,25]；珍珠治白脉病，翳障，四肢麻木及中毒症[21]。

Pinellia cordata N. E. Brown 滴水珠（天南星科）。【苗药】一滴珠，石半夏：块茎治头痛，胃痛，腰痛，跌打损伤，痈疮肿毒[97,98]。【土家药】yan¹yuan²zi¹（岩丸子），岩隙子[10,126]：块茎治跌打损伤[10,124,126]，头痛，胃痛，腰痛，痈疱肿毒，毒蛇咬伤[124]，痨病，腰膝疼痛[10,126]。【彝药】被嘎[103][35]，放比告[101,102,104]：根治刀枪伤，骨折[103][35]；块茎治骨折，跌打损伤，刀枪伤，疼痛出血，疔疮[101,102,104]；根治刀枪伤，骨折，蛇毒咬伤，胃痛，腰痛，痈疮肿毒，跌打损伤[101,102]。

Pinellia pedatisecta Schott 虎掌（天南星科）。【傣药】光三水：块茎及叶治风寒湿痹症，肢体关节酸痛，屈伸不利[62]。【哈尼药】狗爪半夏，Xetaoq xe'qil（小桃小期），掌叶半夏：块茎治无名肿毒，咳嗽痰多[143]。【土家药】独角莲，大三步跳，狗爪半夏：块根治无名肿毒，毒蛇咬伤[124,127]。【藏药】达蝈：块根治鼻息肉，鼻炎[40]。

Pinellia ternata（Thunb.）Breit. 半夏（天南星科）《药典》。【布依药】考外：块茎捣烂兑酒包患处，治跌打损伤[159]。【朝药】반하（bān hà，坂哈）：块茎治脾虚寒引起的呕吐，结胸症[83]，痰喘[84]。【侗药】Sangp tux mac yoc（尚土麻药）[137]，San Buc Tiaop（三不跳）[205]，三将镖[10,135,137]：块茎治兜隋啨（蛇咬伤），宾吓夜（肺气肿）[10,135,137]，呕吐，咳嗽痰多[10,135,137]；球茎冲服用于止咳[205]。【哈尼药】Hhaqzeil jamoq（阿责夹莫），地珠半夏，麻芋果：块根治痈疮肿毒，慢性支气管炎，咳嗽痰多[143]。【蒙药】半萨，照吉日－额布斯：块茎治咳嗽痰多，胸脘痞痛闷，恶心呕吐[47,51]，眩晕[47]，痰厥头痛，头晕不眠，梅核气，瘿瘤瘰疬，痈肿痰核[51]；生品外用治痈肿[47]。【苗药】Kod las（科辣，贵州黔东南），Sanb baod qaob（三包跳，贵州松桃）：块茎治呕吐反胃，胸脘痞满[91,94,96,98]，风痰眩晕，痰厥头痛，脾胃虚弱，蚊虫叮咬[94,96,98]，咳喘痰多，头痛眩晕，夜卧不安，瘿瘤痰核，痈疽肿毒[91]，痰多咳嗽，跌打青肿[231]。【纳西药】块茎治痰饮喘咳，胸脘痞闷，恶心呕吐，眩晕，气管炎，急慢性中耳炎，胃炎；生品研末调敷消痈肿[164]。【畲药】半夏：块茎治无名肿毒，疮疖，蛇伤[148]。【水药】居飞依：块茎用酒精泡，擦患处，治牙痛[157,158]。【土家药】e² suo¹pa¹（额棱柏），三步跳，三百跳：块茎治痰多咳嗽，风痰眩晕，痰厥头痛，呕吐反胃，胸脘痞闷，梅核气症，痈肿[123]，喉中有痰难出，眉棱骨痛，蛇咬伤[125]，恶心干呕，小儿惊风，毒蛇咬伤，外伤出血[128]。【维药】替之嘎：块茎治咳喘，瘫痪，烦恼不安[79]。【瑶药】雷公仔：块茎治湿痰冷饮，反胃呕吐，胸膈胀满；块茎外用治蛇咬伤，疮疡，急性乳腺炎[133]。【藏药】dagaole（达杲仂）[34]，达蛔[40]：根茎治鼻息肉，鼻炎[34]；块茎治咳嗽痰多，胸闷胀满[32]，恶心呕吐，浮肿，防腐[32]，呕吐反胃，痰厥头痛[36]；花治阴道病[32]，子宫病[27]；花生品外用治疖肿，创伤[32]；根治虫病，去骨瘤，胃"隆"病，消肿，痈病，祛腐肉；果实治毒病引起的喉阻[27]；效用同虎掌 P. pedatisecta[40]。【壮药】生半夏：块茎治皮肤黑痣[15]。

Pinus armandi Franch. 华山松（松科）。【傈僳药】土刷，徒耍：树干生病后长出的瘤状物（松节）治风湿性关节痛，腰腿痛，转筋挛急，鹤膝风，跌打肿痛；种仁（松子仁）治肺燥咳嗽，习惯性便秘；花粉治胃、十二指肠溃疡，中耳炎，鼻炎，外伤出血，湿疹，皮肤溃疡；松针治流行性感冒，风湿性关节炎，夜盲症，高血压，神经衰弱[13,14]。【羌药】Woboxbifu（俄玻西毕福），细别日吾：球果、叶治脾虚食积；叶用于祛风燥湿，杀虫止痒，活血安神[167]。【土家药】松节：枝干的结节生病后的瘤出物治风湿痹痛，关节痛，腰腿痛，风火牙痛，龋齿痛，跌打肿痛[124]。【彝药】特玛：种子治斯（哮喘病），脖子哑（扁桃体炎）[106]。【藏药】唐兴[24]，仲象[23]：松枝治"黄水"病，水肿病，虫病；煅炭后研细，肛门湿疹，皮肤瘙痒；松香治"隆"病，"培根"病，"黄水"病，风湿性关节炎，腰肾疼痛，筋骨疼痛，碱中毒，疮疡久溃不愈；松球果治咳嗽痰喘，气管炎，咽喉疼痛；松针治风湿性关节痛，跌打瘀痛，流行性感冒，高血压，神经衰弱；松树皮治骨折，外伤出血；松枝嫩尖配少许波棱瓜子，治胆囊炎；松花粉外用治痈疖毒疮，久溃不敛，外伤出血[24]；节木治风寒湿痹，关节积黄水，水肿，"隆"与"培根"并发症；球果治咽喉疾病，肺部疾病；松脂治风寒湿痹，疮疖溃烂，关节积"黄水"，筋络扭伤[23]。

Pinus densata Mast. 高山松（松科）。【藏药】

唐兴：效用同华山松 P. armandi[24]；松香、松明子、松叶、树皮、松节治关节炎，肾腰疼痛，风湿病，扭伤，跌打瘀肿，水肿病，"黄水"病，刀伤出血，骨折，胆囊炎，支气管炎，咽喉疼痛[13]。

Pinus griffithii McClelland 乔松（松科）。【藏药】tangxing（唐兴），zhongmeixing（仲美兴），zhongxiang（仲象）：效用同华山松 P. armandi[23,24]；树脂治肾炎，淋病[29]。

Pinus kesiya Royle ex Gordon ［**P. kesiya** var. **langbianensis**（A. Chev.）**Gaussen ex Bui**］卡西亚松（松科）。【傣药】埋便（德傣）[9,13,14,66,72]，埋别（德傣）[62,63]，央别，喃曼别[13,63]：松节治跌打损伤[13,14,62,72]，风湿性关节炎[9,14,66,72]，风寒湿痹证，肢体关节酸痛，屈伸不利[62]，风湿性关节痛，腰腿痛[9,13,74]，转筋挛急，鹤膝风[13]，上吐下泻[9,14,66,72]，胃脘胀痛，恶心呕吐，胸闷胸痛，心慌心悸[62]，白带[9,74]；松皮治湿热性腹泻，荨麻疹[9,13,74]，烧、烫伤，漆疮，湿疹[13]；树脂（松香）治骨折，脉管炎，风湿性骨痛，跌打损伤，疖疮脓肿，心慌心跳[63]，痈疖疮疡，湿疹，外伤出血，烧、烫伤[13]，胃中湿热，红白下痢，疮疡[9,74]；幼枝尖端（松笔头）治风湿性关节痛，骨折，便浊，膏淋，解木薯、钩吻中毒[13]，跌打损伤，膀胱炎，尿道炎[9,74]；松针治流行性感冒，风湿性关节炎[9,13,74]，夜盲症，高血压，神经衰弱[13]，流行性脑炎，肾炎[9,74]；花粉治中耳炎，鼻炎，外伤出血，湿疹，皮肤溃疡[9,13,74]，胃、十二指肠溃疡[13]；嫩球果治跌打损伤，骨折[9,13,74]；嫩球果、花粉治上吐下泻，跌打损伤，风湿性关节炎[9,14,66,72]。【哈尼药】思茅松：全株用于解毒[875]。【佤药】松毛树，松树：花粉治肺结核咳嗽；幼枝尖端、树皮、针叶治跌打损伤，骨折，关节炎，湿热腹泻，膀胱炎[168]。【彝药】涛克其[101,104]，松内皮[104]：树皮治接触性皮炎，闭经，鼻衄；嫩枝治外伤小便带血，跌打损伤，外感风寒，颈项脓疮，尿路感染，尿频，尿痛[104]；效用同马尾松 P. massoniana[101]。

Pinus koraiensis Sieb. et Zucc. 红松（松科）。【朝药】松花粉：花粉治外伤出血，湿疹，胃、十二指肠溃疡，咳嗽，泄泻，痢疾[83]。【维药】克孜力卡拉盖乌拉盖[79]，قارىغاي يىلمى（Qarighay yelimi，卡日哈衣依力密)[75]，其勒喔扎[80]：种仁治神经衰弱，体虚瘦弱，大便秘结[79]；油树脂治肺寒久咳，哮喘气急，湿疮不愈，牛皮癣，皮肤瘙痒，皮肤干裂，痔疮不消；种仁治寒性瘫痪，面瘫，干性精少阳痿，体虚腰痛，咳嗽哮喘[75]；种籽用于壮阳，强心健筋，增食欲，开窍，助热，益胃、肾、肺、肝、膀胱、生殖器官[80]。

Pinus massoniana Lamb. 马尾松（松科）《药典》。【布依药】莽桔：嫩尖适量，用男童便泡吃，治痨伤[159]。【朝药】마口송（mā mī sōng，妈咪骚鞿）：果实治慢性气管炎，咳嗽；叶治慢性气管炎，哮喘，脱发；花粉治肝炎，胃、十二指肠溃疡，外伤出血，湿疹，咳嗽，泄泻，痢疾，尿布皮炎（小儿尿布不净引起的阴部皮炎），慢性便秘[9,89,90]；治肺脓肿，牙痛，神经衰弱；芽治夜盲症[87,88]；松节治太阳人表证，两脚疼痛，骨节挛急，脚软弱，腰膝肿痛，关节屈伸不利；松香治太阴人风湿痹痛，疮疡及历节风，跌打损伤，久咳气喘[83]；枝干的结节也作松节使用[10]。【侗药】美从百[136]，Meix beens songc（美柄松）[137]，美庄[15]：枝干治风湿痛，脚癣，跌打瘀血[135]；叶治外伤出血，鼻血，腹泻；花穗治黄水疮，皮肤湿疹，溃疡[136]；枝、叶、茎皮治北刀（跌伤）[137]；根、根皮、树皮、嫩梢、叶、果实治风湿病，跌打肿痛，风疹，睾丸炎，烧、烫伤，骨折，稻田皮炎，解毒[15]。【鄂温克药】叶用于降血脂[519]。【毛南药】松树，mei¹ ma¹ wei¹（妹马尾）：树脂治痈疖疮痰，湿疹，外伤出血，烧、烫伤；叶治风湿性关节痛，跌打肿痛，夜盲症，神经衰弱，流行性感冒；花粉治咳血，外伤出血；松节治关节痛，腰腿痛，跌打肿痛；种子治肺燥咳嗽，慢性便秘[156]。【蒙药】ᠨᠠᠷᠠᠰᠤᠨ ᠭᠡᠽᠢᠭᠦ（Narsen gexigu，那日森－格细菇）：松节治寒性"协日沃素"病，白癜风，瘙痒，疥、疮、疹等皮肤病，"赫依"性佝偻病，骨关节红肿疼痛，肌肉萎缩[45,46]，风湿痛，寒性黄水病[56]。【苗药】Det xud mongl（都秀盲，贵州黔东南）[91]，松树[97,98]，豆格[96]：嫩枝尖端治风湿痹痛，跌打损伤，小便淋痛，乳痈[91]；叶治流行性脑炎、流行性感冒，湿疹，夜盲症；松节油治风湿关节炎，跌打肿痛；松花蕊治外伤出血，烫伤，疮痈；松花穗治蛇、蜈蚣咬伤[97,98]；枝、叶、茎皮治跌打损伤[96]。【仫佬

药】美宗别：根、根皮、树皮、嫩梢、叶、果实治腹泻[15]。【畲药】苍柏籽树，闪树[146]，马尾松[10]：叶、花粉、结节治湿疹[146]；松针治感冒，跌打肿痛，夜盲症，风湿性关节痛；松花粉治烧烫伤，皮肤溃烂；松树皮治小儿湿疹，烧、烫伤；松子仁治肺热咳嗽，慢性便秘；松节治跌打损伤，风湿性关节痛；松塔治慢性气管炎，哮喘[10]；松针、松花粉、松树皮、松子仁、松节、松塔治感冒，跌打肿痛，夜盲症，风湿性关节痛，烧、烫伤，皮肤溃烂，小儿湿疹，肺热咳嗽，慢性便秘，慢性气管炎，哮喘[147]；松花治中暑，感冒全身酸软，烧、烫伤；松节治疗疮痈肿，产后风，竹刺入肉；叶治感冒，水肿，乳腺炎，跌打损伤，刀伤[148]。【水药】贵梅说：松节治风湿性关节炎[10,157,158]。【土家药】马尾松嫩芽：嫩芽治便血，咳血[470]。【瑶药】枞树[133]，棵给，松浆[15]：根治筋骨痛，外伤出血，龋齿痛；枝节治风湿性关节痛，筋骨痛；枝节外用治疥癣；树皮治烫伤；种子治肠燥便秘，痔疮；松花粉治胃、十二指肠溃疡[133]；根、根皮、树皮、嫩梢、叶、果实治气管炎咳嗽，神经衰弱失眠，咳嗽，鼻衄，跌打损伤[15]。【彝药】涛克其：内层树皮治接触性皮炎，闭经，鼻衄[101]。【藏药】仲象[20,23]：分枝处的木材治"培根"病与"隆"病并发症，"黄水"病[20]；节木治风寒湿痹，关节积"黄水"，水肿，"隆"与"培根"并发症；球果治咽喉疾病，肺部疾病；松脂治风寒湿痹，疮疖溃烂，关节积"黄水"，筋络扭伤[23]。【壮药】Mbawcoengz（伯笪），松针[117]，松塔[120]，美仲[15]：叶治发旺（风湿骨痛），笨浮（浮肿），贫痧（感冒），兰奔（高血压眩晕），林得叮相（跌打肿痛），咹唠北（冻疮）[117]；治喯耶（支气管炎），心头痛（胃痛）[120]；根、根皮、树皮、嫩梢、叶、果实治风湿病，跌打肿痛，风疹，睾丸炎，烧、烫伤，骨折[15]。

Pinus sibirica (Loud.) Mayr 西伯利亚红松（松科）。【维药】海拜吐勒胡孜拉，五针松籽：种子治瘫痪，面麻痹，咳嗽，心悸，腰痛，肠绞痛，恶心，水肿[80]。

Pinus tabulaeformis Carr. 油松（松科）《药典》。【朝药】중국소나무（zūn gùk sāo nǎ mù，纵咕克骚那木）[87,83]，松塔[9,89]：果实效用同马尾松 P. massoniana[9,88,89,90]；松节效用同马尾松 P. massoniana[83]；松节治两脚疼痛，骨节挛急，脚软弱，痿癣(痿痹之病)[10]，果实治慢性气管炎，咳嗽[9,89,90]，叶治脱发，哮喘，慢性气管炎[9,89,90]，风湿痿痹，跌打损伤，失眠，浮肿，湿疮，疥癣，流行性脑炎、流行性感冒，钩虫病[9,89]，花粉治肝炎，胃、十二指肠溃疡[9,89,90]，外伤出血，湿疹，咳嗽，泄泻，痢疾，尿布皮炎，慢性便秘[9,89]。【蒙药】ᠮᠣᠳᠤᠨ ᠬᠡᠭᠰᠢᠭᠦᠨ (Narsen gexigu，那日森－格细菇)：松节效用同马尾松 P. massoniana[45,46,56]。【苗药】Jab bod dol yif gheild(加捕夺益给)：树干、枝的结节治转筋挛急，鹤膝风[8]。【土家药】Songjie(松节)：松节治风湿痹痛，关节痛，腰腿痛，风火牙痛，龋齿痛，跌打肿痛[8]。【裕固药】节间分泌的树脂口嚼，治牙痛并可洁牙[11][53]。【藏药】ཞུང་ཞིང་ ། (zhongxiang，仲象)：分枝处的木材治"培根"病与"隆"病并发症，"黄水"病[20]；茎枝及树脂治由"隆"和"培根"引起的疾病，筋骨疼痛，关节积"黄水"，黄水疮及消化系统疾患[29]；节木治寒湿痹，关节积"黄水"，水肿，"隆"与"培根"并发症；球果治咽喉炎病，肺部疾病；松脂治风寒湿痹，疮疖溃烂，关节积"黄水"，筋络扭伤[23]；茎、枝及树脂治"黄水"病，"培根"、"龙"引起的疾病，筋骨疼痛，肾腰痛，关节积"黄水"，黄水疮，消化系统疾病[21]；树杆治"培龙"病和寒性"黄水"病，下落水肿，浮肿，腰肾疾病，大便秘结，"隆"病，虫病；树脂用于补骨，接骨，"黄水"病[27]。

Pinus wallichiana A. B. Jackson 乔松(松科)。【藏药】唐兴[24]，仲美兴[29]，仲象[23]：效用同华山松 P. armandi[23,24]；树脂治肾炎，淋病[29]。

Pinus yunnanensis Franch. 云南松(松科)。【白药】黄药：花粉治口腔溃疡[145]。【傣药】别打：效用同彝药[13]。【侗药】考机：花粉治外伤[145]。【哈尼药】松叶，Taoqsuq alpavq(陶苏阿巴)，松针：叶治阴囊湿痒，骨折，白带，风湿性关节痛[143]。【基诺药】涛苏，特苏：松明治风湿腰痛；根或皮治咳嗽[10,163]。【傈僳药】吐，陀马布(花粉)：花粉治头痛目眩，中虚胃痛，久痢，诸疮湿烂，外伤出血，十二指肠溃疡，慢性便秘，解酒毒，黄水疮溃烂不结痂，心神不宁，心慌心跳[14]；做吐(嫩尖)用于止咳退烧[145]。【苗药】Det

xud mongl(都秀盲，贵州黔东南)[91]：嫩枝尖端治风湿痹痛，跌打损伤，小便淋痛，乳痈[91]。【纳西药】花粉治眩晕，中虚胃痛，久痢，诸疮湿烂，咯血，胃及十二指肠溃烂，黄水疮渗出液多不结痂，创伤出血[164]。【怒药】通正：松节、松尖、松脂治脑膜炎，跌打损伤[165]。【普米药】陀马科(树尖)：树尖治风湿痿痹，跌打损伤，骨折，失眠，多梦，浮肿，湿疮疥癣，流行性脑炎、流行性感冒，钩虫病[14]，陀马布(花粉)治头痛目眩，中虚胃痛，久痢，诸疮湿烂，外伤出血，十二指肠溃疡，慢性便秘，解酒毒，黄水疮溃烂不结痂，心神不宁，心慌心跳；"陀马科"(树尖)治风湿病，瘟病，跌打损伤，骨折，失眠，多梦，浮肿，湿疮疥癣，流行性脑炎，钩虫病[145]。【佤药】考机：效用同彝药[13,14]。【彝药】特玛[106]，塌戎[13,14]：种子治脖子哑(扁桃体炎)[106]；松节治风湿性关节痛，腰腿痛，转筋挛急，鹤膝风，跌打肿痛；花粉治胃、十二指肠溃疡，中耳炎，鼻炎，外伤出血，皮肤溃疡；松针治流行性感冒，风湿性关节炎，夜盲症，高血压，神经衰弱；松香治痈疖疮疡，湿疹，烧、烫伤；根或根皮治筋骨疼痛，劳伤吐血；松笔头治风湿性关节痛，骨折，便浊，膏淋，解木薯，钩吻中毒[13]；松树上寄生全株用于消炎解毒，肾炎[14]；寄生全株治肺结核，产后风湿，不孕症，风湿骨痛，四肢麻木，关节红肿疼痛[102]；嫩枝尖端治便血，跌打损伤，外感风寒，颈项脓疮，尿路感染，尿频，尿痛[101]。【藏药】仲象：节效用同华山松 P. armandi[23]；松香治"隆"病，"培根"病，"黄水"病，关节炎，肾腰疼痛；松节油搽治风湿病，扭伤；松明子(树受伤后流出的汁液)治关节炎，跌打瘀肿；松节治水肿病，"黄水"病；松叶治骨折；嫩松尖配少许波棱瓜子治胆囊炎；松球果治支气管炎，咽喉疼痛[145]；松香治跌打损伤，鹤膝风，脚气痿软，转筋挛急，慢性腹泻，白带过多[36]。

Piper arboricola C. DC. 小叶爬岩香(胡椒科)。【哈尼药】阿可噜区：藤、茎治胃痛，腹胀，消化不良[145]。【苗药】黑摆：果穗治头痛，心慌，尿痛，尿血，牙痛[14]。【仫佬药】勒岭秒：全草治胃寒痛，感冒发痧，关节痛，牙痛，风疹溃疡[15]。【壮药】蒌尔，花叶定心草，石头散：全草治游走性风痛，风寒湿痹，胃寒痛，感冒发痧，

P

关节痛，牙痛，风疹溃疡，神经痛[15]。【台少药】Towatana（Bunun 族群），Toatana（Bunun 族施武群），Totatana（Bunun 族丹、卡社）：叶、茎治外伤，毒蛇咬伤[169]。

Piper betle L. 蒌叶（胡椒科）。【傣药】黑摆[62,64,66]，野芦子（德傣）[69]：根茎治头痛，心慌，尿痛，尿血，提神醒脑[9,72]；果穗治头痛，心慌，尿血，尿痛，提神醒脑；全株治风湿骨痛，月经不调，咳嗽，感冒[14]；种子配伍治闭经[69]；叶治风湿性关节炎，心慌，头痛，尿血，尿痛[13]；藤、叶治头痛，心慌，尿痛，尿血，提神醒脑[66]；茎、叶和果实治头痛，心慌心跳，皮肤瘙痒，牙痛，牙根松动，头昏目眩[62-64]。【哈尼药】芦子，Seveil（收期）：茎、根茎治风湿骨痛，感冒，胃痛，月经不调，痛经，产后腹痛，风火牙痛，乳腺炎；果实治胃痛[143]。【佤药】芦子根，蒌叶：根、茎治风寒咳嗽，胃寒痛，支气管哮喘，风湿骨痛；根、茎煎水外洗治湿疹，脚癣[168]。【瑶药】四十八症：茎或全草治风湿病，跌打损伤，胃腹疼痛，产后风[15]。【彝药】芦子：叶效用同傣药[13]。【壮药】棵绑宽（壮）：茎或全草治风湿病，跌打损伤，胃腹疼痛[15]。

Piper boehmeriifolium (Miq.) Wall. ex C. DC. 苎叶蒟（胡椒科）。【布朗药】麻果：治流感，感冒，跌打损伤，风湿骨痛，胃痛，痛经[8]。【傣药】代盾[62,66]：根治冷、热风湿病，咳嗽，气管炎，肺炎，跌打损伤，瘀血疼痛，骨折，疔疮脓肿，疮疡肿痛[63]，消化不良，腹胀[13]；全株治流行性感冒，感冒，跌打劳伤，咽喉炎，续筋接骨，风湿骨痛，体虚畏寒，胃痛，痛经[9,13,14,66,74]；全株或根治风寒湿痹症，肢体关节酸痛，屈伸不利，跌打损伤，骨折，颈、腰椎骨质增生，腰腿酸麻[62]。【基诺药】车歌侧噜：根治腰腿痛[163]。【景颇药】芮杞槟榔：全株治体虚畏寒，咽喉炎，续筋接骨；根治消化不良，腹胀，腹痛[13]。【拉祜药】za di la ci：叶治腮腺炎[152]。【佤药】歪叶子兰，者：全草治跌打损伤，风湿疼痛，痛经，风寒感冒[14]。【瑶药】大肠风：用于风湿骨痛，胃痛，产后风，月经不调[6]。

Piper boehmeriifolium var. tonkinense C. DC 光轴苎叶胡椒（胡椒科）。【傣药】芦塞藤（德傣）：全草治跌打损伤，风湿骨痛，痛经，闭经，伤风

感冒，胃寒痛，牙痛，骨折[9,13,74]。【基诺药】赔歌侧噜：根治风湿性关节炎，风湿腰腿痛，感冒[163]。【景颇药】罵由[13]，麻药[14]：效用同傣药[13]；根治消化不良，腹胀腹痛，感冒，痛经，跌打损伤，风湿骨痛[14]。【拉祜药】糯咖罵[13]，诺嘎嘛[14]：效用同傣药[13]；茎、叶治风湿病，痛经，牙痛，跌打损伤[14]。【瑶药】肺切别静[15]，大肠风，domh zingh buerng（懂整崩）[132]：根、茎或全珠治风湿病，跌打肿痛[15]；全草治感冒咳嗽，气管炎，胃寒腹痛，吐泻，风湿筋骨痛，坐骨神经痛，产后腹痛，月经不调，闭经，白带，跌打肿痛，毒蛇咬伤，蜈蚣咬伤[132]。【壮药】大叶假蒌：根、茎或全株治关节炎，风湿痛，跌打肿痛[15]。

Piper cubeba L. 荜澄茄（胡椒科）。【蒙药】ᠠᠷ ᠬᠢᠴᠢᠭ（Hon qiqig，珲－其其格），ᠷᠢᠨᠴᠢᠨᠨᠢᠶᠠᠭ（Rinqin niaŋ，仁钦－尼阿格）[44]，阿古拉胡珠[47]：果实（荜澄茄）治食痞，"铁垢巴达干"，消化不良，胃火衰败等"巴达干"病[44]，脘腹冷痛，肠鸣泄泻，呕吐反胃，噎膈，牙痛[47]。【维药】开必拜：果实治胃肠寒痛，消化不良，恶心呕吐[79]。【藏药】仁青娘：果实治肉食中毒[24,34]，"培根"寒症，脘腹冷痛[24]，腹泻[27]。

Piper flaviflorum C. DC. 黄花胡椒（胡椒科）。【傣药】干谷林（西傣）[13,62]，沙干（西傣）[59]：藤茎治胃痛，皮癣[13]，冷季感冒，畏寒怕冷，周身酸痛，鼻塞流清涕，风湿病肢体关节肿胀疼痛或酸麻冷痛，跌打损伤[59,471]，脘腹胀痛，痛经，癣[62]。【哈尼药】全草治胃痛[875]。

Piper hancei Maxim. 山蒟（胡椒科）。【黎药】楼延：全草治跌打损伤，骨折[5]。【毛南药】tshuon⁵ pi⁶ fuŋ¹（毛壁枫）：地上部分治腰肌劳损，挫伤，风湿性关节炎，手足麻木，预防中暑，慢性胃炎，咳嗽气喘，阳痿，阴囊水肿，腰骨痛[156]。【苗药】Zhuab guab（抓爪，云南文山）：根治月经不调，痛经[5,13,14,91]，胃痛[5,13,14]，跌打损伤[5,14,91]，风湿病[5,14]，风湿痹痛，风寒感冒，咳嗽气喘，扭挫伤，胃痛[91]，消化不良，咳嗽，哮喘[14]。【畲药】海风藤：全草治风湿性关节炎，月经不调，痛经[5]。【瑶药】鸡溇[5,15]，三角枫[5]，小肠风[132][6]：全草治胃寒痛[5,15,132][6]，黄疸型肝炎[5,132][6]，风湿痹痛，跌打肿痛，外感风寒[5]，

风寒感冒咳嗽，风湿性关节炎，跌打损伤[132]，感冒咳嗽，关节炎[6]。【彝药】寒诺那此：全草治风湿性关节疼痛，劳伤腰痛[103]。【壮药】钩抗兰[5,14]，狼地打帕[5]，山蒟[120]：根治消化不良，哮喘[5,14]，月经不调，痛经，胃痛，跌打损伤，风湿性关节炎[5]，咳嗽[14]；藤茎治发旺（风湿骨痛），腰膝无力，贫疹（感冒），埃病（咳嗽），墨病（哮喘），林得叮相（跌打损伤），肌肉萎缩，心头痛（胃痛）[120]。

Piper kadsura (Choisy) Ohwi [*P. futokadsura* Sieb. et Zucc.] 风藤（胡椒科）《药典》。【傣药】丽披（西傣），麻布雅（德傣）：果穗治心慌，心跳，胃痛，牙痛，风湿性关节痛[13]。【哈尼药】毕布：果穗治胃寒疼痛，消化不良，气胀，腹泻，解热，水肿[13]。【景颇药】灰见：效用同哈尼药[13]。【拉祜药】朵喜：效用同哈尼药[13]。【苗药】根用于止痛，顺气[14]。【畲药】细叶青蒌藤[148]：茎、叶治风湿性关节炎，坐骨神经痛，"涨皮风"（肾炎水肿）[6]，风寒感冒，腰腿痛，风湿关节痛，预防过食油腻腹泻[148]。【瑶药】南屯香：全草治风湿骨痛，跌打损伤[6]。【藏药】比比灵：果穗治胃寒疼痛，消化不良，气胀，腹泻，解热，水肿[13]。【台少药】Wahekinotan（Tayal 族屈尺），Wahe（Tayal 族屈尺），Iyuwatuhe（Tayal 族屈尺）：叶治胸痛，腹痛，皮肤病，毒虫咬伤，梅毒，外伤，毒蛇咬伤；茎治腹痛；根治外伤，毒蛇咬伤[169]。

Piper laetispicum C. DC. 大叶蒟（胡椒科）。【壮药】Gosaejrumz（棵遂冗），大叶蒟：根及根茎治林得叮相（跌打损伤），瘀血肿痛[117]。

Piper longum L. 荜茇（胡椒科）《药典》《部维标》。【朝药】批儿巴儿：果穗治胃寒脘腹疼痛，呕吐吞酸，肠鸣腹泻，头痛，鼻渊，牙痛[6]。【傣药】里逼[62,64]，丽披[14,66]，玛补牙（德傣）[6]：未成熟果穗治心慌，心悸，风寒湿痹证，肢体关节酸痛，屈伸不利，肢体麻木，月经不调，闭经，腰痛，小腹坠胀疼痛[62-64]；果穗治牙痛，心慌心跳[6,14,66]，胃痛，风湿性关节痛[14,66]，腹痛，四肢痛，风湿痛，无名肿痛，呕吐[6,14]。【哈尼药】厌见[14]，毕布[6,14]，荜茇[875]：果穗治胃寒疼痛，腹泻[14]，胃痛，气胀，消化不良[6,14]；全草治胃痛[875]。【景颇药】灰见，乌气息[6]：果实配伍治胃痉挛[69]，果穗治胃寒疼痛，腹胀，腹泻[6]。

【拉祜药】di pie[152]，朵喜[6,14]：叶研烂外敷治刀伤，骨折[152]；根治发烧，疟疾；果穗治消化不良，腹胀，腹痛[6,14]。【蒙药】ᠪᠢᠪᠢᠯᠢᠩ（Bibiling，荜拔灵）[44,47]，比比灵[6]：果穗治咳嗽气喘[6,47]，寒性腹泻，腰腿痛[6,44]，胃火衰败，不思饮食，不消化症等寒性疾病，恶心，气喘，肺"苏日亚"，肾寒，尿浊，阳痿，体弱，关节痛，失眠[44]，胸闷，心绞痛，脘腹冷痛，呕吐，腹泻，头痛，副鼻窦炎，龋齿痛[47]，消化不良，恶心，风湿痛[6]，肺痨，气管炎，各种瘤疾，神智涣散[56]，胃腹冷痛，食欲不振，消化不良，肾寒，寒泻，呕吐等症[472]。【维药】پلپل مویه（Pilpil moye，皮里皮力莫也）[75,77]，荜茇根[4]，披披勒[6]：带根的茎治髋关节痛，小关节痛，关节炎肿，胃虚纳差，消化不良，寒湿性过黏液质性疾病[75,77]，寒性关节骨痛，腰膝酸痛，胃虚食少，肝脾闭阻[4]；果穗治胃痛，消化不良，牙痛[6]，脘腹冷痛，呕吐，泄泻，偏头痛；果穗外用治牙痛[77]；根治癫痫，休克；根口嚼或煎漱可清脑；根研末内服治肠绞痛和祛寒气，肝炎，平髋骨痛和小关节痛，平中风性寒性器官痉挛[80]；近成熟果穗治胃寒作痛，呕吐，小便不利，月经不调，经闭及肾寒阳虚[78]。【藏药】པི་པི་ལིང་།（毕毕林）[6,21,24][48]，伯伯浪[23]：近成熟果穗治寒性"隆"病[6,20,21,24,27]，"培根"病[21,27]，"培根"与"隆"的合并症[23,24]，胃寒[6,21][48]，肾寒[21,24][48,472]，阳痿[21,24]，心腹冷痛[20,24]，反胃呕吐，肠鸣泄泻[6,20,24]，痰壅气喘，肾虚，遗精[24]，滋补体力，分离恶血和良血[23]，心脏性水肿[48]，脘腹疼痛，肾阳虚[6]，多痰，呼吸不利，食积不化，胃肠胀气，腹内鸣响，独汤可分离坏血和正常血液[27]，胃腹冷痛，食欲不振，消化不良，寒泻，呕吐等症[472]；茎治"症乃"，心源性水肿[6]。

Piper mullesua D. Don 短蒟胡椒（胡椒科）。【傈僳药】质马此，短蒟：全株治风湿性腰腿痛，关节炎，四肢麻木，感冒，跌打损伤[166]。【苗药】全株治风湿病，月经不调[14]。【怒药】皮雅莫龙，短蒟：全株治胃痛，止血，风湿麻木，中风[165]。

Piper nigrum L. 胡椒（胡椒科）《药典》。【傣药】麻披[9,72]，麻披囡（西傣），麻屁崩（德傣)[62-64]：果实治胃腹疼痛[9,62,64,72]，牙痛，恶心呕吐，腹痛腹泻[62,64]，脘腹胀痛，虚寒痼冷，反胃[9,74]。【哈尼药】Hhoqsol（俄索），浮椒，玉椒：果实治五脏风冷，冷气心腹痛，吐清水，子宫冷痛（产后、人流后）[143]。【哈萨克药】قارا بۇرىش：果实治胃寒腹痛，呕吐，泻泄，外感风寒[142]。【傈僳药】唱寨[13,14]：效用同傣药[13,14]。【蒙药】ᠬᠠᠷ᠎ᠠ ᠬᠤᠵᠢᠷ（Har Hozhu，哈日－胡茉）[41]，ᠴᠠᠭᠠᠨ ᠬᠤᠵᠢᠷ（Chagan huzhu，查干－胡茉）[41]，纳勒沙木[47]：近成熟果实（黑胡椒）治不消化症，寒泻，心口痞，"铁垢巴达干"，胃寒冷痛，皮肤瘙痒[41]；去皮的果实（白胡椒）治消化不良，腹泻，脘痞，"铁垢巴达干"，胃寒冷痛，皮肤瘙痒[41]；果实治脘腹冷痛，呕吐，泄泻，消化不良，寒痰食积[47]，吐、泻、胃痛等症，未消化症，腹胀，全身瘙痒，疥癣[56]。【佤药】果实治流行性感冒，风寒[168]。【维药】مۇچ（Much，木其）[75,77]，卡力木其[78]：近成熟果实治胃寒纳差，消化不良，脘腹气胀，咳嗽多痰，脑虚头痛，牙齿疼痛[75,77]；果实治心腹冷痛，胃寒食积，风寒感冒，产后风寒腹痛，跌打损伤，血滞肿痛，胃寒泄泻，可解鱼肉毒[78]。【彝药】写则[13]，则罗，沙泽[105]：果治心口疼膈食[13]，头疮，乳疮，肠疮，伤风，酒醉，体虚耳鸣，体弱身黄诸症，解食物毒[105]。【藏药】ཕོ་བ་རིལ།（颇瓦日）[21,24]，泡瓦热[20]，那力夏母女[23]：果实治胃寒，消化不良，食欲不振，"培根"病[21]；果治反胃，食积腹胀，阴寒腹痛，寒痰，冷气上冲[13]，"培根"病[20,23,24]，"培根"寒症[24,27]，寒痰食积，冷气上冲，寒吐冷痢，阴寒腹痛[20]，寒性胃腹冷痛[24]，开胃，解毒，止寒泻，特别对肉毒等食物中毒有很好的疗效，过量则因热性很大而引起"赤巴"病[27]。【台少药】Siri（Paiwgn 族傀儡、Paiwan、Subon），Siirii（Paiwan 族傀儡），Kamagoro（Piwan 族傀儡）：果实治头痛；种子治腹痛，感冒，疟疾，外伤；根治腹痛，外伤[169]。

Piper pedicellatum C. DC. 角果胡椒（胡椒科）。【拉祜药】di zu pie：地上部分治骨折[152]。

Piper petiolatum Hook. f. 具柄胡椒（胡椒科）。【藏药】ཕོ་བ་རིལ།（bibiling，毕毕灵）：果穗治寒性"隆"病，"培根"病及其合并症，痰症，

气喘，心腹冷痛，呕吐，肠鸣，泄泻，肾寒，阳痿；茎治寒性水肿，心性水肿，消化不良，腹中痞块，痔疮，疮疖[22]；果实治一切寒症，"培根"和"龙"的合并症，气不顺，下泻，咳嗽，风寒引起的气闷，肾脏虚寒[25]。

Piper pingbienense Tseng 屏边胡椒（胡椒科）。【苗药】胡椒果：果穗、茎治跌打损伤，风湿骨痛，咳嗽，感冒，胃痛，腹胀痛，月经不调，痛经，产后腹痛，牙痛[13,14]。

Piper puberulum (Benth.) Maxim. 毛蒟（胡椒科）。【傣药】麻披凤（西傣）：果穗治胃腹疼痛[14,66]。【侗药】Jaol dangl jenc（教荡岑），Daengc jenc dangl（掌岑荡）[137]，交本[15]：全草治北刀（跌伤），耿胧寸（心口窝痛）[137]，风湿痛[15]。【毛南药】bieu³ pi⁶ fuŋ¹（半壁枫）：全草治风湿性腰腿痛，跌打损伤，胃痛，腰痛[156]。【苗药】莴猛烟，凶旧莴骨：全草治骨关节痛，脘胁疼痛[96]。【土家药】ba yan xian（巴岩仙）：全株治关节痛，身痛，身痒，风眼[10,126]。【瑶药】丢柄端梅，格涝弯[15]，小肠风[132]：全草治寒痛，小儿出汗[15]；效用同山蒟 P. hancei[132]。【壮药】鸡肠草：全草治小儿发热[15]。

Piper pubicatulum C. DC. 岩参（胡椒科）。【拉祜药】pie pu zu：叶研烂外敷治骨折[152]。【佤药】doi rang（对然）：治急性胃炎，风湿骨痛[66]。

Piper retrofractum Vahl. 假荜拔（胡椒科）。【藏药】ཕི་ཕི་ལིང་།（bibiling，毕毕灵）：效用同具柄胡椒 P. petiolatum[22]。

Piper sarmentosum Roxb. 假蒟（胡椒科）。【傣药】帕些，荜茇菜[62-64][473]，帕克（西傣）[9,13,14,72]：全株治牙痛，食物中毒引起的恶心呕吐，疥癣瘙痒，风湿性肢体关节疼痛，血崩[62-64]；叶、果实治风寒感冒，牙齿疼痛，妇女血崩[9,13,14,72]；根、叶、果穗治食物中毒引起的恶心呕吐[473]。【德昂药】鸡失藤：全株、根、叶、果实治胃腹寒痛，风寒咳嗽，水肿，疟疾，牙痛，风湿骨痛，跌打损伤，腹胀，食欲不振[160]。【哈尼药】全草治胃痛[875]。【黎药】意翻：全株治风湿痹痛，胃痛[154]；根煎水含服治风火牙痛；全草煎水温洗，并贴患处，治湿疹，烂脚；全草、大鱼头同煮食用或煲水洗，治产后气虚肿胀[153]。【毛南药】松皮婆：根、叶、果实或全草治风湿性关节

痛，胃痛，胃寒[15]。【仫佬药】搓别吞：根、叶、果实或全草治风湿性关节痛，胃痛，神经痛，胃寒[15]。【瑶药】拍拍：根、叶、果实或全草治风湿性关节痛，胃痛，肚痛[15]。【彝药】阿申和若：全株治跌打损伤，风湿骨痛，喘咳，感冒，胃痛，腹胀痛，月经不调，痛经，毒蛇或蜈蚣咬伤，外伤出血，烫伤，疮毒，乳腺炎[13]。【壮药】Byaek-bat（碰办）[180]，侧别，假蒟[120]：根、叶、果实或全草治风湿性关节痛，胃痛，神经痛，消化不良，心胃气痛，催产或堕胎[15]；地上部分治林得叮相（跌打损伤）[120,180]，发旺（风湿骨痛）胴尹（胃痛），笨浮（水肿），阿意咪（痢疾），诺嚎哒（牙周炎）[180]，腹胀，腹痛[120]。

Piper terminaliflorum Tseng 顶花胡椒（胡椒科）。【拉祜药】害白棵卫第野，海伯科畏地也：全株治风湿病，跌打损伤，腹痛，腹胀，牙痛[13,14]。

Piper wallichi（Miq.）Hand. – Mazz. 石南藤（胡椒科）。【布依药】涯更应：全草用于松筋骨[159]。【侗药】胶宾，酒饼藤：全草治风湿骨痛，跌打内伤，骨折[15]。【仫佬药】wu⁵⁵ sə⁵⁵ iao⁵³（母晒腰，黔中方言），tsao³³ tse¹³ pon⁵³ lon⁵⁵（糟在崩陇，黔中北方言）：全草治风湿麻木[162]。【傈僳药】质马夏，南藤：茎、叶治风湿痹痛，扭伤，腰膝无力，痛经，风寒感冒，咳嗽[166]。【苗药】Fiux giod ghunb（胡椒棍，贵州铜仁），Uab mongb mal veeb（蛙猛漫烟，贵州黔南）[91,94,95]，石南藤巴岩香[97,98]：茎叶、全株治风寒湿痹，腰膝酸痛，阳痿，咳嗽气喘，痛经，跌打肿痛[91]；全草治寒湿筋骨疼痛，腰膝酸软，阳痿[94,95]，藤茎治风湿性关节痛，腰腿无力，咳嗽气喘，风疹块[97,98]。【水药】ja u ha hup（要哈哄）[10,157,158]：全草治跌打损伤，风湿痛[157,158]，藤茎治跌打损伤，风湿病[10]。【土家药】er⁴ su⁴ yu² la¹（热书玉那），丁公藤，风藤[125,128;848]：全草治风寒气病，寒伤风症，跌打损伤，肚腹胀痛[128]；叶茎枝治热天着凉，牙齿肿痛，肚子痛[125,128]；地上部分治腰腿疼痛[848]。【彝药】骚起帕[101,104]，丁公藤[104]：茎叶、全株治疝气小腹痛，胃痛，感冒咳嗽，风湿疼痛，痛经，劳伤虚损，风湿痹痛[101,104]。【壮药】娄差[15]：全草治风湿骨痛，跌打内伤[15]；带叶茎枝治发旺（风湿骨痛），林得叮相（扭挫伤），腰膝无力，京尹（痛经），贫痧（感冒），埃病（咳嗽），墨病（哮喘），委约（阳痿）[120]。

Piper yunnanense Y. C. Tseng 蒟子（胡椒科）。【拉祜药】di zu la ga：地上部分研烂外敷治骨折[152]。

Pipistrellus abramus Temminck 蝙蝠（蝙蝠科）。【土家药】夜飞鼠：粪便治眼翳，烧、烫伤[129]。【佤药】盐老鼠，天鼠：粪便、肉、爪治夜盲症，小儿疳积，哮喘，烧、烫伤[168]。【藏药】蝙蝠（干粉）治呕吐；粪（即中药夜明砂）治癫痫[34]。

Piptanthus concolor Harrow. [*P. nepalensis*（Hook.）Sweet] 黄花木（豆科）。【傈僳药】四鲁，金链叶黄花木：种子治风热头痛，急性结膜炎，高血压，慢性便秘[166]。【藏药】qiangquxing（羌曲兴）：种子治皮肤病，风湿性关节炎[24,29]。

Pistacia chinensis Bunge 黄连木（漆树科）。【土家药】岩林倍：根、树皮治痢疾，淋症，痔疮；根、树皮外用治漆疮，无名肿毒；芽治暑热口渴，痧症，痢疾，咽喉肿痛[8,124]，口舌糜烂[124]。【维药】约吾比思塔乌拉盖：果实治心悸气短，心神不安，肾虚腰痛[79]。【瑶药】黄连树：树皮治痢疾，皮肤瘙痒，疮疖；叶治暑热口渴，痧症，咽喉肿痛，口舌糜烂，漆疮[134]。【彝药】H ꝓ（vaddot，瓦哆），ꝶ Ꝿꞎ Ꞑ（huopliepsyr，禾列使）[8]，基吴锡其[101]：叶芽适量配树洞水醋煎服治久病体弱[8]；树皮熬水洗治湿疹，漆疮，疮痈肿毒，痧症[101,104]。【藏药】niangzizhe（娘孜这）：叶治流行性感冒，痢疾，喉症，肠热，赤泻，脓肿，霍乱，风湿病，漆疮，"黄水"病，瘟热[32]；台尕多吉：种子治皮肤病，风湿性关节炎，精神病，黄水病，皮肤瘙痒[39]。

Pistacia lentiscus L. 洋乳香树（漆树科）《部标》。【维药】مەستەكى（Mesteki，买斯提克）[75]，马斯替克乳米[77,78]，MASTICHE（熏鲁香）[4]：树脂治寒性胃痛，感冒头痛，口咽炎肿，忧郁神乱，心慌腹胀，肾弱耳聋，小便不利，大便秘结，月经不调[4,77]，胃脘寒虚，消化不良，腹泻腹胀，牙病口臭[75]，精神不振，便秘燥结，缓和诸药[78]。

Pistacia vera L. 阿月浑子（漆树科）。【维药】پىستە（Piste，皮斯台）[75,76,80]，斯吐克[80]，必思塔[7,78]：果实、种子治干性脑虚，记忆下降，心

脏衰弱，寒性肾虚阳痿，遗精身瘦，恶心呕吐，痢疾腹泻，咳嗽气喘[75]，心悸失眠，腰膝酸痛，阳痿，食欲不振[76]外壳及仁加糖治胃弱，心衰，腹泻，燥咳；硬壳煎水坐浴治脱肛[80]；叶、壳煎水洗头治感冒；叶、壳煎水洗肛门和灌入子宫，治头癣，除秽，止痛[80]；种子治心恼失眠，阳痿，腰膝酸痛，食欲不振，消化不良，痢疾，腹泻[7,78]。【瑶药】无名子：果实治肾虚腰冷，脾虚泻痢；树皮治阴囊湿疹[133]。

Pistacia weinmannifolia J. Poisson ex Franch. 清香木（漆树科）。【傣药】梅江：嫩叶尖治痢疾，肠炎，腹泻，外伤出血，疮疡湿疹[9,14,74]；果实治痢疾，肠炎，疮疡，湿疹，外伤出血[67]；嫩叶尖或树皮治痢疾，肠炎，疮疡，湿疹，外伤出血[68]。【傈僳药】啦果，紫油木树：叶治痢疾，肠炎，疮疡，湿疹[166]。【仫佬药】美卡啃：树皮治乳腺炎；叶治婴儿口腔溃疡[15]。【彝药】你几补[14]，罗西木[102]：种皮治各种食物中毒，痢疾，腹泻，疮疡，湿疹；皮治外伤出血[14]；全株治慢性肾炎，慢性膀胱炎，肺热咳喘，支气管炎，睾丸肿痛[102]。【壮药】美花梨，花梨木，妹伴洗：根治肝硬化腹水，跌打损伤，风湿骨痛；叶治肝炎，外伤出血，急性结膜炎；全株治胃痛，骨髓炎，骨折感染伤口化脓[15]。

Pistia stratiotes L. 水浮莲（天南星科）。【土家药】水莲，大浮萍：全草治荨麻疹，丹毒，水肿，小便不利，跌打损伤，无名肿毒，皮肤瘙痒[123]。【壮药】Biuzhung（漂洪），大浮萍：全草治呗（丹毒），水蛊（肝硬化腹水），林得叮相（跌打损伤），痧病，能啥能累（湿疹）[180]。

Pisum sativum L. 豌豆（豆科）《部蒙标》。【蒙药】ᠸᠠᠨ ᠳᠤ ᠬᠢᠬᠢᠭ（Wandu qiqig，豌豆－其其格），宝日其格因－其其格：花治吐血，便血，赤白带下，腹泻，腹痛，肠刺痛[3,51]。【纳西药】种子用于消渴，高血压，心脏病，泻痢腹胀，霍乱转经，乳少，脚气水肿，疮痛；荚果治耳后糜烂；豌豆花治咯血，鼻衄，月经过多，豌豆苗治暑热，消渴，高血压，疔毒，疥疮[164]。【维药】باقلا پۇرچسقى（Baqila purchiqi，巴可拉普尔其合）[75]，巴克拉，巴克拉合[80]：种子治肠溃疡[75,80]，湿热性泻痢，胃痛，湿热性小便不利，经水不畅，炎肿，蝴蝶斑，白癜风，肠道生虫[75]，腹泻，胃病[80]。【藏药】ཤུག་ཞི（山唛）[21,29]，塞玛日布[24]，豌豆花[34]：

花治月经过多[21,29,34,40]，鼻衄[29,34,40]，肾病[21,34]，咯血[27,24]，诸出血症[21]；种子治"赤巴"病，疮伤，黑痘[27]，中毒引起的六腑疾病及痘疮[21]。

Pithecellobium clypearia（Jack）Benth. 猴耳环（豆科）。【基诺药】牙苗薄：叶、树皮治红眼病，眼病，流泪，清除泪渣，全身发烧的眼热病[10]。【景颇药】鹅史：根治肠炎，痢疾，胃出血，鼻出血[14]。【拉祜药】介叔姐，鸡三树，粪桶公：叶、种子治感冒，高热，大便秘结，口苦，咽干，咽痛，烦燥不安，胃热痛，眼睛痛，身痒失眠[13,150]；地上部分治白内障[152]。

Pittosporopsis kerrii Craib. 假海桐（茶茱萸科）。【彝药】阿次莫咩咩：根及树皮治流行性感冒，感冒发热，百日咳，疟疾[13]。

Pittosporum adaphniphylloides Hu et Wang 大叶海桐（海桐花科）。【彝药】丕妹[101,103,104]，山青皮，桂花叶兰[104]：树皮、果实治高血压，口腔炎，气管炎，风湿瘫痪，半身不遂[101,103,104]，咽喉炎，扁桃体炎[101,104]。

Pittosporum brevicalyx（Oliv.）Gagnep. 短萼海桐（海桐花科）。【傈僳药】质你兰：叶治疮毒肿痛[166]。【彝药】丕妹：树皮、叶、果治气管炎，高血压，口腔炎，扁桃腺炎，咽夹炎，风湿瘫痪，半身不遂[13]。

Pittosporum crispulum Gagnep. 皱叶海桐（海桐花科）。【壮药】雅辽美：根治骨折[15]。

Pittosporum glabratum Lindl. 光叶海桐（海桐花科）。【侗药】Samp av xeec（三架邪）[137]，腊莪虽[135]，朗楼肥[5]：根皮、叶治宾宁乜崩榜（妇女白带过多症），失眠[137]；根、种子治咽痛，泻痢，风湿痛[135]；根、根皮治神经衰弱，失眠多梦，体虚遗精及高血压[5]。【苗药】Ghaob reib ndut bid pax（阿锐杜枇杷，贵州松桃）[91]，豆威，兜窝刚巴利[5]：种子治虚热心烦，口渴，咽痛，泄泻，痢疾[91]；根治神经衰弱，头晕失眠，虚劳咳喘，遗精，高血压[91]；根、根皮治神经衰弱，失眠多梦，体虚遗精及高血压[5]。【瑶药】来蓼亮[15]，上山虎[132]，大虎骚[133]：根、树皮治跌打损伤，骨折，风湿病，血尿，淋浊，引产[15]；效用同少花海桐 P. pauciflorum[132]；种子治虚热烦渴，失眠盗汗，咽喉肿痛[133]。

Pittosporum glabratum var. neriifolium Rehd. et Wils. 狭叶海桐（海桐花科）。【土家药】野连

翘，山桂花树：果实、全草治黄疸，子宫脱出，风寒感冒，发散疮疡[124]。【瑶药】瑶人香：根、果、全株治风湿性关节痛，心胃气痛，黄疸，子宫脱垂[133]。

Pittosporum heterophyllum Franch. 异叶海桐（海桐花科）。【纳西药】根皮、树皮治肺热咳嗽，痢疾，崩漏，肠风下血，蛔虫病，风湿疼痛，跌打损伤[164]。【彝药】吃都呕都血，杰娘：根皮、茎皮、叶治肺热咳嗽，痢疾，风湿疼痛，跌打损伤，蛔虫病[14]。

Pittosporum illicioides Makino 海金子（海桐花科）。【侗药】朗楼肥：根、根皮治神经衰弱，失眠多梦，体虚遗精及高血压[5]。【苗药】Ghaob reib ndut bid pax（阿锐杜枇杷，贵州松桃）[91]，豆威，兜窝刚巴利[5]：根、根皮治神经衰弱，失眠多梦，体虚遗精，高血压[5,91]。【畲药】山江子，山桐子，珍珠皮：根治跌打损伤，腹痛[146]。【土家药】pi¹ zi¹ yao³（皮子要），山栀茶[128]，pi yaof（皮要）[10,126]：根皮、茎皮治风气病，坐骨风症，跌打损伤，起风坨[128]；根皮、茎皮治风湿性关节痛，跌打损伤，皮肤瘙痒[10,126]。【瑶药】来了亮[15]，上山虎[132][6]：树皮治风湿病，跌打损伤，骨折[15]；用于风湿痛，跌打损伤，神经痛[6]；效用同少花海桐 P. pauciflorum[132]。

Pittosporum kerri Craib 羊脆木（海桐花科）。【傣药】皮治感冒，流行性感冒，发热，百日咳，疟疾[9,74]。

Pittosporum pauciflorum Hook. et Arn. 少花海桐（海桐花科）。【瑶药】上山虎，faaux gemh ndomh maauh（否更懂卯），满山香：根、茎皮和枝叶治风湿性关节痛，坐骨神经痛，牙痛，胃痛，虚劳咳喘，遗精早泄，头晕，神经衰弱，高血压，毒蛇咬伤及阴蛇症（无名肿毒）[132]。【壮药】Gohaijdoengz（棵海桐），海金子：茎枝治发旺（痹病），邦印（痛证），胴尹（胃痛属寒者），年闹诺（失眠），额哈（毒蛇咬伤）[180]。

Pittosporum truncatum Pritz. 菱叶海桐（海桐花科）。【土家药】岩花子（yan hua zi）：树皮治蛇伤，骨折，咽喉疼痛[10,126]。

Plagiogyria media Ching 粉背瘤足蕨（瘤足蕨科）。【傈僳药】打俄很：根茎治流行性感冒[166]。

Plagiorhegma dubium Maxim. 鲜黄连（小檗

科）。【朝药】森黄利嗯，岗岗伊铺尔[6]：根茎及根治肠炎，痢疾腹痛，惊悸，烦躁，眼结膜炎，衄血，吐血，口疮，外伤感染，小儿疳积[6,9,83,89]，扁桃体炎，痈疽疮肿[9,83,89]。

Plantago arenaria Waldst. et Kit. 对叶车前（车前科）。【维药】ﻥﺎﻔﺴﭙﯿﺴ（Ispighul，衣斯皮胡力）：种子治热性腹泻，痢疾，阿米巴痢疾，感冒发热，咳嗽，咽干喉燥，胃、十二指肠溃疡，肾炎，尿路感染，淋病，尿血[75]。

Plantago asiatica L. 车前（车前科）《药典》。【阿昌药】拉夸肮：全草治水肿，红崩[5]。【白药】车决筛[14]，板拉作车，策资色[5]：全草治小便不利[5,14]，泌尿系统感染，结石，肾炎水肿[14]；种子治咳嗽[5]。【布朗药】牙烟育[5]，牙恩很[8]：全草治咳嗽，咯血，小便不通，淋浊，带下，尿血，火眼[8]。【布依药】哥憋茉[5]，那岜猛[159]：全草治感冒发烧[5]；全草治淋病[159]。【朝药】鸡儿梗衣，差真潮[5]，질경이（jier gēng yì，几儿梗邑）[83,84]：全草治尿路感染，咳嗽痰多[5]，用于阳明病，亡阴证，吐泻，虚泻，小便不利，五淋，黄疸，亦用于因肾气不足，气化无力，水道不通而引起的小便不利及水肿[83]，浮肿，小便不利，五淋，泄泻，黄疸，亡阴证，血证[84]；种子治尿路感染，咳嗽痰多[5]。【傣药】玫沿脱（德傣）[14]，芽印一，亚沿脱[5]：全草治肾炎，水肿[5,14]，小便不通，淋浊，尿血，黄疸，热痢，泄泻，肝炎[14]，跌打损伤[5]。【德昂药】鳖西拿米[5,14]：全草治肾炎[5,14]，小便不通，淋浊，尿血，黄疸，水肿，热痢，泄泻，肝炎[14]，肺炎，痢疾[5]。【侗药】骂嘎库[5,135,137]，Baenl mal kap nguk（办骂嘎茂）[137]，mal qap kak（马斜库）[51]：全株治尿路感染，小便不通，尿血，黄疸，水肿，急慢性肾炎，咳嗽，感冒发烧，碎石后排石[5,15,135,137]；种子及全草治涸冷（水肿）[137]，用于碎石后排石[51]；全草治感冒发烧[5]。【东乡药】车前草：全草治小便不利，尿路感染，暑热泻痢，目赤肿痛[10]。【独龙药】车前[599]，洼桂[5]：全草及种子用于高血压，尿血，小便不通，哮喘多痰，舒筋活血，风湿麻木，妇女月经不调，产后滋补[599]；全草治痢疾[5]。【鄂伦春药】车轱辘菜：全草治水肿[20]。【鄂温克药】叶片外用治外伤[799]。【高山药】卡巴落：全草治尿路感染，尿闭，水肿，感冒，咳嗽，

支气管炎，肠炎，腹泻，痢疾，黄疸型肝炎[5]。【仡佬药】ka[35]non[53]（嘎农，黔中方言），t çi[55]kon[35]tça[55]（杏共假，黔中北方言），ker[31]lan[31]tsu[31]（根儿浪主，黔西南多洛方言）：全草治肾炎[162][376]。【哈尼药】Haqpa yuqcavq（哈帕额扎），蛤蟆草[143]，婆捏啊耙[5]：全草治膀胱炎，尿道炎，尿血，肾炎水肿，痢疾，目赤肿痛[143]，腹泻[5]。【基诺药】椅魁阿后：全草治肺炎，消化不良[5]。【景颇药】垃撒妈吐：全草治骨折，肾炎[5]。【京药】幼马地：全草治尿路感染[5,15]。【拉祜药】构拿车，咧哟，哇妈纳布坷垒解：全草治小儿消化不良，肺炎，发烧，感冒喉痛，肾炎，腹泻[5]。【傈僳药】布靴娥，钦娥，哈拿布：全草治痢疾，小便短赤；叶柄及丝筋治小儿蛔虫及腹痛[5]。【毛南药】ma[22] mɛ[24]（马篾）[155]，咳麻菜，mba[3] bok[8]（麻博）[156]：全草治发烧感冒[155]，尿路感染，尿路结石，肾炎水肿，脚气水肿，感冒咳嗽，支气管炎，肠腹泻，高血压[156]。【蒙药】ᠪᠣᠷᠣ ᠪᠣᠷᠴᠠᠭ（Wuher urgene，乌赫日 - 乌热根讷）[5,41]，塔日乌赫日 - 吾日根纳[47]：种子（车前子）治尿路感染[5,41]，肠刺痛，腹泻，腹痛，尿闭，尿血，水肿，鼻衄，小便淋痛，创伤[41]，小便黄少，暑湿泄泻，肾炎水肿，目赤涩痛，痰多咳嗽[47]，腹痛腹泻，泌尿系统感染，尿频尿痛，浮肿，眼花[5]，腹胀，泄泻，创伤，黄水[56]，止泻，利尿，敛黄水，疗伤，止血[591]；叶治脚腿肿，创伤[217]。【苗药】Vob naix bat dliangt（窝乃八降，贵州黔东南），Reib zheat mel（锐打脉，贵州松桃）[5,91,94,96]，芮茸荚[226]：全草治小便不利，淋浊带下，目赤肿痛[5,15,91,94,96]，尿路感染，尿路结石，膀胱结石[5,15,94,96]，湿热下痢，衄血，尿血，创伤出血，咽喉肿痛，痈肿疮毒[91]，用于闭经，蚂蚱症[376]。【仫佬药】吗例巴，吗烈马：全草治尿路感染，小便刺痛[5,15]。【纳西药】布枚兹悟铬：全草治小儿发烧，感冒，肺热咳嗽痰多，百日咳，水肿，小便不利，小便短赤，湿热阻滞，淋漓寒性痢疾，尿血，目赤肿痛，惊风，淋浊，带下，鼻衄，肝炎，黄疸，慢性支气管炎，肾炎，高血压[164]；种子治咳嗽[5]。【怒药】得璞卧：全草治痢疾[5]。【普米药】嘿珠，立住：全草治小便不通，淋浊，尿血，黄疸，水肿，热病[5,14]，泄泻，肝炎，肾炎[5]。【羌药】Deisguobo（得斯格博），咪思柏[167]，

得斯格巴[10]：全草或叶外用治乳痈，红眼病；种子用于打死胎[167]；新鲜叶外敷眼睛用于清热明目，消炎[10]。【畲药】车前草：全草治感冒发热，中暑，小便不利，小便时涩痛带血，慢性前列腺炎小便不利，小儿发热，风火牙痛，疖，疔疮疖肿[148]。【水药】骂麻：种子及全草治泌尿系感染[10,157,158]。【土药】车前草：全草治小儿食积腹泻[10]。【土家药】ke[1] qie[2] ba[1] yi[2] er[2]（克切八鱼儿），克马草[123,125]：全草治小便赤，热淋，血淋，肺热咳嗽，湿热黄疸，暑湿泄泻，痢疾，疮疖肿毒[123]，妇女白带，惊风[125]，热尿积（尿路感染），水肿病，腹泻，白喉病[128]，热淋，火淋，下白痢，小便不利[10,126]。【佤药】日堆洗涅：全草治感冒发热，头痛，脓耳[5]。【维药】阿斯亚帕卡玉普米给[5]，帕卡有夫尔马克乌拉盖[79]，پاقا يوپورمىقى ۇرۇغى（Paqa yopurmiqi uruqi，帕卡优普日密克欧如合）[75,77]：种子治小便不利[5,79]，腹泻，目赤痛，怕光明，流泪[5]，泻痢，视物昏花[78]，湿热性腹泻，血热痢疾，月经过多，消耗性发热，结核性疾病[75]，水肿尿少，热淋涩痛，暑湿泻痢，痰热咳嗽，吐血衄血，痈肿疮毒[77]；全草治肝炎，黄疸[5]。【瑶药】腩在美[5,15]，可儿幕[15]，麻对麻[5]：全草治尿路感染[5,15]，小便不利，膀胱结石，急慢性肾炎，黄疸型肝炎，感冒发热，咳嗽，疔疮，烧烫伤[15]。【彝药】塔任木[20,23]，瓦那他[5]：种子用于湿热阻滞，小便短少，淋沥，寒性痢疾[20]；全草治肺热咳喘，风热痹症，湿热阻滞，利水，干黄水，止热泻[23]，泌尿道感染[5]；治小便不通，膀胱结石，麻疹，无名，发烧，浑身酸痛，疮疖[101]。【藏药】塔冉[5]，tarenmu（塔任木）[20,23]：种子治湿热阻滞[20,23]，肺炎，肾病，创伤[5]，小便短少，淋沥，寒性痢疾[20]，肺热咳喘，风热痹症，利水，干黄水，止热泻[23]。【壮药】Ngadaezmx（牙底马）[180]，求马，蹄马[5,15]，全草治埃病（咳嗽），肉扭（淋证），肉卡（癃闭）[5,15,180]，白冻（泄泻）[5,180]，黄疸性肝炎，感冒发热[5,15]，肉裂（尿血），呗农（痈疮）[180]，乳腺炎[15]，水肿，支气管炎[5]；种子效用同全草[5]。【台少药】Pakupakukaore（Tayal 族前山 Marikowan），Iyonesibesi（Bunun 族峦），Riotowan（Bunun 族峦）：根治头痛，胸痛，热病；叶治疮疡，皮肤病，外伤[169]。

Plantago depressa Willd. 平车前（车前科）《药典》。【阿昌药】拉夸肮：全草治水肿，红崩[5]。【白药】穷膜作车[5]：全草治小便不利，肾炎，水肿；种子治咳嗽[5]。【布朗药】牙烟育：全草治咳嗽，咯血[5]。【布依药】哥憋茉：全草治感冒发烧[5]。【朝药】鸡儿梗衣，差真潮[5]：全草治尿路感染，咳嗽痰多；种子治尿路感染，咳嗽痰多[5]。【傣药】芽印一，亚沿脱[5]：全草治跌打损伤，肾炎，水肿[5]。【德昂药】憋西拿味[5]：全草治肾炎，肺炎，痢疾[5]。【侗药】笃卡仆故，笃卡苦：全草治感冒发烧[5]。【东乡药】车前草：全草治小便不利，尿路感染，暑热泻痢，目赤肿痛[10]。【独龙药】洼桂：全草治痢疾[5]。【鄂伦春药】车轱辘菜：全草治水肿[20]。【鄂温克药】Taban salaa，平车前：全草治肺病[261]。【高山药】卡巴落[5]：全草治尿路感染，尿闭，水肿，感冒，咳嗽，支气管炎，肠炎，腹泻，痢疾，黄疸型肝炎[5]。【哈尼药】婆捏啊耙：全草治腹泻[5]。【基诺药】阿火鱼亏[163]，椅魁阿后[5]：种子或全草治发热，小便不通，泌尿系统结石[163]；全草治肺炎，消化不良[5]。【景颇药】垃撒妈吐[5]：全草治骨折，肾炎[5]。【京药】幼马地：全草治尿路感染[5]。【拉祜药】构拿车，咧哟，哇妈纳布坷垒解[5]：全草治小儿消化不良，发烧，感冒，肺炎，喉痛，肾炎，腹泻[5]。【傈僳药】布靴娥，钦娥，哈拿布：全草治痢疾，小便短赤；叶柄及丝筋治小儿蛔虫病及腹痛[5]。【蒙药】ᠤᠬᠡᠷ ᠤᠷᠭᠡᠨᠠ（Wuher urgen，乌赫日－乌热根讷）[41]，乌合日－乌热各纳[5]：种子治腹痛腹泻，泌尿系统感染，尿频尿痛，浮肿，眼花，镇咳，利尿[591]；效用同车前 P. asiatica[41,56]。【苗药】窝匿巴亮[5]：全草用于清热利尿[5]。【仫佬药】吗烈马：全草治尿路感染，小便刺痛[5]。【纳西药】布枚兹悟铬：全草治小儿发烧，感冒，水肿，种子治咳嗽[5]。【怒药】得璞卧：全草治痢疾[5]。【普米药】立住：全草治小便不通，淋浊，带下，血尿，黄疸水肿，热痢，泄泻，肝炎，肾炎[5]。【羌药】Riguxibichushukshiaba（日古西毕沙巴），咪思柏，水柏志[167]：全草或叶外用治乳痈，红眼病；种子用于打死胎[167]。【土药】车前草：全草治小儿食积腹泻[10]。【佤药】日堆洗涅：全草治感冒发烧，头痛，脓耳[5]。【维药】阿斯亚帕卡玉普格[5]，帕卡优普日密克[77]：种子治小便不利，腹泻，目赤痛，怕光羞明，流泪[5]，水肿尿少，热淋涩痛，暑湿泻痢，痰热咳嗽，吐血衄血，痈肿疮毒[77]；全草治肝炎，黄疸[5]。【瑶药】脯在美[5]：全草治尿路感染[5]。【彝药】吾莫迭补[10,105]，瓦那他，自勒熬[101]：全草治"光拉"和"列别"病，咳嗽气喘，腹泻不止，百日咳，火把眼，腮帮肿痛[10,105]，泌尿道感染[5]；全草外用治无名肿毒，狗咬伤，鼻血[10,105]；根或籽治腹泻，止咳（咳嗽气喘），止泻（腹泻不止），膈食，消化不良，腮帮肿痛[10]；效用同车前 P. asiatica[101]。【藏药】ཐའ་ཙི（塔然姆）[21,27,29]，塔冉[5]，塔让[39]：种子治湿热阻滞，小便短少，淋沥，寒性痢疾[20]，肺炎，肾病，创伤[5]；全草治肠热腹痛，腹泻，肾病，尿血[29,39]，湿热阻滞，小便少，淋沥，寒性痢疾[39]，肺热咳喘，风热痹症，湿热阻滞，利水，"黄水"病，止热泻[23]；带根全草治腹泻水肿少尿，痈疮毒，出血症[21]；果实治热泻[27]。【壮药】巴不吗，求马[5]：效用同车前 P. asiatica[5,180]。

Plantago erosa Wall. 疏花车前（车前科）。【藏药】naremu（那惹木）：地上部分治"黄水"病，热性与寒性腹泻，痢疾[22,34]。

Plantago lanceolata L. 长叶车前（车前科）。【侗药】骂嘎茂把老：全草治水肿，尿血，咳嗽[135]。

Plantago major L. 大车前（车前科）。【阿昌药】拉夸安：全草治跌打损伤，续肋骨折[14]。【布朗药】拉夸安：全草治肾炎水肿，接筋接骨[14]。【傣药】芽英热[62-64]：全草治尿频，尿急，尿痛[63,64]，跌打损伤，续筋接骨[9,14,66,72]，水肿病，各种原因引起的黄疸病，小便热涩，淋漓难下，热风所致的咽喉红肿疼痛，跌打损伤，骨折[63]；种子和全草治水肿病，各种原因引起的黄疸病，小便热涩，淋漓难下，热风邪所致的咽喉红肿疼痛，跌打损伤，骨折[62,64]。【哈尼药】哈帕欧扎：全草治刀伤[145]。【景颇药】勒沙木荨：全草治肾炎水肿[14]。【哈萨克药】全草及种子治尿道炎，膀胱炎，肾炎，小儿消化不良，腹泻，尿道结石，慢性气管炎，肝炎[141]。【拉祜药】全草与生鸡蛋研烂治烫伤[152]。【傈僳药】布凶娥，哈拿布：效用同佤药[14]。【黎药】虾白草：全草治肾虚腰痛[154]。【普米药】嘿珠[14][15]：效用同佤药[14]；治感冒咳嗽，气管炎，肾炎，肝炎，高血压，目赤翳障，水肿，疮疖[15]。【佤药】蛤蟆草[10]，日都西了，大车前草[14,168]：全草治尿路感染，肠炎腹泻，高血压[10,14,168]，感冒咳嗽，气管炎，肝炎，疮疖，目赤翳障[14,168]。【维药】پاقا یوپورمىقى（Paqa yopurmiqi，帕卡优普日密克）：全草治湿热性腹泻，痢疾，血热性鼻出血，月经过多，牙痛咽痛，耳痛，热性炎肿，痔疮[75]。【彝药】扎毕娃[14]，自勒熬[101]：全草治肠炎，黄疸，肝炎，肝区疼痛[14]；效用同车前 P. asiatica。【藏药】ན་རམ（纳然姆）：地上部分治"黄水"病，痢疾[22,34]，热性与寒性腹泻[22]，肠热腹泻与寒泻[34]，热泻[21]，塔让：全草治肠热腹痛，腹泻，肾脏病，尿血，湿热阻滞，小便短小，淋沥，寒性痢疾[39]；种子治尿路感染，急性肾炎，夏季腹泻，小儿单纯性消化不良腹泻[32]；果实治热泻[27]。

Plantago maritima L. subsp. ciliata Printz [*P. maritima* L. var. *salsa*（Pall.）Pilger] 盐生车前（车前科）。【哈萨克药】全草治尿道炎，膀胱炎，小儿消化不良，腹泻，尿道结石，慢性气管炎，肝炎；全草外敷治疮毒，小便不利[141]。

Plantago minuta Pall. 小车前草（车前科）。【基诺药】阿火鱼亏，车前实：全草和种子治发热，小便不通，泌尿系统结石[163]。【佤药】蛤蟆叶：全草治尿路感染，肾炎，结石，肠炎痢疾[10,168]。

Plantago ovata Forsskål. 圆苞车前（车前科）。【维药】ئىسپىغۇل（Ispighul，衣斯皮胡力）：种子治热性腹泻，痢疾，阿米巴痢疾，感冒发热，咳嗽，咽干喉燥，胃、十二指肠溃疡，肾炎，尿路感染，淋病，尿血[75]。

Plantago psyllium L. 蚤状车前《部维标》（车前科）[4]。【维药】ئىسپىغۇل（Ispighul，衣斯皮胡力）[75,78]，蚤状车前子：种子治异常胆液质引起的头痛，咽喉疼痛，关节骨痛，尿频，尿痛，尿白，泻痢，口舌生疮[4]，热性腹泻，痢疾，阿米巴痢疾，感冒发热，咳嗽，咽干喉燥，胃、十二指肠溃疡，肾炎，尿路感染，淋病，尿血[75,79]。

Platanthera chlorantha（Cust.）Rchb. f. 二叶舌唇兰（兰科）。【傈僳药】莫刷扪戛：块茎治肺痨咳血，吐血，衄血，创伤，痈肿，烫、火伤[166]。【蒙药】块茎治肺痨咳血，吐血，衄血，创伤出血，痈肿，烫、火伤[51]。【维药】سۆلەپ（Solap，苏来

普）：效用同广布红门兰 Orchis chusua[75]。

Platanthera japonica（Thunb. ex A. Marray）Lindl. 舌唇兰（兰科）。【土家药】青蛇一支箭：全草治肺热咳嗽，咳喘，痰中带血，神经衰弱，遗精，跌打损伤，骨节疼痛，蛇咬伤，头昏头痛，小儿惊风，体虚[124]。

Platanthera minor（Miq.）Rchb. f. 小舌唇兰（兰科）。【侗药】花蛟龙：全草治疝气[47]。【土家药】猪辽参，斩龙一支箭：全草治咳嗽气喘，咳痰带血，肾虚腰痛，病后体虚，头昏身软，遗精，白浊，小儿疝气[124,127]。

Platanus orientalis L. 三球悬铃木（悬铃木科）。【傈僳药】木懂瓜：果实治各种出血症[166]。

Platycarya strobilacea Sieb. et Zucc. 化香树（胡桃科）。【布依药】芒槐仲：根或叶煎水洗，治干疮[159]。【侗药】美杀罗一：全株治口腔溃疡，骨髓炎，疮毒[135]。【苗药】Det jab jib（豆加基，贵州黔东南），Det dlut（斗固，贵州黔南）：根治疮毒溃烂，止咳，消炎[95]；叶、根治疮痈肿毒，骨痛流脓，阴囊湿疹[91,94]，癞头疮[91]。【畲药】水火香，风香，化香：叶及树皮治疥疮[146]。【水药】尼梅红：根或叶捣烂取汁，擦患处，治烂脚丫[10,158]。【土家药】gei³ nie¹ bu1 li³（给捏布利），饭香树[123]，化香树球[128]：根皮、树皮、果序、叶治淋巴结结核，阴疮，疥癣，骨结核；根、果实治风湿疼痛[123]；果治五淋，风疹块[123]，小儿头疮，痔疮肿痛[128]；鲜叶外用治痈疽，无名肿毒，毒蛇咬伤[123]。【瑶药】望香佬：叶治癞头疮，痈疽疗毒；果实治胁肋胀痛，痈肿，湿疮，疥癣[133]。

Platycladus orientalis（L.）Franco 侧柏（柏科）《药典》。【白药】沟百戚：效用同藏药[13]。【布依药】槐昂，丛柏：枝治蛇丹疮[159][223]。【朝药】측백나무（cīk bāik nǎ mù，辞克掰克那木）：种仁治太阴人虚烦失眠，惊悸，怔忡[83]，便秘[84]。【傣药】枝、叶治月经过多[69]。【侗药】Bav songl beel begs（巴松柏）[137]，丛别[15]，香柏[136]：根、叶、果实、种子治吐血，咳嗽[15]；树枝和叶治吐血，崩漏下血，血热脱发[136]，外伤出血，烫伤[135]；叶、种仁治宾奇卯（猫鬼病"紫癜"），宾宁乜崩榜（白带）[137]。【仡佬药】zu³³ nao³³ tai⁵⁵（又奥歹，黔中方言），mu³³ tsao⁵³ ie³³（母作也，黔中北

方言），ti³¹pe³¹ao³⁵（低比奥，黔西南多洛方言）：叶治鼻出血[162][223]；根、叶、果实、种子治咯血，吐血，胃出血，睾丸肿大[15]。【哈尼药】扁柏，Ssaol(绕)：种子治失眠，盗汗；叶治便血，痔疮出血，子宫出血[143]。【傈僳药】呵彼[13]，Bav songl beel begs（巴松柏），Meix songh begs（美松柏）[137]：效用同藏药[13]；叶、种仁治宾奇卯（猫鬼病"紫癜"），宾宁乜崩榜（白带）[137]；枝叶治外伤出血，烫伤[135]。【黎药】扁步：鲜叶水煎服或叶炭研末，米汤调服，治吐血，咯血[153]。【毛南药】美三别：根、叶、果实、种子治肠风下血，心悸[15]。【蒙药】ᠠᠷᠠᠴᠠ（Arqin wur，阿日查因－乌热）[45,46]，ᠠᠷᠴᠠ（Archa，阿日查）[44]，浩尼·阿日札茵－乌日[47]：种仁治心悸怔忡，失眠，便秘[44,47]，肾伏热，膀胱热，尿闭，淋病，肺热咳嗽，肺脓痈，发症，痛风，游痛症，"协日沃素"病，金伤[45,46]；嫩枝及叶治肾热，膀胱热，尿闭，淋病，肺热咳嗽，肺脓痈，炭疽，陶赖，赫如虎，"协日沃素"病，刃伤[44]；叶治咯血，衄血，胃肠道出血，尿血，功能性子宫出血，慢性气管炎[44,47]。【苗药】Ndut gianb xangd（都见香，贵州松桃），Det jib ghaid（斗鸡盖，贵州黔南）[91,94,95]，柏子仁[98]：枝叶及果实治咯血，吐血，衄血[15,91,94]，刀伤出血[15,94]，尿血，血痢，肠风下血，崩漏不止，咳嗽痰多，风湿痹痛，丹毒，疟腮，烫伤[91]；种子治虚烦失眠，阴虚盗汗，遗精[98]；叶和种仁治视力减退，久咳不止[92,95][223]，血虚，黄白带下[96]。【纳西药】嫩枝与叶治脱发，慢性气管炎，便血，吐血不止，历节风痛，痛如虎咬，走注周身，不能转动，动即痛极，昼夜不宁，流行性腮腺炎，肠风，酒痢，脏毒，下血不止[164]。【畲药】柏，扁柏，丛柏叶：枝叶治咯血，衄血，胃肠道出血，尿血，功能性子宫出血，慢性气管炎[10,147]；枝叶治小儿百日咳，腮腺炎，年老久咳[146]。【土药】休瓜拉布茄，柏香：小枝和叶治麻疹，预防感冒和其他流行病[10]。【土家药】柏子仁：种仁治虚烦失眠，心悸怔忡，阴虚盗汗，烦躁便秘，遗精；叶治吐血，吸血，咯血，崩漏下血，风湿痹痛，血热脱发，须发早白[124]。【瑶药】扁柏[15]，鞭虾旦[15]，比走尼[133]：根、叶、果实、种子治胃病，神经衰弱，咳嗽，月经不调，咯血，吐血，胃出血[15]；枝叶

治吐血，胃肠道出血，尿血，血淋，肠风，崩漏，慢性气管炎，咳嗽，高血压，丹毒，疟腮，烫伤；根皮治烫伤；树脂治风湿骨痛，白带，淋浊，痢疾疮疡，刀斧损伤，疥癣，癫疮秃疮，黄水疮，丹毒；种仁治惊悸，失眠，便秘，遗精，盗汗[133]。【裕固族】枝和果煎水洗眼，治眼睛发干发黏；枝和果煎水洗头可光泽头发，使白发转黑[11][53]。【藏药】ཤུག་པ།（秀巴）[21,24]，阿休[13]：果实和树叶治肾病，脾病，尿涩，膀胱病，关节炎，月经不调[21]；枝叶治肾热病，炭疽病，体虚，疮疖疔痈；球果治肝病，脾病，骨蒸，淋病，热毒[24]；果实及叶治肾、脾病，尿涩，膀胱病，关节炎，月经不调[21]；鳞叶治吐血，衄血，尿血，便血，暴崩下血，血热脱发，须发早白；种子治惊悸，失眠，遗精，盗汗，便秘；树枝治风痹历节风，齿匿肿痛；树干燃烧后分泌的树脂汁治疥癣，癫疮，秃疮，黄水疮，丹毒，解毒杀虫，止痛，生肌；根皮治烧、烫伤，长毛发[13]。【壮药】扁柏，美柏，兄柏：根、叶、果实、种子治咯血，吐血，胃出血[15]。

Platycodon grandiflorum(Jacq.) A. DC. 桔梗（桔梗科）《药典》。【布依药】重拜连：根治咳嗽[159]。【朝药】도라지（dāo lā ji，刀垃几）：根治太阴人、太阳人无汗喘证[83]，咽喉病[84]。【侗药】Sangp wap pap（尚华帕），榜奴帕，白药：根治外感咳嗽，胸闷不畅，咽喉肿痛，胸满胁痛，宾奇卯（痨病），逗亮（着凉咳嗽）[135,136,137]。【鄂伦春药】挨母出哈，梗草，苦菜根：根治外感咳嗽，咳痰不爽，咽喉肿痛，胸闷腹胀，支气管炎，肺脓疡，胸膜炎[161]。【仡佬药】kai⁵⁵kao⁵⁵non⁵³pi³³（改搞弄辟，黔中方言），ko³¹ke³⁵（果盖，黔西南多洛方言）：根用于通乳[162]。【蒙药】ᠬᠥᠭᠡᠷᠲᠦᠨ ᠴᠠᠭᠠᠨ（Huorden chagan，霍日敦－查干）[41]，苏格日阿[47]，呼日敦－查干[51]：根治肺热，肺痨[41]，肺扩张，肺脓肿，伤风咳嗽[41]，肺脓疡[47,51]，痰多咳嗽，咽喉肿痛，咳吐脓血[47]，感冒咳嗽，肺刺痛，咯黄色脓性痰，胸闷气短，肺脓疡[56]。【苗药】Ngix gheib ghob bad（额给哥坝，贵州黔东南），Uab giekneib naox（蛙构内，贵州黔南）：根治咳嗽痰多，咽喉肿痛[91,96,98]，支气管炎，感冒发烧，肺结核[96,98]，肺痈吐脓，胸满胁痛，痢疾腹痛，小便癃闭[91]。【纳西药】苦桔梗：根治咽喉

肿痛，外感咳嗽，咳痰不爽，喘急不定，喉痹及毒气，牙龈溃烂《164》。【土家药】根治感冒咳嗽，支气管炎，咽喉肿痛，肺脓疡《124》。【瑶药】gapqc gaangx(卡贡)，苦桔梗：根治感冒咳嗽痰多，气管炎，肺结核，肺脓疡，咽喉炎，扁桃体炎，胸膜炎《130》；效用同壮药《15》。【壮药】根治肺炎咳嗽，感冒头痛，咳嗽痰多《15》。

Platycodon grandiflorum var. album Hort. 白花桔梗(桔梗科)。【朝药】百克刀拉鸡：根治妇女产后体虚，风痹等后遗症《7,9,89》。

Plecotus kozlovi Bobrinski 柯氏长耳蝠(蝙蝠科)。【藏药】粪治青盲，雀目，内外翳障，瘰疬，疳积《30》。

Pleioblastus amarus(Keng) Keng f. 苦竹(禾本科)。【朝药】쓴대나무(sēn dāi nǎ mù，森呆那木)：枯死的幼竹茎杆(仙人杖)治哕气呕逆，小儿吐乳，大人吐食，小儿惊痫及夜啼，痔病《86》。【苗药】Nux hold anb(陆罗但，贵州松桃)，Ghab jongx det hlod(嘎龚豆梭，贵州黔东南)，Gherb nex det hold ib(官娄豆少衣)：叶治烦热口渴，口舌生疮，小便热痛，失声《91》。

Pleione bulbocodioides(Franch.) Rolfe 独蒜兰(兰科)《药典》。【朝药】홑꽃페모란(hāor gāoq pēi mǎo ràn，好儿高气呸毛冉))：假鳞茎(山慈菇)治痈肿，疮瘘，瘰疬，结核病《86》。【蒙药】高格斯勒，乌斯图-毕德巴拉：假鳞茎治痈肿疔毒，淋巴结结核，蛇咬伤《47》。【苗药】Bid yox nbeat(比摇扁，贵州松桃)《91》，跳子七[82]：假鳞茎治痈疽恶疮，瘰疬结核，咽痛喉痹，蛇虫咬伤《91》，痈疮瘰疬，喉痹，狂犬病，毒蛇咬伤[82]。【土家药】怀抱子，蒜果七：假鳞茎治痈疽疔毒，淋巴结结核，蛇咬伤，蜈蚣咬伤，肺热咳血，支气管炎，鼻出血，风湿疼痛，咳嗽；外用治外伤出血，无名肿毒《124》。

Pleione yunnanensis Rolfe 云南独蒜兰(兰科)《药典》。【白药】工般优：假鳞茎治肺结核，气管炎，消化道出血，疖肿，跌打损伤，手脚皲裂《14》。【侗药】Kiut jenc(构岑)，Mal soul jenc(骂棕岑)：假鳞茎治癀稿朗(疤骨癀)，降吆(内伤)《137》。【傈僳药】害必：假鳞茎治痈疔肿毒，矽肺，肺结核，外伤出血《166》。【蒙药】效用同独蒜兰 P. bulbocodioides《47》。【苗药】蔄久葆，比摇扁：假鳞茎治巴骨癀，无名肿毒《96》。【纳西药】锅边羊：效用同佤药《14》。【怒药】但嘎卢以：假鳞茎治肺结核，支气管炎《165》。【佤药】西亚：假鳞茎治百日咳，肺结核，气管炎，溃疡，痈肿《14》。【彝药】资糯区《102,103》，咯血，消瘦《102,103》，盗汗，咳嗽，潮热，颧红《103》；假鳞茎加蜂蜜冲服治肺结核，痈疽疔疮，瘰疬，咽喉肿痛，虫、蛇、狂犬咬伤《102》。

Pleurospermum camtschaticum Hoffm. 棱子芹(伞形科)。【蒙药】全草治药物或食物中毒，发烧，梅毒《51》。【藏药】根用于解毒，清热《27》。

Pleurospermum davidii Franch. 宝兴棱子芹(伞形科)。【藏药】当更：根治陈热病，心热病，中毒症，"培根"与"隆"的合并症《23》。

Pleurospermum franchetianum Hemsl. 松潘棱子芹(伞形科)。【藏药】ཏང་ཀུན།(jiawa，加哇)，danggeng(当庚)，danggengnabao(当庚那保)：全草治"培根"和"隆"的合并病《25,32》；根治肾炎，腰痛，消化不良，黄水病，虫、蛇咬伤，"培根"、"木布"、"隆"病《22》，水肿，风湿腰痛，皮肤瘙痒，痒疹《36》。

Pleurospermum hookeri C. B. Clarke 紫茎棱子芹(伞形科)。【蒙药】益日莫克图-朝古尔，古图布曼巴：全草治药物中毒，诸毒症《56》。

Pleurospermum hookeri var. thomsonii C. B. Clarke [*P. tibetanicum* **Wolff**] 西藏棱子芹(伞形科)。【傈僳药】迪起莫：果实治月经不调，瘀滞腹痛《166》。【藏药】ལྕ་ བ།(加瓦)《21》，加哇《39》[474,757]：根治腰痛，"黄水"病《21,29,39》，消化不良《21,29,39》，肾病，身虚，"隆"病《21》，肾炎《29》，水肿，"培根"病，"木布"病，胃病，"龙"病《39》；全草治中毒症，陈热病《23》；根及根茎治月经不调，瘀滞腹痛，肾炎，腰痛，消化不良[474,757]。

Pleurospermum lindleyanum(Klotz.) B. Fedtsch. 天山棱子芹(伞形科)。【维药】يۈرەك ئوت(Yurek ot，玉热克欧提)：全草治胸闷气短，冠心病，高血压，神经性及高山性头痛，肝炎，肾及胆结石症《7,75,79》。

Pleurospermum prattii Wolff 康定棱子芹(伞形科)。【藏药】罢郎加哇：根治"培根"寒症，胃寒症，腰膝寒症，气痛《40》。

Pleurospermum rivulorum(Diels) M. Hiroe 心叶棱子芹(伞形科)。【藏药】jiawa(加哇)：效用

同松潘棱子芹 P. franchetianum〈22〉，宝石，食物，虫蛇咬等中毒病〈34〉。

Pleurospermum tsekuense Shen. 泽库棱子芹（伞形科）。【藏药】罢郎加哇：效用同康定棱子芹 P. prattii〈40〉。

Pleurospermum wilsonii H. Boissieu [P. cnidifolium Wolff] 粗茎棱子芹（伞形科）。【藏药】jiawa（加哇）：效用同松潘棱子芹 P. franchetianum〈22〉。

Pleurotus ulmarius (Bull. ex Fr.) Quél. 榆干侧耳（侧耳科）。【藏药】xiamengmobu（夏蒙莫布）：子实体治"赤巴"病，"隆"病，体虚乏力，痢疾〈24〉。

Ploygonum hydropiper L. 水蓼（蓼科）。【侗药】辣蓼草：全草治痢疾，肠炎，伤寒〈136〉。

Pluchea eupatorioides Kurz. 长叶阔苞菊（菊科）。【壮药】Ngaihsaej（矮虽），小风艾，大叶蒟：地上部分治发旺（风湿骨痛），林得叮相（跌打损伤），心头痛（胃痛），京尹（痛经），兵淋勒（崩漏），月经不调〈117〉。

Plumbagella micrantha (Ledebour) Spach. 鸡娃草（白花丹科）。【羌药】jvshihang（居什杭），小蓝雪草：根、全草治诸癣；根、全草外用治骨折，跌打损伤〈167〉。

Plumbago indica L. 紫花丹（白花丹科）。【傣药】比比亮〈62,63〉〈146〉，柄丙（德傣）〈62〉，比嚷（西傣）〈66〉，红花矮陀（德傣）〈69〉：全草治风湿性关节酸痛，月经不调，痛经，咳嗽，哮喘，肢体酸软，阳痿〈63,64〉；全草或根治腰膝冷痛，周身乏力，性欲冷淡，阳痿，遗精，早泄，月经不调，痛经，闭经，风寒湿痹症，肢体关节酸痛，屈伸不利，咳嗽，哮喘〈62〉；全株治风湿病，麻痹症，麻风病，眼炎，疥癣〈146〉；根治哮喘，月经不调，闭经〈14,66〉；根配伍治闭经〈69〉。【德昂药】柄比亮：根治风湿骨痛，叶治疮疡肿毒，跌打损伤，牛皮癣，胃出血，杀蛆虫和孑孓〈160〉。【拉祜药】索玛美，钻地风：全草治红白痢疾，妇女月经不调，女性不孕症，闭经，痛经，风湿性关节炎，跌打损伤，肿毒恶疮，癣疥，胃气痛，毒蛇咬伤，痨伤吐血，虚弱带下，咳嗽〈150〉。

Plumbago zeylanica L. 白花丹（白花丹科）《部维标》。【傣药】比比蒿〈62-64〉〈146〉，柄碧拍（德傣）〈62〉，毕别早（西傣），毕别排〈66,6〉：全株治关节酸痛，屈伸不利，中风偏瘫，痛风，类风湿病，心绞痛，血管神经性头痛，高血压头痛，性欲冷淡，阳痿，腰膝冷痛，月经不调，痛经，闭经，产后胎衣不下，恶露不绝，腹痛及死胎，堕胎，跌打损伤，骨折〈63,64〉，风湿骨痛，胃气痛，内伤咳血，跌打损伤，骨折〈9,74〉，风湿性关节炎，腰痛，跌打损伤〈9,6,14,66,72〉；根、叶治风寒湿痹证，肢体关节酸痛，屈伸不利，产后诸疾，头痛头昏，肢体痉挛剧痛，腰膝冷痛，周身乏力，性欲冷淡，阳痿，遗精，早泄，水肿，月经不调，痛经，闭经，胸痹，跌打损伤，骨折〈62〉；根治风湿骨痛，跌打损伤，腰扭伤，心胃气痛〈146〉。【德昂药】柄比拍：全株或根治跌打损伤，腰腿扭伤，风湿性关节疼痛，经闭，白血病，高血压〈160〉。【哈尼药】打哟哟巴决〈145〉，阿珠阿扯〈6,14〉：根、叶治风湿骨痛，跌打肿痛，胃痛，肝脾肿大，扭挫伤，体癣〈145〉；全株治跌打损伤，腰腿扭伤，内寒关节疼痛，闭经，白血病，高血压，疮疖，毒蛇咬伤〈14〉；根或全株治风湿疼痛，跌打损伤，骨折，疮疖，毒蛇咬伤〈6〉。【基诺药】补的勒雌：根治风湿病，风湿性关节炎；鲜叶外敷治跌打损伤，扭挫伤〈10,163〉。【景颇药】矮陀匹：根治跌打损伤〈6,14〉。【拉祜药】钻地锋〈10〉，勒阿侯给欺〈6〉：全草治喉炎，腹胀〈6〉，跌打损伤，骨折，筋伤〈10〉。【黎药】雅变播，假茉莉，一见消：根治风湿骨痛，内伤咳血，心胃气痛，肝炎，肝硬化；全草水煎，熏洗患处，治牛皮癣；鲜叶捣烂，黄酒调热敷或搽患处，治跌打损伤〈153〉。【毛南药】发马丹〈6,15〉，白雪花，ruoŋ² ra² vok⁷（松医腊浮）〈156〉：根治肝区疼痛；叶治疟疾〈6,15〉；根茎治风湿骨痛，跌打肿痛；叶治跌打损伤，体癣，蛇咬伤，恶疮〈156〉。【苗药】Ab nab wax（安那娃，云南文山），安那糯娃：根或全草治风湿痹病，血瘀经闭，跌打损伤，痈肿瘰疬，疮疥瘙痒，毒蛇咬伤〈91〉；全草治腹泻，绞肠痧，虚弱，睾丸炎，慢性关节痛，牙痛，癫子，麻风〈6,14〉。【佤药】日埃陀扁〈6,14〉，金不换，假茉莉〈10,168〉：花、根治风湿病〈6,14〉；根、全草治骨折，跌打损伤，风湿性关节炎，肿毒恶疮〈168〉。【维药】شه ترهنجی（Shetrenji，谢提然吉）〈75〉，夏特然吉印地〈77,79〉：树枝、树皮、根治白斑病，白癜风，瘫痪，面瘫，关节疼痛，腰背酸痛，皮肤瘙痒，湿疹，寒盛失音[75]；茎枝治白癜风[4,77,78]，风湿骨痛，半身不遂[77,79]，牛皮癣，疥疮，死胎，腰背痛，阳痿，食少咽痛，关节疼痛[4]。【瑶药】猛老虎[132][6,475,737]，姜捏边[6]，三分三[4]：全草治跌打扭伤[132][737]，慢性肝炎，肝硬化，闭经，乳腺炎，风湿骨痛，痈疮肿毒，牛皮癣，毒蛇咬伤，小儿疳积[132]，风湿性关节疼痛，骨质增生，肝硬化，肝脾肿大[737]；根治腰扭伤[6,15]；治风湿骨痛，高血压，皮肤癣[4]；治肝炎，肝硬化，风湿痛，跌打损伤，疮疥[6]；根、茎、叶、花及全草治风湿骨痛，骨质增生，跌打损伤，痈症肿毒及肝脾肿大，皮肤瘙痒，牛皮癣，慢性气管炎[475]。【彝药】郁疏[14,103]，唯噜浪酿[101,102]：全株治跌打损伤，骨折[14]；根、叶治骨折，软组织损伤，皮下瘀血肿痛[103]；根、全草治骨折，腰肌劳损，肝炎，肝硬化，打胎；根、叶治风湿骨痛，软组织损伤，皮下瘀肿，高血压，白血病[101,102]。【壮药】Godonhhau（棵端豪）[117]，茂占林[6,14]：全草治发旺（风湿骨痛），林得叮相（跌打损伤），心头痛（胃痛），肝脾肿大，额哈（毒蛇咬伤），痂（癣），乳癣[117]；根治跌打损伤[14]，慢性肝炎，风湿骨痛；叶治发痧[15]，疟疾，跌打损伤，痈疮肿毒，牛皮癣[6]。

Plumbum 铅（硫化物类方铅矿族方铅矿冶炼制成的金属铅）。【朝药】연（yèn，耶嗯）；铅治伤寒，毒气，反胃，呕哕，蛇蝎所咬[86]。【彝药】宫粉，白粉：铅粉治割耳疮[10]。【藏药】夏尼[21,23]，下银[24,27,34][11]：用于解水银毒，去腐肉[23]；铅用于解毒，祛腐排脓[21,27,34]，治汞中毒，外伤、白发症，眼病[21]；铅经炮制后作解毒药，合伤口，消除骨刺与赘肉，疔痈[27,34]；治中毒症，疔痈[11]；炮制后治汞中毒症，疔痈[24]。

Plumeria rubra L. 红鸡蛋花（夹竹桃科）。【傣药】楠章巴蝶（西傣），莫展拜（德傣）[60]，哥罗章巴蝶[63,64,66]：枝皮治六淋证（黄尿，脓尿，血尿，尿血，石尿，白尿），黄疸，痄腮，咽喉肿痛，乳痈，疔疮，斑疹[60]；花和树皮治小便热涩疼痛，尿路结石，腮腺炎，颌下淋巴结肿痛，乳痈，黄疸；茎皮治牙痛，乳腺炎，泌尿道结石[9,66,72]；茎皮、花治牙痛，乳腺炎，泌尿道结石，止咳[14]。

Plumeria rubra L. cv. Acutifolia★ 鸡蛋花（夹竹桃科）。【傣药】莫展拜[62][476]，桶章巴蝶[476]，锅罗章巴蝶[9,62,74]：树皮效用同红鸡蛋花 P. rubra；花、叶和树皮治小便热涩疼痛，尿路结石，腮腺、颌下淋巴结肿痛，乳痈，黄疸[62]；树皮、花治细菌性痢疾，传染性肝炎，感冒高热，气管炎，喘咳[9,74]。【壮药】鸡蛋花：花治白冻（肠炎），阿意咪（痢疾），东郎（食滞），啥疳（疳积），传染性肝炎，贫痧（感冒），埃病（咳嗽）[120]。

Plypodiodes amoena（Wall. ex Mett.）Ching 大水龙骨（水龙骨科）。【土家药】水龙骨，九牛造，凤尾猪鬃七：根茎治肾虚腰痛，胃痛，"羊毛痧"（胃痉挛）；根茎捣烂外敷治跌打损伤，骨折，毒蛇咬伤[29]。

Plypodiodes niponica（Mett.）Ching 日本水龙骨（水龙骨科）。【傣药】古罕昂（德傣）：根茎治腹泻[14]。【土家药】石豇豆[123]，青根[482]：根茎治风湿骨痛，尿路感染[123][482]，睾丸肿痛，咳嗽气喘，牙痛，痈疖肿痛[123]，小便淋浊，泄泻，痢疾，跌打损伤，风湿性关节痛，背痛，小儿高烧，惊风[482]，效用同大水龙骨 P. amoena[29]。

Poa pratensis L. 草地早熟禾（禾本科）。【蒙药】根茎治伤暑发热，口渴，尿赤，消渴[51]。

Poa sphondylodes Trin. ex Bunge 硬质早熟禾（禾本科）。【蒙药】地上部分治黄水疮，小便涩痛[51]。

Poacynum hendersonii（Hook. f.）Woodson. 大叶白麻（夹竹桃科）。【维药】Ak Qige Yopurmiki（阿克其格尤谱马克）[76]，琼罗布努尔坎德尔[7]，穷古力力克罗布怒儿坎的热[79]：叶治湿热性、血液质性疾病，头痛，神经衰弱，肝虚腹水，肝炎[76]；叶治头晕，心悸，高血压[7,79]，肝硬化引起的腹水，慢性肝炎及腹胀[7]。

Poacynum pictum（Schrenk）Baill. 白麻（夹竹桃科）。【朝药】뼉마（bāik mǎ，掰克妈）：种子油治头浮风，乳母食，其孩子永不病生[86]。

Podocarpus macrophyllus（Thunb.）D. Don 罗汉松（罗汉松科）。【瑶药】野沁劈浆[15]：根治跌打损伤；树皮治癣；种子、花托治血虚面色萎黄及心胃痛；枝叶治吐血[133]；果实治肺病咳嗽[15]。

Podocarpus macrophyllus var. maki Endl. et Zucc. 短叶罗汉松（罗汉松科）。【瑶药】野沁劈浆：

果实治肺病咳嗽[15]。

Podocarpus nagi (Thunb.) Zoll. et Mor. ex Zoll. 竹柏（罗汉松科）。【壮药】顶浮：根或全株治胃痛，跌打内伤[15]。

Podocarpus nerifolius D. Don. 百日青（罗汉松科）。【瑶药】野沁劈浆：果实治肺病咳嗽[15]。

Podoces humilis Hume. 褐背拟地鸦（鸦科）。【藏药】dedexia（得得夏）：肉、血、蛋治神经麻痹，抽风，产后喑哑[22]。

Podophyllum emodi Wall. ex Royle 参见 Sinopodophyllum hexandrum。

Podophyllum versipelle Hance 参见 Dysosma versipellis。

Podostroma yunnanensis M. Zang. 滇肉棒（肉座科）。【藏药】子座治外伤出血[36]。

Poecilobdella manillensis Lesson 菲牛蛭（医蛭科）。药用。【壮药】Duzbinguaiz（堵平怀），金边蚂蟥：全体治京瑟（闭经），呗农（痈疮），麻邦（中风），扭像（扭挫伤）[180]。

Pogonatherum crinitum (Thunb.) Kunth. 金丝草（禾本科）。【基诺药】腰补幺：花泡水滴耳治中耳炎；嫩尖外敷治刀伤，创伤；全草治糖尿病[163]。【畲药】全草治感冒发烧，中暑，尿路感染，肾炎水肿，黄疸型肝炎，糖尿病，小儿疳热[147]，急性肾炎，急性肠胃炎，尿路结石，尿血[148]。【土家族】水路草：全草治高热，中暑，小儿久热不退，黄疸型肝炎[123]。【瑶药】全草治腰痛，吐血，月经不调[15]。【壮药】根治胎动不安；全草治小便不利[15]。

Pogonatherum paniceum (Lam.) Hack. 金发草（禾本科）。【台少药】Zyagazyagao（Paiwan 族恒春下），Zyasiyubu（Paiwan 族恒春下）：全草治胸痛[169]。

Pogonia japonica Rchb. f. 朱兰（兰科）。【布依药】双肾草，那重勒：全草加米泔水煎服，治角膜溃疡[159]。

Pogostemon cablin(Blanco) Benth. 广藿香（唇形科）《药典》。【傣药】沙勐香[9,72]，沙勐拉（西傣）[14,66]：全草治脱肛，不思饮食，消化不良[9,72]；枝、叶治脱肛，不思饮食，消化不良[14,66]。【纳西药】治暑湿感冒，风湿骨痛，寒热头痛，胸脘满闷，腹痛纳呆，呕吐泄泻，感冒夹湿痢，慢性鼻炎，湿疹，小儿牙疳溃烂出脓血，

香口去臭，皮肤瘙痒[164]。【维药】پینه（Pinne，品乃）：效用同藿香 Agastache rugosa[75]。

Pogostemon glaber Benth. 刺蕊草（唇形科）。【傣药】牙杆泵（西傣）[14]：全草治肺结核咳血，吐血，急性胃肠炎[9,74]，鲜叶治伤风感冒，流行性感冒，肾性水肿[14]。【哈尼药】葱齐：全草治肺结核咯血，吐血，急性肠炎[145]。【基诺药】补喝波雌：全草治漆树过敏，皮肤过敏，荨麻疹[163]。【拉祜药】那娃妈，鸡挂骨草：全草治湿疹，皮肤瘙痒，蛔虫病，疟疾，大疮，无名肿毒，肺结核咳嗽，咯血，急性肠胃炎[150]。【苗药】屙唆乌：全草治铁砂入肉[15]。【佤药】熊胆草，鸡卦骨：全草治肺结核咳血，吐血，急性胃肠炎，跌打瘀肿，腹部、肝区闷胀不适[168]。【彝药】鸡挂骨草，鸡骨草[14]，牙杆泵[66]：全草治肺结核，咯血，吐血，急性胃肠炎，腮腺炎[14]，叶治伤风感冒，流行性感冒，肾性水肿[66]。【壮药】尿惜：全草治风湿骨痛[15]。

Pogostemon nigrescens Dunn 黑刺蕊草（唇形科）。【哈尼药】努达哈让：全草治风热感冒，口腔糜烂，胸腹胀痛[14]。

Polemonium caeruleum L. 花荵（花荵科）。【哈萨克药】كوكشەگۇل：全草治急慢性支气管炎，痰多咳嗽，癫痫失眠，子宫出血，月经过多，胃溃疡出血[140]。【蒙药】根及根茎治咳嗽多痰，咳血，吐血，衄血，便血，月经过多，崩漏下血，癫痫，失眠[51]。

Polistes chinensis(Fabricius) 中华马蜂（胡蜂科）。【朝药】중국맹비（zǒng gùk dāieng bǐ，纵咕克呆鞴逼）：昆虫的巢（露蜂房）治惊痫，瘰疬，寒热邪气，癫痫，鬼精，蛊毒，肠痔，蜂毒，毒肿[86]。【藏药】巢治惊痫，风痹，乳痈，疔毒，瘰疬，痔漏，隐疹瘙痒，牙痛，蛴螬肿痛[30]。

Polistes gallicus Linnaeus 柞蚕马蜂（胡蜂科）。【朝药】가둑누에맹비（gā zùk nǔ yē dāieng bǐ，嘎诅克奴耶呆鞴逼）：昆虫的巢（露蜂房）治惊痫，瘰疬（疯狂病），寒热邪气，癫痫，鬼精，蛊毒，肠痔，蜂毒，毒肿[86]。

Polistes japonicus Saussure 日本长脚胡蜂（胡蜂科）《药典》。【鄂伦春药】珠乌那，露蜂房：蜂房治皮肤顽癣，鹅掌风[161]。【维药】艾热库尼克：效用同果马蜂 P. oliviaceous[77]。

Polistes mandarinas Saussure 黄星长脚胡蜂（胡蜂科）。【布依药】蓉脱：昆虫的巢捣烂，煎水外洗，治风湿病[159]。【傣药】滇林[48]：隔年巢治惊痫，风痹，隐疹瘙痒，乳痈，疔毒，痔瘘，风火牙痛，头癣，蜂蜇肿痛[67,68]；全虫治肝炎[48]。【侗药】檎闹：巢治风湿痛，蜂蜇痛[135]。【东乡药】蜂房：巢治惊痫，风湿，乳痈，疮毒，风火牙痛[10]。【哈尼药】露蜂房，Biaqhovq（毕阿合），蜂窝：巢治手足风痹，皮肤瘙痒[143]。【哈萨克药】ارا ويـاسـى：蜂巢治乳腺炎，淋巴结结核，皮肤红癣，癫痫，抽风[142]，疮疡痈毒，乳痈，皮肤顽癣，痔瘘，龋齿痛[141]。【苗药】Roub ded（尔朵，贵州松桃），Zaid gangb wab（遮岗哇，贵州黔东南）[91,96]：胡蜂或近缘昆虫的巢，治风湿痹痛，风虫牙痛，喉舌肿痛，痔漏，风疹瘙痒，皮肤顽癣[91]，湿邪痛痹，九子疡（颈淋巴结结核），乳房红肿[96]。【纳西药】巢用于下部痔漏，风热牙肿，头癣，蜂蜇人，重舌口中涎出，小儿喉痹肿痛，寸白虫病，蛔虫病，细菌性痢疾，崩中漏下[164]。【水药】贡宁：昆虫的巢治风湿性关节炎[158]。【土家药】露蜂房治皮肤黄癣，疮疡肿毒，急性乳腺炎，淋巴结结核，乳腺癌，胃癌，肝癌，子宫颈癌[5]。【瑶药】马峰，黄蜂子：幼虫治胸腹胀痛；蜂巢治惊痫，隐疹，乳痈，疔毒，瘰疬，痔漏，风火牙痛，头癣，蜂蜇肿痛[133]。【彝药】多蜂，土蜂巢：巢治风疹，湿疹，皮肤疮癣，小儿抽风，风火牙痛，不思饮食，打呃呕吐，毒虫叮咬，乳汁不下，久病体虚[101,104]。【藏药】zhangcang（章苍）：巢治惊痫，风痹，乳痈，疔毒，瘰疬，痔漏，隐疹瘙痒，牙痛，蛴螬肿痛[30]。

Polistes olivaceous（De Geer） 果马蜂（胡蜂科）《药典》。【鄂伦春药】珠乌那，露蜂房：蜂房治皮肤顽癣，鹅掌风[161]。【维药】艾热库尼克：蜂房治龋齿牙痛，疮疡肿毒，乳痈，瘰疬，皮肤顽癣，鹅掌风[77]。

Pollia hasskarlii R. S. Rao 大杜若（鸭跖草科）。【布朗药】宋波：根治风湿性关节炎，腰腿痛，阳痿，产后大出血[8]。【傣药】占点领（西傣）：根治风湿性关节炎，腰腿痛，阳痿，膀胱炎，产后大流血[9,14,74]。【傈僳药】莫柄俄，大剑叶木：根效用同傣药[166]。

Pollia japonica Thunb. 杜若（鸭跖草科）。

【土家药】ji¹ la¹ mu³¹ ie¹（几那母业），羊藿七[123,126,128]，zhu xie lian（竹叶莲）[10]：根茎、全草治胸胁气痛，胃痛，腰痛，跌打损伤，虫、蛇咬伤[123]；全草治风眼，头昏眩晕，腰腿痛[10,126]，腰杆酸痛，口渴症，热尿积（尿路感染），毒蛇咬伤[128]。【瑶药】百日晒：根或全草治腰痛，跌打损伤，胸胁气痛，关节炎，蛇虫咬伤[133]。

Pollia secundiflora（Bl.）Bakh. f. 长花枝杜若（鸭跖草科）。【黎药】笋嫩：根捣烂后加酒外敷治跌打损伤[154]。

Pollia thyrsiflora（Bl.）Endl. ex Hassk. 密花杜若（鸭跖草科）。【瑶药】辽边竹：全草治尿路感染[14]。

Polyalthia cerasoides（Roxb.）Benth. et Hook. f. ex Bedd. 细基丸（番荔枝科）。【黎药】赛弗[154]，雅脚站，老人皮树[153]：果实、叶治毒蛇咬伤[154]；树皮研末涂患处，治水烫伤；根治痢疾，感冒发烧，肝炎，脂肪肝，肠炎，肝炎腹水[153]。

Polyalthia nemoralis A. DC. 陵水暗罗（番荔枝科）。【侗药】Biic Sangl Naenl（皮散弄），黑根皮：根治眉毛风[139][205]。

Polycanthagyna melanictera（Selys）[Aeschna melanictera Selys] 黑多棘蜓（蜓科）。【朝药】풀별잠자리（pūr biēr zǎm zū h̄，曝儿别儿扎母扎哩）蜻蛉：全虫用于强阴，止精[86]。【哈尼药】Adovq（阿朵），青娘子，蜻蛉：全体治肾虚遗精，阳痿，肾虚阴痿（性欲冷淡）[143]。

Polycarpaea corymbosa（L.）Lam. 白鼓钉（石竹科）。【黎药】杆开艾[154]，雅星蹈，白鼓钉[153]：全草治骨折，跌打损伤[154]，外伤清窍不通，风湿而致的四肢麻痹，筋骨不利[153]；叶治外伤骨折[153]。

Polycarpon prostratum（Forssk）Aschers. et Schwein. 多莱草（石竹科）。【傣药】多爹烈哇，多烈哇（西傣）：全草治麻风病[13,62,66]，牛皮癣[13,66]，疥癣[62]。

Polygala arillata Buch. – Ham. ex D. Don 荷包山桂花（远志科）。【白药】母瓜白户，金雀[5,13]，介咪[5,13]：根皮治支气管炎，咳嗽痰多[5,13,14]，肺结核，跌打损伤[5,13]；根治跌打损伤，瘀血肿痛，肺结核；花治夜盲症[14]。【傣药】芽楠嫩（西傣）[62,63]，牙本该（德傣）[5,13]：根治食欲不振[5,13,14,62,63,64]，月经不调[5,9,13,14,74]，四塔不足引起的体弱多病，乏力，失眠多梦[62-64]，病后体虚，带下，肺结核，神经衰弱，脾胃虚弱，脚气水肿[9,74]，消化不良，失眠多梦，腰痛[5,13,14]，风湿病，跌打损伤，镇痛消肿[14]。【哈尼药】Oqhacaoqbei daoqqil（俄哈曹白刀期）[143]，桠独子根[5,13]，黄花远志[875]：根治跌打损伤[143,145]，神经衰弱，小儿疳积，肺结核，大肠下血，胃痛，腰痛，风湿麻木，小儿惊风，肺炎，肝炎，急性肾炎，肠胃炎，百日咳[143]；根治肺结核，产后虚弱，肝炎[145]，产后体虚，风湿疼痛[76]；根皮用于滋补[875]；根和花治小儿惊风，肺炎，肝炎，肾炎，胃肠炎，风湿麻木，跌打损伤，肺结核，大肠下血，虚弱，小儿疳积，神经衰弱[5,13,14]。【景颇药】拉都：根治风湿性关节痛，疝痛，跌打损伤[5,13,14]，一般腰腿痛，阳痿[5,13]，痛经[5,14]。【拉祜药】阿改斯，阿格格[5,14,150]，鸡肚子果[13,150]：根、根皮治病后体弱，月经不调，脾胃虚寒[5,14,150]；根治肺炎，肝炎，消化不良[13,150]，水肿，营养不良[5]，气管炎，支气管炎，感冒，水肿，泌尿道感染，乳腺炎，急慢性肠胃炎，风湿性心脏病，腰痛，子宫脱垂，跌打损伤，久病体虚[150]。【傈僳药】阿捏设之金，荷包山桂花：根皮治风湿疼痛，跌打损伤，肺痨水肿，小儿惊风，肺炎，肝炎，急性肾炎，急慢性胃肠炎，百日咳，泌尿系统感染，早期乳腺炎，上呼吸道感染，支气管炎，风湿性心脏病，妇女腰痛，子宫脱垂[166]。【苗药】咚多：根治腰痛，骨折，跌打损伤[5,13,14]。【畲药】黄花远志，吊黄花，黄花倒水莲：根治肝炎及疲劳乏力[338]。【土家药】黄花倒水莲，土黄芪，倒树莲：根治肺结核，急慢性肝炎，产后虚弱，乳汁缺乏，小儿疳积，跌打损伤[123,127]。【佤药】考侠显，考棱西呀：根治子宫脱垂，月经不调引起的腰痛，风湿性心脏病[5,13,14]。【瑶药】黄花参[132]，黄花倒水莲[931]：效用同黄花倒水莲 P. fallax[132]；根治病后体虚，腰肌劳损，风湿性关节炎，跌打损伤，急性肝炎，子宫脱垂，月经不调[931]。【彝药】阿依若资，依海莫涩：根治产后腹痛，肺脓疡[5,13,14]，产后虚弱，月经不调，肝炎[5,13,14,101]，泌尿道感染，上呼吸道感染，肺炎[5,13,14]，风湿疼痛，跌打损伤，虚劳，肺结核，肺热咳嗽，牙痛[14]，病后体弱，

腰膝酸软，低血压，头晕，肾炎，肝病[101]。【壮药】狼吗衣[5,13,14]，gevahenj（棵花显）[23]：根治月经不调，腰腿痛，跌打损伤，胃肠炎，风心病[5,13,14]，病后体虚，肝炎[23]。

Polygala arvensis Willd. 小花远志（远志科）。【瑶药】瓜子莲，guah ngim linh（瓜迎林），小金牛草：全株治咳嗽胸痛，痨伤咳血，尿血，便血，月经不调，骨质增生及风湿骨痛；全株外用治痈疮肿毒及毒蛇咬伤[132]。

Polygala caudata Rehd. et Wils. 尾叶远志（远志科）。【土家药】千锤打[10,128,129]，ganx pov har（干坡哈）[128,129]，雪里柴花[128]：根治阴虚火旺，跌打损伤，腰肌劳损，漏肩风（肩周炎）[129]，风气病，长蛾子（又名喉蛾，即急性扁桃体炎），阴蛇胀胆症（急性睾丸炎）[128]；全株治肩周炎，慢性腰腿痛，落枕[10,126]。

Polygala crotalarioides Buch. – Ham. ex DC. 西藏远志（远志科）。【佤药】娘母良[13,14]，nya miex liang（娘母藤）[27]：根治虚劳气弱，跌打损伤，血虚，心悸，阳痿[13,14][27]。

Polygala didyma C. Y. Wu 肾果远志（远志科）。【景颇药】蓄努勒玻：根治神经衰弱，阳痿，遗精[13,14]。

Polygala fallax Hemsl. 黄花倒水莲（远志科）。【侗药】白马胎：根治跌打损伤引起的风湿骨痛[8,15]。【苗药】加播屙，杜坑令密：根治产后身体虚弱，神经衰弱[15]。【畲药】黄花远志：根治骨蒸劳热，急性黄疸型肝炎，虚火牙痛；全草治小儿疳积[148]。【瑶药】杜坑令密[15]，鸡仔莲[50]，黄花参[132][477,147]：根治子宫脱垂，脱肛，慢性肝炎，肝大，产后或病后身体虚弱，神经衰弱，尿路感染[15]，眩晕症，梅尼埃病[477]；用于补气，壮筋骨，护肝[4]；治肝炎，肾炎，子宫脱垂[50]；根或全株治产后及病后虚弱，贫血，急、慢性肝炎，月经不调，子宫脱垂，肾虚腰痛[132][147]，营养不良性水肿[147]，肺结核咳嗽，肾炎水肿，痛经，白带，肝脾肿大，脱肛，单双喉蛾（急性扁桃体炎）[132]。【壮药】Swnjgyaeujhenj（吊吊黄）：根治产后或病后体虚[15,120]，急慢性肝炎，腰腿酸痛，奔寸（子宫脱垂），脱肛，年闹诺（失眠），月经不调，肉扭（淋证），发旺（风湿骨痛），林得叮相（跌打损伤）[118,120]，神经衰弱[15]。

Polygala glomerata Lour. 华南远志（远志

科）。【布依药】那定皆：全草或根治肝硬化[159]。【黎药】雅威开，紫背金牛，坡白草：全草治急慢性肝炎；全草炖猪肝治眼睛视力减退[153]。【傈僳药】西麻绑，金不换：全草治咳嗽胸痛，咽炎，支气管炎，肺结核，百日咳，腹部膨胀，小儿疳积，黄疸，肝炎，红白痢疾，小儿麻痹后遗症，角膜云翳，角膜溃疡，急性结膜炎，痈疽疖肿，跌打损伤，毒蛇咬伤[166]。【佤药】日东仙：全草治感冒，咳嗽，扁桃体炎，膀胱炎，肾炎[14]。【瑶药】紫背金牛[132]，domh gomh ndie louc（懂甘烈路）：全草治小儿疳积，肝炎[15,132][4]，支气管炎，咳嗽胸痛，肺结核，百日咳，咽喉炎，结膜炎，口腔溃疡，骨髓炎，跌打肿痛，毒蛇咬伤，痈疮肿毒[132]，跌打损伤，蛇伤[4]。【壮药】Golaeng aeuj（棵楞沤）[180]，杀粘[15]，金不换[120]：全草治嗛耶（支气管炎），肺结核，唉百银（百日咳），嗛疳（疳积）[15,120,180]，埃病（咳嗽）[15,180]，阳痿，心脏病[15]，能蚌（黄疸）[15,120]，阿意咪（痢疾），勒爷顽瓦（小儿麻痹后遗症），角膜云翳，火眼，呗农（痈疮），很尹（疖肿），林得叮相（跌打损伤），额哈（毒蛇咬伤）[120,180]。

Polygala hongkongensis Hemsl. var. stenophylla Migo 狭叶香港远志（远志科）。【畲药】狭叶香港远志：全草治急性黄疸型肝炎，咽喉肿痛，青竹蛇咬伤[148]。

Polygala hybrida DC. 新疆远志（远志科）。【哈萨克药】شينجياۋ زهىننشۇوبى：根、根皮治神经衰弱，心悸，健忘，失眠，痰多咳嗽，支气管炎[140]。

Polygala japonica Houtt. 瓜子金（远志科）《药典》。【布依药】那妥苓：全草治神经分裂症[159]。【侗药】麻诺岭[15]，Sangp jeml meec angh（尚金没挽）[137]，金嫩葵花[135,136]：全草治尿路感染，咽喉炎，淋巴结结核，角膜云翳[15]，代喉老（老年咳嗽）[137]，失眠，咳嗽痰多，跌打损伤[135,136]。【仡佬药】pe⁵⁵ pa³³ kə⁵⁵（鳖八改），xə⁵⁵ kuo⁵⁵ tsə³¹ pe³¹（喝过则比，黔中北方言）：全草用于敛心神气，温补心阳虚，镇静安神[162]。【拉祜药】小英雄：根、全草用于清热解毒，痰多咳嗽，活血散瘀，强心，并用于心悸失眠，记忆力减退[10]。【傈僳药】拿迈乃飒，纳理奶塞：效用同苗药[13,14]。【毛南药】ya⁵³ yin³⁵ zem²⁴（亚银惹）：全草治小儿惊

风[155]。【苗药】Rtib neot lianx（锐草莲，贵州铜仁）[91,94,98]，Vob nil lios bad（窝里略坝，贵州黔东南）[91,94,98][148,376]：全株或根治小儿抽搐，感冒鼻塞，胃气痛，吐血，刀伤，骨折，血栓炎，脱皮癫，咽炎，扁桃体炎，口腔炎，乳腺炎，骨髓炎，小儿肺炎，泌尿系统结石，小儿惊风[148]；全草治咳嗽痰多，慢性喉痹，失眠，跌打损伤，风湿痛，痈疽疮毒[13,14,15,91,94,98]，胸痛，胃痛，小儿疳积，急慢性肝炎，喉咙肿痛，烧、烫伤[13,14,15,94,98]，毒蛇咬伤[91]，喉水肿，锁喉癀[376]。【畲药】瓜子草，土远志[146]，瓜子金[10,148]：全草治小儿疳积[10,148]，脚底脓肿，摇中风（头晕），子宫肌瘤[146]，咽炎，扁桃体炎，跌打损伤，疔疮疖肿[10]，蛇伤[148]。【水药】哈娥低：全草治气管炎[10,158]。【土家药】ku guo qi（瓜子七）[126,128]，瓜米草[123]，惊风草[129]：全草治跌打损伤，毒蛇咬伤[10,123,126]，咳嗽痰多，怔忡，失眠，咽喉肿痛，痈疽疮毒，蛇咬伤[123]，经闭枯瘦，喉痛[125]；全草、根治小儿高热惊风，心胃气痛，口腔炎，咽喉炎；全草、根外用治疗疮肿毒，蛇咬伤；根治咳嗽有痰[129]；全草治无子症，急性吐泻，蒙心症，咳嗽咯痰[128]。【瑶药】瓜子金[4]，gormh ndie louc dorn（甘烈路端），金不换[132]：治中毒性肺炎，肝炎，跌打损伤，蛇伤[4]；全株治咳嗽痰多，肺炎，扁桃体炎，口腔炎，骨髓炎，咽喉肿痛，小儿高热惊风，小儿急性气管炎，小儿疳积，产后风，风湿性关节痛，淋巴结结核，跌打损伤，痈疮肿毒，毒蛇咬伤[132]。【彝药】鸡爪争[101,104]，远志草[104]：根及全草治咳嗽痰多，疔疮肿毒，蛇咬伤，胃痛，小儿疳积[101,104]。【壮药】多怀[15]，瓜子金[120]：全草治小儿疳积，急慢性肝炎，病后体弱[15]，埃病（咳嗽），货烟妈（咽痛），发旺（风湿骨痛）；全草外用治林得叮相（跌打损伤），呗叮（疔疮），额哈（毒蛇咬伤）[120]。

Polygala persicariifolia DC. 蓼叶远志（远志科）。【哈尼药】药彼彼鸭，背当努尼尼杂：全草治风寒湿痹的四肢关节痛[13,14]，咽喉肿痛，胸痛，咳嗽，跌打损伤，蛇咬伤，疮疡肿疖[13]。

Polygala sibirica L. 卵叶远志（远志科）《药典》。【白药】干优子[13,14]：全草治痨热咳嗽，跌打损伤，风湿疼痛，胃疼，疔疮，肺炎，小儿疳积，骨髓炎；根或根皮治神经衰弱，心悸，健忘，

失眠，咳嗽痰多，痈疽疮肿[13]；根治腮腺炎，小儿肺炎，胃肠炎，胃痛，疔疮，牙痛，风湿筋骨痛[14]。【朝药】두메애기풀（dū miē āigǐpùl，嘟咩埃给曝儿）[82,83,84]：根治太阴人卒中风牙关紧闭，眼合手足拘挛证[83]，太阴人卒中风[84]，有痰咳嗽，气管炎咳嗽[82]。【傈僳药】普麻绑，西伯利亚远志：根治痨热咳嗽，慢性支气管炎，小儿肺炎，胃痛，慢性腹泻，痢疾，腰酸，白带，跌打损伤，风湿疼痛，疔疮，牙疳烂臭[166]。【蒙药】ᠮᠣᠩᡤᠣᠯ ᠪᠢᠴᠢᠭ（Jurhen qiqig，吉如很－其其格）[44]，萨哈拉图－其其格，巴雅格萨瓦[47]：根（远志）治肺脓肿，咳痰，咳血，胸伤[44]，心悸易惊，健忘，失眠多梦，咳痰不爽，慢性支气管炎[47]，胸部创伤，咳嗽痰多[56]。【纳西药】蓝花地丁：根治慢性气管炎，妇人产后褥痨症，发热出汗，饮食无味，咳嗽痰多，神经衰弱，心悸，记忆力减退，失眠多梦，肺结核，遗精[164]。【羌药】Weyrrnyigeba（韦热里格巴），甜远志，女儿红：全草治失眠多梦，肺痨咳嗽[167]。【佤药】聂良个：全草治神经衰弱，咳嗽[14]。【瑶药】甘得，金不换[14,133]：全草治小儿疳积，肝炎[14]；效用同瓜子金 P. japonica[133]。【藏药】ᠪᡳᠴᠢᡤ（qixianggamo，齐象嘎莫）[22]，qiwusama（齐乌萨玛）[25,32,51]：全草治咽喉疾病，气管炎，水肿[22]；根及花治小便不通，创伤和狂犬病[25,32]，神经衰弱，心悸，健忘，失眠，咳嗽[32]；效用同远志 P. tenuifolia[51]。【壮药】杀粘，小远志：全草治小儿疳积，阳痿，肝炎，咳嗽，心脏病[14]。

Polygala sibirica var. megalopha Franch. 苦远志（远志科）。【白药】堤薄儿攸[13]，提博而优[14]：根皮、根效用同卵叶远志 P. sibirica；全草治咽喉炎，扁桃腺炎，血栓性脉管炎，淋巴腺炎，疮疔脓疡[13]，跌打损伤，昏迷，尿路感染，小便不利[14]。【傣药】全草治咽喉炎，扁桃腺炎，疮疔脓疡，血栓性脉管炎，淋巴腺炎[9,74]。【苗药】Guab juat（瓜扎）：全草治胃脘疼痛，感冒头痛，鼻阻，咳嗽，心悸失眠，牙痛，疟疾，跌打损伤，毒蛇咬伤，疮疡，骨髓炎，小儿惊风，疳积[8]。【纳西药】克细晴，特恶才哼[8]，饥斗七[13]：全草治惊悸健忘，梦遗，咳嗽，多痰[8,14]；效用同白药[13]。【佤药】聂美良个：全草治神经衰弱，咳嗽[8,14]。【彝药】ꌠꉆꉬ（zyphuodibbut，自火底

逋）：全草治湿疹，溃烂，斑疹瘙痒[8]。

Polygala subopposita S. K. Chen 合叶草（远志科）。【哈尼药】土蛇床[13]：全草治感冒发热，喉炎，扁桃腺炎，外伤出血，骨折[13]。【傈僳药】泥皮纽子，排钱金不换[166]：全草治感冒发热，喉炎，扁桃体炎，淋巴腺炎，胃痛，疮疖红肿，外伤出血，骨折[166]。【彝药】怒巴资[14]，树巴兹[13]：全草治月经不调，四肢麻木，风湿骨痛[13,14]。

Polygala tatarinowii Regel 小扁豆（远志科）。【土家药】齿果草[124]：全草治跌打损伤，痈肿疔毒，气管炎，咽喉肿痛，角膜云翳，小儿疳积[124]。【彝药】吴乌模[13,102,103]：根治跌打损伤，风湿骨痛[13,103]，失眠，心悸，健忘，痰多咳嗽，支气管炎[102]。

Polygala tenuifolia Willd. 远志（远志科）《药典》。【朝药】원지（wēn jǐ，温儿）[82,83,84]：效用同卵叶远志 P. sibirica[82,83,84]。【蒙药】ᠮᠣᠩᡤᠣᠯ ᠪᠢᠴᠢᡤ（Jurhen qiqig，吉如很－其其格）[44,47,51]，巴雅格－匝瓦：根治肺脓肿，痰多咳嗽，脉伤[51]；效用同卵叶远志 P. sibirica[44,47,56]。【藏药】ᠪᡳᠴᠢᡤ（切乌森玛）[21]，qixianggamo（齐象嘎莫）[24,29]：全草治气管炎，水肿[24,29]，咽喉疾病[24]，浮肿症，痼疾肾型水肿及疮伤[21]。

Polygala wattersii Hance 长毛籽远志（远志科）。【土家药】山洋雀[123]：树皮治跌打损伤；根、叶治乳痈[123]。

Polygonatum altenicirrhosum Hand. – Mazz. 互卷黄精（百合科）。【藏药】然泥尔：根茎治衰弱乏力，虚劳咳嗽，消化不良，脓疮，胎热，"培赤"合症[40]。

Polygonatum catheartii Baker. 棒丝黄精（百合科）。【藏药】reni（惹尼）[22,34]：根茎治"培根"、"赤巴"合并症，虚痨咳喘，胎热，消化不良，疮疡脓肿[22,34]，"黄水"病[22]，衰弱乏力[34]。

Polygonatum cirrhifolium（Wall.）Royle 卷叶黄精（百合科）。【基诺药】河匹多革勒[163]：根茎治咽喉肿痛，咳嗽，产后体亏，精髓内亏[163]。【傈僳药】义普跟勒[166]：根茎治虚劳咳嗽，头晕食少，遗精，盗汗，崩漏，带下，产后体亏，吐血，衄血，外伤出血，咽喉肿痛，疮肿，瘰疬[166]。【纳西药】根茎治肺结核吐血，肺燥咳嗽，百日咳[164]。【怒药】亏就[165]：根茎用于补益肺

P

P

胃《165》。【羌药】Kshabugeguibburegehedui（科沙巴革鬼毕哥禾对），布务勒特《167》，白勒得《10,167》：根茎治初期肺痨，老年虚弱，身冷虚寒，少年白发《10,167》，肺虚燥咳，腰痛，消渴《167》。【土家药】li⁴ke⁴su（科书），鸡头黄精《127》，老虎姜《124》：效用同黄精 P. sibiricum《124》；根茎治肺痨干咯，气血不足，腰杆酸痛，大便燥结《128》，脾胃虚弱，体倦乏力，病后口干食少，肺虚燥咳，内热消渴，筋骨软弱，精血不足，脚癣《127》。【藏药】ར་མནེ（reni，惹尼）《22,34》，lani（拉尼）《22,25,34》，拉尼尔《39》：根治"培根"、"赤巴"合并症，虚痨咳喘《22,27,34》，消化不良，疮疡脓肿《22,27,34》，胎热《22,34》，"黄水"病《22,27》，衰弱乏力《34》，子宫热《27》，用于祛寒，滋补心肺，补精髓，健胃《25》，局部浮肿，寒湿引起的腰腿痛，瘙痒性和渗出性皮肤病及精髓内亏，衰弱无力《25,32,39》，营养不良性水肿《25,32》；效用同互卷黄精 P. alternicirrhosum《40》。

Polygonatum curvistylum Hua 重叶黄精（百合科）。【藏药】拉尼尔《39》，陆你《40》：根茎治局部浮肿，寒湿引起的腰腿痛，瘙痒性和渗出性皮肤病及精髓内亏，衰弱无力《39》，肺痿咳嗽，脾虚面黄，膝胫无力，产后虚弱《40》。

Polygonatum cyrtonema Hua 多花黄精（百合科）《药典》。【朝药】많은꽃둥굴레（mā nēn gùo dōng gūr lài，妈嫩高气东咕儿赖）：根茎用于补中益气，除风湿，安五脏，久服轻身，延年，不饥《86》。【侗药】ingp mant jenc（讯蛮岑），Xingp jenc（讯岑）《135,137》：根茎治体虚，肺结核，风湿疼痛，胎胺（葡萄胎）《135,137》。【仡佬药】l³kə⁵⁵（你格，黔中方言），u³³po⁵⁵sə³³kɛ⁵⁵（母保色改，黔中北方言），《162》：根茎口嚼，涂患处，治蜈蚣咬伤《162》。【毛南药】xiŋ²⁴za²⁴（姓那）：根茎捣碎加米酒外敷治淋巴结肿大《155》。【蒙药】ᠴᠠᠭᠠᠨ ᠬᠣᠷ（Chagan huor，查干－霍日）《44》，干－浩日，日阿尼《47》：根茎（奶制）治身体虚弱，胃寒，腰腿痛，消化不良，"巴达干"病，滑精，阳痿，"协日沃素"病《44》，体虚乏力，心悸气短，肺燥干咳，糖尿病，高血压《47》，肾寒，下身黄水病，肾达日干病，寒性脓疡，未消化症《56》。【苗药】Ghok naol jad（高朗加，贵州毕节），Shand ghunx（山棍，贵州松桃）《91,94》：根茎治阴虚劳嗽，肺燥咳嗽，脾虚乏力《91,94》，食少口干，消渴，肾亏腰膝酸软，阳痿遗精，耳鸣

目暗，须发早白，体虚羸瘦《91》，肺虚咳嗽《94》。【畲药】千年运，山姜《146》，黄精姜《148》：根茎治痢疾，小儿腹泻《146》，肾虚，血虚，胃寒痛《148》。【土家药】虎尾七，鸡头黄精《127》，long be qi（杯七）《126》：根茎治脾胃虚弱，体倦乏力，病后口干食少，肺虚燥咳，内热消渴，筋骨软弱，精血不足，脚癣，关节疼痛，跌打损伤，体虚，肺痨咳嗽《127》，肺痨，肾虚腰痛《129》，体虚，痨病，消瘦盗汗《10,126》。【瑶药】ndomh maauh sung（铜毛双），黄精，老虎姜《130》：根茎治体弱多病，心悸气短，肺燥咳嗽，久病伤津口干《130》，产后或病后身体虚弱《15》。【藏药】拉尼：根茎用于诸虚劳损，干咳口渴《20》。【壮药】黄针《23》：效用同黄精 P. sibiricum《117》，根茎治体虚乏力，咳嗽《23》。

Polygonatum filiper Merr. 长梗黄精（百合科）。【畲药】千年运，山姜，九蒸姜：根茎治痢疾，小儿腹泻《146》。【土家药】兵盘七，疙瘩七：根茎治关节疼痛，跌打损伤，体虚，肺痨咳嗽《945》。

Polygonatum franehetii Hua 距药黄精（百合科）。【土家药】虎尾七，老虎姜，鸡头黄精：根茎治脾胃虚弱，体倦乏力，病后口干食少，肺虚燥咳，内热消渴，筋骨软弱，精血不足，脚癣《127》。

Polygonatum graminifolium Hook. 禾叶黄精（百合科）。【藏药】luoni（罗尼）：根茎治消化不良，营养不良性水肿《29》。

Polygonatum hookeri Baker. 独花黄精（百合科）。【藏药】reni（惹尼）：根茎治"培根"、"赤巴"合并症，"黄水"病，虚痨咳喘，胎热，消化不良，疮疡脓肿《22》。

Polygonatum involucratum(Franch. et Sav.) Maxim. 二苞黄精（百合科）。【蒙药】巴嘎拉－其图－查干胡日：治身体虚弱，胃寒，消化不良，食积，泄泻，肾寒，滑精，阳痿，头晕目眩，腰腿痛，"巴达干"病，寒性"希日沃素"病《51》。

Polygonatum kingianum Coll. et Hemsl. 滇黄精（百合科）《药典》。【白药】大咳比洗：效用同佤药《14》。【朝药】운남둥굴레（wǔn nàm dōng gūr lài，乌嗯那母东咕儿赖）：效用同多花黄精 P. cyronema《86》。【哈尼药】黄精，Hulbudalnil（乎布达尼），太阳草：根茎治肺结核，燥咳，痛疮疔肿，刀枪伤，异物入肉，病后体虚，四肢无力，食欲不振，

子宫脱垂[143]。【拉祜药】磨骂区：根茎治肺结核干咳无痰，久病津亏口干，倦怠乏力，糖尿病，高血压；黄精流浸膏外用治脚癣[10]。【傈僳药】果义普，西南黄精：根茎治虚损寒热，肺痨咳血，病后体虚食少，筋骨软弱[166]。【毛南药】老虎姜，ruoŋ² siŋ³ mωmŋ⁴（松醒獴）：根茎治肺结核干咳无痰，脾胃虚弱，糖尿病，高血压，病后虚弱，产后气血两亏[156]。【蒙药】ᠴᠠᠭᠠᠨ ᠬᠣᠸᠠᠷ（Chagan huor，查干－霍日）：根茎（奶制）效用同多花黄精 P. cyronema[44,47,56]。【纳西药】效用同卷叶黄精 P. cirrhifolium[164]。【佤药】节节高，西格拿：根茎治肺结核，干咳无痰，久病津干口干，倦怠乏力，糖尿病，高血压[14]，虚损寒热，肺痨咳血，病后体虚食少，风湿疼痛[168]。【藏药】然尼尔：效用同互卷黄精 P. alternicirrhosum[40]。

Polygonatum odoratum（Mill.）Druce 玉竹（百合科）《药典》。【朝药】둥굴레（dōng gūr lèi，咚咕儿垒）：根茎治糖尿病[82]。【侗药】尾参，铃铛菜：根茎治热病阴伤，咳嗽烦热，虚劳发热[135,136]。【鄂伦春药】昂地库热，玉参，铃铛菜：根茎治干咳少痰，口燥咽干，心烦心悸，糖尿病，虚咳，心脏病，心绞痛，风湿性心脏病，发热，小便涩，男女虚症，肢体酸软，自汗，盗汗，病后身体虚弱，咽干口渴，食欲不振[161]。【哈尼药】Savhaoqhaoqbuvq（沙浩浩布），玉参，尾参：根茎治胃热口干，盗汗自汗，肺结核咳嗽，狂犬咬伤，糖尿病[143]。【蒙药】ᠮᠣᠬᠣᠷ ᠴᠠᠭᠠᠨ（Mohor chagan，毛浩日－查干），查干－温都苏[47]，毛胡日－查干[51]：根茎（奶制）治体虚，肾寒，腰腿痛，浮肿，寒性"协日沃素"病，胃"巴达干"病，阳痿，遗精[44,51]，气郁宫中[44]，热病伤阴，口燥咽干，干咳少痰，心烦心悸，糖尿病，心脏病[47]，食积，食泻，"赫依"病，胃寒[51]，体弱肾虚，营养缺乏症，下身寒性黄水病，少精[56]。【苗药】玉参，尾参：根茎治热病外阴，燥热咳嗽，咽干口渴[98]。【纳西药】根茎治胃热口干，心脏病，心绞痛，秋燥伤胃阴，小便淋漓涩痛，虚咳，赤眼涩痛，热病口燥咽干，干咳少痰，心烦心悸，体虚，阴虚发热[164]。【土家药】mu³ wang² ga¹¹ a¹（母黄嘎那），尾参，玉参[123,125]：根茎治热病伤阴，燥热咳嗽，咽干口渴，虚劳发热，内热消渴，小便频数[123,127]，虚咯，跌打损伤，体虚多汗，尿积

病[125,128]；全草治体虚多汗，虚咳[10,126]。【维药】شاقاقول（Shaqaqul，沙卡库力）[75]，夏嘎古力米斯儿[78]：根茎治体虚阳痿，身瘦精少，早泄遗精，乳汁不下，尿糖口渴[75]，阴虚久咳，心悸气短，咽干痰阻，视物昏花，四肢无力，腰脚酸软，大便秘结，小便短涩[78]。【瑶药】竹书默：根茎治头晕，产后虚弱，失眠[15]。【彝药】佑摸窝，大玉竹：根茎治阴虚发热，肺痨咳嗽，腰膝酸痛，跌打损伤，风湿性关节痛，老年尿频[101,104]。【藏药】鲁尼[23]，拉尼[29]：根茎治"黄水"病，"培根"与"赤巴"合并症[23]，局部浮肿，寒湿引起的腰腿痛，瘙痒性和渗出性皮肤病及精髓内亏，衰弱无力[29]虚劳咳嗽，消化不良，疮疡脓肿，子宫热[27]。【壮药】楳而让：根茎治头晕，产后虚弱，咳嗽[15]。

Polygonatum prattii Baker 康定玉竹（百合科）。【傈僳药】巴打俄：根茎治病伤阴，咳嗽烦渴，虚劳发热，消谷易饥，小便频数[166]。【藏药】luoni（洛尼）[22,27,36]：根茎治局部浮肿，寒湿引起的腰腿痛，瘙痒性和渗透性皮肤病及精髓内亏，衰弱无力[22]，"培根"、"赤巴"合并症，"黄水"病，虚痨咳喘，消化不良，疮疡脓肿，子宫热[27]，气虚心悸，肺燥咳嗽，腰膝酸软，年老体弱，消化不良[36]。

Polygonatum punctatum Royle ex Kunth. 点花黄精（百合科）。【土家药】老虎姜，生扯拢：根茎治痈疽疔毒，疥疮，头癣，外伤出血[123]。【藏药】根茎治热病阴伤，咳嗽烦渴，虚劳发热[36]。

Polygonatum sibiricum Red. 黄精（百合科）《药典》《部藏标》。【朝药】죽대둥굴레（zùk dāi dōng gūr lèi，诅克呆东咕儿赖）：根茎效用同多花黄精 P. cyronema[86]。【侗药】山甜姜，甜黄精：根茎治脾胃虚，口干纳食差，阳痿，早泄[136]。【蒙药】ᠴᠠᠭᠠᠨ ᠬᠣᠸᠠᠷ（Chagan huor，查干－霍日）[41,47,51]，查干霍尔[149]：效用同多花黄精 P. cyronema[41,47]；根茎治身体虚弱，胃寒，消化不良，食积，食泻，肾寒，滑精，阳痿，头晕目眩，寒性"希日沃素"病，腰腿痛，"巴达干"病[51]，肾寒，下身黄水病，肾达日干病，寒性脓疡，未消化症[56]，壮阳，调胃火，开胃，收敛脓液，祛黄水[149]。【苗药】老虎姜，鸡头黄精[96,98]：根茎治脾胃虚弱，体倦乏力，筋骨软弱，肾虚，头晕[96,98]。【纳西药】

P

效用同卷叶黄精 P. cirrhifolium.。【羌药】Bburege-
hedui(毕哥禾对)，布务勒特，白勒得：根茎治初
期肺痨，老年虚弱，身冷胃寒，少年白发，肺虚
燥咳，腰痛，消渴[167]。【土家药】鸡头黄精[127]，
九龙杯[125,128]，罗汉七[126]：效用同黄精 P. sibiri-
cum[124]；根茎治脾胃虚弱，体倦乏力，病后口干
食少，肺虚燥咳，内热消渴，筋骨软弱，精血不
足，脚癣[127]，干瘦[10,125,126]，虚痨咯，身体虚弱，
气血双亏[125]，久病体虚，食积，消化不良，咳嗽
咳血[10,126]，肺痨干咯，气血不足，腰杆酸痛，大
便燥结[128]。【藏药】ར་མགོ།(lani，拉尼)，reni
(热尼)，riani(日阿尼)[2,21,27,32]：根茎治诸虚劳
损，干咳口渴[20]，寒热引起的水肿，精髓内亏，
衰弱无力，虚劳咳嗽[21]，"培根"、"赤巴"合并
症，"黄水"病，虚痨咳喘，消化不良，疮疡脓
肿，子宫热[27]，肺结核干咳无痰，久病津亏口
干，倦怠乏力，糖尿病，高血压，年老体弱，阳
痿，肾虚，消化不良，关节痛[32]。【壮药】Gingh-
swj(京四)，姜形黄精[117]，稞很亚[15]：根茎治肺
痨咳血，病后体弱，阴虚内热，发旺(风湿骨痛)，
阿肉甜(消渴病)，高血压[117]，久病身体虚弱，
腰痛，干咳，虚汗，目赤[15]。

Polygonatum verticillatum(L.) All. 轮叶黄精
(百合科)。【纳西药】效用同卷叶黄精 P. cirrhfoli-
um.。【羌药】Kshabubburegehedui(科沙巴毕哥禾
对)，布务勒特，白勒得：根茎治初期肺痨，老年
虚弱，身冷胃寒，少年白发，肺虚燥咳，腰痛，
消渴[167]。【藏药】lani(拉尼)[23,29]，惹尼[24]，拉
尼尔[39]：根茎治局部浮肿，寒湿引起的腰腿痛，
瘙痒性和渗出性皮肤病及精髓内亏，衰弱无
力[29]，"黄水"病，"培根"、"赤巴"合并
症[23,24]，舒身，虚劳咳喘，胎热，消化不良，疮
疡脓肿[24]，局部浮肿，寒湿引起的腰腿痛，瘙痒
性和渗出性皮肤病及精髓内亏，衰弱无力[39]。

Polygonatum zanlanscianense Pamp. 湖北黄
精(百合科)。【土家药】效用同黄精 P. sibiricum。

Polygonum amphibium L. 两栖蓼(蓼科)。
【藏药】啊罗足罗：全草用于清热，排便[40]。

Polygonum amplexicaule D. Don 抱茎蓼(蓼
科)。【侗药】厥叶七：根茎治风湿性关节炎，骨
质增生，跌打肿痛[136]。【傈僳药】木芭辣[13,14]：
根茎治风湿痛，跌打损伤[13,14]，腹泻，菌痢，胃

痛，消化不良[14]。【纳西药】根茎治风湿痛，四肢
麻木，关节不利，跌打损伤，腹痛，腹泻，骨
折[164]。【土家药】血三七，鸡心七：全草治肠炎，
痢疾，跌打损伤[10,126]，劳伤；根茎治跌打损伤，
腰腿痛，痢疾[10]。【彝药】血三七[49]，勒古补，
九牛造[106]：根茎治崩漏，痛经，胃痛，泻痢，跌
打损伤，外伤疼痛[106]，外用止血[49]。

**Polygonum amplexicaule var. sinense Forb.
et Hemsl. ex Stew.** 中华抱茎蓼(蓼科)。【苗药】
血三七，鸡血七：根茎治跌打损伤，外伤出血，
胃肠炎[969]。【土家药】ji xin qi(鸡心七)[126]，蓼子
七[124,127]：根茎治跌打损伤，腰腿痛，痢疾[126]；
全草治外伤出血，跌打损伤，腰痛，胃痛，痛
经[124,127]。【彝药】血三七：根茎治崩漏，痛经，
胃痛，跌打损伤，外用止血[49]。

Polygonum aubertii(L.) Henry 参见 Fallopia
aubertii。

Polygonum aviculare L. 萹蓄(蓼科)《药典》。
【白药】阿兹佛[13,14]：全草治膀胱炎，肾炎水肿，
热淋[13,14]，尿道炎，尿闭，黄疸，蛔虫病，小儿疳
积[13]，蛲虫病，血尿，妇女外阴痒，疥疮[14]。【布
依药】那合打麻，萹蓄：全草治黄疸型肝炎[159][376]。
【朝药】마디풀(mā dī pùr，妈迪曝儿)：全草治胃
溃疡，肾结石，胆结石[9,90]。【侗药】Mal bav baenl
siik(骂巴笨丽)，Mal bav baenl niv(骂巴笨内)[137]，
骂吧苯岁[135,137]：全草治朗昆耿肚省(小儿蛔
虫)[137]，疳积，疥疮[135,137]。【鄂伦春药】老乌特，
扁竹，乌蓼：全草治尿路感染，黄疸，湿疹，妇女
赤白带，阴道滴虫，水泻，小便不利[161]。【仡佬
药】wia53 tu13 su33(哇度书，黔中方言)，ka55 tsa55 pie53
(嘎扎鳖，黔中北方言)，la31 ma55 ku33 te13(拉马古跌，
黔西南多洛方言)：全草治尿结石[162]。【哈萨克药】
قىزىل تاسپا (قۇوستاران)：全草治淋病，尿路
感染，膀胱炎，肾炎，蛔虫病，蛲虫病，疥癣湿
痒[142]，膀胱热淋，小便短赤，淋沥涩痛，阴痒带
下[141]。【傈僳药】夹汉俄，扁竹：全草治泌尿系
统感染，结石，肾炎，黄疸，蛔虫病[166]。【毛南
药】laŋ33 lu33 kun24(郎鲁困)：全草治血淋[155]。
【蒙药】扁蕾：全草、根抑"希日"，清热，疗
伤[591]。【苗药】Reib mlanx reib dead(锐面锐单，
贵州松桃)[91,94,96]，窝加嘎强溜[376]：全草治淋症，
黄疸，带下[91,94,96]，退热，泌尿系统感染，水

肿[94,96]，小便不利，泻痢，蛔虫病，皮肤湿疹，疥癣[91]，眼红浮肿，小便减少[376]。【纳西药】全草治热淋，血尿，妇女外阴痒，蛲虫病，蛔虫病，尿路感染，黄疸，肾炎，膀胱炎[164]。【畲药】日头花草，泻肚药，竹节草：全草治腹泻[146]。【土家药】xi¹ mu¹（席母）[124]，竹节草[124,126,128]，节节青[124,128]：全草治尿路感染，结石，肾炎，黄疸，痢疾，蛔虫病，蛲虫病，疥癣湿痒[124]，扁痢，水泻，小便赤痛[125]，热尿积（尿路感染），水泻症，摆白病（又名崩白，泛指带下过多），黄疸[128]，小便不利，热淋，火淋[10,126]。【佤药】日东扑：全草治泌尿系统感染，结石，肾炎，黄疸型肝炎，菌痢[14]。【维药】地上部分治膀胱热淋，小便短赤，淋沥涩痛，皮肤湿疹，阴痒带下[77]。【瑶药】扁曲[133]，扫地扬，献金尾[15]：全草治热淋，癃闭，黄疸，白带，疳积，湿疮，尿路感染，阴道滴虫[133]，急慢性胃炎[15]。【藏药】nialuowa（尼阿罗哇）[24,29]，细拉撒[40]：全草治胃肠炎[24,29,40]，小肠热症，腑热，"加乃"病，泻痢[24]。

Polygonum barbatum L. 毛蓼（蓼科）。【傣药】哑放兰姆（西傣）：全草治痢疾[15]。【侗药】摆：全草治痢疾[15]。【彝药】黑申阿：全草治痈肿疽瘘，瘰疬[13]。

Polygonum bistorta L. 拳参（蓼科）《药典》。【哈萨克药】جەرقوناق：全草治跌打损伤，风湿痛，细菌性痢疾，肠炎；果实治水肿，痈肿疮疡，蛇虫咬伤；根治风湿骨痛，肠炎痢疾，月经不调[140]。【蒙药】ᠮᠧᠬᠧᠷ（Meher，莫和日），ᠭᠠᠳᠤᠷ（Gadur，嘎都日）[44]，莫克日，嘎都尔[47]：根茎治感冒，肺热，瘟疫，脉热，肠刺痛，中毒，关节肿痛[44]，瘟病，肺热，痈肿，肠炎，痢疾，肝炎，肺热咳嗽，急慢性气管炎，胸肋作痛，痢疾，肠炎[56]；根茎外用治口腔糜烂，咽喉溃疡[47]。【苗药】活血莲，草河车：根茎治呼吸道感染，肝炎，细菌性痢疾[98]。【羌药】Xxeabashema（一巴舍麻），刀枪药，禾德什司[167]：根茎治黄疸，痢疾，哮喘，痔疮出血，子宫出血；根茎外用治口腔炎，牙龈肿疼，痈疔疮毒[167]。【土家药】草血竭，活血莲[124,127]：根茎治呼吸道感染，肝炎，细菌性痢疾，肠炎，疮疖肿毒，虫、蛇咬伤[124,127]。【维药】كە نجبار（Anjibar，安吉巴尔）[75,79]：根茎治热性内脏出血，痔疮出血，尿血，鼻衄，咳血，月

经过多，湿性肝源性腹泻，痢疾，创伤[75]，腹泻，肠炎，痢疾[79]。【藏药】然布：根茎治寒性胃腹疼痛，腑脏疾病，寒性泻痢，久痢不止[24]。

Polygonum calostachyum Diels. 长梗蓼（蓼科）【藏药】ranmuna（然姆玛）[24]：根茎治泻痢，腹痛[13,24]。

Polygonum campanulatum Hook. f. 钟花蓼（蓼科）。【藏药】曲玛孜：全草治跌打损伤，湿热，疮疡[40]。

Polygonum capitatum Buch. – Ham. ex D. Don 头花蓼（蓼科）。【侗药】Nugs bav bial yak（奴拜坝亚）[10,135,137]：全草治耿来（腰痛水肿），摆红（尿血）[10,137]，肾炎，膀胱炎，尿路结石[135]。【哈尼药】Ceilgee geeqssaq（策勾勾然），红酸杆，石头菜：全草治肾性水肿，肾炎，肺结核，咯血，膀胱炎，产后腹痛[143]。【傈僳药】阿实俄：全草治泌尿系感染，痢疾，腹泻，血尿[166]。【苗药】Dlob dongd xok（梭洞学，贵州黔东南），石莽草[91,94]，弱夺[13]：全草治膀胱炎，尿路结石，跌打损伤[91,94]，肾盂肾炎[13,91,94,96]，风湿痛，石淋，黄水疮，痢疾[91,94,96]，腰痛水肿[94,96]，疮疡湿疹[13,91]，水肿[91]，泌尿系统感染[94]，尿路感染[13]。【土家药】大水蓼，火眼丹，石莽草[127,128]：全草治痢疾，肾盂肾炎，膀胱炎，尿路结石，风湿痛，跌打损伤，疮疡，湿疹[127]，热泻症，热尿积（尿路感染），水肿病，蜡虫（蛔虫）病[128]。【瑶药】lah beih laih liaav（石莽草落培来蓼），石辣蓼：全草治泌尿系统感染，膀胱炎，肾盂肾炎，血尿，痢疾，风湿疼痛，跌打损伤，疮疡溃烂久不生肌，湿疹，黄水疮[132]。【彝药】罗列，红花药：全草治小儿干疮[106]。

Polygonum cathayanum A. J. Li 华蓼（蓼科）。【藏药】niluo（尼罗）：根或全草治胃炎，肠炎，呕吐，头痛，腑热，腹内痞疼[22]。

Polygonum chinense L. 火炭母（蓼科）。【傣药】埃分比（德傣）：根治腹痛[69]。【基诺药】革崃撒：枝叶治急性胃气痛，痢疾，肠炎，消化不良，腹痛，呕吐[163]。【傈僳药】莫把：全草治痢疾，肠炎，消化不良，肝炎，感冒，扁桃体炎，白带，乳腺炎，百日咳，毒蛇咬伤[166]。【黎药】腺杆栏[154]，雅芒咩，火炭藤[153]：全草治毒蛇咬伤[154]，煎浓汁洗治皮肤痒疹；全草与猪血煎水治痢疾，夏季热；全草与生米捣碎冲开水服，服药

前先服阴阳水（即用盐50g炒熟，放水煮沸，冲冷水小茶杯）后服药，治胃肠炎[153]。【毛南药】火炭星，va⁵ mba³ sɯm¹（发麻醒）：全草治痢疾，肠炎，消化不良，肝炎，扁桃体炎，咽喉炎，感冒，百日咳，角膜云翳；外用治跌打损伤，疖肿，皮炎，湿疹，瘙痒[156]。【苗药】晕药，接骨笋：根治感冒，流行性腮腺炎，扁桃体炎[98]。【畲药】全草治痢疾，肠炎，消化不良，肝炎，扁桃体炎，咽喉炎，乳腺炎，肺脓疡，湿疹[10]。【土家药】xi¹ hou⁴ pao²（席吼包），接骨笋[124]，散血丹[49]：全草治跌打损伤，筋骨痛，扁痢[124,125,127]，感冒，流行性腮腺炎，扁桃体炎，赤白带下，肠炎，骨折，劳伤腰痛，崩漏，蛇咬伤，痈疽疔毒；叶捣烂外敷治外伤出血[124,127]，热泻症，长蛾子（又名喉蛾，即急性扁桃体炎），热咯症，黄疸[128]；根茎治崩漏，痢疾，跌打损伤，骨折，痈疽疔毒，外用止血[49]。【瑶药】兜炭筛，独探咪：全草治肠炎腹泻[15]。【壮药】Gaeumei（勾莓），火炭藤[117,118]，棵桐金[15]：全草治阿意咪（痢疾），白冻（泄泻），能蚌（黄疸），贷烟妈（咽痛），歇含（霉菌性阴道炎），北嘻（乳腺炎），狠尹（疖肿），能含能累（湿疹），额哈（毒蛇咬伤）百日咳，白喉，中耳炎，皮炎[117,118]，痢疾，肠炎腹泻[15]。【台少药】Kakairatukan（Tayal族Kinazi），Sarenbunoku（Bunun族高山），Raboro（Paiwan族傀儡）：叶治眼病，肿疡，外伤，神经麻痛[169]。

Polygonum chinense var. hispidum Hook. f. 硬毛火炭母（蓼科）。【傣药】块根治肠炎，痢疾，月经不调，血崩，产后流血过多[9,74]。【壮药】效用同火炭母 P. chinense[117]。

Polygonum coriaceum Sam. 革叶拳蓼（蓼科）。【傈僳药】勒麦起：根茎治疟疾，腹泻，痈肿，痔疮[166]。

Polygonum criopolitanum Hance 蓼子草（蓼科）。【侗药】五毒草，火炭草，野辣蓼：全草治暑热泄泻，慢性肠炎，湿热黄疸[136]。

Polygonum cuspidatum Sieb. et Zucc. [*Reynoutria japonica* **Houtt.**] 虎杖（蓼科）《药典》。【阿昌药】若小陀[6,13,14][813]：根及根茎治跌打损伤[6,13,14][813]，关节痹痛，湿热黄疸，闭经，癥瘕，咳嗽痰多，水火烫伤，痈肿疮毒[813]。【白药】枳拖[14]，槟拖[13][813]：根、叶治烧、烫伤，急性肝炎，肠炎，风湿骨痛，跌打损伤，毒蛇咬伤，咽

喉炎，尿路感染[14]；根茎治咽喉炎，尿路感染，跌打损伤，烧、烫伤[6,13]；效用同阿昌药[813]。【布依药】雅都米[159]，戈商梅[6]：根茎治急性黄疸型肝炎[159]；根、根茎用于消炎[6]。【朝药】白遮普：根治产后恶血，癥瘕，五淋，疮疖痈毒，跌打瘀血[6]；效用同阿昌药[376]。【傣药】比比罕[6,62]，毕别罕[9,74]，比毕喊[62]：根、茎、叶治跌打损伤[6,64]，风寒痹症，肢体关节酸痛，屈伸不利[62,63]，疮痈疔脓肿，颌下淋巴结肿痛[62,63]，疔疮肿毒，腮腺炎[62-64]，风湿性关节炎红肿疼痛[64]，消肿，消炎，呼吸道感染，尿路感染[14]；根、根茎治风湿骨痛，尿路感染，毒蛇咬伤[9,13,74]，喉头炎，扁桃腺炎，肝炎，阑尾炎，肠炎，便秘，烫、火伤，跌打损伤，痛经，痈疖肿毒，骨折[9,74]。【德昂药】摆毛：全株治跌打损伤，消肿，消炎，呼吸道感染，尿路感染[14]。【侗药】夹登胜[15]，Sangp xongk（尚送）[137]，酸筒广[135,136]：根茎、叶治关节酸痛[15]，宾耿涸，燔耿（发烧）[137]，烧、烫伤[12]；根茎、根治关节疼痛，腰脊劳损，骨质增生，黄疸，腹泻[135,136]。【仡佬药】kan⁵⁵ wu³⁵ po⁵⁵（岗误保），pa⁵⁵？i⁵⁵ pe⁵⁵（巴几边）：根茎研细，用菜油调敷患处治烫火伤[162]。【哈尼药】我欠我别[145]，彼蓖蒿[13]，Lildee savbuvq（里斗沙布）[143]：根及根茎治尿路感染[6,143]，上呼吸道感染[6,13]，急性黄疸型肝炎，咽喉炎[143,145]，风湿疼痛，跌打损伤，乳腺炎，毒蛇咬伤，痈疮，无名肿痛，烫伤[143]，肠炎[145]；全株治跌打损伤，消肿消炎，呼吸道感染，尿路感染[14]；效用同阿昌药[376]。【景颇药】ainto（岩陀）：根及根茎治跌打损伤，喉痛[6,13,14]；效用同阿昌药[376]。【拉祜药】Pumagi（乌）：根、根茎或茎、叶治肝炎，肠炎，痢疾，扁桃体炎，咽喉炎，支气管炎，肺炎，风湿性关节炎，急性肾炎，尿路感染，闭经，便秘；根、根茎或茎、叶外用治烧、烫伤，跌打损伤，痈疮[152]。【傈僳药】北勒剐拉：根茎、叶治肝炎，肠炎，痢疾，喉炎，气管炎，风湿关节炎，急性肾炎，尿路感染，便秘[166]。【毛南药】mua²⁴ luo³³（谬罗）[155]，土大黄，roŋ² waŋ⁶ chin⁶（松黄琼）[156]：根、根茎治慢性支气管炎[155]，肝炎，烧、烫伤[6]；鲜根、叶治湿热黄疸，胆囊炎，胃肠痉挛，跌打损伤，大便不通，闭经，烧、烫伤，阴道炎，痔漏，黄疸型肝

炎[156]；根、茎、叶治肝炎，烧、烫伤[15]。【苗药】Uab gongx liongl（蛙龚龙，贵州黔南）[14,91,94,96,98][479]，Ghob gind nqet（阿金），Vob gongx liongl（窝巩料，贵州黔东南）[91,95][376]：根及根茎治烧伤[94,98][479]，尿路感染，闭经，便秘[6,14,94,96,98]，支气管炎，肠病[6,14,94,96,98]，痛经，产后恶露不下，跌打损伤[14,91,94,96,98]，外伤感染，头昏眼花，肿毒[14,94,96,98]，肝炎[6][479]，妇女经闭，风湿痹痛，湿热黄疸，淋浊带下，疮疡肿毒，毒蛇咬伤，水火烫伤[91]，痢疾，扁桃体炎，肺炎，风湿性关节炎，急性肾炎[6]，腹泻[376,479]，发烧[95][376]；治发热，腹泻，肝炎[479]；根、茎、叶治肝炎，风湿病，跌打内伤[15]；叶治肝炎，跌打损伤，风湿病[15]。【纳西药】邦压[14]，帮庄[13]：根、根茎治风湿病，跌打损伤[6,14]，肝炎[14]，产后瘀血血痛，腹内积聚，月经不通，虚胀雷鸣，四肢沉重，风湿性关节疼痛，湿热黄疸，时疫伤寒，毒攻手足肿，疼痛欲断，痈肿疼痛，烫火疮，胃癌[164]；根茎治风湿病，跌打损伤[13]。【畲药】虎枪，斑竹根[146,148]，岗结[6]：根茎、根治烧、烫伤[6,146]，急性黄疸型肝炎[146,148]，风气痛[146]，带状疱疹，肿毒，毒蛇咬伤[10]，风湿性关节炎，疔肿[148]，便秘[6]。【水药】骂果烘[157,158]，骂过烘[10]：根茎治急性黄疸型肝炎[157,158]，肝炎，肺炎[10]。【土家药】na² wu² gan¹（拿乌杆）[124,125,126]，酸筒杆[125,128]，酸汤杆[10]：根茎治跌打损伤[10,124,126]，烧、烫伤，外伤感染，皮炎，湿疹，痈肿，风湿痛，黄疸，肝炎，毒蛇咬伤[6,124,128]，胆道蛔虫病[10,126]，湿气关节痛[10]，湿气骨节痛[126]；根、叶治烫、火伤，外伤红肿，经闭[125]。【佤药】日挨陀骁[13,14,168]，共事虾辛[14,168]，答虾辛[6]：根、根茎治扁桃腺炎，喉头炎，跌打损伤，骨折，风湿骨痛，痈疮肿毒，尿路感染[168]，调经益气[6,14]，调理气血[6,13]。【瑶药】hungh linh ngongc（红林巩）[132]，麻赵[6,13]，阴阳莲[4]：根、根茎治肝炎[6,13,14,132]，肝硬化腹水[6,13]，支气管炎[6,13,132]，扁桃体炎，咽喉炎，便秘[6,13,14]，肠炎，痢疾[14,132]，尿路感染，闭经[14,132]，急性胃炎，跌打劳伤，肿毒[14]，毒蛇咬伤[14,132]，肺炎，关节炎，急性肾炎[6,13]，心胃气痛[6]，肾炎，咯血，高血脂症，关节疼痛，烧、烫伤[132]；根、茎、叶治痢疾，肝炎[15][4]，肝硬化腹水[15]，烧、

烫伤[4]。【彝药】些咩和[13]，铁打杵，花斑竹[105]：全株治血痢[13]；根治跌打损伤，烧、烫伤，尿血，吐血，鼻血诸出血症，风湿痛，牙痛，身痛，腹痛，肝癌诸病症，月经不调，热咳[105]；效用同阿昌药[376]；根、根茎治风邪染疾全身无力，消化不良，腹胀，瘟病，腹痛腹泻，痢疾[101]。【壮药】棵孟卖，棵添岗[15]，阴阳莲[120]：根及根茎治肝炎[6,14][82]，扁桃体炎，咽喉炎，支气管炎[6,13,14]，毒蛇咬伤[6,13,14][82]，跌打损伤，无名肿毒[6,13,14]，肠炎，痢疾[6,14]，尿路感染，闭经，便秘[6,14]，肝硬化腹水，胆囊炎，肺炎，感冒发热[6,13]，急性胃炎，便秘，肿毒[14]，关节炎，肾炎[13]，咳嗽多痰，风湿性关节炎[6]，能蚌（黄疸），癥瘕，京瑟（经闭），发旺（风湿骨痛），腰痛，林得叮相（跌打损伤），呗农（痈疮），埃病（咳嗽）；根及根茎外用治渗裆相（烧、烫伤）[120]；根、茎、叶治肝炎，大便燥结，跌打肿痛，吐血，咯血[15]；叶治吐血，咯血[6]。【台少药】Se-bunku（Tsaou 族 Tatupan）：根治腹痛[169]。

***Polygonum cymosum* Trev.** 参见 Fagopyrum dibotrys。

***Polygonum darrisii* H. Lév.** 大箭叶蓼（蓼科）。【苗药】阿拉屎巴[95]，阿移门[15]：全草治风湿病，无名肿毒[95]，毒蛇咬伤[15]。【瑶药】蛇不过：全草治毒蛇咬伤，血管瘤[15]。

***Polygonum dissitififlorum* Hemsl.** 稀花蓼（蓼科）。【哈尼药】阿克阿勒：全草治毒蛇咬伤，腹痛，泄泻[14]。

***Polygonum divaricatum* L.** 叉分蓼（蓼科）。【鄂温克药】根治"常哈"症[235]。【哈萨克药】根、叶用于大小肠积热，瘰痛，胃痛，腹泻[141]。【蒙药】~~xxxx~~，（Ximeldeg，希莫勒德格）：根、全草治肠刺痛，便频量少，便稀黄绿，便带脓血，杂有黏液，里急后重，大小肠热，腹泻[44]；根用于消积，止泻[236,591]。【藏药】ཉ་ལོ（niluo，尼罗），nialuo（尼阿洛）[21,24]，niyaluo（尼牙罗）[21,24,39]：根治胃炎[21,24,29]，腹泻[24,39]，热泻腹痛[21,23,29]，肠炎，呕吐，头痛，腑热病[24]，热泻腹痛[21,23,29]，大小肠积热，肺热喑哑[21,23]，产后肾腰痛及腹痛[21]，肠胃炎，寒疝，阴囊出汗，大小肠及脏器之热症[39]。

***Polygonum ellipticum* Willd. ex Spreng.** 椭圆

叶拳参（蓼科）。【苗药】糯尺[13]，若侈[14]：全草治喉痛，目赤，牙龈肿痛，赤痢，大便失常[13]，肌肉红肿，尿路感染[14]。【维药】拳参：根治咽喉肿痛，外用治刀伤[22]。

Polygonum emodi Meisn. 竹叶舒筋（蓼科）。【彝药】阿扭鲁各，红伸筋草，散血莲：全草或根茎治风湿性关节疼痛，月经不调，伤风感冒，麻疹，咽喉肿痛[106]。

Polygonum forrestii Diels [*Koenigia forrestii* (Diels) Mesicek et Soják.] 大铜钱叶蓼（蓼科）。【藏药】aojiacuobuwa（傲加措布哇）：全草治热性虫病，肾炎水肿，脑病[24,36]，头痛，癫痫[24,36]。

Polygonum hookeri Meisn. 硬毛蓼（蓼科）。【藏药】神血宁：全草治水臌病，"黄水"病[27]。

Polygonum hydropiper L. 辣蓼（水蓼）（蓼科）。【阿昌药】侧儿且，水蓼：全草治胃痛，吐泻，痛经，尿频，风湿痛，外伤出血[481]。【白药】启各尖：全草治风湿病[14]，跌打损伤，肠炎，痢疾，腹泻[14][481]。【朝药】여뀌（yēguì，耶归）：全草治蛇毒，消脚气肿；果实治面目浮肿，痈疡；叶用于大、小肠邪气，利中，益智[86]。【傣药】ဖၔ ၐၘၔၓၕၔ（yahuailang，牙坏狼），ၚၕၔ（feinan，非喃），坊分匹[8,66]：全草治小儿腹泻[8,9,62,63,66,72]，咽喉肿痛[8,9,13,14,66,72]，夜不能眠，发热，扁桃体炎[8,9,66,72]，蜂蜇，毒虫咬伤[62,63]，牙痛，腮腺、颌下淋巴结肿痛[62,63,64]，夜间不眠，发热，扁桃体炎，湿疹[13,14]，疳积[14]。【德昂药】效用同阿昌药[481]。【侗药】Bai（摆）[8]，Baiv yagk（拜亚），Yax guail（雅怪）[25]：全草治鲤鱼上滩（胃寒疼痛）[8,135,137][25]，宾燔焜（火瘟症）[8,135,137]，菌痢肠炎，毒蛇咬伤[8,15,135]，痢疾，便血，跌打肿痛[8,135]。【哈尼药】安机把铅：全草、根、叶治胃肠炎，痢疾，皮肤湿疹[145]。【哈萨克药】ﺳﯙ ﺑﯙﺭﺵ（ﺑﯙﺭﺵ ﺗﺎﺭﺍﻥ）：全草治痢疾，泄泻，腰痛，风湿性关节炎，腰腿痛[142]。【景颇药】苗匹：效用同侗药[14]。【傈僳药】莫巴马嘎，莫把拉[8]，莫把拉[14]：全草治痢疾，胃、肠炎，腹泻，风湿肿痛，跌打肿痛，功能性子宫出血[8]，效用同侗药[14]。【黎药】那末草[154]，吃咩棵，蓼子草[153]：全草治痢疾[153,154]，腹泻[154]，水泻，肠炎[153]；根同猪小肠煲熟，冲酒服，治风湿骨痛；鲜叶捣烂取汁服治中暑晕倒；鲜叶同米

酒槽捣烂，敷于伤处治跌打损伤，局部青紫肿痛；鲜叶捣烂，敷于患处，用布条扎紧治创伤出血；鲜叶捣烂敷患处，治疗疮初起；鲜草水煎服，频频含漱，治牙痛；鲜草治赤白痢；鲜叶用冷水洗净和枣蜜捣匀敷贴治痈疽肿毒；鲜草捣烂取汁加酒冲服，渣敷伤口周围治毒蛇咬伤[153]。【毛南药】鱼蓼，mba³ we⁵（麻喂）：全草治痢疾，腹泻，急性胃溃疡，感冒，伤寒；外敷治跌打损伤，风湿骨痛，皮肤湿疹，蜈蚣咬伤[156]。【苗药】凹蓼[15]，莴蓼，洼蓼[94,96]：全草治汗闭[15,94,96]，高热，小儿疳积，痢疾，乳蛾，疟疾[15,94,96]。【仫佬药】麻辣连：全草治菌病[8,15]。【纳西药】甘仔比：全草、果实治寒湿性腹痛，吐泻痉挛，风寒体痛，痢疾，风湿痛，痈肿，跌打损伤[8]。【怒药】恒咋，辣蓼：全草治腹胀腹痛，痢疾，风湿病，妇科炎症[165]。【羌药】Zihshi（资禾什），格作尔著：全草治吐泻转筋，痢疾[10,167]。【畲药】水辣蓼[146]，辣蓼[146,148]，水蓼[8,10]：全草治胆道蛔虫病[146]，痢疾，胃肠炎，腹泻，风湿病，关节痛，跌打肿痛[8,10]，骨折，跌打损伤；叶治中暑，蜈蚣咬伤[148]。【土家药】pa³ a¹ pe¹（帕阿拍），辣蓼草[124,128]，水辣蓼草[125]：全草治痢疾，肠炎，阑尾炎，湿疹，跌打损伤[124]，毒蛇咬伤，发痧，跌打损伤[126]，屙痢，关节痛，喉咙肿痛[125]。【佤药】歹排[8,14,481]，辣蓼[14,168]，水蓼[481]：全草治肠胃炎，痢疾[8,14,168][481]，高热惊厥[14,168][481]，风湿性关节炎，跌打肿痛[14,168]。【瑶药】蓼柳草：全草治痧秽腹痛，吐泻转筋，泄泻痢疾，小儿疳积[133]。【彝药】ꇐ꒓ꉘ（yyliepbbut，苡冽逋），辣矢，机拍[8]，黑申聂莫[13][481]，水蓼[481]：全草治风湿性、寒湿性关节痛[8]；根治感冒[13][481]。【藏药】quzizhaga（曲孜札嘎）[24,36,40]：地上部分治寒性胃痛，痔疮，虫病[24,40]，腹痛，痢疾[24]；全草治痢疾，消化不良，钩虫病，蛲虫病，疳积，湿疹，痔疮，出血[36]。【壮药】Gofed（棵菲）[180]，棵威，腊了[15]：全草治阿意咪（痢疾），白冻（泄泻），东郎（食滞），唥疳（疳积）[180]，急性肠胃炎，寒性腹泻，慢性鼻炎[15]，外治皮肤瘙痒。

Polygonum hydropiper var. hispidum (Hook. f.) Steward 粗毛水蓼（蓼科）。【苗药】Reib ghad tet wub（锐阿太务，贵州铜仁），Vob liof（窝疗，贵州黔东南），Uab luaf（蛙掠，贵州黔南）：全草

治痢疾，泄泻，乳蛾，疟疾，风湿痹痛，崩漏，痈肿疔疮，瘰疬，毒蛇咬伤，湿疹，脚癣，外伤出血[91]。

Polygonum intramongolicum A．J．Li 圆叶蓼（蓼科）。【藏药】尼罗：根治胃炎，肠炎，腹泻，呕吐，头痛，腑热病[24]。

Polygonum japonicum Meisn． 蚕茧蓼（蓼科）。【傣药】访晃（德傣）：全草治食欲不振[14]。【侗药】俊，香草：全草治尿路感染，伤风感冒，胃纳不佳，恶心呕吐，腹痛[15]。【瑶药】冷水风，wormh mames buerng（温南崩），蓼子草：全草治腰膝冷痛，痢疾，毒蛇咬伤[131]。【壮药】俊：全草治尿路感染，伤风感冒，胃纳不佳，恶心呕吐，跌打肿痛[15]。

Polygonum lapathifolium L． 马蓼（蓼科）。【蒙药】乌兰 - 混迪：果实治淋巴结结核，肝脾肿大，食积腹痛，结膜炎，疮痈肿毒[47]。【土家药】小蓼子草：全草治麻疹，痢疾，肠炎，急性扁桃体炎[123]。

Polygonum macrophyllum D. Don 圆穗拳参（蓼科）。【白药】头腰：根茎治菌痢，慢性肠胃炎，肠炎，月经不调，红崩，白带，跌打损伤，外伤出血[14]。【藏药】bangranmu（榜然木）[23,24]，拉冈[13,29]，然波[13]：全草治胃病，胃寒性消化不良，血痢，发烧，寒性腹泻[24]，血病，寒泻，跌打瘀肿[23]；根茎治胃病，消化不良，痢疾，发烧，腹泻[29]，久泻不止，吐血，衄血，便血，崩漏，跌打损伤[13,36]。

Polygonum macrophyllum var. stenophyllum （Meisn．）A．J．Li 狭叶圆穗拳参（蓼科）【藏药】拉岗[27,29]：根茎治胃病，消化不良，痢疾，发烧，腹泻[29]，寒泻，痢疾，肠热，肠炎[27]。

Polygonum manshuriense V. Petr. ex Komar． 耳叶拳参（蓼科）。【朝药】북범꼬리풀：根茎治肠出血，崩漏，湿疹，咳嗽[9,90]。【鄂伦春药】木克秋黑：治红白痢疾[20]。【维药】ﺍ ﻧﺠﺒﺎﺭ（Anjibar，安吉巴尔）：效用同拳参 P. bistorta L.[75]。【藏药】nagangwa（那冈哇）：根茎治腹泻，赤痢，口腔炎，痈疖肿毒[24]。

Polygonum molle D. Don. 绢毛蓼（蓼科）。【拉祜药】a kao kao si ji li kao：叶治骨折[152]。【藏药】尼罗：全草用于清大、小肠热[40]。

Polygonum multiflorum Thunb． [*Fallopia multiflora*（Thunb．）Haraldson．] 何首乌（蓼科）《药典》。【布依药】告但：块根及茎治男子淋病[159]。【朝药】하수오（hǔ sū ao，哈酥奥）[83]：块根治脾肾阴虚引起的诸证[83]，少阴人气血两虚，气虚血亏引起的病症[84]。【傣药】块根和藤治慢性肝炎，肝硬化，血虚，失眠，肢体麻木，高血脂[271]。【独龙药】块根治痈疮，阴血不足引起的大便秘结[376]。【侗药】教门近[135,136]，Jaol maenc yeex（教门野）[137][12]，门拢[15]：块根治咕穷瘟（身体虚弱），补体，补血[137]，须发早白，头晕，肠燥便秘，高血脂，高血压[135,136]，少年白发，贫血，体弱[15]，补肝肾，清热解毒[5,12]。【仡佬药】tən⁵⁵ pao³⁵ li⁵⁵（担报里）[162][376]，k 'ia⁵⁵ sɛ³³（卡色），kan³¹ l an³¹ nian³¹（刚浪里）：块根及茎头治发白[162]，阴虚[162][376]；块根治少年白发，贫血，体弱，风湿骨痛[15]。【哈尼药】haqmayeilkuq（阿玛耶枯），夜交藤，首乌：块根治痛经，贫血，阳痿，神经衰弱[143]。【拉祜药】块根治神经衰弱，贫血，须发早白，头晕，失眠，盗汗，血胆固醇过高，腰膝酸痛，遗精，白带；生用治阴血不足的便秘，淋巴结结核，痈疖[10]。【傈僳药】莫捏门：块根治神经衰弱，贫血，须发早白，头晕，失眠，盗汗，遗精，白带，腰膝酸痛，痈疖[166]。【毛南药】mən²² daŋ⁴² yɛ³³（闷当耶）[155]，拉门桼[15]：块根治肾虚，贫血[15]，体弱[15,155]；茎补虚弱[155]。【蒙药】西莫图 - 西莫力：块根生用治肠燥便秘，痈疽，淋巴结结核；块根制后用治头晕耳鸣，头发早白，腰膝酸软，肢体麻木，高血脂症，遗精，白带[47]。【苗药】Vob hmuk vongx（窝朴翁，贵州黔东南）[91,95,96][376]，Ghal luf leb（高努奶，贵州毕节）[91,95,96]，瞌睡草[94,98]：块根治头晕目眩，心悸，失眠，贫血，须发早白，遗精，白带，便秘，疮痈，瘰疬，痔疮[91]，精血亏虚，头晕眼花，腰膝酸软[94,98]，病后头晕，颜面黄色[95][376]，体虚，白发[96]，神经衰弱，慢性肝炎，营养性水肿，肠炎，卵巢囊肿[15]。【纳西药】块根治脾虚腰痛，失眠，斑秃，脱发[164]。【羌药】gbeadhoxueas（葛足雪恩），首乌：块根治肝肾阴亏，须发早白，血虚头晕[167]。【畲药】何首乌：茎枝炖肉治失眠；块根治头晕，脱发；制块根治肾虚，须发早白[148]。【水药】骂告[10,157,158]，骂钩[10,158]：块根及茎治黄

疸型肝炎[10,157,158]。【土家药】gong chao lian（红苕莲）[10,126]：块根治贫血，梦多，肾虚早白头，摆白（又名崩白，泛指带下过多），遗精[10,126]；制首乌（蒸煮炙后的块根）治精血亏虚，头晕眼花，腰膝酸软，须发早白，久疟，遗精；生首乌治肠燥便秘，疮疖，瘰疬[123]。【瑶药】硬砣薯[133]，红茎藤叶，野番米[15]：块根治肝肾亏虚，须发早白，血虚头晕，腰膝软弱，筋骨酸痛，遗精崩漏，久疟久痢，慢性肝炎，痈肿瘰疬，肠风痔疾[133]，少年白发，贫血，体弱，妇女闭经，产后流血过多，神经衰弱，慢性肝炎，营养性水肿，肠炎，淋巴结结核[15]；茎治风湿性关节痛[15]；叶治疮疥[15]。【彝药】姆醒罗[15,101]：块根治肾虚腰痛，胃寒不适，风湿性关节炎，肺炎，咳嗽，小儿饮食不化，疮疡[101,104]，四肢屈伸不利，发热，咯铁锈色痰，嗳气腹胀[104]，贫血，体弱[15]。【壮药】Maenzgya（门甲）[180]，何首乌[120]，makrangzoon（芒壤暖）[82]，扣旦[15]：块根治勒内（血虚），毛发早白，腰腿无力，头晕眼花，呗奴（瘰疬），呗农（痈疮），能啥能累（湿疹），麦蛮（风疹），阿意囊（便秘），高血脂，胴尹（胃痛）[120,180]；藤茎调巧坞治年闹诺（失眠），邦印（腰痛），发旺（风湿骨痛），头发早白，隆白呆（带下）；藤茎外用治皮肤瘙痒[120]四肢乏力[15]，腰膝酸软，头发早白[82]；块根、茎、叶治少年白发，肾虚，贫血，体弱，干瘦症，风湿骨痛，神经衰弱，慢性肝炎，营养性水肿，肠炎，腹泻，无名肿毒[15]。【台少药】Kahumotuton（Bunun 族群）：叶打碎后敷于患部治外伤[169]。

Polygonum multiflorum var. ciliinerve（Nakai）Stew. ［*P. cillinerve*（Nakai）Ohwi；*Fallopia multiflora* var. *ciliinervis*（Nakai）Yonekura et H. Ohashi］毛脉蓼（蓼科）。【苗药】朱砂七，朱砂莲：块根治中暑腹痛，消化不良，吐血[98]。【羌药】红药子，gveajji（葛脚），酸藤：嫩藤叶治骨折，跌打损伤[167]。【土家药】xiong huang lian（雄黄莲）[124,127][49]，zhi¹ sa¹ qi²（朱砂七），朱砂莲[124,127]：块根治劳伤，跌打损伤，避疫气[10,126]，黄疸型肝炎，中暑所致腹痛、腹泻，吐血，衄血，便血，消化不良，烧、烫伤[124,127][49]，热泻症，长蛾子（又名喉蛾，即急性扁桃体炎），热尿积（尿路感染），跌打损伤[128]，疔疮肿毒，胃气痛，

慢性胃炎，跌打肿痛[49]。【彝药】乃齐猛[101,104]，红药子[104]：块根治月经不调，崩漏，跌打损伤，产后腹痛，腹泻[101,104]。

Polygonum nepalense Meisn. 尼泊尔蓼（蓼科）。【傈僳药】恩检莫：全草治红白痢疾，大便失常，关节疼痛[166]。【纳西药】全草治咽喉肿痛，目赤，牙龈肿痛，赤白痢疾，大便失常，关节疼痛，风湿痹痛[164]。【怒药】旺起牙：全草治腹痛腹胀[165]。【瑶药】糯搭唐咪：全草治喉痛，目赤，牙龈肿痛，赤痢[133]。【藏药】niluo（尼罗），让玛[40]：根治胃炎，肠炎，腹泻，呕吐，头痛，腑热病[24]；全草治泻痢，腹痛，大便如水[40]。

Polygonum orientale L. 红蓼（蓼科）《药典》。【朝药】马儿野贵：全草治呕吐，泄泻，小儿疳积[7]。【侗药】萝实子，水红草子：果实、全草治淋巴结结核，肺癌，风湿性关节炎[136]。【哈尼药】Coqcil cilnil（撮期期尼），东方蓼，水红花子：根、根茎治痢疾，肠炎，角膜云翳，白斑，跌打损伤[143]。【傈僳药】拉实俄，天蓼：地上部分治风湿性关节炎，疟疾，疝气[166]。【蒙药】乌兰－混迪[47]，乌兰空底[7]：果实、全草治淋巴结结核，肝脾肿大，食积腹痛，结膜炎，疮痈肿毒[7,47]。【苗药】蓼辣子，水花子[98]，河寥子[97]：果实治风湿性关节炎，肝硬化腹水[97,98]。【纳西药】水红花子，莛草：全草或带根全草治霍乱转筋，风湿性关节炎，水肿，大风疾，疮肿，小儿脓包疮，小儿疳积，外伤骨折[164]。【畲药】莛草[148][55]，大叶蓼[146]：全草治痛风脚气，结块红肿，风疹湿痹[10,147]，气管炎，支气管炎[146]，风寒感冒，全身酸痛，风湿性关节痛，劳倦乏力[148]；种子治头晕，痢疾腹痛；果实治腰酸；花序治便秘腹痛[148][55]，风火牙痛[148]。【瑶药】洞拿溜，酒曲草：全草治风湿性关节痛，疟疾，疝气，脚气，疮[133]。【彝药】矣唯勒[101,104]，水红花子[104]：果实治腹内痞块；全草治痢疾，肠炎，湿疹，皮肤瘙痒[101,104]。【藏药】邦让木[7]，拉冈用哇[23,24]：全草治风湿性关节炎，胃痛[7]，胃寒消化不良，寒性腹泻，痢疾，月经不调[24]，肺热咳嗽，瘟病时疫，脏腑热症，热性痢疾[23]。

Polygonum paleaceum Wall. 草血竭（蓼科）。【傣药】芽我拎：根茎治赤白痢疾，肠炎腹泻，消化不良，胃气痛，内伤瘀血[9,63,74]，癥瘕痞块，内

伤瘀血[9,74]。【德昂药】少蜂头[14]：根茎治胃溃疡出血，肠出血[14]；效用同彝药[13]。【景颇药】波关：根茎治大肠下血，菌痢，外伤出血[14]，效用同彝药[13]。【傈僳药】余介者：效用同纳西药[14]。【苗药】Gangb niux dab（杠柳达，贵州黔东南），Uab gerb lieb（蛙肝溜，贵州黔南）[91,95,96]，Zib gaob drok（枳稿倒，贵州毕节）[91,95]：根茎治痢疾，胃痛，跌打损伤，外伤出血[91]；效用同瑶药[15]；根茎、根治痢疾，肠炎，红白痢[95]，月经不调，慢性胃痛，跌打损伤[96]。【纳西药】阿郭拿冬盘[13]，回头望娘[164]：效用同彝药[14]；根茎治久痢不止，月经过多，腹泻，消化不良，口腔炎，黄疸，脱肛[14,164]，眼翳[14]。【土家药】虾子七，转珠莲：根茎治妇女崩漏，血气痛，痔疮出血，刀伤，外伤出血[124]。【佤药】佤歹古南拱：效用同纳西药[14]。【瑶药】地马蜂，交斗：根茎治腹泻，跌打损伤[15]。【彝药】地蜂子，尼契[105]，维莫兵拉[13]：根茎治腹泻，食积胃痛，外伤出血[13,101,102,105]，嘴巴烂[105]，胃腹疼痛，腹有死血[101,102,105]，癥瘕[13,101,102]，闭经，跌打损伤，风湿性关节炎[13]，月经不调，浮肿，十二指肠溃疡，慢性胃炎，风湿病，跌打损伤，闭经，肺痨咳嗽咯血，小儿疳积[101,102]。【藏药】lagangyongwa（拉冈永哇）[23,24,36]：根茎治胃寒消化不良，寒性腹泻，痢疾，月经不调[24]，肺热咳嗽，瘟病时疫，脏腑热症，热性痢疾[23]，胃痛，崩漏带下，外伤出血[36]。【壮药】桥度：效用同瑶药[15]。

Polygonum perfoliatum L. 杠板归（蓼科）。【布依药】把傍热：全草捣烂，敷患处，治九子疡（颈淋巴结结核）[159]。【朝药】며느리배꼽（穿叶蓼）[9,90]，喝怕蒿，那叭退：根治痢疾，痔疮，创伤[9,90]；全草治皮肤湿疹，毒蛇咬伤[6]。【傣药】全草（德傣）治疮毒，蛇咬伤[13]。【侗药】骂定中[6,15]，Mal xedp yak（骂辛亚）[137]，犁头刺[136]：全草治胃痛，腹胀痛，毒蛇咬伤，皮肤瘙痒，蜥巴并穹（兰蛇缠腰），兜亮耿（发烧）[137]，百日咳，黄疸，痢疾[135]，肾炎水肿，咽喉肿痛，肺热咳嗽[136]。【仡佬药】nao⁵³tao³¹xɘe³³（熬刀削，黔中方言），mu⁵³nao⁵³len³¹pe³⁵（木熬伦边，黔中北方言），ɘu³¹lan³¹nə³¹（尔浪鹅，黔西南多洛方言）[37]：全草治倒睫[162]，外搽治皮肤溃烂[37]。【哈尼药】Hhaqlei miavneev（阿勒苗能），穿心草：全草治肠炎腹泻，感冒发热，骨髓炎，毒蛇咬伤，

蜂蛰伤，痈疮，无名肿毒，肾炎水肿，尿路结石，百日咳[143]。【傈僳药】例肤触，噢巴拉则[6]：全草治感冒发热，化脓感染，咳嗽[6,13,14]，带状疱疹[6,14]。【毛南药】蛇倒退，ruon²tin diɘk⁸（松矴得）[156]，ma²²nɛn²⁴dau⁵³（骂嫩倒）：全草治上呼吸道感染，气管炎，百日咳，急性扁桃体炎，肠炎，痢疾，肾炎水肿；鲜品治湿疹，带状疱疹，痈疮肿毒[156]，子宫脱垂[155]。【苗药】Jab eb wal nangl（加欧万囊，贵州黔东南）[91]，绒嘎给[6,14]，猫儿刺[94]：地上部分治感冒发热，泻痢，水肿，淋浊，带下，吐血，便血，疔疮痈肿，跌打肿痛，蛇虫咬伤[91]；全草治蜈蚣咬伤[6,94,98]，烧、烫伤，泻痢，水肿，小便不利，兰蛇缠腰，肺热咳嗽[15,94,98]，感冒，肠炎，腹泻，毒蛇咬伤[6,94]，黄水疮，皮肤湿疹[95]，解毒祛湿[226]。【怒药】楞恩九：全草治毒蛇咬伤[165]。【畲药】咬虱药，野麦刺，花麦刺[146]：全草治毒蛇咬伤[10,146]，小儿盗汗，荨麻疹，皮肤瘙痒，带状疱疹，疮疖红肿痒痛，脓疱疮，烧、烫伤，手指缝生疔[148]，瘰疬结核，疔疮疖痈，湿毒瘙痒[10]。【土家药】oˡxie³tai³（窝写太）[124][49]，蛇不钻[128]，she bu la（蛇不拉）[126]：全草治毒蛇咬伤[124,126,128]，水疮腰带疮（带状疱疹）[128]，皮肤痒疹[126]，痢疾腹泻，百日咳[124][49]，外用治疗疮肿毒，皮肤瘙痒，蛇虫咬伤[49]；地上部分治水肿，小便不利，痈疖疮毒，皮炎，湿疹[124]。【佤药】犁头刺，例肤触：全草治蛇咬伤，消炎[14]，急性扁桃体炎，肾炎水肿，气管炎，咳嗽，百日咳，痈疮肿毒[168]。【瑶药】nangh nyah miev（囊牙咪）[132]，棵卡笔，汪京蹄[6]：全草治湿疹，毒蛇咬伤[9,132]，黄水疮[6,15]，肾炎水肿，尿路感染，气管炎，黄疸型肝炎，痢疾，咽喉炎，扁桃体炎，带状疱疹，疥癣，痈疮肿毒[132]，头疮[15]，小儿腹泻，蛔虫病[6]。【彝药】母衣说，蛇倒退：全草治毒蛇咬伤，干疮，瘰疬，百日咳，泻痢，痔疮，肝痛，火眼，疮肿，百日咳，湿疹[106]。【藏药】madazhawo（玛达渣窝）：全草治感冒，肠炎，腹泻，急性肾炎水肿，痈疖肿毒，湿疹，脓疱疮；全草外用治毒蛇咬伤[24]。【壮药】Gangzngwd（港恩）[117]，蛇不过[15]，nyahnaiznouz（雅乃楼）[23]：地上部分治笨浮（水肿），埃病（咳嗽），阿意咪（痢疾），能含能累（湿疹），呗农（痈疮），额哈（毒蛇咬伤）[117]，

皮肤瘙痒[15]；全株治毒蛇咬伤[13,14][23]，皮肤湿疹[13]，消炎[14]，百日咳，肾炎水肿[23]。

Polygonum persicaria L. 蓼(蓼科)。【朝药】여뀌(桃叶蓼)：全草治泄泻，痔疮出血[9,90]。

Polygonum plebeium R. Br. 铁马鞭(蓼科)。【苗药】习见蓼，小扁蓄，腋花蓼：全草治水肿，尿血[917]。【藏药】nialuowa(尼阿罗哇)：全草治胃肠炎，小肠热症，腑热，加乃病，泻痢[22]。

Polygonum polystachyum Wall. ex Meisn. 多穗神血宁(蓼科)。【藏药】尼罗[24]，恣恣萨曾[13]：根或全草治胃炎，肠炎，腹泻，呕吐，头痛，腑热病[24]；根治肠炎，腑热病，腹泻[27]；全草治小儿消化不良，肠炎，菌痢，湿疹，风湿疼痛，跌打损伤；根治发热，头痛，腹泻，泻痢，腹内痼疾[13]。

Polygonum posumbu Buch. – Ham. ex D. Don 丛枝蓼(蓼科)。【傣药】哑放姆(西傣)：全草治感冒，肠炎，痢疾，湿疹，小儿脓泡疮[13]。【毛南药】物筛：根、叶、全草治腹泻[15]。【苗药】厕略：根、叶、全草治痢疾[15]。【仫佬药】马勒连：根、叶、全草治痢疾[15]。【瑶药】母粑，夜来蓼：根、叶、全草治风湿腰痛，关节痛，跌打损伤，感冒，胃痛[15]。

Polygonum pubescens Blume［*P. hydropiper* L. var. *flaccidum*(Meisn.) Steward.］伏毛蓼(蓼科)。【白药】启各尖：全草治肠炎，痢疾，腹泻，风湿症，跌打损伤[14]。【傣药】牙坏狼：全草治小儿腹泻，夜间不眠，发热，咽喉肿痛，扁桃体炎，蜂螫，毒虫咬伤[66]。【侗药】骂摆：茎、叶治急性肠胃炎[15]。【哈尼药】Hhavqhov coqcil(阿合撮期)，红杆菜，酸杆草：全草治肠炎，痢疾，疮毒，湿疹，跌打损伤，风湿痛，毒蛇咬伤，头痛，霍乱，感冒，牙痛，外伤出血，疟疾，寸白虫蛲虫病，乳腺炎[143]。【景颇药】苗匹：全草治痢疾，腹泻，高热惊厥[14]。【苗药】Reib ghad tet wub(锐阿太务)，Vob liof(窝疗)，Uab luaf(蛙掠)：全草治老鼠钻心(急性胃痛)[95]。【土家药】pa³ a¹ pe¹(帕阿拍)，红辣蓼，蓼辣子：全草治热泻症，疳积症，毒蛇咬伤，沙虫脚(脚气病)[128]。【壮药】效用同水蓼 P. hgdroper[80]。

Polygonum runciantum Buch. – Ham. ex D. Don 羽叶蓼(蓼科)。【侗药】雅怪亚[137,139]，骂茶娘[135,138]：根茎治兜焙略(烧伤)，降呃(内伤)[137,139]，骨折[135,138]。【苗药】Reib ghueb mes(锐怪买，贵州松桃)，Guab ndruk(嘎都，贵州毕节)：全草治经闭，痛经，乳痈，疮疖，无名肿毒，毒蛇咬伤，跌打损伤，风湿热痹，瘰疬[91]；根茎及全草治头昏，烧伤感染[96]。【土家药】飞蛾七，荞子莲，三口血：全草治劳伤，腰痛，蛇咬伤，痈肿疮疖[123,127]。【彝药】唯削姆，九龙盘：全草治妇女干血痨，面黄肌瘦，跌打损伤肿痛，腰肌劳损，风湿痛，水火烫伤[104]。

Polygonum runcinatum var. sinense Hemsl. 赤胫散(蓼科)。【白药】涩泽兰[13]，血当归[78]：全草治痢疾，白带，崩漏，月经不调，乳痈疮疖，跌打损伤[13]；根治月经不调[13,14]，血痨，骨折，跌打损伤[13,14][78]，无名肿痛，毒蛇咬伤[13]，大叶肺性炎[14][78]，月经不调[78]。【侗药】Yax guial ya(雅怪亚)，Baiv yak sank padt(拜亚散盘)，Sanh qic bavmas sank padt(三七巴骂散盘)：根茎及全草治兜焙略(烧伤)，降呃(内伤)[137]。【土家药】飞蛾七[49]，荞子莲[127]，甜荞莲[128]：根茎外用治烧、烫伤；根茎及全草治腹泻痢疾，痈肿疮疖，骨折，劳伤腰痛，经闭[49]；全草治劳伤，腰痛，蛇咬伤，痈肿疮疖[127]，瘟疫病，热泻症，摆白病(又名崩白，泛指带下过多)，风气病[128]。【瑶药】火炭七，头炭旦：全草治肠炎，痢疾[15]。【彝药】血当归[13]，唯削姆[101]：全株治月经不调[13,14,106][35]，跌打损伤[13,14,101][35]，痈疖肿毒[13,14][35]，乳腺炎[13][35]，痢疾，调经，散血，打痨[14]，腹泻，胃痛，头昏晕，小便不通[106]；效用同赤胫散 P. runcinatum[101]。

Polygonum senticosum(Meisn.) Franch. et Sav. 刺蓼(蓼科)。【土家药】o¹ xie³ tai³ mian² jie²(窝写太免姐)，蛇不钻，大箭叶蓼[128]：全草治天蛇头，毒蛇咬伤，婴儿胎毒，跌打损伤[128]，痢疾腹泻，百日咳；全草外用治疗疮肿毒，皮肤瘙痒，蛇、虫咬伤[49]。

Polygonum sibiricum Laxm. 西伯利亚蓼(蓼科)。【藏药】ཆུ་མ་རྩི(曲玛孜)：全草治腹水，"黄水"病[20,24]，便秘，腹痛，癥瘕，瘀血疼痛[20]，心热，烦躁，口干舌燥[24]；根茎治肾性水肿[21,29]，"黄水"病，"培根"病[21]；花、叶、果、茎、全草治肺病，"培根"病，"赤巴"病，肢体百脉病[27]。

Polygonum sieboldii Meisn. 箭叶蓼（蓼科）。
【苗药】Vob lab six bit（窝拉屎比，贵州黔东南），雀翘，长叶荞麦草：全草治风湿性关节疼痛，疮痈疖肿，泄泻，痢疾，毒蛇咬伤[91]。【土家药】猫爪刺，蛇不过：果实、全草治肠炎痢疾，蛇狗咬伤，疮疖肿毒，瘰疬，带状疱疹，湿疹，皮肤瘙痒[124]。

Polygonum sinomontanum Sam. 翅柄拳参（蓼科）。【藏药】然布喀图[24]，力嘎都尔[7,39]：根茎治胃痛，咳嗽，腹泻[13,24]，感冒之肺热咳嗽，脉有热者，静脉突起，自觉灼痛之黑脉病[39]，捣敷疮疡治红肿疼痛[39]；根治湿热泻痢，痰核，瘰疬，胃脘疼痛，溃疡久不收口[36]，感冒之肺热咳嗽，脉有热者、静脉突起、自觉灼热之黑脉病，疮疡之红肿疼痛[7]，寒泻，痢疾，肠热，肠炎[27]；全草、根茎治瘟病时疫，脉热，肝热，肺热，痢疾[23]。

Polygonum suffultum Maxim. 支柱拳参（蓼科）。【回药】荞叶七，红三七：根茎治跌打损伤，便血，崩漏，痢疾，腹泻，胃、肠溃疡[6]。【苗药】算盘七[97,98]，血三七[98]，川党参[97]：根茎治胃痛[97,98]，崩漏，跌打损伤[98]，劳伤腰痛，风湿病，痢疾腹泻，脱肛，外伤出血[97]。【土家药】算盘七，血三七，红蜈蚣七：根茎治胃痛，崩漏，跌打损伤，月经不调，淋症，白带，痢疾，腰痛，外伤出血，关节痛，风火牙痛，脱肛；外用治疗疮肿毒[124,127]。【瑶药】盘龙节，野荞：根茎、全草治跌打损伤，肺痨咳血，皮肤红肿，胃气痛，月经不调，吐血，衄血，便血，崩漏[133]。【藏药】热木拥达门[24]，热勇达门[23]：全草治腹泻[23,24]，寒性痢疾，腹痛[24]，胃病，消化不良，"培根"病，跌打瘀痛，崩漏，月经不调，痛经，疮疖痈肿，痔疮，烧、烫伤[23]。

Polygonum suffultum var. pergracile (Hemsl.) Sam. 细穗支柱蓼（蓼科）。【藏药】热勇达门：全草治胃病，消化不良，"培根"病，跌打瘀痛，崩漏，月经不调，痛经，疮疖痈肿，痔疮，烧、烫伤[23]。

Polygonum thunbergii Sieb. et Zucc. 戟叶蓼（蓼科）。【土家药】地荞麦：全草治偏头痛，湿热头痛，跌打内伤，腹泻，闭经，蛇咬伤[123]。【瑶药】火烫草：全草治腹泻，湿热头痛，月干痨，偏

头痛，跌打内伤，痧症[133]。

Polygonum tinctorium Ait. 蓼蓝（蓼科）《药典》。【朝药】쪽（zaok，早克）：果实（蓝实）用于解诸毒，杀蛊，魅痊，鬼螫毒，久服头不白，轻身；叶汁用于杀百药毒，解狼毒；叶中的干燥色素（青黛）用于解诸药毒，小儿诸热，惊痫发热，天行头痛寒热，热疮，恶肿，金疮，下血，蛇犬等毒[86]。【傈僳药】拉俄鲁：叶、果实治流行性乙型脑炎，流行性感冒，腮腺炎，肺炎，急性肝炎[166]。

Polygonum tortuosum D. Don 叉枝神血宁（蓼科）。【藏药】尼罗[24]，ཉི་ལོ（尼阿洛）[21,23]：根治胃炎[21,24]，肠炎，腹泻，呕吐，头痛，腑热病[24]，大小肠积热，热泻腹痛，肺热喑哑，产后肾腰痛及腹痛[21]；全草治胃炎，大小肠积热，热泻腹痛，肺热喑哑[23]。

Polygonum viscoferum Mak. 粘蓼（蓼科）。【土家药】大辣蓼子：全草治外感发热，恶寒无汗，头痛，身痛，跌打外伤出血[123]。

Polygonum viscosum Buch. – Ham. ex D. Don 香蓼（蓼科）。【傣药】菲曼[63,64]，费唤（德傣）[62]：茎叶治胃脘胀痛，消化不良，小儿高热惊厥，疔疮痈疖脓肿[62,63,64]，小儿疳积，风湿疼痛[63,64]。

Polygonum viviparum L. 珠芽拳参（蓼科）《部藏标》。【朝药】산범꼬리（东北水龙骨）：带根茎的全草治骨节疼痛，头痛，子宫出血，月经不调[9,90]。【哈萨克药】شايانمويىن(كەرتاران، مەقـەرتـاران): 根茎治急慢性乙型肝炎，痢疾，肠炎，扁桃体炎，咽炎，咽喉肿痛[142]。【傈僳药】很候乃次，啊嘎剃处：根茎治腹泻，痢疾[5,13]。【纳西药】乌克：根茎治腹泻，痢疾[5,13]。【羌药】BioloshI（别哦罗什），蝎子七，猴子七：根和花治扁桃体炎，咽喉炎，痢疾，白带；外用治跌打损伤，痈疔肿毒[167]。【彝药】珠芽蓼，吉玛：根、果用于干疮，吐血[106]。【藏药】རམ（然布）[2,21,24,35][36]，然普[5,23]，山高粱[478]：根茎治胃病，消化不良[2,5,23,35]，腹泻[2,21,29]，月经不调，崩漏[2,35]，"培根"病[5,23,40]，寒性胃腹疼痛，腑脏寒病，寒性泻痢，久痢不止[24]，贫血症[21]，肺病，月经不调[29]，小儿腹泻，胃、肠溃疡[40]，寒泻，痢疾，肠热，肠炎[27]，退烧，止泻，收敛，止血[478]，吐血，衄血，血崩，带下，痢疾，跌打损伤[36]；

果实用于补血[21]，久痢[34]；全草治寒泻，泻痢，腹痛[34,36]，止痛[34]，劳伤腰腿痛，跌打损伤[36]。

***Polyphaga plancyi* Bolivar** 参见 Steleophaga plancyi。

***Polypodiodes amoena*(Wall. ex Mett.) Ching form. pilosa(C. B. Clarke) Ching ex S. G. Lu** 柔毛水龙骨(水龙骨科)。【傈僳药】节切打俄：根茎治关节疼痛，跌打损伤[166]。

***Polypodiodes chinensis*(H. Christ) S. G. Lu** 中华水龙骨(水龙骨科)。【土家药】效用同柔毛水龙骨 P. amoena[29]。

***Polypodiodes niponica* (Mett.) Ching** 日本水龙骨(水龙骨科)。【畲药】石缸头，石豇头，石蚕：根茎治牙痛，跌打损伤[146]。【土家药】a¹ ba¹ duo⁴ bu⁴ (阿八多布)，青筋，龙骨七：根茎治风气病，跌打损伤，小儿惊风[128]。

***Polypodiodes wattii* (Bedd.) Ching** 光茎水龙骨(水龙骨科)。【傈僳药】卢扒打俄：根茎治关节疼痛，跌打损伤[166]。

***Polypodium vulgare* L.** 欧亚多足蕨(水龙骨科)《部维标》。【俄罗斯药】Monuoguonuorika-obeikenaweinaya(莫喏哥喏日卡－噢贝克那维纳牙)：根茎治支气管炎的咳嗽、哮喘及咽喉炎，尿道炎[15]。【维药】به سفاگنج (Besfa ej，白斯法也吉)，皮斯特怕牙及奇尼[79]：根茎治心脑两虚，忧郁症，癔病，关节疼痛，麻风，皮肤瘙痒，痔疮[75,77]，毒蛇咬伤[4,79]，湿疮瘙痒，肝疾[79]，湿性疮痛，肌肤瘙痒，胁痛尿痛[4]。

***Polyporus umbellatus*(Pers.) Fries** 猪苓(多孔菌科)《药典》。【布依药】高定墓：菌核捣烂，敷患处治乳腺癌。【朝药】저령버섯 (zē rēing bō sè，泽垒鞼波塞)：菌核治少阳人水逆证，头痛，口渴，小便不利[83]，少阳人上吐下泻，五淋[84]。【傣药】菌核治小便不利，水肿胀满，脚气，泄泻，淋浊，带下[12]。【傈僳药】四及比：菌核治水肿，脚气，小便不利，泌尿系统感染，腹泻，淋浊带下[166]。【纳西药】菌核治水肿，小便不利，腹泻，妊娠从脚上至腹肿，微渴引饮，疟疾不分新久，肠胃寒湿，嗜卧不食[164]。【怒药】奴古里，竹苓：菌核治四肢无力，头晕，营养不良，水肿，脚气，小便不利[165]。【羌药】Bbieavshe(别赫食)，别木玉：菌核治小便不利，水肿，泄泻，淋浊，

带下[167]。

***Polyrhachis dives* Fr. Smith** 黑棘蚁(蚁科)。【傣药】摸郎：全体治肾虚阳痿，腰酸膝痛，风湿痹痛[61]。【鄂伦春药】异利的，蚍蜉，马蚁：效用同丝光褐林蚁 Formica fusca[161]。【彝药】白尤起，蚂蚁堆：巢穴治带状疱疹，丹毒，乳腺炎，食积，瘦弱[104]。【壮药】黑蚂蚁：全体治发旺(风湿骨痛)，喯耶(支气管炎)，肝炎，年闹诺(失眠)，委约(阳痿)[120]。

***Polyrhachis vicina* Roger.** 拟黑多翅蚁(蚁科)。【彝药】白尤起：效用同丝光褐林蚁 Formica fusca[101]。

***Polyscias balfouriana* Bailey** 圆叶南洋参(五加科)。【黎药】雅心千，圆叶福禄桐：根、枝治风湿心脏病，胸闷[153]。

***Polystichum acanthophyllum*(Franch.)H. Christ** 刺叶耳蕨(鳞毛蕨科)。【藏药】敦布热惹：根茎治食物中毒，斑疹毒，子宫出血，衄血，便血，外伤出血[24]。

***Polystichum brachypterum* (Kunze) Ching** 喜马拉雅耳蕨(鳞毛蕨科)。【藏药】热惹：根茎治食物中毒，跌打瘀痛，肾虚耳鸣，胎衣不下[22]。

***Polystichum braunii*(Spenner) Fée** 布朗耳蕨(鳞毛蕨科)。【藏药】嚓加哈窝：全草治热性病发疹，病毒引起的发疹，植物性中毒[24]。

***Polystichum cyclolobum* C. Chr.** 圆叶耳蕨(鳞毛蕨科)。【藏药】敦布热惹：根茎治食物中毒，斑疹毒，子宫出血，衄血，便血，外伤出血[24]。

***Polystichum deltodon*(Baker) Diels** 对生耳蕨(鳞毛蕨科)。【土家药】蜈蚣草：全草治跌打损伤，蛇咬伤[123,127]。

***Polystichum makinoi*(Tagawa) Tagawa** 黑鳞耳蕨(鳞毛蕨科)。【土家药】po ka(破卡)：根茎治蛔虫病，腹泻，痢疾[10,126]。【彝药】黑鳞耳蕨，布俄玛[105]：根茎治心口痛(胃脘痛)，虫病，消瘦；根茎外敷治干疮[10]，蛔虫作痛，干疮[105]。

***Polystichum sinense* Ching** 中华耳蕨(鳞毛蕨科)。【藏药】ར་རྫི(热惹)[25]，བེ་ཤུང་རེ་རྫི(培姜热仁)[21]：治中毒性发烧，慢性病发烧，筋骨痛，胎衣不下及食物中毒[25]；根茎治食肉中毒与配制中毒症[21]。

***Polystichum squarrosum*(D. Don) Fée** 密鳞耳

蕨(鳞毛蕨科)。【藏药】ཤུག་པ་ར་རལ།(董布日热)[21]，敦布热惹[24]：根茎治食物中毒[21,24]，斑疹毒，子宫出血，衄血，便血，外伤出血[24]，药物中毒[21]，肉毒，配合毒，腹泻，邪热，毒病[27]。

Polystichum tsus - simense (Hook.) J. Sm. 对马耳蕨(鳞毛蕨科)。【藏药】根茎治流行性感冒发热，目赤肿痛，痈毒初起[36]。

Polytrichastrum alpinum (Hedw.) G. Sm. 拟金发藓(金发藓科)。【土家药】杉树还阳，九死还阳(菊花还阳)：全草治跌打损伤，风湿腰痛，头晕目眩，淋症，外伤出血，轻度脑震荡[127]。

Polytrichum commune Hedw. 大金发藓(金发藓科)。【畲药】铜丝草，钢丝草：全草治大便燥结，胃肠道出血[146]。【瑶药】拳头草：全草治肺病咳嗽，吐血，盗汗，少年白发，二便不通，跌打损伤[133]。

Pomatosace filicula Maxim. 羽叶点地梅(报春花科)。【藏药】热功巴[24]，热衮巴[6,23,29]：全草治脉热病[6,24,29]，脉管炎，血热病，高山多血症，肠炎，溃疡，"木保"病，神经发烧，热性腹泻[24]，"培根木布"病，大小肠热病，血病[23]，肝炎，高血压，发热，月经不调，关节炎[6,29]，神经发烧，子宫出血[29]。

Pometia tomentosa (Bl.) Teysm. et Binn. 绒毛番龙眼(无患子科)。【傣药】楠埋嘎，南埋嘎[62,64]：树皮治体虚无力，创伤，溃疡久而不愈，腹痛腹泻[62-64]；树皮及叶治腹泻，腹胀，周身发黄，肝炎体虚，热病，溃疡，创伤[66]。

Poncirus trifoliata (L.) Raf. 枸橘(芸香科)。【朝药】탱자나무(taieng zā nǎ mù，太鞬扎那木)：近成熟果实(枳壳)用于风痒，麻痹，通利关节，气虚咳嗽，背膊闷倦，散瘤结，胸膈，痰滞，逐水，消胀满，大肠风，安胃，止风痛[86]。【畲药】枳：果实腌制治胃气痛，胃寒痛；根治风湿性关节炎[148]。【土家药】野蛆柑，枸桔子[124]，狗屎柑[125]：果实治胃脘胀痛，疝痛，睾丸胀痛，子宫脱垂，脱肛[124]，腹胀[125]；叶治噎呃，反胃，呕吐，口疮[124]；树皮治抽风；果核治肠痔下血[125]。

Pongamia pinnata (L.) Pierre 水黄皮(千屈菜科)。【傣药】帕波喃：用于调经活血，疥癣，破瘀止痛[65]。

Populus adenopoda Maxim. 响叶杨(杨柳科)。【布依药】浪槐良：根皮、树皮和叶治跌打损伤[159]。【彝药】叶治瘀血肿痛，痈疽疮疖[109]。

Populus alba L. 银白杨(杨柳科)。【藏药】玛更：茎皮(刮去栓皮层)、嫩枝、叶治脉病，肺病，肺脓肿，瘟病时疫，天花，痘疹，荨麻疹，风湿痹痛，跌打瘀痛[24]。

Populus cathayana Rehder. 青杨(杨柳科)【藏药】玛更：皮(刮去外表皮)治肺病，肺脓疡，瘟病时疫，天花，痘疹，荨麻疹，脉病，风湿疼痛，高血压；枝、叶、幼芽治肝炎，痢疾，跌打损伤，扭挫伤，风湿性关节炎，骨质增生；燃烧存性研粉调酥油外用治烧伤[22]。

Populus davidiana Dode 山杨(杨柳科)。【达斡尔药】Holordaan koltus：内层白皮治牙痛[64]。【鄂伦春药】乌鲁哈，响杨，白杨：果实、树皮治高血压，肺热咳嗽，蛔虫病，小便淋漓，秃疮疥癣，菌痢，急性肠炎，龋齿，腹痛，疮疡[161]。【蒙药】ᠤᠯᠢᠶᠠᠰᠤ(Wuliyas，乌丽雅苏)：树皮治咳嗽，肺脓肿，麻疹[49]。【藏药】玛更[24]，玛尕[29]，玛格[23]：茎皮(刮去栓皮层)、嫩枝、叶治脉病，肺病，肺脓肿，瘟病时疫，天花，痘疹，荨麻疹，风湿痹痛，跌打瘀痛[24]；树皮治肺病[23,27,29,39][483]，荨麻疹[29,39]，痘疹[23][483]，天花[39][483]，祛痰，丘疹[27]，疮疡，脓肿[39]。

Populus euphratica Olivier. 胡杨(杨柳科)。【维药】قاق توغريغو (Aq toghrighu，托合日胡)[75]，托合拉克依力米[7,79]，胡桐泪[22]：树脂治胃寒食积，肠绞腹痛，身寒阳痿，痰多咳嗽，多汗湿疹，白癜风[75]，咽喉炎，口齿肿痛[7,79][22]，心腹烦闷，牙痛，咽喉肿痛；树脂外敷治淋巴结结核[7][150]。

Populus koreana Rehder. 香杨(杨柳科)。【朝药】枝条或树皮治脚气，湿疹，跌打损伤[9,89]。

Populus nigra L. var. italica Koehne 钻天杨(杨柳科)。【藏药】玛更：皮(刮去外表皮)治肺病，肺脓疡，瘟病时疫，天花，痘疹，荨麻疹，脉病，风湿疼痛，高血压；枝、叶、幼芽治肝炎，痢疾，跌打损伤，扭挫伤，风湿性关节炎，骨质增生；皮(刮去外表皮)燃烧存性研粉调酥油外用治烧、烫伤[22]。

Populus rotundifolia var. bonatii (H. Lév.)

C. Wang et Tung. 滇南山杨(杨柳科)。【普米药】喇蹦：根皮治肾炎水肿，疮疗，蛔虫病，解草乌藜芦中毒[14]。【彝药】茎皮及叶治肾炎，水肿，感冒，蛔虫病[17]。

pulus rotundifolia Griff. var. duclouxiana (Dode) Gombócz 清溪杨(杨柳科)。【藏药】ས་གྱེལ (玛卡)：树皮治肺病，痘疹，麻疹[25]。

Populus simonii Carrière 小叶杨(杨柳科)。【藏药】玛格：皮治肺病，痘疹[23]。

Porana mairei Gagnep. et Courchet. 小尊飞娥藤(旋花科)。【彝药】那里弱：根、藤、茎治百日咳[14]。

Porana racemosa Roxb. 飞蛾藤(旋花科)。【傣药】莫汝则：全草治无名肿毒，劳伤疼痛，发高烧[14]。【哈尼药】六甲：效用同傣药[14]。【傈僳药】莫普莫乃此：根或全草治伤风感冒，食积不消，痈疮肿毒[166]。【彝药】全草用于健胃，补血，祛瘀[17]。

Porcellio minuta Shen 微小鼠妇(潮虫科)。【佤药】全虫治舌头断裂疼痛[168]。

Porcellio scaber Latreille 粗糙鼠妇(潮虫科)。【朝药】쥐며느리(jū miě nū lǐ，俱灭努力)：全体治气瘰，不得小便，妇人经闭，血瘕，痫座(癫痫病)[86]。【土家药】兰福生捷，案板虫：全体治口腔炎，鹅口疮，咽喉肿痛，小儿麻疹[10]。【瑶药】地虱子：全体治月经闭止，小便不通，久疟寒热，腹痛，水肿；全体外用治喉痛，牙痛，鹅口疮[133]。

Poria cocos (Schw.) Wolf 茯苓(多孔菌科)《药典》。【阿昌药】云苓：效用同景颇药[18]。【朝药】복령(bòak lièng，包克垒鞯)：菌核用于止咳化痰[9,89]，肾虚引起的腰痛，小便不利，五淋，阴痒，浮肿[83]，肾虚引起的水肿，痢疾，泄泻，咳嗽[84]；茯神用于眩风，虚五劳，口干，止惊悸多恚怒，善忘，开心，益智，养精神[86]。【德昂药】地角众朗：白茯苓治小便不利，心悸失眠；赤茯苓治实热泄泻，小便不利；茯苓皮治水肿，小便不利[18]。【侗药】Oux siic mieengc(够昔芒)，Oux kgius wangc(够勾王)[137]，美从尚腊[136]：菌核治耿来布冷(腰痛水肿)，朗乌索信(小儿疳积)[137]，水肿，遗精[135]；皮治水肿，小便不利，痰饮眩悸[136]。【仡佬药】tai55 ko55 lao55 (歹果老，黔

中方言)，tan31 pon55 pe55 (当崩扁，黔中北方言)，mon33 mi31 kon31 kon31 (猛米攻攻，黔西南多洛方言)：菌核治胎动不安[162]。【景颇药】Gvuqpom nui：效用同德昂药[18]。【傈僳药】同炳：菌核治小便不利，水肿，腹痛，泄泻，淋浊，停饮，心悸，失眠；茯苓皮治全身浮肿，小便不利；赤茯苓治小便不利，淋浊，泻痢[166]。【蒙药】ᠨᠠᠷᠠᠰᠤᠨ ᠱᠢᠮ (Narsen Xim，那日森-希莫)[44]，玛玛末[56]：菌核治"希日"病，寒热性泄泻，毒症[44]，热性、寒性泄泻[56]。【苗药】Bid dut dux (比都独，贵州铜仁)，松薯，松苓：菌核治小便不利，水肿胀满，痰饮咳逆、呕吐，脾虚食少，泄泻，心悸不安，失眠健忘，遗精，白浊[91]。【纳西药】云苓：菌核治小便不利，水肿胀满，痰饮咳逆，呃啰，泄泻，惊悸，健忘[164]。【怒药】托布，贡苓：菌核治水肿，头晕[165]。【土家药】枞茯苓[125]：菌核治小便不利，水肿胀满，痰饮咳逆，惊悸健忘，脾虚食少，便溏泄泻，心神不安，失眠[124]，体虚浮肿，腹水肿，泄肚[125]；茯苓皮治水肿，小便不利[124]。【彝药】涛铺[101]：菌核治水肿尿少，脾虚泄泻，心神不宁，四肢厥冷[17,109]，痰饮咳逆，遗精，淋浊[17]，久病体弱，产后泻痢，小儿寒泻，夜盲症，腹痛，胃脘痛，呕吐，酒醉，感冒咳嗽[101]。【藏药】普林，撒轮[40]：菌核治水肿，腹胀，呕吐，出血[24,40]，心悸，失眠[24]。

Portulaca grandiflora Hook. 大花马齿苋(马齿苋科)。【藏药】琛格日：全草治痢疾，创伤；全草外敷治疮肿[40]。

Portulaca oleracea L. 马齿苋(马齿苋科)《药典》《部维标》。【布朗药】宗麻朵：全草治头晕眼花[6,13,14]。【布依药】把尚热[159]，那定皆，马齿苋[376]：全草治痢疾[159,376]。【朝药】德寄铺[6]：全草治痢疾，诸肿恶疮，金疮，内瘘[6,83]。【傣药】帕拔凉[62,64]，芽席马[6]：全草治肺热咳嗽[6,13,14]，痢疾[13,14]，心慌心跳，头痛，肺病，刀伤[65,66]，扭伤，接骨续筋[66]，肺结核，百日咳，心慌心跳，胸闷气短，跌打损伤，刀伤出血，疔疮肿疖[62-64]，腹痛腹泻，赤白下痢[62]。【德昂药】刀怀：效用同景颇药[18]。【侗药】骂碑神[6]，Mal Nguedc(马岔)[12]，瓜子菜[135,136]：全草治痢疾，肠炎腹泻[6,15][12]，骨折[6,15]，便血[12]，湿疹，

丹毒，疖痈[135,136]，啰给捞亮（着凉泻肚），吓谬恰·给盘（便血）[137]。【鄂伦春药】挨母当哈，马齿菜，蚂蚱菜：全草治细菌性痢疾，急性肠胃炎，急性阑尾炎，乳腺炎，痔疮出血，白带，疔疮肿毒，湿疹，带状疱疹，产褥热，蜂蜇[161]。【仡佬药】尿龙晒[162][37,376]，ka⁵⁵ mu⁵³ pe³³ lin⁵⁵（嘎木边林，黔中北方言），qe⁵⁵ kai⁵⁵ xe³¹（街改黑，黔西南阿欧方言）[162][37]：全草治肺结核[162][37,376]。【哈尼药】不泽，鲁壁沽茶：全草治腹泻，痢疾，血淋[6,13,14]。【哈萨克药】全草治痢疾，疔疮疖肿，虫蛇咬伤[141]。【景颇药】ngimang：治痢疾，肠炎，乳腺炎[18]。【京药】赵滩：全草治痢疾，肠炎腹泻[6,15]。【傈僳药】欧不俄：全草治急性胃肠炎，痢疾，阑尾炎，乳腺炎，痔疮出血，白带；全草外用治疗疮肿痛，湿疹[166]。【黎药】雅威难：全草治小便不利，口干渴[154]，用于清热解毒，凉血止痢[153]。【满药】叶洛少给，蚂蚁菜：鲜茎叶煮食用于止痢；鲜茎叶捣汁拌少许白糖，水冲服治阑尾炎，止痛；鲜茎叶加蜂蜜少许煮服，治肺结核[11][39]。【毛南药】ma³³ vən⁴² mε³⁵（妈吻阿）[155]，ruoŋ²mba³ nəm¹（松麻蟹）[156]，马朱宇[6]：全草治痢疾[6,155]，婴幼儿腹泻，淋病，钩虫，高血压，皮炎，带状疱疹，急性膀胱炎，钩虫性肠炎痢疾，痈疔疮肿，甲沟炎[156]，肠炎腹泻[15]。【蒙药】娜仁－淖嘎：全草、种子用于清热解毒，凉血止痢，除湿通便[586]。【苗药】Vob hmid nangx（窝咪仰，贵州黔东南），Reib xand mel（锐先脉，贵州松桃）[91,95]，绒桌倒[6,13]：全草治湿热淋证，尿闭[14,15,91,94,96]，热毒泻痢，赤白带下，崩漏，痔血，疮疡痈疖，丹毒，瘰疬，湿癣，白秃[91]，水肿，泌尿道感染，溃疡[13,14,15,94,96]，痔疮出血[14,15,94,96]，肠炎，腹泻，痢疾[6,94]，咽喉痛，牙痛[13,14,15,94]，无名肿毒[15,94]，肾炎[94,96]，痔疮出血，痈疮[6,14]，小儿腹泻，带状疱疹[95][376]；全草外用治无名肿毒[13,14]。【仫佬药】马有骂：全草治痢疾，肠炎腹泻，稻田皮炎[6,15]。【纳西药】布马[6,14]，豆瓣菜，长命菜[164]：全草治肠炎，痢疾[6,14,164]，急性阑尾炎，产后功能性子宫出血，产后出血，剖腹产等子宫出血，带状疱疹，赤白带下，耳中有恶疮，肝门肿痛，咽喉肿痛，肺热咳嗽，百日咳，白带，黄疸，钩虫病[164]。【普米药】玛此见：地上部分治肠炎，痢疾，泻下，脓

血，热淋，尿血[6,14]。【羌药】Xxiueamusibea（约母思柏），马蛇子草：全草治热痢脓血，热淋，血淋[167]。【畲药】酸草，和尚菜[146]，酸苋鲜[6]：全草治急性腮腺炎[146]，肝炎[6]，痢疾，淋病，腮腺炎；全草外用治疗疮丹毒[10]。【土家药】马屎汉[123]，酸板草[128][288]，五行草[128]：全草治热毒痢疾，肠炎，痈肿疮毒，蛇虫咬伤[123]，火痢症，鸬鹚咯（百日咳），痔疮出血[128]，鸬鹚咳，猴儿疱（流行性腮腺炎），毒蛇咬伤，疮疡肿毒及外伤出血病症[288]。【佤药】牙折骂[6,14]：全草治红白痢疾，跌打瘀血肿痛[168]，肾炎浮肿，皮肤病[6,14]。【维药】سپمىز ٷوت（Semiz ot，斯米孜欧提），سپمىز ٷوت ٷوروٷغى（Semiz ot uruqi，色米孜欧提欧如合）[75]，斯米子哦提乌拉盖[79]：地上部分、种子治热毒血痢，痈肿疔疮，湿疹，丹毒，蛇虫咬伤，便血，痔血，崩漏下血[77]；全草、种子治内热炽盛，长期低热，中暑，便秘，痢疾，肠炎[6]，热性肝病，胃痛，头痛，尿痛，脑膜炎，发热，体瘦口渴，出血，血痢，月经过多，小便不通[75]；果实治糖尿病[22]；种子治关节疼痛，脾胃虚弱，大便燥结[79]，热性疾患，胃病，头痛，子宫炎症，脑膜炎，尿道炎及热性台甫[4]。【瑶药】马牙咪[131]，麻咀来，麻丫麻[6,13]：全草治痢疾[6,13,131]，疔疮肿毒，虫蛇咬伤，热淋，血淋，带下，痈肿恶疮，丹毒，瘰疬，疔疮疖肿[131]，痔疮出血[6,13,131]，肠炎腹泻，肺热咳嗽[6,13,14,15]，肾炎，痈疮肿毒[6,13,14]。【彝药】燕捻西[15]，燕捻西鲜[6]，姆省傲[101]：全草治痢疾[15,17,109]，骨折[6,15,109]，肺痈肠痈，尿道灼热，血淋带下，痔瘘出血，乳痈瘰疬，毒蛇咬伤[109]，肠炎，百日咳，肺结核，痈疖[17]，久痢不止，恶疮，扁桃体炎，小便尿血，寒湿痛痹[101]。【藏药】灿格日：全草治赤白痢疾，赤白带下，肠炎[23,24]，淋病[23]；全草外用治丹毒[23,24]，虫蛇咬伤[24]。【壮药】Byaekbeiz（碰皮）[180]，兵谷[15,13]，白淹筛[6,14]：全草治痢疾，肠炎腹泻，肝炎，肺炎，胃出血，白带，子宫出血，疔疮，湿疹，带状疱疹[15]；地上部分治阿意咪（痢疾），肉扭（淋证），呗农（痈疮），呗叮（疔疮），能啥能累（湿疹），丹毒，额哈（毒蛇咬伤），阿意勒（便血），仲嘿喯尹（痔疮），兵淋嘞（崩漏）[120,180]。【台少药】Tageyatoaruwazu（Bunun

族施武群）：叶捣碎后敷于患部治外伤⟨169⟩。

Portulaca quadrifida L. 四裂马齿苋（马齿苋科）。【藏药】琛格日：效用同大花马齿苋 P. grandiflora⟨40⟩。

Portunus trituberculatus(Miers) 三疣梭子蟹（梭子蟹科）。【藏药】德森：全体治鱼肌转筋，小便不利，肾脏病，瘟疫⟨23⟩。

Potamiscus loshingense Wu 罗城近溪蟹（溪蟹科）。【藏药】ཟགཟིན（斗森）：全体治筋肉扭转，肾脏病，腹水⟨25⟩；效用同中华绒螯蟹 Eriocheir sinensis⟨22⟩。

Potamiscus yunnanense yunnanense Kemp. 云南近溪蟹（溪蟹科）《部藏标》。【哈尼药】Alka（阿卡），螃蟹：全体治风湿骨痛，麻木瘫痪，蜂蝎蛰伤，疥癣，漆疮，跌打损伤，脱臼，骨折⟨143⟩。【彝药】阿甲拉：全虫治风湿痼疾，肺痨，外伤⟨102⟩。【藏药】ཟིགཟིན（地森）：全体治肾病，水肿，小便不利，瘟病，小腿肌肉转筋⟨2,20,21,23⟩。

Potamogeton distinctus A. Benn. 眼子菜（眼子菜科）。【傣药】全草治失眠，高热惊风，胃肠湿热，食积腹胀，子宫脱垂，解蛇、蜈蚣、蜘蛛毒⟨9,73⟩。【蒙药】全草治黄疸，水肿，带下，结膜炎，蛔虫病。外用治疮疖肿毒⟨51⟩。【土家药】wu³ ta¹la²（毋他那），水案板⟨123⟩，塘茅草⟨128⟩：全草治肠风下血，痔疮，黄疸，水肿，结膜炎，小儿疳积⟨123⟩，肺热咯血，热尿积（尿路感染），大便干结，水火烫伤⟨128⟩，带下，崩漏，肺痨，慢性气管炎，水肿⟨10,126⟩。【瑶药】野子菜：全草治血淋，白浊，便秘，目赤肿痛，翳障，痈疮疔肿，烫、火伤⟨133⟩。【彝药】全草治急性结膜炎，黄疸，水肿，白带，小儿疳积，蛔虫病，食积不化，水膈呃逆⟨109⟩，外用治痈疖肿毒⟨17⟩。【藏药】གཡེར་ཞིམ（索尔登）：全草外用治烧伤⟨21,34⟩，疳积，蛔虫病⟨22,34⟩。

Potamogeton heterophyllus Schreb. 异叶眼子菜（眼子菜科）。【藏药】索尔登：全草治烧伤，疳积，蛔虫病⟨22⟩。

Potamogeton malaianus Miq. 竹叶眼子菜（眼子菜科）。【彝药】全草治急性结膜炎，黄疸，水肿，白带，小儿疳积，蛔虫病；全草外用治痈疖肿毒⟨17⟩。【藏药】效用同异叶眼子菜 P. hetero-

phyllus⟨22⟩。

Potamogeton natans L. 浮叶眼子菜（眼子菜科）。【藏药】锁顿巴：全草治炎症；全草熬膏外用治烧伤⟨40⟩。

Potamogeton pectinatus L. 篦齿眼子菜（眼子菜科）。【蒙药】乌存－呼日西：全草治肺热咳嗽，疮疡，烧伤⟨51⟩。【彝药】全草治肺炎，疮疖⟨17⟩。【藏药】息象尕尔毛⟨29⟩，锁顿巴⟨40⟩：全草治肺炎⟨29⟩；全草熬膏外用治疮疖⟨29⟩；效用同浮叶眼子菜 P. natans⟨40⟩。

Potamogeton perfoliatus L. 穿叶眼子菜（眼子菜科）。【蒙药】全草治湿疹，皮肤瘙痒⟨51⟩。【彝药】全草治湿疹，皮肤瘙痒⟨17⟩。

Potamon denticulatum (H. Milne – Edwards) 参见 Sinopotamon denticulatum。

Potamon (*paratephusula*) *spinescen*s (Calman) 参见 Parapotamon spinescens。

Potentilla anserina L. ［*P. anserina* var. *nuda* Gaudich.; *P. anserina* var. *sericea* Hayne］蕨麻（蔷薇科）。【哈萨克药】鹅绒委陵菜：全草治脾虚腹泻，病后贫血，营养不良，胃卡他，胃溃疡，腹泻，痢疾，子宫出血⟨141⟩。【蒙药】ᠲᠣᠯᠢᠶ ᠲᠠᠩ ᠬᠡ（Tuolien tangnie，托连－唐乜）：全草治泄泻⟨45,46⟩[484]，各种出血，腹胀，关节痛⟨45,46⟩，用于清热，强身[484]。【羌药】Geshlaba（格什兰巴），蕨：块根治脾虚腹泻，病后久虚，贫血，营养不良⟨10,167⟩。【藏药】ཇོ་མ（卓尔玛）⟨21⟩，卓老沙曾⟨29⟩[484]，戳玛[569]：块根治病后贫血，营养不良⟨21⟩[484]，脾虚腹泻⟨21⟩[484,569,721]，风湿痹痛⟨21⟩[569]，热痢，诸种出血，小儿疳积⟨34,40⟩，多种原因引起的虚弱⟨40⟩，吐血，下血，崩中，疟疾痈疮，下痢[721]，健脾益胃，生津止渴，益气补血，止咳利痰，利湿，滋补[765,779]；全草用于下痢⟨23,24,29⟩[484]，滋补⟨24,29⟩，止热泻⟨27⟩，吐血，下血，崩中，疟疾痈疮，脾虚腹泻，下痢[673]；全草、块根治诸血症，下痢，补虚，热性腹泻⟨39⟩。

Potentilla bifurca L. 叉叶委陵菜（蔷薇科）。【朝药】뿔매화：全草治肺结核，泄泻，皮肤溃疡⟨9,90⟩。

Potentilla chinensis Ser. 委陵菜（蔷薇科）《药典》。【朝药】딱지꽃：全草治感冒，支气管喘息⟨9,90⟩。【侗药】娘满⟨135⟩，Mal gaos bagx（骂高

罢)《[137]》：全草治腹痛，痔疮出血，臃肿疮毒《[135]》；根及全草治难冻榜(白痢)《[137]》。【鄂伦春药】挨母出哈，毛鸡腿子，白草：全草治阿米巴痢疾，细菌性痢疾，急性肠炎，小儿消化不良，腹泻，吐血，便血，痔疮出血，功能性子宫出血，风湿性关节炎，咽喉炎，百日咳，外伤出血，痈疖肿毒，癫痫《[161]》。【哈萨克药】قازتابان：根、全草治风湿性筋骨疼痛，痢疾，癫痫，糖尿病《[142]》。【苗药】Reib jad nios ghueub(锐加女个，贵州松桃)《[91]》，Vob hob dlub(窝哈收，贵州黔东南)《[91,94]》：全草治赤痢腹痛，久痢不止，痔疮出血《[91,94]》，痈肿疮毒《[91]》；根及全草治痢疾《[96]》。【纳西药】带根全草治细菌性痢疾，阿米巴痢疾，急性肠炎，小儿消化不良，颈淋巴结核，风湿麻木瘫痪《[164]》。【土家药】re² mi¹ ma¹(惹米马)，白头翁《[123]》，痢疾草《[125]》：根治痢疾，风湿筋骨疼痛，瘫痪，癫痫，疮疖，各种出血《[123]》；全草治顽固性屙痢，便血，肺痨病，小儿抽筋《[125]》，火痢疾，痔疮出血，摆白病(又名崩白，泛指带下过多)《[128]》。【瑶药】天青地白：全草治风湿筋骨疼痛，疥疮，腰痛，小儿抽筋，蜈蚣咬伤《[133]》。【藏药】鞠赤雅巴《[23]》，孜玛丝哇《[24]》，鸠赤《[40]》：全草治赤痢腹痛，久痢不止，痔疮出血，痈肿疮毒《[23]》，胃痛，肠炎，菌痢《[24,40]》，泻泄，胃寒疼痛，跌打肿痛，瘰疬，外伤出血《[36]》。

Potentilla chrysantha Tvev. 黄花委陵菜(蔷薇科)。【哈萨克药】全草治胃及十二指肠出血，便血，百日咳，赤痢腹痛，久痢不止，痔疮出血；全草外用治痈肿疮毒，创伤出血《[141]》。

Potentilla cryptotaeniae Maxim. 狼牙委陵菜(蔷薇科)。【朝药】물양지꽃：全草及根治外伤出血，蛔虫病《[9,90]》。

Potentilla discolor Bge. 翻白草(蔷薇科)《药典》。【阿昌药】叶下白：全草治肠炎，细菌性痢疾，阿米巴痢疾《[18]》。【朝药】번백초：全草治月经不调，缺乳《[9,90]》。【德昂药】布绿阿糖：效用同阿昌药《[18]》。【侗药】Mal yaemt bagx，Yaemt bagx(人巴)《[137]》，娘柠北《[135,136]》：根治吓谬吕·给盘(便血)《[137]》；全草治痢疾，咳血，吐血，便血，崩漏《[135,136]》。【毛南药】白头翁：全草治疟疾，阿米巴痢疾，吐血，鼻衄，子宫出血，痛经《[156]》。【蒙药】ᠱᠠᠵᠢᠭᠠᠢ ᠶᠢᠨ ᠰᠠᠪᠠᠷ(Shajigai yin saber，沙扎盖因-

萨勃日)，ᠳᠠᠭᠱᠠ(Dagsha，达格沙)：全草治瘟疫，发症，丹毒，麻疹，腮腺肿大，痛风，游痛症，"吾亚曼"病，各种出血《[43]》。【苗药】返佬休，鸡腿子：根治腹泻，痔疮出血，痢疾，疟疾，吐血《[96,98]》。【仫佬药】白头，鸡腿根，天青地白：全草治肾炎水肿《[15]》。【纳西药】带根全草治肠炎，痢疾，创伤，肺痈，慢性鼻炎，咽炎，口疮，小儿疳积，淋巴结结核，牙痛《[164]》。【土家药】鸡腿子：带根全草治痢疾，疟疾，肺痈，咳血，吐血，下血，衄血，痔疮，外伤出血，痈疽疮毒《[123]》。【瑶药】mbienv baeqc miev(便别咪)，鸡爪根：根或全株治产后贫血，虚弱足软，吐血，便血，崩漏，痔症出血，肠炎痢疾，白带，无名肿毒《[132]》。【彝药】期涛景，鸡腿儿：带根全草治疔疮，痢疾，风湿痛，月经不调，崩漏《[101,104]》。【壮药】全草治瘴病(疟疾)，鹿裂(吐血)，阿意勒(便血)，兵淋勒(崩漏)，阿意咪(痢疾)，呗农(痈疮)《[120]》。

Potentilla eriocarpa Wall. ex Lehm. 毛果委陵菜(蔷薇科)。【藏药】鸠赤：效用同委陵菜 P. chinensis《[40]》。

Potentilla fallens Card. 川滇委陵菜(蔷薇科)。【藏药】鸠赤：效用同委陵菜 P. chinensis《[40]》。

Potentilla flagellaris Willd. ex Schlecht. 匐枝委陵菜(蔷薇科)。【达斡尔药】suadeltil eus：治胃胀，胃痛，尿道炎，高血压《[64]》。

Potentilla fragarioides L. 莓叶委陵菜(蔷薇科)。【朝药】舎양지꽃：全草治赤白痢疾，胃肠出血《[9,90]》。【土家药】大蛇泡草：全草、根、根茎治疝气，干血痨；根可止血《[123]》。【瑶药】鬼刺风，mienv baqv buerng(勉八崩)，蕙蛤草《[132]》：全草治风湿骨痛，功能性子宫出血《[132][6]》，月经过多，产后风，子宫肌瘤出血《[132]》，风疹《[6]》。【彝药】全草治子宫功能性出血，疝气及干血痨《[17]》。

Potentilla freyniana Bornm. 三叶委陵菜(蔷薇科)。【布依药】暴独豆，地蜘蛛《[6]》，那莽嘎《[159]》：根茎、根治虚弱，咳嗽，盗汗，喘息，血痢《[6]》；全草、根茎治指头炎，肠炎痢疾，乌疗《[6]》；根捣烂冲酒服，治劳伤腰痛《[159]》。【朝药】세잎양지꽃：根治胃肠出血，骨髓炎《[9,90]》。【侗药】Laol jenc(菜劳岑)，Mal samp xeeus liongc(骂三些龙)《[137]》，Laol jenc(劳岑)：根治给捞亮(着凉泻肚)，给冻榜(白痢)《[137]》；根或全草治病毒性肠

炎[25]。【毛南药】ma^{22}ʔgou^{24} dui^{42}（骂够对）：根预防狂犬病，疯狗咬伤后一星期内服之有效[155]。【苗药】Bub chad nux doub（补叉努豆，湖南城步）[91]，三癞蛤蟆[6]，狼牙委陵菜[485]：根及全草治痢疾，肠炎，痈肿疔疮，烧、烫伤，瘰疬，痔疮，毒蛇咬伤，崩漏，月经过多，产后出血，外伤出血，跌打损伤[91]；根茎、根治肠炎痢疾[6,96,98]，毒蛇咬伤，呕吐，骨折[6]，腹痛，阴道炎[98]，红肿热痛，牙龈肿痛，疮痈湿症，水火烫伤以及胃痛[485]。【水药】玛氏溜：效用同瑶药[6]。【土家药】$re^2mi^1ma^1$（惹米马），地蜂子[123][109]，振灭雷[6]：根、全草治毒蛇咬伤[123,128]，痢疾，胃痛，腰痛，牙痛，痔疮，痈肿疔毒，外伤出血[123]，热泻症，便血，水火烫伤[128]；根茎研末治痢疾，腹泻，胃痛，痛经，块根治水泻，痢疾，呕吐，腹痛，摆红（俗名崩红，类似功能性子宫出血）[10,126]；效用同瑶药[6]；效用同苗药[485]；鲜品适量捣烂外敷用于蛇咬伤，外伤出血，烫伤；鲜品嚼含治牙痛[109]。【瑶药】功阿[6]，mienv baqv buerng（勉八崩）鬼刺风[132]：根茎、根治痢疾[6]；效用同莓叶委陵菜 P. fragarioides[132]。【壮药】黑虎杠[6,14]，夺定跌拉[6]：根茎及根治痢疾[6,14]。

Potentilla freyniana var. sinica Migo 中华三叶委陵菜（蔷薇科）。【布依药】暴独豆，地蜘蛛[6]：根茎、根治虚弱，咳嗽，盗汗，喘息，血痢[6]；全草、根茎治指头炎，肠炎痢疾，乌疔[6]。【侗药】Laol jenc，Mal samp xeeus liongc（骂三些龙）：根治给捞亮（着凉泻肚），给冻榜（白痢）[137]。【苗药】Bub chad nux doub（补叉努豆，湖南城步）[91]，小龙安楚，毕怕龙[6]：根及全草治痢疾，肠炎，痈肿疔疮，烧、烫伤，瘰疬，痔疮，毒蛇咬伤，崩漏，月经过多，产后出血，外伤出血，跌打损伤[91]；根茎、根治肠炎痢疾，毒蛇咬伤，呕吐，骨折[6]。【水药】玛氏溜：效用同瑶药[6]。【土家药】蜂子七，兵救主：根、全草治痢疾，胃痛，腰痛，牙痛，痔疮，痈肿疔毒，蛇毒咬伤，外伤出血[127]，屙痢，肚肠出血，月经过多[125]；效用同三叶委陵菜 P. freyniana[123]；效用同瑶药[6]。【瑶药】功阿：根茎及根治痢疾[6]。【壮药】夺定跌拉，黑虎杠：根茎及根治痢疾[6]，效用同三叶委陵菜 P. freyniana[109]。

Potentilla fruticosa L. 金露梅（蔷薇科）。【鄂伦春药】挨母出哈，金腊梅，王茶：叶（药王茶）治暑热眩晕，两目不清，胃气不和，食滞，月经不调；花治消化不良，浮肿，赤白带下，乳腺炎[161]。【哈萨克药】嫩茎、叶、花及根治子宫出血，口腔炎，肺结核[141]。【蒙药】ᠠᠯᠲᠠᠨ ᠤᠷᠠᠯᠢᠭ（Alten uralig，阿拉坦-乌日阿力格）：茎枝治咳喘病，"协日沃素"症，消化不良[49]。【彝药】叶治暑热眩晕，两目不清，胃气不和，食滞，月经不调[17]。【藏药】ཞེན་དཀར（班那尔）[21,24,29]，班纳合[23]，奔纳[40]：花治妇女病，赤白带下[24,29]，妇女乳房肿痛，肺病，消化不良，"黄水"病[40]；叶烧成炭外敷治乳腺炎（化脓后勿用）[24,29,40]；花及叶治乳痈，"黄水"病，疮疡溃烂[23]；带花、叶的小枝治妇女乳房肿痛，肺病，消化不良[21]。

Potentilla fruticosa var. albicans Rehd. et Wils. 白毛金露梅（蔷薇科）。【藏药】班那[22]，秉嘎秉那[27]：花治妇女病及赤白带下[22,27]；白色的花涂于牙齿有固牙作用；黑色的花治妇女乳房肿痛严重病；叶子制成药灰治"黄水"病[27]，叶烧成炭外敷治乳腺炎（化脓后勿用）；枝叶膏治风湿性关节炎，"黄水"病[22]。

Potentilla fruticosa var. avbuscula Maxim. 伏毛金露梅（蔷薇科）。【藏药】奔纳[40]：效用同白毛金露梅 P. fruticosa var. albicans[22]；效用同金露梅 P. fruticosa[40]。

Potentilla fulgens Wall. ex Hook. 亮叶委陵菜（蔷薇科）。【彝药】期涛帕：根、全草治腹痛，胃痛，膈食，痢疾，流鼻血，外伤肿痛，无名肿毒，身体虚弱[101]。

Potentilla glabra Lodd. 银露梅（蔷薇科）。【藏药】ཞེན་དཀརཔ（班嘎尔）[21,23]，班玛嘎布[24]：花、叶治牙病[21,23,24]，肺病，胸胁胀满[21,24]，"黄水"病[21,23]。

Potentilla glabra var. mandshurica (Maxim.) Hand.–Mazz. 华西银露梅（蔷薇科）。【藏药】效用同银露梅 P. glabra[24]。

Potentilla glabra var. veitchii (Wils.) Hand.–Mazz. 伏毛银露梅（蔷薇科）。【藏药】班玛嘎保：效用同白毛金露梅 P. fruticosa var. albicans[22]。

Potentilla granulosa Yu et Li 腺粒委陵菜（蔷薇科）。【藏药】鸠赤：效用同委陵菜 P. chinensis[40]。

Potentilla griffithii Hook. f. 柔毛委陵菜（蔷

薇科）。【纳西药】根治痢疾，白带[164]。【彝药】根治肠炎，痢疾，鼻衄咯血，上呼吸道及消化道出血，肺结核咳血，消化不良，白带[17]。【藏药】卓洛洒珍：去叶的蔓生茎治诸血症，下痢，热性腹泻[40]。

Potentilla griffithii var. velutina Card. 长柔毛委陵菜（蔷薇科）。【苗药】几布笼[13,14]，带去放，挤不拢[14]：根治肠炎，痢疾，咯血，白带，口腔炎[13,14]；效用同彝药[13]。【彝药】啊怒齐阵，阿努其正，阿努其它正[14]：根治痢疾，肠炎，肺结核咳血[14,17]，鼻衄咯血，上呼吸道及消化道出血，消化不良，白带[17]，吐血，便血[14]。

Potentilla kleiniana Wight et Arn. 蛇含委陵菜（蔷薇科）。【布依药】统啊[159]，五匹风，五瓜龙[486]：全草治肺结核[159][486]。【朝药】쇠수랑개비：全草治气管炎，百日咳[9,90]。【侗药】骂隋：全草治咳嗽，咽喉肿痛，蛇、虫咬伤，燔焜（发烧），故喉久天（串串咳）[135,137]。【仡佬药】mu⁵³ka³³wu⁵³（木嘎乌，黔中方言），ke³¹tsɔ⁵⁵wu³³lw⁵⁵（街则午冷，黔西南多洛方言）[162][37]，五瓜龙[486]：全草治狂犬咬伤；全草捣烂用淘米水冲服治狂犬咬伤。【毛南药】ɣo²²bei²²rɛnm³⁵（饿背惹）：全草治小儿高热[155]。【苗药】Jab eb wal nangb（加欧娃囊，贵州黔东南）[91]，加欧娃囊[94,95]，五匹风[486]：全草治百日咳，高热惊风[91,94,95]，外感咳嗽，咽喉肿痛，疟疾，痢疾[91]，寒热咳嗽，丹毒[94,95]；全草外用治毒蛇咬伤，腮腺炎，乳腺炎，角膜溃疡，带状疱疹，外伤出血，疔疮，痔疮[91]；鲜品捣烂包患处治寒热咳嗽，各种痈疽，丹毒[486]。【畲药】蛇含：全草治伤风感冒，咽喉疼痛，痢疾，疟疾，腮腺炎，乳腺炎，淋巴结结核，疔疮痈肿，跌打损伤，带状疱疹[10]。【水药】董嘎[157,158]，五匹风，五瓜龙[486]：全草治小儿高热，火、烫伤（捣烂取汁搽患处）[157,158]。【土家药】weng¹mi¹ti²pu¹（翁密提铺）[128]，五匹风[109][128]，蛇含[128]：全草治腰带疮（带状疱疹），毒蛇咬伤，长蛾子（又名喉蛾，即急性扁桃体炎），小儿惊风，腹泻痢疾[128]，头痛，伤风感冒，咳嗽痰多，青水疮，癣，癫疮[10,126]，疟疾，腹泻，痢疾，咳嗽，喉痛，产后气血痛；全草外用治痈疔，顽癣，蛇咬伤，外伤出血[128][109]，烧、烫伤[109]。【瑶药】五爪龙：全株治惊痫高热，疟疾，喉痛，湿痹，丹毒，蛇虫

咬伤，疯狗咬伤，小儿惊风[133]。【彝药】根治跌打损伤，风寒湿痹，腰腿疼痛，筋骨酸软，小便不利，全身浮肿[109]；全草治感冒咳嗽，百日咳，咽喉肿痛，小儿高热惊风，疟疾，痢疾，疖疮，外伤出血[17]。

Potentilla leuconota D. Don 银叶委陵菜（蔷薇科）。【傈僳药】狂义莫：根治风热声哑，湿痰风邪，腹痛下痢，妇女白带[166]。【土家药】涩草：根治风热声哑，风邪湿痰，腹痛下痢，妇女白带[124]。【彝药】全草治肺痈，风热声哑，痢疾，妇女白带[17]。【藏药】卓洛洒珍：效用同柔毛委陵菜 P. griffithii[40]。

Potentilla lineata Wall. ex Hook. 西南委陵菜（蔷薇科）。【阿昌药】阿普衣石花：效用同景颇药[18]。【白药】图芦子：根治消化道出血，鼻衄，痢疾，腹泻，消化不良，外伤出血，烫伤[14]。【傣药】马丁登介，麻英怜，麻点丁介（德傣）：根治腹痛，腹泻，菌痢，便血[14]，痢疾，肠炎，胃痛，咯血，吐血，肠风下血，妇女红崩，白带，痛经，外伤出血[9,74]。【德昂药】老勒龙[13,18]：效用同景颇药[18]；根治赤白痢疾，肠炎，消化不良[13]。【哈尼药】翻白叶，Haoldaol ciqpeil（蒿刀齐拍），管仲：根治消化道出血（大便下血），阿米巴痢疾，菌痢，消化不良，疟疾，外伤出血[143]。【基诺药】帕握普噜帕迷：根、茎叶治胃痛，肠炎，痢疾[163]。【景颇药】腊埂[13,14]，myangqi mvan[18]：效用同佤药[14]；根治红白痢疾，肠炎，消化不良[13,18]，贫血[18]，鼻衄，肺结核咯血，上呼吸道及消化道出血，红崩，白带；根外用治创伤出血，烧、烫伤[14]。【拉祜药】根治痢疾，胃痛出血，痛经，外伤出血[151]。【傈僳药】狂义普：根、全草治消化不良，消化道出血，痢疾，腹泻，疔疮，风湿痛，吐血，咯血，鼻衄，便血[166]；根治赤白痢疾，肠炎，消化不良，贫血[172]。【怒药】和巴，翻白叶：全草治大叶性肺炎，腹泻，痢疾[165]。【土家药】翻背白草，白头翁：全草治赤白痢疾，肠炎，胃痛，肺结核咯血，鼻衄，便血，外伤出血，疔疮[124]。【佤药】然乃地败[14]：根治痢疾，肠炎，胃痛，咯血，吐血，妇女红崩，白带，痛经[168]，赤白痢疾，大便出血，消化不良，上呼吸道及消化道出血，鼻衄及肺结核咯血[14]。【彝药】根治五脏湿热，风湿痹痛，创伤，出血，肌肉撕

裂[109]，肠炎，痢疾，鼻衄咯血，上呼吸道及消化道出血，肺结核咳血，消化不良，白带[17]。【藏药】局赤[24]，阿赤[22]：全草治各种出血性热病，痢疾，无名肿痛[22,24]。

Potentilla longifolia Willd. ex Schlecht. 腺毛委陵菜(蔷薇科)。【朝药】肝液恶母草：全草治急慢性肝炎，痢疾[7]。【藏药】卓洛洒珍[40]：效用同委陵菜 P. chinensis[24]；效用同柔毛委陵菜 P. griffithii[40]。

Potentilla microphylla D. Don 小叶委陵菜(蔷薇科)。【藏药】卓洛洒珍：效用同柔毛委陵菜 P. griffithii[40]。

Potentilla multicaulis Bunge 多茎委陵菜(蔷薇科)。【藏药】鸠赤[40]：效用同西南委陵菜 P. lineata[24]；效用同委陵菜 P. chinensis[40]。

Potentilla multifida L. 多裂委陵菜(蔷薇科)。【藏药】阿赤：全草治各种出血性热病，痢疾，无名肿痛[22]。

Potentilla nivea L. 雪白委陵菜(蔷薇科)。【藏药】效用同无尾果 Coluria longifolia[23,24,29]。

Potentilla parvifolia Fisch. [*Dasiphora parvifolia*(Fisch.) Juz.] 小叶金露梅(蔷薇科)。【哈萨克药】كۆزيلشاى[142]，：叶、花治水肿，小便不利，尿急，尿痛，急性乳腺炎，荨麻疹，皮肤瘙痒[142]；嫩茎、叶、花及根治子宫出血，肺结核，口腔炎[141]。【彝药】茎叶治寒湿脚气，疹痒，乳腺炎[17]。【藏药】奔纳[40]：花治消化不良；叶治暑热眩晕，视物不明，消化不良，月经不调[36]；效用同金露梅 P. fruticosa[23,24,40]。

Potentilla reptans L. var. sericophylla Franch. [*Fragaria filipendula* Hemsl.] 绢毛匍匐委陵菜(蔷薇科)。【彝药】射刻次[13]，桑克次[14]：块根、叶治咽炎，扁桃体炎；块根、叶外用治毒蛇咬伤[13,14]。【藏药】子子洒曾[24,29]，孜孜萨增[23]：全草治肺瘀血及子宫出血[24,29]，大肠"隆"病，"黄水"病，血热性化脓症，肺胃瘀血[23]。

Potentilla saundersiana Royle var. caespitosa (Lehm.) Wolf 丛生钉柱委陵菜(蔷薇科)。【藏药】鸠赤：效用同委陵菜 P. chinensis[40]。

Potentilla saundersiana var. jacquemntii Franch. 裂萼钉柱委陵菜(蔷薇科)。【藏药】森格巴玛：全草治骨裂，食物中毒[24]。

Potentilla saundersiana var. subpinnata Hand. – Mazz. 羽叶钉柱委陵菜(蔷薇科)。【藏药】鸠赤：效用同委陵菜 P. chinensis[40]。

Potentilla smithiana Hand. – Mazz. 齿萼委陵菜(蔷薇科)。【藏药】卓洛洒珍：效用同柔毛委陵菜 P. griffithii[40]。

Potentilla stenophylla (Franch.) Diels 狭叶委陵菜(蔷薇科)。【藏药】深格麻玛[40]：效用同裂萼钉柱委陵菜 P. saundersiana var. jacquemontii[24]；全草治骨裂，食物中毒[36,40]，腹泻[40]。

Potentilla supina L. 朝天委陵菜(蔷薇科)。【哈萨克药】全草治胃及十二指肠出血，便血，百日咳，赤痢腹痛，久痢不止，痈疮出血；外用治痈肿疮毒，疮伤出血[141]。

Potentilla tatsienluensis Wall. 康定委陵菜(蔷薇科)。【藏药】阿赤[22]，鸠赤[40]：全草治各种出血性热病，痢疾，无名肿痛[22]；效用同委陵菜 P. chinensis[40]。

Potentilla turfosa Hand. – Mazz. 簇生委陵菜(蔷薇科)。【傈僳药】狂义此：全草治痢疾，风湿痛[166]。

Pothos chinensis(Raf.) Merr. 石柑子(天南星科)。【傣药】嘿歪拎(西傣)[60]，歪令[65]，歪拧[66]：全株治风湿痹痛，跌打损伤，骨折，咳嗽，咽喉肿痛，胸腹胀痛，呃逆，嗳气，红白下痢，六淋证(脓尿、血尿、尿血、沙尿、石尿、白尿)，毒蛇咬伤[60]，消炎止痛，清热解毒[65]，痢疾腹痛，胸腹疼痛，咽炎[66]。【侗药】葫芦石：全株治小儿疳积[139][10]。【基诺药】娘摆：叶泡酒治气管炎；全株外用治风湿麻木，跌打损伤，骨折[163]。【瑶药】hah louh nzunx(葫芦钻，哈楼准)，上树葫芦，藤桔[132][943]：根茎、根治肝硬化腹水，风湿痛，骨折，蛇伤[132][6,943]，癫狂，跌打损伤，咳嗽，小儿疳积，产后浮肿，尿血[132][943]。【壮药】那辣朴，一叶上楼台，山胡芦茶[15]，nyazhozbinyz(雅和平)[23]：全株治骨鲠喉，乳腺炎，咳嗽，消化不良[15]，肝硬化腹水，毒蛇咬伤[23]。

Pothos pilulifer Buchet ex Gagnep. 地柑(天南星科)。【哈尼药】咯麻尼铺：全草治乳痈，跌打损伤，骨折[145]。

Pothos repens(Lour.) Druce 百足藤(天南星科)。【黎药】雅息得：全草煮水或外敷治跌打损伤，骨折⟨154⟩。【苗药】爬山虎⟨97⟩，鸟不踏，飞天蜈蚣⟨98⟩：茎叶治风湿筋骨痛，风湿腰腿痛⟨97⟩；根皮治骨折，跌打损伤，蛇咬伤⟨98⟩。

Pothos scandens L. 螳螂跌打（天南星科）。【傣药】歪琳⟨14⟩，歪拎⟨62-64⟩：全株治痢疾，腹痛，胸腹疼痛，咽炎，风湿腰腿痛⟨14⟩，尿频，尿急，尿痛，尿中夹有砂石，肢体关节酸痛重着，屈伸不利，热风咽喉肿痛，腹胀腹痛，呃逆，嗳气，红白下痢⟨62-64⟩，风寒湿痹证⟨62⟩；叶、茎治跌打损伤，骨折，风湿骨痛，腰腿痛⟨9,74⟩。

Pottsia laxiflora(Bl.) Kuntze. 帘子藤（夹竹桃科）。【傣药】嘿蒿模（西傣）：藤茎治疗疮疖肿，瘢疹痒痛，风湿痹痛⟨60⟩。【壮药】gaeulienz，花拐藤：藤茎治关节风痛，贫血，闭经⟨119⟩。

Pouzolzia consanquinea Cheng et L. K. Fu 红麻（荨麻科）。【纳西药】根治四肢麻木，胎动不安，扭伤疼痛，骨折，皮肤瘙痒，外伤出血⟨164⟩。

Pouzolzia sanguinea(Bl.) Merr. 红雾水葛（荨麻科）。【白药】叶、根皮治风湿痛，筋骨疼痛，乳腺炎，疮疖红肿，骨折⟨17⟩。【傈僳药】扁曲儿：茎皮治膝眼风，骨折（不可外用）⟨166⟩。【壮药】拉丁登：茎皮治骨折⟨15⟩。

Pouzolzia sanguinea var. elegans(Wedd.)Friis [*P. elegans* Wedd.] 雅致雾水葛（荨麻科）。【台少药】Tugihe – (Tayal 族南澳)，Tugihi – (Tayal 族南澳)，Syankotu(Bunun 族群)：内皮治头痛，肿疡，外伤；根、叶、种子治肿疡⟨169⟩。

Pouzolzia viminea (Wall.) Wedd. 红雾水葛（荨麻科）。【壮药】假麻公：全株治骨折⟨15⟩。

Pouzolzia zeylanica(L.) Benn. 雾水葛（荨麻科）。【土家药】全草治疮，痈疽，乳痈，风火牙痛，肠炎，痢疾，尿路感染⟨124⟩。【瑶药】捞袜美：根治疮疖脓疡⟨15⟩。【壮药】棵丁脑：根治对胸疮⟨15⟩。【台少药】Nanuai(Paiwan 族傀偏)：叶与水鸡油的内皮共同捣碎后敷患部治外伤⟨169⟩。

Pratia nummularia (Lam.) A. Br. et Aschers 铜锤玉带草（桔梗科）。【白药】内霜苗⟨14⟩：全草治风湿疼痛，月经不调⟨14,17⟩，白带，遗精⟨17⟩，子宫脱垂，角膜溃疡，跌打损伤，骨折⟨14⟩。【侗药】骂补神：全草治小儿白浊，急性肠胃炎，带状疱疹⟨15⟩。【哈尼药】Buqdeil dalgeeq（布得打格），地浮萍⟨143⟩，哒拱⟨145⟩：全草治肺热咳嗽，风湿疼痛，

肝虚目翳，风湿性关节痛⟨143⟩，全草、果治风湿疼痛，外伤出血⟨145⟩。【基诺药】迷纠帕俗：全草治跌打损伤，风湿疼痛；果汁点眼治角膜溃疡⟨163⟩。【拉祜药】mi gou lu ao⟨152⟩，文菊，地茄子草⟨150⟩：地上部分治白内障⟨152⟩；全株治口腔溃疡，妇女月经不调引起的不孕症，风湿疼痛，跌打损伤，乳痈，无名肿毒，退翳，咳吐脓痰⟨150⟩。【傈僳药】莫理打爪：全草治咳嗽，腋下淋巴腺炎，跌打损伤，子宫脱垂⟨166⟩。【苗药】地扣子⟨14,94⟩，乌金钟蒙⟨15⟩：全草治风湿疼痛，肺痈，淋巴腺炎，外伤感染，疮疡，丸子疮（睾丸生疮），小儿疳积⟨14,94⟩，小儿白浊，急性肠胃炎⟨15⟩。【纳西药】紫背铜锤：全草治风湿疼痛，月经不调，子宫脱垂，乳痈，无名肿毒，遗精，白带，疳积，痈肿，金创出血，跌打损伤，骨折⟨164⟩。【畲药】全草治腰痛，小儿肝火旺，刀伤出血⟨148⟩。【土家药】红头带，地石榴：全草治风湿痹痛，跌打损伤，白带，遗精，疳积，肾炎，子宫下垂⟨123⟩。【佤药】全草治风湿疼痛，跌打损伤，肿痛，无名肿毒⟨168⟩，口腔溃烂症⟨11⟩。【瑶药】落地冬瓜⟨15⟩，naangh nzung miev（囊中咪），称砣草⟨130⟩：全草治小儿白浊，急性肠胃炎，淋巴腺炎，跌打损伤，指甲炎，蛇头疮⟨15⟩，肺热咳嗽，肺脓疡，遗精，热淋，白浊，白带，小儿惊风，月经不调，风湿骨痛，疮疡肿毒，淋巴结结核⟨130⟩。【彝药】扒秆儿药⟨106⟩，甬嗽基⟨14⟩：全草治跌打损伤，风湿疼痛⟨14,101,106⟩，遗精⟨14,106⟩，瘰疬，产后诸疾⟨106⟩，月经不调，白带⟨14⟩，昏厥，内伤瘀血，痛经，牙痛⟨101⟩。【壮药】铜锤草：全草治鼻衄⟨15⟩。

Premna confinis Pei et S. L. Chen ex C. Y. Wu 滇桂豆腐柴（马鞭草科）。【壮药】全株治风湿骨痛⟨15⟩。

Premna fulva Craib 黄毛豆腐柴（马鞭草科）。【傣药】当问问：根治腹泻，腹痛，健胃。【苗药】当号问：效用同傣药⟨14⟩。【壮药】战骨⟨117⟩[762]，大叶拨云草⟨15⟩，土霸王[762]：茎治肥大性脊髓炎，发旺（风湿骨痛）⟨117⟩，风湿性关节炎[800,762,892,1009]，类风湿性关节炎，腰腿痛，跌打扭伤，肝区疼痛[762,892,1009]，肥大性颈椎炎，肩周炎，胆结石[800]，感冒身痛，淋巴结炎[1009]，腰肌劳损，腰椎增生及风湿痹痛[316]；根治腰肌劳损，腰椎大，风湿性关节炎，跌打内伤；叶治结膜炎，小

儿疳积[15]，目赤肿痛[800]；根、茎、叶治腰腿痛，跌打损伤，风湿性关节炎，类风湿性关节炎，胸胀痛，感冒痛，淋巴结炎，肝区痛[1048]。

Premna microphylla Turcz. 豆腐柴(马鞭草科)。【侗药】美登追：树皮、叶治小儿发烧，小儿疳积，眼上翳膜[15]。【畲药】腐婢[146,148]：嫩枝叶、根治骨折，疝气[146]；茎叶治中暑，小儿暑热，痢疾，烧、烫伤，刀伤；根治肝炎，荨麻疹[148]。【土家药】神豆腐，斑鸠榨：茎、叶治疟疾，痢疾，痈疔肿毒，创伤出血；根治尿道炎，白浊，淋巴结炎，阑尾炎，烧、烫伤，无名肿痛[124]。【瑶药】德保亮：树皮、叶治小儿发烧，小儿疳积，急性角膜炎[15]。

Premna puberula Pamp. 狐臭柴(马鞭草科)。【土家药】斑鸠占，神豆腐：叶治水肿，毒疮；根治月经不调，风湿性关节炎，阳痿[124]。

Premna serratifolia L. 伞序臭黄荆(马鞭草科)。【台少药】Bati(Paiwan 族太麻里)：叶治外伤，毒蛇咬伤[169]。

Premna szemaoensis Pei. 思茅豆腐柴(马鞭草科)。【布朗药】接骨树：根、树干内皮治骨折，外伤出血，跌打损伤[13]。【傣药】梅芍秒：根、树干内皮治骨折，跌打伤痛，外伤出血，风湿骨痛[9,67,68,74]。【哈尼药】布哈畏：根、树皮治骨折，感冒[14]。【基诺药】麻嘿怕呢[163]：叶、皮治骨折，跌打损伤[10]；茎皮治骨折，跌打损伤[163]。【拉祜药】那补我此，蚂蚁鼓堆树[14,150]，窝铺希斯[14]：根、树干内皮治骨折，感冒，外伤出血，软组织损伤，肿痛，风湿骨痛[14,150]；效用同哈尼药[14]。【佤药】茎皮、根皮、叶治骨折肿痛，跌打瘀血，外伤出血，风湿骨痛[168]。

Premna tenii Pei 圆叶豆腐柴(马鞭草科)。【彝药】依妈共动而：根治跌打损伤[14]。

Prenanthes glandulosa Dunn 多裂福王草(菊科)。【彝药】腰乃泽：全草治感冒，咳嗽[14]。

Primula atrodentata W. W. Smith 白心球花报春(报春花科)。【藏药】象治恩保：花用于止泻[29]；花序治愈疮[23]。

Primula bathangensis Petitm. 巴塘报春(报春花科)。【藏药】象治色保：全草治骨伤，骨折，疮疖肿毒[22,34]。

Primula blattariformis Franch. ssp. teniana (Bouati) W. W. Sm. 毛蕊草报春(报春花科)。

【彝药】小辣它：根治肋间疼痛，乳腺炎[14]。

Primula blinii Levl. [*P. incisa* Franch.] 糙毛报春(报春花科)。【藏药】香地嘎保：花清热敛疮，散痛，治肺病，神经痛，关节炎，心脏病[40]。

Primula boreiocalliantha Balf. f. et Forr. 木里报春(报春花科)。【藏药】相直玛保：花治热病，血病，肺病[23]。

Primula bracteata Franch. [*P. henricii* Bur. et Franch.] 小苞报春(报春花科)。【藏药】夏札：全草治心悸[14,22,34]，失眠，神经衰弱[22,34]。

Primula bryophila Balf. et. Farrer 黛粉雪山报春(报春花科)。【藏药】花治疗热，肺热，心热，"隆"病[27]。

Primula chungensis Balf. f. et Ward. 中甸灯台报春(报春花科)。【羌药】Xxeanaxi(也那西)，普禾达石博：全草治腹痛；根泡酒内服解酒毒[167]。

Primula cockburniana Hens. 鹅黄灯台报春(报春花科)。【白药】剂改著：根、全草治月经不调，红崩，白带，阳痿，哮喘[14]。

Primula concinna Watt 雅洁粉报春(报春花科)。【藏药】查尖木：全草治疮疖肿毒，骨伤，骨折[22]。

Primula crocifolia Pax et Hoffm. 番红报春(报春花科)。【藏药】 གང་གང་ཟིལ་བ། (兴兴哲吾)[25]，相相哲吾[22]：花治血病，肺病，赤痢，各种热病，"黄水"病[25]；花、全草治血热病，脉热病，血机紊乱，流行性感冒，肺病，赤痢，"黄水"病，各种热性病[22]。

Primula denticulata W. W. Smith subsp. sinodenticulata (Balf. f. et Forr.) W. W. Smith 滇北球花报春(报春花科)。【白药】德尸户：根、全草治产后流血不止，红崩，小儿疳积，结核，病后体虚[14]；根治虚痨和下乳汁[17]。【彝药】羊屋六：全草用于止血，消疳，产后流血不止，小儿疳积，病后体虚[14]。

Primula dryadifolia Franch. 石岩报春(报春花科)。【藏药】哲合加母[23]，相相哲吾[22]：全草治疮疡，肉瘤[23]；花或全草治血热病，脉热病，血机紊乱，流行性感冒，肺病，赤痢，"黄水"病，各种热性病[22]。

Primula elongata Watt var. barnardoana（W. W. Smith et Ward） 黄花圆叶报春（报春花科）。【藏药】象治色保：治疮疖肿毒，骨伤，骨折[22]。

Primula faberi Oliv. 峨眉报春（报春花科）。【藏药】全草治五淋癃闭，男子白浊，女子带下，湿热汗出不止[36]。

Primula farinosa L. 粉报春（报春花科）。【蒙药】全草治小儿高热抽风，高血压，头痛，急性胃肠炎，痢疾；全草外用治创伤出血，痈疮肿痛，烫、火伤[51]。

Primula fasciculata Balf. f. et Ward. 束花报春（报春花科）【藏药】གཡེར་མོ་ཐང་།（雅毛唐）[21,25]：花消肿，治疮疖痈肿，疮疡溃烂[25,27,32]，疮伤[21,27]，"黄水"病，跌打损伤，头部外伤，浮肿[21]。

Primula flava Maxim. 黄花粉叶报春（报春花科）。【藏药】相直嘎保：花治时疫，血病[23]。

Primula forbesii Franch. 小报春（报春花科）。【纳西药】小报春花、癫痫花：全草治肾炎，流产、产后流血，血崩白带，小儿肺炎，高热，咽喉炎，口腔炎，扁桃体炎，牙痛，急性结膜炎，风湿性关节痛，外伤出血，跌打瘀血[164]。【彝药】全株治咽喉肿痛，口舌糜烂，牙痛[17,109]，鼻衄，目赤流泪，肾病水肿，红崩白带，跌打瘀肿，外伤出血[109]，扁桃体炎，肾炎，产后出血[17]。

Primula gemmifera Batal. 苞芽粉报春（报春花科）。【藏药】夏札：用于安神宁心，心悸，失眠，神经衰弱[22]。

Primula involucrata Wall. subsp. yargongensis（Petitm）W. W. Smith et Forr. 雅江报春（报春花科）【藏药】格让磨汤：花治虚症，病后体虚[40]。

Primula jaffreyana King 藏南粉报春（报春花科）。【藏药】查尖木：治疮疖肿毒，骨伤，骨折[22]。

Primula littledalei Balf. f. et Watt 白粉圆叶报春（报春花科）。【藏药】བྲག་ཞུན།（查奖木）[21,25]：象治色保[22]：全草用于愈疮[25]；花治疮疖肿毒，骨伤，骨折[22]；全草及花序治疮伤，刀伤，肝病[21]。

Primula malacoides Franch. 报春花（报春花科）。【藏药】全草治小儿高热，咳嗽，疳积，牙痛，带下病，肾虚阳痿，风湿痛[36]。

Primula maximowiczii Regel 胭脂花（报春花科）。【蒙药】套日格－哈布日希乐－其其格（萨都格－纳克布），萨都克纳克福[781]：全草治癫痫，头痛，中风[51][781]。

Primula moupinensis Franch. 宝兴报春（报春花科）。【藏药】查尖木：全草治疮疖肿毒，骨伤，骨折[22]。

Primula nivalis Pall. 雪山报春（报春花科）。【哈萨克药】باشەشەك：花蕾、花朵治小儿高热抽风，急性肠胃炎，痢疾，口苦，易怒[142]。【藏药】查尖木：全草治疮疖肿毒，骨伤，骨折[22]。

Primula nussola Balf. f. et Forrest 红花雪山报春（报春花科）。【藏药】花治疠热，肺热，心热，"隆"病，肺脓液，疮伤[27]。

Primula obconica Hance 鄂报春（报春花科）。【土家药】虎耳还阳，打伤药，猫儿草：全草治腹痛，跌打青肿，风湿，劳伤，解酒毒[124,127]。

Primula optata Franch. 甘肃高葶雪山报春（报春花科）。【藏药】亚玛唐：全草用于清热，消肿，愈疮，疮疖痈肿，疮疡溃烂[22]。

Primula orbicularis Hemsl. 圆瓣黄花报春（报春花科）。【藏药】香智塞保：花治诸热病，血病，脉病，肺病，赤痢，腹泻，小儿热痢水肿，小儿高热，抽搐，急性胃肠炎，毒扩散[40]。

Primula ovalifolia Franch. 卵叶报春（报春花科）。【土家药】豆叶参：全草、根治头昏耳鸣，湿热黄疸，咳嗽痰多[123]。

Primula poissoni Franch. 海仙报春（报春花科）。【佤药】哦蕊么娘：全草用于消炎止血，月经不调，红崩白带[14]【藏药】相直玛保：花治热病，血病，肺病[23]；全草治目赤肿痛，肺热咳嗽，痢疾，大便下血，月经不调[36]。

Primula pseudodenticulata Pax 滇海水仙花（报春花科）。【傈僳药】拉起打莫：全草治脱肛，流产，骨折，跌打损伤，外伤红肿，瘀血[166]。

Primula pulchella Franch. ex Hemsl. 丽花报春（报春花科）。【藏药】奥勒西[22]，香智恩保[40]：花、种子治神经痛，关节痛，肺病，心脏病，高血压及烫伤，疖疮[22]；全草治肺热咳嗽，感冒高热，疮痈肿毒，跌打损伤，瘀肿疼痛[36]；花治泄泻[40]。

Primula rotundifolia Wall. 大圆叶报春（报春花科）。【藏药】查尖木：全草治疮疖肿毒，骨伤，骨折[22]。

Primula russeola Balf. f. et Forrest 黑萼报春（报春花科）。【藏药】治疠热，肺热，心热，"隆"病，干肺脓液，愈合疮伤[27]。

Primula secundiflora Franch. 偏花钟报春（报春花科）。【藏药】相直玛保[23]，香智塞保[40]：花治热病，血病，肺病[23]，疠热，肺热，心热，"隆"病，脉病，血热，腹泻[27]；效用同圆瓣黄花报春 P. orbicularis[40]。

Primula serratifolia Franch. 齿叶灯台报春（报春花科）。【藏药】相直玛保：花治热病，血病，肺病[23]。

Primula sibirica Jacq. 天山报春（报春花科）。【藏药】亚玛唐[22]，亚尔毛唐[32]：花治疮疖痈肿，疮疡溃烂[22]；花、种子治神经痛，关节痛，泻痢[32]。

Primula sieboldii E. Morr. 樱草（报春花科）。【蒙药】根茎、全草治气逆咳嗽，痰多喘满，咽炎[51]。

Primula sikkimensis Hook. 锡金报春（报春花科）《部藏标》。【傈僳药】克拉起莫：花治小儿高热抽风，急性胃肠炎，痢疾[166]。【藏药】དང་ཕྱི་བེར་རོ།（相泽色保）[21]，象志色保[2,35]，香芝色尔波[7]：花治小儿热痢[2,21,23,35]，腹泻[2,7,21,35]，水肿[2,21,35]，脉病[2,23,35]，诸热病，血病[2,35]，筋脉疼痛，血脉不畅[21]，止泻[29]，小儿高热抽风，痢疾，热病出血[36]，心脉瘀阻，血脉不畅[1050]，疠热，肺热，心热，"隆"病，邪热，小孩热泻[27]；效用同圆瓣黄花报春 P. orbicularis[40]。

Primula sonchifolia Franch. 苣叶报春（报春花科）。【傈僳药】克建乃莫[166]：全草治男子白浊及女子白带[166,17]，虚汗[17]，五淋癃闭[166]。

Primula soongii Chen et C. M. Hu 滋圃报春（报春花科）。【藏药】香智塞保：效用同圆瓣黄花报春 P. orbicularis[40]。

Primula stenocalyx Maxim. 狭萼报春（报春花科）。【藏药】象治莫保：花治诸热病，血热病，脉病，小儿热痢，肺脓肿，腹泻，水肿，疮疖久溃不愈[22]。

Primula szechuanica Pax 四川报春（报春花科）。【藏药】香智塞保：效用同圆瓣黄花报春 P. orbicularis[40]。

Primula tangutica Duthie 甘青报春（报春花科）。【傈僳药】克俄打莫：花、种子治肺脓疡，神经痛，关节炎，心脏病[166]。【藏药】奥勒西[29]，相直莫保[23]，香地嘎保[40]：花、种子治神经痛，关节痛，肺病，心脏病，高血压及烫伤，疮疖[29]；花序愈疮[23]；效用同糙毛报春 P. blinii[40]。

Primula tangutica var. flavescens Chen et C. M. Hu 黄甘青报春（报春花科）。【藏药】香智塞保：效用同圆瓣黄花报春 P. orbicularis[40]。

Primula viali Delavay ex Franch. 高穗花报春（报春花科）。【藏药】相直莫保：花序愈疮[23]。

Prinsepia uniflora Batal. 蕤核（蔷薇科）《药典》。【蒙药】哈布塔盖－楚莫：果核治目赤肿痛，睑缘炎，角膜炎，视物昏暗，早期白内障，玻璃体浑浊[47]。

Prinsepia utilis Royle 扁核木（蔷薇科）。【白药】Zrtdaqitjinl（zhoudaqijiang，皱达启尖），Huixguxkoazix（huigukezhi，灰鼓颗粒脂）[151]：根、叶治淋巴腺炎，乳腺炎，风湿性关节炎[17]；嫩叶、梢、果实治湿热口疮，咽喉肿痛，痔疮，骨折；果实治脑神经衰弱[151]，消化不良[17]。【苗药】考波楂[8,14][151]，考波渣[8,14]，茨那[13]：根、嫩枝、叶治筋骨疼痛，骨髓炎，牛瘟症，咳嗽，小儿咳嗽；根治牛瘟症[8,14]；效用同纳西药[13]；嫩叶梢煎液反复漱口治口腔湿热糜烂，小儿咽喉炎，发热[151]。【纳西药】阿拿私[13]，青刺阿那斯，狗奶子[703]：效用同苗药[14]；嫩尖治牙痛[13]，风湿痛[151]；叶治小儿高热惊风，小儿肠炎，跌打损伤，刀枪伤，淋巴腺炎，腮腺炎，乳腺炎疮毒[164]；嫩尖或叶治骨折，枪伤，贫血；根治淋巴腺炎，腮腺炎，乳腺炎，跌打劳伤，风湿性关节炎，痔疮，痈疮疖肿，久咳；果实治食积，消化不良，目翳多泪[151]，胃病，肝病，头晕头痛，两胁疼痛，慢性筋骨痛[703]；全草治小儿肠炎（拉绿屎）[151]。【普米药】Cina（刺纳）[8]，刺呐[13,14]，茨那[13]：果实治跌打扭伤，骨折，一切疮疖痈疽，黄水疮[8,13,14][151]；果实外用治肿痛[151]，风湿病[8][151]。【彝药】ꈹꌶꇬꒉ（qicyjiesyr，启刺解使)，**咖才**(chunuo，粗龙)[8]，尼争扭[101]：根治虚寒咳嗽，食积，风湿病；根外敷患处治瘰疬痈疽，瘀积肿痛[8]，虚火咳嗽，目翳流泪[101]；叶治小儿惊风，痔疮，风湿性关节炎，跌打损伤，烂头疮[101]；根、叶治虚火咳嗽，目翳流泪，小儿惊风，小儿屙绿屎，骨折，水火烫伤，痔疮，风湿性关节炎，跌打损伤，烂头疮[104]；枝尖治跌打损伤，风火虫牙，痛疽疮疡，毒蛇咬伤[109]。

Prismatomeris connata Y. Z. Ruan 南山花(茜草科)。【壮药】Raghenj(壤现)[118,120,180]，狗骨木，黄根[118,120,180][1117]，给咖[316]：根治肝炎[118,120,180][316,1117]，发旺(风湿骨痛)[118,120,180][316]，再生障碍性贫血，地中海贫血，白血病，矽肺，林得叮相(跌打损伤)[118,120,180]，牙龈出血，淋证[118,120]。

Prismatomeris tetrandra(Roxb.) K. Schum. 四蕊三角瓣花(茜草科)。【京药】给加，狗骨木：叶治风湿病，骨折[15]。

Procapra gutturosa (Pallas) 黄羊(牛科)。【蒙药】**ᠵᠡᠷᠡᠨ ᠡᠪᠡᠷ** (Zheren eber，哲仁－额布日)[48]，**ᠵᠡᠷᠡᠨ ᠮᠠᠬᠠ** (Zheren maha，哲仁－麻哈)[57]：角(炒黄用)治腹泻，热病[48]；肉治劳伤，"巴达干"病，血治"巴木"病，青腿病[57]。

Procapra picticaudata Hodgson 藏原羚(牛科)。【藏药】**ᠷᠸᠠ**[25]，果哇拉：角治腹泻[22,23,25,34]；喉治瘿瘤；肉治精神病[22,23,25]；血治腹泻[34]，寒热腹泻[27]；睾丸治肾亏腰痛，腰曲，肾脏病[23]。

Procris laevigata Blume 参见 Elatostema laevigatum。

Procris wightiana Wall. ex Wedd. 藤麻(荨麻科)。【阿昌药】捏及缺：茎、叶治角膜云翳，急性结膜炎[18]。【德昂药】莫展云[160]：效用同阿昌药[18]；茎、叶治角膜云翳，急性结膜炎[18,160]，水、火烫伤，跌打损伤，骨折，毛虫叮咬[160]。【景颇药】Mycqzhi mvan：效用同阿昌药[18]。

Pronephrium penangianum (Hook.) Holtt. [*Abacopteris penangiana*(Hook.) Ching] 披针新月蕨(金星蕨科)。【苗药】散血莲，Reib sanb qend(锐散青)：根茎、全草治跌打损伤，血凝气滞，痢疾，目赤，急性结膜炎[11,95]，酒制增强散瘀，止痛作用[12]。【土家药】sau¹ xei¹ lian¹ (散血莲)[10,123,126]，活血莲[127]，tuo¹ga¹ha¹che¹a¹ba¹ (拖

嘎哈车阿巴)[123]：全草治月经不调，跌打损伤[123,126,127,128]，月家痨，闭经痨[10,126,127]，劳伤，外伤出血，痢疾，血凝气滞[123,127]，风气病，水泻症[128]；根茎及叶柄残基治上呼吸道感染，痢疾[695]，妇女闭经，跌打损伤，筋骨疼痛，劳伤，血凝气滞，外伤出血[29]，筋骨疼痛，劳伤，跌打损伤，血凝气滞，月经不调，闭经，痢疾，火眼，外伤出血[1060]。

Prospirobolus joannisi Brölemann 参见 Spirobolus bungii。

Prunella asiatica Nakai. 山菠菜(唇形科)。【鄂伦春药】挨母出哈，山苏子：全草治肺结核，淋巴结结核，甲状腺肿，急性黄疸型肝炎，筋骨疼痛，眼球夜痛，羞明流泪，眩晕，口眼㖞斜，高血压性头痛，耳鸣，目赤肿痛，乳腺炎，腮腺炎，痈疖肿毒，淋病，崩漏，带下，肺结核，肺结核咯血，渗出性胸膜炎[161]。【纳西药】果穗或全草治鼻渊，口歪，淋巴结核，痰火，手足红肿疼痛，疟疾，瘰疬，肝火头痛，高血压，乳痈，膀胱炎，尿道炎，肾炎子宫出血，赤白带下，半身不遂，从高处坠陨，骨折筋伤，跌打扭伤，足伤[164]。【土家药】蜂科莲：全草、果穗治目赤头晕，筋骨疼痛，肺结核，白带，淋漓[129]。

Prunella hispida Benth. 硬毛夏枯草(唇形科)。【藏药】夏姑措：果穗或种子治肝炎，肝热，出血[40]。

Prunella vulgaris L. 夏枯草(唇形科)《药典》。【阿昌药】全草治淋巴结结核，甲状腺肿大，高血压，腮腺炎[18]。【白药】色药拉米：全草、根治甲状腺肿，淋巴结结核，高血压，头痛，耳鸣，目赤肿痛，急性乳腺炎，小儿口腔炎，小儿湿热痢疾，肠炎，痢疾[14]；全草治高血压，头痛耳鸣，目赤肿痛[17]。【布依药】那巴母：果穗或全草治肺结核[159]。【朝药】두메꿀풀(dū mēi gūr pur，嘟梅咕儿曝儿)：果穗治高血压，浮肿[82]。【德昂药】茴色：效用同阿昌药[18]。【侗药】Nyangt dous laol(娘兜劳)，Seel Naens (舍能)，棒柱头草[136,137]：全草治目赤肿痛，头痛眩晕，宾掯悟(歪嘴风)，闷高瘟扁(头昏晕倒)[136,137]；果序治狗咬伤[12]。【哈尼药】Sseihhaol peilsiq(热奥拍席)，团花草，顶头蓝花：全草治急慢性肝炎，瘰疬，乳痈，肺结核，化脓性炎症[143]。【哈萨克药】

قاراباسشوپ：花序治高血压，目赤肿痛，淋巴结结核，肺结核，甲状腺肿大[140]。【景颇药】gvinva mvan：效用同阿昌药[18]。【傈僳药】莫很冷：果穗治瘰疬，瘿瘤，乳痈，乳癌，目赤肿痛，羞明流泪，头目眩晕，口眼歪斜，筋骨疼痛，肺结核，急性黄疸型肝炎，血崩，带下[166]。【苗药】Reib dend longx（锐灯笼，贵州铜仁）[91]，夏枯球[94,98]，莴坝仰[96]：果穗治瘰疬，瘿瘤，乳痈[91,94,98]，乳癣，头目眩晕，目赤珠痛[91]；全草治头晕，火眼，乳房红肿[96]，退蓄热，散结，补虚[226]。【纳西药】效用同山菠菜 P. asiatica[164]。【怒药】琼路欣：果穗治瘰疬，瘿瘤，乳痈，乳癌，目赤肿痛，羞明流泪，头目眩晕，口眼歪斜，筋骨疼痛，肺结核，急性黄疸型肝炎，血崩，带下[165]。【羌药】Geabiaevha（各边哈），六月干：全草治头目眩晕，羞明流泪，急性黄疸，瘰疬，乳痈，乳癌；嫩叶治烧、烫伤[167]。【畲药】雷独草，九重楼，地蜂蓬：全草、果穗治胃脘痛，扁桃腺炎，高血压[146]；全草治淋雨后感冒畏冷发热，咽喉疼痛，头痛，肝火旺耳鸣，高血压，腹泻，视物模糊，小儿夜啼[148]。【水药】骂满：根及茎治伤口感染引起的骨髓炎[10,157,158]。【土家药】de¹ gu¹ niu²（地牯牛），蜂窝球[124,125]，chong tian pao（冲天炮）[126]：全草和果穗治瘰疬，瘿瘤，乳痈，肺结核，目赤肿痛，肝火头痛，高血压[124,125]，火眼病，肺痨病[126,128]，伤风头痛，狗咬伤[128]，压痨（慢性损伤引起的消瘦病症），痈疖，流痰，疬子病（泛指急慢性淋巴结肿大）[126]。【瑶药】dangh tong miev（堂通咪），紫花草：果穗或全草治高血压头痛，头晕，肺结核，淋巴结结核，癫痫，尿道炎，膀胱炎，肾炎[130]。【彝药】补洛色[10]：全草治伤风，外伤流血，九子疡（颈淋巴结结核），烧、烫伤，肝痛，火眼，腹泻，头痛[10,105]，肝区痛，眼翳，淋巴结结核，淋巴结肿大，稻田性皮炎[101]；外用治疯狗咬伤[10,105]，头痛瘰疬，肝痛[105]；果穗治湿重伤寒，脾胃不和，头痛眩晕，目赤肿痛，瘰疬瘿瘤，痈疮疔疖[109]。【裕固药】夏枯草：果穗治高血压[10]。

Prunella vulgaris var. lanceolata（Barton）Fernald 狭叶夏枯草（唇形科）。【藏药】夏姑措：效用同硬毛夏枯草 P. hispida[40]。

Prunus amygdalus（Linn.）Batsch [Amygdalus

communis L.] 扁桃（蔷薇科）《部维标》。【侗药】扁桃仁：种子治闭经，痛经，肿块[136]。【维药】阿其克巴达木麦核子[77]，巴旦杏核[22]：种子治湿寒头痛，关节肿痛，筋肌抽紧，寒性咳嗽，哮喘，蝴蝶斑，雀斑及各种皮肤病[77]；果核治结核，咳嗽[22]。

Prunus armeniaca L. [Armeniaca vulgaris Lam.] 杏（蔷薇科）《药典》。【白药】杏仁：种仁治咳嗽气喘[17]。【侗药】Meix damh bedl（梅丹本）：种仁治鸡眼[25]。【东乡药】杏仁：种子治外感咳嗽，喘满，喉痹，肠燥便秘[10]。【傈僳药】马扒石力：种仁治外感咳嗽，喉痹，肠燥便秘[166]。【蒙药】桂勒森－楚莫：种子治咳嗽，气喘，便秘[47]。【纳西药】种子治咳嗽气喘，肺寒咳嗽，肺燥咳喘，小儿久患咳嗽，小便涩，便秘，久病大肠燥结不利，心气痛闷乱，虚劳羸瘦，烦热，男女中风，左瘫右痪，风湿脚弱，手足痉挛，不能行立，喉痹[164]。【水药】拟风：种仁治咳嗽，气管炎，老慢支[101]。【土药】甜杏仁：种仁治外感咳嗽，喘满，气管炎等，慢性气管炎[10]。【土家药】杏子[125]：种仁治感冒咳嗽，支气管哮喘，支气管炎，肺炎，习惯性便秘，中耳炎[123]，咯吼（咳嗽哮喘），着凉咯痰稀白[125]。【维药】ئۆرۈك（Oruk，欧如克），ئۆرۈك مىغىزى（Oruk meghizi，欧如合麦核子），塔特勒克玉鲁克米盖孜[79]：种仁治咳嗽气喘，胸满痰多，血虚津枯，肠燥便秘[77]，寒性咳嗽，顽痰不化，哮喘，大便干燥，身体消瘦，皮肤创伤[75]，食欲不振，脾胃虚寒，遗精，早泄[79]；果实治大便干结，胆液质性发热，胃脘烧热，痔疮肿痛，喉干口渴[75]。【藏药】མངར་ཁུ（康布）[25]，坎吾[23]，昂康木[24]：种仁治"赤巴"病[23,24]，疮痈，"黄水"病[23]，秃疮[24,25,29]，生发，乌发[24,25]；杏仁油涂抹治秃发[23]。

Prunus armeniaca var. ansu Maxim. [Armeniaca vulgaris Lam. var. ansu（Maxim.）T. T. Yu et L. T. Lu] 山杏（蔷薇科）《药典》。【朝药】시베리아살구나무（sī bīe lǐ ā sār gū nā mù，细别哩啊仨儿咕那木）[9,90]：种子治皮肤病，肝硬化腹水[9,90]，各种咳喘证，肿瘤，耳聋[84,87,88]，伤津，便秘，咳嗽，多痰；根治白癜风，银屑病，各种浮肿，气管炎，哮喘[87,88]。【侗药】种子治风寒咳嗽，胸闷痰多，肠燥便秘；种子炒后增强降气之

功《12》。【仡佬药】mi³¹ piann³³ lu³⁵（米表路，黔中方言），tsio³³ no³³ çin³³（早母杏，黔中北方言），mu⁵⁵ fə³³（母飞，黔西南多洛方言）：种仁治慢性支气管炎咳嗽《162》。【蒙药】效用同杏 A. vulgaris《47》。【水药】女凤：种仁治气管炎《157,158》。【维药】阿其克吾里克麦核子：效用同 P. armeniaca《77》。【藏药】昂康木《22,24,25》：种仁治"赤巴"病，白发，秃疮《22,24,25,29》，"黄水"病，秃发，咳嗽，支气管炎，便秘，疮疡《22》，生发《24,25》。

Prunus cerasifera Ehrh. 樱桃李（蔷薇科）。【维药】果实治发烧咳嗽，头痛流涕，腹泻口渴，牙根松动，呕恶喉痛《77》。

Prunus cerasoides D. Don [*Cerasus cerasoides* (Buch. – Ham. ex D. Don) S. Y. Sokolov.] 高盆樱桃（蔷薇科）。【白药】种子治大便燥结，腹水，小便不利《17》。【哈尼药】樱桃：叶、花、果、树皮用于解毒《875》。【基诺药】基波撒波，冬樱桃《163》：树皮或果实治肠炎，痢疾，腹部热痛，小便黄少，口腔或牙龈起泡《163》。【拉祜药】帕尼此，野樱桃树：树皮、根、果实治重感冒，流行性感冒，皮肤瘙痒，痢疾；果实治咽喉炎，声哑；种子用于透疹；根治月经不调《150》。【佤药】树皮治腹部热痛，小便黄少，口腔牙起泡《168》。

Prunus communis L. var. amara L. 苦巴旦杏（蔷薇科）《部维标》。【维药】كاچچق بادام（Achchiq badam，阿其克巴达木）《75》，苦巴达木《7,78》，塔特勒克巴旦木《80》：种子治咳嗽气喘《4,78》，形瘦便秘，精少耳鸣，食欲不振，闭经经少《4》，脾胃积滞《78》，肺热咳嗽，肠内寄生虫《7》，湿寒头痛，关节肿痛，筋肌抽紧，寒性咳嗽，哮喘，蝴蝶斑，雀斑，皮肤病《75》，头痛，视力减弱，胸肺肿，咳喘，肠绞痛，肝炎，子宫炎，结石，月经不调，顽固性和扩散性脓水疮，湿疹，皮肤干燥，癫痫，荨麻疹，黑痣，麻疹，疯狗咬伤《80》。

Prunus davidiana (Carr.) Franch. 参见 Amygdalus davidiana。

Prunus domestica L. 欧州李（蔷薇科）。【俄罗斯药】Baoloudai shiliwei（包娄代思力威）：果用于便秘，动脉粥样硬化，肝病，肾病及风湿病《15》。【维药】قارا گۆرۇك（kara ouruke，卡拉欧如克）《8》，阿鲁恰《78》：果实治发热发烧，感冒《75,77,78》，烦渴不安，维生素 C 缺乏症，痢

疾《8,75,77,78》，热症口渴《8》，干热伤寒，热性头痛，胃热性恶心，呕吐，口渴，口臭，肺结核干咳，咽喉炎《75,77》，热咳，肺结核，热性伤寒，肠内寄生虫病《80》。

Prunus humilis Bge. [*Cerasus humilis*(Bunge) Sokoloff.] 欧李（蔷薇科）《药典》《部维标》。【朝药】중국애기벗나무（zǒng gùk āi gēi bō nǎ mù，纵咕克哎给波那木）《86》：种子治面目四肢浮肿，利小便水道《9,86,90》，大腹水肿；根治齿龈肿，龋齿，坚齿去白虫《86》。【蒙药】乌拉奈，伯拉素：种子治大便秘结，水肿，尿少《47》。【维药】欧李：近成熟果实治血中干热旺盛，高热不退，烦躁不安，咳嗽痰少，大便秘结，恶心呕吐《4》。

Prunus japonica Thunb. 参见 Cerasus japonica。

Prunus kansuensis(Rehd.) Skeels. 甘肃桃（蔷薇科）。【藏药】日康木：果实和种仁治跌打损伤，闭经，血瘀疼痛，高血压，慢性阑尾炎，大便燥结《32》。

Prunus mandshurica(Maxim.) Koehne [*Armeniaca mandshurica*(Maxim.) Skv.] 东北杏（蔷薇科）《药典》。【蒙药】桂勒森 – 莫莫：种子治咳嗽，气喘，便秘《47》。【维药】阿其克吾里克麦核子：效用同山杏 P. armeniaca《77》。

Prunus maximowiczii Rupr. 参见 Cerasus maximowiczii。

Prunus mira(Koehne) Ricker [*Amygdalus mira*(Koehne) Ricker] 光核桃（蔷薇科）。【藏药】ཁམ་བུ།（康布）《21》，握侃《27》：种子治秃疮《25》，"黄水"病，头发、眉毛等脱落症《21》，便秘《27》；种子榨取的油涂擦治头发、眉毛、胡子等脱落症；种子烧成灰治疮疡，"黄水"病《27》；果肉及核壳的灰治各种创伤及"黄水"病《21》。

Prunus mume(Sieb.) Sieb. et Zucc. [*Armeniaca mume* Siebold] 梅（蔷薇科）《药典》。【白药】千其千：果实治消化不良，腹泻《14》。【朝药】매실나무（māi xīr nǎ mù，梅细儿那木）：果实治咳嗽，痢疾《83》，肢体痛，偏枯不仁，死肌，青黑痣，恶疾，下痢，好唾，口干《86》。【傣药】埋骂风《13,65》：果实清暑，除烦，降火《65》，治肺虚久咳，口干烦渴，胆道蛔虫病，胆囊炎，细菌性痢疾，慢性腹泻，月经过多，癌瘤，牛皮癣；果实

外用治疮疡久不收口，鸡眼；树皮治牙痛，咳嗽⁽¹³⁾。【拉祜药】梅子，乌梅：果实治肺虚久咳，口干烦渴，胆道蛔虫病，胆囊炎，细菌性痢疾，慢性腹泄，月经过多，牛皮癣；果实外用治疮疡久不愈，鸡眼⁽¹⁰⁾。【傈僳药】十九：果实治咳嗽，痢疾，尿血，便血，胆道蛔虫病⁽¹⁶⁶⁾。【蒙药】哈日－桂勒斯：果实治肺虚久咳，口干烦渴，胆道蛔虫病，胆囊炎，慢性腹泻，痢疾，崩漏⁽⁴⁷⁾。【苗药】Zid kout bloub（枝勾背，贵州毕节）⁽⁹¹⁾，Wud meix（乌梅，贵州松桃）^(91,95)：果实治虚损咳喘，痰中带血，肠风下血，食积胀满⁽⁹¹⁾，久疟⁽⁹⁵⁾。【纳西药】近成熟果实治胆道蛔虫病，急性细菌性痢疾，胆囊炎，胆石症，胆道感染，阴茎癌，宫颈癌，久咳不已，牛皮癣⁽¹⁶⁴⁾。【怒药】席很：果实治久咳，痢疾，尿血，便血，胆道蛔虫病⁽¹⁶⁵⁾。【水药】女风：果实治久泻，久痢^(10,157,158)。【土家药】乌梅：果实治肺虚久咳，口干烦渴，胆道蛔虫病，慢性腹泻，痢疾，便血；果实外治疮疡久不收口，胬肉外突⁽¹²³⁾。【维药】艾努拉：果实治虚热消渴，肺虚久咳，蛔厥呕吐腹痛，胆道蛔虫病⁽⁷⁷⁾。【彝药】撒戈⁽¹⁰¹⁾：茎叶治热毒内陷，湿重气滞，胸热胀满，久热不退，肠痈痢疾，滑胎漏胎⁽¹⁰⁹⁾；果实治肺虚久咳，口干烦渴，胆道蛔虫病，胆囊炎，细菌性痢疾，慢性腹泻，月经过多，癌瘤，牛皮癣⁽¹⁷⁾；树皮治咳嗽久不愈，疟疾，牙痛；果实治消化不良，风火烂眼⁽¹⁰¹⁾。

***Prunus nakaii* Lévl.** 参见 Cerasus japonica var. nakaii。

***Prunus padus* L.** 参见 Padus avium。

Prunus persica(L.) Batsch [*Amygdalus persica* L.] 桃(蔷薇科)《药典》。【阿昌药】桃仁：种子治痛经，闭经，跌打损伤，瘀血肿痛⁽¹⁸⁾。【白药】达筛：叶治汗疮，湿疹，皮炎⁽¹⁴⁾，头风，通大小便，止霍乱腹痛⁽¹⁷⁾；种仁治痛经，闭经，癥瘕，热病蓄血，风痹，咳嗽，跌打损伤，血燥便秘；花治水肿，脚气，痰饮，积滞，二便不利，闭经，嫩枝治心腹痛及痔疮⁽¹⁷⁾；根、茎皮治黄疸，吐血，衄血，牙痛，经闭，痈肿，痔疮；桃胶治石淋，血淋，痢疾⁽¹⁷⁾。【布依药】莽桃：花、叶或果实煮水，洗全身，治自汗⁽¹⁵⁹⁾。【朝药】복숭아：带叶嫩枝治湿疹^(9,90)。【傣药】麻晃：根、茎皮和叶治心胸闷闷，胸闷胸痛，风寒湿痹证，肢体关节酸痛，屈伸不利，牙痛，汗疹，疔疮痈

疖脓肿⁽⁶²⁾；茎木治风症，胃痛^(13,14,65)。【德昂药】昂别空：效用同阿昌药⁽¹⁸⁾。【侗药】Nyuil duil baengl，Duil daoc(蒂桃)：叶及种仁治兜隋哨(蛇咬伤)，吓宾(脚鱼痧)⁽¹³⁷⁾。【仡佬药】nao³⁵ mi³¹ pian⁵⁵(奥迷表，黔中方言)，mie³¹ piu⁵⁵ kə⁵⁵ xe⁵³(灭扁各海，黔中北方言)，xɔ³³ mu⁵⁵ pian³¹(喝马表，黔西南多洛方言)：花治便秘⁽¹⁶²⁾。【哈尼药】习涌⁽¹⁴⁴⁾，牛蒂棒⁽¹³⁷⁾：叶、树皮用于解毒⁽⁸⁷⁵⁾；叶及果实治兜隋哨(蛇咬伤)，吓宾(脚鱼痧)⁽¹³⁷⁾；根治肠炎，胃炎⁽¹⁴⁴⁾。【基诺药】生烟：树皮外洗治皮肤瘙痒；叶外用治皮肤癣⁽¹⁶³⁾。【景颇药】sawum tum⁽¹⁸⁾，生烟⁽¹⁶³⁾：树皮治皮肤瘙痒；叶治皮癣⁽¹⁶³⁾，效用同阿昌药⁽¹⁸⁾。【拉祜药】阿伟，桃石：种仁、树皮、叶治腹泻，感冒，全身疼痛，痧症，疟疾^(13,150)，黄疸，吐血，经闭，痈肿，痔疮，腰痛，血痰，血滞风痹，皮肤血热燥痒⁽¹⁵⁰⁾。【傈僳药】石力：种仁治经闭，跌打损伤，血燥便秘⁽¹⁶⁶⁾。【毛南药】ruoŋ² mei⁴ thau²(松妹桃)：果实治狗咬伤，糖尿病，萎缩性鼻炎，血虚，产后虚弱，老人便秘，高血压，女阴瘙痒⁽¹⁵⁶⁾；根皮治龋齿痛；种子去瘀血⁽¹⁵⁾。【蒙药】陶润－楚莫：种子治闭经，痛经，腹部肿块，跌打损伤，肠燥便秘；叶治疟疾，痈疖，痔疮，湿疹，阴道滴虫⁽⁴⁷⁾。【苗药】珍桐，嘎抖珍桐：叶及种仁治妇人阴痒，闭经⁽⁹⁶⁾。【纳西药】种子治食郁久，胃脘有瘀血作痛，气息凝滞，冬月唇干出血，腹部肿块，肠痈，肺痈⁽¹⁶⁴⁾。【怒药】西阿，桃核仁：种子治妇科病⁽¹⁶⁵⁾。【畲药】叶治小儿惊风，跌打损伤，甲沟炎，风疹，预防淋雨后感冒；根皮治跌打损伤，扭伤；枝治皮肤瘙痒⁽¹⁴⁸⁾。【水药】拟放⁽¹⁰⁾，女放^(157,158)：种仁治跌打损伤⁽¹⁰⁾；种仁外敷脸部痛处，治牙龈肿痛^(157,158)。【土家药】桃仁⁽¹²⁴⁾，胎桃子⁽¹²⁵⁾：种子治闭经，痛经，癥瘕，产后瘀血腹痛，血燥便秘，跌打损伤，狂犬病⁽¹²⁴⁾；未成熟而干枯的果实治虚汗⁽¹²⁵⁾。【佤药】桃树⁽¹⁰⁾，考地⁽¹⁴⁾：叶治头痛，疟疾，湿疹，皮炎，癣疮^(10,168)；茎木治一切风症，胃痛⁽¹⁴⁾。【维药】شاپتول مبغزی(沙皮托拉梅合孜，Shaptul meghizi)，شاپتول(沙皮托拉，Shaptul)，شاپتول چپچکی(沙皮托力其且克，Shaptul chechiki)⁽⁷⁸⁾：种仁治闭经，痛经，癥瘕痞块，跌打损伤，肠燥便秘⁽⁷⁷⁾，咳嗽，大便秘结⁽⁷⁸⁾；血瘀闭经，大便不

通，尿闭尿血，腹脘疼痛，耳痛，肠痈痔疮，脱发斑秃；果实治大便干结，热性伤寒，干性胃虚，脑虚，肝虚，口渴；花治肠道生虫，汗液臭味，狐臭，扁平疣，死胎不下[75]；叶治风热感冒咳嗽[22]。【瑶药】追写：叶治劳累过度引起的全身不适[9]。【彝药】撒苏锡[104]，斯俄[10,105]，毛桃，山桃[105]：树皮、果核治风疹，麻疹，流鼻血，月经不调，崩漏，脾胃虚，饮食失调，泄泻，乏力[104]；鲜叶外用治小儿腹中有虫作痛，打摆子（隔日疟）干疮，牙痛，风疹发痒，长期生疮；花治疖子疮，腹胀，浮肿；油（桃树胶）治妇女干瘦病，咳嗽[10]；叶、花或树脂治疮疖脓肿，蛔虫作痛，腹胀，浮肿，妇女干瘦，牙痛，疟疾，风疹，咳嗽[105]；叶治湿热尿闭，肾病水肿[109]；阿尾则日（桃树寄生）：全株治妇科附件炎，不孕症[13]。【藏药】ཁམ་བུ།（康布热下）[29]，堪布内夏[20]，坎布热哈[23]，康布[24]：种仁治血瘀经闭，癥瘕蓄血，跌打损伤，肠燥便秘[20]，痞块（孕妇忌用）[24,29]，秃疮[25]；花、幼果、种子治疮痈，"黄水"病，"赤巴"病；桃仁油涂抹治秃发[23]；花治腹水，水肿；叶治湿疹，痔疮，头虱[24]；花、叶治水肿，脚气，痰饮，积滞，二便不利，经闭[36]；果核治便秘，涂擦其榨取油治头发、眉毛、胡子等脱落并使之生长，果核烧成灰治疮疡，"黄水"病[27]；效用同山桃 P. davidiana[40]。【壮药】麦朋：叶治阴道炎，宫颈炎[15]。【台少药】Potukeru（Tayal 族南澳），Kazimohu（Tayal 族 Marikowan、Kinazi–），Kaimu（Tayal 族汶水）：叶治头痛，眼病，感冒，肿疡[169]。

Prunus salicina Lindl. [**Prunus staminata Hand. – Mazz.**] 李（蔷薇科）。【阿昌药】啊喝石卡：治跌打损伤，瘀血作痛，浮肿[18]。【白药】根治牙痛，消渴，痢疾，白带；种仁治跌打损伤，瘀血作痛，大便燥结，浮肿[17]。【布依药】鬼勒蛮：果实或种仁用猪尿泡包药炖熟后，去药渣，服猪尿泡，治小儿疝气[159]。【朝药】오얏나무（āo yàt nā mù，奥呀那木）：叶治惊风，水肿[9,90]；根皮（李根皮）治消渴，止心烦，逆奔气[86]。【傣药】麻满（德傣）[62–64]，麻曼勒[62,64,65]，麻满冷[13,65,66]：根、果实用于四肢功能低下引起的形体瘦弱多病，周身疲乏无力，精神不振，腹痛腹泻，红白下痢[62–64]；根治周身酸痛，举步无力，精神困

倦[13,65,66]。【德昂药】麻门勒[18,160]：根、种仁治牙痛，消渴，痢疾，白带，胆囊炎；种仁治跌打损伤，瘀血作痛，大便燥结，浮肿[160]；效用同阿昌药[18]。【侗药】尚蒂亚稿：治啰给冻亚（红痢），挫缝刀任（伤筋）[137]。【哈尼药】习掐：根、种仁、叶治牙痛，消渴，痢疾，跌打损伤，瘀血，大便燥结，浮肿[145]。【景颇药】qengzoshi：效用同阿昌药[18]。【拉祜药】ga da cu：果实研烂外敷治脓肿[152]。【苗药】珍瓢：果仁或根治大便困难，小便不利[96]。【维药】كۆكسۇلتان（Kok sultan，库克苏里堂）：果实治胆液质性发热发烧，热性恶心呕吐，干性咳嗽，伤寒[75]。【彝药】撒纠告景[101]：根治高热抽风，目赤齿痛，食积不化，肠痈疮毒[109]，高热抽搐，肠痈，淋病，丹毒，牙痛[101]。

Prunus serrula Franch. var. tibetica（Batalin）Koehne 参见 Cerasus serrula。

Prunus sibirica L. [**Armeniaca sibirica（L.）Lam.**] 西伯利亚杏（蔷薇科）《药典》。【朝药】시베리아살구나무（sī bīe lǐ ā sār gū nā mù，细别哩啊仁儿咕那木）[9,90]：种子治皮肤病，肝硬化腹水[9,90]，各种咳喘证，肿瘤，耳聋[84,87,88]，伤津，便秘，咳嗽，多痰；根治白癜风，银屑病，各种浮肿，气管炎，哮喘[87,88]。【蒙药】Guilesu[236]，桂勒森 – 楚莫[47]：花治小儿麻疹[236]；种子治疮痛[236]，咳嗽，气喘，便秘[47]。【维药】阿其克吾里克麦核子：效用同山杏 P. armeniaca[77]。【藏药】昂康木：种仁治"赤巴"病，秃疮，"黄水"病，秃发，白发，咳嗽，支气管炎，便秘，疮疡[22]。

Prunus sogdiana Vass. 中亚李（蔷薇科）《部维标》。【维药】قارسۇرۆك（新疆酸李）：果实或近成熟果实治发烧咳嗽，头痛流涕，腹泻口渴，牙根松动，呕恶喉痛[4]。

Prunus triloba（Lindl.）Ricker 榆叶梅（蔷薇科）。【朝药】枝条治黄疸，小便不利[9,90]。

Przewalskia tangutica Maxim. 马尿泡（茄科）《部藏标》。【羌药】Tollaba（驼勒兰巴），羊泡：根、种子治肿瘤，食管肿痛，疮毒[167]。【藏药】ཐང་ཕྲོམ་དཀར་པོ།（汤冲嘎宝）[21,5]，唐冲嘎保[2,5,35]：根治炭疽病，白喉，胃肠道等疼痛[2,5,20,35]，寄生虫引起的内脏、头部等疼痛，皮肤病，白喉，疔毒、毒疮等引起疮口炎症，肿

P

胀[21]，热性传染病[2,5,35]；种子治毒疮，瘤癌及皮服病，内服慎用[29]，风火牙痛，虫牙痛[5]，壮阳生精[21]；根及根茎、种子治虫病，炭疽病，白喉，乳蛾，胃病，癫狂，"黄水"病；根及根茎、种子外敷治痈肿疔毒，皮肤病[23]；全草治肠炎，疬病，白喉病，虫病[27]，急性腹痛，肠梗阻，热性传染病，白喉，乳蛾，炭疽病，胃肠道寄生虫病[44]；根、种子、全草治毒疮[930]。

Psammosilene tunicoides W. C. Wu et C. Y. Wu 金铁锁(石竹科)《药典》。【白药】无功草[13]，蜈蚣草[14]：根治跌打损伤，风湿疼痛[13,14,17]，胃痛，筋骨疼痛，创伤出血，疮痛[13]，四肢浮肿，毒蛇咬伤[14]，外用治创伤出血[17]。【傈僳药】庆尼夺：根治跌打损伤，风湿疼痛，胃痛，外用治创伤出血[166]。【苗药】Jenb tief sox(金铁锁，贵州毕节)[91][487,674]，独丁子[487]：根治跌打损伤，创伤出血[91][674]，风湿痹痛，胃寒痛[91][487]，外敷治疮疖，蛇咬伤[487]。【纳西药】蜈蚣七[14,164]，独定子[164]：根治跌打损伤，风湿痛，胃痛，疮疖，蛇咬伤，外伤出血[14,164]，痢疾，蛔虫病，咳嗽，气管炎，心气痛，接骨，眼黯[164]。【彝药】史卓，独定子[106]，赊贤卓[101]：根治跌打损伤，风湿病，外伤出血[101,106]，胃痛，下肢瘫痪，手足麻木，骨折，咳嗽[106]。【藏药】都丁孜[24]，独顶子[40]：根治骨折疼痛，外伤出血[24,40]，跌打损伤，瘀血作痛[24]，风湿痹痛，胃痛，面寒疼痛，创伤出血[36]。

Pseuderanthemum haikangense C. Y. Wu et H. S. Lo 海康钩粉草(爵床科)。【壮药】疆莫：嫩叶治关节痛，关节活动困难[15]。

Pseudochirita guangxiensis (S. Z. Huang) W. T. Wang 异裂苣苔(苦苣苔科)。【苗药】两面绸：叶治跌打肿痛[9]。

Pseudodrynaria coronans(Wall. ex Mett.) Ching 崖姜蕨(槲蕨科)。【傣药】故望[62,65]，帮望[13,66]，贺故望[63,64]：根茎用于清热解毒，润燥利咽[65]，跌打损伤[62,64,66]，风湿筋骨痛，喉炎[13,14,66]，带状疱疹[14,63,64]，呕血，腹痛腹泻，耳鸣耳聋，小便热涩疼痛，四肢关节红肿疼痛，活动受限，湿疹瘙痒[62-64]，胃出血，瘀肿疼痛，腰痛，皮肤溃烂[63,64]，胃溃疡，腰痛，风湿热痹证，皮肤瘙痒，斑疹，疥癣，缠腰火丹[62]。【苗药】穿石剑，岩姜：根茎治风湿骨痛，跌打损伤，

骨折，小儿疳积，蛇咬伤[252]。【瑶药】必丘：根茎治风湿性关节痛，腰痛，小儿疳积，跌打损伤，骨折，深部脓肿[15]。【壮药】棵特娟：根茎治肝炎，跌打损伤，骨折，疮疖肿毒[15]。

Pseudois nayaur Hodgson. 岩羊(牛科)。【蒙药】ᠶᠠᠩᠭᠡᠷ ᠡᠪᠡᠷ(Yanggeren eber, 阳格仁 - 额布日)：角(炒黄用)治高烧，瘿瘤[48]。【彝药】瓦此节[104][32]，放迟基[101,104]：胆囊及胆汁治大腿生疮化脓，胃痛，头痛，骨节痛，颈部结块，腹痛缠绵不愈，虚弱乏力[101,104]，枪伤[104]；胆治心口痛(胃脘痛)，风湿痛，淋巴节肿大[32]；肉治跌打伤；新鲜血生饮治人被打伤或跌伤腹内有死血；血晒干兑酒服治腹泻(消化不良，细菌性痢疾)[107]。【藏药】 གནའ་བ(那哇)[25]：角烤干研粉治肠胃脓肿[22,23,30]，解热，发烧[23,25,27,30]；血干粉解酒毒[22,27,34]，酒癖[23,25,30]；胆干粉治焦虑不安[22,34]；鲜肉或干粉用于滋补[22,34]，"赤巴"病，"赤巴"、"隆"混合疾病[27]，肾虚，胃功能减退，风湿病[23,30]，紫色"培根"热症；毛治"黄水"病[22,23,27]，解毒，干脓疡[22,27]，湿疹，疥疮；尾毛治乳炎[23]；睾丸治肾亏腰痛，腰曲，经久不愈的肾脏疾病[23]。

Pseudolarix amabilis (Nelson) Rehd. 金钱松(松科)《药典》。【土家药】土荆皮：树皮、根皮治疥癣瘙痒，皮炎，湿疹[123]。

Pseudolysimachion linariifolium (Pall. ex Link) T. Yamaz. [*Veronica linariifolia* Pall.] 细叶穗花(玄参科)。【蒙药】ᠨᠢᠷᠡᠨ ᠽᠠᠩᠭᠡᠳᠡᠩ(nieren qi-andegen, 聂仁 - 前德根)，婆婆纳：地上部分治慢性咳喘，肺痈，咳吐脓血，痔疮，皮肤湿疹，痛疮肿毒[49]。

Pseudolysimachion longifolium(L.) Opiz [*Veronica longifolia* L.] 兔儿尾苗(玄参科)。【哈萨克药】全草治跌打损伤，小儿高烧，扁桃体炎，骨髓炎，咽喉炎，腹泻，头痛[141]。【藏药】哇夏嘎：全草治血热病，"赤巴"病及其引起的热性病，陈旧热症，高血压，肝炎，胆囊炎，全身疼痛，瘫痪；全草外敷治跌打损伤，疮疖痛肿[28]。

Pseudopodoces humilis (Hume) 褐背拟地鸦(鸦科)。【藏药】ཟ་ཟི(滴滴)[25]，德德[23]，嘎哇[30]：肉治发烧后出疹[25]，神经麻痹，抽风，病后哑巴[23,30]；血、蛋治中风，喑哑[23]；肉、血、

胆治中风，喑哑[30]。

Pseudosciaena crocea(Richardson) 大黄鱼(石首鱼科)。【朝药】큰조기(kēn zǎo gì，啃早给)：头骨中的耳石治石淋；肉用于卒腹胀，消化不良，暴下痢[86]。【维药】بيلق ميڭة تڭشى (Bwliq menge teshi，北里克北西特西)：头骨中的耳石治肾脏结石，膀胱结石，尿道结石[75]。【藏药】རྡོ་བ་ཆར་འབེབས། (杜娃恰贝)[25]，杜娃恰贝，鲛石[22]：耳石治肾结石，膀胱结石，胆结石，输尿管结石；煅耳石治化脓性中耳炎，慢性鼻炎，鼻窦炎，萎缩性鼻炎[22,25]。

Pseudosciaena polyactis Bleeker 小黄鱼(石首鱼科)。【朝药】황조기(huāng zǎo gì，黄早给)：头中石治石淋；肉用于腹胀，消化不良，暴下痢[86]。【维药】(Bwliq menge teshi，北里克北西特西)：效用同大黄鱼 P. crocea[75]。【藏药】杜娃恰贝：效用同大黄鱼 P. crocea[22]。

Pseudosedum lievenii (Ledeb.) Berger. 合景天(景天科)。【哈萨克药】全草治跌打损伤，月经不调，脾胃虚弱[141]。

Pseudostellaria heterophylla (Miq.) Pax ex Pax et Hoffm. 孩儿参(石竹科)《药典》。【朝药】태자삼 (异叶假繁缕)：块根治体弱不眠，健忘[9,90]。【侗药】太子参：块根治咳嗽，倦怠[135]。【蒙药】毕其罕 – 敖日浩岱：根治肺虚咳嗽，脾胃虚弱，食少泄泻，久病气虚，气短自汗，精神疲倦，身体无力[47]。

Pseudostreblus indicus Bureau 参见 Streblus indicus。

Psidium guajava L. 番石榴(桃金娘科)。【白药】果皮治久泻久痢，便血，脱肛，滑精，崩漏，带下，虫积腹痛；花治鼻衄，中耳炎，创伤出血[17]。【布朗药】麻果：果皮治肠炎，痢疾[8]。【傣药】麻贵香拉[62,63,64]，芝嘎[63]，吗桂香拉[7,14]：叶、树皮、果实治腹痛腹泻，脚癣脚气，赤白下痢[62,63,64]，各种皮肤瘙痒，热痱子，疮疡溃烂[63]，皮肤红疹瘙痒，汗疹，疔疮痈疖脓肿[62,64]；叶治泻痢胃脘痛，湿疹，疔疮肿毒，跌打肿痛，外伤出血，蛇、虫咬伤[488]；嫩叶治菌痢，腹泻[7,9,14,74]；叶、果实治痢疾，腹泻[9,72]；叶、树皮治腹泻[69]；根治泻痢，脘腹疼痛，脱肛，牙痛，糖尿病，疮疡，蛇咬伤[488]。【德昂药】别麦加[18]，麻戛[160]：效用同景颇药[18]；叶、果治急慢性肠炎，痢疾，小儿消化不良，小儿腹泻；叶治跌打扭伤，外伤出血，臁疮久不愈合[160]。【哈尼药】滇吗[145]，Malyov albol(玛约阿波)，交桃[143]：叶治肠炎，痢疾，跌打损伤[143,145]，皮肤搔痒[145]，消化不良性腹泻[143]。【基诺药】骂桂：嫩尖治偏头痛，腹泻[10,163]，解巴豆中毒[292]。【景颇药】番石榴：果治急慢性肠炎；鲜叶外用治跌打损伤，臁疮久不收口；根皮治蛔虫病，绦虫病，肾结石，乳糜尿[18]。【黎药】歌母，鸡屎果，花稔：嫩叶炒干煎水服，治急慢性肠炎；根烧灰治妇人崩漏；叶捣烂，开水冲服，治毒蛇咬伤[153]。【蒙药】查干 – 其其格格 – 阿纳日：叶和果治急慢性肠炎，痢疾，小儿消化不良；鲜叶外用治跌打扭伤，外伤出血，臁疮久不愈合[47]。【仫佬药】叶治腹泻[15]。【纳西药】广石榴：幼果治急性胃肠炎，腹泻，冷泻，腹痛，痢疾，细菌性痢疾，小儿消化不良，解巴豆毒，妇人崩漏，牙痛，牙龈肿痛，糖尿病，中耳炎，疮疡久不愈[164]。【佤药】麻嘎[14]，曼利嘎，交于果[10,168]：效用同傣药[14]；嫩尖治肠炎，痢疾，皮肤瘙痒[10,168]。【瑶药】比高：叶治腹泻；果实治腹泻[15]。【壮药】Ragnimhung(壤您洪)[117]，Mbawnimhenj(盟您现)[180]，勒则[15]：根治白冻(泄泻)，阿意咪(痢疾)，消化不良，优平(盗汗)，中耳炎，能含能累(湿疹)，外伤出血，肾结石[117]；叶治阿意咪(痢疾)，啊尿甜(糖尿病)，能啥能累(湿疹)，诺嚎哒(牙周炎)[180]，腹泻[15]；叶及带叶嫩茎治痢疾，泄泻，崩漏[118]；叶治腹泻[15]。【台少药】Ra – bau(Tayal 族 Taroko)，Para(Bunun 族峦)，Rabatu(Bunun 族高山、峦)：叶治头痛，眼病，肠痛，赤痢，肿疡，神经麻木；种子治下痢；新芽治感冒[169]。

Psilopeganum sinense Hemsl. 裸芸香(芸香科)。【土家药】土麻黄：全草治感冒咳嗽，呕吐，水肿，蛇伤[123]。

Psilotum nudum(L.) Beauv. 松叶蕨(松叶蕨科)。【苗药】刷把分筋，松叶兰[97]，石刷把[98]：全草治跌打损伤，风湿骨痛[97,98]。【土家药】刷叶还阳，石刷把，刷把分筋：全草治跌打损伤，风湿痹痛，闭经，吐血，外伤出血[124,127]。

Psittacula alexandri(Linnaeus) 绯胸鹦鹉(鹦

鹉科)。【藏药】耐作[23]，耐作娘[22]：肉治久病体虚，病后体弱无力；心治癫狂，昏迷，中风扑倒，心绞痛[23]；心(干粉)治癫痫，精神病，心绞痛，中风[34]；胆汁治食物中毒[23,34]；效用同大紫胸鹦鹉 P. derbiana[22]。

Psittacula derbiana(Fraser) 大紫胸鹦鹉(鹦鹉科)。【藏药】ঽৄৣ৾(耐作)[25]，耐作娘[22]：心治心脏病及其引起的心痛，神经错乱[25]，癫痫，精神病，心痛病，中风[22]；胆汁治食物中毒[22,25]；肉治久病体虚，白癜风[22]。

Psittacula himalayana (Lesson) [*P. finschii* Hume] 灰头鹦鹉(鹦鹉科)。【藏药】心(干粉)治癫痫，精神病，心绞痛，中风；胆汁治食物中毒[34]。

Psophocarpus tetragonolobus (L.) DC. 四棱豆(豆科)。【傣药】哈吐崩[62,64]，吐崩[62,66]，winged bean(妥蹦)[152]：块根治咽喉肿痛[14,62,63,64,65,66]，口舌生疮，牙龈肿痛，咳嗽痰多，小便热涩疼痛[62,63,64]，淋漓不尽[63,64]，口腔溃疡[14,65,66][152]，牙痛，皮疹，利尿[14,65,66]，咽痛，齿痛，泌尿系统炎症，突发性皮疹，高热症，皮下瘀斑[152]。【德昂药】拖崩：块根治尿急，尿痛，皮疹，咽喉痛，牙痛，口腔溃疡，失音，男子缩阳，女子缩阴[160]。【基诺药】河丘勒雌阿标：块根治风湿性关节炎[163]。

Psoralea corylifolia L. 补骨脂(豆科)《药典》。【阿昌药】冈的儿故务：果实治腰膝酸痛，老年遗尿，神经性衰弱；外用治白癜风，牛皮癣[18]。【白药】黑子子：果实治腰膝酸痛，老年遗尿，五更泻，遗精，神经性衰弱，白癜风，鸡眼，牛皮癣，秃发[14,17]。【朝药】과고지(guā gǒu jì，瓜高几)：果实治鸡眼，瘊子[82]。【德昂药】补骨脂：效用同阿昌药[18]。【景颇药】wuijvang chi：效用同阿昌药[18]。【傈僳药】王鲁哪，破故纸：果实治肾虚冷泻，滑精，遗尿，阳痿[166]。【蒙药】西莫都拉：果实治腰膝冷痛，老人尿频，遗尿，黎明泄泻；果实外用治白癜风，鸡眼，牛皮癣，秃发[47]。【纳西药】果实治肾虚腰痛，脾肾虚寒泄泻，妇人血崩，妊娠腰痛，寒湿气滞，腰痛脚膝肿满，行走艰难[164]。【维药】جِن كېۋىزى ئۇرۇغى(Jin kewizi uruqi，进克维孜欧如合)[75]，金克吾孜乌拉盖[79]：果实治白癜风，麻风，皮肤瘙痒，湿疹，肠道生虫[75]，脾胃虚寒，阳痿，遗精，

痢疾[79]。

Psychotria Pilifera Hutch. 毛九节(茜草科)。【傣药】牙歪硬：全株治细菌性痢疾，肠炎腹泻，癫痫，肾炎，膀胱炎，风湿性腰腿痛，咳嗽[9,14,74]。【哈尼药】小功劳：全草治肠炎[875]。【仫佬药】百样化：全株用于打胎(孕二个月内可用)[15]。【瑶药】千金草：全株治乳腺炎[15]。【壮药】假贵，山兰靛：全株治肝炎，胃痛，跌打内伤瘀血，腰椎骨折[15]。

Psychotria prainii Lévl. [*P. tiamiea* (Craib) Hatck.] 驳骨九节(茜草科)。【阿昌药】勒啊垒：全株治肾炎[18]。【傣药】芽摆恩[62,63]，牙卖额硬(西傣)[66]：全株治腹痛，腹泻，红白下痢，尿频，尿急，尿痛，泌尿系统结石，肢体关节红肿疼痛，活动受限，风湿性腰腿痛[62-64][1090]，清热解毒，除湿利尿[65]，细菌性痢疾，肠炎腹泻[14,66]。【德昂药】费力：效用同阿昌药[18]。【哈尼药】九节：全株治风湿病[875]。【基诺药】阿波帕纳：全株治跌打损伤，疮疖肿毒，蛇伤肿毒[10,163]。【景颇药】Gaudang chi：效用同阿昌药[18]。【壮药】maexgenj(美俏)：全株治小儿疳积，肝炎，痢疾[23]。

Psychotria rubra (Lour.) Poir. 九节(茜草科)。【京药】给梅的：根治风湿病；叶治木薯中毒，跌打肿痛[15]。【黎药】赛赛帕[154]，雅罗族[153]，朱砂根[212]：茎和叶治骨折，跌打损伤[154]；根治饮食积滞，消化不良，感冒；鲜根捣汁含漱治风火牙痛；叶捣烂敷或研末敷治刀伤出血，骨折；根、叶研粉，治肠伤寒[153]；根和叶子用于清热解毒，消肿拔毒[212]。【瑶药】muh duov dorn(木肚端)，山大颜：根、茎、叶治咽喉炎，扁桃体炎，风湿骨痛，腰肌劳损，产后风瘫，跌打损伤，骨折[130]。【壮药】gofaexgoujhoh，山大颜[118]，大罗伴：嫩枝及叶治瘰病，咽痛，痢疾，风湿痹痛，刀伤出血，跌打损伤；全株治鼻衄，牙龈脓肿[118]。【台少药】Abautakayo (Tayal 族南势)，Tagayotuku(Tayal 族南势)，Karasiresi(Bunun 族峦)：叶治外伤[169]。

Pteria martensii (Dunker) [*Pinctada fucata* ssp. *martensii*(Dunker)] 马氏珍珠贝(珍珠贝科)《药典》。【阿昌药】阿根恩藤嘎：珍珠治小儿惊风；外用咽喉肿痛，糜烂，溃疡久不收口[18]。【傣药】效用同三角帆蚌 Hyriopsis cumingii。【德昂

药]光高决：效用同阿昌药[18]。【景颇药】Bauso-jing：效用同阿昌药[18]。【蒙药】ᠰᠣᠪᠤᠳ（Sobud，扫布德）[43]，ᠰᠣᠪᠤᠳ ᠶᠢᠨ ᠬᠢᠰᠦᠭ（Sobud yin hisug，扫布德因－黑苏嘎）[45,46]：珍珠（用牛奶煮）治白脉病，萨病，颅骨损伤，痛风，游痛症，疮疡[43]，头晕，昏迷，口眼歪斜，神志不清，言辞不利，四肢麻木，半身不遂，诸中毒症，疮疡，外伤[56][46]，风湿病，白脉病[46]；贝壳治白脉病，萨病，"协日沃素"病，痛风，游痛症，视力模糊，云翳，颅骨损伤[45,46]。【维药】مەرۋايىت（Merwayit，买日瓦衣提）：效用同褶纹冠蚌 Cristaria plicata[75]。【藏药】木斗[20]，聂西[23]， མུ་ཏིག（mudi，母滴）[22]：珍珠治脑震荡，头伤[21,22]，白脉病，翳障，四肢麻木及中毒症[21]，神经系统疾病，小儿惊痫[20,22,23]，脑外伤，烦燥不安[20,23]，中毒症[22,23]，头伤脑露，胸闷[22]；贝壳内珍珠层治脑震荡，中毒症[23]。【壮药】效用同褶纹冠蚌 Cristaria plicata[117]。

Pteridium aquilinum(L.)Kuhn ssp. latiusculum (Desv.)Hulté 蕨（蕨科）。【朝药】고사리[9,90]，蕨菜[9,89]，高沙利不利[7]；嫩叶治缺乳[7,9,89,90]，食隔，气隔，肠风热毒[7,9,89]；嫩叶及根茎治慢性风湿性关节炎，高血压[9,90]；根茎治黄疸，白带增多，泻痢腹痛，湿疹，高血压，风湿性关节炎[7]。【傣药】拍古藤：根茎或全株治发热，痢疾，黄疸，高血压，失眠，白带，风湿性关节痛[13]。【侗药】蕨菜，龙头菜：叶治高热神昏，小便不利，气虚[136]。【哈尼药】也切：全草解热毒[875]；效用同傣药[13]。【景颇药】杀不死：效用同傣药[13]。【纳西药】嫩叶治小儿赤痢，湿热小便不利，尿血，食物中毒[164]。【畲药】蕨丝，蕨儿：根茎、嫩芽治跌打损伤[146]；根茎淀粉治热痢，乳腺炎，口腔溃疡[148]。【土家药】蕨菜，山甲其，山凤凰：嫩苗用于胎前产后等多种原因引起的大便秘结[288]。【彝药】朵箐聂：全株治血痢[13]。【藏药】玉周歧哇曼巴[24]，萝麻盲威热热[40]：根茎和孢子叶治中毒性发烧，慢性病发烧，筋骨疼痛，胎衣不下[24]；根茎治肠寄生虫及热病发疹[40]。

Pteridium excelsum(Bl.)Ching 蕨菜（蕨科）。【基诺药】的齿：根茎治阳痿[163]。【藏药】玉周歧哇曼巴：根茎和孢子叶治中毒性发烧，慢性病发烧，筋骨疼痛，胎衣不下[22]。

Pteridium revolutum(Bl.)Nakai. 毛轴蕨（蕨科）。【傣药】哥怕顾：根茎内服或外敷治疮毒[13]。【基诺药】的齿：根茎治阳痿[10]。【彝药】幼嫩叶、根茎治湿热痢疾，小便不利，妇女湿热带下，便秘[17]。

Pteris actiniopteroides Christ 猪鬃凤尾蕨（凤尾蕨科）。【藏药】全草治水肿，小便不利，痢疾，风湿痹痛，肺热咳嗽[36]。

Pteris biaurita L. 狭眼凤尾蕨（凤尾蕨科）。【傈僳药】打俄马普：全草治痢疾，肠炎，外伤出血[166]。

Pteris cretica L. 欧洲凤尾蕨（凤尾蕨科）。【侗药】娘村金净，鸭脚草：全草治兜焙略（烧伤），兜冷赖（烫伤），痢疾，肠炎，小儿腹泻[136,137]。【仡佬药】凤尾蕨，刮告则，价过腮：全草治小孩抽筋[328]。【苗药】Minl ndad zanl（咪大专，贵州松桃）[91]，咪大先，窝莴嘎玛[94]：根、全草治黄疸型肝炎，肠炎，菌痢[91,94]，淋浊，带下，吐血，衄血，便血，尿血，扁桃体炎，腮腺炎，痈肿疮毒，湿疹[91]。【纳西药】根茎、全草治乳腺炎，口眼歪斜，黄疸型肝炎[164]。【土家药】凤尾草：全草治一切出血症，感冒，黄疸，痛疽，疔疮，咽喉肿痛，痢疾，腹泻，白带，咳嗽，烧伤，狗咬伤[29]。【藏药】杂玛冬罗玛切瓦：全草治咳嗽，痢疾，淋浊，创伤出血，虫蛇咬伤[24]。

Pteris cretica var. nervosa(Thunb.)Ching et S. H. Wu［P. neruona L.］ 凤尾草（凤尾蕨科）。【白药】全草治黄疸型肝炎，急性胆囊炎，扁桃腺炎，支气管炎，痢疾，泌尿系统感染，肾炎水肿，蛇咬伤，火烫伤[17]。【傣药】桂打海：全草治慢性肝炎，痢疾，腰背痛，外用治骨折[13]。【侗药】靠寸嗯：全草治黄疸型肝炎，泻痢，面神经麻痹[135]。【仡佬药】kua⁵⁵ kao³⁵ tse³³（刮告则，黔中方言），pu³¹ xei³¹（不黑，黔西南多洛方言）：全草治小孩抽筋[162]。【哈尼药】Haqdal dalcal（哈达达查），背阴草，鸡脚草：全草治肝炎，胆囊炎，烧伤，烫伤，外伤感染，泌尿系统感染[143]。【傈僳药】打俄打切，王龙су：全草治跌打损伤，瘀血腹痛，肝炎，胆囊炎，痢疾，尿路感染，扁桃体炎，支气管炎，肾炎水肿，犬咬伤，烫火伤[166]。【毛南药】ma²² gun⁴² mun³⁵（骂滚门）：全草治单、双喉鹅[155]。【苗药】拿滚[132]，莴莴嘎玛，咪大

P

专[95,96]：全草治喉癌，鼻咽癌，痢疾，淋浊，水肿，月经不调[95,96][132]，尿血，肺结核[95,96]，黄疸型肝炎[132]，外用治火伤，烫伤[132]。【土家药】大凤尾蕨：全草治痢疾，水肿，扁桃体炎，月经不调[129]；效用同井栏边草 P. multifida[203]。【藏药】杂玛冬罗玛切瓦：全草治咳嗽，痢疾，淋浊，创伤出血，虫、蛇咬伤[24]。

Pteris dactylina Hook. 指叶凤尾蕨（凤尾蕨科）。【苗药】凤尾蕨，Vob haib ghab maox（的窝鼾嘎玛，黔东南州），凤尾草：全草治小儿惊风，尿闭，黄疸型肝炎[11]。【土家药】金鸡尾：全草治肠炎，痢疾，流行性腮腺炎，淋巴结结核，狂犬咬伤，水肿，小儿急惊风[124]。【彝药】金鸡尾，掌叶凤尾蕨[13]：全草治湿热下注，尿闭水肿，狂犬咬伤，小儿惊风[109]，肠炎，痢疾，腮腺炎，淋巴结核，白带[13]。

Pteris ensiformis Burm. 剑叶凤尾蕨（凤尾蕨科）。【侗药】妈点解：全草治消化不良腹泻，肠炎，痢疾，小儿发烧呕吐[15]。【畲药】白脚鸡，白脚金鸡：全草治急性肾炎，小儿腹泻[146]。【瑶药】榜堆涯：全草治消化不良腹泻，肠炎，痢疾，烧、烫伤[15]。【壮药】汤燕：全草治消化不良腹泻，肠炎，痢疾，产后流血过多，乳腺炎[15]。

Pteris multifida Poir. 井栏边草（凤尾蕨科）。【傣药】芽康盖：全草用于清热利湿，凉血止血，消肿，解毒，湿疹[65]。【侗药】考骂：全草治痢疾，肠炎，腹泻[15]。【哈尼药】凤尾蕨：全草治肝炎[875]。【黎药】麽独[154]，运轩[153]：全草治腹泻[154]，妇女白带[153]；根煎水冲陈年红酒治淋巴结结核；全草研末和鸡蛋煎水，以糯米酒冲服，治扭伤腰骨；全草捣烂取汁，冲蜜糖治胃痛；地上部分治痢疾，捣烂浸蜜糖备用，治急性咽炎。【毛南药】凤尾草，松𣲵𪇭（ruon² sɔt⁷ kai⁵）：全草治黄疸型肝炎，痢疾，赤白痢，便血，淋巴结结核，小便短赤涩痛，尿血，乳腺[156]。【苗药】拿滚[82]，凤层草，金鸡草[98]：全草治狂犬咬伤，跌打损伤，烫、刀伤，黄疸型肝炎，癌症[82]，肝癌，肝炎，肠胃炎，痢疾，泌尿系统感染，感冒发烧，咽喉肿痛，白带，崩漏[132]，肠炎，咽痛，痈肿疮毒[98]。【仫佬药】给芝金[15]，Meix sema ge-ex（梅省解）[12]：全草治痢疾，肠炎，腹泻，伤口感染[15]，急性肠胃炎，小儿腹泻，烧、烫伤[12]。

【畲药】乌脚鸡，凤凰尾巴[146]，凤尾草[148]：全草治腹泻，肝炎，肝肿大，尿路感染，厌食（消化不良）[146]，风热感冒咳嗽，痢疾，肠炎，尿路结石，小儿风热感冒，小儿泄泻，红眼病[148]。【土家药】xi¹ za¹ ji² ro⁴（席扎几若），井边凤尾[123]，金鸡尾[10,126]：全草治黄疸型肝炎，肠炎，痢疾，带下，淋浊[123][203]，痈肿疮毒，乳腺炎，狗咬伤，一切出血症，感冒，黄疸，痈疽疔疮，咽喉痛，痢疾，腹泻，咳嗽，烧伤，狗咬伤[123]，黄疸[10,126,128]，火痢症，摆红病（俗名崩红，类似功能性子宫出血），食物中毒[128]，吐血，衄血，便血，尿血，扁桃体炎，腮腺炎，痈肿疮毒，湿疹[203]，热淋，外伤出血[10,126]；效用同凤尾草 P. cretica[29]。【瑶药】酱喔勉[133]，线鸡尾[15]：全草治肠炎痢疾[15,133]，黄疸型肝炎，淋浊带下，便血，尿血，扁桃体炎，腮腺炎，痈肿疮毒，湿疹[133]，腹泻，烧、烫伤[15]。【藏药】傲麻冬：全草治感冒咳嗽，烧、烫伤，外伤出血[24,34]，扁桃体炎[24]。【壮药】尾鸡端：全草治痢疾，肠炎，腹泻，感冒，产后流血过多，胎动不安，血山崩，外伤出血，伤口感染，乳腺炎[15]。

Pteris semipinnata L. 半边旗（凤尾蕨科）。【侗药】靠坝把答夜，考嫩：全草治感冒发热，肾炎浮肿，腹泻呕吐，肠炎，痢疾，外伤出血[15,135]。【黎药】雅发杆[153]：全草煎服或外用鲜叶捣烂敷，治细菌性痢疾，急性肠炎，跌打损伤，外伤出血，毒蛇咬伤[153]；全草治毒蛇咬伤[212]。【土家药】半边梳：全草治肠炎，痢疾，肝炎，外伤出血，跌打肿痛，目赤肿痛[123]。【瑶药】pienh maengx geih（扁明给），半边蕨，半边梳[132]：全草治肠炎，痢疾，腹泻，呕吐，外伤出血[15,132]，血崩，跌打损伤[132]。【彝药】吾托必：全草治痢疾，肠炎[13,15]，腹泻呕吐[15]，黄疸型肝炎，结膜炎，跌打肿痛，湿疹，外伤出血[13]。【壮药】Gutdonj（棍断）[180]，dangjgysehvanh（当结弯）[15]：全草治阿意咪（痢疾）[15,180][23]，林得叮相（跌打损伤）[180][23]，能蚆（黄疸），火眼（急性结膜炎），诺嚎哒（牙髓炎，牙周炎），渗裂（吐血），仲嘿喯尹（痔疮），麦蛮（风疹），额哈（毒蛇咬伤）[180]，叶治刀伤出血；全草治腹泻呕吐，肠炎，痢疾，外伤出血[15]。

Pteris vittata L. 蜈蚣草（凤尾蕨科）。【白药】全草或根茎治痢疾，风湿疼痛，跌打损伤，外用治蜈蚣咬伤、疥疮[17]。【傣药】芽当：根茎用于辟疫，消肿，退热[65]。【侗药】靠浓盖隋：根茎治流行性感冒，发热[135]。【傈僳药】打俄腊很：根茎治蜈蚣咬伤，痢疾，流行性感冒，风湿疼痛，跌打损伤，疥疮，蛔虫病[166]。【仫佬药】鸡凤凰：全草治肝肿[15]。【畲药】蜈蚣草：根茎治风湿疼痛，痢疾，腹痛，蜈蚣咬伤，无名肿毒，疥疮[10]。【土家药】蜈蚣蕨，伸筋草，荷叶贯众：全草治痢疾，风湿疼痛，跌打损伤，蜈蚣咬伤，蛇咬伤，疥疮[127]。【佤药】全草治腹痛，痢疾，疥疮，蜈蚣咬伤，无名肿毒[168]。【藏药】傲麻冬：全草治感冒咳嗽，扁桃体炎，外用治烧伤，烫伤，外伤出血[24]。【台少药】Pasihabetuto（Bunun 族高山）：鲜根治毒蛇咬伤[169]。

Pteris wallichiana Agardh 西南凤尾蕨（凤尾蕨科）。【彝药】罗别呕山，罗别呕儿：根治腹部包块，产后腹痛，恶露不尽，胃脘腹痛，肝气郁结[13,14]；叶治小儿高热惊风[13]。

Pternopetalum botrychioides（Dunn）Hand.Mazz. 散血芹（伞形科）。【土家药】紫金沙，水芹菜：全草治"阳罗痧"（肠胃痉挛），胃痛腹痛，风寒感冒，风湿疼痛，痛经，胸胁痛，劳伤身痛[250]。

Pternopetalum vulgare（Dunn）Hand.– Mazz. 五匹青（伞形科）。【哈尼药】岩川，Taoqhho hhoqseil（陶俄俄色）；肿瓣芹：根治高热，咳嗽，肺炎，胃腹痛，失眠[143]。【土家药】ka³ti⁴ke⁴ a³shi¹re⁴su¹（卡替克阿十热书），倒钩芹[128]，紫金砂[124][250]：根治肚腹冷痛，风寒头痛，跌打损伤，风气病[128]；根、全草治感冒鼻塞，毒蛇咬伤，劳伤，胃痛，腹痛，胸胁痛，"阳罗痧"（肠胃痉挛），痛经[124,127][250]。

Pternopetalum vulgare var. acuminatum C. Y. Wu 尖叶五匹青（伞形科）。【土家药】紫金沙，水芹菜：全草治"阳罗痧"（肠胃痉挛），胃痛腹痛，风寒感冒，风湿疼痛，痛经，胸胁痛，劳伤身痛[250]。

Pterocarpus indicus Willd. 紫檀（豆科）《部藏标》。【维药】قزیل سه ندهل（克孜力散代力，Qizil sendel），克孜力山大力[78]：心材治热痛肿毒，跌打损伤，金疮出血[78]，血热性尿血，咳血，月经过多，湿热腹泻，发热发烧[75]。【藏药】

ཙན་དན་དམར་པོ（赞旦玛布）[2,21,23,35]，紫檀香[24]：心材治热入血分，恶血，瘀阻，风血交杂症[2,21,23,35]，血热，血瘀，高血压，多血症[21]，心热病，肺热病，陈旧热症，肺炎，肺脓肿，恶血瘀阴，风血交杂症[24]；心材煎膏外涂治肢节肿胀[21,23,24]。

Pterocarpus marsupium Raxb. 马拉巴紫檀（豆科）。【维药】混斯药山[77]，带木勒艾合瓦因[80]，刻依诺[79]：树脂治热性血痢，月经过多，咳血，发热发烧，牙龈溃疡，眼部疮疡，湿性肠胃虚热，腹泻呕吐[77]，出血症，脓疮，胃炎，肝炎，肠炎，腹泻，痢疾[80]；茎汁液治肠胃炎，腹泻，胃肠出血[79]。

Pterocarpus santalinus L. 紫檀（豆科）。【蒙药】ᠤᠯᠠᠭᠠᠨ ᠵᠠᠨᠳᠠᠨ（Wulan zanden，乌兰－赞丹）[43,56]：心材（紫檀香）治血热，刺痛症，"赫依"血相讧，"包如"热，产褥热，关节肿痛，心热症[43]，关节肿痛，胸闷，呼吸困难[56]。【藏药】旃檀玛保[22]，赞丹玛保[27]：心材治血热病，高血压[22,27,34]，心热病，肺炎，肺脓肿，恶血瘀痛[22]，血瘀，气血并病，肢节肿胀[34]，多血症，血隆相争[27]，心材煎膏外用治四肢肿胀[22,27]。

Pterocarya hupehensis Skan 湖北枫杨（胡桃科）。【羌药】Kvueasifu（扩斯福），麻柳叶，山麻柳：外用治顽癣恶疮[167]。

Pterocarya stenoptera C. DC. 枫杨（胡桃科）。【仫佬药】鸡尾木：叶治牛皮癣，沙虫脚[15]。【土家药】麻柳树：枝、叶治牙疼，关节肿痛，阴道滴虫，湿疹[124]。【瑶药】鬼柳树：根、树皮、叶、果实外用治风湿性关节痛，疥癣，皮肤湿疹，水火烫伤[134]。

Pterocaulon redolens（Forst. f.）F. Vill. 翼茎草（菊科）。【哈尼药】恶疟爬补，臭粘叶子：根或嫩枝治风寒感冒，小儿咳喘，肾虚水肿[14,145]。

Pterocephalus bretschneideri（Batal.）Pretz. 裂叶翼首花（川续断科）。【彝药】哀诺期：根治跌打损伤，食积不化[14]。【藏药】ཞང་ཙི་དར་པོ（榜孜多乌）[21,25]，归其杰布[921]：带根全草治瘟毒，新陈热病，垢甲病，痹症，痢疾，关节[21]；全草或根治感冒发烧，肠炎，风湿性关节炎，传染病引起的热症，痢疾，麻疹，荨麻疹及食物中毒[25]，解毒，清热止痢，祛风除痹[921]。

Pterocephalus hookeri(C. B. Clarke) Hoeck 匙叶翼首草(川续断科)《药典》《部藏标》。【蒙药】浩格勒珠日：全草促未成熟热成熟，发汗，燥希日沃素，调和三根[801]。【彝药】土人参：茎叶治疣瘤[13]。【藏药】ཤང་ཙེ་དཀར[489]（榜孜多乌）[2,21][489]，榜孜毒乌[35]，帮子毒乌[39]：全草治关节炎[2,5,21,35]，痢疾[2,35]，新旧热病，垢甲病[2,21,27,35]，瘟毒，痹症[2,21,35]，感冒发烧[20,22,29,39]，心热，血病[5,23,34,39]，传染性热症[5,20,22]，流行性感冒[22,34]，肠炎[22,23,29,39]，风湿性关节炎[29,34,39]，时疫，麻疹，血机亢进，热泻，肠绞痛[34]，瘟病时疫，湿痹症[23,39]，瘟病，血病，痢疾，腹泻[27]，陈久发热，传染性热症[39]；根或全草治外感发热，风湿痹病证[489,1105]，瘟毒，痹症，痢疾，关节炎[647]，各种温热病引起的发烧，心中烦热，咳血，吐血，尿血，便血[914]；根治感冒发热，风湿痹痛[36]。

Pterocles alis L. 参见 Syrrhaptes paradoxus。

Pterocypsela indica(L.) Shih [*Lactuca indica* L.] 翅果菊(菊科)。【蒙药】全草治咽喉肿痛，肠痛，疮疔肿痛，带下，崩漏，产后瘀血腹痛，痔疮出血；全草外用治疣瘤[51]。【台少药】Yaho (Tayal 族南势)，Watusao (Tayal 族上坪山)，Samaku (Paiwan 族太麻里)：叶治头痛，肿疡[169]。

Pterolobium punctatum Hemsl. 老虎刺(豆科)。【傣药】根治风寒感冒；叶治目赤肿痛；鲜根治痈疡肿痛[9,73]。【瑶药】撩皮勒[50]，合欢[133]：根治风湿性关节疼痛[133][50]，妇科病，感冒[133]。

Pteroloma triquetrum(L.) Gesv. 参见 Tadehagi triquetrum。

Pteromys volans Linnaeus 小飞鼠(松鼠科)。【朝药】治癫痫，子宫出血[9,89]。【鄂伦春药】五灵脂：粪治痢疾，腹泻，产后瘀血作痛[73]。【哈萨克药】五灵脂：粪治心腹血气诸痛，妇女经闭，血崩，经水过多，赤带不绝，产后瘀血作痛；外用治蛇、蝎、蜈蚣咬伤[141]。【维药】乌恰卡西干马伊给：粪治血滞经闭，痛经，胃痛，脐腹疼痛，跌打损伤，湿疮痒疹[22]。【藏药】效用同红耳鼠兔 Ochotona erythrotis[22]；肉治妇科疾病；骨用于助产，清脉病[27]。

Pterospermum grande Craib. 大毛红花(梧桐科)。【傣药】树皮治骨折，跌打损伤；鲜品捣敷

患部，治疮疡疖肿[9,74]。

Pterospermum heterophyllum Hance 翻白叶树(梧桐科)。【侗药】半边枫树：根及藤茎治寒湿风痛，腰膝劳损，手足麻木[136]。【瑶药】冰炳浪，老大叉：根治风湿性关节炎，风湿骨痛，脚软，跌打损伤，骨折[7]。【畲药】根或茎治中风[7]。【瑶药】半边风，bienh buerng hoc(扁崩荷)，半边枫荷：根、茎、枝叶治风湿、类风湿性关节炎，手足麻木，产后风瘫，半身不遂，跌打损伤，骨折[132]。【壮药】骂排：根皮治跌打损伤，风湿性关节痛[15]。

Pterospermum lanceifolium Roxb. 窄叶半枫荷(梧桐科)。【傣药】哥埋扎罗：根治风湿骨痛[13]。

Pteroxygonum giraldii Dammer et Diels 红药子(蓼科)。【土家药】荞麦七：根、茎治吐血，便血，痢疾，崩漏，风湿痹痛，疮疖[124]。

Pterula umbrinlla Bres 钻顶羽瑚菌(珊瑚菌科)。【纳西药】黑龙须，树头发：子实体治子宫肌瘤，痔疮出血，肺结核[164]。【藏药】星培那布：子实体治骨折，跌打瘀痛，肺结核[22,24]。

Pterygocalyx volubilis Maxim. 翼萼蔓(龙胆科)。【蒙药】全草治虚痨咳嗽[51]。

Ptilopteris maximowiczii Hance 岩穴蕨(稀子蕨科)。【水药】压斗妈：全草煎水或泡酒内服，治头痛，跌打损伤[158]。

Ptyas korros(Schlegel) 灰鼠蛇(游蛇科)。【傈僳药】傈虎，黄哨蛇：除去内脏的全体治风湿痹痛，肌肤麻木，半身不遂，小儿麻痹[166]。【怒药】拉配：效用同傈僳药[165]。

Ptychobarbus kaznakovi Nikolsky [*Diptychus kaznakovi* (Nikolsky)] 裸腹叶须鱼(鲤科)。【藏药】ག་ཅང་། (藏尼阿)[25]，酿木[22]：肉治肾寒病，肠胃病[22,25]；鱼胆外治疮疡热痛，白内障，烧伤[22,25]；眼治昏睡不醒[22,25]，兴奋神经[22]；脑强妇女性欲[22,25]；头下乳安胎[22,25]，治妇女病[25]，妇女脉病，妇女察乃病[22]；骨治水肿[22]；肉、胆汁治疮疖红肿，肾寒病，胃肠病[30]。

Pueraria alopecuroides Craib 狐尾葛(豆科)。【傣药】狐尾葛，毛花葛藤，葛根藤：茎皮治伤寒，烦热消渴，痢疾，高血压，心绞痛，耳聋[889]。

Pueraria edulis Pamp. 食用葛(豆科)。【白药】根治感冒发热，口渴，头痛项强，疹出不透，

胃炎，肠炎，小儿腹泻[17]。【苗药】瓜多丝娃：根治身体虚弱，下奶[14]。【瑶药】马方者：根治外伤肿痛[14]。

Pueraria lobata (Willd.) Ohwi 野葛（豆科）《药典》。【阿昌药】葛根：根治口渴，头痛，项强，肠梗阻，高血压[18]。【布依药】葛根，雅告卡：块根治小儿麻疹[159]。【朝药】葛花：花治太阴阳明病，阳毒面赤，咽喉痛，恶寒发热，目病鼻干，身热腹痛自痢，伤寒，消渴，酒伤[83]。【德昂药】格绕俆瑶：效用同阿昌药[18]。【侗药】Nugs nyingv（奴吝）[137]，甘葛[136]，sangl nieengv（散仰）[208]：根、花治朗乌耿形（小儿发烧），登华（麻疹）[137]，小儿吐泻[2,5,208]，外感发热头痛，口渴，麻疹不透[2][136]；【基诺药】且能：根或藤茎治肚子（下腹部）疼痛[163]。【傈僳药】起爪：根治感冒发热，急性胃肠炎，疹出不透，痢疾，小儿腹泻[166]。【蒙药】珠日勒达玛勒－额布苏：根治瘟病发热，头痛，项背牵强，口渴，泻痢，麻疹初起，早期突发耳聋[47]。【苗药】葛根，甘葛[94,98]，龚信俗[96]：根治感冒，发热恶寒，头项强痛，斑疹，暴聋，冠心病[94,98]；根及花治水湿内停感冒，糖尿病，小儿麻疹[96]。【纳西药】块根治感冒发热，头痛发热，热证烦渴，疹出不透，急性胃肠炎，冠心病心绞痛，早期突发性耳聋，伤寒及时气瘟疫，肢体烦痛，大便不通[164]。【怒药】区嫩，葛根：块根、花治头痛，解热，解酒[165]。【畲药】野割绳，野葛藤，葛绳：根用于醉酒[146]，感冒发热，口渴，全身酸痛；茎叶治小便不利[148]。【水药】碑[10]，碑海[158]：根、花治麻疹；块根治小儿吐泻[157,158]。【土家药】a[1] bu[4] ye[4] la[1]（阿不夜那）[124,126]，葛巴[288]：藤治受寒感冒，头身痛[126]；根治牙痛，腰腿痛[126]，热伤风，高烧口渴，水火烫伤[128]，口舌生疮，咽喉与牙龈肿痛[288]，感冒，发热恶寒，头项强痛，疹出不透，泻痢，消渴，心绞痛，突发性耳聋[124]，热症烦渴，酒醉烦渴[125]；花解酒毒[126]；葛花治醉酒和白口疮（即鹅口疮）[128]。【瑶药】葛薯[4]，五层风[6]，ba nzangh buerng（巴掌崩）[132]：根治麻疹不透[4,6]，感冒发热，牙痛[4]，风寒感冒，心绞痛，高血压[6]，尿路感染[15,132]，无汗口渴，外感风寒，头痛，泄泻，痢疾，脱肛，石灰入眼[132]，感冒发热，风寒感冒及心痛[247]；花治醉酒[133]。

【彝药】泽尾[102]：根治肺痨虚热，咽喉肿痛，身热烦渴，颈项强痛[109]，感冒发热头痛，项背强直，麻疹初起，透发不畅[102]；花治醉酒后心烦口渴，心胸难受，不思饮食，呕逆吐酸[102]。

Pueraria montana(Lour.) Merr. 葛（豆科）。【白药】根治感冒发热，口渴，头痛项强，疹出不透，胃炎，肠炎，小儿腹泻[17]。【彝药】卡猜，苦葛根：花治痔疮，解酒毒；根治小儿痘疹不透，吐血[104]。【台少药】Owahe（Tayal 族南澳），Iyonawahe（Tayal 族上坪后山），Wa－heiyo（Tayal 旋南势）：叶治头痛，腹痛，皮肤病，外伤[169]。

Pueraria omeiensis Wang et Tang 峨眉葛（豆科）。【彝药】自直多[102]，卡猜[101]：根加冰糖蒸服治肺结核咳嗽，痰中带血；根炖猪蹄、羊肺治慢性气管炎，胃病，跌打损伤[102]；花治痔疮，解酒毒；根治小儿痘疹不透，吐血[101]。

Pueraria phaseoloides (Roxb.) Benth. 三裂叶野葛（豆科）。【傈僳药】狂你爪：全株治感冒发烧，蛔虫病[166]。

Pueraria thomsonii Benth. ［P. lobata (Willd) Ohwi var. thomsonii (Benth.) van der Maesen］粉葛（甘葛藤）（豆科）《药典》。【毛南药】bieu[3] chai[5]（苗钳）：根治高血压，颈项痛，冠心病，心绞痛，发热，口渴，鼻衄不止，体虚头晕，泄泻，痘疹动起未透[156]。【蒙药】效用同野葛 P. lobata[47]。【土家药】wan[1] ga[3] la[1] ye[4] la[1]（王嘎那夜那）[10]，家葛，黄葛[126,128]：根治热伤风，高烧口渴，水火烫伤[10,126,128]，伤风感冒，头身痛[10]；藤治腰腿痛[10,126]，身痛[10]；花用于解酒毒[10,126]。【佤药】毛日：根治肾盂肾炎，感冒，发热，口渴[14]。【瑶药】五层风：效用同野葛 P. lobata[132]。【彝药】根治肺痨虚热，咽喉肿痛，身热烦渴，颈项强痛[109]。

Pugionium cornutum (L.) Gaertn 沙芥（十字花科）《部蒙标》。【蒙药】ᠬᠢᠨᠣᠲ ᠊ᠣᠣᠪᠣᠠ（Elsen lobeng，额勒森萝泵），额勒孙萝帮，吉乌拉普各[7]：根治头痛，关节痛，上吐下泻，胃脘胀痛，心烦意乱，视力不清，食肉中毒[3]，食物中毒，消化不良[7]；全草治头痛，吐泻，胃胀腹痛等肉食中毒[56]。

Pugionium dolabratum Maxim. 斧翅沙芥（十字花科）。【蒙药】ᠬᠢᠨᠣᠲ ᠊ᠣᠣᠪᠣᠠ（Elsen lobeng，额勒

森－萝泵）：全草治头痛，吐泻，胃脘胀痛[44]；效用同沙芥 P. cornutum[7,56]。

Pulicaria chrysantha (Diels) Ling [*Inuta chrysantha* Diels] 山葵花（菊科）。【傣药】全草治感冒咳嗽，小儿肺炎，气管炎，支气管炎[9,74]。

Pulicaria insignis Drumm. ex Dunn 臭蚤草（菊科）。【藏药】ཤིང་ཚན་ཞེར་པོ།（明见赛保）[21,25]：全草、花治各种炎症，炭疽，痈疖，丹毒，疟疾，牙痛，喉痛，胃病，全身水肿，中风，虫、蛇咬伤[25]；花治喉蛾（急性扁桃体炎）与疔毒，感染性炎症与肿胀，血热症[21]；全草治疠病，瘟病，消肿，止痛[27]。

Pulsatilla ambigua Turcz. ex Pritz. 蒙古白头翁（毛茛科）。【哈萨克药】花、根治阿米巴痢疾，菌痢，淋巴结结核[141]。【蒙药】uruda：花治虫牙[217]。

Pulsatilla cernua (Thunb.) Bercht. et Opiz. 朝鲜白头翁（毛茛科）。【朝药】조선민들래：全草治心性或肾性浮肿，关节痛[9,90]。

Pulsatilla chinensis (Bge.) Reg. 白头翁（毛茛科）《药典》。【阿昌药】根治细菌性痢疾，阿米巴痢疾[18]。【德昂药】农乌格带：效用同阿昌药[18]。【侗药】老翁颂，白头公：根治细菌性痢疾，急慢性痢疾，肠炎[136]。【鄂伦春药】嘎哈拉他：根治骨结核，淋巴结结核，红白痢疾[20]。【景颇药】upyubo：效用同阿昌药[18]。【蒙药】高勒贵－花儿，阿吉格－斯日－敖恩：根治阿米巴痢疾，细菌性痢疾，白带[47]。【苗药】翻背白草：根治痢疾，疔疮，风湿痛[98]；鲜草治痢疾，疔疮[97]。【纳西药】根治细菌性痢疾，遍身疙瘩成块如核[164]。【维药】گاق باش گوت（Aq bash ot，阿克巴西欧提）：全草、种子治白癜风，白内障，毛发早白，尿闭，闭经，燥湿止泻，除脓血，愈创伤及各种害虫[75]。

Pulsatilla dahurica (Fisch. ex DC) Spreing 兴安白头翁（毛茛科）。【鄂伦春药】嘎哈拉他：根治骨结核，淋巴结结核，红白痢疾[20]。【鄂温克药】花治关节炎，颈椎病[235]；花外敷治关节炎[799]。

Pulsatilla patens(L.) Mill. 肾叶白头翁（毛茛科）。【哈萨克药】全草治阿米巴痢疾，细菌性痢疾，淋巴结结核[141]。

Pulsatilla patens var. multifida(Pritz.) S. H.

Li et Y. H. Huang 掌叶白头翁（毛茛科）。【哈萨克药】جلايدار：全草治淋巴结结核，阿米巴痢疾，菌痢[140]。

Pumex 浮石（火山喷出的岩浆凝固形成的多孔状石块，主含 SiO₂）。【藏药】贾措布哇：浮石治热性虫病[24]，痰热咳嗽，老痰积块，瘿瘤，瘿疬，疮肿，目翳及糖尿病引起的烦渴[31]。

Punica granatum L. 石榴（石榴科）《药典》《部藏标》《部维标》。【白药】杆休绵故[13]，干修眼故[17]：果皮、叶治久泻，便血，滑精，脱肛，血崩带下，虫积腹痛；叶治痘风疮，风癞，跌打损伤[13]；花治鼻衄，中耳炎，创伤出血[13,17]；果实治筋骨疼痛，四肢无力，痢疾，蛔虫病，咽喉疼痛，齿龈出血[13]；果皮治久泻，久痢，便血，脱肛，滑精，崩漏，带下，虫积腹痛；根皮治蛔虫病，绦虫病，肾结石，乳糜尿[17]；根皮、果皮治虚寒久泻，肠炎，痢疾，蛔虫病[14]。【朝药】안석류（ǎn sèk liu，安塞克流）：果实（安石榴）治咽燥渴[86]。【傣药】maizang（卖脏），maguangjian（骂光检），埋捕诡伙（西傣）[13]：果皮、根皮治虚寒久泻，肠炎痢疾，便血，脱肛，崩漏，绦虫病，蛔虫病；果皮外用治稻田皮炎；花治吐血；花外用治中耳炎；叶治急性肠炎[8]；效用同白药[13]。【德昂药】Mazangpai（麻脏拍）[8,160]：根皮、茎皮、果皮治虚寒久泻，肠炎，痢疾，便血，脱肛，血崩，绦虫病，蛔虫病[160]；果皮外用治稻田皮炎；花治吐血，衄血[8,160]，外用治中耳炎[8]；叶治急性肠炎，水泻不止[8,160]；果皮、根皮治虚寒久泻，肠炎，痢疾，便血，脱肛，蛔虫病[8]。【侗药】赛朱[2]，Xeec liuuh[137]，村槽[10]：种子治“培根”寒症，胃寒症及一切胃病[2]，食欲不振，胃寒痛，胀满，消化不良[20]；树皮治慢性肠炎，胃炎，痢疾[136]；果皮治腹泻，便血，脱肛[135]；根、茎皮治啰给冻亚（红痢），份扁（绦虫病）[137]。【仡佬药】lao⁵³ wu⁵⁵ nə³³（劳午饿，黔中方言），sə⁵³ pe⁵³ on⁵⁵ pu³¹（腮比翁不，黔中北方言），mu3¹ ku⁵⁵ sə³¹ niə³⁵（木古腮捏，黔西南多洛方言）：根或果皮治腹泻[8,162][37]。【哈尼药】Malcavq alsiq alhov（玛扎阿席阿合），石榴皮，安石榴：果皮治腹泻，脱肛，久痢，便血，蛔虫症，牛皮癣[8,143]。【基诺药】Ajiumiesheng（阿纠咩生）：根、花、叶、果皮治虚寒久泻，肠炎，痢疾[8,10,163]。【傈僳药】石

哩[8,166]，安石榴[166]：果皮、根皮治虚寒久泻、肠炎、痢疾、便血、脱肛、血崩、绦虫病、蛔虫病、稻田皮炎；花治吐血、衄血、中耳炎；叶治急性肠炎[8,166]。【毛南药】珍珠石榴，lak[8] liu[2]（勒榴）：根或果皮治细菌性痢疾、急性肠炎、水泻不止、脱肛、蛔虫病、绦虫病、鼻衄化脓性中耳炎、腰痛[156]。【蒙药】🐎（Anar，阿纳日）[41]，斯布如[47]、色布茹[490,736]：果实治消化不良[41,47][490,736]，胃火衰退、"巴达干"病、恶心、肺、肝、肾"赫依"、寒泻、腹胀嗳气[41][490,736]、食欲不振、胃寒痛、胀满、肺气不舒、泄泻、赤白带下、遗精、脱肛、风气腰痛、关节痛[47]、未消化病、胃、肺、肾、肝之寒症、腹胀、肠鸣、食物不消而泄泻[56]。【苗药】Ghaob jongx shix lious（阿龚石榴，贵州铜仁），Guab jongb zend xel lies（干龚争谢烈，贵州毕节）：花、果实、根、根皮治蛔虫病、绦虫病、久泻、红痢[91,94,96]、赤白带下[91]。【水药】浪石榴[8,10,158]：根、果皮治腹泻[8,10,157]；果皮治腹泻[158]。【土家药】石榴皮[125]：果皮、茎皮、花、叶治脾胃虚寒久泻、红白痢疾、白带、崩漏、便血、脱肛、虫积腹痛[123]；果皮、根皮、茎皮治蟥（蛔）虫病、蛲虫病、火疱疮、垮血带下[125]；根皮治绦虫病、蛔虫病；果皮治久泻、久痢、脱肛；果皮研末，加冰片少许，麻油调敷治水烫伤[8]。【佤药】玛脏：全株治跌打损伤，咳嗽[8]。【维药】Aqqik anar（阿奇克阿娜尔）[77]，چوچومەل ئانار（Chuchumal anar，曲其曼阿那尔），ئانار ئۇرۇغى（Anar uruqi，阿那尔欧如合）[75]：果实治干热性或血液质性疾病、心悸肝虚、口鼻疮疡痛、各种炎肿、皮肤瘙痒[76,77]、受热引起的一般性和顽固性腹泻及肠疮、肛疮、腹痛、结膜炎、眼屎、口臭、口疮、走马牙疳、耳鼻疮疡、疥疮[80]、心悸气短、心力衰弱、腹胀肠痛、小便灼热涩痛不利、妇女崩漏、赤白带下、口渴[78]、心悸血少、脉络不通、胸闷咳嗽、咽喉不利、形体消瘦[4]；酸果实治肝热腹痛、心热心悸、肠热腹泻、口腔炎、耳鼻疮疡、皮肤瘙痒[75]；甜果实治热性心虚、肝虚、阳痿、哮喘咳嗽、腹泻痢疾、干性喉燥、贫血、牙齿松动、口腔粒疮、呕吐恶心、口渴、皮肤瘙痒[75]；皮治久泻、久痢、便血、崩漏[77]、足膝疼痛、行走不便、脱肛、腹泻、妇女崩漏带下、目赤流泪；根

皮治脱肛、肠寄生虫、皮肤瘙痒[78]；种子治湿性腹泻、热性痢疾、消化不良、积食纳差、牙齿松动[75]、胆质性热症、腹泻、萎黄、疥疮[80]；石榴子捣汁洗眼治眼疾[78]；果皮、花瓣治湿热性牙龈溃疡、咽喉炎肿、牙龈出血、牙齿松动、腹泻痢疾、白带增多、痔疮肿痛[75]；根汁酱治牙痛、牙龈病、呕吐、牙龈出血和胸腹内出血[78]；花挤汁治眼病、阴茎生疮、退翳、神经衰弱[78]；花粉剂热敷胃部治恶心、呕吐[78]；花治腹泻日久[4]；花外用治出血不止、口舌生疮、脱肛痔疮、口臭牙痛、皮肤瘙痒[4]。【彝药】ꉪꈬ（sypnyo，泗藠），ꑓꈬ（yyrhnat，也那），气撒孟[8]：果皮治鼻衄便血、梦遗滑精、虫积泻痢、带浊崩漏[8,109]；果皮、叶治久泻、便血、滑精、脱肛、血崩带下、虫积腹痛；叶治痘风疮、风癞、跌打损伤；花治鼻衄、中耳炎、创伤出血；果实治筋骨疼痛、四肢无力、痢疾、蛔虫病、咽喉疼痛、齿床出血；茎皮治血痢[13]、乳糜尿、流鼻血[101]；全株治跌打劳伤、咳嗽[14]；根皮治崩漏、带下[101]。【藏药】ꀀꁱꁱ（赛珠）[2,21]，塞哲儿[27]，安石榴[491]：种子治"培根"病、寒症[2,40][491,1042]，胃寒症及一切胃病[2]，消化不良[20,21]，胃寒引起的食欲不振、肾腰疼痛[21]，食欲不振[20,40]，胃寒痛、胀满[20,40]，胃病[40][491,1042]；果实治胃病、一切寒性"培根"病、开胃、止寒泻[27]；花治鼻衄[40]。

Punica granatum cv. **albescens** DC. ★ 白石榴（石榴科）。【藏药】赛哲：种子治"培根"寒症、胃寒症及一切胃病[23]。

Punica granatum cv. **multiplex** Sweet ★ 重瓣白花石榴（石榴科）。【藏药】赛哲：种子治"培根"寒症、胃寒症及一切胃病[23]。

Pycnostelma chinense **Bunge ex Decne** 参见 Cynanchum paniculatum。

Pycnostelma lateriflorum **Hemsl.** 参见 Cynanchum hancockianum。

Pygmaeopremna herbacea（**Roxb.**）**Moldenke** 千解草（马鞭草科）。【哈尼药】泡拍，灰叶树：根治血淋血尿，疮疡红肿[14,145]。

Pyracantha atalantioides（**Hance**）**Stapf** 全缘火棘（蔷薇科）。【土家药】效用同火棘 P. fort-uneana[109]。【瑶药】黑胡崽莲：叶、根治骨髓炎[50]。

Pyracantha crenulata（**D. Don**）**Roem** 细圆齿

火棘（蔷薇科）。【土家药】效用同火棘 P. fortuneana[109]。【彝药】阿棘，阿金：根皮、叶、果实治晕山，火眼，腹泻，月经不调，疔肿疮毒，肠炎下血，跌打损伤，肺结核，外伤出血[106]。

Pyracantha fortuneana(Maxim.) Li 火棘（蔷薇科）。【白药】果实治消化不良，肠炎，痢疾，小儿疳积，崩漏，白带，产后腹疼；根治虚痨骨蒸潮热；叶治疮疡肿毒[17]。【侗药】美钻登哑：果实治消化不良，产后瘀血，痢疾[135,138]。【苗药】正刚空，救军粮：果实治脘腹胀满，崩漏，带下[94]。【土家药】ta¹ se⁴ pu⁴ li¹ si³ si³ ka³（他色不利死死卡），火把果[128]，救兵粮[123]：果实治食积症[123,128]，水泻症，摆白病（又名崩白，泛指带下过多）[128]，痢疾，白带[109]，痞块，泄泻，崩漏，产后下血；根治消化不良，崩漏，白带，白浊，骨蒸痨热[123]；叶治疮疡肿毒，疮疖[123]；叶捣烂外敷，治头疮，外伤出血[109]。【彝药】撒得[101,104]，救军粮[104]：果实治消化不良，腹中胀痛，妇人崩漏[101,104]。

Pyrethrum tatsienense(Bur. et Franch.) Ling 川西小黄菊（菊科）《部藏标》。【藏药】ཨ་བྱག་གཟེར་འཛིན་མ།（阿加塞窘）[2,27,35]，塞窘美多[2,5]，塞仁交[29]，打箭菊[2][493]：花序治脑震荡，太阳穴头痛，跌打损伤，湿热疮疡，"黄水"病，瘟疫热[2,5,24][1014]，头外伤，炭疽，喉炎[23]，痰热咳嗽，咳血，风湿性关节红肿疼痛[36]，疠热，虚热，止痛[27]；全草或头状花序治头痛，头伤，跌打损伤，湿热，疮疡，伤口流黄水，太阳穴头痛[492,493,681]，黄水疮，肝炎[492]。

Pyrethrum abrotanifolium Bunge ex Ledeb. 丝叶匹菊（菊科）。【哈萨克药】فورت ولتوركش شوپ：花、全草治疥癣，驱蚊，灭蝇，杀蛆[140]。

Pyrethrum cinerariifolium Trev. 除虫菊（菊科）。【维药】阿克尔开尔哈，吾地勒开尔合，比合台尔洪库墨：根治受寒引起的抽筋，慢性腹水肿，四肢肌肉感觉缺失症，感冒，浓津液引起的癫痫症，偏头痛，痰性头剧痛[80]。

Pyrethrum petrareum Shih 岩匹菊（菊科）。【哈萨克药】全草治疥癣[141]。

Pyrethrum tatsienense(Bur. et Franch.)Ling ex Shih [*Chrysanthemum tatsienense* Bar. et Franch.] 鞑新菊（菊科）。【藏药】花治疠热，炭疽，虚热，止痛[27]。

Pyrethrum tatsienense var. tanacetopsis(W. W. Smith)Ling ex Shih 无舌川西小黄菊（菊科）。【藏药】阿皮夏：头状花序治"黄水"病，瘟疫热，太阳穴头痛，跌打损伤，脑震荡，湿热疮疡[22]。

Pyritum 自然铜（硫化物类黄铁矿族黄铁矿，主含二硫化铁）《药典》。【朝药】산골（sān gāor，三高儿）：治折伤，散血，止痛，破积聚[86]。【蒙药】ᠳᠦᠵᠢᠨ ᠴᠣᠯᠤ（Duxin chuolu，都锌-朝鲁），ᠫᠣᠸᠠᠩᠯᠤᠩᠪᠦ（Powanglongbu，珀旺龙布）：自然铜（矿石明煅醋淬用）治骨折，筋脉损伤，云翳，视力减退[41]。【羌药】nihe dong（泥黑动），居黑思柏：矿石治跌打损伤，筋伤骨折[167]。【土家药】矿石治跌打损伤，骨折，心气痛[129]。【维药】塔比密斯：矿石治跌打损伤，瘀血肿痛，内伤疼痛[79]。【藏药】གྱུ་བཤིག（珠西）[21,25]，帕王龙武[27]，帕昂隆布[23]，者也[11]：矿石用于补脑，排引黄水，益肝[21,25]，治血瘀疼痛，瘿瘤疮疡[31]，脑部损伤，"黄水"病，肝胆炎症[21,24]，脉病，骨折[23]，跌打损伤[11]，各种脉络疾病，扩散伤热，眼病[27]。

Pyrola atropurpurea Franch. 紫背鹿蹄草（鹿蹄草科）。【藏药】路念擦哦：全草治肾虚腰痛，风湿及类风湿性关节炎，过敏性皮炎[22,24]。

Pyrola calliantha H. Andres 鹿蹄草（鹿蹄草科）《药典》。【朝药】圆叶鹿蹄草：全草治虚弱咳嗽，劳伤吐血，风湿性关节痛，崩漏，白带，外伤出血，虚汗，半身不遂，脚气，水肿，结膜炎[9,89]。【侗药】Mal begx kgags（骂比康）：全草治耿胧耿幽（腰腿痛），代喉老（老年咳嗽）[137]。【傈僳药】莫勒格，鹿衔草：全草治风湿疼痛，肾虚腰痛，神经衰弱[166]。【苗药】Reib beab mel ghunb（锐巴麦棍，贵州铜仁），Guab hongt ghab nblib（嘎荒阿米，贵州毕节），鹿衔草：全草治肾虚腰痛，风湿痹痛，筋骨痿软，新旧咳嗽，吐血，衄血，崩漏，外伤出血[91]。【羌药】Shgueyvha（什鬼哈），日都珠禾杭：全草、叶治风湿疼痛，肾虚腰痛，肺结核咯血；全草、叶外用治毒蛇咬伤，外伤出血[167]。【土家药】ruu aei liau（润血莲）：全草治闭经，月家痨，干血痨，肺痨，腰脊劳伤，摆白病（又名崩白，泛指带下过多）[126]。【瑶药】双叶红梗花：全草治虚劳咳嗽，风湿筋骨痛，跌打损伤[133]。【彝药】漆扣诗，鹿衔草：全草治血虚头疼，肺痨，产妇月子期头疼，哮喘病，眼疾[104]。【藏药】路念擦哦[22]，漆扣诗[101]：全草治肾虚腰痛，风湿性及类风湿性关节炎，过敏性皮炎[22]，血虚头晕，肺痨，产妇月子期头痛，哮喘病，风湿病，气血虚弱，神经衰弱[101]。

Pyrola corbieri Lévl. 贵阳鹿蹄草（鹿蹄草科）。【苗药】鹿蹄草：全草治风湿性关节痛，肾虚腰痛，腰膝无力，虚劳咳嗽，外伤出血，痈肿疮毒，蛇咬伤[626]。

Pyrola decorata H. Andres 普通鹿蹄草（鹿蹄草科）《药典》。【白药】嗳得叶[14]：全草治急慢性气管炎，大叶性肺炎，月经不调[14]，风湿疼痛，肾虚腰痛，神经衰弱，肺结核咯血，衄血[17]。【侗药】全草治耿胧耿幽（腰腿痛），代喉老（老年咳嗽）[137]。【苗药】Reib beab mel ghunb（锐巴麦棍，贵州铜仁），Guab hongt ghab nblib（嘎芫阿米，贵州毕节），鹿衔草：全草治肾虚腰痛，风湿痹痛，筋骨痿软，新旧咳嗽，吐血，衄血，崩漏，外伤出血[91]，风热目疾，肿痛怕光，夜盲，止咳[95,97,98]。【纳西药】鹿含草：全草治慢性气管炎，慢性细菌性痢疾，口腔炎，支气管炎，肺气肿，风热咳嗽，肺结核，痨伤出血[164]。【普米药】头里救救[14][15]：全草治风热感冒，风湿疼痛，跌打损伤，崩漏，痢疾[14][15]，外伤出血[14]，头痛，肺热咳嗽，咽喉疼痛，月经不调[15]。【土家药】肺筋草：全草治风湿疼痛，腰膝酸软，咳血，吐血，衄血，月经过多，外伤出血，疮毒证[124]。【彝药】漆扣诗[104]，鹿衔草[104]：全草治血虚头疼，肺痨，产妇月子期头疼，哮喘病，眼疾[104]；效用同鹿蹄草 P. calliantha[101]。

Pyrola forrestiana Andr. 大理鹿蹄草（鹿蹄草科）。【白药】效用同普通鹿蹄草 P. decorata[17]。

Pyrola incarnata Fisch. ex DC. 红花鹿蹄草（鹿蹄草科）。【鄂伦春药】依木特枯拉，鹿衔草，鹿含草：全草治风湿痹痛，腰膝无力，月经过多，久劳咳嗽，内外出血，过敏性皮炎，疮痈肿毒，虫蛇咬伤，避孕[161]。【蒙药】效用同鹿蹄草 P. calliantha[51]。

Pyrola minor L. 短柱鹿蹄草（鹿蹄草科）。【哈萨克药】全草治虚痨咳嗽，肾虚腰痛，劳伤吐血，风湿性及类风湿性关节炎，崩漏，白带，外伤出血，痈肿疮毒，蛇咬伤[141]。

Pyrola rotundifolia L. 圆叶鹿蹄草（鹿蹄草科）。

【侗药】骂比康：全草治耿胧耿幽（腰腿痛），代喉老（老年咳嗽）[10]。【鄂温克药】Niahikte boen（鹿蹄草）：全草治烫伤[261,519]，烧伤[519]。【哈萨克药】ﺑﻮﻋﺘﯘﯾﺎﻕ，ﺍﻟﻤﯘﺭﺕ ﺷﻮﭖ (ﺑﯘﻋﻰ ﺗﯘﯾﺎﻕ)：全草治虚痨咳嗽，肾虚腰痛，劳伤吐血，风湿性及类风湿性关节炎，崩漏，白带，外伤出血，痈肿疮毒，蛇咬伤，肺结核咯血，慢性气管炎，神经衰弱失眠，慢性贫血[140,142]。【蒙药】全草治风湿性关节炎，肾虚腰痛，神经衰弱，虚痨咳嗽，肺虚痨咯血，衄血，崩漏，泄泻，痢疾；全草外用治外伤出血，毒蛇咬伤，水田皮炎[51]。【苗药】莴勇更，锐打麦棍：全草治结核，腰腿疼痛，气瘊（气吼病）[96]。【土家药】润血连：全草治闭经，月家痨，干血痨，肺痨，腰腿劳伤疼痛，摆红（俗名崩红，类似功能性子宫出血）[10]。【藏药】路念擦哦：全草治肾虚腰痛，风湿性及类风湿性关节炎，过敏性皮炎[22]。

Pyrolusitum 无名异（氧化物类金红石族矿物软锰矿，主含 MnO_2）。【土家药】矿石治跌打损伤，金疮，痈肿，煅淬后易于粉碎，增强散瘀止痛之功[12]。【藏药】土子，铁砂：治跌打损伤[31][11]，金疮，痈肿[31]。

Pyropolyporus fomentarius (L.) Teng 参见 Fomes fomentarius。

Pyropolyporus rimosus (Berk.) Teng 参见 Phellinus rimosus。

Pyrrhocorax pyrrhocorax (Linnaeus) 红嘴山鸦（鸦科）。【彝药】斯尔什：肉治肺部疾病[107][156]，哮喘[156]，肺肋部疼痛，并经常哮喘[107]。【藏药】ᠪᠶᠠ（君嘎）[25,30]，军夏差[24]：血用于避孕[22,23,24,25,34][30]；肉、血治虚劳发热，咳嗽[23,30,34]。

Pyrrosia assimilis (Baker) Ching 相近石韦（水龙骨科）。【瑶药】破血丹：全草治舌疮，小便不利，刀伤，火伤，癫痫，小儿惊风[133]。

Pyrrosia calvata (Baker) Ching 光石韦（水龙骨科）。【苗药】柔搬牛[13]，揉邦症[14]：全草治肺热咳嗽[13,14]，吐血，小便不利[13]。【藏药】嚓贝争哇：全草治胸腔脓疡，肺热咳嗽，咽喉炎，骨髓空洞症，头骨破裂，跌打损伤，外伤出血，肾虚遗精，肾炎水肿，泌尿道感染[24]。【壮药】Gombawmid（棵盟泥），光石韦：叶治肉扭（淋证），渗裂（血证），埃病（咳嗽），墨病（哮喘）[180]。

Pyrrosia davidii (Bak.) Ching 华北石韦（水龙

骨科)。【蒙药】ᠬᠠᠳᠡᠨ ᠬᠦᠵᠢ (Haden huji, 哈登－呼吉)：效用同有柄石韦 P. petiolosa[44]。【水药】骂剪邯：全草治小便不利，淋漓涩痛[10]。【藏药】嚓贝争哇：全草治胸腔脓疡，肺热咳嗽，咽喉炎，骨髓空洞症，头骨破裂，跌打损伤，外伤出血，肾虚遗精，肾炎水肿，泌尿道感染[24]。

Pyrrosia drakeana(Franch.) Ching 毡毛石韦（水龙骨科）。【傣药】发麻里：叶治尿路感染，肾炎，淋痛，血尿，崩漏，慢性气管炎，肺热咳嗽[13]。【羌药】Huboxueageaba（狐博须格巴），石韦，哈明：孢子外用治刀伤，刨伤出血；叶治淋症，尿路结石，肺热咳嗽[10,167]。【藏药】嚓贝争哇：全草治胸腔脓疡，肺热咳嗽，咽喉炎，骨髓空洞症，头骨破裂，跌打损伤，外伤出血，肾虚遗精，肾炎水肿，泌尿道感染[24]。

Pyrrosia gralla(Gies.) Ching 西南石韦（水龙骨科）。【白药】全草治尿道发炎，淋证，尿血，尿路结石，肾炎，崩漏，痢疾，肺热咳嗽，慢性支气管炎[17]。【纳西药】叶治慢性支气管炎，泌尿系统结石，血淋，咳嗽[164]。【羌药】Haming（哈明），石韦，须格巴：孢子外用治刀伤，刨伤出血；叶治淋证，尿路结石，肺热咳嗽[167]。【彝药】罗清，金星草[104]：全草治毒蛇咬伤，乳痈，劳伤咳嗽，胃痛，尿道炎[101,104]，刀伤出血[104]。【藏药】全草治淋沥，肺热咳嗽，感冒，咽喉炎，外伤出血[13]。

Pyrrosia heteractis(Mett. ex Kuhn) Ching 纸质石韦（水龙骨科）。【藏药】察贝争哇：全草治疮疡不愈，头骨创伤，骨伤，骨折，烧、烫伤，胸腔积脓液，肺热咳嗽，咽炎，外伤出血[22]。

Pyrrosia lingua(Thunb.) Farw. 石韦（水龙骨科）《药典》。【阿昌药】全草治黄疸型肝炎，癌症，肾炎[18]。【傣药】发麻幸砚：全草治小便不通，泌尿系统结石，膀胱炎，肾盂肾炎，崩漏；叶背毛茸治烫、火伤[13]。【德昂药】阿更毛：效用同阿昌药[18]。【侗药】辇麻辰[135,136,138]，北挤宰[15]：叶治热淋，石淋，小便不利，尿血，尿路结石，肾炎，痢疾，慢性气管炎[135,136,138]；全草治感冒，小儿肺炎，血尿，肾炎，尿路感染，小便不利[15]。【哈尼药】全草治肾炎[875]。【基诺药】得悄[10,163]，石黄[10]：全草治尿道结石，支气管炎，跌打损伤[10,163]，带状疱疹，皮肤瘙痒[10]。【景颇药】

Bugo mvan：效用同阿昌药[18]。【傈僳药】阿补前：全草治肾炎水肿，膀胱炎，尿道结石，慢性气管炎，哮喘，肺脓疡，咯血，吐血，尿血[166]。【黎药】雅干亲：全草治刀伤，烫伤[154]。【毛南药】mba³ mei⁴ ri²（麻妹希）：治肾炎水肿，尿路感染，尿路结石[156]。【蒙药】ᠬᠠᠳᠡᠨ ᠬᠦᠵᠢ （Haden huji, 哈登－呼吉），伦布日拉勒[56]：全草治骨折，脉伤，烧伤，肿痛，中毒诸症[44]，叶治创伤化脓，跌打肿痛[56]。【苗药】大金刀，金星草：全草或地上部分治石淋，小便不通，吐血，黄疸，淋浊尿血，尿结石[11,98]；效用同有柄石韦 P. petiolosa[132]。【羌药】Haming（哈明），须格巴：孢子外用治刀伤，刨伤出血；叶治淋症，尿路结石，肺热咳嗽[167]。【畲药】全草治泌尿系统结石，感染，前列腺炎，痢疾，乳腺炎[10]。【土家药】ye⁴ ta¹ ba¹ ti¹ ma¹ jie²（业他八题马结），大金刀[123]，石剑[128]：全草治热淋[10,123,126]，血淋，石淋，小便不通，淋漓涩痛，吐血，衄血，尿血，崩漏，肺热咳嗽，慢性气管炎，痛疽，烫、火伤[123]，尿石症，水肿病，跌打损伤，热咯症[128]，火淋，摆白症（又名崩白，泛指带下过多)[10,126]。【瑶药】北挤宰[15]，wiangh nqimv（元今），石兰[130]：全草治小儿肺炎，尿路感染[15,130]，感冒，血尿，肾炎，小便不利[15]，急慢性肾炎，肾炎水肿，肾盂肾炎，膀胱炎，尿路结石，急慢性支气管炎，哮喘，咳嗽带血，痧症[130]。【彝药】木堵罗里此[10,105]，罗清[101]：全草治烧、烫伤，尿管辣痛[10,105]，支气管哮喘，慢性气管炎，急慢性肾炎，肾盂肾炎[105]；效用同西南石韦 P. gralla[101]。【藏药】周贝[20]，嚓贝争哇[24]：叶治小便不利，淋痛，崩漏，肺热咳嗽[20]；全草治肺热咳嗽，咽喉炎，外伤出血[13,24]，淋沥，感冒[13]，胸腔脓疡，骨髓空洞症，头骨破裂，跌打损伤，肾虚遗精，肾炎水肿，泌尿道感染[24]。【壮药】叶治肉扭（淋证），鹿裂（吐血），衄血，肉裂（尿血），兵淋勒（崩漏），埃病（咳嗽)[120]。

Pyrrosia mollis(C. Presl) Hovenkamp 柔软石韦（水龙骨科）。【傣药】发麻幸：全草治尿道炎，膀胱炎，肾炎水肿，玉茎阴茎痛；根茎治胸隔横气作胀，阴虚潮热，手颤作摇[13]。【哈尼药】Luvma dalzyuq（卢玛达最），小石韦，石皮：全草治肾炎水肿，化脓性中耳炎，外伤出血，泌尿道感染[143]。【纳西药】效用同西南石韦 P. gra-lla[164]。

【藏药】察贝争哇：全草治疮疡不愈，头骨创伤，骨伤骨折，烧、烫伤，胸腔积脓液，肺热咳嗽，咽炎，外伤出血[22]。

Pyrrosia nudicaulis Ching 裸茎石韦（水龙骨科）。【彝药】全草治尿道发炎，淋病，尿血，尿路结石，肾炎，崩漏，痢疾，肺热咳嗽，慢性支气管炎[17]。

Pyrrosia petiolosa（Christ）Ching 有柄石韦（水骨龙科）《药典》。【白药】全草治尿道发炎，淋病，尿血，尿路结石，肾炎，崩漏，痢疾，肺热咳嗽，慢性支气管炎[17]。【朝药】애기석위：全草治急慢性肾炎，肾盂肾炎，肾结石[9,90]。【侗药】辈坝：全草治尿血，肾炎，慢性支气管炎[135]，宁乜架信播（妊娠水肿）[137]。【蒙药】ᠬᠠᠳᠠᠨ ᠬᠥᠵᠢ（Haden huji，哈登－呼吉）：效同石韦 P. gralla[44,56]。【苗药】黛口掌，莴里料[94,95,96][132]，锐猫棍[132]：全草治肺癌，膀胱癌，肾炎，膀胱炎，血尿，哮喘[94,95,96][132]，肾结石，咳血，衄血[132]，淋病，小便不利，泌尿系统感染，气管炎，咳嗽[94,95,96]。【羌药】Geziswexueageaba（格则斯武须格巴），石韦，哈明：孢子外用治刀伤，刨伤出血；叶治淋症，尿路结石，肺热咳嗽[10,167]。【彝药】罗清[101,104]，金星草[104]：全草治毒蛇咬伤，乳痈，劳伤咳嗽，胃痛，尿道炎，刀伤出血[104]；效用同西南石韦 P. gralla[101]。【藏药】周贝：叶治小便不利，淋痛，崩漏，肺热咳嗽[20]。

Pyrrosia sheareri（Bak.）Ching 庐山石韦（水龙骨科）《药典》。【白药】全草治尿道发炎，淋病，尿血，尿路结石，肾炎，崩漏，痢疾，肺热咳嗽，慢性支气管炎[17]。【侗药】Kaok bia[137]，三省坡彩[15]：全草治宁乜架信播（妊娠水肿）[137]，肾炎[15]。【仡佬药】tsuo⁵⁵ne⁵⁵tao⁵⁵（作乃盗，黔中方言），ka⁵³tu⁵⁵？i³¹（嘎堵吉祥，黔中北方言），ie³ltu³⁵wei³¹（耶杜威，黔西南阿欧方言）：全草治白带[162][328]。【毛南药】ma²²tɕi⁴²gai²⁴（骂台该）：全草治老年性慢性支气管炎[155]。【蒙药】ᠬᠠᠳᠠᠨ ᠬᠥᠵᠢ（Haden huji，哈登－呼吉）：效用同石韦 P. lingua[44,56]。【苗药】Ghaob nghed njoul（啊咳知，贵州铜仁），Vob nix liod（窝你料，贵州黔东南），Xat jab vieeb（下站烟，贵州黔南）：全草治淋病，水肿，小便不利，痰热咳嗽，咳血，吐血，崩漏，外伤出血[91]，尿结石，腹泻[95]；效同石韦 P. lingua[11]。【羌药】Lush-

anxueageaba（庐山须格巴）[167]，哈明[146,167]：孢子外用治刀伤，刨伤出血[167]；叶治淋症，尿路结石，肺热咳嗽[10,167]。【畲药】石刀，坛刀：全草治崩漏，尿频[146]。【土家药】石剑，飞刀剑，剑叶一支枪：全草治尿石症，水肿病，跌打损伤，热咯症[128]。【瑶药】庐山石苇，叶下红，石苇：全草治白带[328]。【彝药】罗清[101,104]，金星草[104]：效用同西南石韦 P. gralla[101]；全草治毒蛇咬伤，乳痈，劳伤咳嗽，胃痛，尿道炎，刀伤出血[104]。【藏药】周贝[20]，嚓贝争哇[24]：叶治小便不利，淋痛，崩漏，肺热咳嗽[20]；全草治胸腔脓疡，肺热咳嗽，咽喉炎，骨髓空洞症，头骨破裂，跌打损伤，外伤出血，肾虚遗精，肾炎水肿，泌尿道感染[24]。

Pyrrosia stenophylla（Bedd.）Ching 狭叶石韦（水龙骨科）【藏药】察贝争哇：全草治疮疡不愈，头骨创伤，骨伤骨折，烧、烫伤，胸腔积脓液，肺热咳嗽，咽炎，外伤出血[22]。

Pyrus bretschneideri Rehd. 梨（蔷薇科）。【维药】نەشپوت（Neshput，乃西葡提）：果实治热性心虚，干性脑虚，胃热口渴，便秘体瘦[75]。

Pyrus calleryana Decai. 豆梨（蔷薇科）。【侗药】野盖，野谢，野赖：治水肿[43]。

Pyrus pashia Buch. – Ham. ex D. Don 川梨（蔷薇科）【白药】果实治肉食积滞，消化不良泄泻，痛经，产后瘀血，小儿腹痛，菌子中毒[17]。【哈尼药】棠梨：果实用于化痰[875]。【彝药】绍西西中[13,102]：果治四肢骨折，瘀血肿痛，经期腹痛，肉食膈积[109]，促进骨质生长，骨折[13]；枝治小儿腹泻，解草乌中毒；果、枝治头碱中毒，痢疾，便血，咯血，小儿腹泻[102]。【藏药】ཁ་བ་ཤིང་།（扎巴兴）[21]，哦赛哲布[27]：果实治肉食积滞，消化不良，泄泻，痛经，产后瘀血作痛，高血压[21]，肺病[27]。

Pyrus pyrifolia（Burm. f.）Nakai 沙梨（蔷薇科）。【拉祜药】骂梨[13,150]，玉乳[150]：茎皮治感冒；鲜叶治骨折[13]，根、茎皮、叶、果治感冒，骨折，烦渴，热咳，痰热惊狂，便秘，吐血，发背，疔疮，霍乱，疝气[150]。【畲药】叶治毒菇中毒，漆过敏[148]。【土家药】梨：果实治肺结核发热咳嗽，烦渴不止[124]。【维药】نەشپوت（Neshput，乃西葡提）：效用同梨 P. bretschneideri[75]。【彝药】梨寄生：梨树上的寄生治肺病吐血，乳瘤，腹痛[13]。

Pyrus sinkiangensis Yü 新疆梨(蔷薇科)。
【维药】نه شپوت (Neshput,乃西葡提):效用同梨
P. bretschneideri[75]。

Pyrus ussuriensis Maxim. 秋子梨(蔷薇科)。
【朝药】山梨叶[83]:果实治慢性支气管炎,咳嗽,
肝炎热病伤津烦渴,消渴,热咳,痰热惊狂,噎
膈,便秘[9,89];叶治小便不利,水肿,蘑菇中毒,
中暑吐泻[9,83,89],食菌中毒,小儿疝气,胃痉
挛[9,89]。【蒙药】ᠠᠭᠠᠯᠢᠭ ᠠᠯᠢᠮ(agalig alim,阿嘎利
格-阿丽玛),ᠰᠡᠶᠡᠪ(Seyeb,瑟叶布)[49]:果实
(酸梨干)治"包如"增盛症,胃"包如","希
日"病,恶心,烦渴[49,56],胸闷胀满,消化不良,
呕吐,热泻[47],"巴达干"热,止泻[1011]。【维
药】نه شپوت(Neshput,乃西葡提):效用同梨 P.
bretschneideri[75]。【藏药】格秀:果实治肠鸣,腹
绞痛,泄泻[23]。

Python molurus bivittatus Kuhl [*P. molurus
bivittatus* Schlegel] 蟒蛇(蟒科)。【傣药】火核哦

冷[65,66],咪哦[63],he xue o leng[31]:胆用于除湿
消肿,眼痛[65],治气管炎症,过敏性皮炎,眼
炎[31],感冒咽喉肿痛,咳喘痰稠[64];颈治眼红,
眼痛过敏,除湿消肿,咽喉肿痛,支气管炎[66];
胆汁治疮疡,疔疮,肿毒[31];胆囊治小儿肺炎,
百日咳,咳嗽痰喘,痰热惊厥,急性风湿性关节
炎[63];气管治感冒咽痛肿痛,咳喘痰稠[63];胆汁
及毒液治脘腹虫痛,疖,痢,痈疾,痔疮,目翳
肿痛[67,68]。【基诺药】比株阿懋:骨头煎服或鲜血
冲酒服治风湿性关节疼痛;皮烧焦外涂治各种皮
肤病;皮烧焦点牙治牙痛;胆汁治各种眼疾,小
儿高烧[163]。【佤药】胆用于明目去翳,除痔杀虫;
骨、肉用于祛风除湿;油用于润肤,消瘦,生肌,
皮用于杀虫;血用于祛风除湿,助皮清血[168]。
【彝药】拔哈乌都[156],蟒蛇肉[107]:骨治麻风,杨
梅毒,腹疮[156],肉治麻风,疟疾;胆治疟疾[107]。
【藏药】སྦྲུལ་ཆེན།[25],知贝赤巴[22]:胆治胆囊炎,神
经衰弱,小儿惊风和高烧;脂肪外用治冻疮,烫
伤及皮肤皲裂[22,25]。

Q

Quartz Album 白石英(氧化物类石英族矿物石英，主含二氧化硅)。【朝药】석영(sēk yèng，塞克耶鞯)：用于肺痿，下气，利小便，补五脏，通日月光，久服轻身，长年，耐寒热[86]。【藏药】嘎保齐土[24]，ྲ ྀ(谋司)[25,31]，嘎贡[27]：原矿石治疗疮，炭疽，麻风，本品有毒，内服必须去毒[25]，肺寒咳喘，阳痿，消渴，心神不安，惊悸健忘，小便不利，风寒湿痹[31]，中毒症，有杀虫作用，能驱邪，解除灾难[27]，麻风病，热性病[24]。

Quartz 石英四矿集合物(另含赤铁矿 hematite、褐铁矿 limonite、粘土矿物 Clay mineral)。【蒙药】ᠮᠠᠨᠤᠬᠤ(Manohu；玛瑙胡)[42,56]：矿石治白脉病，萨病，"吾亚曼"病，刺痛[42]，麻风，中风[56]。【藏药】བཙག：原矿物用于利目，清骨热，黄水病[25]；治肝阳上亢，头晕胀痛，噫气呕逆，噎膈反胃，喘逆，吐血衄血，肠风便血，妇人崩漏带下，小儿惊痫诸症[31]。

Quasipaa spinosa David [*Rana spinosa David*] 棘胸蛙(蛙科)。【瑶药】石蹦拐：肉治小儿痨瘦，疳积，病后虚弱[133]。

Querciflix zeylanica (Houtt.) Copel. 地耳蕨(三叉蕨科)。【苗药】地耳蕨，散血草，干肚药：全草、根茎治痢疾，便血，淋浊，小儿稀便[252]。

Quercus acutissima Carr. 麻栎(壳斗科)。【哈尼药】瓢钟：树皮治无名肿毒，解各种食物中毒[14]。【羌药】橡实，soyisifu(索义思福)，青杠碗：果实治泻痢脱肛，痔血[167]。【彝药】飘忠，白额则日：树内皮治痢疾，咳嗽，声音嘶哑；麻栗树寄生全株治风热感冒[13]，低热缠绵，经久不退，屙血吐血，湿热下注[109]。

Quercus aquifolioides Rehd. et Wils. 川滇高山栎(壳斗科)。【藏药】兴白多，们卡拉[40]：果实治寒热夹杂的泻痢，肠炎，流行性感冒，哮喘[24]；根皮茎皮治胃病，消化不良，痢疾，发烧，腹泻[40]。

Quercus delavayi Franch. 参见 Cyclobalanopsis delavayi。

Quercus franchetii Skan. 锥连栎(壳斗科)。【白药】茎内皮及其寄生治感冒，咳嗽，气喘[17]。【彝药】树脂治肌痛皮疹，奇痒难忍[109]。

Quercus infectoria Oliv. 没食子(壳斗科)。【苗药】Mezha，没食子：虫瘿治大肠虚滑，泻痢不止，习惯性肠炎，疔疮出血[988]。【维药】موزا(Moza，莫杂)[75,77]，没扎[78]：虫瘿治子宫出血，泻痢不止[75,77,78]，热性牙龈肿痛，牙齿松动，咽喉肿痛，疮疡腐烂，伤口不愈，湿性白带过多，肠胃虚弱，肠痈便血，阴虚阳萎，口中流涎，各种皮肤湿疹，痰多咳血[78]。

Quercus mongolica Fisch. 蒙栎(壳斗科)。【朝药】신갈나무(xīn gǎlnǎ mù；辛嘎儿那木)：叶及皮治泄泻，脑出血[9,90]。【鄂伦春药】插汗库拉，辽东栎，橡子树：叶治细菌性痢疾，小儿消化不良，痈肿，痔疮；树皮治肠炎，痢疾，黄疸，痔疮[161]。【蒙药】ᠴᠠᠷᠰᠤᠨ ᠦᠷ(Charsen wur，查日森—乌热)：果实(橡子)治寒热性腹泻，痔疮，"白脉"病[3]。【彝药】波罗栎，青冈倮[103]，伯苗紝[102]：根、树皮治食物中毒，四时感冒，头痛发热[103]，消化不良，细菌性痢疾，急性胃肠炎，急慢性支气管炎，痔疮；根加猪油冲服治食物、药物中毒[102]。

Quercus pannosa Hand. – Mazz. 黄背栎(壳斗科)。【普米药】肾疤拔：叶外用治痈肿疮毒，鹅口疮，外伤出血[13,14]。【藏药】门哈苾[13]，兴白多[24]：果实治寒热夹杂的泻痢[13,24]，肠炎，流行性感冒，哮喘[24]。

Quercus robur L. 夏栎(壳斗科)。【维药】به للوت(Bellut，白鲁提)：果实治热性便血，咳血，痢疾，肠溃疡，湿性腹泻，早泄，小便淋滴不净[75]；种子治肠胃炎腹泻，外伤出血，吐血[79]。

Quercus semicarpifolia Smith 高山栎(壳斗

科)。【藏药】ཤིན་ཚ་ར། (门恰热)[21]，兴白多[22,24]，贝折[29]：果实治流行性感冒[24,29]，寒热夹杂的泻痢，肠炎[21,24]，哮喘[24]，腹泻[29]；树脂治寒热夹杂的泻痢，肠炎，流行性感冒，哮喘[22]。

Quercus senescens Hand. – Mazz. 灰背栎(壳斗科)。【藏药】兴白多[22,24]，贝折[29]：果实治流行性感冒[24,29]，寒热夹杂的泻痢，肠炎，哮喘[24]，腹泻[29]；效用同高山栎 Q. semicarpifolia[22]。

Quercus variabilis Bl. 栓皮栎(壳斗科)。【白药】果壳治咳嗽，水泻[17]。【仡佬药】si^{55} wu^{35} tai^{35}（死误代，黔中方言），ta^{33} mu^{53} tai^{55} se^{33}（打水列晒，黔中北方言），tie^{31} $pier^{31}$（列边儿，黔西南多洛方言）：果壳打粉，放入白酒中调匀，蒸服，治血崩[162]。

Quisqualis indica L. 使君子(使君子科)《药典》。【阿昌药】使君子：种子治蛔虫病[18]。【傣药】扎满[65]，丙搞罗亮[9,72]，扎满亮[63,64]：根治痢疾[9,65,72]；果实、根治尿血，产后体弱多病，不思饮食，泻下脓血[63,64]，腹痛腹泻，赤白下痢，

肠道寄生虫[64]；种子治蛔虫病，小儿疳积，小便白浊，痢疾[9,74]。【德昂药】使君子：效用同阿昌药[18]。【哈尼药】使君子：全草治胃病[875]。【景颇药】Zan chi：效用同阿昌药[18]。【傈僳药】欠咱腊：果实治慢性肠炎，支气管炎，哮喘，溃疡病，便血，脱肛，痔疮出血[166]。【毛南药】腊浪[15]，留求子，lak^6 $rəm^2$（勒生心）[156]：种子治小儿疳积，驱蛔虫[15]；果实治小儿疳积，蛔虫病[156]。【蒙药】ᠲᠠᠪᠤᠯᠵᠢᠨ།（Tabuljina，塔布勒吉纳），ᠨᠠᠭᠠᠭᠡᠰᠡᠷ（Nagageser，纳嘎格斯日）[45,46]，塔本塔拉图·吉木斯[47]：果实治肝病，虫疾[45,46]；种子治蛔虫病[47]。【纳西药】果实治蛔虫病，小儿疳蛔，虫积腹痛，小儿疳积，黄疸病，爱食生米、茶叶、炭、泥土、瓦屑之类，虫牙疼痛，头渣面疮，乳食停滞，腹胀，小便白浊，泻痢[164]。【佤药】果实治蛔虫病[168]。【维药】卡哈勒布拉捷刻：果实治肠内寄生虫病，脾胃虚弱，食欲不振[79]。【瑶药】棵面栽[15]，naangh nzung hmei（囊中美），留求[130]：叶治身痒[15]；种子治小儿蛔虫症，小儿疳积，白浊，腹泻，痢疾[130]。

Q

R

Rabdosia Hassk. = Isodon (Schrad. ex Benth.) Kudo。

Racoma oconnori (Lloyd) [*Tetrostichodon oconnori*(Lloyd) Zhang] 异齿弓鱼(鲤科)。【藏药】尼阿：头治妇女脉病；眼治嗜眠昏睡；胆汁治疮疡热病，疔痈，白内障，烧伤；骨治水肿病(干腹水)；肉治疖痈疮疡，痞瘤病，垢病，妇女病[23]。

Radermachera sinica (Hance) Hemsl. 菜豆树(紫葳科)。【拉祜药】莫闭西[150]，莫闭西[13]，钝刀木(莫闭西)[245]：树皮治妇女痛经，胃痛[13,150]，骨折，关节扭伤水肿，风湿性关节疼痛[150]；根、叶治伤暑发热，跌打骨折，痈肿；鲜叶治关节扭伤，骨折，风湿性关节疼痛[13]；树皮、叶治风湿病[245]。

Radermachera yunnanensis C. Y. Wu et W. C. Yin 滇菜豆树(紫葳科)。【佤药】考打西喂[14]，考达希骨[13]：叶、果治高热病，胃痛，跌打扭伤，痈疖，毒蛇咬伤[14]；根治胃痛，跌打扭伤，骨折，痈疖；叶治毒蛇咬伤[13]。

Rana limnocharis **Boie** 参见 Fejervarya limnocharis。

Rana nigromaculata **Hallowel** 参见 Pelophylax nigromaculatus。

Rana plancyi **Lataete.** 参见 Pelophylax plancyi。

Rana ridibunda **Pollas.** 参见 Pelophylax ridibundus。

Rana temporaria chensinensis David [*R. chensinensis* **David**] 中国林蛙(蛙科)《药典》。【达斡尔药】meleg：全体治风心病[64]。【鄂伦春药】饿了黑依目，田鸡油，雪蛤油：雌蛙的输卵管(蛤蟆油)治身体虚弱，病后失调，精神不足，心悸失眠，盗汗不止，劳嗽咳血，神经衰弱[161]。【满药】朱蛙里：全体用鸡蛋煎汤服用，治肾盂肾炎浮肿症[11]，肾炎水肿[39]。【彝药】田鸡：治跌打损伤，久病体虚，头昏[107]。【藏药】 སྔ་བའི་རྐང་། (贝哇贡阿)[25]，སྔ་་ སྡི (白吧)[21,35]，那外勒夏[22]：全体(去内脏)治肾脏病，精力耗损，神经衰弱[2,21,23,24,35]，疔毒症，喉蛾(急性扁桃体炎)，中毒症舌肿，麻风病[21]，病后体虚，肺痨咳嗽[30]；蛤蟆油治体虚气弱，心悸失眠，盗汗不止，痨嗽咳血[30]；肉(带骨)治肾寒病[22]，精力耗损，神经衰弱[22]，炭疽，舌肿硬[23]；卵治泻痢，肠胃炎及消化不良[25]。

Randia hainanensis Merr. 海南山黄皮(茜草科)。【黎药】树皮、根、果实治跌打损伤，风湿，腹痛；叶治衄血[154]。

Rangifer tarandus Linnaeus 驯鹿(鹿科)。【鄂温克药】角、茸、鞭、筋效用同梅花鹿 Cervus nippon[73]；鹿尾用于抗肿瘤；鹿胎膏(鹿胎与鹿筋、茸、鹿尾与红糖等共熬)治虚寒消瘦，经血不足，腰腿酸软，妇女虚寒，崩漏带下症引起的孕症等；驯鹿心血(心脏中所存血液)治虚损腰痛，贫血，心脏病，性神经衰弱，遗精，肺痿，吐血，崩中，带下[519]。

Ranunculus amurensis Kom. 披针毛茛(毛茛科)。【藏药】索色巴[24]，解权[40]：全草治筋骨疼痛，外感风热，疮疖痈肿[24]，胃寒性消化不良，腹水，喉炎，痞块，"黄水"病，浮肿，关节积黄水，淋病[40]。

Ranunculus brotherusii Freyn 鸟足毛茛(毛茛科)。【藏药】吉察[20]，杰察[2,35]，嘎察[24]：全草治腹水，浮肿，咽喉肿痛，积聚肿块[20]；地上部分治浮肿，关节积黄水，淋病，脾胃虚寒[29]；花治腹水，黄水病[2,23,35]，头昏胀及寒性肿瘤[2,35]，溃烂喉症[2,23]；花或全草治寒性消化不良，喉炎，痞块，"黄水"病，腹积水[24]。

Ranunculus cantoniensis DC. 禺毛茛(毛茛科)。【土家药】自扣草，鹅脚板：全草治目翳，黄疸，风湿性疼痛，皮肤瘙痒，瘰疬，疱疮[123]。【佤药】茴茴蒜，骂刀茉：全草治肝硬化，腹水[15]。【彝药】全草解蜂蜜毒[109]。

Ranunculus chinensis Bunge 茴茴蒜(毛茛科)。【布朗药】丹明搜⁽¹⁴⁾，名嗖⁽¹³⁾：全草治肝炎，哮喘，夜盲，白膜之翳，牙根烂⁽¹⁴⁾，急性黄疸型肝炎，疟疾⁽¹³⁾；果实治夜盲⁽¹³⁾。【朝药】젓가락나물(zě gā làk nǎ mùr；喷嘎垃克那木儿)：全草治黄疸，高血压，食道癌⁽⁹,⁹⁰⁾。【傈僳药】雇狠俄，回回蒜：全草外敷用于引赤发泡⟨¹⁶⁶⟩。【怒药】雇狠俄：全草外敷引赤发泡⟨¹⁶⁶⟩。【藏药】全草鲜用或干用治肿瘤⟨⁴⁰⟩。

Ranunculus involucratus Maxim. 苞毛茛(毛茛科)。【藏药】嘎察：全草和花治寒性消化不良，喉炎，痞块，黄水病，腹积水⟨²²⟩。

Ranunculus japonicus Thumb. 毛茛(毛茛科)《药典》。【朝药】미나리아재비(mī nā lī ā zaī bì，咪那哩啊在逼)：全草治乳腺炎，急性肾炎，黄疸⁽⁹,⁹⁰⁾。【侗药】Mal dinl kgal(骂登鸦)，Mal dinl kgal(骂邓架)，Sat gongc daol(刹强盗)：全草、根治痢疾，疟疾，疥癣，黄疸，偏头痛，风湿性关节痛⁽¹³⁵,¹³⁶,¹³⁷⁾；全草治喂疟(疟疾)⟨¹³⁷⟩。【傈僳药】莫射：全草治跌打损伤，截疟，消肿，疮癣⟨¹⁶⁶⟩。【蒙药】ᠬᠣᠯᠳᠤᠰᠤᠨ ᠬᠢᠬᠢ (Holdusen qiqig，浩勒都森－其其格)⟨⁴³,⁵⁶⟩，好乐得存－其其根[⁵⁸⁶]：全草治胃痞，虫痞，水肿，结喉，白癜风，"吾亚曼"病，"协日沃素"，"奇哈"病⟨⁴³⟩，胃痛，食积，虫痞，肝痞，黄水病，风湿性关节痛，肿痛，疟疾等⟨⁵⁶⟩；根、全草平喘，杀虫[⁵⁸⁶]。【苗药】莴榜金，摆子药：全草治黄疸，哮喘，偏头痛⟨⁹⁴,⁹⁶⟩。【怒药】莫射，Mal dinl kgal(骂登鸦)：全草治疟疾⟨¹⁶⁶⟩[²⁵]；外搽治跌打损伤，疮癣⟨¹⁶⁶⟩。【羌药】Wuma(乌麻)，糖博杭：全草外用治跌打损伤⟨¹⁶⁷⟩。【畲药】全草治急性结膜炎，疟疾，本品勿内服⟨¹⁴⁸⟩。【水药】骂搞⟨¹⁰,¹⁵⁸⟩，猫爪草⟨¹⁵⁷⟩，五虎草⟨¹³⟩：全草泡酒，治牙痛⟨¹⁰,¹⁵⁷,¹⁵⁸⟩，疟疾⟨¹⁵⁷⟩；全株、根治黄疸，偏头痛，胃痛，风湿性关节炎，鹤膝风，痈肿恶疮，牙痛⟨¹³⟩。【土家药】xi¹ wang¹ ga¹ la¹ (席王嘎那)，辣子草⟨¹²⁸⟩，小鸭脚板⟨¹²³⟩：全草、根治鹤膝风⟨¹²³⟩[¹⁷]，疟疾，黄疸，偏头痛，风湿关节痛，痈肿，恶疮疥癣，牙痛⟨¹²³⟩，瘰疬[¹⁷]；全草治奶花(急性乳腺炎)初期，虫牙痛，发泡疗法⟨¹²⁸⟩。【瑶药】鸡脚草：全草治黄疸，偏头痛，风湿关节痛，鹤膝风，疥癣，牙痛，火眼⟨¹³³⟩。【彝药】叶补裸果，金毛莲：全草治感冒

头痛，咳嗽，风湿关节痛，慢性血吸虫病，风湿性关节痛，关节扭伤，胃病⟨¹⁰⁶⟩。【藏药】杰擦⟨³²⟩，噶擦⟨²⁷⟩：带根全草治消化不良，黄水病，肿瘤，胃痛，黄疸，淋巴结结核，翼状胬肉，角膜云翳⟨³²⟩；花治寒性痞瘤及白喉⟨²⁷⟩。

Ranunculus membranaceus Royle [R. pulchellus C. A. Mey. var. sericeus Hook. f. et Thoms.] 棉毛茛(毛茛科)。【藏药】嘎察⟨²⁴⟩，吉察⟨²⁰⟩，结察⟨²⁹⟩：全草治咽喉肿痛，浮肿⟨²⁰,³³⟩，腹水，积聚肿块⟨²⁰⟩，黄水，淋病，脾胃虚寒，外用治疮疡⟨³³⟩；花或全草治寒性消化不良，喉炎，痞块，"黄水"病，腹积水⟨²⁴⟩；全草、种子治消化不良，腹内充水，脱肛及蛔虫病⟨²⁹⟩。

Ranunculus nephelogenes Edgew. 云生毛茛(毛茛科)。【藏药】解权：效用同披针毛茛 R. amurensis⟨⁴⁰⟩。

Ranunculus nephelogenes var. longicaulis(Trautv.) W. T. Wang 长茎毛茛(毛茛科)。【藏药】嘎察：全草和花治寒性消化不良，喉炎，痞块，黄水病，腹积水⟨²²⟩。

Ranunculus sceleratus L. 石龙芮(毛茛科)。【朝药】铜罐草⟨⁸³⟩，石龙芮⟨⁹,⁸⁹⟩：全草治肾虚，痢疾⟨⁹,⁸³,⁸⁹⟩，淋巴结核⟨⁸³⟩，痈疖肿毒，瘰疬结核，疟疾，下肢溃疡⟨⁹,⁸⁹⟩。【傈僳药】打果里莫：全草治淋巴结结核，疟疾，痈肿，蛇咬伤，慢性下肢溃疡⟨¹⁶⁶⟩。【苗药】小虎掌草，水毛茛：全草治痈疖肿毒，瘰疬结核，疟疾，下肢溃疡，蛇咬伤⟨¹³⟩。【怒药】打果里莫：效用同苗药⟨¹⁶⁶⟩。【水药】万骂八：种子治胃腹饱胀⟨¹⁰⟩。【维药】塔俄芹菜，派台尔沙里约：果实用于除黏痰，驱腹气，开窍，镇肋下和脐疼痛，利尿，通经，堕胎，壮阳，预防各种寒毒⟨⁸⁰⟩。

Ranunculus sieboldii Miq. 扬子毛茛(毛茛科)。【土家药】起泡草⟨¹²⁴⟩，小野棉花，痒子药[¹⁷]：全草治跌打损伤，疮毒，蛇咬伤，哮喘，疟疾，偏头痛，牙痛，黄疸⟨¹²⁴⟩；全草外用治瘰疬，鹤膝风⟨¹²⁴⟩[¹⁷]。

Ranunculus tanguticus (Maxim.) Ovcz. [R. brotherusii Freyn var. tanguticus (Maxim.) Tamura] 高原毛茛(毛茛科)《部藏标》。【蒙药】ᠬᠣᠯᠳᠤᠰᠤᠨ ᠬᠢᠬᠢ (Holdusen qiqig；浩勒都森－其其格)：全草(毛茛)治胃痛，食积，"协日沃素"，

风寒湿痹，关节肿胀，水肿[44]。【藏药】ৠ্མ（杰察）[21,33]，ন্·ཚ্·(孕察)[23,25,32]，解权[40]：花治溃烂喉症，腹水，黄水病[2,23]，头昏胀及寒性肿瘤[2]，治脾胃虚寒，胃中胀满，寒性痞块，水肿，关节积黄水，淋病及白喉[25]；花、全草治寒性消化不良，喉炎，痞块，"黄水"病，腹积水[24]，地上部分治脾胃虚寒，胃中胀满，浮肿，关节积黄水，淋病及白喉[32]；全草治黄水，浮肿，咽喉肿痛，淋病，脾胃虚寒[33]，淋巴结结核，腹水，浮肿[13,14]，咽痛，积聚[14]，喉炎，扁桃体炎[13]，效用同披针毛茛 R. amurensis[40]；全草外用治疮疡[33]；叶、花治胃寒，痞瘤，脓疮，喉蛾（急性扁桃体炎），水肿[21]。

Ranunculus ternatus Thunb. 小毛茛（毛茛科）《药典》。【哈萨克药】مسق تـرناق：块茎治肺结核，淋巴结结核[142]。【彝药】阿耐施：块根治肺结核，淋巴结结核，疟疾，咽喉炎[111]。【壮药】Nya nyaujmeuz（牙要秒）[180]，猫爪草[120]：块根治呗奴（瘰疬），癌症[120,180]。

Ranunculus yunnanensis Franch. 云南毛茛（毛茛科）。【彝药】棕色小黄花草：全草治各种疮疖痈肿，咽炎，扁桃体炎，肠痛，肝痛[14]。

Rapana bezoar（Linnaeus） 疲红螺（骨螺科）。【蒙药】ᠴᠠᠭᠠᠨ ᠯᠠᠪᠢᠶ（Chagan labie, 查干－拉鳖），ᠴᠠᠭᠠᠨ ᠳᠤᠩ（Chagan dong, 查干－东）：玉螺（壳煅灰用）治"协日沃素"疮，腺肿流脓，鼠疮，骨伤，云翳，白斑[45,46]。【藏药】5ང（董）[21,25,27]，东玛[24]：贝壳治内外脓症，诸毒病，眼病，或病停腹中吐不出泻不下[22,24,34]，痈肿，中耳炎，骨热，眼病[21]；螺壳灰治骨热[22,27,34]，收敛脓血[22,34]，消肿，散癥瘕[22,24,34]，补骨，破溃脓性痞瘤病，黄水及脓性疾病[27]；肉治眼病，犀清热解毒，续筋[22]。

Rapana thomasiana Crosse 红螺（骨螺科）。【蒙药】ᠶᠢᠮᠠᠨ ᠳᠤᠩ（Yimaan dong, 亚曼－东）：壳（煅用）效用同疲红螺 R. bezoar[44]。【藏药】5ང（敦）[25,27]，东[23]：壳治脑疾，解诸毒[23]，干脓，清热解毒，续筋[25]；肉治眼病[27]；效用同疲红螺 R. bezoar[22]。

Rapanea neriifolia（Sieb. et Zucc.）Mez 密花树（紫金牛科）。【傣药】哈雷，冲真则：根、树皮

治乳腺炎初起，膀胱结石；鲜叶治湿疹，疮疖，跌打损伤[13,14]。【傈僳药】哀四碾子：叶、皮、根治乳腺炎，湿疹，疮疖[166]。【怒药】哀四碾子：叶、皮、根治乳腺炎；叶、皮、根外用治湿疹，疮疖[166]。【佤药】嚷任：根治膀胱结石；叶治外伤[14]。【彝药】枝尖治高热不退，湿淋白浊，疔疮痈疖，皮疹瘙痒[109]。

Raphanus sativus L. 萝卜（十字花科）《药典》。【布依药】白萝卜子，万勒八：种子炖公鸡，吃鸡肉，治风湿[159]。【朝药】무우（mū wù，母乌）：太阴人常用药，种子治太阴人咳嗽，喘息，胸腹痛[83]。【傣药】喝啪北：根治风病；种子治腹水，消化不良，头痛，夜盲症[13]。【德昂药】萝卜子[9,19]，格绕巴[18]：种子治胸腹痞满，里急后重[9,19,18]。【侗药】莱菔子，萝卜子：种子治饮食停滞，脘腹胀痛，大便秘结[136]。【东乡药】萝卜黄芽：根未见阳光发出的幼芽治气管炎[10]。【鄂伦春药】挨母出哈，猫耳菜，独荇菜：种子治痰饮咳嗽，水肿胀满[161]。【仡佬药】non⁵³ pi³³ pe⁵⁵（农比扁，黔中方言），tson⁵³lɔ³¹pə³¹.（中来包，黔中北方言）：种子煎水服治胸腹胀[162]。【哈尼药】Hhoqpul alneev（俄卜阿能），萝卜子：种子治食积气滞，咳嗽痰多[143]。【基诺药】萝卜：叶治草乌中毒[292]。【傈僳药】俄起：种子治咳嗽痰喘，食积气滞，胸腹胀满，里急后重；根治食积，肿痛，胃脘疼痛；叶治咽痛，消化不良[166]。【毛南药】vɛ⁴² lon³³ bu⁴²（歪聋补）：种子治老年慢性支气管炎[155]。【蒙药】ᠬᠠᠲᠠᠰᠤᠨ ᠯᠤᠪᠠᠩ（Hatasen lobeng, 哈塔森－萝泵）[45,46]，ᠯᠤᠪᠠᠩ ᠶᠢᠨ ᠤᠷ（Lobeng yin wur, 萝泵因－乌热）[44]，萝榜温·乌日[47]：根（白萝卜干）治哮喘咳嗽，脉"赫依"病，便秘，痞症，耳脓[45,46]；老根治胃、肾、大肠寒气，小便不利，水肿[47]；种子治主脉"赫依"病[44,56]，胸肋闷痛，便秘，痞病，耳脓[44]，食积嗳气，胸闷腹胀，咳嗽痰喘，肠梗阻胀气[47]，习惯性便秘，痞病，"赫依"性耳病[56]。【苗药】Hlat vob bongt（拉窝榜，贵州黔东南），地骷髅：开花结实后的老根治食积气滞，腹胀痞满，痢疾，咳嗽痰多，消渴，脚气，水肿[91,94]。【纳西药】萝卜子：种子、根茎治食物作酸，翻胃吐食，结核性、黏连性肠梗阻，机械性肠梗阻，痢疾，诸热痢，急慢性支气管炎咳嗽，痰热喉痹，声音不出，诸热吐血，肺结核

R

咳嗽，肠风，酒疾下血，旬日不止，牙龈出血，消渴，舌焦口干，小便频数，胸膈气壅滞，暴渴不止[164]。【怒药】俄起[166]，萝卜[165]：种子治咳嗽痰喘，食积气滞，胸腹胀满，里急后重；根治食积，利尿，消肿，胃脘疼痛；叶治咽痛，消化不良，通乳[166,165]。【水药】万骂八：种子煎水服，治胃腹饱胀[157,158]；种子治胸腹胀满，痢疾后重[9,19]。【土家药】lie² la¹ la¹ be¹（列拉拉白），萝卜缨[124,128]，lax bev（拉白）[10,126]：根、叶治咽痛，消化不良，下痢，泄泻；成熟种子治咳嗽炎喘，食积气滞，胸闷腹胀，下痢后重；蓄种结子后的老根治水肿尿少，胸膈饱闷，食积腹泻[124,128]，食滞肠肚，久咳痰吼，屙痢，喉咙肿痛，声音嘶哑[125]；种子治停食，疳积，腹痛胀满[10,126]。【佤药】染仁：效用同傣药[13]。【维药】تۇرۇپ ئۇرۇغى（Turup uruqi，土如皮欧如合）[75,77,79]：种子治胃脘作恶，胃寒虚弱，消化不良，湿盛痰多[75,77,79]，蝴蝶斑，白癜风，皮肤斑点，毒虫叮伤[75,79]，鲜根用于大便不通，气阻腹胀，食欲不振，消化不佳，咳嗽嘶哑，水肿黄疸，胆囊结石，耳肿疼痛[75]。【彝药】主根治食积痞满，湿热头痛，痰饮气促，肝气郁积，消渴体虚，泄泻痢疾[109]。【藏药】ལ་ཕུག（拉卜）[21,24]，纳朴[40]：种子治腹水，消化不良，夜盲症，头痛；萝卜汁治耳病[24,27,40]，八母病[21]；萝卜炭治便秘[24,27]；种子和根治胃痛，龙病，培根病；鲜嫩萝卜治胃寒，痞瘤，便秘；萝卜汁消化不良，胆液过剩，黄水病[21]；鲜嫩小萝卜（秋挖）治痞结，顽痰，失音暗哑，胃寒虚弱，眼疾，烦渴，便秘，流感；成熟鲜大萝卜（冬挖）治胃寒，消化不良[24,40]；果实、根治感冒，龙病，咳嗽，咳痰[27]；根治"龙"病，"培根"病[40]。

Rattus flavipectus（Milne – Edwards）黄胸鼠（鼠科）。【朝药】누런가슴쥐（nǔ rēn gǔ sīm jù，奴人嘎司母具）：全体用于跌折，续筋骨；肉治小儿哺露大腹；粪治小儿疳疾大腹，时行劳复[86]。【佤药】耗子，家鼠[168]，黄胸鼠[13]：幼鼠治烧伤，枪伤，刀伤，哮喘[168]，虚劳羸瘦，膨胀，小儿疳积，烫伤，跌伤，冻疮，疮肿[13]。【彝药】鼠肉治风疹瘙痒，鼠油治风疹瘙痒[107]。【藏药】息哇[23]，齐哇[24]，西维木[22]：皮治疮疡，脓水浸淫；胆治疮疡，创伤[22,23,24,27,34]；新剥皮或干皮浸湿外敷，

排脓敛疮[22,24,27,34]；眼治嗜眠，昏睡[22,23]；眼（干粉）用于苏醒昏睡[24,27,34]，粪治癫痫[23,24]，酒煮外敷引脓[24]；血治酒渣鼻[22,24]；肉治食物中毒[22,24]。

Rattus norvegicus Barkenhout 褐家鼠（鼠科）。【仡佬药】幼子浸泡菜油或桐油治烫伤[128]。【彝药】褐家鼠效用同黄胸鼠 R. flavipectus[107]。【藏药】息哇[23,30]，西维木[22]：皮治疮疡，脓水浸淫；胆治疮疡，创伤；眼治嗜眠，昏睡；粪治癫痫[23]；效用同黄胸鼠 R. flavipectus[22]；肉治虚劳羸瘦，小儿疳积，金疮出血，烫、火、跌伤，疮肿；鼠皮治难产，箭镞不出；鼠肾治小儿惊风；鼠胆治青盲，雀目，耳化脓；鼠脂治烫、火伤，耳聋；鼠仔效用同鼠肉[30]。

Rattus norvegicus caraco（Pallas）东北褐家鼠（鼠科）。【朝药】집쥐（jǐp jù，几丕具）：全体用于跌折，续筋骨；肉治小儿哺露大腹；粪治小儿疳疾大腹，时行劳复[86]。

Rattus rattus（Linnaeus）屋顶鼠（鼠科）。【朝药】곰쥐（gāom jú，高母具）：全体治同褐家鼠 R. norvegicus[86]。【藏药】西维木[22]，息哇[23]：效用同黄胸鼠 R. flavipectus[22]；皮治疮疡，脓水浸淫；胆治疮疡，创伤；眼治嗜眠，昏睡；粪治癫痫[23]。

Rauvolfia perakensis King et Gamble 霹雳萝芙木（夹竹桃科）。【傣药】呼木那杂：根治高血压[13]。

Rauvolfia verticillata（Lour.）Baill 萝芙木（夹竹桃科）。【傣药】ᧄᦉᦱᦓᦡᦱᧈ（masanduan，麻三端），ᧄᦉᦱᦓᦡᦱᧈ（masanduan，蔴散段）[8,62,68]，麻三端囡[63,64]：根治久疟不解[8]，毒蛇咬伤[8,9,14,66,74]，高血压[9,13,14,62,63,64,68,74]，风湿骨痛，跌打损伤[9,13,14,74]，高热症，急性黄疸型肝炎，疟疾，胃火痛[9,14,74]，头痛眩晕，失眠[13]，头痛头昏，疔疮痈疖脓肿[62,63,64,68]，脘腹胀痛，腮腺炎，颌下淋巴结肿痛，目赤肿痛[62,63,64]，感冒发热，咽喉肿痛，痧症腹痛吐泻[68]，顽疟不解[66]，心悸[69]。【侗药】鱼胆木，山马蹄：根治高血压，头晕，失眠[136]。【哈尼药】效用同云南萝芙木 R. yunnanensis[8]。【基诺药】Niangda（娘打），呢剋老剋[163]：根治高血压，高血压头痛，眩晕，肚子疼痛[8]，跌打损伤[163]；叶炒热外敷太阳穴治头痛[163]，捣烂敷患处治毒蛇咬伤[8]；茎、叶适量捣

烂敷患处治跌打损伤。【拉祜药】Nabonabi(拿柏那比)：根、叶治肝炎，疟疾，胃热痛，肠炎，感冒发热，风湿骨痛，跌打损伤，皮肤瘙痒，毒蛇咬伤及高血压[8]。【傈僳药】阿南称很：子、根、叶、油用于痈疽肿毒，瘰疬，喉痹，疥癣疮毒，水肿腹满，大便燥结[166]。【毛南药】美桐油：根、茎、叶、种子治风湿，疳积，痢疾[15]。【蒙药】ᠲᠢᠢᠮᠠ ᠵᠢ(Aleg maj, 阿拉格 – 麻吉)[51]，丹达，丹日哈[47]：种子治"巴达干"病，痞症，浮肿，水肿，虫疾[41,51]，疮疡[41]，痈疖，跌扑肿痛，"宝日"病，便秘，难产，胎盘不下[51]；种子外用治疮疖，肿毒未溃[47]。【苗药】整关胜了，牛蒡子草：种子治小儿脱肛，子宫脱垂，痈疽肿毒，瘫痪，乳痈[94]。【纳西药】种子治痈肿疮毒，乳腺炎，催生，胎衣不下，破伤风，口眼歪斜，难产及胞衣不下[164]。【土家药】qi¹bu⁴ka³pu¹(七布卡普)[124,125]，兵马金豆，天麻子[124]：种子治习惯性便秘，胞衣不下[124,125]，胃下垂，子宫脱垂，痈疡肿毒，瘰疬[124,125]，脱肛症，体内异物[124]。【佤药】大马子，天麻子果[168]，矮陀陀(云南)[8]：叶、根、种子治疮痛肿毒，乳腺炎，跌打肿痛，子宫脱出[168]；根治高血压，疟疾，急性肠胃炎，毒蛇咬伤[8]。【维药】ئىنەك پىتى ئۇرۇغى (Inek piti uruqi, 衣乃克皮皮提欧如合)：种子治面瘫，瘫痪，关节炎，寒性咳喘，头痛，肠源性腹痛，便秘，腹水，脑溢血[75]，大便秘结，疮疖肿毒，气管炎，咳嗽[78]。【瑶药】鱼胆木(mbauh daamv ndiangx, 宝胆亮)，ragdogbya(拉夺别)[23]，冬茅削标[133]：根或全株治高血压[132]，感冒发热，高热不退，头痛眩晕，痧症腹痛吐泻，肝炎，肾炎腹水，咽喉肿痛，风痒疥疮，跌打内伤，蛇伤[132]，风湿痹痛[23]；根、根皮、叶、种子、全株治冠心病，疥癣[15]；种子、油治痈疽肿毒，瘰疬，喉痹，疥癣癞疮，水肿腹痛，大便燥结，烧伤；叶治疮疖[133]。【彝药】ꆈꇬ(lopfupsyr, 萝芙矢)，ꆈꏾꑸ(chyqymasyr, 痴启马矢)：树皮治食积不化，腹胀气撑；根治高血压，高热疟，胃火痛，急性黄疸型肝炎，风湿骨痛，跌打损伤[8]；叶治生漆过敏，四肢骨折[109]。【藏药】丹查[23,24]：种子治不消化症[23]，中毒，大便秘结[24]。【壮药】假棵焦[15,494]，萝芙木(辣多)[494]：效用同瑶药[15]；根、茎治感冒发热，咽喉肿痛，头痛眩

晕，斑痧腹痛，肝炎，肾炎水肿及蛇伤[494]；全株治头痛，斑痧[316]。

Rauvolfia verticillata var. hainanensis Tsiang 海南萝芙木(夹竹桃科)。【黎药】萝芙木：根治感冒发热，咽喉肿痛，头痛眩晕[651]。【瑶药】鱼胆木：效用同萝芙木 R. verticillata[132]。

Rauvolfia verticillata var. officinalis Tsiang 药用萝芙木(夹竹桃科)。【瑶药】鱼胆木：效用同萝芙木 R. verticillata[132]。

Rauvolfia yunnanensis Tsiang 云南萝芙木(夹竹桃科)。【哈尼药】萝芙木，Ciiqhaq haqma(迟哈哈玛)，山胡椒：根茎治感冒头痛，全身酸痛，高血压，咽喉痛[143]。【基诺药】娘打[163]，乌[3]：根治高血压，高血压头痛，眩晕，肚子痛[163]，胃热痛，下腹部疼痛，疟疾[3]；叶外敷治跌打损伤[163][3]，毒蛇咬伤[163]。【拉祜药】拿帕那此，矮托托[150]：根治高血压，顽疟不解，毒蛇咬伤，肝炎[13]；根、叶治肝炎，皮肤瘙痒，疟疾，胃热疼痛，肠炎，感冒发热，风湿骨痛，跌打损伤，毒蛇咬伤，高血压，高热症，利尿，热病，斑痧，风热痧气，咽喉痛，胆囊炎，失眠[150]。【佤药】矮陀陀：根治高血压[9,19,168]，疟疾，急性肠胃炎，毒蛇咬伤[168]。【瑶药】鱼胆木：效用同萝芙木 R. verticillata[132]。

Realgar 雄黄(硫化物类雄黄族雄黄，主含二硫化二砷)《药典》。【傣药】亨勒[62-64]：除去杂质的矿物治疗疖疮痈，荨麻疹，带状疱疹[63,64]，皮肤瘙痒溃烂[63,64]，脓肿，疮疡久不收口[62]。【侗药】雄黄：治咬伤，蛊伤，破伤风[135]。【基诺药】石黄：治带状疱疹，皮肤瘙痒[163]。【满药】阿梅混：研末后，用醋调外涂治各种虫咬，疯狗咬伤，疮毒肿痛；用纱布包裹雄黄末约豆粒大小，放入阴户坐药，治妇女宫寒不孕或流产症；与白矾末和匀，涂腋窝部，治腋窝臭病[11][39]。【蒙药】ᡝᡝᠷ ᠠᠯᡨᠠᠨ ᡥᡠᡥᡠᡝᠷ(Eer Alten huhuer, 额日 – 阿拉坦 – 呼呼日)：矿石(盐飞雄黄)治疮疡，疥癣，脓疱疮，痘疹，瘿瘤，咽喉肿痛，痈，结喉，发症[50]。【苗药】Xongf fangf(雄防，贵州黔东南)：治痈疽疔疮，走马牙疳，喉风喉痹，疥癣，缠腰火丹，湿毒疮，痔疮，蛇虫咬伤，虫积，惊痫，疟疾，哮喘[91]。【羌药】Wuaxiujuoxisibe(瓦西瓦足西思巴)，禾扎姆哈什：雄黄矿石治痈疽疔疮，疥

癣，虫、毒蛇咬伤[167]。【水药】雄黄：治蛇伤[10]。【土家药】chong⁴ wang¹ ga¹ la¹（冲旺嘎那），雄黄，黄石：治慢性湿疹，感冒，毒蛇咬伤[129]，对口疮，毒蛇咬伤，伤风症，脱茄胎症（又名吊茄子，即子宫下垂）[128]。【维药】扎勒那克：治疮痈肿疖，癣疥，蛇伤[79]。【彝药】昂金罗[101,104]，明雄，腰黄[10]：治毒蛇咬伤，红斑狼疮，药物中毒，疯狗咬伤，疔疮[10,101,104]，红肿疮疡，秃疮，霍乱[10]。【藏药】ཝ་རྨུག（东瑞）[21,27,31]：治疮疡久烂，痰核及"凶曜"病和传染病[24,34]，白喉[21,24,25][11]，瘿瘤[24,25][11]，惊痛[31]，疮疡，化脓性伤口，丹毒，淋巴肿胀，疥癣[21]；外用燥湿，杀虫，疗疥癣[31]；疔疮，肉核病，黄水皮肤病，蛇、蟹、毒蜂咬伤之中毒症，狐臭，咽喉堵塞病和舌肿大[27]，疮口腐肉，水银中毒[23]。

Reaumuria songarica(Pall.) Maxim. 红砂（柽柳科）。【蒙药】枝、叶治湿疹，皮炎[51]。

Reaumuria trigyna Maxim. 黄花红砂（柽柳科）。【蒙药】效用同红砂 R. songarica[51]。

Reboulia hemisphaerica(L.) Raddi 石地钱（疣冠苔科）。【藏药】卓西：叶状体治外伤出血，跌打损伤，无名肿毒[24]。

Rehmannia glutinosa Liboscb. 地黄（玄参科）《药典》。【朝药】지황（jǐ huàng，几黄）：块根生用治阴虚火动少阳人热证，烦躁证，亡阴证，出血症；块根蒸熟用治肾阴虚而引起的腰膝酸软，骨蒸潮热，眩晕失眠，咳嗽，下消胞衣不下[83]，虚劳证，阴虚火动，消渴证，血证[84]。【傣药】大生地：块根治阴虚发热，尿血，便血，便秘；鲜叶治恶疮，手足癣[13]。【傈僳药】米拉得：枝、叶治黄疸型肝炎，肾炎，小便不利，鼻衄[166]。【毛南药】ma²² liao²⁴ lip⁵³（骂疗理）：新鲜块根治尿崩症[155]。【蒙药】浩如古博钦－其其格：新鲜根（鲜生地）治热病热盛，烦躁口渴，发斑发疹，吐血，衄血，尿血，咽喉肿痛；干燥根（生地）治热病烦躁，发斑发疹，阴虚低热，消渴，吐血，衄血，尿血，崩漏；熟地治阴虚血少，目昏耳鸣，腰膝酸软，消渴，遗精，经闭，崩漏[47]。【纳西药】新鲜块根治高热烦渴，阴虚发热，血热吐血，衄血，尿血，便血，斑疹，月经不调，胎动不安，阴伤便秘；熟地黄用于肾虚，头晕耳鸣，腰膝酸软，潮热，盗汗，遗精，功能性子宫出血，消渴[164]。

Reineckia carnea (Andr.) Kunth. [*R. triandra* **H. Karst.**] 吉祥草（百合科）。【白药】tvtlvtpitcet（透娄匹册），geilcutgeilyainx（该楚该炎），onlbairt（翁摆）：全草治跌打损伤，骨折，风湿骨痛，肺热咳嗽，肾虚腰痛，月经不调，瘫痪，肺结核，胃肠炎，水火烫伤[17]，风湿性关节炎，筋骨疼痛[5]；效用同彝药[14]。【布依药】那龙[159][486]，地蜈蚣[486]：全草捣烂，敷患处，治骨折[159][486]。【侗药】Nyangt gonh genh[137]，让天孔[5]：根茎或全草治惊蜥豆麻（蛇丝惊）[137]；全草治小儿疳积[5]。【独龙药】吉祥草：根茎、全草治咳嗽，吐血，哮喘，慢性肾盂肾炎，跌打骨折，风湿性关节炎，水肿，消炎止痛，强身健体[599]。【仡佬药】pie³⁵ wan³¹ sa³³（被王撒，黔中方言），？ ia⁵⁵ pu⁵³ kɛ⁵³（加不改，黔中北方言）：全草治感冒咳嗽[162][486]。【哈尼药】玉带草，Neivqhaq goqpavq（能哈国巴），竹节参：全草治风湿病疼痛，跌打损伤，肾性水肿，产后浮肿，肺结核，咳嗽[143]。【傈僳药】九节草：全草治风湿性关节炎，跌打损伤[14]，骨折，喘咳，肿痛，膀胱炎，胃痛，支气管炎百日咳[14]，劳伤，痛经，白带[14]。【毛南药】taŋ²² kəp⁴²（烫可）：全草治急性支气管炎[155]。【苗药】Reib youx sad（锐油沙，贵州铜仁）[91,95][486]，乌仰翁[5]，蛇尾七[98]：全草治肺燥咳嗽，阴虚咳嗽，咯血，吐血，衄血，便血，咽喉肿痛，目赤翳障，痈肿疮疖[91]，跌打损伤[91,95][486,999]，风湿病[95,97,98][486,999]，腰痛，接骨[97,98]，止咳，虚咳[95]，肺热咳嗽，疮毒[495,496]，肺结核，咳喘吐血，慢性支气管炎[999]，手脚麻木，中风瘫痪[230]，劳伤腰痛，身痛[98]；全草及果实治蜈蚣咬伤，跌打损伤，骨折[5]；根茎、全草治肺燥咳嗽，阴虚咳嗽，咯血，消瘦[94,96]；根治虚咳[486]。【纳西药】吉祥草[164]，肖路[5,13]，阿通那驴虑[5]：全株治肺热咳嗽，风湿瘫痪，膀胱炎，肾炎，乳腺炎[5,164]，尿血，吐血，咯血，衄血，疳积，赤眼，目翳，虚弱干咳，肺热咳嗽，肺结核，咳嗽咯血，慢性支气管炎，哮喘，风湿性关节炎，痛经，白带，小便不利，疮毒，跌打损伤，接骨[164]；根茎、全株治风湿关节炎，筋骨痛，白带，痛经，乳腺炎，肾炎，膀胱炎[13]。【怒药】咱兰莫：根茎、全草治肺热咳嗽，吐血咯血，便血，跌打损伤，疮毒，赤眼，疳积[166]。【普米药】怀不拉：效用同彝药[14]。【水药】敢纠把[157,158][101,486]，地蜈蚣[486]：全草煎水服，治咳嗽[157,158][101,486]；捣烂如泥包患处，治骨折[157,158]。【土家药】chan li ma（千里马）[5,123]，三步两塔桥[123,127]，强盗草[128]：全草治吼病（哮喘），虚痨，色痨[126]，跌打损伤[123,126,127,128]，风湿腰痛，骨痛[5]，肺热咳嗽，咯血[123,127]，风湿，劳伤腰痛，身痛，接骨[123,127][497]，风气病，肤子麻疹不透，热咯症[128]，昏迷，湿气，腹部痞块[10]；根茎、全草治肺热咳嗽，吐血，衄血，便血，跌打损伤，疮毒，赤眼，疳积症[12]。【佤药】多崩龙：效用同彝药[14]。【瑶药】咪闷：全草治肺结核咳嗽咯血，慢性支气管炎，风湿关节痛，跌打损伤，骨折[133]。【彝药】母色和[106]，麻鲁诗[101]，观音草：全草治风湿性关节炎[14,106,111]，肺痨咳血，哮喘，骨折[106,111]，红崩，阴痛，热淋，血淋[106]，跌打损伤，肿痛[14,111]，膀胱炎，胃痛[14,101]，月经不调[111]，喘咳，支气管炎，百日咳[14]，咳嗽，咯血，吐血，目翳，疳积，黄疸，肾炎[101]。【壮药】粘海溶油：全草治风湿性关节炎，骨折，跌打损伤，喘咳，肿痛，膀胱炎，胃痛，月经不调[5]。

Reinwardtia indica Dumort. 石海椒（亚麻科）。【傈僳药】米拉得：枝、叶治黄疸型肝炎，肾炎，小便不利，鼻衄[166]。

Remiz pendulinus(Linnaeus) 攀雀（麻雀科）。【哈萨克药】قۇزغىنلى بايدلف وبسى：鸟窝祛寒止痛，行气通络[140]。

Remusatia vivipara(Lodd.) Schott 岩芋（天南星科）。【傣药】哈帕都姆[14]，拍都姆[13]：块茎治急性乳腺炎，跌打瘀肿，癣疥[9,13,14,74]，痈疮疔肿[9,13,74]，无名肿毒[13,14]，疮毒，风湿关节痛[13,14]；全草治皮瘙痒，皮疹[13]。【基诺药】基吹穴吹：块茎外用治铁钉刺肉，大毒疮，无名肿毒，狗咬伤[10,163]。【拉祜药】块茎治乳腺炎，跌打损伤红肿，杀虫[151]。【佤药】零余芋，红岩芋：块茎、全株治急性乳腺炎，跌打瘀肿，痈疮疔肿[168]。

Rengongniuhuang 人工牛黄。【蒙药】ᠬᠢᠮᠡᠯ ᠭᠢᠸᠠᠩ（Himel giwang，黑木勒-给旺）：《牛胆粉、胆酸、猪去氧胆酸、牛磺酸、胆红素、胆固醇与微量元素加工而成》治瘟疫，毒热，腑热，肝热，胆热，高烧抽搐，昏迷，神志不清，狂犬病[41]。

Renis 肾脏（动物的肾脏器官）。【维药】别然克，库勒也：治肾部病症，肾油可用于消肿[80]。

Reptiles 蛇菊石（古代小型爬行类动物化石）。【蒙药】曼色拉，ᠮᠠᠨᠼᠢᠷᠠ（Mancira，满敕拉）：化石（蛇菊石）治骨折，骨痞，眼病[53]。

Reynoutria japonica **Houtt** 参见 Polygonum cuspidatum。

Rhamnella forrestii W. W. Smith 川滇猫乳（鼠李科）。【藏药】赞登森等，生等[40]：心材治血热症，高山多血症，黄水病，风寒湿痹，麻风病[22,40]；枝条及边材煎膏，效用同心材[22]。

Rhamnella gilgitica Mansf. et Melch. 西藏猫乳（鼠李科）《部藏标》。【藏药】བེང་ཅིང་།（生等）[13,21][153]， སེལ་བེང་ཅིང་།（松生等）[2,20,35]，赞丹生等[24]：木材煎膏治类风湿关节炎，黄水病，高山多血症[2,13,20,21,24,27,33,35][153]，外用治疮毒[21][153]，麻风病[24,27]；树干及枝条治风湿性关节炎，麻风病，高山多血症；树干及枝条熬膏外用治疮毒[21]。

Rhamnella martinii (Lévl.) Schneid. 多脉猫乳（鼠李科）。【藏药】赞登森等：心材和枝条及边材熬膏治血热症，高山多血症，黄水病，风寒湿痹，麻风病；枝条及边材煎膏，效用同心材[22]。

Rhamnus aurea Heppl. 铁马鞭（鼠李科）。【彝药】野罗，野落：根治急性肠胃炎[13,14]。

Rhamnus crenata Sieb. et Zucc. 长叶冻绿（鼠李科）。【侗药】Meix liuucliic（美榴藜）[137,139]，Sangp meix lees（尚美勒），Sangp lees（尚勒）[137][51]：根治疮，疱，疔[139]；根皮治疮，疱，疥，癣[137][51]。【苗药】兜枝李[15]，嘎炯里略[96]：根皮、枝、叶治小儿皮炎，疮疥，小儿湿疹[15]；根皮治癣，疥疮[96]。【土家药】pa¹ su¹ gu¹ ka³ mogn¹（怕书古卡蒙），黎罗根，一扫光：根皮治疥疮，风坨瘙痒，湿疹，慢性支气管炎，肺痨咳血[128]。【藏药】赞登森等：心材和枝条及边材熬膏治血热症，高山多血症，黄水病，风寒湿痹，麻风病；枝条及边材煎膏的效用同心材[22]。

Rhamnus davurica Pall. 鼠李（鼠李科）。【鄂伦春药】嘎黑毛：嫩枝和皮治跌打损伤[20]。【蒙药】鸦西勒[47]：果实治咳喘，水肿胀满，瘰疬，疥癣，龋齿痛，痈疖；树皮及根皮治风癣，热毒，大便秘结[51]；果实和树皮治支气管炎，肺气肿，龋齿痛，痈疖[47]。

Rhamnus dumetorum Schneid. 刺鼠李（鼠李

科）。【藏药】赞登森等：心材和枝条及边材熬膏治血热症，高山多血症，黄水病，风寒湿痹，麻风病；枝条及边材煎膏，效用同心材[22]。

Rhamnus erythroxylon Pall. 柳叶鼠李（鼠李科）。【蒙药】叶治消化不良，腹泻[51]。

Rhamnus globosa Bunge 圆叶鼠李（鼠李科）。【蒙药】茎、叶、枝及根皮治瘰疬，哮喘，寸白虫[51]。

Rhamnus leptophylla Schneid. 薄叶鼠李（鼠李科）。【布依药】槐换告：鲜果实适量嚼服，治便秘[159]。【彝药】绿刺果：根治食积不化，瘀血水肿，闭经痛经，创伤出血[109]；果实治消化不良，便秘，胃痛，草乌中毒，外用治急性眼结膜炎；根内皮治慢性肝炎，牙痛；叶治小儿食积，疳积[13]。

Rhamnus napalensis(Wall.) Laws. 尼泊尔鼠李（鼠李科）。【壮药】泡角：叶治风湿，类风湿性关节炎，湿疹，癣[15]。

Rhamnus parvifolia Bunge 小叶鼠李（鼠李科）《部藏标》。【蒙药】效用同鼠李 R. davurica[51]。【藏药】ཁྲ་ཤིང་ཅན། (松生等)[2,35]，桑当赛保[23]：木材煎膏治类风湿关节炎，黄水病，高山多血症[2,35]；枝干治骨节病，麻风病[23]。

Rhamnus sargentiana Schneid 多脉鼠李（鼠李科）。【藏药】赞登森等：心材和枝条及边材熬膏治血热症，高山多血症，黄水病，风寒湿痹，麻风病；枝条及边材煎膏，效用同心材[22]。

Rhamnus tangutica J. Vass. 甘青鼠李（鼠李科）。【藏药】赞登森等：效用同多脉鼠李 R. sargentiana[22]。

Rhamnus ussuriensis J. Vass. 乌苏里鼠李（鼠李科）。【鄂伦春药】嘎黑毛，老鸹眼，牛李子：果实效用同兴安鼠李[161]。【蒙药】效用同鼠李 R. davurica[47,51]。

Rhamnus utilis Decne. 冻绿（鼠李科）。【苗药】美丁摸，小对面齿[15]：叶治跌打内伤[15]。【土家药】冻木刺：根治感冒，肺痨咳嗽；茎皮治风湿疼痛，皮肤瘙痒；果实治食积腹胀[123]。【瑶药】背棉莲：根、根皮、树皮治疥疮，湿疹，发痧肚痛，跌打损伤[133]。

Rhamnus xizangensis Y. L. Chen et P. K. Chou 西藏鼠李（鼠李科）。【藏药】赞登森等：效用同多

脉鼠李 R. sargentiana[22]。

Rhaphidophora decursiva(Roxb)Schott. 爬树龙（天南星科）。【基诺药】河高捞帕且：藤茎外敷治风湿麻木，跌打损伤[163]。【苗药】束挞：效用同佤药[13,14]。【佤药】麒麟尾，过山龙，过江龙[10,168]：藤茎治跌打损伤[10,14,168]，风湿性关节疼痛，骨折，痛疮肿痛[10,168]，周身疼痛[14]；茎、根治小儿百日咳，咽喉肿痛，跌打损伤，骨折，蛇咬伤，痛疮疖肿[13]。【彝药】锡达鲁，青竹标：根和茎治支气管炎，腹痛，骨折，风湿麻木[104]。

Rhaphidophora hongkongensis Schott. 狮子尾（天南星科）。【傣药】顽纠占：全株治脾脏肿大，跌打损伤，骨折[9,13,63,74]，水火烫伤[9,63,74]，毒虫咬伤，大毒脓疮[63]。【傈僳药】节前爪：全株治跌打损伤，胃痛，腹痛，支气管炎，百日咳[166]。【壮药】全株治林得叮相（跌打损伤），发旺（风湿骨痛），呗农（痈疮）[120]。

Rhaphidophora hookeri Schott. 毛过山龙（天南星科）。【傣药】根茎治阳痿，咳嗽，骨折[9,73]。【哈尼药】朝干：茎治跌打损伤，骨折，痈，疖疮[14]。【彝药】龙咀，大百步还阳：藤茎治骨折[13]。

Rhaphidophora peepla(Roxb.)Schott. 大叶南苏（天南星科）。【傣药】顽纠占：全株治脾肿大，跌打损伤，骨折，水火烫伤[14]；茎治四肢骨折，瘀血肿痛[109]。

Rhapis excelsa(Thunb.)Henry ex Rehd. 棕竹（棕榈科）。【壮药】美三：根、叶鞘纤维（煅炭）治鼻衄，咳血，产后崩漏[13]；根治风湿，跌打内伤[15]。

Rhaponticum carthamoides(Willd)Ditrich. 鹿草（菊科）。【哈萨克药】根茎治肾虚腰痛，阳痿，早泄，体虚多病，神经衰弱，健忘[331]。

Rhaponticum uniflorum(L.)DC. [*Stemmacantha uniflora*(L.)Dittrich] 祁州漏芦（菊科）《药典》。【朝药】漏芦[83]，洪高日召勒[6]：管状花及根治身上热毒恶疮，瘙痒，瘾疹，乳痈，瘰疬，疮疹[83]；根治身上热毒，恶疮，瘙痒，瘾疹，乳痈，瘰疬，疮疹[6]。【鄂伦春药】挨母出哈，大花蓟，和尚头：根治乳腺炎，乳汁不通，腮腺炎，疖肿，瘰疬，风湿关节痛，骨节疼痛，痔疮白秃，扭腰岔气[161]。【蒙药】ᠬᠣᠩᠭᠣᠯ ᠵᠢᠷ (Honggol zhur, 洪

告乐召日）[3]，洪古乐－株日[51]：花治血热，心热，痢疾[6][169]，感冒，传染性热症[169]，温热，毒热，相搏热，新久热，痛风，风湿[6]，新陈热[3][501,612]，肠刺痛，毒热，发症，结喉，麻疹，肠瘟热，心血热，伤热[501,612]，炽热[3][498]，体热紊乱[221]，黏热，讧热[3]，白喉，亚玛病，胆溢窜脉，血热炽盛，增盛热，骚热，"希日"热[56]；根治发症，麻疹，结喉，心热，血热，伤热[51][924]，流感，瘟疫，猩红热，痢疾，博热，实热，久热，"协日"热，肠刺痛，阵刺痛[51]，肠刺痛，瘟热，毒热，讧热，新陈热[924]；效用同蓝刺头 Echinops latifolius[47]。

Rheum acuminatum Hook. f. et Thoms. 心叶大黄（蓼科）。【阿昌药】革儿喝：根治便秘，腹痛，急性传染性肝炎[18]。【德昂药】芽卡龙当：效用同阿昌药[18]。【景颇药】Huimo：效用同阿昌药[18]。【藏药】曲什札，红大黄，山大黄[154]：根治热性病，疮疖肿毒[154]；根及根茎治腑热，胆热，瘟病时疫，腹痛，便秘[24]。

Rheum alexandrae Batal. 水黄（蓼科）。【藏药】曲玛孜[22]，水黄[36]，杂迥麻[40]：根治黄水病，恶性腹水，心热烦躁，口干舌燥[22]；根茎治菌痢，疮痈肿毒，伤口日久不敛[36]，祛黄水，消肿，刀伤疮疡[40]。

Rheum altaicum A. Los. 阿尔泰大黄（蓼科）。【哈萨克药】راۋاماشى التاي：根治湿热便秘，积滞腹痛，泻痢不爽，湿热黄疸，血热吐衄，目赤咽肿，痈肿疔疮，瘀血经闭，跌打损伤，上消化道出血[140]。

Rheum australe D. Don [***R. emodi* Wall.**] 藏边大黄（蓼科）。【纳西药】拉都矣：根治大便下血，痈肿疮毒，外伤出血[14]。【藏药】曲匜[24]，君母札，竣章[24][154,918]：根（君母札）治培根病和赤巴病引起的热性病，泻痢，大便秘结，胸腹胀满，气喘；茎（君札当吾）、叶（君札洛玛）治培根病[154]；根及根茎治腑热，胆热，瘟病时疫，腹痛，便秘[24]，肠胃实热便秘，积滞腹痛，湿热下痢，黄疸，水肿，牙痛，血热吐衄，目赤咽痛，血瘀经闭，癥瘕积聚，跌打损伤，肠痈腹痛，痈疮肿毒，烫火伤[918]。

Rheum delavayi Franch. 滇边大黄（蓼科）。【纳西药】打赌吴拍，拉都关排[13,14]，白小黄[164]：

根治肺热咳嗽，咽喉疼痛，大便下血，风湿痹痛，骨折，跌打损伤[14,164]；根茎治热咳嗽，咽喉疼痛，便血，外伤出血，跌打扭伤[13]。【藏药】曲玛孜[24,34,40]：全草治"黄水"病，恶性腹水，心热，烦躁[24,34]，口干舌燥[24]，烦渴[34]，跌打损伤，湿热，疮疡[40]。

Rheum franzenbachii Munt. 华北大黄（蓼科）。【鄂温克药】Gishigune（华北大黄）：茎、根治上火，便秘。【蒙药】茎、根治"协日"热，便秘，消化不良，胎衣不下[261]。

Rheum globulosum Gage. 头序大黄（蓼科）。【藏药】曲玛孜：全草治"黄水"病，恶性腹水，心热，烦躁，口干舌燥[24]。

Rheum inopinatum Prain. 红脉大黄（蓼科）。【傈僳药】杉张莫，黑七：根茎治痨伤，刀伤，痢疾，跌打损伤[166]。【怒药】杉张莫[13]，黑七，大黄[165]：根茎治痨伤，刀伤，痢疾，跌打损伤[13]，胆结石，肾结石，消炎健胃，胃炎[165]。【藏药】曲匜[24]，红大黄，山大黄[154]：根及根茎治腑热，胆热，瘟病时疫，腹痛，便秘[24]；根治热性病，疮疖肿毒[154]。

Rheum lhasaense A. J. Li et P. K. Hsiao 拉萨大黄（蓼科）。【藏药】曲匜[24]，曲扎[40]：根及根茎治腑热，胆热，瘟病时疫，腹痛，便秘[24]；根治咽喉肿痛，强心利尿，外敷痈疮及毒蛇咬伤[40]。

Rheum likiangense Sam. [***R. ovatum* C. Y. Cheng**] 丽江大黄（蓼科）。【纳西药】喇督雨：根茎治跌打损伤，痢疾[13,164]，痨伤，刀伤[13]，外伤出血，咽喉痛，腮腺炎，大便秘结，腹痛，闭经，痛经[164]。【怒药】杉张莫：效用同纳西药[166]。【藏药】ཆུ་རྩ (君扎)[25]，山大黄[154]，曲扎[22]，曲扎[22,40]：根治热性病，疮疖肿毒[154]；根及根茎治腑热，胆热，瘟病时疫，腹痛，便秘，疮痈，伤口不愈[22]，中毒性发热，脏器发热，胆热病，培根病，实热便秘，湿热黄疸，血瘀经闭，痈肿疮毒[25]；效用同拉萨大黄 R. lhasaense[40]。

Rheum moorcroftianum Royle 卵果大黄（蓼科）。【藏药】曲匜：根及根茎治腑热，胆热，瘟病时疫，腹痛，便秘[24]。

Rheum nobile Hook. f. et Thoms. 塔黄（蓼科）。【纳西药】根茎治湿热便秘，谵语发狂，食积痞

滞，痢疾，湿热发黄，目赤头痛，闭经，癥瘕，痈肿疔毒[164]。【藏药】ཆུ་མ་རྩི།(曲玛子)[24,36]，君母札，竣章[154]：全草治"黄水"病，恶性腹水，心热烦躁，口干舌燥[24]；根治时疫，疮痈，伤口不愈[13]，流感，疮痈肿毒，伤口日久不愈[36]，"培根"病和"赤巴"病引起的热性病，泻痢，大便秘结，胸腹胀满，气喘[154]；茎(君札当吾)、叶(君札洛玛)治"培根"病[154]；根茎治"培根"病[21]。

Rheum officinale Baill. 药用大黄(蓼科)《药典》。【布依药】那大音：根茎水煎服，治眼痛[159]。【傣药】大黄：根、根茎治便秘[14]。【仡佬药】tso^{55}ni^{13}(作尼，黔中方言)，le^{31}pɛ^{53}(列摆，黔中北方言)，lie^{35}za^{53}(列鸭，黔西南阿欧方言)：根茎治阑尾炎[162]。【蒙药】ᠭᠡᠬᠢᠭᠦᠨᠡ(Gexigune，给喜古讷)：根、根茎治实热便秘，积滞腹痛，血瘀经闭，湿热黄疸，痈疖疔疮[47,56]，急性阑尾炎，不完全性肠梗阻，化脓性皮肤病，烧伤，烫伤[47]，消化不良，食欲不振[56]；根(酒制)治腑热，毒热，"希日"热，疮疡，便秘，经闭，胎衣不下，积食[45,46]。【苗药】生军，川军：根茎治实热便秘，食积痞满，急性阑尾炎，肝炎，血瘀经闭，结膜炎；根茎外用治痈疖疮疡，烧烫伤[13]。【纳西药】根茎治实热便秘，食积痞满腹痛或泻痢里急后重，口舌生疮，吐血，瘀血经闭，产后瘀阻，黄疸，水肿，烫伤跌伤，痈肿疮毒[164]。【羌药】Sueagea(刷格)，崇隔：根、根茎治大便秘结，热痢初起，吐血，衄血，热毒疮疡，烧伤，瘀血闭经；鲜品外用治扭伤，无名肿毒，痈疽疮疡[167]。【土家药】效用同掌叶大黄 R. palmatum。【维药】روﻭن(Rewen，热万)：根、根茎治寒性便秘，湿性腹泻，炎肿，水肿，咳嗽哮喘，肺部结核，肠道脓疡，肝脾肿大，腹胀，闭经，闭尿，黄疸[75]，大便秘结，目赤，消化道出血[79]。【彝药】大黄，勒乌[10,105]：根治胎盘不下，打摆子，烧伤，烫伤，冻伤，跌打损伤，流血，腹泻，火重，消暑以及预防牲畜疾病[105]；根及根茎治胎盘不下，打摆子，消暑防病，冻伤，腹泻；根、茎外用治跌打损伤，止血[10]；根沸水浸泡饮服治胎盘不下；根煎水治疟疾；根研粉撒患处治烧、烫伤，出血，冻伤，跌打损伤，肠胃实热积滞，便秘腹痛，火热亢盛，瘀血阻滞[102]。【裕固药】

娃娃大黄：根及根茎煎水洗眼，治目赤肿痛[53]。【藏药】ཆུམ་རྩ།(君木杂)[21,23]，金恩杂[27]，迥扎[39]：根、根茎治实热便秘[20,23]，谵语发狂，食积痞满，里急后重，湿热黄疸，血瘀经闭，痈肿疔毒[20]，"赤巴"病，培根泻痢，腹痛[23,24]，"黄水"病[24,27]，腑热，胆热，便秘，水肿病，脘腹胀满，闭经，胎衣不下[24]，瘟疫，高烧[23]，毒热，下排胃肠热，疏通大便秘结，下泻赤巴热，毒性邪热，肠痈病，便秘，六腑的热性病症[27]，中毒性发热，脏腑热，食物不化，腹胀，便秘，经闭，肝、胃病[21]；茎和叶治"培根"寒症[24,154]；茎(君母札)治"培根"病和"赤巴"病引起的热性病，泻痢，大便秘结，胸腹胀满，气喘[154]；果、根治实热便秘，食积停滞，腹痛，急性阑尾炎，急性传染性肝炎，血瘀经闭，牙痛，衄血，急性结膜炎[39]。

Rheum palmatum L. 掌叶大黄(蓼科)《药典》。【侗药】锦纹大黄，将军草：根及根茎治湿热便秘，泻痢腹痛，咽喉肿痛[136]。【蒙药】ᠭᠡᠬᠢᠭᠦᠨᠡ(Gexigune，给喜古讷)：根(酒制用)效用同药用大黄 R. offficinale[45,46]。【纳西药】效用同药用大黄 R. offficinale[164]。【羌药】Laxikeshabasueagea(依巴拉稀刷格)，崇隔[10]，崇迪[11]：根、根茎治扭伤，无名肿毒，痈疽疮疡[10]；鲜根煮后切片，热敷患处治扭伤，无名肿毒，痈疽疮疡[11]。【土药】大黄：根和根茎治食积停滞，腹中积块，急性腮腺炎和胃癌[10]。【土家药】大黄，马蹄大黄，西大黄：根、根茎治肠胃实热积滞，大便秘结，吐血，衄血，湿热黄疸，肠痈，血瘀经闭，痞块，跌打损伤，烫火伤；叶外用治无名肿毒[123]。【维药】热万：效用同药用大黄 R. officinale[79]。【彝药】冻巴[101,104]：根茎治火重，烧伤，烫伤，止血，跌打损伤，胎盘不下，腹泻，风邪染疾，全身无力，冻伤，打摆子，蛔虫病，消暑[101,104]。【藏药】ཆུམ་རྩ།(君木扎)[23,24,29]，君扎[24]，川军[36]：根及根茎治实热便秘[20,23,24]，谵语发狂，食积痞满，里急后重，湿热黄疸，血瘀经闭，痈肿疔毒[20]，"赤巴"病，培根病，腹痛[23,24]，泻痢，腑热，胆热，水肿病，脘腹胀满，"黄水"病，闭经，胎衣不下[24]，瘟疫，高烧[23]，中毒性发热，脏腑热，食物不化，腹胀，便秘，经闭，肝、胃病[21]；茎和叶治"培根"寒症[24]；果及根治发烧，便秘⁽²⁹⁾，实热便秘，食积停滞，腹痛，急性阑尾炎，急性传染性肝炎，血瘀经闭，牙痛，衄血，急性结膜炎⁽³⁹⁾；根茎治实热便秘，高热发狂，食积痞满，瘀血闭经，湿热淋浊，痈疮肿毒⁽³⁶⁾。

Rheum pumilum Maxim. 小大黄（蓼科）。【藏药】曲玛孜^(24,27,33) 小大黄（蓼科）。【藏药】曲玛孜^{(24,27,33,40)[154]}，曲赉云哇⁽²⁷⁾：全草治黄水病^(20,24,27,33)，腹水^(20,24,33)，便秘，腹痛，瘀血疼痛^(20,33)，癥瘕⁽²⁰⁾，瘀血疼痛⁽³³⁾，心热，烦躁，口干舌燥⁽²⁴⁾，水鼓病⁽²⁷⁾，恶性腹积水^[154]，培根病和赤巴病引起的热性病，腹积水，痈疖肿毒^[155]，口疮，痈肿⁽⁴⁵⁾；效用同 R. delavayi⁽⁴⁰⁾。

Rheum reticulatum A. Los. 网脉大黄（蓼科）。【藏药】曲什札，山大黄⁽⁴⁵⁾，曲玛孜⁽²²⁾：根治热性病，疮疖肿毒^[154]；治口疮，痈肿⁽⁴⁵⁾；根、根茎治腑热，胆热，瘟病时疫，腹痛，便秘，疮痈，伤口不愈⁽²²⁾。

Rheum rhomboideum A. Los. 菱叶大黄（蓼科）。【藏药】曲札：根、根茎治腑热，胆热，瘟病时疫，便秘，疮痈，伤口不愈⁽²²⁾。

Rheum spiciforme Royle ［ _R. scaberrimum Lingelsh._ ］ 穗序大黄（蓼科）。【藏药】ཆུ་རྩ།（曲札）^(21,22,32)，曲什扎⁽²⁰⁾，曲杂⁽³⁹⁾：根及根茎治伤口不愈^(21,24,25)，大便秘结^(20,25,39)，腑热，胆热，瘟病时疫，腹痛^(22,24)，消化不良，"培根"病，腹胀⁽²¹⁾，多种炎症^(20,39)，疮痈⁽²²⁾，伤口不愈⁽³⁹⁾；根茎治大便秘结，多种痢疾，伤口不愈，腹痛，大便干燥，高血压⁽³²⁾；根防治水鼓病，黄水病，清热解渴⁽²⁷⁾，治"培根"病和"赤巴"病引起的热性病，疮疖肿毒^[154]，腹积水^[155]。

Rheum tanguticum Maxim. et Balf. 唐古特大黄（蓼科）《药典》。【蒙药】ᠭᠡᠰᠢᠭᠦᠨᠡ（Gexigune，给喜古讷）：根效用同药用大黄 R. officinale^(45,46,56)。【维药】热万：效用同药用大黄 R. officinale⁽⁷⁹⁾。【土药】大黄：根、根茎治食积停滞，腹中积块，急性腮腺炎和胃癌⁽¹⁰⁾。【藏药】ཆུམ་རྩ།（君札）⁽²³⁾，君母札，拉竣^[154]：根及根茎治实热便秘，谵语发狂，食积痞满，里急后重，湿热黄疸，血瘀经闭，痈肿疔毒⁽²⁰⁾，"赤巴"病，培根，腹痛，便秘^(23,24)，泻痢，腑热，胆热，腹痛，水肿病，脘腹胀满，"黄水"病，闭经，胎衣不下⁽²⁴⁾，瘟疫，

高烧⁽²³⁾；茎和叶治"培根"寒症^{(24)[154]}；茎（君母札）治"培根"病和"赤巴"病引起的热性病，泻痢，大便秘结，胸腹胀满，气喘^[154]。

Rheum tibeticum Maxim. ex Hook. f. 西藏大黄（蓼科）。【藏药】曲匝⁽²⁴⁾，君母札，竣章（藏）^[154]：根及根茎治腑热，胆热，瘟病时疫，腹痛，便秘⁽²⁴⁾；茎（君母札）治培根病和赤巴病引起的热性病，泻痢，大便秘结，胸腹胀满，气喘；茎（君札当吾）、叶（君札洛玛）治培根病^[154]。

Rheum undulatum L. 波叶大黄（蓼科）。【鄂温克药】根及根茎治胃满腹胀^[799]。【藏药】君母札，君札，竣章：茎（君母札）治培根病和赤巴病引起的热性病，泻痢，大便秘结，胸腹胀满，气喘；叶（君札洛玛）治培根病^[154]。

Rheum webbianum Royle 喜马拉雅大黄（蓼科）。【藏药】曲札⁽²²⁾，君母札，竣章^[154]：根及根茎治腑热，胆热，瘟病时疫，腹痛，便秘，疮痈，伤口不愈⁽²²⁾；效用同波叶大黄 R. undulatum^[154]。

Rheum wittrockii Lundstr. 天山大黄（蓼科）。【哈萨克药】根治慢性肠痉挛，消化不良，慢性便秘⁽¹⁴¹⁾。【蒙药】Gexiune：根治烧伤^[217]。【维药】热万：效用同 R. officinale⁽⁷⁹⁾。

Rhinacanthus nasutus(L.) Kurz 灵枝草（爵床科）。【傣药】芽鲁哈咪卖（西傣）^{(60,62,64)[500,933]}：枝、叶治跌打损伤，骨折^{(60,62,64)[500,933]}，腰膝酸软，四肢无力，风湿痹痛⁽⁶⁰⁾；根、叶治跌打损伤，骨折⁽⁶³⁾。

Rhinoceros bicornis Linnaeus 黑犀（犀科）。【蒙药】ᠬᠡᠷᠡᠰᠦᠨ ᠤ ᠬᠠᠷ ᠡᠪᠡᠷ（Hersen har eber，贺日森－哈日－额布日）：角（广角）效用同白犀^(45,46)。【藏药】塞如：角效用同印度犀 R. unicornis^(22,27)。

Rhinoceros simus Burchell ［ _Ceratotherium simum (Burchell)_ ］ 白犀（犀科）。【蒙药】ᠬᠡᠷᠡᠰᠦᠨ ᠤ ᠬᠠᠷ ᠡᠪᠡᠷ（Hersen har eber，贺日森－哈日－额布日）：角（广角）治肺脓疡，中毒症，呕吐，腹泻，"吾亚曼"病，寒性"协日沃素"病，热性"协日沃素"病，痛风，游痛症^(45,46)。【藏药】塞如：角效用同印度犀 R. unicornis^(22,27)。

Rhinoceros sonbaicus Desmarest 爪哇犀（犀科）。【蒙药】ᠬᠡᠷᠡᠰᠦᠨ ᠤ ᠴᠠᠭᠠᠨ ᠡᠪᠡᠷ（Hersen chagan eber，贺日森－查干－额布日）⁽⁴¹⁾，格日斯因额布尔⁽⁵⁶⁾：角（犀角）治肺脓肿，"协日沃素"病，"吾亚曼"

病，痛风，游痛症，毒热，刺痛症，痧症，水肿，胸部伤[41]，肺脓疡，药物中毒，食物中毒，肉食中毒，高烧，头痛，胸背作痛，外伤，麻风，黑黄水病[56]。【藏药】塞如：角效用同印度犀 R. unicornis[22,27]。

Rhinoceros sumatrensis (Fischer) 苏门答腊犀（犀科）。【蒙药】ᠠᠷᠠᠲ (Hersen chagan eber, 贺日森 - 查干 - 额布日)：角（犀角）效用同爪哇犀 R. sonbaicus[41,56]。【藏药】塞如：角效用同印度犀 R. unicornis[22,27]。

Rhinoceros unicornis Linnaeus 印度犀（犀科）。【景颇药】Dum bau qui：角治热病神昏谵语，斑疹，吐血[18]。【蒙药】ᠠᠷᠠᠲ (Hersen eber, 贺日森 - 额布日)[41]：效用同爪哇犀 R. sonbaicus[41,56]。【彝药】犀角：治刀伤，枪伤[107]，角治热病神昏谵语，斑疹，吐血[9,19]。【藏药】赛如[22,24,25,27]：角治热病痉挛，谵语狂躁，发斑疹，吐血、衄血，麻风及胸腹内脓肿，瘀血[24,34]，积黄水[24]，"黄水"病[34]，急腹痛，绞肠病，食物中毒[22,25,27]；皮治利黑色豆疹[22,24]，天花[34]。

Rhinolophus ferrumequinum Schreber. 马铁菊头蝠（菊头蝠科）。【苗药】夜明砂：粪便治夜盲症，小儿疳积，角膜云翳[13]。【傈僳药】敏念：粪便治小儿疳积，夜盲症，角膜云翳[166]。【怒药】必牙牙：粪便治消化不良；去趾治心悸[165]。

Rhizomys sinensis Gray 中华竹鼠（竹鼠科）。【毛南药】灰竹鼠，nau⁶（挠）：肉益气养阴，解毒；油解毒排脓，生肌止痛[156]。【佤药】银星竹鼠，独鼠[9,19,168]，猫麻毒[18]：脂肪治烧烫伤，疮疖肿毒[9,19,168]，木刺刺入肉内[168]，烫伤，无名肿毒[18]。【彝药】竹（鼠留）[107]，黑皮莫[9]，摸寒[102]：脂肪治竹木戳伤，竹木刺入肉[107]；油脂治竹木戳伤，烧伤，烫伤，筋曲不利[107]；皮毛治烧伤，烫伤[107]；肉、油、骨、牙治阴虚体弱，小儿破伤风，透发痧疹，外伤骨折[9]；肉治阴虚体弱，便秘，睾丸肿大；油脂外搽治烧烫伤，骨折；牙治小儿破伤风[102]。

Rhodiola algida (Ledb.) Fisch. et Mey. var. tangutica(Maxim.) S. H. Fu 唐古特红景天（景天科）。【藏药】嘎都儿[20]，苏罗玛保[29]，索罗玛保[24]：根、根茎治瘟病，肺热，中毒及四肢肿胀[20]；花、根治肺炎，神经麻痹症[29]；根茎治肺

病，气管炎，口臭，神经麻痹症[24]。

Rhodiola atuntsuensis(Praeg.) S. H. Fu 德钦红景天（景天科）。【藏药】苏罗玛保：根及根茎效用同唐古特红景天 R. algida[22]。

Rhodiola bupleuroides (Wall. ex Hook. f. et Thoms.) S. H. Fu 柴胡叶红景天（景天科）。【藏药】苏罗玛保：根及根茎效用同唐古特红景天 R. algida[22]。

Rhodiola coccinea (Royle) Boriss. [*R. juparensis*(Frod.) Fu] 圆丛红景天（景天科）。【藏药】苏罗玛保：根及根茎效用同唐古特红景天 R. algida[22]。

Rhodiola crenulata (Hook. f. et Thoms.) H. Ohba [*R. euryphylla*(Frod.) S. H. Fu] 大花红景天（景天科）《药典》《部藏标》。【傣药】大和七：根茎、根治风湿骨痛，跌打损伤，外伤出血[13]。【维药】根、根茎治气虚血瘀，胸痹心痛，中风偏瘫，倦怠气喘[77]。【藏药】 སྲོལ་གོ་དམར་པོ།（索罗玛布）[2,21,29]，宽瓣红景天[36]，索罗玛保[40]：根、根茎治腊度（高山反应），恶心，身体虚弱[2]，肺病[23,24,27]，口臭[24,27,36]，气管炎[24,29]，水土不服所致恶心，体虚无力，失眠多梦，肺热，肺劳[21]，神经麻痹症[24]，肺热咳嗽[36]，肺结核，肺炎[29]，肺热，口病，感冒，发烧[27]，呕吐，嘴唇和手心等发紫，全身无力，胸闷难于透气，肺热，脉热，四肢浮肿[156]；花、根治肺病，肺炎，支气管炎，呕吐[40]。

Rhodiola dumulosa(Franch.) S. H. Fu 小丛红景天（景天科）。【藏药】灿琼哇：全草治月经不调，阴虚潮热，头晕目眩，妇女虚劳，支气管炎，肺病，口臭[32]；根治肺病，肺热，口病，口臭，感冒，发烧[27]。

Rhodiola fastigiata(Hook. f. et Thoms) S. H. Fu. 长鞭红景天（景天科）。【藏药】苏罗玛保，索罗模保[40]：根茎、根用于温病，肺热，中毒及四肢肿胀，火眼，风火牙痛，疗毒，疮疡[40]；全草治肺热咳嗽，口臭[36]；效用同唐古特红景天 R. algida[22]。

Rhodiola henryi(Diels) S. H. Fu 菱叶红景天（景天科）。【景颇药】Sum haq nuq[18]，白三七[9,19]：根茎、全株治痢疾腹泻，跌打损伤，风湿疼痛[9,18,19]。【苗药】白三七，竹节人参，竹节

三七[97,98]：根茎治外伤出血，头晕，劳伤虚弱[97,98]。【土家药】打不烂[10,126]，岩还阳，一代宗[127]：全草治跌打损伤[10,127,128]，外伤出血，咳血[10,126]，痔伤[10]，肾虚腰痛，神经衰弱，失眠，腹泻，痢疾，喉炎，风湿疼痛[127]，蒙心症，风气病，刀伤出血[128]，痨伤[126]；根治跌打损伤，胃腹疼痛，失眠怔忡[124]。【彝药】海腮奶[103,111][34]，戏诺配[101]：根茎、全株治痢疾，腹泻，风湿骨痛，跌打损伤，骨折，劳伤[13]；全草治跌打骨折，劳伤[101,103,111][34]，风湿骨痛[101,103,111]，痢疾，腹泻喉炎[111]。【藏药】豌豆七，白三七：全草、根茎治痢疾，风湿骨痛，跌打损伤，骨折，劳伤[36]。

Rhodiola himalensis(D. Don)S. H. Fu. 喜马拉雅红景天(景天科)。【藏药】苏罗玛保：根及根茎效用同唐古特红景天 R. algida[22]。

Rhodiola kirilowii(Regel) Maxim. 狭叶红景天(景天科)。【哈萨克药】根茎治跌打损伤，腰痛，崩漏，月经不调，身体衰弱，阳痿，脾胃虚弱，少食，低血糖性头晕，泻痢[141]。【羌药】Solomashenn(索罗玛深)，黄花参[8,167]，若思柏[10]：根茎及根治跌打损伤[8,167]，咽喉肿痛，创伤[167]，妇女红崩，白带，月经不调[8]；根治妇女红崩，白带，月经不调，跌打损伤[10]。【维药】克孜马热力：根治身体虚弱，阳痿，脾胃虚弱[79]。【藏药】嘎都儿[20,24,25]，狮子七，参嘎[36]：根、根茎治瘟病，肺热，中毒及四肢肿胀[20]，肺热咳嗽，瘟毒发热，全身肿胀[36]；根、根茎或全草治肺炎，发烧，腹泻[24]；根治肺炎，发烧，腹泻，四肢肿胀[25]；根茎治瘟病时疫，肺热，脉病[157]。

Rhodiola litwinowii A. Bor. 黄萼红景天(景天科)。【哈萨克药】全草治跌打损伤，腰痛，崩漏，月经不调，身体衰弱，阳痿，脾胃虚弱少食，低血糖性头晕，泻痢[141]。【藏药】索罗玛保：花、根治肺病，肺炎，支气管炎，口臭[40]。

Rhodiola macrocarpa (Praeger) S. H. Fu 大果红景天(景天科)。【藏药】苏罗玛保：根及根茎效用同唐古特红景天 R. algida[22]。

Rhodiola ovatisepala(Hamet) S. H. Fu 卵萼红景天(景天科)。【藏药】索罗玛保：全草治肺病，肺炎，支气管炎，口臭[40]。

Rhodiola quadrifida(Pall.) Fisch. et Mey. 四裂红景天(景天科)。【藏药】苏罗玛保，索罗模

保[40]：效用同唐古特红景天 R. algida[22]，效用同长鞭红景天 R. fastigiata[40]。

Rhodiola rosea L. 红景天(景天科)。【俄罗斯药】Luojioulaluozhoufuaya(楼吉欧拉楼州法亚)：根茎及根治温病，肺热，身体乏力，阳痿[15]。【维药】Kizil maral yiltizi(克孜丽玛日丽伊里提子)：根及根茎治体虚气短，精神倦怠，胸痹心痛，失眠多梦，健忘[76]。

Rhodiola sacra(Prain ex Hamet)S. H. Fu 圣地红景天(景天科)。【傣药】雪松：全株治病后体虚，贫血，痢疾，骨折，外伤出血[13]。【藏药】参日[24]，参嘎尔[29]：根茎及根治肺炎，肺结核，气管炎[24,29]；全草治咳血，咯血，肺炎，咳嗽，妇女白带，外用治烫伤及跌打损伤[24]。

Rhodiola scabrida(Franch.) S. H. Fu 糙红景天(景天科)。【藏药】雪松：全草治气血两虚，产后血虚，贫血，乏力自汗[36]。

Rhodiola tibetica(Hook. f. et Thoms.) S. H. Fu 西藏红景天(景天科)。【藏药】苏罗玛保：根及根茎效用同唐古特红景天 R. algida[22]。

Rhodiola wallichiana(Hook.) S. H. Fu var. cholaensis(Praeg.) S. H. Fu 大株粗茎红景天(景天科)。【藏药】孕都尔[29]，力嘎都尔[24]：根茎治肺炎发烧及腹泻[29]；根和根茎或全草治肺炎，发烧，腹泻[24]。

Rhodiola yunnanensis(Franch.) S. H. Fu [Sedum yunnanense Franch.] 云南红景天(景天科)。【白药】昂三七：根治跌打损伤，风湿疼痛[16]。【傈僳药】明勒石：全草治骨折，风湿性关节炎，乳腺炎，疔疮[166]。【苗药】岩三七，北七：根治跌打损伤，劳伤，风湿关节炎；全草治刀伤出血[97,98]。【纳西药】昂三七，打肚五[14]，达温武[13]：根治跌打劳伤[13,14]，腮腺炎，风湿痛，扁桃腺炎，外伤出血，便血[14]，风湿关节痛，乳腺炎，骨折，疔疮[13]；全草治虚弱咳嗽，喉热，刀伤[164]。【怒药】明勒石：全草外用治骨折，风湿关节痛，乳腺炎，疔疮[166]。【羌药】Yunnansolomashenn(云南索罗玛深)，莫都布朵旭部斯，若思柏：根茎及根治咽喉肿痛，跌打损伤，创伤[167]。【彝药】木都什补，擦都补，海腮奶：根茎或全草治跌打损伤，刀伤流血，骨折，风湿，喉炎，痢疾[106]。【藏药】苏罗玛保，还阳草[36]：效用同唐

R

古特红景天 R. algida《22》；全草治咳嗽，骨折，跌打损伤，风湿痹痛，疔疮《36》。

Rhodobryum giganteum(Schwaegr.)Par. 暖地大叶藓(真藓科)。【哈尼药】Ciqdeivq(齐得)，回心草：全草治遗精阳痿，肾虚腰痛，心脏痛，神经衰弱《143》。【景颇药】回心草，太阳草：全草治心悸，心痛，胸闷，神经衰弱[1035]。【傈僳药】腻腊慈，回心草，岩谷伞：全草治冠心病，高血压，神经衰弱，目赤，刀伤《166》；效用同景颇药[1035]。【纳西药】效用同景颇药[1035]。【土家药】九死还阳，杉树还阳，菊花还阳：全草治跌打损伤，风湿腰痛，头晕目眩，淋症，外伤出血，轻度脑震荡《127》。【佤药】菠疗《14,18》，落果保果《9,19》：全草治肺结核，肺炎《9,14,18,19》。【彝药】效用同景颇药[1035]。

Rhodobryum roseum(Hedw.)Limpr. 大叶藓(真藓科)。【傣药】全草治心慌，心悸，心脏病《9,74》。【景颇药】太阳草，石菊：全草治心悸怔忡，精神衰弱，目赤肿痛[929]，心悸，心痛，胸闷，神经衰弱[1035]。【拉祜药】全草治心慌，心悸，心脏病《151》。【傈僳药】效用同景颇药[929,1035]。【纳西药】全草治心脏病，精神病，神经衰弱，目赤肿痛，刀伤《164》；效用同景颇药[929]。【彝药】尼朋诗《101,104》：全草治心慌，心脏病，眼目干涩，头晕，失眠《101,104》；效用同景颇药[929,1035]。

Rhododendron aganniphum Balf. f. et Kingdon－Ward 雪山杜鹃(杜鹃花科)。【藏药】达玛《20,22,33,40》：花和叶治肺部疾病，肺脓肿，培根病，咽喉疾病，气管炎，梅毒性炎症《22》；花治溃疡脓肿，肺脓肿，梅毒，咳嗽痰喘《20》；效用同青海杜鹃 R. przewalskii《33》；叶、花、果治梅毒性炎症，肺脓肿，内脏脓肿，皮肤发痒《40》。

Rhododendron anthopogon D. Don 髯花杜鹃(杜鹃花科)。【藏药】塔里嘎保《22,25》：叶治咽喉疾病，肺部疾病，气管炎，消化不良，胃下垂，胃扩张，胃癌，肝癌，肝肿大《22》；花治体虚气弱，浮肿，水肿，体乏无力，精神倦怠《22》；外用治消炎散结[982]；茎枝治风湿关节疼痛《22》；花、叶和嫩枝治“龙”、“赤巴”、“培根”诸病及肺病，喉炎暗哑，水土不服的气喘，气管炎，肺气肿，脾胃虚寒，消化不良，胃下垂，胃扩张，胃癌，肝脾肿大，水肿，外用治消炎散肿《25》。

Rhododendron anthopogonoides Maxim. 烈香杜鹃(杜鹃花科)。【羌药】Lfuwofulangba(力福舞福郎巴)，莴斯郎帕，小叶枇杷：叶、花治老年慢性气管炎，支气管炎《167》。【藏药】ད་ལིས།(达里)《2,35》，བ་ལུ།(巴鲁)《21》，大勒《29》：花和叶治身体虚弱，胃下垂，水土不适，胃扩张，浮肿，消化不良，气管炎，肺气肿《2,21,35》[158]，喘证《21》，消化道疾病，肝脾肿大，水肿《5》，梅毒性炎症，肺脓肿[45]，外用治疮疡《2,21》[158]、疔疮毒痈肿《5》；花治气管炎，肺气肿，浮肿，身体虚弱及水土不适《20,33》，滋补益寿《23,24》，培根寒性病，肺病，呃逆，龙病，赤巴病《23》；花及枝治肺病，喉炎，水土不服所致气喘，尿道炎，消化不良，胃下垂，胃扩张，胃癌，肝癌，肝脾肿大，水肿，外用治消炎散肿《29》；茎枝治风湿性关节疼痛《24》；枝、叶、花治肺病，喉炎，水土不服所致气喘，尿道炎，消化不良，胃下垂，胃扩张，胃癌，甘爱娜，肝脾肿大，水肿[756]；叶或带叶嫩枝治寒性和热性“培根”病《5,23》，外用治疔疮毒痈肿《5》。

Rhododendron augustinii Hemsl. 毛肋杜鹃(杜鹃花科)。【羌药】Herawofulangba(禾尔阿舞福郎巴)，美多玛尔不：花治慢性气管炎，骨髓炎；叶外用治狂犬病《167》。

Rhododendron bulu Hutch. 散鳞杜鹃(杜鹃花科)。【藏药】ད་ལིལ་ནག་པོ།(塔勒那保)《22,25》：嫩枝、叶、花治寒性培根病，胃寒症，胃寒腹痛，咽喉肿痛，咳嗽痰喘《22》，肺痛，喉炎《25》。

Rhododendron capitatum Maxim. 头花杜鹃(杜鹃花科)。【藏药】塔丽那保《23》[604]，塔丽那布《24》，塔丽恩博《6》：叶治白喉《23》[604]，炭疽[604]，乳蛾《23》；花治龙病，赤巴病，寒性培根病，肺病，咽喉肿痛，胃寒症《23》；叶和花治寒性“培根”病，胃寒症，胃寒腹痛，咽喉肿痛，咳嗽痰喘《6,24》，清凉镇咳，梅毒性炎症，肺脓肿[45]。

Rhododendron cephalanthum Franch. 毛喉杜鹃(杜鹃花科)。【羌药】Moguwofulangba(姆古舞福郎巴)，莴斯郎帕，美多玛尔不：花治慢性支气管炎，骨髓炎；叶外用治狂左犬病《167》。【藏药】达里《2》[158]，达里美都《20》，帕鲁[158]：花和叶治气管炎，肺气肿，浮肿，身体虚弱及水土不适，消化不良，胃下垂，胃扩张；花和叶外用治疮疡《2,35》[158]；花治气管炎，肺气肿，浮肿，身体虚弱及水土不适《20,33》；效用同烈香杜鹃 R. antho-

R

pogonoides[5]。

Rhododendron chrysodoron Tagg ex Hutch. 纯黄杜鹃(杜鹃花科)。【彝药】根治五脏瘀痛，痈疽疮疡[109]。

Rhododendron coryanum Tagg et Forrest 光蕊杜鹃(杜鹃花科)。【藏药】达玛：花和叶治肺部疾病，肺脓肿，"培根"病，咽喉疾病，气管炎，梅毒性炎症[22]。

Rhododendron dauricum L. 兴安杜鹃(杜鹃花科)《药典》。【朝药】金达莱[159]，산진달래(sān jīn dār lài，三重哒儿来)：叶治感冒咳嗽，支气管哮喘，蚊虫叮咬，咳喘，关节炎，小便不利，脱毛症，胃痉挛[87,88]，急慢性气管炎，高血压[82]，咳嗽痰多，气喘，感冒[82]；叶外用治癣[82]；花苞治视物模糊，祛风祛湿，腰胁痛；花止咳，消痰，补肝气[87,88]；根治扁桃体炎，咽喉炎，感冒，癣[87,88]。【侗药】满山红，映山红：叶治急、慢性支气管炎，烧伤，烫伤[136]。【蒙药】ᠬᠠᠷ ᠠᠯᠲᠠᠨ ᠬᠠᠷᠠᠪᠣᠷ (Har alten harabor，哈日–阿拉坦–哈拉布日)，ᠬᠠᠷ ᠳᠠᠯᠢ (Har dali，哈日–达里)[45,46]，哈日–阿拉腾–哈日布尔[51]：叶、带叶枝梢治不消化症，"铁垢巴达干"，剑突痞，胃痛，食欲不振，上吐下泻，肺气肿，喘咳，咯痰不利，呼吸急促，浮肿，体虚[45,46]，消化不良[51,56]，寒泻，"铁垢巴达干"，干咳，肺"巴达干"病，肾寒，浮肿，体衰，精亏[51]，寒性吐、泻、浮肿，"赫依"性寒气胃腹胀满，咯痰不利，咳嗽激烈等肺部"巴达干"病，营养不良，皮肤粗糙，发白，体虚，精少，阳痿[56]。

Rhododendron decorum Franch. 大白杜鹃(杜鹃花科)。【藏药】达玛：叶、花、果治梅毒性炎症，肺脓肿，内脏脓肿，皮肤发痒[40]。

Rhododendron delavayi Franch. 马缨杜鹃(杜鹃花科)。【佤药】歹把迈，歹哩摆：花、叶治痢疾，淋症，神经衰弱，阳痿[13,14]。【彝药】麦诺[9,102,103]，哔能味[13]，麻唯鲁[101]：全株治月经不调，衄血，咯血，消化道出血[13,109]外伤出血，骨折瘀血，骨疽溃烂[109]；寄生全草治小腹疼痛，妇女白崩[9,102,103]，衄血，咯血，消化道出血，月经不调[9,102]；花治骨髓炎，消化道出血，衄血，咯血，月经不调，痛经[13]，鼻血，崩漏，外伤出血，腹泻，便血，赤痢，产后腹痛，胃痛，关节

痛，头痛，风疹，斑疹，跌打损伤，小便不通[101]；叶、根治痢疾，流感[13]。

Rhododendron flavidum Bur. et Franch. 淡黄杜鹃(杜鹃花科)。【藏药】达勒：效用同樱草杜鹃 R. primulaeflorum[40]。

Rhododendron hypenanthum Balf. f. 毛花杜鹃(杜鹃花科)。【藏药】塔里嘎保：叶治咽喉疾病，肺部疾病，气管炎，消化道疾病，消化不良，胃下垂，胃扩张，胃癌，肝癌，肝肿大；花治体虚气弱，浮肿，水肿，体乏无力，精神倦怠；茎枝治风湿关节疼痛[22]。

Rhododendron intricatum Franch. 隐蕊杜鹃(杜鹃花科)。【藏药】塔里那保[22,25]，达里[36]，达勒[39]：嫩枝、叶、花治寒性"培根"病，胃寒症，胃寒腹痛，咽喉肿痛，咳嗽痰喘[22]，肺痛，喉炎[25]；花、叶治脾虚小便不利[36]；花、枝治肺病，喉炎，水土不服之气喘，尿道炎，消化不良，胃下垂，胃扩张，胃癌，肝脾肿大，水肿，"龙"病，"培根"病，胃寒症，气管炎，肺气肿，水肿，补虚[39]。

Rhododendron lapponicum (L.) Wahlenb. 高山杜鹃(杜鹃花科)。【蒙药】叶或带叶枝梢效用同兴安杜鹃 R. dauricum[51]。【藏药】花治寒性"培根"病，咳嗽，肺痛，脾胃虚寒，消化不良，水土不服，"白脉"病，乳娥，气色衰败引起的虚弱；叶治肺病，咽喉病，"龙"病，"赤巴"病，肝病及寒性诸病[34]。

Rhododendron laudandum Cowan 毛冠杜鹃(杜鹃花科)。【藏药】塔里嘎保：叶治咽喉疾病，肺部疾病，气管炎，消化道疾病，消化不良，胃下垂，胃扩张，胃癌，肝癌，肝肿大；花治体虚气弱，浮肿，水肿，体乏无力，精神倦怠；茎枝治风湿关节疼痛[22]。

Rhododendron lutescens Franch. 黄花杜鹃(杜鹃花科)。【藏药】大勒：根、叶及花治肺病，尿道炎，消化不良，胃下垂，胃癌，肝脾肿大，水土不服所致气喘[32]。

Rhododendron mainlingense S. H. Huang et R. C. Fang 米林杜鹃(杜鹃花科)。【藏药】塔里嘎保：效用同毛冠杜鹃 R. laudandum[22]。

Rhododendron mariae Hance 岭南杜鹃(杜鹃花科)。【畲药】满山红：根治腰伤，风火牙痛；

鲜叶捣烂外敷治刀伤出血[148]。【水药】映山红[157]，奴榕[158]：根、叶治咳嗽，止鼻血[157]；花、根、叶治咳嗽；花用于止鼻血[158]。

Rhododendron mariesii Hemsl. et Wils. 满山红（杜鹃花科）。【彝药】叶治急慢性支气管炎[160]。

Rhododendron micranthum Turcz. 照山白（杜鹃花科）《部蒙标》。【蒙药】ᠴᠠᠭᠠᠨ ᠠᠯᠲᠠᠨ ᠬᠠᠷᠠᠪᠣᠷ（Chagan alten harabor，查干－阿拉坦－哈日布日），ᠴᠠᠭᠠᠨ ᠳᠠᠯᠢ（Chagan dali，查干－达理）：枝叶治"铁垢巴达干"，脘痞，胃刺痛，消化不良，不思饮食，阵咳，气喘，肺气肿，身体发僵，"奇哈"[3]；叶或带花枝梢治消化不良，不思饮食，"巴达干"病，寒"赫依"，刺痛症，肺"赫依"症，喘咳，干咳气短，浮肿，体衰，肢体僵屈，"奇哈"，"苏日雅"[51]，未消化病，因肺"赫依"病引起的喘咳、咯痰不利等症，肺性浮肿，痈疖，脉络病，苏日亚，陈旧疮疡[56]。【羌药】Obodeshueruswofulangba（哦玻德书水日司舞福郎巴）[167]，窝兰巴[10,167]：花、叶、枝条鲜品捣敷或干品外用治化脓性痈疽，恶疮，疥疮[10,167]。【藏药】塔勒嘎保：枝叶治咽喉肿痛，慢性气管炎，痛经，月经不调，产后关节痛，风湿痹痛[32]。

Rhododendron microphyton Franch. 亮毛杜鹃（杜鹃花科）。【藏药】酒瓶花，小杜鹃：根治感冒，肾炎，肾盂肾炎，小儿惊风，腰肌劳损[13]。

Rhododendron molle G. Don 羊踯躅（杜鹃花科）《药典》。【白药】洋号贺：花、叶治风湿骨痛，顽疣[14]；花、根治皮肤顽癣，龋齿痛，跌打损伤，神经痛，慢性支气管炎[13]。【朝药】중국철쭉나무（zǒng gùk cēr zùk nǎ mù，纵咕克车儿诅克那木）：花序治贼风在皮肤中淫痛，温虐，恶毒，诸痹，邪气，鬼疰，蛊毒[86]。【蒙药】闹羊花[221]，ᠬᠣᠷᠴᠠ ᠰᠢᠷ᠎ᠠ ᠴᠡᠴᠡᠭ（Huorcha xiar qiqig，胡日查－沙日－其其格）[44]：花序治血热，血刺痛，痧症，产褥热[44][221]，肝热[221]，"包如"[44]。【畲药】根、花治风湿性关节炎，跌打损伤，慢性气管炎，顽癣，蛊毒[147]。【土家药】八里麻：根治跌打损伤，虫牙痛，疥疮[125]。【瑶药】毛老虎，bei ndomh maauh（杯懂卯），闹羊花[132]：治寒湿痹痛，跌打损伤，骨质增生[6]；根、花及果实治风寒湿痹，腰椎间盘骨突出，跌打损伤，皮肤顽癣[132]。【壮药】Samcienzsam（三钱三），黄杜鹃根：根治发旺

（痹病），林得叮相（跌打损伤）[180]。

Rhododendron mucronulatum Turcz. 迎红杜鹃（杜鹃花科）。【鄂温克药】Yanigt（迎红杜鹃）：叶、茎治气管炎，支气管炎[261]。【蒙药】叶治感冒头痛，咳嗽，哮喘[51]。

Rhododendron nivale Hook. f. 雪层杜鹃（杜鹃花科）。【藏药】塔里那保[22]，达勒那保[27]：叶、花、嫩枝治寒性培根病，胃寒症，胃寒腹痛，咽喉肿痛，咳嗽痰喘[22]；花、叶治寒性疾病，黄水病；花、叶水煎洗治白喉，炭疽[27]。

Rhododendron nyingchiense R. C. Fang et S. H. Huang 林芝杜鹃（杜鹃花科）。【藏药】塔里嘎保：效用同毛冠杜鹃 R. laudandum[22]。

Rhododendron phaeochrysum Balf. f. et W. W. Sm. var. agglutinatum (Balf. f. et Forrest) D. F. Chamb. 凝毛杜鹃（杜鹃花科）。【藏药】达玛[5,25,32]，ᢑ（达玛）[21]：花治肺脓肿，梅毒[20,21]，溃疡脓肿，咳嗽痰喘[20]，肺部疾病，咽喉疾病，气管炎，跌打损伤[21]；花、叶治肺部疾病，肺脓肿，咽喉疾病，气管炎，梅毒性炎症[5]；花、叶、种子治梅毒性炎症，肺脓肿，内脏脓肿，"培根"病，寒性"隆"病，气管炎，咳嗽痰喘[25]；花、叶、果外用治皮肤瘙痒[32]。

Rhododendron pingianum Fang 海绵杜鹃（杜鹃花科）。【藏药】达玛：叶、花、种子治梅毒性炎症，肺脓肿，内脏脓肿，"培根"病，肺病，寒性"龙"病，溃疡脓肿，咳嗽痰喘；叶、花、种子外用治皮肤发痒[39]。

Rhododendron primuliflorum Bur. et Franch. 樱草杜鹃（杜鹃花科）《部藏标》。【藏药】达里，帕鲁[2][158]，达里美都[20,27]，达勒[40]：花和叶治管炎，肺气肿，浮肿，身体虚弱及水土不适，消化不良，胃下垂，胃扩张；花和叶外用治疮疥[2][158]；花治气管炎，肺气肿，浮肿，身体虚弱及水土不适[20,27]；效用同烈香杜鹃 R. anthopogonoides[5]；效用同毛喉杜鹃 R. cephalanthum[33]；花及枝治肺病，喉炎，水土不服所致气喘，尿道炎，消化不良，胃下垂，胃扩张，胃癌，肝癌，肝脾肿大，水肿，"龙"病，寒性"培根"病，胃寒症，气管炎，肺气肿，肺痈，咳嗽，脾胃虚寒，外用消炎散肿[40]。

Rhododendron przewalskii Maxim. [*R. da-*

banshanense Fang et Wang；*R. tsingahaiense* Ching] 陇蜀杜鹃（杜鹃花科）《部藏标》。【藏药】ཨོ་འའི (达玛)[21,23,33,40]，德玛美多[23]：花治梅毒，肺脓肿[2,21,33]，肺部疾病，气管炎[2,21]，咳嗽痰喘[20,33]，溃疡脓肿[33]，咽喉疾病，跌打损伤[21]，干体内黄水及脓液[27]；花和叶治肺脓肿，肺病，咽喉疾病，气管炎，梅毒炎症[22,23]，培根病，咽喉疾病[22]；叶、花、种子治梅毒性炎症，肺脓肿；叶、花、种子外用治皮肤发痒[29]；效用同大白杜鹃 R. decorum[40]。

Rhododendron rufescens Franch. 红背杜鹃（杜鹃花科）。【藏药】达勒：效用同樱草杜鹃 R. primuliflorum[40]。

Rhododendron simsii Planch. 杜鹃（杜鹃花科）。【苗药】奔绒：根、叶、花活血祛瘀，止血[211]。【土家药】ka³kui¹ha¹ka³pu¹（卡亏哈卡卜），映山红[124]，清明花[125]：根治风湿关节炎，月经不调，产后腹痛，崩漏，跌打损伤；叶、花治支气管炎，荨麻疹；叶、花外用治痈肿，外伤出血，头疗，痈肿，白带[124]；根、叶、花治吼咯，痈肿[125]，热咯症，出血症，跌打损伤[128]。【佤药】歹哩哑：花、果实治月经不调，闭经，跌打损伤，风湿痛，吐血，衄血；根治风湿性关节炎，跌打损伤，崩漏，肠风下血，闭经[14]。【瑶药】清明花：全株治痛经，闭经，风湿关节痛，跌打损伤，痢疾，便血，荨麻疹，白带[133]。

Rhododendron stamineum Franch. 长蕊杜鹃（杜鹃花科）。【苗药】叶治狂犬咬伤[82]。【羌药】Xijimifuwofulangba（西基米福舞福郎巴），莴斯郎帕，美多玛尔不：花治慢性支气管炎，骨髓炎；叶外用治狂犬病[167]。

Rhododendron temenium Balf. f. et Forrest 滇藏杜鹃（杜鹃花科）。【藏药】塔里嘎保：叶治咽喉疾病，肺部疾病，气管炎，消化道疾病，消化不良，胃下垂，胃扩张，胃癌，肝癌，肝肿大；花治体虚气弱，浮肿，水肿，体乏无力，精神倦息；茎枝治风湿关节疼痛[22]。

Rhododendron thymifolium Maxim. 千里香杜鹃（杜鹃花科）。【藏药】塔丽恩保[23]，塔丽木布[24]，大勒[45]：花治培根寒性病，肺病，呃逆，龙病，赤巴病；叶治培根寒，热病[23]；叶、花治清凉镇咳，梅毒性炎症，肺脓肿[45]，治寒性和热

性"培根"病[5,24]，胃寒所致的胃腹胀满，胃腹冷痛，消化不良，咽喉疾病，肺部疾病[24]，胃寒症，咽喉疾病，肺部病症，慢性支气管炎，咳嗽，痰喘[5]。

Rhododendron triflorum Hook. f. 三花杜鹃（杜鹃花科）。【藏药】达玛：花和叶治肺部疾病，肺脓肿，培根病，咽喉疾病，气管炎，梅毒性炎症[22]。

Rhododendron tubulosum Ching 长管杜鹃（杜鹃花科）。【藏药】塔里莫保：花治寒性和热性培根病，胃寒所致的胃腹胀满，胃腹冷痛，消化不良，咽喉疾病，肺部疾病；叶、嫩枝治肺痛，咽喉病，"隆"病，"赤巴"病，肝病，寒性病，老年慢性气管炎[22]。

Rhododendron vernicosum Franch. 亮叶杜鹃（杜鹃花科）。【藏药】达玛：效用同大白杜鹃 R. decorum[40]。

Rhododendron violaceum Rehd. et Wils. 紫丁杜鹃（杜鹃花科）。【藏药】达勒：效用同樱草杜鹃 R. primulaeflorum[40]。

Rhododendron wasonii Hemsl. et Wils. 褐色杜鹃（杜鹃花科）。【藏药】达玛：效用同大白杜鹃 R. decorum[40]。

Rhodomyrtus tomentosa(Ait.) Hassk. 桃金娘（桃金娘科）。【侗药】山稔根，岗稔：根茎治胸肋疼痛，风湿骨痛，腰脊劳损[136]。【黎药】雅开圣[154]，雅开圣，大妮[153]：根治毒蛇咬伤[212]；全株治衄血，腹泻[154]；根、叶、果实治贫血头晕，病后体弱[8]；根、叶治妇科血崩，水泻，赤白痢，脱肛，黄疸；根、叶煎水洗治小儿头疮烂脚；鲜果食用治血虚[153]。【畲药】党莲：根、叶、果实治疝气，寒喘，风湿关节痛，胃气痛，糖尿病[8,147]。【瑶药】biouh nimx（表年），岗稔[132]，粘子[15]：根治慢性肝炎，崩漏，风湿痹痛，腰肌劳损；果实治病后血虚，贫血，吐血，便血，脱肛，遗精，血崩，血精不调（实热便秘者忌用）[132]；效用同壮药[15]。【壮药】麻粘[15]，Maknim（芒您），稔果[117]：根、果治黄疸型肝炎，慢性肝炎，痢疾，腹泻，贫血[15]；根治慢性肝炎，白冻（泄泻），发旺（风湿骨痛），兵淋勒（崩漏），腰肌劳损[120]；果实治阿意咪（痢疾），勒内（贫血），阿意勒（便血），兵淋勒（血崩），隆白呆（带下），外

伤出血，渗档相（烫伤）[117]。

Rhoeo dicolor(H′Her.) Hance 紫万年青（鸭跖草科）。【傈僳药】莫汀俄：根治风湿性关节炎，腰腿痛，阳痿，膀胱炎，产后大流血[166]。【毛南药】蚌花，ruoŋ² phuoŋ² wa³（松邦花）：花治白喉，咽喉肿痛，狂犬咬伤，菌痢，便血，风湿性心脏病，心力衰竭，肺热咳嗽，咳血，淋巴结结核，百日咳；外用治跌打损伤，毒蛇咬伤，乳腺炎，痈疖肿毒[156]。

Rhus chinensis Mill. 盐肤木（漆树科）《药典》。【布朗药】毕翁：效用同傣药[14]。【布依药】凹裸，五倍子[159][486]，肚倍[486]：寄生虫瘿适量，研细粉撒患处，治下阴肿烂[159][486]。【傣药】哥吗婆[9,66,72]，戈马婆（西傣），卖爬（德傣）[14]：根、根尖叶治咽喉炎，扁桃腺炎，止吐，湿疹瘙痒[9,66,72]；根、叶、茎皮、嫩尖治腹泻痢疾，湿热黄疸，膀胱炎，咽喉，痘疹不透，跌打损伤，毒蛇咬伤，肠炎，咯血，金疮痈毒，胃腹痛，感冒，蜂蛰[14]；根、叶治湿热黄疸，膀胱炎，咽喉炎，肠炎痢疾，咯血，金疮痈毒，胃腹痛，感冒，痘疹不透，跌打损伤，骨折，毒蛇咬伤[9,74]，咽喉肿痛，口舌生疮，皮肤瘙痒，湿疹[63,64]；根治湿热黄疸，膀胱炎，咽喉炎，肠炎，痢疾，咯血，金疮痈毒，胃腹痛，感冒，痘疹不透[67,68]；根、果实和叶治咽喉肿痛，口舌生疮，皮肤红疹瘙痒，胃脘胀痛[62]。【德昂药】别阿芋：根治感冒发热，咳嗽，咯血[9,18,19]；叶治跌打损伤，漆疮[18]；根、叶治跌打损伤，漆疮[9,19]。【侗药】lagx wedl（腊层）[136][51]：虫瘿治痔疮[136][51]，治独㞎穹给（痔核）[137]。【仡佬药】mu⁵³ pao³⁵ pe⁵⁵（木保比，黔中方言）[162][486]，mo³¹ a⁵⁵ lu³¹（莫阿鹿，黔西南阿欧方言）[162]，肚倍[486]：虫瘿治牙痛[162][486]。【哈尼药】盐肤木：全株用于解毒[875]。【基诺药】生懋[10,163]，苏茅[3]：根治痢疾[10,163]；根、茎、叶外用治骨折，跌打损伤[163]；根、茎皮治感冒发热，外用治跌打损伤、骨折；叶、根煎水洗治湿疹，牛皮癣[3]；根、叶、皮外用治骨折，跌打损伤[10]。【拉祜药】阿马玛[14]，盐霜果树[10]：效用同傣药[14]；根治咽喉炎，膀胱炎，感冒，痢疾，淋巴结结核[151]，感冒发热，支气管炎，咳嗽咯血，肠炎，痢疾，痔疮出血；根、叶外用治跌打损伤，毒蛇咬伤，痔疮[10]。【傈僳药】切马：根治感冒发热，支气管炎，咳嗽咯血，肠炎，痢疾，

痔疮出血；叶治跌打损伤，毒蛇咬伤，漆疮[166]。【毛南药】dənm⁵³ rui³⁵（等锐）[155]，mei⁴ wɔt⁷（妹稳）[156]：寄生的虫瘿治牙痛[155]；根治咳嗽吐血，感冒发热，咽喉炎，食滞腹泻；鲜叶或根捣烂外敷治跌打肿痛，外伤出血，瘀血，黄蜂蜇伤；根皮及叶煎水外洗治皮肤湿疹，风疹[156]。【蒙药】西日合茵－乌日：叶上虫瘿治久咳，久泻，消渴；外用治盗汗，手足多汗症，湿疹，外伤出血，疮疡肿毒，口腔溃疡，脱肛[47]。【苗药】Zen ghob pab dlib（姜哥爬收），Zand det pab（整斗爬）[95]，五倍子[98]：虫瘿治体虚多汗，痔疮便血[95][486]，自汗溢汗，肺虚久咳，泄泻，痔血，便血，遗精，脱肛，崩漏，疮疡肿毒，外伤出血，烧烫伤，水田皮炎[98]；虫瘿用水调成糊状敷肚脐治多汗[486]；根茎治风湿痹痛，水肿，跌打损伤[94]。【怒药】切马[166]，架[165]：根治感冒发热，支气管炎，咳嗽咯血，肠炎，痢疾，痔疮出血；叶外用治跌打损伤，毒蛇咬伤，漆疮[166]；根、叶治痔疮，脱肛，食欲不振[165]。【羌药】Fussifu（夫思斯付），散得：根治风湿性关节炎，水肿；树脂外用治各种冻疮及手足冻伤裂口[167]。【畲药】盐芋根[146,149]，盐肤柴，盐葡萄[146]：根祛风湿，利水消肿，活血散毒[149][227]，治气虚，脾胃虚弱，胃胀，食欲不振，妇女早期胃痛，感冒咳嗽，发热，中暑，手脚酸软，毒蛇咬伤[148]；根、枝、叶治肝硬化，慢性肝炎，小儿肝炎，毒蛇咬伤，风疹[146]。【水药】五倍子，肚倍[157][486]，梅肯[157]：寄生虫瘿治痔疮出血[157]；根治痔疮出血[486]。【土家药】wu¹ bei³ zi¹ ka³（乌贝姿卡），五倍子，木附子：叶上形成的虫瘿治自汗盗汗，肺虚久咳，泄泻，痔血，便血，遗精，脱肛，疮疡肿毒，外伤出血，烧烫伤，水田皮炎[123]；根、茎皮治肾炎水肿；根皮治黄疸，小儿疳积，慢性支气管炎，跌打损伤；叶治感冒，疖痈，顽癣，蜂、蛇咬伤（挤汁外擦）[123]；叶、叶上形成的虫瘿治久屙久痢，外伤出血[125]，跑马症（遗精），虚汗症，久泻不止，虫牙痛[128]。【佤药】盐酸木[10]：根、叶治湿热黄疸，膀胱炎，咽喉炎，肠炎，痢疾，咯血，疮疡痈毒，胃腹痛，感冒，痘疹不透[10,168]。【彝药】羊桑咩树根：全株治跌打损伤，瘀血肿胀，痰饮咳嗽，肝胆湿热，身浮体肿，血便血痢，鼻痂顽癣，肿毒疮疖[109]。【裕固药】五倍子：虫瘿治牙痛[10]。

Rhus chinensis var. roxburghii (DC.) Rehd.

滨盐肤木(漆树科)。【傣药】洋松毛[13]，盐酸果[13,69]：叶治蛇咬伤[69]；根效用同盐肤木 R. chinensis[13]。【维药】司马枯巴哈伊：虫瘿治胃肠溃疡，子宫出血，流涎；研粉撒布皮肤去湿止痒[78]。

Rhus coriaria L. 鞣树(漆树科)《部维标》。【维药】سوماق(Sumaq，苏马克)[75]，鞣漆树果[4]：近成熟果实治湿热性腹泻，痢疾，恶心，呕吐，血热性出血，牙齿疼痛，湿性多尿，热性口渴[75,77]，热性头痛，头晕头胀，泻痢，口渴呕恶，尿频尿痛，食少胃弱[4]；果实治热病头晕，高血压，食欲不振[79]。

Rhus javanica L. var. roxburghiana DC. 罗氏盐肤木(漆树科)。【台少药】Harosu(Bunun，族施武群)，Bosu(Paiwan，族傀偏)，Busu(Paiwan，族傀偏)：叶与雪柑共同煎服，并用煎汁洗涤身体治疟疾；新芽混合食盐捣碎后服用治肿疡[169]。

Rhus potaninii Maxim. 青麸杨(漆树科)《药典》。【蒙药】西日合茵 – 乌日：叶上虫瘿治久咳，久泻，消渴；外用治盗汗，手足多汗症，湿疹，外伤出血，疮疡肿毒，口腔溃疡，脱肛[47]。【苗药】效用同盐肤木 R. chinensis[98]。【土家药】效用同盐肤木 R. chinensis[123]。

Rhus punjabensis Stew. var. sinica (Diels) Rehd. et Wils. 红麸杨(漆树科)《药典》。【蒙药】西日合茵 – 乌日：叶上虫瘿治久咳，久泻，消渴，外用治盗汗，手足多汗症，湿疹，外伤出血，疮疡肿毒，口腔溃疡，脱肛[47]。【苗药】效用同盐肤木 R. chinensis[98]。【纳西药】叶上虫瘿治久泻久痢，便血，脱肛，外伤出血，子宫颈糜烂，口腔炎[164]。【土家药】效用同盐肤木 R. chinensis[123]。

Rhus verniciflua Stokes 参见 Toxicodendron verniciflum。

Rhynchoglossum obliquum Bl. 尖舌苣苔(苦苣苔科)。【傈僳药】鸡神莫然：果治浮肿慢性肾炎，膀胱炎，肝硬化腹水；皮、叶外用治湿疹，皮肤瘙痒，小儿头疮[166]。

Rhynchosia volubilis Lour. 鹿藿(豆科)。【土家药】野黄豆：种子、全草治头痛，眼痛，腹痛，小儿疳积，妇女经期腰膝痛，肠痛，瘰疬，痈肿，蛇咬伤[124]。

Ribes aciculare Smith [*Grossularia acicularis* (Smith) Spach] 阿尔泰醋栗(虎耳草科)。【哈萨克药】توسالا：果实治感冒，体质虚弱，通便收敛[140]。

Ribes alpestre Wall. ex Decne. 长刺茶藨子(虎耳草科)。【藏药】塞果[22]，扎巴醒[40]：茎枝皮治中毒症扩散，黄水病，脉管炎及脉管诸病；果实治肝炎，食物中毒[22]；果实治萎缩性胃炎，胆汁缺乏病，高血压，黄水[40]。

Ribes altissimum Turcz. 高茶藨子(虎耳草科)。【哈萨克药】قمزلقفات：果实用于滋补强壮；根皮用于舒筋，补血，活血，健胃，降压，降血脂[140]。

Ribes burejense Fr. Schmidt 刺果茶藨子(虎耳草科)。【藏药】察茹，刺梨：茎枝敛诸毒，干黄水，敛脉管诸病，解毒；种子治妇科病[40]。

Ribes glaciale Wall. 冰川茶藨子(虎耳草科)。【藏药】塞果：茎枝皮治中毒症扩散，黄水病，脉管炎及脉管诸病；果实治肝炎，食物中毒[22]。

Ribes heteotrichum Meyer 圆叶茶藨子(虎耳草科)。【哈萨克药】果实和根皮治高血压，高粘滞血症[141]。

Ribes himalense Royle ex Decne. [*R. emodes* Rehd.] 糖茶藨(虎耳草科)。【藏药】塞宝[32]，ब་ཤེལ(塞果)[21,22,25]，色格泽们巴[40]：茎内皮、果治感冒发烧，中毒性发烧，肺炎，肝炎，胆囊炎，肾炎，关节积黄水，腹泻[21,25,32]，肝炎，黄水，敛脉管诸病[40]；效用同冰川茶藨 R. glaciale。

Ribes mandshuricum(Maxim.) Kom. 东北茶藨(虎耳草科)。【朝药】까치밥나무(gā qi bàb nā mù，嘎弃吧逼那木)：果实治小便不利，泄泻[9,90]。【侗药】笨报亚：果实治肝痛[139]。

Ribes meyeri Maxim. [*R. meyeri* Maxim. var. *tanguticum* Jancz.] 天山茶藨(虎耳草科)。【藏药】塞果[22]，康麻[40]：茎枝皮治中毒症扩散，黄水病，脉管炎及脉管诸病[22]；果实治肝炎，食物中毒[22]；茎枝皮、果实治感冒[40]。

Ribes nigrum L. 黑茶藨(虎耳草科)。【哈萨克药】قارافات：果实、根皮治高血压，肾炎，关节炎，赤白痢疾，月经不调，维生素缺乏症[140]。【蒙药】Har had：果实和根治高血压[217]。【维药】Kharkhat(喀日喀特)[995]，Karkat(卡拉卡特)，Karkat urughi(卡拉卡特 吾尔格)[76]：果实治头痛，咽喉肿痛，发烧，口腔生疮，消化不良，高血压[995]；新鲜或干燥果实治心悸气短，胸痛失眠，腰腿酸软，高血压，高血脂；种子治瘀血及痰湿所致头痛，四肢麻木及沉痛[76]。

Ribes saxatile Pall. 石生茶藨子（虎耳草科）。【哈萨克药】根皮和果实治高血压，高血脂[141]。

Ribes tenue Jancz. 细枝茶藨（虎耳草科）。【羌药】Chudashma（出达什马），三升米：根治月经不调，经期腹痛，妇女五心烦热[167]。

Ricinus communis L. [*R. communis var. sanguineus* J. B. B.] 蓖麻（大戟科）《药典》。【布依药】勒穷：种子捣烂敷在产妇两脚心，治胞衣不下[159]。【朝药】피마주（pǐ mǎ zū，丕妈诅）：种子治淋巴结结核[82]。【傣药】麻烘嘿亮[62,64]，麻烘娘[9,14,72,66]，麻烘些亮[63]：种子、根、叶治头昏目眩，失眠多梦，颈项酸痛，腹痛腹泻，便血，大便干结难下[62-64]，黄疸型肝炎[9,72]；种子治痈疽肿毒，水肿腹满，大便燥结，喉痹，疮癞癣疮[67,68]；叶治跌打损伤[9,72]，难产[14,66]；根治疲癃[9,72]，黄疸型肝炎，风湿关节[14]。【德昂药】昂桑戛喋[18]，麻贡娘[160]：种子、种仁治脱肛，胎衣不下，面神经麻痹，淋巴结结核，癫痫[18]；种仁治子宫脱垂，脱肛，难产，胎盘不下，面神经麻痹，疮疡肿毒脓未溃，淋巴结结核，竹、木刺伤、金属刺伤；种仁油治肠内积滞，大便秘结；叶治疮疡肿毒，湿疹瘙痒；叶或种仁外壳用于灭蛆，杀孑孓；根治风湿关节痛，破伤风，瘌痢，精神分裂症[160]。【侗药】Jedl senc（救成），Kouc senc（国陈）[137]：种子、叶或根治落哉墨（子宫脱垂），宾揩悟（歪嘴风），落呦省（脱肛）[137]；种子治疥疮，烫伤，便秘，痈疽肿毒，大便秘结，无名肿毒[135,136]。【哈尼药】路丫区[145]，Heilcil（赫齐），红天麻子[143]：种子、根、叶治子宫脱垂，脱肛，淋巴结结核，大便秘结，疮疡肿毒，湿疹瘙痒[145]；种子治子宫脱垂，种子油作缓泻剂；生品捣烂外敷可拔刺入肌肤异物，鲜叶治疮疡肿毒，乳腺炎，腮腺炎，催产（胎位、产道正常者），胎盘不下，杀灭蛆、孑孓；根治风湿骨痛[143]；全株用于消肿[875]。【基诺药】呢哆：根治跌打损伤；叶捣碎炒热敷太阳穴治头痛[10]。【黎药】雅托卖[153]：根治关节痛，风瘫，根和老公鸡煎水服治脱肛[153]；种子或种子油治肠内积滞，便秘，捣烂

如泥外敷（病左贴右，病右贴左）治面部神经麻痹[153]；叶治赤白痢，叶与冷饭捣烂敷脐下治小便不利，叶与红糖少许捣烂敷治疮疡，鲜叶水煎热熏洗治疥癣瘙痒[153]；叶、种子治大便燥结[212]。【毛南药】大麻子，thun⁶ ju⁶（桐育）：种子治大小便不通，腹部肿块，内伤瘀血；鲜品外用治疥疮[156]。【苗药】Zend gangb hseik liod（真冈涉罗，贵州黔东南）：种子治痛疽肿毒，瘫痪，乳痈，喉痹，疔癫癣疮，烫伤，水肿胀满，大便燥结，口眼㖞斜，跌打损伤[91]，小儿脱肛（毕节），子宫脱垂（松桃）[96]。【蒙药】Erente：种子治"巴达干"病，痞症，浮肿，水肿，虫疾，疮疡[41,56]，大便燥结[236]。【怒药】里雀西：叶治子宫脱垂[165]。【维药】ئنناك پتى ئوروغى（Inek piti uruqi，衣乃克皮提欧如合）[75]：种子治面瘫，瘫痪，关节炎，寒性咳喘，头痛，肠源性腹痛，便秘，腹水，脑溢血[75]，大便秘结，疮疖肿毒，气管炎，咳嗽[77,79]，喉痹，瘰疬[77]。【彝药】期多猛，大麻叶：叶治生漆过敏，四肢骨折[109]，痈肿疮毒，痔疮，疮面溃烂不收口，癫痫，妇人难产[104]。【藏药】དུག་རྩི་ཞལ（田查若布）[21]，丹查[23]，丹卡[40]：种子治不消化症[21,23]，中毒，大便秘结[21,24,40]，"龙"、"赤巴"、"培根"失调引起的综合症[21]。

Riebeckitum 青石棉（硅酸盐矿物）。【藏药】矿粉治骨病，头骨破裂，止血，止吐[34]。

Riparia riparia Linnaeus 灰沙燕（燕科）。【彝药】岩燕[107]，放带温[102]：肉治关节不利[107]；胆、肉治筋骨不利；肉烧炭研末冲服治诸疮肿毒；燕窝治喉痛，胃痛，心痛，身体虚弱[102]。【藏药】克代洛哇[22]，ཕཱ་སྐྱི（扣搭）[30]：肺治空洞性肺结核，肺脓疡[22]，肺脓肿；粪治赤痢，慢性腹泻；效用同金腰燕 Hirundo daurica[30]。

Robinia pseudoacacia L. 刺槐（豆科）。【朝药】스무나무[9,90]：树皮治气管炎[9,89,90]，子宫出血，哮喘，便血，咯血[9,89]，肾结石[9,90]。【蒙药】花、嫩枝及叶治吐血，咯血，便血，子宫出血[51]。

Rodgersia aesculifolia Batal. 七叶鬼灯檠（虎耳草科）。【白药】散药，岩陀：根茎治菌痢，肠炎，感冒头痛，外伤出血，风湿骨痛，老年性支气管炎。【傈僳药】埃陀[885]，岩陀[14]：根茎治菌

痢，肠炎，感冒头痛，外伤出血，风湿骨痛[13,14][885]，老年性支气管炎[885]。【苗药】厚朴七，牛角七[98]，都红阿路嘎[14]：根茎治湿热下痢，带下，吐血[98]；效用同傈僳药[14]。【羌药】Dergubiemuguo（德尔古别莫果），索骨丹[167]，出达蛇马[10,167]：根茎治水泻，痢疾，白浊，带下[10,167]。【土家药】厚朴七：根茎治湿热下痢，久泻，白浊，带下，崩漏，吐血，大便出血，跌打损伤，烧烫伤，蛇盘疮[123,127]。

Rodgersia pinnata Franch. 羽叶鬼灯檠（虎耳草科）。【哈尼药】岩陀，Aqkee savciq（阿克沙齐），红姜：根治骨折，跌打瘀血肿痛，痛经，外伤出血[143]。【傈僳药】岩陀：根茎治肠炎，菌痢，感冒头痛，风湿骨痛，外伤出血[14]。【苗药】都红阿路嘎：效用同傈僳药[13,14]。【纳西药】根茎治跌打瘀血肿痛，月经不调，风湿疼痛，痨伤疼痛，刀伤出血，腹泻，痢疾，肠炎，尿血，痛经，骨折[164]。【怒药】力卡然布，芋头七：根茎治跌打损伤，风湿疼痛[165]。【彝药】赫贝，牛头草[106]，乃起[101]：效用同西南鬼灯檠 R. sambucifolia[101,106]。

Rodgersia sambucifolia Hemsl. 西南鬼灯檠（虎耳草科）。【白药】sanrtyorxbeirx（绕优倍），nantyorx（含优），maixyorx（满优）：根茎治痢疾[17][16]，外伤出血[17][885]，四季感冒，风湿痛，妇人崩漏，尿血，淋漓涩痛[17]，肠炎[16,885]，痛经，月经过多，阴囊湿疹及风湿性关节炎，跌打损伤[16]，菌痢，感冒头痛，风湿骨痛，老年性支气管炎[885]。【傣药】根茎治月经不调，风湿性关节炎，跌打，骨折，刀伤出血[67,68]。【傈僳药】岩陀[14]，牙勒街[18]，毛头三七[13]：根茎治感冒头痛[9,14,19][885]，风湿骨痛，肠炎，菌痢[9,18,19][885]，外伤出血[9,19][885]，风湿病，跌打损伤，肠炎痢疾，风湿，腹泻，腰胀，胃病，月经不调[14]，跌打损伤，骨折，月经不调，痨伤咳嗽，刀伤出血[36]，老年性支气管炎[885]；效用同鬼灯檠[13]。【苗药】都绍阿睡嘎：根茎治跌打损伤，骨折，月经不调，痨伤咳嗽，刀伤出血[36]。【纳西药】绕才哼：根茎治风湿疼痛，刀伤出血，尿血，痢疾[17,164]，跌打瘀血肿痛，月经不调，痨伤疼痛，腹泻，肠炎，骨折，痛经[164]，四季感冒，妇人崩漏，淋漓涩痛[17]。【羌药】Xxaeduo（岩陀），毛青红：根茎治月经不调，跌打损伤，骨折，风湿关

节痛[167]。【彝药】破施[17]，牛头草[106]，乃起[101]：效用同白药[17]；根茎治腹泻，外伤出血[101,106]，腹胀，食积不化，风湿疼痛[106]，痢疾，胃痛，跌打损伤，痛经，月经不调，痨伤[101]。【藏药】红姜，毛青红：根茎治跌打损伤，骨折，月经不调，痨伤咳嗽，刀伤出血[36]。

Roegneria kamojo Ohwi 鹅观草（禾本科）。【蒙药】全草治肺热咳嗽，痰中带血，痨伤疼痛[51]。【怒药】几更：全草治麻疹[165]。

Rohdea japonica（Thunb.）Roth 万年青（百合科）。【白药】先厚：全草治咽喉炎，乳腺炎，细菌性痢疾，心力衰竭[14]。【布依药】犯屁学：根及根茎捣烂敷患处，治疗疮[159]。【德昂药】格巴菠热：根茎治白喉引起的心肌炎[18]。【侗药】Weenh nyinc sup，Mal nyinc sup（马宁素）[137]，斩蛇剑[135,136]：根茎治耿曼高（偏头痛）[135,136,137]，风寒发热，肺气肿，风湿性心脏病，心力衰竭，咽喉肿痛，白喉，水肿，耿曼高（偏头痛）[135,136,137]。【景颇药】Haqnyui shem：效用同德昂药[18]。【拉祜药】金时代，竹根上：根茎或全草治心脏病水肿，白喉引起的心肌炎，心力衰竭，扁桃体炎，毒蛇咬伤，疔疮肿毒[10]。【苗药】Ghaob heid（阿哼，贵州松桃），Uab fangf（蛙防，贵州都匀）[91,96,98]：效用同白药[14]；根及根茎咽喉肿痛，白喉，疮疡肿毒蛇虫咬伤，心力衰竭，水肿臌胀，咯血，吐血，崩漏[91]；根、叶治止咳，强心，跌打损伤，消肿[95]，咽喉肿痛，白喉，疮疡肿毒，腮腺炎，乳房红肿，丹毒，烫伤[94,96,97,98]；全草治咽喉炎，乳腺炎，细菌性痢疾[14]；根、叶治跌打损伤[95]。【水药】根茎治支气管炎[101]。【土家药】bao¹ gu¹ qi¹（包谷七），牛尾七：根茎、根治咽喉肿痛，蛇咬伤，疔疮，丹毒，烫伤，水肿，风湿性心脏病，心力衰竭，慢性、亚急性克山病急性发作，咯血，吐血，跌打损伤[124]；根茎治跌打损伤[125,128]，喉咙红肿，无名肿痛，热腹痛[125]，长蛾子，毒蛇咬伤，咳嗽咯血[128]，心力衰竭，风湿性心脏病，咽喉肿痛，白喉，蛇咬伤，疔疮丹毒，咯血，吐血，烫伤[225]，心悸，心动过速，牙痛，喉痛；根茎外用治狗咬伤，疔疮肿毒，毒蛇咬伤，痈肿[945]；全草治脾胃虚弱，咽喉肿痛，痨伤[10]；根茎或全草治脾胃虚弱，咽喉疼痛，痨伤[126]。

Rorippa dubia（Pers.）H. Hara [R. montana（Wall.）Small] 无瓣蔊菜（十字花科）。【傣药】帕

噶搂(西傣): 全草治肝炎, 感冒发热, 结膜炎, 泌尿系统感染, 痔疮, 筋骨疼痛, 水肿, 身痒[13]。【侗药】Mal ngaemc yeex, 骂恩野, Yuc cail yeex(油菜野): 全草治兜焙略(烧伤), 兜冷赖(烫伤), 宾夷偻蛮(黄疸)[10,137]。【基诺药】歌懋勒拖: 全草治癫痫, 疖痈, 黄疸型肝炎[163]。【景颇药】Angqilai[18], 野菜子[9,19]: 全草治感冒发热, 急性风湿性关节炎, 肝炎; 全草外用治漆疮[9,18,19]。【傈僳药】俄赛俄: 全草治小儿消化不良, 肾炎, 子宫内膜炎, 肝炎, 肺炎, 肺脓疡, 关节疼痛及痈疖肿毒; 种子用于止赤红肿, 风湿性关节炎, 胃腹疼痛[166]。【苗药】Youx ceab ghunb (油叉棍), Vob yux vud(窝油欧), Uab yex viea (蛙油有): 全草治黄疸病, 各种疮痈[95], 烧伤, 黄疸, 感冒发热, 风湿性关节炎, 肝炎, 毒蛇咬伤, 无名肿毒, 水肿[95,96,97,98]。【土家药】ye you cai(野油菜)[126], 油菜七, 菜子七[127]: 全草治各种咳嗽, 热淋[126], 感冒发烧, 热咳, 咽喉肿痛, 慢性支气管炎, 风湿性关节炎, 肝炎, 疮疖疔毒, 毒蛇咬伤, 水肿, 跌打损伤, 食积, 小儿疳积, 衄血; 全草外用治烫伤, 痈肿, 漆疮[127]。【瑶药】野油菜: 全草治感冒发热, 肺热咳嗽, 慢性支气管炎, 肝炎, 小便不利, 咽喉肿痛, 风湿关节痛; 外用治漆疮, 疔疮痈肿, 身痒, 皮肤干燥, 麻疹不透, 闭经[133]。【藏药】效用同沼生蔊菜 R. palustris[22]。

Rorippa elata (Hook. f. et Thoms.) Hand. – Mazz 高蔊菜(十字花科)。【藏药】冈托巴[22], 冈托巴曼巴[13,34], 冈托必[40]: 种子治肺病, 血症, 食物中毒[13,34]; 种子或地上部分治肺病, 血症, 食物中毒, 肉毒[40]。

Rorippa indica(L.) Hiern 印度蔊菜(十字花科)。【布依药】岜由野: 全草捣烂, 外敷或水煎服, 治疯狗咬伤[159]。【毛南药】ma24 you33 yɛ33 (骂有耶): 全草外用治漆疮[155]。【畲药】蟛蜞菊, 野芥菜, 野萝卜: 全草治无名肿毒(拔脓)[146], 麻疹, 感冒[10,147], 咽喉炎, 疔疮疖肿[10]。【土家药】野油菜[10,147]: 全草治感冒发热, 热咳, 咽喉肿痛, 慢性支气管炎, 风湿性关节炎, 肝炎, 疮疖疔痈, 毒蛇咬伤, 水肿, 跌打损伤[124], 急慢性咳嗽, 热淋[10]。【藏药】ꡏꡠꡙ(盖菜)[21,24,29], 用泽[40]: 地上部分治炭疽, 外用治脂肪瘤[24,29,40];

种子治炭疽, 乳房肿痛[21]。

Rorippa islandica(Oed.) Borbas [R. palustris (L.) Bess.] 沼生蔊菜(十字花科)。【朝药】솟솟이풀 (sāok sāok yī pùr; 骚克骚克邑曝儿): 全草治坏血病, 肺结核[9,90]。【纳西药】全草治风热感冒, 咽喉肿痛, 肝炎, 肺炎, 黄疸, 水肿, 关节炎, 尿道感染, 淋病, 肠痈, 烫火伤[164]。【藏药】盖菜[25,32], 细玛拉普[40]: 地上部分或种子治淋巴结炎和脂肪瘤[25], 炭疽[32]; 全草治消化不良, 肉食中毒[40]。

Rosa acicularis Lindl. 刺蔷薇(蔷薇科)。【哈萨克药】تىككەن باس جىلانىاس: 根治风湿疼痛; 果实治神经衰弱, 高血压, 神经性头痛, 胃溃疡, 慢性肾炎, 泄泻[140]。

Rosa albertii Regel 腺齿蔷薇(蔷薇科)。【哈萨克药】根治风湿痛; 果实治神经衰弱, 高血压, 神经性头痛, 胃溃疡, 泄泻, 慢性肾炎[141]。【蒙药】Noha hosu: 根治高血压[217]。

Rosa bella Rehder et Wils. 美蔷薇(蔷薇科)。【藏药】色赛, 赛果[39]: 根治红崩白带[22]; 果实治中毒性发烧, 肝炎, 肾病, 腹泻[22,39], 脾胃虚弱[22], 关节积黄水[39]。

Rosa bracteata Wendland 硕苞蔷薇(蔷薇科)。【畲药】苞蔷薇: 根、果治腰脊无力, 四肢酸软, 遗精疝气[10]。

Rosa chinensis Jacq. 月季(蔷薇科)《药典》。【德昂药】菠克[9,18,19], 莫粉团燕[160]: 花治月经不调, 痛经[9,18,19,160], 闭经, 腰痛, 痈疖肿毒, 淋巴结结核(未溃破)[160]; 叶治跌打损伤[9,18,19,160], 淋巴结结核[160]; 根治跌打损伤, 白带遗精, 疔疮肿毒[160]。【侗药】Nugs nyanl nyanl yak, Sangp nyanl nyanl yak(尚盼盼亚)[137], 奴蔓蔓亚[135,136]: 花治乍形没正(月经不调), 呃泅形(闭经)[135,136,137], 痛经, 肿痛, 鼻出血[135,136]。【仡佬药】ni55 tuo53 qao35(尼多告, 黔中方言), ta31 tsai55 tciao53(搭宰交, 黔中北方言), ie31 le35 ta31(也列搭, 黔西南阿欧方言): 花治倒经[162]。【哈尼药】阿焉内[145], Seiqquvq alyeiv(塞局阿耶), 月月花[143]: 根、茎治跌打损伤, 遗精[145]; 花治月经不调, 痛经, 口腔炎, 口腔溃疡, 疔疮肿毒[143]。【傈僳药】曲底我腊: 花治月经不调, 腹痛, 带下, 跌打损伤, 痈疽肿毒[166]。【毛南药】ŋɛŋ35 ŋɛŋ35 zən33 (令令忍）：花治月经不调[155]。【苗药】Bangx bel liangx（榜布仰，贵州黔东南），Hleat hleat deus（那那倒，贵州铜仁），Berx gerb dongd lat（搬官懂喇，贵州黔南）：花治月经不调，闭经，瘀血肿痛[91,94,95]，痛经，跌打损伤，外伤出血，瘰疬，痈肿，烫伤，遗精，带下[91]；花、根、叶活血调经，散毒消肿[211]。【纳西药】月季花：花治月经不调，月经过多，红崩白带，痛经，疝气，子宫脱出，痈疽肿毒，跌打瘀肿，痈肿，高血压，瘰疬[164]。【畲药】月季花：花、根、叶治月经不调，胸腹胀痛，瘰疬，遗精，带下[10]；根治产后贫血，月经不调[148]。【土家药】si¹ si¹ mian¹ jie³（使使兔姐）[128]，四季红[125]，月月红[123,125]：花、根治月经不调，胸腹胀痛，子宫出血，慢性肝炎，痈肿疔毒，损伤，骨折[123]，瘀阻不孕，摆红（俗名崩红，类似功能性子宫出血）不孕，疱疮肿毒[128]；花、根茎治月经过多，摆白（又名崩白，泛指带下过多），摆红（俗名崩红，类似功能性子宫出血），肿毒[125]；花或根、茎叶治月经不调，痛经，闭经，产后腹痛，跌打损伤[10]。【佤药】摆必嘎：花治闭经，痛经，月经不调，腰痛，痈疖肿毒，淋巴结结核；根治跌打损伤，红崩，遗经；根外用治疗疮肿痛；叶治瘰疬，血瘀肿痛，跌打损伤[13,14]。【维药】كۈل تەر گە（Atergul，艾提日古丽）：花蕾治寒性心虚，经水不下，湿性脑虚，神经衰弱，炎肿[75]；花治月经不调，痛经[77]。【瑶药】月月红：根治月经不调，带下，瘰疬；叶治跌打损伤，血瘀肿痛；花治月经不调，经来腹痛[133]。【藏药】绒格甲赛：用纸遮蔽晾干的花瓣治慢性坏血病，脉管炎[40]。

Rosa cymosa Tratt. 小果蔷薇（蔷薇科）。【哈尼药】苏戈片拜：根、嫩叶治月经不调，子宫脱垂，痔疮，脱肛，外伤出血；果实治不孕症[13]。【苗药】Zend bel xit（真不西，贵州黔东南）[91]，小红根[94]：全株治遗尿，尿血，慢性腹泻，风湿痹痛[91,94]，疮疖肿毒[91]，跌打损伤，外伤出血[94]。【土家药】bu⁴li¹ta¹se⁴suan³（布利他色爽），小金樱子[123]，小刺花[125]：根治月经过多，小儿遗尿，老年尿濒，外伤出血，风湿疼痛，牙痛[123]；根、叶治烫火伤，筋骨疼痛，对口疮[125]；根、嫩尖治遗尿症，摆红病（俗名崩红，类似功能性子宫出血），风气病[128]。【瑶药】黑令涩：根及嫩叶治月经不调，子宫脱垂，外伤出血；花治暑热吐血，

口渴，泻痢，疟疾，刀伤出血；果实治风痰咳嗽，跌打损伤[133]。

Rosa damascena Mill. 突厥蔷薇（蔷薇科）。【维药】Kizilgul（克孜力古丽），Gulsuruh（古丽苏茹合）：新鲜和干燥花治干热性肝炎，神经衰弱，头晕脑胀，心悸失眠，心肌炎，胃纳不佳，消化不良，各种风湿疼痛，面色苍白等异常黏液质性疾病[76]。

Rosa davurica Pall. 刺玫蔷薇（蔷薇科）。【达斡尔药】jaami gada：根瘤治类风湿[64]。【鄂伦春药】砍护达，卡库特，笔头花：花治月经不调，吐血，血崩[161]，肋间神经痛，痛经，肝胃病，轻度扭伤，咳嗽咯血[161]；果治消化不良，食欲不振，腹部胀满疼痛，小儿食积，月经不调；花果浸剂治肺结核，咳嗽，腹痛；根治慢性气管炎，肠炎，细菌性痢疾，功能性子宫出血，跌打损伤。【鄂温克药】Haahad Nohai honshiyor，山刺玫，刺玫瑰：带花枝条治手脚发凉[261]，风湿，腿痛[519]；花果治气管炎[519]；根外用治关节炎[799]。【蒙药】ᠵᠡᠷᠯᠢᠭ ᠵᠢᠮᠦᠷ（Jerleg zhamur，吉日乐格-扎木日）：Jrlig zamur：果实治肝热，劳热[261]，毒热，热性"协日沃素"，肝热，"巴木"病[3]；花治月经不调[236]，理气解郁，和血散瘀[591]；根和花朵治关节炎[235]。【纳西药】果实治细菌性痢疾，功能性子宫出血，顽固性淋病[164]。

Rosa graciliflora Rehd. et Wils. 细梗蔷薇（蔷薇科）。【藏药】色哇[22]，赛果[40]：花治胆囊炎，"龙"病，"赤巴"病，肺病，肺热咳嗽，头晕，吐血，脉管瘀痛，月经不调，赤白带下，风湿疼痛，痈疽疮疖[22]；果实治肝炎，消化不良；根皮治胸闷气滞，瘀血作痛，疮疡[22]；果或茎皮治中毒扩散，"黄水"病，关节疼痛，消化不良，急性胃肠炎[40]。

Rosa hugonis Hemsl. 黄蔷薇（蔷薇科）。【藏药】色咏[22]，塞哇[32,39]：根、茎皮（刮去栓皮）治中毒扩散，"黄水"病，脉管诸病[22]；果实治肝炎，食物中毒[22]；花治胃病[22]；花和果治胆囊炎，头痛，恶心，沙眼[32,39]，赤白带下[32]。

Rosa koreane Kom. 长白蔷薇（蔷薇科）。【藏药】色哇：花治胆囊炎，"龙"病，"赤巴"病，肺病，肺热咳嗽，头晕，吐血，脉管瘀痛，月经不调，赤白带下，风湿疼痛，痈疽疮疖；果实治

肝炎，消化不良；根皮治胸闷气滞，瘀血作痛，疮疡[22]。

Rosa laevigata Michx. 金樱子（蔷薇科）《药典》。【布依药】勒扛：根、果实泡酒，治老年体弱无力[159]。【侗药】刺梨[136]，Ongv kuaot（瓮括），Ongv dangc laol（瓮糖劳）[137]：果实治遗精滑精，阳痿早射，夜尿[136]；根及果实或叶治宾奇卯（结核），耿甚（疖肿），办乜崩榜（妇男摆白）[137]；果实、根、叶治疖肿[51]。【仡佬药】ka³³tse⁵⁵（嘎则，黔中方言）：根及果实水煎服，治子宫脱落[162]。【毛南药】lak⁸ man⁴（勒严）[156]，dəm⁴² gaŋ³³ ren³³（得刚忍）[155]：果实或鲜果实治痢疾，遗精，神经性头痛，肠炎，胃痛，血崩，子宫脱垂，肾虚腰痛，跌打损伤，疔疮肿毒[156]；根及果实治阑尾炎[155]。【蒙药】ᠥᠨᠵᠢᠯᠭᠠᠨ（Wenjilgan，温吉乐甘），ᠪᠠᠳᠮᠠᠭᠡᠷ（Badmageser，巴德玛格斯日）[41]，荣萨拉[47]：果实治毒热，肝热，"巴木"病，热性"协日沃素"病[41]，滑精，尿频，遗尿，久泻[47]。【苗药】Tangx guanb guanb（糖罐罐，贵州铜仁）[91,98]，Zend baob dait senb（整包带生，贵州黔南），Traob ghab longb jenb（调嘎龙金，贵州毕节）[94]：根、果实治遗尿[91,94,95,96]，遗精，滑精，尿频，久泻，久痢，白浊，白带，崩漏，脱肛，子宫下垂[91]，肾虚遗精，阳痿，小儿腹泻[94,95,96]，脱肛，肺结核[95]；果实治遗精，遗尿，小便频数，白浊带下[98]；果实、叶、根活血散瘀，祛风除湿，解毒收敛[211]。【纳西药】果实治精滑梦遗，小便后遗沥，男子遗精，尿频，遗尿，久虚泻下痢，子宫下垂，失眠多梦，烫火伤[164]。【畲药】甜缸，鸡陀刺[146]，金樱子[148]：果实治肾虚[55]，小儿疳积[148]；根、果实治牙痛，痢疾[146]；果实、根、叶治遗精，泄泻，小便频数，崩漏带下[10]；根治肾虚，风湿痛，白带[148]。【水药】拟风亚[10]，女猛亚[158]：果实、根治遗精，遗尿[10,157,158]；果实、根捣烂外敷，治骨折；叶捣烂外敷，治乳腺炎[158]；根治骨折；叶治乳腺炎[157]。【土家药】pai¹ ta¹ ti¹ ku³ ta¹ se⁴（拍他梯苦他色），蜂糖果[124]，糖罐子[125]：果实治遗精遗尿，小便频数，白浊带下，脾虚泻痢[124]；果实、根、叶、花治体虚泄肚，小儿遗尿，痈肿[125]；果实、根、根皮治跑马症（遗精），摆白病（又名崩白，泛指带下过多），脱茄胎症（又名吊茄子，即子宫下垂），水火烫伤[128]。【瑶

药】樱拱酱：叶治痈肿，疮疡，金疮，烫火伤；果实治遗精遗尿，小便频数，脾虚带下，头昏[133]。【藏药】色荣[22]，荣寨[36]：花治胆囊炎，龙病，赤巴病，肺病，脉管瘀痛，月经不调；果实治腹泻[22,34]，肾虚，滑精，遗尿，白浊带下，脾虚[22]，体弱[34]；根皮治创伤，烧伤，烫伤，疮疡[22]；果实治滑精，遗尿，小便频数，自汗盗汗，崩漏，带下，肺虚喘咳，食积腹泻[36]。【壮药】Raggovengj（壤棵旺），金樱根[117]，刺梨子[118]：根治滑精，阿意咪（痢疾），兵淋勒（崩漏），隆白呆（带下），夺寸（子宫下垂），笨浮（肾盂肾炎），仲嘿咟尹（痔疮），渗档相（烧烫伤）[117]；果实治遗精，滑精，尿频，久泻，久痢，淋症，崩漏，脱肛，慢性肾炎[118,180]。

Rosa laxa Retz. 疏花蔷薇（蔷薇科）《部维标》。【哈萨克药】ﺳﻴﺒﻴﺮﻙ ﻛﯜﻟﺪﻯ ﻳﻴﺘﻤﯚﺭﺩﻳﻦ：果、花、根清热解毒，活血，止痛[140]。【维药】ﻏﺎﺯﻏﺎﻥ ﻣﻴﯟﺳﻰ（Azghanmewisi，阿孜航梅维斯）[75]，疏花蔷薇果[4]：果实治皮肤瘙痒[4,75,77]，腹泻遗精，小便清长，经闭带多，腰腿酸痛，咳嗽气喘，口舌生疮，白内障[4]，遗精频繁，尿频清长，腹泻不止，白带增多，动则出汗，腰背酸痛，四肢疼痛，咳嗽气喘[75,77]。

Rosa longicuspis Bertol. 长尖叶蔷薇（蔷薇科）。【傈僳药】曲底我：花托治久痢，血崩带下，遗精[166]。【毛南药】曲底我：根治肠炎，痢疾，跌打损伤，风湿关节痛，崩漏，脱肛；果治小儿夜尿，尿频，神经衰弱，白带；叶上虫瘿治子宫脱垂，小儿疝气，喘咳[13]。【彝药】阿里塞塞，娥补萨五，倒勾刺：效用同华西蔷薇 R. moyesii[106]。

Rosa macrophylla Lindl. 大叶蔷薇（蔷薇科）。【藏药】荣塞：果实治肾虚，滑精，遗尿，白浊带下，脾虚，腹泻；根皮治烫伤及滴白虫[24]。

Rosa mairei Lévl. 毛叶蔷薇（蔷薇科）。【彝药】栽秧果，瓦斯匹，碰不沙皮：根、果实治骨折，枪伤，腹泻，胃痛，腹内肿块，中暑[106]。【藏药】色薇美多[23]，赛微麦朵[40]：花蕾或初开的鲜花治"龙"病，"赤巴"病，肺病[23]；用纸遮蔽晒干的花瓣治"龙"病，"赤巴"病，肺热咳嗽，头晕，吐血，脉管瘀痛，月经不调，赤白带下，风湿，痈疮[40]。

Rosa moyesii Hemsl. et Wils. 华西蔷薇（蔷薇

科)。【彝药】阿里塞塞，娥补萨五，倒勾刺：根皮、果或叶治半夜腹泻，腹泻，牙疼，肺痛，外伤流血，遗精[106]。【藏药】色咏[22]，赛華[40]：根、茎皮(刮去栓皮)治中毒扩散，黄水病，脉管诸病；果实治肝炎，食物中毒；花治胃病[22]；效用同细梗蔷薇 R. graciliflora[40]。

Rosa multiflora Thunb. 野蔷薇(蔷薇科)。【朝药】찔레꽃(jīr liè gùoq，几咧高气)：果实(营实)治痈疽，恶疮，结肉，跌筋，败疮，热气，阴蚀不廖，利关节，久服轻身，益气；根治泄痢，腹痛，五脏客热，除邪，逆气，疽癫，诸恶疮，金疮，伤挞，生肉复肌[86]。【侗药】Sangp beix sedp(尚婢顺)：根、叶治耿来·涠冷(腰痛·水肿)[137]。【苗药】珍不華：茎和叶治蚊虫叮咬，红肿，肾虚水肿[96]。【畲药】七姐妹：根治无名肿毒，崩漏[146]。【土家药】根、叶治黄疸，痞块，胃癌；酒炒后增强行气散结作用[12]。【藏药】色薇美多，倒钩刺，七姊妹：花蕾或初开的鲜花治"龙"病，"赤巴"病，肺病[23]。花治暑热胸闷，口渴，吐血；根治风湿关节痛，跌打损伤，月经不调，白带，遗尿；花蕾外用治烧伤，外伤出血；叶外用治痈疖疮疡[13]。

Rosa multiflora Thunb. var. cathayensis Rehd. et Wils. 粉团蔷薇(蔷薇科)。【畲药】野蔷薇：根治月经不调，牙痛，叶治外伤感染[148]。【藏药】赛華：花治暑日胸闷，恶心口渴；根治暑疖，小儿遗尿，老人尿频，月经过多，习惯性鼻衄[32]。

Rosa odorata (Andr.) Sweet var. gigantean (Crep.) Rehd. et Wils. 大花香水月季(蔷薇科)。【苗药】固公果，河江[14]，支喘来[13,14]：根治腹泻，菌痢[13,14]；花治白带；叶、果治疮痈[13]。【佤药】打破碗：果实治遗精，遗尿，白带，脾虚泄泻；根治痢疾，疝气，久不孕，喘咳，腹泻[13]。【彝药】果实治肾阳不足，房事不举，梦遗滑精，尿频遗尿，崩漏带下，久婚不孕[109]。【藏药】固公花：根治宫寒不孕，疝气，痢疾，咳喘，疮痛；果治遗精，白带过多，遗尿，脾虚久泄[36]。

Rosa omeiensis Rolfe 峨嵋蔷薇(蔷薇科)。【纳西药】果实、根治腹泻，痢疾，吐血，衄血，崩漏，白带，蛔虫病[164]。【藏药】ཟེ་འི(塞華)[21]，色薇美多[2,5,24,35]，赛微美督乎[33]：花瓣

治"龙"病，"赤巴"病，肺热咳嗽，吐血，月经不调，脉管瘀痛，赤白带下，乳痈[2,5,20,21,24,35]；花蕾或初开的鲜花治"龙"病，"赤巴"病，肺病[23]；花治赤白带下，月经不调[24,33]，各种出血，赤白痢疾，吐血，崩漏，肺热咳嗽[33]，胆热病，培赤合并症，聚拢侵入脉管疾病，肺病，抑龙[27]；果实治"龙"病，"赤巴"病，脉管瘀痛，风湿痹痛，关节痛[24]，吐血，衄血，崩漏，白带过多，痢疾[36]；花、叶治中毒性发烧，肝炎，肾病，关节积黄水，腹泻，"龙"病，"赤巴"病，肺热咳嗽，吐血，月经不调，脉管瘀痛，赤白带下，乳痈[39]。

Rosa omeiensis Rolfe f. pteracantha Rhed. et Wlis. 扁刺峨眉蔷薇(蔷薇科)。【藏药】赛哇：花治"龙"病，"赤巴"病，胆囊炎，肺热咳嗽，头晕，头痛，恶心，沙眼，脉管瘀痛，月经不调，赤白带下，风湿病，痈疮；果实治肝炎，食物中毒，消化不良[40]。

Rosa primula Bouleng. 樱草蔷薇(蔷薇科)。【藏药】赛微麦朵：效用同毛叶蔷薇 R. mairei[40]。

Rosa roxburghii Tratt. 缫丝花(蔷薇科)。【布依药】雅扛[159]，刺梨[6]：根治胃痛[159]；根、根茎治慢性胃炎，胃痛；果实治小儿消化不良，嫩叶治小儿热疮或刀伤出血[6]。【侗药】Sunl ongv kuaot(专翁括)[137]，Sangl Ems Guas(尚翁括)[205]：根及果实治宾吓鸦(肠原性紫疳)[137]；根治小儿腹泻[205]。【仡佬药】朱朱莫街，刺梨根[37]，米怒在[162]：根治上吐下泻[162,37]。【毛南药】taŋ³³ denm⁴² gaŋ³⁵(搪得港)：根治食积胃痛[155]。【苗药】Jongx xob dol(龚笑多，贵州松桃)，Ghab jongx det bel tok(嘎龚豆不脱，贵州黔东南)，Gherb jongx zend viesgiangs(官龚整烟杠，贵州黔南)：根治消化不良，消化不良引起的腹泻[95]；根及根茎治细菌性痢疾[6]；根及果实治胃脘疼痛，牙痛，喉痛，消化不良[91,94,96]，口腔溃烂[94,96]，咳嗽，腹泻，遗精，带下，崩漏[91]。【水药】翁卡，翁掉，刺梨：根及根茎治胃病[6]。【土家药】boi¹lie⁴Xi²ta¹se⁴(伯列西他色)，刺梨：根和果实治遗精，遗尿，白带，自汗，盗汗，食积腹胀，泻痢，月经过多，刀伤出血[124,128]；果实治肝炎，消化不良，头昏[124,128][109]，肝虚体弱，屙病[125]，崩漏，痢疾，腹泻[124]，腹胀；根治白带，痔疮[109]。【彝药】刺梨，斯匹，入苦玛玛(云南)：根、果实或

嫩叶治饮食积滞，口胃不开，腹泻，痢疾，经血过多，遗精，中暑[106]。

Rosa roxbughii Tratt. f. normalis Rehd. et Wils. 单瓣缫丝花(蔷薇科)。【侗药】登瓮：果实治口腔溃疡，健胃消食[135]。

Rosa rubus Lévl. et Vant. 悬钩蔷薇(蔷薇科)。【藏药】色咏[22]，瑟额郭莫热[27]：根、茎皮(刮去栓皮)治中毒扩散，黄水病，脉管诸病[22]；茎内皮治中毒扩散，"黄水"病，脉管诸病[34]；果实治肝炎，食物中毒[22,27,34]，胆热病，瘟疫热并有龙病[27]；花治胃病[22,34]；树皮治四肢肿胀和疼痛[27]。

Rosa rugosa Thunb. 玫瑰(蔷薇科)《药典》。【朝药】해당화：花治月经不调，肝、胃疼痛[9,90]。【侗药】红玫瑰，笔头花：花治胃炎，胃腹胀满，月经不调[136]。【蒙药】ᠵᠠᠮᠠᠷ ᠴᠡᠴᠡᠭ(Zhamer qiqig，扎木日 - 其其格)[41]，萨日盖 - 其其格[56]：花蕾治"赫依希日"症，"巴达干希日"症，"巴达干包如"病，胃"希日"，脉疾，咳嗽[41]，寒热性"希日"病，未消化病[56]。【苗药】红玫瑰：花治月经不调，白带，跌打损伤[97,98]。【土家药】花治肝胃气痛，月经不调，乳痈，痢疾，肝炎，跌打损伤[124]。【维药】قـزیل گـۆل(Qizil gul，克孜力古丽)[75]，卡孜力古力[78]：花治神经衰弱，心悸，失眠，心肌炎，结核引起的消耗性疾病，头晕脑胀，消化不良[75][502]，胃纳不佳，风湿疼痛，肝炎，便秘，面色苍白[75]，心悸气短，神志不安，阴虚体弱，妇女月经不调，赤白带下，脾胃不和，恶心呕吐，口舌生疮[78]，肝胃气痛，食少呕恶，月经不调，跌扑伤痛[77]，干热性肝炎[76][502]，各种风湿疼痛，面色苍白等异常黏液质性疾病[76][502]，大便不通[502]；鲜花治干热性肝炎，神经衰弱，头晕脑胀，心悸失眠，心肌炎，胃纳不佳，消化不良，各种风湿疼痛，面色苍白等黏液质性疾病[76]。【藏药】赛永[29]，色薇美多[23]，色哇[24]：花治胆囊炎，补体虚[24,29]；花治胆囊炎，体虚[24,29]；花蕾或初开的鲜花治"龙"病，"赤巴"病，肺病[23]；根皮治胸闷气滞，瘀血作痛，疮疡[24]；用纸遮蔽晾干的花瓣治毒热，疮疡，红肿疼痛，微恶风寒[40]。

Rosa rugosa f. plena (Regel) Byhouwer 紫花重瓣玫瑰花(蔷薇科)。【维药】قـزیل گـۆل(Qizil

gul，克孜力古丽)：效用同 R. rugosa[75]。

Rosa sericea Lindl. 娟毛蔷薇(蔷薇科)《部藏标》。【藏药】ᠱᠡ་ᠸ(赛哇)[21,29]，色薇美多[2,20,23,35]，赛果[40]：花瓣治"龙"病，"赤巴"病，肺热咳嗽，吐血，月经不调，脉管瘀痛，赤白带下，乳痈[2,20,21,35]；花蕾或初开的鲜花治"龙"病，"赤巴"病，肺病[23]；花、果治胆囊炎，头痛恶心，沙眼[29]；茎皮治中毒扩散，"黄水"病，关节疼痛，消化不良，急性胃肠炎[40]。

Rosa sericea f. pteracantha Franch. 宽刺绢毛蔷薇(蔷薇科)。【藏药】赛微麦朵：效用同毛叶蔷薇 R. mairei[40]。

Rosa sertata Rolfe 钝叶蔷薇(蔷薇科)。【侗药】政登顺：根和花朵治肝炎，痢疾，月经不调[135]。【藏药】色咏[22]，赛果伢[27,32]：根、茎皮(刮去栓皮)治中毒扩散，黄水病，脉管诸病[22]；茎内皮治中毒扩散，"黄水"病，脉管诸病[34]；果实治肝炎，食物中毒[22,34]；花治胃病[22,34]；根治毒热，胆热，肝热，流感发烧；皮治毒症，黄水病，肢体肿胀，痛风及作收敛剂[27,32]。

Rosa setipode Hemsl. et Wils. 黄花蔷薇(蔷薇科)。【藏药】色赛：根治红崩白带；果实治中毒性发烧，肝炎，肾病，脾胃虚弱，腹泻[22]。

Rosa sikangensis Yu et Ku 川西蔷薇(蔷薇科)。【藏药】色哇[22]，赛微麦朵[40]：花治"龙"病，"赤巴"病，肺热咳嗽，头晕，吐血，脉管瘀痛，月经不调，赤白带下，风湿疼痛，痛疽疮疖[22,34,40]，肺病[22,34]，胆囊炎[22]；果实治肝炎，消化不良[22]，清肝热，消食积[34]；根皮治胸闷气滞，瘀血作痛，疮疡[22]。

Rosa spinosissima Lindl. 密刺蔷薇(蔷薇科)。【哈萨克药】يحيى سىكەندى ىتمۆرس：根治风湿疼痛；果实治神经衰弱，高血压，神经性头痛，胃溃疡，泄泻，慢性肾炎[140]。

Rosa sweginzowii Koehne 扁刺蔷薇(蔷薇科)。【藏药】ᠱᠡ་ᠨᠡᠳ(赛果)[21,23,29,39]，色果[24]：果实治中毒性发烧，肝炎，肾病，关节积黄水，腹泻[24,29,39]；果实和茎皮治中毒症，黄水病[23]。

Rosa taronensis Yu et Ku 求江蔷薇(蔷薇科)。【藏药】ᠱᠡ་ᠨᠡᠳ(塞果)[21]，色哇[22]，蔷薇花[34]：花治胆囊炎，"龙"病，"赤巴"病，肺病，肺热咳嗽，头晕，吐血，脉管瘀痛，月经不调，赤白带下，风湿疼痛，痈疽疮疖[22,34]；果实治肝炎，消化不良[22]，清肝热，消食积[34]；根皮治胸闷气滞，瘀血作痛，疮疡[22]；茎内皮和果实治中毒性发热，肝热症，肾病，关节积黄水[21]；效用同毛叶蔷薇 R. mairei[40]。

Rosa tibetica Yu et Ku 西藏蔷薇（蔷薇科）。【藏药】色薇美多：花蕾或初开的鲜花治"龙"病，"赤巴"病，肺病[23]。

Rosa webbiana Wall. ex Royle 藏边蔷薇（蔷薇科）。【藏药】赛果：效用同细梗蔷薇 R. gracili-flora[40]。

Rosa willmottiae Hemsl. 小叶蔷薇（蔷薇科）。【藏药】色赛：根治红崩白带；果实治中毒性发烧，肝炎，肾病，脾胃虚弱，腹泻[22]。

Rosa xanthina Lindl. 黄刺玫（蔷薇科）。【蒙药】Noha hosu：根治高血压[217]。

Roscoea alpina Royle 高山象牙参（姜科）。【彝药】瓦洛补，鸡爪参，角角参：根治头目昏花，身弱无力，疮伤，骨折，肿毒，跌打出血[106]。

Roscoea tibetica Batalin 藏象牙参（姜科）。【藏药】无兄弟[36]：全草治肺病，咳嗽，肺脓疡，肺心病，咯血，外伤，痈疮[34]；叶愈疮[34]；果治心脏病，血瘤，肠绞痛，妇女瘕痕疗效良好[34]；根治虚寒咳嗽，虚证水肿，病后体虚[36]。

Roscoea yunnanensis Loesen. 滇象牙参（姜科）。【纳西药】学象牙参：根治咳嗽，咳喘，病后体虚，水肿[164]。

Rose quartz 芙蓉石。【藏药】岗得：治麻风病[27]。

Rosmarinus officinalis L. 迷迭香（唇形科）。【壮药】Mizdezyangh（迷迭香）：嫩茎叶治心头痛（胃痛），食欲不振，头痛，肥胖症[117]。

Rostellularia procumbens(L.) Ness [*Justicia procumbens L.*] 爵床（爵床科）。【侗药】Kap not liix（卡罗丽）[10,137]：全草治耿来（腰痛水肿），宾夷偻蛮（黄雀症）[10,137]。【哈尼药】哈里哈拉[13]，隐定草，Hhaqyoq（阿约）[143]：全草治肾炎，尿路感染，咽喉炎，乳腺炎[143]，感冒发热，疟疾，肠炎，肝炎，水肿，乳糜尿[13]。【傈僳药】汪南俄：全草治感冒发热，咳嗽，喉痛，疟疾，黄疸，肾炎浮肿，筋骨疼痛，小儿疳积，跌打损伤[166]。【苗药】Det nix nied（豆你牛，贵州黔东

南）[91]，疳积草，山苏麻[94,98]：全草治感冒发热，咳嗽，咽喉肿痛，疟疾[91,94,98]，痢疾，肾炎水肿[94,98]，疳积，湿热泻痢，黄疸，浮肿，小便淋浊，筋骨疼痛，跌打损伤，痈疽疔疮，湿疹[91]，腰痛水肿，黄雀斑[96]。【畲药】爵床：全草治感冒发热，急性肾炎痢疾，扭伤[148]。【土家药】ye¹ba²gu³（野拔古）[124,126]，疳积草[124,125]，也拔答[10]：全草治跌打损伤，黄疸[124,128]，发热咳嗽，小儿食积，瘀血[10,126]，感冒，咳嗽，喉痛，疟疾，痢疾，肾炎浮肿，筋骨疼痛，小儿疳积，痈疽疔疮，毒蛇咬伤[124]，疳积症，热伤风症[128]，小儿走胎，三分症（疟疾），肝病，水肿[125]。【瑶药】guv kikv iem（古可阴），细路边青：叶或全草治感冒发热，小儿疳积，痢疾，肠炎，肝炎，肾炎水肿，尿路感染，胃溃疡，咽喉肿痛，疮疡肿毒，跌打损伤，骨折，淋巴结结核[130]。【壮药】爵床：全草治贫痧（感冒），货烟妈（咽痛），喯疳（疳积）；全草外用治呗叮（疔疮）[120]。

Rotala indica(Willd.) Koehne 节节菜（千屈菜科）。【瑶药】迷种，空桐菜：全草治疮疖肿毒，指头炎[133]。

Rotala rotundifolia(Buch. – Ham. ex Roxb.) Koeh. 圆叶节节草（千屈菜科）。【傣药】牙罗喷[13,66]：全草治月经不调，闭经，痛经，鼻衄，痢疾[9,13,74]，风湿关节痛[13,14,66]，疮疖肿痛[14,66]，牙龈肿痛；全草外用治痔疮，痈疮[13]。【哈尼药】水豆瓣草，Moqnil haobol（莫尼豪博），水苋菜：全草治肝炎，肺炎，月经不调，闭经，尿路感染，痈疮肿毒[143]。【拉祜药】新鲜全草治疥，疮[152]，月经不调，闭经，痛经，痢疾，牙齿痛，口苦咽干，不思饮食，小儿发热[151]。【傈僳药】米死哪：全草治肺热咳嗽，痢疾，黄疸型肝炎，尿路感染[166]。【土家药】水马桑，水豆办：全草治痈肿疮毒，胃炎牙痛，湿热淋症，痔疮，黄疸型肝炎[123]。【佤药】灯心草，水豆瓣，水苋菜：全草治黄疸型肝炎，尿路感染，月经不调，痈疮肿毒[168]。【瑶药】红丝草：全草治小儿疳积，腹泻痢疾[15]。【彝药】全草治咽喉肿痛，风火牙痛，热痢湿淋，水肿经闭，小儿疳积，大便秘结，产后血崩，痈疮痔瘘[109]。

Rourea minor(Gaertn.) Leenh. [*Samtaldes roxburghii(HK. et Arn) Oektze*] 红叶藤（牛栓藤科）。【傣药】哥赶章赶马：根及叶治生肌收口，

消炎止血[65]。

Rubia alata Wall. [*R. lanceolata* Hayata] 金剑草(茜草科)。【苗药】噗沙，窝仰西[94]，小血藤[413]：根治血热咯血，吐血，衄血[94][413]，便血，尿血，月经不调，风湿性关节炎，肝炎，跌打损伤[413]。【台少药】Sarinkabazu(Bunun，族施武群)，Kantisirahu(Bunun，族高山)：根治腹痛，感冒[169]。

Rubia argyi (H. Lév. et Vant.) H. Hara ex Lauener [*R. akane* Nakai] 东南茜草(茜草科)。【台少药】Situkoru(Bunun，族群·丹·卡社)，Kantosuza(Bunun，族施武群)：叶治头痛，疟疾；根治头痛[169]。

Rubia chinensis Regel. et Maack 中华茜草(茜草科)。【藏药】佐：根及根茎治血病，扩散伤热，肺肾热邪，大小肠热[23]。

Rubia cordifolia L. 茜草(茜草科)《药典》。【白药】dorthorxqitzix(抖候启子)，dortfairxqitzix(抖繁启子)，saolwainxbairtqitmirx(瘆弯摆启咪)：根治吐血，衄血，尿血，便血，崩漏，闭经，牙痛，肾炎水肿，肺结核咯血，肝郁瘀血，黄疸，跌打损伤，风湿骨痛，瘀滞肿痛，劳伤血瘀，肾炎水肿，尿血[17]。【布依药】那细苓：根治红崩[159][486]。【朝药】꾺두서니(gōok dū sē nī，高克嘟瑟呢)：根、根茎治肾石症，膀胱结石，子宫内膜炎[82]。【傣药】少歪摆败来，阿吾劳，日比[14]：根(德傣)治衄血，吐血，便血，尿血，月经不调[13,14]，崩漏[14,62]，经闭腹痛，皮肤过敏，胸膜炎，咯血，血小板减少性紫癜[14]，水肿[13,62]，痛经，肝炎，风湿关节痛，神经性皮炎[13]，跌打痨伤[69]，腰膝冷痛，周身乏力，性欲冷淡，阳痿，遗精，早泄[62]；茎叶治跌打损伤，吐血；根茎治黄疸[13]；全草治全身水肿，形体瘦弱，性欲减退，阳痿遗精，宫寒不孕，月经不调、量多，腰腹疼痛[63,64]。【德昂药】达布若[18]，牙邻舍[160]，忙野不来[9,19]：根治跌打损伤，吐血，月经不调[18,160]，便血，尿血，肝炎，肠炎[18,160]，咯血，风湿关节痛[9,19,160]，衄血，崩漏，经闭腹痛，疖肿，神经性皮炎，肾炎，水肿，利尿[160]。【侗药】教瑞林[137]，四方草，过山藤[135,136]：根、根茎治宾刹宁乜(犯女人)，呃涵形(闭经)[137]；根治吐血，外伤出血，跌打肿痛，风湿痛，慢性气管炎[135,136]。【仡佬药】ni³¹pia³⁵iao⁵³(岩表腰，黔中方言)，ka⁵⁵ti⁵⁵lian⁵⁵(嘎地两，黔中北方言)，tia³⁵pie³¹(大扁，黔西南阿欧方言)[162]：根治红崩白带[162][486]。【哈尼药】期秀：根、根茎治拉肚子[145]。【拉祜药】小红参[10,150]，拉哈傣给[150]：根茎治妇女月经不调引起的不孕症，肝炎，黄疸，跌打损伤，吐血，衄血，尿血，血崩，经闭，风湿痹痛，瘀滞肿痛，荨麻疹，疔疮，痔漏，蛇伤，梅毒[150]；根治衄血，吐血，便血，尿血，崩漏，月经不调，经闭绞痛，风湿关节痛，肝炎；根外用治跌打损伤，疖肿，神经性皮炎[10]。【毛南药】牛蔓，wok⁷lim⁶lau⁴(赣棱佬)：根治咯血，吐血，衄血，尿血，闭经，月经不调，跌打损伤[156]。【蒙药】ᠮᠠᠷᠢᠨᠠ(Marina，玛日那)[44]，娜嘎楞海-额布斯，索德[47]，纳郎海-乌布斯[56]：根、根茎(炒制用)治血热，吐血，鼻衄，子宫出血，肺、肾伤热，麻疹，肠刺痛，肠热腹泻[44]；根治血热，肠热，衄血，吐血，便血，尿血，崩漏，产后血晕，月经不调，经闭腹痛，跌打损伤[47]，肾热，肾脉闪痛，肺热病，肺脓疡，天花，麻疹，猩红热[56]。【苗药】Minl sead(咪沙，贵州铜仁)，Vob niangx hxib(窝仰西，贵州黔东南)，Uab qeeb yib(蛙千衣，贵州黔南)：根治血热咯血、吐血、衄血、尿血、便血、崩漏，闭经，产后瘀阻腹痛，跌打损伤，风湿痹痛，黄疸，疮痛，痔肿[91]，红崩症，血流不止，月经不调[95][486]；根、根茎治骨关节痛，经闭，吐血，跌打损伤，支气管炎[96,97,98]；全草用于凉血，活血，祛瘀[2,226]。【纳西药】朱痒德：效用同白药[17]；根治肾虚腰痛，月经不调、量少，外伤出血，疔疮，吐血，咯血，呕血，肠炎，风湿痛，关节炎，半身不遂，荨麻疹，预防疮疹，角膜云翳，贫血，筋骨疼痛，脂肪瘤，跌打损伤[164]。【普米药】色子片：根治跌打损伤，风湿疼痛，胃痛，心烦失眠，月经不调[15]。【羌药】Geaxivvuavha(格西瓦哈)，小红藤：带根全草外用治骨折，痈肿，疔疮[167]。【畲药】染卵草，擦草：茎、根、根茎治闭经，白带，产后出血不止，新生儿小便出血[146]；根治低血压，胃痛，吐血，夜晚睡时小腿肚抽筋，小儿疳积，小儿夜尿，肘关节痛，风湿关节痛，跌打损伤[148]。【水药】骂幼拢：根泡酒服，治跌打损伤[158][486]；全草治肺痈痰阻，久咳久喘[157]。【土

家药】qi³ qu⁴ xi¹（起去席），女儿红[123]，四轮草[128]：根、根茎治吐血、咳血、尿血、血崩、血闭瘀阻，跌打损伤，风湿痹痛，黄疸，支气管炎；鲜品捣烂以淘米水浸后洗涤治小儿白口疮[123]；根治吐血，鼻出血，垮血[125]，血热出血症，痛经，病后体虚，三分症（疟疾）[128]；全草治鼻衄，摆红（俗名崩红，类似功能性子宫出血），闭经，腰腿痛[10,126]。【维药】گوردﻻن（Ordan，欧尔当）：根治寒性闭尿，浮肿，闭经，湿性肝硬化腹水，肝脏阻滞，面目黄疸[75]。【瑶药】红丝线：根治黄疸，慢性支气管炎，尿血，便血，崩漏，月经不调，经闭腹痛，风湿痹痛，跌打损伤；根外用治疖肿，神经性皮炎[133]。【彝药】小血藤[109]，红补药[105]，阿其它慈[101]：根治吐血，风湿关节痛[13,101]，衄血，便血，月经不调，痛经，水肿，肝炎，神经性皮炎[13]，跌打损伤[109]，慢性气管炎[105]，妇女经水不通，荨麻疹，心口疼，关节炎[101]；茎叶治跌打损伤，吐血[13]；根茎治黄疸[13]；效用同白药[17]。【藏药】བཙོད（佐）[21,20]：根、根茎治吐血，衄血，下血，崩漏，闭经，跌打损伤[20]；全草治肺炎，肾炎及阴道滴虫病；根治吐血，衄血，便血，血崩，尿血（炒炭用），月经不调，经闭腹痛，瘀血肿痛，跌打损伤，赤痢[21,29]；藤茎治血病，血热病，肺肾疾病及扩散上热，大小肠等腑热症[27]。

Rubia cordifolia var. longifolia Hand. – Mazz. 长叶茜草（茜草科）。【水药】骂幼：根茎治便血[10]。

Rubia mandersii Coll. et Hemsl. [*R. ustulata* Diels.] 黑花茜草（茜草科）。【彝药】大理茜草：效用同大叶茜草 R. leiocaulis[105]。

Rubia manjith Roxb. ex Fleming 梵茜草（茜草科）《部藏标》。【藏药】བཙོད（佐）[21]，佐信巴[39]：根及根茎治血病，扩散伤热，肺肾热邪，大小肠热[2,23]；根治吐血，便血，血崩，尿血（炒炭用），月经不调，闭经腹痛，瘀血肿痛，跌打损伤，赤痢[21,39]，衄血[21]；全草治肺炎，肾炎，阴道滴虫[21,39]，肺经之热传肾[39]。

Rubia membranacea (Franch.) Diels 金线草（茜草科）。【藏药】佐：效用同茜草 R. cordifolia[23]。

Rubia oncotricha Hand. – Mazz. 钩毛茜草（茜草科）。【藏药】佐：效用同茜草 R. cordifolia[23]。

Rubia podantha Diels 柄花茜草（茜草科）。【藏药】佐[22,24]：根治血分病，血热病，肺热，肾热，肠热[22,24,34]；全草治肺炎，肾炎[22,24,34]，关节炎[22,24]。

Rubia schumanniana E. Pritz. [*R. leiocaulis* Diels] 大叶茜草（茜草科）。【土家药】效用同茜草 R. cordifolia[123]。【彝药】吾节，吾节阿曲[10,105]：根治妇女月经不调，闭经，妇女血冷不育，吐血，鼻血，便血，妇女下身出血等各种出血，食积腹泻，气不通，心慌病，关节痛，红崩，外伤出血，骨折，崩漏，虫牙痛，痛经，热咳[10,105]，尿血[10]，妇女诸疾，烧伤，烫伤，流血，疮毒，跌打损伤，痛疮肿毒[105]；根外用治烧伤，烫伤；嫩叶外敷治痛疮肿毒[10]。

Rubia tibetica Hook. f. 西藏茜草（茜草科）《部藏标》。【藏药】佐：效用同茜草 R. cordifolia[2,23]。

Rubia tinctorum L. 染色茜草（茜草科）。【维药】奥勒丹：根治瘀血作痛，痛经，经闭[79]。

Rubia wallichiana Decne. 多花茜草（茜草科）。【藏药】བཙོད（佐）：根及根茎治血病，扩散伤热，肺肾热邪，大小肠热[23]。

Rubia yunnanensis Diels 柴参（茜草科）。【白药】晒活参[14]，svrthorxqixzix（儒候启脂），seitfairxqit（筛繁启）[17]：根治跌打损伤，月经不调[14,17][16]，闭经，瘀血肿毒[14][16]，吐血，心烦不寐，胃痛，风湿寒痛[14]，神经衰弱，贫血，血小板减少，风湿骨痛，崩漏，尿血，血瘀，肺结核咯血，淋巴结结核，小儿疳积，安胎；根外用治疮痈红肿，久不溃破[17]；根、根茎治跌打损伤，月经不调，闭经，瘀血肿痛[6][503]。【哈尼药】Wuvnil duqsav（乌尼独散），小红参，小红药：根治吐血，痰中带血，咯血，月经不调，风湿疼痛，跌打损伤，痛经，外伤出血，颜面神经麻痹，肾炎，角膜云翳[143]。【景颇药】大叶茜草，岸：根治排石[14]。【傈僳药】百家乳玉[6,14]：效用同白药[14]；根治头晕，失眠，肺结核，风湿，跌打劳伤，月经不调，吐血[6]；根及根茎治头晕失眠，肺结核，风湿，跌打损伤，月经不调吐血[503]。【纳西药】闷炎娄才哼[17]，小红参[503]：效用同白药[17]；根及根茎治胸痹心痛证[503]。【普米药】色子片《6,14》[503]，吕达大《6》[503]：效用同白药[14]；根及根茎治跌打损伤，风寒湿痹，胃痛，失眠，心烦[6][503]。

【彝药】跌[17]，乃佐色[101]，小红参[503]：根治跌打损伤[101,109]，月经不调，产后腹痛，恶露淋漓，风湿骨痛[109]，不孕，闭经，经少，经期退后，痛经[101]；根、根茎治不孕，跌打损伤，痛经闭经[503]。

Rubra 红宝石（宝物类矿石宝石级刚玉，主含Al_2O_3《部维标》。【维药】石榴酸[77]，克孜力亚库提[77]，亚库提[75]：治癫痫[4,75,77]，寒性心悸，心慌，湿性脑虚，寒性精神衰弱，精神分裂，眼疾，各种中毒性疾病[75,77]，神经错乱，心悸不安，霍乱[4]。【藏药】白玛绕嘎[27]：治"凶曜"病[24,34][11]，脑病，脉络病症，防治"星曜魔"症，预防各种疾病[27]。

Rubus alceaefolius Poir. 粗叶悬钩子（蔷薇科）。【黎药】大叶蛇泡筋，意汉圣，大猛虎：根治嗜盐菌食物中毒；根研末调敷，治乳腺炎[153]。【瑶药】花拉钩：根治血崩，菌痢，热咳，天疱疮，咽喉炎，口腔炎，外伤出血；茎叶治疥疮，外伤出血，骨折[133]。

Rubus amabilis Focke 秀丽莓（蔷薇科）。【藏药】甘打嘎日[29]，根扎嘎任[40]：茎枝治感冒（甚佳），发烧，肺热咳嗽[29]；去皮茎、枝治热性"龙"病，"培根"病，水肿，胆病，对感冒，发烧，肺热咳嗽效果更佳[40]；果实熬膏治痢疾[40]。

Rubus austro–tibetanus Yü et Lu 藏南悬钩子（蔷薇科）。【藏药】嘎札嘎日：茎（去外皮）治热性龙病，培根病，赤巴病，肺病，肺热咳嗽，流感，恶寒发烧，头痛，传染性疾病，瘟病时疫；茎枝煎膏效用同木质茎[22]。

Rubus biflorus Buch–Ham. ex Smith 粉枝莓（蔷薇科）。【藏药】ཀ ཟི（卡查）[21]，堪扎嘎日[20]，甘打嘎日[29]：去皮及髓的茎治感冒，流感及热病初期，恶寒发热，头及周身疼痛，肺病，龙病[20]；茎枝治感冒（甚佳），发烧，肺热咳嗽[29]；效用同多腺悬钩木 R. phoenicolasius[24]；去皮茎枝、果实治热性"龙"病，"培根"引起的水肿，肺热咳嗽，未成熟的瘟热症，感冒，发烧[21]；效用同秀丽莓 R. amabilis[40]。

Rubus buergeri Miq. 寒莓（蔷薇科）。【土家

药】过山龙：根治黄疸型肝炎，妇女腰痛，白带过多，月经不调，产后发热，肺结核咯血，胃溃疡[123]。

Rubus chingii Hu [**R. palmatus**（non Thunb.）**Hemsl.**] 华东覆盆子（蔷薇科）《药典》。【德昂药】别格地桑：果实治阳痿早泄，遗精遗尿，肾虚，尿频[9,18,19]。【蒙药】布勒吉日格纳，巴日格札哈布：果实治肾虚尿频，阳痿早泄，遗尿，滑精[47]。【畲药】搁公扭根[146,149]，搁工，公公扭[146]：根祛风止痛，明目退翳，和胃止呕[149][227]，结核性瘘管，结核病所致脊柱压迫症[146]；根、果治感冒，遗精，血崩[10]。【土家药】三月泡尖：顶芽治水泻[125]。

Rubus chingii var. suavissimus（S. Lee）L. T. Lu 甜茶（蔷薇科）。【瑶药】ndieh gaamh（烈甘），甜叶悬钩子：叶治感冒发热咳嗽，小儿消化不良，肾炎水肿，小便不利，高血压，糖尿病，胃肠炎，风湿骨痛，咽喉肿痛，无名肿毒[132]。

Rubus chroosepalus Focke 毛萼莓（蔷薇科）。【布朗药】嘎菜：根治腹泻，肠炎，痢疾，风湿骨痛[8]。【傣药】吗胡西美良：根治腹泻，肠炎，痢疾，风湿骨痛[9,72]；效用同大乌泡 R. multibracteatus。【哈尼药】大红黄泡：根治肠炎[875]。【苗药】三月泡：根皮治咯血，崩漏，痔疮出血，闭经，跌打损伤，疮疡肿毒[161]。【土家药】三月泡，麦泡子：根治腹泻，痢疾，关节疼痛，肾炎水肿；根皮研粉外用治烧烫伤，嫩枝用淘米水冲服治腹泻；叶捣烂外敷治跌打青肿；有虫瘿的叶捣烂外敷治麦粒肿，口腔炎[109]。

Rubus corchorifolius L. f. 山莓（蔷薇科）。【侗药】登挨：根治筋骨疼痛，扁桃腺炎，细菌性痢疾[135]。【鄂伦春药】乌鲁轲县木轲踏，木梅根，树莓：根、根皮治吐血，痔血，血崩，带下，泻痢，遗精腰痛，疟疾，慢性肝炎，风湿性关节炎，喉痹，肿瘤，外伤出血，痈疽，淋病[161]。【苗药】Zend liul vob（真溜窝，贵州黔东南），木莓《91,94》，栽秧泡《98》：根治崩漏，带下，痔血《91,94》，湿疹《91》；果实固精涩精，泻火解毒《98》。【畲药】山莓：根治乳腺炎，腰痛，扭伤，风湿性关节痛[148]。【土家药】pu⁴li¹ro⁴mian³jie³（布利若免姐），三月泡，栽秧泡：果实、根和叶治肾虚阳痿，遗精，早泄，尿频，遗尿[123]；根、嫩尖治水泻症，食积症，疬子（泛指急慢性淋巴结肿大）溃

烂，白口疮[128]。【藏药】甘扎嘎日：根和果治热性隆病，培根佳沃病，肺病，流感[32]。

Rubus coreanus Miq. 插田泡（蔷薇科）。【苗药】覆盆子，栽秧泡：果实治肾虚阳痿，遗精早泄，尿频遗尿[98]。【土家药】si¹ ti¹ ta³ ka³ pu¹ li¹（时提他卡布利），倒生根，爬船泡：根、叶治摆红病（俗名崩红，类似功能性子宫出血），水泻症，风气病[128]。

Rubus crataegifolius Bunge 牛叠肚（蔷薇科）。【朝药】산딸기나무（sān dār gi nā mù；三哒儿给那木）：叶治关节炎，癫痫[9,90]。

Rubus croceacanthus Levl. 薄瓣悬钩子（蔷薇科）。【台少药】Mumurasi（Bunun，族施武群），Tyabobo（Paiwan 族，Paiwan 傀偏）：叶治神经痛，倭麻质斯（关节炎），肿疡，外伤[169]。

Rubus delavayi Franch. 三叶悬钩子，小倒钩刺（蔷薇科）。【拉祜药】小蛆药：叶、根、全株治扁桃体炎，急性结膜炎，痢疾，疮疹，风湿性关节炎；叶、根、全株外敷治腮腺炎，乳腺炎，疮疡肿毒[10]。【傈僳药】阿亚四神：全株治扁桃腺炎，火眼，痢疾，疥疮，风湿性关节炎，蛔虫病[166]。【怒药】席笼牙，三叶蔗：根治感冒，小便难解，尿少[165]。【彝药】处徐：全株治疮痈高热，死胎不下[14]，白带，痢疾，蛔虫病[13]；根治扁桃腺炎，急性结膜炎，疮疡，风湿性关节炎[13]。

Rubus ellipticus Smith 椭圆悬钩子（蔷薇科）。【基诺药】生捞捞呢：根治痢疾，腹泻，牙痛，咽喉痛[163]。【彝药】皆节赛若：根、叶治扁桃体炎，牙痛，急慢性痢疾，黄疸型肝炎，黄水疮[111]。

Rubus ellipticus var. obcordatus (Franch.) Focke [*R. obcordatus* (Franch.) Thuan] 栽秧泡（蔷薇科）。【白药】少东散米：根、叶治牙痛，咽喉痛，筋骨酸痛，月经不调，细菌性痢疾，黄疸型肝炎，小儿消化不良，腹泻，肠炎，吐血，大肠下血，倒经，红白痢疾，风湿性关节痛，手足麻木，黄水疮，烫火伤[14]。【傣药】麻胡勒[62]，麻胡习梅（西傣），麻喔楞（德傣）[13,66,69]：根治小儿消化不良，腹泻[13,66]，咽喉肿痛，口舌生疮，牙痛，风寒湿痹证，肢体关节酸痛，屈伸不利，腹痛腹泻，赤白下痢，黄疸[62]，痢疾[13]，闭合性骨折[69]；效用同白药[14]。【哈尼药】黄泡，Algao

gaosiil（阿高高丝），老虎泡：根治月经不调[145][875]，风湿性关节炎，吐血，便血[143]，咽喉肿痛，细菌性痢疾，烧烫伤[145]；叶治疮痛；果治口苦咽干，肺热[143]；效用同白药[14]。【基诺药】涩劳拉纳，钻地风：根治腹泻，牙痛，咽喉炎，月经不调[3]。【景颇药】Shilvang vvun，石浪石：根治痢疾[9,18,19]。【苗药】嗦布茛：效用同白药[14]。【佤药】黄锁梅[168]，功下[14]：根治牙痛，咽喉肿痛，痢疾[168]；效用同白药[14]。【彝药】曹劳伸[101,104]，钻地风[109]：根治中风，全身疼痛，腹痛腹泻，肠风下血，湿疹[101,104]，食积不化，呃逆反酸，脾虚泄泻，筋骨疼痛，四肢酸软，手足拘挛[109]；根、叶治扁桃体炎，牙痛，急慢性痢疾，黄疸型肝炎，黄水疮[111]。

Rubus formosensis Kuntze 台湾悬钩子（蔷薇科）。【台少药】Kanawari（Tayal 族 Toroko）：根插入龋齿孔内或用龋齿嗑治齿痛[169]。

Rubus henryi Hemsl. 鸡爪茶（蔷薇科）。【哈尼药】哈期郎火，哈期郎犬：根治风湿骨痛，跌打损伤[13,14,145]。

Rubus hirsutus Thunb. [*R. thunbergii* Siebet – Zucc] 蓬蘽（蔷薇科）。【侗药】登三月：叶、根治火烧伤，眼科外伤，急性肠炎[10]。【畲药】蓬蘽：叶治风寒感冒，预防产后风，红眼病；根治虚寒型口涎，喉蛾（急性扁桃体炎）[148]；叶、根、果治伤暑吐泻，风火头痛，感冒，黄疸[10]。

Rubus hypopitys Focke 滇藏悬钩子（蔷薇科）。【藏药】嘎札牙嘎：地上部分和果实或膏治热性龙病，培根病，肺病，感冒，流感，恶寒发烧，头痛[22]。

Rubus ichangensis Hemsl. et Kuntze 宜昌悬钩子（蔷薇科）。【羌药】Zhuavvuasimi（爪瓦思咪），牛尾泡，老熊泡：根、叶治吐血，衄血，痔血，尿血，便血，血崩，血滞痛经，黄水疮；根或叶外用治烧烫伤[167]。

Rubus idaeopsis Focke 拟覆盆子（蔷薇科）。【藏药】嘎札嘎日：茎（去外皮）治热性龙病，培根病，赤巴病，肺病，肺热咳嗽，流感，恶寒发烧，头痛，传染性疾病，瘟病时疫；茎枝煎膏，效用同木质茎[22]。

Rubus idaeus L. 绒毛悬钩子（蔷薇科）。【朝药】딸기（dār gǐ，哒儿给）：苗（蓬蘽）英语治暴中

风，身热，大惊，久服抗衰老[86]。【蒙药】Gande-gar：果实和根治高血压[217]。

Rubus innominatus Moore var. kuntzeanus (Hemsl.) Bailey 无腺白叶莓（蔷薇科）。【藏药】根扎嘎任：茎、枝治感冒，发烧，肺热咳嗽，"龙"热合病，"培根"水肿，胆病，传染性疾病发烧；果熬膏治痢疾[39]。

Rubus irenaeus Focke 灰毛泡（蔷薇科）。【布依药】那董习：根、叶水煎服，治肺结核[159]。【苗药】Bib giand doub（比坚豆，贵州铜仁）：全株治气滞腹痛，口角生疮[91]；根、叶治气痞腹痛，口角疮[95]。

Rubus irritans Focke 紫色悬钩子（蔷薇科）。【藏药】གཟེ་མ་རི（甘扎嘎日）[25,32,36]：效用同滇藏悬钩子 R. hypopitys[22]；去皮的茎或枝治感冒，发烧，肺热咳嗽[25]，流感，夜尿增多[36]；茎和枝治感冒，发烧，肺热咳嗽[32]。

Rubus kokonoricus Hao 青海悬钩子（蔷薇科）。【藏药】效用同粉枝莓 R. biflorus[20]；效用同多腺悬钩子 R. phoenicolasius[24]。

Rubus lambertianus Ser. 高粱泡（蔷薇科）。【布依药】豪鸭统：根水煎服，治感冒[159]。【畲药】寒扭，冬泡，蛇葡萄：根治风痛，风气阴子肿，坐骨神经痛[146]；叶治感冒发热，牙痛；根治尿路结石，风湿关节痛[148]。【土家药】翁八婆儿：根治感冒发热，鼻衄，痢疾，白带多[10,126]。

Rubus lutescens Franch. 黄色悬钩子（蔷薇科）。【藏药】根扎嘎任[40]：效用同滇藏悬钩子 R. hypopitys[22]；效用同秀丽莓 R. amabilis[40]。

Rubus multibracteatus Lévl. et Vant. 大乌泡（蔷薇科）。【傣药】吗胡西美（西傣），吗胡西美良[13]：根治风湿骨痛[9,13,14,63,74]，腹泻，肠炎痢疾[9,14,63,74]，高热后颈项疼痛，喑哑，肾虚腰痛，红白痢疾[13]；根、叶治腹泻，肠炎，痢疾，风湿骨痛[67,68]。【侗药】bav daemh gal（把登嘎）：根及全株治鼻衄，骨折[51][139]。【哈尼药】乌泡：全株治感冒[875]。【基诺药】捞呃：根治风火牙痛[163]。【拉祜药】大乌泡，倒生根，鼠故陆：根治高烧后颈项疼痛，喑哑，风湿骨痛，红白痢疾，肾虚腰痛[13,150]，咳嗽痰中带血，倒经，内折，瘰疬，痘后目翳，疯狗咬伤[150]，骨折[150]，风湿病[245]；叶治脱肛[150]，黄水疮[150]。【苗药】Zend liul gangt

（真溜杠，贵州黔东南）：叶治感冒发烧，咳嗽咯血，妇女倒经，月经不调，腹泻，风湿痹痛[91]。【佤药】大红黄泡，大乌泡：根、全株治肠炎，痢疾，感疾，感冒发热，风湿骨痛，骨折[168]。【彝药】史五扭敏，大乌泡，马泡，老午黄泡：根或叶治疮毒，肿痛，风湿，外伤出血，腹泻，口臭，咳嗽，疯狗咬伤，月经不调[106]。

Rubus niveus Thunb. [R. foliolosus D. Don] 红泡刺藤（蔷薇科）。【布依药】雅董倒：根水煎服，治肾结石[159]。【傣药】骂乎冷英（德傣）[14]，嘛吾棱（德傣）[13]，麻务业[18]，紫泡[69]：根或全株治腹胀，痢疾，难产，胎衣不下，水食不化[14]；根治腹胀，痢疾[13]，腹痛[69]；根、叶治扁桃腺炎，急慢性痢疾，黄疸型肝炎，月经不调[18]。【德昂药】麻务业：根治月经不调，黄疸型肝炎[9,19,160]，扁桃体炎，牙痛，筋骨酸痛，急、慢性痢疾；叶治创伤出血，黄水疮，小儿腹泻，痢疾[160]；根、叶治扁桃腺炎，急慢性痢疾，黄疸型肝炎，月经不调[18]。【仡佬药】tao¹³ suo⁵⁵ ci³³（到所喜，黔中方言）：根治倒经[162]。【哈尼药】紫泡，Algao gaonav（阿高高纳），栽秧泡[143]，序恶恶那那麻[13]：根治痢疾，腹泻，风湿关节痛，痛风，急慢性肝炎，月经不调，挫伤疼痛，湿疹，皮肤化脓感染，咽炎，口腔炎，牙龈炎，出血，泌尿系统结石；果治神经衰弱，肾虚阳痿，遗精，早泄，小便频数，白带过多[143]；根、嫩枝治腹胀，痢疾[145]；根、全株治腹胀，痢疾，难产，胎衣不下，水食不化[14]；根治腹胀，痢疾[13]。【苗药】子老麻：效用同哈尼药[14]。【纳西药】安何肋轻肯[13]，河勒清啃安[14]：根治急慢性肾炎，附件炎，疝气，痢疾，胃痛，遗精，盗汗[13]，泄泻，水泄[14]，月经不调，痛经，崩漏，白带，风火痛[164]。【羌药】Xubucimaqale（需布次玛恰勒），硬枝黑锁梅，思眯泥哈[10,167]：根治腰痛，下腹痛，补血[10,167]，行血[10]。【佤药】功下珠根：效用同纳西药[14]。【彝药】七月泡根[109]，塔帕舍白（云南）[106]，草老纳[101]：根治男子不孕，阳痿，妇人不孕症，风疹瘙痒[101,104]，肺痨咯血，肺痈痰阻，风湿骨痛，赤白痢疾，脱肛脱宫，痈疡疮毒，跌打损伤，瘀血肿痛[109]；根、叶、嫩枝或果实治枪弹伤，毒蛇咬伤，外伤出血，咽喉肿痛，风疹，感冒，哮喘，月经不调，婴儿倒奶[106]；效用同纳西药[13]。【藏药】根扎嘎任[39]：茎、枝治感冒，发烧，肺热咳嗽，"龙"热合病，"培根"水肿，胆病，传染性疾病，发烧[39]；果熬膏治痢疾[39]；效用同多腺悬钩子 R. phoenicolasius[24]。

Rubus pacificus Hance 太平莓(蔷薇科)。【土家药】Zuo Ka Ku cl(生苦卡刺)：全株治伤风感冒，发热，腹痛[10,126]。

Rubus parvifolius L. 茅莓(蔷薇科)。【朝药】멍석딸기(mēng sēk dār gèi，蒙色克哒儿给)：全株治关节痛，月经不调，黄疸，慢性肝炎，湿疹[82]。【侗药】天青地白草，三月泡：全株治肺虚吐血，鼻血，痢疾[136]。【毛南药】三月泡，lak⁸ thωm⁶ pha³(勒藤怕)：全株治黄疸，风火牙痛，过敏性皮炎，慢性肝炎，胃痛，腹泻，痢疾，泌尿系统结石，咽喉炎[156]。【畲药】芽莓：全株治感冒，风湿关节痛，预防产后风；根治风寒咳嗽[148]。【土家药】ji²ke¹xi¹(吉克西)，三月泡，大暑泡[128]：全株治热尿积(尿路感染)，热伤风症，黄疸症，血热出血症[128]，风湿关节痛，小儿食积，摆白(又名崩白，泛指带下过多)，痢疾，腹泻[10,126]。【瑶药】拦路蛇(famh hlax nqou，凡拉钩)，三月泡，蛇不过：全株治感冒发热，咽喉肿痛，尿路感染，肾炎水肿，咯血，吐血，尿血，创伤出血，跌打损伤，风湿骨痛，痢疾，疮疡肿毒，毒蛇咬伤[132][513]。【壮药】Makdumh(芒东)，茅莓：根治肉扭(淋证)，能含能累(湿疹)，狠尹(疖子)[117]。

Rubus phoenicolasius Maxim. 多腺悬钩子(蔷薇科)。【藏药】ཀ༹ག་ཀི་རི(甘扎嘎日)[21,23,24]：茎枝治龙病，肺病，时行感冒及热病初起，恶寒发烧，头及周身痛[6,23,24]；茎枝及果实治龙热二合症，时疫感冒，时疫热症及咳嗽[21]。

Rubus pinfaensis H. Lév. et Vaniot 红毛悬钩子(蔷薇科)。【土家药】老虎泡，熊毛七，猴刺泡：根治崩漏，白带，血淋，风湿痛，腹泻，痢疾，消化不良；叶研末外敷治黄水疮；茎叶水煎服治月经不调[109]。

Rubus pinnatisepalus Hemsl. 羽萼悬钩子(蔷薇科)。【傣药】全株治牙痛；根治腹泻；叶治水火烫伤[9,73]。

Rubus pirifolius Smith 梨叶悬钩子(蔷薇科)。【傈僳药】红勒菜，拉姐神此：全株治肺热咳血，

胸闷咳嗽[166]。【瑶药】黄钻[132][6]，辣椒刺(fanh ziu nqimv，番椒紧)，黄皮穿破石[132]：治寒湿痹痛，胃寒痛，肺热咳嗽[6]；根和藤茎治跌打瘀肿，经痛，风寒痛，寒邪痹痛[132]。

Rubus pungens Camb. 针悬钩子(蔷薇科)。【藏药】效用同滇藏悬钩子 R. hypopitys[22]。

Rubus reflexus Ker 锈毛莓(蔷薇科)。【畲药】全株治风寒感冒；根治急性黄疸型肝炎[148]。

Rubus reflexus var. hui(Diels.)Metc. 浅裂绣毛莓(蔷薇科)。【苗药】Bid giand doub(比坚斗)：根、叶治气瘀腹痛，口角疮[95]。【瑶药】冬久锅，八月泡：根治妇女月痨，小儿疳积，风湿痹痛，跌打损伤，骨折，菌痢；叶治刀伤出血[133]。

Rubus reflexus var. lanceolobus Metc. 深裂绣毛莓(蔷薇科)。【瑶药】七爪风，Siec ngiuv buerng(舍绞崩)，七指风[132]：根治崩漏，痔疮出血，风湿瘫痪[132][6]，痢疾，风湿关节疼痛及四肢麻木，瘫痪[132]。

Rubus rosifolius Sm. [*R. parviaraliifolius* **Hayata**] 空心泡(蔷薇科)。【侗药】登利，登三月：治呕吐，小儿咳嗽，烫伤[43]。【哈尼药】啊雌坡爬：根治风湿腰痛，跌打损伤[14,145]，痢疾，腹泻[145]。【土家药】al sal pul li l(阿沙不利)，倒触伞，栽秋泡：根治肺热咳嗽，百日咳，盗汗，牙痛，筋骨关节痛，跌打青肿；根外用治烧烫伤[124]；全株治出血症，热泻症，水火烫伤[128]，痢疾，月经不调，月经过多，摆白(又名崩白，泛指带下过多)[10,126]。【彝药】猫招景奈，倒触伞：根、茎治小儿膈食，腹泻，慢性肾炎，小便不利，月经不调，痛经，白带，疮疡肿毒[101,104]。【台少药】Uirotuku(Tayal 族 Kinazi－)，Ragatu(Paiwan 族傀偏)：叶治眼病，肿疡[169]。

Rubus sachalinensis Lévl. 库页悬钩子(蔷薇科)《部蒙标》。【朝药】쿠예나무딸기：叶及花治神经衰弱，高血压，动脉硬化[9,90]。【哈萨克药】تاگقوراي：果实、根治阳痿，遗精，早泄，尿频，白带，肝脾肿大[140]。【蒙药】ᠪᠣᠷᠡᠯᠵᠡᠭᠡᠨ(Borelzhegen，博格日乐吉根)，ᠴᠠᠭᠠᠨ ᠭᠠᠩᠳᠠᠭᠠᠷ(Chagan gandagar，查干－甘达嘎日)：茎枝(悬钩木)治未熟热，瘟疫，讧热，感冒，肺热咳嗽，气喘，"赫依"热[3]。【藏药】嘎札嘎日：茎(去外皮)治热性龙病，培根病，赤巴病，肺病，肺热咳嗽，流感，

恶寒发烧，头痛，传染性疾病，瘟病时疫；茎枝煎膏效用同木质茎[22]。

Rubus saxatilis L. 石生悬钩子(蔷薇科)。【哈萨克药】جارتاس ناگقورايى：果实治阳痿，早泄，遗精，尿频，白带，肝脾肿大[140]。【藏药】效用同粉枝莓 R. biflorus[20]；效用同多腺悬钩子 R. phoenicolasius[24]。

Rubus setchuenensis Bur. et Franch. 川莓(蔷薇科)。【苗药】Zend lil(真丽，贵州黔东南)：叶治劳伤吐血，咳血，月经不调[91,94]，痢疾，瘰病，黄水疮，骨折[91]。【土家药】乌泡：全株治崩漏，吐血，衄血，便血，淋症，痢疾；叶研末加菜油调敷治烧烫伤[109]；根治肝炎，感冒[109]。

Rubus stans Focke 直立悬钩子(蔷薇科)。【藏药】效用同库页悬钩子 R. sachalinensis[22]。

Rubus suavissimus S. Lee 甜茶(蔷薇科)。【瑶药】瑶山甜茶(烈甘)：枝叶治糖尿病，高血压，支气管炎[247]。【壮药】cazvan(茶完)[180]，甜茶[118,180]：叶治啊肉甜(糖尿病)，血压嗓(高血压)[118,180]，瘴病，肉扭(尿路感染)[180]。

Rubus subornatus Focke 美饰悬钩子(蔷薇科)。【藏药】嘎扎：根、茎、叶、果治风热病，风湿病，浮肿，热性时疫[23]。

Rubus subornatus var. melandenus Focke 黑腺美饰悬钩(蔷薇科)。【藏药】甘扎嘎热；树枝或全株治三因综合症，龙热合并症，瘟疫热与龙合症，未成熟热病及促进未成熟热病的成熟，灰色培根病，感冒侵入肺部等的各种肺病[27]。

Rubus sumatranus Miq. 红腺悬钩子(蔷薇科)。【藏药】根扎嘎任：茎、枝治感冒，发烧，肺热咳嗽，"龙"热合病，"培根"水肿，胆病，传染性疾病发烧；果熬膏治痢疾[39]。

Rubus swinhoei Hance 木莓(蔷薇科)。【畲药】根治风湿关节痛；叶治外科脓肿[148]。【土家药】Son yue poer(三月婆儿)：全株治伤寒感冒，发热，呕吐，腹泻，痢疾[10,126]。

Rubus tephrodes Hance 灰白毛莓(蔷薇科)。【土家药】de pao(地泡)：倒生根治月经不调，腰腿痛，妇女不育症[10,126]。

Rubus trijugus Focke 三对叶悬钩子(蔷薇科)。【藏药】根扎嘎任：效用同秀丽莓 R. amabilis[40]。

Rubus xanthocarpus Bur. et Franch. 黄果悬钩子(蔷薇科)。【羌药】Hashidewera(哈什德吾尔司)，扒拾思眯：果实治咳嗽，咽喉疼痛，黄水疮[10,167]。【彝药】处徐[103,111]，助弄[101]：全草治小儿惊风，下死胎[103,111]；茎、叶治小儿高热喘咳，手足痉挛，胎死腹中，流血，腹痛，扁桃腺炎，火眼[101]。

Rumex acetosa L. 酸模(蓼科)《部蒙标》。【朝药】시금초：全草治白癜风，瘰疬，褥疮[9,90]。【侗药】骂卡马辰温：全草治慢性气管炎，便秘，疥癣[135]。【鄂伦春药】既出温，酸浆，土大黄：根及根茎外用治疥癣，疔疮，神经性皮炎，湿疹[161]。【哈萨克药】قمىزدوق：根、全草治神经性皮炎，湿疹，痢疾便秘，内痔出血；根、全草外用治疥癣，疔疮[140]。【蒙药】хонгин ᠬᠢᠬᠡ(Horgen qih，霍日根-其和)，Horg anqihe[236]：根(蒙酸摸)治黏疫，疹疾，丹毒，乳腺炎，腮腺炎，骨折，金伤[3]，疫热炭疽，痈肿，恶疮，疥癣，烧伤，烫伤[56]；茎、叶治烫伤[236]，泻下，杀虫，消肿，愈伤[591]。【畲药】薛黄头，羊舌头草，土大黄：根及根茎治疥癣[146]。【土家药】咀儿大黄：根、全草治内出血，痢疾，便秘，内痔出血，疥癣，疔疮，神经性皮炎，湿疹，烧、烫伤[124]。【维药】هۇممازj(Hummaz，欧麻孜)：全草治热性肝虚，胃虚纳差，恶心呕吐，嗜食异物，湿性炎肿，耳后肿胀，颈淋巴结结核，牛皮癣，头癣[75]。【藏药】肖芒[23,24]：根及根茎治乳蛾，白喉，腹水，子宫功能性出血，肺结核，咳嗽，肝炎，外用治外伤出血，疮疖肿毒，湿疹，腮腺炎，神经性皮炎、疥疮[24]；根治湿疹，皮肤病，痈疖肿毒，疫疠[23]。

Rumex angulatus Rech. f. 紫茎酸模(蓼科)。【藏药】曲肖[22,25]：根及根茎治感冒咳嗽，痰喘，水肿；根及根茎外用治创伤，疮疖[22]；根用于催吐；根外用治疮疖和创伤[25]。

Rumex aquaticus L. 水生酸模(蓼科)。【藏药】效用同紫茎酸模 R. angulatus[22]。

Rumex chalepensis Mill. 网果酸模(蓼科)。【蒙药】牛西西：根治咯血，吐血，鼻衄，牙龈出血，胃及十二指肠出血，便血，功能性子宫出血，紫癜，便秘，水肿；根外用治疥癣，疮疖，脂溢性皮炎[47]。【苗药】血丝大黄，红筋大黄：根治便秘，咯血，外伤出血，烧烫伤；根用醋磨汁，外敷治顽癣，肿毒[49]。

Rumex crispus L. 皱叶酸模（蓼科）《部蒙标》。【朝药】羊蹄叶：叶治便秘，出血性紫斑，血小板减少症，慢性肝炎，白血病，便血，冻伤，蛇毒，寄生虫病，脱毛症，疔疮，癣[83]。【蒙药】 ᠬᠣᠷᠭᠤᠯ ᠵᠢᠬ (Horgen qih，霍日根－其和)，楚日萨，胡日根－齐合[47]：根治鼻衄，功能性子宫出血，血小板减少性紫癜，慢性肝炎，肛门周围炎，大便秘结；外用治外痔，急性乳腺炎，黄水疮，疖肿，皮癣[47]。【维药】塔俄库斯，胡玛孜洁拜力[79]，热方[499]：全草治肾、胃、肝、肠病症及发烧引起的心悸，气喘，腹泻，腹痛，内出血，月经过多，子宫出血，痔疮，癣，皮肤湿疹，全身瘙痒，脾肿大，咳嗽，关节炎，四肢酸痛[79]；根和全草治血小板减少症，子宫出血，白血症，各种顽癣，肤湿疹，便秘[499]。【瑶药】癣药草：全草治急性肝炎，慢性气管炎，吐血，血崩，血小板减少性紫癜，大便燥结，痢疾，疥癣，秃疮，疔疮[133]。【藏药】甲肖[23,24,29]：根、根茎治"培根"病，眼结膜炎，胆热病，咽喉病，中毒症，慢性肠炎，子宫功能性出血，血小板减少[24]，慢性肝炎，高热，白喉，乳痈，崩漏，疮疖痈肿，皮肤病，虫蛇咬伤[23]，外用治湿疹，皮癣，疮疖痈肿，外伤出血，跌打损伤[24]；根治虫病[27,29]，疮热，痈肿，白喉，便秘，丘疹[27]，外用治疮疖肿痛，湿疹[29]。【台少药】Pisyato（Bunun，族峦），Bisyato（Bunun，族峦）：叶与金龙柄的叶共同煎煮，用汤气熏患部治眼病[169]。

Rumex dentatus L. 齿果酸模（蓼科）。【傣药】根治肠炎，痢疾，月经过多，血崩，鼻衄，咳血，咯血，便秘，疮疡肿毒，湿疹[9,74]。【苗药】效用同尼泊尔酸模 R. nepalensis[98]。【藏药】ཆུ་རྩི（君扎）：根茎及根治中毒性发热，脏器发热，胆热病，培根病，实热便秘，湿热黄疸，血瘀经闭，痈肿疮毒[25]。

Rumex hastatus D. Don 戟叶酸模（蓼科）。【苗药】轧赞口咱[13,14]：根、全草治疱疮，风湿关节炎[14]，感冒，咳嗽，痰，喘，四肢关节肿痛，风湿骨痛，漆疮[13]。【彝药】娃梯格来母[14,101,103]，窝津津[104]：效用同苗药[14]；全草治四肢关节肿痛，风湿骨痛，漆疮[103]；根及全草治

感冒，水肿，风湿性关节炎，风湿骨痛[101,104]，咳嗽，痰，喘，疱疹，漆疮，四肢关节肿痛，下肢疼痛，行动艰难[14,103,104]。【藏药】效用同紫茎酸模 R. angulatus[22]。

Rumex japonicus Houtt. 羊蹄（蓼科）。【侗药】牛舌头，野大黄：根治皮肤病，各种出血，肝炎[136]。【苗药】牛舌大黄，土大黄：根皮治鼻出血，功能性子宫出血，便秘[98]。【畲药】牛嘴舌，犬嘴舌：根治癣，疔，疖[10,147]；根及根茎主疥癣[146]。【土家药】牛耳大黄，土大黄：根治诸顽癣，肿毒，大便秘结，血小板减少性紫癜，血崩，湿疹，神经性皮炎，疮疖[123]；根茎治便秘，食滞[10,126]。【瑶药】癣药草：根治大便燥结，淋浊，黄疸，吐血，肠风，功能性子宫出血，秃疮，疥癣，痈肿，跌打损伤；叶治肠风便秘，小儿疳积，目赤；叶外用治皮肤癣疥；果实治赤白痢[133]。【彝药】迟柏景[101,104]，酸模根[104]：根治野兽抓伤，烧烫伤，腹泻，牙痛，生疮，肺结核咯血，急性肝炎，痢疾，便秘，崩漏，痔疮出血[104]；效用同尼泊尔酸模 R. nepalensis[101]。

Rumex madaio Mak. ［**R. daiwoo Mak.**］土大黄（蓼科）。【阿昌药】革嗯喝：治肺脓疡，乙脑，急慢性肝炎，皮炎[18]。【德昂药】刀江当：治肺脓疡，乙脑，急慢性肝炎，皮炎[9,18,19]。【侗药】Mal kap max semt（骂卡马辰），Mal sanp xeec danh（骂散血丹）[137]，羊碲草[136]：根治给�脉骂（便秘），吓谬恰·弄盘（鼻出血）[137]，跌打损伤，大便燥结，胃出血[136]。【景颇药】Brunmau gam：效用同阿昌药[18]。【拉祜药】土大黄：根、叶治肺脓疡，肺结核咯血，衄血，流行性乙型脑炎，急慢性肝炎，便秘；根、叶外用治跌打损伤，烧烫伤，痈疖肿毒，流行性腮腺炎，疥疮，湿疹，皮炎[10]。【毛南药】ruon² thai⁶ won²（松太磺）：根、叶治肺脓疡，肺结核咯血，衄血，流行性乙型脑炎，急慢性肝炎，便秘，肺热咳嗽；根、叶外用治跌打损伤，痈疮肿毒，流行性腮腺炎，湿疹，皮疹[156]。【苗药】芮灰秋：根治慢性鼻炎，通便[93]。【土家药】血丝大黄，红茎大黄，金不换：根治大便秘结，咯血，衄血，内出血，外伤出血，烧伤，腮腺炎，跌打损伤，癣疮[127]。

Rumex nepalensis Spreng. 尼泊尔酸模（蓼科）《部藏标》。【白药】deirtmuxgallamirx（呆模嘎拉咪），ngetzetseixmirx（额者筛咪），jiljudeirx（基嚼

呆）：根、全草治湿热燥结，大便不通，肠风下血，暴发火眼，肝胆湿热，黄疸，淋浊，乳头溃疡，小儿湿疹，疥癣，痈肿[17]。【布依药】岜卡弄，牛耳大黄，土大黄：根治淋巴结核[159][486]。【傣药】土大黄（德傣）：根治痢疾，结核咯血，肝炎，便秘，痔疮出血；根外用治腮腺炎，外伤出血，痈疽，瘰疬，鲜叶治热毒红肿，血风癣疮，目赤红肿疼痛[13]。【仡佬药】piao⁵⁵ nai⁵³ tie⁵³（表乃跌，黔中方言），pie³⁵ mo⁵³ nia³¹（被莫压，黔中北方言），ma³¹li³¹（妈立，黔西南多洛方言）：根治肾炎[162][486]。【哈尼药】Qeilma pavqjyuq（且玛八决），牛舌头草，牛耳大黄：根治急性肝炎，肺结核，外伤，无名肿毒，消化不良，便秘，疟疾，扁桃体炎，胃肠炎，肺热咳血[143]。【基诺药】罗车：根、茎叶治秃疮，疥癣，跌打损伤，痈肿[163]。【傈僳药】杉张俄起[166]，阿牛纳舌才[13,14]：根、叶治肺结核咯血，急性肝炎，痢疾，便秘，功能性子宫出血，痔疮出血，外用治腮腺炎，疥癣[166]；根治痢疾[13,14]，结核咯血，肝炎，便秘，痔疮出血；根外用治腮腺炎，外伤出血，痈疽，瘰疬，鲜叶治热毒红肿，血风癣疮，目赤红肿疼痛[13]；效用同白药[17]。【毛南药】ma:²² ʔ an²² lou³³（骂暗篓）：根治肾炎[155]。【苗药】Vob haib hxub（窝灰秋，贵州黔东南那），牛耳大黄，土大黄：根治肺结核咯血，痢疾，便秘[91,94,98]，皮肤病，各种出血[94,98]，烧伤[95][486]，功能性子宫出血，痔疮出血[91]，痔疮[486]，便结，痈肿，吐血，子宫出血和外伤出血，烧烫伤[95][49]，皮炎[49]；根外用治腮腺炎，神经性皮炎，疥癣，乳痈，疮疡肿毒，烧伤，外伤出血[91]；根煎水外洗癣症[49]。【纳西药】华勒册[17]，土大黄[164]：效用同白药[17]；根茎治皮肤湿疹，汗斑，急性扁桃体炎，大便秘结，无名肿痛，急性结膜炎，热淋[164]。【怒药】诺向沃，土大黄：根、叶治结石，脓肿[165]。【土家药】wu⁴ en¹ qie⁴（戊恩切），土大黄：根、根茎和叶治皮肤病，疥癣，各种出血，急性肝炎，湿热痢疾，便秘，烧伤[123]；根治热结便秘，黄疸症，血热出血[128]，跌打损伤，皮肤疥癣，烧烫伤[129]；根茎治外伤出血，便血，停食，腹胀便秘[10,126]。【佤药】牛舌头草，土大黄：根治消化不良，便秘，骨折，外伤出血[10,168]。【彝药】阿勒勒来比[17]，阿培阿鸡[111]，迟柏景[101]：根治

大便燥结，淋浊，黄疸[105,111]，肺结核咯血，急性肝炎，痢疾，痔疮出血[101,111]，肺痨咯血，肝胆湿热，热结肠阻[109]，肠风，功能性子宫出血，秃疮，疥癣，痈肿，痈疡肿毒，跌打损伤[111]；根外用治野兽抓伤，腹泻[10,101,105]，腮腺炎，神经性皮炎，烧伤，外伤出血[111]，烧伤烫伤，牙痛，生疮[10,101,105]，便秘，崩漏[101]；效用同白药[17]。【藏药】ཀྱུང（龙肖）[21]，ཆུམ（肖芒）[2,24,29,35]，土大黄[36]：根治湿疹[2,23,29,35]，疮疖[2,35]，痈疽肿毒[23,40]，皮肤病，疫疬[23]，杀虫[29]，便秘[27,36,40]，疮热，痈肿，虫病，白喉，丘疹[27]，喉蛾（急性扁桃体炎），肺热，肝热[21]，鼻衄，功能性子宫出血，血小板减少性紫癜，肛周炎[36]，湿热痢疾，子宫炎症[40]；根外用治疮疖肿痛，湿疹[29]，外痔，黄水疮，疖肿，皮癣，乳腺炎[36]；根、根茎、治乳蛾，白喉，腹水，子宫功能性出血，肺结核，咳嗽，肝炎；根及根茎外用治外伤出血，疮疖肿毒，湿疹，腮腺炎，神经性皮炎，疥疮[24]。

Rumex obtusifolius L. 钝叶酸模（蓼科）。【侗药】骂卡马辰：根治咳血，腮腺炎，大便秘结[135]。【蒙药】效用同网果酸模 R. chalepensis[47]。【畲药】土大黄，鲜大黄，金不换：根、根茎、叶治跌打损伤[146]。【土家药】la¹ tie¹ yao¹ tuo¹ mong¹ si³ si³ ka³（拉特要妥蒙死死卡），血丝大黄，红筋大黄：根治大便秘结，咯血，衄血，内出血，外伤出血，烧伤，腮腺炎，跌打损伤，癣疮[123]，热结便秘，热咯症，黄疸症，巴骨流痰（慢性骨髓炎）[128]；全草治大便干结，月经不调，热咳咯血，小儿清水疮[125]。【彝药】斯派诗[101,104]：根治牛皮癣，手癣，皮肤湿疹，肺结核咯血，咽喉痛[101,104]，跌打损伤，便秘[104]。【藏药】甲肖[24]，嘎肖[23]：根、根茎治"培根"病，眼结膜炎，胆热病，咽喉痛，中毒症，慢性肠炎，子宫功能性出血，血小板减少，外用治湿疹，皮癣，疮疖肿肿，外伤出血，跌打损伤[24]；根治各种出血症，痈肿疔疮，皮肤病[23]。

Rumex patientia L. 巴天酸模（蓼科）。【苗药】效用同尼泊尔酸模 R. nepalensis[98]。【藏药】甲肖[24]，嘎肖[23]：根及根茎治"培根"病，眼结膜炎，胆热病，咽喉病，中毒症，慢性肠炎，子宫功能性出血，血小板减少，外用治湿疹，皮

癣，疮疖痈肿，外伤出血，跌打损伤[24]；根治各种出血症，痈肿疔疮，皮肤病[23]。

Rumex stenophyllus Ledeb. 窄叶酸模（蓼科）。【蒙药】效用同网果酸模 R. chalepensis[47]。

Rungia chinensis Benth. 中华孩儿草（爵床科）。【白药】流知福：全草治胎动不安，扭伤流血[14]。

Rungia pectinata(L.) Nees 孩儿草（爵床科）。【白药】孩儿草：全株治消化不良，肝炎，肠炎，感冒，喉痛，颈淋巴结结核[13]。

Rusa unicolor dejeani Posargues. 水鹿（鹿科）。【彝药】此莫：胆治尾骨痛，风湿关节疼痛，坐骨神经痛；角治刀枪伤，创口流血；鹿茸治体虚无力；心血治心跳心累，心悸失眠[102]。

Russula vinosa Lindblad 正红菇（红菇科）。【畲药】红菇：子实体治风寒感冒，中暑四肢无力，痢疾，老年性脚肿，脚气[148]。

Ruta graveolens L. 芸香（芸香科）。【维药】سۈزاپ（Suzap，索杂比），سۈزاپ گۈرۈغى（Suzap uruqi，索杂比欧如合）：全草、种子治气阻腹胀，肠阻腹痛，消化不良，小腹疼痛，小便不利，关节疼痛，耳痛，智力下降，瘫痪，抽搐，胃虚纳差，白癜风，月经失调[75]。

R

S

Sabia campanulata Wall. subsp. ritchieae (Rehd. et Wils.)Y. F. Wu [*S. ritcheae* Rehd. et Wils.] 鄂西青风藤(青风藤科)。【土家药】青风藤：藤茎、叶治风湿痹痛，皮肤瘙痒，跌打肿痛，骨折，疮毒[127]。

Sabia discolor Dunn 灰背青风藤(清风藤科)。【瑶药】大散骨风，domh nzaanx mbungv buerng(懂暂进崩)，大发散[132]：藤茎治风湿骨痛，骨质增生，肾炎水肿，甲状腺肿，跌打损伤[132]；茎、叶治肾炎水肿，痛风，骨质增生[6]。

Sabia fasciculata Lecomte ex L. Chen 簇花清风藤(清风藤科)。【瑶药】列烂端，小发散[15]，小散骨风[13]：根、茎藤治跌打损伤，风湿骨痛；叶治骨折，产后恶露未净[15]；茎、叶治风湿骨痛，肺热咳嗽，产后保健[6]；全株治风湿痹痛，跌打损伤[13]；藤茎或全株治肺热咳嗽，肾炎水肿，甲状腺肿，风湿痹痛，产后恶露不尽，跌打损伤，骨折[132]。

Sabia japonica Maxim. 清风藤(清风藤科)。【苗药】萨豆脑理，嘎葆豆芮：茎治骨关节疼痛，腰腿痛，上呼吸道感染[96]；【瑶药】姐近机细磅，一刺两咀[15]，清风妹[133]：根、藤茎治跌打损伤，风湿骨痛[15]；全株治风湿关节痛，跌打损伤，鹤膝风，水肿，脚气，深部脓肿，皮肤瘙痒，化脓性关节炎[133]。

Sabia limoniacea Wall. ex Hook. f. et Thoms. [*S. limoniacea var. ardisioides*(Hook. et Arn.) L. Chen] 柠檬清风藤(清风藤科)。【瑶药】黑钻[132][6]，黑风藤[132]，大发散[15]：根、藤茎治跌打损伤，风湿关节炎[15]；根治风湿痹痛，产后瘀血[13]；茎、叶治产后瘀血，肾炎水肿，风湿痹痛[132][6]，跌打，骨折[132]。

Sabia parviflora Wall. ex Roxb. 小花清风藤(清风藤科)。【布依药】雅西强[13]，黄肿药，黄眼药[838]：根治跌打损伤；枝、叶治黄疸型传染性肝炎[13]；根茎治急性黄疸型肝炎，风湿劳伤[838]。【苗药】Hlat det lob ninx(傻豆老你，贵州黔东南)，清风藤[91,94]，黄眼药[838]：茎及叶治湿热黄疸，风湿骨痛，跌打损伤，肝炎[91,94]；效用同布依药[838]。

Sabia schumanniana Diels 四川清风藤(清风藤科)。【土家药】铃铃菜，木青藤：茎和根治慢性气管炎，关节炎，跌打损伤，风湿腰腿痛，小便涩痛[124]。【瑶药】钻石风：根治关节炎，跌打损伤，陈旧性腰痛[13]。

Sabia swinhoei Hemsl. ex Forb. et Hemsl. 尖叶清风藤(清风藤科)。【苗药】蒙脑：根治风湿，大便不通；藤茎治风湿；全株治风湿骨痛，浮肿[15]；效用同瑶药[15]。【仫佬药】棵龙凤，龙骨风：效用同瑶药[15]。【瑶药】列燕端，列站端，小发散：根治风湿，大便不通；藤茎治风湿；全株治风湿骨痛，浮肿，妇女产后腹痛[15]。

Sabia yunnanensis Franch. 云南清风藤(清风藤科)。【白药】老鼠吹箫，风藤草：根皮、叶治风湿瘫痪，风湿腰痛，胃痛，皮肤疮毒[13,17]。

Sabia yunnanensis Franch. subsp. latifolia (Rrhd. et Wils.)Y. F. Wu [*S. latifolia* Rrhd. et Wils.] 阔叶清风藤(清风藤科)。【布依药】雅希强：枝、叶治和预防黄疸型传染性肝炎，刀伤出血[5]。

Saccharum arundinaceum Retz. 斑茅(禾本科)。【傣药】霸王草：根治跌打损伤，筋骨风痛，闭经，水肿盅胀[13]。

Saccharum officinarum L. 甘蔗(禾本科)。【傣药】外娘(西傣)：茎杆解热生津[13]。

Saccharum sinense Roxb. 竹蔗(禾本科)。【傣药】哒补唧(西傣)[14]，哒外唧(西傣)[9,71,72]：芽眼补养气血，口干咽燥，倦怠乏力[9,14,71,72]；茎秆治热病，津伤，心烦口渴，反胃，便秘，肺燥[65]；全株、芽眼治体质虚弱多病，乏力，口干舌燥，恶心呕吐，咳嗽，哮喘，心慌心跳，周身乏力，咽喉肿痛，皮肤瘙痒[62-64]，癫痫病，红肿热痛[63,64]，突然昏倒，四肢抽搐，口吐白沫，不省人事，皮肤红疹瘙痒[62]；茎秆治热病津伤，心烦口渴，反胃呕吐，肺燥咳嗽，大便燥结，解酒[67,68]。【蒙药】ᠪᠣᠷᠠᠮ（Borem，宝日玛），ᠮᠥᠰᠥᠨ ᠰᠢᠬᠢᠷ（Musen xiher，木森－希和日），乌兰西赫日[56]：制成品（红糖）治"巴达干赫依"病，阳痿，"赫依"郁宫中，体虚，肾寒[45,46]，肾寒，肺、心、肾、骨之"赫依"病，寒性诸病，常用蔗糖为引治精少，遗精，阳痿[56]；冰糖治"希日"病，血热病，妊娠呕吐，晕船呕吐，发热，口渴[45,46]。【佤药】梅：效用同傣药[14]。【维药】ناۋات（Nawat，那瓦提），شېكەر قومۇشى（Sheker qomushi，谢开尔库木西）：茎秆、白砂糖煎炼而成的冰块状结晶治性欲减退，性交后下肢颤抖，心慌，口渴不止，小便不畅，淋病尿痛，胸肺干燥，干咳不愈，体弱心虚，牛皮癣，外伤出血[75]。【藏药】 རྒྱ་ཙྭ（普尔软）[21]：茎秆液汁的加工品治"龙"病，"赤巴"病，血病，身虚，腹泻，阳痿[21,26,27]。

Saccharum spontaneum L. 甜根子草（禾本科）。【傣药】芽歪奴：治虚弱乏力[65]。

Sacciolepis indica (L.) A. Chase 囊颖草（禾本科）。【傣药】全株治跌打损伤[13]。

Sageretia thea (Osbeck) Johnston [S. theezans (L.) Brongn.] 雀梅藤（鼠李科）。【瑶药】倒丁风，dah gongh buerng（打拱崩），米汤树：根、叶治肺热咳嗽，肾炎水肿，白带[132][6]，气喘，风湿痹痛，鹤膝风，疮疡肿毒[132]。【壮药】哈美科，灭亢棵：叶治小儿疳积，疮疖[15]。

Sageretia thea var. tomentosa (Schneid.) Y. L. Chen et P. K. Chou 毛叶雀梅藤（鼠李科）。【瑶药】全株治胃炎，水肿，肺热咳嗽，白带[710]。

Sagina japonica (Sw.) Ohwi 漆姑草（石竹科）。【侗药】Mal bav beeNs（骂巴变），Lyangt kgul sedp（娘故湛）：全草治兜隋啃（毒蛇咬伤）[137]。【傈僳药】挖俄此：全草治白血病，漆疮，淋巴结结核，痈肿，龋齿痛[17,166]。【苗药】Reib mlat doud（锐马兜，贵州铜仁）[91,94,95]，Roub cenk（茹成，贵州毕节）[91]：全草治漆疮，秃疮，湿疹[91,94,96]，疮疖肿痛，结核[94,96]，丹毒，瘰疬，无名肿毒，毒蛇咬伤，鼻渊（慢性鼻窦炎），齿痛，跌打内伤[91]。【纳西药】珍珠草：全草治鹅口疮，无名热，月经不调，遗精，小儿疳积，漆疮，泌尿道感染，毒蛇咬伤[164]。【羌药】Zeashann（则思杭），

娥迪杭，水品草：全草外用治烧烫伤[167]。【土家药】pai¹ti⁴cong⁴jiao³（拍替从角）[124]，地松[128]，de leng xie（地龙叶）[126,128]：全草治跌打损伤，漆疮，毒蛇咬伤[124,128]，口腔炎，虫牙，过敏性皮炎，火眼，黄疸[10,126]，淋巴结结核，牙痛，食积，疳积；全草外用治外伤出血[124]，疱疮肿毒[128]；鲜品捣烂，揉成小丸塞患处治龋齿痛[124]。【瑶药】全草治漆疮，秃疮，痈肿，瘰疬，龋齿，小儿乳积，跌打内伤[133]。【彝药】尼姆酿[101,104]：全草治小儿惊风，漆疮，蛇咬伤[101,104]。

Sagina japonica var. parviflora (Burtt – Davy) C. Y. Wu 珍珠草（石竹科）。【哈尼药】Eellol lalma massaq（吾罗拉玛然），星色草，肉肉草：全草治急性肠胃炎，过敏性皮炎，毒蛇咬伤[143]。

Sagina maxima A. Gray 腺毛漆姑草（石竹科）。【哈萨克药】全草治跌打损伤，漆疮，痈肿，牙痛，毒蛇咬伤[141]。

Sagina saginoides (L.) Karsten 无毛漆姑草（石竹科）。【傈僳药】挖俄哈，星秀花[13]：全草治小儿惊风，小儿肺炎[166]，小儿黄疸型肝炎，小便不利[13]。

Sagittaria aginushi Makino 水慈姑（泽泻科）。【哈萨克药】جەبە جاپىراق：全草治毒蛇咬伤，毒蜂、毒蝎等蜇伤[142]。

Sagittaria natans Pall. 浮叶慈姑（泽泻科）。【哈萨克药】球茎治肺胃瘀血，子宫出血，胎衣不下，淋病，肺结核，咳嗽痰血，胸腔脓血[141]。

Sagittaria pygmaea Miq. 矮慈姑（泽泻科）。【苗药】瓜皮草，鸭舌头，贺草：全草治喉炎，痈肿，湿疹[13]。【土家药】鸭舌草：全草治咽喉疼痛，疮疔肿痛[124]。【瑶药】失盘端，贺草：全草治咽喉肿痛，小便涩痛；外用治毒蛇咬伤发烂，疮疖肿毒，烫火伤，湿疮[133]。

Sagittaria sagittifolia L. 欧洲慈姑（泽泻科）。【阿昌药】八哈：效用同景颇药[9,18,19]。【德昂药】爱嘎：效用同景颇药[9,18,19]。【哈尼药】Miaqkaq（苗卡），白地粟，剪刀菜：球茎治淋浊，肺虚咳嗽，产后血闷，攻心欲死，胎衣不下，肺虚咳嗽，痰中带血[143]。【景颇药】roqumui byvoq[18]，张口草[9,19]：球茎治吐血难产，产后胞衣不下，尿路结石[9,18,19]。【苗药】石菇头，水慈姑：球茎治产后血闷，淋病，咳嗽痰血[95]；全草治咳血，小儿丹毒，

痈肿疮毒[98]。【彝药】阿聂莫额且片[9,102]：球茎治高热昏迷，痰中带血，食膈呃逆，胎盘滞留，产后血瘀，白浊湿淋[109]；叶治各种毒蛇咬伤，蜂蜇伤[9,102]。

Sagittaria trifolia L. [*S. sagittifolia* L. var. *longiloba* Turcz.；*S. trifolia* var. *angustifolia*（Sieb.）Kitag.] 野慈姑（泽泻科）。【布依药】把勒优：全草捣烂敷患处治飞疔[159]。【侗药】Mal kiut：全草治兜隋啃（蛇咬伤）[135,137]。【黎药】呓哦答，慈姑，燕尾草：鲜球茎捣烂敷于伤口，并用全草捣汁口服，治毒蛇咬伤[153]。【蒙药】球茎治咯血，吐血，崩漏，带下，难产，产后胎衣不下，砂石淋；外用治瘰疬，痈疮肿毒，毒蛇咬伤[51]。【苗药】Reib bad ghot gheab（锐巴果界），Kod lix（科里），Uab kuad（蛙垮）：全草治一切恶疮，痈疽[95,96]。【土家药】xi¹ sa¹ yu⁴ nai³ si² ti⁴（席沙玉乃时提）[124]，剪刀草，水慈菇[128]：球茎、全草治小儿丹毒，痈肿疱毒，毒蛇咬伤，淋病[124]；全草治虎口疮，毒蛇咬伤，蜂蜇伤，各种疮毒[125]。【彝药】阿聂莫额且：全株治黄疸，瘰疬，水肿；叶治毒蛇咬伤[13]。

Sagittaria trifolia L. var. sinensis Sims [*S. trifolia* var. *edulis*（Sieb. ex Miq.）Ohwi] 慈姑（泽泻科）。【瑶药】酱刀杂，石姑头：球茎治吐血，难产，产后胎盘不下，崩漏带下，小儿疳积，脱肛，丹毒；球茎外用治痈疮肿毒，毒蛇咬伤[133]。【彝药】球茎治咳嗽，咯血，痰中带血；叶治丹毒，恶疮，蛇虫咬伤[13]。

Saiga tatarica Linnaeus 赛加羚羊（牛科）《药典》。【阿昌药】求八考：效用同景颇药[9,18,19]。【朝药】사이가령양（sǎ yī gā rěng yàng，仨邑嘎扔央）：角治百节中结气，风头痛及蛊毒，吐血，妇人产后余痛，杀鬼魅，辟虎狼，久服安心，益气，轻身[86]。【德昂药】农杂喋：效用同景颇药[9,18,19]。【景颇药】Gyo labai lang en yong，高鼻羚羊[9,19]：角治高热神昏谵言，惊风癫痫，头晕头痛[9,18,19]，谵语狂言[9,19]。【蒙药】ᠪᠤᠬᠤᠩᠡᠪᠡᠷ（Buhongin eber，布洪因－额布日）[52]，布洪给音额布尔[56]：角（羚羊角）治肺脓肿，瘀血症，血痞，宫痞，脉痞，胎衣不下，难产，闭经[52]，诸眼疾，视力减退[56]。【藏药】造[22]，ᠰᠠ（萨列）[25,26]：角治癫痫，脑炎，脑膜炎，痢疾，头痛，头晕，眼炎[22,23]，温热病高热，神昏谵语，

惊痫抽搐[20,25,26]，食物中毒，脑膜炎，神经衰弱，风湿性关节炎，神经痛[25,26]，月经不调，崩漏，死胎不下，腹泻[34]，目赤，头痛[20]；羚羊脂肪外敷治麻风病[22]；血（干粉）能止泻，绝育[34]。

Sal Ammoniacum 硇砂（卤化物类矿物硇砂，主含氯化铵）。【蒙药】ᠬᠡᠯ ᠴᠢᠷᠭᠢᠫᠢ ᠳᠠᠪᠡᠰ（Hel chorgepi dabes，赫勒－朝日格其－达布斯）：晶体（白硇砂）治闭尿，水肿，肾热，膀胱结石，结喉，疮疡，云翳，目赤干涩，宫缩无力，胎衣不下[41,56]。【维药】治咳嗽痰多[22]。【藏药】ᠴᠠ（甲察）[27,34]：晶体治翳障，虫病绞痛[21,34,35]，水肿，尿闭，胃病，痞结，喉蛾（急性扁桃体炎），闭经，难产，胎衣不下[24,34]，肉积癥瘕，疗疮，痈肿，眼中胬肉[21,35]，泄脉利尿[35]，腐肉及肉瘤[27]，癥瘕痃癖，痰液胶结，噎膈反胃，喉痹，积病，闭经，目翳，息肉，疗毒恶疮，疣赘胬肉，瘰疬[31]，白喉，疮疡，中毒症，虫症，小便不利[23]，咽喉炎，开通水结[11]。

Sales alcalinorum 卤盐（又叫卤碱，为食盐滴下的苦水，收集滤过，蒸干而得的氯化镁）。【藏药】治"培根"病，消化道病，生殖腺病[26,27,34]，大热，消渴，狂烦，除邪，五脏肠胃留热结气，心下坚，食已呕逆，喘满，肌肤粗糙，风热赤眼，虚涩肿痛[31]。

Salix alba L. 白柳（杨柳科）。【藏药】ᠵᠠ（江玛）[25]，江杂[32]：树皮解毒，消肿（脉肿）；中皮止血，治腹水[25]；叶、芽、根治急性扁桃体炎，上呼吸道感染，咽喉炎，腹水，盆腔炎，肾炎，疮痈[32]。

Salix araeostachya Schneid. 纤序柳（杨柳科）。【傣药】埋海嫩[9,14,62,71]，海能[65]：树皮治产后消瘦，恶露淋漓不净，湿疹瘙痒，风湿关节痛[9,14,65,71]；树皮、根和叶治"兵洞烘洞飞暖"（皮肤瘙痒，斑疹，疥癣，湿疹），"拢习亨习豪"（疥癣），"领约缅、领约兵洞、领约哦洞列烘"（性病，梅毒，外阴瘙痒），"拢梅兰申"（风寒湿痹症，肢体关节肿痛，屈伸不利），"割鲁了勒多冒少，多温多约，冒米想"（产后恶露不尽，体弱多病，乏力）[62]。

Salix babylonica L. 垂柳（杨柳科）。【朝药】수양버들（sū yāng bǒ dèr，酥央波得儿）：具毛种子（柳华）治风水，黄疸，面热黑，痂疥，恶疮，

金疮；叶治马疥，痂疮，心腹瘀血；果实止痛；子汁疗渴，生川泽[86]。【侗药】良榴[15]，美样柳[135]：全株治风湿骨痛，骨折，刀伤出血[15]；枝条治麻疹，骨折，风湿痛[135]。【苗药】Ghab jil det liax lies（嘎给豆阿溜，贵州黔南）[91]，杨柳枝[94]：地上部分治感冒发热，泻痢，水肿，淋浊，带下，吐血，便血，跌打肿毒[94]；花、枝条及根皮治风湿痹痛，小便淋浊，传染性肝炎，黄疸，风疹瘙痒，疔疮，丹毒，龋齿，龈肿[91]。【羌药】Ser（四尔），脚马：根或须根治风火牙痛，急性腰扭伤；枝、叶、树皮及根皮治风湿痹痛，尿道炎，膀胱炎，膀胱结石，小便淋浊，黄疸，龋齿，龈肿，烫火伤，慢性气管炎，高血压，关节痛，牙痛，乳痛，疔疮，丹毒痧疹，皮肤瘙痒；花治风水（小儿受风邪而致泻水），咳血，吐血，便血，血淋，经闭，疮疥，齿痛；带毛的种子治吐血，创伤出血，痈疽，恶疮[167]。【畲药】杨柳，倒柳：枝叶及芽治肝炎[146]。【土家药】吊杨柳：枝叶、树皮、根皮、须根治风湿痹痛，淋浊，小便不利，传染性肝炎，外伤出血；枝叶、树皮、根皮、须根外用治乳痈，疔疮肿毒；花序治咳血，吐血[123]。【维药】سۆگەت（Soget，苏改提）[75]，麦棕塔力如甫力米盖[79]：枝、花、叶、种子治发热头痛，脑胀心慌，小便不利，热性关节炎，肝阻黄疸[75]；叶治疮疖肿毒，小便不利，淋痛[79]。【瑶药】杨柳：全株治风湿痹痛，淋病，白浊，水肿，小便不利，黄疸，风肿疔疮，丹毒，痧疹透发不畅[133]。【彝药】鱼额拉[111]：枝、根须治风湿痹痛，淋病，白浊，小便不通，传染性肝炎，肿痛，疔毒[111]；茎叶治肝胆湿热，湿淋白浊，尿闭水肿，疔疮痈疖，痧疹斑痒，水火烫伤[109]。【藏药】江玛：茎、枝皮、叶治肺脓疡，脉管肿胀，寒热水肿，斑疹，麻疹不透，风寒湿痹疼痛，皮肤瘙痒；果穗治风寒感冒，湿疹[24]；树皮治腹水，脉肿，寒肿，热肿[23,26]。【壮药】杨柳：效用同侗药[15]。

Salix caprea L. 黄花柳（杨柳科）。【哈萨克药】嫩枝，叶、根、茎皮和花治干热性或胆液质性脑、心疾病[141]。【维药】بد مشكى（Bidmishki，比地木西克）[75]：花穗治干性脑虚，心虚，心痛，干性口渴，热性发烧，炎肿，呕吐[75]；叶治冠状动脉粥样硬化性心脏病，高血压，抗菌，抗病毒，

解热，止痛，消肿，风湿性关节炎，黄疸型肝炎[613]。

Salix cheilophila Schneid. 乌柳（杨柳科）。【彝药】鱼额则：茎叶、树皮治麻疹初起，斑疹不透，皮肤瘙痒，慢性风湿[13]。【藏药】降马[13]，江玛[24]：效用同彝药[13]；茎、枝皮、叶治肺脓疡，脉管肿胀，寒热水肿，斑疹，麻疹不透，风寒湿痹疼痛，皮肤瘙痒；果穗治风寒感冒，湿疹[24]。

Salix guebrianthiana Schneid. 细序柳（杨柳科）。【哈尼药】奔因额：树皮治痈疮毒肿；根治月经不调，狂犬病，风湿麻木[13]。【彝药】告儒[101,104]：树皮治风寒感冒，身痛无力，水肿，水火烫伤，脚气，皮肤瘙痒[101,104]。

Salix hypoleuca Seem 小叶柳（杨柳科）。【彝药】依蜜呢：根、叶治风湿疼痛，跌打劳伤[14]。【藏药】江玛[32]，宗麻窃哇[40]：根、茎治风湿骨痛，劳伤，疔疮[32]；树皮治妇科病[40]。

Salix lineariStipularis (Franch.) Hao [*S. mongolica Siuzev*] 蒙古柳（杨柳科）。【鄂温克药】筐柳：枝干治皮癣[235]。

Salix luctuosa Levl. 丝毛柳（杨柳科）。【藏药】宗麻窃哇：效用同小叶柳 S. hypoleuca[40]。

Salix matsudana Koidz. 旱柳（杨柳科）。【藏药】江玛：树皮治腹水，脉肿，寒肿，热肿[23]。

Salix microstachya Turcz. var. bordensis (Nakai) C. F. Fang 小红柳（杨柳科）。【藏药】江玛：根、茎、内皮（刮去表皮层）治肺脓疡，寒性与热性水肿，脉管肿胀，急性扁桃体炎，盆腔炎，黄疸型肝炎；枝叶茎皮治风湿关节炎，风湿痹痛，跌打损伤，骨质增生，功能性子宫出血，创伤出血；果穗治上呼吸道感染，风寒感冒，湿疹[22]。

Salix oritrepha Schneid. 山生柳（杨柳科）。【藏药】江玛：茎、枝皮、叶治肺脓疡，脉管肿胀，寒热水肿，斑疹，麻疹不透，风寒湿痹疼痛，皮肤瘙痒；果穗治风寒感冒，湿疹[24]。

Salix sclerophylla Anderss. 硬叶柳（杨柳科）。【藏药】郎玛：树皮治妇科疾病，黄水性关节疾病，热病[27]。

Salix tetrasperma Roxb. 四子柳（杨柳科）。【傣药】楠孩嫩（西傣）[59]，锅孩嫩[63]，埋海嫩[62]：树皮治风火偏盛所致的斑疹疥癣，皮肤瘙痒，疔疮溃烂，少腹疼痛，外阴痒痛，赤白带下，

胆汁病出现的黄疸，腹痛腹泻，痢疾，烧、烫伤[59]；皮、叶、根治各型肝炎，腹痛，腹泻，泻下红白，各种皮肤瘙痒症，疔疮肿痛[63]；树皮、根和叶治皮肤瘙痒，斑疹，疥癣，湿疹，性病，梅毒，外阴瘙痒，风寒湿痹证，肢体关节酸痛，屈伸不利，产后恶露不尽，体弱多病，乏力[62]。

Salix viminalis L. 蒿柳(杨柳科)。【维药】Bid Mixki(碧迪米克克)，Hilafi Belhi(黑拉菲白里合)：雄花序治干热性或胆液质性脑、心虚症，头痛，心绞痛，干渴，热性发烧，呕吐[76]。

Salix wallichiana Anders. 皂柳(杨柳科)。【藏药】江那：根治风湿性关节痛，透风疼痛[32]。

Salne Rock Artifactus 人造香盐(卤盐类化合物)。【蒙药】~~ᠣᠶᠤᠨ ᠤ᠋ ᠲᠠᠪᠰ~~(Wunert dabes，乌奴日图-达布斯)：香盐(大青盐 5g、硼砂 3g、光明盐 0.5g、白矾 0.5g、火硝 0.5g 混匀，用少量酒搅拌，置温火熔化而制成品)治脘痞，胃胀肠鸣，消化不良，呃逆，不思饮食，"巴达干"病[49]。

Salomonia cantoniensis Lour 齿果草(远志科)。【景颇药】Shilrang brun(乌仕拉笼)：治痈疮肿毒，蛇伤，跌打损伤[18]。【水药】川风：治痈疮肿毒，蛇伤，跌打损伤[13,157]。【瑶药】白蛇草：全草治蛇伤，刀伤，无名肿毒，牙痛，眼生白翳[133]。【藏药】吹云草：全草治疮痈肿毒，毒蛇咬伤，跌打损伤，骨折，牙痛[36]。【壮药】rum-danghgvaqndoi，一碗泡：全草外用治痈肿疮毒，毒蛇咬伤，牙痛，眼生白翳[121]。

Salsola collina Pall. 猪毛菜(藜科)。【白药】全草治高血压[17]。【朝药】술쟝다리：全草治肾、肝、心疾病，眩晕，鼻衄[9,90]。【鄂伦春药】挨母出哈，猪毛蒿，三叉明棵：全草治高血压[161]。【蒙药】哈木呼乐：地上部分用于降低血压[586]。【藏药】达才尔[23]，打测尔[40]：地上部分治瘟病时疫的热症，头痛[23,24]，肝热，肾热，高血压，发烧[24]，"隆"病，肺病，恶寒发热，周身疼痛[23]；全草治咳嗽，头痛，发烧及各种炎症[29,40]。

Salsola monoptera Bunge 单翅猪毛菜(藜科)。【藏药】达尔才：地上部分治肝热，肾热，高血压，瘟病时疫的热症，发烧，头痛[24]，"隆"病，肺病，时行感冒及热病初起，恶寒发热，头及周身疼痛[23]。

Salsola ruthenica lliin 刺沙蓬(藜科)。【藏药】达尔才：地上部分治肝热，肾热，高血压，瘟病时疫的热症，发烧，头痛[24]，"隆"病，肺病，时行感冒及热病初起，恶寒发热，头及周身疼痛[23]。

Salvia bifidocalyx C. Y. Wu et Y. C. Huang 开萼鼠尾草(唇形科)。【藏药】黄花鼠尾草：根治经络滞瘀，心悸，创伤，口腔病，月经病；花治咳嗽，肝炎[34]。

Salvia bowleyana Dunu 南丹参(唇形科)。【畲药】热红草，月风草，活血丹：根治月经不调，闭经，盆腔炎[146]。

Salvia brachyloma Stib. 短冠鼠尾草(唇形科)。【藏药】根治经络滞瘀，心悸，创伤，口腔病，月经病；花治咳嗽，肝炎[34]。

Salvia brecilabra Franch. 短唇鼠尾草(唇形科)。【藏药】兴提：全草治眼病，目翳[40]。

Salvia campanulata Wall. ex Benth. 钟萼鼠尾草(唇形科)。【藏药】兴提：效用同短唇鼠尾草 S. brecilabra[40]。

Salvia castanea Diels 栗色鼠尾草(唇形科)。【藏药】兴提：效用同短唇鼠尾草 S. brecilabra[40]。

Salvia cavaleriei Lévl. 贵州鼠尾草(唇形科)。【侗药】娘盆盼：全草治消炎，止痛，消肿[135]。【土家药】紫参：全草治吐血，咳血，鼻衄，血痢，血崩，刀伤出血[127]。

Salvia cavaleriei var. erythrophylla(Hemsl.) Stib. 紫背鼠尾草(唇形科)。【苗药】全株治肺结核咯血，痢疾，跌打损伤[13]。【土家药】效用同血盆草 S. cavaleriei Lévl. var. simplicifolia[129]。

Salvia cavaleriei var. simplicifolia Stib. 血盆草(唇形科)。【土家药】天青地红：全草治肺热咳嗽，咯血，跌打损伤，痢疾，衄血，崩漏，便血，外伤出血，肺痈，月经不调[129]。【瑶药】破血丹，天青地红：全草治咳嗽吐血，血崩，血痢，创伤出血，支气管炎[133]。

Salvia chinensis Benth. 华鼠尾草(唇形科)。【羌药】Rerfusuguhang(日尔福苏古杭)，石见穿[167]，Biahazi(别哈仔)[10]：全草治肺炎咳血，喉咙肿痛[10,167]。【瑶药】低砖保背，四方草：全草治噎膈，咳喘，肝炎，赤白带，痈肿，瘰疬[133]。【壮药】石见穿：地上部分治癌肿，心头痛(胃痛），呗农（痛疮）〈120〉。

Salvia deserta Schang. 新疆鼠尾草（唇形科）。【哈萨克药】تشعفانغۇزيرق：全草治鼻衄，牙龈出血〈140〉。

Salvia digitaloides Diels 毛地黄鼠尾草（唇形科）。【纳西药】辛参啃，玉名喇叭〈14〉，白元参〈164〉：根治热病烦渴，咽喉肿痛，肺热咳嗽，热疹荨症〈14〉，月经不调，肝硬化，心痛，血崩带下，闭经，癥瘕积聚，肝脾肿大，心烦，惊悸不眠，恶疮肿毒，跌打损伤，骨节疼痛，疝痛，腰痛〈164〉。

Salvia flava Forrest ex Diels 黄花鼠尾草（唇形科）。【藏药】吉子色保〈40〉：根治月经不调，闭经〈13,36〉，心绞痛，痛经，血崩带下，骨节疼痛，惊悸失眠，心血管疾病，冠心病〈13〉，跌打损伤，瘀血肿痛〈36〉，肝炎，牙痛〈40〉。

Salvia glutinosa L. 胶质鼠尾草（唇形科）。【藏药】吉子莫保〈29〉，吉子莫博〈24〉：根治胃出血，肺痨咯血〈29〉；效用同丹参 S. miltiorrhiza〈24〉；根及根茎治胃出血，肺病，肺痨咯血〈24〉。

Salvia kiaometiensis Levl. 荞麦地鼠尾草（唇形科）。【藏药】吉子青模：根治胃出血，肺痨咯血，接续筋脉，发疹，肠热，外伤疼痛，经络瘀滞，愈合伤口，月经病〈40〉。

Salvia lankongensis C. Y. Wu 洱源鼠尾草（唇形科）。【白药】红须须〈14〉，红稀稀〈13〉：根治心绞痛，心肌硬化，痛经〈13,14〉，冠心病，惊悸不眠瘀血，腹痛〈14〉，失眠〈13〉。

Salvia mekongensi Stib. 湄公鼠尾草（唇形科）。【藏药】兴滴：根治金黄色葡萄球菌〈13〉；花、种子治眼疾，云翳〈22〉；种子、地上部分治眼病，目翳〈34〉。

Salvia miltiorrhiza Bge. 丹参（唇形科）《药典》。【阿昌药】达边啊金：效用同景颇药〈9,18,19〉。【布依药】老燕讲：根水煎服治肝硬化〈159〉。【景颇药】Ban ka：根治月经不调，心悸，关节疼痛〈9,18,19〉。【毛南药】dan³³ sen³³（单生）：根治产后瘀血腹痛〈155〉。【蒙药】乌兰－温都素，热贡巴〈47〉，ᠤᠯᠠᠭᠠᠨ ᠲᠡᠮᠦᠷ（Wulan wendus，乌兰－温都苏）〈52〉：根及根茎治月经不调，经闭腹痛，产后瘀血腹痛，宫外孕，肝脾肿大，心绞痛，心烦不眠，疮疡肿毒〈47〉，血热，脉热，经血不调，胃"包如"病

腑热性泄泻〈52,56〉。【苗药】紫丹参：根治月经不调，血滞经闭，瘀血作痛〈98〉。【土家药】赤参，红丹参：根治月经不调，血滞经闭，瘀血作痛，痈肿疮毒，心烦不寐，冠心病，心绞痛〈123,127〉。【瑶药】红根：根、茎治心绞痛，惊悸不眠，月经不调，痛经，积聚，瘀血腹痛，骨节疼痛，恶疮肿毒〈133〉。【彝药】呆乃色〈101,104〉：根治心慌失眠，月经不调，哮喘，妇人血崩〈101,104〉。【藏药】吉子莫博：根及根茎治胃出血，肺病，肺痨咯血〈24〉。

Salvia plebeia R. Br. 荔枝草（唇形科）。【傈僳药】节胜兰莫：全草治咳血、吐血，尿血，崩漏，腹水，白浊，咽喉肿痛，痈肿，痔疮〈166〉。【苗药】水薷香，水苏：地上部分治伤风咳嗽，阴道炎，乳腺炎〈98〉。【纳西药】茎叶和花穗治高热不退，感冒，流行性感冒，麻疹不透，皮肤瘙痒，吐血，衄血，疥疮，头痛，咽痛，荨麻疹，支气管炎，肾炎水肿，痈肿，乳腺炎，痔疮肿痛，出血，跌打损伤，外伤出血，毒蛇损伤〈164〉。【土家药】水荆芥：全草治伤风咳嗽，咽喉肿痛，支气管炎，肺结核咯血，腹水肿胀，肾炎水肿，便血，血小板减少性紫癜，痔疮肿痛，痈肿疮毒，痢疾，腹泻；全草外用治外伤，跌打青肿〈123〉。【瑶药】马鞭草：全草治咽喉肿痛，痈肿；全草外用治乳腺炎，痔疮肿痛〈133〉。【壮药】荔枝草：全草治货烟妈（咽痛），嗉耶（支气管炎），笨浮（水肿），呗农（痈疮）；全草外用治北嘻（乳腺炎），仲黑嗉尹（痔疮）〈120〉。

Salvia pogonochila Diels 毛唇鼠尾草（唇形科）。【藏药】吉子青模：效用同荞麦地鼠尾草 S. kiaometiensis〈40〉。

Salvia prattii Hemsl. 康定鼠尾草（唇形科）。【藏药】金布责青波，吉子青模〈40〉：根、全草治口腔病，肝胆邪热，牙痛，温性牙病〈27〉；根治胃出血，肺痨咯血，接续筋脉，发疹，肠热，外伤疼痛，经络瘀滞，愈合伤口，月经病〈40〉。

Salvia prionitis Hance 红根草（唇形科）。【壮药】Goraghoengz（棵壤红），红根草：全草治贷烟（咽炎）、埃病（咳嗽）、阿意咪（痢疾）〈180〉。

Salvia przewalskii Maxim. 甘西鼠尾（唇形科）。【纳西药】丹参：根治热油火灼，除痛生肌，心痛，血崩带下，经闭，心烦，惊悸不眠，恶疮肿毒，跌打损伤，骨节疼痛，疝痛，腰痛〈164〉。

【彝药】资姻，鲁婆：根润肺止渴[14]。【藏药】འབྲས་ཆེ་ཁྲག་ཟི[1]（吉子木保）[29]，吉子恩博[24]，吉子青模[39]：花治慢性咳嗽，肝炎[29]；根和花序治胃出血，肺结核咯血，肝炎，肺炎，咳嗽，肺热[9,24]；根治胃出血，肺结核咯血[22,39]，肺病[22]，心情烦躁所致的胸痹心痛，血虚引起的头昏，肝病，口腔溃疡[21]，接续筋脉，发痧，肠热，外伤疼痛，愈合伤口[39]；花（序）治肝炎，肺炎，肺热，咳嗽[22]，肝病，口腔溃疡，牙痛[21]。

Salvia przewalskii var. mandarinorum(Diels) E. Peter. 褐毛甘西鼠尾(唇形科)。【彝药】刺莀妮，红秦艽，紫花参：根祛瘀止痛，活血通经，清心除烦[504]。【藏药】吉子恩博[24]，吉子恩保[29]：花治慢性咳嗽，肝炎[29]；根和花序治胃出血，肺病，肺结核咯血，肝炎，咳嗽[24]。

Salvia pseudopallida Epling 假多叶鼠尾草(唇形科)。【藏药】全草治贫血引起的脸色、牙龈苍白，体弱，恢复三大体液的失衡[28]。

Salvia roborowskii Maxim. 粘毛鼠尾草(唇形科)。【藏药】吉子嘎保[29]，吉子色博[24]：全草治肝炎，风火牙痛[24,29]，肺炎，肺结核，咯血[24]；花、茎、叶、果、全草治眼疾，虫病[27]。

Salvia scapiformis Hance 地梗鼠尾草(唇形科)。【瑶药】活血丹：全草治血虚经闭，月经不调，白带，血虚性偏头痛，劳伤身痛，虚弱干瘦[133]。

Salvia smithii Stib. 橙色鼠尾草(唇形科)。【藏药】吉子色保：根治肝炎，牙痛[40]。

Salvia splendens Ker. – Gawl. 一串红(唇形科)。【苗药】衣钟学，串串红：全草治身体虚弱，跌打损伤，疮疡肿毒[94]。

Salvia trijuga Diels 三叶鼠尾草(唇形科)。【纳西药】三叶鼠尾：根治月经不调，痛经，血虚闭经，肾虚腰痛，阳痿，血崩，神经衰弱失眠，心烦，早期肝硬化[164]。【藏药】丹参：根治月经不调[13,36]，痛经，血虚经闭，肾虚腰痛，神经衰弱，失眠，阳痿，血崩[13]，经络滞瘀，心悸，创伤，口腔病，月经病[34]，闭经，瘀血腹痛，腹中包块，积聚[36]；花治咳嗽，肝炎[34]。

Salvia wardii Pet – stib 西藏鼠尾(唇形科)。【藏药】花、叶、茎、果、全草治眼疾，虫病[27]。

Salvia yunnanensis C. H. Wright 云南鼠尾草(唇形科)。【苗药】Hxangt gheib(红根，贵州黔东南)：根治月经不调，痛经，经闭，恶露腹痛，血虚肢麻，失眠，健忘，惊悸[91,94]，癥瘕，胸痹绞痛，心烦内热，关节痛，疝痛，痈肿丹毒，崩漏，吐血，衄血，咳血，怔忡，乳痈，疮肿，跌打瘀肿[91]，支气管炎[94]。【彝药】能豪松若鲁[13]，小丹参[106]，呆乃色[101]：根治月经不调[13,106]，血崩，癥瘕痞疸，闭经，乳痈，产后高热[13]，癥瘕积聚，血肿痛，经闭腹痛，痈疮肿毒[109]，外伤出血，鼻血，跌打伤，腹中肿块，头昏神衰，迁延性、慢性肝炎，血栓闭塞性脉管炎，晚期血吸虫病肝脾肿大，冠心病[106]；效用同丹参 S. miltiorrhiza[101]。

Salvinia natans(L.) All. 槐叶蘋(槐叶蘋科)。【白药】全草治痈肿疔毒，瘀血肿痛，烧烫伤[13,17]。【苗药】Benx ndenb benl(盆对喷)，Buax ninx(蘋理)：全草治浮肿[11,95][210]，火烫伤[11,95][210]，湿疹[11,95][210]。【畲药】水蜈蚣，蜈蚣萍：全草治疗，疬[146]。【瑶药】蜈蚣草：全草治虚劳，发热，浮肿，疔疮，湿疹，烧烫伤，麻疹不透；全草外用治痈疮丹毒，湿疹，瘀血肿痛，烧烫伤[133]。

Sambucus adnata Wall. ex DC. 血满草(忍冬科)。【阿昌药】随毛的尼切：效用同傣药[18]。【白药】除蒿：根和全草治风疹，风湿疼痛，小儿麻痹，跌打损伤，骨折，水肿，扭伤，皮肤瘙痒，关节疼痛，荨麻疹[14]；全草治风疹，风湿痛，小儿麻痹，跌打损伤，骨折[78]。【布朗药】牙沙八：全草治肾炎，风湿骨痛，骨折[8]。【傣药】牙勒介[18]，血满草，接骨丹[505]：全草治风湿性关节痛，扭伤瘀血痛[18]；地上部分或全草治风湿痛，跌打损伤，皮肤瘙痒，水肿[505]。【德昂药】牙勒介[18,160]：效用同傣药[18]；全株、根治风湿性关节炎，慢性腰腿痛，扭伤瘀血痛，水肿，骨折，跌打损伤，风湿病，腰背酸痛，妇女产后腰酸腹痛[160]。【哈尼药】Xaoqbul(肖布)，接骨丹，血荞草：全草治风湿性关节炎，慢性腰腿痛，急性扭伤，血肿，骨折，脱肛，大便下血[143]。【基诺药】可雌：根治肝炎，小儿麻痹后遗症；根外用治骨折[163]。【景颇药】suinebyap gvuq：效用同傣药[18]。【拉祜药】接骨丹，吸风草，资哈马：全草治肿病，头痛，妇女生孩子中风引起的半身不遂，骨折，软组织扭伤，急慢性肾炎，风湿疼痛，风疹瘙痒，小儿麻痹后遗症，大肠下血，肝炎[150]。

【傈僳药】石莲俄[166]，塞拉喔[14]：全草、根治风湿性关节炎，慢性腰腿痛，扭伤瘀血肿痛；全草、根外用治骨折，跌打损伤[166]；根和全草治风疹，风湿疼痛，小儿麻痹，跌打损伤，骨折，水肿，扭伤，皮肤瘙痒，关节疼痛，荨麻疹[14]。【纳西药】莽沙[14]，大血草，珍珠麻[164]：效用同傈僳药[14]；全草或根皮治风湿疼痛，骨折扭伤，皮肤瘙痒，关节疼痛，痈肿，急、慢性肾炎，小儿麻痹，跌打损伤，水肿，大肠下血，脱肛[164]。【怒药】肺：全草、根治水肿，风湿[165]。【土家药】接骨木：全株治跌打损伤，水肿[125]。【佤药】大叶风草，红山花[10,168]，考江然[14]：全草治骨折，扭伤，妇女产后中风，风湿性关节炎[10,168]；效用同傈僳药[14]。【彝药】斯赤列[10,101,105]，尔借取[14]：叶、茎皮或根治骨折，腰、脚扭伤，跌打损伤，疮肿，咳嗽；叶治饭后腹痛[10]；全草治跌打损伤[105,109]，咳嗽[101,105]，骨折，腰、脚扭伤，疮肿，饭后腹痛[105]，瘀血肿痛，小便不利，孕期腹痛[109]，皮肤瘙痒[101]；皮、叶治少腹冷痛，饭后腹痛，咳嗽，疮肿，骨折[9,101]；根皮治扭伤，跌打损伤[101]；效用同傈僳药[14]。【藏药】玉勾相那保[22]，约兴纳保[40]：地上部分用于接骨，愈伤[23]，风湿性关节炎[24]；地上部分熬膏治风湿性关节炎[40]；外用治疮疖，神经性皮炎，小儿湿疹[24]；地上部分熬膏外用治疮疖，神经性皮炎，小儿湿疹[40]；全草治肝热，胆热，热毒，骨折，骨伤，创伤，跌打损伤，风湿性关节炎，慢性腰腿痛，扭伤挫伤[22]；根治水肿[34]。

Sambucus chinensis Lindl. [*S. javanica* Reinw. ex Bl.] 接骨草（忍冬科）。【布依药】槐额：茎、叶或根洗患处，再煎水吃，治大肚子（水臌病），忌盐，酸汤，豆浆[159]。【傣药】牙沙办（傣）[9,14,71]：根治感冒，咳嗽，气管炎，扁桃体炎，关节脱位，小儿腹泻[14]；全草治接骨，接筋，关节脱位，小儿腹泻[9,71]；根、叶治风湿关节疼痛，跌打损伤，骨折，腰腿酸痛，小便热涩疼痛[62-64]，尿急，尿频，尿点滴不尽[63]，屈伸不利[62]。【侗药】Mal nyenl（骂吝），Sangp mal nyenl（尚骂吝），大叶鸭脚菜[15]：根、全草治命刀（扭伤），北刀（跌伤）[137]；根治腹痛，肝硬化腹水，风湿骨痛，跌打损伤，骨折；叶治骨折，荨麻疹，小儿惊风；全株治肾炎水肿，跌

打内伤积瘀，骨折，妇女产后关节痛，风湿骨痛[15]。【拉祜药】阿皮俄陆节，八棱麻：根治跌打损伤，扭伤[10]。【傈僳药】蒴翟，石莲俄腊：根、茎、叶治跌打损伤，扭伤，风湿性关节炎，肾炎水肿，腰膝酸痛[166]。【毛南药】走马箭，八拔麻，mba³coŋ³（麻穹）：根茎治风湿性关节炎，扁桃体炎，类风湿，尿路感染，淋病[156]。【苗药】Yangx fut（羊好），Uab mang kuab（蛙蟆哇），Vob mol dad（窝姆打）[92]：全草或根治跌打损伤[95]；根或叶治受寒发烧，伤筋断骨，软组织损伤[92,95]，跌打损伤，风湿痹痛，风疹[98]；叶、根皮及茎枝治风湿疼痛，水肿，骨折[94]。【仫佬药】风马参：效用同侗药[15]。【畲药】陆英：叶治跌打损伤；根治关节炎，风湿关节痛，跌打损伤，扭伤；全草治小儿疳积，流火，皮肤瘙痒[148]。【土家药】a¹sha¹lu³ga¹xi²（阿沙鲁嘎席）[128]，八棱麻[123,128]，八里麻[10]：全草、根治跌打损伤，风湿痹痛，痈肿疔疮[123]；全草治跌打损伤[10,128]，风气病，水肿病，漆疮[128]，骨折肿痛，痨伤[10]；根、茎、叶治漆疮，风土疮[506]。【瑶药】gieqv nyaatv buerng（解牙崩）[132]，骂杀打[15]，黑节风[132][6]：效用同侗药[15]；全草治骨折，肾炎水肿，肝硬化[132][6]，风热头痛，跌打损伤[6]，风湿痹痛，腰肌劳损，跌打损伤，淋巴结结核，产后保健[132]。【彝药】汝无糯鸡：全草治流感，乙型脑炎，麻疹，肺炎，痢疾，风湿性关节炎，疮疡肿毒，劳伤腰痛[102]。【藏药】玉勾相那保[22]，约兴纳保[40]：全草治肝热，胆热，热毒，骨折，骨伤，创伤，跌打损伤，风湿性关节炎，慢性腰腿痛，扭伤挫伤[22]；效用同血满草 S. adnata[40]。【壮药】Nyayouzfanj（雅友泛），走马风[117]，骂杀打[15]：全株治林得叮相（跌打损伤），夺扼（骨折），发旺（风湿骨痛），笨浮（水肿），坐骨神经痛，外伤吐血[117]；效用同侗药[15]。【台少药】Raya（Tayal 药大料崁前山、上坪前山、上坪后山、Saramao），Da-yatu（Bunun 族群、峦），Ryazuu（Paiwan 族傀儡）：叶治头痛，齿痛，胸痛，腹痛，肿疡，外伤，骨折，神经痛，疲劳；根治腹痛[169]。

Sambucus sibirica Nakai [*S. siebodiana* (Miq.) Blume var. *miquelii* (Nakai) Hara] 西伯利亚接骨木（忍冬科）。【哈萨克药】سىمبرىا درعايى：根、茎枝治骨折，跌损伤，风湿性关节炎，痛风，大骨

节病，急慢性肾炎；根、茎枝外用治创伤出血[140]。【蒙药】宝根－宝勒岱：茎枝治未熟热，讧热，"赫依"热，瘟疫，感冒，肺热咳嗽，气喘[1097]。

Sambucus williamsii Hance [*S. racemosa* L.] 接骨木（忍冬科）《部蒙标》。【布依药】那春咯劳[159]：茎枝治风湿筋骨疼痛，跌打损伤，骨折，创伤出血[14]；捣烂用夹板包患处，接骨[159]。【朝药】딱총나무（dak caong na mu，哒克糙鞿纳姆）：茎枝和果实治小便不利，骨折[85]；果实治咳嗽，哮喘，气管炎[87,88]。【达斡尔药】gaawui mood：茎枝治跌打损伤，软骨炎[64]。【侗药】Meix sems guedl（梅松鬼）[25]，走马箭[136][7]：全株治跌打损伤，疮疔，痒疹[136][7,25]，风湿疼痛，骨折[136][7]。【鄂伦春药】那热特，马尿骚，大接骨丹：枝条治跌打损伤，骨折，创伤出血，风湿痹痛，肾炎水肿，烫火伤[161]。【哈尼药】咖汤爬啊周：叶治骨折，扭伤[145,14,6]。【拉祜药】舒筋树：全株治骨折，跌打损伤，风湿性关节炎，痛风，大骨节病，急、慢性肾炎，外用治创伤出血[10]；叶治牛皮癣[152]。【傈僳药】勒俄莫：茎、枝治骨折，跌打损伤，风湿性关节炎，慢性肾炎[166]。【毛南药】插插活，ruoŋ² ra² liem²（松医腊伶）：全株治跌打损伤，风湿性关节炎，腰腿痛，肩周炎[156]。【蒙药】ᠪᠣᠭᠡᠨ ᠪᠣᠯᠳᠢ（Bogen boldie，宝根－宝勒代），ᠤᠯᠠᠭᠠᠨ ᠭᠠᠨᠳᠠᠭᠠᠷ（Wulan gandagar，乌兰－甘达嘎日）[3]，包根包勒岱[6]：茎枝治感冒，肺热咳嗽[3,6][1097]，未熟热，讧热，"赫依"热，瘟疫，气喘[3][1097]，高烧，虚热[6]。【苗药】Ndut gieb blad（都介巴，贵州铜仁），Wab mangl det（蛙芒多，贵州黔南），Maol maol linx（毛毛林，贵州毕节）：叶、根皮或茎枝治风湿疼痛，水肿，骨折[91]；根皮治风湿疼痛[95]；叶、根皮、花治骨折，跌打损伤，风湿骨痛[97,98]。【羌药】Regederidessefu（热格德日德司四福），作柯部哈：茎、茎皮治风湿性关节炎，筋骨疼痛[10,167]。【水药】梅骂按：茎、枝、根皮水煎洗，治跌打损伤[10,157]；根皮治跌打损伤[158]。【土家药】白马桑[124,128]，a¹ lu³ ga¹ qi³（阿鲁嘎起）[128]，接骨丹[124]：茎枝、根、根皮治风湿筋骨疼痛，腰痛，水肿，风痒，瘾疹，产后血晕，跌打肿痛，骨折，创伤出血[124]；茎枝、根治跌打损伤，骨折，风气病，水肿病[128]；全株治跌打扭伤，骨折肿痛，痨病[126]；根、茎治

风湿疼痛，麻木，骨折，跌打损伤[7]；根皮接骨续筋，活血止痛，祛风除湿；根、茎外用止血[497]。【瑶药】敌缝[133]，接骨风[6]：全株治骨折，跌打损伤，风湿关节疼痛，痛风，大骨节痛，急慢性肾炎；全株外用治创伤出血[133]，感冒发热，肾炎，神经痛，胃痛[6]。【彝药】恩赞锡[101,104]：茎枝治外伤骨折，跌打损伤[101,104]，咳嗽，疮疡肿毒[104]。【壮药】棵麻风：根、叶治疯狗咬伤[6,15]。

Samtaldes roxburghii（HK. et Arn.）Oektze 参见 Rourea minor。

Sanchezia nobilis Hook. f. 黄脉爵床（爵床科）。【黎药】赛办[154]，金叶木，金脉爵床[153]：叶治胃出血[154]；全株治妇女血崩，胃出血，肺结核出血，风湿关节红肿热痛[153]。

Sanguisorba alpina Bge. 高山地榆（蔷薇科）。【哈萨克药】تاؤلى جەمپبوياق：根茎治肾虚腰痛，体虚多病，烫伤，出血[140]。

Sanguisorba filiformis（Hook. f.）Hand.－Mazz. 矮地榆（蔷薇科）。【纳西药】五母劳鲍[14,17]，矮地榆，地海参[164]：根治月经不调，宫寒不孕，气血虚弱[14,17,164]。

Sanguisorba offcinalis L. 地榆（蔷薇科）《药典》。【阿昌药】垫贺污：效用同景颇药[9,18,19]。【白药】紫钩：效用同彝药[14]。【朝药】외순나물：根治中毒性泄泻，子宫颈糜烂，乳腺癌[9,90]。【侗药】腊茹亚[135,137][7]，Lagx ludt yak（粮茹亚），Sangp lagx lugx yak（尚朗如亚）[137]：根治狂犬病，妇女血崩[137][7,25]，吓谬吕·崩形（妇女血崩），给冻亚（红痢）[137][7]；全草治吐血，痢疾，湿疹[135]。【鄂伦春药】挨母出哈，黄瓜香，马猴枣：根治咯血，吐血，便血，尿血，痔疮出血，功能性子宫出血，白带，痢疾，慢性胃肠炎；根外用治烧烫伤，金疮，湿疹，痈肿疮毒[161]；全草治腹泄[261]。【鄂温克药】全草治腹泻，肠炎，胃炎[519]。【仡佬药】lo³¹ se³⁵（洛细，黔中方言），tan³¹ kon⁵⁵ pian³³（当攻表，黔中北方言）：根治鼻出血[162]。【哈萨克药】جەمپبوياق：根、根茎治肾虚腰痛，体虚多病，烫伤，出血[140]。【景颇药】Lagin gaji：根治咯血，便血，慢性肠胃炎；根外用治烧烫伤[9,18,19]。【毛南药】gan³³ gu²⁴ va⁴²（刚故发）：根治痢疾[155]。【蒙药】胡仍－图如固，楚琼瓦：根治胃肠出血，痔疮

出血，血痢，崩漏；根外用治烧、烫伤，疔肿[47]。【苗药】Vol ot wel（窝俄俄，贵州黔东南）[91,92,95]，莴阶莪，红绣球[94,96,98]：根治吐血，咯血，衄血[91,94,96,98]，痢疾，痔疮下血，便秘，白带，火烫伤[94,96,98]，胃痛，腹泻[92,95]，尿血，便血，痔血，血痢，崩漏，赤白带下，疮痈肿毒，湿疹，阴痒，水火烫伤，蛇虫咬伤[91]。【纳西药】根治食积腹胀，消化不良，胃寒痛，吐血，便血，红白痢疾，子宫出血，痔疮出血，月经过多，崩漏[164]。【羌药】Zeduomiaw（紫朵苗）：根、根茎治各种血证，烫伤，湿疹，皮肤溃烂[167]。【畲药】山红枣，山荔枝，山枣仁：根治水火烫伤，白带[146]。【土家药】xi² mie¹ ba¹（席灭巴）[123]，土儿红，散血丹[128]：根治便血，血痢，痔疮出血，尿血，白带，崩漏，吐血，衄血，高血压，烫火伤，痈肿疮疡，湿疹，外伤出血[123]，血热出血症，肺痨病，摆白病（又名崩白，泛指带下过多），水火烫伤[128]。【瑶药】mah lengh orn（麻灵安），马连鞍[130]，马立鞍[4]：根治咯血，吐血，衄血，便血，子宫出血，痔疮出血，月经不调，产后流血过多，痢疾，慢性肠胃炎[130]，血崩，产后出血，血痢，烧烫伤[4]。【彝药】合手米熟[14]，水摈榔[105]，矣阿冲[101]：根治便血，腹泻，肝痛[10,101,105]，刀枪伤出血，烧烫伤，心口痛（胃脘痛）[101,105]，妇女下身溃烂[10,101]，妇女诸疾，胃痛，胃病[105]，梅毒[101]，高热昏迷，咯血吐血，食积不化，肠痈赤痢，梅毒淋病，红崩白浊，小儿疳积，痔瘘出血，跌打金创，水火烫伤[109]，胃肠道出血，痔疮出血，子宫出血，尿血，菌痢，阿米巴痢疾，食滞中焦[14]；根炒至焦黄为末外用治烧伤，烫伤，刀枪伤出血[10]。【藏药】抱尔：全草治长期感冒不愈，胸腹胀痛，消化不良，两肋胀痛，眼睛发痒，感冒恶寒[24]。【壮药】马连鞍：根治胃痛，胃溃疡出血，月经不调，胎动不安，痢疾，腹泻，血崩，妇女产后体弱，大便出血，肚痛，外伤出血，烧烫伤；叶治腹泻，跌打损伤；全草治产后流血过多[15]。

Sanguisorba officinalis L. var. longifolia（Bert）Yu et Li 长叶地榆（蔷薇科）《药典》。【土家药】席灭巴，红绣球，土儿红：根治血热出血症，肺痨症，摆白病（又名崩白，泛指带下过多），水火烫伤[128]。

Sanguisorba tenuifolia Fisch. ex Link 细叶地榆（蔷薇科）。【朝药】가는오이풀：根治中毒性泄泻，子宫颈糜烂，乳腺癌[9,90]。

Sanicula astrantiifolia Wolff ex Kretsch. 川滇变豆菜（伞形科）。【彝药】戳嘎补此罗[106]，齐纳佐[101]：全草治跌打损伤，风湿疼痛[13]，瘦弱[106]；根治肾虚腰痛，头晕[13,101]，肺结核[13]，月经不调，闭经，乳痈[101]。

Sanicula coerulescens Franch. 天蓝变豆菜（伞形科）。【彝药】全株治风寒咳嗽，百日咳，月经不调，闭经，腰痛，跌打损伤[13]。

Sanicula lamelligera Hance 薄片变豆菜（伞形科）。【土家药】红蜈蚣，肺筋草，红八棱麻[127]：全草治风寒咳嗽，哮喘，闭经[8,127]，百日咳，月经不调，腰痛[127]。【瑶药】奶酱勉[133]，水黄连，血经草[15]：全草治月经不调[15,133]，感冒，咳嗽，百日咳，哮喘，经闭，腰痛，劳伤[133]，蛇头疮，刀伤出血，跌打肿痛[15]，急性肝炎，肝硬化腹水，崩漏，白带[13]。【彝药】ꄂꆈ鱼（comgat bbutcy，脬肝谁比）：全草治风湿疼痛；全草（炖肉）治瘦弱；全草（泡酒）治跌打损伤[8]。

Sanicula orthacantha S. Moore 直刺变豆菜（伞形科）。【苗药】七叶草：全草治肚痛，毒蛇咬伤，牙痛[15]。【畲药】直刺变豆菜：全草治产后恶露不净[148]。【土家药】鸡血莲，蜈蚣七：全草治麻疹后热毒未尽，跌打损伤，痢疾，小儿高热[127]。【彝药】小黑药，水虎掌草：全株治小儿肺炎，肺结核，麻疹后热毒未尽身热瘙痒，跌打损伤，风湿关节痛[13]。

Sansevieria trifasciata Prain 虎尾兰（龙舌兰科）。【傣药】晚哦来：叶治跌打损伤，风湿关节疼痛，四肢麻木，毒蛇咬伤[63,64]；根治风湿关节痛，四肢麻木，跌打损伤[9,71,72]。【黎药】雅攀塔，虎皮兰，千岁兰[153]：全草水煎服或捣烂外敷患处，治毒蛇咬伤，小儿夜哭，肚子痛[153]；根、叶清热解毒[212]。【毛南药】老虎尾，ruoŋ² sɒt⁷ mɒm⁴（松牛尾）：叶治感冒咳嗽，支气管炎，跌打损伤，痈疮肿毒，毒蛇咬伤[156]。【壮药】goriengguk，老虎尾：叶治伤风，疮疡，跌打损伤，蛇虫咬伤[122]。

Sansevieria trifasciata var. laurentii N. E. Brown 金边虎尾兰（龙舌兰科）。【傣药】万哦来：根治风湿关节痛，四肢麻木，跌打损伤[13,65]；叶治感冒咳嗽，支气管炎，跌打损伤，痈疮肿毒，毒蛇咬伤。

Santalum album L. 檀香（檀香科）《药典》。【阿昌药】白檀香：效用同景颇药[18,19]。【傣药】尖蒿（西傣）[9,14,72]，白香树（西傣）[9,71,72]：心材治死胎横位不下，眼花，迎风流泪[9,14,71,91]，神经错乱（精神病）[69]，心慌心跳，体弱乏力，脘腹胀痛，消化不良，呃逆不止[63,64]，理气和胃，中恶，杀虫[65]。【景颇药】Gvuqnam gam：心材治胸腹痛，气逆，呕吐，冠心病，胸痛[9,18,19]。【蒙药】ᠴᠠᠭᠠᠨ ᠵᠠᠨᠳᠠᠨ（Chagan zanden, 查干-赞丹）：心材治心、肺讧热，枳热，疫热[43]，肺热咳嗽，胸痛气喘，胸刺痛，心悸，心痛等心热症，小儿肺热[56]。【维药】كاق سەندەل（Aq sendel, 阿克散代力）[75]，阿克山大力[78]：心材治热性心脏病，心闷胆怯，脑虚烦躁，头痛目赤，尿少腹泻，尿淋病[75]，胸闷气短，咳嗽气喘，胃腹疼痛，恶心呕吐，瘀血肿痛，手足挛紧，瘫痪[78]，寒凝气滞，胸痛，腹痛，胃痛食少，冠心病，心绞痛[77]。【藏药】占登[20]，旃檀嘎布[24]，赞丹嘎保[27]：心材治心热，肺热[23,24,27]，血热，陈旧热症，肺炎，肺脓肿[24]，虚热[21,27]，心肺紊乱热症[21]，心腹疼痛，噎膈呕吐[20]；外涂消肌肤热毒[23,27]，皮肉热症及肢节肿胀[21]，昏迷[27]。

Sapindus delavayi(Franch.) Radlk. 川滇无患子（无患子科）。【傣药】果实治疝气，疥癞[67,68]。【哈尼药】皮哨子，Alpavq lavqpeivq（阿巴拉拍），无患子：果实治蚂蝗入鼻，疥癞头虱，阴道滴虫；根治咳嗽，消化不良[143]。【傈僳药】屁里神：果实治疝气，疥癞[166]。【彝药】讷来[101,104]：果实和种子治癞痢头，接触性皮炎，蛔虫病，鼻孔内有蚂蝗，眼睛肴[101,104]。【藏药】无患子，皮哨子[36]，弄汤[40]：果皮、种子治疝气，白喉，哮喘，疥癣，淋浊，遗精[36]；果实治精囊病，白喉，淋浊[40]；种子治生殖腺病，遗精[40]。

Sapindus mukorossi Gaertn. 无患子（无患子科）《部藏标》。【朝药】우환자나무（wǔ huān zǎ nǎ mù，乌欢扎那木）：果肉治汗垢，喉痹，去黑痣[86]。【侗药】木患子，洗手果：种子治喉痹肿痛，咳喘，食滞[136]。【毛南药】dɛm42 zu42 mia24（待捉谬）[155]，洗手果树，ruoŋ2 lak8 rək7（松勒色）[156]：种子治单、双喉鹅[155]；鲜根治感冒，咽喉痛，胃痛，百日咳，风痰，小儿盗汗，肺痨

咳，骨卡喉，湿疹；果壳治肺痨咳，百日咳[156]。【佤药】皮哨子果，皮皂子，无患子：根治风湿性红肿，气管炎，肺炎，肝炎[10,168]。【彝药】种子治风热感冒，口蛾喉赤，喘咳哮鸣，生漆中毒[109]。【藏药】ས་སེ་ཅ།（布苏恰）[21]，隆东[2,35]：种子治白喉症，精囊病，淋浊尿频[2,23,35]，生殖腺病，遗精[34]，"培根"病[21]；果实益精，消炎，精囊病，白喉，淋浊[34]，治瘟疫白喉，马的白喉病，卵巢疾病，促使卵子受精，寒症尿频[27]。【壮药】Makcangh（芒苍），无患子果：果实和种子治埃病（咳嗽），墨病（气喘），东郎（食滞），喯疳（疳积），货烟妈（咽痛），额哈（毒蛇咬伤），贫痧（外感发热），唉百银（百日咳）[117]；根治流感，头痛；叶治痧麻夹经；种子治蛔虫腹痛[15]。

Sapindus rarak DC. 毛瓣无患子（无患子科）。【傣药】麻尚，买马萨，戈抹刹（西傣）[14]：根、果皮和嫩叶治咽喉肿痛，小便热涩疼痛，尿血，腹痛，便秘，便血，蚊虫叮咬，疮疡痈疖脓肿，疥癣[62]；果皮、嫩叶治痢疾，咽喉痛，过敏性湿疹，尿频，血尿[9,14,65,71]，尿痛[65]。【哈尼药】阿喝漏吗：效用同傣药[14]。【基诺药】鱼生玉勒：根治跌打损伤；果皮治痢疾，便秘，肠梗阻；果实炭制治白喉[10,163]。

Sapium baccatum Roxb. 浆果乌桕（大戟科）。【傣药】埋西哩藤，野菩提树（西傣）：根治食积腹泻[9,14,71]，消化不良，月经不调，体弱消瘦，畏寒怕冷[9,14,71]，月经不调，消瘦胃寒[65]。【畲药】柏柴，昆柴：根治水肿，腹胀，大小便不通；种子治疖肿疮毒[147]。

Sapium discolor(Champ. ex Benth.) Muell. Arg. 山乌桕（大戟科）。【侗药】美波牢：枝、叶治毒蛇咬伤[15]。【毛南药】红叶乌桕，ruoŋ2 mei4 ok7（松妹耳）：根、皮、叶治跌打损伤，痈疮，毒蛇咬伤，大便秘结，小便不利，腹水[156]。【苗药】都夜兴：效用同侗药[14]。【壮药】八孙八呢：根、皮、叶治跌打，痈疮，毒蛇咬伤，小便不利[14]。

Sapium sebiferum(L.) Roxb. [*Triadica sebifera(L.) Small*] 乌桕（大戟科）。【傣药】乌桕（德傣）：叶治胸闷[69]。【侗药】波安[15]，Meix gul（美固）[137]：根皮治小儿虫牙，大便不通，小儿营养不良；树皮治慢性鼻炎，水肿，腹胀，二便不

通[136]；枝、叶治吹风蛇和青竹蛇咬伤；植株寄生治水肿[15]；茎皮、叶、种仁治耿来·布冷（腰痛水肿），宾榥括（烂脚丫）[137]；根、茎、皮治水肿，腹胀，小便不通，便秘[135]。【傈僳药】王路腊：根皮治水肿，腹胀，癥瘕积聚，二便不通，湿疮，疥癣，疔毒[166]。【苗药】Det mangs hsangb（豆麻昌，贵州黔东南），Ndut mongx youx（都木油，贵州铜仁），Zend mut yef（正磨油，贵州黔南）：种子、叶及去掉栓皮的根皮或茎皮治水肿，腹胀，大、小便不通，湿疹，毒蛇咬伤[91]；种子、去栓皮的根皮及茎皮治热经引起的便秘，脚气湿疮或风疹块[95]；种子治年老体虚热引起的便秘[92]；茎皮、叶、种仁治烂脚丫，皮肤风疹[96]。【纳西药】根皮、树皮治身体虚肿，疥疮，水肿，腹胀，血吸虫病，大小便不通[164]。【畲药】仲子树，更子树[146]：根皮治跌打损伤，水肿，腹胀，大小便不通；种子治疖肿疮毒[10]；根治农药中毒，跌打损伤[148]。【土家药】mu¹ zi¹ ka² meng¹（木子卡蒙），蜡子树[128]，木子树[125]：根皮、树皮、叶治肝硬化腹水，大小便不利，毒蛇咬伤，疔疮，鸡眼，乳腺炎，跌打损伤，湿疹，外伤出血[123,125]；根、根皮治水肿病，阴蛇症，枪伤肿痛，火流痰（急性骨髓炎引起发热）[128]；根皮、茎叶治内伤出血，腹部瘀血，腹痛；根皮、茎叶外用治坐板疮，风坨（皮肤风疹）[10,126]。【瑶药】白麻树[133]：根皮、根茎、叶、花治水肿，二便不通，湿疮，血吸虫病，肝硬化腹水；叶外用治痈疽疔疮，鸡眼，疥疮，脚癣，湿疹，皮炎，阴道炎，蛇咬伤；叶、花烧炭冲开水，治舌红，白带，呕血吐血[133]；效用同侗药[15]。【彝药】俄日，卷子，卷子树：根皮或叶治胃肠道疾病，腹泻，乳疮，肿痛，毒蛇咬伤，跌打伤痛，干疮，烫伤，急性穿孔性阑尾炎，传染性肝炎，肾变性综合征[106]。【壮药】Gogoux（棵够），美猴，美苦[15]：效用同侗药[15]。根治笨浮（水肿），阿意囊（便秘），肉卡（癃闭），呗农（痈疮），能晗能累（湿疹），额哈（毒蛇咬伤）[180]。

Saposhnikovia divaricata (Turcz.) Schischk. 防风（伞形科）《药典》。【朝药】방풍（bāng pùng，帮曝鞿）：根治少阳人伤寒病头痛，寒热往来，胸满证及里热阴虚火动，消渴及小儿疳气[83]，风热证，阴虚证，血症，腹痛，泄泻，中风，疮

疡[84]。【傣药】刀格绕所：效用同景颇药[9,18,19]。【德昂药】来闷尼：效用同景颇药[9,18,19]。【鄂温克药】防风：果实治疝气，尿道炎[235]。【景颇药】Yobanzvai：根治风寒感冒，头痛，无汗，偏头痛[9,18,19]。【蒙药】西日－苏尔洛，浩尼－树古日[47]：根治外感风寒，头痛[47,51]，身痛，风湿关节疼痛，皮肤瘙痒，风疹，破伤风[51]，解表祛风，胜湿，止痉[591]，关节痛，皮肤瘙痒，荨麻疹[47]。【土家药】根治感冒，头痛无汗，偏头痛，风湿痹痛，四肢痉挛，风疹瘙痒，破伤风[123,127]。【藏药】羌扎：根治风寒感冒，头痛无汗，偏头痛，风寒湿痹，关节疼痛，破伤风[32]。

Sapphirum 蓝宝石（宝石级刚玉，主含三氧化二铝）。【藏药】安扎里拉[24,34]：治"三邪"病（"龙"，"赤巴"，"培根"所致的病）[24,26,34]；特别对中毒症及邪魔病有较好疗效[27]。

Sapphirum stellatum 星光蓝宝石（为蓝宝石的一种）。【藏药】白都牙[24]：治三邪病[26,27,34]；效用同蓝宝石 Sapphirum[24]。

Saraca dives Pierre 云南无忧花（豆科）。【阿昌药】米井申日，火焰木：效用同景颇药[9,18,19]。【德昂药】别格布绕菠，火焰木：效用同景颇药[9,18,19]。【景颇药】Myinye haq，火焰木：树皮治风湿骨痛；叶治跌打肿痛[9,18,19]。【苗药】孟焦果：根治风湿骨痛；叶治跌打肿痛[15]。【壮药】Meizlangmax（美狼马），麦喽马[15]：树皮治发旺（风湿骨痛），林得叮相（跌打肿痛）[117]；根治风湿骨痛；叶治跌打肿痛[15]。

Sarcandra glabra (Thunb.) Nakai [*Chloranthus glaber (Thunb.) Makino.*] 草珊瑚（金粟兰科）《药典》。【阿昌药】标格来：效用同景颇药[18]。【傣药】梅滇（西傣）[13,14]：带根全株治骨折，跌打损伤，风湿痛，感冒，月经不调，肺炎，急性胃肠炎，炎症性疾患（各种红肿热痛的疾病），丝虫病，类风湿性关节炎，预防感冒[67,68]；根、叶治肺炎，咳嗽，急性胃肠炎，月经不调，口腔炎，齿龈炎；根治跌打劳伤，风湿骨痛，食欲不振；叶治骨折[13]；效用用同拉祜药[14]；全株治骨折，跌打损伤，风湿痛，感冒，月经不调，肺炎，阑尾炎，急性胃肠炎[9,74]。【德昂药】拉红养喋：效用同景颇药[18]。【侗药】九节茶[15]，九节风[137]：枝叶退热退毒，散血止痛，续筋接骨[231]；全草治风湿性关节炎，骨折，阑尾炎，肺炎，急

性胃肠炎，风湿疼痛，流行性感冒，小儿肺炎[15,135,136]，啰给冻亚（红痢）[137]。【哈尼药】九节花：全草用于消肿[875]。【景颇药】冻颠[13]，冻颠幕[14]，Wuiman zhumqi[18]：根治食欲不振，风湿劳伤[13]，痛经，跌打[6]；茎、叶治子宫脱垂[6,9,18,19]，风湿病，跌打损伤[6,9,18,19]，感冒，产后血崩[6]，肾结石，产后流血，癫痫[9,18,19]；效用同拉祜药[14]。【拉祜药】扎母克资伯[13]：全株治感冒，跌打损伤，风湿痛，骨折[14,151]，肝炎[151]，肾结石，子宫脱垂，产后流血，关节炎，癫痫，气管炎，菌痢，急胃肠炎，风湿痛，脓肿[14]；茎、叶治感冒，子宫脱垂，产后血崩，风湿病，跌打损伤；根治痛经[13]；根、叶治跌打损伤，骨折，肺炎，咳嗽，口腔炎，齿龈炎，急性胃肠炎，月经不调[6]。【苗药】Det nix vud hlieb（豆里欧角，贵州黔东南），九节茶：枝叶治急性肠胃炎，跌打损伤，骨折，风湿痹痛，肢体麻木，妇女痛经，产后瘀滞腹痛[91]，用于清热解毒，活血通络，止痛[231]；茎、叶治骨折[92,95]，夏季湿病[95]，头晕[92]；全草治骨折[6,96,98]，流鼻血，毒蛇咬伤，牙龈溃烂[92]，风湿关节炎，跌打肿痛[6,15]，阑尾炎，痢疾，消除疲劳[15]，痢疾，流行性感冒，流行性乙型脑炎，麻疹[96,98]；根治痢疾，胃痛，跌打肿痛[6,15]；茎治跌打肿痛[6,15]；叶治骨折[6,15]；根、茎、叶治风湿关节炎[6,15]；枝叶治急性肠胃炎，跌打损伤，骨折[92,94,95]。【畲药】九节茶，九节兰：全草治跌打损伤，风湿痛[146]，产后腹痛，月经不调，跌打损伤，风湿关节痛[10,147]，关节炎[148]，风湿性关节炎[6]；根治寒痧，胃寒痛，痛经，风湿痛[148]。【水药】茶动[157,158]，古空[6]，甲空[10]：茎、叶捣烂加酒拌成药泥敷患处，治骨折[157,158]；根治胃痛；茎治跌打肿痛；全株治流行性感冒，痢疾，疮疡肿毒，骨折，跌打损伤，风湿性关节炎[6]，风湿病[10]。【土家药】jiu³jie⁴ seng¹（九结生），观音茶：全株治跌打损伤[126,128]，风气病，产后腹痛，热咯症[10,128]，骨折，湿气骨关节痛，小儿咳嗽发热[10,126]；枝叶治风湿痹痛，肢体麻木，跌打损伤，骨折，痈肿疔毒[123,127]。【瑶药】低沙萨，侠少当，九节风：效用同苗药[15]；全株治跌打损伤，痢疾[6,13,132][4,6]，疮疡肿毒[6,13][4]，流行性感冒，风湿性关节炎[6,13]，胃痛[13]，骨折[6,132]，肺炎，急性阑尾

炎[132][6]，腰痛，坐骨神经痛，风湿痹痛[132]；根治胃痛；茎治跌打肿痛[6]。【壮药】茶肯，棵茶克，美骂：效用同苗药[15]；效用同瑶药[13]；全株治痢疾，流行性感冒，胃痛，跌打扭伤，风湿痛[6]，林得叮相（跌打损伤），夺扼（骨折），痨伤腰痛，埃病（咳嗽），急性阑尾炎，东朗（食滞），胰腺炎，能蚌（黄疸），渗裆相（烧烫伤），心头痛（胃痛）[117]，肝炎，风湿骨痛，痈疮肿毒[23]。

Sarcandra hainanentie Swamy et Bailey 海南草珊瑚（金粟兰科）。【拉祜药】zeng na jie：叶治骨折；茎治排尿困难[152]。【黎药】该隆：全株治风湿痹痛[154]。【彝药】迟诺巴[101]，汝无糯机：全草治风湿性关节炎[9,13,101,103]，劳伤腰痛[9,13,103]，骨折[13,103]，流感，乙型脑炎，麻疹，肺炎，痢疾，疮疡肿毒[9]，风湿性腰痛，挫伤腰痛[101]。

Sarcococca longipetiolata M. Cheng 长叶柄野扇花（黄杨科）。【瑶药】链骨莲：根治急性黄疸型肝炎[50]。

Sarcococca ruscifolia Stap. 野扇花（黄杨科）。【苗药】三两银，清香桂：根治急、慢性胃炎，胃溃疡，胃痛，咽喉痛，跌打损伤；果治头晕，心悸，视力减退[230]。【土家药】豆根，岩青杆：根治跌打损伤，风湿关节疼痛，急慢性胃炎，胃溃汤；果治头晕[123]。【佤药】野扇花，考姑：效用同彝药[14]。【彝药】万年青[109]，你么着诺[14]，嘿诺齐[101]：根驱除肠道寄生虫[109]，胃痛，跌打损伤；果实治头晕，心悸[101]；全株治胃、十二指肠溃疡，跌打瘀血[14]。

Sarcopyramis bodinieri H. Lév. et Vaniot. [*S. delicata* C. B. Rob.] 肉穗草（野牡丹科）。【土家药】水龙花：全草治疗，疱，疮，肺炎，蛇咬伤[123]。

Sarcopyramis nepalensis Wall. 褚头红（野牡丹科）。【瑶药】血胡：全草治跌打损伤[15]。

Sargassum fusiforme (Harv.) Setch. 羊栖菜（马尾藻科）《药典》。【朝药】듬북（dēm bùk，嗨母晡克）[86]，해조（hái zǎo，嗨早）[83]：全草（海藻）治瘿瘤气，颈下核，破散结气，痈肿，癥瘕，坚气，腹中上下鸣，下十二水肿，皮间积聚，热结利小便[86]；藻体治太阴人中消证[83]。

Sargassum pallidum (turn.) C. Ag. 海蒿子（马尾藻科）。【阿昌药】蛸海藻：效用同景颇

药[18]。【朝药】듬북(dēm bùk，嘚母哺克)：全草(海藻)效用同羊栖菜 S. fusiforme[83,86]。【德昂药】海藻：效用同景颇药[18]。【景颇药】Wuiqunbu：全草治甲状腺肿大，颈淋巴结结核[18]。

Sargentodoxa cuneata (Oliv.) Rehd. et Wils. 大血藤(木通科)《药典》。【阿昌药】尿格内：效用同景颇药[18]。【布依药】告里劳，红藤：根、茎治风湿性关节炎[159][486]。【傣药】半考，使肚子饿(德傣)[9,19]，嘿亮聋[65]：茎藤治风湿关节痛，骨折，贫血，月经不调，痢疾[9,19]，强壮筋骨，调经补血[65]，风湿筋骨疼痛，手足拘挛，风湿性关节炎，贫血，月经不调，痢疾，骨折[13]；根、藤茎治水肿，痢疾[14]；根治高血压[13,14]，疮痒[13]。【德昂药】瓦格瑶热：效用同景颇药[18]。【侗药】教播盼亚麻，红血藤：茎治阑尾炎，痢疾，肠炎，风湿性关节炎，风湿痛，肠痈腹痛，经期腹痛[135,136]；藤治闷高晕番(头昏晕倒)[137]。【仡佬药】nan^{35} pia^{33} iao^{53}(昂表腰，黔中方言)，me^{31} kə^{55} xən^{31} tsao^{31}(麦改汗糟，黔中北方言)，mo^{31} qe^{55} ta^{33} pi^{31}(毛改打比，黔西南阿欧方言)：根、茎治风湿骨痛，病后虚弱[162]，风湿性关节炎，不孕症[486]。【景颇药】Nui pu[18]，半考[13]：根、藤治风湿筋骨酸痛，钩虫病，蛔虫病[18]；效用同傣药[13]。【拉祜药】ni ni di：根治血虚头痛[152]。【黎药】麦节龙，血藤，红藤：根治风寒湿痹，肢节疼痛，麻木，水肿，蛔虫腹痛[153]。【毛南药】ta：ŋ^{22} ga：u^{22} wa^{42}(唐高洼)[155]，bieu^{3} phiat^{7}(苗血八)[156]：根、藤治风湿关节炎[155,156]，急慢性阑尾炎，血虚头疼，贫血，月经不调，经闭腰痛，跌打损伤，筋骨疼痛，外伤出血，胆道蛔虫病[156]。【苗药】Hleat ghab nqent(那嘎青，贵州铜仁)[91]，Hsob hxangt(搓尚，黔东南)[95]，红藤[95,97]：藤茎治肠痈，痢疾，乳痈，痛经，闭经，跌打损伤，风湿痹痛，虫积腹痛[91]；根、茎治跌打损伤，红肿[95,97][486]，痨损虚弱[486]，风湿痛，痛经，肠痈，高血压，止痛，补血[95,97]；水肿，痢疾[14]。茎治阑尾炎，蛔虫病[96]；根皮治阴虚发热，吐血，血滞经闭[98]；根治高血压[14]，跌打损伤，痨损虚弱[92]；效用同傣药[13]。【仫佬药】秒罢糯：根治风湿骨痛，病后虚弱，肺结核，心脏病，贫血；茎治误食蚂蝗下肚，跌打损伤引起筋脉挛缩[15]。【纳西药】红藤，大活血：藤茎治急性单纯性阑尾炎，风湿性关节炎，闭经，风湿筋骨疼痛，月经不调，经期腹痛，贫血，急慢性阑尾炎，四肢麻木痉挛，赤痢，血淋，疳积，虫痛，跌打损伤[164]。【畲药】黄省藤，里省藤[146,148]，八卦藤[147]：藤茎治中暑，滚筒痧，跌打损伤[146]；茎、根治腰膝疼痛，心腹绞痛，赤白痢疾，经闭及风寒湿痹[10,147]；根补血；茎治风湿关节痛[148]。【水药】五花血藤，红藤[157]：根、茎治跌打损伤，骨折[10,157,158][486]。【土家药】weng^{1} ka^{3} bu^{1} mei^{4}(翁卡卜灭)[128]，红藤，血藤[123]：藤茎治风湿痹痛，赤痢，血淋，月经不调，虫积腹痛，跌打损伤[123,127]，垮血，经闭小肚子痛，肚胀痛[125]，闭经腹痛，跌打损伤，风气病，母猪症(类似胆道蛔虫症)[128]，闭经痨，筋骨痛，寸白虫，杀蚂蟥[10,126]。【瑶药】槟榔钻，borngh lorngh nzunx(绑龙准)，梅花钻[132]：根及藤茎治消化不良，月经不调[132][6]，风湿性关节炎，四肢麻木，跌打损伤，阑尾炎，风疹，蛔虫病，红痢，血淋，经闭腹痛，小儿疳积[132]，风湿筋骨痛[6]。【彝药】乃牛[101,104]：藤茎治气滞腹痛，经闭，风湿筋骨疼痛[101,104]。【壮药】棵勾斑[15]，gaeulwedhung(勾笏洪)[23]，Gaeubengzlaz(勾柄喇)[117]：效用同仫佬药[15]；藤茎治四肢麻木，筋骨疼痛[23]，发旺(风湿骨痛)，林得叮相(跌打肿痛)，心头痛(胃痛)，京尹(痛经)[117]。

Saruma henryi Oliv. 马蹄香(马兜铃科)。【布依药】把定麻保：根茎捣烂敷患处，治疗疮[159]。

Sassafras tzumu (Hemsl.) Hemsl. 檫木(樟科)。【侗药】美相攥：根、根皮、树皮治风湿骨痛，半身不遂[15]。

Satin spar 纤维石。【藏药】མདང་ཅེ་དཀར་པོ།(东泽嘎保)：原矿物治“黄水”病，固骨脂[25]。

Satyrium yunnanense Rolfe. 云南鸟足兰(兰科)。【藏药】黄花双肾参[36]，旺拉嘎保[40]：块茎治肾虚阳痿，肾虚腰痛，遗尿，面足浮肿，肺燥咳嗽[36]，阳痿不举[40]。

Saurauia lantsangensis Hu ★ 澜沧水东哥(猕猴桃科)。【傣药】梅哥美(西傣)：树皮治骨折，跌打损伤，伤口出血，枪伤，尿淋[14]。

Saurauia napaulensis DC. 尼泊尔水东哥(猕猴桃科)。【布朗药】鼻涕果：皮治骨折，跌打损伤，创伤出血[8,13]。【傣药】梅奇莫：叶治骨折，跌打损伤，创伤出血，枪伤，尿淋[63]；皮治骨

S

折，跌打损伤，创伤出血，枪伤，尿淋[9,74]。【哈尼药】蜜心果，Aqnaovq albol(阿闹阿波)，锥序水东哥：根、根皮治疮痈，无名肿毒，刀枪伤，跌打肿痛，外伤出血，骨折[143]。【拉祜药】牛嗓管树，水东果，密心果：树皮治无名肿毒，大疮，胎儿不下，骨折，跌打损伤，创伤出血，尿淋，枪伤，血尿，慢性骨髓炎[150]。【怒药】西达，鼻涕果：根、果治骨折[165]。【佤药】牛嗓管树，蜜心果：树皮治骨折，跌打损伤，创伤出血，慢性骨髓炎[168]。

Saurauia tristyla DC. [*S. oldhamii* Hemsl.] 水冬哥(猕猴桃科)。【傣药】罗伞会：根和茎治三焦热盛，口舌生疮，小便短赤，风热咳嗽，风火牙痛，泌尿系统结石，黄疸[7]。【哈尼药】水东哥：根、叶、树皮治肝炎[875]。【瑶药】白变木，benc baeqc ndiangx(别变亮)，鼻涕果：根和茎治高热症，风热咳嗽，风火牙痛，精神分裂症，尿路感染，泌尿系统结石，肝炎，白带，白浊，烧伤，烫伤，铁砂入肉不出[132]；枝叶治风湿骨痛，疥疮[15]。【台少药】台湾水东哥，Kaboburu(Tayal，族屈尺)，Tonmatuku(Tayal，族 Taroko)：新芽捣碎，混尿后敷于患部并用布包扎治外伤，火伤[169]。

Sauropus androgynus(L.) Merr. 守宫木(大戟科)。【傣药】哈帕湾[9,62,64,71]：根治疥疮[9,62,63,64,65,66,71]，咽喉肿痛[62-64]，扁桃体炎[63,64]，咳吐浓痰，咯血[62]，痢疾便血，腹痛经久不愈，淋巴结炎[9,65,66,71]。

Sauropus spatulifolius Beille 龙脷叶(大戟科)。【侗药】龙舌叶，龙味叶：叶治肺燥咳嗽，咽痛失音[136]。【壮药】Mbawlinxlungz(蒙凛垄)：叶治埃病(肺虚久咳)，胸闷，阿意囊(便秘)[117]。

Saururus chinensis(Lour.) Baill. 三白草(三白草科)。【布依药】那占莽浩：地上部分水煎服，治水肿[159]。【侗药】Nyangl sanp begs(娘善百)，Ngoux geel dangc(藕借塘)：全草治挫缝刀任(伤筋)，宾宁乜崩榜(白带)[136,137]。【毛南药】白面姑，ruoŋ² sɯt⁷ mbe¹(松醒辊)：治尿路结石，肾炎水肿，白带过多，疗疮，肿毒，湿疹，毒蛇咬伤[156]。【苗药】罗吊[15]，榜祥发略，边样休芥[10]：根茎治白浊，白带，肺结核，咳嗽，尿道炎，风湿骨痛，肾炎，子宫脱垂，肝炎贫血；全

草治白带过多[15]，风湿关节痛，黄疸型肝炎，胃下垂，消化不良，慢性气管炎，白带白浊，骨折[15]，水肿[96]；根茎或全草清热利尿，解毒消肿[211]。【畲药】插田白，补田白，白头公：全草和根茎治水肿，疔[146]；全草治尿路感染，肾炎水肿[10,13,147]，尿路结石，白带，风湿性关节炎，坐骨神经痛，扁桃腺炎，乳腺炎，痈肿疔疮[10,147]，风湿疼痛，菌痢，黄水疮[13]。【水药】邱南：根治肾炎水肿[157]；地上部分煎水服，治肾炎水肿[10,158]。【土家药】bai he lian(白鹤莲)[126]，百节藕[123]，未老先白头[128]：全草、根茎治白带，尿路感染，结石，水肿[123,127]，毒蛇咬伤，痢疾[125]，热尿积(尿路感染)，摆白病(又名崩白，泛指带下过多)，体虚头昏，偏头风[128]；全草、根茎外用治骨折，脓肿，皮肤湿疹以及疖肿初起[123,127]；根茎治头晕头胀，摆白(又名崩白，泛指带下过多)，遗精，风疹块[10,126]。【瑶药】大叶鱼腥草，裸通坳来，钻地风：效用同苗药[15]；全草治尿路感染，肾炎水肿，脚气水肿，尿结石[130][4]，白带，消化不良，胃下垂，胃十二指肠溃疡，皮肤湿疹[130]；根、全草外用治疮疡，肿毒，湿疹[134]。【壮药】Gorumsambeg，过塘藕，水木通：全草治水肿[118][23]，黄疸，淋症，带下，痢疾，湿疹，下肢溃疡，蛇虫咬伤[118]，尿路感染[23]；效用同苗药[15]。【台少药】Moasan(Tayal，族大湖)，Mokaran(Tayal，族汶水)：根茎煎服，并将其捣碎后敷于手指头上或根煎服治疖疾[169]。

Saussurea amara (L.) DC. 草地风毛菊(菊科)《部蒙标》。【蒙药】塔拉音 - 哈拉特日干那[586]，哈拉特日干那[51]，ᠬᠠᠯᠲᠠᠷᠭᠠᠨᠠ(Haltergen，哈乐特日根)[3]：全草清热解毒，消肿，止痛[586]，治"发症"，心热，流感，瘟疫，麻疹，猩红热，结喉，血热，肠刺痛，阵刺痛，伤热[3,51]，痢疾，博热，实热，久热，"协日"热[51]，痘疹，毒热，炽热，讧热，感冒发热，急慢性热症[3]。

Saussurea amurensis Turcz 龙江风毛菊(菊科)。【蒙药】全草治阴道滴虫，阴痒，带下[51]。

Saussurea arenaria Maxim. 沙生风毛菊(菊科)。【藏药】杂迟哇冒卡：全草治肝炎，胆囊炎，感冒发烧[29]。

Saussurea brunneopilosa Hand. – Mazz. [*S. eopygmaea* Hand. – Mazz.] 异色风毛菊(菊科)《部藏

标》。【藏药】ཙ་མཁྲིས་བ་མོ་ཁ（杂赤巴莫卡）[2,21,35]，扎赤哇毛卡[23]，扎川哇毛卡[29]：地上部分治胆囊炎，感冒发烧[2,21,29,35]，肝炎，黄疸，胃肠炎，内脏出血[2,21,35]，赤巴病，脉病[23]。

Saussurea cana Ledeb. 灰白风毛菊（菊科）。【藏药】衮巴告钦：全草治外伤出血，疮疖，肉食中毒[40]。

Saussurea chetchozensis Franch. ［*S. lanuginosa* Vant.］大坪风毛菊（菊科）。【纳西药】杯拖勒：全草治雪盲，头昏，月经不调，血虚不孕，血崩，肺结核，肾虚腰痛，神经衰弱，跌打损伤[14]。

Saussurea cordifolia Hemsl. 心叶风毛菊（菊科）。【侗药】Suic Longl（谁弄）：全草治急性肠胃炎[12]。【苗药】杜蘅，马蹄细辛：根治风湿痛，痛经[98]；全草治风寒头痛，肺寒咳喘，中暑，腹痛[97]，外耳道湿，下肢溃烂[95]。

Saussurea deltoidea(DC.) Sch.－Bip. 三角叶风毛菊（菊科）。【哈尼药】Ceilnil hhoqtaoq（策尼俄陶）：根治产后乳少，白带过多，小儿疳积，骨折，病后体虚[143]。【拉祜药】叶研烂治牛皮癣[152]。【纳西药】三角风毛菊：根治胃寒痛，风湿腰痛，干咳，小儿惊风，虚热盗汗，产后乳少，白带过多，消化不良，腹胀，痢疾，头晕，耳鸣，跌打损伤[164]。【畲药】三角叶风毛菊：根、叶治早期乳腺炎[148]。【土家药】白牛蒡：根治消化不良，腹泻，小儿疳积，病后体弱，风湿骨痛[123]。【瑶药】洞口果崩：根治胃寒痛，病后体虚，产后乳少，腹胀，小儿疳积[133]。

Saussurea epilobioides Maxim. ［*S. epilobioides* Maxim. var. *cana* Hand.－Mazz.］柳兰叶风毛菊（菊科）。【藏药】叶格象[29]，叶古兴那布[24]，优姑兴[39]：全草治刀伤，产后流血不止[24,29,39][36]，外伤出血[24][36]。

Saussurea eriocephala Franch. 棉头风毛菊（菊科）。【纳西药】杯拖勒：全草治肾虚腰痛，神经衰弱[14]。

Saussurea gnaphalodes(Royle ex Cand.) Sch.－Bip. 鼠曲雪兔子（菊科）。【藏药】索贡曼巴[24]，夏规松巴[40]：全草治食物中毒及其引起的发烧，跌打损伤[24]；地上部分治炭疽病，中风，风湿性关节炎，胞衣不下，头疮，皮肤病[40]。

Saussurea gossypiphora D. Don 棉毛雪莲（菊科）。【藏药】美多冈拉：全草治高山不适应，关节炎，月经不调[29]。

Saussurea graminea Dunn 禾叶风毛菊（菊科）《部藏标》。【蒙药】全草治肝炎，胆囊炎，胃肠炎，内脏出血[51]。【彝药】占车，匝赤把漠卡[13]：全草治肝炎，胆囊炎，肠胃炎，感冒发热，内脏出血[13]；嫩枝叶治高热抽风，头昏盗汗，肝胆湿热，疟疾瘴疠[109]。【藏药】ཙ་མཁྲིས་བ་མོ་ཁ（杂赤巴冒卡）[2,35]，杂扯[20]，扎赤哇毛卡[23]：地上部分治肝炎，胆囊炎，黄疸，胃肠炎，感冒发热及内脏出血[2,5,20,35]，赤巴病，脉病[21,23]；地上部分、花序治"赤巴"病[24,40]，肝炎，胆囊炎，经络热病，感冒发烧，内脏出血[24]，胆病，筋络病，发热[40]；花、茎、叶、果、全草治胆热，肝胆病，养脉[27]。

Saussurea hieracioides Hook. f. ［*S. superba* Anth.］长毛风毛菊（菊科）《部藏标》。【傣药】栽吉秀：根治流感，麻疹，荨麻疹，水肿，膀胱炎[13]。【纳西药】漏子多吾：效用同傣药[13]。【藏药】རྩི་ཏིག་དཀར་པོ（栽吉秀）[21,24,35]，贝治牙扎[29]，俄吉豆尔[39]：地上部分治水肿，腹水，膀胱炎，小便不利[2,6,35]；全草治水肿[20,21,23,39]，膀胱炎，小便不利[20,21,39]，腹水[20,39]；叶治水肿[27,29]，水鼓病[27]；全草、地上部分治肾型或心型水肿，腹水，膀胱炎，小便不利[24]；根治流行性感冒，咽肿痛，麻疹，荨麻疹及食物中毒，有镇静麻醉作用[29]。

Saussurea involucrata(Kar. et Kir.) Sch.－Bip. 天山雪莲（菊科）《药典》。【蒙药】帮孜达娃[5][24]，Qasen qeqeg[217]：地上部分治结核气喘，腰腿痛，妇女月经不调，痛经，筋骨损伤[5][24]；全草治风湿关节疼痛，胃病[217]。【维药】قار له يلسى（Qarleylisi，卡热来力斯）[75,77]，塔古来力斯[5,78][24]，塔格来丽斯[782]：全草治风湿性关节炎[5,75,77,78][22,24]，小腹冷痛，妇女月经不调[5,75,78][24]，关节疼痛，经水不下，胎盘难下，白带增多，小腹寒冷，肾虚阳痿[75,77]，风寒引起的四肢麻木，肾虚腰痛[78]，宫寒腹痛[22]，关节疼痛，经水不下，胎盘难下，白带增多，肾虚阳痿[75]；地上部分治风湿关节炎，肺寒咳嗽，月经不调，小腹冷痛[782]。【藏药】花、叶、茎、果、全草治凶曜，中风，疮伤，疼痛〈27〉。

Saussurea iodostegia Hance 紫苞风毛菊（菊科）。【藏药】漏子多保：全草治流行性感冒，咽肿痛，麻疹，荨麻疹及食物中毒，有镇静麻醉作用〈32〉。

Saussurea japonica(Thunb.) DC. 风毛菊（菊科）。【蒙药】全草治感冒头痛，风湿痹痛，腰腿痛，跌打损伤〈51〉。【仫佬药】走马肝：全草治牙龈炎〈15〉。【土家药】追骨风：全草治风湿痹痛，关节疼痛，跌打损伤〈7〉。

Saussurea kingii C. E. C. Fisch. 拉萨风毛菊（菊科）。【藏药】ᠱᠡᠷ་ པ་ ᠭᠠᠷ་ ᠱᠡᠭ（公巴嘎吉）〈21,22,23,29〉：叶治新旧疮疡，肉食中毒〈23〉；全草治疮疖〈29〉，脉热病，肉食中毒〈22〉，新老疮伤，伤口流血不止，解肉食中毒〈21〉；全草外用治外伤出血，疮疖肿毒〈22〉。

Saussurea laniceps Hand. – Mazz. 绵头雪莲花（菊科）《部藏标》。【纳西药】杯唾勒：效用同藏药〈13〉；全草治月经不调，白带〈5〉。【普米药】楔楞花：效用同藏药〈13〉；全草治体虚头晕，耳鸣眼花〈5〉。【羌药】Biesgamlangpa（大别斯嘎木郎帕），大母花，雪莲花：全草治阳萎，月经不调，崩漏，闭经，外伤出血，高热，高血压头痛〈167〉；带花全株治高热，高血压〈10〉。【藏药】ᠪ་ᠨᠣᠳ་ᠱᠣᠭ་ᠪ（恰果苏巴）〈2,23,35〉，麦朵冈拉〈24〉：全草治炭疽，类风湿性关节炎〈2,5,23,24,35〉，月经不调〈2,5,24〉，头部创伤，热性刺痛，妇科病，中风〈2,23,35〉，白带，体虚头晕，耳鸣眼花〈13〉，中风，崩漏带下，妇女小腹冷痛，胎衣不下，肾虚腰痛，遗精阳萎，血热病引起的头痛〈5〉，痛经，癫痫〈23〉，高山不适应症，咳嗽气喘，子宫寒冷，刀伤，剑伤〈24〉，肾虚阳痿，腰膝酸软，月经不调〈36〉；全草外敷消肿〈2,23,35〉，效用同鼠曲雪兔子 S. gnaphalodes〈40〉。

Saussurea leontodontoides (DC.) Sch. – Bip. [*S. sungpanensis* Hand. – Mazz] 狮牙草状风毛菊（菊科）。【藏药】公巴嘎吉〈21,22,25〉：全草治脉热病，肉食中毒；全草外用治外伤出血，疮疖肿毒〈22,25〉，跌打损伤，伤口流血不止，疮疖痈毒肿痛〈32〉，新老疮伤，解肉食中毒〈21〉。

Saussurea leucoma Diels 羽裂雪兔子（菊科）。【纳西药】杯拖勒〈13〉，白毛雪兔子〈164〉：全草治夜盲症，月经不调，血崩，肺结核，跌打损伤〈13〉；

带根全草治夜盲症，月经不调，白带，血虚不孕，雪崩，头晕，肺结核，跌打损伤〈164〉。

Saussurea likiangensis Franch. 丽江风毛菊（菊科）。【藏药】宫巴嘎琼〈23〉，贡巴芥节〈27〉，贡巴嘎吉〈36〉：叶治新旧疮疡，肉食中毒〈23〉，肉毒疾病〈27〉；全草治疮痈肿毒，外伤出血，肉食中毒〈36,40〉。

Saussurea medusa Maxim. 水母雪兔子（菊科）《部藏标》。【纳西药】杯拖勒：全株治月经不调〈5,13〉，夜盲症，血崩，肺结核，跌打损伤〈13〉，白带〈5〉。【普米药】楔楞花：全草治体虚头晕，耳鸣眼花〈5〉。【羌药】Damuvua（大母花），雪莲花，别斯嘎木郎帕：全草治阳萎，月经不调，崩漏，闭经，外伤出血，高热，高血压头痛〈167〉。【裕固药】水母雪莲，石莲：全草用于妇女引产，泡酒内服强身；外用治跌打损伤〈11〉〈53〉。【土药】雪莲：全草治经期小腹冷痛，月经错前错后，闭经，胞衣不下〈10〉。【裕固药】布朵厚，雪莲：全草治胃寒痛，关节炎，胞衣不下，不孕症，外伤性出血，高山反应性头痛、头昏、恶心〈10〉。【藏药】ᠨᠡᠰ་ ᠱᠢᠨ་ ᠪ་ ᠨᠣᠳ་ ᠱᠣᠭ་ ᠪ（西称掐规素巴）〈21〉，ᠪ་ᠨᠣᠳ་ᠱᠣᠭ་ᠪ（恰果苏巴）〈2,23,29,35〉，夏规松巴〈39〉：全草治疮疽〈21,27,33〉〈795〉，中风〈5,21,27,35〉〈795〉，头部创伤，热性刺痛〈2,21,35〉〈795〉，妇科病，类风湿性关节炎〈2,35〉〈795〉，胎衣不下〈5,33〉，风湿关节炎〈20,33〉，引产〈20〉，痛经，风湿痹症，癫痫〈23〉，妇女小腹冷痛，肾虚腰痛，阳痿〈5,33〉，闭经，卵巢及子宫疾病，肺寒咳嗽，麻疹不透〈33〉，皮肤病，疖肿，月经不调〈27〉，风湿病，黄水病〈21〉；全草外敷消肿〈2,23〉；崩漏带下，月经不调，痛经，血热病引起的头痛〈5〉；地上部分治炭疽，中风，风湿性关节炎，胞衣不下，引产〈39〉。

Saussurea minuta C. Winkl. [*S. lancifolia* Hand. – Mazz.] 小风毛菊（菊科）。【藏药】扎赤哇毛卡〈23,29〉：全草治肝炎，胆囊炎，感冒发烧〈29〉；地上部分治赤巴病，脉病〈23〉；效用同苦荬菜 Ixeris denticulata〈22〉。

Saussurea neofranchetii Lipsch. 耳叶风毛菊（菊科）。【藏药】日雄：嫩苗治"培根"、"赤巴"合病，中毒病，"黄水"病，疮疡〈40〉。

Saussurea obvallata (DC.) Edgew. 苞叶雪莲（菊科）《部藏标》。【傈僳药】苞叶毛菊，王俄莫：

全株治雪盲症，头昏，血虚不孕，血崩，肺结核，风心病[166]。【藏药】煞杜果古[2,35]，漏姿多沃[23]，洒杜果固[24]，妞西尔[33]：地上部分治麻风[2,24,35]，偏瘫，癫痫，疮疖疔毒[24]，癫痛，中风，癫狂[2,35]，瘫痪，各种疮，止痛[6]；全草治瘟病时疫，痹症，血病，肠绞痛[23]，流行性感冒，咽喉肿痛，麻疹，荨麻疹及食物中毒，有镇静麻醉作用[29]，痈疮肿毒，高热神昏，咽喉红肿，出血性白血症，炭疽[33]；花、叶、茎、果、全草治"凶曜"病，中风，疮伤，疼痛[27]。

Saussurea pachyneura Franch. [*S. bodinieri* Lévl.] 东俄洛风毛菊（菊科）。【藏药】宫巴嘎琼[23]，公巴嘎吉[24,29]，贡巴嘎吉[36]：叶治新旧疮疡，肉食中毒[23]；全草治疮疖[29]，脉热病，肉食中毒[24]，热病出血，外伤出血，疮痈肿毒，肉食中毒[36]；全草外用治外伤出血，疮痈肿毒[24]。

Saussurea peguensis C. B. Clarke 叶头风毛菊（菊科）《部藏标》。【藏药】杂赤巴莫卡[2]，扎赤哇毛卡[23]，杂扯[20]：地上部分治肝炎，胆囊炎，黄疸，胃肠炎，感冒发热及内脏出血[2,20]，脉病[23,27]，"赤巴"病[23]，胆热，肝胆病[27]；地上部分、花序治"赤巴"病，肝炎，胆囊炎，经络热病，感冒发烧，内脏出血[24]。

Saussurea phaeantha Maxim. 褐毛叶风毛菊（菊科）。【藏药】俄吉豆尔：全草治背痛，感冒，头痛，胆囊炎，消化不良[39]。

Saussurea pulchella Fisch. 美花风毛菊（菊科）。【蒙药】全草治吐血，衄血，尿血，便血，风湿痹痛，泄泻[51]。

Saussurea quercifolia W. W. Sm. 槲叶雪兔子（菊科）。【藏药】恰果苏巴[23]，索贡曼巴[22]：全草治炭疽，风湿痹症，痛经，癫痫，暖宫，利痰，敛伤[34]，食物中毒及其引起的发烧，跌打损伤[22]；全草外敷消肿[23]。

Saussurea romuleifolia Franch. 鸢尾叶风毛菊（菊科）。【傈僳药】果蕨早莫：全草治风湿关节痛，跌打损伤，小儿疳积[166]。【纳西药】拉拉克[14]，大麻草，雨过晴天[164]：全草治风湿麻木，关节痛，跌打损伤，高热，毒蛇咬伤[14]；全草或根治坐骨神经痛，风湿性关节炎，风湿性瘫痪，小儿疳积，无名肿痛，跌打损伤，毒蛇咬伤[164]。【藏药】匝赤瓦莫卡[34]：地上部分或花治胆病，"赤巴"病，发热，经络病[34]。

Saussurea stella Maxim. 星状雪兔子（菊科）。【藏药】苏尔公玛保[24]，匍地风毛菊[36]，松觉底打[39]：根、花、叶治骨折，毒性热症[24,29,32,39]，跌打损伤[32]；全草治风湿筋骨疼痛，骨折，中毒性热症，食物中毒[36]。

Saussurea tangutica Maxim. [*S. obvallata* (DC.) Edgew. var. *orientalis* Diels] 唐古特雪莲（菊科）。【纳西药】东方风毛菊，东方雪莲花：全草治感冒，咽喉痛，温病时疫，月经不调，风湿关节痛[696]。【藏药】漏姿多沃[23]，鲁孜多吾[24]，漏子多保[29]，妞西尔[33]：全草治流行性感冒，咽喉痛[24,29]，瘟病时疫，心热，血热，血机亢进，食物中毒，风湿关节痛[24]，瘟病时疫，痹症，血病，肠绞痛[23]，痈疮肿毒，高热神昏，咽喉红肿，出血性白血症，炭疽[33]，麻疹，荨麻疹及食物中毒，有镇静麻醉作用[29]；效用同纳西药[696]。

Saussurea taraxacifolia Wall. ex DC. 公英叶风毛菊（菊科）。【藏药】江托巴[24,29]，江巴[22]，洞杯柱[40]：全草治食物中毒[22,24,29,40]，肉食中毒[22,24]。

Saussurea tibetica C. Winkl. [*S. pygmaea* Hand. – Mazz.] 西藏风毛菊（菊科）。【藏药】扎赤哇莫卡[22]，漏子多保[29]：地上部分或花序治赤巴病，肝炎，胆囊炎，经络热病，感冒发烧，内脏出血[22]；根治流行性感冒，咽肿痛，麻疹，荨麻疹及食物中毒，有镇静麻醉作用[29]。

Saussurea tridactyla Sch. – Bip. ex Hook. f. 三指雪兔子（菊科）。【纳西药】杯拖勒：全草治月经不调，白带[5]；效用同佤药[14]；效用同彝药[13]。【普米药】楔楞花：全草治体虚头晕，耳鸣眼花[5]；效用同彝药[13]。【佤药】得：全草治肾虚腰痛，神精衰弱[14]。【彝药】恰果苏巴：全株治月经不调，白带，体虚头晕，耳鸣眼花[13]。【藏药】恰果苏巴[24]：全草治风湿痛，类风湿性关节炎，炭疽病，癫痫，头疮，皮肤病，月经不调，痛经[24]。

Saussurea velutina W. W. Smith 毡毛风毛菊（菊科）。【藏药】洒杜果固[22]，煞杜构固[34]：地上部分治瘫痪，癫痫，麻风病，疮疖疔毒[22]，"凶曜"病（癫痫，中风，癫狂，麻风）[34]。

Saussurea wernerioides Sch. – Bip. ex Hook. f. 锥叶风毛菊（菊科）。【藏药】ཁྲ་ཅན་ག (超穿

巴）：全草止血[25]。

Saxifraga atrata Engl. 黑虎耳草（虎耳草科）。【藏药】阿仲茶保[24]，松地嘎保[29]，都仔冈先巴[23]：花治肺病，肺炎[24]；花或全草治肺病[29]；全草治肺病[23]。

Saxifraga aurantiaca Franch. 橙黄虎耳草（虎耳草科）。【藏药】松久蒂：全草治疮痈肿毒[36]。

Saxifraga brunonis Wall. ex Ser. 喜马拉雅虎耳草（虎耳草科）。【藏药】འབྲི་ཏ་ན་འཛིན་དཀར་པ། （知达沙增曼巴）[21,29]，色滴[22]：全草治肺结核，脓胸[29]，培根与赤巴合并症，热性病，传染病，瘟病时疫，肝炎，胆病[22]，"培根"及"赤巴"病，肺痨，胸腔脓血，"黄水"病[21]。

Saxifraga bulleyana Engl. et Irmsch. 小泡虎耳草（虎耳草科）。【藏药】松蒂：全草治"培根"与"赤巴"合病，肝热，胆热，诸热，肠病，血病，疮痈[36]。

Saxifraga candelabrum Franch. 灯架虎耳草（虎耳草科）。【藏药】松地[20,24,36]：全草治肝热，胆热[14,20,24]，流行性感冒，高烧，疮疡热毒[13,14,20]，"培根"与"赤巴"合并症[24]，疮痈肿毒[36]。

Saxifraga ciliatopetala (Engl. et Irmsch.) J. T. Pan 毛瓣虎耳草（虎耳草科）。【藏药】色滴[22]，松蒂[40]：全草治"培根"与"赤巴"合并症，肝炎[22,40]，热性病，传染病，瘟病时疫，胆病[22]，肝热，胆热，诸热，肠病，血病，疮痈，湿热，流行性感冒，高烧，疮疡热毒，胆囊炎，咯血[40]。

Saxifraga confertifolia Engl. et Irmsch. 聚叶虎耳草（虎耳草科）。【藏药】松蒂[20]，松迪，生吉迪达[162]：全草治肝热，胆热，流行性感冒，高烧，疮疡热毒[20]，感冒发热，疮热[162]。

Saxifraga divaricata Engl. et Irmsch. 叉枝虎耳草（虎耳草科）。【藏药】松地嘎保[24]，俄登[162]，阿仲嘎保[29]：花或全草治肺病[24]；花肺病[29]，清热，止咳，消疮，降压[162]；全草治湿热毒疮及湿热黄疸[162]。

Saxifraga diversifolia Wall. ex Ser. 异叶虎耳草（虎耳草科）。【藏药】江阳大兀[13,22,34]：全草治血虚眼花，跌打[13,34]，气血亏损，眼病，跌打损伤[22]。

Saxifraga egregia Engl. 优越虎耳草（虎耳草科）。【藏药】奥叻旦赛尔宝：全草治头痛，肺炎[32]；根、叶、花、果、全草用于滋补，强身[27]。

Saxifraga fortunei Hook f. var. korainensis Nakai 朝鲜虎耳草（虎耳草科）。【朝药】바위범의귀：叶治外伤，冻伤[9,90]。

Saxifraga gemmuligera Engl. 茅生虎耳草（虎耳草科）。【苗药】杆葬再担[13,36]，干赞在单[14]：全草治感冒咳嗽，呕吐[13,14]，消化不良，小儿疳积，腹胀气痛，头目胀痛，关节扭伤，感冒咳嗽[36]。【藏药】色地[24]，邦参布柔，旁仙俄日[29][162]：全草治"培根"病与"赤巴"合并症，传染病发烧，肝病，胆病发烧，药物中毒[24]，肺脓肿，肺结核[29][162]；治镇静，止咳，止吐[1]。

Saxifraga hirculus L. [S. hirculus L. var. major (Engl. et Irm.) J. T. Pan] 山羊臭虎耳草（虎耳草科）。【哈萨克药】全草治风疹，湿疹，痔疮，吐血，崩漏[141]。【藏药】色地[24]，色底[40]：全草治传染病发烧，药物中毒[13,24]，"培根"与"赤巴"合并症[40]，肝病，胆病，发烧[24]，传染病发烧，药物中毒[40]。

Saxifraga hispidula D. Don 齿叶虎耳草（虎耳草科）。【藏药】松吉滴：全草治"培根"与"赤巴"合并症，肝胆热病，诸热症，血病，肠血病，流行性感冒，瘟病时疫[22]。

Saxifraga isophylla H. Sm. 林芝虎耳草（虎耳草科）。【藏药】色滴：全草治"培根"与"赤巴"合并症，热性病，传染病，瘟病时疫，肝炎，胆病[22]。

Saxifraga laciniata Nakai et Takeda. 长白虎耳草（虎耳草科）。【朝药】구름범의귀풀（gū rūm bēm yī guì pùr；咕日母波母邑归曝儿）：全草治子宫出血，月经过多[9,90]。

Saxifraga melanocentra Franch. 黑蕊虎耳草（虎耳草科）。【羌药】XijimiNiheHuNiguhang（西吉米尼禾虎尼古杭），松节豆：全草治湿热黄疸，胆囊肿痛，疫疠感冒[167]。【藏药】欧丹嘎布[24]，针色达奥[29]，金日达春[39]：地上部分治眼病[24,29,39]，肝胆发热症，"培根"并发胆病，传染性疾病，发热，头痛[39]，补血，散瘀，眼疾[508]；根、叶、花、果、全草用于滋补，强身[27]；全草治跌打损伤，瘀肿疼痛，血虚视物不明[36]。

Saxifraga montana H. Smith 山地虎耳草(虎耳草科)。【藏药】塞迥色保[24]，gsertig(赛蒂)[116]，塞交赛保[29][162]：花或全草治头痛，头伤[24,29,39][162]，胆囊炎，瘟病时疫[116]；花、全草熬膏外搽治"培根"并发胆病，传染性疾病的发热，头痛，外伤发热[39]。

Saxifraga nangxianensis J. T. Pan 朗县虎耳草(虎耳草科)。【藏药】འབྲི་ད་ལ་འཇེར་དགར་བི(知达沙增曼巴)[21,29]：全草治"培根"及"赤巴"病，肺痨，胸腔脓血，"黄水"病[21]，肺结核，脓胸[29]。

Saxifraga nigroglandulifera N. P. Balakr. [S. nutans Hook. f. et Thoms.] 垂头虎耳草(虎耳草科)。【藏药】茹滴[22,27]，古日地[24]，色哧[39]：全草或花治血病，疮疖肿毒[13,22,24]，"赤巴"病[22,24]，胆病[13,22]，头痛，头伤，"培根"并发胆病，传染性疾病发热[39]，胆热，脉热，疮热，血热，愈合疮伤[27]；治胆囊炎，疮伤热病，血病，脉病[116]；全草治"培根"病与"赤巴"病的合并症，肝病，胆病，瘟病时疫，疮疡热毒[23]。

Saxifraga pratensis Engl. et Irmsch. 草地虎耳草(虎耳草科)。【藏药】松蒂：效用同毛瓣虎耳草 S. ciliatopetala[40]。

Saxifraga przewalskii Engl. 青藏虎耳草(虎耳草科)。【藏药】松吉斗[23,24,29,33]：全草治肝炎，胆囊炎，流行性感冒发烧[24,29,33]，"培根"病，"赤巴"病的合并症，肝病，胆病，瘟病时疫，疮疡热毒[23]。

Saxifraga pseudohirculus Engl. [S. tangulae- nesis J. T. Pon] 狭瓣虎耳草(虎耳草科)。【藏药】松吉滴[22]，松吉斗[23]：全草治"培根"与"赤巴"合并症，肝胆热病，瘟病时疫[22,23]，诸热症，血病，肠血病，流行性感冒[22]，疮疡热毒[23]。

Saxifraga punctata L. 斑点虎耳草(虎耳草科)。【朝药】톱바위취(tàob bā yū qù)：涛逼吧于去)：叶及全草治胆囊炎，月经过多[9,90]。

Saxifraga rufescens Balf. f. 红毛虎耳草(虎耳草科)。【彝药】罗诺诗，锈耳草[101]，私此[10,101,105]：全草治烫伤，风疹，耳疾，疮疡，黄水疮，痄腮，咳喘[10,105]；鲜全草捣烂取汁或煎服治烫伤，麻

疹，耳痛，黄水疮，痄腮，喘病[101]。【藏药】红毛大丁草：全草治痔疮，咳嗽咯血[36]。

Saxifraga saginoides Hook. f. et Thoms. 漆姑虎耳草(虎耳草科)。【藏药】松菊都，生吉迪斗[162]，松吉滴[22]：全草治胆囊炎，胆结石，肝炎[162]，"培根"与"赤巴"合并症，肝胆热病，诸热症，血病，肠血病，流行性感冒，瘟病时疫[22]。

Saxifraga sanguinea Franch. 红虎耳草(虎耳草科)。【藏药】松吉斗[23]，松地，生吉德达：全草治胆囊炎，胆结石，肝炎[162]，"培根"与"赤巴"合并症，肝热，胆热[23,24]，瘟病时疫，疮疡热毒[23]，胆囊炎，肝炎，咯血[29]。

Saxifraga signata Engl. et Irmsch. 西南虎耳草(虎耳草科)。【藏药】松吉滴[22]，松蒂[34]，松吉斗[23]：全草治"培根"与"赤巴"合并症，肝胆热病[22,23,34]，诸热症，血病，肠血病[22,34]，瘟病时疫[22,23]，流行性感冒[22]，疮疡热毒[23]，疮痈肿毒，诸热，血热[36]。

Saxifraga signatella Marquand 藏中虎耳草(虎耳草科)。【藏药】松吉滴：全草治"培根"与"赤巴"合并症，肝胆热病，诸热症，血病，肠血病，流行性感冒，瘟病时疫[22]。

Saxifraga stenophylla Royle [S. flagellaris Welld.] 大花虎耳草(虎耳草科)。【藏药】松吉滴[22]，松蒂[34]：全草治"培根"与"赤巴"合并症，肝胆热病，诸热症，血病，肠血病[22,34]，流行性感冒，瘟病时疫[22]，疮痈[34]。

Saxifraga stolonifera Curt. 虎耳草(虎耳草科)。【布依药】那热猫：全草水煎服，治肺脓肿[159]。【侗药】骂卡猛，老虎草：全草治中耳炎，风热咳嗽，丹毒，面部湿疹，妇女乱经吐血，结膜炎，角膜云翳，小儿口腔炎，腮腺炎[15,135,136,137]，中耳炎[15][25]，忍卡(中耳炎)，面部湿疹[137]。【仡佬药】得比腰：全草外搽，治皮肤溃烂[162]。【傈僳药】拉背见俄：全草治风疹，湿疹，中耳炎，丹毒，咳嗽吐血，肺痈，崩漏，痔疮[166]。【毛南药】ma²² k ʔ a²⁴ mɛn³³ (骂卡扪)[155]，铜钱草，ruoŋ² kha³ mɯm⁴ (松㓥狗[156]：全草止风咳，喉痒而喘[155]，外伤出血，疮疖肿毒，腮腺炎，水火烫伤[156]。【苗药】Vob bix seix (窝比省，贵州黔东南)[91]，Reib jid dangt ghunb (锐的党棍)[95]，八抓[94,96,98]：全草治急性中耳

炎，大疱性鼓膜炎，风湿瘙痒[91,94,96,98]，风热咳嗽，湿疹[91]，痈肿疮毒，冻疮溃烂，荨麻疹，面部湿疹风热咳嗽[94,96,98]，中耳炎，外耳道湿疹[92,95]，慢性下肢溃疡[95]，肺热咳嗽，百日咳，颈面部湿疹，下肢臁疮[92]。【纳西药】全草治中耳炎，耳廓溃烂，肺结核，肺痈吐脓血，皮肤风疹，荨麻疹，肺痈吐臭脓[164]。【畲药】铜架怀[10,147]，耳朵草，坛荷[146]：全草治牙痛[146]，中耳炎，耳疔，小儿急惊风，咳嗽，痈肿疔疖，吐血[10,147]。【水药】骂打痛：全草外用治腮腺炎[10,157,158]。【土家药】xiuxi（绣席），绣耳草，耳聋草：全草治火热症，灌蚕耳（化脓性中耳炎），吐血症，预防肤子（小儿麻疹）[128]，疮疖痈，青水疮，气管炎[10,126]，痈肿疮毒，风湿瘙痒，冻疮溃烂，中耳炎，咳嗽吐血，肺痈，崩漏，痔疮[124]，高烧，孕妇肚痛[125]。【瑶药】荡能，甘裂使，善芬兜付壮：效用同侗药[15]。【藏药】司木吉豆：全草治小儿发热，咳嗽气喘，肝热，胆热，高烧，疮疡热毒，培根病，赤巴病，综合症；全草外用治中耳炎，耳廓溃烂，疔疮，疖肿，湿疹[32]。【壮药】牙丘西：效用同侗药[15]。

Saxifraga tangutica Engl. 甘青虎耳草（虎耳草科）。【藏药】sumcutig（松居蒂）[116]，塞迪，松斗[162]：全草治肝炎，胆囊炎[24,29][116,162]，发烧[24,29][162]，高热，疮疡热毒[116]，外疮发炎[162]，流行性感冒[24,29]，培根与赤巴的合并症，肝病，胆病，瘟病时疫，疮疡热毒[23]；效用同青藏虎耳草 S. przewalskii[33]。

Saxifraga tibetica A. Losinsk. 西藏虎耳草（虎耳草科）。【藏药】松吉滴：全草治"培根"与"赤巴"合并症，肝胆热病，诸热症，血病，肠血病，流行性感冒，瘟病时疫[22]。

Saxifraga umbellulata Hook. f. et Thoms. 小伞虎耳草（虎耳草科）。【藏药】sumcutig（松居蒂），松吉滴[22]：全草治肝热，胆热[7,23,24,27]，肝炎，胆囊炎[29][116]，"培根"与"赤巴"合并症[22,23,24]，高热，疮疡热毒[116]，肝胆热病，诸热症，血病，肠血病，流行性感冒，瘟病时疫[22]，咯血[29]，流行性感冒，疮疡热毒[7]，疮热，肠炎，胆瘟，小肠剌痛，干血脓[27]。

Saxifraga umbellulata var. pectinata (Marq. et Shaw.) J. T. Pan. [S. pasumensis Marq. et Shaw.] 篦齿虎耳草（虎耳草科）。【蒙药】胡尔图 – 地格达，苏莫楚 – 地格达，苏莫地克：全草消肿解毒[19]。【藏药】 སུམ་ཅིག（松滴）[21]，松吉斗[23]，松蒂[40]：全草治肝热，胆热[20]，流行性感冒，高烧，疮疡热毒[20]，"培根"与"赤巴"的合并症，肝病，胆病，瘟病时疫，疮疡热毒[23]，时疫感冒发烧及疮热[21]；效用同毛瓣虎耳草 S. ciliatopetala[40]。

Saxifraga unguiculata Engl. 爪瓣虎耳草（虎耳草科）。【藏药】གཟེར་ཅིག（塞尔滴）[21]，生吉迪斗[162]，赛滴[29]：全草治胆囊炎肝炎及胆病引起的发烧[29]，"培根"病，"赤巴"病，时疫感冒[21]，感冒发热，痔疮，疮痈肿毒[36]，清肝热，咯血[162]。

Saxiglossum angustissimum (Gies.) Ching. 石蕨（水龙骨科）。【畲药】石缸豆，石豆角[10,147]：全草治目赤，咽喉肿痛，小便不利，白带，风湿骨痛，咯血，吐血，衄血，崩漏[10,147]，红眼病[146]。【土家药】韭菜还阳，马牙还阳，铁栏杆：全草治跌打损伤[124,125][29]，目赤肿痛，咽喉肿痛，小便不利，月经不调，白带，风湿腰腿痛[124][29]。

Scabiosa austro – altaica Bobr. 阿尔泰蓝盆花（川断续科）。【哈萨克药】花序用于肝火旺盛，肺热咳嗽，咽喉发热[141]。

Scabiosa comosa Fisch. ex Roem. et Schult. 窄叶蓝盆花（川续断科）《部蒙标》。【蒙药】套存 – 套日麻，乌得吧拉 – 翁布，呼和 – 乌得吧拉：花序治肺热[7,3][18,19]，肝阳上亢，上火引起的咽哑[7]，肝热，肺热[3][18,19,509]，咽喉热[3][18,19]，肝中毒，肝性消瘦，咳嗽，肝胆湿热，目赤黄疸[509]。

Scabiosa tschilliensis Grun. 华北蓝盆花（川续断科）《部蒙标》。【蒙药】ཧུཧ་ ཝུདབལ（Huh wudbal，呼和 – 乌达巴拉），ཏོསོན་ ཏོརམ（Toson torm，套森 – 套日麻）：花序治肺热，肝阳上亢，上火引起的咽哑[7]，肝热症，肝中毒，肝性消瘦，肝热及肺热咳嗽，肝胆湿热，目赤黄疸[509]。

Scaevola sericea Vahl 草海桐（草海桐科）。【黎药】她哈隆：茎、叶治骨髓炎[154]。

Scaphium scaphigerum (Wall.) G. Planch. [Sterculia. scaphigera Wall.] 胖大海（梧桐科）。【蒙药】郝古来 – 吉木斯：种子治干咳无痰，咽痛暗哑，慢性咽炎，热结便秘[47]。

Scaptochirus moschatus Milne – Edwards 麝

鼹(鼹鼠科)。【朝药】비단두더지(bǐ dān dǔ de jǐ，逼唻嘟得几)：肉治痈疽，诸瘘蚀，恶疮，烂疮[86]。【彝药】地拱猪[107]，咪得电邪[9,102]：雄性香囊分泌物治肺痨虚热，高热抽风[109]；肉、全体治痈疽，疔肿，痔疮，喘息，淋病[9,101]，九子疡（颈淋巴结结核），黄水疮[107]，淋巴结结核[101]。

Sceptridium daucifolium (**Wall.**) **Lyon** 参见 Botrychium daucifolium。

Sceptridium japonicum (**Prantl**) **Lyon** 参见 Botrychium japonicum。

Sceptridium officinale (**Ching**) **Ching** 参见 Botrgchium officinale。

Sceptridium robustrum (**Rupr**) **Ching** 参见 Botrychium robustrum。

Schefflera arboricola Hayata 鹅掌柴（五加科）。【阿昌药】白科啊奴：效用同景颇药[18]。【傣药】寒来买(德傣)[9,19]，当遁[9,71]，七叶莲[233]：全株治跌打损伤，慢性风湿性关节炎[9,19]；叶治风湿关节炎，感冒咳嗽，发烧，跌打损伤，扭挫伤，止痛[9,71]；根、根皮、叶治风湿病[233]。【德昂药】农当格列：效用同景颇药[18]。【侗药】七叶莲[15,97,98]，七叶兰[97,98]：全株治风湿骨痛，跌打肿痛，骨折，肝硬化腹水，慢性肾炎，贫血，皮肤瘙痒[15]；根、茎叶治风湿性关节痛，劳伤，腰腿痛[97,98]。【景颇药】Siyo byvoq：茎、叶治跌打损伤，风湿关节痛，胃、十二指肠溃疡[18]。【畲药】七叶莲，七叶藤：茎治跌打损伤，胃痛，风湿关节痛；叶外用治小面积烫伤[147]。【瑶药】七叶莲，棵别结，棵七多：效用同侗药[15]。【彝药】鹅掌藤，七叶莲树皮：茎皮治风湿骨痛，体寒肢冷，胃脘疼痛，食欲不振，跌打损伤，外伤出血，腰膝酸软，四肢麻木[109]。【壮药】七多，七叶藤，芽却木：效用同侗药[15]。

Schefflera bodinieri (**H. Lév.**) **Rehd.** 短序鹅掌柴（五加科）。【侗药】教耙寸把：根治风湿痹痛，胃痛，跌打骨折[135]。

Schefflera delavayi (**Franch.**) **Harms ex Diels.** 穗序鹅掌柴（五加科）。【傈僳药】俄起拉爪：根、茎治骨折，扭伤，腰肌劳损，风湿性关节炎，肾虚腰痛[166]。【苗药】炯叉龙，七叶莲：根、茎叶治风湿痹痛，胃痛，头痛[94]。【畲药】根治关节炎，风湿痛，刀伤[148]。【土家药】大泡通：根、茎皮治胸腹胀满，腰膝疼痛，风湿性关节痛，跌

打损伤[123]。【瑶药】七加皮：根皮、树皮治骨折，扭伤，腰肌劳损，风湿关节痛，肾虚腰痛[133]。【彝药】约巨[14][34]：茎、叶治经脉骨节疼痛，筋骨软弱无力[14]，关节炎，筋骨疼痛[34]。

Schefflera leucantha R. Vig. [*S. kwangsiensis* **Merr. ex L.**] 白花鹅掌柴（五加科）。【侗药】七加风：根、茎治风湿性心脏病，经前腹痛，跌打肿痛，胃痛，感冒，风湿骨痛，关节痛，水肿；叶治跌打损伤，骨折，毒蛇咬伤；全株治骨痛[15]。【毛南药】计进占，苗留堆[15]，mei[4] tin[3] ep[7] se[5]（妹叮鸭细)[156]：效用同侗药[15]；茎治跌打损伤，风湿关节痛，胃及十二指肠溃疡痛；叶治外伤出血[156]。【仫佬药】美根锥：效用同侗药[15]。【瑶药】勾虽[15]，七叶莲，siec hieh linh（舍叶莲)：效用同侗药[15]；茎、枝叶治风湿关节疼痛，跌打损伤，骨折，坐骨神经痛，胃病及毒蛇咬伤[132]。【壮药】Naengfaexdinbit（能槟丁聘），鸭脚木皮[180]，Gocaetdoh（棵七多），汉桃叶：树皮及根皮治瘀病，发得（发热），货烟妈（咽炎），渗裆相（烧伤），呗（无名肿毒），发旺（痹病），林得叮相（跌打肿痛），多扼（骨折），肝炎[180]；茎枝治头痛，发旺（风湿骨痛），腰酸腿痛，林得叮相（跌打肿痛），外伤出血，夺扼（骨折)[117]；效用同侗药[15]；治三叉神经痛，风湿痹痛，蛇伤[23]。

Schefflera macrophylla (**Dunn**) **Vigvier.** 大叶鹅掌柴（五加科）。【彝药】大叶黄泡：枝叶治脾虚气滞，腹胀腹痛，疮疡肿毒，风疹瘙痒[109]。

Schefflera minutistellata Merr. et Li 星毛鸭脚木（五加科）。【布依药】那定比：茎、根或根皮治风寒感冒[159]。【哈尼药】卡汤，小泡通树：茎、根或根皮治风寒感冒，骨折[14,145]。

Schefflera octophylla (**Lour.**) **Harms** [*Aralia octophylla* **Lour.**] 鹅掌柴（五加科）。【傣药】龙爪叶[259]，党掇[308]，七叶莲[308]：叶、树皮、根治断肠草中毒[259]，止痛止血，凉血解毒，散瘀消肿，止痒[308]。【哈尼药】龙爪树[875]，七叶莲，党掇[233]：全株治风湿[875]；根、根皮、叶治风湿病[233]。【黎药】红种鸭脚木，江补，鸭福针：皮或根浸酒服，治风湿骨痛；鲜叶捣烂敷患处，治烧伤；叶水煎洗患处，治湿疹[153]。【毛南药】mei[33] dian[24]ʔɛp[42]（美电尔)[155]，mei[4] tin[3] ep[7]（妹叮鸭)[156]：茎皮、根皮外敷治乳腺炎（未化脓)[155]；根皮治感冒发热，咽喉肿

痛，风湿骨痛，跌打损伤；叶治过敏性皮炎，湿疹[156]。【佤药】鸭脚木：根、皮治咽喉肿痛，风湿性关节炎，骨折，跌打肿痛[168]。【瑶药】附生灯盏，棵闭麦[15]，Apczauxbuerng（鸭灶崩）勒骚胆[132]：根皮、树皮治骨折[15][6]，高热，风湿病[15]，感冒发热，肾炎，跌打损伤，风疹[6]；根皮、树皮、全株治跌打损伤，骨折[15,132]，感冒发热，咽喉肿痛，风湿痹痛，筋骨痛，肾炎，湿疹，风疹，皮肤过敏[132]。【壮药】附生灯盏[15]，大鸭脚木[15,118][6]，九节牛[118]：效用同瑶药[15]；根皮、树皮治骨折，风湿骨痛[118][6]，高热[6]，瘰病，咽喉肿痛，烧伤，无名肿毒，跌打损伤[118]；全株治流感，咽炎，风湿骨痛，跌打损伤，肝炎[510]。

Schefflera parvifoliolata Tseng et Hoo 小叶鹅掌柴（五加科）。【哈尼药】尼的那雌，鬼打药：全草治风湿麻木，跌打损伤，咯血，吐血，便血，血虚体弱[14,145]。

Schefflera rubriflora Tseng et Hoo 红花鹅掌柴（五加科）。【傣药】当逋（西傣）[9,13,71,72]，当顿摆[65]，通花树（西傣）[9,71,72]：全株治感冒咳嗽，发烧，风湿关节痛，跌打损伤，扭挫伤[9,13,71,72]，止痛[9,71,72]，用于舒筋活络，散瘀止痛，行气祛湿[65]；茎、叶治肢体关节酸痛，屈伸不利，跌打损伤，骨折[62,63]，月子病致头昏目眩，周身酸痛麻木，各种黄疸病，腰痛[63]，产后诸病，黄疸，风寒湿痹证[62]。

Schefflera venulosa(Wight et Arn.) Harms 密脉鹅掌柴（五加科）。【哈尼药】Loqboq（罗波），鸭脚木，龙爪树：全株治风湿性关节疼痛，跌打损伤，感冒，胃痛，皮炎，湿疹[143]。【基诺药】扭悄：根、茎治风湿关节炎痛，胃及十二指肠溃疡疼痛[163]。【拉祜药】鸭脚木，鹅掌藤，汉桃叶：嫩枝、叶治疯病（精神分裂症），高烧，感冒，头痛，牙齿痛，风湿痹痛，胃痛，跌打损伤，外伤出血[150]，风湿病[245]。【苗药】Jongs chad nux（炯叉龙，湖南湘西），汉桃叶，七叶莲：根或茎叶治风湿痹痛，胃痛，头痛，牙痛，脘腹疼痛，痛经，产后腹痛，跌打损伤，骨折，疮肿[91]。【佤药】水灯盏，密脉鹅掌柴：根茎治跌打损伤，风湿性关节炎[10,168]；茎、叶治各种血滞，血瘀引起的疼痛，平滑肌痉挛，风湿骨痛，头痛，跌打损伤，胃及十二指肠溃疡疼痛[14]。【瑶药】送温样：效用

同佤药[14]。【彝药】丕邹[111]，我米爬[14][34]，厦纹帕[101]：全株治风湿痹痛，胃痛，跌打骨折，外伤出血，瘫痪，流行性感冒[111]；茎、叶治血滞，血瘀引起的疼痛，平滑肌痉挛[34]；效用同佤药[14]；根、茎叶治慢性胃病，胃痛，牙痛，风湿骨痛[101]。【壮药】妹加多：效用同佤药[14]。

Schima noronhae Reinw. ex Bl. 滇木荷（山茶科）。【彝药】毛木：树皮、茎皮治痈疡疔疖[109]。

Schima wallichii Choisy 西南木荷（山茶科）。【傣药】埋吐罗[9,65,71]，刺毛树（西傣）[9,65,71]：茎内皮治烧、烫伤[14]；内皮部、叶液治烧伤，烫伤[9,65,71]；叶、皮和根治产后体弱多病，水火烫伤[62]。【基诺药】生撒[163]，诗久[3]：嫩叶治腹泻[10,163]，嫩尖、根治腹泻[3]。【佤药】考拐：效用同傣药[14]。

Schisandra chinensis (Turcz.) Baill. 五味子（木兰科）《药典》。【阿昌药】刮加毒：效用同景颇药[9,18,19]。【朝药】오미자：果实治太阴人咳嗽，口渴多汗，心悸，失眠，多梦[83]，肾虚腰痛，胃酸缺乏，早泄[9,90]；根中取出的汁液治肝硬化[87,88]。【德昂药】黑麻毛：果实治咳，喘，自汗，盗汗，遗精，久泻，神经衰弱，无黄疸型传染性肝炎，肾虚型慢性气管炎，亦作生育药（促孕前）；根治产后腹痛[160]；效用同景颇药[9,18,19]。【鄂伦春药】乌拉音乌丘克，山花椒：果实治肺虚喘咳，津伤口渴，自汗，盗汗，遗精滑精，慢性腹泻，心悸失眠，神经衰弱，黄疸型肝炎，疮疡溃烂，皮肉欲脱者[161]；生服或泡酒饮用，治身体虚弱[11]。【赫哲药】果实生服或泡酒饮用治身体虚弱[1118]。【景颇药】Nginoq qiroi shi：果实治自汗，盗汗，遗精，神经衰弱[9,18,19]。【满药】孙扎木炭，山花椒：鲜枝条治痰咳哮喘症[11][39]。【蒙药】~~toblsum~~（Wolaljigan，乌拉乐吉甘）[52]，乌拉勒·吉嘎纳[47,56]，达迪日益格[47]：果实治胃火衰败，久泻不止，"希日"性腹泻，气喘，呕吐[52]，咳喘，自汗，盗汗，遗精，久泻，神经衰弱[47]，肺痼疾，气喘，呕吐[56]。【纳西药】果实治神经衰弱，无黄疸型传染性肝炎，肾虚型慢性气管炎[164]。【维药】夏山特拉：果实治气虚咳嗽，心悸失眠，体倦多汗，口干，肾气不足，腰膝酸软，肝病黄疸[78]。【瑶药】吊罗子：果实治肺虚喘咳，自汗，盗汗，劳伤羸瘦，梦遗滑精，久泻久痢，

神经衰弱[134]。【藏药】ད་ བྲིག(塔芝)[21,24]，达折合[23]：果实治消化不良，肠炎腹泻，呕吐呃逆，气痛，昏厥眩晕，四肢麻木无力[24]，泻痢，呕吐，开胃[23]，寒热泄泻，呕吐呃逆，四肢无力，呼吸困难，高血压[21]。

Schisandra elongate (Bl.) Baill. [*S. viridis* A. C. Smith] 东亚五味子(木兰科)。【苗药】绿叶五味子：藤茎或根治风湿骨痛，胃痛，疝气痛，月经不调，荨麻疹，带状疱疹[398]【瑶药】白钻，baeqc nzunx(别准)，白背铁箍散：藤茎治风湿骨痛，跌打扭伤，产后风肿，肾虚腰痛[132]。

Schisandra glaucescens Diels 金山五味子(木兰科)。【苗药】花血藤：藤茎和根治风湿痹痛，劳伤脱力，甲状腺肿，肿毒[398]。【藏药】达智：果实治肠炎腹泻，昏晕，呕吐，呃逆，气痛，四肢无力[40]。

Schisandra henryi Clarke [*S. henryi* Clarke var. *marginalis* A. C. Sm.] 翼梗五味子(木兰科)。【傣药】哈捧丙(德傣)[13]，介嘿[9,14,71]：藤茎治腹胀，腹痛，消化不良，头晕痛，产后体虚，月经不调，不思饮食[9,14,71]；效用同哈尼药[13]。【哈尼药】阿皮莫永[14]，阿朱巴夜塞[13]：全株治肺结核出血，跌打损伤，风湿腰痛，神经衰弱[14]；根、藤茎治风湿骨痛，胃痛，脉管炎，骨折，跌打损伤[13]。【拉祜药】松明油藤：全株治咳嗽，神虚[10]。【苗药】紫金血藤：藤茎、根治风湿痹痛，心胃气痛，痨伤吐血，闭经，月经不调，跌打损伤，金疮肿毒[398]；效用同五味子 S. chinensis[98]。【土家药】起天[10]，qi miev(起灭)[126]：藤茎治月经不调，亏血，痨病，身痛麻木，盗汗[10,126]。【瑶药】wiangh nzunx(往准)，铜罐风[132]，小黄钻[6]：藤茎治风湿骨痛，产后腹痛[132][6]，脉管炎，跌打肿痛，骨折，坐骨神经痛，胃痛，痛经[132]，神经痛[6]。【壮药】Gaeuvinh(勾晕)：藤茎治发旺(痹病)，胴尹(胃痛)，京瑟(闭经)，约京乱(月经不调)，林得叮相(跌打损伤)，呗农(痈疮)[180]。

Schisandra henryi subsp. yunnanensis A. C. Sm. 滇五味子(木兰科)。【傣药】云南五味子藤[511]，嘿罕盖(西傣)[59]，绳索藤(西傣)[9,71]：根、藤治腹胀，腹痛，不思饮食，产后体虚，头脑晕痛[13,62,64]，消化不良，痛经，月经不调[13]，

跌打损伤，瘀肿疼痛[62,64]；藤茎治月经不调，痛经，闭经[9,59,71][511]；头晕头痛[9,59,65,71]，胃炎，急慢性肠炎，胆囊炎，胆结石等引起的腹痛腹胀，消化不良，不思饮食，产后体虚，头晕头痛，跌打损伤，瘀肿疼痛，冷、热风湿病肢体关节痛，肌肉红肿热痛或酸麻胀痛[511]，胆汁病出现的黄疸，土塔失调引起的脘腹胀痛，饮食积滞，产后水血不足，风湿病肢体关节肿痛，跌打损伤，瘀血肿痛[59]，腹胀腹痛，消化不良[9,65,71]，产后体虚，不思饮食[9,71]，调经[65]。【哈尼药】吊吊果，Aqzunaqyeil yeilssaq(阿竹纳耶耶然)：鲜果治咳嗽，食欲不振，自汗，盗汗，神经衰弱，肾虚腰痛；鲜茎、根治风湿骨痛，跌打损伤[143]；全株治风湿病[875]。

Schisandra lancifolia (Rehd. et Wils.) A. C. Smith 狭叶五味子(木兰科)。【纳西药】藤及茎治气滞腹痛，小儿夜尿，痨伤出血，喉头发痒，腰痛，吐血，贫血，筋骨疼痛，跌打损伤[164]。【佤药】多米拉：根治跌打劳伤，风湿麻木，骨痛，月经不调，脉管炎，各种外伤出血，疮毒，毒蛇咬伤[14]。【藏药】达智：效用同金山五味子 S. glaucescens[40]。

Schisandra micrantha A. C. Smith 小花五味子(木兰科)。【侗药】鸡泡藤：藤茎治风湿痹痛，腰膝劳损，腰膝酸软[136]。【苗药】根治风湿骨痛，跌打损伤，胃痛，月经不调，肾炎[398]。

Schisandra neglecta A. C. Smith 滇藏五味子(木兰科)。【基诺药】缺羞乃少：根泡酒治风湿关节炎；根治感冒，头痛，发热[163]。【彝药】俄巴斯略，大血藤：果实、叶或根皮治跌打损伤，风寒感冒，咳嗽无痰，遗精，遗尿，神衰头昏[106]。【藏药】达智：果实治消化不良，肠炎腹泻，呕吐呃逆，气痛，昏厥眩晕，四肢麻木无力[24]。

Schisandra propinqua(Wall.) Baill. [*S. propinqua* var. *intermedia* A. C. Smith; *Kadsura propinqua* Wall.] 合蕊五味子(木兰科)。【白药】且优山：根茎、茎叶、全株治风湿麻木，跌打损伤，胃痛，月经不调，血栓闭塞性脉管炎，骨折，慢性肠炎，风湿性关节炎，痛经；外用治疮疖，毒蛇咬伤，外伤出血[14]。【傈僳药】阿衣冷：效用同白药[14]。【苗药】五香藤：全株治流感，毒蛇，狂犬咬伤，风湿麻木，跌打损伤，月经不调，痈肿

S

疮毒[398]；茎藤或根治跌打损伤，月经不调，疮毒，流感，毒蛇咬伤，风湿麻木[398]。【纳西药】郭棘肯：全株预防流脑，流感，治无名肿毒，毒蛇咬伤，骨折，外伤出血；根治气滞腹痛，月经不调，风湿痛，跌打损伤，骨折[13]。【佤药】多米拉：效用同白药[14]。【彝药】软藤：效用同白药[14]；根茎、茎叶、全株治骨折，慢性胃炎，风湿性关节炎，痛经，外伤出血[34]，食滞气撑，肠鸣腹泻，湿重汗闭，浑身酸痛[109]。

Schisandra propinqua subsp. sinensis (Oliv.) R. M. K. Saund. 铁箍散(木兰科)。【白药】腾直加瓜，且优山[14]：全株治风湿麻木，跌打劳伤，胃痛，月经不调，血栓塞性脉管炎[14][78]，骨折[78]；叶外用治疮疖，毒蛇咬伤，外伤出血[14]；叶捣烂外敷治疮疖[78]。【侗药】教东杠：果实、根茎治风湿痛，跌打损伤，骨折[135]。【哈尼药】满山香, Aqzuqnaqyeil(阿信纳耶)，野五味子：全株治关节扭伤，软组织挫伤，骨折，风湿麻木，关节疼痛，腰痛，胃痛，硬头疮，无名肿毒，毒蛇咬伤，外伤出血[143]。【傈僳药】啊耶讷：效用同白药[14]。【苗药】小血藤：茎藤或根治风湿麻木，筋骨疼痛，胃痛，痈肿，跌打损伤，月经不调，疮毒，流感，毒蛇咬伤，风湿麻木[398]。【土家药】suang² wie¹ (爽灭)[128]，内红消[126]，冷饭陀[123]：根、茎、叶治风湿痹痛，筋骨肢节酸痛，月经不调，跌打损伤，骨折，疮疖[123]；根和藤茎治跌打损伤，月经不调，调和毒性[128]；全株治全身麻木，亏血；全株外用有助于将诸药粘接[126]。【彝药】软藤[13,14]，削省牛[101]：效用同白药[14]；根皮、藤茎治风湿麻木，跌打损伤，痨伤吐血，月经不调，毒蛇咬伤，疮伤出血[13]，骨折，慢性胃炎，风湿性关节炎，痛经，外伤出血[34]；叶、茎皮、根皮或果实治腰痛，骨折，跌伤出血，毒蛇咬伤，月经不调，失眠[106]；茎藤治慢性咳喘，失眠多梦，头昏；叶治痈疖，淋巴结炎，毒蛇咬伤；根治手足骨折[101]。

Schisandra rubriflora(Franch.)Rehd. et Wils. [**S. chinensis var. rubriflora Franch.**] 红花五味子(木兰科)。【傈僳药】石主罗[166]，西朱洛(傈僳)[14]：果实治咳喘，自汗，盗汗，遗精，久泻，神经衰弱；藤、茎治风湿性关节炎[14,166]。【苗药】香血藤：藤茎治风湿性关节炎[398]。【纳西药】效用

同五味子S. chinensis[164]。【怒药】论朗罗，滇五味：果实治骨折[165]。【藏药】达智[24]，达周[36]：果实治消化不良，肠炎腹泻，呕吐呃逆，气痛，昏厥眩晕，四肢麻木无力[24]；果实、藤茎治失眠多梦，咳嗽喘息，风湿骨痛，跌打损伤，酒精中毒，骨折[36]。

Schisandra sphaerandra Stapf 球蕊五味子(木兰科)。【彝药】此豪松罗则：全株治风湿关节炎，痢疾，胸腹胀，胃脘痛[13]。【藏药】达智[13,40]：效用同彝药[13]，效用同金山五味子 S. glaucescens[40]。

Schisandra sphenanthera Rehd. et Wils. 华中五味子(木兰科)《药典》。【布依药】墨桔：果实治伤风咳嗽[159]。【傣药】嘿坚荒：根、茎用于祛风除湿，腰腿酸痛[65]，月经不调，胃溃疡，痨伤吐血，风湿筋骨痛，跌打损伤，外伤出血，烧烫伤[13]；果实治咳喘，自汗，遗精，久泻，神经衰弱[13]，跌打痨伤[69]；根、叶、果治支气管炎，胃及十二指肠溃疡，慢性胃炎，胎动不安，痛经，闭经，风湿疼痛，腰肌劳损，跌打损伤，骨折，外伤出血，烫火伤[9,74]。【东乡药】五味子：果实治久咳气喘，自汗盗汗，消渴，外泻久痢，遗精尿浊[10]。【仡佬药】mw⁵³ nan³⁵ pe⁵⁵ (木昂比，黔中方言)，mɛ³¹ nan³¹ tan³¹ (默囊当，黔中北方言)，li³¹ma³³piar³⁵ (力麻表儿，黔西南多洛方言)：果实治痛经[162]。【拉祜药】南五味子：根、茎、果治慢性胃炎，胎动不安，痛经，风湿疼痛[151]。【蒙药】ᠣᠯᠠᠯᠵᠢᠭᠠᠨ (Wolaljigan，乌拉乐吉甘)：效用同五味子 S. chinensis[44,56]。【苗药】五香血藤[398]，南五味，饭巴砣[98]：藤茎、根治跌打损伤，骨折，劳伤，风湿腰痛，关节酸痛，胃痛[398]；果实治肺虚咳嗽，盗汗，慢性腹泻[98]。【纳西药】藤及茎治气滞腹痛，小儿夜尿，痨伤出血，喉头发痒，痛，吐血，贫血，筋骨疼痛，跌打损伤[164]。【羌药】Geashsimi(格什思咪)，香血藤，血藤：藤茎治月经不调，血虚闭经，风湿麻木[167]。【土家药】五味子：果实治肺虚咳嗽，津亏口渴，自汗，盗汗，慢性腹泻，神经衰弱，无黄疸型肝炎[123]。【藏药】达折合：果实治泻痢，呕吐，开胃[23]。

Schisandra virdis A. C. Smith 绿叶五味子(木兰科)。【苗药】绿叶五味子：藤茎或根治风湿骨痛，胃痛，疝气痛，月经不调，荨麻疹，带状

疱疹[398]。

Schizocapsa plantaginea Hance [*Tacca plantaginea*(Hance)Drenth.] 裂果薯（蒟蒻薯科）。【傣药】摧冬空（西傣）、端金郎（德傣）：根治腹痛[14]。【侗药】骂朗介冷[137]、Sanh qic naemx（三七冷）[51]、靖南骂架苦（三江语）[15]：根茎水煎服或研粉冲开水服治胃痛，磨酒服兼搽患处治跌打损伤[15]；全草治肝炎，骨髓炎[137][8,51]，啰给捞亮（冷泻），癀稿朗（巴骨癀），耿胧吋（胸口痛）[137][8]。【毛南药】水屈头鸡，suei lo⁶ pu⁴（水萝卜）[156]、水勒匍（环江语）[15]：根茎治心胃气痛，咽喉炎，咳嗽，舌头疮，跌打损伤，出血[156]，根茎捣烂敷患处治疗疮，无名肿毒[15]。【仫佬药】喇扒嫩，许勒拨：根茎磨酸醋服治肚胀，取汁搽患牙治风火牙痛[15]。【苗药】Vob jut eb（窝久欧，贵州黔东南）[91,95,96]、Lix got shut（裂果薯，贵州铜仁）[51]、Uab jut eb（蛙菊欧，贵州黔南）[91,95]：根茎、全草治感冒发热，痰热咳嗽，百日咳，脘腹胀痛，泻痢腹痛，咽痛，痈肿，牙痛，跌打损伤，外伤出血[91]；全草治淋症，利尿，跌打损伤[95]，冷泻，巴骨癀，胸口痛[96]。【水药】骂酒柳：根茎治跌打损伤[10,157,158]。【瑶药】雅水田七，uomh dinh cietv（温点切）[132]、温勒扒（金秀语）[15]：根茎或全草治胃脘痛[132][4]，急慢性肠胃炎，肺结核，肝炎，咽喉肿痛，鼻咽癌，肾炎，蛇头疔，无名肿毒，跌打损伤[132]。根茎水煎服或研粉冲开水服治胃痛；全草水煎服治咳嗽，肺结核[15]。【壮药】Lauxbaegraemx（老朋忍）[180]、泛莫（德保语，靖西语）、或投给（大新语，龙州语，上林语）[15]：根茎治发得（感冒发热），埃病（咳嗽），唉百银（百日咳），腊胴尹（腹痛），阿意咪（痢疾），东郎（食滞），嗼痞（疳积），肝炎，货烟妈（咽炎），诺嚎哒（牙髓炎、牙周炎），航靠谋（痄腮），呗奴（瘰疬），呗农（痈疮），渗裆相（烫伤），呗郎（带状疱疹），林得叮相（跌打损伤），外伤出血[180]；根茎水煎服或研粉冲开水服治胃痛，肠泻腹泻，胃溃疡，肝炎，捣烂调醋搽患处治带状疱疹，捣敷患处治疗疮、无名肿毒，研粉浸酒精搽患处治皮癣[15]；全草治胃病，肝炎[15]。

Schizomussaenda dehiscens(Craib)H. L. Li 裂果金花（茜草科）。【傣药】当娜（西傣）[9,60,63,74]、桠该龟[14]：茎治肺热咳嗽，咳痰咯血，咽喉肿痛，水肿，尿急尿痛，赤白下痢[60]；根、茎治气管、支气管炎，肺热咳嗽，咽喉炎，扁桃腺炎，肾炎水肿，尿路感染[14,63,74]。【哈尼药】树甘草，Heiqlabaqba（赫拉巴巴）[143]：全草治感冒[875]；根、茎治支气管炎，感冒，尿路感染，疟疾[143]。【基诺药】呃布啰：根皮治气管炎，咳嗽，痨病[10,163]；叶泡饮治声哑[10,163]，呼吸道感染[163]。【拉祜药】liang yao：根治感冒[152]。【佤药】树甘草，袭果金花：根、茎治支气管炎，肺热咳嗽[168][240]，咽喉炎，扁桃体炎，肾炎水肿，尿路感染[168]；效用同傣药[14]。

Schizonepeta multifida(L.)Brig. 多裂叶荆芥（唇形科）。【鄂温克药】temeen suul（多裂叶荆芥）：全草和花治舌生疮[261]。【蒙药】ᠬᠠᠷ ᠵᠢᠷᠤᠭᠪᠠ（Har jirugba，哈日-吉如格巴）：全草（荆芥）治阴道、肛门、肠内、皮肤虫疾等诸虫症，外伤化脓，肌肉肿痛[44]；地上部分治感冒，头痛，麻疹不透，荨麻疹，皮肤瘙痒[51]。【苗药】磨蕙芥：外感风热，发热头昏，风热夹表[98]。

Schizonepeta tenuifolia(Benth.)Briq. [*Nepeta tenuifolia* Benth.] 裂叶荆芥（唇形科）《药典》。【阿昌药】荆芥：治感冒头痛，咽痛，荨麻疹，皮肤瘙痒[18,172]。【朝药】형개（hēng gài，哼该）：少阳人常用药，地上部分治少阳人的太阳病，少阳病的头痛，寒热往来，结胸、胸膈烦躁者[83]，各种出血症[81]，太阳证，风热证，里热证，阴虚证，血证，咳嗽[84]。【哈萨克药】قاراولكپ：全草、果穗治风寒感冒，发热头痛，畏寒，咽痛，麻疹出不透，荨麻疹，皮肤瘙痒，小儿发热抽风[142]。【景颇药】Ching ton：效用同阿昌药[18]。【蒙药】哈热-吉如格巴[44,51]，吉如格-纳格布[56][512]，哈嘎日海-吉如各巴[51]：地上部分治阴道滴虫病，梅毒，肠寄生虫病，"巴达干"病，创伤，跌扑肿痛[51]，各种虫疾，外伤化脓，肌肉肿痛[45,46,56]，疗伤，祛疤[512]；效用同多裂叶荆芥 S. multifida[44]。【苗药】Reib jid xat nongt（锐的霞陇）：全草治风热头痛[95]。【纳西药】茎叶、花穗治高热不退，感冒，流行性感冒，吐血，衄血，疥疮，头痛，麻疹不出，荨麻疹，咽喉肿痛，支气管炎，肾炎水肿，痈肿，乳腺炎，痔疮肿痛，出血，跌打损伤，外伤出血，毒蛇损伤[164]。【土家药】磨荆芥[124]，土

荆芥[125]：全草、果穗、花穗治外感风热，发热头昏头痛，麻疹不透，咽喉肿痛，中风口噤，吐血，衄血，便血，崩漏，产后血晕[124]；全草治感冒，膈食，血气痛[125]。【维药】京介巴什克：地上部分、花序治风寒感冒，咽喉肿痛，风湿痹痛[79]。【彝药】茎叶治酒糟鼻[109]。【藏药】效用同康藏荆芥 N. prattii[40]。【壮药】Goginghgai（棵荆该），荆芥：地上部分治痧病，巧尹（头痛），笃麻（麻疹），麦蛮（风疹），呗农（痈疮）初起[180]。

Schizophragma integrifolium Oliv. 钻地枫（虎耳草科）。【傣药】买补令：根、藤治风湿脚气，四肢关节酸痛[65]。【土家药】追地风：根皮、藤茎治风湿筋骨痛，四肢关节酸痛，佝偻病，跌打损伤；叶挤汁点眼治火眼；捣烂加茶油调敷治烫伤，带状疱疹[124]。

Schizophyllum commune Fries 裂褶菌（口蘑科）。【彝药】子实体解野生菌类中毒[109]。

Schizopygopsis pylzovi Kessler 黄河裸裂尻鱼（鲤科）。【藏药】酿木[22]，赛日尼阿[30]，尼阿[23]：效用同裸腹重唇鱼 Ptychobarbus kaznakovi[22]；肉治疮疖红肿，肾寒病，胃肠病[30]，疔痈疮疡，痞瘤病，垢病，妇女病[23]；头治妇女脉病；眼治嗜眠昏睡；胆汁治疮疡热病，疔痈，白内障，烧伤；骨治水肿病（干腹水）[23]。

Schizostachyum chinense Rendle ［*Leptocanna chinensis*（Rendle）Chia et H. L. Fung］薄竹（禾本科）。【蒙药】ᠬᠣᠣᠯᠣᠨ ᠵᠤᠭᠠᠩ（Huolsen zhugang，霍鲁森-竹岗）：分泌物（天竺黄）治肺热，肺刺痛，气喘，气管炎，感冒咳嗽，肺脓疡，肝热，黄疸，骨折，伤热[43]。【维药】塔巴什：分泌物治痰热惊搐，心神不安，止咳[79]。【藏药】牛吉冈：被寄生的竹黄蜂咬洞后的伤流液凝结的块状物治疮伤炎症，热毒附骨，疫疠[23]，眼黄病，肺热，肺病[34]。

Schnabelia oligophylla Hand. Mazz. 四棱草（唇形科）。【土家药】筋骨草：全草治四肢麻木，关节肿痛，风湿痹痛，闭经，跌打损伤，劳伤身痛[7]。【瑶药】蔲奄郎：全草治闭经，毒蛇咬伤，烧烫伤，痈肿疮毒[15]。

Schoenoplectus tabernaemontani（Gmel.）**Palla** ［*Scirpus validus* Vahl］水葱（莎草科）。【哈萨克药】سۇ سارمساقشاسى：地上部分治淋病，水肿，小便不利，湿热黄疸，心烦不寐，小儿夜啼[142]。

【傈僳药】哀西比：全草治水肿胀满，小便不利[166]。【蒙药】全草治水肿胀满，小便不利[51]。

Schoenoplectus triqueter（L.）**Palla.** ［*Scirpus triqueter* L.］三棱水葱（莎草科）。【蒙药】全草治食积胀满，气滞呃逆[51]。

Schoenorchis gemmate（Lindl.）**J. J. Sm.** 匙唇兰（兰科）。【佤药】拉木奴：全草用于接骨，跌打劳伤，风湿痛[14]。

Schoepfia jasminodora Sieb. et Zucc. 青皮树（铁青树科）。【瑶药】脆骨风：根、树皮治风湿痹痛，跌打肿痛，劳伤乏力[133]。

Scilla scilloides（Lindl.）**Druce** 绵枣儿（百合科）。【土家药】野扁担韭：鳞茎、全草治痈疽肿毒，乳腺炎，毒蛇咬伤，跌打损伤，腰腿疼痛，牙痛，筋骨痛[124]。

Scincus officinalis Linnaeus 沙龙子（石龙子科）《部维标》。【维药】سه قه نقۇر（Saqenqur，赛坎库尔）：全体治阳事不举[4,75,77]，性欲低下，精液不足，瘫痪，面瘫，四肢颤抖，关节疼痛[75,77]，白癜风[75]，小便不利[4,77]，性欲不振，精少体弱，偏瘫肢颤，关节骨痛[4]。

Scirpus lushanensis Ohwi 庐山藨草（莎草科）。【傣药】全草治闭经；根治跌打损伤，瘀血肿胀[9,73]。

Scirpus planiculmis Fr. Schmidt 参见 Bolboschoenus planiculmis。

Scirpus rosthornii Diels 百球藨草（莎草科）。【彝药】蛇卡得：全草治毒蛇咬伤[9,14,102,103]，四肢肿胀，瘀肿和无名肿毒[9,102]。

Scirpus ternatanus Reinw. ex Miq. 百穗藨草（莎草科）。【台少药】Raguraun（Bunun，族高山），Raurausi（Bunun，族高山）：叶捣碎后敷患部治外伤[169]。

Scirpus triqueter L. 参见 Schoenoplectus triqueter。

Scirpus validus Vahl 参见 Schoenoplectus tabernaemontani。

Scirpus yagara Ohwi 参见 Bolboschoenus yagara。

Sciurotamias forresti（Thomas）侧纹岩松鼠（松鼠科）。【彝药】剖净后全体治咽喉肿痛，喉舌癌肿[109]。

Sciurus vulgaris Linnaeus 松鼠（松鼠科）。

【彝药】脑浆外涂治冻伤[519]。

Scleria terrestris(L.) Fass. 高秆珍珠茅（莎草科）。【壮药】假宽：全草治肺结核〈15〉。

Scleria tonkinensis C. B. Clarke [S. laevis var. scaberrima Benth.] 越南珍珠茅（莎草科）。【哈尼药】车卡：全草、块茎治高血压，皮肤溃疡，月经不调，痛经〈14〉。

Scolia vittifrons Sau et Sichel. [Discolia vittifrons Sch.] 斑额土蜂（土蜂科）。【朝药】따벌（dā bǒr，哒波儿）：幼虫治痈肿，嗌痛〈86〉。【傣药】罕朵母〈62-64〉：蜂巢治湿疹瘙痒，咳嗽，哮喘，疮痛肿毒，乳汁不下，妇女带下量多〈62-64〉，风疹，带状疱疹，丹毒〈63,64〉，荨麻疹，无名肿痛〈62〉，头痛，哮喘，支气管炎〈65,66〉。

Scolopendra mojiangica Zhang et Chi 墨江蜈蚣（蜈蚣科）。【哈尼药】蜈蚣：全体治小儿惊风，破伤风，抽惕，面神精麻痹，皮肤病[163]。

Scolopendra subspinipes multidens (Newport) 多棘蜈蚣（蜈蚣科）。【纳西药】全体治中风口眼歪斜，痔疮疼痛，下肢慢性溃疡，风癣，惊痫抽搐，百日咳，瘰疬，结核，疮痈肿毒，毒蛇咬伤，风湿痹痛[164]。【彝药】赊兴〈101,104〉：全体治蛇咬伤，睾丸肿大，疮痂窦道瘘管，秃疮，疔疮初起，红肿疼痛，无名肿毒，红肿热痛，生疮，牛皮癣，脓包疮，杨梅疮，小儿久咳〈104〉，梅毒，中风惊厥，瘰疬，恶咳，肿毒，疮疡，癣疾，瘤块〈102〉，效用同少棘蜈蚣 S. subspinipes mutilans〈101〉。

Scolopendra subspinipes mutilans L. Koch 少棘巨蜈蚣（蜈蚣科）《药典》。【阿昌药】缅姐故：效用同景颇药〈9,18,19〉。【朝药】佶涅，噢高翁〈7〉：全体治气虚（肾阳虚）所致的腰痛，腰酸，四肢麻木，阳痿，关节炎，神经痛〈9,83,89〉。【傣药】达克〈9,65,66,71〉，达黑〈62,64〉：全体治各种麻风病〈62-66〉[31]，周身关节酸痛〈9,65,66,71〉，风湿性关节炎〈63,64〉[31]，毒虫咬伤，疔疮肿毒〈62-64〉，斑疹水疱〈63,64〉，风寒湿麻证，肢体关节酸痛，屈伸不利，疮疡久不收口〈62〉。【侗药】剪〈7〉，天龙，蜩蛆[216]：活体用菜油浸泡外擦治淋巴结结核，疮疖，毒蛇咬伤〈7〉；全体治高热抽筋，风湿性关节炎[216]。【仡佬药】zao55 tan53 lia31（要当列，黔中方言），wu31 son33（巫松，黔中北方言）：全体浸桐油外涂治无名肿毒[128][162]。【哈尼药】Hhaqma eelseil（阿玛欧色），百足虫：全体治小儿秃疮，毒虫，毒

蛇，毒兽咬伤肿痛，惊痫抽搐，痉挛，破伤风，淋巴结肿[143]。【景颇药】Mvui shin mo：治小儿惊风，破伤风，痉挛抽搐，角弓反张〈9,18,19〉。【满药】涉涉瑞[39]，?ne33 keip42（勒克）〈155〉：焙干研末，猪胆汗调敷患处治中风口眼歪斜；加雄黄用鸡蛋清调敷治蛇头疗；去掉头足焙干研末内服，治结核病和结核性胸膜炎，肋膜炎，惊痫症[39]；全体浸泡桐油搽患处，治无名肿毒〈155〉。【毛南药】达蚱：活体用菜油浸泡外擦治淋巴结结核，疮疖，毒蛇咬伤，无名肿毒〈7〉。【蒙药】ᠴᠢᠴᠢᠭᠦᠷ ᠬᠣᠷᠬᠠᠢ（Qiqigur horhai，其其古日－浩如海）：全体（蜈蚣）治痉挛抽搐，破伤风，偏头痛，疮疡，蛇虫咬伤。【苗药】Gangb kuk（岗苦，贵州黔南）〈91,96〉，Dab shud（大苏，贵州铜仁）〈91,95〉：全体治痉挛抽搐，惊风，癫痫，中风口喎，破伤风，风湿顽痹，偏正头痛，毒蛇咬伤，疮疡，瘰疬〈91〉，风湿性关节痛，小儿惊风，骨质增生，手足抽搐，角弓反张，面神经麻痹，疮疡肿毒〈95,96〉。【水药】跺孔〈157,158〉：全体泡酒内服，治胃溃疡〈157,158〉；全体治中风，关节炎〈10〉。【土家药】蜈蚣[127][52]，ga1 ha1 ti4 ku4（嘎哈梯谷）[128]，天龙[125,128]：全体治小儿惊风[124,127][52]，破伤风，抽搐[124][52]，面神精麻痹，肺癌，食道癌[52]，口眼歪斜，淋巴结结核，肿毒疮疡，蛇咬伤[124]，羊癫疯，无名肿毒，疮疱初起，指头症[125]，手脚抽筋，风气病，头痛顽症，偏瘫症[128]。【佤药】百足虫：全体治风湿性关节疼痛，跌打损伤，血瘀肿痛，无名肿毒〈168〉。【瑶药】千脚虫，百足虫：全体治小儿惊风，抽搐，口眼歪斜，淋巴结结核，肿毒疮疡[133]。【彝药】千脚虫，雷公虫〈9,107〉，赊兴〈101〉：全体治蛇咬伤〈101,109〉，牛皮癣，杨梅疮〈101,107〉，疔疮恶痛，慢性溃疡，窦道漏管〈109〉，九子疡（颈淋巴结结核），脓泡疮，黄水疮，骨疮，烂疮，百日咳，癌症，骨髓炎，作弩箭药〈107〉，中风，惊厥，瘰疬，恶咳，肿毒，疮疡，癣疾，瘤块〈9〉，睾丸肿大，秃疮，疔疮初起，无名肿毒，生疮，脓疱疮，小儿久咳〈101〉。【藏药】全体治小儿惊风抽搐痉挛，中风口喎，半身不遂，风湿顽痹，疮疡肿毒，瘰疬〈30〉。【壮药】Sipndangj（息档），蜈蚣：全体治狠风（高热抽搐），发羊癫（癫痫），麻邦（中风），破伤风，发旺（痹病），邦印（头痛），额哈（毒蛇咬伤），呗农（疮疡），呗奴（颈淋巴结结

核），痂怀（牛皮癣）[180]。

Scoparia dulcis L. 野甘草（玄参科）。【阿昌药】冰糖草，土甘草：效用同景颇药[9,18,19]。【傣药】牙害补，牙哈燕，牙各万（德傣）：根、叶治偏头，腰痛，尿频尿痛，肾炎，疮疖；全草治咳嗽，腹痛[9,14,59,62,63,64,71]，伤风感冒，发热头痛[9,72]，咽喉肿痛[59,62,63,64]，小儿高热，牙痛，腮腺炎，疔疮疖肿[62-64]，虫牙[64]，龋齿，颌下淋巴结肿痛[62,63]，感冒发热，风火牙痛，偏头痛，痄腮，疔疮疖肿，六淋证出现的尿频、尿急、尿痛，水肿病[59]，清热解毒，利尿消肿[65]。【德昂药】别不列：效用同景颇药[9,18,19]。【基诺药】帕迷且齿：全草治肺气肿，咳嗽，黄疸型肝炎[163]。【景颇药】Sikchuibyap，土甘草：全草治肺热咳嗽，肠炎[9,18,19]。【黎药】冰糖草，术返龙，土甘草：全草治感冒发热，肺热咳嗽，肠炎，痢疾，小便不利；全草鲜用捣烂取汁涂患处，治痱子，皮肤湿疹[153]。【佤药】冰糖草：全草治黄疸型肝炎，感冒发热，肺热咳嗽，肠炎，小便不利，痱子，皮肤湿疹[168]。【藏药】ག་ཡེར་ཞིང་བ།（叶兴巴）[25]：根或全草治小儿麻疹等高烧的传染病[25]。【壮药】Gamcaujdoj（甘草拓）[168]，nyadiengz，土甘草：全草治痧病，埃病（咳嗽），货烟妈（咽炎），白冻（泄泻），笨浮（水肿），能啥能累（湿疹），丹毒[118,180]，小儿麻痹，麻疹[118]，呗农（痈疮）[180]。

Scopolia carniolicoides C. Y. Wu et C. Chen 参见 Anisodus carniolicoides。

Scorzonera albicaulis Bunge 笔管草（菊科）。【土家药】冲天炮：根治外感风寒，发热头痛，久年哮喘，风湿痹痛，妇女倒经，跌打损伤，疔疮[123]。

Scorzonera glabra Rupr. [*S. austriaca* Willd.] 鸦葱（菊科）。【蒙药】根或全草治乳汁不下，结核性淋巴腺炎，肺结核，跌打损伤，虫蛇咬伤[51]。【藏药】巴多拉：全草、根治齿龈炎[29]，散肿，接骨，解毒，骨折，"虫病"，胸闷胀满，齿龈红肿[24]；全草或根外用治疔疮，痈疽，毒蛇咬伤，蚊虫叮咬，乳腺炎[32]。

Scrofella chinensis Maxim. 细穗玄参（玄参科）。【藏药】叶兴巴：带根全草 治热病烦渴、咽喉炎、痈肿、急性淋巴结炎、肠燥便秘[32]。

Scrophularia buergeriana Miq. 北玄参（玄参

科）。【藏药】花、茎、叶、果、全草治痘热，毒热，瘟热[27]。

Scrophularisa delavayi Franch. 大花玄参（玄参科）。【藏药】叶醒巴：全草治麻疹，天花，水痘等高烧，口渴[40]。

Scrophularia dentata Royle ex Benth. 齿叶玄参（玄参科）。【藏药】ག་ཡེར་ཞིང་བ།（叶兴巴）[21]：全草治天花，麻疹，水痘及高烧[21,24]；花、茎、叶、果、全草治痘热，毒热，瘟热[27]。

Scrophularia kiriloviana Schischk. 裂叶玄参（玄参科）。【哈萨克药】全草治外伤感染[141]。

Scrophularia ningpoensis Hemsl. 玄参（玄参科）《药典》。【朝药】녕과현삼（niēng pā hēn sām，嘤翰帕眼仁母）[83]：根治结胸证[83]，肾虚证[84]。【蒙药】哈日－敖日浩岱：根治热病烦渴，发斑，咽喉肿痛，咽白喉，便秘，淋巴结结核，痈肿[47]。【苗药】元参：根治热病伤阴，津伤便秘，痈肿疮毒[98]。【纳西药】根治热病伤津，口干便秘，淋巴结结核，慢性咽炎，牙龈炎，三焦积热，诸热，消疮毒，伤寒发汗吐下后，毒气不散，表虚里实，热发于外，阳明温病，急喉痹风，口舌生疮久不愈，气血血臁，小便赤浊，夜卧口渴喉干，鼻中生疮，肉瘤[164]。【土家药】黑玄参：根治热病伤阴，舌绛烦渴，津伤便秘，骨蒸劳嗽，目赤，咽喉肿痛，瘰疬，白喉，温毒发斑，痈肿疮毒[123]。【藏药】花、茎、叶、果、全草治痘热，毒热，瘟热[27]。

Scrophularia souliei Franch. 小花玄参（玄参科）。【藏药】叶醒巴：效用同大花玄参 S. delavayi[40]。

Scrophularia spicata Franch. 穗花玄参（玄参科）。【藏药】藏玄参[13]，耶兴巴[24,36]：全株治麻疹，天花，水痘[13,24][69]，高烧[24]；根治麻疹，丹毒，水痘，热病烦渴，阴虚潮热，津枯便秘[36]。

Scurrula chingii (Cheng) H. S. Kiu 卵叶梨寄生（桑寄生科）。【傣药】罚埋峰：用于清热解毒，解汞物中毒[65]。【拉祜药】de ne：叶促进伤口愈合[152]。

Scurrula parasitica L. [*Loranthus parasiticus* (L.) Merr.; *Taxillus parasiticus* Merr.] 红花寄生（桑寄生科）。【阿昌药】桑寄生：效用同景颇药[18]。【德昂药】浆德：效用同景颇药[18]。【佤

药】Demh bens kgaos（登奔高）：茎叶治办乜谬辛盘（妇男血贯肠），风湿骨痛[137]。【仡佬药】ma⁵³tie⁵⁵（妈跌，黔中方言），san³³tɕi³⁵pu⁵⁵（桑寄铺，黔中北方言），tie³¹sə⁵⁵tɕi⁵⁵跌舍儿（黔西南多洛方言）：枝叶治胎动不安[162]。【哈尼药】花椒树寄生，Zovqlavq tevqlevq（作拉得勒）：枝叶治风湿性关节炎，四肢麻木，跌打损伤，高血压，哮喘，骨折[143]。【景颇药】Dvandvok：枝叶治风湿性关节炎，高血压，胎动不安[18]。【傈僳药】四弱罗：茎叶治腰膝酸痛，筋骨痿弱，偏瘫，脚气，风寒湿痹，胎漏血崩，产后乳汁不下[166]。【苗药】Gil blend（寄边，贵州铜仁），Det vob gangb jab fongx yul（豆窝给加菲幼，贵州黔东南），Qob det vuab gerb（确豆蛙官，贵州黔南）[91,95]：带叶枝茎治风湿痹痛，头昏目眩，胎动不安，崩漏下血[91]；茎叶治风湿关节痛，当茶饮治头晕，目眩[95]。【纳西药】菊花稀薄[14]，巴折斯入（花椒树上寄生）[106]：带叶茎枝治风湿腰腿痛，高血压[164]，哮喘，咳嗽，百日咳，带下[14]，蛊胀[106]。【土家药】桑替心：枝叶治关节痛，腰腿痛，痨伤，久服有强身健体之功[10]。【彝药】桃树寄生：寄生全株治不孕症，附件炎[642]。

Scurrula philippensis（Cham. et Schlecht.）G. Don 梨果寄生（桑寄生科）。【拉祜药】寄生草，粘鸟草[150]，木瓜寄生[10]：全株治小儿风疹，皮肤瘙痒，腹泻，腰膝酸痛，筋骨痿弱，偏枯，脚气，风寒湿痹，胎漏血崩，产后乳法不通[150]，水肿，小便不利[10]。

Scutellaria amoena C. H. Wright. 滇黄芩（唇形科）。【傈僳药】喜勒怒几[166]，夕反西[14]，席即西[13]：根治壮热烦渴，肺热咳嗽，湿热泻痢，黄疸，热淋，目赤肿痛，胎动不安[13,166]，吐衄，崩漏[166]，热病[14]，痈肿疔毒，积热吐血[13]。【苗药】Ngeil ghab（额嘎，贵州黔东南）：根治肺热咳嗽，热病高热神昏，肝火目痛，目赤肿痛，湿热黄疸，泻痢，热淋，崩漏，胎热不安，痈肿疔疮[91]。【纳西药】根治更年期红崩，肺火上延，痰热，小儿心热惊厥，少阳头痛及太阳头痛，不拘偏正，吐血，衄血，或发或止，皆心脏积热所致，预防猩红热，发热烦渴，感冒，上呼吸道感染，肺热咳嗽，泻痢热淋，湿热黄疸，目赤肿痛，崩漏，肠炎，痈肿疔疮，烧烫伤[164]。【彝药】补业

阿史，黄芩[106]，赊卡齐[101]：根茎及根治泻痢，腮肿，肺咳，肝痛，火眼，小儿急性呼吸道感染，慢性气管炎，急性菌痢，钩端螺旋体病，传染性肝炎，肾盂肾炎，高血压[106]，水膈食积，湿热下注，目赤肿痛，白浊淋沥[109]，大便秘结，赤白痢疾，胃痛，崩漏，热病发烧，咳嗽，吐血[101]。【藏药】深孜穷哇[40]：根治肝病，风热咳嗽，湿热黄疸，目赤肿痛，疮毒[40]；效用同黄芩 S. baicalensis[24]。

Scutellaria amoena var. cinerea Hand. – Mazz. 灰毛黄芩（唇形科）。【藏药】深孜穷哇：效用同滇黄芩 S. amoena[40]。

Scutellaria baicaensis Georgi 黄芩（唇形科）《药典》。【朝药】황금（huāng gūm，黄咕母）：根治太阴人瘟病而出现的阳明病证[83]，太阴人哮喘，咳嗽，上中焦热毒证[84]。【德昂药】根预防猩红热，治热病发烧，感冒，目赤肿痛，吐血，衄血，肺热咳嗽，肝炎，湿热黄疸，高血压，头痛，肠炎，痢疾，胎动不安，痈疖疮疡，烧烫伤，寒疼[160]。【鄂伦春药】卡达白地，枯芩，元芩：根治湿温病发热，肺热咳嗽，肺炎，咯血，黄疸，湿热泻痢，目赤肿痛，胎动不安，高血压症，痈肿疮毒，中暑，猩红热[161]；叶治食欲减退，胃脘不适[20]。【仡佬药】kao³⁵tse³³nai⁵³（告则耐，黔中方言），fon⁵⁵kuo⁵³（风郭，黔中北方言），za³³lan³⁵（雅浪，黔西南阿欧方言）：根治阑尾炎[162]。【蒙药】希日－巴布[47,51]，浩恩钦[47]：根治肺热咳嗽，温病发热[47,51]，"粘热"，口渴[51]，肺炎，咯血，黄疸，肝炎，痢疾，目赤，胎动不安，高血压，痈肿疖疮[47]；全草治急性胃肠炎，胃腹疼痛，上呼吸道感染[24]。【苗药】条芩，枯芩：根治壮热烦渴，肺热咳嗽，黄疸[98]。【土药】黄芩：根治小儿湿热腹泻[10]。【藏药】吉子：全草治急性胃肠炎，胃腹疼痛，上呼吸道感染[24]。

Scutellaria barbata D. Don 半枝莲（唇形科）。【阿昌药】达芳叉呢，牙刷草：效用同景颇药[9,18,19]。【布依药】那换热：全草治肝癌[159]。【德昂药】Haqdui byap（牙刷萨牙刷草）：效用同景颇药[9,18,19]。【侗药】娘谬马，奴拜慢：全草治宾耿涸（水蛊病），宾夷偻銮（黄疸），降呒（内伤）[10,135,137]，黄疸，跌打损伤，赤痢[135,137]。【哈萨克药】شوپ` توماعا جاپراقتى ایسیل：全

草治咽喉肿痛，水肿，毒蚊咬伤，白血病[142]。【景颇药】Haqdui byap(牙刷草)：全草治肿瘤，肝炎，跌打损伤[9,18,19]。【毛南药】牙剧草，ruon² wok⁷ lim⁶ sɛ⁵(松辘棱细)：全草治肿瘤，阑尾炎，肝炎，肝硬化腹水，肝癌，肺脓疡；全草外用治乳腺炎，痈疖肿毒[156]。【苗药】佳茵遍尖脑，牙刷草：全草治黄疸，内伤，咽喉肿痛，肝硬化腹水，毒蛇咬伤[96,98]。【纳西药】挖耳草：全草治吐血，咯血，尿道炎，血淋，肝炎，肺痈疮，肿瘤，直肠癌，胃癌，食管癌，宫颈癌，急性乳腺炎，肝硬化腹水，黄疸，膀胱炎，赤痢，毒蛇咬伤[164]。【畲药】狭叶韩信草：全草治视物模糊，结膜炎，乳腺炎[148]。【土家药】并头草，pian¹ tou² cao²(偏头草)[128]：全草治咽喉肿痛，肺脓疡，肝炎，肝硬化腹水，痈疖肿毒，毒蛇咬伤[123,127]，水肿病，黄疸，喉蛾病(急性扁桃体炎)，毒蛇咬伤[128]。【瑶药】bienh diuh linh(边条林)，耳挖草：全草治阑尾炎，肺炎，肝炎，小儿气管炎，肺结核，肺脓疡，鼻炎，吐血，衄血，血淋，赤痢，咽喉肿痛，化脓性骨髓炎，淋巴结炎，跌打损伤，毒蛇咬伤及癌症[132]。【壮药】Nomjsoemzsaeh(那松虽)[180]，Buengcilienz，水韩信：全草治呗农(痈疮肿毒)，货烟妈(咽痛)，林得叮相(跌打损伤)，额哈(毒蛇咬伤)[118,180]，笨浮(水肿)，能蚌(黄疸)[180]；癌症，慢性肝炎，蛊病(水蛊)，子宫颈炎，子宫肌瘤，乳腺增生，吐血，衄血，血淋[118]。

Scutellaria coleifolia Lévl. [*S. violacea* Heyne ex Benth. var *sikkimensis* Hook. f.] 紫苏叶黄芩(唇形科)。【哈尼药】背单紫苏苏让：全草治感冒发热，腹泻，痢疾[14,145]。

Scutellaria discolor Wall. ex Benth. 异色黄芩(唇形科)。【傣药】全草治感冒，高热，胃肠炎，咽喉肿痛，痈毒疗疮[9,74]。【哈尼药】兹哈：全草治肺结核，肾结核，扭伤[14]。【傈僳药】七破莫：全草治感冒，高热，胃肠炎，咽喉肿痛，痈毒疗疮，中耳炎[166]。【佤药】天绿地红，挖耳草，一支箭：全草治口腔炎，咽喉肿痛，感冒高热，痈毒疗疮[168]。

Scutellaria hypericifolia Lévl. 连翘叶黄芩(唇形科)。【藏药】川黄芩[24]，深孜穷哇[40]：效用同黄芩 S. baicalensis[24]；效用同滇黄芩 S. amoe-na[40]。

Scutellaria hypericifolia var. pilosa C. Y. Wu 多毛黄芩(唇形科)。【藏药】深孜穷哇：效用同滇黄芩 S. amoena[40]。

Scutellaria indica L. 韩信草(唇形科)。【土家药】小叶半枝莲，挖耳草，昏病草：全草治热疮肿毒，咽喉肿痛，肺热咳嗽，痢疾，肠炎，跌打损伤，虫蛇咬伤，咳血，吐血，牙痛[124,127]。【瑶药】mbuoh normh utv miev(莫腩远咪)，大叶半枝莲：全草治胸胁胀痛，肺热咳嗽，肠炎痢疾，痈疮肿毒，化脓性骨髓炎，中耳炎，癌症[130]。

Scutellaria likiangensis Diels 丽江黄芩(唇形科)。【纳西药】效用同滇黄芩 S. amoena[164]。【彝药】赊卡齐，小黄芩，小苦药[104]：根治便秘，赤白痢疾，胃痛，女子崩漏，发烧，咳嗽[104]；效用同滇黄芩 S. amoena[101]。

Scutellaria orthotricha C. Y. Wu et H. W. Li 展毛黄芩(唇形科)。【哈萨克药】全草治猩红热，热病发烧感冒，目赤肿痛，吐血，肺热咳嗽，肝炎，高血压，肠炎痢疾，胎动不安，痈疖疮疡；全草外用治烧烫伤[141]。

Scutellaria purpureocardia C. Y. Wu 紫心黄芩(唇形科)。【哈尼药】然姑武舌舌时那雌，小儿伤风药，连线草：全草治风热感冒[145,14]。

Scutellaria rehderiana Diels [*S. alaschanica* Tschern.] 甘肃黄芩(唇形科)。【蒙药】阿拉善黄芩：根治肺热咳嗽，黄疸，肝炎，痢疾，热淋，痈疖疮毒[51]。

Scutellaria scordifolia Fisch. ex Schrank 并头黄芩(唇形科)。【朝药】叉母高尔木高克：全草治风湿关节炎，心肌炎，肺炎[7]。【蒙药】ᠬᠠᠰ ᠬᠢᠬᠢᠭᠲᠦ ᠬᠣᠩᠬᠢᠨ (Haos qiqigt honqin, 浩斯-其其格图-黄芩)[41,51]：全草治肝热，肝肿大，牙龈脓肿[41]，黄疸，肝热，蛇咬伤，"协日"病[51]，清热解毒，清"协日"[513]。【藏药】效用同黄芩 S. baicalensis[24]。

Scutellaria shweliensis W. W. Smith 瑞丽黄芩(唇形科)。【佤药】烦果孔：全草治恶露不净，子宫发炎[14]。

Scutellaria sieversii Bunge 宽苞黄芩(唇形科)。【哈萨克药】جازعقسق توماعا شوپ：根治猩红热，发烧感冒，目赤肿痛，肺热咳嗽，肝炎，

高血压，肠炎痢疾，胎动不安，痈疖疮疡；根外用治烧烫伤[140]。

Scutellaria tenax W. W. Smith var. patentipilosa(Hand. – Mazz.) C. Y. Wu 大黄芩(唇形科)。【藏药】深孜穷哇：效用同滇黄芩 S. amoena[40]。

Scutellaria ussuriensis (Regel) Hand. 乌苏里黄芩(唇形科)。【朝鲜药】里芩花：花及全草治扁桃腺炎，咽喉炎，胃肠积热，无明性发热。

Scutellaria viscidula Bunge 粘毛黄芩(唇形科)。【蒙药】ᠱᠠᠷ ᠬᠣᠩᠬᠢᠨ (Shar honqin, 沙日 – 黄芩)[49]，希日 – 混芩(希日 – 巴布)[51][164]：根(黄芩)治毒热，黏热，肺热咳嗽，口渴[49,51]，治毒热症[56]，黄疸型肝炎，热性痢疾，肺热咳嗽，血热引起的头晕，发热[164]。

Scutiger boulengeri (Bedriaga) 西藏齿突蟾(角蟾科)。【藏药】胆治肺咯血，胆囊炎，黄疸，眼炎，疮疡热痛，外伤；肝治食物中毒；肉汤治舌肿；肉汤外用治大疱疮，皮肤红肿[30]。

Scutiger glandulatus (Liu) 胸腺齿突蟾(角蟾科)。【藏药】外那庆巴：肝治食物中毒，药物中毒；胆治肺咯血，胆囊炎，黄疸，眼炎，疮疡热痛和外伤；肉汤洗伤口，治舌头肿；肉汤外用治溃疡，大疱疮，皮肤红肿[22]。

Scutiger mammatus(Guenther) 刺胸齿突蟾(角蟾科)。【藏药】外那庆巴[22]， བྱིན་འདབ (贝那)[25]，贝乃合[30]：肝治食物中毒，药物中毒；胆治肺咯血，胆囊炎，黄疸，眼炎，疮疡热痛和外伤；肉汤洗伤口，治舌头肿；肉汤外用治溃疡，大疱疮，皮肤红肿[22,25]；效用同西藏齿突蟾 S. boulengeri[30]。

Sebastiania chamaelea (L.) Muell. – Arg. 地杨桃(大戟科)。【黎药】荔枝草，麦千寨，坡荔枝：全草治风湿痹痛，妇科病，美尼尔氏综合症[153]。

Securidaca inappendiculata Hassk. 蝉翼藤(远志科)。【傣药】中腊安(西傣)：藤茎治产后体虚，湿疹，皮肤瘙痒[60,63]，恶露不净，呕吐腹泻，小便不利，风湿痹痛，跌打损伤[60]，带状疱疹[63]；湿疹，皮肤瘙痒[62,64]；根、茎、叶治产后体弱多病，乏力，带状疱疹，湿疹，皮肤瘙痒[62,64]；茎、叶治产妇体虚，咳嗽，消瘦无力，过敏性皮疹[13,65]；茎、叶治产妇体虚，咳嗽，消瘦无力，

过敏性皮疹[9,14,71,72]。【基诺药】儿它甘草：根、根皮治气管炎，小儿支气管炎，急性肠胃炎[10,163]。【瑶药】当低相悲[15]，wiangh juo ngungh（往坐翁）[132][6]：茎治风湿痛，产后恶露不净，骨折[15]；根、根皮及茎治风湿骨痛，跌打损伤[132][6]，急性胃肠炎，产后恶露不尽，痛经，咽喉痛[132]。【壮药】Gogukcaengx(棵贡省)，五味藤：全株治发旺(风湿骨痛)，林得叮相(跌打损伤)，阿意咪(痢疾)[117]；效用同瑶药[15]。

Securinega suffruticosa (Pall.) Rehd. 叶底珠(大戟科)。【蒙药】一叶秋：嫩枝叶治口眼歪斜，偏瘫，手足麻木，风湿腰痛，阳痿，小儿麻痹后遗症，眩晕，耳聋，神经衰弱，嗜睡症[51]。

Sedum aizoon L. [S. aizoon L. var. floribundum Nakai] 景天三七(景天科)。【朝药】만화가는기린초（mān huā gā nēn gī lín cào, 蔓花嘎嫩给齐草）：全草治关节炎，失眠，皮疹[9,90]。【侗药】土三七：全草治吐血，尿血，便血[135]。【鄂伦春药】挨母出哈，费菜：全草治吐血，衄血，便血，尿血，崩漏，跌打损伤，心悸，失眠，咳血，牙龈出血，内伤出血，癔病，烦躁惊狂，筋骨伤痛，刀伤，烫火伤，痈肿，蜂蜇，蝎子蜇，蛇咬伤，黄水疮，血小板减少性紫癜，消化道出血[161]。【满药】贝兰拿旦：茎叶治跌打损伤[39]。【苗药】景天三七，打不死[97]：全草治跌打损伤，心悸失眠，风湿疼痛[97,98]。【普米药】费菜：全草治各种出血[822]。【羌药】Meqigushu（么齐古书），狗咬菜：全草外用治狗咬伤；根泡酒治跌打损伤[167]。【土家药】tuo¹ tuo¹ za¹ qi³ yao¹（脱脱砸起要）[128]，土三七[63,124]：全草治跌打损伤，各种出血[127,128][63]，心悸，失眠[127][63]，崩漏，白带，烧烫伤[127]，水火烫伤，毒蜂蜇伤[128]，月经过多，虫蛇咬伤，狗咬伤[63]；全草鲜品煎服并捣敷患处，治跌打损伤；鲜品煎服或捣汁内服治吐血，衄血，便血，崩漏；鲜品炖猪心治失眠，心悸，烦躁，白带，烧、烫伤[124]。【藏药】全株治咽喉肿痛，衄血，吐血，牙龈出血，心悸，烦躁失眠[36]。

Sedum aizoon var. latifolius Maxim. 宽叶费菜(景天科)。【朝药】넒은잎기린초（nēl būn yìp gi līn cāo, 呢儿奔岳丕给齐草）：全草效用同景天三七 S. aizoon[9,90]。

Sedum alboroseum Bake 参见 Hylotelephium

erythrostictum。

Sedum amplibracteatum K. T. Fu 苞叶景天（景天科）。【土家药】亮杆草：全草鲜品治感冒头痛[123][124]；全草治跌打损伤，骨折，痈疖，烫伤[822]；带根全草鲜品捣烂外敷治跌打损伤，毒蛇咬伤，痈肿疮毒[123]，骨折，烫伤[124]。

Sedum bulbiferum Makino 珠芽景天（景天科）。【土家药】全草治痈肿疔疮疖，跌打损伤，烫伤，蛇伤[822]；【瑶药】狗牙齿：全草治寒热疟疾，食积腹痛，风湿瘫痪及瘟疫[133]；【藏药】全草治皮肤病，瘊子，痢疾[27]。

Sedum drymarioides Hance 大叶火焰草（景天科）。【土家药】全草治吐血，咳血，外伤出血，肺炎[822]。

Sedum emarginatum Mig. 凹叶景天（景天科）。【侗药】骂达辰：全草治刀伤，乳痈，疔疮溃疡[135]；【土家药】叶三七，马牙半枝[127]：全草治肝炎[127][124,822]，痢疾[124,822]，疮疖[127][822]，无名肿毒[822]，胃癌[124]，吐血，衄血，白带，跌打损伤；全草外用治烧伤[127]；鲜品全草治肝炎，痢疾，疮疖，无名肿毒[1057]；鲜品捣烂以菜油浸泡外擦，治疮疡，无名肿毒[124]。

Sedum hybridum L. 杂交景天（景天科）。【哈萨克药】全草治咽喉炎，扁桃体炎，口腔糜烂，鼻衄，咯血，高血压，风湿性关节痛；全草外用治湿疹，疮毒[141]。

Sedum japonicum Sieb. ex Miq. 日本景天（景天科）【藏药】克秀巴：全草治便血，吐血；全草外用治疮口久不愈合[32]。

Sedum kamtschaticum Fisch. [*S. ellacombeanum* **Praeger**] 勘察加景天（景天科）。【苗药】莲花还阳：全草治跌打损伤，风湿疼痛，外伤肿痛[97]；【畲药】费菜[10]：全草治心悸不寐，血热虚烦，癔病，吐血[10,147][822]；【土家药】豆瓣还阳，金不换[123]：全草治跌打损伤[123,125,127]，咳血，吐血，便血，牙龈出血，消化道出血，子宫出血，心悸，烦躁失眠，痈肿[123,127]，刀伤火伤，毒虫刺伤[125]；【藏药】费菜，养心草：全草治跌打损伤，咳血，吐血，便血，癔病心悸，疮痈肿毒，毒虫刺伤[36]。

Sedum lineare Thunb. 佛甲草（景天科）。【苗药】全草治咽喉肿痛，目赤，痢疾，漆疮，带状疱

疹，痈肿，丹毒，烫火伤，外伤出血[822]。【畲药】豆荚子[147]：全草治牙痛，烫火伤[147][822]，疔疮痈肿，痈疽溃烂[147]，咽喉肿痛，目赤，痢疾，漆疮，带状疱疹，痈肿，丹毒，外伤出血[822]。【土家药】狗牙瓣，狗牙半枝莲[124]：全草治带状疱疹，毒蛇咬伤，烧烫伤，牙痛[124][822]，咽喉炎，肝炎，骨折，扭伤，劳伤咳嗽，肺癌，外伤出血[124]，咽喉肿痛，目赤，痢疾，漆疮，痈肿，丹毒，外伤出血，肝炎，腹泻，癌症[822]。【瑶药】牛神草[15]，小打不死[4]：全草治痈疾，肠炎，肝炎，吐血，衄血，便血，跌打肿痛，痈疮[15]，跌打损伤，骨折[133][4]，毒虫咬伤[133]，痈肿[4]；效用同苗药[822]。【彝药】六鸡苦七[13,103]，浪腮诗[101]：全草治水火烫伤[13,103]；茎、叶治咽喉肿痛，烫、火伤，外伤出血，食管癌，贲门癌，老茧，鸡眼[101]。【壮药】夏文乒，faenzgvah[23]：全草治咽喉肿痛，痢疾[23,822]，咽喉痛，目赤，漆疮，带状疱疹，丹毒，烫火伤，外伤出血，肝炎，吐血，便血，跌打肿痛[822]。

Sedum majus (Hemsl.) Migo 山飘风（景天科）。【土家药】白三七，豆瓣还阳[127]：全草治月经不调，劳伤腰痛[127][124,822]，跌打损伤[127][124]，鼻衄，烧伤，外伤出血，疖痈[127]，腹泻，便血[124]；全草鲜品捣烂外敷治疖痈，烫伤[124,822]。

Sedum middendorffianum Maxim. 吉林景天（景天科）。【朝药】애기기린초 (aī geī geī lìn cùo，埃给给各草)：全草治全身衰弱，心悸[9,90][822]。

Sedum mingjinianum **S. H. Fu** 参见 Hylotelephium mingjinianum。

Sedum morrisonense Hayata 玉山佛甲草（景天科）。【台少药】Tagyaaroazu (Bunun，族施武群)：叶捣碎后敷患部治外伤[169]。

Sedum morotii Hamet var. pinoyi (Hemet) Frod. 小倒卵叶景天（景天科）。【藏药】则恭切哇：根治肺结核，肺炎，气管炎，麻风病[40]。

Sedum multicaule Wall. ex Lindl. 多茎景天（景天科）。【白药】wainrtholzix（完厚脂），ganlvrxzix(肝雾脂)，zilbialsort(滋边皱)：全草治咽喉肿痛，肺热咳嗽，风热头痛，肠风下血，鼻衄，急慢性肝炎，中耳炎[17][822]。【纳西药】簪兹花：全草治口腔糜烂，风热头昏，风湿关节疼痛，湿疹[36]；效用同白药[17][822]。【彝药】六鸡苦七[14][822]，瓦

花⟨111⟩[822]：全草治水火烫伤⟨14⟩[822]，喉炎，扁桃腺炎，口腔糜烂，便血⟨111⟩[822]，小儿疳积⟨111⟩[822]。【藏药】灿阿梧孜：全草治肝炎，下肢溃疡，烧伤，烫伤，蛇咬伤⟨24⟩[822]，蝎蛰⟨24⟩。

Sedum oreades(Decne.) Hamet 山景天（景天科）。【彝药】全草治失眠，多梦，贫血[822]。

Sedum platysepalum Franch. 宽萼景天（景天科）。【纳西药】都摩支：全草治疮痈肿毒，外伤出血，痔疮出血⟨36⟩。

Sedum sarmentosum Bge. 垂盆草（景天科）《药典》。【侗药】狗牙齿：全草治急性肝炎，迁延性肝炎，慢性肝炎⟨136⟩。【苗药】Vuab mid nix（蛙米你，贵州黔南），Reib xand ghueud（锐先勾，贵州松桃），Gab dled gul（嘎给谷，贵州毕节）：全草治疮毒，痈肿⟨91,95⟩[822]，黄疸⟨91⟩，蚂咋症⟨95⟩，咽喉肿痛，肝炎，烫伤⟨95,98⟩。【畲药】黄瓜碎，狗屎牙，佛指甲：全草治乳腺炎，毒蛇咬伤⟨146⟩，血热鼻衄，甲沟炎⟨148⟩，肝病[338]。【水药】骂女不低：全草治肝炎⟨8,10,157,158⟩[822]。【土家药】Gou ya ban（狗牙瓣），狗牙半枝莲，铺盖还阳⟨124,127⟩：全草治肝炎，毒蛇咬伤⟨8,124,127⟩[124]，吐血，便血，腹泻，牙痛，喉痛，头痛，头晕⟨8⟩[124]，痈肿疮疡⟨124,127⟩[124]，咽喉肿痛，热淋，烫伤，癌肿⟨124,127⟩，黄疸症，毒蛇咬伤，九子疡（颈淋巴结结核）⟨128⟩；外用治烧烫伤⟨124⟩。【彝药】尔嘎色，俗称石蒜，狗芽瓣：全草治痔疮，牙疼，风疹，疮疡，肿痛⟨106⟩[822]。【壮药】Nyafaengzbengj（牙讽遍）⟨180⟩，垂盆草⟨120⟩：全草治能蚌（黄疸），肉扭（淋证），呗农（疮疖）⟨120⟩。

Sedum stellariifolium Franch. 火焰草（景天科）。【土家药】石豆瓣，石板还阳：全草治黄疸肝炎，跌打损伤，烧烫伤⟨123⟩[124,822]。

Sedum tatarinowii Maxim. 华北景天（景天科）。【藏药】花、茎、叶、果治疮伤，疮热，消肿⟨27⟩。

Sedum yunnanense Franch. 参见 Rhodiola yunnanensis。

Selaginella chrysocaulos (Hook. et Grev.) Spring 匍匐茎卷柏（卷柏科）。【藏药】效用同卷柏 S. tamariscina⟨22⟩。

Selaginella davidii Franch. 蔓出卷柏（卷柏科）。【苗药】色草：全草治风湿性关节炎，筋骨疼痛[132]。

Selaginella delicatula(Desv.) Alston 薄叶卷柏（卷柏科）。【哈尼药】薄叶卷柏：全草解毒[875]。【土家药】地拍枝：全草治崩漏带下，烧烫伤，风湿性关节炎，创伤出血，腹泻，全身浮肿，湿热黄疸[124]。【台少药】Nabariron（Bunun 族施武群）：叶贴于头部治头痛⟨169⟩。

Selaginella doederleinii Hieron. 深绿卷柏（卷柏科）。【水药】要满：全草煎水内服，或捣烂外敷，治风寒咳嗽，风湿，手指肿，癌肿⟨158⟩。【瑶药】石上柏（yiem mbanegx nyaaix，阴丙崖），山底青：全草治肝炎，肾炎，乳痈，肺炎，癌症，崩漏，吐血，便血，肺炎咳嗽，扁桃腺炎、肺炎⟨132⟩。【藏药】效用同卷柏 S. tamariscina⟨22⟩。【壮药】Fouxndoengz（否侬）⟨180⟩，石上柏⟨120⟩：全草治埃病（咳嗽），货烟妈（咽痛），癌症，火眼，北嗽（乳腺炎），鼻炎⟨120,180⟩，隆芡（痛风）⟨180⟩。

Selaginella involvens (Sw.) Spring 兖州卷柏（卷柏科）。【哈尼药】全草治肺病[875]。【傈僳药】本杉莫：全草治黄疸，水肿，咳嗽，哮喘，衄血，羊癫疯，烫伤⟨166⟩。【苗药】金不换，石卷柏，地侧柏：全草治吐血，衄血，脱肛，下血，咳嗽，哮喘，黄疸，水肿，淋病，带下；外用治烫伤[132]。【怒药】什努恰：全草治小孩流口水⟨165⟩。【畲药】岩柏，卷柏：全草治肝硬化腹水⟨146⟩，急性黄疸型传染性肝炎，感冒发热，咽喉肿痛，产后热、咳嗽，预防产后风，尿路感染⟨148⟩。【土家药】卷柏还阳，柏叶草，地柏枝：全草治吐血，衄血，脱肛下血，咳嗽，哮喘，黄疸，水肿，淋症，带下，烫伤⟨127⟩，崩漏带下，烧烫伤，风湿性关节炎，创伤出血，腹泻，全身浮肿，湿热黄疸[124]。

Selaginella labordei Hieron. 细叶卷柏（卷柏科）。【苗药】全草治伤风鼻塞，小儿疳积，口腔炎，鼻血，月经过多，外伤出血[132]。【土家药】地拍枝：全草治崩漏带下，烧烫伤，风湿性关节炎，创伤出血，腹泻，全身浮肿，湿热黄疸[124]。【彝药】全草治肺痈痰阻，肺痨咯血，肝胆湿热，肠痈痢疾，月经不调，小儿惊风⟨109⟩。

Selaginella moellendorffii Hieron. 江南卷柏（卷柏科）。【侗药】石柏，岩柏草：全草治急性传染性肝炎，胸肋挫伤，血小板减少⟨136⟩。【哈尼药】全草治肝炎[875]。【毛南药】? guit⁵³ miɛ²⁴ bua³³

（桂篦巴）：全草捣烂外敷治挫伤血肿[155]。【苗药】咯答柔：全草治胃癌，食道癌，急性黄疸型肝炎，全身浮肿，肺结核咳血，痔疮出血；外用治烧伤，烫伤，外伤出血[132]。【畲药】鸡爪草，金凤尾：全草治急性黄疸型肝炎[10,147][338]，全身浮肿，肺结核咯血，吐血，痔疮出血，烧烫伤[10,147]，肝炎[146]。【土家药】地柏枝，火烫草：全草治腹泻[123][124,1070]，烧烫伤，湿热黄疸，创伤出血[123][124]，吐血，便血，痔疮出血，小儿惊风，淋病[123][1070]，血崩[123]，崩漏带下[124,1070]，风湿性关节炎，全身浮肿[124]，癌症[1070]。【瑶药】蛇皮草，nangh ndopv miev（囊独咪），石上柏：全草治肝炎，肾炎，乳痈，肺炎，崩漏，吐血，便血[132]。【彝药】疾背桥：全草治急性黄疸型肝炎，全身浮肿，肺结核[13,14][1070]，咯血，吐血[13,14]，痔疮出血，烧烫伤[13]。【藏药】地柏枝：全草治各种热病出血，淋病，热病心烦[36]。【壮药】效用同深绿卷柏 S. doederleinii[120,180]。

Selaginella monspora Spring 单籽卷柏（卷柏科）。【藏药】效用同卷柏 S. tamariscina[22]。

Selaginella nipponica Franch. et Sav. 伏地卷柏（卷柏科）。【土家药】地拍枝：全草治崩漏带下，烧烫伤，风湿性关节炎，创伤出血，腹泻，全身浮肿，湿热黄疸[124]。【藏药】效用同卷柏 S. tamariscina[22]。

Selaginella nummularifolia Ching 钱形卷柏（卷柏科）。【藏药】效用同卷柏 S. tamariscina[22]。

Selaginella pulvinata (Hook. et Grev.) Maxim. 垫状卷柏（卷柏科）《药典》。【白药】草亏蓊[13]，着愧产，岩户[14]：效用同彝药[13,14]；全草治各种内出血症，妇科病，血崩，白带[5]。【布朗药】的哇三睦[13]，打哇三睦[14]：效用同彝药[13,14]；全草治难产[5]。【朝药】방석부처손[9,90]，卷柏，滚北[5]：全草治闭经，痛经，肠出血，脱肛[5,83]，痔疮出血，肾结石，老年无力[9,90]。【德昂药】波吼冒[5,13,14]：效用同彝药[13,14]；全草治感冒发烧，喉痛[5]。【侗药】Kaok baox nugs biad（靠巴奴坝）[137]，还魂草[136]：全草治独猡穹给（老鼠偷粪）[137]，妇女血崩，月经过多，外伤出血[136]。【哈尼药】阿木啊拉：全草治月经不调，难产，各种出血[5]。【傈僳药】一把抓[166]，茧北[5]：全草治胃肠出血，尿血，外伤出血，催产[166]，小儿便秘，风

热，催产，烫伤[5]。【蒙药】ᠮᠠᠲᠧᠷᠢᠨ ᠬᠠᠤ (Materin haomus ebes，玛特仁－浩木斯－额布斯)[41]，玛它日印浩莫斯额泊斯[5]，玛塔日音浩木斯乌布斯[56]：全草治尿闭，淋病，月经不调，鼻衄，创伤出血，产褥热，滴虫病[41]，产后发热，陈久性伏热，阴道滴虫病，经血淋漓[56]；生用凉血，促进血液循环，通经，利尿；炒用治产妇热，闭经，痛经，损伤出血，阴道滴虫，闭尿[5]。【苗药】Xat jat mongl（下架梦，贵州黔南）[91]，茧北[13,14]，烧节[5,15]，Tloan tay sch（卷柏）[11]：效用同彝药[13,14]；全草治经闭[5,11,13,15,94,96]，跌打损伤[5,13,15,91,94,96]，血崩，白带，腹胀水肿，肺出血，鼻出血，吐血，黄疸型肝炎[5,13,15,94,96]，癥瘕[91]，劳伤，风湿病[11]；炒炭治吐血，衄血，尿血[91]。【纳西药】疵虑虑乳答匹：全草治血崩，风湿，产道无力[5]，便血，痔出血，子宫出血，宫缩无力，产后出血，妇女血闭，寒热往来，不育，腹痛，喘累及吐血，哮喘，癫痫，肠毒下血[164]。【普米药】岩扒子[13,14][15]，挨帕字[5]：效用同彝药[13,14]；全草治跌打损伤，崩漏，痔疮出血，胎盘不下，鼻衄[5][15]，便血[5]，催产，胃肠出血，闭经[15]。【羌药】Tasmo（它思莫），依国，特尔莫：全草治胃肠出血，尿血，难产，外伤出血[167]。【土家药】卷柏，九死还阳草：效用同卷柏 S. tamariscina[124]；全草治闭经痛经，癥瘕痞块，跌打损伤，腹痛，哮喘，吐血，崩漏，便血，脱肛[127]。【佤药】捱让[5]：全草治分娩困难[5]。【彝药】苏莫[13]，六维[14]，此低甲[101]：全株治血崩，白带，肺出血，便血，痔疮，崩漏，闭经，腹胀水肿，月经不调，难产[13]，各种内外出血，催产，跌打损伤，胎盘不下，崩漏，痔疮出血，胃肠出血，鼻衄，闭经[14]；效用同卷柏 S. tamariscina[101]。【藏药】莪区森得尔莫[20]，莪曲森得莫[5]：全草治经闭癥瘕（生用），便血脱肛（炒用）[5,20]，子宫出血，胃痛腹胀及骨折[5]；叶治小便不通，便血[27]。

Selaginella sanguinolenta (L.) Spring 圆枝卷柏（卷柏科）。【藏药】全草治内外出血及烫伤[34]。

Selaginella tamariscina (Beauv.) Spring 卷柏（卷柏科）《药典》。【白药】草亏蓊：全草治各种内出血症，妇科病，血崩，白带[5]。【布朗药】的哇三睦：全草治难产[5]。【朝药】滚北：全草治闭经，痛经，肠出血，脱肛[5]。【德昂药】波吼冒：全草

治感冒发烧，喉痛[5]。【侗药】舍们：全草治脱肛，妇女血崩，白带过多，烧烫伤[135][12]，哮喘[135]。【哈尼药】Haqdal lavqluvq（amu ala，阿木啊啦）[5]，一把抓[143]：全草治月经不调[5,143]，痛经，吐血，咯血，胃肠出血，便血，红崩白带，哮喘，难产（胎位、产道正常情况下）[143]，月经不调，难产，各种出血[5]。【傈僳药】苴北：全草治小儿便秘，风热，催产，烫伤[5]。【毛南药】ruon²sai³thui²（松筛石土）：全草治便血，鼻出血，子宫出血，跌打损伤，慢性肝炎，脱肛[156]。【蒙药】ᠵᠢᠯᠡ ᠦᠨ ᠬᠣᠮᠤᠰ ᠡᠪᠡᠰᠦ（Materin haomus ebes，玛特仁－浩木斯－额布斯）[41]，玛它日印浩莫斯额泊斯[5]：全草生用凉血，促进血液循环，通经，利尿；全草炒用治产妇热，闭经，痛经，损伤出血，阴道滴虫，闭尿[5]；效用同垫状卷柏 S. pulvinata[41,56]。【苗药】卷柏草[211]，还魂草[15]，万年松[15,98]：全草治黄疸型肝炎[5,15]，经闭痛经，月经过多，腹痛，哮喘，跌打内伤，外伤出血，黄疸型肝炎[15,98]，血崩腹痛[15]，血崩白带[211]。【纳西药】疤虑虑乳答匹：全草治血崩，风湿，产道无力[5]。【普米药】挨帕字：全草治跌打，衄血，痔疮，便血，崩漏，胎盘不下[5]。【畲药】还魂草[147]：全草治风痹，血痹，各种血症，癥瘕，女子阴中痛，寒热咳嗽，肠风，脱肛[10,147]，小儿高热惊风，小儿咳嗽[146]，孕妇慎用[10]。【土家药】jiu³hui¹yang²（酒回阳）[128]，卷柏还阳[127]：全草治便血[10,124,126,127]，经闭痛经，癥瘕痞块，跌打损伤，腹痛，哮喘，吐血，崩漏，脱肛[124,127]，出血症，跌打损伤，风气病，蜈蚣咬伤[128]，摆红（俗名崩红，类似功能性子宫出血），咳血，外伤出血[10,126]。【佤药】捱让：全草治分娩困难[5]。【瑶药】还魂草，zenh wonl miev（轮文咪）：全草治月经不调，闭经，血崩，腹痛，跌打损伤，癥瘕痞块；炒炭（卷柏炭）治各种血症[130]。【彝药】罗玛列苏[106]，还魂草[109]，此低甲[101]：全草治闭经[101,106,109]，难产[101,109]，跌打损伤，外伤出血，吐血，哮喘，便血，尿血[106,109]，热淋，血淋，胃肠出血，哮喘，痛经，烫伤，小儿发烧[106]，月经过多，癥瘕，小儿高热，产程无力，胎盘滞留[109]，月经不调，风湿性关节炎，睾丸肿痛，消化不良，腹胀，纳呆，呕吐[101]。【藏药】ᡤᠡᠷ ᡤᠦᠨ ᠵᠢᠨ（茇区森得尔莫）[21,20]，鹅区森得莫[22,23]，俄曲深

得尔磨[40]：全草治便血，痔疮，难产[22,24,40]，风寒湿痹，风湿关节疼痛，筋骨疼痛，跌打损伤，大小便不利[22,24]，闭经，癥瘕（生用）[20,40]，便血脱肛（炒用）[20]，通二便[23]，骨折[21,40]，皮肤病，尿涩，培根病，胃及肝病[21]，崩漏，腹胀水肿[40]。【壮药】棵苓埃：效用同苗药[15]。

Selaginella uncinata（Desv.）Spring 翠云草（卷柏科）。【哈尼药】Keeqbyuq lavqmuv muvssaq（克别拉木木然），蓝地柏：全草治急性黄疸型肝炎，全身浮肿，痢疾，肺热咳血，外伤出血，子宫功能性出血，产后流血不止，烧伤，烫伤，急慢性肾炎[143]。【基诺药】迷们：全草捣敷治风湿，跌打损伤；研末外敷治烫伤、烧伤[10,163]。【黎药】运干浩，头眩草，蓝地柏：全草治肺病吐血，淋病；全草煎水洗，治脚抽筋；全草炖鸡肝或猪肝食治肝血虚头痛[153]。【苗药】Jab cangt jent（家昌金，贵州黔东南）[91]，生扯拢[94]，芮绒[132]：全草治黄疸，痢疾，外伤出血[15,91,94][132]，肺结核[15,94][132]，泄泻，蛇咬伤[15,91,94]，咳嗽，百日咳，胃出血，湿疹，竹木刺入肉不出，骨折[15,94]，水肿，淋病，筋骨痹痛，吐血，咳血，便血，痔漏，烫火伤[91]，肠炎，肾炎水肿，咯血，风湿关节炎[132]；外用治疔肿，烧伤，跌打损伤[132]。【畲药】地塌蓬，穿龙岩柏：全草治肝炎，水肿，肾炎，外伤出血，产后风[146]。【土家药】se⁴mi³wu⁴（色米戊），伸脚草：全草治黄疸症，小腿抽筋，大便下血，水火烫伤[128]，肺热咳嗽，黄疸，痢疾，风湿痹痛，跌打损伤；外用治烧烫伤，外伤出血，狗咬伤[124]。【瑶药】deic baeqc miev（地别咪）[132]：全草治黄疸型肝炎，胆囊炎，痢疾，肠炎，肾炎，尿路感染，小儿高热，肺结核咳血，鼻衄，烧烫伤，脓疱疮，外伤出血，竹木刺入肉不出，盲眼病，腰肌劳损，小儿疳积[132]；效用同苗药[15]。【彝药】全草治潮热烦闷，咳嗽咯血，肝胆湿热，肠痈痢疾，胎盘滞留，痔瘘肛裂；煎水坐浴薰洗[109]。【壮药】Go’gveihgih（棵归讥）：全草治能蚌（黄疸），陆裂（咯血），阿意咪（痢疾），笨浮（水肿），发旺（风湿骨痛），货烟妈（喉痛），仲嘿唪尹（痔疮），肉扭（淋证），渗裆相（烫伤）[117]；效用同苗药[15]。

Selenarctos thibetanus G. Cuvier 参见 Ursus thibetanus。

Semecarpus anacardium L. f. 鸡腰肉托果

(漆树科)《部藏标》。【蒙药】ᠭᠣᠵᠠ(Gozhe, 高哲)，ᠮᠠᠬᠠᠯᠢᠭ/ᠮᠠᠬᠠᠯᠢᠭ ᠰᠣᠳᠠᠯᠲᠤ ᠵᠢᠮᠢᠰ(Mahalig sodeltu jimes, 麻哈勒格－索德勒图－吉木斯)：果实(肉托果)治胃黏痧，发症，疥癣，黄水疮，梅毒，延年益寿，营养不良[45,46]。【维药】巴拉都[132]，بالادور(Baladur, 巴拉都尔)[75]：果实治精神不安，半身不遂，瘫痪，痉挛和身体虚弱[78]；效用同鸡腰果 Anacardium occidentale[75]。【藏药】ནོག(果其)[2]，果西[23]，果协儿[27]：果实治虫病[2,23]，木保病，肉瘤，痞块，淋巴结炎溃疡，梅毒[2]，痛疽等皮肤病，黄水病[23]，胃瘟疫病及胃溃疡病，因药性凶猛和具有毒性需慎用[27]。

Semecarpus gigantifolia Vidal 大叶肉托果(漆树科)。【维药】بالادور(Baladur, 巴拉都尔)[75,78]：效用同鸡腰果 Anacardium occidentale[75]；果实治精神不安，半身不遂，瘫痪，痉挛和身体虚弱[78]。

Semiaquilegia adoxoides (DC.) Makino 天葵(毛茛科)《药典》。【侗药】野乌头子[136,137]，Nyoc dih(嘘堆)[25]：块根治阿米巴痢疾[136,137][25]，痛肿疔疮，跌打肿痛，毒蛇咬伤，啰给冻榜(白痢)，命刀(扭伤)[136,137]，癫痫，小儿惊风，痔疮[135]。【仡佬药】tu³³ pe⁵⁵ na³⁵ la³⁵(堵扁压拉，黔中方言)，sai³³ pi⁵⁵ ko⁵³ no⁵³(晒比果脑，黔中北方言)，tsɔ³³ an³³ka³³ne⁵⁵(则安嘎佧，黔西南多洛方言)：块根切绒，加黄酒蒸服，治痔疮[162]。【毛南药】ma⁴² ɣe³³ ŋɔ²⁴(马儿罗)：块根治胃痛[155]。【苗药】Bid ghad nenl(比阿能，贵州松桃)，Jab ghad nangl(加嘎囊，贵州黔东南)，Vuab ghad nerl(弯嘎喽，贵州黔南)：块根治疔疮疥肿，乳腺炎，扁桃体炎，跌打损伤，小便不利[91,95,96,98]，指甲溃烂，扭伤[92,94,98]，阴后肿痛，胃热疼痛，乳房胀痛，疝气，九子疡(颈淋巴结结核)[95,96,98]，淋巴结结核，毒蛇咬伤[91]，颈淋巴结结核[92]。【畲药】老鼠屎，蛇不见：块根治胃炎[146]。【土家药】re³she¹xi¹(热蛇席)[128]，石笋还阳[127]：块根治瘰疬，疝气，小便不利，各种痈疽肿痛，疔疮，跌打损伤，小儿高热[123,127]，奶痛，摆白(又名崩白，泛指带下过多)，月经不调，慢性子宫内膜炎[10,126]，疱疮疔毒，白口疮，毒蛇咬伤，痔疮[128]；全草治蛇咬伤，无名肿毒，肺病[125]。【瑶药】天葵子：全草治尿路结石，小便不利，瘰疬，疝气，蛇咬伤[133]。

Semiliquidambar cathayensis H. T. Chang 半枫荷(金缕梅科)。【侗药】美要蝉[15]，Meix yaop sanc(美尧禅)[137]：叶、树皮治风湿骨痛；树皮治腹痛，腹泻，半身瘫痪，小儿麻痹后遗症；全株治风湿痹痛，偏头痛[15,139]；根皮治宁乜稿盼兜轮(妇女产后伤风)，风湿骨痛[137]。【苗药】Jab yut(加幼，贵州贵阳)[91,96]，都敏培[15]：根治风湿痹痛，脚气，腰腿痛，偏头痛，半身不遂，跌打损伤[91]；根皮治风湿骨痛，产后伤风[96]；效用同侗药[15]。【畲药】根治风湿关节痛[148]。【瑶药】半荷风，bienh hoc buerng(扁痕崩)，枫荷桂：根、茎木及枝叶治中风后遗症，产后风瘫[132][4]，风湿骨痛，跌打损伤[4]，半身不遂，风湿痹痛，腰肌劳损，跌打肿痛，类风湿性关节炎[132]；效用同侗药[15]。【壮药】咪缕烈：效用同侗药[15]。

Semiliquidambar chingii(Metc.) H. T. Chang [*Altingia chingii* Metc.] 细柄半枫荷(金缕梅科)。【瑶药】半荷风[6]，边勉崩[133]：根治风湿痹痛[133][6]，偏瘫，中风后遗症[6]，腰肌劳损，跌打损伤[133]。

***Senecio araneosus* DC.** 参见 Cissampelopsis volubilis。

Senecio argunensis Turcz. 羽叶千里光(菊科)。【鄂伦春药】西厄里汗，额河斗里光：全草治疔疮痈肿，瘰疬，痢疾，目赤肿痛，咽喉肿痛，毒蛇咬伤，急性结膜炎，蝎、蜂蜇伤，湿疹，皮炎[161]。【蒙药】给其根那[51]，ᠭᠡᠬᠡᠭᠡᠨ᠎ᠠ(geqigene，格其格讷)[49]：全草治金伤，接骨，止痛，燥"希日沃素"，脉瘟，疮痈肿毒，肠刺痛，外伤骨折[51]；地上部分治骨脉损伤，疫肠刺痛症，血痢，腑热[49]。【羌药】Xxeabieabha(也别哈)，日古尔什厄革：全草治风火目赤，肺炎，流行性感冒，热痢；全草外用治痈疮肿痛，干湿疹，烧烫伤[167]。

Senecio aurantiacus(Hoppe) Less 橙舌千里光(菊科)。【藏药】阿加伍拉：花治头痛，神经痛[39]。

Senecio dianthus Franch. 双花千里光(菊科)。【阿昌药】必亚光：效用同景颇药[18]。【德昂药】乌闭口恩连：效用同景颇药[18]。【基诺药】协能帕且：全草治感冒，高热，气管炎，咳喘；全草外用治小儿风疹，瘙痒[163]。【景颇药】mang Sa byvoq：全草治急性结膜炎，疮疖，皮炎，跌打损伤[18]。【藏药】ཡུ་གུ་ཤིང་དམར(油若兴噶保)[21]，优姑兴嘎保[39]：全草治伤口发炎，肿胀疼痛，皮炎，跌打损伤[20,21,39]，急慢性结膜炎[20,39]；地上部分用于解毒，疗疮[23]；枝、叶、花序治肝热，胆热，热毒，骨折，创伤，疮疡[24]。

Senecio duclouxii Dunn 参见 Synotis duclouxii。

Senecio hoi Dunn 参见 Cissampelopsis volubulis。

Senecio intergrifolius（L.）**Clairu** 参见 Tephroseris kirilowii。

Senecio jacobaea L. 新疆千里光（菊科）。【哈萨克药】قاۋرسىندى گۇلجايىنار：全草治咽喉炎，结膜炎；全草外敷治疮疖痈肿，蛇虫咬伤[140]。

Senecio kaschkarovii C. Winkl. 长梗千里光（菊科）。【藏药】阿夏塞卷：全草治疮疖肿毒；花治头痛，神经痛，头部伤痛，风湿痛[22]。

Senecio laetus Edgew. [S. chrysanthemoides DC.] 菊状千里光（菊科）。【哈尼药】污药俄打，哈爬一餐餐普：效用同苗药[14]。【傈僳药】义狂木把莫：全草治跌打损伤，瘀积肿痛，疔痈肿疡，乳腺炎[166]。【苗药】饶瓜保：全草治流感，头痛发热，瘫痪，风湿疼痛，痈疮，细菌性痢疾，胃寒痛，食积中焦，久病体虚，失血[14]。【彝药】娃匹里，海波罗：效用同苗药[14]。【藏药】玉勾相嘎保[22]，菊叶千里光[636]：全草或煎膏治肝热，胆热，毒热，剑伤，疮疡，创伤，疮疖痈毒[22]；全草及根治跌打损伤，痈疮肿疡[636]。

Senecio nagensium C. B. Clarke 参见 Synotis nagensium。

Senecio nemorensis L. 林荫千里光（菊科）。【哈萨克药】ورمان گۇلجايىنارى：全草治眼睛红肿，痈疖疔毒[140]。【蒙药】全草治热痢，目赤肿痛，肝炎，痈疖疔毒[51]。【土家药】麻木草：全草治四肢麻木疼痛，腹痛腹泻，痢疾，胃痛[7]。

Senecio nudicaulis Buch. – Ham. ex D. Don 裸茎千里光（菊科）。【彝药】豪母资[13]，爬么你娃[14]，天红地绿[109]：全草治乳痈，乳岩，肝炎，小儿疳积，跌打损伤，痈疖肿毒，哑瘴；根治内外伤出血[13]，痢疾，肾炎水肿[14]，食积不化，胸腹胀满，跌打损伤，骨折瘀痛，月经不调，白带淋漓，产后腹痛，小儿疳积，蛇虫咬伤[109]。

Senecio oldhamianus Maxim. 参见 Sinosenecio oldhamianus。

Senecio raphanifolius Wall. ex DC. [S. diversifolius Wall. ex DC.] 莱菔叶千里光（菊科）。【藏药】效用同红毛千里光 S. erythropappa[22]。

Senecio rufus Hand. – Mazz. 参见 Tephroseris rufa。

Senecio saussureoides Hand. – Mazz. 垂头千里光（菊科）。【藏药】玉勾相嘎保：全草或煎膏治肝热，胆热，毒热，剑伤，疮疡，创伤，疮疖痈毒[22]。

Senecio scandens Buch. – Ham. 千里光（菊科）《药典》。【白药】吉奴光：全草治疮疖，急性结膜炎，湿疹，皮炎，浓疱疮[7,14]，风湿痹痛，疮疡红肿痒痛[14]。【布依药】那大音，九里光：全草治角膜炎[159][486]。【德昂药】刀罕茅：效用同景颇药[18]。【侗药】奴王或，眼明草[135,136]，美黄畏[7]：全草治伤寒，肺炎，扁桃体炎，风热感冒，流行性感冒，支气管炎，酿鬼证（风团块），宾蚍门（急性湿疹）[7,10,135,136,137]，烧烫伤，跌打损伤[7,137]，疮疖，肿毒[7,137][51]。【独龙药】全草治各种炎症，腹痛下痢，目赤肿痛，小儿胎毒，湿疹，皮肤癣痒，沙眼；外用治虫叮咬，蛇伤，瘰疬，痔核，眼翳，湿疹[599]。【仡佬药】书堵广，九里光：全草治暴发火眼[162][486]。【哈尼药】污药俄打：根及叶煎水洗治结膜炎[7]。【景颇药】Mi ji ru（刀罕茅）：全草治肺炎，肠炎，过敏性皮炎[18]。【拉祜药】威西夸：效用同白药[14]。【傈僳药】木把莫[166]，美卡西歪[14]：全草治疮肿，湿疹[14,166]，上呼吸道感染，扁桃体炎，咽喉炎，肺炎，眼结膜炎，痢疾，肠炎，阑尾炎，急性淋巴管炎，丹毒，过敏性皮炎，痔疮[166]，急性结膜炎，皮炎，浓疱疮，风湿痹痛，疮疡红肿痒痛[14]。【毛南药】wa³nukso⁵（花浓嗉）[156]，ga：ŋ³³ tian³³ nei³³（刚天勒）[155]：全草治黄疸型肝炎，胆囊炎，腮腺炎，目赤肿痛，麦粒肿，咽喉肿痛，脓疮溃烂，蜂窝组织炎，烫伤，细菌性痢疾，湿疹，热痱[156]，用于抗菌，抗钩端螺旋体，抗滴虫，赶风明目，赶毒消肿[219]；加水浸泡成褐色后过滤，取滤液洗眼，治急性结膜炎[155]。【苗药】Vob wik nax（窝与那，贵州黔东南）[91,95]，wuyekou（乌也扣）[7]：全草治上呼吸道感染，扁桃体炎，肺炎[91,94,96,98]，

S

黄水疮，皮肤风团块[94,96,98]，风热感冒，目赤肿痛，流泪，眼红肿痛，泄泻痢疾，皮肤湿疹，黄水疮，皮肤风团块[95,95]，肠炎，急性角膜炎，角膜溃疡，过敏性皮炎，湿疹，滴虫性阴道炎[91]，感冒发烧，全身疼痛[7]；叶治眼红肿辣痛，流泪，雷公症，高烧[92]。【纳西药】全草治风热感冒，咽喉肿痛，痈疽，急性阑尾炎、肠炎、蜂窝组织炎、丹毒等急性感染，下肢慢性溃疡，目赤肿痛，菌痢，毒血症，败血症，轻度肠伤寒，绿脓杆菌感染，慢性湿疹，冻疮，毒蛇咬伤，鹅掌风，头癣，干湿癣疮[164]。【怒药】南木耶，九里光：全草治急性结膜炎，黄疸型肝炎，肺炎，胃炎，过敏性皮肤炎，疖肿[165]。【羌药】Guhsdeshege（古阿哈斯德什厄革），也别哈，九里光：全草治风火目赤，肺炎，流行性感冒，热痢；外用治痈疮肿痛，干湿疹，烧烫伤[167]。【畲药】木米头，木莲头，九里明[146]：全草治疖肿[147,148]，上呼吸道感染，扁桃体炎，咽喉炎，肺炎，眼结膜炎，痢疾，肠炎，阑尾炎，丹毒，湿疹，过敏性皮炎，痔疮[147]，浮肿，褥疮，骨髓炎[146]，疔疮溃疡，创口感染，疥疮，漆疮，接触性皮炎，皮肤瘙痒，阴痒，烂脚，红眼病[148]。【水药】尼所，九里光：全草治阑尾炎[10,157,158][486]。【土家药】a¹ geng³（阿哽），九里光[123]，千里明[125]：地上部分治风热感冒，咽喉肿痛，扁桃体炎，风眼，火眼，肺炎，肠炎，痢疾，阑尾炎，痈肿疮疖，蛇虫咬伤，丹毒，皮炎，湿疹，痔疮[123]；全草治火眼暴赤[10,125,126]，咽喉肿痛[10,126]，锁喉风（类似急性扁桃体炎），痔疮，阴部生疮[125]，热泻症，起风坨[128]，疮疖，流痰，皮肤痒疹[10,126]，赶风明目，赶毒消肿[220]。【佤药】九里光，风藤草[168]，儿起诺起[14]：根、全草治风湿骨痛，跌打损伤，疮疖，急性结膜炎[168]；全草治疮疖，急性结膜炎，湿疹，皮炎，浓疱疮，风湿痹痛，疮疡红肿痒痛，急性结膜炎[14]；全草外用治皮炎，湿疹，脓疱疮[10]。【瑶药】德爽劳，意少光[7]，ndieh zongh louc（烈从楼）[130]：全草治感冒发热[7,130]，腹泻，煎水洗治结膜炎，皮肤感染溃烂，疮疖[7]，咳嗽，咽喉炎，扁桃体炎，肺炎，肠炎，痢疾，结膜炎，疮疡肿毒，湿疹，毒蛇咬伤，烧烫伤[130]。【彝药】耶鲁钵[101]，日车补，几起诺起[7]：全草治风湿疼痛，疮疡红肿痒痛，急性结膜炎[7,14]，疮疖，急性结膜炎，湿疹，

皮炎，浓疱疮[14]，火重烦渴，火眼，眼疾，疮肿溃烂，月经不调，腹泻，感冒，疟疾，火烧伤，瘰疬，风湿关节疼痛，痔疮，咽喉肿痛[106]，梅毒，无名肿毒，夜盲症，痈疽，烂头疮，慢性结膜炎[101]；根治目赤生翳，跌打损伤，瘀血肿胀，腹痛下痢，小儿胎毒，梅毒淋病，痔瘘肿痛，湿疹癣疥，虫蛇咬伤[109]。【藏药】玉格香嘎尔[32]，塞保古椎[25,22]：全草治痢疾，胃肠炎，痔疮[32,22]，上呼吸道感染，扁桃体炎，咽喉炎，肺炎，眼结膜炎，阑尾炎，急性淋巴管炎，丹毒，湿疹，过敏性皮炎[32]，黄疸型肝炎，感冒，目赤肿痛，淋巴结，枪伤，刀伤，疮疖肿毒[22]；全草和根治黄疸，痢疾，肠胃病，感冒，刀伤及枪伤，痔疮，痈疽，淋巴结，目赤肿痛[25]。【壮药】棵旦染，落显[7]，九里明[118,120]：地上部分治贫痧（感冒），火眼，夜盲症，近视眼，肝炎，白冻（泄泻），阿意咪（痢疾），能哈能累（湿疹），呗农（痈疮），阴痒，烫伤[118,120]；茎、叶治肺炎，腹泻，小儿发热，喉炎，腮腺炎，夜盲症，骨髓炎，中耳炎，外用治疮疖及骨折[7]。【台少药】Kurepupa – ta（Tayal 族 Taroko），Supunetukupada（Tayal 族 Taroko），Rauhasu（Bunun 族施武群）：叶治眼病，胸痛[169]。

Senecio solidagineus Hand. – Mazz. 川西千里光（菊科）。【藏药】玉勾相嘎保[22,25]，玉古新嘎尔波[7]：全草治疮疖痈毒[22,25]，肝热，胆热，毒热，剑伤，疮疡，创伤；全草煎膏药效同全草[22]，伤口发炎，肿胀，急性结膜炎，皮炎，跌打损伤[25]；叶、茎、花、果、全草治疮伤，骨折，毒热，皮肤病[27]；带花地上部分治伤口发炎，肿胀疼痛，急慢性结膜炎，皮炎，跌打损伤[7]。

Senecio thianschanicus Regel. et Schmalh. 天山千里光（菊科）。【藏药】赛渡格则：全草治目赤肿痛，咽喉肿痛，疮癀疔毒，肠炎腹痛以及瘰疬，痒，疹[33]。

Senecio vulgaris L. 欧洲千里光（菊科）。【蒙药】全草治胃脘痛，泄泻，痢疾，腹痛，高血压[51]。

Sepia esculenta Hoyle 金乌贼（乌贼科）《药典》。【朝药】잡오징어（gāp ǒ jīng è，嘎丕敏奥京呃）：内壳治女子漏下，赤白，经汁闭血，阴蚀肿痛，寒热，癥瘕，无子，惊气入腹痛，环脐阴中寒肿，令人有子，止疮多脓汁不燥；肉用于益气，

强志⁽⁸⁶⁾。【维药】كۆزپىكى دەريا（Kopiki derya，库皮克代尔亚）：内壳治牙龈溃疡，十二指肠溃疡，牙齿松动，体内外出血，脓创病肌，白带遗精，面部斑疹⁽⁷⁵⁾。【壮药】Ndukmaeg' yiz（弄么雨），海螵蛸：内壳治遗精，心头痛（胃痛），鹿勒（吐血），衄血，阿意勒（便血），墨病（哮喘），兵淋勒（崩漏），创伤出血，隆白呆（下带）⁽¹¹⁷⁾。

Sepiella maindroni de Rochebrune 无针乌贼（乌贼科）《药典》。【朝药】민어오징어（mīn ǎo jīng è，敏奥京呃）：鱼骨效用同金乌贼 S. esculenta⁽⁸⁶⁾。【侗药】麻拉卡：介壳治胃痛，胃酸过多，外伤出血，烧烫伤⁽¹⁵⁾。【仫佬药】驾猛骂：效用同侗药⁽¹⁵⁾。【维药】كۆزپىكى دەريا（Kopiki derya，库皮克代尔亚）：效用同金乌贼 S. esculenta⁽⁷⁵⁾。【壮药】效用同金乌贼 S. esculenta⁽¹¹⁷⁾。

Seriphidium cinum (Berg. ex potjak) Poljak. [*Artemisia cina* Berg.] 蛔蒿（菊科）。【维药】شىخ（Shix，西合），都尔满古力：花序用于驱虫⁽⁷⁹⁾；花蕾治肠道蛔虫，尿闭水肿，脱发斑秃，经水不畅，坚硬炎肿，便秘湿疮⁽⁷⁵⁾。

Seriphidium compactum (Fisch. ex Bess.) Poljak. 聚头绢蒿（菊科）。【藏药】坎加：全草治四肢关节肿胀，痛疖，肉瘤，"隆"病⁽²³⁾。

Seriphidium finitum (Kitag.) Ling et Y. R. Ling [*Artemisia finita* Kitag] 东北蛔蒿（菊科）。【蒙药】花蕾治蛔虫病⁽⁵¹⁾。

Seriphidium thomsonianum (Fisch. ex DC.) Poljak. 西藏绢蒿（菊科）。【藏药】坎加：全草治四肢关节肿胀，痛疖，肉瘤，"龙"病⁽²³⁾。

Serissa japonica (Thunb.) Thunb. [*S. foetida* (L. f.) Lam.] 六月雪（茜草科）。【侗药】白马骨，路边荆：全株治风寒感冒，湿疹，风湿⁽¹³⁶⁾。【仫佬药】nan⁵⁵na³⁵no⁵³（囊饿脑，黔中方言），? i³¹ta³¹lai³¹（你搭来，黔中北方言），lan³¹li³¹pa³³tçiə³¹（郎力巴结，黔西南多洛方言）：全株泡酒外搽，治跌打损伤⁽¹⁶²⁾。【苗药】千年树⁽²¹¹⁾，路边姜⁽⁹⁷⁾：全株疏风解表，止咳化痰⁽²¹¹⁾，风湿性关节炎，跌打损伤，黄疸，蛇咬伤⁽⁹⁷⁾，头疮，偏头痛，小儿惊风⁽⁹⁵⁾。【畲药】六角英，日日有：全株治虚劳咳血，风寒湿痹，湿热黄疸，瘰疬，痈肿，白癜风⁽¹⁴⁷⁾。【瑶药】急惊风⁽¹³²⁾：效用同白马骨 S. serissoides⁽¹³²⁾；全株治肝炎，痢疾，肠炎，闭

经^[4]。【壮药】Ndukmax，白马骨：全株治肝炎，水肿，瘰病，咽痛，疳积，小儿咳嗽，闭经⁽¹¹⁸⁾。

Serissa serissoides (DC.) Druce 白马骨（茜草科）。【侗药】定名哀^(6,15)，美兜盖^(135,137)：全株治小儿消化不良^(6,15)，宾吓蛾（蜘蛛疬证），耿并焙（火牙），朗鸟叽苟没馊（浊儿隔食），胎蛮（胎黄）^(15,135,137)　小儿肺炎⁽¹⁵⁾，肝炎，水肿，牙痛^(135,137)；根治小儿发热；枝、叶治小儿感冒发热，惊风⁽¹⁵⁾。【苗药】Reib ghueub mes（锐过买，贵州松桃）⁽⁹¹⁾，嘉厄陜，千年矮：全株治感冒，咳嗽咽痛，黄疸型肝炎^(91,94,96,98)，风湿性关节炎，蛇咬伤，小儿厌食，牙痛^(94,96,98)，肾炎水肿，角膜炎，痢疾，头痛，风火牙痛，小儿惊风，白带，痈疽肿毒，跌打损伤⁽⁹¹⁾，角膜溃疡⁽⁶⁾。【畲药】全株治小儿疳积^(146,148)，红痢疾，胃纳差，疬症（暑气）⁽¹⁴⁶⁾，食欲不振；根治头痛头晕，急性黄疸型肝炎，白带⁽¹⁴⁸⁾。【土家药】arsir kor kar mongr（阿十可卡蒙）⁽¹²⁶⁾，拜马鞭⁽⁶⁾，路边金^[7]：花及全株治腹胀腹泻，口腔溃疡；根茎治瘫腿痛；花治高热抽惊⁽¹²⁶⁾；茎内皮治黄疸型肝炎，疱疹角膜炎⁽⁶⁾；根治风湿关节炎，面神经麻痹，跌打损伤，牙痛，久咳，白带，惊风^[7]；全草治风湿腰腿痛，痢疾，水肿，目赤肿痛，喉痛，齿痛，妇女白带，痈疽，瘰疬，跌打损伤⁽¹²³⁾，小儿惊风，偏头痛，眉棱骨痛，胎动不安⁽¹²⁵⁾。【瑶药】jiemhgingbuerng（见惊崩）急惊风⁽¹³²⁾，根得，惊风草⁽⁶⁾，拜马鞭⁽¹⁶⁶⁾：效用同侗药⁽¹⁵⁾；全株治小儿惊风^{(6,132)(6,166)}，小儿感冒发热，小儿肺炎^(6,132)，肝炎^{(132)[4,6,166]}，白带^{(132)[6,166]}，肾炎，肠胃炎^{(132)[6]}，小儿肺炎^[6,166]，妇女白带病⁽⁶⁾，小儿高热抽搐，风火牙痛，跌打损伤⁽¹³²⁾，痢疾，风湿痛，风热感冒^[4]，风湿性关节炎^[166]。

Serratula coronata L. 伪泥胡菜（菊科）。【蒙药】全草治胃脘痛，呕吐，泄泻，淋病，肿瘤，感冒咽痛，疟疾⁽⁵¹⁾。

Sesamum indicum L. [*S. orientale* L.] 脂麻（脂麻科）《药典》。【阿昌药】芝麻落：效用同景颇药^(9,18,19)。【朝药】참깨（cām gǎi，擦母该）：胡麻油治胞衣不落；生者摩疮肿，生秃发；种子治金疮，止痛及伤寒温疟，大吐后虚热羸困；青襄治五脏邪气，风寒湿痹⁽⁸⁶⁾。【傣药】牙齿子（西傣）^(9,14,65,71)，戈阿⁽⁶³⁾：种子治烧烫伤，便秘，续

筋接骨[9,14,65,71]，四塔不足引起的体弱无力，头昏目眩，耳鸣耳聋，面色苍白，水火烫伤，小便热涩疼痛，尿急，尿中夹有砂石，大便秘结[63]；种子或其油、全草治风、火、水、土不足引起的体弱无力，头昏目眩，耳鸣耳聋，面色苍白，水火烫伤，小便热涩疼痛，尿急，尿中夹有砂石，大便秘结[62,64]。【德昂药】我罗汪：效用同景颇药[9,18,19]。【侗药】胡麻：种子治体质虚弱，肠燥便秘，胃溃疡[136]。【哈尼药】Naoqseil seilnav（闹塞塞纳），巨胜：种子治肝肾不足，虚风眩晕，风痹，瘫痪，大便燥结，病后体虚，须发早白，胎毒（怀孕后期），产后缺乳[143]。【景颇药】Nvam bcvi noq：种子治肝肾不足，头晕目眩，贫血，便秘，乳汁缺乏[9,18,19]。【拉祜药】区胜：种子治肝肾不足，虚风眩晕，贫血，风痹，瘫痪，大便燥结，须发早白，妇人乳少[10]。【蒙药】ᠴᠠᠭᠠᠨ ᠭᠦᠨᠵᠢᠳ（Chagan gunjid，查干 - 棍吉德），ᠬᠠᠷ᠎ᠠ ᠭᠦᠨᠵᠢᠳ（Har gunjid，哈日 - 棍吉德）[41]，哈日 - 玛嘎吉[47]：白色种子（白芝麻）治脏腑"赫依"症，皮肤瘙痒，皮肤粗糙，湿疹，体弱[41]；黑色种子（黑芝麻）治五脏六腑"赫依"病，脱发，子宫痞，体虚，胃寒，便秘，皮肤瘙痒，失眠，遗精[41]；种子治肝肾不足，头晕目眩，耳鸣，头发早白，病后脱发，体虚便秘，乳汁缺乏[47]。【土家药】黑芝麻，油麻：种子治肝肾不足之头晕，眼花，耳鸣，肢体麻木，脱发，须发早白，产后、病后身体虚弱，乳汁不足，便秘[124]，血虚肠燥便秘，腰酸耳叫[125]；黑色种子治乳汁不足，半身不遂，中暑，小儿咳喘[129]。【维药】كونجوت（Kunjut，困居提）[75]，昆居特乌拉盖[79]：种子治头发早白，肠燥便秘[75,77]，干性体弱身瘦，精少乳缺，闭经尿少，痔疮，寒性咳嗽气喘，肾寒阳痿[75]，头晕眼花，耳鸣耳聋，病后脱发[77]；全草治肾虚腰痛，精神不振，咳嗽气喘[79]。【瑶药】梗论：治产后出血，吐血[15]。【彝药】戈包纳[109,101,104]：种仁治精血亏损，头晕耳鸣，肠燥便秘，月经不调，须发早白，病后脱发[109]，肝肾亏虚眩晕，咳嗽，麻疹，婴儿火丹，产后乳汁不通[104]；黑色种子治肝肾亏虚眩晕，咳嗽，麻疹，婴儿火丹，产后乳汁不通[101]。【藏药】ཐིལ（滴）[21]，得勒纳[20,23]，得[24]：种子治头风眩晕，体虚便秘[20,23,40]，肝肾阴虚[20,23]，"龙"病[21,23,24,27,40]，胃寒[21,23,24,40]，

脱发，阳痿[21,24,40]，心烦[24,40]，早年发白[20,21,27]，困倦乏力，心悸[23]，肠燥便秘[21]，体虚便秘[27]。【台少药】Ranga（Paiwan，族傀偑）：果实烧黑研末服用治腹痛[169]。

Seseli delavayi Franch. 多毛西风芹（伞形科）。【彝药】摸帕能崽[101,104]：根治小儿抽风，惊厥，感冒头痛，痧气痛[104]；效用同竹叶西风芹 S. mairei[101]。

Seseli mairei Wolff. 竹叶西风芹（伞形科）。【苗药】Reib bad yongx sod（锐巴容所，贵州黔东南），竹叶防风：根治感冒，头痛，牙痛，胃脘胀痛，泄泻，风湿痹痛，瘫痪，破伤风，惊风，风疹，湿疹，疮肿[91]。【纳西药】根或全草治感冒头痛，胸腹痞闷，脘腹胀痛，阴寒发痧腹痛，胸腹冷痛，胃气痛，颈淋巴结结核，流痰，瘰疬，蛇咬伤，预防流感[164]。【彝药】摸帕能崽[101,104]：根治小儿抽风，惊厥，感冒头痛，痧气痛[101,104]。

Seseli yunnanense Franch. 松叶西风芹（伞形科）。【苗药】Reib bad yongx sod（锐巴容所，贵州黔东南），竹叶防风：根治感冒，头痛，牙痛，胃脘胀痛，泄泻，风湿痹痛，瘫痪，破伤风，惊风，风疹，湿疹，疮肿[91]。【纳西药】效用同竹叶西风芹 S. mairei[164]。【彝药】尼此[106]，名布什扎[109]，摸帕能崽[101]：根茎及根治风寒感冒，伤风头痛，风湿疼痛，手足不灵，眼疾，草乌、雪上一枝篙中毒[106]；根治食积不化，胃脘饱闷，呃逆反酸，腹泻肚痛[109]；效用同竹叶西风芹 S. mairei[101]。

Setaria faberii Herrm. 大狗尾草（禾本科）。【侗药】Sedl Kuap Mags（舍夸毛）：根或全草治倒产[139][208]。

Setaria glauca（L.）Beauv.［*S. lutescens*（Weigil.）F. T. Hull.］金色狗尾草（禾本科）。【侗药】Sedl Kuap（舍夸）：全草治牙痛胸疮，面癣，狗咬伤[139][12]。【藏药】都齐局：全草治目赤红肿，眼睑炎，赤白痢疾[22]。

Setaria italica（L.）Beauv.［*Panicum italicum* L.］粟（禾本科）《药典》。【朝药】누른기장쌀（nǔ rēn gǐ zāng sàr，奴人给章仁儿），香쌀（zǎop sùr，早丕仁儿）：种仁（黄粱米）治泄，胃热，消渴，利小便；果实治漆疮[86]。【达斡尔药】谷子，nar-em haei tos：谷糠油治各种癣疥[64]。【鄂温克药】粟：种子治宫寒，肿痛，关节炎[235]。【蒙药】那

日木－纳赫芽[47]，那日衣木[51]：发芽颖果治食积不化，消化不良，胸闷腹胀，妊娠呕吐[47]；果实治骨折，创伤[51]。【裕固药】阿孟，小米：果实治小儿营养缺乏症[10]。【藏药】扯[22,24]，ཞིག་ནི།(扯果)[25]：果实治骨折，骨裂[22,27]，止泻[25,27]，疮伤[27]，体虚疲乏无力，浮肿，疮疡久溃不愈[22]，解毒[25]。

Setaria plicata(Lam.) T. Cooke 皱叶狗尾草(禾本科)。【侗药】两洞代，路赖：须根治妇女产后胎盘不下[43]；全草治上界野血(咯血，吐血，鼻衄)[139][205]。【畲药】根加红糖水煎治急性黄疸型肝炎；叶捣烂外敷治癣[148]。【瑶药】胞衣草：须根治胎盘不下[15]。

Setaria viridis(L.) Beauv. 狗尾草(禾本科)。【鄂伦春药】挨母出哈，毛狗尾：全草治风热感冒，目赤疼痛，黄疸型肝炎，小便不利，颈淋巴结结核，痈肿，疮癣，黄水疮，多年眼目不明，视力减弱，灼痛羞明，羊毛痧[161]。【蒙药】ᠬᠥᠮᠥᠯᠢᠭ ᠨᠠᠷ ᠦᠮᠬᠡ(Wuren suul, 乌仁-粟勒)，乌仁-苏古勒，纳日木[47]：果实治大便溏薄，水谷不化，久泻不止，腹胀肠鸣，嗳气频作，泄泻[49]，久泻腹痛，嗳气[51]，风热感冒，砂眼，目赤疼痛，黄疸型肝炎，小便不利，外用治颈淋巴结结核[47]；全草消积除胀，解热明目[586]。【畲药】犬尾草，大号犬尾露：全草、花穗、根、果实治风热感冒，砂眼，目赤疼痛，黄疸性肝炎，小便不利，外用治颈淋巴结结核[147]。【土家药】全草治痈肿，疮癣[123]。【瑶药】全草治风热感冒，沙眼，目赤疼痛，小便不利，小儿腹泻；全草外用治痄腮，痔疮，鱼鳞痣[133]。【藏药】都齐局[24]，拿嘛过枷[40]：全草治目赤红肿[24,40]，眼睑炎，赤白痢疾[24]，眼睑翻卷，睫毛倒卷[40]。

Shiraia bambusicola Henn. 竹黄(肉座菌科)。【水药】饭嗨：真菌子座煎水内服，泡酒内服或外搽，治中风，小儿惊风，胃气痛，风湿性关节炎，贫血头痛，风火牙痛，咳嗽多痰型气管炎[158]。【土家药】tu¹ xi¹ nu³ lie²(土西母业)[124]，天竹花[128]：子座治风湿痹痛，四肢麻木，小儿百日咳，白带过多[124]；子座、孢子治咳嗽咯痰，风湿麻木，摆白病(又名崩白，泛指带下过多)，毒蛇咬伤[128]。【瑶药】竹花：子座治风湿痹痛，四肢麻木，百日咳，小儿惊风，胃炎[134]。【藏药】尼

翁次哇：子座治心热病，胸腔疮疖，脓疡，妇科旧病热症[24]。

Shuteria involucrata(Wall.) Wight [S. sinensis Hemsl.] 宿苞豆(豆科)。【傣药】以不列嘿[63]，托叶努藤[62]：根治流行性感冒，咳嗽，咽喉炎，扁桃体炎[9,63,74]；全草治风热感冒，咳嗽咽痛[62]。【拉祜药】扎母格额[151]，cai xi pai[152]：效用同彝药[14]；根治感冒，咽喉炎，痢疾[151]，叶含于口中治口腔溃疡[152]。【纳西药】许骂裂哩：效用同彝药[13]。【佤药】许骂裂哩：根治感冒咳嗽，咽喉炎，乳腺炎[168]。【彝药】勒若[13]，努称勒若[9]，野梭努[34]：根治感冒咳嗽，咽喉炎[13,14]，眼结膜炎[9,14]，乳腺炎[13]，扁桃体炎，外伤感染[14]，火眼疼痛，目翳[9]；全草治翼状胬肉，角膜云翼[109]，感冒，支气管炎，急性咽炎，急性眼结膜炎，外伤感染[34]。

Shuteria involucrata var. villosa(Pamp.) Ohashi 毛宿苞豆(豆科)。【傈僳药】铁马豆，莫倮搅：全草治阑尾炎，乳腺炎，腮腺炎，肺结核，咳嗽[166]。【彝药】兹什补此，小红藤：根或全草治久咳，乳疮，痄腮，痔疮下血，月经不调，骨折，小儿伤食，心累心悸，头昏眼花[106]；全草治肝胆湿热，肝气郁结，骨蒸痨热，虚老咳嗽，乳痈肠痈，疮疖疔疮[109]。

Sibbaldia adpressa Bunge 伏毛山莓草(蔷薇科)。【藏药】统保久木吉：全草治肺病，肺热咳嗽，肺结核，肺脓疡，疮疡肿毒，月经不调，外敷治头骨受伤，骨折[22]。

Sibbaldia cuneata Hornem. ex O. Ktze 楔叶山莓草(蔷薇科)。【藏药】统保久木吉：全草治肺病，肺热咳嗽，肺结核，肺脓疡，疮疡肿毒，月经不调，外敷治头骨受伤，骨折[22]。

Sibbaldia pentaphylla J. Krause 五叶山莓草(蔷薇科)。【藏药】统保久木吉：全草治肺病，肺热咳嗽，肺结核，肺脓疡，疮疡肿毒，月经不调，外敷治头骨受伤，骨折[22]。

Sibbaldia procumbens L. var. aphanopetala (Hand. – Mazz.) Yu et C. L. Li [S. aphanopetala Hand. – Mazz.] 隐瓣山莓草(蔷薇科)。【彝药】全草治肝胆湿热，肝气郁结，肝气郁结骨蒸痨热，虚劳咳嗽，乳痈肠痈，疮疖疔疮[109]。【藏药】统保久木吉[22]，རག་པོ་འཇིབས་རྒྱུ།(饶保觉介)[25,32]：

S

全草治月经不调[22,25,32]，肺病，肺热咳嗽，肺结核，肺脓疡，疮疡肿毒[22]，肺炎咳嗽，疮痈肿毒[25,32]，外敷治骨折[22,25,32]、头骨受伤[22]。

Sibbaldia purpurea Royle 紫花山莓草(蔷薇科)。【藏药】统保久木吉：全草治肺病，肺热咳嗽，肺结核，肺脓疡，疮疡肿毒，月经不调，外敷治头骨受伤、骨折[22]。

Sibiraea angustata(Rehd.) Hand. – Mazz. 窄叶鲜卑花(蔷薇科)。【藏药】柳茶[715]：枝叶治消化不良[715,1099]，胃脘胀痛[715]，热病，疫病[958]，男性疾病，阴部疮疡，溃疡[40]；果序治热病和疫病[831,958]。

Sibiraea laevigata(L.) Maxim. 鲜卑花(蔷薇科)。【藏药】柳茶：嫩枝叶及果序治热病，疫病[958]；枝叶治消化不良[1099]。

Sida acuta Burm. f. 黄花稔(锦葵科)。【傣药】罕满龙[62,64]，牙罕满囡[9,67,68,74]：根、叶治黄疸病，体弱无力，面黄肌瘦，食欲不振，月经过多，疮疡肿毒[62-64]，乳腺炎，痢疾，肠炎[9,68,72,74]，跌打损伤，感冒，痈疮疔肿，外伤出血[9,67,68,74]，疮痈肿毒[9,72]，消肿止痛，收敛生肌[65]；根、叶、全草治感冒，乳腺炎，肠炎，跌打损伤，骨折，痈疮疔肿，外伤出血，食欲不振，消化不良[14]；根治周身发黄，疲乏无力，食欲不振，疥疮溃烂[66]。【畲药】黄花仔，黄花母，山麻：全草治头昏目眩，手足酸重，精神疲乏，黄疸，湿疹[147]。【台少药】Kakabetu(Bunun，族峦)：叶与虎葛(五爪藤)共同揉烂后敷患部治外伤[169]。

Sida alnifolia L. 桤叶黄花稔(锦葵科)。【瑶药】琐暖烘：效用同壮药[15]。【壮药】湃号，怕孬：叶治腹泻，月经不调；全株治经闭，黄疸型肝炎[15]。

Sida retusa L. 小叶黄花稔(锦葵科)。【瑶药】mbauh mbutc miev(牛肋筋)，拔脓草：全草治痢疾，黄疸，疔疮，肿毒[131]。

Sida rhombifolia L. 白背黄花稔(锦葵科)。【瑶药】wiangh baangv miev(元旁咪)，红叶黄花稔：全株治感冒发热，咳嗽，扁桃体炎，尿路结石，黄疸型肝炎，肠炎，痢疾，吐血，咯血，痈疮肿毒[130]。【壮药】baetma'nen，拔毒散：全株治痢疾，黄疸，痈疮肿毒[119]。【台少药】Iyokan-man(Tayal，药大岽崁前山)：叶啮碎后敷患部治外伤[169]。

Sida subcordata Span. 榛叶黄花稔(锦葵科)。【傣药】亚哈满(西傣)：根、叶效用同黄花稔 S. acuta[14]。

Sida szechuensis Matsuda 拨毒散(锦葵科)。【阿昌药】奔托为：效用同景颇药[9,18,19]。【傣药】芽夯门囡：用于消肿，生肌，消炎[65]。【德昂药】芽兰：效用同景颇药[9,18,19]。【哈尼药】Zeilzi bol-beil(真子波碑)：全株治乳汁不下，闭经，肠炎，菌痢，扁桃体炎，急性乳腺炎，泌尿道感染，疔痈疮毒，刀枪伤，异物入肉[143]。【基诺药】背抠拉勺：全株外敷治疮疖脓肿[10,163]，闭经[10]。【景颇药】qoyam nvijvoq byvoq：全株治乳腺炎，肠炎，闭经，乳汁不通[9,18,19]。【傈僳药】金钱求：全株治闭经，乳汁不通，肠炎，痢疾；全株外用治跌打损伤[166]。【佤药】小克麻[10,168]，小黄药[168]：根、茎治疮毒痈肿，拔脓[10]，菌痢[168]；全株治夜盲[14]。【瑶药】格拉一定：全株治夜盲[14]。【彝药】迷吃是[9,101,102]：叶治跌打损伤，瘀肿，妇女闭经，乳汁不通，乳腺炎，睾丸炎[9]，骨髓炎破溃流脓，久不愈合[103]；全株治口蛾舌疮，肠痈痢疾，乳痈胀痛，乳汁不畅，水火烫伤，疮疡肿毒[109]，骨髓炎，跌打损伤，瘀血内停，腹痛，胁痛，头痛，乳汁缺乏[101,102]；鲜叶嚼细外敷治骨髓炎破溃流脓，久不愈口，跌打损伤，瘀肿，妇女经闭，乳汁不通，乳腺炎，睾丸炎[101,102]。

Siegesbeckia glabrescens Makino 毛梗稀莶(菊科)《药典》。【朝药】진득찰(jǐn dek cùr，董得克擦儿)：地上部分治中风引起的面神经麻痹，肝阳上炕引起的头痛、头晕，坐骨神经痛[82]。【拉祜药】a bu zen long ma la ga：地上部分烧热治疮疖；根治感冒[152]。【纳西药】地上部分治风湿疼痛，风湿性心脏病，半身不遂，四肢麻木，风、寒、湿三气着而成痹，以致血凝涩，肢体麻木，腰膝酸痛，二便燥结，湿痰，风热，高血压，慢性肾炎，肠风下血[164]。【土家药】pao¹ xi¹(炮席)，粘草子：全草治风气病，头昏失眠，热伤风症，蛇虫咬伤[128]；地上部分治高血压，风湿骨痛[220]。【彝药】阿鲁戳，黑米：全草治风湿关节疼痛，肝压疼痛，头痛，咽喉肿痛[106]。【壮药】效用同稀莶 S. orientalia[118,120]。

Siegesbeckia orientalis L. 稀莶(菊科)《药典》。【白药】的得苦：全草治风湿关节炎，腰膝

外伤[169]。

无力，四肢麻木，半身不遂，高血压，神经衰弱，急性黄疸型肝炎，疮疖肿毒，痢疾，周身水肿，尿中夹杂砂石[14]。【朝药】제주진득찰（jiě zū jǐn dek càr, 节诅董得克擦儿）：地上部分效用同毛梗豨莶 S. glabrescens[82]。【傣药】芽闷公[14,62,63]：全草治水肿病，头昏头痛，腹痛腹泻[62,63]，肾、输尿管、膀胱结石，红白下痢，风湿四肢酸麻疼痛[63]，小便热涩疼痛，风寒湿痹证，肢体关节酸痛，屈伸不利，赤白下痢[62]；效用同白药[14]。【侗药】骂茂巴同[10,137]，Sangp dongc bav mal nguk（尚同巴骂茂）[137]：地上部分治疟疾[10,137]。【基诺药】宰柯宰勒：全草治疟疾，急性肝炎，疔疮肿毒，外伤出血[163]。【傈僳药】莫恩能：全草治风湿关节痛，腰膝无力，四肢麻木，半身不遂，高血压，神经衰弱，急性黄疸型肝炎，疟疾[166]。【黎药】杆星介，黏糊菜，粘苍子：地上部分用于祛风湿，降压，镇静[153]。【毛南药】希仙，wok⁷cut⁷btio¹（蒇结丢）：地上部分治神经痛，失眠，高血压，风湿痹痛，腰膝无力，四肢麻木，半身不遂，急性黄疸型肝炎，疟疾；地上部分外用治疮疖中毒[156]；效用同壮药[15]。【仫佬药】马薄荷，美珍咯：效用同壮药[15]。【畲药】黄花仔，粘不扎[147]：全草治疗疮[147,148]，风湿性关节痛，腰膝无力，四肢麻木，半身不遂，高血压，神经衰弱，急慢性黄疸型肝炎，疟疾[147]，痢疾，肠炎，小儿头疮[148]。【水药】独慢：全草治疟疾[10,157]。【土家药】pao¹ xi¹（炮席）[128]，母猪油[123]：效用同毛梗豨莶 S. glabrescens[128]；地上部分治高血压，风湿性关节炎，腰膝无力，四肢麻木，半身不遂，蛇虫咬伤，疮疖肿毒[123]；全草治关节痛，痨伤，骨折[10]。【佤药】娘卡[14]，牙闷公（西傣）[9,65,71,72]，肥猪草[9,19]：全草效用同白药[14]；全草治痢疾，周身水肿，尿中夹杂砂石[9,65,71,72]；地上部分治风湿性关节炎，腰膝无力，四肢麻木，半身不遂[9,19]。【瑶药】稀儿莲：全草治四肢麻痹，半身不遂，高血压，神经衰弱，急性黄疸型肝炎，疟疾，风湿关节痛，筋骨酸软无力；全草外用治疮疖肿毒，外伤出血[133]。【彝药】全草治风湿骨痛，腰背酸痛，四肢拘挛，半身不遂[109]。【壮药】Gohihcenh（棵豨莶）[180]，Hihcenhcuja，土伏虱[118,120]：全草治发旺（风湿骨痛），血压嗓（高血压）[15,118,120,180]，笨浮（慢性肾炎），呗农（痈疮）[15]，能啥能累（湿疹），额哈（蛇虫咬伤），缩印糯哨

（痿证）[118,120,180]，筋骨无力，腰膝酸软，麻抹（四肢麻木），麻邦（偏瘫），巧尹（头痛），颈椎病，白冻（泄泻），肝炎，瘫痪，高血压，神经衰弱，瘴病（疟疾），麦蛮（风疹），霍乱，感冒，无名肿毒，骨疽[15]。

Siegesbeckia pubescens Makino 腺梗豨莶（菊科）《药典》。【阿昌药】肥猪苗：效用同景颇药[18]。【朝药】털진득찰（těr jǐn dek càr, 特儿董得克擦儿）：地上部分效用同毛梗豨莶 S. glabrescens[82]。【傣药】牙闷公：全草治风湿骨痛，手脚麻木，腰膝痹痛，高血压，神经衰弱[9,67,68,74]。【德昂药】芽芒喊：效用同景颇药[18]。【侗药】骂茂巴同[135,137]，淌刀[96]：地上部分治喂疟（打摆子）[137]；全草治四肢麻痹，肝炎，高血压[135]，风湿痹痛，骨质增生[96]。【景颇药】Gvinva nvijvoq（芽芒喊）：地上部分治风湿性关节炎，腰膝无力，四肢麻木，半身不遂[18]。【拉祜药】全草治风湿骨痛，手脚麻木，高血压，神经衰弱[151]。【蒙药】地上部分治风湿痹痛，骨节疼痛，四肢麻木，腰膝无力，高血压，半身不遂，急性肝炎，疟疾，痈疮肿毒，风疹，湿疮，外伤出血[51]。【苗药】Vob bix hnaib（窝比哈，贵州黔东南），Uab fangb fol（蛙方虎，贵州黔南），Reib pon nzhab（锐跑大）：全草治风湿痹痛[91,94][218]，风湿性关节疼痛[95,97,98]，筋骨不利，腰膝无力[91,94]，高血压[91,97,98][218]，风疹湿疮[91][218]，痢疾[218]，外伤出血[97,98]，半身不遂，疟疾，黄疸，痈肿疮毒，虫兽咬伤[91]；鲜叶治小儿头疮，斑秃[97,98]；地上部分治风湿关节疼痛[92]。【土家药】pao xir（炮席）：效用同毛梗豨莶 S. glabrescens[123]；全草治关节痛，痨伤，骨折[126]。【彝药】效用同毛梗豨莶 S. glabrescens[106]。【藏药】洒扎[25]，稀见茈[22]：地上部分治风湿性关节炎，神经衰弱，高血压[22,25]，恶性水肿病[25]，类风湿性关节炎，四肢麻痹[22]。【壮药】效用同豨莶 S. orientalis[120,180]。

Silene adenocalyx F. N. Williams 腺萼蝇子草（石竹科）。【藏药】达泻苏巴：根治麻木，麻痹[40]。

Silene aprica Turcz. ex Fisch. et Mey. [*Melandrium apricum*（**Turcz.**）**Rohrb.**] 女娄菜（石竹科）。【羌药】Zegushu（姿古书），思柏石巴：配千里光治湿疹；全草配地榆外用治烧、烫伤[10]。【藏药】སྲུབ་ (苏巴)[21,24]，下泡子[29]，恰泡

孖《32》：全草治月经过多《24,32》，高血压，黄疸病，咽喉炎，中耳炎《24》，鼻衄，乳汁少，体虚浮肿《32》，小儿疳积，水肿，乳汁不通《36》；根止泻《24》，治黄水及“白脉”病引起的耳聋，尿闭《21》；花及果治月经过多《29,39》。

Silene asclepiadea Franch. 掌脉蝇子草（石竹科）。【傣药】瓦草参：根治肺热咳嗽，气管、支气管炎，咽喉炎，扁桃腺炎，膀胱炎，尿道炎，胃痛，蛔虫病《9,74》。【纳西药】阮撮肯《14》，软撮肯《13》：根治肺热咳嗽《13,14》，支气管炎，风湿骨痛，牙痛，胃痛，胃肠炎，跌打损伤《14》，热淋，外伤疼痛《13》。【彝药】根治肺热痰痛，气促咳喘，肝胆湿热，全身黄染，食积腹痛，创伤疼痛，小便不利，砂石热淋《109》。【藏药】路苏：根治痛经，扭伤，疮疖痈疽《24》。

Silene conoidea L. 麦瓶草（石竹科）。【藏药】普坡孜：全草治肺结核，疟疾发烧，肠炎，痢疾，月经过多，淋病《24》。

Silene firma Sieb. et Zucc. 坚硬女娄菜（石竹科）。【朝药】新邀首杪，漳沽菜《7》，肾炎草《14》：地上部分治急性肾炎，慢性肾炎急性发作，膀胱炎，尿路感染，月经不调，少乳，恶疮，金疮，衄血，关节痛，子宫出血，难产《7》，肝硬化腹水《14》。【藏药】suba（苏巴）《24》：地上部分治高血压，黄疸病，咽喉炎，月经过多，中耳炎；根止泻《24》。

Silene firma var. pubescens (Makino) S. Y. He 疏毛女娄菜（石竹科）。【朝药】털장구채（ter zāng gū cài，特儿章咕菜）：效用同坚硬女娄菜 S. firma《7》。

Silene fortunei Vis. 鹤草（石竹科）。【土家药】岩竹参，银柴胡，蝇子草：全草、根治虚劳发热，疳积发热，咽喉肿痛，痢疾，白带，尿路感染，跌打损伤《124,127》。

Silene gonosperma (Rupr.) Bocquet 隐瓣蝇子草（石竹科）。【藏药】suba（苏巴）：全草治高血压，黄疸病，咽喉炎，月经过多，中耳炎；根止泻《22,24》。

Silene gracilicaulis C. L. Tang var. rubescens (Franch.) C. Y. Tang 细蝇子草（石竹科）。【阿昌药】夹乌铺舍：效用同景颇药《18》。【德昂药】土三七：效用同景颇药《18》。【景颇药】Noluimvan：全草治小便不利，尿痛，尿血，闭经《18》。【藏药】根治耳聋，耳塞，便秘《27》。

Silene grandiflora Franch. 大花蝇子草（石竹

科）。【藏药】陆苏：全草治痛经，扭伤，痈疮《40》。

Silene himalayensis (Rohrb.) Majumdar 喜马拉雅蝇子草（石竹科）。【藏药】苏巴：全草治高血压，黄疸病，咽喉炎，月经过多，中耳炎；根止泻《24》。

Silene jenisseensis Willd. [*S. tennis* Willd.] 山蚂蚱草（石竹科）。【朝药】산마작풀《9,90》，旱麦瓶草《9,89》：根治阴虚劳长，久疟，小儿疳疾，肝炎，慢性病低热《9,89》，结核性发热，盗汗《9,90》。【藏药】普坡孜：全草治肺结核，疟疾发烧，肠炎，痢疾，月经过多，淋病《24》；根治耳聋，耳塞，便秘《27》。

Silene nigrescens (Edgew.) Majumdar [*Melandrium nigrescens (Edgew.) F. N. Williams*] 变黑蝇子草（石竹科）。【藏药】泻尔曲杂《40》，普坡孜《24》，达泻苏巴《40》：花、果实治炎症，脱肛《40》；全草治肺结核，疟疾发烧，肠炎，痢疾，月经过多，淋病《24》；根治耳聋，耳塞，便秘《27》。

Silene repens Patr. 蔓茎蝇子草（石竹科）。【朝药】가지대나물（gā jī dāi nā mùr；嘎几呆那木儿）：全草治胃炎，肺结核，鼻炎《9,90》。【哈萨克药】匍生蝇子草：花、果实治月经过多，痢疾，肠炎；外用治蝮蛇咬伤，扭挫伤，关节肌肉酸痛《141》。【藏药】普坡孜《24》，下泡子《29》：全草治肺结核，疟疾发烧，肠炎，痢疾，月经过多，淋病《24》；花及果治月经过多《29》。

Silene rubicunda Franch. [*Melandrium rubicundum (Franch.) Hand. – Mazz.*] 红茎蝇子草（石竹科）。【白药】命作格《13,14》，立即摩戛《14》：根治癫痫《14》；全株治水肿，闭经《13》。

Silene tatarinowii Regel. var. albiflora Franch. 白花王生蝇子草（石竹科）。【土家药】土洋参：块根治脾胃虚弱，食欲不振，头痛头昏《123》。

Silene venosa (Gilib.) Aschers. 白玉草（石竹科）。【哈萨克药】全草治妇科病，丹毒，痰饮《141》。

Silene viscidula Franch. 粘萼蝇子草（石竹科）。【藏药】lusu（路苏），瓦草：根治痛经，扭伤，疮疖痈疽《24》。

Silene vulgaris (Moench) Garcke [*S. wallichiana* Klotz. et Garcke] 膨萼蝇子草（石竹科）。【哈萨克药】全草治痢疾，肠炎，跌打损伤《141》。

Silene yetii Boequet 腺毛蝇子草（石竹科）。

【藏药】苏巴: 全草治高血压, 黄疸病, 咽喉炎, 月经过多, 中耳炎; 根止泻[24]。

Silybum marianum(L.)Gaertn. 水飞蓟(菊科)。【侗药】奶蓟, 刺麻草: 果实治肝炎, 肝硬化, 胆结石[136]。

Sinapis alba L. 白芥(十字花科)《药典》。【阿昌药】芥子: 效用同德昂药[18]。【德昂药】昂刁艾: 种子治支气管哮喘, 扭伤, 挫伤[18]。【景颇药】Angtushi: 效用同德昂药[18]。【蒙药】ᠴᠠᠭᠠᠨ ᠭᠡᠴᠢ(Chagan geqi, 查干-格其)[41], 嘎-门-乌日, 勇嘎尔[47]: 果实治身体虚弱, 中毒症, "协日沃素"病, 黏病[41]; 种子治胸肋胀满, 咳嗽气喘, 寒痰凝结不化, 阴疽, 痰核; 种子醋调外敷治肿毒, 关节痛[47]。【维药】ئاق قىچا(Aq qicha, 阿克可查)[75], 阿克克恰乌拉盖[79]: 种子治化脓性瘙痒症, 淋巴结结核, 陈旧性湿疹, 寒性头痛, 感冒, 肝痛脾痛, 胃纳不佳, 肠虫[75], 咳嗽气喘, 腹胃寒痛, 白癜风[79]。【藏药】ཡུངས་ཀར།(永嘎)[21]: 种子治肾寒, 阳痿, "黄水"病, "瓦干"病, 尿多, 便溏, 消化不良[24], 食物中毒, 肾炎, 瘟疫及恶病[21]。

Sinarundinaria nitida(Mitf. ex Stapf)Nakai 参见 Fargeeia nitida。

Siniperca chuatsi(Basilewsky) 鳜鱼(鮨科)。【朝药】황소가리(huāng sāo gǎ li, 黄骚嘎哩): 肉治腹内恶血, 益气力, 令人肥健[86]。

Sinocalamus affinis(Rendle)Meglure 参见 Bambusa emeiensis。

Sinocalamus beecheyanus(Munro)McClure var. pubescens P. F. Li 大头典竹(禾木科)。【朝药】오죽(āo zùk, 奥诅克): 茎秆的中间层治太阴人肺热咳嗽, 咳痰黄稠, 咽喉炎[83], 太阴人热痰证, 胃热呕吐[84]。

Sinocalamus giganteus(Munro)A. Camus 参见 Dendrocalamus giganteus。

Sinocrassula indica(Decne.)Berger 石莲(景天科)。【纳西药】瓦草: 全草治慢性溃疡, 口腔不敛, 泌尿系统感染, 痔疮出血, 虚弱, 烫火伤, 热毒疮疡[164]。【普米药】卡粑: 茎、叶治肺热咳嗽, 肺结核, 肺炎, 支气管炎, 疮痈, 骨折, 蛇咬伤[15]。【土家药】虎牙草, 鼠牙阳旧: 全草治跌打损伤, 便血, 吐血, 外伤出血, 蛇狗咬伤[144]。

咽喉肿痛, 疮疡久不收口, 烧伤, 烫伤, 崩漏, 便血, 肝炎, 中耳炎, 痢疾[124]; 全草外用治牛皮癣[144]。【藏药】年托巴: 全草治泻痢, 便血, 子宫出血, 外用治诸疮[24]。

Sinodielsia yunnanensis Wolff 滇芹(伞形科)。【彝药】ꍧꆊ(chuoxnaly, 搓纳尔), 野回香[8,113], 乌诺齐[101]: 根治上呼吸道感染, 急、慢性肾盂肾炎, 偏头痛[8,113], 头风痛, 风湿肩背痛, 感冒头痛咳嗽, 慢性肾炎[101]。

Sinolimprichtia alpine Wolff 舟瓣芹(伞形科)。【藏药】རྩད།(杂)[25], 则[39]: 全草治毒病, 热病, 解宝石毒, 丹毒, 梅毒, 接触毒[25]; 根治培龙综合症, 心脏邪热[27], 中毒性疾病, 肺热[39]。

Sinomenium acutum(Thunb.)Rehd. et Wils. [*S. acutum* var. *cinereum* Rehd. et Wils.] 青藤(防己科)《药典》。【侗药】叫素: 藤茎治伤寒转哑[139][205]。【傈僳药】你海爪: 根、茎治风湿性关节炎, 水肿, 神经痛, 消食顺气, 腹痛腹泻, 劳损, 毒蛇咬伤[166]。【怒药】鲁莫伦: 根、茎治风湿性关节炎, 水肿, 神经痛, 腹痛, 腹泻, 劳损, 毒蛇咬伤[165]。【畲药】藤茎治疔毒[146]。【土家药】青风藤[124], 大风藤[124][7]: 茎藤治风湿性关节炎, 肌肉麻木, 关节痛, 肢节肿大, 腹痛吐酸水, 疥疮[124]; 根治风寒湿痹, 关节肿痛, 水肿, 鹤膝风, 湿疹, 腹痛吐酸水[7]。【壮药】青风藤: 藤茎治发旺(风湿骨痛), 关节肿胀, 能啥(瘙痒), 能蚌(黄疸)[120]。

Sinonovacula constricta(Lamarck) 缢蛏(竹蛏科)。【朝药】가리맛조개(gǎ lǐ mà zǎo gài, 嘎哩妈早该): 肉治冷痢, 妇人产后虚损[86]。

Sinopodophyllum hexandrum(Royle)Ying [*S. emodii*(Wall.)Ying; *Podophyllum emodi* Wall. ex Royle] 桃儿七(小檗科)《药典》。【羌药】Weizibegua(韦子白卦)[10,167]: 根茎治胃痛, 蛇咬伤, 热毒疮痛, 肿瘤, 专解"铁棒槌"中毒; 全草治咽喉发炎, 妇女白带, 各种疮毒[10,167]。

【彝药】奥莫色: 根及根茎治风湿痹痛, 跌打损伤, 风寒咳嗽, 月经不调; 果治血瘀经闭, 死胎, 胎盘不下, 月经不调, 白带[13]。【藏药】འོལ་མོ་སེ།(奥毛塞)[21,29,32], 鬼臼[36], 小叶莲[627]: 果实治妇科疾病[24,40][627], 血瘀经闭[5,20,23,32], 胎盘不下[20,32],

腰痛，安胎[32]，死胎不下[5,20,23,29]，肾病[23,24]，子宫癌[23,29]，血分病[24,40]，脉病[24]，月经不调[29,32]，血病，难产[23]，胎产病，肾脏病[40]；根及根茎治跌打损伤，心胃痛，风寒咳嗽[32,36]，风湿关节疼痛，子宫癌，解铁棒锤中毒[32]，风湿痹痛，月经不调，癌症[36]，外用治皮肤病，跌打损伤，黄水疮，熬膏外用治宫颈糜烂，宫颈癌[24]；根、叶熬膏治皮肤病[23]；根、叶、花、果、全草治脉病，月经不调，子宫病，肾病，疮伤，黄水病，皮肤病[27]；果实、根和根茎治子宫病，月经不调，闭经，胎盘滞留，子宫内膜炎，腰痛，癣，黄水疮，脾肿，痔疮[21]；果、根治血病，月经不调，子宫癌，胎盘不下，下死胎，筋脉病，肾脏病[39]；根茎根、叶外用治跌打损伤，皮肤病，黄水疮[40]。

Sinopotamon denticulatum（H. Milne – Edwards） [*Potamon denticulatum*（H. Milne – Edwards）] 锯齿华溪蟹（华溪蟹科）《部藏标》。**【布依药】**独螃：全体治漆疮[159]。**【仡佬药】**螃蟹：全体治龋齿，跌打损伤[128]。**【苗药】**Dab zheib（达最）[95]，岗刁[96]：全体治跌打损伤，骨折，红肿疮毒，泌尿系感染，月经不调[95,96]。**【水药】**港：全体治跌打损伤，骨折[10]，捶烂外包，治骨折[157,158]。**【维药】**قسقۇچ پاقا（Qisquch paqa，克斯库其帕卡）：效用同中华绒螯蟹 Eriocheir sinensis[75]。**【藏药】**ཤ་སྦྲ [ ]（地森）：全体治肾病，水肿，小便不利[2,20]，瘟病，小腿肌肉转筋[2]。

Sinosenecio oldhamianus（Maxim.）B. Nord. [*Senecio oldhamianus* Maxim.] 蒲儿根（菊科）。**【傈僳药】**木把莫几：全草治痈疖肿毒[166]。**【苗药】**嘎炯蒲儿：全草治疮疡，刀伤[94]。

Sinospirifer 海螺石。**【藏药】**东扎：治骨折，解水银毒[26,27]。

Sinter 泉华（由泉水自地下溢出地表，压力骤然降低，溶解于其中的大量二氧化碳，使碳酸盐呈过饱和而沉淀出来）。**【藏药】**冈透：治骨折，脑外伤，肝热病，视力减退[23]。

Siphonostegia chinensis Benth. 阴行草（玄参科）《药典》。**【布依药】**那凹柏：全草治小便不通[159]。**【傈僳药】**义狂和：全草治黄疸，小便不利，水肿腹胀，跌打瘀痛，血痢，血淋，白带过多，月经不调，癥瘕积聚，产后停瘀腹痛[166]。

【苗药】Jab zal ghad dlub（加加嘎收，贵州黔东南）[91,98,92]：全草治痛经[91,92,98]，湿热黄疸，肠炎痢疾，小便淋浊，痈疽丹毒，尿血，便血，外伤出血，瘀血经闭，跌打损伤，产后腹痛[91]，黄疸型肝炎，水肿，小便不利，白痢[92,98]。**【仫佬药】**土茵陈：效用同壮药[15]。**【纳西药】**崩石[14,36]：带花全草治湿热黄疸，小便不利，热闭小便不利，瘀血作痛，经闭癥瘕，产后瘀血，金疮出血，血痢，血淋，产后瘀阻腹痛，胆囊炎，蚕豆病，泌尿系统结石，小腹胀满，白带，感冒咳嗽，跌打损伤，水火烫伤，痛肿[164]，黄疸型肝炎，胆囊炎，利尿，产后瘀血，腹痛，创伤出血，烧烫伤[14]；全草治黄疸，湿热淋痛，湿热带下[36]。**【怒药】**吉朗，金钟茵陈：全草治黄疸，小便不利，水肿腹胀，跌损瘀痛，血痢，血淋，白带过多，月经不调，癥瘕积聚，产后停瘀腹痛[165]。**【畲药】**全草治黄疸发热，瘴疟头痛，水肿，风湿，疮疖[147]。**【土家药】**xi¹ ka³ pu¹ xin³ gai¹ a¹ sa¹（席卡普信介阿沙），阴黄草：地上部分治黄疸肝炎，热淋，水肿，小便不利，血淋，烫火伤，闭经，跌打损伤，外伤出血[124]；全草治水泻，郁气病，食积[10,126]，黄疸症，热泻症，伤风咳嗽，风坨瘙痒[128]，黄疸型肝炎，胆囊炎，热淋[129]。**【瑶药】**yunh yunh miev（人园咪），土茵陈，草阴陈：全草治黄疸型肝炎，小儿疝气，肾炎水肿，小便不利，尿路结石，闭经，沙虫脚[130]。**【彝药】**喷充诗[101,104]：全草治胆囊炎，水肿，小便不利，黄疸型肝炎，小儿发热，咳嗽，淋症，产后瘀滞腹痛，月经不调，白带过多[101,104]。**【壮药】**架哟，沙虫草[15]：全草治阴道滴虫，稻田性皮炎，沙虫脚瘙痒[15]，能蚌（黄疸），肉扭（淋证），阿意勒（便血），外伤出血[120]。

Siphonostegia laeta S. Moore 腺毛阴行草（玄参科）。**【瑶药】**独铺勉，土茵陈：全草治吐泻，黄疸，尿血，胆囊炎，月经不调，风湿关节痛，外用治风疹，创伤出血[133]。

Siraitia grosvenorii（Swingle）C. Jeffrey ex A. M. Lu et Z. Y. Zhang [*Momordica grosvenorii* Swingle] 罗汉果（葫芦科）《药典》。**【阿昌药】**不胡舍：果实治急慢性气管炎，急性胃炎，大便秘结[18]。**【侗药】**耙南朋卡[5]，云南朋卡[15]：块根治腹泻，舌变形增大[5,15]；果实治肺火燥咳，咽痛失音，肠

燥便秘[136]。【苗药】金不换：块根治腹泻[5,15]。

【瑶药】lorh hanx biouv（罗汉表），拉汉果[132]：果实治肺燥咳嗽[132][247]，慢性气管炎[247]，暑热口渴，支气管炎，肺结核，伤风感冒，咽痛失音，肠燥便秘，糖尿病[132]，咳嗽，气管炎，肺结核，年老体衰[5]；块根治痈疖肿毒，扁桃体炎，肝硬化，风湿性关节炎[132]；叶治顽癣，痈肿[133]；果实或根与猪肺煲服治咳嗽，气管炎，肺结核，老人身体虚弱[15]。【壮药】Gogeiъbaъ（kuogeiba，棵给坝）[5]，芒裸寒（Makloxhan）：果实治货烟妈（咽痛），埃病（咳嗽），阿意囊（肠燥便秘）[117,120]，声音嘶哑，唉百银（百日咳），陆裂（咳血），心头痛（胃痛），阿意勒（便血）[117]；块根治脑膜炎，研粉蒸猪脑治脑膜炎后遗症；叶捣烂调醋搽患处治皮癣；花蕾纳入猪肚内蒸服治胃下垂，胃痛[5,15]。

Sisymbrium altissimum L. 大蒜芥（十字花科）。【藏药】岗托巴：种子治肉毒症，骚热病，血病，肺病[23]。

Sisymbrium brassiciforme C. A. Mey. 无毛大蒜芥（十字花科）。【维药】托地力：种子治身体虚弱，皮肤干燥，癓肿，眼外伤，眼屎，胸肺粘痰，解毒[80]。【藏药】岗托巴[23]，盖菜[24,29]：种子治肉毒症，骚热病，血病，肺病[23]，治炭疽；地上部分外用治脂肪瘤[24,29]。

Sisymbrium heteromallum C. A. Mey. 垂果大蒜芥（十字花科）。【藏药】盖菜[24]，岗托巴[23]：地上部分外用治脂肪瘤[24,29]，炭疽[24]；种子治肉毒症，骚热病，血病，肺病[23]；果实治肺病，血病，心龙病[27]。

Sium suave Walt. 泽芹（伞形科）。【蒙药】全草治风寒感冒头痛，高血压[51]。

Skimmia multinervia Huang 多脉茵芋（芸香科）。【傈僳药】乃前能：叶作兽药，治癀[166]。【藏药】歇侃[27]，徐坎洛玛[22]：叶、花治湿热黄疸，传染性热病，口腔疾病，风火赤眼；根治跌打损伤[22]；叶治传染病发热，腰肌劳损，口腔炎[34]，肺、肝热病，扩散伤热，紊乱热，口唇腐烂溃疡，口臭[27]。

Skimmia arborescens T. Anders. ex Ganble 乔木茵芋（芸香科）。【傈僳药】马前松，小丁香：叶作兽药，治癀[166]

Skimmia reevesiana Fort. 茵芋（芸香科）。【黎药】雅能哼，黄山桂，海南茵芋：根、枝治肝

炎，肝腹水，肝脓肿，伤后感染发烧，皮肤恶疮，风湿病，淋巴结炎，咽喉炎，子宫炎，坐骨神经炎[153]。【苗药】全株治风湿骨痛[98]。【彝药】此木泽西[9,102]：根、茎、叶治四肢挛急，两足酸软，风湿痹痛，麻木，跌打损伤[9]；根、茎、叶水煎液治风湿痹痛，四肢麻木；根、茎、叶研末撒于伤口止血；根、茎、叶捣烂外敷用于接骨[102]。

Smilacina dahurica Turcz. 兴安鹿药（百合科）。【鄂伦春药】挨母出哈：根及根茎治劳伤，阳痿，偏正头痛，风湿疼痛，月经不调；根及根茎外用治乳痈，痈疖肿毒，跌打损伤[161]。【蒙药】根茎治虚痨，阳痿，偏正头痛，风湿骨痛，月经不调，跌打损伤，乳痈，痈疖肿毒[51]。

Smilacina ginfoshanica Wang et Tang 金佛山鹿药（百合科）。【土家药】山案板，鸡爪七，水浪板七：根茎治白带，肺痨咳嗽，阳痿，跌打损伤[945]；效用同丽江鹿药 S. lichiagensis[123]。

Smilacina henryi(Baker) Wang et Tang 管花鹿药（百合科）。【傈僳药】果俄见[166]，巴拓拓[13]：根茎、根治阳痿，跌打损伤，风湿关节疼痛[166]；全草治风湿关节炎引起的四肢酸麻，筋脉拘挛疼痛，屈伸不利；根治腹胀，急性胃痛，黄疸型肝炎[13]。【怒药】物奥：根、根茎治阳痿，跌打损伤[165]。【普米药】哎补，窄瓣鹿药：根治风湿骨痛，神经性头痛，乳腺炎，痈疖疮肿，跌打损伤[14]。【彝药】大木比替力：效用同傈僳药[13]。【藏药】土巴切哇[22]，陆莫尔[32]：根茎和根治跌打损伤，风湿关节痛，阳痿[22,32]。

Smilacina henryi var. szechuanica (Wang et Tang) Wang et Tang 四川鹿药（百合科）。【藏药】土巴穷哇：根、根茎治瘀血，风湿性关节炎痛[40]。

Smilacina japonica A. Gray 鹿药（百合科）。【苗药】Reib jid pand hlob（锐几潘闹，贵州松桃）：根及根茎治劳伤，风湿疼痛，偏、正头痛，月经不调，痛经，跌打损伤，疮疖肿毒，乳痈[91]；根茎治跌打损伤，痨伤[95]。【纳西药】根、根茎治头痛，偏头痛，跌打损伤，无名肿毒，乳痈，月经不调，风湿骨痛，神经性头痛，乳腺炎，劳伤，阳痿，痈疖肿毒，跌打损伤[164]。【普米药】哎补：根及根茎治风湿骨痛，神经性头痛，乳腺炎，痈疮疖肿，跌打损伤[15]。【土家药】盘龙七：根茎、根治劳伤，阳痿，头痛，偏头痛，风湿骨痛，跌

打损伤，乳痈，痈疔肿毒[124]。

Smilacina lichiangensis(W. W. Sm.)W. W. Sm.
丽江鹿药(百合科)。【土家药】黄精七，黄精参，
血蜈蚣：根茎、全草治神经衰弱，虚咳，口干咽
痛，食欲不振，跌打损伤，月经不调[127]。

Smilacina oleracea Hook. f. 长柱鹿药(百合
科)。【藏药】九层楼，盘龙七：根茎及根治痨伤，
阳痿，风湿疼痛，跌打损伤，乳痈，月经
不调[36]。

Smilacina paniculata (Baker.) Wang et Tang
窄瓣鹿药(百合科)。【土家药】兵盘七：根、根茎
治肾虚腰痛，腹痛[123]。【藏药】苦俗巴：根及全
草治虫毒，虫蛇咬伤[40]。

Smilacina purpurea Wall 紫花鹿药(百合科)。
【藏药】土巴切哇：根茎及根治跌打损伤，风湿关
节痛，阳痿[24]。

Smilax aristolochiifolia Mill. 马兜铃叶菝葜
(百合科)《部维标》。【维药】تۇزشبە (Oshbe，欧西
白)[75,77]，欧菝葜根[4]，沙儿沙维力[79]：根治湿
寒性脑病，肺病，头痛目眩，坐骨神经痛，伤寒，
全身水肿，皮肤瘙痒[75,77]，各种血液质被燃烧致
焦之疾病，黑胆质性头痛，瘫痪，气喘，关节不
舒，小便不利，汗出不畅及各种皮肤病[4]，脑、
胸、心、肝、胃、肠、肾因湿热引起的疾患[79]。

Smilax astrosperma Wang Tang 灰叶菝葜(百
合科)。【黎药】雅风塔中：根、叶捣烂热敷患处，
治骨瘤，关节炎和指头炎[153]。

Smilax bockii Warb. 西南菝葜(百合科)。
【傣药】嘿毫山：根茎用于祛风，活血，发奶[65]。
【侗药】金刚头：根茎治关节肿痛，痢疾，
水肿[136]。

Smilax bracteata Presl. 圆锥菝葜(百合科)。
【台少药】Hamatoru (Paiwan 族傀偏)，Babarau
(Tayal 族 Taroko)，Babarao(Tayal 族 Taroko)：叶
治肿疡，外伤[169]。

Smilax china L. 菝葜(百合科)《药典》。【侗
药】Sunl aems (政撮)：根茎治疔疮，疖痈[135]。
【基诺药】且懋且嘎啦：嫩尖外敷治牛皮癣，皮肤
过敏；根茎治关节痛，肌肉麻木[163]。【黎药】雅
哎代：根茎煎汤治风湿痹痛[154]，肺炎，结核病，
结核略血[153]。【苗药】Reib hleat hlaot(锐拉老，贵
州铜仁)，Vob dlod dlof dlub(窝梭说收，贵州黔东

南)，Uab nex daid (蛙努歹，贵州黔南)：根茎治
风湿痹证，跌打肿痛，疔疮瘰疬[91,94,97,98]，风湿
性关节炎，跌打损伤，疮毒，肌麻痹[94,97,98]，风
湿病，关节风湿痛，筋骨麻木[95]；慢性溃疡[98]；
叶治跌打青肿，疮毒[94,97,98]；根治肌麻痹[94,97,98]。
【纳西药】起柏啃：根茎治风湿关节炎，胃肠炎，
痢疾，消化不良，白带，乳糜尿，有机磷及汞中
毒[14]。【畲药】根茎治肝炎，关节炎；嫩叶治腹
泻，脓肿；嫩芽治腹泻腹胀[148]；全株治关节痛，
跌打损伤，胃肠炎，痢疾，消化不良，糖尿病，
乳糜尿，白带，癌症[147]。【土家药】ye⁴ ba³ doi¹ ji³
na²(业巴兜几那)，金刚藤，铁钉钯：根茎和叶治
风湿性关节痛，跌打损伤，腹泻，痢疾，癌肿，
疮毒，烧伤烫伤[124]；根茎治风气病，热泻症，食
积症，腹内肿块[128]，食积，疳积，嗳气[10,126]。
【维药】چوبچىنى (Chopchiniy，确比其尼)[75]：根
茎治血液质紊乱之头痛、偏头痛，阳事不举，小
便不利，皮肤疮疡，瘫痪肢残，关节骨痛[4]，脑
虚，心虚，肝虚，肠胃虚弱，脉道生阻，瘫痪，
肌肉抽紧，头痛，偏头痛，热性忧郁症，失眠，
湿性瘫痪，肌肉抽紧，闭尿，闭经，湿热性关节
疼痛，梅毒，淋病，皮肤瘙痒，颈淋巴结结核，
脓疮，湿疹，癣症，皮肤疾病，性病[75]，心脏
病，胃肠炎，食欲不振[79]。【瑶药】金刚兜(jiemh
yaangh ndoih，仅羊台)，金刚头：根茎治风湿痹
痛，肌肉麻木，肠炎腹泻，肾炎，水肿，淋病，
痈疮肿毒，瘰疬，痔疮，扁桃体炎，尿路感染，
外伤出血[132]。【壮药】Gaeugimhgangh (勾金
刚)[180]，金刚苑，金刚刺[120]：根茎治肉扭(淋
证)，隆白呆(带下)，子宫肌瘤，诺吟尹(筋骨酸
痛)，发旺(风湿骨痛)，呗叮(疔疮)，呗农(痈
疮)[120]，麻抹(肢体麻木)，笨浮(水肿)，白冻
(泄泻)，阿意咪(痢疾)，仲嘿唪尹(痔疮)，呗努
(瘰疬)[180]。

Smilax discotis Warb. 托柄菝葜(百合科)。
【傈僳药】底我曲，土茯苓：根茎治风湿，血崩，
血尿[166]。【水药】要铛：根茎煎水、炖鸡或泡酒，
治痨弱干瘦，风湿，血崩，血尿[158]。

Smilax ferox Wall. ex Kunth 长托菝葜(百合
科)。【傈僳药】果九，刺草解：根茎治风湿筋骨
疼痛，淋浊，梅毒，臁疮，皮肤过敏，湿疹[166]。

Smilax glabra Roxb. 光叶菝葜(百合科)《药

典》。【布依药】莽打项：根茎治淋病[159][486]。【德昂药】靠格列[18]，Sunl gaems（钻更），Samgp senl gaems（尚正更）[137]：根茎治梅毒，风湿关节痛，湿疹，皮炎[18]；块根治耿甚（生疱）[137]。【仡佬药】ka35lo53wun13（嘎罗翁，黔中方言），? ia53tu33nio33（加堵鸟，黔中北方言），lao53kan31pie55（劳则被，黔西南多洛方言）：根茎治皮肤烂疮[162][486]。

【哈尼药】Haqgeeq（哈格），白余粮，仙遗粮：根茎治筋骨挛痛，梅毒，皮炎，急、慢性肾炎，肠炎腹泻，肾性水肿，食道癌[143]，肺结核，风湿性关节炎，跌打损伤，开胃[14]。【哈萨克药】تومار ٴداري：根茎治热淋尿痛，结肠炎，肾结核，骨髓炎，肾盂肾炎，牛皮癣[142]。【基诺药】且懋且卡：根茎治脚气，疔疮，痈肿，瘰疬[163]。【景颇药】Kam dvai brun（康呆）：效用同哈尼药[14]。【黎药】土茯苓，风塔龙，山猪粪：根茎治风湿骨痛，心胃气痛[153]。【毛南药】miau33ŋian24（秒链）[155]，毛尾薯，lak8dəm4sei1（勒能色）[156]：根茎治肺炎[155]，钩端螺旋体病，梅毒，风湿性关节炎，心胃气痛，腹泻，肾炎，痈疖肿毒，湿疹，皮疹，汞粉银珠慢性中毒[156]。【蒙药】ᠣᠣᠪᠢᠯᠠᠩ（Topilang，陶丕郎）[44]，索瓦－阿格力克[47]：根茎治梅毒[44,47]，血热头痛，咽喉肿痛，经血淋漓，"包如"热，"希日"热，淋病[44]，钩端螺旋体病，风湿关节痛，尿路感染，痈疖肿毒，疮疡，湿疹，皮炎，白带，汞剂慢性中毒[47]，妇女血症，赤白带下，阴道虫病，肿毒[56]。【苗药】Bod zangd dak（薄丈达，贵州黔东南），Bid dut dux（比都独，贵州松桃），Uab nex daid（蛙努歹，贵州黔南）：根茎治风湿性疼痛[91,94,95,96,98][486]，筋骨挛痛，淋浊[91,94,96,98]，泄泻，梅毒，痈肿，疮癣，瘰疬，汞中毒[91]；根治湿热淋浊，梅毒带下，痈肿瘰疬[94,96,97,98]，皮肤溃烂；茎治风湿性疼痛，关节酸痛，尿路感染[95]。【纳西药】千斤力，硬饭头：块茎治杨梅疮毒，筋骨风泡肿痛，血淋，风湿骨痛，疮疡肿毒，风气痛及风毒疮癣，大毒疮红肿，瘰疬溃烂，皮炎，妇人红崩，白带[164]。【土家药】ba1ba1la3ti2ge1（巴巴卡提克）：根茎治关节痛，腰腿痛，疮毒疮疖[10,126]，湿热淋浊，梅毒，带下，痈肿，瘰疬，疥癣，汞中毒所致的肢体拘挛，筋骨疼痛[123]，恶疮肿痛，肩痈[125]，风气病，湿热腹泻，小儿疳积，九子疡（颈淋巴结结

核）[128]。【佤药】山猪粪，冷饭团，光叶菝葜：根茎、根治风湿性关节炎疼痛，痈疖肿毒，皮炎，胃炎，膀胱炎[168]；效用同哈尼药[14]。【维药】确甫苓：根茎治尿路感染，白带，梅毒[79]。【瑶药】硬梆苑，白茯苓：块茎治痢疾，梅毒，四肢乏力，筋骨挛痛，痈疮，瘰疬，风湿关节痛，湿疹，汞慢性中毒[133]。【壮药】Gaeulangjhauh（勾浪蒿）：根茎治发旺（风湿骨痛），笨浮（水肿），肉裂（血淋），肉扭（淋症），呗农（痈肿），呗奴（瘰疬）[117]。

Smilax glaucochina Warb. 黑果菝葜（百合科）。【彝药】阿楚，金刚藤，粉菝葜：根治胃病，头昏，风湿疼痛，跌打损伤，热淋；嫩叶治臁疮[106]。

Smilax lanceifolia Roxb. var. opaca A. DC. 暗色菝葜（百合科）。【彝药】洪赊牛[101]：根茎治崩漏，风湿肿痛，尿血，疮疡，瘰疬，跌打损伤，腰腿疼痛[101,104]。

Smilax mairei Lévl. 无刺菝葜（百合科）。【傈僳药】把前爪，红草薢：根茎治风湿性关节炎，泌尿系统感染，肾炎水肿，慢性胃炎，月经不调[166]。【彝药】童朵耐能若：根治风湿关节炎，泌尿系统感染，肾炎水肿，慢性胃炎，月经不调，跌打损伤，疮疖[111]。【藏药】根治风湿性关节炎，筋骨拘挛，梅毒，痈疖肿毒，恶疮溃烂[22]。

Smilax menispermoidea A. DC. 防己叶菝葜（百合科）。【藏药】折尔牛[29]，折略[24]：根治气管炎咳嗽[29]，风湿性关节炎，筋骨拘挛，梅毒，痈疖肿毒，恶疮溃烂[24]。

Smilax microphylla C. H. Wright 小叶菝葜（百合科）。【傈僳药】乌鱼刺，把前此（傈僳）：块茎治红崩，白带，颈淋巴结结核，疮疖，跌打损伤[166]。

Smilax nipponica Miq. 白背牛尾菜（百合科）。【水药】蔓朝：根茎及根煎水或泡酒，治腰腿筋骨疼痛[158]。【土家药】龙骨伸筋：根治瘫痪[7,945]，风湿关节痛，筋骨疼痛，坐骨神经痛，静脉曲张，膝关节肿大[945]。

Smilax ocreata A. DC. 抱茎菝葜（百合科）。【基诺药】且懋：嫩尖治胃胀痛，神经衰弱；嫩尖外敷治癣及皮肤过敏；根茎治水肿[163]。【佤药】嫩茎治神经衰弱[168]。

Smilax perfoliata Lour 穿鞘菝葜（百合科）。

【傣药】嘿啷猫（西傣）：根茎治胃痛腹胀，疲乏无力，气虚耳鸣，下肢寒冷[9,14,71]。

Smilax riparia A. DC 牛尾菜（百合科）。【侗药】叫啥神：根或根茎治男女摆白[139]。【蒙药】根茎治风湿痹痛，腰肌劳损，跌打损伤，骨结核，咳嗽咯血，气虚浮肿，白带[51]。【苗药】jiaol sedl senc（叫舍神）[208]，龙骨伸筋，青牛膝[97,98]：根、根茎治男女摆白（淋病性尿道炎）[208]；根治筋骨疼痛，风湿痛，劳伤病[97,98]。【畲药】草菝葜：根治阳痿，腰痛，脊椎骨痛[148]。【土家药】龙骨伸筋，龙须菜：根茎治瘫痪，坐骨神经痛，静脉曲张，膝关节肿大[945]；根茎、根治气虚浮肿，风湿性关节炎，筋骨疼痛，跌打损伤，支气管炎，肺结核，咳嗽咯血，头晕头痛，白带[123]；根治风湿关节痛，筋骨疼痛，瘫痪[7]。【瑶药】mah dueiv juotv（麻堆蕨）：根治支气管炎，支气管扩张，咳血，吐血，哮喘性气管炎，风湿痹痛，肾虚腰痛，小腿抽筋，跌打损伤[130]；根茎、根治风湿痹痛，骨折，支气管炎，蛇伤[4]。【壮药】Caekdakmox（枰当抹）：根、根茎治笨浮（气虚浮肿），发旺（风湿痹痛），埃病（咳嗽），陆裂（咳血）[117]。

Smilax riparia var. acuminata (C. H. Wright) Wang et Tang 尖叶牛尾菜（百合科）。【土家药】龙骨伸筋，龙须菜，牛尾菜：根茎治瘫痪[7,945]，坐骨神经痛，静脉曲张，膝关节肿大[945]，风湿关节痛，筋骨疼痛[7]。

Smilax scobinicaulis C. H. Wright 短梗菝葜（百合科）。【傈僳药】金刚刺，把前曲（傈僳）：根茎治风湿性关节炎，关节不利[166]。

Solanum borealisinense C. Y. Wu et S. C. Huang 光白英（茄科）。【哈萨克药】اشتى الفا：全草治皮肤瘙痒，湿热黄疸，风湿性关节炎，各种癌肿[140]。【维药】果实治感冒发热，风湿，疼痛，中风[874]。

Solanum cathayanum C. Y. Wu et S. C. Huang 千年不烂心（茄科）。【土家药】排风藤：全草、茎治风湿疼痛，水肿，白带，惊风，咳嗽，黄疸，口腔炎，疥疮[7]。

Solanum coagulans Forsk. 野茄（茄科）。【傣药】麻禾勒[62]，麻嘿冷（西傣）[9,71,72]：果实治小儿感冒发烧[9,65,72]；根、叶和果实治小儿高热惊厥，甲沟炎，呕吐，癣[62]；根治疟疾[14]；全株治小儿感冒发烧，贫血[65]。

Solanum cumingii Dunal 菲岛茄（茄科）。【傣药】麻禾很：根、果实治小儿高热抽搐，甲沟炎，呕吐，体癣[63,64]。

Solanum deflexicarpum C. Y. Wu et S. C. Huang 苦刺（茄科）。【哈尼药】思哈哈麻：根、果治心火炽盛，口舌生疮，发热，咳嗽[14,145]，风热感冒，虚劳羸瘦[145]。

Solanum dulcamara L. 欧白英（茄科）。【畲药】全草治温热黄疸，风火头痛，小儿惊风，癥瘕，恶疮，疖肿[147]。

Solanum indicum L. ［**S. violaceum Ortega**］刺天茄（茄科）。【阿昌药】其鲍：效用同景颇药[18]。【白药】夸故故：效用同傣药[14]。【傣药】麻王答盖（西傣），大颠茄（德傣）：根、果治月经不调，产后恶露不尽[9,62,63,64,72]，咳嗽，咯血，水肿，小便热痛，尿血，黄疸，带下[62-64]，咽喉肿痛，声音嘶哑[63,64]，久咳不愈，体弱消瘦，疟疾[9,71,72]，心悸[69]，牙痛，胃痛，失眠症[9,19]，热风证咽喉肿痛，痛经，闭经[62]；根、果、叶治牙痛，胃痛，扁桃体炎，肾盂炎，气管炎，感冒，咳嗽，久咳不愈，白带，闭经，月经不调，恶露不净，体弱消瘦，疟疾，疔疮，外伤炎症，犬、虫咬伤，痈疮肿毒[14]；根治心慌心悸，全身浮肿，腹痛；果实止牙痛[81]。【德昂药】麻响展[18]，芒香[160]：效用同景颇药[18]；根及全草治扁桃体炎，咽喉炎，淋巴结炎，牙痛，胃痛，跌打损伤，偏头痛，脖子痛，疮疡肿毒[160]。【哈尼药】苦果，Siqhaq alsiq（习哈阿习），紫花茄：根治偏头痛，胃痛，跌打瘀血肿痛，风湿关节痛；鲜叶治无名肿毒[143]。【景颇药】Zhuija：果治牙痛，胃痛，失眠症[18]。【拉祜药】xi he xi ke ga la：果实治感冒；根治甲状腺肿大引起的脖子痛[152]；效用同傣药[14]。【傈僳药】拖曲子：果实、种子、叶治痛目赤，鼻渊，齿痛[166]。【毛南药】二面针，lak[8] khat[8] se[5]（勒堪细）：全草、鲜根治湿热黄疸，指头疮，腮腺炎，黄水疮，小儿惊厥，跌打损伤，风湿[156]。【苗药】Reib benx ghuangt（锐本广，贵州松桃）[91,94]，Ghob benx ghuangt（锐盆广）[95]：果治胃痛，疮毒，脓肿溃破[95]；果及叶治头痛，牙痛[91,94]，咽痛，淋巴结炎，胃痛，风湿性关节痛，跌打损伤，痈疮肿毒[91]，鼻炎[94]。【佤药】扭扣果[168]，嘎梭下[14]：根治尿道结石，无名肿痛，胃痛[168]；效用同傣药[14]。【彝药】罗长习弱[14]，天天线根[109]；效用同傣药[14]；治咽喉肿痛，口蛾舌疮，风火虫牙，乳痈疔疮，寒湿痛痹，骨蒸头痛，瘀血肿痛，头癞股癣[109]。【壮药】Namjnyungz（难涌）[180]，丁茄根[120]，金山扣[15]：根、老茎治林得叮相（跌打损伤），腰肌劳损，发旺（风湿骨痛），心头痛（胃痛），牙痛，呗农（痈疮），呗奴（瘰疬）[120]，胴尹（胃痛），埃病（咳嗽），墨病（哮喘），呗叮（疔疮），扭像（扭挫伤）[180]；根治黄疸型肝炎，头痛，中风[15]。【台少药】Rasurasu（Paiwan，族下三社），Rasarasu（Paiwan，族太麻里）：叶捶碎后敷患部或将叶与台湾车前、山芋共同打碎后敷患部，治肿疡[169]。

Solanum khasianum C. B. Carke 喀西茄（茄科）。【傣药】麻嘿影[65]：果实治风湿，跌打疼痛，神经性头痛，胃痛，牙痛，乳腺炎，腮腺炎[67,68]；根、果实用于消炎解毒，镇静止痛[65]。【哈尼药】阿公：根、叶、果治感冒，小儿惊风，麻疯，疮毒出头，风湿病，跌打疼痛，神经性头痛，胃痛，牙痛，乳腺炎，腮腺炎，外伤炎症，犬、虫咬伤，痈疮肿毒[14]。【拉祜药】处玛西：效用同哈尼药[14]。【纳西药】果实治小儿惊厥，风湿、跌打疼痛，神经性头痛，牙痛，胃痛，乳腺炎，腮腺炎，疮毒[164]。【佤药】嘎介西外：效用同哈尼药[14]。【彝药】陶拍申则：全草治风湿病、跌打损伤疼痛，神经性头痛，胃痛，牙痛，乳腺炎，腮腺炎，痈疮未溃[111]，热毒内陷，肺痈痰厥，经血不和，疮痈疔疖[109]。

Solanum lyratum Thunb. 白英（茄科）。【白药】宽映干资：全草治感冒，小儿高热，肝炎，咳嗽，风湿[14]；全草、根治感冒发烧，黄疸型肝炎，白带，肾炎水肿及风湿[5]。【布依药】岜破：全草治肝癌[159]。【侗药】Jaol nungc bags[137]，登拿宁[10]，排风藤[135,136,137]：全草治痢疾，黄疸，淋病，子宫颈癌，肝癌，无名肿毒，隋蛮窜帕（胆道蛔虫），降呿（内伤）[135,136,137]，慢性支气管炎[10]。【高山药】莫路志：全草治黄疸型肝炎及风热感冒[5]。【傈僳药】阿母辛哪洗：效用同白药[14]；全草治风火牙痛[5]。【苗药】Jab diel vud nieb（加丢欧里，贵州黔东南），Reib bib ghuoub（锐比勾，贵州松桃），Uab ghuab dlinb（蛙关拎，贵州黔

南）[91,95]：全草治黄疸，丹毒，水肿[91,94~98]，风湿性关节痛[91]，膝关节疼痛，风湿疼痛，小儿蛔虫病，皮肤湿疹，颈淋巴结炎，急性结肠炎[92,94~98]，疔疮[91,95]；全草或根清热利湿，解毒消肿，抗癌[211]。【畲药】毛道土，毛桃柿，母根菜[146]：全草治感冒[146,148]，黄疸型肝炎[5]，产后腹痛，产后发热，风湿，骨底烧（伤风后引起），中风[146]，肝炎，小儿肝气犯胃，腹胀腹痛，小儿发热，风湿性关节炎，过敏性皮炎，预防中暑[148]；全草或根治黄疸型肝炎，肝硬化腹水[338]。【土家药】xin¹ gai¹ en¹ qie¹（细介恩切），白毛藤，毛耳朵：全草治胆石症，胆囊炎，水肿，白带多，下焦湿热[10,126]，感冒发热，黄疸肝炎，痢疾，湿热带下，痈疖肿痛，湿疹以及食道、胃、肠、腺、子宫颈癌[123]，小儿惊风，黄疸症，摆白症（又名崩白，泛指带下过多）[128]。【瑶药】白毛藤，beih baeqc hmei（杯别美），千年不烂心：全草治痢疾[5,15]，黄疸型肝炎，颈淋巴结结核[5,132]，咽喉肿痛，瘰病，白带，宫颈糜烂，急性胃肠炎，食道癌，早期肝硬化，甲状腺肿大，乳腺炎，化脓性骨髓炎，风火赤眼，皮肤瘙痒，漆疮[132]，痈疮疖肿[15]，白带症，结膜炎，风疹[5]。【藏药】乌鲁祖玛：地上部分治胆囊炎，肿瘤痞块，风湿痹痛，痈肿疮疖[24]。【壮药】Gaeubwnhgauh（勾奔高）[180]，麻捆坡[5]：全草治瘴病（疟疾），癌症，能蚌（黄疸），笨浮（水肿），肉扭（淋证），发旺（风湿骨痛），胆囊炎，隆白呆（带下），丹毒，呗叮（疔疮）[120,180]；效用同瑶药[5]。

Solanum melongena L. 茄（茄科）。【朝药】가지（gā jǐ，嘎几）：果实治痈肿，根及枯茎叶治冻脚疮[86]。【傣药】麻里憨马[11]，麻禾罕马，麻黑迫（德傣）[62]：果实治热毒疮痈，皮肤溃疡，睾丸炎，耳鸣[11]，肠风下血，热毒疮痈，皮肤溃疡[67,68]；根、果实治咽喉肿痛，咳嗽痰多，汗疹，睾丸肿痛[62]；果实治睾丸炎，耳鸣[11,66]，热毒疮痈，皮肤溃疡[11]，用于清热活血，止痛，消肿[65]。【德昂药】害麻黑拍：根治风湿性关节炎，老年慢性气管炎，水肿，久咳，久痢，白带，遗精，尿血，便血，冻疮，喉痛，喉瘤[160]。【基诺药】玛剋：根治脚气，牙齿痛[163]。【蒙药】Hax i：茎治冻伤[236]；茎散血，止痛，消肿[591]。【苗药】茄母，白茄根：根茎治风湿性关节炎，冻疮，乳

头裂，久痢，皮肤溃疡[97,98]。【纳西药】落苏，紫茄：果实治慢性风湿性关节炎，冻疮，老年慢性气管炎，乳头裂，水肿，关节肿痛，久咳，久痢，白带，遗精，尿血，便血[164]。【畲药】果实治蛀牙痛[148][55]；茎治冻疮[148]。【土家药】茄根：根治牙痛，风湿热痹，脚气，痔血，冻疮[515,901]，血痢，便血[901]。

Solanum nienkui Merr. et Chun. 疏刺茄（茄科）。【黎药】托卡瑞：果实浸酒治跌打损伤[154]。

Solanum nigrum L. 龙葵（茄科）《部维标》。【阿昌药】龙葵果：效用同景颇药[18]。【白药】夸应子，斗跨优子：全草治感冒发热，牙痛，慢性气管炎，肝炎，痢疾，泌尿道感染，乳腺炎，癌症，痈疖疔疮，蛇咬伤[7,14]，止痒，疗毒，疖肿，小儿风热，疥癞痒痛[14]。【布依药】岜得：全草治肺不通气。【朝药】嘎马早翁，岗太：全草治消化道癌，肺癌[7]。【傣药】麻王喝[65]，帕讲啷（西傣）[7,9,71]，帕点郎[62,64]：全草治疗疮肿毒[14,63,64]，咽喉红肿疼痛[62-64]，疔疮，痈疖肿毒[9,62,71,72]，感冒发热，牙痛，慢性气管炎，肝炎，痢疾，泌尿道感染，乳腺炎，白带，癌症，痈疖疔疮，蛇咬伤，止痒，疖肿，小儿风热，疥癞痒痛[14]，扁桃腺炎，喉、咽炎[9,19]，久咳不愈，月经不调，恶露不净，体弱消瘦[65]；全草捣烂外敷治痈，疖，疮疡，扁桃体炎，咽炎[7]。【德昂药】别朗朗：效用同景颇药[18]。【侗药】Lianh yeex（亮野）[137]，夹近[135]：全草治惊丑（尿痛），耿疹（疔疮疱毒），咽喉肿痛，皮肤瘙痒[135,137]。【鄂伦春药】天茄子，黑姑娘：全草治尿路感染，小便不利，水肿，肿痛，乳腺炎，前列腺炎，带下，痢疾，慢性气管炎，咳嗽咯血，急性肾炎，感冒，发热，血虚眩晕，高血压症，牙痛，跌打扭伤，疮疥肿痛，丹毒，疔疮，瘙痒性皮炎，天疱疮，咬伤；种子治急性扁桃体炎，疔疮，乳蛾；根治痢疾，淋浊，白带，跌打损伤，痈疽肿毒[161]。【哈尼药】Hhoqleil（俄勒）：全草治胃炎，咽喉炎，痈肿，跌打损伤，痢疾，丹毒，慢性支气管炎，虫蛇咬伤[143]。【哈萨克药】全草治感冒发热，牙痛，慢性支气管炎，痢疾，泌尿系统感染，乳腺炎，白带，癌症；外用治痈疖疔疮，蛇咬伤[141]。【基诺药】歌哩：全草治感冒发热，支气管炎，痢疾；全草外用治痈疖疼痛，疔疮，毒蛇、蜈蚣咬

伤[163]。【拉祜药】苦凉菜：全草治感冒发热，牙痛，慢性支气管炎，痢疾，泌尿系统感染，乳腺炎，白带，癌症；全草外用治痈疖疔疮，天疮，蛇咬伤[10]。【傈僳药】海俄乃：全草治疗疮，痈肿，丹毒，跌打损伤，慢性气管炎，急性肾炎[166]。【蒙药】闹害音-乌吉马：全草治头晕，气管炎，癌肿，膀胱炎，小便不利，痢疾，咽喉肿痛[7]；果实清热解毒，活血散瘀，利水消肿，祛痰镇咳[591]。【苗药】Wok sob ub（乌索欧，贵州铜仁）[91,92,95]，Reib ghob ghed（锐过街）[91,94,95,96,98]：全草治疗疮，痈肿，丹毒[91,94,95,96,98]，腮腺炎，各种癌症，急性肾炎，尿道炎，白带，寸耳黄，痈痒，恶疮[94,95,96,98]，跌打扭伤，慢性气管炎，肾炎水肿[91]；根治咳嗽咳血，月经不调[92]。【纳西药】dertkuanxzix（德匡脂）[17]，啃毒品[7]，Ngvoqzokan zhui[18]：效用同傈药[14]；全草治支气管炎[17,18,164]，感冒发热，牙痛，泌尿感染[18,164]，丹毒[17,164]，肝炎[7,164]，疮痈肿毒，痞块，小儿发热，尿赤，肾炎水肿[17]，疔毒，疖肿，小儿风热，疥癣痒痛，尿路感染[7]，急性乳腺炎，疔肿，急性肾炎，浮肿，小便少，痢疾，小儿惊风，膀胱结石，痈肿，急性肾炎，血崩，吐血不止，白带，毒蛇咬伤[164]，癌症[18]。【怒药】翁替：全草治百日咳[165]。【羌药】Ribumengdo（日布门多），哈次兰巴：全草行气活血，解毒；种子用于止咳平喘[167]。【畲药】全草治贫血，疔疖[148]。【水药】山海椒，骂宁[157]：全草止咳化痰[10,157,159]。【土家药】野茄子[7]，天落灯[124]，苦菜[128]：全草治肺痨，压痨[10,126]，摆白病（又名崩白，泛指带下过多）[126,128]，疔疮痈肿[10,126]，湿疹[124,128]，各种癌症，急性肾炎，尿道炎，白带，疔疮，丹毒，跌打扭伤，咽喉肿痛，慢性支气管炎，牙痛，目赤肿痛[124]，脓疱疮，热尿积（尿路感染），伤风感冒，泻痢，毒蛇咬伤，肝癌[128]，风湿疼痛；全草外敷治疮痈肿毒[7]，咳嗽咯血，白带增多[10]。【佤药】地考[14]，德考[7]：效用同傣药[14]；全草治泌尿系统结石，疮痈中毒[7]。【维药】ﻛﺖ ﮔﯚزﯘﻣﻰ（It uzumi，依提欧祖蜜）[77]，ﻛﺖ ﮔﯚزﯘﻣﻰ（衣提玉祖木）[75,79]：果实治肾炎水肿[75,77,78]，热性肝炎，胃炎，咽喉炎[4,75,77]，气管炎[4,79]，经血不调[79]；果实外敷或煎水洗治头痛，脑膜炎，耳鼻眼疾，胃痛，胃胀[4]；果实汁治牙龈肿痛[4]；全草治头

痛，胃疼，关节痛，目赤，耳脓，咽炎及皮肤痛[7]。【瑶药】野辣椒，hieh fanh ziu（叶番揪）：全草治感冒发热头痛，慢性气管炎，高血压，尿路感染，尿路结石，膀胱炎，肝癌，食道癌，痢疾，白喉，跌打损伤，痈疮肿毒，毒蛇和狂犬咬伤，湿疹[132]。【彝药】野辣椒[103,105]，喏纠则[101]：效用同珊瑚樱 S. pseado‐capsicum[103,105]；全草治痈疖疔肿，蛇咬伤，干疮，咳嗽有痰，肝炎，肝痛，膀胱结石，尿路感染，风湿，跌打损伤[101,104]。

【藏药】乌鲁祖玛：效用同白英 S. lyratum[24]；果治咳嗽，喉痛，失音；根治蛔虫病[34]；全草治痈肿疔疮，牙痛，咽喉肿痛，癌肿，小便不利[7]。

【壮药】天茄子，山海椒：全草治肿瘤[1053]。【台少药】Wasetuku（Tayal 族南澳）：叶治腹痛，中毒[169]。

Solanum photeinocarpum Nakamura et Odashima 少花龙葵（茄科）。【傈僳药】海俄普：全草治感冒，发热，关痛，喉痛，咳嗽，失眠，高血压，疮痈肿毒[166]。【黎药】雅听涛，衣钮草，痣草：全草治痢疾，热淋；种子炒熟，醋煎漱口，治扁桃体炎[153]。【藏药】效用同白英 S. lyratum[24]。【壮药】gaekloekhauz，白药菜：全株治感冒发热，慢性支气管炎，痢疾，急性肾炎，泌尿系统感染，乳腺炎，疮疡肿毒，癌症，跌打损伤[119]。

Solanum pseudocapsicum L. var. diflorum（Veil）Bitter 珊瑚豆（茄科）。【彝药】罗沙则[102,105]：鲜果治"斯拉"病；根治咳嗽有痰，跌打损伤，风湿；全草外敷治干疮，蛇咬伤[10]；全草、根或果治肝病（"斯拉"），咳而有痰，干疮，风湿疼痛，跌打损伤痛，蛇咬伤[105]；根、果、全草活血化瘀，止痛解毒，祛风散寒，止咳化痰[9]，治风湿麻痹，湿热痒疮，咳嗽有痰，疖疮，跌打损伤，蛇咬伤[102]。

Solanum spirale Roxb. 旋花茄（茄科）。【傣药】大苦凉菜根，哈帕利（西傣）[60]，帕利[63]：根治喉痛[7,9,14,72]，跌打，膀胱炎[7,14]，药物或食物中毒，妊娠呃吐，其他原因引起的呃吐，热浊腹泻，赤痢，小便结痛，疟疾，感冒发烧，疮疡肿痛[9,71,72]，热季感冒咳嗽，咽喉肿痛，耳鸣耳聋，口臭，呕吐，疮疡溃烂，痱子，小便热痛[60]；全草治热浊腹泻，赤痢，小便热痛，感冒发烧，喉

痛，疮疡肿毒[9,63,74]，疟疾[9,74]，全身肿痛，利尿[69]；根、叶治风热感冒咳嗽，耳鸣耳聋，热风咽喉肿痛，口臭，呕吐，疔疮痈疖脓肿，汗疹[62]。【哈尼药】跌打须，Albol siqhaq（阿波席哈），旋柄茄：叶治感冒发热，咳嗽，咽喉痛，疟疾；根治腹痛，腹泻，菌痢，小便短赤，膀胱炎，风湿病，跌打损伤，疮疡肿毒[143]，大便不通，疟疾[7]；效用同傣药[14]。【基诺药】昨交生尼：全草治腹痛，疟疾，感冒发热；全草外用治疮疡肿毒[163]。【拉祜药】慢地：全草治感冒发烧，喉痛，小便痛[151]。【傈僳药】海俄哪寡：全草治热浊腹泻，赤痢，感冒发热，喉痛，疟疾，疮疡肿毒[166]。【佤药】地考[14]，苦凉菜，旋柄茄[168]：效用同傣药[14]；根治感冒发热，咽喉痛，腹痛，膀胱炎，跌打损伤[168]。【彝药】诺肺莫力气[9,103]，洪来赊[101,102]：果实、叶治感冒发热，咳嗽，咽痛，疟疾，腹痛腹泻，菌痢，膀胱炎，风湿病，跌打损伤，疮疡肿毒[9,101,102]，老年慢性支气管炎，咳吐脓血，肺结核[103]；果、全株治老年慢性支气管炎，肺结核咳血[101,102]。

Solanum surattense Burm f. 野颠茄（茄科）。【阿昌药】牛茄子，保脑伟：效用同景颇药[9,18,19]。【德昂药】别克当：效用同景颇药[9,18,19]。【侗药】美把钻[135]，yax jac（刺天茄）[136]：全草治跌打损伤，痈肿，冻疮[136]；根治胃痛，慢性骨髓炎，淋巴结结核[135]，病后体虚，失眠多梦[43]。【基诺药】骂剋阿腰：根治感冒发烧，头痛[163]。【景颇药】Bvang bvok（野番茄）：全草治跌打损伤，风湿腰腿痛[9,18,19]。【毛南药】lak^8 khat^8 lau^4（勒堪佬）：根、根鲜品外敷治感冒发烧，头痛，咳嗽，胸痛，四肢酸痛[156]。【土家药】ka^3 lie^1 qi^2 bi^2 kui^2（卡列起毕亏），刺辣椒，颠茄草：全株治跌打损伤，风气病，冻疮，九子疡（颈淋巴结结核）[128]。【瑶药】楳根[15]，野番茄[133]：果实治哮喘咳嗽[15]；全草治哮喘，慢性支气管炎，胃痛，风湿病，跌打损伤，骨髓炎，脚癣[133]。【壮药】丁茄根：效用同刺天茄 S. violaceum[120,180]。

Solanum torvum Swartz. 水茄（茄科）。【傣药】木哈嵩：根治跌打损伤，腰肌劳损，胃痛，久咳，劳弱虚损；果明目[14]。【侗药】美钻巴：根治咳血，胃痛，疔疮[135]。【哈尼药】苦生叶，Alzil naoqsiq（阿资恼实），小黄药：全草治中耳炎，睾

丸肿大，小儿疳积⟨143⟩。【基诺药】木结生屁：根治跌打损伤，腰肌劳损⟨163⟩。【佤药】水茄⟨168⟩，嘎梭顶⟨14⟩：根治跌打瘀痛，腰肌劳损，胃痛，牙痛⟨168⟩；效用同傣药⟨14⟩。【瑶药】西好：效用同傣药⟨14⟩。【壮药】丁茄根：效用同刺天茄 S. violaceum⟨120,180⟩。

Solanum verbascifolium L. 假烟叶树（茄科）。【傣药】法便⟨62,63⟩，奋贺（德傣）⟨62⟩：根、叶、果实治感冒咳嗽，小儿咳嗽，咽喉肿痛，肢体关节疼痛⟨62-64⟩，小儿高热，白血病⟨63⟩，风寒湿痹证，屈伸不利，鼻衄⟨62⟩；根治感冒咳嗽，气管炎，扁桃腺炎⟨9,71,72⟩；根、皮、叶治白内障，疟疾，感冒发热，跌打损伤，白血病，痈疖肿毒，外伤出血⟨9,67,68,74⟩；效用同佤药⟨14⟩。【德昂药】否翁：根治胃痛，腹痛，骨折，跌打损伤，慢性粒细胞性白血病，肾炎，感冒咳嗽，气管炎，扁桃体炎；叶治痈疖肿毒，皮肤溃疡，外伤出血⟨160⟩。【哈尼药】洗碗叶，Albol sihaq（阿波石哈），毛叶子：根皮治感冒，乳腺炎，全身酸痛，痢疾，疟疾；叶治外伤出血⟨143⟩。【基诺药】得拍：根、叶治泥鳅痧（中暑发痧），胃痛，腹痛⟨163⟩；根、茎治感冒；叶外用治跌打损伤⟨3⟩。【黎药】千步雅，山烟，假烟树：根治胃痛⟨153⟩。【傈僳药】比兰子：叶治黄肿（营养严重缺失引起的浮肿），血崩，跌打肿痛，牙痛，瘰疬，痈疽，湿疹，皮炎⟨166⟩。【毛南药】发多考：效用同瑶药⟨15⟩。【佤药】考西打丙，考把：根治感冒，咳嗽，气管炎，扁桃体炎，疟疾，跌打损伤；皮治消炎⟨14⟩。【瑶药】野烟：根、叶治白带，跌打肿痛，毒蛇咬伤，褥疮，外伤出血，疝气⟨15⟩。【彝药】洗碗叶：根、叶治子宫脱垂，肛肠脱出⟨109⟩。【壮药】对鹤，美通赫：效用同瑶药⟨15⟩。

Solanum xanthocarpum Schrad. et Wendl. 黄果茄（茄科）。【壮药】丁茄根：效用同刺天茄 S. violaceum⟨120,180⟩。

Solena amplexicaulis (Lam.) Gandhi [*Melothria heterophylla* (Lour.) Cogn.] 茅瓜（葫芦科）。【白药】夸坡：块根治咽喉肿痛，各种疮疡肿毒⟨14⟩。【傣药】麻弄火⟨63⟩，颇努（德傣）⟨14⟩：根治感冒咳嗽，吐血，疔疮⟨63,66⟩，热风咽喉肿痛，湿疹瘙痒⟨63⟩，骨折，肿痛⟨14⟩；根和叶治吐血，疗疮⟨62,64,65⟩，感冒咳嗽，头痛，咽喉肿痛，湿疹瘙

痒⟨62,64⟩。【哈尼药】耠甲边羊：根治毒蛇咬伤，胃痛，腹泻，淋巴结结核⟨145⟩。【景颇药】我佐动科：根治胃痛，跌打损伤，背寒⟨14⟩。【黎药】雅闲哎：藤茎治肝炎，肝腹水，伤寒病，流行性感冒⟨153⟩。【苗药】布丛梨啊：根养阴清热，解毒，热病口渴，痢疾，胃痛，毒蛇咬伤，疮疡⟨14⟩。【畲药】茅瓜⟨10⟩：根治多发性脓疡，痈疽肿毒，胃痛，肺痈，子宫脱垂，咽喉肿痛，腮腺炎，烫火伤；叶治外伤出血⟨10,147⟩。【佤药】老鼠香片⟨168⟩，介搂丁⟨14⟩：块根治疟疾，尿路感染⟨168⟩；效用同苗药⟨14⟩。【瑶药】naauz gua（闹瓜），老鼠拉冬瓜：块根治咽喉肿痛，热咳，痢疾，淋病，尿路感染，风湿痹痛，痛经，淋巴结结核，湿疹，毒蛇咬伤⟨130⟩。【彝药】姆铺⟨101,104⟩，阿黑齐⟨10⟩：果实治寒湿内结，湿热下注，痣疣疤疵，疮疡疔疖⟨109⟩；块根治水肿⟨10,104⟩，口腔炎，乳蛾⟨101,104⟩，骨折，疮疡肿毒，外伤出血，头晕，疝气，痔疮，肠风下血⟨104⟩，头晕头昏，疝痛，肠疮；块根炖肉治头晕，疝气，痔疮，肠风下血，水肿，湿疹，疮痒⟨101⟩；茎、叶外治疮痒发红⟨10⟩；叶治湿疹，疮痒⟨104⟩。

***Solenognathus acus* Linnaeus** 参见 Syngnathus acus。

Solenognathus hardwickii(Gray.) 刁海龙（海龙科）《药典》。【蒙药】 ᠯᠣᠣᠯᠢᠭ ᠽᠠᠭᠡᠰ （Luolig zages，洛力格－扎格斯）：）：全体（海龙）效用同尖海龙 Syngnathus acus⟨45,46⟩。

Solidago decurrens Lour. 一枝黄花（菊科）《药典》。【布依药】那变热：全草煎水坐浴，治阴道炎⟨159⟩。【德昂药】乌荣波灯：效用同景颇药⟨18⟩。【侗药】一尽怒蛮⟨135⟩，mal wap mans，满山黄⟨136⟩：全草治感冒发热，疮疖肿毒⟨15,135,136⟩，肠炎痢疾，青竹标蛇咬伤⟨6,15⟩，急性咽喉炎，扁桃体炎⟨136⟩，肝炎，肺炎，肺结核，跌打损伤⟨15⟩，朗鸟形（小儿发烧），耿甚（生疮）⟨137⟩。【仡佬药】se³³ ni⁵⁵ nao³⁵ ni¹³（色尼熬尼，黔中方言），tso³³ mo⁵³ pɛ⁵⁵ xɛ⁵³（则茇摆海，黔中北方言），a⁵⁵ te³³ ʑa³³ tuo⁵⁵（阿扁雅多，黔西南阿欧方言）：全草治肝胃不和⟨162⟩。【哈萨克药】 مۇجمعىن （سارى راۋشان）：全草治上呼吸道感染，咳嗽，中耳炎，红眼病，疮疖痈肿⟨142⟩。【景颇药】Hap hui gam：全草治急慢性肾炎，乳腺炎⟨18⟩。【毛南药】do⁵³ ʔ a：⁴² wa：³³ ɣa：n²⁴（朵阿蛙

案)[155]，wok[7] wa[3] man[1]（靽花满）[156]：全草治一身不适，恶心，食欲不振，胃冷痛[155]；全草治上呼吸道感染，扁桃体炎，咽喉肿痛，支气管炎，肺结核咯血，急性胃炎，小儿疳积，跌打损伤，疮疡肿毒[156]。【苗药】Reib benx ghunx（锐本棍，贵州松桃）[91][218]，红柴胡[96]：全草治风热感冒[91,95,96,98][218]，小儿发烧，生疮，口腔糜烂，高烧不退，感冒头痛及全身疼痛[95,96,98]，头痛，肺热咳嗽，百日咳，痈肿疮疖[91]，咽喉肿痛，黄疸[91][218]。【畲药】土柴胡[147]：全草治毒蛇咬伤[146,147]，刀伤[146,147]，急性荨麻疹，跌打损伤，乳痈[146]，寒热往来，外感风寒，头身疼痛[147]，肝硬化腹水，小便不通，全身肿，小儿水泻[148]；根治急性黄疸型肝炎，膏淋，跌打损伤[148]。【土家药】wang[2] ka[3] nei[4] nei[1] zi[3]（王卡那那直），红柴胡[123]，一柱香[125]：全草治毒蛇咬伤[10,123,128]，跌打损伤[123,128]，上呼吸道感染，扁桃腺炎，咽喉肿痛，急慢性肾炎，感冒咳嗽，脚癣[123]，喉痛，小儿脐眼风，肚痛泄泻[125]，热伤风症，热泻症[128]，发热恶寒[10]。【瑶药】朝天一炷香[133]，写鸦马[15]：根或全草治感冒头痛，咽喉肿痛，黄疸，百日咳，小儿惊风，风火牙痛；根或全草外用治跌打损伤，乳腺炎，痈疖肿疮毒，鹅掌风[133]；效用同侗药[15]；全草治感冒，肾炎，疳积，痈肿疮疮[4]。【壮药】Goguthenj（棵共现）[117]：全草治贫痧（感冒），货烟妈（咽痛），能蚌（黄疸），笨浮（水肿），呗农（痈疮），额哈（毒蛇咬伤），痂（手足癣）[117]；效用同侗药[15]。

Solidago virgaurea L. 毛果一枝黄花（菊科）。【侗药】骂袍：全草治肠炎痢疾，青竹标蛇咬伤[6]。【鄂伦春药】兴安一枝蒿，寡毛一枝黄花：全草或根治感冒，咽喉痛，肺炎，肾炎，膀胱炎，跌打损伤，毒蛇咬伤，乳腺炎，疔疮痈肿，肺结核咳血，鹅掌风，灰指甲，脚癣，上呼吸道感染，扁桃体炎[161]。【哈萨克药】توڭكتى جەمىستى موجعرعن：全草治上呼吸道感染，扁桃体炎，感冒头痛，咽喉肿痛，支气管炎，肺炎，肺结核咳血，急慢性肾炎，小儿疳积[140]。【畲药】土柴胡：全草治风寒感冒，喉炎，疮疖肿毒[6]。【土家药】kev wang ka na ka（可王卡那卡）：全草治毒蛇咬伤，发热恶寒[126]。【瑶药】马方丸，黄花草：全草治伤风感冒，小儿麻痹，火眼，痔

疮，刀伤出血，毒蛇咬伤，淋巴管炎[6]。【壮药】蜡坝蒙骂薄，蛇头王：全草效用同瑶药[6]。

Solidago virgaurea var. dahurica Kitag 寡毛毛果一枝黄花（菊科）。【蒙药】兴安一枝黄花：全草治感冒头痛，咽喉肿痛，肺热咳嗽，咳血，黄疸，肾炎，小儿惊风，百日咳，跌打损伤，痈疖肿毒，毒蛇咬伤[51]。

Solms – Laubachia eurycarpa（Maxim.）Botsch. 宽果丛菔（十字花科）《部藏标》。【藏药】ཟོལ་དཀར་（索罗嘎布）[2,21]，苏罗苏扎[29]，索罗木保[24]：根和全草治肺炎，上胸部发烧[2]，气管炎，刀伤[21]；全草治肺炎，肺脓肿，气管炎，感冒[29,40]，肺热病[23]，发烧，咳嗽，痰中带血，口臭[40]；根和根茎治肺炎，发烧，咳嗽，痰中带血[24]；根治肺炎，上胸部发烧[6]，肺热，瘟热，感冒，咳嗽[27]。

Solms – Laubachia floribunda Lan et Cheo 多花丛菔（十字花科）。【藏药】苏罗木保[22]，索罗嘎保[39]：根或全草治肺病，肺炎，肺热咳嗽，口臭，发烧，痰中带血[22]；根治肺炎，肺脓肿，气管炎，感冒[39]。

Solms – Laubachia lanata Botsch 绵毛丛菔（十字花科）。【藏药】苏罗木保[22]，ཟོལ་དཀར་པོ（索罗嘎保）[25]：根或全草治肺病，肺炎，肺热咳嗽，口臭，发烧，痰中带血[22]，肺病咯血；根或全草外用治刀伤[25]。

Solms – Laubachia latifolia（O. E. Schulz.）Y. C. Lan et Cheo 宽叶丛菔（十字花科）。【藏药】苏罗木保[22]，丛菔[13]：根或全草治肺病，肺炎，肺热咳嗽，口臭，发烧，痰中带血[22]；根茎治咳嗽，肺炎，痰中带血[13,34]。

Solms – Laubachia linearifolia（W. W. Sm.）O. E. Sohulz. 线叶丛菔（十字花科）。【藏药】苏罗木保[22]，丛菔[13]，索罗嘎保[40]：根、全草治肺病，肺炎，肺热咳嗽，口臭，发烧，痰中带血[22]；根茎治咳嗽，肺炎，痰中带血[13,34]；效用同宽果丛菔 S – L. eurycarpa[40]。

Solms – Laubachia minor Hand. – Mazz. 细叶丛菔（十字花科）。【藏药】苏罗木保[22]，丛菔[13]：根、全草治肺病，肺炎，肺热咳嗽，口臭，发烧，痰中带血[22]；效用同线叶丛菔同 S. minor[13]；根茎治肺炎，咳嗽，痰中带血[34]。

S

Solms – Laubachia platycarpa (Hook. f. et Thoms.) 总状丛菔（十字花科）。【藏药】苏罗木保[22]，索罗嘎保[40]：根或全草治肺病，肺炎，肺热咳嗽，口臭，发烧，痰中带血[22]；效用同宽果丛菔 S-L. eurycarpa[40]。

Solms – Laubachia pulcherrima Muschl. 丛菔（十字花科）。【藏药】索罗木保[24]，索鲁卡鲁[13]，索罗嘎保[39]：根、根茎治肺炎，发烧，咳嗽，痰中带血[24]；根治肺炎，肺脓肿，气管炎，感冒[39]；效用同线叶丛菔 S-L. minor[13]；效用同宽果丛菔 S-L. eurycarpa[40]。

Sonchus arvensis L. 苣荬菜（菊科）。【白药】朵母把遮趾：全草治口腔炎，火牙痛，鼻衄，乳腺炎，疮毒[14]。【蒙药】ᠭᠠᠰᠢᠭᠤᠨ ᠨᠣᠭᠤᠭᠠ（Gashun nogo，嘎顺淖高），ᠬᠠᠷ ᠵᠠᠺᠤᠷ（Har zhakur，哈日－扎库日）[45,46]，扎枯日[56]：全草治热"希日"病，胃热，胃痛，不思饮食，口渴[45,46]，胸口灼热感，泛酸，作呕，胃中不适等[56]；叶乳汁治"古依"病[217]，抑希拉，清热，解毒，开胃[591]。【佤药】歹罗牙，日锁梗果：效用同白药[14]。【彝药】全草治咽喉肿痛，痢疾肠痛，疮疡肿毒[109]。【藏药】扎赤那波[22,27]，苦匝[40]：全草治黄疸型肝炎，胆囊炎，胃炎，脉病[22]，"培根"病，"木保"病，"赤巴"病，旧热，疔毒肿痛，肝胆病，血病[40]。【台少药】Karaban（Tayal，族汶水）：叶揉烂后，取汁涂患部治火伤[169]。

Sonchus brachyotus DC. 长裂苦苣菜（菊科）。【蒙药】ᠭᠠᠰᠢᠭᠤᠨ ᠨᠣᠭᠤᠭᠠ（Gashun naogo，嘎顺－淖高）：全草治"希日"热引起的口苦，发热，胃痛，胸肋刺痛，食欲不振，"巴达干包如"病，胸口烧热，泛酸作呕，胃腹不适[44]。【藏药】那保：枝叶、花、果、全草治培根木布病，血赤巴增盛病，陈旧性热病，瘟热病，毒热病、类毒病及宝石类中毒[27]。

Sonchus oleraceus L. 苦苣菜（菊科）。【白药】ngebartcux（额把粗），deirtmuxbartsit（德摸矢）：全草治肺热咳嗽，鼻衄，咽喉炎，乳腺炎，痔疮，小便不利，肠痛，烧烫伤[17]。【哈尼药】Almil hho-qhaq（阿米俄哈），滇苦马菜：全草、地上部分治目赤肿痛，乳腺炎，疮疖肿毒，吐血，咯血，鼻衄，血崩，口腔炎，咽喉炎[143]。【傈僳药】阿莫扪俄[166]，享沃[65]：全草治肠炎，痢疾，急性黄疸型肝炎，阑

尾炎，乳腺炎，口腔炎，咽炎，扁桃体炎，肺结核，吐血，衄血，便血，崩漏[166]；汁液驱蚂蟥[65]。【蒙药】ᠭᠠᠰᠢᠭᠤᠨ ᠢᠳᠡᠷ（Gashun ider，嘎顺－伊德日），ᠴᠠᠭᠠᠨ ᠵᠠᠺᠤᠷ（Chagan zhakur，查干－扎库日）：全草治"协日"热，口苦，口渴，发烧，不思饮食，泛酸，胃痛，嗳气，"巴达干宝日"病[51]，全草效用同苣荬菜 S. arvensis[45,46]；叶治口苦，口渴，发烧，不思饮食，泛酸，胃痛，嗳气[586]。【苗药】苦麻菜，败浆草：全草治痢疾，黄疸，血淋[98]。【纳西药】糯波：效用同白药[17]。【怒药】茸卡，滇苦荬菜：全草治蚂蟥窜入鼻腔[165]。【土家药】苦麻菜：全草治痢疾，痔疮，产后瘀血腹痛，肠风下血，阑尾炎，烧伤烫伤，痈肿疔毒[124]。【彝药】全草治脘腹疼痛，赤白痢疾[109]。【台少药】Samaka（Tsaou 族 Tatupan）：根治胸痛[169]。

Sonerila maculata Roxb. 溪边桑勒草（野牡丹科）。【哈尼药】花花草，Aqzallalbeq beeqcyuq（阿扎拉别别脆），花叶叶：全草治结膜炎，肺结核，胃痛，骨折[143]。

Sophora alopecuroides L. 苦豆子（豆科）。【哈萨克药】اشتى مىا[142]，اشتى مىا[140]，阿本特米亚[5]：种子、全草治胃酸，胃肠炎，风湿性关节炎，痢疾，湿疹，疮疖痈肿，胆囊炎[140,142]；种子治阿米巴痢疾，胃痛泛酸，月经过多[5]。【回药】苦豆草，苦甘草：全草治咽喉肿痛，气管炎，肠炎，菌痢，恶性葡萄胎，绒毛膜上皮癌[5]。【蒙药】嘎顺－包日其格[47]：根治痢疾，湿疹，黄疸，咳嗽，咽痛，牙痛，细菌性痢疾，阿米巴痢疾；根外用治疮疖，湿疹，顽癣[47]；全草治痢疾，湿疹；种子治胃痛吐酸，湿疹，顽癣，疮疖，白带[51]。【维药】بويا（Buya，布牙）[75]，布牙乌拉盖[78]：全草、种子治湿热痢疾，肠炎泄泻，湿疹，顽癣，咽痛，牙痛，胃痛[75]；全草治急性痢疾，胃肠炎；种子治肠炎痢疾，疮疖肿毒[24,255]，胃痛，疮痢，湿疹[5]，咽喉肿痛，湿疹[24]，咽喉肿痛，皮肤瘙痒[255]；地上部分、全草治咽喉肿痛，肠炎痢疾，疮疖肿毒，皮肤瘙痒[78]；果实治湿热性或血液质性疾病，湿热痢疾[76]。【裕固药】苦豆子：种子治胃痛[10]。【藏药】莿哇：种子治黄疸型肝炎，化脓性扁桃体炎，白喉病，虫病[22]。

Sophora davidii (Franch.) Skeels [*S. viciifo-lia Hance*] 白刺花(豆科)。【苗药】果实治肠胃疾病[774]。【彝药】白刺花根《104》,折考则日《9》,卡则唯《101》:根治腹痛,饱胀,消化不良,蛔虫病,痢疾,宫颈炎,尿道炎《101,104》,发热鼻衄,便血尿血,痢疾肠痈,膀胱湿热,全身浮肿,尿路结石,湿热带浊,外阴损伤《109》;花治咽喉肿痛,尿血,鼻血,便血发热,血衄,便血尿血,痢疾肠痈,膀胱湿热,全身浮肿,尿路结石,湿热带浊[516];寄生全株治肺虚咳嗽,白带过多,阴道滴虫病《9,102》。【藏药】解贝摘布《22》,苦刺树《36》:治胆囊炎症肿大而引起胆汁反流入胃,对此症具有催吐作用,虫病《27》;种子治黄疸型肝炎,化脓性扁桃体炎,白喉,胆囊炎,虫病《22,34》;根、果、花治痢疾,胃痛,消化不良,盗汗,疮痈《36》。

Sophora flavescens Ait. 苦参(豆科)《药典》。【阿昌药】苗那:效用同景颇药《18》。【白药】枯肯《14》,kuxgert 柯格《17》:根治急性痢疾,阿米巴痢疾,肠炎,黄疸渗出性胸膜炎,结核性胸膜炎,尿路感染,小便不利,白带,痔疮,外阴瘙痒,阴道滴虫,天蛆,风湿痹痛《14》,疮疡,滴虫,痔疮,胃肠炎,湿疹瘙痒《17》。【布依药】苦审:根捣烂,温开水冲服,治阑尾炎《159》[486];根、种子发汗,燥黄水,调和三根[591]。【朝药】고삼 (gāo sàm,高仁母):根治胃下垂,胃、十二指肠溃疡,风湿性关节炎《9,90》,身寒腹痛无泄泻证和身寒腹痛泄泻证,少阳人下消,胞衣不下,死胎不下,疡疮《83》,积滞腹痛,痢疾,泄泻,浮肿,淋病,恶疮,目眩,耳聋《84》。【德昂药】玉角不热:效用同景颇药《18》。【侗药】美虐哽,Sangp nyox kgaeme (尚遛哽):根治痢疾,肠胃炎,宾楔括(烂脚丫),宾炬痉皮(风团块)《135,137》。【仡佬药】ku³⁵ tse³⁵(雇在,黔中方言),kan³³kon⁵⁵(刚攻,黔中北方言):根治痔疮《162》[486]。【景颇药】Sikko:根治急性细菌性痢疾,阿米巴痢疾《9,18,19》。【傈僳药】狂起腊:根治痢疾,肠炎,黄疸,小便不利,白带,痔疮肿痛;根外用治外阴瘙痒,阴道滴虫,烧烫伤《166》。【毛南药】ma³³gaŋm⁵⁵(妈刚):根治痔疮,皮肤瘙痒《155》。【蒙药】ᠴᠣᠬᠣᠷ ᠲᠦᠷᠦ (Dogol ebes,道古勒-额布斯):根治痛风,游痛症,天花,麻疹《41,51》,未成熟热,疫热,赫依热,"协日沃素"病《41》,疮疡《47,51》,感冒发烧,瘟病初起,风热,

痛风《51》,瘟热,黄疸,痢疾,湿热,风湿病,布氏杆菌病,皮肤瘙痒;外治滴虫性阴道炎,外阴瘙痒《47》。【苗药】Yes ninb(野义,贵州松桃),Jab gongx saib(加贡山,贵州黔东南),Vuab ginl rong-dlib(弯更胸溜,贵州黔南):根治便血,黄疸,赤白带下,皮肤瘙痒《91,94,95,96,98》,热经引起的吉嘎收,湿热痢疾,阴痒,麻风,全身疯癫,瘙痒,皮肤病《94,95,96,98》,热痢,阴肿阴痒,湿疹,湿疮《91》,热经引起的红痢[486];根外用治滴虫性阴道炎《91》;根以香油或茶油擦患处治全身风癫,瘙痒《486》;根煎水洗治皮肤病《486》。【纳西药】根治皮肤湿疹,阴部瘙痒,梅毒,急性细菌性痢疾,阴道滴虫,痢疾,血痢不止,痔漏出血,齿缝出血,妊娠小便难,大小便不利,赤白带下,疥疮,心神烦闷,脓疮,恶疮《164》。【畲药】牛参,苦骨《147》:根治痢疾,肠热下血,胃肠炎,黄疸,阴道滴虫,湿疹,耳道炎《10,147》,妇科瘙痒,头虱,跌打损伤《148》。【土家药】ki¹ji¹yao¹(客几要),牛参,地参《128》:根治热痢,便秘,赤白带下,阴痒,疥癣,湿疹,湿疮《124》,热泻症,摆白病(又名崩白,泛指带下过多),热尿积(尿路感染),流痰《128》;根外用治滴虫性阴道炎《124》;根或全草治痢疾,蛔虫炳,寸白虫,阴痒《10,126》。【彝药】晒阿轻《14》:全株治肝胆湿热,痢疾疮毒,痔瘘湿疹,白浊带淋,外阴瘙痒《109》;效用同白药《14》。【藏药】勒哲:茎治肝热,五藏热和肺病,风湿关节炎《23》。【壮药】Caemhgumh,凤凰爪:根治黄疸,泄泻,痢疾,便血,痔疮,脱肛,淋症,水肿,阴痒,皮肤瘙痒,痈疮《118》。【台少药】Ron-basan(Bunun 族峦),Tonbasan(Bunun 族峦),Yo-Paisu(Bunun 族群):叶治腹痛,疟疾,毒蛇咬伤《169》。

Sophora japonica L. 槐(豆科)《药典》。【朝药】회화나무 (huē huā nǎa mù,呼约花那木),槐米:果实治五内邪气热,涎唾,绝伤,五痔,火疮,妇人乳瘕,子脏急痛,堕胎,久服明目,益气,头不白,延年;枝治洗疮,阴囊湿痒;皮及茎治烂疮;根治喉痹,寒热;胶治肝脏风,筋脉抽掣,急风口噤,四肢不收顽痹,毒风周身如虫行,破伤风口眼偏斜,腰脊强硬;花治五痔,心痛,眼赤,杀腹藏虫及热,皮肤风并肠风泻血,赤白痢;叶治小儿惊痫,壮热,疥癣,疔肿《86》。【傈僳药】比神张子:槐米、槐花治吐血,衄血,

便血，痔疮出血，血痢，崩漏，风热目赤，高血压[166]。【蒙药】洪古日－朝克图[47]：花（槐花或槐米）治肠风便血，痔疮出血，尿血，衄血，痢疾，风热目赤，高血压，烫火伤；果实（槐角）治痔疮出血，肠热便血，崩漏，血痢[47,51]，阴疮湿痒[51]；槐枝治崩漏带下，目赤，痔疮；槐根治痔疮，喉痹，蛔虫病[51]。【苗药】槐花：花及花蕾治肠风便血，痔血，血淋[98]。【仫佬药】米笔斗：果实治痔疮，阴道炎[15]。【纳西药】花及花蕾治大肠下血，肠风脏毒，暴热下血，赤白痢疾，诸痔出血，脱肛，小便尿血，血淋，血崩，白带、吐血不止，热吐，舌出血不止，牙宣出血或痛，衄血，中风失音[164]。【土家药】花朵和花蕾治肠风便血，痔血，尿血，血淋，衄血，赤白痢下，风热目赤，痈疽疮毒，高血压；果实治便血，痔疮出血，血痢，崩漏[124]。【瑶药】槐花树：全草治风热目赤，高血压，热病口疮，痔疮出血，崩漏，阴囊湿疹，疔疮肿毒[133]；果实治痔疮，阴道炎[15]。【藏药】古哇：花蕾和花治吐血，衄血，便血，痔疮出血，血痢，崩漏，风热目赤，高血压[32]。【壮药】Vavaiz（华槐）[180] 槐花[180]：花及花蕾治阿意勒（便血），兵淋嘞（崩漏），陆裂（吐血），衄血，仲嘿喯尹（痔疮），阿意咪（痢疾），火眼，兰奔（眩晕）[120,180]；果实治阿意勒（便血），仲嘿喯尹（痔疮），兰奔（眩晕），头痛，火眼[120]。

Sophora glauca Lesch. var. albescens Rehd. et Wils. 白花灰毛槐（豆科）。【藏药】基哇：种子治黄疸型肝炎，化脓性扁桃体炎，白喉，胆病，"培根"病，虫病[39]。

Sophora moorcroftiana (Benth.) Benth. ex Baker 砂生槐（豆科）《部藏标》。【藏药】ཀྱི་བའི་འབྲས་བུ（觉伟哲吾）[2,21,23,35]：种子治虫病，白喉病[2,23,24,29,35]，黄疸性肝炎，化脓性扁桃体炎[2,21,24,29,35]，协日性胃痛，黏性疫热，疥疮，皮癣[21]。

Sophora tonkinensis Gagnep. [*S. subprostrata* Chun et T. Chen] 越南槐（豆科）《药典》。【阿昌药】崩途跌：效用同景颇药[9,18,19]。【德昂药】玉摆所：效用同景颇药[9,18,19]。【侗药】教弱：根治咽喉痛，慢性咽喉炎，感冒，肝炎，小儿支气管炎，痧病，痢疾，胃痛，腹痛，无名肿毒，毒虫咬伤[15,136]。【景颇药】Ruzhikui：根治咽喉痛，扁桃体

炎，湿疹[9,18,19]。【毛南药】san³ thoou⁶ pa⁵（桑巴豆）[156]，山头肯[15]：根治急性咽喉炎，扁桃体炎，牙龈肿痛，肺热咳嗽，湿热黄疸，痈疖肿毒，便秘[156]；效用同侗药[15]。【蒙药】ᠵᠤᠯᠠᠨ ᠮᠤᠬᠢᠷᠳᠤ ᠪᠣᠶᠠ（Zhuolen muqirt boya，卓林－牧其日图－宝雅）[44]，尼木巴[56]：根及根茎（山豆根）治"协日沃素"病，脓疱，消渴，皮肤"协日沃素"病，丹毒[44]，热性"希日"病，口渴舌燥，丹毒，疮疡，溃疡，"希日"性化脓症，粘性热症[56]。【瑶药】稞近：效用同侗药[15]。【藏药】能巴：根、根茎治邪魔病，消渴，厌食症，皮肤病，丹毒，血病，赤巴病，黄水病，骨热病，疮伤[27]。【壮药】Lag-dujbyaj（壤笃岜），山豆根[117]，省豆久[15]：根、根茎治货烟妈（咽痛），牙龈肿痛，埃病（咳嗽），能蚌（黄疸），阿意咪（痢疾），宫颈糜烂，仲嘿喯尹（痔疮），唄农（痈疮），痤疮，痂（疥癣），蛇虫犬咬伤[117]；效用同侗药[15]。

Sophora tonkinensis var. polyphylla S. Z. Huang et Z. C. Zhou 多叶越南槐（豆科）。【壮药】山豆根：效用同越南槐 S. tonkinensis[120]。

Sophora velutina Lindl. [*S. glauca* Lesch] 短绒槐（豆科）。【彝药】黄花苦参：全株治胃脘寒痛，腹胀气撑，心烦意乱，失眠多梦，经血不调，腰背酸痛，带浊恶臭，久婚不孕[109]。

Sopubia trifida Buch. – Ham. ex D. Don 短冠草（玄参科）。【阿昌药】岩精索儿且：效用同景颇药[18]。【德昂药】银蒿：全草治风湿，周身酸冷，胃寒痛，肾虚，毛囊炎，黄疸型肝炎[160]；效用同景颇药[18]。【景颇药】Zujvin bvun：全草治黄疸型肝炎[18]。【瑶药】飞崽草，西林草：全草治风湿，周身酸冷，胃寒痛，肾虚腰痛，毛囊炎[133]。

Sorbaria sorbifolia(L.) A. Br. 珍珠梅（蔷薇科）。【朝药】진주매[9,90]，须当那木[7]：皮、叶及果穗治类风湿性关节炎[9,90]；根治关节炎[7]。【达斡尔药】gaakunku：治跌打损伤及软骨炎[64]。【鄂伦春药】马尿骚，那拉疙瘩[7]：地上部分治红肿[73]；皮治骨折，跌打损伤[7,20]，关节扭伤，红肿疼痛，风湿性关节炎[7]；茎皮、枝条、果穗治骨折，跌打损伤，关节扭伤，红肿疼痛，风湿性关节炎[7,161]。【鄂温克药】Boeteki：叶用于外伤消炎，止痛；地上部分治红肿[73]；全草用于止痒，美容保健，外伤，润肠，脚气，生疮[519]。【蒙药】茎

皮、枝条和果穗治感冒，"赫衣"热[261]。

Sorbus alnifolia(Sieb. et Zucc.) K. Koch 水榆花楸(蔷薇科)。【朝药】오리나무잎마가목 (āo lǐ nā mù yìp mā gā màok；奥哩那木邑丕妈嘎毛克)：果实治肾炎，关节疼痛[9,90]。

Sorbus aucuparia subsp. sibirica(Hedl.) Krylov [S. sibirica Hedl.] 西伯利亚花楸(蔷薇科)。【哈萨克药】سبيريا شەتەنى：嫩枝、皮、果实治肺结核，哮喘咳嗽，咯血，胃脘痛，食欲不振[140]。【蒙药】Qinden：叶用于健胃[217]。

Sorbus caloneura(Stapf) Rehd. 美脉花楸(蔷薇科)。【瑶药】野山楂：果、根治小儿疳积[50]。

Sorbus koehneana Schneid. 陕甘花楸(蔷薇科)。【藏药】峨色格巴：根皮治感冒怕冷，牙龈肿痛，水湿肿满，肾虚阴缩[40]。

Sorbus pohuashanensis(Hance) Hedl. 花楸树(蔷薇科)。【朝药】당마가목 (dāng mā gā māaok；当妈嘎毛克)：皮及果实治气管炎，坏血病[9,90]。

Sorbus prattii Koehne 西康花楸(蔷薇科)。【藏药】独椒：茎皮治哮喘，咳嗽[36]。

Sorbus tianschanica Rupr. 天山花楸(蔷薇科)。【哈萨克药】叶治肺结核，哮喘，咳嗽，胃痛；果实止咳，平喘，强心[821]；嫩枝叶、果实、茎皮治肺结核，哮喘，咳嗽，胃炎，胃痛，维生素 A 和维生素 C 缺乏症[894,944]。【维药】Tianxan Qitini[968]：效用同哈萨克药[691,894]。

Sorghum bicolor (L.) Moench [S. vulgare Pers.] 高粱(禾本科)。【蒙药】蜀黍[51]：果实治脾虚泄泻，小便不利，消化不良，脘痞不舒，失眠多梦；根治小便不利，喘满，难产，血崩，产后出血，膝痛，足跟痛；黑穗治吐血，便血，血痢[51]。【苗药】ghab jongx jex mongb (嘎龚久孟)[91]，蜀黍[94]：根及根茎治烧、烫伤，骨蒸劳热，热咳吐血[91]；种仁治脾虚泄泻，霍乱，消化不良，痰湿咳嗽[94]。【土家药】高粱七，ong bax yier(翁巴页)：根茎治病后体虚，干咳，肺痨，跌打损伤[126]。

Sorghum propinquum (Kunth) Hitchc. 拟高粱(禾本科)。【土家药】翁巴页[10]，ong¹ ba³ yie¹ (翁巴叶)，山高粱[128]：根茎治跌打损伤[10]，病后体虚，干咳，肺痨[10]，火热症，热咯症，风气病，食少腹泻，吐血，鼻血，月经不调，

痛经[128]。

Soroseris erysimoides(Hand. – Mazz.) C. Shih. 空桶参(菊科)。【藏药】སྒོ་ལ་གོང་པ (索公巴)：全草清热解毒，止痛[25]。

Soroseris gillii(S. Moore) Stebb. 金沙绢毛苣(菊科)[2]。【藏药】སྒོ་གོང་སེར་པོ (索宫色保)[2,35]，搜空哇[23]，绢毛菊[36]：全草治四肢黄水病[2,23][768]，食物中毒[2,35][1056]，头疮[2,23][768]，食物中毒引起的发烧[2,35,39]，头痛[2,35]，咽喉肿痛[36,39][1056]，头部创伤，骨裂[39]，高血压，阴虚发热，上半身疼痛[36]，感冒发烧，支气管炎，疮痛肿毒，乳腺炎，风湿痹痛，崩漏，带下，跌打损伤，经脉疼痛，头部受伤，胸腔积黄水，四肢水肿[1056]。

Soroseris glomerata (Decne.) Stebb. [S. deasyi Stebb.] 绢毛苣(菊科)。【藏药】索贡巴[22]，索贡[40]：全草治咽喉肿痛，上身疼痛，胸腔积黄水，四肢水肿，头伤[22,34,40]，食物中毒[22,40]，经脉疼痛[22]，炎症发烧，虚热[34,40]；花治毒热，虚热，喉病，止痛，"黄水"病[27]。

Soroseris hookeriana (C. B. Clarke) Stebb. 皱叶绢毛苣(菊科)。【藏药】སྒོ་ལ་གོང་ནེར་པོ (索宫色保)[21]，苏尔公[29]，索贡巴[22,24]：全草治食物中毒[6,21,24]，头部外伤[21,24,29]，咽喉肿痛[22,24]，胸腔及四肢关节积黄水[21,22,24]，中毒发烧[6,20]，经脉疼痛，上身疼痛[24]，头部创伤[20,22]，头痛和头疮[6]，炎症发烧，骨裂，高血压引起的背部刺痛，咽喉肿痛[21]；花治毒热，虚热，喉病，止痛，"黄水"病[27]；效用同绢毛苣 S. glomerata[40]。

Soroseris hookeriana. subsp. erysimoides(Hand. –Mazz.) Stebb. 糖芥绢毛苣(菊科)。【藏药】索贡：效用同绢毛苣 S. glomerata[40]。

Soroseris umbrella (Franch.) Lipsch. 肉菊(菊科)。【藏药】年土巴[23,24]，伞花娟毛菊[36]，银吐巴[40]：全草治皮肤病[23,24]，疣[23]，痢疾，发热[24,40]；根治脾虚气弱，少气懒言，四肢无力，食欲不振，头晕心悸[36]。

Souliea vaginata (Maxim.) Franch. 黄三七(毛茛科)。【藏药】珠纳曼巴：根治虫病，溃疡，疮疖痈肿，鼻窦炎，头痛，风湿痛；叶和种子研细外用止血[24]；根茎治虫病，溃疡，疮疖，鼻窦

炎，太阳穴头痛，风湿病；根茎熏鼻防传染病[34]。

Sparganium simplex Huds. 小黑三棱（黑三棱科）。【朝药】애기흑삼릉（ai gei hek sam reng，哎给和克仁母扔）：块茎治老癣，癥瘕，结块[86]。【蒙药】效用同荆三棱 Scirpus yagara[47]。

Sparganium stenophyllum Maxim. ex Meinsh. 狭叶黑三棱（黑三棱科）。【蒙药】效用同荆三棱 Scirpus yagara[47]。

Sparganium stoloniferum Buch. – Ham. 黑三棱（黑三棱科）《药典》。【哈萨克药】(كمريمباس)：قارا اولكف 块茎治产后瘀血腹痛，血瘀闭经，乳汁不下，食滞腹胀[142]。【蒙药】ᠭᠣᠷᠪᠡᠯᠵᠢ ᠡᠪᠡᠰᠦ（Gorbelji ebes，郭日勒勒吉 – 额布斯），高日布勒吉 – 额布斯[51]：块茎治肺热咳嗽，气喘痰多，肝热，脉热，痨热骨蒸，"宝日"病，骨折[51]；效用同荆三棱 Scirpus yagara[47]。【彝药】格多格起[9,103]，蚩什把[101,102]：全草治风湿关节疼痛，关节肿胀，四肢麻木[9,101,102]，风湿瘫痪，小儿高热后的下肢瘫痪[101,102,103]。

Spatholirion longifolium(Gagnep.) Dunn 竹叶吉祥草（鸭跖草科）。【白药】略及腰：全草治月经不调，神经性头痛，接骨，软筋；根治蛔虫病[14]。【苗药】芒喇：效用同白药[14]。

Spatholobus acuminatus Benth. [*S. roseus Prain*] 老贯藤（豆科）。【景颇药】半考：藤治痢疾[14]。【拉祜药】鲁马傣套的米，大血藤，大红藤：藤治风湿骨痛[150][245]，跌打损伤，妇女月经过多，赤痢，贫血，血淋，疳积，肠痛，阑尾炎，胃炎[150]。

Spatholobus sinensis Chun et T. Chen 红血藤（豆科）。【苗药】茎藤治贫血，闭经，月经不调，筋骨疼痛[425]。

Spatholobus suberectus Dunn [*Butea suberecta(Dunn)Blatter*] 密花豆（豆科）《药典》。【阿昌药】鸽尿血：效用同景颇药[18]。【德昂药】菠摆汪：效用同景颇药[18]。【傣药】根治蛔虫病，寸白虫病，小儿疳积[9,74]。【侗药】鸡血藤，Jaol Yak（教亚）：藤茎治月经不调，血虚萎黄，风湿性关节炎，吐血，冷痢疾[136][1,205]；根皮治贫血；老茎治产后虚弱及一切虚弱症，风湿关节痛，月经不调，贫血，跌打损伤，痢疾，白血病[15]。【哈尼药】

Nima laohyul（尼玛老威），红藤：藤茎治风湿麻木，筋骨疼痛，跌打损伤，月经不调，产后失血，外伤出血，贫血，痢疾，肺结核[143]。【基诺药】能糯[10]，大血藤[163]：根治腹泻，贫血，月经不调，闭经[10,163]。【景颇药】Myoqzh nup nui：治贫血，闭经，四肢麻木，放射引起的白血球减少症[18]；藤茎治勒内（血虚），月经不调，麻抹（麻木瘫痪），发旺（风湿骨痛）[120]。【毛南药】鸡血藤，ruon² pu¹ phiat⁷（松补血八）：治贫血，月经不调，闭经，遗精，风湿骨痛，腰腿痛，胃痛[156]。【苗药】鸡血藤[211,425]，岩菀藤[97,98]，孟锁巴[15]：根治癫狂；根、茎治风湿疼痛，跌打损伤，癫狂[97,98]；根茎治贫血；老茎治产后虚弱，风湿关节痛，月经不调[15]；根、藤治手足麻木，肢体瘫痪，风湿痹痛，月经不调，痛经，闭经[211,425]。【仫佬药】苗基八：效用同侗药[15]。【怒药】格就留，鸡血藤：全草治风湿病，跌打损伤，痛经[165]。【佤药】三叶鸡血藤[168]，紫梗藤[13]：茎治妇女月经不调，闭经，贫血，腰腿酸痛，四肢麻木[168]；藤茎、根治贫血，月经不调，风湿骨痛[13]。【瑶药】九层风，nduoh nzangh buerng（堵掌崩）[132]，腩姐妹[15]：藤茎治风湿性心脏病，风湿痹痛，瘫痪，月经不调，贫血头晕[132][6]，肢体麻木，腰膝酸痛，闭经，崩漏，产后虚弱，贫血，白血病[132]；效用同侗药[15]。【彝药】叶是作：效用同侗药[15]。【壮药】Gaeulwedgaeq（勾勒给）[180]，钩开，扣勒[15]，鸡血藤[507]：效用同侗药[15]；藤茎治勒内（血虚），月经不调，麻抹（肢体麻木），麻邦（偏瘫），发旺（病疯）[180]，血虚萎黄，麻木瘫痪，风湿痹痛，再生障碍性贫血[507]。

Spatholobus uniauritus Wei 单耳密花豆（豆科）。【傣药】嘿亮浪（西傣）：藤茎治气血不足，产后流血不止，月经不调，崩漏带下，鼻衄，牙龈出血，胃脘疼痛，吐血呕血，紫癜，尿血，便血，外伤出血，风湿痹痛[60]。

Spenceria ramalana Trimen 马蹄黄（蔷薇科）。【藏药】哦坚达加[24,36]，育啊加[40]：全草治腹胀，痢疾[24,40]；全草煎膏治皲裂[24,40]；根治腰痛，胃痛，跌打损伤，痢疾[36]。

Speranskia cantonensis(Hance) Pax et Hoffm. 广东地构叶（大戟科）。【蒙药】全草治风湿痹痛，筋骨挛缩，寒湿脚气，皮肤湿疹，痈疮肿毒，根治水肿，便秘[51]。【仫佬药】拉裂榨，蛋不老：全草治疔疮[15]。【瑶药】三角子：全草治感冒，虚劳咳嗽，淋巴结结核，风湿性关节疼痛，坐骨神经痛，跌打损伤，月经不调，白带[133]。

Sphacelotheca sorghi (Link) Clint. 高粱黑粉菌（黑粉菌科）。【朝药】高粱乌米：寄生高粱上所生的病穗治泄泻[9,89]。

Sphaeranthus indicus L. 绒毛戴星草（菊科）。【傣药】牙洞卖[65]，花纽扣草（西傣）[14,71]：全草治小儿麻痹[65]，麻疯，皮癣[9,14,59,62,71]，腹胀腹痛，风湿关节炎痛[9,14,71]，疔疮痈疖脓肿，肢体关节肿痛[59,62]，脘腹胀痛，风湿病[59]，皮肤红疹瘙痒，风寒湿痹证，屈伸不利[62]。

Sphaerophysa salsula(Pall.) DC. [*Swainsonia salsula* **Pall.**] 苦马豆（豆科）。【哈萨克药】ﺍﻳﺒﺎﺕ ﻣﻴﺎ：全草治慢性肾炎，肝炎，慢性水肿，肝硬化，腹水，血管神经性水肿；根治尿崩症[140]。【蒙药】ᠬᠣᠩᠬᠣᠷ ᠡᠪᠡᠰᠦ（Honghot ebes，洪胡图－额布斯）：全草治肾热，浮肿，腹水[49]。【裕固药】羊卵泡：全草、根及果实水煎液治小儿积食，厌食，尿频，尿急[11]。【藏药】ར་བ་ཟ་མ།（拉哇萨玛）：带根全草治虫病，刺痛，炭疽及水肿[25]；全草、根、果实治出血，中暑头晕，肾炎水肿，慢性肝炎，肝硬化腹水，血管神经性水肿[32]。

Sphagnum cymbifolium(Ehrh.) Hern. 泥炭藓（泥炭藓科）。【瑶药】勒逼久：全体治咳嗽，水火烫伤，外伤出血，消毒可作纱布的代用品和外科的吸收剂[133]。

Sphaleritum 闪锌矿（主含 ZnS）。【藏药】滴擦色不[34][11]：闪锌矿治眼病[34][11]，湿疹，皮炎及慢性溃疡等皮肤病[31]。

Sphallerocarpus gracilis(Bess.) K. Pol. 迷果芹（伞形科）。【藏药】加果：根及根茎治腰肾寒病，黄水病[23][167]，痹症[23]；全草治风湿性关节痛[517]。

Sphenomeris chinensis **Maxon** 参见 Stenoloma chusanum。

Sphenomorphus indicus (Gray) [*Lygosoma indicum*(Gray)] 蝾蜓（石龙子科）。【阿昌药】美种撒：效用同景颇药[9,18,19]。【德昂药】阿鬼尿：效用同景颇药[9,18,19]。【景颇药】Luqgok mvan：全体治淋巴结结

核，乳癌，肺痛，癫痫[9,18,19]。【蒙药】古日勒吉格额：全体治癫痫，咳喘，慢性湿疹，淋巴结结核[7]。【佤药】四脚蛇，猪仔蛇：全体治小儿营养不良，体虚黄瘦[168]。【维药】四脚蛇：全体治癫痫，肺痛[22]。【瑶药】铜石龙子，naangh gunc（能官），四脚蛇[131]，狗婆蛇[133]：全体治小便不利，石淋，瘰疬，臁疮及疳积[131]，肺痛，风湿关节痛，阳痿，外用治恶疮[133]。【彝药】全体治直肠下血[109]。【藏药】藏巴[20]，查藏[7,22]：全体治阳痿，遗精[20]；肉治虫毒症，肾寒病，阳痿，遗精；胆用于头部生新肌[23]；全体或肉治阳痿，遗精[7,22]。

Spilanthes callimorpha A. H. Moore 美形金钮扣（菊科）。【阿昌药】响无龙：效用同景颇药[18]。【布朗药】小麻药：全草治风湿痛，骨折，跌打损伤[13]。【傣药】黄花草（德傣）[9,19]，芽帕批[60]，铜锤草[233]：全草治牙痛[9,60,74]，哮喘[9,71]，气管炎[9,14,71]，跌打损伤[62,64]，外伤出血[62]，咳嗽[62,64]，咽喉肿痛[62]，骨折，痛经，毒蛇咬伤[60]，胃痛[67,68]，风湿关节痛[9,74]，热风所致的咽喉红肿疼痛，咽痒[64]，闭经[60]，风湿痹痛，下利，疮痈肿毒[60]，风湿病[233,308]，消炎消肿，止血止痛[65]。【德昂药】刀麻：效用同景颇药[18]。【景颇药】Wui kidvon：全草治骨折，跌打损伤，牙痛[18]。【佤药】过海龙，小铜锤[168]，小麻药[10]：全草治跌打损伤，骨折，风湿性关节痛，牙痛，胃痛，痛经，毒蛇咬伤[10,168]。

Spilanthes paniculata Wall. ex DC. 金钮扣（菊科）。【傣药】行喊，小铜锤：效用同佤药[14]。【基诺药】则可则勒：全草治牙痛，跌打损伤，骨折[163]。【傈僳药】西质莫：全草治疟疾，牙痛，肠炎，痢疾，咳嗽，哮喘，百日咳，肺结核；外用治毒蛇咬伤，狗咬伤，痈疖肿毒[166]。【佤药】小铜锤，黄花草：全草治跌打损伤[10,14,168]，齿痛，风湿性关节炎[10,168]，毒蛇咬伤，疮痈肿毒[14]；根治癫痫[14]。【瑶药】姜锓鸟，黄花龙骨草：全草治感冒咳嗽，慢性支气管炎，肺结核，牙痛；外用治蛇咬伤，狗咬伤，痈疖肿毒[133]。

Spinacia oleracea L. 菠菜（藜科）《部维标》。【蒙药】Bocai：全草解酒[236]。【维药】ﭘﺎﻟﻚ（Palek，帕来克），ﭘﺎﻟﻚ ﺋﯘﺭﯗﻏﻰ（Palek Uruqi，帕来克欧如合）[75]，菠菜子[4]：全草治大便干结，

发热发烧, 肺病咳嗽, 肝阻黄疸, 咽喉干痛, 小便赤烧, 膀胱结石, 关节疼痛[75,77]; 果实治小便不利[75,77], 热性伤寒, 结核病, 热性心痛, 内脏疼痛, 炎肿[4,75,77], 异常胆液质过盛, 发烧不退, 体弱, 便秘[4]; 种子治痔疮[22], 心痛和内脏器痛, 降热, 结核性发烧, 平热性炎肿并软化肿块[80]。

Spiraea alpina Turcz. 高山绣线菊(蔷薇科)《部藏标》。【藏药】ཟངས་རྩི (模协)[2,21,35], 玛嘿[23]: 花和叶治疮疡, 黄水病[2,21,23,35], 腹水[2,23,35], 肺瘀血, 子宫出血[2,35], 白脉病[21]; 效用同蒙古绣线菊 S. mongolica[24]。

Spiraea bella Sims. 藏南绣线菊(蔷薇科)。【藏药】麻息: 叶、嫩枝、花序治黄水病, 疮疡, 肺瘀血, 子宫出血[22]。

Spiraea chamaedryfolia L. 石蚕叶绣线菊(蔷薇科)。【哈萨克药】ۆلكەن جاپىراقتى قوناق توبىلعى: 全草治慢性骨髓炎, 痢疾, 疝气, 头痛, 风火眼, 目翳[140]。

Spiraea hypericifolia L. 金丝桃叶绣线菊(蔷薇科)。【哈萨克药】توبىلعى[140], 托布勒厄马衣, Tobulbemayi(兔儿条袖)[168]: 茎、叶、花用于止痒, 收敛, 抗真菌感染[140]; 马衣油(即植物的干馏油或浸膏油, 为棕色黏稠状的液体, 与水可任意混匀)治银屑病(牛皮癣), 手足癣[168]; 燃烧时的油滴治银屑病(牛皮癣), 手足癣[518]。

Spiraea japonica L. f. 粉花绣线菊(蔷薇科)。【傈僳药】前恩莫: 根治咳嗽, 眼赤, 目翳, 头痛[166]。【苗药】Vob sob diel(窝绍丢, 贵州黔东南): 根治咳嗽, 头痛, 牙痛[91,94], 目赤翳障[91]。

Spiraea japonica var. acuminata Franch. 狭叶绣线菊(蔷薇科)。【哈尼药】吉达达: 全株治感冒头痛, 呼吸道感染, 外科感染, 菌痢, 肠炎[14]。【傈僳药】前恩吐: 全株治闭经, 月经不调, 便结腹胀, 小便不利[166]。【瑶药】沙抵莲: 全株治闭经, 月经不调, 便结腹胀, 小便不利; 根治咳嗽, 眼赤, 目翳, 风湿关节痛[133]。【藏药】玛禾夏伪琼: 根治闭经, 便结腹胀, 小便不利, 疮伤, 黄水病, 皮肤病, 关节痒[32]。

Spiraea japonica var. fortunei(Planch.) Rehd. 光叶绣线菊(蔷薇科)。【侗药】Buil los senp(比罗寸): 根及嫩叶治降万(外伤), 降吮(内伤), 挡

朗(骨折), 命刀(扭伤)[137]。【苗药】Vob sob diel(窝绍丢, 贵州黔东南): 根治咳嗽, 头痛, 牙痛, 目赤翳障[91]; 根及嫩叶治肺结核, 牙痛, 软组织损伤[9,96]。

Spiraea mongolica Maxim. 蒙古绣线菊(蔷薇科)。【蒙药】ᠬᠠᠳᠠᠨ ᠴᠢᠭᠡ (Haden qie, 哈登-切): 地上部分(绣线菊)治疮疡, 创伤, "希日沃素"症[49]。【藏药】麻息: 花治腹水[24,29], 托引黄水, 黄水病, 疮疡, 肺瘀血, 子宫出血[24]; 效用同高山绣线菊 S. alpina[23]。

Spiraea myrtilloides Rehd. 细枝绣线菊(蔷薇科)。【藏药】玛泻: 根治高热口渴, 腹水, 肺瘀血, 子宫出血, "黄水"病[40]。

Spiraea prunifolia Sieb. et Zucc. var. pseudoprunifolia(Hayata) Li 多毛李叶绣线菊(蔷薇科)。【台少药】Pasetuko(Bunun, 族峦): 根与台湾车前、紫背草、阔叶赤车使者共同煎服治热病[169]。

Spiraea pubescens Turcz. 土庄绣线菊(蔷薇科)。【蒙药】ᠬᠠᠳᠠᠨ ᠴᠢᠭᠡ (Haden qie, 哈登-切): 地上部分(绣线菊)治小便不利, 水肿[49]。

Spiraea salicifolia L. 绣线菊(蔷薇科)。【朝药】조팝나무: 叶及根治类风湿, 泄泻, 湿疹[9,90]。【鄂伦春药】卧都获: 叶治跌打损伤[20]。

Spiraea schneideriana Rehd. 川滇绣线菊(蔷薇科)。【藏药】牟欧歇[27], 码息[36], 玛泻[40]: 花治热病口渴, 风疹, 湿疹[36]; 花和叶治瘙痒性皮肤病和四肢小关节的疼痛[27]; 效用同高山绣线菊 S. alpina[23], 效用同蒙古绣线菊 S. mongolica[24], 效用同细枝绣线菊 S. myrtilloides[40]。

Spiraea tianschanica Pojark. 天山绣线菊(蔷薇科)。【蒙药】tabilha: 茎汁治"查合拉"病[217]。

Spiranthes sinensis(Pers.) Ames [*S. australis* Lindl.; *S. lancea*(Thunb) Backer.] 绶草(兰科)。【白药】六抱整: 根、全草治产后体虚, 神经衰弱, 肺结核咯血, 咽喉肿痛, 小儿夏季热, 糖尿病, 白带[14]。【侗药】娘蹵隋[135], 高宁岑[137]: 全草治病后虚弱, 阴虚内热, 咳嗽吐血, 头晕, 腰酸, 疮疡, 痈肿[135]; 根治宾蛾谬(头皮湿疹), 宾奇卯(瘰病)[137]。【哈尼药】盘龙参, Beiyaoq qilcuq(伯约期粗 扭筋花): 根治肺结核, 消化不良, 病后体虚[143]。【毛南药】ma³³ buan²⁴ gan³³ (骂拌甘)[155], ruoŋ² thou⁶ ne ŋ³(松豆娘), 盘龙参[156]:

根和全草治病后体虚[155,156]，阳痿[155]，神经衰弱，肺结核咳血，咳嗽吐血，扁桃体炎，咽喉肿痛，小儿发热，糖尿病，白带[156]。【蒙药】敖朗黑布：根、全草治病后体虚，神经衰弱，肺结核咯血，咽喉肿痛，小儿夏季热，糖尿病，白带；根、全草外用治毒蛇咬伤[47]；全草治病后体虚，神经衰弱，头晕，腰酸，遗精，肺痨咳血，咽喉肿痛，消渴病，淋浊，带下，疮疡肿毒[51]。【苗药】Ghab jongb linl pand hliob（嘎龚令潘闹，贵州黔东南）[91]，盘龙参[91,94,98]，牛牛榜[96]：根、全草治病后虚弱，虚热，咳嗽吐血[91,94,98]，扁桃体炎，白带，毒蛇咬伤[94,98]，头晕，腰酸，遗精，淋浊带下，疮疡痈肿[91]；根治咽喉痛，肺结核[96]。【纳西药】根、全草治肺结核咯血，毒蛇咬伤，带状疱疹，扁桃体炎，发热，糖尿病，病后虚弱，阴虚内热，神经衰弱，头晕，咳嗽吐血，淋浊带下，高血压，疮疡痈肿[164]。【畲药】盘龙参，龙缠柱，鲤鱼草：全草治淋浊，肾炎，肺结核咯血，指头疔，毒蛇咬伤[147]。【土家药】shang shui sen（上树参）[126]，盘龙参，一窝咀[124]：全草治病后体虚，梦多，痨病，肾虚，蛇伤[10,126]；根、全草治喉蛾（急性扁桃体炎），扁桃体炎，神经衰弱，咳嗽吐血，头晕，腰痛，遗精，白带，痈疽疔疮，毒蛇咬伤[124]。【瑶药】cieh nzunx miev（切乱咪），盘龙参，龙抱柱：全草治虚热口渴，肺病咳血，哮喘，扁桃体炎，神经衰弱，阳痿，遗精，小儿疳积，糖尿病，毒蛇咬伤，烧烫伤，带状疱疹[130]。【彝药】万省色[101,104]：根、全草治肾虚腰背疼痛，遗精，妇人产后身体虚弱，肺虚久咳，咽干，肺痨咳嗽[104]；根治肾虚腰背疼痛，遗精，全草治肺虚久咳，咽干，肺痨咳嗽[101]。【藏药】忘保拉巴[32]，西介拉巴[23]：根或全草治病后体虚，神经衰弱，咽喉肿痛，小儿夏季病，糖尿病，白带，外用治毒蛇咬伤[32]；根治阳痿[23]；全草治病后体虚，肾虚阳痿，淋浊带下[36]。【壮药】Hazcinh（哈参），盘龙参：全草治身体虚弱，埃病（咳嗽），陆裂（咳血），肺结核，喯疳（疳积），神经衰弱，额哈（毒蛇咬伤），呗农（痈疮），货烟妈（咽喉肿痛），小儿夏季热[117]。

Spirobolus bungii Brandt [*Prospirobolus joannisi Brölemann*] 约安巨马陆（山蛩科）。【侗药】千脚虫：全体治瘊满，痈肿，毒疮[135]。【哈尼药】百足虫，Hhaqma eelseil（阿玛欧塞），马陆：全体

治鼻息肉，扁桃体炎，疮毒[143]。【佤药】多脚虫，滚山珠：全体治恶疮，毒疮，痈疔疮肿[168]。

Spirodela polyrrhiza（L.）Schleid. 紫萍（浮萍科）《药典》。【布依药】那巴命：全草晒干放在烟斗里烧，用烟子熏患处，治牙痛[159]。【侗药】Neit（乃）[137]，水萍，田萍[136]：全草治登华（麻疹），耿来（腰瘤水肿）[137]，麻疹不透，水肿尿少，癫痫[136]。【蒙药】全草治风热感冒，麻疹不透，风疹瘙痒，肾炎水肿，少尿，疮癣，丹毒，烫火伤[51]。【苗药】对盆略，披脑：全草治风寒感冒，皮肤风疹[96]。【土家药】水苹：全草治风热感冒，麻疹不透，荨麻疹，皮肤瘙痒，水肿，疮癣，丹毒[124]。【彝药】全草治疹发不透，风疹瘙痒，水肿癃闭，水火烫伤，疥癣疮毒，子宫脱垂[109]。

Spirogyra communis（Hass.）Kütz. 普通水绵（双星藻科）。【藏药】尼阿吉：原植物治水烫伤，火烧伤[23]。

Spirogyra varians（Hassall）Kutzing 异性水绵（双星藻科）。【藏药】 གྱ་ཞིག（尼吉）[21,25,27]：全草治水火烫伤[25]，高烧引起的神志不清，各种疮伤，火烧伤，"黄水"病[21,27]。

Spodiopogon bambusoides Keng 竹油芒（禾本科）。【拉祜药】yi si：根治肾结石[152]。

Spodiopogon sagittifolius Rendle 箭叶大油芒（禾本科）。【哈尼药】催生草，Neivqhaq moqqul（能哈莫曲）：全草治难产（在胎位、产道正常情况下），月经过多，胸闷，气胀，阳痿[143]。【彝药】施尔奔[14]，阿的利诗[103]，笨鹅诗[101,102]：全草治感冒喉痛，胸闷气胀，阳痿，月经过多，小儿高热，蛇咬伤[9,101,102]，风湿骨痛，风湿性关节炎，风寒感冒[14]，产后腹痛[103]。

Spodiopogon sibiricus Trin. 大油芒（禾本科）。【蒙药】大获：全草治月经过多，难产，胸闷，气胀[51]。

Spondias pinnata（L. f.）Kurz. 槟榔青（漆树科）。【傣药】楠过（西傣）[59]，摆麻过（西傣）[60]，锅麻过[63]：树皮治百日咳，咳嗽[59,63][1092]，感冒，痰多喘息，气短心慌，疔疮脓肿，疥癣，湿疹，风疹出现的皮肤瘙痒，烫伤[59][1092]，心慌气短，哮喘，睾丸肿痛，皮癣[63]，百日咳[1092]心慌，气促，睾丸炎肿[9,66,71]；叶治咽喉肿痛，咳嗽痰多，口干舌燥，食欲不振[60][1092]；果实和茎皮治心慌

气短，咳嗽，哮喘[64][939]，百日咳，睾丸肿痛，皮癣[64]，心慌心悸，咳喘[62]。【基诺药】柯增：树皮治感冒，心慌；果实治消化不良[10,163]。

Spongilla fragilis Lecioly 参见 Eunapius fragilis。

Sporobolus fertilis(Steud.) W. D. Clayt. 鼠尾粟(禾本科)。【拉祜药】ci ki ci ki：根治肾结石[152]。【傈僳药】邱西克：全草治月经不调，产后恶露不绝[166][65]，流行性脑炎，传染性肝炎，妇科诸证[166]。

Stachys geobombycis C. Y. Wu 地蚕(唇形科)。【仫佬药】妈奔：根茎治小儿破伤风[15]。

Stachys japonica Miq. 水苏(唇形科)。【朝药】석잠풀(sèk zǎm pùr, 塞克扎母脯儿)：茎叶治吐血，衄血，血崩[86]。

Stachys kouyangensis(Vaniot) Dunn 西南水苏(唇形科)。【傈僳药】米几莫：全草治疮疖，骨髓炎[166]。【藏药】花、叶、茎、果、全草治眼疾，虫病[27]。

Stachys sieboldi Miq. 甘露子(唇形科)。【苗药】地牯草，草石蚕：根茎治尿路感染，风热感冒，毒蛇咬伤[98]。【土家药】地牯牛，草地蚕：全草、根茎治黄疸，泌尿道感染，风热感冒，肺结核，疮毒肿痛，毒蛇咬伤[123]。【藏药】ཞུན་དག་དོན་མཐིལ།(冬那端赤)[25]：全草治肝炎，高血压[22,25]，血热，肝胆火旺[25]，疮疡，创伤[22]；全草外用治疮痈[25]；全草或根茎治黄疸，尿路感染，风热感冒，肺结核，外用治疮毒肿痛，蛇虫咬伤[32]。

Stachytarpheta jamaicensis(L.) Vahl 假马鞭(马鞭草科)。【黎药】假败酱，雅出教龙，倒团蛇：全草用于消炎利尿，疗痔消肿[153]。【瑶药】俭搔俭：根治风湿骨痛，尿路感染，尿路结石，龟头炎[15]。【壮药】玉龙鞭：效用同瑶药[15]。

Stachyurus chinensis Franch. 中国旌节花(旌节花科)《药典》。【侗药】小通草，小通花：茎髓治小便不利，尿路感染，乳汁不通[136]。【苗药】Ndrifn baox(的薄，贵州毕节)，Deb ghuoux(带勾，贵州松桃)：茎髓治热病烦渴，小便赤黄，尿少或尿闭[91,94,98]，水肿，急性肾炎，膀胱炎，跌打损伤，风湿麻木，乳汁不通[91]。【土家药】钻地风，小通花[127]：茎髓治热病口渴，小便黄赤，尿路感染，尿闭，尿少，乳汁不通[123,127]。

Stachyurus himalaicus Hook. f. et Thoms. 喜

马山旌节花(旌节花科)《药典》。【傈僳药】土都给：茎髓治尿路感染，尿闭或尿少，热病口渴，小便黄赤，乳汁不通[166]。【苗药】Ndrif nbaox(的薄，贵州毕节)，Deb ghuoux(带勾，贵州松桃)：茎髓治风湿麻木[91,95]，热病烦渴，小便赤黄，尿少或尿闭，水肿，急性肾炎，膀胱炎，跌打损伤，乳汁不通[91]。【仫佬药】小钻风藤：根治黄疸型肝炎，风湿，嫩茎叶治毒蛇咬伤；叶治骨折[15]。【土家药】钻地风，小通花：茎髓治热病口渴，小便黄赤，尿路感染，尿闭，尿少，乳汁不通[127]。【瑶药】古沙美，野山林：效用同仫佬药[15]。

Stachyurus obovatus (Rehd.) Li 倒卵叶旌节花(旌节花科)。【苗药】Ndrifn baox(的薄，贵州毕节)，Deb ghuoux(带勾，贵州松桃)：茎髓治热病烦渴，小便赤黄，尿少或尿闭，水肿，急性肾炎，膀胱炎，跌打损伤，风湿麻木，乳汁不通[91]。

Stachyurus salicifolius Franch. 柳叶旌节花(旌节花科)。【苗药】Ndrifn baox(的薄，贵州毕节)，Deb ghuoux(带勾，贵州松桃)：茎髓治热病烦渴，小便赤黄，尿少或尿闭，水肿，急性肾炎，膀胱炎，跌打损伤，风湿麻木，乳汁不通[91]。

Stachyurus yunnanensis Franch. 云南旌节花(旌节花科)。【苗药】效用同中国旌节花 S. chinensis[91,98]。【土家药】效用同喜马山旌节花 S. himalaicus[127]。

Stahlianthus involucratus (King ex Bak.) Craib 土田七(姜科)。【傣药】姜三七：块茎治刀伤出血，跌打瘀肿[9]。【侗药】鸡心七：块茎、叶治骨鲠喉，胃下垂，胃出血，产后流血过多，月经过多，咯血，血痢，胃寒痛，脾脏肿大，月经不调，血崩，跌打损伤，骨折[15]。【哈尼药】红山奈，Cevqqeil qeilnil(则切切尼)：块茎治跌打损伤，风湿骨痛，消化不良，食积，支气管炎，哮喘，虫蛇咬伤，外伤出血[143]。【毛南药】ruoŋ³ sin³ doŋ²(松醒桄)：块茎治跌打瘀血，风湿骨痛，关节疼痛，吐血，月经过多[156]。【瑶药】三七姜，faamh cietv sungh(凡七双)，姜田七：块茎及块根治吐血，衄血，月经过多，外伤出血，肝脾肿大，风湿骨痛，骨折，跌打损伤，骨鲠喉，咽喉肿痛，疮节肿毒，蛇虫咬伤[132]。【壮药】Hingsamcaet(兴三镇)[180]，土三七，红沙姜[15]：效用同侗药[15]，块茎治鹿裂(吐血)，衄血，林得叮相(跌打损伤），外伤出血[120]，约京乱（月经不调）[120,180]，发旺（痹病），渗裂（血证），额哈（毒蛇咬伤）[180]。

Stahlianthus thorelii Gagn. 土三七（姜科）。【苗药】景天三七，打不死[97]：全草治跌打损伤，心悸失眠，风湿疼痛[97,98]。

Staintoniella verticillata (Jeffrey et W. W. Smith) Hara 参见 Taphrospermum verticillatum。

Stalactitum 钟乳石（碳酸盐类方解石族矿物，主含碳酸钙）《药典》。【朝药】종유석（zōng yōu sèk，早韛呦塞克）：用于脚弱疼冷，下焦伤竭，强阴，久服延年益寿，好颜色不老，令人有子[86]。【傣药】喃浓帕：除去杂石的矿物治水火烫伤，口腔溃疡，疗疮肿毒[62-64]。【侗药】钟乳石：治催乳，跌打损伤[135]。【基诺药】磊波：治虚寒咳嗽，腰膝冷痛[10,163]。【毛南药】石土缠：治性机能衰弱，阳痿泄精，肺结核，咳嗽气喘，吐血，咯血，胃炎，胃溃疡，乳汁不通[156]。【蒙药】ᠬᠥᠬᠦᠨ ᠴᠣᠯᠣ（Huhun chuolu，呼很－朝鲁）：矿石（明煅用）治关节损伤，"协日沃素"病，拘挛，痛风，游痛症，"巴木"病[41]。【佤药】钟乳石，岩笋：治肺虚咳嗽，阳痿泄精，腰酸腿痛，乳汁不下[168]。【藏药】ཅུ་གང（帕奴）：治肌肉韧带破裂，劳伤[21,24,26,34]，舒筋[25]，阳痿泄精，肺虚寒嗽，乳汁不通，腰脚冷痹诸症[31]，培根木保病，胃陈热病，骨髓炎，体衰[23]。

Stannum 锡（有色金属元素）。【藏药】泻嘎：治外症疮疡[11]。

Statilia maculata (Thunberg) 小刀螂（螳螂科）《药典》。【维药】牙其歪克土乎米：效用同大刀螂 Paratenodera sinensis[79]。【藏药】卵巢治遗精，滑精，遗尿，尿频，小便白浊，阳痿，早泄[30]。

Stauntonia brachyanthera Hand. – Mazz. 黄腊果（木通科）。【侗药】猪腰子[520]，黄果七叶莲[387]：果皮治结石；叶治外感风寒，头痛胸闷，吐泻腹胀[520]；藤茎用于清热利尿，通经活络，镇痛排脓，通乳[520]，跌打损伤，风湿痹痛，胃肠道及胆道疾患和尿路结石之疼痛，三叉神经痛等各种神经性疼痛[387]。

Stauntonia chinensis DC. 野木瓜（木通科）。【瑶药】白九牛[132]，七叶木通[134]：茎、叶治脾肿大[15]；效用同五指那藤 S. obovatefolia[132]；根和全株治风湿性关节炎，腰腿痛[134]。

Stauntonia duclouxii Gagn. 羊瓜藤（木通科）。【土家药】小八月扎：根茎治风湿骨痛，痨伤咳嗽，肾虚腰痛，痢疾；果实治疝气[123]。

Stauntonia obovatifoliola Hayata subsp. urophylla (Hand. – Mazz.) H. N. Qin [*S. hexaphylla* (Thunb.) Decne. f. *intermedia* Wu] 五指那藤（木通科）。【苗药】挡俄里，七叶莲：全株或根治带状疱疹，腮腺炎，急性伤筋疼痛[96]。【瑶药】白九牛，baeqc juov ngungh（别坐翁），牛藤：藤茎治急性肾炎，尿血，风湿骨痛[132][6]，三叉神经病，坐骨神经痛，胃痛，手术后疼痛，跌打损伤，水肿，乳腺增生[132]。【壮药】Gaeuna（勾拿），五指那藤：藤茎治发旺（痹病），三叉神经痛，坐骨神经痛，胴尹（腹痛），林得叮相（跌打损伤），笨浮（水肿），急性肾炎，肉裂（尿血），乳腺小叶增生[180]。

Stauntonia yaoshanensis F. N. Wei et S. L. Mo 瑶山野木瓜（木通科）。【瑶药】白九牛：效用同五指那藤 S. obovatefolia[132]。

Steleophaga plancyi (Boleny) [*Polyphaga plancyi* Bolivar] 冀地鳖（鳖蠊科）《药典》。【朝药】토별별충（tāo biēr chōng，涛别儿虫）：全体治肝区疼痛，肝肿大，肝硬化初期[82]。【瑶药】土鳖虫，fiouh nqaiv zongh（地鳖强），地乌龟：效用同地鳖 Eupolyphaga sinensis[131]。【藏药】雌性全体治瘀血经闭，癥瘕积聚，跌打损伤及产后腹痛[30]。【壮药】效用同地鳖 Eupolyphaga sinensis[180]。

Stellaria dichotoma L. var. lanceolata Bunge 银柴胡（石竹科）。【回药】白突鲁必的：根治阴虚发热，骨蒸劳热，小儿疳热[170,174]。【蒙药】图门－章给拉嘎：根治肺结核发热，盗汗，久病体虚，午后发热或手足发烧，肝炎，小儿疳积[47]。

Stellaria graminea L. 禾叶繁缕（石竹科）。【藏药】ཆུ་རུང་དཀར་པོ（齐相嘎毛）：全草治肺炎，全草熬膏外用治疮疖[25,32]。

Stellaria media (L.) Cirillo 繁缕（石竹科）。【蒙药】Tum enzanglg：茎叶治牙痛[236]；茎、叶清热解毒，化瘀止痛，催乳[591]。【畲药】鸡娘草，万里年：全草治跌打损伤[146]。【土家药】鹅儿伸筋，鹅儿肠：全草治阑尾炎，产后瘀痛，跌打损伤，乳腺炎，牙痛，疖肿[124]。

Stellaria monosperma Buch. – Ham. 独子繁

缕(石竹科)。【傣药】根治风湿骨痛，四肢麻木，腰膝酸软，尿淋，阳痿，脚气浮肿[9,74]。

Stellaria radians L. 繸瓣繁缕(石竹科)。【朝药】왕별꽃[9,90]，垂梗繁缕[9,89]：全草治丹毒，小儿胎毒[9,89,90]。【鄂伦春药】挨母出哈，缘瓣繁缕：全草治感冒，咳嗽，肺内感染，支气管炎，胸膜炎，肝炎，产后瘀血作痛，乳汁不下，乳腺炎，便秘，跌打损伤[161]。

Stellaria uliginosa Murray 雀舌草(石竹科)。【瑶药】爪子草：全草治伤风感冒，痢疾，痔漏，跌打损伤，刀伤，热疮[133]。

Stellaria vestita Kurz [*S. saxatilis* Buch. – Ham.] 箐姑草(石竹科)。【哈尼药】Zyuqxao xaoqpiul(最肖肖普)，抽筋菜：全草治心脏病性浮肿，腹胀，外伤肿痛[143]。【佤药】日希桉敢：全草治中风不语，口眼歪斜，小儿惊风，风湿筋骨痛[13]。

Stellaria yunnanensis Franch. 云南繁缕(石竹科)。【哈尼药】Nee' lyul(努累)，千针万线草，小胖药：根治病后体虚，贫血，神经衰弱，腰膝酸软，小儿疳积，月经不调，白带多，风湿疼痛[143]。【纳西药】云南繁缕：根治妇人白带日久，头晕耳鸣，腰痛，夜间发热，精神不佳，饮食无味，体虚贫血，头晕耳鸣，虚肿，虚汗[164]。【彝药】千针万线草[109]，菊恩诗[101]：全草治头晕，心慌，耳鸣，眼花，潮热，遗精，闭经，乳痛，带浊，疳积[109]；根、全草治体虚贫血，精神短少，头晕心慌，耳鸣眼花，潮热，遗精，腰痛脚弱，月经不调，带下淋沥，小儿疳积[521]；根治肾虚腰痛，腰膝酸软，阳痿遗精，月经不调，身体虚弱，耳鸣心悸，妇人更年期综合症，膈食，消化不良[101]。

Stellera chamaejasme L. 狼毒(瑞香科)《部藏标》。【布依药】八坊：根泡酒，先以银针扎，再以火罐拔，加以药酒擦患处，治背部疾患[159]。【东乡药】瑞香狼毒根：根治水肿胀满，痰饮积聚，疥癣疮肿；有毒[10]。【鄂伦春药】取灯一拉嘎[20]，热吉巴[45]：根治淋巴结结核[20]；治皮肤顽癣[45]。【鄂温克药】瑞香狼毒：根治淋巴肿大[235]。【哈尼药】Beilcao hhoqpul(白曹俄普)，山萝卜：根治各种水肿症，食积，便秘，外伤出血，疮疖，癣，癫[143]。【傈僳药】夺整里：根治水气肿胀，淋巴

结核；根外用治疥癣，杀蝇[166]。【蒙药】ᠣᠳᠠᠯᠠᠨ ᠲᠤᠷᠤᠢ(Dalen turu，达楞-图如)[5,43]，断肠草[523]：根治肌、骨、脉之"奇哈"症，丹毒[43,51][522]，黄水疮[43][522]，淋巴结结核[5,43,47]，腮腺炎[51][522]，各种毒肿，疥癣[43]，粘瘟疫，肿块，结喉，发症，疥癣恶疮，扁桃腺炎，阴道炎[5]，乳痛，腮腺炎，痘疮[522]，水气肿胀，骨结核；根外用治疥癣，恶疮[47]，乳腺炎，创伤[51]。【纳西药】捏力背：根治疥癣[13,164]，肺炎[5,13]，水肿胀满，便秘，外伤出血，跌打损伤[13]，创伤出血[5]，杀蝇、蛆，水气肿胀，肠梗阻，蛔虫病，便秘，淋巴结核，跌打损伤，外伤出血[164]。【普米药】吉渡：根治蛊毒，腹痛[5]，效用同纳西药[13]。【羌药】Lashiba(拉什巴)，火红柴头花，阿诗机热[167]：根治跌打损伤[10,167]，瘀滞疼痛[167]。【裕固药】火柴花：根磨粉，用醋调成糊治癣[11][53]。【藏药】ར་ཉོག་ཅ(日甲巴)[2,21]，热吉合巴[23]，热吉巴[29]：根治内脏肿瘤[21,24,29]，各种炎症[5,29]，各种顽癣[23,24]，疮疖痈肿[2,24]，疫疠，无名肿毒，痔漏，皮肤病[24]，内脏包块[5]，疠病，瘰疬[2,27,35]，疔痈[27]，瘟疫病[21,23]，愈溃疡[23]，疖疮，消肿[23]，水肿腹胀，痰食虫积，心腹疼痛，酒糟鼻，痔瘘顽癣[36]；根熬膏治内脏肿瘤，突然暴发肿瘤，瘿核[39]；根熬膏外用治各种炎症，消肿，解乌头毒[39]，顽癣，溃疡[21,27,35]，消肿[27]，跌打损伤[21]。【壮药】落地达：根、叶治大便秘结，腹胀腹痛，杀虫，黄水疮[5]。

Stelmatocrypton khasianum(Benth.) H. Baill. 须药藤(萝藦科)。【阿昌药】顿耐啊奴：效用同景颇药[18]。【白药】黑杆杆骨：根、全草治骨痛，风湿痛，支气管炎，咳嗽，头痛，食积腹胀，胃痛，上呼吸道感染，流行性感冒，咽喉干燥，哮喘，月经痛[14]。【傣药】对节生(德傣)[69]，玉香根(西傣)[9,71,72]：藤治跌打损伤[69]，感冒，上呼吸道感染，咽喉干燥[9,71,72]，肝炎，肝硬化腹水[260]；根治咽喉肿痛，口舌生疮，咳嗽，产后头晕，呕吐，跌打损伤，骨折，风湿关节疼痛，腰痛[63]；效用同白药[14]；根、藤、叶治咽喉肿痛，口舌生疮，咳嗽，产后头晕，呕吐，跌打损伤，骨折[62,64]，风湿关节疼痛，腰痛[64]，风寒湿痹证，肢体关节酸痛，屈伸不利[62]；全草治感冒，气管炎，胃痛[9,67,68,74]，痞胀，风湿疼痛[67,68]，流感，头痛，

咳嗽，食积气胀[9,74]。效用同白药[14]。【德昂药】别农格热喋[18]，鹅巴沙夏娘[160]：效用同景颇药[18]；藤治感冒，支气管炎，风湿关节疼痛，胃痛，贫血，润肺，解毒[160]。【哈尼药】着凉那吃：效用同白药[14]。【基诺药】且笔雌：根治风湿性关节炎，风湿性腰腿痛，感冒，头痛发热[163]。【景颇药】Namqui nui：藤治感冒，气管炎，风湿关节痛[18]。【拉祜药】全株治感冒，胃痛，小儿食积气胀，神经痛[151]。【佤药】生藤，羊角藤[168]，Blixrung moi（红白解）[240]：根治流行性感冒，气管炎，胃寒痛，风湿腰腿痛[10,168]；藤茎治气管炎，胃寒痛[240]。【彝药】母瓷辣歪合木：效用同白药[14]；茎枝治胃寒冷痛，腹胀气撑，寒湿头痛，关节肿痛[109]。

Stemmacantha carthamoides (Willd.) Dittrich
鹿草（菊科）。【哈萨克药】نؤعى ٔشوب：根治神经衰弱，食欲不振，调节血压[140]。

Stemmacantha uniflora (L.) Dittrich 参见 Rhaponticum uniflorum。

Stemona japonica (Bl.) Miq. 蔓生百部（百部科）《药典》。【阿昌药】百部：效用同景颇药[9,18,19]。【傣药】芽南光：块根用于止咳，杀虫，湿疹，疥癣[65]。【德昂药】不劳不拉：效用同景颇药[9,18,19]。【景颇药】Shinshichi：块根治胃腹痛，急性胃炎，风湿关节痛[9,18,19]。【蒙药】宝木撵：块根治新久咳嗽，肺结核，百日咳，蛲虫病；块根外用灭虱[47]。【畲药】块根治咳嗽，蛲虫病，皮肤瘙痒[147]。

Stemona sessilifolia (Miq.) Miq. 直立百部（百部科）《药典》。【蒙药】效用同蔓生百部 S. japonica[47]。

Stemona tuberosa Lour. 对叶百部（百部科）《药典》。【布依药】百怕勒：块根水煎服，治肺炎[159]。【傣药】贺芽楠光[63]，芽南光[62,64]，帕安来（德傣）[62]：块根治湿疹，风寒咳嗽[11,63]，哮喘，结核病，头癣，疮疡脓肿，带状疱疹，脚癣，脚臭[63]，百日咳，肺结核，蛔虫病，蛲虫病，皮肤癣症，风湿性关节炎[11]，皮肤瘙痒[9,19]；块根和茎治哮喘，咳嗽，结核病，头癣，疮疡脓肿，带状疱疹，湿疹，脚癣，脚气[62,64]；根治风寒咳嗽，蛔虫，蛲虫病，老年咳喘，皮肤疥癣，湿疹，香港脚，风湿关节刺痛[9,71,72]，百日咳，肺结核[9,71]。【仡佬药】刚拉茂[37]：块根治哮喘[37,486][162]。【哈尼药】Hhabqteiq moqqul（阿特莫曲），百部：块根治肺结核咳嗽，百日咳，支气管炎，阿米巴痢疾，湿疹，皮炎，哮喘[143]；块根治哮喘[162]。【拉祜药】背娜食：块根治慢性支气管炎，肺结核，百日咳，阿米巴痢疾，钩虫病，蛔虫病，蛲虫病，皮肤瘙痒，湿疹，皮炎，灭虱灭蛆[10]。【黎药】麦雅奶，百俞赶：块根止痒[154]。

【毛南药】ba：n^{53} $vɛ^{24}$ $ŋɛ^{33}$（伴发拉）[155]，山百根，lak^8 ru^3 $khui^2$（勒睹牛奎）[156]：块根治百日咳[155,156]，皮肤瘙痒，肺痨咳嗽，慢性咽喉炎，支气管炎，体癣，阴囊湿疹[156]。【蒙药】效用同蔓生百部 S. japonica[47]。【苗药】Vob ghab dail lix（窝嘎单里，贵州黔东南），Reib bed dail（锐败呆，贵州松桃）：根治新旧咳嗽，肺痨，百日咳[91,94,96,98]，体癣，癣疥[91]，退虚热[95]；块根治肺结核[91,92,95]，百日咳[91,92]，退虚热，止咳[95]。

【土家药】a^1 lie^1 $luan^3$ bi^1 r^4（阿业卵必日），三百棰[128]，大百部[125]：块根治新久咳嗽，肺痨咳嗽，百日咳，肺结核，蛔虫病，蛲虫病，阴痒，皮肤疥癣，湿疹，皮炎，灭虱，灭蛆[123,125,128]。【佤药】九股牛[10,168]，然冉[14]：块根治肠蛔虫病，肺结核，百日咳[10,168]；效用同傣药[14]。【壮药】百部：块根治埃病（咳嗽），唉百银（百日咳）；块根外用治头虱，体虱，歇哈（阴痒）[120]。

Stenoloma chusanum (L.) Ching [*Sphenomeris chinensis* Maxon] 乌韭（鳞始蕨科）。【哈尼药】Haqdal dalseil（哈达达塞），乌蕨[143]：全草治肺炎，创伤出血，扁桃体炎，痢疾[143]，解毒[875]。

【傈僳药】打俄很冷：全草治感冒发热，肝炎，痢疾，肠炎，毒蛇咬伤，烫火伤[166]。【苗药】Ndut mongx youx（都木油，贵州铜仁）[91]，会京初[15]：全草治白喉，咽喉痛，骨折，刀伤出血，烧烫伤[15]，胃癌，肠癌，感冒发烧，咳嗽，扁桃体炎，腮腺炎，肠炎，痢疾，肝炎，食物中毒，农药中毒[132]，风热感冒，中暑发痧，泄泻[94]；全草外用治烧烫伤，皮肤湿疹[132]；叶及全草治风热咳嗽，痢疾，肝炎[11,15][210]，风热感冒，中暑发痧，泄泻，痢疾，肝炎，白浊，白带，吐血，便血，尿血[91]。【纳西药】全草或根茎治流感，咳嗽，肠炎，痢疾，黄疸，急性黄疸型肝炎，白浊，湿热带下，结膜炎，食物中毒，农药中毒，跌打刀伤[164]。【畲药】凤尾蕨，凤尾草，土黄连：全草治菌痢，胃肠炎，尿道炎，吐血，便血，尿血[10,147]，暑热，预防产后风，无名肿毒[148]，腹泻，肝炎[146]；根治黄疸型肝炎；鲜叶捣烂外敷治外伤出血[148]。【土家药】yan ji yi（阉鸡尾）[10,126]，线鸡尾[29]：全草治咳血，尿血，呕血，摆白（又名崩白，泛指带下过多）[10,126]，肝炎，肺痨，痢疾，吐血，便血，跌打外伤出血，风热感冒，扁桃腺炎，腮腺炎，食物中毒；全草外用治烫伤，外伤出血[29]。【瑶药】针不掘[15]，蜡虫草[133]：效用同苗药[15]；全草治风热感冒，扁桃体炎，腮腺炎，肠炎，痢疾，肝炎，白浊，白带，咳嗽，吐血，便血，尿血，牙痈，痈肿，砷中毒，沙门氏菌所致食物中毒，野菇、木薯中毒；全草外用治烧烫伤，皮肤湿疹[133]。【壮药】gutnit，大金花草：全草治痧病，咳嗽，咽痛，痢疾，肝炎，带下，痈疮，痄腮，各种血症，烧烫伤，蛇虫咬伤[118]。

Stenosolenium saxatile (Pall.) Turcz. [*Arnebia saxatilis* Benth. et Hook.] 紫筒草（紫草科）。【蒙药】敏吉－茵－苏日：根治肺热咳嗽，吐血，感冒[47]。

Stenotaphrum helferi Munro ex Hook. f. 钝叶草（禾本科）。【壮药】大战草：全草治胎盘滞留[15]。

Stephanandra chinensis Hance 华空木（蔷薇科）。【瑶药】苦藤：根治咽喉肿痛，风湿骨痛；全株治疮疡肿毒[133]。

Stephania brachyandra Diels 白线薯（防己科）。【傣药】波摸硬，保别（西傣）：块根治胃、十二指肠溃疡，神经衰弱，月经不调，痛经，风湿骨痛，跌打损伤[9,13,74]。

Stephania cepharantha Hayata 金线吊乌龟（防己科）。【白药】地不生，头花千金藤：根治胃痛腹痛，急性肠胃炎，风湿性关节炎，疟疾，痈疔肿毒，湿疹[14]；全草治肚痛，蛇咬伤[15]。【布依药】雅比营：块根治肾炎[159]。【朝药】동방함박이덩굴（dāng bāng hǎm bā gǐ děng gùr，刀鞴帮哈母吧给登咕儿）：块根（白药子）治金疮[86]。【侗药】教炳近[138]，散门芹[139][208]：块根治无名肿痛[138,139][208]，咽痛，咳嗽，吐血，跌打损伤，毒蛇咬伤[138]。【仡佬药】ke[55]i[31]mi[31]（街一米，黔中方言），tçe[13]tao[55]lao[31]ku[55]（街倒苦古，黔中北方言），

wu[33]an[31]su[55]ni[13]（午昂鼠尼，黔西南多洛方言）：块根治龟头炎[162][486]。【毛南药】mɛi[33]miu[24]（满谬）：块根捣烂外敷，治各种毒疮和毒蛇咬伤[155]。【蒙药】吉轮－囊香－查干：块根治急性肝炎，细菌性痢疾，急性阑尾炎，胃痛，内出血，跌打损伤，痈疽肿毒，腮腺炎，毒蛇咬伤，神经性皮炎[47]。【苗药】Jab fangx liangx（加菲裂，贵州黔东南），Reib pot（锐保地，贵州松桃），Uab liul beell（蛙掠半，贵州黔南）：块根治无名肿毒[94,97,98][486]，咽喉肿痛，风湿痹痛[91,94,97,98][955]，热毒痈肿，腹痛[91,94,97,98]，水肿，痛风，痈疽疮毒，蛇咬伤，胃痛[94,97,98]，外伤出血[91][955]，泻痢，吐血，衄血[91]，疔疮[486]；块根鲜品捣烂外敷治各种毒疮及毒蛇咬伤，碾细吞服治腹痛[95][486]，无名肿毒，疔疮[95]。【怒药】玉坝，山乌龟：块根治风湿，尿血[165]。【土家药】山乌龟[124]，kan[1]ku[3]long[1]gu[1]lan[3]gai[1]（看苦龙古烂介），白药子[128]：块根治无名肿毒[124,125]，毒蛇咬伤[124,128]，肺结核，吐血，衄血，胃痛，肝硬化腹水，风湿骨痛，肾炎水肿，脱发，外伤感染，腰肌劳损，瘰疬，痈疽疮毒；炒炭治产后出血[124]，牙齿痛，扭挫伤[125]，疱疮疔毒，肚腹胀痛，风气痛[128]。【瑶药】山乌龟：块根治腮腺炎，蛇伤，肝炎，痢疾[4]。【藏药】嘎保漆途：块根治炭疽及中毒病，炭疽病[40]。【台少药】Iopaisu（Bunun 族峦），Yo－paisu（Bunun 族峦），Paetu（Bunun 族 Tou 社）：根治头痛，腹痛，外伤[169]。

Stephania delavayi Diels 一文钱（防己科）。【阿昌药】低不容：效用同景颇药[18]。【白药】tuxlulgul，吐噜姑，jitdanlkox，几当口[109]：块根治跌打损伤，筋骨疼痛，骨折，关节脱臼，胃痛，痈疽肿痛，乳腺炎[17]；全草治暑湿伤身，头重身困，风疹瘙痒，胃脘疼痛[109]。【傣药】棒令，地瓜（德傣）[9,19]，模波恩[65]：块根治风湿性关节炎[9,19]，胃、十二指肠溃疡，神经衰弱，风湿性关节炎[9,74]，胃痛，急慢性胃肠炎，食滞气胀，风湿性关节炎，腰膝痛[9,74]，清热解毒，镇静镇痛[65]。【德昂药】古各罗：效用同景颇药[18]。【哈尼药】红山乌龟，一滴血，Nicul cavni lubeil（尼粗扎尼）：块根治胃炎，胃痛，十二指肠溃疡疼痛；研粉调敷或鲜品捣烂敷治跌打肿痛，无名肿毒，痈疮，蛇咬伤[143]。【基诺药】一剋懋姐[163]，鱼克

出姐[3]：块根治感冒，口腔炎，喉炎，胃痛[163][3]，急慢性肠炎，食滞气胀，哮喘[163]，胃脘疼痛[3]。【景颇药】Pun：块根治胃腹痛，急性胃炎，风湿性关节炎[18]。【拉祜药】阿克乃[14]：块根治胃溃疡，痉痛，神经衰弱[151]，急慢性胃肠炎，食滞气胀，风湿性关节炎，腰膝痛，胃病，消化不良，感冒，支气管炎[14]。【苗药】山乌龟：根治胃痛，疟疾，湿疹[98]。【纳西药】一文钱：根、全株治痈肿初起，胃痛，腹胀，急性胃肠炎，风湿性关节炎，疟疾，跌打扭伤[164]。【佤药】小黑藤[168]，毛东路[14]：根治胃痛，急慢性肠胃炎，风湿性关节炎[168]；效用同拉祜药[14]。【彝药】耐努若：块根治风疹，风湿关节炎[13]，食滞气胀，胃脘冷痛，湿热下注，关节红肿，腰膝酸痛[109]。【藏药】嘎布齐图：块根治中毒症，炭疽病，疮疖痈肿[24]。

Stephania dielsiana Y. C. Wu 血散薯（防己科）。【瑶药】yietc diemv nziaamv（也店藏），一滴血：块根治胃脘痛，产后腹痛，呕吐腹泻，痢疾，乳腺炎，腮腺炎，咽痛，口舌生疮，闭经，痈疮肿毒，跌打损伤及毒蛇咬伤[132]。

Stephania dolichopoda Diels 大叶地不容（防己科）。【傣药】援拎（德傣）：块根消肿止痛，镇静[13]。

Stephania epigaea Lo 地不容（防己科）。【白药】块根治疟疾，呕吐倒食[16]。【傣药】波波罕[61]，抹汉（西傣）[13]，波摸硬[7]：块根治胃痛[7,13,61,63,64]，风湿关节疼痛[7,61,63,64]，痈肿疮毒[13,61,63,64]，咽喉不利[61]，肌肉酸痛，腹部包块，腮腺炎，失眠多梦[63,64]，气胀腹痛[13]，风湿性关节炎，胃、十二指肠溃疡[7]。【基诺药】Wu tuo ca ci（乌拖擦雌）[163][232]：块根治妇科病腹痛，血崩[163][232]，胃痛，神经衰弱；块根外用治跌打损伤，骨折[163]。【拉祜药】阿刻奶[7,13]：效用同傣药[13]；块根治胃痛，急慢性胃肠炎，食滞气胀，风湿性关节炎，腰膝疼痛[7]。【苗药】块根治疟疾，呕吐倒食[16]。【佤药】矛冬路：效用同傣药[13]。【彝药】申拍[13]，益乌挤[7]，必伍告[101]：效用同傣药[13]；块根治胃痛，腹痛，跌打疼痛[7]，疟疾，呕吐倒食[16]，痈疮肿毒，水火烫伤，胃脘疼痛，跌打损伤[101]。【藏药】块根治疟疾，呕吐倒食[16]。

Stephania glabra (Roxb.) Miers. 西藏地不容

（防己科）。【哈尼药】Nicul cavni lubeil（尼粗扎尼鲁碑），红山乌龟：块根治胃炎，胃痛，十二指肠溃疡疼痛，跌打肿痛，无名肿毒，痈疮，蛇咬伤[143]。

Stephania hainanensis H. S. Lo et Y. Tsoong 海南地不容（防己科）。【黎药】金不换，雅乐雷，一文钱：根、块根治肠胃湿热呕吐，泻痢，痔疮，腹痛，口舌生疮，目赤肿痛，咽喉肿痛，鲜品捣烂敷患处治疮疡肿毒[153]。

Stephania herbacea Gagnep 草质千金藤（防己科）。【土家药】白药：块根治劳伤，关节炎；块根外敷消肿[124]。

Stephania hernandiifolia (Willd.) Walp 桐叶千斤藤（防己科）。【傣药】波摸硬（西傣）[9,13,14,71]，波波罕[65]：块根治气管炎，胃炎腹痛[9,13,14,65,71]，失眠[9,13,14,71]，风湿关节痛，肌肉酸痛[13,14]，腮腺炎，颌下淋巴结肿痛，胃脘痛，腹部包块，风寒湿痹证，肢体关节酸痛，屈伸不利，失眠多梦[62]，用于清热解毒，止痛，理气[65]。【拉祜药】mo qi bi long：根治排尿困难[152]。【傈僳药】你见乃腊爪：根治风湿性关节炎，痈疖疮毒，中暑痢疾，腮腺炎，咽喉炎和口腔炎[166]。

Stephania japonica (Thunb.) Miers 千金藤（防己科）。【畲药】白虎藤，千金坠，粪箕笃：全草治眼翳，赤眼，痢疾，风湿关节炎，毒蛇咬伤，痈肿疮疖[10,147]。【土家药】鼻血莲：根茎、根治胃痛，跌打损伤，毒蛇咬伤，无名肿毒，风湿性关节炎，痢疾，咽喉肿痛[124,127]。【台少药】Rapasu（Paiwan 族傀偏）：叶治腹痛[169]。

Stephania kuinanensis H. S. Lo et M. Yang 桂南地不容（防己科）。【壮药】Maengzbaegmbouj（门崩茂），金不换：块根治白冻（泄泻），阿意咪（痢疾），胃、十二指肠溃疡，埃病（咳嗽），货烟妈（咽喉炎），神经痛，牙痛，发旺（风湿疼痛），林得叮相（跌打肿痛），产后腹痛，月经不调，北嘻（乳痈），对口疮，额哈（毒蛇咬伤）[117]。

Stephania kwangsiensis Lo 广西地不容（防己科）。【侗药】交蛾，让扛桃：块根治产后腹痛，胃痛，月经不调，口干，气喘，乳痈，对疮口，无名肿毒[15]。【毛南药】望哇：效用同侗药[15]。【瑶药】山乌龟，hieh doc ndoih（叶赌台），赣性堆[132]：块根治肠炎[132][247]，胃、十二指肠溃疡，咽喉炎，上呼吸道感染，肝硬化腹水，坐骨神经痛，月经不调，乳痛，跌打损伤，毒蛇咬伤，痈疮肿毒[132]，痢疾所致胃脘痛[247]；效用同侗药[15]。【壮药】山乌龟，金不换，蛤蟆藤：效用同侗药[15]；效用同桂南地不容 S. kuinanensis[117]；块茎治肠炎，痢疾所致胃脘痛及头痛，咽喉痛[316,913]。

Stephania longa Lour. 粪箕笃（防己科）。【阿昌药】千金藤：效用同景颇药[9,18,19]。【德昂药】刀合：效用同景颇药[9,18,19]。【景颇药】Myu byo nui：全株治肾盂肾炎，膀胱炎，慢性肾炎，肺炎，痢疾[9,18,19]。【黎药】雅岂诺，犁壁藤，千金藤：全草治伤寒病，感冒发热，咽喉炎，气管炎咳嗽；全草水煎后洗患处，治淋病[153]。【瑶药】猫定：全草治大便出血，汗斑，外伤出血[15]。【壮药】Gaeuuad（勾弯）[180]，扣洪[15]：茎叶治能蚌（黄疸），阿意咪（痢疾），阿意囊（便秘），呗农（痈疮），额哈（毒蛇咬伤）[180]；效用同瑶药[15]。

Stephania longipes H. S. Lo 长柄地不容（防己科）。【拉祜药】块根治跌打损伤及牛马催膘[7]。【佤药】努揉：块根治胃痛，腹痛，关节疼痛[7]。

Stephania micrantha H. S. Lo et M. Yang 小花地不容（防己科）。【壮药】效用同桂南地不容 S. kuinanensis[117]。

Stephania sinica Diels 汝兰（防己科）。【哈尼药】山乌龟：块根治肾病[875]。【土家药】葛藤香：块根治上呼吸道感染，咽喉炎，胃痛，急性肠胃炎，细菌性痢疾，疟疾，风湿疼痛，外伤疼痛，跌打损伤，毒蛇咬伤，疮疡肿毒，神经痛，牙痛，外感咳嗽，口舌生疮，呕吐腹泻[124]。【壮药】寒邦：根治胃痛[14]。

Stephania tetrandra S. Moore 粉防己（防己科）《药典》。【德昂药】古果：效用同景颇药[18]。【景颇药】Luqgok bvobyuinui：块根治风湿性关节炎，高血压[18]。【苗药】石蟾蜍，防己：块根治水肿，小便不利，风湿性关节炎，坐骨神经痛，高血压[97,98]。【畲药】防己，土防己，石蟾蜍：块根治中暑腹痛，急性胃肠炎，风湿性关节炎，胃、十二指肠溃疡，水肿，痢疾，痈疽肿毒[10,147]，咽喉炎[146]。【土家药】防己，倒地拱[123]，山乌龟（shan wu gui）[10,126]：块根治水肿，小便不利，风湿性关节炎，高血压，咽喉炎，腹痛，尿路感染，坐骨神经痛，脚气湿肿，虫咬伤[123]，湿气骨痛，腰腿痛，外伤出血，痢疾，腹胀痛；块根外用磨

水（酒），或捣烂外敷治痈疖，流痰[10,126]。【瑶药】千金藤，cinh jiemh hmei（成金美），石蟾蜍：块根治肾炎水肿，肝硬化腹水，肺虚咳喘，小便不利，脚气浮肿，风湿痹痛，毒蛇咬伤，皮肤过敏，湿疹，痈疖肿毒[132]。

Stephanotis chunii Tsiang 假木通（萝藦科）。【瑶药】Domhndiehbaeqc（懂烈别）大补药，十全大补，藤列别[132]：根、茎、叶、全株治病后、产后体虚，贫血，月经不调，产妇缺乳或乳汁不通，产后恶露过多，肺结核咳嗽，四肢酸软，疲乏无力[15]；根、全株治产后或病后身体虚弱，贫血，闭经，月经不调，产后浮肿，精神疲劳，产后乳少或乳汁不通[6]；全株治病后，产后虚弱，肺结核咳嗽，浮肿，贫血，产后缺乳或乳汁不通，恶露过多，闭经，月经不调[132]。

Stephanotis mucronata（Blanco）Merr. 黑鳗藤（萝藦科）。【瑶药】白上消：根或全株治风湿痹痛，腰肌劳损，胃气消，消化不良[133]。

Sterculia brevissima H. H. Hsue 短柄苹婆（梧桐科）。【傣药】哈良王[63]，麻良王[62,64]，骂良王[65]：根治尿路结石[62,63,64,65]，小便热涩疼痛，冷风湿痹之邪所致的腹部扭痛、绞痛[62-64]，肝炎，腹泻，腹痛[9,13,71]。

Sterculia lanceolata Cav. 假苹婆（梧桐科）。【黎药】雅好把，赛苹婆，鸡冠木：根治前列腺炎，膀胱炎，排尿困难，尿浊，白带过多[153]。【瑶药】全株治白浊，白带，跌打损伤[524]。

Sterculia monosperma Vent. ［S. nobilis Smith.］苹婆（梧桐科）。【傣药】湾洪（西傣）[13,14]，蛮呼阿（德傣）[14]：根茎治胃痛，胃肠炎，痧症，跌打损伤，骨折，外伤出血，风湿性腰腿痛，类风湿性关节炎[13,14]，腹泻，红痢[14]。【瑶药】全株治哮喘，风湿骨痛，跌打损伤，血痢，小肠疝气，痔疮，中耳炎，反胃吐食，虫积腹痛，疝痛，小儿烂头疮[524]。【壮药】美果囊，美难：根治胃溃疡，树皮治哮喘[15]。

Sterculia scaphigera Wall 参见 Scaphium scaphigerum。

Stereocaulon paschale（L.）Hoffm. 指状珊瑚枝（珊瑚枝科）。【藏药】泊哇：菌体治高血压，吐血，衄血[24]。

Stereospermum colais（Buch. – Ham. ex Dillwya）Mabb. ［S. personatum（Hassk.）Chatt.］羽叶

楸（紫葳科）。【基诺药】雪谢：鲜叶捣烂敷太阳穴治神经性头痛[163]；树汁外用治各种皮炎[10,163]；树皮煎膏治白癜风[10,163]；叶、树皮外用治神经性头痛[10]。

Steudnera colocasiaefolia C. Koch [S. henryana Engl.] 泉七（天南星科）。【傣药】汪欢[63]，湾洪[9,74]：块茎治跌打损伤，骨折，外伤出血，风湿性腰腿痛，类风湿性关节炎[9,63,74]，胃痛，胃肠炎，瘰症[9,74]，湿疹，带状疱疹[69]，舒筋活络，祛风湿，止痛，消炎，散肿[65]。【基诺药】拉姐别恩秧：块茎外用治外伤出血，枪伤，狗咬伤，铁钉刺肉[163]。

Stichopus japonicus Selenka 仿刺参（刺参科）。【朝药】해삼（hǎi sàm，海仁母）：全体治大出血后缺血，肾阴虚，体虚（尤其是妇人体虚），溃疡[82]。

Stichopus chloronotus Brandt 绿刺参（刺参科）。【壮药】效用同黑海参 Holothuria leucospilota[180]。

Stixis suaveolens(Roxb.) Pierre 斑果藤（白花菜科）。【傣药】嘿麻乱郎，罗南，介满母：根茎治咳嗽，哮喘，咯血[9,13,14,62,63,64]。

Stomoxys calcitrans (Linnaeus) 畜厩刺蝇（蝇科）。【彝药】全体治鼻腔出血[109]。

Streblus asper Lour. 鹊肾树（桑科）。【傣药】埋怀[62]，郭吗海（西傣）[13]：叶和寄生治咽喉肿痛，咳嗽，哮喘，牙龈肿痛，上吐下泻，心慌心悸，乏力，产后体弱多病[62]；树皮治痢疾，腹泻；根治溃疡，毒蛇咬伤，乳汁解痉[13]；鲜叶治急性肠胃炎[9,14,65,72]。

Streblus indicus (Bureau) Corner [Pseudostreblus indicus Bureau] 假鹊肾树（桑科）。【阿昌药】青树跌打：树皮治消化道出血，胃痛，外用外伤出血[18]。【傣药】卖央蒿[9,62,65,74]，梅戈秧[14]：树皮、叶治腮腺炎，淋巴结肿大疼痛，吐血，便血，各种出血症，跌打损伤[62-64]；树皮治消化道出血，外伤出血，跌打损伤[14,66,67,68]，胃痛，风湿痛[66,67,68]，接骨接筋[14]，消炎止痛，镇癫祛瘀[65]。【德昂药】刀达：效用同阿昌药[18]；奢资：树皮治消化道出血，血崩，创伤出血，胃出血；树皮外用接骨[163]。【基诺药】奢资[10,163]：树皮治消化道出血，血崩，创口流血，胃出血[10,163]，接骨[163]。【景颇药】jacho shengshu：效用同阿昌药[18]。【佤药】树皮治消化道出血，胃痛，外伤出血，跌打骨折，风湿痛[168]。

Streptocaulon griffithii Hook. f. 马连鞍（萝藦科）。【傣药】辛哈哺，麻新哈不（西傣）[13]：根治感冒，腹泻，跌打损伤，慢性肾炎，胃肠绞痛，消化不良[13]，感冒发热，喉炎，月经不调，胸腹胀痛，咳嗽咯血[9,14,71][170]，风湿病，痢疾，湿热腹泻，心胃气痛，慢性肾炎，跌打损伤[14]，清热利咽，止咳润肺[65]。【哈尼药】Naoqnil pavqteiq teiqssaq（恼里巴特特然），小暗消[143]：效用同傣药[13,14]；根治胃痛，肠绞痛，肠炎，腹泻，肾炎，感冒发热，跌打损伤，腰腿痛[143]；全草治胃病[875]。【毛南药】苦参，ruon2 ŋau3 in5（松鳖舣）：根治肛门湿疹，湿热黄疸，痔疮出血，心律失常，频发性早搏，妇女阴痒，阴道炎，钩虫病，白带，慢性迁延性肺炎，白癜风，心胃气痛，湿疹，毒蛇咬伤[156]。【佤药】玛摆丁：效用同傣药[14]。【壮药】Gaeumbe（勾咩），古羊藤[117]，枯勾木[15]：根治贫瘀（感冒），白冻（泄泻），阿意咪（痢疾），心头痛（胃痛），笨浮（肾炎水肿），能含能累（湿疹）[117]，胃痛，小儿热泻，叶催乳[15]。

Streptocaulon juventas(Lour.) Merr. 暗消藤（萝藦科）。【傣药】哈新哈布（西傣）：根治感冒发热[59,63,64][525]，咳嗽咯血，产后高热抽搐，月经不调，伤寒、疟疾所致的高热寒战，风火偏盛所致的咽喉肿痛[59,62,63,64]，胃痛，泄泻，痢疾，解蛇毒[59]，伤寒、疟疾、流感等引起的高热寒颤、不省人事，急慢性咽喉炎引起的咽喉肿痛、咳嗽咯血，产褥感染引起的高热抽搐、月经不调[525]。

Streptolirion volubile Edgew. subsp. khasianum (C. B. Carke) Hong 红毛竹叶子（鸭跖草科）。【哈尼药】磨堆堆寒[14,145]：茎、叶治疮疡破溃，外伤出血[14,145]；全草治疮疡破溃，外伤出血，疮痛红肿，吐血，咯血[143]。

Streptopelia orientalis (Latham) 山斑鸠（鸠鸽科）。【布依药】若绕：全体烧灰和芭蕉树洞中水混匀，再用斑鸠毛蘸水滴耳，治中耳炎[159]。【维药】پختەك（Pextek，帕合台克）：肉治瘫痪，四肢颤抖，性欲减退，白癜风[75]；全体治四肢抽搐，瘫痪，寒性肌腱痛，白内障，白癜风[80]。【彝药】杂资[9,102,107]：肉、脑汁、血用于疏风清热，解毒渗湿，生肌消肿，凉血化斑[9]；肉治打摆子，出水痘；血治斑疹病，水痘；脑汁治耳边生疮，冻伤，冻疮等溃烂性红肿[102,107]；毛治烧伤，烫伤[107]。【藏药】金背斑鸠[30]：肉治久病虚弱，筋骨酸软，气虚呃逆[27,30]。

Streptopelia chinensis (Scopoli) 珠颈斑鸠（鸠鸽科）。【傣药】丹彩[65]，鸠[13]：肉治血尿，浓尿，睾丸肿痛[65]，久病虚损，呃逆，气虚[13]。【彝药】朵避斯[101,104]：血液治高热，皮肤紫斑，鼻血不止，风疹，斑疹病，水痘[104]。

Streptopus simplex D. Don 腋花扭柄花（百合科）。【傈僳药】独兰俄：根治肺热咳嗽，脾胃不和，心慌，气短，筋骨疼痛[166]。

Striga asiatica (L.) Kuntze 独脚金（玄参科）。【侗药】疳积草：全草治小儿疳积，结膜炎[139]。【毛南药】独角疳，ruoŋ² ra² mei³（松医腊妹）：全草治小儿疳积、湿热、腹泻、黄疸型肝炎[156]。【瑶药】ndieh sav dorn（烈撒端），独脚疳，疳积草：全草治膀胱炎，尿道炎，肾炎，黄疸型肝炎，肝硬化腹水，小儿疳积，夜盲症[130]。【壮药】全草治东郎（食滞），哮疳（疳积），笨浮（水肿），夜盲，慢性肝炎，勒内（贫血）[120]。

Strobilanthes atropurpurea Nees [S. triflorus Y. C. Tang] 三花马蓝（爵床科）。【土家药】铁线莲（蒙花灵仙）：根茎治跌打损伤，便血，疔疮，小便不利[127]。

Strobilanthes cyclus C. B. Cark ex W. W. Sm. 环毛紫云菜（爵床科）。【土家药】观音坐莲（小叶蜂窝草）：全草治走游，疮疖痈肿[127]。【彝药】我米诺：根治阴虚火旺所致的各种疾病[14]。

Strobilanthes forrestii Diels 腺毛马蓝（爵床科）。【土家药】味牛膝，牛克膝：根治跌打损伤，风湿疼痛，白喉[124]。

Strobilanthes pentstemonoides T. Anders. 球花马蓝（爵床科）。【拉祜药】玉科细威糯玉，红叶野靛：全草治肺炎，气管炎，支气管炎，感冒咳嗽，妇女月经不调，经水过多，痛经，闭经，鼻衄，咯血，跌打损伤，骨折[13,150]。【苗药】屙雄梗：根、全草治跌打肿痛，风湿，感冒，骨折[15]。【仫佬药】令亚：效用同苗药[15]。【土家药】岩牛膝：全草治毒蛇咬伤，白口疮，白浊，头昏，关节肿痛，风湿疼痛，肺脓疡[123]。【瑶药】

追给弯：效用同苗药[15]。

Strobilanthes tetraspermus (Champ. ex Benth.) Druce 四子马蓝（爵床科）。【土家药】岩冬菜，海椒七：全草治跌打损伤，风湿骨痛，红肿出血，热毒斑疹，便血，小便不利，刀伤[124]。

Strophanthus divaricatus (Lour) Hook. et Arn. 羊角拗（夹竹桃科）。【侗药】极烈：叶治淋巴结结核，跌打损伤，骨折[15]。【瑶药】羊角风，yungh gorqv buerng（永各崩），纽：全株治风湿肿痛，痈疮，疥癣，毒蛇咬伤[132][6]，小儿麻痹后遗症，高血压，淋巴结结核，跌打损伤[132]。【藏药】图木绒：种子治"赤巴"病，肝热，胆囊炎，肠道寄生虫[1]。

Strophanthus wallichii A. DC. 云南羊角拗（夹竹桃科）。【傣药】沙包弄来（西傣）：种子治血管硬化，强心[13]。

Struthiopteris eburnea (H. Christ) Ching 荚囊蕨（乌毛蕨科）。【苗药】象牙乌毛蕨，天鹅抱蛋：根茎治淋证，疮痈肿痛，跌打损伤[252]。

Strychnos angustiflora Benth. 牛眼马钱（马钱科）。【藏药】敦母达合：种子治血隆上亢，胃肠绞痛，中毒症[23,27]。

Strychnos ignatii Bergius 吕宋果（马钱科）。【藏药】敦母达合：种子治血隆上亢，胃肠绞痛，中毒症[23,27]；种子代马钱子用[13]。

Strychnos nitida G. Don [S. cheliensis Hu] 毛柱马钱（马钱科）。【傣药】果实治手足麻木，半身不遂，拘挛，癫痫，咽喉炎[9,74]。

Strychnos nux - vomica L. 马钱（马钱科）《药典》。【侗药】苦实：种子治风湿痹病，哮喘，热病抽筋[136]。【蒙药】都木达克，马钱子，公齐勒：种子治胸背刺痛，胸闷气喘，咽喉肿痛[44,526]，狂犬病，发症[44,56]，炭疽[526]。【维药】کوچیلا（Kuchila，库其拉）：种子治瘫痪，面瘫，半身不遂，肌肉松弛，四肢麻木，腰膝酸痛，关节疼痛[75,77]，遗精，遗尿，阳事不举，子宫下垂，痈肿，皮肤病[75]。【藏药】ㅈ§ལ（郭基拉）[21]，敦母达合[23]，果齐拉[24]：种子治中毒症[21,24,27]，血"隆"上亢[21,24]，血"隆"病，血热病[24][1]，胃肠绞痛，咽喉痹痛，风湿关节痛，虫牙，痞块，痈疽，肿毒[24]，毒热病，急腹症，血隆上壅病[27]。

Strychnos wallichiana Steud. ex DC. [*S. pierriana* A. W. Hill] 长籽马钱(马钱科)。【阿昌药】旁缺阿吉：效用同景颇药[18]。【傣药】骂过伯：种子治肿毒，疥癞[65]。【德昂药】瓦帮巴：效用同景颇药[18]。【景颇药】Kambyvut：种子治面神经麻痹，半身不遂，跌打损伤，骨折[18]。【蒙药】都木达克，马钱子，公齐勒：种子治胸闷气喘[47][526]，胸背刺痛，咽喉肿痛，炭疽[526]，胸闷气喘，胸胁作痛，肢体软瘫，小儿麻痹后遗症，类风湿性关节痛，跌打损伤，痈疽[47]。【维药】كوچيلا (Kuchila，库其拉)[75,78]：效用同 S. nux-vomica[75]；种子治关节炎，半身不遂，腰膝酸软，肌肉松弛，各种皮肤病[78]。【藏药】果西拉[20]，敦母达合[23]：种子治咽喉痹痛，痞块，痈疽，肿毒[20]，血"隆"上亢，胃肠绞痛，中毒症[23]；效用同马钱 S. nux-vomica[24]。

Stylophorum lasiocarpum (Oliv.) Fedde 金罂粟(罂粟科)。【土家药】ren xie qi(人血七)[10,126,129]：全草治月经不调，血崩，跌打损伤，产后腹痛[10,126]；根、全草治跌打损伤，外伤出血，劳伤，月经不调，疮疖[123]。

Styrax benzoides Craib. 滇南安息香(安息香科)。【蒙药】ᠠᠮᠤᠷᠠᠯᠲᠤ ᠬᠤᠵᠢ (Amerelt huj, 阿莫日乐图-呼吉), ᠭᠤᠭᠤᠯ (Gugul, 古古勒)：树脂(安息香)治麻疹，天花，猩红热，发症，萨病，肝热，金伤，骨折，脑刺痛[44]。【维药】لوبان (Loban，罗邦)[75]，沙拉吉特[78]：香树脂治寒性感冒，短咳，哮喘，支气管扩张，肾结石，肾盂肾炎，尿液带脓，湿性出血，阳痿，恶劣疮疡[75]，感冒发烧，神志不清，遗精，阳萎，妇女月经不调和痛经，气喘咳嗽[78]。【藏药】格格勒：树脂治隆毒，疫疟，疔疮[23]。

Styrax confusus Hemsl. 赛山梅(安息香科)。【瑶药】花骨树：果实治外感风热，痈肿疮疖[133]。

Styrax dasyanthus Perk. 垂珠花(安息香科)。【羌药】Biololangpa(别哦罗郎帕)，白克马叶，红皮：叶、根治风湿性关节痛，胃气痛[167]。【土家药】木倍子：叶治肺燥咳嗽[123]。

Styrax macrocarpus W. C. Cheng 大果安息香(安息香科)。【藏药】格格勒：树脂治隆毒，疫疟，疔疮[23]，古廓，瘟病时疫，皮肤炭疽病，肝病，热性病，化脓性感染，"黄水"病[24]。

Styrax tonkinensis (Pierre) Craib ex Hart. [*S. subniveus* Merr. et Chun; *S. macrothyrus* Pork. ,; *S. hypoglaucus* Pork.] 白花树(安息香科)《药典》。【朝药】安息香：树脂治中风救急，夜啼[10]。【傣药】树脂治哮喘，咳嗽，感冒，中暑，胃痛，产后出血晕，遗精[9,74]。【回药】木黑里：树脂治妇人夜梦，男子遗精[170,175]。【基诺药】罗标：树脂或香脂治心腹疼痛[163]。【蒙药】ᠠᠮᠤᠷᠠᠯᠲᠤ ᠬᠤᠵᠢ (Amerelt huj, 阿莫日乐图-呼吉), ᠭᠤᠭᠤᠯ (Gugul, 古古勒)：树脂(安息香)治麻疹，天花，猩红热，发症，萨病，肝热，金伤，骨折，脑刺痛[41]。【维药】沙拉吉特[78]，لوبان (Loban，罗邦)[75]：效用同安息香 S. benzoin[78]；效用同滇南安息香 S. benzoin[75]。【藏药】 སྤོས་དཀར (苟归)[21]，黑色库库[13]：树脂治隆毒，疫疟，疔疮[23,24]，皮肤炭疽病[13,21,24]，中风昏厥，产后血晕，心腹疼痛，小儿惊风，化脓性感染[13]，瘟病时疫，肝病，热性病，化脓性感染，"黄水"病[24]，新旧肝病及各种炎症[21]。

Styrophyton caudatum (Diels) S. Y. Hu 长穗花(野牡丹科)。【哈尼药】假欧八竹：根治子宫脱垂，脱肛[14]。

Succinea erythrophana Ancey 台湾锥实蜗牛(椎实螺科)。【朝药】뽕나무달팽이(bāong nǎ mú dǎr pāing yì，曝鞨那木哒儿派鞨邑)：全体治脱肛[86]。

Suculus 颠洞土(硅酸盐类矿物)。【藏药】西抄：治"察乃病"[11]。

Sulfur 硫黄(自然元素类矿物自然硫)《药典》。【傣药】满勒：除去杂质的矿物治各种疥癣，疥疮[62,63,64]，疔疮[63,64]，皮肤瘙痒，斑疹，湿疹[62]。【侗药】治便秘，疥疮，脚癣[135]。【哈萨克药】كۇكىرت：治疥疮，阳痿[142]。【蒙药】ᠬᠦᠬᠦᠷ (Huhur，呼呼日)[41]，胡胡尔[56]：硫黄(矿物光用菖蒲汤煮)治"协日沃素"病，疥癣，黄水疮，"吾亚曼"病，白癜风[41]，皮肤瘙痒，疹毒[56]。【苗药】Jab wangx(加往，贵州黔东南)，Fangf(房，贵州黔东南)：结晶体治阳痿，遗精，尿频，带下，寒喘，心腹冷痛，久泻久痢，便秘，疥疮，顽癣，秃疮，天疱疹，湿毒疮，阴蚀，阴疽，恶疮[91]。【羌药】Vhashxrawua(哈市日瓦)：硫黄矿石治疥癣，阳虚，大便冷闭[167]。【水药】王：治疥疮[10]。【土家药】结晶体治阳痿，虚寒泻泄，便秘，内痔，便后下血，疔疮，湿疹，黄水疮[124]；癣，牙痛[129]。【佤药】石硫黄，倭硫黄，生硫黄：治老人虚寒性便秘，阳萎，虚寒性久痢滑泻，疥癣[168]。【维药】准格尔提：治胃寒腹泻，痢疾，肾虚寒，阳痿[79]。【藏药】木斯[23,24,34]，ས།（母司）[21]：治"黄水"病，脓病，血病[24,26,34]，麻风[34][11]，疖痈疡疮，皮肤疱疹[34]，黄水病[11]；自然硫外用治疖痈疡疮及皮肤疱疹，麻风病[21]，疥癣，恶疮，瘙痒[21,31]，治阳痿不起，虚寒滑泄，大便秘结[31]；绿色硫黄治炎症与发热的病[26,27,34]，瘟疫热[27]；黑色硫黄治炭疽病[26,27,34]，麻风等黄水引起的皮肤病[27]，疮，炭疽，麻风，内服必须去毒[25]；结晶体治疖痈疡疮，皮肤疱疹，麻风病，疥癣，恶疮，瘙痒[21]，外用治疥癣，恶疮，瘙痒[23]。

Suregada glomerulata (Bl.) Baill. 白树（大戟科）。【傣药】埋打巴：治活血化瘀，跌打损伤[65]。

Sus scrofa domestica Brisson 家猪（猪科）。【阿昌药】拷沙知：效用同景颇药[18]。【布依药】猪尿包，独墓：膀胱与药物水煎后去药渣，服猪尿包，治疝气，一日一次，连服七天[159]。【朝药】돼지（dāo aìjì，刀埃儿）[9,89]，梅带吉夜尔，山喷胆[7]：胆、胆汁用于止咳，百日咳[83]，妇女产后瘀血，预防和治小儿百日咳；治肛瘘，中耳炎，癫痫，痈疽[9,89]，伤寒，热渴[86]，跌打损伤，瘀血，小儿惊风，产后风[7]；卵、四足治伤挞，诸败疮，下乳汁；心用于惊邪忧恚；肾和理肾气，通膀胱；肚用于补中益气，止渴；利齿治小儿惊痫；猪鬐膏生发；肪膏解斑蝥毒，芫青毒；肉治狂病，闭血脉，弱筋骨，虚人肌；尿治寒热，黄疸，湿痹[86]。【傣药】咪母曼[62,64]，比母[65]：胆汁治牛皮癣，哮喘[62,64]，毒疮肿疡，支气管炎[9,66,71]，咽喉肿痛，口舌生疮，疔疮肿毒，疥疮，咳嗽[62-64]；治黄疸[65]。【德昂药】翁桑：效用同景颇药[18]。【侗药】嫩播库：胆汁治百日咳，老年慢性支气管炎，咳嗽[135]。【鄂温克药】猪心：心脏补心养心[277]。【仡佬药】mo⁵⁵ nao⁵⁵ pe³³（莫脑边，黔中方言），wao⁵⁵（卵，黔中北方言），p 'o³³ muo¹³（波包莫，黔西南多洛方言）[162]：猪肾脏（腰子）炖槲蕨治肾炎[128]；膀胱与夜关门等量，蒸服，治小儿夜尿[162]。【基诺药】瓦特：牙治精神失常，上唇用于拔毒，拔刺[163]。【景颇药】Waq sing jvi：

胆汁治急性气管炎，小儿肺炎，抽搐，烦热，肠炎，便秘[18]。【蒙药】ᠭᠠᠬᠠᠢᠢᠨ ᠴᠣᠣᠰ（Gahaiyin chuos，嘎海因－绰斯）[43,49]：猪血治"协日沃素"病，毒症，"包如"病[49]，扩散毒等毒症，"包如"热，"包如"扩散症，"协日沃素"病[43,56]。【苗药】Xiangb bat（秀八）：胆汁治视力减退，结核咳嗽[92]。【羌药】Biehedi（别迪），猪胆，别哈勒别禾卡哥[167]：胆汁治支气管炎，百日咳；外用治各种疔疮红肿[10,167]。【土家药】苦胆治化脓性指头炎；骨治婴幼儿消化不良所致之腹泻[47]。【佤药】家猪：胆治肝炎，哮喘咳嗽；心、肾治心脏病，肾虚；肝治贫血症[168]。【瑶药】胆汁治支气管炎，百日咳，湿疹，肝炎，胃炎，高血压，便秘，消化不良，痔疮[133]。【彝药】万亥摸[101]：腊肉煮汤，捞其泡沫敷患处治刀枪伤；砧板上的碎猪肉，挂了几年的陈腊肉，炒焦的碎米，煨汤，再加鸡冠血，以酒作引子内服治吃肉膈食[107]；胃治体虚羸瘦，胰胃虚寒，胃痛，头痛，手痛，便秘，出血[101]。【藏药】帕岔[20]，帕合郭[7]，ཕག་ཤ།（帕巴）[21]：血治胃溃疡[20,22]，中毒性肝脏损伤[22,23]，"木布"病，疲乏，背和肝区疼痛[20]，胃病[23]，胃痉挛，中毒后遗症[22]，头风眩晕，中满腹胀，嘈杂，宫颈糜烂[30]，解毒，收敛扩散性"木布"病[21,26]，收集扩散于体内的毒，疾病[27]；胆治中毒热病，眼病，虫病，痈疖疮疡[23]，食物中毒，眼炎症，退热；外用治疮疡热毒，生肌[22]，支气管炎，百日咳，湿疹，肝类，便秘，痔疮[30]，愈合伤口，中毒热，角膜炎[27]；胆汁治眼疾，创伤，肿毒[7]；胆囊治创伤，中毒热，角膜炎[27]；肉治精神失常[23]，热痰伤津，消渴，燥咳，便秘，羸瘦[30]，疮疖[22]，肿瘤[27]；舌治疮疡久不收口[23]；獠牙祛弹镞[23]；头骨治"培根木布"病入胃，水肿，腹水[23]；骨髓治秃发，脱发[23]；骨治"培根木布"病[27]；慢性肠胃炎，胃溃疡[22]；粪炭治不消化症，瘟病时疫，胆结石[23]，油脂外用治疥癣[23]，癣症[22]；猪鼻治疔疮，炭疽；肝治血虚萎黄，夜盲，目赤，浮肿，脚气，肚治虚劳羸瘦，泄泻下痢，小便频数，小儿疳积，消渴；肠治便血，血痢，痔疮，脱肛，膀胱结石治小便不利[30]。【壮药】Raemxmbeimou（忍霉谋），Mzmxmou（满谋）：新鲜胆汁治火眼，货烟妈（咽痛），能蚌（黄疸），埃病（咳嗽），呗农（痈肿），墨病(哮喘)，白冻(泄泻)，阿意咪(痢疾)，阿意囊(便秘)；新鲜胰脏治埃病(咳嗽)，陆裂(咯血)，墨病(哮喘)，白冻(泄泻)，脾脏肿大，尿甜，手足皲裂[117]。

Sus scrofa Linnaeus［*S. scrofa jubatus* **Miller**；*S. scrofa chirodontus* **Heude**］野猪(猪科)。【布朗药】te wa(特瓦)，野猪：牙和蹄治精神失常[279]。【朝药】메돼지(mìe dāo aī jì，咩刀埃儿)[9,89]：胆汁治跌打损伤，瘀血，小儿惊风，产后风[7,9,89]；胆结石用于金疮，止血[86]；生肉治癫痫[86]；肉治哮喘；骨油治骨疮；野猪香治小便脓血，阴茎中刺痛，尿结不通，产后脓血不尽，体虚身弱等尿道、肾部和产后诸疾[9,89]。【傣药】咪母腾[9,66,65,71]：胆汁外用治牛皮癣，毒疮肿疡，蜈蚣咬伤[9,66,71]；治皮癣，疮疡肿毒[65]。【哈尼药】ya ti(牙提)：野猪的蹄甲和牙治热病[276]。【基诺药】瓦特：牙治精神失常；上唇治拨毒，拔刺[10]。【傈僳药】勒底：胆汁治疮毒，痈疽，烫火伤[166]。【蒙药】ᠬᠠᠷ ᠭᠠᠪᠤᠷ(Har gabur，哈日－嘎布日)[5,43]，ᠭᠠᠬᠠᠢ᠌ᠢᠨ ᠦᠬᠡ(Gahaiyin wohe，嘎海因－窝和)[54]，ᠭᠠᠬᠠᠢ᠌ᠢᠨ ᠲᠣᠰᠤ(Gahaiyin tos，嘎海因－陶苏)[57]：猪血治"协日沃素"病，毒症，胃溃疡，胃痉挛，肝损伤，"包如"病；猪肉治神志病，痔疮；猪胆治疮热，毒热，眼红肿；猪头骨治水肿；脂用于收敛扩散之毒，祛"协日沃素"[54]；猪油治脱发；猪齿治头癣[57]；粪炭(黑冰片)治寒性"希日"病，胃"希日"，"希日"痞，不消化症，黏痰，黏疫[43]，消化不良，胃肠积热，痉挛，热黄疸，流行性瘟疫[5]，口苦，食欲不振，便呈灰白色，尿黄等症[56]；野猪粪(煅制)治粘性疹症，热性"希日"病，胆结石，呕吐，不思饮食，便呈灰白色，尿黄等的消化病[46]。【怒药】等袜：胆或胆汁治疮毒，痈疽，烫火伤[165]。【普米药】野猪香：治心源性、肾性水肿，腹水，睾丸肿痛，热惊厥，中风昏迷[12]。【佤药】山猪：胆治疮毒，瘰疬，烫伤，烧伤，胃热痛，黄疸型肝炎，扁桃体炎[168]。【瑶药】山猪：胆汁治疮肿，痈疽，烫火伤；肉治肠风便血[133]。【彝药】万拈[101,102,104]，维能莫[9]：血治赤痢；肉治哮喘；野猪香(雄性阴囊分泌物)治风湿病，风邪染疾，月经淋漓不断，睾丸肿痛[101,102,104]，痈疽疔疮[109]，水肿，高热惊风，体虚身弱，产后诸疾，茎中刺痛；肉、胆、骨、油、

香治虚弱羸瘦，哮喘，疔疮恶肿[9]；胆治哮喘；油治骨疮[101,102]。【藏药】ཕག་ཤི།(帕合郭)[21,23]，帕合部[27]：犬齿治伤口，头癣[22]；胆汁治眼炎症；胆汁外用治疮疡热毒，生肌[22,24,25]，眼病，疮伤[21,30,26]；胆治中毒热病，眼病，虫病，痈疖疮疡[23]；胆囊治疔疮肿毒，小儿疳积，痈疽，烫、火伤[27,30]；肉治精神病[23,24,30]；头骨治水肿[23,24]；头骨、头骨炭治"培根、木布"病入胃，腹水[23,30]；骨髓治脱发[24,30]，秃发[30]，脱眉[22,24]；血治中毒性肝脏损伤[24,30]，胃溃疡，胃痉挛，中毒后遗症[22,25]，"木布"扩散症[21,26]，胃病[23,30]；舌治骨疣[21,26]，疮疡久不收口[23,30]；粪治消化不良，瘟疫，胆肿瘤[21,23]；粪炭治消化不良，瘟病时疫，胆结石[5,23]；油脂外用治疥癣[26,30]，关节积黄水[21,30]，妇女无乳悦色，风肿毒疮[30]；额骨治腹水[26,30]；疗牙祛弹镞[23,30]；犬牙治伤口，头癣，退弹片[24]；猪皮治鼠瘘，恶疮；猪蹄治痹，痈疽不敛，多年漏痔；猪黄治癫痫，惊风，血疮，血痢，小儿疳气[30]。

Swainsonia salsula **Pall.** 参见 Sphaerophysa salsula。

Swertia angustifolia **Buch. – Ham. ex D. Don** 狭叶獐牙菜(龙胆科)。【苗药】细扫把：全草治病毒性肝炎，疳积[14]。

Swertia angustifolia var. pulchella (D. Don) **Burk**［*S. pulchella* **D. Don.**；*S. vacillans* **Maxim.**］美丽獐牙菜(龙胆科)。【傣药】青叶丹：全草治急性黄疸型肝炎，咽喉炎，扁桃体炎，膀胱，尿道炎，流感，感冒发热，疟疾[9,74]。【哈尼药】青叶胆，oldaol ciqhaq(蒿刀齐哈)：全草治泌尿系感染，尿路结石，急慢性肝炎，肝硬化腹水[143]。【拉祜药】全草治黄疸型肝炎，咽喉炎，感冒发热，疟疾[151]。【傈僳药】窝质多莫：全草治急性黄疸型肝炎，胆囊炎，泌尿系统感染[166]。【苗药】阿咱卡卡：全草治妇女血痨，腹痛，感冒，胃痛[14]。【纳西药】走胆药，肝炎草：全草治急慢性肝炎，急性黄疸型肝炎，胆囊炎，泌尿系统感染，风热感冒，消化不良，急性骨髓炎，急性菌痢，急性结核咽喉炎，急性咽喉炎，烧烫伤[164]。【土家药】ce buang lian(水黄连)[126]，小黄连[10]：全草治痢疾，腹泻，小儿肺炎，水火烧烫伤[10,126]，湿热黄疸，感冒发烧，急性胃炎，咽喉炎，扁桃体

炎，结膜炎，盆腔炎，肺炎[129]。【瑶药】贵麻：效用同苗药[14]。【彝药】帕尼基[101,104]：全草治风火牙痛，胆囊炎，热淋，黄疸，急性结膜炎，口腔炎，慢性肝炎，发痧腹痛，痔疮，九子疡（颈淋巴结结核），疔疮肿毒，黄疸型肝炎，昏厥[104]；效用同青叶胆 S. mileensis[101]。【藏药】蒂达：全草治肝炎，急性黄疸型肝炎，肝胆疾病，赤巴病，血病，尿路感染，胃火过盛[22]。

Swertia atroviolacea H. Smith 黑紫獐牙菜（龙胆科）。【藏药】全草、根、花治黄疸型肝炎，瘟病时疫，腑热，腹痛，痢疾，跌打损伤，各种出血创伤，疮疖[24]。

Swertia bifolia Batal. 二叶獐牙菜（龙胆科）。【藏药】花治胆囊炎，肝炎，流行性感冒[24]。

Swertia bimaculata (Sieb. et Zucc.) Hook. f. et Thoms. ex C. B. Clarke 獐牙菜（龙胆科）。【白药】须白菜：全草治急性黄疸型肝炎，肾炎，咽炎，胃炎，胆囊炎，泌尿道感染，肠胃炎，疟疾，感冒发热，流感，小儿麻痹[14]。【哈尼药】母雪乃茄：效用同白药[14]。【蒙药】吉斯－地格达：治消化不良，急性骨髓炎，急性黄疸型肝炎，菌痢，结膜炎，咽喉炎，烫伤，风火牙痛，热淋，胆囊炎[92]。【苗药】Reib ghueb yenb（锐怪英，贵州黔东南）[91]，山黄连[7]：全草治急慢性肝炎，胆囊炎，感冒发热，咽喉肿痛，牙龈肿痛，尿路感染，肠胃炎，痢疾，火眼，小儿口疮[91]；根鲜用治牙痛；叶鲜用治跌打外伤或刀伤[7]。【羌药】Yueashuozavha（旭布约说杂哈），当药：全草治消化不良，胃溃疡，黄疸，牙痛[167]。【土家药】ku xir（苦席）[126]，山黄连，臭草[7]：全草治腹泻，火牙[10,126]，黄疸型肝炎[124,125]，肺热咳嗽[124][528]，腹痛，风牙，胃火[126]，感冒，咽炎，牙龈肿痛，急性细菌性痢疾，尿路感染，红淋白浊，烧伤烫伤，急性结膜炎[124]，喉咙红肿，食欲不振，小儿肚痛，口疮，摆尿积（排尿困难或尿滴不尽），扁痢[125]，痢疾[10,527,528]，牙痛，胃痛[10]，肠炎，急性黄疸型肝炎，胆囊炎，妇科炎症[527]，高烧口渴，腹泻，尿路感染，尿血，烧烫伤[528]；根治牙痛[7]；鲜品捣烂外敷治痈疽疮毒和外伤出血[528]；跌打外伤、刀伤[7,124]。【彝药】布什都补此，布什都黑此，补谷索索：根、叶、全草治毒蛇咬伤，百日咳，肝胃疼痛，乳疮，外伤出血，痔疮出血，瘰疬，咽喉肿痛，口疮。【藏药】rgyating（甲蒂），

印度獐牙菜[529]：全草治急、慢性肝炎，脂肪肝，肝硬化，急、慢性胆囊炎，胆结石，贫血[529]。

Swertia chirata (Roxb.) Buch. – Ham. [*S. chirayita*(Roxb.) H. Karst.] 尼泊尔獐牙菜（龙胆科）《部藏标》。【蒙药】ᠮᠣᠩ ᠭᠠᠷ（Eneteg digda，额讷特格－地格达），印度獐牙菜：全草治"希日"热，胆痞，肝胆热病，黄疸，消化不良[45,46]。【藏药】ᠰ ᠨᠠ（甲蒂）[2,21]，蒂达[22]：全草治胆热[21,27]，肝热，血热症[21]，血病[27][116]，黄疸型肝炎，病毒性肝炎[22][116]，胆囊炎[116]，胃病，退烧，缓泻[2]，"赤巴"病[22,27]，肝胆疾病，尿路感染，胃火过盛[22]。

Swertia ciliata (D. Don ex G. Don) B. L. Burtt [*S. purpurascens* Wall.] 普兰獐牙菜（龙胆科）。【藏药】蒂达[5,20,33]，帕蒂（baltig）[116]：效用同川西獐牙菜 S. mussotii[24]；全草治黄疸型肝炎，病毒性肝炎[5,20,33]，赤巴病，血病，清热，胆热[27]；效用同川西獐牙菜 S. mussotii[24]。

Swertia cincta Burk. 西南獐牙菜（龙胆科）。【哈尼药】哈马资笔：全草治湿热黄疸，慢性肝炎，感冒咳嗽，咽喉疼痛，风火牙痛[14,145]。【藏药】效用同川西獐牙菜 S. mussotii[24]。

Swertia davidii Franch. 川东獐牙菜（龙胆科）。【苗药】青鱼胆草，水灵芝，水黄连：全草治头痛，肺炎，盆腔炎[98]。【土家药】ku³ ro² a¹ ba¹（库弱阿八）[128]，水黄连，水灵芝[123]：全草治咽喉肿痛，痈疽肿疔，急慢性结膜炎，肝炎，腹泻痢疾[123,127][530]，头痛，肺炎，胃痛，附件炎，盆腔炎，带状疱疹，疥癣疮毒，出血[123,127]，喉咙红肿，扁痢[125]，火痢症，喉蛾病（急性扁桃体炎），毒蛇咬伤，腰带疮（带状疱疹）[128]，牙龈出血[530]。

Swertia decora Franch. 观赏獐牙菜（龙胆科）。【彝药】肝炎草：全草治黄疸型肝炎，胆囊炎[531]。

Swertia delavayi Franch. 丽江獐牙菜（龙胆科）。【纳西药】走胆草：全草治黄疸型肝炎，胆囊炎[164]。【藏药】走胆草：效用同纳西药[1077]。

Swertia dichotoma L. 歧伞獐牙菜（龙胆科）。【蒙药】铁木尔－地格达，札格地格嘎尔布，毕勒楚道－地格达[19]：效用同瘤毛獐牙菜 S. pseud-ochinensis[51]；全草用于平息"协热"，清热健胃，

利湿[19]，发烧，瘟疫，流感，胆结石，中暑，头痛，肝胆热，黄疸，伤热，食积胃热[92]。【藏药】额斗[23]，蒂达[22]：全草清胆热，解食物中毒[23]，肝炎，急性黄疸型肝炎，肝胆疾病，赤巴病，血病，尿路感染，胃火过盛[22]；效用同川西獐牙菜 S . mussotii[24]。

Swertia dilatata C. B. Carke 宽丝獐牙菜(龙胆科)。【藏药】全草治"赤巴"病，血病，肝炎，胆囊炎，诸种热性病，水肿[24]。

Swertia diluta(Turcz.) Benth. et Hook. f. 北方獐牙菜(龙胆科)。【蒙药】塔拉音－地格达[92]，铁木尔－地格达，毕勒楚道－地格达[19]：全草治发烧，瘟疫，流感，胆结石，中暑，头痛，肝胆热，黄疸，伤热，食积胃热[92]，平息"协热"，清热健胃，利湿[19]；效用同瘤毛獐牙菜 S. pseud-ochinensis[51]。【土家药】山黄连：全草治骨髓炎，喉炎，扁桃体炎，结膜炎，疥癣[123]。【藏药】蒂达[23]，让底[40]：全草治黄疸型肝炎，肝胆疾病[23]，胆囊炎，肝炎，"赤巴"病，血病，诸热，水肿，胆病发烧[40]；效用同红直獐牙菜 S. erythrosticta[24]。

Swertia elata H. Sm. 高獐牙菜(龙胆科)。【藏药】色波古轴[22]，俄振[40]：全草治痢疾[34,40]，时疫，黄疸，腹痛，腹热，疮疖，跌打外伤[34]，关节炎，杀虫[40]；根治炭疽病[40]；效用同黑紫獐牙菜 S. atroviolacea[22]。

Swertia erythrosticta Maxim. 红直獐牙菜(龙胆科)。【蒙药】查干－特木尔－地格达[92]，ཀ ཙ (Jis digda，吉斯－地格达)[44]：全草治发烧，瘟疫，流感，胆结石，中暑，头痛，肝胆热，黄疸，伤热，食积胃热[92]，"希日"热，口苦，黄疸，发烧头痛，全身疼痛，干呕[44]。【羌药】Xubuyueashuozavha(旭布约说杂哈)，当药：全草治消化不良，胃溃疡，黄疸，牙痛[167]。【藏药】桑蒂玛布：全草治黄疸型肝炎，喉炎，胃肠炎[24]。

Swertia franchetiana H. Smith 抱茎獐牙菜(龙胆科)。【藏药】sangstig(桑蒂)[116]，蒂达，藏茵陈[758]：效用同川西獐牙菜 S. mussotii[24]；全草治各种肝胆疾病[758,1025]，慢性胆囊炎[116,843]，各种急慢性肝炎[843]，胆结石，抗病毒和细菌引起的各种疾病[1025]，黄疸型肝胆疾病，病毒性肝炎[1049]，

肝热，胆热，痞瘤[27]，黄疸型肝炎[116]。

Swertia kingii Hook. f. 黄花獐牙菜(龙胆科)。【藏药】赛保古折：根治黄疸型肝炎及各种出血[29]；效用同黑紫獐牙菜 S. atroviolacea[24]。

Swertia marginata Schrenk 膜边獐牙菜(龙胆科)。【藏药】代哇：花治流行性感冒[29]；花效用同二叶獐牙菜 S. bifolia[24]。

Swertia membranifolia Franch. 膜叶獐牙菜(龙胆科)。【藏药】柳底：全草治流感及肝胆病引起之发烧，时疫热，腹水，水肿，小儿腹泻，疮毒[40]。

Swertia mileensis T. N. Ho et W. L. Shih 青叶胆(龙胆科)《药典》。【哈尼药】全草治肝胆疾病[16]，胆囊炎[531]。【哈萨克药】弥勒獐牙菜，金鱼胆：全草清肝胆湿热，除胃火。【土家药】水黄连：全草治湿热黄疸，感冒发烧，急性胃炎，咽喉炎，扁桃体炎，结膜炎，盆腔炎，肺炎[129]。【彝药】帕尼基[101,104]：全草治风火牙痛，胆囊炎，热淋，黄疸，急性结膜炎，口腔炎，急慢性肝炎，发痧腹痛，痔疮[101,104]，肝胆疾病[16]，九子疡(颈淋巴结结核)，疔疮肿毒，黄疸型肝炎，昏厥[104]；效用同哈萨克药[531]。【藏药】效用同川西獐牙菜 S. mussotii[24]。

Swertia multicaulis D. Don 多茎獐牙菜(龙胆科)。【藏药】ཟེར་པོ་ག་དུར་མཆིག(塞保古椎窍)[21]；根治瘟疫，黄疸，腹痛，肠痧疫疠，腑热，疮疖，跌打外伤[21,24]。

Swertia mussotii Franch. 川西獐牙菜(龙胆科)《部藏标》。【藏药】ཟངས་ཏིག(桑蒂)[21,27,35]，蒂达[23]，藏茵陈[755,817]：全草治急性黄疸型肝炎[5,24,35][171]，血病[24]，肝胆疾病[5][171,1017]，肝炎[24][172,755,817]，胆囊炎[2][116,172,888]，"赤巴"病，血病，尿路感染，胃火过盛[24]，病毒性肝炎[2]，带有隆和热性的胆病，清位于胆囊的邪热[27]，"赤巴"[658]，消化不良，各型肝炎，急性骨髓炎，急性结膜炎，急性咽喉炎，烫伤，风火牙痛，热淋[888]，胆结石，消炎，清热，抗病毒，细菌引起的各种疾病[755]，黄疸型肝炎[2][25,116,172]，非黄疸型肝炎[25]，疫热证，头痛，骨热，胆热[21]。

Swertia nervosa (G. Don) Wall. ex C. B. Clarke 显脉獐牙菜(龙胆科)。【土家药】xi² mie⁴ en¹ qie¹ (席灭恩切)，龙胆草：全草治热泻症，黄

痘症，长蛾子，毒蛇咬伤[128]。【藏药】ཐང་ཕྲོམ།（机合滴）[25]，让底[40]：全草治急性黄疸型肝炎，急性肾盂肾炎，流行性感冒，胆病引起的发烧及疮疖痈毒[25]；效用同北方獐牙菜 S. diuta[40]。

Swertia obtusa L. 互叶獐牙菜（龙胆科）。【哈萨克药】کوب حملدنق سؤمرنیا：全草治肝炎，胆囊炎，尿道炎，肾炎，急慢性细菌性痢疾及消化不良[140]。

Swertia patens Burk. 斜茎獐牙菜（龙胆科）。【彝药】阿科卧诺诗[101]，落孺痂[8]：全草治消化不良[111][34,173,175]，上呼吸道感染引起的痉挛性疼痛[14][34]，腹痛[174,175,704]，牙痛[8][173,175,704]，上感引起的小儿腹痛[173]，小儿因消化不良或上呼吸道感染而引起的痉挛性腹痛[8]，小儿肠痉挛性腹痛，风火牙痛，胃痛，胁痛，咽喉肿痛[101]。

Swertia petiolata D. Don 长柄獐牙菜（龙胆科）。【藏药】全草治肝胆疾病[28]。

Swertia phragmitiphylla T. N. Ho et S. W. Liu 片马獐牙菜（龙胆科）。【藏药】གནེར་ཏིག（赛尔滴）[21,25]：根治黄疸型肝炎，各种出血[25]；全草治"培根"病，"赤巴"病，时疫感冒[21]，肝炎[664]。

Swertia przewalskii Pissijank 祁连獐牙菜（龙胆科）。【藏药】贾合斗：全草治肝炎，胆囊炎，肺炎，尿路感染，痛肿疮毒，流感发烧[33]。

Swertia pseudochinensis Hara 瘤毛獐牙菜（龙胆科）。【蒙药】ᠴᠠᠭᠠᠨ ᠲᠡᠮᠦᠷ ᠳᠢᠭᠳᠠ（Chagan temur digda，查干－特木日－地格达）[92]，毕勒楚ана－地格达[19]，查干－铁木尔－地格达[51]：全草治肝胆热病，黄疸[44,51,56][92]，胆结石[51][92]，食积胃热，伤热[51][92]，"希日"热，胆痞，消化不良，"巴达干希日"合并症[44]，肝病[56]，发烧，瘟疫，中暑，流感，头痛[92]，平息"协热"，清热健胃，利湿[19]。【维药】قه سه بوز زهريره（Qeseboz zeriyre，开赛布孜则日热）：全草治麻风，梅毒，皮肤瘙痒，皮癣，皮肤病，炎肿，中毒性发烧，结核病，腹胀腹泻[75]。【藏药】查干－铁木尔－地格达，当药，肝炎草：全草治湿热黄疸，痢疾，胃炎，消化不良，火眼，牙痛，口疮，疮毒肿痛[1075]。

Swertia punicea Hemsl. 紫红獐牙菜（龙胆科）。【土家药】青鱼草：全草治流痰，喉咙肿痛，屙痢，风火牙痛，耳聋[125]。【彝药】ꀕ ꌅ ꃆ ꌠ（bbushy-turbbutcy，补史土通此）[8]，布什都补[176]：全草

治高热不退，湿热烦渴，黄疸，胃脘胀痛[8]，黄疸型肝炎和非黄疸型肝炎，胆囊炎，毒蛇咬伤，瘰疬，乳疮，内外出血，胃炎，百日咳[176]。【藏药】桑蒂[24]，蒂达[36]：效用同宽丝獐牙菜 S. dilatata[24]；全草治风火牙痛，热病水肿[36]。

Swertia racemosa(Griseb.)Wall. ex C. B. Clarke 藏獐牙菜（龙胆科）。【藏药】བལ་ཏིག（哇滴）[25,27]，baltig(帕蒂)[116]：全草治黄疸型肝炎，水肿[25]，"赤巴"病，血病，胆热[27]，黄疸型肝炎，病毒性肝炎，胆囊炎[116]。

Swertia tetraptera Maxim. 四数獐牙菜（龙胆科）。【藏药】效用同川西獐牙菜 S. mussotii[24]。

Swertia wolfgangiana Gruning 华北獐牙菜（龙胆科）。【藏药】代哇[22]，桑滴[32]：全草治胆囊炎，流行性感冒[22,32]，肝炎，瘟病时疫[22]，急性黄疸型肝炎，急性菌痢，结膜炎，咽喉炎，创伤，肠痈，风火牙痛，热淋骨髓炎[32]。

Swertia younghusbandii Burk. 少花獐牙菜（龙胆科）。【藏药】ཐང་ཕྲོམ།（机合滴）：全草治急性黄疸型肝炎，急性肾盂肾炎，流行性感冒，胆病引起的发烧及疮疖痈毒[25]。

Swertia yunnanensis Burk. 云南獐牙菜（龙胆科）。【阿昌药】色牙啊，怀知青叶胆：效用同景颇药[9,18,19]。【德昂药】青叶胆：效用同景颇药[9,18,19]。【景颇药】Sangko：全草治急性肝炎，胆囊炎[9,18,19]。【彝药】帕尼基[101,104]，史娃节[14][34]：全草治黄疸型肝炎[14,104][34]，风火牙痛，胆囊炎，热淋，黄疸，急性结膜炎，口腔炎，慢性肝炎，发痧腹痛，痔疮，九子疡（颈淋巴结结核），疔疮肿毒，昏厥[104]，湿热[14][34]，高热不退，湿热烦渴，皮肤黄染，胃脘胀痛[109]；效用同青叶胆 S. mileensis[101]。【藏药】效用同川西獐牙菜 S. mussotii[24]。

Swida alba Opiz [Cornus alba L.] 红瑞木（山茱萸科）。【鄂伦春药】乌拉淋不了各汗，凉子木，红柳条：树皮治肠炎，痢疾，中耳炎，结膜炎，麻疹不透，上呼吸道感染，咯血[161]。【蒙药】乌兰－塔日乃：茎干治毒热，肉毒症，血热，陈热，"希日沃素"病，麻疹不透，皮肤瘙痒[51]。

Sylvite 钾盐（主含氯化钾）。【藏药】治低血钾症[31]。

Symplocos chinensis(Lour.)Druce 华山矾（山

矾科)。【仫佬药】美捐善：根治痢疾，阳痿，疮疡久不收口[15]。【畲药】白染，白桑：叶、根治骨折[146]。【瑶药】guh nqaiv ndiangx（骨凯亮），土常山，狗屎木：根、枝叶治感冒发热，疟疾[130][4]，痧气，痢疾，疝气痛，筋骨疼痛，疥疮，烧烫伤，蛇伤[130]，水肿[4]。【藏药】徐坎：效用同白檀 S. paniculata[22]。

Symplocos glandulifera Brand. 腺缘山矾（山矾科）。【傣药】小刺叶：叶治产后四肢骨痛[9,73]。

Symplocos laurina（Retz.）Wall. 黄牛奶树（山矾科）。【傣药】埋章巴：根、树皮治肝炎，乏力[65]。【瑶药】董针莲：树皮治伤风头昏，感冒身热，热邪口燥，无名肿毒[133]。

Symplocos paniculata（Thunb.）Miq. 白檀（山矾科）《部藏标》。【傣药】埋罗木：花、茎叶、根治水火烫伤[62][213]，恶心呕吐，产后乳汁不下，体弱多病，不思饮食，外伤出血[62,64]，胃脘胀痛[63,64]；茎、叶治高热不语，腹部冷痛，恶心呕吐，腹泻[9,65,71]，火烧伤[9,71]。【彝药】埋糯木：花、叶治高热不语，腹部冷痛，恶心呕吐，腹泻，火烧伤[14]。【藏药】ༀ ་ མ་བ（徐砍）[21]，息坎洛玛[23]，西坎[2,35]，徐坎[24]：叶治肺热症，肾热症，扩散伤热病[21,23,35]，腰肌劳损，口腔炎[21,35]，传染性热病[2]，瘟热症[21]，紊乱热，口唇腐烂溃疡，口臭[27]；根、叶、皮治传染病发热，腰肌劳损，口腔炎，眼炎[24]。

Symplocos sumuntia Buch. – Ham. ex D. Don [*S. caudata* Wall.] 山矾（山矾科）。【傈僳药】密你梭：根、花、叶治黄疸，咳嗽，关节炎[166]。【畲药】土白芷，黄仔叶柴，粽石全叶：根治风火头痛，心烦发热，黄疸，口渴，血崩，舌疱，心痛，久痢[147]。【藏药】徐坎洛玛：根、叶、花治湿热黄疸，传染性热病，口腔疾病，风火赤眼，跌打损伤[22,24]。

Symplocos wikstroemiifolia Hayata 微毛山矾（山矾科）。【苗药】土常山，狗屎木：根、叶治高热，疟疾，腰腿痛，狂犬病，毒蛇咬伤[82]。

Syncalathium kawaguchii（Kitam.）Ling 含头菊（菊科）。【藏药】花治毒热，虚热，喉病，黄水病[27]。

Syneilesis aconitifolia（Bunge）Maxim. 兔儿伞（菊科）。【蒙药】雨伞菜，帽头菜：根茎及根或全草治风湿痹痛，四肢麻木，腰腿疼痛，月经不调，行经腹痛，跌打损伤，痈疽疮肿[51]。

Syngnathoides biaculeatus（Bloch） 拟海龙（海龙科）。【蒙药】ᠯᠣᠣᠯᠢᠭ ᠵᠠᠭᠠᠰ（Luolig zhages，洛力格 –扎格斯）：全体（海龙）治遗精，阳痿，早泄，肾寒，腰腿痛[45,46]。

Syngnathus acus Linnaeus［*Solenognathus acus Linnaeus*］尖海龙（海龙科）《药典》。【蒙药】ᠯᠣᠣᠯᠢᠭ ᠵᠠᠭᠠᠰ（Luolig zages，洛力格 –扎格斯）：全体（海龙）治遗精，阳痿，早泄，肾寒，腰腿痛[45,46]。

Synotis duclouxii（Dunn）Jeffrey et Y. L. Chen［*Senecio duclouxii* Dunn］滇东合耳菊（菊科）。【彝药】儿参儿扒西里[14]，儿扒西里，小牛舌头叶[113]：根治毒蛇、蜈蚣咬伤[14,113]，乳汁不足[14]。

Synotis erythropappa（Bur. et Franch.）C. Jeffrey et Y. L. Chen 红缨合耳菊（菊科）。【藏药】全草或全草煎膏治肝热，胆热，毒热，剑伤，创伤，疮疖痈毒[22]。

Synotis nagensium（C. B. Clarke）Jeffrey et Y. L. Chen［*Senecio nagensium* C. B. Clarke］锯叶合耳菊（菊科）。【佤药】白千里光：根、全草治感冒发热，支气管炎，肾炎尿黄，急性膀胱炎[168]。【壮药】胚肥，紫灰草：全草治毒蛇咬伤[15]。

Syntrichia alpina（C. Mull.）Oyra 参见 Tortula sinensis。

Synurus deltoides（Alt.）Nakai 山牛蒡（菊科）。【蒙药】老鼠愁：种子及花治感冒发热，咳嗽，咽喉肿痛，瘰疬，疮肿[51]。

Syringa oblata Lindl.［*S. oblata* var. *alba* Rehd.］紫丁香（木犀科）。【蒙药】ᠠᠯᠠᠱᠠ ᠴᠠᠭᠠᠨ ᠠᠭᠤᠷ（Alagsha chagan agru，阿拉善 – 查干 – 阿嘎如）：根及心材治心热，心刺痛，头晕，失眠，心悸，气喘，"赫依"病[49,51]。

Syringa pinnatifolia Hemsl.［*S. pinnatifolia* var. *alashanensis* Ma et S. Q. Zhou］贺兰山丁香（木犀科）《部蒙标》。【蒙药】ᠠᠯᠠᠱᠠ ᠠᠭᠤᠷ（Alagsha agru；阿拉善—阿嘎如）[3,51]：根、枝干治失眠，气喘，"赫依"病，心绞痛，头晕，心跳[3,51,56]，心热[51]。

Syringa reticulata (Blume) H. Hara subsp. amurensis (Rupr.) P. S. Green 暴马丁香（木犀科）。【阿昌药】阿铺平胆烂：树皮治咳嗽，支气管炎，支气管哮喘[9,18,19]。【朝药】暴马子皮[83]，嘎槐那木[9,89]：树皮治咳嗽痰多，气短哮喘[9,83,89]，慢性支气管炎哮喘，心脏性浮肿[9,89]。【德昂药】裂痒毫：效用同阿昌药[9,18,19]。【鄂伦春药】依尼殿[20]，暴马子皮[161]，衣尾殿[5]：嫩枝和树皮治气管炎，痰多咳嗽[20]；树皮治痰喘咳嗽[5,161]，慢性支气管炎，水肿，心脏性浮肿[5,161]。【景颇药】myangdangam，白丁香：效用同阿昌药[9,18,19]。【藏药】旃檀嘎保：树干及枝条心治肺虚热，咳嗽，支气管炎，支气管哮喘[32]，治心肺虚热；心材外用治皮肤红赤发炎[25]。

Syringa sweginzowii Koehne et Lingelsh. 四川丁香（木犀科）。【藏药】力醒：枝杆、根治头痛，健忘，失眠，烦躁，命门病，风寒症，"龙"病，关节炎，寒症，消化不良[39]。

Syringa vulgaris L. [*S. vulgaris* var. *alba* West.] 欧丁香（木犀科）。【藏药】阿尔加[29]，阿加嘎布[24]：枝杆、根治头痛，健忘，失眠，烦躁[24,29]，心脏病，轻型精神病，神经衰弱，失眠[21]；枝杆治心热病，妇科诸病[23]。

Syringa yunnanensis Franch. 云南丁香（木犀科）。【藏药】力醒：枝杆、根治头痛，健忘，失眠，烦躁，命门病，风寒症，寒性"龙"病，关节炎，寒症，消化不良[39]。

Syrrhaptes paradoxus (Pallas) [*Pterocles alis* L.] 毛腿沙鸡（沙鸡科）。【维药】别额塔克，台依霍吉，提霍吉：全体治体弱者；其内脏制剂涂身使皮肤光泽，点眼除白内障[80]。【藏药】鲜肉治病后体弱，脾胃虚寒，食少作泻，肢体倦怠[30]。

Syrrhaptes tibetanus (Gould) 西藏毛腿沙鸡（沙鸡科）。【藏药】鲜肉治病后体弱，脾胃虚寒，食少作泻，肢体倦怠[30]。

Syzygium aromaticum (L.) Merr. et L. M. Perry. 参见 Eugenia caryophyllata。

Syzygium balsameum Wall. ex Kurz. 香胶蒲桃（桃金娘科）。【藏药】效用同海南蒲桃 S. cumini[24]。

Syzygium brachyantherum Merr. et Perry. 短药蒲桃（桃金娘科）。【纳西药】埋沙拉：果实、茎叶治过敏性哮喘，肺结核[13]。

Syzygium buxifolium Hook. et Arn. 赤楠（桃金娘科）。【瑶药】假黄杨，美腊应：根治尿路结石，黄疸型肝炎，胃痛，烧烫伤[15]。

Syzygium cumini (L.) Skeels [*S. jambolanum* DC.；*S. caryophyllifolium* (Lam.) DC.] 乌墨（桃金娘科）《部藏标》。【傣药】树皮治痢疾，肠炎腹泻；果治过敏性哮喘，气管炎[9,74]。【基诺药】生姐：树皮治胃炎，腹泻，痢疾，哮喘，肺结核[10,163]。【蒙药】ᠬᠠᠲᠤ ᠣᠢᠷ（Hatu wur，哈图－乌热），蒲桃子[44]，其赫日格乌热[56]：果实治肾阳不足，遗精，尿频，尿闭，石痞，腰腿疼痛，游痛症[44]，下身寒凉，腰胯酸痛，肌肉痛，肾热，肾震伤，肾型布鲁菌病，膀胱石痞[56]。【佤药】虫窝树[10]，山蒲桃[168]：树皮治红、白痢疾[10,168]。【藏药】ᰲᰟᰵᰵᰵᰵᰵ（萨债）[2,21,35]，萨摘琼哇[23,24,27]：果实治肾寒淋浊[23,24,27]，"三邪"病[21,22,24,27,35]，肾寒病，肾脏病[22]，肾病，淋浊[21]。

Syzygium grijsii (Hance) Merr. et Perry. 轮叶蒲桃（桃金娘科）【畲药】山乌珠：根治肝炎，乳痈初起[148]。【瑶药】千年矮：根、叶治跌打损伤，风寒感冒，风湿头痛，火眼[133]。

Syzygium jambos (L.) Alston 蒲桃（桃金娘科）。【拉祜药】tie mu a jie：叶泡脚治脚气[152]。

Syzygium xizangense Chang et Miau 西藏蒲桃（桃金娘科）。【藏药】萨哲：果实治肾寒病，淋浊病，"三邪"病[24]。

T

Tabanus bivitattus Matsumura [*T. obsoletus* Wiedemann] 复带虻（虻科）。【哈尼药】牛虻，Aqmavq（阿蚂），牛苍蝇：雌虫全体治血滞经闭，肿毒，跌打瘀血[143]。【苗药】岗凶历：雌虻成虫治月经不调，跌打损伤[96]。【藏药】雌体治血瘀经闭，跌打损伤[30]。

Tabanus mandarinus Schiner 华虻（虻科）。【瑶药】牛蚊虫：雌虫治经闭，跌打损伤；外用治肿毒[133]。

Tabanus tinctus Walker [*T. mixtus* Szilady] 牛虻（虻科）。【藏药】效用同复带虻 T. bivitattus[30]。

Tabanus trigonus Coquillett 董虻（虻科）。【朝药】소등에（sāo dēng yě，骚登耶）：雌虫全体用于逐瘀血，破下血积，坚痞癥瘕，寒热，通利血脉及九窍，女子月水不通，积聚，除贼血在胸腹，五脏者及喉痹结塞[86]。【藏药】效用同复带虻 T. bivitattus[30]。

Tacca chantrieri Andre [*T. esquirolii* (Lévl.) Rehd.] 蒟蒻薯（蒟蒻薯科）。【傣药】咪火蛙[61,62,63,64]，贺端烘，香帕晚[62-64]：全草治淋巴结肿痛，深部脓肿[9,71]；块茎治胃炎，高血压，烫伤，烧伤[168]，胃及十二指肠溃疡，高血压，肝炎，胃痛，烫伤烧伤，疮疡[9,74]，鲜叶治淋巴结肿[14]，用于清热解毒，消炎止痛[65]；块茎、叶用于热风所致咽喉肿痛，疮疡肿毒，腮腺炎，颌下淋巴结肿痛，乳腺肿痛，腹部刺痛，咳嗽痰多，无名肿毒[62-64]，颌下淋巴结肿痛，乳房胀痛，腹扭痛，食物中毒[62]。【德昂药】嘿[18]：块茎治急慢性肠炎[18]。【哈尼药】爬舍爬呢[14]，杯把那[145]，Pavqsiil pavqnil（八斯八尼）[143]：全草治肠炎，肾炎，痛经[14]；块茎治肠炎，痢疾，消化不良，肝炎，胃、十二指肠溃疡，扁桃体炎，肺炎[145]；肠炎腹写，痢疾，消化不良，咽喉肿痛，扁桃体炎，肺炎，外伤感染，疮痈肿毒，烧伤烫伤。全株有毒，中毒轻者出现腹泻，重者肠粘腹脱落，引起大量出血[143]。【基诺药】雀裸帕来[10,163]：

根茎治咽喉肿痛，扁桃体炎，肺炎，疟疾，胃病；外治跌打瘀肿[10,163]。【拉祜药】da ha pu[152]：根治胃痛[152]；叶研烂外敷治骨折[152]；块茎治胃、十二指肠溃疡，胃出血，肝炎[150]。【佤药】山大黄，老虎须[10,168]：块茎治胃炎，胃肠溃疡，高血压，烫伤，烧伤[10,168]。【壮药】冬吞：块茎治疮疖[15]。

Tacca plantaginea (Hance) Drenth. 参见 Schizocapsa plantaginea。

Tachypleus tridentatus (Leach) 中国鲎（鲎科）。【阿昌药】鲎：鲎尾炭治肺结核咯血，胃出血；鲎尾炭外用治外伤出血；鲎球粉治咽喉肿痛[18]。【京药】体壳治湿疹[15]。

Tadehagi triquetrum (L.) Ohashi 参见 Desmodium triquetrum。

Tadorna ferruginea (Pallas) 赤麻鸭（鸭科）。【藏药】俄日尺[34]，ﾘﾖﾞ ﾖﾞﾘ（额哇）[21,25]：肉治"逆洛"病，腓肠肌痉挛和炭疽病[25,30,34]，腿肚转筋[21]，鱼肌转筋[23]，脾胃虚弱，脱肛，子宫脱垂，头痛，发冷发热，上吐下泻[30]；肉和胆汁治腿肚转筋[23,25,30]；胆汁调净水点眼治雪盲[21,22,24,25]；胆汁治烧伤[21]；蛋治消化不良[21]。

Tadorna tadorna(Linnaeus) 翘鼻麻鸭。【藏药】俄日尺：胆治腿肚转筋，调净水点眼治雪盲；肉治腓肠肌痉挛，炭疽病[22,27]。

Tagetes erecta L. 万寿菊（菊科）。【傣药】芽玉内[65]，臭芙蓉，蜂窝菊[17]：花用于平肝，清热，祛风，化痰[65]；花序治头晕目眩，风火眼痛，小儿惊风，感冒咳嗽，百日咳，乳痛，疟腮[17]。【土家药】金丝菊：花序治头晕目眩，风火眼，小儿惊风，感冒咳嗽，百日咳，乳痛[124]。【台少药】Rabakasu(Paiwan，族太麻里)，Rabagasu(Paiwan，族太麻里)：鲜叶贴于头部治头痛[169]。

Tagetes patula L. 孔雀草（菊科）。【阿昌药】路永撒：全草治上呼吸道感染，痢疾，咳嗽，风火牙痛，乳腺炎[18]。【傈僳药】念夺莫：全草治上呼吸道感染，咳嗽，百日咳，痢疾，牙痛，风火眼痛；全草外用治腮腺炎，乳腺炎[166]。【彝药】

臭菊花，缎子花，依尼补此乌[105]：花或根治蛇咬伤，痄腮，乳疮，久咳，热咳喘，头昏头晕，感冒发热[105]；根治毒蛇咬伤[109]；全草治上呼吸道感染，痢疾，百日咳，牙痛，腮腺炎[17]。【藏药】小万寿菊：花治破脉（脉管破裂），疮伤，肺脓疡[27]。

Takeikadzuchia lomonosowii (Trautv.) Kitag. et Kitam. 参见 Olgaea lomonosowii。

Takifugu obscurus (Abe) 暗纹东方鲀（鲀科）。【朝药】암색보가지 暗色东方鲀（ām sàik bǒ gā jì，啊母赛克曝嘎几）：肉补虚，去湿气，理腰脚，去痔疾，杀虫[86]。

Takifugu ocellatus (Linnaeus) 弓斑东方鲀（鲀科）。【朝药】황복어（huǎng bǎo è，黄曝呃）：效用同暗纹东方鲀 T. obscures[86]。

Takifugu vermicularis (Temminck et Schlegel) 虫纹东方鲀（鲀科）。【朝药】벌레보가지 虫纹东方鲀（bōr lēi bǒ gā jì，波儿垒曝嘎几）：效用同暗纹东方鲀 T. obscures[86]。

Talcum 滑石 ［硅酸盐类矿物，主含 Mg_3 ［Si_4O_{10}］（OH）$_2$］《药典》。【朝药】활석（hual sèk，花儿塞克）：用于腹痛无泄者，中寒，瘟疫，虫积，蛔虫病[83]，少阳人中暑，暑泄，烦渴[81]，水肿，小便不利，烦躁，黄疸，熟湿（祛湿、利湿），淋疾[84]。【仡佬药】也午：矿物治尿结石[162]。【蒙药】ᠲᠡᠨᠢᠭᠡᠷ（Teniger，特尼格日）[43]，特尼格尔[56]：滑石粉治膀胱结石，水肿，血瘀症，闭经，子宫痞，疮疡，黄水疮，痘疹，"协日沃素"病[43]，膀胱灼痛，手、脚、心发热，月经不调或闭经，水肿，脉痞，脉伤[56]。【土家药】治尿道炎，小便涩痛，膀胱结石，肠炎下痢，黄疸水肿，暑热烦渴，湿疹，痱子[124]。【维药】塔力克：用于清热利湿，止痒止血，解毒[79]。【彝药】脱石，画石：治便秘，疯狗咬伤[10]。【藏药】ཧཱ་ཤི།（哈西）[25,27]：治脉管炎，伤口，筋络病，眼病[34]；原矿物舒脉通络[23,25][11]，治暑热烦渴，小便不利，淋病水肿，水泻热痢[31]，血管阻塞，外伤发炎，眼病[21]，脉络病，止泻[27]，脉热病，脉管炎，筋络受阻，目赤，视物昏花，伤口溃烂[24]，利尿[23]。

Talinum paniculatum (Jacq.) Gaertn. ［***T. patens*** (Jacq.) Willd. ］土人参（马齿苋科）。【白药】土洋参[17]，土高丽参[13,17]：根治小儿遗尿，肺热燥咳，月经不调[13,17]，产后体虚，病后体弱[17]，气虚乏力，脾虚泄泻，眩晕潮热，盗汗，自汗[13]。【侗药】照虐务近，参草[135,136]，照流务行[137]：根治体恫疲倦，肺劳咳嗽，咳痰带血，月经不调，脾虚劳倦，失眠[135,136]；全草治沾亏腽（虚弱病）[137]。【傈僳药】冲起腊：根治脾虚劳倦，泄泻，肺痨咳痰带血，潮热，盗汗，月经不调，带下[166]。【黎药】参返，水人参，参草：根治脾肺虚弱，久咳少痰，身体消瘦，久病虚损[153]。【毛南药】kau⁵ li⁶ sɯn¹（搞力参）：根治月经不调，闭经，经后虚弱[156]。【苗药】Vob eb bens（窝阿笨，贵州黔东南），土洋参[91,94]，高列生[211]：根治病后、产后虚弱，月经不调，老年多尿[91,94]，小儿遗尿，虚热咳嗽，盗汗，自汗，带下，产妇乳汁不足，无名毒疮[91]，多尿症[211]；全草治产后浮肿[96]，月经不调[96][1069]，补虚弱[95]，脾虚泄泻，肺痨咳血，眩晕，乳汁稀少[1069]。【仫佬药】土人参（罗城语）：根与鸡肉或猪脚煲服治病后虚弱，老年体弱[15]。【畲药】根治劳倦无力，神经衰弱，咳嗽，腹泻，盗汗，遗精，多尿，白带，月经不调，叶治疮疖肿[10]，头晕，滋补[148]。【土家药】ku³ za¹ yang¹ sen¹（苦咱洋参生），瓦参[129]：根治脾虚，劳伤，泄泻，肺痨咳嗽，潮热盗汗，自汗，月经不调，带下，乳汁稀少[129]，病后体虚，神经衰弱，自汗，盗汗，小儿脾虚泄泻[123,127]；根、叶（多鲜用）治中元气虚，走猴胎，劳伤病，脱茄胎症（又名吊茄子，即子宫下垂）[128]；全草治头晕，神衰梦多，痨病[10,126]。【瑶药】高力参：根用于脾虚劳倦，泄泻，肺痨咳痰带血，眩晕潮热，盗汗，自汗，月经不调，带下[133]。【彝药】搞色[101,104]：根治老年多尿，小儿遗尿，产后体弱，脾虚劳倦，肺虚咳嗽，盗汗自汗，疮疡肿毒[101,104]。【壮药】棵红燕（河池语）[15]，lagcoemh（拉孙）[23]：根与鸡肉或猪脚煲服治病后虚弱，老年体弱，小儿遗尿，缺乳；根治子宫脱垂，气虚脱肛，肺虚咳嗽，脾胃虚弱[15]，肺热咳嗽，月经不调[23]。

Tamarindus indica L. 酸豆（豆科）。【白药】孙巴紫：果肉治消化不良[14]。【傣药】麻夯荒，马脏，麻康矿[65]：果实治牙痛，口舌生疮，腹痛[9,65,71]，腹泻，蛇、虫、狗咬伤[9,71]，暑热食欲不振，妊娠呕吐，小儿疳积[67,68]；叶治腹

痛[9,14,72]；果实、树皮、叶治热风所致的牙痛，口舌生疮，心慌心跳，失眠多梦，腮腺炎，下颌淋巴结，乳腺肿痛，小便热涩疼痛，尿血，尿中夹有砂石，腹泻，便秘[63,64]，五淋，腹泻，二便闭塞不通，水肿，输尿管、膀胱结石，头昏头痛，腹痛腹泻，红白下痢，风湿四肢酸麻疼痛[64]，口舌生疮，腮腺炎，颌下淋巴结肿痛，乳房胀痛，小便热涩疼痛，腹泻，便秘，心慌心悸，失眠多梦[62]；果肉、叶治牙痛，腹痛腹泻，口舌生疮，蛇、狗、虫咬伤[8]。【德昂药】Suanguo(酸果)[8]，麻奖[160]：果实治小儿疳积，中暑，便秘[8,160]，牙痛，口舌生疮，腹痛，腹泻，蛇、虫、狗咬伤[14,160]，慢性胃炎，消化不良，食积，蛔虫症[8]，食欲不振，妊娠呕吐，脖子疼[160]；效用同景颇药[13]。【哈尼药】酸角，Beiv' qeil(伯且)，罗望子[143]：果实治小儿疳积，蛔虫症，腹痛，疟疾，大便干燥，食欲不振，妊娠呕吐，发热口渴，预防中暑[143]；果壳治食欲不振，妊娠呕吐，中暑，食积不消，小儿疳积，便秘[8]。【基诺药】Qiubiaoazeng(丘标阿增)：果实、树皮治痢疾，腹泻[8,163]；树皮治痢疾，腹泻[10]。【景颇药】马荣希[13]，玛用西[14]：果实治慢性胃炎，食积，消化不良，腹痞痛，预防中暑，小儿疳积，蛔虫症，便秘[13]；树皮治腹泻[13]；果肉治气虚体虚，食欲不振[14]。【傈僳药】四鲁九：果壳治中暑，食欲不振，小儿疳积，妊娠呕吐，便秘[8,166]。【纳西药】果实用于预防中暑，痰饮，食欲不振，消化不良，食积，慢性胃炎，腹痛，小儿疳积，妊娠呕吐，便秘，蛔虫病[164]。【佤药】考玛刚：果肉治暑热食欲不振，身体虚弱[8]。【维药】ته مرى هندى (Temri xindi，台米日印地)[75,77]，塔马力印地[78]，酸角[22]：果实用于胆液性发热发烧，口渴胃虚，恶心呕吐，血热偏盛，遗精早泄，湿热性皮肤病，尿路感染[75,77]，体倦多汗，病后体虚，视物昏花，血热妄行的出血症，食欲不振，阳萎，肠燥便秘，恶心呕吐，高血压[78]；果荚治中暑，食欲不振[22]。【彝药】ꃰꈌꃖ(syrnurji，泗努几)：肉质果皮治中暑，食欲不振，便秘，疳积，妊娠呕吐[8]。

Tamarix chinensis Lour. 柽柳(柽柳科)。【蒙药】Suhai(苏亥)[41,51]：嫩枝叶(山川柳)治陈热，"协日沃素"病，"肉毒症"，血热，麻疹[41,51]，

毒热，"反变毒"，伏热，皮肤瘙痒[51]。【纳西药】观音柳：嫩枝叶治感冒，麻疹不透，风湿痹痛，久病，麻疹初期不透，风疹瘙痒，荨麻疹[164]。【维药】یۇلغۇن مېۋىسى (Yulghun mewisi，优里混梅维斯)：果实治热性出血，肺炎，感冒，咳嗽，湿性脱肛，腹泻，肝脏硬肿，脾脏肿大，湿疹，皮肤瘙痒[75]；枝叶用于麻疹不透，风湿痹痛[77]。【藏药】奥木吾[23]，西河柳，山川柳(曲靖)[13]：嫩枝治中毒症，黄水病，血热病，瘟病时疫，脏腑毒热[23]，风湿关节痛，小便不利[17]，麻疹难透，感冒[13,17]，风疹身痒，喘咳，风湿骨痛[13]。

Tamarix elongata Ledeb. 长穗柽柳(柽柳科)。【维药】荣古力：花序、幼枝用于咳嗽，风寒感冒，小便不利[79]。

Tamarix ramosissima Ledeb. 多枝柽柳(柽柳科)【蒙药】效用同柽柳 T. chinensis[51]。【维药】荣古力：效用同长穗柽柳 T. elongata[79]。

Tamias sibiricus Laxmann 西北利亚花鼠(松鼠科)。【藏药】肉治月经不调，肺痈，痔疮[30]。

Tanacetum delavayi(Franch.) H. – M. 川滇女蒿(菊科)。【纳西药】止咳菊：块根治肺虚咳嗽，久咳不止，支气管炎[164]。

Tanacetum vulgare L. 菊蒿(菊科)。【俄罗斯药】艾菊：地上部分用于消炎，利胆，健胃，降血压[533]。【哈萨克药】效用同俄罗斯药[533]。【蒙药】效用同俄罗斯药[533]。

Taphrospermum verticillatum (Jeffrey et W. W. Smith) Al – Shehbaz [*Staintoniella verticillata* (Jeffrey et W. W. Smith)Hara] 轮叶沟子芥(十字花科)。【藏药】细马拉普：全株治消化不良，肉食中毒[40]。

Taraktogenos merrilliana (H. L. Li) C. Y. Wu 参见 Hydnocarpus annamensis。

Taraxacum asiaticum Dahlst. 亚洲蒲公英(菊科)。【藏药】克尔芒：效用同蒲公英 T. mongolicum[22]。

Taraxacum bessarabicum (Hornem.) Hand. – Mazz. 窄苞蒲公英(菊科)。【蒙药】ᠪᠢᠯᠢᠭᠲᠦ ᠨᠠᠪᠴᠢ (Biligt nabqi，毕力格图 – 那布其)：花葶治创伤[217]。

Taraxacum borealisinense Kitam. [*T. sinicum* Kitag.] 碱地蒲公英(菊科)《药典》。【蒙药】

ᠪᠢᠯᠢᠭᠲᠦ ᠨᠠᠪᠴᠢ（Biligt nabqi，毕力格图 – 那布其），
ᠪᠠᠭᠪᠠᠭᠠᠢ ᠬᠢᠬᠢᠭ（Bagbagai qiqig，巴格巴盖—其其
格）：全草治"希日"热，黄疸，乳腺肿大，瘟
疫，食欲不振，中毒，"包如巴达干"，胃热，陈
热[42]，眼、皮肤、尿液发黄、口苦、发烧等热性
"希日"病，包如病[56]。【维药】马木卡甫：全草
（蒲公英）治"希日"热，黄疸，乳腺肿大，瘟
疫，食欲不振，中毒，"包如巴达干"，胃热，陈
热[42]。效用同蒲公英 T. mongolicum[77]。【壮药】
效用同蒲公英 T. mongdicum.[180]

Taraxacum brevirostre Hand. – Mazz. 短喙蒲
公英（菊科）。【藏药】库尔芒：全草治培根木保
病，瘟病时疫，血病，"赤巴"病[23]。

Taraxacum calanthodium Dahlst. 大头蒲公英
（菊科）。【藏药】克尔芒：全草治"培根"病，"木
保"病，"赤巴"病，肝病，胆病，血病，胃病，
咽喉热病；全草外用治疮疖痈肿[22,34]；根效用同
全草；茎、叶用于催乳[34]。

Taraxacum dealbatum Hand. – Mazz. [**T.**
leucanthum(Ledeb.) Ledeb.] 粉绿蒲公英（菊科）。
【藏药】哇库尔嘎保[23]，出芒[39]：全草治溃疡，
高烧，肠胃炎，胆囊炎，胆热病[39]，培根木保
病，瘟病时疫，血病[23]，"赤巴"病[23]。效用同
锡金蒲公英 T. sikkimense[23]。

Taraxacum eriopodum(D. Don.) **DC.** 毛柄蒲
公英（菊科）。【藏药】苦芒：全株治"培根"病，
"木保"病，"赤巴"病，肝胆病，胆囊炎，胆热
病，肠胃炎，溃疡，高烧[40]。

Taraxacum heterolepis Nakai. et H. Koidz. 异
苞蒲公英（菊科）。【蒙药】巴格巴盖 – 其其格，瓦
枯日：全草治目、皮肤、尿液发黄、口苦、发烧
等热性"希日"病，包如病[56]。【藏药】克尔芒：
效用同蒲公英 T. mongolicum[22]。

Taraxacum kok – saghyz Rodin 橡胶草（菊
科）。【藏药】苦芒：效用同毛柄蒲公英 T. eriopo-
dum[40]。

Taraxacum lugubre Dahlst. 川甘蒲公英（菊
科）。【羌药】Disgeaw（的斯格务），得斯各部：全
草治疗疮疮症，湿热疮毒，咽喉肿痛；外敷治痈
疮肿毒，乳腺炎[167]。【藏药】克尔芒[32]，出
芒[39]：全草治上呼吸道感染，急性扁桃体炎，咽
喉炎，眼结膜炎，流行性腮腺炎，急性乳腺炎，

痢疾，肝炎，急性阑尾炎，泌尿系统感染，盆腔
炎，痈疖疔疮[32]，溃疡，高烧，肠胃炎，胆囊
炎，胆热病[39]。

Taraxacum macrocarpum Dahlst. 川藏蒲公
英（菊科）。【羌药】Shibemosika（石布厄莫斯咔），
的斯格务[167]，得斯格部[10]：全草治疮疖症，湿
热疮毒，咽喉肿痛；全草外敷治痈疮肿毒，乳腺
炎[10,167]。【藏药】克尔芒[32]，苦芒[40]：全草治溃
疡，高烧，肠胃炎，胆囊炎，肺炎，流行性腮腺
炎，急性扁桃体炎，乳腺炎，肝炎，骨髓炎[32]；
效用同毛柄蒲公英 T. eriopodum[40]；效用同蒲公
英 T. mongolicum[22]。

Taraxacum mongolicum Hand. – Mazz. 蒲公
英（菊科）《药典》。【布依药】那命麻：全草水煎服
或捣烂敷患处，治乳腺炎[159]。【朝药】민들레
（mīn der liè，敏得儿咧）：全草用于痈疮，咽喉病
及肝肾湿热证[83,84]。【傣药】梗囡（德傣）：根治小
儿黄瘦，老人体弱[14]，黄水疮[69]。【东乡药】蒲
公英：全草治急性乳腺炎，淋巴腺炎，急性扁桃
腺炎，腮腺炎，疮肿，急性气管炎，胃炎[10]；全
草先用烧过的碎瓦片轻轻割开"青筋"，挤出分泌
物，再将蒲公英捣烂后敷于患部，然后用酸菜汤
与花椒树根上的泥土调和后外敷患处，治腮腺炎
（窝疮）[11]。【侗药】骂萨菇，蒲公英：全草治乳腺
炎，疔疮肿痛，胃脘疼，牙痛，肝炎，咳嗽[586]，
慢性乳腺炎，急慢性阑尾炎，急慢性肠炎，耿懂
（痛奶），耿并焙（火牙）[136,137]。【独龙药】蒲公英：
带根全草治急性乳腺炎，淋巴腺炎，瘰疬，疔毒
疮肿，急性结膜炎，感冒发热，急性扁桃体炎，
急性支气管炎，胃炎，肝炎，胆囊炎，尿路感染，
妇女产后腹痛，子宫遗血不出，乳少[599]。【鄂伦
春药】婆口丁，公英，黄花地丁：全草治上呼吸道
感染，扁桃体炎，流行性腮腺炎，急性乳腺炎（早
期未脓化），慢性胃炎，胃溃疡[161]。【仡佬药】
non[53]mao[13]sn[33]（农茂色，黔中方言），tçia[55]pu[31]kai[31]
（假不改，黔中北方言），kan[31]la[31]ma[55]a[55]（刚拉马
阿，黔西南多洛方言）：全草治急性胃炎[162]。
【傈僳药】阿纳拉切白[14]，阿拿拉茄百[13]：根治
急性乳腺炎，淋巴腺炎，疔毒疮肿，急性扁桃腺
炎，急性气管炎，肾炎，胆囊炎，尿路感染，各
种结核[14]；全草治上呼吸道感染，急性扁桃腺
炎，流行性腮腺炎，急性乳腺炎，急性阑尾炎，
尿路感染，肝炎，目赤肿痛，乳汁不通；全草外

用治疮痈, 毒蛇咬伤⟨13⟩。【毛南药】ma³³ʔ nue²⁴ʔ an²⁴(妈累暗)⟨155⟩⟨219⟩, mba³ kat⁷ sei¹(麻刊色)⟨156⟩: 全草治慢性胃炎⟨155⟩, 上呼吸道感染, 急性扁桃体炎, 咽喉炎, 眼结膜炎, 流行性腮腺炎, 急性乳腺炎, 胃炎, 肠炎, 肝炎, 胆囊炎, 泌尿系统感染, 消化不良, 便秘⟨156⟩, 赶毒清热, 消痈消肿[219]。【蒙药】ᠪᠠᠭᠪᠠᠭᠠᠢ ᠴᠢᠴᠢᠭ (Bagbagai qiqig, 巴格巴盖－其其格)⟨51⟩⟨586⟩, ᠪᠢᠯᠢᠭ ᠨᠠᠪᠴᠢ (Biligt nabqi, 毕力格图－那布其)⟨42⟩: 全草治乳痈, 瘟疫, 淋巴结炎, 黄疸, 口苦, 口渴, 发烧, 胃热, 不思饮食, "包如"病, 食物中毒, 陈热⟨51⟩, 清热解毒, 消肿散结, 利尿通淋[586]; 效用同碱地蒲公英 T. borealisinense⟨42,56⟩。【苗药】Uab berx ferx(蛙本反, 贵州黔南), Reib wud mangb(锐务芒, 贵州松桃), Vob eb wel(窝欧吾): 全草治乳腺炎⟨94,95,96,98⟩, 疥疮⟨92,94,95,98⟩[231], 乳痈⟨91,94,95,96⟩[211], 疔疮肿毒, 目赤⟨94,96,98⟩, 牙龈炎, 痛奶, 淋巴腺炎, 肝炎⟨94,95,96,98⟩, 咽痛, 肺痈, 湿热黄疸, 上呼吸道感染, 急性咽喉炎, 腮腺炎, 慢性胃炎, 急性黄疸型肝炎, 烫伤, 消化性溃疡, 毛囊炎, 小儿龟头炎, 中耳炎, 结合膜炎, 眼睑炎⟨91⟩, 急性疮痈, 无名肿毒[231]。【纳西药】黄花地丁: 全草治上呼吸道感染, 扁桃体炎, 急性乳腺炎, 慢性胃炎, 急性胆道感染, 乳痈初起, 肿痛发背或生头顶、或生手足臂腿、腰脐之间, 肠风, 肝炎, 急性阑尾炎, 肺脓疡, 尿道炎, 骨髓炎⟨164⟩。【怒药】丽卡尼: 全草治感冒咳嗽⟨165⟩。【羌药】蒲公英、disgeaw(的斯格务)、克斯长: 全草治疮疽症, 湿热疮毒⟨10,167⟩, 咽喉肿痛⟨167⟩; 全草捣烂外敷治痈疮肿毒及乳腺炎⟨10,167⟩。【土家药】hal¹i¹lu⁴ga¹(哈利鲁嘎)、灯笼草⟨124⟩、落伞⟨125⟩: 全草治急性乳腺炎, 淋巴腺炎, 瘰疬, 疔毒疮肿, 急性结膜炎, 感冒发热, 急性扁桃体炎, 急性支气管炎, 肝炎、胃炎、胆囊炎, 尿路感染⟨124⟩, 奶痛⟨10,125,126⟩, 火眼病⟨10,126,128⟩, 疱肿疮毒⟨10,125⟩, 刀斧伤, 小儿口内起泡⟨125⟩, 奶花(急性乳腺炎), 黄疸症, 热尿积(尿路感染)⟨128⟩, 发热咳喘⟨10⟩, 疮疖肿毒⟨126⟩, 乳痈, 目赤肿痛, 尿路感染, 水火烫伤[220]。【维药】马木卡甫: 全草治疔疮肿毒, 乳痈, 瘰疬, 目赤, 咽痛, 肺痈, 肠痈, 湿热黄疸, 热淋涩痛⟨77⟩。【彝药】全草治食积不化, 腹胀胸满, 肺肠痈疡, 肝胆湿热, 疔疮肿毒, 热淋涩

痛, 久婚不孕⟨109⟩。【藏药】ཁུར་མང་ (苦尔芒)⟨21⟩, 哇库尔那保⟨23⟩, 克什芒⟨29⟩: 全草治瘟病时疫⟨23⟩, 溃疡, 高烧, 肠胃炎, 胆囊炎⟨29,39⟩, 旧热病, "培根"病, "木保"病, "赤巴"病, 肝胆病, 血病, 胃病, 喉热症, 急性中毒, 疔痛⟨21,23⟩, 胆热病⟨39⟩。【壮药】Golinzgaeq(棵凛给)⟨180⟩, Gvicaenglongz, 黄花地丁, 狗乳草: 全草治呗嘻(乳痈), 钵农(肺痈), 兵西弓(肠痈), 呗奴(瘰病), 肉扭(淋证)⟨118,180⟩, 贷烟妈(咽痛), 能蚌(黄疸), 火眼, 胴尹(胃痛), 呗叮(疔疮)⟨180⟩, 痄腮, 瘀病, 肝炎, 胆囊炎, 毒蛇咬伤⟨118⟩。

Taraxacum ohwianum Kitam. 东北蒲公英(菊科)。【藏药】苦芒: 效用同毛柄蒲公英 T. eriopodum⟨40⟩。

Taraxacum pseudoalpinum kitag. 山地蒲公英(菊科)。【蒙药】ᠪᠢᠯᠢᠭ ᠨᠠᠪᠴᠢ (Biligt nabqi, 毕力格图－那布其), ᠪᠠᠭᠪᠠᠭᠠᠢ ᠴᠢᠴᠢᠭ (Bagbagai qiqig, 巴格巴盖－其其格): 全草(蒲公英)治"希日"热, 黄疸, 乳腺肿大, 瘟疫, 食欲不振, 中毒, "包如巴达干", 胃热, 陈热⟨43⟩。

Taraxacum sikkimense Hand. – Mazz. 锡金蒲公英(菊科)。【藏药】库尔芒: 效用同粉绿蒲公英 T. leucanthum⟨23⟩。

Taraxacum tibetanum Hand. – Mazz. 西藏蒲公英(菊科)。【傣药】帕奴阿: 全草治上呼吸道炎症, 胃炎, 胆囊炎, 盆腔炎⟨18⟩。【侗药】Mal buil guh(骂菩姑): 全草治耿懂(痛奶), 耿并焙(火牙)⟨137⟩。【鄂伦春药】婆口丁: 全草治疖疮肿毒[20]。【彝药】蒲公英, 地丁: 全草治上呼吸道感染, 急性扁桃体炎, 淋巴腺炎, 疔疮痈肿, 乳腺炎, 急性结膜炎, 肾炎⟨17⟩。【藏药】库尔芒⟨23⟩, 苦尔芒⟨24⟩, 库芒⟨36,40⟩: 全草治瘟病时疫⟨23⟩, "培根"病, "木保"、"赤巴"病, 血病⟨23,24,40⟩, 肝病, 胆病, 胃病, 咽喉热病⟨24⟩, 疮痈, 目赤肿痛, 乳汁不通, 咽喉肿痛, 上身疼痛⟨36⟩, 肝胆病, 胆囊炎, 胆热病, 肠胃炎, 溃疡, 高烧⟨40⟩。

Taraxacum variegatum Kitag. [*T. erythropodium* Kitag.] 斑叶蒲公英(菊科)。【藏药】克尔芒: 效用同蒲公英 T. mongolicum⟨22⟩。

Tarenna attenuata(Hook. f.) Hutch. [*T. sylvestris* Hutch.] 假桂乌口树(茜草科)。【拉祜药】

T

梅卡此：鲜叶治痔疮，脱肛，子宫脱垂，无名肿毒，水火烫伤[13]。

Tarenna depauperata Hutch. 白皮乌口树（茜草科）。【傣药】雅铁勐远，勐远引来：全草用于妇女产后虚弱[9,72]。

Taxillus caloreas（Diels）Danser 松柏钝果寄生（桑寄生科）。【彝药】涛弱[101,104]：茎枝治产后风湿性关节炎，肺结核，不孕症，慢性病虚肿，小便白浊[101,104]，鼻内爬入蚂蟥[104]。

Taxillus chinensis（DC.）Danser 桑寄生（桑寄生科）《药典》。【侗药】寄生，桑上寄生：全草治风湿性关节炎，颈椎病，腰膝酸软[136]。【毛南药】sap⁷ mei⁴ tshaŋ¹（掺妹长）：干品治风湿骨痛，腰肌劳损，关节炎，小儿麻痹后遗症，四肢麻木，缺乳，浮肿[156]。【蒙药】ᠶᠡᠯᠮᠡᠨ ᠰᠤᠭᠰᠡᠷ（Yelmen sougser，伊拉门-索格苏日），ᠮᠠᠭᠤᠳᠡᠩ ᠳᠧᠸᠠ（Maoden dewa，毛敦-德瓦）[45,46]：枝叶用于疫热，"希日"热[45,46]。【壮药】Gosiengz（棵想）[180]，Gogeiqseng 桑寄生[118]：枝叶治胴尹（胃痛），发旺（风湿痹痛），腰膝酸痛，体虚头晕眼花，兰奔（眩晕），咪裆噜（胎动不安），兵淋嘞（崩漏），产呱嘻馊（缺乳），委哟（阳痿），漏精（遗精），林得叮相（跌打损伤），呗农（痈疮）[118,180]。

Taxillus delavayi（Van Tiegh.）Danser 柳树钝果寄生（桑寄生科）。【傈僳药】撒地子弱罗：全株治孕妇腰痛，安胎[166]。【彝药】寄生草：全株治风湿关节痛，胎动不安，先兆流产[13]。

Taxillus levinei（Merr.）H. S. Kiu [*Loranthus levinei* Merr.] 锈毛钝果寄生（桑寄生科）。【土家药】杂寄生：枝叶治腰痛和妇女产后各症[123]。

Taxillus limprichtii（Cruning）H. S. Kiu 木兰寄生（桑寄生科）。【瑶药】枫树寄生：全株用于风湿痹痛，高血压，肝炎[4]。

Taxillus nigrans（Hance）Danser 毛叶钝果寄生（桑寄生科）。【瑶药】茶树寄生：枝叶治产后乳汁不下，腰膝酸痛，筋骨痿弱，脚气，风寒湿痹，胎漏血崩，喉蛾（急性扁桃体炎）[133]。

***Taxillus parasiticus* Merr.** 参见 Scurrula parasitica。

Taxillus sutchuenensis（Lecomte）Danser [*Loranthus sutchuenensis* Lecomte] 四川桑寄生（桑寄生科）。【瑶药】sang ndiangx benx（双亮变），橙树寄生：全株治腰膝酸痛，筋骨痿软，脚气病，胎漏，血崩，乳汁不通[130]。【藏药】xiandan（线丹）：枝叶治风湿关节痛，筋骨疼痛，腹泻，外伤出血[22]。

Taxillus vestitus（Wall.）Dancer 短梗钝果寄生（桑寄生科）。【彝药】阿八诺科，资纳习佑：全株治乳腺炎；叶治月经淋滞，产后流血[14]。

Taxus chinensis（Pilg.）Rehd. [*T. baccata* L.] 红豆杉（红豆杉科）。【侗药】美虫螟：根、皮、枝条治风湿痛，癌瘤和跌打损伤[135]；叶和树皮治乳腺癌，肺癌，卵巢癌，头颈部癌，软组织癌，消化道癌[614]。【傈僳药】依时适玛士子：根、枝、叶治消化不良，支气管炎，高血压，糖尿病，肠炎，肾炎，咽喉炎，痔疮，肥胖病[8]。【土家药】树儿豆，红榧树[124]，yanshan（岩杉）[8]：种子治食积腹痛，消化不良[8,124]，蛔虫病[124]。【维药】塔力斯菲尔，塔里斯菲尔：树皮治面神经麻痹症，瘫痪，吐血，痔疮出血，肠溃疡[80]。

Taxus chinensis var. mairei（Lemee et Lévl.）Cheng et L. K. Fu 南方红豆杉（红豆杉科）。【白药】种子治蛔虫病，消化不良；叶治咽喉肿痛[13,17]。【侗药】红豆杉：效用同红豆杉 *Taxus chinensis*[614]。【纳西药】种子或树皮治蛔虫病，食积[164]。【畲药】榧树：叶、种子治水肿[146]。

Taxus cuspidata Sieb. et Zucc. 紫杉（红豆杉科）。【侗药】红豆杉：效用同红豆杉 *T. chinensis*[614]。【维药】زەرناب（Zernab，再尔乃皮）：枝、叶用于寒性心虚，心悸心慌，湿性胃虚，呃逆咳嗽，痰多气喘，瘫痪，面瘫[75]。

Taxus wallichiana Zucc. 西藏红豆杉（红豆杉科）[4]。【侗药】红豆杉：效用同红豆杉 *T. chinensis*[614]。【傈僳药】依时适玛士子：根、枝、叶治消化不良，支气管炎，高血压，糖尿病，肠炎，肾炎，咽喉炎，痔疮，肥胖病[8]。【维药】扎日纳甫，زەرناب（Zernab，再尔乃皮）：效用同紫杉 *T. cuspidata*[75,77,79]；枝及叶治神经衰弱，心悸气短，咳嗽气喘，食欲不振，消化不良，面神经麻痹，瘫痪[4]。【彝药】ꀕꊏꉐꄀꏸ（yyp nuo hopdopshut，弋诺哄豆梳）：种子用于消食驱虫[8]。

Taxus yunnanensis Cheng et L. K. Fu 云南红豆杉（红豆杉科）。【侗药】红豆杉：效用同红豆杉

T. chinensis[614]。

Tecoma capensis(Thunb.) Lindl. [*Tecomaria capensis* Spach.] 硬骨凌霄(紫葳科)。【傣药】竹林标：根、叶治肺结核，肺炎，支气管炎，哮喘，咽喉肿痛，跌打损伤，瘀血肿痛[9,74]。

Tectaria coadunata(J. Sm.) C. Chr. 大齿叉蕨(三叉蕨科)。【苗药】大齿三叉蕨：根茎治痈肿，虫蛇咬伤，痢疾[252]。

Tectaria subpedata (Harr.) Ching 掌状叉蕨(三叉蕨科)。【苗药】掌状三叉蕨，鸟足状三叉蕨：全草治风湿骨痛，痢疾，刀伤，毒蛇咬伤[252]。

Tectaria subtriphylla (Hook. et Arn.) Copel. 三叉蕨(三叉蕨科)。【苗药】鸡爪蕨，昏头蕨：叶用于感冒退烧[252]。

Tectona grandis L. f. 柚木(马鞭草科)。【傣药】埋桑(西傣)：茎、叶治恶心呕吐，过敏性皮炎[14,65]；花、种子治小便不利；花、种子外用治过敏性皮疹[13]；心材、叶治风湿关节疼痛，跌打损伤，过敏性皮炎[62,63,64]，皮肤瘙痒，斑疹，疥癣，湿疹[62]。

Teloschistes flavicans(Sw.) Norman 金发地衣(黄枝衣科)《部藏标》。【藏药】གཉེན་སྐྱུད། (赛桂)，壁衣：全草治肺热，肝热，脉热，毒热[2]。

Telosma cordata (Burm f.) Merr. 夜来香(萝摩科)。【阿昌药】花、叶、果治急性结膜炎[18]。

Teloxys aristata L. 参见 Chenopodium aristatum。

Telphusa 石蟹(古代节肢动物化石，主含碳酸钙)。【藏药】治目赤翳障，湿热淋浊，喉痹痈肿，赤白带下，肠风痔瘘[31]。

Tenodera sinensis Saussure 大刀螂(螳螂科)。【藏药】卵巢治遗精滑精，遗尿，尿频，小便白浊，阳痿早泄[30]。

Tephroseris flammea(Turcz. ex DC.) Holub 红轮狗舌草(菊科)。【蒙药】红轮千里光：全草治痈肿疔毒，花治妇女月经不调[51]。【藏药】阿夏塞卷：全草治疮疖肿毒；花治头痛，神经痛，头部伤痛，风湿痛。

Tephroseris kirilowii (Turcz. ex DC.) Holub [*Senecio integrifolius* (L.) Clairv.] 狗舌草(菊科)。【蒙药】全草治肺痈，淋病，小便不利，水

肿，痢疾，白血病，疖肿，疥疮[51]。【藏药】阿夏塞卷，红轮千里光：全草治疮疖痈肿；花治头部伤痛，风湿痛[22]，头痛，神经痛[22,29]。

Tephroseris palustris (L.) Four. 湿生狗舌草(菊科)。【蒙药】那木根‐给其根那：全草补肾助阳，强筋骨[586]。

Tephroseris rufa (Hand. – Mazz.) B. Nord. [*Senecio rufus* Hand. – Mazz.] 橙舌狗舌草(菊科)。【藏药】塞保古椎[22]，ཨ་ཕྱག་གཟེར་འཚོ་མས། (阿恰塞俊)[25]：全草治黄疸型肝炎，胃肠炎，痢疾，感冒，目赤肿痛，淋巴结炎，枪伤，刀伤，痔疮，疮疖肿毒[22]，骨折，黄水病，疠热，炭疽，虚热[27]；头状花序、花、全草治头痛，头伤，跌打损伤，湿热，疮疡，伤口流黄水，黄水疮，肝炎[25]。

Tephrosia purpurea (L.) Pers. 灰毛豆(豆科)。【黎药】雅七亮，宿叶豆，野兰：根治消化不良，腹胀腹痛，慢性胃炎[153]。

Teratoscincus przewalskii Strauch. 西域沙虎(壁虎科)《部维标》。【维药】全体用于体内寒盛，阳事不举，各种色斑，毒虫叮咬[4]。

Terminalia argyrophylla King et Prain 银叶诃子(使君子科)。【傣药】曼纳：茎、叶治过敏性皮疹[14]。【藏药】阿如热：果治"赤巴"和隆，隆、"赤巴"、"培根"，黄水(或血)四病的综合症[22]，多种疾病，"三灾"病，体弱，高血压，小儿胆病，疮痈；幼果(藏青果)效用同果，尤能清喉热[34]。

Terminalia bellirica (Gaertn.) Roxb. 毗黎勒(使君子科)《药典》。【傣药】埋姆哈，埋先丹：果实治热病，泻痢，体虚，秃发[13]。【基诺药】埋享：果实治口干舌燥，喉痛[13]。【珞巴药】果实用于久泻久痢，脱肛，便血，白带，久咳失音，配"三果"复方或单一作民间验方[177]。【门巴药】效用同"珞巴药"。【维药】بەلىلە (Belile, 白力勒)：果实治胃肠源性腹泻，脑虚视弱，迎风流泪，肠胃虚弱[75]。【藏药】毛诃子[534]，帕肉拉[23]，བ་རུ་ར། (巴如拉)[21]：果实治"培根"病，"赤巴"病，黄水病[21,23,24][534]，隆病，恶性黄水病[21]，身体虚弱，各种热症[14,20]，消化不良[24]，泻痢，肝胆病[13,14]，眼疾，脱发[27]。

Terminalia chebula Retz. 诃子(使君子科)

《药典》。【阿昌药】阿诃来：果治慢性肠炎，慢性气管炎，喉头炎，溃疡病，痔疮出血[18]。【傣药】码腊（德傣）[14]，藏青果，戈麻醋[13]：鲜果治心烦，腹胀，消化不良[13,14]；成熟果实治久咳失音，久痢，久泻，脱肛，崩漏，便血；幼果治慢性咽喉炎，扁桃体炎，声音嘶哑，咽喉干燥[13]。【德昂药】摆马纳（德昂）[13]，摆马的[14]：果实治口舌干燥，声音嘶哑[13]；鲜果效用同傣药[14]。【哈萨克药】ارالا：果实治慢性肠炎，久泻，慢性气管炎，久咳，哮喘，慢性猴头炎，溃疡病，便血，脱肛，痔疮出血[142]。【珞巴药】果实效用同毗黎勒 T. bellirica[177]。【门巴药】果实效用同"珞巴药"。【蒙药】ᠠᠷᠤᠷᠠ（Arura，阿如拉，成熟果实），ᠠᠯᠲᠠᠨ ᠠᠷᠤᠷᠠ（Alten arura，阿拉坦 – 阿如拉，金诃子，黄色成熟果实）[43]，ᠬᠠᠷ ᠠᠷᠤᠷᠠ（Har arura，哈日 – 阿如拉，西青果）[41]：成熟果实（诃子）治"赫依"、"希日"、"巴达干"病，"赫依"、"希日"、"巴达干"合并症和聚合症[43,56]，腹泻，创伤，各种毒症[43]，脏腑病，中毒症[56]；幼果（西青果）治火眼，头痛，水肿，云翳白斑[41]，风热，黄疸，痰火，溃疡，消化不良，慢性肠炎，疮疡，毒病，慢性咽喉炎，声音嘶哑，咽喉干燥[47]，风热疹毒，咽喉干痛，暴发火眼，湿热黄疸，中风不遂，肝区刺痛，脾湿胃胀，积滞不化，慢性泄泻，心悸癫狂，草乌中毒[535]。【维药】قارا ھەليلە（Qara helile，卡拉艾里勒），سپرىق ھەلىلە پوستى（Sereq helile posti，色日合艾里勒破斯提），艾里勒[78]：幼果用于干性脑虚，智力下降，心烦恐惧，忧郁症，麻风，痔疮，皮肤瘙痒，毛发早白[75]，阴虚白喉[77]；果皮用于热性脑虚，胃虚，记忆力减退，视力降低，热性忧郁症，湿性面瘫，血热白发[75]；果实用于脾胃不和，食欲不振，腹寒泄泻，肠炎痢疾，胸闷心悸，视物不清，高血压及皮肤湿疮[78]，头痛，咽喉肿痛，慢性咳嗽，慢性腹泻，肠炎，痔疮流血，子宫出血[6]。【藏药】ཨ་རུ་ར（阿如热）[21,24]，阿如拉[23]：果实治久泻，久痢，脱肛，久咳失音，肠风便血，崩漏带下，遗精，盗汗[20]，血病，隆病，"赤巴"病和"培根"病及四者合并症[23]，黄水病[24]，高血压，小儿黄疸，疮痈[13]，"龙"、"赤巴"、"培根"诱发的疾病[21]；效用同蒙药[535]。

Terminalia chebula var. tomentella Kurt. 绒毛诃子（使君子科）《药典》。【朝药】가자（gā zā，嘎扎）：果实治咳嗽，失音，久痢，脱肛，崩漏，带下[5]，少阴人痢疾，咳嗽，遗精[84]。【傣药】戈麻醋，码蜡：鲜果治心烦，腹胀，消化不良[5]。【德昂药】摆马纳：果治口舌生疮，声音嘶哑[5]。【傈僳药】欠咱腊：果实治慢性肠炎，支气管炎，哮喘病，便血，脱肛，痔疮出血[166]。【蒙药】ᠠᠯᠲᠠᠨ ᠠᠷᠤᠷᠠ（Alten arura，阿拉坦 – 阿如拉，黄色成熟果实）[5,42,45,46]，ᠠᠷᠤᠷᠠ（Arura，阿如拉，成熟果实）[5,42]，阿拉坦·翁格图 – 阿如拉[56]：黄色成熟果实治"赫依"、"希日"、"巴达干"合并症，"希日"病，"巴达干包如"病，不消化症，目黄，外伤，骨折，各种毒症[45,46]，外伤，骨折，狂犬病，肉毒、蛇毒、蝎子毒、食物中毒等中毒症[56]；果治除虚热合并症外的一切疾病[5,42]。【佤药】码漏：果配大枣用于补气；树皮治尿路感染[5]。【维药】荷利勒：果实治高血压[5]。【藏药】阿肉拉[20]，阿如拉[23]，阿如热[5]：果实治久泻，久痢，脱肛，久咳失音，肠风便血，崩漏带下，遗精盗汗[20]，血病，隆病，"赤巴"病和"培根"病及四者合并症[23]，清血，明目[5]。

Termitomyces albuminosus (Berk.) Heim. [*Collybia albuminosa* (Berk.) Petch.] 鸡地纵（鹅膏菌科）。【彝药】子实体用于疮痒肿毒，创伤疼痛，竹木异物残留皮肉内[109]。

Ternstroemia gymnanthera (Wight et Arn.) Sprague 厚皮香（山茶科）。【哈尼药】白花果，桂枝，山茶树[13]：根治痔血[14]；全株治感冒，叶杀虫；全株外用治乳腺炎，大疮痈疡，杀灭钉螺；花捣烂搽癣[13]；全株、叶治痈疮，乳腺炎；花治疥癣[17]。【怒药】些，山茶树：叶治皮肤过敏[165]。【台少药】Karurusin（Paiwan 族恒春上）：叶治疟疾[169]。

Ternstroemia kwangtungensis Merr. 厚叶厚皮香（山茶科）。【哈尼药】削削包：根治尿血[145]。

Terpsiphone paradisi (L.) 寿带（鹟科）。【朝药】변삼광조（biān sām guāang zǎo，别嗯仨母光早）：去内脏全体治风疾[86]。

Terra Frava Usta 伏龙肝（经柴草熏烧的灶底中心的土块）。【朝药】조심토（zāo xīm tùo，早西母涛）：用于妇人崩中，吐血，止咳逆，止血，消

痛肿，毒气[86]。【羌药】Jierwo（鸡尔俄）：治胃肠出血，妇女崩漏，冷痢腹痛[10]。【彝药】灶心土：治腹疟，咽痛，腹泻，大出血休克，疮疽[10]。

Testudo elongata Blyth 缅甸陆龟（龟科）。【傣药】wan ba fa（龟板）：腹甲治气喘多痰，恶心呕吐[31]。

Tetracera sarmentosa（Linn.）Vahl［*T. asiatica*（Lour.）Hoogl.］锡叶藤（五桠果科）。【黎药】麦跑龙，涩叶藤，糙米藤：藤茎治急慢性坐骨神经炎，胃出血[153]。【壮药】Gaeunyap（勾呀），锡叶藤：根治疔尊寸（脱肛），奋寸（子宫脱垂），阿意咪（痢疾），遗精，林得叮相（跌打损伤）[180]。

Tetradium glabrifolium（**Champ. ex Benth.**）**T. G. Hartley** 参见 Evodia fargesii。

Tetradium ruticarpum（**A. Juss.**）**T. G. Hartley** 参见 Evodia rutaecarpa。

Tetradium trichotomum **Lour.** 参见 Evodia trichotoma。

Tetrao urogalloides urogalloides Middendorff 黑嘴松鸡（松鸡科）。【藏药】贡美真：蛋配方治邪病[22]。

Tetraogallus himalayensis G. R. Gray 暗腹雪鸡（雉科）。【维药】乌拉：肉用于肠胃寒痛，风湿性关节炎，阳痿，遗精[79]。【藏药】公莫[21,23]，孔莫[5]：肉治妇女病，黄水病，癫痫，狂犬病，阳痿，遗精，不孕[23]；尾翎治妇女病，崩漏[23]；羽毛治癫痫[23]；效用同藏雪鸡 T. tibetanus[21,22]。

Tetraogallus tibetanus Geuld 藏雪鸡（雉科）。【维药】乌拉：效用同暗腹雪鸡 T. himalayensis[79]。【藏药】贡芑夏[22]，公莫[23,25]，公英[30]：肉治妇女病，癫痫[21,22,25,30]，疯狗咬伤[21,22,25]，阳痿，遗精，黄水病[22]；肉鲜煮或干粉用于强壮轻身，壮阳[34]；羽毛治癫痫，疯狗咬伤[21,22,25,30]；羽毛煅炭治癫痫，疯狗咬伤[34]；头治小儿惊厥[30]；尾翎治妇女病[30]；效用同藏药公莫[5,23,24][30]。

Tetraophasis obscurus（J. Verreaux）雉鹑（雉科）。【彝药】娃娃鸡：油治烧伤，烫伤，筋曲不利，伤疤疼痛[107]。

Tetrapanax papyriferus（Hook.）K. Koch 通脱木（五加科）《药典》。【白药】通草，大通草，泡通：茎髓治水肿，小便不利，尿痛，尿急，乳汁不通[17]。【侗药】大通草，通花，方通花：全株治

湿热尿赤，淋病涩痛，水肿尿少[136]。【黎药】啃生：茎皮治风湿骨痛[154]。【毛南药】tai³³ pon²⁴（碰胎）：茎髓治乳汁不通[155]。【苗药】Minl ghuoux（咪头，贵州松桃），Det dlef（斗独，贵州黔南）：茎髓及根治淋证涩痛，小便不利，水肿[91,94]，黄疸，湿温病，小便短赤，产后少乳，闭经，带下[91]，乳汁不下，大便不通[95]。【纳西药】大通草，大通塔：茎髓用于乳汁不下，热气淋涩，伤寒后呕吐，一身黄肿透明，肾肿，小便赤如火花汁，小便不利，尿痛，尿急，淋病，水肿，目昏，鼻塞[164]。【畲药】通草：根炖鸡治乳汁缺少[148]。【水药】通打根，通草，通花[157]：茎髓或根炖肉吃，治乳汁不通[158]；茎髓治乳汁不通[157]。【土家药】tong¹cao³（通草），大通草，白通草：茎髓、根治小便不利，尿路感染，肾炎水肿，乳汁不通[123]；茎髓治热尿积（尿路感染），水臌胀（类似肝硬化腹水），月经后期，乳汁不下[128]，水肿，热淋[10]。【瑶药】domh gangv buerng（懂杠崩），通草[132]，鹞鹰风[6]：根及茎枝、茎髓治小儿惊风，尿路感染，尿路结石[132][6,288]，肺热咳嗽，产后缺乳，水肿，湿热肿胀，闭经[132][288]，浮肿[6]。【彝药】堵诗[101,104]：茎髓治乳汁缺乏，乳腺不通[101,104]。【台少药】Natoku（Bunun 族高山），Kabarowai（Paiwan 族太麻里）：根治腹痛；叶治肿疡[169]。

Tetrastigma delavayi Gagnep. 七小叶崖爬藤（葡萄科）。【傣药】一把篾，乌蔹莓，嘿吗野[13]：藤、根治膀胱炎，尿道炎，风湿骨痛，跌打损伤，蛇蛟伤，疮疖肿毒[9,13,63,74]。

Tetrastigma formosanum（Hemsl.）Gagnep. 台湾崖爬藤（葡萄科）。【台少药】Barusyara（Paiwan 族 Paiwan，Subon），Baruzyasa（Paiwan 族恒春上）：叶煎汁洗涤患部，再用叶贴上，或将叶烧后，再混用猪油敷于患部并用布包扎，治外伤[169]。

Tetrastigma hemsleyanum Diels et Gilg［*T. dentatum*（Hayata）Li］三叶崖爬藤（葡萄科）。【阿昌药】松货虐：治小儿高热，惊厥，子宫颈炎，跌打损伤[18]。【布朗药】打木考：根效用同拉祜药[14]。【哈尼药】Nibiav biavma（尼扁扁玛），大扁藤，三叶扁藤：根治风湿性腰腿痛，关节疼痛，半身不遂，跌打损伤，黄水疮，下肢溃疡[143]。【拉祜药】辣累呢：根治骨折筋伤，跌打损伤，风

湿骨痛，外伤出血[14]。【畲药】金线吊葫芦，三叶青：块根治蛇伤，小儿高热，感冒，百日咳[146]，毒蛇咬伤，疮疡肿毒，黄疸，急慢性肾炎[147]。【土家药】ko¹ tong¹ mong¹ lo¹ tu² a¹ sa¹（可妥蒙那土阿沙）[123]，雷胆子[128]，三叶青[123]：块根治毒蛇咬伤[123,128]，跌打损伤[123][244]，高热惊厥，肺炎，咽痛，瘰疬，痈疔疮疖[123]，小儿高热惊厥，流行性感冒，肝炎，泌尿系统结石[244]；块根或全草治发热咳嗽，流痰，疮疖，疡子（泛指急慢性淋巴结肿大），奶痈（乳腺炎），外用以醋或水磨后涂患处治时邪疫毒郁结腮部的猴儿疱[10,126,128]。【瑶药】破石珠[50]，gemh mbing luerngh（更兵龙），巴腩青美[132]：根治泌尿系统结石[50]；块根及全草用于高热惊厥，尿路结石，甲状腺肿大，风湿骨痛，四肢麻木，跌打肿痛，无名肿毒，毒蛇咬伤，地方性甲状腺肿大[132]。【台少药】Iyuri－ro（Tayal 族屈尺），Iyuwahe（Tayal 族屈尺），Kapya（Bunun 族峦）：叶治肿疡，外伤，茎治肿疡[169]。

Tetrastigma hypoglaucum Planch. ex Franch. 狭叶崖爬藤（葡萄科）。【傣药】小五爪金龙[18]，嘿宋白[65]，五爪金龙[233]：全株治骨折，风湿骨痛，外伤出血[18]，用于舒筋活血，祛风湿，散瘀肿，止血生肌[65]；根和藤治风湿病[233]。【德昂药】小五爪金龙[160]：带根全株治风湿关节痛[13]，骨折，跌打损伤，风湿骨痛，外伤出血[160]。【哈尼药】Nigovgovssaq（尼戈戈然），五爪金龙，红葡萄：根或全草治骨折，风湿性关节炎，跌打损伤，肺结核，支气管炎，肺炎，咳嗽[143]。【景颇药】赛标：藤茎治跌打损伤，风湿性关节炎，无名肿毒，火烫伤，皮肤糜烂[14]。【傈僳药】哇多力比，四爪兰：藤茎及根治风湿骨痛，跌打损伤；藤茎及根外用治骨折，外伤出血[166]。【苗药】五爪风：全株祛风湿，活血，接骨[226]。【纳西药】小五爪金龙：根或全株用于颈淋巴结结核，无名肿毒，头癣，末梢神经炎，风湿筋骨疼痛，黄水疮，走游风，闭合性骨折，风湿麻痹，头痛，身痛，流注，疮毒，跌打损伤，骨折[164]。【彝药】月乌鸡[103]，格其古[13,105]，窝达赊鲁[101]：根治风湿关节炎，跌打损伤[103]，咽喉肿痛，尿中带血，劳伤[10]；根外敷治骨折，脓肿溃疡，外伤溃烂[10]；根、全株治跌打损伤，风湿肿痛[17,111]，闭经，肺结核，劳伤[111]，红肿疼痛，风湿痛，四肢酸软，曲伸不

利，骨折[9]，外伤脓肿溃烂，跌打损伤，劳伤，血尿，咽喉肿痛[13,105]；全株治跌打损伤，骨折筋断[101,109]，瘀血肿痛，风寒湿痹，关节不利，痈疮肿毒[109]，脓肿溃疡，关节脱位，劳伤，咽喉肿痛，尿血[101]。

Tetrastigma lenticellatum C. Y. Wu ex W. T. Wang 显孔崖爬藤（葡萄科）。【阿昌药】大五爪金龙：治跌打损伤，骨折[18]。

Tetrastigma obovatum(Laws.) Gagnep. 毛枝崖爬藤（葡萄科）。【傣药】嘿罕聋：藤茎治口腔溃疡，防腐生肌[65]，风湿痹痛[13]；藤茎外用治外伤出血；根治劳伤，虚咳；根外用治骨折[13]。【侗药】Jaol ids ngox bav qak bial（教唉我巴恰帕），Jaol wux jac yak bial（教五加亚怕）：全草治挡朗（骨折），耿来（腰痛）[137]。

Tetrastigma obtectum(Wall.) Planch ［*T. obtectum* var. *pilosum* Gagnep.］崖爬藤（葡萄科）。【苗药】岩五加，岩爬藤[97,98]，抓尖金涌[96]：全草治风湿疼痛，跌打损伤，痈肿疮毒[97,98]，头痛，腰痛，肢体痛[96]。【纳西药】小五爪金龙：根、全株治颈淋巴结结核，无名肿毒，头癣，末梢神经炎，风湿筋骨疼痛，风湿麻痹，头痛，身痛，黄水疮，疮毒，走游风，流注，跌打损伤，骨折[164]。【土家药】五爪七[129]，岩五加[128]，走游草[128]：全株治跌打损伤[128,129]，月经不调[128][244]，寒气病，腰带病，流痰，"巴骨流痰"（骨髓炎或阴疽）[128]，风湿关节肿痛，瘰伤丹毒[129]，骨髓炎，腰痛，疱疹，蛇咬伤[244]，鲜品捣烂治痈肿疮毒[128][244]。【瑶药】五爪龙：全株治风湿关节痛，头痛，带状疱疹[133]。【彝药】吾莫列古，母猪藤，小红袍[105]：根治骨折，关节脱位[103]；茎、叶治骨折，蛇咬伤[17]；串珠状块根治骨折，刀伤血肿，跌打损伤，劳伤，疮癣，疯癫[105]；全草治劳伤体弱，疯癫；全草外敷治跌打损伤，疮癣，骨折，刀伤血肿[10]。

Tetrastigma obtectum var. glabrum(Lévl. et Vant.) Gagnep. ［*T. umbellatum* (Hemsl.) Nakai］无毛崖爬藤（葡萄科）。【纳西药】旦卡车欧[14]，岂卡扯欧[13]：根治颈淋巴结结核，黄水疮，跌打损伤，外伤出血[13,14]，头癣[14]，骨折，无名肿毒[13]。【土家药】毛崖爬藤，岩五加：藤茎治筋骨疼痛，风湿麻木，头痛身痛，跌打损伤，骨折，

痛肿疮毒[7]。【佤药】下哩摆：根藤治风湿麻木，痛经，崩漏，跌打损伤[14]。【彝药】也是拉[14]，小绿藤根[109]：根藤治风湿麻木，痛经，崩漏，跌打损伤[14]；根治风寒湿痹，四肢麻木，跌打损伤，咽喉肿痛，口疮舌疡[109]。【台少药】Taratutatu（Paiwan 族 Paiwan）：叶与台湾野豇豆共同捣碎后敷于患部治足痛[169]。

Tetrastigma planicaule (Hook.) Gagnep. 扁担藤（葡萄科）。【基诺药】能抬：藤茎、根、叶治小儿支气管炎，神经衰弱，风湿关节炎[163]。【傈僳药】你很爪兰：藤茎及根治风湿性腰腿痛，半身不遂，肌肉风湿痛[166]。【毛南药】m ʔ au³³ biɛn²⁴（秒变）：根或藤茎煎水熏洗，治火眼[155]。【畲药】根治风湿骨痛，腰肌劳损，跌打损伤，半身不遂[147]。【瑶药】扁担藤[4,581]，扁骨风[6]，铁带藤[132]：藤茎用于风湿痹痛，跌打损伤[132][4]，风湿骨痛，半身不遂，小儿疳积[132][6]；哮喘，小儿惊风，肌肉及筋骨疼痛，肩周炎，腰肌劳损，下肢溃疡，荨麻疹[132]；全株用于风湿骨痛，腰肌劳损，跌打损伤，半身不遂[581]。【壮药】Gaeuban（勾盘），扁担藤：藤茎治发旺（痹病），兵吟（筋病），林得叮相（跌打损伤），麻帮（半身不遂）[180]。

Tetrastigma yunnanense Gagnep. 云南崖爬藤（葡萄科）。【哈尼药】爬树龙，Nigov（尼果），飞蜈蚣：全草治骨折，风湿关节痛，疮疖红肿[143]。

Tetrastigma cruciatum Craib et Gagnep. 十字崖爬藤（葡萄科）。【傣药】嘿扁（西傣）：藤茎用于风湿痹痛，颈项强痛，腰膝疼痛，跌打损伤，骨折，湿疹，蛇窜疮[60]。

Tetrostichodon oconnori (Lloyd) Zhang 参见 Racoma oconnori。

Teucrium chamaedrys L. 香科科（唇形科）。【维药】كامازريوس（Ka ma zir yus，卡麻孜尔由斯）：全草用于寒性小便不利，经水不畅，脾脏肿大，胸痛咳嗽，湿性黄疸，肾脏结石，膀胱结石，脓疮湿疮[75]。

Teucrium pernyi Franch. 庐山香科科（唇形科）。【侗药】梁欧：全草治感冒，发痧，头痛，肠炎痢疾，吐血便血[5]。【傈僳药】红蒿[17]，母莫[166]：全草、叶用于止血[17]；全草效用同前[166]。【维药】吉依带：全草用于增智力，除健

忘，消毒虫、蜇毒，寒性水肿，梗阻性黄疸，黑胆质热病，驱肠虫，祛风，预防流产，利尿，镇关节痛，通经，净子宫，消脾肿，外敷顽疮除脓，止痛，愈合[80]。【瑶药】鸡些米，杀列使：全草治胃肠炎，痢疾，中毒性消化不良[5]。

Teucrium pilosum (Pamp.) G. Y. Wu. et S. Chow 长毛香科科（唇形科）。【土家药】土藿香：全草治漆疮，疥癣，湿疹瘙痒[123]。

Teucrium quadrifarium Buch. – Ham. 铁轴草（唇形科）。【侗药】梁欧：全草治感冒，发痧，头痛，肠炎痢疾，吐血，便血[5]。【傈僳药】红蒿[17]，母莫[166]：全草、叶用于止血[17]；全草效用同前[166]。【瑶药】saih ndieh siv（刹烈使）[130]，鸡些米[5]：全草用感冒头痛，痧气腹痛，肠炎，痢疾，便血，毒蛇咬伤，皮肤瘙痒，沙虫脚[130]，胃肠炎，痢疾，中毒性消化不良[5]。

Teucrium viscidum Bl. 血见愁（唇形科）。【哈尼药】Aqkeekeequ（阿肯咳秋），假藿香，假紫苏：全草治糜烂性创面，溃疡[143]，痈肿，牛皮癣[14]。【满药】申给沙奏：鲜茎叶煎水煮鸡蛋，喝汤吃鸡蛋或晒干熬水喝，治妇女月经不调，崩漏症[39]。【畲药】全草治吐血，衄血，便血，痛经，产后瘀血，腹痛，风湿关节痛，跌打损伤，外伤出血，痈肿疔疮，毒蛇咬伤[147]。【瑶药】nyaux normh miev（皱腩咪），皱面草，山藿香：全草治吐血，衄血，便血，痛经，产后瘀血腹痛，外伤出血，风湿性关节炎，跌打损伤，痈疮肿毒，毒蛇咬伤[130]。【台少药】Syabongazu（Bunun 族高山），Sapongazu（Bunun 族高山），Paripan（Paiwan 族太麻里）：叶治外伤；根治头痛[169]。

Teucrium viscidum var. nepetoides (Lévl.) C. Y. Wu et S. Chow 微毛血见愁（唇形科）。【土家药】山藿香，土藿香：全草治吐血，肠风下血，跌打损伤，肿痛[123]。

Thalictrum acutifolium (Hand. – Mazz.) B. Boivin 尖叶唐松草（毛茛科）。【蒙药】ᠰᠢᠷᠠ ᠴᠠᠰᠤᠨ ᠬᠢᠬᠢᠭ（Xi-er chasen qiqig，沙日 – 查森 – 其其格）[58]，箭头唐松草[537]：全草或根治黄疸，腹水，小便不利，热盛心烦，肠炎，痢疾，哮喘，麻疹合并肺炎，咽喉炎，结膜炎，痈肿疮疖，鼻疳[58][537]。【土家药】大叶马尾莲，岩地冬，石笋还阳：全草治小儿消化不良和全身黄肿，风湿疼痛[127]。【藏药】斯

拉纳布曼巴[24]，丝拉那保[29][536]，莪加久[24]：花序和果实治肝炎，肝肿大，肝包虫[24,29][177,536]；根治风湿病[24][177,536]；全草、根及种子治诸热症，炭疽病，疮疡不愈[24][177,536]。

Thalictrum alpinum L. 高山唐松草（毛茛科）。【纳西药】根和根茎治小儿惊风，目赤肿痛，心火上炎[164]。

Thalictrum alpinum var. elatum Ulbr. [*T. esguirolii* Lévl et Van.] 直梗高山唐松草（毛茛科）。【白药】惊风草，亮星草，岩莲：全草治烦热口渴，胸闷呕吐，吐血衄血，湿热泻痢，目赤口疮，痈肿疔毒，湿热发黄[17]。【德昂药】马尾黄连：根治肠炎，痢疾，黄疸，赤目肿痛，脾胃实热，风火牙痛，无名肿毒，风热眼痛，风热感冒发热，口腔糜烂[160]。【哈尼药】恶麻贿皮[14][536]，恶麻期波[145]：根治脾胃实热[14,145][177,536]，胸闷呕吐[14][177,536]，风火牙痛，无名肿毒，风热眼痛，口腔糜烂[145][177,536]。【苗药】维路细辛[536]，帷露希新[13]：全草治小儿疳积、肺炎、惊风，疳积致眼[13]；根治烦热口渴，胸闷呕吐，泻痢，目赤口疮，湿热发黄，痈肿疔毒，衄血[13][536]，子宫大出血，疳积病，崩漏，气管炎[14]。【纳西药】惊风草：全草治目赤肿痛，肠炎，痢疾，小儿肺炎，小儿疳积，肝热惊风[164]。【普米药】直梗高山唐松草（隔韭）：根治咽喉疼痛，小儿惊风，风湿疼痛[13][177,536]，高血压，烦热口渴，胸闷呕吐，泻痢，目赤口疮，湿热发黄，痈肿疔毒[177,536]，衄血[13][536]，咯血[177]；全草治小儿疳积、肺炎、惊风，疳积致眼[177,536]。【彝药】色特面路吉[536]，色特咪鹿吉[103]，惊风草[177,536]，姆能诗[101]：根治子宫大出血，疳积病，崩漏，气管炎[14][177,536]；全草治赤痢，外痔出血[13,103][536,177]，小儿惊风[9,101][536]，疳积[9][536]，崩漏[536]，发热咳嗽，痢疾，痔疮出血，妇人崩漏[101]。【藏药】莪加久惊风草[24]，披麻草[36]，莪枷促[40]：全草、根及种子治多种热症，炭疽病，疮疡不愈[24][177,536]；全草治小儿惊风[36]，疮肿，目赤，湿热痒疹，痢疾，肠炎[40]。

Thalictrum aquilegiifolium L. var. sibiricum Regel et Tiling 唐松草（毛茛科）。【朝药】꿩의다리[9,90]，翼果白蓬草[9,89]：全草治肺炎咳嗽，渗出性皮炎[9,89][177,536]，肺结核[9,90][536]，肺

炎[9,90]。【傈僳药】尼架儿腊：根治肺热咳嗽，咽颊炎[166][177,536]。【蒙药】ᠵᠢᠮᠢᠰᠲᠦ ᠬᠠᠰᠠᠨ ᠴᠢᠴᠢᠭ（Chasen qiqig，查森－其其格）[58]，翼果唐松草[537]：全草、根及根茎治目赤肿痛，肺热咳嗽，咽峡炎，各种热症[58][537]。【藏药】久禾吉：花、果实、种子治肝炎，目赤肿痛，毒热症，各种热病[32]。

Thalictrum atriplex Finet et Gagnep. 狭序唐松草（毛茛科）。【白药】马尾连，马尾黄连：根、根茎治肠炎，痢疾，黄疸，目赤肿痛[17]。【藏药】ᠪᠠᠢ ᠵᠢᠨ（莪真）[21]：全草治虫病[24]，痢疾[24][177]，疮，食物中毒症，溃疡，肠炎[21]，祛风除湿，止痛，杀虫[13][177]；根治炭疽病[13,24][536]，肠炎，痢疾[24][536]。

Thalictrum baicalense Turcz. ex Ledeb. 贝加尔唐松草（毛茛科）。【蒙药】ᠪᠠᠢᠭᠠᠯ ᠬᠠᠰᠠᠨ ᠴᠢᠴᠢᠭ（Baigal chasen qiqig，白嘎力－查森－其其格）[58]，球果唐松草[537]：根治黄疸，胃痛，腹泻，消化不良，结膜炎，小儿热症及痘疹不出[58]，热盛心烦，肠炎，痢疾，传染性肝炎，结膜炎，咽喉炎，感冒，麻疹，痈肿疮疖[537]。【羌药】Bujiardihang（布加尔迪杭），唐松草，水黄连：根、根茎治湿热痢疾，痈肿疮疖，湿疹[167]。【藏药】叉岗[24][177]，吉合觉[23]：根及根茎治瘟病时疫，血热，肠热，黄疸，肠炎，痢疾[24][177,536]，疫疽，热病[23]。

Thalictrum cultratum Wall. 高原唐松草（毛茛科）。【白药】马尾连，马尾黄连：根、根茎治肠炎，痢疾[13,17]，黄疸，目赤肿痛[17]，肠炎，眼结膜炎，痈肿疮疖[13]。【彝药】效用同毛发唐松草 T. trichopus[10]。【藏药】加久巴[24]，榨啊中[40]：全草治虫病，痢疾[24][177,536]，疠病，炭疽病[27]；根治炭疽病[24,40]，肠炎，痢疾[24][177,536]。

Thalictrum delavayi Franch. 扁翅唐松草（毛茛科）。【白药】马尾连，马尾黄连：根、根茎治肠炎，痢疾，黄疸，目赤肿痛[17]。【德昂药】扁翅唐松草（黄连）[536]，黄连[13,14]：根茎及根治肠炎，痢疾，黄疸，目赤肿痛，胃肠热症[177,536]；效用同高原唐松草（马尾连）T. cultratum[13,14]。【傈僳药】阿乃额则，尼额及[13,14]，尼架儿然[166]：根茎及根作高原唐松草（马尾连）使用[13,14]；根治胃肠热症，赤痢[166]；效用同德昂药[177,536]。【纳西药】根、根茎用于预防流感，癫痫头，羊胡子疮[164]。【怒药】前岸米呀，南马尾连：根治胃肠热症，赤

痢[165]。【藏药】洛堵[24]，洛毒[40]：根茎治疔疮，毒痈[24][5,36,177]，疔毒[40]。

Thalictrum delavayi Franch. var. decorum Franch. 宽萼偏翅唐松草（毛茛科）。【傈僳药】根治肠炎，痢疾，目赤肿痛[13]。【藏药】大花南马尾连：根治肠炎，痢疾，目赤肿痛[177,536]。

Thalictrum finetii Boivin 滇川唐松草（毛茛科）。【白药】唛黄连，马尾连，马尾黄连[17]：根治肠炎痢疾，黄疸，目赤肿痛[14][177,536]。【彝药】姆前考，马尾连[104]：根、根茎、叶治小儿发烧，头痛，腹痛，眼病，喉痛，烧伤，腹泻，干疮，羊胡子疮[104]；效用同金丝马尾连 T. glandulosissimum[101]。【藏药】结居巴：全草治虫病，痢疾；根治炭疽病，肠炎，痢疾，关节炎[22]。

Thalictrum foetidum L. 腺毛唐松草（毛茛科）。【蒙药】ᠣᠰᠤᠲᠤ ᠴᠠᠰᠤᠨ ᠬᠢᠬᠢᠭ（Wuset chasen qiqig，乌苏图-查森-其其格），香唐松草[537]：根治赤白痢疾，黄疸型肝炎，结膜红肿，小儿热症及痘疹不出；种子治"赫依"[537]。【维药】香唐松草，新疆铁线草：全草治咳嗽，支气管炎[536]。【藏药】则纳保[40]：全草治疠病，炭疽病[27]，口腔炎症，止泻肚[40]。

Thalictrum foliolosum DC. 多叶唐松草（毛茛科）。【阿昌药】翔尔苦懂：根茎及根治肠炎，黄疸，目赤肿痛[18][177,536]。【傣药】马尾黄连：根治月经过多[69]。【哈尼药】Moqpaq qilsiil（莫扒期斯），马尾黄连，马尾连：根、根茎治肠炎，腹泻，痢疾，急性黄疸型肝炎，急性结膜炎，肾炎，喉痛，消化不良，小儿感冒发热，肺炎，麻疹不透，百日咳[143]。【傈僳药】华泥[14]，尼架儿此[166]：根茎及根治腹泻，痢疾，肠炎，结膜炎[14][177,536]，肝炎，痈疔疮肿，小儿热症，痘疹难透[177,536]；根治肝炎，痢疾，眼结膜炎，小儿热症，痘疹难透[166]。【怒药】一鲁辛扎，马尾连：根治痢疾，腹泻，肠炎[165]。【维药】新疆铁线草：全草治咳嗽，支气管炎[22,177]。【瑶药】水黄连：根、根茎治肺炎，高烧，红肿疼痛[133]。【彝药】多叶唐松草[536]：根治高热不退，虚痨骨蒸，腹胀气撑，痢疾腹泻，眼耳红肿，痈疮疔疮[109][177,536]；根及根茎治肠炎，痢疾，黄疸，目赤肿痛[17]。【藏药】贡布栽整[24][536]，究格吉[22]：根及根茎治传染性肝炎，结膜炎，痢疾，痈疽，疮

疖[22,24][177,536]；全草治虫病，痢疾；根治炭疽病，肠炎，痢疾，关节炎[22]。

Thalictrum glandulosissimum（Finet et Gagnep.）W. T. Wang et S. H. Wang 金丝马尾连（毛茛科）。【白药】马尾连，唛黄连：根、根茎治肠炎[13,14,17]，热盛心烦及痢疾，腹泻，急性结肠炎，急性咽喉炎[13]，肠炎，痢疾，黄疸，目赤肿痛[14,17][536]。【傣药】金丝马尾连（小黄连）：根和根茎治炎症，腹泻[6][177,536]。【傈僳药】阿耐那这，阿模诗诗：根、根茎治腹泻，痢疾，眼炎[6][177,536]。【纳西药】金丝马尾连（这花连）[536]，菇格[177]：根治热病心烦，痢疾，咽喉炎，肠炎，风火牙痛，结膜炎，唇生疮[6][177,536]，腹泻，急性结肠炎，急性咽喉炎[536]；根、根茎治热盛心烦及痢疾，肠炎，腹泻，急性结肠炎，急性咽喉炎[13]。【普米药】马尾连：根、根茎治痢疾，肠炎，咽喉肿痛，痈肿疮毒[6,14][177,536]。【彝药】姆前考[101,104]：根、根茎治小儿发烧，头腹痛，喉病，烧伤，腹泻，干疮，羊胡子疮；叶治眼病[101,104]。【藏药】叉岗[24][536]，昭通唐松草[536]：根、根茎治瘟病时疫，血热，肠热，黄疸，肠炎，痢疾[24][177,536]。

Thalictrum ichangense Lecoy. ex Oliv. 盾叶唐松草（毛茛科）。【侗药】小果唐松草，王连冷：全草治惊随豆麻（蛇丝惊），独箩穿给（痔漏）[137]。【苗药】Ghaob reib bid deud mel（阿锐毕多埋，贵州松桃）[91,95,177]，马尾黄连[91,94]：全草、根治湿热黄疸，湿热痢疾[91,94]，小儿惊风，目赤肿痛，丹毒游风，鹅口疮，跌打损伤[91]，全身发黄，肾虚腰痛[95][177,536]，小儿惊风[94]。【土家药】石蒜还阳，土黄连，山黄连[127]：根茎、全草治小儿惊风，抽搐，鹅口疮，丹毒游风，黄疸型肝炎，跌打损伤，骨折肿痛，肠炎[124,127]。【瑶药】全草或根治小儿惊风抽搐，鹅口疮，丹毒游风，急性结膜炎，荨麻疹[133]。

Thalictrum javanicum Bl. 爪哇唐松草（毛茛科）。【白药】马尾连，马尾黄连：根、根茎治肠炎，痢疾，黄疸，目赤肿痛[17]。【傈僳药】根作金丝马尾连（马尾连）使用[13]。【土家药】马尾莲：根治黄疸型肝炎，赤白痢疾，痈肿疮毒，胃痛，腹泻[127]。【藏药】鹅整[36]：根、根茎治肠炎，痢疾，黄疸，目赤肿痛[177,536]；全草治虫病，痢疾[22]；

T

根治炭疽病，肠炎，痢疾，关节炎[22]，湿热痢下，热结便秘，疮疡肿毒[36]。

Thalictrum microgynum Lecoy. ex Oliv. 小果唐松草（毛茛科）。【白药】根治跌打损伤[13,17]。【侗药】Wangc lieenc naemx（王连冷），Fangc lieec naemx（黄连冷）：全草治惊隋豆麻（蛇丝惊），独猡穹给（痔漏）[137][177,536]。【土家药】柴防风，石黄草，雨点草：全草治跌打损伤，骨折肿痛，全身黄肿，眼睛发黄，黄疸[124,127]。

Thalictrum minus L. var. hypoleucum (Sieb. et Zucc.) Miq. 东亚唐松草（毛茛科）。【苗药】Huangf lief eb（黄连唉，贵州黔东南），马尾黄连：根及根茎治痢疾，肠炎，急性结合膜炎，咽喉肿痛，痈疮肿毒，牙痛，湿疹，百日咳[91]。

Thalictrum osmundifolium Fin. et Gagn. 川鄂唐松草（毛茛科）。【土家药】岩防风：全草治伤寒病[127][239]。

Thalictrum petaloideum L. 瓣蕊唐松草（毛茛科）。【蒙药】ᠴᠠᠰᠤᠨ ᠴᠢᠴᠡᠭ（Chasen qiqig，查森－其其格）[44]，瓣蕊唐松草[537]，贡伯－敖布仁[536]：根治肺脓疡，脏腑外伤，失血[44]，黄疸型肝炎[47][177,536,537]，赤白痢疾，结膜红肿，小儿热症及痘疹不出[537]，胃痛，腹泻，痢疾，肠炎，消化不良，目赤肿痛，小儿热病及痘疹不出[47][177,536]；种子治"赫依"[537]；花治肺热咳嗽，肺脓肿，失眠[623,897]，消化不良，恶心[623]。【藏药】珠嘎曼巴[24]，知尕儿曼巴[29]：根、根茎、果实治肺炎，肝炎，痈疽，痢疾，麻风病，根、根茎、果实外用止血[24][177,536]；根、果实治肺炎，痈疽，疮疖，麻风病，外用止血[29]。

Thalictrum przewalskii Maxim. 长柄唐松草（毛茛科）。【土家药】lar mong kuf rox（那母库弱）[126]，一蔸棕[10]：全草用于身痛，风寒感冒[10,126]，湿气关节痛，头痛[126]，关节痛[10]。【藏药】斯拉纳布曼巴[24]，丝拉那保[29]：根治风湿病[24][177,536]；花、果实治肝炎，肝肿大，肝包虫[24,29][177,536]。

Thalictrum ramosum Boivin 多枝唐松草（毛茛科）。【侗药】王连嫩：全草治痢疾，肠炎，传染性肝炎，感冒，麻疹[135]。【苗药】多枝唐松草，糯独佳开都：全草治痔漏，肥疮[93,96]。【土家药】ze¹go¹ce³bai¹bai¹de²（这个泽伯伯得），细岩绒草，

水黄连：全草治热泻症，心口痛（胃脘痛），黄疸症，火眼病[128]，目赤，热痢，黄疸，胃热，蛔虫病，并消肿祛湿，犬咬伤[127]。【瑶药】水黄连：全草治高热抽搐，大叶性肺炎，皮肤红肿疼痛[134]。【彝药】效用同毛发唐松草 T. trichopus[10]。

Thalictrum reniforme Wall. 美丽唐松草（毛茛科）。【藏药】加久巴：全草治虫病，痢疾；根治炭疽病，肠炎，痢疾[24][177,536]。

Thalictrum reticulatum Franch. 网脉唐松草（毛茛科）。【白药】马尾连，马尾黄连：根、根茎治肠炎，痢疾，黄疸，目赤肿痛[17]。【景颇药】闷起：根用于风火牙痛，火眼疼痛[177,536]。【傈僳药】阿耐柯抓梢，网胍唐松草：根治感冒，肾盂肾炎，急性胃炎[13,14][177,536]，肠炎，痢疾，黄疸，目赤肿痛[177,536]。【纳西药】效用同扁翅唐松草 T. delavayi[164]。【佤药】日古西地，网胍唐松草：效用同傈僳药[536]；根治感冒，肾盂肾炎，急性胃炎[13]，效用同傈僳药[177]。

Thalictrum rutifolium Hook. f. et Thoms. 芸香叶唐松草（毛茛科）。【藏药】ཇ་ཇིག（莪真）[21]，莪加久[24]，枷促哇[40]：全草治疮，食物中毒症，溃疡，肠炎[21]，炭疽[40]；全草、根及种子治诸热症，炭疽病，疮疡不愈[24][536]；花和果实治眼结膜炎，传染性肝炎，肝肿大，肝包虫，急慢性肝炎，胆囊炎，痢疾[32]。

Thalictrum simplex L. var. brevipes Hera. 短梗箭头唐松草（毛茛科）。【侗药】黄连龙：全草治外痔[139,51]。【哈萨克药】مارالوت（كوكگۇل كەكىرە）：根、根茎治肠炎，痢疾，黄疸，目赤肿痛[142]。【藏药】斯拉纳布曼巴[24]，丝拉那保[29]：花序和果实治肝炎，肝肿大，肝包虫[24,29]；根治风湿病[24]；全草治黄疸，腹水，小便不利；全草外用治结膜炎[32]。

Thalictrum squamiferum Lecoy. 石砾唐松草（毛茛科）。【白药】全草治发烧[17]。【藏药】匝阿中[24]，杂啊中[40]：全草治感冒发热，咳嗽，咽喉热毒[13,24,40][177,536]。

Thalictrum squarrosum Steph. ex Willd. 展枝唐松草（毛茛科）。【蒙药】ᠰᠠᠭᠰᠠᠭᠠᠷ ᠴᠠᠰᠤᠨ ᠴᠢᠴᠡᠭ（Sagsager chasen qiqig，萨格萨格日－查森－其其格）：全草治头痛，头晕，吐酸水，烧心[537]。

Thalictrum thunbergii DC. 东亚唐松草（毛茛

科)。【土家药】马尾连，石笋还阳(烟锅草)：根治牙痛，急性皮炎，湿疹[127]。【蒙药】ᠠᠽᠢᠶ᠎ᠠ ᠴᠠᠰᠤᠨ ᠬᠢᠬᠢᠭ (Aziya chasen qiqig, 阿兹亚-查森-其其格)：根治牙痛，急性皮炎，湿疹，热盛心烦，痢疾，肠炎，结膜炎，咽喉炎，痈肿疮疖[537]。

Thalictrum trichopus Franch. 毛发唐松草(毛茛科)。【白药】马尾连，马兰黄连：根及根茎治肠炎，痢疾，黄疸，目赤肿痛[17]。【侗药】良闹：根治慢性胃肠炎[139]。【傈僳药】母质俄：根治小儿高热惊风，肺炎，膀胱炎，百日咳，脚气病，肠炎，痢疾[13,166][177,536]。【彝药】木吾补苏，鲁补苏，达古契斯惹：根、叶治眼疾，腹泻，烧伤，喉疾，小儿热病及干疮[10][536]；本种与多枝唐松草 T. ramosum 和高原唐松草 T. cultratum 效用相同，亦作木吾补苏入药[105]。

Thalictrum tuberiferum Maxim. 深山唐松草(毛茛科)。【朝药】심산꿩의다리：全草及根治皮肤病，浮肿，肾结石[9,90][177,536]。

Thalictrum uncatum Maxim. 钩柱唐松草(毛茛科)。【藏药】加久切哇：根及根茎治弩箭射伤[24][177,536]，弩箭毒[13]；全草治疠病，炭疽病[27]。

Thalictrum virgatum Hook. f. et Thoms. 帚枝唐松草(毛茛科)。【白药】帚枝唐松草：全株、根茎治胃痛[13,17]。【藏药】亮星草：全草治烦热口渴，胸闷呕吐，吐血衄血，湿热泻痢，目赤口疮，痈肿疔毒，湿热发黄，小儿疳积，惊风[36]。

Thalictrum wangii Boivin 丽江唐松草(毛茛科)。【藏药】加久巴：全草治虫病，痢疾；根治炭疽病，肠炎，痢疾[24][177,536]。

Thamnolia subuliformis (Ehrh.) Culb. [*T. subvermicularis* Asch.] 雪地茶(地茶科)。【藏药】 གནས་ སྒྲིག (塞尔固)[21]，塞固[25]，夏惹[22]：地衣体治肺炎，肝炎，肺结核潮热，中毒性发烧，热性头痛，外伤感染，淋巴管炎，乳腺炎，毒蛇咬伤[25]，肺热，肝热，脉热，毒热[21]；效用同雪茶 T. vermicularis[22]。

Thamnolia vermicularis (Sw.) Ach. ex Schaer 雪茶(地茶科)。【白药】太白茶：地衣体治中暑，心中烦热，阴虚潮热，肺热咳嗽，高血压，咽喉炎[17]。【傈僳药】果拉母：地衣体治癫痫，肺结核，哮喘，神经衰弱[166]。【纳西药】地衣体治肺

热咳嗽，痰稠不利，口燥咽干，癫痫躁狂，神经衰弱，高血压，诸目疾[164]。【怒药】瓦腊加：地衣体治咳嗽，高热[165]。【羌药】Besgamzha(别司嘎木扎)，白杭：地衣体治神经衰弱，高血压，哮喘[167]。【彝药】瓦吉拉契：地衣体治"嫠"(疟疾)，"略比"(雪盲)，口烂，鼻舌生疮[10]，"略依"(结膜炎)和"斯斯"病，头晕头昏，咽喉痛[10]，火眼，尿中带血[105]。【藏药】夏惹[24]，地茶[36]，夏拉[40]：地衣体治咽喉肿痛，声音嘶哑[13,36]，神经衰弱[13,24]，高血压，热病，口干神倦，眼花[13]，虚劳骨蒸，咳嗽[36]，清心开窍[538]；肺热咳嗽，肺结核，口干舌燥，倦怠无力，眼花头昏[24]，热病，口渴，神疲，眼花[40]。

Thelypteris palustris Schott 沼泽蕨(金星蕨科)。【蒙药】ᠬᠠᠷ ᠡᠪᠡᠰᠦ (Har ebes, 哈日-额布斯)：根用于高血压和内火[217]。

Theragra chalcogramma (Pallas) 黄线狭鳕(鳕科)。【朝药】명태(mieng tai, 密鞯太)，明太鱼：全体用于蔬菜中毒，蘑菇中毒，煤气中毒[87,88]。

Thermophis baileyi(Wall.) 温泉蛇(游蛇科)。【藏药】赛知夏[22]，གཞི་རུལ[25] (斯珠)[25]：肉治肺痈，淋巴结结核，疮毒痈肿，阳痿，脂肪治水火烫伤，推箭镞和弹头；蛇皮和蛇蜕效用同白条锦蛇 Elaphe dione (Pallae)[22,25]。

Thermopsis alpina Ledeb. 高山野决明(豆科)。【傈僳药】害鲁西：根、花、果实治疟疾，高血压，狂犬病[166]。【藏药】拉哇萨玛，沙堆色保[40]：根治疟疾，高血压；花、果治狂犬病[32]；枝叶治癫痫，头痛，疟疾，高血压，肺热咳嗽，"生乃"病[40]。

Thermopsis barbata Benth. 紫花野决明(豆科)《部藏标》。【藏药】ཟ་བ་ནག་པོ (萨都噶尔保)[21]，拉瓦色玛[2,5,35]，沙对嘎保[29]：带根全草治虫病，炭疽及水肿[21]；根及根茎治高血压[2,5,34,35]，肺热[2,5,13,35]，咳嗽[5,34,35]，虫病[2,34,35]，中风，炭疽，水肿[2,35]，疟疾[13,20]，"生乃"病[20]，狂犬病[5,13]；根、根茎、种子治水肿，虫症，炭疽，鼻衄[23]；花、叶治癫痫，头痛[29]；根、叶、花、种子治狂犬病，癫痫，头痛，痈疽，瘙痒[24]；花、果治痈疽，瘙痒，狂犬病；地上部分治难产，胎死不出，胎衣不下，跌

打损伤[21]；根、叶、花、果、全草治虫病，头痛[27]；花、叶、根治癫痫，头痛，疟疾，高血压，肺热咳嗽，"生乃"病[39]。

Thermopsis inflata Cambess. 轮生叶野决明（豆科）。【藏药】酒杜加木：地上部分治脑病[24]。

Thermopsis lanceolata R. Brown. 披针叶野决明（豆科）。【藏药】拉豆[23,29]，热都[24]，拉堆[39]：根治梅毒性鼻疳，虫牙[29,39]；根茎治虫病[23]，梅毒性鼻疳，虫牙[24]；全草治痰喘咳嗽，梅毒性鼻疳，虫牙[24,32,39]。

Thesium chinense Turcz. 百蕊草（檀香科）。【朝药】긴잎제비꽃（gīn yìp jiē bī pùr，给吟邑丕节逼曝儿）：全草治肾炎，膀胱炎[9,90]。【苗药】叶间珠，地石榴：全草治头昏，扁桃体炎，中暑[98]。【羌药】Sheadisibea（舍的思柏），白乳草：全草治急性乳腺炎，肺炎，肺脓肿[167]。【畲药】黄根草：全草预防中暑[146]。【土家药】地石榴：全草治头昏，耳鸣，扁桃体炎，中暑，肺炎，肺脓疡，失眠，肾虚腰痛，小儿疳积，急性乳腺炎，淋巴结核，急性膀胱炎，疔毒[123]。【瑶药】斩蛇剑：全草用于上呼吸道感染，肾虚腰痛，头昏，遗精，急性乳腺炎，肺炎，肺脓疮，扁桃体炎，腹痛，劲淋巴结炎，小儿疳积，毒蛇咬伤，恶疮[133]。【藏药】傲处色布，山柏枝[36]：全草治肺热病，心脏病，肺脓疡[24]，感冒，中暑，咳嗽，惊风，疳积，风湿疼痛[36]。

Thesium himalense Royle. 露桂百蕊草（檀香科）。【朝药】백예초（제비꽃）：全草治肾炎，膀胱炎[9,90]。【纳西药】松包参，一棵松：全草或根治小儿疳积，夜盲，小儿肝热虚烧，腓肠肌痉挛，风湿疼痛，感冒，中暑，支气管炎，小儿肝炎，血吸虫病，小儿惊风，肺炎，麻疹不透，血小板减少性紫癜[164]。【彝药】尔借竹[14]，绿珊瑚，白细辛（丽江）[13,17]：全草治感冒，中暑，小儿肺炎[13,14,17]，血吸虫病，小儿惊风[14]，支气管炎，肝炎，腓肠肌痉挛，小儿疳积，血小板减少性紫癜[13,17]。

Thesium longiflorum Hand. – Mazz. 长花百蕊草（檀香科）。【彝药】酒仙草（玉溪），九龙草，珍珠草（昆明）：全草治小儿肺炎，咳嗽，肝炎，小儿惊风，小儿疳积，血吸虫病，风湿疼痛，跌打损伤[13]。【藏药】傲处色布：全草治肺热病，心

脏病，肺脓疡[24]。

Thesium ramosoides Hendrych 滇西百蕊草（檀香科）。【藏药】全草治脉热，心脏病[34]；效用同百蕊草 T. chinense[22]。

Thesium refractum Mey. 急折百蕊草（檀香科）。【苗药】阿咱阿怜：全草治小儿夜哭不止，睡眠不安[14]。【藏药】俄搓色保：全草治脉热，心脏病[40]。

Thesium tongolicum Hendrych 东俄洛百蕊草（檀香科）。【藏药】傲处色布：全草治肺热病，心脏病，肺脓疡[24]。

Thevetia peruviana (Pers.) K. Schum. 黄花夹竹桃（夹竹桃科）。【傣药】都拉，马克沙[13]，树都拉[14]：果仁治各种心脏病引起的心力衰竭，阵发性室上心动过速，阵发性心纤颤（心慌心悸心痛）[13]；根皮治支气管炎[14]。【傈僳药】四曲簸兰：叶及种子治各种心脏病引起的心力衰竭，灭蝇子了[166]。【佤药】么娘棍：根皮治支气管炎[14]。

Thladiantha davidii Franch. 川赤瓟（葫芦科）。【彝药】阿及阿黑：果实或块根治产后气虚，骨折，热病伤阴，头昏晕，疮肿，热咳[105]；根治妇女产后气虚，热病，尿黄，口渴，头昏头晕；根外敷治脚手敲断，疮肿；果实治热咳[10]。

Thladiantha dubia Bunge 赤瓟（葫芦科）。【满药】夫乐给颜包努吐比河，赤雹果[683,744]：果实治瘰病，跌打损伤，黄疸，痢疾，肺结核咯血[649,700]，痛经[649,744]，乳房胀痛[663,744]，腰腿痛，风湿性关节炎，肠炎[649]，嗳气吐酸[663]，风湿痛[744]。【蒙药】ᠣᠯᠮᠤᠰᠤ（Olmuse，奥乐木色）[41,47]，敖勒莫色[56]：果实治阴道疾病，血瘀宫中，血痞闭经，血脉病，皮肤病，死胎[41]，月经不调，瘀血，闭经，难产，胎衣不下以及阴道损伤，肾病，黄疸，肠炎，痢疾，肺结核，咯血，跌打损伤[47,56]；块根治乳汁不下，乳房胀痛，乳腺炎[47]。【羌药】Xubudegui（的务莫合），气包：果实治黄疸，痢疾，吐酸[167]。【佤药】gong kiou ding（公扣顶）：藤茎治胃痛，消化不良，腹胀，肠炎[27]。【瑶药】老鼠拉冬瓜：果实治黄疸，痢疾，反胃吐酸，咳血，胸痛，腰部扭伤[133]。

Thladiantha henryi Hemsl. 皱果赤瓟（葫芦科）。【傈僳药】根勒：块根治胃痛，溃疡，上呼吸道感染，肠炎，泌尿系统感染，败血症及其他

多种感染[166]。【怒药】干耐绕，米来瓜：根治骨折[165]。【土家药】苦瓜蒌：块根治痈疽疮毒，肠炎[124]。

Thladiantha hookeri C. B. Clarke 异叶赤瓟（葫芦科）。【傈僳药】根勒此：块根治胃痛，溃疡，上呼吸道感染，支气管炎，肠炎，泌尿系统感染，败血症及其他多种感染[166]。

Thladiantha hookeri C. B. Clarke var. pentadactyla（Cogn.）A. M. Lu et Z. Y. Zhang 五叶赤瓟（葫芦科）。【彝药】查乌色：块根治痢疾，疔疮痈肿，胃炎[13,14,113]，感冒咳嗽，乳汁不下[13]，胃溃疡[113]。

Thladiantha longifolia Cogn. ex Oliv. 长叶赤瓟（葫芦科）。【哈尼药】小苦瓜，哈巴思和：块根或果实治胸痹心痛，胃寒腹痛[13,14,145]。

Thladiantha nudiflora Hemsl. 南赤瓟（葫芦科）。【彝药】瓜蒌，苦瓜龙，猫儿瓜：作"阿及阿黑"入药，效用同川赤瓟 T. davidii[105]。【台少药】Wayainatao（Tayal 族上坪后山），Tanpurahazu（Bunun 族高山）：叶治头痛，外伤[169]。

Thladiantha oliveri Cogn. ex Mottet 鄂赤瓟（葫芦科）。【傣药】山墩，锅底（思茅），火楠楠[13]：块根治菌痢，肠炎，十二指肠溃疡，上呼吸道感染[9,14,63,74]。【瑶药】里喔归：根治深部脓肿[50]。

Thladiantha setispina A. M. Lu et Z. Y. Zhang 刚毛赤瓟（葫芦科）。【藏药】གནེར་ཙི་བེ་ཏོག（赛季美朵）：种子治肝热，黄疸型肝炎[25]。

Thlaspi arvense L. 菥蓂（十字花科）《部藏标》。【白药】遏兰莱：全草治肠炎，阑尾炎，肺脓疡，痈疖肿毒，丹毒，子宫内膜炎，白带，肾炎，小儿消化不良；种子治风湿关节炎，腰痛，急性结膜炎，胃痛，肝炎[17]。【朝药】marneyi：种子治目痛，泪出，眼赤，肝家积热[6]。【哈萨克药】دالعايجؤمــرشـاق：全草治肝炎，盆腔炎，阑尾炎，丹毒[142]，肾炎[141]；种子治风湿性关节炎[141,142]，腰腿疼痛，肾炎，胃病[142]，急性结膜炎，腹疼[141]。【傈僳药】俄赛俄[13]，姿斗儿[36]：全草治小儿消化不良，肾炎，子宫内膜炎，肝炎，肺脓疡，关节疼痛及痈疖肿毒；种子治目赤红肿，风湿性关节炎，胃腹疼痛[166]，小儿感冒，发烧，咳嗽[13]；种子或带果的地上

部分治小儿消化不良，风湿痛，目赤肿痛，衄血[36]。【蒙药】横格日格－额泊斯[6]，毕日嘎，衡格日格－乌布斯[47]：全草、种子治目赤肿痛，肾热，肝热，肺热，腰腿痛，睾丸肿胀[6]；种子治风湿性关节炎，腰痛，急性结膜炎，胃痛，肝炎[44,47]，肾脉损伤，睾丸肿坠，遗精，阳痿，恶心[44]。【纳西药】全草用于眼热痛，泪不止，产后子宫内出血，产后瘀血痛，肾炎，子宫内膜炎，小儿消化不良[164]。【羌药】Shabulemo（什布勒莫），卡哈格舍：全草治心腹疼痛[10,167]。【土家药】败酱草：全草治肠痈，肺痈，目赤，白带，瘀血腹痛，肾炎，子宫内膜炎，丹毒[124]。【藏药】ཟེ་ཀ（赛卡）[2,21,35]，折嘎[6,24]：全草治肺炎，目赤肿痛，瘀血腹痛[6,24]，阑尾炎，关节痛[24]，肠痈痢疾，疮癀疔毒[33]；全草及种子治"培根木布"病，"黄水"病，肺热病，肾热病[34]；苗用于健胃，益气[34]；果实治肺热，肾热，肢体关节的"黄水"病[27]，肾炎，小便不利，肺炎或肺肾之热症[39]；种子治咳嗽[2,6,34][731,732]，肾炎[6,34][731,732]，淋病[2,35][731,732]，肺热，消化不良，呕吐[2,35][731,732]，小便不利[20,33]，肺炎[29,33]，"黄水"病[34]，关节炎，心脏病[33]，目赤肿痛，流泪[731,732]，肾热[2,21,35]，食欲不振[23]，淋浊，肝病[21]。

Thlaspi yunnanense Franch. var. dentata Diels 齿叶菥蓂（十字花科）。【藏药】撒尕哇：种子、全草治肺炎，肾炎，小便不利，肺肾之热症，目赤肿痛，瘀血腹痛，咳嗽，淋病，呕吐，黄水病，肾脏病[40]。

Thuarea involuta（Forst.）R. Br ex Roem. et Schult. 蒭雷草（禾本科）。【黎药】杆丢：全株治小便不利[154]。

Thunbergia fragrans Roxb. 碗花草（爵床科）。【哈尼药】哈回美拖药思：根治疮疡红肿，皮肤瘙痒；根煮水洗患部，肝胆湿热黄疸，哮喘；全株治腹胀；根治哮喘；全株外用治疮疡红肿，皮肤瘙痒[13]。【彝药】茎枝治肝胆湿热，皮肤黄染，湿热下注，痈疮溃疡[109]。

Thunbergia grandiflora Roxb. 山牵牛（爵床科）。【拉祜药】叶治风湿病，跌打损伤，接骨[152]。【瑶药】绿九牛，luoqc juov ngungh（落坐翁），大花老鸦嘴[132]：根、藤茎：用于肾炎水肿，

跌打损伤, 骨折[132][6]; 风湿病, 腰肌劳损, 半身不遂, 痛经, 疮疡肿毒, 小儿麻痹后遗症[132]。【壮药】飞念[15], Gaeuhauh(勾蒿), 老鸦嘴[117]: 根水煎服或浸酒服治脱肛, 子宫脱垂, 跌打肿痛, 风湿关节痛, 四肢酸软; 茎、叶捣烂酒炒敷患处治骨折, 水煎洗患处治外伤感染[15]; 全株治肾虚腰痛, 阳痿, 林得叮相(跌打损伤), 发旺(风湿骨痛), 京尹(痛经)[117]。

Thunbergia lacei Gamble. 刚毛山牵牛(爵床科)。【傣药】黑农业[9,65,72], 奶果藤[9,72], 嘿农聂[62]: 根治耳鸣, 耳聋, 食欲不振[14,65]; 粉末吹进耳内治气虚耳鸣[65]; 全株治耳鸣, 耳聋, 食欲不振[9,13,71]; 根、茎用于产后诸疾, 胸闷胸痛, 耳鸣耳聋[62]; 效用同傣药[9,72]。

Thunbergia lutea T. Anderson [*T. salweenensis* W. W. Sm.] 羽脉山牵牛(爵床科)。【拉祜药】叶治刀伤, 关节疼[152]。

Thunia alba (Lindl.) Reichb. f. [*T. marshalliana* Reichb. f.] 岩笋(兰科)。【白药】笋兰, 岩角, 接骨丹: 全草治肺结核, 肺炎, 支气管炎, 胃及十二指肠溃疡, 骨折, 跌打劳伤[17]。【布朗药】岩笋: 全草用于骨折, 跌打扭伤, 咳嗽[13]。【傣药】罗哼(德傣)[14]: 全草用于骨折筋伤, 跌打扭伤, 肺结核病, 肺炎, 气管炎, 支气管炎, 胃及十二指肠溃疡[9,74], 接骨, 止痒[14]。【哈尼药】石竹子, Luvma aldyuv(卢玛阿对), 石笋[143]: 全草治骨折, 刀枪外伤[145], 关节炎, 跌打损伤, 习惯性流产[143]。【拉祜药】全草治肺结核, 气管炎, 胃及十二指肠溃疡, 跌打扭伤[150]。【佤药】米热[14]: 全草治跌打痨伤, 风湿病, 骨折, 刀伤, 枪伤[14], 跌打损伤, 肺炎, 气管炎[168]。【彝药】全草治跌打劳伤, 四肢骨折, 肺热咳喘, 胃肠痛[109]。

Thymus altaicus Klok. 阿尔泰百里香(唇形科)。【哈萨克药】التاي جهبرى: 全草用于感冒咳嗽, 消肿[140]。

Thymus marschallianus Willd. 异株百里香(唇形科)。【维药】却力热依汗: 全草用于风寒感冒, 干咳气喘, 气管炎[79]。

Thymus mongolicus (Ronn.) Ronn. [*T. serpyllum* L. var. *mongolicus*] 百里香(唇形科)。【鄂温克药】Ganga, 亚洲百里香: 全草用于咳嗽[261], 感冒[261,799]。【哈萨克药】جهبـبر: 全草用于咳嗽, 头痛, 腹胀, 消化不良, 冠心病, 心绞痛[142]。

Thymus proximus Serg. 拟百里香(唇形科)。【维药】却力热依汗: 效用同异株百里香 T. marschallianus[79]。

Thymus vulgaris L. 银斑百里香(唇形科)。【蒙药】麝香草, 地椒草: 全草用于跌打损伤, 筋骨疼痛, 骨质松炎[539]。【维药】هاشا (Hasha)阿沙: 全草用于肝肠有阻, 肝虚胃疼, 汗水不出, 瘫痪, 面瘫, 闭尿, 闭经, 咳嗽, 咳血, 哮喘, 肌肤溃疡, 死胎或胎盘难下, 斑秃[75]。【藏药】效用同蒙药[539]。

Thyrocarpus sampsonii Hance 盾果草(紫草科)。【土家药】铺地银: 全草治痈疖疔疮, 背部生疮, 菌痢, 肠炎[124]。【瑶药】全草治咽喉痛, 口渴, 疔疮疖肿[133]。

Thyrsostachys oliveri Gamble 大泰竹(禾本科)。【傣药】条竹(埋唱)[233], 埋唱[65]: 根茎、嫩笋芽治风湿骨痛[233][65]。

Thysanolaena maxima(Roxb.) Kuntze 粽叶芦(禾本科)。【傣药】锅先如[62], 哥香入(西傣)[14]: 根、笋和叶用于不思饮食, 体质虚弱多病, 乏力, 头痛头昏, 高血压, 黄疸, 带下量多, 恶臭[62], 虚弱多病, 痛经血崩, 解毒[65]; 全株治体弱多病, 支气管炎, 肝炎, 汗斑, 食物中毒[9,14,71]。【哈尼药】阿杆: 根治腹泻, 疟疾[145]。【藏药】葛夏[27], 格夏[23]: 花序用于补虚, 延年, 长肌肉[34]; 花、穗、叶用于延年益寿, 增强体能, 焕发容颜[23,27]。

Tiarella polyphylla D. Don 黄水枝(虎耳草科)。【傈僳药】阿狗莫[166], 水前胡[13]: 全草治跌打损伤[13,166], 耳聋, 气喘[166], 痈疖肿毒, 肝炎, 咳嗽气喘[13]。

Tibetia himalaica(Baker) H. P. Tsui [*Gueldenstaedtia diversifolia* Maxim.; *G. himalaica* Baker] 高山豆(豆科)。【纳西药】甜地丁: 带根全草用于水肿胀满, 疥疮臃肿, 瘰疬, 狂犬咬伤, 肠痈, 急性脓肿, 疗疮, 疗毒, 烫火伤, 急性肝炎, 指头感染, 体虚, 脱肛, 刀伤, 骨折[164]。【藏药】ཇ་བ་ཆུ་ཐིག (jiabaqutu, 佳巴曲图)[22,24], jiebaquzha(结巴曲扎)[34], 杰巴区土[13]: 全草治水

肿，痈肿^(36,40)，由内脏、血管引起的水肿^(22,24,26,27,34,39)，肉食中毒，疯狗咬伤中毒，疮疡⁽³²⁾；全草外敷治创伤^(22,24,32,39)，疔毒和淋巴结核^(22,24)，水肿，疮痈肿毒⁽¹³⁾，化脓性炎症，痈疽疔疮，高热烦躁，黄疸，肠炎，痢疾，肉食中毒，疯狗咬后中毒⁽³²⁾。花、根、叶、果治由心脏引起的水肿，血管引起的水肿⁽²⁴⁾，水肿⁽²¹⁾。

Tibetia yunnanensis (Franch.) H. B. Cui [*Gueldenstaedtia yunnanensis* Franch.] 云南高山豆(豆科)。【白药】野葛根：根用于体虚脱肛，胸胁痛，痢疾，鼻衄；根外用治骨折，刀伤⁽¹³⁾。【纳西药】效用同高山豆 T. himalaica。【彝药】舍齐勒底：治毒蛇咬伤，老人感冒^[49]。

Tilia chinensis Maxim. 华椴(椴树科)。【彝药】补鲁威：根治跌打损伤，风湿疼痛，四肢麻木⁽¹³⁾，妇女虚寒腹痛，带下⁽¹⁰³⁾；根外用治跌打损伤⁽¹⁰³⁾；果、叶用于劳伤腰痛，风湿骨节疼痛⁽¹⁰³⁾。

Tilia tuan Szyszyl. 椴树(椴树科)。【彝药】补鲁威^(102,103)，千层皮⁽¹⁷⁾：根治妇女虚寒腹痛，带下⁽¹⁰³⁾，跌打损伤，风湿麻木⁽¹⁷⁾；果、叶治劳伤腰痛，风湿骨节疼痛⁽¹⁰³⁾；根、叶、果治跌打损伤，风湿骨痛，四肢麻木，妇女虚寒腹痛，带下⁽¹⁰²⁾。

Tincelconite 八面硼砂。【藏药】ཚ་ལ།(查拉)：粉末状及块状矿物质用于愈疮，活血化瘀⁽²⁵⁾。

Tinospora capillipes Gagnep. 金果榄(防己科)《药典》《部藏标》。【阿昌药】隔夜找酿：茎治筋骨折断⁽⁶⁾。【傣药】颠卢^(5,14)，赫端⁽⁶⁾：块根治胃痛⁽⁵⁾；根、叶治疮痒，烂脚丫⁽¹⁴⁾；茎或叶治风湿疼痛，跌打损伤，骨折，蛇、狗咬伤⁽⁶⁾。【德昂药】恩憋，隔耶召酿：块根治胃痛；茎治跌打损伤，骨折，风湿病⁽⁶⁾。【侗药】妈度捏，血乔，黄金壮：块根治胆囊炎，肝炎，盆腔炎，扁桃体炎，咽喉肿痛，无名肿毒，淋巴结结核，淋巴腺炎，蜂窝组织炎⁽⁵⁾，宾夷偻蛮(黄雀症)，宁乜桃信播(月经肿脚)，宾罢米段赔(癞皮病)⁽¹³⁷⁾。【景颇药】矛刀镍：茎治骨折，跌打损伤，风湿病⁽⁶⁾。【毛南药】缪硬：茎或全株治风湿打伤筋⁽⁶⁾。【苗药】莽作楞⁽⁶⁾，追加拉，坐罗^[178]：茎治骨折筋断⁽⁶⁾；块根治咽喉肿痛，脘腹疼痛，泄泻，痢疾^[178]，月经脚肿，癞皮病⁽⁹⁶⁾；果实、种子、块根治喉咙肿

痛，脘腹疼痛，泄泻，痢疾⁽⁹³⁾。【仫佬药】猫马⁽⁶⁾，秒美⁽⁵⁾：茎、全株治风湿，脑膜炎后遗症，半身麻痹⁽⁶⁾；茎治外伤，风湿病⁽⁵⁾。【纳西药】迪车巴初楚：块根治胃腹疼痛，泻痢⁽⁵⁾。【水药】投撇：块根治胆囊炎，肝炎，肾炎，盆腔炎，铜钱癣，痈疗⁽⁵⁾。【佤药】答额息多，日吉单：叶治目赤痛^(5,6)。【瑶药】金狗胆，裂胆来：块根治感冒，胃痛，咽喉痛，扁桃体炎，口腔炎，胆囊炎⁽⁵⁾。【藏药】勒哲^[1]：藤茎治"龙病"^{(22,24)[1]}，"龙"、"赤巴"合并症，"培根"病^(22,24)，肝热，五脏热和肺病，风湿性关节炎^(2,6,23,24)，风热时疫，流感，咽喉痛，肺炎，肝炎，风湿疼痛^[1]，衰老病⁽²⁾，瘟病时疫，风热⁽²⁴⁾，风热合并症，风病时疫，风湿病，肺病，贫血病⁽²²⁾。【壮药】比京，冬棵，棵门更：块根治胃痛，急性肠胃炎，菌痢，手术后伤口感染，痈疮，无名肿毒，跌打损伤，淋巴结结核，疮疖，蜂窝组织炎，毒蛇咬伤⁽⁵⁾。

Tinospora cordifolia (Willd.) Hook. f. et Thoms. 心叶宽筋藤(防己科)《部藏标》。【苗药】莽作楞⁽⁶⁾：茎治骨折筋断⁽⁶⁾。【藏药】勒哲^(2,23,24)：茎用于五脏热，肺病，风湿关节炎^(2,23,24)，肝热^(2,23)，衰老病⁽²⁾，"隆"病，"隆"、"赤巴"合并症，"培根"病，时疫，热病，风热⁽²⁴⁾。

Tinospora crispa (L.) Hook. f. et Thoms. 波叶青牛胆(防己科)。【布朗药】柯罗：茎治疟疾，发热怕冷，牙痛，头痛，胃痛，痈疮疖肿痛，骨折⁽⁷⁰⁾；根、茎治疟疾，发热怕冷，牙痛，头痛，胃疼，痈疮疖肿痛，骨折⁽¹⁴⁾。【傣药】嘿喝罗^(14,65)，绿包藤，嘿柯罗^(9,72)：全株治尿道炎，风湿关节痛，跌打损伤，驱虫，痈肿疮疖，无名肿毒，蚂蝗入鼻⁽¹⁴⁾；藤治尿道炎，风湿关节疼痛，便秘^(13,71)，跌打损伤^(9,19,71)，蛇、虫咬伤，蚂蝗入鼻^(9,67,68,71,74)，接筋接骨⁽¹⁹⁾，疟疾，痈疮疖肿，无名毒^(9,67,68,74)；全株外用治蛇虫咬伤，蚂蟥入鼻⁽¹³⁾；藤茎、叶治水肿，跌打损伤，蚂蟥入鼻^{(62,63,64)[1090]}，风湿关节疼痛，腰痛^{(63,64)[1090]}，风湿热痹证，肢体关节红肿热痛，风寒湿痹证，肢体关节酸痛，屈伸不利⁽⁶²⁾。【德昂药】克端：藤茎治跌打损伤，接筋接骨⁽¹⁸⁾。【哈尼药】绿包藤：藤用于解毒^[875]。【基诺药】麦稀奶能：根、茎治尿道炎，风湿关节疼痛；外敷治蛇虫咬伤，跌打损伤，骨折^(10,163)。【拉祜药】绿色藤：藤茎治疟疾，

无名肿毒[150,151]，蚂蝗入鼻腔[150]。【佤药】哈丢[14]，癞浆包藤[168]：全株治跌打损伤，月经不调[14]；藤茎治肝炎，疟疾，骨折，挫伤，刀伤，痈疽肿毒，无名肿毒，蛇咬伤[168]。

Tinospora hainanensis H. S. Lo et Z. X. Li 海南青牛胆（防己科）。【黎药】松筋藤[926]，肖稔[154]：藤茎用于关节疼痛，筋骨损伤[926]，松弛肌肉紧张，跌打损伤[154]。

Tinospora sagittata（Oliv.）Gagnep. 青牛胆（防己科）《药典》。【布依药】雅汗，地苦胆，山茨姑[486]：块根捣烂冲服，治阑尾炎[159][486]。【傣药】颠路（西傣）[14]，颠卢[5]：根、叶治疮痒，烂脚丫[14]；块根治胃痛[5,9,67,68,74]，腹痛，菌痢，疟疾，咽喉炎，扁桃腺炎[9,67,68,74]，跌打损伤，蛇咬伤，创伤出血[67,68]。【德昂药】恩憋：根、叶治疮痒，烂脚丫[14]；块根治胃痛[5]。【侗药】教九，妈度捏[5,135]，青鱼胆[136]：块根治扁桃体炎[5,135,136]，咽喉肿痛，无名肿毒，淋巴结结核，淋巴腺炎，蜂窝组织炎[5,135]，咽炎，腮腺结核，胆囊炎，肝炎，盆腔炎[5,135]，急性咽喉炎，胃肠炎[136]。【仡佬药】多岗翁，地苦胆，山茨姑：块根用于胃痛[486][162]。【哈尼药】Luvnil pavqtiq（鲁尼八提），山茨菇，地苦胆[143]：块根治胃，十二指肠溃疡，肠绞痛，咽喉炎，接触性皮炎[145]，胃痛，腹痛，急慢性肠胃炎，呼吸道感染，扁桃体炎，小儿高热，蛇咬伤，口腔炎，喉炎，热咳失音，腮腺炎，肾炎，百日咳，无名肿毒，疮疖[143]。【拉祜药】咳给区，金钱吊葫芦：块根治急性咽喉炎，扁桃体炎，口腔炎，急性胃肠炎，胃痛，细菌性痢疾，痈疽肿毒，淋巴结结核，外用治毒蛇咬伤[10]。【毛南药】lo⁴² 〇〇〇〇 〇〇 nɔim²² gaŋm³³（落来刚）[155]，黄金果，koŋ¹ piɛŋ⁵ vi³（拱鞭火非）[156]：块根治阑尾炎[155]，急性咽喉炎，扁桃体炎，口腔炎，急性胃肠炎，胃痛，细菌性痢疾，疥疮肿毒，淋巴结结核，毒蛇咬伤[156]。【苗药】Bod jex sangx（包家桑，贵州黔东南），Bid nggab anb（比嘎暗，贵州松桃），Uab jox sangx（蛙九垧，贵州黔南）：块根治咽喉肿痛[178][94,95,91]，口舌糜烂，白喉[91,94,95]，疟腮，热咳失音，泻痢，痈疽疔毒，毒蛇咬伤[91]，腮腺炎[92,94,95][486]，小儿腹泻[92,94,95]，脘腹疼痛[91][178]，泄泻，痢疾[178]，无名肿毒，食积，煎水服或含服切片治咽喉症[486]，根皮治各种炎

症，感冒，毒蛇咬伤[98]。【仫佬药】秒美：茎治外伤，风湿[5]。【纳西药】逋车巴初楚：块根治胃腹疼痛，泻痢[5]。【畲药】青牛胆：块根治急性咽喉炎，扁桃腺炎，口腔炎，菌痢，痈疽肿毒[10]。【水药】地苦胆，山茨姑，金果榄[157]：块根治胃痛[10,158][486]，胆囊炎，肝炎，肾炎，盆腔炎，铜钱癣，痈疽[5]。【土家药】ru⁴ de¹ huang² dan⁴（入地黄胆），地苦胆，金莲胆[123,125]：块根治腹痛腹泻，痢疾，疮痈初期，蛾子，声音嘶哑[10,126]，炎症，咽喉肿痛，感冒，急性菌痢，痈肿疔疮，毒蛇咬伤，淋巴结核，痔疮，烫伤火伤，急性胃炎，胃痛[123,125]，胆痛症，热泻症，长蛾子[128]。【佤药】日吉单：叶治眼赤痛[5]。【瑶药】金狗胆，裂胆来[5]，ndieh daamv ndoih（烈胆台）[132]：块根有小毒，治感冒，胃痛，咽喉肿痛，扁桃腺炎，口腔炎，胆囊炎[5]，热咳声嘶，泄泻，痢疾，急性胃肠炎，脘腹热痛，黄疸型肝炎，小儿发热惊风，急慢性咽喉炎，牙痛，疔疮，痈疽疔毒，虫蛇咬伤[132]。【彝药】本米告[101,109]：块根治蛾子疮，痢疾，疮痈肿毒，腰背扭伤，肚子气撑寒胀[101,104]，肺痈痰阻，肺热咳嗽，咽喉肿痛，痈疡疔疮[109]。【藏药】勒哲：茎治"龙"病，"龙"、"赤巴"合并症，"培根"病，时疫，热病，肺热，五脏热，风热，风湿关节炎[24]。【壮药】Gimjlamz（尽榄）、金果榄：块根用于货烟妈（咽喉痛），心头痛（胃痛），埃病（咳嗽），猪头肥（腮腺炎），北嘻（乳痈），呗农（痈疮），呗叮（疔疮），黄蜂蛰伤[117]，胃痛，急性肠胃炎，菌痢，手术后伤口感染，痈疮，无名肿毒，跌打内伤，淋巴结结核，疮疖，蜂窝组织炎，毒蛇咬伤[5]。

Tinospora sagittata var. yunnanensis（S. Y. Hu）H. S. Lo 云南青牛胆（防己科）。【彝药】此白勒莫[13]，金牛胆[17]：块根治胃肠炎，咽喉炎，口腔炎，扁桃体炎，腮腺炎，痈疽肿毒，毒蛇咬伤[13,17]，胃痛，细菌性痢疾，淋巴结结核；块根外用治毒蛇咬伤[17]。

Tinospora sinensis（Lour.）Merr. 宽筋藤（中华青牛胆）（防己科）《部藏标》。【阿昌药】隔夜找娘：藤茎治筋骨折断[6,14]，感冒，痢疾，月经不调，风湿筋骨痛，腰肌劳损，跌打损伤，坐骨神经痛，风湿疼痛[13]。【傣药】竹扎令，宽筋藤：藤茎治"勒拢软多约，栽线栽歪"（气血不足，体弱无力，心慌心跳），"拢梅接路多火档"（风湿

肢体关节疼痛），"阻伤"（跌打损伤）[65,66][1090]，德宏州还用于蛇、狗咬伤[13]；全草治风湿疼痛，跌打损伤，骨折；蛇狗咬伤；根治跌打损伤，骨折，风湿病，筋断，骨痛，蛇、犬咬伤，拔毒[14]；茎或叶治风湿疼痛，跌打损伤，骨折，蛇、狗咬伤[6]。【德昂药】隔耶召娘：藤茎治跌打损伤[6,13,14]，感冒，痢疾，月经不调，风湿筋骨痛，腰肌劳损，坐骨神经痛[13]，骨折，风湿病[6,14]。【哈尼药】咧则：感冒，痢疾，月经不调，风湿筋骨痛，腰肌劳损，跌打损伤，坐骨神经痛[143]。【景颇药】矛刀镍：藤茎治骨折，跌打损伤，风湿病[6,13,14]，感冒，痢疾，月经不调，风湿筋骨痛，腰肌劳损，坐骨神经痛[13]。【黎药】舒根藤，伸根藤：藤茎舒筋活络[212]。【毛南药】缪硬：根、茎、全株治风湿病，脑膜炎后遗症，跌打伤筋，半身麻痹；藤茎水煎冲酒服治阳痿[15]，风湿痹痛，坐骨神经痛，腰肌劳损，跌打损伤[156]。【苗药】蔓瓜，慢柘，莽作椤：藤茎、叶治跌打损伤，骨折，风湿疼痛[13,14]，半身不遂，牙痛，外伤出血[14]，感冒，痢疾，月经不调，风湿筋骨痛，腰肌劳损，坐骨神经痛[13]；藤茎治骨折筋断[6]。【仫佬药】猫马：根、茎、全株治风湿病，脑膜炎后遗症，跌打伤筋，半身麻痹[15]；茎水煎冲酒服治阳痿[15]；茎或全株治风湿，脑膜炎后遗症，半身麻痹[6]。【佤药】额思多，答额息多：叶治目赤痛[6,13]；藤茎治感冒，痢疾，月经不调，风湿筋骨痛，腰肌劳损，跌打损伤，坐骨神经痛及阳痿[13]。【瑶药】红堆梅[15]，cing jouv ngungh（青坐翁），宽筋藤[132]：根、茎、全株治风湿病，脑膜炎后遗症，跌打伤筋，半身麻痹；茎水煎冲酒服治阳痿[15]；藤茎治风湿痹痛，腰肌劳损，坐骨神经痛，跌打损伤，后肌腱挛缩，半身麻痹，脑膜炎后遗症，骨折，无名肿毒，乳腺炎[132]，时疫，热病初期，风热，风湿病[13]；全株鲜叶治跌打损伤，骨折，外伤出血，疮疖；茎、枝叶治风湿关节痛，小儿麻痹后遗症[133]。【藏药】ཟི་ཟེལ（勒折）[21]：茎治五脏热，肺病，风湿关节炎[2,6,14,24,23]，肝热[2,6,14,23]，衰老病[2]，"隆"病，"隆"、"赤巴"合并症，"培根"病，时疫，热病，风热[24]；茎枝治风热时疫，流感，"隆"病，咽喉痛，肺炎，肝炎，风湿疼痛[1]，风热不合症，"隆"、"赤巴"、"培根"三者聚合所致热症，虚

热，痛风病[21]。【壮药】Ganeusongx（勾丛），宽筋藤：藤茎治林得叮相（跌打损伤），发旺（风湿骨痛），腰酸背痛，麻邦（半身不遂），抽筋，坐骨神经痛，水盅（肝硬化腹水）[117]；根、茎或全株治风湿，阳痿[6,15]，脑膜炎后遗症，跌打伤筋，半身麻痹；茎水煎冲酒服治阳痿[15]。

Tirpitzia ovoidea Chun et How ex W. L. Sha
米念巴（亚麻科）。【仫佬药】美必拉：叶治慢性肝炎，伤口感染，骨折[15]。

Toddalia asiatica（L.）Lam. 飞龙掌血（芸香科）。【布依药】告七里[159]，见血飞[6]：根或根皮捣烂外敷，治刀伤出血[6,159]。【傣药】嘿麻柳糯[63]，吗庄藤[9,74]：藤茎治肢体关节、肌肉、筋骨酸麻胀痛，活动不灵，屈伸不利[63]；根、藤茎用于肢体关节、肌肉，筋骨酸麻胀痛，活动不灵，屈伸不利[64]，风寒湿痹证，肢体关节酸痛，屈伸不利[62]；根、皮治刀伤出血，骨折扭伤，胃痛，腰腿痛[6,9,13,14,74]，风湿性关节炎，跌打损伤[6,9,14,74]；全株治"拢梅兰申，接路多火档"（肢体关节、肌肉、筋骨酸麻胀痛，活动不灵，屈伸不利）[1090]。【德昂药】根皮治跌打损伤，风湿性关节炎，胃痛，外用治骨折[18]。【侗药】见血飞，散血丹：茎皮治风湿性关节炎，风湿肿痛，跌打损伤[136]；根治宾独散（老鼠痧），风湿骨痛[137]。【哈尼药】飞龙掌面[875]，拉披歌[14]：全株治风湿[875]；根治跌打损伤，外伤出血[6,14,143]，风湿骨痛，跌打损伤[13,143]，肋间神经痛，牙痛，胃痛，毒蛇咬伤[143]。【基诺药】toddalia asiatica，卖丘卖勒[163]，吕秋吕腊[3]：茎治跌打损伤，骨折，肋间神经痛，风湿肿痛[163]；根、茎治骨折，跌打损伤；叶外用治风湿关节炎[3]。【景颇药】自嗟垒：根治风湿[6,14]，跌打损伤，风湿疼痛，胃痛[13]。【拉祜药】出墨拐[13,110]，柱玛却根[6]，飞龙掌血[245]：根、茎治跌打损伤，菌痢，疮疖肿毒，外伤出血[14]；根或根皮治风湿骨痛，跌打损伤[6,13,150]，肾炎[13,110,150]，胃痛，吐血不止，鼻衄，刀伤出血，闭经，崩漏，接骨[150]，风湿病[245]；叶治毒蛇咬伤，痈疖肿毒[110]。【黎药】丹节龙，见血飞，散血丹：根、茎治跌打损伤，瘀滞作痛，风湿性关节炎，腰膝痹痛[153]。【毛南药】小金藤，cim³ ce³ vin¹（金吉分飞）：鲜根及鲜叶用于祛风除湿，活血散瘀，消肿止痛[156]。【苗药】Ghab jongx bel sob xok gax bas（嘎龚布梭学嘎

八，贵州黔东南），Zend xangt vud（正象有，贵州黔南）[91,94]，见血飞[993]：根、根皮治感冒，胃气痛，胸胁痛[91,94]，跌打损伤，风湿性关节炎[91][993]，多种疼痛[993]，月经不调，腰腿痛，牙痛，痢疾，疟疾，劳伤出血，疮疖肿毒，毒蛇咬伤，外伤出血[91]；根治骨折，跌打损伤，外伤出血，风湿腰痛[14,92,96]；根及茎治风湿骨痛，跌打损伤，细菌性痢疾，疔疮肿毒[13]。【仫佬药】胃卡麻，通天岗根[6]：根治阿米巴痢疾，胃痛，牙痛，跌打损伤，根与猪肉煲服治风湿痹痛[15]；根或根皮治风湿关节疼痛，跌打损伤，胃痛，腰腿痛[6,13]，闭经，外治骨折，疮疖，外伤出血；叶外用治毒蛇咬伤，痈疖肿毒[13]。【畲药】飞龙掌血：根治胃痛，劳伤，蛇伤[148]。【土家药】san¹ bai¹ bang⁴（三百棒），破血见血，见血飞：根、根皮治风寒湿痹，肋间神经痛，胃痛，跌打损伤，疮疔肿毒，劳伤腰痛，跌打瘀肿，骨折，关节疼痛，四肢麻木，胸腹胀满，心胃气痛[123,127]，风气病，麻症，肚肠出血[128]，外用治外伤出血[123,127]；根皮治外伤疼痛，风气肿痛[125]；根皮或全株治风湿性关节痛，跌打损伤，骨折，肿痛[10]。【佤药】歹垫农[14]，刺三加[168]：根治风湿病，跌打损伤，风湿病[14]；根、叶治风湿性关节疼痛，胃痛，跌打损伤，刀伤出血，闭经，痛经[168]。【瑶药】见血飞，飞龙掌血，大救驾：根皮治跌打损伤，风湿性关节炎，肋间神经痛，胃痛，月经不调，痛经，闭经[540]，外用治骨折、外伤出血[540]；根及藤茎用于风湿骨痛，跌打损伤[4]，鹤膝风，神经痛，偏瘫[6]；根及根皮治跌打损伤，风湿性关节炎，肋间神经痛，胃痛及风湿偏瘫[6]外伤出血，产后风[132]；叶治外伤出血[133]，疮疖肿毒，毒蛇咬伤[133,540]。【彝药】称木鲁帕[106]，见血飞[17]，腮则[101]：根治胃肠出血，风湿性关节痛，外伤出血，跌打损伤，血崩，经闭，伤风咳嗽，疥疮[106]；茎藤治跌打损伤，胃脘寒痛，瘀血肿痛，寒湿痹痛[109]；根皮治跌打损伤，风湿性关节炎，肋间神经痛，叶外用治痈疖肿毒[17]；根、根皮治骨折，跌打损伤，风湿性关节炎，胃痛，疮癣，发痒[101]。【壮药】Oenceu（温肖）[180]，Goraenlwed-sanq，血见愁[118]，骂酸秀[14]：根及茎治发旺（风湿痹痛），核尹（腰痛），胴尹（胃痛），扭像（扭挫伤），各种血证，京瑟（闭经），京尹（痛经）[118,180]，痈疮[118]；根治风湿性骨痛，跌打损伤，止血[14]。【台少药】Pakuri（Tayal 族汶水），Batukahuro - dohu（Tayal 族 Taroko），Kabinsyaku（Bunun 族高山）：叶治腹痛，感冒；根治毒蛇咬伤[169]。

Tofieldia divergens Bur. et Franch. 叉柱岩菖蒲（百合科）。【纳西药】菊海肯，疝草：全草治脾虚泄泻，腹泻，小便不利，疝气[14]。【彝药】若鼻麻热诺起[103][34]，公鸡尾[14]，诗达佐[101]：全草治食积腹胀，小儿肺炎[101,103][34]，跌打损伤，胃肠胀痛，风疹，筋骨痛，脚抽筋，食积[106]，浮肿，小便不利，头晕耳鸣，小儿腹泻[101]；根治克山病，消化不良[14]。

Tofieldia yunnanensis Fr. 扁竹参（百合科）。【彝药】若鼻麻热诺起：全草治水肿，头晕，耳鸣，小儿营养不良，月经不调，胃痛，肺炎，食积，小儿腹泻[102]。

Tongoloa dunnii（H. Boissieu）H. Wolff 宜昌东俄芹（伞形科）。【土家药】太白三七：根治风湿关节痛，腰腿痛，周身疼痛，劳伤，跌打损伤，外伤出血，崩漏[123]。【藏药】丝拉嘎保：果实治肝炎，肺结核，肺热命脉的龙病，"培根"病[39]。

Toona ciliata M. Roem. 红椿树（楝科）。【布依药】落槐许：树皮炖猪头吃，治风下血[159]。【朝药】참중나무（cām zōng nǎ mù，擦母纵那木）：叶用于疮疖，风疽[86]。【傣药】埋勇啃[65]：用于祛风，散寒，止痛[65]；根治赤白带下[13]；树皮、根皮、心材治产后体弱多病，高血压[62]。【侗药】美引：根皮治麻疹，久泻，肠炎[135]，咳嗽气喘，肺结核，咯血[14,15]。【哈尼药】Ssiiqbol（日波），香椿，红椿：根皮、茎皮用于预防麻疹，麻疹不透，红白痢疾，便血，血崩，带下，遗精，消化不良，腹胀，皮肤过敏，风疹，疥疮[143]；根治妇女冲任不调[14,145]，赤白带下[13,14,145]。【傈僳药】鸡不子：根皮、果实、嫩枝治久泻，久痢，肠风便血，崩漏带下，遗精，白浊，疳积；叶治久痢，果治胃炎，十二指肠溃疡[166]。【苗药】锐叶，窝样：树皮、根皮治泄泻，痢疾，肠风便血[94]；树皮、根皮、果治痔疮，泻痢初起，脾胃虚寒[95]。【水药】尼行，椿白皮：树皮治痢疾，腹泻；果治小儿高热[157,158]。【土家药】yi¹ long² ka³ ta¹ pa¹（一弄卡踏帕），椿根皮：根皮治久泻，久痢，肠风便血，崩

漏带下，白浊，疳积，蛔虫，疮癣[124]，虚泻症，摆白病（又名崩白，泛指带下过多），摆红病（俗名崩红，类似功能性子宫出血）[128]。【瑶药】红楝子：树皮、根皮的韧皮部用于久泻久痢，肠风便血，崩漏带下，遗精，白浊，疳积，蛔虫，疮癣[133]；叶、树皮治皮肤溃疡[14,15]。【彝药】戈努则[13,111]，弄傲[101]：树皮或根皮的韧皮部治久泻久痢，肠风便血，崩漏，遗精，疳积，蛔虫病[13]；果实治胃、十二指肠溃疡，慢性胃炎[13,17]，风湿关节痛，疝气[13]；根皮治水膈食积，久泻久痢，白浊遗精，崩漏带下[111]；根皮、嫩枝或果实治食积不化，麻疹未透，腹泻，风湿关节痛，吐血，风寒感冒[106]；根皮治痢疾，肠炎，泌尿道感染，便血，血崩，白带，风湿痛；叶及嫩枝治痢疾[17]；根治水膈食积，久泻久痢，白浊遗精，崩漏带下[109]；树皮治麻疹，赤白痢疾，便血；嫩芽治漆疮[101]。

Toona sinensis(A. Juss) Roem. 香椿（楝科）。【苗药】Reib yex（锐叶，贵州铜仁），Vob yangl（窝样，贵州黔东南）：树皮、根皮用于泄泻，痢疾，肠风便血，崩漏，带下，蛔虫病，丝虫病，疮癣[91]。【土家药】椿树尖：嫩芽用于脾胃气虚，纳谷不香；鲜叶用于毒蜂蛰伤，肿痛难忍[288]。

Torenia concolor Lindley 单色蝴蝶草（玄参科）。【台少药】Tairyanan（Tayal 族上坪前山）：叶打碎后敷于患部并用布包扎治外伤[169]。

Torenia glabra Osbeck 光叶蝴蝶草（玄参科）。【苗药】屙比呆：全草治骨折，蛇咬伤[15]。【瑶药】米重龙：全草治骨折[15]。

Toricellia angulata Oliv. 角叶鞘柄木（山茱萸科）。【侗药】把囚冷：根、皮、花、叶治水毒烂脚[139]。【土家药】烂泥巴树：根皮治外伤骨折，跌打损伤，劳伤，风湿腰痛，痈疽疮毒，白带；叶煎水洗治脚气肿，痱子[124]；根皮或茎皮治跌打损伤，骨折[10]。

Toricellia angulata var. intermedia(Harms.) Hu 有齿鞘柄木（山茱萸科）。【阿昌药】个尔啊：根皮治风湿性关节炎，产后腰痛[18]。【白药】根皮、叶治风湿关节痛，产后腰痛；花治血瘀经闭[17]。【布依药】槐睪：根皮捣烂敷患处，治骨折[159]。【侗药】Bav yenc nanc yeec（巴芸楠叶）[137]，美球冷[135]：根皮及枝叶治挡朗（骨

折）[137]；根治跌打损伤，骨折，扁桃体炎[135]。【哈尼药】阿迷沙拉，者多[14]，Yoqcaoq naciq（约曹那期）[143]：全株治跌打损伤，骨折，风湿骨痛[14]；根、花、叶治跌打损伤，干血痨伤，骨折，风湿痛，肾炎水肿，脱肛[143]。【毛南药】发多，三多草[15]：根皮、树皮治跌打损伤，骨折[15]。【苗药】Ghab jongx linl det diol（嘎炯令豆得，贵州黔东南）[91,96]：根、根皮、树皮及叶治跌打瘀肿，筋伤骨折，闭经，风湿痹痛，胃痛，腹痛泄泻，水肿[91]；根皮及枝叶治骨节痛，骨折[96]；根皮或树皮治跌打损伤，骨折[15]。【纳西药】接骨草：根、根皮、树皮及叶用于干血劳伤，扁桃体炎，哮喘，风湿性关节炎，产后腰痛，慢性肠炎，腹泻，血瘀经闭，跌打损伤，跌打瘀血不散，骨折[164]。【水药】骂韭劳：根皮治骨折[10,157,158]。【土家药】lan ni ba（烂尼巴）[126]，she⁴ she⁴ a¹ fen¹（舍舍阿风），水冬瓜木[128]：茎皮或根皮治跌打损伤，骨折[126]；根皮治内伤瘀血，风气病，火流痰[128]。

Toricellia tiliifolia DC. 鞘柄木（山茱萸科）。【布朗药】班波，大葫芦叶：叶、根皮治跌打损伤，骨折[8]。【傣药】嘿仙打：茎皮、叶用于止痛，活血，风湿病[65]；叶、根皮用于跌打扭伤，骨折，痈疮疖肿[9,74]。【苗药】Ghab jiongx linl det diol（嘎龚令豆得）：根皮治骨折，闭经，咽喉疼痛[92]。【土家药】烂泥巴：根皮用于散瘀止痛，消肿解毒，除湿[497]。【佤药】考寡散：根、茎皮及叶治风湿关节痛，痈疮肿毒，骨折，跌打损伤[14,168]。【彝药】阿拍和，接骨丹[13]：茎叶治四肢骨折，瘀血肿痛[109]；根皮、叶用于慢性肠炎，腹泻，产后腰痛，风湿关节炎；根皮、叶外用治骨折，跌打损伤[13,109]。

Torilis japonica (Houtt.) DC. 小窃衣（伞形科）。【傈僳药】汉来莫：果实治慢性腹泻[8,166]，蛔虫病[8,17,166]，蛲虫病，绦虫病[17]。【土家药】xiao nian cao zi（小粘草子）[10,126]，Heshicao（鹤虱草），Qieyi（窃衣）[8]：全草治小儿蛔虫病，寸白虫病，食积[10,126]，食物中毒，疔疮[8]；果实、根治蟾虫病，食物中毒[125]；果实治食积腹痛，皮肤瘙痒[8]。【瑶药】癞姐蒙：果实治慢性腹泻，蛔虫病；外用治痈疮溃烂久不收口，阴道滴虫病[133]。【彝药】米米耧（nyotwry 镊镊日），Zhanzhanca（沾

沾草)：果实治慢性腹泻，蛔虫病；外用冲洗治痈疮溃烂久不收口，阴道滴虫[8]。

Torilis scabra(Thunb.) DC. 窃衣（伞形科）。【纳西药】果实或全草治蛔虫病，腹痛，慢性腹泻，痈疮溃烂久不收口，阴道滴虫，皮肤瘙痒[164]。

Torreya grandis Fort. 榧树（红豆杉科）。【朝药】향비자나무（hāng bī zǎ nǎ mù，哈央逼扎那木）：种子（榧实）用于五痔，去三虫，蛊毒，鬼疰[86]。【蒙药】ᠬᠣᠷᠭᠠᠨ ᠪᠣᠧᠷ（Horgen boer，霍日根 - 博日）[41]，胡日干 - 布格日[47]：种子（榧）治肾虚，蛔虫病，虫痞[41]，小儿疳积，虫积腹痛[47]。【维药】比恩都克：种子用于脾胃虚弱，虫积腹痛，便秘咳嗽，体倦阳萎[78]。

Torreya yunnanensis Cheng et L. K. Fu 云南榧树（红豆杉科）。【白药】榧子，沙松果：果实治蛔虫病，钩虫病，小儿疳积，便秘，痔疮[17]；种子用于杀虫，消积，润燥[13]。

Tortula sinensis(C. Muell.) Broth. 中华墙藓（丛藓科）。【藏药】ཀྱོག་ཤིང་།（卓合兴）：全草烤热熏治诸疮[25,26]。

Torularia glandulosa (Kar. et Kir.) Vass. 参见 Dimorphostemon glandulosus。

Torularia humilis (C. A. Mey.) O. E. Schulz 蚓果芥（十字花科）。【藏药】ཅེ་ལ་རུག（齐乌拉卜）[21]，席擦拉普[23]，切乌拉普[29]：全草治消化不良[21,23,29,40]，食物中毒[21,29,40]，腹痛[21]；花、果、根、叶、全草治肉毒，合成毒（各种毒物合成的毒药名），消食[27]。

Torularia humilis var. grandiflora O. E. Schulz 大花蚓果芥（十字花科）。【藏药】杠拉普：全草治食物中毒[40]。

Torularia parvia C. H. An 小念珠芥（十字花科）。【藏药】切乌拉普：全草治消化不良，食物中毒[22]。

Torularia tibetica Cheo et An 西藏念珠芥（十字花科）。【藏药】切乌拉普：全草治消化不良，食物中毒[22]。

Toxicodendron succedaneum (L.) Kuntze 野漆（漆树科）。【哈尼药】克可可尼：根、果治肺热咳嗽[14,145]；根、叶、树皮治哮喘，急慢性肝炎，胃痛，跌打损伤；根、叶、树皮外用治骨折，创伤出血[13]。【傈僳药】碧乃金：分泌物治心慌，心

跳，胃痛，跌打损伤，年老多病，产妇和其它因病虚弱者[179]。【黎药】漆树：叶用于毒蛇咬伤[212]。

Toxicodendron sylvestre (Sieb. et Zucc.) Kuntze 木蜡树（漆树科）。【瑶药】黑沙含，沙虫药：枝叶、果实治疔疮，外伤疼痛[133]。

Toxicodendron vernicifluum (Stokes) F. A. Barkl. [*Rhus verniciflua* Stokes] 漆树（漆树科）。【阿昌药】核尽，干漆[18]：根治风湿痛，闭经，月经不调，跌打损伤[18]。【朝药】옻나무（ùoq nǎ mù；奥气那木），干漆：树脂加工后的干燥品用于咳嗽，瘀血，痞结，腰痛，女子疝瘕，利小肠，去蛔虫，生漆去长虫[86]。【怒药】根阿：漆籽治跌打损伤，久病体虚，肺结核，支气管炎[165]。【土家药】干漆：树脂经加工后的干燥品治妇女经闭，月经不调，癥瘕，虫积，风湿痛，绦虫病，蛔虫病[123]。【藏药】佳札[34]，达周[32]，ཐེ་ར་མགོ།（西日勘扎）[21]：干漆（树脂经加工后的干燥品）治月经不调[22,32,34]，风湿痛，闭经，丝虫病，蛔虫病[32]，久治不愈的糜烂性疮，陈旧性的热性黄水病，妇女病[21]，便秘[27]；种子煎膏用于泻下通便[22,34]，便血，尿血[32]，治咳嗽，瘀血痞结腰痛，小便不利，蛔虫和妇女经脉不通[32]；叶治五脏劳疾，虫病[32]；花治腹胀[32]；根治跌打损伤[32]。

Toxocarpus aurantiacus C. Y. Wu et Tsiang 云南弓果藤（萝藦科）。【傣药】刹宝竟龙（西傣）：叶治关节炎[14]。【哈尼药】化肉藤：全株治子宫癌；外用治疮疡肿毒，跌打损伤[13]。

Toxocarpus himalensis Falc. ex Hook. f. 西藏弓果藤（萝藦科）。【傣药】刹宝龙（西傣）：叶治关节炎[14]。【哈尼药】虾亏亏然：全草治宫颈癌，跌打损伤，疮疡肿毒[14,145]。

Toxocarpus villosus (Bl.) Decne. 毛弓果藤（萝藦科）。【哈尼药】催期那雌[14,145]，大叶化肉藤[13]：根及嫩尖治产后乳少，风湿腰痛[14,145]；根治风湿腰痛，催乳[13]。【彝药】化肉参：根治跌打损伤，瘀血肿痛，癥瘕痞疾，痣疣肉瘤[109]。

Trachelospermum axillare Hook. f. 紫花络石（夹竹桃科）。【土家药】乌木七：全草治感冒，风湿，跌打损伤，支气管炎，肺结核[123]。

Trachelospermum jasminoides(Lindl.) Lem. 络

石(夹竹桃科)。【侗药】教蓄劲，白花藤：茎叶治跌打损伤，风湿麻疹，经脉拘挛，腰膝酸痛[135,136]；茎藤治燔焜(发烧)，风湿骨痛[137]。【苗药】络石藤，爬山虎[97,98]，莱阿遍[96]：茎、叶治跌打损伤，风湿性关节炎，肺结核[97,98]；茎藤治风湿骨痛，高烧怕冷[96]。【羌药】Sfulabavo(四福兰巴)，络石藤，过桥风：藤叶治风湿痹痛，筋脉拘急，喉痹；果实治周身筋骨疼痛[167]。【畲药】络石：全株治高血压，咳嗽，胁痛，痢疾，热淋，血热鼻衄，小儿肝火旺，无名肿毒[148]，风湿性关节炎，腰腿痛，跌打损伤，痈疖肿毒[147]。【水药】火坝低[157,158]，大怕低[10]：全草治风湿病[157,158]；根及藤治风湿[10]。【土家药】bi¹ ta¹ yu⁴ la² ga¹ ha¹(比他玉那嘎哈)，络石藤，白花藤：带叶茎枝治风湿痹痛，筋脉拘挛，痈肿疮毒，蛇犬咬伤，外伤出血，吐血，跌打损伤[124]，风气病，怀胎漏血，小儿惊风，毒蛇咬伤[128]。【瑶药】黄丝叶，和希屈[15]，爬岩风[6]：全株治慢性咽喉炎，白喉[15]，慢性支气管炎，跌打损伤，小儿发热[6]；茎皮、带叶藤茎治风湿痹痛，慢性支气管炎，小儿发热，跌打损伤，外伤筋脉拘挛，痈肿，坐骨神经痛，尿路感染[132]。【藏药】ད་ཚན་གསུང་།(毒毛妞)：种子及全草治胆病和服药引起的头痛，热性腹泻，发烧，恶心呕吐[25]。

Trachelospermum jasminoides var. heterophyllum Tsiang 石血(夹竹桃科)。【土家药】石血悬飞，寸金藤[127]，yau be xir(岩巴席)：全株治肾虚腹泻，腰肌劳损，风湿性关节炎[127]，湿气关节痛，腰腿痛，跌打扭伤[10,126]；带叶藤茎治风气病，跌打损伤，腰肌劳损[128]。

Trachycarpus fortunei (Hook. f.) H. Wendl. 棕榈(棕榈科)《药典》。【阿昌药】黄牙：治皮脂性皮炎，疥癣，黄水疮[18]。【白药】狗资付，子失姑户子：棕衣、叶、花、籽、根治子宫出血，血崩，脱肛[14]；根、茎治血瘀，肝热咳嗽，尿道炎，膀胱炎，尿血，跌打损伤；叶鞘纤维治鼻衄，胃肠出血；茎心治肺肾气虚咳嗽，子宫脱垂，带崩，叶、果实治高血压，衄血，胃肠出血[17]。【布依药】槐浪问，山棕[486]：叶、根或果实与雄猪大肠同炖，吃猪大肠，治绝育，炖药忌用铜铁具[159]；根治绝育[486]。【傣药】哥过[65]，棕包(德傣)[69]：用于收敛，止血[65]；根治心慌[69]。【侗药】Siip，

Ongl siip(翁岁)，岁：叶及果实治代喉老(年老咳嗽)，吐血，便血，血淋[135,137]；叶柄治吐血，便血，崩漏下血[136]。【仡佬药】wa⁵³ sa³⁵ lu³⁵(哇撒路，黔中方言)，ti³¹ çi³⁵ ton⁵³ lu⁵³(低喜东鹿，黔中北方言)，tson⁵⁵ tie³³(总点，黔西南多洛方言)：叶或果实治血崩[162]；棕树心用于血崩[486]。【哈尼药】Sseilbol(若波)，棕树，棕衣树：树心治心心悸，头昏；根治吐血，便血，血崩，带下，痢疾，关节痛，跌打损伤；叶治吐血，劳伤，虚弱；花治泻痢，肠风，血崩，带下，癥瘕；果治泻痢，肠炎，崩漏，带下，血虚；叶鞘炭治吐血，衄血，便血，血淋，尿血，下痢，血崩，带下；全株治金疮，疮癣[143]。【傈僳药】者子：种子治鼻衄，吐血，便血，功能性子宫出血，带下[166]；根治心慌[69]；根外敷治疔疮[65]。【毛南药】wei³³(威)：叶或果实治癫痫[155]。【苗药】豆超，加扫[94,96]，山棕[486]：叶或果实治咳血[94,96]，老年咳嗽，妇女血崩，鼻血不止[94,96,486]；叶鞘纤维、根、果实治小便不通，肠风，崩中带下[95]。【纳西药】叶鞘纤维治功能性子宫出血，鼻衄不止，血崩，经血不止，赤白带下，崩漏，胎气久冷，脐腹疼痛，小便不通，高血压，吐血，遗精，水肿，蛔虫病，大肠下血[164]。【怒药】切：花蕾治疥疮；种子止咳；棕苞治口舌生疮，胃火牙痛，咽喉肿痛[165]。【畲药】棕榈：根治尿路结石，风火牙痛，象皮腿；茎心炒熟吃治跌打损伤[148]。【水药】棕柄，棕树，山棕：棕柄炭治崩漏[157,486]；棕柄、叶、果实治崩漏[10,158]。【土家药】ku¹ ro¹ ji¹ la²(哭若几那)，棕树，棕榈根：叶、根、果实治血崩，痢疾，关节痛[129]；根用于打胎引产，水肿病，跑马症(遗精)，脱茄胎症(又名吊茄子，即子宫脱垂)[128]，吐血，便血，血淋，血崩，带下，痢疾，水肿，跌打损伤[124]，溜胎[125]。【佤药】西柯：根治吐血，便血，血淋，血崩，带下，关节痛，水肿，跌打损伤[168]。【瑶药】zong ndiangx(中亮)，棕树，小棕子：根治尿路感染，尿路结石，吐血，便血，血崩，痔疮出血，肝硬化腹水，子宫脱垂，小便不利[130]；果实治高血压，多梦，遗精，泄痢[130]；叶治肺结核咳嗽，高血压，中风[133]。【彝药】意扯[10]，矢车[17]，腮猛[101]：根治"赫拉"病，生育过多，不想再生育，产后胎盘不下，产后死血不净[10,101]；果实治头痛[10,101]，心口痛(胃脘痛)，

骨节内咬痛，耳朵附近出现疤结[10]，吐血，便血，胃痛，颈部结包，不孕心慌[101]；皮烧灰治全身风丹[10]；果、芯、皮、根治瘰疬，多育，难产，心疾，风丹，便血吐血，外伤流血，风湿，痛经等症[105]；根、茎治血瘀，肝热咳嗽，尿道炎，膀胱炎，尿血，跌打损伤；叶鞘纤维治鼻衄，胃肠出血；茎心治肺肾气虚咳嗽，子宫脱垂，带崩；叶、果实治高血压，衄血，胃肠出血；花治跌打损伤，腰背扭伤，肠风泻痢，瘰疬崩漏[109]。

Trachycarpus nana Becc. 龙棕（棕榈科）。【彝药】鲁腮[101,104]：根及根茎治月经过多，崩漏，子宫下垂，咯血，肺结核咯血[101,104]。

Trachydinm purpurascens Franch. 紫果粗子草（伞形科）。【藏药】叶、茎、花、果、全草治炭疽，肉痈，消肿[27]。

Trachydium roylei Lindl. 瘤果芹（伞形科）。【藏药】拉拉卜[22,25]，枷拐[40]：果实治胃寒病，虫病[22,25]，果实治胃寒疼痛，腹胀[40]。

Trachyspermum ammi (L.) Sprague 糙果芹（伞形科）《部维标》。【傣药】嘿柯罗，扭索藤：藤茎治尿道炎，风湿性关节炎，跌打损伤，蛇伤，虫咬，蚂蝗入鼻[9,72]。【蒙药】敦尼德，阿魏实：果实治气滞，心阳虚，胃寒腹胀，消化不良，妇女痛经及疝气[5]。【维药】جوۋىنه （Juwine，居维那）[75,77]，阿育瓦音[5]，阿育魏果[4]：果实治寒性瘫痪，筋脉软弱，胃寒作痛，呃逆频频，呕恶食少，小便不利，体内结石，皮肤瘙痒，白癜风，湿疹[4]，胃虚纳差，肠绞腹痛，瘫痪，颤抖，筋肌松弛，月经不调，水肿，阳痿，精少，寒性粒疮[75,77]，胃腹寒痛，胀满，恶心呕吐，食欲不振，筋骨发紧，肠炎痢疾[5,78]，筋骨麻木，风湿瘫痪，子宫虚寒[78]，风湿疼痛[22]，食欲不振，畏寒作痛，小便不利，尿路结石，偏瘫，皮肤病[1045]，寒性瘫痪，筋脉软弱，体内结石，皮肤瘙痒[1114]；种子治瘫痪，颤抖，肌无力，胸痛，风寒腹痛，呃逆，呕吐，恶心，消化道及内脏受寒，子宫病症，肾和尿道结石，白癜风和皮肤病[80]，胃寒恶心，食欲不佳，筋骨麻木，风湿瘫痪，子宫寒冷[541]。

Tradescantia zebrina Bosse 参见 Zebrina pendula。

Tragopogon marginifolius Pavl. 膜缘婆罗门参（菊科）。【哈萨克药】全草用于身体虚弱，精神

萎靡，食欲不振，心累气紧[141]。

Tragopogon orientalis L. 黄花婆罗门参（菊科）。【哈萨克药】全草治疗疮，痈疽，毒蛇咬伤，乳腺炎[141]。

Trametes cinnabarina Fr. 朱红栓菌（多孔菌科）。【瑶药】香花树菌：子实体治无名肿毒[133]。

Trametes versicolor(L.) Lloyd 云芝（多孔菌科）。【朝药】云芝：子实体用于抗癌[9,89]。【藏药】辛格夏蒙：子实体治气管炎，哮喘，高血压，肝炎，肿瘤[24]。

Trapa bicornis Osbeck 欧菱（菱科）。【蒙药】铁木尔－章古，斯玛－旁钦：果实用于胸腹胀满，脾胃不和，肾虚腰痛，精力不足[47]，肾寒，腰腿痛，阳痿，遗精，体虚[44]。

Trapa japonica Fler. [*T. korshinskyi* V. Vassil.] 丘角菱（菱科）。【朝药】마름（mǎrèm，妈日母）：果实（芰实）用于安中补五脏，不饥，轻身[86]。【蒙药】铁木尔－章古：果实治肾寒，腰痛，游痛症，阳痿，病后虚弱，滑精[51]。

Trapa manshurica Flerow 东北菱（菱科）。【蒙药】效用同丘角菱 T. japonica[51]。

Trapa maximowiczii Korsh. 细果野菱（菱科）。【土家药】水羚角：果实、果壳、果梗治胃溃疡，乳房结块，月经过多，痢疾，便血，疮毒，皮肤多发性疣[123]。【藏药】赛玛旁钦[22,24]：果实治腰肾寒症，肾炎，尿涩淋沥，风湿，荨麻疹[22,24]；幼苗煎水洗治瘙痒[22,24]。

Trapa quadrisnosa Roxb. 四角菱（菱科）。【傣药】嘿骂借：用于止咳化痰[65]。

Trema angustifolia(Planch.) Bl. 狭叶山黄麻（榆科）。【哈尼药】阿车：根、果治头晕，呕吐，腹胀，疟疾[14,145]，骨折[145]；根治疟疾，骨折，果治腹胀[13]。

Trema orientalis(L.) Bl. 异色山黄麻（榆科）。【傣药】蚂蚁树，埋呼，埋剖（傣）[13]：根、茎皮治各种皮肤瘙痒，疮毒肿痛，漆树过敏，耳流脓、流血水、疼痛，久咳不愈，恶心呕吐[63,64]；根、茎皮和叶治皮肤瘙痒，斑疹，疥癣，湿疹，疔疮痈疖脓肿，漆树过敏，耳痈流脓血，咳嗽，腹泻呕吐[62]；茎皮治恶心呕吐，耳根发炎，久咳不愈[9,13,14,72]；全株治癫痫[13]；根、叶治跌打瘀肿，外伤出血。【瑶药】gemh maai ndiangx（钳卖亮），九层麻：根及叶治麻疹，跌打损伤，肿痛，外伤

出血，皮肤瘙痒[130]。

Tremella fuciformis Berk. 银耳（银耳科）。
【阿昌药】萨银耳：子实体治病后体虚，高血压，肺虚，久咳，痰中带血，血管硬化[13,18]。【白药】白耳子：子实体治肺热咳嗽，肺燥干咳，久咳喉痒，咳痰带血，久咳肋痛，肺痈，肺痨，妇人月经不调[17]。【侗药】白木耳，雪木耳：子实体治肺热咳嗽，支气管炎，咳痰带血[136]。【藏药】莫若嘎布：子实体治肺热咳嗽，肺燥干咳，久咳喉痒，肺痨，胃炎，月经不调[24]。

Tremella mesenterica Fries 黄金银耳（银耳科）。【藏药】莫若色布：子实体治肺结核，肺虚咳嗽，咯血，高血压[24]。

Trevesia palmata (Roxb.) Vis. 刺通草（五加科）。【傣药】挡凹（西傣）：根、叶治跌打损伤[9,13,14,63,71]，创伤，腰痛，滋补强壮[9,13,14,71]，风湿关节疼痛，肢体麻木，屈伸不利，妇女产后肢体麻木，腰膝酸痛[63]；根用于跌打损伤，创伤，腰痛[9,72]；叶治跌打损伤，腰痛[62,64]；根、茎、叶用于肢体关节疼痛，肢体麻木，屈伸不利，产后肢体麻木，腰膝酸痛，跌打损伤[62,64]；根皮用于胃痛[9,73]；心材用于全身浮肿[9,73]。【基诺药】苔医，水楤木：根治带状疱疮；叶治跌打损伤[163]。【佤药】苦果，刺通草，广叶：根、叶治打伤，扭伤，骨折[168]；果治热疾尿黄[168]；根、叶、果治跌打损伤，骨折[10]。

Trewia nudiflora L. 滑桃树（大戟科）。【傣药】埋波：治周身酸痛，乏力[65]。

Triarrhena sacchariflora (Maxim.) Nakai 荻（禾本科）。【蒙药】治妇女经闭，潮热，产后失血，口渴，牙痛[51]。

Tribulus terrestris L. 蒺藜（蒺藜科）《药典》。【白药】刺蒺藜，白蒺藜，硬蒺藜：果实或全株治头晕，头痛，目赤多泪，气管炎，高血压，皮肤瘙痒，风疹[17]。【朝药】蒺 남가새（nām gū saì，那母嘎赛），藜，鸡儿利额：果实用于散风，明目，行血[6,83]，头痛眩晕，胸胁胀痛[82]。【哈萨克药】ﺗﻪﻣﺮﺗﻜﻪﻥ：果实、全草治高血压，头晕，头痛，风疹，皮肤瘙痒[142]。【基诺药】左夺伯裂：根治风湿性关节炎，扁桃体炎，胃气痛[163]。【蒙药】ﻣﻤﻤﻤ ﻣﻤﻤﻤ（Yeman zhanggu，亚曼 – 章古）[52]，益玛干 – 章古，舍玛[47]：果实治浮

肿[6,51,52]，遗精[6,51,52][542]，尿闭，阳痿[51,52][542]，肾寒腰痛，水肿[51,52]，头痛，眩晕，角膜炎，角膜云翳，胸肋胀闷，皮肤瘙痒，肾虚[47]，尿频[51][542]，耳鸣，痛风，久病体虚[51]，肾寒尿闭，小便不利，肾虚腰腿痛，全身瘙痒[6]，肾寒，阳痿，遗精，黄水病[56]，肾赫依，痛风，腰腿痛，赫依滞症，水肿[542]，散风明目，疏肝理气，行血，祛肾寒性赫依，补阳，利尿消肿[591]。【纳西药】凄冽冽[6,14]，此肋肋[6]：果实用于头痛眩晕，风湿，胸胁胀痛，乳痈，目赤翳障，降血压，利尿，咳逆，风疹瘙痒，痈疽，瘰疬[164]，急性结膜炎，皮肤瘙痒[6,14]。【羌药】蒺藜，Wumenn（乌门），刺疾藜：果实治头痛，身痒，目赤肿翳[167]。【维药】ﮔﻮﻏﺮﻯ ﺗﻜﻪﻥ（Oghri tiken，欧胡日提坎）[75]，欧哥里利凯恩[6]：果实治淋病[6,75]，小便不通，月经不调，肾脏结石，膀胱结石，咳嗽，哮喘，白癜风[75][543]，尿路感染，早泄遗精，咳嗽[79]，各种结石，小便不利，大便秘结，慢性肠炎及热病引起的肿胀[6]，头痛眩晕，胸胁胀痛，乳痹乳痈，目赤翳障，风疹瘙痒[77][543]。【藏药】色麻[23,40]，随玛拉高[29]，色玛[24]：果实用于头痛，身痒，胸满，气逆，目赤肿翳，癥瘕，乳闭[20]，淋症[23]，风湿痹症，营养不良性水肿[23,24,29,40]，肾炎，尿闭[29]，肾寒腰痛[6,24,40]，尿频，牛皮癣[6]，尿涩淋沥，荨麻疹[24,40]，头痛[6,24]，果实治头晕，头痛，目赤多泪，气管炎，高血压，皮肤瘙痒，风疹[40]。

Trichilia connaroides (Wight et Arn.) Bentv. 鹧鸪花（楝科）。【傣药】叫沙短[62]，叫沙洞（西傣）[9,71]，叫沙端[65]：根用于体弱多病，不思饮食，心慌心悸，产后气血虚，腹痛腹泻，赤白下痢，麻疹透法不畅，牙痛，腮腺炎、颌下淋巴结肿痛[62]，痢疾，便血[13,14,66]，风湿性关节炎、腰腿痛，咽喉炎，扁桃体炎，心、胃气痛[13]，麻疹，淋巴结炎，牙痛，腹痛[66]，妇女产后诸疾[65]。【基诺药】左夺伯裂，海木：根治风湿性关节炎，扁桃体炎，胃气痛[163]。【瑶药】阿注美勒：根治痢疾，便血，麻疹，淋巴结炎，牙痛腹痛[13]。【彝药】鹧鸪树叶：叶用于痔瘘脱肛[109]。

Tricholoma matsutake (Ito et Imai) Sing 松茸（伞菌科）。【朝药】송이버섯（sāong yī bē sē，骚翰邑波色西）：子实体治尿频，尿浊，涩痛，

耳鸣[87,88]。

Tricholoma mongolicum Imai 白蘑（伞菌科）。【鄂温克药】草原白蘑菇：子实体用于小儿麻疹，感冒[235]，强身健体，救血热[261]。【蒙药】ᠴᠠᠭᠠᠨ ᠮᠥᠭᠦ（Chagan mogu；查干－蘑菇）：干燥子实体治"肉毒症"，创伤[49]。【藏药】ouxia，（欧夏）：子实体用于肉食中毒，食物中毒，疮疡不愈[22,24]。

Trichosanthes anguina L. 蛇瓜（葫芦科）。【傣药】根用于神经衰弱；茎叶用于膀胱湿热（尿频、尿痛、尿急），淋病[9,73]。

Trichosanthes cucumeroides (Ser.) Maxim. [*T. cucumeroides* var. *formosana* (Hayata) Kitam.] 王瓜（葫芦科）。【布依药】瓜怒槐：块根或果实磨酒擦患处，治腮腺炎[159]。【朝药】왕과（wāng guā，汪呱）：果实治诸邪气，热结，鼠瘘，散痈，肿留血，妇人带下不通，乳汁不下，小便数不禁，逐四肢骨筋中水，马骨刺人疮（马骨刺伤后疮痛）[86]。【拉祜药】老鸦瓜，王瓜根：根治毒蛇咬伤，急性扁桃体炎，咽喉炎，痈疮肿毒，跌打损伤，小便不利，胃痛[10]。【畲药】根治消渴内痹，瘀血经闭，邪气热结，湿热溺黄，小便不利，疝气肿痛[147]。【水药】不杠：块根捶烂外敷，治毒蛇咬伤[10,157,158]。【土家药】ku³ gua¹ qi¹（苦瓜七），栝楼子，狗屎瓜：种子治肺痨吐血，衄血，反胃吐食，黄疸，痢疾，筋骨挛痛，肠风下血[124]；根治毒蛇咬伤[10,126,128]，肚腹疼痛，食物中毒[128]，下白症，痨病[10,126]。【瑶药】神闹括，山苦瓜：根治咽喉肿痛，跌打损伤，蛇咬伤[133]。【台少药】Dariri(Paiwan 族傀儡），Burasi（Paiwan 族偏傀），Raokoru(Bunun 族高山）：根治眼病，腹痛；叶治头痛，腹痛，外伤[169]。

Trichosanthes homophylla Hayata 芋叶栝楼（葫芦科）。【台少药】Yopaisi（Bunun 族施武群）：根治腹痛[169]。

Trichosanthes kirilowii Maxim. 栝楼（葫芦科）《药典》。【朝药】화중하늘타리（hǎ neltǎlì，哈呢儿它哩）：瓜蒌仁用于胸膈烦躁，咽干，目眩，伤寒腹痛，大便三日不通者[83]；块根治发热，口干，消渴，咳嗽，乳病，癣，闭经，黄疸[82]。【侗药】瓜蒌壳，栝楼子[136]，donge yuc jaol（同油叫）[51]：果实治宫颈炎[51]；果实、种子治肺热咳嗽，胸闷肋痛，乳痛[136]。【蒙药】ᠴᠠᠭᠠᠨ ᠣᠨᠳᠣᠰᠣ

（Chagan wundes，查干－温都苏），ᠭᠤᠤᠯᠤᠶᠢᠨ ᠣᠨᠳᠣᠰᠣ（Gualuyin wundes，栝楼因－温都苏）：块根（天花粉）治肾虚，肾寒，阳痿，遗精，滑精，"协日沃素"病，痛风，皮肤病，腰腿酸痛，妇女血痞，膀胱石痞[41]，热病口渴，消渴，痈肿[47]；果实治痰热咳嗽，心胸闷痛，乳腺炎，便秘；种子治咳嗽痰黏，便秘；果皮治痰热咳嗽，心胸闷痛，乳腺炎[47]。【苗药】Zend fab hvub（真花休，贵州黔东南），Bid dob anb（比多暗，贵州松桃）：块根、果壳治肺热咳嗽，胸痹[91,94]，结胸[94]，便秘，痈肿疮毒[91]；果实、种子、根治肺结核，慢性支气管炎，咽喉肿痛[96]；根用于清热养胃，生津止渴，解毒引产[98]。【纳西药】老鼠黄瓜，天花粉：块根治肺热咳嗽，咽干口渴，糖尿病，中期妊娠引产，大便燥结，胸膈满闷作痛，急性乳腺炎，吐血，衄血，乳少，便秘[164]。【畲药】栝楼：块根、果实、果皮、种子治肺热咳嗽，黄疸，热病口渴，鼻衄喉痹，咽喉肿痛，大便秘结，肿毒发背，乳痈疮痔，毒蛇咬伤[10,147]。【土家药】li⁴ba³ ta¹ xi¹（立把他西），天花粉[123]，天瓜[125]：块根治热病口渴，消渴，肺热咳嗽，乳痈，糖尿病，痈肿疮疡[123]；果实治热病咯血，病后咯血[125]，热咯症，奶花（急性乳腺炎），跳山症，大便干结[128]。【维药】啊其布塔吾子：效用同双边栝楼 T. rosthornii[79]。【彝药】老鼠拉冬瓜（文山），尼能莫绍拜，荒拉色：果实治肺热咳嗽，心绞痛，便秘[13,17]，消渴，黄疸，痈肿[13]，胸闷，乳腺炎[17]；果皮治痰热咳嗽，咽痛，胸痛，吐血，衄血[13,17]，消渴，便秘，痈疮肿毒[13]；块根治热病口渴，黄疸，消渴，痈肿疮毒，肺燥咳血，痔瘘[13]，昏厥不省人事[13]，寒热往来，热病烦渴，肺燥咳血，消渴浊淋，疔疽痈疡，痔疮瘘管[109]，肺热咳嗽，津伤口渴，糖尿病，疮痈疖肿[17]；种子治肺热咳嗽，便秘[13]；种仁治肺热咳嗽，便秘，痈肿，乳少[17]；块根、果实用于四肢骨折，乳结，乳缺，吹乳[101]。【壮药】Ragbuzlung(壤补龙），Lwgmanfangz(冷蛮仿），天花粉：块根（天花粉）治啊肉甜（糖尿病），埃病（咳嗽），陆裂（咳血），发得（发热），呗农（痈疮）；果实（栝楼）治埃病（咳嗽），胸痛，呗嘻（乳痈），兵西弓（肠痈），阿意囊（便秘）[180]。

Trichosanthes lepiniana (Naudin) Cogn. 马干铃栝楼（葫芦科）。【藏药】色吉美多：效用同波棱

瓜子 Herpetospermum pedunculosum；种子治黄疸型肝炎，胆囊炎，消化不良；果实研细粉配方治胆囊炎[22]。

Trichosanthes ovata Cogn. 卵叶栝楼（葫芦科）。【傣药】麻莫来：果实、种子、根和叶治黄疸，咳嗽痰多，腹部包块，疗疮痈疖脓肿[62]；根治腹内肿块疮疡，尿道结石[65,66]；根外用治肿块和疥疮等[66]；种子、根治腹内肿块疮疡，尿道结石[13]；种子、根外用治肿块疥疮[13]。

Trichosanthes rosthornii Harms [*T. japonica* (Miq.) Kitam.] 双边栝楼（葫芦科）《药典》。【布依药】甸怒，瓜蒌，苦瓜蒌[486]：果实、种子酒煎服，治痈[159,486]。【朝药】화중하늘타리（huā zōng hā nēl tǎ lì，花纵哈呢儿它哩）：瓜蒌仁效用同栝楼 T. kirilowii[82,83]。【仡佬药】k ' u³⁵ pa³³（库八，黔中方言），xə³³ kuo⁵³ tson⁵³（何果宗，黔中北方言），mə³¹ tao⁵⁵（没倒，黔西南多洛方言）：果皮、种子治浮肿[162]；果皮壳用于浮肿[486]。【蒙药】ᠴᠠᠭᠠᠨ ᠸᠤᠨᠳᠦᠰ（Chagan wundes，查干－温都苏），ᠭᠤᠸᠠᠯᠤ ᠶᠢᠨ ᠸᠤᠨᠳᠦᠰ（Gualuyin wundes，栝楼因－温都苏）：根（天花粉）效用同栝楼 T. kirilowii[41]。【苗药】Zend fab hvub（真花休，贵州黔东南）[91,95,486]，Bid dob anb（比多暗，贵州松桃），Zend fab xob（正番小，贵州黔南）[91,95]：块根及果皮治肺热咳嗽，胸痹，便秘，痈肿疮毒[91]；果实、种子、块根治烦渴，咳嗽，胸痛咳嗽[95]；块根治热病口渴，消渴多饮，肺热燥咳，疮疡肿毒[91]，烦渴[486]；果皮治咳嗽，胸痛咳嗽[486]。【土家药】天花粉：效用同栝楼 T. kirilowii[123]。【维药】啊其克塔吾子：果实用于咳嗽胸闷，湿浊黄疸，心烦[79]。【彝药】荒拉色，栝楼：果实及块根治手脚骨折重症，乳结核，乳汁缺乏，吹乳，便秘[104]，效用同栝楼 T. kirilowii[101]。【壮药】效用同栝楼 T. kirilowii[180]。

Trichosanthes tricuspidata Lour. [*T. bracteata* Lam.] 三尖栝楼（葫芦科）。【彝药】果实治肺热咳嗽，胸闷，心绞痛，便秘，乳腺炎；种仁治肺热咳嗽，便秘，痈肿，乳少；根治肺热咳嗽，津伤口渴，糖尿病，疮痈疖肿；果皮治痰热咳嗽，咽痛，胸痛，吐血，衄血[17]。

Trichosanthes villosa Bl. 密毛栝楼（葫芦科）。【傣药】嘛豁啦，嘿吆来：种子、鲜根外用

治肿块，颈淋巴结结核，无名肿毒[13]。【拉祜药】毛老鸦饭果根，阿拿我普：效用同傣药[13]；根治各种无名肿毒，肿块，颈淋巴结结核，毒蛇咬伤，胃及十二指肠溃疡[150]。

Tricyrtis formosana Baker 台湾油点草（百合科）。【台少药】Hanetotoisimotu（Bunun 族施武群）：叶捣碎后，取汁涂于患部治眼病[169]。

Tricyrtis macropoda Miq. 油点草（百合科）。【土家药】油点草[544]，黄瓜香[544]，黑点草[544,945]：全草用于心胃气痛，咳嗽气喘，食积腹胀，毒蛇咬伤[945]；根治肺结核咳嗽[124]。

Tricyrtis maculata (D. Don) J. F. Macbr. [*T. pilosa* Wall.] 黄花油点草（百合科）。【土家药】油点草，黄瓜香[544]，黑点草[544,945]：全草治肺虚咳嗽，暑热腹痛，心胃气痛，咳嗽气喘，食积腹胀[544,945]，毒蛇咬伤[945]。

Trifolium lupinaster L. 野火球（豆科）。【哈萨克药】全草治心神不宁，心悸怔忡，癫狂，咳嗽及各种出血症[141]。【朝药】달구지풀：全草治痔疮，肾炎，糖尿病，不孕[9,90]。

Trifolium pratense L. 红车轴草（豆科）。【哈萨克药】全草治咳嗽，痰喘，咽痛[141]。【土家药】羊马草，三叶草：全草治咳嗽哮喘，疮疡溃烂[123]。【维药】来特拜，别代：花和种子用于寒性或热性炎肿，肢体颤抖，胸闷，咳嗽，面部麻痹[80]。

Trifolium repens L. 白车轴草（豆科）。【朝药】토끼풀：全草治黄疸，浮肿[9,90]。

Triglochin maritima L. 海韭菜（水麦冬科）。【蒙药】西乐－额布斯：全草、果实治久泻腹痛，嗳气[51]。【藏药】那任木[29]，纳然姆[24]，那任姆[39]：果实治眼痛[29]，体虚，神经衰弱，腹泻[24]；果实、地上部分治眼病，寒、热两性的腹泻[39]。

Triglochin palustris L. 水麦冬（水麦冬科）。【藏药】贝治牙扎[29]，贝都牙扎[24]：全草治腹水[29]，湿热水肿[24]。

Trigonella archiducis – nicolai (Sirj.) Vassil-cz. 藏青胡芦巴（豆科）。【藏药】西毛洒，木苏杭[40]：种子治培根病，寒症，冷气疝瘕，腹肋胀满，寒性腹泻，寒湿脚气[23]，地上部分治心热，肺热，咳嗽，创伤，疮疖[40]。

Trigonella emodi Benth. 喜马拉雅胡芦巴（豆

科)。【藏药】西毛洒：种子治"培根"病，寒症，冷气疝瘕，腹肋胀满，寒性腹泻，寒湿脚气[23]。

Trigonella foenum – graecum L. [*T. microcarpa*(A. DC.)Benth.] 胡芦巴(豆科)《药典》。【朝药】큰노랑꽃자리풀(kēn nǎo rāng gǎoq zǔ lī pùr，啃孬嚷高气扎哩脯儿)：种子用于元脏虚冷气，膀胱气(膀胱寒气引起的疝症)[86]。【哈尼克药】奇特儿：种子治受风头痛，腹痛，哮喘，难产[24]。【蒙药】 (Anghilmel borqig，昂给鲁莫勒－宝日其格)[44]，昂黑鲁马－宝日其格，扎嘎日图－宝日其格[51]：种子治肺脓疡，腹泻[44,51]，"赫依"病[51]。【羌药】Tiah(体啊禾)，芦巴子[167]，呢物达[10]：叶治腹肋胀满[10,167]；种子治寒疝，腹肋胀满，寒湿脚气，肾虚腰痛，阳痿遗精，腹泻[167]。【维药】شۇمشە ئۇرۇغى(Shumshe uruqi，树密沙欧如合)[75]，暑木夏[78][61]：种子用于湿寒性炎肿，毒疮湿疹，淋巴结结核，声音嘶哑，寒性咳嗽，哮喘，尿少闭经，性欲低下[75]，寒湿脚气[77]，肾气不足，阳痿，二便不利[78][61]，寒咳气喘，催乳催产，寒疝及肝脾肿大[78]，寒疝[61]。【彝药】是彪资[14]，彪资[13]：全草治胃寒症[14]，风热感冒，胃肠炎[13]，脾胃虚寒，肚腹疼痛[103]，胃痛吐酸，吐血，遗尿，赤白痢疾，脚手麻木[9]。【藏药】 (徐木萨)[21]：种子治冷气疝瘕，腹肋胀满，寒湿脚气[20]，"龙"病，肺脓肿，腹泻[21]；果实治肺脓液，寒泻，"龙"病，"培根"病[27]。

Trigonella pubescens Sirj. 毛果胡芦巴(豆科)。【藏药】西毛洒：种子治"培根"病，寒症，冷气疝瘕，腹肋胀满，寒性腹泻，寒湿脚气[23]。

Trigonella ruthenica L. 花苜蓿(豆科)《部藏标》。【藏药】 (布苏杭)[21,35]，布斯夯[29]：全草治肺热咳嗽[2,29,35,39]，赤痢[20,29]，疮疹[2,35]，肾病[21,39]，痘疹，肺病[21]，吐痰，赤痢，发烧[39]；全草外用消炎，止血[20,29,39]，疮疹[2,23]，愈创伤[39]。

Trigonella tibetana(Alef.)Vassilcz. 西藏胡芦巴(豆科)。【藏药】西毛洒：种子治"培根"病，寒症，冷气疝瘕[23,24]，腹肋胀满，寒性腹泻，寒湿脚气[23]，肺病，肺脓肿，风寒湿痹，肾虚遗精，阳痿[24]。

Trigonotis microcarpa(DC.)Benth. ex C. B. Clarke [*T. peduncularis* var. **microcarpa**(A. DC)Brand] 毛脉附地菜(紫草科)。【土家药】雀雀菜：全草治胃寒疼痛，吐酸，吐血，遗尿，手足麻木，跌打损伤，骨折，痈肿疱毒[123]。【彝药】耶伍诗，是彪子[102]：全草治胃病，腹痛，胃脘冷痛，慢性胃炎[101]，胃痛吐酸，吐血，遗尿，赤白痢疾，脚手麻木[102]。

Trillium tschonoskii Maxim. 延龄草(百合科)。【苗药】头顶一颗珠，头顶珠：根茎治头晕，跌打损伤，外伤出血[98]；果实治失眠[97]。【土家药】lie⁴bu³qi⁴(列补起)，头顶一颗珠，天珠：根茎、果实治头晕目眩，失眠，跌打损伤，外伤出血[123]；果实治心悸，失眠，多梦[945]；根茎治眩晕头痛，跌打损伤，月经后期，刀伤出血[128]；全草解毒，消肿[270]；根及根茎治头痛眩晕，失眠，口眼歪斜，外用治外伤出血[945]。【彝药】头顶一颗珠，芋儿七：治头痛头昏，刀伤出血，局部溃烂，痨伤，骨折[105]。

Trimeresurus stejnegeri(Sehmidt) 青竹蛇(蝮蛇科)。【白药】竹叶青，青竹丝：全体治恶疮，肿疖，外用浸涂[17]。【布依药】额优：全体泡酒，睡前和起床时服一小杯，治关节炎[159]。【傣药】哦修：全体、蛇蜕用于风湿关节疼痛，麻风病[63,64,66]，跌打瘀肿，带状疱疹，黄水疮，皮肤斑疹，疮疡肿毒[63,64]；全体用于祛风除湿，散疮毒[65]。【侗药】隋素：全体治风湿痛，疮疖[135]。【哈尼药】青竹标，Alnioq(阿略)，竹叶青蛇：全体治恶疮肿疖，风湿性关节炎[143]。【藏药】知次[22]， 珠[21]，玉珠[24]：效用同枕纹锦蛇[22]；肉(去头尾，将少许麝香化水中浸肉三天取出，入炒青稞中，待凉，烤干，研末)治妇科病(闭经，癥瘕，难产，胎衣不下)[21,34]，肺炎，胸部热痛[24,34]，脉管阻塞[34]，视力减退症[21]，妇科闭经，难产，胎衣不下及脉管炎[24]；油治汤火伤，弹片入肉[24,34]；脂粘治火烫伤、弹片入肉引起的疼痛[21]；胆擦白癜风，牛皮癣[24,34]，蛇脱(灰)治炭疽病，神经性皮炎，癣，胎衣不下[24,34]；蛇皮治癥，脓疖，黄水疮等皮肤病[21]。

Tringa glareola Linnaeus 林鹬（鹬科）。【藏药】汤热角毛夏：肉治发烧后出疹[22]。

Tringa hypoleucos Linnaeus 矶鹬（鹬科）。【藏药】效用同林鹬 T. glareola[22]。

Tringa nebularia（Gunnerus）青脚鹬（鹬科）。【藏药】效用同林鹬 T. glareola[22]。

Tringa ochropus Linnaeus 白腰草鹬（鹬科）。【藏药】གཞོང་རིལ་བྱི་བྱི།（塘热）[23]，听热角毛[24]：效用同林鹬 T. glareola[22,23,24,25,30,34]。

Tringa totanus（Linnaeus）红脚鹬（鹬科）。【藏药】肉用于久病体弱，脾胃虚寒[30]。

Trionyx sinensis（Weigmann）[*Amyda sinensis* Weigmann] 鳖（鳖科）《药典》。【朝药】鳖甲：背甲用于劳热、瘟疫、疟疾、腹胀[10]。【傣药】翁巴发[48]，wan dao han（团鱼）[31]，果刀喋（德傣）[172]，翁巴发[65,66]：背甲治小儿高热，痛经，子宫脱垂，脱肛，食物中毒[62]，阴虚潮热，肝脾肿大[172]，妇女小腹坠痛[66]；肉、壳治脱肛[48]；【侗药】比皋：头治寒战[135]。【仡佬药】a35lao53pie33（阿劳比，黔中方言），ti55en33tse33（底恩在，黔中北方言），mu31liə31əu35（木了二，黔西南多洛方言）：背甲、头、肉炕干研粉，用桐油搽头，治子宫脱垂[162]。【哈尼药】团鱼，Byuqqulbyuqbial（别曲别巴），甲鱼：背甲治腰肋痛，尿路结石，淋漓涩痛，痈疽不敛，疟疾，脾肿大[143]。【景颇药】Dvaubyen：治阴虚潮热，肝脾肿大[172]。【京药】鳖：头部与"补中益气汤"方各药共煎服，治子宫脱垂；头部研粉调茶油外用治湿疹[15]。【毛南药】ʔnei33 wɔ24（内窝）：背甲、头、肉治子宫脱垂[155]。【蒙药】ᠯᠠᠭ ᠮᠧᠯᠬᠡ ᠶᠢᠨ ᠬᠠᠪᠲᠡᠰ（Lag melhi yin habtes；拉格 - 莫勒黑因 - 哈布特斯）：鳖甲（沙子里炒黄用）治虚热，陈热，小孩盗汗，尿频[48]。【苗药】Dab jib（大基，贵州松桃），Liuk（留，贵州黔东南），Link（鲁）：背甲、头、肉治阴虚发热，劳热骨蒸，热病伤阴，虚风内动，小儿惊痫，久疟，疟母，癥瘕，闭经[91]，病后虚弱，发热，经闭腹痛[95]。【水药】调难，甲鱼：鳖甲用于补虚弱[10,157]；甲鱼血用于绝育[157]。【土家药】鳖甲用于肝炎，肝硬化，肝癌及各种阴虚型肿瘤[52]。【瑶药】团鱼，脚鱼：鳖甲用于骨蒸潮热，疟母，虚热痨咳，闭经；鳖头治脱肛及子宫脱垂；肉治

骨蒸痨热，妇女血痨，脱肛[133]。【彝药】纹窝[101,104]，江团，鳖团鱼[107]：背甲及肉治久病体虚，闭经，痞块，小儿腹积痞块，麻疹[101,104]；肉治久病体虚，妇女干病[107]。【藏药】比尔：甲壳治"凶曜"病[24]。【壮药】Gyapfw（驾逢）[180]，duzfw（堵逢），甲鱼[117]，独虎[15]：除去内脏的新鲜体用于阴虚内热，体质虚弱，子宫肌瘤，京瑟（经闭），兵淋勒（崩漏）[117]，发得（发热），兰奔（眩晕），京瑟（经闭），瘴病[180]，头部与"补中益气汤"方各药共煎服，治子宫脱垂；全体（去内脏）与猪心1个炖服治心气痛[15]。

Trionyx steindachneri Siebenrock. 山瑞鳖（鳖科）。【彝药】纹窝[101,104]：背甲及肉治久病体虚，闭经，痞块，小儿腹积痞块，麻疹[104]；效用同鳖 T. sinensis[101]。

Triosteum himalayanum Wall. 穿心莛子藨（忍冬科）。【羌药】Wuluovha（吾落哈），五转七：带根全草治水肿，小便不利，月经不调[167]。【土家药】猴子七，大对叶丹，五转七：根茎、全草治小便不利，浮肿，月经不调，劳伤疼痛[124,127]。【纳西药】野鸡果：全草治水肿，小便不利，月经不调[13]。【藏药】通天七[36]，达蜠[39]：带根全草治水肿，小便不通，月经不调，劳伤疼痛[36]；解百草中毒，药物中毒[39]；果实治肺充血[39]。

Triosteum pinnatifidum Maxim. 莛子藨（忍冬科）。【藏药】打玛麦保：茎叶用于解百草并药物中毒；果实润肺治肺充血[40]。

Triplophysa robuta（Kessler）甘肃高原鳅。【藏药】尼阿：肉治阳痿，痔疾，疥癣[30]。

Triplostegia glandulifera Wall. ex DC. 双参（川续断科）。【傈僳药】狂义光起，对对参：根治肾虚腰痛，贫血，咳嗽，遗精，阳痿，风湿性关节炎，月经不调，倒经，崩漏带下，不孕症[166]。【彝药】则非[13]，补都拉[90]，土洋参[105]：根治肾虚腰痛，贫血，咳嗽，遗精，阳痿，风湿关节痛，月经不调，倒经，崩漏带下，不孕症[13]，解乌头毒[13,90]，酒毒[90]；根外用治外伤出血[13]；效用同大花双参 T. grandiflora[105]。

Triplostegia grandiflora Gagnep. 大花双参（川续断科）。【哈尼药】对对参，Wulhyuq naciq（吴灰那齐），双肾参：根治贫血，头晕眼花，遗精，阳痿，月经不调[143]。【傈僳药】狂义管吾起：根治肾虚腰痛，贫血，风湿性关节痛，崩漏，白带，不

孕症[166]。【纳西药】童子参，大花双参：根治贫血，咳嗽，风湿性关节痛，跌打痨伤，外伤出血，解乌头毒[164]。【彝药】补都拉[9,10,105]，则色[101]：根治身体虚弱，劳伤，不孕症，月经不调，咳嗽，风湿病，头晕头痛[10,101,105]，酒醉，消肿[9,10,105]，乌头中毒[101,105]，止咳，止痛，解乌头毒，酒毒[105]，妇女干血痨，男子肾虚腰痛[101]。

Tripterospermum chinense (Migo) H. Smith [*Cranwfurdia fasciula* Wall.] 双蝴蝶（龙胆科）。【侗药】叫敏洁：全草治妇女崩漏，急性乳腺炎[139][4,10]，用于咳血，接骨，生肌[281]。【土家药】sox tsx slv xir（梭他便席）[124]，肺形草[128]，喇叭藤[125]：全草治热淋，咳嗽痰多，肺痨[10,126]，肺结核，咳嗽咯血，肺脓疡，小儿高烧，疔疮疮毒，外伤出血[124,127]，外伤肿痛，毒蛇咬伤[127,128]，小儿虚损[125,128]，热咯症[128]，支气管炎，脱肛、痔瘘[127]；全草外用治痈疽疮毒；根泡酒服治跌打损伤[125,127]，风湿疼痛[127]，毒蛇咬伤，肺痨咯血[125]。【瑶药】软筋藤（mauh jaan hmei，毛瞻美），肺形草[130]，蝴蝶草[133]：全草治肺热咳嗽，虚劳咳血，肺痈，小儿虚损，跌打损伤，痈疮肿毒，毒蛇咬伤，外伤出血[133]，支气管炎，肺脓疡，肺结核，小儿高热惊风，小儿麻痹后遗症，关节功能障碍，痈疮肿毒，疮疡久治不愈[130]。

Tripterospermum cordatum (Marq.) H. Smith 峨眉双蝴蝶（龙胆科）。【苗药】加菊山，锐定谋：全草、根治风热咳嗽，黄疸，风湿痹痛[91,94]，蛔虫病[91]。

Tripterospermum volubile (D. Don) Hara 尼泊尔双蝴蝶（龙胆科）。【拉祜药】阿开怀：全草治骨折，蛇咬伤，痛经，月经不调，不孕症，风寒咳嗽，肺结核咳嗽咯血，气虚喘咳[13]。

Tripterygium hypoglaucum (Lévl.) Hutch. 昆明山海棠（卫矛科）。【阿昌药】火把花：根治风湿性关节炎，类风湿性关节炎，跌打损伤，骨结核，睾丸炎，附睾丸结核[100]。【傣药】嘿见慌：根治骨折[65]。【德昂药】效用同阿昌药[100]。【哈尼药】Moqhhav cavni（莫阿扎尼），雷公藤，紫金皮：全株、根皮治跌打损伤，风湿性疼痛，半身不遂，痛经，产后腹痛，产后流血过多[143]；根治风湿性关节炎，跌打损伤，骨折[14,16,70][100]，结核

病[14,70][100]，类风湿性关节炎，睾丸及附睾丸结核[14,70]，风湿性骨痛，跌打瘀肿，腰肌劳损，急性传染性肝炎[9,74]。【拉祜药】紫金藤[150]，波怀[13]：根治风湿骨痛，腰肌劳损[13,150]，痢疾，半身不遂[150]，跌打瘀肿，急性肝炎，产后流血不止，月经过多[13]。【傈僳药】几门腊夺：根皮、全株治风湿性关节炎，跌打损伤，半身不遂，腰肌劳损；外用治骨折，外伤出血[166]。【苗药】车油根[13]，嘎坝蒿互[96]：根治无名肿毒，神经性皮炎，银屑病，黄癣病[13]；根、茎治牛皮癣，皮肤瘙痒[96]。【瑶药】雷公藤：全株治风湿性关节痛，跌打损伤，半身不遂，腰肌劳损；外用治骨折，外伤出血，疝气痛，带状疱疹，皮肤瘙痒[133]。【彝药】勒薄，一姑妹班[13]，多争唯噜[101]：根治类风湿性关节炎[13,14]，风寒湿痹，关节肿痛，跌打损伤，腰背扭伤[109]；根皮治风湿性疼痛，类风湿病，跌打损伤[111][90]，系统性红斑狼疮，慢性肾小球肾炎，支气管炎，干疮，牛皮癣，湿疹，疥疮，神经性皮炎[111]；根、茎皮治风湿病，类风湿病，咳喘，跌打劳伤，干疮，牛皮癣[101,105,179]。【壮药】昆明山海棠：根治发旺（风湿骨痛），林得叮相（跌打损伤），夺扼（骨折），硬皮病，皮肤瘙痒（剧毒）[120]。

Tripterygium wilfordii Hook. f. 雷公藤（卫矛科）。【傣药】嘿麻电龙：根用于风寒湿痹证，肢体关节酸痛，屈伸不利，风湿热痹证，肢体关节红肿热痛，屈伸不利[62]。【畲药】根心治关节炎，坐骨神经痛，麻风神经痛[147]，类风湿性关节炎[13,148]，麻风，肺结核；外用治烧伤，皮肤发痒，腰带疮（带状疱疹），风湿性关节炎[13]，骨折，慢性风湿痛[148]。【瑶药】断肠草：全株治疝气痛；煎水洗澡治风湿性关节痛，带状疱疹，皮肤瘙痒，杀子了[133]。【彝药】伍齐诗[101,104]：根治风湿性关节炎，跌打损伤，劳伤，干疮，牛皮癣[101,104]。

Triticum aestivum L. 小麦（禾本科）。【阿昌药】浮小麦：果实治体虚，汗多[18]。【白药】轻浮果实治体虚，汗多，脏躁症[17]。【蒙药】朝胡勒－宝谷代[47]，宝古代[51]：瘪瘦果实治体虚，汗多，脏躁症[47]；果实治骨折，镇"赫依协日"病[51]。【维药】نشاسته（Nishaste，尼夏斯台）بۇغدای（Bughday，补各达依）：种子治热性咳嗽，咳血，

内脏出血，痔疮出血，腹泻，湿热性肺结核，面部黑斑；面粉用于寒性炎肿，肿块，久咳不愈，寒性气喘，身瘦体弱[75]。【瑶药】浮小麦，浮麦：干瘪果实治体虚，汗多，脏躁症，热病烦渴，跌打损伤，口腔炎[133]。【藏药】卓：果实治"隆"和"赤巴"病，收敛毒病扩散于骨节，促进受伤肌肉复原；麦粉用于消肿；麦节治咽喉疾病；麦酒治"培根"和"隆"病[24]。

Tritonia crocosmiflora Nichols. 参见 Crocosmia crocosmiiflora。

Triumfetta annua L. 单毛刺蒴麻（椴树科）。【哈尼药】粘草，阿车拉咔[13]：叶治痈疖红肿，刀伤出血[13,14,145]。

Triumfetta cana Bl. 毛刺蒴麻（椴树科）。【白药】粘巴头（屏边），细黄花（元阳）：全株治风湿疼痛，肺气肿，乳痈；根治疮痛[13]，风湿病，肺气痛，乳肿痛[17]。

Triumfetta pilosa Roth. 长钩刺蒴麻（椴树科）。【白药】细山马栗（石屏），细心麻栗，毛葱叶（红河）：根、叶治月经不调，腹中包块作痛，跌打损伤[13]；根、叶外用治疮痛[13]；全株研细粉外敷用于拔脓生肌[17]。【藏药】细山马栗：全草治跌打损伤，月经不调，腹部包块，疮疖痈肿，痒疹[36]。

Triumfetta rhomboidea Jacq. 刺蒴麻（椴树科）。【白药】尼马椿（云县），猪头绒（河口）：根、全株治风热感冒，泌尿系统结石[13]。

Troglodytes troglodytes (Linnaeus) 鹪鹩（鹪鹩科）。【藏药】肉用于脾虚作泻，肺虚咳嗽[30]。

Trogopterus xanthipes Milne－Edwards 橙足鼯鼠（鼯鼠科）。【阿昌药】那哇嗯达：粪便治心腹瘀血作痛，痛经，血瘀闭经[18]。【朝药】五灵脂：粪便用于破瘀血，镇痛[10]，解热毒。【傣药】细转：粪便用于行血止痛，调经，蛇伤[65]。【傈僳药】害金：粪尿治因血瘀所致的心、腹、胸、胁刺痛，痛经，产后腹痛及跌打损伤疼痛[166]。【蒙药】 ᠬᠡᠳᠡᠨ ᠬᠠᠢᠯᠮᠠᠯ (Haden hailmel，哈登－海鲁木勒)，巴拉格顺[56]：粪（五灵脂）治肝胆热，胃热，肾热，腹泻，痛风，游痛症，"协日沃素"病，淋巴腺肿，慢性肝病[41]，"希日"性淋巴结红肿化脓，关节肿痛，全身瘙痒等黄水病[56]。【纳西药】粪便用于产后恶露不快，腰痛，少腹如赤，时作

寒热，头痛不思饮食，月经不调，黄瘦不食，心痛，肠风下血，心痛欲绝，目生浮翳，重舌，喉痹[164]。【怒药】旭阿：粪尿治感冒，百日咳，退热；膀胱治尿道炎，膀胱炎[165]。【土家药】五灵脂：粪便治血瘀，痛经，跌打损伤，疮疡；粪便外用治蛇、蝎、蜈蚣咬伤[123]。【藏药】恰马齐吾：粪通治胃痛，痛经，经闭；肉治妇女病，催产，避孕；鼯鼠骨与羚羊角，小叶莲熬汤，再加硇砂治淋巴结病，催生；毛治子宫病[24]；效用同灰鼯鼠 Petaurista xanthotis[22]。

Trollius altaicus C. A. Mey. 阿尔泰金莲花（毛茛科）。【哈萨克药】金莲花[331]， التي كۇنكەلدىسى [140]：花朵用于急慢性扁桃体炎，咽炎，上呼吸道感染，中耳炎，结膜炎[331]《140》，淋巴炎，退烧[331]，急性支气管炎，急性阑尾炎，急性肠炎，尿路感染，疮疖痈肿[140]。【维药】Shehdani（谢合丹）：花用于发烧，咽炎，扁桃体炎，急性支气管炎，中耳炎，结膜炎，急性阑尾炎，急性肠炎，尿路感染，疮疖痈肿[76]。

Trollius asiaticus L. 宽瓣金莲花（毛茛科）。【朝药】넓은꽃잎금매화：全草及花治癫痫，结膜炎[9,90]。

Trollius chinensis Bunge 金莲花（毛茛科）《部蒙标》。【蒙药】 ᠠᠯᠲᠠᠨ ᠬᠦᠬᠡ ᠴᠡᠴᠡᠭ (Altenhua qiqig，阿拉坦花－其其格)[3]，阿拉腾华其其格[6]：花治金伤，外伤感染，血"希日"性眼患，咽喉热[3]，咽喉肿痛，中耳炎，急性淋巴炎，急性眼结膜炎，热性牙痛，疮疡[6]。【苗药】阿拉腾花－其其格，旱金莲，金梅草[605]：花治急慢性扁桃体炎，急性中耳炎，急性骨膜炎，急性结膜炎，急性淋巴管炎[605]，上呼吸道感染，扁桃体炎，咽炎[98]。【土家药】铁血子：花治上呼吸道感染，扁桃体炎，咽炎，急性中耳炎，慢性鼓膜炎，急性淋巴管炎，急性结膜炎，口疮，疔疮[124]。

Trollius farreri Stapf 矮金莲花（毛茛科）。【藏药】麦朵色钦[24]，麦朵色清[40]：花治食物中毒，疮疖痈肿，外伤溃烂[24]；全草治脓肿[40]。

Trollius farreri Stapf var. major W. T. Wang 大叶矮金莲花（毛茛科）。【藏药】榜色：花、果治胆痛，肉食中毒[13]。

Trollius ledebouri Rchb. 短瓣金莲花（毛茛科）。【朝药】금매화：全草及花治癫痫，出血，

结膜炎[9,90]。【鄂伦春药】卡与特，金梅草，金疙瘩：花治咽喉肿痛，口疮，目赤，痈肿疮毒，气管炎，胆囊炎，慢性扁桃体炎，急性中耳炎，急性结膜炎，急性淋巴管炎[161]。

Trollius pumilus D. Don 小金莲花(毛茛科)。【藏药】麦朵色钦[24]，梅多赛尔庆[29]：花治食物中毒[24]，疮疖痈肿，外伤溃烂[24,29]。

Trollius ranunculoides Hemsl. 毛茛状金莲花(毛茛科)。【傈僳药】母西里[166]：全株治风湿，淋巴结结核[17,166]；茎、叶、花治风湿麻木，淋巴结结核，鸡爪风；花研粉治化脓性创伤[17]。【藏药】榜色[13]，麦朵色钦[24]，梅多赛尔庆[29]；花治食物中毒，疮疖痈肿，外伤溃烂[24]，疮疖，痈疽及外伤[29]，黄水病，疮疖痈疽，外伤，各种中毒性疾病，传染病和热症，胆病[39]；根治肉毒症，黑乌头毒，毒热[27]。

Trollius yunnanensis (Franch.) Ulbr. 云南金莲花(毛茛科)。【傈僳药】云南母西里[166]，鸡爪草[17]，云南母西里[36]：根治疟疾[13]；全株治外感风寒，风湿麻木，颈淋巴结结核[13,17,166]；根、花、果实治肉食中毒，疟疾[36]。【藏药】榜色[13]：花或果用于食物中毒，热性病，胆热病，胆囊炎[24]。

Trona 碱花［硫酸盐类苏打石水碱族矿物天然碱，主含钠的重碳酸盐NaH(CO₃)₂］《部藏标》。【蒙药】 (Hojir，霍吉日)[43]，白嘎利茵－胡吉尔[56]：碱花(碱土熬制用)治不消化症，胃"巴达干"病，痧症，便秘，腹胀，呃逆打嗝，血瘀症，闭经，胎衣不下，毒症，疮疡[43,56]。【藏药】 (铺夺)[2,21,27]，浦多[35]：矿物治胃溃疡，"培根"性胃胀[2,21,25,27,35]，中毒性肝病[21,25,27,35]，肠胃炎[21,27,34]，大便不利[2,34]，虫病[21,25,35]，消化不良[2,35]，胃寒，痰涌，食物中毒，伤口腐肉，疮痈[34]，积块，噎膈反胃，目翳，赘疣[31]，溃烂，溃疡[25]，培根聚于胃部疾病，一切虫病、中毒病症，便秘，有泻下作用[27]，胃病，疮疡[23]，通便，排脓，解毒[11]。

Tu Quois 松儿石［主含CuAl₆(PO₄)₄(OH)₈·5H₂O］。【藏药】也：治中度及肝热症[11]。

Tubocapsicum anomalum (Fr. et Sav.) Makino 龙珠(茄科)。【台少药】Pazetukukoron(Tayal 族 Taroko)，Amagosi(Paiwan 族恒春上)，Kamagori

(Paiwan 族麻里)：果实治腹痛，外伤[169]。

Tulipa altaica Pall. 阿尔泰郁金香(百合科)。【哈萨克药】 ：鳞茎治急慢性咽炎，咽喉肿痛，瘰疬，痈疽，乳腺炎[142]。

Tulipa gesneriana L. 郁金香(百合科)。【朝药】듀읻(tiu ŋp，特由哩뀨)：花用于主蛊，野诸毒，心气，鬼疰，鸦鹈[86]。

Tulipa heteropetala Ledeb. 异瓣郁金香(百合科)。【哈萨克药】鳞茎治咽喉肿痛，瘰疬，痈疽，产后瘀滞[141]。

Tulipa sinkiangensis Z. M. Mao 新疆郁金香(百合科)。【哈萨克药】鳞茎治咽喉肿痛，瘰疬，痈疽，产后瘀滞[141]。

Tulotis asiatica H. Hara 蜻蜓兰(兰科)。【蒙药】根茎治烫火伤[51]。

Tupaia belangeri chinensisAnderson. 臭松鼠(树鼩科)。【佤药】全体治肺结核，结膜炎，痔疮[168]。

Tupidanthus calyptratus Hook. f. et Thoms. 多蕊木(五加科)。【傣药】单盾(西傣)[13,14]，龙爪木，埋发闷批[18]：茎、叶治跌打损伤，骨折，肝炎，感冒，神经痛[14,18,63,67,74]，肾虚腰疼，气管支气管炎，神经衰弱[63]。【德昂药】埋闷批：茎治跌打损伤，骨折，风湿性骨痛，肝炎，感冒，神经痛，咽喉炎，水肿，腹痛[160]。

Tupistra chinensis **Baker** 参见 Campylandra chinensis。

Tupistra delavayi **Franch.** 参见 Campylandra delavayi。

Tupistra ensifolia **F. T. Wang et Tang** 参见 Campylandra ensifolia。

Turdus merula mandarinus Bonaparte 乌鸫(鸫科)。【朝药】검은티티새(gē mēn tī tī sài，戈们啼啼赛)：动物黑鸫的肉治虫咬伤，小儿久不语[86]。

Turpinia arguta (Lindl.) Seem. 锐尖山香圆(省枯油科)。【苗药】都磊相：全株治跌打损伤[15]。【瑶药】黑爪莲，观音茶：根、叶治跌打损伤，脾肿大，疮疖肿痛[133]。

Turpiniamontana(Bl.) Kurz 山香圆(省沽油科)。【傣药】芽专水(西傣)：小叶治风湿痹痛，跌打损伤，骨折，瘀血肿痛[60]。

Turquoicum 绿松石（一种含铜、铝的硅酸盐类矿物）《部藏标》。【蒙药】ᠣᠨ᠊ᠤ᠊ (Ogyou；沃优)：矿石（涂麻油明煅用）治肝热，各种中毒症[41]。【藏药】ᠠᡳ᠋ (优)[21,25]，叶酿[27]，瑜[35]：原矿物治肝热病[2,21,23,27,35]，中毒[21,24,35,34]，眼病[2,23,35]，中风，精神病[25]。

Tussilago farfara L. 款冬（菊科）《药典》。【朝药】관동화 (guān dōng huà，关刀鞟花)：叶用于止咳化痰，解热[9,89]；花治寒邪引起的咳嗽[83]，寒邪引起的肺痿[84]。【东乡药】冬花：花蕾治气管炎[10]。【哈萨克药】ﻭﮔﯿﺸﻮﺏ：花蕾、全草治肺结核，咳嗽，慢性气管炎[140]。【蒙药】ᠸᠡᠨᠳᠡᠰᠡᠨ ᠴᠣᠭᠣᠮᠡᠷᠯᠢᠭ (Wendesen chaomerlig，温都森 - 朝木日力格)，ᠭᠠᠩᠭᠠᠴᠣᠩ (Ganggachong，岗嘎充)：花蕾治"希日"热，毒热，热性腹泻，便血[41]。【苗药】款冬花，冬花：花序治风寒咳嗽，肺虚久咳，气逆喘咳[98]。【土家药】款冬花，九九花：花蕾治咳喘，气喘，急慢性支气管炎[220]，风寒咳嗽，肺虚久咳，气逆喘咳[123,125]。【维药】花治新旧咳嗽，喘咳痰多，劳嗽咳血[77]。

Tylophora atrofolliculata Metc. 三分丹（萝藦科）。【京药】引亥（扶绥）：根治惊风，消化不良，哮喘[15]。【仫佬药】晴古分（罗城）：根治木薯、毒蕈、药物中毒[15]。【瑶药】三十六荡：效用同娃儿藤 T. ovata[132]。【壮药】百辣（大新），棵盟古（柳城），三百根（天等）：根治木薯中毒，毒蕈中毒，药物中毒，胃痛，支气管炎；根捣烂敷"囟门"，并取药挂于胸前治小儿口腔炎；叶与猪瘦肉煎服治小儿口腔炎[15]。

Tylophora floribunda Miq. 七层楼（萝藦科）。【瑶药】三十六荡：效用同娃儿藤 T. ovata[132]。

Tylophora koi Merr. 通天连（萝藦科）。【彝药】两台根[113]，盆糯期[113][35]：全株治蛇咬伤，胃脘疼痛，各种原因引起的水肿[14,113][35]。

Tylophora ovata (Lindl.) Hook. ex Steud. 娃儿藤（萝藦科）。【傣药】麻洒牢（德傣）：根治月经不调，白带[13]；根、全株治风湿筋骨痛，跌打肿痛，疟疾，咳嗽，哮喘，毒蛇咬伤[13]，软骨病[18]；全草治软骨病[69]。【德昂药】簸能骂：根治咽喉痛，蛇咬伤，风湿病，扭伤[6]；根及全株治风湿病腰痛，胃痛，哮喘，毒蛇咬伤[14]。【基诺药】生节节叉：根和种子毛用于刀伤，创伤出

血[163]。【黎药】嗒嗒啦根[154]，雅温步，雪球花[153]：根治骨折，跌打损伤[154]；全草捣烂敷患处，治手足无名肿痛[153]。【毛南药】胚宜三：根治咽喉痛，蛇咬伤[6]。【苗药】乌须母：根治牙痛，喉咙痛[6]。【仫佬药】棵义胆，苗风：根治哮喘，咽喉痛，小儿惊风，风湿性骨痛，跌打瘀痛；鲜叶外治毒蛇咬伤[6]。【纳西药】勒蒨布则[6]，婆婆针线包[164]：根治支气管炎，阴虚盗汗，淋巴结结核[6]，日晡潮热，咳嗽，产褥热，哮喘顽痰，淋症，小便赤涩疼痛，毒蛇咬伤，风湿筋骨痛，跌打肿痛，瘰疬[164]。【佤药】码呗瑕，杯妹：根治尿道炎；茎叶治腰痛[6]。【瑶药】翻切芦当，羊泥段：根治小儿疳积，胃痛，毒蛇咬伤，口腔炎；外用治深部脓疡，痈疮溃疡[6]；全草治蛇咬伤[6]，小儿疳积，胃痛，哮喘，咳嗽，白血病，毒蛇咬伤，跌打损伤，乳痈，深部脓疡，痈疮溃疡[132]。【壮药】勾百拉：根治哮喘，支气管炎，肠蛔虫病，解木薯或药物中毒；全草、叶治哮喘[6]。【台少药】Ryabaubau（Paiwan 族太麻里），Rabaubau（Paiwan 族太麻里）：茎打碎后敷于患部并用布包扎，或将其茎与里白野桐共同打碎后贴于患部治外伤[169]。

Tylophora yunnanensis Schltr. 云南娃儿藤（萝藦科）。【白药】根治肝炎，胃溃疡，疟疾，风湿性关节疼痛，跌打损伤[17]。【纳西药】小白薇，白龙须：根或地上部分治胃痛，无名肿痛，胆病引起的呕吐，腹泻，腹痛，日晡潮热，咳嗽，产褥热，淋症，小便赤涩痛，瘰疬，尿路感染，红斑性肢痛，跌打损伤，外伤出血[164]。【彝药】阿科牛[101]：全草治风湿骨痛，手脚痉挛，食积气滞，胃脘疼痛，骨蒸痨热，四时疟疾[109]；根治尿路感染，小便赤涩，气虚无力，肾炎，疮疖肿痛[101]。【藏药】白薇：根治跌打损伤，风湿痹痛，虚劳，恶性疟疾[36]。

Tylototriton verrucosus Anderson 红瘰疣螈（蝾螈科）。【哈尼药】红娃娃，Ssolgov' alnil（若果阿尼），假蛤蚧：全体治小儿疳积，营养不良，肾虚腰痛，老年性精气不足，坐骨神经痛[143]，滋补强壮[276]。【佤药】没耐活：全体治久病体弱，黄瘦无力，痢疾[168]。

Typha angustata Bory et Chaub. 长苞香蒲（香蒲科）。【藏药】布旦叉禾皎伤：花粉治痛经，产后瘀血腹痛，瘀血胃痛，跌打损伤；花粉炒炭

治吐血，衄血，尿血，功能性子宫出血；花粉外用治口舌生疮，疖肿[32]。

Typha angustifolia L. 水烛香蒲（香蒲科）《药典》。【朝药】잘귀부들（zāl pī bū dèl，扎儿皮不得儿），포황（pōo huàng，泡黄）：花粉用于各种出血，血瘀证[83]，各种瘀血阻滞引起的心腹疼痛，产后瘀痛[81]。【达斡尔药】laesu：地上部分治风湿及类风湿性全身痛[64]。【侗药】Labx saop（蜡少）：花粉治胎耿冉（蛤蟆证），降万（外伤）[137]，外伤出血[139]。【蒙药】花粉治闭经，痛经，产后瘀血腹痛，跌打损伤，疮疡肿毒，小便不利，血淋涩痛；花粉炒炭治吐血，衄血，尿血，便血，崩漏，创伤出血[51]。【苗药】Nangx laf zuf（仰蜡烛，贵州黔东南）[91]，Ghaob reib lax xux ghund（阿锐蜡烛棍，贵州松桃）[91,95]，毛蜡烛[97]：花粉治各种出血，瘀血疼痛，瘀滞腹痛，痛经，跌打肿痛[91]，外伤出血[92,95]，吐血，咯血，崩漏，经闭腹痛，月经色黯夹块[96,97]，月经过多[92]；花粉外用用于利湿，消肿[91]；花粉及根治各种出血，瘀血疼痛，瘀滞腹痛，痛经，跌打肿痛，吐血，经闭腹痛，血淋涩痛[91,94,98]。【纳西药】花粉用于心腹诸痛，产后瘀血腹痛，功能性子宫出血，产后乳痈，咯血，吐血，尿血，脘腹刺痛，痛经，瘀血，胃痛，口舌生疮，疥肿，外伤出血，跌打损伤[164]。【畲药】花序或果穗治外伤止血，痛疽腹痛[147]。【土家药】毛蜡烛：花粉治咯血，吐血，鼻出血，便血，尿血，养儿肠出血，创伤，湿疹[125]。【维药】花粉用于瘀血阻滞的心腹疼痛，经闭痛经，脘腹刺痛，产后瘀痛，跌打肿痛，血淋涩痛[77]。

Typha latifolia L. 宽叶香蒲（香蒲科）。【哈萨克药】全草治小便不利，乳痈[141]。

Typha orientalis Presl 东方香蒲（香蒲科）《药典》。【朝药】부들（东方香蒲）（bū dēl，不得儿），포황（pōo huàng，泡黄）：花粉效用同水烛香蒲 T. angustifolia[81,83]。【达斡尔药】laesu：地上部分治风湿及类风湿性全身痛[64]。【侗药】水烛香蒲，Labx saop（蜡少）：花粉治胎耿冉（蛤蟆证），降万（外伤）[137]；种子治子宫脱垂，脱肛，歪嘴风[5,12]。【傈僳药】哀西夺：花粉治痛经，产后瘀血腹痛，瘀血胃痛，跌打损伤[166]。【苗药】Nangx laf zuf（仰蜡烛，贵州黔东南），Ghaob reib lax xux ghund（阿锐蜡烛棍，贵州松桃）[91]，毛蜡

烛[94,96,97]：花粉治各种出血，瘀血疼痛，瘀滞腹痛，痛经，跌打肿痛[91]，吐血，咯血，崩漏，外伤出血，经闭腹痛，月经色黯夹块[96,97]；花粉外用用于利湿，消肿[91]；花粉及根治各种出血，瘀血疼痛，瘀滞腹痛，痛经，跌打肿痛，吐血，经闭腹痛，血淋涩痛[91,94,98]。【水药】来满：花序贴敷患处，用于止血[157,158]。【土家药】毛蜡烛，水霸王：花粉治吐血，衄血，咯血，崩漏，外伤出血，经闭腹痛，跌打肿痛[123]。【维药】效用同水烛香蒲 T. angustifolia。【瑶药】黑刀烛，水蜡烛：花粉用于经闭腹痛，产后瘀血作痛，跌打肿痛，吐衄，尿血，功能性子宫出血，胎盘不下[133]。

Typhonium blumei Nicolson et Sivad. [**T. divaricatum**（L.）**Decne**]犁头尖（天南星科）。【阿昌药】吞所岩串[18]，万端哈[18]：块茎治无名肿毒[18]。【布朗药】搭要加：块茎治外伤出血，胃痛，胃溃疡，跌打劳伤，疮疡肿毒[14]。【傣药】根用于外伤出血，胃痛，胃溃疡，跌打劳伤，疮疡肿毒[9,74]。【德昂药】万端喊：块茎、全草治毒蛇咬伤，痛疖肿毒，血管瘤，淋巴结结核，跌打损伤，外伤出血，半边风（偏头痛）[160]。【侗药】mal mebl ceic（马茂扯）[139]，四棱草[136]：全草治扭伤，肿痛[51][139]；块茎治刀伤出血，无名肿痛，风寒感冒[136]。【哈尼药】犁头芋，Daoltav miaqkaq（刀达苗卡），芋头七：全草、块茎治毒蛇咬伤，痛肿疔疮，外伤出血，跌打损伤，骨折，急性胃肠炎，胃痛，胃溃疡[143]。【拉祜药】摆约也[14]，芋头七[150]：块茎治外伤出血，胃痛，胃溃疡，跌打劳伤，疮疡肿毒[14]；根治外伤出血，胃痛[150]。【毛南药】土半夏，犁头尖，lak⁸ chieu⁴ doŋ²（勒巧桄）：块茎外用治毒蛇咬伤，痛疖肿毒，血管瘤，淋巴结结核，跌打损伤[156]。【水药】九非报：块茎治面部神经麻痹[157,158]。【土家药】百步还阳：块茎、全草治寒呕冷咳，乳腺炎，瘰疬，蛇毒咬伤，疥疮[127]。【佤药】野半夏：全草或块茎治外伤出血，胃痛，胃溃疡，痛疖肿毒，跌打损伤[168]。【瑶药】laih nzuih miev（来随咪）[130]，犁头尖，土半夏[4]：块茎或全草用于支气管炎，蛇伤，肿毒[4]；块茎用于毒蛇咬伤，痛疮肿毒，淋巴结结核，跌打损伤，血管瘤[130]。

Typhonium flagelliforme（Lodd.）Bl. 鞭檐犁

头尖(天南星科)。【阿昌药】白梨头：块茎治咳嗽痰多，支气管炎；外用治无名肿毒，毒蛇咬伤[18]。【侗药】土半夏，疯狗薯：块茎治咳嗽多痰，支气管炎，无名肿毒[136]。【壮药】Bonyaraem(半夏忍) banyaraemx，水半夏：块茎治埃病(咳嗽)，比耐来(咳痰)[1,8,120,180]，胃痛，痈疮，外伤出血[118,120]。

Typhonium giganteum Eegl. 独角莲(天南星科)《药典》。【阿昌药】独角莲：块茎治中风口眼歪斜，半身不遂，腰腿关节痛[18]。【德昂药】麻药：块茎治中风口眼歪斜，半身不遂，腰腿关节疼痛，头痛，破伤风，颈淋巴结结核(未溃)，蛇虫咬伤，风冷湿痛[160]。【蒙药】ᠵᠢᠭᠡᠰᠡᠨ ᠯᠢᠨᠬᠤᠸᠠ (Zhegsen lianhua，哲格森-莲花)，ᠪᠠᠪᠤ ᠭᠠᠷᠪᠤ (Babu - garbu，巴布-嘎日布)：块茎(禹白附)治中毒，毒蛇咬伤，感冒头痛，关节疼痛，咳嗽[44]，中风口眼歪斜，半身不遂，面神经麻痹，偏头痛，破伤风，腰腿关节疼痛，淋巴结结核，痈肿[47]。【苗药】野半夏，白附子：块茎治中风痰壅，口眼歪斜，语言謇涩[97,98]。【纳西药】独角莲：块茎治中风口眼歪斜，破伤风，淋巴结结核(未破)，瘰疬，中风失音，心痛血痹，偏正头痛，喉痹痈痛，半身不遂，腰腿关节疼痛，跌打损伤[164]。【水药】几虽报：块茎治面神经麻痹[10]。【土家药】百步还阳，野半夏，白附子：全草治毒蛇咬伤，跌打损伤，中风，口眼㖞斜，破伤风[124,127]。【藏药】达唯扎哇：块茎治虫病，疖疮，去骨瘤[23]。

Typhonium trilobatum (L.) Schott 马蹄梨头尖(天南星科)。【傣药】朋三那[62-64]，朋参拿[65]，三面叶[9,72]：块茎、叶用于胃脘胀痛，不思饮食，痈疖肿毒，跌打瘀肿疼痛[62-64]；块茎用于止血止痛，止痛祛湿，消火，解毒[65]，治虫蛇咬伤，痈疖肿毒，血管瘤，淋巴结结核，跌打损伤，外伤出血[9,14,71,72]。【蒙药】叶治痈疖肿毒，疥癣，毒蛇咬伤，瘰疬，结核，外伤出血[51]。【瑶药】都奴给：全草治风湿痹痛[15]。

U

Ulmus glaucescens Franch. var. lasiocarpa Rehd. 毛果旱榆(榆科)。【藏药】唁保⟨24⟩，摇布合⟨29⟩：茎枝皮治陈旧热症，关节病⟨24⟩；茎枝皮熬膏外敷治外伤⟨24,29⟩，疮疖痈肿⟨24⟩。

Ulmus lanceifolia Roxb. 常绿榆(榆科)。【哈尼药】Caoqgaoq albol(抄高阿波)，涩皮树，榔木树：树皮治骨折，外伤出血，乳腺炎，疮，疖，肿痛，跌打损伤⟨143⟩。

Ulmus macrocarpa Hance 大果榆(榆科)。【朝药】느릅나무껍질(呢日丕那木戈丕几儿)⟨9,89⟩，芜荑⟨86⟩：去木栓层的树皮治胃溃疡，十二指肠溃疡，肋膜炎，痈疽，皮肤瘙痒⟨9,89⟩，表证，呕逆证⟨84⟩；去三虫，化食，逐寸白，散肠中温喘息⟨86⟩。【土家药】柳榆，芜荑：果实及其加工品治虫积腹痛，小儿疳积，泻冷痢，疥癣，蛔虫病，蛲虫病⟨124⟩。

Ulmus parvifolia Jacq. 榔榆(榆科)。【畲药】伤药，伤皮树：根皮或叶治腰痛，疔疮⟨146⟩。【瑶药】红树皮，工亮：树皮治烧伤⟨15⟩；树皮、根皮治热淋乳痈，风毒流注；茎叶治疱肿，腰背酸痛，牙痛⟨133⟩。

Ulmus pumila L. 榆(榆科)。【朝药】비술나무(bǐ shūl nǎ mù，逼酥儿那木)：树皮及根皮治痹证及浮肿、祛湿、镇痛⟨81,83⟩。【哈萨克药】白榆：皮、叶、根和种子治急慢性尿路感染，水肿，丹毒，牙痛⟨141⟩。【蒙药】Halis⟨236⟩，海拉苏⟨2⟩：叶清热⟨1,591⟩，利疮⟨591⟩；叶和根解毒，止血，安神，利水⟨586⟩。【彝药】漆皮树：茎内皮用于外伤出血，骨折⟨14⟩。【藏药】唁保⟨24⟩，要布合⟨23⟩，ཨ་འབྲས་(榆保)⟨21⟩：茎枝皮治陈旧热症，关节病；茎枝皮熬膏外敷治疮疖痈肿，外伤⟨24⟩；树皮治关节病⟨23⟩，关节炎及创伤⟨21⟩。

Umbilicaria esculenta (Miyeshi) Minks 石耳(脐衣科)。【畲药】叶状体治痔疮出血⟨146⟩。

Uncaria gambir(Hunter) Roxb. 儿茶钩藤(茜草科)。【维药】کات هندی(Kat hindi，卡提印

地)：效用同儿茶 Acacia catechu⟨75⟩。【藏药】桑当加保：煎膏治骨节病，麻风病⟨23⟩。

Uncaria hirsuta Havil. 毛钩藤(茜草科)《药典》。【蒙药】ᠭᠠᠷᠳᠢᠨ ᠬᠣᠮᠣᠰ(Gardin homes，嘎日迪因－浩木斯)：带钩茎枝治毒热症⟨44⟩。【瑶药】鹰爪风，双钩钻：效用同钩藤 U. rhynchophylla⟨132⟩。【藏药】穷代尔：带钩的茎枝治中毒症⟨23⟩。【壮药】效用同钩藤 U. rhynchophylla⟨117⟩。

Uncaria homomalla Miq. [U. tonkinensis Havil.] 北越钩藤(茜草科)。【哈尼药】哈锁卡什⟨13⟩，哈阶卡什⟨14⟩：根治风湿性关节炎，跌打损伤，小儿惊风，偏头痛，高血压⟨13⟩；全株治肠炎，风湿性关节炎⟨14⟩。

Uncaria laevigata Wall. 平滑钩藤(茜草科)。【傣药】怀兔王：藤茎、叶治肢体关节红肿疼痛，活动受限，腰部疼痛，肢体关节酸痛重着，屈伸不利，热风所致的头目胀痛⟨63⟩。【哈尼药】牛毛秋旺：藤、叶治尿路感染的腰痛⟨14⟩。【佤药】日寡地：藤、叶治尿路感染的腰痛⟨14⟩。

Uncaria lancifolia Hutch. 倒挂金钩(茜草科)。【傈僳药】腊俄爪：带钩枝条治高血压，头晕，目眩，妇人子痫⟨166⟩，乳腺炎⟨13⟩。【壮药】阿果果：带钩茎枝用于清热，平肝，镇惊⟨14⟩。

Uncaria macrophylla Wall. 大叶钩藤(茜草科)《药典》。【傣药】海咪王(西傣)⟨65⟩，怀兔王(西傣)⟨9,14,71⟩[1090]：带钩茎枝用于跌打损伤⟨13,65⟩，舒筋活络，清热消肿，平肝熄风，定惊⟨65⟩；带钩茎枝、茎皮、叶治"拢蒙沙喉"(四肢关节红肿疼痛活动受限)，"拢接腰"(腰部疼痛，活动受限)，"拢梅兰申"(肢体关节酸痛重着，屈伸不利)，"拢接贺答泵"(热风所致的头目胀痛)[1090]；跌打损伤⟨9,14,71⟩。【蒙药】ᠭᠠᠷᠳᠢᠨ ᠬᠣᠮᠣᠰ(Gardin homes，嘎日迪因－浩木斯)：带钩茎枝效用同毛钩藤 U. hirsuta⟨44⟩。【苗药】Mongb ghait ned(孟介能，贵州黔南)，Hleat gheud(那勾，贵州松桃)，Jab lab liod(加罗略，贵州黔南)：带钩茎枝

治小儿惊风，夜啼，热盛动风，子痫，眩晕，头胀痛[91]。【佤药】茎枝治抽搐，高血压，肝炎，风湿疼痛，头痛，骨髓炎[168]。【瑶药】鹰爪风，双钩钻：效用同钩藤 U. rhynchophylla[132]。【彝药】茎枝治高热不退，惊悸抽搐，头晕目眩，外伤疼痛[109]。【藏药】穷代尔：带钩的茎枝治中毒症[23]；茎节治毒热症[23,24]。【壮药】钩藤：带钩茎枝治小儿高热抽搐[15]；效用同钩藤 U. rhynchophylla[117]。

Uncaria rhynchophylla (Miq.) Miq. ex Havil. 钩藤(茜草科)《药典》。【阿昌药】效用同傣药[18]。【布依药】告重傲：带钩枝茎泡酒，酒擦痛处，扎针，拔火罐，出黄水后再用药酒擦，治风湿[159]。【傣药】[illegible](huai mian wang 怀免王)，Langjiuaao(浪旧告)[8]，阿兴外[18]：鲜叶适量捣烂敷患处治跌打损伤[8]；带钩茎枝治小儿高热，惊厥，抽搐，小儿夜啼，风热，头晕目眩，神经性头痛，高血压[13,18]；根治坐骨神经痛，肋间神经痛，风湿性关节痛，跌打损伤[13]。【侗药】Meix oul do(美奥夺)，Sangpjaol kgoul daov(尚交苟倒)[8,137]：茎及根治宾揩悟(歪嘴风)，落哉墨(落尿脬)[137]；带钩的茎及根治精神分裂症[51]；钩、枝叶治小儿惊厥，高血压，头晕[135]；带钩枝条治关节疼痛，跌打损伤，腰肌劳损，风湿病[226]；茎枝、根治小儿高热惊风，歪嘴风(羊癫疯)，落尿浮(子宫脱垂)[8]。【仡佬药】Yaozaiwu(腰宰误)：带钩枝茎治马脾风(喘惊)[8,162]。【哈尼药】Gaohhoq hhoqma(高俄俄玛)，倒金钩：茎枝治高血压，小儿脱肛，小儿惊风[143]。【基诺药】Laqiwuyou(辣旗乌攸)：根治气管炎；带钩的茎煮水洗澡治感冒；鲜叶外敷治跌打损伤[8,163]。【景颇药】Noqui gonggok：效用同傣药[18]。【傈僳药】cu: ti. vo[18]，腊俄爪[8]：效用同傣药[18]；带钩茎枝治高血压，头晕，目眩，妊娠子痫[8]。【毛南药】mei33 gʔau24 dau42(每告倒)：带钩枝茎治黄疸型肝炎[155]。【蒙药】[illegible](Gardin homes；嘎日迪因－浩木斯)：效用同毛钩藤 U. hirsuta[44]。【苗药】Mongb ghait ned(孟介能，贵州黔南)，Hleat gheud(那勾，贵州松桃)，Jab laox liaod(加罗略，贵州黔南)[91,95]：藤茎、根治关节痛风，半身不遂，癫痫，水肿，跌打损伤[8]；茎治热经、哑经引起的疾病，天地经，气龟[95]；带钩茎枝治小儿惊风，夜啼，热盛动风[91,94]，子痫，眩晕，头胀痛[91]，风热头痛，头目眩晕，小儿惊风，抽搐[98]，腰腿疼痛，跌打损伤[226]。【纳西药】双钩藤：带钩茎枝治神经性头痛，鼻衄不止，全身麻木，面神经麻痹，风湿性关节炎，坐骨神经痛，痛风，半身不遂，小儿高热，抽搐妊娠水肿，跌打损伤[164]。【畲药】茎枝治气管炎，小儿惊风发热[148]；根治风湿性关节炎，风湿痛，竹叶青母蛇咬伤局部起泡[148]，小儿寒热，惊厥，抽搐，小儿夜啼，风热头痛，头目眩晕，高血压，神经性头痛[147]；带钩茎枝治风湿病，深部脓肿，胃痛[8]。【土家药】鹰爪风，双钩：茎枝治风热头痛，头晕目眩，小儿惊风抽搐[127]；根、藤茎治风湿劳伤，筋骨疼痛，风寒感冒，胃结核，“流痰”(骨髓炎或深部脓肿)[8]；带钩茎枝治手脚抽筋，脑风头眩，风气病[128]。【瑶药】ngimb diux[181]，鹰爪风(domh gongv ngiuv buerng，懂杠扭崩)，金钩藤[132]：用于风热烦躁不安，产后风，高血压，关节痛风[181]；藤茎及带钩茎枝用于头晕目眩，风热头痛，小儿高热惊厥，慢惊风，高血压，神经衰弱，风热烦躁不安，高热抽搐[132]；根(双钩钻)用于风热烦躁不安，小儿惊风，产后风，消化不良，高血压，风湿骨痛及坐骨神经痛[132]。【彝药】[illegible](azhatxyxsi，阿扎席斯)：带钩茎枝、根治高热不退，惊悸抽搐，头晕目眩，外伤疼痛[8]。【藏药】穷代尔：带钩的茎枝治中毒症，效用同毛钩藤 U. hirsuta[23]。【壮药】Gaeuoenngaeu(扣温钩)[180]，Gaeugvaqngaeu(勾刮欧)[117]：带钩茎枝治兰奔(眩晕)，头痛，贫痧(感冒)，狠风(小儿高热惊风)，喯疳(小儿疳积)，胴尹(胃痛)，林得叮相(跌打损伤)[117,180]，发旺(风湿骨痛)，麻邦(中风)，面瘫[117]，血压嗓(高血压)[180]。

Uncaria scandens (Smith) Hutch. [*U. wangii* **How.**] 攀茎钩藤(茜草科)。【傣药】混浪旧告(德傣)：带钩茎枝效用同钩藤 U. rhynchophylla[13]。【基诺药】辣旗乌攸：根治气管炎；带钩的茎煮水洗澡治感冒；鲜叶外敷治跌打损伤[163]。【傈僳药】啄根：带钩枝条治高血压，头晕，目眩，妇人子痫[166]。【藏药】ཁྱུང་ སྡེར་ དཀར་ པོ།(穷代尔噶布)[21]，琼得额[27]；效用同毛钩藤 U. hirsuta[23]；带钩茎枝治中毒症及头痛眩晕，小儿高热，惊厥抽搐[21]。【壮药】效用同钩藤 U. rhynchop hylla[180]。

U

Uncaria sessilifructus Roxb. 无柄果钩藤（茜草科）《药典》。【傣药】怀兔王（西傣）：藤茎用于风湿病，肢体关节红肿热痛或酸痛重着，风火气血不和所致的头目胀痛[59]，肢体关节红肿疼痛，腰部疼痛，活动受限，屈伸不利，热风所致的头目胀痛[63]。【哈尼药】钩藤：茎枝治感冒[875]。【彝药】童叠：带钩茎枝、根治麻风[13]；带钩茎枝治末梢神经炎[109]。【壮药】效用同钩藤 U. rhyncho-phylla[117]。

Uncaria sinensis(oliv.) Havil [*U. mebranifolia How*] 华钩藤（茜草科）《药典》。【拉祜药】lao ma kao gao di：叶治阴茎肿痛，脚癣[152]。【苗药】Mongb ghait ned（孟介能，贵州黔南），Hleat gheud（那勾，贵州松桃），Jab lab liod（加罗略，贵州黔南）：带钩茎枝治小儿惊风，夜啼，热盛动风，子痫，眩晕，头胀痛[91]；根、叶、茎治不省人事，颜面潮红，大汗[92]。【土家药】鹰爪风，钩藤，双钩：茎枝治风热头痛，头晕目眩，小儿惊风抽搐[124,127]，风湿劳伤，筋骨疼痛，骨结核，“流痰”（骨髓炎或深部脓肿），风寒感冒[124]；带钩的藤茎治惊风，骨节痛，吐血，头痛[125]。【瑶药】鹰爪风，双钩钻：效用同钩藤 U. rhynchophylla[132]。【壮药】效用同钩藤 U. rhynchophylla[117]。

Uncaria yunnanensis K. C. Hsia 云南钩藤（茜草科）。【傣药】埋豁海，钩藤：藤茎用于清热平肝，熄风定惊，镇痛[582]。

Uncia uncia(Schrebe) [Panthera uncia Schrebe] 雪豹（猫科）。【羌药】Besgamsi（别斯嘎木·斯）[167]，斯[10]：骨骼泡酒治风湿性关节炎，腰膝酸软无力[10,167]，筋骨疼痛[167]。【藏药】斯[30]，色[23]：骨用于筋骨疼痛，风寒湿痹，四肢拘挛，麻木不仁，腰膝酸软[30]，痹症，腰痛，骨髓病，狗咬伤，炭疽；犬齿治牙龈紫肿，齿痛；肉治精神病；毛（制炭）外用止鼻血[23]。

Undaria pinnatifida(Harv.) Sur. 裙带菜（翅藻科）。【朝药】미역（mǐ yèk，咪耶克）：叶状体用于十二种水肿，瘿瘤，聚结气，瘘疮[86]。

Upupa epops Linnaeus 戴胜（戴胜科）。【蒙药】Bubegeljin（布勃格勒金）：肉治精神病和“额特格德”（癔病）病；蛋用于解毒[57]。【佤药】屎咕咕：鸟肉治癫痫病，精神病[168]。【藏药】寒美日巴[22]，ཧོ་ཧོ།（布许）[25]：骨治外伤出血[23]，

止血[22,27,30]；肉治久病体虚，病后体弱无力[22,23,24]，精神病[22,23,24,34]；蛋治孔雀蛋中毒[22,23,25][30]，中毒症[27,30,34]；肉和毛治精神病[25][30]；肉、蛋、骨、羽治癫痫病，精神病，疟疾；羽毛治精神病[23,27,30]；粪熏治精神病[23]。

Uraria crinita(L.) Desv. ex DC. 猫尾草（豆科）。【瑶药】maauh dueiv miev（猫堆咪），狐狸尾，老虎尾：全株用于肺结核，咳嗽，肺痈，吐血，咯血，尿血，胃、十二指肠溃疡，关节炎[130]。

Uraria lagopodioides(L.) Desv. 狸尾豆（豆科）。【仫佬药】花生亚：效用同瑶药[15]。【瑶药】大狼狗尾：嫩茎叶捣烂绞汁服治毒蛇咬伤；全草治膀胱结石，肾结石，砂淋，尿血，黄疸型肝炎，小儿肺炎，感冒，肚痛，腹泻，月经不调，牙痛，风湿性腰痛，女月中劳伤[15]。【壮药】棉花尾，沙都兔：效用同瑶药[15]。

Uraria sinensis(Hemsl.) Fr. 中华狸尾豆（豆科）。【傣药】根治肾虚阳痿，贫血，产后体虚，四肢无力，消化不良[9,74]。

Urariopsis cordifolia(Wall.) Schindl. 算珠豆（豆科）。【哈尼药】大金钱草，喝皮阿查[13]：根治感冒，跌打瘀血，肾炎，膀胱炎[13,14]；根外用治跌打瘀血[13]。

Urena lobata L. 地挑花（锦葵科）。【阿昌药】米石翁萨：根治风湿性关节痛；全草外用治跌打损伤，骨折[18]。【布朗药】效用同佤药[14]。【傣药】满罗说[63]，哈满罗说[64]，项满糯说[9,65,72]：根、叶、全株治腹痛，腹泻，红白下痢，月经过多[63,64]；根治腹泻[9,65,72]，感冒，肠炎，痢疾，风湿性关节痛，风湿性肿痛，肾炎水肿；叶治毒蛇咬伤，疮疖[13]，腹泻[14]；根、全草治慢性胃炎[69]，腹泻，消炎，止痛[9,71]；根、叶用于腹泻[14]。【侗药】Sugs duil baengl dih（奴豆棒堆），piudt bav jac（求巴甲）；根及全株治呃泅形（闭经）[137]。【独龙药】地桃花：根、叶治风湿性关节炎，感冒，疟疾，肠炎，乳腺炎，偏头痛，痢疾，小儿消化不良，白带，妇科病（子宫脱垂），儿童小便白色；鲜全株治跌打损伤，毒蛇咬伤[599]。【哈尼药】地桃花，Aolhel（奥赫），大迷马桩：根治肠炎，菌痢，风湿麻木，跌打损伤，偏瘫，肾炎性水肿；叶治毒蛇咬伤，疮疖[143]。【拉祜药】得谎呢，得诺尼：根治乳腺炎，跌打损伤，毒蛇

咬伤[14]，感冒，肠炎，痢疾，风湿性关节痛，风湿性肿痛，肾炎水肿；叶治毒蛇咬伤，疮疖[13]，大便秘结，无名肿毒，肝炎，风湿痹痛，淋病，白带，吐血，痈肿，外伤出血，胃痛，跌打损伤，肺结核咯血，喉蛾（急性扁桃体炎），肾炎，水肿，毒蛇咬伤，惊风，破伤风，哮喘[150]。【傈僳药】金钱鲁，地桃花：全草治风湿性关节痛，疟疾，肠炎，消化不良，跌打损伤[166]。【黎药】肖梵天花，拦路虎[212]，夏何芒[154]：根、叶用于清热解毒[212]；根或全草治痢疾[154]。【毛南药】屙骏：效用同瑶药[15]。【苗药】豆抑达[96]，八卦拦路虎，ruoŋ² wok⁷ cut⁷（松草荒结）[156]：根及全株治水肿，闭经[96]；全株治风湿性关节炎，感冒，疟疾，肠炎，痢疾，小儿消化不良，白带；外用治跌打损伤，骨折，毒蛇咬伤，乳腺炎[156]。【仫佬药】地桃花：效用同瑶药[15]。【畲药】山棉花，土棉花[146]，肖梵天花[148]：根治糖尿病[146]，风寒感冒，受凉后四肢无力，头风痛，关节炎，产后风[148]。【土家药】地桃花，水棉花：根、全草治风湿痹痛，痢疾，水肿，白带，吐血，痈肿，毒蛇咬伤，跌打损伤[123]。【佤药】日美着丁：根治肠炎，痢疾，消化不良，风湿疼痛，感冒[14]。【瑶药】地桃花（gornh jienv miev，干紧咪），红花地桃药，痴头婆：全株治感冒发烧，支气管炎，急性扁桃体炎，风湿痹痛，慢性肾炎，肠炎，痢疾，白带，胎漏，吐血，痈肿，外伤出血[132]；根皮治腹泻，痢疾；与鸡肉煎服治小儿佝偻病初期多汗；与猪脚或猪瘦肉煲服治肾炎水肿，血崩；捣烂敷患处治疮疖；叶治痢疾；全株治腹泻，痢疾，口渴咽干，感冒发热，肺热咳嗽，扁桃腺炎，尿路感染，毒蛇咬伤；全株水煎洗患处治妇女阴部瘙痒[15]；根、叶及全株治风湿性关节痛，感冒，疟疾，肠炎，乳腺炎，偏头痛，痢疾，小儿消化不良，白带，妇科病（子宫脱垂），儿童小便白色；鲜全草捣烂外敷患处治跌打损伤，毒蛇咬伤[237]。【彝药】么多哟：效用同瑶药[15]；茎皮治蛇虫咬伤，无名肿毒，口舌糜烂[109]。【壮药】Vadauznmah（华讨南），地桃花：全草治贫痧（感冒），货烟妈（咽喉肿痛），唉病（咳嗽），白冻（泄泻），阿意咪（痢疾），发旺（风湿骨痛），慢性肾炎[117]；效用同瑶药[15]。

Urena procumbens L. 梵天花（锦葵科）。【傣

药】项满糯说：根治腹泻[13]。【侗药】Sugs duil baengl dih（奴豆棒堆），piudt bav jac（求巴甲）：根及全草治呃涮形（闭经）[137]。【畲药】野鸡花[13]，五龙会，山棉花[146]：根治痢疾，黄肿，风湿性关节炎，毒蛇咬伤；叶外用治癣疥，皮肤瘙痒[13]，腰痛，半身不遂[146]；根、叶治风湿疼痛，胃寒腹痛，跌打损伤，毒蛇咬伤[147]。【壮药】gofandenhvah，狗脚迹[121]，乌云盖雪[119]：全草治红白痢疾，狂犬咬伤，疮疡疖肿，毒蛇咬伤[121]，肺热咳嗽，痢疾，胃出血，风湿性关节炎[119]。

Uroctea compactilis(L. Koch) 华南壁钱（壁钱科）。【朝药】남거미（nàp gě mì，那丕戈咪）：全虫治鼻衄及金疮，下血不止[86]。【苗药】关亚：全虫治金疮出血，扁桃腺炎[95]。【瑶药】壁钱，墙蜘蛛：网巢及虫体治扁桃体炎，口舌糜烂，牙疳，龋齿痛，鼻血及外伤出血[133]。

Uroctea limbata L. Koch 北壁钱（壁钱科）。【藏药】全体治扁桃体炎，口舌糜烂，牙疳，鼻衄，外伤出血，痔疮下血；网巢用于烂喉，喉痹，乳蛾，牙痛，疔疮，呕逆，咳嗽，创伤出血[30]。

Urophyllum chinense Merr. et Chun 尖叶木（茜草科）。【傣药】扁少喝：枝、叶治疮疖[13]。

Urophysa henryi(Oliv.) Ulbr. 尾囊草（毛茛科）。【土家药】牛角七：根茎用于神经性疼痛，腰痛，胃痛，牙痛，耳朵痛，跌打损伤；根茎外用止血[129]。

Ursus arctos Linnaeus 棕熊（熊科）。【朝药】高母爷尔，芜翁达母，能达母：胆治跌打损伤所致瘀血，瘀血性肝炎，慢性化脓性中耳炎，产后受风所致疼痛，产后瘀血[7]；油脂、胆效用同黑熊 U. thibetanus[7,82,83,89]。【鄂伦春药】牛尼够希嫩：胆用于热黄，疳积，目翳，小儿惊病[7]。【蒙药】ᠪᠠᠪᠠᠭᠠᠢ ᠶᠢᠨ ᠰᠤᠰ（Babagai yin sus，巴巴盖因－苏斯）[7,44]，乌德格茵苏斯[56]：熊胆治鼻衄，吐血，便血，咯血，子宫出血，肝热，"希日"病，黄疸，目赤肿痛，疮疡[7,44]，鼻衄、吐血、咯血、外伤出血、子宫功能性出血等诸出血症，胃肝生痞，胆外溢，吐黄水，腹泻，胆汁扩散于脉道，"希日"性引起视物不清，眼翳，脉络病，创伤，脉伤，创面不愈合，肠黏性热病，肝肿大，肝热症，肝硬化[56]。【苗药】Xenb dlik（兴滴，贵州黔东南）：胆囊治湿热黄疸，暑湿泄痢，热病惊痫，

U

目赤翳障，喉痹，鼻蚀，疔疮，痔漏，疳疾，蛔虫病，多种出血[91]。【羌药】Jihedi（阿布鸡里哈），熊胆，阿布鸡：胆囊治小儿惊风，疔疮恶疮，风火牙痛，热盛惊痫，黄疸，肝炎目赤[167]。【土药】胆效用同黑熊 Ursus thibetanus[10]。【维药】伊依克玉提[78]，ﯖﯗﯨﯩﯤ（Eyiq oti，艾依克欧提）[75]，衣克玉提[7]：胆囊及胆汁治黄疸，小儿惊痫，目赤，目翳；胆囊及胆汁外敷治化脓性疮疡[7,78]；脂肪油治腹胀脘痛，抽筋，关节和筋骨酸痛，消雀斑[7]；效用同黑熊 Ursus thibetanus[75]。【彝药】演毛基，熊胆：胆汁治肠痈，痈疽疮疡，水痘，臁疮，丹毒，无名高热，眼病，肝病，脱肛，水逼伤寒[104]。【藏药】冬尺[20]，寨芒[23]，折蒙[24]：胆囊治黄疸[7,20,23]，热盛惊痫[20]，暑泻，小儿惊痫，疳疾，目翳，喉痹，疔痔恶疮[23]，胆囊炎[7,23]，外伤[7,30]，肺结核引起的咯血，眼炎症，癫痫，消化不良，疮疡肿痛（尤其是痔疮）[7]，"赤巴"病，肝病，眼病，泻痢，对出血及伤口感染效果尤佳[30]，收缩血管，祛腐疮，止腹泻，清胆热[27]；油脂治风痹，筋脉挛急，虚损羸瘦，头癣，白秃，臁疮[23]；肉治邪病（精神病）；骨治风湿痹痛，大骨节病[23]；胆汁、肉、心、脑、犬齿、尾毛效用同黑熊 Ursus thibetanus[24]；效用同黑熊[22]，肉（干粉）能清热[30]，治龙病[27]；熊心（干粉）治妇科病扩散到心脏[27,30]；脑（干粉）治头疮[27,30]；犬齿（煅研）能止血[27,30]；尾毛（烧灰）治妇女邪病[27,30,34]；胆、油、掌、骨治病惊风抽搐，小儿惊风，目赤肿痛，肝热黄疸，咽喉肿痛，疔疮疖肿以及胆囊炎，痔疮[27,30]。

Ursus thibetanus G. Cuvier [*Selenarctos thibetanus Curvier*] 黑熊（熊科）。【阿昌药】熊捏杀我（熊油），翁桑其（胆）：效用同景颇药[9,19]。【朝药】高母爷尔，芜翁达母，能达母[7]：胆用于跌打损伤所致瘀血，瘀血性肝炎，慢性化脓性中耳炎，产后受风所致疼痛及产后瘀血[7,83]，跌打损伤，产后瘀血，慢性瘀血性肝炎，肝硬化，产后恢复体力[9,89]，小儿惊风、癫痫等引起的痉挛，胃痉挛，瘀血，产后腹痛，肝热引起的眼红，眼肿，眼痛，黄疸，慢性肝炎，胆石症，痢疾，跌打损伤，恶疮，痔疮，蛔虫症，牙痛[82]；油脂用于风痹不仁，筋急，五脏腹中积聚，寒热，羸瘦，头疡，白秃，食饮，吐呕，久服强志，不饥，轻

身长年[86]。【傣药】nan man mi，满迷，桑格瑞：脂肪用于白内障，目翳[31]；毛外用治麻疹，麻风病；胆汁治关节痛，腹痛，耳痛，眼痛[9,66,71]；胆囊内的干燥胆汁治急性结膜炎[69]，热黄，暑泻，小儿惊痫，疳疾，蛔虫痛，目翳，喉痹[67,68]；熊油、胆效用同景颇药[9,19]。【鄂伦春药】啊提恰西勒，金胆，铁胆：胆囊（熊胆）治小儿惊痫，黄疸型肝炎，胆石症，小儿奶疳黄瘦，体热心烦，目赤肿痛，翳障，牙痛，肿毒[161]，热黄，疳积，目翳，小儿惊痫[7]，红眼病[20]，肝病，咳嗽，头痛，眼红，腹泻，腿肿[11]。【鄂温克药】黑熊：熊胆用于热证，眼疾，视力减退；熊脂治胃痛[277]。【高山药】胆治下痢，赤痢，腹痛[11]。【赫哲药】黑熊膏（猎获黑熊后，去掉肉将骨埋入土中，经一年左右油汽去掉后，取出用锅熬骨呈膏状，大膏可砸碎用碾子压成粉状，熬成膏晾干，切成块）：主治腰腿疼，妇女病，去血化瘀[118]。【基诺药】阿呃：胆治肝炎，腮腺炎，生疮；熊掌治老年体弱[163]。【景颇药】Wamchu（熊油），Wamsing jvi（胆）：熊脂治肿胀积聚，皮干，臁疮[9,18,19]；熊胆治小儿热感惊风，癫痫，抽搐，黄疸[9,18,19]。【傈僳药】窝扒，狗熊：胆囊治热盛神昏，惊痫，黄疸，胃痛，蛔虫痛，恶疮痈肿，目赤，牙痛[166]。【蒙药】ᠪᠠᠪᠠᠭᠠᠢ ᠶᠢᠨ ᠰᠤᠰ（Babagai yin sus，巴巴盖因－苏斯）：熊胆治鼻衄，吐血，便血，咯血，子宫出血，肝热，黄疸，目赤肿痛，疮疡[7,41]，"希"病[41]，"协日"病[7]。胃肝生疮，胆外溢，吐黄水，腹泻，胆汁扩散于脉道，"希日"性引起视物不清，眼翳，脉络病，创伤，创面不愈合，肠黏性热病，肝肿大，肝热症，肝硬化[56]。【苗药】Xenb dlik（兴滴，贵州黔东南）：胆囊治湿热黄疸，暑湿泻痢，热病惊痫，目持翳障，喉痹，鼻蚀，疔疮，痔漏，疳积，蛔虫病，多种出血[91]。【仫佬药】模灭：胆治高烧[15,7]。【纳西药】胆囊用于目赤障翳，回心痛，小儿惊痫，小儿惊风，癫痫抽搐，喉咙肿痛，痈肿疮毒，热黄，暑泻，疳积，蛔虫病，喉痹[164]。【怒药】亏娃：四肢补气；胆治肺炎[165]。【羌药】熊胆，jihedi（阿布鸡里哈），阿布鸡：胆囊治小儿惊风，疔疮恶疮，风火牙痛[10,167]，热盛惊痫，黄疸，肝炎目赤[167]。【水药】踩密（音译）：胆囊治半边风（偏头痛）[157,158]，肝炎[10]。【土家药】骨骼治风湿性关节

疼痛，大骨节病⁽¹²⁴⁾；熊胆治热盛惊风，癫痫，抽搐，黄疸；熊胆外用治痈肿，痔疮，目赤云翳⁽¹²⁴⁾。【土药】熊胆：胆治白内障，角膜炎等眼疾⁽¹⁰⁾。【佤药】老熊，黑熊：胆囊、掌治胆囊炎，腮腺炎，扁桃腺炎，结膜炎，恶疮肿毒，气虚胃痛，烧烫伤，铁钉、木刺刺伤和刺入肉内⁽¹⁶⁸⁾。【维药】ﺋﯧﻴﯩﻖ ﺋﯚﺗﻰ（Eyiq oti，艾依克欧提），ﺋﯧﻴﯩﻖ ﻳﯧﻐﻰ（Eyiq yeghi，艾依克也合）⁽⁷⁵⁾，伊依克玉提⁽⁷⁸⁾：胆汁治寒性癫痫，肠梗阻，肝硬化，腹水，视力降低，白内障，脓疮⁽⁷⁵⁾；脂肪油治陈旧性关节疼痛，老年性腰腿痛，精液不固，小便失禁，瘫痪，面瘫，颤抖，四肢抽筋，疮疡，头癣，白癜风，斑秃⁽⁷⁵⁾，腹胀脘痛，抽筋，关节和筋骨酸痛，消雀斑⁽⁷⁾；胆囊及胆汁治黄疸，小儿惊痫，目赤，目翳；胆囊及胆汁外敷治化脓性疮疡⁽⁷⁸⁾；胆治黄疸，小儿惊痫，目赤，目翳；胆外敷治化脓性疮疡⁽⁷⁾。【彝药】寅冒⁽⁹⁾，阿布鸡⁽¹⁶⁵⁾：肉治肠胃不好，腹痛，腹泻，"惹底杰底"病；熊掌治虚弱，心口痛（胃脘痛）；羊脾脏疼痛；尾椎骨疼痛，风湿疼痛，关节肿胀，刀枪伤，流血不止，牙疼，大人、小孩腹泻，咳嗽，心口痛（胃脘痛），眼睛红肿疼痛，腰腹痛，烧伤，烫伤；油治腹肿块，肝、胃之积郁滞胀，竹木戳伤，女人乳痛，以及马瘦弱，马目疾；熊肾鞭治冷寒身痛，肾虚阳痿；熊胎治肠胃积滞，妇女胎前产后带下诸疾⁽¹⁰⁷⁾；胆治独疮，肠子内生疮，水痘，眼病⁽¹⁰⁷⁾；胆汁治目赤云翳，咽喉肿痛，肝胆湿热，直肠脱垂，皮肤瘀斑，风热瘙痒，下肢溃疡，骨髓痈疡⁽¹⁰⁹⁾，惊痫狂癫⁽¹⁶⁵⁾；胆囊治热毒，肠风，水痘，风湿关节疼痛，胆囊炎，胆道蛔虫，胃痛，心肌炎，咳嗽，肺结核，眼病，肠痈，痈疽疮疡，臁疮腿，水痘，丹毒，无名高热，眼病，肝病，脱肛^(101,102)；肉、胆、油、鞭、掌、胎治脚气，风痹，筋脉拏急，虚损羸瘦，头癣，白秃，脾胃虚弱，风寒，湿痹，妇女诸疾，热黄，暑泻，小儿惊痫，目翳，喉痹，疔痔恶疮⁽⁹⁾。【藏药】多木吉切哇⁽²²⁾，ﾄﾓ（楠木）⁽²¹⁾，冬⁽³⁰⁾：熊犬齿（煅研）用于止血⁽³⁴⁾，与鸟骨相配用于止血⁽²²⁾，与珊瑚相配用于止血⁽²⁷⁾；熊胆治外伤，"赤巴"病，肝病，眼病，泻痢，外伤出血，伤口感染^(22,34)，胆热，胆结石等各种胆病，出血症，癫痫，牙痛，目翳，胃痛，疮疡肿痛，各种肝病⁽²¹⁾；熊心治妇女病扩

散到心脏^(22,34)；熊脑治头疮^(22,34)，愈合头部等的疮伤⁽²⁷⁾；熊肉治精神病⁽²²⁾，增胃火，滋补，养身，能清热⁽²⁷⁾，熊肉干粉用于清热⁽³⁴⁾；胆、肉、骨、油脂治惊风抽搐，小儿惊风，目赤肿痛，肝热黄疸，咽喉肿痛，疔疮疖肿以及胆囊炎，痔疮⁽³⁰⁾。

Urtica angustifolia Fisch. 狭叶荨麻（荨麻科）。【傣药】全草治小儿高热，惊风，痘疹不透，跌打损伤，风湿骨痛^(9,74)。【鄂伦春药】切里桂黑，蜇麻子，哈拉海：全草治关节炎，产后抽风，小儿惊风，荨麻疹初起，虫、蛇咬伤⁽¹⁶¹⁾。【哈萨克药】جەڭگىشكە جاپىراقتى قالاقاي：根治风湿病，风湿疼痛，风湿性关节炎；茎、叶治风疹，湿疹，荨麻疹，皮肤瘙痒，虚弱盗汗，浮肿⁽¹⁴²⁾。【基诺药】帕彩帕迷：全草治肾炎，小儿高烧，惊风，痘疹不透^(10,163)；全草外敷治跌打损伤⁽¹⁶³⁾。【苗药】效用同荨麻 U. fissa^(97,98)。【怒药】塔别：根治皮肤过敏⁽¹⁶⁵⁾。【维药】古力卡卡：地上部分治风湿性关节炎，精神不安，荨麻疹⁽⁷⁹⁾。

Urtica ardens Link 喜马拉雅荨麻（荨麻科）。【藏药】萨珠木：地上部分、花序、果序治风热症，陈旧性热病，"隆"病，胃寒，消化不良，风湿疼痛，高血压，糖尿病，产后抽风，小儿抽风，荨麻疹，协调"培根"与"赤巴"⁽²²⁾。

Urtica cannabina L. 麻叶荨麻（荨麻科）《部维标》。【朝药】삼잎쐐기풀（sām yìp suāi gī pùl，仨母伊丕衰圭曝尔），십마（senma，森麻），쐐기풀（shegipuer，射给普尔）：全草用于贫血，慢性肠胃炎⁽⁸⁾，效用同狭叶荨麻 U. angustifolia。【鄂温克药】麻叶荨麻：地上部分治"巴木"病，脚腿肿痛⁽²³⁵⁾。【哈萨克药】كەندىر قالاقاى：根治风湿病，风湿疼痛，风湿性关节炎；茎、叶治风疹，湿疹，荨麻疹，皮肤瘙痒，虚弱盗汗，浮肿⁽¹⁴²⁾。【蒙药】Halha：地上部分治风湿性关节疼痛和皮肤瘙痒⁽²¹⁷⁾。【苗药】红活麻，火麻草：全草治风湿性关节痛，跌打损伤，水肿^(97,98)。【土药】哈拉海，荨麻幼苗：嫩幼苗治风湿疼痛，痢疾腹痛，产后抽风，小儿惊风等⁽¹⁰⁾。【维药】چاققاق ئوت（Chaqqaq ot，查卡克欧提），چاققاق ئوت ئۇرۇغى（Chaqqaq ot uruqi，查卡克欧提欧如合古力卡），（Qakhkhakh ot，卡喀克奥特）：效用同狭叶荨麻 U. angustifolia^(75,79)；地上部分治关节疼痛，出血，闭经，小便不利，风疹，肠炎

及腹泻[76]；果实治湿寒性肺病，胃病，皮肤斑症，子宫阻塞，肝脾阻滞，小便不通，月经不调，乳集不化，硬性肿块[77]，寒性关节疼痛，肢麻，气喘咳嗽，顽痰，早泄滑精，小儿惊厥，产风[4]。【彝药】ꑍꇭ（ndepbup，得不），ꃅꎭ（quomupsse，茎木惹）：全草治风湿病，虫、蛇咬伤；根治湿疹癍痘，皮肤瘙痒[8]。【裕固药】扎紫给：全草治荨麻疹、四肢麻木[10]。【藏药】效用同喜马拉雅荨麻 U. ardens[22]。

Urtica dioica L. 异株荨麻（荨麻科）。【哈萨克药】قالاقاى：全草治肾炎，膀胱炎，风湿性关节炎，布氏杆菌病，腰腿痛及皮肤病[140]。【蒙药】Hon halha：全草治风湿性关节疼痛和皮肤瘙痒[217]。【维药】Qakhkhakh ot（卡咯克奥特）：效用同麻叶荨麻 U. cannabina[76]。【彝药】昂妥盆，小荨麻：全草治风疹，生疮后出现抽风，皮肤瘙痒，小孩着寒，哮喘病，风火眼疾，肿痛[104]。

Urtica fissa E. Pritz. 荨麻（荨麻科）《部藏标》。【布依药】勾纵，勾眩：全草治风湿麻木[5]，风湿性关节炎，类风湿性关节炎[775]。【傣药】那旁：根治癣[14]。【羌药】效用同布依药[775]。【土家药】白活麻：全草治风湿痹痛，皮肤痒疹[129]。【维药】效用同布依药[775]。【瑶药】麻疯草：全草治血管瘤[15]。【彝药】效用同布依药[775]。【藏药】萨真[2,35]，沙针木[20]：地上部分治龙病引起的久热，消化不良[2,20,35]。

Urtica hyperborea Jacq. et Wedd. 高原荨麻（荨麻科）。【藏药】萨珠木：果实、地上部分治风热病，"隆"病，胃寒，消化不良，风湿疼痛，高血压，产后抽风，小儿抽风，荨麻疹；果实、地上部分外用治毒蛇咬伤，疮疖疔毒[24]。

Urtica laetevirens Maxim. 宽叶荨麻（荨麻科）《部藏标》。【布依药】勾纵，勾眩：全草治风湿麻木[5]。【朝药】애기쐐기풀（ǎi gǐ xuē gǐ pùl）：哎给穴给曝儿）：根治湿疹，麻风病，高血压，手脚麻木[82]。【哈萨克药】كەڧ جايمىر اقتى قالاقاى：根治风湿病，风湿疼痛，风湿性关节炎；茎、叶治风疹，湿疹，荨麻疹，皮肤瘙痒，虚弱盗汗，浮肿[142]。【维药】古力卡卡：效用同狭叶荨麻 U. angustifolia[79]。【彝药】根治湿疹癍痘，皮肤瘙痒[109]。【裕固药】扎紫给：全草治荨麻疹、四肢麻木[10]。【藏药】ꀐꊵ（莎布）[21]，沙错[33]，萨珠

木[24]，萨真[35]：地上部分治"龙"病引起的久热，消化不良[2,23,34,35,40]，胃寒胃痛，糖尿病，虫、蛇咬伤，疔毒[23]，胃寒，水肿[40]，风湿病，荨麻疹，产后抽风，风寒咳嗽，支气管炎，水肿外伤[34]，鲜叶外敷治蛇咬伤[33]；果实治"龙"病，胃寒，消化不良，水肿，外伤；果实和地上部分治风热病，"龙"病，胃寒，消化不良，风湿疼痛，高血压，产后抽风，小儿抽风，荨麻疹，外用治毒蛇咬伤，疮疖疔毒[24]；全草、根和种子治"龙"病引起的久热，消化不良[787,937]，祛风定惊，温肾消食[726]；叶和种子治"龙"病引起的久热，消化不良及寒症，关节炎[21]。

Urtica mairei H. Lévl. 滇藏荨麻（荨麻科）。【纳西药】阮茂拍：根治四肢麻木，扭伤疼痛，皮肤瘙痒[14]。【傈僳药】倪十秒嘎：根治四肢麻木，扭伤疼痛，皮肤瘙痒[14]。【藏药】荃麻，蝎子草[36]：效用同高原荨麻 U. hyperborea[22]；果实、全草治"隆"病，胃寒，消化不良，水肿，外伤[34,40]；根治感冒咳嗽，痰多胃胀，胸闷痰多，皮肤瘙痒，疮痈肿毒，中风不语，水肿[36]。

Urtica thunbergiana Sieb. et Zucc. 咬人荨麻（荨麻科）。【维药】吐合米安吉然，恰卡克乌鲁俄[80]，荨麻[547]：种子、叶治哮喘，气促，流鼻血，清胸中浓津，通经，子宫脱垂，脓肿，抽筋，疯狗咬伤，耳底炎肿，咳嗽，黄疸，脓痰，壮阳[80]；全草治寒性关节疼痛，肢麻，气喘咳嗽，顽痰，早泄，滑精，小儿惊厥，产风[547]。

Urtica tibetica W. T. Wang 西藏荨麻（荨麻科）。【藏药】萨珠[25,27]：效用同高原荨麻 U. hyperborea[22]；地上部分治"培根"病，"赤巴"病，血病[25]；花、茎、叶、果、全草治水臌和疮伤[27]。

Urtica triangularis Hand. – Mazz. 三角形荨麻（荨麻科）。【藏药】萨珠木：果实和地上部分治风热病，"龙"病，胃寒，消化不良，风湿疼痛，高血压，产后抽风，小儿抽风，荨麻疹；外用治毒蛇咬伤，疮疖疔毒[24]；花、茎、叶、果、全草治"龙"病，清旧热[27]。

Urtica triangularis Hand. – Mazz. subsp pinnatifida (Hand. – Mazz.) C. J. Chen 羽裂荨麻（荨麻科）。【藏药】果实、全草治"龙"病，胃寒，消化不良，水肿，外伤[40]；效用同高原荨麻

U. hyperborea[22]。

Ustilago crameri Körn. 谷子黑粉菌(黑粉菌科)。【藏药】绰萨孜嘎: 冬孢子粉、子实体治胃寒, 腹痛, 胃溃疡, 偏头痛, 子宫出血, 产后加速子宫恢复[22,24]。

Ustilago maydis(DC.) Corda 玉米黑粉菌(黑粉菌科)。【傈僳药】克虾妹: 孢子堆预防和治疗肝脏系统疾病及肠胃道溃疡, 消化不良, 通便, 神经衰弱与小儿疳积[166]。【怒药】阿门阿毛毛, 玉米黑霉: 孢子堆治肝脏系统疾病, 胃肠道溃疡, 神经衰弱, 小儿疳积[165]。【藏药】玛美萨孜嘎: 子实体治食物中毒, 胃肠溃疡, 肝脏疾病[22,24]。

Ustilago nuda(Jens.) Rostr. 麦散黑粉菌(黑粉菌科)。【藏药】ཟ་ཚི་ག(萨孜嘎)[21,24]: 孢子粉治子宫出血[21,24], 偏头痛, 寒性胃痛[13,24], 外伤出血, 烫伤, 加速产后子宫恢复[24], 消化不良症[21,23], 烧伤, 胃寒疼痛及腹胀[21], 菌核治子宫出血, 偏头痛[34,40]; 子实体治寒性胃痛, 偏头痛, 外伤出血, 烫伤, 子宫出血, 产后子宫恢复[22]; 穗增胃火, 消食, 开胃[27]。

Usnea dasypoda(Ach) Rohi et Mot ★松萝(松萝科)。【藏药】全草治肺热, 肝热, 脉热, 邪热[27]。

Usnea diffracta **Vain** 参见 Dolichousnea diffracta。

Usnea longissima **Ach.** 参见 Dolichousnea longissima。

Utricularia aurea Lour. 黄花狸藻(狸藻科)。【壮药】河茜草: 全草用于清热, 利尿, 降糖, 益气润肠, 散血, 消肿, 止痢, 防治多种疾病[596]。

Uvaria grandiflora Roxb. [*U. purpurea* **Bl.**] 山椒子(番荔枝科)。【佤药】哈丢: 根治跌打损伤, 月经不调, 小腹疼痛[14]。

Uvaria microcarpa Champ. ex Benth. 紫玉盘(番荔枝科)。【壮药】酒饼婆, 油椎: 根或全株治风湿骨痛, 感冒咳嗽[548]; 根治跌打损伤, 风湿病[15]。

Uvaria tonkinensis Fient et Gagnep. 扣匹(番荔枝科)。【傣药】茎皮内层皮治喉炎, 吞咽困难; 根治腹泻; 根或茎皮治痢疾[9,73]。

U

V

Vaccaria segetalis(Neck.) Garcke 麦蓝菜（石竹科）《药典》。【阿昌药】啊呢云梭：种子治闭经，乳汁不通，乳腺炎[110]。【蒙药】苏吉古勒胡－乌日：种子治乳汁不下，血瘀经闭，痈肿[47]。【瑶药】留行子：种子治妇女闭经，乳汁不通，难产，血淋，痈肿，金疮出血[133]。【藏药】缘梳[22]，苏巴[25,32]：全草治痛经，闭经，扭伤，痈肿，乳汁不通[22]，耳聋[25]；种子治闭经，乳汁不通，乳腺炎，痈疖肿毒[32]。【壮药】王不留行，麦蓝菜子：种子治闭经，痛经，乳汁不通，难产，血淋，痈疮肿毒[119]。

Vaccinium ardisioies Hook. f. ex C. B. Clarke 红梗越橘（杜鹃花科）。【拉祜药】此决我妈铺，树上背的萝卜：根治肺热咳嗽，水肿，膀胱炎，肺结核久咳引起的虚弱气短[13,150]，黄疸型肝炎，月经不调，风湿骨痛，小儿惊风，麻风，骨折，跌打损伤，无名肿毒[150]。

Vaccinium bracteatum Thunb. 南烛（杜鹃花科）。【佤药】考摆：茎治跌打损伤，月经不调，小腹疼痛[14]。

Vaccinium carlesii Dunn 短尾越橘（杜鹃花科）。【哈尼药】思郎郎哈：根治跌打损伤，消肿止痛[14,145]。【彝药】阿次拍：根、果治风湿痹症，跌打损伤，闭经[14]；全株治风湿性关节痛[13]。

Vaccinium dunalianum Wight var. urophyllum Rehd. et Wils. 尾叶越桔（杜鹃花科）。【纳西药】大透骨草：全草或根治风湿痹痛，风寒感冒，湿疹，水臌，痨伤出血，风湿性关节炎，跌打损伤，闭经[164]。

Vaccinium fragile Fanch. 乌鸦果（杜鹃花科）。【白药】核奶子[14]，乌鸦果[78]：根、叶治风湿性关节炎，跌打损伤，腮腺炎，急性结膜炎，消化不良，疮痈[14]；效用同核奶子[78]。【拉祜药】前勒：茎皮治外伤出血，烫、烧伤，疮疡，湿疹，胃肠炎，白带过多[14]。【傈僳药】者神能，阿纳尼赛：根治风湿性关节炎，跌打损伤，腮腺炎，痢疾，胃痛[166]。【纳西药】阿叶什咪[166]，乌饭果[164]：根治风湿痹痛，消化不良，跌打瘀肿，疮痈[166]，白尿，风湿病，小儿怔忪，蛔虫，风湿性关节炎，风湿瘫痪，腮腺炎，痢疾，胃痛，小儿疳积，癫痫，跌打损伤[164]；叶治外伤出血；果实治阴虚失眠，久咳[166]。【彝药】土千年健，千年矮，阿依杂次：根治牙痛，胃痛[17]，风湿骨痛，疰腮，麻风病，蛔虫作痛，刀枪伤[106]。

Vaccinium fragile var. mekongense(W. W. Sm.) Sleum. 大叶乌鸦果（杜鹃花科）。【傣药】树皮治外伤出血，烫、烧伤，疮疡，湿疹，急性胃肠炎，白带过多[9,74]。

Vaccinium japonicum Miq. var. sinicum(Nakai) Rehder. [*Hugeria vaccinoidea* (H. Lév.) H. Hara] 扁枝越橘（杜鹃花科）。【瑶药】鞭猪郎，青尖竹兰：全株治外感发热，咽喉肿痛，痈肿疔毒[133]。

Vaccinium mandarinorum Diels 江南越橘（杜鹃花科）。【瑶药】公鸡莲：果实、叶治久泄，梦遗，赤白带下，消化不良[133]。

Vaccinium myrtillus L. 黑果越橘（杜鹃花科）。【鄂温克药】地上部分治脱肛[73]。【哈萨克药】قزىلمق[140]，黑果越橘[331]：叶、果实治肾炎，肠炎[140]，尿道炎，膀胱炎，痢疾[140]，尿路感染，腹泻，体虚，腰膝酸软，前列腺炎[331]。

Vaccinium vitis – idaea L. 越橘（杜鹃花科）。【鄂伦春药】依木的，红豆，牙疙瘩：叶治尿道炎，膀胱炎；果实治痢疾，肠炎[161]。【鄂温克药】叶治咳嗽，哮喘及小儿感冒引起的上火、咳嗽等症[519]。

Vaginulus alte Férussac 覆套足襞蛞蝓（足襞蛞蝓科）。【壮药】Nengzmug（碾沐），蛞蝓：全体治贷烟妈（咽炎），墨病（哮喘），尊寸（脱肛），兵嘿细勒（疝气），呗农（痈疽），京瑟（闭经），蜈蚣咬伤[180]。

Valeriana amurensis Smir. ex Komrov 黑水缬草（败酱科）。【鄂伦春药】挨母出哈，野鸡膀子，拔地麻：根治神经衰弱，心神不安，失眠，癔病，癫痫，胃弱，胃腹胀痛，腰腿痛，月经不调，跌打损伤[161]。【蒙药】珠勒根－胡吉，古达日阿：根茎、根治神经衰弱，失眠，心悸，癔病，癫痫，胃腹胀痛，腰腿痛，跌打损伤[47]。【藏药】甲贝[24]，甲别[39]：根、根茎、全草治心悸气短，失眠，腹胀，肋下胀痛，肺脓肿，关节疼痛，月经不调，漏经引起的体虚，食物中毒引起的发烧，扁桃肿大，疮疖溃烂[24]；根及根茎治头痛，关节痛，时疫，肺痨脓肿，杨梅病，急腹症（发沙），心悸，失眠腰痛，腿痛，月经不调，漏经及漏经引起的体虚，食物中毒引起的发烧，扁桃肿大，口蹄疫，疮疖，溃疡[39]。

Valeriana fauriei Briq. 阔叶缬草（败酱科）。【藏药】知玛尔：根及根茎治头痛，关节痛[29]；效用同黑水缬草 V. amurensis[24]。

Valeriana fedtschenkoi Coincy. 新疆缬草（败酱科）。【哈萨克药】根治神经衰弱，心率不齐，腰腿痛[141]。

Valeriana flaccidissima Maxim. 柔垂缬草（败酱科）。【哈尼药】哦板药康，细臭灵丹，板药康：根、全草治食积腹胀，腹痛，吐泻[13,14,145]。

Valeriana hardwickii Wall. 长序缬草（败酱科）。【白药】消遥草，合庆：全草治失眠，小儿疳积[14]。【傈僳药】卖起莫，豆豉草，通经草：全草治月经不调，闭经[17,166]，痛经，血栓闭塞性脉管炎，跌打肿痛，风湿骨痛，腰痛，小儿疳积，神经衰弱[166]，风湿性关节炎，腹痛，小便不利，脉管炎[17]。【纳西药】长序樱草：根或全草治月经不调，痛经，闭经，风湿痹痛，小便不利，小儿疳积，跌打伤痛，脉管炎[164]。【土家药】xiang xir（香席）：全草治月经不调，痛经，闭经，跌打损伤[10,126]。【佤药】咳下：全草治月经不调，闭经，小儿疳积，消化不良[14]。【彝药】兹补此，咳药，山坡菜：根或全草治咳嗽痰多，久咳，百日咳，腹泻，无名肿痛[106]。【藏药】效用同黑水缬草 V. amurensis[24]。

Valeriana hirticalyx L. C. Chiu 毛果缬草（败酱科）。【藏药】札贝：全草治流行性感冒，骨折，痈疖肿毒[24]。

Valeriana jatamansi Jones 蜘蛛香（败酱科）。【阿昌药】马蹄香[17]，驾蹄湘[5]，偏克香[18]：根茎治消化不良，胃痛，腹胀，痛经[17]；根茎、根

治小儿疳积[5]，消化不良，腰胀，肝炎[18]。【白药】秀包之[13]，修包子[5,13]：根茎及根治胃痛，腹胀，消化不良，小儿疳积，月经不调，腰膝酸软；叶治黄水疮[13]；根茎治消化不良，胃痛，腹胀，痛经[13]；根茎及根或全草治腹胀吐泻，风寒感冒，月经不调，泻痢，胃痛，疳积，瘙痒，痨伤咳嗽，疮痛，溃疡，湿热流注[17]。【布朗药】牙十命[13]，雅卜命[5]：根治风湿[13]；全草治咳嗽，吐血[5]。【布依药】雅定告，蜘蛛香，九转香[486]：根及根茎治腹胀食积，肠炎，痢疾，咳嗽，风湿病，口腔炎[5]；根茎兑菜油用布包擦患处治男女疳疮[159][486]。【傣药】马蹄香（德傣）[13]，驾蹄湘[5]：根茎及根治小儿消化不良，黄疸[5]；全草治胃痛，消化不良，腹泻，胃肠炎，痢疾[9,74]。【德昂药】驾蹄祥：根、根茎治胃痛，腹胀，积食，消化不良，疳积，口腔炎[5]。【侗药】高涝[137]，驾氏告荡[135]：效用同布依药[137]；根茎治腹脘胀痛，呕吐泄泻，风寒感冒[135]。【仡佬药】nia³¹ mo⁵⁵ ŋaŋ³⁵（压模昂，黔中方言），ka⁵⁵ tɕi³ 1ma⁵⁵ xoŋ⁵³（嘎几马红，黔中北方言），pe³¹ pe³¹ moŋ³¹ kə⁵⁵（比比猛格，黔西南多洛方言）：治胃病[162][486]。【哈尼药】拾毫边中，心叶缬草，Gaos laol[5]：全草治消化不良，气胀；根茎及根治消化不良，气胀[5]；根茎治各种痧证[5]，消化不良，腹胀，腹痛，水泻，小儿高热，咳嗽，肺炎，肠炎，痢疾，感冒，支气管炎[143]。【景颇药】面起草[13]，面起扫[5]：根、根茎治消化不良，气胀[13]，腹胀腹痛，肝炎[5]。【拉祜药】马蹄香[10]，臭药[151]：全草治支气管炎，喘息，水肿，风寒咳嗽[10]，胃痛，小儿消化不良，腹泻，胃肠炎，胃肠胀痛[151]。【傈僳药】图巴枚枝，阿恕机已[13]，莫卖贼[166]：根茎治胃痛，小儿腹痛[13]；全株治胃痛腹胀，小儿疳积，胃肠炎，痢疾，风湿疼痛，腰膝酸软[166]；根茎、根治腹胀，消化不良[5,13]；幼花、茎治肺结核[5]。【毛南药】ma²⁴ va⁴² 驾瓦：根茎外用治疗疮[155]。【苗药】Vob gangb vas（窝岗牙，贵州黔东南），Reib baot goub（锐八够，贵州铜仁），Uab ghongs（蛙共，贵州黔南）：根茎治消化不良，腹泻，痢疾，风湿痹痛，腰膝酸软，脘腹胀痛，小儿疳积，脚气水肿，月经不调，跌打损伤，疮疖[91]，风湿病[95][486]，口腔炎[95]，胃痛，小儿腹痛[13]，胃脘疼痛，宁心安神[96]；根茎粉末涂在

溃疡面上治口腔炎[486]；根及根茎治腹胀食积，肠炎、痢疾、咳嗽、风湿病[5,94,98]，胃痛，腹痛，消化不良[94,98]。【纳西药】马蹄香：根茎、根治麻疹，感冒头痛，消化不良，腹泻[5]，腰膝酸软，胃痛腹胀，发痧气痛，行血活血，筋骨疼痛，痨伤咳嗽，走表散寒及冷气，风湿麻木，毒疮，感冒，跌打损伤[164]。【怒药】汉克闹[13]，弄保俄，马蹄香[165]：根茎治发痧，脘腹胀痛，呕吐，泄泻，肺气水肿，风寒感冒，月经不调，痨伤咳嗽，泌尿道炎症，睾丸疼痛[13]；全株治麻疹，感冒，肠炎，水肿，胃痛，月经不调，蛔虫病，钩虫病及消化不良[165]。【水药】哈仿[10,157]，蜘蛛香，九转香[486]：根茎治胃溃疡[10,157][486]，上吐下泻[486]。【土家药】满坡香，山射，五里香[128]：根、根茎治胃痛，腹胀，消化不良，胃肠炎，风湿疼痛，痢疾，小儿疳积，疔疮[124]，避孕，水泻症，跌打损伤，蒙心症[128]。【佤药】日咳：根茎治疳积，胃腹胀痛，消化不良，腹泻[14]；根茎、根治神经衰弱，腹胀[5]。【维药】阿萨荣，斯干巴拉，斯拉约[80]：根茎用于胸闷气结，神经衰弱，失眠，高血压，咳嗽气喘，心脏病和肠胃疼痛，尿闭诸症[78]；根治受湿寒引起的病症，头痛，癫痫，瘫痪，面麻痹，筋无力，抽筋，子宫炎引起的头痛和健脑；根调汁治关节炎及髋骨疼痛[80]。【瑶药】马呆架：全草治腹痛，腹泻[5]。【彝药】布里莫补此，日库列，韦莫不送：根茎治腹胀[9,106]，瘰疬，胃病，目痛，头痛，风湿病，小儿伤食[106]，胃痛，消化不良，呕吐泄泻，痢疾，小儿疳积，风湿痹痛，流行性感冒[9]；根、全草治胃肠型感冒，胃寒气痛，小儿疳积[9]；小儿夏季腹泻[9]，小儿湿热口疮，身痒夜啼[17]。【壮药】香摆波：效用同佤药[14]；全草治麻疹，感冒，风湿疼痛，消化不良，腹胀，腹泻，胃及十二指肠溃疡[5]。

Valeriana officinalis L. [*V. coreana* Briq.；*V. stubendorfii* Kreyer]缬草（败酱科）。【白药】肖遥粗：根、全草治神经衰弱，失眠，胃痛，跌打损伤[14]。【朝药】약바구니나물（yak ba gu ni na mur，雅克 吧 顾 腻 纳姆尔）：根及根茎治月经不调，腹痛，感冒[85]。【鄂温克药】根、全草治腮腺炎，口腔疾病，腹泻，腹痛；外用治牙痛[799]。【蒙药】ᠵᠢᠭᠤᠷ ᠬᠦᠵᠢ（Zhulgen huj，朱勒根－呼

吉）[6,49]：根茎、根治瘟疫，毒热[6,49]，阵热，心跳，失眠，炭疽，白喉[49]，毒热，结喉，发症，肿瘤，关节脓肿，心烦，失眠[6]；全草或根茎治神经衰弱[236]。【羌药】Zemuvha（自母哈），拔地麻：根、根茎治神经衰弱，失眠，癫痫[167]。【土家药】bu¹ bi¹ suo³（补比索）[124]，山射[125]，雷公七[128]：根治心神不安，胃弱，腰痛，月经不调，跌打损伤，胃痛，腹胀，消化不良，神经衰弱，失眠，癔病；鲜草捣敷治跌打瘀肿[124]；根茎用于避孕，着凉[125]；根、根茎治肚腹胀痛，急性吐泻，寒伤风症，心慌失眠[128]；全草或根茎行气止痛，祛湿[270]。【维药】损布里印地[77]，塔俄苏木布力，松布勒洁拜里[80]：根和根茎治烦躁不安，神经衰弱，失眠，高血压，心脏病，咳嗽，气喘，食欲不振，小便不利，肝炎，月经不调[77]，脑部的湿寒症，各种原因引起的头疼，瘫痪，面神经麻痹，筋骨拘挛[6]；根治小便不利，水肿[80]；根茎治胸闷气结，神经衰弱，失眠，高血压，咳嗽气喘，心脏病，肠胃痉痛，尿闭[78]。【彝药】五倍朵：全草治蛔虫病[6]。【藏药】知玛尔[29]，甲别[23,39]，甲贝[24]：根及根茎治心悸失眠，月经不调，食物中毒引起的发烧[6,23]，关节痛[6,29]，风湿痹痛，崩漏及其引起的体虚，乳蛾，口蹄疫，疮疖溃烂[23]，头痛[29,39]，腰痛，腿痛，漏经引起的体虚，扁桃体肿大，口蹄疫，疮疡溃烂[6,39]，陈旧性热病及毒热病，瘟疫病，脾脏疾病，急腹症，白喉，炭疽[27]，失眠[32,39]，神经衰弱，癔病，癫痫，胃腹胀，腰腿痛，跌打损伤[32]，关节痛，时疫，肺痨脓肿，杨梅病，急腹症（发沙），心悸，月经不调[39]；根治骨折，流行性感冒[29]；全草治流行性感冒，骨折，痈疖肿毒[24]；效用同黑水缬草 V. amurensis[24]。

Valeriana officinalis var. **latifolia** Miq. 宽叶缬草（败酱科）。【苗药】Vob ghab nail（窝嘎勒，贵州黔东南），满坡香，五里香：根、根茎治心神不安，心悸失眠，癫狂，风湿痹痛，脘腹胀痛，痛经，闭经，跌打损伤[91]。【土家药】效用同缬草 V. officinalis[124]。

Valeriana tangutica Batalin 小缬草（败酱科）。【裕固药】甩楞歪斯，香毛草：全草治鼻衄，各种内出血[10]。

Vanda amesiana Reichb. f. 参见 Holcoglossum amesianum。

Vanessa cardui L. 小红蛱蝶(蛱蝶科)。【藏药】虫体治小儿脱肛,癌症[30]。

Varanus salvator (Laurenti) 巨蜥(巨蜥科)。【基诺药】医绕:皮炭化研末涂患处治各种皮疹,皮肤瘙痒;骨治风湿骨病[10,163]。

Ventilago calyculata Tul. 毛果翼核果(鼠李科)。【傣药】嘿介:藤茎治感冒咳嗽痰多,胸闷气促,六淋证出现的尿频,尿急,尿痛[59]。

Ventilago leiocarpa Benth. 翼核果(鼠李科)。【仫佬药】血风藤:根浸酒服治跌打内伤;根治风湿腰腿痛,神经痛;根水煎服或浸酒服治风湿骨折,闭经,贫血;叶捣敷治跌打损伤;全株治跌打损伤,风湿骨痛,胃痛,慢性肝炎,贫血[15]。【瑶药】Maengjuovngungh(明坐翁)[132],穿破石,甸红[15],紫九牛[6]:根浸酒治跌打内伤;根治风湿性腰腿痛,神经痛;根水煎或浸酒服治风湿,骨折,闭经,肝硬化腹水[15];叶捣烂敷治跌打损伤[15];全株治跌打损伤,风湿骨痛,胃痛,慢性肝炎,贫血,胆囊炎[15];根或藤茎治贫血[132,4,6],月经不调[132][4],肾炎水肿[132][6],气血损伤,神经衰弱,遗精,阳痿,气血虚亏腰痛,肝硬化,慢性肝炎,胆囊炎,风湿骨痛,四肢麻木,风瘫,闭经,半身不遂[132];风湿性关节炎[4],风湿性腰痛[6]。【壮药】Gaeulwedrumz(勾勒容)[180],红穿破石[120]:根和老茎治发旺(风湿骨痛),腰肌劳损,肺结核,埃病(咳嗽),勒内(贫血)[120];约京乱(月经不调)[120,180],麻抹(四肢麻木),兵吟(筋病),萎哟(阳痿)[180]。

Ventilago leiocarpa var. pubescens Y. L. Chen et P. K. Chou 毛叶翼核果(鼠李科)。【瑶药】紫九牛:效用同翼核果 V. leiocarpa[132]。

Veratrilla baillonii Franch. 黄秦艽(龙胆科)。【白药】胃霜优,梁优脂:根治急慢性胃炎,肠炎,胃脘胁痛,肺热咳嗽,烧伤[17],调肝和胃,止痛[585]。【傈僳药】果俄兰:根治肺热咳嗽,阿米巴痢疾,黄疸型肝炎,蛔虫病,痈疮肿毒[166]。【苗药】代彩放,带采范[14,36],金不换[182]:根治胃痛,腹痛,菌痢,黄疸型肝炎[14],解草乌中毒,跌打损伤[14,36],风湿性痹痛,筋骨拘挛,黄疸,便血,骨蒸痨热,小儿疳热[13],清热,消炎,保肝,利胆,解毒药[182]。【纳西药】郭补育[13,164],过布育[36,164]:根治痢疾,肺热咳嗽,

烧伤[13,164],跌打损伤[36,164],慢性支气管炎,拮抗乌头碱中毒[14],阿米巴痢疾[164];效用同苗药[182]。【怒药】芒卡,金不换:根治痢疾[165]。【彝药】基不华[17],木都次克[183],布高兹尔[184]:根治人畜中毒[17],肺热咳嗽,肠炎,阿米巴痢疾,烧伤,蛔虫病[183,184];根外敷治痈疮肿毒[184];效用同苗药[182]。【藏药】巴俄色波[22,24],金不换[182], ཟེར་པོ་ཀུ་དུས་དཀར་བི་(塞保古椎门巴)[21]:根治肝热,胆热,时疫热,食物中毒,药物中毒[22,24];全草治腑热症,瘟疫,喉蛾(急性扁桃体炎),疔毒,中毒症,疮伤[21];效用同苗药[182]。

Veratrum dahuricum Loes. f. 兴安藜芦(百合科)。【朝药】다후리아박새(dǎ hǔ lī a bàk sài,哒呼哩啊吧克赛):根及根茎(藜芦)用于蛊毒,咳逆,泄痢,肠澼,头疡,疥瘙,恶疮,杀诸蛊毒,去死肌,疗哕逆,喉痹不通,鼻中息肉,马刀烂疮[86],抗肿瘤。

Veratrum grandiflorum (Maxim.) Loes. f. 毛叶黎芦(百合科)。【维药】阿克海尔拜克,海尔拜克斯皮得:根用于手腕疼,膀胱结石,通经,致死胎儿并堕胎;根研末嗅之催嚏,制剂滴眼除眼角膜白翳,强视力,外用治白癜风,癣[80]。

Veratrum lobelianum Bernh. 阿尔泰藜芦(百合科)。【哈萨克药】التاي وقورعاسننى:根及根茎治风湿痹痛,跌打损伤,顽癣疖疮[140]。

Veratrum maackii Reg. 毛穗藜芦(百合科)。【朝药】긴잎여로(gǐn yìp yē lǎo,给吟邑不耶老),藜芦:效用同兴安藜芦 V. dahuricum[86]。

Veratrum mengtzeanum Loes. f. 蒙自黎芦(百合科)。【白药】更以误(剑川),引恶(云龙),皮麻树(漾濞):根茎治跌打损伤,骨折肿痛,疮疖,疥疣,灭蝇[14],瘦痛,中风,疟疾,骨折,疥癣[16];根及根茎治风湿痹痛,跌打损伤,关节炎,骨折,牙痛,癫痫,外伤出血,疮痈溃烂,褥疮生蛆,疥疮[17]。【傣药】全草治外伤出血,跌打损伤,骨折,水肿[9,74]。【拉祜药】给百也:根、根茎治内外伤出血,跌打损伤,骨折,水肿[151]。【彝药】阿尼拌卡西,哩吉,啊堵罗:根治腹痛水泻,呕吐反酸[109];根、根茎治牲畜跌打损伤,瘀血不化,骨折[17]。

Veratrum nigrum L. 藜芦(百合科)。【阿昌

药】棕包那光：根及根茎治中风壅，癫痫，骨折；外用治疥癣[18]。【朝药】긴잎여로(gǐn yìp yē lǎo，给吟邑丕耶老)：效用同兴安藜芦 V. dahuricum[86]。【鄂伦春药】挨母出哈，黑藜芦，老汉葱：根及根茎治中风痰壅，喉痹不通，黄疸，久虐，泄泻，头痛，鼻渊，恶疮，骨折；外用治疥癣秃疮，灭蝇蛆[161]。【蒙药】ᠬᠠᠰᠢᠷ(Agxirga，阿格喜日嘎)[52]，都日吉德[47]：根和根茎（同大麦烘制用）治食积，痞症[51,52]，"希日"热，腹胀，虫疾，"巴达干"病[52]，"协日"病[51]，中风痰壅，癫痫，疟疾，骨折；根和根茎外用治疥癣，蝇蛆[47]。【苗药】佳超，棕包头[96,98]，野棕[91]：根及根茎治骨折，头痛，牛皮癣，中风痰壅，风痛癫疾，黄疸[96,98]；根或全草治跌打损伤，催吐[91,95]。【纳西药】根治诸风痰饮，疟疾，骨折，牙痛，白秃，水肿，高血压，风湿疼痛，截瘫，癫痫，中风痰壅，喉痹不通，跌打损伤，外伤出血[164]。【羌药】Gealvha（格勒哈），人头发：根茎治痰涎壅盛，中风癫痫，疥癣虫疮，疟疾；根茎外用杀灭蝇蛆[167]。【土家药】根、根茎治中风痰壅，风痛癫疾，黄疸，疟疾，喉痹，疥癣[124]。【维药】گاڭ خەربەق(Aqxerbeq，阿克海尔拜克)：根、根茎治胃中宿食，黏液质性瘫痪，脑膜炎，癫痫，癔病，月经不调，寒性关节疼痛，皮肤瘙痒，牛皮癣，颈淋巴结结核[75]，脑部寒症引起的疾患，半身不遂，关节酸痛[79]。【彝药】效用同狭叶藜芦 V. stenophyllum[106]。

**Veratrum stenophyllum Diels 狭叶藜芦（百合科）。【纳西药】效用同藜芦 V. nigrum[164]。【羌药】Keshabuhezhagealvha（科萨布和扎格勒哈），人头发：根茎治痰涎壅盛，中风癫痫，疥癣虫疮，疟疾；鳞茎外用杀灭蝇蛆[167]。【彝药】遮，山葱头，人头发：根或全草治疯癫，跌打损伤，风湿病，骨折，头癣，疮肿，脓疱疮[106]。

Veratrum taliense Loes. f. 大理藜芦（百合科）。【白药】野烟筛[17]，更以误，更雨吴[14]：鳞茎治跌打损伤，骨折肿痛，疮疖[14]；全草治鼻衄，感冒，支气管炎，疮痈[17]。【傈僳药】莫狂闷：全草治肺炎，阑尾炎；全草外用治创伤出血，关节疮毒[166]。【纳西药】休们：全草治膀胱炎，尿道炎，尿血[17]。【彝药】四喜七，事豆戚[13]，尾们[9]：根治跌打损伤，外伤出血[13]；全草治风

湿腰腿痛，疮疡肿痛，肺炎，慢性阑尾炎，跌打损伤，创伤出血[9]，疝气，肠胃炎[14]，膀胱炎，尿道炎，尿血[17]。【藏药】赛尔千曼巴[29]，耶切曼巴[24]，兴格色尔杰[13]：种子治水肿[24,29]，肾炎，淋病[24]；全株治风热感冒，腹胀，气管炎，膀胱炎，尿血，疮毒；全株外用治跌打损伤，外伤出血[13]。

Verbascum thapsus L. 毛蕊花（玄参科）。【哈萨克药】全草治肺炎，阑尾炎；外用治创伤出血，关节扭伤，疮毒[141]。【纳西药】大毛巴，毛蕊头：全草治膀胱炎，尿血，气管炎，风热感冒，痢疾，腹胀，慢性阑尾炎，疮毒，刀枪伤，跌打损伤，肠炎，阑尾炎[164]。【畲药】根治疟疾，急性肠炎，牙痛；叶治甲沟炎；全草治咽喉肿痛，跌打损伤，骨折，脱肛，手脚压伤[148]。【藏药】赛尔千曼巴[29]，耶切曼巴[24]，一柱香[36]，巴几泻玛曼巴[40]：花、种子治水肿[24,29]，淋病[24]，肾炎，水肿，尿涩[34,40]；全草治疮痈肿毒，跌打损伤，风寒感冒，外伤出血[36]。

Verbena officinalis L. 马鞭草（马鞭草科）《药典》。【阿昌药】马鞭梢：全草治牙周炎，急性肠胃炎，尿路感染[14,185]。【白药】麻撒梢，修嘎粗，阿尼波基[5,185]：嫩叶治急性胃痛[13]；全草治小儿雀盲，痢疾[13]，喉炎，牙周炎，尿路感染，急性胃痛，链霉素副反应耳聋[5,185]，高热发斑，周身起黑斑块[14]。【布朗药】雅抗恩：全草治感冒发热[5,13][185]；效用同彝药[14]。【布依药】钩两马，钩英马：全草治腹泻[5][185]，胃出血[159]。【朝药】马篇凑：全草治湿热黄疸，水肿，疟疾，闭经[5][185]。【傣药】芽夯燕，牙项燕[62-64]，呀汉映[18]：全草治感冒发热[5,13,62,63,64]，咳嗽，咽喉红肿疼痛，水食不下，腮腺炎，颌下淋巴结红肿疼痛，失眠多梦，头昏目眩，胃脘胀痛，腹痛腹泻，赤白下痢，妇女产后尿频，尿急，尿痛，水肿[62-64]，疟疾[5,13,67,68]，传染性肝炎及流行性感冒，白喉[67,68]，扁桃体炎，肠炎，喉炎，结膜炎，闭经，口腔炎，尿道炎，膀胱炎，百日咳，血崩，胃腹疼痛，小腹扭痛[5,13]，跌打损伤[69]，肝硬化腹水[260]，浮肿[13]；全草外用治湿疹，皮炎[5,13]，疝气，小儿头部串疮[5][185]；根治胃腹疼痛，小腹扭疼[66]，跌打损伤[5,14,69][185]，刀伤[5][185]。【德昂药】刀荤绕：全草治急性胃炎，疟

疾，细菌性痢疾，肝炎[5,13][185]。【侗药】Nyangl piudt(蜻蜓草)，Nyangt piudt max bieenh(娘球马鞭)，娘囚[10]：全草治喂疟(打摆子)，兜亮焜(烧热病)[5,136,137]，尿路结石，尿路感染，感冒咳嗽发热，疟疾，黄疸型肝炎[5,15,45]，急性肠炎，水肿腹胀[5,137]，肝腹腹水，小儿破伤风，阿米巴痢疾[15]，肝硬化腹水[10]。【仡佬药】niao[13]ta[31]pi[35](尿打敝)，tɕia[55]nio[55](假牛)，ŋe[13]laŋ[31]pie[55](艾浪被)：全草治痔疮[162]。【哈尼药】阿咯俄纪[14]，Allo hhoqpial(阿罗俄漂)，铁马鞭[143]：全草治流感，外感发热，湿热黄疸，肝炎[14,143]，急性结膜炎，肠炎，赤白痢疾，尿路感染，闭经，疟疾，百日咳，跌打扭伤，口腔炎[14]，胃炎，膀胱炎，淋病，疮毒[143]。【基诺药】阿奶夺[10,163]，阿内多[5][185]：根治腹痛，妇女血崩症；全草治疟疾[10,163]，膀胱炎，接骨[5][185]。【景颇药】诺期妙：全草治发烧性疾病[5]。【拉祜药】酒药草，马鞭梢[10]，舌偎诺[5][185]：全草治疟疾，感冒发热，急性胃肠炎，细菌性痢疾，肝炎，肝硬化腹水[185]，外用治跌打损伤，疔疮肿毒[10]。【傈僳药】亨色窝，阿约驱敏[5][185]，莫九西[166]：全草治感冒，尿路感染，牙痛[14]，小儿雀目，痢疾[5][185]，外感发热，湿热黄疸，水肿，痢疾，疟疾，白喉，喉痹，淋病，闭经，牙疳，癥瘕，痈肿疮毒[166]。【黎药】出教族，疟马鞭，铁马鞭：全草水煎洗治溃疡，牛皮癣；全草切碎加米酒适量炒温外熨患处，治风湿性关节炎，痹痛；叶烤软，揉成团，敷寸口脉，治疟疾[153]。【毛南药】ma[33]biŋ[22]miɛ[33](妈病篾)[155]，燕子尾[156]：全草治高血压[155]，疟疾，丝虫病，感冒发热，急性胃肠炎，细菌性痢疾，肝硬化腹水，肾炎水肿，阴囊肿痛，月经不调，牙周炎，尿路感染，咽喉肿痛[156]；全草外用治跌打损伤，乳腺炎，湿疹，皮疹[156]。【苗药】Jab lob gheib(加洛根，贵州黔东南)，Uab jab cub(蛙加粗，贵州黔南)[91,94]，麻筛[14]：全草治外感发热，湿热黄疸，泌尿道感染[15,91,94-96,98]，水肿，咽喉肿痛，骨折[91]，筋骨疼痛，蚂蚱症，乳房红肿，白喉[91,94,95,96,98]，疟疾，腹痛[185]，尿路结石[5,15][185]，跌打损伤[5,91][185]，肝炎，月经不调，闭经，腹痛，痈肿疮毒[91]，感冒高热，肝炎腹水，小儿破伤风，阿米巴痢疾，黄疸型肝炎[15]，疝气，胸痛[5][185]。

受凉发烧，腰痛，白痢，筋骨疼痛，骨折[92]，亚急性及慢性盆腔炎[226]；效用同傈僳药[14]。【纳西药】马鞭梢[164]，资库刻[5]：全草治疟疾，痢疾，急性胃肠炎，急性肝炎，感冒发热，湿热黄疸[5,164]，牙周炎，牙髓炎，牙槽脓肿，妇人疝痛，闭经，腹部肿块，水肿腹胀[164]。【普米药】插给八自[5]：全草治疮疖红肿[5,13][185]。【羌药】Wunihang(乌泥·杭)，泽仁蒿：全草用于行气活血，消食健脾[10]。【畲药】全草治伤风感冒，头痛，痛经，疟疾，湿疮肿毒[147]。【水药】骂偶[10,157,158]，马噶[5][185]：全草治空洞型结核[10,157,158]，腹痛，跌打损伤，疝气，胸痛，尿路结石[5][185]。【土家药】bian[2]zi[3]xi[1](鞭子席)[123,126]，铁马鞭，铁马莲[128]：全草治赤白痢疾，咽喉肿痛[10,123,126]，牙痛，乳腺炎，痢疾，痛经，闭经，小儿口疮，肝炎，阴囊湿疹，晚期血吸虫病，间日疟[123]，黄疸，尿积症，热泻症，跌打损伤[128]，疮痫[10]；根治痢疾[5][185]。【佤药】日哎了[14]，铁马鞭，狗牙草[10,168]：全草治尿道感染，尿血，肾炎水肿，流行性感冒，痢疾[10,168]，妇女小腹痛及月经不调[5][185]；效用同傈僳药[14]。【瑶药】铁马鞭[130][4,185]，mah bin miev(麻平咪)[130]：全草治痢疾[4,185][130]，麻疹，跌打损伤，闭经[4,185]，感冒发烧，肺热咳嗽，尿路感染，肾炎水肿，急性胃肠炎，黄疸型肝炎，肝硬化腹水，咽喉肿痛，月经不调，湿疹[130]。【彝药】磨卖施[14]，木巴日波，木巴吾[106][185]：全草治高热发斑，周身起黑斑块[13,14,104]，感冒发热，火牙痛[5,13][185]，男性脓血尿[13]，湿热黄疸[9,109]，月经不调[5,109][185]，热毒内陷，咽喉肿痛，胃脘疼痛，肾病水肿，疟疾，痈疡疔疮[109]，外感发热，水肿，痢疾，白喉，淋病，经闭，痈肿疮毒，牙疳[9]，痛经，赤白痢[5][185]，红白痢疾，稻田性皮炎，局部发痒，抓后溃烂，流黄水，夫妻同房后男子尿闭，小便如泔水，婚后久不受孕[104]；全草、根治乳疮，月经不调，痛经，百日咳，肠痛，腹泻，赤白痢，肝痛，火眼，火牙痛，感冒高烧，跌打损伤，疥疮，高热发斑，周身起黑斑块，白喉，流行性感冒，血吸虫病，丝虫病，防治传染性肝炎[106][185]。【藏药】全草治痛经，闭经，肝炎，跌打损伤，水肿[5,23][185]，痢疾，关节酸痛，月经不调[23]，湿热痢疾，牙痛，关节痛[5][185]。【壮药】Gobienmax(木果鞭马)[180]Rumbienmax，铁马鞭[118]，马害么[14]：全草治黄疸[5,118][185]，瘭病，京瑟(经闭)，京尹(痛经)，贷烟妈(咽痛)，呗农(痛疮)[118,180]，尿路感染，感冒发热，咽喉肿痛[5,14]，肝胆肿大，血精，笨浮(水肿)，肉扭(淋证)[180]，瘭病，发热，痢疾，乳痈，跌打损伤[118]，疟疾，血吸虫病，急性发热，急性肠胃炎，菌痢，肝炎，肾炎，水肿，月经不调，血瘀闭经，牙周炎，白喉[14]，阿米巴痢疾，肝炎腹水，小儿破伤风[5][185]，闭经，麻疹[23]；全草外用治跌打损伤，疔疮肿痛[5][185]；效用同傈僳药[15]。

Vermiculitum 金精石(变质岩类蛭石，主含氧化硅、氧化镁等)。【藏药】གནས་ཆུ་ངུ་མ།(赛尔吉且玛)[21,25]，水金云母[31]：原矿物治肾病[27,34][11]，脉病[21,25,27]，尿闭[25,27]，心悸怔忡，夜不安眠，目疾翳障诸症[31]，骨病[24]，肾虚，水肿，头骨裂伤[21]。

Vermonia parishii Hook f. 火发散(菊科)。【基诺药】补死考泡：根治感冒发热，心慌心悸，产后体虚，风湿骨痛，肝炎[10]。

Vernicia fordii(Hemsl.) Airy-Shaw 油桐(大戟科)。【布依药】勒绞：根治肺结核[159]。【傣药】桐果：根治蛔虫病；叶治疮疡；花治烧烫伤[18]。【德昂药】桐果：根治蛔虫病，食积腹胀，风湿筋骨痛，湿气水肿；叶治疮疡，癣疥；花治烧烫伤；种子治神经错乱[160]。【仡佬药】wu³⁵ naŋ⁵³ tai⁵⁵(误囊歹)，mie³¹ ti⁵¹ iəu⁵³(灭底腰)，maŋ³¹ ma⁵⁵ ke¹³(忙马街)：桐子瓣烧红淬水，治腹胀[162][37]。【傈僳药】桐药，桐子：种子治风痰喉痹，瘭病，疥癣，烫伤，脓疱疮，丹毒，食积腹胀，二便不通[166]。【苗药】Ndut doux yox(都头摇)，榜真优[94,95]：根、鲜果汁、种子或油外用可消肿，散瘀；主治水臌病[94,95]。【怒药】桐药，桐子：效用同傈僳药[165]。【畲药】油桐：根治风湿痹痛，黄疸；皮、叶治疮疖肿；油治烫伤[10]。【水药】门桐[158]，门夺[10]：根、鲜果汁、种子或油热敷足心及肚脐眼，治小儿腹泻[10,158]。【土家药】ton ka meng(桐卡蒙)[10,126]，tong¹ si¹ si¹(桐时是)[124]：花或种子榨油，外用治疮疖肿痛，癫癣，烧烫伤[10,126]；油脂治水火烫伤，咳咯痰鸣，大便干结，食物中毒[128]；叶治肠炎，痢疾；叶外用治疮疡，癣疥[124]。【瑶药】桐子树，三年桐：根治蛔虫病，

食积腹胀，风湿筋骨痛，湿气水肿；叶治疮疡，疥癣；花治烫伤[133]。【彝药】桐油树：果籽治肺热痰壅，食积腹胀，瘭病疥癣[109]。【壮药】youzgyaeuq，桐子油(桐油)：油外用治丹毒，疱疹，食积腹胀，大小便不通，风痰喉痹，瘭病，跌打损伤，趾缝湿烂[121]。

Vernonia anthelmintica Willd. 驱虫斑鸠菊(菊科)《部维标》。【维药】قارا زيره(Qara zire，卡拉孜热)[75]，阿特力拉力，卡力孜力[78]：果实治白癜风[4,5,75,77][549]，湿寒性炎肿，湿痹疼痛，肠道寄生虫[75,77]，痰饮浮肿，湿痹疼痛，肠内寄生虫[78]，蛔虫病，蛲虫病[5]，寒湿性胃病及肝病[4]；根或叶治湿寒性胃痛，肝病[550]。

Vernonia aspera(Roxb.) Buch.-Ham. 糙叶斑鸠菊(菊科)。【佤药】日车茶：根治疟疾，感冒，咳嗽，头痛[14]。

Vernonia cinerea(L.) Less. 夜香牛(菊科)。【侗药】教耿(三江)：根治风湿病[15]。【毛南药】松香堂，ruon² məm⁵ ndaŋ³(王夜)：全草治神经衰弱；全草外用治痈疖，无名肿毒，毒蛇咬伤[156]。【佤药】全草治感冒发热，咳嗽，神经衰弱；全草外用治蛇伤，虫咬，无名肿毒[168]。【彝药】夜香牛[13]，哈倍普[13,14]：全草治脾虚，饮食不化[14]，感冒发热，咳嗽，痢疾，黄疸型肝炎，神经衰弱；全草外用治痈疖肿毒，蛇咬伤[13]。

Vernonia esculenta Hemsl. 斑鸠菊(菊科)。【拉祜药】挖开此：全株治感冒，风热头痛，疟疾，无名肿毒，疔疮[13,150]，肚子热结疼痛[150]。【黎药】飞机藤，火烫叶，鸡菊花：藤用于消炎，行气，止咳，止血[153]。【彝药】起儿药：根茎治风湿痹痛[14]。

Vernonia gratiosa Hance 台湾斑鸠菊(菊科)。【台少药】Karungisun(Tayal族上坪后山、上坪前山)：新芽捶碎后敷于患部治外伤[169]。

Vernonia parishii Hook. f. 滇缅斑鸠菊(菊科)。【布朗药】劳拉：根治产后体虚，风湿骨痛，肝炎[8]。【傣药】当哪嘿，称当哪：根治感冒发热，肝炎，心慌心悸，风湿骨痛[9,13,74]，产后体虚，肝炎[9,74]。【基诺药】补死考泡：根治感冒发热，心慌心悸，产后体虚，风湿骨痛，肝炎[163]。

Vernonia patula(Dry.) Merr. 咸虾花(菊科)。【壮药】Vagoujcaij(狗仔花)，万重花：全草

治瘰病，瘰病，头痛，高血压，泄泻，痢疾，风湿痹痛，荨麻疹，乳痈，瘰疬，跌打损伤[118]。

Vernonia saligna DC. 柳叶斑鸠菊（菊科）。【彝药】米碌塞，铁球草：全草治肚子热结疼痛，白带，子宫脱垂，外伤出血[104]。

Vernonia solanifolia Benth. 茄叶斑鸠菊（菊科）。【傈僳药】普维质莫：根治咽喉肿痛，肺结核咳嗽，支气管炎；叶治外伤出血[166]。

Vernonia squarrosa (D. Don) Less. 刺苞斑鸠菊（菊科）。【侗药】日东茶：根治疟疾，感冒咳嗽，头痛[14]。【彝药】牙么格娄爬：根治无名肿毒，虚火牙痛，疮疖痈疡，食道癌，胃癌[14]；茎及根中的幼虫虫体治疮疡溃烂，湿疹干疮，胃气疼痛，饮食积滞[107]。

Vernonia volkameriifolia DC. 大叶斑鸠菊（菊科）。【傣药】当毫剖（西傣）：全株治风湿性关节炎，关节疼痛，小便脓血，尿石，尿频[9,14,71,72]，祛风解表，舒筋活络[65]；根治风湿骨痛[13]。【德昂药】沙标剖：根皮治跌打损伤[18]。【景颇药】沙标剖：根解毒；根皮治跌打损伤[18]。

Veronica anagallis – aquatica L. 北水苦荬（玄参科）。【白药】晒达福[14]，晒达粗，优摆粗[17]：全草治跌打损伤，骨折[14,17]，血瘀肿胀[17]。【哈萨克药】سۆ جالبىز（بۇلاق بودەنە ٴشوپ）：带虫瘿全草治咽喉肿痛，痢疾，尿路感染，闭经，跌打损伤[142]。【傈僳药】减俄莫：全草治感冒，喉痛，劳伤出血，痢疾，血淋，月经不调，疝气，跌打损伤；全草外用治骨折，痈疖肿毒[166]。【蒙药】ᠴᠠᠭᠠᠨ ᠵᠤᠯᠬᠢᠷ（Chagan chumaz；查干 - 楚麻孜），水苦荬[3]，查干楚玛塞[56]：地上部分治水肿，"协日沃素"病，关节痛，疖，脓包疮[3]，浮肿，水臌，湿疹[56]。【土家药】蚊虫草：带虫瘿全草治咯血，跌打损伤，风湿痛，月经痛，崩漏，痈肿，劳伤咳嗽[124]。【藏药】曲子嘎保[29]，曲孜嘎布[24]，曲仔嘎保[40]：全草治水肿[24,29,40]，跌打损伤，腰痛，痨伤咯血，体弱，疝气[24]，赤巴病，胆病[40]。

Veronica anagalloides Guss. 长果水苦荬（玄参科）。【哈萨克药】全草用于感冒发烧，咽喉肿痛，腰痛尿少，跌打损伤[141]。【蒙药】ᠴᠠᠭᠠᠨ ᠵᠤᠯᠬᠢᠷ（Chagan chumaz，查干 - 楚麻孜），水苦荬[44]，查干楚玛塞[56]：全草治浮肿，水臌，湿疹[56]；效用同北水苦荬 V. anagallis – aquatica[44]。

Veronica arvensis L. 直立婆婆纳（玄参科）。【藏药】冬纳冬扯：血热，肝胆火旺，高血压，疖痛[40]。

Veronica biloba L. 两裂婆婆纳（玄参科）。【藏药】哇夏嘎：全草治血热病，赤巴病及其引起的热性病，陈旧热症，高血压，肝炎，胆囊炎，全身疼痛，瘫痪；全草外敷治跌打损伤，疮疖痛肿[28]。

Veronica ciliata Fisch. 长果婆婆纳（玄参科）《部藏标》。【景颇药】石诺：籽治痔疮[14]。【藏药】བ་ཤ་ཀ་དཀར་པོ（帕下嘎门巴）[21]；冬那端赤[2,29,35]，冬纳冬扯[20,40]：全草治创伤[2,24,34,35]，疮疖，炎症[2,34,35]，血热，肝胆火旺[20]，疮疡，湿疹，皮肤溃烂，出血[23]，高血压，肝炎，疮疡[24]，血热，肝胆火旺[14]，乳腺炎，痢疾，跌打损伤[13]，血热病，赤巴病及其引起的热性病，陈旧热症，高血压，肝炎，胆囊炎，全身疼痛，瘫痪[28]，血热引起的口干，头昏，背部疼痛，肝胆热症，疖痈[21]；效用同直立婆婆纳 V. arvensis[40]；全草外用治疮疖肿毒[13]，跌打损伤，疮疖痛肿[28]；地上部分治肝炎，高血压[29]；花、茎、叶、果用于愈合创伤，止血，清创热[27]。

Veronica ciliata Fisch. ssp. zhongdianensis Hong. 中甸长果婆婆纳（玄参科）。【藏药】中甸婆婆纳[36]，冬纳冬扯[40]：全草治肝炎，胆囊炎，风湿关节炎，荨麻疹[36]；效用同直立婆婆纳 V. arvensis[40]。

Veronica eriogyne H. Winkl. 毛果婆婆纳（玄参科）。【藏药】哇夏嘎[28]，冬那端迟[23]，冬纳冬扯[39]：全草治血热病，"赤巴"病及其引起的热性病，陈旧热症，高血压，肝炎，胆囊炎，全身疼痛，瘫痪；全草外敷治跌扑损伤，疮疖痛肿[28]，疮疡，湿疹，皮肤溃烂，出血[23]，疮疖创伤，炎症[551]；地上部分治肝炎，高血压，血热，肝胆火旺[39]。

Veronica himalensis D. Don 大花婆婆纳（玄参科）。【藏药】哇夏嘎[28]，冬那端迟[23]：全草治疮疡，湿疹，皮肤溃烂，出血[23]；效用同长果婆婆纳 V. ciliata[24][28]。

Veronica javanica Bl. 多枝婆婆纳（玄参科）。【藏药】效用同长果婆婆纳 V. ciliata[24]。

Veronica linariifolia Pall. 参见 Pseudolysimachion linariifolium。

Veronica longifolia L. 参见 Pseudolysimachion longifolium。

Veronica peregrina L. 蚊母草（玄参科）。【苗药】Uab zend dlenx（蛙整伦，贵州黔南）[91]，芮珍伦[96]，接骨仙桃草[95,98]：全草治咳血，胃痛，跌打损伤，红崩症[95,98]；带虫瘿的全草治吐血，便血[91,96]，鼻衄，咯血，跌打损伤[91]，月经不调[96]。【土家药】yu⁴ ta¹ pai¹ te⁴ pai¹（月他伯特迫），仙桃草[123,125]，小虫草[128]：带虫瘿全草治跌打损伤[123,125,128]，咳血，吐血，便血，经来腹痛，咽喉肿痛[123,125]，出血症，痛经，子宫恶瘤[128]。

Veronica pinnata L. 羽叶婆婆纳（玄参科）。【哈萨克药】全草治跌伤，骨髓炎，扁桃体炎，咽喉炎，小儿高烧，腹泻，头痛[141]。

Veronica polita Fries［*V. didyma* Fries］婆婆纳（玄参科）。【苗药】囊武灯，卵子草：全草治肾虚腰痛，痈肿，白带[94]。【藏药】的木纳禾朵木赤：全草治吐血，疝气，睾丸炎，白带，血热，创伤，肝胆病[32]。

Veronica rockii Li 光果婆婆纳（玄参科）。【藏药】冬那端迟[23,29]，冬纳冬扯[40]：全草治疮疡，湿疹，皮肤溃烂，出血[23]，高血压，肝炎，疮疡，创伤[24]；地上部分治疗痈[29]；效用同直立婆婆纳 V. arvensis[40]。

Veronica serpyllifolia L. 小婆婆纳（玄参科）。【傈僳药】减扣莫：全草治跌打损伤，月经不调，创伤出血，口疮，烫、火伤[166]。【藏药】哇夏嘎：全草治血热病，"赤巴"病及其引起的热性病，陈旧热症，高血压，肝炎，胆囊炎，全身疼痛，瘫痪；全草外敷治跌打损伤，疮疖痛肿[28]。

Veronica sibirica L. 参见 Veronicastrum sibiricum。

Veronica spicata L. 穗花婆婆纳（玄参科）。【哈萨克药】全草治跌打损伤，骨髓炎，扁桃体炎，咽喉炎，小儿高烧，腹泻，头痛[141]。

Veronica teucrium L. 卷毛婆婆纳（玄参科）。【藏药】效用同长果婆婆纳 V. ciliata[24]。

Veronicastrum axillare（Sieb. et Zucc.）T. Yamaz. 爬岩红（玄参科）。【侗药】腋生腹水草，娘竿锡：全草治兜焙略（烧伤），兜冷赖（烫伤），

癀稿朗（巴骨癀）[137]。【苗药】豆伦累，娃泡要：根及全草治肺虚热，咳嗽[96]。【土家药】钩鱼杆：全草治跌打损伤[10,125,126]，水臌胀，小便不利，经水不通，毒蛇咬伤[125]，腹水，水肿，外伤出血[10,126]。

Veronicastrum caulopterum（Hance）T. Yamaz. 四方麻（玄参科）。【苗药】热收：全草治肺热咳嗽，痢疾，肝炎，水肿，跌打损伤，毒蛇咬伤，烧、烫伤[95]。【水药】四棱草：全草治气管炎，肺气肿[101]。【土家药】song⁴ xi³ da⁴（送席大），钓鱼杆，吊杆草：全草治尿频，尿痛，热淋，小便不通，水肿[10,126]，咳嗽，外伤出血，蛇虫咬伤[129]，水臌胀，痛经，跌打损伤，癫狗咬伤[128]；全草外用治痈疽，流痰[10,126]。【瑶药】八方草[15]，飞姑勉，四红草[133]：全草治皮肤瘙痒[15]，肠炎，痢疾，淋巴结结核，咽喉炎，目赤，淋病，下疳；全草外用治湿疹，烧、烫伤，痈疖疔疮，跌打损伤，疥疮，皮肤溃疡，刀伤出血，蛇咬伤[133]。

Veronicastrum latifolium（Hemsl.）Yamaz. 宽叶腹水草（玄参科）。【苗药】Raox souk（热收，贵州毕节），阿锐不，见毒清：全草治肺热咳嗽，痢疾，肝炎，水肿，跌打损伤，毒蛇咬伤，烧烫伤[91]。

Veronicastrum longispicatum（Merr.）T. Yamaz. 长穗腹水草（玄参科）。【侗药】登架[139]，十八症[15]：全草治目翳[139]，关节肿痛[15]。

Veronicastrum sibiricum（L.）Pennell［*Veronica sibirica* L.］草本威灵仙（玄参科）。【朝药】树姆芋拉木尔：根治妇女寒病，胃肠炎，黄疸[7]。【回药】龙胆草[7]，斩龙剑[186]：根、根茎治膀胱炎，虫蛇咬伤，风湿性腰腿痛[7]；根茎治感冒发热症及其它热症[186]。

Veronicastrum stenostachyum（Hemsl.）T. Yamaz. 腹水草（玄参科）。【侗药】登架：全草治慢性痢疾[10]。【苗药】Raox souk（热收，贵州毕节），阿锐不，见毒清：全草治肺热咳嗽，痢疾，肝炎，水肿，跌打损伤，毒蛇咬伤，烧烫伤[91]。【土家药】钩鱼杆：全草治跌打损伤，腹泻，脱肛，肝硬化腹水[123]。【瑶药】献鸡尾：全草治肺热咳嗽，腹水，淋病，小便不利，闭经，风湿痛，跌打损伤，目赤，毒蛇咬伤，疮疖肿毒，疟腮，烫、火伤[133]。

Veronicastrum villosulum（Miq.）Yamaz. var. glabrum Chin et Hong 铁钓竿（玄参科）。【畲药】两头牢，两头吊，两头丁：全草治扭伤，阑尾炎，白带[146]。

Vespa magnifica Smith 大胡蜂（胡蜂科）。【彝药】马蜂，弩箭药：虫体治风湿病，全身疼痛，麻木，蜂巢治呃逆食少，毒虫叮咬，牙疼，乳汁不下，久病体虚[107]。

Vespa mandarinia Smith 中国大虎头峰（胡蜂科）。【彝药】大黑峰：尿治螯毒汁[110]。

Vespertilio superans Thomas 蝙蝠（蝙蝠科）。【阿昌药】哈栽克，夜明砂：粪便治夜盲症，白内障，角膜云翳[18]。【朝药】夜明砂：粪便治夜盲症，白内障，间歇热，耳漏，瘰疬，腋臭[83]，面痈肿，皮肤洗时痛，腹中血气，破寒热积聚，除惊悸，去面上黑痣[86]；全体治目瞑，痒痛，五淋，利水道，明目[86]。【傣药】leng yi beng（蝙蝠血）：血治胸闷，哮喘[31]。【毛南药】飞鼠，khuo²（狷）：肉治目生障，夜盲症，惊风；肉外用治牙痛，耳痛和腋臭[156]。【水药】蝙蝠：全体治体虚咳嗽，支气管炎[101]。【土家药】夜明砂，檐老鼠粪：粪便治夜盲，小儿疳积，白内障，角膜云翳[124]。【瑶药】檐老鼠，bae mbuo ngiaiv（八佩解），飞鼠：全体治小儿惊痫，夜啼症，久咳，哮喘，淋浊，瘰疬，金疮；粪便治夜盲症，角膜云翳，疳积，瘰疬[130]。【彝药】全体治腹痛泄泻，恶心呕吐，久咳久喘，痧疹不透[109]；肉治瘰疬，风湿病，梅毒，明目去翳，慢性气管炎[107]；肉、胆、油治瘰疬，风湿病，目疾，梅毒[9]。

Viburnum betulifolium Batal. 桦叶荚蒾（忍冬科）。【彝药】素素，豆节子：叶外用治骨折，疮疡，肿痛，跌打损伤，杨梅疮，疥疮，荨麻疹[106]。

Viburnum cylindricum Buch. – Ham. ex D. Don 水红木（忍冬科）。【傣药】埋过干呆（西傣），牙贺巴浪（德傣）[59]，方铃[187]：叶治痢疾，急性胃肠炎，口腔炎，尿路感染，外治烧烫伤，疮疡肿毒，皮肤瘙痒[59]；嫩叶治赤白痢疾，急性胃肠炎，腹泻，水火烫伤[9,74]；根治跌打损伤，风湿性关节痛；花用于止咳[187]；去皮茎木治六淋证出现的尿频，尿急，尿痛，脓尿，血尿，沙石尿，白尿，水肿病，腹痛腹泻[9,74]。【哈尼药】Pavqpeel（巴拍），摸翻脸，灰叶子：叶、根治白口疮（鹅口疮），舌炎，口腔炎，烧伤，烫伤，皮癣，痈疮肿毒，跌打肿痛，拨弹[143]。【基诺药】拉突怕炸[163]，拉国怕炸[3]：根治肝炎，咳嗽，支气管炎，慢性腹泻；鲜叶治口腔炎；鲜叶外敷治烧伤，烫伤，跌打肿痛[163]；根、茎治慢性腹泻，食积胃痛，支气管炎，小儿肺炎，叶外用治跌打损伤[3]。【景颇药】石诺：根皮治神经衰弱[13]。【拉祜药】嫩尖治胃肠炎，腹泻，痢疾，水火烫伤，眼睛红肿[151]。【傈僳药】阿达休子：根、叶、花治痢疾，急性肠炎，尿路感染，皮肤瘙痒，跌打损伤，风湿筋骨痛，肺燥咳嗽[166]。【纳西药】心叶荚蒾：叶、树皮治赤白痢疾，急性肠炎，腹泻，跌打损伤，痛经，烫、火伤，疮疡肿毒，白口疮，舌炎，口腔炎[164]。【怒药】桃培，怕灰树：根、叶、花治痢疾，急性肠炎，尿路感染，皮肤瘙痒，跌打损伤，风湿筋骨痛，肺燥咳嗽[165]。【佤药】石诺[18]：皮、叶治皮肤瘙痒，皮肤干痒[10,168]；根皮治神经衰弱[18]。【彝药】树儿爬[14]，讨朋帕，翻脸叶[104]：皮、叶治疮疡红肿疼痛，止咳止痢，消炎[14,104]，疥癣疮毒，赤白痢疾，腹泻，食积胃痛，腹痛[104]。

Viburnum dilatatum Thunb. 荚迷（忍冬科）。【畲药】荚蒾：根治跌打损伤[147,148]，堕胎[148]，淋巴结炎（丝虫病引起），小儿疳积[147]；鲜叶治接触性皮炎，刀伤出血[148]；叶治疔疮发热，风热感冒[147]。【瑶药】招果：根治牙痛，跌打损伤；茎叶治风热感冒，疔疮发热，过敏性皮炎，外伤骨折；果实治闭经，血痢，毒蛇咬伤[133]。

Viburnum foetidum Wall. 南方荚蒾（忍冬科）。【傣药】根治痢疾，腹泻，牙痛，火眼，喉痛[9,74]。【拉祜药】根治牙痛，火眼，痢疾，腹泻[151]。

Viburnum foetidum var. rectangulatum (Graebn.) Rehd. 直角荚蒾（忍冬科）。【德昂药】碎米果：叶尖、根治痢疾，腹泻，牙痛，火眼，喉痛，驱虫，疟疾[160]。【彝药】效用同桦叶荚蒾 V. betulifolium[106]。

Viburnum fordiae Hance 南方荚蒾（忍冬科）。【瑶药】noc dorn biouv（诺端表），火柴树，乌仔果：全株治感冒发热，斑麻痧症，急性胃肠炎，肝炎，咯血，吐血，风湿痹痛，肥大性脊柱炎，跌打内伤，骨折，外伤出血，神经性皮炎[130]；根、叶治急性肠胃炎，咯血，跌打内伤，风湿痛；叶捣碎调酒炒热敷患处治跌打损伤，骨折，瘀肿，手骨、脚骨和腰骨痛[15]。【壮药】Gogyangngoenz（棵强根），满山红[180]，骂胎三[653]：根治贫瘀（感冒），发得（发热），能啥能累（湿疹），发旺（风湿痹痛），林得叮相（跌打损伤）[180][653]，夺扼（骨折）[180]，月经不调，淋巴结炎，疮疔，病毒性肝炎[653]；效用同瑶药[15]。

Viburnum odoratissimum Ker Gawl. 珊瑚树（忍冬科）。【瑶药】健骨风：全株治感冒，风湿性关节痛，跌打肿痛，骨折，无名肿毒[133]。【壮药】牙买辽：根治骨折[15]。

Viburnum opulus L. 欧洲荚迷（忍冬科）。【哈萨克药】شاكکش：树皮、叶、嫩枝、果实治子宫出血及其他出血，肺热咳嗽，痢疾，胃肠炎，跌打损伤；树皮、叶、嫩枝、果实外用治疮疖疥癣[140]。

Viburnum propinquum Hemsl. 球核荚蒾（忍冬科）。【苗药】六股筋，硬骨头：根、枝治腰腿筋骨疼痛，关节酸痛，跌打损伤[97]。

Viburnum sempervirens K. Koch 常绿荚蒾（忍冬科）。【傣药】埋俺[65]，卖硬（西傣）[13,14]，卖印[9,72]：茎叶治腰痛，血尿，尿痛，脱肛[9,65,72]。

Viburnum sempervirens var. trichophorum Hand. – Mazz. 具毛常绿荚蒾（忍冬科）。【傣药】埋昂：根茎、叶治小便热涩疼痛，尿血，子宫脱垂，脱肛[62]。

Viburnum setigerum Hance 茶荚蒾（忍冬科）。【瑶药】算盘子树：根治吐血，经闭，血瘀肿痛，肺痈，白浊；果治脾胃虚弱，胃纳呆滞[133]。【壮药】饭汤子，鸡公柴，跑路杆子：根治小便白浊，肺痈，吐血，热瘀经闭[902]。

Viburnum triplinerve Hand. – Mazz. 三脉荚蒾（忍冬科）。【苗药】阿碑嫩：全株治乳痈[15]。

Viburnum utile Hemsl. 烟管荚蒾（忍冬科）。【羌药】Yongdoganzisebe（拥多干子·斯杯），羊屎条叶：叶治筋骨疼痛，脾虚食积[167]，用于行血活血，消食健脾[10]。【水药】梅茵：根、叶炖猪大肠服，治痔疮[10,157,158]。【土家药】羊屎条根：根治热痢，脱肛，痔疮出血，跌打损伤，风湿疼痛[123]。

Vicatia thibetica H. Boiss. 西藏凹乳芹（伞形科）。【白药】西归：根治面色萎黄，眩晕心悸，

血虚所致月经不调，痛经[903]。

Vicia amoena Fisch. 山野豌豆（豆科）。【朝药】말굴레풀，갈퀴나물：全草治浮肿，皮肤瘙痒[9,90]。【鄂伦春药】乌了泥巴恰，透骨草，豆豆苗：全草治风湿痹痛，肢体麻木，跌打损伤，无名肿毒，阴囊湿疹[161]。【蒙药】乌拉音－给希，山野豌豆：全草治风湿性关节炎，筋骨挛缩[552]；地上部分治水肿，伤口不愈[49]，腹水，小便不利，浮肿，跌打损伤，久疮不愈[51]。【藏药】尼牙托巴：全草治风湿性关节炎[29]。

Vicia amoena var. oblongifolia Regel. 狭叶山野豌豆（豆科）。【蒙药】效用同山野豌豆 V. amoena[51]。

Vicia amurensis Oett. 黑龙江野碗豆（豆科）。【朝药】흑룡강갈퀴나물：全草治麻痹，脑炎，感冒[9,90]。

Vicia angustifolia L. 窄叶野碗豆（豆科）。【藏药】措玛克得：全草治风湿疼痛，筋骨痛，肺热咳嗽[22]。

Vicia bungei Ohwi 三齿萼野豌豆（豆科）。【藏药】全草或花治虚性水肿，下引腹腔积水[40]。

Vicia cracca L. 广布野豌豆（豆科）。【哈萨克药】سیـر جوکـشقا，جابايى بۇرشاق：全草治风湿性关节肿痛，外伤，局部肿痛，腰腿痛[140,142]。【蒙药】效用同山野豌豆 V. amoena[51]。【苗药】豆朽务，大巢菜：全草治风湿性关节痛，黄疸，跌打损伤[94]。【藏药】措玛克得[22]，细乌塞[40]：全草治风湿疼痛[22,40]，筋骨痛，肺热咳嗽[22]，筋骨拘挛，黄疸肝炎，白带鼻血，热症不止，阴囊湿疹[40]。

Vicia faba L. 蚕豆（豆科）。【傣药】吐比[65]，拖柏，拖德（德傣）[62]：根治便秘，腹泻[13,14,65]，腰痛腹胀，咳嗽哮喘[9,13,14,71]，腹胀，咳嗽[65]，小儿不思饮食，体弱多病，脘腹胀痛，便秘，口苦咽干，风寒湿痹证，肢体关节酸痛，屈伸不利[62]。【纳西药】种子治膈食，水鼓，癫痫秃疮，扑打及金刃伤，血出不止，阴发背由阴转阳，误吞铁针入腹[164]。【佤药】堵得：根治便秘，腹泻，腰痛，腹胀，咳嗽哮喘[14]。【藏药】善玛：种子治风湿痹痛，体虚乏力；花治肾虚；花外用止血[22,27]。

Vicia japonica A. Gray 东方野豌豆（豆科）。

【蒙药】效用同山野豌豆 V. amoena[51]。

Vicia multicaulis Ledeb. 多茎野碗豆(豆科)。【朝药】가지갈퀴나물：全草治风湿痛，双手麻木[9,90]。【蒙药】效用同山野豌豆 V. amoena[51]。【藏药】措玛克得：全草治风湿疼痛，筋骨痛，肺热咳嗽[22]。

Vicia nummularia Hand. – Mazz. 西南野豌豆(豆科)。【彝药】堵列列，野豌豆，野马豆：全草或根治伤食，月经不调，痰咳，鼻血，疟疾，痔疮，疮肿，肝病，牙痛，蛔虫作痛，跌打伤痛[106]。【藏药】加善：全草治"培根"与"隆"合并症，"赤巴"病，肺炎，支气管炎，关节炎，贫血病，牙齿松动[22]。

Vicia pseudorobus Fisch. et C. A. Mey. 大叶野豌豆(豆科)。【朝药】큰갈퀴나물：全草治皮肤瘙痒，阴囊湿疹，拘挛[9,90]。【蒙药】效用同山野豌豆 V. amoena[51]。

Vicia ramuliflora (Maxim.) Ohwi 北野豌豆(豆科)。【蒙药】效用同山野豌豆 V. amoena[51]。

Vicia sativa L. 救荒野豌豆(豆科)。【傈僳药】罗成果：全草治腰痛，遗精，月经不调，咳嗽痰多；全草外用治疗疮[166]。【土家药】re³ ko¹ ti⁴(惹可替)，野碗豆，野麻碗：全草治湿热黄疸，白带，鼻衄，疗毒[124]，小便不通，眼蒙夜盲，疗疮[125,128]。【彝药】效用同西南野豌豆 V. nummularia[106]。【藏药】息乌色：全草治外伤，疯狗咬伤；花止崩带[39]。

Vicia tibetica C. E. C. Fisch. 西藏野豌豆(豆科)。【藏药】措玛克得：全草治风湿疼痛，筋骨痛，肺热咳嗽[22]。

Vicia unijuga A. Br. [*V. unijuga* var. *longiramea* Liou. et Fuh.] 歪头菜(豆科)。【朝药】나비나물(多花歪头菜)：全草治感冒，咳嗽，浮肿[9,90]。【藏药】息乌巴[22]，泻深[40]：花治月经不调，崩漏，遗精，肾虚腰痛；全草用于补肾益肝，理气止痛[22]，补虚调肝，理气止痛，清热利尿[40]。

Vigna angularis (Willd.) Ohwi et Ohashi. 赤豆(豆科)《药典》。【朝药】팥(pàq)，帕气)：花(腐婢)治痎疟，寒热，邪气，洩痢，阴不起(阳痿)，消渴，酒后头痛；种子治消渴，吐逆卒澼下，胀满[86]。【傣药】兔丙眼(德傣)：种子治水肿胀满，脚气浮肿，黄疸尿赤，风湿热痹，疡痈腹痛，痈疮肿毒；花治疟疾，痢疾，消渴，痔漏下血，丹毒，疔疮[13]。【蒙药】乌兰 - 布日其格，达聚[47]：种子治水肿，小便不利[47,51]，脚气，下肢肿胀，黄疸，泻痢，便血，痈疮肿毒[51]，肾炎，热毒痈肿[47]，难产，胎盘滞留，血瘀证，血痞[45,46]。【傈僳药】鲁普咱：种子治水肿，脚气，小便不利，疮疡肿毒[166]。【水药】朵，朵杂敬[10,158]，朵杠[157]：种子治小便不利，水肿[10,158]。

Vigna radiata(L.) Wilczek. [*Phaseolus radiatus* L.] 绿豆(豆科)。【布依药】马母：种子用于解毒[159]。【侗药】米豆，圆绿豆：种子治暑热烦渴，水肿，泻痢[136]。【东乡药】绿豆：种子治破伤风[10]。【蒙药】ᠨᠣᠭᠣᠭᠠᠨ ᠪᠣᠷᠴᠠᠭ (Nogon borcheg，淖干 - 宝日其格)[47,49]，诺干 - 宝日其格[51]：种子治毒热，麻疹，水痘，创伤，天花，暑热[49,51]；种子及种皮治中暑，发热，烦闷，口渴，水肿，小便不利，疮疖肿毒，药物、食物中毒[47]；花解酒毒[236]。【畲药】种子代茶饮治扁桃体炎；种子同糯米装入猪大肠头内，煮熟内服治痔疮出血[55]，火气大，痔疮出血[148]。【土家药】种子、种皮治暑热烦渴，食物、药物中毒，消化不良，小便不利，菌痢，疮疖肿毒[124]。【维药】ماش كۆك (Kok mash，扩克马西)[75,77]，阿克玛西，吐尔米斯[80]：种子治小便不利，月经不调，皮炎，难产，白癜风，雀斑；种子煎液或挤汁内服驱虫；种子合用它药通经堕胎及治脾炎，肝阻塞；种子外敷患处治脱肛，痔，肛裂；种子煎水外洗治各种湿疹，慢性疼痛，预防眼疾；种子与蜂蜜合用治咳喘，水肿，除膀胱结石；种子磨粉掺入没药粉灌洗阴道可通经，堕胎，散子宫瘀气[80]，中暑发热，干热性口腔炎，咽喉炎，腹泻，咳嗽，麻疹[75,77]。

Vigna umbellata (Thunb.) Ohwi et Ohashi. [*Phaseolus calcaratus* Roxb] 赤小豆(豆科)《药典》。【朝药】팥(pàq，帕气)：花(腐婢)效用同赤豆 V. angularis[86]。【蒙药】效用同赤豆 V. angularis[47]。【土家药】红豆[123]，饭豆籽[125]：种子治各种水湿浮肿，脚气病，泻痢，小便不痢，痈疽疮疥[123]，水肿，尿少，疮疱初起[125]。【彝药】诺斋，赤饭豆：种子治水肿，疰腮肿痛，消化不良，大腿生疮化脓[104]。

Vigna unguiculata（L.）Walp. ［*V. sinensis* （L.）Hassk］豇豆（豆科）。【布依药】马告：荚壳适量，烧灰兑米饭捏成团塞痛处，治风火牙痛[159]。【侗药】红豆，野赤豆：种子治水肿胀满，脚气浮肿，黄疸尿赤[136]。【维药】海布勒库勒特，黑布阿勒克勒特：种子治肾和膀胱结石[80]。【彝药】种子治胃虚寒，肾气不足，久咳久泻，漆毒瘙痒[109]。

Vigna vexillata（L.）Rich. ［*V. vexillata* var. *yunnanensis* Franch.］云南野豌豆（豆科）。【白药】是斗筛优：根治风火牙痛，喉痛，肺结核，腹胀，胃痛，便秘，疮毒，小儿麻疹后余毒不尽，跌打损伤，关节疼痛[14]。

Viola betonicifolia J. E. Smith 戟叶堇菜（堇菜科）。【哈尼药】犁头草，Haqpa yuvqcav naqluvq（哈爬儿扎那卢），三角草：全草治痈疮肿毒，指疔，盐卤中毒，乳腺炎，气管炎，阑尾炎，外伤出血[143]。【傈僳药】阿拉秋俄：全草治肠痈，淋浊，疔疮肿毒，刀伤出血，烧伤[166]。【纳西药】犁头草，地草果，耗子核桃：全草治感冒，咳嗽，喉痛，结膜炎，麦粒肿，痈疮肿毒，跌打损伤，阑尾炎，支气管炎；全株外用治外伤出血[13]。【土家药】效用同长萼堇菜 V. inconspicua[124]。【瑶药】犁头草：效用同长萼堇菜 V. inconspicua[132]。【台少药】Yuutaruhanosunosan（Bunun 族高山）：根生食治腹痛[169]。

Viola biflora L. ［*V. biflora* var. *hirsuta* W. Becker］双花堇菜（堇菜科）。【藏药】ཏ་མིག（达米）[21]，大莫[23]，大莫永登[29]：全草治骨折[21,23,27,36,39]，创伤[21,23,39]，头痛，愈合脉管[27]，胆热病[39]；花、叶治创伤，骨折[27,29]。

Viola bulbosa Maxim. 鳞茎堇菜（堇菜科）。【藏药】打咪：全草治创伤，接骨，胆热病[40]。

Viola cerasifolia Saint – Hilaire. ［*V. diffusa* Ging.，*V. diffusa* var. *brevibarbata* C. J. Wang］七星莲（堇菜科）。【侗药】骂当归[137]，梅挡鬼[15]，Mal dangl gueel（骂荡国）[137]：全草治独猡窜更（老鼠窜筋症），癀稿朗（巴骨癀）[137]，小儿急性肠胃炎[15][51]；全草捣烂敷患眼治急性结膜炎，带状疱疹[15]。【哈尼药】冷毒草，Milguqguqma（米谷谷玛），扁担挑：全草治毒蛇咬伤，刀枪伤，烫伤，痈疮，小儿高热，感冒，咳嗽，产后腹痛，眼睑

炎[143]。【苗药】黄瓜香，纺榜香：全草治巴骨癀，肌肤麻木。【畲药】匍匐堇[148]，公鸡草，抽脓拔[146]：全草治鼻窦炎，接触性皮炎，甲沟炎，外伤感染，疔疮，胎毒[148]，鼻渊，无名肿毒[146]。【土家药】黄瓜香[128]，pai¹ ti⁴ ta³ wang¹ ga¹ la¹（拍替塔王嘎那），七星莲[129]：全草治痘疮疮疡，外伤出血，跌打损伤[124,129]，精亏不孕，疱疮疔毒，癞狗（狂犬）咬伤，三步跳中毒[128]，风热咳嗽，肝炎，痢疾，烫、火伤[124]，咽喉红肿，毒蛇咬伤[125]。【瑶药】黄花地丁，兰备摸，随美咪：全草治麻疹；全草敷患处治痈疮，毛囊炎，腮腺炎，全草调米酒敷患处治跌打损伤，毒蛇咬伤[15]。【壮药】棵花轩：全草治小儿感冒发热，肺炎[15]，风热咳嗽，百日咳，肝炎，痢疾，淋浊，眼睑炎，急性乳腺炎，痈疮肿毒，带状疱疹，蛇咬伤[134]。【台少药】Gategate（Paiwan 族傀儡），Gakegake（Paiwan 族太麻里），Gatigati（Paiwan 族太麻里）：叶治肿疡，外伤[170]。

Viola collina Bess. 毛果堇菜（堇菜科）。【羌药】Ceas（泽思），地核桃，箭头草：全草治痈疽疮毒，刀伤出血，跌打损伤[167]。

Viola concordifolia C. J. Wang 心叶堇菜（堇菜科）。【侗药】三角叶草：全草治扭伤肿痛，刀伤止血，无名肿毒[136]。

Viola delavayi Franch. 灰叶堇菜（堇菜科）。【纳西药】拔时曾白啃[14]，八石争百垦[13]：全草治小儿淋巴结核，小儿脾虚腹泻，感冒，咳嗽，肺炎吐血[13,14]；根、带根全草治宿奶乳毒，消瘦，腹泻，肺炎吐血，慢性风湿性关节炎，感冒，咳嗽，脾虚腹泻，小儿麻痹后遗症，小儿疳积，气虚头晕[164]。【佤药】土细辛：全草治风湿性关节炎，跌打劳伤，小儿腹痛，口腔炎[14]。【彝药】威筛，娃绿寒，踏板：全草治小儿惊风，腹痛[109]；效用同佤药[14]。

Viola hamiltoniana D. Don 如意草（堇菜科）。【彝药】红三百棒，白三百棒：全株治开放性骨折，外伤出血[13]。

Viola inconspicua Blume ［*V. confusa* Champ. ex Benth.］长萼堇菜（堇菜科）。【侗药】拱袄咳，骂匀：全草治肝炎，咽喉痛，海芋中毒，骨折，眼结膜炎，无名肿毒，疔疮[15]，目赤肿痛，湿热黄疸，乳腺炎，肠痈，疔疮[13]。【傈僳药】阿切俄：全草治急性结膜炎，咽炎，乳腺炎，疖痈，

疗疮[166]。【毛南药】物笔鬼，棵项拐[15]，va⁵ mba³ kuei³（砝码轨）[156]：全草治蛇头疮，无名肿毒，疗疮[15]，目赤肿痛，咽喉炎，湿热黄疸，腹泻，疔疮肿毒，跌打损伤[156]。【蒙药】吉斯-地格达，宝日尼勒-地格达：全草用于清热解毒，凉血消肿[189]。【苗药】乌扭利[15]，犁头草[211]：全草治无名肿毒，疗疮[15]，产后瘀血痛[211]。【土家药】guan tou jian（贯头尖）[126]，li³ ke³ tong³ za¹ qi²（里可捅扎起）[128]：全草治毒蛇咬伤，痈疖肿毒[124,125,128]，急性结膜炎，咽喉炎，黄疸，乳腺炎，淋浊[124]，伤寒咳嗽，发热，火眼，口疮，疮疖[10,126]，跌打损伤，热泻症[125,128]，病毒性感冒，肝炎，疮、疖、疔、疱起初的红肿热痛，泻肚[125]；叶治毒蛇咬伤[125]。【瑶药】犁头草，laih beiv miev（来背咪）：全草治急性黄疸型肝炎，咽喉炎，扁桃体炎，目赤肿痛，急性结膜炎，阑尾炎，乳腺炎，化脓性骨髓炎，淋浊，痈疮肿毒，解断肠草、海芋中毒[132]，麻疹，黄水疮，蛇头疮，无名肿毒，疗疮[15]。【彝药】舍契勒底：新鲜带根全草治乌头毒，小儿消瘦，刀伤流血，蛇伤，跌打损伤，肿毒，痰咳[10,105]。【壮药】棵齐巴，牙百退：全草治无名肿毒，疗疮[15]。【台少药】Kapyan（Tayal 族汶水）：叶与酢浆草共同打碎或取果实混以蛙的内脏后，敷于患部治肿疡[169]。Kini-aradan（Paiwan 族傀儡）：叶捣烂敷患处治肿疡[169]。

Viola kunawarensis Royle [_V. tianshanica_ Maxim.] 西藏堇菜（堇菜科）《部维标》。【维药】天山堇菜[553,808,899,1027]，Herba Violae Tianshanicae（比那夫西）[899]，بنه فشه（Binepshe，比乃非谢吉）[75]：全草治发烧发热，乃孜乐性感冒，干热性头痛，急性胸膜炎，肺炎，咽干咳嗽，二便不利症[75,77]，各种发热，受寒，感冒，胸膜炎，肺炎，咽炎，疗疮肿痛[553,808,1027]，软化，发汗[899]，热性感冒，发烧，头痛，咽痛，肢肿，小儿惊厥[4]；全草外用于疗疮肿痛[4]；花治热性感冒，发烧，咽痛，眼肿，肺炎及疮疡肿痛[4,77]。

Viola mandshurica W. Beck. 东北堇菜（堇菜科）。【蒙药】锡乐音-尼勒-其其格：效用同紫花地丁 V. yedoensis[189]。【苗药】效用同紫花地丁 V. yedoensis[98]。

Viola moupinensis Franch. [_V. vaginata_ Max-
im.] 萱（堇菜科）。【白药】苏梅西：全草、根茎治跌打劳伤，咳血，乳腺炎，刀伤，开放性骨折，疮疡肿毒[14]；根茎、全株治跌打损伤，咳血，喉蛾（急性扁桃体炎），乳痈，疔疮肿毒[13]。【侗药】揩皋草：全草治疔疮，黄疸，眼结膜炎[135]。【苗药】莴灰卡：全草治疮疖，贯耳底[96]。【土家药】扁担七，地蜈蚣：全草捣烂外敷治刀伤[123,124]，痈疽，疮毒，跌打损伤[123]，乳痈，疔疮肿毒，咳血，骨折[124]；根茎治慢性胃痛，气滞性腹痛，肩背痛，头晕头痛[123]。

Viola patrini DC. 白花地丁（堇菜科）。【拉祜药】啊木哪节：全草治痈疮，丹毒，乳腺炎，目赤肿痛，咽炎，黄疸型肝炎，肠炎，毒蛇咬伤[10]。【蒙药】柴布日-尼勒-其其格：效用同紫花地丁 V. yedoensis[189]。【羌药】PishiLabageaw（皮实·郎帕格芬），铧头草：全草治红肿疮毒，疗疮，小便涩痛[167]。

Viola principis H. de Boiss 柔毛堇菜（堇菜科）。【侗药】骂麻退播：全草治疔疮，黄疸，眼结膜炎[135]。

Viola prionantha Bunge 早开堇菜（堇菜科）。【蒙药】合日其也斯图-尼勒-其其格：全草用于清热解毒，凉血消肿[189]；效用同紫花地丁 V. philippica[51]。

Viola rockiana W. Beck. 圆叶黄堇菜（堇菜科）。【彝药】尾申：全株治急慢性胆囊炎，肝炎[13]，妇女气滞血瘀，久婚不孕[109]。【藏药】དར་ཤིག（达米）[21,25]：地上部分及花治骨折，创伤[25]；全草治骨折，创伤[21]。

Viola schneideri Pursh. 浅圆齿堇菜（堇菜科）。【傈僳药】阿切比俄：根外用治骨折[166]。【瑶药】犁头草：效用同长萼堇菜 V. inconspicua[132]。

Viola selkirkii Pursh. 深山堇菜（堇菜科）。【藏药】打莫佣登：全草治创伤，接骨，胆热病[39]。

Viola tricolor L. 三色堇（堇菜科）。【纳西药】三色堇：全草治咳嗽，小儿瘰疬，呼吸道炎，疮疡中毒，小儿湿疹[164]。

Viola verecunda A. Gray 堇菜（堇菜科）。【傈僳药】阿擦败俄：全草治疗肿，无名肿毒，肺热咳嗽，上呼吸道感染，结膜炎，毒蛇咬伤，刀伤[166]。【畲药】堇菜：全草治感冒发热，婴儿发热，扭伤，无名肿毒，刀锯外伤[148]。【瑶药】小犁头草：全草治蛇伤[15]；效用同长萼堇菜 V. inconspicua[132]。

Viola yedoensis Makino 紫花地丁（堇菜科）《药典》。【布依药】那妥苓：全草捣敷或嚼服，治蛇咬[159]。【朝药】호제비꽃（hāo jiē bi bǎoq，嚎节逼高气）：全草治喉闭，痢疾，黄疸，尿道炎，清上焦热毒[82]。【侗药】骂麻退，骂麻剃：全草治黄疸，痢疾，腹泻，忍卡（贯耳底），耿甚（疮疖）[135,137]。【仡佬药】kue55 qe53 luŋ53（拐姑陇），tça33 kuŋ55（加攻）：全草治痔疮[162]。【傈僳药】阿拉克俄：全草治急性结膜炎，咽炎，急性黄疸型肝炎，腮腺炎，烫伤，疔痈，疔疮，毒蛇咬伤[166]。【毛南药】ya33 mɛp42 li24（亚麦里）：全草治阑尾炎[155]。【蒙药】宝日尼勒 – 地格达[51]，ᠨᠢᠯ ᠬᠢᠬᠢᠭ(Nil qiqig，尼勒 – 其其格)，ᠵᠢᠰ ᠳᠢᠭᠳᠠ(Jis digda，吉斯 – 地格达)[41]：全草用于清热解毒，凉血消肿[189]，治"赫依"热，肝胆热[41,51]，"协日"病，黄疸[51]，"希日"热，头痛[41]。【苗药】锛口尖，犁头草：全草治痈疖，丹毒，乳腺热经头痛，发烧，面红，大汗，无名肿毒，毒蛇咬伤[92]。【纳西药】理头草，锛头草：全草治疔疮痈肿，阑尾炎，胃痛，红白痢疾，急性脓肿，疔疮，乳痈，丹毒，毒蛇咬伤[164]。【普米药】耳子司：全草治毒蛇咬伤，肠炎，产后瘀血[14][15]，淋浊，目赤生翳[14][15]，乳腺炎，疔疮，急性结膜炎，黄疸[14]，痛经，乳痈，毒蛇咬伤[15]。【畲药】全草治乳腺炎，咽炎[10,13,147]，痈疖，扁桃体炎，黄疸型肝炎[10,147]，眼结膜炎，疔疮肿毒，肠炎，毒蛇咬伤[13]，丹毒[10]，感冒发热，急性结膜炎，疔疮疖肿[148]。【土家药】里可捅扎起，犁头尖，犁口草：全草治疱疮疔毒，毒蛇咬伤，跌打损伤，热泻症[128]，痈疖疮毒，乳腺炎，腮腺炎，扁桃体炎，黄疸，眼结膜炎，肠炎，蛇咬伤[124]。【佤药】日岛舌：全株治急性黄疸型肝炎，结膜炎，喉炎，乳腺炎，痈疽肿毒[13,14]。【瑶药】光叶堇菜：全草治黄疸，痢疾，腹泻，目赤，喉痹，毒蛇咬伤，疔疮，痈肿，瘰疬，丹毒[133]。

Viscum album L. 白果槲寄生（桑寄生科）。【朝药】백과겨우살이[9,90]，冬青[83]：叶和果治太阴人风湿邪所引起的腰麻痛，关节疼痛，胎

动[83]，神经衰弱，乳腺癌[9,90]。【傈僳药】撒瓦弱罗，阔叶槲寄生：枝叶治风湿性关节炎，腰背酸痛，原发性高血压，胎动不安，咳嗽，冻伤[166]。

Viscum articulatum Burm. f. 扁枝槲寄生（桑寄生科）。【傣药】全株治尿路感染，膀胱结石，热淋，风湿性关节炎，腰肌劳损[9,74]。【侗药】美瓮笨：全株治风湿疼痛，中风后遗症[135]。【哈尼药】槲寄生，Tevqlev' levqbiav（半勒勒毕阿），扁寄生草：全株治四肢麻木，风湿性关节炎，高血压[143]。【毛南药】sap7 mei4 hu3（掺妹抚）：全株治风湿性关节痛，腰背酸痛，原发性高血压，胎动不安，咳嗽，冻伤，跌打损伤[156]。【土家药】蟛蟹夹：带叶茎枝治腰肢酸痛，风湿骨痛，劳伤咳嗽，赤白痢疾，崩漏带下，产后血气痛，疮疥[124]。【瑶药】mbopc diuh miev（各随咪），蟹爪寄生：全株治风湿骨痛，腰膝酸痛，腰肌劳损，瘫痪，衄血，咳嗽痰多，小儿惊风，产后腹痛，崩漏[130]。【藏药】槲寄生，柿寄生：全株草治风湿痹痛[36]。

Viscum coloratum（Kom.）Nakai［V. album L. var. lutescens Makino］槲寄生（桑寄生科）。【傈僳药】撒瓦弱罗：枝叶治风湿关节痛，腰背酸痛，原发性高血压，胎动不安，咳嗽，冻伤[166]。【蒙药】ᠮᠣᠳᠤᠨ ᠰᠣᠭᠰᠤᠷ(Maoden sougser；毛敦 – 索格苏日)：带叶茎枝治瘟病热盛，头痛，关节痛，寒战，口苦等瘟疫热症[41]。【羌药】Serryinnbiea（斯热应别），杂寄生斯热克沙布：枝叶治腰膝酸痛，筋骨痿弱，风寒痹痛[167]。【土家药】柳寄生：带叶茎枝祛风湿，强筋骨[124]。【瑶药】吊兰寄生，枫木寄生：枝叶治腰膝酸痛，风湿骨痛，风湿性关节痛，劳伤咳嗽[133]。【彝药】咪密肉：全株治外痔，内痔，脱肛下血[14]。【藏药】线丹：茎、枝治风湿性关节痛，筋骨疼痛，腹泻，外伤出血[22]。

Viscum diospyrosicola Hayata 棱枝槲寄生（桑寄生科）。【瑶药】寄生柴，檀寄生[133]：桐树寄生治咳嗽吐血，哮喘，肝炎[4]；茎枝叶外用治腰膝酸痛，筋骨痿弱，风寒湿痹，胎漏血崩，产后乳汁不下；煎水洗澡治风寒湿痹[133]。

Viscum liquidambaricolum Hayata［V. articulatum Burm. f. var. liquidambaricolum（Hayata）S. Rao］枫寄生（桑寄生科）。【侗药】黄荆条：茎、

叶、果实治风寒感冒，疟疾，麻疹，肠炎[10]。
【苗药】枫香树寄生苞：茎枝治热痹[98]。【畲药】枫树寄生，羊覃草：全株治腰痛，中耳炎[146]。【藏药】线丹：茎枝治风湿性关节痛，筋骨疼痛，腹泻，外伤出血[24]。

Viscum ovalifolium DC. 瘤果槲寄生（桑寄生科）。【黎药】野节菜：全株治咳嗽[154]。

Vitex canescens Kurz. 灰毛牡荆（马鞭草科）。【黎药】雅拗：根治外感风寒，疟疾，蛲虫病；果实治胃痛[154]。

Vitex negundo L. 黄荆（马鞭草科）。【傣药】埋成（德傣）[13,14]，埋疾[5]：果实治风寒感冒，呃逆，喘咳，食积，小儿疝气，痔漏；叶治中暑吐泻，黄疸，风湿病，跌打肿痛，疮痈疥癣；茎枝治感冒咳嗽，喉痛，牙痛，烫伤[13,14]；叶、果实治伤风，咳嗽，风湿痛[5]。【侗药】五指棋，黄荆条[136]，美腻[15]：果实治感冒，咳嗽，哮喘[136]；全株用于预防流感，感冒发热，疟疾，痢疾，感冒发热[15]；根治流行性感冒，风湿性关节炎，痢疾[5]；佩带患儿身上治小儿疳积病[71]。【京药】蚊烟柴：全株治心跳，心脏病[15]；果实治心跳[5]。【黎药】紫乌[5]，雅容，打蚊树[153]：叶治骨瘤引起的下肢瘫痪，骨折，刀伤出血[5]；叶治感冒，腹泻；叶煎水洗，治香港脚；叶捣烂外敷治昆虫咬伤；枝叶治痢疾；种子研末，治胃肠绞痛[153]。【毛南药】五指风，mei⁴ cinŋ³（妹京）[156]，花妹镜[15]：全株治肠炎，痢疾，中暑，感冒风寒，细菌性痢疾，消化不良，寒喘，疟疾，皮肤瘙痒，荨麻疹，支气管炎，急性肠炎，呕吐腹泻[156]；叶治感冒发热，痧病[5,15]。【苗药】Ndut ghunx leb（都来棍，贵州铜仁）[91]，黄荆树[95,98]，黄荆子[94]：叶及果实治蛇咬伤，感冒，肠炎，痢疾，皮炎，湿疹，脚癣，烂脚丫，各种痧症；根治感冒，中暑，吐泻[91,94]，痢疾，疟疾，黄疸，风湿病，跌打肿痛，疮痈疥癣[91,95]；全株治湿疹[5,15]。【仫佬药】美痕，美比紧，兜柏：全株治感冒发热，风湿头痛[15]；鲜叶治风湿头痛，外伤出血；果实治感冒，心脏病[5]。【畲药】黄荆：嫩枝、叶治感冒发热，咳嗽，急慢性气管炎[5]。【土家药】huang jian cha（黄将萱）[126]，黄浆茶[10]：茎枝治伤风，伤寒，中暑；果实治郁气病，心口痛（胃脘痛），吼病[10,126]（哮喘）。【瑶药】Baceivbuerng（巴齿崩），

五指风，黄荆柴[132]，重已亮，楳谷，压散哥[15]：全株治感冒发热[15,132][4]，痧症，尿路感染[132][6]，胃脘痛[132][4]，腰痛，胃痛，皮肤瘙痒[15]，咳嗽，哮喘，消化不良，湿疹，皮炎[132]；果实治腰痛[5]。【彝药】根治风湿骨痛，肌肉酸痛，外感风寒，鼻塞身重，疟疾发痧，胃脘冷痛[109]。【壮药】Mbawgingj（盟劲）[180]，楳径，美覃[15]：全株治贫痧（感冒），发旺（风湿骨痛），瘴毒（疟疾），心头痛（胃痛），笨浮（水肿），埃病（咳嗽），痂（癣），兵淋嘞（崩漏）[117]，气管炎，急性肠胃炎，消化不良，便秘，肾虚，心跳，心脏病，痧病，蚂蝗痧[15]；叶治痧病，瘴病，埃病（咳嗽），墨病（哮喘），胴尹（胃痛），腊胴尹（腹痛），白冻（泄泻），阿意咪（痢疾），脚气肿胀，风疹瘙痒，痂（癣）[180]。【台少药】Ragia（Tsuou族Tatupan，Tohya），Dungura（Paiwan族Subon），Saguriu（Paiwan族太麻里）：叶治头痛，胸痛，腹痛，疟疾，外伤；新芽治腹痛[169]。

Vitex negundo var. cannabifolia (Sieb. et Zucc.) Hand. – Mazz. 牡荆（马鞭草科）。【侗药】美尚吨[135]，黄荆条[139]：果实治感冒，咳嗽，哮喘[135]；茎叶治风寒感冒，麻疹[139]；叶治慢性支气管炎，流行性感冒[136]。【苗药】效用同黄荆V. negundo[95]。【畲药】黄荆条，大叶黄荆，白埔酱根：根、叶治小儿夜尿，头痛，风痛，急性肝炎[146]；叶治中暑，暑痧，痢疾，跌打损伤；果实治胸闷不舒，食积腹胀；根治慢性肝炎，手不能上举；果实治夏日小便不利[148]。【土家药】黄荆条，土常山，蚊子柴[128]：叶治流感，支气管炎，肠炎，痢疾，湿疹，蛇咬伤，痧气腹痛吐泻，风湿痛，痈肿，足癣，毒蛇咬伤，感冒，肠炎痢疾，皮炎，湿疹，脚癣；果实治气管炎，咳嗽哮喘，肠炎，痢疾；根治风湿疼痛[123]；全株治热伤风症，热咯症，热泻症，跑马症（遗精）[128]。【藏药】莪卡卜尔：果实治感冒发热，咳喘，胃痛；枝叶外擦治治皮肤瘙痒[13]。【壮药】效用同黄荆V. negundo[117]。

Vitex negundo var. microphylla Hand. – Mazz. [**V. microphlla**（Hand. – Mazz.）Pei] 小叶荆（马鞭草科）。【藏药】容保觉介[22]，牡荆[36]：果实治感冒发烧，咳嗽，胃痛；鲜嫩枝叶捣烂搽患处治皮肤痒[22]；全株及果实治咳嗽哮喘，中暑发痧，胃寒胀痛，疝气，白带过多，感冒身痛，风湿痹

痛，脚缝湿痒[36]。

Vitex peduncularis Wall. 长序荆（马鞭草科）。【傣药】埋安良（西傣）：叶治眼疾[13]。

Vitex quinata (Lour.) Will. 山牡荆（马鞭草科）。【傣药】梅哈忍[9,63,74]，埋决[9]，埋借些[13]：根、心材治急慢性气管炎[18,63,74]，喘咳，气促，小儿发热，烦躁不安[9,63,67,68]，支气管炎[63,74]，止咳定喘，镇静退热[9]；根、髓部治支气管炎，小儿发热不安[13]；全株治支气管炎，小儿发热不安，止咳，定喘[9,14]。

Vitex quinata var. puberula Lam. 微毛布惊（马鞭草科）。【傣药】埋借些：叶、果实、根、茎治肺热咳嗽，咳嗽痰多，皮肤瘙痒，斑疹、疥癣、湿疹，皮肤红疹瘙痒[62]；根、心材治急性气管炎，喘咳，气促，小儿烦躁不安[14]。

Vitex trifolia L. ［*V. bicolor* Willd.］蔓荆（马鞭草科）《药典》。【朝药】참순비기나무（cām sūn bǐ gǐ nǎ mù），擦母孙逼给那木）：果实治感冒发热，咳嗽，上呼吸道炎症，疙瘩，斑疹，生疮，浮肿，便秘，胰腺炎[82]。【傣药】官底（西傣），碗底，拍闷哩[9,13,65,71]：根治风火偏盛所致的头昏，头痛，眩晕，心悸，中风偏瘫，风湿病，肢体关节肿痛[59]，勒拢恒松（高血压头昏目眩），拢呆坟（中风偏瘫），拢梅兰申，拢沙喉冲，热风湿病，肢体关节、肌肉红肿热痛，酸麻胀痛或痉挛剧痛[554]；叶治风湿病，肢体关节红肿热痛或酸麻冷痛[59,555]，风火偏盛所致的头昏，头痛，眩晕，中风病偏瘫，六淋证出现的尿频，尿急，尿痛，风疹，麻疹，水痘，湿疹[59]，冷季感冒，畏寒怕冷，周身酸痛，鼻塞流清涕，跌打损伤[555]；叶、根、果实治胃痛，气痛，头痛，感冒发热，胸闷，吐泻，外瘴[13,65]，头昏目眩，偏瘫，肢体关节红肿热痛，全身肌肉筋骨疼痛，四肢痉挛疼痛[63,64]，"拢梅接斤档多"（全身肌肉酸痛）[1091]；果实、叶治风热感冒，头痛，头晕，牙痛，赤眼，眼痛，咳多泪，湿痹拘挛，皮肤痒疹[14]，胃痛，感冒发热，胸闷，头痛[9,71]；根、叶治胃痛，气痛，感冒发热等症[557]；果实用于退热，止咳平喘，咳嗽[9]，头剧痛[69]。【德昂药】软板（德昂）[13]：果治腹痛，胃溃疡[13,160]，风热感冒，头晕，头痛，目赤肿痛，夜盲，肌肉神经痛[160]。【蒙药】ᠲᠣᠶᠢᠪᠠᠩ ᠤᠨ ᠦᠷ（Toibang yin Wur，退邦因-

乌热），ᠵᠢᠳᠠᠩᠭ᠎ᠠ（Jidangga，吉当嘎）：果实治胃肠内虫、滴虫、蛲虫等虫疾，黄水疮，疥癣，秃疮，浮肿，痔疮，胃火减退[52]，头痛，头晕，两目胀痛，眶上神经痛，肌肉神经痛[47]。【佤药】果实、叶治风热感冒，头痛，头晕，目赤肿痛，齿周肿痛，关节疼痛[168]。【维药】曼尼娃乌拉盖：效用同单叶蔓荆 Vitex trifolia var. simplicifolia[79]。【彝药】矣猜猛，蔓荆子：果实、叶治妇人产后风湿，跌打损伤，瘀血肿痛，视物昏花[104]。【藏药】果实治咳嗽，发烧，肺痨，肺炎，气喘，失音，儿童气喘，虚弱[34]。【壮药】Cehfaexman（些榧瞒）[180]，班务：叶、果实治产后大流血，血崩，骨折，跌打肿痛[15]；果实治瘰病，巧尹（头痛），豪尹（牙痛），火眼，白内障，发旺（痹病）[180]。

Vitex trifolia var. simplicifolia Cham. 单叶蔓荆（马鞭草科）《药典》。【阿昌药】浪尼华：果实治感冒，头晕头疼，肌肉神经痛[18]。【黎药】海艾：叶和茎治风湿痹病[154]。【蒙药】ᠲᠣᠶᠢᠪᠠᠩ ᠤᠨ ᠦᠷ（Toibang yin Wur，退邦因-乌热），ᠵᠢᠳᠠᠩᠭ᠎ᠠ（Jidangga，吉当嘎）：果实治胃肠内寄生虫，黄水疮，疥癣，秃疮，浮肿，痔疮，胃火减退[52]，头痛，头晕，两目胀痛，眶上神经痛，肌肉神经痛[47]。【畲药】根、果治头晕，头痛，目痛，湿痹，拘挛，风热[147]。【维药】曼尼娃乌拉盖：果实治关节不利，风湿筋痛，头痛[79]。【彝药】矣猜猛，蔓荆子：果实、叶治妇人产后风湿，跌打损伤，瘀血肿痛，视物昏花[104]。【壮药】效用同蔓荆 V. trifolia[180]。

Vitis adstricta Hance 蘡薁（葡萄科）。【藏药】滚珠木：果实治肺炎，肺痨咳喘，气紧，肺热，肺病，失音，体虚，儿童气喘；根、根皮治跌打损伤，筋骨疼痛；茎枝、藤用于祛风湿，安胎，止血[22]。

Vitis amurensis Rupr. 山葡萄（葡萄科）。【朝药】머루（mē rù，么入），山藤藤秧[83]，山葡萄[9,89]：藤茎及根治产后浮肿，肾脏性浮肿，心脏性浮肿，喉头炎，糖尿病，中暑[8,9,83,89]，太阳人里证，止呕哕，产后腹痛[83]，子眩症[8,9,89]；果实治筋骨湿流，烦热口渴，热淋，小便不利，虚劳咳喘[9,89]；根汁液治慢性胃炎，肺气肿，肺萎缩[87,88]，止呕哕[10]。【纳西药】果实治热淋，小便涩少，除烦止渴，强肾，牙龈肿痛，关节痛，吐

血，筋伤骨折，水肿，麻疹不透，胎动不安，血气虚弱，肺虚咳嗽，心悸盗汗，风湿痹痛，淋病[164]。【藏药】效用同蘡薁 V. adstricta[22]。

Vitis betulifolia Diels et Gilg 桦叶葡萄（葡萄科）。【藏药】更珠木：果实治肺痰，肺热[25]。

Vitis davidii (Roman.) Foëx. 刺葡萄（葡萄科）。【傈僳药】阿格爪：根治吐血，腹胀癥积，筋骨伤痛，痔疮，遗精，白浊[166]。【怒药】尼甲西：藤汁治红眼病，眼翳[165]。【羌药】Cemanvkusimi(茨玛女阔思咪)，千斤藤：藤治吐血，腹痛癥积，痔疮，遗精[167]。【土家药】sheng gu ta xi (坐骨他西)[10,126]，独正岗[558]：藤茎治干咳，身痛，遗尿，痛疽[10,126]；根治吐血，腹胀癥积，筋骨伤痛，跌打损伤，痔疮，遗精，白浊[558]。

Vitis flexuosa Thunb. [*V. flexuosa* var. *parvifolia* (Roxb.) Gagnep.] 葛藟葡萄（葡萄科）。【傣药】嘛日藤：根、藤茎补五脏，续筋骨，长肌肉[13]。【土家药】铁葡萄[124]，小野葡萄[129][244]：根治风湿痹痛，黄疸型肝炎，食积，多发性脓肿，乳腺炎[124]；根皮、藤茎治跌打损伤，劳伤身痛[129][244]。【藏药】效用同蘡薁 V. adstricta[22]。

Vitis heyneana Roem. et Schult [*V. quinquangularis* Rehd.] 毛葡萄（葡萄科）。【傈僳药】阿格马戛：根皮治月经不调，白带[166]。【羌药】Vubeynvkusimi(护博女阔·思咪)，尼柯思咪，五角叶葡萄：根皮治月经不调，白带[167]。【彝药】吾莫斯俄，莫尾斯乌：根、茎、叶或茎中汁水治风湿病，筋骨疼痛，骨折，火眼[106]。【藏药】效用同蘡薁 V. adstricta[22]。

Vitis vinifera L. 葡萄（葡萄科）《部维标》。【布依药】野葡萄：根去皮治风湿痹痛，肿胀[14]。【傣药】麻应[9,65,72]：根、茎治呕吐，安胎[9,72]；果实补气血，强筋骨，利小便[65]。【东乡药】葡萄干：干果实治麻疹不透[10]。【蒙药】ᠴᠠᠭᠠᠨ ᠦᠵᠦᠮ (Chagan wuzhum，查干－乌珠莫)[41]，乌珠玛，贡布如莫[47]：果实（白葡萄）治肺热咳嗽[6,41]，痰喘，麻疹，口渴[41]，小儿肺炎，麻疹不透[6,47]，肺热，气喘，慢性气管炎[56]，气短，支气管炎[6]，咳嗽痰多，胸肋刺痛，疹热入肺，肺水肿，湿热烦渴，精神疲意[56]；茎、叶及根治风湿麻木，妊娠呕吐[6]。【苗药】草龙珠，山葫芦：根治风湿性关节炎，筋骨关节痛[97,98]。【维药】

غونچه ئۇزۇم (Ghun che uzum，混切欧祖蜜)，ئۇرۇقلۇق قۇرۇق ئۇزۇم (Uruqluq quruq uzum，欧如克鲁克欧祖密)[75]，坎且玉祖木[6]：果实治小儿麻疹[6,75,77,78][559]，呼吸道炎症，发热发烧，急性肺炎，咽喉炎，咳嗽气短，急性肝炎[75,77]，肝炎[559],[6,78]，脾胃不和，神志不安[740][6,78]，咳嗽气短，头痛腰酸[6,78]，小儿发烧，肾炎，淋病涩痛[6]，体虚血少，肝弱便秘，体液黏稠，内脏阻滞，身体消瘦[77]，发热咳喘，头晕腰酸，胃弱食少，小儿麻疹[4]，肾炎[559]。【藏药】རྒུན་འབྲུམ། (滚珠木)[21,24]，根哲[23]，液仲[6]，梗宗[40]：果实治气喘，失音[13,23,24,40]，肺病[23,24]，麻疹不透，小便不利，胎动不安[27,32]，肺痨[13,21,24]，咳嗽，发烧，肺炎[13,24,40]，热咳，肺部疾患，虚弱[6]，咳喘，气紧，肺热，体虚[24]，各种肺热症，小儿肺病，便秘[21]；根、藤治风湿骨痛，水肿[27,32]，肺炎，肺热，肺病[24]，小儿肺呻吟病和肺热病，眼疾，通大小便[27]；果实、根、藤外用治骨折[27,32]；根或根皮治跌打损伤，筋骨疼痛[21]；茎枝藤祛风湿，安胎，止血[22]。

Vittaria flexuosa Fee 书带蕨（书带蕨科）。【哈尼药】衣雌，那雌[14]，热疾药[13]：全草治膀胱湿热，小便短赤，尿涩刺痛[14,145]，小儿惊风[14]；效用同哈尼药[13,145]。【土家药】马尾还阳[123,127]，书带蕨，树韭菜[1004]：全草治小儿惊风，妇女干血痨[123,127][1004]，风湿性关节炎，支气管炎[123,127]，目翳，跌打损伤，风湿痹痛，小儿疳积，咯血，吐血[1004]。

Vittaria fudzinoi Mak. 平肋书带蕨（书带蕨科）。【畲药】树上草浦，岩山菖蒲：全草治小儿惊风[146]。

Viverra zibetha Linnaeus 大灵猫（灵猫科）。【傈僳药】西独俫：香囊分泌物治心腹卒痛，疝痛及骨折疼痛[166]。【怒药】扑松：香囊分泌物治心腹卒痛，疝气痛，心绞痛，腹痛，疫气，消炎[165]。【土家药】灵猫香：香囊分泌物治心腹卒痛，疝痛[123]。【彝药】都节：胆治心、胃、肝部疾病，颈部淋巴结肿[156]，瘦病，心口疼，骨节啄疼，头痛耳朵附近出现疤结；肝治干瘦[107]；肉治经常腹痛，心口疼，骨节啄疼，头痛，耳朵附近出现疤结，大腿生疮，溃烂，腹疾，疮疡，消瘦，风湿病，瘰疬，止痛消肿[107]；肾鞭治冷寒腹痛，山岚瘴气，疫疬，虫蛇咬伤，小娃娃着风，全身生小癞子[107]；肉、胆、肝、肾鞭、香囊分泌物治疟疾，脾胃虚弱，风湿疼痛，山岚瘴气，外伤骨折[9]。

Viverricula indica Desmarest 小灵猫（灵猫科）。【阿昌药】响巴耐刮拉，灵猫香：香囊分泌物治疝痛，腹痛，子宫病逆[18]。【傈僳药】窝独：香囊分泌物治心腹卒痛，疝痛，骨折疼痛[166]。【怒药】儿翁：香囊分泌物治心腹卒痛，疝气痛，心绞痛，腹痛，疫气，消炎[165]。【彝药】削谋，灵猫香：香囊分泌物治心腹卒痛，疝痛，肺炎，咽炎，小儿惊风，干疗癫[104]。

Viviparus chui Yen 东北田螺（田螺科）。【藏药】布玫东札[22]，འདུ ཤྭགས（布玖）[21]：肉、壳、厣治虫病，水肿[21]；效用同中国圆田螺 Cipangopaludina chinensis[22]。

Vladimiria berardioidea (Franch.) Ling 厚叶川木香（菊科）。【藏药】夏坡如达[22]，如打[40]：根治"培根"热症，气血量不和所致的胃腹胀痛，胸闷气短，肋痛，疫疬，白喉[22]，肝气肋痛，消化不良，呕吐泄泻，"龙"病，血病，白喉，肺炎，"培根"病发热，疮口不敛[40]。

Vladimiria edulis (Franch.) Ling 菜木香（菊科）。【藏药】川木香，青木香[36]，如打[40]：根治胸腹胀痛，呕吐，泻泄，里急后重，胃寒胀痛[36]；效用同厚叶川木香 V. berardioidea[22]。

Vladimiria forrestii (Didls) Ling 膜缘川木香（菊科）。【藏药】效用同厚叶川木香 V. berardioidea[22]。

Vladimiria souliei (Franch.) Ling ［*Dolomiaea souliei* (Franch.) Shih. ］川木香（菊科）《药典》。【阿昌药】升污：根治肝胃气痛，呕吐，腹痛[18]。【蒙药】ᠪᠤᠰᠭᠠᠷᠮᠤᠯᠠ（Busgarmula；布斯嘎日－木拉）[52]，布斯嘎日－莫拉[47]，斯布斯格尔－其奴嘎纳[56]：根治胸肋作痛，腹胀肠鸣，腹痛，泄泻，痢疾，里急后重[47]，"巴达干"热，胸肋作痛，呕吐酸水，体虚症[52]，心口灼热感，吐酸水，痧症，"包如"病寒热兼杂期，肝区疼痛，胃痛，胸肋疼痛，"包如"热[56]。【纳西药】根治胃痛，痢疾[164]。【羌药】quiesibea（曲合思柏），木捍：根治肝胃气痛，腹痛，痢疾[167]。【藏药】དུག་སྨུག་ ་ ་ལི（bugamula，布嘎木拉）[21]，布嘎莫

拉[23]，如打[39]：根治食欲不振，胃溃疡，腹胃胀满，风湿疼痛，肋痛，体瘦，"培根"热症[21]，血病，胁肋痛[23]，腹痛肠鸣，胃溃疡，心血管疾病[706]，中寒，气滞，胸腰胀痛，呕吐泄泻，"龙"病，血病，白喉，肺炎，疮口不敛，"培根"病发热[39]。

Vladimiria souliei (Franch.) Ling var. cinerea Ling ［*V. muliensis* Hand. – Mazz.］灰毛川木香（菊科）《药典》。【蒙药】ᠪᠤᠰᠭᠠᠷᠮᠤᠯᠠ（Busgarmula，布斯嘎日木拉），ᠰᠡᠪᠰᠡᠭᠡᠷ ᠴᠢᠨᠤᠭᠠᠨᠠ（Sebseger qinogana，瑟布色格日－奇奴嘎纳）：效用同川木香 V. souliei[47,52,56]。【藏药】布嘎莫拉[23]，夏坡如达[24]，如打[40]：根治"培根"病，白喉[24,27]，胁肋痛[23,24]，气血量不和所致的胃腹胀痛，胸闷气短，疫疬[24]，血病[23,27]，腹痛肠鸣，胃溃疡，心血管疾病[706]，肺病，瘟病，"隆"病，破瘤[27]；效用同厚叶川木香 V. berardioidea[22,24,40]。

Vulpes corsac Linnaeus 沙狐（犬科）。【藏药】哇娘：心治肾型水肿，腹水，心脏病；眼治眼病；舌治舌病；肺治肺结核，肺脓肿；胆治胆病；肠治关节炎；骨治头痛；脑敛脉，止血[22]。

Vulpes ferrilata Hodgson 藏狐（犬科）。【藏药】哇娘：心（干粉）治肾型水肿，腹水，心脏病；肺（干粉）治肺结核，肺脓肿；骨（炒）治头痛；肠治关节炎；眼治眼病；舌治舌病；胆治胆病；脑（干粉）治外伤出血[34]；效用同沙狐 V. corsac[22]。

Vulpes vulpes Linnaeus 赤狐（犬科）。【朝药】여우（yě wù，耶乌）：阴茎治女子绝产，阴痒，小儿阴颓，卵肿，五脏及肠用于蛊毒，寒热，小儿惊痫[86]。【达斡尔药】hunuwuei jurwu：心脏治心悸，心跳，风心病[64]。【傈僳药】巴一士：心脏治癫狂[166]。【蒙药】ᠤᠨᠡᠭᠡᠨ ᠣᠬᠰᠢᠭ（Wunegen oxig，乌讷根－奥西格）：肺治肺脓肿，肺痨；心治腹水，水肿；脑治脑血管病；肉治痛风，疥癣[57]。【怒药】刘坤：胆用于止咳退热[165]。【维药】退勒开，索阿米甫：胴体煮水淋洗关节治关节炎；胴体煮水坐浴除关节僵硬和关节痛；胴体煮时用水蒸气熏身体治瘫痪和肢体抽搐；肺治气喘咳嗽；油涂手脚防冻伤；皮烧灰治烧伤瘘管和脓疮[80]。【土药】福尼各：胆汁治老年性慢性气管炎[10]。【彝药】额都[9]：胆汁治肝胆湿热，全身黄染，肺痨虚热，泄泻赤痢[109]；肉治乏力，虚弱[107]；胆治经

常腹痛[107]；肉、胆治虚劳，健忘，惊痫，水气黄肿，疥疮，心胃气痛[9]。【藏药】哗[23]，哇[24]，狐狸[27]：心（干粉）治肾型水肿，腹水，心脏病[24,25,34]，虫病，利尿；肺脏治肺部脓疮，肺部溃疡[27]；肺（干粉）治肺结核，肺脓肿[24,27,34]，肺穿漏[23]；骨（炒）治头痛[24,34]，止血[24]；肠治关节炎[24,34]；眼治眼病[24,34]；舌治舌病[24,34]；胆治胆病[24,34]；脑（干粉）治外伤出血[23,34,24]，敛脉止血[24,25]；肉治虚劳健忘，惊痫，水气黄肿，疥疮[30,27]；尿治精神病，癫狂[23,24]；粪治精神病，癫痫[23,24]；鼻梁骨治中毒症[24]；羽毛治精神病[24]；效用同沙狐 V. corsac[22]。

W

Wahlenbergia marginata (Thunb.) A. DC. 蓝花参(桔梗科)。【傈僳药】党起很冷：根茎治病后体虚，小儿疳积，支气管炎，肺虚咳嗽，疟疾，高血压，白带[166]。【苗药】毛鸡腿：全草治感冒咳嗽，自汗，高血压[98]。【纳西药】根或全草治产后失血过多，虚损劳伤，烦热，自汗，盗汗，妇人白带，疳积，肺燥咳嗽咳血，痰黏稠，百日咳，小儿惊风，间日疟，颈淋巴结结核，跌打损伤，痢疾初起，虚火牙痛[164]。【畲药】全草治肺虚咳嗽[147]，病后体虚，风寒感冒，小儿疳积，支气管炎，痢疾，百日咳，颈淋巴结结核[147]。【土家药】娃儿草，沙参草[560]：根或全草治中气不足，自汗，盗汗[123][560]，咳血，衄血，痢疾，白带，跌打损伤[123]，白带过多，白浊[560]。【瑶药】细叶沙参：根、全草治产后虚弱，小儿疳积，高血压，疟疾，小儿惊风[133]。【彝药】娃儿草，沙参草[560]：根及全草治产后虚弱，贫血，风湿麻木[104][560]。

Wannianhui 万年灰(古建筑物的石灰性块状物，主含碳酸钙)。【蒙药】ᠬᠣᠬᠢᠷ ᠵᠣᠬᠣᠢ (Hoqin chohoi，霍钦－朝亥)[49]，霍钦朝回[56]：万年灰治食不消，"铁垢巴达干"，"包如"病，寒性痞症[49]，胃痞，寒性痞，剑突痞[56]。

Water 水。【朝药】물(mùr，母儿)：井华水用于主人九窍大惊出血，口臭，中肤臀及酒后痢；菊花水用于除风补衰，久服不老，好颜色，肥健，益阳道，温中，去痼疾，腊雪水用于温疫，小儿痫狂啼，大人丹石发动，酒后暴热，黄疸；泉水用于消渴，反胃，发痢，小便赤涩，兼洗漆疮，射痈肿令散[86]。

Wedelia chinensis (Osb.) Merr. 蟛蜞菊(菊科)。【畲药】三尖刀，卤地菊，黄花草：全草治白喉，咽喉炎，扁桃体炎，支气管炎，咳血[147]。【台少药】Rawasi(Bunun，族高山)：叶汁洗眼治眼病[169]。

Wedelia urticifolia DC. 麻叶蟛蜞菊(菊科)。

【阿昌药】血参，谁的杜为：全草治稻田皮炎，疮毒，贫血，神经衰弱[18]。【景颇药】瓦荨哧：全草治皮肤毒[14]。【纳西药】山不哨：根治肾虚腰痛，气血虚弱，跌打损伤，骨折[13,14]。

Wedelia wallichii Less. 山蟛蜞菊(菊科)。【彝药】啊八朵相，维六射含娃[14]，阿拔朵妻[13]：全草治闭经[13,14]，月经不调，透麻疹，奶少[14]，贫血，产后大流血，子宫肌瘤，神经衰弱[13]。

Weigela japonica Thunb. var. sinica Bailey 半边月(忍冬科)。【苗药】铁马桑：根治风湿麻木，腰腿骨疼痛[97,98]。【土家药】白马桑[7]：根治风湿筋骨疼痛，腰肌劳损，跌打损伤，湿疹，皮肤瘙痒，痈肿疮毒；根熬膏治烫伤；根外用治湿疮[123]；根、枝叶治腰膝疼痛，劳伤身痛，疔疮，痈疽；根、枝叶外用治烧、烫伤[7]。

Wendlandia formosana Cowan 水金京(茜草科)。【台少药】Katukairatukon(Tayal 族大料崁前山)，Katukaiku－yu(Tayal 族大料崁前山)：叶、根治外伤[169]。

Wendlandia tinctoria (Roxb.) DC. subsp. intermedia (F. C. How) W. C. Chen [*W. tinctoria* (Roxb.) DC. var. *intermedia* How] 红皮水锦树(茜草科)。【基诺药】少呢[163]，说纳[3]：嫩尖和嫩叶外敷治刀伤，枪伤[10,163][3]，创伤[10,163]。

Whitfordiodendron filipes (Dunn) Dunn 猪腰豆(豆科)。【壮药】黄皮血藤：藤茎治林得叮相(跌打损伤)，扭挫伤[120]。

Whitmania acranulata Whitman 柳叶蚂蟥(水蛭科)《药典》。【侗药】miingc，蚂蟥：虫体治小儿高热，无名肿毒[139][216]。【维药】组绿克库鲁特：虫体治痞块，血瘀经闭，跌打损伤[77]；效用同水蛭 Hirudo nipponica[79]。【藏药】渗无白玛松布：效用同水蛭 Hirudo nipponica[22]。【壮药】效用同水蛭 Hirudo nipponica[180]。

Whitmania edentula (Whitman) 细齿金线蛭(水蛭科)。【彝药】衣别，布别[9]，蚂蟥[107]：虫体治癥瘕聚积，跌扑损伤，蓄血经闭[9]，蛇咬伤，伤口肿痛，骨折伤筋，痔疮，瘀血不通，女人小腹肿胀，腹痛[107]。

Whitmania pigra Whitman 蚂蟥（水蛭科）《药典》。【阿昌药】知奴：虫体治血瘀经闭，腹痛，跌打损伤[18]。【朝药】蚂蟥：虫体用于利尿[9,83,89]，治不孕症，打胎，伤痛，经闭，产后腹痛，跌打损伤，伤口疼痛，脑出血[83]。【傣药】宾[65]，兵[63]：全体治经闭腹痛，产后恶露不尽，无名肿毒，肝硬化，疔、疮痈毒肿，丹毒，跌打损伤[63]，续筋接骨[65]。【德昂药】阿布宁：效用同阿昌药[18]。【侗药】螖：虫体治瘀血，跌打损伤[135,139]。【哈尼药】Xaldei aqxeivq（夏得阿协），水蛭：虫体治风湿性关节炎，刀枪伤，外伤出血，肌腱裂伤，闭经，癥瘕腹痛，血滞，湿疹，癣，疮[143]。【满药】蜜达赫：虫体治脑血栓后遗症[39]。【苗药】蚂蟥，岗岭：虫体治跌打损伤，经血黏稠腹痛[96]。【土家药】水蛭：虫体治经闭腹痛，癥瘕积聚，痔疮肿痛，跌打损伤；外治痈肿，丹毒[124]，研粉治痔疮[47]。【佤药】蚂蟥，吸血虫：虫体治血滞经闭，跌打损伤，无名肿毒[168]。【维药】组绿克库鲁特：效用同水蛭 Hirudo nipponica[79]；效用同柳叶蚂蟥 W. acranulata[77]。【藏药】渗无白玛松布：效用同水蛭 Hirudo nipponica[22]。【壮药】效用同水蛭 Hirudo nipponica[180]。

Wightia speciosissima(D. Don) Merr. 美丽桐（玄参科）。【彝药】罗么尸：根用于补气，补血[14]。

Wikstroemia indica (L.) C. A. Mey. 了哥王（瑞香科）。【傣药】莫闻那[18]，野丁香（德傣）[69]：根及皮治跌打损伤，呼吸道炎症[18]；根治哮喘[69]。【德昂药】莫闲那：效用同傣药[18]。【侗药】地棉根[136]，巴觉[137]：根治咽喉肿痛，无名肿毒，淋巴结炎[136]；全株治胎腋（葡萄胎），便秘，偏头痛[43]，百日咳；全株加芝麻粉用于堕胎[15]；根皮捣烂调茶油敷患处治痈疮脓肿，无名肿毒，跌打损伤；根皮水煎洗患处治湿疹，疮疡肿毒，跌打损伤[15]。【景颇药】Haqzvai byap：效用同傣药[18]。【黎药】雅娥族，坡银麻，土木香[153]：根和叶治赤痢；根和叶炖鸡肉治风湿骨痛，哮喘，百日咳，腮腺炎；根治疟腮，肿毒，水煎服或洗伤处治蛇、蜈蚣咬伤；根二层皮取黄豆大放入牙内治牙痛，酒浸泡轻涂患处治牛皮癣；根加入食盐少许共捣烂敷患处治乳癌，乳痛；根

和叶加黄糖共捣烂敷患处治枪弹及木刺入肉[153]；皮、根、叶用于消炎，消肿[212]。【毛南药】鬼辣椒，ruoŋ² lieŋ¹ jeu⁴（松凉柳）：全株治腮腺炎，稻田性皮炎，淋巴结结核，麻风，疮疡乳痈，急慢性肝炎，胆囊炎，肝硬化腹水，跌打肿痛[156]。【苗药】佳纫别，佳干来[96]，奥毒凶[15]：全株治葡萄胎，血崩[96]；根治肾炎水肿；根捣敷患处治骨折[15]。【仫佬药】美根巴：根皮捣烂敷患处治疮疡脓肿，趾缝开裂痒痛[15]。【畲药】之二，志仁，志一[146]：根、根皮治跌打损伤[146,148]，扭伤，腰痛[148]；全株治肝硬化腹水，淋巴结炎，肺炎，乳腺炎，跌打损伤[10,147]。【瑶药】弟姑，棵非单，雪花：根加鸡蛋煮服治胃痛；根水煎洗患处治毒蛇咬伤，湿疹，疮疡肿毒，跌打损伤；根捣烂调茶油敷患处治痈疮脓肿，无名肿毒，跌打损伤[15]；全株治气管炎，肺炎，咳嗽，哮喘，水肿，风湿骨痛，鹤膝风，瘰疬，外伤出血，拔砂枪伤铁砂及异物[130]。【壮药】Go' nyozlox（棵约罗）[117]，棵勒嘎，勒格[15]：根皮浸酒含漱治牙痛[15]；叶加黄糖煎服治小便不利[15]；叶水煎洗患处治小儿头疮，湿疹，疮疡肿毒，跌打损伤[15]；根或根皮治发旺（风湿骨痛），埃百银（百日咳），虫、蛇咬伤，贝叮（疔疮），狠尹（疖肿），北嘻（乳痈），呗奴（瘰疬），林得叮相（跌打损伤），笨浮（肾炎水肿），埃病（慢性支气管炎），贫痧（感冒）[117]。【台少药】Rabare（Paiwan，族傀偏）：叶捣敷患部治外伤[169]。

Wikstroemia canescens (Wall.) Meisn. 荛花（瑞香科）。【瑶药】黑耆花，大救驾：根治跌打损伤，筋骨疼痛，腮腺炎，乳腺炎；花治咳逆上气，水肿[133]。【藏药】山皮条，竹腊皮：根、花治妇人气胀，肚腹疼痛，风湿痹痛，跌打损伤，骨折[36]。

Wikstroemia dolichantha Diels 一把香（瑞香科）。【彝药】由哑[14]，山皮条，犹哑[13]：枝叶治外伤出血，关节脱臼，骨折[14]；根治面寒胀痛，胃脘饱闷，气滞腹胀，一心潮热，风湿病，跌打损伤，骨折[13]。

Wikstroemia nutans Champ. ex Benth. 细轴荛花（瑞香科）。【苗药】黄金带，金腰带：根皮及茎治风湿疼痛，跌打损伤，劳伤[97,98]；根皮及茎皮童便浸制后增加散血消瘀作用，降低毒

性[12]。【土家药】茎皮治瘰疬，跌打损伤，风湿病，佩干法制后可增强解毒作用[12]。

Winchia calophylla A. DC. 盆架树（夹竹桃科）。【傣药】埋丁盖[62,63,65]，埋丁介[14]：叶、根、茎皮治咳嗽，哮喘，荨麻疹，斑疹瘙痒，外伤出血[62,63]，皮肤瘙痒，疥癣，湿疹[62]；枝叶、茎皮治慢性气管炎，外伤[188]，止咳平喘[14]；叶、树皮、汁液治急慢性气管炎，支气管炎，哮喘，百日咳，食腹胀，胃痛[13]；叶、皮治咳喘，外伤[9,65,71]。

Wisteria sinensis Sweet 紫藤（豆科）《部蒙标》。【蒙药】ᠪᠣᠷ ᠲᠡᠩᠬᠢ（Bor tengs，宝力-藤斯），ᠮᠠᠷᠤᠵᠡ（Maruze，玛如泽）[3]，玛茹赛[56]：种子治肠道虫疾，虫痧，虫牙，"亚玛"，皮肤瘙痒[3,56]。

Wisteria venusta Rehd. et Wils. 白花藤萝（豆科）。【彝药】就夺窝，大发汗：根治跌打损伤，风湿性关节痛，外伤出血，闭经腹痛，劳伤筋骨疼痛[104]。

Woodfordia fruticosa (L.) Kurz. 虾子花（千屈菜科）。【傣药】哈埋洞荒[63]，埋洞荒[64]，洞荒（西傣）[9,72]：根治咯血，鼻出血，妇女血崩[14,63]，小便热涩疼痛，腹痛腹泻，疮疡疔肿，皮肤溃烂[63]；花治痞块，闭经，月经不调[14]；叶治角膜云翳[14]；根治咳血，血崩，鼻衄[14]；根、花治咯血，鼻出血，妇女血崩[9,64,67,68,74]，小便热涩疼痛，腹痛腹泻，疮疡疔肿，皮肤溃烂[64]。【哈尼药】Malaq zovq（吗啦作），红蜂蜜花，野红花：根治月经不调，鼻衄，咳血，妇女血崩，肝炎，气管炎[143]；全草用于调经活血[875]。【彝药】布败维能[14]，虾花[109]：嫩茎叶治蜈蚣咬伤[13]；全草治肝胆湿热，全身黄染[109]；效用同傣药[14]。

Woodsia polystichoides Eaton. 耳羽岩蕨（岩蕨科）。【朝药】면모고사리（mīen māo gāo sā lì；绵毛高仁哩）：全草治闪挫，伤筋[9,90]。

Woodwardia japonica (L. f.) Sm. 狗脊蕨（乌毛蕨科）。【布依药】雅故：根茎解轻粉毒[159][328]。【苗药】Ghaob ndad ghuoud（啊达勾，贵州铜仁），黄狗蕨，顶芽狗脊蕨：根茎治风热感冒，时行瘟疫，恶疮痈肿[11,91,94,95][252]，遗精，强肾[11,94,95]，止咳[11,94,95]，小儿疳积，痢疾，便血，崩漏，外伤出血，风湿痹痛，虫积腹痛[91][252]。【土家药】管仲，乌鸡头[124]，mor kox bov（莫可巴）[126]：根茎治流行性感冒，流行性乙型脑炎，预防麻疹，痢疾，子宫出血，吐血，衄血，肠风便血[124]，腹痛腹泻，痢疾，寸白虫病，蛔虫病[10,126]。【佤药】地捂，贯众，狗脊：根茎用于预防流行性感冒，流行性乙脑，痢疾，虫疾，疮疡；外用治外伤出血[13,14]。

Woodwardia orientalis Sw. var. formosana Rosenst. ［*W. prolifera* Hook. et Arn.］台湾狗脊蕨（乌毛蕨科）。【畲药】贯众花：根茎治感冒[146]。

Woodwardia unigemmata (Makino) Nakai 单芽狗脊蕨（乌毛蕨科）。【傈僳药】打俄答格：根茎治风寒湿痹，虫积腹痛[166]。【苗药】Ghaob ndad ghuoud（啊达勾，贵州铜仁），顶芽狗脊蕨[91][252]：根茎治风热感冒，时行瘟疫，恶疮痈肿，虫积腹痛，小儿疳积，痢疾，便血，崩漏，外伤出血，风湿痹痛[91][252]，止咳，补肾[95]；效用同狗脊蕨 *W. japonica*[11,95]。【水药】尼剪，狗脊蕨：根茎治流行性感冒，流行性乙脑[10,13,157,158]。

Wrightia pubescens R. Br. 倒吊笔（夹竹桃科）。【基诺药】资夺[10,163]：根、树皮治颈淋巴结结核，慢性支气管炎，黄疸型肝炎，风湿性关节炎，腰腿痛[10,163]；叶治感冒发热[163]；根、茎治腮腺炎，荨麻疹，湿疹[3]。【黎药】千意务，九龙木，墨柱根：根、枝水煎服或叶捣烂敷患处治坐骨神经炎，腹痛，感冒发烧[153]。【壮药】根治腮腺炎[15]。

X

Xanthium sibiricum Patr. 苍耳（菊科）《药典》。【阿昌药】果实治慢性鼻窦炎，副鼻窦炎；全草治子宫出血，深部脓肿[18]。【白药】脂[17]，书我果[14]：果实治风湿头痛，鼻炎，牙痛，胃痛，风湿痛，疮痛；全草治麻风，腮腺炎，荨麻疹，湿疹，疮痛热痛；根治痢疾，肠炎[17]；果实、全草治感冒，头痛，慢性鼻窦炎，疟疾，风湿性关节炎，子宫出血，深部脓肿，麻风，皮肤湿疹[14]。【朝药】도꼬마리（dāo gāo mā lì，刀高妈哩）：果实治鼻炎，鼻窦炎，头痛，过敏性鼻炎，皮肤瘙痒，风热痹痛[9,89]，太阴人外伤风寒所引起的头痛，鼻塞，无汗及风湿症[83]，感冒，风湿性关节痛[9,89]；全草治皮肤瘙痒，湿疹，麻风病，功能性子宫出血，痢疾[82]。【达斡尔药】掌握过：籽在水中烧开，喝其水，治手指风湿病，但不能多喝，多喝会过敏[11]。【傣药】牙西温[9,11,71]，雅其闻（西傣）[9,71]，芽希温（西傣）[65]：果实、根治肾炎，睾丸炎，尿中夹砂石[9,71]，全身皮肤瘙痒，小便热涩疼痛，尿路结石[62]；果实治风寒头痛，过敏性鼻炎，风湿疼痛，四肢拘挛，湿疹，虫伤[13]；感冒头痛，慢性鼻窦炎，肾炎，风湿性关节炎，子宫出血[11]；全草治肾炎，睾丸炎，尿痛[65]。【侗药】邦团[137]，胡苍子[136]：果实、全草治燔焜（着热），耿耳卡（腮腺炎）[137]；果实治风寒头痛，过敏性鼻炎，鼻窦炎[136]，慢性鼻炎[15]；根、叶、果实、全草治尿道感染；叶研粉冲米酒服治麻风；叶研粉吹入患耳治中耳炎；全草治牙痛，耳痛；全草煎水洗患处治皮肤瘙痒，疔疮[15]。【东乡药】苍耳子：果实治风寒头痛，鼻炎，头痛，风湿[10]。【鄂伦春药】那么利提啊姆，虬麻头，老苍子：果实治感冒，鼻塞不通，慢性鼻窦炎，副鼻窦炎，牙痛，风寒湿痹，四肢挛痛，疥癣，瘙痒；根治疔疮，痈疽，缠喉风，丹毒，高血压，痢疾；全草治头痛，头晕，风痹拘挛，目赤目翳，疔疮肿毒，崩漏，深部脓肿，麻风，皮肤湿疹；花治白癞顽癣，白痢[161]。【仡佬药】nai[53] ma[13] tsəe[53]（乃麻则），mu[53] tsɛ[31] nin[31]（木则宜），

wu[31] tson[33] lie[31]（午中力）：果实用黄酒冲服治头痛[162]。【哈尼药】Moqzao ceivkavq（莫早摘嘎），粘马头果，粘头发果：果实治头晕耳鸣，鼻窦炎，风寒头痛，过敏性鼻炎，四肢拘挛，麻风；茎叶治疥癣痛痒，湿疹，虫、蛇咬伤[143]，肝炎，小儿脑震荡[14]。【哈萨克药】果实及种子治风寒头痛，鼻渊齿痛，风寒湿痹，四肢疼痛，瘙痒[141]。【傈僳药】他他能：果实治风寒头痛，慢性鼻窦炎，疟疾，风湿性关节炎；全草治子宫出血，深部脓肿，麻风病，皮肤湿疹[166]。【黎药】雅初识[153]，苍耳子，苍子[212]：根加水、酒治疟疾；根加食盐少许，治霍乱；根治狂犬病；根煮猪瘦肉食，并用全草捣烂，加酒少许炒热敷头，治头痛；全草治感冒，头重头胀，口渴烦闷，吐泻[153]；全草和果实用于通窍活络，止痛[212]。【毛南药】痴头婆[156]，骂嫩威，苍耳子[219]：果实治感冒头痛，慢性鼻窦炎，泌尿系统感染，上颌窦炎，肠炎，风湿性关节痛，钩虫病[156]，头痛[155]，消肿杀虫，降血糖，降压[219]。【蒙药】ᠬᠣᠨᠢᠨ ᠵᠠᠩᠭᠤ（Honin zhanggu，浩宁-章古）[51]，Luoshe[217]，西伯日-好您-章古[586]：全草治疮疡，外伤[51]；果实治鼻炎，鼻窦炎，头痛，过敏性鼻炎，皮肤瘙痒，风湿痹痛[47]，湿疹，虫伤，腹泻[217]，疮疡，外伤[51]；果实及全草用于散风除湿，通窍活络，化滞止痛[586]。【苗药】Bid ghuangd ghunb（比广棍，贵州松桃），Jab vud（加欧，贵州黔东南）：果实治风寒头痛，风湿痹痛，皮肤瘙痒[91]，筋骨疼痛，鼻炎，脚翻谷[94,95,96,98]，鼻渊，风疹，湿疹，疥癣[91]；全草治风湿性关节炎[97]。【仫佬药】咯嘎：效用同侗药[15]。【纳西药】全草治慢性鼻窦炎，鼻窦炎，深部脓肿，疟疾，流行性腮腺炎，功能性子宫出血，顽固性湿疹，感冒头痛，鼻渊流涕，风湿性关节痛，肢体麻木，风疹瘙痒，痢疾，麻风，湿疹，热毒疮疡，虫伤[164]。【畲药】苍耳草，羊带来，粘肉葵[147]：根治感冒，腮腺炎，风湿性关节炎[148]；全草、果实治风寒头痛，

四肢酸麻，遍身发疹，手足拘挛，瘰疬疥疮[147]。【水药】牛虱子，独供[157]，鲁供[10]：果实及全草治鼻炎头痛[10,157,158]；全草治麻疯病[157,158]。【土家药】ruo¹ta¹se¹bu¹li⁴（若他色不利），羊屎果，苍耳子：果实治风寒头痛，鼻渊流涕，风寒湿痹，风疹瘙痒[10,123]，风坨，疥癣，湿疹，风气骨节痛，脱骨风，小儿蛔虫，皮肤瘙痒，砂鼎罐[125]，寒伤风症，耳聋失听，起风坨，风气病[128]；全草治蛔虫病[10,126]；果实和全草治头痛，顽癣，皮肤痒疹[126]；苍耳虫（苍耳植物上生长的一种昆虫）治疔疮[47]。【维药】بۇدۇزشقاق گۈزۇغى（Budushqaq uruqi，补都西哈克欧如合），بۇدۇزشقاق ئوتى（Budushqaq oti，补都西哈克欧提）[75]，吾都西嘎可乌拉盖[79]：果实、茎叶治久咳不愈，鼻塞不畅，慢性鼻炎，肛门肿痛，关节炎肿，性欲减退，面色苍白[75]；果实治风寒头痛，鼻渊流涕，湿痹拘挛[77,561]，小便不利，关节炎，梅毒[79]；叶治风寒感冒[22]。【瑶药】bin mah miev（斑麻咪），白痴头婆[130]，美农米[15]：全草、果实治感冒发热，过敏性鼻炎，鼻窦炎，更年期眩晕，耳鸣，肠炎，功能性子宫出血，尿路感染，湿疹，皮炎，咽喉炎[130]；效用同侗药[15]。【彝药】红刺树尖[109]，尼布什[105]：枝尖治风寒湿痹，关节肿痛，伤风头痛，喉痛声哑[109]；根或果实治麻风，疮痒，鼻痛，风湿病，风丹[105]。【藏药】ཅེ་ཙི（齐才）[21]，切才尔[39]：地上部分治瘟病时疫[23,24,29]，脏腑之热症，风热，菌痢腹泻，腹痛[23,29]，肾病，高烧，郁热，风湿痹痛，风疹[24]；全草治肾炎[21,23,29,39]，时疫感冒，尿闭症[21]；花、叶、茎、果、全草治瘟热，毒热，肾热，"隆"病[27]。【壮药】棵威伦（柳城）[15]，Cijdouxbox（戏抖跛），白痴头婆[117]：全草治贫痧（感冒），发旺（风湿骨痛），火眼，呗农（痈疮），能含能累（湿疹），阿意咪（痢疾），白冻（泄泻）[117]；果实治鼻炎，耳鸣，臌胀，小便不利，鼻渊，风寒头痛，风湿痹痛，风疹，湿疹，疥癣[118]；效用同侗药[15]。【台少药】Puakaru（Bunun 族施武群）：叶敷患部治神

经痛[169]。

Xanthoceras sorbifolium Bunge 文冠果（无患子科）《部藏标》。【蒙药】ᠰᠧᠩᠳᠧᠩ（Sengdeng，僧登）[44]，森登[51]，西拉森登[5]：心材治关节酸痛，运动障碍，皮肤瘙痒等黄水扩散症及心脏黄水病，麻风病，痛风，痹病，因三根失调而引起的黄水，恶血，皮肤粗糙，瘙痒，灼痛，脱发，皮疹皮癣，颈部淋巴腺黏性肿病[56]；木材及枝叶治热性"希日沃素"病，浊热，皮肤瘙痒，癣，脓疱疮，脱发，麻风病，痛风，游痛症，关节疼痛，淋巴结肿大，风湿性心脏病[51]；无皮木部治"巴木"病[44][946,997]，热性"协日沃素"病，癣，皮肤瘙痒，脱发，浊热[44][997]，陶赖，赫如虎[997]，痛风，游痛症[44]，风湿性关节炎，风湿内热，皮肤湿疹[5][946]，"巴木"病[946,997]，布鲁氏病[946]，风湿病，黄水疮[18,19]；茎枝治风湿病，类风湿病，麻风病[562]。【藏药】赞旦生等[2,35]，生等[20]：茎干或枝条木部治风湿性关节炎[2,20,23,24,35]，皮肤风湿[20,23,24]，风湿内热[2,20,24,35]，麻风病[2,23,35]，多血症[23]。

Xanthopappus subacaulis C. Winkl. 黄缨菊（菊科）。【蒙药】全草治吐血，崩漏，食物中毒[51]。【藏药】绎策那保当美[24]，江才尔[29]，江采尔那保永哇[23]：根治"培根"病，水肿，疮疖痈肿；全草治不消化症，培根病，疮疖，痈疽[23]，凉血，止血[24]；种子用于催吐[24,29]；全草、种子、根用于催吐[39]。

Xanthoria ulophyllodes Räsänen ［X. fallax (Hepp) Arn］ 拟石黄衣（黄枝衣科）。【藏药】着象：叶状体治疮疡，肿胀，尿频[27]。

Xylanche himalaica (Hook. f. et Thoms.) G. Beck 参见 Boschniakia himalaica。

Xylocopa dissimilis (Lep.) 竹蜂（蜜蜂科）。【阿昌药】虫体治口疮，咽痛，小儿惊风[18]。【彝药】大黑蜂：虫体治久治不愈的化脓性炎症[109]。【壮药】乌蜂：虫体治勒爺狠风（小儿惊风），牙痛，口疮，货烟妈（咽喉肿痛）[118]。

Y

Yan You 烟油(旱烟枪内积存的黑色膏油)。
【侗药】eex jinl，格应，名烟膏：陈旧旱烟杆内积存的黑色膏油治蚂蟥痧[139][216]。

Yi Tang 饴糖。【朝药】엿(yèx，耶西)：用于补虚乏，止渴，补血[86]。

Youngia japonica (L.) DC. 黄鹌菜(菊科)。【傈僳药】窝密俄：全草治咽炎，乳腺炎，牙痛，小便不利，肝硬化腹水；全草外用治疮疖肿毒[166]。【土家药】大箭叶：全草、根治感冒，咽痛，乳腺炎，结膜炎，疮疖，尿路感染，白带，风湿性关节炎[123]。【台少药】Bunatuoi(Tayal 族上坪前山)：叶烤后贴于患部治眼病[169]。

Youngia stenoma (Turcz.) Ledeb. 碱黄鹌菜

(菊科)。【藏药】全草治疗疮肿毒[51]。

Yua austro‑orientalis (F. P. Metcalf) C. L. Li [*Parthenocissus austro‑orientalis* Metcalf] 东南爬山虎(葡萄科)。【基诺药】阿能培热：藤茎治骨折，跌打劳伤，瘀肿；茎叶外用治瘀肿[163]。

Yua thomsonii (Laws.) C. L. Li 粉叶爬山虎(葡萄科)。【土家药】爬墙风，大五爪龙，五爪龙：根、藤、叶治关节疼痛，无名肿毒，风湿劳伤[124,127]。

Yucca gloriosa L. 凤尾丝兰(百合科)。【哈尼药】哈哈纳思[14]，哈之纳思，雀的芭蕉[145]：根、果治疮疡肿毒，创伤出血，骨折[14,145]。

Y

Z

Zanthoxylum acanthopodium DC. 刺花椒(芸香科)。【哈尼药】野花椒:果实、根治风湿[875]。【基诺药】争笔:根治胃病,虫积腹痛,风湿性关节痛[3]。【佤药】西加加:根浸酒服兼用叶捣烂敷患处治跌打损伤;树皮治营养不良,肾炎,孕妇水肿[14]。【瑶药】薄翁俭,满天星,有刺满天星:效用同佤药[15]。【藏药】叶尔玛:果实治隆性心脏病,胃腹冷痛,寒湿痢疾,皮肤瘙痒,口内疮;茎皮效用除与果实相同外,亦治风寒湿痹,跌打损伤[22]。

Zanthoxylum acanthopodium var. timbor Hook. f. [*Z. acanthopodium var. villosum* Huang] 毛刺花椒(芸香科)。【哈尼药】乃作:根、茎治重感冒,跌打损伤[144]。【拉祜药】阿菊[13,150],狗椒,小雀花椒[150]:根、叶治枪伤,风寒感冒,胃脘寒痛,水肿[13,110,150],跌打损伤,风湿骨痛,瘀血肿痛,闭经,咯血,吐血[150]。【傈僳药】念贼:根、果实治胃痛,风湿性关节痛,虫疾腹痛,避孕[166]。【藏药】也尔玛:果皮治胃病,虫病,酒病;果皮外用治皮肤虫病[23];果实和茎皮效用同花椒 Z. bungeanum[24]。

Zanthoxylum ailanthoides Sieb. et Zucc. 樗叶花椒(芸香科)。【侗药】椿椒,鼓桐皮:树皮治腰膝酸痛,风湿性关节炎,痛经[136]。【哈尼药】乃作:根、茎治重感冒,跌打损伤[144]。【傈僳药】果实治腹痛,避孕[166]。【苗药】海桐皮,钉桐皮:树皮治风湿痹痛,腰膝疼痛[97,98]。【畲药】椿叶花椒:根治蛇伤,蜂蛰伤,皮肤瘙痒[148]。【土家药】万花针[10],钉桐皮[123]:全株治腹部冷气痛,上呕,下泻,咳嗽痰多,痧症[10];树皮和种子治风湿痹痛,腰膝疼痛[123]。【瑶药】laamh biouv(辣表),木满天星:树皮治产后关节痛,腰膝痛,鞘膜积液,跌打损伤,毒蛇咬伤,疥癣;果实治胸腹寒痛,泄泻,冷痹,赤白带下,龋齿疼痛[130]。【台少药】Tanna(Bunun,),Tiyanaku(Paiwan 族 Subon):叶与茎煎服治头痛;根咬于龋齿内治齿痛[169]。

Zanthoxylum armatum DC. [*Z. planispinum* Sieb. et Zucc.] 竹叶花椒(芸香科)。【傣药】哥嘎(西傣)[13],哥干(西傣)[9,14,71]:根、果治胃腹冷痛,肠功能紊乱,蛔虫病腹痛,感冒头痛,风寒喘咳,风湿性关节炎,毒蛇咬伤;根、果外用治湿疹瘙痒;叶治心腹冷痛,咳嗽[13];果实用于散寒,止痛,蛔虫病[65];根、叶治心腹冷痛,止咳,湿疹瘙痒[9,14,71,72];根、树皮、叶、果实或树上寄生治心腹冷痛,不思饮食,湿热黄疸,湿疹瘙痒,带状疱疹,黄水疮[62-64][1038]。【侗药】美绣岜近:根、叶治胃腹冷痛,呕吐,寒湿泻痢[135];种子治脘腹冷痛,咳嗽,痰喘[136]。【哈尼药】Neivqzovq(能作),岩椒,野花椒[143]:根、叶治胃腹冷痛,风湿性关节炎[144][1038];根、果治胃腹冷痛,避孕[143]。【基诺药】则笔[163],竹叶椒[1038]:根治月经不调,胃腹冷痛,感冒头痛,风湿性腰腿痛[163][1038]。【傈僳药】贼[166],竹叶椒[1038]:果实治胃寒吞酸,蛔虫腹痛,风火牙痛,湿疹[166][1038]。【毛南药】野花椒,勒消㭣 lak⁸ xiu³ mu⁵:果实治跌打扭伤,腹痛,腹泻,痢疾,风湿骨痛,胃、十二指肠溃疡,慢性胃炎,胃痛,寒颤疼痛,虫牙痛,蛔虫病,咳嗽[156]。【苗药】Bid sheid(比西,贵州黔东南)[91],白三百棒[97]:果实治脘腹冷痛,寒湿吐泻,湿疹,蛔厥腹痛,龋齿牙痛,疥癣[91];根、茎跌打损伤,风湿痹痛[97];根、根皮治风湿痹痛,胃脘冷痛,感冒头痛[94]。【怒药】扎:果实治痢疾,腹痛,胃寒痛[165]。【畲药】竹叶椒:根治产后感冒发热[148];果皮治风寒感冒,消化不良,腹胀[148][55,1038],孕妇劳动后腰酸,胃寒痛[148]。【土家药】wan¹ hua¹ zhen¹(万花针),狗花椒,山花椒[128]:全株治腹冷痛,呕吐腹泻,咳嗽痰多,痧症[126][1038];茎皮、根皮或全株治湿气关节痛,劳伤,痨病,跌打损伤[126];果实治心口冷痛,蛔虫病,膈食胀满[128]。【维药】卡哇维琴:效用同花椒 Z. bungeanum[79]。【瑶药】野花椒,hieh biangh ziu(叶傍纠),三叶胡椒:根治胃痛,风湿痛,浮肿,肾炎水肿，崩漏[132]；果实治胸腹冷痛，产后腹痛，蛔虫病，湿疹瘙痒[132]；种子治风湿骨痛，跌打损伤[4]。【彝药】野花椒[109]，罗则玛[10]：效用同花椒 Z. bungeanum[109]；果皮治经常腹痛；根治眼睛痛，心口痛（胃脘痛），感冒，干疮，风湿痛[10]。【藏药】也尔玛[24]，叶尔玛[29]：果皮治胃病，虫病[23,29][1038]，酒病；果皮外用治皮肤虫病[23]；效用同花椒 Z. bungeanum[24]。

Zanthoxylum austrosinense Huang [Z. *austrosinense* Huang var. stenophllum Huang] 岭南花椒（芸香科）。【土家药】五虎静：茎皮、根皮或全株治湿气骨关节冷痛，劳伤，痨病，跌打损伤[10]。

Zanthoxylum avicennae (Lam.) DC. 簕欓花椒（芸香科）。【黎药】千志念，刺倒，花簕：根皮治胃痛，腹痛，胆道蛔虫；根治肾炎水肿；果皮研末，贴肚脐窝，治小儿腹胀；根、果治风湿骨痛，跌打瘀痛[153]。

Zanthoxylum bungeanum Maxim. 花椒（芸香科）《药典》。【布依药】勒卡[159]：根治风湿疼痛，跌打损伤，骨折[14]；果皮与菜油混匀擦痒处，治干疮[159]。【朝药】참산초나무（cǎm sān cāo nǎ mù），擦母三草那木）：果皮主邪气，欬逆，温中，遂骨節，皮肤，死肌寒湿痹痛，下气，除六腑寒冷，伤寒，温疟，大风，汗不出，心服留宿食，肠澼，下痢，泄精，女子字乳，馀疾，散风邪，瘕结，水肿，黄疸，鬼疰，蛊毒，杀虫鱼毒，久服头不白，轻身，增年，开腠理，通血脉，坚齿发，调关节，耐寒暑[86]。【傣药】马嘎[14]，麻嘎[65]：果皮治积食停饮，心腹冷疼，呕吐，风寒湿痹，蛔虫病[67,68]，疮疖，止痒[14]，止痛，杀虫，解鱼脾毒[65]；根治抽风[14]。【侗药】Sinl yanc，Sangp siul yanl（尚黑然）[137]，罡然[137]：果实、根皮治嫩溶皮沦冷蛮（烂穷脚杆），经甚（疥疮）[137]。【东乡药】花椒：果皮治脘腹，腹冷痛，呕吐，寒性泻痢，皮肤湿疮等；花椒树下泥土用酸菜水调成糊状，涂敷患处治痄腮[10]。【仡佬药】米卡[162]，木已，夜[37]：果实治胃痛[162]，牙痛[37]。【哈尼药】Zovqlavq（作拉），野花椒：根治胃痛，风湿性关节痛，避孕；果治胃痛，风湿性关节痛，虫积腹痛，腹寒痛[143]。【傈僳药】贼涩[13,14]，贼[14]，展蒲展[13]：果皮治胃腹冷痛，呕吐，泄泻，血吸虫病；皮外用治齿痛，阴痒，疮

疥[13]，痢疾[65]；叶治寒积，霍乱转筋，脚气，漆疮，疥疮；根治脚气湿疮；种子治水保胀满，痰饮喘逆[13]；效用同傣药[14]。【蒙药】ᠬᠤᠵᠤ(Huazhu，花茱)[44]，也日玛[56]：果皮治消化不良，蛔虫病，癣，皮肤瘙痒，口腔疾病，喑哑[44]，胃"巴达干"黏液增多，消化不良胃胀肠鸣，虫病腹痛，牙病，舌肿[56]。【苗药】Zend sob（正梭，贵州黔东南），Bid sheid（比西，贵州松桃），Zend xangt（正相，贵州黔南）：果实治脘腹冷痛，蛔虫腹痛，呕吐泄泻[91,94]，咳嗽，龋齿牙痛，阴痒带下，湿疹，皮肤瘙痒[91]，虫积腹痛，妇人阴痒[95]，杀虫止痒[267]；果实、根皮治疥疮，小儿蛔虫病[96]。【纳西药】果皮治脘腹冷痛，脂溢性皮炎，早、中期血吸虫病[164]。【羌药】Ciyi（茨依），川椒[167]，瓷尹[10]：果实及叶治寒凝气滞，脘腹疼痛，皮肤瘙痒，头脚癣；果实蒸饭，外熏治风眼[167]；果实治久痢腹疼，呕吐腹泻，蛔虫病[10]。【土药】花椒：果皮治痢疾腹痛，小儿咳嗽[10]。【土家药】co¹ gu¹（错古），pa¹ shu¹ gu¹（怕书古）：果皮、种子、叶、根治脘腹冷痛，呕吐，腹泻，阳虚痰喘，蛔虫病，蛲虫病；果皮、种子、叶、根外用治皮肤瘙痒，疥疮[123]；全株治蛴虫，虫牙痛，月经过多[125,128]；果实治胃、腹冷痛，上呕腹胀；叶或果实捣烂外敷治冷气流痰，顽癣[10,126]。【佤药】西加：效用同傣药[14]。【维药】卡哇维琴，کابا به چینی(Hajo，卡巴拜其泥)：果皮治腹胃寒痛，气管炎，咳嗽，疮疖肿毒[78]，肝胃虚弱，消化不良，牙齿松动，早泄滑精，口臭，脑虚，心虚，尿滴不清，白带过多，阴道滴虫[75]。【瑶药】山花椒：叶治脚气，漆疮，疥疮，血疮，蛇咬伤；种子治疝气，水肿胀满，痰饮喘逆[133]。【彝药】则玛[9]，则能则日（花椒树寄生）[9]：果实治咳嗽气逆，胃寒疼痛，呕吐腹泻，食积气滞，黄疸水肿，风寒湿痹，鼻疳梅毒，痛疡疔疮；叶治乳痈胀痛，皮肤瘙痒；根治疥癣疮疹[109]；果、根、叶治脾胃虚寒，脘腹冷痛，呕吐下利，杨梅疮，独疮，癞疮，舌疮，骨折，出血，腹胀，腹泻，腹痛，关节痛，酒醉[9]；果皮治蛔虫腹痛，腹胀，腹泻，酒醉病，催产，舌疮[10]；果皮外用治杨梅疮，鼻疮溃烂，独疮，大疮边缘溃烂，流黄水，出血，无头独疮，疮发不断，全身小癞子疮，脚手敲断，出血，全身起风丹；根治关节痛[10]；树

上寄生治尿道灼痛，小便不利[109]，风湿疼痛，各种疮疡，疮口破溃，小儿乳糜尿[9]。【裕固药】花椒：果皮治骨折，周身关节痛、身痛，痛经，营养缺乏症[10]。【藏药】གǎ་ǎ(叶玛)[21,29]：果皮治胃腹冷痛[24,29]，"隆"性心脏病，寒湿痢疾，口内疮[24]，胃病[23,27]，吐泻，口腔炎，蛔虫病[20]，梅毒性鼻炎[29]，虫病，酒病[23]，侵入心脏之"隆"病，食物中毒，杀虫，口病[27]；果皮外用治皮肤瘙痒[20,24,27,29]，皮肤虫病[23]；茎皮用于祛风除湿，风寒湿痹[24]；果实治胃病，虫病，解酒毒[21]。

Zanthoxylum dissitum Hemsl. 蚬壳花椒(芸香科)。【侗药】奴盼奔：根茎治风湿麻木，跌打损伤，外伤出血[135]。【土家药】li⁴la⁴dan⁴(利拉短)，八百棒，白三百棒：根治跌打损伤[123,128]，骨折，扭伤，劳伤身痛，风湿疼痛[123]，风气病，行经腹痛[128]，厌食饱胀，中暑[133]。

Zanthoxylum esquirolii Lévl. 贵州花椒(芸香科)。【侗药】休邑把老：根、果实治胃胀，小儿疳积，嗳气[135]。【土家药】小三百棒：全株治内、外伤出血，尿血便血[10]。

Zanthoxylum myriacanthum Wall. ex Hook. f. var. pubescens Huang [*Z. utilis* Huang]毛大叶臭花椒(芸香科)。【傣药】麻献(西傣)[13]，马庆(西傣)[14]：果实治蜈蚣咬伤，疥疮[13,63,64,62]，毒虫咬伤，疔毒疮肿[62-64]，癫狂病[62]，根、果用于止痛，虫病[14]。【德昂药】麻感：根治胃寒腹痛，牙痛，风寒痹痛；果皮治胃痛，腹痛，蛔虫病，湿疹，皮肤瘙痒，龋齿疼痛；种子治水肿，腹水[160]。【哈尼药】炸辣：效用同傣药[14]。

Zanthoxylum nitidum (Roxb.) DC. [*Z. nitidum* var. *fastuosum* How]两面针(芸香科)《药典》。【傣药】嘿南渴[63,65]，哈啷喝(西傣)[9,14,71]，干杂捣[63]：根治腹内肿块疮疡，尿道结石；根外用治肿块和疥疮[66]；全株治胃腹疼痛，外伤肿痛[9,14,71]，跌打损伤[62-64][283]，体瘦体弱，周身关节疼痛，胃痛，胃溃疡[63,64][283]，风湿热痹证，肢体关节红肿热痛，屈伸不利，脘腹疼痛[62]，气虚体弱，尿结石[65]；根皮、茎叶治胃腹痛，外伤肿痛，气虚身弱，尿道结石[13]。【侗药】下山虎，入地金牛：根治跌打损伤，风湿痹痛，牙痛[136]。【哈尼药】两面针，Neivqzovq(能作)，野花椒：果

实、根、叶治牙痛，胃、十二指肠溃疡疼痛，腹痛，风湿骨痛，肺结核[143]；根、根皮、茎皮治湿性关节痛，跌打肿痛，牙痛，胃痛，毒蛇咬伤[144]。【黎药】唯嘎啦[154]，雅音傲，入地金牛[153]：根皮和茎皮治乙型肝炎[154]；根或茎皮治牙痛，蛇咬伤；根或茎皮泡酒服，治跌打劳伤，风湿骨痛[153]。【毛南药】地杨梅，lak⁸ xieu³ don²(勒消桅)：根或枝叶治胃、十二指肠溃疡，慢性胃炎，虫牙痛，跌打扭伤，肚痛，腹泻，痢疾，疟疾，风湿骨痛[156]。【畲药】根、茎皮治风湿性关节痛，跌打肿痛，腰肌劳损，牙痛，胃脘痛，咽喉肿痛，毒蛇咬伤，无名肿毒[147]。【瑶药】入山虎，bieqc gemh ndomh maauh(别更懂卯)，入地金牛：根、茎治风湿疼痛，胃痛，牙痛，跌打损伤[132][6]，坐骨神经痛，咽喉肿痛，扁桃体炎，毒蛇咬伤[132]。【壮药】Gocaengloj(棵剩咯)：根治发旺(风湿骨痛)，腰痛，呗奴(瘰疬)，贫痧(感冒)，牙痛，货烟妈(咽喉肿痛)，渗裆相(烧烫伤)，疝气，额哈(毒蛇咬伤)[117]。【台少药】Horubesu(Bunun 族高山)，Kansihabu(Bunun, 族高山)：根治头痛，齿痛；叶治腹痛[169]。

Zanthoxylum ovalifolium Wight [*Z. pistaciiflorum* Hayata]异叶花椒(芸香科)。【台少药】Ratobatoba(Paiwan 族太麻里、傀儡)：鲜叶贴于额部治头痛，鲜叶煎汁洗身体治衰弱[169]。

Zanthoxylum ovalifolium var. spinifolium (Rehd. et Wils.) Huang [*Z. dimorphophyllum* Hemsl. var. *spinifolium* Rehd. et Wils.]刺异叶花椒(芸香科)。【苗药】勒钩，三百棒，见血飞：根治跌打损伤，外伤骨折，外伤出血，胃痛腹痛[97,98]。【土家药】三百棒[123]，胡椒刺[127]：根、根皮治风寒咳嗽，风湿麻木，跌打损伤，外伤出血，大便秘结[123,127]。【彝药】苗生彪，见血飞：根、根皮治疮，癣，局部发痒，皮肤粗糙，外感风寒，咳嗽，风湿关节疼痛，骨节，胃痛，腹痛，刀伤出血[104]。

Zanthoxylum oxyphyllum Edgew [*Z. tibetanum* Huang.]尖叶花椒(芸香科)。【傣药】麻先(西傣)：果实治蜈蚣咬伤，过敏，疥疮[65]。【苗药】野花椒，土花椒，竹叶椒：根皮治寒性胃痛，风湿骨痛，炎面神经麻痹[97,98]；根皮、茎皮治毒蛇咬伤，无名肿毒，牙痛，发痧，腹痛，腹泻[5]。

【裕固药】拐什买歪斯，野花椒根：根治阑尾炎[10]。【藏药】叶尔玛：果实治"隆"性心脏病，胃腹冷痛，寒湿痢疾，皮肤瘙痒，口内疮；茎皮效用除同果实外，亦治风寒湿痹，跌打损伤[22]。

Zanthoxylum piasezkii Maxim. 川陕花椒（芸香科）。【藏药】叶儿玛：果实治吐泻，梅毒性鼻炎，杀虫，"龙"病，胃病，口腔病，瘙痒性皮肤病；枝除痘疹烦热[39]。

Zanthoxylum pilosulum Rehd. et Wils. 微柔毛花椒（芸香科）。【藏药】叶尔玛：果实治"隆"性心脏病，胃腹冷痛，寒湿痢疾，皮肤瘙痒，口内疮；茎皮效用除同果实外，亦治风寒湿痹，跌打损伤[22]。

Zanthoxylum scandens Blume ［*Z. cuspidatum* **Champ.**］花椒簕（芸香科）。【瑶药】总管筋：全株治毒蛇咬伤，疔疮肿毒[133]。

Zanthoxylum schinifolium Sieb. et Zucc. 青椒（芸香科）《药典》。【阿昌药】荚：果皮治胃腹冷痛，蛔虫病，丝虫病，脂溢性皮炎[18]。【蒙药】ᠬᠤᠸᠠᠵᠤ（Huazhu，花茱），ᠬᠦᠬᠡ ᠬᠤᠸᠠᠵᠤ（Hoh huazhu，呼和－花茱）：果皮治脘腹冷痛，呕吐，腹泻，蛔虫病，外用治皮肤瘙痒[47]；效用同花椒 Z. bungeanum[44,56]。【土家药】五虎进：全株治跌打损伤，小儿蟳虫，牙痛[125]。【维药】卡哇维琴：效用同花椒 Z. bungeanum[79]。【彝药】窄弱：果皮治乳腺炎[14]。【藏药】叶儿马[20]，也尔玛[23]：果皮治胃腹冷痛，吐泻，口腔炎，杀蛔虫[20]，胃病，虫病，酒病[23]；果皮外洗治皮肤瘙痒[20]，皮肤虫病[23]。

Zanthoxylum simulans Hance ［*Z. simulans* **var. podocarpum（Hemsl.）Huang**］野花椒（芸香科）。【傣药】展蒲展，麻得很（德傣），麻嘎藤[18,19]：根治风湿，歪嘴，避孕[18]。【景颇药】展蒲展：根、果核、叶治神经错乱[69]；效用同傣药[18]。【苗药】麻口皮，红总管，图税叭：树皮、根皮治毒蛇咬伤，牙痛，发痧，腹痛腹泻，无名肿毒[5]。【土家药】wu¹fu³jin⁴（五虎劲），麻口皮子药，细叶花椒[128]：茎皮、根皮治腹痛，心口痛（胃脘痛），跌打损伤，劳伤[10,126]，风湿筋骨痛，喉痛，中暑，蛇咬伤[12]；雄黄水制治蛇伤，无名肿毒[12]；茎皮治跌打损伤，肚肠出血，水泻症，毒蛇咬伤[128]；叶、果实治跌打损伤，风湿痛，瘀血作痛，经闭，咯血，吐血，关节痛风[124]。【瑶药】臭勒，臭花椒：全株治胃寒腹痛，风湿痹痛，跌打损伤，瘀血作痛，经闭，咳血；全株外用治皮肤瘙痒，湿疹，龋齿痛[133]。

Zanthoxylum stenophyllum Hemsl. 狭叶花椒（芸香科）。【藏药】叶儿玛：果皮、种子治胃腹冷痛，呕吐，泄泻，血吸虫病，蛔虫病，丝虫病；果皮及种子外治牙痛，脂溢性皮炎，梅毒性鼻炎，瘙痒性皮肤病[32]。

Zaocys dhumnades（Cantor） 乌梢蛇（游蛇科）《药典》。【朝药】검은꼬리뱀（gěm ēn gǎo lǐ bàim，戈嗯高哩掰）：去内脏的全体治诸风瘙瘾疹，疥癣，皮肤生疮，顽痹，诸风[86]。【傣药】哈哦[62,66]：体皮膜（蛇蜕）治胎衣不下[66][31]，牙痛[62,66]，疗疮痈疖脓肿，癣，皮肤红疹瘙痒，无名肿痛[62]。【侗药】隋咯季：全体治风湿痛，跌打损伤，中风瘫痪[135]。【鄂伦春药】库林，龙子衣，长虫皮：蛇蜕治小儿惊风，抽搐痉挛，角膜出翳，喉痹，疗肿，皮肤瘙痒；胆治肺热咳嗽，痰喘，百日咳，惊厥，发狂，肝热目赤肿痛，视物昏糊，心脾积热之舌肿胀，皮肤热毒，痱子痒痛，痔疮红肿疼痛[161]。【仡佬药】ŋao⁵³laŋ⁵⁵（奥浪），mu³¹ŋaŋ⁵³laŋ⁵⁵（木昴郎），kə³¹tse⁵⁵laŋ³³（各宰龙）：全体治手脚颤抖[162][128]。【毛南药】tui²² la：m²⁴退那：全体治手脚颤抖[155]。【蒙药】ᠬᠠᠷ ᠮᠣᠭᠠᠢ（Har mogie，哈日－毛盖）[44]，ᠮᠣᠭᠠᠢ ᠶᠢᠨ ᠵᠠᠭᠤᠯᠪᠤᠳᠠᠰᠤ（Mogai yin zaolbodes，毛盖因－昭勒保德斯）[43]：全体（除去内脏）治疥癣，白癜风，目赤肿痛，视力减退，赤眼，血郁宫中，血痞，经闭[44][563]，视物不清，昏蒙症，羞明，子宫血痞，便秘，腹胀肠鸣，嗳气，矢气不利，闭经，腹痛，麻风[56]；蛇蜕炒黄治白癜风、瘙痒、疥癣、疮疹等皮肤病，乳肿，黏性腮腺肿，胎盘不下[43]。【苗药】Nenb gieb mlob（能格冒，贵州铜仁），Nangb hxent dliaib（郎心沙，贵州黔东南），Naob xent dles（劳信路，贵州黔南）：全体治风湿顽痹，肌肤生疮，筋脉拘挛，中风口眼㖞斜，半身不遂，破伤风，麻风疥癣，瘰疬恶疮[91]，高热，角弓反张[95,96]，风湿疼痛，风湿性关节炎，大腿疼痛[96]。【土家药】（wo¹lie⁴peng⁴xin⁴gai¹，窝列碰信介），乌风蛇，乌蛇：全体治手脚抽筋，风气病，偏瘫症[128]。【彝药】申纳[9]，布什乌都[32]：全体治风湿痹痛，肌肤不

仁，麻风，疥癣，风疹，骨结核，关节结核，破伤风，小儿痹证⟨109⟩；骨骼治风湿骨痛，关节肿胀，肉食积滞，脾不和，骨疮痈疡，皮疹瘙痒⟨109⟩，风疹，水痘⟨107⟩[32]；蛇蜕治风湿麻木，耳疮流脓，风毒肿溃⟨107⟩；肉或全体治麻风，湿疹，口疮，麻疹，小儿瘫痪以及风湿性关节炎⟨107⟩。【藏药】 སྦྲུལ་ སྐེ་ ⟨加追⟩⟨21⟩：胆治眼睛红肿，流泪，白内障引起的视力模糊⟨21,27⟩。【壮药】乌鞘蛇，乌蛇，乌风蛇：全体治风湿痹痛，筋脉拘挛，肢体瘫痪，癫痫，破伤风，风疹，疥癣⟨118⟩。

Zea mays L. 玉蜀黍（禾本科）。【白药】采烟薯屋：花柱治高血压，水肿，盗汗⟨14⟩。【布依药】母毫太：花柱治高血压⟨159⟩。【傣药】尖号聋（西傣）⟨9,14,71⟩，考聋（西傣）⟨13⟩：花柱治腮腺炎，妇女血崩，肝炎，喉痛⟨9,13,14,71⟩；果序穗轴治咽喉肿痛，口舌生疮，眼目红肿，发热⟨62-64⟩。【德昂药】蕊毫发：花柱治急慢性肾炎，水肿，急慢性肝炎，高血压，糖尿病，慢性鼻窦炎，尿路结石，胆道结石，习惯性流产，尿血⟨160⟩。【侗药】包谷须：花柱治肾性水肿，小便不利，湿热黄疸⟨136⟩。【仡佬药】玉米须，的朵梦：花柱治鼻出血[486]。【哈萨克药】جۇۋگەرى شاشلەى：花柱治高血压，眩晕，心悸，肾炎浮肿，小便不利⟨142⟩。【毛南药】nui³³ wei³³ die⁴²（累温碟）：花柱治糖尿病⟨155⟩。【蒙药】玉米须：花柱治肾炎水肿，小便不利，黄疸型肝炎，胆囊炎，糖尿病，高血压；根、叶治热淋，砂淋，石淋，小便涩痛⟨51⟩。【苗药】Ghaob nis beud reud（阿女包儿，贵州松桃）⟨91,94⟩，Guab dlinb gangd xal（干拎敢下）⟨95⟩，虑恩及得⟨15⟩：花柱治水肿，小便淋漓，黄疸⟨91,94⟩，胆囊炎，胆结石，高血压，糖尿病，乳汁不通⟨91⟩，高血压引起的头晕[486]，鼻出血⟨162⟩，头晕⟨95⟩；种子捣碎冲开水服治木薯中毒或食物中毒昏迷⟨15⟩；全草治黄疸型肝炎，尿路感染，发热⟨15⟩。【水药】反熬妹⟨158⟩，反欧表⟨10⟩，包谷须⟨157⟩：花柱治水臌病（肝硬化腹水）⟨10,157,158⟩[486]。【土家药】包谷心⟨123⟩，包谷须⟨125⟩，包谷米⟨129⟩：果穗轴治小便不利，水肿，脚气，泄泻⟨123⟩；花柱治黄肿病，浮肿，淋病⟨125⟩，水肿，肾结石，高血压⟨129⟩。【佤药】西网，包谷：叶、根、花柱治淋沥砂石，痛不可忍，砂淋，吐血，水肿，肾炎，水肿，痢疾，高血压⟨168⟩。【瑶药】候沾（都安）：根治砂淋，吐血⟨133⟩。【彝药】红

包谷子：全株治风湿骨痛，关节肿胀，肉食积滞，脾胃不和，骨疮痈疡，皮疹瘙痒⟨109⟩。【藏药】麻美洛朵给梅朵：花柱治水肿，尿路结石⟨24⟩。

Zebrina pendula Schnizl. [*Tradescantia zebrina* **Bosse**] 水竹草（鸭跖草科）。【黎药】意阿攀，金发草，假石蚕：全草水煎服或配冰糖水煮服，治气管炎哮喘，气管炎咳嗽，结核咯血，吐血，尿黄，感冒发热，急慢性肾炎⟨153⟩。【台少药】Raorii（Paiwan 族傀偏），红苞鸭跖草：叶烤热后贴于患部治肿疡⟨169⟩。

Zehneria indica (Lour.) Keraudren [*M. japonica* (Thunb.) **Maxim.**] 马㼬儿（葫芦科）。【基诺药】拔蕨拔腰⟨163⟩：全株治皮肤瘙痒，瘰疬，烧、烫伤⟨13⟩，膀胱炎，外敷治跌打损伤⟨163⟩。【毛南药】lak⁸ kua³ no¹（勒瓜诺）：根治痈疖肿毒，皮肤湿疹，扁桃体炎，咽喉肿毒，腮腺炎，尿路感染，结石，急性结膜炎，小儿疳积⟨156⟩。【瑶药】路瓜瓢，宣蜣瓜：茎、叶或全草治肠炎腹泻，疮疖，蛇头疮⟨15⟩。【彝药】根治咽喉肿痛，口蛾舌疡，风火牙痛，乳痈疔疮，寒湿痹痛，骨蒸头痛，瘀血肿痛，头癞股癣⟨109⟩。

Zehneria maysorensis (Wight et Arn.) Arn. [*Melothria maysorensis* (Wight et Arn.) **Chang**] 钮子瓜（葫芦科）。【苗药】争文无：根治头痛⟨15⟩；全株治痈疮肿毒⟨13⟩。【瑶药】葡萄瓜：根或全草治疳积，小儿高烧抽筋，无名肿毒⟨133⟩。

Zehneria mucronata (Blume) Miq. 台湾马㼬儿（葫芦科）。【台少药】Intazi（Paiwan，族恒春上）：叶煮后贴于患部治外伤⟨169⟩。

Zelkova schneideriana Hand. – Mazz. 大叶榉树（榆科）。【布依药】槐凹近：树皮水煎洗眼，治眼充血⟨159⟩。【侗药】娘皮，附段：全草治小儿遗尿症⟨10⟩。【佤药】温理：树皮、叶治妇女血带下，胃肠道出血症，痢疾⟨14⟩；树皮治感冒，头痛，肠胃实热，痢疾，妊娠腹痛，全身水肿，汪儿血痢，急性结膜炎⟨13⟩。

Zephyranthes grandiflora Lindl. 韭莲（石蒜科）。【土家药】兰草花：全草治跌打损伤，痈疽肿毒，毒蛇咬伤，呕血，血崩⟨124⟩。

Zincum 锌（金属元素）。【藏药】第擦⟨24⟩，滴檫嘎不⟨34⟩，ཏུ་ཚ་དཀར་པོ་（多察嘎巴）⟨25⟩：金属锌用于明目退翳⟨24,34⟩[11]，眼病，特别利翳障⟨23⟩，治水

银中毒；烟熏治眼病特别对云翳[34]；治疮疡，各种眼疾[27]；治翳障[25]，湿疹，皮炎或慢性皮肤溃疡[31]。

Zingiber corallinum Hance 珊瑚姜（姜科）。
【傣药】补累：根茎治食积胀满，脘腹疼痛，恶心呕吐，肝脾肿大[63][565]，热风湿痛[565]，胃脘、胁肋胀痛，食积不化，呕吐腹泻，胆汁病（黄疸病，白疸病，黑疸病），肾虚腰腿痛，风湿痹痛，跌打损伤，疔疮痈疖，毒虫咬伤[60]，肢体关节红肿热痛[63]。【苗药】Jab bangx hnaib diel（加榜海丢，贵州黔东南）：根茎治感冒咳嗽，腹痛，腹泻，皮肤顽癣，脂溢性皮炎，传染性肝炎，风湿骨痛，骨折[91]。【仫佬药】狠筒，兴防：根茎治胃炎；根茎捣烂炒热搽全身治小儿抽筋[15]。

Zingiber mioga（Thunb.）Rosc. 蘘荷（姜科）。
【朝药】양하（yǎng hà，央哈）：根治中蛊毒，疟[86]。【土家药】羊藿，羊合七：根茎治咳嗽，气喘，呕吐，腹疼痛，白带，月经不调，疟疾[123]。【瑶药】野姜：根茎治胃脘胀痛，跌打损伤，咳嗽[133]。【彝药】阳荷，野姜：带根全草治咳喘，跌打损伤，心口痛（胃脘痛）[10,105]。

Zingiber montanum（J. Koenig）Link ex A. Dietr. [*Z. cassumuner* Roxb.] 野姜（姜科）。
【傣药】补累[9,71]，野姜[215]：根茎治食积胀满，肝脾肿大[9,64,71][215]，食滞发呕[9,71]，脘腹疼痛，恶心呕吐，关节红肿热痛[62,64][215]，腹胀腹痛，头晕，心慌，耳鸣，烦躁不睡，口鼻出血，尿血，月经不调，产后瘀血不止，胎衣不下[9]。

Zingiber officinale Rosc. 姜（姜科）《药典》。
【阿昌药】腔：鲜根茎治痰饮咳嗽[18]。【布依药】应：根茎放在热灰中烤热切开擦患处，治冻疮[159][223]。【朝药】생강（sēng gàng，赛鞧刚），건강（gēn gāng，戈嗯刚）[83]：鲜根茎治风寒感冒，胃寒，呕吐[84]；小便不利，湿病，水积，气滞，气痛，气痰，胸痛，腹痛[83]，阳虚厥逆，里寒证[84]，温肉理[10]。【傣药】肯梗（西傣），辛[14,63,64,66]，喝逮坑[65]：根茎治胸腹胀痛，全身关节痛，跌打损伤[13,14,63,64,66]，发冷发热，胸闷[13,14,66]，痛经[63,64]，吐血[69]，感冒发热，畏寒，咳嗽[9]，腹痛，咽干，口苦，咳嗽；根茎外用治关节疼痛，牙痛[167]；根治便秘，尿黄，尿道炎，尿痛，咳嗽气管炎，水肿[65]，根茎和叶用于发冷发热，胸腹胀痛，冷痛，痛心，关节痛，呕

吐，跌打损伤[283]。【侗药】应[15]，干生姜，白姜[15,136]：根茎治脘腹冷痛，肢冷脉微，恶心呕吐，风寒感冒，咳嗽，胃寒痛，月经不调；经酒制后的根茎水煎服治产后流血不止[15]。【东乡药】生姜：鲜根茎治气管炎[10]。【仡佬药】ke[35]（揩），sʏ[55]kɛ[55]（色改），kə[31]（盖儿）：根茎治风寒轻型感冒[162][223]。【哈尼药】嵯子[144]，Caqciivq（查直），脚掌根[143]：根茎治风寒感冒，胃寒呕吐[144]，扭伤瘀血，风寒感冒，呕吐，头痛身重[143]。【基诺药】超柯：根茎治感冒，胃寒，呕吐，头痛，腹痛[10,163]。【傈僳药】雀痞：根茎治风寒感冒，胃寒呕吐，痰饮，喘咳，解半夏、天南星和鱼蟹毒[166]。【黎药】杆蛋，干姜[153]，生姜[212]：叶煮水洗澡，治皮肤过敏；根茎治消化不良，腹痛感冒[153]；根茎汁加茶油或花生油调匀搽患处治烧伤，烫伤[212]。【蒙药】ᠪᠣᠷᠭᠠ（Bor Ga；宝日-嘎)[47,52]，札嘎[56]：根茎治风寒感冒，胃寒呕吐[47]，未消化病，胃寒性痞，"巴达干赫依""巴木"病[56]；老根茎治胃腹冷痛，虚寒吐泻，手足厥冷，痰饮喘咳[47]；炮姜治虚寒性吐血，便血，功能性子宫出血，痛经，慢性消化不良；姜皮治水肿[47]；干姜治不消化症，清浊不分，胃火不足，"巴达干赫依"，肺脓疡，阳痿[52]。【苗药】Shand（山，贵州松桃），Kid（凯，贵州黔东南）：根茎治恶心呕吐[91,92,95][223]，风寒感冒，恶寒发热，头痛鼻塞，痰饮喘咳，胀满，泄泻[91]，作寒作凉[92,95][223]，伤风感冒[95][223]，上腹疼痛[92]。【纳西药】姜：鲜根茎治风寒感冒，呕吐腹泻，四肢厥冷，脾胃虚寒腹泻，十二指肠球部溃疡（虚寒型），功能性子宫出血，水肿，秃头，冷厥，口舌，手脱皮[164]。【怒药】巧，生姜：根茎治感冒[165]。【畲药】姜姆，生姜，干姜：根茎治风寒感冒，胃寒呕吐，胃痛，蛔虫性肠梗阻，痰饮咳嗽，水肿[147]，蛀牙痛；叶煎水沐浴治风寒感冒[148]。【水药】信：根茎捣敷脸部痛处治牙龈肿痛[158][223]，外感[10]。【土家药】ko[3]so[1]（可苏），生姜：根茎治风寒感冒，胃寒呕吐，寒痰咳嗽[123]，脑壳痛，痧症，风寒骨痛，肚肠气痛，癫子[125]，寒伤风症，伤风头痛，腹泻，骨刺颈痛[128]。【佤药】西井：根茎治风寒感冒，心腹冷痛，呕吐，痰饮，腹部胀痛[168]；效用同傣药[14]。【维药】جەنجۋىل（Zenjiwil，赞吉维力)[75]，占吉维力[79]：

根茎治湿寒胃虚，胃纳不佳，大便稀薄，风寒感冒，腰冷阳痿，白带增多[75]，寒症引起的寒病，吐泻，痢疾[79]。【瑶药】姜松，松（金秀）：根茎水煎冲红糖服治风寒感冒，咳嗽，胃寒痛，月经不调；根茎经酒制后水煎治产后流血不止[15]。【彝药】查皮[13]，拢底土，姜棵脚土[109]：根茎治月经不调（逾期）[13]，冷寒腹痛，风寒外感，杨梅疮，咳喘，南星、半夏中毒[10,105]，风湿痛，腰腿痛，胃、十二指肠溃疡，疟疾，急性菌痢，蛔虫性肠梗阻，急性阑尾炎，白癜风，鹅掌风，甲癣，半夏、乌头、闹羊花、木薯、百部等中毒[105]，腹泻，老人咳，风寒外感，久咳不止[10]，痰饮咳嗽[109]。【藏药】ཟི(嘎加)[21,24]，曼嘎[23]，枷嘎[40]：根茎治"培根"病，"隆"病[20,21,23,40]，中寒腹痛，吐泻，肢冷脉微，寒饮喘咳，风寒湿痹[20]，胃寒，食欲不振，肺病，呕吐[24,40]，"隆"病，未消化所致呕吐及腹泻[27]，风寒感冒，寒痰咳嗽，血液凝滞，胃寒[21]。【壮药】棵横：效用同瑶药[15]。【台少药】Koritupu（Tayal 族南澳、溪头、前山 Marikowan、北势、上坪山、大崶崁前山），Koretupu（Tayal 族汶水、北势、上坪后山），Koriyohu（Tayal 族汶水、北势、上坪后山）：根茎治头痛，齿痛，腹痛，感冒，疟疾，肿疡，外伤，毒蛇咬伤，生产，产妇体衰[169]。

Zingiber purpureum Rosc. 紫色姜（姜科）。【傣药】补累（西傣）[60]，紫色姜[564]：根茎治胃脘、胁肋胀痛，食积不化，呕吐腹泻，胆汁病（黄疸病，白疸病，黑疸病），肾虚腰腿痛，风湿痹痛，跌打损伤，疔疮痈疖，毒虫咬伤[60]，外感风寒，食滞胀满，发呕，肝脾肿大[61]，食积胀满，肝脾肿大[63][564]，脘腹疼痛，恶心呕吐[63][565,1066]，肢体关节红肿热痛[63]，食滞发呕，热风湿痛[565,1066]。

Zingiber roseum (Roxb.) Rosc. 红冠姜（姜科）。【阿昌药】晕头药：根茎治头昏，神经衰弱[14]。【傣药】根茎治流行性感冒，中暑，全身酸痛，消化不良，腹痛，呃逆[14]。

Zingiber striolatum Diels 阳荷（姜科）。【傣药】阳荷[233]，哆倒（西傣）[13]：根茎治风湿病，跌打损伤[233]，月经不调[13]。【彝药】查皮和[13]，多倒[65]：根茎治风湿病，跌打损伤[65]，月经不调[13]。

Zingiber zerumbet(L.)Smith 红球姜（姜科）。【傣药】明刹浪[18]，万呋（西傣）[13]，万胡埃[9]：根茎治腹泻[18]，脘腹胀满，消化不良，跌打肿痛[13]，气滞腹胀，腹痛，腹泻，疮疡未溃[9]。【哈尼药】北了焉内：根茎治腹痛，腹泻[144]。【仫佬药】柄敦榄：根茎捣烂水煎服治黄疸型肝炎；水煎冲蜜糖服治心气痛；研粉冲开水服治肺结核；冲酒服 1 天可预防跌打内伤瘀血结块[15]。【彝药】粗怕撒：效用同仫佬药[15]。【壮药】牛姜（百色）：效用同仫佬药[15]。

Zinnia elegans Jacq. 百日菊（菊科）。【彝药】罗波施巴[14]，落波师粑[13]：全草治上感发热，口腔炎，风火牙痛[13,14]，痢疾，淋症，乳痈[13]。

Zinnwalditum 铁锂云母［硅酸盐矿物，主含 KLiFeAl(AlSi$_3$O$_{10}$)(F，OH)$_2$］。【藏药】浪采嘎保[23]，黄云母[21]：治疮疖，脑病[23]，外科疮疡，头脑疾病[34]，疮伤，中毒症[21]。

Zizania latifolia(Griseb.)Turcz. ex Stapf［*Z. caduciflora*(Turcz.) Hand. – Mazz.；*Z. latifolia*(Griseb)Stapf］菰（禾本科）。【蒙药】根治消渴病，胸中烦热，小便不利，烫、火伤；茭白治热病烦渴，消渴病，黄疸，目赤，痢疾，二便不利；果实治热病心烦，口渴，心脏病，大便不通，小便不利[51]。【藏药】基茎：根茎治"培根"病，"隆"与"培根"合并症，胃寒，食欲不振，肺病，呕吐[24]。

Ziziphora bungeana Juz. 新塔花（唇形科）。【哈萨克药】滔加布孜：地上部分治心功能异常，失眠不安，感冒[6]。【维药】سۈزه(Suze，苏则)[75]，唇香草，小叶薄荷[714]：全草治感冒发热，目赤肿痛，头痛，咽痛，心悸，失眠，水肿，疮疡肿毒，软骨病，阳痿，腻食不化[75]；地上部分治气短多汗，气管炎，水肿[6][714]，虚劳咳嗽，痈肿，肋下疼痛，慢性支气管炎[6]，水肿，缓解胸闷，头晕[191]，心脏病，咳嗽，肺脓肿[714]。

Ziziphora clinopodioides Lam. 芳香新塔花（唇形科）。【哈萨克药】تاۋ جالبىزى：花、全草治感冒发烧，心悸失眠，高血压，急性结膜炎，痔疮[140]。【维药】苏则，唇香草，山薄荷[566]：地上部分治胸痛，胸闷，心悸，气短，水肿[76]，冠心病，心绞痛，气管炎，肺脓肿[1098]；带花序的茎枝治心脏病，气短多汗，水肿，咳嗽，气管炎，肺脓肿[191,566]；效用同新塔花 Z. bungeana⟨75⟩。

Ziziphora tenuior L. 小新塔花（唇形科）。【哈萨克药】تاؤ جالبىزى：花、全草治感冒发热，寒热往来，胸热胀痛，月经不调，子宫脱垂，脱肛⟨140⟩。

Ziziphus apetala Hook. f. 无瓣枣（鼠李科）。【傣药】嘿拢猫：果治湿疹，皮肤过敏，毛虫蜇伤⟨9,14,71⟩。

Ziziphus jujuba Mill. 大枣（鼠李科）《药典》。【朝药】大枣：果实用于补脾胃，和百药补血⟨10⟩。【侗药】美腊鲁，红枣：种子治中暑，消化不良，脾胃虚弱，失眠，神经衰弱⟨135,136⟩。【仡佬药】ts ' ɔe⁵³ tse³³ tao⁵⁵（盗在猜），mi¹³ tɕiɔ⁵⁵ nian³¹（米减年），ma⁵⁵ tə⁵⁵（马岛）：果实或根治小孩腹泻⟨162⟩。【毛南药】za：o⁴² zi：²⁴ 枣子：果实治小儿腹泻⟨155⟩。【蒙药】查巴嘎：果实治失眠⟨47,51⟩，脾虚食少，泄泻，心悸，盗汗，体倦乏力，血小板减少性紫癜⟨47⟩，营养不良，体虚⟨51⟩。【苗药】Bid ndeb（比代，贵州松桃），Zend git gheib（真给该，贵州黔东南），Zend wais ninx（正万宁）：果实治脾胃虚弱，气血不足，食少便溏⟨91,94⟩，倦怠乏力，心悸失眠，妇人脏躁，营卫不和⟨91⟩；果实或根治脾胃虚弱，血虚⟨95⟩。【土家药】树皮治痢疾，肠炎，目昏不明，烧、烫伤，外伤出血⟨123⟩。【维药】چىلان（Chilan，其郎）⟨75⟩：果实治血热腐败，浓液成块，发热发烧，肺炎，胸膜炎，乃孜乐性感冒，咳嗽顽疾，体虚失眠，皮疹瘙痒⟨75⟩。【藏药】ཆུ་བ་ཡ།（奇比卡）⟨21,24⟩：果实治"培根木布"，诸胃病，"龙"病及腰肾疼痛⟨21⟩；果实煎膏治体虚⟨24⟩。

Ziziphus jujubea var. inermis (Bunge) Rehd. 无刺枣（鼠李科）。【阿昌】大枣：果实治心悸失眠，盗汗，血小板减少性紫癜⟨18⟩。【朝药】枣：叶治小儿时气发热，疮疖，降压补肝肾⟨9,89⟩。【鄂温克药】枣：果实补血⟨235⟩。【蒙药】查巴嘎⟨47⟩，察巴嘎⟨51⟩：果实治脾虚食少，泄泻，心悸，失眠，盗汗，体倦乏力，血小板减少性紫癜⟨47⟩，营养不良，体虚，失眠⟨51⟩。【苗药】Bid ndeb（比代），Zend git gheib（真给基），**Zend waisninx**（整万宁）：果实或根治脾胃虚弱，血虚⟨95⟩。【藏药】齐比喀：果实煎膏治体虚⟨22,24⟩。

Ziziphus jujubea var. spinosa (Bunge) Hu ex

H. F. Chow ［Z. sativa Gaertn. ］ 酸枣（鼠李科）《药典》。【阿昌】酸枣仁，山枣仁：种子治神经衰弱，失眠多梦，心悸，盗汗⟨18⟩。【满药】朱浑瘦勒：根治神经官能症，失眠症⟨39⟩。【蒙药】哲日利格，查布干－楚莫⟨47⟩，哲日力格－察巴嘎⟨51⟩：种子治神经衰弱，失眠，多梦，心悸⟨47,51⟩，盗汗⟨47⟩，健忘，虚汗，心烦，易惊⟨51⟩。【土家药】种子治虚烦不眠，惊悸怔忡，津少口干，体虚多汗⟨124⟩。【瑶药】枣：树皮、根治风湿筋骨痛，痛经，痈肿疔毒⟨133⟩。【藏药】加惹⟨24⟩，大枣⟨27,34⟩：种仁治不育症⟨24⟩；果肉用于制水丸的黏合剂、矫味剂⟨27,34⟩。

Ziziphus mauritiana Lam. 滇刺枣（鼠李科）。【阿昌药】Luokeshi（罗克实）：树皮治香港脚癣，烫伤⟨8,18⟩。【傣药】ᨾᩮᩢ᩠ᨶᨠ᩠ᨠᩨ（madian，吗点），ᨾᩮᩢᨶ（madian，麻点），ᨾᩮᩢ᩠ᨶᨾᩣᩴ（mian-mamam，绵嘛瞒）：树皮治疮癣⟨8⟩，烧、烫伤⟨8,9,13,14,67,68,74⟩，肠炎，痢疾⟨8,9,13,14,74⟩，香港脚癣，粪毒痒，烂疮⟨13,14⟩，树皮、叶治水火烫伤，牙痛⟨62-64⟩，乳房肿痛，各种疔疮肿痛，皮肤瘰疬，各种瘙痒症，性病，皮炎，肠炎，痢疾，腹部刺痛，绞痛⟨63,64⟩，乳痈，疔疮痈疖脓肿，黄水疮，皮肤红疹瘙痒，外阴瘙痒，腹泻，赤白下痢，腹扭痛，刺痛⟨62⟩；种子治腹痛⟨69⟩。【德昂药】麻活：根皮、种子治高热惊厥，肠炎，痢疾⟨160,13⟩，香港脚癣，粪痒，烂疮，烫烧伤⟨160⟩；鲜叶、树皮治肠炎，痢疾，高热惊厥⟨8⟩。【哈尼药】Maqtaivl（Madian，麻滇）：树皮治香港脚癣，烂疮，烧、烫伤⟨8,144⟩。【傈僳药】曲士神：树皮、种子治烧、烫伤⟨8,166⟩。

Ziziphus montana W. W. Smith 山枣（鼠李科）。【藏药】种子治不孕症⟨13,34⟩；果实煎膏治体虚⟨24⟩。

Ziziphus oenopolia (L.) Mill. 小果枣（鼠李科）。【傣药】埋马（西傣）：树皮用于止痛消炎⟨65⟩。

Ziziphus rugosa Lam. 皱枣（鼠李科）。【傣药】埋马（西傣）：根及茎治风湿痹痛，颈项强痛，腰膝疼痛，肾石病，月经不调，痛经，闭经，恶露不尽，跌打损伤，骨折⟨60⟩。

Ziziyphus fungii Merr. 褐果枣（鼠李科）。【傣药】嘿烈苗：果实治疔疮脓肿，湿疹瘙痒，溃烂，带状疱疹，毒虫咬伤⟨62-64⟩。

Z

Zornia gibbosa Spanog. [*Z. diphylla*（L.）Pers.] 丁癸草（豆科）。【土家药】zir zi lou（席字卵）：全草治伤风，伤寒[10,126]。【瑶药】人字草：全草治吹风蛇，青竹蛇咬伤[15]。【壮药】gorumbu-deih（人字草）：全草治肠炎，痢疾，高热抽筋，乳痈，疳积[121]。

Zostera marina L. 大叶藻（眼子菜科）。【维药】خه يدەي（Haidai，海带）：全草治出血，红色风疹块，热性炎肿，脾脏肿大，伤寒发热，小关节疼痛，小儿肾病，筋肌硬僵，腺体肿大，大脖子病（类似地方性甲状腺肿大），胆液质性腹泻[75]。

Zygophyllum macropterum C. A. Mey. 大翅驼蹄瓣（蒺藜科）。【哈萨克药】全草用于驱风解毒，杀虫止痒，行气散漫，祛热抗炎，降低血糖，降血压，止腹泻，抗菌[141]。

附　录

附录一、少数民族人口、分布及使用本民族传统药物的品种数量（限本辞典收录）

民族名	汉语拼音	主要分布地区	人口数（人）	本民族使用药物的品种数量
阿昌族	achangzu	云南	39555	389
白族	baizu	云南、贵州、湖南、四川、重庆等	1933510	393
保安族	baoanzu	甘肃、青海、新疆等	20074	——
布朗族	bulangzu	云南	119639	77
布依族	buyizu	贵州、云南、四川等	2870034	308
朝鲜族	chaoxianzu	吉林、黑龙江、辽宁	1830929	697
达斡尔族	dawoerzu	内蒙古、黑龙江、新疆等	131992	27
傣族	daizu	云南	1261311	1236
德昂族	deangzu	云南	20556	456
东乡族	dongxiangzu	甘肃、新疆等	621500	52
侗族	dongzu	贵州、湖南、广西、湖北等	2879974	836
独龙族	dulongzu	云南、西藏	6930	26
鄂伦春族	elunchunzu	内蒙古、黑龙江	8659	153
俄罗斯族	eluosizu	新疆、内蒙古、黑龙江、北京等	15393	11
鄂温克族	ewenkezu	内蒙古、黑龙江等	30875	72
高山族	gaoshanzu	福建等	4009	8
仡佬族	gelaozu	贵州	550746	210
哈尼族	hanizu	云南	1660932	773
哈萨克族	hasakezu	新疆、甘肃等	1462588	408
赫哲族	hezhezu	黑龙江	5354	6
回族	huizu	宁夏、北京、河北、内蒙古、辽宁、安徽、山东、河南、云南、甘肃、新疆等	10586087	28
景颇族	jingpozu	云南	147828	453
京族	jingzu	广西	28199	26
基诺族	jinuozu	云南	23143	353
柯尔克孜族	keerkezizu	新疆、黑龙江	186708	——
拉祜族	lahuzu	云南	485966	407
傈僳族	lisuzu	云南	702839	778
黎族	lizu	海南	1463064	295

续表

民族名	汉语拼音	主要分布地区	人口数（人）	本民族使用药物的品种数量
珞巴族	luobazu	西藏	3682	3
满族	manzu	辽宁、河北、黑龙江、吉林、内蒙古、北京等	10387958	33
毛南族	maonanzu	广西、贵州	101192	394
门巴族	menbazu	西藏	10561	3
蒙古族	mengguzu	内蒙古、新疆、辽宁、吉林、黑龙江、甘肃、青海、河北等	5981840	1233
苗族	miaozu	贵州、湖南、云南、重庆、广西、湖北、四川、广东、海南等	9426007	1123
仫佬族	mulaozu	广西、贵州等	216257	198
纳西族	naxizu	云南、四川	326295	605
怒族	nuzu	云南	37523	202
普米族	pumizu	云南、四川	42861	61
羌族	qiangzu	四川	309576	320
撒拉族	salazu	青海、甘肃、新疆等	130607	——
畲族	shezu	福建、浙江等	708651	555
水族	shuizu	贵州、广西、云南等	411847	251
塔吉克族	tajikezu	新疆	51069	1
塔塔尔族	tataerzu	新疆	3556	4
土家族	tujiazu	湖南、湖北、重庆、贵州等	8353912	1453
土族	tuzu	青海	289565	39
佤族	wazu	云南	429709	507
维吾尔族	weiwuerzu	新疆、湖南、河南等	10069346	653
乌孜别克族	wuzibiekezu	新疆	10569	1
锡伯族	xibozu	辽宁、新疆、黑龙江、吉林、内蒙古等	190481	2
瑶族	yaozu	广西、湖南、广东、云南、贵州、江西等	2796003	1230
彝族	yizu	云南、四川、贵州、广西等	8714393	1270
裕固族	yuguzu	甘肃	14378	52
藏族	zangzu	西藏、青海、甘肃、四川、云南等	6282187	3103
壮族	zhuangzu	广西、广东、云南、贵州等	16926381	902
其他未识别民族	——		640101	——
外国人加入中国籍	——		1448	——

续表

民族名	汉语拼音	主要分布地区	人口数（人）	本民族使用药物的品种数量
台湾少数民族	——	台湾	452579	271
少数民族人口合计 （占全国人口的比重为 8.35%）			111324800	——

注：1. 以上人口数值来源于中华人民共和国民族事务委员会编写的《2012 中国民族统计手册》，各民族的主要分布地区数据来源于中华人民共和国民族事务委员会网站(http://www.seac.gov.cn/)。

2. 少数民族人口均为 2010 年中国大陆人口普查数，不包括现役军人。"少数民族人口合计"数中不包括"其他未识别民族"人口、"外国人加入中国籍"人口和"台湾少数民族"人口数。

3. 台湾少数民族的人口数为 2004 年台湾行政主管部门统计的数据。

附录二、《中国药典》(2010 年版)收载的民族习用药材及验方品种

《中国药典》自 1977 年版(第三版)起就收载有少数民族习用药材及验方品种，经过连续七版的增删、修订，到现在执行的 2010 年版(第九版)收载的品种为：

(一)习用药材类(共 16 种)

1. 藏族

小叶莲　毛诃子　余甘子　独一味
洪　连　藏菖蒲　翼首草　沙　棘

2. 蒙古族

广　枣　冬葵果　草乌叶　沙　棘
(同藏族)

3. 维吾尔族

天山雪莲　菊苣　黑种草子

4. 傣族

亚乎奴(锡生藤)

5. 未指明具体民族的民族习用药材

梽藤子

(二)验方类(共 29 种)

1. 藏族

二十五味松石丸　二十五味珊瑚丸
十一味能消丸　十二味翼首散
十三味榜嘎散　十五味沉香丸
七十味珍珠丸　七味铁屑丸
八味沉香散　九味石灰华散
五味麝香丸　仁青芒觉
仁青常觉　六味安消散
洁白丸　催汤丸

2. 蒙古族

七味广枣丸　七味葡萄散
八味清心沉香散　八味檀香散
十六味冬青丸　三子散
三味蒺藜散　五味沙棘散
五味清浊散　六味木香散
六味安消散(同藏族)　四味土木香散

3. 景颇族

胡蜂酒

4. 傣族

雅叫哈顿散

附录三、本辞典收载我国少数民族所用矿物药概况

本辞典收录我国少数民族使用的矿物药(含个别加工品及烟油、水等)共 163 种。与《中华人民共和国药典》(2010 年版，第一部)正文收载品种相同者有 22 种(除未收 3 个加工品外，即为药典全部的相关品种)，附录收载的有 13 种。另外还与汉族主要文献收载的品种进行了对比，其中约占 24%的品种还有待深入产地调查和实物样品分析核定。

药物名称 (英、拉或 汉译名)	基原 (原矿物)	药材来源 (天然、精选或加工获得)	使用的少数民族	汉族相关药用品种		备注
				中国药典 (2010 年版) 药材名	主要文 献收载	
Acetum	醋		朝鲜族			A
Achates	玛瑙	三方晶系硅酸盐类矿石	蒙古、维吾尔、藏族		1、2、3	A
Achyditum	白长石		藏族			B
Actinolitum	阳起石	硅酸盐类矿物阳起石	蒙古、藏族	阳起石 (附录)	1、2	A
Alcohol	酒		朝鲜、傣族			A
Alumen	白矾	硫酸盐类矿物	朝鲜、傣、鄂温克、侗、 蒙古、维吾尔、彝、 藏族	白矾	1、2、3	A
Amber	琥珀	古代松科松属植物的树 脂化石	傣、满、蒙古、维吾尔、 藏族		1、2、3	A
Antimony Nigrum	锑	锑矿石加工制成	维吾尔族			A
Aquamari- num	海 蓝 宝石	六方晶系结构的铍铝硅 酸盐矿物	藏族			C
Aqurama- rine	海 蓝 宝石	透明的绿柱石晶体,主 含 SiO_2	藏族			C
Aragonite	文石	碳酸盐斜方晶系矿物	藏族			A
Argentum	银	金属元素	蒙古、维吾尔、藏族		1、2、3	A
Arsenicum	砒石	氧化物类矿物砷华	维吾尔、藏族		1、2、3	A
Arsenopyri- tum	礜石	复硫化物类矿物毒砂	藏族		1、2、3	A
Asbestos	石棉	蛇纹石类,硅酸盐类 矿物	藏族			C
Asbestos	石棉	角闪石类,硅酸盐类 矿物	藏族			C
Atacamitum	氯铜矿	卤化物类氯铜矿族矿物 氯铜	藏族			A
Atramen- tum aromat- icum	香墨	松烟、胶汁、冰片与香 料等加工制成的墨	蒙古族	香墨 (附录)		B
Aurichal- cum	黄铜		藏族			A
Aurum	金	金属元素	蒙 古、维 吾 尔、彝、 藏族		1、2、3	A
Azurite	蓝铜矿	碳酸盐类矿物蓝铜矿	藏族			A
Baihuahui	百花灰		朝鲜族			B
Barite	重晶石		藏族			C
Beryllus ro- seus	玫 瑰 绿 宝石	硅酸盐类矿物绿柱石的 一种	藏族			A
Biotite	黑云母	硅酸盐矿石云母族矿物	藏族			A

续表

药物名称（英、拉或汉译名）	基原（原矿物）	药材来源（天然、精选或加工获得）	使用的少数民族	汉族相关药用品种		备注
				中国药典（2010年版）药材名	主要文献收载	
Biotite pla-giogneiss	黑云母斜长片麻岩	斜长石、黑云母和石英的矿物组合	藏族			C
Bismuthi-nite	辉铋矿	正交（斜方）晶系的硫化物矿物	藏族			B
Blue clay	蓝色黏土		藏族			B
Borax	硼砂	硼酸盐类矿物	傣、蒙古、维吾尔、藏族	硼砂（附录）	1、3	A
Bronze	青铜	铜和锡的合金	藏族			A
Bryozoatum	海石花	胞科动物脊突苔虫或瘤苔虫的干燥骨骼	藏族			A
Calamina	炉甘石	碳酸盐类矿物方解石族菱锌矿	蒙古、维吾尔、彝、藏族	炉甘石	1、2、3	A
Calciosinti	石灰华	碳酸钙类矿物	蒙古、藏族	石灰华（附录）		A
Calcitum	方解石	碳酸盐类矿物方解石族方解石	蒙古、藏族	南寒水石（附录）	1、2、3	A
Calcium crude	矿泉舍利		藏族			A
Calcrete tu-bercular	钙质结核	碳酸盐类矿物	藏族			B
Calomelas	轻粉	氯化物类化合物	朝鲜、蒙古、维吾尔、彝、藏族	轻粉	1、2、3	A
Calx	石灰	碳酸盐类矿物	朝鲜、傣、侗、仡佬、维吾尔、藏族		1、2	A
Caomuhui	草木灰	柴草烧成的灰	彝族			A
Carbonium	京墨	主含碳	藏族			B
Cassiteri-tum	锡石	氧化物类矿物锡矿石	维吾尔、瑶、藏族		3	A
Cataclastic hematite	压碎状赤铁矿		藏族			A
Chalcanthi-tum	胆矾	硫酸盐类胆矾族矿物	傣、蒙古、维吾尔、藏族	胆矾（附录）	1、2、3	A
Chalcedony	玉髓	为隐晶或微晶质的二氧化硅，常见者为灰色、灰白色或黑色	藏族			C
Chalcedony	绿玉髓	为玉髓颜色偏绿色者	藏族			C
Chalcoci-tum	辉铜矿	含硫铜矿石，主含 Cu_2S	藏族			A
Chalcopyri-tum	黄铜矿	主含 $CuFeS_2$	藏族			B

续表

药物名称（英、拉或汉译名）	基原（原矿物）	药材来源（天然、精选或加工获得）	使用的少数民族	汉族相关药用品种		备注
				中国药典（2010 年版）药材名	主要文献收载	
Chalk	白垩	主含碳酸钙	朝鲜、藏族		1、2、3	A
Chloriti lapis	青礞石	变质岩类黑云母片岩或绿泥石化云母碳酸盐片岩	蒙古族、藏族	青礞石		A
Chryseberyl	猫眼石	宝石类，主含 $BeAl_2O_4$	藏族			A
Chysocolla	硅孔雀石		藏族			B
Cinnabaris	朱砂	硫化物类矿物辰砂族辰砂	侗、哈萨克、鄂温克、蒙古、苗、水、土家、维吾尔、彝、藏族	朱砂	1、2、3	A
Coal	煤		藏族		2	A
Collophane	胶磷矿		藏族			C
Copiapite	叶绿矾		藏族			B
Corundum	刚玉		藏族			B
Covellinum	铜蓝	含硫铜矿石，主含 CuS	藏族			A
Cranite	花岗岩		藏族			B
Crinis carbonisatus	血余炭	人发制成的炭化物	苗族	血余炭		A
Crystallum	水晶	非金属氧化物矿石	藏族			A
Cuprum	铜	金属元素	朝鲜、鄂温克、蒙古、彝、藏族			A
Cyrtiospirifer sinensis（Graban）	中华弓石燕	中华弓石燕及近缘动物的化石	蒙古、维吾尔、藏族		1、2、3	A
Dens draconis	龙齿	古代大型动物牙齿的化石	土家、藏族	龙齿（附录）	1、2、3	A
Diamond	金刚石	自然元素类宝石	蒙古、藏族			A
Dolocite	白云石	主含碳酸钙、碳酸镁	藏族			A
Emerald	祖母绿	硅酸盐类宝石绿柱石之一	藏族			A
Epsomite	泻利盐	主含硫酸镁	藏族			A
Evansite	核磷铝石		藏族			B
Ferralisols	铁铝土纲	湿暖铁铝土亚纲中的黄土壤亚类，漂洗黄壤亚类等亚类中的丹寨大黄泥等土中的泥土	侗族			A
Ferrum	铁	金属元素	朝鲜、拉祜、蒙古、维吾尔、藏族		2、3	A

| 药物名称
(英、拉或
汉译名) | 基原
(原矿物) | 药材来源
(天然、精选或加工获得) | 使用的少数民族 | 汉族相关药用品种 | | 备注 |
				中国药典 (2010年版) 药材名	主要文 献收载	
Fibroferri-tum	黄矾	硫酸盐类矿物黄矾	蒙古、藏族		1、2、3	A
Fluoritum	紫石英	氟化物类矿物萤石族萤石	藏族	紫石英	1、2、3	A
Fossilia Corrallium	珊瑚	珊瑚虫纲化石	维吾尔族			A
Fuligo Plantae	百草霜	锅底或烟囱内的黑灰	朝鲜、侗、蒙古、彝族			A
Galena	方铅矿	硫化物类方铅矿族矿物方铅矿	傣、维吾尔、藏族			A
Gangue	煤矸石		藏族			B
Glauco-phane	蓝闪石	硅酸盐类单斜晶系矿物	藏族			C
Goethitum	针铁矿	碱式氧化亚铁的矿石	藏族			A
Goslarite	皓矾	主含硫酸锌	藏族			A
Gypsum Fi-brosum	石膏	硫酸盐类矿物硬石膏族石膏	朝鲜、傣、蒙古、苗、羌、水、土家、佤、维吾尔、彝、藏族	石膏	1、2、3	A
Gypsum Rubrum	寒水石	硫酸盐类矿物红石膏	朝鲜、毛南、蒙古、彝、藏族	北寒水石（附录）	1、2、3	A
Haematitum	赭石	氧化物类刚玉族矿物赤铁矿	蒙古、维吾尔、藏族	赭石	1、2、3	A
Halite	光明盐	氯化物类石盐族矿物石盐的结晶	蒙古、维吾尔、藏族		1、3	A
Halite	大青盐	卤化物类石盐族矿物石盐的粗矿物结晶	蒙古、佤、维吾尔、藏族	大青盐	1、2	A
Halite	黑盐	石盐类矿物，主含氯化钠，少量硫化物，另含硼、钙、铁	维吾尔族			A
Halite Vio-laceous	紫硇砂	卤化物类石盐族矿物硇砂	蒙古、维吾尔、藏族		1、2	A
Halloysitum Rubrum	赤石脂	硅酸盐类矿物多水高岭石族多水高岭石	朝鲜、维吾尔、藏族	赤石脂	1、2、3	A
Halotrichite (Quartz)	铁明矾	石英成分较多者	藏族			C
Halotrichite (Pyrite)	铁明矾	黄铁矿成分较多者	藏族			C
Hsianghua-lite	香花石	含铍锂的硅酸盐矿石	藏族			A
Humus ni-trosus	火硝泥	含火硝的泥土	藏族			A

续表

药物名称 (英、拉或 汉译名)	基原 (原矿物)	药材来源 (天然、精选或加工获得)	使用的少数民族	汉族相关药用品种		备注
				中国药典 (2010年版) 药材名	主要文 献收载	
Hydragy- rum	汞	自然汞	蒙古、藏族			A
Hydro- cerussite	水白 铅矿	主含碱式碳酸铅	藏族			A
Hydromica	水云母	原生矿物云母初步风化 脱钾所成的云母状黏土 矿物的总称	藏族			A
Jadeite	翡翠	氧化物类宝石，属刚 玉类	藏族			A
Jarosite	黄钾铁矾	硫酸盐类矿物	藏族			A
Kaolinitum	白石脂	硅酸盐类矿物高岭土	蒙古、土家、维吾尔、 藏族		1、2、3	A
Lapis Sapo	岫玉	硅酸盐类蛇纹石族矿物 蛇纹石的隐晶质亚种	维吾尔族			A
Lateritum	红土	主含 $AL_2(Si_4O_{14})(OH)_8$	藏族			B
Lazurite	青金石	硅酸盐类矿物	蒙古、维吾尔、藏族			A
Lepidolitum	锂云母	含锂的硅酸盐矿物	藏族			A
Limonite	褐铁矿	主含碱式氧化铁及碱式 含水氧化铁	蒙古、藏族	禹余粮	1、2、3	A
Linshi	淋石		朝鲜族			C
Lithargyrum	密陀僧	硫化物类方铅矿族矿物 方铅矿加工后的制成品	蒙古、藏族		1、2、3	A
Magnetitum	磁石	氧化物类矿物尖晶石族 磁铁矿	朝鲜、蒙古、维吾尔、 藏族	磁石	1、2、3	A
Malachitum	孔雀石	铜化合物类	彝、藏族		1、2、3	A
Mayini	蚂蚁泥	蚁科蚂蚁 Polyrhachis sp. 蚁丘的泥土	侗族			A
Melanterite	绿矾	硫酸盐类矿物水绿矾	蒙古、维吾尔、藏族	皂矾 (绿矾)	1、2、3	A
Micae lapis aureus	金礞石	变质岩类蛭石片岩或水 黑云母片岩	傣族、藏族	金礞石	1、2、3	A
Minium	黄丹	主含 Pb_3O_4	朝鲜、蒙古、彝、藏族			A
Muscovitum	白云母	硅酸盐矿石云母族矿物	蒙古、藏族		1、2、3	A
Natrii Chlo- ridum	食盐	海水或盐井、盐池、盐 泉中的盐水经煎晒而成 的氯化钠结晶	朝鲜、傣、鄂温克、基 诺、维吾尔、彝、藏族		1、2、3	A
Natrii sul- fas	芒硝	硫酸盐类矿物芒硝族 芒硝	哈萨克、傣、满、蒙古、 土家、维吾尔、彝、藏族	芒硝	1、2、3	A
Natron	泡碱	主含含水碳酸钠	藏族			A
Nephritum	软玉	硅酸盐类矿物角闪石族 矿物透闪石的隐晶质亚种	维吾尔、藏族		1、2、3	A

续表

药物名称（英、拉或汉译名）	基原（原矿物）	药材来源（天然、精选或加工获得）	使用的少数民族	汉族相关药用品种		备注
				中国药典（2010 年版）药材名	主要文献收载	
Nitrokalite	硝石	硝酸盐类硝石族矿物硝石	傣、侗、蒙古、羌、维吾尔、藏族		1、2、3	A
Nodulated hematite	结核状赤铁矿		藏族			A
Oolitic hematite	铁质鱼卵石		藏族			B
Ophicalcitum	花蕊石	变质岩类岩石蛇纹石大理岩	藏族	花蕊石	1、2、3	A
Orpimentum	雌黄	硫化物类雌黄族矿物	藏族	雌黄（附录）	1、2、3	A
Os Draconis	龙骨	古代哺乳动物三趾马、犀类、鹿类、牛类等的骨骼化石	傣、蒙古、土家、彝、藏族	龙骨（附录）	1、2、3	A
Paya	阴阳石		侗族			A
Phlogopite	金云母	硅酸盐类矿物金云母	藏族			A
Pickeringite	镁明矾		藏族			B
Plumbum	铅	硫化物类方铅矿族方铅矿冶炼制成的金属铅	朝鲜、彝、藏族		1、2、3	
Pumex	浮石	火山喷出的岩浆凝固形成的多孔状石块	藏族		1、2、3	A
Pyritum	自然铜	硫化物类黄铁矿族黄铁矿	朝鲜、蒙古、羌、土家、维吾尔、藏族	自然铜	1、2、3	A
Pyrolusitum	无名异	氧化物类金红石族矿物软锰矿	土家、藏族		1、2、3	A
Quartz Album	白石英	氧化物类石英族矿物石英	朝鲜、藏族		1、2、3	A
Quartz、hematite、limonite、clay mineral aggregation	石英四矿集合物	石英（quartz）、赤铁矿（hematite）、褐铁矿（limonite）、黏土矿物（clay mineral）集合物	蒙古、藏族			C
Realgar	雄黄	硫化物类雄黄族雄黄	傣、侗、基诺、满、苗、蒙古、羌、水、土家、维吾尔、彝、藏族	雄黄	1、2、3	A
Reptiles	蛇菊石	古代小型爬行类动物化石	蒙古族			A
Riebeckitum	青石棉	硅酸盐矿物	藏族			A
Rose Quartz	芙蓉石		藏族			B
Rubra	红宝石	宝物类矿石宝石级刚玉	维吾尔、藏族			A

续表

药物名称（英、拉或汉译名）	基原（原矿物）	药材来源（天然、精选或加工获得）	使用的少数民族	汉族相关药用品种		备注
				中国药典(2010年版)药材名	主要文献收载	
Sal Ammoniacum	硇砂	卤化物类矿物硇砂	蒙古、维吾尔、藏族	硇砂（附录）	2、3	A
Sales alcalinorum	卤盐	为食盐滴下的苦水，收集滤过，蒸干而得的氯化镁	藏族			A
Salne Rock Artifactus	人造香盐	大青盐5g、硼砂3g、光明盐0.5g、白矾0.5g、火硝0.5g混匀，用少量酒搅拌，置温火熔化的制成品	蒙古族			B
Sapphirum	蓝宝石	宝石级刚玉	藏族			A
Sapphirum stellatum	星光蓝宝石	蓝宝石的一种	藏族			A
Satin spar	纤维石		藏族			B
Sinospirifer	海螺石		藏族			B
Sinter	泉华	由泉水自地下溢出地表，压力骤然降低，溶解于其中的大量二氧化碳，使碳酸盐呈过饱和而沉淀出来	藏族			A
Sphaleritum	闪锌矿	主含硫化锌	藏族			A
Stalactitum	钟乳石	碳酸盐类方解石族矿物	朝鲜、傣、侗、基诺、毛南、蒙古、藏族	钟乳石	1、2、3	A
Stannum	锡	有色金属元素	藏族			B
Suculus	颠洞土	硅酸盐类矿物	藏族			B
Sulfur	硫黄	自然元素类矿物自然硫	傣、侗、哈萨克、蒙古、羌、水、土家、佤、维吾尔、藏族	硫黄	1、2、3	A
Sylvite	钾盐	氯化钾类	藏族			A
Talcum	滑石	硅酸盐类矿物	朝鲜、仡佬、蒙古、土家、维吾尔、彝、藏族	滑石	1、2	A
Telphusa	石蟹	古代节肢动物化石	藏族		1、2、3	B
Terra Frava Usta	伏龙肝	经柴草熏烧的灶底中心的土块	朝鲜、羌、彝族	伏龙肝（附录）	1、2、3	A
Tincelconite	八面硼砂		藏族			B
Trona	碱花	咸水湖边一种主含碳酸钠的分支状结晶	蒙古、藏族	碱花（附录）		B
Tu Quois	松儿石		藏族			A
Turquoicum	绿松石	含铜、铝的硅酸盐类矿物	蒙古、藏族			A

续表

药物名称 （英、拉或 汉译名）	基原 （原矿物）	药材来源 （天然、精选或加工获得）	使用的少数民族	汉族相关药用品种		备注
				中国药典 （2010年版） 药材名	主要文献收载	
Vermiculi-tum	金精石	变质岩类蛭石	藏族		1、2、3	A
Wannianhui	万年灰	古建筑物的石灰性块状物	蒙古族			A
Water	水		朝鲜族			A
Yan You	烟油	烟枪内积存的黑色膏油	侗族			A
Yitang	饴糖		朝鲜族			A
Zincum	锌	金属元素	藏族			A
Zinnwaldi-tum	铁锂云母	硅酸盐矿物	藏族			A

注：1、表内文献号1、2、3，分别依次为《中国中药资源志要》、《中华本草》（一卷）、《矿物本草》。

2、备注项中确定品种的分类：A. 品种基本明确，占123种；B. 缺文献深入核对，暂保留，占26种；C. 品种需研究，暂保留占14种。

3、本辞典收载我国少数民族使用矿物药的总数为163种。其中使用最多的民族是藏族约141种，其次是蒙古族50种，维吾尔族39种，朝鲜族25种，彝族19种，傣族16种等。

附录四、本辞典收录需要进口的民族药材品种概况

关于我国少数民族进口本民族药用的药材品种报道甚少，从近年文献看，维吾尔族为60多种[1]，藏族为50余种[2]或40种[3]；亦有报道，我国藏医院派人亲自去印度、尼泊尔购买藏药材30余种[4]。这次结合本辞典的编写集中整理了学名可靠、产地明确、曾有药材进口的品种94种，供研究、开发参考。由于多种原因对个别文献提出的犀角、象牙、宝石类矿物药等进口品种，以及供提出成分的药材，这里不予提及。

来源（学名、科名）	药名（别名）	原产地或主产地	使用民族	进口情况
Abies balsamea (L.) Mill. （松科）	香脂冷杉	主产于阿拉伯国家	维吾尔族	A
Acacia catechu (L.) Willd. （豆科）	儿茶	主产于印度及非洲东部、亚洲其他热带及亚热带地区。我国产于云南省西双版纳	维吾尔族、藏族、蒙古族	C
Acacia senegal Willd. （豆科）	阿拉伯胶树	主产于苏丹、塞内加尔等地	维吾尔族	A
Aegle marmelos (L.) Corr. （芸香科）	木橘	原产印度。我国台湾及云南西双版纳州耿马县有栽培	傣族、藏族	C
Agrimonia eupatoria L. （蔷薇科）	欧龙芽草	分布于印度、巴基斯坦、尼泊尔、南欧等地。我国不产	维吾尔族	A

续表

来源(学名、科名)	药名(别名)	原产地或主产地	使用民族	进口情况
Aloe ferox Mill.（百合科）	好望角芦荟	分布于非洲南部地区	维吾尔族	A
Aloe vera L.（百合科）	库拉索芦荟	原产非洲北部地区，目前南美洲的西印度群岛广泛栽培。我国亦有栽培	维吾尔族	C
Amomum compactum Soland. ex Maton（姜科）	爪哇白豆蔻	原产于印度尼西亚。现我国海南、云南等地有栽培	蒙古族	C
Amomum kravanh Pierre ex Gagnep（姜科）	白豆蔻	原产柬埔寨、泰国。我国云南、广东、海南有少量引种栽培	藏族、蒙古族	C
Amomum xanthioides Wall. ex Baker（姜科）	缩砂仁	主产于泰国、越南、印度等国。我国云南南部有分布	回族	C
Anacardium occidentale L.（漆树科）	鸡腰果	分布于巴基斯坦、东非等热带地区。我国广东、海南、福建、云南等地有栽培	维吾尔族	C
Anchusa italica Retz.（紫草科）	牛舌草	分布于伊朗、前苏联等国及欧洲等地。此种药材多由巴基斯坦进口。	维吾尔族	A
Aquilaria agallocha Roxb.（瑞香科）	沉香	主产于印度尼西亚、马来西亚、柬埔寨、越南等地	维吾尔族、蒙古族、回族、藏族	A
Aristolochia rotunga L.（马兜铃科）	球根马兜铃	主产于希腊、德国、意大利、西班牙、法国、土耳其等国。我国不产	维吾尔族	A
Aristolochia serpentaria L.（马兜铃科）	北美马兜铃	产于美国东部	维吾尔族	A
Artemisia cina Berg.（菊科）	山道年蒿	主产于俄罗斯、土耳其、亚美尼亚、克什米尔、巴基斯坦等地。我国有栽培	维吾尔族	C
Asarum europaeum L.（马兜铃科）	欧细辛	分布于欧洲南部、东部、及俄罗斯。我国不产	维吾尔族	A
Astragalus gummifera Labill.（豆科）	西黄芪	主产于南欧、东欧及伊朗、土耳其、伊拉克、希腊、叙利亚等国。我国不产	维吾尔族	A
Astragalus sarcocolla Dym.（豆科）	甜胶黄芪	主产于中亚乌兹别克斯坦等地	维吾尔族	A
Balsamodendron ehrenbergianum Berg.（橄榄科）	爱伦堡没药树	分布于红海两侧的海滨地区，以及阿拉伯半岛从北纬22向南至索马里海滨一带	蒙古族	A
Berberis vulgaris L.（小檗科）	小檗	原产沙特阿拉伯。我国甘肃有分布	维吾尔族、藏族	C

附录

来源(学名、科名)	药名(别名)	原产地或主产地	使用民族	进口情况
Borage officinales L.（紫草科）	琉璃苣	分布于欧洲、北非。我国上海、南京等地有栽培	维吾尔族	C
Boswellia bhawdajian Birdw.（橄榄科）	鲍达乳香树	分布索马里沿海地区、埃塞俄比亚、苏丹、南阿拉伯等地	蒙古族	A
Boswellia carterii Birdw.（橄榄科）	卡氏乳香树	原产红海沿岸至利比亚、苏丹、土耳其、印度等地。生于热带森林中。我国不产	藏族、维吾尔族、蒙古族、回族	A
Boswellia neglecta M. Moore（橄榄科）	野乳香树	分布于索马里沿海地区、埃塞俄比亚、苏丹和南阿拉伯等地	蒙古族	A
Butea monosperma（Lam.）O. Ktze.（豆科）	紫铆	分布于印度、锡金、缅甸、泰国、越南。我国云南亦产	蒙古族、藏族	B
Callorhinus ursinus L.（海狮科）	腽肭脐	产于寒带及温带海洋的北海道及近俄罗斯等地。我国渤海、黄海偶见	回族	B
Cassia acutifolia Del.（豆科）	尖叶番泻	主产于热带非洲尼罗河流域。我国在广东、海南、云南等地有引种栽培	维吾尔族	C
Cassia angustifolia Vahl（豆科）	狭叶番泻	主产于东非的近海及其岛屿、阿拉伯南部、印度西北和南部等处	维吾尔族	A
Cassia fistula L.（豆科）	腊肠树	原产马来西亚、泰国、缅甸。现我国南方各省有栽培	阿昌族、傣族、德昂族、景颇族、拉祜族、蒙古族、佤族、维吾尔族、藏族	B
Centaurea behen L.（菊科）	欧矢车菊	主产于高加索东部和南部、土库曼斯坦山区、亚美尼亚、库尔德斯坦及亚洲西部各地。我国不产	维吾尔族	A
Citrullus colocynthis（L.）Schrad.（葫芦科）	药西瓜	主产于埃及、土耳其、印度、伊朗、法国、西班牙等国。我国新疆有试种	维吾尔族	A
Colchicum autumnale L.（百合科）	秋水仙	主产于欧洲、尤盛产于地中海和黑海沿岸。非洲和西亚、南亚等地亦有分布。我国不产	维吾尔族	A
Commiphora myrrha Engl.（橄榄科）	没药树	主产于索马里、埃塞俄比亚及阿拉伯半岛南部等地。我国不产	维吾尔族、蒙古族	A
Consolida ajacis（L.）Schur（毛茛科）	飞燕草	原产于欧洲南部。现我国各地多有栽培	维吾尔族	C

续表

来源(学名、科名)	药名(别名)	原产地或主产地	使用民族	进口情况
Convolvulus scammonia L. (旋花科)	胶旋花	主产于土耳其、叙利亚、巴勒斯坦、伊拉克等地	维吾尔族	A
Corylus avellana L. (桦木科)	欧榛	主产于前苏联、欧洲其他地区、巴基斯坦	维吾尔族	A
Crocus sativus L. (鸢尾科)	番红花	原产于欧洲南部及伊朗。我国浙江、江西、江苏、北京、上海、新疆和田有少量栽培	维吾尔族、蒙古族、回族、藏族	C
Daemonorops draco Bl. (棕榈科)	龙血藤	分布于印度尼西亚、马来西亚、伊朗。我国广东、台湾亦有种植	蒙古族	C
Dolichos biflorus L. (豆科)	双花扁豆	主产于印度、巴基斯坦	维吾尔族	A
Doronicum hookarii L. (菊科)	多榔菊	分布于伊朗等国、印度亦有分布。我国不产	维吾尔族	A
Dryobalanops aromatica Gaertn. f. (龙脑香科)	龙脑香树	分布于南洋群岛	蒙古族	A
Dryopteris filixmas (L.) Schott (鳞毛蕨科)	欧洲鳞毛蕨	产于欧洲、美洲、中亚。我国新疆北部有分布	哈萨克族、维吾尔族	B
Elettaria cardamomun (L.) Maton (姜科)	小豆蔻	原产印度、尼泊尔、斯里兰卡、印度尼西亚等国;泰国、越南等地也有分布,野生或栽培。我国不产	藏族、维吾尔族、蒙古族	A
Embelia baccate L. (紫金牛科)	白花酸藤	产于亚洲热带,印度、阿富汗	布朗族、傣族、德昂族、景颇族、拉祜族、蒙古族、佤族、维吾尔族、藏族	A
Euphorbia resinifera Berger (大戟科)	多脂大戟	原产欧洲。英国、前苏联等也有分布	维吾尔族	A
Ferula assafoetida L. (伞形科)	阿魏	分布于前苏联中亚地区、伊朗和阿富汗。我国不产	维吾尔族	A
Ferula galbaniflua Boissier et Buhse (伞形科)	格蓬阿魏	分布于土耳其、伊朗。我国不产	维吾尔族	A
Fumaria officinalis L. (罂粟科)	欧烟堇	分布于欧洲、小亚细亚、高加索、西伯利亚。我国不产	维吾尔族	A
Gentiana lutea L. (龙胆科)	欧龙胆	分布于欧洲中部及前苏联,日本有栽培	维吾尔族	A
Hei yan	黑盐(石盐 Halite)	原产印度。主由巴基斯坦进口	维吾尔族	A

来源(学名、科名)	药名(别名)	原产地或主产地	使用民族	进口情况
Helleborus niger L. (毛茛科)	黑嚏根草	主产于南欧阿尔卑斯山区	维吾尔族	A
Hydnocarpus anthelminticus Pier. (大风子科)	泰国大风子	分布于越南、柬埔寨、泰国、马来西亚、印度尼西亚、印度等国。我国台湾、广西、云南等地有栽培	蒙古族、维吾尔族、傣族	B
Hyssopus officinalis L. (唇形科)	神香草	产于阿拉伯国家、南欧、中亚。我国有引种栽培	维吾尔族	B
Ipomoea purga Hayne (旋花科)	泻根(药喇叭)	原产于墨西哥,现印度等地有栽培。我国不产	维吾尔族	A
Lavandula angustifolia Mill. (唇形科)	狭叶薰衣草	在保加利亚、法国等地栽培最多。我国新疆、江苏等地有栽培	维吾尔族、塔吉克族	C
Lazulite	青金石	原产于智利、阿富汗,最近我国新疆发现青金石矿苗,现正在勘查中	维吾尔族、蒙古族、藏族	B
Liquidambar orientalis Mill. (金缕梅科)	苏合香	主产于土耳其、叙利亚、埃及、索马里、波斯湾附近各地。我国广西、云南有引种栽培	维吾尔族	C
Mallo tus philippinesis Muell.-Arg. (大戟科)	粗糠柴	产埃塞俄比亚、印度、斯里兰卡、马来西亚等国家。我国分布于广东、云南、台湾等省	维吾尔族	C
Matricaria chamomilla L. (菊科)	洋甘菊	分布于地中海沿岸及欧洲其他地区。主产于我国新疆山区、田园;湖南、四川等地有少量栽培	维吾尔族、俄罗斯族	C
Melissa officinalis L. (唇形科)	欧洲蜜蜂花	分布于黑海及地中海沿岸国家,中欧等地有栽培	维吾尔族	A
Metroxylon sago Rottb. (棕榈科)	莎木面 (西谷米)	产东南亚热带地方。印度有栽培	藏族	A
Myristica fragrans Houtt. (肉豆蔻科)	肉豆蔻	原产印度尼西亚马鲁古群岛。我国台湾、广东和云南等地已引种栽培	傣族、维吾尔族、蒙古族、藏族	C
Myrtus communis L. (桃金娘科)	香桃木	分布于印度、斯里兰卡一带、欧洲等地。我国有少量栽培	维吾尔族	C
Origanum majorana L. (唇形科)	猫儿草	主产于欧洲、非洲、小亚西亚等地	维吾尔族	A
Phoca vitulina L. (海豹科)	腽肭脐	分布于寒带、温带海洋中,春季回游至渤海沿海海域	回族	B

来源(学名、科名)	药名(别名)	原产地或主产地	使用民族	进口情况
Phoenix dactylifera L. (棕榈科)	海枣	原产于西亚和北非洲。我国福建、广东、广西、云南等地有引种栽培	蒙古族、藏族	C
Physeter catodon L. (抹香鲸科)	抹香鲸	分布于各大洋,主要活动于热带、亚热带和温带海洋中。我国东海与南海偶有活动	维吾尔族、回族、藏族	C
Picrorhiza kurrooa Royle ex Benth. (玄参科)	胡黄连	主产于尼泊尔、印度、新加坡、印度尼西亚等地。我国不产	维吾尔族、蒙古族、藏族	A
Pistacia lentiscus L. (漆树科)	黏胶乳香树	分布于地中海沿岸地区的阿尔巴尼亚、科西嘉、克里特、法国、希腊、西班牙、意大利、南斯拉夫、葡萄牙、萨丁、西西里、巴利阿里群岛。我国不产	维吾尔族	A
Pistacia vera L. (漆树科)	阿月浑子	分布于中亚各国、伊朗及地中海沿岸等地。我国新疆南部有栽培	维吾尔族	C
Plegiocidaris Pomel. (古代生物海胆纲动物冠状头帕海胆)	吉多果化石	主产于约旦的山区。我国不产	维吾尔族	A
Pterocarpus marsupium Raxb. (豆科)	马拉巴紫檀	主产于印度南部、斯里兰卡、埃塞俄比亚	维吾尔族	A
Quercus infectoria Oliv. (壳斗科)	没食子树	产于地中海沿岸、土耳其、阿拉伯半岛各国、希腊、伊朗、印度等地,尤以小亚细亚产量最多	维吾尔族	A
Rhus coriaria L. (漆树科)	鞣树	巴基斯坦、伊朗、土耳其及前苏联等地都有分布	维吾尔族	A
Saiga tatarica Linnaeus (牛科)	赛加羚羊	主产于俄罗斯。我国少量分布于新疆北部的边境地区	蒙古族	C
Santalum album L. (檀香科)	檀香	原产印度、澳大利亚及印度尼西亚等国。我国台湾、广东、海南、云南有引种	傣族、维吾尔族、蒙古族、藏族	C
Scincus officinalis Linnaeus (石龙子科)	沙龙子	主产于埃及尼罗河沙滩。我国不产	维吾尔族	A
Semecarpus anacardium L. f. (漆树科)	鸡腰肉托果	原产印度东北部,广布于亚洲南部	维吾尔族、藏族	B
Semecarpus gigantifolia Vidal. (漆树科)	大叶肉托果	分布于菲律宾等地,我国台湾亦有分布	维吾尔族	B
Smilax aristolochiaefolia Miller(百合科)	马兜铃叶菝葜	主产于中美洲,美国亦产。我国不产	维吾尔族	A

续表

来源(学名、科名)	药名(别名)	原产地或主产地	使用民族	进口情况
Strychnos nux-vomica L. (马钱科)	马钱	分布于热带、亚热带地区的深山老林中。我国福建、台湾、广东、海南、广西、云南等地有栽培	蒙古族、藏族	C
Styrax benzoin Dryand. (安息香科)	安息香	分布于印度尼西亚的苏门答腊、爪哇	维吾尔族、蒙古族、回族、藏族	A
Swertia chirayita Buch.-Ham (龙胆科)	印度獐牙菜	原产印度、尼泊尔、不丹。多从尼泊尔民间进口	藏族	A
Syzygium aromaticum (L.) Merr. et Perry(桃金娘科)	丁香	原产马来群岛及非洲。我国广东、海南、广西及云南西双版纳地区有栽培	傣族、维吾尔族、蒙古族	C
Taxus baccata L. (红豆杉科)	欧洲红豆杉	原产于欧洲、亚洲、非洲	维吾尔族	A
Terminalia bellirica (Gaertn.) Roxb. (使君子科)	毗黎勒	主产印度。我国云南南部有产	傣族、基诺族、藏族、门巴族、维吾尔族、珞巴族	C
Terminalia chebula Retz. (使君子科)	诃子	原产于印度、缅甸等国。分布于我国广东、广西、云南、西藏等地	阿昌族、傣族、德昂族、哈萨克族、蒙古族、珞巴族、门巴族、维吾尔族、藏族	C
Teucrium chamaedrys L. (唇形科)	矮香科科	分布于东欧、南欧各国。我国不产	维吾尔族	A
Thymus vulgaris L. (唇形科)	麝香草	原产地中海沿岸。我国有栽培	维吾尔族	C
Tinospora cordifolia (Willd.) Miers(防己科)	心叶宽筋藤	产印度、孟加拉国、尼泊尔等国	藏族	A
Trachyspermum ammi (L.) Sprague(伞形科)	阿育魏	产埃及、伊朗、印度和阿富汗等国。我国新疆喀什、和田地区有栽培	维吾尔族、傣族、蒙族	C
Uncaria gambier Roxb. (茜草科)	儿茶钩藤	原产东印度群岛、斯里兰卡等地。印度尼西亚、印度有栽培,我国广西、海南岛等地亦有栽培	维吾尔族、藏族	C
Vernonia anthelmintica Willd. (菊科)	驱虫斑鸠菊	主产于印度、巴基斯坦等国。我国有引种栽培,主产于新疆	维吾尔族	C

注:①进口药物的情况大致分为三类:A. 我国不产或无分布,全靠进口(51 种);B. 我国仅某地有少量分布,但不能满足商品药材供应,需要进口(10 种);C. 主产国外,我国不产或某地有引种栽培,但国内商品供应不足,仍主靠进口(33 种)。

②使用进口药材最多的民族是维吾尔族为 77 种,其次为蒙古族 27 种,藏族 26 种,傣族 10 种,回族 8 种。

附录五、部分民族医常用名词、术语简释

一、朝鲜族医常用名词、术语简释

1. 四象脏腑论(사상장부론) 以"五脏之心，中央之太极"，"五脏之肺脾肝肾四维之四象"的四端论观点，研究人体脏腑和组织器官的结构和生理功能、病理变化及其相互关系的学说，是四象医学理论体系的重要组成部分。

2. 四焦(사초) 四象医学把人体的脏腑所在部位划分成上焦、中上焦、中下焦和下焦称为"四焦"。

3. 津液(진액) 机体脏腑器官的内在液体及其正常的分泌液。是构成人体和维持人体生理活动的基本物质之一。是人体正常水液的总称，有滋养脏腑，润滑关节，濡养肌肤等作用。其生成与输布，主要与脾的运化，肺的通调，肾的气化功能有密切关系。

4. 生殖之精(생식의정) 藏于阴囊和女子胞里，是先天之精在后天之精的濡养化生而成，具有生殖繁衍后代作用。男女生殖之精结合、胚胎，繁衍后代。

5. 水谷之精(수곡의정) 也称后天之精，由脾胃等脏腑消化吸收的水谷精微。温热性水谷精微濡养人体脏腑之阳。凉寒性水谷精微濡养人体脏腑之阴。

6. 脏腑之精(장부의정) 是分藏于四脏四腑四副腑中精。是由水谷精微在各脏腑中化生并藏于各脏腑的精。

7. 四淫(사음) 即风寒暑湿。

8. 疠气(리기) 指一类具有强烈传染性的外感病邪。

9. 四情(사정) 指喜怒哀乐四种情志活动。

10. 毒物(독물) 指药物毒、虫毒、饮食毒、气毒。

11. 结石(결석) 指体内某一部位形成的砂石样或块状石样的病理产物。

12. 亡阴(망음) 指由于阴液突然大量丧失，导致全身功能衰竭，生命垂危的一种病理状态。

13. 亡阳(망양) 指在疾病过程中，机体阳气突然大量丧失，导致全身功能严重衰竭，是生命垂危的一种病理状态。

14. 气机失调(기기실조) 指气的升降出入运动失常而引起的气滞、气逆、气陷、气闭、气脱的病理变化。

15. 气滞(기체) 气机郁滞，是气的流通不畅，或郁滞不散的病理状态。

16. 气衰(기쇄) 气的虚衰表现脏腑下垂，以气虚升举无力而脏腑下陷为特征的一种病理状态。

17. 气闭(기폐) 气的出入运动障碍，脏腑气机闭塞不通的一种病理状态。

18. 气脱(기탈) 气不内守，大量外脱，以致全身严重气虚，功能突然衰竭的一种病理状态。

19. 气虚证(기허증) 指元(真)气不足，气的推动、温煦、固摄、防御、气化等功能减退，或脏腑组织的功能活动减退所表现的虚弱证候。

20. 气陷证(기함증) 指气虚无力升举，清阳之气不升而反下陷，内脏位置不能维固而下垂所表现的虚弱证候。临床又称中气下陷证或脾虚气陷证。

21. 气逆证(기역증) 指气机升降失常，逆而向上所引起的证候。临床以肺胃之气上逆和肝气升发太过的病变为多见。

22. 气闭证(기폐증) 是指因风、痰、火、瘀之邪气壅盛导致气机逆乱、阴阳乖戾、气机闭塞不通所致的病证。

23. 血(혈) 血液，是循环于脉中的富有营养的红色液态物质。是构成人体和维持人体生命活动的基本物质之一。

24. 血热(혈열) 指血有热，使血行加速，血络扩张，或血液妄行的一种病理变化。

25. 血虚证(혈허증) 血液亏虚，脏腑百脉失养，表现全身虚弱的证候。

26. 血瘀证(혈어증) 凡离开经脉的血液，未能及时排出或消散，而停留于某一处；或血液运行受阻，壅积于经脉或器官之内，呈凝滞状态，失去生理功能者，均属瘀血。由瘀血内阻而产生的证候，是为血瘀证。

27. 血寒证(혈한증) 局部脉络寒凝气滞，血行不畅所表现的证候。常由感受寒邪引起。

28. 气血失常(기혈실조)　指气与血的不足，以及气血运行障碍，而导致其功能失常的病理变化。

29. 气滞血瘀(기체혈어)　指气机郁滞，导致血行障碍而出现血瘀的一种病理变化。

30. 气虚血瘀(기허혈어)　指气虚推动血行无力，而导致血行瘀滞的一种病理变化。

31. 气不摄血(기불섭혈)　指气虚不能统摄血液，使血逸脉外而致出血的一种病理变化。

32. 气随血脱(혈따라기탈)　指大量出血的同时，气随着血液流失而散脱，从而形成气血并脱的一种危垂的病理变化。

33. 气血两虚(기혈양허)　指气虚和血虚同时并存的一种病理变化。

34. 风内动(풍내동)　指在疾病发展过程中，主要因阳盛，或阴虚不能制阳，阳气升无度，出现眩晕，抽搐，震颤等类似风动特征的病理变化。

35. 津亏化燥(진휴화조)　又称"内燥""血燥"。是机体津液不足，人体各组织器官失其濡润，而出现干燥枯涩的病理变化。

36. 热内生(열내생)　又称"内火"或"内热"。是指由于阳盛有余，或阴虚阳亢，或由于气血郁滞，或由于病邪的郁结，而产生火热内扰，功能亢奋的病理变化。

37. 阳火(양화)　人身之阳气，在生理情况下，有温煦脏腑组织作用，在病理情况下，阳气过盛，功能亢奋，以致伤阴耗津，此种病理性的阳气过亢则称之为"阳火"。

38. 正治(정치)　逆其证象性质而治的一种治疗原则，又称为"逆治"。

39. 反治(반치)　顺从病证假象而治的一种治疗原则，又称为"从治"。

40. 热因热用(열인열용)　指用热性药物治疗具有假热现象的病证。又称"以热解热"。

41. 寒因寒用(한인한용)　指用寒性药物治疗具有假寒现象的病证。又称为"以寒治寒"。

42. 塞因塞用(싸인싸용)　指用补益的药物治疗具有虚性闭塞不通症状的病证。又称为"以补开塞"。

43. 通因通用(통인통용)　指用通利的药物治疗具有实性通泄症状的病证。

44. 缓则治本(완즉치본)　指在病情缓和的情况下，针对疾病本质进行治疗。

45. 急则治标(급즉치표)　指在标症紧急，有可能危及生命时，或后发之标病影响先发之本病治疗时，应先治标症或标病。

46. 扶正祛邪(부정거사)　针对虚证和实证所确定的治疗原则，包括扶正和祛邪两个方面。

47. 扶正(부정)　扶助正气的一种治疗原则。

48. 祛邪(거사)　祛除致病的邪毒气的一种治疗原则。

49. 调整阴阳(음양조정)　指调节体质因素形成的脏腑阴阳，偏盛，偏衰，使阴阳恢复相对平衡状态的一种治疗原则。

50. 外感诸病(외간병)　包括伤寒、中风、暑证、湿证、燥证、火证等42个病种。

51. 内伤杂病(내상잡병)　包括饮食伤、虚劳、霍乱、咳嗽、积聚、郁证、浮肿、胀满、消渴、黄疸、疟疾、邪祟、精、气、神血证、声音、津液、痰饮、虫、小便、大便、头、面、胸、乳、腹、胁、皮、手、足、前阴、后阴、痈疽、中毒、虫兽等119个病种。

52. 望诊(망진)　主要"四望"，即望容貌及表情；二望肌肉、体格；三望步态；四望四官舌象。容貌及表情：主要观察头形轮廓及面色，表情细致观察明快或温顺等。肌肉及体格：主要观察肌肉发达或浅薄，体格观察颈部粗细和长度、肩背宽度，胁部大小、腰部粗细、臀部大小。步态指走路姿势。四官指耳目鼻口之形状大小，舌象包括舌质、舌苔。现将其特征例表如四望。

53. 闻诊(문진)　主要四闻。即一闻声音、二闻呼吸；三闻哭笑样；四闻气息。闻声音：听其声音高尖还是低，洪亮还是低细。闻呼吸：指呼吸状态如何？有无长太息。闻哭笑样：指痛苦流泪，还是心里哭，放声大笑还是喜欢微笑；闻气息：呼吸有无杂音。

54. 问诊(문진)　主要"四问"。即一问健康及病态时特征，二问心理状态，三问摄生嗜好及药物史，四问易感特异证。

55. 切诊(절진)　朝医学切诊包括按诊和切脉。按诊是从辨象需要按前臂皮肤、肌肉和骨骼，看看它的粗细、坚实，浮软程度，同时还看其湿度、温度、弹性。脉诊是朝医从辨象需要只强调浮、沉、迟、数四脉象，四象人的正常脉象是太阴人为沉脉，少阴人为迟脉，太阳人为浮脉，少阳人为数脉。四象医学认为浮脉主表证，沉脉主

里证，迟脉主寒证，数脉主热证。

56. 四"党与"证（사당과증）　朝医认为由于各脏器的"党与"不同，各脏器犯病时带来的证候也不同。肺受病时，由于肺的"党与"是胃脘、耳、头脑、皮毛，故出现胃脘干燥、咽下困难、唾液不足、耳鸣、头晕、神经过敏、皮肤粗糙、毛发不润等。脾受病时，由于脾的"党与"是胃、两乳、目、背脊、筋，故出现胃消化障碍，前后胸痛，上腹硬满、胸闷、上下肢无力、眼神不足、眼球带黄等。肝受病时，由于肝的"党与"是小肠、脐、鼻、腰脊、肉，故出现小肠、脐部疼痛，鼻干、鼻尖红，腰部伸屈难，肌不坚实萎缩，黄疸等。肾受病时，由于肾的"党与"是大肠、前阴、膀胱、骨，所以出现大肠炎证、耻骨部麻木痛、膀胱炎症、口咸涩、口炎、骨麻木痛、热感等。

57. 望神（망신）　评估患者精神意识状态。

58. 望色（망색）　主要指颜面部的色泽。

59. 望舌（망혀）　舌体的肌肉脉络组织的状况。

60. 水液停聚证（수액정집증）　凡外感六淫，内伤七情，影响脏腑经脉输布和排泄水液功能，致水液停积于体内的病证，即为水液停聚证。

61. 水肿（수종）　体内水液停聚，泛滥肌肤引起面目、四肢、胸腹甚至全身浮肿，称为水肿。

62. 风水相搏证（풍수상박증）　指风邪侵袭，肺失宣降，不能调水道，水湿泛溢肌肤所表现的证候。

63. 湿邪困脾证（습사비곤증）　指水湿浸淫，脾土受困，运化失职，水泛肌肤而致水肿的证候。

64. 痰饮（담음）　痰和饮均是水液代谢障碍的病理产物。稠者为痰，稀者为饮。二者虽属同类，临床表现则各异。

65. 痰证（담증）　水液凝聚而质稠，停于身体各部位所引起的病证。

66. 饮证（음증）　指水饮质地清稀，停滞于胃肠、心肺、胸胁等处所致的证候。

67. 饮留胃肠证（음유위장증）　指寒饮留滞胃肠所表现的证候。

68. 饮停于肺证（폐음정증）　指寒饮壅阻于肺，肺失肃降所表现的证候。

69. 饮停胸胁证（흉협음정증）　指水饮停于胸胁，气机受阻，表现为胸胁饱胀，咳唾引痛为主

症的证候，又称为"悬饮"。

70. 脏腑辨证（장부변증）　在认识脏腑生理功能、病变特点的基础上，将四诊所收集的症状、体状、体征及有关病情资料，进行综合分析，从而判断疾病所在的脏腑为纲，对疾病进行辨证。

71. 心气虚证（심기허증）　指由于心气不足，鼓动无力、血行不畅，失于充养所表现的证候。

72. 心阳虚证（심양허증）　由于心阳虚衰，鼓动无力，虚寒内生所表现的证候。

73. 心阳暴脱证（심양폭탈증）　指心阳衰极，阳气暴脱所表现的危重证候。

74. 心血虚证（심혈허증）　指由于心血亏虚，不能濡养心脏而表现的证候。

75. 心阴虚证（심음허증）　指由于心阴亏损，虚热内扰所表现的证候。

76. 心火亢盛证（심화항승증）　心火内炽所表现的证候。

77. 心脉痹阻证（심맥비저증）　指由于瘀血、痰浊、阴寒、气滞等因素阻痹心脉反映的证候。

78. 痰迷心窍证（담미심규증）　指痰浊蒙蔽心神，表现以神志异常为主证的证候。

79. 癫证（전증）　精神抑郁，表情淡漠，神志痴呆，喃喃独语，举止失常，苔腻，脉滑。

80. 痫证（간증）　突然昏仆，不省人事，口吐涎沫，喉有痰声，四肢抽搐，两目上视，口中如猪羊叫场，醒后如常人，苔腻脉滑。

81. 痰厥（담궐）　面色晦滞，脘闷呕恶，意识模糊，语言不清，喉中痰鸣，甚则昏不知人，苔白腻，脉滑。

82. 痰火扰神证（담화우신증）　指由于火热痰浊侵扰心神，表现以神志异常为主的证候。

83. 瘀阻脑络证（뇌장어제증）　指由瘀血犯头，阻滞脑络，表现为头痛、头晕为主症的证候。

84. 小肠实热证（소장실열증）　小肠里热炽盛所表现的证候。

85. 风寒犯肺证（폐풍한증）　由于风寒之邪侵袭肺表，肺卫失宣所表现的证候。

86. 风热犯肺证（폐풍열증）　风热邪气侵袭肺系，肺卫失病所表现的证候。

87. 燥邪犯肺证（폐조사증）　外界燥邪侵犯肺卫，肺系津液耗伤所表现的证候，又称燥气作肺证，亦称肺燥（外燥）证。据其偏寒、偏热不同，又有温燥、凉燥之分。

88. 寒邪客肺证(한사폐결증)　由寒邪内客于肺所反映的证候。

89. 痰湿阻肺证(담습저폐증)　痰湿阻滞肺系所表现的证候。常由脾气亏虚，或久咳伤肺，或感受寒湿等病邪引起。

90. 肺热炽盛证(폐열치승증)　邪热内盛于肺，肺失清肃而出现的肺经实热证候，简称肺热证或肺火证。在四焦辨证中属上焦病证。

91. 痰热壅肺证(폐담열증)　痰热互结，壅闭于肺，致使肺失宣降而表现的肺经实热证，又称痰热阻肺证。

92. 肺气虚证(폐기허증)　由于肺功能减弱，其主气、卫外功能失职所表现的虚弱证候。

93. 肺阴虚证(폐음허증)　由于肺阴不足，失于清肃，虚热内生所表现的证候。若虚热内扰之症不明显，称为津伤肺燥证。

94. 肠道湿热证(장도습열증)　由于湿热侵犯肠道，传导失职，表现为以泄泻下痢为主的证候，亦称大肠湿热证，在三焦辨证中属下焦病证。

95. 肠热腑实证(장열부실증)　由于邪热入里，与肠中糟粕相搏，燥屎内结所表现的里实热证候。在六经辨证中称为阳明腑实证，在卫气营血辨证中属气分证，在三焦辨证属中焦病证。

96. 肠燥津亏证(장조진휴증)　由于大肠阴津亏虚，传导不利，表现以大便燥结，排便困难为主症的证候。

97. 虫积肠道证(충적장도증)　指蛔虫等积滞肠道而表现的证候。

98. 大肠虚寒证(대장허한증)　指大肠阳气虚衰所表现的证候。

99. 脾气虚证(비기허증)　由于脾气不足，运化失职所表现的虚弱证候，亦称脾失健运证。

100. 脾虚气陷证(비허기센증)　由于脾气亏虚，升举无力而反下陷所表现的证候，又称脾气下陷证、中气下陷证。

101. 脾阳虚证(비양허증)　脾阳虚衰，失于温运，阴寒内生所表现的虚寒证候，又称脾虚寒证。

102. 脾不统血证(비부통혈증)　由于脾气虚弱，不能统摄血液，而致血溢脉外为主要表现的证候，又称气不摄血证。

103. 寒湿困脾证(한습곤비증)　由于寒湿内盛，中阳受困所表现的证候，又称湿困脾阳证、寒湿中阻证。在六经辨证中，一般归属于太阴病证。

104. 湿热蕴脾证(습열온비증)　由于湿热内蕴中焦，脾胃纳运功能失职所表现的证候，又称中焦湿热证、脾胃湿热证。

105. 寒滞胃脘证(위완한체증)　由于寒邪侵犯胃脘，表现以脘部冷痛为主症的实寒证候，简称胃寒证。

106. 胃热炽盛证(위작열증)　由于胃中火热炽盛，胃失和降所表现的实热证候，又简称胃热证、胃火证，或实热证。

107. 胃阴虚证(위음허증)　由于胃阴不足，胃失濡润、和降所表现的证候。虚热证不明显者，常称胃燥津亏证。

108. 食滞胃肠证(식체위장증)　由于饮食停滞胃肠，以脘腹胀满疼痛，呕泻酸馊腐臭为主症的证候。

109. 血瘀胃脘证(혈어위완증)　血液瘀积胃脘所表现的证候。凡脾胃之病，或寒凝、气滞等使血瘀于胃脘，皆可引起此证。

110. 肝血虚证(간혈허증)　由于肝血不足，相关组织器官失养所表现的证候。

111. 肝阴虚证(간음허증)　由于肝之阴液亏损，阴不制阳，虚热内扰所表现的证候。

112. 肝郁气滞证(간울기체증)　由于肝的疏泄功能异常，疏泄不及而致气机郁滞所表现的证候，又称肝气郁结证，简称肝郁证。

113. 肝火炽盛证(간화적승정)　由于肝经火盛，气火上逆，而表现以火热炽盛于上为特征的证候。又称肝火上炎证，简称肝火证，亦有称肝胆火盛证、肝经实火证者。

114. 肝阳上亢证(간양항증)　由于肝盛肾阴亏，肝阳亢扰于上所表现的上实下虚证候。

115. 肝风内动证(간풍내동증)　对内生之风的病机、病状的概括。

116. 肝阳化风证(간양화풍증)　由于肝阳升发，亢逆无制所导致的一类动风证候。

117. 热极生风证(열극생풍증)　由于邪热炽盛，伤津耗液，筋脉失养所表现的动风证候。

118. 阴虚动风证(음허동풍증)　由于阴液亏虚，筋脉失养所表现的动风证候。

119. 血虚生风证(혈허생풍증)　由于血液亏虚，筋脉失养所表现的动风证候。

120. 肝胆湿热证(간담습열증)　由于湿热蕴结肝胆, 疏泄功能失职所表现的证候。由于肝胆位居中焦, 故在三焦辨证中属中焦病证范畴。

121. 寒滞肝脉证(한체간맥증)　由于寒邪侵袭, 凝滞肝经, 表现以肝经循行部位冷痛为主症的证候, 又称寒凝肝经证, 简称肝寒证。

122. 胆郁痰扰证(담울담유증)　由于痰热内扰, 胆失疏泄所表现的证候。

123. 肾阳虚证(신양허증)　由于肾阳虚衰, 温煦失职, 气化失权所表现的一类虚寒证候。

124. 肾阴虚证(신음허증)　由于肾阴亏损, 失于滋养, 虚热内生所表现的证候。

125. 肾精不足证(신정부족증)　由于肾精亏损, 表现以生长发育迟缓, 生殖功能低下, 早衰为主症的一类证候。

126. 肾气不固证(신기불고증)　由于肾气亏虚, 封藏固摄功能减低所表现的证候。

127. 肾不纳气证(신불납기증)　由于肾气虚衰, 降纳无权, 表现以短气喘息为主的证候, 又称肺肾气虚证。

128. 膀胱湿热证(방광습열증)　由于湿热蕴结膀胱, 气化不利所表现的以小便异常为主症的一类证候。在三焦辨证中属下焦病证范畴。

129. 伤寒(상한)　由风寒暑湿引起的外感疾病的总称。

130. 太阳人(태양인)　脑之起势盛壮, 而腰围之立势孤弱；容貌圆方；性质长于疏通, 才干能于交遇；性情暴怒深哀, 欲进而不欲退；龙之性。

131. 太阴人(태음인)　脑之起势孤弱, 而腰围之立势盛装, 形貌以上宽下窄, 肌肉坚实, 气象伟然；性质长于成就, 才干能于居处, 厚重沉默, 言寡；性情有浪乐深喜, 欲静而不欲动；牛之性。

132. 少阳人(소양인)　胸襟之包势盛壮, 而膀胱之坐势孤弱, 形貌唇颔浅薄, 上盛下虚；性质长于刚武, 才干能于事务, 才气明敏；性情暴哀深怒, 欲举而不欲措；马之性。

133. 少阴人(소음인)　膀胱之坐势盛壮而胸襟之包势孤弱；形貌月形肌内浮软；性质长于端重, 才干能于党与；性情有浪喜深乐, 欲处而不欲出；驴之性。

134. 少阴人肾受热表热病(소음인신

수열표열병)　以"太阳伤风, 以发热恶寒"为特征的征候。

135. 少阴人胃受寒里寒病(소음인위수한리한병)　太阴病和少阴病为主腹满, 吐, 腹自扬, 泻, 食不下自利不喝为特征的病证。

136. 少阴人阳明病(소음인양명병)　少阴人里热实证, 太阳病变证。

137. 少阴人太阴证(소음인태음증)　腹满而痛, 吐利不渴, 口中和为特征的病。

138. 少阴人阴毒(소음인음독)　面青身痛, 如被杖为主要症状的一种病。

139. 少阴人干霍乱关格病(소음인건곽란관격병)　伤寒直中阴经之病。

140. 少阴人少阴病(소음인소음병)　腹痛自利而有口渴, 口中不和为特征的证候。

141. 少阴病无吐利厥证(소음병무토리궐증)　少阴病二三日微发汗而以二三日无证。

142. 面戴阳下虚(면양하허)　少阴病欲愈证。

143. 少阴人藏厥证(소음인장궐증)　指躁无暂定而厥者为藏厥。

144. 少阴人阴盛格阳(소음인음성각양)　指少阴病身冷, 脉沉细而疾, 烦躁而不饮水为特证。

145. 少阴人瘟黄(소음인온황)　指天行疫疠侵体而发黄的一种病。

146. 少阴人藏结证(소음인장결증)　少阴人病心下结硬者为藏结病。

147. 少阴人胃热里热病(소양인위열리열증)　指大便燥而不通, 胸烦闷躁为特征的一种证候。

148. 少阳人太阳证(소양인태양증)　阴阳俱虚, 故不可用汗吐下三法, 身不痒不可发汗, 治宜滋阴清里热。

149. 少阳人阳明证(소양인양명증)　里热实证。多因太阳、少阳经治疗不及时, 内传阳明, 里热炽盛, 津液耗伤所致。

150. 少阳人三阳合病(소양인삼양합병)　三阳合病者, 太阳、少阳、阳明证俱有之证。症见头痛、面垢、腹痛身重等。治宜滋阴清里热。

151. 少阳人阳厥证(소양인양궐증)　指初得病, 必身热、头痛, 外有阳证, 至四五日方能发厥。

152. 少阳人表里病(소양인표리병)　指头痛, 大便秘结为主要特征的表里同病之证候。

153. 太阴人寒厥(태음인한궐증)　厥者, 但

恶寒不发热，非手足厥逆。寒厥是太阴人伤寒表证。

154. 太阴人胃脘受寒表寒病（태음인위완수한표한병）　指太阴人伤寒太阳证，即背表病轻证，以头痛，身热，身痛，腰痛，骨节俱痛为特征的一种证候，此因营血不利所致。

155. 太阴人肝受热里热病（태음인간수열리열병）　指太阴人里热盛，大便燥结不通为特征的疾病。

156. 太阳人太阳病证（태양인태양병증）　发热，汗出，恶风或恶寒，头痛，头晕病证为特征的疾病。

157. 肝受热里热病（간수열리열병）　指里热盛，大便燥而不通为特征的一种证候，阳明经病属于此证，多由太阳、少阳经病失治深变或邪热之气直中阳明经所致。

158. 太阴人阳明病（태음인양명병）　目疼痛、鼻干，不得卧为特征的证候。若目痛，鼻干，潮汗闭涩，大便秘，满渴狂谵是热入里。

159. 太阴人温病（태음인온병）　增寒壮热，头面项颊赤肿，咽喉肿痛，昏愦等为特征的一种病。

160. 太阴人燥热证（태음인조열증）　指引饮，小便多。大便秘为特征的一种病，非少阳人消渴证。

161. 外感腰脊病（외감요척병）　指解㑊证，脚力不能行走的一种病证。

162. 太阳人解㑊证（태양인해역증）　解㑊是太阳人腰脊病太重证，寒不寒，热不热，弱不弱，壮不壮，很难定名之证。此证，因深哀暴怒而伤肝肾，内热耗伤阴血，亡血伤髓所致。

163. 内触小肠病（내촉소장병）　食物难入，入则还吐的一种证候，即噎膈反胃之病。

164. 太阳人噎膈证（태양인열격증）　反胃证。噎膈是太阳人内触小肠病太重证，食物自外入而有所妨碍，称为噎；自内受而有所拒格，称为膈；朝食暮吐，暮食朝吐，称为反胃。

165. 中风（중풍）　指卒然昏仆，不省人事，或半身不遂，或四肢不举，或口眼歪斜，或语言謇涩为特征的一种病。

166. 卒中风（졸중풍）　指卒然错仆，不省人事，痰涎壅盛。语言謇涩等为特征的一种病。

167. 中腑（중부）　中腑中风之表证。因素体

气血俱虚，腠理不密而风邪内袭于四肢所致。

168. 口眼歪斜（구안괘사）　指口及眼或左或右歪斜的病证，相当于《内经》所谓"偏枯"。因风邪挟痰直入经络所致。

169. 不语（불어）　即中风失音。是反映舌强不能言语的一证。因风邪侵入舌本或风瘫，蒙闭脑血脉气致。多见于中风中脏脏之中。症见舌强不语，或人事不知，或涎潮，或手足瘫痪。

170. 失音（실음）　指不能发出声音的一种证。①风寒失音（풍한실음）：因风寒之邪侵袭皮毛，郁热滞于肺，肺气不清所致的外感声音。②色伤失音（색상실음）：因解欲伤阴所致的肾虚声音。③病后失音（병후실음）：因气血虚损所致的声音。治宜补益气血。④产后失音（산후실음）：因产后血败气虚，湿痰内盛所致的声音。

171. 暴音（폭음）　指突然失音不语的一种证候。

172. 痰盛（담승）　指痰涎壅盛证。因外感四淫、饮食不当，情志失常，劳欲体虚而致阴阳失调，脏腑功能失调，尤其肺、脾、肾功能失调而影响四焦气化，通调失职，水液输化失调，津液练成结聚为痰病。

173. 虚证（허증）　指气血虚损，老人忽言不出的一种证候。因素体虚弱、气血亏损，久病不愈，或过劳、思虑过多、房劳过度所致气血精亏发病。

174. 鼻头痛（비두퉁）　指外感而鼻痛、头痛的一种病。因风邪侵袭鼻孔，与正气相争所致。

175. 热证（열증）　指外感而身热，或抽风的一种证候。因素体有积热或郁火暴发或外感四淫化热所致。

176. 风痹（풍비）　指关节红肿疼痛的一种病。因风邪与气血相搏于关节所致。

177. 历节风（력절풍）　指肢体关节肿痛，重着或麻木的一种病。

178. 破伤风（파상풍）　指发作性全身痉挛，角弓反张，四肢抽搐为特征的一种病。因皮肉破伤，风毒从伤口侵入，毒气随血，上冲脑血所致。

179. 中暑（중서）　指发生于夏季的急性热病，其特点是起病急骤、壮热、自汗、口渴、面赤、气粗、脉洪大，为暑气侵袭机体而发病。

180. 暑滞（서체）　由于暑日房劳，或劳累过度，或膏粱水果之乱所致的周身阳气不伸而

致病。

181. 烦渴（번갈） 指中暑而烦渴的一种证。由于暑气袭体，热中脾，津伤所致。

182. 湿证（습증） 指不论外感湿邪或可内生湿，凡一切以湿为病因所致的病证。

183. 燥证（조증） 指脾火旺刑肺木而招致之肺、大肠病。

184. 火证（화증） 指内火发动而所致的一切病证。

185. 内伤杂病（내상잡병） 外感风寒诸病相对而言。是指人体内在因素所引起的种种疾病。

186. 痰滞（담체） 指痰与食饮凝结于胃而引起的疾病。

187. 冷滞（랭체） 指寒邪与饮食凝结，停滞于胃的一种病证。

188. 宿滞（숙체） 指食滞日久，或痰滞、冷滞日久。脾气不横升，胃气少降，气滞血瘀，脾胃之伤、更重的病证。

189. 倒饱（반위） 又名反胃。是指饮食入胃，反而复出的一种病证。

190. 嘈杂（초잡） 因肺阴不足，肝火熏蒸脾胃，中宫冲和之气减少，水谷之精气微微不行所致的腹中似饥非饥，似痛非痛，胸膈懊，难以名状之证。

191. 虚劳（허로） 虚损，是指气血不足，精神困乏之总称。因酒色伤之外因，四情伤之内因，先禀不足，饮食劳倦，嗜欲无节，大病之后，失于调理，旧病不愈等所致。

192. 积聚（적취） 指腹内肿块，或胀或痛的一种疾病。积与聚有区别，积者有形坚硬，固定不移，痛有定处，由渐而成，病属血分，脏病；聚者无形，聚散无常，痛无定处，病属气分，脏病。

193. 郁证（울증） 指情志不舒，气机郁滞所引起的病证。郁者指结而不舒。

194. 胀满（장만） 指因脾胃虚弱，不能运化精微，水谷聚而不散之病证。

195. 消渴（소갈） 津液少而口渴多饮，多食善饥，小便量多，消瘦无力为特征的一种疾病。

196. 精泄（정설） 遗精，是指成年男子在睡眠时或清醒时精液自动外泄而次数频多，伴有头晕乏力，心悸失眠，精神不振，腰腿竣软，形体消瘦的一种疾病。

197. 惊悸（경계） 因指因卒闻巨声，目击异物，遇险临危，招来心惕然的一种自觉病证。

198. 怔忡（정충） 指心下惕惕然跳，筑筑然动的一种病证。

199. 癫狂（전광） 精神错乱，神志失常之疾病。

200. 多寐（다매） 又名嗜眠。其特征为不分昼夜，时时欲睡，呼之能醒，醒后又睡。其病，多由脾虚湿胜，痰湿困脾，或病后或高年阳气虚弱，脾气虚所致。故其病总属阴盛阳虚所致。

201. 血证（혈증） 指血不循经，自九窍而出于体外，或渗溢肌肤的疾患。

202. 衄血（뉵혈） 指血的上出或旁出之总称，即鼻、齿龈、耳、舌、目、皮肤等不因外伤而出血的病证。

203. 失血眩晕（실혈현훈） 因失血过多而目花头晕的病证。因失血而气血两亏，气虚清阳不展，血虚脑失所养则发眩晕。

204. 自汗、盗汗（자한，도한） 指不属外来因素而自然汗出的一种病证。

205. 痢疾（리질） 指腹痛，里急后重，大便下粘物不畅的一种病证。

206. 劳瘵（로채） 又名肺痨。是具有传染性慢性虚弱疾病，以痰咳、咯血、潮热、盗汗、消瘦为主证。

207. 挫闪痛（좌선통，풀침통） 因压迫，打仆，闪挫等外伤而呈仰俯举身不能，动作不能转侧等证。

208. 胁痛（협통） 由于肝火盛，肝气瘀结而产生胁痛的一种病证。

209. 大风疮（대풍창） 又名癞病、大麻风等。是因病邪传染他人而致的一种可畏病证。

210. 恶阻（오저） 指妊娠早期出现恶心呕吐，头晕厌食，嗜酸择食，食入即吐者，称为恶阻。

211. 胎漏（태루） 指妊娠期阴道少量出血，时下时止，无腹痛腰的一种病证。

212. 半产（반산） 又名小产。是指妊娠早期中绝，即三个月以上胎儿坠下者，称为堕胎。

213. 子烦（자번） 指妊娠期烦闷不安，郁郁不乐，心悸胆怯，烦躁易怒的一种病证。

214. 子肿（자종） 又名妊娠浮肿。是指孕后肢体，面目发生肿胀的一种病证。

215. 子淋（자림） 指妊娠期间出现小便频数，

淋沥涩痛的一种病证。

216. 子嗽（자수）　又名妊娠咳嗽。

217. 子痢（자리）　又名妊娠痢疾，是指妊娠期间下利赤白脓便，腹痛，里急后重等症状为主的一种病证。

218. 子痫（자간）　又名妊娠风痉。是指妊娠晚期或临产时或产即后发生眩晕跌仆，人事不省，手足搐搦，全身强直，双目上视，时作时止，甚则昏迷不醒，常可危及产妇和胎儿生命的一种病证。

219. 瘕（가，적취）　又名积聚。是指妇女下腹部，胞中有结块，伴有疼痛，或胀或满，或出血的一种病证。

220. 阴脱（음탈）　又名阴挺，是指胞宫下脱，甚则挺出阴户之外的一种病证。

221. 阴痒（음양）　指外阴及阴道发痒，或痒痛难忍的一种病证。

222. 初生儿啼哭不止（끊지 않는 갓난아이 울음）　指初生婴儿，昼夜啼哭不止的一种病证。

223. 初生儿不乳（갓난아이불유）　指出生过一天后，不能吮乳的一种病证。

224. 脐风（제풍）　指因出生断脐不慎，邪毒侵入里面引起的上肢强直，面呈苦笑，牙关紧闭，不能吮乳为特征的一种危险病证。

225. 胎黄（태황）　名胎疸。是指初生儿全身皮肤及双目发黄的一种病证。

226. 小儿盘肠痛（소아반장통）　盘肠痛，是指盘肠内灼痛即小腹内肠突然发生疼痛的一种痛证。多见于初生儿和婴幼儿。

227. 小儿诸热（소아조열）　诸热，是指小儿疾病中的各种发热，但热恶寒证，称为诸热。

228. 解颅、囟陷、囟填（해로）　婴儿颅囟民常之疾病，囟门宽大，头缝天解称为解颅；囟门下陷如坑称为囟陷；囟门肿起如堆称为囟填。

229. 龟胸，龟背（규흉，거북형가슴）　小儿生长发育障碍所致的畸形，胸廓务前突出如鸡胸称为龟胸，脊骨弯曲向后降起如驼背称为包背。

230. 小儿五迟（소아오지）　五迟，是指站立迟，行走迟，生发迟，出齿迟，语言迟等一种发育迟缓的病证。

231. 小儿五软（소아오연）　五软，是反映头项软，手脚软，身体软，肌肉痿软无力的一种病证。

232. 小儿五硬（소아오경）　五硬，是指手，脚，腰，肉，颈均坚硬的一种病证。

233. 诊断学（진단학）　用望、问、闻、切的方法，全面收集病人的体态，性情、嗜好、病史、症状和体征等方面的有关资料，进行分析、综合与推理、辨认太少阴阳四象人，确定疾病，（即辨象），病情程度及其发展趋势（即辨证）的一门学科。它包括辨象、辨证两方面，以辨象为前、辨证为后。辨象（辨体质、辨病）与辨证相结合的诊断学。这就是朝医诊断学。

234. 方剂的"三统法"（방재의"삼통법"）　把采用"三统分类法"，是指把方剂的补、和、攻作用分类成上统、中统、下统，使医者便于选用虚实补泻的各种方剂。即方与体质病证相对应。

235. 四象药性观（사상약성관）　"药乃局限于人"是朝医所独有的四象药性观。即药性归象（体质、病）证。

236. 朝医学（조의학）　朝医学是在朝鲜民族固有文化及东医药的基础上结合本民族防病治病的实践经验以"天、人、世、地"整体医学观为理论指导，以"四维之四象"结构为主要形式，以辨象（体质、病）与辨证相结合的诊断治疗学。

237. 朝医整体观（조의정체관）　朝医整体观是以人为本的整体医学观，即在"天时、人伦、世会、地方"的大环境以至个体的整体进行辨象与辨证相结合诊断治疗与预防中以人为核心的整体医学观。整体观贯穿于朝医学的体质、生理、病理、病因、诊法、辨象、辨证、养生、治法、药物和方剂、针灸、预防等各个方面，是朝医学基础理论和临床实践的指导思想。

二、傣族医常用名词、术语简释

1. 巴敌先体　男性体内存在着的一种特殊物质。

2. 勒秧咪　女性体内存在着的一种特殊物质。

3. "四塔、五蕴"理论　"四塔""五蕴"一词来源于佛经之中，是傣族医学的基本理论之核，其内容主要来源于傣医实用经书《巴腊麻他坦》、《嘎牙山哈雅》、《档哈雅龙》等经书之中。

4. 四塔　自然界存在着人生活不可缺少的"四大物质"，即风、火、水、土，傣语称为"四塔（风、火、水、土）"。傣医学认为"四塔"是构成人体和自然界的四种重要物质元素。风可使万物长，火可使万物热，水可使万物润，土可使万物生，人体内也存在着类似的物质，因此借用"四塔"来形容的注释人体的生理现象，病理变化，指导临床辨治疾病，立法用方；四塔：是来自佛经的名词。"四塔"，即瓦哟塔（风）、爹卓塔（火）、阿波塔（水）、巴塔维塔（土）。傣医借用"四塔"一词来形象地注释人体的生理现象和病理变化，作为疾病的分类，并指导临床辨病、立法配方并作为药物的分类。

5. 瓦药塔 凡体内具有"动"的特征的皆有瓦药塔（风）所管（相当于中医气的功能），如说话、跳闹、哭笑、眨眼及各脏器的功能等，人体内共有六大类风，循行与人体的上下、左右、前后；瓦哟塔（塔拢－风气）：（1）指自然界正常的风（2）是生命活动在外之表现（3）指带有致病性质的帕雅拢（病邪－冷、热风邪），分为帕雅拢摆诺（外在的风邪）和帕雅拢摆扆（内生的风邪）。

6. 爹卓塔 在人体内有"热"的性质的为爹卓塔（火）所管（相当于中医先后天之火的功能）；爹卓塔（塔菲－火）：（1）指先天禀受于父母，受后天之水谷化生之火所补充的生理之火。（2）指因体内"四塔"功能失调，水不足，不能制火而产生的异常的多余的"热"。（3）指自然界正常气候异变过热而产生的"热邪"。

7. 阿波塔喃 在体内具有"湿"的性质的称为阿波塔喃（水），人体内的水有两含义，广义的水包括血液，狭义的水专指无色的液体。如涕、泪、尿、组织液等，水具有滋养脏腑与肌体的作用；阿波塔（塔喃－水）：在人体内起滋润补益作用。

8. 巴他尾塔铃（土） 在人体主管饮食的受纳、腐熟、消化、排泄功能的称为巴他尾塔铃（土）；巴塔维塔（塔拎－土）：凡体内具有消化饮食物、化生气血，滋养躯体、排泄糟粕之功能。

9. 四火 傣医学认为，人体内具有四种"火"，即"几纳给"、"温哈给"、"巴几给"、"几纳腊给"。

10. 几纳给 维持人体生命活动的火。

11. 温哈给 温化腐熟水谷的火。

12. 巴几给 指促进人体生长发育的火。

13. 几纳腊给 指人体的体温变化。

14. 五蕴 五是指五种，"蕴"有蕴藏之意，

傣医学认为，人体内除了"四塔"外还蕴藏另外五种因素，成为"五蕴"，傣语称为"夯塔档哈"，即色蕴、识蕴、受蕴、想蕴、行蕴。

15. 色蕴 指人的可见之形体。

16. 识蕴 指人对一切事物的认识和识别能力。

17. 受蕴 指人的情感、知觉和人对冷、热、痛、痒各种刺激的反应和耐受性。

18. 想蕴 指人的生理活动，概念活动、思想、思维能力。

19. 行蕴 指人体各种生理机能的内在变化，即从受精卵开始，发育成人和人的生长发育衰老死亡的各种变化。

20. 风病 根据风的特性，傣医把具有"动"的特征的疾病，如癫狂、惊厥、抽搐、腹泻、咳嗽等均归为风病类。在四大病类中，风病辨治是傣医的一大特色，风可单独致病，也可挟它邪合而为病。

21. 火病 具有"热"性质的归为火病。如高热咽喉红肿疼痛、肢体关节红肿疼痛，大便干结、小便短赤或尿血、便血等为火过盛，或见畏寒怕冷，生长缓慢，肢体冰凉，出冷汗等为火不足。

22. 敌沙档三 傣医把居处之地划为三处，称为"敌沙档三"。

23. 稳牙档三 傣医认为人的一生不同年龄具有不同的生理特点，称为"稳牙档三"，将人的一生划分为"巴他麻外"、"麻息麻外"、"巴西麻外"三个阶段来辨别推断其所好发之病。

24. 巴他麻外 1～20 岁人称为"巴他麻外"，机体尚未壮实，易感病邪而发生咳嗽、高热、抽搐、消化不良、腹泻等疾病，宜用偏甜的药物治之。

25. 麻息麻外 20～40 岁人称为"麻息麻外"，机体壮实，一般不易生病，若生病多因过食辛辣香燥之品所致，易生高热、头痛、咽痛等疾病，宜选酸、苦之药治之。

26. 巴西麻外 40～60 岁人称为"巴西麻外"，机体渐衰，饮食减少，易患咳嗽、腰腿痛、体弱之病，宜选用咸、甜、淡之药来调补"四塔"。

27. 杆郎永 阳痿、性欲冷淡、腰膝冷痛之症。

28. 杆郎软　腰膝冷痛，周身乏力，性欲冷淡，阳痿，遗精，早泄。

29. 杆郎软，多温冒米想　体内"火"不足而致的腰膝酸软，性欲冷淡，阳痿遗精，早泄，精冷，宫寒不孕等。

30. 杆火接梅　颈项酸痛。

31. 帕雅　病邪。

32. 帕雅来　多病。

33. 帕雅拢黄　热风病。

34. 帕雅拢嘎　冷风寒湿之病。

35. 帕雅者儿　杂风病。

36. 拢梅兰申　风寒湿痹证，肢体关节酸痛，屈伸不利。

37. 拢梅兰申冒章央　风寒湿痹证，瘫痪不起。

38. 拢蒙沙喉　风湿热痹证，肢体关节红肿热痛，屈伸不利。

39. 拢蒙沙嘿　腹痛腹泻，赤白下痢。

40. 拢蒙沙嘿，习哦勒，接短　腹痛腹泻，赤白痢下，便血。

41. 拢沙呃　呃逆不止。

42. 拢沙呃，儿来　呃逆不止，嗳气。

43. 拢沙呃，冒开亚毫，斤毫冒兰　呃逆不止，不思饮食，消化不良。

44. 拢沙龙勒　热风毒邪所致的喉咙肿痛，咳吐浓痰，咳血。

45. 拢沙龙接火　喉咙肿痛。

46. 拢沙龙接火，说哦　喉咙肿痛，口臭。

47. 拢沙龙接喉　牙痛。

48. 拢沙龙答接泵亮　目赤肿痛。

49. 拢沙龙接喉改板　牙龈肿痛。

50. 拢沙约贺冒　眩晕。

51. 拢麻响　湿疹瘙痒，溃烂。

52. 拢麻响，拢洞烘，洞飞暖　带状疱疹，各种皮肤痒症。

53. 拢麻想多烘　皮肤红疹瘙痒。

54. 拢麻想多烘，哦洞　皮肤过敏，湿疹瘙痒，皮肤起红色丘疹。

55. 拢麻想兰，麻响菲　缠腰火丹，稻田皮炎、黄水疮。

56. 拢案答勒（哦勒）　黄疸型肝炎及各种原因引起的黄疸病，如胆石症、胆囊炎、肝硬化、肝癌所引起的黄疸病。黄疸型肝炎、乙型肝炎等各种原因所致的周身皮肤、双目发黄。

57. 拢害埋冒巴　高热不语。

58. 拢害埋冒龙　高热不退。

59. 拢害线　疟疾。

60. 拢接短列哈　腹痛，呕吐。

61. 拢接腰　风热湿痹所致的腰部疼痛，活动受限。

62. 拢接办接咪　脾肿痛，胁痛。

63. 拢接崩短赶　胃脘胀痛。

64. 拢接崩短赶，短混列哈，鲁短　胃脘胀痛，恶心呕吐，消化不良，腹泻。

65. 拢牛哈占波　小便热涩疼痛，尿路结石。五淋症：热淋、石淋、砂淋、血尿、脓尿。

66. 拢牛　小便热涩疼痛。

67. 拢牛，优哦勒　小便热涩疼痛，尿血。

68. 拢牛，优冒哦　小便热涩疼痛，尿闭。

69. 拢泵　水肿。

70. 拢泵档多　全身水肿，尿少。

71. 拢栽歪栽线　心慌心悸。

72. 拢栽线栽歪，档多温梅　心慌心悸，周身乏力。

73. 拢栽线栽歪，贺接贺办　心慌心悸，头昏头痛。

74. 拢栽线栽歪，接儿，贺办，习哈　心慌心悸，胸闷，头昏，呕吐。

75. 拢唉习火　咳嗽，哮喘。

76. 拢旧先哈　肢体痉挛剧痛。

77. 拢旧嘎栽　胸痹。

78. 拢旧短　冷风湿痹之邪所致的腹部扭痛、绞痛。

79. 拢旧短，谢短　腹部扭痛、刺痛。

80. 拢旧短因　小腹坠痛。

81. 拢旧短嘎　脘腹胀痛。

82. 拢贺接答泵　热风所致的头目胀痛。

83. 拢贺冒贺办　头昏目眩。

84. 拢贺习哈习毫　头癣。

85. 拢习哈习毫　癣。

86. 拢习哈双龙　上吐下泻。

87. 拢习都　麻风病。

88. 拢习亨　疥疮。

89. 拢习火　哮喘。

90. 拢习亨习毫　疥癣。

91. 拢匹巴　癫狂病。

92. **拢匹把母** 突然昏倒，不省人事，口吐白沫，四肢抽搐。

93. **拢匹勒** 月子病，指妇女产后诸疾。如：产后体弱乏力，形瘦，缺乳，乳汁清稀，精神不振等。

94. **拢匹勒多温多约** 产后体弱多病。

95. **拢很** 高热惊厥，四肢抽搐，不省人事。

96. **拢洞烘** 全身皮肤瘙痒或皮肤各种痒疹，如湿疹、荨麻疹、稻田皮炎、过敏性皮炎、足癣等。

97. **拢呆坟** 中风偏瘫，半身不遂，肢体麻木疼痛。

98. **拢拨皇，唉米习特来** 肺热咳嗽，咳嗽痰多。

99. **拢拨响** 肺结核。

100. **拢达儿** 腮腺、颌下淋巴结肿痛。

101. **拢梦曼** 荨麻疹。

102. **拢哈满** 腿部红肿疼痛。

103. **拢勒软** 贫血。

104. **拢胖腊里** 便秘。

105. **拢崩短旧** 脘腹痉挛剧痛。

106. **拢儿赶栽接** 心悸胸闷，胸痛。

107. **拢兵哇嘎，郎滇，害哈，贺办多接** 风寒感冒，鼻塞流涕，恶心呕吐，头晕头痛，周身酸痛。

108. **兵洞** 疗疾。

109. **兵洞烂** 黄水疮。

110. **兵洞烘洞飞暖** 皮肤瘙痒，斑疹、疥癣、湿疹，或疮疡脓肿。

111. **兵洞飞暖龙** 疗疮痈疖脓肿，或恶疮。

112. **兵哇** 感冒。

113. **兵哇，唉** 感冒，咳嗽。

114. **兵哇，接崩短嘎** 感冒，脘腹肿痛。

115. **兵哇皇** 风热感冒。

116. **兵哇皇，害埋线闹** 风热感冒，寒热往来。

117. **兵哇皇，唉** 风热感冒，咳嗽。

118. **兵哇皇，唉，害埋** 风热感冒，咳嗽，高热。

119. **兵哇嘎** 风寒感冒。

120. **兵哇害埋** 感冒高热。

121. **兵哇嘎唉** 风寒感冒，咳嗽。

122. **兵哇唉习火** 支气管炎，哮喘。

123. **兵乎** 疣。

124. **兵乎暖勒** 耳痛流脓血。

125. **兵多短** 蛔虫症。

126. **兵比练** 中暑。

127. **兵习亨习毫** 疥癣。

128. **兵办兵内改泵** 乳房肿瘤，腮腺癌，鼻咽癌，直肠癌，淋巴肉瘤。

129. **接儿** 胸闷胸痛。

130. **接腰** 腰痛。

131. **接腰贺号** 腰膝酸痛。

132. **接短** 腹痛。

133. **接短，拢习哈双龙** 腹痛，上吐下泻。

134. **接短，鲁短习些** 腹痛腹泻，泻下水样稀便。

135. **接短鲁短** 腹痛腹泻。

136. **接短短嘎** 腹痛腹胀或脘腹胀痛。

137. **接短短皇** 腹部灼热。

138. **接短鲁短，拢蒙沙嘿** 腹痛腹泻，赤白下痢。

139. **接崩** 胃脘痛。

140. **接崩接短** 脘腹疼痛。

141. **接崩接短短皇** 脘腹灼热疼痛。

142. **接崩短嘎** 脘腹胀痛。

143. **接崩短嘎，列哈** 脘腹胀痛，呕吐。

144. **接英** 筋痛。

145. **贺接** 头痛。

146. **贺办** 头昏。

147. **贺兵习毫** 头癣。

148. **贺接贺办** 头昏头痛。

149. **贺接答来** 头昏目眩。

150. **贺接冒开** 顽固性头痛。

151. **贺办答来** 头昏目眩。

152. **贺办栽线暖冒拉** 头昏失眠，烦躁易怒。

153. **短旧** 腹内痉挛剧痛。

154. **短嘎** 腹胀。

155. **短赶** 腹中痞块胀痛。

156. **短赶短接** 食积腹胀。

157. **短混害哈** 恶心欲呕。

158. **短混列哈** 恶心呕吐。

159. **短嘎儿接，列哈** 心腹冷痛，呕吐。

160. **短嘎儿接，冒开亚毫** 心腹冷痛，不思饮食。

161. **纳勒冒沙么** 月经失调，痛经，闭经。

162. 纳勒冒沙么、纳勒蒿来　月经不调，痛经，闭经，带下量多。

163. 纳勒冒沙么，冒米鲁　月经不调，不孕症。

164. 纳勒冒少　月经失调，血崩。

165. 纳勒来　崩漏，月经过多。

166. 纳勒蒿来列哦毫　带下量多，恶臭。

167. 纳勒蒿来　妇女带下量多。

168. 纳勒马来不少　血崩。

169. 纳勒马旧接　痛经。

170. 纳答改泵　双目颜面浮肿。

171. 割鲁了贺办，列哈　产后头昏，呕吐。

172. 割鲁了多温多约　产后体弱多病。

173. 割鲁了害埋拢很　产后高热惊厥。

174. 割鲁了勒多冒少　产后恶露不尽。

175. 割鲁了勒约　产后气虚。

176. 割鲁了勒约飘那朋蒿　产后气血虚，面色苍白。

177. 割鲁了接短　产后腹痛。

178. 割鲁丁兵哇唉　产后感冒咳嗽。

179. 割鲁了冒米喃农　产后乳汁不通，缺乳。

180. 割鲁了农鲁冒旺　产后胎衣不下。

181. 割鲁了先哈嘎兰　产后肢体麻木。

182. 割鲁了龙牛　产后小便热涩疼痛。

183. 优哦勒　尿血。

184. 优弯优来　糖尿病。

185. 优火　尿崩症。

186. 鲁旺　小儿、婴儿。

187. 鲁旺唉　小儿咳嗽。

188. 鲁旺唉习火　小儿咳喘。

189. 鲁旺害埋　小儿高热。

190. 鲁旺害埋，唉　小儿高热，咳嗽。

191. 鲁旺害埋拢很　小儿高热惊厥。

192. 鲁旺害埋冒拢　小儿高热不退。

193. 鲁旺鲁短　小儿腹泻。

194. 鲁旺鲁短，列哈　婴儿腹泻，呕吐。

195. 鲁旺短嘎，刚很开皇　小儿腹胀，夜啼。

196. 鲁旺短兵内兵赶　小儿腹部痞块。

197. 鲁旺优晒帕　小儿遗尿症。

198. 鲁旺说哦毛　小儿鹅口疮。

199. 鲁旺因朗滇冒章斤农　婴儿鼻阻不能吸乳。

200. 鲁旺多温难央　小儿软骨病。

201. 鲁旺冒开亚毫　小儿不思饮食。

202. 鲁旺洞亮冒沙么　小儿麻疹透发不畅。

203. 鲁短　急性肠胃炎，腹泻。

204. 鲁短，拢蒙沙嘿　腹泻，赤白下痢。

205. 鲁短习些　腹泻，泻下水样稀便。

206. 多短　肠道寄生虫。

207. 多约习害　体弱多病。

208. 多约习害，揪涛　体弱多病，未老先衰。

209. 多温多约　体弱多病。

210. 多温多约帕雅来，冒米想　体质虚弱多病，乏力。

211. 多温多约，贺来，拢栽线栽歪，冒米想　体弱多病，自汗，心慌心悸，乏力。

212. 儿来　嗳气。

213. 儿赶　心胸胀闷。

214. 儿赶短赶　胸腹胀痛。

215. 斤毫冒兰　食欲不振，消化不良。

216. 斤档斤匹　食物中毒。

217. 斤档斤匹，习哈（或拢习哈双龙），贺办答来　食物中毒，腹泻呕吐（或上吐下泻），头晕目眩。

218. 斤档斤匹、接崩短嘎　食物中毒，脘腹胀痛。

219. 斤档斤匹，匹雅，习哈　食物、药物中毒，腹泻呕吐。

220. 斤嘎兰，冒米想　肌肉麻木，乏力。

221. 害哈　欲呕。

222. 害埋　高热。

223. 害埋拢很　高热惊厥。

224. 害埋冒龙　高热不退，神昏谵语。

225. 缅勇贺，兵洞飞暖龙，习亨习毫　蚊虫叮咬，疔疮痈疖脓肿，疥癣。

226. 缅滇贺　蜂蜇、毒虫咬伤。

227. 缅白贺　毒虫咬伤。

228. 乃短兵内　腹部包块。

229. 乃短菲想，列哈　腹中热盛，恶心呕吐。

230. 乃多皇埋，斤喃来　体内热盛，烦渴欲饮。

231. 乃多皇埋，暖冒拉方来（或方来暖冒拉）　胸中烦热，失眠多梦。

232. 说哦　口臭。

233. 说哦毛　鹅口疮。

234. 说兵洞令兰　口舌生疮，溃烂。

235. 说想亚喃　口干烦渴。

236. 说想令旱、说哦　口干舌燥，口臭。

237. 说凤令兰　口舌生疮。

238. 说想令旱　口干舌燥。

239. 说烘火想　口苦咽干。

240. 先贺　动物咬伤。

241. 先哈满　无名肿痛。

242. 先哈旧　S肢体痉挛抽搐。

243. 先哈嘎兰　肢体麻木。

244. 档多温梅冒米想　疲乏无力。

245. 档多温梅　全身疲乏无力。

246. 阻伤　跌打损伤。

247. 阻伤改泵　跌打损伤瘀肿疼痛。

248. 暖冒拉　失眠。

249. 暖冒拉方来　失眠多梦。

250. 暖冒拉方来，暖了罕等　失眠多梦，入梦易惊。

251. 暖冒拉方来，贺办答来　失眠多梦，头昏目眩。

252. 习道　狐臭。

253. 习哈　腹泻呕吐。

254. 习哈双龙　上吐下泻。

255. 习亨习毫　疥癣。

256. 习哦勒　便血。

257. 习哦勒，哈勒　便血，尿血，吐血。

258. 路哈　骨折。

259. 路恩　颈、腰椎骨质增生，腰腿酸麻胀痛。

260. 领约缅　性病。

261. 领约兵洞　梅毒。

262. 领约哦洞列烘　外阴瘙痒病。

263. 领约兵洞暖兰，领约烘　淋病，梅毒，外阴瘙痒。

264. 答反罕　青光眼。

265. 答爹毫郎　蚂蝗入鼻。

266. 答办改泵　肝、脾肿大。

267. 答尖改泵喃　肝硬化腹水。

268. 勒约　气血虚。

269. 勒郎多　鼻衄。

270. 勒拢软，暖冒拉　气血虚弱，心悸烦躁不安，眠差。

271. 勒拢很松　高血压病。

272. 勒多冒少　出血不止。

273. 丁么电，兵习毫　手足干裂，顽癣不愈。

274. 丁哦丁兰　脚癣、脚气。

275. 丁哦兰列烘　脚气溃烂。

276. 丁兵乎些答盖　手足疔疮，化脓肿痛。

277. 洞比　丹毒。

278. 洞贺　汗疹。

279. 洞飞龙　无名肿痛。

280. 洞里　痔疮。

281. 洞里接泵　痔疮肿痛。

282. 洞里哦勒　痔疮出血。

283. 洞亮冒沙么　麻疹透发不畅。

284. 冒米鲁　不孕症。

285. 冒米想　乏力。

286. 冒米喃农　产后缺乳。

287. 冒夯讲　视物不清。

288. 冒开亚毫　不思饮食。

289. 农杆　乳腺炎、乳房肿块。

290. 农杆农暖　乳痛或乳房胀痛。

291. 农杆农内　乳房胀痛。

292. 把办　外伤出血。

293. 把办哦勒　外伤出血。

294. 把办改泵　外伤肿痛。

295. 崩兰　胃溃疡。

296. 崩赶接崩　胃脘胀痛。

297. 崩皇接崩、接短　胃脘灼热疼痛，腹痛。

298. 崩皇接崩，说烘说想　胃脘灼热疼痛，口干口苦。

299. 哪勒多约　面黄肌瘦。

300. 哪勒多约，冒米想　面黄肌瘦，乏力。

301. 沙巴接　各种痛证。

302. 沙把哦勒　各种出血症。

303. 唉　咳嗽。

304. 唉，拢习火　咳嗽，哮喘。

305. 唉，习特来　咳嗽痰多。

306. 唉习火　咳喘。

307. 唉怀晚　百日咳。

308. 唉火接　咳嗽咽痛。

309. 唉哦勒　咳嗽，咯血。

310. 唉很冒少　久咳不愈。

311. 唉乎火接　咳嗽咽喉肿痛。

312. 唉米习特来　咳嗽痰多。

313. 唉哦勒儿嘎短接火接　咳嗽，咯血，胸闷腹痛。

314. **哈勒**　吐血。

315. **哈勒，习优哦勒**　吐血，便血，尿血。

316. **哇皇**　风热感冒，发热头痛，咳嗽咽痛。

317. **哇皇，兵比，栽线贺冒**　风热感冒，中暑，心慌心跳，头晕。

318. **哦勒(即拢案答勒)**　黄疸型肝炎，乙型肝炎及各种黄疸病。

319. **哦勒**　各种出血症，如鼻血，牙出血，吐血，便血，尿血等。

320. **哦亮，哦勒喃干**　斑疹，紫癜。

321. **哦贺来**　多汗症。

322. **喃棒**　异物刺入肌肤，如竹刺、木刺等。

323. **喃农冒旺**　乳汁不通。

324. **呢埋**　发热。

325. **咪兵牛**　胆石症。

326. **喉免**　龋齿。

327. **喉免，拢沙龙接喉**　龋齿，牙痛。

328. **吾多**　蛇咬伤。

329. **吾多，缅白贺**　毒蛇、毒虫咬伤。

330. **滚涛接腰贺号**　老年性腰膝酸痛。

331. **滚涛接腰接哈**　老年性腰腿痛。

332. **滚比满来**　高脂血症，肥胖病。

333. **混趒**　子宫脱垂。

334. **混趒，晒滚缅**　子宫脱垂，脱肛。

335. **告乎板列接**　耳根肿痛。

336. **乎糯乎年**　耳鸣耳聋。

337. **埋蒙罕贺**　漆树过敏。

338. **达黑火**　蜈蚣咬伤。

339. **昏甫棒**　毛虫刺伤。

340. **办改泵**　脾肿大。

341. **蓬贺何**　毛发早白。

342. **牛丁牛么满**　甲沟炎。

343. **英贺**　静脉曲张。

344. **揪涛**　早衰。

345. **方来**　多梦。

346. **匹亨**　蕈中毒。

347. **飘那蓬蒿**　面色苍白。

348. **罕该泵**　睾丸肿痛。

349. **菲埋喃皇罗**　水火烫伤。

350. **列哈**　呕吐。

351. **毛劳**　饮酒过度。

352. **麻想兰**　缠腰火丹。

353. **晒柏兰**　小儿脐炎。

354. **六淋证**　指六种泌尿的病证，如拢牛勒"血尿"、拢牛斤"尿血"、拢牛崩(白尿－乳糜尿)、拢牛暖(脓尿)、拢牛晒(沙尿)、拢牛亨(石尿)。

355. **胆汁病**　包括黄疸病(案答勒)、白疸病(案答蒿)、黑疸病(案答朗)。

356. **胆汁病(哦案)**　是由于多种原因导致人体内"四塔、五蕴"功能失常使胆汁发生色、质、量、气味改变引起的相应脏器和塔都的损害而出现的案答勒(黄疸病)、案答蒿(白疸病)、案答郎(黑疸病)。

357. **黄疸病**　指病毒性甲型肝炎。

358. **白疸病**　指病毒性乙型肝炎和多种原因引起的贫血。

359. **黑疸病**　指严重的肝胆脾胃肾疾病，如癌瘤、肾衰、肝胆癌变等疾病。

360. **鼻涕便**　慢性菌痢、肠炎。

三、侗族医常用名词、术语简释

1. **宾奇卯(猫鬼病)**　侗医所说的猫鬼病一般指肺结核。

2. **"走羊胎"和"走牛胎"**　属于侗医的小儿"胎病"范畴，胎病一般分为十二种，"走羊胎"和"走牛胎"是其中的两种。胎病是指小儿疳疾，疳疾，指小儿脾胃虚弱，运化失常，以致干枯羸瘦的疾患。临床以羸瘦，头皮光急，毛发焦稀，腮缩鼻干，唇白，睑烂，脊耸体黄，咬甲斗牙，焦渴，嗜异等为特征。

四、哈尼族医常用名词、术语简释

1. **"杜父仁"病**　哈尼族对具腹痛、腹胀、便秘、尿黄等症状的疾患的名称。

五、哈萨克族医常用名词、术语简释

1. **哈克帕吾勒(qaqpawəl，意外创伤)**　由于意外创伤性病因所导致的外伤性骨折、关节脱白、软组织损伤、肌肉(筋)腐烂等一系列疾病群，哈萨克族医学称之为"哈克帕吾勒"。

2. **沃尔纳吾勒(ornawəl，痼疾)**　不管是以上的意外创伤性病因还是千变万化的复杂病因所致的错综复杂的疑难杂症，因误治或者疾病病程延长，不能痊愈而滞留于全身或某个部位称为瘤疾。

3. 哈尔玛吾勒（qarmawəl，疼痛性疾病） 虽然导致疾病的病因的来源不同，但多数是由于风寒等病邪与病虫聚集侵犯机体，束滞于整体或某个脏器，也就是整体或某个脏器被风寒之邪与病虫（致病源）相互结聚束滞后所产生的一系列综合性的复杂的刺痛表现。

4. 俄斯哈吾勒（əshawəl，热性疾病） 哈萨克族医学将由于各种病因、致病条件和诱因袭击人体之后，使机体正常恒热升高，引起机体的炽热偏盛的一系列的烧损性的疾病群，称为"俄斯哈吾勒"。

5. 萨尔拉吾勒（sarlawəl，各种慢性消耗性病） 是指自身处于天赋虚弱，或消化功能低下，或发育不良之体，加之忽视各种病因、致病条件和诱因对机体的袭击，对病邪所产生的疾病初步感觉与症状不加以重视，或者即使感觉到疾病产生的自觉症状，因没有引起太大的痛苦而迁延失治，邪气久羁，由此而产生的一系列消耗性的疾病群，称之为"萨尔拉吾勒"。

6. 帕尔拉吾勒（parlawəl，湿热性疾病） 温热型血质之体与外界的寒热之邪相合交争，产生两极分离，机体之热与疾病之热不能相合，一个浮于外表，一个遏阻于内（下沉于内）。而寒邪在两热之间蒸腾，因此产生想象外蒸的疾病群，称为"帕尔拉吾勒"（蒸发于外）。

7. 斯孜达吾勒（səzdawəl，肿胀性疾病） 由于各种病因袭击机体，在体内产生病理性空间并定居于某个脏器之后引起隆起、肿胀、化脓等病变，并使患者产生胀痛等一系列难以忍受的自觉症状的疾病群，称之为"斯孜达吾勒"（胀、满）《哈萨克族医学概论》。

8. 木孜达吾勒（muzdawəl，寒冷、冰冷） 由于胃系发生疾患出现呕吐、肠系发生疾患出现腹泻或便秘，引起机体胡瓦特（气、功能、能量）及水谷之气来源受阻，使机体恒热（机体的机能活动）得不到及时的补充而偏低并出现畏寒、四肢不温等一系列寒冷之象的疾病群，总称为"木孜达吾勒"（寒冷、冰冷）。

9. 吾孜叶克（ɸzek，阳、热、燥） 是由于各种病因，特别是库尔特（痨虫）在机体的口腔系、肺系、肠系、淋巴腺系等脏器中寻找侵入途径，产生病理性空间并滞留，虽然不引起患者的特别

难受的自觉症状，但由于病程较长使机体的恒热失衡处于持续偏高的疾病群，称之为"吾孜叶克"（阳、热、燥）。

10. 科孜叶克（kezek，阴、重、湿） 由于寒凉之邪袭击机体，使机体所处所需的体液受阻，在体内产生病理性空间，体液的代谢与循环途径被破坏和受阻，导致体液失衡、内停、潴留并滞留于全身或某个脏器之后，引起病变并使患者产生一系列难以忍受的浮肿、肿胀等自觉症状的疾病群，称之为"科孜叶克"（阴、重、湿）。

11. 俄斯特克得克（əstəptəq，热性属性） 一是泛指所有热性病因导致的热性疾病表现；二是人类维持生命的胡瓦特（气、功能、能量）的动力（机体恒热）以及致病条件及诱因的辅助力；三是所有热性药物的总称，是寒性药物的对立面。

12. 苏吾克得克（swəptəq，寒性属性） 一是泛指所有寒性病因滞留于体内所致的寒性疾病表现；二是它在人类生存当中引起耗伤机体胡瓦特（元气、生命、动力）的作用。

六、拉祜族医常用名词、术语简释

1. 倒病 小儿病之一，主要症状为发热，呕吐。似为小儿胃肠型呼吸道感染。

2. 六症 惊症、淋症（有热淋、血淋、膏淋、虚淋、下白淋）、火症、寒症、虚症、闭症。

3. 六类 水病类、气病类、风病类、痨病类、风湿类和疱疮类。水病类有水肿、水膨胀、黄肿病、水呛黄等；气病类有胃肠气、疝气、冷气、郁气、腹胀气、寒气、湿气、风气、气肿等；痨病类有色痨、压痨、干血痨、肺痨、闭经痨、心痨等；风湿类有头风、虚阳顶、羊角风、脐风、产后风、风湿、中风、冷骨风、伤风、膝节风、惊风、热风湿、摆头风、偏头风等半边风、侧背风等；疱疮类有八头疽、小儿白口疮、水疗、唇口疗、鼻疗、对口疗、羊胡子疮、丹毒、汗斑、天疱疮等。

4. 三伤 跌打损伤、刀枪伤及蛇、虫咬伤等。此外还有疳症类、痈症类、妇女病类、急症有痧症类。又有眼病类、杂症类、骨折类等。

七、纳西族医常用名词、术语简释

1. 走蛇 由热毒所致，患者皮肤透现红线，

沿皮肤上行，本病多起于四肢。

八、蒙古族医常用名词、术语简释

1. 三根 〔蒙文〕　　人体赖以进行生命活动的三种基本能量形式－赫依、希日、巴达干称为"三根"。三根之间互相依存，互相制约，处于相对平衡状态，人体功能得以正常运行。如果三者之间任何一方出现偏盛或偏衰，相对平衡失调，则导致疾病产生三根之二十种特性：糙、轻、凉、细、坚、动（"赫依"特性）；腻、锐、热、轻、臭、湿、泻（"希日"特性）；油、寒、重、钝、软、粘、固（"巴达干"特性）。蒙医学主要以"赫依"、"希日"和"巴达干"三根（也称"三元"）为理论基础，这与藏医龙、赤巴、培根三类因素同。

2. 赫依 〔蒙文〕　从阴阳学角度解释，它有两面性；从五元学说角度看，乃属于气。在人体正常生理活动中，"赫依"具有维持生命活动，推动血液运动，司理呼吸，分解食物，输送精华与糟粕，增强体力，使五官功能正常及意识清楚，接种传代，支配机体活动功能反射等作用。且为希日、巴达干二根之能以保持相对平衡状态的调节者，同时也是人体维持健康和延年益寿的引导者。在人体情志上主要表现为欲望。这种情志上的表现，还反过来对人体起积极的作用。若赫依本身失去平衡状态时，就导致病变。"赫依"具有以轻、糙为主及凉、细、坚、动六种特性。

3. "赫依"病 〔蒙文〕　过食苦味、性轻而粗粝的食物，空腹劳动或长期缺乏营养，房劳过度，睡眠不足，受寒风吹袭，絮语叨叨，思虑过度，悲伤抑郁，过分哭泣恐惧，大量失血等均能引起赫依偏盛性疾病。患者出现皮肤失润，变黑如裂状，恶寒战栗，疲乏无力，腹胀肠鸣，大便秘结，多语，头昏目眩，睡眠不安，神志不清，游走性剧痛，脉象空虚，舌干燥而红，小便清澈如水等症状；"赫依"病：偏于寒性、虚症。主要表现为神志异常、失眠、健忘、疲乏、眩晕、麻木、抽搐、瘫痪等；"赫依"病是赫依偏盛而导致其功能紊乱所引起"赫依"性疾病的总称。它既是所有疾病的前导，使疾病激化，都由它所引起；"赫依"偏盛后采用酸、甜、辣味，油、重、温性饮食和药物来治疗。

4. "赫依"热 〔蒙文〕　　"赫依"与热相结合引起的表面热症，实质上为虚症。

5. 寒性"赫依" 〔蒙文〕　　"赫依"与"巴达干"相结合引起的寒性病症状。

6. 心"赫依" 〔蒙文〕　　"赫依"侵入心脏导致心"赫依"病。出现心律不齐、心悸、心烦等症状。

7. 主脉"赫依" 〔蒙文〕　　"赫依"偏盛侵入命脉而出现心"赫依"症状的疾病。

8. 肾"赫依" 〔蒙文〕　　"赫依"偏盛侵入肾脏导致"赫依"性肾病。如：耳鸣头晕、腰肾部位重坠作痛，向四周放射，痛楚无定点，尿清而泡沫大等症状。

9. "赫依"痞 〔蒙文〕　　"赫依"偏盛导致的某一种痞块。既为紧缩凝结所致。如：胃"赫依"性痞、子宫"赫依"性痞、大肠"赫依"性痞。

10. 下清"赫依" 〔蒙文〕　下清"赫依"位于肛门，行于大肠、直肠等消化末端、精府、生殖器官、膀胱、尿道。主司精液、月经和二便的排泄与控制，以及产妇的分娩。

11. 赫依赤素 〔蒙文〕　是"赫依"失去正常功能或血失去正常功能，"赫依"与血相互不合而形成的疾病。可出现疲倦无力，头昏，头痛，眼花，目赤，血压不稳，口渴等症状。

12. 赫依希日 〔蒙文〕　　指赫依与希日合并的症状。

13. "赫依"刺痛 〔蒙文〕　系指无定处刺痛为主要特征的一种急性赫依性疾病。出现睡眠不安、周身不适、寒战、游性刺痛、痛无定处，脉象芤而颤抖。

14. "阿瓦日达"病 〔蒙文〕　　即"赫依"偏盛合并"协日沃素"（黄水）而侵入胸椎和腰椎，导致以躯干曲如弓为特征的一种赫依性疾病。发病部位于胸椎第八节至腰椎第一节，间一节或两节椎骨的结构遭到损坏而变形隆起，使躯干屈曲呈"弯弓"状。

15. "达日干"病 〔蒙文〕　本病系以胸部外突，颈部后屈或头颈前屈而驼背为特征的一种赫依性骨骼病症。任何一节颈椎或胸椎骨的结构遭到损害，向外突出者，称驼背"达日干"（内屈达日干）；向内陷入者，称后仰"达日干"。

16. 希日 𐎛𐎛𐎛 从阴阳学说角度注释，它属阳性；从五元学说角度看，乃属于火。希日为人体正常生理活动的热能，具有产生热量和调节体温，促进消化，引起食欲，开胃进食，使人容光焕发，有雄心，主谋略，促使营养与精华之成熟等功能。它以巴达干为自己存在的前提，与其保持相对平衡状态。在人体情志上主要表现为聪明、高傲和怒气。这种情志上的表现，还反过来对人体起积极的作用。如若希日本身偏盛、偏衰，失去平衡状态就导致病变。希日具有以热、锐为主及轻、臭、泻、湿、腻七种特性。

17. "希日"病 𐎛𐎛 𐎛𐎛𐎛𐎛 "希拉"病火热症，见于一切温热病。黄疸、口苦、头痛、发热、胸部刺痛、烦渴、精神狂躁等症、"协日"病过食热性、酸味、咸味、及油腻等不易消化之食物，过分使用热性药物等均能引起希日偏盛性疾病。患者出现全身皮肤和巩膜、颜面及小便发黄，疲色黄红带有咸味，体温增高，头痛，多汗，睡眠不安，饥渴，腹泻，脉象数洪而紧，舌苔黄厚，二便气味浓臭等症状。"希日"病系由"希日"出现偏盛或偏衰、失去相对平衡、功能紊乱而导致疾病。由过食辛、酸、咸味、腻、油、锐、热性等饮食或药物，强力负重，暴晒和高温环境中劳动，暴怒，起居过热等饮食起居因素导致的疾病称"希日"病。

18. "希日"热 𐎛𐎛 𐎛 𐎛𐎛𐎛 实质为热症。

19. 寒性"希日" 𐎛𐎛𐎛 𐎛𐎛 "希日"与"巴达干"相结合，出现的寒热症状并存的疾病。

20. 胃肠"希日" 𐎛𐎛𐎛𐎛 𐎛𐎛𐎛 𐎛𐎛 "希日"偏盛侵入胃肠而导致的疾病。主要症状为口苦，吐酸水，头痛，发热，腹泻，呕吐，胃腹胀痛等症状。

21. "希日"痞 𐎛𐎛 𐎛 𐎛𐎛𐎛 "恶血"与"希日"合并、凝结而成的痞块。①小肠"希日"痞：在小肠内"希日"与"恶血"合并、凝结而成的痞块。②胆"希日"痞：在胆囊内"希日"与胆汁合并、凝结而成的痞块。

22. "希日"疫 𐎛𐎛 𐎛𐎛𐎛 实质为热性传染病。是"希日"热与瘟疫的合并症。

23. 巴达干： 𐎛𐎛𐎛 从阴阳学说角度注释，它属阴性；从五元学说角度看，乃属于水与土。在人体正常生理活动中，"巴达干"有滋生和调节体液，使身体、舌、思维活动稳定，辅助消化，滋养生精，增强意志，产生睡眠，滋润皮肤，延年益寿，产生耐力，坚固骨节等功能。并以"希日"为自己存在的前提，与其保持相对平衡状态。在人体情志上主要表现为记忆强、神志清醒、处理耐心。这种情志上的表现，还反过来对人体起积极的作用。如若巴达干本身偏盛、偏衰，失去平衡状态就导致病变。"巴达干"具有以重、寒为主及油、钝、软、固、粘七种特性。

24. "巴达干"病 𐎛𐎛𐎛𐎛 𐎛𐎛𐎛𐎛 过食苦、辛、甘味，油腻及寒性等不易消化的食物，受凉、长期不活动或居住潮湿环境等均能引起巴达干偏盛性疾病。患者出现体温下降，消化力弱，食欲不振，身心沉重，困倦懈怠，关节松弛，唾液过多，多痰，嗜睡，头昏，脉象沉弱，舌柔软，苔灰白，尿色白，气味微小等症状；因寒性所引起的一切病，主要症状为食欲不振、呕吐、口渴、胃胀、打嗝、体内感觉寒凉、疲乏、痰多、浮肿、妇女白带多。

25. 巴达干希日 𐎛𐎛𐎛𐎛 𐎛𐎛𐎛 指巴达干与协日合并的症状。"巴达干"与"希日"的合并症，主要出现于消化系统和头部。

26. 铁锈垢"巴达干" 𐎛𐎛𐎛𐎛 𐎛𐎛𐎛𐎛 胃火衰败导致"巴达干"偏盛而胃内黏稠物增多附着于胃壁不易脱落，如同铁器生锈不易清除，故得名铁锈垢"巴达干"。

27. 胃"巴达干" 𐎛𐎛𐎛𐎛 𐎛𐎛𐎛𐎛 寒性体质者多食寒凉饮食而导致食积不消的单纯性胃寒病。可出现食欲不振，食积不消，饮食后疼痛等症状。

28. 巴达干赫依 𐎛𐎛𐎛𐎛 𐎛𐎛 指"巴达干"与"赫依"合并的症状。

29. "巴达干"痞 𐎛𐎛𐎛𐎛 𐎛𐎛𐎛𐎛 指因巴达干黏液在胃肠内积聚而形成痞块，性寒，可出现胃脘饱满，腹胀迁痛，嗳气呕吐，饮食减退等症状。

30. "巴达干"热 𐎛𐎛𐎛𐎛 𐎛𐎛𐎛𐎛 有寒性引起病变，转化为发热的病症；表面为热症，实质为寒症。

31. "赤素"病 𐎛𐎛𐎛 𐎛𐎛𐎛𐎛 （血症）血液性热，是保障润身养生的基本物质。过多食用热、锐性及辛、酸、甘味食物，长时间在烈日阳光下暴晒或高温中作业，情志暴怒，用力过度，刀伤，跌打震荡等能导致血热旺盛性疾病。患者出现双目及颜面潮红，头痛，全身发热，口舌及齿龈糜烂，胸刺痛，衄血，脉象洪滑，尿色赤而气味大，大便发黑等症状。若长期食用缺少营养之食物或因某种原因大量失血等均可导致血液偏衰。此时患者出现头晕眼花，耳鸣，心悸，口唇发白，月经不调，脉象空虚等症状。血液为人体的"七素"之一。人体"七素"的澄清分浊功能紊乱而导致血的偏盛、偏衰或功能紊乱引起的疾病。①恶血：血液受"三邪"或外因不良影响导致偏盛不化而导致的疾病。恶血是导致"血症"的主要因素。②血刺痛：主要以血热引起某一部位出现剧烈刺痛的疾病。

32. 赤素希日 指赤素(血)与希日合并的症状。

33. "协日沃素"病 "协日乌素"是机体的组成物质之一，其形成的过程是：饮食入胃，经过消化与吸收，其精华化生为血，血之糟粕归于胆腑，成为胆汁，胆汁之精华则又化生为"协日乌素"。"协日乌素"存在于全身各处，尤其在肌肤和关节较多。"协日乌素"出现偏盛偏衰和功能紊乱所导致的病变为"协日乌素"病。"协日乌素"之本性既不属热也不属寒，与血、希日合并则成为热性"协日乌素"病。与赫依巴达干合并则成为寒性"协日乌素"病；"协日乌素"病系风湿病；"协日乌素"发生病变后不但会单独形成一种病，而且也可成为多种合并症。过食凉性饮食或长期受寒湿环境而导致寒性"协日乌素"病(也称查干"协日乌素"病)；过食锐、热性饮食或用力过度，劳累、挫伤、震伤，气候过干旱，而导致热性"协日乌素"病(也称哈日"协日乌素"病)。

34. "浩如海"病 浩如海病有两种：一种是由肉眼能看得见的浩如海所致的浩如海病，主要表现为腹痛，食欲不佳，面黄肌瘦等症状；一种是由肉眼看不见的微小浩如海所致的浩如海病。此病发病急，病势剧烈，有发热、肿痛等症状。"浩如海"病，也称虫病。主要以蛔虫、蛲虫、绦虫、滴虫、"黏"虫等由肉眼能看得见的浩如海(虫)或由肉眼看不见的微小浩如海(虫、菌)所致。常见于肠胃、肝胆、头部、皮肤及阴部。

35. 六基症 由"赫依"、"希日"、"巴达干"、"赤素"、"协日乌素"、"浩如海"等六种基本病，简称六基症。

36. 聚合症 由赫依、希日、巴达干三者聚合而导致的病症。

37. "包如"病 系赫依、希日、巴达干、血四者与"协日乌素"相混合凝结所致，又称"聚合症"。但所有聚合性病变(指三种以上疾病合并为患)，并非都转换为"包如"病，而聚合性疾病则可成为诱发包如病的因素。患者出现反呕、无规律性疼痛，便秘等症状和病侵五脏六腑时分别出现患部病症；"包如"病：以三邪与血相混为主而形成聚合型疾病。其病因颇为复杂，变化广，类型多，既有十三种变化、四种类型(即滞留型、渗出型、扩散型和增盛型)，其性质分为寒性和热性两类，临床上多见于胃、肝、小肠和大肠。

38. 巴达干包如 为"巴达干"、"赫依"和"希日"三个基本病加血症、黄水病的合并疾患。主要表现为胃上部、胃和肝区前、背疼痛、食欲不振、消化不良、吐酸水、口渴、胸热、恶心、头痛、间歇性发热、发汗后痉挛性疼痛、口臭；严重者吐黄水或血样水和脓样水。

39. 胃肠"包如" 系指巴达干、血相混为主而形成之聚合型疾病，也称巴达干包如或聚合病。分为两大类－热性包如：指因生活起居不慎受伤后创伤引起的瘀血淤积于肝脏，因饮食不节，过量进食热性及酸性食物，促使肝血增盛，导致肝功能障碍；寒性包如：指由于饮食失节，如过多食不易消化或进食不合胃腑之食物，滞留于胃、瘀积不化，致使胃中黏液增多，瘀积，导致调火赫依和消化希拉功能衰退，不能分解精华和糟粕。"包如"病因复杂，症状亦多，临床上分四型：①扩散型包如；②增盛型包如；③滞留型包如；④渗出型包如。

40. 胃"包如" "包如"热邪滞留于胃部，蕴积不消而产生的一种胃肠聚合性的慢性病。可出现胃溃疡、胃出血、胃穿孔等。

41. 肠"包如" "包如"热邪聚集于小肠或大肠而引起的一种聚合性慢性病。可出现小肠绞痛，不思饮食，泛酸，目色赤黄，大便燥结，呈黑色，带黏液血等症状。

42. 肝"包如" 由"包如"热产生

的恶血积郁于肝脏所引起的一种混合型慢性病。出现肝大、肝瘀血、肝区疼痛、食欲不振、恶心、泛酸、周身乏力等症状。

43. 脉痞 由"恶"泛滥，脉管内"恶血"郁结而导致的疾病。

44. "黏" "黏"具有困难、复杂之意。"黏虫"是指肉眼看不见，具有传染性的病原体。"黏虫病"是指"黏虫"所致的传染性疾病。

45. 黏病 由肉眼看不见的有害微小生物，侵入体内所致的疾病。有发病急，发冷发烧，剧烈疼痛等特征。

46. 黏肿 由肉眼看不见的有害微小生物，侵入人体后患部出现红、肿、热、痛等症状。

47. 黏刺痛 由肉眼看不见的有害微小生物，侵入人体引起的一种剧烈疼痛症状。

48. 黏热 由肉眼看不见的有害微小生物，与协日的热性症状。

49. "亚玛"病 一种由肉眼看不见的有害微小生物，侵入人体头面部和鼻腔部引起的，病程缓慢的疾病。有黑（偏热型）、白（偏寒型）、斑（混合型）三种。亚玛病的主要症状为偏正头痛、牙痛、眼眶痛、流脓涕、鼻尖发红、鼻腔发痒，呼吸困难。

50. 未成熟热 指温病初期，尚未发展成单一性热病。

51. 增盛热 也称炽热，指血、"希日"热邪炽盛的单一性热症。

52. 空虚热 指本质为赫依，属于寒的热症。临床以发热，口渴，气短等热症假象为特征。

53. 隐伏热 指热象被巴达干所掩盖而表现为寒症假象的一种热症。

54. 陈热 指经年累月而长期迁延不愈的热症。

55. 相搏热 也称讧热，系指体内正常体温失调出现脉粗、硬、强、急；尿黄红色、味臭、气大、发冷、刺痛；肢体活动受阻碍；气喘等。如果症状发生于某一部分，可伴随该部分器官的某些症状。

56. 浊热 指对热病之凉性疗法施之过早、过分，致使赫依、赤素、协日乌素与正精混杂，浑浊所致的热症。

57. 山川间热 指热病将尽，开始由热向寒转化阶段的热症。对热病施以凉性药治疗后，热症急转为寒症之前容易出现的间隙性热症称"山川间热"。

58. 妇"赫依"症 系妇血症陈旧之后，与赫依性疾病合并为患的妇女病症。妇"赫依"症，其总症状是全身骨骼酸痛，关节麻木发软，肌间刺痛，全身发凉，无定处浮肿，有的子宫萎缩，白带增多，月经紊乱淋漓不止等。

59. 妇"赤素"症 指因月经而产生的，以显示赤素、"希日"偏盛为特征的妇女病之总称。妇"赤素"症，也称妇血症；本病多因随血行扩散于脏腑，故亦有"脉道病"之称。主要由于在月经期，尤其在产后，饮食不节，起居不当，或乱用药而"三根"功能失调，进而影响月经，引起生殖器各种疾病。日久延误不治则形成妇血症。

60. "巴木"病 主要缺乏营养，下肢轻度浮肿疼痛，皮肤出现青紫斑，牙龈出血，疲倦无力的病症。

61. "青腿"病 主要因潮湿受凉，"巴达干"性质的血增多。表现为发烧、疲乏、关节痛、胸闷、胃痛、消化不良、口腔溃疡、鼻衄、肌肉不同程度发青，腿部尤为典型，但有时却红肿后变黑硬而疼痛；属"巴木"病范畴内的一种疾病。由"协日乌素"、血、"巴达干"相搏，尤其以侵入血管壁为主。主因外感潮湿，风寒吹袭而导致巴达干偏盛，并与"恶血"和"协日乌素"相混侵及下肢，阻碍气血运行所致。出现下肢青肿疼痛为主，其伴有大小不等的紫斑、牙龈出血等症状。

62. "白脉"病 指出现口眼歪斜、四肢麻木、肌筋萎缩、偏瘫、麻痹、言语不清等症状的病症。白脉包括大脑、小脑、延脑、脊髓以及各种神经；"白脉"病：按蒙药的生理学观点，人体的经脉有"黑脉"和"白脉"之分。所谓"黑脉"泛指动脉、静脉以及整个血液循环系统；而所谓"白脉"则包括大脑、小脑、脊髓以及各种神经。白脉发病，将出现各种实质性损害所引起的神经症状，如麻木、肿痛、萎缩、拘挛为特征的疾病，又称"白痹"。内脉连接于脏腑，外脉连接于肌腱、骨骼、关节等，因此肌腱、筋脉、骨髓、关节及五脏六腑均受其累。

63. 萨病 ᠰᠠ ᠡᠪᠡᠳᠴᠢᠨ　"白脉'受伤所致手脚麻木，半身不遂，嘴眼歪邪病。

64. "苏日亚"病 ᠰᠤᠷᠢᠶᠠ ᠡᠪᠡᠳᠴᠢᠨ　系以化脓溃烂为特征的一种病症之总称。苏日亚分肺苏日亚、肝苏日亚、肾苏日亚、胃及大肠苏日亚四种：①ᠠᠭᠤᠱᠬᠢᠨ ᠰᠤᠷᠢᠶᠠ 肺苏日亚病：症见上半身沉重，胸肋刺痛，咳嗽频作，病初为干咳，继而咳咸味痰、脓性痰，偶咳带血痰，口苦，体温时高时平，病势加重则持续高温，肺部积脓则呼吸短促，食欲不振，腋窝及乳房肿胀，甚则溃破流脓，身体逐渐消瘦、衰弱。往往出现寒症假象。②ᠬᠠᠲᠠ ᠰᠤᠷᠢᠶᠠ 肝苏日亚病：症见肝肿大，胸肋胀满，呼吸困难，恶寒，发热，睡眠不安，口干舌燥，烦渴，鼻衄，大汗，目赤流泪，面容发紫而油腻，食欲不振，恶心呕吐，严重者全身发黄、消瘦、偶有昏迷、脉象数而粗，尿赤黄，气味蒸气均大，遇热则病情加重。③ᠪᠥᠭᠡᠷᠡᠨ ᠰᠤᠷᠢᠶᠠ 肾苏日亚病：症见肾区肿胀、疼痛，小便不利，偶有尿中带瘀血，有时腰部溃破流脓，身体消瘦，面色苍白，常出冷汗，少数病者表现寒症假象。④ᠬᠣᠳᠣᠭᠣᠳᠤ ᠤᠷᠲᠤ ᠭᠡᠳᠡᠰᠦᠨ ᠰᠤᠷᠢᠶᠠ 胃及大肠苏日亚病：在临床上胃苏日亚病极少见，常见者为大肠苏日亚病。症见胃部及下腹部胀痛伴肠鸣，食物消化时加剧，食欲减退，消化不良，恶心呕吐，大便秘结或腹泻，常发汗，身体无力，如排脓便则提示病已成型并渗漏。

65. 陶赖 ᠲᠣᠯᠠᠢ　主要由于"协日乌素"增盛，与血交搏流注关节，导致局部气血运行受阻，终则使四肢关节畸形，萎缩为特征的疾病。

66. 赫如虎 ᠬᠡᠷᠡᠬᠦᠦ　由肉眼看不见的有害微生物侵入人体所致的病症。主要接触病畜及其分泌物而感染。临床表现发热，淋巴结肿大，关节剧痛，肌痛，肝脾肿大，乏力；男患者睾丸肿痛，女患者月经失调、白带增多。

67. "额特格得"病 ᠡᠲᠡᠭᠡᠳ ᠡᠪᠡᠳᠴᠢᠨ　因疯狂、语言不清、昏迷等无原因突然死亡，包括心血管病，精神病等。无因疯狂、神志不清、昏迷，不明突然死亡，包括郁抑症，精神病等。

68. "吾亚曼"病 ᠤᠶᠠᠮᠠᠨ ᠡᠪᠡᠳᠴᠢᠨ　也称热性"协日乌素"病。由于伤热、骚热之邪扩散或饮食

不消，"恶血"与"协日乌素"激增，合并"黏"虫，扩散于脉道，损伤体表、损害内脏而引起的治疗困难的全身性疾病。根据侵及部位可分为内、外两种；据性质分为黑（热性）、白（寒性）两种。

69. "奇哈"病 ᠴᠢᠬᠠ ᠡᠪᠡᠳᠴᠢᠨ　系因受到损伤或食物难消化而引起恶血盛展，由赫依作用下形成瘀积的疾病。出现肿物、坚硬，表面未见，触诊可感觉。食欲不振，呕吐，收敛后流脓，可在任何部位发病；本病系体内与体表发生以肿胀、化脓、溃破为特征的一种病症的总称。从发病部位分为内外两种。起因主要由于"恶血"与"协日乌素"激增扩散于脉道，遂被"赫依"所包卷聚集而致病。

70. 石痞 ᠴᠢᠯᠠᠭᠤᠯᠢᠭ ᠰᠢᠰᠢ　指在某些脏腑形成的石性痞块。

71. 脉管病 ᠰᠤᠳᠠᠯ ᠤᠨ ᠡᠪᠡᠳᠴᠢᠨ　也称黑脉病，指黑脉出现粗隆肿痛为特征的病症。

72. 发症及结喉 ᠱᠠᠷᠠᠯ ᠪᠦᠷᠭᠡ　病因为一，以形状为类，系病变后在血中生存的七种微生虫疾病。因为在血液中生存，病虫落到身体某处产生病变。（1）ᠪᠦᠷᠭᠡ 发症：土型，肿块坚硬、肿块及疹头发黑；火型，肿块红肿，继发快，似火烧形；水型，肿块软、凉、出水疱、流黄水；"赫依"型，肿块灰白色，软硬不稳定。（2）ᠬᠤᠷᠤᠬᠠᠢ 结喉：舌苔厚、舌、唇、腮、颚基部出疹、嘶哑、吞咽难；雄型者发亮。雌型者红突状，子型者散白奶状，粘型者电板状。发症也称炭疽，系由黏虫引起的一种烈性传染病。分为内、外两种。结喉也称白喉，系由白喉黏虫引起的急性传染病。在古籍中分为雄、雌、子三种类型。

73. 毒症 ᠬᠣᠣᠷ ᠡᠪᠡᠳᠴᠢᠨ　中毒症的总称。"配制毒"症，也称"药物中毒"，主因毒性药物或因药物之间的配伍禁忌所引起的中毒症；"反变毒"症，也称"食物中毒"，是指食用变质的饮食或食用两种相克的食物所引起中毒症。

74. "纳里"病 ᠨᠠᠷᠢ ᠡᠪᠡᠳᠴᠢᠨ　系由食管或胃腔变窄而致，故称"纳里"病。本病为饮食通过食道入胃之路变窄之慢性顽重疾患。据蒙医书中记载有"咽部阻塞症"、"咽部阻塞巴达干"之称。

75. "腾布"病 ᠲᠡᠩᠪᠦ ᠡᠪᠡᠳᠴᠢᠨ　系由"腾布"之黏虫引起的一种慢性传染病。亦称接触性毒症或性病。起因由"腾布"之黏虫经过皮肤破伤处

进入人体后，随血行流窜全身，使三根七素之功能失调，导致"恶血"及"协日乌素"增盛而为病。通常在男女外阴部发生斑疹、丘疹、凹凸不平的脓疱和结节等，也可见于唇、舌、肛门、女性乳头等处。

九、苗族医常用名词、术语简释

1. 富乃坡蒙爱沃（hfud nais pob mongb ait ngol） 肺家咳嗽症。

2. 格娘银爱沃（gid niangs yens ait ngol） 内损咳嗽症。

3. 爱沃（ait ngol） 外感咳嗽。

4. 过进赊（gos jent seil） 感冒。

5. 爱沃阿罗俄（ait ngol ax lol ves） 喘病。

6. 沃象（ngol hxangd） 咳血。

7. 蒋宾沃（jangx bind ngol） 虚痨。

8. 刚谷蒙（gangb gek mongb） 胸痛。

9. 富乃坡（hfud nais pob） 肺痈。

10. 蒙布兜（mongb buk duk） 胃痛。

11. 嘎溜开谷（ghad hlieb kib gek） 大肠热疾。

12. 久嘎岗蒙（jox ghad ghangb mongb） 肚肠疼痛。

13. 蒙秋·蒙嘎秋（mongb qub·mongb ghab qub） 腹痛。

14. 扎嘎（zal ghad） 腹泻。

15. 秀象（hxud hxangd） 反胃。

16. 爱沃哦（ait ngol od） 呕吐。

17. 哦象（od hxangd） 吐血。

18. 吐修（tut hxub） 吐酸水。

19. 搜谷（hsek ghuk） 打嗝。

20. 秀嘎洛象（xud ghad lol hxangd） 便血。

21. 秀嘎阿洛（xud ghad ax lol） 便秘。

22. 秀丢访（dliud diuf fangx） 黄疸。

23. 坡嘎秋（pob ghab qub） 水臌病。

24. 蒙丢（mongb diub） 痛肾。

25. 董欧洼哦奴（diongx eb wal od nul） 泌尿系统感染。

26. 欧洼象（eb wal hxangt） 尿血。

27. 纠牛洼（juk niuk wal） 遗尿。

28. 欧洼秀阿洛（eb wal xud ax lol） 小便困难。

29. 岗糯（ghangb lol） 尿甜症。

30. 阴近溜（yens jent hlieb） 湿瘟。

31. 坡洛坡壁（pob lol pob bil） 水肿。

32. 来秀底（laib dliud dik） 心慌。

33. 蒙柯（mongb khob） 头痛。

34. 蒙丕柯（mongb pit khob） 偏头痛。

35. 波柯养娘蒙（bod khob vangx hniangb mongb） 前额头痛。

36. 牛囊柯独迈（niel nangl khob dus mais） 头昏目眩症。

37. 蒙送挡（mongb hsongd dangd） 肋痛。

38. 玛仰（mangb hnuib） 健忘。

39. 夏西（hxat hvib） 忧郁。

40. 利比（hlib bit） 多睡病。

41. 比阿腮（bit ax dlaib） 失眠。

42. 抖道疾（dlut dlet jil） 抖症。

43. 开蒙开（kib mongb kib） 中邪。

44. 基埋真东（jib mais zenb dongb） 妇人花癫。

45. 落象疾（lol hxangd jil） 出血症。

46. 若山·象夺（lot dlait·hxangd diok） 青紫血斑。

47. 波糯波娄（bet nox bet dles） 紫斑。

48. 嘎故松（ghab ghut songb） 风湿性关节炎。

49. 蒙送疾（mongb hsongd jil） 类风湿。

50. 嘎记安埋（ghab jid ngas mais） 瘘症。

51. 蒙记洛欧娘（mongb jid lol eb hniangk） 汗症。

52. 欧娘格董拜（eb niangb gid diongb baid） 疽症。

53. 蒙刚谷（mongb gangb gek） 嘈杂症。

54. 刚安（ganggt ngas） 燥热。

55. 记银格娘开（jid yens gid niangs kib） 内伤发烧。

56. 休嘎休董象（xud ghad xud dongk hxangt） 痢疾。

57. 嘎呆讲岗欧洼（ghab daib jangx gangb eb wal） 小儿痧子。

58. 沃引奶（ngol yenx hnaib） 百日咳。

59. 访蒙乃（fangf mongb naix） 腮腺炎。

60. 嘎呆讲豆欧（ghab daib jangx def eb） 水痘。

61. 讲良独（jangx dliangb dul）　丹毒。

62. 富乃坡喇腊（hfud nais lax lal）　痨病。

63. 富乃坡坡五（hfud nais pob pob wox）　肺痨胸痛。

64. 讲兄囊（jangx hxongb nangl）　九子疡。

65. 嘎呆讲岗梭（ghab daib jangx gangb hsob）　蛲虫病。

66. 讲岗龚（jangx gangb jongb）　蛔虫病。

67. 洛送（lod hsongd）　骨折。

68. 蒙送（mongb hsongd）　骨痛。

69. 银细（yens hxid）　扭伤。

70. 嘎雕扭蒙（ghab diub niux mongb）　腰扭伤。

71. 象谷（hxangd ghuk）　血瘀。

72. 蒙洗特柯（mongb khob hfad hxid）　失枕。

73. 讲格坡（jangx git pob）　疝气。

74. 娘依（niangb vib）　结石。

75. 机昂底略（jil ngangl dix nios）　小腿臁疮。

76. 底赖（fal jik）　红丝疔。

77. 开独（kib dul）　烧伤。

78. 局及（juk jik）　四肢麻木。

79. 杂病雄蒙（zab bind xongs mongb）　劳伤。

80. 亮碧低伤（dliangd bil dib sangb）　跌打损伤。

81. 嘎丢蒙（ghab diub mongb）　腰痛。

82. 蒙丢蒙记（mongb diub mongb jid）　腰腿疼痛。

83. 蒙谷疾（mongb guf jil）　肩周炎。

84. 送当龙（hsongd diangd longl）　骨质增生。

85. 乃娄波送蒙（naix lul bod hsongd mongb）　更年期骨质疏松症。

86. 讲岗欧洼囊（jangx gangb eb wal nangl）　带状疱疹。

87. 点村蛾（dix cet ves）　粉刺。

88. 岗秀布（gangb xut bel）　湿疹。

89. 芒迈秋恰（mangl mais qut qat）　面部湿疹。

90. 带格戈秋恰（daif git got qut qat）　阴囊湿疹。

91. 样夭敌（yangl eb dif）　淋病。

92. 嘎沙（gangb xat）　疔疮。

93. 嘎兜讲岗秋恰（ghab dud jangx gangb qut qat）　皮肤痒疹。

94. 岗亚欧（gangb vas eb）　黄水疮。

95. 嘎令多葛象（ghab liut dud gek hxangt）　风邪疙瘩。

96. 岗秀（gangb xut）　疥疮。

97. 嘎沓啰讲岗亚（ghab tiab lob jangx gangb vas）　脚癣。

98. 讲岗葛溜（jangx gangb gek liek）　皮肤疖子。

99. 讲岗亚（jangx gangb vas）　牛皮癣。

100. 娘迈蒙象（hniub mais mongb hxangt）　火眼。

101. 妞埋象喇腊（hniub mais hxangt lax lal）　眼边溃烂。

102. 妞埋讲噜安（hniub mais jangx dlub ngas）　白眼珠肿痛。

103. 洛欧埋（lol eb mais）　流眼泪。

104. 嘎留埋坡蒙（ghab liut mais pob mongb）　眼胞肿痛。

105. 嘎留埋讲底囊（ghab liut mais jangx dix nangl）　眼生挑针。

106. 尼讲底（nif jangx dix）　口腔炎。

107. 赖洛尼讲岗（laib lot nif jangx gangb）　复发性口疮。

108. 蒙岗迷（mongb gangb hmid）　牙痛。

109. 嘎果迷落象（ghab ghox hmid lol hxangd）　牙出血。

110. 尼独扎（nif dus zaf）　舌开裂。

111. 蒙波乃（mongb bod nais）　鼻痛。

112. 乃落象（khangd nais lol hxangd）　鼻出血。

113. 抗乃布·松乃（khangd naix bet·dlongx naix）　耳鸣、耳聋。

114. 蒙嘎丢共（mongb ghab diux ghongd）　喉痛。

115. 蒙嘎共昂（mongb ghab ghongd ngangl）　痛蛾子。

116. 开嘎林共（kib ghab link ghongd）　风热烂喉痧。

117. 蒙林共（mongb link ghongd）　咽痛。

118. 上共（hsangd ghongd） 声音嘶哑。

119. 蒙岗嘎久嘎（mongb gangb ghab jed ghad） 痔疮。

120. 法嘎囊岗（faf ghab nangb ghangb） 肠漏。

121. 杭嘎独扎（hangd ghad dus zak） 肛门裂。

122. 象伐洛阿讲西（hxangd hfak lol ax jangx hxib） 月经不调。

123. 象伐傻格（hxangd hfak dlak gix） 妇人经水大下。

124. 象伐洛梭（hxangd hfak lol sod） 经水来潮提前。

125. 象伐洛当刚（hxangd hfak lol dangl ghangb） 经水来潮错后。

126. 象伐落糯（hxangd hfak lol not） 经水过多。

127. 象伐落开记（hxangd hfak lol xus） 月经发烧。

128. 象伐过相别笔（hxangd hfak gos dliangb bil） 月经情志异常。

129. 象伐洛扎嘎（hxangd hfak lol zal ghad） 经来腹泻。

130. 象伐洛休嘎象（hxangd hfak lol xud ghad hxangd） 经来便血。

131. 象伐洛吐象（hxangd hfak lol tut hxangd） 月经鼻衄。

132. 象伐洛坡五（hxangd hfak lol pob wox） 经来浮肿。

133. 象伐洛蒙秋（hxangd hfak lol mongb qub） 经水来潮肚痛。

134. 象伐洛蒙记（hxangd hfak lol mongb jid） 经来身痛。

135. 象伐洛蒙柯（hxangd hfak lol mongb khob） 妇人经水来潮头痛。

136. 象伐艾蒙疾无你（hxangd hfak ait mongb jil wel nix） 月经乳房胀痛。

137. 象伐洛牛囊柯（hxangd hfak lol niel nangl khob） 经来眩晕。

138. 象伐等埋放不（hxangd hfak denx mais fangt bel） 经来风疹块。

139. 象伐来洛喇米（hxangd hfak laib lot lax miel） 月经口腔溃疡。

140. 象伐岱楞（hxangd hfak dait dlenl） 闭经。

141. 象伐弄扬大洛（hxangd hfak nongt yangk dad lol） 妇人断经又来。

142. 欧书洛休（eb dlub lol xus） 白带过少。

143. 欧书洛糯（eb dlub lol not） 白带过多症。

144. 巴呆蒙秋（bab daib mongb qub） 怀崽肚痛。

145. 巴呆哦（bab daib od） 怀崽呕吐。

146. 巴呆安象（bab daib ngas hxangd） 怀崽贫血。

147. 巴呆牛负牛乃（bab daib niel hfud niel naix） 孕妇发晕症。

148. 摆呆息尼（baix daib hxid nif） 小产。

149. 阿洛无（ax lol wel） 缺乳。

150. 养呆蒙故送（yangl daib mongb ghut hsongd） 产后骨节疼痛。

151. 养呆安象伐（yangl daib ngas hxangd hfak） 产后干血痨。

152. 养呆讲蒙记（yangl daib jangx mongb jid） 产后身痛。

153. 养呆讲糯欧娘（yangl daib jangx not eb hniangk） 产后多汗。

154. 摆呆当岗洛象（baix daib diangd ghangb lol hxangd） 流产出血。

155. 秋纳阿岱（qul niak ax dait） 产后恶露不断。

156. 养呆讲开记（yangl daib jangx kib jid） 产后发烧。

157. 秋娥蒙秋（qet ves mongb qub） 产后肚痛。

158. 养呆休嘎阿洛（yangl daib xud ghad ax lol） 产后便秘。

159. 养呆讲牛囊柯（yangl daib jangx niel nangl khob） 产后头晕症。

160. 欧娘格董败（eb niangb gid diongb baid） 妇人蛤蟆胎。

161. 秋念嘎波（qub liand ghab hangt） 子宫肌瘤。

162. 姬娘·阿娘呆（jib niangb ax niangb daib） 妇人不孕。

163. 欧无农落（eb wel nongf lol） 乳汁自出。

164. 嘎秋又蒙(ghab qub yut mongb) 妇人小肚痛。

165. 吉无良买疾(jil wel liangs maix jif) 乳房长结。

166. 吉无坡象(jil wel pob hxangt) 急性乳腺炎。

167. 洛叉洼(los cad wal) 落尿胯。

168. 嘎留度局书(ghab liut dud gid dlub) 白斑病。

169. 伐讲底(hfak jangx dix) 阴疮。

170. 伐秋恰(hfak qut qat) 妇人阴痒。

171. 乃娄阿蒙象(naix lul ax mongb hxangb) 更年病。

172. 聂嘎过进赊(niak ghad gos jent seil) 小儿感冒。

173. 嘎呆爱沃(ghab daib ait ngol) 小儿咳嗽。

174. 聂嘎沃沃吼吼(niak ghad ngol ngol hvuk hvuk) 小儿瘰疱。

175. 聂嘎蒙秋(niak ghad mongb qub) 小儿痛肚。

176. 聂嘎蒙送进(niak ghad mongb hsongd jent) 小儿类风湿。

177. 机呆蒙故送(jib daib mongb ghut hsongd) 小儿关节肿痛。

178. 聂嘎哦(niak ghad od) 婴儿吐奶。

179. 聂嘎良迷骂(niak ghad liangs hmid mal) 婴儿马牙症。

180. 机呆讲访(vangl daib jangx fangx) 婴儿胎黄。

181. 庆养嘎留度达(qend yangl ghab liut dud dab) 初生儿厚皮症。

182. 摆呆秋(baix daib qub) 脐漏。

183. 聂嘎过加(niak ghad gos jab) 小儿肺结核。

184. 沙嘎(hsat gad) 小儿停食。

185. 机呆暗乃埋(jib daib ngas naix mais) 小儿疳积。

186. 聂嘎象休(niak ghad hxangd xus) 小儿贫血。

187. 聂嘎秀相江都(niak ghad hxud hxangd jangx dul) 小儿燥火。

188. 聂嘎蒙娘(niak ghad mongb hniangk) 小儿汗症。

189. 聂嘎依修柯(niak ghad vis dliub khob) 小儿脱发。

190. 机呆更冬蒙(jib daib genx diongb mongl) 小儿夜哭。

191. 机呆洛欧扭(jib daib lol eb niux) 小儿流口水。

192. 嘎呆蒙刚洛(ghab daib mongb gangb lot) 小儿鹅口疮。

193. 机呆讲岗洛(jib daib jangx gangb lot) 小儿口疮。

194. 机呆阿杠洛(jib daib ax ghangb lot) 小儿厌食、偏食。

195. 聂嘎扎嘎(niak ghad zal ghad) 小儿泻肚。

196. 机呆沃呼(jib daib ngol hvuk) 小儿支气管炎。

197. 半边经 是黔东南苗医的五经之一，指的是各种以半侧出现功能障碍的症状，如半身不遂，面部神经瘫痪等。

198. 脚翻经 为苗医的经类(惊)疾病之一，主要症状是：突然昏倒，角弓反张，抽搐时脚往后翻，发烧。

199. 心经翻 又称心经疗翻，是苗医翻类疾病中的一种，症状是咽喉肿痛，心痛发慌，手足麻木，眼闭不言，牙关紧闭，脉散。

200. 蝣子翻 症状是：扒地拥心，心痛而两手捧腮，双脚屈不能伸。

201. 客妈症 症状是：发热，腹剧痛，腹部有色块，部位不定，腹内鸣响，无吐泻。

202. 蚂蚱症 为苗医症类疾病之一，主要症状是：初起腹部剧痛，欲吐不吐，渐至昏迷，眼上翻，牙关紧闭，口唇发紫，用手抹胸部出乌红色圆点，大小不等。

203. 疟母 指疟疾久不愈，气血亏损，瘀血结于肋下而成痞块，称为"疟母"。

十、羌族医常用名词、术语简释

1. 桡(石)、滋(水)、莫(火)、莫斯(气)、萨(血)以及吉纳(精微物质)(RAO、ZI、MO、MES、SA、JINA) 它们是人体生命中不可缺少的基本物质，是维持生命的主要来源。

2. 格尼 GENI(大脑) 是人体一切活动的源泉，是统领身体内外各部的主要器官。它的主要功能是主神明，人的精神活动和日常行为，诸如记忆(EZHUN)、睡觉(ANENG)、吃饭 SDUHQIA)、读书(NERISUO)、排便(KSHEBIEOUYU)等等，都是由大脑主管。

3. 喜基米 XIJIMIE(心) 居于胸部正中，其主要功能是统管全身的血脉(SAIMI)、调配血液(SA)到全身的内外各部，同时推动血液不停地运行，濡养全身。血脉是血液运行的通道，心气要依靠肺气的充养才能旺盛。

4. 措 CUO(肺) 位于身体胸腔中，护卫心脏，为六脏之王。上通喉咙和耳鼻。肺的功能是管理呼吸和全身大小粗细的管道生命之气。人的全身体通过肺吸入自然界的清气、呼出体内的浊气，使身内外的气不断得到交换。肺辅佐心，使气、血、水散布全身，温养四肢百骸，维持正常生理活动。

5. 萨哈 SAHA(肝) 位于身体的右上腹，其主要功能是生产营养血和居住储备储藏血，管理和调节情绪。与胆相连，走上管道通目生泪。萨哈根据人体不同时间的生理状况来改变各部分的血液多少。譬如，当休息和睡眠时，机体的血液需要量减少，多余的血液就贮藏于肝；当活动或工作时，机体的血液需要量增加，萨哈(肝脏)就排出其储备的血液，供给全身各部。

6. 什巴 SHIBA(脾) 位于身体的左上腹，其主要功能是把营养物质通过管道运送到全身各组织器官中去，使人体各管道及组织器官都能得到充分濡润。什巴(脾)还有统一调节及和谐全身血液循行于赛米(管道)内而不至于溢出赛米(管道)外的作用。什巴(脾脏)冰碎之物非常娇嫩和脆弱，容易被外部力量所击伤，会造成不可估量的后果。

7. 什布勒 SHIBULE(肾) 位于腰部，左右各一，其主要功能是帮助人从婴儿到老人期间生成和贮藏子布 ZEB(精)，什布勒(肾)子布可生化为什布勒(肾)莫斯(气)，它主要管理发育、生殖和生尿及排出尿样浊物。什布勒(肾)的子布 ZEB 盛衰，直接影响一个人生殖和生长发育。人从幼年开始，什布勒(肾)的子布 ZEB(精)逐渐充盛，到青春时期，在肾的精气作用下，产生了一种叫“子布”的物质，作用于男子就会产生追咩得勒斯子布朵果 ZHUIMI KLES ZIBU DOGUO(精子)，作用于女子就使吖喜萨落 AXISALO(月经)按期而至，性机能逐渐成熟，而有追咩勒日蒂依 ZHUI MI LERI DIYI(生殖)的能力。待到德吖部 DABU，肾的精气渐衰，性机能和生殖力减退以至消失，整个形体也就逐渐衰弱。

8. 本身格欸德设 · 科尔 BENSHENGGE-ADESHEKER(羌医的八腑) 指 ㄎㄕㄙㄍㄚ KSHISGA 稞书斯嘎(胃)、ㄏㄉㄜ HDEE 禾德(胆)、ㄖㄍㄨㄜㄕㄍㄜ RIGUESHIGE 日郭什给(胰)、ㄓㄨㄛ ZHUO 卓小(肠)、ㄅㄧㄜ BIE 别(大肠)、ㄊㄜㄕ TESH，特什(膀胱)、ㄎㄕㄩㄙ ㄖㄨㄅㄛ KSHIYUS RUOBO，可什余斯 如博(肛门)、ㄅㄧㄒㄙㄉㄜBIEXIS DE 别西司 德(生殖器)

9. 嘎别石依基 GATES YIJI(闪病) 为一种传染病，对患者必需实行隔离、分开、单独治疗。

10. 饶欸余依基 RRAO EIV YJI(背负石病) 羌医认为人发病的原因是违背了自然界和谐生存的规律，从而使人背负ㄖㄠ饶 RRAOW，(石头)而生病，因程度不同，人身上的石头部位和大小也各有不同。石虽然是构成自然和人体的基本物质，但也是引起疾病的主要原因，许多疾病，是由于体内积聚了多余的石，人身上有了多余的不该有的石头，人就会难受，发病，感觉在肚子上压了石头一样(黑石)，肚子僵硬，疼痛，在颈背部还会出现胀痛等症状。

11. 饶嘿都依基 RAO MEDUEIJI (不同样的石病) 羌医把石头分为①泥土(BURU，布如)，②小细沙石(RAOW SHAS，饶沙司)，③园、方、板、中石(ZUOBADE，作巴迪)，④巨石(RIGUEDE，日古德)这四种石是导致人体疾病的因素，一旦这四种病石停留人体的任何一个部位及器官，都会产生病痛。

12. 别司嘎木 饶 BESGAM RRAOW(雪石病) 发病部位像雪地一样冰冷松散，冰寒结石，使人病痛部位冰冷刺骨，如石击身样疼痛。

13. 饶玛迪嘎 基 RAOMADEGA JI，(软石病) 石块较轻，能够推动，按散。是身体某一处应有的通路不顺畅，引起ㄙㄚSA 萨、ㄗㄜZI 滋、ㄇㄙMES 莫斯的混乱，而成软包块石痛。

14. 饶什古居革尔翁 RAO SHIGUJUO GER-WONG(硬石病) 石块坚硬，难以推动。是身体的某一部位的ㄙㄚSA 萨、ㄗㄜZI 滋、ㄇㄙMES 莫斯的通路堵塞不通，时间一长而成的硬石病。

15. 摸饶基 MORAO JI（火石病） 像烧红的石块，滚烫如火。是指身体的某一个部位的 SA 萨、ZI 滋、MES 莫斯凝结时久，SAXIJUGUER，萨西居·固巫尔（管道通路）完全不通达引起局部红肿烧灼坚硬疼痛，使 SA 萨、ZI 滋、MES 莫斯不能正常运行而发病，像烧红的石块，如不及时正确治疗，就会迅速发展，甚至化脓溃烂或坏死。

16. 饶阿尔阿尔依基 RAO ERER YIJI（石块病） 是发病部位的相关组织出现的块状物，坚硬如石；类似于西医学"淋巴结肿大"，"肌肉部位的筋结"等。

17. 饶 RAO（石） 羌医认为，自然界的基本物质是饶 RAO（石）、滋 ZI（水）、莫（火）、梦姆（风）。石是万物的本源，人类是从石而生。

18. 梦姆依基 MENGMYIJI（风病） 是自然的风（MENG，梦）侵袭了身体，对体质弱或刚出生的新生儿或儿童而发病，成人身体差的，因病风侵袭入人体引起全身或身体某一个部位疼痛，并能此起彼伏。梦姆依基在全身无处不到，无处不生，所到之处浮肿气串。

19. 滋 Z1（水） 是自然界万事万物都离不开的生命之源，力量的源泉，同样它是人类维持生命，赖以生存的条件，是人生存的必需物，在正常情况下它能使人增强体质，加强代谢。在异常情况下使人生疾病甚至危及生命。

20. 滋依基 ZIYIJI（水病） 人体自身抵抗力下降，MI LEMIE MOLE，蔑勒灭没乐（全身不适）的时候，人才被水病所袭而产生浮肿胀痛等病症，水病分为内水病（JIFU ZAD YJIDEWEI，居扶咂德依基德维）和外水病（KUI ZI YJIE，亏滋依基）。

21. 莫斯 MOSI（气） 是维持人体生命活动的基本物质，莫斯的消失一切也即便消失。

22. 莫嘎依基得卫苏斯 MOGY YIJIDEUISUS（灶火病学） 是羌医治疗疾病的理论之一，人食的食物均要通过灶火（ㄇㄛㄚㄉㄜMOGADE，莫嘎德）煮熟后才能减少疾病的发生，而灶火病是身体在不同年龄，不同时间的火与温度，（SA 萨、ZI 滋、MES 莫斯、JINA 吉纳、ESRS 鄂司日斯 或 MO 莫、RAO 饶）逆乱，它们相互制约和相互滋生，相克关系，相互转化失调所致。

23. 姆育禾 硌火尔 MUYVHO LOHOER（太阳白石） 是羌医管道学中一条从头顶正中走背正中到骶尾和前阴器之间的环绕半圈的管道交通路径。

24. 哥勒呢基则斯 GLENIJIZES（望诊法） 是羌医运用眼睛对病人的精神面貌，皮肤毛发颜色、人体状况、姿态、眼睛色质囊米变化、耳朵形态、牙齿颜色质量、舌像、舌吉纳革尔（舌筋）色质、嘴唇颜色、颜面色质润泽、爪甲色质、手掌色质变化情况及人的分泌物、排泄物、色质的异常变化、进行有目的观察，来测知身体内外病变，了解疾病的一种诊断方法。

25. 问诊法 DEGELENIYIJZES（德格勒泥依基则司） 羌医师通过问（DEGELENI，德格勒泥）病人或其陪诊者来了解病情进一步肯定的一种看病方法，了解一般情况和哥尔哒依基得危德 GERDAYIDEWEIDE（既往史）、尼居古 哥尔依基达 NIJUGUO GERYIJIDA（个人史），居得猕 哥尔得依基俄达 JUDEMI GERDEYIJI JIEDA（家族史），尼什巴合 得危德 NISHIBAHE DEWEIDE（主要询问受伤原因），曲噢唅得危德 QUOSHADEWEIDE（受伤时间），杯吉 依基得 尼什巴合吾 BEJI YIJIDE NISHIBAHEWUO（问临床症状及变化），俄赤布吉纳 甲俄赤背 ECHIBUJINA JIAECHIBEI（问治疗经过）。俄西吉 俄虎哲 革俄得尼 则思 EXIJI EHUZHUE GEDERNI ZESI（来综合分析）。

26. 古固书 虚司 GUGUSHU XJUS（听诊法） 羌医生用自己的耳朵听觉来诊察病人的语声（MELE JIGGEI，没勒 基给），呼吸（MES XIXIJIEM，莫司 西吸洁木），ㄎㄜㄍㄜˊㄦㄌ丨ㄙㄚ（听骨折后的骨擦音）、ㄉㄛㄏㄉㄩㄙㄚ《ㄜㄏㄉㄟˊ ㄙㄚ（听复位的声音）、《ㄦ《ㄜ《ㄟˊㄙㄚ听筋的响声等声音的变化来收集病情资料。

27. 西居司 乌 西德司 XIJUES WUXI DES（嗅气味诊断法） 羌医用鼻嗅气味。全身的气味、眼屎的气味、汗腺的气味、痰涕的气味、爪甲的气味、全身某处脓液的气味、出血的气味、男子精子的气味、女子白带的气味、小便的气味、大便的气味，一般都奇臭难闻，均为火毒热盛的表现。

28. 赛秘 得克尼 则司 SAIMI DEKENI ZES，（赛秘脉诊法） 羌医用手按病人的赛秘脉，双手腕部桡动脉搏动处，轻轻触及皮肤就能感觉到脉的表现，重按稍弱。通过赛秘的跳动情况来判断，分析，总结得出正确诊断的结果。可分为《儿 GER 哥尔（前）、ㄖㄊㄍ REGU 热古（中）、ㄙㄉㄍㄍㄍㄜ SDEGE 斯得革（后）三部和腕内侧正对腕后粗骨高部。

29. 雅巴吾 德克泥 则司 YABAWUDE KKENI ZES（雅巴吾摸诊法） 羌医用手对病人的肌肤，手足，腰背胸脘腹，头臂及其他病变部位施行摸按压，来测知局部冷热，软硬，压痛，石块，畸形或其他异常变化来推断疾病的部位和性质的一种诊病方法。

30. 萨西居赛米古苏思 SAXJU SAIMI GUSUS（羌医管道） 羌医认为全身是由无数成千上万的大小细微不等管道所包围；这些管道在一个活人身上是分秒不休的工作流畅着，是用来维持人体正常生理功能的。常用大的治疗方面的管道有①太阳管道（MUYUO H，姆育禾 管道），②月亮管道（XU SHAG，旭 沙格管道），从骶尾生殖器走前、肚脐、前胸、面部、走头顶与姆育禾管道（太阳管道）交会。

31. 雅巴吾 欸赤北司 YIBAWU ECHIBES（手法治疗疾病） 是羌族按摩医师和骨科医师施用手为主的各种治疗方式，作用于患者体表不同部位，进行治疗和检查的一种外治法。它具有见效快，疗效高，运用方便，价钱底等优点，是羌族人民长期与疾病作斗争中不断积累和丰富起来的经验总结，是羌医的特色疗法之一。

32. 特西 基司 TEX JIS（推法） 羌医用拇指，掌心，掌根着力于患者身体软组织一定部位上或赛米（血脉）和管道上，进行上，下，左，右推。

33. 则贴司 ZE TIES（捏法） 羌医用双手的拇指与食指夹住施治部位把表皮和较深部的皮下组织捏起，随捏，随提，随放，随着向前捏起前进，此时皮肤一起一伏好似波浪。

34. 欸贴司 E TIES（按法） 羌医用单掌或双掌重叠按，着力部位要紧贴体表肌、皮肤，不可移动，用力要由轻而重，不能暴力或猛然按压。

35. 哥 里司 GE LIS（揉法） 羌医用手大鱼际或手指正面或掌根或小鱼际紧贴应揉的部位，腕转环揉，或缓和轻揉，有节律。

36. 德可司 DEKES（摸法） 羌医用手指腹或掌心面或全指腹面吸定在位置，由浅入深，由表及里，由慢到快，和缓自如，有节律地旋转摸。

37. 达斯都司 DAS DUSD（摇法） 羌医师使患者的某个关节作被动的圆形转动活动。

38. 哥基 德司 GEJI DES（空拳捶法） 羌医用双手握空拳，用拳背、掌根、掌际，或花椒棒（羌族地区特有的花椒树木做的按摩棒）捶在患者的疼痛部位和应诊的区域，有节律的如击鼓一般打捶施治部位。

39. 哥知 GE ZHI（刺法） 羌医用大拇指的指腹和指尖，着力于病痛部位，或特定区域，用力从轻到重刺。压力频率要均匀，动作要灵活自如，以点带面，要有深度。

40. 哥帖司 GETIES（点法） 羌医用食、中手指屈指后的骨突部或花椒棒（花椒树木做的按摩棒）牛角棒（牛角做的按摩棒）着力于施治部位或痛区域。着力按压，用力的大小，根据病情需要而决定。

41. 思里司 SILIS（搓法） 羌医用双手拳内侧面挟住病痛部位，相对用力，用较快速搓，搓的同时缓慢移动作上下往返。

42. 哥醋 德司 GECU DES（扣击法） 羌医用手指末端稍屈曲，作鹰爪式自然而有节奏地扣击在病痛的部位。

43. 依巴吾 德里瓦 YBAU DELEW（钻法） 羌医用手单指尖末端作用于病痛部位，用手单指钻，着力由轻到重施治，节律进行、本手法可用于全身各部位的肌肉粘连、发硬麻木、冷痛等，具有破结消瘀、打通管道、活血止痛、活脉温筋的作用。

44. 哥勒呢 勒蒙罗娃没罗则斯 GLENILEMILOWMOLOZES（望神法） 羌医观察人精神的好坏，相当于西医学意识是否清楚，动作是否矫健协调，反应是否灵敏，语言是否流利等方面的情况来判断六脏八脏中的萨（血），滋（水），莫斯（气），吉纳（精微细物质）的盛衰，病情的轻重以及预后的好坏。

45. 日革·德啊尔理 RIGEDERLI 相当于西医学中骨伤的一种，是指人体骨骼受到外力的作用影响而骨头折断。

46. 日革德韦 REGEDEWUEI 相当于西医学中损骨伤的一种，骨骼受损轻微，没有断碎，又没有脱白，仅骨膜受到损伤，其它部分还是完整的。

47. 革儿德韦 GEDEWEI 相当于西医学中因扭、挫、刺、割等原因而使大管道中革儿尼（筋膜)、革儿西居(筋腱)，以及日革格儿布(骨筋膜增粗)、格儿布(筋粗病)等所致关节屈伸不利。

48. 革儿罘给 GERIHONG·JI 相当于西医学的筋断，革儿尼(筋膜)管道、革儿西居(筋腱)等，因受外伤而发生断裂。

49. 革儿德莫啊格 GER·DAMYGE 受伤之后损伤部位的肌腱组织没有发生筋断裂现象。

50. 斯格萨禾·朵活鲁依 SGESAH·DOHULUYI 受伤后骨关节的骨位置改变而脱离其巢穴者，脱离了正常的位置。

51. 日革·骨卓背 REGE·GUZHUBUO 相当于西医学中的粉碎性骨折，骨头断裂呈碎块、完全断开。

52. 日革·勒啊儿德给依 REGE·LERDEGEI 骨折受伤后只有裂缝而没有完全断折的部位。

53. 斯格萨禾·喔都禾朵活鲁依 SEGESAHE·ODUHU´DUOLUYU 骨关节完全脱出分开重叠、缩短等现象。

54. 斯格萨禾·厄祖´朵活鲁依 SEGESAHE·EZU´DUOLUYU 杆骨部分离白，骨关节之间由于外力作用致使骨关节半脱位状态。

55. 萨凸 SATUO 赛米得禾迪 SAIMIDEDI 受伤后赛米管道中血逆乱行，不按常规，血离管道之外，滞留体内形成瘀血停滞及形成血块堵塞赛米管道。

56. 萨阿活络瘀·达湖路(亡血)SAHOLV·DAHOLU 相当于受伤后萨(血)自诸窍溢出于体外，大量萨(血)从管道流出，萨(血)流不止，人已昏迷或休克状态的为亡血。

57. 阻尼德韦(新伤)ZUNIDEWEI 羌医指受伤后十天内的病。

58. 德韦依那德杯(陈伤)DEWEIILADEBE 新伤失治，日久不愈，或愈后隔一定时间而在原受伤部位复发者。

59. 革儿哦朵依 GEERDUI 缩筋、抽筋等肌肉挛缩引起的一种病症。

60. ㄖㄚㄏㄚㄉㄨㄟ日华德韦 RAHYDEWEI 指内伤，根据受伤的不同分为莫斯德韦伤、萨德韦伤、策什嘎德韦伤。

61. 莫斯德韦 MESDEWEI 相当于中医伤气，指体内细微管道的微石闭滞不通而致病。

62. 萨德韦 SADEWEI 相当于中医伤血，指

体内管道破裂溢出的血于管道外混乱运行滞留体内而致病。

63. 策什嘎 德韦 CESHIGADEWEI 此病产生于：①外部力量致伤，②是人在剧烈运动或重体力劳动后口喝大量冷水导致脏腑严重伤及体内策什嘎器管、高危险之证。

64. 嘎巴知日华德韦 GEBYDIRAHUADEWEI 头部内伤，外力作用于头部使脑内损伤、高危险之证。

65. 依垮日华德韦 YIKUARYHUADEWEI 胸胁内伤，是受外部力量的作用致使胸胁内部产生损伤、危机之证。

66. 都若俄 DURUWO 劳伤 - 过劳引起的疾病。

67. 斯禾理 SIHELI(撕裂伤) 身体某个部位伤后瘀阻闭塞，肿胀痛。

68. 德阿施归 DYSHIGUI(扭伤) 身体某个部位用力不当致伤疼痛的表现。

69. 热格阿斯鬼英皮 REGEASGUIYINPI 骨痛疽。相当于西医学的细菌感染引起的骨与关节化脓性感染性病变。如化脓性骨髓炎和化脓性关节炎。

70. 本身吾俄迪 BENSHENWUEDEI 发热、发烧。起病急骤。寒战高热，体温高达 39～41 摄氏度、可持续数日不退，烦躁不安、口渴、头痛、全身发热。

71. 德依基哇 DIYIJIWA 疼痛。局部即有疼痛也有全身疼痛，患肢局部环周压痛、逐渐加重病症。

72. 普帕 PUPA 肿胀。主要是弥散性肿胀，表面灼热，触之有波动。

73. 苏出那尔沪 莫噢 SUTUNERFUMO 屈伸功能障碍。得病后病痛与关节屈伸僵硬、强直而不敢活动。

74. 阿都蒌 ADUEI 相当于中医的体虚，因莫斯(气)萨(血)滋(水)方虚，出现全身衰弱、神情疲惫、肢软无力、形寒畏冷、全身消瘦、面色㿠白、眼白灰暗无神。

75. 革尔 热格禾烈 什布司啊杯 GER RIGEHELIE SHIBUSIABU 肌腱、筋、骨膜骨髓被石火毒侵袭所致的疾病。类似于西医学的急性化脓性骨髓炎，由化脓性细菌引起的骨髓腔、骨、骨膜的急性化脓性炎症。

76. 司德格 热格禾烈 什布司啊杯 SIDEGE RIGEHELIE SHIBUSIABU 慢性化脓性骨髓炎，感染的骨组织增生、硬化、坏死、死腔、包壳、瘘孔、瘘道、脓肿并存，反复化脓，缠绵难愈。

77. 司格萨哈 什布司啊杯 SIGESAHE SHIBUSI ABEI 化脓性关节炎，膝、髋关节多发病。

78. 陀索租博 热格德尼黑 TUOSUZU-BORIEGEDENIHE 脊柱骨结核，由外力损伤骨折日久而不愈或劳动过度，营养不良、有毒细菌感染。

79. 热格俄尼黑 RIGEENIHEI 骨头发黑（骨捞），类似于西医学的骨与关节结核，由结核杆菌侵入骨或关节。引起慢性化脓性破坏性病变。

80. 热格塞哥萨哈 滋巴依基 RIEGESIGESA-HEZIBAYIJI 骨关节痹证，由人受莫术（风）滋巴（冰寒湿邪杂至）体虚、闭阻骨节、管道、出现疼痛、肿胀、屈伸不利、畸形、肌萎缩无力的病症。

81. 热格若火 RIGERUOHU 骨质疏松。是一种全身性骨量减少、出现慢性颈腰背酸痛无力，甚则畸形，骨折是莫斯（气）萨（血）滋（水）不足而致。

82. 租博 ZUBO 佝偻病。背偻、鸡胸在婴幼儿童，长骨骨骺闭合以前的骨钙化疾病。钙、磷代谢紊乱。

83. 诸葛哚奎 ZHUGEDAKUI（斜颈） 颈部发生的不对称畸形，使患者头部倾向患侧而颜面朝向健侧。

84. 珠哦勒 革吖虎博 ZHUOLEGEA HUBO 指男性或女性外生殖器上及周围有阴毛的地方。

85. 居福滋依基 JUFU ZIYIJI（内水病） 是由于身体内的任何一个器官管道受内水侵入阻滞导致疾病。

86. 尔门子 ERMENZI 指脸面外上部，头发边缘以下，两眉毛以上的部位。

87. 格翁毕思 哥子思 GUENGBES GEZIES 指头皮上已长出头发的和没有长毛的肉皮之间的边缘部位。

88. 奎滋依基 KUIZIYIJI（外水病） 是由于人身体外部皮肤肌肉毛孔受到外在的污浊雨水、湿、冷水等侵袭导致身体各部位管道受水病的影响出现的病症。

89. 纳古 哥石思 戈巴迪 NEGU GESHIES GEBADIE（枕骨） 位于头顶部的正后方，头颅骨的后下方部位。又叫放枕头的地方。

90. 日都书古 RIDUSHUGU（天庭） 位于前正额日都书古（天庭）的中央、医生常用眼睛看到患者日都书古（额头）的色泽等变化来判断疾病的部位、病程、轻重、深浅。

91. 猕熟 MISHUE 指人面部的前面正中部位。即左、右眉目之间的部位，以及日都书古的中央部分。

92. 吉尔 JIEER 指下嘴唇以下至下颌骨下方的部位。

93. 瓜哈日巴迪禾布都古 特瓜尔 GUAHER RIBADI HUOBUDOGU TEGUA（颧骨） 在头面部位于眼的外下方，在面部隆起的部位，及解剖学上的颧骨。

94. 日麦依基赤杯思 革日杭吖 则思 RIMEYI-JICHEBES GRIHANGA ZES（羌医四相） 是羌族人民上千万年来对自然界的基本物质ㄖㄠ桄 RAO（石）、ア滋 ZI（水）、ㄇ모 MO（火）、ㄇㄷㄇ梦 MOM（风）的认识。

95. 稞书斯嘎 KSHISGA（胃） 羌医认为胃由如石磨能磨细粮食消磨。下传于小肠，其基纳 JI-NA 通过脾胃的运化供养周身。稞书斯嘎（胃）有思忧，胃主精神，思维活动。羌医对稞书斯嘎（胃）的认识较深，不仅仅局限于胃部一个器官，还包括躯干中部腹膜内壁组织及神经；羌医认为腹膜壁组织的神经是非常敏感的，人的思维智慧的反射及魂魄存在均和稞书斯嘎（胃）有关，而稞书斯嘎（胃）犹如无线电一样可以接受排除和过滤各种信息。从而给大脑提供最精确的信息，大脑作出最后指令各部。

96. 禾德 HDEE（胆） 胆腑位于肝下面的胆窝内，上面借疏松结缔组织与肝相贴，下面游离覆以腹膜，呈梨形。（内藏胆水又称即禾德资（胆汁）。来源于肝，贮藏于胆，注入肠中，帮助饮食物的消化。胆汁味苦色绿。胆多见上逸而出现口苦、呕吐苦水，若禾德资 HDEZI（胆汁）外溢则见一身面目发黄绿色，胆也和精神情志有着密切关系，如胆小如鼠，一种心理畏惧的表现。

97. 日郭什给 RIGUESHIGE（胰） 羌医对日郭什给（胰）RIGUESHIGE 回《ㄨㄊ尸《ㄊ看成娇小幼儿，易碎弱，管道较狭小，不宜过强刺激；它在胃的后方，横卧于第一腰椎前面，分哥巴迪

GEBADI ㄍㄜㄅㄚㄉㄧ（头）本身 BENSHENG ㄅㄣㄕㄥ（体）SUGUㄙㄍㄨ（尾）三部，胰头被十二指肠环绕。胰体后面接触腹主动脉和下腔静脉等腹腔大血管及左右上腺。胰尾抵脾门。

98. 卓 ZHUO（小肠） 小肠上接胃，下接大肠。面上有一层色蔑（大板油和细小的血管神经）它同样有思虑、悲伤的功能反应。它将稞书斯嘎（胃）所传下来的水气作进一步的消化而分出清浊，清者肝脾传输，浊者下注于大肠。卓（小肠）有病就会影响消化吸收功能而引起失眠、多梦等病症。

99. せ别 BIE（大肠） 大肠上端接阑门，下端接肛门，面上有一层让帕哥 RANGPAG（小板油和细小血管神经）有助思维、主谋智慧的功能反应。它将卓 ZHUO（小肠）下注的浊物，再吸收其中多余的水分，无用的成为粪便，由肛门排出。他们均属于人体内大的排污管道，一旦失调就出现肠鸣，便溏，腹泻或相反出现便结，便秘，出血等病症。

100. 特什 TESH（膀胱） 膀胱位于小腹部，接受由肾下降的水液，有贮藏和排尿的作用，羌医认为特什是人体的湖泊，他具有调节脏腑功能中多余的资（水），贮其中，基纳（精微物质）再吸收，巴哈 BAHA（污浊之水）排体外，都离不开肺气的推动。他有着收松合适，张弛有度。如果失调，就出现遗尿，尿多或尿频，尿急甚至尿闭等，如特什症。

101. 可什余斯 若如博 KSHùSRUOBO（肛门） 羌医认为他是体内一切秽浊之物的门户，全都通过他而排出体外，排出物的动力全靠肺气的推动，定时开关门户来调节人体的正常功能，位于直肠下端齿状线稍下，肛管中下 1/3 交界处，触诊时可摸到一线沟为肛门白线相当于肛门内外括约肌交界处。有病会出现内痔（直肠上静脉丛如因某些原因发曲张）外痔、混合痔、母痔，如椎管内脊椎受损便出现大小便失禁或手术不慎切断肌环括约肌引起大便失禁，须注意。

十一、畲族医常用名词、术语简释

1. 脚风 关节炎。

2. 软壳蟹 小儿头上长的脓肿。

3. 缠身蛇 带状疱疹。

4. 走马喉痛 类似急性扁桃腺炎。

5. 虚火乳蛾 类似慢性扁桃腺炎。

6. 重舌 喉间生息肉。

7. 飞杨喉 口腔上颚处突然发生血泡。

十二、土家族医常用名词、术语简释

1. 症 zenf（症） 又名症头、症候，不是指症状。症为急病，或过劳或饮食不节而发病，起病突然，表现症状较重如急性腹痛病人难以忍受，在地下打滚，以热蛋滚腹部而现细长毛，拔去此毛，而腹痛止的“羊毛症”。以上呕下泻而突然发作者称“霍乱症”。

2. 心汗 xinx hanx（病） 即指生理上反常或缺陷，多指慢性发作或难治之久病。如张口出气，呼吸急促，呼出多，吸进少，呼吸之时候响声如猫喘，如拉锯，称之“吼病”。

3. 龙扯 longr cer（惊） 又名抽惊，惊风。由于各种原因引起抽搐，神志不清，双眼直视或上翻，或手举，足蹬等表现。根据病因和临床表现而分“72 惊”如病人将舌不时伸出口外，左右摇摆，时又缩回，犹如蛇舌状，故名“蛇势惊”。

4. 劳 laor（痨） 指由于劳累过度，房事不节等原因而致病，临床表现为面色无华或午后潮热，倦怠无力，食欲不振，腰痛，盗汗，干瘦，骨内发烧等。根据发病原因及临床表现而有“五痨七伤”和“72 痨”之分。如由于产期行房事而致，病人有咳嗽，不思饮食，小肚子痛，干瘦或月经等表现称“月家痨”。

5. 乞嘎 qifgati（疮） 指在皮肤表浅层出现红，痒小疹或有奇痛，抓破后流水。如突然起白色点，围腰而局部火拙样疼痛，称“蛇板疮”（末梢神经炎）。

6. 钉子 denx zix（疔） 疔好发于体表活动部位，逢筋而生，起病急，形如粟木，坚硬根泞，初红色，继而变黄，疼痛剧烈，且有寒意，发热的全身症状，依其部位而命名甚多，因表现而命名者分水疔、火疔、皮疔、飞疔。水疔：生脚下，为黄色泡，痒痛，穿破后流清水或小泡合成大泡，若延治，可烂成大洞；火疔：皮肤起疮，疮色乌黑，痛如火灼难忍，坐立不安，初期寒战，不思食；皮疔：起疮，泡表面覆有白霜样，泡色显乌黑疼痛，全身不适；飞疔：初起如疙瘩，多个，大者如拇指大，疗周围色紫黑、痛甚，伴心慌、心惊，手脚骚动，卧床不起，甚则七窍流血而死亡。

7. 切尔克尔 qier kex(疱) 多发于肌肉丰满处，皮肤凸起，红肿，边缘清楚，疼痛重。

8. 热不妻 rer bur qix(痈) 发于皮肉之间，局部红肿变大，根大而浅发病快，或化脓穿破。

9. 疽： 发于筋骨之间，皮肤肿胀坚硬，而皮色不变，根大而疗，有盘根错节之表现。

10. 格 ger(发) 多发于皮肤疏松部位，突起红肿，蔓延成片，灼热疼痛，红肿的中心为最，边缘不清，3天～4天后皮溃，中软而不溃，伴有全身症状。又曰痈之大者叫发，或花，生于手背称"手背花"，生于背部称"背花"，用手搭肩之处称"搭肩"。生于肩部挑担负重部位者称"担肩"。生于奶头(乳房)称"奶花"。

11. 付鲁地 huf lux dif(流痰) 又叫当瘰，是指发于骨和关节的病，主要表现为起病慢，化脓迟，溃后骨内流出清稀淡薄如痰的脓液，经久不收口，如吐痰一样常年不愈。临床有"72流"之称。若治疗不当往往后遗瘫痪或残废。

12. 卡阿老 kaf laox(疬子) 由于外感毒邪引起疬子(淋巴结)肿大的病症，好发于颈侧，耳后，起病慢，初如豆，皮色不变，不痛，后渐增大，增多，呈脓水清晰夹有棉絮状物，此愈彼破，久不愈合，依其部位和表现分九子疬，铁板疬等。

13. 倮则大 lok zer daf(走胎) 是婴幼儿常见疾病之一，临床表现为面黄肌瘦，食不化，不思食。体形如猴象者称"走猴胎"，形如马、牛、狗者分别称"走马胎"，"走牛胎"，"走狗胎"。

14. 卡普兔姐日 kax pux puv cir(摆红) 指阴道不规则流血的妇女病。

15. 兔姐垮 mianx jiex kuav(血崩山) 指阴道大流血的妇女病。

16. 卡茄茄别 kax qiex qiex biev(吊茄子) 指妇女子宫脱垂，状如茄子样。

17. 忙布里 manr buf lix(奶子) 指乳房下生肿块，穿破后成菜花样。

18. 毒翁龙 dur ongx longr(五毒) 致使人体患病的毒气，主要有：风、寒、湿、瘟、火(热)五种毒气。

19. 墨毒 mef duf(天毒) 由气候超常变化、化生毒气、或瘟疫之气流行所产生的无形之毒气，残害机体而致病的邪气。

20. 移大捏毒 yir daf niex duf(蔫毒) 由自然界中存在的有形之毒物，由于误服、接触、误伤，使毒气浸入体内而发病的毒邪

21. 嘎毒 gar duf(玍毒) 玍(ga)毒是由机体代谢产物不能正常排出体外，蓄积体内成为致病因素。

22. 绎索毒 cer sor duf(潮毒) 一种湿性毒邪，如雾状、易侵犯人体头、肚肠、下肢，潮毒易与组织器官粘附，影响功能活动。致病特点：身体沉重，如布缠绕、脑不清、或腹胀、呕吐。

23. 米毒 miv duf(火毒) 一种飘火毒邪。一旦侵犯人体，内外皆易受伤，火毒性烈，易烧坏肌肉、组织器官。临床表现急重，甚至危及生命，或明火直接灼伤体表，皮肤肌肉受损，受伤部位失去活动功能。

24. 刹格欨毒 saf geix duf(热毒) 一种"青热"之邪毒，侵犯人体，易动气血、烧灼精水。火气致病特点：急、重、热、爆、枯。

25. 泽毒 cer duf(水毒) 被毒邪污染之"脏水"，食毒邪之水入腹中，影响肚肠气血运转功能，大量邪水误入肚中窜入血脉而稀血，接触有毒邪之水，可伤及皮肤。

26. 时气毒 sir qif duf(瘟毒) 一种有强烈传染性的天疫邪气。正常之人接触后，感染了"天疫"邪气而发病。

27. 铁尔迫毒 tiex per duf(虫毒) 有毒昆虫及虎、狼、癫狗、毒蛇咬伤发病，统称"虫毒"。致病特点：有被咬伤史、发病急、症状重，虫毒通过血脉到达全身，出现全身中毒，如昏迷、皮肤出现紫斑、鼻出血等。

28. 叶毒 yer duf(食毒) 指有毒物品，药物过量或被毒污染的食物误入体内而中毒。

29. 痛毒 tongf duf(气毒) 指内脏功能紊乱所产生的一种毒气，易出现的脏器有肝、肚、肠，因气挟风、冷、火，又可分为风气、冷气、火气。

30. 摸也毒 miex duf(血毒) 指某些血液成分流动异常，变为死血，行于脉中，成为一种致病邪气。致病特点：血液运行异常，生血功能发生障碍，表现为血淡、血白、紫点、血热等。

31. 日尔毒 ref duf(脓毒) 人体组织因火热灼腐成脓，进入脉中而发病。致病特点：有生疱疮史，后出现高热、抽搐、神志昏迷等。

32. 聋色毒 longx ser duf(痰毒) 体内水分被阴火煎熬日久，形成胶状物，不能排除体外，成为致病因子。

33. 没替毒 mer tif duf(胎毒) 妇女在怀胎期间过食肥甘辣味，伤及胞胎，日久成为邪毒。

34. 德卡拉毒 def kax lax duf(巴达毒、坏毒) 一种生恶肉的外毒邪气或机体组织因病变日久而产生肉毒邪气，使正常组织生长恶肉。

35. 尔扯毒 ex cex duf(尿毒) 尿水不能正常排出，滞于体内或渗入血中及其它器官而发病，致病特点是开始排出不畅，而出现水肿、腰痛，入血后流于全身出现气带尿味，最后点滴不通，危及生命。

36. 色毒 ser duf(粪毒) 大便不能正常排出，存于肠内日久成毒，或有毒粪便排出在地上，正常人接触后得病。

37. 利阿实症 lif ar sir zonf(白虎症) 证见婴儿突发抽筋，口吐白沫。

38. 嘎症 gar zenf(乌鸦证) 头痛头晕，突感眼睛发黑，怕冷寒战，继而上吐下泻，不能言语，四肢无力，周身不适而呻吟，叫声像乌鸦声。

39. 尿池症 niaof cir zenf(泥鳅症) 突然肚子痛，疼痛难忍，大汗淋漓。医生在患者背部肩胛骨处，用食指轻轻向上刮几次，可出现一条像泥鳅一样的红杠。

40. 卡切麻症 kax qier mar zenf(克马症) 克马症见，肚腹胀痛，鼓如克马(青蛙)，小肚起点子，高出皮肤，大便干结不通，不思饮食，舌红干裂。

41. 实米迷免姐症 sir mix mi(红痧症) 又名流血不止症。发热恶寒，心如火烧，全身有出血小红点或紫斑点，尤以胸腹四肢多见，继而出现鼻、齿等七窍出血，时高时低发热，面色白，食欲不振，神疲乏力，舌质暗红，苔黄，脉洪大。

42. 消且他症 xiao qiex tax zenf(水臌症) 土家医又称奇肿症。证见全身水肿，无尿少尿，下肢、面部浮肿，继而全身浮肿如鼓，舌质淡，脉沉紧。

43. 墨翁尺来症 mef ongr cir miv zenf(雷火症) 土家医又称炉火症。证见身如火灼，全身发乌，突然视物不清，头痛剧烈犹如雷劈，高热不退，颈项痛，伴呕吐，全身酸痛，手脚发抖，重者昏扑、不省人事，神志不清、谵妄昏迷、舌质红、苔黄白、脉快数。

44. 卡茄茄别症 kax qiex qiex biex zenf(脱茄症) 又称吊茄子病，系妇女养儿肠脱出，颇像茄子。

45. 喏是嘎实米迷症 rof sif gaf sir mix zenf mix(羊毛痧症) 是夏秋之季小儿易患的急性病。证见急腹痛症，以肚脐周围疼痛最为剧烈，伴恶心呕吐，周身寒热，心悸心慌，烦躁不安，背心起红点。医生用指刮背，刮后起紫红或紫黑色的痧点子。

46. 劳杰辽症 laor jier liaor zenf(跳山症) 突然头痛眼花，心胸胸闷，四肢酸软，昏迷欲呕，心慌心悸，不能动弹，全身出汗，口干，脉沉数。

47. 骂木思症症 maf mur six six zenf(麻木症) 患者周身麻木，如蚂蚁在身上爬行，手足活动不便，手足笨重。疼痛有定处，心烦不安。

48. 踏孟拉嘎体克尔翁起摸也 Taf mongx lax gar tix kex ongf qix mier zeuf(红杀症) 七窍出血，而以鼻血为重，流血不止，起病较急。

49. 踏孟拉嘎体克尔马则 taf mongx laxgax tix kex max zenf(马杀症) 突发头痛剧烈，胸胁痛，头晕目眩，高热、面红睛赤、眼睛红如马眼。

50. 日阿时气症 rar sir qif zenf(鸡窝症) 突起恶寒发热、脑壳痛，周身起鸡皮疙瘩，腹胀腹痛、上吐下泻、口渴、心慌、小便黄赤、四肢软而无力。

51. 波立捏黑惹龙扯 box lir niex hex rex longr cev(小儿二十四惊) 土家医病名，包括弯弓惊、盘肠惊、膨胀惊、项口惊、迷魂惊、乌鸦惊、天吊惊、内吊惊、看地惊、还食惊、湖热惊、水泻惊、左脉惊、右脉惊、脐风惊、急重惊、蛇条惊、肚痛惊、马蹄惊、上马惊、下马惊、急惊、散手惊、慢惊，共二十四种，故曰《二十四惊症》。

52. 波立保则大 box lir lokzer daf(小儿走胎) 症见小儿面黄肌瘦、肤色无光泽、毛发稀疏、青筋暴露，肚腹胀大如鼓或消瘦腹凹如舟，体倦无力、食欲不振、心烦口渴、大便不调、尿清长或如米泔等临床表现。小儿走胎病根据表现将走胎分为走花胎、走猴胎、走鬼胎、走人胎、走马胎、走羊胎、走狗胎、走猪胎、走猫胎、走魂胎、走兔胎等10余种走胎病。

53. 保则大尔侧症 lox zer der ex zer zenf(走猴胎症) 土家医走胎病之一症。临床见形体消瘦，不欲食，腹胀面无华，乏力，喜吃生米。检查：见耳后有筋起一小坨，形如猴象。

54. 倮则大谢写侧症 lox zer def xief xiex zer zenf（走花胎症）　土家医走胎病之一症，是饮食不当损伤肚肠所引起。症见耳背筋有小团，象小花瓣样，头发黄而无光泽，面色黄、食欲差，爱吃酸腐物，大便稀。

55. 叶空底各症 yer kongx dix gox zenf（隔食症）　肚脐部饱胀，谷物不化，不思饮食，大便清稀或带不消化残渣。

56. 倮格欵倮沙来切麻则症 lox geir lox sax kax qier dax zer zenf（克马风症）　症见畏寒着冷，身热四肢冷，目直、口吐白沫，愈发愈重，行坐不安，烦躁。

57. 倮格欵倮沙宋打侧症 lox geir lox sax songf dax zer zenf（鲤鱼风症）　以高热，手抓脚动，口动不停，伸舌，口流青水，面色苍白，腹胀，四肢冷，吵人为主要表现的一种病症。

58. 空底苏症 kongx dix sav zenf（锁喉症）　症见发热，恶寒，头身痛，咽痛，进食困难，乳娥肿大，颌下生"羊子"（淋巴结肿大）为主要表现的一种病症。

59. 日尔书空底苏症 ref suv kongx bix suv zenf（锁喉风症）　以咽喉红肿疼痛，吞咽和呼吸困难，流涎水，指压皮肤凹陷，放后弹起，皮色不变，脉强实有力为主要表现的一种病症。

60. 日尔书夺辽症 ref sux dor liaor zenf（伤风症）　以怕风有汗，流清涕、鼻塞，流泪，头微痛，烟痒，舌苔薄白，寸口脉浮为主要表现的一种病症。

61. 倮格欵倮沙症 loxgeiv lox sax zenf（小伤寒症）　以发热，身痛口渴，舌边尖红，苔白干或策黄，脉浮数等为主要表现的一种病症。

62. 沙夺辽症 sar aor liaor zanf（着凉症）　以恶冷发热，头身痛，或腹痛恶心，无汗，舌苔薄白，寸口浮紧为主要表现的一种病症。

63. 写窝里科倮起列症 xiex wox lix kox lox qix nler zenf（铁蛇钻心症）　以突然心前痛，胸憋闷，短气，面青，手足冷，舌淡紫，脉细涩为主要表现的一种病症。

64. 米是思症 miv sif six zenf（火气症）　火气症土家医又称"大关门"病。口干燥，欲饮冷水，鼻干，口舌生疮，以大便干结，难排便，或大便

周围带血丝，小便黄为主要表现的一种病症。

65. 八提替米嘎格欵症 bar tir mix geir zenf（下元热驻症）　又称"小关门病"。临床以小便不通，尿频、尿急、尿痛、小腹胀或大小便不通并见。

66. 是思停剥纳症 sif six tenr bor lar zenf（气结症）　与西医学瘿病相似，临床以平时郁闷不乐，突然昏倒、眼闭、睫毛动为主要表现。

67. 毒气症状 dur qif zenf（毒气症）　毒气病是天毒病、生毒病、蕈毒病的总称，为人体感染毒邪而发生的疾病。

68. 墨毒心汗 mef duf xinx hanx（天毒病）　气候超常变化而产生的一种致病邪气或瘟疫之气等无形毒气所发生的疾病。

69. 嘎（怪）毒心汗 gar duf xinx hanx（生毒病）　多由体内代谢产物不能正常排出体外，蓄积体内所致。常见有气毒症、血毒症、尿毒症、脓毒症、巴达毒症等。

70. 叶毒心汗 yer duf xinx hanx（食毒病）　食用陈米、麦等物，不久出现腹胀不适，皮肤瘙痒，潮红、肿胀等表现。

71. 移大毒心汗 yir daf duf xinx hanx（蕈毒病）　由自然界中有毒之物随损伤、接触、服用等方式进入体内而致病，称蕈毒病，包括虫毒症、兽毒症、草毒症、食毒症。

72. 阿叶固他补不症 ax yer guf tax bux bur zenf（鬼摸脸）　突然发生口眼歪斜、口角眼睑向一侧歪斜，瘫侧肌肉牵缩，脉弦紧。

73. 色迫儿八症 ser per er bar zenf（垮肚病）　由肚边筋带无力松弛所致，症见疲乏无力，消瘦，上腹胀，纳差，食物不消或第二天反食，在中上腹摸到食肚，耳听有声，舌淡，脉细无力。

74. 色同利症 ser tongr lif zenf（吊掌筒症）　又名脱肛。证见后门大肠向外脱出，坠胀，疼痛，手托能送上。

75. 卡普嘎哈夺 kax pux gar haf dor（倒经症）　妇女经水来潮时伴有吐血和鼻血，月经干净后吐血或鼻血停止，伴头晕目眩，心烦，急躁，口干苦。

76. 免姐垮 mianx jiex kuav（血崩症）　症见妇女在产后恶露未尽，突然血来量多如洪水样，伴乏力、头晕。

77. 尔车免姐剥 ex cex mianx jiex bor（摆红

症) 症见妇女非经期阴道出血，量多，或量少时间长，伴小腹痛，面黑，乏力，纳差，小便黄。

78. 尔胡 ex nur（猴耳疱） 长猴耳包，多见小儿，耳下部腮部肿大，继后双则逐渐肿大，形似猴子耳下的腮包。

79. 聋苏症 longx sux zenf（灌蚕耳症） 症见耳内流脓，有腥臭味，微痛，患者耳部肿痛，听力减退，甚至耳聋。

80. 翁且扶罗切嘎症 lof buf wanr gax lix denx zent（旋耳疮症） 症见声音嘶哑如鸭叫，喉痒，形体消瘦，干咯。常反复发作，口干心烦。

81. 他司症 tax six zenf（蛾子症） 症见乳蛾单侧或双侧肿大，红肿，疼痛，吞咽困难，可伴发热。

82. 空底思尼嘎症 kongx dix six nir gar zenf（喉蚁症） 病初起为喉痒，咽喉部有小坑点，吞咽有梗阻感，声音嘶哑，牙龈红，喉咙肿胀，溃烂后有小麻点，久之可侵犯鼻，叫喉蚁症。

83. 窝切嘎 wov qief gax（蛇疱子） 属皮肤科疾病之一。多由中元肿经火毒炽盛，湿热内蕴，感染天毒邪气，湿、热、毒火蕴结肌肤而发病。症见生病皮肤灼痛、红，皮肤生粟样或绿豆大小红色小疱，单个或连接成片，好转后结痂。有部分患者，特别是老年患者痊愈后有皮肤灼痛等后遗症。

84. 旁嘎布里格次 panr gaf buf lix ger cif（螃蟹戏珠症） 为一种眼疾，指一定形状的眼角膜溃疡。

85. 墨浪翁胡泡拉卡 mef lanx ongr hur paof lax kax（白云穿河症） 巩膜溃烂，有浓液，伴周围充血，疼痛。

86. 疗切嘎一托 denx qief gax yif tor（窝疗症） 症见黑眼珠（角膜）上有一圆圈，刺痛，流泪，口干，小便黄。

87. 糯布王嘎里疗症 lof buf wanr gax lix denx zenf（眼黄疗症） 症见眼角膜中间凸出一黑色小鱼珠东西，剧痛，烟花，或眼珠开裂如花，视物有垂影，失眠。

88. 里比列霉 liv bix lier meir（落地霉） 脚趾缝奇痒，脱皮，趾缝皮肤色白，重者溃烂流水，反复发作。

89. 沙子铁尔迫及 sax zix xev per jir（沙虫脚） 足底皮肤出现小米样皮损，痒，晚上在灯下见白丝样毛。

90. 云忙去茂 yenr manr yenr muf（玛珈風） 土家医古病名，属七十二風范畴。多为体弱胆虚之人感受山岚邪气，内扰内脏，煎熬津水成痰浊，影响脑神经的一种病症。临床以神智异常，语无伦次，答非所问，行为怪癖，安全感阙如为主要表现。

91. 热日尔书症 rer ref sux zenf（老鼠风症） 由风寒化火引起三元失调，内热，寒包于身外，出现高热、眼红、肚子痛、恶心呕吐、手抓足爬、口咬人、手足冷，面色苍白、口唇发乌，昏睡，四肢抽风。

92. 务起起打阿纳症 wuf qif qix dax ax nar zenf（冷积症） 为中元命火虚所致，症见脐腹冷痛，大便秘结，或泻下白胨，手足不温。

93. 所提王嘎拉 sox tir wanr gar lav（黄疸） 以眼睛黄、全身黄、小便黄为主症，伴发热，口渴、小便黄赤，腹部胀满、胁肋胀痛，恶心呕吐，时有大便溏泻。

94. 写卡老心汗 xiev kaf laox xinx hanx（铁板疡病） 多由恶毒侵犯人体所引起，毒气循经脉入颈项等处。症见颈项、骨窝，生羊丸，初期不红不痛，慢慢肿大，推之不动。后期溃破，流脓血水，经久不愈。

95. 科巴地打阿直症 kox bax dif dax ax zir zenf（夏脑瘟症） 小儿夏秋季突然高热不退，神昏，抽搐，舌红降，脉数。

96. 黄肿 指消化不良致腹胀如鼓。

97. "肤子不透" 即麻疹不透的意思。"肤子"为土家族疾病一百单八个杂症之一，又名"油麻"，即麻疹。

98. 搭手 为生于肩背腰的疱疮，患者能以自己的手可触及，又名背花。

99. 压痨 指患者在病尚未发育成熟之前，由于体力劳动过重，过早劳伤，损伤机体，发育缓慢，面黄肌瘦，貌似"劳"病面容，帮称"压痨"。

十三、维吾尔族医常用名词、术语简释

1. 热性疾病 全称为非体液型热性气质失调疾病，系指人体在受到自然界各种热性因素的过多影响下，正常气质发生非体液型热性异常变化，而导致的各种病。如：中暑，热性感冒，发热，热性头痛，鼻血，四肢酸痛，热性咳嗽等病证。

2. 湿性疾病 全称为非体液型湿性气质失调疾病，系指人体在受到自然界各种湿性因素的过多影响下，正常气质发生非体液型湿性异常变化，而导致的各种疾病。如：全身松软，四肢无力，入睡难醒，反应迟钝等病证。

3. 寒性疾病 全称为非体液型寒性气质失调疾病，系指人体在受到自然界各种寒性因素的过多影响下，正常气质发生非体液型寒性异常变化，而导致的各种疾病。如：寒性感冒，头痛，胃痛，腹痛，咳嗽和器官的寒性痉挛等病证。

4. 干性疾病 全称为非体液型干性气质失调疾病，系指人体在受到自然界各种干性因素的过多影响下，正常气质发生非体液型干性异常变化，而导致的各种疾病。如：口干，唇裂，咽喉湿润，皮肤干燥，眼角发痒，各种器官的干性抽紧等病证。

5. 干热性疾病 全称为非体液型干热性气质失调疾病，系指人体在受到自然界各种干性和热性因素的过多影响下，人体正常气质发生非体液型干热性异常变化，而导致的各种疾病。如：继续性发热，消瘦性伤寒，面目发红等病证。

6. 湿热性疾病 全称为非体液型湿热性气质失调疾病，系指人体在受到自然界各种湿性和热性因素的过多影响下，人体正常气质发生非体液型湿热性异常变化，而导致的各种疾病。如：湿热性感冒，湿热性呼吸困难，湿热性（暂时性）高血压等病证。

7. 湿寒性疾病 全称为非体液型湿寒性气质失调疾病，系指人体在受到自然界各种湿性和寒性因素的过多影响下，人体正常气质发生非体液型湿寒性异常变化，而导致的各种疾病。如：暂时性关节疼痛及关节炎，全身酸痛，肌肉松弛等病证。

8. 干寒性疾病 全称为非体液型干寒性气质失调疾病，系指人体在受到自然界各种干性和寒性因素的过多影响下，人体正常气质发生非体液型干寒性异常变化，而导致的各种疾病。如：暂时风寒性关节炎，肌肉风寒性抽紧，老年性消瘦等病证。

9. 体液型热性气质失调疾病 系指人体在体内胆液质或血液质热性一面偏盛的影响下，人体正常气质发生体液型热性异常变化，而导致的各种病。如：各种急性炎症，血液腐败性伤寒，急性发热等病证。

10. 体液型湿性气质失调疾病 系指人体在体内血液质或黏液质湿性一面偏盛的影响下，人体正常气质发生体液型湿性异常变化，而导致的各种病。如：水肿，湿疹等病证。

11. 体液型寒性气质失调疾病 系指人体在体内黏液质或黑胆质的寒性一面偏盛的影响下，人体正常气质发生体液型寒性异常变化，而导致的各种病。如：瘫痪、肌肉松弛、麻痹等病证。

12. 体液型干性气质失调疾病 系指人体在体内胆液质或黑胆质的干性一面偏盛的影响下，人体正常气质发生体液型干性异常变化，而导致的各种疾病气质失调疾病。如：癌症，麻风病等病证。

13. 胆液质性疾病 全称为体液型干热性气质失调疾病，又称胆液质性气质失调疾病，系指人体在体内胆液质数量或质量方面的异常变化影响下，人体正常气质发生体液型干热性异常变化，而导致的各种病。如：急性发热，全身或人体某一器官以发红，发热或灼热，发黄，发痒等症状的各种疾病（多为急性疾病）等。

14. 血液质性疾病 全称为体液型湿热性气质失调疾病，又称血液质性气质失调疾病，系指人体在体内血液质数量或质量方面的异常变化影响下，人体正常气质发生体液型湿热性异常变化，而导致的各种病。如：持续性热，各种急慢性炎症（肺炎、脑膜炎、高血压病）等。

15. 黏液质性疾病 全称为体液性湿热寒气质失调疾病，又称黏液质性气质失调疾病，系指人体在体内黏液质数量或质量方面的异常变化影响下，人体正常气质发生体液型湿寒性异常变化，而导致的各种疾病。如：全身或人体某一器官以发凉、发湿、发白、发肿为症状的一切疾病（多为慢性疾病）等。

16. 黑胆质性疾病 全称为体液型干寒性气质失调疾病，又称黑胆质性气质失调疾病，系指人体在体内黑胆质数量或质量方面的异常变化影响下，人体正常气质发生体液型干寒性异常变化，而导致的各种病。如：神经衰弱，精神病，神经病，抑郁症等。

17. 乃孜来 系指生产于脑部，具有流动性、致病性的积液。分为寒性和热性两种，它流入呼吸道可引起肺部炎性疾病；流入消化道可引起胃肠道糜烂等。

18. 营养力 系指营养全身各小部位的力。

19. 摄佳力 系指营养物质发挥自身作用之前，摄住营养物质的力。

20. 排泄力 系指将废物排出体外的力。

21. 自然力 系指维持人体各种体力活动的力。

22. 生命力 系指维持心脏活动的力。

23. 精神力 系指维持人体一切智力活动的力。

24. 支配器官 系指脑、心、肝等重要器官，它们不但支配其他器官，而且能产生和保持精神力、生命力和自然力等三大力。

25. 药物的性级 系指药物热、湿、寒、干等属性的强弱程度。一般分为四级，一级最弱，四级最强。

十四、瑶族医常用名词、术语简释

1. 盈亏平衡与风、打药 瑶医根据天地人"三元和谐"、万物消长的"盈亏平衡"理论及"风亏打盈"治疗原则，按其药物的性能特点，将其分为"风药"、"打药"或"风打相兼药"。在临床上，则根据人的机体与其周围环境之间及机体内各脏腑之间，由于盈亏不平衡产生病症之所在，采用"盈则消"、"亏则补"治则，遣"风药"、"打药"或"风打相兼药"，相互配伍调理或配非药物的治疗方法(如拔罐、挑针、火灸等)，调整或促使机体"盈亏平衡"，达到祛病健身的目的。

2. 打药 作用峻急，取效速捷，具有峻逐邪气之效。如下山虎、毛老虎等"虎"类药及九节风、刺手风、千斤草、乌龟果(木鳖子)等具有清热解毒、活血化瘀或消肿止痛等功用的药物，列为"打药"，用以治疗"盈"症。

3. 风药 具有和缓、平调脏腑机能作用及活血补血、益气健脾等功用的药物，列为"风药"，如红九牛、紫九牛、九层风、五层风、黄花参等，用于治疗"亏"症。

4. 风打相兼药 同时具有清热解毒、活血化瘀、祛风止痛及健脾补肾等作用的药物，如黑九牛、九龙钻、大钻、双钩钻、鸡肠风等"风药"、"打药"兼而有之，列为风打相兼药。

5. 成风醒病 风湿性心脏病，风心病。

6. 急醒闷 卒心病，心绞痛。

7. 禅更病 高血压病。

8. 脑粟 脑萎缩。

9. 群虾，群闷 肝炎(急、慢性肝炎等)，肝痛。

10. 散胆群虾 黄疸，黄疸型肝炎。

11. 群提豪 肝硬化。

12. 群硬汪胀 肝硬化腹水。

13. 群横暗瘰 肝脾肿大。

14. 虾禅 咳血，咯血。

15. 呕禅 吐血。

16. 化蝉、禅化 尿血、血尿。

17. 也参 便血。

18. 毕肚出参 鼻出血，衄血。

19. 虾紧 哮喘。

20. 气管虾 气管炎，支气管炎。

21. 虾痨 肺痨，肺结核。

22. 扭胴闷 胃脘痛，心胃气痛，心头痛。

23. 涕结 便秘。

24. 被涕豪，色白被涕豪 痢疾，红、白痢疾)。

25. 化窖发透 尿路感染。

26. 蒸佳病，蒸佳汪暗 肾炎(急、慢性肾炎)，肾炎水肿。

27. 记豪，佳虚瘘 阳痿，肾虚阳痿。

28. 羊吊风 癫痫，癫狂症，精神分裂症。

29. 更干抽搐 高热抽搐。

30. 流行性成鞭 流行性感冒，痧病，感冒，重感冒。

31. 化窖结球 泌尿系结石病(尿路结石，膀胱结石，肾结石)。

32. 佳闷，架闷 腰痛，腰腿痛。

33. 蒸虾佳闷 肾炎腰痛，肾亏腰痛。

34. 起风 中风。

35. 毋满盈恶暗 营养性浮肿。

36. 成发冷 疟疾。

37. 风敌病，风敌节松虾 风湿病，风湿性关节炎。

38. 波罗盖闷 鹤膝风，关节炎。

39. 更喉闷 咽喉肿痛。

40. 更喉零虾 扁桃体炎，乳蛾。

41. **发恶锥** 痈疮(外痈，内痈)。

42. **锥暗、毋记暗恶** 疽(有头、无头疽)，无名肿毒。

43. **嘟疬** 瘰疬(鼠瘘，疬子颈)。

44. **努锤结虸** 淋巴结炎。

45. **降努锤成核** 淋巴结结核，老鼠疮。

46. **寺勤疬** 痔疮，肛瘘。

47. **毒囊(能)伤** 毒蛇咬伤。

48. **古癫** 狂犬病。

49. **破崇的** 炮码伤，铁砂入肉不出。

50. **外半发透、外半出参** 外伤感染，外伤出血。

51. **汪导浦伤** 烧烫伤，水火烫伤。

52. **帮透损伤、扑伤闷** 跌打损伤，扭挫伤。

53. **参塞** 血栓闭塞性脉管炎。

54. **记学胀** 疝气。

55. **胆虸** 胆囊炎。

56. **松脱** 骨折。

57. **佳髓虸** 骨髓炎。

58. **松架痨** 骨结核。

59. **干旱闷** 颈锥病。

60. **佳闷** 骨质增生症。

61. **身谢** 湿疹，皮肤瘙痒。

62. **勉八崩、导满风** 鬼刺风，风疹。

63. **梅色施闷** 目赤肿痛。

64. **导赖汤闷** 带状疱疹。

65. **奴锥** 乳痈，乳疮，乳腺炎。

66. **奴增生** 乳腺增生。

67. **奴桥不通** 乳汁不通。

68. **等孕身毋抵、大导不对** 月经不调，月经过多。

69. **欧闷等孕豪** 血崩，崩漏。

70. **欧闷等孕闷** 痛经。

71. **漓白过种、白涕重** 带下病(白带、赤带过多)。

72. **拉后阿黄** 产后虚弱。

73. **等过凹脱** 子宫脱垂。

74. **等过硕虸** 宫颈炎。

75. **坳硬跤，交因病痹** 小儿麻痹，小儿麻痹后遗症。

76. **坳团滞积** 小儿疳积。

77. **百内虾** 百日咳。

78. **坳发干** 小儿高热不退。

79. **坳起风** 小儿惊风(惊厥，抽风)。

80. **新坳散胆** 新生儿黄疸(小儿铜锁)，胎黄。

81. **坳风锁(小儿风锁)、小儿铁锁，小儿胎赤** 症见小儿囟门填凸，高肿，按之浮软，囟门皮肤色红，毛发黄，面色红，或骨蒸自汗，发热惊厥，胸高气促，舌质红，苔黄干燥，脉浮数，指纹紫紫。

82. **成犸留、小儿倒竹、蛇疳** 小儿疳积。

83. **新坳拗突风、脐风、七兆风** 新生儿破伤风。

84. **坳化出、闭化** 小儿遗尿，尿床。

85. **坳白化** 小儿米泔样尿，尿白症。

86. **坳等勤扭解** 小儿脱肛。

87. **喉豆疮** 小儿急性扁桃体炎。

88. **蚂拐尿** 小儿尿路感染。

十五、彝族医常用名词、术语简释

彝族医药的基本理论是以清、浊二气相接触铺成了青-清与赤-浊二气运行的经纬线圈(即天气与地气运行的轨道理论)。人体与天地之体相同，清浊二气管着营、卫、气、血。二气运行相交之结果，是人类繁衍昌盛；反之，偏离二气运行的轨道，则游荡生风，产生病祸。所有疾病皆由"风邪"引起，"风"又生"箭"，常是"箭邪"并"风邪"来伤害人体，由此产生各种病症。

1. **斯尔斯里ʏʏʏ症** 系"斯色"之综合症。表现为四肢关节痛、头和身躯游走性疼痛或刺痛、倦怠无力，皮肤麻木、粗糙，关节红肿伸屈不利，腰膝、脚跟疼痛。

2. **搓别ᵈᵒ病** 又称"麻脚症"。系风邪所致的急性传染病。表现为头昏痛、发热、畏寒、身痛、面黄、唇发绀、目光呆滞、抽搐、皮下出血、四肢强直、眼睛下陷、昏迷不醒。

3. **阿妞泽以ᴅᵒᴹᵒ(猴伤风)** 是一种急性传染病，临床表现为头痛、项强、流鼻血或伴有腹泻。

4. **拉则尔莫ᴴᶜᴹᵒ(脑膜炎)** 流行性感冒引起头昏、晕、闷痛，眉骨痛，流清涕，眼泪，目光呆滞，户、颈部硬，活动不起。用刀背在双侧颈项上划几次时，头面、肩背上的经脉鼓起，变粗、变黑；划脚颈时，脚杆上的血脉鼓起，变粗、变黑。传染力强，死亡率高。

5. 泽以取（一般感冒）①感冒引起高烧，说糊话。②感冒引起头昏痛，呕吐，发烧，出大汗。③感受冷风引起头痛，流清涕，咳盛，怕冷怕热，发烧，脉快。

6. 瓦格（麻疹）本病是一种传染病，可分为三种类型：①黑痘子：初起时发烧，说胡话，脸色变黄，眼白晴起血丝、三至五天则先从胸部开始发出来，疹子发透而全身红完后，开始消退，为顺证，以后再也不会复发（肌体内产生了免疫力）。若疹子不退，起水泡者，全身要溃烂，变黑，半月左右，全身即起干黑壳，继续起麻籽窝，逐渐好完。一般，发烧和起水泡期间死亡率较高。②麻麻我数（麻子）：发烧，昏迷不醒，胡说，光发烧，疹子发不出来，死亡率高。不会复发。③母数（沙沙）：发烧，先从胸部起红籽，发痒。

7. 依格（水痘）发烧，腹痛，发出后一身起水泡。一个人一生中可复发几次。

8. 色儿由山顶上的鸟、猴、鼠、蛇、蛙等动物或雷电等，传下一的"斯色"病邪致病，分八种类型，见9～16。

9. 色儿波史"斯色"病邪所致。主要表现为头昏痛，或局部阵发性地刺痛，痛位定。眼花，呕吐，口眼歪斜，四肢关节变形或瘫痪等，可致终身残废。

10. 色儿波取"斯色"病邪所致，是一种长期的慢性病。主要表现为头痛、眼冒金花，时好时发。

11. 色儿巴傈"斯色"病邪所致。主要是头痛、昏，眼花，呕吐，昏迷不醒（阵发性地），四肢无力，腰、手脚痛，怕冷。

12. 以戈色儿"斯色"病邪所致。主要表现为头痛，头昏眼花，呕吐黄水，腹痛，腹泻，四肢无力或水肿。

13. 母格则作"斯色"病邪所致。表现为头痛，头昏眼花，四肢无力，口眼歪斜（一阵一阵地扯），一阵一阵地痛死，全身肌肉都痛。

14. 则作"斯色"病邪所致。先是头痛，昏，眼花，呕吐，继而一阵一阵地乱说、乱吃、乱跑、乱叫、乱咬人、打人，眼珠不停地转动，朝上看神智不清，起病急，来势猛。

15. 色儿哈撒一着病就头痛，头昏，眼花，四肢无力，乱说，乱跳，手也乱动，像在跳神。

16. 则俄色儿主要是半边瘫痪。

17. 斯色丫本病以病邪的发源地而命名，分为三种类型：①以乌斯色：表现为腹痛，腹泻，呕吐，吃不得饭，四肢无力等。②斯色子你：感受岩洞、水中、土坎或山上等自然界的"毒气"引起，头、手、脚等着病处冷痛（无红肿）。③斯色迪母：伤口受坟地里产生的毒气的侵袭，出现一阵一阵地绞起痛，流黄水。

18. 格斯格色分四种类型：①格取：分两种：瓦格取：其致病特点是一身发痒，皮肤干燥，起干白点。死格取：症见皮肤先痒，后起水泡或起红疙瘩（疹块）。②格傈：致病特点是头部刺痛，全身发热、怕冷、呕吐，腰痛，四肢无力，卧床不起。③格史：其致病特点是头痛，眼花，发黄，怕冷，发热，身痛，骨头骨节痛，腰部热痛，四肢无力，不想吃饭，或腹痛，呕吐。④格则：症见头痛，头晕，眼花，骨节痛，怕冷等。

19. 得斯得色分两种类型：①得俄立：表现为脚、手红、肿、痛。得火巴浙：表现为身发痒，起黄豆大灰色水泡，成片。②格黑：轻者，全身皮肤起小红疹，称为"格丝"；疹大者称为"格底"。疹块有指头大，成片，发痒。严重者伴发烧，烧后流泪，咳嗽，哮喘，声嘶，说不出话，头痛，全身骨头骨节痛，有的病人伴腹泻。

20. 斯儿斯里指各种斯色病。分七种类型：①迷米：四肢关节痛。②拿波古机：耳轮变干燥似有癣病。③我起、格波机舍拉、：风湿引起头、身肌肤游走性痛或刺痛，倦怠无力。④舍戈五戈：风湿引起全身肌肉、骨头骨节疼痛。⑤母尔低：风湿引起皮肤粗糙，肌肉、筋骨、关节疼痛、麻木，或关节红肿，灼热，屈伸不利，全身重着。⑥威举（麻木）：风湿引起肌肤麻木。⑦格波拉：脘腹、腰、膝、腿等全身都痛。

21. 斯补色补由得斯得色、格

斯格色◖Ｙ◖Ｘ◖等各种斯色病邪聚积所致。症见头晕眼花，筋骨、肌肉痛，怕冷，淌冷水或者气候变冷、变热都加重。身重，倦怠无力，麻木，肌肤像蜂蜇似的红、肿、痛，游走不定，但以四肢关节部位为主。轻触某处即全身发麻，肌肤起鸽蛋大红疹块后，又逐渐自行消失，经常如此。心慌，心累，心跳，发抖，烦躁，视力差，脉沉涩。

22. 彝族称◖◖"火"，指的是弓；◖◖"野"，指的是箭；◗"别"，指的是射；"勒"，指的是症状。"火勒"或"别勒"即是箭证。分为八大类型，见23～30。

23. 斯别色别 Ｙ◖◗Ｌ（神风箭） 彝族认为，这是高山上的两股气、两路风射箭打仗而误伤人。多在山上吼叫、做事而着病。也有夜间在床上着病的，人畜不拘。主要表现为某部位单侧或双侧对称性剧痛（单侧痛表明未被穿穿；双侧对称痛表明已射穿，已穿者较好治），或突然瘫痪，骨折。着在头部者，头部象鸡啄样痛；着在胸胁者，表现为不明原因地突然咳嗽。呼吸困难，弯不得腰，一动就剧痛；着在四肢者，四肢剧痛，不能举动或突然骨折；着在心窝者，可致死。

24. 比勒、尔勒 ◖Ｌ◖Ｌ（游风箭） 游风引起，不明原因地突然出现局部皮肤游走性红、肿、痛，无溃烂，病位不宽，并仅限于皮肉，不入骨，一般多从四肢起，若不及时切断扩散，一旦红、肿、痛至胸腹，人就会死亡。

25. 格勒 ◖Ｌ（火风箭） 分为两种类型：①格勒保◖Ｌ◖Ｌ（黑火风箭）：红火碳风邪引起，突然心慌，头昏，头痛，眼花，眼睛鼓起，脸色变黄，腹痛，泻黄水样便，四肢无力，一身发烧，脉快，发病三、四日即呕吐黑色火灰水，昏迷不醒，或说胡话，烦躁不安，到处跑，口唇青紫，舌根下血脉变黑、变粗、鼓起，脉慢，重取才能应指，昏迷时，脉搏不能应指，尿濒，量少，色黄，死亡率很高。②格勒保◖Ｌ：火风引起，突然呕吐火炭水样物，继而大量吐血，夹有血块，腹痛，说不出话，两小时内能治好则罢，治不好则大量便血而身亡。

26. 以勒 ◖Ｌ（水风箭） 分两种类型：①以勒取◖◖：多为喝生水、过河、洗澡、水中做事而被河水中射出的箭射中。一开始就腹痛，头、身痛，怕冷，怕热，脸色变青，呕吐，泻黄水样便，

火罐取出的血像河里的青苔样（绿色丝网）。②以勒保◖Ｌ：中水箭，引起肌肤红、肿、溃烂，流黄水，剧痛，骨头也剧痛。

27. 瓦勒 ◖Ｌ（岩风箭） 岩风引起肌肤红、肿、痛、溃烂，流黄水，流脓，臭，头、身、胸、背、骨头、肌肤都痛。多在岩上、岩下、岩洞中着此病。多数病人着在脚上。火罐取出的血象石头。

28. 居勒 ◖Ｌ（冷风箭） 冷风引起局部肌肤突然剧痛，一开始就痛位固定。继而骨头冷痛，萎缩，手脚变细，干，关节变形，无红、肿。

29. 五勒 ◖Ｌ（雪风箭） 一侧身子冰冷，四肢无力，可倒床而死。

30. 勒火 ◖Ｌ（炭疽病） 彝医认为，本病属箭证中最严重的一种。是因箭邪混进风里，由口鼻进入体内后，变成一种细菌虫先进入肠胃，再进入血液所致。人畜不拘，好发于七、八月。一着病就头昏眼花，不省人事，脸色变黄，有的病人伴腹痛呕吐，若无腹痛、呕吐则伴全身痛。初起时无腹泻，几小时后开始泻黄水。有的病人，着病即死，来不及医治。多数病人只要及时治疗就能好。系箭邪并风邪经口、鼻、肠入侵血液的烈性病。表现为头昏眼花、面黄、呕吐、腹痛、腹泻、昏迷不醒等症。

31. 火巴 勒 ◖Ｌ 由于迁居而水土不和，消化不好，积有饮食而腹胀痛，早晚又被露水打湿；夜间露宿或行走，被露水打湿，都可引起此病。表现为头痛，无论白天、晚上都昏迷不醒，不知天日，做乱梦，怕冷怕热，一般都在春夏发病。

32. 妞此勒 ◖Ｘ◖ 半夜发病，突然发抖，鸡鸣时好转，继而头痛，汗出，有的病人隔日发，有的则不隔日。较难治。

33. 母尼勒 ◖Ｈ◖ 饮食引起，中午怕冷，发烧，全身灼热烫手，寒颤，牙咬得响，喜晒太阳，下午则头痛，隔日发好治，连日发难治。

34. 黑勒期史 ◖◖◖ 暑热引起中午怕冷、发烧，全身灼热烫手，寒颤，牙咬得响，喜晒太阳，下午则头痛，天天发作（不隔日），病程可达三年，每到十冬腊月好转，秋天又复发。每当八、九月打谷子时气候热，发病率最高。有的全家人卧床不起，严重者可死亡。

35. 黑勒 ◖Ｌ 彝族认为，这是一种河中产生的水气病，多由暑热天，高山人到矮山喝水，久

坐湿地引起。主要表现是初起时腹胀，每日下午开始，一直胀到后半夜才胀消，吃不吃都胀，腹泻，四肢无力，整天睡觉，不思食，人消瘦。一旦得此病后，每年都要复发。

36. 河勒𑢿 这是一种高山人到矮山，因水土不和而得的病。表现为发烧后开始发抖，发冷，发热，腹痛腹泻(但无腹胀)，头痛、烦躁，神昏乱说，口渴，想喝水，病程达三个月左右，头发就会脱落。

37. 拉书𑢿 因喝进冷风引起，突然腹痛，脸色变青，眼白珠发黄，发烧，脉快，全身抽搐，昏迷不醒，男女生殖器往腹内收缩，一旦完全缩进腹腔时，人就会死。少数病人伴有腹泻。

38. 尔勒戈𑢿𑢿 因喝进冷风引起，肚子扭痛，吐，泻，出汗，发烧，脉快，严重者抽搐，转筋。

39. 洗日𑢿𑢿(麻脚证) 本病是风邪引起的一种急性传染病，发病季节与年龄不拘，好发于甘洛一带(双河乡哈七社、麻麻社、玉田乡业扎村庄、岩瑞乡波博亏均出现过)，年年都可见。起病急，死亡率高，两日内可死亡，如不及时送医院就死亡，但若及时抢救也好得快。先是一股劲头痛，头昏，怕冷，发热，周身痛，脸发黄，口唇发乌，眼珠呆滞，活动不灵，继而眼皮翻，抽搐，皮下出血，手脚肚子翻转(有的脚肚子翻，有的手肚子翻，有的则手脚肚子同时翻转)，眼睛凹陷，昏迷不醒而死亡。也有突然倒下而死的。

40. 拉史搓别 𑢿𑢿𑢿𑢿(伤寒麻脚证) 本病是一种风带来的急性传染病，死亡率很高，一着就死，若不及时抢救预防，全村人会死亡。初起时头昏眼花，头痛，四肢无力，脉搏快，发烧，不想吃饭，继而头剧痛，脸色变青，口唇发乌，眼珠呆滞，活动不灵，眼皮翻，抽搐，皮下出血，手脚肚子翻转，昏迷不醒，说不出话而死亡，或突然倒下即死亡。

41. 拉史𑢿𑢿(伤寒)汗气病 感受风毒引起，先是腹痛，腹泻或不泻，头痛，眼花，发热，出汗，脸色黄，颈项血脉变乌，伸懒腰，手脚发麻、痛，继而昏迷，手脚肚子翻转，死亡率很高。

42. 勒都𑢿 在山上或家中得病，起病急，病势凶，不明原因的一下就昏倒，不醒人事，高烧，摸到身子烫手，脉快，脸色变青，若不及时抢救，一小时内可死亡。

43. 阿几勒补 𑢿𑢿𑢿(乌鸦证、多种证候) 系一种发热、全身发绀、四肢冰冷、昏迷不醒等为临床表现的综合症。

44. 米不尔作 𑢿𑢿𑢿(作口风) 风引起口唇收拢，张不开，吞不下食物。

45. 不儿勒格 𑢿𑢿𑢿(灭蛾贴心) 不明原因的突然两肋下痛，胸骨、心窝均痛，说不出话，流眼泪，出汗，是病势急，死得快的一种证候病。

46. 尔作我起拉 𑢿𑢿𑢿𑢿(头风痛) 产后感受风，寒邪引起头重痛，抬不起。

47. 巴阻我起拉 𑢿𑢿𑢿𑢿(突发头痛) 主要症状为突然打哈欠，流眼泪，继而头痛。

48. 波色倮色我起拉 𑢿𑢿𑢿𑢿𑢿(高山突发头痛) 走到高山而发病，起初时头昏晕，眼花，继而头痛，心慌。若是色儿波史𑢿𑢿致病，找到则视物呈黄色，若是色儿波倮𑢿𑢿致病则头痛剧；若是色儿波取𑢿𑢿𑢿致病则头时痛时好，反复性大。

49. 期拉期五恶毕拉 𑢿𑢿𑢿𑢿(气火冲脑头昏痛) 由于大怒，火气上冲脑部引起头昏，胀痛。

50. 我起古坡拉 𑢿𑢿𑢿𑢿(偏头痛) 不明原因地半边头剧痛。

51. 我倮拉我 𑢿𑢿𑢿(脑花痛) 因吃酒引起头痛。

52. 我莫略哈史 𑢿𑢿𑢿𑢿(头昏眼花) 各种原因引起的头痛、头昏、眼花。

53. 列我取 𑢿𑢿𑢿(少年白发) 青少年头发变白。

54. 啰波能匡 𑢿𑢿𑢿(耳聋、耳鸣) 由于生气，耳病；打针引起耳聋、耳鸣。

55. 慈丝足 𑢿𑢿𑢿(肺虚咳嗽) 肺虚弱引起，经常干咳或痰少，或痰中有血，人瘦，四肢无力，发烧，脉快。

56. 勒母足 𑢿𑢿𑢿(劳咳久咳) 妇女在产后劳累或吃盐过多引起久咳不愈，体瘦，全身无力，四肢浮肿。

57. 折若打足 𑢿𑢿𑢿(盐咳) 妇女在产后吃盐过多，或不论男女，在感冒时吃盐过重，引起盐过量而久咳不愈。

58. 足宗𑢿𑢿(百日咳) 感冒引起，或不明原因的咳嗽，一阵一阵地咳，要咳三个多月才能好。

59. 衣你戈、此莫拉 ꀕꊭꆪ（急性肺炎）
突然发烧，咳嗽，痰中有血，胸肋刺痛。

60. 泽以足 ꊿꀋꑸ（伤风咳嗽） 感冒引起咳嗽。

61. 斯数 ꌧꑴ（哮喘） 经常哮喘，反复难愈者。

62. 海妈机朵、海马且 ꀋꑭꆪ（心累心跳） 由于经常焦虑，性急，生气，或妇女在产后感受风、冷，湿气引起心累心跳，心慌，继而心脏长大，不能动，不能说话，在心口可摸到心脏，最大时，心界可到脘肋，心窝都呈平坦。

63. 衣莫莫阿撒 ꊪꀋꑍ（恶梦） 体虚引起眼皮上的血脉不正常，恶梦多。

64. 骨嚓堵 ꀹ（自汗） 体质弱，血脉无力引起，不论动静、昼夜都经常出汗。

65. 海马古吉拉 ꋪꀕꀙ 心慌不安。

66. 恶里补 ꀉꆪꈈ（克山病） 吃生、冷、硬或沾有蚊蝇尿的不净食物而饮食不消，积久串脾引起，或心脏本身的病变。初起时心累心跳，心慌，不思食，以后颜面及皮肤发黄，面目及四肢浮肿，心跳很快，腹内起包块，并越长越大，可盖满腹部，心、肝、脾都大，若颈部血脉跳动明显时，就难治。彝族亦认为，无论什么病，只要心窝起左右两块包块则不治，一旦两块包块合拢时，人就死。

67. 期五 ꏹꄷ（气疯病） 长期生闷气，或突然大气而起，闷闷不乐，不言语，不思饮食，或言行不正常，或发狂。此属气火伏心，治宜表散，疏通全身经脉气血，病才能好。

68. 海玛期丝母拉 ꀕꑴꁨꀙ 气大伏心。

69. 野玛都作 ꆫꑭꒉꌦ（心火重） 由于心火重而口舌生疮或干燥，咽喉痛，大小便不通畅。

70. 色恶色拉 ꌦꀉꌦꀙ（肝子肿痛） 热重引起右肋胀、痛，口苦，皮肤与眼白睛发黄，嗜睡无力，肝脏肿大，严重时肝大四指宽，尿黄。急性者见不得油，慢性者可吃瘦肉，想吃肝子。

71. 色果勒作 ꌦꇰꇿꌦ（肝硬化） 多由喝酒引起肝子痛，肿大，日久后变硬，缩小，痛剧，腹胀，腹大，腹内水多，肚皮上青筋鼓起，下身、双肢都肿起，皮肤发黄，吐血，尿少。

72. 色泽 ꌦꊿ（掉痞） 多由突然剧烈跳动，或强烈震动引起。表现为心口痛，呕吐，心窝可摸到肝大二指宽，土碗边厚的包块，或右肋下疼痛，

难忍，腰不能伸直，右肋下可摸到一指多或两指宽包块。

73. 几拉 ꀋꀙ（胆囊痛） 右肋下剧烈痛，全身及眼白珠发黄，怕油荤，呕吐。

74. 依丝 ꑸꎐꋚ（脾骨虚弱） 食少神差，面黄肌瘦，全身无力，或伴腹泻。

75. 拿巴恶 ꑭ 脾脏肿痛。

76. 列恶拉 ꆤꀉꀙ（连提肿痛） 不明原因左肋下痛，人消瘦，脸色黄，无血色，无神，一身浮肿，干燥，特别想吃干泥巴、干饭。

77. 五拉居戈 ꃴꀙꏽꈌ（肾虚腰痛） 肾虚引起腰膝酸软无力而痛，人消瘦。

78. 色以七 ꆪꀻꋚ（夜尿多） 晚上夜尿多，或经常遗尿。

79. 五马恶打拉 ꄉꐎꁨꀙ 腰子肿痛。

80. 五麻马拉 ꄉꃀꑭꀙ（腰子痛） 腰子里火重引起的双侧小腰痛，尿黄或白，浑浊，尿痛、尿急、尿频、尿少。

81. 以波俄拉 ꀻꁧꀉꀙ（尿胞肿痛） 尿胞肿痛，小肚子痛，解小便难，想解解不出，尿黄而灼热。

82. 土耳不五 ꄮꑊꀋꃴ（疝气） 鼓气引起睾丸肿痛。

83. 却俄拉 ꐡꀉꀙ（阴茎肿痛） 由于劳累过度，或同房过多，引起阴茎肿痛。

84. 苏呷打 ꌗꇁꄉ（遇气） 母亲处于气虚时，若接受到小儿口中呼出之气，就会引起腹痛，心慌等症状。

85. 杂呷打 ꁨꇁꄉ（食积） 睡前吃东西，多吃、冷吃，引起食物不化，肚子胀，打嗝臭。

86. 以呷打 ꀻꇁꄉ（水嗝） 水喝急了，喝进的水就会停积在胸腹部。胸腹部有水响声，心窝痛，流清口水，并因水气传脾而面目及四肢浮肿，脾脏长大，可致死。

87. 舍呷打 ꎭꇁꄉ（肉积） 吃肉引起脘腹痛，嗝酸气，每次吃肉后发作。

88. 海妈戈 ꀕꑭꈌ（心口痛） 常生闷气引起心累心跳，心口胀痛，吃不得饭，四肢无力。此证病位在膈肌以上。

89. 五依戈 ꄉꑸꈌ 肠胃病。

90. 不底戈 ꀋꄂꈌ（虫痛） 肚脐周围经常痛，人瘦，有时大便中有蛔虫者为"下蛔"；经常心口痛，吃了鸡肉和香味食物就又吐又泻，吐蛔虫者

为"上蛔"。

91. 都作ᛁᛁ(中毒) 酒毒、各种毒。

92. 母尔苏果 ᛁᛁᛁᛁᛁᛁᛁ(霍乱) 一种烈性传染性疾病，引起头痛，腰及四肢痛，发冷发热，又吐又泻，脚手肚子翻起。

93. 乌以ᛁᛁ(痢疾) 一般是在四、五月间发生腹痛腹泻，先是水泻，后是下脓、血。

94. 伍曲比ᛁᛁᛁᛁᛁ(脱肛) 遗传引起直肠脱出，肛门外翻。

95. 子俄格补ᛁᛁᛁᛁᛁ(男子不育) 先天性或同房过多引起，四大经脉和心脉连不起。表现为经常遗精，四肢无力，说话无神，口苦，不思食，越来越瘦。

96. 勒乌苦劳ᛁᛁ 同房时，腰部受闪引起，腰痛，小腹痛，下身痛，收不回，小便红色，解不尽。

97. 且拉ᛁᛁ(色劳) 在同房中受惊恐，或同房后立刻喝冷水，过河、干重活引起血脉不通，久而成病。表现为头昏、面黄肌瘦，全身、四肢酸软无力，腰及双侧小腹急痛，小便不通等。

98. 略古勒你 ᛁᛁᛁᛁ(月家劳) 妇女在经期、产后未满月同房，引起死血内停，半年后发作，小腹内有坚硬不移的包块，圆形，比拳头大，在小腹左侧或右侧。病人身重无力，腰痛，面目及下肢浮肿，眼眶变黑，皮肤发黄，严重者变黑，身上的汗渍不易洗掉。哈子都想吃，特别想吃酸味，但又吃不得。

99. 略古勒吉 ᛁᛁᛁᛁ(月家寒) 因生小孩时受冻引起，怕冷，发烧，头、身、四肢痛，咳嗽。

100. 坡克尔作 ᛁᛁᛁᛁᛁ(梢基黄) 妇女在月子头吃小柿子、大柿子、南瓜、茄子等，日久后会腹胀、腹大，面部及下肢浮肿。

101. 色你斯割吉ᛁᛁᛁᛁ(妇女干病) 妇女在经期、产后感受冷风或过河、淋雨而被冷水激着；经期或经前吃酸冷而着；平时爱生闷气、大气。青年妇女直到25岁都不行经者为童子干。是将要行经时吃酸冷，生气，背重东西，身上佩带或内服、外用麝香等凉性药物引起；或孕妇生气，吃错东西，引在胎儿身上，出生后从小身体不好，发育不良，乳房像男人，无阴毛，白带等。

102. 死呷打ᛁᛁᛁ(血庇) 妇女在行经时忧愁、生闷气，或在月经期和坐月时与男人同房，

造成血脉不过，久而成病。初起时，小肚子里起核桃大一包块，以后就不断长大，硬而固定，多数是长在小肚子两边。病人吃得饭，但人瘦，皮肤黄，面、目、脚肚子或一身都浮肿。

103. 死傈ᛁᛁᛁ(红崩) 一是背重东西挣着，引起月经十几天来一次，慢慢地就成了崩症；二是子宫左、右倒，或朝下掉，宫口不能闭合引起经期错前错后，继而发展成为崩。天天流血不止，有血块，人瘦，皮肤黄、或量多势急如山崩，有血块，小腹痛一阵，就大量流一阵，来不及抢救的死亡者不少，年龄不等。

104. ᛁᛁᛁᛁ(白崩) 此病男女都可得，男精女带，量多，色白而稠。腥臭，不分时候地大量外流，长期不断，床上都流起。人消瘦，皮肤腊黄，不想吃饭。治不及时则严重伤身，并有生命危险。

105. 来喜为子拉 ᛁᛁᛁᛁᛁ(经行腹痛) 负重挣着，劳累，子宫朝前、后、左右倒，引起行经时小腹痛，月经量少。

106. 来喜死者 ᛁᛁᛁᛁᛁ(倒经) 生气，吃错东西闭到血脉或血火重，血朝上冲起，月经多数从鼻子出来，少数从下面出来。

107. 五你戈 ᛁᛁᛁᛁᛁ(产后腹痛) 产后瘀血未尽，引起小腹痛，流血不止。

108. 坡克苏耳杂呷打 ᛁᛁᛁᛁᛁ(产妇气裹食) 产妇生闷气，气裹食，引起心口胀痛，腹胀，吃不得饭。

109. 尼慈ᛁᛁ 产后缺乳。

110. 惹暑ᛁᛁ(小产) 妇女引起小产的主要原因有以下几种：①妇女月经正常，有生育能力，但经常掉胎，在两月内流下一些血块，不能生长、发育成正常的胎儿所致。②三至六个月后，胎儿已变全，但不能维持胎儿继续生长、发育，所以始终保不住。③妇女怀孕后，一直都未移动或换过床，突然移动或换床睡，或从高处掉东西在床上，胎儿就要掉，但经常都在移动床位或换床睡，就不会引起流产。④跌打损伤或干重活引起流产。

111. 贴帕阿泽 ᛁᛁᛁᛁ(胎盘不下) 胎盘没有脱离子宫或血块堵塞宫口，而胎盘不能出来，引起小腹痛，流血多，神差，卧床不起。

112. 子五ᛁᛁ 避孕。

113. 立迷阿九ᛁᛁ 不育。

114. 果拉勒ⱷⱳ（缩阴） 感受一股冷气引起，女性生殖器缩进去，痛剧。

115. 略堵ⱳ（子宫脱垂） 经期、产后干重活，或生小孩过多，引起子宫下垂、脱出，或左右，前后倒。

116. 勒五ⱳⱷ（妇女虚劳） 妇女在经期、产后身体虚弱时干重活，劳累过度，或跌打损伤引起腰痛，头昏，眼花，四肢无力，咳嗽，哮喘等。

117. 阿以支舍嚓ⱷⱳⱷⱷ 小儿发烧。

118. 喜傈古列古普ⱷⱳⱷⱷⱷ（爪蹄惊） 风引起小儿啼哭，牙关紧闭，握拳，屈腿。半岁左右的小儿发病率高。

119. 阿以里五里几母拉ⱷⱷⱷ（小儿疳疾） 本病的病因，主要是缺乳造成营养不良，小儿吃进已变酸的乳汁（乳母隔半日才喂奶，或劳动、走热后乳汁已变酸，喂奶时没有先将酸奶汁挤掉，就直接喂奶所致），睡前吃饭停食等引起。表现为小儿爱吃干燥食物，吃不得饭，腹胀，腹泻，腹大，腹面上青筋鼓起（黑绿色），身软无力，愁眉苦脸，爱扯头发，爱流眼泪，消瘦，眼、鼻、口、舌苔干燥，发根无水珠，耳根后血脉丝细（甚至不易见到），或血丝变黑，离分岔口有五分长者为病程长，一至二分长者为病程短，大便干燥，小便黄而少。

120. 阿以补戈ⱷⱳⱷ 小儿蛔虫。

121. 阿以尾窝ⱷⱳⱷ（小儿停食） 饮食不均匀，或吃生、冷、腐等食物，引起肚子胀、痛、泻、嗝酸气、不思食。

122. 阿以起拖ⱷⱳⱷ（小儿大便不通） 大小肠火重，引起大便不通、干燥。

123. 阿以一莫以ⱷⱳⱷ 小儿腹泻。

124. 阿以五米乃普ⱷⱳⱷ（小儿脱肛） 因吃海椒过多或其它原因引起火重，腹胀，腹痛，腹泻，大便有涎未尽，肛门坠胀，小儿啼哭不止。若不及时治疗，肛门就会向外脱出。脱出五分至一寸者，自己能收上去，脱出四至五寸长时，非治疗不可。

125. 阿以古读ⱷⱳⱷ（小儿缩阴） 冷气引起，少腹牵引阴部疼痛，睾丸缩至腹中、十指上的血脉呈红色者为时间短；黑色者为时间长，病重。若血脉收缩看不见，提不起来，舌也强者，更重，需及时抢救。

126. 阿以子东ⱷⱳⱷⱷ（小儿走子） 睾丸肿、痛或胎生形成。每当天气变化或跑步时，一股气堵塞引起腹痛，单侧睾丸入腹。

127. 阿以子取ⱷⱳⱷ（小儿白尿） 小儿小便浑浊而稠，色白。

128. 阿以坡克作数ⱷⱳⱷⱷ（小儿奶癣疮） 此病多因孕妇过食辛辣燥热，肥甘厚腻之食品。久而酿成火毒，导致胎毒。多发生在胎儿出生后一至二月。表现为婴儿全身发红，起细疹，发痒，甚至溃烂，流黄水。

129. 阿以我捕ⱷⱳⱷ（小儿头疮） 小儿头皮痒，变白，脱屑。

130. 略子尔作ⱷⱳⱷ（风眼病） 不论男女，熬夜时间长，或早晚眼睛被风吹着引起热、痒、红、肿、痛，遇风就流泪，生眼屎，病程长，但不传染。

131. 略日额ⱷⱳ（红眼病、火眼） 火重或风引起眼睛红、肿、热、痛，生眼屎，流眼泪，传染力强。

132. 略子取ⱳ（云翳） 由火重引起的眼睛红、肿、痛，摩擦、压迫引起的眼珠生白膜，十日后可遮盖瞳仁而成瞎子。此时，白膜根子已定而散不掉。

133. 略图拉数ⱷⱳⱷ（烂眼皮） 因火烟熏，眼睫毛内倒，或遗传引起的眼睛卡痛，流泪，眼皮热痛，溃烂。

134. 略图雨数ⱷⱳⱷ（眼皮内生油皮） 有的人，眼皮内会生一种类似鸡油的黄色油皮，微硬（牛羊也会生）。

135. 略子婆拆五ⱳⱷⱷ 异物入目。

136. 止都拉ⱳⱷ（火牙痛） 火重引起牙痛。

137. 止补拉ⱳⱷ（虫牙痛） 由于吃糖过多，火重引起。先是牙痛，牙龈肿，半边脸痛，继而牙齿变黑，中空。

138. 杂里次ⱳⱷ 食物梗喉。

139. 里初ⱷ（锁喉） 咳嗽，扁桃腺肿、痛引起。先是咽喉部似有疤痕或似有物堵塞不适，继而说不出话，只能用手势。

140. 恶力迷堵ⱷⱳⱷ（乳蛾） 因心火、气火、风火重、火毒走在咽喉处堵塞，引起肿、痛、化脓，吞不下，说不出话。

141. 立题拉ⱷⱷ（咽喉痛） 喝了一股风引

起。吞咽食物时咽喉痛，但无红肿者。

142. 苦衣作ᾬ⧖（外伤内脏） 因跌扑或外力致伤严重，体内外出血，不能动或生命垂危。

143. 古资武起ᾬᾬᾬ 外伤筋骨断。

144. 黑堵资列ᾬᾬᾬ（关节脱位） 肩关节、肘关节脱位，很痛，半小时即可肿起，若是向后错位，则关节正前方会起窝；若是向前错位，则后方会起窝。

145. 几作、以作、初作ᾬᾬ、ᾬᾬ 刀枪伤。

146. 读勒呻勒ᾬᾬᾬ（跌打、劳伤） 由于跌打、扭伤、劳累过度，负重过量而挣着等各种明伤和暗伤引起的全身性或局部性疼痛，不论新病与旧病。

147. 尔读勒ᾬᾬᾬ（石头伤） 被石头打伤或碰伤，不论明伤，暗伤。

148. 古波ᾬ① 扭伤。

149. 居士居里古波ᾬᾬ（腰扭伤） 跌扑、身负重背坐下去，或站起来；平时间突然转侧身子，久坐后一身懒散而突然站起来；或夜间睡觉翻身，都会扭伤腰部而出现腰突然疼痛或针刺样痛、硬，不能转侧，屈，伸，坐立困难，舌根下血脉与膝弯处血脉变粗、变黑，鼓起。

150. 比拉ᾬᾬ（骑马伤） 由于骑马而擦伤臀部。

151. 死扯马扯五ᾬᾬᾬᾬ 竹木刺入肌肤。

152. 克五西ᾬᾬ（疯狗咬伤） 被疯狗咬伤后，一般都有潜伏期而没有自觉症状。

153. 克西ᾬᾬ 狗咬伤。

154. 几此ᾬᾬ（蜂螫） 彝医认为，能伤人的蜂有十几种：如几吉堵（土七蜂）、古史（黄牛角蜂）、ᾬᾬ莫几史（裤裆蜂）、ᾬ席几（黑牛角蜂）、ᾬ斯几（家蜂）、ᾬ瓦几（岩蜂）、普数几（毛蜂）、ᾬ克几（狗屎蜂）、ᾬᾬ几史拉威（黄花鼻蜂）、ᾬᾬ优母几（苍蝇蜂）等。除家蜂、岩蜂以及各种母蜂外，其余在冬天都要死完，春天又由母蜂繁殖发展起来，年年如此。

155. 不底织ᾬᾬᾬ（虫伤） 有一种毛毛虫，接触人体皮肤上，就会引起皮肤红、肿、痛、痒、中毒严重者，还会引起腹痛。

156. 拿依ᾬᾬᾬ（溃耳心） 发烧火重或饮酒火重，或耳屎变硬擦伤耳心，或挖耳屎时碰伤耳壁引起耳心肿、痛，流脓。耳鼓膜已穿者不好治。

157. 克补拉补ᾬᾬᾬ（口鼻疮） 火重引起口热，口舌生疮。

158. 野起野都ᾬᾬᾬ 头疮。

159. 我补ᾬᾬ（秃顶、拉利壳） 由遗传或间接传染上一种皮肤病，引起头皮发红，起疙瘩，痒、痛、继而溃烂，流脓，起白色干壳，有臭气，剥开干壳后，肉皮上可见虫路（即被虫吃过的痕迹），虫吃到何处，头发就掉到何处，最后全部掉光，被虫吃得深的地方再也长不出头发来了。

160. 古资戈ᾬᾬ 颈项病。

161. 里比ᾬᾬ（大颈项） 这是一种地方性颈部肿大病（属西医学之甲状腺肿一类）。多见于四川凉山甘洛县四脚区拉莫乡拉莫村等。

162. 速居泽ᾬᾬᾬᾬ（背疮） 风毒引起，怕冷、怕热，发高烧，头身痛，背筋扯起痛，全身发抖，两天后背上开始红、肿、痛，吃不得饭，三、四天后，肿至拳头大，十天左右开始溃烂，流黄水，继而化脓，不及时治疗者，可拖两三年，背部可烂穿，人消瘦，吃得饭。初起者，一星期内能箍散，时间较长者，三十天左右才能治好。

163. 野五野别堵ᾬᾬᾬᾬ（腋疮） 人遇到风里面的一种毒气引起。初起时怕冷怕热，发烧，一身痛，继而腋下起肿块，头尖，根圆，比鸡蛋大，剧痛，吃不得饭。五、六日后开始溃烂，流黄水，继而流脓，有臭气，及时医，则四天内能箍散，十天内能治好。

164. 瓦拿堵ᾬᾬ（黄水疮） 风毒引起肌肤不明原因的突发红肿，开始痛位就固定，多数是腋下和脚上，怕冷、怕热，高烧，脉快，若不箍散，两月后开始溃烂，流黄水，流脓，有脓仍有黄水，很臭，病程长，最长可到十年。

165. 嚓勒、补麻补说堵ᾬᾬᾬᾬ（颈部或腹股沟大疮） 这是一种生在颈部或胯缝（腹沟）或大腿上的大疮。呈圆形或椭圆形，形似青蛙。初起时肿、硬、痛，继而溃烂，流脓。

166. 补麻补说堵ᾬᾬᾬᾬ（腹沟疮） 风毒引起，怕冷、怕热，发高烧，一身痛，吃不得饭，心慌，一两天后，腹沟局部肌肤开始红、肿，长起形如鸡蛋大的包块，很痛。形成包块三天内能箍散，三天后就箍不散，六、七日左右开始化脓，化脓后痛减，十日左右开始溃烂，流黄水。

167. 克补ᾬᾬ（孤嘴疮） 身上不干净，引起局部肌肤红、肿、硬、痛，溃烂流脓，好了一个又一个，有的几个生在一起，小儿多见，每年八、九月多发，传染人。

168. 补取作（着尼虫）　一种皮肤疾病，肌肤上生红或黑色黄豆大疮。成片，痒、痛，流黄水。传染很快。

169. 尼且（乳痈）　妇女乳房红、肿、热痛，或灌穿流脓。

170. 马哈几热（伤口化脓）　由于冷水进入伤口引起溃烂、流脓。

171. 以都马哈（疖子疮）　水毒引起的疖子疮。

172. 都勒作（火毒疮）　风引起皮肤红、肿、硬、烫手，五日后溃烂、流脓，肿好宽就烂好宽，有的烂一大片，发冷发热，剧痛。

173. 几吉（漆疮）　漆树上的毒气很大，人受其害而生疮，痒痛、溃烂，或大疮久治不愈，病程在二、三年以上。

174. 野子玛哈格喜名吉　各种疮痈、肿毒。

175. 勒母底（结核疮）　大多生在背上、脚上，生在脚上者最多，疮大、面宽，先红肿，后溃烂、流黄水，继而流脓，疮周围变成黑色，久治不愈，可死人。

176. 施比堵（黄水疮）　胎儿出生后发生黄水疮，痒处起一片白顶小疮，略红肿，不治则溃烂，流黄水，痒、痛。全身、头面、四肢都可生，传染力强。

177. 以你补此齐（痔疮）　彝医认为，引起本病的主要原因有以下几点　1. 幼年时久坐地上和过食生、冷、不洁食物，损伤脾胃而引起腹泻，又伤到直肠，长大后发病。2. 喝醉酒后，睡地上，坐地上，直肠被冷气伤到而发病。3. 心火重，小肠火重，伤及大肠引起。4. 吃刚酿好的热醪糟。

178. 野母楚、海呷马哈（杨梅疮）　彝医认为，以下因素可以导致本病的产生　1. 父母遗传给子女。2. 接触传染。3. 由斯色（风湿）等病邪引起。

179. 居五（冻疮）　冷冻引起四肢红、肿、痒、痛或破皮。

180. （手脚冰裂）　水冰　春季接触露水过多而使皮肤破裂、干燥，面宽，口子大小不一，出血，疼痛或肿痛。

181. 海资　疣子。

182. 各则（沙虫病）　因早上在田地里，脚被染有肥毒的露水打湿后，洗热水（洗冷水不会）引起脚趾、脚心或脚背发痒，抓破后肿痛，流脓，可挑虫，肉眼可见虫在动。

183. 格子（干疮子）　接触传染，传染力很强，全村人都可被梁上。一身痒，起泡，反复破皮、流黄水。病重者，疮大，起不了床，疮内有身子白、头部黑的小虫，用针在虫路末端轻轻挑一下，然后把针尖放在指甲上擦一下，仔细看时，可见虫在蠕动。

184. 嚓几作（热痱子）　全身起细红疹子，痒，小儿多见。

185. 格底（风丹）　风毒引起脸上发热、痒，继而全身，四肢起大小不等的红色疹块，有豆瓣大或指头大，伴腹痛，心慌，烦躁。

186. 把格（痒疹）　身上起红疹、水泡、痒。

187. 波取（少年癣）　有的男女青年，面、颈部的皮肤发痒，起白点、螺旋式地发展、微痛，继而干糙，有屑，彝医认为，这是一种旋头虫引起。

188. 波取（米汤癣）　缺乏一种营养，引起脸上或身上起白点，微痒，起粗皮，但无痛感。

189. 波取堵（白牛皮癣）　由旋头虫引起的一种皮肤疾病。皮肤氧、痛、热，起白点，有干壳，螺旋式发展，变宽，虫居于白壳下肉皮层。多生在背、腰部，中老年多见，病程可达十几年。

190. 波倮（黑牛皮癣）　一种虫引起的皮肤疾病，先是皮肤发痒，起籽，继而起粗皮，掉一层又起一层，全身到处都可起，比铜钱癣发展快，疤痕黑色，能传染他人。

191. 阿呷补（铜钱癣）　一种皮肤疾病，先是皮肤痒，继而皮肤粗糙，螺旋式发展，黑色，传染力强。

192. 阿呷补（黑癣）　多长在颈部及腋下，顽固，反复难好。

193. 波取（火癣）　一种虫引起的皮肤疾病，手足痒、痛，起黄色粗皮，脱一层又起一层，反复起，传染力强。

194. 布里莫里觉病　又称"九子疡"，即瘰疬，相当于今之淋巴结肿和淋巴结结核。

195. "光拉"和"列别"病　均为泌尿系疾病，前者为尿管疼痛，后者为脓尿。

十六、藏族医常用名词、术语简释

1. "龙"、"赤巴"、"培根" རླུང་མཁྲིས་བད་ཀན། 是维持人体正常生命机能的三大因素，它们彼此协调，相互制约，保持平衡。若有偏盛或偏衰，发生失调，就会产生疾病。

2. "龙" རླུང་། 是推动人体正常生理活动的动力。"龙"或风失调，可出现心、肺、肝、胃、肠、肾、骨、胆、血脉等器官机能的疾病。由于"龙"或风在生理上的作用不同，所以有国"龙"、宁"龙"、罗"龙"、婆"龙"、卡"龙"、"查龙"、"赤龙"、日"龙"、匝"龙"、"培龙"、"索龙"等之分；龙直译为风或气，其作用与含义比风或气更广。龙的功能是主呼吸、血液循环、肢体活动、五官感觉、大小便排泄、分解食物、输送饮食精微等生理功能，是人体进行生命活动的能力，推动脏腑功能的动力。龙有寒热两者的性能，当有太阳的性质时，成为燃烧身心元气的伙伴；当有太阴性质时，则成为寒冷的伙伴。因此当其功能紊乱时既可形成龙病又激化"赤巴"及"培根"病，是诱发一切疾病的主要原因。单一型的龙有五种：索增龙、紧久龙、恰不欺龙、麦娘姆龙、吐塞龙。

3. 索增龙 སྲོག་འཛིན་རླུང་། 位于头顶，通行于喉及胸部。其功能主吞咽食物、呼吸空气、吐出唾液、喷嚏、呃逆、使意识器官保持清畅。若过食粗糙的饮食，或饥饿劳累过度，大小便强忍或努责则使索增龙的功能紊乱而发病。主要症状有头晕目眩，心神不宁，咽喉肿胀，吸气不畅，吞咽困难。

4. 紧久龙 མགྱོགས་བྱེད་རླུང་། 位于胸部，通行于鼻、舌、喉。其功能主语言、增力、焕发容颜、使记忆器官保持清畅。若呃逆或呕吐强行制止，悲喜过度，浮肿超常则引起紧久龙功能紊乱而发病。主要症状有言语不利，体力减弱，口眼歪斜，记忆力衰退。

5. 恰不欺龙 ཁྱབ་བྱེད་རླུང་། 位于心脏，通行于全身。其功能支撑身体，可行走、伸缩、口眼开合等。若久坐不起，久行不止，竞技脱力，嬉戏过度，惊恐忧郁，过食性粗糙的食物则引起恰不欺龙功能紊乱而发病。主要症状有突然昏厥，或惊惕恐惧，神志失常，言语错乱，或手足躁扰，胡行乱走。

6. 麦娘姆龙 མེ་མཉམ་རླུང་། 位于胃部，通行于内脏。功能主消化，将食物分解为精微与糟粕，并可化解血液等中的病源。若食不易消化或不洁之饮食，昼眠过多则可致麦娘姆龙功能紊乱而发病，其症状有胃寒不能纳食，消化不良，呕吐物中有食物与血液混杂。

7. 吐塞龙 ཐུར་སེལ་རླུང་། 位于肛门，通行于大肠、膀胱、生殖器、大腿内侧处。其功能为控制精血、大小便的排泄和胎儿的降生。若大小便、矢气、射精的强忍则扰乱吐塞龙的功能而发病。其主要症状有四肢酸软，骨节疼痛，甚至跷跛而行，癃闭，便秘，矢气不通。

8. "索龙" སྲོག་རླུང་། 即"命脉失调"或神经功能失调，如不及时治疗，则将导致"命脉发病"，引起精神错乱，所以"索龙"很可能是一种神经官能症或轻度精神病。

9. "宁龙" སྙིང་རླུང་། 即心脏的"龙"病。主要是由烦恼过度、悲哀、失眠、食欲不振等所引起。其症状为颤抖、背部发胀、神志模糊、心慌、叹气。其症状可能是心脏病。

10. 培龙乃 བད་རླུང་། "培根"和"龙"失调，则引起培龙病。其症状为头痛、头重、昏眩、有时昏倒、食欲不振、恶心、耳鸣、记忆力衰退，尤其是爬山或过河时头昏加重，其症状可能是低血压。

11. 龙乃 རླུང་ནད། 体内功能性风反作用而侵犯心脏和脑等形成。多由饮食起居不当，过多食用性轻而粗糙的食物，用脑过度，精神过于集中，使上行的"龙"失调所引起。症状为背痛、气短、口舌发干、头痛失眠、有时身发麻等。

12. 赤龙乃 ཁྲིས་རླུང་། "赤巴"和"龙"引起的病。症状为头昏头痛、发抖、前额、眼眶和面颊痛。饥饱不适时复发。

13. 且龙乃 མཆེར་རླུང་། 系龙邪侵入脾脏所引起的一种脾病。症状为身肿、肠鸣、腹胀、消化功能衰退、呃逆、或排矢气时腹胀较舒、脉虚、关注虚而颤动、尿色灰白。

14. 查龙 ཁྲག་རླུང་། 体内环血被遍行龙扰乱而产

生的疾病。多由饮食起居不当，过多食用食物，用脑过度，精神过于集中，使上行的"龙"失调所引起。症状为背痛、气短、口舌发干、头痛失眠、有时身发麻等。

15. 国龙乃 འགོ་རླུང་ནད། 头晕，目眩，耳鸣，感觉自身或景物旋转，恶心呕吐，起立欲倒。

16. 罗龙乃 ལོ་རླུང་ནད། 身感胀满，眼睑浮肿，痰白而黏，咯吐不畅，咳甚泛呕，入夜咳剧，不能安卧。

17. 青龙乃 མཆིན་རླུང་ནད། 呃逆，胸背刺痛，食欲不振，视力模糊，早晚有肝脏下坠痛感。

18. 卡龙乃 གལ་རླུང་ནད། 耳鸣如潮涌，腰部疼痛，畏寒。

19. 吉龙乃 རྒྱུ་རླུང་ནད། 腹胀，耳鸣，矢气，泄泻。

20. 婆龙乃 ཕོ་རླུང་ནད། 气喘腹胀，呃逆，胃脘灼痛，食后稍安。

21. 赤巴 མཁྲིས་པ། "赤巴"失调可引起热病。"赤巴"的作用分五种，即能消赤巴、变色赤巴、能作赤巴、能视赤巴、明色赤巴；赤巴分有赤巴觉久、赤巴朱结、赤巴当久尔、赤巴同己，赤巴多塞等五种，各有其不同的功能。赤巴本性属火，当其功能紊乱时，身体的元气就要受到燃烧之苦，所有热症均由他生。

22. 赤巴觉久 མཁྲིས་པ་འཇུ་བྱེད། 存在于食物消化过程之间。它的作用是分解饮食的精华与糟粕，增加热力，协助其他四肢发挥作用。

23. 赤巴当久 མཁྲིས་པ་མདངས་བསྒྱུར། 存在于肝胆。它的作用是使精华等物的色素转变，成为血液、胆汁以及皮、骨和二便等的各种颜色。

24. 赤巴朱结 མཁྲིས་པ་སྒྲུབ་བྱེད། 存在于心脏。它的作用是支配意识，主心，壮胆，生谋略，增志向，滋欲望等。

25. 赤巴同己 མཁྲིས་པ་མཐོང་བྱེད། 存在于眼目。它的作用是主视觉，明辨外界的一切色相。

26. 赤巴多塞 མཁྲིས་པ་མདོག་གསལ། 存在于皮肤。它的作用是使皮肤色泽鲜明而润滑。

27. "培根" བད་ཀན། "培根"失调可引起脾土、胃机能和肾等方面的疾病。根据其作用分为五种：能依培根、能化培根、能味培根、能合培根、能足培根；根据培根存在的部位和功能的不同分为培根登及、培根年及、培根娘及、培根寸及、培根局而及等五种，它们各司其责。

28. 培根乃 བད་ཀན་ནད། ①培根加沃：有的译为灰色培根。是以培根为主要诱因引起的疾病。症状是胃痛，泛酸，消化不良，经常腹泻，就指责身体瘦弱，肤色灰白。②培根色布：有的译为黄色培根。本病系胆汁盈盛外溢所致。症状为无食欲，纳谷不化，喝酒发热时囟门、眼眶疼痛，泛酸吐酸，胃烧痛，呕吐汁液样物。③培根木布：是龙、赤巴、培根、血与黄水相凝结而引起的综合征。其病源分寒热两种。临床上一般分为热症期、寒热兼杂期及寒症期三个阶段。又因发生于胃、肝、大小肠等脏腑部位不同而呈现不同的临床征象。在诊断和治疗上均较困难。其总的症状为嘈杂泛酸，胸腹灼痛，消化不良，中期呕吐胆汁，后期吐烟汁色黏液和血，大小便燥结，肌肉消瘦，出现肝、脾、肠痞瘤；"木布"病；"木布"、"龙"、"赤巴"、"培根"的综合症。

29. 切尔巴培根 མཆེར་པའི་བད་ཀན། 系培根邪侵入脾脏引起的一种脾病。症状为唇部多涎垢、身体发冷、夜间左腹疼痛尤甚，脉弱、胃和脾脉沉而颤动，尿色呈灰白微绿。

30. 亚玛 ཡ་མ། 感冒或吃了过多的酸甘性食物以及有嗅气很不清洁等食物所致。症状是牙和面颊痛，鼻塞，呼吸困难，鼻流脓涕，鼻内溃烂生疮。有时还引起耳病痛、化脓；亚马：虫病（鼻窦炎、头虫病）。

31. 夏尔毒 ཤར་དུག 由各种毒物合制的毒物。

32. 丑测 འཁྲུགས་ཚད། 有的译为骚热病、丑巴病、烦热等。赤巴为热之源，本病因时令气候、饮食起居异常，导致赤巴功能紊乱，而诱发血热之病。

33. 亚查乃 ཡ་ཁྲག་ནད། 亚玛和血的并发症。症状是红眼，充血，流眼泪，头痛等。

34. 查嗯乃 ཁྲག་ཉན་ནད། 可能是一种高原缺氧所致的过敏性疾病，从中医观点来看，系由气血妄行以致血瘀所致。疾病初起呈现出缺氧体征及高血压症状，继而则转换为红细胞与血色素增高症，也就是俗称的"多血症"。

35. 培赤乃 བད་མཁྲིས་ནད། "培根"和"赤巴"失调而引起的疾病。症状是头痛、口苦、逆食，日晒、烧火或酒饭过多、劳累等可使病情加重。

36. 赤巴乃 མཁྲིས་ནད། ①赤巴热症：脉紧，小

便蒸气大，沉淀物厚，口苦，发热，睡眠浅，大便色黄。②赤巴寒症：症状与热症恰好相反，可见皮肤发黄、身寒、消化不良、大便白色。

37. 其色尔 ཆུ་སེར། 为充斥于肌肤及关节等处的黏性液体。其形成的过程为：饮食入胃，经消化吸收，其精华化生为血，血之糟粕归于胆腑，成为胆汁，胆汁之精华又化为黄水。由于内外因素的影响，黄水偏盛、偏衰均产生黄水病。常见的黄水病为黄水偏盛所致，其症状有全身发痒，肿，湿疹，关节炎，关节肿胀，脏腑积水，脓疡等；黄水病相当于中医的湿及湿热。按藏医的原意，不完全是指一般皮肤湿疹、疥疮、疖等病变的渗出物，还有关节红肿积水，腹水。

38. 郎它 གླང་ཐབས། 有的译为郎脱症，脏腑绞痛，痧症等。常因饮食不节或不洁，纳食不化，或由于受凉等致使体内寄生虫扰动而发病。由患病部位不同可分为脏、腑、脉三种朗它普。

39. 八母乃 འབམ་ནད། 从藏医的观点来看，人体发病除饮食、起居、冷热不节等因素外，其内因主要是"龙"、"赤巴"、"培根"失调以及坏血，"黄水"下注于腿部所致，相当于中医血瘀气滞、下肢受寒湿所致的有关疾病，其具体临床体征与脚气病、风湿性关节炎、脉管炎等疾患相似；龙驱赶坏血注于肌肤、筋腱及骨而发病。病初足部疼痛肿大，然后膝盖、胸窝、大腿、小腿肿胀疼痛，屈伸艰难，足部出现黑斑，因而又称之为岗巴·木。病势严重时，上半身疼痛，目赤，鼻衄，齿龈脓肿发青出血，口腔糜烂等。

40. 利根 ལི་ནད། 为肝病的一种，其症状有肝脏与左右肋肿胀疼痛，身体和囟门沉重，上半身刺痛，口吃，有戳刺感，坐时有下坠感，肌肤发黄，腰部不适，膝腿拘急不利。

41. 卡乃 མཁལ་ནད། 此处的肾不是单纯指具体的肾脏，而应从中医五脏六腑的肾，是从脏器的角度理解。所以，藏医的肾病系泛指泌尿系统，甚至还包括内分泌系统的有关疾患。

42. 匹呷击乃 ཙ་དཀར་གྱི་ནད། 按藏医的生理学观点，人体的经脉有黑脉与白脉之分。所谓黑脉系指动脉、静脉以及整个血液循环系统，而所谓白脉则包括大脑、小脑、延脑、脊髓以及各种神经。白脉发病，将呈现各种实质性损害所引起的神经症状，诸如口眼歪斜，四肢麻木震颤，偏瘫以及

小儿麻痹后遗症类的疾病。所以，白脉病似乎是一种实质性损害所致的有关神经系统疾病。

43. 德乃 གདོན་ནད། 藏医指麻风、精神分裂症、癫痫、中风等被认为是凶星所致的疾病。

44. 国身乃 མགོ་ཤིན་ནད། 为寄生在脑、脉管中的一种虫，危害人体。是指在日光曝晒下，稍行动过急，便发病昏倒、不省人事的一种疾病。

45. 尼阿洛 གཉན་འགྲོ། 按藏医病理学观点，尼阿洛病是一种看不见的微生物侵入人体血液里，随着血液循环导致发病。其症状是突然头痛，胃痛，肠绞痛，寒热交替，上吐下泻，胃肠痉挛，严重者导致休克。

46. 日亚乃 ཟི་ཡ། 索日亚类似于脓肿，如肺脓肿，肺脓疡，胆胃及疮疖之脓肿等。

47. 宁西 སྙིང་འཚུབ། 本病的症状为头昏、健忘、视力模糊、耳鸣，严重时神志不清，妄言谵语。

48. 年忍 གཉན་རིམས། 意为发疫。藏医认为年忍系由肉眼看不见之六种虫侵入人体所致，其病有十八种。大致可译为相似疾病有：①脑膜炎类；②化脓性扁桃腺炎、白喉、咽炎类；③大叶性肺炎、肺脓疡、结核性胸膜炎；④胆囊炎、胃炎类；⑤急慢性痢疾类；⑥湿疹、皮癣类；⑦淋巴腺炎类；⑧霍乱类；⑨皮肤炭疽类；⑩慢性炎症类；⑪破伤风；⑫肝炎及肝坏死；⑬内脏炭疽。炭疽败血症等；⑭小便带血、阴茎肿痛；⑮颈淋巴结核类；⑯痈疖类；⑰流行性腮腺炎；⑱发烧、身颤、体困倦、喉痛、眼模糊、胃胀、关节变粗等。

49. 滴乃 འདུས་ནད། 龙、赤巴、培根三者的综合征。

50. 旦比乃 ཐན་པའི་ནད། 龙、赤巴、培根三者中任何两种并发引起的综合征。

51. 杲测 གབ་ཚད། 有的译为伏热。脉象、尿诊等体征上表现为寒性疾病的特征，实为热邪被火所遏制，隐伏于培根与龙之下，热病的症状不易显现。

52. 恁测 རྙིང་ཚད། 有的译为陈热病、旧热症。为热邪长期潜伏体内，经年累月，迁延不愈。

53. 查乃 ཁྲག་ནད། 相似于血液病。

54. 生乃 ཤིན་ནད། 主要症状为皮肤发痒，藏医认为多属虫病。

55. 恰牙 ཕྱ་ལ། 藏医认为最严重的"赤巴"

病的一种，身体各部多发黑；恰牙重胆病，指甲常带黑斑。

56. 嚓瓦 ཚ་བ།　热症。

57. 嚓赤 ཚ་མཁྲིས།　热性赤巴(胆病)。

58. 嚓赤 ཚ་འཁྲུ།　有的译为擦驰。热性泄泻。为胆降于肝腹和肝热下移所致的腹泻病名。

59. 匝测 ཚ་ཚད།　即脉热。

60. 培根木卜 བད་ཀན་སྨུག་པོ།　为依据病因和颜色命名的风胆津血黄水等混合为患之病名。

61. 症乃 གྲང་བ།　寒症。

62. 强乃 ཆམ་བ།　感冒鼻塞，不闻香臭。

63. 占乃 སྐྲན་ནད།　为食物糟粕或精华不化而于体内外结成块状病变之名。

64. 胀木布 ཆུ་སེར།　为久住潮湿油腻之地和过食油腻营养之品，影响精华成熟而产生黄水，侵入肌骨筋脉之病名。

65. 凶曜病(星曜病) གཟའ་ནད་བྱེད་འ།　藏医指麻风、精神分裂症、癫痫、中风等被认为是凶星所致的疾病。

66. 龙魔病 ཀླུ་གདོན་ནད།　因人的行为侵犯居于水、海等的龙神或邪魔而引起的疾病，该类疾病除了由药物治疗外必须结合法师。

十七、壮族医常用名词、术语简释

1. 谷道　壮医把食物进入体内得以消化吸收的通道称为"谷道"，主要指食道和胃肠，化生的枢纽脏腑在肝胆胰，主要功能为消化吸收食物。

2. 水道　壮医把人体水液运行的通道称为"水道"，水道与谷道同源而分流，人体在吸收水谷精微物质之后，从谷道排出粪便，从水道排出尿液，水道的调节枢纽在肾与膀胱。

3. 气道　壮医把人体与大自然之气相互交换的通道称为气道，气道进出于口鼻，交换的枢纽在肺。

4. 龙路　壮医把血液传输的通路称为龙脉，其主要功能是为脏腑骨肉输送营养。龙路有干线，有网络，遍布全身，其中枢在心脏。

5. 火路　壮医把人体内传感之道称为火路，用现代语言来说为"信息通道"，其中枢在"巧坞"(大脑)。

6. 毒　这是壮医对能引发疾病的物质的统称，主要有痧毒、瘴毒、蛊毒、风毒、湿毒、寒毒、热毒等，毒邪性质不同，其致病特点也不相同。

7. 虚　"虚"是人体发生疾病的主要原因之一。虚即正气虚，壮医分为气虚、血虚、阴虚、阳虚。虚既是病因，也是疾病的表现。人因虚而生病，因病而成虚。

8. 贫痧　又称痧病，发痧，痧麻，痧气。中医的感冒、重感冒、发热、头痛等有相似症状者，可归于壮医痧病范畴。

9. 瘴病　又称瘴毒。疟疾、流行性感冒等可归于壮医瘴病范畴。

10. 水蛊　又称图爹病，相当于中医的臌胀，西医学中的急性血吸虫病、慢性血吸虫病、重症肝炎、肝硬化等出现腹水者属此范畴。

11. 笨隆　风毒引起的疾病，如风疹、痄腮等属此范畴。

12. 能蚌　黄疸。西医学的黄疸型肝炎、肝硬化、寄生虫病、部分血液疾病、部分感染性疾病及一些药物中毒、肿瘤等出现的黄疸属此范畴。

13. 埃病　呼吸道以咳嗽为主症的一类疾病。

14. 墨病　呼吸道以气喘为主症的一类疾病。

15. 比耐来　咳痰。指呼吸道以咳痰为主的疾病。

16. 货咽妈　咽痛。指以咽喉疼痛为主要表现的疾病。

17. 鹿　呕吐。以呕吐为主要表现的疾病可归此范畴。

18. 东郎　食滞。相当于西医学所称的消化不良。

19. 白冻　泄泻。急慢性肠炎、消化不良等以大便次数明显增多，甚则水样为主要表现者，可归此范畴。

20. 阿意咪　痢疾。以里急后重，大便夹有红白黏液甚则脓血便为主要表现的疾病。

21. 阿意囊　大便困难。各种原因引起的大便困难归此范畴。

22. 肉扭　即排尿不畅，又称淋症。以小便频数短涩，滴沥刺痛，欲出未尽为主要表现的疾病。

23. 肉卡　癃闭。指尿量极少，点滴而出，甚至点滴全无为主要表现的疾病。

24. 肉赖　指多尿症。

25. 笨浮　水肿，又称浮肿。指以眼睑、四肢、腰背甚至全身浮肿为主要表现的疾病。

26. 渗裂 又称脉漏，即血症。各种原因引起的出血性疾病可归此范畴。

27. 陆裂 咳血。

28. 肉裂 尿血。

29. 阿意勒 便血。

30. 邦印 痛症。各种原因引起的以疼痛为主症的疾病可归此范畴。

31. 麻抹 感觉异常。各种原因引起的肢体麻木、感觉异常等可归此范畴。

32. 麻邦 又称风邦，即偏瘫。

33. 嘘内 气虚。

34. 勒内 血虚。

35. 年闹诺 失眠。

36. 兰奔 眩晕。指以头晕眼花、视物旋转为主证的一类疾病。

37. 发北 又称心脏歪，指精神分裂症。

38. 优平 汗症。如自汗、盗汗等。

39. 缩印糯哨 痿症。以肢体痿软、不能随意运动为主要表现的一类疾病。

40. 发得 发热。指以发热为主要表现的一类疾病。

41. 啊尿甜 消渴。相当于西医学的糖尿病。

42. 笨埃 又称大颈病，相当于西医学的各种原因引起的甲状腺肿大。

43. 呗 无名肿毒。相当于西医学的急性蜂窝组织炎。

44. 很尹 疖肿。相当于西医学的疖、头皮穿凿性脓肿等。

45. 呗农 痈肿。相当于西医学的皮肤、皮下浅表性脓肿，急性化脓性淋巴结炎等。

46. 呗叮 疔。其范围很广，相当于西医学的疖、痈、气性坏疽、皮肤炭疽及急性淋巴管炎等。

47. 呗农巧 有头疽。为发生在肌肤间的急性化脓性疾病。

48. 呗连 无头疽。相当于西医学的化脓性骨髓炎、化脓性关节炎等。

49. 航靠谋 又称猪头肥。相当于西医学的流行性腮腺炎。

50. 呗奴 瘰疬。相当于颈淋巴结结核。

51. 能嘎累 又称裤口毒，即臁疮。相当于西医学的下肢静脉曲张继发小腿慢性溃疡。

52. 柔活口奔痨 骨瘰。相当于西医学的骨关节结核。

53. 麦蛮 风疹。为无明显的皮肤损害，以皮肤瘙痒为主的疾病。

54. 呗农显 黄水疮。相当于西医学的脓疱疮。

55. 能口含能累 湿疹。

56. 口奔呗郎 又称蛇串疮，相当于带状疱疹。

57. 痂 相当于中医的癣。

58. 痂怀 相当于牛皮癣。

59. 额哈 毒蛇咬伤。

60. 仲嘿口奔尹 痔疮。

61. 仲嘿奴 肛瘘。

62. 兵西弓 急性阑尾炎。

63. 兵嘿细勒 又称小肠气，即疝气。

64. 兵花留 又称花柳病，相当于梅毒。

65. 口安口劳北 冻疮。

66. 林得叮相 跌打损伤。

67. 夺扼 骨折。

68. 渗裆相 水火烫伤。

69. 兵吟 筋病。以筋肉的急慢性损伤症状、病理体征、功能异常，以及不同程度的机体整体影响为表现的临床症候群。

70. 兵淋勒 崩漏。

71. 京瑟 经闭。

72. 京尹 痛经。

73. 隆白呆 带下病。

74. 吥偻 胎漏、胎损。

75. 咪裆胴尹 妊娠腹痛。

76. 吥柔 滑胎。

77. 产呱耐 产后虚弱。

78. 产呱忍勒卟叮 产后恶露不尽。

79. 耷寸 子宫脱垂。

80. 笃麻 麻疹。

81. 喔芒 水痘。

82. 勒爷顽瓦 小儿麻痹后遗症。

83. 勒爷口奔唉百银 百日咳。

84. 兵霜火豪 白喉。

85. 兵细笃勒爷 小儿毒痢。

86. 胴西咪暖 肠道寄生虫病。

87. 勒爷得凉 小儿伤风。

88. 勒爷喔细 小儿腹泻。

89. 口奔疳 小儿疳积。

90. 兵卟哏 小儿厌食症。

91. 狠风 小儿惊风。

92. 贝傍寒 鹅口疮。

93. 勒爷耐议 五迟、五软，即小儿营养不良。

94. 吠显 胎黄。

95. 核尹 腰痛。

96. 毒病 中毒。各种原因引起的中毒。

97. 发旺 痹病。各种部位风湿痹痛的统称。

98. 钵农 肺痈。肺部感染引起的肺脓疡（肺痈）。

99. 急劳 急性白血病。

100. 血压桑 高血压。

101. 哪呷 面瘫。面神经瘫痪。

102. 治邀尹 颈椎病。

103. 旁巴尹 肩周炎。

104. 扭像 扭挫伤。

105. 骨痛 骨髓炎。

106. 卟很裆 不孕症。

107. 勒务发得 小儿发热。

108. 喔芝 水痘。

109. 峒西咪暖 肠道寄生虫病。

110. 委哟 阳痿。

111. 幽堆 前列腺炎。

112. 哢能白 白癜风。

113. 火眼 急性结膜炎。

114. 楞涩 鼻炎。

115. 诺嚎哒 牙周炎。

116. 口疮 口腔溃疡。

117. 惹脓 中耳炎。

118. 肉尹 淋病。

本附录的文献来源和新内容撰写者：

为了对本附录负责，特列出有关引用文献来源和负责撰写新的"病名简释"专家：

（1）朝鲜族由崔正植撰写；

（2）傣族除来自文献《中华本草·傣药卷》外，少数病名由林艳芳、台海川撰写；

（3）侗族来自文献《侗族医学》；

（4）哈尼族来自《中国民族药志》（一卷）；

（5）哈萨克族来自《哈萨克族医学概论》；

（6）拉祜族来自文献《中国民族药志》（二卷）、《中国少数民族传统医药大系》；

（7）纳西族来自文献《中国纳西东巴医药学》；

（8）蒙古族除来自文献《中华本草·蒙药卷》、《中国民族药志》（1－4卷）、《部颁·蒙药分册》、《内蒙古成药标准》、《内蒙古蒙药制剂规范》、《蒙古医学经典丛书》外，其他部分病名由色仁·那木吉拉撰写；

（9）苗族来自文献《苗族医学》、《苗族医药学》；

（10）羌族由杨福寿撰写；

（11）畲族来自文献《畲族医药学》；

（12）土家族除少数来自文献《土家族药学》、《中国少数民族传统医药大系》外，其余多数由田华咏撰写；

（13）维吾尔族来自文献《中华本草·维吾尔药卷》、《部颁·维吾尔药分册》；

（14）瑶族来自文献《瑶医学》、《实用瑶医学》，部分由戴斌、李钊东征求民族瑶医意见修改撰写；

（15）彝族主要来自文献《彝族医药》、《中国民族药志》（四卷）；

（16）藏族来自文献《中国少数民族传统医药大系》、《中华本草·藏药卷》、《中国民族药志》（1－4卷）、《常用藏药志》、《简明藏医辞典》、《藏医成方制剂现代研究与临床应用》、《迪庆藏药》；

（17）壮族来自文献《广西壮族自治区壮药质量标准》（第一，二卷）。

附录六、本辞典参考书目

《1》国家药典委员会. 中华人民共和国药典［S］. 一部. 2010年版. 北京：中国医药科技出版社，2010. 书名简称《药典》。

《2》国家药典委员会. 中华人民共和国卫生部药品

标准［S］. 藏药（第一册），1995. 书名简称
《部藏标》。

《3》国家药典委员会. 中华人民共和国卫生部药品
标准［S］. 蒙药分册，1998. 书名简称《部蒙
标》。

《4》国家药典委员会. 中华人民共和国卫生部药品
标准［S］. 维吾尔药分册，新疆科技出版社
（W），1999. 书名简称《部维标》。

《5》《中国民族药志》编委会. 中国民族药志，第
一卷［M］. 北京：人民卫生出版社，1984.

《6》《中国民族药志》编委会. 中国民族药志，第
二卷［M］. 北京：人民卫生出版社，1990.

《7》《中国民族药志》编委会. 中国民族药志，第
三卷［M］. 成都：四川民族出版社，2000.

《8》《中国民族药志》编委会. 中国民族药志，第
四卷［M］. 成都：四川民族出版社，2007.

《9》贾敏如，李星炜. 中国民族药志要［M］. 北
京：中国医药科技出版社，2005.

《10》奇玲，罗达尚. 中国少数民族传统医药大系
［M］. 呼和浩特：内蒙古科学技术出版
社，2000.

《11》崔箭，唐丽. 中国少数民族传统医学概论
［M］. 北京：中央民族大学出版社，2007.

《12》田华咏，瞿显友，熊鹏辉. 中国民族药炮制
集成［M］. 北京：中医古籍出版社，2000.

《13》《云南省志－医药志》编委会. 云南省志. 医
药志［M］. 昆明：云南人民出版社，1995.

《14》施文良. 云南民族药名录［M］. 云南省药
检所（内部资料），1983.

《15》黄燮才. 广西民族药简编［M］. 南宁：广
西壮族自治区卫生局药品检验所，1998.

《16》曾育麟. 滇人天衍：云南民族医药［M］.
昆明：云南教育出版社，2000.

《17》朱兆云. 大理中药资源志［M］. 昆明：云
南民族出版社，1991.

《18》李荣兴. 德宏民族药志［M］. 德宏：德宏
民族出版社，1990.

《19》德宏州卫生局药品检定所. 德宏民族药志
（一）［M］. 内部资料，1983.

《20》西藏、青海、四川、甘肃、云南、新疆卫生
局编. 藏药标准［S］. 西宁：青海人民出版
社，1979.

《21》西藏自治区藏医院药物研究所等. 中华本

草. 藏药卷［M］. 上海：上海科学技术出版
社，2002.

《22》罗达尚. 新修晶珠本草［M］. 成都：四川
科学技术出版社，2004.

《23》罗达尚. 中国藏药（1~3 册）［M］. 北京：
民族出版社，1996.

《24》罗达尚. 中华藏本草［M］. 北京：民族出
版社，1997.

《25》中国科学院西北高原生物研究所：藏药志
［M］. 西宁：青海人民出版社，1991.

《26》嘎马曲培. 甘露本草明镜［M］. 拉萨：西
藏人民出版社，1993.

《27》嘎务多吉. 晶镜本草［M］. 北京：民族出
版社，1995.

《28》Kletter Kriechbarm. Tibetan Medicinal Plants
［M］. Scientific Publishers，2001.

《29》青海省生物研究所. 青藏高原药物图鉴（1~3
册）［M］. 西宁：青海人民出版社，1972~
1978.

《30》叶宝林，郭鹏举. 青藏药用动物［M］. 西
安：陕西科学技术出版社，1998.

《31》邢振国. 青藏药用矿物［M］. 西宁：青海
人民出版社，1985.

《32》杜品. 青藏高原甘南藏药植物志［M］. 兰
州：甘肃科学技术出版社，2006.

《33》海西州农业资源区划大队. 海西蒙古族藏族
自治州中藏药材资源［M］. 西宁：青海人
民出版社，2010.

《34》杨竞生，初称江措. 迪庆藏药（上、下册）
［M］. 昆明：云南民族出版社，1987，1989.

《35》田淑琴. 常用藏药志［M］. 成都：四川科
学技术出版社，1997.

《36》云南中医学院. 香格里拉民族药图鉴［M］.
昆明：云南科学技术出版社，2008.

《37》云南中医学院. 云南藏医药［M］. 昆明：
云南科学技术出版社，2008.

《38》占堆，赵军宁. 藏医成方制剂现代研究与临
床应用［M］. 成都：四川科学技术出版
社，2009.

《39》四川省甘孜藏族自治州药品检验所. 甘孜州
藏药植物名录（一册）［M］. 内部资
料，1984.

《40》四川省甘孜藏族自治州药品检验所. 甘孜州

藏药植物名录（二册）［M］．内部资料，1999.

《41》内蒙古自治区卫生厅．内蒙古蒙药材标准［S］．呼和浩特：内蒙古科技出版社，1987.

《42》白清云．中国医学百科全书－蒙医学［M］．呼和浩特：内蒙古科技出版社，1986.

《43》《蒙古学百科全书医学卷》编委会．蒙古学百科全书－医学卷［M］．呼和浩特：内蒙古人民出版社，2002.

《44》内蒙古哲里木盟蒙医研究所等．中华本草．蒙药卷［M］．上海：上海科学技术出版社，2004.

《45》罗布桑．蒙药学（统编教材）［M］．北京：民族出版社，1989.

《46》罗布桑．蒙药学(21世纪教材)［M］．呼和浩特：内蒙古人民出版社，2006.

《47》仓都古仁．实用蒙药学［M］．呼和浩特：内蒙古人民出版社，1987.

《48》炮制学编纂组．蒙药炮制学（统编教材）［M］．呼和浩特：内蒙古人民出版社，1989.

《49》毕力夫．蒙药质量标准化研究［M］．呼和浩特：内蒙古人民出版社，2007.

《50》毕力夫．蒙药炮制规范化研究［M］．呼和浩特：内蒙古人民出版社，2007.

《51》朱亚民．内蒙古植物药志(1～3册)［M］．内蒙古人民出版社，1989.

《52》奇太宝，色仁那木吉拉．蒙古医学经典丛书［M］．呼和浩特：内蒙古人民出版社，2002.

《53》罗布桑．蒙药正典［M］．北京：民族出版社，2006.

《54》毕力夫，色仁那木吉拉．内蒙蒙医药博物馆馆藏蒙药材图谱［M］．呼和浩特：内蒙古人民出版社，2007.

《55》罗布桑．罗布桑学术著作大成［M］．呼和浩特：内蒙古科技出版社，2011.

《56》关祥祖 赵宇明．蒙古族医药学［M］．昆明：云南民族出版社，1997.

《57》赵肯堂、色仁那木吉拉．内蒙古药用动物［M］．呼和浩特：内蒙古人民出版社，1981.

《58》内蒙古自治区革命委员会卫生局．内蒙古中草药［M］．呼和浩特：内蒙古人民出版

社，1973.

《59》云南省食品药品监督管理局．云南省中药材标准［S］．第三册．傣族药(2005年版)．昆明：云南科技出版社，2007.

《60》云南省食品药品监督管理局．云南省中药材标准［S］．第五册．傣族药Ⅱ(2005年版)．昆明：云南科技出版社，2009.

《61》云南省食品药品监督管理局．云南省中药材标准［S］．第一册(2005年版)．昆明：云南美术出版社，2005.

《62》云南省中医中药研究所等．中华本草．傣药卷［M］．上海：上海科学技术出版社，2005.

《63》朱成兰，赵应红，马伟光．傣药学［M］．北京：中国中医药出版社，2007.

《64》林艳芳，依专，赵应红．中国傣医药彩色图谱［M］．昆明：云南民族出版社，2003.

《65》李朝斌．傣族传统医药方剂［M］．昆明：云南科技出版社，1995.

《66》赵世望．傣医传统方药志［M］．昆明：云南民族出版社，1985.

《67》冯德强．傣族医药研究－思茅地区傣族传统医药研究(档哈雅龙)（一）［M］．北京：民族出版社，2001.

《68》蒋振忠，冯德强．思茅傣族传统医药研究(档哈雅龙)（二）［M］．成都：四川科学技术出版社，2006.

《69》李波买．德宏傣药验方集(1～3册)［M］．德宏：德宏民族出版社，1983.

《70》云南省卫生局．云南省药品标准［S］(1974年版)．内部资料，1975.

《71》中科院云南植物研究所．西双版纳傣药志．(1～3册)［M］．内部资料，1979.

《72》中国医学科学院药物研究所云南药用植物试验站．傣药名录［M］．内部资料．

《73》李学恩，周明康，王正坤．元江傣族药［M］．内部资料，1994.

《74》云南省思茅地区革命委员会生产指挥组文卫组．云南思茅中草药选［M］．内部资料，1971.

《75》新疆维吾尔自治区维吾尔医药研究所等．中华本草．维药卷［M］．上海：上海科学技术出版社，2005.

《76》新疆维吾尔自治区食品药品监督管理局．新

疆维吾尔自治区药材标准［S］.第一册.乌鲁木齐：新疆人民卫生出版社，2010.

《77》新疆维吾尔自治区食品药品监督管理局.新疆维吾尔自治区中药维吾尔药饮片炮制规范［S］.乌鲁木齐：新疆人民卫生出版社，2010.

《78》刘勇民，沙吾提·伊克木.维吾尔药志(上册)［M］.乌鲁木齐：新疆人民出版社，1985.

《79》刘勇民.维吾尔药志(下册)［M］.乌鲁木齐：新疆科技卫生出版社，1999.

《80》朱祺.维吾尔族医药学［M］.昆明：云南民族出版社，1995.

《81》中国医学百科全书编辑委员会.中国医学百科全书－朝医学［M］.上海：上海科学技术出版社，1992.

《82》실용동약학《实用东药学》［M］.朝鲜：科学百科知识出版社，1984.

《83》崔松男.朝药志［M］.延边：延边人民出版社，1995.

《84》허죽송(许竹松).사상이학《四象医学》［M］.延边：延边大学出版社，1995.

《85》陆昌洙.原色韩国药用植物图鉴［M］.韩国：国书出版，1989.

《86》俞孝通，卢重礼，朴允德.乡药集成方(76～85)［M］.延边：延边人民出版社，2005.

《87》郑少文.郑少文药事记［M］.延边医学杂志社，1986.

《88》郑仁彪.郑仁彪单方日记［M］.延边医学杂志社，1985.

《89》延边朝鲜族自治州卫生局.朝鲜族民族药材录(第1册)［M］.内部资料，1983.

《90》延边州民族医药研究所.图门江流域朝药名录(第一册)［M］.内部资料，1986.

《91》邱德文.中华本草.苗药卷［M］.贵阳：贵州科技出版社，2005.

《92》陆科闵.苗族药物集［M］.贵阳：贵州人民出版社，1988.

《93》田振华，杜江，邓永翰.苗药学［M］.北京：中医古籍出版社，2008.

《94》张敬杰，罗迎春.苗族常用植物药［M］.贵阳：贵州科技出版社，2010.

《95》贵州省民委文教处.苗族医药学［M］.贵阳：贵州民族出版社，1992.

《96》陆科闵，王福荣.苗族医学［M］.贵阳：贵

《97》祝均辉.风湿病苗药本草荟萃［M］.北京：中医古籍出版社，2005.

《98》彭再生.湖北苗药［M］.北京：中医古籍出版社，2006.

《99》张东海，田华咏.苗医正骨［M］.北京：中医古籍出版社，2007.

《100》包骏，冉懋雄.贵州苗族医药研究与开发［M］.贵阳：贵州科技出版社，1999.

《101》杨本雷.中国彝族药学［M］.昆明：云南民族出版社，2004.

《102》杨本雷，郑进.中国彝医药(上，下册)［M］.昆明：云南科技出版社，2007.

《103》楚雄卫生局药品检定所.彝药志［M］.成都：四川民族出版社，1983.

《104》云南省彝医院，云南中医学院.云南彝医药［M］.昆明：云南科技出版社，2007.

《105》李耕东，贺延超.彝医植物药［M］.成都：四川民族出版社，1990.

《106》李耕东，贺延超.彝医植物药(续集)［M］.成都：四川民族出版社，1992.

《107》李耕东，贺延超.彝医动物药［M］.成都：四川民族出版社，1986.

《108》新平彝族，傣族自治州科委，聂鲁，赵家康等.聂苏诺期［M］.昆明：云南民族出版社，1988.

《109》王正坤.哀牢本草［M］.太原：山西科学技术出版社，1991.

《110》方开荣.哀牢山彝族医药［M］.昆明：云南民族出版社，1991.

《111》朱琚元.楚雄彝州本草［M］.昆明：云南民族出版社，1998.

《112》刘宪英，祁涛.中国彝医［M］.北京：科学出版社，1994.

《113》云南省玉溪地区药品检验所.峨山彝族药［M］.内部资料，.

《114》云南省玉溪地区药品检验所.元江彝族药［M］.内部资料，1994.

《115》郝应芬(阿子阿越).彝族医药［M］.北京：中国医药科技出版社，1993.

《116》王正坤.彝医揽要［M］.昆明：云南科技出版社，2004.

《117》广西壮族自治区食品药品监督管理局.广西

壮族自治区壮药质量标准［S］.第一卷.
南宁:广西科学技术出版社,2008.

《118》钟鸣,韦松基.常用壮药临床手册［M］.
南宁:广西科学技术出版社,2010.

《119》梁启成,钟鸣.中国壮药学［M］.南宁:
广西民族出版社,2005.

《120》韦浩明,蓝日春,腾红丽.中国壮药材
［M］.南宁:广西科学技术出版社,2009.

《121》朱华.中国壮药志(第一卷)［M］.南宁:
广西民族出版社,2003.

《122》朱华,蔡毅.中国壮药原色图谱［M］.南
宁:广西民族出版社,2002.

《123》方志先,赵晖,赵敬华.土家族药物志(上
册)［M］.北京:中国医药科技出版
社,2007.

《124》方志先,赵晖,赵敬华.土家族药物志(下
册)［M］.北京:中国医药科技出版
社,2007.

《125》田华咏.土家族医药学［M］.北京:中医
古籍出版社,1994.

《126》彭延辉,关祥祖.土家族医药学［M］.贵
阳:贵州民族出版社,1994.

《127》袁德培.实用土家族医药［M］.武汉:湖
北人民出版社,2007.

《128》杨德胜.土家族药学［M］.西宁:青海人
民出版社,2009.

《129》朱国豪,杜江,张景梅.土家族医药［M］.
北京:中医古籍出版社,2006.

《130》覃迅云,罗金裕,高志刚.中国瑶药学
［M］.北京:民族出版社,2002.

《131》李彤,唐农,秦胜军等.实用瑶医学［M］.
北京:中国医药科技出版社,2005.

《132》戴斌.中国现代瑶药［M］.南宁:广西科
学技术出版社,2009.

《133》刘育衡.湖南瑶族医药研究［M］.长沙:
湖南科学技术出版社,2002.

《134》邓星煌,肖成纹,刘逢吉.湖南世居少数民
族医药宝典［M］.北京:光明日报出版
社,2005.

《135》龙运光,袁涛忠.侗族常用药物图鉴［M］.
贵阳:贵州科技出版社,2009.

《136》吴炳升.侗药大观［M］.北京:民族出版
社,2006.

《137》陆科闵.侗族医学［M］.贵阳:贵州科技
出版社,1992.

《138》龙运光,袁涛忠.侗族药物方剂学［M］.
贵阳:贵州科技出版社,2009.

《139》龙运光,萧成纹,吴国勇等.中国侗族医药
［M］.北京:中国古籍出版社,2011.

《140》徐新,巴哈尔古丽·黄尔汗.哈萨克药志,
第一册［M］.北京:民族出版社,2009.

《141》巴哈尔古丽·黄尔汗,徐新.哈萨克药志,
第二卷［M］.北京:中国医药科技出版
社,2012.

《142》王仁.哈萨克药志,第二册［M］.新疆科
学技术出版社,2009.

《143》何建疆,黄晴岚.中国哈尼族医药［M］.
昆明:云南民族出版社,1999.

《144》阿海,王有柱,里二.西双版纳哈尼族医药
［M］.昆明:云南民族出版社,1999.

《145》云南省玉溪地区药检所,元江哈尼族彝族傣
族自治县药检所.元江哈尼族药［M］.内
部资料,.

《146》雷后兴,李水福.中国畲族医药学［M］.
北京:中国中医药出版社,2007.

《147》关祥祖.畲族医药学［M］.昆明:云南民
族出版社,1996.

《148》宋纬文,许志福.三明畲族民间医药［M］.
厦门:厦门大学出版社,2002.

《149》浙江省食品药品监督管理局.浙江省中药炮
制规范［S］.杭州:浙江科技出版
社,2005.

《150》思茅地区民族传统医药研究所.拉祜族常用
药［M］.昆明:云南民族出版社,1986.

《151》张绍云.中国拉祜族医药［M］.昆明:云
南民族出版社,1996.

《152》淮虎银.者米拉祜族药用民族植物学研究
［M］.北京:中国医药科技出版社,2005.

《153》戴好富.黎药志,第一册［M］.北京:中
国科技出版社,2008.

《154》刘明生.黎药学概论［M］.北京:人民卫
生出版社,2008.

《155》孙济平.毛南族医药［M］.贵阳:贵州民
族出版社,2006.

《156》谭恩广.毛南族医药［M］.南宁:广西民
族出版社,2007.

《157》王厚安．水族医药［M］．贵阳：贵州民族出版社，1997．

《158》司有奇，陆龙辉．中国水族医药宝典［M］．贵阳：贵州民族出版社，2007．

《159》潘炉台，赵俊华，张景梅．布依族医药［M］．贵阳：贵州民族出版社，2003．

《160》方茂琴（德宏州卫生局药品检验所）．德昂族药集［M］．德宏：德宏民族出版社，1990．

《161》孙保芳，刘树民．鄂伦春族习惯用药［M］．北京：中国中医药出版社，2007．

《162》赵俊华，潘炉台，张景梅．仡佬族医药［M］．贵阳：贵州民族出版社，2003．

《163》杨正林，郭绍荣，郑品昌．基诺族医药［M］．昆明：云南科技出版社，2001．

《164》和丽生，马伟光．中国纳西族东巴医药学［M］．昆明：云南民族出版社，2006．

《165》周元川，郑进．怒江流域民族医药［M］．昆明：云南科技出版社，2011．

《166》怒江傈僳族自治州卫生局．怒江中草药［M］．昆明：云南科技出版社，1991．

《167》张艺，钟国跃．羌族医药［M］．中国文史出版社，2005．

《168》郭达昌，郭绍荣，段桦．中国佤族医药［M］．1～4册．昆明：云南民族出版社，1990．

《169》行政院卫生署中医药委员会．台湾原住民药用植物汇编［M］．台湾：阿万设计印刷有限公司，2002．

《170》牛阳．《回回药方》研究［M］．黄河出版传媒集团阳光出版社，2010．

《171》国家中医药管理局《中华本草》编委会．中华本草［M］．上海：上海科技出版社，1999．

《172》李荣兴．德宏民族药录［M］．潞西：德宏民族出版社，1990．

《173》方志先，廖朝林．湖北恩施药用植物志（下册）［M］．武汉：湖北科技出版社，2006．

《174》明·王肯堂．证治准绳［M］．北京：人民卫生出版社，2001．

《175》五代·李珣著，尚志钧辑佚．海药本草［M］．北京：人民卫生出版社，1997．

《176》张卫明．植物资源开发研究与应用［M］．南京：东南大学出版社，2005．

《177》元·忽思慧著，饮膳正要［M］．广陵书社，2010．

《178》中国科学院昆明植物所．西双版纳高等植物名录［M］．云南民族出版社，1996．

《179》巴·阿拉腾朝鲁，高·图雅．蒙医珍宝药材［M］．内蒙古人民出版社，2006．

《180》广西壮族自治区食药监管局．广西壮族自治区壮药质量标准，第二卷［M］．广西科技出版社，2011．

附录七、本辞典参考期刊

［1］罗达尚．原进口药的初步整理［J］．中药材，1985，（2）：19

［2］汪德，孙敏．蒙药冬葵果与苘麻子的鉴别［J］．中国民族民间医药杂志，1996，（23）：28

［3］郭绍荣，段华，里二，等．基诺族民间医药调查研究［J］．中国民族民间医药杂志，1995，（17）：28

［4］戴斌，丘翠嫦，周丽娜．广西恭城瑶族端午节传统药市调查初报［J］．中药材，1995，18（7）：334

［5］李永明．佤族食疗（三）［J］．中国民族民间医药杂志．1998，（6）：5

［6］戴斌，李钊东，丘翠嫦，等．"虎牛钻风"类传统瑶药的调查研究［J］．中国民族民间医药杂志．1998，（2）：28

［7］万定荣，陈卫江，钱桢，等．鄂西土家常用抗风湿类植物药［J］．中国中药杂志，1993，18（10）：581

［8］彭朝忠，郭绍荣．布朗族民间药用植物收集［J］．中国民族民间医药杂志．1997，（1）：22

［9］赵世望．传统傣医药中的姜科植物．云南医药，1984，5（3）：174

［10］萧成纹，李运远．侗族民间单方拾萃［J］．中国民族民间医药杂志，1999，（36）：60

［11］王水潮．藏族用矿物药概况［J］．中国药

学杂志，1991，26(5)：301

[12] 萧成纹，李运远，龙智忠．侗族民间单方拾萃(二)［J］．中国民族民间医药杂志，1999，(39)：244

[13] 彭朝忠，朱涛，李再林，等．布朗族医治骨折常用药［J］．中国民族民间医药杂志，1999，(36)：35

[14] 胡成刚，云雪林．布依族医治骨折常用药［J］．中国民族民间医药杂志，1996，(23)：34

[15] 汪宗俊，施大文，吴泽云．云南丽江地区20种普米族药介绍［J］．中药材，1991，14(12)：12

[16] 汪宗俊，施大文．云南白族常用验方中主要药物的介绍［J］．中成药 1995，17(10)：45

[17] 万定荣．湖北省土家族常用植物药(毛茛科)［J］．中药材，1990，13(3)：13

[18] 徐青．几种蒙药的化学成分研究初况［J］．中药材，1990，13(4)：47

[19] 王敏，吕英英．蒙药化学成分及药理研究概况［J］．中国民族医药杂志．1997，3(4)：43

[20] 包德春．鄂伦春民族药调查简介［J］．中药材，1994，17(3)：16

[21] 朱敏，肖培根．常用藏药榜嘎的研究［J］．中药材，1989，12(10)：17

[22] 乐崇熙，谭建华．维吾尔医药概况［J］．中草药，1986，17(1)：41

[23] 陈秀香，梁定仁，黄宝山，等．广西靖西县传统药市壮药调查初报［J］．中国中药杂志，1992，17(1)：6

[24] 敬松，李翰章，玉然别克．伊犁地产常用民族药资源及开发前景［J］．中药材，1995，18(2)：65

[25] 萧成纹，李运远，龙智忠．侗族民间单方拾萃(三)［J］．中国民族民间医药杂志，2000(45)：240

[26] 罗文华．苗药菖蒲的历史初考［J］．中国民族医药杂志，1996，2(2)：43

[27] 许德龙．云南省沧源县几种佤族药介绍［J］．中药材，1995，18(11)：554

[28] 罗达尚，左振常，夏光成．藏药"哇夏嘎"的考证［J］．中草药，1985，16(12)：31

[29] 刘合刚，万定荣，钱祯．鄂西南土家族常用蕨类植物药［J］．中国民族民间医药杂志，1994，(总8)：27

[30] 王治邦，车光迅，王海香，等．海北藏族常用鸟类药用资源．中国民族民间医药杂志，1995，(13)：40

[31] 李军德．傣族用动物药概况［J］．中药通报，1987，12(6)：5

[32] 贺廷超，李耕冬．彝族动物药简介［J］．中成药研究，1989，增刊(2)：68

[33] 郭绍荣，李学兰，里二，等．珍稀傣药缅茄的繁殖试验［J］．中药材，1998，21(3)：112

[34] 汪宗俊，施大文．云南楚雄州23种彝族药资源［J］．中药材，1989，12(8)：12

[35] 汪宗俊，施大文，王正坤．云南楚雄州等地彝族药资源续介［J］．中药材，1991，14(2)：15

[36] 张兆琳，刘智，朱永平．十种藏药中微量元素的测定［J］．中草药，1983，14(12)：10

[37] 周凯林，杨立勇，潘炉台．六枝特区仡佬族常用植物药［J］．中国民族民间医药杂志，2003，(总61)：119

[38] 李君山，刘勇民，蔡少青．维吾尔医用骆驼刺类药材的资源、商品流通及民间应用情况［J］．中国民族医药杂志．1996，2(2)：39

[39] 梁廷信．满族常用药简介［J］．中国民族医药杂志，2000，6(1)：27

[40] 布日额．蒙药孟和哈日嘎讷(沙冬青)的生药学研究［J］．中国民族医药杂志．1997，3(1)：41

[41] 周雪仙，曾湘华，李秋娥，等．江华瑶族防感藤茶的药理研究［J］．中国民族医药杂志．1996，2(4)：37

[42] 钟常肾，覃洁萍，周桂芬，等．广西瑶族藤茶中双氢杨梅树皮素的药理研究［J］．中国民族医药杂志．1998，4(3)：42

[43] 王大萱．湖南侗医使用草药的特点［J］．中药材科技，1983，(6)：25

[44] 罗达尚，夏光成．藏药"唐冲"考究［J］．中草药，1987，18(6)：37

[45] 车光迅，王治邦．青海省海北州民间药材［J］．中药材，1995，18(10)：497

[46] 高永胜．蒙药常用动物药炮制方法简述

［J］．中国民族民间医药杂志，1996，（19）：38

［47］陶昔安．土家族动物药用单验方选录［J］．中国民族民间医药杂志，1995，（总13）：44

［48］彭朝忠，郭绍荣，朱涛．傣族民间药用动物收集［J］．中国民族民间医药杂志，1998，（4）：23

［49］万定荣．湖北土家族常用蓼科植物药［J］．中国民族民间医药杂志，1995，（15）：37

［50］李庚嘉，谌铁民，胡久玉，等．湖南省蓝山县瑶药资源调查［J］．中药通报，1983，8（6）：12

［51］萧成纹，李运远，龙智忠．侗族民间单方拾萃（四）［J］．中国民族民间医药杂志，2000，（46）：283

［52］罗景方．湘西土家族民间抗癌动物药的整理［J］．中国民族民间医药杂志，1995，（13）：41

［53］杨永建，祁银德．裕固族聚居区药用植物资源［J］．中药材，2002，25（11）：779

［54］玛依拉，仲婕．维吾尔药材沉香与苏木的比较鉴别［J］．中国民族民间医药杂志．1998，（5）：43

［55］宋纬文，林鋂锎．三明畲族民间应用果实、种子类药物经验［J］．中国民族民间医药杂志，2002，（总58）：292

［56］孙炯范．朝医学与朝药［J］．中国民族民间医药杂志，1996，（19）：5

［57］戴斌，丘翠嫦，周丽娜，等．瑶药用血党药材的生药学研究［J］．中草药，1996，27（10）：621

［58］戴斌，李钊东，丘翠嫦．瑶医用紫金牛属（Ardisia）植物的研究——资源调查及形态显微鉴别［J］．中国民族民间医药杂志，1996，（22）：26

［59］丘翠嫦，陈少峰，周丽娜，等．瑶药走马胎的生药学研究［J］．中国民族医药杂志．1997，3（1）：39

［60］王永发，茶旭，胡祥富，等．苗族药红根药材的质量标准研究［J］．云南中医中药杂志，1998，19（1）：31

［61］潘永华．土家四宝［J］．中国民族医药杂志，1997，3（4）：35

［62］钱子刚，杨耀文，张洁，等．拉枯族药大白解原植物考证及其资源初步研究［J］．中草药，2002，33（10）：951

［63］万定荣，雷永茹．鄂西土家医对常用植物药的加工应用［J］．中国民族民间医药杂志，1997，（1）：34

［64］郭文学，马吉余，李恩友．达斡尔民族用药调查［J］．中药材，1996，19（11）：547

［65］周元川．高黎贡山自然保护区药用植物调查报告［J］．中国中药杂志，1991，16（2）：713

［66］斯拉浦，吉力娜，刘发，等．维药一枝蒿抗过敏作用的实验研究［J］．中国民族医药杂志，1996，2（2）：35

［67］徐广顺，陈希元，于德泉．新疆一枝蒿倍半萜成分一枝蒿酮酸的结构［J］．药学学报，1988，23（2）：122

［68］廖心荣，韦群辉，游春，等．几龙乃的生药鉴定［J］．中国民族民间医药杂志，1995，（16）：32

［69］马伟光，陈春燕．云南民族间医药研究的新进展［J］．云南中医学院学报，1993，16（1）：36

［70］钱子刚，贾向云，戴蓉，等．云南黄芪属药用植物物种多样性的研究［J］．云南中医学院学报，1997，20（1）：4

［71］萧成纹．论侗族医药的发展及其特点［J］．中国民族民间医药杂志，1995，（15）：9

［72］张绍云．蛇菰属的药用植物资源［J］．中国民族民间医药杂志，1998，（2）：27

［73］却扎布，齐波热，敖嫩．牙库特鄂温克民族药物初步调查报告［J］．中国民族医药杂志，1996，2（3）：38

［74］王建云，何广新，苏豹．民族药鬼针草及其同属植物的研究概况及开发前景［J］．中国民族医药杂志，1998，（总30）：38

［75］张晓峰，胡伯林，周炳南．藏药熏倒牛的活性物质研究［J］，药学学报，1995，30（3）：211

［76］里二，郭绍荣．哈尼族保健茶用植物［J］．中药材，1995，18（8）：385

［77］李永明．佤族食疗（二）［J］．中国民族民间医药杂志，1998，（5）：10

[78] 汪宗俊，施大文．云南白族常用验方中主要药物的介绍［J］．中成药，1995，17（10）：45

[79] 李建良，李立建．浙西南畲族常用桑科植物药调查［J］．中国民族民间医药杂志，1997，（2）：31

[80] 戴斌，丘翠嫦，周丽娜．瑶医用桑科植物的调查研究［J］．中国民族民间医药杂志，1999，（总40）：283

[81] 刘远．几种傣族食用野菜的药用简介［J］．中国民族民间医药杂志，1998，（3）：19

[82] 杨德胜．湘西苗族民间治疗狂犬病药物的整理［J］．中国民族民间医药杂志，1996，（总23）：32

[83] 蒲有能，卫爱黎．石莲子的民间用法及成分初探［J］．中国民族民间医药杂志，1998，（总31）：20

[84] 赵冰清，李青，陈卫平．湖南少数民族10种常用药［J］．中国民族民间医药杂志，2001，（总49）：101

[85] 贾向云，钱子刚，张廷裹，等．云南锦鸡儿属药用植物物种多样性的研究［J］．云南中医学院学报，1997，20(1)：8

[86] 王玉兰，陈末名，李广义．藏药鬼箭锦鸡儿的化学成分［J］．中草药，1985，16(8)：8

[87] 罗达尚，孙安玲，夏光成．青藏高原藏药——绿绒蒿属植物资源初探［J］．中草药，1984，15(8)：23

[88] 韦群辉，唐自明．民族药番木瓜的生药学研究［J］．云南中医学院学报，2000，23(3)：7

[89] 钟国跃，秦松云，钟廷渝，等．羌族民间药用荒属植物的生药学鉴定［J］．中国中药杂志，1993，18(7)：392

[90] 贺廷超，李耕冬．彝族植物药调查［J］．中药材，1986，（4）：16

[91] 肖崇厚，刘友平．彝族植物药"史补"的化学成分研究［J］．华西药学杂志．1989，4(3)：137

[92] 罗布桑，布和胡．内蒙古自治区蒙医药用龙胆科植物资源调查［J］．中国民族医药杂志，1996，2(2)：37

[93] 戴斌，丘翠嫦，陈少锋等．瑶族四方钻及其混用品（膜叶钩藤）的生药鉴别［J］．中国民族民间医药杂志，1996，（18）：22

[94] 林级田，李惠敏，余竟光．傣药扭序花化学成分的研究［J］．中草药，1983，14(8)：1

[95] 张秀峰，王水潮．青海紫堇属药用植物资源调查与开发利用［J］．时珍国药研究，1997，8(6)：547

[96] 韦群辉，钱子刚，陈玉仙．民族药响铃豆的生药学研究［J］．中国民族民间医药杂志，1999，39：224

[97] 张荣平，唐金春，陈善信，等．民族药牛头刺的生药学研究［J］．云南中医学院学报，1998，21(1)：23

[98] 杨永红，白巍，李茂兰，等．拉祜族药"鹅母加那此"［J］．中国民族民间医药杂志．1998，（5）：38

[99] 刘玉明，梁光义，徐必学．苗族药马蹄金化学成分的研究［J］．天然产物研究与开发，2003，15(1)：15

[100] 曾育麟．从民族药中寻找新药［J］．华西药学杂志，1986，1(2)：116

[101] 赵俊华．水族常用止咳药介绍［J］．中国民族民间医药杂志，1994，（总10）：18

[102] 曾育麟，凌美华．傣药"埋嘎筛"及其制剂的研讨［J］．中国民族民间医药杂志，1998，（2）：37

[103] 布日额．蒙古族民间药——鄂尔多斯比日羊古的生药学研究［J］．中国民族民间医药杂志，1996，（20）：39

[104] 海平，叶于聪，赵桂兰，等．藏药唐古特青兰对缺氧大鼠血液流变学和脏器组织形态的影响［J］．中草药，1995，26(12)：641

[105] 海平，周生辉，赵桂兰，等．藏药唐古特青兰抗缺氧药理研究［J］．中国民族医药杂志．1997，3(3)：42

[106] 海平，陈媛，张翠莹，等．藏药唐古特青兰抗菌作用研究［J］．时珍国药研究．1997，8(1)：19

[107] 王丽娟，海平，叶于聪，等．藏药唐古特青兰对急性缺氧家兔血气的影响［J］．时珍国药研究．1997，8(3)：230

[108] 汪秋安，苏镜娱，曾陇梅．西藏产茅膏菜

化学成分的研究 [J]. 中国中药杂志,
1998, 23(11): 683

[109] 余汉华, 王勇, 万定荣. 湖北民族民间常
用植物药(蔷薇科) [J]. 中国民族民间医
药杂志, 2002, (总56): 158

[110] 韦群辉, 阮志国, 唐自明, 等. 白族药野
坝子的生药学研究 [J]. 云南中医学院学
报, 2002, 25(1): 14

[111] 张荣平, 许建斌, 赵爱华, 等. 傣族药狗
牙花的生药学研究 [J]. 中国民族民间医
药杂志, 1998, (6): 31

[112] 赵志礼. 藏药塔日庆的原植物考证 [J].
中草药, 1993, 24(4): 184

[113] 白明纲, 贺锋弋. 蒙药铁箭炮制工艺的探
索 [J]. 中成药, 1992, (4): 22

[114] 白明纲, 贺锋弋. 铁箭蒙医传统炮制方法
的探索 [J]. 中成药, 1991, (6): 18

[115] 张灿坤, 任洁. 民族药菊花参的生药学鉴
别 [J]. 中国民族民间医药杂志, 1996,
(23): 27

[116] 俄仓巴·卓玛东珠, 刘海青. 藏药"蒂
达"品种整理 [J]. 中药材, 1996, 19
(10): 494

[117] 丁经业, 孙洪发. 藏茵陈抗肝炎有效成分
的研究 - 芒果甙和齐墩果酸的分离鉴定
[J]. 中国中药杂志, 1980, 11(9): 391

[118] 姜远平, 周光春, 孟宪丽, 等. 彝药"阿
努其它彪"的抗菌实验研究 [J]. 中国中
药杂志, 1998, 23(4): 240

[119] 里二. 珍奇哈尼药滇石梓 [J]. 中国民族
民间医药杂志, 1996, (18): 35

[120] 杨畅杰, 徐明, 于凤琴. 朝鲜族药爱给荪
的鉴别与独特应用 [J]. 中国民族民间医
药杂志, 1999, (总39): 217

[121] 张庆芝. 白云花根在各民族医药中的应用
[J]. 中国民族民间医药杂志, 2000, (总
44): 145

[122] 吴维群, 张凤杰, 陈照云. 藏蒙药沙棘的
研究及应用 [J]. 中国民族医药杂志.
1997, 3(2): 46

[123] 徐青. 简述蒙药沙棘 [J]. 新疆中医药,
1991, (1): 39

[124] 徐玲, 万定荣. 湖北省土家族常用植物药

(景天科) [J]. 中国民族民间医药杂志,
2002, (总55): 101

[125] 陈碧珠, 方启程. 藏药细果角茴香的化学
研究 [J]. 药学学报. 1985, 20(9): 658

[126] 韦群辉, 和卿仁, 王润妹. 民族药竹红菌
的生药学研究 [J]. 中国民族民间医药杂
志, 2002(总42): 47

[127] 李耕冬. 彝药"瓦布友"的研究 [J]. 中
草药, 1984, 15(6): 32

[128] 杨立勇, 胡成刚, 赵俊华, 等. 仡佬族常
用的动物药 [J]. 中国民族民间医药杂志,
2000(总55): 103

[129] 易进海, 钟炽昌, 罗泽渊, 等. 藏药独一
味根化学成分的研究 [J]. 药学学报,
1990, 26(1): 37

[130] 万定荣, 冯颂桥, 李安娟. 民族药红活麻
与活麻的生药鉴定 [J]. 中草药, 1989,
18(1): 34

[131] 赵世望, 李延辉. 我国传统傣药新纪录植
物大叶火筒树 [J]. 云南医药, 1982, 3
(1): 110

[132] 罗景方. 苗族民间蕨类抗癌中草药的整理
研究 [J]. 中国民族民间医药杂志,
1994, (总9): 36

[133] 阮孝珠. 畲族民间应用金银花验方 [J].
中国民间疗法, 2002, 10(11): 58

[134] 甘青梅, 左振常, 昌也平, 等. 藏药"旁
玛"的考证及生药学研究 [J]. 中国民族
民间医药杂志, 1995, (12): 31

[135] 万定荣. 民族药红四块瓦应用与研究概况
[J]. 中国民族民间医药杂志, 1998,
(2): 21

[136] 樊少能. 胃垂散治疗胃下垂68例报告
[J]. 中国民族民间医药杂志, 1996,
(22): 15

[137] 郝海峰, 任丽娟, 陈玉屋. 黑种草子化学
成分的研究 [J]. 药学学报, 1996, 31
(9): 698

[138] 图雅, 额顿陶格套, 乌兰格日乐. 蒙药材
齿叶草的生药鉴定 [J]. 中草药, 1997,
28(1): 686

[139] 图雅. 蒙药材宝日 - 巴沙嘎的生药鉴定
[J]. 中国民族民间医药杂志, 1997,

（5）：38

［140］巴图，乌云，毕力格．蒙药多叶棘豆生药鉴定［J］．中国民族医药杂志，1997，3（3）：40

［141］万定荣，王乐荣，李安娟，等．湖北土家族常用跌打损伤类植物药［J］．中药材，1990，13（12）：16

［142］祝之友．藏药"露茹色布尔"的临床应用与本草学研究［J］．中国民族民间医药杂志，1997，（4）：23

［143］马翼，王理德．西北地区骆驼蓬属药用植物种类与分布［J］．中药材，1996，19（7）：336

［144］彭朝忠．傣族民间药用植物苦味叶下珠［J］．中国民族民间医药杂志，2003，（总61）：121

［145］杨永红．飞松的民族药用价值初考［J］．中国民族民间医药杂志，1999，（总36）：44

［146］彭霞，李朝斌．傣药比比娘中白花丹醌的分离［J］．中国民族民间医药杂志，1996，（20）：32

［147］戴斌，丘翠嫦，周丽娜，等．瑶药"结端旁"（黄花参）的生药学研究［J］．中国民族医药杂志，1996，2（2）：33

［148］申劲松，杜培刚．民族药瓜子金的生药研究［J］．中国民族民间医药杂志，2000，（总44）：167

［149］张昕原，李宝山，布和巴特，等．四种蒙药凝胶电泳分析［J］．中药材，1998，21（7）：343

［150］刘勇民．胡桐泪的生药学研究［J］．中药通报，1988，13（8）：8

［151］韦群辉，阮志国，何晓山，等．民族药青刺尖的生药学研究［J］．中国民族民间医药杂志，2002，（总54）：51

［152］赵世望，周兆奎，刀正原．四棱豆块根是我国的传统傣族药［J］．中药通报，1981，6（6）：8

［153］潘勤，杨培全，陈桂红，等．藏药"生等"的化学成分研究（第2报）［J］．华西药学杂志，1997，12（3）：153

［154］罗达尚，左振常，夏光成．青藏高原大黄属植物在藏药中的应用［J］．中草药，1985，16（8）：31

［155］王爱建，竺叶青，郭济贤．三种藏药大黄的生药鉴别［J］．中草药，1988，19（8）：27

［156］王曙，王锋鹏．大花红景天化学成分的研究［J］．药学学报．1992，27（2）：117

［157］张所明，王景山，马姝雯，等．藏药大株红景天挥发油成分的研究［J］．中药材，1991，14（2）：36

［158］李忠琼，张雯洁，胡旭佳，等．藏药达里德本草考证［J］．中药材，1998，21（1）：39

［159］杨畅杰，李洪哲．朝鲜民族药金达莱的形态与民间验方［J］．中国民族医药杂志，1999，5（3）：36

［160］陈善信，华青，刘昆云．民族药爆杖花的生药学研究［J］．中国民族民间医药杂志，1996，（23）：24

［161］王世清，潘文刚，张志勇．苗族药三月泡的品种鉴定和成分研究［J］．中国民族民间医药杂志，2002，（总54）：42

［162］罗鹏，田淑琴．川西北藏族民间药用虎耳草属植物调查［J］．中国民族民间医药杂志，1997，（2）：21

［163］秦非，迟萍，迟程，等．墨江蜈蚣和少棘蜈蚣体外抑菌的对比研究［J］．中国民族民间医药杂志，1995，（15）：13

［164］林燕．蒙药粘毛黄芩的生药鉴定［J］．中草药，1991，22（4）：179

［165］黄仁琼．羌族医药的特点［J］．中药材，1990，13（8）：46

［166］王正芋，袁莉．民族医对六月雪的应用比较［J］．中国民族民间医药杂志．1996，2（4）：32

［167］杨文莲，周锐．藏药"加果"的鉴定［J］．青海医药杂志（药学专辑），1995，25（8）：58

［168］帕里罕．哈萨克族民间传统用药——托布勒厄马衣［J］．中国民族民间医药杂志，2002，（总55）：100

［169］朱丽华，陆蕴茹，陈德昌．蒙药漏芦花挥发油的成分研究［J］．中国中药杂志，1991，16（12）：739

[170] 林级田，余竟光．傣药马连鞍的化学成分 [J]．中草药，1986，17(12)：46

[171] 向凤宁，李建民，马继雄，等．高寒藏药——川西獐牙菜组织培养：愈伤组织的诱导及初步培养 [J]．中草药，1996，27 (8)：492

[172] 李大熬，孙维礼，赵廷俊．川西獐牙菜注射液生产工艺的实验研究 [J]．青海医药杂志．1985，(1)：57

[173] 罗开均．彝族药"落蠕病"原植物的研究 [J]．中药通报，1984，9(5)：11

[174] 梁钜忠．云南彝药落蠕病 [J]．云南医药，1983，4(4)：110

[175] 梁钜忠，雷伟亚．云南民族药斜茎獐牙菜的实验研究(简报) [J]．云南医药，1984，5(2)：107

[176] 董光平，杨景鹏，余放争，等．彝族药布什都补比的有效成分研究 [J]．中国民族医药杂志．1998，4(3)：44

[177] 邹炎洁，黄代竹，杜雪．15个民族药用唐松草情况概述 [J]．中国民族医药杂志．2003，(总60)：20．

[178] 殷崎，宋勤，杨永东．民族药地苦胆胶囊的药理学研究 [J]．中国民族民间医药杂志．1998，(4)：30

[179] 杨永红．傈僳族与碧乃金 [J]．中国民族民间医药杂志，2002，(总54)：32

[180] 陈善信，刘昆云，华青．民族药心不甘的生药学研究 [J]．中国民族民间医药杂志．1997，(5)：39

[181] 周丽娜，戴斌，丘翠嫦．瑶族双钩钻(钩藤根、茎)的生药学研究 [J]．中国民族民间医药杂志，1995，(17)：35

[182] 杨雁宾，蒲湘渝，彭霞，等．金不换呫酮成分的研究 III 一个新呫酮苷的结构鉴定 [J]．药学学报，1995，30(6)：440

[183] 宋砚农，马逾英，王学明．彝药"黄秦艽"的生药鉴定 [J]．中草药，1987，18 (7)：35

[184] 沈联德，房秀华．彝药布高兹尔化学成分的分离和结构鉴定(I) [J]．华西药学杂志，1989，4(3)：129

[185] 王梦月，贾敏如．25个民族药用马鞭草情况概述 [J]．中国民族医药杂志．2002，8(2)：20

[186] 林文翰，王天欣，蔡孟深，等．斩龙剑中新苯丙素式结构 [J]．药学学报，1995，30(10)：752

[187] 迟程，张庆芝，于彩霞．傣族药水红木的研究 [J]．云南中医学院学报，1991，14 (3)：39

[188] 李朝明，张宪明，周韵丽，等．傣药小灯台中的吲哚生物碱 [J]．药学学报，1993，28(7)：512

[189] 徐国兵．堇菜属植物药用研究进展 [J]．基层中药杂志，1995，9(2)：36

[190] 田树格，丁剑冰，周晓英．维药天山堇菜中化学成分分析及抑菌实验 [J]．中国民族医药杂志，2000，6(3)：36

[191] 苏亚飞，吴新华，孔珊．新塔花的安全试验和毒性研究 [J]．新疆中医药，1993，(3)：34

[192] 韦群辉，张庆芝，邝立华，等．傣药吗点的生药学研究 [J]．中国民族民间医药杂志．1998，(6)：33

[193] 布日额．鄂温克民间药——霞日毛都的生药学研究 [J]．中国民族民间医药杂志，1995，(12)：33

[194] 张红霞．蒙药木别子的传统炮制法 [J]．中国民族民间医药杂志，1995，(13)：31

[195] 罗达尚，冯赤华，夏光成．青藏高原藏药——紫堇属植物资源初探 [J]．中草药，1984，15(6)：33

[196] 梁龙，钟炽昌，肖倬殷．傣药"亚洛轻"化学成分的研究 [J]．中草药，1990，21 (11)：2

[197] 白明纲，呼格吉勒图．蒙药铜炭及其复方制剂中总铜的含量测定 [J]．中药材，1995，18(9)：458

[198] 贾高祥，申紫花．侗药美下孩及其临床应用 [J]．中国民族民间医药杂志，1997，(5)：23

[199] 巴图，乌云，嘎日格．芒果核的生药学鉴定 [J]．中国民族民间医药杂志，1997，(5)：33

[200] 戴斌，丘翠嫦．黄皮叶的生药学研究 [J]．

中国民族民间医药杂志，1997，(6)：38

[201] 李永明．佤族食疗（一）[J]．中国民族民间医药杂志．1998，(4)：17

[202] 杨永红，白巍．傣药"担宾浩"的氨基酸研究 [J]．中国民族民间医药杂志，1998，(3)：42

[203] 宋祖利．湖北几种常用民间药的应用及其性状鉴别 [J]．中国民族民间医药杂志，2002，(1)：33

[204] 田华咏，瞿显友．土家药水边麻本草学研究 [J]．中国民族民间医药杂志，2002，(1)：50

[205] 萧成纹，李运远，龙智忠．侗族民间单方拾萃（七）[J]．中国民族民间医药杂志，2002，(1)：55

[206] 白翠兰，巴根那，王秀兰．蒙药肋柱花鉴别研究 [J]．中国民族民间医药杂志，2002，(4)：236

[207] 布日额．蒙医用特木日－敖日秧古的本草考证与商品调查 [J]．中国民族民间医药杂志，2002，(4)：240

[208] 萧成纹，李运远，李向明．侗族民间单方拾萃（八）[J]．中国民族民间医药杂志，2002，(4)：242

[209] 宝音图，布日额，赵百岁．蒙药占巴的本草考证 [J]．中国民族民间医药杂志，2002，(6)：354

[210] 田振华．蕨类药用植物在苗族医药中的应用 [J]．中国民族医药杂志，2004，11(1)：168

[211] 周卫华，米长忠，田华，等．湘西苗药治疗妇科病资源 [J]．中国民族民间医药，2006，15(3)：160

[212] 甘炳春，杨新全，李榕涛．黎族民间治疗外伤药用植物的收集整理 [J]．中国民族民间医药，2005，14(77)：357

[213] 刘毅，黄之锴，李建道，等．傣医药治疗皮肤病拾萃 [J]．中国民族医药杂志，2008，15(2)：68

[214] 王孝蓉．中国云南西双版纳傣族与泰国兰纳民族三种常用金合欢属植物的传统利用知识比较 [J]．中国民族医药杂志，2008，15(2)：20

[215] 曾君．中国云南西双版纳傣族与泰国兰纳民族医10种常用药用植物应用的比较研究 [J]．中国民族医药杂志，2008，15(2)：29

[216] 萧成纹，李运元，李向明，等．侗族民间单方拾萃（十）[J]．中国民族民间医药，2003，12(4)：241

[217] 巴音达拉，嘎日桑敖力布，哈斯巴根．新疆厄鲁特蒙古族药用民族植物学的研究（上）[J]．中国民族民间医药 [J]．2010，19(3)：1

[218] 张敬杰，赵能武，潘炉台．苗医治疗疾病常用的菊科植物药（一）[J]．中国民族医药杂志，2010，17(2)：25

[219] 赵能武，孙济平，潘炉台，等．毛南族医常用的13种菊科植物药 [J]．中国民族民间医药，2006，15(5)：282

[220] 赵能武，朱国豪．土家族医治疗疾病常用的27种菊科植物药 [J]．中国民族医药杂志 2008，15(5)：28

[221] 丁文雅，濮祖茂，王强．14种蒙药花类药材的花粉形态研究 [J]．中国民族民间医药，2007，16(6)：326

[222] 徐文龙，丁丽，都希格，等．草乌的蒙中医药用及浅析 [J]．中国民族医药杂志，2003，10(4)：52

[223] 裴栋，杨理明，黄静，等．贵州苗、水、布依、仡佬四种民族药的比较研究 [J]．中国民族民间医药，2006，15(3)：134

[224] 张银梅．蒙药紫花蒿乌头提取工艺的研究 [J]．中国民族医药杂志，2009，16(2)：61

[225] 朱永红，王红．土家"七"药的鉴别与应用 [J]．中国民族民间医药，2010，19(3)：8

[226] 杨德胜，杨德泉．湘西苗族百草汤常用组成药物调查 [J]．中国民族民间医药，2005，14(1)：41

[227] 李水福，王玉英．试论畲药研发的标准化和独特性 [J]．中国民族医药杂志，2007，14(8)：46

[228] 林升华，肖聪颖，田兰，等．侗药水兰的生药学研究 [J]．中国民族医药杂志，2009，16(7)：41

[229] 赵俊华，赵能武，王培善，等．土家药黔产铁线蕨、阴地蕨科药用植物的种类和分布研究［J］．中国民族医药杂志，2008，15(5)：44

[230] 康健，吴玉先，毛泳渊．湘西苗族聚居地野生药用植物资源与应用研究［J］．中国民族医药杂志，2007，14(7)：36

[231] 刘光海．12种基源相同的苗药侗药与中药的比较［J］．中国民族医药杂志，2009，16(6)：24

[232] 彭朝忠，李学兰，杨春勇．基诺族民间医治妇科病常用药［J］．中国民族民间医药，2006，15(4)：230

[233] 彭朝忠，李学兰，王云姣．傣医治疗风湿病常用药［J］．中国民族民间医药，2007，16(1)：109

[234] 陈俊林．RP－HPLC法测定蒙药材通经草(吉斯－额布新)中绿原酸的含量［J］．中国民族医药杂志，2011，17(1)：54

[235] 包羽，伊乐泰，娜仁其其格，等．鄂温克民族医用植物药材调查报告［J］．中国民族医药杂志，2010，16(10)：2

[236] 敖道夫，斯琴，布日额．内蒙古哲里木蒙古族药用植物的研究［J］．中国民族民间医药，2007，16(6)：334

[237] 高丽莉．云南瑶族民间常用植物药调查［J］．中国民族民间医药，2004，13(5)：281

[238] 周丽娜，陈少锋，戴斌．瑶药中同名异物品种调查分析［J］．中国民族民间医药，2004，13(1)：51

[239] 杭爱武．土家医方剂学"注解"药物考证拾零［J］．中国民族医药杂志，2008，15(7)：72

[240] 管艳红，马洁，张丽霞．佤医治疗呼吸系统疾病常用药［J］．中国民族民间医药，2004，13(2)：96

[241] 伊乐泰，娜仁其其格，包羽，等．鄂温克民族药用及疗术用动物药、昆虫类药材、矿物质药材调查报告［J］．中国民族医药杂志，2011，18(1)：35

[242] 张兴群，杨晓霞，陈婷．蒙药沙冬青的化学成分研究［J］．西北植物学报，2010，30(5)：1035

[243] 包勒朝鲁，那生桑，乌兰图雅．蒙药草果炮制研究［J］．中国民族医药杂志，2009，16(2)：70

[244] 宋宝珠，万定荣．湖北省土家族常用植物药(葡萄科)调查［J］．中国民族民间医药，2003，13(2)：117

[245] 彭朝忠，李先恩．澜沧拉祜族医治风湿常用药［J］．中国民族民间医药，2010，19(5)：5

[246] 彭朝忠，祁建军，李先恩．澜沧佤族医治风湿病常用药［J］．中国民族民间医药，2010，19(5)：50

[247] 戴斌，丘翠嫦．瑶药资源及其开发利用研究进展［J］．中国民族民间医药，2003，12(6)：314

[248] 肖冰梅，何桂霞，刘塔斯，等．藤茶叶的扫描电镜鉴别研究［J］．中南药学，2004，2(5)：306

[249] 张元忠，陈桂芝，陈刚．土家族药茅岩莓的生药学研究［J］．中国民族医药杂志，2004，11(2)：17

[250] 陈昌彪，万定荣．湖北省土家族常用植物药(伞形科)［J］．中国民族民间医药，2006，15(6)：354

[251] 彭友良，曾海燕，黄之错．傣族防治肝胆疾病的方法及常用方药［J］．中国民族医药杂志，2008，17(2)：39

[252] 胡奇志，赵能武，王培善，等．苗药黔产槲蕨、三叉蕨、乌毛蕨、车前蕨、剑蕨科药用植物的种类和分布研究［J］．中国民族医药杂志，2008，17(5)：39

[253] 包冬梅，斯琴，白俊英．HPLC测定蒙药楼斗菜中咖啡酸的含量．中国民族医药杂志，2010，16(2)：48

[254] 裴凌鹏，尹霞，董福慧．刺老苞根皮黄酮类化合物对破骨细胞分化的影响［J］．中国民族医药杂志，2009，16(8)：51

[255] 夏木西卡玛尔，肖克来提．维吾尔药苦豆子应用［J］．中国民族民间医药，2005，14(1)：20

[256] 尹春萍，赵燕彪．鄂西民族药朱砂根(红凉伞)的生药鉴定［J］．中国民族民间医药，

2004, 13(1): 42

[257] 雷宁, 杜树山, 李林, 等. 藏药甘肃蚤缀的化学成分研究 I [J]. 中国中药杂志, 2007, 32(10): 918

[258] 吴绍敏, 杨红艳. 土家名药半截烂资源调查及生药学研究 [J]. 中国民族民间医药, 2005, 14(3): 177

[259] 彭朝忠, 段立胜, 李学兰. 傣族民间解毒药物收集 [J]. 中国民族医药杂志, 2005, 12(2): 16

[260] 张绍云, 付开聪, 倪亚. 孟连县傣族治疗肝病的药用植物资源 [J]. 中国民族医药杂志, 2008, 15(2): 36

[261] 乌尼尔, 春亮, 哈斯巴根. 鄂温克族民间药用植物及其与蒙古医药的比较 [J]. 中国民族民间医药, 2009, 18(9): 156

[262] 张润祥. RP-HPLC 测定蒙药材铁杆蒿(哈日-沙布嘎)中绿原酸的含量 [J]. 中国民族医药杂志, 2010, 19(9): 64

[263] 阿丽艳, 古力米热. 维吾尔药一枝蒿的应用简介 [J]. 中国民族医药杂志, 2004, 11(4): 19

[264] 巴桑德吉, 次尼, 贡布. 藏药结血蒿膏质量标准的研究 [J]. 中国民族医药杂志, 2010, 16(12): 52

[265] 张闻, 陈普, 陈清华, 等. 傣药文尚海研究进展 [J]. 中国民族医药杂志, 2008, 14(10): 48

[266] 姜明辉, 彭霞, 徐荔. 傣百部质量标准研究 [J]. 中国民族医药杂志, 2008, 14(2): 55-56

[267] 胡成刚, 许雷. 都匀坝固乡苗药种类分布的资源调查 [J]. 中国民族医药杂志, 2008, 14(5): 48

[268] 刘男, 张颖丽, 张善玉. 朝药关苍术提取物对无水乙醇致小鼠胃黏膜损伤的影响 [J]. 中国民族医药杂志, 2010, 16(3): 41

[269] 张永东, 钟颖, 瞿显友. 土家族药用木耳 [J]. 中国民族民间医药, 2003, 12(4): 239

[270] 瞿显友, 秦松云, 田华咏. 土家族药用植物资源研究 [J]. 中国民族医药杂志, 2007, 13(2): 37

[271] 张绍云, 付开聪, 倪亚. 傣族民间治疗肝病的药用植物资源 [J]. 中国民族民间医药, 2008, 17(9): 14

[272] 王维恩, 张晓峰, 沈建伟, 等. 藏药熏倒牛化学成分研究 [J]. 天然产物研究与开发, 2009, 21: 199

[273] 张兰胜, 夏从龙, 杨永寿. 彝药喙尾琵琶甲的药材质量标准研究 [J]. 中国民族民间医药, 2009, 18(3): 31

[274] 杨理明, 黄静, 张晓曼, 等. 贵州苗、水、布依、仡佬四种民族药的比较研究(二) [J]. 中国民族民间医药, 2006, 15(81): 231

[275] 张敬杰, 赵能武, 潘炉台. 苗医治疗疾病常用的菊科植物药(二) [J]. 中国民族医药杂志, 2010, 16(3): 34

[276] 彭朝忠, 里二, 管燕红. 哈尼族民间药用动物收集 [J]. 中国民族民间医药, 2006, 15(5): 279

[277] 伊泰勒, 娜仁其其格, 包羽, 等. 鄂温克民族药用疗术用动物药兽类药材调查报告 [J]. 中国民族医药杂志, 2010, 16(12): 38

[278] 程旺元, 刘学群, 万定荣, 等. 傣药"锅砂"的性状及显微鉴别 [J]. 中药材, 2007, 30(2): 148

[279] 彭朝忠, 李学兰, 徐安顺. 布朗族民间药用动物收集 [J]. 中国民族民间医药, 2007, 16(4): 229

[280] 花拉, 韩七十三. 蒙药材金钱白花蛇及其伪品水蛇的蛋白电泳鉴别 [J]. 中国民族医药杂志, 2003, 9(3): 40

[281] 龙孝华, 石祥. 侗药单验方的临床应用 [J]. 中国民族医药杂志, 2004, 10(1): 232

[282] 庞秀生, 渠弼, 王小燕, 等. 蒙药贝齿的炮制工艺研究 [J]. 中国民族医药杂志, 2008, 14(6): 60

[283] 徐晶. 10 种基源相同的傣药与中药的比较 [J]. 中国民族医药杂志, 2008, 14(10): 52

[284] 袁月玲, 霍昕, 高玉琼, 等. 苦石莲皮普通粉和微粉挥发性成分对比研究 [J]. 时珍国医国药, 2009, 20(1): 65

[285] 奚玮, 石丹, 刘凡, 等. 黔产土党参与其混淆品的生药鉴定 [J]. 中国民族民间医药, 2009, 18(1): 9

[286] 马伟光, 郑进, 李玉发, 等. 怒江地区民族医药考察掠影 [J]. 中国民族民间医药, 2005, 14(2): 72

[287] 周凡, 美诺万·阿不都热依木, 阿吉艾克拜尔·艾萨. 维药老鼠瓜茎叶化学成分的初步研究 [J]. 时珍国医国药, 2010, 21(3): 515

[288] 杨德胜. 医食两用的土家药 [J]. 中国民族医药杂志, 2010, 16(12): 35

[289] 杨九艳, 敖强, 高敏, 等. 中蒙药锦鸡儿鞣质含量的测定 [J]. 中国民族医药杂志, 2005, 11(2): 26

[290] 宋萍, 田娅, 马欢. 藏药鬼箭锦鸡儿的开发应用研究 [J]. 北京中医药, 2010, 29(2): 128

[291] 马洁, 张丽霞, 管艳红. 决明属5种傣药植物介绍 [J]. 中国民族民间医药, 2004, 13(3): 178

[292] 彭朝忠. 基诺族民间解毒药物收集 [J]. 中国民族医药杂志, 2003, 9(3): 19

[293] 吴登攀. 壮药积雪草对神经系统影响的研究进展 [J]. 中国民族医药杂志, 2009, 15(11): 71

[294] 赵能武, 孙济平, 潘炉台, 等. 毛南族医常用13种菊科植物药 [J]. 中国民族民间医药, 2006, 15(5): 282

[295] 沙尼亚, 李新芳. 哈萨克族的古老制剂黑-药皂 [J]. 中国民族医药杂志, 2009, 18(6): 29

[296] 郭晓玲, 梁汉明, 冯毅凡. 瑶药四大天王挥发性成分的GC-MS分析 [J]. 广东药学院学报, 2006, 22(3): 255

[297] 王凤华, 杨玉梅, 徐继辉. 蒙药广枣中3种黄酮类成分对离体心功能的影响 [J]. 中国民族医药杂志, 2005, 11(5): 27

[298] 陈波, 成瑞. 蒙药居日很-芍沙中总黄酮提取工艺研究 [J]. 中国民族医药杂志, 2004, 10(1): 34

[299] 杨云裳, 何荔, 宋爱新, 等. 藏药裸茎金腰的化学成分研究 [J]. 天然产物研究与开发, 2004, 16(4): 294

[300] 里二, 马洁, 杨春勇. 傣族药食植物金毛狗栽培方法及采收加工 [J]. 中国民族医药杂志, 2005, 11(4): 15

[301] 肖克来提, 木尼拉. 维药鹰嘴豆的国内外应用简介 [J]. 中国民族医药杂志, 2003, 11(3): 20

[302] 杨德胜, 蒲小英, 李加莲, 等. 苗药走花肖的生药鉴别研究 [J]. 中国民族医药杂志, 2007, 13(9): 53

[303] 宋娜丽, 包·照日格图, 何继彪, 等. 浅析肉桂在中、蒙、藏及维医药学中的临床应用异同 [J]. 中国民族医药杂志 2008, 14(9): 20

[304] 邱德文, 杜茂端. 贵州苗药大果木姜子研究及产业化 [J]. 中国民族民间医药, 2003, 15(1): 1

[305] 倪慧, 贾晓光, 卿德刚, 等. 管花肉苁蓉软胶囊的研制 [J]. 中国民族医药杂志, 2007, 13(12): 59

[306] 任文栓, 白图雅, 常福厚. 高效液相色谱法测定短尾铁线莲中槲皮素的含量 [J]. 中国民族医药杂志, 2010, 16(2): 50

[307] 杨爱梅, 杜静, 苗钟环, 等. 藏药短尾铁线莲化学成分研究 [J]. 中药材, 2009, 32(10): 1534

[308] 张丽霞, 彭朝忠. 西双版纳傣医治疗风湿病常用药介绍 [J]. 中国民族医药杂志, 2008, 14(2): 28

[309] 赵应红, 林艳芳, 张丽丽, 等. 傣药芽糯妙(肾茶)的研究与应用 [J]. 中国民族医药杂志, 2008, 14(10): 72

[310] 赵应红, 林艳芳, 姜明辉, 等. 傣药哈宾蒿与哈宾亮的对比研究 [J]. 中国民族医药杂志, 2008, 14(2): 48

[311] 廖瑞玲. 傣药"雅允"治疗"牛丁牛麦满"验方介绍 [J]. 中国民族医药杂志, 2008, 14(2): 26

[312] 黄胜阳, 石建功, 杨永春, 等. 藏药旺拉化学成分的研究 [J]. 中国中药杂志 2002, 27(2): 118

[313] 钟伯雄, 唐丽, 焦建那拉, 等. 藏药喉毛花总黄酮提取工艺的实验研究 [J]. 中国

民族医药杂志, 2009, 15(6): 58

[314] 崔雄, 蔡正. 朝鲜古医籍《乡药古方》年代考 [J]. 中国民族医药杂志, 2006, 12(6): 43

[315] 敖艳青, 敖其尔. 蒙中医常用药材冬虫夏草的研究进展 [J]. 中国民族医药杂志, 2008, 14(12): 66

[316] 戴斌, 丘翠嫦. 广西壮族医药发展的回顾、现状与思路 [J]. 中国民族民间医药, 2007, 16(1): 1

[317] 姜顺. 蒙药麝香的生药学研究 [J]. 中国民族医药杂志, 2009, 15(3): 61

[318] 苏新民, 钟敏. 傣药材闭鞘姜药材质量研究 [J]. 中国民族民间医药, 2010, 19(7): 19

[319] 康文娟, 徐达宇. 藏红花(卡奇鸽尔更)的研究进展 [J]. 青海医学院学报, 2003, 24(2): 123

[320] 杨月娥, 周浓. 白族药响铃草的性状与显微鉴定 [J]. 中药材, 2005, 28(11): 985

[321] 姜明辉, 彭霞, 张洁, 等. 傣药材卵叶巴豆质量标准研究 [J]. 中国民族医药杂志 2007, 13(10): 52

[322] 李盈, 翟铁红, 马秀君. 甜瓜子的药学研究进展 [J]. 内蒙古中医药, 2009, (6): 72

[323] 吴晓忠, 刘乐乐, 罗素琴, 等. 蒙药姜黄无机元素含量测定 [J]. 内蒙古医学院学报, 2009, 31(4): 397

[324] 罗远强, 米长忠. 土家族药菟丝子的生药学研究 [J]. 中国民族医药杂志, 2009, (3): 46

[325] 依巴代提·吐呼提, 田树革, 周文婷, 等. 维药榠桲提取物的抗血栓作用机制的研究 [J]. 中国民族医药杂志, 2010, 16(9): 54

[326] 刘远, 赵斌. 傣族民间验方介绍 [J]. 中国民族民间医药, 2004, 67: 121

[327] 张永东, 钟颖, 瞿显友. 土家族药隔山消的品种整理研究 [J]. 中国民族民间医药, 2003, 64: 304

[328] 文晓萍, 张敬杰, 潘炉台. 贵州少数民族常用的药用蕨类植物 [J]. 中国民族医药杂志, 2011, 17(2): 47

[329] 苏伊新, 宋宏春, 张春林. 乌兰－阿嘎如挥发油提取工艺研究 [J]. 中国民族医药杂志, 2003, 11(3): 36

[330] 徐鸿, 卢奎, 邓继华. 维药胡萝卜子质量标准的研究 [J]. 中国民族医药杂志, 2010, (2): 52

[331] 努尔加瓦尔·斯兰别克, 加依娜·赛力木别克. 中国哈萨克族民间药用植物在内科病中的应用 [J]. 中国民族民间医药, 2010, 19(15): 55

[332] 艾克白尔·买买提, 热比始丽, 伊斯拉木, 等. 曼陀罗及其主要化学成分研究进展 [J]. 中国民族医药杂志, 2009, 15(9): 61

[333] 付开聪, 张雪梅, 张绍云. 迭鞘石斛快繁育苗技术的研究 [J]. 中国民族民间医药, 2008, 17(9): 22

[334] 杨东爱, 王小平, 蒋彬兰. 壮药土甘草提取工艺研究 [J]. 中国民族民间医药, 2010, 19, (15): 52

[335] 周丽娜, 戴斌, 钟鸣. 壮族民间常用草药排钱草的生药鉴定 [J]. 中国民族民间医药, 2003, 12(5): 301

[336] 韦群辉, 左爱华, 杨晶, 等. 民族药波叶山蚂蝗的生药学研究 [J]. 中国民族医药杂志, 2007, 13(7): 49

[337] 都荣昌, 赵光华. 蒙药材瞿麦的生药鉴定 [J]. 中国民族医药杂志, 2007, 13(8): 50

[338] 胡恩, 陈坤全, 陈清容. 治平畲族乡畲族同胞常用于治疗肝炎的中草药简介 [J]. 中国民族民间医药, 2006, 15(3): 159

[339] 台海川, 彭霞, 彭丽春, 等. 傣药材大剑叶木根药材质量标准研究 [J]. 中国民族医药杂志, 2008, 14(6): 55

[340] 凯赛尔·阿不拉, 敏德. 香青兰生药学研究 [J]. 中国民族医药杂志, 2007, 3(12): 34

[341] 廖敬礼, 顾健, 钟锋, 等. 藏药唐古特青兰的研究进展 [J]. 中国民族民间医药, 2010, 19(11): 9

[342] 袁经权, 周小雷, 王硕, 等. 瑶药花九牛的化学成分预试验 [J]. 中国民族民间医药, 2010, 19, (23): 7, 13

[343] 红霞, 旭红, 林燕, 等. 蒙药蓝刺头的生

药鉴定［J］．中国民族医药杂志，2010，16（2）：55

［344］彭朝忠，李学兰，段立胜，等．傣族保健茶用植物［J］．中国民族医药杂志，2004，10（3）：19

［345］马新玉，潘苇芩．小豆蔻的显微鉴别研究［J］．新疆中医药，2005，23（2）：48

［346］彭霞，姜明辉，张洁，等．傣药材楂藤子质量标准研究［J］．中国民族医药杂志，2008，14（2）：56

［347］张松，白央，达娃卓玛，等．藏药绵参化学成分的 HPLC－MS 分析［J］．分析测试学报，2007，26（8）：166

［348］宣伟东，陈海生，袁志仙，等．云南狗牙花吲哚类生物碱成分及其生物活性研究［J］．第二军医大学学报，2006，27（1）：92

［349］赵能武，杜江．苗药桉叶的研究概况［J］．中国民族医药杂志，2004，10（1）：156

［350］郑才成．海南民间常用格木药整理研究［J］．中国民族民间医药，2004，13（1）：55

［351］韩斯日古楞，王秀兰．蒙药酒制狼毒定性研究［J］．中国民族医药杂志，2009，15（6）：54

［352］李治建，古力娜·达吾提，斯拉甫·艾白．维药地锦草的研究进展［J］．中国民族医药杂志，2008，14（8）：15

［353］窦勤，艾西木江·热甫卡提，阿娜古丽·马合木提，等．维药大戟脂生品的小鼠口服急性毒性试验［J］．中国民族医药杂志，2010，16（9）：60

［354］李玲．民族药小飞扬草薄层色谱鉴别方法的研究［J］．中国民族民间医药，2009，18（8）：137

［355］甘炳春，杨新全，李榕涛，等．黎族民间传统医药与植物的利用［J］．中国民族医药杂志，2006，12（2）：24

［356］裴凌鹏，董福慧．维药无花果叶对抗大鼠泼尼松性骨质疏松的作用研究［J］．中国民族医药杂志，2009，15（2）：39

［357］王显辉，马文学，乔俊缠．线叶菊黄酮滴丸制剂工艺研究［J］．中国民族医药杂志，2011，17（2）：73

［358］丛媛媛，阿地力·阿不力孜，帕丽达·阿

不力孜，等．维药阿里红多糖的提取及免疫活性研究［J］．中国现代应用药学，2010，27（7）：569

［359］陈少锋，戴斌，丘翠嫦，等．紫外分光光度法测定水罗伞中总黄酮含量的研究［J］．中国民族民间医药，2003，12（1）：44

［360］库尔班·吾斯曼，穆赫塔尔·伊明艾山．维吾尔药孜尔克中总黄酮、微量元素及脂肪含量的测定［J］．中国民族医药杂志，2005，11（5）：38

［361］包凤兰，包照霹格图．中蒙医临床应用川楝子异同浅析［J］．中国民族医药杂志，2007，13（4）：35

［362］刘万荣，宋宏春，张宏宇．玛拉干·扎拉－乌布斯提取工艺的研究［J］．中国民族医药杂志，2006，12（1）：36

［363］陈燕，刘倩伶，德吉，等．藏药材猪殃殃质量标准研究［J］．中国民族医药杂志，2009，15（5）：40

［364］钟芳芳，梅之南，杨光忠，等．傣药人面果化学成分研究［J］．中国民族医药杂志，2008，14（2）：46

［365］成瑞，陈波，宋宏春．蒙药朱如拉提取工艺研究［J］．中国民族医药杂志，2004，10（3）：35

［366］何书平，彭霞．傣药蓬莱葛生药学研究［J］．中国民族医药杂志，2010，16（8）：50

［367］赵志礼，嘎务，丹珍卓嘎，等．西藏秦艽类与解吉类药用植物资源及品种鉴定［J］．中国民族医药杂志，2010，16（5）：30

［368］强永在，巴俊杰，屈晓梅，等．蒙药小秦艽花化学成分的预实验［J］．中国民族医药杂志，2008，14（4）：42

［369］林丽，李硕，青玲，等．藏药线叶龙胆的生药鉴定［J］．中国民族民间医药，2010，19（21）：1

［370］刘圆，张浩，刘超，等．藏药粗茎秦艽、蓝玉簪龙胆的生药学鉴定［J］．时珍国医国药，2006，17（9）：1631

［371］白亚东，谢惠春，王伟晶，等．藏药湿生扁蕾的研究进展［J］．安徽农业科学，2010，38（7）：3466

［372］布日额，东格尔道尔吉，其其格玛．扁蕾

的氨基酸成分测定 [J]. 中国民族民间医药, 2005, 14(5): 295

[373] 熊招, 郑桂芬. 侗药央梅龙治疗眩晕20例疗效观察 [J]. 中国民族民间医药, 2005, 14(2): 93

[374] 刘红. 湖北恩施地区珍稀濒危药物资源简介 [J]. 中国民族民间医药, 2004, 13(2): 100

[375] 李水福. 畲药山里黄根 [J]. 中国民族医药杂志, 2008, 14(8): 22

[376] 黄静, 杨理明, 张晓曼, 等. 贵州苗、水、布依、仡佬四种民族药的比较研究(三) [J]. 中国民族民间医药, 2006, 15(5): 280

[377] 照日格图, 萨仁格日乐. 蒙药旺拉嘎的本草考证 [J]. 中药材, 2005, 28(4): 345

[378] 刘贵利. 藏药旺拉栽培技术简介 [J]. 中国民族民间医药, 2007, 16(4): 245

[379] 吴登攀. 壮药绞股蓝对神经系统影响的研究进展 [J]. 中国民族医药杂志, 2008, 14(9): 51

[380] 萨仁格日乐, 照日格图. 蒙药希依日-地格达有效成分鉴别研究 [J]. 中国民族医药杂志, 2005, 11(5): 36

[381] 赵百岁, 胡高娃. 花锚的氨基酸成分测定 [J]. 中国民族医药杂志, 2009, 15(1): 50

[382] 张德, 祝亚非, 林少琨. 藏药花锚中新化学成分的鉴定 [J]. 中草药, 2003, 34(1): 9

[383] 杨圣金, 莫桂花. 侗药"雪胆"的临床应用 [J]. 中国民族医药杂志, 2004, 10(1): 234

[384] 李隆云, 德吉拉姆, 卫莹芳, 等. 藏药波棱瓜子的文献查考 [J]. 中国中药杂志, 2005, 30(12): 893

[385] 吴刚, 陆宇, 梅之南. 傣药坡扣挥发油化学成分研究 [J]. 中国民族医药杂志, 2008, 14(2): 53

[386] 田秋扬. 浅谈土家药麦芽剂量与催乳回乳的关系 [J]. 中国民族医药杂志, 2008, 14(5): 37

[387] 肖聪颖, 田兰, 汪冶. 侗药黄果七叶莲药材质量标准的研究 [J]. 中国民族医药杂志, 2009, 15(7): 43

[388] 朱丽萍, 杨允辉, 张慧颖, 等. 民族药物竹红菌的研究及开发进展 [J]. 中国民族民间医药, 2006, 15(5): 251

[389] 张煜. 发挥地区优势, 开发壮药资源, 防治幽门螺杆菌感染 [J]. 中国民族民间医药, 2005, 14(1): 14

[390] 布日额. 蒙药材水金凤的显微鉴定 [J]. 中药材, 2002, 25(10): 709

[391] 李永福. 浅谈畲药白茅根的鉴别及开发利用 [J]. 中国民族医药杂志, 2010, 16(8): 52

[392] 杨月娥, 段宝忠. 白族药鸡肉参的生药学研究 [J]. 时珍国医国药, 2009, 20(1): 181

[393] 余正文, 朱海燕, 杨小生, 等. 毛子草化学成分及其促PC-12细胞的分化作用研究 I [J]. 中国中药杂志, 2005, 30(17): 1335

[394] 肖聪颖, 田兰, 欧阳聪芬, 等. 侗药毛秀才药材质量标准的研究 [J]. 中国民族医药杂志, 2009, 15(8): 41

[395] 热增才旦, 童丽, 李文渊, 等. GC/MS法测定藏木香挥发油化学成分 [J]. 中国民族医药杂志, 2008, 14(4): 47

[396] 李增春, 杨利青, 徐宁, 等. 蒙药旋覆花挥发油化学成分分析 [J]. 药物分析杂志, 2007, 27(1): 117

[397] 蔡德海, 许立, 陈虹, 等. 青龙衣的抗真菌作用及有效成分 [J]. 武警医学院学报, 2009, 18(4): 274

[398] 熊传桀, 吴桂华, 黎芸, 等. 苗药"血藤"五味子科品种考辨 [J]. 中国民族医药杂志, 2004, 10(1): 140

[399] 胡其图. 蒙成药中山柰的薄层色谱鉴别研究 [J]. 中国民族民间医药, 2004, 13(1): 40

[400] 赵杰, 毛晓健, 江菊, 等. 傣药娜妞的研究概况 [J]. 中国民族医药杂志, 2008, 14(2): 42

[401] 杨云裳, 张应鹏, 马兴铭, 等. 藏药短穗兔耳草有效部位的抑菌活性研究 [J]. 时

珍国医国药，2006，17（10）：1884

[402] 刘丽敏，朱俊博，戴亚妮，等．藏药短管兔耳草总黄酮抗炎作用研究［J］．中国药师，2010，13（4）：503

[403] 杨丽娟，羊晓东，赵静峰，等．藏药云南兔耳草的化学成分研究（Ⅱ）［J］．中药材2006，29（2）：128

[404] 周浓，夏从龙，王光志．藏药独一味的生药鉴定［J］．中国民族医药杂志，2005，11（5）：37

[405] 肖克来提，郭英芳．维药薰衣草的国内外应用简介［J］．中国民族医药杂志，2006，12（4）：31

[406] 王晓琴，渠弼．细叶杜香中的化学成分[J]．中国民族医药杂志，2010，16（1）：53

[407] 侯敏，周刚，章金凤，等．蒙药火绒草提取物体外抑菌试验的研究［J］．中国民族医药杂志，2010，16（11）：55

[408] 乔谖桩，朱庆玲．柳穿鱼的生药研究[J]．中国民族医药杂志，2004，10（3）：21

[409] 刘倩伶，黄志芳，德吉．藏药萝蒂的质量标准研究［J］．中国民族医药杂志，2009，15（3）：70

[410] 胡其图．蒙药肋柱花24h紫外谱线组法鉴别研究［J］．中国民族民间医药，2004，13（2）：115

[411] 侯娟，何浩波，黄明贵．药用植物散血草的显微鉴别［J］．中国民族民间医药，2005，14（6）：365

[412] 张敬杰，胡成刚，杨立勇，等．布依药岩豇豆本草学研究［J］．中国民族民间医药，2003，12（6）：362

[413] 韦波．贵州苗药"血藤"名实考［J］．中国民族医药杂志，2004，10（1）：153

[414] 孙维洋，郭庆梅，刘杨．民间药怀槐的化学成分和药理作用研究进展［J］．中国民族民间医药，2008，17（7）：35

[415] 黄瑞松，孔桂毫，莫建光，等．不同产地壮药土垅大白蚁菌圃指纹图谱的研究[J]．中国中药杂志，2005，30（22）：1738

[416] 张丽霞，马洁，管燕红．大叶木兰的生物学特性［J］．时珍国医国药，2006，l7（5）：675

[417] 刁景丽，张桂琴，王晋．蒙药冬葵果宏量元素与微量元素测定［J］．中国民族医药杂志，2005，11（2）：31

[418] 台海川，林艳芳，彭霞，等．RP－HPLC法测定木莲树中厚朴酚的含量［J］．中国民族医药杂志，2010，16（10）：36

[419] 付开聪．傣族、拉祜族通用民间中草药滇南美登木资源应用于开发前景分析［J］．中国民族医药杂志，2010，16（10）：29

[420] 王彬，宋学华，濮社班．藏药"欧贝"和"刺儿恩"的性状鉴定研究［J］．江苏药学与临床研究，2003，11（3）：23

[421] 傅予，何芝州，白央．西藏产全缘叶绿绒蒿的化学成分研究［J］．中国民族医药杂志，2010，16（2）：46

[422] 尚小雅，李冲，张承忠．藏药五脉绿绒蒿中非生物碱成分［J］．中国中药杂志2006，31（6）：468

[423] 美丽，松林．简述蒙药材水银的传统炮制方法［J］．中国民族医药杂志，2010，16（7）：40

[424] 齐惠杰，琳静．特色蒙药材黑辰砂物理常数与组分测定［J］．中国民族医药杂志2008，14（12）：60

[425] 吴桂华，熊传槩，曾定伦，等．苗药"血藤"豆科品种考辨［J］．中国民族医药杂志，2004，10（1）：145

[426] 梁霜，王乃平，黄仁彬，等．玉郎伞多糖抗抑郁作用研究［J］．时珍国医国药，2010，21（1）：241

[427] 杨增艳．壮药牛大力的研究概况［J］．中国民族民间医药，2010，19，（11）：12

[428] 武雪琴．木鳖子的研究及在蒙药临床中的应用［J］．中国民族医药杂志，2008，14（12）：32

[429] 刘圆，张浩，薛冬娜，等．藏药白花刺参的生药学鉴定［J］．时珍国医国药，2006，17（4）：543

[430] 姜顺．蒙药麝香的生药学研究［J］．中国民族医药杂志，2009，15（3）：61

[431] 赵强，张绍云，李斯文．拉祜族药"那此鲁马兜"的资源调查研究［J］．中国民族民间医药，2005，11（2）：113

[432] 鲍敏, 曾阳, 陈振宁, 等. 藏药翁布提取物对 CCl₄ 所致小鼠肝损伤的保护作用研究 [J]. 青海师范大学学报, 2010, (1): 43

[433] 李占军, 薛培凤. 蒙药巴勒古纳研究进展 [J]. 中国民族医药杂志, 2010, 16(3): 63

[434] 王阳, 马瑞莲, 马睿婷, 等. 蒙药肉豆蔻挥发油对大鼠心肌缺血再灌注损伤的保护作用 [J]. 内蒙古医学院学报, 2010, 32(2): 124

[435] 李春艳, 杨德胜. 土家族药物大金刀的显微鉴别 [J]. 中国民族民间医药, 2005, 14(5): 303

[436] 格日勒图. 蒙药材黑种草子及其代用品黑苣胜的凝胶电泳法鉴别 [J]. 中国民族医药杂志, 2008, 14(4): 54

[437] 刘晓芳, 党向红, 任永凤. 黑种草子质量标准的研究 [J]. 中国民族医药杂志, 2007, 13(3): 47

[438] 刘玉明, 杨峻山, 刘庆华. 瘤果黑种草子化学成分的研究 [J]. 中国中药杂志, 2005, 30(13): 980

[439] 李正洪, 彭霞, 姜明辉, 等. 傣药黑种草子质量标准研究 [J]. 中国民族民间医药, 2009, 18(4): 166

[440] 盛萍, 张冬梅. 维吾尔药材睡莲花的生药鉴定 [J]. 中国民族民间医药, 2003, 12(5): 302

[441] 买买提·努尔艾合买提, 吐尔洪·艾买尔, 吾布力吐尔迪. 维吾尔药罗勒的现代研究进展 [J]. 中国民族医药杂志, 2007, 13(4): 69

[442] 米仁沙·牙库甫, 帕丽达·阿力孜, 依巴代提·吐乎提, 等. 维吾尔药材罗勒的生药学研究 [J]. 中国民族医药杂志, 2007, 13(12): 36

[443] 陈静, 王怡甦, 索连成, 等. RP-HPLC 测定白花蛇舌草中熊果酸的含量 [J]. 中国民族医药杂志, 2010, 16(9): 68

[444] 郭瑞, 张秋月. 蒙医灸材鳍蓟 [J]. 中国民族医药杂志, 2009, 15(3): 44

[445] 黄祥远, 韦威, 陆惠燕. 有毒壮药肥荚红豆的显微鉴别 [J]. 中国民族医药杂志, 2008, 14(9): 35

[446] 韩继新, 杨九艳, 邵红霞, 等. 蒙药黄花列当化学成分的研究 [J]. 内蒙古大学学报, 2010, (41)6: 669

[447] 张栓珍, 常亮. 蒙药瓦松多糖对小鼠抗疲劳作用研究 [J]. 中国民族医药杂志, 2010, 16(12): 44

[448] 台海川, 彭霞, 卯明霞. RP-HPLC 法测定木蝴蝶树皮中黄芩苷的含量 [J]. 中国民族民间医药, 2008, 17(6): 24

[449] 吴成忠, 方健龄. 仡佬族药 "飞蛾七" 对皮肤感染的疗效观察 [J]. 中国民族民间医药, 2006, 15(6): 334

[450] 余汉华, 王勇, 肖英华 等. 酢浆草的生药鉴定 [J]. 中国民族民间医药, 2005, 14(3): 178

[451] 吴香杰, 白明纲, 额尔登其其格, 等. HPLC 法测定多叶棘豆中槲皮素的含量 [J]. 中国民族医药杂志, 2009, 15(1): 36

[452] 华桦, 赵军宁. 藏药棘豆的化学、药理及临床应用研究进展 [J]. 中国民族民间医药, 2008, 17(8): 30

[453] 白明纲, 包晓华, 吴香杰. HPLC 法测定蒙药材硬毛棘豆中山奈素的含量 [J]. 中国民族医药杂志 2008, 14(11): 56

[454] 廖海民, 李良俊, 任轶. 黑骨藤的生药鉴定 [J]. 中国民族民间医药, 2006, 15(4): 241

[455] 戴良富, 吴娇. 黎药鸡屎藤的化学成分及药理活性研究进展 [J]. 亚太传统医药, 2009, 5(2): 117

[456] 邓继华, 徐鸿, 刘晓方. 维药骆驼蓬子质量标准的研究 [J]. 中国民族医药杂志, 2008, 14(1): 45

[457] 木尼拉, 阿孜古力. 维吾尔族习用药骆驼蓬应用简介 [J]. 中国民族医药杂志, 2004, 10(4): 20

[458] 刘伟新, 石春新, 张丽萍. 骆驼蓬草的生药学研究 [J]. 中国民族民间医药, 2009, 18(3): 4

[459] 杨晓, 胡尚钦, 童文. 苗药赶黄草新品种赶黄草 1 号 [J]. 中国种业, 2010, (10): 94

[460] 徐宏，杜江．反相高效液相色谱法测定黑骨藤中滇杠柳苷Ⅰ的含量［J］．中国民族医药杂志，2009，15(7)：53

[461] 陈庆，陈华国，靳凤云．苗药黑骨藤有效部位的筛选研究(二)［J］．中国民族民间医药，2006，15(1)：49

[462] 廖海民，李良俊，任轶．苗药黑骨藤药材的显微结构研究［J］．西北药学杂志，2007，22(1)：10

[463] 周顺，米长忠．土家药九头狮子草的生药学研究［J］．中医药导报，2006，(3)：51

[464] 冯毅凡，郭晓玲，韩亮．瑶药石斑树根挥发性成分GC—MS分析［J］．中国民族医药杂志，2006，12(3)：50

[465] 彭朝忠．傣族民间药用植物苦味叶下珠［J］．中国民族民间医药，2003，12(2)：121

[466] 钱继伟，刘杰书．金鸡脚化学成分定性分析［J］．中国民族民间医药，2011，20(4)：27

[467] 乌兰图娅，高娃．蒙药材毛连菜的生药鉴定［J］．中国民族医药杂志，2008，14(4)：38

[468] 王贵英，李成先．苗药冷水花的生药学研究［J］．中国民族医药杂志，2005，11(1)：30

[469] 李水福．浅谈畲药三脚风炉［J］．中国民族医药杂志，2009，15(9)：47

[470] 胡硕龙，李才源．土家医药对支气管扩张咯血的止血效果观察［J］．中国民族医药杂志，2004，10(2)：12

[471] 彭霞．RP-HPLC法测定傣药辣藤中胡椒碱的含量［J］．中国民族医药杂志，2008，14(2)：50

[472] 李佳林，云彩麟．蒙药荜茇中胡椒碱提取工艺研究［J］．中国民族医药杂志，2007，13(4)：63

[473] 张庆芝，张超，冯潇贤．傣药荜茇菜的生药学研究［J］．中国民族民间医药，2010，20(7)：11

[474] 李涛，王天志．藏药材加哇的形态、性状和显微鉴别［J］．华西药学杂志，2006，21(1)：041

[475] 卢汝梅，李志辉，杨祺鸣，等．瑶药猛老虎不同药用部位中白花丹醌的含量测定［J］．中国民族医药杂志，2010，16(9)：13

[476] 何书平，台海川，姜明辉，等．傣药材鸡蛋花树皮质量研究［J］．中国民族医药杂志，2010，16(6)：22

[477] 寇俊萍，马仁强，朱丹妮，等．黄花倒水莲对梅尼埃病症状模型和病理模型的影响［J］．中国民族民间医药，2003，12(4)：218

[478] 王俊丽，公维镇，肖璇，等．藏药珠芽蓼的研究与应用［J］．中央民族大学学报，2010，19(1)：28

[479] 罗迎春，陈懿，张兵锋，等．苗药蛙粪龙中白藜芦醇的含量测定［J］．中国民族医药杂志，2007，13(3)：38

[480] 韦波，周武华，杨立勇，等．苗族"断根药"浅析［J］．中国民族民间医药，2004，13(4)：231

[481] 韦群辉，邹海舰，李文军，等．民族药水蓼的生药学研究［J］．云南中医学院学报，2004，27(4)：34

[482] 李春艳，米长忠，何伟，等．土家族药物青根的显微鉴别［J］．中国民族民间医药，2004，13(5)：300

[483] 周珊，林茂，王映红，等．山杨的化学成分研究［J］．天然产物研究与开发，2002，(5)：43

[484] 皮立，胡凤祖．藏药蕨麻油脂化合物的GC-MS分析［J］．中草药，2007，38(11)：1625

[485] 朱敏英．地蜂子在土家族医药中的使用及其镇痛作用的实验研究［J］．中国民族民间医药，2005，14(3)：162

[486] 任明波，张晓曼，黄静，等．贵州苗、水、布依、仡佬四种民族药的比较研究(四)［J］．中国民族民间医药，2006，15(6)：344

[487] 王世清，胡硕慧，王世云．野生和栽培金铁锁的鉴定研究［J］．中国民族民间医药，2006，15(1)：52

[488] 张闻，陈普，谢薇，等．傣药麻贵香拉的研究进展［J］．中国民族医药杂志，2008，14(2)：16

[489] 庞伟．藏药翼首草的研究与应用［J］．中国民族医药杂志，2007，13(5)：63

[490] 王晋, 成瑞, 杨来秀. 蒙药材石榴的实验研究 [J]. 内蒙古医学院学报, 2009, 31 (1): 55

[491] 吴晓青, 童妍, 高景苹, 等. 藏药色珠的本草学研究 [J]. 中国民族民间医药, 2005, 14(2): 114

[492] 杨爱梅, 鲁润华, 师彦平. 藏药川西小黄菊化学成分的研究 [J]. 中药材, 2007, 30(5): 546

[493] 徐凯节, 白央, 阿萍, 等. 藏药材打箭菊的化学成分研究 [J]. 时珍国医国药, 2010, 21(11): 3018

[494] 戴斌, 丘翠嫦. 广西产六种萝芙木的资源调查及鉴定 [J]. 中国民族民间医药, 2003, 12(2): 114

[495] 刘亮, 杜江, 潘炉台, 等. 苗药观音草中总皂苷的含量测定 [J]. 中国民族民间医药, 2011, 20, (4): 2

[496] 刘亮, 杜江, 罗海明, 等. 苗药观音草乙醇回流提取工艺的研究 [J]. 中国民族民间医药, 2011, 20, (7): 3

[497] 杨付明. 湖北恩施地区土家医治疗骨伤方药特色浅谈 [J]. 中国民族医药杂志, 2008, 14(5): 26

[498] 张丽, 张力, 包玉敏, 等. 蒙药材漏芦花中三种微量元素(锰、锌、铜)的测定 [J]. 内蒙古民族大学学报, 2010, 25 (5): 502

[499] 秦冬梅, 许玉华, 张华. 皱叶酸模总黄酮和多糖的超声提取及含量测定 [J]. 中国民族医药杂志, 2004, 10(3): 33

[500] 叶婕颖, 张庆芝. 傣药芽鲁哈咪卖化学及药理学研究概况 [J]. 云南中医学院学报, 2007, 30(4): 68

[501] 陈常莲, 陈红梅, 泉山. 蒙药漏芦花总黄酮含量测定 [J]. 中国民族医药杂志, 2009, 15(9): 58

[502] 艾克白尔·买买提, 买和木提·买买提, 艾合买提·买买提. 维药玫瑰花糖膏制作须注意的几个问题 [J]. 中国民族医药杂志, 2009, 15(11): 46

[503] 孔眷芹, 陈清华, 陈普, 等. 民族药小红参防治心血管疾病的研究进展 [J]. 中国

民族医药杂志, 2010, 16(10): 41

[504] 段家毅. 彝药刺苋妮验方集萃 [J]. 中国民族民间医药, 2005, 14(1): 61

[505] 杨增明, 杨树娟. 傣族血满草研究综述[J]. 中国民族医药杂志, 2007, 13(10): 57

[506] 杨德泉. 薄层扫描法测定土家药陆英不同采收期叶与茎中β-谷甾醇的含量 [J]. 中国民族医药杂志, 2005, 11(3): 26

[507] 梁宁, 温海成, 陆惠燕, 等. 壮药鸡血藤提取物毒性作用及体外抗肿瘤作用的实验研究 [J]. 中国民族医药杂志, 2010, 16 (9): 3

[508] 左国营, 张志军, 陈丽蓉, 等. 藏药黑蕊虎耳草的化学成分 [J]. 云南植物研究, 2005, 27(6): 691

[509] 李永光. 蒙药蒙古山萝卜的民族药用价值分析 [J]. 中国民族医药杂志, 2007, 13 (3): 33

[510] 陆海琳, 王进声, 苏晗, 等. 壮药鸭脚木的显微鉴别 [J]. 中国民族民间医药, 2007, 16(4): 240

[511] 姜明辉, 张洁, 台海川, 等. 云南五味子藤生药学研究 [J]. 中国民族医药杂志, 2007, 13(12): 40

[512] 海银梅, 彩霞. 蒙药材荆芥定性鉴别研究 [J]. 中国民族医药杂志, 2008, 14(11): 54

[513] 宋晓玲, 张娜, 邹国栋, 等. 并头黄芩的化学成分研究 [J]. 中国民族医药杂志, 2011, (2): 44

[514] 包晓玮, 周旋, 郭庆勇, 等. 维药家独行菜子镇咳、抗炎及抑菌作用初探 [J]. 时珍国医国药, 2009, 20(9): 2318

[515] 汪鋆植, 容辉, 翟文海. 茄根酸性组分降血脂作用研究 [J]. 中国民族医药杂志, 2007, (2): 53

[516] 韦群辉, 顾瑛媛, 杨晶, 等. 彝族药苦刺花的生药学研究 [J]. 云南中医中药杂志, 2009, 30(1): 28

[517] 邵志宇, 张云海, 蒋科技, 等. 藏药迷果芹根中的化学成分 [J]. 天然产物研究与开发, 2003, 15(3): 196

[518] 周晓英. 哈药托布勒厄理化分析研究[J].

中国民族民间医药，2003，12(6)：353

[519] 伊乐泰，哈森其其格，娜仁其其格．使鹿部鄂温克民族药用动植物调查报告 [J]．中国民族民间医药，2012，12(12)：25

[520] 汪冶，陈超，梅树模，等．侗药猪腰子(黄腊果)藤茎的生药鉴定 [J]．中国民族民间医药，2007，16(4)：238

[521] 谭瑞璞，刘海周，邓义德，等．千针万线草中总黄酮提取工艺的研究 [J]．云南中医学院学报，2009，32(1)：9

[522] 韩咏梅，宋宏春．不同炮制方法对瑞香狼毒含量和小鼠LD_{50}的影响 [J]．中国民族医药杂志，2010，16(2)：35

[523] 邹俊，常亮，琳静．蒙药瑞香狼毒急性毒性实验研究 [J]．中国民族医药杂志，2010，16(1)：41

[524] 梁宁，韦历．瑶药苹婆和假苹婆的显微鉴别研究 [J]．中国民族医药杂志，2010，16(9)：46

[525] 彭霞，王志杰，林艳芳．傣药藤苦参质量标准研究 [J]．中国民族民间医药，2009，18(1)：30

[526] 任常胜，刘涛，董媛，等．正交试验设计方法研究蒙药马钱子炮制工艺 [J]．中国民族医药杂志，2007，13(12)：55

[527] 张元忠，陈刚，田华咏，等．民族药显脉獐牙菜生药学研究 [J]．中国民族医药杂志，2007，13(9)：54

[528] 胡杰，陈刚，田华咏，等．民族药獐牙菜生药学研究 [J]．中国民族医药杂志，2010，15(8)：44

[529] 孙忠文，刘汉清，黄一平，等．藏药印度獐牙菜中总三萜和齐墩果酸的含量测定 [J]．中国民族民间医药，2010，19，(1)：21

[530] 谷利民，陈刚，田华咏，等．川东獐牙菜植物器官獐牙菜苦苷含量分布规律研究 [J]．中国民族医药杂志，2010，16(2)：58

[531] 夏从龙，刘光明，杜安林，等．彝族药观赏獐牙菜的生药学研究 [J]．中国民族医药杂志，2006，12(1)：18

[532] 杨永红，杨林福，范建，等．青叶胆可持续利用策略研究 [J]．中国民族民间医药，2003，12(2)：107

[533] 刘伟新，周钢，才仁加甫．新疆菊蒿挥发油化学成分的研究 [J]．中国民族民间医药，2005，14(6)：361

[534] 张吉仲．藏药余甘子、诃子和毛诃子对实验动物脏腑 cAMP、cGMP 含量的影响 [J]．云南中医中药杂志，2009，30(6)：53

[535] 赵丽娟，杜遵义．诃子在藏蒙药中应用研究的概述 [J]．中国民族医药杂志，2007，13(4)：31

[536] 邹炎洁，黄代竹，杜雪．15 个民族药用唐松草情况概述 [J]．中国民族药杂志，2003，9(1)：20

[537] 徐都冷．内蒙古大兴安岭唐松草属药用植物资源和开发现状 [J]．中国民族医药杂志，2005，11(6)：354

[538] 马瑛，唐丽，张一鸣，等．藏药雪茶提取物抗疲劳作用的实验研究 [J]．中医药学报，2010，(2)：29

[539] 李明松．HPLC 测定地椒草中木犀草素的含量 [J]．中国民族民间医药，2009，18(3)：29

[540] 莫单丹，袁经权，周小雷．瑶药飞龙掌血的研究进展 [J]．中国民族民间医药，2010，19(11)：5

[541] 张慧，阿孜古丽·依明，谭秀芳．阿育魏种子中黄酮含量的测定 [J]．中国民族民间医药，2005，14(3)：168

[542] 赵百岁，宝音图，田吉．蒙药材蒺藜的化学成分研究进展 [J]．中国民族医药杂志，2008，14(11)：73

[543] 朱景岩．蒺藜对心脑血管系统的药理作用及其临床应用 [J]．中国民族医药杂志，2010，16(10)：77

[544] 陈雁，肖杨．大别山地区百合科药用植物资源调查 [J]．中国民族民间医药，2008，17(10)：1

[545] 赵佳涛，杜瀛琨，毛晓健．民族药心不干治疗消化性溃疡的研究进展 [J]．中国民族民间医药，2008，17(1)：11

[546] 赵佳涛，杜瀛琨，毛晓健，等．傣药牙千

哈（心不干）治疗消化性溃疡的研究现状及前景［J］．中国民族医药杂志，2008，14（2）：34

［547］彭红英，周晓源．维药荨麻及其应用简介［J］．中国民族医药杂志，2004，10（3）：20

［548］陈卫卫，卢汝梅，潘英，等．紫玉盘的性状与显微鉴别［J］．中药材，2005，（9）：757

［549］李红健，尚靖，徐建国．驱虫斑鸠菊对体内外黑色素细胞中黑色素小体作用的电镜观察［J］．中国民族医药杂志，2007，13（6）：46

［550］刘晓东，闫明，张兰兰，等．驱虫斑鸠菊血清药物化学的初步研究［J］．医药导报，2009，（6）：713

［551］巴桑卓嘎，王曙．巴夏嘎的显微鉴别［J］．中国民族民间医药，2009，18（11）：22

［552］杨巧荷，罗素琴，刘乐乐，等．蒙药材山野豌豆中的化学成分定性分析［J］．内蒙古医学院学报，2010，（5）：475

［553］盛萍，堵年生，古丽，等．HPLC法测定维吾尔药天山堇菜中七叶内酯的含量［J］．新疆医科大学学报，2003，（6）：586

［554］彭霞，卯明霞，姜明辉，等．蔓荆根生药学研究［J］．中国民族医药杂志，2007，13（5）：35

［555］彭霞，台海川．HPLC测定傣药蔓荆叶中蔓荆子黄素的含量［J］．中国民族医药杂志，2009，15（10）：56

［556］赵应红，林艳芳，彭霞，等．傣药蔓荆叶的药材质量标准研究［J］．中国民族医药杂志，2008，14（9）：58

［557］里二，杨春勇，俞家元．傣药三叶蔓荆扦插繁殖技术研究［J］．中国民族民间医药，2010，19（4）：13

［558］张思波，甚晖，杨久云，等．HPLC法测定土家药独正岗中齐墩果酸的含量［J］．中国民族医药杂志，2010，16（4）：42

［559］周晓英，汪君，刘海．维吾尔药琐琐葡萄中无机元素含量测定及紫外光谱分析［J］．中国民族医药杂志2004，10（2）：26

［560］孙娇，张超，张庆芝．滇产蓝花参的生药学研究［J］．中国民族民间医药，2010，19（9）：60

［561］李新芳，孟晓纯，买尔当．维药苍耳子在国内的应用［J］．中国民族医药杂志，2008，14（4）：35

［562］徐都冷，红颜，巴根那，等．蒙药森登HPCE法的指纹图谱研究［J］．中国民族医药杂志，2011，17（1）：31

［563］刘明洁，图雅．蒙药材乌梢蛇及其伪品王锦蛇的蛋白电泳鉴别［J］．中国民族医药杂志，2003，9（2）：22

［564］彭霞，黄敏．傣药紫色姜挥发油的化学成分分析［J］．云南中医中药杂志，2007，（9）：35

［565］赵应红，彭霞．傣药补累两种药材来源的比较研究［J］．云南中医中药杂志，2003，（3）：39

［566］田树革，周晓英，孙芸，等．正交法优化维药唇香草挥发油β-环糊精包合工艺研究［J］．中国民族医药杂志，2008，14（4）：59

［567］杜娟，古锐，贾敏如，等．泸沽湖地区摩梭人药用民族植物学调查［J］．中医药发展与现代科学技术（下册），2005：838

［568］陈慧，赵应红．傣药苦冬瓜与小冬瓜的比较研究［J］．中国民族医药杂志，2011，17（5）：24

［569］张文娟，王庆伟，刘琳娜，等．藏药蕨麻的研究进展［J］．中国药业，2010，19（19）：1

［570］吴维碧，王灿，吴赟，等．藏药柳茶的形态组织学研究［J］．华西药学杂志，2007，22（1）：67

［571］景明，罗永皎，陈正君，等．藏药湿生扁蕾药材反相高效液相层析指纹图谱的研究［J］．甘肃中医学院学报，2010，27（6）：18

［572］康绍建，侯安国，沈妍．傣药肾茶中熊果酸的含量测定［J］．云南中医中药杂志，2010，31（7）：54

［573］曾立，罗辉，周效思，等．电位滴定法测定定心藤中总有机酸的含量［J］．广东微量元素科学，2010，17（2）：38

［574］张志远，林秋梅，赖潜，等．海南黎药胆

木引种栽培技术研究 [J]. 山西中医学院学报, 2010, 11(5): 71

[575] 孙宜春, 王祥培, 靳凤云, 等. 苗药芭蕉根及其易混淆品的紫外谱线组法鉴别研究 [J]. 时珍国医国药, 2009, 20(7): 1705

[576] 张婉, 唐丽, 谢坤, 等. 蒙药阿给生药及炭药中总黄酮的含量测定 [J]. 时珍国医国药, 2008, 19(12): 2952

[577] 刘显峰, 马生军, 包晓玮, 等. 维吾尔药材刺山柑组织快繁无菌系建立的初步研究 [J]. 新疆农业科学, 2010, 47(2): 251

[578] 张丽, 贺金华, 王新堂. 香青兰中总黄酮的纯化与含量测定 [J]. 新疆中医药, 2009, 27(2): 67

[579] 王月娥, 斯建勇, 李晓瑾, 等. 新疆阿魏种子化学成分的研究(Ⅰ) [J]. 中国现代中药, 2011, 13(1): 26

[580] 热比姑丽·伊斯拉木, 尤力都孜·买买提, 买合素提·卡德尔, 等. 新疆曼陀罗子的急性毒性与亚急性毒性实验研究 [J]. 医药导报, 2010, 29(12): 1546

[581] 卢澄生, 李兵. 瑶药扁担藤的化学成分预试验研究 [J]. 广西中医学院学报, 2011, 14(2): 43

[582] 邱斌, 李云, 李学芳, 等. 云南特有药用植物云南钩藤的生药学研究 [J]. 云南中医学院学报, 2010, 33(5): 13

[583] 丁良, 李静, 杨慧, 等. 酢浆草的体外抑菌活性 [J]. 医学研究与教育, 2010, 27(6): 16

[584] 陆海琳, 韦志英, 李斌, 等. 壮药假木豆的显微鉴别 [J]. 中国民族民间医药, 2011, 20(16): 1

[585] 蒋学珍, 丁雄, 杨怀镜. RP-HPLC 测定龙胆科 6 种白族药药材中龙胆苦苷的含量 [J]. 中国民族民间医药, 2011, 20(5): 39

[586] 朱发厅, 景元霞, 卓茜, 等. 内蒙奈曼旗科尔沁沙地药用资源研究 [J]. 中国民族民间医药, 2011, 20(15): 53

[587] 达娃央金, 李巧云, 李霞, 等. 雪灵芝总皂苷对胃肠平滑肌的作用 [J]. 中国民族民间医药, 2011, 20(13): 48

[588] 秦贻强, 蔡小玲. 壮药红鱼眼的研究进展 [J]. 中国民族民间医药, 2011, 20(5): 3

[589] 王战国, 胡慧玲, 包希福, 等. 羌族"木香树"枝叶挥发油化学成分的气相色谱-质谱分析 [J]. 中国民族民间医药, 2011, 20(16): 7

[590] 贾敏如, 王张, 邝婷婷, 等.《印度阿育吠陀药典》所载药物与中国相应传统药物的比较(下) [J]. 中国民族医药杂志, 2011, (6): 38

[591] 李昭目格图, 萨仁格日乐. 内蒙古扎鲁特旗蒙古族民间药的本草考证 [J]. 中国民族医药杂志, 2011, (4): 44

[592] 姜俊玲, 朱自仙, 却翎, 等. 浅析决明子在中医药学与民族医药学临床应用的异同 [J]. 中国民族医药杂志, 2011, (6): 36

[593] 陈冠俊, 谢洲沈, 昱翔, 等. 蒙古族、哈尼族习用药黄瓜根的生药学研究 [J]. 中国民族医药杂志, 2011, (4): 60

[594] 帕提古力·雅克甫, 希尔艾力·吐尔逊, 古力山·买买提, 等. 维药阿魏在维吾尔医药临床应用及研究进展 [J]. 中国民族医药杂志, 2011, (6): 61

[595] 陈俊林, 王栋. RP—HPLC 法测定蒙药材蒙花猫(希依日—地格达)中木犀草素的含量 [J]. 中国民族医药杂志, 2011, (6): 54

[596] 朱红梅, 黄鑫, 柏春晖, 等. 河茜草提取物对糖尿病大鼠预防与治疗作用的实验研究 [J]. 中国民族医药杂志, 2011, (4): 50

[597] 马春云, 杨怀镜. 白族药八边叶(八角枫)的研究进展 [J]. 中国民族民间医药, 2011, 20(21): 6

[598] 夏提古丽·阿不利孜, 魏鸿雁, 齐耀东, 等. 维吾尔药材巴旦仁的显微鉴别研究 [J]. 中国民族民间医药, 2011, 20(21): 9

[599] 孙军, 刀志灵, 李嵘. 云南独龙族民间常用植物药调查 [J]. 中国民族民间医药, 2011, 20(20): 6

[600] 李东宸, 郭志琴, 吕海宁, 等. 民族药滇白珠的体外抗氧化活性研究 [J]. 中医药学报, 2010, 38(6): 62

[601] 景明，罗永皎，陈正君，等．藏药湿生扁蕾对三硝基苯磺酸诱导的大鼠溃疡性结肠炎模型的影响［J］．时珍国医国药，2011，22(2)：351

[602] 许晶晶，潘兰，波拉提·马卡比力，等．HPLC法测定瘤果黑种草中额芦丁含量［J］．新疆中医药，2011，29(2)：10

[603] 刘敬，赵斌，王琼．藏药螃蟹甲镇咳祛痰平喘有效部位研究［J］．中医药导报，2011，17(2)：66

[604] 马萍，林鹏程，吴江，等．藏药头花杜鹃挥发油化学成分的研究［J］．时珍国医国药，2011，22(3)：606

[605] 包玉敏，张力，徐玲，等．蒙药材金莲花中5种微量元素的形态分析［J］．吉林大学学报(理学版)，2011，49(2)：327

[606] 杨伟俊，何江，罗玉琴，等．维吾尔药材龙蒿、黄花蒿、野艾蒿的鉴别研究［J］．中国民族医药杂志，2011，(9)：67

[607] 布外稀·艾麦尔，古力巴哈尔·艾麦尔．维吾尔药制剂使用大蒜新方法［J］．中国民族医药杂志，2011，(9)：52

[608] 旺其格，全喜．蒙药手掌参研究进展［J］．中国民族民间医药，2011，(9)：1

[609] 朱亚，贺安娜．毛秀才的本草考证及现代研究进展［J］．中国民族医药杂志，2011，(10)：36

[610] 刘莉，姚厂发，魏升华，等．苗药血人参种子采收加工及育苗技术研究初报［J］．中国民族医药杂志，2011，(9)：64

[611] 松桂花．浅析高海拔地区人工种植喜马拉雅紫茉莉技术市场推广前景［J］．中国民族医药杂志，2011，(9)：85

[612] 珠日根，李福全．蒙药漏芦花的研究进展［J］．中国民族民间医药，2011，(9)：4

[613] 古丽克孜·阿日甫，李暮春，古力娜孜·热西提．新疆维吾尔药材黄花柳叶中总黄酮含量的测定［J］．中国民族民间医药，2011，(9)：7

[614] 肖时桂，胡馨文，郭智绵等．怀化侗药红豆杉资源保护与可持续利用探讨［J］．中国民族医药杂志，2011，(10)：55

[615] 蒋向辉，余朝文．侗药八角莲药用民族植物学研究［J］．中国民族医药杂志，2011，(10)：44

[616] 张砾岩，李玲，聂继红．民族药西瓜子质量标准研究［J］．新疆中医药，2012，30(3)：56

[617] 热依木古丽·阿布都拉，仲婕，佐艾热·艾孜江，阿吉艾克拜尔·艾萨．新疆一枝蒿的质量标准研究［J］．医药导报，2011，30(9)：1200

[618] 管艳红，马洁，张丽霞．佤医治疗呼吸系统疾病常用药［J］．中国民族民间医药，2004，67：96

[619] 李巧娟，肖春霞，张洪亮．维药恰玛古的研究现状［J］．新疆中医药，2010，28(6)：81

[620] 刘志红，刘志民，徐同印．旺拉的栽培技术［J］．时珍国医国药，2003，14(5)：319

[621] 谢奇，李治建，斯拉甫·艾白，等．地锦草提取物及其有效部位化学成分的初步研究［J］．时珍国医国药，2011，22(8)：1814

[622] 温露，闫颖，严春艳，等．一株藏红花内生真菌多糖的提取及抗氧化活性研究［J］．时珍国医国药，2011，22(8)：1850

[623] 敖恩宝力格，王金妞，邱丽华．瓣蕊唐松草种子总生物碱的体外抗肿瘤作用［J］．时珍国医国药，2011，22(8)：1941

[624] 刘越，王真，孙洪波，等．蒙药"阿给"不同居群遗传多样性的ISSR分析［J］．时珍国医国药，2011，22(8)：2009

[625] 宁小清，李耀华，谈远锋，等．不同采收月份壮药白花九里明中3种化学成分含量测定［J］．中国中药杂志，2011，36(12)：1623

[626] 莫正昌，吴兰芳，杨娟，等．鹿蹄草多糖LTC－Ⅱ分离纯化及结构性质研究［J］．中国中药杂志，2011，36(12)：1633

[627] 赵纪峰，刘翔，王昌华，等．珍稀濒危药用植物桃儿七的资源调查［J］．中国中药杂志，2011，36(10)：1255

[628] 李茂星，张超，尉丽力，等．HPLC测定藏药螃蟹甲中5个环烯醚萜苷的含量［J］．中国中药杂志，2011，36(5)：594

[629] 张小波，周涛，郭兰萍，等．基于地形因

子的贵州省头花蓼生态适宜性等级划分[J].中国中药杂志,2011,36(3):311

[630] 姜建锋,杜玉枝,魏立新,等.藏药南寒水石热制炮制工艺研究[J].中国中药杂志,2011,36(6):683

[631] 全正香,魏立新,杜玉枝,等.藏药南寒水石结构成分及热稳定性分析[J].中国中药杂志,2011,36(6):691

[632] 林丽,高素芳,晋玲,等.栽培与野生藏药铁棒锤中活性成分乌头碱的HPLC分析[J].中国中药杂志,2011,36(7):841

[633] 王雪,唐生安,翟慧媛,等.红凉伞抗肿瘤转移化学成分研究[J].中国中药杂志,2011,36(7):881

[634] 陈晨,文怀秀,赵晓辉,等.固相萃取快速测定黑果枸杞果汁中酚酸类化合物[J].中国中药杂志,2011,36(7):896

[635] 戚欢阳,陈娟,师彦平,等.RP-HPLC同时测定高挂草中4种酚酸类成分的含量[J].中国中药杂志,2011,36(16):2233

[636] 林生,张中晓,沈云亨,等.菊叶千里光的一个新木质素苷[J].中国中药杂志,2011,36(13):1755

[637] 王洪玲,陈浩,耿长安,等.椭圆叶花锚的化学成分研究[J].中国中药杂志,2011,36(11):1454

[638] 景永帅,杨娟,吴兰芳,等.光枝勾儿茶中红镰霉素苷类成分及其对DPPH清除作用研究[J].中国中药杂志,2011,36(15):2084

[639] 赵跃刚,王隶书,范艳君,等.酢浆草药材中总黄酮的含量测定[J].时珍国医国药,2011,22(1):81

[640] 高源,靳凤云,王祥培,等.黔产铁筷子挥发油化学成分的气相色谱-质谱联用分析[J].时珍国医国药,2011,22(1):122

[641] 杨东爱.壮药土甘草薄层色谱和紫外光谱鉴别研究[J].时珍国医国药,2011,22(1):201

[642] 柏晓清,朴香兰,李林森,等.彝药桃树寄生的研究进展[J].时珍国医国药,2011,22(1):207

[643] 罗春丽,牛治存,廖韦卫.苗药双肾草生药鉴定研究[J].时珍国医国药,2011,22(1):209

[644] 张兴旺,文怀秀,陶燕铎,等.藏药秦艽花的质量标准研究[J].时珍国医国药,2011,22(7):1649

[645] 翟书华.彝药海枫藤的生药学鉴定[J].时珍国医国药,2011,22(7):1707

[646] 谢光波,吴超,范强,等.脉花党参中党参炔苷含量的高效液相色谱鉴定[J].时珍国医国药,2011,22(6):1321

[647] 雷旭东,朱国福,崔文霞,等.翼首草总皂苷对体外培养的肿瘤细胞增殖的影响[J].时珍国医国药,2011,22(6):1518

[648] 泽仁拉姆,童志平,张垠,等.藏荆芥挥发油化学成分的研究[J].时珍国医国药,2011,22(6):1520

[649] 张兴,邓淑华,佟继铭.满药赤雹果挥发油体外抗菌活性研究[J].时珍国医国药,2011,22(5):1089

[650] 邓刚,蒋才武,黄健军,等.壮药风车子化学成分的研究(I)[J].时珍国医国药,2010,21(10):1146

[651] 刘平怀,刘洋洋,时杰,等.海南萝芙木根水溶性物质急性毒性实验研究[J].时珍国医国药,2011,22(4):869

[652] 但飞君,褚立军,田瑛,等.紫金砂抗菌活性部位的化学成分[J].时珍国医国药,2011,22(2):299

[653] 朱小勇,卢汝梅,陆桂枝,等.南方荚蒾挥发油化学成分的气相色谱-质谱联用分析[J].时珍国医国药,2011,22(2):317

[654] 刘永恒,李莹,刘圆,等.藏羌药材红毛五加水分、灰分、和浸出物的含量测定[J].时珍国医国药,2011,22(2):337

[655] 尹鸿翔,张浩.彝药"麻补"抗SKOV-3细胞物质基础及机理研究[J].时珍国医国药,2011,22(2):343

[656] 景明,罗永皎,陈正君,等.藏药湿生扁蕾对三硝基苯磺酸诱导的大鼠溃疡性结肠炎模型的影响[J].时珍国医国药,2011,22(2):351

[657] 王红英,李文红,周晓涛,等.维吾尔药

新疆假龙胆对大鼠关节炎的作用机制研究
[J]．时珍国医国药，2011，22（2）：353

[658] 吕坪，杜玉枝，李岑，等．川西獐牙菜醇
提水沉部位抗黄疸性肝损伤的活性研究
[J]．时珍国医国药，2011，22（5）：1098

[659] 周露，斯拉甫·艾白，李治建，等．地锦
草不同醇浓度提取物体外抗真菌作用研究
[J]．时珍国医国药，2011，22（5）：1106

[660] 刘正，郭凌鸿，徐昕红，等．西红花有效
成分的神经药理学研究进展［J］．时珍国
医国药，2011，22（5）：1202

[661] 蒋才武，高淑景，黄健军．壮药风车子叶
化学成分研究［J］．时珍国医国药，
2011，22（5）：1146

[662] 翟敏明，陈志鹏，刘丹，等．镰形棘豆提
取物经皮给药的抗炎镇痛活性［J］．中草
药，2011，42（9）：1788

[663] 陈显强，周雪峰，刘大有，等．赤雹茎的
化学成分研究［J］．中草药，2011，42
（10）：1929

[664] 张小龙，张海涛，纪兰菊．苇叶獐牙菜的
化学分成研究［J］．中草药，2011，42
（10）：1933

[665] 陶华明，王隶书，赵大庆，等．羊齿天门
冬根中酚酸类化学成分研究［J］．中草
药，2011，42（11）：2181

[666] 蒋开年，韩泳平．藏药甘松多糖的研究
［J］．中草药，2011，42（11）：2248

[667] 吴春蕾，刘圆，张志锋，等．均匀设计法
优选白花刺参的提取工艺研究［J］．中草
药，2011，42（12）：2247

[668] 何江，陈燕，刘砥威，等．一枝蒿与大籽
蒿的性状及显微鉴别［J］．中药材，
2011，34（9）：1358

[669] 陈春梅，朱虎成，赵德，等．彝药透骨草
化学成分研究［J］．中药材，2011，34
（9）：1368

[670] 李伟东，陈志鹏，翟敏明，等．镰形棘豆总
黄酮有效组分软膏剂大鼠体内药代动力学研
究［J］．中药材，2011，34（9）：1396

[671] 王书研，张力，包玉敏，等．蒙药材多叶棘
豆中微量元素的提取方法选择和含量测定
［J］．时珍国医国药，2011，22（9）：2068

[672] 孙佳强，邓旭坤，刘刚，等．炮制前后隔
山消对荷 S_{180} 肉瘤小鼠的影响［J］．时珍
国医国药，2011，22（9）：2095

[673] 刘素君，成英，陈刚．鹅绒委陵菜多糖提
取及抗氧化活性的研究［J］．时珍国医国
药，2011，22（9）：2103

[674] 刘同祥，耿韶华，张宗申，等．苗药金铁
锁药材和植物细胞培养产生的总皂苷含量
比较［J］．时珍国医国药，2011，22（9）：
2235

[675] 焦涛，刘圆．民族药五爪金龙的生药学鉴
定［J］．时珍国医国药，2009，20（1）：3

[676] 于瑞涛，陶艳铎，邵赟．短管兔耳草的研
究进展［J］．时珍国医国药，2009，20
（1）：24

[677] 刘越，潘宁，黄怡鹤，等．蒙药冷蒿的遗
传多样性随机引物多态性分析［J］．时珍
国医国药，2010，21（7）：1577

[678] 玛依拉·买买提依明，满尔巴哈·海如拉，
于睿，等．新疆圆柏叶药材质量标准的探
讨［J］．时珍国医国药，2010，21（7）：
1686

[679] 杨荣平，向春艳，张小梅，等．不同产地
翼首草中总皂苷的含量比较［J］．时珍国
医国药，2010，21（7）：1797

[680] 吴向莉，徐士娜，王祥培，等．芭蕉根的
显微鉴别研究［J］．时珍国医国药，
2010，21（8）：2000

[681] 张凌，张道英，金晨，等．均匀设计法优
选藏药打箭菊中木犀草素提取条件［J］．
时珍国医国药，2010，21（10）：2490

[682] 廖敬礼，顾健，李靖，等．唐古特青兰提
取物齐墩果酸的药代动力学研究［J］．时
珍国医国药，2010，21（11）：2893

[683] 佟继铭，刘玉玲，陈光晖．满药赤雹果水
提取物治疗原发性痛经的实验研究［J］．
时珍国医国药，2010，21（12）：3050

[684] 钱海兵，王祥培，李雨生，等．苗药铁筷
子醇提取物镇痛作用的实验研究［J］．时
珍国医国药，2010，21（12）：3120

[685] 瞿燕．藏药榜嘎总生物碱的抗炎实验研究
［J］．时珍国医国药，2009，20（10）：2412

[686] 石峰，杨伟俊，于睿，等．田旋花药材质

量标准的研究［J］. 时珍国医国药，2009, 20(10): 2542

[687] 顾鹏程，许惠琴. 镰形棘豆化学成分和药理毒理作用的研究进展［J］. 时珍国医国药，2009, 20(10): 2549

[688] 陈少锋，余胜民，黄琳芸，等. 土甘草止咳祛痰作用研究［J］. 时珍国医国药，2009, 20(11): 2691

[689] 袁玮，李莹，刘圆. 民族药儿茶的生药学鉴定［J］. 时珍国医国药，2009, 20(11): 2802

[690] 刘伟林，杨东爱，余胜民，等. 矮地茶药理作用研究［J］. 时珍国医国药，2009, 20(12): 3002

[691] 芮鸣，唐辉，王鲁石，等. 天山花楸叶中总黄酮超声提取工艺研究［J］. 时珍国医国药，2009, 20(12): 3038

[692] 王瑞，刘晓燕，马立志，等. 苗药八爪金龙半仿生提取工艺优选及其提取物抑菌活性研究［J］. 时珍国医国药，2009, 20(12): 3092

[693] 张兰胜，夏从龙，杨永寿，等. 彝药喙尾琵琶甲的研究进展［J］. 时珍国医国药，2009, 20(12): 3113

[694] 白红进，周忠波，杜红梅，等. 黑果枸杞叶片甲醇提取物清除自由基活性的研究［J］. 时珍国医国药，2008, 19(2): 326

[695] 方进波，陈家春，段宏泉. 披针新月蕨细胞毒活性成分研究［J］. 中草药，2010, 41(10): 1601

[696] 徐彦，吴春蕾，刘圆，等. 唐古特雪莲的化学成分研究［J］. 中草药，2010, 41(12): 1957

[697] 桑育黎，郝延军，陈沉，等. 独一味镇痛止血有效部位的研究［J］. 时珍国医国药，2011, 22(5): 1126

[698] 赵晓辉，陶燕铎，邵赞，等. 黑果枸杞红色素毒理学安全性评价［J］. 时珍国医国药，2011, 22(2): 373

[699] 孟繁龙，李治建，斯拉甫·艾白，等. 一枝蒿有效部位对小鼠免疫功能的影响［J］. 时珍国医国药，2011, 22(3): 537

[700] 张兴，佟继铭，张夏薇，等. 正交试验法优选满药赤雹果挥发油的提取工艺［J］. 时珍国医国药，2011, 22(3): 559

[701] 施贵荣，肖培云，洪小凤，等. 喙尾琵琶甲提取物体外抗菌作用初步研究［J］. 时珍国医国药，2011, 22(3): 622

[702] 杨红. 摩梭民族药青刺的热稳定性研究［J］. 时珍国医国药，2011, 22(3): 665

[703] 徐芳，刘亚婷，赵军，等. 瘤果黑种草子高效液相指纹图谱研究［J］. 中药材，2011, 34(4): 531

[704] 陈芬，高丽，王丽，等. 小儿腹痛草的鉴别研究［J］. 中药材，2011, 34(4): 535

[705] 武世奎，陈朝军，李刚，等. 蒙药中含汞矿物药银朱的研究进展［J］. 中药材，2011, 34(4): 652

[706] 魏文丽，杨丽华，王佩龙，等. 川木香化学成分及质量控制研究进展［J］. 中药材，2011, 34(5): 815

[707] 程芳，郭玫，张扬，等. 甘肃产藏药五脉绿绒蒿中活性成分的追踪［J］. 中药材，2011, 34(1): 69

[708] 赓迪，王春梅，徐晓琳，等. 云南琵琶甲提取物体内外抗肿瘤活性的实验研究［J］. 中药材，2011, 34(1): 95

[709] 张丽霞，李学兰，李海涛，等. 珠子草种子发芽特性研究［J］. 中药材，2011, 34(2): 176

[710] 辛华，梁晓乐，范凤兰，等. 毛叶雀梅藤的显微鉴别研究［J］. 中药材，2011, 34(2): 216

[711] 钟伯雄，张婉，刘伟志，等. 蒙药阿给炒炭前后的止血作用及其机制研究［J］. 中药材，2011, 34(6): 872

[712] 蔡冬梅，刘悦，哈木拉提·吾甫尔，等. 准噶尔乌头的性状与显微鉴别［J］. 中药材，2011, 34(6): 876

[713] 买买提·努尔艾合提，吐尔洪·艾买尔，袁金斌. 毛菊苣根 HPLC 指纹图谱研究［J］. 中药材，2011, 34(6): 881

[714] 赵翡翠，李伟. 维药新塔花药材质量研究［J］. 中药材，2011, 34(6): 911

[715] 夏苗，王晶宇，马晓燕，等. 藏药柳茶提取物调节肥胖大鼠脂代谢的作用机制研究

[J]．中药材，2011，34(6)：922

[716] 黄小平，张莉，杨大坚．露木尔镇咳祛痰有效部位研究 [J]．时珍国医国药，2005，16(1)：6

[717] 吕琳，庞声航，陈永红，等．壮药解毒蕨提取物对小鼠移植性肿瘤的影响 [J]．时珍国医国药，2006，17(5)：692

[718] 鲍敏，曾阳，米琴，等．藏药翁布不同提取物的体外抑菌实验研究 [J]．时珍国医国药，2006，17(8)：1410

[719] 朴惠顺，金光洙，李迎军，等．小叶锦鸡儿醋酸乙酯提取物抗炎作用的研究 [J]．时珍国医国药，2006，17(8)：1453

[720] 张慧萍，李正宇，毕韵梅，等．傣药腊肠树果实挥发油的化学成分分析 [J]．时珍国医国药，2006，17(8)：1464

[721] 马春花．藏药蕨麻的化学成分及药理作用研究概况 [J]．时珍国医国药，2006，17(8)：1584

[722] 马合木提·买买提明，海力茜·陶尔大洪，玛依拉，等．紫外分光光度法测定维药鹰嘴豆中总黄酮的含量 [J]．时珍国医国药，2007，18(4)：889

[723] 艾尼娃尔·艾克木，热娜·卡斯木，邢文斌．新疆黑种草子的显微鉴定 [J]．时珍国医国药，2007，18(4)：919

[724] 鞠爱华，杨九艳，孟咏梅，等．蒙药菥蓂草显微鉴别研究 [J]．时珍国医国药，2007，18(5)：1087

[725] 张慧萍，刘燕，黄帅文，等．傣药腊肠树果实中氨基酸和无机元素分析 [J]．时珍国医国药，2007，18(5)：1144

[726] 唐玲，周渊，王炜，等．宽叶荨麻抗类风湿性关节炎的研究 [J]．时珍国医国药，2008，19(4)：777

[727] 钟振国，曾春兰．余甘子叶提取物对慢性支气管炎并肺气肿大鼠的保护作用研究 [J]．时珍国医国药，2008，19(4)：863

[728] 杨九艳，鞠爱华，韩继新，等．蒙药小叶锦鸡儿的生药鉴定 [J]．时珍国医国药，2008，19(4)：885

[729] 马成，杨敏，张炬，等．高效液相色谱法测定新疆一枝蒿中一枝蒿酮酸的含量[J]．

[730] 巴哈尔古丽，库里夏西．哈萨克族民间用药阿尔泰瑞香的民间处方及应用 [J]．时珍国医国药，2008，19(4)：1028

[731] 清源，江南，罗霞，等．赛卡有效部位提取物对人结肠癌 LOVO 细胞体外抑制作用的研究 [J]．时珍国医国药，2008，19(5)：1115

[732] 李艳，江南，罗霞，等．藏药赛卡有效部位的分离鉴定及抗肿瘤活性研究 [J]．时珍国医国药，2008，19(5)：1118

[733] 艾尼娃尔·艾克木，美丽万·阿不都热依木，王岩，等．维吾尔药黑种草子中总黄酮含量的测定 [J]．时珍国医国药，2008，19(5)：1167

[734] 木合塔尔·奴尔买买提，杨武亮，吐尔洪·艾买尔，等．维吾尔药牛舌草中总黄酮提取工艺的研究 [J]．时珍国医国药，2008，19(6)：1303

[735] 图雅，张贵君，刘志强，等．蒙药草乌的研究进展 [J]．时珍国医国药，2008，19(7)：1581

[736] 杨来秀，温爱平，王玉华，等．石榴的质量标准研究 [J]．时珍国医国药，2008，19(7)：1635

[737] 陈少锋，黄琳芸，钟鸣，等．瑶药"猛老虎"对大鼠免疫性肝纤维化影响的实验研究 [J]．时珍国医国药，2008，19(8)：1813

[738] 王雨梅，杜瑞芳，刘卫东，等．高效液相色谱法同时测定百金花中龙胆苦苷和咖啡因的含量 [J]．时珍国医国药，2008，19(9)：2134

[739] 周林宗，王波，韦薇，等．电子耦合等离子体发射光谱测定彝药草乌中的微量元素 [J]．时珍国医国药，2008，19(9)：2141

[740] 刘涛，马龙，赵军，等．琐琐葡萄多糖对大鼠体外免疫性肝损伤保护作用的研究 [J]．时珍国医国药，2008，19(10)：2325

[741] 丛媛媛，王晓文，帕丽达·阿不力孜，等．正交实验法优选阿里红多糖的提取工艺[J]．时珍国医国药，2008，19(10)：2444

[742] 张婉，唐丽，谢坤，等．蒙药阿给制炭工艺

的实验研究 [J]. 时珍国医国药, 2008, 19
(11): 2587

[743] 程珍, 阿依古力·阿不列孜, 马庆玲,
等. 紫外分光光度法测定鹰嘴豆和豆芽中
异黄酮含量的研究 [J]. 时珍国医国药,
2008, 19(11): 2612

[744] 佟继铭, 李兰芳, 刘玉玲, 等. 满药赤雹果
乙醇提取物治疗原发性痛经的实验研究[J].
时珍国医国药, 2008, 19(11): 2688

[745] 肖威, 斯拉甫·艾白, 李治建. 新疆一枝
蒿抗炎作用研究 [J]. 时珍国医国药,
2008, 19(12): 2836

[746] 王丽蕃, 郑娟, 徐斯凡. 藏党参和潞党参
中活性成分含量的对比研究 [J]. 时珍国
医国药, 2008, 19(12): 2928

[747] 李治建, 古力娜·达吾提, 斯拉甫·艾白.
地锦草提取物体外抗真菌作用研究 [J]. 时
珍国医国药, 2008, 19(12): 2858

[748] 戴斌, 丘翠嫦, 戴向东, 等. 水罗伞的化学
成分(I) [J]. 中草药, 2003, 34(1): 21

[749] 戴斌, 丘翠嫦, 梁洁. 薄层扫描法测定水罗
伞中水黄皮素的含量 [J]. 中草药, 2003,
34(2): 130

[750] 谭睿, 石雪蓉. 藏药色吉美多对小鼠实验
性肝损伤的保护作用 [J]. 中草药,
2005, 36(4): 576

[751] 普建新, 赵静峰, 羊晓东, 等. 藏药心叶
兔儿风中黄酮成分的研究 [J]. 中草药,
2005, 36(6): 819

[752] 蒋舜媛, 孙辉, 黄雪菊, 等. 羌活和宽叶
羌活的环境土壤学研究 [J]. 中草药,
2005, 36(6): 917

[753] 马雁鸣, 赵芸, 吴韬, 等. 高效液相制备
色谱制备一枝蒿酮酸对照品 [J]. 中草
药, 2005, 36(7): 1002

[754] 王治平, 孟祥平, 樊化, 等. 滇桂艾纳香
挥发油化学成分的 GC - MS 分析 [J]. 中
草药, 2005, 36(8): 1138

[755] 杨慧玲, 刘建全. 9种"藏茵陈"原植物中
的7种有效化学成分研究 [J]. 中草药,
2005, 36(8): 1233

[756] 张继, 马君义, 杨永利, 等. 烈香杜鹃挥
发性成分的分析研究 [J]. 中草药,

2003, 34(4): 304

[757] 李涛, 王天志. 藏药加哇的品种考证[J].
中草药, 2003, 34(6): 567

[758] 王世盛, 肖红斌, 刘秀梅, 等. 藏药抱茎
獐牙菜中的𠮷酮类成分研究[J]. 中草药,
2003, 34(10): 878

[759] 张存彦, 王成港, 陈继英, 等. HPLC 法测
定藏茴香油中葛缕酮 [J]. 中草药,
2005, 36(9): 1344

[760] 吴立宏, 朱恩圆, 张紫佳, 等. 广西产丁公
藤原植物的调查及商品丁公藤主流品种的鉴
定 [J]. 中草药, 2005, 36(9): 1398

[761] 李玉林, 索有瑞. 藏药大果大戟中的巨大
戟烷型二萜酯类成分 [J]. 中草药,
2005, 36(12): 1763

[762] 戴春燕, 陈光英, 朱国元, 等. 战骨茎的
化学成分研究 [J]. 中草药, 2007, 38
(1): 34

[763] 刘圆, 孟庆艳, 彭镰心, 等. 川产藏药材
不同产地红毛五加多糖的比较 [J]. 中草
药, 2007, 38(1): 283

[764] 关永霞, 杨小生, 佟丽华, 等. 苗药地瓜
藤化学成分的研究 [J]. 中草药, 2007,
38(3): 342

[765] 洪霞, 蔡光明, 肖小河. 藏药蕨麻中三萜
类化合物的结构研究 [J]. 中草药,
2006, 37(2): 165

[766] 姜华, 胡君茹, 刘霞. 镰形棘豆的研究进
展 [J]. 中草药, 2006, 37(2): 314

[767] 柳军玺, 魏小宁, 鲁润华, 等. 藏药窄叶
小苦荬的化学成分研究 [J]. 中草药,
2006, 37(3): 338

[768] 吕建炜, 张承忠, 李冲, 等. 金沙绢毛菊
的三萜成分 [J]. 中草药, 2006, 37(3):
349

[769] 帕丽达, 米仁沙, 丛媛媛, 等. 新疆罗勒
挥发油的化学成分研究 [J]. 中草药,
2006, 37(3): 350

[770] 黄瑞松, 梁启成, 莫建光, 等. 不同时间
采集壮药土垅大白蚁菌圃指纹图谱的研究
[J]. 中草药, 2006, 37(3): 439

[771] 乌力吉特古斯, 白学良, 阿拉坦松布尔,
等. 蒙药草乌叶化学成分及临床研究进展

[J].中草药,2006,37(3):472

[772] 冯毅凡,郭晓玲,韩亮.瑶药苦耽挥发性成分 GC－MS 分析 [J].中草药,2006,37(4):668

[773] 林鹏程,李帅,王素娟,等.白花酸藤果中苯酚类化学成分的研究 [J].中草药,2006,37(6):818

[774] 陈青,杨小生,朱海燕,等.贵州产白刺花种子的化学成分研究 [J].中草药,2006,37(7):986

[775] 王梦月,卫莹芳,李晓波.荨麻抗风湿活性部位的化学成分研究 [J].中草药,2006,37(9):1300

[776] 刘圆,孟庆艳,彭镰心,等.RP－HPLC 法测定藏药龙胆花的两种原植物白花龙胆和蓝玉簪龙胆中龙胆苦苷 [J].中草药,2006,37(11):1738

[777] 台海川.RP－HPLC 法测定云南杨梅树皮中白杨素 [J].中草药,2006,37(12):1883

[778] 刘美凤,丁怡,杜力军.傣药竹叶兰的化学成分研究 [J].中草药,2007,38(5):676

[779] 张丽,李灵芝,龚海英,等.蕨麻石油醚部位的抗氧化活性研究 [J].中草药,2007,38(6):889

[780] 吕芳,徐筱杰.粗糙黄堇化学成分的研究 [J].中草药,2007,38(7):990

[781] 曲功霖,欧阳捷,孔德云,等.蒙药胭脂花的化学成分研究 [J].中草药,2007,38(9):1308

[782] 苏来曼·哈力克,凯赛尔·阿不拉,敏德.RP－HPLC 测定不同产地不同采集期天山雪莲中绿原酸和芦丁 [J].中草药,2007,38(9):1412

[783] 确生,张岩松,赵玉英.藏药镰形棘豆的化学成分研究 [J].中草药,2007,38(10):1458

[784] 李明,伍贤学,成丽.藏药雪灵芝研究进展 [J].中草药,2007,38(11):附1

[785] 戴斌,丘翠嫦,戴向东,等.玉郎伞与水罗伞的生药学比较研究 [J].中草药,2007,38(12):1889

[786] 乌力吉特古斯,柳占彪,王怀松,等.草乌叶总生物碱对小鼠免疫功能的影响[J].中草药,2008,39(7):1064

[787] 周渊,冀保全,王炜,等.宽叶荨麻化学成分的研究 [J].中草药,2008,39(9):1296

[788] 李宝强,宋启示.云南蕊木枝叶化学成分研究 [J].中草药,2008,39(9):1299

[789] 吴霞,于志斌,叶蕴华,等.萆薢化学成分的研究 [J].中草药,2008,39(2):178

[790] 肖正华,蔡玉鑫,阿依别克·马力克.大叶白蜡树种子化学成分研究 [J].中草药,2008,39(2):191

[791] 杨爱梅,鲁润华,师彦平.圆穗兔耳草化学成分的研究.中草药,2008,39(3):337

[792] 刘美凤,丁怡,杜力军.HPLC 法测定竹叶兰根茎中竹叶兰烷 [J].中草药,2008,39(3):448

[793] 李荣英,李学兰,管艳红.苦味叶下珠种子发芽试验 [J].中药材,2004,27(1):4

[794] 布日额.蒙药材阿布嘎的本草考证 [J].中药材,2004,27(2):137

[795] 李咏华,葛发欢,苏薇薇.水母雪莲花研究进展 [J].中药材,2004,27(4):297

[796] 李荣英,李学兰,管艳红.苦味叶下珠栽培技术 [J].中药材,2004,27(7):478

[797] 布日额.蒙药材栀子的本草考证 [J].中药材,2004,27(9):692

[798] 李兵,黄志其,韦建华,等.民族药草龙药材的质量控制研究 [J].安徽农业科学,2012,40(27):13338

[799] 伊乐泰,哈森其其格,娜仁其其格,等.通古斯鄂温克民族药物调查报告 [J].中国民族医药杂志,2013,(1):37.

[800] 蒋才武,曾春辉,刘寿养.壮族药战骨的性状与显微鉴别 [J].中药材,2004,27(11):811

[801] 布日额,其其格玛,东格尔道尔吉.蒙药邦孜道的本草考证 [J].中药材,2004,27(12):952

[802] 覃容贵，罗忠圣．九头狮子草醇提物药效学的实验研究 [J]．中药材，2006，29 (9)：961

[803] 汪洪武，刘艳清．正交试验法优选水泽兰总黄酮提取工艺研究 [J]．中药材，2006，29(9)：977

[804] 张丽霞，马洁，管燕红．传统傣药对叶豆的栽培技术 [J]．时珍国医国药，2004，l5(5)：320

[805] 吴柒柱，包巴特尔，白海花．蒙药肋柱花的研究进展 [J]．时珍国医国药，2004，l5(6)：366

[806] 里二，李荣英，彭朝忠，等．傣药苦味叶下珠的利用价值及栽培技术 [J]．时珍国医国药，2004，15(6)：378

[807] 刘朝霞，邹坤，杨兴海，等．扣子七乙醇提取物抗炎与镇痛活性的实验研究 [J]．时珍国医国药，2004，15(8)：465

[808] 马秀敏，周小英，张立，等．天山堇菜提取物的体外抗菌实验 [J]．时珍国医国药，2004，l5(8)：470

[809] 黄小平，张莉，杨大坚．露木尔不同工艺产物药理活性比较研究 [J]．时珍国医国药，2004，15(8)：475

[810] 管燕红，马洁，张丽霞．傣药葫芦茶的栽培技术 [J]．时珍国医国药，2004，15(9)：564

[811] 赵士贵．独一味的药理及临床应用 [J]．时珍国医国药，2004，l5(12)：873

[812] 吕金良，牟新利，王武宝，等．维药芹菜籽化学成分研究 [J]．时珍国医国药，2006，17(1)：6

[813] 马云桐，万德光．浅析中药虎杖同物异名现象 [J]．时珍国医国药，2006，17(1)：21

[814] 李学坚，邓家刚，覃振林，等．银合欢不同植株部位的降血糖作用研究 [J]．时珍国医国药，2006，17(2)：167

[815] 王双，刘兴华，董晓光．西红花的真伪鉴别 [J]．时珍国医国药，2006，17(2)：247

[816] 李秀丽，叶峰，俞腾飞．余甘子的药理研究进展 [J]．时珍国医国药，2006，17(2)：266

[817] 丁莉，陈志，金兰，等．玉树獐牙菜对小鼠实验性肝损伤的保护及肝糖原的影响 [J]．时珍国医国药，2007，l8(7)：1567

[818] 黄琳芸，余胜民，钟鸣，等．瑶药葫芦钻提取物抗肿瘤作用的实验研究 [J]．时珍国医国药，2007，l8(7)：1590

[819] 曾勇，李佳川，孟宪丽，等．独一味滴丸一般药理学实验研究 [J]．时珍国医国药，2007，l8(7)：1644

[820] 杜然，张海燕，黄炜，等．藏药沙棘超临界 CO_2 萃取挥发性组分的 GC－MS 分析 [J]．时珍国医国药，2007，l8(7)：1660

[821] 李鹏，王鲁石，唐辉．天山花楸的生药学研究 [J]．时珍国医国药，2007，l8(8)：1845

[822] 万定荣．垂盆草及其同属(景天属)药用种的民族医疗应用 [J]．时珍国医国药，2007，18(8)：1853

[823] 乌莉亚·沙衣提，耿萍，虞慧云．维药芹菜籽总黄酮含量测定及提取工艺研究[J]．时珍国医国药，2007，l8(9)：2102

[824] 文永新，黄永林，朱廷春，等．反相高效液相色谱法测定艾纳香中不同部位花椒油素的含量 [J]．时珍国医国药，2007，l8(9)：2137

[825] 汪鋆植，邹坤，杜婷婷，等．土家族药紫金砂的生药学研究 [J]．时珍国医国药，2007，18(9)：2146

[826] 贺金华，赵军，闫明，等．睡莲花总酚酸超声提取工艺研究 [J]．时珍国医国药，2007，18(10)：2360

[827] 樊莲莲，刘金荣，苏文成，等．维药白刺总黄酮对亚急性衰老模型小鼠抗氧化作用的研究 [J]．时珍国医国药，2007，18(10)：2438

[828] 杨柯，郑作文．广西藤茶提取物 TTE 抗鸭乙型肝炎病毒的实验研究 [J]．时珍国医国药，2007，18(11)：2634

[829] 许卉，杨小玲，刘生，等．土木香的倍半萜类化学成分研究 [J]．时珍国医国药，2007，18(11)：2738

[830] 熊亚平，但飞君，陈国华，等．紫金砂体外抗菌活性的研究 [J]．时珍国医国药，

2007, 18(11): 2740

[831] 闫志慧, 张冬梅, 杨永建. 鲜卑花属植物炮制后挥发油化学成分的分析 [J]. 时珍国医国药, 2007, 18(11): 2764

[832] 魏屹, 丁雪娇, 包金颖. 高效液相色谱法测定余甘子药材中槲皮素的含量 [J]. 时珍国医国药, 2008, 19(7): 1634

[833] 邵红霞, 杨九艳, 韩继新, 等. 蒙药杉叶藻的生药鉴定 [J]. 时珍国医国药, 2008, 19(8): 1943

[834] 陈洪涛, 蔡丹昭, 林立波. 榕树叶总黄酮超声提取工艺条件的研究 [J]. 时珍国医国药, 2008, 19(8): 1955

[835] 刘雪梅, 梁建钦, 卢彬, 等. 超临界二氧化碳法萃取沙姜鲜品和干品挥发油化学成分的研究 [J]. 时珍国医国药, 2008, 19(8): 2007

[836] 宋萍, 李存仁, 于军. 分光光度法测定藏药鬼箭锦鸡儿中总黄酮的含量 [J]. 时珍国医国药, 2008, 19(9): 2066

[837] 美丽万·阿不都热依木, 姜丽娟, 阿吉艾克拜尔·艾萨. 维药老鼠瓜不同部位白花菜苷的含量测定 [J]. 时珍国医国药, 2008, 19(9): 2084

[838] 陈谨, 邓赟, 唐天君, 等. 小花青风藤三萜成分的研究 [J]. 中草药, 2004, 35(1): 16

[839] 羊晓东, 赵静峰, 郭洁, 等. 云南兔耳草的黄酮类化合物 [J]. 中草药, 2004, 35(3): 257

[840] 樊海燕, 赛音, 宋一亭. 蒙药广枣的研究进展 [J]. 中草药, 2004, 35(3): 353

[841] 李维莉, 彭永芳, 马银海, 等. 云南麻烘罕的化学成分研究 [J]. 中草药, 2004, 35(4): 385

[842] 郑秀萍, 石建功. 短筒兔耳草化学成分的研究 [J]. 中草药, 2004, 35(5): 503

[843] 王世盛, 徐青, 肖红斌, 等. 抱茎獐牙菜中的苷类成分 [J]. 中草药, 2004, 35(8): 847

[844] 王德贤, 武晓熊, 朱志红, 等. 几种药剂对椭圆叶花锚种子发芽力的影响 [J]. 中草药, 2004, 35(12): 1406

[845] 包保全, 孙启时, 包巴根那. 花锚属植物化学成分及生物活性研究进展 [J]. 中药材, 2003, 26(5): 382

[846] 谭睿, 王波, 陈士林. 气相色谱-质谱法分析藏茴香药材挥发油成分 [J]. 中药材, 2003, 26(12): 869

[847] 楼洪刚, 何俏军, 吴红梅, 等. 鸡肝散总黄酮抗胸痹证的实验研究 [J]. 中药材, 2003, 26(12): 878

[848] 赵云, 阮金兰, 蔡亚玲. 石南藤中马兜铃内酰胺类化学成分研究 [J]. 中药材, 2005, 28(3): 191

[849] 韦家福, 桑彤, 丘明明. 木芙蓉根的性状与显微鉴定 [J]. 中药材, 2005, 28(6): 458

[850] 常艳旭, 苏格尔, 尹诚国, 等. 锁阳不同生长期鞣质含量的动态研究 [J]. 中药材, 2005, 28(8): 643

[851] 瞿显友, 舒抒, 钟国跃, 等. 梳帽卷瓣兰的显微鉴定 [J]. 中药材, 2005, 28(8): 655

[852] 杨丽娟, 羊晓东, 李良. 藏药云南兔耳草的化学成分研究 [J]. 中药材, 2005, 28(9): 767

[853] 韩定献, 倪芳, 周志彬, 等. 铁箍散有效成分研究及其抗病毒作用 [J]. 中药材, 2005, 28(12): 1096

[854] 程战立, 时岩鹏, 种小桃, 等. 藏紫菀化学成分的研究(Ⅱ) [J]. 中草药, 2011, 42(1): 42

[855] 王亚俊, 王李梅, 杨爽, 等. HPLC法测定不同采收期香青兰中田蓟苷和藿香苷 [J]. 中草药, 2011, 42(1): 91

[856] 瞿江媛, 王梦月, 王春明, 等. 玉簪抗炎活性部位及化学成分研究 [J]. 中草药, 2011, 42(2): 217

[857] 王晓梅, 张倩, 热娜·卡斯木, 等. 锁阳全草化学成分的研究 [J]. 中草药, 2011, 42(3): 458

[858] 任爱梅. 异叶青兰化学成分及抑菌活性研究 [J]. 中草药, 2011, 42(4): 664

[859] 吴涛, 蒋岚, 阿吉艾克拜尔·艾萨. 棉花花总黄酮片中黄酮类化合物的测定 [J].

中草药, 2011, 42(4): 713

[860] 陈叶, 罗光宏, 王进, 等. 锁阳的一个新寄主植物 [J]. 中草药, 2011, 42(5): 1007

[861] 王青虎, 武晓兰, 王金辉. 蒙药小白蒿化学成分的研究 (II) [J]. 中草药, 2011, 42(6): 1075

[862] 杨雁, 王于方, 赵雷, 等. 羊耳菊花的化学成分研究 [J]. 中草药, 2011, 42(6): 1083

[863] 吴春蕾, 刘圆, 张志锋, 等. 大孔吸附树脂富集纯化白花刺参总皂苷的工艺 [J]. 中草药, 2011, 42(6): 1130

[864] 艾则孜·莫合买提, 巴哈尔古丽·黄尔汗. HPLC 法测定阿尔泰新牡丹中盐酸巴马汀 [J]. 中草药, 2011, 42(6): 1147

[865] 吴奶珠, 黄帅, 王友松, 等. 藏药樱草杜鹃的黄酮类成分研究 [J]. 中草药, 2011, 42(7): 1279

[866] 张瑛, 袁怡, 崔保松, 等. 宽苞水柏枝醋酸乙酯部位化学成分 [J]. 中国中药杂志, 2011, 36(8): 1019

[867] 冯文娟, 欧阳发, 苏亚伦, 等. 蒙古沙冬青的化学成分 [J]. 中国中药杂志, 2011, 36(8): 1040

[868] 郑娟, 王丽蕃, 胡华刚, 等. 藏党参总黄酮含量的测定 [J]. 时珍国医国药, 2010, 21(1): 42

[869] 郭力城, 杨东爱, 余胜民, 等. 土甘草药理作用研究 [J]. 时珍国医国药, 2010, 21(1): 154

[870] 刘杰书, 李泳锋. 土家药夜关门功能的本草学研究与思考 [J]. 时珍国医国药, 2010, 21(1): 197

[871] 刘志红, 宋之光, 雷怀彦, 等. 土荆芥生长土壤的环境地球化学特征 [J]. 时珍国医国药, 2010, 21(1): 252

[872] 胡嘉蕴, 卢燕, 黄永凤, 等. 小百部药材的总皂苷含量与质量标准研究 [J]. 时珍国医国药, 2010, 21(2): 307

[873] 李莹, 雨田, 龙艳群, 等. 民族药菊三七的生药学研究 [J]. 时珍国医国药, 2010, 21(2): 418

[874] 谭为, 何江, 徐芳, 等. 光白英果实的生药学研究 [J]. 时珍国医国药, 2010, 21(2): 421

[875] 彭朝忠, 祁建军, 李先恩. 元阳哈尼族传统药用植物利用的调查研究 [J]. 时珍国医国药, 2010, 21(2): 428

[876] 刘杰书, 李泳锋, 刘金龙. 羊耳蒜中化学成分的气相色谱-质谱联用分析比较 [J]. 时珍国医国药, 2010, 21(3): 529

[877] 段小群, 刘永明, 卢曦, 等. 雪灵芝提取物对体外诱导肝细胞脂肪变性的影响 [J]. 时珍国医国药, 2010, 21(3): 554

[878] 杨卫丽, 赖伟勇, 张俊清, 等. 黎药胆木不同提取部位急性毒性实验研究 [J]. 时珍国医国药, 2010, 21(3): 568

[879] 孙羽, 海莉, 任朝琴, 等. 民族药扶芳藤的生药学鉴定 [J]. 时珍国医国药, 2010, 21(3): 670

[880] 吴涛, 仲婕, 信学雷, 等. 毛菊苣种子质量标准研究 [J]. 时珍国医国药, 2010, 21(3): 705

[881] 强永在, 巴俊杰, 渠弼, 等. 蒙药材沙蓬的生药学研究 [J]. 时珍国医国药, 2009, 20(1): 45

[882] 周英, 王慧娟, 段震, 等. 民族药响铃草的体外抑菌活性研究 [J]. 时珍国医国药, 2009, 20(1): 67

[883] 李厚聪, 刘圆. 民族药透骨草的生药学研究 [J]. 时珍国医国药, 2009, 20(1): 115

[884] 卢滨, 范云双, 万定荣, 等. 绿升麻中菠萝蜜烷型三萜类成分研究 [J]. 时珍国医国药, 2009, 20(2): 267

[885] 夏从龙, 段新瑜, 何华斌, 等. 民族药岩陀药材中岩白菜素的高效液相色谱定量分析 [J]. 时珍国医国药, 2009, 20(2): 289

[886] 陈毅飞, 蒋才武, 胡东南. 风湿壮药超微粉的消炎镇痛作用研究 [J]. 时珍国医国药, 2009, 20(2): 311

[887] 杨红澎, 赵钰玲, 蒋与刚, 等. 蓝玉簪龙胆挥发油化学成分气相色谱-质谱联用分析 [J]. 时珍国医国药, 2009, 20(2):

347

[888] 张应鹏，杨云裳，刘宇，等．藏药川西獐牙菜挥发性化学成分及抑菌活性研究［J］．时珍国医国药，2009，20(3)：595

[889] 张桢，刘光明，肖怀，等．狐尾哥的化学成分研究［J］．时珍国医国药，2009，20(3)：702

[890] 王莉宁，徐必学，林华容，等．蓝布正化学成分的研究［J］．时珍国医国药，2009，20(4)：798

[891] 常福厚，齐君，范蕾，等．高效液相色谱法测定蒙药黄花铁线莲中槲皮素的含量［J］．时珍国医国药，2009，20(4)：911

[892] 韦记青，石天松，蒋运生，等．壮药战骨综合研究分析［J］．时珍国医国药，2009，20(4)：965

[893] 谢坤，朴香兰，崔箭．蒙药阿给炭中挥发油的气相色谱－质谱联用［J］．时珍国医国药，2009，20(5)：1037

[894] 王鲁妹，张芹，唐辉，等．天山花楸叶醇提液的絮凝工艺［J］．时珍国医国药，2009，20(6)：1376

[895] 钱海兵，孙宜春，黄婕，等．芭蕉根不同提取物的抗炎镇痛作用研究［J］．时珍国医国药，2010，21(4)：780

[896] 安慧霞，李治建，古力娜·达吾提，等．地锦草提取物对红色毛癣菌酶活性的影响［J］．时珍国医国药，2010，21(4)：787

[897] 敖恩宝力格，邰丽华，胡日都胡．瓣蕊唐松草根茎中抗氧化性物质的提取研究［J］．时珍国医国药，2010，21(4)：872

[898] 吕颖，王栋，林燕，等．蒙药材草乌及其炮制品中几种双酯型生物碱的含量比较［J］．时珍国医国药，2010，21(5)：1086

[899] 吴建芳，李炳奇，薛梅，等．天山堇菜中总黄酮和多糖的微波提取与含量测定［J］．时珍国医国药，2010，21(5)：1105

[900] 杨晓莉，罗常辉，蓝海．隔山消中钙镁铁铜锰锌的含量测定［J］．时珍国医国药，2010，21(5)：1151

[901] 张强祖，杨进，周媛．高效液相色谱法测定茄根中绿原酸含量［J］．时珍国医国药，2010，21(6)：1342

[902] 韦松基，蒙万春，戴忠华．壮药饭汤子中总黄酮的含量测定［J］．时珍国医国药，2010，21(6)：1356

[903] 周萍，王成军，杨颖．西归中砷汞镉铅含量的测定［J］．时珍国医国药，2010，21(6)：1403

[904] 李春，岳党昆，卜鹏滨，等．血党化学成分的研究［J］．中国中药杂志，2006，31(7)：562

[905] 宋卫霞，吉腾飞，司伊康，等．新疆一枝蒿化学成分的研究［J］．中国中药杂志，2006，31(21)：1790

[906] 黄一平，段金廒，季锡中．藏药牦牛骨炮制研究［J］．中国中药杂志，2006，31(20)：1735

[907] 张莉，王继生，任凌燕，等．灰绿黄堇的生药学研究［J］．中国中药杂志，2006，31(2)：167

[908] 李丹，刘明生，李占林，等．海南裂叶山龙眼化学成分的研究［J］．中国中药杂志，2008，33(4)：409

[909] 史高峰，黄新异，鲁润华．藏药短管兔耳草的化学成分研究［J］．中国中药杂志，2006，31(2)：164

[910] 李进，瞿伟菁，张素军，等．黑果枸杞色素的抗氧化活性研究［J］．中国中药杂志，2006，31(14)：1179

[911] 尚小雅，李冲，张承忠，等．藏药五脉绿绒蒿中非生物碱成分［J］．中国中药杂志，2006，31(6)：167

[912] 巴吐尔·买买提明，程路峰，闫冬，等．草棉花花瓣提取物对大鼠肝损伤的保护作用［J］．中国中药杂志，2008，33(15)：1873

[913] 董常青，周莹，易红，等．广西地不容总生物碱的含量测定方法［J］．中国中药杂志，2004，29(9)：915

[914] 关昕璐，阎玉凝，任子和，等．翼首草的鉴别研究［J］．中国中药杂志，2004，29(11)：1027

[915] 施树云，周长新，徐艳，等．蒙古蒲公英的化学成分研究［J］．中国中药杂志，

2008，33（10）：1147

[916] 周欣，胡晓娜，陈华国，等.苗药黑骨藤不同提取方法提取物的 GC－MS 分析[J].中国中药杂志，2008，33（12）：1495

[917] 黄勇其，邓纬，叶世芸，等.习见蓼提取物利尿止血及镇痛作用与急性毒性研究[J].时珍国医国药，2005，16（7）：601

[918] 王爱芹，李军林，李家实.藏边大黄的化学成分研究[J].中草药，2010，41（3）：343

[919] 王毓杰，曾陈娟，姚喆，等.铁棒锤及其炮制品中二萜生物碱化学成分研究[J].中草药，2010，41（3）：351

[920] 樊鹏程，李茂星，贾正平，等.RP－HPLC同时测定不同产地独一味药材中4种环烯醚萜苷[J].中草药，2010，41（3）：483

[921] 刘圆，张浩，尚远宏，等.藏药甘松及翼首草生药学鉴定[J].时珍国医国药，2006，17（10）：18991

[922] 王焕弟，谭成玉，白雪芳，等.藏药湿生扁蕾的抑菌作用研究[J].时珍国医国药，2006，17（10）：1901

[923] 许娜，许旭东，杨俊山.猫须草的研究进展[J].中草药，2010，41（5）：附12

[924] 张喜萍，杨雁，吴明，等.祁州漏芦根的化学成分研究[J].中草药，2010，41（5）：860

[925] 董琦，马世震，胡凤祖.HPLC法测定不同采收期栽培藏木香中内酯类成分[J].中草药，2010，41（7）：1186

[926] 姜月霞，刘侠，刘明生.海南青牛胆抗骨质疏松的药效学研究[J].中草药，2010，41（8）：1348

[927] 薛恒跃，于黎明，王钢力，等.萝卜秦艽中的一个新的环烯醚萜苷[J].中草药，2009，40（1）：8

[928] 李宇彬，王崴，于蕾，等.野西瓜挥发油抑制人胃癌 SGC－7901 细胞增殖的研究[J].中草药，2009，40（1）：89

[929] 蔡鹰，陆晓和，魏群利，等.回心草药材HPLC指纹图谱研究[J].中草药，2009，40（1）：123

[930] 徐文华，陈桂琛，周国英，等.藏药马尿泡离体快繁技术研究[J].中草药，2009，40（2）：297

[931] 李药兰，戴杰，黄伟欢，等.黄花倒水莲化学成分及其抗病毒活性研究[J].中草药，2009，40（3）：345

[932] 唐丽，李国玉，杨柄友，等.广枣化学成分的研究[J].中草药，2009，40（4）：541

[933] 叶婕颖，张庆芝，饶高雄.傣药芽鲁哈咪卖的化学成分研究[J].中草药，2009，40（6）：850

[934] 钟世红，卫莹芳，古锐.HPLC法测定红毛五加中刺五加苷[J].中草药，2009，40（6）：979

[935] 贺晓华，王小淞，曾建国，等.HPLC法测定赶黄草中槲皮苷、槲皮素和乔松素－7－O－葡萄糖苷[J].中草药，2009，40（6）：981

[936] 图雅，张贵君，刘志强，等.蒙药草乌芽中药效组分的电喷雾串联质谱分析[J].中草药，2009，40（5）：694

[937] 周渊，王炜，闫兴国，等.宽叶荨麻化学成分研究（Ⅱ）[J].中草药，2009，40（5）：711

[938] 李治建，古力娜·达吾提，肖威，等.地锦草提取物抗真菌作用及对皮肤真菌超微结构的影响[J].中草药，2009，40（5）：758

[939] 徐燃，刘学群，王静，等.傣药"锅麻过"的显微与薄层色谱鉴定[J].中药材，2009，32（1）：39

[940] 舒抒，李隆云，卫莹芳，等.藏药波棱瓜伪品西藏赤瓟子、苦瓜子的鉴别[J].中药材，2009，32（1）：41

[941] 宗玉英，余满堂，车镇涛，等.藏药喜马拉雅紫茉莉及其几种易混淆毒性药材的显微鉴别[J].中药材，2009，32（1）：47

[942] 邓锷，杨军，王立强，等.扯根菜多糖的提取[J].中药材，2009，32（1）：121

[943] 尹文清，张岩，宋鑫明，等.石柑子总有机酸的提取工艺与含量测定[J].中药材，2009，32（1）：124

[944] 芮鸣，张芹，唐辉，等.RP－HPLC同时测

定天山花楸中绿原酸、芦丁和金丝桃苷含量[J].中药材,2009,32(2):232

[945] 李丹平,陈雨洁,万定荣,等.鄂西土家族常用百合科植物药[J].中药材,2009,32(5):676

[946] 倪慧艳,张朝晖.文冠木化学成分研究[J].中药材,2009,32(5):702

[947] 吕芳,徐筱杰.藏药镰形棘豆中化学成分研究[J].中药材,2006,29(12):1303

[948] 盛萍,帕丽达·阿不力孜,张焜,等.维吾尔药睡莲花中烟花苷的含量测定[J].中药材,2006,29(12):1313

[949] 傅予,白央,达娃卓玛,等.藏波罗花的化学成分研究[J].中国中药杂志,2010,35(1):58

[950] 王毓杰,张静,田会萍,等.民族药铁棒锤炮制减毒原理初步研究[J].中国中药杂志,2010,35(5):588

[951] 周涛,杨占南,江维克,等.民族药大果木姜子果实挥发油成分的变异及其规律[J].中国中药杂志,2010,35(7):852

[952] 李占军,薛培凤,解红霞,等.蒙药河柏的化学成分研究[J].中国中药杂志,2010,35(7):865

[953] 郗峰,邓君,王彦涵.藏药短管兔耳草的化学成分研究[J].中国中药杂志,2010,35(7):869

[954] 谢文利,朱江,赵艳威,等.糙苏素的抗肿瘤活性研究[J].中国中药杂志,2010,35(9):1189

[955] 何丽,张援虎,唐丽佳,等.金线吊乌龟茎叶中生物碱的研究[J].中国中药杂志,2010,35(10):1272

[956] 聂颖杰,林鹏程.HPLC测定藏药麻花艽地上部位5种有效成分的含量[J].中国中药杂志,2010,35(10):1276

[957] 袁怡,崔保松,张瑛,等.长梗喉毛花𠮷酮化学成分的研究[J].中国中药杂志,2010,35(12):1577

[958] 段博文,李运,刘昕,等.柳茶多糖对小鼠免疫功能的影响[J].中国中药杂志,2010,35(11):1466

[959] 钟世红,古锐,李贵鸿,等.川西高原红毛五加群落生态学研究[J].中国中药杂志,2010,35(17):2227

[960] 章丹丹,聂绪强,潘会君,等.黑种草子总皂苷对炎症介质及ERK\MAPK信号转导通路的影响[J].中国中药杂志,2010,35(19):2594

[961] 岳正刚,訾佳辰,朱承根,等.手掌参的化学成分[J].中国中药杂志,2010,35(21):2852

[962] 古锐,钟国跃,罗维早,等.藏药甲地然果(花锚)中𠮷酮成分的含量测定[J].中国中药杂志,2010,35(21):2866

[963] 肖二,熊慧,陈小龙,等.榼藤子生品与炮制品HPLC指纹图谱研究[J].中国中药杂志,2010,35(23):3140

[964] 郗峰,邓君,王彦涵.藏药短管兔耳草中1个新苯乙醇苷类化合物[J].中国中药杂志,2009,34(16):2054

[965] 张帆,李臻,田树革,等.民族药小茴香炮制前后化学成分的变化分析[J].中国中药杂志,2009,34(7):829

[966] 刘普,邓瑞雪,段宏泉,等.糙苏根的化学成分研究[J].中国中药杂志,2009,34(7):867

[967] 薛恒跃,张春泓,王钢力,等.萝卜秦艽2个环烯醚萜苷研究[J].中国中药杂志,2009,34(1):57

[968] 常军民,扬玲玲,热娜·卡斯木.天山花楸醋酸乙酯部位化学成分研究[J].中国中药杂志,2009,34(1):175

[969] 任恒春,万定荣,邹忠梅.血三七化学成分的研究[J].中国中药杂志,2009,34(1):183

[970] 谢宇,张丽艳,梁斌,等.HPLC法测定头花蓼及制剂热淋清颗粒中槲皮苷的含量[J].中国中药杂志,2009,34(8):984

[971] 惠婷婷,孙赟,朱丽萍,等.云南傣族药物灯台叶中黄酮类成分[J].中国中药杂志,2009,34(9):1111

[972] 确生,赵玉英,周勇,等.藏药小叶毛球莸中对映－贝壳杉烯型二萜类成分研究[J].中国中药杂志,2009,34(12):1523

[973] 王青虎，王金辉，额尔登巴格那，等．蒙药小白蒿化学成分的研究 [J]．中草药，2009，40(10)：1540

[974] 张志锋，吴春蕾，刘圆，等．藏药多舌飞蓬不同提取物抗炎镇痛活性及急性毒性研究 [J]．中草药，2009，40(10)：1612

[975] 刘婕，许浚，张铁军．独一味中洋丁香苷和连翘酯苷 B 对照品的制备 [J]．中草药，2009，40(10)：1905

[976] 池翠云，王锋，雷婷，等．瑶药四方藤化学成分研究 [J]．中药材，2010，33(10)：1566

[977] 肖二，熊慧，赵应红，等．榼藤子及其炮制品的急性毒性及对胃肠运动的影响[J]．中药材，2010，33(11)：1704

[978] 陈燕，徐芳，谭为，等．三条筋叶与其混淆品肉桂叶的鉴别研究 [J]．中药材，2010，33(10)：1715

[979] 马生军，陆婷，张爱勤，等．维吾尔药材刺山柑种子组培快繁研究 [J]．中药材，2010，33(12)：1833

[980] 范开，王平，张秀丽，等．藏药螃蟹甲化学成分研究 [J]．中药材，2010，33(12)：1844

[981] 周文婷，依把代提·托合提，田树革，等．罗勒不同提取物对 3 种实验性血栓形成模型的影响 [J]．中药材，2010，33(12)：1922

[982] 周先礼，赖永新，阿萍，等．藏药髯花杜鹃挥发油化学成分研究 [J]．中药材，2010，33(1)：50

[983] 徐芳，何江，陈燕，等．维药水仙与其误用品新疆贝母的鉴别研究 [J]．中药材，2010，33(2)：205

[984] 范晓红，朱芸，成玉怀，等．准噶尔锁阳生药鉴别 [J]．中药材，2010，33(3)：366

[985] 卢金清，胡晓燕，曹儒宾，等．土家族药紫金砂中异欧前胡素的含量测定 [J]．中药材，2010，33(3)：395

[986] 耿铮，李旭波，侯颖，等．蓝玉簪龙胆治疗慢性支气管炎小鼠有效组分研究 [J]．中药材，2010，33(3)：428

[987] 景明，陈正君，罗永皎，等．药理效应法评价藏药湿生扁蕾的提取工艺 [J]．中药材，2010，33(3)：459

[988] 杨建华，胡君萍，张燕，等．维药没食子提取物抗辐射作用研究 [J]．中药材，2010，33(4)：599

[989] 滕红丽，陈科力，陈士林．壮药铁包金及其药材生品的物种基础 [J]．中药材，2010，33(5)：674

[990] 谭文红，韦群辉，李宏哲，等．傣药赪桐的鉴别研究 [J]．中药材，2010，33(5)：710

[991] 李玉兰，范贤，王永良，等．瑶药毛排钱草三萜类成分研究 [J]．中药材，2010，33(5)：720

[992] 王静，张巧玲，吴丽宁，等．傣药"坡扣"及其炮制品的比较研究 [J]．中药材，2010，33(7)：1058

[993] 刘志刚，刘晓燕，秦晋颖．飞龙掌血的 HPLC 指纹图谱研究 [J]．中药材，2010，33(8)：1240

[994] 吴怀恩，丘琴，陆海琳，等．赪桐的性状与显微鉴别 [J]．中药材，2010，33(9)：1392

[995] 何江，谭为，徐芳，等．黑加仑与其混淆品异果小檗的鉴别 [J]．中药材，2009，32(7)：1048

[996] 成玉怀，朱艳冬，曹孟华，等．药用倒提壶的性状与显微鉴别 [J]．中药材，2009，32(8)：1209

[997] 拉喜那木吉拉，巴根那，白淑珍，等．正交设计优选蒙药材森登乙醇提取工艺[J]．中药材，2009，32(8)：1293

[998] 李茂星，兰芝荟，樊鹏程，等．藏药镰形棘豆的研究进展 [J]．中药材，2009，32(8)：1318

[999] 侯群娥，郭志勇，邹坤，等．吉祥草乙酸乙酯部位化学成分研究 [J]．中药材，2009，32(9)：1402

[1000] 杨爱梅，杜静，苗钟环，等．藏药短尾铁线莲化学成分研究 [J]．中药材，2009，32(10)：1534

[1001] 周兵，杨久云．民族药物通关散的药用价值 [J]．中国民族民间医药，2012，

(6)：3

[1002] 杨东爱，余胜民，黄琳芸，等．壮药土甘草水提物及醇提物毒理学研究 [J]．时珍国医国药，2009，20(7)：1586

[1003] 钱海兵，王祥培，孙宜春，等．贵州野生与栽培头花蓼的主要药效质量评价研究 [J]．时珍国医国药，2009，20(7)：1597

[1004] 云雪林，赵能武，赵俊华，等．黔产瘤足蕨科、膜蕨科、裸子蕨科、书带蕨科药用植物的资源研究 [J]．时珍国医国药，2009，20(7)：1742

[1005] 赵能武，张敬杰，赵俊华，等．贵州产金星蕨科药用植物的种类和分布研究 [J]．时珍国医国药，2009，20(7)：1743

[1006] 赵文彬，谭勇，相颖，等．新疆准噶尔盆地阿魏资源调查 [J]．时珍国医国药，2009，20(8)：2024

[1007] 李鹏，朱芸，成玉怀．西伯利亚白刺和唐古特白刺的生药学鉴定 [J]．时珍国医国药，2009，20(8)：2060

[1008] 宁小清，廖冬燕，陈青，等．白花九里明的生药学研究 [J]．时珍国医国药，2009，20(9)：2202

[1009] 李小燕，杨立芳，邓光辉，等．壮药战骨高效液相色谱指纹图谱的研究 [J]．时珍国医国药，2007，18(2)：287

[1010] 刘朝霞，潘家荣，邹坤，等．扣子七挥发油成分的研究 [J]．时珍国医国药，2007，18(2)：301

[1011] 鞠爱华，杨九艳，孟咏梅，等．牛胆粉等3种特色蒙药材的薄层色谱鉴别研究 [J]．时珍国医国药，2007，18(2)：324

[1012] 美丽万·阿不都热依木，张晓玲．正交设计优选维药老鼠瓜生物碱提取物 [J]．时珍国医国药，2008，18(2)：344

[1013] 尹龙萍，邓毅，姚雷，等．维药祖发奇尼的抗菌和解痉作用实验研究 [J]．时珍国医国药，2007，18(2)：409

[1014] 张道英，张凌，许怀远．藏药打箭菊总黄酮的提取研究 [J]．时珍国医国药，2007，18(2)：440

[1015] 顾冬雨，吕金良，古丽娜·沙比尔，等．高效液相色谱法测定芹菜籽中3-正丁基苯酞的含量 [J]．时珍国医国药，2007，18(3)：513

[1016] 张雪梅，刘圆，孟庆艳．民族药马兰的生药学鉴定 [J]．时珍国医国药，2007，18(3)：557

[1017] 马丽娜，张铁军，田成旺，等．大孔树脂分离纯化川西獐牙菜中环烯醚萜苷类和屾酮类成分的工艺研究 [J]．中草药，2010，41(2)：228

[1018] 李胜华，伍贤进，郑尧，等．南酸枣树皮化学成分研究 [J]．中药材，2009，32(10)：1542

[1019] 吕江明，李春艳，米长忠，等．马比木及其混淆品光叶海桐的比较鉴别 [J]．中药材，2009，32(11)：1677

[1020] 彭永芳，李维莉，周珊珊，等．野坝子挥发油超声提取工艺优化的研究 [J]．中药材，2009，32(11)：1744

[1021] 易跃能，杨华，赵勇，等．渗漉法提取广枣中黄酮类成分的工艺研究 [J]．中国中药杂志，2010，35(14)：1806

[1022] 翟慧媛，李晨阳，唐生安，等．转筋草中的酚类成分及其抗氧化活性 [J]．中国中药杂志，2010，35(14)：1820

[1023] 施润菊，戴云，房敏峰，等．广枣水提物的 HPLC-ESI-MSⁿ 分析 [J]．中药材，2007，30(3)：294

[1024] 朱海涛，邓玉萍，陈吉炎，等．糯米芽的性状与显微鉴定 [J]．中药材，2007，30(4)：401

[1025] 程会云，冯伟力，孟宪纪，等．不同产地抱茎獐牙菜中齐墩果酸的含量比较 [J]．中药材，2007，30(5)：521

[1026] 宛蕾，覃仁安．雪胆提取物对实验性胃溃疡作用的研究 [J]．中国中药杂志，2003，28(3)：266

[1027] 盛萍，堵年生，古丽斯坦·哈斯木，等．维吾尔药材天山堇菜的生药学研究 [J]．中国中药杂志，2003，28(5)：470

[1028] 张丽艳，杨玉琴，高言明．贵州不同产地、不同物候期头花蓼中总黄酮的动态变化研究 [J]．中国中药杂志，2003，28(9)：889

[1029] 张兰珍,赵文华,郭亚健,等.藏药余甘子化学成分研究 [J].中国中药杂志,2003,28(9):940

[1030] 杨云裳,何荔,杨爱梅,等.藏药短穗兔耳草化学成分研究 [J].中国中药杂志,2005,30(2):153

[1031] 宋德勋,代建忠,张学愈,等.贵州民族药飞蛾七的药效学实验研究 [J].中国中药杂志,2005,30(3):215

[1032] 刘美凤,丁怡,张东明.竹叶兰菲类化学成分研究 [J].中国中药杂志,2005,30(5):353

[1033] 赵晓亚,孙汉董,吴继洲.冷水七根茎的化学成分研究 [J].中国中药杂志,2005,30(8):584

[1034] 李隆云,德吉拉姆,卫莹芳,等.藏药波棱瓜子的文献考查 [J].中国中药杂志,2005,30(12):893

[1035] 王波,刘屏,沈月毛,等.回心草化学成分研究 [J].中国中药杂志,2005,30(12):895

[1036] 杨云裳,马志刚,朱玲,等.藏药药材显微特征研究 [J].中国中药杂志,2005,30(12):936

[1037] 高咏莉,林瑞超,王钢力,等.藏药螃蟹甲HPLC指纹图谱 [J].中药材,2007,30(8):919

[1038] 程旺元,刘学群,万定荣,等.傣药"哥嘎"的显微鉴别 [J].中药材,2007,30(10):1224

[1039] 高咏莉,林瑞超,王钢力,等.藏药螃蟹甲的化学成分研究 [J].中药材,2007,30(10):1239

[1040] 艾尼娃尔·艾克木,热娜·卡斯木.新疆黑种草子的化学成分研究 [J].中药材,2007,30(10):1259

[1041] 梁俊玉,张继,刘阿萍,等.灰绿黄堇生物碱的研究 [J].中药材,2007,30(11):1386

[1042] 魏立新,杜玉枝.藏药材石榴籽超临界CO_2萃取成分的GC-MS分析 [J].中药材,2007,30(11):1401

[1043] 领小,博·格日勒图,苏日娜.木鳖子研究进展 [J].中药材,2007,30(11):1475

[1044] 乌莉娅·沙衣提,陈妍,耿萍,等.维药芹菜根化学成分的研究 [J].中药材,2007,30(12):1535

[1045] 吴霞,杨俊山.阿育魏实的化学成分研究 [J].中国中药杂志,2005,30(13):1028

[1046] 林鹏程,李帅,王素娟,等.白花酸果藤化学成分的研究 [J].中国中药杂志,2005,30(15):1215

[1047] 余文正,朱海燕,杨小生,等.毛子草化学成分及其促PC-12的分化作用研究I [J].中国中药杂志,2005,30(17):1335

[1048] 蒋才武,伍国梁,戴春燕,等.战骨叶挥发油的GC-MS分析 [J].中国中药杂志,2005,30(20):1629

[1049] 陈桂琛,卢学峰,孙菁,等.藏药抱茎獐牙菜的引种栽培研究 [J].中国中药杂志,2005,30(24):1957

[1050] 彭腾,涂永勤,邓赟,等.钟花报春花的化学成分研究 [J].中药材,2008,31(1):44

[1051] 图雅,张贵君,刘志强,等.传统蒙药草乌炮制原理的电喷雾质谱研究 [J].中药材,2008,31(2):204

[1052] 薛培凤,孙正丽,李占军,等.蒙药河柏中没食子酸的HPLC含量测定 [J].中药材,2008,31(2):242

[1053] 吕琳,庞声航,曾翠琼,等.壮药白花菜乙醇提取物的抗肿瘤作用及对小鼠免疫功能的影响 [J].中药材,2008,31(2):279

[1054] 覃筱燕,黎荣昌,云妙英,等.藏药旺拉提取物CE对亚急性衰老小鼠免疫功能的影响 [J].中药材,2008,31(3):413

[1055] 李明,田素英,徐婉婷.广东水源山土党参的生药学初步研究 [J].中药材,2008,31(4):511

[1056] 詹云静,赵磊,武晓玉,等.金沙绢毛菊三萜类成分的鉴别及含量测定 [J].中药材,2008,31(4):530

[1057] 徐燃,万定荣,赵莉,等.四叶景天的生药学鉴定研究 [J].中药材,2008,31

(5)：660

[1058] 蒋明廉，黄瑞松，吴毅，等．TLCS 法对广西产喜树果中喜树碱含量动态积累的研究 [J]．中药材，2008，31(5)：684

[1059] 唐坤，蔡应繁，李标，等．独一味提取方法的优化研究 [J]．中药材，2008，31(5)：756

[1060] 吴洁荣，万定荣，余姣君，等．土家药散血莲的性状与显微鉴定 [J]．中药材，2008，31(6)：829

[1061] 李帅，陈若芸，于德泉．三春水柏枝化学成分的研究 I [J]．中国中药杂志，2007，32(5)：403

[1062] 徐燃，刘学群，铁德馨，等．铁刀木的生药鉴定研究 [J]．中药材，2008，31(7)：974

[1063] 赵斌，董小萍，余娅芳，等．藏药螃蟹甲化学成分研究(I) [J]．中药材，2008，31(8)：1170

[1064] 李茂星，李文斌，贾正平，等．独一味和糙苏属关系的研究进展 [J]．中药材，2008，31(9)：1451

[1065] 赵奎君，梁晓乐，韦家福，等．壮药香姜的生药鉴定 [J]．中药材，2008，31(10)：1496

[1066] 黄敏，周如金，刘杰凤，等．超声波法提取紫色姜总姜黄素工艺研究 [J]．中药材，2008，31(11)：1755

[1067] 吴霞，刘净，于志斌，等．薰衣草中黄酮类化学成分的研究 [J]．中国中药杂志，2007，32(9)：821

[1068] 张松，格桑索朗，达娃卓玛，等．绵参化学成分的研究 [J]．中国中药杂志，2007，32(9)：824

[1069] 沈笑媛，杨小生，杨波，等．苗药土人参的化学成分研究 [J]．中国中药杂志，2007，32(10)：980

[1070] 万定荣，范晓磊，陈科力．江南卷柏的显微与 HPLC 指纹图谱鉴定 [J]．中国中药杂志，2007，32(11)：1094

[1071] 赵军，贺金华，闫明，等．维药睡莲花化学成分研究 [J]．中国中药杂志，2007，32(12)：1232

[1072] 谭永霞，孙玉华，陈若芸．鹰嘴豆化学成分研究 [J]．中国中药杂志，2007，32(16)：1650

[1073] 姚淑英，马云保，唐亚，等．轮叶棘豆的化学成分研究 [J]．中国中药杂志，2007，32(16)：1660

[1074] 斯拉甫·艾白，希尔艾力·吐尔逊，凯撒·苏来曼．阜康阿魏的最佳采收期研究 [J]．中国中药杂志，2007，32(17)：1809

[1075] 黄文哲，许春晖，周大成，等．RP-HPLC 测定当药中环烯醚萜和三萜类成分含量 [J]．中国中药杂志，2007，32(23)：2494

[1076] 姜华，詹文强，刘霞．藏药镰形棘豆的生药学鉴定 [J]．中国中药杂志，2007，32(24)：2664

[1077] 夏从龙，刘光明，张浩．走胆草的化学成分研究 [J]．中国中药杂志，2008，33(16)：1988

[1078] 图雅，张贵君，王淑敏，等．草乌叶及其煎煮液中生物碱类药效组分的电喷雾串联质谱研究 [J]．中国中药杂志，2008，31(7)：789

[1079] 杨涛，刘玉琴，王长虹，等．刺山柑的化学成分、药理活性与临床应用研究进展 [J]．中国中药杂志，2008，33(21)：2453

[1080] 杨红澎，确生，吴锡冬，等．蓝玉簪龙胆中苷类成分的研究 [J]．中国中药杂志，2008，33(21)：2505

[1081] 确生，赵玉英，张庆英．藏药小叶毛球莸化学成分研究 [J]．中国中药杂志，2008，33(22)：2639

[1082] 刘晓东，单丽辉，李玉珠，等．多叶棘豆组织培养及快速繁殖研究 [J]．中药材，2011，34(11)：1611

[1083] 邵晶，郭玫，樊秦，等．甘肃产不同品种藏药绿绒蒿的质量评价方法研究 [J]．中药材，2011，34(11)：1678

[1084] 刘畅，赵莉，王璐瑶，等．傣药"坡扣"及其炮制品不同提取部位的红外光谱比较鉴定 [J]．中药材，2011，34(11)：1687

[1085] 谭秀芳，李晓瑾，王强，等．新疆传统维药黑种草子 HPLC 指纹图谱研究 [J]．中药材，2011，34(12)：1857

[1086] 陈雄，达娃卓玛，次丹多吉，等．藏药巴夏嘎生药鉴定［J］．中药材，2011，34(12)：1869
[1087] 徐芳，王强，阿吉艾克拜尔·艾萨．新疆苒苢子挥发油成分气相色谱质谱法分析［J］．中药材，2011，34(12)：1887
[1088] 袁燕，刘向前，刘祖贞，等．闪式提取法研究苗药冠盖藤不同部位脂溶性成分［J］．中药材，2011，34(12)：1894
[1089] 景明，陈晖，刘喜平，等．藏药湿生扁蕾抗大鼠实验性溃疡性结肠炎有效部位筛选研究［J］．中药材，2011，34(12)：1934
[1090] 刀红英，王孝蓉．傣医治疗风湿痹症临床常用傣药介绍［J］．中国民族医药杂志，2011，17(11)：30
[1091] 肖丽香．傣医哈管底(蔓荆根)与叶的薄层鉴别与临床应用［J］．中国民族医药杂志，2011，17(11)：33
[1092] 卯明霞，彭霞，姜明辉，等．傣医嘎哩啰不同药用部位的鉴别［J］．中国民族医药杂志，2011，17(11)：35
[1093] 彭霞，姜明辉，台海川．傣医毛叶三条筋化学成分研究［J］．中国民族医药杂志，2011，17(11)：36
[1094] 仁绍坤，彭霞，陆应彩，等．傣药甜菜化学成分预试验［J］．中国民族医药杂志，2011，17(11)：37
[1095] 陆应彩，彭霞，台海川，等．傣医思茅蛇菰薄层色谱鉴别［J］．中国民族医药杂志，2011，17(11)：38
[1096] 贾米兰，陈丽，李学兰，等．HPLC 测定不同产地傣药肾茶中熊果酸的含量［J］．中国民族医药杂志，2011，17(11)：39
[1097] 陈常莲，泉山．蒙药材接骨木研究进展［J］．中国民族医药杂志，2011，17(11)：77
[1098] 于谦，裴凌鹏，葛亮，等．新疆不同产地唇香草中胡薄荷酮含量的高效液相色谱测定［J］．时珍国医国药，2011，22(10)：2354
[1099] 卫阳飞，杨永建，李建银，等．藏药柳茶提取物对四氧嘧啶糖尿病小鼠降糖作用的研究［J］．时珍国医国药，2011，22(10)：2460
[1100] 库尔班尼沙·买提卡思木，祖力皮亚·塔来提，古丽娜·达吾提，等．地锦草抗真菌有效部位中芦丁及槲皮苷含量的高效液相色谱法测定［J］．时珍国医国药，2011，22(11)：2584
[1101] 哈及尼沙，王强，阿吉艾克拜尔·艾萨，等．维药榲桲子脂肪酸化学成分气相色谱－质谱法分析［J］．时珍国医国药，2011，22(11)：2665
[1102] 韩瑞兰，吕玲玲，张春芳，等．蒙药紫花高乌头醇提物对大鼠肝功能和血细胞的影响［J］．时珍国医国药，2011，22(11)：2673
[1103] 陈千良，冀旭，赵磊，等．麻花秦艽中落干酸对照品的高效液相制备［J］．时珍国医国药，2011，22(12)：2967
[1104] 李海涛，彭朝忠，管燕红，等．傣药倒心盾翅资源调查［J］．时珍国医国药，2011，22(12)：2999
[1105] 谭德，古锐，张艺，等．HPLC 测定藏药翼首草中马钱苷的含量［J］．中国中药杂志，2011，36(24)：3472
[1106] 李志勇，王朝鲁，孙素琴，等．蒙药草乌叶及其提取物化学成分的红外光谱分析［J］．中国中药杂志，2011，36(23)：3281
[1107] 师霞，程芳，郭玫，等．HPLC 测定藏药五脉绿绒蒿中甲氧基淡黄巴豆亭碱的含量［J］．中国中药杂志，2011，36(23)：3290
[1108] 熊成文，林鹏程．藏药大籽獐牙菜的化学成分研究［J］．湖南中医药大学学报，2011，31(5)：34
[1109] 杨爱梅，王丽丽．藏药绵毛丛菔化学成分研究［J］．药物实践杂志，2011，29(3)：217
[1110] 景明，罗永皎，刘喜平，等．藏药湿生扁蕾提取物的止泻作用及其急性毒性研究［J］．中成药，2011，33(6)：1049
[1111] 丛悦，王艳，王天晓，等．功劳木的化学成分研究［J］．中成药，2011，33(6)：1008
[1112] 冯宝民，刘菁琰，王惠国，等．红火麻化学成分的分离与鉴定［J］．沈阳药科大学学报，2011，28(5)：364
[1113] 乌云苏都，白文庆．蒙药材北紫堇的生药研究［J］．中国民族民间医药，2011，20(24)：4
[1114] 马庆东，李国玉，王航宇，等．维吾尔药阿育魏实化学成分的分离与鉴定［J］．

沈阳药科大学学报，2011，28(7)：526

[1115] 谭秀芳，李晓瑾，王强，等．维吾尔药材地锦草 HPLC 指纹图谱的研究［J］．中国野生植物资源，2011，30(3)：47

[1116] 冯艺萍，李彬，郭力城，等．小叶金花草抗炎镇痛作用［J］．中国实验方剂学杂志，2011，17(12)：197

[1117] 杨增艳，韦金青，张青青，等．壮药黄根对肝纤维化大鼠肝脏纤维增生程度的影响［J］．中国民族民间医药，2011，20(24)：1，2

[1118] 关荣波，宋纯路，张云霞．赫哲族传统医药卫生研究［J］．中国民族医药杂质，2013，19(1)：74

附
录

药名中文索引

四　画

六月干　668
六月白　82
六月芒　537
六月雪　82, 335, 444, 765
六月寒　166, 620
六月霜　437
六方藤　199
六甲　656
六叶龙胆　375
六叶葎　365
六耳铃　121
六耳棱　467
六谷　218
六角英　765
六角莲　302
六鸡苦七　758
六抱整　788
六股筋　862
六维　760
六棱菊　467
文大海　372
文王一支笔　103
文石　65
文布　549
文旦　201
文当海　290
文阿玛保　272
文尚海　88
文尚嗨　88
文波　1
文冠果　876
文珠尔－赫其　65
文莪　252
文殊兰　240
文站　128
文菊　663
文雅牙　76
文蛤　531
方巳弄　78
方叶五月茶　61
方形环棱螺　110
方枝柏　459
方星草　328

方格努嘛　78
方铃　861
方铅矿　364
方通花　815
方解石　144
火马巴喜　470
火木炭　363
火石花　383
火布莫　158
火央　358
火发散　858
火伦江米乌思　42
火那此　373
火那衣　208
火红柴头花　792
火坝低　831
火杨梅　548
火把花　199, 838
火把果　682
火殃勒　337
火思辣皮　159
火炭七　652
火炭母　645
火炭草　646
火炭星　646
火炭藤　645, 646
火炮草　1
火绒草　474, 475
火绒蒿　474
火核哦冷　686
火索麻　410
火索藤　105
火柴头　437
火柴花　792
火柴树　861
火秋芬　337
火烧兰　321
火烧花　523
火烧药　97
火烧菜　85
火烟灰　363
火烙草　304
火烫叶　858

火烫草　653, 760
火球花　393
火野杆　163
火眼丹　645
火麻　155
火麻仁　155
火麻草　575, 849
火麻树　276
火绳树　328
火斑鸠　561
火葱　35, 36
火葱头　36
火棘　682
火硝泥　426
火筒树　473
火鹅矮街　174
火焰木　737
火焰花　608
火焰草　759
火媒草　564
火楠楠　823
火赫　448
为作时杆　146
为知　445
斗毛娘　421
斗巴　140
斗卡修　546
斗吃甲　106
斗旱　192
斗鸡　397
斗鸡盖　633
斗固　632
斗店　116, 117
斗枯借　334
斗独　815
斗笔拉拍　34
斗森　658
斗蛙艰　541
斗跨优子　778
斗整空　370, 371
计进占　747
计卖　526
计做架　31

哌嚷邑高气　280

哈之纳思　877

哈刃皮　308

哈马资笔　802

哈木西瓦　519

哈木呼乐　730

哈木哈帕克　467

哈木嘎尔　385

哈历黑　267

哈车迷月他　221

哈车索　226

哈扎那拔　594

哈扎金　275

哈比日干－地格达　495

哈比日干－其其格　496

哈比日根－地格达　496

哈比日跟－地格达　496

哈比郎　390

哈牙洪　40

哈牙哼　471

哈牙排　278

哈牙敏　82

哈日－扎库日　782

哈日－毛盖　881

哈日－乌兰－宝日其格　2

哈日－乌莫黑－哲格斯　16

哈日－巴勒古纳　549

哈日－巴勒其日干那　484

哈日－巴勒其日根　484

哈日－叶孟　207

哈日－白邦　526

哈日－吉如格巴　751

哈日－吉勒哲　375

哈日－达里　16

哈日－达格沙　578

哈日－达理　703

哈日－玛嘎吉　766

哈日－沙巴嘎　85，87

哈日－阿如拉　814

哈日－阿拉坦－哈拉日　703

哈日－阿拉腾－哈日布尔　703

哈日－阿嘎如　64

哈日－明占　89，90

哈日－宝日其格　390

哈日－胡茱　626

哈日－泵阿　12

哈日－给勒塔淖日　187

哈日－敖日映古　530

哈日－敖日浩岱　754

哈日－桂勒斯　670

哈日－特木日－地格达　380

哈日－特木日－奥日秧古　207

哈日－唐普荣　59

哈日－基立吉　375

哈日－朝宁－乌热格斯　162

哈日－棍吉德　766

哈日－鲁－苏斯　374

哈日－嘎布日　801

哈日－赛拉　557

哈日－熟达格　16

哈日－额布斯　821

哈日－额莫　488

哈日－额勒伯－额布斯　279

哈日司福　465

哈日昆　359

哈日莫格　558

哈日基力吉　378

哈日基勒斯　379

哈日混　359

哈什纳　140

哈什德吾尔司　722

哈氏狗脊　184

哈丹－西巴嘎　83

哈巴思和　823

哈以不列　278

哈可习弱　254

哈可西　276

哈布它钙－宝日其格　292

哈布塔盖－查干－宝日其格　292

哈布塔盖－查干－宝日其格　292

哈布塔盖－浩恩其尔　98

哈布塔盖－楚莫　666

哈打打舌　503

哈卡　260

哈占电拎　295

哈卢弟　292

哈卢罗沙　16

哈旦阿日查　459

哈号糯　571

哈央毛　418

哈央早丕仁儿脯儿　508

哈央晡扎　262

哈央逼扎那木　830

哈央登高儿那木　335

哈乐特日根　740

哈市日瓦　799

哈皮仿　195

哈共蒿　66

哈西　808

哈达　399

哈达达希　556

哈达达纳　22

哈达达舍　288

哈达达疟　156

哈达达查　675

哈达达勒　88

哈达达然　267

哈达达塞　793

哈达嘎素－乌布斯　383

哈列咧　22

哈光三哈　212

哈吐崩　674

哈回美拖药思　823

哈丢　826，851

哈仿　854

哈企苗苗　298

哈色　37

哈次兰巴　778

哈阶卡什　844

哈麦麦沙　388

哈玛刀普　299

哈玛觉埃阿席　491

哈玛道蒲　197

哈芽拉勐因　168，169

哈芽派　278

哈芦哈达　614

哈来阿　514

恒保力莫　525
恒裸尾　171
恰儿伊拉尼　138
恰马齐吾　839
恰冈　272，273
恰冈哇　271，273
恰巴尼　140
恰本曲则　320
恰布子子巧　231
恰布孜孜巧　229
恰卡克乌鲁俄　850
恰尕哇　595
恰西木乎鲁斯　2
恰刚　271
恰玛　604
恰志　241
恰忘　241
恰坡孜孜　230－233
恰坡孜孜曼巴　229，231，233
恰若　228
恰拉帕　200
恰果　24
恰果苏巴　742，743
恰泡子子　178
恰泡孖　769
恰绕妞玛　294
恰羔贝　271－273，525
恰嘎锅　595
恼里巴特特然　797
恨叶树　437
闻　423
闻鼻丹　206
闻拢么　278
间拉邑　410
差芒　81，617
差壳　593
差努抓　581
差真潮　629，631
养心草　758
美　119，219
美丁摸　696
美八各　438

美人蕉　155
美人蕉根　155
美九蜥　76
美三　696
美三别　633
美下孩　31
美口边　516
美千年啥　140
美丫　31
美子胡布　385
美开　520
美木瓜　180
美歹辛　343
美屯天　389
美比王巴老　515
美比紧　867
美比蛮　607
美日　308
美中吞　192
美内酶　617
美介朦　306
美从百　622
美从尚腊　656
美心　248
美引　828
美巴笨　573
美玉占辜　410
美可秤　517
美打　512
美东者　109
美卡西歪　763
美卡讷　444
美卡啃　628
美卢敦　368
美归苦　132
美叶青兰　295
美电尔　747
美他爸　145
美冬竹　66
美包　33
美兰棵　17
美头火绒草　474
美宁　247

美必宁　132
美必拉　827
美发宁　213
美匡　58
美考办　192
美共　554
美亚拉　603
美亚络　221
美西咩　269
美压电　437
美达　278
美达谢那坡　33
美死漏　23
美扛尼把　516
美尧禅　762
美当等　499
美虫螟　812
美岁放　334，335
美刚下　545
美刚红　400
美佤　595
美仲　622
美血　149
美杀罗一　632
美兆　617
美朵郎那　597
美朵路梅　96
美多冈拉　741
美多宁蓟麦玛　418
美多玛尔不　702，705
美多罗米　326
美多郎那　598
美多浪那　596，598
美多漏梅　95
美多露米　95，96
美庄　622
美米尔基普　347
美江单　142
美安　571
美农米　876
美那　517
美观马先蒿　597
美红连　516

槲寄生	866
樟	192
樟子	192
樟木	193
樟木子	192，193
樟木树	195
樟木钻	437
樟叶木防己	214
樟叶素馨	454
樟树	195
樟树子	192
樟柴根	193
樟脑	151，192
樟嘎	470
橄榄	153，563，611，612
敷巴	435
豌豆	628
豌豆－其其格	628
豌豆七	266，332
豌豆夕	266
豌豆花	628
豌豆独活	123，616
豌豆跌打	266
豌豆隙	266
豌兜根	266
飘那	187
飘忠	687
醋	6
醋达	39
醋柳果	419
醉马草	7
醉仙桃	269，270
醉针草	7
醉鱼儿	227
醉鱼草	135
醉魂藤	416
磊波	791
磅人参	433，616
磅苓	616
磅满	122
霉茶	48，49
撒土牛	355
撒戈	670

撒止嘎	422
撒卡	257
撒白	432
撒尕哇	823
撒纠告景	671
撒地	44
撒韧	286
撒花料淡	379
撒苏锡	177，671
撒纹帕	50
撒者锡	227
撒奔	291
撒法郎	241
撒美告	455
撒莎	163
撒诺	175
撒得	682
撒脱丽邦嚓	203
撒落	471
撒窠	567
撒嘿	355
撩皮勒	678
撑篙竹	104
撮期期尼	650
播	220
播坐翁	31
播娘蒿	276
撒生塔	517
撒妥	315
撒拉果子	1
憨干筛	71
憨西拿味	631
憨糯亮	302
瞌睡草	168，313，649
瞒粕	64
暴马丁香	806
暴马子皮	806
暴鸡母	231
暴独豆	659，660
噶擦	690
暹罗苎麻	123
暹罗香草	312
嘎沙扰	535

踏冬	9
踏板	864
踏贵	76
蝶须	60
蝴蝶	589
蝴蝶风	106
蝴蝶花	448
蝴蝶花根	110
蝴蝶草	187，595
蝴蝶藤	595
蝘蜓	787
蟮蛇	26
蝎子七	653
蝎子草	386，850
蝎虎	372
蝎莫	188
蝟菊	564
蝌蚪	600
蝮蛇	26
蝗虫	577
蝼	196
蝼蛄	396，397
蝙蝠	420，627，861
蝙蝠血	861
蝙蝠草	187
蝙蝠葛	530
噗沙	716
嘿	807
嘿下保聋龙	107
嘿见慌	838
嘿介	855
嘿夯介	461
嘿冉	256
嘿仙打	829
嘿当杜	589
嘿吗野	815
嘿吗喜欢	534
嘿吰来	835
嘿多吗	580
嘿多麻	580
嘿农聂	824
嘿坚荒	750
嘿吻牧	297